CURRENT
Diagnóstico e Tratamento
CIRURGIA

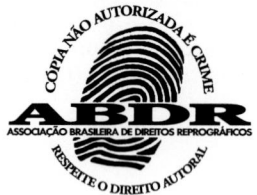

C976   CURRENT cirurgia : diagnóstico e tratamento / Gerard M. Doherty ... [et al.] ; tradução: Ademar Valadares Fonseca ... [et al.] ; revisão técnica: [Cleber Dario Pinto Kruel ... et al.]. – 14. ed. – Porto Alegre : AMGH, 2017.
xiv, 1393 p. il. color. ; 25 cm.

ISBN 978-85-8055-600-1

1. Cirurgia. 2. Procedimentos cirúrgicos. 3. Técnicas de diagnóstico por cirurgia. I. Doherty, Gerard M.

CDU 616-089.8

Catalogação na publicação: Poliana Sanchez de Araujo – CRB 10/2094

Um livro médico LANGE

CURRENT
Diagnóstico e Tratamento
CIRURGIA

14ª Edição

Gerard M. Doherty, MD
James Utley Professor of Surgery and Chair,
Department of Surgery
Boston University School of Medicine
Surgeon-in-Chief, Boston Medical Center
Boston, Massachusetts

Tradução
Ademar Valadares Fonseca (*Caps. 21-30*)
André Garcia Islabão (*Caps. 31-45, apêndice*)
Jeanne Ramos (*Caps. 3-7, 11-13, 15-20, índice*)
Maria Elisabete Costa Moreira (*Caps. 1 e 2*)
Soraya Imon de Oliveira (*Caps. 8-10, 14*)

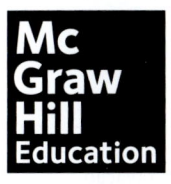 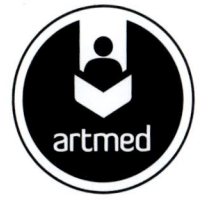

AMGH Editora Ltda.

2017

Obra originalmente publicada sob o título *Current diagnosis and treatment surgery*, 14th edition
ISBN 9780071792110 / 0071792112

Original edition copyright © 2015, McGraw-Hill Global Education Holdings, LLC, New York, New York 10121. U.S.A. All Rights Reserved.

Portuguese language translation copyright ©2017, AMGH Editora Ltda., a Grupo A Educação S.A. company. All rights reserved.

Gerente editorial: *Letícia Bispo de Lima*

Colaboraram nesta edição:

Editora: *Mirian Raquel Fachinetto*

Arte sobre capa original: *Kaéle Finalizando Ideias*

Preparação de originais: *Caroline Castilhos Melo, Marina Boscato Bigarella, Henrique de Oliveira Guerra*

Leitura final: *Geórgia Marques Píppi, Madi Pacheco, Samanta Sá Canfield*

Editoração: *Know-how Editorial*

Nota

A medicina é uma ciência em constante evolução. À medida que novas pesquisas e a experiência clínica ampliam o nosso conhecimento, são necessárias modificações no tratamento e na farmacoterapia. Os autores desta obra consultaram as fontes consideradas confiáveis, num esforço para oferecer informações completas e, geralmente, de acordo com os padrões aceitos à época da publicação. Entretanto, tendo em vista a possibilidade de falha humana ou de alterações nas ciências médicas, os leitores devem confirmar estas informações com outras fontes. Por exemplo, e em particular, os leitores são aconselhados a conferir a bula de qualquer medicamento que pretendam administrar, para se certificar de que a informação contida neste livro está correta e de que não houve alteração na dose recomendada nem nas contraindicações para o seu uso. Essa recomendação é particularmente importante em relação a medicamentos novos ou raramente usados.

Reservados todos os direitos de publicação, em língua portuguesa, à
AMGH EDITORA LTDA., uma parceria entre GRUPO A EDUCAÇÃO S.A.
e McGRAW-HILL EDUCATION
Av. Jerônimo de Ornelas, 670 – Santana
90040-340 – Porto Alegre – RS
Fone: (51) 3027-7000 Fax: (51) 3027-7070

Unidade São Paulo
Rua Dr. Cesário Mota Jr., 63 – Vila Buarque
01221-020 – São Paulo – SP
Fone: (11) 3221-9033

SAC 0800 703-3444 – www.grupoa.com.br

É proibida a duplicação ou reprodução deste volume, no todo ou em parte,
sob quaisquer formas ou por quaisquer meios (eletrônico, mecânico, gravação,
fotocópia, distribuição na Web e outros), sem permissão expressa da Editora.

IMPRESSO NO BRASIL
PRINTED IN BRAZIL

Equipe de revisão técnica

Cleber Dario Pinto Kruel (Coordenador)
Cirurgião de aparelho digestivo.
Professor titular do Departamento de Cirurgia da Faculdade de Medicina da Universidade Federal do Rio Grande do Sul (Famed-UFRGS).
Doutor em Medicina: Gastrenterologia Cirúrgica pela Universidade Federal de São Paulo (Unifesp).
Pós-Doutorado pela Universidade Degli Studi di Milano, Itália.
Capítulos 10, 20, 23

Adamastor Humberto Pereira
Cirurgião vascular.
Professor titular do Departamento de Cirurgia da Famed-UFRGS.
Chefe do Serviço de Cirurgia Vascular do Hospital de Clínicas de Porto Alegre (HCPA).
Doutor em Medicina: Cirurgia Cardiovascular pela Unifesp.
Capítulos 34, 35

Alceu Migliavacca
Cirurgião geral.
Professor adjunto do Departamento de Cirurgia da Famed-UFRGS.
Especialista em Cirurgia Geral pelo HCPA.
Capítulos 8, 16, 33

Alessandro Bersch Osvaldt
Cirurgião do Grupo de Vias Biliares e Pâncreas do Serviço de Cirurgia Digestiva do HCPA.
Professor adjunto do Departamento de Cirurgia da Famed-UFRGS.
Doutor em Medicina: Cirurgia pela UFRGS.
Capítulo 26

André Ricardo Pereira da Rosa
Cirurgião geral do HCPA.
Doutor em Medicina: Cirurgia pela UFRGS.
Capítulos 21, 27, 28

André Schwertner
Anestesiologista.
Doutorando em Medicina: Ciências Médicas da UFRGS.
Capítulos 1-5, 9, 11-13

Ápio Cláudio Martins Antunes
Neurocirurgião.
Professor associado da Famed-UFRGS.
Doutor em Medicina: Neurocirurgia pela Unifesp.
Capítulo 36

Brasil Silva Neto
Urologista e cirurgião geral.
Professor adjunto e chefe do Departamento de Cirurgia da Famed-UFRGS.
Chefe do Serviço de Urologia do HCPA.
Doutor em Medicina: Cirurgia pela UFRGS e pela Lahey Clinic Medical Center.
Capítulo 38

Carlos Alberto Macedo
Ortopedista e traumatologista.
Cirurgião do quadril. Professor associado do Departamento de Cirurgia da Famed-UFRGS.
Chefe do Grupo de Cirurgia do Quadril do HCPA e do Serviço de Ortopedia e Traumatologia do HCPA.
Doutor em Medicina: Cirurgia pela UFRGS.
Capítulo 40

Celso Ricardo Folberg
Ortopedista e traumatologista.
Cirurgião da mão.
Chefe do Grupo de Mão e instrutor da Residência Médica do Serviço de Ortopedia e Traumatologia do HCPA.
Mestre em Cirurgia pela Faculdade de Ciências Médicas da Universidade Estadual de Campinas (Unicamp).
Capítulo 42

Cleber Rosito Pinto Kruel
Professor adjunto do Departamento de Cirurgia da Famed-UFRGS.
Doutor em Medicina: Cirurgia pela UFRGS.
Pós-doutorado pela Baylor University, EUA.
Capítulos 24, 45

Gabriel Kuhl
Otorrinolaringologista e cirurgião de cabeça e pescoço.
Professor do Departamento de Oftalmologia e Otorrinolaringologia da Famed-UFRGS.
Chefe do Serviço de Otorrinolaringologia do HCPA.
Capítulo 15

José Carlos Soares de Fraga
Cirurgião pediátrico.
Professor titular de Cirurgia Pediátrica do Departamento de Cirurgia da Famed-UFRGS.
Chefe do Serviço de Cirurgia Pediátrica do HCPA.
Doutor em Ciências Pneumológicas pela UFRGS.
Livre-Docente em Cirurgia Pediátrica pela Universidade de São Paulo (USP).
Pós-doutorado em Cirurgia Pediátrica Geral, Torácica e Traqueal pela Great Ormond Street Hospital for Children, University of London, Inglaterra, e em Cirurgia de Vias Aéreas Pediátricas pelo Boston Childrens Hospital, Harvard University, EUA.
Capítulo 43

Leandro Totti Cavazzola
Cirurgião geral.
Professor adjunto da Famed-UFRGS.
Doutor em Medicina: Cirurgia pela UFRGS.
Pós-doutorado pela Case Western Reserve University, EUA.
Capítulos 7, 29, 32

Marcus Vinicius Martins Collares
Cirurgião plástico craniomaxilofacial.
Professor adjunto do Departamento de Cirurgia da Famed-UFRGS.
Chefe do Serviço de Cirurgia Plástica do HCPA-UFRGS.
Doutor em Medicina e Cirurgia pela Universidade de Barcelona, Espanha.
Capítulos 6, 14, 41

EQUIPE DE REVISÃO TÉCNICA

Oly Corleta
Cirurgião geral.
Professor adjunto do Departamento de Cirurgia da Famed-UFRGS.
Doutor em Clínica Cirúrgica pela Faculdade de Medicina de Ribeirão Preto da USP.
Capítulos 17, 22, 25, 44

Orlando C. B. Wender
Cirurgião cardiovascular.
Professor titular do Departamento de Cirurgia da Famed-UFRGS.
Chefe do Serviço de Cirurgia Cardiovascular do HCPA.
Doutor em Medicina: Cirurgia Cardiovascular pela Ludwig-Maximilians-Universität München, Alemanha.
Capítulos 19 A-B

Paulo de Carvalho Contu
Coloproctologista.
Professor adjunto do Departamento de Cirurgia da Famed-UFRGS.
Doutor em Medicina: Cirurgia pela UFRGS.
Capítulos 30, 31

Ricardo Francalacci Savaris
Ginecologista e obstetra.
Professor associado do Departamento de Ginecologia e Obstetrícia da Famed-UFRGS.
Doutor em Medicina: Ciências Médicas pela UFRGS.
Pós-doutorado pela University of North Carolina, Chapel Hill, EUA; pela University of California, San Francisco, EUA; e pela UFRGS.
Capítulo 39

Samuel Rymer
Cirurgião oftalmologista.
Professor titular do Departamento de Oftalmologia e Otorrinolaringologia da Famed-UFRGS.
Doutor em Medicina: Oftalmologia pela Unifesp.
Capítulo 37

William Lorenzi
Cirurgião torácico.
Especialista em Endoscopia Respiratória pelo HCPA.
Médico contratado e preceptor do Programa de Residência Médica em Cirurgia Torácica e Endoscopia Respiratória do HCPA. Membro do Programa de Transplante Pulmonar do HCPA.
Capítulo 18

Autores

Aditya S. Pandey, MD
Assitant Professor of Neurosurgery
University of Michigan
Ann Arbor, Michigan
Capítulo 36: Neurocirurgia

Alessandro Fichera, MD
Professor, Department of Surgery
University of Washington Medical Center
Seattle, Washington
Capítulo 29: Intestino delgado

Andrew C. Chang, MD
Associate Professor and Head
Section of Thoracic Surgery
John Alexander Distinguished Professor
University of Michigan
Ann Arbor, Michigan
*Capítulo 18: Parede torácica,
    pleura, mediastino e pulmões*

Armando E. Giuliano, MD
Executive Vice Chair, Surgery
Associate Director, Surgical Oncology
Samuel Oschin Comprehensive Cancer Institute
Cedars-Sinai Medical Center
Los Angeles, California
Capítulo 17: Doenças da mama

B. Gregory Thompson, MD
Professor of Neurosurgery, Otolaryngology and Radiology
Department of Neurosurgery
University of Michigan
Ann Arbor, Michigan
Capítulo 36: Neurocirurgia

Cary B. Aarons, MD
Assistant Professor of Surgery
University of Pennsylvania
Philadelphia, Pennsylvania
Capítulo 31: Anorreto

Chienying Liu, MD
Associated Clinical Professor of Medicine
University of California, San Francisco
San Francisco, California
Capítulo 33: Suprarrenais

Christopher S. Cooper, MD
Associate Professor of Pediatric Urology
Department of Urology
University of Iowa College of Medicine and
    Children's Hospital of Iowa
Iowa City, Iowa
Capítulo 38: Urologia

Craig T. Albanese, MD, MBA
Professor of Surgery and Pediatrics
Department of Surgery
Vice President of Quality and Performance Improvement
John A. and Cynthia Fry Gunn Director of Surgical
    Services Stanford Children's Health
Stanford, California
Capítulo 43: Cirurgia pediátrica

Daniel I. Chu, MD
Assistant Professor of Surgery
University of Alabama, Birmingham
Birmingham, Alabama
Capítulo 5: Complicações pós-operatórias

David J. Terris, MD
Porubsky Distinguished Professor and Chairman
Department of Otolaryngology—Head and Neck Surgery
Medical College of Georgia
Augusta, Georgia
*Capítulo 15: Otorrinolaringologia:
    cirurgia de cabeça e pescoço*

David M. Young, MD
Professor, Plastic Surgery
University of California, San Francisco
San Francisco, California
Capítulo 42: Cirurgia da mão

David McAneny, MD
Associate Professor of Surgery
Boston University School of Medicine
Boston, Massachusetts
Capítulo 3: Preparo pré-operatório

Edward L. Bove, MD
Professor
Pediatric Cardiac Surgery, Section of Cardiac Surgery
University of Michigan
Ann Arbor, Michigan
*Capítulo 19B: Coração:
    cardiopatias congênitas*

Elisha G. Brownson, MD
Resident in Surgery
Boston Medical Center
Boston, Massachusetts
Capítulo 21: Abdome agudo

Elliot C. Pennington, MD
Resident in Surgery
Boston Medical Center and Boston University
Boston, Massachusetts
Capítulo 28: Apêndice

Emily A. Chapman, RD, LD, CNSC
Adult Nutrition Service
University Hospital
Medical University of South Carolina
Charleston, South Carolina
Capítulo 10: Metabolismo cirúrgico e nutrição

Eric Mahoney, MD
Walden Surgical Associates
Emerson, Massachusetts
Capítulo 22: Cavidade peritoneal

Fadi N. Joudi, MD
Assistant Professor
Department of Urology
University of Iowa
Iowa City, Iowa
Capítulo 38: Urologia

AUTORES

Gerard M. Doherty, MD
James Utley Professor of Surgery and Chair, Department of Surgery
Boston University School of Medicine
Surgeon-in-Chief, Boston Medical Center
Boston, Massachusetts
Capítulo 2: Treinamento, comunicação, profissionalismo e prática baseada em sistemas
Capítulo 7: Fontes de energia em cirurgia
Capítulo 16: Tireoide e paratireoide
Capítulo 23: Estômago e duodeno
Capítulo 25: Trato biliar
Capítulo 26: Pâncreas
Capítulo 27: Baço

Haytham M. A. Kaafarani, MD, MPH
Assistant Professor of Surgery
Harvard Medical School
Boston, Massachusetts
Department of Surgery
Massachusetts General Hospital
Boston, Massachusetts
Capítulo 8: Inflamação, infecção e terapia antimicrobiana em cirurgia

Henry C. Vasconez, MD
Professor of Surgery and Pediatrics, William S.
Farish Endowed Chair of Plastic Surgery
Department of Surgery—Division of Plastic Surgery
University of Kentucky
Lexington, Kentucky
Capítulo 41: Cirurgia plástica e reconstrutiva

Huiting Chen, MD
Resident in Surgery
Department of Surgery
University of Michigan
Ann Arbor, Michigan
Capítulo 35: Veias e linfáticos

Ian Pitha, MD, PhD
Wilmer Eye Institute
Glaucoma Center of Excellence
Johns Hopkins University
Baltimore, Maryland
Capítulo 37: Olho e anexos oculares

J. Blake Tyrrell, MD
Clinical Professor
Division of Endocrinology and Metabolism
University of California
San Francisco, California
Capítulo 33: Suprarrenais

J. Englebert Dunphy, MD†
Formerly Professor of Surgery Emeritus
University of California, San Francisco
Capítulo 1: Abordagem do paciente cirúrgico

James W. Holcroft, MD
Professor
Department of Surgery
University of California, Davis
Davis, California
Capítulo 12: Choque e insuficiência pulmonar aguda em pacientes cirúrgicos

James Wall, MD
Assistant Professor of Pediatric Surgery
Assistant Professor of Bioengineering by courtesy
Lucile Packard Children's Hospital Stanford
Palo Alto, California
Capítulo 43: Cirurgia pediátrica

Jason Buseman, MD
Aesthetic Plastic Surgery Center
Thomasville, Georgia
Capítulo 41: Cirurgia plástica e reconstrutiva

Jason Long, MD, MPH
Assistant Professor of Surgery
Division of Cardiothoracic Surgery
UNC School of Medicine
The University of North Carolina at Chapel Hill
Chapel Hill, North Carolina
Capítulo 18: Parede torácica, pleura, mediastino e pulmões

Jason MacTaggart, MD
Clinical Instructor
Division of Vascular Surgery
University of California, San Francisco
School of Medicine
San Francisco, California
Capítulo 34: Artérias

Jeffrey D. Punch, MD
Professor of Surgery
University of Michigan
Ann Arbor, Michigan
Capítulo 45: Transplante de órgãos

Jennifer C. Hirsch-Romano, MD
Assistant Professor
Department of Surgery
University of Michigan
Ann Arbor, Michigan
Capítulo 19B: Coração: cardiopatias congênitas

Jennifer E. Rosen, MD
Chief of Endocrine Surgery
Vice Chair for Research
MedSTAR Washington Hospital Center
Washington, DC
Capítulo 4: Cuidados pós-operatórios

Jennifer S. Nelson, MD
Assistant Professor of Surgery
University of North Carolina
Chapel Hill, North Carolina
Capítulo 19B: Coração: cardiopatias congênitas

Jessica Cohan, MD
General Surgery Resident
Department of Surgery
University of California, San Francisco
Capítulo 30: Intestino grosso

John R. Rectenwald, MD
Assistant Professor
Department of Surgery
University of Michigan
Ann Arbor, Michigan
Capítulo 35: Veias e linfáticos

John T. Anderson, MD
Associate Professor
Department of Surgery
Division of Trauma and Emergency Surgery
University of California, Davis
Davis, California
Capítulo 12: Choque e insuficiência pulmonar aguda em pacientes cirúrgicos

AUTORES

Jonathan W. Haft, MD
Associate Professor
Department of Cardiac Surgery
University of Michigan
Ann Arbor, Michigan
Capítulo 19A: Tratamento cirúrgico das cardiopatias adquiridas

Joseph H. Rapp, MD
Professor of Surgery in Residence
University of California, San Francisco
Chief, Vascular Surgery Service
San Francisco Veterans Administration Medical Center
San Francisco, California
Capítulo 34: Artérias

K. Barrett Deatrick, MD
Resident in Surgery
University of Michigan
Ann Arbor, Michigan
Capítulo 7: Fontes de energia em cirurgia
Capítulo 18: Parede torácica, pleura, mediastino e pulmões

Kamal M. F. Itani, MD
VA Boston Healthcare System
West Roxbury, Massachusetts
Boston University School of Medicine
Harvard Medical School
Boston, Massachusetts
Capítulo 18: Parede torácica, pleura, mediastino e pulmões

Karen E. Deveney, MD
Professor
Department of Surgery
Oregon Health & Science University
Portland, Oregon
Capítulo 32: Hernias e outras lesões da parede abdominal

Katherine Mandell, MD
Swedish Medical Center
Seattle, Washington
Capítulo 21: Abdome agudo

Kelly L. Vanderhave, MD
Assistant Professor
Pediatric Orthopedic Surgery
Carolinas Healthcare System
Charlotte, North Carolina
Capítulo 40: Cirurgia ortopédica

Lawrence W. Way, MD
Professor
Department of Surgery
University of California, San Francisco
San Francisco, California
Capítulo 1: Abordagem do paciente cirúrgico

Linda M. Tsai, MD
Associate Professor
Department of Ophthalmology and Visual Sciences
Washington University
St. Louis, Missouri
Capítulo 37: Olho e anexos oculares

Madhulika G. Varma, MD
Professor and Chief
Section of Colorectal Surgery
University of California, San Francisco
San Francisco, California
Capítulo 30: Intestino grosso

Marco E. Allaix, MD
Department of Surgery
University of Chicago Pritzker School of Medicine
Chicago, Illinois
Capítulo 20: Esôfago e diagragma
Capítulo 29: Intestino delgado

Marco G. Patti, MD
Professor
Department of Surgery
University of Chicago Pritzker School of Medicine
Chicago, Illinois
Capítulo 20: Esôfago e diagragma

Mark H. Katz, MD
Assistant Professor of Urology
Boston University School of Medicine
Boston, Massachusetts
Capítulo 38: Urologia

Mark R. Hemmila, MD
Associate Professor
Department of Surgery
University of Michigan
Ann Arbor, Michigan
Capítulo 3: Preparo pré-operatório

Matthew Brady, MD
Resident in Surgery
Boston Medical Center Boston, Massachusetts
Capítulo 22: Cavidade peritoneal

Matthew J. Sena, MD
Assistant Professor
Division of Trauma and Emergency Surgery
University of California, Davis Medical Center
Sacramento, California
Capítulo 12: Choque e insuficiência pulmonar aguda em pacientes cirúrgicos

Michael G. Franz, MD
Director of Surgical Research
Saint Joseph's Mercy Health System
Ypsilanti, Michigan
Capítulo 6: Cicatrização de feridas operatórias

Michael S. Sabel, MD
Associate Professor
Department of Surgery
University of Michigan
Ann Arbor, Michigan
Capítulo 44: Oncologia

Mukta Krane, MD
Department of Surgery
University of Chicago Pritzker School of Medicine
Chicago, Illinois
Capítulo 29: Intestino delgado

Paul M. Weinberger, MD
Resident
Otolaryngology/Head and Neck Surgery
Medical College of Georgia
Augusta, Georgia
Capítulo 15: Otorrinolaringologia: cirurgia de cabeça e pescoço

Peter A. Burke, MD
Professor of Surgery
Boston University
Chief, Section of Acute Care and Trauma Surgery
Boston Medical Center
Boston, Massachusetts
Capítulo 28: Apêndice

AUTORES

Quan-Yang Duh, MD
Professor
Department of Surgery
University of California, San Francisco
San Francisco, California
Capítulo 33: Suprarrenais

R. Kevin Reynolds, MD
The George W. Morley Professor and Chief,
  Division of Gyn Oncology
Director, Gynecologic Oncology Fellowship
Department of Obstetrics and Gynecology
The University of Michigan
Ann Arbor, Michigan
Capítulo 39: Ginecologia

Richard G. Ohye, MD
Associate Professor
Department of Surgery
University of Michigan
Ann Arbor, Michigan
Capítulo 19B: Coração: cardiopatias congênitas

Robert H. Demling, MD
Professor
Department of Surgery
Harvard Medical
Boston, Massachusetts
*Capítulo 14: Queimaduras e
  outras lesões térmicas*

Sara A. Hurvitz, MD
Associate Professor of Medicine
Department of Medicine, Division of Hematology Oncology
University of California, Los Angeles
Los Angeles, California
Capítulo 17: Doenças da mama

Satish N. Nadig, MD, PhD
Assistant Professor of Surgery
Microbiology and Immunology
Medical University of South Carolina
Charleston, South Carolina
Capítulo 45: Transplante de órgãos

Scott L. Hansen, MD
Assistant Professor of Surgery
Department of Surgery
University of California, San Francisco
San Francisco, California
Capítulo 42: Cirurgia da mão

Simon Turcotte, MD, MSc
Assistant Professor
Hepatopancreatobiliary Surgery
University of Montreal
Montreal, Quebec, Canada
Capítulo 24: Fígado e sistema venoso portal

Stephen A. Kamenetzky, MD
Clinical Professor
Department of Ophthalmology and Visual Science
Washington University School of Medicine
St. Louis, Missouri
Capítulo 37: Olho e anexos oculares

Stephen M. Sentovich, MD
Clinical Professor of Surgery
City of Hope Cancer Center
Duarte, California
Capítulo 31: Anorreto

Suresh Agarwal, MD
Associate Professor of Surgery
University of Wisconsin
Madison, Wisconsin
Capítulo 5: Complicações pós-operatórias

Theodore J. Sanford Jr., MD
Professor of Clinical Anesthesiology
University of Michigan
Ann Arbor, Michigan
Capítulo 11: Anestesia

Thomas M. Shary, MD
General Surgery Associates
San Antonio, Texas
Capítulo 10: Metabolismo cirúrgico e nutrição

Thomas W. Wakefield, MD
Stanley Professor of Surgery
Head, Section of Vascular Surgery
Department of Surgery
Director, Samuel and Jean Frankel Cardiovascular Center
University of Michigan
Ann Arbor, Michigan
Capítulo 35: Veias e linfáticos

Tracey Dechert, MD
Assistant Professor of Surgery
Boston University School of Medicine
Division of Trauma and Surgical Critical Care
Associate Program Director, General Surgery Residency
Boston Medical Center
Boston, Massachusetts
*Capítulo 9: Distúrbios hídricos,
  eletrolíticos e acidobásicos*

Virginia M. Hermann, MD
Professor
Department of Surgery
Medical University of South Carolina
Charleston, South Carolina
Capítulo 10: Metabolismo cirúrgico e nutrição

Warren Gasper, MD
Assistant Professor of Clinical Surgery
Vascular and Endovascular Surgery
University of California, San Francisco
San Francisco, California
Capítulo 34: Artérias

Wendy L. Wahl, MD
Associate Professor of Surgery
St. Joseph's Mercy Healthcare
Ypsilanti, Michigan
Capítulo 13: Manejo do paciente vítima de trauma

William R. Jarnagin, MD
Professor of Surgery, Chief HPB Service
Department of Surgery
Memorial Sloan-Kettering Cancer Center, Weill
  Medical College of Cornell University
New York, New York
Capítulo 24: Fígado e sistema venoso portal

Prefácio

CURRENT Cirurgia: diagnóstico e tratamento é uma fonte completa de informações sobre doenças tratadas por cirurgiões. Assim como outros livros da série Lange, este livro privilegia o acesso rápido aos principais achados diagnósticos e às descrições resumidas dos processos patológicos, seguidas de abordagens para diagnóstico definitivo e tratamento. A epidemiologia, fisiopatologia e patologia são discutidas até o ponto em que contribuem para o propósito deste livro, que é orientar a atenção ao paciente. Cerca de 1/3 do livro é dedicado a tópicos médicos e cirúrgicos gerais importantes no tratamento de todos os pacientes.

Completa cada capítulo uma lista de periódicos selecionados para o leitor que deseja buscar detalhes específicos, não abordados neste livro devido ao seu objetivo de ser uma referência concisa.

DESTAQUES

Para manter a relevância da informação, este livro é revisado e atualizado conforme indicado pelos progressos em cada área da medicina. Novos autores e capítulos são introduzidos de acordo com a necessidade.

Esta edição inclui capítulos com revisões importantes, ou inteiramente novos, nos seguintes assuntos:

- Infecção, inflamação e antimicrobianos
- Parede torácica, pleura, mediastino e pulmão
- Pâncreas
- Intestino grosso
- Intestino delgado

PÚBLICO-ALVO

- Estudantes: trata-se de uma introdução consistente à cirurgia.
- Residentes: o livro é uma referência útil para informações concisas sobre as doenças enfrentadas a cada dia e também sobre doenças menos comuns que requerem estudo rápido.
- Médicos em geral: profissionais que precisam aconselhar pacientes com necessidade de encaminhamento cirúrgico irão apreciar a forma objetiva e agradável como o assunto é abordado.
- Cirurgiões: um guia muito útil para as estratégias de tratamento atuais.

ORGANIZAÇÃO

A maior parte do livro está organizada por sistema orgânico. Os capítulos iniciais reúnem informações gerais sobre a relação entre os cirurgiões e seus pacientes (Capítulo 1); treinamento e profissionalismo (Capítulo 2); preparo pré-operatório (Capítulo 3); cuidados pós-operatórios (Capítulo 4); e complicações cirúrgicas (Capítulo 5). Os capítulos subsequentes abordam cicatrização de feridas operatórias, inflamação, infecção, antimicrobianos, controle de líquidos e eletrólitos, além de metabolismo cirúrgico e nutrição. A organização por sistemas corporais tem início no capítulo sobre cirurgia de cabeça e pescoço e termina com o capítulo sobre cirurgia da mão. Os capítulos finais incluem cirurgia pediátrica, oncologia e transplante de órgãos.

QUESTÕES DE MÚLTIPLA ESCOLHA

Além da revisão de todas as seções considerando os novos conhecimentos em medicina, nesta edição foram incluídas questões de múltipla escolha e suas respostas.

AGRADECIMENTOS

Somos gratos – e aqui incluo os autores – a J. Englebert Dunphy, M.D., pela inspiração ao iniciar a 1ª edição deste livro e por sua contribuição à prática e ao ensino de cirurgia, e a Lawrence W. Way, pela organização das edições 2 a 12 e pela dedicação ao Programa de

Treinamento Cirúrgico da UCSF. Testemunhei a mesma dedicação a estudantes de cirurgia e a médicos em treinamento por parte do corpo docente na Washington University in St. Louis, na University of Michigan e, agora, na Boston University e no Boston Medical Center, bem como em diversas outras universidades e hospitais que visitei. Em cada instituição, pude reconhecer a diligência e a curiosidade de nossos alunos, mas o grupo atual no Boston Medical Center foi o que mais admirei.

Sou particularmente grato à equipe da McGraw-Hill pelas importantes contribuições feitas com o intuito de garantir um livro preciso e de alta qualidade. Em especial, Brian Belval foi extremamente prestativo e atencioso. Também agradeço os colegas e leitores que enviaram comentários e críticas para orientar o preparo de futuras edições.

Por fim, agradeço a minha esposa, Faith Cuenin, e aos nossos filhos, Kevin e Megan, pelo amor e apoio constantes.

Gerard M. Doherty, MD

Sumário

1. **Abordagem ao paciente cirúrgico** 1
   J. Englebert Dunphy, MD
   Lawrence W. Way, MD

2. **Treinamento, comunicação, profissionalismo e prática baseada em sistemas** 6
   Gerard M. Doherty, MD

3. **Preparo pré-operatório** 13
   David McAneny, MD

4. **Cuidados pós-operatórios** 34
   Jennifer E. Rosen, MD

5. **Complicações pós-operatórias** 46
   Daniel I. Chu, MD
   Suresh Agarwal, MD

6. **Cicatrização de feridas operatórias** 62
   Michael G. Franz, MD

7. **Fontes de energia em cirurgia** 75
   K. Barrett Deatrick, MD
   Gerard M. Doherty, MD

8. **Inflamação, infecção e terapia antimicrobiana em cirurgia** 83
   Haytham M.A. Kaafarani, MD, MPH
   Kamal M.F. Itani, MD

9. **Distúrbios hídricos, eletrolíticos e acidobásicos** 104
   Tracey Dechert, MD

10. **Metabolismo cirúrgico e nutrição** 117
    Thomas M. Shary, MD
    Emily A. Chapman, RD, LD, CNSC
    Virginia M. Herrmann, MD

11. **Anestesia** 147
    Theodore J. Sanford Jr., MD

12. **Choque e insuficiência pulmonar aguda em pacientes cirúrgicos** 164
    James W. Holcroft, MD
    John T. Anderson, MD
    Matthew J. Sena, MD

13. **Manejo do paciente vítima de trauma** 191
    Mark R. Hemmila, MD
    Wendy L. Wahl, MD

14. **Queimaduras e outras lesões térmicas** 227
    Robert H. Demling, MD

15. **Otorrinolaringologia: cirurgia de cabeça e pescoço** 241
    Paul M. Weinberger, MD
    David J. Terris, MD

16. **Tireoide e paratireoide** 277
    Gerard M. Doherty, MD

17. **Doenças da mama** 298
    Armando E. Giuliano, MD
    Sara A. Hurvitz, MD

18. **Parede torácica, pleura, mediastino e pulmões** 331
    K. Barrett Deatrick, MD
    Jason Long, MD
    Andrew C. Chang, MD

19A. **CORAÇÃO: Tratamento cirúrgico das cardiopatias adquiridas** 389
    Jonathan W. Haft, MD

19B. **CORAÇÃO: Cardiopatias congênitas** 423
    Jennifer S. Nelson, MD
    Jennifer C. Hirsch-Romano, MD, MS
    Richard G. Ohye, MD
    Edward L. Bove, MD

20. **Esôfago e diafragma** 455
    Marco E. Allaix, MD
    Marco G. Patti, MD

21. Abdome agudo — 483
Elisha G. Brownson, MD
Katherine Mandell, MD

22. Cavidade peritoneal — 498
Matthew Brady, MD
Eric Mahoney, MD

23. Estômago e duodeno — 513
Gerard M. Doherty, MD

24. Fígado e sistema venoso portal — 542
Simon Turcotte, MD, MSc
William R. Jarnagin, MD

25. Trato biliar — 582
Gerard M. Doherty, MD

26. Pâncreas — 608
Gerard M. Doherty, MD

27. Baço — 633
Gerard M. Doherty, MD

28. Apêndice — 651
Elliot C. Pennington, MD
Peter A. Burke, MD

29. Intestino delgado — 657
Marco E. Allaix, MD
Mukta Krane, MD
Alessandro Fichera, MD

30. Intestino grosso — 686
Jessica Cohan, MD
Madhulika G. Varma, MD

31. Anorreto — 740
Cary B. Aarons, MD
Stephen M. Sentovich, MD

32. Hérnias e outras lesões da parede abdominal — 768
Karen E. Deveney, MD

33. Suprarrenais — 782
Quan-Yang Duh, MD
Chienying Liu, MD
J. Blake Tyrrell, MD

34. Artérias — 798
Joseph H. Rapp, MD
Warren Gasper, MD

35. Veias e linfáticos — 832
Huiting Chen, MD
John R. Rectenwald, MD, MS
Thomas W. Wakefield, MD

36. Neurocirurgia — 851
Aditya S. Pandey, MD
B. Gregory Thompson, MD

37. Olho e anexos oculares — 937
Linda M. Tsai, MD
Ian Pitha, MD, PhD
Stephen A. Kamenetzky, MD

38. Urologia — 956
Christopher S. Cooper, MD
Fadi N. Joudi, MD
Mark H. Katz, MD

39. Ginecologia — 1021
R. Kevin Reynolds, MD

40. Cirurgia ortopédica — 1061
Kelly Vanderhave, MD

41. Cirurgia plástica e reconstrutiva — 1148
Henry C. Vasconez, MD
Jason Buseman, MD

42. Cirurgia da mão — 1191
David M. Young, MD
Scott L. Hansen, MD

43. Cirurgia pediátrica — 1213
James Wall, MD
Craig T. Albanese, MD

44. Oncologia — 1270
Michael S. Sabel, MD

45. Transplante de órgãos — 1295
Satish N. Nadig, MD, PhD
Jeffrey D. Punch, MD

Apêndice: Respostas às questões de múltipla escolha — 1314

Índice — 1329

Abordagem ao paciente cirúrgico

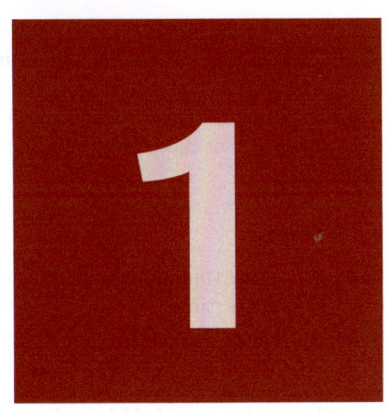

J. Englebert Dunphy, MD*
Lawrence W. Way, MD

O manejo de doenças cirúrgicas requer não apenas a aplicação de habilidades técnicas e o treinamento nas ciências básicas para os problemas de diagnóstico e tratamento, mas também uma simpatia genuína e amor pelo paciente. O cirurgião deverá ser um médico no sentido antigo, um cientista aplicado, um engenheiro, um artista e um pastor para os outros seres humanos. Como a vida ou a morte depende, em geral, da validade das decisões cirúrgicas, o julgamento do cirurgião deverá ser correspondido pela coragem na ação e por um grau elevado de experiência técnica.

▼ A HISTÓRIA

No seu primeiro contato, o cirurgião deve ganhar a confiança do paciente e transmitir a garantia de que a ajuda está disponível e que será fornecida. O cirurgião deve demonstrar interesse pelo paciente como um indivíduo que precisa de ajuda, e não apenas como um "caso" a ser tratado. Nem sempre isso é uma tarefa fácil e não existem regras de conduta, exceto ser gentil e mostrar consideração. A maioria dos pacientes está disposta a gostar e confiar em seus médicos e reage com gratidão a um indivíduo simpático e compreensivo. Alguns cirurgiões são capazes de estabelecer uma relação de confiança apenas com as primeiras poucas palavras de cumprimento; outros o fazem apenas por meio de um contato personalizado e cuidadosamente adquirido no leito. Desde que seja criada uma atmosfera de simpatia, interesse pessoal e compreensão, não importa a forma como a relação de confiança é estabelecida. Mesmo em circunstâncias de emergência, essa mensagem sutil e simpática de preocupação deverá ser transmitida.

Por fim, toda a história clínica deverá ser formalmente estruturada, porém, muito poderá ser apreendido deixando-se o paciente divagar um pouco. As discrepâncias e omissões da história geralmente são devidas tanto ao excesso de estruturação e às perguntas sugestivas quanto à desconfiança do paciente. O iniciante entusiasmado formula perguntas sugestivas; o paciente colaborativo fornece a resposta que lhe parece desejada; e, dessa forma, a entrevista termina em tom de satisfação mútua, porém com a formulação da resposta errada.

CONSTRUINDO A HISTÓRIA

A anamnese é um trabalho de detetive. Ideias pré-concebidas, julgamentos pontuais e conclusões apressadas não têm vez nesse processo. O diagnóstico deverá ser estabelecido pelo raciocínio indutivo. O entrevistador deverá inicialmente determinar os fatos e, em seguida, procurar pistas essenciais, sabendo que o paciente poderá omitir o sintoma mais importante – por exemplo, a passagem de sangue pelo reto – na esperança (nascida do medo) de que, se não for questionado especificamente a respeito, ou se nada for encontrado para explicá-la no exame físico, não seja muito grave.

Sintomas comuns de condições cirúrgicas que requerem ênfase especial na anamnese serão discutidos nos parágrafos seguintes.

▶ Dor

Uma análise cuidadosa da natureza da dor é uma das características mais importantes de uma anamnese cirúrgica. O examinador deverá verificar inicialmente como a dor começou. O seu aparecimento foi explosivo, rápido ou gradativo? Qual é a característica precisa da dor? Ela é muito intensa a ponto de não ser aliviada pela medicação? É constante ou intermitente? Existem associações clássicas, como o padrão rítmico de uma obstrução intestinal ou o aparecimento de dor precedendo a fraqueza da claudicação intermitente?

Um dos mais importantes aspectos da dor é a reação do paciente a ela. A descrição da dor por um paciente exagerado é, em geral, obviamente inapropriada, assim como uma descrição de dor "excruciante" informada de forma casual ou jovial. O paciente que grita ou se debate está ou grosseiramente exagerando ou sofrendo de cólica renal ou biliar. A dor muito intensa – devido à infecção, à inflamação ou à doença vascular – em geral força o

---
* Falecido.

paciente a restringir todos os movimentos o máximo possível. A dor moderada torna-se agonizante pelo medo e pela ansiedade. A reafirmação, de certa forma calculada para restabelecer a confiança do paciente no tratamento que está sendo feito é, em geral, um analgésico mais eficaz do que uma injeção de morfina.

▶ Vômito

O que o paciente vomitou? Quanto? Com que frequência? Com o que o vômito se parecia? O vômito foi em jato? É especialmente importante que o examinador veja o vômito.

▶ Alteração nos hábitos intestinais

Uma alteração nos hábitos intestinais é uma queixa comum que, em geral, não possui significado. Entretanto, quando um indivíduo que sempre apresentou evacuações regulares informa uma alteração distinta, particularmente para alternâncias intermitentes de constipação e diarreia, deve-se suspeitar de câncer de colo do intestino. É dada ênfase excessiva ao tamanho e ao formato das fezes – por exemplo, muitos pacientes que normalmente apresentam fezes bem-formadas podem se queixar de fezes pequenas irregulares quando sua rotina é alterada por viagem ou por uma variação na dieta.

▶ Hematêmese ou hematoquezia

O sangramento a partir de qualquer orifício exige uma análise mais crítica e nunca deve ser julgado como devido a alguma causa imediatamente óbvia. O erro mais comum é assumir que a hemorragia vinda do reto é atribuída às hemorroidas. A característica do sangue poderá ser bem significativa. Ele coagula? É vermelho-brilhante ou vermelho-escuro? Alterou-se de alguma forma, como no vômito com aspecto de café moído da hemorragia gástrica lenta ou de fezes escuras como alcatrão da hemorragia gastrintestinal superior? Os detalhes e variações completas não podem ser incluídos aqui, porém, serão enfatizados em outros tópicos separados.

▶ Trauma

A ocorrência do trauma é tão comum que, frequentemente, é difícil estabelecer uma relação entre a queixa principal e um episódio de trauma. As crianças, em particular, estão sujeitas a todos os tipos de traumas menores e a família poderá atribuir o aparecimento de uma doença a uma lesão específica recente. Por outro lado, as crianças poderão estar sujeitas a traumas graves sem que seus pais estejam cientes desse fato. A possibilidade de trauma infligido por um pai não deverá ser negligenciada.

Quando existe uma história de trauma, os detalhes deverão ser estabelecidos o mais precisamente possível. Em que posição estava o paciente quando ocorreu o acidente? Ele perdeu a consciência? A amnésia retrógrada (incapacidade de lembrar eventos ocorridos imediatamente antes do acidente) sempre indica algum grau de comprometimento cerebral. Se um paciente puder se lembrar de cada detalhe de um acidente, não tiver perdido a consciência e não apresentar evidência de lesão externa na cabeça, a lesão cerebral poderá ser excluída.

No caso de ferimentos por tiros e facadas, o conhecimento da natureza da arma, do seu tamanho e formato, da possível trajetória e da posição do paciente quando foi atingido poderá ser de grande ajuda na avaliação da natureza da lesão resultante.

A possibilidade de que um acidente possa ter sido causado por uma doença preexistente como epilepsia, diabetes, doença arterial coronariana ou hipoglicemia deverá ser explorada.

Quando todos os fatos e pistas essenciais tiverem sido reunidos, o examinador estará em posição de completar seu estudo da doença atual. Nesse momento, poderá ser possível descartar (por raciocínio indutivo) alguns diagnósticos. Um profissional iniciante, quando solicitado a avaliar as causas de uma dor no ombro de determinado paciente, poderá incluir uma gravidez ectópica rota na lista de possibilidades. O médico experiente irá excluir automaticamente essa possibilidade com base no sexo ou na idade do paciente.

▶ História familiar

A história familiar é de grande significado em várias condições cirúrgicas. A polipose do colo é um exemplo clássico, porém, o diabetes, a síndrome de Peutz-Jeghers, a pancreatite crônica, as síndromes multiglandulares, outras anormalidades endócrinas e o câncer são geralmente mais bem compreendidos e mais bem avaliados à luz de uma história familiar cuidadosa.

▶ História pregressa

Os detalhes da história pregressa poderão iluminar áreas obscuras da doença atual. Diz-se que indivíduos que estão bem quase nunca ficam doentes e que indivíduos que estão doentes quase nunca estão bem. É verdade que um paciente que apresenta uma história longa e complicada de doenças e lesões, provavelmente, apresentará pior risco inclusive do que um paciente muito idoso que esteja passando por um procedimento cirúrgico importante pela primeira vez.

A fim de ter certeza de que detalhes importantes não sejam negligenciados, a revisão sistemática deverá ser formal e minuciosa. Procedendo a revisão da história pregressa sempre da mesma forma, o examinador experiente nunca omitirá detalhes significativos. Muitos examinadores hábeis acham mais fácil rever a história pregressa perguntando sobre cada sistema conforme realizam o exame físico naquela parte do corpo.

Na revisão da história pregressa, é importante considerar o passado nutricional do paciente. Existe uma clara consciência mundial que o paciente desfavorecido desnutrido responde de forma pior à doença, à lesão e à cirurgia. A desnutrição poderá não ser óbvia ao exame físico e deverá ser investigada pelo questionamento.

Deficiências nutricionais agudas, particularmente perdas de fluidos e eletrólitos, poderão ser determinadas apenas à luz da história completa (incluindo a nutricional). Por exemplo, o baixo nível sérico de sódio poderá ser devido ao uso de diuréticos ou a uma dieta restrita em sódio, e não devido a uma perda aguda. Nesse aspecto, o uso de quaisquer medicamentos deverá ser cuidadosamente registrado e interpretado.

Uma história detalhada de perdas agudas por vômito e diarreia – e da natureza das perdas – auxilia a estimar as prováveis tendências dos eletrólitos séricos. Portanto, o paciente que tem vomitado persistentemente sem evidências de bile no vômito provavelmente apresenta uma estenose pilórica aguda associada a uma úlcera benigna, e a alcalose hipoclorêmica deverá ser prevista. O vômito crônico sem bile – e, sobretudo, com evidências de alimentos alterados e previamente digeridos – é sugestivo de obstrução crônica, e a possibilidade de carcinoma deverá ser considerada.

Para o cirurgião, é essencial pensar em termos de equilíbrio nutricional. Em geral, é possível iniciar um tratamento antes que os resultados dos exames laboratoriais tenham sido obtidos, pois a natureza específica e a provável extensão das perdas de fluidos e eletrólitos podem, frequentemente, ser estimadas com base na história e na experiência clínica do médico. Os dados laboratoriais deverão ser obtidos assim que possível, porém, o conhecimento do provável nível de obstrução e da concentração de eletrólitos nos fluidos gastrintestinais fornecerá elementos suficientes para a instituição do tratamento imediato adequado.

▶ História emocional do paciente

A consulta psiquiátrica raramente é pedida na abordagem de pacientes cirúrgicos, porém, existem situações nas quais ela é de grande ajuda. Pacientes emocional e mentalmente perturbados necessitam de cirurgia com a mesma frequência de outros, e a total cooperação entre psiquiatra e cirurgião é essencial. Além disso, antes ou após uma cirurgia, um paciente poderá desenvolver um distúrbio psicótico importante que esteja além da habilidade de avaliação ou gerenciamento do cirurgião. O prognóstico, o tratamento farmacológico e o manejo geral requerem a participação de um psiquiatra.

Por outro lado, existem muitas situações nas quais o cirurgião pode e deve lidar com os aspectos emocionais da doença do paciente em vez de recorrer à assistência psiquiátrica. A maioria dos psiquiatras prefere não ter de lidar com estados de ansiedade menores. Contanto que o cirurgião aceite a responsabilidade do tratamento do paciente como um todo, esses serviços passam a ser supérfluos.

Esse fato é particularmente verdadeiro no tratamento de pacientes com doença maligna ou aqueles que deverão ser submetidos a cirurgias mutiladoras como a amputação de um membro, ileostomia ou colostomia. Nessas situações, o paciente poderá ser assistido com muito mais eficiência pelo cirurgião e sua equipe do que por um psiquiatra assistente.

Os cirurgiões estão cada vez mais conscientes da importância de fatores psicossociais na convalescência da cirurgia. A recuperação de uma cirurgia importante será muito melhor se o paciente não for desgastado por problemas emocionais, sociais e econômicos que não tenham relação com a doença propriamente dita. A incorporação desses fatores no registro contribui para um melhor tratamento completo do paciente cirúrgico.

▼ O EXAME FÍSICO

O exame completo do paciente cirúrgico inclui o exame físico, determinados procedimentos especiais como gastroscopia e esofagoscopia, exames laboratoriais, radiografias e exames de acompanhamento. Em alguns casos, todos estes poderão ser necessários; em outros, exames especiais e exames laboratoriais podem ser reduzidos ao mínimo necessário. É má prática tanto insistir no rigor desnecessário quanto negligenciar procedimentos que possam contribuir para o diagnóstico. Procedimentos dolorosos, inconvenientes e dispendiosos não deverão ser pedidos a menos que exista uma chance racional de a informação obtida ser útil para a tomada de decisões clínicas.

O EXAME FÍSICO ELETIVO

O exame físico eletivo deverá ser feito de maneira ordenada e detalhada. Deve-se adquirir o hábito de realizar um exame completo exatamente na mesma sequência, de modo que nenhum passo seja omitido. Quando for necessário modificar a rotina, como em uma emergência, o examinador lembrará sem esforço consciente do que deverá ser feito para completar o exame mais tarde. O desempenho regular de exames completos possui a vantagem adicional de familiarizar o iniciante com o que é normal, de modo que o que for anormal será mais prontamente reconhecido.

Todos os pacientes são sensíveis e de alguma forma ficam constrangidos ao serem examinados. Colocar o paciente à vontade é cortês e clinicamente útil. A sala e a mesa de exame deverão ser confortáveis e deverão ser utilizadas cortinas se o paciente precisar se despir para o exame. A maioria dos pacientes irá relaxar se puder falar um pouco durante o exame, o que representa outra razão para colher a história enquanto o exame está sendo feito.

Uma regra útil é observar primeiro o aspecto físico e os hábitos gerais do paciente e, em seguida, inspecionar cuidadosamente as mãos. Várias doenças sistêmicas são evidenciadas nas mãos (cirrose hepática, hipertireoidismo, doença de Raynaud, insuficiência pulmonar, insuficiência cardíaca e distúrbios nutricionais).

Os detalhes do exame não podem ser incluídos aqui. O iniciante deverá consultar textos especializados.

A inspeção, a palpação e a ausculta são os passos essenciais tradicionais para a apreciação das condições normais e anormais. A comparação dos dois lados do corpo geralmente sugere uma anormalidade específica. A ligeira inclinação de uma pálpebra característica da síndrome de Horner pode ser reconhecida apenas pela comparação com o lado oposto. A inspeção dos seios femininos, particularmente quando a paciente eleva e abaixa seus braços, irá revelar com frequência uma leve ondulação indicativa de um carcinoma infiltrante dificilmente detectado na palpação.

A palpação bem-sucedida requer habilidade e delicadeza. O espasmo, a tensão e a ansiedade causados por procedimentos dolorosos no exame poderão tornar um exame adequado quase impossível, particularmente em crianças.

Outra característica importante da palpação é a imposição das mãos, o que tem sido reconhecido como parte do exercício da medicina. Um paciente desapontado e crítico dirá com frequência sobre o médico: "Ele mal me tocou". A palpação cuidadosa, precisa e delicada não apenas fornece ao médico a informação desejada como também inspira convicção e confiança no paciente.

No exame de áreas sensíveis, poderá ser necessário o uso de apenas um dedo a fim de localizar precisamente a extensão do foco doloroso. Esse fato é de particular importância no exame do abdome agudo.

A ausculta, antes considerada área exclusiva do médico, é atualmente mais importante para a cirurgia do que para a medicina clínica. Os exames radiológicos, incluindo o cateterismo cardíaco, rebaixaram a ausculta do coração e dos pulmões ao estado de procedimento preliminar de investigação na medicina. Na cirurgia, entretanto, a ausculta do abdome e dos vasos periféricos tornou-se absolutamente essencial. A natureza do íleo e a presença de uma variedade de lesões vasculares são reveladas pela ausculta. Uma dor abdominal incomum em uma mulher jovem poderá facilmente ser atribuída à histeria ou à ansiedade com base em resultados de exame físico e de radiografias negativos do trato gastrintestinal. Entretanto, a ausculta do epigástrio poderá revelar um sopro devido à obstrução da artéria celíaca.

▶ Exame de orifícios corporais

O exame completo das orelhas, da boca, do reto e da pelve é aceito como parte de um exame completo. A palpação da boca e da língua é tão essencial quanto a inspeção. Cada cirurgião deverá adquirir familiaridade com o uso do oftalmoscópio e do sigmoidoscópio e deverá usá-los regularmente na realização de exames físicos completos.

O EXAME FÍSICO DE EMERGÊNCIA

Na emergência, a rotina do exame físico deverá ser alterada para se adaptar às circunstâncias. A história poderá ser limitada a uma única frase, ou poderá não existir história se o paciente estiver inconsciente e não existirem outros informantes. Embora os detalhes de um acidente ou lesão possam ser muito úteis na avaliação global do paciente, eles precisarão ser deixados para considerações posteriores. As considerações primárias são as seguintes: O paciente está respirando? A via aérea está aberta? O pulso está palpável? O coração está batendo? Está ocorrendo hemorragia grave?

Se o paciente não estiver respirando, a obstrução da via aérea deverá ser controlada enfiando-se os dedos na boca e puxando a língua para a frente. Se o paciente estiver inconsciente, deve-se entubar o trato respiratório e iniciar uma respiração boca a boca. Caso não haja pulso ou batimento cardíaco, deve-se iniciar a ressuscitação cardíaca.

A hemorragia externa grave em um membro poderá ser controlada por elevação e compressão. Torniquetes raramente são necessários.

Todas as vítimas de traumas contusos graves deverão ser investigadas em relação à presença de uma lesão vertebral capaz de comprometer a medula espinal, devendo-se ao menos evitar o manejo grosseiro.

Algumas lesões são tão potencialmente fatais que uma ação deverá ser tomada mesmo antes da realização de um exame físico breve. Ferimentos penetrantes do coração, grandes feridas abertas do tórax, lesões por esmagamento maciço com tórax instável e hemorragia externa grave requerem tratamento de emergência antes que qualquer exame posterior seja feito.

Entretanto, na maioria dos casos de emergência, após assegurar-se de que a via aérea está desobstruída, de que o coração está batendo e de que não existe hemorragia externa grave – e após a instituição de medidas antichoque, quando necessário – deverá ser feito um rápido exame preliminar. A não realização desse exame poderá levar a graves erros no tratamento do paciente. Leva-se não mais do que 2 a 3 minutos para examinar cuidadosamente a cabeça, o tórax, o abdome, os membros, os órgãos genitais (particularmente em mulheres) e as costas. Se a lesão da medula cervical tiver sido descartada, será essencial virar o paciente ferido e inspecionar cuidadosamente as costas, as nádegas e o períneo.

O pneumotórax hipertensivo e o tamponamento cardíaco podem ser facilmente negligenciados em casos de múltiplas lesões.

Uma vez completado o exame preliminar, poderá ser iniciado o controle da dor, a imobilização de membros fraturados, a sutura de lacerações e outros tipos de tratamentos de emergência.

▶ EXAMES LABORATORIAIS E OUTROS

▶ Exames laboratoriais

Os exames laboratoriais nos pacientes cirúrgicos têm os seguintes objetivos:

1. Pesquisar doenças assintomáticas que possam afetar o resultado cirúrgico (p. ex., anemia insuspeita ou diabetes).
2. Avaliar doenças que possam contraindicar a cirurgia eletiva ou requerer tratamento antes da cirurgia (p. ex., diabetes, insuficiência cardíaca).
3. Diagnosticar distúrbios que necessitem de cirurgia (p. ex., hiperparatireoidismo, feocromocitoma).
4. Avaliar a natureza e a extensão de complicações metabólicas ou sépticas.

Pacientes submetidos a uma cirurgia importante, ainda que pareçam gozar de excelente saúde, excetuando-se a doença cirúrgica, deverão fazer exames laboratoriais adequados à sua faixa de idade. Uma história de insuficiência renal, hepática ou cardíaca requer estudos detalhados. A consulta clínica poderá ser útil na avaliação pré-operatória global do paciente cirúrgico. É essencial, entretanto, que o cirurgião não se torne totalmente dependente de um consultor clínico para a avaliação pré-operatória e o tratamento do paciente. O tratamento completo deverá ser responsabilidade do cirurgião e esta não deverá ser transferida a outros profissionais. Além disso, o cirurgião é o único com experiência e conhecimento para interpretar o significado dos exames laboratoriais à luz de outras características do caso – particularmente da história e dos achados físicos.

▶ Exames de imagem

O tratamento moderno do paciente exige uma variedade de exames radiológicos essenciais. A cooperação mais próxima entre o radiologista e o cirurgião é essencial para evitar erros graves. Isso significa que o cirurgião não deverá encaminhar o paciente ao radiologista, pedindo um determinado exame, sem fornecer um relato adequado da história e dos achados físicos. Particularmente em situações de emergência, são necessárias a revisão dos exames de imagem e consultoria.

Quando o diagnóstico radiológico não for definitivo, os exames deverão ser repetidos à luz da história e do exame físico. Apesar da grande precisão do diagnóstico de radiografias, um estudo gastrintestinal negativo ainda não exclui a presença de uma úlcera ou de uma neoplasia; particularmente no colo direito, pequenas lesões são facilmente negligenciadas. Algumas vezes, a história e os achados físicos são tão claramente diagnósticos que a cirurgia é justificável apesar dos exames de imagem negativos.

▶ Exames especiais

Exames especiais, como cistoscopia, gastroscopia esofagoscopia, colonoscopia, angiografia e broncoscopia são frequentemente necessários para a avaliação diagnóstica de distúrbios cirúrgicos. O cirurgião deverá estar familiarizado com as indicações e limitações desses procedimentos e estar preparado para consultar seus colegas médicos e as especialidades cirúrgicas conforme necessário.

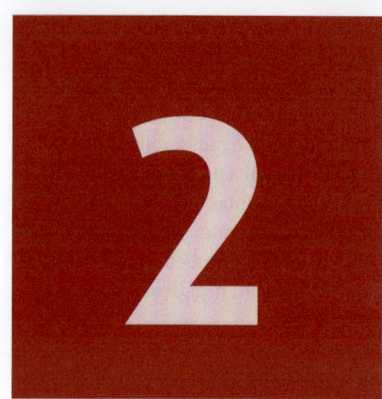

Treinamento, comunicação, profissionalismo e prática baseada em sistemas

Gerard M. Doherty, MD

TREINAMENTO

O processo de educação médica e treinamento cirúrgico nos Estados Unidos é supervisionado por um grupo interconectado de organizações. Cada uma dessas organizações possui seu foco específico; entretanto, o tema comum é a melhora contínua do processo encorajada por revisão externa intermitente (Tab. 2-1). O objetivo final é a provisão de uma força de trabalho consistente, qualificada e profissional para o tratamento médico nos Estados Unidos.

▶ Educação do estudante da área médica

O Liaison Committee on Medical Education (LCME) é o grupo que fornece acreditação para as escolas médicas dos Estados Unidos e do Canadá. A *acreditação* é o processo de garantia de qualidade na educação superior que avalia se uma instituição se encaixa nos padrões estabelecidos. A acreditação pelo LCME é efetivamente necessária para as escolas que funcionam nos Estados Unidos. Sem a acreditação, as escolas não podem receber verbas federais para a educação médica ou se candidatar a programas de empréstimos federais. A graduação em uma escola médica aprovada pelo LCME permite que o aluno se submeta a exames de licenciamento médico (o USMLE [United States Medical Licensing Examination]) e obtenha o licenciamento na maioria dos estados do País. A graduação em uma escola médica licenciada pelo LCME também é necessária para a aceitação em um programa de residência acreditado pelo ACGME (ver a seguir) para graduados das escolas médicas americanas. A autoridade para que o LCME forneça essa acreditação é delegada pelo United States Department of Education nos Estados Unidos e pelo Committee on Accreditation of Canadian Medical Schools (CACMS) no Canadá.

Cada escola médica licenciada é checada anualmente em relação à adequação de suas funções, estrutura e desempenho. Visitas formais locais são conduzidas periodicamente, sendo realizadas naquele momento revisões mais abrangentes e reacreditação. O período comum para a acreditação total é de oito anos. No momento da visita de acreditação mais abrangente, e nos intervalos entre elas, o LCME trabalha no sentido de disseminar melhores práticas e aprovar a qualidade global da educação que leva à obtenção do grau de médico (M.D.).

▶ Educação médica de graduação

O Accreditation Council for Graduate Medical Education (ACGME) é responsável pela acreditação dos programas de treinamento após a graduação em medicina nos Estados Unidos. A acreditação é realizada por meio de um processo de revisão comparativa com base em padrões e normas estabelecidas. As organizações de membros do ACGME reconhecidas como grupos licenciados são a American Board of Medical Specialties (ABMS), a American Hospital Association (AHA), a American Medical Association (AMA), a Association of American Medical Colleges (AAMC) e o Council of Medical Specialty Societies (CMSS). O ACGME supervisiona uma variedade de programas de educação médica de graduação em áreas específicas. Os programas de residência acreditados pelo ACGME devem aderir às exigências dos programas comuns do ACGME que se aplicam a todas as residências, bem como às exigências dos programas específicos que se aplicam a cada programa de treinamento. O ACGME também licencia instituições para abrigar os programas de treinamento de residência. Portanto, também existem exigências institucionais que devem ser atendidas para que seja feita a acreditação total da instituição para realizar programas de treinamento.

O ACGME identificou seis áreas de competência geral que devem ser consideradas durante cada programa de treinamento de residência de graduação (Tab. 2-2). A aplicação específica dessas áreas de competência varia amplamente entre os programas de treinamento. Entretanto, cada rotação de cada residência deverá incluir atenção, avaliação e progresso no cumprimento das exigências gerais de competência.

A revisão e a acreditação de programas de residência especializados são realizadas por um comitê específico para cada campo. Na cirurgia, o grupo é o Residency Review Committee

Tabela 2-1 Organizações americanas com supervisão de educação médica

Organização	Acrônimo e *website*	Objetivo
Liaison Committee on Medical Education	LCME www.LCME.org	Acreditação de escolas médicas nos Estados Unidos e no Canadá
Accreditation Council for Graduate Medical Education	ACGME www.ACGME.org	Acreditação de programas de treinamento pós-graduação em medicina em algumas especialidades
American Board of Surgery	ABS www.absurgery.org	Certifica e recertifica cirurgiões individualmente que atenderam a padrões de educação, treinamento e conhecimento
American College of Surgeons	ACS www.facs.org	Associação científica e educacional de cirurgiões para melhorar a qualidade de tratamento do paciente cirúrgico

for Surgery (RRC-S). O RRC-S avalia a conformidade do programa com os padrões de licenciamento tanto ao nível de exigência dos programas comuns quanto ao nível dos programas específicos. Os programas recebem uma licença completa, em geral, por um ciclo de cinco anos, com a realização de avaliações e questionários anuais nesse ínterim. Os Residency Review Committees também controlam o número de posições que cada programa é acreditado a receber. Estes estabelecem efetivamente o número máximo de graduados que poderá se formar em um programa de treinamento determinado a cada ano.

▶ American Board of Surgery

A American Board of Surgery (ABS) é uma organização independente sem fins lucrativos com o objetivo de certificar cirurgiões individualmente que atenderam a padrões definidos de educação, treinamento e conhecimento. A distinção entre o ACGME e a ABS é que o primeiro licencia programas de treinamento, enquanto a ABS certifica indivíduos. Essa distinção também é semelhante para conselhos de outras especialidades. A ABS também certifica cirurgiões praticantes e está efetuando uma mudança filosófica fundamental de um novo teste periódico de certificação para um plano de certificação de manutenção mais contínua (MOC, do inglês *continuous maintenance of certification*).

O ACGME e os conselhos de especialidades interagem. O sucesso dos indivíduos em alcançar a certificação do conselho é considerado uma avaliação importante do sucesso do programa de educação médica de graduação. Além disso, as avaliações que poderão ser exigidas de um indivíduo para obter a certificação do conselho deverão, de alguma forma, também refletir a educação que é oferecida a eles por meio da sua educação médica de graduação. Portanto, embora essas entidades apresentem diferentes objetivos, elas deverão, idealmente, mesclar seus esforços de maneira construtiva.

A certificação do conselho em um período definido após o fim da residência é necessária para privilegiar a realização de cirurgias em muitos hospitais nos Estados Unidos. Portanto, o caminho mais direto para a prática cirúrgica nos Estados Unidos inclui a graduação em uma escola médica licenciada pelo LCME, a realização de um programa de treinamento de residência acreditado pelo ACGME e a realização satisfatória do exame de qualificação (testes escritos) e do exame de certificação (testes orais) da American Board of Surgery.

Existem outras formas de entrada na prática cirúrgica nos Estados Unidos, mais utilizadas por médicos que se graduaram em escolas médicas em países fora dos Estados Unidos e do Canadá. Esses graduados poderão ser certificados pela Educational Commission for Foreign Medical Graduates (ECFMG). Uma vez que o indivíduo foi graduado pela ECFMG, então será elegível para o ingresso em um programa de treinamento de residência aprovado pelo ACGME e, em seguida, estará habilitado para a certificação do conselho.

▶ American College of Surgeons

A American College of Surgeons (ACS) é uma associação científica e educacional de cirurgiões cuja missão é melhorar a qualidade de tratamento do paciente cirúrgico pelo estabelecimento de altos padrões de educação e prática cirúrgica. A ACS possui membros, conhecidos como *fellows*, que podem usar as letras FACS após seus nomes. A credencial como *fellow* implica que o cirurgião atendeu a padrões de educação, treinamento, qualificações profissionais, competência cirúrgica e conduta ética. Entretanto, apesar dessas exigências, a ACS é constituída de um grupo de membros profissionais voluntários e não certifica indivíduos para a prática. A ACS financia uma grande variedade de programas de apoio educacional e profissional tanto para cirurgiões

Tabela 2-2 Competências gerais do ACGME para a educação médica de graduação

Competência geral
Tratamento do paciente
Conhecimento médico
Habilidades interpessoais e de comunicação
Profissionalismo
Aprendizado com base na prática
Prática com base em sistemas

praticantes quanto para *trainees*. Além disso, eles possuem categorias para a classificação dos membros como cirurgiões em treinamento (*Resident Membership*) e estudantes (*Medical Student Membership*) e para os cirurgiões que completaram o treinamento, mas ainda não atenderam a todas as exigências como *fellowship* (*Associate Fellow*). A ACS também está engajada em importantes processos de advocacia em nome de pacientes e de membros cirurgiões.

COMUNICAÇÃO

Habilidades de comunicação eficientes e efetivas representam um recurso fundamental para todos os médicos, incluindo cirurgiões. Um cirurgião deverá ser capaz de estabelecer harmonia com o paciente e sua família de forma rápida e confiável. Esse respeito mútuo é essencial para uma relação terapêutica. O paciente e sua família deverão acreditar na competência do cirurgião a fim de participar do tratamento recomendado e da recuperação. Os julgamentos a respeito da competência do cirurgião geralmente acontecem durante os primeiros poucos momentos de interação com base na habilidade de o cirurgião se comunicar. Além da comunicação com os pacientes, os cirurgiões deverão se comunicar com os médicos consultores e colaboradores e também com sua própria equipe de saúde.

▶ Comunicação com os pacientes

A comunicação com os pacientes requer atenção a vários aspectos. Inicialmente, o médico deverá demonstrar respeito pelo paciente como indivíduo. Em segundo lugar, o médico deverá ouvir efetivamente a mensagem do paciente, demonstrando, em seguida, empatia com sua situação e suas preocupações. Por fim, o médico deverá apresentar clareza na resposta. Se algum desses itens for omitido, então a interação será menos eficaz do que poderia ter sido. Muitos cirurgiões tentam pular direto para uma colocação concisa e muito clara do plano; entretanto, a menos que os primeiros três passos tenham ocorrido, o paciente poderá simplesmente não escutar o plano.

Respeito

É criticamente importante mostrar respeito pelo paciente e sua família como indivíduos. O ambiente do tratamento de saúde é, em geral, inconveniente e enfrentado durante um período de estresse. Os pacientes encontram-se fora de sua situação normal e de sua zona de conforto. Na maioria das vezes, eles ficam assustados com a perspectiva do que irão ouvir. Mostrar respeito pela sua identidade deixará o paciente mais à vontade e encorajará a sua relação de confiança com o médico. O fato de não mostrar respeito irá produzir o efeito contrário. Portanto, encontrar um adulto pela primeira vez e chamá-lo pelo seu primeiro nome poderá imediatamente colocar muitos pacientes em alerta a respeito de sua independência e controle pessoal. Da mesma forma, referir-se à mãe de um paciente pediátrico como "Mãe" em vez de usar o seu nome implica falta de atenção a ela como indivíduo digno de ter sua identidade lembrada. Nos encontros iniciais, o médico deverá usar o último nome do paciente precedido por um título honorífico (Sr. Smith ou Sra. Jones). Caso não esteja certo de se uma mulher prefere Sra. ou Srta., então deve-se perguntar a ela. Na sociedade contemporânea americana, uma mulher com mais de 18 anos de idade nunca é chamada de Srta.[*]

Além disso, estabelecer uma breve conversa sobre algum aspecto da vida do paciente diferente do assunto médico em questão poderá deixá-lo mais à vontade ("Deve ser interessante ser treinador de cachorros. Qual é a sua raça favorita?"). Esses esforços serão recompensados por um paciente mais confiante e uma entrevista mais eficiente, com uma melhor relação terapêutica a longo prazo.

Escuta

O ato de ouvir o paciente é essencial para o estabelecimento de um diagnóstico correto e de um plano terapêutico adequado ao indivíduo. Cada paciente que chega à assistência médica com um problema possui uma história sobre a qual refletiram e que decidiram contar. É importante deixar que o façam. O paciente estará inclinado não apenas a revelar problemas fundamentais em relação ao aspecto clínico, como também está, com frequência, determinado a contar a história afinal, caso sejam permitidos ou não a fazê-lo desde o início. O fato de permitir, e na verdade encorajá-los, a contar sua história desde o início da entrevista os liberará da sua carga de informação e permitirá que o médico avance para a interpretação.

O ato de ouvir deverá ser uma atividade ativa e envolvente. O médico deverá parecer confortável, firme e colocar-se o mais próximo possível do nível dos olhos do paciente. É importante não aparentar pressa, falta de atenção ou aborrecimento pela sua história. Interpor perguntas para esclarecimento ou breves encorajamentos verbais intermitentes farão o paciente perceber que o médico está interessado em seu problema.

Poderá ser de grande ajuda, no início da fase de escuta, informar ao paciente sobre o material que foi revisto; por exemplo, o cirurgião dizer ao paciente que fez a revisão da carta de encaminhamento do primeiro médico, dos resultados das duas últimas cirurgias e de seus dados laboratoriais recentes poderá ajudá-los a serem mais concisos na discussão.

Empatia

Uma vez que o paciente relatou sua história e os outros aspectos do exame e da revisão dos dados estão completos, é importante rever esse material com o paciente de forma a demonstrar empatia com a sua situação. A compreensão do problema por parte do

---

[*] N. de R.T.: Deve-se levar em consideração as diferenças culturais entre Brasil e Estados Unidos. No Brasil, não se costuma utilizar o sobrenome ao se dirigir ao paciente. É recomendado utilizar o primeiro nome. Também é apropriado utilizar os títulos – senhor, senhora – exceto quando os pacientes são adolescentes ou jovens.

cirurgião é importante para o paciente, porém, o problema não está restrito ao aspecto médico, o problema deverá ser compreendido no contexto do paciente. Por essa razão, a demonstração de empatia é importante para a confiança do paciente no médico. Estabelecer essa conexão com o paciente é crucial para o seu envolvimento no processo de tratamento.

Clareza

Uma vez que o respeito pelo paciente esteja estabelecido, que a sua história tenha sido ouvida e compreendida e que tenha sido criada empatia pela sua situação, o médico deverá falar claramente e em um vocabulário compreendido pelo paciente sobre as recomendações para a avaliação ou tratamento posterior. Essa parte da conversa deverá incluir uma distinção clara entre o que se sabe sobre o diagnóstico ou condição do paciente e o que não se sabe, mas pode ser antecipado. Quando apropriado, as probabilidades dos vários prognósticos deverão ser estimadas de forma que o paciente possa compreender. A estratégia recomendada para os próximos passos deverá ser exposta de maneira clara, juntamente com estratégias alternativas. Os pacientes sempre possuem pelo menos uma alternativa à escolha recomendada, mesmo se for apenas para decidir não receber tratamento médico posterior. Essa parte da conversa poderá ser reforçada com ilustrações ou modelos que possam melhorar o entendimento do paciente. Em geral, a revisão dos estudos radiológicos diretamente com o paciente e sua família, nesse momento, poderá auxiliar para a sua compreensão.

O risco assumido pela falta do estabelecimento dessa relação com o paciente é grande. Esse fato poderá acarretar erros no julgamento sobre o diagnóstico ou tratamento. Ele também exclui a oportunidade de envolver o paciente como aliado no seu tratamento. Se as coisas progredirem mal, ele também poderá tornar a comunicação subsequente sobre problemas ou complicações difícil ou impossível. Por fim, o cirurgião que se comunica mal se priva de usufruir de uma relação médico-paciente satisfatória pessoal e profissionalmente.

▶ Comunicação com os médicos colaboradores

Os cirurgiões, em geral, trabalham em colaboração com outros médicos no tratamento de pacientes. A comunicação nesse contexto é importante para o desfecho global do paciente, particularmente quando o cirurgião estará envolvido no tratamento do paciente por tempo definido, que foi precedido e será seguido pelo tratamento atual fornecido pelo médico de atenção primária. Nessas situações, a comunicação pode ser dividida em dois tipos básicos: rotineira e urgente. A comunicação rotineira pode acontecer de várias maneiras, dependendo do contexto do sistema de saúde. Em geral, essa comunicação é assincrônica e por escrito. Ela poderá ser feita em forma de uma nota no registro médico eletrônico do paciente ou de uma carta enviada ao consultório do médico. Essa é uma forma apropriada de se comunicar informações esperadas racionalmente que não precisarão ser efetuadas com urgência. Por exemplo, um paciente que é encaminhado a um cirurgião para colecistectomia e que fez um plano para esse procedimento poderá levar de volta a comunicação rotineira para o médico de referência.

A comunicação urgente deverá ser feita aos médicos colaboradores quando existem prognósticos inesperados ou adversos. Mais uma vez, existem várias formas de comunicação que podem ser utilizadas para isso, porém, a comunicação é mais frequentemente sincrônica por meio de uma conversa direta presencial ou ao telefone. A comunicação representa mais do que uma cortesia com o médico colaborador, pois o conhecimento desses eventos permitirá que eles participem construtivamente em favor do paciente. Exemplos de situações que exigem comunicação mais urgente incluem novos diagnósticos de cânceres significativos, complicações que irão alterar a vida a partir de intervenções e, claro, a morte do paciente.

A clareza na transferência da responsabilidade do tratamento é crítica para a continuação do tratamento ideal do paciente. Por essa razão, qualquer comunicação com os médicos colaboradores deverá indicar o papel atual do cirurgião no tratamento do paciente, ou a transferência deliberada da responsabilidade de questões de tratamento em curso de volta para outros médicos colaboradores.

▶ Comunicação entre as equipes

O tratamento cirúrgico é, em geral, provido em um trabalho de equipe. As equipes cirúrgicas atuais incluem, na maioria dos casos, médicos, profissionais de nível técnico (em geral, assistentes médicos ou técnicos de enfermagem) e uma variedade de estudantes. Os estudantes poderão ser de medicina, de programas de assistência médica ou de enfermagem*. Essas equipes tornaram-se cada vez mais complexas e as informações que manipulam como equipe para fornecer os cuidados ao paciente são extensas. Além disso, a transferência de informações de um profissional para outro nas trocas de turno é reconhecida como um ponto fraco na continuidade do tratamento do paciente.

Com essas equipes complexas e informações extensas, o segredo para o funcionamento eficiente e efetivo da equipe parece ser a clareza de papéis e a elaboração de processos que envolvam registrar os dados pelo menos uma vez. O advento dos registros médicos eletrônicos permitiu a geração de ferramentas eletrônicas para transferir as informações de um membro da equipe para outro. Isso pode ser útil para facilitar esse processo. A atenção minuciosa às transferências de cuidados de um profissional para outro e o reconhecimento explícito de que esse é um momento possível para a ocorrência de erros são importantes.

PROFISSIONALISMO

O *profissionalismo* denota uma série ou conjunto de comportamentos que demonstram que um indivíduo alcançou um certo reconhecimento como profissional. Um *profissional* nesse

---

*N. de R.T. Essa formação de equipe corresponde à realidade norte--americana.

Tabela 2-3 Princípios de ética médica da AMA

1. O médico deverá se dedicar a fornecer tratamento médico competente com compaixão e respeito pela dignidade e direitos humanos
2. O médico deverá apoiar os modelos de profissionalismo, ser honesto em todas as interações profissionais e se esforçar para denunciar médicos sem caráter ou sem competência, ou envolvidos em fraude, para as entidades apropriadas
3. O médico deverá respeitar a lei e também reconhecer responsabilidade para buscar alterações nas exigências que são contrárias aos melhores interesses do paciente
4. O médico deverá respeitar os direitos dos pacientes e dos outros profissionais de saúde e deverá preservar as confidências e a privacidade do paciente dentro dos limites da lei
5. O médico deverá continuar a estudar, a aplicar e a avançar no conhecimento científico, manter compromisso com a educação médica, disponibilizar informações relevantes para os pacientes, os colegas e o público, obter avaliações de especialistas e utilizar os talentos de outros profissionais de saúde quando indicado
6. O médico deverá, na provisão do tratamento adequado ao paciente, exceto em emergências, estar livre para escolher a quem servir, a quem se associar e o ambiente no qual fornecerá tratamento médico
7. O médico deverá reconhecer a responsabilidade em participar de atividades que contribuam para a melhora da comunidade e para o aperfeiçoamento da saúde pública
8. O médico deverá, enquanto estiver tratando de um paciente, considerar a responsabilidade pelo paciente como primordial
9. O médico deverá apoiar o acesso de todos os indivíduos ao tratamento médico

Disponível em http://www.ama-assn.org/ama

Tabela 2-4 Princípios de ética médica: "Os princípios da abordagem"

Princípio	Definição
Autonomia	Autonomia deliberada; o paciente tem o direito de escolher ou refutar seus tratamentos; exige que os médicos consultem e obtenham a autorização do paciente antes de realizarem procedimentos
Beneficência	Um profissional deverá atuar em prol do melhor interesse do paciente, sem considerar o autointeresse do médico
Não maleficência	Não causar dano; o profissional deverá evitar tratamentos que prejudiquem o paciente
Justiça	Dar aos outros o que lhes é devido; afeta a distribuição do tratamento médico entre pacientes e populações

contexto deverá possuir o conhecimento especializado e ter passado por longa e intensa preparação acadêmica para a sua vocação. Esses comportamentos afetam as interações que os profissionais apresentam com os pacientes e com outros profissionais de saúde. Para máxima eficiência, o cirurgião deverá se comportar de forma profissional tanto com os pacientes quanto nas instituições de tratamento de saúde. A American Medical Association (AMA) promulgou um conjunto de princípios de ética médica que se aplicam igualmente bem à prática cirúrgica e podem auxiliar a orientação do comportamento profissional (Tab. 2-3).

A ética da prática cirúrgica é complexa e pode ser abordada a partir de uma variedade de aspectos teóricos. A base conceitual mais frequentemente aplicada na avaliação de dilemas éticos para as decisões individuais do paciente na medicina, conhecida como "Os princípios da abordagem", envolve quatro princípios: atonomia, Beneficência, Não Maleficência e Justiça, como mostrado por Beauchamp e Childress (Tab. 2-4). Uma análise detalhada desses princípios está além do escopo deste livro; entretanto, a necessidade de um código de ética médica que seja distinto da ética geral da sociedade é a base do profissionalismo médico. A seguir, estão listadas cinco características das relações médicas que fornecem as normas morais que baseiam a profissão e requerem um código de ética separado das outras formas de negócios.

1. A singularidade do conhecimento médico e a vulnerabilidade associada do paciente.
2. A necessidade de o paciente confiar no médico, conhecida como a natureza fiduciária do relacionamento.
3. A natureza moral das decisões médicas que envolve tanto os aspectos técnicos do tratamento de saúde quanto o efeito final na vida do paciente.
4. A natureza do conhecimento médico como uma propriedade pública que os médicos recebem a fim de aplicar à melhora prática da vida do paciente.
5. A cumplicidade moral do médico no resultado do tratamento prescrito, no sentido de que nenhum tratamento formal poderá ocorrer sem a conivência do médico.

Devido a essas características do relacionamento entre médicos e seus pacientes, os primeiros deverão aderir a um conjunto de restrições específicas a sua profissão.

Enquanto esses imperativos não costumam ser compreendidos explicitamente pelos pacientes, eles percebem com clareza quando esses princípios estão em perigo. Eles poderão até suspeitar que seu médico ou cirurgião possui motivos concorrentes ao melhor interesse do paciente. Um dos objetivos da relação médico-paciente é suavizar esses medos e construir uma relação de confiança com base nas necessidades do paciente, dentro dos princípios mencionados anteriormente.

▶ Interação com os pacientes

As interações com pacientes deverão ser caracterizadas por um comportamento cordial e, possivelmente, um pouco formal. Esse comportamento auxiliará o profissional nos seus esforços de comunicação, conforme dito previamente. A fim de satisfazer as expectativas do paciente em relação ao médico ou cirurgião, deverão ser observadas maneiras adequadas e socialmente aceitáveis. O propósito dessas maneiras é deixar o paciente à vontade em relação ao médico ser um indivíduo empático e que tenha autoconsciência para reconhecer o modo como ele se mostra para outras pessoas. O modo de agir do médico afeta a credibilidade das interações subsequentes. Essas convenções vão até o tipo de roupa que está sendo usada em um ambiente profissional. É melhor deixar os detalhes do uso de um jaleco branco ou uma vestimenta profissional formal (paletós, gravatas, terninhos, camisas, saias, etc.) pelo médico para costumes e práticas locais. Entretanto, o modo de se vestir em geral deverá ser elegante, limpo e formal, em vez de casual, e não deverá distrair a interação.

Outro aspecto do profissionalismo é a capacidade de o médico tomar a medida certa para o paciente e sua família mesmo quando for difícil ou desagradável. Isso inclui situações como discutir franca e abertamente erros cometidos durante o tratamento, ou informar más notícias sobre diagnósticos novos ou inesperados. Enquanto a natureza humana pode tornar essas relações difíceis, o profissional deverá encarar a tarefa e realizá-la bem. Evitar a oportunidade de fazê-la não apenas afasta o papel do profissional como conselheiro no assunto em questão, como também afeta a credibilidade do médico no restante da relação terapêutica.

▶ Interações com os profissionais de saúde

Os cirurgiões frequentemente trabalham em organizações complexas do tipo multicamadas. O comportamento do cirurgião nesse grupo deverá sempre permanecer produtivo e centrado no paciente. Conflitos surgem em qualquer organização complexa com indivíduos e personalidades múltiplas. Nesse contexto, não é apropriado que o cirurgião necessariamente se esconda do conflito, mas, em vez disso, ele poderá assumir o papel de avaliador construtivo e agregador da equipe para resolver a questão. Em todos os momentos, o cirurgião deverá evitar ataques pessoais sobre indivíduos com base em suas características pessoais. O comportamento profissional, nesses casos, será recompensado com o progresso na resolução da questão.

A reputação é um bem frágil e valioso. Todos os profissionais de saúde possuem uma reputação que trabalha a favor ou contra eles no sentido de alcançar o tratamento de seu paciente e objetivos profissionais. A adesão cuidadosa ao comportamento profissional nos modos de vestir e falar, nos comportamentos e na resolução de conflitos irá criar a reputação profissional que é mais vantajosa para o cirurgião. Com uma reputação positiva, o comportamento do cirurgião em situações ambíguas será interpretado de forma benevolente. A reputação de qualquer médico é tão valiosa quanto sua educação ou certificação.

▼ PRÁTICA COM BASE EM SISTEMAS

A prática com base em sistemas é uma das competências centrais definidas pelo ACGME como habilidade necessária a ser desenvolvida pelos médicos graduados em especialização. Esses residentes devem demonstrar consciência e responsividade ao contexto geral e ao sistema de tratamento de saúde e habilidade para requisitar efetivamente recursos do sistema a fim de oferecer o tratamento ideal. O processo de ensinar e aprender a prática, com base em sistemas, está em vigor há muitos anos. Isso é o que deve ser considerado como a parte prática do treinamento médico de graduação. Entretanto, apenas recentemente ela se tornou o foco e uma medida de desempenho dos programas de treinamento.

Então, como parte do treinamento, os residentes deverão aprender como diferentes tipos de prática médica e de sistemas de saúde diferem uns dos outros, incluindo métodos que eles utilizam para controlar os custos do tratamento de saúde e alocar os recursos. Eles deverão usar esse conhecimento para praticar cuidados de saúde custo-efetivos e a alocação dos recursos que limitam o compromisso da qualidade do tratamento. Eles deverão defender o tratamento de qualidade dos pacientes e ajudá-los a lidar com as complexidades dos sistemas de saúde. Também deverão compreender como trabalhar com os gestores da saúde e outros profissionais de saúde colaboradores para avaliar, coordenar e melhorar o tratamento de saúde dos pacientes.

Na prática, isso é mais fácil de entender. O papel do residente na identificação das necessidades do tratamento de saúde do paciente e na capacidade de o sistema alcançar essas necessidades é bem estabelecido. Cirurgiões em seus últimos anos de residência, em geral, representam um importante recurso para os sistemas hospitalares por compreenderem como manipular o sistema para alcançar as necessidades do paciente. Estudantes de medicina e residentes de cirurgia também deverão reconhecer o seu papel como parte desses complexos sistemas.

▶ Referência

Rowland PA, Lang NP. *Communication & Professionalism Competencies: A Guide for Surgeons*. Woodbury CT: Cine-Med; 2007.

QUESTÕES DE MÚLTIPLA ESCOLHA

1. Todas as respostas a seguir são verdadeiras de acordo com os Princípios da Ética Médica, exceto:
   A. Beneficência e não maleficência são sinônimos.
   B. A justiça visa à distribuição de tratamento médico entre pacientes e populações.
   C. A autonomia inclui o conceito de que o paciente possui o direito de escolher ou refutar seus tratamentos.
   D. A beneficência afirma que um profissional deverá atuar em função do melhor interesse do paciente, sem considerar o autointeresse do médico.
   E. A autonomia requer que os médicos consultem o paciente e obtenham sua autorização antes de fazer procedimentos.

2. O LCME e o ACGME:
   A. Licenciam instituições para fornecer educação ou treinamento.
   B. Fornecem diplomas e credenciamento a profissionais individuais.
   C. Conduzem revisões periódicas para se certificarem de que as instituições mantêm seus programas.

D. São unidades do US Department of Commerce.
E. As alternativas A e C são verdadeiras.

3. As competências gerais do ACGME incluem todas as seguintes alternativas, exceto:
   A. Habilidades interpessoais e de comunicação.
   B. Profissionalismo.
   C. Habilidades técnicas.
   D. Aprendizado com base na prática.
   E. Prática com base em sistemas.

4. American Board of Surgery e o American College of Surgeons:
   A. Fazem parte da American Medical Association.
   B. Reportam-se diretamente ao RRC-S do ACGME.
   C. Trabalham em conjunto para licenciar indivíduos para a prática da cirurgia geral.
   D. São organizações separadas que credenciam e educam cirurgiões, respectivamente, como etapas primárias de suas missões.
   E. As alternativas A e C são verdadeiras.

5. A comunicação efetiva com os pacientes requer:
   A. Demonstração de respeito pelo paciente como indivíduo.
   B. Ouvir efetivamente a mensagem do paciente.
   C. Que a resposta do médico ao paciente seja clara.
   D. Que os membros da família possam reforçar as mensagens.
   E. As alternativas A, B e C são verdadeiras.

Preparo pré-operatório

3

David McAneny, MD

INTRODUÇÃO

O manejo pré-operatório de qualquer paciente faz parte de uma lista de cuidados que se estendem da consulta inicial ao cirurgião até a recuperação final do paciente. Embora a conduta pré-operatória envolva idealmente uma colaboração multidisciplinar, os cirurgiões lideram os esforços para garantir que todos os cuidados corretos sejam fornecidos a todos os pacientes. Isso envolve o estabelecimento de uma cultura de cuidados de qualidade e segurança do paciente com padrões altos e uniformes. Além disso, o cirurgião é responsável por equilibrar os riscos da história natural da doença, se não for tratada, *versus* o risco de uma cirurgia. Uma cirurgia bem-sucedida depende da compreensão do cirurgião sobre a biologia da doença e uma seleção perspicaz do paciente.*

Este capítulo irá considerar o preparo pré-operatório a partir das perspectivas do paciente, das condições dos centros cirúrgicos e dos equipamentos, da equipe do centro cirúrgico e do próprio cirurgião.

PREPARO DO PACIENTE

▶ História e exame físico

O cirurgião e sua equipe devem obter uma história adequada de cada paciente. A história da doença atual inclui detalhes sobre a doença, além de estabelecer a acuidade, a urgência ou a natureza crônica do problema. As questões irão se concentrar, certamente, sobre a doença específica e os sistemas de órgãos relacionados. As questões sobre dor podem ser orientadas pelo acrônimo OPQRST, relacionado ao início (*onset*) (súbito ou gradual), a fatores precipitantes (*precipitant*) (p. ex., alimentos gordurosos, movimentos, etc.), à qualidade (*quality*) (p. ex., aguda, fastidiosa ou em cólicas), à irradiação (*radiation*) (p. ex., para a região dorsal ou ombros), ao alívio (*stop*) (o que provoca alívio?) e ao tempo (*temporal*) (p. ex., duração, frequência, crescente-decrescente, etc.). A presença de febre, suor ou calafrios sugere a possibilidade de infecção aguda, enquanto a perda de peso significativa pode significar uma doença crônica, como um tumor. A história da doença atual não se restringe apenas à entrevista com o paciente. Os membros da família ou os cuidadores também podem fornecer informações úteis, e esses registros podem ser indispensáveis. A documentação deve incluir exames laboratoriais e de imagem recentes que excluam a necessidade de exames repetitivos e caros. O cirurgião pode solicitar os CD-ROMs de exames de imagens realizados no ambulatório. No caso de uma cirurgia reoperatória, os relatos da cirurgia e doenças anteriores são fundamentais (p. ex., na procura de um adenoma esquecido em um hiperparatireoidismo primário recorrente).

A história médica pregressa pode incluir cirurgias, especialmente quando relacionadas à situação atual, condições clínicas, ocorrência prévia de tromboembolismo venoso (TEV) como trombose venosa profunda (TVP) ou embolia pulmonar (EP), diáteses sanguíneas, sangramento prolongado em cirurgias anteriores ou em pequenas lesões (p. ex., epistaxe, sangramento gengival ou equimoses) e eventos indesejados durante cirurgia ou anestesia, incluindo problemas de via aérea. Deve-se ter conhecimento de uma lista de medicamentos em uso, com dosagens e horários. Além disso, é muito importante questionar sobre o uso de corticosteroides nos últimos seis meses, mesmo que não seja atual, para evitar uma insuficiência suprarrenal perioperatória. Alergias a medicamentos e reações adversas devem ser suscitadas, embora o conhecimento sobre alergias ambientais e alimentares também seja valioso e deva ser registrado para que essas exposições possam ser evitadas durante a internação. Alguns anestesiologistas preferem não utilizar propofol em pacientes com história de alergia ao ovo, e reações a frutos do mar sugerem a possibilidade de intolerância aos agentes de contraste iodados intravenosos.

---

*N. de R.T. O cirurgião deve ser capaz de selecionar os pacientes que são candidatos à cirurgia (pacientes que se beneficiariam, cujo benefício é maior do que o risco associado) daqueles não candidatos. As indicações de cirurgia não são sempre absolutas. Na maioria das vezes, a cirurgia é apenas uma opção entre várias opções não cirúrgicas de tratamento.

A história social classicamente envolve questões sobre tabagismo, uso de álcool e de drogas ilícitas, mas este momento também oferece a oportunidade de estabelecer uma relação pessoal com o paciente (e seus familiares). É bom e muitas vezes estimulante conhecer as ocupações, vocações, exercício, interesses e realizações, medos e expectativas do paciente, e sua vida familiar. As atividades regulares do paciente podem fornecer uma visão sobre suas reservas fisiológicas; um atleta deve tolerar quase qualquer tipo de grande cirurgia, enquanto um paciente frágil sedentário poderá ser um candidato frágil, inclusive para cirurgias relativamente menores.

A história familiar deve incluir questões pertinentes à doença atual do paciente. Por exemplo, se um paciente com câncer colorretal apresenta familiares com doença semelhante ou outras neoplasias, esse fato pode indicar doenças genéticas, como a polipose adenomatosa familiar ou câncer colorretal não polipoide hereditário. Essa situação levará a implicações de rastreamento tanto para o paciente quanto para seus familiares. Além disso, deve-se também levantar uma história familiar de complicações, como TEV, distúrbios de sangramento e complicações anestésicas. Por exemplo, uma morte súbita e inexplicada de um familiar jovem durante uma cirurgia pode sugerir a possibilidade de um feocromocitoma, principalmente em um quadro de câncer medular ou de um distúrbio endócrino relacionado. Uma forte história familiar de reações alérgicas pode implicar hipersensibilidade a medicamentos.

Uma revisão de sistemas deve avaliar as condições cardiovasculares, pulmonares e neurológicas do paciente, incluindo questões sobre dor torácica ou dispneia aos exercícios, palpitações, síncope, tosse produtiva ou sintomas do sistema nervoso central. É também importante ter uma compreensão básica dos sintomas do paciente em relação a outros sistemas de órgãos importantes. Por exemplo, não se pode necessariamente esperar que um cirurgião ortopedista tenha interesse nos hábitos ou problemas gastrintestinais ou urogenitais de um paciente, e essas questões podem ter consequências graves se o paciente apresentar incontinência no pós-operatório de substituição de uma articulação. Independentemente da especialidade, os cirurgiões e suas equipes devem ser capazes de identificar e investigar as doenças potencialmente sobrepostas.

Um exame físico minucioso também é uma parte essencial da avaliação do paciente. Mesmo que o cirurgião já saiba, por meio de exames de imagem, que não existem achados físicos pertinentes, o toque e o contato humano são fundamentais para o desenvolvimento de uma relação médico-paciente verdadeira. Além dos sinais vitais tradicionais de pulso, pressão arterial, frequência respiratória e temperatura, para muitas cirurgias também é importante o registro da saturação de oxigênio basal em ar ambiente, peso, altura e índice de massa corporal (IMC) do paciente. O exame físico inclui avaliação das condições gerais, tolerância ao exercício, caquexia ou obesidade, concentrando-se na condição do paciente. Observações adicionais podem detectar achados como anormalidades cardiopulmonares, sopros, pulsos periféricos ausentes ou com sopros, adenopatias, integridade cutânea, massas incidentais, dominância de mão, déficits neurológicos ou deformidades. Um exame abdominal cuidadoso deve incluir exames digitais pélvico e anorretal. O cirurgião deve avaliar problemas potenciais de via aérea, sobretudo quando estiver indicada anestesia geral.

▶ Exames pré-operatórios

As investigações laboratoriais e de imagem devem estar de acordo com as características individuais de apresentação da doença do paciente, como será discutido nos próximos capítulos. Entretanto, não deve haver uma bateria de exames laboratoriais pré-operatórios de "rotina" para todos os pacientes. Na verdade, dados publicados não apoiam uma associação entre os exames de rotina e o desfecho da cirurgia. Além disso, os exames laboratoriais são caros e podem resultar em dano devido a resultados falso-positivos e duvidosos. Por outro lado, os exames devem ser selecionados com base na idade do paciente, nas comorbidades, nos fatores de risco cardíaco, nos medicamentos e na saúde geral, bem como na complexidade da doença subjacente e da cirurgia proposta. Por exemplo, crianças raramente necessitam de exames laboratoriais pré-operatórios para a maioria das cirurgias. Por outro lado, hemograma completo, exames bioquímicos e eletrocardiograma são adequados para pacientes de alto risco, antes de uma cirurgia complexa. Algoritmos e diretrizes estão disponíveis para individualizar a seleção de exames pré-operatórios (Tab. 3-1). Cada sistema deve estabelecer uma prática para manejar resultados anormais de exames, se pertinentes à condição atual do paciente ou a um achado acidental.

Um hemograma completo e uma bioquímica básica são suficientes para algumas cirurgias, mas as probabilidades de indicarem resultados anormais ou significativos devem ser consideradas. Os fatores de coagulação, como o tempo de protrombina (TP), a relação normalizada internacional (INR, do inglês *international normalized ratio*) e o tempo de tromboplastina parcial (TTP), não são rotineiramente indicados, mas devem ser solicitados quando o paciente relatar sangramento prolongado ou uso de anticoagulantes. Além disso, a INR e o TTP devem sempre ser solicitados para cirurgias com baixo limiar para sangramento, como cirurgias cerebrais, da coluna ou do pescoço. Obstrução do canal biliar, desnutrição e ausência de íleo terminal podem afetar a absorção de vitamina K, tornando importante a avaliação pré-operatória da INR nesses casos. Um exame de gravidez (p. ex., β-gonadotrofina coriônica humana [β-hCG, do inglês *beta-human chorionic gonadotropin*]) deve ser realizado um pouco antes da cirurgia em mulheres em idade fértil. Outros exames laboratoriais poderão ser indicados para doenças específicas, incluindo hepatograma, marcadores tumorais e níveis hormonais. Uma amostra para o banco de sangue deve ser seletivamente enviada antes de cirurgias que estão associadas a hemorragias significativas ou diante de uma anemia, com provável perda de sangue futura. A preparação do sangue para transfusão é cara, portanto, a tipagem sanguínea pode ser suficiente, sem a necessidade de uma verdadeira prova cruzada.

A glicemia pré-operatória de rotina é um conceito intrigante, em função da relação entre níveis elevados de glicose no sangue e infecções do sítio cirúrgico (ISCs), embora os níveis de hemoglobina A_{1C} não se correlacionem com infecções pós-operatórias. Alguns cirurgiões consideram que os pacientes não diabéticos compreendem 30 a 50% dos casos de hiperglicemia

Tabela 3-1 Exemplo de uma planilha de exames pré-operatórios

	Hemograma completo	Bioquímica básica	INR ou TP	TTP	Hepatograma	Urinálise	ECG	RX de tórax	Exame de gravidez na urina
Cardiopatias (IM, ICC, marcapasso/CDI, *stents* coronarianos)	X						X		
Doença pulmonar (DPOC, asma atual)	X						X	X	
Doença renal em estágio final em diálise	X	X					X		
Insuficiência renal	X	X							
Hepatopatia	X	X	X		X				
Hipertensão							X		
Diabetes		X					X		
Doença vascular	X						X		
Sintomas de infecção urinária						X			
Quimioterapia	X	X							
Diuréticos		X							
Anticoagulantes			X	X					
Grandes cirurgias (p. ex., cardíaca, torácica, vascular ou abdominal)	X	X					X	X	
Mulheres em idade fértil									X

CDI, cardioversor desfibrilador implantável; ICC, insuficiência cardíaca congestiva; DPOC, doença pulmonar obstrutiva crônica; RX de tórax, radiografia de tórax; ECG, eletrocardiograma; INR, relação normalizada internacional; IM, infarto do miocárdio, TP, tempo de protrombina; TTP, tempo parcial de tromboplastina.
Adaptada de Surgical Directions LLC © 2009-2010, com permissão.

pré-operatória, constituindo, talvez, um argumento para a determinação dos níveis de glicose pré-operatórios em todos os candidatos a grandes cirurgias. Embora seja aceito que os pacientes diabéticos necessitam de um monitoramento mais rígido dos níveis de glicose pré-operatórios, incluindo sua determinação imediatamente antes da cirurgia, o valor desse procedimento para todos os pacientes está em evolução e ainda garante investigações minuciosas.

Alguns investigadores defendem o rastreamento por *swab* nasal de rotina para identificar portadores de *Staphylococcus aureus*. Os resultados podem orientar medidas de descontaminação, como a aplicação intranasal de pomadas antimicrobianas (p. ex., mupirocina) e a higiene local com lavagens com clorexidina a 2% por 5 dias antes da cirurgia. Os pacientes com *S. aureus* resistente à meticilina (MRSA, do inglês *methicillin-resistant S. aureus*) devem receber profilaxia antimicrobiana adequada e medidas de precauções de contato. Embora as questões sobre o rastreamento de rotina de MRSA ainda não estejam completamente resolvidas, essa prática pode ser ideal pelo menos para os pacientes imunocomprometidos e para os que serão submetidos à cirurgia cardíaca aberta e a implantes de corpos estranhos, particularmente ortopédicos e neurocirúrgicos. Culturas prospectivas da ferida operatória ou do abscesso também podem influenciar na decisão sobre o uso de antimicrobianos perioperatórios.

Eletrocardiogramas não são rotineiramente realizados, mas estão justificados para pacientes acima dos 50 anos de idade; para os que serão submetidos a cirurgias vasculares; e para os pacientes com história de hipertensão, cardiopatia, doença respiratória significativa, disfunção renal e diabetes melito. As radiografias de tórax não são mais realizadas como rotina, mas são, principalmente, reservadas para pacientes com neoplasias ou, talvez, doença pulmonar significativa. Outros exames especiais são solicitados de maneira seletiva quando clinicamente indicados e, frequentemente, com a orientação de especialistas; esses exames podem incluir ecocardiograma, prova cardíaca de estresse, gasometria arterial basal e provas de função respiratória. A ultrassonografia da carótida pode ser importante para pacientes com sopros carotídeos ou história de acidente vascular encefálico ou crises de isquemia transitória. Exames venosos não invasivos podem ser considerados para pacientes com imobilidade prolongada e/ou permanência hospitalar prolongada antes da cirurgia.

PROCESSO PRÉ-OPERATÓRIO

Na sua forma mais simples, o processo de preparação de um paciente para uma cirurgia pode envolver uma avaliação rápida no consultório clínico ou na sala de emergência, seguida por deslocamento rápido para a sala de cirurgia. Entretanto, como na maioria dos sistemas de saúde atuais, o processo é mais comumente complexo e envolve uma série formal de etapas integradas, para assegurar os melhores desfechos. Cabe à equipe cirúrgica criar um sistema pré-operatório eficiente e custo-efetivo e um protocolo de agendamento que resulte em um preparo ideal dos pacientes, com raros cancelamentos cirúrgicos e poucas interrupções na escala das salas de cirurgias. Uma abordagem sistemática do preparo do paciente deve se concentrar na avaliação e na redução dos riscos, bem como na educação do paciente e de seus familiares. Esses esforços começam durante o primeiro encontro com o cirurgião e continuam até momentos antes da cirurgia. Os sistemas pré-operatórios ideais atribuem os riscos com base em avaliações de evidências publicadas e boas práticas e são direcionados por algoritmos padronizados para identificar e, então, modificar os riscos antes da cirurgia.

▶ Avaliação e redução de riscos

Visão geral

A essência do preparo de um paciente para cirurgia deve considerar se os benefícios da cirurgia justificam os riscos de provocar danos, junto com a decisão de como minimizar ou eliminar esses riscos. O sistema de classificação da American Society of Anesthesiologists (ASA) (Tab. 3-2) estratifica o risco pré-operatório dos pacientes. Embora um pouco rudimentar, esse sistema funciona fielmente para anestesiologistas e cirurgiões conseguirem prever como os pacientes poderão tolerar a cirurgia, e os escores foram validados por várias publicações recentes. A Avaliação Fisiológica Aguda e Crônica de Saúde (APACHE II e III, do inglês *Acute Physiology and Chronic Health Evaluation*) é um exemplo de um sistema de escore de gravidade de doença que pode ser aplicado para pacientes em unidades de tratamento intensivo, como indicativo de mortalidade. O valor dessas avaliações reside na designação numérica da gravidade de condições dos pacientes, permitindo a comparação de resultados.

A análise do University Health Systems Consortium (UHC) baseia-se no banco de dados administrativo e financeiro de pacientes hospitalizados para indicar os desfechos de acordo com os riscos para mortalidade, tempo de permanência e custo dos cuidados. Os meandros dos códigos médicos podem resultar em discrepâncias e o sistema do UHC não monitora os pacientes após a alta hospitalar. No entanto, os dados do UHC podem identificar deficiências na prática. Embora os bancos de dados clínicos sejam mais caros e mais difíceis de ser implantados do que os produtos disponíveis comercialmente, como o programa do UHC, eles fornecem dados mais robustos de desfechos ajustados para os riscos. Exemplos de bancos de dados clínicos incluem os da Society of Thoracic Surgeons (STS) e os do National Surgical Quality Improvement Program (NSQIP). No NSQIP, enfermeiros dedicados coletam e validam prospectivamente um painel estabelecido de variáveis definidas, comorbidades e desfechos dos pacientes, e mantém a pesquisa por 30 dias após a alta hospitalar. A análise do NSQIP considera os fatores do

Tabela 3-2 Sistema de classificação da American Society of Anesthesiologists (ASA)

Classificação da ASA	Estado de saúde pré-operatório	Exemplo
ASA 1	Paciente saudável normal	Sem alteração orgânica, fisiológica ou psiquiátrica; exclui os pacientes muito jovens ou muito idosos; saudáveis com boa tolerância a exercícios
ASA 2	Pacientes com doença sistêmica leve	Sem limitações funcionais; apresenta doença bem-controlada de um sistema corporal; hipertensão controlada ou diabetes sem efeitos sistêmicos, fumante sem doença pulmonar obstrutiva crônica (DPOC); obesidade moderada, gravidez
ASA 3	Pacientes com doença sistêmica grave	Algum grau de limitação funcional; apresenta doença controlada de mais de um sistema corporal ou de um sistema principal; sem risco imediato de morte; insuficiência cardíaca congestiva (ICC) controlada, angina estável, infarto agudo do miocárdio prévio, hipertensão malcontrolada, obesidade mórbida, insuficiência renal crônica; doença broncoespástica com sintomas intermitentes
ASA 4	Pacientes com doença sistêmica grave com risco de morte constante	Apresenta pelo menos uma doença grave, pouco controlada ou em estágio final; possível risco de morte; angina instável, DPOC sintomática, ICC sintomática, insuficiência hepatorrenal
ASA 5	Pacientes moribundos, sem expectativa de sobrevida sem a cirurgia	Sem expectativa de sobrevida > 24 h sem a cirurgia; risco iminente de morte; falência de múltiplos órgãos, síndrome de sepse com instabilidade hemodinâmica, hipotermia, coagulopatia mal-controlada
ASA 6	Paciente declarado com morte encefálica cujos órgãos podem ser retirados para doação	

paciente, a efetividade do cuidado e a variação aleatória, além de modelos de regressão logística que calculam a morbidade e a mortalidade ajustadas para o risco, por 30 dias. Esses dados são relatados como razões de chance (*odds ratios*) para comparação dos resultados esperados, considerando a gravidade da doença do paciente. Os benefícios imediatos do NSQIP são a capacidade de identificar os dados verdadeiros ajustados para o risco e as oportunidades locais de melhorias. Por exemplo, cirurgiões do Veterans Administration (VA) reduziram a mortalidade pós-operatória de 3,2% em 2003 para 1,7% em 2005, enquanto as taxas de complicação diminuíram de 17 para 10% ($p < 0,0001$). Esses esforços concentraram-se nos sistemas de cuidados, fornecendo dados confiáveis para a avaliação e a redução dos riscos associados às cirurgias. Quando comparado ao UHC, o NSQIP apresenta maior probabilidade de identificar complicações, pois acompanha os pacientes por 30 dias após a hospitalização.

O programa do NSQIP também gerou um grande repositório de dados para o desenvolvimento de "calculadores de risco" para vários tipos de cirurgias e doenças, permitindo uma avaliação dos riscos pré-operatórios e, com esperança, facilitando reduções significativas dos riscos pré-operatórios. Por fim, os participantes do NSQIP promoveram uma cultura de partilha de melhores práticas e processos, tanto no âmbito da literatura publicada quanto por meio de colaborações formais e pessoais.

Além das implicações físicas e emocionais evidentes dos desfechos adversos para o paciente e seus familiares, os custos financeiros das complicações pós-operatórias para os sistemas de saúde são impressionantes. Postula-se que uma complicação pós-operatória importante adicione um custo acima de $11.000 ao custo da internação hospitalar de um indivíduo afetado e aumente significativamente o tempo de internação. Na verdade, o custo total dos cuidados aumenta em mais de 50% quando ocorrem complicações. Notavelmente, as complicações respiratórias podem aumentar os custos dos cuidados em mais de $52.000 por paciente. Surpreendentemente, os dados do NSQIP demonstraram que a ocorrência de uma complicação séria (excluindo infecções superficiais da ferida operatória), após grandes cirurgias, é um fator de risco independente para diminuição da sobrevida em longo prazo. Portanto, é importante que os esforços se concentrem na redução e na eliminação das complicações pós-operatórias.

Programas de avaliação pré-operatórios bem-planejados podem identificar prospectivamente indicadores de várias complicações e direcionar a capacidade para atenuar os riscos e melhorar os resultados. A perspectiva da equipe de cirurgiões, clínicos, enfermeiros e outros profissionais com experiência em gestão padronizada, avaliações pré-operatórias orientadas por algoritmos, frequentemente com listas de verificação (*checklists*), é o ponto de partida dos cuidados tradicionais, que envolviam, principalmente, os cirurgiões de maneira isolada e suas práticas discrepantes. O novo paradigma reconhece que a variabilidade na prática é inimiga da eficiência.

Os dividendos financeiros, advindos de melhores resultados e da diminuição das taxas de mortalidade e das taxas de complicações, compensam em muito as despesas associadas aos esforços de melhoria da qualidade e de participação em programas de auditoria, como o NSQIP. É essencial que os cirurgiões monitorem os resultados de seus pacientes, preferencialmente de modo ajustado ao risco, para compreender suas práticas e demonstrar oportunidades de melhorias.

Cardiovascular

Em 1977, Goldman publicou um índice multifatorial para avaliação dos riscos cardíacos em pacientes submetidos à cirurgia cardíaca. O mesmo grupo publicou o índice de risco cardíaco revisado (IRCR) em 1999, relatando seis indicadores independentes de complicações cardíacas. Esses indicadores incluíram história de cardiopatia isquêmica, insuficiência cardíaca congestiva, doença cerebrovascular, cirurgia de alto risco, tratamento pré-operatório com insulina e nível sérico de creatinina pré-operatório acima de 2,0 mg/dL. A probabilidade de complicações cardíacas importantes aumenta muito com a quantidade de fatores presentes. Dados contemporâneos do NSQIP levaram ao desenvolvimento de um calculador de risco para predizer as complicações cardíacas pós-operatórias. Uma análise de regressão logística multivariada demonstrou cinco fatores prognósticos para infarto do miocárdio (IM) ou parada cardíaca perioperatórios: o tipo de cirurgia, o estado funcional dependente, uma creatinina anormal, a classificação da ASA e o aumento da idade. A análise foi validada e levou à composição de um calculador de risco interativo. Outro modelo multivariado demonstrou critérios que predizem eventos cardíacos adversos em pacientes submetidos à cirurgia vascular eletiva, e também sugere uma melhor precisão preditiva nesses pacientes, quando comparado ao IRCR. Os riscos independentes incluem idade avançada, tabagismo, diabetes insulinodependente, doença arterial coronariana, insuficiência cardíaca congestiva (ICC), teste de estresse cardíaco anormal, tratamento com β-bloqueadores em longo prazo, doença pulmonar obstrutiva crônica (DPOC) e creatinina ≥ 1,8 mg/dL. Por outro lado, a análise demonstrou efeito benéfico da revascularização cardíaca prévia. Há clara sobreposição entre os fatores identificados nesses modelos.

A determinação de uma chance aumentada de um paciente desenvolver complicações cardíacas pós-operatórias certamente irá influenciar o teor das discussões pré-operatórias com o paciente e seus familiares, sobretudo se o cirurgião puder apresentar dados validados em relação à verdadeira probabilidade de uma complicação cardíaca ou de morte. Além disso, alguns riscos podem ser corrigidos, incluindo a interrupção do tabagismo, o controle ideal do diabetes, da hipertensão e do equilíbrio hídrico, além da garantia do cumprimento das orientações médicas. Finalmente, as avaliações formais dos riscos orientam os cardiologistas em relação aos testes de estresse cardíaco, ecocardiograma e cateterização coronariana nos pacientes de risco mais elevado. Os pacientes selecionados podem ser candidatos à revascularização pré-operatória por meio da colocação de um *stent* em artéria coronária ou de uma cirurgia de *bypass*.

A American College of Cardiology (ACC) Foundation e a American Heart Association (AHA) emitem periodicamente recomendações conjuntas sobre a avaliação cardíaca e a preparação de pacientes antes de cirurgias não cardíacas. Essas diretrizes são baseadas em evidências, incluem esclarecimento sobre a qualidade dos dados e fornecem algoritmos amplos sobre as propriedades dos exames, medicamentos e revascularização para assegurar a capacidade cardíaca para a cirurgia. Tão importante quanto a estratificação do risco cardíaco, uma consulta ao cardiologista também estabelece as bases para a avaliação do risco pós-operatório e modificações posteriores dos fatores de risco coronariano.

Os exames pré-operatórios invasivos e não invasivos devem ser realizados apenas quando os resultados irão influenciar os cuidados com o paciente. O teste de estresse não invasivo antes de uma cirurgia não cardíaca é indicado para pacientes com doenças cardíacas atuais (p. ex., angina instável, IM recente, arritmia significativa ou doença valvar grave), ou para pacientes que necessitam de uma cirurgia vascular e apresentam fatores de risco clínicos e capacidade funcional deficiente. Bons dados apoiam a revascularização coronariana antes de cirurgias não cardíacas em pacientes com estenose significativa da artéria coronária esquerda principal, angina estável com doença coronariana de três vasos, angina estável com doença coronariana de dois vasos e estenose da artéria coronária descendente anterior esquerda proximal significativa com fração de ejeção < 50% ou isquemia no exame não invasivo, angina instável de alto risco ou IM sem elevação do segmento ST. Entretanto, os dados atuais não apoiam a revascularização percutânea pré-operatória de rotina para pacientes com isquemia coronariana assintomática ou angina estável.

O papel dos β-bloqueadores para proteção cardíaca está evoluindo, e esses agentes já não são empiricamente aconselhados para todos os pacientes de alto risco, em função de possíveis consequências adversas. Os β-bloqueadores devem ser mantidos no perioperatório de pacientes que já faziam uso do medicamento e naqueles submetidos a cirurgias vasculares com risco cardíaco elevado, incluindo os pacientes com cardiopatia coronariana conhecida ou presença de isquemia no exame pré-operatório. O papel dos β-bloqueadores não está claro para pacientes com apenas um único fator de risco para doença arterial coronariana. Os calculadores de risco de complicações cardíacas podem ser úteis na estratificação de pacientes que devem receber β-bloqueadores, a fim de reduzir as complicações cardíacas perioperatórias.

A utilização de ácido acetilsalicílico no pré-operatório deve ser mantida nos pacientes com risco para doença arterial coronariana moderado a alto, exceto quando o risco de uma hemorragia resultante definitivamente ultrapassar a probabilidade de um evento aterotrombótico. As tienopiridinas, como a ticlopidina ou o clopidogrel, são administradas junto com o ácido acetilsalicílico como tratamento antiplaquetário duplo após a colocação de *stents* na artéria coronária. Elas inibem a agregação plaquetária e a resultante trombose do *stent*, embora certamente aumentem o risco de hemorragia. Portanto, quando uma cirurgia é indicada, o cirurgião e o cardiologista devem coordenar esforços em relação à sequência da cirurgia proposta e da colocação de *stent* coronariano, ponderando os riscos de sangramento operatório nos pacientes em uso de tratamento antiplaquetário para o *stent versus* a potencial isquemia coronariana pós-operatória. Cirurgias eletivas com risco significativo de sangramento

devem ser adiadas por 12 meses antes da interrupção de tienopiridina na presença de um *stent* farmacológico, por pelo menos 4 a 6 semanas para *stents* metálicos e quatro semanas para angioplastia com balão. Portanto, se um paciente necessita de uma intervenção percutânea da artéria coronária antes de uma cirurgia não cardíaca, os *stents* metálicos ou a angioplastia com balão devem ser utilizados no lugar dos *stents* farmacológicos. Mesmo quando as tienopiridinas são suspensas, o ácido acetilsalicílico deve ser mantido, e as tienopiridinas devem ser readministradas, assim que possível, logo após a cirurgia. No caso de uma cirurgia cardiovascular, a terapia dupla de agentes antiplaquetários deve ser mantida no perioperatório para minimizar a probabilidade de trombose vascular.

Pulmonar

As complicações pulmonares pós-operatórias (CPPs), como o desenvolvimento de pneumonia e dependência ventilatória, além de debilitantes, são muito caras. Elas estão associadas a internações hospitalares prolongadas, ao aumento na probabilidade de readmissão e ao aumento na mortalidade em 30 dias. Portanto, é fundamental identificar os pacientes com maior risco para o desenvolvimento de CPPs. Os fatores de risco estabelecidos para CPPs incluem idade avançada, classificação da ASA elevada, insuficiência cardíaca congestiva, dependência funcional, DPOC conhecida e, talvez, desnutrição, abuso de álcool e alteração do sensório. Além disso, os riscos são maiores para alguns tipos de cirurgias (p. ex., reparação de aneurisma torácico, cirurgia torácica ou abdominal, neurocirurgia, cirurgias de cabeça e pescoço e cirurgias vasculares), cirurgias prolongadas ou de emergência e cirurgias com anestesia geral. Um calculador de risco foi elaborado para indicar a probabilidade da ocorrência de CPPs, por meio de sete fatores de risco independentes. Esses fatores de risco incluem baixa saturação de oxigênio arterial pré-operatória, infecção respiratória aguda recente, idade, anemia pré-operatória, cirurgia torácica ou abdominal superior, duração da cirurgia superior a 2 horas e cirurgias de emergência.

Uma regressão logística multivariada afirmou que o tabagismo ativo está significativamente associado à pneumonia pós-operatória, infecção do sítio cirúrgico (ISC) e morte, quando comparado a pacientes não fumantes ou que não fumam mais. Além disso, esse é um fenômeno dose-dependente, com base na carga e na duração do consumo de cigarro. Os benefícios da interrupção do tabagismo pré-operatório podem ser conferidos após um intervalo de pelo menos quatro semanas. Por outro lado, o risco de desenvolvimento de CPPs é o mesmo para fumantes ativos *versus* os que pararam de fumar a menos de quatro semanas antes da cirurgia. A interrupção do tabagismo também confere efeitos favoráveis na cicatrização da ferida operatória. Portanto, os pacientes devem ser encorajados a parar de fumar pelo menos um mês antes da cirurgia, idealmente com suporte programático por meio de programas de aconselhamento formais e ajuda para parar de fumar com vareniclina ou nicotina transdérmica.

Uma análise recente dos pacientes submetidos a cirurgias gerais e ortopédicas demonstrou que a apneia do sono é um fator de risco independente para o desenvolvimento de CPPs. Um simples questionário "STOP BANG" pode rastrear pacientes para apneia do sono. O acrônimo em inglês para ronco (*snoring*), cansaço (*tired*) durante o dia, padrão de respiração obstruída durante o sono (*obstructed*), pressão (*pressure*) arterial elevada, IMC (*BMI*), idade (*age*) acima de 50 anos, circunferência do pescoço (*neck*) e gênero (*gender*) masculino. Os pacientes com apneia do sono podem ser tratados com pressão positiva contínua (CPAP, do inglês *continuous positive pressure*) ou dispositivos de pressão positiva em dois níveis da via aérea (BiPAP, do inglês *bilevel positive airway pressure*), ambos antes e após a cirurgia. A presença de apneia do sono também pode influenciar as técnicas anestésicas.

Os pacientes identificados como em alto risco para o desenvolvimento de CPPs podem se beneficiar de consultas pré-operatórias com fisioterapia respiratória e pneumologistas. As provas de função respiratória e gasometrias arteriais podem orientar os cuidados na seleção dos pacientes, sobretudo aqueles com ressecções pulmonares programadas. Além da interrupção do tabagismo, a asma pode ser controlada por meio de medicamentos. A educação dos pacientes deve se concentrar no treinamento dos músculos respiratórios superiores (incluindo a utilização de espirometria de incentivo), nos conceitos de mobilização pós-operatória, na inspiração profunda e na tosse, além da higiene oral (escovação dos dentes e bochechos). Os fisioterapeutas respiratórios podem fornecer conhecimentos especializados dos sistemas CPAP e BiPAP para os pacientes com apneia do sono. Os cirurgiões e os anestesiologistas devem colaborar em relação ao planejamento de uso de agentes bloqueadores neuromusculares e estratégias de redução da dor, incluindo a administração de analgésicos peridurais e a consideração de técnicas minimamente invasivas a fim de evitar grandes incisões torácicas ou abdominais. Finalmente, os protocolos formais da unidade de tratamento intensivo podem promover o desmame do suporte ventilatório.

Tromboembolismo venoso

Os eventos de tromboembolismo venoso (TEV), como a TVP e a EP, são complicações maiores que levam à morte ou à morbidade em longo prazo, incluindo hipertensão pulmonar crônica e sequelas pós-trombóticas nos membros inferiores. Os sistemas de escores estratificam os pacientes por meio da probabilidade de desenvolvimento de um TEV pós-operatório, para orientar as medidas preventivas. Nas recomendações de 2012 do American College of Chest Physicians (ACCP), o escore do paciente seleciona as alternativas de apenas deambulação precoce (risco muito baixo), profilaxia mecânica com dispositivos de compressão pneumática intermitente (CPI) (baixo risco), opções de heparina de baixo peso molecular (HBPM) ou heparina não fracionada em dose baixa ou CPI (risco moderado) e CPI associada à HBPM ou à heparina não fracionada (alto risco). Além disso, uma administração estendida (4 semanas) de HBPM pode ser indicada para pacientes submetidos a ressecções de neoplasias abdominais ou pélvicas. É claro que os cirurgiões devem cogitar os riscos da profilaxia farmacológica quando o sangramento puder ser um dano ainda maior do que o TEV. Nesses casos, a CPI apenas pode ser suficiente. A profilaxia com heparina está associada a 4 a 5% de chance de hematomas da ferida operatória, 2 a 3% de incidência de sangramento da mucosa e necessidade de interromper a anticoagulação, e risco de 1 a 2% de nova cirurgia. As diretrizes de 2012 da ACCP não recomendam a investigação das veias com ultrassonografia de rotina ou a inserção de filtros na veia cava inferior para prevenção de TEV primário. Notavelmente, as meias de compressão graduada antiembolismo não promovem o fluxo sanguíneo venoso da perna e podem destruir a integridade da pele e resultar no acúmulo de edema. A eficácia das meias para a prevenção de TEV não está comprovada.

Caprini desenvolveu um cálculo de risco mais elaborado que foi validado em vários quadros clínicos e especialidades e adaptado para um conjunto de recomendações padronizadas (Fig. 3-1). Esse sistema de escores confirma a gravidade dos riscos individuais, incluindo histórias familiar e pessoal de TEV, diagnóstico de uma doença maligna, história de complicações obstétricas ou de pró-coagulantes conhecidos, cirurgias prolongadas entre outros. Ele também identifica os pacientes que devem ou evitar completamente a anticoagulação ou se beneficiar de um tempo mais prolongado de HBPM. Não há dúvida de que a incidência cumulativa de TEV se estende por muitas semanas após a cirurgia, sobretudo nas doenças malignas, principalmente em uma era em que a duração da hospitalização (e a profilaxia de pacientes internados) vem diminuindo. De fato, cerca de um terço a metade dos pacientes que apresentam TEV no pós-operatório de cirurgia oncológica o fazem após a alta hospitalar. Portanto, os esquemas de profilaxia farmacológica devem ser mantidos após a alta hospitalar de pacientes com escores de risco elevados. Os sistemas da ACCP e de Caprini são dois dentre diversas outras ferramentas de avaliação do risco de TEV, cada uma delas com vantagens e desvantagens. O sistema adotado em qualquer hospital ou centro cirúrgico será uma função das fontes locais e da cultura, mas é ideal que os cirurgiões desenvolvam e mantenham um padrão local para minimizar a ameaça pós-operatória de TEV.

Diabetes melito

Os pacientes com diabetes melito apresentam maior probabilidade de serem submetidos a cirurgias do que os pacientes não diabéticos, e seus cuidados estão associados a períodos mais prolongados de permanência hospitalar, com maiores taxas de morte e complicações pós-operatórias e utilização relativamente maior dos recursos de saúde. Foi estabelecido que os níveis de glicemia elevados no pós-operatório, em pacientes diabéticos, traduziam-se em chances progressivamente maiores de ISC após cirurgias cardíacas, bem como em maior probabilidade de infecções pós-operatórias e períodos de internação hospitalar mais prolongados em pacientes com cirurgias não cardíacas. Na verdade, os níveis de glicose elevados no perioperatório correlacionam-se a um maior risco de ISC em cirurgia geral, cirurgia cardíaca, cirurgia colorretal, cirurgia vascular, cirurgia torácica, cirurgias hepatobiliar e pancreática, cirurgia ortopédica e cirurgias por trauma. O risco relativo de uma ISC parece aumentar

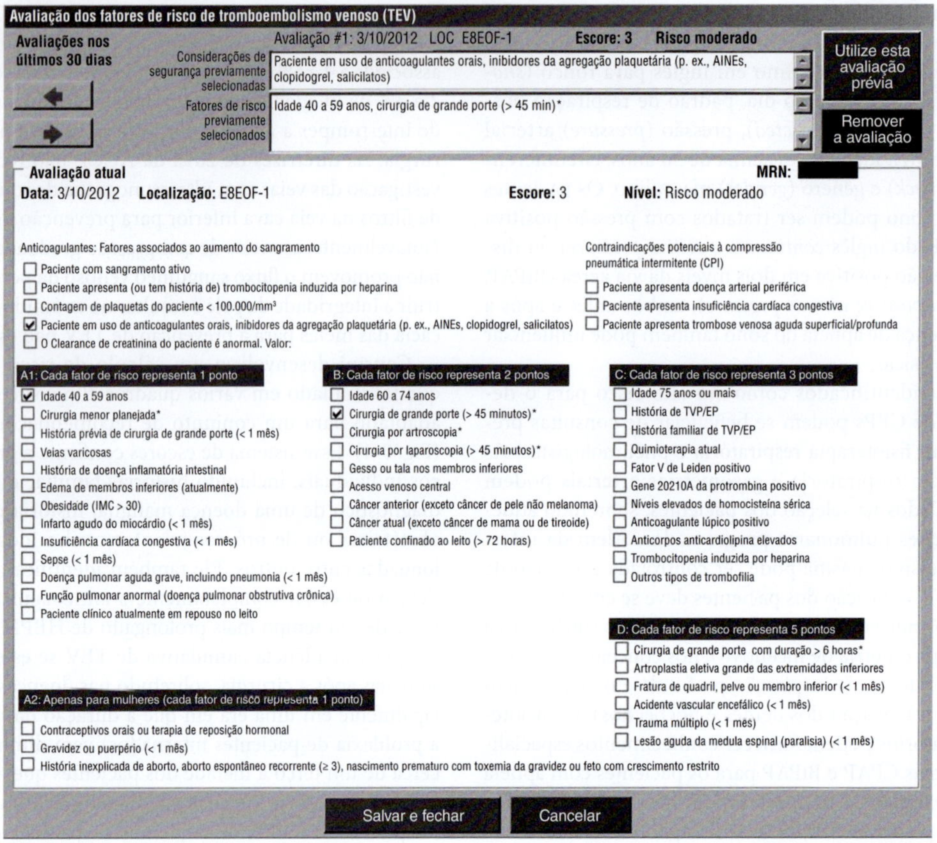

▲ **Figura 3-1** Amostra de conjunto de recomendações com o cálculo de "Caprini" do risco de tromboembolismo venoso. O valor total dos fatores verificados indica os esquemas de profilaxia adequados no pré-operatório e no pós-operatório, inclusive após a alta hospitalar. (© Boston Medical Center Corporation 2012.)

em um padrão linear ao grau de hiperglicemia, com níveis maiores de 140 mg/dL, sendo o único preditor de ISC após uma análise multivariada. Em um estudo, a probabilidade de desfecho pós-operatório adverso aumentou em 30% para cada 20 mg/dL de aumento no nível médio de glicose intraoperatória. Curiosamente, cerca de um terço dos pacientes com hiperglicemia perioperatória não é diabético. Além disso, o risco de morte em relação à hiperglicemia perioperatória em pacientes submetidos a cirurgias não cardíacas parece ser maior naqueles sem história de diabetes do que em pacientes com diabetes conhecido. No entanto, esses dados referem-se a níveis de glicemia no perioperatório e no pós-operatório, e não a valores pré-operatórios.

As recomendações atuais para os níveis de glicemia desejados variam, em pacientes criticamente doentes, de 120 a 180 mg/dL, mas a melhor variação para glicemia perioperatória ainda não foi estabelecida, e níveis baixos podem resultar em dano quando os clínicos tentam manter um controle estreito da glicemia. Na verdade, ensaios e metanálises não conseguiram provar um benefício clínico da manutenção dos níveis de glicose nos valores normais de referência do laboratório (80 a 110 mg/dL). Embora os níveis de glicose e de hemoglobina A_{1C} no sangue no período pré-operatório não se correlacionem claramente com desfechos adversos, o bom controle da glicose antes da cirurgia facilita o manejo da glicemia durante e após a cirurgia. Vários dados apoiam o controle da glicemia pós-operatória como o principal determinante de complicações nesse período, com novos dados também indicando um efeito adverso da hiperglicemia intraoperatória. Curiosamente, os cirurgiões podem ser mais influentes do que os médicos de atenção primária em termos de incentivo à observância dos medicamentos para diabetes no período pré-operatório, pelo menos em curto prazo. Os pacientes estão geralmente motivados a tratar as condições clínicas, como o diabetes, para aumentar as chances de sucesso no pós-operatório.

Os pacientes que serão submetidos a cirurgias que necessitam de jejum devem ser orientados em relação aos medicamentos anti-hiperglicemiantes orais no dia da cirurgia de acordo com a Tabela 3-3. Os medicamentos injetáveis, como a exenatida e a pranlintida, não devem ser administrados no dia da cirurgia, e o tratamento com insulina será determinada pelo tempo de ação de cada preparação de insulina, como destacado na Tabela 3-4. Os pacientes com diabetes tipo 1 necessitam de insulina basal o

Tabela 3-3 Instruções para manejo pré-operatório dos medicamentos anti-hiperglicemiantes orais

Medicamento	Antes do procedimento	Após o procedimento
Sulfonilureias de ação curta: Glipizida, gliburida	Não tomar na manhã do procedimento	Retornar após a realimentação
Sulfonilureias de ação prolongada: Glimepirida, glipizida XL	Não tomar na noite anterior ou na manhã do procedimento	Retornar após a realimentação
Biguanidas: Metformina, metformina ER	Não tomar na manhã do procedimento; não tomar no dia anterior ao procedimento se for receber contraste	Retornar após a realimentação; após contraste, esperar 48 h e repetir a creatinina antes de reiniciar
Tiazolidinedionas: Pioglitazona, rosiglitazona	Não tomar na manhã do procedimento	Retornar após a realimentação
Inibidores da α-glicosidase: Acarbose, miglitol	Não tomar na manhã do procedimento	Retornar após a realimentação
Inibidores de DPP-4: Sitagliptina	Não tomar na manhã do procedimento	Retornar após a realimentação
Meglitinidas: Nateglinida, repaglinida	Não tomar na manhã do procedimento	Retornar após a realimentação

© Boston Medical Center Corporation 2012.

Tabela 3-4 Instruções para o manejo pré-operatório de medicamentos anti-hiperglicemiantes injetáveis e insulina

Medicamento	Antes do procedimento	Após o procedimento
Medicamentos injetáveis		
Exenatida	Não tomar na manhã do procedimento	Retornar após a realimentação
Pranlintida	Não tomar na manhã do procedimento	Retornar após a realimentação
Insulinas		
Glargina	Tomar a dose comum na noite anterior ou na manhã do procedimento	Retornar ao esquema comum após o procedimento
Detemir	Tomar a dose comum na noite anterior ou na manhã do procedimento	Retornar ao esquema comum após o procedimento
NPH	Tomar metade da dose comum na manhã do procedimento	Retornar ao esquema comum quando realimentar, metade da dose enquanto em NPO
Humalog mix 70/30, 75/25, Humulin 70/30, 50/50, Novolin 70/30 (todas insulinas mistas)	Não tomar na manhã do procedimento	Retornar ao esquema comum quando realimentar
Insulina regular	Não tomar na manhã do procedimento	Retornar após a realimentação
Lispro, asparte, glulisina	Não tomar na manhã do procedimento	Retornar após a realimentação
Bombas de infusão de insulina subcutâneas	Necessitam de recomendações individualizadas; em geral, a maioria dos pacientes pode continuar com sua frequência basal comum e doses de correção, e retornar em bólus na hora da refeição quando voltar a realimentar	

© Boston Medical Center Corporation 2012.

tempo todo. Os pacientes com bombas de insulina podem manter suas frequências basais.

Equipes multidisciplinares, incluindo endocrinologistas, cirurgiões, anestesiologistas, enfermeiros, farmacêuticos, especialistas em tecnologia da informação e outros desenvolveram protocolos formais e algoritmos para o controle glicêmico no período perioperatório, e um exemplo de conjunto de solicitações pré-operatórias é ilustrado na Tabela 3-5. Um protocolo típico é direcionado à enfermagem e envolve a verificação dos níveis de glicose de todos os pacientes diabéticos no centro cirúrgico um pouco antes da cirurgia. Como exemplo de um protocolo, os níveis de glicose ≤ 180 mg/dL são satisfatórios e não necessitam de tratamento. Os níveis de glicose de 181 a 300 mg/dL levam a enfermagem a iniciar uma infusão intravenosa (IV) de insulina antes da cirurgia, associada a uma solução de dextrose 5% para minimizar o risco de hipoglicemia. Os endocrinologistas são automaticamente consultados para acompanhar o manejo da insulina no pós-operatório desses pacientes e naqueles com bombas de insulina. Em geral, o tratamento com bomba de insulina é mantida com uma infusão de solução de dextrose. Os pacientes com bombas também necessitam de insulina IV adicional, como parte do protocolo.

Pacientes com níveis de glicose > 300 mg/dL devem ser avaliados para cetonas ou acidose antes de iniciar a infusão de insulina. Glicemias acentuadamente elevadas no pré-operatório demandam a atenção de todos os envolvidos. Os pontos que devem ser considerados incluem a urgência da cirurgia, se a própria doença subjacente está contribuindo para a hiperglicemia, as consequências metabólicas, como a presença de cetoacidose, os riscos de realizar a cirurgia neste momento, a probabilidade de estabelecer um melhor controle em um momento posterior e os riscos impostos pelo retardo na cirurgia. Elevações muito altas (p. ex., > 300 mg/dL) são normalmente indicativas de baixo

Tabela 3-5 Exemplo de protocolo de controle glicêmico perioperatório de um adulto

Adulto 120 a 180 mg/dL
Insulina perioperatória
Instruções de infusão

Não deve ser utilizada em pacientes com cetoacidose diabética aguda ou síndrome hiperosmolar hiperglicêmica
Objetivo: Manter os níveis de glicose no sangue total ou capilar da ponta do dedo entre 120 e 180 mg/dL.

	Abaixo dos limites desejados		Nos limites desejados				Acima dos limites desejados		
Nível de glicose	< 80 mg/dL	80-99 mg/dL	100-119[b] mg/dL	120-180 mg/dL	181-220[b] mg/dL	221-250 mg/dL	251-300 mg/dL	301-350 mg/dL	> 350 mg/dL
Velocidade de infusão de 1 U/h	Interromper a infusão de insulina: Administrar 25 mL de D50 IV mantendo fonte de dextrose contínua			Uma vez nos limites, ↑ se a glicose após 2 verificações consecutivas, ↑ infusão em 0,5 U/h[a]	↑ infusão em 1 U/h	Administrar 2 unidades de insulina IV e ↑ infusão em 1 U/h	Administrar 3 unidades de insulina IV e ↑ infusão em 1 U/h	Administrar 4 unidades de insulina IV e ↑ infusão em 1 U/h	Administrar cinco unidades de insulina IV e ↑ infusão em 1 U/h
Velocidade de infusão de 2-5 U/h	Chamar o médico			Uma vez nos limites, ↑ se a glicose após 2 verificações consecutivas, ↑ infusão em 0,5 U/h[a]	↑ infusão em 1 U/h	Administrar 2 unidades de insulina IV e ↑ infusão em 1 U/h	Administrar 3 unidades de insulina IV e ↑ infusão em 1 U/h	Administrar 6 unidades de insulina IV e ↑ infusão em 1 U/h	Administrar 8 unidades de insulina IV e ↑ infusão em 1 U/h
Velocidade de infusão de 6-10 U/h	Nível de glicose em 15 min: Se > 120 mg/dL, reiniciar com metade da velocidade anterior		Diminuir velocidade de infusão em 50%	Uma vez nos limites, ↑ se a glicose após 2 verificações consecutivas, ↑ infusão em 1 U/h	↑ infusão em 1,5 U/h	Administrar 2 unidades de insulina IV e ↑ infusão em 2 U/h	Administrar 3 unidades de insulina IV e ↑ infusão em 2 U/h	Administrar 6 unidades de insulina IV e ↑ infusão em 2 U/h	Administrar 8 unidades de insulina IV e ↑ infusão em 2 U/h
Velocidade de infusão de 11-16 U/h	Realizar glicemia capilar a cada hora até estabilizar; reiniciar infusão, como acima, a qualquer momento que a glicose for > 120			Uma vez nos limites, ↑ se a glicose após 2 verificações consecutivas, ↑ infusão em 2 U/h[a]	↑ infusão em 2 U/h	Administrar 2 unidades de insulina IV e ↑ infusão em 3 U/h	Administrar 3 unidades de insulina IV e ↑ infusão em 3 U/h	Administrar 6 unidades de insulina IV e ↑ infusão em 3 U/h	Administrar 8 unidades de insulina IV e ↑ infusão em 3 U/h
Velocidade de infusão > 16 U/h				Chamar o médico					

Monitoração – Verificar a glicose a cada hora.
[a]"Uma vez nos limites", exemplo:

Glicose	190	140 (no limite agora)	130 (queda 1)	120 (queda 2)	130
U	4	4	4	↑ 3,5	3,5

[b]Se a glicose cai para > 100 mg/dL/h, considerar diminuir a velocidade de infusão ou interromper a infusão se a glicemia estiver diminuindo rapidamente e < 150 mg/dL.
© Boston Medical Center Corporation 2012.

controle glicêmico crônico, mas muitas vezes os clínicos não conseguem controlar perfeitamente o diabetes antes da cirurgia.

A administração de insulina IV é o melhor modo de controlar a glicemia no perioperatório, em função de sua ação rápida, meia-vida curta e disponibilidade imediata (ao contrário da absorção subcutânea). A insulina pode ser administrada em bólus IV ou por infusão contínua IV, mas a monitoração constante da glicose (p. ex., a cada hora para infusões contínuas de insulina) é necessária nos dois sistemas para assegurar um controle adequado e para evitar a hipoglicemia. O método de administração de insulina antes, durante e após a cirurgia (infusão ou bólus) depende dos recursos locais (p. ex., glicosímetros, processamento de amostras sanguíneas e equipe), bem como das circunstâncias individuais do paciente. Após a cirurgia, o paciente deve ser avaliado para um esquema de infusão de insulina se for transferido para uma unidade de tratamento intensivo, um programa de insulina basal-bólus ou uma retomada dos medicamentos de rotina para diabetes do paciente.

Infecção do sítio cirúrgico

As infecções do sítio cirúrgico (ISCs) são os principais contribuintes para a morbidade no pós-operatório e podem ser monitoradas e reduzidas por várias intervenções complexas, específicas de cada instituição. Uma ótima técnica cirúrgica é claramente o principal fator na eliminação das ISCs, e isso envolve limitação da contaminação da ferida operatória, da perda sanguínea, da duração da cirurgia e do trauma e isquemia local do tecido (p. ex., utilizando uma dissecção fina, em vez de uma eletrocoagulação excessiva). Entretanto, várias medidas pré-operatórias adjuvantes, além do controle glicêmico descrito anteriormente, também contribuem para a prevenção das ISCs. Os antimicrobianos devem ser administrados dentro do período de 1 hora antes da incisão para alguns tipos de cirurgias limpas e para todas as cirurgias limpas-contaminadas, contaminadas e sujas. Além disso, outras doses de antimicrobianos devem ser administradas a cada duas meias-vidas durante a cirurgia (p. ex., a cada 4 horas para a cefazolina). A seleção correta do antimicrobiano é determinada por vários fatores, como a flora bacteriana mais provável de causar a infecção, as sensibilidades bacterianas locais, as alergias medicamentosas, a presença de MRSA e a saúde geral do paciente e sua capacidade de tolerar uma infecção. Nas cirurgias limpas, com baixas taxas de infecção, o cirurgião deve ponderar os custos e os riscos dos antimicrobianos com a probabilidade, o custo e a morbidade de uma infecção pós-operatória. A escolha do antimicrobiano para profilaxia de ISCs é mostrada na Tabela 3-6, para diversos tipos de cirurgia. Cirurgias que envolvem *Bacteroides* devem ter a adição imediata de metronidazol ao esquema, e cirurgias classificadas como sujas devem ser orientadas por resultados de culturas e sensibilidades bacterianas específicas do hospital. Quando os antibióticos são administrados para profilaxia de ISCs, e não para tratamento de uma infecção estabelecida ou suspeita, eles normalmente não são continuados após a cirurgia, exceto em circunstâncias especiais, como enxertos vasculares, cirurgia cardíaca ou próteses articulares. Mesmo assim, a profilaxia deve ser interrompida em 1 ou 2 dias. Os conjuntos de solicitações, os lembretes automáticos e a equipe de vigilância são essenciais para garantir o uso consistente de antimicrobianos corretos, no momento certo e com duração adequada.

A perfusão e a oxigenação da ferida operatória também são essenciais para minimizar a probabilidade de ISCs. Um volume de sangue intravascular suficiente fornece perfusão ao órgão final e liberação de oxigênio para o sítio cirúrgico. A manutenção da normotermia perioperatória também apresenta efeitos benéficos nos níveis de tensão de oxigênio na ferida operatória e pode, consequentemente, reduzir a incidência de ISCs. Portanto, a aplicação de cobertores quentes imediatamente antes da cirurgia pode ajudar a manter a temperatura do paciente no centro cirúrgico, especialmente para cirurgias de alto risco, como ressecções intestinais, que frequentemente envolvem um intervalo prolongado de posicionamento e preparação, quando uma ampla área de superfície é exposta ao ar ambiente. Do mesmo modo, alguns dados apoiam hiperoxigenação com $FiO_2 \geq 80\%$ durante as primeiras 2 horas após uma grande cirurgia colorretal.

Várias outras medidas adjuvantes são empregadas no sítio cirúrgico para reduzir a incidência de ISCs. Os protocolos com aplicação de pomada mupirocina nasal e banhos com sabão de clorexidina reduziram a incidência de ISCs em pacientes colonizados com *S. aureus* sensível à meticilina. Durante a cirurgia, protetores de ferida operatória podem ser utilizados para diminuir as chances de desenvolvimento de uma ISC superficial ou profunda. Alguns cirurgiões (e suas equipes) trocam aventais e luvas e podem utilizar um conjunto separado de instrumentos (que não entraram em contato com contaminantes potenciais) para o fechamento da ferida operatória.

▶ Líquidos e volume sanguíneo

Em décadas passadas, provavelmente sem preocupações de causar danos renais, cirurgiões e anestesiologistas tradicionalmente defendiam a ressuscitação liberal com líquidos no perioperatório, muitas vezes superestimando as perdas insensíveis de líquidos para o "terceiro espaço". Como resultado, os pacientes podem desenvolver significativa sobrecarga de volume, que está associada a complicações graves. Dados recentes apoiam, portanto, uma restrição hídrica guiada por metas (*goal-directed*) – ou com base em protocolos – para diminuir a incidência de eventos cardíacos e renais, pneumonia, edema pulmonar, íleo paralítico, infecções da ferida, problemas nas anastomoses e de cicatrização da ferida, bem como diminuir a duração da hospitalização. Infelizmente, os sinais vitais tradicionais, incluindo a pressão venosa central, não se correlacionam fielmente ao volume intravascular ou ao débito cardíaco. Além disso, a cateterização da artéria pulmonar, na verdade, tem sido associada a um aumento da mortalidade, e sua implantação para otimizar o estado hemodinâmico é raramente necessária. A cateterização da artéria pulmonar é valiosa para alguns poucos pacientes altamente selecionados, que apresentam instabilidade cardíaca clínica, além de múltiplas comorbidades. Novas modalidades minimamente

Tabela 3-6 Exemplos de seleções de antimicrobianos profiláticos para vários tipos de cirurgias[a]

Cirurgia	Seleção-padrão	Alergia à penicilina	Colonização com MRSA
Limpa			
Suprarrenalectomia	Cefazolina	Vancomicina	Vancomicina
Mama	Cefazolina	Vancomicina	Vancomicina
Cirurgia cardíaca	Cefazolina/vancomicina	Vancomicina/gentamicina	Cefazolina/vancomicina
Pancreatectomia distal	Cefazolina	Vancomicina	Vancomicina
Hérnia	Cefazolina	Gentamicina/clindamicina	Vancomicina/gentamicina
Neurocirurgia	Cefazolina	Vancomicina	Vancomicina
Artroscopia/Cirurgia ortopédica/RAFI	Cefazolina	Vancomicina	Vancomicina
Cirurgia plástica	Cefazolina	Vancomicina	Vancomicina
Transplante renal	Cefazolina	Vancomicina	Vancomicina
Tecidos moles	Cefazolina	Vancomicina (com corpo estranho); clindamicina (sem corpo estranho)	
Esplenectomia	Cefazolina	Vancomicina	Vancomicina
Toracotomia ou laparotomia	Cefazolina	Vancomicina	Vancomicina
Tireoide/paratireoide	Cefazolina	Clindamicina	Cefazolina
Vascular (sem corpo estranho)	Cefazolina	Vancomicina	Vancomicina
Vascular (com corpo estranho)	Cefazolina/vancomicina	Vancomicina/gentamicina	Cefazolina/vancomicina
Limpa-contaminada			
Cirurgia bariátrica	Cefazolina/metronidazol	Vancomicina/metronidazol	Vancomicina/metronidazol
Biliar (eletiva)	Cefazolina	Clindamicina/gentamicina	Cefazolina
Biliar (emergência)	Ceftriaxona	Gentamicina	
Cirurgia colorretal (eletiva)	Cefazolina/metronidazol	Clindamicina/gentamicina	Cefazolina/metronidazol
Ressecção esofágica	Cefazolina	Vancomicina	Vancomicina
Ressecção gastroduodenal	Cefazolina	Clindamicina/gentamicina	Cefazolina
Ginecológica	Cefoxitina ou cefazolina/metronidazol	Clindamicina/gentamicina	Cefoxitina ou cefazolina/metronidazol
Cabeça e pescoço (incisão oral ou através da mucosa faríngea)	Cefazolina ou clindamicina	Clindamicina	Cefazolina ou clindamicina
Ressecção pulmonar	Cefazolina	Vancomicina	Vancomicina
Urológica (sem entrada no trato urinário ou no intestino)	Cefazolina	Clindamicina	Cefazolina
Urológica (com entrada no trato urinário ou no intestino)	Cefoxitina	Clindamicina/gentamicina	Cefoxitina
Cirurgia de Whipple	Cefazolina/metronidazol	Clindamicina/gentamicina	Cefazolina/metronidazol
Contaminada ou suja			
Gastrintestinal (emergência)	Ceftriaxona/metronidazol	Clindamicina/gentamicina	

[a] Essas recomendações podem ser diferentes, dependendo dos padrões de resistência antimicrobiana local.
RAFI, redução aberta e fixação interna.

invasivas para a monitoração do débito cardíaco podem determinar o volume de pré-carga ideal e a liberação de oxigênio para os tecidos antes e durante a cirurgia, incluindo Doppler esofágico e análises das variações do volume sistólico e da pressão de pulso. Padrões precisos para ressuscitação volêmica guiada por metas ainda não estão bem esclarecidos, mas os cirurgiões e anestesiologistas devem colaborar prospectivamente em relação ao planejamento para ressuscitação volêmica e seleção do tipo de anestesia. Isso é muito importante, especialmente no manejo de problemas desafiadores, como feocromocitomas, quando os pacientes necessitam de vasodilatação pré-operatória e, a seguir, expansão do volume intravascular. Outro dilema clínico envolve pacientes com insuficiência renal em estágio terminal. A diálise deve ser realizada em 24 a 36 horas antes da cirurgia para evitar desequilíbrio eletrolítico, mas o cirurgião deve estar em contato com o nefrologista para minimizar a depleção de volume sanguíneo intravascular.

A transfusão sanguínea pode ser necessária antes da cirurgia, sobretudo nos quadros de hemorragia ativa ou anemia profunda. Entretanto, a transfusão está associada ao aumento da mortalidade e da morbidade operatória, à diminuição da sobrevida em longo prazo, ao aumento da permanência hospitalar e a maiores chances de recorrência do tumor em função dos efeitos imunossupressores da transfusão sanguínea. Os benefícios da transfusão devem ser equilibrados com os riscos. É claro que diáteses sanguíneas necessitam de correção pré-operatória, incluindo transfusões de produtos do sangue, como plasma fresco congelado, fatores de coagulação específicos ou plaquetas. As consultas ao hematologista são valiosas quando estão presentes incompatibilidades sanguíneas ou deficiências de fatores pouco comuns.

▶ Nutrição

O estado nutricional pré-operatório apresenta um grande impacto no desfecho, especialmente em relação à cicatrização da ferida operatória e ao estado imunológico. Uma análise multivariada reconheceu a hipoalbuminemia (albumina < 3,0 mg/dL) como um fator de risco independente para o desenvolvimento de ISCs, com incidência cinco vezes maior *versus* pacientes com níveis normais de albumina, corroborando os resultados de estudos anteriores. Nos pacientes com desnutrição moderada a grave, os esforços podem se concentrar na alimentação pré-operatória, principalmente por via enteral, embora seja necessária pelo menos uma semana de esquema para conferir algum benefício. A nutrição parenteral total é uma opção para pacientes selecionados, nos quais a via enteral não pode ser utilizada, mas ela apresenta riscos potenciais. A nutrição imunomoduladora (NIM), com agentes como L-arginina, L-glutamina, ácidos graxos ricos em ω-3 e nucleotídeos, pode aumentar as respostas imune e inflamatória. Uma metanálise recente de ensaios controlados randomizados sugeriu que a NIM perioperatória para cirurgias gastrintestinais abertas eletivas está associada a menores complicações pós-operatórias e permanências hospitalares mais curtas, quando comparadas aos resultados de pacientes com nutrição enteral padrão. Entretanto, o valor da NIM pré-operatória ainda não está completamente estabelecido.

Na outra extremidade do espectro, os investigadores demonstraram que a obesidade grave está associada a taxas aumentadas de mortalidade pós-operatória, complicações da ferida operatória, insuficiência renal e insuficiência pulmonar, bem como maior duração do tempo operatório e da hospitalização. A AHA divulgou as diretrizes para avaliação e manejo de pacientes com obesidade mórbida, incluindo um escore de mortalidade na cirurgia para obesidade para o *bypass* gástrico. Os elementos prognósticos desfavoráveis incluem IMC ≥ 50 kg/m^2, sexo masculino, hipertensão, riscos de EP (p. ex., presença de evento de TEV, colocação prévia de filtro de veia cava inferior, história de insuficiência cardíaca direita ou hipertensão pulmonar, achados de doença de estase venosa) e idade ≥ 45 anos. Os cirurgiões bariátricos normalmente reforçam um esquema de redução de peso antes do procedimento a fim de melhorar os resultados e assegurar o comprometimento do paciente em todo o processo.

▶ Endócrina

As deficiências endócrinas apresentam problemas especiais. Os pacientes podem apresentar uma insuficiência suprarrenal primária ou uma supressão suprarrenal crônica com o uso crônico de corticosteroides. Quantidades inadequadas de corticosteroides no período perioperatório podem resultar em uma crise addisoniana, com instabilidade hemodinâmica e até morte. A necessidade da administração de esteroides de "estresse" no perioperatório é dependente da duração da terapia esteroide e do grau de estresse fisiológico imposto pela cirurgia. O suplemento de corticosteroides deve ser definitivamente administrado nos casos de insuficiência suprarrenal primária ou secundária estabelecida, esquema atual de mais do que o equivalente diário de 20 mg de prednisona, ou para os pacientes com história de uso crônico de esteroides e com aparência cushingoide. O uso de esteroides no perioperatório deve ser considerado quando em uso atual de 5 a 20 mg de prednisona por três semanas ou mais, para uma história de mais de três semanas de uso de pelo menos 20 mg de prednisona durante o último ano, para o uso crônico de terapia esteroide oral e retal para doença inflamatória intestinal ou para história significativa de uso crônico de esteroides tópicos (> 2 g/dia) em grandes áreas afetadas da pele. Quantidades maiores de corticosteroides não são necessárias para pacientes que receberam esteroides por menos de três semanas. Os pacientes que serão submetidos a cirurgias de estresse moderado (p. ex., revascularização de extremidades inferiores ou colocação de prótese articular total) e alto (p. ex., cardiotorácica, abdominal, do sistema nervoso central) devem receber corticosteroides adicionais, como destacado na Tabela 3-7. Cirurgias menores ou ambulatoriais, incluindo aquelas sob anestesia local, não necessitam de esteroides complementares. Quantidades excessivas de esteroides podem ter consequências adversas, incluindo taxas aumentadas de ISCs, de modo que a hidrocortisona não deve ser indiscriminadamente prescrita. É claro que os níveis de glicose devem ser cuidadosamente monitorados nos pacientes que

Tabela 3-7 Recomendações para tratamento com corticosteroides no período perioperatório

Tipo de cirurgia	Administração de corticosteroides
Cirurgia pequena/ambulatorial[a] Exemplo: Reparo de hérnia inguinal, ou cirurgia sob anestesia local	Tomar a dose habitual de esteroides pela manhã; não é necessário complemento com esteroides
Estresse cirúrgico moderado[a] Exemplo: Revascularização de extremidades inferiores, colocação de prótese articular	Dia da cirurgia: Tomar a dose habitual de esteroides pela manhã Imediatamente antes da indução anestésica: Hidrocortisona 50 mg IV, seguida de hidrocortisona 25 mg IV a cada 8 h × 6 doses (ou até ser capaz de tomar os esteroides VO) Quando for capaz de tomar os esteroides VO, trocar para o equivalente de prednisona VO diária em hidrocortisona (ou a dose de esteroides pré-operatória, se for maior) No 2º dia de pós-operatório: Reiniciar dose anterior ambulatorial, assumindo que o paciente esteja em condição estável[a]
Estresse cirúrgico elevado[a] Exemplo: Cirurgia cardíaca, cerebral, abdominal ou torácica Doença inflamatória intestinal[b]	Dia da cirurgia: Tomar a dose habitual de esteroides pela manhã Imediatamente antes da indução anestésica: Hidrocortisona 100 mg IV, seguida de hidrocortisona 50 mg a cada 8 h × 6 doses (ou até ser capaz de tomar os esteroides VO) No 2º dia de pós-operatório: Reduzir para hidrocortisona 25 mg a cada 8 h se ainda estiver em jejum, ou prednisona oral 15 mg/dia (ou a dose de esteroides pré-operatória, se for maior) 3º e 4º dias de pós-operatório: Reiniciar dose pré-operatória de esteroides, se o paciente estiver estável[a]

[a]Para pacientes com pós-operatório complicado ou doença prolongada, considerar um parecer de um endocrinologista para recomendação das doses. Se a doença que requer esteroides *pode impactar diretamente* na evolução pós-operatória (p. ex., trombocitopenia autoimune [púrpura trombocitopênica idiopática (PTI)] ou anemia hemolítica), as dosagens específicas e esquemas de administração devem ser definidos antes da cirurgia e em avaliação com o serviço apropriado (p. ex., hematologia para pacientes com PTI) durante a internação.
[b]Para pacientes com doença inflamatória intestinal, nos quais todas as alças intestinais afetadas foram removidas, diminuir a prednisona para 10 mg/dia (ou equivalente IV) até a alta hospitalar (ou não mais do que o 7º dia de pós-operatório), seguida por uma diminuição ambulatorial nos próximos 1 a 3 meses, dependendo do tempo prévio de uso de esteroides e assumindo que não existam outras indicações para o uso de esteroides (p. ex., DPOC).
© Boston Medical Center Corporation 2012.
IV, intravenoso; VO, via oral.

recebem esteroides. Por outro lado, os pacientes com síndrome de Cushing avançada necessitam de tratamento clínico e, talvez, cirúrgico, rápidos, em função do potencial para rápida piora, incluindo a sepse por fungos. A síndrome de Cushing e o feocromocitoma são abordados separadamente no Capítulo 33.

A tireotoxicose deve ser corrigida para evitar a tempestade tireoidiana no perioperatório. O tratamento inclui medicamentos antitireoidianos (p. ex., metimazol ou propiltiouracil) e β-bloqueadores; uma solução saturada de iodeto de potássio controla o hipertireoidismo e reduz a vascularização da glândula nos pacientes com doença de Graves. Por outro lado, o hipotireoidismo significativo pode progredir para hipotermia perioperatória e colapso hemodinâmico e, portanto, requer reposição hormonal pré-operatória. A reposição hormonal é normalmente feita com levotiroxina diária oral, mas doses maiores de hormônio tireoidiano IV podem ser necessárias para reverter adequadamente um déficit significativo. Bócios grandes podem afetar a via aérea e necessitam de colaboração entre o cirurgião e o anestesiologista, incluindo, possivelmente, uma revisão dos exames de imagem para demonstrar a extensão e a localização (p. ex., subesternal) do bócio. Quando possível, deve ser evitada realização de tomografia computadorizada com contraste nos pacientes com bócio significativo, uma vez que a carga de iodo pode provocar tireotoxicose.

▶ Pacientes geriátricos

À medida que a população de idosos aumenta, os cirurgiões são confrontados com pacientes cada vez mais frágeis, com múltiplas comorbidades. Elementos simples, não invasivos e focados da história do paciente e do seu exame físico funcionam como fatores prognósticos, baseados no bem-estar ou na fragilidade do paciente. Makary relatou uma classificação por escores (para IMC, altura e gênero) que são indicados pelo grau de perda de peso, diminuição da força do aperto da mão (*grip strength**) dominante, autodescrição dos níveis de exaustão e energia semanal despendida na realização das tarefas diárias, além da velocidade de marcha. A fragilidade pré-operatória é indicativa de maior chance de complicações pós-operatórias, prolongamento da internação hospitalar e alta hospitalar com serviços de *home care* ou serviços especializados, para uma pessoa que vivia anteriormente em casa. Uma recente análise multivariada demonstrou que entre os mais de 58 mil pacientes submetidos à ressecção intestinal, indicadores independentes de grandes complicações foram elevado índice de fragilidade, cirurgia aberta (*vs.* laparoscópica) e classificações 4 ou 5 da ASA, porém, curiosamente, não a classificação da ferida ou o caráter de emergência da cirurgia. Os cuidados com os idosos requerem considerações bem-planejadas de suas reservas fisiológicas diminuídas e sua tolerância à agressão da cirurgia. As intervenções devem incluir fisioterapia pré-operatória e pós-operatória precoce, planejamento prospectivo da alta hospitalar e introdução de prescrições

---

*N. de R.T. *Grip strength* é a força medida nos estudos por meio de um aparelho específico (*handgrip*).

médicas específicas para idosos. Um sistema simples de escores pode fornecer informações valiosas para o cirurgião apresentar ao paciente e seus familiares, de modo que possam compreender as especificações dos cuidados pós-operatórios e no período de recuperação, incluindo potencial transferência para um centro de reabilitação e debilidade em longo prazo.

▶ Uso de álcool e drogas ilícitas

O valor dos exames de rotina para a presença de drogas ilícitas, pelo menos nos pacientes com história sugestiva, não está claro. A presença de drogas no sangue ou na urina pode resultar em cancelamento de uma cirurgia, particularmente se esta não for imediatamente necessária. Por outro lado, alguns clínicos não estão preocupados em comprovar o uso recente de drogas, desde que o paciente não apresente evidências atuais de toxicidade ou de um estado hipermetabólico. A confirmação do uso de drogas ilícitas claramente aumenta a preocupação sobre a possibilidade de síndrome de abstinência no pós-operatório. Em geral, os pacientes devem ser orientados a não fazer uso de drogas ilícitas por pelo menos duas semanas antes da cirurgia. Do mesmo modo, uma história de consumo intenso de álcool levanta a possibilidade de uma síndrome de abstinência no pós-operatório, que pode estar associada a uma morbidade significativa e até morte. É ideal que os pacientes interrompam o consumo de álcool por pelo menos uma semana antes da cirurgia. Independentemente do fato de o paciente conseguir suspender o consumo de álcool, o cirurgião deve monitorar atentamente os sintomas de abstinência nesses pacientes e considerar a administração regular de um benzodiazepínico durante o período de recuperação, para evitar ou tratar uma crise de abstinência aguda.

▶ Tratamento oncológico

Muitos pacientes são submetidos a tratamento neoadjuvante para o câncer, envolvendo mamas, esôfago, estômago, pâncreas, reto, tecidos moles e outros sítios. O cirurgião é responsável pelo reestadiamento do tumor antes de um procedimento de ressecção. Em geral, o intervalo entre a conclusão da irradiação externa e a cirurgia é proporcional à duração da radioterapia. Do mesmo modo, deve decorrer uma quantidade razoável de tempo após a terapia sistêmica, a fim de permitir o reestabelecimento da capacidade e da nutrição da medula óssea, na medida do possível. Os inibidores da angiogênese, como o bevacizumabe, interrompem a perfusão e a cicatrização normal da ferida operatória. O intervalo de tempo entre a terapia biológica e a cirurgia não está firmemente estabelecido. Entretanto, provavelmente é melhor esperar 4 a 6 semanas após o tratamento com bevacizumabe, antes de realizar a cirurgia, e o tratamento não deve ser retomado até que a ferida operatória esteja completamente cicatrizada, talvez um mês mais tarde.

▶ Cirurgias de emergência

As cirurgias de emergência geralmente não deixam muito tempo para a redução de riscos, embora a ressuscitação hídrica e sanguínea possa ser instituída e os antimicrobianos possam ser administrados. As cirurgias de emergência em pacientes que foram submetidos à quimioterapia no último mês estão associadas a taxas aumentadas de complicações maiores e morte. Nos pacientes com neutropenia profunda, as cirurgias devem ser adiadas o maior tempo possível em função do grave comprometimento na cicatrização da ferida operatória e da probabilidade de sepse irreversível no pós-operatório.

CONSENTIMENTO INFORMADO

O processo de consentimento informado é mais do que um documento assinado ou uma "nota de permissão". O consentimento envolve uma conversa entre o cirurgião e o paciente (e talvez seus familiares ou guardiões legais) que vai desde a consulta inicial às consultas subsequentes até a sala de cirurgia. A discussão deve abordar as indicações para a cirurgia e seus desfechos esperados, tratamentos alternativos, a história natural da doença subjacente sem a intervenção, os mecanismos básicos e os detalhes da cirurgia, os riscos potenciais, o impacto da cirurgia na saúde e na qualidade de vida do paciente, o tempo de hospitalização e de recuperação (incluindo possíveis cuidados de reabilitação), o tempo para reassumir as atividades normais e os efeitos residuais. O processo de consentimento informado também pode indicar que um médico residente irá participar dos cuidados do paciente, com a supervisão do cirurgião-professor e com adequado nível de competência. O cônjuge e outros familiares devem ser incluídos no processo de consentimento para grandes cirurgias, que apresentem possibilidade de morte ou sequelas maiores.

Em alguns casos, o paciente pode não ser capaz de fornecer o consentimento, e não haver a disponibilidade de algum familiar ou guardião legal. O cirurgião deve considerar as condições do paciente e se há necessidade imediata de cirurgia. Se for indicada uma cirurgia de emergência, o cirurgião deve documentar a situação e comunicar ao administrador do hospital, se possível. Alguns quadros não agudos, incomuns, podem exigir a busca de consentimento legal para cirurgia por meio de processo judicial.

INSTRUÇÕES PRÉ-OPERATÓRIAS

Em alguns quadros, todo o preparo pré-operatório é conduzido pelo cirurgião e sua equipe. Por outro lado, sistemas mais robustos podem utilizar um processo elaborado para preparar os pacientes para a cirurgia. Independentemente do processo pré-operatório, a informação constitui o principal componente. Além das informações sobre a cirurgia, os pacientes (e familiares ou cuidadores) devem compreender a preparação e a recuperação da cirurgia.

Uma informação consistente deve ser fornecida sobre o tempo que o paciente deve permanecer em jejum e sobre quais medicamentos podem ser ingeridos na manhã da cirurgia. A ASA divulgou diretrizes sobre o jejum pré-operatório. Para minimizar o volume de retenção gástrica e maximizar o pH gástrico, os anestesiologistas recomendam que adultos e crianças não ingiram líquidos pelo menos 2 horas antes de uma anestesia geral, anestesia regional ou sedação/analgesia (*vs.* 4 horas para crianças em aleitamento materno ou 6 horas para lactentes em uso de fórmulas infantis). Os pacientes devem evitar refeições leves por pelo menos 6 horas e refeições gordurosas por pelo menos 8 horas antes de receber anestesia ou sedativos.

Em geral, é ideal que os pacientes continuem a tomar seus medicamentos fundamentais com um pouco de água na manhã da cirurgia, incluindo β-bloqueadores, bloqueadores do canal de cálcio, nitratos e outros agentes controladores da pressão arterial, α-agonistas ou α-antagonistas, estatinas, hormônios como a levotiroxina, agentes psicotrópicos, contraceptivos orais e medicamentos para problemas de ritmo cardíaco, DPOC, refluxo gastresofágico, diáteses pépticas e distúrbios neurológicos. Alguns cirurgiões e anestesiologistas aconselham os pacientes a não tomarem os inibidores da enzima conversora da angiotensina (ECA) no dia da cirurgia, em função da possibilidade de os pacientes desenvolverem hipotensão refratária durante a anestesia geral, embora os inibidores da ECA possam ser retomados logo após a cirurgia. Do mesmo modo, os diuréticos são normalmente suspensos na manhã de cirurgias que envolvem quantidades potencialmente significativas de perda de líquidos e ressuscitação. É claro que essas recomendações devem ser ponderadas com as condições do paciente e julgamento clínico; por exemplo, os pacientes, provavelmente, devem tomar seus inibidores da ECA e diuréticos antes de cirurgias que não necessitem de anestesia geral ou envolvam muito líquido intravenoso e quando a hipertensão inadequadamente controlada possa adiar a cirurgia. O manejo da glicemia e os corticosteroides já foram abordados anteriormente.

O uso crônico de opioides (p. ex., metadona) deve ser mantido no dia da cirurgia para evitar uma possível crise de abstinência. Os inibidores da monoaminoxidase (IMAOs) estão associados a interações medicamentosas com simpaticomiméticos indiretos como a efedrina (resultando em hipertensão grave) ou com opioides fenilpiperidinas como meperidina, tramadol, metadona, dextrometorfano e propoxifeno (causando uma síndrome serotoninérgica com potencial coma, convulsões ou até morte). A retirada aguda dos IMAOs pode provocar uma depressão maior, de modo que devem ser mantidos no pré-operatório, mas sem o uso concomitante de medicamentos com os quais tenham interação.

O manejo do ácido acetilsalicílico e das tienopiridinas para doença coronariana ativa (ou cerebrovascular) já foi revisto anteriormente neste texto. O uso de ácido acetilsalicílico para outras razões, de agentes anti-inflamatórios não esteroides, de ervas medicinais e de vitamina E interferem na coagulação normal e devem ser interrompidos 1 semana antes da cirurgia. O epoprostenol é uma prostaglandina utilizada no tratamento da hipertensão pulmonar; ela também inibe a agregação plaquetária e comporta-se como um "ácido acetilsalicílico líquido". A interrupção do epoprostenol irá provocar hipertensão pulmonar, de modo que é melhor manter a infusão, aceitando a possibilidade de sangramento dos sítios cirúrgicos que podem ser controlados com medidas--padrão. Os antagonistas do receptor de estrogênio (p. ex., tamoxifeno) podem estar associados a um risco aumentado de TEV.

Portanto, o cirurgião deve considerar interromper esses medicamentos 2 a 4 semanas antes da cirurgia e reintroduzi-los após um intervalo pós-operatório, especialmente em pacientes com risco aumentado de desenvolvimento de TEV.

Os pacientes que estão recebendo anticoagulantes necessitam de considerações sobre a indicação dessa terapia, os riscos potenciais de desenvolvimento de trombose enquanto a anticoagulação é suspensa e os perigos de uma hemorragia perioperatória. A interrupção da varfarina 5 dias antes da cirurgia irá, normalmente, permitir a normalização da INR, e o cirurgião irá determinar se uma "ponte" com uma rápida infusão reversível de heparina não fracionada ou injeções de HBPM são necessárias para minimizar o período de tempo durante o qual o anticoagulante não é administrado.

Os pacientes devem levar seus inaladores para asma para o hospital para uso pouco antes da anestesia. Do mesmo modo, colírios, particularmente aqueles com propriedades β-bloqueadoras, devem ser administrados de acordo com sua posologia de rotina.

Instruções pré-operatórias adicionais incluem higiene da pele (p. ex., banhos com clorexidina pré-operatória, embora seus benefícios não estejam absolutamente comprovados), cuidados locais de feridas ou úlceras preexistentes e discussões sobre a interrupção de cigarro, álcool ou drogas, o manejo da glicemia e os cuidados com a nutrição. A enfermagem pode marcar os sítios potenciais para os estomas intestinais. Alguns pacientes necessitarão de vacinação quando submetidos a uma possível esplenectomia.

As informações também devem abordar o que o paciente deve esperar durante o período de convalescença. Elas devem incluir a importância da mobilização e da deambulação precoces no pós-operatório, toalete pulmonar, os cuidados orais, os cuidados com a ferida operatória, a dieta, a fisioterapia, a reabilitação, os cuidados adjuvantes tardios e até opções complementares ou alternativas. Os pacientes podem assistir vídeos ou ler folhetos explicativos, os quais devem estar disponíveis em várias línguas. A equipe deve fornecer detalhes sobre a logística da cirurgia, incluindo quando e onde o paciente deve se apresentar para visitas e exames pré-operatórios e para a própria cirurgia. Finalmente, os pacientes devem saber quem contatar a respeito dessas questões.

UNIDADE PRÉ-CIRÚRGICA

O tempo na unidade pré-cirúrgica oferece uma última oportunidade para informar o paciente e a família e para coordenar os cuidados antes de prosseguir para a sala de cirurgia. Os pacientes (e seus familiares) geralmente estão ansiosos antes da cirurgia e serão tranquilizados por um ambiente profissional e organizado. Os membros da equipe cirúrgica devem se apresentar e discutir a cirurgia proposta e os cuidados pós-operatórios e de recuperação, incluindo a possibilidade de uma transferência para uma unidade de tratamento intensivo ou, mais tarde, para um centro de reabilitação. Os sinais vitais tradicionais devem ser registrados, idealmente, incluindo a saturação basal de oxigênio. Devem ser dadas instruções especiais sobre a mobilização pós-operatória e os cuidados pulmonares para os pacientes que serão submetidos à anestesia geral ou em alto risco para CPP e podem envolver exercícios respiratórios com espirometria de incentivo. Esse contexto é, definitivamente, um bom momento para marcar, de maneira formal, o sítio correto e a lateralidade da cirurgia, quando pertinente, e para confirmar o estado de jejum, os medicamentos ingeridos nas últimas 24 horas (especialmente os β-bloqueadores), as alergias, o uso recente de corticosteroides e a possibilidade de gravidez. As listas de verificação (Fig. 3-2) se tornaram um importante mecanismo para assegurar a aplicação das práticas padronizadas, e uma seção pode ser dedicada à unidade pré-operatória. Além disso, as prescrições contribuem muito para a liberação de cuidados consistentes e corretos, incluindo a administração de antimicrobianos profiláticos, a profilaxia adequada para TEV (incluindo a aplicação de botas de compressão) e a administração de hidrocortisona para os pacientes com história recente de uso significativo de corticosteroides. A infusão de antimicrobianos não necessariamente começa nessa unidade, uma vez que o paciente pode demorar mais de 1 hora nesse local antes da verdadeira incisão, mas se deve assegurar que os antimicrobianos serão administrados ao paciente na sala de cirurgia. Os protocolos de controle glicêmico começam nessa unidade, como destacado anteriormente. Para os pacientes com ressecções intestinais, deve ser investigada a eficácia do preparo mecânico, e cobertores aquecidos devem ser aplicados. Finalmente, o cirurgião e o anestesiologista devem avaliar o estado volêmico e as estratégias para a administração de líquidos, que podem iniciar na unidade pré-cirúrgica.

SALA DE CIRURGIA

O preparo do paciente continua na sala de cirurgia, até o momento da incisão. Quando for necessária a remoção de pelos locais para exposição da área, ela deve ser realizada imediatamente antes da cirurgia, com aparelho de barbear elétrico. Lâminas de barbear traumatizam a pele e são associadas a uma maior chance de infecção. A maioria das preparações de pele do sítio cirúrgico contém compostos à base de iodo ou clorexidina, mas a adição de álcool isopropílico a qualquer desses agentes parece conferir os melhores resultados. Independentemente do agente selecionado, é importante que a preparação da pele siga os procedimentos padronizados – idealmente atribuída a um indivíduo treinado para assegurar a consistência – e que a pele seja degermada antes da aplicação dos campos estéreis. Campos cirúrgicos aderentes impregnados com iodo podem ser utilizados para cobrir a pele ao redor do sítio cirúrgico. A função das preparações mecânicas do intestino e da profilaxia antimicrobiana (oral e/ou parenteral) nas cirurgias colorretais será abordada em outro capítulo. A colocação de cateteres urinários na sala de cirurgia merece comentários especiais. As infecções do trato urinário (ITUs) são caras e podem ter sua frequência reduzida por meio de colocação estéril e rápida remoção no pós-operatório. A prática de rotina de duas pessoas (uma para exposição e outra para inserção) de sondagem de mulheres obesas pode diminuir a incidência de ITUs.

O posicionamento correto do paciente para uma cirurgia é fundamental para facilitar a exposição, para proteger pontos de pressão potenciais ou compartimentos musculares e para evitar lesões por tração de nervos. A equipe de cirurgiões, enfermeiros e anestesiologista compartilham a responsabilidade pela segurança do paciente durante a cirurgia e devem concordar sobre como o paciente está posicionado na mesa da sala de cirurgia.

PREPARAÇÃO DA SALA DE CIRURGIA

Além dos riscos de ISCs discutidos anteriormente, a sepse da ferida operatória também está relacionada com o estado bacteriológico do ambiente hospitalar, em geral, e a sala de cirurgia, em particular. O ambiente hospitalar como um todo deve estar protegido da contaminação excessiva para evitar colonização e infecção cruzada de pacientes com cepas virulentas de microrganismos, que podem invadir os sítios cirúrgicos apesar das práticas de assepsia, antissepsia e técnicas cirúrgicas estéreis. Toda a equipe deve lavar as mãos cuidadosamente antes e após qualquer contato com o paciente, independentemente do local (i.e., na sala de cirurgia ou em qualquer outro local do hospital). Os pacientes portadores de microrganismos especialmente perigosos ou resistentes (p. ex., *Clostridium difficile*, MRSA e *Enterococcus* resistente à vancomicina) devem receber precauções especiais, como isolamento, e as equipes devem utilizar aventais e luvas durante o contato direto com o paciente e suas secreções. Notavelmente, os higienizadores à base de álcool não são eficazes contra *C. difficile*.

Nos Estados Unidos, é procedimento-padrão para todos os membros da equipe do centro cirúrgico vestir roupas "esterilizadas", toucas, propés e máscaras, embora essa prática seja menos dogmática em outros países. Os cirurgiões e a equipe que realizam as cirurgias e manipulam os instrumentos devem utilizar aventais estéreis, óculos de proteção e luvas. As "precauções universais" são praticadas para segurança da equipe, pressupondo-se que qualquer líquido ou sangue do paciente pode ser potencialmente transmissor de doenças, como o vírus da imunodeficiência humana (HIV) ou a hepatite. Os procedimentos e políticas formais devem ser desenvolvidos localmente para acidentes com a equipe ou para exposição ao sangue e outros riscos potenciais durante a cirurgia.

▶ Esterilização

Os itens utilizados durante uma cirurgia são esterilizados para destruir os microrganismos na superfície de instrumentos ou líquidos. Os métodos de esterilização atuais incluem autoclave a vapor, gás plasma de peróxido de hidrogênio, irradiação gama, gás óxido de etileno e calor seco. Um sistema de autoclave utiliza vapor saturado sob pressão. Ele é o método mais amplamente utilizado em função de sua capacidade de esterilizar rapidamente os dispositivos, de modo relativamente barato e não tóxico. Os dois tipos mais comuns de autoclaves a vapor são aqueles com deslocamento de gravidade, que devem alcançar temperaturas de 121 °C, e os esterilizadores pré-vácuo, que precisam alcançar temperaturas de 132 °C. O período mínimo de exposição de dispositivos envoltos é de 30 minutos para a primeira técnica e 4 minutos para o último sistema. É claro que a implantação de vapor está limitada pelos efeitos corrosivos nos itens sensíveis ao calor.

Antes de entrar no CC	Antes da indução anestésica	Pausa final antes da incisão	Antes de deixar o CC	Destino pós-operatório
Entrada do paciente ☐ Paciente declarou nome e D.N. ☐ Paciente confirmou pulseira de identificação/consentimento ☐ Paciente declarou procedimento, local, lado ☐ Paciente forneceu o nome de seu cirurgião ☐ Paciente foi questionado sobre quando ocorreu a última refeição ☐ Determinação da necessidade de um intérprete ☐ Revisão/registro de alergias ☐ Verificação com o paciente ou no quadro ☐ Marcação do local, se aplicável, e confirmado* ☐ História e exame físico atualizados e registrados ☐ Consentimentos atualizados/assinados ☐ Consentimento de anestesia no pré-operatório realizado ☐ Classificação da ASA verificada/documentada ☐ Antimicrobiano solicitado, se aplicável ☐ Profilaxia para TEV, se aplicável ☐ Precauções identificadas ☐ Resumo pré-operatório pelo circulante ou enfermeira ☐ Implantes, equipamentos especiais, sangue e tecidos disponíveis, se aplicáveis ☐ Determinação da necessidade potencial de leito de internação ☐ Confirmação e registro da utilização de β-bloqueadores, se aplicável ☐ Protocolo de esteroides, se aplicável **Transferência** **Enfermeira do pré-operatório:** _____ **Circulante:** _____ **Data:** ____ (dia/mês/ano) **Hora:** ____ *De acordo com as iniciais do cirurgião	**Na entrada** ☐ Extensor/mesa travados para transferência ☐ Colocação do cinto de segurança ☐ Apresentação dos membros da equipe ☐ Confirmação da identidade do paciente ☐ Confirmação do registro na pulseira ☐ Alergias verbalizadas ☐ Confirmação do(s) procedimento(s) a ser(em) realizado(s) ☐ Confirmação do posicionamento do paciente ☐ Equipamentos de emergência disponíveis ☐ Equipamentos especiais disponíveis ☐ Equipamentos de imagem testados e revisados **Revisão antes da indução** ☐ Oxímetro de pulso colocado/funcionando ☐ Risco de via aérea difícil/aspiração ☐ Cirurgião reviu a duração, os líquidos de irrigação e o risco de retenção de corpo estranho ☐ Sangue disponível, se aplicável ☐ **Todos** os medicamentos/soluções identificados ☐ Botas de compressão, se aplicáveis ☐ Dose/nova dose de antibióticos ☐ Controle de β-bloqueadores/glicemia ☐ Medidas de controle de temperatura ☐ Estratégias de controle de líquidos **Realizar o timeout do CC** Paciente, procedimento, local, lado, nível, implantes, estrutura, posição e consentimentos revistos e verificados Interromper todas as atividades Cirurgião: _____ Anestesiologista: _____ Circulante: _____ Hora: _____	**Toda a equipe revê os eventos críticos antes da incisão** ☐ Cirurgião reviu as etapas críticas/adicionais e a previsão de perda de sangue ☐ Anestesiologista reviu as preocupações/questões específicas do paciente ☐ Circulante reviu as questões de esterilização e equipamentos ☐ Tecido e implantes checados e verificados ☐ Estabelecimento de uma zona neutra **Pausa final** ☐ Todas as atividades interrompidas ☐ Cirurgião presente ☐ Local da incisão degermado ☐ Marca do cirurgião visível no local e confirmada após degermação e colocação de campos cirúrgicos antes da incisão, se aplicável ☐ Remarcar o local e refazer o *timeout* se as iniciais não estiverem visíveis ☐ Tempo de incisão confirmado e registrado **Para cirurgiões adicionais** *Timeout do CC* Paciente, procedimento, local, lado, nível, implantes, estrutura, posição e consentimentos revistos e verificados Cirurgião: _____ Anestesiologista: _____ Circulante: _____ Hora: _____ ☐ N/A	**Enfermagem revê verbalmente com a equipe** **Pausa de contagem final** ☐ Contagem de instrumentos, esponjas, agulhas realizadas por procedimento ☐ Amostras identificadas com a enfermeira ☐ Diagnóstico final confirmado e registrado ☐ Nome(s) do(s) procedimento(s) ☐ Classificação de lesões verificadas com o cirurgião Cirurgião: _____ Data: ____ (dia/mês/ano) Hora: ____ Enfermeira: _____ Data: ____ (dia/mês/ano) Hora: ____ **Revisão de eventos críticos** ☐ Anestesiologista, enfermeiro e cirurgião revisaram as questões importantes para recuperação e tratamento do paciente ☐ Discussão sobre analgesia/bloqueio pós-operatório ☐ Nota do procedimento realizada pelo cirurgião ☐ Determinar se ocorreu algum problema com equipamentos ☐ Etapas para saída iniciadas ☐ Chamar o destino pós-operatório com todas as precauções e os equipamentos	**Na chegada** ☐ Saturação de O_2 ☐ Apresentação dos membros da equipe ☐ Sinais vitais e temperatura ☐ Enfermeiro/cirurgião do CC revisaram as questões envolvidas na recuperação ☐ Prescrições do cirurgião **Relato da anestesia** ☐ Alergias verbalizadas ☐ História do paciente ☐ Últimos sinais ou sinais vitais ☐ Medicamentos administrados ☐ Débito urinário/perda de sangue ☐ Líquidos/derivados de sangue **Antes da alta** ☐ Nota de procedimento registrada ☐ Prescrições de medicamentos anestésicos/alta ☐ Necessidade de consultas/radiografias/exames de laboratório ☐ Observação do progresso pós-anestesia ☐ Horários dos antimicrobianos, se aplicáveis ☐ Disposição final Enfermeira: _____ Data: ____ (dia/mês/ano) Hora: ____

▲ **Figura 3-2** Exemplo de uma lista de verificação para cuidados pré-operatórios. © Boston Medical Center Corporation 2012.

O peróxido de hidrogênio líquido é um agente esterilizante não tóxico que inicia a inativação dos microrganismos de um dispositivo sensível ao calor em 75 minutos. O peróxido de hidrogênio líquido é vaporizado e difundido através da câmara de esterilização para entrar em contato com as superfícies do dispositivo. Um campo elétrico é criado no interior da câmara, transformando o vapor em gás plasma. Radicais livres microbicidas são gerados no plasma, esterilizando o dispositivo.

A esterilização gama utiliza irradiação por cobalto-60 para inativar microrganismos de suprimentos médicos, produtos farmacêuticos e produtos biológicos de uso único, embora a Food and Drug Administration dos Estados Unidos não tenha aprovado a irradiação gama em serviços de saúde. O óxido de etileno líquido e gasoso é um agente esterilizante tóxico e inflamável, que inicia a inativação de microrganismos em um dispositivo sensível ao calor em 1 a 6 horas, sendo necessárias 8 a 12 horas para a aeração. O gás de óxido de etileno difunde-se através da câmara de esterilização em temperaturas entre 37 e 63 °C e com umidade relativa de 40 a 80%. O gás liga-se a moléculas de água para alcançar e esterilizar a superfície dos dispositivos. Em função do grande tempo de aeração necessário e do alto nível de toxicidade, a esterilização com gás de óxido de etileno está sendo substituída por processos não tóxicos, que apresentam processos mais curtos.

A esterilização por calor seco utiliza bobinas de aquecimento para elevar a temperatura do ar no interior da câmara de esterilização, a fim de esterilizar as superfícies de dispositivos. Ela é adequada apenas para itens que apresentam baixa tolerância ao calor úmido, mas boa tolerância a altas temperaturas. As relações tempo-temperatura mais comuns para esterilização com calor seco são 170 °C por 1 hora, 160 °C por 2 horas e 150 °C por 2,5 horas.

▶ Planejamento do centro cirúrgico

Os cirurgiões devem comunicar prospectivamente à equipe do centro cirúrgico sobre o tipo de cirurgia que será realizada, incluindo sua duração estimada e todos os itens necessários, para aumentar a eficiência e evitar atrasos. Os "cartões de casos" (*case cards*)* contêm informações sobre equipamentos, instrumentos e fios de sutura padronizados. Os cirurgiões também devem prever necessidades especiais, como instrumentos ou equipamentos não comuns, materiais prostéticos, equipamentos de coagulação (p. ex., eletrocautério, equipamentos de ultrassonografia ou de radiofrequência, *lasers*), exames laboratoriais intraoperatórios (p. ex., glicose, hematócrito, paratormônio), exames de imagem (p. ex., fluoroscopia, ultrassonografia), monitoração de nervos e outros detalhes específicos para a cirurgia. O cirurgião principal é responsável por coordenar as equipes cirúrgicas quando vários

---

*N. de R.T. No Brasil, a solicitação de materiais especiais costuma ser realizada no momento do agendamento da cirurgia. Os equipamentos, instrumentos e fios costumam ser separados conforme a cirurgia marcada. Não é comum a utilização de cartões de preferência individual do cirurgião.

especialistas e outros profissionais colaboram para os cuidados ao paciente, incluindo cirurgiões, anestesiologistas, enfermeiros, técnicos e outros. Uma lista de verificação ajuda a promover a comunicação sobre esses assuntos para garantir que é seguro prosseguir com a cirurgia.

As preparações também incluem o desenvolvimento de planos de contingência para vários quadros críticos, que podem incluir problemas ambientais na sala de cirurgia (p. ex., incêndio, perda do controle de umidade ou força, ou queda de sistemas) ou condições clínicas críticas (p. ex., hemorragia maciça, parada cardíaca, embolia aérea, hipertermia maligna, etc.). Os planos podem ser compostos por algoritmos e documentados em papel ou *online*, ou projetados em monitores para revisão de toda a equipe.

▶ Preparação da equipe cirúrgica

Cada vez mais a atenção se concentra no desenvolvimento de equipes no centro cirúrgico. Grande parte desse trabalho foi modelada sobre os conceitos de gerenciamento de recursos da tripulação (CRM, do inglês *crew resource management*), como promulgado pela aviação profissional. Os psicólogos analisaram o comportamento das tripulações aéreas na década de 1970 e propuseram medidas para aumentar a segurança, incluindo redução na hierarquia da equipe, empoderamento de membros mais jovens da equipe para expressar suas preocupações sobre problemas potenciais e treinamento dos membros de cargos superiores da equipe para escutar as perspectivas de outros membros da equipe, aceitando os questionamentos como comunicações honestas e não como insubordinação. Essas abordagens encorajaram a tripulação a participar das ações e oferecer suas experiências e habilidades, enquanto o capitão permanece como a última autoridade.

Assim como na aviação, a implantação da CRM no centro cirúrgico é baseada em uma série atividades antes do evento principal. O resumo pré-operatório ideal estabelece o líder da equipe, facilita a comunicação, destaca o trabalho da equipe e especifica protocolos, responsabilidades, expectativas e planos de contingência. Essa colaboração pode levar a melhores desfechos, maior satisfação do paciente e aumento do moral dos membros da equipe. As listas de verificação não devem ser meramente superficiais recitações de metas e objetivos: elas devem promover uma cultura na equipe. Essas listas de verificação podem ser modificadas para se adequar às circunstâncias, aos recursos e às culturas locais, e devem codificar as etapas fundamentais, como ter os materiais e os medicamentos necessários à mão, além de indicar a adequada localização e lado da cirurgia, em casos em que poderiam ser cometidos erros de lado. Treinamentos de simulação também estão se tornando mais prontamente disponíveis, sobretudo em relação a quadros raros, complexos ou de alto risco, bem como na introdução de novos membros nas equipes.

▶ Preparação do cirurgião

O desenvolvimento profissional de um cirurgião é um privilégio e uma busca permanente que envolve crescimento emocional e intelectual, disciplina, criatividade, dedicação, equanimidade, talento técnico e educação formal. A graduação, a pós-graduação e o currículo escolar médico são certamente prelúdios para residências credenciadas em cirurgia e bolsas de estudo. Alguns tipos de personalidades são atraídos para diferentes especialidades cirúrgicas, e isso faz parte do entusiasmo e da diversidade da profissão.

A certificação do conselho da especialidade confirma que um cirurgião concluiu os anos necessários de residência e passou por um exame rigoroso para comprovar sua competência. A educação vai além do treinamento formal, como exemplificado pela certificação do conselho e pelo recente programa de manutenção da certificação, instituído pelo American Board of Surgery e por outros 23 conselhos membros do American Board of Medical Specialties* para garantir o desenvolvimento profissional ao longo do tempo. O cirurgião deve estar familiarizado com a literatura atual e adaptar-se às novas tecnologias e técnicas operatórias, construídas sobre conhecimentos e habilidades estabelecidas. Além disso, o cirurgião deve avaliar criticamente os dados para decidir sobre o valor de novos desenvolvimentos para o paciente, o cirurgião e o sistema de saúde. Os membros do American College of Surgeons (ou organizações semelhantes fora dos Estados Unidos e do Canadá) endossam que os cirurgiões devem concluir com êxito uma avaliação completa de competência profissional e aptidão ética. As qualificações incluem o certificado do conselho, o comprometimento com o bem-estar do paciente acima de tudo e os compromissos em relação à remuneração adequada e para evitar cirurgias não justificadas.

O cirurgião também deve conhecer e ser um líder na melhoria da qualidade no processo de cuidados dos pacientes. Naturalmente, a proficiência fornecida pela realização de um grande número de cirurgias de alto risco resulta em melhores resultados. Essa é uma questão de desenvolver excelentes sistemas de suporte aos cuidados cirúrgicos, em vez de desenvolver as habilidades exclusivas de um único cirurgião. Os cuidados ideais envolvem uma série coordenada de medidas e colaborações – conjuntos de cuidados – entre equipes de profissionais, de modo que o sistema e a cultura possam ser sustentados, apesar da perda de qualquer indivíduo, e o cirurgião seja o líder dessa equipe. A CRM, como descrito anteriormente, definiu sete características dos líderes de equipes de alto desempenho:

1. **Comando** – Uma pessoa retém a última palavra e a responsabilidade pela equipe e pelos resultados;
2. **Liderança** – O líder deve estabelecer uma cultura de comunicação aberta, responsabilidade e trabalho em equipe, funcionar como mentor, administrar conflitos e estabelecer altos padrões de excelência e profissionalismo. Um líder eficiente inspira a equipe com força e humanidade;
3. **Comunicação** – Um ambiente de trabalho prospera com uma troca eficaz e oportuna de ideias entre os profissionais para criar o vínculo essencial dentro da equipe. Os membros da equipe devem ser encorajados a expor suas preocupações e questionamentos, podendo evitar danos ao paciente;
4. **Percepção da situação** – Envolve compreensão das circunstâncias atuais por meio de comunicação ativa com os membros da equipe e conhecimento de eventos anteriores;
5. **Gestão da carga de trabalho** – As tarefas são distribuídas entre os membros da equipe de acordo com suas habilidades e treinamentos, de modo que todos façam o trabalho correto e em sinergia com os outros;
6. **Gestão de recursos** – Identifica prospectivamente os recursos locais para resultar em resultados ideais;
7. **Tomada de decisão** – Inclui a coleta de dados do ambiente e a solicitação de opiniões dos membros da equipe para permitir um julgamento fundamentado.

As características de liderança não são necessariamente intuitivas, e exigem introspecção, treinamento e prática. O cirurgião continua a ser o notório "capitão do navio" em relação ao atendimento de pacientes cirúrgicos, mas é um líder-consultor para seus colegas de confiança.

▶ Referências

American Society of Anesthesiologists Committee. Practice guidelines for preoperative fasting and the use of pharmacologic agents to reduce the risk of pulmonary aspiration: application to healthy patients undergoing elective procedures. An updated report by the American Society of Anesthesiologists Committee on Standards and Practice Parameters. *Anesthesiology.* 2011;114:495-511.

Ata A, Lee J, Bestle SL, et al. Postoperative hyperglycemia and surgical site infection in general surgery patients. *Arch Surg.* 2010;145:858-864.

Bahl V, Hu HM, Henke PK, et al. A validation study of a retrospective venous thromboembolism risk scoring method. *Ann Surg.* 2010;251:344-350.

Bertges DJ, Goodney PP, Zhao Y, et al. The Vascular Study Group of New England Cardiac Risk Index (VSG-CRI) predicts cardiac complications more accurately than the Revised Cardiac Risk Index in vascular surgery patients. *J Vasc Surg.* 2010;52:674-683.

Bode LG, Kluytmans JA, Wertheim HF, et al. Preventing surgical-site infections in nasal carriers of *Staphylococcus aureus*. *N Engl J Med.* 2010;362:9-17.

Canet J, Gallart L, Gomar C, et al. Prediction of postoperative pulmonary complications in a population-based surgical cohort. *Anesthesiology.* 2010;113:1338-1350.

Corcoran T, Rhodes JEJ, Clarke S, et al. Perioperative fluid management strategies in major surgery: a stratified meta-analysis. *Anesth Analg.* 2012;114:640-651.

---

*N. de R.T. Para qualquer uma das 53 especialidades médicas reconhecidas no Brasil, o Conselho Federal de Medicina, por meio dos seus Conselhos Regionais (CRM), só pode registrar como especialistas (concedendo o Certificado de Registro de Qualificação de Especialista) os médicos que apresentarem pelo menos um destes dois documentos: Certificado de Conclusão de Residência Médica credenciada pela Comissão Nacional de Residência Médica (CNRM); Título de Especialista concedido por Associação ou Sociedade Brasileira da respectiva especialidade que seja filiada à Associação Médica Brasileira (AMB) e cujo edital do concurso para Título de Especialista siga as normas da AMB e seja aprovado pela mesma. No Brasil não existe programa de manutenção da certificação.

Darouiche RO, Wall MJ, Itani KMF, et al. Chlorhexidine-alcohol versus povidone-iodine for surgical-site antisepsis. *N Engl J Med.* 2010;362:18-26.

Frisch A, Chandra P, Smiley D, et al. Prevalence and clinical outcome of hyperglycemia in the perioperative period in noncardiac surgery. *Diabetes Care.* 2010;33:1783-1788.

Gould MK, Garcia DA, Wren SM, et al. Prevention of VTE in nonorthopedic surgical patients: antithrombotic therapy and prevention of thrombosis, 9th ed. American College of Chest Physicians evidence-based clinical practice guidelines. *Chest.* 2012; 141(suppl 2): e227S-e277S.

Gupta PK, Gupta H, Sundaram A, et al. Development and validation of a risk calculator for prediction of cardiac risk after surgery. *Circulation.* 2011;124:381-387.

Hawn MT, Houston TK, Campagna EJ, et al. The attributable risk of smoking on surgical complications. *Ann Surg.* 2011;254:914-920.

Hennessey DB, Burke JP, Ni-Dhonochu T, et al. Preoperative hypoalbuminemia is an independent risk factor for the development of surgical site infection following gastrointestinal surgery: a multi-institutional study. *Ann Surg.* 2010;252:325-320.

Makary MA, Segev DL, Pronovost PJ, et al. Frailty as a predictor of surgical outcomes in older patients. *J Am Coll Surg.* 2010;210:901-908.

Marimuthu K, Varadhan KK, Ljungqvist O, et al. A meta-analysis of the effect of combinations of immune modulating nutrients on outcome in patients undergoing major open gastrointestinal surgery. *Ann Surg.* 2012;255:1060-1068.

Memtsoudis S, Liu SS, Ma Y, et al. Perioperative pulmonary outcomes in patients with sleep apnea after noncardiac surgery. *Anesth Analg.* 2011;112:113-121.

Merkow RP, Bilimoria KY, McCarter MD, et al. Post-discharge venous thromboembolism after cancer surgery. *Ann Surg.* 2011;254:131-137.

Pannucci CJ, Bailey SH, Dreszer G, et al. Validation of the Caprini risk assessment model in plastic and reconstructive surgery patient. *J Am Coll Surg.* 2011;212:105-112.

Obeid NM, Azuh O, Reddy S, et al. Predictors of critical carer-related complications in colectomy patients using the National Surgical Quality Improvement Program: exploring frailty and aggressive laparoscopic approaches. *J Trauma Acute Care Surg.* 2012;72:878-883.

Pannucci CJ, Bailey SH, Dreszer G, et al. Validation of the Caprini risk assessment model in plastic and reconstructive surgery patient. *J Am Coll Surg.* 2011;212:105-112.

Poirier P, Alpert MA, Fleisher LA, et al. Cardiovascular evaluation and management of severely obese patients undergoing surgery: a science advisory from the American Heart Association. *Circulation.* 2009;120:86-95.

Rutala WA, Weber DJ, the Healthcare Infection Control Practices Advisory Committee. Guideline for disinfection and sterilization in healthcare facilities, 2008. http://www.cdc.gov/hicpac/pdf/guidelines/disinfection_nov_2008.pdf.

Shuman AG, Hu HM, Pannucci CJ, et al. Stratifying the risk of venous thromboembolism in otolaryngology. *Otolaryngol Head Neck Surg.* 2012;146:719-724.

Swenson BR, Hedrick TL, Metzger R, et al. Effects of preoperative skin preparation on postoperative wound infection rates: a prospective study of 3 skin preparation protocols. *Infect Control Hosp Epidemiol.* 2009;30:964-971.

Wong J, Lam DP, Abrishami A. Short-term preoperative smoking cessation and postoperative complications: a systematic review and meta-analysis. *Can J Anaesth.* 2012; 59:268-279.

QUESTÕES DE MÚLTIPLA ESCOLHA

1. O sistema de classificação de pacientes da American Society of Anesthesiologists (ASA):
   A. É uma abordagem para classificar os pacientes no pré--operatório e avaliar seus riscos em um procedimento cirúrgico.
   B. Requer determinações específicas de alguns valores laboratoriais para completar o sistema de escores.
   C. Pode ser utilizado para determinar quem não deve ser operado; por exemplo, nenhum paciente ASA 5 deve ser submetido a um procedimento cirúrgico.
   D. Inclui a classificação ASA 1 até ASA 5.
   E. As alternativas A e C são verdadeiras.

2. O processo pré-operatório, incluindo a avaliação em relação à segurança para a anestesia, após a decisão da indicação da cirurgia:
   A. É da competência exclusiva da especialidade do anestesiologista.
   B. Não deve levar em consideração o planejamento cirúrgico.
   C. É melhor realizado por especialistas não envolvidos diretamente no planejamento cirúrgico.
   D. Deve incluir a avaliação da dor para auxiliar no manejo da dor no pós-operatório.
   E. As alternativas A e C são verdadeiras.

3. O risco de tromboembolismo venoso (TEV):
   A. Não apresenta relação com a história familiar.
   B. É avaliado por meio dos escores do IRCR (índice de risco cardíaco revisado).
   C. Pode ser modificado por meio de intervenções com base no risco.
   D. Apresenta poucas consequências em longo prazo, uma vez que a embolia pulmonar não seja fatal.
   E. Frequentemente pode ser modificado com a colocação de um filtro de veia cava no pré-operatório.

4. Os pacientes com diabetes melito necessitam de mais cirurgias que os pacientes sem diabetes, e se a doença não for cuidadosamente controlada, eles apresentam maior risco de:
   A. Infecção do sítio cirúrgico (ISC).
   B. Insuficiência suprarrenal pré-operatória.
   C. Hipoglicemia pré-operatória.
   D. As alternativas A, B e C são verdadeiras.
   E. As alternativas A e C são verdadeiras.

5. Os pacientes geriátricos:
   A. Correspondem a uma pequena fração da prática cirúrgica geral, atualmente e no futuro.
   B. Podem ter seu risco pré-operatório muito bem estimado por sua idade cronológica.
   C. Podem ter sua fragilidade medida de vários modos que predizem os riscos de complicações.
   D. Não necessitam de outras avaliações especiais, além da modificação das doses dos medicamentos.
   E. As alternativas A e C são verdadeiras.

4

Cuidados pós-operatórios

Jennifer E. Rosen, MD

O cirurgião moderno está envolvido no manejo do paciente desde a avaliação pré-operatória, passando pela condução da cirurgia, até os cuidados no período pós-operatório e, frequentemente, na elaboração de um plano em longo prazo. Como cirurgião, ele está mais bem situado para aplicar o conhecimento científico com base em evidências e tem uma profunda compreensão de potenciais complicações nos cuidados do paciente. A recuperação de uma grande cirurgia pode ser dividida em três fases:

1. Fase imediata, ou pós-anestésica;
2. Fase intermediária, compreendendo o período de hospitalização;
3. Fase de convalescença.

Durante as duas primeiras fases, os cuidados são principalmente direcionados para manutenção da homeostasia, tratamento da dor e prevenção e detecção precoce de complicações. A fase de convalescença é um período de transição, que vai desde a alta hospitalar até a recuperação completa. A tendência para alta precoce no pós-operatório de grandes cirurgias mudou o local em que esse período ocorre.

PERÍODO PÓS-OPERATÓRIO IMEDIATO

As principais causas de complicações precoces e morte após uma grande cirurgia são pulmonares, cardiovasculares e desequilíbrios hidreletrolíticos agudos. A sala de recuperação pós-anestésica (RPA) é composta por pessoal especialmente treinado e é dotada de equipamentos para detecção precoce e tratamento desses problemas. Todos os pacientes devem ser monitorados nessa unidade especializada após um grande procedimento, a menos que sejam transportados imediatamente para uma unidade de tratamento intensivo. No trajeto da sala de cirurgia para a sala de RPA, o paciente deve ser acompanhado por um médico e outros atendentes qualificados. Na sala de RPA, o serviço de anestesia geralmente exerce a principal responsabilidade pela função cardiopulmonar. O cirurgião é responsável pelo sítio cirúrgico e por outros aspectos dos cuidados não diretamente relacionados aos efeitos da anestesia. O paciente pode ser liberado da sala de recuperação quando as funções cardiovasculares, pulmonares e neurológicas retornarem ao normal, o que geralmente ocorre 1 a 3 horas após a cirurgia. Os pacientes que necessitam permanecer com suporte ventilatório ou circulatório ou que apresentam outras condições que exigem monitoração frequente são transferidos para a unidade de tratamento intensivo. Nesses quadros, um enfermeiro especialmente treinado no manejo de emergências respiratórias e cardiovasculares deve estar disponível, e a relação paciente-equipe é maior do que nas enfermarias. Os equipamentos de monitoração estão disponíveis para permitir a detecção precoce de distúrbios cardiorrespiratórios.

▶ Prescrições no pós-operatório

As prescrições de tratamento detalhadas são necessárias para direcionar os cuidados pós-operatórios. A transferência do paciente do centro cirúrgico (CC) para a sala de RPA exige a reafirmação de quaisquer prescrições de cuidado ao paciente. As solicitações incomuns ou particularmente importantes também devem ser comunicadas à equipe de enfermagem verbalmente. A equipe de enfermagem também deve ser orientada sobre o tipo de cirurgia e as condições do paciente. Os erros nas prescrições no pós-operatório, incluindo erros de medicamentos e de omissão de alguma prescrição importante, podem diminuir com os sistemas de entrada de prescrições eletrônicas, que já podem conter um conjunto de prescrições para o pós-operatório. Uma revisão cuidadosa do conjunto de prescrições também é importante, uma vez que os pacientes necessitam de atenção individualizada. As prescrições pós-operatórias devem abranger os itens descritos a seguir.

A. Monitoração

1. Sinais vitais — Pressão arterial, pulso e respiração devem ser registrados com frequência até que o paciente esteja estável e, a seguir, regularmente até a alta do paciente da sala de recuperação. A frequência da determinação dos sinais vitais depende, portanto, do tipo de cirurgia e da evolução na sala de RPA. Quando é colocado um cateter arterial, a pressão arterial e o pulso podem ser monitorados continuamente. A monitoração eletrocardiográfica contínua é indicada para a maioria dos pacientes na sala de RPA. Qualquer alteração importante nos sinais vitais deve ser comunicada ao anestesiologista e ao cirurgião imediatamente.

2. Pressão venosa central — Deve ser registrada periodicamente no período pós-operatório inicial se tiver ocorrido grande perda de sangue ou troca de líquidos durante a cirurgia e se o monitoramento invasivo estiver disponível. Um cateter de Swan-Ganz, para determinação da pressão de oclusão da artéria pulmonar, é indicado nessas condições se o paciente apresentar comprometimento das funções cardíacas ou respiratórias.

3. Balanço hídrico — Os registros anestésicos incluem a quantidade de todos os líquidos administrados, bem como das perdas sanguíneas e do débito urinário durante a cirurgia. Esses registros devem ser mantidos no período pós-operatório e também devem incluir as perdas de líquidos através de drenos e estomas. Esses registros ajudam na avaliação do grau de hidratação e na orientação da reposição intravenosa de líquidos. Pode ser colocado um cateter vesical para determinação frequente do débito urinário. Na ausência de cateter vesical, o cirurgião deve ser notificado se o paciente não for capaz de urinar nas 6 a 8 horas após a cirurgia, para determinar se uma sondagem intermitente será necessária.

4. Outros tipos de monitoração — Dependendo do tipo de cirurgia e das condições preexistentes do paciente, outros tipos de monitoração podem ser necessários. Os exemplos incluem a determinação da pressão intracraniana e do nível de consciência após uma neurocirurgia e o monitoramento dos pulsos distais após uma cirurgia vascular ou em um paciente com tala gessada, ou para avaliar a expansão do hematoma em pacientes após uma cirurgia da tireoide, etc.

5. "Verificação pós-operatória" — A maioria dos pacientes que permanecem no hospital após o período pós-operatório imediato necessita de uma avaliação por um médico nas próximas 4 a 6 horas após a cirurgia. Essa avaliação deve incluir uma revisão do estado subjetivo geral do paciente, quaisquer alterações objetivas durante esse período e tempo, uma avaliação das prescrições pós-operatórias a fim de verificar se estão adequadas e uma avaliação do paciente para saber se ele apresentou quaisquer sinais ou sintomas indicativos de complicação relacionada ao seu procedimento ou à anestesia, e os medicamentos administrados até aquele momento. Um profundo conhecimento da história do paciente e de sua evolução cirúrgica irá auxiliar na antecipação, na prevenção e na identificação de eventuais complicações. Todos os achados preocupantes devem ser direto e rapidamente comunicados ao cirurgião responsável, que está em melhor posição para determinar se uma intervenção será necessária.

B. Cuidados respiratórios

No período pós-operatório imediato, o paciente pode ser mantido em ventilação mecânica ou ser tratado com complementação de oxigênio, através de máscara ou cateter nasal, preferivelmente com umidificação. Essas prescrições devem ser especificadas. Para os pacientes entubados, a aspiração traqueal ou outras formas de terapia respiratória devem ser especificadas, se necessárias. Os pacientes que não estão entubados devem ser orientados sobre como tossir e realizar exercícios de respiração profunda frequentemente para evitar atelectasia.

C. Posição e mobilização no leito

As prescrições pós-operatórias devem descrever qualquer tipo de posicionamento especial necessário para o paciente. A menos que seja contraindicado, o paciente deve ser virado de um lado para o outro a cada 30 minutos, até que esteja consciente e, então, de hora em hora, nas primeiras 8 a 12 horas, para minimizar o risco de atelectasia. Deve ser estimulada a deambulação precoce para reduzir a estase venosa; a posição em pé ajuda nas excursões diafragmáticas. A estase venosa também pode ser minimizada por compressão intermitente da panturrilha, com o uso de botas de compressão pneumática. Considerações sobre segurança são fundamentais, incluindo alertas especiais para risco de queda (como o uso de meias vermelhas[*] e grades no leito), monitoração caso a caso e assistência a todas as transferências. Apoio sob os joelhos e calcanhares pode ajudar a reduzir a dor lombar e a tensão da imobilidade durante a cirurgia.

D. Dieta

Os pacientes com risco de vômitos e aspiração pulmonar não devem receber nada por via oral até o retorno das funções gastrintestinais (que geralmente ocorrem dentro de 4 dias). A maioria dos pacientes pode aceitar líquidos por via oral após o retorno completo do nível de consciência.

E. Administração de líquidos e eletrólitos

As prescrições para a administração de líquidos no pós-operatório devem se basear nas necessidades de manutenção, nas perdas na cirurgia e na reposição de perdas gastrintestinais a partir de drenos, fístulas e estomas.

F. Drenos

As instruções de cuidados com os drenos devem estar incluídas nas prescrições pós-operatórias. Detalhes como tipo e pressão de aspiração, irrigação líquida e frequência, cuidados com o sítio de saída na pele e apoio durante a deambulação e o banho devem ser especificados. O cirurgião deve examinar os drenos frequentemente, uma vez que as características ou a quantidade de drenagem podem indicar o desenvolvimento de complicações pós-operatórias, como sangramento ou fístulas. O posicionamento e a fixação cuidadosa podem evitar a temida perda do posicionamento de sondas nasogástricas e drenos de tórax.

G. Medicamentos

Devem ser feitas prescrições para antimicrobianos, analgésicos, supressão da acidez gástrica, profilaxia de trombose venosa

---

[*] N. de R.T. O risco de quedas dos pacientes costuma ser sinalizado mais comumente por meio do uso de pulseiras codificadas por cor. O uso de meias antiderrapantes vermelhas (*red socks*) é uma alternativa pouco utilizada no Brasil.

profunda e sedativos. Quando adequado, os medicamentos pré-operatórios devem ser reiniciados. A conciliação dos medicamentos é importante, em função das possíveis interações potencialmente danosas. A via de administração e a substituição de medicamentos devem ser discutidas com o farmacêutico hospitalar, quando necessário. Atenção especial deve ser reservada para a reposição de corticosteroides nos pacientes em risco, uma vez que a insuficiência suprarrenal pós-operatória pode ser potencialmente fatal, mas a complementação excessiva pode prejudicar a cicatrização da ferida operatória. Outros medicamentos, como antipiréticos, laxantes e emolientes fecais, devem ser seletivamente indicados. A profilaxia de náuseas e vômitos pós-operatórios pode ser útil; o tipo e a via de administração permanecem controversos e devem ser adaptados ao paciente.

H. Exames laboratoriais e de imagem

Os exames radiográficos e laboratoriais pós-operatórios devem ser utilizados para detectar anormalidades específicas nos grupos de alto risco. O uso rotineiro de radiografias de tórax, hemogramas, eletrólitos e provas de função renal e hepática não são úteis. A identificação e o tratamento da hiperglicemia devem ser instituídos nos pacientes que necessitam de tratamento.

PERÍODO PÓS-OPERATÓRIO INTERMEDIÁRIO

A fase intermediária inicia com a recuperação completa da anestesia e permanece por toda a internação hospitalar. Nesse período, o paciente recupera a maior parte das funções básicas e torna-se autossuficiente e pronto para continuar a convalescença em casa. A transferência da sala de RPA/Unidade de terapia intensiva cirúrgica (UTIc) para um local com menor nível de monitoração geralmente ocorre no início desse período. A comunicação entre as equipes de cuidados é importante nessa transição; essa equipe deve incluir cirurgiões, enfermeiros, nutricionistas, assistentes sociais e fisioterapeutas físicos e respiratórios, terapeutas ocupacionais, além de médicos residentes e especialistas consultores. O isolamento e os cuidados especiais de pacientes colonizados ou infectados com microrganismos resistentes ou com agentes altamente contagiosos devem continuar do CC à RPA e, em seguida, por meio de dispositivos de barreira adequados e determinação do quarto, durante toda a permanência hospitalar.

▶ Cuidados com a ferida operatória

Poucas horas após o fechamento, o espaço da ferida é preenchido por um exsudato inflamatório. As células epidérmicas nas bordas começam a se dividir e migrar ao longo da superfície da ferida operatória. Aproximadamente 48 horas após o fechamento, as estruturas profundas estão completamente seladas do meio externo. Os curativos estéreis aplicados na sala de cirurgia fornecem proteção durante esse período.

A remoção do curativo e o manuseio da ferida nas primeiras 24 horas devem ser realizados por meio de técnicas assépticas. A equipe médica deve lavar as mãos antes e após tratar qualquer ferida operatória. Luvas também devem ser sempre utilizadas quando houver contato com feridas abertas ou recentes.

Os curativos sobre as feridas já fechadas devem ser removidos por volta do terceiro ou quarto dia de pós-operatório. Se a ferida estiver seca, os curativos não precisam ser reaplicados; isso simplifica a inspeção periódica. Os curativos devem ser removidos mais cedo se estiverem úmidos ou forem colocados em sítios contaminados, pois curativos embebidos aumentam a chance de contaminação bacteriana da ferida. Os curativos também devem ser removidos se o paciente apresentar novas manifestações de infecção (como febre ou aumento de dor na ferida). A ferida deve, então, ser inspecionada, e a área ao redor, suavemente comprimida. Qualquer drenagem da ferida deve ser examinada por meio de cultura e pesquisa de Gram.

Os curativos a vácuo devem geralmente ser substituídos em 24 a 72 horas. É importante considerar o manejo da dor no momento da troca do curativo, uma vez que a profilaxia adequada pode diminuir a dificuldade do procedimento, tanto para o paciente quanto para a equipe cirúrgica.

Em geral, os pontos de sutura na pele ou os grampos de sutura podem ser removidos por volta do quinto dia de pós-operatório e substituídos por fitas. As suturas podem ser deixadas por mais tempo (p. ex., por duas semanas) nas incisões que atravessam pregas (p. ex., região inguinal, região poplítea), nas incisões fechadas sob tensão, em algumas incisões nas extremidades (p. ex., nas mãos) e nas incisões de qualquer tipo em pacientes debilitados. As suturas devem ser removidas se apresentarem sinais de infecção. Se a incisão estiver cicatrizando normalmente, será permitido ao paciente tomar banho por volta do sétimo dia de pós-operatório (e muitas vezes mais cedo, dependendo da incisão).

▶ Manejo dos drenos

Os drenos são utilizados tanto para prevenir quanto para tratar acúmulo de líquidos indesejáveis, como secreções purulentas, sanguíneas ou serosas. Os drenos também são utilizados para retirar o ar da cavidade pleural, de modo que os pulmões possam se expandir novamente. Quando utilizados de modo profilático, os drenos são geralmente colocados em sítios estéreis. Algumas precauções devem ser tomadas para evitar que as bactérias penetrem no corpo através do trato de drenagem nessas situações. A porção externa do dreno deve ser manipulada de modo asséptico, e ele deve ser removido assim que não tiver mais utilidade. Quando os drenos são colocados em uma área infectada, há menor risco de infecção retrógrada da cavidade peritoneal, já que a área infectada é geralmente encapsulada. Os drenos devem, em geral, ser colocados em uma incisão separada, pois os drenos na ferida operatória aumentam o risco de infecção da ferida. Os drenos fechados, conectados a bolsas de drenagem (drenos de Jackson-Pratt ou de Blake são dois exemplos), são preferíveis aos drenos abertos (como o dreno de Penrose), que predispõem à contaminação da ferida. A quantidade e a qualidade da drenagem devem ser registradas, e a contaminação, minimizada. Quando os drenos não são mais necessários, eles podem ser retirados totalmente de uma só vez, se houver pouca ou nenhuma drenagem, ou podem ser progressivamente retirados, em um período de alguns dias.

Os drenos de *sump* (como o cateter de Davol) possuem um sistema de insuflação de ar, que mantém o lúmen do cateter aberto, mesmo quando não há passagem de líquido por ele, e devem estar conectados a uma bolsa de drenagem fechada. Os drenos de *sump* são especialmente úteis quando a quantidade de drenagem é grande ou quando a drenagem puder ser conectada a outros tipos de drenos. Alguns drenos de *sump* possuem um lúmen extra, através do qual pode ser infundida uma solução fisiológica para manter o cateter limpo. Após o controle da infecção e o término da secreção purulenta, o cateter de grosso calibre pode ser progressivamente substituído por cateteres menores, à medida que a cavidade se fecha.

Os drenos que apresentam coágulos ou material espesso em seu interior, ou que tenham perdido sua capacidade de drenagem, podem ser retirados ou lavados para restabelecer sua função. Esse procedimento deve ser feito com a supervisão e a aprovação do cirurgião responsável, pois o leito cirúrgico* pode ser traumatizado em alguns casos.

▶ Cuidados pulmonares pós-operatórios

As mudanças na função pulmonar observadas após a anestesia e a cirurgia resultam principalmente da diminuição da capacidade vital, da capacidade residual funcional (CRF) e de edema pulmonar. A capacidade vital diminui em cerca de 40% do nível pré-operatório em 1 a 4 horas após uma cirurgia intra-abdominal. Ela permanece nesses níveis por 12 a 14 horas, aumentando lentamente para 60 a 70% do valor pré-operatório por volta do sétimo dia e retorna aos níveis basais na semana seguinte. A CRF é afetada em menor extensão. Imediatamente após a cirurgia, a CRF está próxima dos níveis pré-operatórios, mas por volta de 24 horas de pós-operatório, ela diminui para cerca de 70% dos níveis pré-operatórios. A CRF permanece baixa por vários dias e, então, retorna gradualmente aos valores pré-operatórios por volta do décimo dia. Essas alterações são maiores em pacientes obesos, tabagistas pesados ou com doença pulmonar preexistente. Pacientes idosos são particularmente vulneráveis, pois têm diminuição da complacência, aumento do volume de fechamento, aumento do volume residual e aumento do espaço morto, e todos esses fatores aumentam o risco de atelectasia pós-operatória. Além disso, o volume expiratório forçado em 1 segundo (VEF_1) diminuído dificulta a capacidade de o paciente idoso limpar suas secreções e aumenta as chances de infecção pós-operatória.

A diminuição pós-operatória na CRF é decorrente de um padrão respiratório que consiste em respirações superficiais, sem a insuflação máxima periódica. A respiração humana normal inclui a inspiração até a capacidade pulmonar total, várias vezes a cada hora. Se não há essas insuflações máximas, ocorre o colapso alveolar em poucas horas, com a presença de atelectasia e *shunts* transpulmonares logo após. Acredita-se que a dor seja uma das principais causas da ventilação superficial no pós-operatório. A completa eliminação da dor, entretanto, não recupera a função pulmonar completamente. Reflexos neurais, distensão abdominal, obesidade e outros fatores que limitam as excursões diafragmáticas também são importantes.

---

*N. de R.T. O autor utiliza a expressão "leito cirúrgico" para se referir à cavidade deixada pela cirurgia, a região manipulada e que será drenada. Lavar ou retirar o dreno pode traumatizar, causar sangramento da cavidade.

Os principais modos de minimizar a atelectasia são a inspiração profunda e a tosse. O uso de um espirômetro de incentivo pode facilitar a hiperinsuflação periódica. Esse procedimento é particularmente útil em pacientes com alto risco de desenvolvimento de complicações pulmonares (p. ex., pacientes idosos, debilitados ou muito obesos). A mobilização precoce, o incentivo para realizar respirações profundas (especialmente quando estiver em pé) e uma boa assistência da equipe de enfermagem são ações suficientes para a maioria dos pacientes.

O edema pulmonar pós-operatório é causado por aumento da pressão hidrostática (em função de deficiência ventricular esquerda, sobrecarga de líquidos, diminuição da pressão oncótica, etc.), aumento da permeabilidade capilar ou ambos. O edema do parênquima pulmonar leva à diminuição do calibre dos pequenos brônquios e ao aumento da resistência vascular pulmonar. Além disso, o edema pulmonar aumenta o risco de infecção pulmonar. O adequado manejo dos líquidos no pós-operatório e o tratamento precoce da insuficiência cardíaca são importantes medidas preventivas.

A sepse sistêmica aumenta a permeabilidade capilar e pode levar ao edema pulmonar. Na ausência de diminuição da função cardíaca ou sobrecarga de líquidos, o desenvolvimento de edema pulmonar no pós-operatório deve ser considerado como evidência de sepse. Os sinais e os sintomas de complicações pulmonares incluem febre, taquipneia, taquicardia e alteração do nível de consciência. O desenvolvimento de fibrilação atrial ou de um ritmo cardíaco anormal pode, frequentemente, preceder a identificação de complicações pulmonares.

Os pacientes que fumam até o momento da cirurgia devem ser considerados de alto risco para complicações pulmonares no pós-operatório. Os sintomas de abstinência de nicotina podem ser tratados com adesivos ou gomas de mascar de nicotina.

Muitos pacientes submetidos a cirurgias recebem vacina antipneumocócica ou anti-influenza durante sua internação no hospital; essa conduta deve ser considerada quando não houver contraindicações.

INSUFICIÊNCIA RESPIRATÓRIA

A maioria dos pacientes tolera as alterações na função respiratória descritas anteriormente e recuperam-se sem maiores dificuldades. Os pacientes com função pulmonar limítrofe no pré-operatório podem não ser capazes de manter uma ventilação adequada no período pós-operatório imediato e desenvolver insuficiência respiratória. Nesses pacientes, o trauma cirúrgico e os efeitos da anestesia reduzem as reservas respiratórias abaixo dos níveis capazes de fornecer uma troca gasosa adequada. Ao contrário da síndrome de angústia respiratória aguda (ver Cap. 12), a insuficiência respiratória pós-operatória precoce (que se desenvolve em até 48 horas após a cirurgia) é geralmente apenas um problema mecânico; isto é, ocorrem alterações mínimas no parênquima pulmonar. Entretanto, esse problema é potencialmente fatal e exige atenção imediata.

A insuficiência respiratória precoce desenvolve-se mais comumente em associação a grandes cirurgias (especialmente do tórax ou do abdome superior), trauma grave e doença pulmonar preexistente. Na maioria desses pacientes, a insuficiência respiratória desenvolve-se em um curto período de tempo (de minutos a 1-2 horas), sem evidências de causa precipitante. Por outro lado, a insuficiência respiratória tardia (que se desenvolve após 48 horas da cirurgia) é geralmente desencadeada por um evento intercorrente, como embolia pulmonar, distensão abdominal ou superdosagem de opioides.

A insuficiência respiratória manifesta-se com taquipneia de 25 a 30 incursões respiratórias por minuto, com volume corrente baixo ou menor do que 4 mL/kg. As indicações laboratoriais são uma elevação aguda da P_{CO_2} acima de 45 mmHg, diminuição da P_{O_2} abaixo de 60 mmHg, ou evidências de baixo débito cardíaco. O tratamento consiste em intubação endotraqueal imediata e suporte ventilatório para garantir ventilação alveolar adequada. Logo após a intubação do paciente, é importante determinar se existem problemas pulmonares associados, como atelectasia, pneumonia ou pneumotórax, que necessitam de tratamento imediato.

A prevenção da insuficiência respiratória exige intensos cuidados pulmonares pós-operatórios. A atelectasia deve ser minimizada por meio do uso das técnicas descritas anteriormente. Os pacientes com doença pulmonar preexistente devem ser criteriosamente hidratados, para evitar hipovolemia ou hipervolemia. Esses pacientes necessitam de hiperventilação para compensar a ineficiência dos pulmões. Esse trabalho extra leva a uma grande evaporação de água e desidratação. A hipovolemia leva ao ressecamento das secreções e ao espessamento do escarro, que se tornam difíceis de ser removidos da via aérea. A elevada fração inspirada de oxigênio (F_{IO_2}) nesses pacientes retira o gás nitrogênio estabilizante dos alvéolos, predispondo ao colapso alveolar. Além disso, pode dificultar a função do centro respiratório, que responde à hipoxemia relativa e diminui ainda mais a ventilação. O uso de bloqueio peridural ou outros métodos de analgesia local em pacientes com doença pulmonar obstrutiva crônica (DPOC) pode evitar a insuficiência respiratória, por meio do alívio da dor, permitindo uma função respiratória eficaz.

▶ Manejo de líquidos e eletrólitos no pós-operatório

A reposição hidreletrolítica no pós-operatório deve basear-se nas seguintes questões:

1. Necessidades de manutenção;
2. Necessidades adicionais resultantes de fatores sistêmicos (p. ex., febre, queimaduras, perdas durante a cirurgia);
3. Perdas através de drenos;
4. Necessidades resultantes de edema de tecidos e íleo (perdas para o terceiro espaço).

As necessidades diárias de manutenção em um adulto para perdas sensíveis e insensíveis correspondem a aproximadamente 1.500 a 2.500 mL, de acordo com a idade, o gênero, o peso e a superfície corporal do paciente. Uma estimativa aproximada pode ser obtida multiplicando-se o peso do paciente em quilogramas por 30 (p. ex., 1.800 mL/24 h para um paciente de 60 kg). As necessidades de manutenção aumentam com a febre, a hiperventilação e condições que aumentem a taxa metabólica.

Para os pacientes que necessitam de hidratação intravenosa por um curto período (a maioria dos pacientes no pós-operatório), a determinação dos eletrólitos séricos não é necessária no período pós-operatório, mas suas determinações estão indicadas para pacientes com perdas adicionais de líquidos, sepse, anormalidades eletrolíticas preexistentes, insuficiência renal ou outros fatores. A avaliação do balanço hídrico exige o registro preciso de todos os líquidos administrados, perdidos ou eliminados, e é auxiliada pela obtenção de peso corporal do paciente antes da cirurgia e, a seguir, pesando o paciente diariamente.

Como regra, 2.000 a 2.500 mL de dextrose 5% em solução fisiológica ou em solução de Ringer lactato são infundidos por dia (Tab. 4-1). O potássio geralmente não é adicionado nas primeiras 24 horas após a cirurgia, em função de que quantidades aumentadas entram na circulação durante esse período, como resultado do trauma cirúrgico e da atividade aumentada de aldosterona.

Na maioria dos pacientes, a perda de líquidos pela sonda nasogástrica é de menos de 500 mL/dia, e sua reposição pode ser feita com o aumento da infusão utilizada para manutenção, com quantidades semelhantes às perdidas. Aproximadamente 20 mEq de potássio devem ser adicionados para cada litro de líquidos utilizados para reposição dessas perdas. Entretanto, com exceção da urina, os líquidos corporais são isosmolares e, portanto, se grandes volumes de secreção gástrica ou intestinal forem repostos apenas com solução fisiológica, pode ocorrer, por fim, um desequilíbrio eletrolítico. Se as perdas externas, de qualquer sítio, forem iguais ou maiores que 1.500 mL/dia, as concentrações de eletrólitos nos líquidos devem ser medidas periodicamente e a quantidade de reposição hídrica deve ser ajustada à quantidade equivalente perdida. A Tabela 4-1 lista a composição das soluções mais frequentemente utilizadas.

As perdas resultantes de sequestro líquido no sítio operatório são geralmente repostas durante o procedimento. Porém, em um paciente com uma grande dissecção retroperitoneal, pancreatite grave, etc., as perdas para o terceiro espaço são importantes e devem ser consideradas na avaliação das necessidades hidreletrolíticas no pós-operatório.

As necessidades hídricas devem ser avaliadas frequentemente. As prescrições intravenosas devem ser avaliadas a cada 24 horas ou mais frequentemente, se indicado por situações especiais. Após uma grande cirurgia, as necessidades hídricas no primeiro dia devem ser reavaliadas a cada 4 a 6 horas. A administração de potássio só deve ser adicionada à infusão intravenosa quando o paciente apresentar bom fluxo urinário, apresentar deficiência de potássio após perda líquida patológica significativa e quando ainda não estiver previsto o início da alimentação entérica. O cálcio sérico ionizado pós-operatório deve ser monitorado nos pacientes submetidos a cirurgias de tireoide e reposto de acordo com instruções do cirurgião responsável.

▶ Cuidados pós-operatórios do trato gastrintestinal

Após uma laparotomia, a peristalse gastrintestinal diminui temporariamente. A peristalse retorna no intestino delgado em 24 horas, mas a peristalse gástrica pode retornar mais lentamente.

Tabela 4-1 Composições de soluções intravenosas frequentemente utilizadas

Solução	Glicose (g/dL)	Na⁺ (mEq/L)	Cl⁻ (mEq/L)	HCO₃⁻ (mEq/L)	K⁺ (mEq/L)
Dextrose 5% em água	50	...	...	...	...
Dextrose 5% e cloreto de sódio 0,45%	50	77	77	...	...
Cloreto de sódio 0,9%	...	154	154	...	...
Cloreto de sódio 0,45%	...	77	77	...	...
Solução de Ringer lactato	...	130	109	28	4
Cloreto de sódio 3%	...	513	513	...	...

A função retorna no colo direito do intestino em cerca de 48 horas e no colo do intestino esquerdo em 72 horas. Após uma cirurgia de estômago ou intestino delgado, a atividade propulsiva do trato digestivo superior pode permanecer desorganizada por 3 a 4 dias. No período pós-operatório imediato, o estômago pode ser descomprimido com o auxílio de uma sonda nasogástrica. A sondagem nasogástrica era inicialmente utilizada na maioria dos pacientes submetidos à laparotomia, a fim de evitar a distensão gástrica e os vômitos, mas atualmente considera-se que a sondagem nasogástrica de rotina não é necessária e pode contribuir para a ocorrência de atelectasia e pneumonia no pós-operatório. Por exemplo, após colecistectomia, cirurgia pélvica e de ressecção intestinal, a sondagem nasogástrica não é necessária na maioria dos pacientes, e é possível que apresente poucos benefícios após uma cirurgia de intestino delgado. Por outro lado, a sondagem nasogástrica é provavelmente útil após ressecções esofágicas e gástricas e deve sempre ser utilizada em pacientes com íleo acentuado ou com nível de consciência muito baixo (para evitar aspiração) e nos pacientes que apresentem distensão gástrica aguda ou vômitos no pós-operatório.

A sonda nasogástrica deve ser conectada a um dispositivo de aspiração intermitente baixa e avaliada frequentemente para garantir sua patência. A sonda deve ser mantida por 2 a 3 dias ou até que surjam evidências do retorno da peristalse normal (p. ex., retorno do apetite, peristalse audível ou eliminação de gases). A colocação de sutura é geralmente desnecessária, mas a colocação e a fixação cuidadosa com esparadrapos em uma curva natural podem permitir que o paciente movimente sua cabeça, sem o risco de uma remoção inadvertida. A sonda nasogástrica aumenta o refluxo gastresofágico e deve ser fechada por um período para avaliação do volume gástrico residual, porém, com leve risco de aspiração. Muitas sondas são utilizadas como "reservatórios", em que uma parte é para aspiração e outra parte é deixada aberta para o ambiente para permitir o fluxo contínuo. A porção do reservatório não deve ser fechada, amarrada ou lavada com solução fisiológica, a menos que esteja entupida com material viscoso ou coágulo.

Quando a sonda é retirada, o jejum ainda deve permanecer por mais 24 horas e o paciente retorna, então, para uma dieta líquida. Os opioides podem interferir na motilidade gástrica e seu uso deve ser limitado, se possível, nos pacientes com esvaziamento gástrico lento na primeira semana de pós-operatório. O uso de rotina de agentes pró-motilidade ou de gomas de mascar não apresentaram benefícios para o retorno mais rápido da função gastrintestinal.

As sondas de gastrostomia e jejunostomia devem ser conectadas aos dispositivos de aspiração baixa intermitente ou dependente de drenagem nas primeiras 24 horas após a cirurgia. A absorção de nutrientes e líquidos pelo intestino delgado não é afetada pela laparotomia, e a nutrição enteral através da sonda de alimentação da jejunostomia pode ser iniciada no segundo dia de pós-operatório, mesmo que a motilidade não esteja totalmente normal. As sondas de gastrostomia ou jejunostomia não devem ser retiradas antes da terceira semana de pós-operatório, quando ocorre o desenvolvimento de adesões firmes entre as vísceras e a parede peritoneal. O comprimento da sonda, de sua ponta até a entrada na cavidade abdominal, deve ser medido e ser semelhante entre o tempo de inserção e o tempo de uso; o deslocamento das sondas pode ser catastrófico se não for reconhecido antes do uso. Qualquer medicamento administrado através da sonda deve ser triturado e bem dissolvido para garantir que não irá entupir a sonda e inutilizá-la.

Após a maioria das cirurgias fora da cavidade peritoneal, o paciente pode retornar para uma dieta normal assim que se recuperar dos efeitos da anestesia. A utilização de nutrição parenteral de curto prazo em pacientes com bom balanço nitrogenado e boa ingesta calórica no pré-operatório não é recomendada; os pacientes em estado catabólico no pré-operatório podem se beneficiar de um suporte nutricional de longo prazo.

IDENTIFICAÇÃO E TRATAMENTO DA HIPERGLICEMIA PERIOPERATÓRIA

Na admissão, os pacientes devem ser avaliados para história de diabetes e devem ser submetidos a uma avaliação da glicemia. A avaliação por testes à beira do leito (*point-of-care*) deve ser feita nos casos de glicemia elevada em pacientes com diabetes conhecido para monitoramento, aprazamento de testes e alvos glicêmicos, a fim de permitir uma coordenação cuidadosa do controle glicêmico e o retorno aos esquemas pré-admissionais. Para os pacientes sem história previamente conhecida de diabetes ou para os pacientes com diabetes induzido por glicocorticoides ou por uma cirurgia, o planejamento de alta deverá incluir o tratamento desse novo diagnóstico.

TERAPIA TRANSFUSIONAL

A determinação da necessidade de transfusão e do tipo de transfusão necessário pode ajudar muito na melhora do desfecho do paciente ou pode mascarar uma complicação, quando realizada sem levar em conta a etiologia subjacente das necessidades do paciente. O conhecimento do estado pré-operatório do paciente, da evolução da cirurgia e de quaisquer complicações e a adequada preparação para potenciais complicações podem ajudar o médico que esteja considerando transfundir. Limiares restritivos para transfusão podem minimizar a exposição do paciente a desfechos adversos. Por fim, o cirurgião deve determinar a necessidade de transfusão, uma vez que os pacientes podem apresentar déficits mesmo quando os valores laboratoriais parecem transitoriamente normais.

Sangue total

O sangue total é composto por 450 a 500 mL de sangue do doador, contendo hemácias (hematócrito, 35-45%), plasma, fatores de coagulação (níveis reduzidos de fatores lábeis V e VIII) e anticoagulante. As plaquetas e os granulócitos não são funcionais. É indicado para a reposição de hemácias na perda sanguínea maciça com hipovolemia acentuada. Entretanto, o sangue total para transfusão não está rotineiramente disponível.

Hemácias

As hemácias são obtidas por aférese ou preparadas a partir do sangue total, por meio de centrifugação e remoção do plasma, seguidas de suplementação com 100 mL de solução nutriente de hemácias contendo adenina. O hematócrito é de 55 a 60%, e o volume é de 300 a 350 mL. As hemácias coletadas com anticoagulante CPDA-1 apresentam hematócrito de 65 a 80% e volume de 250 a 300 mL. As transfusões de hemácias são indicadas para aumentar a capacidade de carreamento de oxigênio em pacientes anêmicos. Os níveis de hemoglobina de 7 a 9 g/dL são bem tolerados pela maioria dos pacientes assintomáticos. Um nível de hemoglobina de 7 g/dL é normalmente o indicador para transfusão para a maioria dos pacientes estáveis. Os pacientes sintomáticos com doenças cardíacas, pulmonares ou cerebrovasculares podem necessitar de transfusões de hemácias para alcançar níveis mais elevados de hemoglobina. Para um paciente receptor de 70 kg que não está sangrando, a transfusão de uma unidade de hemácias deve aumentar o nível de hemoglobina em aproximadamente 1 g/dL e do hematócrito em 3%. Os pacientes podem doar o próprio sangue no mês anterior à cirurgia, quando indicado; doadores diretos não necessariamente reduzem o risco da transfusão ou de uma reação transfusional.

Hemácias lavadas

As hemácias são lavadas com solução fisiológica para remover mais de 98% das proteínas do plasma e ressuspensas em aproximadamente 180 mL de solução fisiológica apresentam hematócrito aproximado de 75%. Os pacientes anêmicos com reações alérgicas graves ou recorrentes podem se beneficiar de hemácias lavadas. Os pacientes com deficiência grave de IgA, com anticorpos anti-IgA positivos, devem receber hemácias lavadas com 2 a 3 L de solução fisiológica ou receber sangue coletado de doadores com deficiência de IgA.

Hemácias com redução de leucócitos

Os filtros de redução de leucócitos de terceira geração removem mais de 99,9% dos leucócitos contaminantes, permanecendo menos de 5×10^6 leucócitos por unidade. A filtração realizada logo após a coleta (leucorredução pré-armazenamento) é mais eficaz do que a filtração à beira do leito. Os pacientes que apresentam reações transfusionais não hemolíticas febris (RTNHFs) recorrentes a hemácias ou plaquetas devem receber produtos com redução de leucócitos. O uso profilático de hemácias e plaquetas com leucorredução em pacientes com necessidades transfusionais de longo prazo diminui a probabilidade de aloimunização por antígenos leucocitários humanos (HLAs, do inglês *human leukocyte antigens*) e protege contra a refratariedade plaquetária imunológica e as RTNHFs recorrentes. A leucorredução também diminui o risco de transmissão de infecção por citomegalovírus (CMV) em pacientes imunodeprimidos soronegativos para CMV.

Hemácias irradiadas

As hemácias são irradiadas com 25 Gy de irradiação gama. Todos os produtos celulares devem ser irradiados para os pacientes com risco de doença do enxerto *versus* hospedeiro associada à transfusão (DEVH-AT). Os pacientes adultos em risco de DEVH-AT incluem, mas não se limitam, aos seguintes: pacientes com imunodeficiência congênita grave, neoplasia hematológica recebendo quimioterapia intensa, linfomas de Hodgkin e não Hodgkin, alguns tipos de tumores sólidos (neuroblastoma e sarcoma), transplantes de medula óssea e de células-tronco periféricas ou que estejam recebendo quimioterapia com base em fludarabina, além daqueles que recebem doações diretas de sangue de familiares ou plaquetas HLA-compatíveis. Os produtos acelulares, como plasma fresco congelado (PFC) e crioprecipitados, não são irradiados. A leucorredução não é um substituto aceitável para a irradiação.

Hemácias congeladas e desglicerolizadas

As hemácias congeladas em glicerol são extensivamente lavadas em solução fisiológica para remover o crioprotetor e, então, ressuspendidas em solução fisiológica, com hematócrito de cerca de 75%. Mais de 99,9% do plasma são removidos, e poucos leucócitos permanecem no produto. Os pacientes aloimunizados para múltiplos antígenos ou aqueles com anticorpos contra antígenos de alta frequência devem receber produtos de doadores com fenótipos raros. A maioria dos pacientes com deficiência grave de IgA pode receber com segurança hemácias lavadas com 2 L ou mais de solução fisiológica. As hemácias congeladas e desglicerolizadas também são alternativas seguras e eficazes, embora mais trabalhosas, para esses pacientes. Raramente, esses pacientes podem necessitar de doadores com deficiência de IgA.

Um programa nacional de doadores raros facilita a coleta e o armazenamento de tipos sanguíneos raros.*

▶ Plaquetas

Plaquetas por aférese são coletadas de doadores únicos e contêm pelo menos 3×10^{11} plaquetas em 250 a 300 mL de plasma. Plaquetas de doadores aleatórios (PDAs) são concentrados de plaquetas preparados a partir de sangue total contendo $5,5 \times 10^{10}$ plaquetas suspensas em aproximadamente 50 mL de plasma. Para fornecer uma dose de adultos, 5 a 6 unidades de PDAs são adicionadas em uma única bolsa. As transfusões de plaquetas são indicadas para o tratamento de sangramento ativo em pacientes trombocitopênicos. Os pacientes não trombocitopênicos, com doenças congênitas ou adquiridas da função plaquetária também podem necessitar de plaquetas para cessar o sangramento. As transfusões de plaquetas também estão indicadas profilaticamente nos pacientes que necessitam de reposição ou em cirurgias menores, quando a contagem de plaquetas estiver abaixo de 50.000/μL e em todos os pacientes que serão submetidos a cirurgias maiores, quando a contagem estiver abaixo de 50.000 a 75.000/μL. Os pacientes programados para procedimentos oftalmológicos, de via aérea superior ou neurocirúrgicos devem ter contagem de plaquetas acima de 100.000/μL. Em geral, as plaquetas não são recomendadas para a correção de trombocitopenia em pacientes com trombocitopenia induzida por heparina (HIT, do inglês *heparin-induced thrombocytopenia*), doença de von Willebrand (vWD, do inglês *von Willebrand disease*) tipo IIB, púrpura trombocitopênica idiopática (PTI) ou púrpura trombocitopênica trombótica (PTT). As indicações clínicas para o uso de plaquetas lavadas, irradiadas ou com leucorredução são as mesmas para aquelas descritas na seção de hemácias. Os pacientes com refratariedade plaquetária secundária à aloimunização HLA devem receber plaquetas HLA compatíveis.

▶ Plasma fresco congelado

O plasma fresco congelado (PFC) é obtido por aférese ou preparado por centrifugação do sangue total e congelado em até 8 horas após a coleta. Ele contém níveis normais de fatores de coagulação, albumina e fibrinogênio. O PFC é indicado para a reposição de fatores de coagulação em pacientes com deficiências de múltiplos fatores, como ocorre na coagulopatia da doença hepática, coagulação intravascular disseminada (CID), superdosagem de varfarina e transfusões massivas. Em 1 mL de PFC há uma unidade de atividade de fator de coagulação; logo após a infusão de uma dose de 10 a 15 mL/kg, a atividade de todos os fatores de coagulação aumenta em 20 a 30%. Os exames de coagulação devem ser monitorados para determinar a eficácia e os intervalos adequados das doses. O PFC deve ser utilizado apenas se o INR for maior do que 1,5 ou se o tempo de protrombina (TP) e o tempo de tromboplastina parcial ativada (TTPa) estiverem elevados mais do que 1,5 vezes o normal. Os pacientes com doença hepática, com TP e TTPa minimamente alterados

e com sangramento normal, devem ser tratados inicialmente com reposição de vitamina K. Do mesmo modo, a maioria dos pacientes com superdosagem de varfarina pode ser tratada interrompendo o uso da varfarina por 48 horas e monitorando os exames de coagulação, até o retorno aos níveis normais. O PFC é indicado apenas para sangramento ativo ou se houver risco de sangramento em um procedimento de emergência. O PFC é o único produto de reposição atualmente disponível para pacientes com doenças raras, como deficiências isoladas de fatores de coagulação (V, X, XI) ou deficiência do inibidor de C-1 esterase. Os pacientes com grave deficiência de IgA devem receber plasma deficiente em IgA. O PFC é a primeira escolha para a reposição de líquidos em pacientes com PTT, submetidos à plasmaférese terapêutica. O PFC não está indicado para reposição de volume, suporte nutricional ou reposição de imunoglobulinas.

▶ Crioprecipitados

Os crioprecipitados são precipitados insolúveis a frio formados quando o PFC é descongelado a 1 a 6 °C. Eles são, então, ressuspensos em 10 a 15 mL de plasma. Eles contêm 150 mg ou mais de fibrinogênio, 80 UI ou mais de fator VIII, 40 a 70% de vWF e 20 a 30% de fator XIII presentes na unidade inicial do PFC, além de 30 a 60 mg de fibronectina. Cada unidade (bolsa) de crioprecipitado aumenta o nível de fibrinogênio em aproximadamente 5 a 10 mg/dL. São reunidas e infundidas 8 a 10 bolsas em uma única dose em um adulto de 70 kg. O crioprecipitado está indicado para a correção de hipofibrinogenemia em coagulopatia diluicional nas hipofibrinogenemias/disfibrinogenemias da doença hepática e da CID. O crioprecipitado aumenta a agregação e a adesão plaquetária e diminui o sangramento em pacientes urêmicos. Eles têm sido utilizados para correção de deficiência de fator XIII e são a fonte de fibrinogênio nos dois componentes do selante de fibrina. Os crioprecipitados não são mais utilizados para tratar pacientes com hemofilia A ou vWD.

▶ Transfusões de granulócitos

Os granulócitos são coletados por leucoférese a partir de doadores estimulados com fator estimulante de colônias granulocíticas (G-CSF, do inglês *granulocyte colony-stimulating factor*) e esteroides para mobilizar os neutrófilos do conjunto armazenado na medula para o sangue periférico. Em média, eles contêm 1×10^{10} ou mais granulócitos suspensos em 200 a 300 mL de plasma. Aproximadamente 1 a 3×10^{11} plaquetas e 10 a 30 mL de hemácias também estão presentes no produto. As transfusões de granulócitos são indicadas em pacientes gravemente neutropênicos (contagem absoluta de neutrófilos < $0,5 \times 10^{3}$/μL) com sepse bacteriana, que não estão respondendo à antibioticoterapia adequada após 48 a 72 horas, desde que exista uma expectativa razoável de recuperação da função da medula óssea. As transfusões são infundidas diariamente até que ocorra a melhora clínica ou a recuperação dos neutrófilos.

▶ Agentes estimulantes de eritropoietina e outros substitutos do sangue

O uso rotineiro de agentes estimulantes de eritropoietina para pacientes que serão submetidos a cirurgias não é recomendado.

---

*N. de R.T. Infelizmente não existe programa de âmbito nacional semelhante no Brasil.

O uso seletivo em pacientes com anemia, que serão submetidos a uma grande cirurgia eletiva, ainda está em investigação. Do mesmo modo, a eficácia da reposição de fator VIIa humano recombinante e outros fatores de coagulação, para uso profilático de rotina em pacientes sem hemofilia, permanece não comprovado.

DOR PÓS-OPERATÓRIA

Dor intensa é uma sequela comum de procedimentos intratorácicos, intra-abdominais e de ossos maiores e articulações. Aproximadamente 60% desses pacientes descrevem a dor como intensa, 25%, como moderada e 15%, como leve. Por outro lado, após cirurgias superficiais de cabeça e pescoço, membros ou parede abdominal, menos de 15% dos pacientes caracterizam sua dor como intensa. Os fatores responsáveis por essas diferenças incluem duração da cirurgia, grau de trauma operatório, tipo de incisão e magnitude da retração intraoperatória. O manejo cuidadoso dos tecidos, as cirurgias rápidas e um bom relaxamento muscular ajudam a diminuir a intensidade da dor pós-operatória. Ainda não foram encontradas medidas objetivas para a dor.

Apesar dos fatores relacionados à natureza da cirurgia na influência da dor pós-operatória, também é verdade que a mesma cirurgia produz intensidades diferentes de dor em pacientes diferentes. Isso pode variar de acordo com as características físicas, emocionais e culturais individuais. Grande parte do aspecto emocional da dor pode ser atribuída à ansiedade. Sentimentos como impotência, medo e incerteza também podem contribuir para a ansiedade e aumentar a percepção de dor do paciente.

No passado, pensava-se que a anestesia e a analgesia em neonatos e lactentes eram muito arriscadas e que esses pacientes não sentiam dor. Sabe-se agora que a redução da dor com as técnicas adequadas na verdade diminui a morbidade de cirurgias maiores nessa faixa etária.

A fisiologia da dor pós-operatória envolve a transmissão dos impulsos da dor através das fibras aferentes esplâncnicas (não vagais) para o sistema nervoso central, onde eles iniciam os reflexos espinais, corticais e do tronco encefálico. As respostas da medula espinal resultam da estimulação dos neurônios no corno anterior, com consequentes espasmos dos músculos esqueléticos, vasospasmo e íleo gastrintestinal. Respostas do tronco encefálico à dor incluem alterações na ventilação, na pressão arterial e na função endócrina. As respostas corticais incluem movimentos voluntários e alterações psicológicas, como medo e apreensão. Essas respostas emocionais facilitam a transmissão espinal nociceptiva, diminuem o limiar para a percepção da dor e perpetuam a experiência da dor.

A dor pós-operatória não serve a nenhum propósito útil e pode causar alterações nas funções pulmonar, circulatória, gastrintestinal e muscular esquelética, contribuindo para complicações pós-operatórias. A dor torácica após cirurgias abdominais superiores provoca, por exemplo, imobilização voluntária e involuntária dos músculos abdominais e torácicos e do diafragma. O paciente pode apresentar dificuldade para respirar profundamente, promovendo a formação de atelectasia. A limitação no movimento devido à dor predispõe a estase venosa, trombose e embolia. A liberação de catecolaminas e outros hormônios do estresse na corrente sanguínea, em função da dor pós-operatória, provoca vasospasmo e hipertensão, que podem levar a complicações como acidente vascular encefálico, infarto do miocárdio e sangramento. A prevenção da dor pós-operatória é, portanto, importante para diversas outras razões, além da própria dor. O controle efetivo da dor pode melhorar o resultado das grandes cirurgias.

▶ A. Comunicação

Atenção constante às necessidades do paciente, confiança e preocupação genuína ajudam a minimizar a dor pós-operatória. Passar alguns minutos com o paciente todos os dias, em discussões francas sobre seu progresso e quaisquer complicações, é mais útil para aliviar a dor do que muitos médicos conseguem perceber. Pacientes que faziam uso de drogas e abuso de substâncias no pré-operatório ainda apresentam necessidade de tratamento da dor pós-operatória e podem exigir mais medicamentos do que os outros pacientes. A comunicação entre os membros da equipe de atendimento e o paciente pode ajudar na compreensão das necessidades específicas de controle da dor.

▶ B. Opioides parenterais

Opioides constituem a base do tratamento da dor pós-operatória. O seu efeito analgésico ocorre por meio de dois mecanismos:

1. Efeito direto sobre os receptores opioides;
2. Estimulação de um sistema descendente do tronco encefálico, que contribui para a inibição da dor.

Embora o alívio substancial da dor possa ser alcançado com os opioides, eles não alteram os fenômenos reflexos associados à dor, como o espasmo muscular. Os opioides administrados por via intramuscular, embora convenientes, resultam em grandes variações nas concentrações plasmáticas. Esse fato, associado a grandes variações na dosagem necessária para analgesia dos pacientes, reduz sua eficácia analgésica. As atitudes de médicos e enfermeiros refletem uma incompreensão persistente da farmacologia e da psicologia do controle da dor. Frequentemente, as doses de opioides prescritas ou administradas são muito pequenas e muito pouco frequentes. Quando o uso de opioides é limitado ao tratamento temporário da dor pós-operatória, a toxicodependência é extremamente rara.

A morfina é o opioide mais amplamente utilizado para o tratamento de dor pós-operatória. A morfina pode ser administrada por via intravenosa, de modo intermitente ou contínuo. Exceto como será discutido na seção de analgesia controlada pelo paciente (ACP), a administração intravenosa contínua exige supervisão e é impraticável, a menos que ocorra nas unidades de RPA ou de cuidados intensivos. Os efeitos colaterais da morfina incluem depressão respiratória, náuseas e vômitos e diminuição do sensório. Nos quadros de dor pós-operatória grave, no entanto, a depressão respiratória é rara, porque a própria dor é um poderoso estimulante respiratório.

A meperidina é um opioide com cerca de um oitavo da potência da morfina. Ela fornece qualidade semelhante do controle da dor, com efeitos colaterais também similares. A duração do alívio da dor é um pouco mais curta do que com a morfina.

Assim como a morfina, a meperidina pode ser administrada por via intravenosa, mas os mesmos requisitos de monitoração também se aplicam.*

Outros opioides úteis para analgesia pós-operatória incluem a hidromorfona e a metadona. A hidromorfona é geralmente administrada em uma dose de 1 a 2 mg por via intramuscular a cada 2 a 3 horas. A metadona é administrada por via intramuscular ou por via oral em uma dose média de 10 mg a cada 4 a 6 horas. A principal vantagem da metadona é a sua meia-vida longa (6-10 horas) e a sua capacidade para evitar os sintomas de abstinência de pacientes dependentes de morfina. Os pacientes que utilizam metadona no pré-operatório devem manter o medicamento no pós-operatório em sua dose habitual para evitar a abstinência; a maioria dos clínicos mantém registros dos seus pacientes e deve ser consultada para confirmar a substituição adequada.

▶ C. Analgésicos parenterais não opioides

O cetorolaco de trometamina é um anti-inflamatório não esteroide (AINE) com potente atividade analgésica e moderada atividade anti-inflamatória. Encontra-se disponível na forma injetável, adequada para uso no pós-operatório. Em estudos controlados, o cetorolaco (30 mg) mostrou eficácia analgésica mais ou menos equivalente à da morfina (10 mg). Uma vantagem potencial sobre a morfina é a ausência de depressão respiratória. Úlceras gastrintestinais, coagulação deficiente e redução da função renal – complicações potenciais de todos os AINEs – ainda não foram relatadas com o uso perioperatório em curto prazo de cetorolaco.

▶ D. Analgésicos orais

Após alguns dias da maioria dos procedimentos cirúrgicos abdominais, a intensidade da dor diminui e analgésicos orais são suficientes para o seu controle. O ácido acetilsalicílico é frequentemente evitado como analgésico pós-operatório, uma vez que interfere na função plaquetária, prolonga o tempo de sangramento e interfere nos efeitos de anticoagulantes. No entanto, em algumas situações, o ácido acetilsalicílico é utilizado para diminuir o risco de complicações cardiovasculares por esses mecanismos. Para a maioria dos pacientes, uma combinação de paracetamol com codeína ou propoxifeno é suficiente. Hidrocodona com paracetamol** é um opioide sintético com propriedades semelhantes às da codeína. Para a dor mais intensa, a oxicodona está disponível em combinação com o ácido acetilsalicílico ou o paracetamol.*** A oxicodona é um opioide um pouco menos potente do que a morfina. A tolerância pode ser desenvolvida com o uso em longo prazo, como acontece com todos os opioides.

▶ E. Analgesia controlada pelo paciente

A analgesia controlada pelo paciente coloca a frequência de administração de analgésicos sob o controle do paciente, mas dentro de limites seguros. Um dispositivo contendo uma unidade de temporização, uma bomba e o medicamento analgésico é conectado a um acesso intravenoso. Ao pressionar um botão, o paciente libera uma dose predeterminada de analgésico (geralmente morfina, 1-3 mg). A unidade de temporização evita a superdosagem com a interposição de um período de inativação (normalmente 6-8 minutos) entre as doses liberadas pelo paciente. A possibilidade de superdosagem também é limitada pelo fato de que o paciente precisa estar acordado para pressionar o botão que libera a morfina. A dose e o tempo podem ser alterados pela equipe médica de acordo com as necessidades do paciente. Esse método parece melhorar o controle da dor e até reduz a dose total de opioides administrados em um período de 24 horas. A adição de uma infusão contínua associada para a administração de analgésicos não parece oferecer vantagens sobre a ACP isolada.

▶ F. Analgesia peridural contínua

Os opioides também são eficazes quando administrados diretamente no espaço peridural. A morfina tópica não deprime vias proprioceptivas no corno dorsal, mas afeta as vias nociceptivas, que interagem com os receptores opioides. Portanto, os opioides peridurais produzem intensa e prolongada analgesia segmentar com relativamente menor depressão respiratória ou simpática, motora ou outros distúrbios sensoriais. Em comparação à administração parenteral, a administração peridural exige dosagens semelhantes para o controle da dor, possui início de ação um pouco mais longo, proporciona o alívio da dor por um período de tempo significativamente maior e está associada a uma melhor preservação da função pulmonar. A morfina peridural é geralmente administrada como infusão contínua, em velocidade de 0,2 a 0,8 mg/h, com ou sem adição de 0,25% de bupivacaína. A analgesia produzida por essa técnica é superior à dos opioides intravenosos ou intramusculares. Os pacientes tratados dessa forma ficam mais alertas e têm melhor função gastrintestinal. Os efeitos colaterais da administração peridural contínua de morfina incluem prurido, náuseas e retenção urinária. Pode ocorrer depressão respiratória.

▶ G. Bloqueio intercostal

O bloqueio intercostal pode ser utilizado para diminuir a dor após cirurgias torácicas e abdominais. Como o bloqueio não inclui as fibras nervosas aferentes viscerais, ele não pode aliviar a dor completamente, mas elimina o espasmo muscular induzido pela dor cutânea e ajuda a restaurar a função respiratória. Ele não possui o risco de hipotensão, como a produzida pela analgesia peridural contínua, e provoca analgesia por períodos de 3 a 12 horas. A principal desvantagem dos bloqueios intercostais

---

*N. de R.T. Devido a características farmacológicas como menor potência, curta duração de ação, efeitos colaterais, acúmulo de metabólitos e potencial aditivo, a recomendação atual da Associação Internacional para o Estudo da Dor (IASP), da OMS de outras entidades, é de que a meperidina não seja mais prescrita para o tratamento da dor pós-operatória. Sugere-se que sejam utilizados outros opioides.

**N. de R.T. Não disponível no Brasil.

***N. de R.T. No Brasil só está disponível uma formulação de oxicodona isolada (Oxycontin®).

é o risco de pneumotórax e a necessidade de injeções repetidas. Esses problemas podem ser minimizados por meio da colocação de um cateter no espaço intercostal ou na pleura, através dos quais é feita uma infusão contínua de 0,5% de bupivacaína, liberada em velocidade de 3 a 8 mL/h.

H. Infiltração direta

A administração direta de uma combinação de anestésicos locais de curta e longa duração pode auxiliar significativamente no tratamento da dor pós-operatória em várias situações. De modo ideal, a infiltração da ferida ou o bloqueio local do nervo devem ocorrer após a indução intravenosa da anestesia e antes da incisão na pele, mas ainda podem ser benéficos após a incisão.

Considerações especiais

Os pacientes nos extremos de idades, que são submetidos a cirurgias agudas/de emergência ou que apresentam estados funcional e nutricional debilitados no pré-operatório, exigem especial atenção pós-operatória.

Lactentes e crianças podem mais facilmente sair do equilíbrio, mas podem retornar ao estado de saúde mais rapidamente. A reavaliação deve ocorrer com mais frequência, com os cálculos das necessidades hidreletrolíticas individualizados para sua área de superfície corporal e para as perdas. Espera-se que o número de profissionais de enfermagem seja proporcionalmente mais elevado para as crianças mais gravemente doentes. Os pacientes idosos tendem a ter problemas clínicos pré-operatórios mais complexos, exigem avaliação funcional cuidadosa de suas reservas nutricionais no pré-operatório e podem ter resposta mais sensível aos sedativos e a outros medicamentos, com retorno mais lento da função mental completa. A percepção criteriosa mesmo em pequenas mudanças no estado deve levar a uma reavaliação cuidadosa do paciente.

FASE DE CONVALESCENÇA

A determinação e o planejamento da alta hospitalar devem começar até mesmo antes da cirurgia e devem ser modificados de acordo com a evolução do paciente. É comum que os pacientes recebam alta para um local diferente de suas casas; cirurgias de emergência ou de tratamento agudo oferecem maior probabilidade de causar uma mudança na disposição dos pacientes. Devem ser feitos planos iniciais para assistência em casa nas atividades da vida diária e para ajudar na recuperação da cirurgia, incluindo informações sobre os cuidados com ostomias, novas sondas/drenos, medicamentos intravenosos ou intramusculares.

As visitas diárias devem incluir um planejamento para a retirada de drenos, oxigênio suplementar, sonda nasogástrica, cateteres urinários, medicamentos – incluindo antimicrobianos – e a necessidade de terapia antitrombótica em curso. A transição de medicação para via oral, sempre que possível, deve ocorrer logo no início; caso contrário, deve ser feita preparação para a administração de medicamentos IV/IM no domicílio.

Referências

Resultados pós-operatórios

Cronin J, Livhits M, Mercado C, et al. Quality improvement pilot program for vulnerable elderly surgical patients. *Am Surg*. 2011 Oct;77(10):1305-1308.

Guillamondegui OD, Gunter OL, Hines L, et al. Using the National Surgical Quality Improvement Program and the Tennessee Surgical Quality Collaborative to improve surgical outcomes. *J Am Coll Surg*. 2012 Apr;214(4):709-714; discussion 714-716.

Ingraham AM, Richards KE, Hall BL, Ko CY. Quality improvement in surgery: the American College of Surgeons National Surgical Quality Improvement Program Approach. *Adv Surg*. 2010 Oct;44:251-267.

Vonlanthen R, Slankamenac K, Breitenstein S, et al. The impact of complications on costs of major surgical procedures. *Ann Surg*. 2011;254:907-913.

Terapia hídrica

Pearse RM, Ackland GL. Perioperative fluid therapy. *BMJ*. 2012 Apr 26;344:e2865.

Terapia transfusional

Society of Thoracic Surgeons Blood Conservation Guideline Task Force, International Consortium for Evidence Based Perfusion; Ferraris VA, Brown JR, Despotis GJ, et al. 2011 update to the Society of Thoracic Surgeons and the Society of Cardiovascular Anesthesiologists blood conservation clinical practice guidelines. *Ann Thorac Surg*. 2011 Mar;91(3):944-982.

Analgesia pós-operatória

Practice guidelines for acute pain management in the perioperative setting: an updated report by the American Society of Anesthesiologists Task Force on Acute Pain Management. *Anesthesiology*. 2012 Feb;116(2):248-273.

Hiperglicemia

Umpierrez GE, Hellman R, Korytkowski MT, et al. Management of hyperglycemia in hospitalized patients in non-critical care setting: an Endocrine Society clinical practice guideline. *J Clin Endocrinol Metab*. 2012 Jan;97(1):16-38.

QUESTÕES DE MÚLTIPLA ESCOLHA

1. Uma mulher de 65 anos foi submetida a uma lobectomia da tireoide para uma neoplasia folicular. Ela apresenta história de doença arterial coronariana, hipertensão, diabetes insulinodependente e acidente vascular encefálico. O procedimento durou 2 horas, durante as quais a paciente necessitou de fenilefrina para uma breve hipotensão interoperatória. Duas horas após o procedimento, o enfermeiro da RPA relata que a paciente está agitada e

hipertensa. Qual das seguintes alternativas provavelmente não é a causa de sua agitação?
A. Hipóxia.
B. Acidente vascular encefálico.
C. "Desmascaramento" de uma disfunção cognitiva.
D. Hiperglicemia.
E. Hipocalcemia.

2. Um homem de 43 anos com história distante de uso de drogas intravenosas está agora em um pós-operatório para correção de hérnia inguinal à direita e queixa-se de dor intensa na região inguinal no lado da cirurgia. Todas as seguintes alternativas são manobras adequadas, exceto:
A. Avaliar o paciente para fasceíte necrosante.
B. Tranquilizar o paciente, explicando que a utilização de buprenorfina e naloxona pré-operatórias naquela manhã pode ter bloqueado sua resposta pós-operatória aos opioides.
C. Permitir que o enfermeiro administre um analgésico não opioide por via parenteral no pós-operatório.
D. Dar alta para o paciente com uma receita de medicação para a dor e um plano de acompanhamento em duas semanas.
E. Executar um bloqueio do nervo com anestésicos locais.

3. Uma mulher de 56 anos está sendo preparada para uma correção de hérnia ventral eletiva na unidade de cuidados pré-operatórios. Ela apresenta sobrepeso, com história de diabetes não insulinodependente, hipertensão e tabagismo. Sua glicemia capilar é de 326 mg/dL, e observa-se que sua HgA$_{1C}$ mais recente é de 8,4%. Ela deseja realizar a cirurgia e viajou uma longa distância para isso, além de ter tirado folga do trabalho neste dia. A escolha mais adequada de tratamento é:
A. Prosseguir com a cirurgia e planejar o uso de uma bomba de infusão de insulina no intraoperatório.
B. Repetir a glicemia capilar após a administração de insulina e prosseguir com a cirurgia se a glicemia baixar, com planejamento de consulta à equipe especialista em diabetes no pós-operatório para o tratamento adequado.
C. Cancelar a cirurgia, com planejamento de um melhor preparo pré-operatório.
D. Admitir o paciente para o controle da glicemia pré-operatória e reagendar a cirurgia para vários dias depois a partir de agora.

4. Qual das seguintes alternativas contém componentes de verificação de rotina nas primeiras 24 horas de pós-operatório de pacientes que tenham sido submetidos à ressecção do colo do intestino?
A. Sinais vitais, incluindo frequência cardíaca, pressão arterial e saturação de oxigênio.
B. Avaliação de feridas, incluindo avaliação do débito e do conteúdo dos drenos.
C. Avaliação da adequação do manejo da dor.
D. Planejamento para a remoção da sonda nasogástrica e da sonda de Foley e reintrodução da dieta.
E. Todas as alternativas anteriores, exceto a D.

5. Um homem de 72 anos foi submetido à ressecção dos segmentos hepáticos 5/6 para um hepatoma com quadro de carcinoma hepatocelular dois dias atrás e foi recentemente liberado para o quarto. No perioperatório, ele necessitou de um grande volume de líquidos. Agora, ele apresenta um débito sanguinolento de seus dois drenos de Jackson-Pratt que estão situados no leito hepático, o seu hematócrito caiu 7 pontos para 23 e seu INR é de 2,7. Ele está febril, com 39,3 °C de temperatura, e confuso. Qual das seguintes alternativas contém a ordem correta e a escolha mais adequada de tratamento?
A. Avaliação do paciente, transferência para um nível de cuidados maior, transfusão com duas unidades de concentrado de hemácias, retornar para a sala de cirurgia para controlar o sangramento.
B. Avaliação do paciente, transfusão com duas bolsas de PFC e duas unidades de concentrado de hemácias, realizar uma angiotomografia computadorizada para uma possível embolização.
C. Avaliação do paciente, intubação para proteção das vias respiratórias, transferência para um setor com nível superior de cuidados, transfusão com crioprecipitado, administração de antimicrobianos, retornar para a sala de cirurgia para controle do sangramento.
D. Avaliação do paciente, intubação para proteção das vias respiratórias, transferência para um setor com nível superior de cuidados, transfusão com duas unidades de PFC e duas unidades de concentrado de hemácias, administração de antimicrobianos, realizar tomografia computadorizada do abdome.

5

Complicações pós-operatórias

Daniel I. Chu, MD
Suresh Agarwal, MD

INTRODUÇÃO

Complicações podem ocorrer após um procedimento cirúrgico, e os cirurgiões devem ser capazes de prevê-las, reconhecê-las e tratá-las. O espectro dessas complicações varia desde relativamente pequenas, como um pequeno seroma pós-operatório, a catastróficas, como infarto do miocárdio pós-operatório ou fístula anastomótica. O tratamento dessas complicações também abrange desde estratégias não cirúrgicas até aquelas que exigem retorno imediato para a sala de cirurgia.

Ao considerar as complicações pós-operatórias, é útil classificá-las em um método baseado em sistemas, o que possui utilidade adicional na pesquisa clínica.

COMPLICAÇÕES MECÂNICAS

As *complicações mecânicas* são definidas como as que ocorrem como resultado direto de uma falha técnica de um procedimento ou cirurgia. Elas incluem hematoma pós-operatório e hemoperitônio, seroma, deiscência da ferida operatória, fístulas e complicações relacionadas a acessos, drenos e retenção de corpos estranhos.

Hematoma

O hematoma da ferida operatória, uma coleção de sangue ou coágulo na ferida, é uma complicação comum e geralmente é causado por hemostasia inadequada. O risco é muito maior em pacientes que fazem uso sistêmico de anticoagulantes e naqueles com coagulopatias preexistentes. No entanto, os pacientes que recebem ácido acetilsalicílico ou baixas doses de heparina também apresentam risco ligeiramente maior de desenvolver essa complicação. Tosse vigorosa ou hipertensão arterial acentuada imediatamente após a cirurgia também podem contribuir para a formação de um hematoma.

O hematoma produz elevação e descoloração das bordas da ferida operatória, desconforto e edema. Algumas vezes, o sangue extravasa entre as suturas da pele. O hematoma no pescoço, após cirurgia de tireoide, paratireoides ou das artérias carótidas, é particularmente perigoso, porque pode expandir rapidamente e comprometer a via aérea. Os pequenos hematomas podem ser reabsorvidos, mas aumentam a incidência de infecção de ferida operatória. O tratamento, na maioria dos casos, consiste em retirada do coágulo em condições estéreis, ligadura de vasos hemorrágicos e novo fechamento da ferida.

Hemoperitônio

A hemorragia é a causa mais comum de choque nas primeiras 24 horas após cirurgia abdominal. O hemoperitônio – uma complicação de rápida evolução pós-operatória, potencialmente fatal – é geralmente o resultado de um problema técnico com a hemostasia, mas distúrbios de coagulação também podem contribuir. As causas de coagulopatia, como a diluição dos fatores hemostáticos após perda maciça de sangue e ressuscitação volêmica, transfusões incompatíveis ou administração de heparina, também devem ser consideradas. Nesses casos, a hemorragia tende a ser mais generalizada, ocorrendo na ferida operatória, nos locais de punção venosa, etc.

Na maioria das vezes, o hemoperitônio surge nas primeiras 24 horas após a cirurgia. Manifesta-se como hipovolemia intravascular: taquicardia, hipotensão, diminuição do débito urinário e vasoconstrição periférica. Se o sangramento se mantiver, a circunferência abdominal pode aumentar, e pode surgir hipertensão intra-abdominal ou síndrome compartimental abdominal. As alterações no hematócrito geralmente não são evidentes antes de 4 a 6 horas e são de auxílio diagnóstico limitado em pacientes que apresentam rápida perda de sangue.

As manifestações podem ser tão sutis que o diagnóstico é inicialmente ignorado. Apenas um alto índice de suspeição, o exame frequente dos pacientes em risco e a investigação sistemática de pacientes que apresentam hipotensão pós-operatória irão resultar em reconhecimento precoce de forma confiável. As doenças preexistentes e os medicamentos tomados antes da cirurgia, assim como os que são administrados durante o procedimento, também podem causar hipotensão. O diagnóstico diferencial de colapso circulatório pós-operatório imediato também inclui embolia pulmonar, disritmias cardíacas, pneumotórax, infarto do miocárdio e reações alérgicas graves. As infusões para expandir o volume intravascular devem ser iniciadas tão logo outras doenças tenham sido descartadas. Se a hipotensão ou outros sinais de hipovolemia persistirem, o paciente deve ser submetido imediatamente a uma nova cirurgia. Na cirurgia, o sangramento deve ser interrompido, os coágulos, retirados e a cavidade peritoneal, lavada com solução fisiológica.

▶ Seroma

Um seroma é uma coleção líquida na ferida operatória que não seja pus ou sangue. Muitas vezes, os seromas acompanham cirurgias que envolvem elevação de retalhos de pele e transecção de vários canais linfáticos (p. ex., mastectomia, cirurgias na região inguinal). Os seromas retardam a cicatrização e aumentam o risco de infecção da ferida operatória. Os seromas localizados sob retalhos de pele, geralmente, podem ser evacuados por aspiração com agulha, se necessário. Curativos compressivos podem ocluir extravasamentos linfáticos e limitar a reacumulação. Pequenos seromas recorrentes podem ser tratados por drenagens repetidas. Seromas da região inguinal, comuns após cirurgias vasculares, podem reabsorver espontaneamente sem aspiração, uma vez que os riscos da introdução de uma agulha (infecção, ruptura de estruturas vasculares, etc.) são maiores do que o risco associado ao próprio seroma. Se os seromas persistirem – ou extravasarem através da incisão –, a ferida operatória deve ser explorada na sala de cirurgia e os locais de drenagem, suturados novamente. Feridas operatórias abertas com extravasamentos linfáticos persistentes podem ser tratadas com dispositivos de aspiração a vácuo de feridas.

▶ Deiscência da ferida operatória

A deiscência da ferida operatória é a interrupção parcial ou total de uma ou todas as camadas da ferida operatória. A ruptura de todas as camadas da parede abdominal e a extrusão de vísceras abdominais é chamada de evisceração. A deiscência da ferida operatória ocorre em 1 a 3% dos procedimentos cirúrgicos abdominais. Fatores sistêmicos e locais contribuem para o desenvolvimento dessa complicação.

Fatores de risco sistêmicos

A deiscência após laparotomia é rara em pacientes com menos de 30 anos, mas afeta cerca de 5% dos pacientes com mais de 60 anos. É mais comum em pacientes com diabetes melito, uremia, imunossupressão, icterícia, sepse, hipoalbuminemia, câncer, obesidade e nos pacientes em uso de corticosteroides.

Fatores de risco locais

Os três fatores predisponentes locais mais importantes para deiscência da ferida operatória são o fechamento inadequado, o aumento da pressão intra-abdominal e a cicatrização deficiente das feridas. Muitas vezes, a deiscência resulta de uma combinação desses fatores, em vez de um único fator isolado. O tipo de incisão (transversal, linha média, etc.) não influencia a incidência de deiscência.

1. Fechamento — É o fator mais importante. As camadas fasciais conferem força a um fechamento, e, quando a fáscia é rompida, a ferida operatória se abre. A aproximação precisa das camadas anatômicas é essencial para o fechamento adequado da ferida. A maioria das deiscências ocorre porque as suturas atravessam e danificam a fáscia. A prevenção desse problema inclui realizar uma incisão correta, evitar a desvitalização das bordas fasciais por meio de manipulação cuidadosa dos tecidos durante a cirurgia, posicionar e amarrar as suturas corretamente, e selecionar o material adequado para sutura. As suturas devem ser colocadas 2 a 3 cm a partir da borda da ferida e a cerca de 1 cm de distância entre elas. *Muitas vezes, a deiscência é o resultado do uso de muito poucos pontos e de sua colocação muito próxima da borda da fáscia.* Não é comum a recorrência da deiscência após religamento, o que implica que o fechamento adequado era tecnicamente possível no procedimento inicial. Em pacientes com fatores de risco para deiscência, o cirurgião deve "fazer o segundo fechamento na primeira cirurgia"; ou seja, tomar cuidado redobrado para evitar a deiscência. Os materiais de sutura sintéticos modernos (ácido poliglicólico, polipropileno e outros) são claramente superiores aos categutes para o fechamento fascial. Nas feridas operatórias infectadas, as suturas de polipropileno são mais resistentes à degradação do que as suturas de ácido poliglicólico e apresentam menores índices de ruptura da ferida. As complicações da ferida operatória diminuem com a obliteração do espaço morto. Estomas e drenos devem ser colocados para fora através de incisões separadas para reduzir a taxa de infecção de ferida operatória e sua ruptura.

2. Pressão intra-abdominal — Após a maioria das cirurgias intra-abdominais, existe algum grau de íleo, o que pode aumentar a pressão, causando distensão intestinal. A pressão abdominal elevada também pode ocorrer em pacientes com doença pulmonar obstrutiva crônica que utilizam seus músculos abdominais como músculos acessórios da respiração. Além disso, a tosse produz aumentos repentinos da pressão intra-abdominal. Outros fatores que contribuem para o aumento da pressão abdominal no pós-operatório são a obstrução intestinal, a obesidade e a cirrose com formação de ascite. Precauções adicionais são necessárias para evitar a deiscência nesses pacientes.

3. Má cicatrização da ferida operatória — A infecção é um fator associado em mais da metade das feridas operatórias que se rompem. A presença de drenos, seromas e hematomas também retarda a cicatrização. Normalmente, uma "crista de cicatrização" (espessamento palpável que se estende cerca de 0,5 cm em cada lado da incisão) aparece próximo ao fim da primeira semana após a cirurgia. A presença dessa crista é a evidência clínica de que a cicatrização é adequada e está invariavelmente ausente nas feridas operatórias que se rompem.

Diagnóstico e tratamento

Embora a deiscência da ferida operatória possa ocorrer em qualquer momento após o fechamento da ferida, ela é mais comumente observada entre o quinto e o oitavo dia de pós-operatório, quando a força da ferida é menor. A deiscência da ferida operatória pode, ocasionalmente, ser a primeira manifestação de sepse intra-abdominal. O primeiro sinal de deiscência é, muitas vezes, uma secreção de líquido serossanguinolento da ferida operatória ou, em alguns casos, a evisceração súbita. O paciente pode descrever uma sensação de estalo associada à tosse intensa ou vômito.

As feridas operatórias torácicas, com exceção das esternais, são muito menos propensas à deiscência do que as abdominais. Quando uma sutura de toracotomia se rompe, ela é indicada por extravasamento de líquido pleural ou de ar e por movimentos paradoxais da parede torácica. A deiscência esternal, que é quase sempre associada à infecção, produz tórax instável e exige tratamento imediato. Se a infecção não for muito grande e a osteomielite do esterno adjacente for mínima, o paciente pode retornar para a sala de cirurgia para o religamento. A irrigação mediastinal contínua através de pequenos drenos deixados no momento do fechamento parece reduzir a taxa de insucesso. Nos casos de infecção grave, a ferida operatória é tratada de forma mais eficaz por desbridamento e fechamento com um retalho do músculo peitoral maior, que resiste a novas infecções pelo aumento do suprimento vascular para a região.

Os pacientes com deiscência de uma ferida de laparotomia e evisceração devem permanecer em repouso no leito e a ferida deve ser coberta com toalhas úmidas. Com o paciente sob anestesia geral, as alças intestinais ou o omento expostos deverão ser lavados com solução de Ringer lactato contendo antibióticos e, em seguida, devolvidos para a cavidade abdominal. Após a limpeza mecânica e a irrigação abundante da ferida, as suturas anteriores devem ser removidas e a ferida, fechada novamente usando medidas adicionais para evitar a recorrência da deiscência, como suturas de retenção de espessura total com fio nº 22 ou de náilon mais forte. A evisceração apresenta taxa de mortalidade de 10%, devida tanto a fatores contribuintes (p. ex., sepse e câncer) quanto à infecção local resultante.

A deiscência da ferida operatória sem evisceração deve ser tratada por meio de nova sutura imediata eletiva da incisão. Se uma ruptura parcial for estável e o paciente apresentar grande risco cirúrgico, o tratamento pode ser adiado e o surgimento de uma hérnia incisional resultante é aceitável. Nesses pacientes, é importante que os pontos da pele, se houver, não sejam removidos antes do fim da segunda semana de pós-operatório e que o abdome seja envolvido com uma faixa ou uma cinta para limitar ainda mais o afastamento do defeito fascial ou a interrupção súbita da pele. Quando a deiscência parcial é descoberta durante o tratamento de infecção da ferida, a reparação deverá ser adiada, se possível até que a infecção tenha sido controlada, a ferida tenha cicatrizado e tenham se passado pelo menos 6 a 7 meses. Nesses casos, antibióticos específicos para os microrganismos isolados a partir da infecção anterior de ferida operatória devem ser administrados no momento da reparação de hérnia.

A recorrência de evisceração após refechamento de feridas operatórias rompidas é rara, embora hérnias incisionais possam surgir mais tarde em cerca de 20% desses pacientes – geralmente naqueles com infecção da ferida, além da deiscência.

Em situações especiais, os pacientes com ascite estão em risco de extravasamento de líquido através da ferida operatória. Se não forem tratados, esse extravasamento de líquido ascítico pode levar ao aumento da incidência de infecção da ferida e, por contaminação retrógrada, pode resultar em peritonite. A prevenção em pacientes suscetíveis envolve o fechamento de pelo menos uma camada da ferida com sutura contínua e medidas para evitar o acúmulo de ascite no pós-operatório. Se ocorrer o extravasamento de líquido ascítico, a ferida operatória deve ser explorada e o defeito fascial, fechado. O restante da ferida operatória, incluindo a pele, também deve ser fechado.

Em pacientes em alto risco para deiscência da ferida operatória, a colocação dos pontos de retenção na cirurgia inicial deve ser considerada. Embora essa sutura não impeça a deiscência, ela pode prevenir a evisceração e a morbidade e mortalidade associadas.

▶ Fístula anastomótica

As fístulas anastomóticas são relatadas em 1 a 24% das anastomoses com frequências mais altas em anastomoses pélvicas baixas, em comparação às mais proximais. A morbidade e a mortalidade de um paciente com fístula são significativamente maiores, com relatos de aumento de até três vezes na mortalidade.

A cicatrização da anastomose segue os mesmos princípios da cicatrização normal, e os fatores de risco para o desenvolvimento de uma fístula são idênticos aos fatores para deiscência da ferida operatória. Os fatores de risco sistêmicos incluem idade, desnutrição, deficiências de vitaminas e comorbidades, como diabetes, tabagismo, doença inflamatória intestinal, como a enterite regional, irradiação/quimioterapia anterior e anemia. Os fatores de risco locais incluem tensão, baixo fluxo sanguíneo, hipotensão, irradiação e contaminação.

Considerações técnicas, como suturas manuais *versus* anastomoses grampeadas, suturas contínuas *versus* intercaladas e suturas simples *versus* dupla camada de sutura das anastomoses, têm sido extensivamente estudadas. Embora esses temas possam gerar muita discussão e controvérsia, a fístula é menos dependente da técnica escolhida do que dos fatores sistêmicos e locais. As anastomoses término-terminais grampeadas (*stapled*), no entanto, podem levar a taxas mais elevadas de estenose anastomótica em acompanhamentos de longo prazo.

O diagnóstico de fístula pode ser feito clinicamente, radiograficamente e no intraoperatório. Os sinais clínicos incluem dor, febre, peritonite e drenagem de material purulento, suco biliar ou de material fecal. Os sinais radiográficos incluem coleções líquidas e contendo gás no trajeto de uma anastomose. Os achados intraoperatórios incluem contaminação grosseira por conteúdo gastrintestinal e evidências de rompimento da anastomose.

O tratamento de uma fístula depende de vários fatores, incluindo o estado clínico do paciente, o tempo decorrido desde a cirurgia inicial e a localização e a gravidade do extravasamento. As estratégias para o tratamento podem variar de não cirúrgicas (observação, repouso intestinal, antimicrobianos e drenagem percutânea dos abscessos) a cirúrgicas (drenagem aberta, diversão proximal e revisão da anastomose).

▶ Complicações de acessos e drenos e retenção de corpos estranhos

Acessos

As complicações decorrentes da colocação e da manutenção de um cateter central são preveníveis com experiência, preparação e técnica adequadas. A escolha do local, a utilização da ultrassonografia e a adesão assídua a técnicas estéreis diminuem a infecção e evitam complicações mecânicas, como pneumotórax e lesão arterial.

Flebite — Uma agulha ou um cateter inserido em uma veia e deixado no local, com o tempo causa inflamação no local de entrada. Quando esse processo envolve a parede da veia, é chamado de *flebite*. Os fatores que determinam o grau de inflamação são a natureza da cânula, a solução de infusão, a infecção bacteriana e a trombose venosa. A flebite é uma das causas mais comuns de febre após o terceiro dia do pós-operatório. A tríade sintomática de endurecimento, edema e dor é característica. Os sinais visíveis podem ser mínimos. A prevenção de flebite é mais bem efetuada quando são realizadas as técnicas de assepsia durante a inserção de cateteres venosos, as trocas frequentes de equipos (i.e., a cada 48 a 72 horas) e a rotação de locais de inserção (i.e., a cada 4 dias). Os cateteres de Silastic – os que provocam menos reação – devem ser utilizados quando o acesso deve permanecer por um longo tempo. As soluções hipertônicas devem ser administradas apenas em veias com bom fluxo, como a subclávia, a jugular ou a veia cava. Os cateteres venosos devem ser removidos no primeiro sinal de eritema, endurecimento ou edema. Como a flebite é mais frequente com a canulação de veias das extremidades inferiores, essas vias devem ser utilizadas somente quando as veias das extremidades superiores não estiverem disponíveis. A remoção do cateter é o tratamento adequado.

Flebite supurativa — A flebite supurativa pode resultar da presença de trombo infectado em torno do cateter permanente. Os estafilococos são os microrganismos causadores mais comuns. Sinais locais de inflamação estão presentes e o pus pode ser drenado a partir do sítio da punção venosa. Febre alta e hemoculturas positivas são comuns. O tratamento consiste na excisão da veia afetada, estendendo a incisão proximal ao primeiro colateral aberto e deixando a ferida aberta.

Complicações cardiopulmonares — O pneumotórax, após a colocação de cateter central nas veias subclávia ou jugular interna, ocorre com incidência de aproximadamente 1%. As chances de ocorrência podem ser minimizadas por posicionamento adequado, uso de ultrassonografia e experiência. Na maioria dos casos, a ultrassonografia diminuiu acentuadamente a taxa de complicações da colocação de cateter central. A taxa de lesão arterial diminuiu acentuadamente pela visualização da imagem adequada da veia antes da punção venosa. As lesões das artérias podem levar à formação de pseudoaneurismas, hemorragia contínua ou acidente vascular encefálico, dependendo do vaso danificado, do tamanho da arteriotomia e da presença de coagulopatias. A perfuração do átrio direito com tamponamento cardíaco pode ocorrer como complicação de cateteres venosos centrais. Essa complicação pode ser evitada por meio da verificação da posição da ponta do cateter, que deve estar na veia cava superior, e não no átrio direito. As complicações associadas com a utilização de cateter de fluxo direcionado com ponta em balão (Swan-Ganz) incluem a perfuração cardíaca (em geral, do átrio direito), o nó do cateter intracardíaco e as arritmias cardíacas. A hemorragia pulmonar pode resultar da interrupção de um ramo da artéria pulmonar durante a insuflação do balão e pode ser fatal em pacientes com hipertensão pulmonar. As etapas na prevenção incluem a colocação cuidadosa, o avanço sob monitoração com pressão contínua e a verificação do posicionamento da ponta antes de inflar o balão.

Embolia aérea — Pode ocorrer durante ou após a inserção de cateter venoso ou como resultado de introdução acidental de ar para dentro do cateter. O gás intravenoso aloja-se no átrio direito, dificultando o enchimento adequado do coração direito. Esse quadro manifesta-se com hipotensão, distensão da veia jugular e taquicardia, e pode ser evitado colocando-se o paciente na posição de Trendelenburg enquanto o cateter venoso central é inserido. O tratamento de emergência consiste na aspiração do ar com uma seringa. Se não for bem-sucedido, o paciente deve ser posicionado com o lado direito para cima e a cabeça para baixo, o que irá ajudar na retirada do ar do átrio direito e no retorno da dinâmica circulatória normal.

Necrose isquêmica dos dedos — A monitoração contínua da pressão arterial durante a cirurgia e na unidade de terapia intensiva (UTI) exige a inserção de cateter arterial radial ou femoral. A mão recebe seu suprimento de sangue das artérias radial e ulnar e, em função da anatomia dos arcos palmares, a patência de um desses vasos é geralmente suficiente para fornecer fluxo sanguíneo adequado para a mão. Ocasionalmente, a necrose isquêmica dos dedos ocorre após o uso de cateter na artéria radial. Essa grave complicação pode ser limitada pela avaliação da patência da artéria ulnar (teste de Allen) antes de colocar um cateter radial, alternando os sítios de acesso arterial a cada 3 a 4 dias. Após a retirada do cateter arterial, um curativo de pressão deve ser aplicado para evitar a formação de pseudoaneurisma arterial.

Drenos

A drenagem da cavidade peritoneal no pós-operatório é indicada para evitar o acúmulo de líquidos, como o líquido pancreático ou biliar, ou para tratar abscesso já formado. Os drenos podem ser colocados para evacuar pequenas quantidades de sangue, mas o débito do dreno não pode ser utilizado para fornecer uma estimativa confiável da taxa de sangramento. O uso de drenos em cirurgias nas quais não se espera extravasamento de líquidos (como colecistectomia, esplenectomia e colectomia) aumenta a taxa de infecção intra-abdominal e da ferida no pós-operatório. Os drenos Latex Penrose, que eram bastante utilizados no passado, geralmente devem ser evitados em função do risco de introdução de infecção. Grandes drenos rígidos podem erodir em vísceras ou vasos adjacentes e levar à formação de fístulas ou ao sangramento. Esse risco pode ser menor com a utilização de drenos de Silastic mais macios, removendo-os o mais breve possível. Os drenos não devem entrar em contato com anastomoses intestinais, pois eles podem promover o extravasamento anastomótico e a formação de fístulas.

Retenção de corpos estranhos

Estudos com base em dados de queixas hospitalares estimam que os casos de retenção de objetos, que incluem esponjas e instrumentos, ocorrem pelo menos uma vez por ano nos hospitais que realizam 8 mil a 18 mil grandes procedimentos anualmente. Embora a mortalidade seja baixa, a morbidade é alta em função da necessidade de nova cirurgia em quase todos os casos. A cavidade do corpo mais comumente envolvida é o abdome, seguido pela cavidade torácica. Melhorar a comunicação dentro de sala de cirurgia, contar formalmente esponjas e instrumentos e utilizar radiografias de maneira adequada contribuem para minimizar essa complicação.

COMPLICAÇÕES NEUROLÓGICAS

▶ Acidentes vasculares encefálicos pós-operatórios

Os acidentes vasculares encefálicos (AVEs) pós-operatórios quase sempre resultam de dano neural isquêmico devido à má perfusão. Eles ocorrem frequentemente em pacientes idosos com aterosclerose que apresentam hipotensão durante ou após a cirurgia (por sepse, sangramento, parada cardíaca ou efeitos dos anestésicos). Os mecanismos regulatórios normais da vasculatura cerebral são capazes de manter o fluxo sanguíneo mesmo com grande variação de pressões arteriais até uma pressão média tão baixa quanto cerca de 55 mmHg. A hipotensão aguda, no entanto, não é tão bem tolerada quanto uma mudança de pressão mais gradual. Os danos cerebrais irreversíveis ocorrem após cerca de 4 minutos de isquemia cerebral total.

Os AVEs ocorrem em 1 a 5% dos pacientes após endoarterectomia de carótida e outras cirurgias reconstrutivas da porção extracraniana do sistema carotídeo. Os índices de AVEs variam de acordo com a sintomatologia do paciente, a anatomia da placa e o grau de estenose. Fatores causais, como embolização a partir de placas de aterosclerose, isquemia durante o clampeamento carotídeo, trombose pós-operatória no local da arteriotomia ou desenvolvimento de dobra na camada íntima, são normalmente os responsáveis. O ácido acetilsalicílico, que inibe a agregação de plaquetas, pode prevenir a trombose pós-operatória imediata.

A cirurgia aberta do coração, com o uso de circulação extracorpórea ou resfriamento profundo, também é ocasionalmente seguida por AVE. A patogênese do AVE pode estar relacionada à hipoxemia, à embolia ou à má perfusão. A presença de sopro carotídeo no pré-operatório aumenta 4 vezes o risco de AVE no pós-operatório de cirurgia de revascularização do miocárdio. AVEs ou ataques isquêmicos transitórios prévios e fibrilação atrial pós-operatória também aumentam o risco. Para pacientes submetidos a cirurgias não cardíacas e não carotídea, o risco de AVE é de cerca de 0,2%. Os indicadores de risco nesses pacientes são a presença de doença cerebrovascular, cardíaca ou vascular periférica e de hipertensão arterial.

▶ Convulsões

Epilepsia, distúrbios metabólicos e medicamentos podem causar convulsões no pós-operatório. Por razões desconhecidas, os pacientes com colite ulcerativa e doença de Crohn são particularmente suscetíveis a convulsões com perda de consciência após cirurgias. As convulsões devem ser tratadas rapidamente para minimizar os efeitos nocivos.

COMPLICAÇÕES PSIQUIÁTRICAS

A ansiedade e o medo são normais em pacientes submetidos à cirurgia. O grau em que essas emoções são vivenciadas depende de diversas variáveis culturais e psicológicas. Depressão subjacente ou história de dor crônica podem funcionar para exagerar a resposta do paciente à cirurgia. A fronteira entre as manifestações normais de estresse e de psicose pós-operatória é difícil de estabelecer, uma vez que esta última não é realmente uma entidade clínica distinta.

A psicose pós-operatória desenvolve-se em cerca de 0,5% dos pacientes com cirurgias abdominais. É mais comum após a cirurgia torácica, nos idosos e naqueles com doença crônica. Cerca de metade desses pacientes sofre de perturbações do humor (em geral, depressão grave); 20% apresentam *delirium*. Os medicamentos administrados no período pós-operatório podem contribuir para o desenvolvimento da psicose; a meperidina, a cimetidina e os corticosteroides são os mais comumente implicados. Os pacientes que desenvolvem psicose pós-operatória apresentam níveis plasmáticos mais elevados de β-endorfina e cortisol do que aqueles que não desenvolvem. Esses pacientes também perdem, temporariamente, os ritmos circadianos normais de β-endorfina e cortisol. Síndromes psiquiátricas específicas podem acompanhar procedimentos específicos, como alucinações visuais e "síndrome da mancha negra" após a cirurgia oftálmica. Algumas vezes, transtornos psiquiátricos preexistentes não aparentes antes da cirurgia contribuem para a motivação para cirurgia (p. ex., circuncisão ou cirurgias estéticas em pacientes esquizofrênicos).

As manifestações clínicas são raras no primeiro dia de pós-operatório. Durante esse período, os pacientes parecem apáticos e indiferentes a mudanças no ambiente ou em si mesmos. A maioria dos transtornos psiquiátricos evidentes é observada após o terceiro dia de pós-operatório. Os sintomas são variáveis, mas muitas vezes incluem confusão, medo e desorientação quanto ao tempo e ao lugar. O *delirium* apresenta-se como alteração da consciência com comprometimento cognitivo. Esses sintomas podem não ser claramente aparentes para o cirurgião, uma vez que os problemas ocorrem geralmente em pacientes doentes, cujos outros problemas podem mascarar as manifestações de psicose. A consulta psiquiátrica precoce deve ser feita quando há suspeita de psicose, para que uma avaliação adequada e rápida da consciência e da função cognitiva possa ser feita e o tratamento seja instituído. Quanto mais cedo a psicose for reconhecida, mais facilmente ela poderá ser corrigida. Distúrbios metabólicos ou sepse precoce (especialmente em pacientes queimados) devem ser avaliados e tratados, se presentes. Distúrbios emocionais cirúrgicos graves podem ser evitados por aconselhamento pré-operatório adequado do paciente pelo cirurgião. Isso inclui discussão aprofundada da cirurgia e do resultado esperado, familiarização do paciente com a UTI, etc. No pós-operatório, o cirurgião deve atender às necessidades emocionais do paciente, oferecendo tranquilidade frequente, explicando a evolução pós-operatória e discutindo o prognóstico e o resultado da cirurgia.

▶ Problemas psiquiátricos especiais

Síndrome da UTI

O estado de vigília interno contínuo resultante da dor e do medo e a privação de sono em função da grande luminosidade, dos equipamentos de monitoração e do ruído contínuo podem causar uma desorganização psicológica conhecida como psicose na UTI. O paciente cujo nível de consciência já esteja diminuído pela doença e pelos medicamentos é mais suscetível do que um indivíduo normal, e o resultado é a diminuição da capacidade de pensar, perceber e recordar. Quando os processos cognitivos estão completamente desorganizados, ocorre o *delirium*. As manifestações incluem percepções visual, auditiva e tátil distorcidas; confusão e agitação; e incapacidade de diferenciar a realidade da fantasia. A prevenção inclui isolamento do ambiente, diminuição dos níveis de ruído, sono adequado e remoção da UTI assim que possível.

▶ *Delirium* pós-cardiotomia

As alterações mentais que ocasionalmente acompanham uma cirurgia de coração aberto incluem perturbações da memória, da atenção, da cognição e da percepção e, ocasionalmente, histeria, reação depressiva e crises de ansiedade. Os sintomas aparecem com mais frequência após o terceiro dia de pós-operatório. O tipo de cirurgia, a presença de doença orgânica cerebral, a doença clínica prolongada e o tempo de circulação extracorpórea estão relacionados com o desenvolvimento de psicose pós-cardiotomia. Sedação leve e medidas para evitar a síndrome da UTI podem evitar essa complicação. Em casos mais graves, pode ser necessário haloperidol, em doses de 1 a 5 mg administradas por via oral, por via intramuscular ou por via intravenosa. O haloperidol é preferível às fenotiazinas nesses pacientes porque está associado à menor incidência de efeitos colaterais cardiovasculares.

▶ *Delirium tremens*

O *delirium tremens* ocorre em alcoólatras que interrompem a ingestão de álcool repentinamente. A hiperventilação e a alcalose metabólica contribuem para o desenvolvimento da síndrome completa. Hipomagnesemia e hipocalemia secundária à alcalose ou déficits nutricionais podem precipitar as convulsões. A readaptação do metabolismo sem o etanol requer cerca de duas semanas, e é durante esse período que os alcoólatras estão em maior risco de desenvolver *delirium tremens*.

O pródromo inclui alterações de personalidade, ansiedade e tremor. A síndrome completa é caracterizada por agitação, alucinações, inquietação, confusão, hiperatividade e, ocasionalmente, convulsões e hipertermia. A síndrome também pode levar a um estado metabólico e cardiorrespiratório hiperdinâmico. Por exemplo, o índice cardíaco, a oferta e o consumo de oxigênio podem dobrar durante o *delirium tremens* e voltar ao normal 24 a 48 horas após a resolução. O comportamento extremamente agitado pode precipitar a deiscência de uma incisão de laparotomia recente. Sudorese intensa e desidratação são comuns, e a exaustão pode anunciar a morte.

Os sintomas de abstinência podem ser evitados com pequenas quantidades de álcool, mas os benzodiazepínicos constituem o tratamento preferido. Também devem ser administrados vitamina B_1 (tiamina) e sulfato de magnésio.

Os objetivos do tratamento são reduzir a agitação e a ansiedade o mais rápido possível e evitar o desenvolvimento de outras complicações (p. ex., convulsões, pneumonia por aspiração). As medidas gerais devem incluir avaliação frequente dos sinais vitais, restabelecimento de nutrição, administração de vitamina B, correção do desequilíbrio eletrolítico ou de outros distúrbios metabólicos e hidratação adequada. A contenção física, embora necessária para comportamentos violentos graves, deve ser limitada o máximo possível. Com os devidos cuidados, a maioria dos pacientes melhora dentro de 72 horas.

DISFUNÇÃO SEXUAL

Os problemas sexuais ocorrem, geralmente, após alguns tipos de cirurgias, como a prostatectomia, a cirurgia cardíaca e a reconstrução da aorta. A patogênese pode ser decorrente de lesão dos nervos necessários para a função sexual, embora, em alguns casos, a etiologia não seja clara. Após a ressecção abdominoperineal, o rompimento dos ramos periféricos do plexo sacral pode causar a impotência. É importante discutir essa possibilidade com o paciente antes de qualquer tipo de cirurgia realizada com risco de impotência. Quando a disfunção sexual é psicogênica, a confiança é geralmente tudo de que se precisa. Se a impotência persistir por mais de 4 a 6 semanas, está indicada uma consulta ao especialista.

COMPLICAÇÕES CARDÍACAS

As complicações cardíacas após a cirurgia podem ser potencialmente fatais. Sua incidência é reduzida com preparo pré-operatório adequado.

Arritmias, angina instável, insuficiência cardíaca ou hipertensão grave devem ser corrigidas antes da cirurgia, sempre que possível. A doença valvar – especialmente a estenose aórtica – limita a capacidade de o coração responder ao aumento da demanda durante a cirurgia ou no pós-operatório imediato. Quando a estenose aórtica é diagnosticada no pré-operatório – e com o paciente sendo monitorizado adequadamente – a incidência de complicações perioperatórias maiores é pequena. Os pacientes com doença cardíaca preexistente devem ser avaliados por um cardiologista no pré-operatório. A determinação da função cardíaca, incluindo a avaliação indireta da fração de ejeção ventricular esquerda, é capaz de identificar os pacientes com maior risco de complicações cardíacas. O eletrocardiograma contínuo durante os primeiros 3 a 4 dias de pós-operatório é capaz de detectar episódios de isquemia ou arritmias em cerca de um terço desses pacientes. Os anticoagulantes orais devem ser interrompidos 3 a 5 dias antes da cirurgia, e o tempo de protrombina deve retornar ao normal. Os pacientes com risco elevado de doença tromboembólica devem receber heparina até cerca de 6 horas antes da cirurgia, quando a heparina deve ser interrompida. Se necessário, a heparina pode ser reiniciada 36 a 48 horas após a cirurgia, juntamente com anticoagulação oral.

A anestesia geral deprime o miocárdio, e alguns agentes anestésicos predispõem a arritmias por meio da sensibilização do miocárdio às catecolaminas. A monitoração da atividade cardíaca e da pressão arterial durante a cirurgia pode detectar arritmias e hipotensão arterial precoce. Em pacientes com risco cardíaco elevado, a anestesia regional pode ser mais segura do que a anestesia geral para procedimentos abaixo da cicatriz umbilical.

A duração e a urgência da cirurgia e o sangramento descontrolado com hipotensão mostraram-se individualmente correlacionados com o desenvolvimento de problemas cardíacos pós-operatórios graves. Em pacientes com marcapassos, a corrente do eletrocautério pode ser detectada pelo eletrodo intracardíaco, prejudicando seu funcionamento.

As complicações não cardíacas podem afetar o desenvolvimento de complicações cardíacas por meio da crescente demanda cardíaca em pacientes com reserva limitada. A sepse pós-operatória e a hipoxemia são os principais fatores. A sobrecarga de líquidos pode produzir insuficiência ventricular esquerda aguda. Os pacientes com doença arterial coronariana, arritmias ou baixo débito cardíaco no pós-operatório devem ser monitorados na UTI.

▶ Arritmias

A maioria das arritmias surge durante a cirurgia ou nos primeiros 3 dias de pós-operatório. Elas apresentam maior probabilidade de ocorrer após procedimentos torácicos.

Arritmias intraoperatórias

A incidência global das arritmias cardíacas no intraoperatório é de 20%; a maioria é autolimitada. A incidência é maior em pacientes com arritmias preexistentes e com doença cardíaca conhecida (35%). Cerca de um terço das arritmias ocorre durante a indução da anestesia. Essas arritmias são geralmente relacionadas aos agentes anestésicos (p. ex., halotano, ciclopropano*), simpaticomiméticos, intoxicação digital e hipercapnia.

Arritmias pós-operatórias

Essas arritmias são geralmente relacionadas a fatores reversíveis, como hipocalemia, hipoxemia, alcalose, intoxicação digital e estresse, durante o despertar da anestesia. Ocasionalmente, as arritmias no pós-operatório podem ser o primeiro sinal de infarto do miocárdio. A maioria das arritmias pós-operatórias é assintomática, mas, algumas vezes, o paciente queixa-se de dor no peito, palpitações ou dispneia.

As arritmias supraventriculares geralmente apresentam poucas consequências graves, mas podem diminuir o débito cardíaco e o fluxo sanguíneo coronariano. Os pacientes com *flutter* ou fibrilação atrial com alta resposta ventricular e os pacientes em choque requerem cardioversão. Se estiverem estáveis hemodinamicamente, devem ter a frequência cardíaca controlada com digitais, β-bloqueadores ou bloqueadores do canal de cálcio. A hipocalemia associada deve ser tratada rapidamente.

As extrassístoles ventriculares prematuras são frequentemente precipitadas por hipercapnia, hipoxemia, dor ou sobrecarga hídrica. Elas devem ser tratadas com oxigênio, sedação, analgesia e correção de perdas líquidas ou alterações eletrolíticas. As arritmias ventriculares apresentam efeito mais profundo sobre a função cardíaca do que as arritmias supraventriculares e podem levar à fibrilação ventricular fatal. O tratamento imediato é feito com lidocaína, 1 mg/kg por via intravenosa na forma de bólus, repetida se necessário, até uma dose total de 250 mg, seguida por infusão intravenosa lenta à velocidade de 1 a 2 mg/min. Doses maiores de lidocaína podem causar convulsões.

O bloqueio cardíaco completo pós-operatório geralmente é devido à doença cardíaca grave e exige a inserção imediata de um marcapasso. Na maioria das vezes, os bloqueios cardíacos de primeiro ou de segundo grau são bem tolerados.

▶ Infarto do miocárdio pós-operatório

Aproximadamente 0,4% de todos os pacientes submetidos a uma cirurgia nos Estados Unidos apresenta infarto do miocárdio no pós-operatório. A incidência aumenta para 5 a 12% em pacientes submetidos a cirurgias para outras manifestações da aterosclerose (p. ex., endoarterectomia de carótida, enxerto aortoilíaco). Outros fatores de risco importantes no pré-operatório incluem insuficiência cardíaca congestiva, isquemia identificada na cintilografia com dipiridamol-tálio ou no teste ergométrico, e idade superior a 70 anos. Em pacientes selecionados com angina, deve-se considerar a revascularização coronariana antes da realização de cirurgia eletiva maior em outro órgão.

O infarto do miocárdio pós-operatório pode ser precipitado por fatores como hipotensão ou hipoxemia. As manifestações clínicas incluem dor no peito, hipotensão arterial e arritmias cardíacas. No entanto, mais da metade dos infartos do miocárdio no pós-operatório é assintomática. A ausência de sintomas pode ser decorrente dos efeitos residuais da anestesia e dos analgésicos administrados no pós-operatório.

O diagnóstico é fundamentado por alterações eletrocardiográficas, níveis elevados de creatinocinase sérica – especialmente a isoenzima MB – e de troponina I. A taxa de mortalidade por infarto do miocárdio pós-operatório pode chegar a 67% em grupos de alto risco. O prognóstico é melhor no primeiro episódio de infarto e será pior se houver história de infartos anteriores. A prevenção dessa complicação inclui o adiamento de cirurgias eletivas por três meses ou, de preferência, por seis meses após o infarto do miocárdio, o tratamento da insuficiência cardíaca congestiva no pré-operatório e o controle da hipertensão no período perioperatório.

---

*N. de R.T. Os agentes anestésicos inalatórios utilizados atualmente (p. ex. sevoflurano, isoflurano) não sensibilizam o miocárdio à ação das catecolaminas, o que reduziu significativamente os episódios de arritmia intraoperatória.

Os pacientes com infarto do miocárdio no pós-operatório devem ser monitorados em UTI e devem receber oxigenação adequada e reposição hidreletrolítica precisa. A anticoagulação, embora nem sempre possível após uma grande cirurgia, diminui os riscos de desenvolvimento de trombo mural e embolia arterial após o infarto do miocárdio. A insuficiência cardíaca congestiva deve ser tratada com ventilação por pressão positiva, diuréticos e vasodilatadores, se necessário. O tratamento crônico de insuficiência cardíaca congestiva inclui inibidores da enzima conversora da angiotensina (ECA), diuréticos, β-bloqueadores e, em casos graves, dispositivos de assistência ventricular e transplante.

▶ Insuficiência cardíaca pós-operatória

A insuficiência ventricular esquerda e o edema pulmonar aparecem em 4% dos pacientes com mais de 40 anos de idade submetidos a procedimentos cirúrgicos gerais com anestesia geral. A sobrecarga de líquidos em pacientes com reserva miocárdica limitada é a causa mais comum. Outras causas são o infarto do miocárdio e as arritmias pós-operatórias que produzem alta resposta ventricular. As manifestações clínicas são dispneia progressiva, hipoxemia com tensão normal de CO_2 e congestão difusa na radiografia de tórax.

A insuficiência ventricular clinicamente inaparente é frequente, sobretudo quando estão presentes outros fatores predisponentes para edema pulmonar (grandes traumatismos, múltiplas transfusões, sepse, etc.). A suspeita diagnóstica é feita quando há diminuição da PaO_2, radiografia de tórax anormal ou pressão de oclusão da artéria pulmonar elevada. O tratamento da insuficiência ventricular esquerda depende do estado hemodinâmico do paciente. Os pacientes em choque exigem transferência para a UTI, colocação de cateter de artéria pulmonar*, monitoração das pressões de enchimento e redução imediata da pré-carga e da pós-carga. A redução da pré-carga pode ser conseguida por meio do uso de diuréticos (e nitroglicerina, se necessário); e a redução da pós-carga, pela administração de nitroprussiato de sódio. Os inibidores da ECA e os β-bloqueadores demonstraram reduzir a mortalidade. Os líquidos devem ser restringidos, e os diuréticos podem ser administrados. A insuficiência respiratória exige suporte ventilatório com ventilação não invasiva com pressão positiva ou com intubação endotraqueal e ventilador mecânico. Embora a função pulmonar possa melhorar com o uso de pressão expiratória final positiva (PEEP, do inglês *positive end-expiratory pressure*), os distúrbios hemodinâmicos e a diminuição da reserva miocárdica a contraindicam na maioria dos casos.

COMPLICAÇÕES PULMONARES

As complicações respiratórias são a causa única mais comum de morbidade após grandes procedimentos cirúrgicos e a segunda causa mais comum de morte no pós-operatório em pacientes com mais de 60 anos. Os pacientes submetidos a cirurgias torácicas e abdominais superiores são particularmente propensos a complicações pulmonares. A incidência é menor após cirurgias pélvicas e menor ainda após procedimentos de extremidades ou de cabeça e pescoço. As complicações pulmonares são mais comuns após cirurgias de emergência. Riscos especiais são adicionados pela doença pulmonar obstrutiva crônica preexistente (bronquite crônica, enfisema, asma, fibrose pulmonar). Os pacientes idosos estão em risco muito maior, porque apresentam diminuição da complacência, aumento de volumes residuais e de oclusão e aumento do espaço morto, e todos esses fatores predispõem à atelectasia.

▶ Atelectasia

A atelectasia, a complicação pulmonar mais comum, afeta 25% dos pacientes submetidos à cirurgia abdominal. É mais comum em pacientes idosos ou com excesso de peso e nos que fumam ou apresentam sintomas de doença respiratória. Ela surge mais frequentemente nas primeiras 48 horas após a cirurgia e é responsável por mais de 90% dos episódios febris durante esse período. Na maioria dos casos, a evolução é autolimitada e a recuperação ocorre sem intercorrências.

A patogênese da atelectasia envolve fatores obstrutivos e não obstrutivos. A obstrução pode ser causada por secreções resultantes de doença pulmonar obstrutiva crônica, intubação ou agentes anestésicos. Casos ocasionais podem ocorrer em função da formação de coágulos sanguíneos ou mau posicionamento da sonda endotraqueal. Na maioria dos casos, no entanto, a causa não é a obstrução, mas o fechamento dos bronquíolos. Os pequenos bronquíolos (≤ 1 mm) são suscetíveis a colabar quando o volume pulmonar atinge um ponto crítico ("volume de constrição"). Porções dependentes ou comprimidas do pulmão são as primeiras a apresentar colabamento dos bronquíolos, uma vez que seus volumes regionais são menores do que os de porções não dependentes. A respiração superficial e a dificuldade para hiperinsuflar periodicamente o pulmão resultam em menor tamanho alveolar e diminuição do volume. O volume de oclusão é maior em pacientes idosos e em fumantes, em função da perda de elasticidade do pulmão. Outros fatores não obstrutivos que contribuem para a atelectasia incluem diminuição da capacidade residual funcional e perda de surfactante pulmonar.

O ar na porção atelectásica do pulmão é reabsorvido, e, como há alteração mínima da perfusão, ocorre incompatibilidade na relação ventilação/perfusão. O efeito imediato da atelectasia é a redução da oxigenação do sangue; seu significado clínico depende das reservas respiratória e cardíaca do paciente. Um efeito tardio é a probabilidade de o segmento atelectasiado tornar-se infectado. Em geral, se os segmentos pulmonares permanecem atelectasiados por mais de 72 horas, ocorre pneumonia em quase todos os casos.

A atelectasia geralmente se manifesta por febre (de etiologia desconhecida), taquipneia e taquicardia. O exame físico pode mostrar elevação do diafragma, estertores esparsos e diminuição do murmúrio vesicular, mas, muitas vezes, é normal. A atelectasia no pós-operatório pode ser, em grande parte, evitada por mobilização precoce, mudanças frequentes na posição, incentivo a tossir e uso de espirômetro de incentivo. O ensino pré-operatório

---

*N. de R.T. A inserção de cateter de artéria pulmonar (Swan-Ganz) de rotina não é recomendável. Diversos estudos demonstraram ausência de benefício em morbimortalidade nos pacientes monitorizados com cateter de artéria pulmonar.

de exercícios respiratórios e a execução pós-operatória desses exercícios podem evitar a atelectasia em pacientes sem doença pulmonar preexistente. A ventilação por pressão positiva intermitente é cara e menos eficaz do que esses exercícios simples.

O tratamento consiste na desobstrução da via aérea por meio de percussão torácica, tosse ou aspiração nasotraqueal. Os broncodilatadores e agentes mucolíticos administrados através de nebulizadores podem ajudar em pacientes com doença pulmonar obstrutiva crônica grave. A atelectasia decorrente de obstrução das vias aéreas maiores pode exigir aspiração intrabrônquica através de um endoscópio (fibrobroncoscópio), procedimento que normalmente pode ser realizado no leito com sedação leve.

▶ Aspiração pulmonar

A aspiração de conteúdo gástrico e da orofaringe é normalmente impedida pelos esfíncteres gastresofágico e faringoesofágico. A inserção de sonda nasogástrica e sonda endotraqueal e a depressão do sistema nervoso central por medicamentos podem interferir nessas defesas e predispor à aspiração. Outros fatores, como refluxo gastresofágico, presença de alimentos no estômago ou posição do paciente, também podem desempenhar um papel. As vítimas de traumatismos apresentam maior probabilidade de aspiração do conteúdo gástrico regurgitado quando a consciência está deprimida. Os pacientes com obstrução intestinal e as mulheres grávidas – que apresentam pressão intra-abdominal aumentada e diminuição da motilidade gástrica – também são de alto risco para aspiração. Dois terços dos casos de aspiração acompanham as cirurgias torácica ou abdominal, e metade destes resulta em pneumonia. A taxa de morte por aspiração grosseiramente evidente e pneumonia subsequente é de aproximadamente 50%.

Pequenas quantidades de aspiração são frequentes durante a cirurgia e são aparentemente bem toleradas. O azul de metileno colocado no estômago de pacientes submetidos a cirurgias abdominais pode ser encontrado na traqueia no fim do procedimento em 15% dos casos. Técnicas de radionuclídeos mostraram aspiração do conteúdo gástrico em 45% de voluntários normais durante o sono.

A magnitude da lesão pulmonar produzida pela aspiração de líquidos, geralmente a partir de conteúdos gástricos, é determinada pelo volume aspirado, pelo pH e pela frequência do evento. Se o aspirado tiver pH de 2,5 ou menos, pode levar à pneumonite química imediata, que resulta em edema e inflamação local, alterações que aumentam o risco de infecção secundária. A aspiração de material sólido pode produzir obstrução da via aérea. A obstrução dos brônquios distais, embora bem tolerada inicialmente, pode levar à atelectasia e à formação de abscesso pulmonar. Os segmentos basais são afetados com maior frequência. Taquipneia, estertores e hipóxia estão normalmente presentes em poucas horas; com menor frequência, cianose, sibilos e apneia podem surgir. Em pacientes com aspiração maciça, a hipovolemia causada por perda excessiva de líquido e coloide no pulmão lesionado pode levar à hipotensão e ao choque.

A aspiração foi encontrada em 80% dos pacientes com traqueostomias e pode contribuir para a predisposição para a infecção pulmonar nesse grupo. Os pacientes que devem permanecer intubados por longos períodos devem ter tubo com balonete de baixa pressão e alto volume, o que pode ajudar a prevenir a aspiração e limitar o risco de necrose de pressão da traqueia.

A aspiração pode ser minimizada por jejum pré-operatório, posicionamento adequado do paciente e intubação cuidadosa. Uma dose única de bloqueadores H_2 ou inibidores da bomba de prótons antes da indução da anestesia pode ser importante quando o risco de aspiração é alto. O tratamento da aspiração traqueobrônquica envolve restabelecimento da permeabilidade da via aérea, evitando mais danos ao pulmão. A aspiração endotraqueal deve ser realizada imediatamente, uma vez que pode confirmar o diagnóstico e estimular a tosse, o que ajuda a desobstruir a via aérea. A broncoscopia pode ser necessária para remover os materiais sólidos. A hidratação deve ser realizada concomitantemente. Os antimicrobianos são utilizados no início quando o aspirado for fortemente contaminado; eles também podem ser utilizados posteriormente para tratar pneumonia.

▶ Pneumonia pós-operatória

A pneumonia é a complicação pulmonar mais comum em pacientes que morrem após a cirurgia. Ela é diretamente responsável pela morte – ou é um fator contribuinte – em mais da metade desses pacientes. Os pacientes com infecção peritoneal e os que necessitam de suporte ventilatório prolongado estão em maior risco para o desenvolvimento de pneumonia pós-operatória. Atelectasia, aspiração e secreções abundantes são importantes fatores predisponentes.

As defesas do hospedeiro contra a pneumonite incluem o reflexo da tosse, o sistema mucociliar e a atividade dos macrófagos alveolares. Após a cirurgia, a tosse é geralmente fraca e não pode desobstruir efetivamente a árvore brônquica. O mecanismo de transporte mucociliar está danificado pela intubação endotraqueal, e a capacidade funcional dos macrófagos alveolares está comprometida por diversos fatores que podem estar presentes durante e após a cirurgia (oxigenação, edema pulmonar, aspiração traqueobrônquica, terapia com corticosteroides, etc.). Além disso, a metaplasia escamosa e a perda de coordenação ciliar dificultam ainda mais as defesas antibacterianas. Mais da metade das infecções pulmonares que se seguem após cirurgias é causada por bacilos gram-negativos. Muitas vezes, elas são polimicrobianas e geralmente adquiridas por aspiração de secreções da orofaringe. Embora a colonização da orofaringe por bactérias gram-negativas ocorra apenas em 20% dos indivíduos normais, ela é frequente após uma grande cirurgia, como resultado de mecanismos debilitados de desobstrução da orofaringe. Os fatores agravantes são azotemia, intubação endotraqueal prolongada e infecção associada grave.

Ocasionalmente, as bactérias infectantes atingem o pulmão por inalação – por exemplo, a partir de ventiladores mecânicos. As bactérias *Pseudomonas aeruginosa* e *Klebsiella* podem sobreviver nos umidificadores desses equipamentos, e esses agentes patogênicos têm sido a fonte de infecções epidêmicas em UTIs. Raramente, a contaminação do pulmão pode resultar da disseminação hematogênica direta de focos sépticos distantes.

As manifestações clínicas de pneumonia no pós-operatório são febre, taquipneia, aumento das secreções e alterações físicas sugestivas de consolidação pulmonar. Em geral, a radiografia de tórax mostra consolidação parenquimatosa localizada. As taxas de mortalidade globais de pneumonia pós-operatória podem variar de 20 a 40%. As taxas são mais elevadas quando a pneumonia se desenvolve em pacientes que foram submetidos a cirurgias de emergência, que estão em ventiladores mecânicos ou que desenvolvem insuficiência de órgãos distantes, hemoculturas positivas ou infecção do pulmão contralateral.

A manutenção da via aérea livre de secreções é uma preocupação primordial na prevenção de pneumonia pós-operatória. Os exercícios respiratórios, a respiração profunda e a tosse ajudam a evitar a atelectasia, que é um precursor da pneumonia. Embora a dor pós-operatória possa contribuir para a respiração superficial, o bloqueio intercostal ou os opioides peridurais não conseguem evitar a atelectasia e a pneumonia, quando comparados com os métodos tradicionais de controle da dor pós-operatória. O uso profilático de antimicrobianos não diminui a incidência de colonização por bactérias gram-negativas da orofaringe ou de pneumonia. O tratamento consiste em medidas para ajudar na desobstrução de secreções e na administração de antimicrobianos. A secreção obtida diretamente da traqueia, em geral, por aspiração endotraqueal, é necessária para a identificação específica do organismo infectante.

▶ Derrame pleural e pneumotórax pós-operatórios

A formação de um pequeno derrame pleural é bastante comum logo após cirurgias abdominais superiores e não tem significado clínico. Pacientes com líquido peritoneal livre no momento da cirurgia e com atelectasia no pós-operatório apresentam maior probabilidade de desenvolver derrames. Na ausência de insuficiência cardíaca ou de lesão pulmonar, o aparecimento de derrame pleural na evolução pós-operatória tardia sugere a presença de inflamação subdiafragmática (abscesso subfrênico, pancreatite aguda, etc.). Derrames que não comprometem a função respiratória não devem ser tratados. Se houver suspeita de infecção, deverá ser colhida uma amostra do derrame por punção aspirativa. Quando o derrame compromete a função respiratória, ele deve ser drenado com drenagem pleural.

O pneumotórax pós-operatório pode acompanhar a inserção de cateter na veia subclávia ou a ventilação por pressão positiva, mas, algumas vezes, surge após uma cirurgia durante a qual a pleura foi atingida (p. ex., nefrectomia ou suprarrenalectomia). Em geral, o pneumotórax deve ser tratado com drenagem pleural, dependendo de seu tamanho e etiologia.

▶ Embolia gordurosa

A embolia gordurosa é relativamente comum, mas causa sintomas em raros casos. Partículas de gordura podem ser encontradas no leito vascular pulmonar em 90% dos pacientes que sofreram fraturas de ossos longos ou luxação de articulações. A embolia gordurosa também pode ser causada por fontes exógenas de gordura, como transfusões de sangue, emulsões lipídicas intravenosas ou transplante de medula óssea. A *síndrome da embolia gordurosa* consiste em disfunção neurológica, insuficiência respiratória e petéquias nas axilas, no tórax e na parte proximal dos braços. Ela foi originalmente descrita em vítimas de traumatismos – especialmente aquelas com fraturas de ossos longos – e resulta da embolização de medula óssea. No entanto, as principais manifestações clínicas de embolia gordurosa são observadas em outras condições. A existência de embolia gordurosa como entidade distinta da insuficiência pulmonar pós-traumática tem sido questionada.

A síndrome da embolia gordurosa inicia caracteristicamente 12 a 72 horas após a lesão, mas pode ocorrer após vários dias. O diagnóstico é clínico. O achado de gotículas de gordura no escarro e na urina é comum após trauma e não é específico. Normalmente, ocorrem diminuição do hematócrito, trombocitopenia e outras alterações nos parâmetros de coagulação.

Com o aparecimento dos sintomas, deve ser fornecido um tratamento de suporte até a diminuição da insuficiência respiratória e das manifestações do sistema nervoso central. A insuficiência respiratória deve ser tratada com ventilação com pressão expiratória final positiva e diuréticos. O prognóstico está relacionado à gravidade da insuficiência pulmonar.

COMPLICAÇÕES GASTRINTESTINAIS

▶ Alterações da motilidade gastrintestinal

A presença, a força e a direção do peristaltismo normal são comandadas pelo sistema nervoso entérico. A anestesia e o manejo cirúrgico resultam em diminuição da atividade de propulsão normal do intestino, ou íleo adinâmico pós-operatório. Vários fatores contribuem para o íleo ou podem prolongar sua evolução; eles incluem medicamentos – especialmente, opioides –, anormalidades eletrolíticas, processos inflamatórios, como pancreatite ou peritonite, e dor. O grau do íleo está relacionado com a extensão do manejo cirúrgico.

O peristaltismo gastrintestinal retorna ao normal dentro de 24 horas após a maioria das cirurgias que não envolvem a cavidade abdominal. Em geral, as abordagens laparoscópicas provocam íleo adinâmico menor do que os procedimentos abertos. Após laparotomia, o peristaltismo gástrico retorna em cerca de 48 horas. A atividade colônica retorna após 48 horas, iniciando no ceco e progredindo em direção caudal. A motilidade do intestino delgado é afetada em menor grau, exceto nos pacientes que foram submetidos à ressecção de alças do intestino delgado ou que foram operados para alívio de obstrução intestinal. O íleo adinâmico pós-operatório normalmente leva a uma ligeira distensão abdominal e à ausência de ruídos intestinais. Muitas vezes, o retorno do peristaltismo é observado pelo paciente como cólicas leves, passagem de gases e retorno do apetite. A alimentação deve ser suspensa até a evidência de retorno da motilidade gastrintestinal normal. Não há tratamento específicopara íleo adinâmico pós-operatório.

▶ Dilatação gástrica

A dilatação gástrica, uma complicação potencialmente fatal e rara, consiste em distensão maciça do estômago por gás e líquido. Os fatores predisponentes incluem asma, cirurgia recente, obstrução da saída gástrica e ausência do baço. Lactentes e crianças que utilizam máscaras de oxigênio no pós-operatório imediato e adultos submetidos à ventilação assistida forçada durante a ressuscitação também estão em risco. Ocasionalmente, a dilatação gástrica desenvolve-se em pacientes com anorexia nervosa ou durante doenças graves sem um evento intercorrente específico.

À medida que o estômago cheio de ar aumenta, ele pende para baixo através do duodeno, produzindo obstrução mecânica da saída gástrica que contribui ainda mais para o problema. O aumento da pressão intragástrica produz obstrução venosa da mucosa, causando ingurgitamento das mucosas e hemorragia e, se mantido, necrose isquêmica e perfuração. O estômago distendido empurra o diafragma na direção ascendente, o que provoca colapso do lobo inferior do pulmão esquerdo, rotação do coração e obstrução da veia cava inferior. O estômago agudo dilatado também pode favorecer o volvo.

O paciente parece doente, com distensão abdominal e soluços. Hipocloremia, hipocalemia e alcalose podem resultar de perdas de líquidos e eletrólitos. Quando o problema é reconhecido precocemente, o tratamento consiste na descompressão gástrica com sonda nasogástrica. Na fase final, a necrose gástrica pode exigir gastrectomia.

▶ Obstrução intestinal

A dificuldade no retorno da função intestinal no pós-operatório pode resultar de íleo ou obstrução mecânica. A obstrução mecânica é mais frequentemente causada por aderências pós-operatórias ou hérnia interna (mesentérica). A maioria desses pacientes apresenta curto período de funcionamento intestinal aparentemente normal antes do surgimento das manifestações de obstrução. Cerca de metade dos casos de obstrução intestinal no pós-operatório precoce ocorre após cirurgia colorretal.

O diagnóstico pode não ser evidente, pois os sintomas são difíceis de diferenciar dos sintomas de íleo paralítico. Se radiografias simples de abdome mostrarem níveis hidroaéreos em alças de intestino delgado, a obstrução mecânica é um diagnóstico mais provável do que o íleo. Enteróclise ou estudo radiográfico contrastado comum com sulfato de bário do intestino delgado podem auxiliar no diagnóstico.

O estrangulamento é incomum porque as alças aderentes são maiores e menos rígidas do que as típicas de obstrução intestinal tardia. Entretanto, a taxa de mortalidade é elevada (cerca de 15%), provavelmente em função do atraso no diagnóstico e do estado do paciente no pós-operatório. O tratamento consiste em aspiração nasogástrica por vários dias e, se a obstrução não resolver espontaneamente, laparotomia.

A intussuscepção intestinal é uma causa rara de obstrução no pós-operatório imediato em adultos, mas é responsável por 10% dos casos na faixa etária pediátrica. Cerca de 90% das intussuscepções pós-operatórias ocorrem durante as primeiras 2 semanas após o procedimento, sendo mais da metade na primeira semana. Ao contrário da intussuscepção ileocólica idiopática, a maioria das intussuscepções pós-operatórias é ileoileal ou jejunojejunal. Na maioria das vezes, elas acompanham cirurgias retroperitoneais e pélvicas. Sua causa é desconhecida; os sintomas são inespecíficos e as radiografias não ajudam muito. O médico deve estar atento, pois a intussuscepção pode ser uma possível causa para vômitos, distensão e dor abdominal após laparotomia em crianças e uma nova cirurgia precoce pode evitar as complicações de perfuração e peritonite. A cirurgia é o único tratamento, e, se o intestino for viável, apenas a redução da intussuscepção é necessária.

▶ Impactação fecal pós-operatória

A impactação fecal após procedimentos cirúrgicos é o resultado de íleo colônico e percepção deficiente de plenitude retal. Na maioria dos casos, é uma doença de idosos, mas pode ocorrer em pacientes mais jovens com doenças predisponentes, como megacolo ou paraplegia. O íleo paralítico pós-operatório e o uso de analgésicos opioides e fármacos anticolinérgicos são fatores agravantes. As manifestações iniciais são anorexia e constipação ou diarreia. Em casos avançados, distensão acentuada pode causar perfuração do colo do intestino. O diagnóstico de impactação fecal no pós-operatório é feito pelo exame retal. A impactação deve ser removida manualmente, enemas devem ser aplicados, e, então, o exame digital deve ser repetido.

O bário remanescente no colo do intestino a partir de exame realizado antes da cirurgia pode endurecer e produzir impactação por bário. Isso ocorre geralmente no colo direito do intestino, onde a maior parte da água é absorvida, e é um problema de gestão mais difícil do que o fecaloma. As manifestações clínicas são as de obstrução intestinal. O tratamento inclui enemas e purgantes com solução de eletrólitos com polietilenoglicol. O diatrizoato de sódio, uma solução hiperosmolar que estimula e aumenta o peristaltismo do líquido intraluminal, pode ser eficaz como enema, se outras soluções falharem. A cirurgia raramente é necessária.

▶ Pancreatite pós-operatória

A pancreatite pós-operatória é responsável por 10% de todos os casos de pancreatite aguda. Ela ocorre em 1 a 3% dos pacientes com cirurgias nas proximidades do pâncreas e, com maior frequência, após cirurgias do trato biliar. Por exemplo, a pancreatite ocorre em cerca de 1% dos pacientes submetidos à colecistectomia e em 8% dos pacientes submetidos à exploração do ducto colédoco. Nos últimos casos, não parece estar relacionada à realização da colangiografia ou da coledocoscopia intraoperatórias. A pancreatite pós-operatória após a cirurgia biliar é mais grave em pacientes que apresentavam pancreatite biliar no pré-operatório. A pancreatite ocorre ocasionalmente após circulação extracorpórea, cirurgia da paratireoide e transplante renal. Muitas vezes, a pancreatite pós-operatória é do tipo necrosante. A necrose pancreática infectada e outras complicações da pancreatite desenvolvem-se com frequência três a quatro vezes maior do que na pancreatite alcoólica e biliar. Não se sabe a razão por que a pancreatite pós-operatória é tão grave, mas a taxa de mortalidade é de 30 a 40%.

Na maioria dos casos, a patogênese parece ser trauma mecânico do pâncreas ou em seu suprimento de sangue. No entanto, o manejo, a biópsia e a ressecção parcial do pâncreas são geralmente bem toleradas, de modo que as razões por que alguns pacientes desenvolvem a pancreatite não são claras. A prevenção dessa complicação inclui manejo cuidadoso do pâncreas e cuidado para evitar a dilatação forçada do esfíncter do colédoco ou a obstrução do ducto pancreático. A incidência de 2% de pancreatite após o transplante renal é provavelmente relacionada a fatores de risco especiais, como uso de corticosteroides ou azatioprina, hiperparatireoidismo secundário ou infecção viral. As alterações agudas do cálcio sérico podem ser responsáveis pela pancreatite após cirurgia da paratireoide. A elevação da amilase sérica ocorre em cerca de metade dos pacientes submetidos à cirurgia cardíaca com circulação extracorpórea, mas as evidências clínicas de pancreatite estão presentes em apenas 5% desses pacientes.

O diagnóstico de pancreatite pós-operatória pode ser difícil em pacientes que se submeteram recentemente a uma cirurgia abdominal. A elevação da amilase sérica pode ou não estar presente. É preciso estar alerta para complicações renais e respiratórias e para as consequências da pancreatite necrosante ou hemorrágica. Em função da alta frequência do desenvolvimento de complicações, a monitoração frequente do pâncreas e do retroperitônio com tomografia computadorizada (TC) sempre é útil.

▶ Disfunção hepática pós-operatória

A disfunção hepática, variando desde icterícia leve a insuficiência hepática potencialmente fatal, acompanha 1% dos procedimentos cirúrgicos realizados sob anestesia geral. A incidência é maior após pancreatectomia, *bypass* das vias biliares e derivação portocava. A hiperbilirrubinemia pós-operatória pode ser classificada como icterícia pré-hepática, insuficiência hepatocelular e obstrução pós-hepática (Tab. 5-1).

Tabela 5-1 Causas de icterícia pós-operatória

Icterícia pré-hepática (aumento da produção de bilirrubina)
Hemólise (medicamentos, transfusões, crise falciforme)
Reabsorção de hematomas
Insuficiência hepatocelular
Hepatite viral
Induzida por medicamentos (anestesia, outros)
Isquemia (choque, hipóxia, estados de baixo débito)
Sepse
Ressecção hepática (perda de parênquima)
Outras (nutrição parenteral total, desnutrição)
Obstrução pós-hepática (ao fluxo biliar)
Cálculos retidos
Lesão do ducto
Tumores (não reconhecidos ou não tratados)
Colecistite
Pancreatite
Oclusão das derivações biliares

Icterícia pré-hepática

A icterícia pré-hepática é causada por sobrecarga de bilirrubina, na maioria das vezes, por hemólise ou reabsorção de hematomas. Jejum, desnutrição, fármacos hepatotóxicos e anestesia são alguns dos fatores que prejudicam a capacidade do fígado de excretar maiores quantidades de bilirrubina no pós-operatório.

A hemólise aumentada pode resultar de transfusão de sangue incompatível, mas, mais frequentemente, reflete a destruição de hemácias frágeis transfundidas. Outras causas incluem circulação extracorpórea, doença hemolítica congênita (p. ex., doença falciforme) e efeitos de fármacos.

Insuficiência hepatocelular

A insuficiência hepatocelular, causa mais comum de icterícia pós-operatória, ocorre em consequência de necrose celular hepática, inflamação ou grande ressecção hepática. Fármacos, hipotensão, hipóxia e sepse estão entre os fatores predisponentes. Embora a hepatite pós-transfusional seja geralmente observada muito mais tarde, essa complicação pode ocorrer ainda na terceira semana de pós-operatório.

Colestase intra-hepática pós-operatória benigna é um termo vago utilizado para caracterizar a icterícia pós-operatória, que, muitas vezes, envolve hipotensão e múltiplas transfusões. A bilirrubina sérica varia de 2 a 20 mg/dL, e a fosfatase alcalina é geralmente elevada, mas o paciente é afebril e a convalescença pós-operatória é tranquila. O diagnóstico é de exclusão. A icterícia desaparece até a terceira semana de pós-operatório.

O dano hepatocelular ocasionalmente ocorre após procedimentos de derivação intestinal para obesidade mórbida. A icterícia colestática pode se desenvolver em pacientes que recebem nutrição parenteral total.

Obstrução pós-hepática

A obstrução pós-hepática pode ser causada por lesão cirúrgica direta das vias biliares, cálculos retidos no ducto colédoco, tumores obstrutivos do colédoco ou pancreatite. A colecistite aguda pós-operatória está associada à icterícia em um terço dos casos, embora a obstrução mecânica do ducto colédoco geralmente não esteja aparente.

É preciso determinar se um paciente com icterícia pós-operatória apresenta uma causa corrigível, que necessite de tratamento. Isso é particularmente verdadeiro para sepse (quando a diminuição da função hepática pode, às vezes, ser um sinal precoce), lesões obstrutivas do colédoco e colecistite pós-operatória. Os testes de função hepática não são úteis para determinar a causa e não costumam refletir a gravidade da doença. Biópsia do fígado, ultrassonografia e TC, e colangiografia retrógrada endoscópica ou trans-hepática são os examess com maiores possibilidades diagnósticas. A função renal deve ser monitorada atentamente, uma vez que a insuficiência renal pode se desenvolver nesses pacientes. O tratamento é, em geral, expectante.

Colecistite pós-operatória

A colecistite pós-operatória aguda pode acompanhar qualquer tipo de cirurgia, mas é mais comum após procedimentos gastrintestinais. A colecistite aguda desenvolve-se logo após a esfincterotomia endoscópica em 3 a 5% dos pacientes. A colecistite química ocorre em pacientes submetidos à quimioterapia arterial hepática com mitomicina e floxuridina com tal frequência que a colecistectomia deve ser sempre realizada antes da infusão desses agentes. A colecistite fulminante com infarto da vesícula biliar pode acompanhar a embolização percutânea da artéria hepática para os tumores malignos do fígado ou para malformação arteriovenosa envolvendo essa artéria.

A colecistite pós-operatória difere em vários aspectos da forma comum de colecistite aguda: é frequentemente acalculosa (70 a 80%), mais comum em homens (75%), progride rapidamente para necrose da vesícula biliar e provavelmente não responde ao tratamento conservador. A causa é evidente nos casos de colecistite química ou isquêmica, mas não nas outras formas. Os fatores que desempenham um papel incluem estase biliar (com formação de lama biliar), infecção biliar e isquemia.

Síndrome compartimental abdominal

A hidratação intensa (reposição de > 10 L) dos pacientes, especialmente nos pacientes pós-traumatismo ou que necessitam de laparotomia de urgência, pode resultar em aumento da pressão abdominal. A hipertensão intra-abdominal, medida pela pressão da bexiga, é geralmente autolimitada; no entanto, pode tornar-se perigosa quando a pressão excede 30 mmHg. Nesse caso, pode comprometer o fluxo venoso do intestino e dos rins. Além disso, complicações respiratórias podem surgir com a pressão exercida sobre o diafragma, que pode diminuir o volume corrente e resultar em acidose respiratória. Nessa situação, o compartimento abdominal deve ser descomprimido rapidamente, na maioria dos casos, por cirurgia abdominal, de modo a restabelecer o fluxo visceral.

Semelhante à síndrome compartimental das extremidades, a fáscia resiste ao estiramento exercido pelo músculo e por outros tecidos após a lesão e a hidratação. Ao contrário das extremidades, os pacientes com síndrome compartimental abdominal não exibem os cinco Ps (dor [pain], parestesia, palidez, paralisia e ausência de pulso) que podem ser facilmente observados no membro. No entanto, alto índice de suspeita, diagnóstico rápido e tratamento imediato podem resultar na restauração do fluxo e na prevenção de morbidade em ambos os quadros.

COMPLICAÇÕES UROGENITAIS

Retenção urinária pós-operatória

A incapacidade de urinar no pós-operatório é comum, especialmente após as cirurgias pélvicas e perineais realizadas com raquianestesia. Os fatores responsáveis pela retenção urinária pós-operatória são a interferência nos mecanismos neurais responsáveis pelo esvaziamento normal da bexiga e pela distensão excessiva da bexiga urinária. Quando a sua capacidade normal de cerca de 500 mL é excedida, a contração da bexiga é inibida. O cateterismo vesical profilático deve ser considerado sempre que uma cirurgia tiver duração de mais de 3 horas ou quando grandes volumes de líquidos intravenosos são infundidos. O cateter pode ser removido no fim da cirurgia se o paciente for capaz de deambular em algumas horas. Quando o cateterismo vesical não é realizado, o paciente deve ser encorajado a urinar imediatamente antes de ir para a sala de cirurgia e, logo que possível, após o procedimento. Durante ressecção abdominoperineal, o trauma operatório do plexo sacral altera a função da bexiga e uma sonda vesical de demora deve ser colocada por 4 a 5 dias. Os pacientes com hérnia inguinal que apresentam esforço para urinar, como manifestação da hipertrofia prostática, devem ser submetidos a tratamento da próstata antes da hérnia.

O tratamento da retenção urinária aguda é a sondagem da bexiga. Na ausência de fatores sugestivos da necessidade de descompressão prolongada, como a presença de 1.000 mL de urina ou mais, o cateter pode ser removido.

Infecção do trato urinário

A infecção do trato urinário inferior é a infecção nosocomial mais frequentemente adquirida. A contaminação preexistente do trato urinário, a retenção urinária e a instrumentação são os principais fatores contribuintes. A bacteriúria está presente em cerca de 5% dos pacientes que se submetem à sondagem da bexiga por curto prazo (< 48 horas), embora os sinais clínicos de infecção do trato urinário ocorram em apenas 1%. A cistite manifesta-se com disúria e febre baixa e pielonefrite por febre alta, dor lombar e, ocasionalmente, íleo adinâmico. O diagnóstico é feito pelo exame da urina e confirmado por culturas. A prevenção envolve tratamento da contaminação do trato urinário antes da cirurgia, prevenção ou tratamento imediato da retenção urinária e instrumentação cuidadosa, quando necessária. O tratamento inclui hidratação adequada, drenagem adequada da bexiga e antimicrobianos específicos.

COMPLICAÇÕES INFECCIOSAS

As complicações infecciosas constituem, talvez, as complicações pós-operatórias mais comuns e incluem aquelas relacionadas diretamente à incisão cirúrgica, denominadas *infecção de sítio cirúrgico* (ISC), e aquelas que envolvem outros sistemas, como a colite por *Clostridium difficile*. Algumas infecções como a infecção urinária e a pneumonia pós-operatória já foram discutidas e não serão abordadas nesta seção.

Há diversos microrganismos envolvidos nessas infecções, mas é muito preocupante a prevalência crescente de bactérias resistentes a antimicrobianos, como *Staphylococcus aureus* resistente à meticilina (MRSA, do inglês *methicillin-resistant* Staphylococcus aureus) e *Enterococcus* resistente à vancomicina (VRE, do inglês *vancomycin-resistant* Enterococcus).

▶ Infecção do sítio cirúrgico

O Centers for Disease Control and Prevention (CDC) classifica as ISCs em três localizações:

1. Incisional superficial;
2. Incisional profunda;
3. Órgão ou cavidade.

O risco para o desenvolvimento de uma ISC foi estimado em 4% nas feridas operatórias limpas e 35% em feridas grosseiramente contaminadas.

Os fatores de risco para ISC incluem fatores sistêmicos (diabetes, imunossupressão, obesidade, tabagismo, desnutrição e radioterapia anterior) e fatores locais (classificação da ferida operatória e técnicas cirúrgicas).

A prevenção das ISCs inclui técnicas cirúrgicas meticulosas (preparação da pele, manutenção da esterilidade, uso criterioso de cautério, respeito aos planos de dissecação, aproximação ordenada de tecidos, etc.) e administração adequada de antimicrobianos no pré-operatório, determinada pelo tipo de procedimento a ser realizado (ver http://www.cdc.gov/hicpac/pdf/guidelines/SSI_1999.pdf). Feridas limpas, como na correção de hérnia inguinal, por exemplo, necessitariam da administração de antimicrobianos que teriam como alvo a flora da pele, como a cefazolina. Por outro lado, casos contaminados que entram no trato gastrintestinal necessitariam de antimicrobianos como o metronidazol e a cefazolina, que teriam como alvo a flora da pele e as bactérias gastrintestinais, como os anaeróbios.

O diagnóstico de ISC é basicamente clínico. Os sintomas mais comuns incluem dor, calor e eritema com drenagem através da incisão. As infecções profundas e de órgãos e cavidades podem ser diagnosticadas também com imagens radiográficas.

O tratamento para ISC deve enfatizar o controle da fonte primária. Para isso, pode ser necessário um procedimento cirúrgico, como incisão e drenagem do foco infeccioso. Para infecções superficiais, o tratamento seria simplesmente incluir a abertura da incisão, explorando o espaço, irrigando, desbridando e deixando a ferida operatória aberta, com cuidados locais da ferida. As infecções de espaços incisionais e órgãos profundos podem necessitar de drenagem cirúrgica aberta e desbridamento, ou procedimentos de drenagem percutânea. Antimicrobianos por si só não costumam abordar o foco da infecção subjacente.

▶ Colite por *Clostridium difficile*

A diarreia pós-operatória por *C. difficile* é uma infecção nosocomial comum em pacientes cirúrgicos. O espectro da doença varia da colonização assintomática à rara colite tóxica grave. A transmissão ocorre provavelmente pelos profissionais de saúde. O principal fator de risco é o uso de antimicrobianos perioperatórios. O diagnóstico é estabelecido pela identificação de uma toxina citopática específica nas fezes ou pela cultura do microrganismo a partir de amostras de fezes ou *swabs* retais. Nos pacientes gravemente afetados, a colonoscopia revela a presença de pseudomembranas. A prevenção é realizada por lavagem das mãos, precauções entéricas e uso criterioso de antimicrobianos. O tratamento da infecção é feito com metronidazol intravenoso ou, para infecção com agentes patogênicos resistentes, vancomicina oral.

▶ Microrganismos multirresistentes

Ao longo das últimas duas décadas, tem sido observado aumento na prevalência de microrganismos multirresistentes, especialmente MRSA e VRE. Embora o rastreamento de rotina de pacientes seja capaz de encontrar prevalências de até 30% na comunidade, esses microrganismos são muito mais frequentemente encontrados no hospital ou em outras instituições (lares de idosos, prisões, ginásios, etc.). O aumento da utilização de antimicrobianos em pacientes internados e ambulatoriais pode ser a causa da resistência aos medicamentos; contudo, a propagação em instituições deve-se mais ao contato direto com o paciente. A descontaminação permanente de superfícies, a utilização de técnicas de barreira ao examinar pacientes e a higiene assídua das mãos são técnicas que têm mostrado diminuir a transmissão. Além disso, a interrupção de antimicrobianos inadequados pode limitar a colonização de pacientes com microrganismos mais resistentes, incluindo *C. difficile*.

COMPLICAÇÕES HEMATOLÓGICAS

Além de causar sangramento, as cirurgias de grande porte, como as cirurgias abdominais e dos traumatismos, alteram o delicado equilíbrio do sistema hematológico do corpo, especialmente em relação às vias de coagulação.

▶ Tromboembolismo venoso (TEV)

Rudolf Virchow foi o primeiro a postular sobre a fisiopatologia da trombose, em 1846. Os princípios de sua tríade – estado de hipercoagulabilidade, estase e danos aos vasos – são utilizados até hoje. Os pacientes envolvidos com trauma, cirurgias oncológicas ou dissecção da pelve são particularmente suscetíveis ao fenômeno. Os pacientes no pós-operatório devem ser cuidadosamente monitorados para edema de extremidades inferiores, hipóxia ou dor pleurítica de início recente, uma vez que podem ser portadores da síndrome. Os fatores de risco incluem os fatores não modificáveis (trombofilia, TEV prévio, insuficiência cardíaca congestiva, doença pulmonar crônica, AVE, câncer, lesão da medula espinal, obesidade, idade > 40, veias varicosas) e os fatores modificáveis (tipo de cirurgia: quadril, extremidade inferior, cirurgia geral maior, ventilação mecânica, trauma maior, acessos venosos centrais, quimioterapia, terapia de reposição hormonal, gravidez, imobilidade). A embolia pulmonar varia em gravidade desde relativamente assintomática até resultar em parada cardíaca ou morte súbita. As complicações em longo prazo, como hipertensão pulmonar, podem resultar em pacientes que não são tratados adequadamente.

A prevenção do TEV é muito mais eficaz do que o tratamento dessa complicação. As diretrizes do CHEST são um complemento útil para a estratificação de risco e a atribuição da terapia preventiva adequada. A terapia geralmente requer heparina regular com heparina de baixo peso molecular, meias de compressão sequencial e deambulação precoce. Os filtros da veia cava inferior podem ser considerados um método de prevenção em pacientes que apresentam contraindicações para a anticoagulação ou apresentam progressão da doença, apesar da anticoagulação adequada.

O diagnóstico de trombose venosa profunda pode ser realizado de forma eficaz em termos de custos, utilizando ultrassonografia com Doppler. A TC, a ressonância magnética (RM) ou a venografia tradicional são métodos mais caros e mais invasivos para o estabelecimento do diagnóstico da doença. A embolia pulmonar pode ser diagnosticada por ecocardiografia, cintilografia de ventilação/perfusão e angiografia; no entanto, a angiotomografia helicoidal é a técnica mais comumente utilizada. Infelizmente, embora o exame físico leve a um alto grau de suspeição, ele, por si só, não é específico nem sensível.

Os objetivos do tratamento de TEV são a estabilização do coágulo, a revascularização dos vasos afetados e a prevenção de complicações em longo prazo. A maioria dos pacientes responde à anticoagulação com heparina intravenosa ou doses subcutâneas mais elevadas de heparina de baixo peso molecular e, posteriormente, conversão para a terapia oral com varfarina. Nos pacientes que apresentam instabilidade hemodinâmica em função de embolia pulmonar, deve-se pensar em trombólise, embolectomia por aspiração ou procedimento de Trendelenburg.

▶ Trombocitopenia induzida por heparina (HIT)

A trombocitopenia é um achado comumente encontrado no pós-operatório e pode ter várias causas. A trombocitopenia pós-operatória é, geralmente, considerada uma redução de 50% no volume total de plaquetas. A redução de plaquetas na HIT é geralmente observada uma semana após o início da heparina. A incidência é maior com heparina não fracionada do que com heparina de baixo peso molecular. Embora geralmente associada à trombocitopenia, a fase inicial é pró-coagulativa e trombótica, com muitos pacientes apresentando TEV, infarto do miocárdio ou AVE. A trombocitopenia é um achado tardio nesses pacientes. Com a suspeita de HIT, toda heparina, incluindo as lavagens e cateteres revestidos, deve ser interrompida e deve ser realizado um teste de pesquisa de anticorpos.

Se o diagnóstico de HIT for confirmado, deve ser mantida a interrupção do uso de heparina e produtos revestidos de heparina. Se a anticoagulação for necessária, deve ser considerado o uso de lepirudina ou argatrobana*. A escolha do agente é geralmente feita por fatores do paciente: a lepirudina deve ser evitada em pacientes com insuficiência renal e a argatrobana deve ser evitada em pacientes com insuficiência hepática. Em longo prazo, a anticoagulação pode ser transferida para a varfarina; no entanto, a varfarina não deve ser administrada durante a fase aguda da HIT, pois isso pode levar a uma fase pró-coagulante acentuada.

---

*N. de R.T. Lepirudina e argatrobana não estão disponíveis no Brasil. Como alternativa, pode-se utilizar fondaparinux.

COMPLICAÇÕES SISTÊMICAS

▶ Febre pós-operatória

A febre ocorre em cerca de 40% dos pacientes após uma grande cirurgia. Na maioria dos pacientes, a elevação da temperatura resolve-se sem tratamento específico. No entanto, a febre pós-operatória pode anunciar infecção grave e, por isso, é importante avaliar o paciente clinicamente. As características frequentemente associadas a uma origem infecciosa da febre incluem trauma pré-operatório, classe ASA maior que 2, início da febre após o segundo dia de pós-operatório, elevação da temperatura inicial acima de 38,6 °C, contagem de leucócitos no pós-operatório superior a 10.000/μL e ureia nitrogenada no soro de 15 mg/dL ou mais no pós-operatório. Se três ou mais dos critérios supracitados estiverem presentes, a probabilidade de infecção bacteriana associada é quase 100%.

A febre nas 48 horas após a cirurgia geralmente é causada por atelectasia. A reexpansão do pulmão faz a temperatura do corpo voltar ao normal. Como os exames laboratoriais e radiológicos são geralmente inespecíficos, uma extensa avaliação da febre no pós-operatório imediato raramente é indicada se o período de convalescença do paciente não apresentar outras anormalidades.

Quando a febre aparece após o segundo dia de pós-operatório, a atelectasia é uma explicação menos provável. O diagnóstico diferencial de febre neste momento inclui flebite relacionada ao cateter, pneumonia e infecção do trato urinário. A história dirigida e o exame físico complementado por exames laboratoriais e radiológicos geralmente determinam a causa.

Os pacientes sem infecção raramente apresentam febre após o quinto dia de pós-operatório. Febre tardia sugere infecção da ferida operatória ou, com menos frequência, ruptura da anastomose e abscessos intra-abdominais. Uma avaliação diagnóstica dirigida para a detecção de sepse intra-abdominal é indicada em pacientes que apresentam temperaturas elevadas (> 39 °C) e feridas sem evidência de infecção por 5 dias ou mais de pós-operatório. A TC de abdome e pelve é o exame preferencial e deve ser realizado precocemente, antes de ocorrer falência evidente de órgãos.

A febre é rara após a primeira semana em pacientes que tiveram período de convalescença normal. Alergia a medicamentos, febre associada à transfusão, trombose séptica da veia pélvica e abscessos intra-abdominais devem ser considerados.

▶ Referências

Compoginis JM, Katz SG. American College of Surgeons National Surgical Quality Improvement Program as a quality improvement tool: a single institution's experience with vascular surgical site infections. *Am Surg*. 2013 Mar;79(3):274-278.

Koch CG, Li L, Hixson E, et al. What are the real rates of postoperative complications: elucidating inconsistencies between administrative and clinical data sources. *J Am Coll Surg*. 2012 May;214(5):798-805.

Lawson EH, Louie R, Zingmond DS, et al. A comparison of clinical registry versus administrative claims data for reporting of 30-day surgical complications. *Ann Surg*. 2012 Dec;256(6):973-981.

O'Doherty AF, West M, Jack S, Grocott MP. Preoperative aerobic exercise training in elective intracavity surgery: a systematic review. *Br J Anaesth*. 2013 May;110(5):679-689.

QUESTÕES DE MÚLTIPLA ESCOLHA

1. Todas as alternativas a seguir são verdadeiras para complicações respiratórias, *exceto*:
   A. São comuns após procedimentos torácicos, mas são raras após cirurgias abdominais.
   B. Constituem a causa isolada mais comum de morbidades após grandes procedimentos cirúrgicos.
   C. Ocorrem mais comumente em pacientes idosos, fumantes e obesos.
   D. Os fatores predisponentes podem ser moderados por atividades no pré-operatório e no pós-operatório.
   E. Incluem atelectasia, pneumonia, aspiração e embolia pulmonar.

2. Uma mulher de 64 anos está no 12º dia de pós-operatório de histerectomia total abdominal para doença benigna. Ela volta ao pronto-socorro com náuseas e vômitos e com abdome distendido, mas não muito doloroso, e sua ferida operatória está limpa. Uma radiografia abdominal mostra algumas alças do intestino delgado dilatadas, mas sem a presença de ar livre na cavidade abdominal:
   A. Ela deve retornar para a sala de cirurgia o mais rápido possível para liberação de aderências.
   B. O foco abdominal de seus sintomas afasta problemas pulmonares, como pneumonia.
   C. Seu tratamento inicial deve incluir hidratação intravenosa e aspiração nasogástrica.
   D. A presença de alças intestinais dilatadas na radiografia afasta a possibilidade de íleo adinâmico.
   E. As alternativas A e C são verdadeiras.

3. Uma mulher de 82 anos foi submetida a uma colectomia sigmoide laparoscópica com desvio de ileostomia em alça, 5 dias atrás, por um câncer retal, após a radioterapia neoadjuvante. Ela está tolerando uma dieta regular e sua ileostomia é saudável e funcional. A equipe de enfermagem relata que ela está um pouco sonolenta e não urinou durante os dois últimos turnos. Qual é a causa mais provável de sua anúria?
   A. Insuficiência renal aguda.
   B. Hidratação inadequada na sala cirúrgica.
   C. Ileostomia com alto débito com reposição (hídrica) pós-operatória inadequada.
   D. Baixo débito cardíaco.
   E. Retenção urinária.

4. O paciente é um homem de 30 anos com 16 horas de pós-operatório de laparotomia de emergência por trauma abdominal fechado após acidente de automóvel. Seu baço foi removido, uma laceração do fígado foi controlada com suturas e pró-coagulantes tópicos e um segmento danificado do jejuno foi ressecado. Sua cirurgia levou 3 horas e ele recebeu 12 unidades de cristaloides, 6 unidades de sangue, 4 unidades de plasma fresco congelado e 5 unidades de plaquetas. Sua parede abdominal foi fechada primariamente. Ele permanece intubado e ventilado na UTI. Seu débito urinário foi de 55 mL ao longo das últimas 6 horas. Outras medidas no seu tratamento devem incluir:
   A. Extubação precoce é preferível para limitar o risco de pneumonia, mesmo se o estado mental ainda não estiver totalmente restabelecido.
   B. A diurese agressiva precoce pode promover a permanência da função renal.
   C. Hidratação venosa adicional é raramente necessária após o controle do sangramento.
   D. A medida da pressão na bexiga pode ser útil para determinar a probabilidade de síndrome compartimental abdominal.
   E. As alternativas A e C são verdadeiras.

5. Todas as alternativas seguintes são verdadeiras sobre a infecção do sítio cirúrgico, *exceto*:
   A. É classificada pelo Centers for Disease Control and Prevention em: (1) apenas a ferida operatória, (2) órgãos e cavidades e (3) envolvendo o parênquima de órgãos.
   B. O risco varia de acordo com o grau de contaminação bacteriana da ferida operatória.
   C. O risco é modificado por fatores do paciente, como diabetes e uso de imunossupressores.
   D. O risco pode ser reduzido com a escolha e o momento adequados do uso de antimicrobianos.
   E. O tratamento deve priorizar o controle da fonte primária.

6 Cicatrização de feridas operatórias

Michael G. Franz, MD

▶ Feridas agudas

Uma ferida aguda é o resultado da perda súbita da estrutura anatômica no tecido após a transferência de energia térmica, cinética ou química. Funcionalmente, uma ferida aguda deve passar pela fase de cicatrização para resultar em reparação completa e mantida. As feridas agudas ocorrem, em geral, no tecido normal, recém-lesionado. O processo de cicatrização de feridas agudas se completa dentro de 6 a 12 semanas. A maioria das feridas operatórias

▶ Feridas crônicas

A cicatrização não ocorre completamente em uma ferida crônica. O processo de reparação tecidual é prolongado e patológico. O mecanismo comum é a desregulação de uma das fases de cicatrização normal de feridas agudas. Na maioria das vezes, a interrupção da cicatrização ocorre na fase inflamatória. Essa fase inflamatória prolongada pode ser devida à infecção da ferida ou a outra forma de irritação crônica. A hipóxia dos tecidos e da ferida é outro mecanismo importante para o desenvolvimento de uma ferida crônica. A falha na epitelização em função de traumatismos repetidos ou dessecação também pode resultar em ferida crônica de espessura parcial. Os cirurgiões podem converter uma ferida crônica em uma ferida aguda.

CONSIDERAÇÕES GERAIS

▶ Cicatrização de feridas clínicas

Os cirurgiões frequentemente descrevem a cicatrização de feridas como primária ou secundária. A *cicatrização primária* ocorre quando a incisão é feita em tecido limpo e as bordas são anatomicamente reaproximadas. Ela também é conhecida como cicatrização por primeira intenção, e a reparação dos tecidos, em geral, ocorre sem complicações. A *cicatrização secundária* ocorre em feridas abertas, por meio da formação de tecido de granulação e eventual cobertura do defeito pela migração de células epiteliais. O tecido de granulação é composto por novos capilares, fibroblastos e uma matriz extracelular provisória, em que se forma a base da ferida inicial. Esse processo também é referido como cicatrização por segunda intenção. Feridas mais infectadas e queimaduras, geralmente, cicatrizam desse modo. A cicatrização primária é mais simples e necessita de um tempo menor para síntese de tecidos do que a cicatrização secundária. A cicatrização primária de feridas operatórias repara um volume menor do que uma cicatrização secundária de feridas operatórias abertas. Os princípios das cicatrizações primária e secundária são combinados no *fechamento primário retardado*, quando uma ferida é deixada aberta para cicatrizar em um ambiente cuidadosamente mantido úmido por cerca de cinco dias e, então, é fechada como se fosse uma ferida primária. As feridas tratadas com fechamento primário retardado apresentam menor probabilidade de infecção do que as feridas que se fecham imediatamente, porque o equilíbrio bacteriano é alcançado e as necessidades de oxigênio são otimizadas por meio da formação de novos capilares no tecido de granulação.

▶ Mecanismos de cicatrização de feridas

O complexo processo de cicatrização de feridas normalmente ocorre por meio de coagulação e inflamação, fibroplasia, deposição de matriz, angiogênese, epitelização, maturação do colágeno e, por fim, retração da ferida (Fig. 6-1). Os sinalizadores de cicatrização de feridas incluem fatores de crescimento peptídicos, complemento, citocinas mediadoras inflamatórias e sinais metabólicos, como hipóxia e acúmulo de lactato. Muitas dessas vias de sinalização celular são redundantes e pleiotrópicas.

A. Hemostasia e inflamação

Após a lesão, uma ferida deve parar de sangrar, a fim de cicatrizar e para a sobrevida do hospedeiro. Portanto, não é surpreendente que os elementos celulares e moleculares envolvidos na hemostasia também sinalizem a reparação de tecidos. Logo após a lesão, os produtos de coagulação – fibrina, fibrinopeptídeos, produtos da lise de trombina e componentes do complemento – atraem as células

CICATRIZAÇÃO DE FERIDAS OPERATÓRIAS

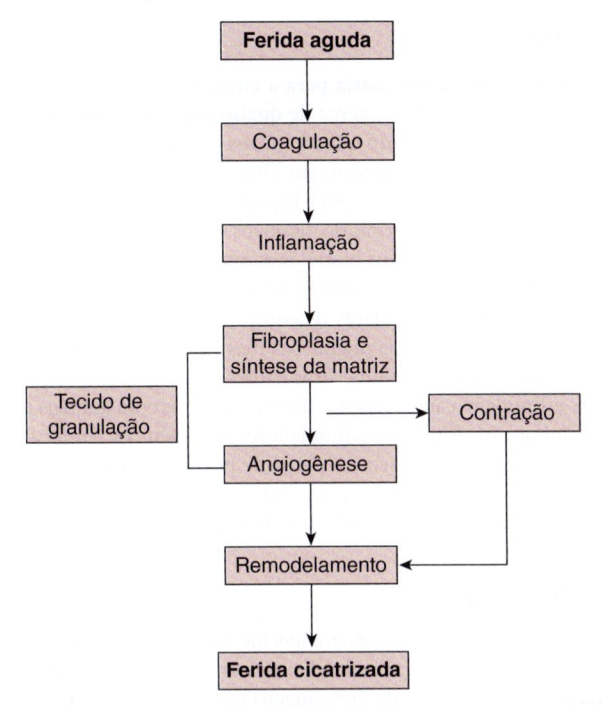

Figura 6-1 A cicatrização de feridas agudas normalmente ocorre a partir da coagulação e da inflamação, por meio de angiogênese, fibroplasia, deposição de matriz (formação de tecido de granulação), maturação do colágeno, epitelização e, finalmente, retração da ferida. A ferida crônica não cicatriza em nenhum ponto ao longo desta via de cicatrização de feridas.

inflamatórias para a ferida. As plaquetas ativadas pelo fator de crescimento semelhante à insulina 1 (IGF-1, do inglês *insulin-like growth factor 1*) de liberação de trombina, pelo fator de transformação do crescimento α (TGF-α, do inglês *transforming growth factor α*), pelo fator de transformação do crescimento β (TGF-β, do inglês *transforming growth factor β*) e pelo fator de crescimento derivado de plaquetas (PDGF, do inglês *platelet-derived growth factor*) atraem leucócitos, particularmente macrófagos, e fibroblastos para a ferida. As células endoteliais danificadas respondem a uma cascata de sinalização envolvendo os produtos de complemento C5a, o fator de necrose tumoral α (TNF-α, do inglês *tumor necrosis factor α*), a interleucina-1 (IL-1) e a interleucina-8 (IL-8) e expressam receptores para moléculas de integrina sobre as membranas celulares dos leucócitos. Então, os leucócitos circulantes aderem ao endotélio e migram para o tecido ferido. As interleucinas e outros componentes inflamatórios, como histamina, serotonina e bradicinina, provocam a primeira vasoconstrição para a hemostasia e, posteriormente, dilatam-se, tornando-se porosos, de modo que o plasma e os leucócitos do sangue possam migrar para a área lesionada.

A presença de células inflamatórias na ferida, em fase muito inicial, aumenta a demanda metabólica. Com a microcirculação local danificada, ocorre um dissipador de energia local e a pressão parcial arterial de oxigênio (PaO_2) cai enquanto o CO_2 se acumula. O lactato, em particular, desempenha um papel crítico, uma vez que a sua fonte é principalmente aeróbia e o seu nível é fortemente regulado pelos níveis de oxigênio no tecido. O estresse oxidativo é um sinal importante para a reparação dos tecidos. Essas condições desencadeiam os processos de reparação e estimulam a sua propagação.

Os macrófagos assumem um papel dominante na síntese de moléculas de cicatrização de feridas, à medida que os sinalizadores de reparação de tecidos mediados pela coagulação diminuem. De modo importante, os macrófagos, estimulados pela fibrina, continuam a liberar grandes quantidades de lactato. Esse processo continua até que os níveis de oxigênio comecem a subir, mantendo o "ambiente de lesão". O lactato sozinho estimula a angiogênese e a deposição de colágeno, por meio da produção continuada de fatores de crescimento. A menos que a ferida seja infectada, a população de granulócitos, que era predominante nos primeiros dias, diminui. Os macrófagos agora cobrem a superfície da ferida. Os fibroblastos começam a se organizar no meio do brotamento de novos vasos sanguíneos. As células-tronco circulantes, como as células-tronco mesenquimais derivadas da medula óssea, auxiliam os fibroblastos na cicatrização da ferida, mas a extensão desse processo ainda é desconhecida.

B. Fibroplasia e síntese da matriz

Fibroplasia — Ao longo do processo de cicatrização de feridas, a fibroplasia (replicação de fibroblastos) é estimulada por vários mecanismos, começando com o PDGF, o IGF-1 e o TGF-β liberado pelas plaquetas e, depois, pela liberação contínua de numerosos fatores de crescimento peptídicos de macrófagos e também de fibroblastos no interior da ferida. Os fatores de crescimento e as citocinas, que estimulam a fibroplasia e a cicatrização de feridas, incluem o fator de crescimento de fibroblastos (FGF, do inglês *fibroblast growth factor*), o IGF-1, o fator de crescimento endotelial vascular (VEGF, do inglês *vascular endothelial growth factor*), a IL-1, a IL-2, a IL-8, o PDGF, o TGF-α, o TGF-β e o TNF-α. A divisão dos fibroblastos ocorre próximo da borda da ferida, um ambiente de reparo do tecido ativo com tensões de oxigênio teciduais de cerca de 40 mmHg na cicatrização normal de feridas. Em cultura de células, essa PaO_2 é ideal para a divisão de fibroblastos. As células musculares lisas também são prováveis progenitores, porque os fibroblastos migram das camadas adventícia e média dos vasos da ferida. Lipócitos, pericitos e outras fontes celulares podem existir para diferenciação terminal em fibroblastos de reparação.

Síntese da matriz — Os fibroblastos secretam o colágeno e os proteoglicanos da matriz de tecido conectivo que mantém as bordas da ferida próximas e incorporam as células da matriz de cicatrização de feridas. Essas moléculas extracelulares assumem formas poliméricas e tornam-se a base física da força da ferida (Fig. 6-2). A síntese de colágeno não é uma propriedade constitutiva de fibroblastos, mas deve ser assinalada. Os mecanismos que regulam a estimulação e a síntese de colágeno são multifatoriais e incluem fatores de crescimento e estímulos metabólicos, como o lactato. O promotor do gene do colágeno apresenta sítios de ligação reguladores para os corticoides de estresse, a via de sinalização de TGF-β e os retinoides, que controlam a expressão de genes do colágeno. Outros fatores de crescimento regulam glicosaminoglicanos,

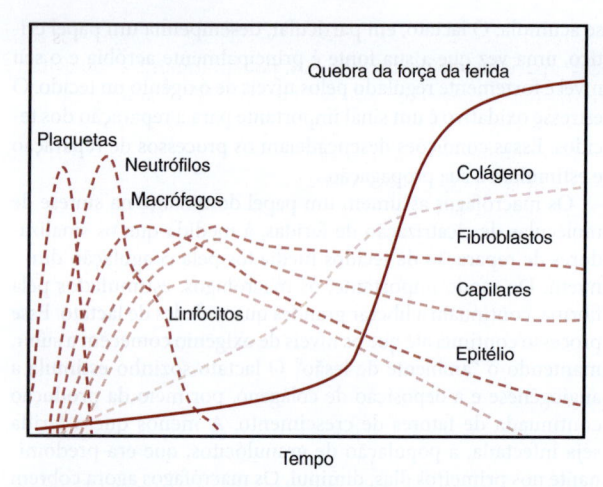

Figura 6-2 Os elementos celulares e moleculares fundamentais ativados durante a cicatrização normal de feridas.

inibidores teciduais de metaloproteinases (TIMPs, do inglês *tissue inhibitors of metalloproteinase*) e a síntese de fibronectina. O acúmulo de lactato no ambiente extracelular é capaz de estimular diretamente a transcrição de genes de colágeno, bem como o processamento pós-tradução de peptídeos de colágeno. Está claro que o estado de redução e o armazenamento de energia das células de reparação da ferida regulam a síntese de colágeno.

O aumento de RNA mensageiro (mRNA, do inglês *messenger RNA*) nas fibras do colágeno leva a um aumento do peptídeo procolágeno. No entanto, isso não é suficiente para aumentar a deposição de colágeno, porque o peptídeo procolágeno não pode ser transportado das células para o espaço extracelular, até que, na etapa pós-tradução, uma parte de seus aminoácidos de prolina seja hidroxilada. Nessa reação, catalisada pela prolil-hidroxilase, um átomo de oxigênio derivado do O_2 dissolvido é inserido (como um grupo hidroxila) em prolinas selecionadas do colágeno na presença dos cofatores ácido ascórbico, ferro e α-cetoglutarato. Assim, o acúmulo de lactato, ou qualquer outro processo que diminua o *pool* de nicotinamida adenina dinucleotídeo (NAD^+), pode levar à produção de mRNAs do colágeno, ao aumento da síntese de peptídeos de colágeno e (em quantidades suficientes de ácido ascórbico e oxigênio) ao aumento da modificação pós-tradução e à secreção dos monômeros de colágeno para o espaço extracelular.

Outra enzima, a lisil-hidroxilase, hidroxila muitas das lisinas do procolágeno. A ligação covalente lisil-lisil ocorre em seguida, entre as moléculas de colágeno, aumentando a resistência das fibras de colágeno. Esse processo também exige quantidades adequadas de ácido ascórbico e oxigênio. Essas reações de oxigenação (e, portanto, de deposição de colágeno) são limitadas pelo nível de oxigênio nos tecidos, PaO_2. As velocidades de reação são semimáximas com cerca de 20 mmHg e máximas com cerca de 200 mmHg. A hidroxilação pode ser "forçada" em velocidades acima do normal pela hiperóxia tecidual. A deposição de colágeno, a resistência da ferida e as taxas de angiogênese podem aumentar e acelerar com a elevação da PaO_2 tecidual.

C. Angiogênese

A angiogênese é necessária para a cicatrização de feridas. Ela é clinicamente evidente cerca de quatro dias após a lesão, mas pode começar mais cedo quando novos capilares surgem de vênulas preexistentes e crescem em direção à lesão, em resposta a quimioatraentes liberados por plaquetas e macrófagos. Nas feridas com fechamento primário, os novos vasos logo se encontram e se fundem com os seus homólogos que migram do outro lado da ferida, estabelecendo o fluxo sanguíneo através da ferida. Nas feridas abertas, os capilares recém-formados conectam-se aos capilares adjacentes que migram na mesma direção, e formam o tecido de granulação. Numerosos fatores de crescimento e citocinas estimulam a angiogênese, mas experiências com animais indicam que os principais estimuladores angiogênicos em feridas são derivados inicialmente a partir de plaquetas, em resposta à coagulação e, em seguida, pelos macrófagos, em resposta à hipóxia ou ao aumento do lactato, da fibrina e de seus produtos.

D. Epitelização

As células epiteliais respondem aos mesmos estímulos, como os fibroblastos e as células endoteliais, na área mesenquimatosa da ferida. Vários fatores de crescimento também regulam a replicação de células epiteliais. O TGF-α e o fator de crescimento de queratinócitos (KGF, do inglês *keratinocyte growth factor*), por exemplo, são potentes mitógenos de células epiteliais. O TGF-α inibe a diferenciação de células epiteliais e, assim, pode aumentar e perpetuar a mitogênese, embora ele mesmo não seja um mitógeno para essas células. Durante a cicatrização de feridas, as mitoses surgem nas células epiteliais um pouco além da borda da ferida. As novas células migram sobre as células na borda e para a área não cicatrizada e apoiam a primeira posição da matriz não epitelizada encontrada. A PaO_2 na parte inferior da célula, no ponto de fixação, é geralmente baixa. A PaO_2 baixa estimula as células epiteliais escamosas a produzirem TGF-β, inibindo a diferenciação terminal e, novamente, apoiando a mitose adicional. Esse processo de comunicação epiderme-mesênquima repete-se até que a ferida esteja fechada.

A epitelização e a diferenciação escamosa são facilitadas quando a superfície das feridas é mantida úmida. É claro que mesmo curtos períodos de secagem prejudicam o processo e, portanto, as feridas não devem ficar ressecadas. Os exsudatos de feridas superficiais agudas não infectadas também contêm fatores de crescimento e lactato e, portanto, também mantêm o ambiente de crescimento encontrado na base das feridas.

E. Remodelamento da fibra de colágeno e contração da ferida

O remodelamento da matriz extracelular da ferida também é um processo bem-regulado. Em primeiro lugar, os fibroblastos substituem a matriz de fibrina provisória por monômeros de colágeno. As enzimas extracelulares, algumas delas dependentes da PaO_2, polimerizam rapidamente esses monômeros, inicialmente em um padrão que é mais aleatório do que em um tecido não

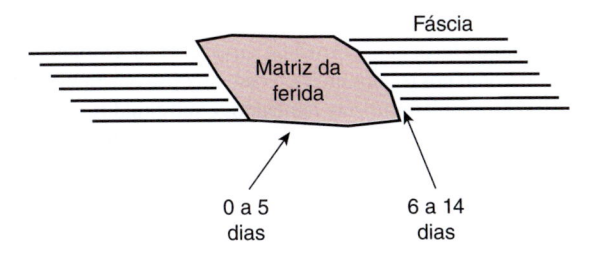

▲ **Figura 6-3** A matriz inicial da ferida é fraca e suscetível a falhas mecânicas, especialmente em tecidos que suportam cargas, como a parede abdominal. Após 5 dias, ocorre uma falha mecânica na interface da matriz da ferida e do tecido circundante não lesionado.

lesionado, predispondo a ferida inicial a falhas mecânicas. Progressivamente, a matriz provisória inicial é substituída por uma formação de fibras colágenas maiores, mais organizadas, mais fortes e mais duráveis. A matriz provisória não funciona muito bem como uma matriz mecânica (do primeiro ao quinto dia). Em seguida, ocorre uma falha mecânica na interface tecido-matriz ou no ponto de fusão (Fig. 6-3). O mecanismo para a ligação da matriz da ferida até a borda de tecido não lesionado não é bem compreendido.

A reorganização da nova matriz é uma característica importante da cicatrização, e fibroblastos e leucócitos secretam colagenases, que garantem o componente lítico. O *turnover* ocorre rapidamente no início e, depois, mais lentamente. Inclusive em feridas simples, o *turnover* da matriz da ferida pode ser detectado quimicamente por até 18 meses. A cicatrização é bem-sucedida quando uma quantidade excessiva de matriz é depositada, apesar da lise concomitante. A lise, ao contrário da síntese anabólica, é menos dependente de energia e nutrição. Entretanto, se a síntese for deficiente, a lise irá enfraquecer a ferida.

Durante o rápido *turnover*, as feridas normalmente ganham força e durabilidade, mas são vulneráveis à contração ou ao estiramento. Os fibroblastos exercem a força de contração. Eles ligam-se ao colágeno e estiram a rede de colágeno quando as membranas celulares encurtam à medida que os fibroblastos migram. Os miofibroblastos da ferida, um fenótipo especializado, expressam os filamentos de actina intracelulares, que também contribuem para a força de contração da ferida mediada por fibroblastos. As fibras de colágeno são, então, fixadas nas posições por meio de vários mecanismos de ligações cruzadas. Tanto as feridas abertas quanto as fechadas tendem a contrair se não forem submetidas a uma força contrária superior. O fenômeno é mais bem observado na superfície das feridas, que podem fechar 90% ou mais apenas por contração na pele livre. Por exemplo, o resíduo de uma grande ferida aberta na parte de trás do pescoço pode ser apenas uma pequena área da epitelização. Na região dorsal, nas nádegas ou na região frontal, este é muitas vezes um processo benéfico, enquanto no rosto e em torno de articulações, os resultados podem ser incapacitantes ou desfigurantes. A contração patológica da ferida é,

geralmente, chamada de contratura ou estenose. Os enxertos de pele, especialmente os mais grossos, podem minimizar ou evitar contraturas incapacitantes de feridas. As talas dinâmicas de estiramentos passivo ou ativo ou a inserção de retalhos contendo derme e subderme também neutralizam a contração. A prevenção de uma estenose muitas vezes depende de assegurar que as bordas opostas do tecido estão bem perfundidas, de modo que a cicatrização possa ocorrer rapidamente e interromper a contração. As feridas em cicatrização também podem estirar durante o *turnover* ativo, quando a tensão supera a contração. Isso pode explicar a frouxidão das cicatrizes em ligamentos lesionados, mas sem fratura de articulações e a tendência para formação de hérnia incisional em feridas abdominais de pacientes obesos.

F. Cicatrização de tecidos especializados

Outros tecidos, exceto a pele, cicatrizam, geralmente, pelas mesmas vias fundamentais. Embora a estrutura do tecido possa ser especializada, os processos de reparação iniciais são compartilhados. A taxa de eficiência de cicatrização de feridas em diferentes tipos de tecidos depende, em grande parte, do conteúdo total de colágeno, da organização do colágeno e do suprimento sanguíneo.

Trato gastrintestinal — A velocidade de reparação varia entre as partes do intestino, de acordo com o seu suprimento sanguíneo. As anastomoses de colo do intestino e esôfago cicatrizam de forma menos confiável e são mais propensas a extravasamentos, enquanto falhas nas anastomoses de estômago ou intestino delgado são mais raras. As anastomoses intestinais recuperam a força rapidamente, quando comparadas a feridas na pele. Após 1 semana, a força pode exceder o tecido intestinal circundante ileso. No entanto, o intestino circundante também participa na reação à lesão, inicialmente perdendo colágeno por meio de lise e, como resultado, perdendo resistência. Por essa razão, o extravasamento pode ocorrer a poucos milímetros da anastomose. Uma linha de sutura muito justa pode causar isquemia, agravando esse problema cirúrgico.

O revestimento de células mesoteliais do peritônio também é importante para a cicatrização no trato gastrintestinal e no abdome. O esôfago e o colo retroperitoneal não possuem uma serosa de revestimento mesotelial, o que pode contribuir para cicatrização deficiente dessas feridas. Há evidências de que as células mesoteliais sinalizam a reparação de revestimentos peritoneais e constituem uma fonte de células de reparação.

Comorbidades que podem retardar a síntese de colágeno ou que estimulam a lise do colágeno podem aumentar o risco de perfuração e extravasamento. O risco de extravasamento é maior do quarto ao sétimo dia, quando a resistência à tração, em geral, aumenta rapidamente, mas pode ser impedida pela deposição deficiente de colágeno ou pelo aumento da lise. A infecção local que, na maioria das vezes, ocorre próximo a anastomoses de esôfago e colo, promove a lise e retarda a síntese, aumentando a probabilidade de perfuração.

Ossos — A cicatrização óssea é controlada por muitos dos mesmos mecanismos que controlam a cicatrização de tecidos moles.

Ela também ocorre em fases morfológicas: inflamação, fibroplasia e remodelação. A duração de cada fase varia dependendo da localização e da extensão da fratura.

A lesão (fratura) provoca a formação de hematoma a partir dos vasos sanguíneos danificados do periósteo, do endósteo e dos tecidos circundantes. Em poucas horas, um infiltrado inflamatório de neutrófilos e macrófagos é recrutado para o hematoma, como em lesões de tecidos moles. Os monócitos e granulócitos limpam e digerem o tecido necrótico, incluindo o próprio osso, na superfície da fratura. Esse processo continua durante dias ou semanas, dependendo da quantidade de tecido necrótico. Como a inflamação progride para fibroplasia, o hematoma é progressivamente substituído por tecido de granulação, que pode formar o osso. Esse tecido da ferida óssea, conhecido como calo, desenvolve-se a partir de ambos os lados da fratura e é composto por fibroblastos, células endoteliais e células formadoras de ossos (condroblastos, osteoblastos). Como os macrófagos (osteoclastos) fagocitam o hematoma e o tecido danificado, os fibroblastos (osteócitos) depositam uma matriz de colágeno e os condroblastos depositam os proteoglicanos em um processo chamado de formação óssea endocondral. Essa fase, proeminente em alguns ossos, é convertida em tecido ósseo, à medida que os osteoblastos condensam os cristais de hidroxiapatita em pontos específicos sobre as fibras colágenas. As células endoteliais formam uma estrutura vascular característica do osso não lesionado. Por fim, o calo fibrovascular é completamente substituído por um osso novo. Ao contrário da cicatrização de tecidos moles, a cicatrização óssea apresenta características de regeneração, e o osso muitas vezes consolida sem deixar cicatriz.

A cicatrização óssea também depende do suprimento sanguíneo. Após a lesão, as extremidades do osso fraturado são avasculares. Os osteócitos e os vasos sanguíneos formam lacunas por vários milímetros da fratura. Novos vasos sanguíneos devem surgir a partir de vasos preexistentes e migrar para a área da lesão. À medida que novos vasos sanguíneos cruzam as extremidades ósseas, eles são acompanhados por osteoclastos, assim como os macrófagos os acompanham na reparação de tecidos moles. No osso, essa unidade é chamada de cone de corte porque ela corta seu caminho através do osso, no processo para se ligar a outros vasos. Nessa fase de revascularização, o excesso de movimento na extremidade óssea pode danificar os delicados novos vasos e retardar a cicatrização. A osteomielite surge, na maioria das vezes, em fragmentos ósseos isquêmicos. A hiperoxigenação otimiza a consolidação da fratura e ajuda na cicatrização (e, potencialmente, na prevenção) de osteomielite. A hipóxia aguda ou crônica retarda a reparação óssea.

A reparação óssea pode ocorrer por primeira intenção ou secundária. O reparo primário só pode ocorrer quando a fratura for estável e alinhada, e suas superfícies, estreitamente justapostas. Esse é o objetivo da fixação com placas rígidas ou fixação da haste de fraturas. Nessas condições, os capilares podem crescer sobre toda a área da fratura e rapidamente restabelecer um suprimento vascular. Um pequeno (ou nenhum) calo é formado. O reparo secundário com a formação de um calo é o mais comum. Uma vez que a fratura tenha sido consolidada, ocorre o remodelamento do novo osso em resposta ao estresse mecânico sobre ele, com restauração da força para normal ou quase normal. Durante esse processo, como nos tecidos moles, o osso preexistente e a sua rede vascular são simultaneamente removidos e substituídos. A remodelação óssea aumentada pode ser detectada em até 10 anos após a lesão. Embora a remodelação seja eficiente, ela não pode corrigir deformidades de angulação ou rotação nas fraturas desalinhadas. A cuidadosa redução da fratura ainda é importante.

A reparação óssea pode ser manipulada. A estimulação elétrica, os fatores de crescimento e a distração osteogênica são três ferramentas para esse fim. As correntes elétricas aplicadas diretamente (através de eletrodos implantados) ou induzidas por campos eletromagnéticos alternados externos podem acelerar a reparação por meio da indução de formação de um novo osso, do mesmo modo que as pequenas correntes piezoelétricas, que são produzidas pela deformação mecânica do osso intacto e controlam a remodelação ao longo das linhas de tensão. A estimulação elétrica tem sido utilizada com sucesso para tratar a ausência de consolidação óssea (em que a neoformação óssea entre os ossos não ocorre, muitas vezes necessitando de longos períodos de repouso no leito). Implantes impregnados com proteína morfogenética óssea (BMP, do inglês *bone morphogenetic protein*) aceleraram a cicatrização óssea em animais e têm sido utilizados com resultados encorajadores no tratamento de grandes defeitos ósseos e fraturas não consolidadas, inclusive durante a fusão espinal.

A técnica de Ilizarov, distração osteogênica linear, pode alongar ossos, estimular o crescimento ósseo ao longo do defeito ou corrigir defeitos de angulação. O dispositivo de Ilizarov é um fixador externo ligado aos ossos por pinos ou fios de metal. Uma pausa cirúrgica é criada e, então, lentamente, os ossos separam-se (1 mm/dia) ou lentamente formam uma nova angulação. O suprimento vascular e a subsequente formação do novo osso migram junto com o movimento do segmento ósseo.

PATOGÊNESE

▶ Efeitos da hipóxia nos tecidos

Perfusão e oxigenação inadequadas são as causas mais frequentes de falha na cicatrização. O oxigênio é necessário para um bom processo de inflamação, atividade bactericida, angiogênese, epitelização e deposição de matriz (colágeno). Os colágenos oxigenases fundamentais envolvidos têm valores de K_m para o oxigênio de cerca de 20 mmHg e valores máximos de cerca de 200 mmHg, isto é, as velocidades de reação são reguladas pela PaO_2 e pela perfusão sanguínea, em toda a variação fisiológica. A PaO_2 de líquido de feridas em incisões humanas é de cerca de 30 a 40 mmHg, sugerindo que essas enzimas, normalmente, funcionam um pouco acima de sua capacidade média. A PaO_2 de líquidos de feridas é reduzida por hipovolemia, infusão de catecolamina, stress e frio. Em condições ideais, a PaO_2 do líquido da ferida pode ser elevada acima de 100 mmHg por meio de uma melhor perfusão e respiração de oxigênio. O processo de cicatrização em seres humanos é profundamente influenciado pela oferta arterial local, pela vasoconstrição e por todos os outros fatores que

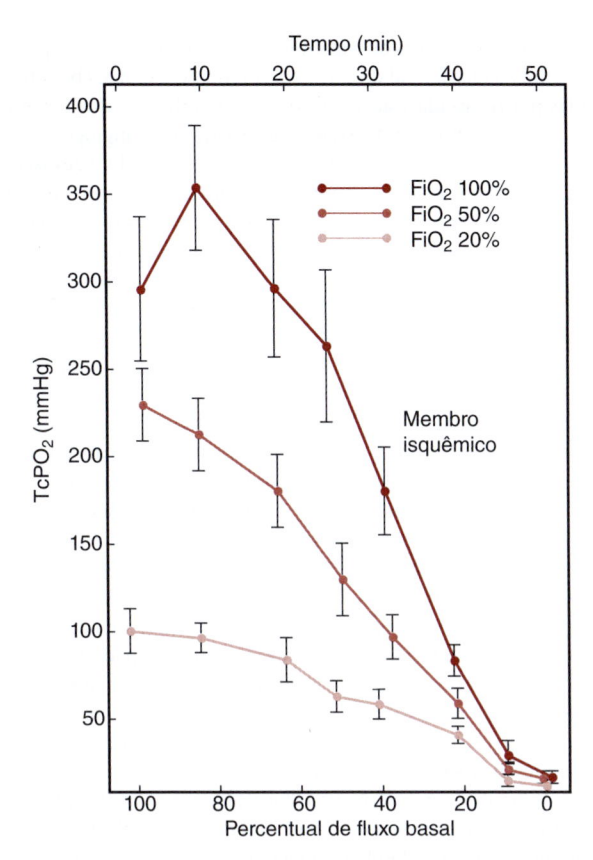

Figura 6-4 A concentração de oxigênio nos tecidos (TcPO$_2$) é um determinante crítico de cicatrização de feridas. A cicatrização humana é profundamente influenciada pela oferta arterial local, pela vasoconstrição e por todos os outros fatores que regulam a perfusão sanguínea e a oxigenação. Independentemente da elevação da fração inspirada de oxigênio (Fio$_2$) em 50 ou 100%, a TcPO$_2$ permanece na faixa isquêmica quando o fluxo é reduzido para menos de 25% do basal. O aumento de oxigênio da Fio$_2$ não irá beneficiar a cicatrização de úlceras isquêmicas. O fluxo deve ser aumentado para melhorar a TcPO$_2$.

regulam a perfusão sanguínea e a oxigenação. Feridas em tecidos bem-vascularizados (p. ex., cabeça, ânus) cicatrizam rapidamente e são extremamente resistentes à infecção (Fig. 6-4).

▶ Inflamação não controlada na cicatrização deficiente de feridas

Os sinalizadores de crescimento molecular e as enzimas líticas liberadas pelas células inflamatórias são necessárias para o reparo. As respostas inflamatórias inibidas ou excessivas podem levar a complicações de feridas. A ausência de cicatrização é comum em pacientes que fazem uso de anti-inflamatórios corticosteroides, imunossupressores ou agentes quimioterápicos para o câncer, que inibem as células inflamatórias. As feridas abertas são mais afetadas do que as feridas com fechamento primário.

Os medicamentos anti-inflamatórios são menos prejudiciais para a cicatrização de feridas após o terceiro dia de cicatrização, quando o nível normal de inflamação na cicatrização de feridas é reduzido. A inflamação também pode ser excessiva. O aumento da inflamação da ferida (p. ex., em resposta à infecção e a endotoxinas ou corpos estranhos, como os implantes de malha em uma herniorrafia) pode estimular as células inflamatórias a produzirem excesso de citocinas citolíticas e proteases, com a consequente lise patológica do tecido recém-formado. Um ciclo patológico de cicatrização de feridas pode resultar em quantidade e qualidade deficientes de cicatriz de feridas.

▶ Cicatrização deficiente devida à desnutrição

A desnutrição dificulta a cicatrização, uma vez que esta depende de ácidos nucleicos e da síntese de proteínas, da replicação celular, da função do órgão específico (fígado, coração, pulmões) e da produção de matriz extracelular. Foi demonstrado experimental e clinicamente que a perda de peso e a diminuição de proteínas são fatores de risco para má cicatrização. A cicatrização deficiente é observada principalmente em pacientes com desnutrição aguda (i.e., nas semanas imediatamente anteriores ou posteriores a uma lesão ou cirurgia). Poucos dias de jejum são capazes de prejudicar a cicatrização, mas um curto período de reposição pode reverter esse déficit. As complicações da ferida aumentam na desnutrição grave. Um período de correção do estado nutricional no pré-operatório é, geralmente, útil para pacientes que perderam recentemente 10% ou mais do seu peso corporal.

▶ Formação *versus* regeneração da cicatriz

Quando ocorre uma cicatrização excessiva ou a presença de cicatrizes proliferativas, é como se o ponto de equilíbrio entre a deposição do colágeno e a lise do colágeno nunca fosse atingido. Não está claro por que algumas feridas parecem continuar no processo de reparação desregulado. A super-regulação dos fatores de crescimento fibroblásticos, como o TGF-β, está implicada na formação da cicatriz hipertrófica ou do queloide. Uma vez que os mecanismos de formação de cicatriz excessiva são desconhecidos, não há um esquema de tratamento universalmente aceito. Em uma recente metanálise de tratamentos da cicatriz patológica, a melhora média encontrada foi de apenas 60%. Cicatrizes hipertróficas são geralmente autolimitadas, estão relacionadas à inflamação residual e podem regredir após cerca de 1 ano. Os queloides, por definição, estendem-se para além das bordas da ferida e são mais comuns em peles pigmentadas. As últimas áreas de cicatrização de uma queimadura são, muitas vezes, hipertróficas, possivelmente devido à tração, à nova lesão e à tensão. Os mecanismos imunológicos também podem contribuir para a cicatriz patológica. As reações inflamatórias prolongadas aumentam a cicatriz. O tratamento inclui injeção intralesional de anti-inflamatórios esteroides e curativos com curativos adesivos com lâmina de silicone, que podem aumentar a atividade lítica de proteases na cicatriz. A cicatrização excessiva ou hipertrófica é rara em queimaduras que curam em até 21 dias.

Tabela 6-1 Impedimentos locais e sistêmicos para a cicatrização de feridas

Sistêmicos	Locais
Desnutrição	Infecção da ferida
Diabetes melito	Necrose da ferida
Medicamentos (esteroides, citotoxinas)	Corpos estranhos
Obesidade	Hipoperfusão e hipóxia da ferida
Choque	Trauma repetido
Imunodeficiências	Irradiação do tecido
Insuficiência renal	Neoplasia

Vestimentas de pressão ou curativos de compressão são eficazes na diminuição da cicatriz em queimaduras que exigem mais de 21 dias para curar. O mecanismo exato pelo qual a pressão é eficaz é desconhecido.

ACHADOS CLÍNICOS

As dificuldades de cicatrização de feridas podem ser amplamente classificadas como locais à ferida e referentes a comorbidades e doenças sistêmicas. Muitas vezes, é possível uma intervenção clínica para eliminar ou minimizar esses obstáculos à reparação dos tecidos (Tab. 6-1).

▶ Feridas agudas

As feridas agudas expressam as vias normais de cicatrização de feridas e geralmente cicatrizam. Ao longo de dias e semanas, a ferida aguda, sem intercorrências, progride de modo confiável ao longo das fases de hemostasia, inflamação normal, fibroplasia normal e, finalmente, formação da cicatriz e epitelização. As complicações mais comuns de feridas agudas são dor, infecção, deiscência mecânica e cicatriz hipertrófica.

▶ Feridas crônicas e úlceras por pressão

A. Feridas crônicas

As feridas de cicatrização crônica, sobretudo nas extremidades inferiores, são comuns em doenças vasculares, imunológicas e neurológicas. As úlceras venosas, principalmente de membros inferiores, refletem má perfusão e extravasamento perivascular de plasma no tecido. O extravasamento de proteínas do plasma nos tecidos moles estimula a inflamação crônica. Esse é o resultado da hipertensão venosa produzida por válvulas venosas incompetentes. A maioria das úlceras venosas irá cicatrizar se a congestão venosa e o edema forem aliviados pela elevação das pernas, por meias de compressão ou por procedimentos cirúrgicos que eliminem ou reparem veias incompetentes ou suas válvulas.

As úlceras arteriais ou isquêmicas, que ocorrem mais frequentemente na face lateral do tornozelo ou no pé, são mais bem tratadas por revascularização. O oxigênio hiperbárico, que fornece uma fonte temporária de oxigenação e estimula a angiogênese, é uma alternativa eficaz, porém, dispendiosa, quando a revascularização não é possível. Informações úteis podem ser obtidas por meio da oximetria transcutânea. Os tecidos com Pao_2 baixa não cicatrizam de maneira espontânea. No entanto, se a tensão de oxigênio puder ser elevada em uma variação relativamente normal pela administração de oxigênio, mesmo que de forma intermitente, a ferida pode responder à terapia de oxigênio.

A perda de sensibilidade, especialmente dos pés, pode levar à ulceração. Deformidades ósseas devidas a fraturas crônicas, como a deformidade de Charcot, provocam pressão patológica sobre os tecidos feridos. Úlceras em pacientes com diabetes melito podem ter duas causas. Os pacientes com úlceras neuropáticas geralmente apresentam boa circulação e suas lesões podem cicatrizar se forem protegidas contra traumatismos com sapatos especiais, talas gessadas ou muletas. Entretanto, as recorrências são comuns. Os diabéticos com doença isquêmica, com ou sem neuropatia, estão em risco de gangrena e, frequentemente, necessitam de amputação quando a revascularização não é possível.

No pioderma gangrenoso, a inflamação granulomatosa, com ou sem arterite, provoca necrose da pele, possivelmente por um mecanismo envolvendo excesso de liberação de citocinas. Essas úlceras estão associadas à doença inflamatória intestinal e a alguns tipos de artrite e condrite. Corticosteroides e outros medicamentos anti-inflamatórios podem ser úteis. No entanto, os anti-inflamatórios corticosteroides também podem contribuir para a má cicatrização, inibindo a liberação de citocinas e a síntese de colágeno.

B. Úlceras por pressão

As úlceras por pressão são as principais complicações da imobilização. A morbidade das úlceras por pressão prolonga a internação hospitalar e aumenta os custos de saúde. Elas resultam da pressão prolongada que reduz o suprimento sanguíneo para o tecido, de injeções irritativas ou contaminadas e do contato prolongado com umidade, urina ou fezes. A maioria dos pacientes que desenvolvem úlceras por pressão também é desnutrida. As úlceras por pressão são comuns em paraplégicos, pacientes idosos imobilizados após fraturas e pacientes de unidades de terapia intensiva. As úlceras variam em profundidade e, muitas vezes, estendem-se da pele até um ponto de pressão óssea, como o trocanter maior, o sacro, os tornozelos ou o crânio. A maioria das úlceras por pressão é prevenível. As úlceras adquiridas no hospital quase sempre resultam de imobilização, posicionamento desprotegido em mesas cirúrgicas e talas gessadas ou outros aparelhos ortopédicos mal ajustados.

COMPLICAÇÕES

▶ Infecção da ferida

A infecção da ferida resulta da proliferação bacteriana e do rompimento dos mecanismos de defesa das feridas. Quando há desequilíbrio nessa relação, ocorre infecção e retardo na cicatrização da ferida. Portanto, a prevenção e o tratamento da infecção da ferida envolvem a manutenção ou o restabelecimento do equilíbrio harmonioso.

As feridas que contêm mais de 10^5 bactérias/grama de tecido ou qualquer nível do tecido para estreptococos β-hemolíticos estão em alto risco de infecção se fechadas por aproximação direta das bordas da ferida, enxerto de pele, retalho livre ou pediculado. Feridas limpas-contaminadas e contaminadas resultam em altas taxas de infecção no pós-operatório (6-15%), enquanto as feridas limpas apresentam taxas de infecção mais baixas (1-3%). Quando se considera o risco de as feridas apresentarem biocarga bacteriana significativa (limpas-contaminadas ou contaminadas), os antibióticos profiláticos operatórios reduzem as taxas de infecção da ferida. Feridas limpas com cargas bacterianas insignificantes não se beneficiam claramente de antimicrobianos profiláticos, exceto nas cirurgias de implante de próteses.

▶ Falhas mecânicas das feridas

Os fatores mecânicos desempenham um papel importante e frequentemente subestimado na cicatrização de feridas agudas. O fechamento primário de uma incisão estabiliza as forças de distração para permitir a cicatrização de feridas e um melhor resultado anatômico (Fig. 6-5). Estudos celulares confirmam que as forças de carga mecânicas são um sinal importante para a reparação de feridas agudas. Quando é alcançada a estabilidade anatômica de um ferimento, um material de sutura ou técnicas de suturas específicas são de importância secundária. O aumento da utilização de implantes de materiais estranhos, como telas para correção de hérnia, pode alterar o ambiente mecânico da ferida aguda, até mesmo ao ponto de promover a cicatrização de feridas "sem tensão". A terapia de pressão negativa da ferida é cada vez mais aplicada para estabilizar feridas agudas e para apoiar sua cicatrização. A microdeformação mecânica de células de reparo no leito da ferida estimula a cicatrização de feridas agudas.

As vias de sinalização mecânicas são importantes para a regulação da reparação de tecidos, especialmente nas estruturas de suporte de carga, como a parede abdominal e o tendão do calcâneo. A partir dessa perspectiva, a fáscia da linha média comporta-se mais como um ligamento ou tendão do que a pele, por exemplo. Observa-se que as cicatrizes colocadas sob cargas mecânicas finalmente assumem a morfologia e a função dos tendões e, inversamente, que incisões colocadas sob cargas "baixas" geram cicatrizes com reduzidas resistências à tração. A observação empírica de que a proporção de 4:1 para o comprimento de sutura/comprimento da ferida resulta em fechamento mais seguro da linha média da parede abdominal pode refletir a técnica, resultando no estabelecimento do ponto de ajuste da ferida aguda/carga ideal para a parede abdominal. Quando ocorre uma falha mecânica em uma ferida de laparotomia, uma sinalização fundamental de reparação pode ser perdida, o que contribui para a biologia da formação de uma hérnia. Clinicamente, a deiscência de uma laparotomia de apenas 12 mm com 30 dias de pós-operatório indica taxa de hérnia incisional de 94% após 3 anos.

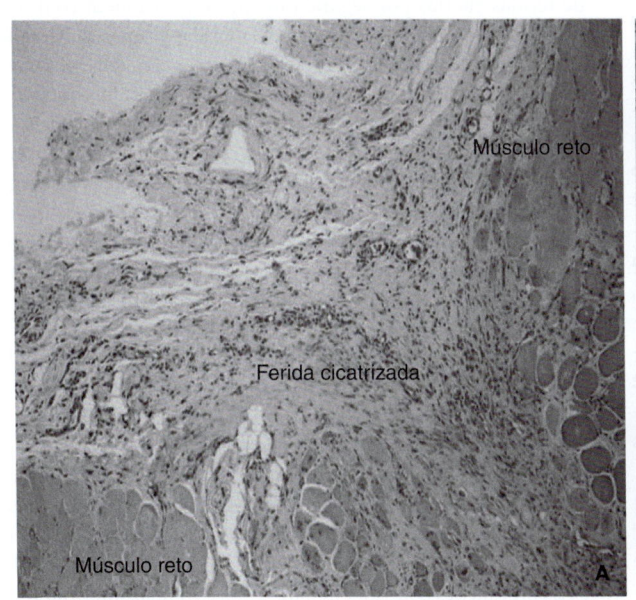

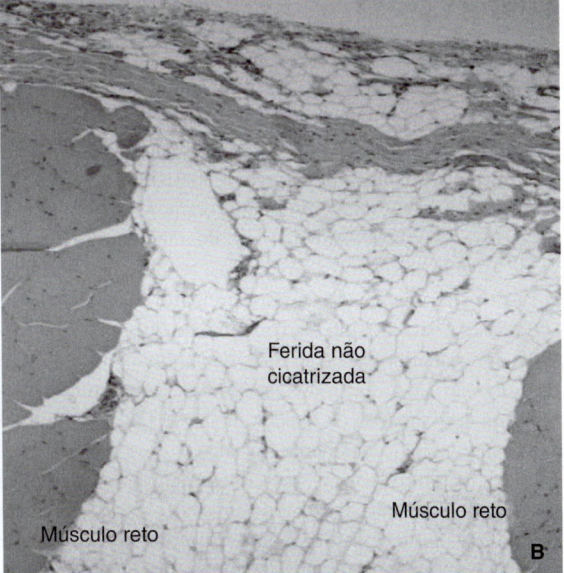

▲ **Figura 6-5 A.** Na cicatrização de uma ferida de laparotomia, a fibroplasia, a síntese de matriz e a angiogênese estabilizam os músculos retos nas bordas da ferida até que o reparo seja concluído. **B.** Quando feridas de laparotomia não cicatrizam, há ausência de fibroplasia e a gordura pré-peritoneal herniada ocupa o espaço da ferida.

TRATAMENTO

Feridas agudas

A. Suturas

O material ideal de sutura é flexível, forte, facilmente amarrado e firmemente atado. Ele deve estimular pouca reação do tecido e não deve servir como abrigo para infecções.

A seda é uma proteína animal, mas é relativamente inerte em tecido humano. É comumente utilizada em função de sua história e características favoráveis de manipulação. Ela perde a resistência durante longos períodos e não é adequada para suturar artérias de enxertos plásticos ou para a inserção de próteses de valvas cardíacas. As suturas de seda são multifilamentosas, proporcionando barreiras imunológicas mecânicas para bactérias. Ocasionalmente, as suturas de seda formam um foco para pequenos abscessos que migram e "supuram" através da pele, formando pequenos seios que não cicatrizam até que a sutura seja removida.

As suturas sintéticas não absorvíveis são geralmente polímeros inertes que retêm a força. No entanto, as suas características de manuseio não são tão boas como as da seda, e elas normalmente devem ser atadas pelo menos quatro vezes, resultando em aumento da quantidade de materiais estranhos retidos. As suturas multifilamentosas de plástico também podem ser infectadas e migram para a superfície, como as suturas de seda. As suturas plásticas monofilamentosas não abrigam bactérias. O monofilamento de náilon é extremamente não reativo, mas é difícil de amarrar. O monofilamento de polipropileno é intermediário nessas propriedades. As anastomoses vasculares de enxertos de próteses vasculares dependem indefinidamente da força de suturas; portanto, a utilização de suturas absorvíveis pode levar à formação de aneurismas.

Suturas absorvíveis sintéticas são fortes, apresentam taxas indicativas de perda de resistência à tração, incitam reações inflamatórias mínimas e são úteis especialmente em cirurgias gastrintestinais, urológicas e ginecológicas contaminadas. O ácido poliglicólico e a poliglactina mantêm a resistência à tração por mais tempo em anastomoses gastrintestinais. O sulfato de polidioxanona e o poliglicolato são monofilamentos que perdem cerca de metade de sua força em 50 dias, sendo úteis, portanto, para resolver problemas de ruptura prematura em fechamentos fasciais. As suturas sintéticas monofilamentosas de poliglicaprona apresentam reabsorção mais rápida, mantendo 50% de força de tração em 7 dias e 0% em 21 dias. Essa sutura é adequada para aproximação de tecidos moles de baixa carga, mas não se destina para o fechamento fascial.

O fio de aço inoxidável é inerte e mantém a força por um longo período de tempo. É difícil de amarrar e pode ter que ser removido mais tarde em função da dor no pós-operatório. Ele não abriga bactérias e pode ser deixado em feridas de granulação, quando necessário, sendo coberto pelo tecido de granulação sem causar abscessos. No entanto, fístulas devidas ao movimento são bastante comuns.

O categute (atualmente feito a partir da submucosa de intestino bovino) irá reabsorver, mas o tempo de reabsorção é muito variável. Ele estimula uma reação inflamatória considerável e pode predispor a infecções. O categute também perde força imprevisível e rapidamente no intestino e em feridas infectadas, como consequência da hidrólise ácida e enzimática.

Grampos, seja para uso interno ou fechamento da pele, são principalmente ligas de aço-tântalo que incitam reação tecidual mínima. A técnica de colocação de grampos é diferente da técnica das suturas, mas as mesmas regras básicas permanecem. Não existem diferenças reais na cicatrização de feridas fechadas com suturas ou grampos. Dispositivos de grampeamento tendem a minimizar erros na técnica, mas, ao mesmo tempo, não oferecem boa percepção no manuseio tecidual e têm capacidade limitada para acomodar circunstâncias excepcionais. Os grampos são preferíveis aos fios de sutura para o fechamento da pele, uma vez que não fornecem um canal para microrganismos contaminantes. Não há nenhuma evidência confiável de que suturas absorvíveis resultam em mais hérnias incisionais ou fístulas gastrintestinais.

Colas cirúrgicas ou adesivos de tecido são, atualmente, considerados como seguros e eficazes para a reparação de pequenas incisões na pele. As formas mais comuns são as colas à base de cianoacrilato. Os adesivos para tecidos são frequentemente menos dolorosos do que as suturas ou os grampos, e o selante também pode servir como curativo.

Técnica cirúrgica

As feridas de fechamento primário são de volume menor e cicatrizam, principalmente, por meio da síntese de uma nova matriz. A contração e a epitelização da ferida, como em uma cicatrização de feridas abertas por segunda intenção, contribuem com uma pequena parte para a cicatrização de feridas primárias. Uma ferida aberta, cicatrizando por segunda intenção, deve sintetizar tecido de granulação para preencher o leito da ferida, contrair na periferia da ferida e cobrir a superfície com células epiteliais. As feridas cicatrizam mais rapidamente após o fechamento primário retardado do que por segunda intenção. As forças de cargas mecânicas transmitidas por uma ferida de reconstrução primária irão estimular o reparo. O fechamento primário retardado bem-sucedido exige que a ferida aguda esteja em equilíbrio bacteriano. O reparo primário deve aproximar, mas não estrangular, a incisão. O tipo de material de sutura utilizado não é importante, desde que a reparação primária seja anatômica e bem perfundida.

O meio mais importante de alcançar a cicatrização ideal após uma cirurgia é a boa técnica cirúrgica. Muitos casos de falha de cicatrização da ferida operatória são devidos a erros técnicos. O tecido deve ser protegido contra o ressecamento e a contaminação. O cirurgião deve utilizar instrumentos finos, deve realizar uma dissecção precisa e limpa e deve usar o eletrocautério, as ligaduras e as suturas com habilidade e o mínimo possível. Todas essas precauções contribuem para o objetivo mais importante da técnica cirúrgica: o manuseio delicado do tecido. A aproximação dos tecidos anatômicos deve ser alcançada quando possível, mas com perfusão tecidual ideal preservada.

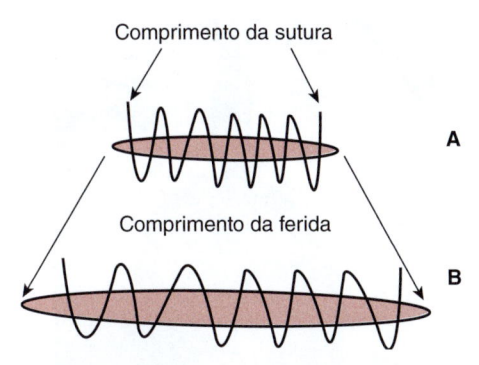

Figura 6-6 O fechamento mais seguro de laparotomias utiliza uma técnica contínua com uma proporção de 4:1 entre comprimento de sutura/comprimento da ferida (**A**). Essa técnica permite que ocorra uma deformidade normal de 10% ao longo do comprimento da incisão, enquanto mantém a integridade mecânica (**B**).

A. Fechamento da ferida

Como em muitas técnicas cirúrgicas, o método exato de fechamento de feridas pode ser menos importante do que a forma como é realizado. A força de suturas na fáscia não deve ser superior a 4 kg; há poucas razões para utilizar suturas de maior força. O fechamento excessivamente justo pode estrangular o tecido, levando provavelmente à formação de hérnia ou à infecção.

O fechamento mais seguro de uma laparotomia deve utilizar uma técnica contínua com uma proporção de 4:1 entre o comprimento de sutura/comprimento da ferida, o que permite a deformação normal de 10% que ocorre ao longo do comprimento da incisão e, ao mesmo tempo, mantém a integridade mecânica. Uma proporção de 4:1 entre o comprimento de sutura/comprimento da ferida é conseguida com uma sutura colocada com 1 cm de profundidade na fáscia normal (mordida), seguida por 1 cm de progressão. A profundidade da linha de sutura deve se estender para além da zona lítica de feridas. A lise normal do colágeno ocorre aproximadamente 5 mm perpendiculares à incisão, enfraquecendo a fáscia adjacente. As causas técnicas mais comuns de deiscência são proporção entre comprimento de sutura/comprimento da ferida inferior a 4:1, infecção e suturas excessivamente justas. As linhas de sutura justas comprometem a perfusão de feridas e a liberação de oxigênio, necessárias para a cicatrização de feridas. Se a cicatrização for deficiente, suturas de retenção interna intercaladas mais amplas podem ser adicionadas, embora melhores resultados não estejam comprovados (Fig. 6-6).

O fechamento primário retardado é uma técnica pela qual a parte subcutânea da ferida é deixada aberta por 4 a 5 dias antes do reparo primário. Durante esse período, a fibroplasia e a angiogênese iniciam, e as bactérias são eliminadas do ferimento. O sucesso desse método depende da capacidade do cirurgião para detectar os sinais de infecção da ferida. Apenas deixar a ferida aberta por 4 dias não garante que ela não irá ser infectada. Algumas feridas (p. ex., feridas inflamadas ou cobertas por fibrina) não devem ser fechadas, mas, sim, deixadas abertas para o fechamento secundário. As contagens quantitativas de bactérias inferiores a 10^5 por grama de tecido para todos os microrganismos, exceto para estreptococos não β-hemolíticos, indicam cicatrização bem-sucedida após o fechamento primário retardado. Qualquer nível de infecção da ferida por estreptococos β-hemolíticos indica cicatrização retardada.

Materiais de implante

As próteses de tecidos moles reduzem a incidência de falhas e a recorrência de feridas após reparação de hérnias. A taxa de recorrência após reparações de hérnias inguinais utilizando próteses varia de 5 a 25% na maioria dos estudos. A taxa de recorrência após reparação de hérnia incisional primária, utilizando tecidos autólogos, é ainda pior, variando de 20 a 60%. A introdução de próteses de tecidos moles sintéticos para correção de hérnia inguinal e incisional reduziu significativamente as taxas de recorrência em cirurgias gerais. A visão predominante é de que o mecanismo para as reduzidas taxas de recorrência de hérnias é a redução da tensão ao longo das linhas de sutura quando se utiliza malha e a substituição do tecido anormal.

Nenhuma prótese implantada é ideal em relação à compatibilidade do tecido, à fixação permanente e à resistência à infecção. Dois princípios são fundamentais: a biocompatibilidade e um material que seja incorporado ao tecido. Os mecanismos imunológicos, específicos e inespecíficos, estão envolvidos na reação inflamatória a materiais estranhos. Materiais muito incompatíveis, como lascas de madeira, levam a um processo inflamatório agudo que inclui a liberação massiva de enzimas proteolíticas (inflamação). Consequentemente, o corpo estranho não será incorporado – ao contrário, será isolado em uma bolsa fibrosa. Em incompatibilidades menos graves, a rejeição não é muito grande e a proteólise não é importante. As células mononucleares e os linfócitos, os principais componentes do tecido inflamatório da ferida, direcionam a resposta para a criação de uma cápsula fibrosa, que pode ser aceitável em uma prótese de joelho, mas pode distorcer uma reconstrução mamária (encapsulamento). As novas próteses biológicas são compostas por tecido acelular, para evitar a resposta imune. A expectativa é de que esse material seja preenchido ou recoberto por células, a partir das células e vasos do hospedeiro, durante sua incorporação, e apresente funções fisiológicas (regeneração).

A maioria dos implantes deve se apoiar em tecidos normais adjacentes pelo crescimento interno de tecido fibroso. Esse processo exige biocompatibilidade e uma camada intersticial grande o suficiente para permitir a migração de fibroblastos de reparação, assim como em uma ferida, e para permitir que o pedículo de tecido vascularizado penetre e se junte a unidades similares. No osso, essa incorporação de tecido confere estabilidade. Em enxertos vasculares, o tecido invasor apoia a formação da neoíntima, que retarda a trombose mural e a embolização distal. Os tecidos moles irão crescer em poros com mais de cerca de 50 μm de diâmetro. Entre as próteses vasculares, o dácron é melhor para a incorporação do tecido. Nos ossos, as superfícies metálicas porosas sintetizadas são as melhores. A malha de polipropileno de grandes dimensões pode ser utilizada para suportar a parede abdominal ou torácica e é geralmente bem incorporada no tecido de granulação que penetra na malha. A porosidade da malha é cada vez mais reconhecida como um elemento importante para a implantação segura e para a cicatrização de feridas. As folhas microporosas de politetrafluoretileno (PTFE) geralmente não são bem incorporadas e não são adequadas para utilização em tecidos infectados.

O espaço do implante permanece vulnerável à infecção por muitos anos e é um problema particular em implantes que atravessam a superfície do corpo. Manguitos de malha em torno de dispositivos de acesso vascular, que incitam a incorporação, evitam com sucesso a infecção por meses, mas as infecções que surgem a partir de bactérias que penetram no corpo junto com corpos estranhos "permanentemente" implantados atravessando a superfície da pele, como dispositivos de assistência ventricular, continuam a ser um problema sem solução.

▶ **Tratamento de feridas por pressão negativa**

O tratamento de feridas por pressão negativa (TFPN) estabiliza mecanicamente as forças distrativas de uma ferida aguda aberta e apoia a cicatrização. As forças distrativas teciduais mantêm a ferida aberta com vetores de forças que se opõem à contração da ferida, retardando a cicatrização. O TFPN também reduz o edema em torno da ferida e aumenta sua perfusão. O TFPN pode estimular diretamente a atividade de reparo dos fibroblastos, por meio da microdeformação mecânica da superfície celular.

O TFPN também pode estabilizar um abdome aberto para tratamento (laparotomia), minimizando o tamanho da ferida e apoiando o fechamento da parede abdominal. As forças distrativas dos componentes dos músculos reto abdominal e oblíquo lateral mantêm a laparotomia aberta, levando à formação de uma hérnia incisional e, potencialmente, à perda de volume (domínio) peritoneal abdominal (Fig. 6-7).

A. Feridas crônicas

O primeiro princípio do tratamento de feridas crônicas é diagnosticar e tratar a hipóxia tecidual, como doença circulatória subjacente. O segundo princípio é nunca permitir que as feridas abertas fiquem ressecadas, isto é, utilizar curativos úmidos, que também podem aliviar a dor. Um terceiro princípio é controlar a infecção com antibióticos tópicos ou sistêmicos. Um quarto princípio é reconhecer que tecidos cronicamente necrosados ou com cicatrizes são geralmente mal perfundidos. O desbridamento de tecido saudável, muitas vezes seguido de enxerto de pele, pode ser necessário para a cicatrização. O quinto princípio é reduzir a vasoconstrição autonômica com calor, umidade e alívio da dor.

Diversos fatores de crescimento são capazes de acelerar a cicatrização de feridas agudas em animais. Eles incluem FGF, TGF-β, IGF-1, PDGF e fator de crescimento epidérmico (EGF, do inglês *epidermal growth factor*). No entanto, no ambiente das feridas humanas crônicas, com os problemas de perfusão

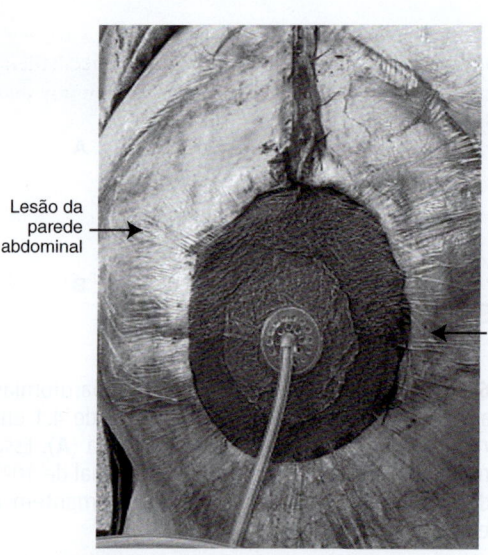

▲ **Figura 6-7** Curativos com pressão negativa opõem-se aos vetores distrativos de tecidos moles e estabilizam mecanicamente a ferida.

observados anteriormente e o ambiente hostil da ferida com níveis elevados de proteases, tem sido difícil comprovar sua eficácia, e nenhuma vantagem clara para qualquer formulação foi demonstrada de forma convincente. A única exceção é o ensaio prospectivo, duplo-cego, controlado por placebo, randomizado e multicêntrico do Diabetic Ulcer Study Group (Grupo de Estudos de Úlceras Diabéticas), que demonstrou que a aplicação tópica diária do homodímero recombinante humano PDGF-BB é capaz de acelerar moderadamente a cicatrização e resultou em mais feridas completamente cicatrizadas.

B. Úlceras por pressão

O primeiro princípio é fazer uma incisão e drenar os espaços infectados ou desbridar o tecido necrosado. O tecido necrosado é desbridado até que as superfícies expostas sejam viáveis. Fontes de pressão devem novamente ser eliminadas. Então, a maioria das feridas cura espontaneamente. No entanto, as úlceras profundas podem exigir o fechamento cirúrgico, por vezes, com a remoção de osso subjacente. O defeito pode exigir o fechamento por movimentação criteriosa de tecido espesso e bem-vascularizado na área afetada. Os retalhos musculocutâneos são o tratamento preferencial quando ocorre infecção crônica e perda de tecido significativa concomitantes. No entanto, a recorrência pode ocorrer se não forem tomados cuidados para evitar/minimizar os fatores que levaram à formação da úlcera por pressão.

▶ **Cuidados pós-operatórios**

Os cuidados pós-operatórios ideais da ferida são limpeza, manutenção de um ambiente úmido na ferida, proteção de traumas e apoio do paciente. Inclusive feridas fechadas podem ser infectadas por contaminação da superfície, especialmente nos primeiros 2 a 3 dias. As bactérias podem penetrar mais facilmente através de extensões de sutura. Se uma ferida, provavelmente, estiver traumatizada ou contaminada, ela deve ser protegida durante esse período. Essa proteção pode exigir curativos especiais, como curativos oclusivos ou *sprays*, e limpeza repetida.

Alguns tipos de estresse mecânico melhoram a cicatrização. Até mesmo a formação do calo de fratura será maior se um mínimo movimento for permitido. Os pacientes devem movimentar um pouco suas feridas. A deambulação precoce e o retorno às atividades normais são, em geral, boas para a cicatrização.

O aparecimento de infecções tardias de feridas, semanas a anos após a cirurgia, reforça que todas as feridas são contaminadas e podem abrigar bactérias. Na maioria das vezes, a má perfusão tecidual e a má oxigenação da ferida durante o período pós-operatório podem diminuir a resistência do hospedeiro. A regulação de perfusão é realizada, em grande parte, pela atividade nervosa simpática. Os principais estímulos para a vasoconstrição são frio, dor, hipovolemia, tabagismo e hipoxemia. Estudos recentes mostraram que esforços para limitar esses impedimentos para a cicatrização de feridas reduzem a taxa de infecção de ferida em mais da metade. A manutenção da normotermia e do volume sanguíneo intraoperatórios é particularmente importante. O controle adequado da perfusão periférica é mais bem obtido a partir de tecidos periféricos em vez de débito urinário, pressão venosa central ou pressão de oclusão, pois nenhum deles se correlaciona com a oxigenação dos tecidos periféricos da ferida. O que se correlaciona com a oxigenação de tecidos é o tempo de enchimento capilar na fronte ou na patela, que deve ser inferior a 2 e 5 segundos, respectivamente. A deposição de colágeno também aumenta com adição de oxigênio na respiração (cateteres nasais ou máscaras faciais), mas apenas em pacientes bem-perfundidos.

Os cuidados ideais da ferida começam no pré-operatório e terminam apenas alguns meses mais tarde. O paciente deve ser preparado para que essas condições existam no momento em que é feita a ferida. A técnica cirúrgica deve ser limpa, suave e hábil. A nutrição deve ser otimizada no pré-operatório, quando possível. A interrupção do tabagismo irá melhorar os resultados da ferida. No pós-operatório, os cuidados de feridas incluem a manutenção da nutrição, do volume sanguíneo, da oxigenação e a restrição criteriosa de medicamentos imunossupressores, quando possível. Embora a cicatrização de feridas seja, em muitos aspectos, um fenômeno local, o cuidado ideal da ferida é essencialmente o cuidado ideal do paciente.

▶ **Referências**

Franz MG. The biology of hernia formation. *Surg Clin N Am*. 2008;88:1.

Franz MG et al. Optimizing healing of the acute wound by minimizing complications. *Curr Prob Surg*. 2007;44:1.

Iorio ML, Shuck J, Attinger CE. Wound healing in the upper and lower extremities: a systematic review on the use of acellular dermal matrices. *Plast Reconstr Surg*. 2012 Nov;130(5 suppl 2):232S-241S.

Koh TJ, DiPietro LA. Inflammation and wound healing: the role of the macrophage. *Expert Rev Mol Med*. 2011 Jul 11;13:e23.

Park H, Copeland C, Henry S, Barbul A. Complex wounds and their management. *Surg Clin North Am*. 2010 Dec;90(6):1181-1194.

Perez D et al. Prospective evaluation of vacuum-assisted closure in abdominal compartment syndrome and severe abdominal sepsis. *J Am Coll Surg*. 2007;205:586.

Rafehi H, El-Osta A, Karagiannis TC. Genetic and epigenetic events in diabetic wound healing. *Int Wound J*. 2011 Feb;8(1):12-21.

Sanchez-Manuel FJ et al. Antibiotic prophylaxis for hernia repair. *Cochrane Database Syst Rev*. 2007;3: CD003769.

Sørensen LT. Wound healing and infection in surgery: the pathophysiological impact of smoking, smoking cessation, and nicotine replacement therapy: a systematic review. *Ann Surg*. 2012 Jun;255(6):1069-1079.

Velnar T, Bailey T, Smrkolj V. The wound healing process: an overview of the cellular and molecular mechanisms. *J Int Med Res*. 2009 Sep-Oct;37(5):1528-1542.

Wild T, Rahbarnia A, Kellner M, Sobotka L, Eberlein T. Basics in nutrition and wound healing. *Nutrition*. 2010 Sep;26(9):862-866.

Wu SC, Marston W, Armstrong DG. Wound care: the role of advanced wound healing technologies. *J Vasc Surg*. 2010 Sep;52(3 suppl):59S-66S.

Young A, McNaught CE. The physiology of wound healing. *Surgery*. 2011;29(10):475-479.

QUESTÕES DE MÚLTIPLA ESCOLHA

1. Qual fase de cicatrização de feridas agudas é prolongada durante a progressão para uma ferida crônica?
   A. Coagulação.
   B. Inflamação.
   C. Fibroplasia.
   D. Angiogênese.
   E. Remodelamento.

2. Quais células são mais importantes para sinalizar a cicatrização de feridas?
   A. Plaquetas.
   B. PMNs.
   C. Macrófagos.
   D. Fibroblastos.
   E. Células endoteliais.

3. Qual é a medida direta mais preditiva de cicatrização deficiente ou retardada da ferida?
   A. Deficiência de vitamina C.
   B. Albumina sérica baixa.
   C. Irradiação do tecido.
   D. Tabagismo.
   E. TcO$_2$ abaixo de 30 mmHg.

4. Qual das seguintes alternativas não é um impedimento clínico para cicatrização de feridas?
   A. Traumatismos repetidos.
   B. Infecção da ferida.
   C. Ambiente úmido da ferida.
   D. Corpos estranhos.
   E. Obesidade.

5. O mecanismo fundamental para a formação de hérnias incisionais é:
   A. Cicatriz fascial deficiente em longo prazo.
   B. Sutura deficiente.
   C. Sutura atravessando a fáscia.
   D. Deiscência fascial precoce e falha da ferida.
   E. Técnica inadequada.

Fontes de energia em cirurgia

7

K. Barrett Deatrick, MD
Gerard M. Doherty, MD

INTRODUÇÃO

A cirurgia moderna foi redefinida por instrumentos que utilizam fontes de energia, ferramentas tecnológicas que em muitos aspectos revolucionaram a delicadeza, a precisão e a exatidão de diversas cirurgias realizadas. No entanto, muitas pessoas que utilizam esses instrumentos todos os dias têm pouquíssima compreensão da tecnologia subjacente a essas ferramentas. Embora um tratado completo sobre a geração eletromagnética de calor e a geração de corrente física esteja além do escopo deste capítulo (e estão disponíveis em outros lugares), a compreensão de algumas regras fundamentais que regem o comportamento das correntes elétricas e de alguns princípios relativamente simples ajudam a orientar a utilização dessas tecnologias.

ELETROCIRURGIA

▶ Princípios de eletricidade

Um **circuito** elétrico pode ser definido como qualquer via que permita um fluxo ininterrupto de elétrons. A **corrente** elétrica é o fluxo de eletricidade (o número de elétrons) em um determinado circuito ao longo de um período de tempo constante e é medida em **amperes** (A). A corrente pode ser fornecida como corrente contínua (CC) com terminais positivos e negativos constantes ou como corrente alternada (CA) com polos se invertendo constantemente. A força eletromotriz, ou **voltagem**, é uma medida da força que impulsiona a corrente de elétrons e está relacionada com a diferença de energia potencial entre dois terminais. A **resistência** é a tendência de qualquer componente de um circuito a resistir ao fluxo de elétrons e aplica-se aos circuitos CC. O equivalente a essa tendência em um circuito CA é conhecido como impedância. Qualquer onda eletromagnética, desde a energia elétrica residencial a transmissões de rádio até a luz visível, pode ser descrita por três componentes: velocidade, frequência e comprimento de onda. Como todas as ondas eletromagnéticas viajam na velocidade da luz, que é uma constante, essas ondas dependem da relação entre a frequência e o comprimento de onda. Essas três características são definidas pela equação:

$$c = f\lambda$$
(em que c é a velocidade da luz, $2,998 \times 10^8$ m/s)

frequência (f) e comprimento de onda (λ) são inversamente proporcionais; isto é, quando a frequência aumenta, o comprimento de onda diminui, e vice-versa. A capacidade de passar uma corrente de alta frequência através de um corpo humano, sem causar danos, torna a eletrocirurgia possível.

▶ Eletrocautério

A eletrocirurgia é muitas vezes incorretamente denominada eletrocautério, que é uma técnica separada. A eletrocauterização consiste em um dispositivo de CC de circuito fechado, no qual a corrente passa através de um fio exposto, que oferece resistência à corrente (Fig. 7-1). A resistência provoca energia elétrica que será dissipada na forma de calor, aumentando a temperatura no fio que, então, aquece o tecido. No eletrocautério verdadeiro, *nenhuma corrente passa pelo paciente*. A eletrocauterização é aplicada principalmente em microcirurgias, como procedimentos oftalmológicos, em que uma quantidade muito pequena de calor é capaz de produzir o efeito desejado ou em que uma quantidade maior de calor ou corrente pode ser perigosa.

▶ Princípios da eletrocirurgia

A eletrocirurgia verdadeira, coloquialmente conhecida como "Bovie" (nome de seu inventor, William T. Bovie, engenheiro e colaborador de Harvey Cushing), é talvez a fonte de energia mais onipresente na cirurgia. Embora o princípio da utilização de calor para cauterizar feridas sangrentas remonte ao terceiro milênio antes de Cristo, o uso dirigido de corrente elétrica para produzir esse efeito é um desenvolvimento muito mais recente.

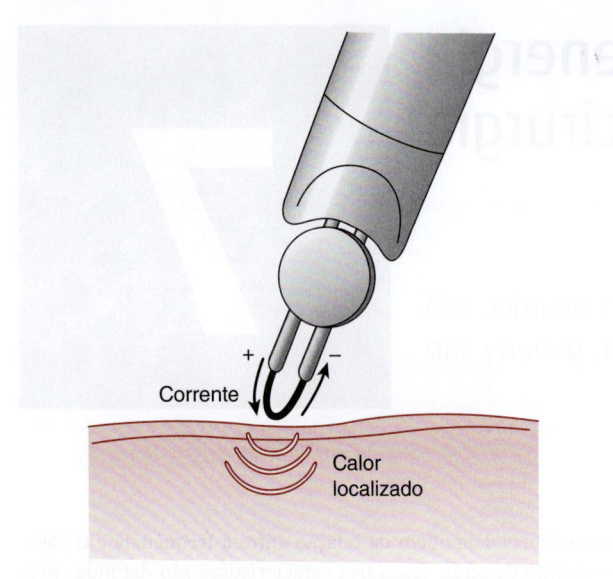

▲ **Figura 7-1** No eletrocautério, a corrente passa através da alça e a aquece. O calor cauteriza o tecido. Nenhuma corrente passa através do paciente.

Enquanto outros cientistas e engenheiros fizeram contribuições significativas para o desenvolvimento dessa nova tecnologia, foi Bovie que aperfeiçoou o gerador elétrico e o tornou prático e aplicável à cirurgia cotidiana. No nível mais fundamental, a eletrocirurgia utiliza ondas eletromagnéticas de alta frequência (radiofrequência) para produzir um aquecimento localizado dos tecidos, levando a sua destruição. O efeito produzido (corte vs. coagulação) depende de como essa energia é fornecida.

Um exercício útil para compreender a maneira como funciona a eletrocirurgia é seguir o fluxo de corrente de uma tomada de energia à medida que ela passa através do paciente e retorna à tomada da parede. Por convenção, a carga é descrita como se movendo do polo positivo (cátodo) para o negativo (ânodo), embora, na verdade, as partículas que se deslocam sejam elétrons, que possuem carga negativa. Essas descrições são baseadas nessa convenção, seguindo o fluxo de carga positiva.

A. Circuitos monopolares

O circuito eletrocirúrgico consiste em quatro partes principais: o gerador eletrocirúrgico, o eletrodo ativo, o paciente e o eletrodo de retorno. Os fluxos de corrente seguem a partir do gerador eletrocirúrgico, após ele ser modulado para uma corrente de alta frequência e de baixo comprimento de onda, na qual múltiplas formas de onda podem ser produzidas. (A importância da forma de onda será discutida em seções posteriores.) A corrente flui a partir do equipamento, através da peça de mão, para fora da ponta do dispositivo, para o paciente. Se o paciente não estiver ligado de alguma forma, quer a um terminal negativo ou ao solo, nenhuma corrente irá fluir, pois não haverá uma maneira para completar o circuito e, portanto, nenhum lugar para a carga atravessar. No entanto, se o paciente está sempre ligado ao gerador eletrocirúrgico por um eletrodo de retorno, isso permite que a carga emitida pela sonda eletrocirúrgica passe através do paciente, exerça seu efeito e volte para o gerador, completando o circuito. Na realidade, *circuito monopolar* é um termo incorreto, pois há dois polos (os eletrodos ativo e de retorno); ele é diferente da eletrocirurgia bipolar, em que ambos os eletrodos estão sob o controle direto do cirurgião (Fig. 7-2A).

B. Circuitos bipolares

Os componentes essenciais do circuito eletrocirúrgico bipolar são os mesmos do circuito monopolar; entretanto, nesse sistema, os eletrodos ativos e de retorno estão no mesmo instrumento cirúrgico. Nessa técnica, a corrente de alta frequência passa através do eletrodo ativo e através do paciente para aquecer e destruir o tecido. Nesse tipo de arranjo, entretanto, o eletrodo de retorno está em uma peça de mão, no polo oposto do eletrodo ativo. Esse método permite que o cirurgião aqueça apenas uma pequena quantidade de tecido (Fig. 7-2B).

▶ Espectro eletromagnético e efeitos no tecido

A corrente que alimenta o gerador eletrocirúrgico é fornecida em uma frequência de 60 Hz. Esse tipo de energia eletromagnética pode, na verdade, provocar uma estimulação neuromuscular muito forte (potencialmente fatal), tornando-o inadequado para uso em sua forma original. A estimulação de músculos e nervos, entretanto, é interrompida em aproximadamente 100 kHz. Uma corrente com frequência acima desse limiar pode ser liberada com segurança, sem risco de eletrocussão. As saídas do gerador eletrocirúrgico liberam uma corrente com frequência acima de 200 kHz. A corrente nessa frequência é chamada de **radiofrequência** (RF); ela é do mesmo tipo dos transmissores de rádio. Esse nível de RF, liberado de uma antena de rádio, pode produzir graves queimaduras por RF, se as precauções adequadas não forem seguidas.

A aplicação de uma corrente eletrocirúrgica a um paciente produz destruição localizada de tecidos por meio de intensa produção de calor, ainda impedindo um acidente, nenhuma outra lesão é produzida durante a aplicação dessa técnica. A razão pela qual o efeito é exercido apenas no local onde o cirurgião deseja, e não no local do eletrodo de retorno, é que a área da superfície através da qual a carga é fornecida é muito menor do que a que retorna. Assim, existe uma densidade muito maior de carga no sítio da peça de mão (eletrodo "ativo") de contato do que no sítio de retorno. Se houver outra ligação entre o paciente e o solo que ofereça menos resistência ao fluxo de corrente, e se ele também compreender uma área de superfície relativamente pequena, em seguida o paciente poderá estar em risco de sofrer uma queimadura eletrocirúrgica. Do mesmo modo, é possível que ocorra uma queimadura nessa área se o eletrodo de retorno estiver

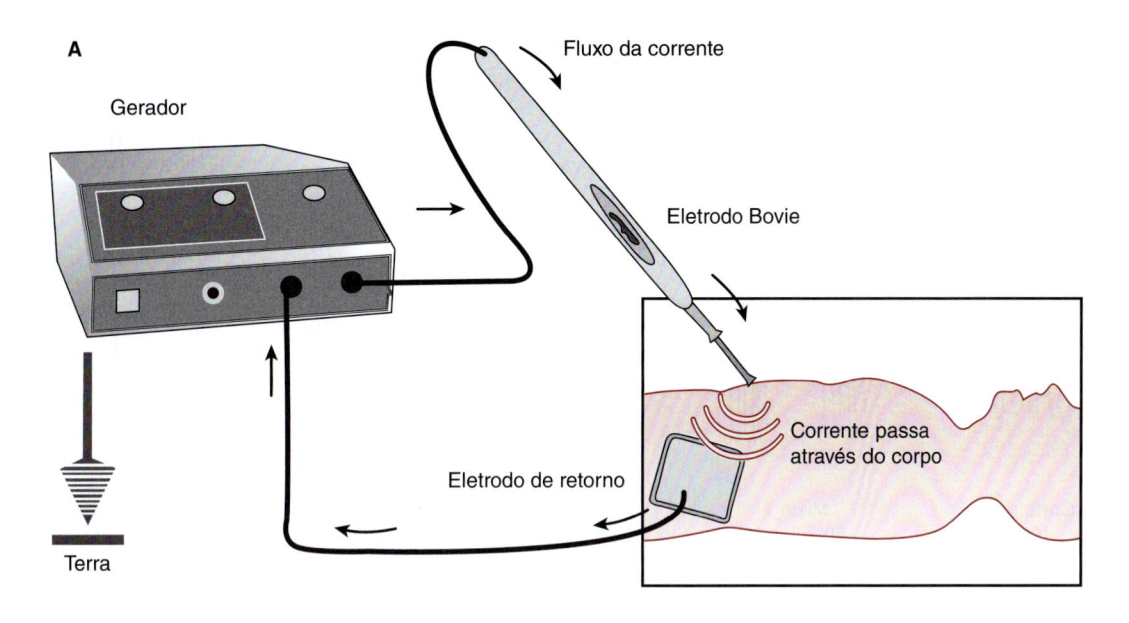

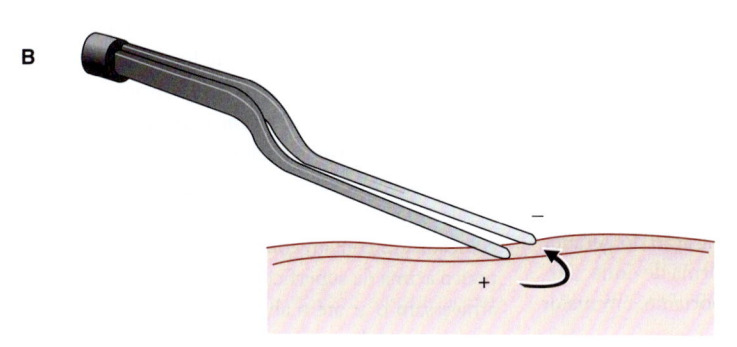

▲ Figura 7-2 A. Na eletrocirurgia monopolar, a corrente do gerador eletrocirúrgico passa do eletrodo ativo (com ponta "Bovie"), através do paciente, para o eletrodo de retorno de uma área maior. **B.** Na eletrocirurgia bipolar, os eletrodos ativo e de retorno estão na peça de mão, e a corrente flui apenas no sítio cirúrgico.

danificado ou se o contato não tiver sido mantido. A possibilidade de uma queimadura no local do eletrodo de retorno é eliminada na maioria das máquinas modernas pela presença de um sistema de monitoração que avalia a integridade de contato (por meio da manutenção de um circuito menor, secundário) e desativa automaticamente a força se o contato pleno do bloco for perdido (como, p. ex., tropeçar em um fio e arrancar o contato de retorno).

▶ Tipos de eletrocirurgia

Todos os tipos de eletrocirurgia exercem os seus efeitos por meio da produção localizada de calor e as subsequentes alterações no tecido aquecido. Portanto, os diferentes efeitos produzidos pelos instrumentos eletrocirúrgicos são criados alterando o modo como o calor é produzido e liberado. O ajuste é possível pela alteração do padrão de onda da corrente.

A. Corte

O corte depende da produção de uma onda de corrente senoidal contínua (Fig. 7-3A). Em comparação com a corrente de coagulação (discutida posteriormente), a corrente de corte tem voltagem relativamente baixa e fator de crista relativamente elevado, que é a relação entre a voltagem de pico e a média (raiz quadrada média) da tensão da corrente. Além disso, ela apresenta um "ciclo de funcionamento" relativamente alto, isto é, uma vez que

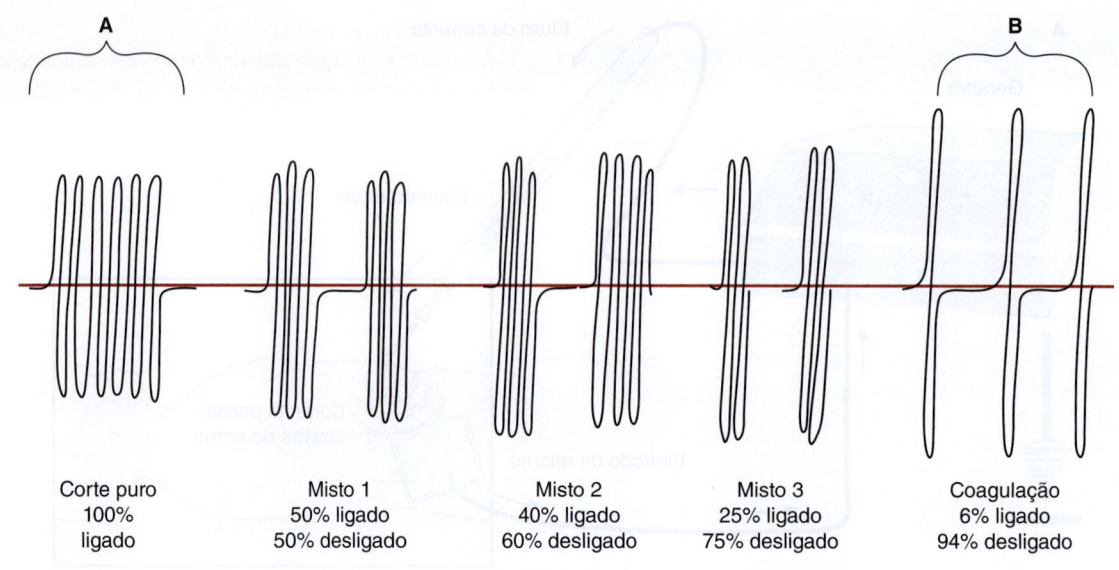

Figura 7-3 Formas de ondas eletrocirúrgicas. **A.** Corrente de corte. **B.** Corrente de coagulação.

A: Corte puro 100% ligado; Misto 1 50% ligado 50% desligado; Misto 2 40% ligado 60% desligado; Misto 3 25% ligado 75% desligado. B: Coagulação 6% ligado 94% desligado.

a corrente é aplicada, ela flui ativamente por toda a aplicação. Nessa técnica, a ponta do eletrodo é mantida apenas ligeiramente acima da superfície do tecido. O fluxo de corrente de alta frequência que atravessa a resistência do tecido do paciente em um sítio muito pequeno produz calor intenso, vapor d'água e explosão de células ao redor da corrente. Assim, o corte ocorre com a produção mínima de material coagulado e, consequentemente, hemostasia mínima. Uma combinação de coagulação e corte pode ser produzida por meio da configuração do gerador eletrocirúrgico, o que irá diminuir parte da forma de onda, permitindo a formação de um coágulo maior e, portanto, um maior controle da hemorragia local.

B. Coagulação: dessecação e fulguração

Em contrapartida à corrente de corte, as correntes de **coagulação** não produzem uma forma de onda constante. Em vez disso, elas apresentam picos de atividade de onda elétrica (Fig. 7-3B). Embora essas correntes possam produzir menos calor total do que uma onda senoidal direta, é produzido calor em quantidade suficiente para destruir a arquitetura celular normal. Entretanto, como as células não são vaporizadas instantaneamente, os debris celulares permanecem na borda da ferida e o calor produzido é suficiente para desnaturar as proteínas celulares. Isso contribui para a formação de um coágulo, uma mistura rica em proteínas, que permite a selagem dos vasos sanguíneos menores e o controle da hemorragia local. Comparadas às correntes de corte, as correntes de coagulação têm fator de pico mais elevado e ciclo mais curto (94% desligado, 6% ligado). Em parte, o aumento de voltagem é necessário para ultrapassar a impedância de ar durante o processo de formação de arco de corrente para os tecidos. A coagulação pode ser realizada de dois modos. Com **dessecação**, a ponta condutora é colocada diretamente em contato com o tecido. O contato direto do eletrodo com o tecido reduz a concentração da corrente; menos calor é gerado, e o corte não ocorre. Um nível relativamente baixo de energia é utilizado, resultando em uma área limitada da ablação do tecido com a coagulação. A dessecação é alcançada de maneira mais eficiente com a corrente de corte. As células ressecam e formam um coágulo, em vez de vaporizar e explodir.

Na **fulguração**, a ponta do eletrodo ativo não é efetivamente colocada em contato com os tecidos, sendo realizada apenas um pouco acima da superfície, e, após a ativação, os arcos de corrente atravessam o ar até o alvo. Novamente, esse processo destrói as proteínas celulares normais para formar um coágulo; o tecido é carbonizado e formam-se áreas de necrose negras no local da cirurgia. É possível cortar com a corrente de coagulação e, inversamente, coagular com a corrente de corte, mantendo o eletrodo em contato direto com o tecido. Pode ser necessário ajustar as configurações de energia e o tamanho do eletrodo para alcançar o efeito cirúrgico desejado. A vantagem de utilizar a corrente de corte consiste na necessidade de muito menos voltagem, uma consideração importante durante os procedimentos minimamente invasivos.

C. Variáveis

Assim como a configuração da potência e da forma de onda interferem nos resultados da aplicação da corrente, qualquer alteração no circuito que influencie a impedância do sistema irá modificar o efeito no tecido. Essas alterações incluem o tamanho e a posição do eletrodo, o tipo de tecido e a formação de escaras (áreas de necrose).

Tamanho do eletrodo — Quanto menor o eletrodo, maior a concentração de corrente. Consequentemente, o mesmo efeito no tecido pode ser alcançado com um eletrodo menor, mesmo

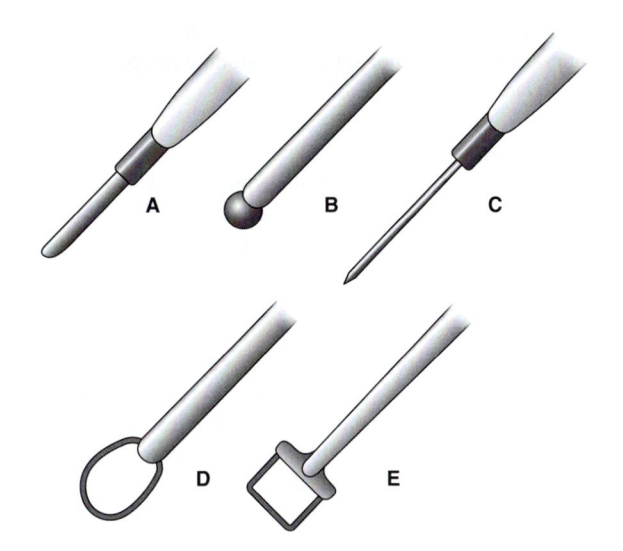

Figura 7-4 **A.** Eletrodo tipo faca. **B.** Eletrodo tipo bola. **C.** Eletrodo tipo agulha. **D.** Eletrodo tipo alça. **E.** Eletrodo tipo fio.

que as configurações de potência sejam reduzidas. Em qualquer configuração, quanto mais o gerador for ativado, mais calor será produzido. Quanto maior o calor, mais rápido ele atravessará os tecidos adjacentes (expansão térmica). (Ver vários eletrodos, Fig. 7-4.)

Colocação do eletrodo — O local irá determinar se ocorrerá vaporização ou coagulação em função da densidade de corrente e do calor produzido (queima do tecido *vs.* contato direto do eletrodo).

Tipos de tecido — Os tecidos variam muito em relação à resistência.

Escaras — Apresentam resistência relativamente alta à corrente. Os eletrodos devem estar limpos e sem necrose, mantendo baixa resistência no circuito cirúrgico.

D. Desvantagens e perigos potenciais

Queima em locais alternativos — Os primeiros geradores eletrocirúrgicos utilizavam um circuito de **referência aterrada**. Nesse tipo de arranjo, a corrente aterrada na tomada de parede era diretamente modulada e deveria retornar ao gerador através do eletrodo de retorno. Com esse tipo de sistema, entretanto, qualquer via de baixa resistência para o terra pode completar o circuito, incluindo instrumentos metálicos, cabos de ECG e outras sondas e superfícies condutoras. O circuito de referência aterrada apresentava risco relativamente elevado para queimaduras de locais alternativos, nos quais a corrente não era distribuída sobre uma área grande o suficiente para dissipar a corrente.

As unidades eletrocirúrgicas modernas utilizam tecnologia de isolamento do gerador. O gerador isolado separa a corrente terapêutica do terra, referenciando-o ao circuito gerador. Em um sistema eletrocirúrgico isolado, o circuito é completado pelo gerador, e a corrente eletrocirúrgica dos geradores isolados não consegue reconhecer objetos aterrados como vias para completar o circuito. A energia eletrocirúrgica isolada reconhece o eletrodo de retorno do paciente como a via preferencial de retorno do gerador. Como o terra não é a referência para o término do circuito, o potencial para queimaduras de locais alternativos é muito reduzido. Entretanto, se o eletrodo de retorno se desconectar parcialmente, pode ocorrer uma queimadura no local do eletrodo de retorno se a área for muito pequena para distribuir a corrente o suficiente para evitar a aquecimento do tecido ou se a impedância for muito elevada. É muito importante colocar o eletrodo de retorno sobre um tecido bem vascularizado, evitando áreas de insuficiência vascular ou sobre proeminências ósseas, em que o contato pode ser comprometido. Portanto, alguns geradores eletrocirúrgicos utilizam um sistema de monitoração que avalia a qualidade do contato entre o eletrodo de retorno e o paciente por meio do monitoração da impedância, que, por sua vez, está relacionada à área de superfície. Qualquer perda de contato entre o eletrodo e o gerador resulta na interrupção do circuito e na desativação do sistema.

Incêndios cirúrgicos — Em situações com fontes elevadas de calor e grande suprimento de oxigênio, a vigilância contra a combustão é essencial. Campos cirúrgicos, capotes, gases (especialmente em cirurgias do intestino e casos envolvendo a via aérea superior) e pelos, por exemplo, são inflamáveis e devem ser mantidos longe das fontes de calor. A aplicação cuidadosa de eletrocirurgia e a utilização de um estojo de proteção para armazenar o eletrodo quando não estiver sendo utilizado são importantes para minimizar o risco de incêndio.

Cirurgias minimamente invasivas — Diversas preocupações de segurança são exclusivas de cirurgias minimamente invasivas, em função do limitado ambiente em que a cirurgia ocorre. Um perigo potencial é o acoplamento direto entre o eletrodo e outros instrumentos de condução, levando a um dano indesejado ao tecido. Outro risco é o uso de correntes de alta voltagem (especialmente as utilizadas para coagulação), por falha no isolamento, resultando em um circuito entre o condutor exposto e o tecido adjacente, novamente causando dano indesejado ao tecido. O risco pode ser reduzido com a utilização de correntes de corte no lugar de correntes de coagulação, a fim de diminuir a voltagem utilizada.

Outro risco especial deste tipo de técnica é o potencial para criação de um capacitor com a cânula. Um capacitor é qualquer condutor separado de outro condutor por um dielétrico. O eletrodo de condução, separado da cânula de metal ou da parede abdominal (bons condutores), pode induzir uma capacitância nessas estruturas. Para o máximo de segurança, uma cânula de metal (pela qual a corrente pode escapar para o restante do corpo), e não uma combinação de metal e plástico, deve ser utilizada, e a vigilância deve ser mantida o tempo todo.

E. Principais aplicações para a eletrocirurgia

A eletrocirurgia é onipresente na sala de cirurgia moderna. Em suas primeiras utilizações pelo Dr. Cushing, ela permitiu a cirurgia em tumores vasculares previamente inoperáveis em neurocirurgia. Atualmente, a eletrocirurgia é um componente essencial de todos os tipos de cirurgia. As aplicações incluem dissecção em cirurgia geral e vascular, permitindo a ressecção de tecidos com perda mínima de sangue. Além disso, a utilização em urologia facilita a ressecção transuretral da próstata (RTUP) e outros procedimentos. Na prática ginecológica, os instrumentos eletrocirúrgicos são essenciais em ressecções e biópsias do colo do útero.

▶ Coagulação por feixe de argônio

A. Princípios

A coagulação por feixe de argônio está muito relacionada à eletrocirurgia básica. A coagulação por feixe de argônio utiliza um fluxo coaxial de gás argônio para conduzir uma corrente RF monopolar até o tecido-alvo. O argônio é um gás inerte facilmente ionizado por meio da aplicação de uma corrente elétrica. Quando ionizado, ele torna-se muito mais condutor (possui impedância menor) do que o ar normal e é capaz de fornecer uma via mais eficaz para a transmissão de corrente dos eletrodos para os tecidos (Fig. 7-5). Os arcos elétricos nas vias do gás ionizado, que é mais pesado do que o oxigênio e o nitrogênio, dispersam o ar. Quando a corrente percorre outras vias além do arco através do ar, o argônio permite uma colocação mais precisa do fluxo da corrente. Quando a corrente atinge o tecido, ela produz seu efeito de coagulação do mesmo modo que a eletrocirurgia normal. A coagulação por feixe de argônio pode funcionar apenas de dois modos: coagulação por contato e coagulação por *spray*. O método é incapaz de cortar até os tecidos mais delicados.

B. Vantagens

Há múltiplas vantagens nesse tipo de liberação de corrente eletrocirúrgica. Primeiro, ela permite o uso do modo de coagulação sem contato com o eletrodo. Isso é capaz de evitar a formação de áreas de necrose, que diminuem a eficácia do eletrodo na sua ponta. Segundo, há geralmente menos fumaça e menos odor na coagulação com esse tipo de corrente. Terceiro, a perda e o dano dos tecidos são menores quando a corrente está precisamente direcionada para o alvo. Quarto, como o gás argônio é liberado à temperatura ambiente, há menos risco de o instrumento queimar campos ou capotes. Por fim, o feixe de coagulação geralmente melhora a coagulação e reduz a perda sanguínea e o risco de um novo sangramento.

C. Desvantagens

A coagulação por feixe de argônio não pode ser utilizada para produzir um efeito de corte do mesmo modo que outros tipos de equipamentos eletrocirúrgicos. Além disso, o bocal de liberação do gás pode obstruir, reduzindo sua eficácia e, como outros instrumentos eletrocirúrgicos, se ele for utilizado por um período de tempo prolongado, pode superaquecer e provocar dano indesejado quando retirado.

D. Aplicações

A coagulação por feixe de argônio é especialmente útil em procedimentos nos quais os cirurgiões devem promover rápida e eficiente coagulação de uma grande área de tecido. Ela é particularmente indicada para a dissecção de tecidos e órgãos muito vascularizados, como o fígado. Sua liberação eficaz de carga de corrente e sua incapacidade de obstruir com a necrose são vantajosas para cirurgias com riscos significativos de sangramento.

DESTRUIÇÃO TECIDUAL MECÂNICA (ULTRASSÔNICA)

Além de passar uma corrente pelo paciente para produzir calor localizado e destruição do tecido (para corte ou coagulação), há outros modos de transformação de energia potencial elétrica em energia para cirurgia. Duas das tecnologias mais importantes dependem da produção de vibrações de ultrassom, embora cada uma produza seus efeitos de modo especial.

▶ Bisturis e pinças ultrassônicos

A. Princípios

Diversos tipos de "bisturis" e pinças ultrassônicos são capazes de cortar e coagular tecidos com uma técnica completamente diferente das empregadas na eletrocirurgia. Nesse tipo de instrumento, a energia elétrica é transformada em vibrações

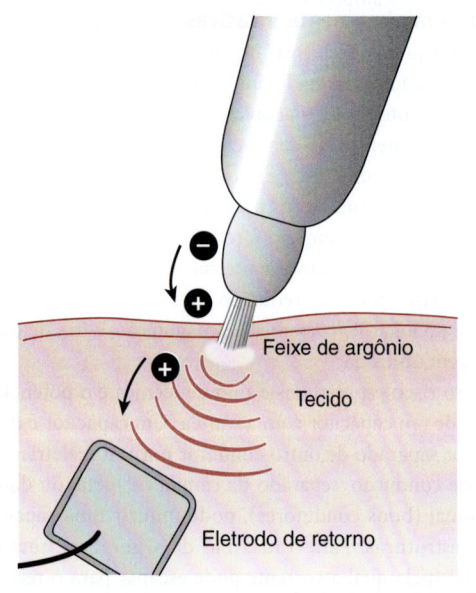

▲ **Figura 7-5** O gás argônio ionizado facilita o fluxo de corrente da peça de mão para o tecido.

ultrassônicas por meio de um transdutor, uma unidade capaz de expandir e contrair em resposta a uma corrente elétrica, com frequência de até 55,5 kHz/s. A vibração é amplificada no eixo do instrumento para aumentar a distância de vibração da lâmina, que se move longitudinalmente. A ponta da lâmina vibra em uma amplitude de cerca de 200 μm. À medida que a ponta da lâmina vibra, produz atrito celular e desnatura as proteínas. As proteínas desnaturadas formam um coágulo, que permite a vedação de vasos sanguíneos. Com aplicações de instrumentos mais longos, é produzido um calor secundário significativo, e os vasos sanguíneos maiores podem ser selados por coagulação do tecido a uma pequena distância do instrumento. Para produzir a destruição celular desse modo, as temperaturas devem atingir 50 a 100 °C. Em contrapartida, na eletrocirurgia convencional, os tecidos são submetidos a temperaturas de 150 a 400 °C. Assim, com um equipamento ultrassônico, os tecidos podem ser dissecados sem queimaduras ou oxidação do tecido e sem a produção de cicatriz; há também potencial menor para destruição do coágulo no momento da remoção do instrumento. Quando é utilizado o corte da porção da pinça do instrumento, a energia é transferida para o tecido pela lâmina ativa sob a força aplicada, minimizando a dispersão lateral. Além disso, o movimento da lâmina induz cavitação ao longo das superfícies celulares, em que a baixa pressão leva à vaporização do líquido celular e a sua destruição (Fig. 7-6).

B. Vantagens

As vantagens do sistema de bisturi ultrassônico são mais evidentes quando a cirurgia ocorre em espaços muito estreitos, com risco de danos às estruturas adjacentes. Os instrumentos ultrassônicos são especialmente úteis em cirurgias laparoscópicas e outros tipos de procedimentos minimamente invasivos. Embora ainda exista potencial para danos dos tecidos adjacentes por um toque indesejado com a ponta ativa, não há risco de arco elétrico indesejado nas estruturas adjacentes, uma vez que a corrente é convertida em energia mecânica na peça de mão. Além disso, não é produzida estimulação neuromuscular, pois a corrente não passa através do paciente. Como os efeitos nos tecidos são exacerbados pela destruição mecânica das células e a coagulação ocorre em temperaturas muito mais baixas do que a utilizada na eletrocirurgia convencional, o dano térmico do tecido lateral é minimizado. Considerando que o tecido não é aquecido até o ponto de carbonização ou combustão de proteínas, não há formação de necrose na lâmina e é produzida uma quantidade menor de fumaça.

C. Desvantagens

A principal desvantagem do bisturi e da pinça ultrassônicos é que seus componentes são mais caros do que os utilizados na eletrocirurgia convencional e, com mais partes mecânicas, há mais pontos potenciais de falha do equipamento. Além disso, enquanto a eletrocirurgia pode ser aplicada em todo o campo cirúrgico, os bisturis ultrassônicos são normalmente utilizados para uma dissecção mais controlada ao redor do sítio cirúrgico.

D. Aplicações

As principais aplicações dos instrumentos ultrassônicos ocorrem quando a eletrocirurgia tradicional não pode ser aplicada ou não é desejada. Como mencionado anteriormente, eles são particularmente úteis nos procedimentos minimamente invasivos porque podem diminuir o risco de passagem de corrente de um eletrodo ativo através de uma cânula para a cavidade corporal. Além disso, a menor produção de fumaça por esse tipo de instrumento é mais vantajosa nessas situações. Quando processos eletrofisiológicos estão envolvidos (como em um paciente com desfibrilador ou marcapasso cardíacos implantados), os instrumentos ultrassônicos eliminam o risco de passagem de corrente através do corpo do paciente.

▶ Aspiração cirúrgica ultrassônica de cavidades

A. Princípios

Os aspiradores cirúrgicos ultrassônicos de cavidades (CUSA, do inglês *cavitational ultrasonic surgical aspirators*) funcionam de modo semelhante aos bisturis ultrassônicos. Na peça de mão, a corrente passa através de uma resistência e induz um campo magnético. O campo magnético excita um transdutor de liga de níquel (um equipamento piezoelétrico ou magnetostritivo), que expande e contrai para produzir um movimento oscilatório (vibração) no eixo longitudinal, com frequência de 23 ou 36 kHz. Essas vibrações mecânicas ultrassônicas aumentam ao longo do comprimento da peça manual. A quantidade de oscilações pode variar: com baixa frequência, há maior amplitude; com alta frequência, menor amplitude. A ponta oscilante, quando colocada em contato com o tecido, leva à fragmentação do tecido, produzindo cavitações na superfície celular, com a baixa pressão externa levando à destruição celular. Essa vibração de alta frequência produz calor, que pode ser reduzido por um sistema fechado de recirculação e arrefecimento de água. Esse sistema é capaz de manter a temperatura na ponta em aproximadamente 40 °C. À medida que o tecido é fragmentado, os debris devem ser retirados, que é outra função para o aspirador cirúrgico ultrassônico de cavidades, como seu nome indica. Para irrigação, líquidos IV (água ou solução fisiológica) são alimentados através do tubo para a peça de mão, com a qual o sítio cirúrgico é irrigado e os debris são suspensos. A remoção dos debris só é possível porque o instrumento contém uma bomba de vácuo, fornecendo a aspiração. O líquido de irrigação, os fragmentos de tecido e

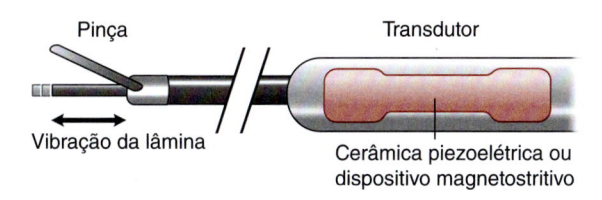

▲ **Figura 7-6** Bisturi ultrassônico.

instrumento não é tão versátil na sua aplicação na cirurgia geral quanto a eletrocirurgia ou os bisturis ultrassônicos de potência mais elevada. Na cirurgia geral, sua principal aplicação é na ressecção do fígado, em que ele pode destruir o parênquima, deixando intactos os vasos principais e os ductos colédocos.

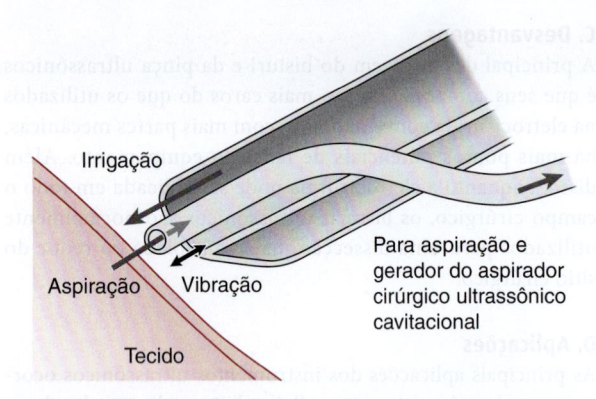

Figura 7-7 Aspirador cirúrgico ultrassônico cavitacional.

outros materiais são aspirados. O material é armazenado em um recipiente separado.

Alguns instrumentos de aspiração cirúrgica ultrassônicos permitem que o cirurgião possa influenciar na seleção de destruição induzida pelo próprio instrumento. Alguns cirurgiões conseguem um controle adicional diminuindo a amplitude de oscilações da ponta. Entretanto, a diminuição da amplitude para conseguir uma seletividade maior quando o tecido fragmentado está próximo de estruturas críticas resulta apenas em diminuição da velocidade de remoção dos tecidos. Utilizando-se um modo em que é fornecido um interruptor liga e desliga em intervalos, a energia de reserva (que regula a resposta da ponta quando ela se depara com os tecidos) é reduzida. A quantidade total de energia no orifício da ponta oscilante é determinada pela quantidade de energia de reserva disponível. A energia de reserva mantém a oscilação na ponta quando uma carga resistiva é aplicada na ponta, como ocorre quando ela entra em contato com o tecido. À medida que a resistência aumenta, mais corrente é fornecida à ponta (Fig. 7-7).

B. Aplicações

Os sistemas ultrassônicos de aspiração cirúrgica são principalmente úteis em situações em que são desejáveis a fragmentação, a emulsificação e a aspiração de uma quantidade significativa de tecido. Como é fornecida hemostasia adicional mínima, esse

Referências

Duffy S, Cobb GV. *Practical Electrosurgery*. Chapman & Hall Medical, 1995.

Pearce JA. *Electrosurgery*. Chapman & Hall, 1986.

Valleylab. Principles of Electrosurgery Online. 2013. Disponível em http://valleylab.com/education/poes/index.html. Acesso em 1 maio. 2013.

QUESTÕES DE MÚLTIPLA ESCOLHA

1. Todas as alternativas seguintes são verdadeiras sobre a eletrocirurgia, exceto:
   A. Na eletrocirurgia monopolar, a corrente passa através do paciente, do eletrodo ativo para o eletrodo de retorno.
   B. Na eletrocirurgia bipolar, a corrente passa através da peça de mão para o eletrodo de retorno.
   C. O modo de corte da eletrocirurgia monopolar utiliza uma onda de corrente senoidal contínua.
   D. O modo de coagulação da eletrocirurgia monopolar depende dos picos de atividade da onda elétrica.
   E. A resistência do tecido influencia o efeito da eletrocirurgia.

2. O incêndio na sala de cirurgia:
   A. Pode ser evitado mantendo-se níveis baixos de oxigênio utilizado para ventilação.
   B. Depende da presença de uma fonte de oxigênio, uma força de ignição e um combustível.
   C. Não pode ser alimentado pelas soluções alcoólicas de preparações da pele porque estas não são inflamáveis.
   D. Não pode ser iniciado pelos instrumentos eletrocirúrgicos.
   E. Não foi eliminado com o abandono do uso de agentes anestésicos inflamáveis.

Inflamação, infecção e terapia antimicrobiana em cirurgia

8

Haytham M.A. Kaafarani, MD, MPH
Kamal M.F. Itani, MD

▼ INTRODUÇÃO

TERMINOLOGIA

Cirurgia e infecção infelizmente estão relacionadas de maneira íntima. Para o propósito deste capítulo, será feita a diferenciação entre infecções resultantes de cirurgia (*infecções de sítio cirúrgico*), e infecções resultantes de outros processos patológicos, em que há *necessidade de tratamento cirúrgico*. As incisões cirúrgicas envolvem rompimento da pele e de barreiras imunes, podendo ser agravadas pela infecção. O termo "infecção da ferida operatória" foi substituído pelo termo mais preciso "infecção do sítio cirúrgico" (ISC), com o objetivo de enfatizar que a infecção pode ter qualquer localização em qualquer área acessada por cirurgia (e não exclusivamente em nível cutâneo), bem como para diferenciar entre esse tipo de infecção e a "infecção de ferida traumática".

Em oposição à ISC, o termo "infecção cirúrgica" é utilizado para indicar infecções que tendem a ser não responsivas a tratamentos médicos e antimicrobianos, requerendo intervenção ou tratamento cirúrgico. Entre os exemplos comuns estão abscessos, empiema, infecções intra-abdominais, infecções de tecidos moles e pele necrosada. A tomada de decisão cirúrgica envolve, em seu cerne, conhecimento e experiência para determinar o momento oportuno para a cirurgia. Também implica o equilíbrio certo entre a cirurgia e outras terapias adjuvantes, como terapia antimicrobiana, medidas de reanimação e otimização nutricional, a fim de proporcionar ao paciente as melhores chances de cura da infecção com os melhores resultados gerais.

▶ Patogênese

O desenvolvimento de uma infecção cirúrgica envolve uma estreita interface entre três elementos:

1. Hospedeiro suscetível;
2. Agente infeccioso;
3. Meio ou ambiente favorável (Fig. 8-1).

O grau de contribuição de cada um desses três fatores para a eventual ocorrência de infecção depende do paciente individualmente, bem como da natureza específica e do sítio de infecção. Se uma determinada inoculação de bactérias resultará ou não em infecção estabelecida, dependerá da virulência bacteriana, da força das respostas inflamatórias e da imunidade do hospedeiro (p. ex., quimiotaxia, fagocitose, ativação de linfócitos B e T), e da quantidade de perfusão sanguínea e tensão de oxigênio no meio em que a inoculação se instalou.

A. Hospedeiro suscetível

Muitas infecções cirúrgicas ocorrem em pacientes que não evidenciam diminuição das defesas imunitárias. Entretanto, com os principais avanços ocorridos na medicina e nos serviços de assistência médica ao longo do último século, mais pacientes imunocomprometidos (p. ex., transplantados, infectados por vírus da imunodeficiência humana [HIV, do inglês *human immunodeficiency virus*], diabéticos) e outros apresentam infecções com necessidade de tratamento cirúrgico ou ISCs após intervenções cirúrgicas. A Tabela 8-1 delineia uma lista de condições relacionadas ao paciente associadas com imunidade diminuída e potencial predisposição a infecções cirúrgicas. Os mecanismos pelos quais as condições listadas afetam a imunidade de um hospedeiro têm natureza variada. Exemplificando, pacientes diabéticos têm funções neutrofílicas subótimas de aderência, migração e ação antibacteriana, tornando-os menos capacitados a lutarem contra infecções ocultas. Esse efeito do diabetes sobre a imunidade é muito mais pronunciado em pacientes com níveis de glicose mal controlados do que os que controlam o diabetes de forma correta e consistente.

B. Agente infeccioso

É essencial identificar o organismo causador da infecção. Isso muitas vezes é conseguido usando colorações de Gram e culturas de tecido ou de material purulento coletado no sítio da infecção. *Staphylococcus aureus* é o agente patogênico mais comum nas ISCs, e sua habilidade de desenvolver resistência à terapia antimicrobiana continua sendo um dos maiores desafios, atualmente,

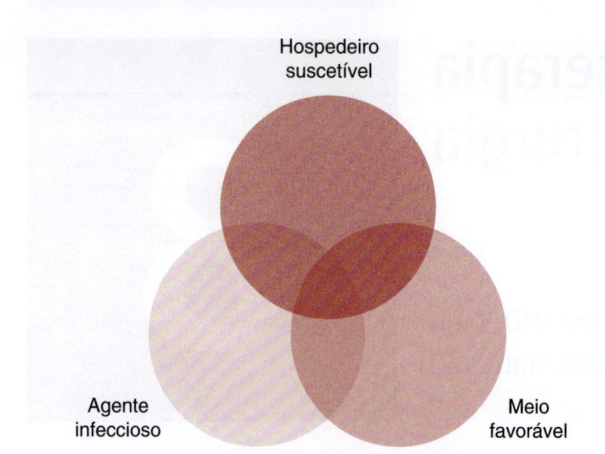

Figura 8-1 Interação entre hospedeiro suscetível, agente infeccioso e meio favorável para resultar em infecção.

enfrentados pela comunidade médica. *Staphylococcus epidermidis* é uma das outras 33 espécies conhecidas do gênero *Staphylococcus*, e é, geralmente, um colonizador não patogênico da pele e de membranas mucosas. Mesmo assim, em indivíduos imunossuprimidos e naqueles com cateteres cirúrgicos internos ou implantes, *S. epidermidis* pode causar infecções graves que requerem tratamento. Nas infecções necrosantes de tecido mole e pele, a etiologia muitas vezes é polimicrobiana com envolvimento de bactérias gram-positivas, gram-negativas e anaeróbias. As infecções necrosantes monobacterianas podem resultar de espécies de clostrídios (especialmente *Clostridium perfringens*) ou por *Streptococcus pyogenes*. Os estreptococos são bem conhecidos, por sua habilidade de invadir até mesmo por aberturas mínimas na pele e causar infecções cutâneas superficiais e profundas, disseminando-se pelos planos de tecido conectivo e de canais linfáticos. Quando os procedimentos cirúrgicos envolvem o intestino delgado ou o intestino grosso, as bactérias gram-negativas e anaeróbias são implicadas em uma proporção significativa das ISCs, além dos colonizadores gram-positivos regulares. Entre esses, *Escherichia coli*, *Klebsiella pneumoniae*, *Enterobacter* e espécies de *Bacteroides* são os agentes patogênicos mais comumente isolados. Em pacientes imunocomprometidos ou com doenças graves, fungos (p. ex., *Candida*, *Aspergillus*, *Histoplasma*) podem acarretar infecções localizadas ou sistêmicas prejudiciais à vida. Parasitas como amebas e equinococos também podem causar abscessos em órgãos internos, sobretudo no fígado.

C. Meio favorável

Um meio favorável para bactérias consiste em um espaço fechado, com pouca perfusão sanguínea, baixa tensão de oxigênio e pH baixo. Os tecidos isquêmicos e necróticos são exemplos perfeitos desse tipo de meio onde os microrganismos podem crescer. Apêndice coprólito, com seu lúmen estreito, constitui um exemplo clássico. Quando um coprólito bloqueia o orifício do apêndice, a pressão intraluminal aumenta e eventualmente bloqueia os fluxos de saída linfático e venoso. Conforme a perfusão vascular do apêndice diminui, a tensão de oxigênio do tecido diminui, o meio torna-se acidótico e o apêndice torna-se isquêmico e necrótico. A menos que seja removido, o apêndice inflamado com seu lúmen bloqueado contém bactérias colônicas que resultarão em infecção no apêndice seguida de perfuração e abscesso periapêndice e/ou peritonite.

Um corpo estranho, como uma prótese articular, pode, quando tem germes, provocar uma infecção sistêmica. Assim como no tecido necrótico, a falta de vascularização diminui a formação de radicais livres de oxigênio junto à prótese e impede o sistema imune de lutar prontamente contra os microrganismos presentes no local.

INFECÇÃO DO SÍTIO CIRÚRGICO

▶ Definição

O Centers for Disease Control and Prevention (CDC) define a ISC como uma infecção que ocorre na (ou perto da) incisão cirúrgica, até 30 dias do pós-operatório – do procedimento ou, se for feito um implante (p. ex., malha, valva cardíaca [www.cdc.gov]), em 1 ano. O CDC classifica adicionalmente a ISC em:

1. Incisional superficial;
2. Incisional profunda;
3. ISC de órgão/cavidade.

Tabela 8-1 Condições relacionadas ao paciente associadas com imunidade diminuída e risco aumentado de infecções cirúrgicas

Idade avançada
Diabetes melito
Desnutrição
Tabagismo
Obesidade
Terapia imunossupressora (p. ex., pós-transplante)
Uso sistêmico de corticosteroide
Doença vascular periférica
Malignidade e tratamento antineoplásico
Sítio de infecção remoto concomitante
Infecção pelo vírus da imunodeficiência humana/síndrome da imunodeficiência adquirida (HIV/Aids)
Insuficiência hepática
Insuficiência renal

INFLAMAÇÃO, INFECÇÃO E TERAPIA ANTIMICROBIANA EM CIRURGIA   CAPÍTULO 8   85

Tabela 8-2 Critérios e definições de infecção do sítio cirúrgico (ISC)

ISC incisional superficial
A infecção ocorre *em 30 dias* após o procedimento cirúrgico
e
Envolve apenas a pele e o tecido subcutâneo da incisão
e
O paciente apresenta pelo menos um dos seguintes achados:
- Drenagem purulenta a partir da incisão superficial
- Organismos isolados a partir de uma cultura obtida assepticamente de amostras de líquido ou tecido oriundo da incisão superficial
- Pelo menos um dos seguintes sinais ou sintomas de infecção: dor ou sensibilidade, inchaço localizado, vermelhidão ou calor, e, quando a incisão é deliberadamente aberta pelo cirurgião, o resultado da cultura é positivo ou nenhuma cultura é feita. Um achado de resultado negativo de cultura não atende a este critério
- Diagnóstico de ISC incisional superficial estabelecido pelo cirurgião ou pelo médico atendente

ISC incisional profunda
A infecção ocorre *em 30 dias* após o procedimento cirúrgico se nenhum implante permanente for feito, ou *em 1 ano quando um implante é colocado* e a infecção parece estar relacionada ao procedimento cirúrgico
e
Envolve os tecidos moles profundos (p. ex., camadas fasciais e musculares) da incisão
e
O paciente apresenta pelo menos um dos seguintes achados:
- Drenagem purulenta de uma incisão, mas não a partir do componente de órgão/cavidade do sítio cirúrgico
- Uma incisão profunda que se abre espontaneamente ou é deliberadamente aberta por um cirurgião e resulta positiva na cultura ou nenhuma cultura é feita, e o paciente apresenta pelo menos um dos seguintes sinais ou sintomas: febre (> 38 °C), dor localizada ou sensibilidade. Um achado de cultura negativa não atende a este critério
- Um abscesso ou outra evidência de infecção envolvendo a incisão profunda é encontrado no exame direto, durante a reoperação ou por exame histopatológico ou radiológico
- Diagnóstico de ISC incisional profunda estabelecido pelo cirurgião ou pelo médico atendente

ISC de órgão/cavidade
A infecção ocorre *em 30 dias* após o procedimento cirúrgico se nenhum implante permanente for colocado, ou *em 1 ano quando um implante é colocado* e a infecção parece estar relacionada ao processo cirúrgico
e
A infecção envolve qualquer parte do corpo – excluindo incisão cutânea, fáscia ou camadas musculares – que é *aberta ou manipulada* durante o procedimento cirúrgico
e
O paciente apresenta pelo menos um dos seguintes achados:
- Drenagem purulenta a partir de dreno colocado através de uma ferida de estocada, dentro do órgão/cavidade
- Organismos isolados a partir de uma cultura assepticamente obtida de líquido ou tecido no órgão/cavidade
- Um abscesso ou outra evidência de infecção envolvendo o órgão/cavidade que seja encontrado ao exame direto, durante a reoperação ou pelo exame histopatológico ou radiológico
- Diagnóstico de ISC de órgão/cavidade estabelecido pelo cirurgião ou pelo médico atendente.

Definição de implante do Centers for Disease Control and Prevention: Objeto, material ou tecido de natureza não humana colocado em um paciente durante um procedimento cirúrgico. Exemplos incluem valvas cardíacas de porco ou sintéticas, coração mecânico, bastões metálicos, malhas, fios esternais, parafusos, cementos, grampos internos, hemoclipes e outros dispositivos. As suturas não absorvíveis são exceção, porque os prevencionistas de infecção podem ter dificuldade para identificar e/ou diferenciar a natureza solúvel do material utilizado.

A Tabela 8-2 ilustra os critérios que definem cada uma dessas três classes de ISCs. Note-se que uma infecção cutânea no, ou ao redor do, sítio de uma ferida traumática é classificada como infecção cutânea e estrutural cutânea.

▶ Epidemiologia

A cada ano são realizados pelo menos 234 milhões de procedimentos cirúrgicos em todo o mundo, incluindo os mais de 16 milhões de procedimentos realizados apenas nos Estados

Unidos. As ISCs desenvolvem-se em 2 a 5% desses pacientes. Nessa população de pacientes cirúrgicos, as ISCs representam até 38% das infecções hospitalares e, assim a infecção hospitalar é comum em pacientes cirúrgicos. Excluída a bacteriúria assintomática, a ISC é possivelmente a infecção hospitalar mais comum. A incidência de ISCs depende da natureza do procedimento cirúrgico realizado e da extensão da contaminação intraoperatória concomitante. Em uma tentativa de quantificar a inoculação de bactérias de certos procedimentos cirúrgicos, uma classificação de feridas foi desenvolvida em 1964 pela National Academy of Sciences (Tab. 8-3). Essa classificação divide as feridas em limpas (p. ex., reparo de hérnia inguinal), limpas-contaminadas (p. ex., hemicolectomia direita), contaminadas (p. ex., laparotomia para lesão perfurante do intestino delgado) e sujas (p. ex., laparotomia para peritonite e abscesso intra-abdominal). Vários estudos emergiram desde a concepção da classificação, confirmando que, com o ajuste razoável de riscos, as classes de contaminação apresentam boa correlação com a incidência de ISC pós-operatória. Mais recentemente, o estudo American College of Surgeons National Surgical Quality Improvement Program (ACS-NSQIP), de 2012, envolvendo mais de 600 mil pacientes, sugeriu que a taxa de ISCs aumenta conforme o grau de contaminação aumenta: 2,58% para feridas limpas; 6,67% para feridas limpas-contaminadas; 8,61% para feridas contaminadas; e 11,80% para feridas sujas.

▶ Custos atribuíveis e impacto

Além da morbidade em que os pacientes incorrem, há também um ônus significativo de assistência médica e econômica associados às ISCs. Múltiplos estudos comprovaram, de modo consistente, que as ISCs levam ao aumento considerável da duração da internação hospitalar (DIH), das despesas hospitalares e dos gastos com assistência médica da sociedade. Em um estudo conduzido em 2012, a ISC subsequente à cirurgia colorretal aumentou a DIH em 2,8 a 23,9 dias, dependendo da natureza do procedimento (ressecção de colo vs. reto), da abordagem cirúrgica (aberta vs. laparoscópica) e da profundidade da ISC. Em outro estudo sobre cirurgia cardíaca, foi estimado que o custo excedente total atribuível à ISC ultrapassa 12 mil dólares por paciente. Esse custo excedente resultou em procedimentos adicionais (p. ex., incisão e drenagem, lavagem da ferida, enxertos de pele), antimicrobianos e DIH estendida. Outro estudo, envolvendo pacientes de cirurgias geral e vascular, estimou o custo excedente e a DIH, respectivamente, de 10.497 dólares e 4,3 dias. Em adição, mesmo quando os pacientes com ISC eram liberados com sucesso, o índice de reinternação no mínimo duplicava. Outro estudo, empregando levantamentos centralizados no paciente e amplos bancos de dados administrativos, sugeriu aumento de quase 3 vezes do custo total de pacientes diagnosticados com ISC após receberem alta, em comparação aos pacientes que não desenvolveram ISC. Os custos elevados foram devido ao aumento significativo de enfermeiros visitantes requisitados para tratar feridas, de exames de imagem, além de aumento das reinternações em departamentos de emergência e no hospital.

▶ Fisiopatologia

A etiologia da ISC é multifatorial. As comorbidades do paciente, a natureza da técnica e do procedimento cirúrgico e o ambiente perioperatório, incluindo infraestrutura e processos de assistência, interagem na ISC. Considera-se que a maioria das ISCs seja diretamente causada pela flora endógena do paciente no momento da cirurgia. Isso é sustentado adicionalmente pelo fato de, nas feridas limpas, as ISCs serem mais comumente causadas por S. aureus ou Staphylococcus coagulase-negativo, ambos presentes em abundância na pele do paciente. Por outro lado, as ISCs subsequentes à cirurgia intestinal geralmente são causadas pela flora intestinal endógena. Quando um dispositivo cirúrgico ou implante é colocado, as bactérias podem secretar biomembranas especiais à base de glicocálice que atuam como escudo, protegendo as bactérias agressoras contra as defesas imunológicas do corpo. Uma das sequelas imediatas desse tipo de fenômeno é o fato de que a inoculação causa ISC na presença de um corpo estranho, como um implante cirúrgico ou dispositivo.

Apesar da crença de que a maioria das ISCs se origina a partir de micróbios endógenos, há uma literatura convincente que sugere a implicação também de fontes não endógenas na ocorrência das ISCs. Uma brecha no campo cirúrgico estéril, perfurações não detectadas em luvas cirúrgicas, intensificação

Tabela 8-3 Classificação das feridas

Limpas	Feridas operatórias não infeccionadas em que nenhuma inflamação é encontrada, e não há penetração dos tratos respiratório, alimentar, genital ou urinário não infectado
Limpas/contaminadas	Feridas operatórias em que os tratos respiratório, alimentar, genital ou urinário são penetrados sob condições controladas e sem contaminação incomum
Contaminadas	Feridas abertas, frescas e acidentais; operações com rupturas significativas da técnica estéril ou espirros grosseiros a partir do trato gastrintestinal, além das incisões em que há inflamação aguda não purulenta
Sujas	Feridas traumáticas antigas, contendo tecido desvitalizado retido, bem como as feridas que envolvem infecção clínica existente ou perfuração de víscera

User Guide for the 2008 Participant Use Data File American College of Surgeons National Surgical Quality Improvement Program.

do trânsito de pessoal pelo centro cirúrgico (CC), condições subótimas de fluxo de ar e ventilação no CC, e técnica cirúrgica precária com excesso de tensão ou de lesão tecidual são alguns dos vários fatores implicados na ISC que serão discutidos em detalhes ao longo das próximas seções.

▶ Fatores de risco

Muitos fatores de risco foram implicados como fatores preditivos de ISC. Alguns estão diretamente relacionados com a condição de saúde, o sistema imune e as comorbidades do paciente, enquanto outros são inerentes à natureza do procedimento realizado e, portanto, dificilmente modificáveis. Alguns fatores de risco refletem o delineamento subótimo dos sistemas de assistência médica e de processos não confiáveis de prestação de assistência, tendo sua importância com base na possibilidade de sujeitá-los a estratégias de aprimoramento e otimização.

A. Fatores de risco relacionados ao paciente

Vários estudos demonstraram que idade avançada, diabetes melito, obesidade, tabagismo, desnutrição e imunossupressão (p. ex., uso crônico de esteroides, HIV/síndrome da imunodeficiência adquirida [Aids, do inglês *acquired immune deficiency syndrome*], pós-transplante) são fatores de risco de desenvolvimento de ISC (Tab. 8-1). A maioria desses fatores não é sensível à prevenção ou à modificação pré-operatória imediata, embora o controle em longo prazo dos níveis de glicose (refletido em melhores níveis de HBA_{1C}), a cessação do tabagismo e as tentativas de melhorar a nutrição possam favorecer o desempenho geral do paciente no perioperatório, bem como minimizar as complicações, incluindo a ISC.

B. Fatores de risco relacionados ao procedimento

A natureza do procedimento e, especialmente, a classificação da ferida (Tab. 8-3) e o tipo de bactérias esperado no sítio cirúrgico são fatores essenciais que influenciam o risco de desenvolvimento de ISC; por exemplo, a taxa de ISCs oriundas de cirurgia de olho, em que o inóculo de contaminação bacteriana é mínimo, é quase inexistente. Em comparação, a taxa de ISC originada de cirurgia colorretal continua próxima de 20%, apesar de estratégias e esforços conduzidos para fins de prevenção. No início da década de 1990, o índice de risco da National Healthcare Safety Network (NHSN), antes chamado de National Nosocomial Infections Surveillance System (NNIS), foi desenvolvido na tentativa de melhor definir, a princípio, o risco de o paciente desenvolver ISC. Esse índice considerou os três fatores a seguir:

1. Escore da American Society of Anesthesiologists (ASA) ≥ 3;
2. Classificação de ferida cirúrgica como contaminada ou suja;
3. Duração prolongada do procedimento no decorrer de um número T de horas, em que T depende da natureza do procedimento realizado.

A análise dos dados do CDC por Culver e colaboradores revelou que as taxas de incidência de ISCs são 1,5, 2,9, 6,8 e 13% na presença de 0, 1, 2 ou 3 dos fatores descritos do índice de risco, respectivamente. Mais recentemente, a NHSN introduziu modelos aprimorados de ajuste de risco de ISC para cirurgias específicas, com base nos fatores de risco facilmente tratáveis do paciente.

C. Fatores de risco relacionados ao processo e ao sistema

Vários fatores de risco relacionados ao processo e ao sistema foram identificados ao longo dos anos como potenciais fatores que contribuem para taxa aumentada de incidência de ISC.

Escolha subótima e momento certo para instituição de antimicronianos no perioperatório — Em uma revisão sistemática de mais de 30 mil pacientes do Medicare, Bratzler e colaboradores constataram que menos de 56% dos pacientes submetidos a cirurgias receberam antimicronianos perioperatórios dentro da janela recomendada de 60 minutos que antecedem a incisão. No mesmo estudo, até 10% dos pacientes não receberam o regime antimicroniano apropriado que poderia cobrir o tipo específico de agente patogênico nos procedimentos aplicados aos pacientes. Os dois componentes principais do uso de antimicronianos perioperatórios profiláticos – a escolha e o momento certo – serão discutidos em mais detalhes na seção sobre prevenção de ISC, a seguir.

Brecha não identificada da assepsia — A equipe do CC, incluindo os enfermeiros e o pessoal da anestesia e da cirurgia, é fortemente incentivada a relatar imediatamente ao cirurgião qualquer brecha em potencial no campo estéril (p. ex., preparação inadequada da pele, roupas ou equipamento sujos, luvas furadas). Em um estudo sobre laparotomias ginecológicas, constatou-se que houve perfuração de luvas em 27 das 29 laparotomias realizadas. A relação entre as taxas de incidência de ISCs e a perfuração de luvas não é evidente à análise dos dados. Em um estudo que considerou mais de 4 mil procedimentos, as taxas de incidência de ISCs elevaram-se com o aumento da perfuração de luvas somente na ausência de profilaxia antimicrobiana apropriada.

Remoção pré-operatória de pelos — Em vários estudos, a remoção pré-operatória dos pelos foi correlacionada com incidência aumentada de ISC, até mesmo, quando o procedimento envolve o couro cabeludo ou o paciente tem pelos abundantes no sítio cirúrgico. Uma metanálise e uma revisão sistemática do banco de dados Cochrane, realizadas em 2006, concluíram que a remoção de pelos no pré-operatório aumenta pelo menos em 2 vezes a incidência de ISC. É notável que não houve diferença entre as taxas de incidência de ISC, quando os pelos foram presos *versus* ausência de remoção de pelos. Portanto, quando a remoção de pelos é necessária, é preferível prendê-los a removê-los.

Técnica cirúrgica — Acredita-se que o uso de técnicas cirúrgicas "grosseiras", com ruptura tecidual e traumatismos desnecessários ou usos excessivos de eletrocautério, tração ou dissecção cega, leva a taxas de incidência maiores de ISC. Embora a maioria dos cirurgiões e o senso comum sugiram essa correlação, evidências sólidas sustentam que ainda não foi demonstrada a existência de relação de causa e efeito.

Trânsito no centro cirúrgico — Está bem estabelecido que a carga de bactérias transmissíveis pelo ar em um espaço fechado está diretamente relacionada com o número de pessoas contidas nesse espaço, bem como com o número de pessoas que entram e saem de um espaço fechado, como o CC. A ligação entre o trânsito aumentado pelas portas do CC e a ocorrência de ISCs tem sido estudada principalmente na literatura ortopédica, embora ainda não esteja nitidamente estabelecida. Mesmo assim, o CDC estabeleceu diretrizes que incluem a diminuição do trânsito de pessoas no CC.

Hipotermia perioperatória — Embora a hipotermia possa proteger o tecido contra isquemia e necrose, diminuindo o consumo celular de oxigênio, a hipotermia perioperatória pode causar vasoconstrição ao nível da pele e, assim, diminuir a distribuição de oxigênio. Dois estudos randomizados tentaram estudar o efeito da hipotermia sobre a incidência de ISC. O primeiro estudo constatou risco aumentado de ISC associado à hipotermia na cirurgia colorretal, enquanto o outro estudo falhou em encontrar alguma relação na cirurgia cardíaca e infecção. Atualmente, recomenda-se manter a normotermia perioperatória.

▶ Estratégias de prevenção

A prevenção da ISC baseia-se principalmente na otimização das comorbidades do paciente e na criação de um método sistemático para garantir que todos os fatores de risco modificáveis sejam abordados. Todos os processos de cuidados comprovados ou possivelmente considerados preventivos de ISCs devem ser aplicados sempre em todos os pacientes. A Tabela 8-4 lista as potenciais medidas para minimizar o risco de ISC. Apesar da falta de evidências de nível 1 para muitas dessas medidas, o agrupamento de algumas ou de todas poderia se mostrar uma estratégia benéfica. O Surgical Improvement Project (SIP), estabelecido em 2004 e vinculado ao Surgical Care Improvement Project (SCIP) em 2006, criou medidas de desempenho para várias dessas medidas preventivas, com base nas melhores evidências disponíveis na literatura (Tab. 8-5). Uma discussão detalhada sobre o SCIP foge ao escopo deste livro, e o leitor interessado em mais detalhes deve acessar os *websites* do CDC e do CMS. Os antimicronianos perioperatórios e a escolha da solução de preparação da pele são discutidos adiante.

A. Antimicronianos perioperatórios

O momento certo para a administração da profilaxia antimicrobiana (SCIP 1) e a escolha do antimicroniano perioperatório apropriado (SCIP 2) são componentes decisivos na estratégia de prevenção de ISC. A profilaxia implica a descontinuação do uso do antimicroniano dentro de 24 horas em cirurgias não cardíacas, e em 48 horas nas cirurgias cardíacas (SCIP 3). Isso também prevenirá os efeitos colaterais associados ao antimicroniano e a incidência de resistência farmacológica. A dosagem apropriada do antimicroniano, feita com base no peso do paciente e nas recomendações do fabricante, é uma consideração importante na profilaxia. Em adição, a redosagem do antimicroniano durante a

Tabela 8-4 Potenciais[a] medidas para prevenção de infecções do sítio cirúrgico

Otimização do estado nutricional do paciente
Profilaxia antimicrobiana perioperatória apropriada (escolha, dosagem e periodicidade)
Controle adequado dos níveis de glicose em pacientes diabéticos
Manutenção da normoglicemia perioperatória em todos os pacientes
Manutenção de assepsia rigorosa
Preparo pré-operatória da pele com soluções à base de álcool
Manipulação suave da pele e minimização de dano tecidual relacionado com cautério
Melhora da ventilação e do fluxo de ar laminar no centro cirúrgico
Manutenção de normotermia perioperatória
Evitação da remoção de pelos; se necessário, prendê-los em vez de raspá-los
Suplementação perioperatória de oxigênio
Uso de sabão antibacteriano no pré-operatório
Suturas revestidas antibacterianas
Soluções de irrigação antibacteriana
Barreiras para ferida operatória
Curativos antibacterianos

[a]Muitas destas medidas têm mostrado resultados controversos e não definitivos na prevenção de infecção do sítio cirúrgico.

Tabela 8-5 Medidas do Surgical Care Improvement Project (SCIP) destinadas à prevenção de infecções do sítio cirúrgico

Medida de infecção do SCIP 1	Antimicroniano profilático recebido em 1 hora antes da incisão cirúrgica
Medida de infecção do SCIP 2	Seleção do antimicroniano profilático apropriado para o paciente cirúrgico
Medida de infecção do SCIP 3	Antimicroniano profilático descontinuado em 24 horas após o término da cirurgia (em 48 horas após o término da cirurgia cardíaca)
Medida de infecção do SCIP 4	Nível de glicemia às 6 horas da manhã < 200 mg/dL nos dias 1 e 2 de pós-operatório de cirurgia cardíaca
Medida de infecção do SCIP 6	Sem remoção ou remoção apropriada de pelos (prender, não raspar)
Medida de infecção do SCIP 7	Normotermia pós-operatória imediata (temperatura > 36 °C em 15 minutos de pós-operatório) na cirurgia colorretal

INFLAMAÇÃO, INFECÇÃO E TERAPIA ANTIMICROBIANA EM CIRURGIA — CAPÍTULO 8

Tabela 8-6 Dose inicial e tempo para redosagem de fármacos antimicrobianos sugeridos comumente utilizados para profilaxia cirúrgica

Antimicrobiano	Meia-vida renal (h) Pacientes com função renal normal	Meia-vida renal (h) Pacientes com doença renal em estágio terminal	Duração recomendada da infusão	Dose-padrão	Recomendação de dose com base no peso[a]	Intervalo de redosagem recomendado[b] (h)
Aztreonam	1,5-2	6	3-5 min,[c] 20-60 min[d]	1-2 g IV	Máximo de 2 g (adultos)	3-5
Ciprofloxacino	3,5-5	5-9	60 min	400 mg IV	400 mg	4-10
Cefazolina	1,2-2,5	40-70	3-5 min,[c] 15-60 min[d]	1-2 g IV	20-30 mg/kg (se < 80 kg, usar 1 g; se > 80 kg, usar 2 g)	2-5
Cefuroxima	1-2	15-22	3-5 min,[c] 15-60 min[d]	1,5 g IV	50 mg/kg	3-4
Cefamandol	0,5-2,1	12,3-18	3-5 min,[c] 15-60 min[d]	1 g IV		3-4
Cefoxitina	0,5-1,1	6,5-23	3-5 min,[c] 15-60 min[d]	1-2 g IV	20-40 mg/kg	2-3
Cefotetana	2,8-4,6	13-25	3-5 min,[c] 20-60 min[d]	1-2 g IV	20-40 mg/kg	3-6
Clindamicina	2-5,1	3,5-5[f]	10-60 min (não exceder 30 mg/min)	600-900 mg IV	Se < 10 kg, usar pelo menos 37,5 mg; se > 10 kg, usar 3 a 6 mg/kg	3-6
Eritromicina base	0,8-3	5-6	NA	1 g VO 19, 18 e 9 h antes da cirurgia	9-13 mg/kg	NA
Gentamicina	2-3	50-70	30-60 min	1,5 mg/kg IV[g]	...[g]	3-6
Neomicina	2-3 (3% absorvido VO)	12-24 ou mais	NA	1 g VO 19, 18 e 9 h antes da cirurgia	20 mg/kg	NA
Metronidazol	6-14	7-21; sem alteração	30-60 min	0,5-1 g IV	15 mg/kg na dose inicial (adulto); 7,5 mg/kg em doses subsequentes	6-8
Vancomicina	4-6	44,1-406,4 (DCr < 10 mL/min)	1 g por 60 min (usar tempo de infusão maior se dose > 1 g)	1 g IV	10-15 mg/kg (adulto)	6-12

DCr, depuração de creatinina.
[a]Dados oriundos principalmente de recomendações pediátricas publicadas
[b]Para procedimentos de longa duração, os antimicrobianos devem ser readministrados a intervalos de 1 a 2 vezes a meia-vida do fármaco. Os intervalos apresentados nesta tabela foram calculados para pacientes com função renal normal
[c]Dose injetada diretamente na veia ou via líquidos intravenosos correntes
[d]Infusão intravenosa intermitente
[e]Em pacientes com níveis séricos de creatinina de 5-9 mg/dL
[f]A meia-vida da clindamicina é a mesma ou está levemente aumentada em pacientes com doença renal em estágio terminal, em comparação com pacientes com função renal normal
[g]Se o peso corporal do paciente estiver > 30% acima de seu peso corporal ideal (PCI), o peso de dosagem (PD) pode ser determinado como segue: PD = PCI + (0,4 × [peso corporal total − PCI])
Reproduzida com permissão de Bratzler PD, Houck PM: Antimicrobial prophylaxis for surgery: an advisory statement from the National Infection Surgical Prevention Project, *Clin Infect Dis.* 2004 Jun 15;38(12):1706–1715.

cirurgia feita com base na meia-vida do antimicroniano, na quantidade de líquido administrada e na perda de sangue é mais importante do que a continuação do antimicroniano após o fechamento da ferida. A Tabela 8-6 é um guia prático de dosagem e tempo para redosagem de antimicronianos profiláticos comumente utilizados.

B. Preparação antisséptica da pele

Com base em um estudo randomizado prospectivo e em um estudo observacional, o National Quality Forum recomendou o uso de soluções contendo álcool para a preparação da pele do paciente antes da cirurgia.

C. Medidas preventivas adicionais

A manutenção da normoglicemia perioperatória (SCIP 4) e da normotermia (SCIP 7), bem como prender os pelos e evitar sua remoção (SCIP 6), são medidas definitivamente defendidas e monitoradas como medidas de desempenho para certas cirurgias. O uso pré-operatório de sabão antibacteriano, a administração perioperatória de oxigênio, o uso de suturas com revestimento antibacteriano, barreiras para feridas, soluções antimicrobianos e curativos antibacterianos são medidas adicionais que continuam sendo controversas na prevenção da ISC (Tab. 8-4). A preparação intestinal mecânica e os antimicronianos orais em pacientes submetidos à cirurgia colorretal são alvos de controvérsias e discussões renovadas, embora continuem sendo uma estratégia importante na prevenção da ISC nessa área.

▶ Tratamento

O tratamento de uma ISC estabelecida consiste na abertura de uma incisão, na drenagem do material purulento e no desbridamento de qualquer tecido necrótico. O tratamento antimicrobiano auxiliar é instituído quando o paciente manifesta sintomas sistêmicos, celulite associada ou ISC profunda com risco de disseminação de fáscia e subcutâneo. As culturas são importantes para rastrear a existência de organismos resistentes, retirar os antimicronianos empíricos de amplo espectro e para fins de vigilância epidemiológica. No caso de uma ISC de órgão/cavidade, a drenagem percutânea com orientação radiológica, aliada a uma cobertura antimicrobiana adequada, é a abordagem preferida.

INFECÇÕES QUE REQUEREM TRATAMENTO CIRÚRGICO

Quando as infecções falham em responder ou são, provavelmente, não responsivas a tratamentos médicos e antimicrobianos, pode haver necessidade de intervenção cirúrgica. A lista de infecções cirúrgicas que requerem tratamento cirúrgico é extensa, porém, as mais comuns incluem abscessos, empiema, infecções de pele necrosada e nos tecidos moles (IPNTMs), infecções intra-abdominais e colite por *Clostridium difficile*. Muitas dessas infecções cirúrgicas podem se tornar prejudiciais à vida ao causarem sepse, choque séptico e síndrome da disfunção de múltiplos órgãos (SDMO) se não forem prontamente controladas e tratadas. Pode haver disseminação ao longo dos planos teciduais (infecções necrosantes), formação de abscessos/fístulas ou disseminação pelo sistema linfático e pela circulação sanguínea. A disseminação de uma infecção pelo sangue (bacteriemia) pode acarretar semeadura distante de bactérias e subsequente formação de abscesso (p. ex., no encéfalo, fígado, glândulas suprarrenais e valvas cardíacas).

INFLAMAÇÃO, SEPSE, SÍNDROME DA RESPOSTA INFLAMATÓRIA SISTÊMICA, BACTERIEMIA & SÍNDROME DA DISFUNÇÃO DE MÚLTIPLOS ÓRGÃOS

A infecção microbiana resulta no dano tecidual que leva a uma resposta inflamatória ao nível tecidual local, na tentativa do sistema imune do paciente vencer a infecção. No sítio da lesão, células endoteliais e leucócitos coordenam a liberação local de mediadores da resposta inflamatória, incluindo citocinas (fator de necrose tumoral α), interleucinas, interferons, leucotrienos, prostaglandinas, óxido nítrico, radicais livres do oxigênio e produtos da via inflamatória clássica (complemento, histamina e bradicinina) (Tab. 8-7). Quando esses mediadores atingem o sítio infectado, são extremamente efetivos no recrutamento e condicionamento das células de ambos os ramos, inato e adaptativo, do sistema imune, para que os agentes patogênicos invasores sejam identificados e atacados. Além disso, esses mediadores inflamatórios iniciam os processos de cura do tecido danificado. Entretanto, se o grau de agressão infecciosa ou traumática sobrepor-se à habilidade de o corpo controlá-la, os mediadores inflamatórios podem deflagrar uma reação inflamatória sistêmica de graves consequências lesivas. Essa resposta sistêmica, mal adaptativa, pode desorganizar o metabolismo celular normal e prejudicar a perfusão tecidual a nível celular. A ocorrência de resposta sistêmica na ausência de infecção comprovada (p. ex., queimaduras, traumatismo, pancreatite) é denominada *síndrome da resposta inflamatória sistêmica* (SRIS). O termo "sepse" é utilizado quando a resposta sistêmica resulta de uma infecção comprovada e não apenas de uma inflamação sistêmica. A sepse grave é relatada quando está associada a pelo menos um sinal de hipoperfusão tecidual ou orgânica. O choque séptico ocorre quando a sepse grave está associada à hipotensão ou instabilidade hemodinâmica. Quando o choque séptico leva à disfunção progressiva de múltiplos órgãos, como o encéfalo (*delirium*), pulmões (hipóxia e insuficiência respiratória), coração (hipotensão, edema pulmonar) e rins (oligúria e insuficiência renal), é referido como *síndrome da disfunção de múltiplos órgãos* (SDMO). A bacteriemia consiste na presença de bactérias viáveis no sangue, muitas vezes comprovada por hemocultura. A bacteriemia transitória (p. ex., subsequente tratamento dental) é comum, benigna e autolimitada, geralmente sem implicações clínicas, exceto para pacientes com valvas cardíacas danificadas; implantes cardíacos, vasculares ou ortopédicos; ou imunidade comprometida. Em pacientes que têm fonte de infecção não controlada, a bacteriemia pode ser devastadora e resultar em sepse grave, choque séptico e SDMO. As inter-relações entre infecção, bacteriemia, sepse e SRIS são representadas na Figura 8-2. As definições clínicas detalhadas de sepse, sepse grave, choque séptico, SRIS e SDMO são apresentadas na Tabela 8-8.

▶ Diagnóstico

Localizar a fonte da infecção suspeita ou da sepse é fundamental, assim como é indispensável realizar um exame físico eficiente e completo. A avaliação laboratorial, muitas vezes, mostra leucocitose, porém, a leucopenia é frequente em casos graves de infecção ou sepse. A acidose, ocasionalmente, está presente e pode ser útil para estabelecer o diagnóstico. Os exames radiológicos, incluindo chapas planas para suspeita de pneumonia, tomografia computadorizada e ultrassonografia para abscessos intra-abdominais ou intratorácicos, e varreduras ósseas com ressonância nuclear (RM) para suspeita de osteomielite, frequentemente são essenciais para estabelecer o diagnóstico e determinar a fonte de infecção.

Tabela 8-7 Citocinas e fatores de crescimento

Peptídeo	Sítio de síntese	Regulação	Células-alvo	Efeitos
G-CSF	Fibroblastos, monócitos	Induzido por IL-1, LPS, IFN-α	Progenitores neutrofílicos comprometidos (CFU-G, Gram)	Sustenta a proliferação das colônias formadoras de neutrófilo; estimula a explosão respiratória
GM-CSF (IL-3 tem efeitos quase idênticos)	Células endoteliais, fibroblastos, macrófagos, linfócitos T, medula óssea	Induzido por IL-1, TNF	Células progenitoras de granulócito-hemácia-monócito-megacariócito (CFU-GEMM, CFU-MP, CFU-Eo, CFU-GM)	Sustenta a proliferação de colônias contendo macrófagos, eosinófilos, neutrófilos e monócitos
IFN-α, IFN-β, IFN-γ	Células epiteliais, fibroblastos, linfócitos, macrófagos, neutrófilos	Induzidos por vírus (ácidos nucleicos estranhos), micróbios, antígenos microbianos estranhos, células cancerosas	Linfócitos, macrófagos, células infectadas, células cancerosas	Inibem a multiplicação viral; ativam fagócitos defeituosos, dirigem a inibição da multiplicação de células cancerosas, a ativação de leucócitos *killer*, a inibição da síntese de colágeno
IL-1	Células endoteliais, queratinócitos, linfócitos, macrófagos	Induzida por TNF-α, IL-1, IL-2, C5a; suprimida por IL-4, TGF-β	Monócitos, macrófagos, células T, células B, células NK, células LAK	Estimula células T, células B, células NK, células LAK; induz atividade tumoricida e produção de outras citocinas, pirógeno endógeno (via liberação de PGE_2); induz esteroidogênese, proteínas de fase aguda, hipotensão; neutrófilos quimiotáticos; estimula a explosão respiratória
IL-1ra	Monócitos	Induzida por GM-CSF, LPS, IgG	Bloqueia os receptores tipo 1 da IL-1 nas células T, fibroblastos, condrócitos, células endoteliais	Bloqueia os receptores tipo 1 da IL-1 nas células T, condrócitos, células endoteliais; promove melhora nos modelos experimentais de artrite, choque séptico e enteropatia inflamatória
IL-2	Linfócitos	Induzida por IL-1, IL-6	Células T, células NK, células B, monócitos ativados	Estimula o crescimento de células T, células NK e células B
IL-4	Células T, células NK, mastócitos	Induzida por ativação celular, IL-1	Todas as células hematopoiéticas e muitas outras expressam receptores	Estimula o crescimento de células B e T; induz moléculas de HLA de classe II
IL-6	Células endoteliais, fibroblastos, linfócitos, alguns tumores	Induzida por IL-1, TNF-α	Células T, células B, plasmócitos, queratinócitos, hepatócitos, células-tronco	Diferenciação da célula B; indução de proteínas de fase aguda, crescimento de queratinócitos; estimula o crescimento de células T e células-tronco hematopoiéticas
IL-8	Células endoteliais, fibroblastos, linfócitos, monócitos	Induzida por TNF, IL-1, LPS, adesão celular (monócitos)	Basófilos, neutrófilos, células T	Induz expressão de receptores de LECAM-1 de célula endotelial, β_2-integrinas e transmigração de neutrófilo; estimula a explosão respiratória
M-CSF	Células endoteliais, fibroblastos, monócitos	Induzido por IL-1, LPS, IFN-α	Progenitores de monócito comprometidos (CFU-M, mono)	Sustenta a proliferação de colônias formadoras de monócito; ativa macrófagos
MCP-1, MCAF	Monócitos; alguns tumores secretam um peptídeo similar	Induzidos por IL-1, LPS, PHA	Monócitos não estimulados	Quimiotático específico de monócitos
TNF-α (LT tem efeitos quase idênticos)	Macrófagos, células NK, células T, linhagens de células transformadas, células B (LT)	Suprimido por PGE_2, TGF-β, IL-4; induzido por LPS	Células endoteliais, monócitos, neutrófilos	Estimula o crescimento da célula T; direciona citotoxina para algumas células tumorais; efeito pró-inflamatório profundo via indução de IL-1 e PGE_2; a administração sistêmica produz muitos sintomas de sepse; estimula a explosão respiratória e a fagocitose

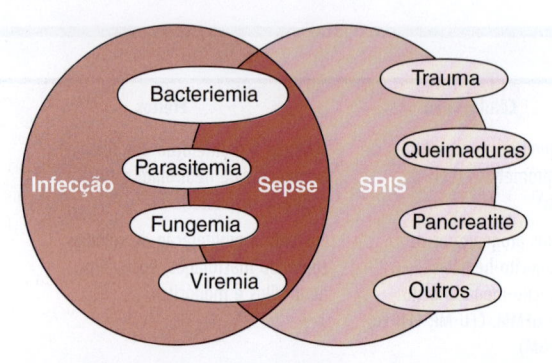

▲ **Figura 8-2** Interface entre infecção, sepse e síndrome da resposta inflamatória sistêmica (SRIS).

Tabela 8-8 Definições de sepse, sepse grave, choque séptico e síndrome da resposta inflamatória sistêmica (SRIS)

SRIS
Pelo menos dois dos seguintes achados:
Temperatura > 38,3 °C ou < 36 °C
Frequência cardíaca > 90 batimentos/min
Frequência respiratória > 20 respirações/min ou $PaCO_2$ < 32 mmHg
LEU > 12.000 células/mm³, < 4.000 células/mm³, ou > 10% de formas imaturas (bastonetes)

Sepse
SRIS e infecção comprovada com cultura ou clinicamente evidente

Sepse grave
Sepse e pelo menos um dos seguintes achados:
Áreas de pele mosqueada
Reenchimento capilar que demora pelo menos 3 segundos
Débito urinário < 0,5 mL/kg por pelo menos 1 h, ou terapia de reposição renal
Lactato > 2 mmol/L
Alteração abrupta do estado mental
Achados eletrencefalográficos (EEG) anormais
Contagem de plaquetas < 100.000 plaquetas/mcL
Coagulação intravascular disseminada
Síndrome da angústia respiratória aguda (SARA)
Disfunção cardíaca (i.e., disfunção sistólica ventricular esquerda)

Choque séptico
Sepse grave e pelo menos um dos seguintes achados:
Pressão arterial média (PAM) < 60 mmHg mesmo com reanimação com líquido adequada
Requerimento de agentes pressores hemodinâmicos para manter PAM > 60 mmHg, mesmo com reanimação com líquido adequada

A reanimação com líquido adequada é definida por um dos três parâmetros a seguir:
• Infusão de pelo menos 40 a 60 mL/kg de solução fisiológica
• Pressão de encunhamento capilar pulmonar igual a 12 a 20 mmHg
• Pressão venosa central de 8 a 12 mmHg

A identificação do organismo causal por cultura de material coletado no sítio infeccioso seguida da realização de testes de sensibilidade do agente patogênico a diversos agentes antimicrobianos são as duas etapas decisivas subsequentes. Se houver suspeita de infecção, cuja fonte continua indeterminada, devem ser realizadas culturas com amostras de sangue, escarro e urina. A cultura de outros líquidos corporais (p. ex., líquido cerebrospinal, efusões pleurais e articulares ou ascite) pode ser realizada, desde que justificada com base na história do paciente, nos achados do exame físico e no grau de suspeita clínica.

▶ Tratamento

O controle da fonte infecciosa e os antimicronianos constituem a base do tratamento cirúrgico da infecção. Quando os pacientes estão sépticos, com ou sem choque, o tratamento "direcionado ao objetivo" da sepse com a pronta reanimação do paciente e a iniciação imediata de um curso de antimicronianos empíricos apropriado são de importância definitiva e, conforme demonstrado por evidências de alto nível, melhoram a sobrevida do paciente. As Surviving Sepse Guidelines (Diretrizes para Sobreviver à Sepse) enfatizam a abordagem sistemática e com base em evidência para tratamento de pacientes com sepse e choque séptico. Essas diretrizes estão disponíveis em www.survivingsepsis.org.

▼ INFECÇÕES CIRÚRGICAS CUTÂNEAS E ESTRUTURAIS CUTÂNEAS

As infecções cirúrgicas cutâneas abrangem o espectro que se estende dos abscessos cutâneos superficiais, como furúnculos e carbúnculos, até as infecções necrosantes devastadoras e, muitas vezes, fatais de tecidos moles mais profundos.

FURÚNCULO

▶ Fisiopatologia

Um furúnculo (nódulo) é um abscesso cutâneo superficial, geralmente causado pela infecção por *S. aureus* no folículo piloso. Embora as bactérias habitem a maioria dos folículos pilosos de maneira assintomática, a obstrução do aparato pilossebáceo é considerada o evento deflagrador da formação dos furúnculos.

▶ Fatores de risco

Alguns dos fatores de risco identificados incluem puberdade, sexo masculino, obesidade e diabetes, além de viver em localidades com clima caracterizado por alto nível de umidade.

▶ Organismos causadores

Embora os estafilococos sejam os organismos causadores mais comuns, os estreptococos, os organismos gram-negativos e os difteroides anaeróbios também podem causar furúnculos.

INFLAMAÇÃO, INFECÇÃO E TERAPIA ANTIMICROBIANA EM CIRURGIA — CAPÍTULO 8

▶ Apresentação clínica

Os furúnculos manifestam-se como pequenos abscessos endurecidos e pruriginosos, circundados por eritema cutâneo. Uma pequena área esbranquiçada de necrose cutânea é observada com frequência no ápice do abscesso.

▶ Tratamento

A maioria dos furúnculos é resolvida de modo espontâneo, embora as lesões maiores requeiram incisão e drenagem. O uso de antimicronianos em seguida à incisão e à drenagem não é rotineiramente necessário, além de ser controverso. Antimicronianos são recomendados somente na presença de uma extensiva celulite concomitante circundante. Quando os antimicronianos são prescritos, seu uso deve ser suspenso quando houver resolução dos sintomas locais e sistêmicos. Sabonetes antibacterianos podem ser úteis tanto no tratamento como para prevenção de recidivas.

CARBÚNCULO

▶ Fisiopatologia

Carbúnculos são raros e resultam da coalescência de vários furúnculos, da extensão para o tecido subcutâneo e/ou da formação de uma "rede" de tratos e abscessos interconectados multiloculares.

▶ Fatores de risco

Os carbúnculos localizados na parte posterior do pescoço são encontrados de modo quase exclusivo em pacientes diabéticos ou relativamente imunocomprometidos. Além da obesidade e do diabetes, a ingestão crônica de esteroides e a desnutrição são potenciais fatores de risco de carbúnculos.

▶ Organismo causador

De maneira similar aos furúnculos, *S. aureus* também é o organismo mais comumente envolvido no aparecimento dos carbúnculos.

▶ Apresentação clínica

Os carbúnculos costumam exibir aspecto de múltiplos furúnculos amplos, com várias aberturas de drenagem de pus. À medida que os carbúnculos crescem, o suprimento sanguíneo da pele é destruído e o tecido localizado sobre o abscesso adquire tonalidade esbranquiçada e aparência necrótica. Os pacientes podem apresentar alguns sinais sistêmicos, como febre e mal-estar.

▶ Tratamento

Os carbúnculos, com frequência, requerem incisão e drenagem, mas, ocasionalmente, exigem excisão mais extensiva. Quando apropriado, a excisão é continuada até a remoção dos vários tratos sinusais profundos associados. Em geral, há necessidade de usar antimicronianos devido à induração e à celulite cutânea extensiva associadas.

HIDRADENITE SUPURATIVA

▶ Fisiopatologia

Hidradenite supurativa é uma grave condição cutânea, caracterizada por bloqueio e infecção das glândulas sudoríparas apócrinas. A hidradenite mais comumente envolve a axila ou a virilha. Como a maioria das glândulas apócrinas se desenvolve no período pós-puberdade, a doença pré-puberdade é muito rara. Embora a hidradenite muitas vezes se torne crônica associada a uma grave morbidade e incapacitação do paciente, as complicações sistêmicas e os sinais e sintomas constitucionais são incomuns.

▶ Fatores de risco

Obesidade, puberdade, sexo feminino e tabagismo são alguns dos fatores de risco identificados associados com a hidradenite.

▶ Agentes causadores

A hidradenite é uma infecção polimicrobiana envolvendo organismos gram-positivos, gram-negativos e anaeróbios. A superinfecção por fungos não é incomum, especialmente no paciente com hidradenite crônica ou recorrente.

▶ Apresentação clínica

A hidradenite pode afetar qualquer área onde exista uma glândula apócrina, mais comumente as axilas e a virilha, mas também o períneo, as dobras inframamárias, as dobras glúteas, a aréola e o escroto. Ao exame, a presença de nódulos cutâneos sensíveis e eritematosos caracterizam os estágios iniciais. Estes podem progredir rapidamente para abscessos endurecidos com seios interconectados, drenagem purulenta e linfadenopatia regional associada.

▶ Tratamento

A drenagem dos abscessos individuais e seus seios associados é necessária. Se houver atraso na cura, deve ser considerada a hipótese de superinfecções fúngicas que, uma vez confirmadas, também devem ser tratadas. Nas infecções crônicas e recorrentes, a pele envolvida e as glândulas apócrinas podem ser excisadas, deixando o tecido mole subjacente ser cicatrizado por segunda intenção. Nos estágios tardios, pode haver necessidade de retalhos e enxertos cutâneos, uma vez que a resultante formação de cicatriz pode ser grave. A aplicação tópica de clindamicina, tetraciclina sistêmica e isotretinoína são potenciais terapias auxiliares. A perda de peso e as intervenções com ênfase na higiene devem ser estimuladas para diminuir o risco de recorrência.

INFECÇÕES NECROSANTES CUTÂNEAS E ESTRUTURAIS CUTÂNEAS

▶ Introdução

Há falta de dados precisos sobre a incidência de infecções necrosantes cutâneas e estruturais cutâneas (INCECs), sendo que a maioria dos dados existentes se baseia nas experiências de instituições isoladas, sugerindo ampla variabilidade em termos de apresentação clínica, gravidade e resultados. As INCECs são infecções de pele e tecidos moles caracterizadas por necrose tecidual grave e amplamente disseminada, resultante de infecção agressiva e prejudicial à vida por bactérias que frequentemente são capazes de secretar toxinas. As INCECs também são conhecidas como gangrena gasosa, fascite necrosante (quando envolvem camadas de fáscias), gangrena de Fournier (quando envolvem o períneo e os órgãos genitais) e angina de Ludwig (quando envolvem o assoalho da boca).

▶ Fisiopatologia

As INCECs podem ser causadas por agentes isolados, como espécies clostridiais ou estreptocócicas, mas a sua etiologia é polimicrobiana na maioria dos casos. Um sítio instigante (p. ex., ferida de punção, picada de inseto) ocasionalmente pode ser descoberto por meio da história ou do exame físico. No períneo, o manejo do trato urogenital e o diabetes estão comprovadamente associados com IPNTM. Classicamente, a infecção tem início abrupto e progressão rápida ao longo dos planos teciduais isquêmicos, às vezes, com formação de ar nas camadas mais profundas. Ocorre trombose em vasos de pequeno calibre, ao longo da via de progressão da infecção, de modo que o dano tecidual subjacente mais profundo quase sempre é muito mais pronunciado do que o dano sugerido pela aparência da pele sobrejacente.

▶ Agentes causadores

Por definição, as INCECs tipo I são polimicrobianas (p. ex., estreptococos, clostrídios), enquanto as INCECs tipo II são monomicrobianas. *C. perfringens* secreta exotoxinas (p. ex., lecitinases, colagenases, proteases, hemolisinas) que causam trombose em vasos de pequeno calibre e permitem rápida progressão e invasão agressiva dos planos fascial e muscular. Essas toxinas contribuem para grave destruição de tecidos profundos e aparecimento da tonalidade acinzentada na pele sobrejacente. Acredita-se que a toxina α (uma lecitinase) seja um fator dos clostrídios contribuinte essencial para a virulência. Além de seu efeito local, essas toxinas podem levar à sepse grave, à SRIS pronunciada e, não raramente, à SDMO. Os estreptococos também podem secretar várias exotoxinas com virulência similar, levando à desorganização de planos fasciais e mais profundos. *S. pyogenes* (estreptococo do grupo A), em casos raros, é classicamente descrito como secretor de uma toxina superantígeno que pode produzir síndrome do choque tóxico com resultante falência de órgãos. As INCECs, frequentemente, são causadas por bactérias não clostrídios e não estreptocócicas, incluindo estafilococos, organismos gram-negativos e micróbios anaeróbios.

▶ Fatores de risco

Pacientes imunocomprometidos (p. ex., infectados por HIV, diabéticos), usuários de drogas intravenosas e pacientes com câncer apresentam risco particularmente aumentado de desenvolver INCECs, assim como os pacientes desnutridos e obesos.

▶ Apresentação clínica

A suspeita imediata e o diagnóstico antecipado das INCECs são essenciais. Nos estágios iniciais, os pacientes costumam ter febre e dor desproporcionais aos achados do exame físico. Eritema, endurecimento, bolhas cutâneas hemorrágicas, bolhas e vesículas ocasionalmente estão presentes. A descoloração acinzentada da pele subjacente e a dor além da área de pele afetada são especialmente sugestivas de envolvimento tecidual subjacente mais profundo. Uma secreção cinzenta tipo água suja pode ser vista e deve levar à suspeita de INCECs. Os pacientes podem desenvolver rapidamente sinais sistêmicos de toxicidade com hipotensão, taquicardia, desequilíbrio eletrolítico, letargia e até falência de órgãos. O exame laboratorial, em geral, mostra leucocitose (com ou sem bastonados) ou leucopenia, hiponatremia e acidose. Vários modelos foram desenvolvidos ao longo dos anos, na tentativa de predizer a probabilidade de uma infecção cutânea ser IPNTM *versus* infecção cutânea superficial mais benigna. O escore Laboratory Risk Indicator for Necrotizing Fasciitis (LRINEC) atribui diferentes escores de pontuação para cada um dos seis valores laboratoriais (Tab. 8-9). Em um estudo envolvendo 89 casos de INCEC, foi constatado que um escore LRINEC igual ou maior que 6 tem valor preditivo positivo de 92% e valor preditivo negativo de 96% para IPNTM. Do ponto de vista radiológico, as chapas planas que mostram ar no tecido mole profundo são patognomônicas. A tomografia computadorizada (TC) é o padrão de imagem quando há dificuldade para diferenciar entre infecção "benigna" da pele ou do tecido mole e INCEC. A TC muitas vezes mostra inflamação e edema nas camadas mais profundas de fáscia ou músculo e, ocasionalmente, mostra a presença de gás entre essas camadas teciduais. Apesar de a crepitação, como a notada durante o exame físico, e/ou de a presença de ar em tecidos profundos, como a diagnosticada na radiografia plana ou na TC, terem sido classicamente descritas com várias (mas nem todas) espécies de clostrídios, esses achados também podem ser encontrados em infecções. Quando o quadro clínico e a imagem

Tabela 8-9 Escore Laboratory Risk Indicator for Necrotizing Fasciitis (LRINEC)

Variável	Pontos
Proteína C-reativa (mg/L) > 150	4
LEU (× 10^3 células/μL)	
< 15	0
15 a 25	1
> 25	0
Hemoglobina (g/dL)	
> 13,5	0
11 a 13,5	1
< 11	2
Sódio (mmol/L) < 135	2
Creatinina (μmol/L) > 141	2
Glicose (mmol/L) > 10	1

radiológica falham em diferenciar entre infecção benigna de tecido mole e INCEC, a exploração cirúrgica diagnóstica da área em questão torna-se necessária. Os achados operatórios sugestivos de INCEC incluem tecido profundo pálido e/ou necrótico, secreção cinzenta não purulenta tipo água suja, tecido mole sem sangramento e microvasos trombosados. A separação fácil com o deslizar de um dedo sem oposição entre os planos teciduais (o "teste do dedo") é altamente sugestiva de INCEC. O exame patológico revelará a existência de inflamação intensa e necrose tecidual.

▶ Tratamento

Uma INCEC constitui emergência cirúrgica e requer imediatamente:

1. Desbridamento cirúrgico extensivo;
2. Antimicronianos de amplo espectro;
3. Reanimação hemodinâmica.

Desbridamento cirúrgico extensivo

É preciso remover todo o tecido com aspecto pálido, isquêmico ou necrótico, que "se destaca" facilmente ou não sangra como deveria. Isso deve incluir a pele sobrejacente, mesmo que pareça viável, uma vez que estudos relataram a ocorrência de vasculite grave e trombose microvascular levando, por fim, à perda da pele quando não devidamente desbridada. O desbridamento extensivo em geral é necessário, com uma ou mais idas repetidas ao CC, até que o tecido viável esteja garantido. Pode haver necessidade de amputação se houver envolvimento de um membro, apesar de as tentativas de desbridamento e salvamento do membro aliadas a uma "segunda olhada" serem razoáveis e talvez preferíveis. A INCEC perirretal e a gangrena de Fournier ocasionalmente requerem a criação de uma ostomia e/ou desvio urinário. Dependendo da extensão e da localização do desbridamento, muitos pacientes (quando sobrevivem e se recuperam) ficam desfigurados e necessitam de cirurgia reconstrutiva, a qual varia de enxertos de pele de espessura parcial simples a reconstruções de retalho maiores.

A. Antimicronianos

Assim que a suspeita de INCEC for levantada, deve ser iniciado um curso de antimicronianos de amplo espectro. A cobertura de organismos gram-positivos, gram-negativos e anaeróbios é necessária. Uma combinação de um agente à base de penicilina ou cefalosporina com aminoglicosídeo ou fluoroquinolona e um agente antianaeróbio (p. ex., metronidazol ou clindamicina) é um regime empírico inicial razoável. Estudos *in vitro* comprovaram que a clindamicina tem efeitos anti-inflamatórios e neutralizadores de toxina, além dos efeitos antibacterianos. Quando há suspeita de infecção por *S. aureus* resistente à meticilina, as penicilinas podem ser substituídas por vancomicina ou linezolida. Os aminoglicosídeos podem ser substituídos por cefalosporinas de terceira ou quarta geração (p. ex., cefepima, cefotaxima)

ou por carbapenêmicos (p. ex., imipeném, meropeném, ertapeném), quando indicado (p. ex., em pacientes com insuficiência renal aguda). As diretrizes publicadas pela Infectious Diseases Society of America (IDSA) para escolha de antimicronianos em casos de INCECs estão descritas na Tabela 8-10.

B. Oxigênio hiperbárico

A utilidade do oxigênio hiperbárico no tratamento de IPNTM é controversa. Vários pequenos estudos retrospectivos sugeriram a associação de mortalidade diminuída com a terapia hiperbárica, porém, a ausência de evidência de suporte de nível 1, combinada às dificuldades logísticas em pacientes com doença grave, continua sendo o principal obstáculo para a recomendação de seu uso de rotina.

▶ Prognóstico

A INCEC tem prognóstico desfavorável com mortalidade relatada de até 20 a 50%, e a taxa de morbidade é ainda mais alta. Pacientes diabéticos e/ou que apresentam choque séptico e/ou falência de múltiplos órgãos têm risco particularmente aumentado de mortalidade. Foi demonstrado que um intervalo de tempo menor entre o aparecimento da infecção e o desbridamento operatório tem correlação consistente com sobrevida mais favorável.

INFECÇÕES DE ÓRGÃO/CAVIDADE

As infecções de órgão/cavidade costumam ser infecções profundas resultantes de infecção descontrolada ou perfuração de algum órgão interno. Os abscessos internos pós-operatórios são denominados ISCs de órgão/cavidade, e foram discutidos anteriormente. Além do tratamento antimicroniano, muitas dessas infecções de órgão/cavidade necessitarão de drenagem.

▶ Abscessos e infecções intra-abdominais

Na era da imagem de TC de alta resolução, doenças como diverticulite aguda e apendicite aguda perfurada tendem a serem tratadas com sucesso sem cirurgia, no contexto clínico agudo. Quando os pacientes não mostram sinais de peritonite difusa, abscessos pericolônicos, periapêndice e outros abscessos intraperitoneais, é possível realizar a drenagem percutânea sob orientação radiológica, quando acessível. Com a combinação de drenagem percutânea e cobertura antimicrobiana adequada, as infecções intra-abdominais dos pacientes podem ser tratadas de maneira adequada, permitindo que a inflamação seja resolvida com intervenção cirúrgica em único estágio e menos complicada, em um momento posterior, para abordar o órgão adoecido. Quando a drenagem percutânea é impossível, geralmente por causa da localização do abscesso e de sua inacessibilidade às intervenções radiológicas, a drenagem cirúrgica com remoção do órgão infectado (p. ex., apendicectomia, colectomia) é justificada. Se o diâmetro do abscesso for menor que

Tabela 8-10 Diretrizes da Infectious Diseases Society of America para tratamento antimicroniano de infecções de pele necrosada e tecidos moles (IPNTMs)

Agente antimicrobiano de primeira linha, por tipo de infecção	Dosagem para adultos	Agente(s) antimicrobiano(s) para pacientes com hipersensibilidade grave à penicilina
Infecção mista		
Ampicilina-sulbactam	1,5-3 g a cada 6-8 h IV	Clindamicina ou metronidazol[a] com um aminoglicosídeo ou fluoroquinolona
ou		
piperacilina-tazobactam	3,37 g a cada 6-8 h IV	
mais		
clindamicina	600-900 mg/kg a cada 8 h IV	
mais		
ciprofloxacino	400 mg a cada 12 h IV	
Imipeném/cilastatina	1 g a cada 6-8 h IV	...
Meropeném	1 g a cada 8 h IV	...
Ertapeném	1 g por dia IV	...
Cefotaxima	2 g a cada 6 h IV	...
mais		
metronidazol	500 mg a cada 6 h IV	
ou		
clindamicina	600-900 mg/kg a cada 8 h IV	
Infecção por *Streptococcus*		
Penicilina	2-4 MU a cada 4-6 h IV (adultos)	Vancomicina, linezolida, quinupristina/dalfopristina ou daptomicina
mais		
clindamicina	600-900 mg/kg a cada 8 h IV	
Infecção por *S. aureus*		
Nafcilina	1-2 g a cada 4 h IV	Vancomicina, linezolida, quinupristina/dalfopristina, daptomicina
Oxacilina	1-2 g a cada 4 h IV	...
Cefazolina	1 g a cada 8 h IV	...
Vancomicina (para cepas resistentes)	30 mg/kg/dia em 2 doses divididas IV	...
Clindamicina	600-900 mg/kg a cada 8 h IV	Bacteriostático; potencial de resistência cruzada e emergência de resistência em cepas resistentes à eritromicina; resistência induzível em *S. aureus* resistente à meticilina
Infecção por *Clostridium*		
Clindamicina	600-900 mg/kg a cada 8 h IV	...
Penicilina	2-4 MU a cada 4-6 h IV	...

IV, intravenoso.
[a]Se a infecção por *Staphylococcus* estiver presente ou for suspeita, adicionar um agente apropriado.

3 a 4 cm, uma tentativa isolada durante o tratamento com antimicronianos, sem drenagem percutânea nem cirúrgica, é uma opção razoável para pacientes estáveis na ausência de sinais peritoneais. O manejo de infecções intra-abdominais complicadas – sejam adquiridas na comunidade ou associadas à assistência médica, sejam originárias do sistema hepatobiliar ou do sistema gastrintestinal – foge ao escopo e ao objetivo deste capítulo. Recentemente, a IDSA publicou diretrizes úteis para o diagnóstico e o tratamento das infecções intra-abdominais, enfatizando:

1. Controle da fonte (drenagem cirúrgica ou percutânea);
2. Cobertura antimicrobiana antecipada e apropriada;
3. Reanimação com líquido;
4. Avaliação microbiológica, quando viável.

As diretrizes podem ser acessadas em www.idsociety.org.

▶ Empiema

Empiema é uma coleção de pus na cavidade pleural, mais comumente relacionada à pneumonia bacteriana e resultando em efusões parapneumônicas. Ocasionalmente, os empiemas ocorrem após o procedimento, como depois da toracocentese, da colocação de dreno torácico ou da ressecção de pulmão. Quando o empiema ocorre, há necessidade de drenagem. Além dos antimicronianos, é recomendada a colocação de dreno de toracotomia como manejo inicial. Infelizmente, os lúmens dos drenos torácicos frequentemente são entupidos com pus espesso, levando à colocação de drenos adicionais e, de modo frequente, há falha em drenar completamente a cavidade pleural e reexpandir o pulmão. Quando isso ocorre, é indicada a drenagem cirúrgica com descorticação usando abordagem toracoscópica vídeo-assistida ou toracotomia aberta. Nos casos de empiema recorrente ou persistente mesmo com tratamento cirúrgico, a criação de uma janela ou retalho de Eloesser por pleurostomia, entre a cavidade pleural e a pele externa, poderia ser necessária para permitir a drenagem adequada e definitiva do empiema.

COLITE POR *CLOSTRIDIUM DIFFICILE*

O *Clostridium difficile*, como organismo, pode ser identificado nas fezes de 5% dos indivíduos saudáveis. O uso de antimicronianos pode alterar a flora colônica e permitir o supercrescimento de *C. difficile* e a colonização do colo. O resultado é a colite por *C. difficile*, cuja gravidade varia de diarreia aquosa simples a sepse potencialmente fatal. Atualmente, a infecção por *C. difficile* é considerada uma das infecções mais comuns e mais graves associadas à assistência médica.

▶ Fatores de risco

A ingestão de antimicroniano é o único fator de risco mais importante de colite por *C. difficile*, tendo sido descrita até mesmo após a administração de uma única dose de antimicroniano, como profilaxia contra ISC. Embora todos os antimicronianos possam ser implicados, as fluoroquinolonas, a clindamicina, as penicilinas e as cefalosporinas são os culpados encontrados com mais frequência, em parte por sua utilização amplamente disseminada. Um estudo canadense conduzido durante uma epidemia de infecção por *C. difficile* relativamente recente, ocorrida em Quebec (Canadá), sugeriu fortemente que as fluoroquinolonas são hoje os antimicronianos mais comumente associados com as infecções por *C. difficile*, em vez da clindamicina, conforme clássica e historicamente descrito. A Tabela 8-11 lista diferentes antimicronianos classificados como de riscos alto, moderado e baixo para infecção por *C. difficile*.

A transmissão de *C. difficile* pelos profissionais de assistência médica que cuidam de pacientes com colite por *C. difficile* tem resultado em epidemias de infecção por *C. difficile* entre pacientes no contexto hospitalar, bem como o aparecimento de organismos resistentes a múltiplos fármacos. Essas epidemias são abordadas e prevenidas com a higiene adequada das mãos entre os profissionais da assistência médica e com o isolamento dos pacientes com colite por *C. difficile*.

▶ Apresentação clínica

A apresentação da colite por *C. difficile* pode variar do estado de portador assintomático, com necessidade de tratamento ao estado de diarreia leve facilmente tratada com antimicronianos orais em ambulatório, até a apresentação de paciente com SDMO grave, séptica e tóxica. Ao longo de toda a faixa de gravidade, a diarreia aquosa e a distensão abdominal continuam sendo a condição da colite por *C. difficile*. Também pode haver dor na parte inferior do abdome que, em geral, é oriunda de cólica inespecífica. Sintomas constitutivos, como febre e mal-estar, também são relatados com frequência. A ocorrência de sinais peritoneais, como sensibilidade de rebote ou defesa, pode ser indicativa de perfuração colônica (rara) ou de colite por *C. difficile* grave e fulminante. A leucocitose frequentemente está presente e muitas vezes está elevada e acima de 20 mil células/μL. De fato, não é desproposital tratar o paciente internado com etiologia indeterminada de leucocitose quanto existe a hipótese de infecção oculta por *C. difficile*, mesmo na ausência de diarreia. Em um pequeno estudo envolvendo pacientes internados com contagens de leucócitos acima de 15 mil células/μL e sem etiologia definida da leucocitose, Wanahita e colaboradores constataram que 58% dos pacientes apresentaram resultado positivo no exame para *C. difficile*. A presença de leucócitos nas fezes também foi frequente, embora inespecífica. À colonoscopia, quando realizada, os pacientes com colite por *C. difficile* frequentemente mostram ulcerações mucosas com pseudomembranas patognomônicas, muitas vezes, descritas como placas amarelas projetadas compostas por exsudatos fibrinosos. A radiografia de abdome pode mostrar a "impressão do polegar", sugestiva de inflamação colônica, mas frequentemente é inespecífica. A TC de abdome mostra espessamento da parede do colo. Na colite fulminante por *C. difficile*, a radiografia e a TC do abdome podem mostrar megacolo tóxico com colo difusamente dilatado.

▶ Diagnóstico

Em adição à apresentação clínica do paciente descrita anteriormente, os exames diagnósticos para *C. difficile* atualmente consistem na detecção do organismo *C. difficile* (p. ex., cultura de fezes anaeróbia, teste de antígeno) ou no uso de ferramentas de detecção de toxinas A ou B (p. ex., ensaios de citotoxina, imunoensaios enzimáticos ou reação em cadeia da polimerase [PCR,

Tabela 8-11 Antimicronianos associados com colite por *Clostridium difficile*

Associação com *C. difficile*	Muito forte	Forte	Moderada	Fraca/rara
Classe dos antimicronianos	Fluoroquinolonas Lincosamidas	Cefalosporinas Penicilinas Carbapenêmicos	Sulfonamidas Macrolídeos	Aminoglicosídeos Nitroimidazóis Glicopeptídeos
Exemplos comuns	Ciprofloxacino Levofloxacino Clindamicina	Ceftriaxona Cefoxitina Imipeném Amoxicilina	Trimetoprima-sulfametoxazol Eritromicina Azitromicina	Gentamicina Amicacina Vancomicina (IV) Metronidazol

do inglês *polymerase chain reaction*]). A melhor abordagem para o diagnóstico de *C. difficile* ainda é controversa e depende da instituição. A cultura de fezes é um teste sensível, mas tem tempo de detecção longo (2-3 dias) que é subótimo no paciente com doença grave que necessita de diagnóstico rápido e preciso. A detecção de antígeno é um teste de rastreamento razoável, mas requer confirmação adicional quando resulta positivo. O teste mais sensível (considerado padrão por muitos) é o ensaio de citotoxina. Sua sensibilidade é superior a 95% e sua especificidade se aproxima de 100%, mas é um teste caro e com tempo de detecção de 24 a 48 horas.

▶ Tratamento

O tratamento de pacientes assintomáticos não é indicado. Por outro lado, a apresentação clínica, laboratorial e radiológica do paciente pode levantar uma suspeita suficiente para considerar a hipótese de infecção por *C. difficile* empírica, em que o uso de antimicronianos são justificados independente dos testes de detecção do organismo de *C. difficile* ou da toxina. Para pacientes com doença leve, evidências de nível 1 sugerem a segurança e a equivalência do tratamento de antimicroniano oral com agente único, usando metronidazol por via oral (VO) (500 mg a cada 8 horas) ou vancomicina VO (125 mg a cada 6 horas). A vancomicina VO não é sistemicamente absorvida e, portanto, é inteiramente presente no lúmen colônico, onde há infecção por *C. difficile*. Um curso de 2 semanas de um desses antimicronianos é recomendado. É possível que os pacientes continuem apresentando resultado positivo no teste para *C. difficile* durante muitas semanas, apesar do tratamento. Por isso, não é recomendado ressubmeter os pacientes ao teste para *C. difficile* quando o curso de antimicronianos foi finalizado e os sinais e sintomas manifestados pelo paciente estão resolvidos. Terapias auxiliares para infecção por *C. difficile*, como probióticos, resinas ligadoras de toxina e imunoglobulinas, têm sido utilizadas, mas as evidências que sustentam a sua utilidade ainda são controversas.

▶ Tratamento da colite grave por *C. difficile*

A definição de infecção grave por *C. difficile* varia; contudo, as diretrizes de 2010 da IDSA a definem como uma condição em que há leucocitose acima de 15 mil células/μL ou níveis de creatinina 1,5 vez maior do que os níveis basais pré-doença do paciente. Para a colite grave por *C. difficile*, essas mesmas diretrizes recomendam vancomicina VO, em vez de metronidazol, como agente de primeira linha. A terapia combinada com vancomicina VO, metronidazol intravenoso, +/− enemas de vancomicina poderia ser indicada em caso de falha da terapia com agente único. Os enemas de vancomicina são particularmente úteis para pacientes com íleo paralítico (concentração intracolônica adequada questionável apenas com uso de vancomicina VO), pacientes com intolerância oral e, possivelmente, pacientes com inflamação colônica distal grave (colo-retossigmoide). A fidaxomicina (200 mg a cada 12 horas), é um antimicroniano bactericida relativamente novo que promove resultados promissores ao ser utilizado como terapia alternativa. Em um estudo clínico randomizado que comparou fidaxomicina e vancomicina, os índices de cura alcançados foram equivalentes. Pacientes com colite grave por *C. difficile* refratária

e pacientes que evoluem para megacolo tóxico ou pacientes com instabilidade hemodinâmica ou que mostram sinais de SDMO inicial devem ser considerados para imediata intervenção cirúrgica. O momento certo e a decisão de operar são controversos, mas é claro que uma intervenção antecipada tem valor em casos de pacientes com doença grave, uma vez que a mortalidade associada à infecção fulminante por *C. difficile* continua tendo alta incidência que chega a 30 a 50%. Entre os fatores preditivos de mortalidade independentes, estão idade acima de 70 anos, leucocitose acima de 35 mil células/μL, leucopenia inferior a 4 mil células/μL, instabilidade hemodinâmica e insuficiência respiratória. Quando há indicação para cirurgia, o procedimento de escolha é colectomia subtotal com ileostomia terminal. Recentemente, um estudo envolvendo um centro demonstrou resultados melhores na colite grave por *C. difficile* com o uso de abordagem alternativa, em que se cria uma ileostomia de alça e, em seguida, é feita a lavagem colônica intraoperatória com solução de polietilenoglicol. Nesse pequeno estudo envolvendo menos de 50 pacientes, a nova abordagem foi associada com mortalidade diminuída e preservação de mais de 90% do colo do intestino, em comparação à abordagem de colectomia subtotal tradicional.

TRATAMENTO ANTIMICROBIANO

▶ Princípios gerais

O tratamento antimicrobiano ideal inclui os seguintes princípios orientadores:

1. Estabelecimento de diagnóstico clínico de infecção e/ou sepse;
2. Estabelecimento de "suposição com base em evidência" sobre a provável natureza do(s) agente(s) patogênicos(s) envolvido(s);
3. Tentativa de obter dados microbiológicos (coloração Gram e cultura), quando possível;
4. Iniciação imediata de antimicronianos empíricos de amplo espectro, provavelmente para cobrir o(s) agente(s) patogênico(s) responsável(is);
5. Estreitamento seletivo do regime antimicroniano para cobrir o agente patogênico identificado a partir do teste microbiológico.

As decisões de iniciar, continuar ou ajustar as escolhas de antimicroniano para cada paciente devem ser cuidadosamente equilibradas contra o desafio cada vez mais sério enfrentado pela assistência médica – o aparecimento epidêmico de organismos resistentes a múltiplos fármacos, como *S. aureus* resistente à meticilina (MRSA, do inglês *methicillin-resistant* S. aureus), *Enterococcus* resistente à vancomicina (VRE, do inglês *vancomycin resistant enterococcus*) e organismos gram-negativos resistentes a múltiplos fármacos.

SELEÇÃO DE ANTIMICRONIANO EMPÍRICA E PATÓGENO-DIRIGIDA

Selecionar os antimicronianos empíricos apropriados está vinculado ao conhecimento da natureza do processo infeccioso que afeta o paciente e dos prováveis organismos causadores de infecção, bem como à consciência acerca do mapa de resistência a antimicronianos ao nível da instituição de assistência médica local. Exemplificando, as infecções cutâneas simples são mais provavelmente causadas pela flora cutânea, incluindo **estafilococos** e **estreptococos**. Por isso, um tratamento empírico apropriado deve cobrir ao menos organismos gram-positivos. A diverticulite aguda com abscesso pericolônico tende a ser causada pela flora colônica, como bactérias gram-negativas e anaeróbias, de modo que o tratamento empírico deve ter como foco a cobertura contra esses agentes patogênicos. Uma vez identificado um organismo específico a partir da amostra microbiológica testada, muitas vezes é possível estreitar o regime antimicroniano, inclusive antes da disponibilização de dados específicos sobre as suscetibilidades antibacterianas usando as propriedades microbiológicas dos antimicronianos e a experiência clínica até então existente. O emprego local de antibiogramas é decisivo e altamente incentivado, uma vez que os padrões de resistência e suscetibilidades bacterianas variam não só de uma região para outra como também entre instituições diferentes. Os métodos de teste de suscetibilidade incluem os procedimentos de difusão em disco e diluição (microdiluição em caldo, placas e E-testes). Os testes de difusão em disco indicam se uma cultura microbiana é suscetível ou resistente a concentrações de fármaco alcançáveis no soro *in vivo* com regimes de dosagem convencionais. Em contrapartida, os procedimentos de diluição permitem o relato da concentração inibidora mínima (CIM) e da concentração antimicrobiana específica (CAE). A CIM é a menor concentração de um agente antimicrobiano específico que inibe o organismo no teste, enquanto a CAE é a menor concentração de um agente antimicrobiano específico que mata o organismo no teste. Recomenda-se que a terapia seja ajustada com base na suscetibilidade relatada pela difusão em disco ou pela CIM.

▶ Duração da terapia antimicrobiana

Se as culturas enviadas resultarem negativas e a suspeita de infecção contínua for baixa, os antimicronianos empíricos devem ser descontinuados, uma vez que a terapia antimicrobiana desnecessária nitidamente aumenta o risco de bactérias resistentes a múltiplos fármacos, de colite por *C. difficile* e outros efeitos colaterais. A duração do tratamento antimicroniano depende da natureza da infecção e da gravidade da apresentação clínica. O tratamento de infecções agudas sem complicação deve ser mantido pelo menos até o paciente tornar-se afebril, a contagem de leucócitos ser normalizada e o paciente aparentar bom estado clínico. Foram desenvolvidas diretrizes com base em evidência, para o tipo de antimicronianos e a duração do tratamento de várias infecções, as quais devem ser seguidas sempre que possível. A maioria dos regimes antimicronianos atualmente é limitada, embora as infecções mais difíceis, como abscessos hepáticos, abscessos cerebrais, endocardite, artrite séptica ou osteomielite, requeiram terapia antimicrobiana prolongada.

▶ Falha da resposta clínica

Com a falha da resposta clínica e a intervenção cirúrgica inicial e também a terapia antimicrobiana, o clínico é levado a pensar em todas as seguintes possíveis explicações para a falha terapêutica:

1. Existência de outro agente patogênico;
2. Presença de uma fonte de infecção descontrolada, necessitando de intervenções adicionais;
3. Presença de superinfecção concomitante (p. ex., fungos);
4. Desenvolvimento de uma nova resistência farmacológica pelo mesmo organismo isolado;
5. Falha da medicação antimicrobiana escolhida (apesar dos dados de suscetibilidade favoráveis) em penetrar no sítio de infecção.

Esta última pode ser devida às propriedades do antimicroniano em si, à via de administração escolhida ou à fisiologia específica e à morbidade dos próprios pacientes.

▶ Efeitos colaterais dos antimicrobianos

As reações adversas antimicrobianas ocasionalmente podem mimetizar infecção por causarem febre, erupções cutâneas e alterações do sensório. Os médicos devem considerar essa possibilidade em casos de pacientes que têm febre persistente apesar de receber cobertura antimicrobiana apropriada e aparentar resolução do processo infeccioso. Em adição, os antimicronianos podem resultar em superinfecções microbianas (p. ex., fungos, *C. difficile*), de nova resistência bacteriana a fármacos ou toxicidade orgânica.

▶ Antimicrobianos na insuficiência renal ou hepática

Vários antimicronianos podem induzir ou exacerbar uma disfunção orgânica existente, mais comumente renal ou hepática, requerendo, por isso, avaliação intermitente das funções renal e hepática. Os aminoglicosídeos e a insuficiência renal constituem um exemplo clássico.

Além disso, a depuração diminuída de creatinina ao nível basal ou devida a uma doença grave exerce influência importante sobre a dosagem do fármaco antimicrobiano, uma vez que a maioria desses fármacos é excretada, ao menos parcialmente, pelos rins. Dessa forma, muitas dessas medicações, como vancomicina, penicilinas e aminoglicosídeos, requerem ajustes de dosagem ou da frequência de administração na presença de insuficiência renal, para prevenir a toxicidade. A Tabela 8-12 fornece orientação prática sobre o ajuste da dosagem e da frequência de vários antimicronianos para pacientes com insuficiência hepática ou renal, embora a assistência adicional do setor de farmácia seja universalmente recomendável para esses casos.

CONCLUSÃO

A cirurgia pode resultar em infecção (como ISC), mas também pode servir como tratamento auxiliar para conseguir controlar a fonte em muitos processos infecciosos (i.e., infecções cirúrgicas). No primeiro caso, a prevenção por meio da implementação de processos de assistência (p. ex., fornecimento oportuno de antimicronianos perioperatórios, manutenção de técnicas estéreis estritas) e a otimização dos fatores de risco do paciente antes da cirurgia

Tabela 8-12 Uso de antimicronianos em pacientes com insuficiência renal e insuficiência hepática

		Meia-vida aproximada no soro		Regime de dosagem proposto na insuficiência renal				Dosagem na insuficiência hepática
	Principal modo de excreção ou desintoxicação	Normal	Insuficiência renal[a]	Dose inicial[b]	Dose de manutenção	Remoção dos fármacos por diálise	Dose após a diálise	
Aciclovir	Renal	2,5-3,5 h	20 h	2,5 mg/kg	2,5 mg/kg a cada 24 h	Sim	2,5 mg/kg	NC
Ampicilina	Secreção tubular	0,5-1 h	8-12 h	1 g	1 g a cada 8-12 h	Sim	1 g	NC
Azlocilina, mezlocilina, piperacilina	Renal 50-70%; biliar 20-30%	1 h	3-6 h	3 g	2 g a cada 6-8 h	Sim	1 g	1-2 g a cada 8 h
Azitromicina	Principalmente hepática/biliar	> 24 h	> 24 h	500 mg	250 mg/dia	Não	Não	NC
Carbenicilina	Secreção tubular	1 h	16 h	4 g	2 g a cada 12 h	Sim	2 g	NC
Ciprofloxacino	Renal e hepática	4 h	8,5 h	0,5 g	0,25-0,75 g a cada 24 h	Não	Nenhuma	NC
Clindamicina	Hepática	2-4 h	2,4 h	0,6 g IV	0,6 g a cada 8 h	Não	Nenhuma	0,3-0,6 a cada 8 h
Eritromicina	Principalmente hepática	1,5 h	1,5 h	0,5-1 g	0,5-1 g a cada 6 h	Não	Nenhuma	0,25-0,5 g a cada 6 h
Fluconazol	Renal	30 h	98 h	0,2 g	0,1 g a cada 24 h	Sim	Dar uma dose a cada 24 h	NC
Ganciclovir	Renal	3 h	11-28 h	1,25 mg/kg	1,25 mg/kg a cada 24 h	Sim	Dar uma dose a cada 24 h	NC
Imipeném	Filtração glomerular	1 h	3 h	0,5 g	0,25 a 0,5 g a cada 12 h	Sim	0,25-0,5 g	NC
Levofloxacino		360-480 min	360-480 min	250-500 mg	250-500 mg/dia	Não	Não	Evitar o uso
Meropeném		60 min	180 min	1.000 mg	1.000 mg a cada 8 h	Sim	500 mg a cada 4 h	NC
Metronidazol	Hepática	6-10 h	6-10 h	0,5 g IV	0,5 g a cada 1 h	Sim	0,25 g	0,25 g a cada 12 h
Moxifloxacino	Renal	720 min	720 min	400 mg	400 mg	Não	Não	Evitar o uso
Nafcilina	Hepática 80%, renal 20%	0,75 h	1,5 h	1,5 g	1,5 g a cada 5 h	Não	Nenhuma	2-3 g a cada 12 h
Penicilina G	Secreção tubular	0,5 h	7-10 h	1-2 MU	1 MU a cada 8 h	Sim	500.000 unidades	NC
Ticarcilina	Secreção tubular	1,1 h	15-20 h	3 g	2 g a cada 6-8 h	Sim	1 g	NC

(*Continua*)

Tabela 8-12 Uso de antimicronianos em pacientes com insuficiência renal e insuficiência hepática (*continuação*)

	Parcialmente hepática	TMP 10-12 h; SMZ 8-10 h	TMP 24-48 h; SMZ 18-24 h	320 mg TMP + 1.600 mg SMZ	80 mg TMP + 400 mg SMZ a cada 12 h	Sim	80 mg TMP + 400 mg SMZ	NC
Trimetoprima-sulfametoxazol								
Vancomicina	Filtração glomerular	6 h	6-10 dias	1 g	1 g a cada 6-10 dias, com base nos níveis séricos	Nenhuma	Nenhuma	NC
Voriconazol	Hepática	360 min	360 min	6 mg/kg IV × 2 doses	100-200 mg VO a cada 12 h	Não	Nenhuma	Carga normal e ½ manutenção
Cefazolina	Renal	90 min		0,5 g	0,5 g por dia	Sim	0,5 g	NC
Cefuroxima	Renal	80 min		1-2 g	1-2 g por dia	Sim	0,5 g	NC
Cefotetana	Renal	150 min		0,5-1 g	0,5 a 1 g por dia	Sim	0,5 g	NC
Cefoxitina	Renal	60 min		1-2 g	1-2 g por dia	Sim	0,5 g	NC
Ceftriaxona	Renal e hepática	480 min		1-2 g	1-2 g por dia	Não	0,5 g	NC
Ceftazidima	Renal	120 min		0,5-1 g	0,5-1 g por dia	Sim	0,5 g	NC
Cefepima	Renal	120 min	600 min	1-2 g IV	1-2 g IV a cada 12 h	Sim	1 g a cada 48 h	NC

deve ser o objetivo de todo cirurgião, uma vez que a ISC ainda é um dos maiores desafios perioperatórios associados à assistência médica. No segundo caso (infecções cirúrgicas), o controle da fonte é a base na prevenção da progressão sistêmica da infecção para sepse, choque séptico e/ou SDMO. Junto com o tratamento cirúrgico das infecções, a administração de antimicroniano com adequadas periodicidade, duração e escolha dos antimicronianos é necessária hoje mais do que nunca, a fim de prevenir a existência de organismos resistentes e da infecção por C. difficile.

▶ Referências

Boltz MM, Hollenbeak CS, Julian KG, Ortenzi G, Dillon PW. Hospital costs associated with surgical site infections in general and vascular surgery patients. *Surgery*. 2011 Nov;150(5):934-942.

Bratzler DW, Houck PM, Richards C, et al. Use of antimicrobial prophylaxis for major surgery: baseline results from the National Surgical Infection Prevention Project. *Arch Surg*. 2005 Feb;140(2):174-182.

Cohen SH, Gerding DN, Johnson S, et al. Clinical practice guidelines for Clostridium difficile infection in adults: 2010 update by the society for healthcare epidemiology of America (SHEA) and the infectious diseases society of America (IDSA). *Infect Control Hosp Epidemiol*. 2010 May;31(5):431-455.

Darouiche RO, Wall MJ Jr, Itani KM, et al. Chlorhexidine-alcohol versus povidone-iodine for surgical-site antisepsis. *N Engl J Med*. 2010 Jan 7;362(1):18-26.

Edwards JR, Peterson KD, Mu Y, et al. National Healthcare Safety Network (NHSN) report: data summary for 2006 through 2008, issued December 2009. *Am J Infect Control*. 2009 Dec;37(10):783-805.

Fry DE. Colon preparation and surgical site infection. *Am J Surg*. 2011 Aug;202(2):225-232.

Fukuda H, Morikane K, Kuroki M, et al. Impact of surgical site infections after open and laparoscopic colon and rectal surgeries on postoperative resource consumption. *Infection*. 2012 Aug 23. [Epub ahead of print]

Hospital acquired infections. The Centers for Disease Control (CDC). Available at http://www.cdc.gov/HAI/pdfs/toolkits/SSI_toolkit021710SIBT_revised.pdf. Accessed November 3, 2012.

Louie TJ, Miller MA, Mullane KM, et al. Fidaxomicin versus vancomycin for Clostridium difficile infection. *N Engl J Med*. 2011 Feb 3;364(5):422-431.

Manjunath AP, Shepherd JH, Barton DP, Bridges JE, Ind TE. Glove perforations during open surgery for gynaecological malignancies. *BJOG*. 2008 Jul;115(8):1015-1019.

Misteli H, Weber WP, Reck S, et al. Surgical glove perforation and the risk of surgical site infection. *Arch Surg*. 2009 Jun;144(6):553-558; discussion 558.

Mu Y, Edwards JR, Horan TC, Berrios-Torres SI, Fridkin SK. Improving risk-adjusted measures of surgical site infection for the national healthcare safety network. *Infect Control Hosp Epidemiol*. 2011 Oct;32(10):970-986.

Neal MD, Alverdy JC, Hall DE, Simmons RL, Zuckerbraun BS. Diverting loop ileostomy and colonic lavage: an alternative to total abdominal colectomy for the treatment of severe, complicated Clostridium difficile associated disease. *Ann Surg*. 2011 Sep;254(3):423-427; discussion 427-429.

Ortega G, Rhee DS, Papandria DJ, et al. An evaluation of surgical site infections by wound classification system using the ACS-NSQIP. *J Surg Res*. 2012 May 1;174(1):33-38.

Panahi P, Stroh M, Casper DS, Parvizi J, Austin MS. Operating room traffic is a major concern during total joint arthroplasty. *Clin Orthop Relat Res*. 2012 Feb 3. [Epub ahead of print]

Sailhamer EA, Carson K, Chang Y, et al. Fulminant Clostridium difficile colitis: patterns of care and predictors of mortality. *Arch Surg*. 2009 May;144(5):433-439; discussion 439-440.

Solomkin JS, Mazuski JE, Bradley JS, et al. Diagnosis and management of complicated intra-abdominal infection in adults and children: guidelines by the Surgical Infection Society and the Infectious Diseases Society of America. *Surg Infect (Larchmt)*. 2010 Feb;11(1):79-109.

Swenson BR, Hedrick TL, Metzger R, et al. Effects of preoperative skin preparation on postoperative wound infection rates: a prospective study of 3 skin preparation protocols. *Infect Control Hosp Epidemiol*. 2009 Oct;30(10):964-971.

The Surviving Sepsis Guidelines. Available at www.survivingsepsis.org. Accessed November 3, 2012.

Wanahita A, Goldsmith EA, Marino BJ, Musher DM. Clostridium difficile infection in patients with unexplained leukocytosis. *Am J Med*. 2003 Nov;115(7):543-546.

Weiser TG, Regenbogen SE, Thompson KD, et al. An estimation of the global volume of surgery: a modelling strategy based on available data. *Lancet*. 2008 Jul 12;372(9633):139-144.

QUESTÕES DE MÚLTIPLA ESCOLHA

1. O desenvolvimento de uma ISC requer:
   A. Um hospedeiro suscetível.
   B. Um agente infeccioso.
   C. Um meio ou ambiente favorável.
   D. As alternativas A e C são verdadeiras.
   E. As alternativas A, B e C são verdadeiras.

2. A classificação do Centers for Disease Control and Prevention das ISCs inclui:
   A. Infecção no ou próximo ao sítio de incisão, dentro de 30 dias após o procedimento.
   B. Infecção no ou próximo ao sítio cirúrgico, dentro de 2 meses, se o implante for permanente.
   C. Subcategorias de infecção, incluindo incisional profunda e de órgão/cavidade.
   D. Exclusão de infecções superficiais que envolvem apenas a pele.
   E. As alternativas A e C são verdadeiras.

3. A eficácia dos esforços preventivos contra ISC:
   A. Não é afetada pela periodicidade da dosagem do antimicroniano, desde que a distribuição seja feita no momento do fechamento da pele.
   B. Independe da escolha do antimicroniano.
   C. Pode ser melhorada com o uso de soluções de preparação da pele contendo álcool.
   D. É bastante similar nos hospitais do mundo inteiro.
   E. Atualmente é bem conhecida e as melhores práticas já não são controversas.

INFLAMAÇÃO, INFECÇÃO E TERAPIA ANTIMICROBIANA EM CIRURGIA

4. O tratamento da ISC inclui:
   A. Abertura da incisão para ISC superficial.
   B. Antimicronianos em todos os casos.
   C. Desbridamento de tecido necrótico, quando presente.
   D. Evitação de culturas da ferida, que são onerosas e desnecessárias.
   E. As alternativas A e C são verdadeiras.

5. São verdadeiras todas as seguintes afirmativas sobre infecções necrosantes cutâneas e estruturais cutâneas (INCECs), exceto:
   A. As INCECs geralmente são autolimitadas e não prejudiciais.
   B. Podem ser causadas por infecções mono ou polimicrobianas.
   C. A trombose de pequenos vasos ocorre ao longo da via de progressão da infecção.
   D. Pacientes imunocomprometidos (p. ex., HIV, diabetes), usuários de drogas intravenosas e pacientes com câncer apresentam risco particularmente aumentado de desenvolvimento de INCECs.
   E. A tonalidade acinzentada da pele subjacente e a dor por trás da área da pele afetada são especialmente sugestivas de envolvimento de tecido subjacente mais profundo.

9
Distúrbios hídricos, eletrolíticos e acidobásicos

Tracey Dechert, MD

O estado hídrico, a homeostasia eletrolítica e o equilíbrio acidobásico são parâmetros clínicos de significado decisivo em pacientes cirúrgicos. É essencial conhecer a fisiologia normal e a fisiopatologia relacionada a esses parâmetros.

▼ LÍQUIDOS E ELETRÓLITOS

Os pacientes cirúrgicos apresentam alto risco de distúrbios da distribuição corporal de água, da homeostasia de eletrólitos e da fisiologia acidobásica. Essas alterações podem ser secundárias ao trauma, a condições clínicas preexistentes que alteram a fisiologia normal ou à natureza da cirurgia.

COMPOSIÇÃO E DISTRIBUIÇÃO DA ÁGUA CORPORAL

A água representa 45 a 60% da massa corporal total. Em qualquer indivíduo, esse percentual é influenciado pela idade e pela massa magra corporal; assim, o percentual é maior nos homens do que nas mulheres, nas crianças do que nos adultos, e em pessoas de hábitos corporais normais do que em obesos (Tab. 9-1). Dois terços do conteúdo de água corporal total (ACT) – 30 a 40% da massa corporal – são intracelulares; o terço restante – 15 a 20% da massa corporal total – é extracelular. O líquido extracelular é distribuído em dois compartimentos, com 80% (12-16% da massa corporal total) ficando no compartimento intersticial e 20% (3-4%) no compartimento extravascular. Um quinto do líquido intravascular é proximal às arteríolas, enquanto os quatro quintos restantes são distais às arteríolas.

Os compartimentos intracelular, intersticial e intravascular contêm, individualmente, líquidos caracterizados por perfis de eletrólitos muito diferentes (Fig. 9-1). O principal cátion intracelular é o íon potássio (K^+), enquanto o principal cátion extracelular é o íon sódio (Na^+). Não só o perfil eletrolítico, como também a composição proteica dos líquidos diferem: os cátions intracelulares são eletricamente equilibrados, sobretudo pelo íon poliatômico fosfato (PO_4^{3-}) e por proteínas com carga negativa, enquanto os cátions extracelulares são equilibrados, sobretudo pelo íon cloreto (Cl^-). O líquido intravascular tem concentração relativamente maior de proteína e menor concentração de ácidos orgânicos do que o líquido intersticial. Essa concentração mais alta de proteína, principalmente de albumina, é a principal causa da elevada pressão osmótica coloidal do soro que, por sua vez, é o principal regulador da distribuição de líquidos entre os dois compartimentos extracelulares. A relação existente entre a pressão osmótica coloidal e a pressão hidrostática controla o movimento de água através da membrana capilar e é modelada pela equação de Starling.

O estado do volume corporal e a composição eletrolítica são amplamente determinados pelos rins. Os rins mantêm a osmolaridade e o volume constantes, modulando a quantidade de água livre e Na^+ reabsorvidos a partir do filtrado renal. O hormônio antidiurético (ADH, do inglês *antidiuretic hormone*), também conhecido como vasopressina, é o principal regulador da osmolaridade. O hormônio peptídico é liberado a partir da neuro-hipófise em resposta à osmolaridade sérica aumentada. O ADH induz a translocação dos canais de aquaporina para o epitélio do ducto coletor, aumentando a permeabilidade à água e causando a reabsorção da água livre a partir do filtrado renal. Dessa forma, a água é retida e a urina, concentrada. Na ausência de ADH, o ducto coletor é impermeável à água e isso resulta em perda de água e produção de urina diluída. Em altos níveis fisiológicos, o ADH exerce efeito vasoconstritor direto sobre as arteríolas.

O principal determinante da reabsorção de Na^+ é a carga de Na^+ no filtrado renal. A maior parte (60-70%) do Na^+ filtrado é reabsorvida no túbulo proximal. Um adicional de 20 a 30% do Na^+ filtrado é reabsorvido no ramo ascendente espesso da alça de Henle. Neste ponto, a reabsorção é determinada pela carga de Na^+ distribuída à alça e por vários hormônios. O túbulo distal remanescente reabsorve 5 a 10% do Na^+ filtrado.

Tabela 9-1 Percentual aproximado de água da massa corporal total

Pacientes	%
Crianças	60
Homens não idosos	60
Mulheres não idosas	50
Homens idosos	50
Mulheres idosas	45

Mais uma vez, o percentual exato é determinado pela carga de Na^+ e por vários fatores hormonais, em particular, a aldosterona. O ducto coletor reabsorve um pequeno percentual de Na^+ filtrado sob a influência da aldosterona e do hormônio natriurético. Em circunstâncias normais, os rins ajustam a água excretada e o Na^+ para corresponder a um amplo espectro de ingesta dietética.

Embora o movimento de íons e proteínas entre os diferentes compartimentos de líquido normalmente seja restrito, a água em si difunde-se livremente entre esses compartimentos. Em consequência, a osmolaridade dos diferentes compartimentos de líquido é idêntica, normalmente em torno de 290 mOsm/kg. O controle da osmolaridade acontece pela regulação da ingesta de água por meio da dieta e pela regulação da excreção por meio da urina e das perdas insensíveis.

DISTÚRBIOS VOLÊMICOS

Hipovolemia e hipervolemia ocorrem frequentemente em paciente cirúrgicos, tanto após cirurgia eletiva como no contexto de trauma e tratamento cirúrgico de urgência. As alterações de volume variam de clinicamente insignificantes a imediatamente ameaçadoras à vida. A causa subjacente de qualquer distúrbio volêmico deve ser investigada e abordada enquanto o próprio distúrbio em si é tratado.

- **HIPOVOLEMIA**
    - **Etiologia** – A hipovolemia é comum em pacientes cirúrgicos. Sua causa mais comum é a perda de líquidos isotônicos no contexto de hemorragia, perdas gastrintestinais (p. ex., sucção gástrica, êmese e diarreia), sequestro de líquidos no lúmen intestinal (p. ex., obstrução intestinal, íleo adinâmico e fístulas entéricas), queimaduras e terapia diurética excessiva. Em cenários de escassez de recursos, o suor frequentemente constitui importante perda adicional de líquido, por exemplo, em centros cirúrgicos sem ar condicionado. Em todos esses casos, a perda de líquido isotônico resulta em perda de Na^+ e água sem afetar significativamente a osmolaridade do compartimento de líquido extracelular, havendo, portanto, pouquíssimo desvio de água para dentro ou para fora do compartimento intracelular. A hipovolemia estimula a secreção de aldosterona a partir da zona glomerulosa do córtex suprarrenal, levando à reabsorção aumentada de Na^+ e água a partir do filtrado renal e à excreção de baixos volumes (oligúria) de urina hipertônica com baixa concentração de Na^+.

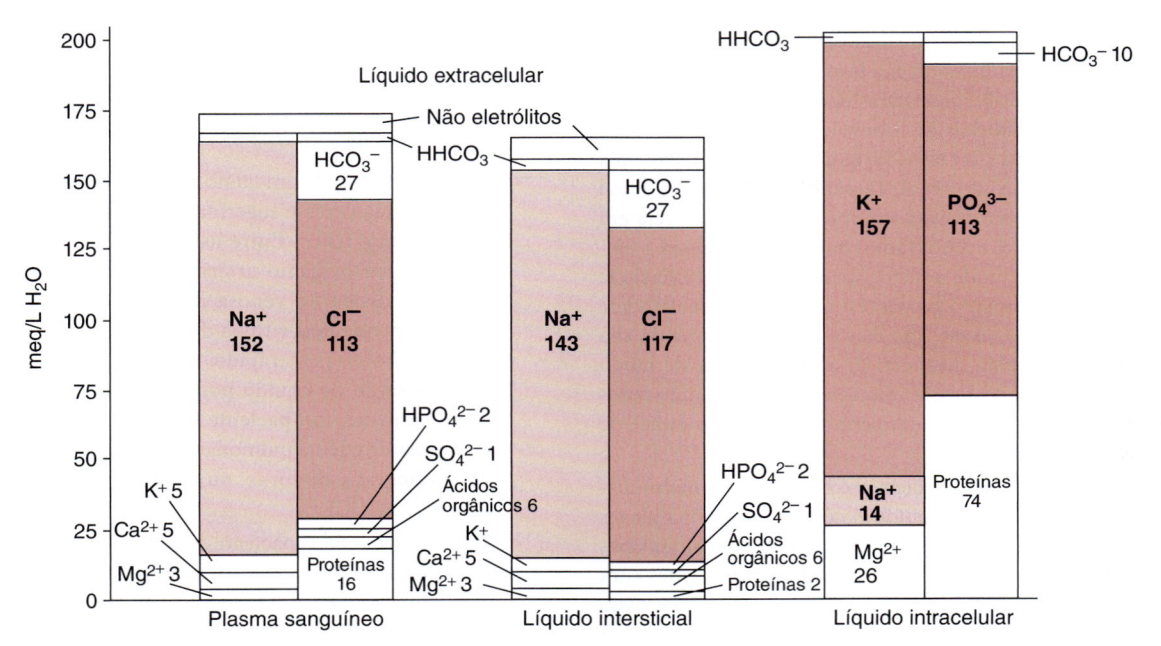

▲ **Figura 9-1** Composição eletrolítica dos líquidos corporais humanos. Note-se que os valores estão em mEq/L de água, e não de líquido corporal. (De Leaf A, Newburgh LH: *Significance of the Body Fluids in Clinical Medicine,* 2nd ed. Thomas, 1955.)

A fração de excreção de sódio (FENa) é uma ferramenta útil para diferenciar as causas de oligúria:

$$FENa = 100 \times \frac{(Na_u * Cr_p)}{(Cr_u * Na_p)}$$

em que u = urina, p = plasma, Na = sódio, Cr = creatinina.

Uma FENa ≤ 1% geralmente indica azotemia pré-renal. Entretanto, FENa ≤ 1% pode ser encontrada em pacientes com oligúria secundária à síndrome hepatorrenal, uma vez que a metabolização hepática da aldosterona não é efetiva. Em pacientes que já recebem terapia diurética, a fração de excreção de ureia (FEUr) é mais útil que a FENa. A FEUr é calculada de modo análogo. Uma FEUr ≤ 35% indica azotemia pré-renal.

- **Apresentação** – A hipovolemia é sugerida pela história do paciente, pelo exame físico e pelos dados de laboratório. É difícil estabelecer o diagnóstico com base apenas no exame físico realizado no contexto pós-operatório imediato, especialmente com perda de volume leve a moderada e, sobretudo, em pacientes de idade muito avançada ou muito jovens. Segundo uma revisão, a presença de sulcos longitudinais na língua de um paciente associada a membranas mucosas nasais e orais ressecadas tem sensibilidade de 85% para hipovolemia. O tempo de enchimento capilar aumentado, a fala confusa, o enfraquecimento dos membros superiores ou inferiores, a axila seca e a hipotensão postural foram considerados, todos, indicadores relativamente específicos de hipovolemia. A mesma revisão constatou que um aumento postural (mudança da posição deitada para em pé) da frequência cardíaca de pelo menos 30 batimentos por minuto ou uma forte tontura postural, que impediu o paciente de ficar em pé, tinha sensibilidade de 6 a 48% para hipovolemia leve a moderada, porém, 91 a 100% de sensibilidade para hipovolemia grave. As evidências laboratoriais de hipovolemia incluem a relação ureia:creatinina (Cr) elevada, uma vez que a hipovolemia diminui a perfusão renal, causando azotemia pré-renal caracterizada por elevação desproporcional da ureia em comparação à Cr. Entretanto, uma relação ureia:Cr elevada também pode estar associada com insuficiência renal e sangramento gastrintestinal, independentemente do estado do volume. Não existe nenhum exame de alta sensibilidade para diagnosticar a hipovolemia, de modo que o diagnóstico deve ser estabelecido examinando todos os dados disponíveis juntamente com um alto índice de suspeita.
- **Tratamento** – A hipovolemia é corrigida com administração intravenosa de líquido isotônico. As anormalidades eletrolíticas coexistentes devem ser abordadas simultaneamente. É preciso ter cuidado no caso de pacientes com insuficiência renal ou cardíaca, para não exacerbar essas condições. Se for permitido que a hipovolemia piore sem controle, isso por fim levará a colapso circulatório e choque, que serão abordados em outra seção.

- **HIPERVOLEMIA**
  - **Etiologia** – A hipervolemia também é comum em pacientes cirúrgicos. Ocorre com frequência após o tratamento do choque com coloides e cristaloides, havendo ou não insuficiência renal concomitante. Também ocorre no período pós-operatório, conforme o ADH é secretado em resposta a estímulos não fisiológicos, desorganizando seu papel na regulação da osmolaridade. Níveis fisiológicos elevados de ADH têm efeito vasoconstritor, levando a uma diminuída carga de Na^+ filtrada e, assim, a uma maior retenção de Na^+ e água. Essa secreção de ADH em geral cessa em 2 a 3 dias após a agressão cirúrgica, após a qual os níveis de ADH voltam aos níveis adequados e os pacientes vivenciam a chamada "autodiurese". Insuficiência cardíaca, doença hepática, doença renal e desnutrição são condições que exacerbam a hipervolemia no paciente cirúrgico. A insuficiência cardíaca preexistente estreita a faixa em que um paciente compensará adequadamente o volume intravascular aumentado. A doença hepática diminui o metabolismo da aldosterona e do ADH circulante, elevando o ponto de ajuste homeostático do volume intravascular e, assim, diminuindo a reserva fisiológica remanescente para responder às agressões cirúrgicas. A doença renal desorganiza todos os aspectos da regulação do volume. A síndrome da hipersecreção inapropriada de ADH (SIADH, do inglês *syndrome of inappropriate ADH hypersecretion*) causa hipervolemia secundária à liberação de ADH independente de deflagradores fisiológicos normais. Em geral, a SIADH ocorre no contexto de lesão cerebral traumática, abscessos e tumores cerebrais, pneumonia e abscessos pulmonares, como síndrome paraneoplásica associada ao câncer de pequenas células de pulmão e outras neoplasias, e com o uso de vários fármacos, incluindo a morfina e os agentes quimioterápicos ciclofosfamida e vincristina.
  - **Apresentação** – Assim como a hipovolemia, a hipervolemia muitas vezes é sugerida pela história do paciente e pelo exame físico. Entre os sinais, estão hipertensão, saturação de oxigênio arterial diminuída e estertores basilares, distensão venosa jugular, edema de tecidos moles dependentes, ritmos de galope à ausculta cardíaca e ganho de peso rápido. O exame dos registros da administração de líquido pode auxiliar no diagnóstico. Eventualmente, um paciente hipervolêmico pode mostrar sinais de edema pulmonar, facilmente diagnosticado por radiografia de tórax, ou até insuficiência cardíaca congestiva (ICC).
  - **Tratamento** – Se o paciente hipervolêmico desenvolver ICC ou edema pulmonar, é possível que haja necessidade de tratamento com diuréticos ou, em casos extremos, com hemodiálise. A ventilação mecânica pode salvar vidas nos casos em que o edema pulmonar e/ou a ICC evoluem para insuficiência respiratória.

DISTÚRBIOS ELETROLÍTICOS

Os desequilíbrios eletrolíticos podem ocorrer de modo independente entre si, mas frequentemente têm ligação estreita. Assim como os distúrbios de volume, a faixa de desequilíbrios da homeostasia de eletrólitos vai de leve e inconsequente a grave e imediatamente prejudicial à vida.

A causa subjacente de qualquer distúrbio eletrolítico deve ser investigada enquanto o distúrbio eletrolítico em si é tratado. É necessário sempre ter cuidado especial ao repor eletrólitos em pacientes com insuficiência renal. Esses pacientes requerem repleção mais lenta e monitoração mais frequente dos níveis de eletrólitos.

- **SÓDIO** – A hiponatremia e a hipernatremia refletem o ganho ou a perda excessiva de ACT, respectivamente. Desequilíbrios significativos da homeostasia do Na^+ resultam em alterações significativas da tonicidade plasmática e, eventualmente, da osmolaridade corporal, com consequências muito devastadoras para o sistema nervoso central (SNC).
  - *Hiponatremia*
    - **Etiologia** – A hiponatremia é um sinal de ganho relativo de água; o Na^+ corporal total pode estar diminuído, normal ou até aumentado. A hiponatremia é comum em pacientes cirúrgicos no pós-operatório, conforme o ADH é secretado em resposta a dor, náusea e vômito, administração de opioides e ventilação por pressão positiva. De maneira geral, a hiponatremia é leve e inconsequente, mas pode ser exacerbada pela administração parenteral rápida de líquidos hipotônicos. A hiponatremia pode resultar de hiperglicemia grave ou qualquer condição em que um soluto osmoticamente ativo drene água do espaço intracelular para o espaço extracelular. No contexto da hiperglicemia, o Na^+ corrigido é calculado do seguinte modo:

$$Na^+_{corrigido} = Na^+_{medido} + 0,016$$
(glicose plasmática em mg/dL − 100)

O fator de correção 0,016 faz a conversão da unidade mg/dL em mmol/L. Alguns pesquisadores acreditam que o fator de correção 0,024 é mais apropriado.

Outras causas de hiponatremia incluem síndrome cerebral perdedora de sal, doença hepática, ICC e SIADH.

    - **Apresentação** – Os sinais de hiponatremia são causados pela disfunção do SNC que ocorre conforme as células cerebrais incham em um espaço de volume fixo (hipótese de Monro-Kellie). Em geral, alterações do sensório, obnubilação, coma e convulsões são vistos apenas quando o Na^+ sérico cai a menos de 120 mmol/L. Esse tipo de hiponatremia constitui emergência médica com necessidade de intervenção imediata.
    - **Tratamento** – Os sinais e sintomas envolvendo o SNC atribuíveis à hiponatremia exigem administração de solução fisiológica e restrição de água livre. Em geral, a solução salina hipertônica não deve ser utilizada para corrigir a hiponatremia. A menos que os níveis séricos de Na^+ caiam muito rápido, a correção deve ser feita lentamente, porque a correção rápida demais produz a devastadora complicação conhecida como desmielinização osmótica. Não há consenso sobre a velocidade apropriada de correção. Uma revisão recomendou uma velocidade de correção máxima de 8 mmol/L/dia, começando com uma correção de 1 a 2 mmol/L/h em pacientes com manifestações graves. Os níveis de sódio não devem ser corrigidos além do necessário para aliviar as perturbações no SNC. A correção de Na^+ não substitui a intervenção farmacológica em pacientes convulsivos.

Uma fórmula utilizada para calcular a alteração esperada no Na^+ a partir da administração intravenosa de 1 L de qualquer líquido é:

$$\text{Alteração do } Na^+ \text{ sérico} = \frac{(Na^+ \text{ líquido} + K^+ \text{ líquido em mmol/L}) - Na^+ \text{ sérico}}{ACT \text{ em L} + 1}$$

A ACT é estimada como uma fração da massa corporal (Tab. 9-1). A hiponatremia causadora de perturbações no SNC exige internação imediata na unidade de terapia intensiva, dada a necessidade de monitoração cuidadosa desses pacientes, a necessidade de intervenção rápida e as consequências potencialmente devastadoras da demora em instituir o tratamento.

  - *Hipernatremia*
    - **Etiologia** – A perda de água livre isolada ocorre quando os pacientes não têm acesso à água (p. ex., pacientes pré-verbais, confinados ao leito ou com outro tipo de incapacitação), no diabetes insípido, no contexto de febre alta e em pacientes cuja alimentação enteral tem conteúdo de água insuficiente. A hipernatremia em geral ocorre de forma concomitante com os distúrbios de volume, sendo que o Na^+ corporal total pode estar aumentado, normal ou até diminuído. A hipernatremia induzida é uma modalidade de tratamento útil para pacientes com lesão cerebral traumática, para minimização do edema cerebral, para diminuição da pressão intracraniana e para aumento da pressão de perfusão cerebral.
    - **Apresentação** – Como na hiponatremia, os sinais e sintomas de hipernatremia são produzidos pela disfunção do SNC; pode haver letargia, fadiga, reflexos tendinosos profundos hiperativos, convulsão e coma. Sinais e sintomas raramente ocorrem com níveis de Na^+ abaixo de 158 mmol/L.
    - **Tratamento** – O desenvolvimento de sintomas envolvendo o SNC requer administração parenteral de água livre, em geral na forma de água contendo dextrose a 5%. Se o paciente desenvolveu hipernatremia no decorrer de algumas horas, é possível corrigi-la à velocidade de 1 mmol/L/h. Em pacientes cuja hipernatremia se desenvolveu mais devagar, uma velocidade de 0,5 mmol/L/h é segura. Como os distúrbios de Na^+ são causados por distúrbios de ACT, o conceito de "déficit

de água" é útil no tratamento da hipernatremia. O déficit de água livre é calculado da seguinte forma:

Déficit de água = ACT × (1 − [140/Na$^+$ em mmol/L])

Essa fórmula é precisa para calcular o déficit de água em pacientes com perda de água pura, mas não serve para o cálculo em pacientes com hipernatremia causada por perda de líquido hipotônico. Usando a fórmula descrita na seção sobre hiponatremia, é possível calcular a correção esperada que 1 L de qualquer líquido promoverá sobre o Na$^+$. Assim como na hiponatremia, a hipernatremia com manifestações clínicas justifica internação na unidade de terapia intensiva, para que a correção possa ser feita com segurança e de forma efetiva.

- **POTÁSSIO** – O potássio é o principal cátion intracelular. A concentração plasmática de íon potássio (K$^+$) é determinada principalmente por dois fatores. O primeiro é a homeostasia acidobásica. Íons hidrogênio (H$^+$) e K$^+$ são trocados entre os espaços intracelular e extracelular, de modo que os distúrbios do equilíbrio acidobásico (ver adiante) tendem a causar distúrbios no K$^+$ sérico. O segundo fator é o tamanho do *pool* de K$^+$ corporal total. As reservas intracelulares de K$^+$ são amplas, mas podem ser exauridas, sobretudo no contexto de cetoacidose prolongada.
  - *Hipocalemia*
    - **Etiologia** – No contexto cirúrgico, o K$^+$ corporal total em geral é diminuído por perdas gastrintestinais, administração de diuréticos em excesso e desnutrição prolongada, particularmente em pacientes alcoolistas. A alcalose prolongada (ver adiante) que também resulta em hipocalemia (p. ex., decorrente de perdas gástricas de ácido clorídrico e K$^+$) causa a chamada "acidúria paradoxal", uma vez que o néfron conserva K$^+$ à custa de H$^+$, o que mantém a alcalose em vez de corrigi-la, tentando prevenir uma hipocalemia prejudicial à vida (ver detalhes adiante).
    - **Apresentação** – Os sinais característicos da hipocalemia são contratilidade diminuída com eventual paralisia diafragmática, alterações no eletrocardiograma (ECG) – que incluem onda T achatada ou invertida e onda U proeminente –, e arritmias cardíacas que podem se manifestar como ameaça imediata à vida.
    - **Tratamento** – Quando o desenvolvimento de hipocalemia é agudo, a condição deve ser corrigida com suplementação parenteral. A administração parenteral de K$^+$ deve ser feita com cautela para não causar hipercalemia iatrogênica. A hipomagnesemia pode causar hipocalemia refratária à administração parenteral. Nesses casos, a hipomagnesemia deve ser corrigida junto com a hipocalemia (ver adiante). Nos casos de hipocalemia crônica sem manifestações neuromusculares nem cardíacas, a suplementação oral (seja com modificações da dieta ou com administração oral de cloreto de potássio) deve ser suficiente.
  - *Hipercalemia*
    - **Etiologia** – No contexto cirúrgico, a hipercalemia muitas vezes é decorrente de lesões por esmagamento, queimaduras e outros eventos indutores de catabolismo, insuficiência renal, insuficiência suprarrenal e administração de K$^+$ em excesso. A acidose pode causar hipercalemia, uma vez que o espaço intracelular tampona a acidemia trocando H$^+$ do espaço extracelular por K$^+$ do interior das células (ver adiante).
    - **Apresentação** – A hipercalemia está associada a poucos sinais e sintomas até a manifestação das arritmias cardíacas potencialmente letais. As alterações de ECG iniciais incluem ondas P achatadas e ondas T em pico. A ampliação do complexo QRS é um achado tardio e requer intervenção imediata por ser prognóstica de início iminente de fibrilação ventricular.
    - **Tratamento** – Níveis séricos de K$^+$ ≥ 6,5 mmol/L constituem emergência médica e requerem intervenção imediata. O paciente deve ser colocado sob monitoramento de ECG contínuo. O tratamento inicial deve consistir na administração intravenosa de dextrose a 50% em água, 10 unidades de insulina regular e gliconato de cálcio, além de agonistas β-adrenérgicos, como o salbutamol. Insulina, glicose e β-agonistas deslocam o K$^+$ do espaço extracelular para o espaço intracelular, enquanto o gliconato de cálcio eleva o limiar de excitabilidade do miocárdio, conferindo proteção contra arritmias. Se essas medidas fracassarem, pode haver necessidade de hemodiálise. A hipercalemia de desenvolvimento lento, que não é grave o bastante para justificar intervenções intravenosas, pode ser tratada com sulfonato de poliestireno sódico por via oral, que promove perda entérica lenta de K$^+$.

- **MAGNÉSIO** – O íon magnésio (Mg^{2+}) é um cofator essencial em muitas das principais reações bioquímicas que ocorrem no corpo. O trifosfato de adenosina (ATP, do inglês *adenosine triphosphate*) deve estar ligado ao Mg^{2+} para ser biologicamente ativo. O Mg^{2+} é requerido em cada etapa dos processos de transcrição e tradução do DNA, condução nervosa, transporte de íons e atividade de canais de Ca^{2+}. Cerca de 50 a 60% do magnésio corporal total são encontrados nos ossos. A maioria do restante é intracelular e em torno de 1% é extracelular. Uma proporção constante de Mg^{2+} da dieta é absorvida pelo intestino. Quando a absorção intestinal excede as necessidades de Mg^{2+}, o excesso é excretado pelos rins. Quando a ingesta dietética é insuficiente, o rim retém Mg^{2+} e os níveis urinários caem para praticamente zero.
  - *Hipomagnesemia*
    - **Etiologia** – A hipomagnesemia ocorre no contexto de desnutrição (em especial a desnutrição associada com alcoolismo), perdas gastrintestinais (sobretudo as perdas por diarreia prolongada), uso de diurético ou aminoglicosídeo, hipercalcemia ou hipocalcemia e hipofosfatemia.

- **Apresentação** – No contexto cirúrgico, a hipomagnesemia manifesta-se mais comumente como hipocalemia refratária à administração parenteral de K^+. A hipomagnesemia pode causar sedação, paralisia muscular, tetania, convulsões e coma.
- **Tratamento** – A administração parenteral de Mg^{2+} geralmente é preferida à suplementação oral, uma vez que o magnésio administrado por via oral atua como agente catártico.

- *Hipermagnesemia*
  - **Etiologia** – A hipermagnesemia é rara no contexto cirúrgico, mas pode se desenvolver na insuficiência renal aguda.
  - **Apresentação** – Em concentrações altas, o Mg^{2+} atua como antagonista de Ca^{2+}. Assim, embora a hipermagnesemia possa causar letargia, enfraquecimento e diminuição dos reflexos tendinosos profundos, manifesta-se mais frequentemente como arritmias cardíacas. Ocorrem formação de ondas T em picos e ampliação do complexo QRS, que podem progredir para bloqueio cardíaco completo, arritmias e, por fim, assistolia.
  - **Tratamento** – Se a hipermagnesemia for leve e causada por suplementação, a retirada desta e o monitoramento cuidadoso devem ser suficientes como tratamento. Se a hipermagnesemia for significativa e causar alterações de ECG, deve ser feita a administração de gliconato de cálcio por via intravenosa, com o objetivo de combater o efeito Ca^{2+}-antagonista do Mg^{2+} sobre a função neuromuscular. Pode haver necessidade de terapia diurética. Em casos graves e em casos causados por insuficiência renal, pode haver necessidade de hemodiálise.

- **CÁLCIO** – O cálcio (Ca^{2+}) está envolvido em uma ampla variedade de processos fisiológicos, desde a manutenção da força dos ossos até a função neuromuscular. Metade do Ca^{2+} sérico está ligada a proteínas, principalmente à albumina. A fração não ligada é fisiologicamente ativa, enquanto a fração ligada é inativa. Essa fração não ligada (ou "ionizada") normalmente permanece constante em uma ampla faixa de concentrações plasmáticas de Ca^{2+}. A homeostasia do Ca^{2+} é influenciada por vitamina D, paratormônio, calcitonina, equilíbrio acidobásico e homeostasia do PO_4^{3-}.

  Os exames laboratoriais padrão quantificam a concentração sérica total de Ca^{2+}, incluindo a fração ligada à albumina. Assim, um valor baixo de Ca^{2+} sérico pode refletir hipoalbuminemia, em vez de hipocalcemia verdadeira. Existem muitas fórmulas para correção do Ca^{2+} no contexto de hipoalbuminemia. A fórmula utilizada mais comumente é:

  $$Ca^{2+}_{corrigido} = 0{,}8 \times (4 - \text{albumina sérica em g/dL}) + Ca^{2+}_{medido}$$

  Essa e outras fórmulas desse tipo são imprecisas no contexto de hemodiálise. Em pacientes submetidos à diálise, o Ca^{2+} não corrigido deve ser utilizado para determinar se o paciente é hipocalcêmico ou hipercalcêmico. Havendo dúvidas, deve ser obtida uma medida do Ca^{2+} ionizado.

- *Hipocalcemia*
  - **Etiologia** – A hipocalcemia no contexto cirúrgico muitas vezes é causada por hipotireoidismo e hipoparatireoidismo (seja orgânico ou iatrogênico após cirurgia da tireoide ou da paratireoide), pancreatite, insuficiência renal, lesões por esmagamento, infecções graves de tecido mole e infecções necrosantes (p. ex., fascite necrosante).
  - **Apresentação** – A hipocalcemia manifesta-se como disfunção neuromuscular, causando reflexos tendinosos profundos hiperativos, sinal de Chvostek, cãibras musculares, dor abdominal e, em casos graves, tetania e arritmias cardíacas.
  - **Tratamento** – Na hipocalcemia persistente, o pH do sangue total deve ser determinado e a alcalose, corrigida. Pode haver necessidade de suplementação de cálcio, se possível por via enteral e, se necessário, por via parenteral. O hipoparatireoidismo crônico e o hipotireoidismo requerem suplementação crônica de vitamina D e Ca^{2+}, podendo também requerer administração de hidróxido de alumínio para diminuir a absorção intestinal de PO_4^{3-}.

- *Hipercalcemia*
  - **Etiologia** – A hipercalcemia no contexto cirúrgico frequentemente é causada por hiperparatireoidismo primário ou terciário, hipertireoidismo, metástases ósseas de câncer, síndromes paraneoplásicas em que há elaboração de peptídeo relacionado ao paratormônio, e como complicação do uso de diuréticos tiazídicos.
  - **Apresentação** – Os sinais e sintomas de hipercalcemia aguda incluem anorexia, náusea e vômito, polidipsia, poliúria, depressão, confusão, perda de memória, estupor, coma, psicose e arritmias cardíacas. Dispepsia, constipação, pancreatite aguda, nefrolitíase, osteoporose, osteomalacia e osteíte fibrosa cística são indicativas de hipercalcemia crônica. A hipercalcemia prolongada não tratada, especialmente quando acompanhada de hiperfosfatemia não tratada e em pacientes com insuficiência renal crônica, pode levar à calcifilaxia e a altas taxas de mortalidade e morbidade.
  - **Tratamento** – Em um paciente com rins sadios, a administração de amplos volumes de solução fisiológica durante 1 a 3 dias muitas vezes corrige até mesmo uma hipercalcemia profunda. O tratamento pode ser seguido estabelecendo como alvo um débito urinário de 2 a 3 mL/kg/h e monitorando estreitamente os níveis séricos de Ca^{2+}. Os diuréticos de alça (p. ex., furosemida) inibem a reabsorção de Ca^{2+} no néfron e serão úteis na calciurese, mas não devem ser utilizados até que o paciente esteja clinicamente euvolêmico. A calcitonina aumenta a atividade osteoblástica e inibe a atividade osteoclástica, aprisionando o Ca^{2+} no esqueleto. Na hipercalcemia grave ou na hipercalcemia secundária à insuficiência renal, pode haver necessidade de hemodiálise. Em pacientes cuja hipercalcemia é decorrente de neoplasia maligna, os bifosfonatos podem proporcionar um meio

- de controlar os níveis de Ca^{2+} em médio e longo prazos. Na hipercalcemia causada por hiperparatireoidismo, a paratireoidectomia é potencialmente curativa, mas seu uso é reservado para contextos eletivos, a menos que o paciente esteja em crise hipercalcêmica refratária ao tratamento clínico otimizado.
- **FOSFATO** – Assim como o Ca^{2+} e o Mg^{2+}, a maior parte do PO_4^{3-} é encontrada no esqueleto. A ampla maioria do restante é encontrada no meio intracelular, atuando como constituinte do ATP. Como o Mg^{2+}, o fosfato é essencial ao metabolismo energético.
  - *Hipofosfatemia*
    - **Etiologia** – Assim como a hipomagnesemia, a hipofosfatemia crônica em geral é encontrada em pacientes desnutridos, em especial em pacientes alcoolistas. Também pode ocorrer em pacientes que consomem grande quantidade de antiácido e após a ressecção do fígado. Uma causa importante e muitas vezes negligenciada de hipofosfatemia é a síndrome da realimentação. Essa síndrome ocorre depois que um paciente, tendo permanecido pelo menos 5 dias sem ingesta calórica significativa, volta a comer. A hipofosfatemia grave pode ocorrer quando a fosfofrutoquinase liga o PO_4^{3-} à glicose para iniciar a glicólise e à medida que o PO_4^{3-} é consumido na produção de grandes quantidades de ATP. A síndrome geralmente se manifesta em 4 dias após o início da realimentação.
    - **Apresentação** – A hipofosfatemia resulta em disfunção muscular e neurológica. Pode haver desenvolvimento de enfraquecimento muscular, diplopia, débito cardíaco diminuído, depressão respiratória decorrente de enfraquecimento diafragmático, confusão, *delirium*, coma e até morte. Uma apresentação incomum é a presença de rabdomiólise. A hipofosfatemia pode causar dependência da ventilação mecânica, porque o paciente é incapaz de repor as reservas de ATP para o funcionamento adequado da musculatura respiratória.
    - **Tratamento** – A hipofosfatemia grave é uma emergência médica que requer administração parenteral de Na_3PO_4 ou K_3PO_4, dependendo do perfil eletrolítico do paciente. Se a hipofosfatemia não for grave, poderá ser tratada com fosfato de sódio/fosfato de potássio ou com alimentos ricos em fosfato, como o leite.
  - *Hiperfosfatemia*
    - **Etiologia** – A hiperfosfatemia é incomum no contexto cirúrgico, desenvolvendo-se em geral no contexto de doença renal grave ou após um traumatismo grave.
    - **Apresentação** – A hiperfosfatemia geralmente é assintomática, mas pode causar hipocalcemia porque o fosfato de cálcio se precipita e se deposita nos tecidos.
    - **Tratamento** – A hiperfosfatemia é tratada por diurese, administração de ligadores de fosfato (p. ex., hidróxido de alumínio) ou hemodiálise no contexto de insuficiência renal.

EQUILÍBRIO ACIDOBÁSICO

O manejo corporal do íon hidrogênio (H^+) é um exemplo particularmente complexo do manejo de eletrólitos, porque envolve não só a ingesta dietética e a depuração renal como também sistemas-tampões extracelulares e intracelulares e excreções respiratória e renal.

FISIOLOGIA NORMAL

Um ácido é uma substância química que doa um H^+ em solução, por exemplo, HCl ou H_2CO_3. Uma base é uma substância química que aceita H^+ em solução, por exemplo, Cl^- ou HCO_3^-. A concentração de H^+ em uma solução determina a acidez dessa solução. A acidez de uma solução é medida pelo pH, que é o logaritmo negativo da concentração de H^+ expressa em mol/L. A força de um ácido é determinada por seu grau de dissociação em H^+ e na base correspondente, conforme expressa a equação de Henderson-Hasselbalch (H-H):

$$pH = pK \times \log [A^-]/[HA]$$

em que K = constante de dissociação, $[A^-]$ = concentração de ácido, [HA] = concentração de base. O K dos ácidos mais fortes é maior do que o dos ácidos mais fracos.

O principal sistema-tampão no sangue humano é um sistema de ácido carbônico/bicarbonato (H_2CO_3/HCO_3^-). Usando a equação H-H, o pH desse sistema-tampão é calculado da seguinte forma:

$$pH = pK \times \log [HCO_3^-]/[H_2CO_3]$$

O H_2CO_3 presente no sangue existe principalmente na forma de CO_2 (o chamado "ácido volátil"). A conversão de um em outro é catalisada pela enzima anidrase carbônica. A constante de dissociação do CO_2 vale 0,03. Fazendo essas substituições na equação, tem-se:

$$pH = pK \times \log [HCO_3^-]/[P_{CO_2} \times 0,03]$$

em que P_{CO_2} é a pressão parcial de CO_2. O pK desse sistema-tampão é igual a 6,1. No sangue arterial, o HCO_3^- normalmente varia de 21 a 37 mmol/L, enquanto P_{CO_2} varia de 36 a 44 mmHg. Assim, o pH arterial normalmente varia de 7,36 a 7,44. É mais fácil obter amostra de sangue venoso do que de sangue arterial (Tab. 9-2). A amostragem para gases venosos varia significativamente entre as instituições, bem como entre os sítios de amostragem central, misto e periférico, devendo ser interpretada com cautela.

Tabela 9-2 Conversões estimadas de gases arteriais em venosos

$pH_a = pH_v \times 1,005$
$Pa_{CO_2} = Pv_{CO_2} \times 0,8$
$HCO_3^-{}_a = HCO_3^-{}_v \times 0,90$

a, arterial; v, venoso.

A homeostasia acidobásica é mantida pela excreção pulmonar de CO_2 e pela excreção renal de ácidos não voláteis (discutidos em outras seções).

DISTÚRBIOS ACIDOBÁSICOS

Os principais distúrbios acidobásicos são:

- **Acidemia** – pH abaixo da faixa normal;
- **Alcalemia** – pH acima da faixa normal;
- **Acidose** – Processo que diminui o pH do líquido extracelular;
- **Alcalose** – Processo que aumenta o pH do líquido extracelular.

Existem quatro distúrbios acidobásicos primários ou simples (em oposição aos mistos):

- **Acidose metabólica** – Distúrbio em que a concentração diminuída de HCO_3^- leva à queda do pH;
- **Alcalose metabólica** – Distúrbio em que a concentração aumentada de HCO_3^- leva ao aumento do pH;
- **Acidose respiratória** – Distúrbio em que a P_{CO_2} aumentada acarreta diminuição do pH;
- **Alcalose respiratória** – Distúrbio em que a P_{CO_2} diminuída leva ao aumento do pH.

Os distúrbios acidobásicos são classificados como simples ou mistos. Em um distúrbio acidobásico simples, somente um distúrbio acidobásico primário está presente e a resposta compensatória é apropriada. Em um distúrbio acidobásico misto, há mais de um distúrbio acidobásico primário. A suspeita de distúrbios acidobásicos mistos surge a partir da história do paciente, de uma resposta compensatória maior ou menor do que a esperada e da análise de eletrólitos séricos e ânion *gap* (AG) (ver adiante).

O uso de uma abordagem sistemática para identificar e diagnosticar os distúrbios acidobásicos é essencial. Primeiro, é necessário identificar a alcalemia ou acidemia com base no pH. Em seguida, é preciso determinar se há algum distúrbio metabólico com compensação respiratória ou se há distúrbio respiratório com compensação metabólica, baseando-se para tanto nos valores de HCO_3^- e P_{CO_2} (Tab. 9-3).

Se o desequilíbrio é principalmente respiratório ou metabólico, algum grau de alteração compensatória ocorrerá para tentar manter o pH normal. As alterações de P_{CO_2} (distúrbios respiratórios) são compensadas por alterações no HCO_3^- (compensação metabólica/renal), e vice-versa.

As doenças respiratórias agudas desenvolvem-se em pouquíssimo tempo. Essas circunstâncias podem não proporcionar tempo suficiente para haver compensação renal, e o resultado consistirá em graves alterações de pH na ausência de alterações compensatórias significativas. Em contrapartida, as doenças respiratórias crônicas permitem a atuação de toda a gama de mecanismos compensatórios renais. Nessas condições, o pH pode permanecer normal ou quase normal, apesar das amplas variações na P_{CO_2}. Por outro lado, a compensação respiratória dos distúrbios metabólicos ocorre rapidamente. Portanto, há pouca diferença entre a compensação para distúrbios metabólicos agudos e crônicos.

Tabela 9-3 Alterações de HCO_3^- e P_{CO_2} em distúrbios acidobásicos primários

Distúrbio	pH	HCO_3^-	P_{CO_2}
Acidose metabólica	⇓	⇓	⇓ (compensatório)
Alcalose metabólica	⇑	⇑	⇑ (compensatório)
Acidose respiratória	⇓	⇑ (compensatório)	⇑
Alcalose respiratória	⇑	⇓ (compensatório)	⇓

▶ Acidose metabólica

A acidose metabólica é causada pela produção aumentada de H^+ ou pela perda excessiva de HCO_3^-. No contexto cirúrgico, a acidose metabólica comumente é encontrada em casos de trauma, doença grave e no pós-operatório e, especialmente, em pacientes com choque.

A. Ânion *gap*

O ânion *gap* (AG) sérico é essencial para determinar a causa de qualquer tipo de acidose metabólica. O AG pode ajudar a diferenciar entre acidose metabólica decorrente de acúmulo de ácidos e decorrente de perda de HCO_3^-.

O AG representa a diferença entre a medida sérica primária de cátion, Na^+, e a medida sérica primária de ânions, Cl^- e HCO_3^-:

$$AG = Na^+ - (Cl^- + HCO_3^-)$$

O AG normalmente é menor que 12, porém, o valor superior normal varia conforme a instituição.

A produção aumentada de ácido causa aumento do AG, na medida em que os ânions não medidos neutralizam eletricamente o Na^+. Portanto, a acidose metabólica decorrente da produção aumentada de H^+ está associada ao AG elevado. As causas mais comuns de acidose metabólica por AG incluem ingesta de metanol, uremia/insuficiência renal, cetoacidose diabética, ingesta de polipropilenoglicol, ingesta de isoniazida, acidose láctica, ingesta de etilenoglicol e intoxicação por salicilato. No contexto cirúrgico, a acidose láctica é, sem dúvida, a causa mais comum encontrada em estados de hipoperfusão, como choque e sepse.

Uma acidose metabólica não AG é causada pela perda excessiva de HCO_3. O néfron mantém a neutralidade elétrica reabsorvendo Cl^- conforme HCO_3^- é perdido, por isso o AG permanece normal. A acidose metabólica não AG no contexto cirúrgico em geral resulta de diarreia ou alto débito do intestino delgado, por exemplo, a partir de uma ileostomia. A acidose não AG também ocorre na acidose tubular renal, quando o néfron falha em reabsorver HCO_3^-. A hipercloremia iatrogênica, em especial quando causada pela administração de amplas quantidades de solução fisiológica a pacientes de trauma e em pós-operatório, pode induzir acidose metabólica não AG.

Deve-se sempre ter em mente que o AG pode ser influenciado por fenômenos não relacionados ao equilíbrio acidobásico. A hipoalbuminemia pode diminuir o AG, conforme o Cl^- e o HCO_3^- aumentam para equilibrar eletricamente o Na^+ já equilibrado pela albumina. De modo similar, os hiperestados ou hipoestados de íons de carga positiva, como cálcio, magnésio e potássio, podem afetar o AG.

O tratamento da acidose metabólica envolve a identificação da causa subjacente da acidose, bem como sua correção. Isso costuma ser suficiente, mas, quando não é, a correção pode requerer administração de álcalis exógenos na forma de $NaHCO_3^-$ para corrigir o desequilíbrio do pH. O grau de restauração é estimado subtraindo o HCO_3^- plasmático do valor normal (24 mmol/L na maioria das instituições) e multiplicando o número resultante pela metade do valor de ACT. Essa é uma fórmula empírica útil, uma vez que na prática é desaconselhável (e desnecessário) administrar $NaHCO_3^-$ em quantidade suficiente para corrigir completamente o pH. Fazer isso provavelmente não só produzirá sobrecarga de líquido a partir da grande carga de Na^+ administrada como também resultará possivelmente na correção exagerada da acidose. Em pacientes com acidose metabólica crônica, frequentemente encontrada na insuficiência renal crônica, é possível fazer a administração oral crônica de álcalis na forma de $NaHCO_3^-$. Do mesmo modo, também devem ser empreendidos esforços no sentido de minimizar a magnitude da perda de HCO_3^- nesses pacientes.

B. Compensação

A resposta do corpo à acidose metabólica é a hiperventilação respiratória, "exalando" H_2CO_3 como CO_2 e corrigindo a acidose. Essa resposta é rápida, começando em 30 minutos após o início da acidose e atingindo a compensação total dentro de 24 horas. A adequação da resposta respiratória à acidose metabólica é avaliada usando a fórmula de Winter:

$$P_{CO_2} = (1{,}5 \times HCO_3^- \text{ em mmol/L}) + (8 \pm 2)$$

Se a compensação for inadequada ou excessiva – ou seja, se a P_{CO_2} estiver fora da faixa prevista pela fórmula de Winter –, é preciso avaliar a possível existência de distúrbio acidobásico misto (ver adiante).

▶ Alcalose metabólica

A alcalose metabólica é encontrada com frequência em pacientes cirúrgicos. Sua patogênese é complexa, mas costuma envolver:

1. Perda de H^+, geralmente via perdas gástricas de HCl;
2. Hipovolemia;
3. Depleção de K^+ corporal total.

Esses três achados são comumente acompanhados de vômito ou sonda de aspiração gástrica, uso de diurético e insuficiência renal.

O HCl é secretado pelas células principais localizadas na mucosa gástrica, enquanto o HCO_3^- é absorvido simultaneamente no sangue. O $NaHCO_3$ é, então, secretado pelo pâncreas no lúmen duodenal, neutralizando o ácido gástrico. Após essa neutralização, o ácido e a base neutralizados são reabsorvidos no intestino delgado. Dessa forma, em circunstâncias normais, não há alteração global do equilíbrio acidobásico na função do trato gastrintestinal. Contudo, quando há perda de H^+ a partir do lúmen gástrico – por exemplo, por êmese, sucção gástrica ou drenagem gástrica –, o resultado é perda de H^+ a partir do lúmen gástrico e ganho correspondente de HCO_3^- no sangue, levando à alcalose metabólica.

Normalmente, os rins excretam o excesso de HCO_3^-. Entretanto, se uma depleção de volume acompanhar o excesso de HCO_3^-, os rins tentarão manter a normovolemia aumentando a reabsorção tubular de Na^+, que é reabsorvido de modo eletricamente neutro via intensificação da reabsorção de Cl^- e HCO_3^-. Isso compromete a excreção de HCO_3^-, perpetuando a alcalose metabólica.

A depleção grave de K^+ exacerba ainda mais a alcalose metabólica. Para preservar K^+, o Na^+ é trocado por H^+ no rim, por meio das ATPases de Na^+-K^+ e de Na^+-H^+ presentes no túbulo renal distal. Isso explica por que a alcalose metabólica grave com hipocalemia resulta em acidúria paradoxal. Nesses casos, as concentrações urinárias de Na^+, K^+ e Cl^- são baixas e a urina é ácida. Na depleção de volume simples, apenas a concentração urinária de Cl^- é baixa e a urina é alcalina. A alcalose metabólica grave pode acarretar tetania e convulsões, como se observa na hipocalemia e na hipocalcemia.

O tratamento da alcalose metabólica inclui administração de líquido, geralmente solução fisiológica. Com repleção adequada de líquidos, a reabsorção tubular de Na^+ diminui e os rins passam a excretar o excesso de HCO_3^-. O K^+ deve ser reposto, tanto para permitir a correção da alcalose como para prevenir a hipocalemia prejudicial à vida. A repleção de volume com solução fisiológica e de potássio com KCl também fornece o Cl^- necessário ao néfron, possibilitando a reabsorção de K^+ e Na^+ com Cl^-, em vez de HCO_3^-. A acetazolamida, um diurético inibidor de anidrase carbônica, também pode ser utilizada para tratar a alcalose metabólica, desde que o paciente esteja euvolêmico. A administração de ácido exógeno na forma de HCl pode ser feita em casos de alcalose profunda.

A. Compensação

A compensação respiratória adequada para alcalose metabólica deve elevar a P_{CO_2} em 0,7 mmHg para cada elevação de 1 mmol/L no HCO_3^-. Em geral, a compensação respiratória não elevará a P_{CO_2} além de 55 mmHg. Portanto, uma P_{CO_2} > 60 mmHg no contexto de alcalose metabólica sugere alcalose metabólica mista e acidose respiratória.

▶ Acidose respiratória

A acidose respiratória aguda ocorre quando a ventilação se torna inadequada de repente. Há acúmulo de CO_2 no sangue e, à medida que a anidrase carbônica o converte em H_2CO_3, o paciente desenvolve acidose.

A acidose respiratória aguda é mais comum quando há comprometimento físico das trocas gasosas, resultando em diminuição da ventilação. As condições em que isso ocorre em geral também envolvem diminuição da oxigenação. Elas incluem parada respiratória, obstrução aguda de vias aéreas, edema pulmonar, pneumonia, embolia pulmonar com êmbolo em sela, aspiração de conteúdos intraorais e síndrome da angústia respiratória aguda. Pode ocorrer hipoventilação em pacientes em pós-operatório sob sedação excessiva (p. ex., com opioides, benzodiazepínicos ou durante a recuperação da anestesia geral). A dor, especialmente em consequência das amplas incisões abdominais ou por fraturas de costela, acarreta imobilização respiratória e hipoventilação. A ingesta excessiva de etanol diminui o impulso respiratório, comprometendo a ventilação. O traumatismo craniano, seja por dano direto aos centros respiratórios do SNC ou por dano cerebral global e herniação troncoencefálica, pode comprometer a ventilação.

Pacientes com síndrome da hipoventilação da obesidade e apneia obstrutiva do sono podem desenvolver acidose respiratória aguda periodicamente recorrente, levando, por vezes, a certo grau de compensação renal. A acidose respiratória crônica verdadeira surge da insuficiência respiratória crônica em que a ventilação comprometida leva a uma P_{CO_2} persistentemente elevada, por exemplo, como se observa na doença pulmonar obstrutiva crônica. A acidose respiratória crônica geralmente é bem tolerada com compensação renal adequada, de modo que o pH pode estar normal ou quase normal.

O tratamento da acidose respiratória envolve restauração de ventilação adequada por meio do tratamento da causa subjacente. Fisioterapia torácica agressiva e toalete pulmonar devem ser instituídas em todos os pacientes pós-cirúrgicos. Pacientes com edema pulmonar devem receber terapia diurética apropriada, e pacientes com pneumonia devem receber antimicrobianos apropriados. Naloxona ou flumazenil devem ser utilizados conforme a necessidade, no contexto de superdosagem de opioides ou benzodiazepínicos, respectivamente. Se necessário, a P_{CO_2} deve ser corrigida com intubação endotraqueal e ventilação mecânica.

A acidose respiratória aguda deve ser corrigida rapidamente. Entretanto, a correção rápida demais de uma acidose respiratória crônica está associada ao risco de indução de síndrome de alcalose metabólica pós-hipercápnica, caracterizada por espasmos musculares e arritmias cardíacas potencialmente letais.

A. Compensação

Mais de 80% da quantidade aumentada de ácido produzida na acidose respiratória são tamponados pelos tecidos corporais e pela hemoglobina intracelular. A minoria remanescente é tamponada pelo HCO_3^- no sangue, sendo recuperada e reabsorvida pelos rins. Dessa forma, a compensação metabólica (renal) de doenças respiratórias é um processo bem mais lento do que a compensação respiratória de distúrbios metabólicos. Além disso, na acidose respiratória aguda, é possível que os mecanismos renais não tenham tempo de entrar em ação, e o HCO_3^- pode estar dentro dos limites normais. A compensação renal adequada da acidose respiratória envolve a elevação de 1 mmol/L de HCO_3^- para cada aumento de 10 mmHg na P_{CO_2}.

▶ Alcalose respiratória

A hiperventilação diminui a P_{CO_2} (hipocapnia), levando à alcalose respiratória. No contexto cirúrgico, a ansiedade, a agitação e a dor são causas comuns de alcalose respiratória. Hiperventilação e alcalose respiratória podem ser sinal inicial de sepse e embolia pulmonar moderada. A alcalose respiratória crônica ocorre em doenças crônicas pulmonares e hepáticas.

A alcalose respiratória aguda é tratada pela abordagem da causa subjacente. Os pacientes podem requerer controle da dor, sedação/ansiolíticos e, se necessário, paralização e ventilação mecânica. A alcalose respiratória crônica bem-compensada dispensa tratamento. Nesses casos, a rápida correção da P_{CO_2} leva à chamada acidose metabólica hiperclorêmica pós-hipocápnica, que costuma ser grave.

A. Compensação

A resposta renal à alcalose respiratória consiste na reabsorção diminuída de HCO_3^- filtrado e na excreção urinária aumentada de HCO_3^-. O HCO_3^- diminui à medida que o Cl^- aumenta, uma vez que o Na^+ é reabsorvido com Cl^- e não com HCO_3^-. Esse mesmo padrão é visto na acidose metabólica hiperclorêmica; a distinção é feita somente por meio da medição do pH.

A compensação renal adequada da alcalose respiratória envolve diminuição de HCO_3^- da ordem de 2 mmol/L para cada diminuição de 10 mmHg na P_{CO_2}.

▶ Distúrbios acidobásicos mistos

Muitos processos fisiopatológicos comuns causam distúrbios acidobásicos mistos. Nessas situações, o pH pode estar normal ou quase normal, mas as alterações compensatórias são inadequadas ou exageradas. Uma forma de determinar a presença de distúrbio simples *versus* distúrbio misto é representar o distúrbio acidobásico do paciente em um nomograma (Fig. 9-2). Se o conjunto de dados ultrapassa um dos intervalos de confiança, então, por definição, o paciente tem um distúrbio misto. Se os dados acidobásicos estiverem incluídos em um dos intervalos de confiança, é mais provável que o paciente tenha um distúrbio acidobásico simples.

Assim como para os distúrbios acidobásicos simples, é essencial uma abordagem sistemática aos distúrbios acidobásicos mistos. Primeiro, é necessário determinar o distúrbio acidobásico primário. Em seguida, é preciso determinar se houve ou não compensação adequada e, para tanto, são utilizadas as equações e regras anteriormente descritas (Tab. 9-4). Se a compensação for "inadequada" – ou seja, mínima ou exagerada –, o paciente tem um distúrbio acidobásico misto.

Uma etapa adicional é necessária no caso da acidose metabólica. Uma vez calculado o AG, é preciso calcular o "Δ-Δ"

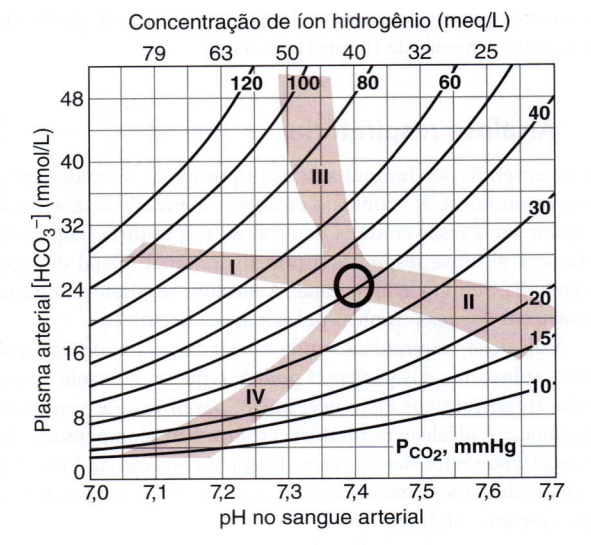

▲ **Figura 9-2** Nomograma acidobásico para uso na avaliação de distúrbios acidobásicos clínicos. A concentração de íon hidrogênio (parte superior) ou o pH sanguíneo (parte inferior) são representados contra a concentração plasmática de HCO_3^-; as curvas são isopletas da tensão de CO_2 ($Paco_2$, mmHg). Conhecer qualquer uma dessas duas variáveis permite estimar a terceira. O círculo no centro representa a faixa de valores normais; as faixas sombreadas representam os limites de confiança de 95% de quatro distúrbios acidobásicos comuns: I, acidose respiratória aguda; II, alcalose respiratória aguda; III, acidose respiratória crônica; IV, acidose metabólica contínua. Os pontos localizados fora das áreas sombreadas são distúrbios mistos e indicam dois distúrbios acidobásicos primários.

ou a "proporção Δ" ou "*gap-gap*" (três nomes para um mesmo parâmetro):

$$\Delta\Delta = \Delta AG/\Delta HCO_3^-$$

em que $\Delta\Delta$ = delta-delta, ΔAG = AG – AG normal máximo, ΔHCO_3^- = HCO_3^- normal – HCO_3^-.

Na maioria das instituições, o AG normal máximo é igual a 12 mmol/L e a concentração de HCO_3^- normal é igual a 24 mmol/L; portanto, $\Delta\Delta$ = (AG – 12)/(24 – HCO_3^-).

$\Delta\Delta$ < 1 indica a coexistência de acidose metabólica AG e não AG, ou seja, de acidose metabólica causada pela produção aumentada de ácido e pela perda renal de HCO_3^-. Isso pode ocorrer no contexto de cetoacidose diabética.

$\Delta\Delta$ > 1 indica coexistência de acidose metabólica AG e de alcalose metabólica. Isso pode ocorrer em pacientes de unidade de terapia intensiva com acidose metabólica AG subjacente que estejam sendo submetidos à diurese ou à sucção gástrica, com consequente desenvolvimento de alcalose metabólica concomitante.

O distúrbio acidobásico misto mais comum em pacientes cirúrgicos é uma acidose metabólica sobreposta a uma alcalose respiratória. Isso ocorre em pacientes com choque séptico e síndrome hepatorrenal, bem como em casos de intoxicação por salicilato. Como os dois distúrbios acidobásicos quebram a homeostasia do H^+ em direções opostas, o pH do paciente pode permanecer normal ou quase normal. A acidose respiratória mista e a alcalose metabólica são menos comuns, ocorrendo no contexto de parada cardiorrespiratória, que constitui uma emergência médica.

Referências

Adrogue H, Medias N: Secondary responses to altered mental status: the rules of engagement. *J Am Soc Nephrol*. 2010;21:920-923.

Ayers P, Warrington L: Diagnosis and treatment of simple acid-base disorders. *Nutr Clin Pract*. 2008;2:122-127.

Bruno C, Valenti M: Acid-base disorders in patients with chronic obstructive pulmonary disease: a pathophysiological review. *J Biomed Biotechnol*. 2012;2012:1-8.

Calvi L, Bushinsky D: When is it appropriate to order an ionized calcium? *J Am Soc Nephrol*. 2008;19:1257-1260.

Cengiz M, Ulker P, Meiselman H, Baskurt O: Influence of tourniquet application on venous blood sampling for serum chemistry, hematological parameters, leukocyte activation and erythrocyte mechanical properties. *Clin Chem Lab Med*. 2009;6:769-776.

Gennari F: Pathophysiology of metabolic alkalosis: a new classification based on the centrality of stimulated collecting duct ion transport. *Am J Kidney Dis*. 2011;58:626-636.

Jung B, Rimmele T, Le Goff C, et al: Severe metabolic or mixed acidemia on intensive care unit admission: incidence, prognosis, and administration of buffer therapy. A prospective, multiple-center study. *Crit Care*. 2011;15:R238.

Kraut J, Madias N: Differential diagnosis of nongap metabolic acidosis: value of a systematic approach. *Clin J Am Soc Nephrol*. 2012;7:671-679.

Mortiz M, Ayus J: Water water everywhere. *Anesth Analg*. 2010 Feb;110(2):293-295.

Song Z, Gu W, Li H, Ge X: The incidence and types of acid-base imbalance for critically ill patients in emergency. *Hong Kong J Emerg Med*. 2012;19:13-17.

Tabela 9-4 Compensação esperada em distúrbios acidobásicos primários

Acidose metabólica	Fórmula de Winter: $PCO_2 = 1{,}5 \times HCO_3^- + (8 \pm 2)$
Alcalose metabólica	⇑ Pco_2 0,7 mmHg para cada aumento de 1 mmol/L no HCO_3^-
Acidose respiratória	⇑ HCO_3^- 1 mmol/L para cada aumento de 10 mmHg na Pco_2
Alcalose respiratória	⇓ HCO_3^- 2 mmol/L para cada diminuição de 10 mmHg na Pco_2

QUESTÕES DE MÚLTIPLA ESCOLHA

1. Um homem de 28 anos com história de depressão é encontrado caído e é levado ao serviço de emergência. Ele responde à voz, move os membros espontaneamente e abre os olhos somente em resposta à dor. Os sinais vitais iniciais eram: T = 36,6 °C, P = 72, PA = 118/65 mmHg, FR = 28 respirações/min, saturação de O_2 = 99% em máscara facial. A avaliação primária está dentro dos limites normais, e a avaliação secundária revelou apenas abrasões superficiais. Os dados laboratoriais iniciais da gasometria arterial (GA) foram: pH = 7,36, P_{CO_2} = 38 mmHg, P_{aO_2} = 173 mmHg, HCO_3^- = 20 mmol/L, CPK = 125, salicilato sérico = 824 mg/L (normal: 30 a 300 mg/L). Com base na história, nos achados do exame e nos dados laboratoriais, qual é o distúrbio acidobásico do paciente?

    $$\begin{array}{c} 14,1 \\ 13,2 \times 285 \\ 41,1 \end{array} \quad \dfrac{145 \mid 102 \mid 18}{4,2 \mid 21 \mid 0,82} \!<\! 97$$

    A. Não há nenhum distúrbio.
    B. Acidose respiratória com compensação renal apropriada.
    C. Acidose metabólica com ânion *gap* e compensação respiratória apropriada.
    D. Acidose metabólica não ânion *gap* e com compensação respiratória apropriada.
    E. Acidose metabólica mista e alcalose metabólica.

2. Um homem alcoolista de 54 anos foi diagnosticado com um novo câncer gástrico. Ele relata perda de peso aproximada de 7 kg ao longo do mês anterior. Os dados laboratoriais incluem concentração de albumina igual a 2,4 g/dL, indicando desnutrição significativa e prolongada. No pós-operatório, qual dos seguintes distúrbios eletrolíticos seria inicialmente preocupante, em especial quando o paciente começar a comer ou receber outro tipo de nutrição?
    A. Hipofosfatemia.
    B. Hiperfosfatemia.
    C. Hipermagnesemia.
    D. Hiponatremia.
    E. Hipercalemia.

3. Um homem de 70 anos é submetido à colecistectomia laparoscópica para tratamento de colecistite aguda. No primeiro dia de pós-operatório, ele queixou-se de tontura durante uma tentativa de transferência do leito para uma cadeira. Seus sinais vitais incluem: T = 37,3°F, P = 82, PA = 109/63 mmHg, FR = 14 respirações/min, saturação de O_2 = 99% em ar ambiente. O enfermeiro comunica a você que o paciente tem apresentado ingesta enteral precária desde a cirurgia e que seu débito urinário caiu para 10 mL/h. Ele informa ainda que o acesso intravenoso do paciente foi perdido logo após a cirurgia e, desde então, não foi restabelecido. No pré-operatório, a ureia e a Cr estavam em 16 mg/dL e 0,8 mg/dL, respectivamente. Os dados laboratoriais incluem concentração urinária de Na = 153 mmol/L e Cr urinária = 284 mg/dL. Você suspeita que a causa da ortostasia e da oligúria do paciente seja hipovolemia. Qual dos seguintes achados confirmaria mais fortemente a sua hipótese?

    $$\dfrac{139 \mid 99 \mid 32}{3,6 \mid 24 \mid 1,47}\!<\!88$$

    A. Relação ureia:Cr < 20.
    B. Fração de excreção de Na^+ (FENa) > 1%.
    C. FENa < 1%.
    D. Ultrassonografia renal mostrando parênquima e vasculatura renal normais.
    E. Fração de excreção de ureia (FEUr) > 35%.

4. Uma jovem de 19 anos chegou no setor de traumatologia após sofrer um acidente de motocicleta em uso de capacete. A paciente apresentava condição hemodinâmica instável e foi levada imediatamente para o centro cirúrgico. A laparotomia exploradora revelou 3 L de hemoperitônio, laceração esplênica de grau 5 e laceração hepática de grau 3. Foi realizada uma esplenectomia e a laceração hepática foi tamponada. A inspeção do restante do abdome revelou ausência de lesões adicionais. Passadas 2 horas de anestesia, você é alertado de que a temperatura da paciente está em 34°C e seu pH é 7,2. Diante disso, você decide suspender a cirurgia, deixar o abdome da paciente aberto e transferi-la para a unidade de terapia intensiva cirúrgica (UTIC) para reanimação, antes de voltar ao centro cirúrgico. Apesar da reanimação agressiva com administração de concentrado de hemácias (CHs) e outros hemoderivados, a paciente continuou hemodinamicamente instável. A angiografia pélvica revelou sangramento junto à artéria glútea direita inferior, a qual é embolizada. A paciente volta para a UTIC para nova reanimação. A partir deste momento, você assumiu o controle do tratamento e percebeu que a paciente tinha recebido 21 unidades de CHs, 19 unidades de plasma fresco congelado e 20 unidades de plaquetas; todavia, em 5 horas, os níveis séricos de eletrólitos não tinham sido checados. A paciente tem maior risco de desenvolver qual dos seguintes distúrbios eletrolíticos?
    A. Hipocalcemia.
    B. Hipomagnesemia.
    C. Hipercalemia.
    D. Todas as alternativas anteriores.
    E. Nenhuma das alternativas anteriores.

5. Uma mulher de 61 anos é submetida a uma colectomia sigmoide para tratamento de diverticulite sigmoide

perfurada. No pós-operatório, ela foi transferida para a UTIC, ainda intubada e em ventilação mecânica. No terceiro dia de pós-operatório, a paciente desenvolveu íleo paralítico e teve uma sonda orogástrica implantada para diminuir a sucção da parede. No oitavo dia de pós-operatório, ela desenvolveu hipotensão e taquicardia de 140 batimentos/min, necessitando de infusão de noradrenalina para manter a pressão arterial média adequada. Os dados de GA incluem: pH = 7,32, P_{CO_2} = 40 mmHg, Pa_{O_2} = 154 mmHg, HCO_3^- = 20 mmol/L. Qual é a explicação mais provável para o distúrbio acidobásico da paciente?

$$13,4 \underset{25,2}{\overset{8,1}{\times}} 147 \quad \frac{139}{3,4} \Big| \frac{101}{22} \Big| \frac{34}{1,2} \langle 88$$

A. Acidose metabólica AG com compensação respiratória adequada.
B. Alcalose metabólica mista e acidose metabólica AG.
C. Alcalose metabólica com compensação respiratória.
D. Alcalose metabólica mista e acidose respiratória.
E. Acidose metabólica AG mista e alcalose respiratória.

Metabolismo cirúrgico e nutrição

10

Thomas M. Shary, MD
Emily A. Chapman, RD, LD, CNSC
Virginia M. Herrmann, MD

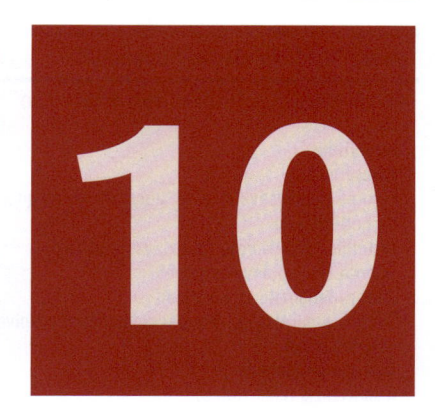

Os efeitos da desnutrição sobre o paciente cirúrgico estão bem caracterizados na literatura, mas frequentemente são subestimados na área clínica. Entre 30 e 50% dos pacientes internados estão desnutridos. A desnutrição proteico-calórica produz diminuição da massa magra muscular, alterações na mecânica respiratória, comprometimento da função imune e atrofia intestinal. Essas alterações resultam em declínio da cicatrização de feridas, predisposição à infecção e aumento da morbidade pós-operatória. Embora a maioria dos indivíduos sadios consiga tolerar até 7 dias de inanição (com reposição adequada de glicose e líquidos), aqueles submetidos a traumatismos significativos, ao estresse fisiológico cirúrgico, à sepse ou à caquexia relacionada com câncer necessitam de intervenção nutricional antecipada. Neste capítulo, serão discutidos os métodos utilizados para identificar os indivíduos que mais necessitam de suplementação nutricional e, então, abordar corretamente as necessidades desses indivíduos.

AVALIAÇÃO NUTRICIONAL

Triagem nutricional é o processo de identificação de pacientes que estão desnutridos ou têm risco de desenvolver desnutrição. O traumatismo significativo e o estresse cirúrgico alteram a ingesta e a absorção de nutrientes, bem como a utilização e o armazenamento pelo corpo. Para pacientes selecionados (p. ex., com desnutrição grave, conforme determinado a seguir), foi demonstrado que o suporte nutricional pré-operatório diminui significativamente a morbidade e a mortalidade perioperatórias. Embora a maioria dos pacientes dispense esse nível de suporte, o rastreamento nutricional é imperativa para identificar o paciente com risco de desnutrição ou suas sequelas. Uma avaliação nutricional abrangente incorpora a história inicial, o exame físico e os exames laboratoriais, a fim de fornecer um panorama do estado de saúde nutricional recente do paciente.

▶ História e exame físico

A história e o exame físico são a base da avaliação nutricional. Uma história médica completa é essencial para identificar os fatores que predispõem o paciente às alterações do estado nutricional (Tab. 10-1). As doenças crônicas, como o alcoolismo, comumente estão associadas com a desnutrição proteico-calórica e com as deficiências de vitaminas e minerais. Procedimentos operatórios prévios, como gastrectomia ou ressecção ileal, podem predispor à má absorção generalizada ou à deficiência isolada de ferro, vitamina B_{12} ou folato. Na maioria dos casos, a possibilidade de desnutrição é sugerida pela doença subjacente ou por história de perda de peso recente. Pacientes com insuficiência renal que requerem hemodiálise perdem aminoácidos, vitaminas, oligoelementos e carnitina no dialisado. Pacientes cirróticos muitas vezes sofrem de sobrecarga de sódio corporal total, embora sejam hiponatrêmicos, e em geral têm deficiência de proteína. Pacientes com doença inflamatória intestinal, em particular aqueles com envolvimento ileal, podem desenvolver deficiência proteica devida à combinação de ingesta precária, diarreia crônica e tratamento com corticosteroides. Em adição, as alterações na circulação êntero-hepática de sais biliares levam ao desenvolvimento de deficiências de gordura, vitamina, cálcio, magnésio e oligoelementos. Cerca de 30% dos pacientes com câncer têm deficiências de proteína, calorias e vitaminas em consequência de doença subjacente ou de quimioterapia antimetabólica (p. ex., metotrexato). Pacientes infectados com vírus da imunodeficiência humana (HIV, do inglês *human immunodeficiency virus*) frequentemente são desnutridos e têm deficiências de proteína, oligoelementos (selênio e zinco), minerais e vitaminas.

Uma história completa das medicações em uso é essencial para alertar os cuidadores quanto às potenciais deficiências subjacentes e interações fármaco-nutriente. Embora raramente sejam a única causa de desnutrição, certas preparações à base de ervas vendidas sem prescrição podem alterar a absorção de nutrientes. Agentes contendo éfedra e cafeína podem ser consumidos de forma abusiva para indução de perda de peso. Ginkgo e outras preparações intensificam o metabolismo do citocromo p450 de vários fármacos. As informações sobre fatores socioeconômicos e a história dietética detalhada podem revelar outros fatores de risco.

Tabela 10-1 Avaliação nutricional

História (fatores que predispõem à desnutrição)
Aids
Alcoolismo
Cirrose
Cirurgia significativa recente, traumatismo ou queimadura
Diabetes melito
Distúrbios de absorção (p. ex., espru celíaco)
Doença cardiopulmonar grave
Doença inflamatória intestinal
História pregressa de cirurgia, em especial envolvendo o trato gastrintestinal
Inanição prolongada
Insuficiência renal crônica
Neoplasia maligna
Obstrução entérica
Transtornos psiquiátricos (p. ex., anorexia nervosa)

Exame físico
Pele — Qualidade, textura, erupção, folículos, hiperceratose, deformidades da unha
Cabelo — Qualidade, textura, perda recente
Olhos — Ceratoconjuntivite, cegueira noturna
Boca — Queilose, glossite, atrofia mucosa (p. ex., desgaste temporal), dentição
Coração — Ampliação da câmara, sopros
Abdome — Hepatomegalia, massa abdominal, ostomia, fístulas
Reto — Cor das fezes, fístula perineal, teste do guáiaco
Neurológico — Neuropatia periférica, déficit de coluna dorsolateral, estado mental
Membros — Tamanho e força muscular, edema pedal

Exames laboratoriais
Diversos — ureia, creatinina, triglicerídeos, colesterol, ácidos graxos livres, cetonas, ácido úrico, cálcio, cobre, zinco, magnésio, transferrina
Eletrólitos — sódio, potássio, cloreto, cálcio, fosfato, magnésio
Hemograma completo — hemoglobina, hematócrito, volume corpuscular médio (VCM), contagem e diferencial de leucócitos, contagem total de linfócitos, contagem de plaquetas
Provas de função hepática — AST (SGOT), ALT (SGPT), fosfatase alcalina, bilirrubina, albumina, pré-albumina, proteína ligadora de retinol, protrombina/INR

Um exame físico minucioso começa com a avaliação geral da aparência do paciente. Pacientes com desnutrição grave podem estar francamente emaciados, porém, outros sinais mais sutis de desnutrição incluem o desgaste da musculatura temporal, palidez da pele, edema e perda generalizada da gordura corporal. O estado proteico é avaliado a partir do volume e da força dos músculos dos membros, bem como de evidências visíveis de desgaste muscular temporal e tenar. Os sopros de fluxo cardíaco podem ser resultantes de anemia. As deficiências de vitamina podem ser indicadas por alterações na textura da pele, presença de tampão folicular ou erupção cutânea, vascularização da córnea, rachaduras nos cantos da boca (queilose), hiperemia da mucosa oral (glossite), ampliação cardíaca, alteração da sensibilidade nas mãos e nos pés, ausência de vibração e sentido de posição (déficits de coluna dorsal e lateral) ou anormalidades de qualidade e textura do cabelo. As deficiências metais-traço produzem anormalidades cutâneas e neurológicas similares às associadas à deficiência de vitamina, podendo causar alterações no estado mental do paciente.

▶ Medidas antropométricas

A antropometria é a ciência que avalia o tamanho, o peso e as proporções corporais. As medidas antropométricas calculam o peso e a constituição corporal, com o intuito de fornecer informação específica sobre a massa magra corporal e os escores de gordura. Os estudos de constituição corporal podem ser utilizados para determinar o conteúdo corporal total de água, gordura, nitrogênio e potássio. As medidas antropométricas que podem ser obtidas com facilidade na clínica ou à beira do leito incluem a determinação da altura e do peso, com cálculo do índice de massa corporal (IMC). Medidas adicionais, como amplitude do braço, soma das partes do corpo ou medida do comprimento até o joelho, também podem ser utilizadas na avaliação nutricional. Técnicas mais avançadas permitem ao clínico avaliar as reservas de gordura e a massa proteica somática e visceral do paciente. A medida precisa do peso é importante, assim como o peso atual, expresso como percentual do peso corporal ideal. Os valores de peso corporal ideal são baseados nas Metropolitan Heigh-Weight Tables de 1983.

O IMC é utilizado para medir a desnutrição proteico-calórica, bem como a supernutrição (p. ex., obesidade). Um IMC entre 18,5 e 24,9 é considerado normal na maioria das civilizações ocidentais. O sobrepeso é definido por IMC de 25 a 29,9, e IMC > 30 define a obesidade. O IMC é calculado do seguinte modo:

$$IMC = \frac{Peso\ corporal\ (kg)}{Altura(m)^2}$$

A absorciometria por raio X de dupla energia (DEXA, do inglês *dual-energy x-ray absorptiometry*) está sendo cada vez mais disponibilizada nos hospitais e pode ser utilizada para avaliar vários compartimentos corporais (mineral, gordura, massa magra muscular). A maior parte das proteínas reside no músculo esquelético. A reserva proteica somática (esquelética) é estimada medindo a circunferência medioumeral. Essa medida é corrigida de acordo com o tecido subcutâneo, fornecendo a medida da circunferência muscular medioumeral (CMMU). O resultado é comparado com os valores normais para a idade e o sexo do paciente, a fim de determinar a extensão da depleção proteica. A reserva de gordura é comumente estimada a partir da espessura da dobra cutânea do tríceps (DCT). A confiabilidade das medidas antropométricas depende da habilidade do indivíduo que realiza a medição e está sujeita ao erro, se obtida no mesmo paciente por cuidadores diferentes.

▶ Exames laboratoriais

A reserva proteica visceral é estimada a partir de vários níveis séricos proteicos, contagem total de linfócitos e teste cutâneo de antígeno (Tab. 10-2). Os níveis séricos de albumina fornecem uma estimativa grosseira do estado nutricional do paciente, mas são melhores como indicador prognóstico do que como ferramenta de avaliação nutricional. A albumina sérica < 3,5 mg/dL está

Tabela 10-2 Estadiamento da desnutrição

Parâmetros clínicos e laboratoriais	Extensão da desnutrição		
	Leve	Moderada[1]	Grave[1]
Albumina (g/dL)	2,8-3,5	2,1-2,7	< 2,1
Transferrina (mg/dL)	200-250	100-200	< 100
Pré-albumina (mg/dL)	10-17	5-10	< 5
Proteína ligadora de retinol (mg/dL)	4,1-6,1 (normal)	< 4,1	
Contagem total de linfócitos (células/μL)	1.200-2.000	800-1.200	< 800
Índice de creatinina-altura (%)	60-80	40-60	< 40
Peso corporal ideal (%)	80-90	70-80	< 70
Perda de peso/tempo	< 5%/mês < 7,5%/3 meses < 10%/6 meses	< 2%/semana > 7,5%/3 meses > 10%/6 meses	> 2%/semana
Teste cutâneo de antígeno (Nº reativos/Nº aplicado)	4/4 (normal)	1-2/4 (fraco)	0/4 (anérgico)
Medidas antropométricas	**Homem**		**Mulher**
Dobra cutânea do tríceps (mm)	≤ 12,5		≤ 16,5
Circunferência medioumeral (cm)	> 29		> 28,5

[1]A suplementação nutricional é indicada.

correlacionada com taxas aumentadas de morbidade e mortalidade perioperatórias e com duração mais prolongada da internação. Como a albumina tem meia-vida relativamente longa (20 dias), outras proteínas séricas com meias-vidas mais curtas têm maior utilidade para avaliar a resposta à repleção nutricional. A transferrina tem meia-vida mais curta (8-10 dias) e é um indicador mais sensível de repleção nutricional adequada, em comparação à albumina. A pré-albumina tem meia-vida de 2 a 3 dias, enquanto a proteína ligadora de retinol tem meia-vida de 12 horas. Infelizmente, os níveis séricos dessas proteínas também são influenciados por outros fatores, e isso limita sua utilidade para avaliação do estado nutricional ou da repleção.

A função imune pode ser avaliada pelo teste de hipersensibilidade cutânea, bem como pela contagem linfocítica total, que reflete o estado das populações de células T e B. A injeção subcutânea de antígenos comuns propicia avaliação semiobjetiva da resposta imune mediada por anticorpos, comumente comprometida em pacientes desnutridos. Contagem total de linfócitos (CTL) baixa tem correlação direta com o grau de desnutrição, embora a contagem possa ser alterada por infecção, quimioterapia e outros fatores, limitando, assim, a sua utilidade.

▶ **Índices nutricionais**

Os índices são um meio de estratificação de risco e comparação objetiva entre pacientes (Tab. 10-3). Além disso, muitos índices nutricionais foram validados prospectivamente e podem fornecer informação prognóstica para orientação adicional dos serviços de suporte nutricional. Ao lado do IMC, esses índices podem ajudar os cirurgiões a determinar o momento oportuno para a intervenção e o progresso alcançado em relação à meta de nutrição adequada.

A. Índice de creatinina-altura

O índice de creatinina-altura (ICA) pode ser utilizado para determinar o grau de desnutrição proteica, embora seja menos válido em pacientes com doença catabólica grave ou doença renal crônica. A excreção urinária de creatinina de 24 horas é medida e comparada aos padrões normais. O ICA é calculado com base na equação a seguir:

$$ICA = \frac{\text{Excreção de creatinina na urina em 24 h}}{\text{Excreção teórica da creatinina de 24h}} \times 100$$

A excreção urinária de 3-metil-histidina é uma medida mais precisa da massa magra corporal e das reservas proteicas associadas. O aminoácido histidina está metilado de forma irreversível no músculo. Durante a renovação proteica, a 3-metil-histidina não é reutilizada para síntese, por isso a excreção urinária desse composto tem correlação satisfatória com a quebra proteica muscular. Infelizmente, a medida da 3-metil-histidina é cara demais para ser utilizada como exame de rotina.

B. Índice nutricional prognóstico

O índice nutricional prognóstico (INP) foi validado em pacientes submetidos a cirurgias gastrintestinais ou relevantes para

Tabela 10-3 Índices nutricionais

Índice de massa corporal (IMC)	
IMC = peso (kg)/[altura (m)]^2	
Normal	18,5-24,9
Sobrepeso	25-29,9
Obesidade	30-40
Obesidade mórbida	> 40

Índice nutricional prognóstico (INP)	
INP = 158 ≤ [16,6 × Alb^1] ≤ [0,78 × DCT^2] ≤ [0,2 × TFN^3] ≤ [5,8 × DH^4]	
Nota: para DH, enduração > 5 mm = 2;	
1-5 mm de enduração = 1;	
anergia = 0	

Risco de complicações	
Baixo	< 40%
Intermediário	40-49%
Alto	> 50%

Índice de risco nutricional (IRN)	
IRN = [15,19 × Alb] + 41,7 × [peso real (kg)/peso ideal (kg)]	
Bem nutrido	> 100
Desnutrição leve	97,5-100
Desnutrição moderada	83,5-97,5
Desnutrição grave	< 83,5

Ferramenta de rastreamento universal da desnutrição (FTUD)
Escore de IMC; escore de perda de peso (perda de peso não planejada):
IMC > 20 (> 30, obeso) = 0; perda de peso < 5% = 0
IMC 18,5-20 = 1; perda de peso 5-10% = 1
IMC < 18,5 = 2; perda de peso > 10% = 2
Efeito da doença aguda: somar 2 se não houver ou provavelmente não houve ingesta nutricional há > 5 dias
Risco de desnutrição: 0 = baixo risco; 1 = risco médio; ≥ 2 = alto risco

Índice de risco nutricional geriátrico (IRNG)
IRNG = [1,489 × albumina (g/L)] + [41,7 × (peso/WLo)]
O IRNG resulta da substituição do peso ideal na fórmula do IRN pelo peso normal, como calculado pela fórmula de Lorentz (WLo). Quatro graus de risco relacionado à nutrição: risco significativo (IRNG < 82), risco moderado (IRNG = 82-91), baixo risco (IRNG = 92 a ≤ 98), risco nulo (IRNG > 98)

Parâmetros de avaliação nutricional imediata (ANI)
Parâmetro: anormal se
Albumina sérica < 3,5 g
Contagem total de linfócitos < 1.500/mm^3

[1] Alb, albumina (g/dL).
[2] DCT, dobra cutânea do tríceps (mm).
[3] TFN, transferrina (mg/dL).
[4] DH, hipersensibilidade cutânea tardia.

tratamento de câncer, tendo sido demonstrado que esse índice identifica, com precisão, um subgrupo de pacientes com risco aumentado de complicações. Em adição, a repleção nutricional pré-operatória comprovadamente diminui a morbidade pós-operatória nesse grupo de pacientes. O INP foi amplamente adaptado para identificar pacientes de risco em populações não cirúrgicas, que possam ser beneficiados pelo suporte nutricional.

C. Índice de risco nutricional

O índice de risco nutricional (IRN) foi utilizado pelo VA NPT (Veterans Affairs NPT Cooperative Studies Program) para determinar a desnutrição pré-operatória e, desde então, tem passado por validação cruzada prospectiva contra outros índices nutricionais, obtendo resultados satisfatórios. O índice estratifica, de forma bem-sucedida, as taxas de morbidade e mortalidade perioperatória usando a albumina sérica e a perda de peso como fatores preditivos de desnutrição. Notavelmente, o IRN não é uma ferramenta para rastrear a adequação do suporte nutricional, uma vez que a nutrição suplementar costuma falhar em melhorar os níveis séricos de albumina.

D. Avaliação global subjetiva

A avaliação global subjetiva (AGS), um método validado como reprodutível, abrange a história e o exame físico do paciente. É feita com base em cinco aspectos da história médica (perda de peso nos últimos 6 meses, ingesta dietética, sintomas gastrintestinais, estado funcional ou nível de energia, e demandas metabólicas) aliados a quatro aspectos do exame físico (perda de tecido adiposo subcutâneo, desgaste muscular, edema e ascite). Entre as limitações da AGS, estão seu foco nas alterações nutricionais crônicas em vez de nas agudas e sua especificidade aumentada em detrimento da sensibilidade.

E. Miniavaliação nutricional

A miniavaliação nutricional (MAN) é uma ferramenta rápida e confiável para avaliar o estado nutricional dos idosos. É composta por 18 itens e demora cerca de 15 minutos para ser concluída. A análise inclui avaliação da saúde, da mobilidade, da dieta, da antropometria e autoavaliação subjetiva do paciente. Escore de MAN ≥ 24 indica ausência de risco nutricional, enquanto escore de 17 a 23 indica risco potencial de desnutrição e escore < 17 indica desnutrição definitiva.

F. Ferramenta de rastreamento universal da desnutrição

A ferramenta de rastreamento universal da desnutrição (FTUD) detecta a desnutrição proteico-energética e identifica indivíduos com risco de desenvolvimento de desnutrição, utilizando três critérios independentes: peso atual, perda de peso não intencional e efeito da doença aguda. O peso corporal atual do paciente é determinado calculando o IMC (kg/m^2). A perda de peso (ao longo dos últimos 3-6 meses) é determinada pela análise dos registros médicos do indivíduo. Um fator de doença aguda é incluído se o paciente estiver sofrendo de uma condição fisiopatológica e nenhuma ingesta nutricional tiver ocorrido por mais de 5 dias. Um escore total é calculado para incluir os pacientes nas categorias baixa, média ou alta de risco de desnutrição. Uma das principais vantagens dessa ferramenta de triagem é sua aplicabilidade para adultos de todas as idades, em todos os contextos da assistência médica. Além disso, esse método fornece ao usuário as diretrizes de tratamento tão logo seja determinado um escore de risco geral. Estudos demonstraram que a aplicação da FTUD é rápida e simples, além de ter validade concomitante satisfatória com a maioria das outras ferramentas de avaliação nutricional testadas.

G. Índice de risco nutricional geriátrico

O índice de risco nutricional geriátrico (IRNG) é adaptado do IRN e especificamente projetado para prever o risco de morbidade e mortalidade em pacientes idosos internados. O IRNG é calculado usando uma fórmula que incorpora a albumina sérica e a perda de peso. Após a determinação do escore de IRNG, os pacientes são classificados em quatro graus de risco relacionados à nutrição: alto, moderado, baixo e nulo. Por fim, os escores de IRNG são correlacionados com um escore de gravidade que considera as complicações relacionadas ao estado nutricional. O IRNG não é um índice de desnutrição, e sim um índice de risco "relacionado à nutrição".

H. Avaliação nutricional imediata

A medida mais rápida e simples do estado nutricional é a avaliação nutricional imediata (ANI). Os níveis séricos de albumina e a CTL formam a base dessa avaliação. Foram notadas correlações significativas entre níveis reduzidos desses parâmetros e taxas de morbidade e mortalidade. Não surpreende que as anormalidades desses mesmos parâmetros sejam ainda mais significativas em pacientes com doença grave. Embora não tenha sido projetada para substituir medidas de avaliação mais extensivas, essa técnica permite a rápida identificação e a intervenção antecipada para indivíduos sujeitos a um perigo maior de desenvolvimento das complicações da desnutrição.

▶ Determinação dos requerimentos de energia

O gasto energético basal (GEB) de um adulto é calculado usando uma modificação da equação de Harris-Benedict (Tab. 10-4). O cálculo inclui quatro variáveis: altura (cm), peso (kg), gênero e idade (anos). O gasto energético total (GET) representa as demandas calóricas do corpo sob certas condições de estresse fisiológico. O GET é determinado multiplicando GEB por um fator de estresse doença-específico. O GET deve ser utilizado para guiar a suplementação nutricional.

A calorimetria indireta é o método mais preciso de medida direta dos requerimentos calóricos diários. Usando um gráfico metabólico, o consumo de oxigênio ($\dot{V}O_2$) e a produção de dióxido de carbono ($\dot{V}CO_2$) são medidos diretamente a partir do fluxo de gás pulmonar do paciente. Com base nessas medidas e na quantidade de nitrogênio excretada na urina, o gasto energético em repouso (GER) pode ser derivado usando a fórmula de Weir, do seguinte modo:

GER (kcal/min) = 3,9 ($\dot{V}O_2$) + 1,1 ($\dot{V}CO_2$) − 2,2 (nitrogênio na urina)

em que $\dot{V}O_2$ e $\dot{V}CO_2$ são expressos em mL/min e o nitrogênio na urina, em g/min. A utilidade dessa técnica é limitada pelos custos e pela complexidade do gráfico metabólico.

O quociente respiratório (QR) é a razão entre produção de dióxido de carbono e consumo de oxigênio na metabolização de combustíveis pelo corpo. Quando QR = 1, há oxidação de carboidrato puro. Os pacientes que só metabolizam lipídeos terão QR = 0,67. A lipogênese ocorre em pacientes com ingesta calórica excessiva (superalimentação). Quando calorias em excesso são ingeridas ou administradas, QR > 1 e, teoricamente, pode se aproximar de 9. A produção excessiva de CO_2 pode comprometer o desmame da ventilação mecânica nos pacientes, particularmente naqueles com doença pulmonar intrínseca (p. ex., doença pulmonar obstrutiva crônica).

Tabela 10-4 Equação de gasto energético total para adultos

Gasto energético basal (GEB) em kcal/dia	
Homem: 66,4 + (13,7 × peso [kg]) + (5,0 × altura [cm]) − (6,8 × idade [anos])	
Mulher: 655 + (9,6 × peso [kg]) + (1,7 × altura [cm]) − (4,7 × idade [anos])	
Fatores de estresse	
Inanição	0,80-1,00
Cirurgia eletiva	1,00-1,10
Peritonite	1,05-1,25
Síndrome da angústia respiratória aguda (SARA) ou sepse	1,30-1,35
Transplante de medula óssea	1,20-1,30
Doença cardiopulmonar (sem complicação)	0,80-1,00
Doença cardiopulmonar com diálise ou sepse	1,20-1,30
Doença cardiopulmonar com cirurgia significativa	1,30-1,55
Insuficiência renal aguda	1,30
Insuficiência hepática	1,30-1,55
Transplante hepático	1,20-1,50
Pancreatite ou queimaduras significativas	1,30-1,80
Gasto energético total (GET) em kcal/dia	
GET = GEB × fator de estresse	

REQUERIMENTOS DE NUTRIENTES E SUBSTRATOS

O corpo requer uma fonte de energia para permanecer em estado estável. Cerca de 50% da taxa metabólica basal (TMB) refletem o trabalho de bombeamento de íons; 30% representam o *turnover* de proteínas; e o restante é gasto na reciclagem de aminoácidos, glicose, lactato e piruvato. O gasto energético total consiste na soma da energia consumida pelos processos metabólicos basais, atividade física, ação dinâmica específica da proteína e requerimentos extras resultantes de lesão, sepse ou queimaduras. A energia consumida na atividade física constitui 10 a 50% do total em indivíduos normais, mas diminui para 10 a 20% em pacientes internados. O gasto e o requerimento energético variam, dependendo da doença ou do traumatismo. O aumento do gasto energético acima das necessidades basais é de cerca de 10% para as cirurgias eletivas, 10 a 30% para traumatismo, 50 a 80% para sepse e 100 a 200% para queimaduras (dependendo da extensão da ferida). A energia metabólica pode ser derivada de carboidratos, proteínas ou gorduras.

Tabela 10-5 Equilíbrio do nitrogênio

$Nitrogênio_{(equilíbrio)} = Nitrogênio_{(ingesta)} - Nitrogênio_{(débito)}$
$Nitrogênio_{(ingesta)} = g\ de\ proteína_{(ingesta)} / 6,25$
$Nitrogênio_{(débito)} = (U \times Vol) + 3$

U, ureia; Vol, volume de urina produzido no decorrer da medição.

▶ Metabolismo de carboidratos

Os carboidratos são a principal fonte de combustível do corpo, representando 35% da ingesta calórica total. Cada grama de carboidrato entérico fornece 4 quilocalorias (kcal) de energia. Os carboidratos administrados por via parenteral (p. ex., dextrose intravenosa [IV]) fornecem 3,4 kcal/g.

A digestão de carboidratos é iniciada pela amilase salivar, e a absorção ocorre junto aos primeiros 150 cm do intestino delgado. As amilases salivar e pancreática clivam amidos em oligossacarídeos. As oligossacaridases de superfície hidrolisam e transportam essas moléculas ao longo da mucosa do trato gastrintestinal. As deficiências de digestão e absorção de carboidrato são raras em pacientes cirúrgicos. A amilase pancreática é abundante, enquanto a má digestão do amido é incomum, até mesmo em pacientes com função pancreática exócrina limitada. Muitas vezes, pacientes com doenças como espru celíaco, doença de Whipple e hipogamaglobulinemia têm achatamento generalizado da mucosa intestinal, levando à deficiência de oligossacaridase e à diminuição da captação de carboidrato.

Mais de 75% do carboidrato ingerido são quebrados e absorvidos como glicose. A hiperglicemia estimula a secreção de insulina a partir das células β pancreáticas, o que estimula a síntese proteica. A ingesta de 400 kcal de carboidrato por dia minimiza a quebra proteica, particularmente após a adaptação à inanição. A captação celular de glicose, estimulada pela insulina, inibe a lipólise e promove formação de glicogênio. Por outro lado, o glucagon pancreático é liberado em resposta à inanição ou ao estresse; ele promove proteólise, glicogenólise, lipólise e aumento da glicose sérica. A glicose é vital para o reparo de feridas, mas a ingesta ou repleção excessiva de carboidrato com quantidades excessivas de glicose pode causar esteatose hepática e disfunção de neutrófilos.

▶ Metabolismo proteico

As proteínas são compostas por aminoácidos, e o metabolismo proteico produz 4 kcal/g. A digestão de proteínas rende aminoácidos isolados e dipeptídeos que são ativamente absorvidos pelo trato gastrintestinal. A pepsina gástrica inicia a digestão. As proteases pancreáticas, ativadas pela enteroquinase duodenal, são os principais efetores da degradação proteica. Após a digestão, metade da absorção proteica ocorre no duodeno, enquanto a absorção completa das proteínas acontece na parte média do jejuno.

A absorção proteica ocorre de modo eficiente ao longo de todo o intestino. Dessa forma, a má absorção proteica é relativamente incomum mesmo após extensiva ressecção intestinal. O equilíbrio proteico reflete a soma da síntese com a degradação de proteínas. Como o *turnover* proteico é dinâmico, os requerimentos publicados de proteína, aminoácidos e nitrogênio são apenas aproximações.

O conteúdo corporal total de proteína de um indivíduo de 70 kg é cerca de 10 kg, predominantemente na musculatura esquelética. O *turnover* proteico diário é 300 g, ou mais ou menos 3% do conteúdo corporal total de proteínas. O requerimento de proteínas diário para adultos sadios é 0,8 g/kg de peso corporal. Nos Estados Unidos, a ingesta diária típica é, em média, duas vezes esse valor. A síntese ou a quebra de proteínas pode ser determinada medindo o equilíbrio do nitrogênio (Tab. 10-5). A ingesta de 6,25 g de proteínas equivale a 1 g de nitrogênio. A ingesta de nitrogênio é a soma do nitrogênio distribuído a partir da alimentação entérica e da alimentação parenteral. O débito de nitrogênio é a soma do nitrogênio excretado na urina e nas fezes, mais as perdas a partir da drenagem (p. ex., feridas exsudativas, fístula). As perdas de ureia são determinadas a partir da coleta de urina de 24 horas. A perda de nitrogênio fecal pode ser de cerca de 1 g/dia, e ocorre perda adicional de 2 a 3 g/dia de nitrogênio não ureia na urina (p. ex., amônia). A precisão dos cálculos do equilíbrio de nitrogênio pode ser melhorada por meio da medição realizada ao longo de várias semanas. Quando as perdas de nitrogênio são amplas (p. ex., diarreia, enteropatia perdedora de proteína, fístula ou exsudato de queimadura), as medidas do equilíbrio de nitrogênio perdem a precisão, devido à dificuldade para coletar secreções para determinação do nitrogênio. Apesar desses pontos fracos, a coleta de urina de 24 horas é a melhor forma prática de medir a síntese e a quebra líquidas de proteínas.

Os 20 aminoácidos são agrupados em aminoácidos essenciais (AAEs) e aminoácidos não essenciais (AANEs), dependendo da possibilidade de os aminoácidos serem sintetizados *de novo* no corpo. Os aminoácidos são adicionalmente subdivididos em aminoácidos aromáticos (AAAs), aminoácidos de cadeia ramificada (AACRs) e aminoácidos contendo enxofre. Apenas o isótopo de um aminoácido é utilizado na proteína humana. Certos aminoácidos têm funções metabólicas exclusivas, particularmente durante a inanição ou o estresse. A alanina e a glutamina preservam o carbono durante a inanição, enquanto a leucina estimula a síntese proteica e inibe o catabolismo das proteínas. A seguir, são abordados os aminoácidos específicos.

A. Glutamina

Como combustível respiratório para enterócitos, a glutamina exerce papel importante em pacientes metabolicamente estressados. Após a lesão e outros eventos catabólicos, as reservas de glutamina intracelular sofrem queda de mais de 50%, enquanto seus níveis plasmáticos caem 25%. O declínio da glutamina associado à lesão ou ao estresse excede o de qualquer outro aminoácido e persiste durante a recuperação, depois que as concentrações dos outros aminoácidos são normalizadas. A suplementação com glutamina mantém a integridade celular intestinal, a altura das vilosidades e a atividade do DNA da mucosa, além de ajudar a minimizar a queda do número de células T e B durante o estresse.

Os estados catabólicos são caracterizados pela proteólise muscular esquelética acelerada e pela translocação de aminoácidos da periferia para os órgãos viscerais. A glutamina representa uma parte relevante dos aminoácidos liberados pelo músculo nesses estados. A suplementação IV com glutamina pode melhorar a função do neutrófilo e do macrófago, bem como diminuir a translocação bacteriana ao longo da barreira da mucosa intestinal em pacientes com queimadura e doenças graves. Entretanto, a utilidade da suplementação entérica ainda é controversa.

B. Arginina

A arginina é um substrato para o ciclo da ureia e a produção de óxido nítrico, bem como um secretagogo para o hormônio do crescimento, a prolactina e a insulina. A arginina foi identificada como único precursor do oxido nítrico (fator de relaxamento derivado do endotélio). Os efeitos da arginina sobre as células T podem ser muito significativos para a manutenção da barreira intestinal. Foi demonstrado que fórmulas suplementadas com arginina melhoram o equilíbrio do nitrogênio e a cicatrização de feridas, promovem a proliferação de células T, intensificam a fagocitose por neutrófilos e diminuem tanto a produção de mediadores inflamatórios como a incidência de complicações infecciosas.

▶ Metabolismo lipídico

Os lipídeos correspondem a 25 a 45% da ingesta calórica em uma dieta típica. Cada grama de lipídeo fornece 9 kcal de energia. A introdução de gorduras no duodeno resulta na secreção de colecistoquinina e secretina, levando à contração da vesícula biliar e à liberação de enzima pancreática. A reabsorção dos sais biliares no íleo terminal (p. ex., circulação êntero-hepática) é necessária à manutenção do *pool* de sais biliares. O fígado consegue compensar as perdas intestinais moderadas de sais biliares aumentando a síntese a partir do colesterol. A ressecção ileal pode levar à depleção do *pool* de sais biliares e à subsequente má absorção de gordura. A lipólise é estimulada por esteroides, catecolaminas e glucagon, mas é inibida pela insulina.

O corpo é capaz de sintetizar gorduras a partir de outros substratos da dieta, mas dois dos ácidos graxos de cadeia longa (linoleico e linolênico) são essenciais. A ingesta insuficiente dessas gorduras essenciais resulta na deficiência de ácidos graxos e pode ser prevenida com o fornecimento de pelo menos 3% da ingesta calórica total na forma de ácidos graxos essenciais (AGEs).

Os ácidos graxos poli-insaturados (AGPIs) estão agrupados em duas famílias: ácidos graxos ω-6 e ω-3. O ácido linoleico é um exemplo de AGPI ω-6, enquanto o ácido ω-linolênico exemplifica os AGPIs ω-3. Ambos os ácidos, linoleico e linolênico, podem ser processados em ácido araquidônico, um precursor na síntese de eicosanoides.

Os eicosanoides são mediadores bioquímicos potentes da comunicação célula-célula e estão envolvidos na inflamação, na infecção, na lesão tecidual e na modulação do sistema imune. Também modulam vários eventos envolvendo as imunidades celular e humoral, podendo ser sintetizados em quantidades variáveis pelas células imunes, em particular os macrófagos e monócitos.

Os ácidos graxos de cadeia média não são componentes da maioria das dietas orais, porém, são amplamente utilizados nas alimentações via sonda enteral. São facilmente digeridos, absorvidos e oxidados, e não são precursores de eicosanoides inflamatórios nem imunossupressores. Os ácidos graxos de cadeia curta, como butirato e, em menor extensão, o propionato, são usados pelos colonócitos e suprem até 70% de seus requerimentos de energia. Como o butirato não é sintetizado de maneira endógena, a mucosa colônica conta com a fermentação bacteriana intraluminal para obter fonte de energia.

▶ Nucleotídeos, vitaminas e oligoelementos

Em adição às principais fontes de energia metabólica (calorias), muitas outras substâncias são necessárias para garantir nutrição adequada. Os nucleotídeos são reconhecidos como substrato nutricional importante em pacientes com doença grave. As vitaminas são essenciais para o metabolismo normal, a cicatrização de feridas e a função imune, e não podem ser sintetizados *de novo*; os requerimentos normais de vitaminas são mostrados na Tabela 10-6. Os requerimentos de vitamina podem aumentar de forma aguda na doença. Os oligoelementos são cofatores integrais para muitas reações enzimáticas e, em geral, não são armazenados pelo corpo em excesso de requerimentos.

A. Nucleotídeos

Os ácidos nucleicos são precursores de DNA e RNA, que normalmente não são considerados essenciais ao crescimento e ao desenvolvimento humano. A necessidade de nucleotídeos dietéticos aumenta no estresse e na doença grave. Os nucleotídeos são formados a partir de purinas e pirimidinas, e sua abundância é especialmente importante para as células de divisão rápida, como os enterócitos e as células imunes. Há relatos de imunossupressão em pacientes de transplante renal mantidos com dietas livres de nucleotídeos. Os nucleotídeos da dieta são necessários para a atividade dos linfócitos T auxiliares indutores. Dietas suplementadas com RNA ou com pirimidina uracila comprovadamente restauram a hipersensibilidade tardia e aumentam tanto a resposta linfoproliferativa como a expressão do receptor de interleucina 2 (IL-2). Os nucleotídeos podem facilitar a recuperação da infecção. Muitas vezes, esses substratos são incorporados a fórmulas entéricas como potenciais imunomoduladores.

Tabela 10-6 Requerimentos diários de eletrólitos, oligoelementos, vitaminas e minerais para adultos

	Enteral	Parenteral
Eletrólitos		
Sódio	90-150 mEq	90-150 mEq
Potássio	60-90 mEq	60-90 mEq
Oligoelementos		
Cromo[1]	5-200 µg	10-15 µg
Cobre[1]	2-3 mg	0,3-0,5 mg
Manganês[1]	2,5-5 mg	60-100 µg
Zinco	15 mg	2,5-5 mg
Ferro	10 mg	2,5 mg
Iodo	150 µg	...
Fluoreto[1]	3 mg	...
Selênio[1]	50-200 µg	20-60 µg
Molibdênio[1]	150-500 µg	20-120 µg
Estanho[2]	...	...
Vanádio[2]	...	...
Níquel[2]	...	...
Arsênico[2]	...	...
Silicone[2]	...	...
Vitaminas		
Ácido ascórbico (C)	60 mg	200 mg
Retinol (A)	1.000 µg	3.300 UI
Vitamina D	5 µg	200 UI
Tiamina (B_1)	1,4 mg	6 mg
Riboflavina (B_2)	1,7 mg	3,6 mg
Piridoxina (B_6)	2,2 mg	6 mg
Niacina	19 mg	40 mg
Ácido pantotênico	4-7 mg	15 mg
Vitamina E	10 mg	10 UI
Biotina	100-200 µg	60 µg
Ácido fólico[1]	200 µg	600 µg
Cianocobalamina (B_{12})	2 µg	5,9 µg
Vitamina K[3]	70-149 mg	150 µg
Minerais		
Cálcio	1.300 mg	0,2-0,3 mEq/kg
Fósforo	800 mg	300-400 mEq/kg
Magnésio	350 mg	0,34-0,45 mEq/kg
Enxofre	2-3 g	...

[1]Dose segura e adequada estimada.
[2]Sem dados disponíveis referentes aos requerimentos humanos.
[3]Requerimento semanal.

B. Vitaminas lipossolúveis

As vitaminas A, D, E e K são lipossolúveis e são absorvidas no intestino delgado proximal, em associação com micelas de sais biliares e ácidos graxos. Após a absorção, são distribuídas aos tecidos em quilomícrons e armazenadas no fígado (vitaminas A e K) ou no tecido subcutâneo e na pele (vitaminas D e E). Apesar de raros, há relatos de toxicidade a partir da ingesta excessiva de vitaminas lipossolúveis (p. ex., hipervitaminose A por consumo de fígado de urso polar). As vitaminas lipossolúveis participam da função imune e da cicatrização de feridas. Exemplificando, a ingesta de 25.000 UI de vitamina A por dia contrapõe a inibição esteroide-induzida da cicatrização de feridas, em grande parte via elevações da globulina ligadora de tireoxina-β (TBG, do inglês *thyroxine-binding globulin*).

C. Vitaminas hidrossolúveis

As vitaminas B_1, B_2, B_6 e B_{12}, a vitamina C, a niacina, o folato, a biotina e o ácido pantotênico são absorvidos no duodeno e no intestino delgado proximal, transportados no sangue venoso portal, utilizados no fígado e perifericamente. As vitaminas hidrossolúveis servem como cofatores para facilitar as reações envolvidas na geração e na transferência de energia e no metabolismo de aminoácidos e ácidos nucleicos. Como suas reservas são limitadas, as deficiências de vitaminas hidrossolúveis são relativamente comuns.

D. Oligoelementos

Os requerimentos diários de oligoelementos (Tab. 10-6) variam geograficamente, dependendo das diferenças de composição do solo. Atualmente, há 9 oligominerais essenciais identificados (Fe, Zn, Cu, Se, Mn, I, Mb, Cr, Co). Os oligoelementos têm funções importantes no metabolismo, na imunologia e na cicatrização de feridas. As deficiências subclínicas de oligoelementos ocorrem comumente em pacientes internados e em vários estados patológicos.

O ferro atua como núcleo do grupo prostético da heme na hemoglobina e no processo respiratório junto ao citocromo mitocondrial. Pode haver comprometimento das funções cerebral, muscular e imunológica em pacientes com deficiência de ferro, antes de uma anemia se tornar clinicamente evidente. É preciso dar atenção particular à avaliação das reservas de ferro em gestantes e mulheres em fase de amamentação.

A deficiência de zinco é caracterizada por erupção pustular perioral, escurecimento das dobras cutâneas, neurite, anergia cutânea, perda de cabelo e alterações de paladar e olfato. A deficiência de cobre manifesta-se como anemia microcítica (não responsiva ao ferro), queratinização defeituosa ou pancitopenia. A deficiência de cromo manifesta-se como intolerância à glicose durante a administração de nutrição parenteral prolongada sem evidência de sepse. A deficiência de selênio, que pode ocorrer em pacientes que recebem nutrição parenteral por período prolongado, manifesta-se como enfraquecimento neuromuscular proximal ou insuficiência cardíaca com alterações eletrocardiográficas. A deficiência de manganês está associada à perda de peso, à alteração da pigmentação do cabelo, a náuseas e a níveis plasmáticos diminuídos de fosfolipídeos e triglicerídeos. A deficiência de molibdênio resulta em altos níveis plasmáticos de metionina e concentrações reduzidas de ácido úrico, produzindo uma síndrome que consiste em náusea, vômito, taquicardia e perturbações do sistema nervoso central.

O iodo é um componente essencial do hormônio da tireoide. Sua deficiência é rara nos Estados Unidos, devido ao uso de sal iodado. Pacientes com desnutrição crônica podem desenvolver deficiência de iodo. Como a tireoxina participa da resposta neuroendócrina ao traumatismo e à sepse, o iodo deve ser incluído nas soluções de nutrição parenteral.

FISIOPATOLOGIA NUTRICIONAL

Os processos fisiológicos, a imunocompetência, a cicatrização de feridas e a recuperação de doenças graves dependem da ingesta adequada de nutrientes. Um conhecimento funcional sobre fisiopatologia nutricional é essencial ao planejamento de regimes nutricionais.

▶ Inanição

Durante o jejum noturno, o glicogênio hepático é rapidamente depletado após queda dos níveis de insulina e elevação paralela dos níveis de glucagon no plasma (Fig. 10-1). As reservas de carboidrato são depletadas após jejum de 24 horas. Nos primeiros dias de inanição, as necessidades calóricas são atendidas via degradação de gorduras e proteínas. Há aumento da gliconeogênese hepática a partir dos aminoácidos derivados da quebra de proteínas musculares. A produção hepática de glicose deve atender às demandas de energia dos sistemas hematopoiético e nervoso central, particularmente no encéfalo, que depende da oxidação da glicose durante a inanição aguda. A liberação de aminoácidos a partir do músculo é regulada pela insulina, que sinaliza a captação hepática de aminoácidos, a formação de polirribossomos e a síntese de proteínas. A elevação e a queda periódica da insulina associada à ingesta de nutrientes estimula

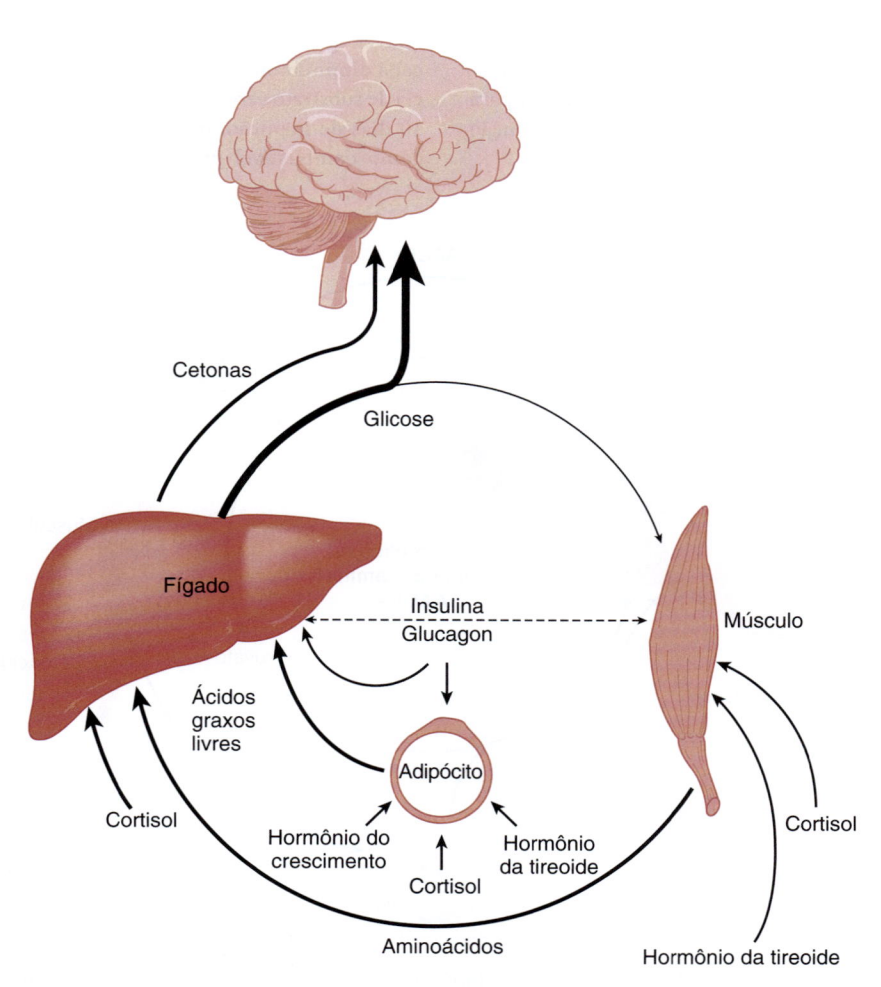

▲ **Figura 10-1** Concentrações plasmáticas de substrato e níveis hormonais após o jejum noturno. O encéfalo depende da glicose, que é fornecida predominantemente por glicogenólise hepática até os suprimentos de glicogênio serem esgotados.

a síntese e a quebra de proteínas no músculo. Durante a inanição, os níveis de insulina cronicamente reduzidos resultam em perda líquida de aminoácidos a partir da musculatura. Há declínio da síntese proteica, enquanto o catabolismo de proteínas permanece inalterado. A gliconeogênese hepática requer energia, que é fornecida pela oxidação de ácidos graxos livres (AGLs) não esterificados. A queda da insulina aliada à elevação dos níveis plasmáticos de glucagon leva ao aumento da concentração de monofosfato cíclico de adenosina (AMPc) no tecido adiposo, estimulando a lipase hormônio-sensível a hidrolisar triglicerídeos e liberar AGLs. A gliconeogênese e a mobilização de AGLs requerem presença de cortisol ambiente e hormônio da tireoide (efeito permissivo).

Durante a inanição, o corpo tenta conservar o substrato energético reciclando intermediários metabólicos. O sistema hematopoiético faz a utilização anaeróbia da glicose, levando à produção de lactato. O lactato é reciclado de volta à glicose no fígado, via ciclo glicogênico (e não gliconeogênico) de Cori (Fig. 10-2). O glicerol liberado durante a hidrólise periférica de triglicerídeos é convertido em glicose via gliconeogênese. A alanina e a glutamina são os substratos preferidos para gliconeogênese hepática a partir de aminoácidos, contribuindo para 75% do carbono derivado de aminoácido destinado à produção de glicose.

Os AACRs são únicos por serem secretados e não captados pelo fígado durante a inanição; por serem oxidados pelo músculo esquelético e pelo miocárdio para suprir uma parte dos requerimentos de energia desses tecidos; e por estimularem a síntese e inibirem o catabolismo de proteínas. Os grupos amino derivados da oxidação dos AACRs ou da transaminação de outros aminoácidos são doados ao piruvato ou ao α-cetoglutarato para formar alanina e glutamina. A glutamina é captada pelo intestino delgado, transaminada para formar alanina adicional e liberada na circulação porta. Com a glicose, esses aminoácidos participam do ciclo da glicose-alanina/glutamina-AACRs, que transporta grupos amino e carbono do músculo para o fígado para conversão em glicose.

A gliconeogênese a partir dos aminoácidos resulta em excreção urinária de nitrogênio de 8 a 12 g/dia, predominantemente na forma de ureia, que equivale à perda de 340 g/dia de tecido magro. A essa taxa, 35% da massa magra corporal é perdida em 1 mês, uma quantidade uniformemente fatal. Entretanto, é possível sobreviver à inanição por 2 a 3 meses, enquanto houver água disponível. O corpo adapta-se à inanição prolongada diminuindo os gastos energéticos e mudando a preferência de substrato cerebral para cetonas (Fig. 10-3). Após cerca de 10 dias de inanição, o encéfalo adapta-se ao uso de lipídeos como combustível primário na forma de cetonas. A TMB

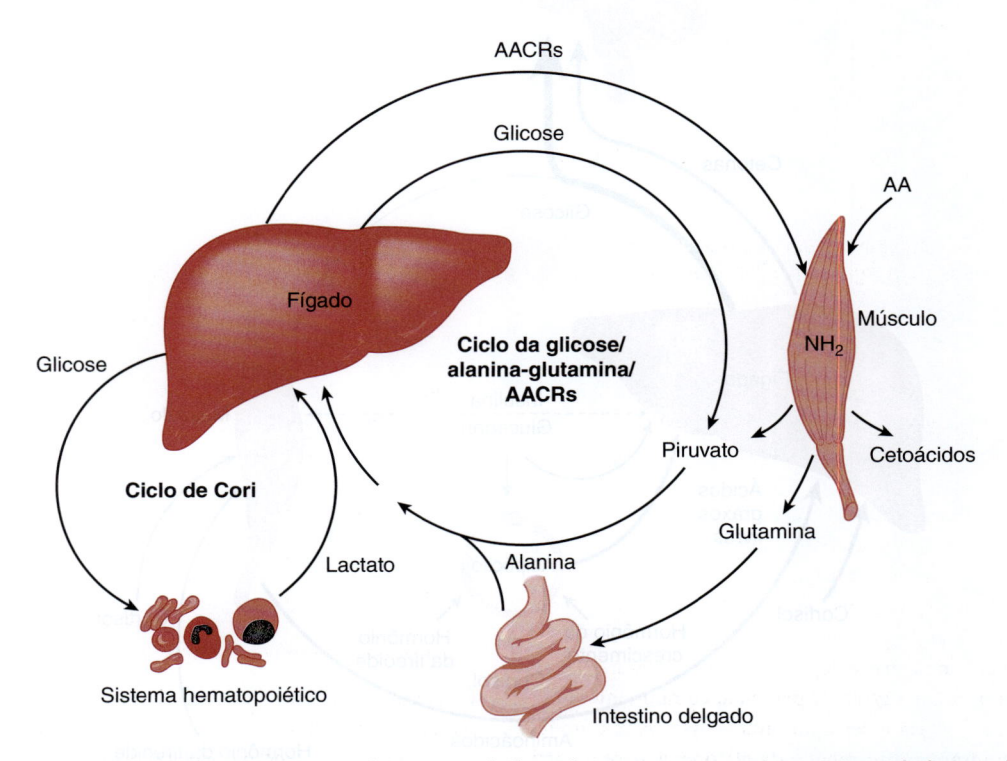

▲ **Figura 10-2** Ciclos que preservam os intermediários metabólicos durante o jejum. O lactato é reciclado em glicose no ciclo de Cori, enquanto o piruvato é transaminado em alanina no músculo esquelético e convertido em glicose por gliconeogênese hepática.

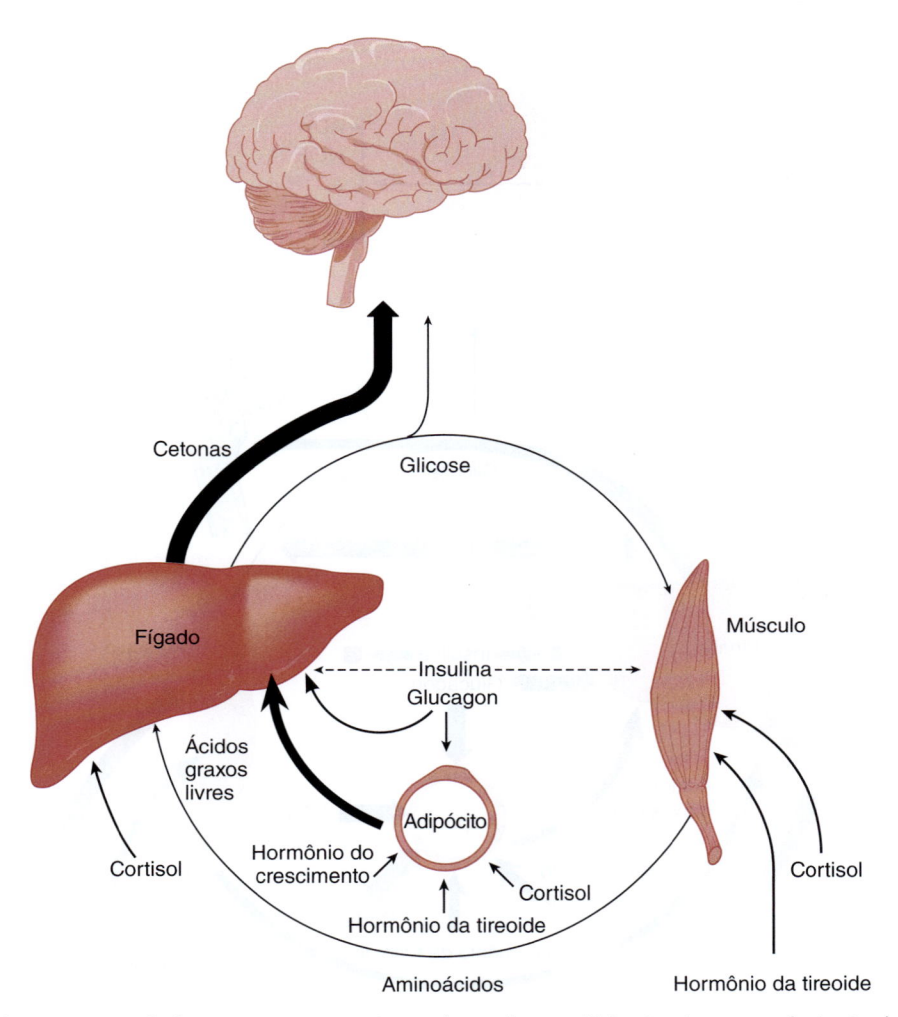

METABOLISMO CIRÚRGICO E NUTRIÇÃO **CAPÍTULO 10** **127**

▲ **Figura 10-3** Adaptação metabólica à inanição crônica, pela qual o encéfalo desvia sua preferência de substrato para as cetonas produzidas pelo fígado. A gliconeogênese hepática declina e a quebra de proteínas diminui, conservando o tecido magro.

diminui ao reduzir a frequência cardíaca e o trabalho sistólico, enquanto a atividade voluntária declina em consequência de enfraquecimento e fadiga. O QR, que na inanição inicial vale 0,85 (refletindo a oxidação de gorduras e carboidratos mista), cai para 0,70, indicando a utilização quase exclusiva de ácidos graxos. Os níveis sanguíneos de cetonas sofrem elevação aguda, acompanhada de aumento da oxidação cerebral de cetonas. A utilização cerebral da glicose cai de 140 g/dia para 60 a 80 g/dia, diminuindo a demanda por gliconeogênese. As cetonas também inibem a gliconeogênese hepática, e a excreção urinária de nitrogênio cai para 2 a 3 g/dia. O principal componente do nitrogênio urinário passa a ser a amônia (e não mais a ureia), derivada da transaminação renal e da gliconeogênese a partir da glutamina, que tampona a urina ácida resultante da cetonúria. A inanição aguda ou crônica é caracterizada por alterações de hormônios e combustíveis controladas pela modificação dos níveis sanguíneos de substrato, podendo ser conceitualizada como um processo "substrato-dirigido". Em resumo, as alterações adaptativas que ocorrem na inanição simples são a diminuição do gasto energético (de até 30%), a alteração do tipo de combustível consumido para maximizar o potencial calórico e a preservação de proteínas.

▶ **Cirurgia eletiva ou traumatismo**

Os efeitos metabólicos dos procedimentos cirúrgicos e do traumatismo (Fig. 10-4) diferem dos efeitos da inanição, devido à ativação neuro-hormonal, acelerando a perda de tecido magro e inibindo a adaptação metabólica da inanição. Após a lesão, os impulsos neurais estimulam o hipotálamo. A noradrenalina é

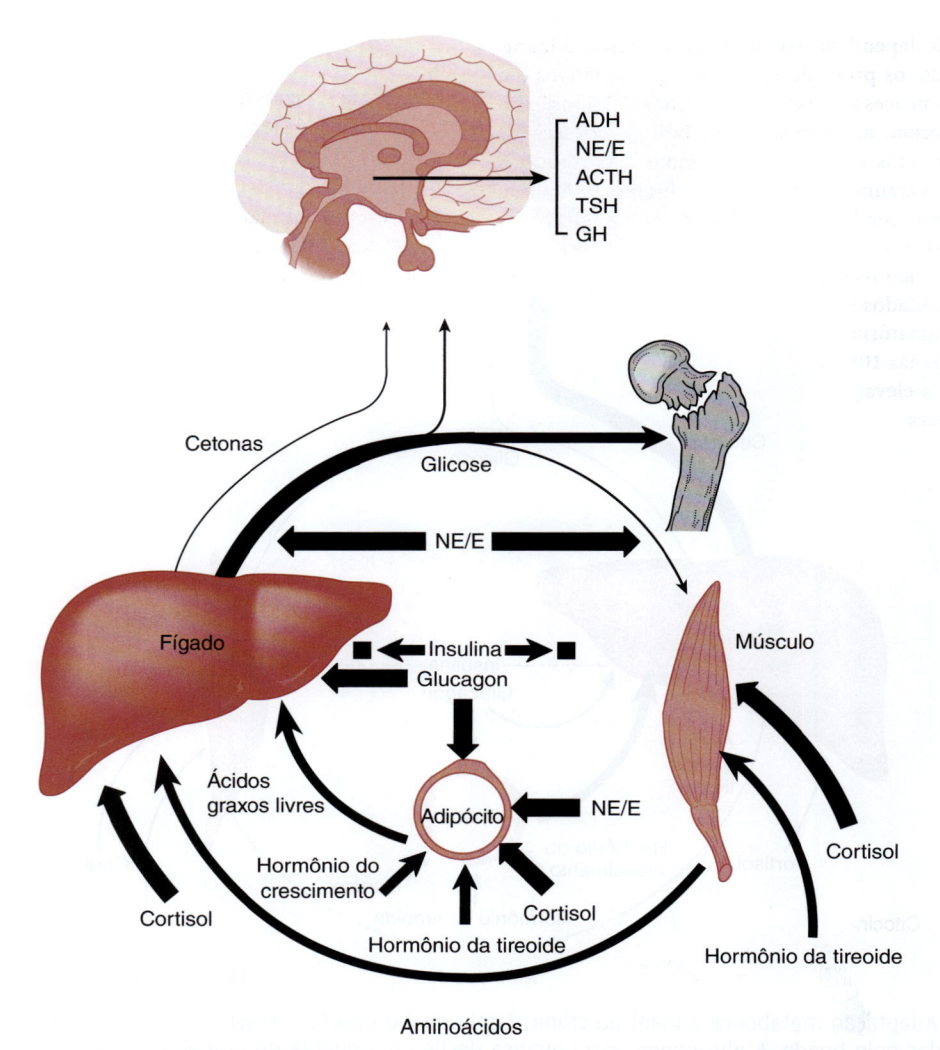

▲ **Figura 10-4** A resposta metabólica ao traumatismo resulta da estimulação neuroendócrina, que acelera a quebra de proteínas, estimula a gliconeogênese e produz intolerância à glicose.

liberada a partir das terminações nervosas simpáticas; a adrenalina, a partir da medula suprarrenal; a aldosterona, a partir do córtex suprarrenal; o hormônio antidiurético (ADH, do inglês *antidiuretic hormone*), a partir da neuro-hipófise; a insulina e o glucagon, a partir do pâncreas; e a corticotrofina, a tireotropina e o hormônio do crescimento, a partir da adeno-hipófise. Isso resulta em elevação dos níveis séricos de cortisol, do hormônio da tireoide e das somatomedinas. Os efeitos da secreção neuroendócrina intensificada incluem a lipólise periférica a partir da ativação da lipase por glucagon, adrenalina, cortisol e hormônio da tireoide; a aceleração do catabolismo, com elevação da proteólise estimulada pelo cortisol; e a diminuição da captação periférica de glicose, devido ao antagonismo pelo hormônio do crescimento e pela adrenalina.

Esses efeitos resultam na elevação dos níveis plasmáticos de ácidos graxos livres (AGL), glicerol, glicose, lactato e aminoácidos. Subsequentemente, o fígado intensifica a produção de glicose, como resultado da glicogenólise glucagon estimulada e da gliconeogênese aumentada induzida por cortisol e glucagon.

A produção acelerada de glicose, aliada à inibição da captação periférica, produz a intolerância à glicose comumente observada em pacientes traumatizados. O rim retém água e sódio, devido à elevação dos níveis de ADH e aldosterona. A excreção urinária de nitrogênio aumenta em até 15 a 20 g/dia após o traumatismo grave, sendo esse aumento equivalente à perda diária de 750 g de tecido magro. Sem nutrientes exógenos, a sobrevida média nessas circunstâncias é de apenas 15 dias.

Ao contrário da dependência de substrato associada à inanição descomplicada, os procedimentos cirúrgicos eletivos e o traumatismo são processos "neuroendócrino-dirigidos". Em contrapartida, porém, as respostas metabólicas observadas após os procedimentos eletivos diferem muito das respostas que se seguem aos traumatismos graves. Durante a anestesia geral, a resposta neuroendócrina é embotada na sala cirúrgica, com o uso de analgésicos e imobilização. Nos pacientes sedados, o hipotálamo não recebe estimulação cortical. O manejo intraoperatório cuidadoso dos tecidos diminui a liberação de citocinas pró-inflamatórias. O resultado líquido é uma elevação do GER de apenas 10% nos pacientes pós-operatórios, em comparação com a elevação de 30% que se segue a lesões ou traumatismos graves.

Sepse

As alterações metabólicas ocorridas durante a sepse diferem das observadas após a lesão aguda (Fig. 10-5). O GER pode aumentar em 50 a 80%, enquanto a excreção urinária de nitrogênio pode chegar a 30 g/dia, devido predominantemente a um profundo catabolismo muscular e à síntese comprometida. A essa taxa, o catabolismo resulta em sobrevida média de 10 dias na ausência da oferta de nutrientes. Os níveis plasmáticos de glicose, aminoácidos e AGLs aumentam mais com o traumatismo. A síntese hepática de proteínas é estimulada, com aumento da secreção de proteínas de exportação e acúmulo de proteínas estruturais. O QR cai para quase 0,7, indicando a ocorrência de oxidação lipídica. A lipólise e a gliconeogênese continuam, mesmo com a

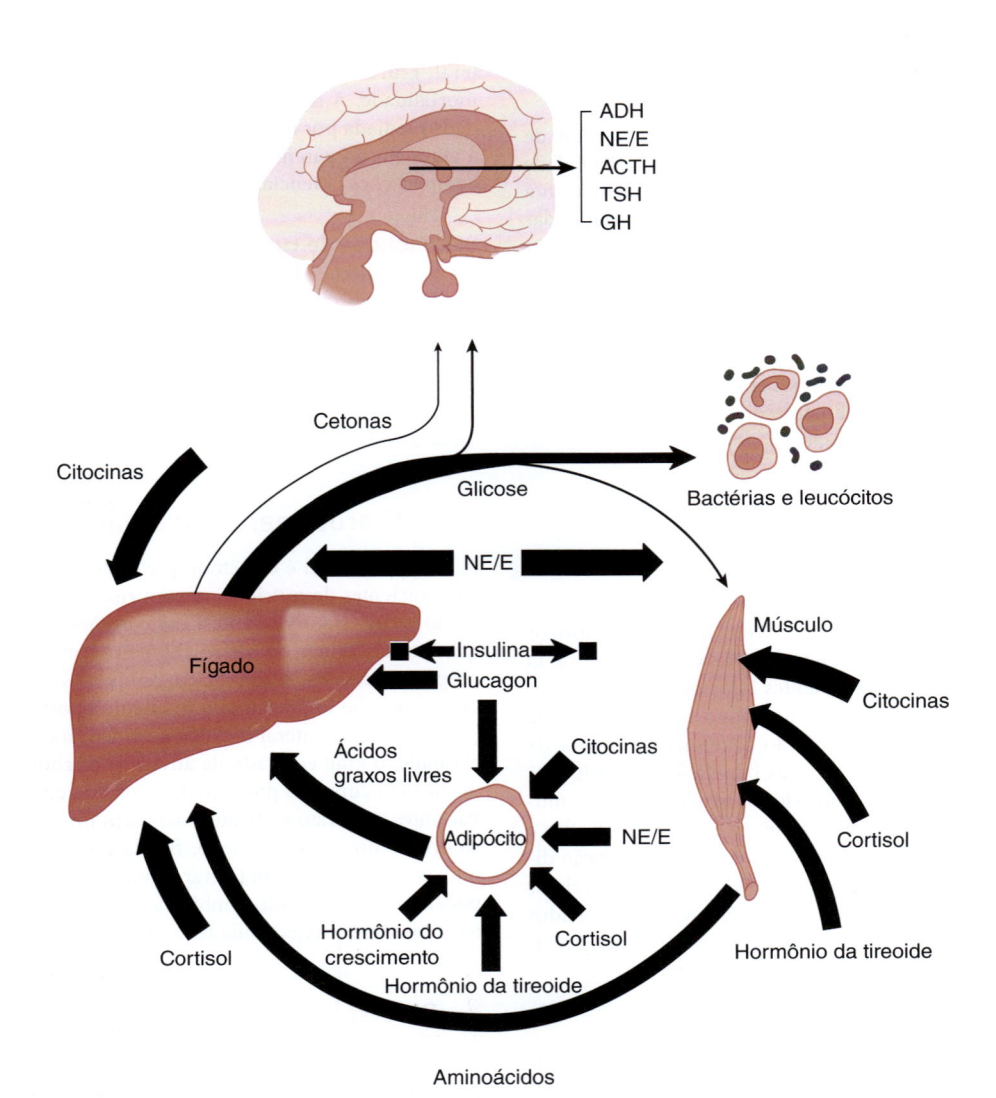

▲ **Figura 10-5** Durante a sepse, as citocinas (IL-1, IL-2, TNF) liberadas por linfócitos e macrófagos contribuem para o catabolismo do músculo e do tecido adiposo e amplificam a resposta neuro-hormonal ao traumatismo anterior.

suplementação de carboidrato ou gordura, levando ao desenvolvimento da hiperglicemia e da resistência à insulina comumente observadas em pacientes sépticos.

A sepse resulta na elaboração de citocinas inflamatórias, mais notavelmente fator de necrose tumoral alfa (TNF-α, do inglês *tumor necrosis factor*), IL-1 e IL-6. A alteração da síntese hepática no sentido de produzir proteínas de fase aguda é deflagrada pela IL-6. Os pacientes sépticos desenvolvem padrão plasmático de aminoácidos (níveis aumentados de AAAs e níveis diminuídos de AACRs). Diferentemente da inanição simples, a conservação de proteínas não ocorre na sepse. A sepse terminal resulta em elevações adicionais dos níveis plasmáticos de aminoácidos e na queda da concentração de glicose, conforme cessam a depuração hepática de aminoácidos e a gliconeogênese.

TERAPIA NUTRICIONAL ENTERAL

▶ Nutrição enteral *versus* parenteral

O suporte nutricional enteral é mais seguro e econômico, além de proporcionar o benefício adicional de preservar a funcionalidade intestinal. Estudos randomizados prospectivos demonstraram a superioridade da nutrição enteral em termos de minimização das complicações pós-operatórias e duração da internação. "Alimentar o intestino" também resulta em menos complicações sépticas. A nutrição parenteral tem papel no tratamento de pacientes cirúrgicos, mas a utilização do trato gastrintestinal deve continuar sendo a opção terapêutica preferida. A suplementação entérica não é isenta de risco. Os médicos devem saber como prevenir e tratar as complicações associadas às alimentações enterais, para garantir administração segura e bem-sucedida.

▶ Benefícios da alimentação enteral

A. Benefícios fisiológicos e metabólicos

O trato gastrintestinal pode ser utilizado para administração de nutrientes complexos, como proteínas intactas, peptídeos e fibras, que não podem ser fornecidos por via intravenosa. O processamento intestinal de nutrientes intactos estimula a função hepática da síntese proteica, enquanto a administração de nutrientes diretamente na circulação sistêmica se desvia da circulação porta. Em adição aos seus benefícios sistêmicos, a alimentação enteral promove efeitos locais benéficos sobre a mucosa gastrintestinal. Esses efeitos incluem a estimulação trófica e a manutenção de estruturas absortivas por meio da nutrição direta dos enterócitos, sustentando o reparo e a replicação celular epitelial. Os nutrientes luminais, como a glutamina e os ácidos graxos de cadeia curta, são usados como combustível pelas células do intestino delgado e do colo, respectivamente.

B. Benefícios imunológicos

A presença de alimento no intestino, em particular de proteínas e gorduras complexas, deflagra a atividade neuroendócrina dependente da alimentação. Essa atividade estimula o transporte de imunoglobulinas para dentro do intestino, em particular de imunoglobulina A secretora, que é importante para a prevenção da aderência bacteriana à mucosa intestinal e da translocação de bactérias. As alimentações enterais também previnem a atrofia das vilosidades, minimizando a perda subsequente da função da borda epitelial, além de ajudar a manter o pH e a flora intestinais normais, diminuindo a superpopulação bacteriana oportunista no intestino delgado. Em estudos recentes realizados com animais, foi demonstrado que a nutrição enteral reverte o perfil aberrante de citocinas associado à nutrição parenteral que aparentemente leva à apoptose dos enterócitos.

C. Benefícios de segurança

A alimentação enteral geralmente é considerada mais segura do que a alimentação parenteral. A revisão sistemática de estudos randomizados envolvendo adultos com doença grave demonstrou menor incidência de complicações infecciosas associada ao uso da nutrição enteral, em comparação com a nutrição parenteral. Entretanto, não há diferença significativa em termos de mortalidade. A hiperglicemia e a resultante inibição da imunidade mediada por neutrófilos também são mais frequentes com a alimentação parenteral. A nutrição enteral tem suas próprias complicações potenciais (discutidas brevemente).

D. Benefícios de custo

Os custos diretos da alimentação enteral geralmente são menores do que os custos da nutrição parenteral. Os custos diretos incluem a fórmula, as bombas de alimentação e a colocação de sonda. A vantagem da alimentação enteral em termos de custo é ainda maior quando são considerados os gastos indiretos, como colocação de acesso central, infecção ou trombose, e assistência médica domiciliar.

▶ Indicações para alimentação enteral

A nutrição enteral é o método preferido de suporte nutricional para pacientes desnutridos ou com risco de desenvolver desnutrição e cujo trato gastrintestinal permanece intacto. Pacientes que não conseguem ou não se dispõem a comer para atender suas próprias necessidades diárias são candidatos ao suporte entérico. Os fatores que influenciam o momento oportuno para a iniciação da nutrição enteral incluem a evidência de desnutrição preexistente, o grau esperado de atividade catabólica, a duração da doença em curso e a previsão da retomada da ingesta pela boca. Pacientes com trato gastrintestinal parcialmente funcional (p. ex., síndrome do intestino curto, fístula enterocutânea proximal) muitas vezes conseguem tolerar alguma alimentação enteral, mas podem requerer regime combinado de nutrições parenteral e enteral para terem a necessidade calórica total atendida.

▶ Possíveis contraindicações à alimentação enteral

Além da obstrução intestinal completa, as contraindicações à alimentação enteral são relativas ou temporárias, em vez de absolutas. Pacientes com intestino curto, obstrução gastrintestinal, sangramento gastrintestinal, diarreia e vômitos prologados, fístulas, íleo paralítico ou isquemia gastrintestinal ativa podem requerer um período de repouso intestinal. Em episódios de estresse fisiológico, o corpo desvia o sangue a partir da circulação esplâncnica. Alimentar um paciente hemodinamicamente instável ou com necessidade de vasopressores pode acarretar isquemia intestinal no contexto de perfusão tênue preexistente. A escolha de um sítio de alimentação apropriado, bem como da técnica de administração, da fórmula e do equipamento, pode contornar muitas dessas contraindicações.

▶ Implementação da suplementação enteral

A. Métodos de distribuição

O acesso pré-pilórico via sonda nasogástrica é benéfico, por ser mais econômico, mais fácil de manter, e menos trabalhoso do que o acesso via intestino delgado. As contraindicações à utilização da via gástrica são o esvaziamento gástrico retardado, obstrução do esvaziamento e uma história de aspiração repetitiva por refluxo de alimentações administradas por sonda. Alguns médicos consideram a incapacidade de proteger a via aérea (p. ex., em pacientes comatosos) uma contraindicação relativa à alimentação gástrica. Diabéticos e pacientes com traumatismos cranianos graves podem ter gastroparesia severa. O acesso pós-pilórico via sonda nasoentérica duodenal ou jejunal é preferido quando as alimentações gástricas não são toleradas, quando os pacientes apresentam risco de refluxo ou aspiração ou quando a nutrição enteral inicial é desejada. Uma nova sonda de alimentação, guiada até a posição correta por um ímã externo, pode facilitar a colocação à beira do leito dass sondas pós-pilóricas. Embora tenham sido descritos alguns métodos à beira do leito (p. ex., ausculta, medidas de pH no aspirado da sonda de alimentação, observar o paciente tossir) para checagem da colocação da sonda, esses métodos podem ser pouco confiáveis. Dessa forma, o posicionamento da sonda abaixo do diafragma deve ser sempre confirmado por radiologia antes de iniciar a alimentação enteral.

As sondas de gastrostomia ou jejunostomia permanentes podem ser inseridos quando há indicação para alimentação enteral por tempo prolongado. A colocação de sondas de alimentação no momento da cirurgia inicial requer planejamento prévio, considerando a expectativa em relação ao paciente em termos de curso pós-operatório, previsão de íleo paralítico e possíveis necessidades futuras de suplementação (p. ex., durante a quimioterapia e a radioterapia).

B. Fórmulas

As formulações dietéticas atualmente disponíveis para alimentação enteral podem ser agrupadas em fórmulas poliméricas comerciais, fórmulas quimicamente definidas e fórmulas modulares (Tab. 10-7). A seleção da formulação correta é estabelecida com base na necessidade do paciente, no custo, na disponibilidade e na personalização institucional.

As fórmulas comerciais nutricionalmente completas ou as dietas entéricas padrão variam quanto à composição de proteínas, carboidrato e gordura. A maioria das fórmulas usa sacarose ou glicose como fonte de carboidrato e é conveniente para pacientes com deficiência de lactose. As fórmulas comerciais são convenientes, estéreis e acessíveis e são recomendadas para pacientes expostos a estresses metabólicos mínimos com função intestinal normal.

As fórmulas quimicamente definidas são comumente chamadas de *dietas elementares*. Os nutrientes são fornecidos em forma pré-digerida e de pronta absorção; eles contêm proteína na forma de aminoácidos livres (AALs) ou polipeptídeos. As dietas à base de aminoácidos (elementares) e polipeptídeos são absorvidas de maneira eficiente quando a função intestinal está comprometida. Entretanto, são mais caras dos que as fórmulas comerciais e são hiperosmolares, podendo causar cólica, diarreia e perdas de líquido.

As formulações modulares incluem fórmulas especiais utilizadas em situações clínicas específicas, como nas insuficiências pulmonar, renal ou hepática ou na disfunção imune. As preparações disponíveis variam quanto a (1) conteúdo calórico e proteico, (2) composições de proteínas, carboidratos e lipídeos, (3) razão de caloria de carboidrato não proteína por grama de nitrogênio, (4) osmolalidade, (5) conteúdo de oligominerais menores (selênio, cromo e molibdênio), e (6) conteúdo de vários aminoácidos (glutamina, glutamato e AACRs).

C. Iniciando as alimentações

No passado, eram utilizados protocolos elaborados para iniciar a alimentação utilizando sondas. Atualmente, recomenda-se que as alimentações sejam iniciadas com fórmula integral, a uma velocidade lenta e avanço constante. Essa abordagem diminui o risco de contaminação microbiana e atinge mais cedo a ingesta total de nutrientes. As fórmulas costumam ser introduzidas integralmente, a princípio a 10 a 40 mL/h, e são elevadas para uma velocidade-alvo com incrementos de 10 a 20 mL/h, a cada 4 a 8 horas, conforme a tolerância. A iniciação e velocidade conservadoras são recomendadas para pacientes com doença grave, indivíduos não alimentados por certo tempo e indivíduos que estejam recebendo fórmulas de alta osmolalidade ou caloricamente densas. Nesses pacientes, iniciar a alimentação a 10 mL/h proporciona o benefício trófico das alimentações enterais sem estressar indevidamente o intestino. Em pacientes com estilos de vida ativos, as alimentações gástricas podem ser fornecidas como bólus de até 400 mL cada, fornecidos a intervalos de 4 a 6 horas.

D. Monitoramento das alimentações

Avaliar a tolerância gastrintestinal à alimentação enteral inclui o monitoramento de desconforto abdominal, náusea e vômito, distensão abdominal e ruídos intestinais ou padrões fecais anormais. Os volumes residuais gástricos são utilizados para avaliar o esvaziamento gástrico da alimentação enteral. Resíduos elevados são preocupantes quanto à possibilidade de intolerância a alimentações gástricas e ao potencial risco de regurgitação e aspiração. Apesar das diferenças variáveis de limiar para volume residual gástrico, um resíduo > 200 a 250 mL ou a manifestação associada de sinais ou sintomas de intolerância devem levar à imediata contenção das alimentações por sonda. Se o exame abdominal for normal, as alimentações devem ser adiadas por

Tabela 10-7 Fórmulas enterais

Nome do produto	cal/mL	Pro g/L	CHO g/L	Gordura g/L	Osmolalidade	mL para atender a 100% RDI	Características
Osmolite 1 cal	1,06	44,3	143,9	34,7	300	1.321	Isotônico, pouco resíduo
Jevity 1 cal	1,06	44,3	154,7	34,7	300	1.321	14,4 g de fibra/L
Jevity 1,5 cal	1,5	63,8	215,7	49,8	525	1.000	22 g de fibra/L
Promote	1,0	62,5	130	26	340	1.000	Rico em proteína
Promote com fibra	1,0	62,5	138,3	28,2	380	1.000	14,4 g de fibra/L, rico em proteína
Oxepa	1,5	62,7	105,3	93,8	535	946	Altos níveis de antioxidantes
Nepro com Carb Steady	1,8	81	166,8	96	600	948	15,6 g de fibra/L; eletrólitos renal-apropriados para diálise
TwoCal HN	2	83,5	218,5	90,5	725	948	Concentrado, pouco resíduo
Peptamen AF	1,2	75,6	107	54,8	390	1.500	Elemental; rico em proteína; 9,3 g de óleo de peixe/L; 5,2 g de fibra/L; 50% de gordura como TCMs
Crucial	1,5	94	134	67,6	490	1.000	Baseado em peptídeo; contém arginina, glutamina, DHA e EPA
Portagen	1	35	115	48	350	NA	87% da gordura como TCMs
Suplementos orais							
Ensure Plus	8 fl oz	Calorias concentradas	350	13	50	11	Isento de lactose e glúten, pouco resíduo
Glucerna Shake	8 fl oz	Diabetes	220	9,9	29,3	8,6	Isento de lactose e glúten
Juven	1 concentrado (23 g)	Cuidado de ferida	78	14	7,7	0	Contém arginina e glutamina; isento de lactose e glúten
Resource Healthshake	4 fl oz	Milk shake	200	6	45	4	Pouco resíduo
Resource Breeze	8 fl oz	Líquido puro	250	9	54	0	Isento de gordura e lactose, pouco resíduo
Modulares							
Pro-Stat 64	2 colheres de sopa (30 mL)	Proteína	60	15	0	0	Suplemento de proteína líquido, sem açúcar
Resource Benefiber	1 colher de sopa	Fibra	16	0	4	0	3 g de fibra por porção

Todos os produtos enterais incluídos são isentos de lactose e glúten.
TCMs, triglicerídeos de cadeia média; NA, não aplicável.

pelo menos 1 hora e o volume residual deve ser checado novamente. Se os níveis elevados de resíduos persistirem na ausência de sinais e sintomas clínicos associados, é possível adicionar um agente pró-motilidade (p. ex., eritromicina, metoclopramida) ao regime da alimentação.

▶ Complicações da alimentação enteral

Ocorrem complicações técnicas em cerca de 5% dos pacientes que recebem alimentação enteral. Entre as complicações, estão o entupimento da sonda, a perfuração esofagiana, traqueal, bronquial ou duodenal e a intubação traqueobrônquica com aspiração da alimentação fornecida por sonda. Pacientes com diminuição da consciência, com comprometimento do reflexo de vômito ou submetidos à intubação endotraqueal apresentam risco aumentado de complicações técnicas. A ponta da sonda de alimentação deve ser posicionada e verificada radiograficamente. Os outros métodos utilizados para avaliar a colocação da sonda não são consistentemente confiáveis. Em geral, o estilete metálico utilizado para posicionamento, uma vez removido, não deve ser reinserido. A incidência de entupimento da sonda pode ser diminuída com a aplicação periódica de jatos de água e evitando a administração de medicações à base de xarope pela sonda.

Ocorrem complicações funcionais em até 25% dos pacientes alimentados por sonda. Essas complicações incluem náusea, vômito, distensão abdominal, constipação e diarreia. A alimentação do intestino delgado, em vez do estômago, pode minimizar os sintomas abdominais. No paciente com lesão grave, a diarreia é, em geral, multifatorial, resultando de polimedicação (p. ex., múltiplos antimicrobianos), disfunção intestinal mecânica (p. ex., obstrução parcial do intestino delgado), supercrescimento de bactérias intestinais (p. ex., *Clostridium difficile*) e conteúdo proteico ou osmolaridade da dieta. O tratamento consiste em suspender quaisquer medicações desnecessárias, corrigir a disfunção intestinal, modificar a formulação enteral (p. ex., proteína intacta vs. fórmula à base de aminoácido ou polipeptídeo) ou diminuir a osmolaridade da fórmula. Em algumas circunstâncias, a adição de fibras solúveis altamente fermentáveis ou viscosas, como goma guar, psílio, pectina ou flocos de banana, diminui comprovadamente a incidência de diarreia de forma mais efetiva do que o uso de fórmulas enterais contendo fibras. A administração de agentes antidiarreicos pode ser benéfica após estabelecer que a infecção não é a fonte da diarreia.

Na população cirúrgica, *C. difficile* é uma causa comum de diarreia devido ao uso rotineiro de antimicrobianos no perioperatório. O diagnóstico de colite pseudomembranosa é confirmado com a reação em cadeia da polimerase para *C. difficile* ou pelo ensaio de toxina, ou ainda por sigmoidoscopia. O tratamento primário consiste em suspender os antimicrobianos desnecessários. Em adição, é possível iniciar a administração via oral (VO) ou IV de metronidazol ou vancomicina (enema oral ou de retenção). Os agentes antimotilidade devem ser evitados.

As anormalidades de níveis séricos de eletrólitos, cálcio, magnésio e fósforo podem ser minimizadas com o monitoramento vigilante. A hiperosmolaridade (hipernatremia) pode levar à letargia mental ou à obnubilação. O tratamento da hipernatremia inclui a administração de água livre, seja pelo fornecimento de D_5W por via IV ou pela aplicação de jatos de água adicionais. Sobrecarga de volume e subsequente insuficiência cardíaca congestiva podem se desenvolver como resultado da administração excessiva de sódio, sendo observadas, na maioria das vezes, em pacientes com comprometimento da função ventricular ou cardiopatia valvar. Qualquer paciente pode desenvolver hiperglicemia, mas esta é particularmente mais comum em indivíduos com diabetes ou sepse preexistente. A glicemia deve ser determinada com frequência, e a administração de insulina deve ser feita regularmente, conforme a necessidade.

TERAPIA DE NUTRIÇÃO PARENTERAL

O desenvolvimento do suporte de nutrição parenteral, no fim da década de 1960, revolucionou a assistência destinada aos pacientes cirúrgicos, em particular aos permanentemente incapacitados de obter nutrição enteral adequada. Apesar de sua utilidade para pacientes selecionados e em determinadas circunstâncias, o uso exagerado da nutrição parenteral não só é oneroso como também impõe riscos desnecessários aos pacientes. Em geral, a nutrição parenteral deve ser utilizada somente diante da impossibilidade de utilizar o trato gastrintestinal. As fórmulas parenterais geralmente fornecem 75 a 150 kcal de carboidrato não proteico por grama de nitrogênio infundido, uma razão que maximiza a assimilação de carboidrato e proteína, enquanto minimiza as complicações metabólicas (aminoacidúria, hiperglicemia e glicogênese hepática). A nutrição não enteral pode ser fornecida coma nutrição parenteral periférica (NPP) ou nutrição parenteral total (NPT), por meio de um acesso central. Além da via de administração, ambas diferem quanto (1) ao conteúdo de dextrose e aminoácido da solução parenteral, (2) à fonte calórica primária (glicose vs. gordura), (3) à frequência de administração de lipídeos, (4) ao esquema de infusão, e (5) a potenciais complicações.

▶ Nutrição parenteral periférica

Como a nutrição parenteral periférica (NPP) evita as complicações associadas ao acesso venoso central, sua administração é mais segura do que a NPT. A NPP é indicada para pacientes com comprometimento da função intestinal que requerem nutrição suplementar por um período inferior a 14 dias. Sua infusão pode ser feita por cateter IV periférico de calibre 18 ou por cateter central perifericamente inserido (linha CCPI). A solicitação de terapia de NPP padrão deve incluir esquema de administração de solução de NPP e suplementação lipídica, bem como solicitações explícitas de cuidados com o cateter e diretrizes de monitoramento.

A. Formulação de NPP

A osmolaridade da solução de NPP é limitada a 900 mOsm, para evitar flebite. Consequentemente, volumes de solução inaceitavelmente amplos, acima de 2,5 L/dia, são necessários para atender ao requerimento nutricional total típico do paciente (Fig. 10-6).

▶ Nutrição parenteral total

A nutrição parenteral total (NPT) com acesso central é indicada para pacientes impossibilitados de obter nutrição adequada pelo trato gastrintestinal ou, muito raramente, para pacientes com subnutrição pré-operatória grave intolerantes à nutrição enteral adequada. Uma duração mínima de tratamento de 7 a 10 dias com NPT adequada é necessária para a recuperação nutricional pré-operatória. Do mesmo modo, o uso pós-operatório da NPT por apenas 2 a 3 dias (p. ex., durante a espera pelo retorno da função intestinal) é desestimulado, porque os riscos superam os benefícios alcançados durante esse curto período de tempo.

A. Formulação NPT

Em geral, a NPT é formulada para o paciente com base em sua avaliação nutricional individual. Mais frequentemente, a NPT é preparada na farmácia e fornecida na forma de mistura 3 em 1 de proteínas, carboidratos e lipídeos. Alternativamente, a emulsão lipídica pode ser administrada na forma de infusão IV carregada (*piggyback*). Outros aditivos, vitaminas e oligominerais necessários são adicionados às formulações de NPT, conforme requerido (Tab. 10-8).

Figura 10-6 Solicitações de terapia NPT.

1. Componentes da NPT:

Aditivos de rotina	Faixas de dosagem recomendadas por L de NPT	BOLSA #___	BOLSA #___	BOLSA #___
$D_{50}W$	500 mL	500 mL	500 mL	500 mL
AA 8,5%	500 mL	500 mL	500 mL	500 mL
NaCl	0-140 mEq	mEq	mEq	mEq
NaPQ	0-20 mmol	mmol	mmol	mmol
K*Cl	0-40 mEq	mEq	mEq	mEq
MgSQ	0-12 mEq	mEq	mEq	mEq
Gliconato de Ca	4,5 ou 9 mEq	mEq	mEq	mEq
MVI-12®	10 mL/d	10 mL		
Multitrace®	5 mL/d	5 mL		
Aditivos opcionais				
Acetato de Na	0-140 mEq	mEq	mEq	mEq
Acetato de K*	0-40 mEq	mEq	mEq	mEq
Insulina regular	0-40 unidades	unidades	unidades	unidades
H_2-antagonista**				
Albumina a 25%***	25 g	g	g	g

Assinatura do prescritor

* O conteúdo total de potássio por litro de NPT não deve exceder 40 mEq.
** Dividir igualmente a dosagem diária em cada litro de NPT.
*** Somente se a albumina sérica <2,5 g/dL e houver previsão de dieta entérica.

Velocidade: __40__ mL/h via bomba.
Concentração final de dextrose __25__ % Concentração final de AA __4,25__ %

2. Farmácia para adição de 10 mg de vitamina K a 1 L de solução de NPT, toda segunda-feira e quinta-feira.
3. 500 mL de emulsão lipídica a 20%, todas as 2ª, 4ª e 6ª feiras. Infusão IV de curta duração (IVPB) por bomba, durante 6-8 horas, via cateter de pelo menos 18 × G IV periférico ou na subclávia.
4. Raio x torácico portátil expiracional e STAT vertical, para checar a posição do cateter na subclávia e excluir um pneumotórax. Notificar o médico quando a radiografia torácica for concluída.
5. Trava de heparina no cateter de NPT com 2 mL de heparina (100 unidades/mL), até o médico avisar para começar a administração do primeiro litro de solução de NPT.
6. I/O estrito em cada troca. Totalizar I/O a cada 24 horas.
7. Registrar diariamente o peso, em quilogramas, na planilha de sinais vitais.
8. Checar a urina quanto à concentração de açúcar e acetona, a cada troca, e registrar na planilha de sinais vitais. Se a glicosúria for igual a 4+, solicitar uma medida de glicose sérica STAT, a ser feita pelo médico. Se a glicose sérica for > 160 mg/dL, entre em contato com o médico para tratar das solicitações de tratamento.
9. Notifique o médico se a temperatura oral estiver >38 °C.
10. Exames de laboratório de rotina para NPT devem ser realizados semanalmente, nos dias e horários especificados a seguir:
    Domingos, AM: contagem de leucócitos (LEU) e SMAC-20
    Terças-feiras, AM: eletrólitos, BUN, creatinina e glicose.
    Quintas-feiras, AM: LEU, SMAC-20, cobre, zinco, magnésio, transferrina e triglicérides.
11. Iniciar uma coleta de urina de 24 horas para determinação do nitrogênio urinário (NU) às 6:00 AM, toda segunda-feira e quinta-feira para determinação do equilíbrio de nitrogênio.
12. Seguir o protocolo de alterar o cateter de NPT, trocando suas bandagens e tubos, aplicando curativos e realizando suas próprias modificações por protocolo de NPT do hospital.
13. Entrar em contato com o médico, para tratar de todos os problemas relacionados à NPT.
14. Todas as alterações feitas na terapia de NPT devem ser aprovadas pelo médico.

Tabela 10-8 Formulação da solução de NPT

Componentes em 1 L de NPT padrão:	
Aditivos de rotina	
$D_{50}W^1$	500 mL
8,5% aminoácido[1]	500 mL
Cloreto de sódio[2]	0-140 mEq
Fosfato de sódio[3]	0-20 mmol
Cloreto de potássio[4]	0-40 mEq
Sulfato de magnésio[5]	0-12 mEq
Gliconato de cálcio[5,6]	4,5-9,0 mEq
Oligoelementos-5[7]	1 mL
M.V.I.-13[7]	10 mL
Aditivos opcionais	
Acetato de sódio[2]	0-140 mEq
Acetato de potássio[4]	0-40 mEq
Antagonista de H_2[8]	Variável
Insulina regular[9]	0-40 unidades
Vitamina K[10]	10 mg
Heparina[11]	Variável
Esquema de emulsão lipídica:	
Infundir emulsão lipídica a 20-25% IV, com auxílio de uma bomba, pelo menos 3 vezes por semana	

[1]A solução é formulada para fornecer 125 kcal não proteicas/g de nitrogênio infundido.
[2]Adicionar cloreto de sódio se o CO_2 sérico > 25 mEq/L. Adicionar acetato de sódio se o CO_2 sérico ≤ 25 mEq/L.
[3]A dosagem total de fosfato não deve exceder 20 mmol/L ou 60 mmol por dia.
[4]Adicionar cloreto de potássio se o CO_2 sérico > 25 mEq/L. Adicionar acetato de potássio se o CO_2 sérico ≤ 25 mEq/L. A dosagem de potássio não deve exceder 40 mEq/L.
[5]Adicionados a cada 1 L.
[6]Adicionar 9 mEq de gliconato de cálcio a cada 1 L, se o cálcio sérico < 8,5 mEq/L.
Adicionar 4,5 mEq se o cálcio sérico ≥ 8,5 mEq/L.
[7]Administrados em apenas 1 L por dia.
[8]A dosagem depende do antagonista de H_2 selecionado. Dividir a dosagem diária igualmente em todos os litros de NPT administrados.
[9]A dosagem total não deve exceder 40 unidades/L.
[10]Administrada somente 1 vez por semana.
[11]A administração de heparina na NPT é desnecessária, mas pode ser adicionada no lugar da dosagem subcutânea.

B. Administração

A alta osmolaridade das soluções de NPT exige administração através de uma veia central. O uso de cateteres venosos centrais (CVCs) com múltiplos lúmens para NPT não aumenta o risco de infecção por cateter. Entretanto, uma porta deve ser designada exclusivamente para administração da infusão de NPT, a fim de minimizar a manipulação do acesso. A colocação do CVC na veia subclávia é ideal e bem tolerada pelo paciente. Além disso, a taxa de infecção por cateter é menor para os cateteres colocados na veia subclávia, em comparação aos cateteres inseridos na veia femoral ou na veia jugular interna. O cateterismo da veia femoral está associado à maior taxa de infecção e, portanto, deve ser evitado sempre que possível. O CVC deve ser coberto com uma gaze seca e estéril e curativos transparentes (não oclusivos), usando também uma esponja impregnada com gliconato de clorexidina.

Havendo suspeita de síndrome de realimentação, a introdução da NPT deve ser feita de modo gradual, com cerca de 10 kcal/kg/dia durante os primeiros 3 dias. Essa quantidade é aumentada para 15 a 20 kcal/kg/dia nos dias 4 a 10. Para todos os pacientes, os líquidos IV de manutenção adicionais devem ser afunilados ou descontinuados, para manter um equilíbrio hídrico uniforme.

As solicitações de terapia de NPT (Fig. 10-6) devem incluir o esquema de administração da solução de NPT e da suplementação lipídica, bem como solicitações explícitas de cuidados com o cateter e diretrizes de monitoramento (Fig. 10-7). Para pacientes ativos em NPT de longa duração, a ciclagem da terapia nutricional IV por 8 a 16 horas, à noite, possibilita dispensar a bomba de infusão no restante do dia.

C. Soluções de NPT especiais

A solução de NPT pode ser concentrada para pacientes que requerem restrição de líquido (p. ex., pacientes com insuficiências pulmonar e cardíaca). Um volume de 1 L de solução concentrada de NPT geralmente contém uma combinação de $D_{60}W$ ou $D_{70}W$, 500 mL, e 10 ou 15% de aminoácidos, 500 mL, mais aditivos.

Pacientes com insuficiência renal impossibilitados de se submeterem à diálise e que necessitam de restrição de líquidos devem receber solução de NPT com baixo teor de nitrogênio. Pacientes com insuficiência renal que podem passar pela diálise podem receber a formulação de NPT padrão ou formulações ricas em nitrogênio, enfatizando especialmente a minimização da ingesta de potássio e fosfato.

COMPLICAÇÕES DA NUTRIÇÃO PARENTERAL

▶ Terapia de NPP

A NPP está associada a poucas complicações técnicas. O problema mais comum é a manutenção do acesso venoso adequado, devido à incidência frequente de flebite. O cateter de infusão de NPP deve ser movido com frequência para outros sítios e, por isso, raramente a NPP prolongada é possível. As complicações infecciosas, como as infecções cutâneas no sítio de cateterismo e a flebite séptica, desenvolvem-se em 5% dos pacientes.

▶ Terapia de NPT

As complicações resultantes da nutrição parenteral podem ser divididas em complicações de natureza técnica, infecciosa e metabólica (Tab. 10-9). Muitas dessas complicações têm origem no CVC, com mais de 15% dos pacientes desenvolvendo algum tipo de complicação relacionada à linha. Outra morbidade é atribuível à infecção da linha (em geral, bacteriana) ou a anormalidades metabólicas.

A. Complicações técnicas

Os riscos de lesão do paciente durante a colocação de um CVC estão diretamente relacionados com a experiência do cirurgião em executar o procedimento. A punção arterial (mais comum nas tentativas com a jugular interna ou a femoral) pode ocorrer em até 10% dos pacientes, enquanto o pneumotórax (predominantemente durante a inserção na subclávia) pode se desenvolver em 2 a 5% dos indivíduos. O risco de lesão aumenta drasticamente após 3 tentativas fracassadas de inserção em um mesmo sítio.

A embolia aérea ocorre quando a pressão intratorácica negativa puxa ar para dentro de um cateter ou uma agulha inserida em uma veia central. Isso é particularmente grave na presença de desvios pulmonares-sistêmicos (p. ex., pacientes com forame oval persistente). Esse tipo de embolia é caracterizado pelo desenvolvimento de angústia respiratória grave e súbita, hipotensão e sopro cardíaco *cogwheel*. Para minimizar esse risco, o paciente deve ser colocado em posição de Trendelenburg (cabeça baixa) durante a inserção da linha. Diante de suspeita muito forte de embolia aérea, o tratamento envolve a colocação do paciente em posição de Durant (Trendelenburg e decúbito lateral à esquerda) para direcionar o êmbolo para o ápice do ventrículo direito. Após isso, pode-se tentar a aspiração à base de cateter.

O uso de cateteres centrais perifericamente inseridos (CCPIs) permite que as soluções perifericamente iniciadas sejam distribuídas ao sistema venoso central. Os CCPIs são bem tolerados e fáceis de cuidar, graças à localização em um membro superior. Os CCPIs podem ser preferíveis aos CVCs devido ao custo reduzido e à menor incidência de complicações mecânicas à colocação.

B. Complicações infecciosas

A infecção do sítio de saída do cateter frequentemente é caracterizada por febre branda (37,5-38 °C), secreção purulenta ao redor do cateter e eritema/sensibilidade na pele circundante. Entre as alterações tardias, estão o endurecimento da pele e a sepse sistêmica. O cuidado local da ferida e as trocas de curativo estéril a cada 3 dias são medidas que podem minimizar as taxas de infecção do sítio.

A infecção primária da linha (cateter) pode ocorrer em até 15% dos pacientes com CVCs. A infecção da linha deve ser fortemente considerada em qualquer paciente com CVC que desenvolva febre, novo episódio de intolerância à glicose, leucocitose ou hemoculturas positivas. Pode haver aumento discreto do risco infeccioso com o uso dos cateteres multilúmen. Foi demonstrado que o uso de cateteres impregnados com antimicrobiano diminui significativamente a incidência de infecções nosocomiais na circulação sanguínea. Conforme notado anteriormente, a inserção na veia subclávia diminui o risco de infecção. Os organismos agressores mais comuns são os da flora cutânea (*Staphylococcus aureus*, *Staphylococcus epidermidis*), embora os bastonetes gram-negativos também possam colonizar um cateter interno. A Tabela 10-10 descreve um algoritmo de tratamento para tratar suspeitas de infecção de CVC. Com a obtenção de hemoculturas positivas ou mais de 15 unidades formadoras de colônia em culturas de material de cateter, torna-se necessário remover o cateter e tentar um descanso de linha com acesso periférico. Então, a inserção de um novo CVC pode ser realizada em um sítio à parte tão logo a bacteriemia tenha sido resolvida. Os antimicrobianos devem ser iniciados empiricamente em pacientes com sepse.

DIRETRIZES NUTRICIONAIS PARA O PACIENTE ADULTO
DIRETRIZES DE NUTRIÇÃO PARENTERAL (NP) PARA ADULTOS

Tabela 1: INDICAÇÕES PARA NP:
A. O paciente que falhou na triagem de nutrição enteral (NE), com colocação apropriada de tubo (pós-pilórica).
B. Contraindicação à NE. São exemplos: pacientes com íleo paralítico, isquemia mesentérica, obstrução do intestino delgado ou fístula GI, exceto quando for possível colocar o acesso enteral distalmente à fístula ou se o volume de débito fistular (< 230 mL/dia) justificar uma triagem de NE.
C. Quando a cicatrização da ferida for comprometida se a NP não for iniciada em 5-10 dias de pós-operatório, com incapacidade de comer ou tolerar a NE.

Tabela 2: CÁLCULOS DE PESO CORPORAL
Peso corporal atual (PCA) = peso do paciente (Kg), SE > 125% DO IDEAL, VER PESO**
Peso corporal ideal (PCI)
  Sexo masculino = 50 Kg + (2,3 × #polegadas > 5 ft) OU 48 Kg + (2,7 × #polegadas > 5 ft)
  Sexo feminino = 45 Kg + (2,3 × #polegadas >5 ft)
  **Peso de dosagem (PD) = PCI + 0,25 (PCA − PCI)

Tabela 3:
A. NECESSIDADES CALÓRICAS DIÁRIAS
Manutenção-estresse leve: 20-25 kcal/kg/dia (15-20 CNP*/dia)
Estresse leve-moderado (cirurgia de rotina, infecção mínima): 26-30 kcal/kg/dia (21-25 CNP*/dia)
Estresse moderado-grave (cirurgia significativa, sepse): 31-35 kcal/kg/dia (26-30 CNP*/dia)
*CNP = calorias não proteicas

CONVERSÕES DE KCAL EM GRAMA
3,4 kcal = 1 g de dextrose
10 kcal = 1 g de lipídeos

B. ESTIMATIVA DE HARRIS-BENEDICT* (HB) DE CALORIAS BASAIS
Sexo masculino: 66 + 13,8 (peso em kg) + 5 (altura em cm**) − 6,8 (idade em anos)
Sexo feminino: 655 + 9,6 (peso em kg) + 1,8 (altura em cm**) − 4,7 (idade em anos)

FATOR DE ESTRESSE
Manutenção-estresse leve: 1-1,2
Estresse moderado: 1,3-1,4
Estresse grave: 1,5

*HB × fator de estresse = necessidade calórica total/dia ** altura em cm = polegadas × 2,54

Tabela 4: NECESSIDADES DIÁRIAS DE PROTEÍNA
Manutenção-leve   0,8-1,2 g/kg/dia
Estresse moderado 1,3-1,5 g/kg/dia
Estresse grave   1,6-2 g/kg/dia
Estresse altíssimo >2 g/kg/dia

CONVERSÕES DE KCAL EM GRAMA DE PROTEÍNA
4 kcal = 1 g de aminoácido

EXAMES LABORATORIAIS SUGERIDOS
Basal – Teste de glicemia da picada no dedo, a cada 4 horas, com correção de insulina conforme determinado por escrito; painel metabólico básico (PMB), magnésio, fósforo, triglicérides, prova de função hepática e pré-albumina.
Diariamente – PMB, magnésio e fósforo até a estabilização e, em seguida, conforme indicado.
Semanalmente – Pré-albumina, triglicérides e painel de função hepática (quando houver indicação clínica).

CÁLCULO DO VOLUME DE NP MAXIMAMENTE CONCENTRADA
1. Aminoácido (AA): _____ g de proteína/dia × 10 mL/g de AA = _____ mL de solução de AA a 10%.
2. Carboidrato (CHO): _____ g/dia × 1,43 mL/g = _____ mL de solução de dextrose a 70%.
3. Lipídeos: _____ g/dia × 10 kcal/g = _____ + 2 kcal/mL = _____ lipídeos a 20%.
4. Volume maximamente concentrado = _____ mL de AA a 10% + _____ mL de dextrose a 70% + _____ mL de lipídeos a 20% + 150 mL para aditivos = _____ mL/dia.
5. Velocidade aproximada da infusão = _____ mL/dia + 24 h/dia = _____ mL/h.

▲ **Figura 10-7** Diretrizes de nutrição parenteral total.

(Continua)

CONTEÚDO DE MULTIVITAMINAS PADRÃO (por 10 mL):	
Vitamina A	3300 UI
Vitamina D	200 UI
Vitamina E	10 UI
Vitamina B_1 (tiamina)	6 mg
Vitamina B_2	3,6 mg
Vitamina B_3	40 mg
Vitamina B_5	15 mg
Vitamina B_6 (piridoxina HCl)	6 mg
Vitamina B_{12}	5 µg
Vitamina C (ácido ascórbico)	200 mg
Biotina	60 µg
Ácido fólico	600 µg
Vitamina K	150 µg

CONTEÚDO DE OLIGOELEMENTOS PADRÃO (por 1 mL):	
Cromo	10 µg
Cobre	1 mg
Manganês	0,5 mg
Selênio	60 µg
Zinco	5 mg

▲ **Figura 10-7** Diretrizes de nutrição parenteral total (*continuação*).

C. Complicações metabólicas

A síndrome da realimentação foi descrita pela primeira vez em prisioneiros libertados dos campos de concentração, após a Segunda Guerra Mundial. A condição é similar à fisiopatologia que pode se desenvolver à iniciação da NPT em pacientes com desnutrição grave e perda de peso (> 30% do peso normal). Na inanição, a energia é derivada principalmente do metabolismo lipídico. A NPT resulta no desvio da utilização de gorduras para a utilização de glicose como combustível predominante, enquanto um rápido anabolismo aumenta a produção de intermediários fosforilados da glicólise. Esses intermediários capturam fosfato, produzindo hipofosfatemia profunda. Também ocorre hipocalemia e hipomagnesemia. A falta de fosfato e potássio leva a uma relativa deficiência de trifosfato de adenosina (ATP, do inglês *adenosine triphosphate*), resultando no aparecimento insidioso de insuficiência respiratória e volume sistólico cardíaco diminuído. Devido a esses riscos, a velocidade da administração da NPT em paciente com desnutrição grave deve ser aumentada lentamente, no decorrer de vários dias. Também é indicado o monitoramento dos eletrólitos, 2 vezes ao dia, com repleção de acordo com a adequação.

A disfunção hepática é uma manifestação comum do suporte de nutrição parenteral por tempo prolongado. A etiologia exata é desconhecida, mas está relacionada, em parte, com o desvio inicial da circulação porta durante o fornecimento da nutrição IV. A esteatose hepática grave pode evoluir para cirrose. Esses pacientes também podem apresentar colecistite acalculosa, provavelmente a partir de estase biliar e ausência de contração da vesícula biliar. Pacientes sob NPT devem passar semanalmente por provas de função hepática e determinação do perfil lipídico.

▶ Suporte nutricional domiciliar

Pacientes que necessitam de suporte nutricional domiciliar (SND) impõem desafios clínicos diferentes daqueles atendidos no contexto da assistência aguda. A via de administração enteral ou parenteral deve ser escolhida com base na duração da terapia, na frequência de uso e na habilidade do cuidador/paciente. Exames físicos regulares e monitoramento laboratorial frequente (Fig. 10-8) devem ser mantidos enquanto os pacientes estiverem sob terapia SND. Os serviços de assistência domiciliar devem ser estabelecidos antes da alta e são essenciais para o sucesso desses pacientes.

Para pacientes que requerem nutrição parenteral domiciliar, o monitoramento laboratorial semanal continua até a estabilização dos eletrólitos. Alcançada a estabilidade, os valores laboratoriais muitas vezes podem ser checados mensalmente e a fórmula de NPT pode ser modificada conforme a necessidade. Os eletrólitos e as enzimas hepáticas devem ser acompanhados para monitorar os desequilíbrios metabólicos e o dano hepático. A doença hepática associada à nutrição parenteral é a complicação mais devastadora da terapia de nutrição parenteral prolongada. A intervenção clínica inicial com combinação das terapias nutricional, médica, hormonal e cirúrgica é potencialmente efetiva para prevenção da evolução da doença hepática. Entretanto, como essa progressão costuma ser sutil, muitas vezes somente é identificada quando a lesão hepática se torna irreversível. Embora a insuficiência hepática associada à nutrição parenteral provavelmente tenha origem multifatorial, sua etiologia é pouco conhecida. Quando há desenvolvimento de doença hepática em estágio terminal (DHET) nesses pacientes, geralmente há necessidade de transplante de múltiplos órgãos (fígado e intestino delgado).

DIETAS

▶ Dieta ideal

A dieta ideal deve ter a seguinte distribuição de fontes de energia: carboidrato, 55 a 60%; lipídeos, 30%; e proteína, 10 a 15%. O açúcar refinado deve constituir menos de 15% da energia dietética, e as gorduras saturadas não podem exceder 10% (equilíbrio com 10% de gorduras monoinsaturadas e 10% de gorduras poli-insaturadas). A ingesta de colesterol deve ser limitada a cerca de 300 mg/dia (uma gema de ovo contém 250 mg de colesterol). A quantidade de sal contida na dieta regular americana (10-18 g/dia) excede bastante a recomendação de 3 g/dia. Para as sociedades ocidentais atenderem aos critérios de uma dieta ideal, o consumo

Tabela 10-9 Complicações da terapia nutricional

Nutrição enteral	Nutrição parenteral
Técnicas	**Técnicas**
Abscesso de septo nasal	Êmbolo de ar
Sinusite aguda	Laceração arterial
Pneumonite por aspiração	Fístula arteriovenosa
Esofagite (ulceração/estenose)	Lesão do plexo braquial
Perfuração gastrintestinal	Perfuração cardíaca
Hemorragia (erosão local)	Embolia de cateter
Rouquidão	Mau posicionamento de cateter
Obstrução intestinal	Hemotórax
Passagem intracraniana	Pneumotórax
Nó/entupimento do tubo	Trombose da veia subclávia
Erosão nasal/alar	Lesão de ducto torácico
Otite média	Tromboembolia
Pneumatose intestinal	Laceração venosa
Escoriação cutânea	
Fístula traqueoesofágica	
Deslocamento do tubo	
Ruptura de varizes	
Funcionais	**Infecciosas**
Distensão abdominal	Bacteriemia com base em cateter
Constipação	Colonização de cateter
Diarreia	Infecção do sítio de saída/celulite
Náusea/vômito	
Metabólicas	**Metabólicas**
Desidratação	Azotemia
Hipercalcemia	Deficiência de ácidos graxos essenciais
Hiperglicemia	Sobrecarga de líquido
Hipercalemia	Acidose metabólica hiperclorêmica
Hipermagnesemia	Hipercalcemia
Hipernatremia	Hiperglicemia
Hiperfosfatemia	Hipercalemia
Hipocalcemia	Hipermagnesemia
Hipocalemia	Hipernatremia
Hipomagnesemia	Hiperfosfatemia
Hiponatremia	Hipocalcemia
Hipofosfatemia	Hipocalemia
Hipozincemia	Hipomagnesemia
Super-hidratação	Hiponatremia
Deficiência de vitamina	Hipofosfatemia
	Doença hepática intrínseca
	Doença óssea metabólica
	Deficiência de oligoelementos
	Insuficiência ventilatória
	Deficiência de vitamina

de gordura deve cair (a partir de 40%) e o consumo de carboidratos complexos deve aumentar. Atualmente, a carne bovina é superenfatizada como fonte de proteína, à custa de grãos, legumes e nozes. Dietas que incluem ingesta substancial de peixes foram associadas à diminuição da mortalidade por doença cardiovascular e à presença de altas concentrações de ácidos graxos ω-3, principalmente os ácidos eicosapentaenoico e docosaexaenoico.

Muitos adultos, em particular os que não tomam leite, consomem quantidades inadequadas de cálcio. Nas mulheres, isso pode resultar em deficiência de cálcio e depleção do cálcio esquelético, predispondo as mulheres à osteoporose e a fraturas ósseas axiais. O termo genérico "fibra" designa um grupo quimicamente complexo de polímeros de carboidrato indigeríveis, incluindo celulose, hemicelulose, ligninas, pectinas, gomas e mucilagens. A quantidade de fibra contida nas dietas ocidentais é, em média, de 25 g/dia, mas algumas pessoas ingerem no máximo 10 g de fibras/dia. Os indivíduos que ingerem dietas pobres em fibras são mais propensos ao desenvolvimento de constipação crônica, apendicite e doença diverticular, além de, possivelmente, diabetes melito e neoplasias do colo. Cereais matinais e pães, frutas, batata, arroz e verduras folhosas são fontes ricas de fibras.

▶ Dietas regulares

Muitos conceitos referentes às dietas são arcaicos e baseiam-se em pontos de vista sobre doença atualmente inaceitáveis. Exemplificando, a utilidade de uma dieta pobre em resíduos na doença diverticular é questionável. A "dieta progressiva", designada para alimentação pós-operatória e que consiste em dieta líquida pura (rica em sódio), seguida de dieta líquida integral (rica em sacarose) e, então, dieta regular, é baseada em conceitos ultrapassados. Quando o peristaltismo retorna após a cirurgia, evidenciado pelos sons intestinais e pela tolerância à agua, a maioria dos pacientes consegue ingerir uma dieta regular. As dietas regulares têm espectro irrestrito de alimentos e são mais atraentes para o paciente. Uma dieta regular de hospital para 1 dia contém 95 a 110 g de proteína, com conteúdo calórico total de 1.800 a 2.100 kcal. Essa composição reflete as necessidades nutricionais de indivíduos sadios de altura e peso medianos e não atenderá às demandas aumentadas impostas por desnutrição ou doença.

▶ Intolerância à lactose e dietas sem lactose

Uma dieta sem lactose é indicada para pacientes que apresentam sintomas como diarreia, inchaço ou flatulência após a ingesta de leite ou derivados do leite. A intolerância à lactose é determinada geneticamente e ocorre em 5 a 10% dos brancos europeus, 60% dos judeus asquenazi e 70% dos afro-americanos. A intolerância à lactose subclínica pode ser evidenciada após a cirurgia do trato gastrintestinal (p. ex., gastrectomia). Similarmente, a evitação de produtos contendo lactose muitas vezes é uma recomendação benéfica para pacientes com doença de Crohn, colite ulcerativa e Aids. A eficiência da digestão e da absorção da lactose pode ser

Tabela 10-10 Complicações da NPT

Complicação	Tratamento
Sepse causada por cateter **Incidência:** Cateter de lúmen único: 3,5% Cateter de lúmen triplo: 10% **Diagnóstico:** • Hiperglicemia inexplicável (> 160 mg/dL) • "Platô" de elevação da temperatura (> 38 °C) por várias horas ou dias. *(Nota: um padrão de pico isolado ou de "cerca de piquete" de temperatura geralmente não é indicativo de cateter infectado.)* • Leucocitose (> 10.000/μL) • Exclusão de outras fontes potenciais de infecção, *ou* • Aspirado de hemocultura positiva (contagem > 15 colônias) via cateter de NPT ou obtido perifericamente, *ou* • Enduração no sítio do cateter, eritema ou drenagem purulenta.	**Algoritmos** *Hemoculturas negativas e ausência de sinais cardiovasculares de sepse:* (1) Aspirar uma amostra de sangue via cateter de NPT e, perifericamente, para cultura de bactérias e fungos. Em seguida, fazer a troca estéril do cateter de NPT preexistente por um cateter novo, ao longo de um fio-guia; submeter a ponta do cateter anterior à cultura para bactérias e fungos e à contagem de colônias; e continuar a infusão de NPT; *em seguida* (2) Monitorar a temperatura do paciente atentamente. Se o paciente sofrer defervescência, não haverá necessidade de terapia adicional. Se a febre persistir ou recorrer, remover o cateter e inserir outro novo no lado contralateral e continuar a infusão da NPT *Hemocultura positiva ou sinais cardiovasculares de sepse:* (1) Aspirar uma amostra de sangue via cateter da NPT e, perifericamente, para cultura de bactérias e fungos. Em seguida, remover o cateter imediatamente e submeter a sua ponta à cultura de bactérias e fungos e à contagem de colônias; *em seguida* (2) Inserir um novo cateter de infusão de NPT no lado contralateral e continuar a infusão da NPT; *em seguida* (3) Iniciar a terapia antibiótica apropriada
Hiperglicemia (> 160 mg/dL)	**Algoritmos:** (1) Manter a velocidade de infusão de NPT vigente. Se o paciente tiver doença grave, iniciar infusão IV de insulina regular. De outro modo, iniciar uma escala móvel com insulina regular e adicionar incrementos de 10 unidades de insulina regular à solução de NPT até a glicemia ser mantida em ≤ 140 mg/dL. *(Nota: a dosagem máxima permitida de insulina por litro de NPT é 40 unidades.)*; *em seguida* (2) Se a glicemia continuar alta, considerar a diminuição da concentração de dextrose (p. ex., diminuição de gramas de carboidrato) para 60-80% das necessidades estimadas até a glicemia ficar dentro da faixa-alvo. Em adição, manter a infusão de insulina regular ou continuar a ajustar a quantidade de insulina na bolsa de NPT, com base na quantidade tomada por escala móvel. Metade a 2/3 dos requerimentos de insulina regular do dia anterior podem ser adicionados à bolsa de NPT; *em seguida* (3) Uma vez alcançada a meta de glicemia, reiniciar a solução original de NPT como em (1), com insulina adequada para manter a faixa-alvo de glicemia
Hipoglicemia (< 65 mg/dL)	Pode ocorrer com a descontinuação súbita da infusão de NPT. Se a infusão de NPT for administrada a um paciente NPO ou a um paciente com consumo oral de calorias inadequado que seja descontinuado abruptamente, iniciar prontamente uma infusão de $D_{10}NS$ na velocidade prévia de infusão de NPT via cateter de NPT ou por via IV periférica, para prevenir a hipoglicemia de rebote
Hipernatremia (> 145 mEq/L)	Determinar a causa. A hipernatremia secundária à desidratação é tratada com administração adicional de "água livre" e fornecendo somente os requerimentos de sódio de manutenção diária (90-150 mEq/L) via infusão de NPT. A hipernatremia secundária à ingesta aumentada de sódio é tratada diminuindo ou eliminando o sódio a partir da solução de NPT, até os níveis séricos de sódio se tornarem ≤ 145 mEq/L
Hiponatremia (< 135 mEq/L)	Determinar a causa. A hiponatremia secundária à diluição é tratada com restrição de líquido e fornecimento somente dos requerimentos de sódio de manutenção diária (90-150 mEq/L). A hiponatremia secundária à ingesta inadequada de sódio é tratada aumentando o conteúdo de sódio da solução de NPT até a concentração sérica de sódio se tornar ≥ 135 mEq/L. *(Nota: o conteúdo máximo de sódio por litro de NPT não deve exceder 154 mEq)*

(Continua)

Tabela 10-10 Complicações da NPT (*continuação*)

Hipercalemia (> 5 mEq/L)	Descontinuar imediatamente a infusão de NPT vigente contendo potássio e iniciar infusão de $D_{10}NS$ na velocidade prévia da infusão de NPT. Em seguida, solicitar novamente uma nova solução de NPT, sem potássio, e continuar eliminando o potássio da solução de NPT até os níveis séricos de potássio se tornarem ≤ 5 mEq/L
Hipocalemia (< 3,5 mEq/L)	Uma solução de NPT não deve ser usada para tratamento primário de hipocalemia. O conteúdo de potássio por litro de solução de NPT não deve exceder 40 mEq. Havendo necessidade de potássio adicional, este deve ser administrado por outra via (p. ex., interrupções IV)
Hiperfosfatemia (> 4,5 mg/dL)	Descontinuar imediatamente a infusão de NPT contendo fosfato e iniciar infusão de $D_{10}NS$ na velocidade prévia de infusão. Em seguida, solicitar novamente uma nova solução de NPT, isenta de fosfato, e continuar eliminando o fosfato da solução de NPT até o fosfato sérico se tornar ≤ 4,5 mg/dL
Hipofosfatemia (< 2,5 mg/dL)	Aumentar o conteúdo de fosfato da solução de NPT até o máximo de 20 mmol/L. (*Nota: a dosagem total diária de fosfato não pode ultrapassar 60 mmol.*) Em caso de hipofosfatemia grave, é necessário restringir a infusão de carboidrato ou o fornecimento
Hipermagnesemia (> 3 mg/dL)	Descontinuar imediatamente a infusão de NPT contendo magnésio e iniciar infusão de $D_{10}NS$ na velocidade prévia de infusão
Hipomagnesemia (< 1,6 mg/dL)	Aumentar o conteúdo de magnésio da solução de NPT até o máximo de 12 mEq/L. (*Nota: a dosagem total diária de magnésio não deve exceder 36 mEq*)
Hipercalcemia (> 10,5 mg/dL)	Descontinuar imediatamente a infusão de NPT contendo cálcio e iniciar infusão de $D_{10}NS$ na velocidade prévia de infusão. Em seguida, solicitar novamente uma nova solução de NPT, isenta de cálcio, e continuar eliminando cálcio da solução de NPT até o cálcio sérico se tornar ≤ 10,5 mg/dL
Hipocalcemia (< 8,5 mg/dL)	Aumentar o conteúdo de cálcio da solução de NPT até o máximo de 9 mEq/L. (*Nota: a dosagem total diária de cálcio não deve exceder 27 mEq*)
Zinco sérico alto (> 150 μg/L)	Descontinuar a suplementação de oligometais (Multitrace, 5 mL) na solução de NPT até a concentração sérica de zinco se tornar ≤ 150 μg/L
Zinco sérico baixo (< 55 μg/dL)	Adicionar 2-5 mg de zinco elemental por dia a 1 L da solução de NPT, somente até a concentração sérica de zinco se tornar ≥ 55 μg/dL. (*Nota: o zinco elemental é adicionado além da suplementação diária*)
Cobre sérico alto (> 140 μg/dL)	Descontinuar a suplementação de oligometais na solução de NPT até a concentração sérica de cobre se tornar ≤ 140 μg/dL
Cobre sérico baixo (< 70 μg/dL)	Adicionar 2-5 mg de cobre elemental por dia a 1 L da solução de NPT somente até a concentração sérica de cobre se tornar ≥ 70 μg/dL. (*Nota: o cobre elemental é adicionado além dos 5 mL diários de Multitrace*)
Acidose metabólica hiperclorêmica (CO_2 < 22 mmol/L e Cl^- > 110 mEq/L)	Diminuir a ingesta de cloreto administrando Na^+ e K^+ na forma de acetato, seja como acetato de sódio ou de potássio (ou ambos), até a resolução da acidose (CO_2 sérico ≥ 22 mmol/L) e a normalização dos níveis séricos de cloreto (< 110 mEq/L)

medida fornecendo 100 g de lactose VO e, em seguida, determinando a glicemia a intervalos de 30 minutos durante um período de 2 horas. Pacientes com intolerância à lactose exibem elevação da glicemia ≤ 20 mg/dL. A dieta sem lactose pode ser deficiente em cálcio, vitamina D e riboflavina.

▶ Dieta após desvio gástrico

A popularidade da cirurgia de desvio gástrico para perda de peso continua aumentando. As alterações dietéticas necessárias para garantir perda de peso segura e apropriada são bastante específicas após a cirurgia. Imediatamente após a cirurgia, somente pequenas quantidades de líquido (p. ex., 30 mL a cada 3 horas) devem ser consumidas. Uma vez estabelecida a tolerância aos líquidos, os alimentos em forma de purês devem ser consumidos durante as 4 semanas subsequentes à cirurgia. A comida deve ser consumida na forma de refeições e lanches muito pequenos no decorrer do dia. Escolher alimentos variados, evitar doces concentrados e consumir proteínas adequadas são medidas essenciais para que os pacientes alcancem o sucesso. Os suplementos proteicos muitas vezes são necessários para garantir consumo adequado de proteínas no pós-operatório. Com os procedimentos de desvio gástrico, em particular, os pacientes tornam-se propensos ao desenvolvimento de deficiências de vitaminas lipossolúveis (A, D, E e K), cálcio, ferro, vitamina B_{12} e folato, necessitando de suplementação multivitamínica diária por tempo indefinido.

Monitoramento de rotina:

☐ Painel metabólico básico, magnésio e fósforo diariamente   Data de início:_____ Data de término:_____

☐ Painel metabólico básico, magnésio e fósforo, peso
    ☐ Semanalmente ☐ Bimensalmente ☐ Mensalmente ☐ Trimestralmente   Data de início:_____

☐ Triglicerídeos
    ☐ Semanalmente ☐ Mensalmente ☐ Trimestralmente   Data de início:_____

☐ Pré-albumina
    ☐ Semanalmente ☐ Mensalmente ☐ Trimestralmente   Data de início:_____

☐ CBS, AST, ALT e bilirrubina total
    ☐ Semanalmente ☐ Mensalmente ☐ Trimestralmente   Data de início:_____

☐ TP/INR, TTP (sob varfavina) ou multivitamínico contendo vitamina K
    ☐ Semanalmente ☐ Mensalmente ☐ Trimestralmente   Data de início:_____

▲ **Figura 10-8** Formulário de monitoramento laboratorial para suporte nutricional domiciliar (SND).

SUPORTE NUTRICIONAL DOENÇA-ESPECÍFICO

▶ Queimaduras

A lesão térmica exerce tremendo impacto sobre o metabolismo, devido à estimulação neuroendócrina intensa e prolongada. As queimaduras extensivas podem duplicar ou triplicar o GER e as perdas urinárias de nitrogênio, acarretando perda de nitrogênio de 20 a 25 g/m² ASCT/dia. Na ausência de tratamento, a caquexia letal torna-se iminente em menos de 30 dias. O aumento das demandas metabólicas subsequente à lesão térmica é proporcional à extensão da superfície corporal sem enxerto. Os principais mediadores do hipermetabolismo da queimadura são as catecolaminas, os corticosteroides e as citocinas inflamatórias, cujos níveis retornam ao basal somente depois que a cobertura da pele é concluída. Diminuir a intensidade da estimulação neuroendócrina com o fornecimento de analgesia adequada e de ambiente termoneutro diminui a taxa metabólica acelerada e ajuda a diminuir a perda catabólica de proteínas até que seja possível aplicar enxertos sobre a superfície queimada. Os pacientes queimados são suscetíveis a infecções, e as citocinas ativadas pela sepse intensificam ainda mais o catabolismo.

Como a infecção muitas vezes agrava o curso clínico de pacientes com lesões de queimadura, e considerando que as complicações de queimadura são mais propensas com uso de nutrição parenteral, a via enteral de alimentação é preferida sempre que tolerada. A alimentação enteral pode ser iniciada nas primeiras 6 a 12 horas após a queimadura, para atenuar a resposta hipermetabólica e melhorar a sobrevida pós-queimadura. O íleo paralítico gástrico pode ser evitado com o uso de uma sonda nasojejunal.

Pacientes com queimaduras têm requerimentos calóricos aumentados. Além das necessidades de manutenção estimadas (mulheres, 22 kcal/kg/dia; homens, 25 kcal/kg/dia), esses pacientes requerem um adicional de 40 kcal por ponto percentual de área de superfície corporal total (ASCT) queimada. Um homem de 70 kg com queimaduras em 40% da ASCT necessitaria de 48 kcal/kg/dia. Os requerimentos de proteína também estão acentuadamente aumentados – do normal 0,8 g/kg/dia para cerca de 1,5 a 2,5 g/kg/dia – em pacientes com queimadura grave. Estas certamente são estimativas iniciais, e a reavaliação periódica do estado nutricional (p. ex., níveis de pré-albumina, equilíbrio de nitrogênio) é necessária nesses pacientes. Durante a fase hipermetabólica da lesão de queimadura (0-14 dias), a habilidade de metabolizar lipídeos é restrita, de modo que é preferível uma dieta que deriva calorias principalmente de carboidratos. Após a fase hipermetabólica, o metabolismo de gorduras é normalizado. O paciente com queimadura também deve receber suplementação de arginina, nucleotídeos e gorduras poli-insaturadas ω-3 para estimulação e manutenção da imunocompetência.

▶ Diabetes

A intolerância à glicose muitas vezes complica a suplementação nutricional, em particular com a administração por via parenteral. As complicações associadas à administração da NPT são mais frequentes durante a hiperglicemia prolongada. A glicosúria sem oposição pode levar à diurese osmótica, à perda de eletrólitos na urina e, possivelmente, ao coma não cetótico. Apesar da controvérsia significativa, a preponderância das evidências disponíveis sugere que a terapia intensiva com insulina, em comparação com a terapia-padrão, não proporciona nenhum benefício em termos de sobrevida geral, podendo até aumentar a mortalidade, além de estar associada a uma maior incidência de hipoglicemia. Os fatores que podem agravar a hiperglicemia incluem o uso de corticosteroides, certos vasopressores (p. ex., adrenalina), diabetes melito preexistente e infecção oculta.

Manter a normoglicemia em pacientes com lesão ou no pós-operatório pode ser difícil. A glicemia seriada deve ser monitorada regularmente. Se não houver hiperglicemia, essas medidas poderão ser obtidas com menos frequência tão logo a meta nutricional seja alcançada. Os pacientes podem requerer insulina subcutânea administrada em escala móvel ou infusões de insulina IV para controlar a hiperglicemia. Para os pacientes que não necessitam de infusão de insulina, a insulina total do dia anterior oriunda de escala móvel pode ser determinada e metade a dois terços dessa quantidade podem ser adicionados à próxima solicitação de NPT para promover administração mais uniforme.

▶ Câncer

O câncer é a segunda causa principal de morte nos Estados Unidos. Mais de dois terços dos pacientes com câncer desenvolverão depleção nutricional e perda de peso em algum momento ao longo do curso da doença. A desnutrição e suas sequelas são causas diretas da morte de 20% desses pacientes. A perda de peso é um sinal ominoso observado em muitas neoplasias malignas. Em adição, os tratamentos antineoplásicos, como quimioterapia, radioterapia ou extirpação operatória, podem piorar uma desnutrição preexistente. A caquexia do câncer manifesta-se como perda de peso involuntária progressiva acompanhada de fadiga, anemia, desgaste e depleção tecidual; ela pode ocorrer em qualquer estágio da doença. O suporte nutricional tornou-se um auxílio essencial nos cuidados prestados ao paciente de câncer.

Muitos estudos avaliaram a efetividade do suporte nutricional em pacientes com câncer, obtendo resultados variados. Esforços crescentes têm sido dirigidos no sentido de usar a nutrição enteral, em vez da parenteral, por ser mais simples, provavelmente mais segura e mais econômica. A suplementação nutricional de pacientes com câncer *pode* minimizar as complicações infecciosas ou a morbidade perioperatória, contudo, faltam evidências convincentes de melhora da sobrevida geral.

Pacientes com câncer podem apresentar alteração do gasto de energia e anormalidades do metabolismo de proteínas e carboidratos. O GER aumenta em 20 a 30% em certos tumores malignos. Os aumentos de GER podem ocorrer até mesmo em pacientes com caquexia extrema, nos quais um grau similar de inanição sem complicação acarretaria quedas profundas de GER. As alterações no metabolismo de carboidratos consistem no comprometimento da tolerância à glicose, em altas taxas de *turnover* de glicose e na atividade aumentada do ciclo de Cori. Devido à alta taxa de metabolismo anaeróbio de glicose no tecido neoplásico, pacientes com tumores extensivos mostram-se suscetíveis à acidose láctica ao receberem amplas cargas de glicose durante a NPT. Esses pacientes também exibem lipólise aumentada, alto *turnover* de AGLs e glicerol, e hiperlipidemia.

Pacientes com câncer retêm nitrogênio avidamente, apesar das perdas que ocorrem na maioria dos tecidos magros. A análise da carcaça de animais demonstrou que o nitrogênio retido está presente no tumor e este, por sua vez, comporta-se como armadilha para nitrogênio. A síntese, o catabolismo e o *turnover* de proteínas corporais são intensificados, mas a maior alteração é a que ocorre no catabolismo.

A utilidade da suplementação enteral com agentes imunointensificadores é desconhecida. Essas substâncias incluem arginina, glutamina, AGEs, RNA e AACRs. Vários estudos tentaram examinar os resultados alcançados por pacientes com câncer alimentados com fórmulas enterais suplementadas com agentes imunointensificadores, em comparação com o fornecimento apenas de alimentação enteral de rotina. Os achados foram resumidos por Zhang e colaboradores. Uma metanálise de 19 estudos envolvendo 2.231 pacientes com câncer demonstrou diminuição significativa do risco geral de complicação infecciosa pós-operatória, do risco de complicação não infecciosa e da duração da internação, quando a imunonutrição perioperatória foi comparada com a dieta-padrão. Entretanto, os elementos que conferem esses benefícios continuam indeterminados.

▶ Insuficiência renal

É difícil determinar se o suporte nutricional irá melhorar o resultado da insuficiência renal aguda, devido às complexidades metabólicas da doença. Pacientes com insuficiência renal aguda podem ter taxas metabólicas normais ou aumentadas. A insuficiência renal precipitada por agentes de contraste de raio X, antimicrobianos, cirurgia aórtica ou cardíaca, ou períodos de hipotensão está associada a um GER normal ou levemente aumentado e a um equilíbrio de nitrogênio moderadamente negativo (4-8 g/dia). Quando a insuficiência renal sucede o traumatismo grave, a rabdomiólise ou a sepse, o GER pode aumentar muito e o equilíbrio do nitrogênio pode se tornar agudamente negativo (15-25 g/dia). Quando a diálise é frequente, é possível que no dialisado haja perdas substanciais de aminoácidos, vitaminas, glicose, oligominerais e fatores lipotróficos.

Pacientes com insuficiência renal (creatinina sérica > 2 mg/dL) e taxa metabólica normal que não podem se submeter à diálise devem receber dieta concentrada (volume mínimo) por via enteral ou parenteral, contendo proteína, gordura, dextrose e quantidades limitadas de sódio, potássio, magnésio e fosfato.

▶ Insuficiência hepática

A maioria dos pacientes com insuficiência hepática apresenta descompensação aguda sobreposta à insuficiência hepática crônica. Em geral, uma história de ingesta dietética precária contribui para a depleção crônica de proteínas, vitaminas e oligoelementos. As vitaminas hidrossolúveis, incluindo folato, ácido ascórbico, niacina, tiamina e riboflavina, são especialmente propensas a estarem deficientes. A deficiência de vitaminas lipossolúveis pode ser resultante de má absorção decorrente de insuficiência de ácido biliar (vitaminas A, D, K e E), armazenamento deficiente (vitamina A), utilização ineficiente (vitamina K) ou falha da conversão em metabólitos ativos (vitamina D). As reservas hepáticas de ferro podem ser depletadas a partir de ingesta deficiente ou como resultado de perda gastrintestinal de sangue. O zinco corporal total diminui em consequência desses fatores descritos aliados ao aumento da excreção urinária.

As formulações de aminoácidos enriquecidas com AACRs para NPT destinadas a pacientes com doença hepática são controversas, porque os resultados de estudos controlados foram inconclusivos. A eficácia das formulações de aminoácidos enriquecidas com AACRs para NPTs destinadas a pacientes com encefalopatia hepática foi estudada em vários estudos controlados que alcançaram resultados contraditórios. A metanálise desses estudos demonstrou melhora do estado mental promovida pelas soluções enriquecidas com AACRs, todavia sem nenhum benefício definido em termos de sobrevida. Portanto, pacientes com insuficiência hepática devem receber dieta enteral ou parenteral concentrada com conteúdo reduzido de carboidratos, combinação de AGEs e outros lipídeos, mistura-padrão de aminoácidos e quantidades limitadas de sódio e potássio.

▶ Doença cardiopulmonar

A desnutrição está associada à disfunção miocárdica, particularmente nos estágios tardios, podendo haver desenvolvimento de insuficiência cardíaca fatal em casos de caquexia extrema. O miocárdio usa AALs e AACRs como combustíveis metabólicos preferidos, em vez de glicose. Durante a inanição, há diminuição da frequência cardíaca, do tamanho cardíaco, do volume sistólico e do débito cardíaco. Com a progressão da inanição, segue-se a insuficiência cardíaca aliada à ampliação da câmara e à anasarca.

A profunda depleção nutricional que pode acompanhar a insuficiência cardíaca crônica, em particular na doença valvar, resulta da anorexia da doença crônica, da congestão hepática passiva, da má absorção por ingurgitamento da mucosa do intestino delgado e do aumento da proteólise periférica decorrente de secreção neuroendócrina crônica. As tentativas de repleção nutricional agressiva em pacientes com caquexia cardíaca têm produzido resultados inconclusivos. As preparações concentradas de dextrose e aminoácidos devem ser usadas para evitar a sobrecarga líquida. O equilíbrio do nitrogênio deve ser medido para garantir ingesta adequada de nitrogênio. As emulsões lipídicas devem ser administradas com cautela, porque podem produzir isquemia miocárdica e inotropia negativa. A alimentação desses pacientes com nutrição enteral ou parenteral deve ser feita com cautela, a fim de evitar a síndrome da realimentação e a hipofosfatemia.

Pacientes com doença pulmonar obstrutiva crônica grave podem ter dificuldade para desmamar da ventilação mecânica, se estiverem sendo superalimentados. Isso está relacionado com o QR, uma medida do consumo de oxigênio e da produção de dióxido de carbono pelo corpo no metabolismo. Um QR = 1 reflete a utilização de carboidrato puro, enquanto um QR > 1 ocorre durante lipogênese (reserva de energia). Embora os pulmões normais tolerem a produção aumentada de CO_2 (QR > 1) sem que a respiração seja afetada adversamente, os pacientes com doença pulmonar obstrutiva crônica podem ter retenção de CO_2 e impossibilidade de desmame. O tratamento consiste em aumentar o percentual de calorias distribuídas na forma de lipídeos e evitar, a todo custo, a superalimentação.

▶ Doença do trato gastrintestinal

A doença gastrintestinal benigna (p. ex., doença inflamatória intestinal, fístula, pancreatite) muitas vezes acarreta problemas nutricionais decorrentes de obstrução intestinal, má absorção ou anorexia. O envolvimento crônico do íleo na doença inflamatória intestinal produz má absorção de vitaminas lipossolúveis e hidrossolúveis, cálcio e magnésio, ânions (fosfato) e dos oligoelementos ferro, zinco, cromo e selênio. A enteropatia perdedora de proteína, acentuada pela destruição transmural dos linfáticos, pode se somar à depleção de proteínas. O tratamento com sulfassalazina pode produzir deficiência de folato, enquanto a administração de glicocorticoides pode acelerar a quebra de tecido magro e aumentar a intolerância à glicose devido à estimulação da gliconeogênese. Pacientes com doença inflamatória intestinal que necessitam de cirurgia eletiva devem ser avaliados quanto à desnutrição no pré-operatório.

Pacientes com fístulas gastrintestinais podem desenvolver deficiência de eletrólitos, proteínas, lipídeos, vitaminas e oligominerais; desidratação; e desequilíbrio acidobásico. A reposição de líquidos muitas vezes é necessária. Pacientes com fístulas frequentemente requerem suporte nutricional. A escolha da via de alimentação ou da fórmula dependerá do nível e da extensão do intestino disfuncional. Pacientes com fístulas enterocutâneas proximais (desde o estômago até a parte média do íleo) devem receber NPT sem ingesta VO. Pacientes com fístulas baixas inicialmente devem receber NPT e, depois que a infecção é controlada, podem passar a receber fórmula enteral ou até dieta com baixo teor de resíduos.

▶ Pancreatite

O conceito de repouso pancreático evoluiu no decorrer dos últimos anos. Os critérios de Ranson podem servir como estimativa grosseira da necessidade de suporte nutricional. Pacientes com pancreatite aguda que atendem no máximo a 3 critérios de Ranson devem ser tratados com reposição de líquido, controle da dor e breve repouso intestinal. A maioria desses pacientes pode retomar rapidamente uma dieta VO e não é beneficiada pela NPT. Pacientes que atendem a mais de 3 critérios de Ranson devem receber suporte nutricional. Dados recentes demonstram o uso bem-sucedido de dietas enterais, particularmente de dietas elementares via acesso jejunal, evitando a NPT sempre que possível.

▶ Síndrome do intestino curto

Uma superfície de absorção intestinal inadequada leva à má absorção, à perda excessiva de água, a desequilíbrios eletrolíticos e à desnutrição. A capacidade absortiva do intestino delgado é altamente redundante, sendo que a ressecção de até metade de sua extensão é razoavelmente bem tolerada. A síndrome do intestino curto em geral ocorre quando restam menos de 200 cm de intestino delgado anatômico, embora a presença da válvula ileocecal possa diminuir esse comprimento para 150 cm. Por outro lado, a síndrome do intestino curto também pode se desenvolver a partir de anormalidades funcionais do intestino delgado resultantes de inflamação grave ou distúrbio de motilidade. A terapia nutricional ideal para um paciente com síndrome do intestino curto deve ser ajustada individualmente e depende do processo patológico subjacente e da anatomia remanescente. Após a ressecção, o restante do intestino passa por um processo prolongado de adaptação, com aumentos visíveis da altura das vilosidades, aumento do diâmetro luminal e aumento da espessura da mucosa. A extensão mínima estimada do intestino delgado requerida para pacientes adultos se tornarem independentes da NPT é 120 cm.

A adaptação ao intestino curto acontece com o passar do tempo, e o manejo inicial deve ser dirigido no sentido de evitar o desequilíbrio eletrolítico e a desidratação e, ao mesmo tempo, atender aos requerimentos calóricos diários por meio da NPT. Alguns pacientes, podem vir a suplementar a NPT com ingesta VO. Nesses pacientes, o manejo dietético inclui o consumo frequente de refeições pequenas, evitando os alimentos hiperosmolares, restringindo a ingesta de gordura e limitando o consumo de alimentos ricos em oxalato (que precipitam a nefrolitíase).

▶ Aids

Pacientes com Aids frequentemente desenvolvem desnutrição proteico-calórica e perda de peso. Muitos fatores contribuem para as deficiências de eletrólitos (sódio e potássio), oligominerais (cobre, zinco e selênio) e vitaminas (A, C, E, piridoxina e folato). A enteropatia pode comprometer a absorção de líquidos e nutrientes, bem como produzir diarreia volumosa e fatais. Desidratação e imunodisfunção adicional ocorrem como consequência de diarreia refratária.

Pacientes desnutridos com Aids requerem ingesta diária de 35 a 40 kcal e 2 a 2,5 g de proteína. Aqueles com função intestinal normal devem receber dieta rica em proteínas e calorias, pobre em gorduras e isenta de lactose. Pacientes com função intestinal comprometida requerem nutrição enteral (aminoácidos ou polipeptídeos) ou parenteral.

▶ Receptores de transplante de órgão sólido

Pacientes submetidos a transplante de órgão apresentam aspectos únicos relacionados com o manejo nutricional, devido à doença preexistente e às medicações tomadas para prevenir a rejeição do enxerto. Durante a fase aguda pós-transplante, a nutrição adequada é necessária para ajudar a prevenir a infecção, promover a cicatrização da ferida, dar suporte às demandas metabólicas, repor as reservas perdidas e mediar a resposta imune. As complicações do transplante de órgãos, incluindo rejeição, infecção, cicatrização de ferida, insuficiência renal, hiperglicemia e complicações cirúrgicas, estão associadas a necessidades específicas em termos de requerimentos e terapias nutricionais.

A obesidade está associada à diminuição da sobrevida do paciente e do enxerto, em parte devido à incidência aumentada de complicações cirúrgicas, metabólicas e cardiovasculares. Pacientes com IMC > 30 kg/m^2 apresentam incidência aumentada de diabete melito pós-transplante esteroide-induzido. As primeiras 6 semanas subsequentes ao transplante são caracterizadas por demandas nutricionais aumentadas resultantes de combinação de estresse metabólico cirúrgico com doses altas de medicações imunossupressoras. A ingesta diária recomendada de proteínas na fase pós-transplante imediata, bem como durante os episódios de rejeição aguda, é 1,5 g/kg de peso corporal atual.

A imunossupressão prolongada está associada a hipercatabolismo proteico, obesidade, dislipidemia, intolerância à glicose, hipertensão, hipercalemia e alteração do metabolismo da vitamina D. Cerca de 60% dos receptores de transplante renal desenvolvem dislipidemia pós-transplante. As alterações no metabolismo lipídico podem estar associadas com corticosteroides, ciclosporina, diuréticos tiazídicos ou β-bloqueadores, bem como insuficiência renal, síndrome nefrótica, resistência à insulina ou obesidade. Há evidências de que níveis anormais de lipoproteínas levam à glomerulosclerose, à progressão da doença renal e até à potencial falência do enxerto.

A restrição de sal na dieta é recomendada para pacientes transplantados, porque a ingesta de sal pode ter algum papel na hipertensão induzida por ciclosporina causada pela retenção de sódio. Recomenda-se que a ingesta de sódio não exceda 3 g/dia. A ciclosporina está associada com hipomagnesemia e hipercalemia, sobretudo durante a fase pós-transplante imediata, quando a dosagem é alta. Além disso, o tratamento anti-hipertensivo com agentes β-bloqueadores ou inibidores da enzima conversora da angiotensina (ECA) pode exacerbar a hipercalemia. O metabolismo de cálcio, fósforo e vitamina D é influenciado pela terapia prolongada com esteroides, levando à osteopenia e à osteonecrose. A recomendação diária para cálcio da dieta é 800 a 1.500 mg, enquanto a ingesta recomendada de fósforo é 1.200 a 1.500 mg/dia. Alguns pacientes também podem requerer suplementação de vitamina D ativa. Pacientes que recebem dieta com baixo teor de proteínas muitas vezes precisam de suplementos multivitamínicos. Durante o primeiro ano, a principal meta nutricional é o tratamento da desnutrição preexistente e a prevenção do ganho de peso excessivo.

▶ Traumatismo grave

Em pacientes com lesão grave, as alterações metabólicas devem ser identificadas antecipadamente e monitoradas durante a fase pós-traumática. O traumatismo grave induz alteração das vias metabólicas e ativação do sistema imune. Dependendo da gravidade da lesão inicial, as alterações envolvendo o metabolismo pós-traumático podem durar vários dias a semanas. As alterações metabólicas pós-traumáticas incluem hipermetabolismo com aumento do gasto energético, aumento do catabolismo proteico, resistência à insulina associada com hiperglicemia, falha em tolerar a carga de glicose e altos níveis plasmáticos de insulina ("diabetes traumático"). Como regra geral, as demandas metabólicas do paciente podem multiplicar os requerimentos normais por 1,3 a 1,5.

Uma vez compensado o estado de choque traumático-hemorrágico, as alterações metabólicas são caracterizadas pelo aumento do *turnover* metabólico, pela ativação do sistema imune e pela indução da resposta de fase aguda hepática. Isso resulta em consumo aumentado de energia e oxigênio. Além do estado hipermetabólico agudo, a cascata inflamatória sistêmica é iniciada, com liberação de citocinas pró-inflamatórias e ativação do sistema do complemento. A translocação bacteriana a partir do intestino pode agravar ainda mais essas sequelas metabólicas e a resposta inflamatória.

Muitos pacientes com lesões graves requerem suporte inotrópico, sendo que os fármacos vasoativos promovem catabolismo ao diminuírem os níveis séricos de hormônios anabólicos. Em contrapartida, os níveis de catecolaminas endógenas, cortisol e glucagon estão elevados após o traumatismo, levando ao aumento da mobilização de substrato energético. A proteinólise do músculo esquelético e a glicólise aumentam para fornecer os substratos para a gliconeogênese hepática e para a biossíntese de proteínas de fase aguda. O equilíbrio é deslocado no sentido de sustentar a resposta imune e a cicatrização da ferida à custa da proteinólise aumentada da musculatura esquelética. Em adição, a estimulação do eixo neuroendócrino por estresse, dor, inflamação e choque aumenta o *turnover* calórico significativamente acima do basal. Isso leva ao aumento dos níveis séricos de hormônios catabólicos, como cortisol, glucagon e catecolaminas, e à diminuição dos níveis de insulina.

A imunonutrição apropriada deve ser iniciada na unidade de terapia intensiva (UTI), de preferência pela via enteral, para equilibrar os efeitos do estado hipermetabólico subsequente ao traumatismo significativo. Na ausência de contraindicações absolutas, as diretrizes favorecem claramente o conceito de nutrição enteral inicial dentro de 24 a 48 horas após a internação na UTI. É importante não superalimentar com calorias pacientes com lesões graves, porque isso pode contribuir para resultados adversos. A superalimentação inicial de pacientes com lesão grave leva ao aumento do consumo de oxigênio, da produção de dióxido de carbono e da lipogênese e ao desenvolvimento de hiperglicemia, e contribui para a imunossupressão secundária.

Pacientes obesos são particularmente suscetíveis aos efeitos adversos da superalimentação. As atuais recomendações para alimentação destinadas aos pacientes de UTI com obesidade mórbida consistem no fornecimento de dieta hipocalórica e rica em proteínas. O fornecimento de calorias deve se aproximar de 60 a 70% dos requerimentos calóricos determinados por calorimetria indireta ou outra equação preditiva. Uma abordagem simples com base no peso aproxima-se de 22 a 25 kcal e 2 a 2,5 g de proteína por kg de peso corporal ideal ao dia.

▶ **Referências**

Almeida AI et al: Nutritional risk screening in surgery: valid, feasible, easy! *Clin Nutr.* 2012;31(2):206-211.

Anthony PS et al: Nutrition screening tools for hospitalized patients. *Nutr Clin Pract.* 2008;23(4):373-382.

Barlow R et al: Prospective multicenter randomized controlled trial of early enteral nutrition for patients undergoing major upper gastrointestinal surgical resection. *Clin Nutr.* 2011;30(5):560-566.

Biesalski HK et al: Water, electrolytes, vitamins and trace elements: guidelines on parenteral nutrition, Chapter 7. *Ger Med Sci.* 2009;7:Doc21.

Bines JE. Intestinal failure: a new era in clinical management. *J Gastroenterol Hepatol.* 2009;24(Suppl 3):S86-92.

Braga M et al: ESPEN guidelines on parenteral nutrition: surgery. *Clin Nutr.* 2009;28(4):378-386.

Chen YY et al: Nutrition support in surgical patients with colorectal cancer. *World J Gastroenterol.* 2011;17(13):1779-1786.

Dhaliwal R et al: Guidelines, guidelines, guidelines: what are we to do with all of these North American guidelines? *JPEN J Parenter Enteral Nutr.* 2010;34(6):625-643.

Duggal S et al: HIV and malnutrition: effects on immune system. *Clin Dev Immunol.* 2012;2012:784740.

Elke G et al: Current practice in nutritional support and its association with mortality in septic patients: results from a national, prospective, multicenter study. *Crit Care Med.* 2008;36:1762-1767.

Felekis D et al: Effect of perioperative immuno-enhanced enteral nutrition on inflammatory response, nutritional status, and outcomes in head and neck cancer patients undergoing major surgery. *Nutr Cancer.* 2010;62(8):1105-1112.

Fukatsu K et al: Nutrition and gut immunity. *Surg Clin North Am.* 2011;91(4):755-770, vii.

Hermsen JL et al: Food fight! parenteral nutrition, enteral stimulation and gut-derived mucosal immunity. *Langenbecks Arch Surg.* 2009; 394(1):17-30.

Ikezawa F et al: Reversal of parenteral nutrition-induced gut mucosal immunity impairment with small amounts of a complex enteral diet. *Trauma.* 2008;65(2):360-366.

Ioannidis O: Nutrition support in acute pancreatitis. *JOP.* 2008;9(4):375-390.

Metheny NA et al: Monitoring for intolerance to gastric tube feedings: a national survey. *Am J Crit Care.* 2012;21(2):e33-e40.

Kavanagh BP et al: Glycemic control in the ICU. *N Engl J Med.* 2010;363:2540-2546.

Klek S et al: Perioperative nutrition in malnourished surgical cancer patients: a prospective, randomized, controlled clinical trial. *Clin Nutr.* 2011;30(6):708-713.

Langer G et al: Nutritional interventions for liver-transplanted patients. *Cochrane Database Syst Rev.* 2012;8:CD007605.

Leyba OC et al: Guidelines for specialized nutritional and metabolic support in the critically-ill patient: update. Consensus SEMICYUC-SENPE: septic patient. *Nutr Hosp.* 2011;26(Suppl 2):67-71.

Lomer MC et al: Review article: lactose intolerance in clinical practice: myths and realities. *Aliment Pharmacol Ther.* 2008;27(2):93-103.

Manzanares W et al: Antioxidant micronutrients in the critically ill: a systematic review and meta-analysis. *Crit Care.* 2012;16:R66.

McClave SA et al: Guidelines for the provision and assessment of nutrition support therapy in the adult critically ill patient: Society of Critical Care Medicine (SCCM) and American Society for Parenteral and Enteral Nutrition (A.S.P.E.N.). *JPEN J Parenter Enteral Nutr.* 2009;33:277-316.

McClave SA et al: Nutrition therapy of the severely obese, critically ill patient: summation of conclusions and recommendations. *JPEN J Parenter Enteral Nutr.* 2011;35(5 Suppl): S88-S96.

Mirtallo JM et al: International consensus guidelines for nutrition therapy in pancreatitis. *JPEN J Parenter Enteral Nutr.* 2012;36(3):284-291.

Okamoto Y et al: Attenuation of the systemic inflammatory response and infectious complications after gastrectomy with preoperative oral arginine and omega-3 fatty acids supplemented immunonutrition. *World J Surg.* 2009;33(9):1815-1821.

Owers CE et al: Perioperative optimization of patients undergoing bariatric surgery. *J Obes.* 2012;2012:781546.

Phillips MS et al: Overview of enteral and parenteral feeding access techniques: principles and practice. *Surg Clin North Am.* 2011;91(4):897-911, ix.

Plauth M et al: ESPEN guidelines on parenteral nutrition: hepatology. *Clin Nutr.* 2009;28:436-444.

Ryu SW et al: Comparison of different nutritional assessments in detecting malnutrition among gastric cancer patients. *World J Gastroenterol.* 2010;16(26):3310-3317.

Singer P et al: ESPEN guidelines on parenteral nutrition: intensive care. *Clin Nutr.* 2009;28:387-400.

Wernerman J: Clinical use of glutamine supplementation. *J Nutr.* 2008;138(10):S2040-S2044.

Wiesen P et al: Nutrition disorders during acute renal failure and renal replacement therapy. *JPEN J Parenter Enteral Nutr.* 2011;35(2):217-222.

Williams FN et al: What, how, and how much should patients with burns be fed? *Surg Clin North Am.* 2011;91(3):609-629.

Wischmeyer PE: Glutamine: role in critical illness and ongoing clinical trials. *Curr Opin Gastroenterol.* 2008;24(2):190-197.

Worthington PH et al: Parenteral nutrition: risks, complications, and management. *J Infus Nurs.* 2012;35(1):52-64.

Yang H et al: Enteral versus parenteral nutrition: effect on intestinal barrier function. *Ann N Y Acad Sci.* 2009;1165:338-346.

Zhang Y et al: Perioperative immunonutrition for gastrointestinal cancer: a systematic review of randomized controlled trials. *Surg Oncol.* 2012;21(2):e87-e95.

Zhang Y et al: Perioperative immunonutrition for gastrointestinal cancer: a systematic review of randomized controlled trials. *Surg Oncol.* 2012;21(2):e87-e95.

Ziegler TR: Parenteral nutrition in the critically ill patient. *N Engl J Med.* 2009;361(11):1088-1097.

QUESTÕES DE MÚLTIPLA ESCOLHA

1. Qual das seguintes alternativas não é um mecanismo proposto pelo qual a alimentação enteral diminui a translocação bacteriana através da parede intestinal, em comparação à nutrição IV?
   A. Padrão de expressão de citocinas local preservado.
   B. Aumento da altura das vilosidades e de toda a massa mucosa.
   C. Atividade bactericida dos componentes da nutrição enteral.
   D. Estimulação do transporte intraluminal de IgA.

2. Qual dos seguintes estressores resulta em maior aumento do gasto energético acima das necessidades metabólicas basais?
   A. Sepse.
   B. Traumatismo.
   C. Cirurgias eletivas.
   D. Queimaduras.

3. Com relação à nutrição parenteral administrada centralmente no paciente com doença grave, qual das seguintes alternativas é falsa?
   A. Em geral, recomenda-se que uma formulação inicial para calorias não oriundas de aminoácidos consista em 70% de dextrose e 30% de emulsão lipídica.
   B. A NPT deve ser evitada se houver previsão de uso por menos de 6 a 7 dias.
   C. A dose recomendada de aminoácidos varia de 0,8 a 1 g/kg.
   D. A incidência de complicações relacionadas com linha de CVCs é maior que 15%.

4. Qual das seguintes afirmativas é verdadeira?
   A. A intolerância à lactose é mais prevalente entre os brancos europeus do que em outras populações.
   B. Resíduos gástricos de 100 cm^3 exigem imediata retenção das sondas de alimentação.
   C. Os pacientes de desvio gástrico são propensos a deficiências de vitaminas lipossolúveis, cálcio, ferro, vitamina B_{12} e folato.
   D. A nutrição enteral está associada a um índice de complicação técnica de 10%.

5. Com relação aos índices nutricionais, qual das seguintes afirmativas é falsa?
   A. O INP foi validado em pacientes submetidos a cirurgias significativas para câncer e gastrintestinais, e comprovadamente identifica com precisão um subconjunto de pacientes com risco aumentado de complicações.
   B. O IRN é uma excelente ferramenta para seguir a adequação do suporte nutricional.
   C. A MAN é uma ferramenta rápida e confiável para avaliar o estado nutricional do idoso.
   D. A AGS é um método clínico reproduzível, validado e que engloba a história e o exame físico do paciente.

Anestesia

11

Theodore J. Sanford Jr., MD

Anestesiologia é um "esporte de equipe". Os melhores e mais seguros cuidados fornecidos ao paciente dependem de todos os membros da equipe – cirurgiões, enfermeiros e anestesiologistas – com comunicação eficaz, no tempo certo e centrada no paciente. Atualmente, os anestesiologistas não são responsáveis apenas pelo cuidado do paciente na sala de cirurgia, mas também em outras áreas, incluindo consultório de avaliação pré-anestésica (APA), unidades de recuperação pós-anestésica (RPA), centro obstétrico, centros de cirurgia ambulatorial, endoscopias, tratamento da dor pós-operatória, unidades de tratamento intensivo e tratamento da dor crônica.

Anestesia é um termo derivado do grego que significa "sem sensação" e é comumente utilizado para indicar condições que permitem aos pacientes serem submetidos a vários procedimentos cirúrgicos e não cirúrgicos sem sentirem dor. Mais importante, esse bloqueio da dor e/ou consciência é reversível. *Anestesiologia* é a prática médica que fornece anestesia aos pacientes, em geral, administrada por um médico anestesiologista, sozinho ou junto a um profissional de enfermagem certificado,* um assistente de anestesia ou um médico residente. A anestesia é mais comumente descrita como anestesia geral, isto é, perda de consciência induzida por medicamento, durante a qual o paciente não pode ser acordado, até mesmo por estímulos nociceptivos e que, frequentemente, exige controle da via aérea. A anestesia também pode ser administrada sem indução de inconsciência, por bloqueio regional, anestesia local assistida com monitoramento anestésico (MA) ou sedação consciente.

HISTÓRIA DA ANESTESIA

Uma das mais importantes descobertas da medicina moderna foi a de que a aplicação de éter etílico (éter) poderia fornecer os requisitos clássicos da anestesia: analgesia, amnésia e relaxamento muscular de forma reversível e segura. Crawford Long foi o primeiro a utilizar o éter em 1842, e a demonstração pública bem-sucedida de William Morton, em 1846, do éter como anestésico no "Ether Dome" do Massachusetts General Hospital inaugurou a era moderna da anestesia e cirurgia. O clorofórmio foi utilizado por John Snow para fornecer analgesia à Rainha Vitória em 1853, durante o nascimento do príncipe Leopold. Essa aprovação real de agentes inalatórios levou à ampla aceitação de seu uso como anestésico cirúrgico. O éter (inflamabilidade, solubilidade) e o clorofórmio (toxicidade hepática) apresentavam desvantagens significativas, e, ao longo do tempo, outros agentes inalatórios foram desenvolvidos com efeitos anestésicos semelhantes, mas com propriedades fisiológicas e metabólicas muito mais seguras.

A capacidade da cocaína para produzir anestesia tópica para a cirurgia oftálmica foi descoberta no fim do século XIX. A agulha hipodérmica foi introduzida em 1890 e facilitou a injeção de cocaína para produzir o bloqueio reversível do nervo e, mais tarde, a injeção de cocaína por uma punção lombar para produzir raquianestesia e a primeira cefaleia pós-punção. As propriedades químicas da cocaína foram logo determinadas e manipuladas para sintetizar inúmeros outros agentes anestésicos locais utilizados para alcançar o que ficou conhecido como anestesia regional, que não apresenta as características de inconsciência e amnésia dos anestésicos gerais, mas produz analgesia e ausência de movimento motor na região "bloqueada".

> Underwood EA: Before and after Morton. A historical survey of anaesthesia. *Br Med J.* 1946;2:525.

RISCOS GERAIS DA ANESTESIA

Mais de 70 milhões de anestesias são realizadas por ano nos Estados Unidos, e são extremamente seguras. O número de mortes relacionadas à anestesia diminuiu drasticamente nos últimos 30 anos em função de uma intensa fiscalização da American Society of Anesthesiologists (ASA). A constatação de que a maioria dos problemas está relacionada ao comprometimento da via aérea levou à monitoração respiratória avançada, utilizando a

---

*N. de R.T. No Brasil, não existe equivalente ao *certified registered nurse anesthetist* (CRNA), não sendo legalmente permitida a administração de anestesia por profissional de enfermagem.

oximetria de pulso e a capnografia para todo paciente submetido à anestesia. O relatório *To err is human* (Errar é humano) do Institute of Medicine elogiou a comunidade de anestesiologia pela diminuição acentuada da morbidade e mortalidade em decorrência de anestesia. Em geral, estima-se que o risco de morte relacionada à anestesia no paciente saudável seja de apenas 1:100.000 a 200.000 anestesias.

A combinação de amnésia, com ou sem perda de consciência, analgesia e relaxamento muscular é propositadamente induzida pelo anestesiologista e é atingida pela administração de agentes inalatórios em doses adequadas para afetar o sistema nervoso central (SNC) ou por utilização de agentes farmacológicos intravenosos específicos para produzir os mesmos efeitos que os vapores inalados. Esses agentes incluem os amnésticos, por exemplo, benzodiazepínicos (midazolam ou diazepam); analgésicos, por exemplo, os opioides, morfina e fentanila; agentes bloqueadores neuromusculares, como succinilcolina, pancurônio ou vecurônio; e sedativos hipnóticos, por exemplo, tiopental e propofol. Todos os agentes apresentam consequências fisiológicas adversas: depressão respiratória, depressão cardiovascular e perda de consciência. Além disso, alguns desses agentes podem induzir reações alérgicas. Alguns também podem desencadear hipertermia maligna.

Ainda hoje, os problemas mais comuns associados aos resultados adversos relacionam-se com comprometimento da via aérea, erros de medicação e punção venosa central. Outras preocupações são as complicações neurológicas pós-operatórias (p. ex., lesão nervosa), neuropatia óptica isquêmica, isquemia coronariana, anestesia em locais remotos (p. ex., locais de radiologia intervencionista) e, provavelmente a mais importante, avaliação e preparo pré-operatório inadequados.

O anestesiologista deve ser capaz de (1) atingir um estado de anestesia rápido e seguro, escolhendo as técnicas e os agentes adequados, levando em consideração a condição clínica do paciente; (2) manter e monitorar um estado de anestesia durante o procedimento cirúrgico, enquanto compensa os efeitos de diferentes graus de estimulação cirúrgica e as perdas de sangue e líquidos; (3) reverter a amnésia e o relaxamento muscular, conforme necessário; e (4) fazer o paciente voltar à homeostasia fisiológica, mantendo a analgesia suficiente para minimizar a dor pós-procedimento.

> Kohn LT, Corrigan JM, Donaldson MS (editors): *To Err Is Human: Building a Safer Health System*. Washington, DC: National Academy Press, 2000.

AVALIAÇÃO PRÉ-OPERATÓRIA

A avaliação pré-operatória é uma responsabilidade do anestesiologista e é um elemento básico dos cuidados de anestesia (Tab. 11-1). Essa avaliação consiste em informações colhidas a partir de várias fontes, incluindo história clínica do paciente, exames físicos e resultados de exames médicos, além de consultas ou outras avaliações realizadas antes de o paciente ser examinado pelo anestesiologista. A satisfação e o melhor desfecho do paciente resultam de avaliação e preparação pré-cirúrgica ou pré-procedimento adequadas, estruturadas e realizadas em todos os pacientes.

▶ Momento certo

O momento certo da avaliação pré-operatória depende principalmente do grau da invasividade cirúrgica planejada. Para um procedimento cirúrgico muito invasivo, a avaliação inicial deve ser feita, no mínimo, um dia antes do procedimento planejado, pela equipe de anestesia. Os pacientes submetidos a procedimentos cirúrgicos invasivos médios podem ser avaliados no dia anterior ou no dia da cirurgia, e, para procedimentos de baixa invasividade cirúrgica, a avaliação inicial pode ser feita no dia da cirurgia. O tempo deve ser reservado para acompanhar as condições detectadas durante a visita pré-operatória e para responder às perguntas dos pacientes. Complicações perioperatórias e óbitos consistem, mais frequentemente, em uma combinação de comorbidades dos pacientes, complexidade cirúrgica e efeitos de anestesia. A classificação do estado físico da ASA é a mais conhecida dentre os muitos esquemas de classificação perioperatórios (Tab. 11-2). Esse sistema de classificação não atribui risco, mas é uma linguagem comumente utilizada para descrever o estado físico pré-operatório dos pacientes. O sistema é um alerta para o anestesiologista e para todos os membros da equipe de cuidados ao paciente.

Tabela 11-1 Avaliação pré-operatória

Objetivos
- Otimizar as condições do paciente
- Conhecer e controlar comorbidades e terapia medicamentosa
- Certificar-se de que as perguntas do paciente serão respondidas

Momento certo
- Cirurgias altamente invasivas – Pelo menos um dia antes
- Cirurgias com invasividade intermediária – Dia anterior ou mesmo dia
- Cirurgias pouco invasivas – Dia da cirurgia

Conteúdo
- Revisão do prontuário médico
- História e exame físico direcionados – Via aérea, coração e pulmões
- Exames laboratoriais ou consultas a especialistas

Tabela 11-2 Classificação do estado físico da American Society of Anesthesiologists (ASA)

ASA 1 (PS1) – Paciente normal, saudável
ASA 2 (PS2) – Paciente com doença sistêmica leve
ASA 3 (PS3) – Paciente com doença sistêmica grave
ASA 4 (PS4) – Paciente com doença sistêmica grave com constante ameaça à vida
ASA 5 (PS5) – Paciente moribundo, com baixa expectativa de vida sem a cirurgia
ASA 6 (PS6) – Paciente com morte encefálica declarada, cujos órgãos serão removidos para doação
E – Emergência

O ideal é que os pacientes sejam avaliados em uma consulta de APA pela equipe de anestesia, sob perspectiva anestésica, dando atenção às condições físicas (via aérea) e às condições clínicas controladas, não controladas ou não reconhecidas que podem levar à morbidade e mortalidade perioperatória. Deve haver comunicação adequada entre o anestesiologista e o cirurgião, de forma que todas as condições que possam resultar em comprometimento do paciente sejam perfeitamente tratadas. Idealmente, o estado de saúde do paciente deve ser adequadamente avaliado pelo médico assistente do paciente antes de ser submetido ao consultório de APA. No entanto, em alguns casos, apenas uma rápida "liberação para anestesia e cirurgia" pode resultar em um atraso necessário. Qualquer paciente, excetos os pacientes saudáveis ASA 1 ou 2, deve ser avaliado no consultório de APA. Antes de encaminhar o paciente para a APA, o cirurgião já deve ter solicitado os exames pré-operatórios necessários e, em muitos casos, detectado condições clínicas não controladas que exijam consultas com especialistas a fim de recomendar e, em alguns casos, otimizar o estado de um paciente.

A avaliação pré-operatória ideal apresenta os dois elementos seguintes: (1) conteúdo – registros médicos de fácil acesso, entrevista do paciente, exame pré-anestésico dirigido, indicação de exames laboratoriais pré-operatórios e consultas adicionais quando indicadas (o exame mínimo aceitável inclui avaliação de via aérea, coração e pulmões realizados bem antes da data planejada para a cirurgia); e (2) exames pré-operatórios – feitos apenas quando indicados pelas comorbidades e nunca como rotina, devem ter um objetivo específico e devem auxiliar o anestesiologista na elaboração de um plano anestésico.

> Practice advisory for preanesthesia evaluation: a report by the American Society of Anesthesiologists Task Force on preanesthesia evaluation. *Anesthesiology*. 2012;116:1-17.

▶ História e exame físico

O anestesiologista deve questionar especificamente o paciente sobre cirurgias anteriores, tipo de anestesia e quaisquer complicações, por exemplo, reações alérgicas, sangramento anormal, demora no despertar, paralisia prolongada, dificuldade de acesso de via aérea, consciência instraoperatória ou icterícia. Cada um desses itens descreve uma morbidade anestésica específica possível, que deve ser investigada em detalhes pela história ou por exames específicos. Deve-se esclarecer as condições clínicas detectadas, como diminuição de tolerância ao exercício, dispneia, ortopneia, doença hepática ou renal e anormalidades metabólicas, como diabetes ou doença tireoideana. Uma história completa deve procurar identificar doenças cardíacas graves, como doença coronariana instável, angina, infarto do miocárdio recente ou passado, insuficiência cardíaca descompensada, arritmias significativas ou doença valvar grave. Deve-se identificar alterações recentes nos sintomas cardíacos ou de outras doenças associadas, como diabetes e sintomas de doenças renal ou cerebrovascular.

Qualquer história familiar de resposta adversa a anestésicos (hipertermia maligna) e história social de tabagismo, uso de drogas e consumo de álcool são importantes. Finalmente, deve-se documentar uma ampla revisão dos medicamentos atualmente em uso, incluindo anti-hipertensivos, insulina, broncodilatadores ou qualquer outro medicamento que possa interagir com os agentes anestésicos. Alguns medicamentos podem resultar em necessidades maiores ou menores de anestésicos, prolongamento da ação de relaxantes musculares, resposta anormal aos simpatomiméticos, diminuição ou aumento do metabolismo dos anestésicos e/ou aumento dos efeitos depressores dos anestésicos. O uso de ervas medicinais pelo paciente pode levar a uma reação adversa com alguns anestésicos (Tab. 11-3), e seu uso deve ser interrompido 2 a 3 semanas antes da cirurgia.

> Wong A, Townley SA: Herbal medicines and anaesthesia. *Br J Anaesth*. 2011;11:15-17.

▶ Exame e classificação da via aérea

Após a obtenção dos sinais vitais, o exame físico deve começar pela via aérea superior. A capacidade de controlar a via aérea é obrigatória, e o objetivo do exame é avaliar os fatores que poderiam dificultar ou impossibilitar o controle da via aérea (p. ex., intubação endotraqueal). Sete pontos para o exame da via aérea superior devem ser documentados:

1. Amplitude de movimento da coluna cervical – Deve-se solicitar que o paciente faça o movimento de extensão e flexão completa do pescoço para que o anestesiologista possa investigar quaisquer limitações;
2. Distância entre a cartilagem tireóidea e o mento – Ideal > 6 cm;
3. Abertura da boca – Ideal > 3 cm;
4. Dentição: dentaduras, perda de dentes, má conservação;
5. Protrusão da mandíbula – Capacidade de projetar os incisivos inferiores sobre os incisivos superiores;
6. Presença de barba;
7. Exame e classificação da via aérea superior com base no tamanho da língua do paciente e das estruturas faríngeas visíveis com a boca aberta, com o paciente sentado e olhando para frente. Essa descrição visual da estrutura da via aérea é conhecida como escore de Mallampati (Fig. 11-1).

Grau I – O palato mole, os pilares tonsilares anterior e posterior e a úvula são visíveis, o que sugere intubação fácil da via aérea.

Grau II – Os pilares tonsilares e parte da úvula estão ocultos pela língua.

Grau III – Apenas o palato mole e o palato duro são visíveis.

Grau IV – Apenas o palato duro é visível, o que sugere dificuldade com a via aérea.

Tabela 11-3 Efeitos perioperatórios de ervas medicinais[1]

Nome (outros nomes)	Supostos benefícios	Efeitos perioperatórios	Recomendações
Equinácea	Estimula o sistema imune	Reações alérgicas; hepatotoxicidade; interferência na terapia imunossupressora (p. ex., transplante de órgãos)	Interromper com a maior antecedência possível da cirurgia
Efedra (ma huang)	Promove perda de peso; aumenta a energia	Estimulação simpática semelhante à efedrina, com aumento da frequência cardíaca e da pressão arterial, arritmias, infarto do miocárdio, acidente vascular encefálico	Interromper pelo menos 24 horas antes da cirurgia; evitar inibidores da monoaminoxidase
Alho	Reduz a pressão arterial e os níveis de colesterol	Inibição da agregação plaquetária (irreversível)	Interromper pelo menos 7 dias antes da cirurgia
Ginkgo (pé-de-pato, avenca, damasco-de-prata)	Melhora o desempenho cognitivo (p. ex., demência), aumenta a perfusão periférica (p. ex., impotência, degeneração macular)	Inibição do fator de ativação plaquetária	Interromper pelo menos 36 horas antes da cirurgia
Ginseng	Protege contra o "estresse" e mantém a "homeostasia"	Hipoglicemia; inibição da agregação plaquetária e da cascata de coagulação	Interromper pelo menos 7 dias antes da cirurgia
Kava (kawa, awa, pimenta-intoxicante)	Diminui a ansiedade	Efeitos hipnóticos mediados por GABA podem diminuir a CAM (ver Cap. 7); possível risco de abstinência aguda	Interromper pelo menos 24 horas antes da cirurgia
Erva-de-são-joão (âmbar, catinga de bode, *Hypericum perforatum*, klamath)	Diminui a depressão leve à moderada	Inibe a recaptação de serotonina, noradrenalina e dopamina pelos neurônios; aumenta o metabolismo de fármacos pela indução do citocromo P-450	Interromper pelo menos 5 dias antes da cirurgia
Valeriana	Diminui a ansiedade	Efeitos hipnóticos mediados por GABA podem diminuir a CAM; síndrome de abstinência semelhante aos benzodiazepínicos	Diminuir gradativamente as doses semanas antes da cirurgia, se possível; tratar sintomas de abstinência com benzodiazepínicos

[1] Para mais detalhes, ver Ang-Lee MK, Moss J, Yuan C: Herbal medicine and perioperative care. *JAMA*. 2001;286:208.
GABA, ácido γ-aminobutírico; CAM, concentração alveolar mínima.
Reproduzida com permissão de Mallampati SR: Clinical sign to predict difficult tracheal intubation (hypothesis). *Can Anaesth Soc J*. 1983 May;30(3 Pt 1):316–317.

O exame físico, então, deve se concentrar no coração e nos pulmões, nos sítios potenciais para cateteres intravenosos e para anestesia regional. A amplitude de movimento dos membros também deve ser observada, uma vez que isso pode afetar o posicionamento na mesa cirúrgica. Finalmente, qualquer anormalidade neurológica deve ser anotada.

Quando um achado físico ou metabólico ou um sintoma é descoberto durante a consulta, o anestesiologista pode achar necessário o encaminhamento para um especialista, a fim de otimizar o paciente para a cirurgia e a anestesia. Se esse for o caso, o anestesiologista deve se comunicar com o cirurgião para evitar atrasos desnecessários ou inesperados no cronograma cirúrgico. É imperativo que quaisquer consultas solicitadas sejam realizadas e que os resultados estejam disponíveis até o dia da cirurgia.

O anestesiologista deve, então, aconselhar o paciente sobre as opções adequadas para anestesia geral *versus* técnicas regionais, com base na história do paciente, no exame físico e no tipo de cirurgia. Embora alguns procedimentos cirúrgicos devam sempre ser realizados com anestesia geral, o anestesiologista pode discutir as opções com o paciente. Se o cirurgião tiver uma preferência especial por um tipo de anestesia, essa preferência deve ser comunicada diretamente ao anestesiologista, e não pelo paciente. É importante também que o cirurgião não se comprometa com um agente ou técnica específica sem primeiro consultar o anestesiologista.

> Mallampati SR et al: A clinical sign to predict difficult tracheal intubation: a prospective study. *Can Anaesth Soc J*. 1985;32:429.

▶ Jejum pré-operatório

O anestesiologista deve discutir com o paciente as necessidades de jejum para o procedimento e a ingesta de medicamentos até o

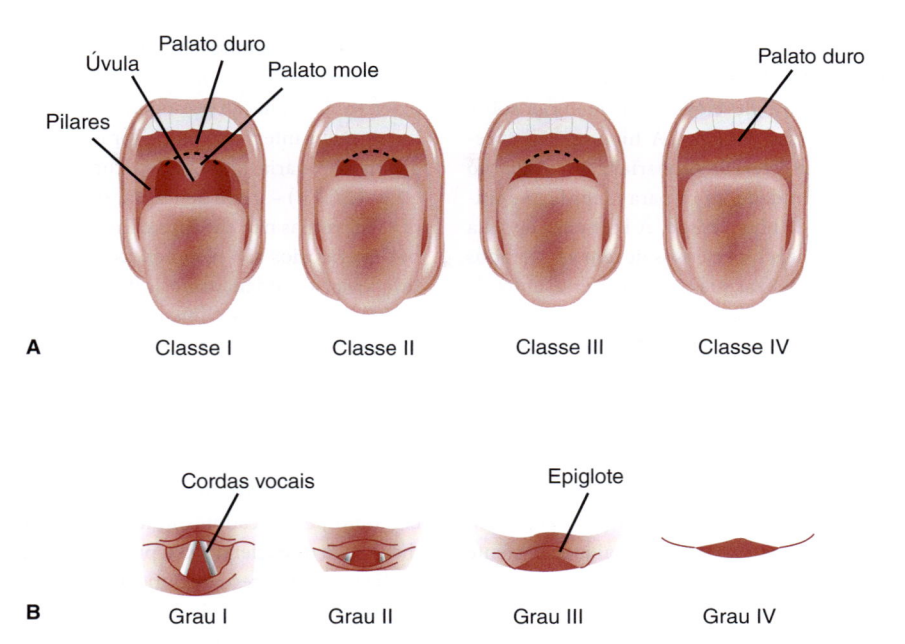

▲ Figura 11-1 Classificação de abertura da via aérea de Mallampati. (Reproduzida com permissão de Morgan GE, Mikhail MS, Murray MJ: *Clinical Anesthesiology*, 4th ed. McGraw-Hill.)

horário da cirurgia ou do procedimento. As diretrizes atuais para o jejum pré-operatório são as que seguem. (1) Não ingerir alimentos sólidos após o jantar; no mínimo, a maioria dos anestesiologistas retarda a indução anestésica se qualquer alimento sólido tiver sido ingerido 6 a 8 horas antes de uma cirurgia eletiva ou de um procedimento com anestesia. (2) Não ingerir nada por via oral após a meia-noite, exceto para goles de água para ingerir medicamentos. A água pode ser ingerida até 2 horas antes da cirurgia. Algumas instituições permitem também a ingestão de líquidos, como café, algumas horas antes da cirurgia ou do procedimento. Entretanto, como a programação cirúrgica pode ser alterada inesperadamente e o horário do procedimento pode ser antecipado, não ingerir nada por via oral após a meia-noite é a melhor opção. (3) As orientações para jejum pediátrico variam entre as instituições, de modo que o profissional deve consultar a sua própria equipe de anestesiologistas pediátricos.

> American Society of Anesthesiologists: Practice guidelines for preoperative fasting and the use of pharmacologic agents to reduce the risk of pulmonary aspiration: application to healthy patients undergoing elective procedures. *Anesthesiology*. 2011;114:495-511.

▶ Medicamentos mantidos no pré-operatório

No período pré-operatório, os pacientes devem continuar a ingerir seus agentes β-bloqueadores, estatinas e anti-hipertensivos, exceto os bloqueadores do receptor da angiotensina II (BRAs) e inibidores da enzima conversora da angiotensina (IECAs). Os pacientes que fazem uso de BRAs e IECAs podem apresentar hipotensão acentuada com a indução da anestesia geral e responder mal aos vasopressores comuns. Os pacientes em uso de anticoagulantes, como varfarina, clopidogrel e os novos anticoagulantes, como dabigatrana, devem suspender esses medicamentos antes da maioria das cirurgias. O momento certo e a transição da interrupção desses anticoagulantes são de responsabilidade da equipe cirúrgica. A manutenção de ácido acetilsalicílico em baixas doses para pacientes com *stents* coronarianos ou fibrilação atrial é recomendada. Anti-hiperglicemiantes orais não devem ser ingeridos no dia da cirurgia. Os pacientes insulinodependentes devem receber instruções do anestesiologista durante a visita pré-anestésica para conduta em relação à insulina. Outros medicamentos devem ser discutidos com o paciente e a equipe cirúrgica no momento da visita anestésica pré-operatória.

▶ Comorbidades

As comorbidades também devem ser controladas no período pré-operatório para evitar morbidade pós-procedimento e, até mesmo, a morte.

▶ Doenças cardiovasculares (hipertensão, doença arterial coronariana, insuficiência cardíaca congestiva)

A. Hipertensão

Hipertensão é a condição clínica preexistente mais comum identificada no pré-operatório e é o principal fator de risco para doença renal, cerebrovascular, vascular periférica, infarto e isquemia cardíacos e insuficiência cardíaca congestiva. A tríade de dislipidemia, diabetes e obesidade é classicamente encontrada em pacientes com hipertensão e deve alertar os médicos sobre uma avaliação adicional dessas doenças. A hipertensão apresenta associação com doença arterial coronariana e a avaliação pré-operatória é uma oportunidade única para identificar e tratar as causas não essenciais de hipertensão. A literatura apoia a noção de que todos os pacientes hipertensos devem ser tratados clinicamente para tentar normalizar sua pressão arterial antes de qualquer procedimento cirúrgico eletivo. Pressões diastólicas de 110 mmHg ou mais resultam em alta incidência de hipotensão intraoperatória e isquemia miocárdica. Entretanto, a literatura não apoia o adiamento da cirurgia, se este for prejudicial ao paciente. A introdução de β-bloqueadores seletivos perioperatórios fornece grande benefício na redução significativa da incidência de isquemia miocárdica no período perioperatório. Embora um pouco controverso, iniciar β-bloqueadores no pré-operatório imediato pode apresentar alguns riscos, mas qualquer paciente que já esteja em uso de β-bloqueadores deve continuar com o medicamento no pré-operatório.

> Sear JW, Giles JW, Howard G, Foex P: Perioperative beta-blockade, 2008: what does POISE tell us, and was our earlier caution justified? *Br J Anaesth*. 2008;101:135-138.
>
> Wax DB et al: Association of preanesthesia hypertension with adverse outcomes. *J Cardiothorac Vasc Anesth*. 2010:24(6):927-930.

B. Doença arterial coronariana

A cardiopatia isquêmica é a principal causa de morte nos Estados Unidos e é a principal causa de morbidade e mortalidade no período perioperatório. Aproximadamente 25% dos pacientes submetidos a cirurgias a cada ano apresentam doença arterial coronariana e, desse modo, a avaliação pré-operatória deve se concentrar na detecção da presença de qualquer grau de cardiopatia isquêmica e na determinação de sua probabilidade de causar problemas na cirurgia ou na anestesia. O principal objetivo da avaliação pré-operatória do estado cardíaco é determinar quais intervenções (se for necessária alguma) – *bypass* da artéria coronária, angioplastia coronariana transluminal percutânea (ACTP) – iriam beneficiar os pacientes que serão submetidos a cirurgias não cardíacas. Em geral, os exames cardiológicos pré-operatórios são recomendados apenas se a informação obtida levar a mudanças no tratamento do paciente. Entretanto, algumas condições clínicas ativas (Tab. 11-4) irão demandar avaliação e tratamento antes da cirurgia não cardíaca. É muito difícil determinar quais características do paciente indicam alto risco perioperatório, mas os fatores do índice de risco cardíaco revisado (IRCR), (1) cardiopatia isquêmica, (2) insuficiência cardíaca, (3) cirurgia de alto risco, (4) diabetes melito, (5) insuficiência renal e (6) doença vascular encefálica constituem um conjunto de indicadores independentes validados de risco cardíaco para os pacientes. No pré-operatório, o anestesiologista irá avaliar esses fatores e recomendar exames adicionais, com base na presença ou ausência dos fatores do IRCRs. Os pacientes sem fatores de risco do IRCRs apresentam risco cardíaco muito baixo (0,4%), enquanto os pacientes com três ou mais fatores de risco apresentam risco de 5,4% de evento cardíaco adverso e exigem exames adicionais. Em função da alta incidência de isquemia silenciosa, algumas instituições exigem que pacientes acima de 50 anos realizem um eletrocardiograma (ECG). A descrição de um simples teste de tolerância ao exercício ou da capacidade funcional do paciente (p. ex., capacidade para subir dois lances de escada sem parar) também pode ser um rastreamento útil. Essa história inicial, feita pelo cirurgião ou pelo anestesiologista, pode ser a primeira avaliação cardiológica da vida do paciente. A avaliação da capacidade funcional pode ser a primeira indicação da necessidade de avaliações adicionais de uma doença cardíaca potencial.

Tabela 11-4 Cardiopatias ativas para as quais o paciente deve passar por avaliação e tratamento antes de cirurgias não cardíacas

Doença	Exemplos
Síndrome coronariana instável	Angina instável ou grave Infarto do miocárdio recente (> 7, mas < 30 dias antes)
Insuficiência cardíaca descompensada (New York Heart Association classe IV) – Piorando ou de início recente Arritmias significativas	Bloqueio atrioventricular de alto grau Bloqueio atrioventricular Mobitz II Bloqueio atrioventricular de terceiro grau Arritmias ventriculares sintomáticas Arritmias supraventriculares (incluindo fibrilação atrial com frequência ventricular descontrolada [> 100] em repouso) Bradicardia sintomática Taquicardia ventricular recentemente diagnosticada
Doença valvar grave	Estenose aórtica grave (gradiente de pressão média > 40 mmHg ou área da valva aórtica < 1,0 cm^2 ou sintomática) Estenose mitral sintomática (dispneia progressiva com exercícios, síncope por esforço ou insuficiência cardíaca)

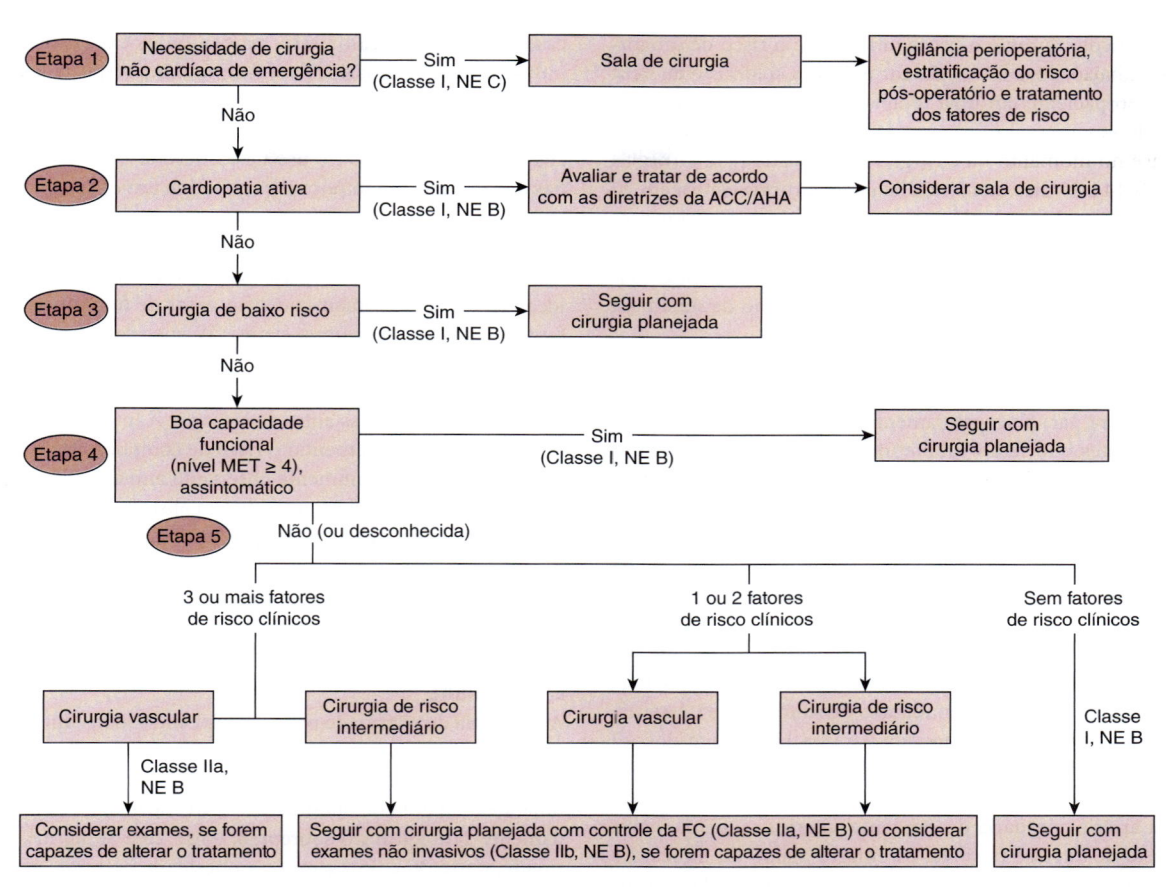

▲ **Figura 11-2** Avaliação cardíaca e algoritmo de cuidados para cirurgia não cardíaca com base em doenças clínicas ativas, doenças cardiovasculares conhecidas ou fatores de risco cardíacos para pacientes com 50 anos ou mais. Resumo do algoritmo da diretriz perioperatória da ACC/AHA 2007 de avaliação cardiovascular e cuidados para cirurgias não cardíacas. FR, frequência cardíaca, NE, nível de evidência, MET, equivalente metabólico.

A American Heart Association (AHA) desenvolveu um algoritmo útil para todos os médicos (Fig. 11-2). O algoritmo, atualizado em 2007, não se concentra mais nos testes de estresse, mas recomenda o exame apenas se os resultados tiverem impacto na cirurgia ou na anestesia e levarem a mudanças no tratamento do paciente. As diretrizes da AHA afirmam que a maioria dos pacientes com cardiopatias assintomáticas podem se submeter a cirurgias não cardíacas eletivas com segurança, sem a necessidade de realizar exames cardiológicos invasivos ou não invasivos.

> Fleisher LA et al: 2009 ACCF/AHA focused update on perioperative beta blockade incorporated into the ACC/AHA 2007 guidelines on perioperative cardiovascular evaluation and care for noncardiac surgery: a report of the American College of Cardiology Foundation/American Heart Association Task Force on practice guidelines. *Circulation.* 2009;120:e169-e276.
>
> Ford MK et al: Systematic review: prediction of perioperative cardiac complications and mortality by the revised cardiac risk index. *Ann Intern Med.* 2010:152:26.

C. Pacientes com intervenções coronarianas percutâneas anteriores (angioplastias e *stents*)

Há muita controvérsia sobre o melhor tratamento para pacientes que já foram submetidos a uma intervenção coronariana percutânea (ICP), a uma angioplastia sem colocação de *stents* ou a uma angioplastia com colocação de *stents* de metal ou farmacológico. Em função do risco de trombose no sítio da intervenção, os pacientes são geralmente colocados em terapia antiplaquetária dupla com ácido acetilsalicílico e clopidogrel por 2 a 4 semanas após a angioplastia, 4 a 6 semanas após a colocação de *stent* metálico e até 1 ano após a colocação de *stent* farmacológico. A interrupção dos antiplaquetários para a realização de intervenção cirúrgica apresenta risco de eventos cardíacos perioperatórios, se ocorrer trombose do *stent*. As diretrizes da AHA recomendam que se o procedimento for eletivo, a cirurgia deve ser postergada até que o caso possa ser tratado com ácido acetilsalicílico como único agente antiplaquetário. Se a cirurgia for urgente, deve-se considerar o momento da cirurgia e o risco de sangramento durante o procedimento. Se o risco de sangramento for baixo, deve-se considerar ICP com colocação de *stent* e colocar o paciente em uma terapia antiplaquetária dupla. Se o risco de sangramento for alto, a AHA recomenda o seguinte, com base no momento da cirurgia: angioplastia para cirurgias dentro de 14 a 29 dias, *stent* metálico para cirurgia eletiva em 30 a 365 dias e *stent* farmacológico para cirurgias que possam ser adiadas por mais de 1 ano. Cirurgias verdadeiramente urgentes e/ou emergências indicam angioplastia para procedimentos com alto risco de sangramento na cirurgia e colocação de *stent* para casos de baixo risco de sangramento.

As diretrizes da AHA recomendam várias outras medidas, como segue. (1) O uso de β-bloqueadores no perioperatório é indicado para pacientes previamente em uso do medicamento, para pacientes que serão submetidos a uma cirurgia vascular maior e para pacientes que serão submetidos a uma cirurgia de médio risco com um ou mais fatores de risco do IRCRs. Os β-bloqueadores devem ser iniciados dias a semanas antes da uma cirurgia planejada, a fim de produzir frequência cardíaca de 65 a 70 batimentos por minuto. A adição de estatinas, α_2-agonistas e bloqueadores do canal de cálcio pode ser eficaz. (2) A função ventricular esquerda deve ser avaliada no pré-operatório de pacientes com dispneia inexplicada ou história de insuficiência cardíaca compensada, com mudanças de sintomas. (3) A revascularização coronariana é sugerida para pacientes com doença de tronco de coronária esquerda, doença trivascular sintomática e baixa fração de ejeção (FE), doença de dois vasos com estenose da artéria coronária descendente anterior esquerda, baixa FE e teste de estresse positivo, ou infarto agudo do miocárdio com elevação do segmento ST. A AHA não recomenda cirurgia profilática de *bypass* de artéria coronária em pacientes com doença arterial coronariana estável. (4) A glicemia deve ser bem controlada. (5) Os pacientes com marcapassos ou desfibriladores implantados devem ter seus dispositivos examinados 3 a 6 meses antes de uma grande cirurgia. (6) Os pacientes com *stents* cardíacos farmacológicos devem manter o tratamento com ácido acetilsalicílico e interromper os outros agentes antiplaquetários pelo menor tempo possível. (7) Os β-bloqueadores e as estatinas devem ser mantidos no período perioperatório. (8) Cardiologistas devem ser consultados para recomendações específicas a fim de reduzir os riscos cardíacos no período perioperatório imediato.

> Practice alert for the perioperative management of patients with coronary artery stents. *Anesthesiology.* 2009:110:1-2.

D. Doença pulmonar

A presença de doença pulmonar significativa pode ser suspeitada ou confirmada pela história e pelo exame físico. Uma menor capacidade funcional pode ser a primeira indicação da necessidade de avaliação adicional. A presença de doença pulmonar obstrutiva ou restritiva sempre coloca o paciente em risco de complicações perioperatórias, por exemplo, pneumonia e dificuldade prolongada de desmame da ventilação mecânica. Em alguns casos, a análise da gasometria arterial ou os exames de função pulmonar são necessários para determinar a resposta aos broncodilatadores. Os pacientes asmáticos devem ser questionados sobre a gravidade de sua doença, as hospitalizações, a resposta aos agentes inalatórios e o uso de corticosteroides. As radiografias de tórax não são importantes na rotina pré-operatória. A história cirúrgica e o exame físico podem ser a primeira indicação de doença pulmonar significativa, e a avaliação deve ser iniciada antes de enviar o paciente para o consultório de APA. De modo ideal, os pacientes fumantes devem parar de fumar pelo menos 8 semanas antes da cirurgia eletiva. Warner demonstrou que as altas taxas de complicações pulmonares em 200 pacientes submetidos ao *bypass* coronariano ocorreram naqueles que pararam de fumar 1 a 8 semanas antes da cirurgia. A interrupção recente do tabagismo pode aumentar o risco de complicações pulmonares em função do comumente observado aumento da produção de tosse e escarro. Os pacientes devem abster-se do cigarro pelo maior tempo possível antes e depois da cirurgia.

> Warner DO: Helping surgical patients quit smoking: why, when, and how. *Anesth Analg.* 2005;101:481.

E. Obesidade

A epidemia de obesidade nos Estados Unidos determina problemas específicos para a cirurgia e a anestesia. O índice de massa corporal (IMC), relação entre peso (kg)/altura (m^2), oferece uma ideia do grau de obesidade. O IMC normal é de aproximadamente 21,6 kg/m^2, o sobrepeso, entre 25 e 30 kg/m^2, a obesidade, entre 30 e 35 kg/m^2, e a obesidade extrema, acima de 35 kg/m^2. Os pacientes extremamente obesos apresentam vários problemas perioperatórios e devem ser avaliados no consultório de APA. Deve ser dada atenção especial à via aérea superior e à avaliação dos sistemas circulatório, respiratório, metabólico e gastrintestinal. Pacientes com IMC anormal apresentam problemas cardiovasculares, como dificuldade de acesso venoso, hipertensão, cardiomegalia, diminuição da função ventricular esquerda e *cor pulmonale*, e também apresentam incidência duas vezes maior de cardiopatia isquêmica do que os pacientes com peso normal. A obesidade extrema também está associada a problemas pulmonares significativos, incluindo restrição de volume pulmonar, apneia obstrutiva do sono, hipoxemia, aumento da PaCO_2, aumento do hematócrito e insuficiência cardíaca direita. Na via aérea dos pacientes extremamente obesos, é difícil manter a ventilação com máscara em função da mobilidade diminuída do pescoço, além da adiposidade nessa região, e exige-se avaliação cuidadosa no pré-operatório. Quase todos os problemas endócrinos principais na obesidade extrema envolvem os efeitos do diabetes melito e exigem avaliação do controle glicêmico. A obesidade também leva ao depósito anormal de gordura no fígado, que provoca aumento do metabolismo dos anestésicos inalatórios. Os pacientes com obesidade mórbida podem apresentar risco elevado de aspiração gástrica e desenvolvimento de pneumonia por aspiração. Por fim, o tratamento da dor pós-operatória deve ser considerado.

F. Diabetes melito

A anormalidade metabólica mais comum é o diabetes melito, e sua presença deve levar a um alto índice de suspeita de problemas cardíacos. Os pacientes sob insulinoterapia apresentam risco mais elevado de morbidade e mortalidade cardíacas, incluindo infarto do miocárdio e insuficiência cardíaca. Pode ser difícil manter o controle glicêmico no período perioperatório, e a avaliação pré-operatória deve sempre ser verificada pela história ou por exames laboratoriais. Um controle rígido da glicemia pode reduzir infecções pós-operatórias, mas é controverso se a insulinoterapia intensiva diminui a mortalidade, a hipoglicemia perioperatória ou os eventos cardíacos. Os anestesiologistas são responsáveis pelo controle glicêmico durante o procedimento, e a equipe cirúrgica é normalmente responsável por esses cuidados no período pós-operatório.

> Hua J et al: Intensive intraoperative insulin therapy versus conventional insulin therapy during cardiac surgery: a meta-analysis. *J Cardiothoracic Vasc Anesth*. 2012;26(5):829-834. Epub Feb 14, 2012.

G. Pacientes em uso de heparina de baixo peso molecular

Os pacientes em uso de heparina de baixo peso molecular (HBPM) para profilaxia de trombose venosa profunda apresentam um problema incomum para o cirurgião e o anestesiologista. As diretrizes atuais determinam que, exceto quando absolutamente indicado, a anestesia neuroaxial (raquianestesia, epidural) não deve ser realizada se a HBPM não for interrompida por pelo menos 12 horas e, preferencialmente, 24 horas antes do procedimento. Isso significa que um anticoagulante substituto deve ser iniciado para a realização da anestesia neuroaxial, ou essa abordagem deve ser evitada.

H. Insuficiência renal

A insuficiência renal aguda (IRA) ocorre em aproximadamente 1 a 5% de todos os pacientes hospitalizados e é responsável pelo aumento da permanência hospitalar e da mortalidade. A consulta pré-operatória pode auxiliar a identificar os fatores de risco para IRA nos pacientes com função renal prévia normal que serão submetidos a cirurgias não cardíacas. O início perioperatório de IRA em pacientes com função renal normal prévia está associado ao aumento da mortalidade pós-operatória, especialmente significativa em até 1 ano após o procedimento. IMC acima de 32 kg/m^2, idade, cirurgia de emergência, doença hepática, cirurgia de alto risco (intratorácica, intraperitoneal, vascular suprainguinal, grande perda de sangue), doença vascular oclusiva periférica e doença pulmonar obstrutiva crônica que requer o uso de terapia broncodilatadora crônica colocam os pacientes em maior risco de insuficiência renal perioperatória.

> Kheterpal S et al: Predictors of postoperative acute renal failure after noncardiac surgery in patients with previously normal renal function. *Anesthesiology*. 2007;107:892.

Medicamentos no pré-operatório

A utilização de medicamentos no pré-operatório é dificultada pelo fato de que a maioria dos pacientes não está no hospital até o dia da cirurgia. Atualmente, a maioria das pré-medicações consiste em um agente ansiolítico (p. ex., midazolam) e um analgésico opioide (p. ex., fentanil), administrados no período pré-anestésico imediato. Muitas vezes, essas pré-medicações são oferecidas porque os pacientes têm uma noção preconcebida de que precisam de algo para relaxar. Alternativamente, a explicação completa do que o paciente pode esperar em termos de cirurgia e anestesia tem efeito calmante significativo comparável ao de medicamentos administrados para aliviar a ansiedade. A administração de pré-medicações para evitar a síndrome de aspiração pulmonar é muitas vezes considerada com a utilização de agentes que aumentam o pH gástrico (anti-H$_2$, inibidores da bomba de prótons, antiácidos) ou agentes que diminuem o volume gástrico.

Consentimento informado

Muitas instituições e clínicas obtêm um consentimento informado assinado pelos pacientes para anestesia, enquanto outras instituições incluem o consentimento anestésico no consentimento cirúrgico. Independentemente dos requisitos de cada instituição, o anestesiologista deve escrever uma anotação no prontuário do paciente, indicando que o paciente foi informado das questões que envolvem a anestesia e compreende os riscos e as complicações, como descrito. O consentimento informado para a anestesia deve incluir uma discussão sobre o que esperar da administração da anestesia e possíveis efeitos adversos e riscos. Várias questões devem ser discutidas rotineiramente, incluindo o momento da cirurgia, a pré-medicação, os riscos de lesão dos dentes, os riscos cardíacos, a sequência de eventos anteriores à indução da anestesia, o despertar da anestesia, a presença de cateteres, o tempo na sala de RPA, o retorno a um leito do hospital ou à alta hospitalar, o controle da dor pós-operatória e a probabilidade de náuseas e vômitos. Os pacientes podem ter questões relativas à consciência perioperatória. Em vez de causar preocupação indevida, o discernimento clínico deve determinar como uma descrição detalhada de cada uma dessas questões deve ser passada para cada paciente.

Escolha da anestesia

Considerações na escolha de uma técnica anestésica incluem o procedimento cirúrgico eletivo, as exigências de posicionamento, as preferências do paciente, as preferências do cirurgião, a urgência da cirurgia, o controle da dor pós-operatória e a potencial admissão para uma unidade de cuidados intensivos. Alguns procedimentos (p. ex., toracotomia) não podem ser realizados com anestesia regional ou bloqueio neuroaxial e necessitam de anestesia geral. Outros procedimentos (p. ex., cirurgia de extremidade) podem ser realizados com anestesia regional, neuroaxial ou geral. Às vezes, uma combinação de anestesias epidural e geral pode ser escolhida com continuação da epidural para o tratamento de dor pós-operatória. Uma cirurgia de emergência para pacientes com o estômago cheio pode necessitar de anestesia geral em sequência rápida para proteger da aspiração pulmonar. A anestesia regional pode proporcionar anestesia para cirurgia do quadril, mas não pode oferecer muito para o conforto do paciente em função das exigências de posicionamento na mesa cirúrgica. A idade do paciente e sua preferência também devem ser incluídas na decisão de escolha da técnica anestésica. No entanto, alguns tipos de anestesia regional podem ser contraindicados para pacientes com neuropatia periférica do diabetes. Uma anotação do tipo proposto de anestesia deve ser inserida no registro da avaliação pré-anestésica.

▶ Sala de preparo e sala de cirurgia

O enfermeiro, o cirurgião e o anestesiologista têm muitas tarefas a serem executadas, começando na sala de preparo, antes do início da cirurgia. O enfermeiro verifica o paciente e registra os sinais vitais, verifica a existência do consentimento assinado e introduz um acesso intravenoso, se necessário. O cirurgião deve confirmar e marcar o local da cirurgia. O anestesiologista deve confirmar a avaliação pré-operatória e o tipo de anestesia selecionada.

▶ Cirurgia em local de intervenção errado

Em julho de 2004, a Joint Commission on Accreditation of Healthcare Organizations (JCAHO [Comissão Conjunta de Acreditação em Organizações de Saúde]) instituiu as regras de segurança do paciente, conhecidas como Protocolo Universal, para prevenção de cirurgia em local de intervenção errado, procedimento errado e paciente errado. Todos os membros das equipes de cuidado devem estar familiarizados com as regras e sempre participar e realizar as três etapas do Protocolo Universal.

Etapa 1 – Verificação inicial do paciente, do procedimento e do local de intervenção do procedimento. Essa etapa começa no momento em que o procedimento é agendado e novamente no momento da internação no hospital, em qualquer momento que a responsabilidade pelo cuidado for transferida para outro profissional e antes de o paciente deixar a área pré-operatória para a sala de cirurgia.

Etapa 2 – Marcação do local de intervenção. Uma marca inequívoca deve ser feita utilizando um marcador permanente e que seja visível após o preparo pré-cirúrgico e à colocação dos campos cirúrgicos, no local ou próximo do sítio de incisão cirúrgica. Essa marcação não deve ser um X, como em "X marca o local", e sim uma palavra ou uma linha representando a incisão proposta. Essa marcação deve ser feita pelo cirurgião que irá realizar o procedimento. Se possível, o paciente deve participar do momento da marcação.

Etapa 3 – *Time out* (pausa cirúrgica) imediatamente antes de iniciar o procedimento. O *time out* deve ser realizado no local onde o procedimento cirúrgico será realizado, e todos os membros da equipe de cuidados – cirurgião, enfermeiros, anestesiologista – devem participar ativamente da verificação da identidade correta do paciente, da lateralidade e do local de intervenção cirúrgicos, do acordo sobre o procedimento agendado e da garantia de que todos os implantes necessários e equipamentos especiais estão imediatamente disponíveis. Esse *time out* deve ocorrer antes da incisão. A JCAHO exige que o *time out* seja documentado no prontuário médico.

> Joint Commission on Accreditation of Healthcare Organizations: Universal protocol for preventing wrong site, wrong procedure, wrong person surgery. Disponível em: https://www.jointcommission.org/standards_information/up.aspx. Acesso em: 14 jul. 2016.

▶ Sala de cirurgia

O anestesiologista deve verificar o equipamento na sala de cirurgia antes de ajudar a transportar o paciente. Uma vez na sala de cirurgia, o paciente é transferido para a mesa cirúrgica com a ajuda dos enfermeiros e do anestesiologista. É uma prática-padrão da anestesia acoplar monitores para medir a pressão arterial sistêmica (linha arterial, manguito de pressão arterial), frequência cardíaca, oxigenação (oxímetro de pulso) e ventilação (capnografia) antes da indução anestésica (Tab. 11-5).

O anestesiologista deve certificar-se de que um cirurgião está presente no ambiente antes do início da indução. Então, o *time out* final deve ser executado, confirmando local, paciente, procedimento e equipe cirúrgica.

▶ Manejo da anestesia geral

Os pacientes devem ser pré-oxigenados antes da indução da anestesia geral. A anestesia geral é comumente induzida pela administração de medicamentos por via intravenosa (p. ex., propofol ou tiopental) e, nos casos em que a função cardiovascular está comprometida, etomidato ou cetamina. Os pacientes que recebem propofol podem queixar-se de desconforto nos locais da administração intravenosa, e os pacientes que recebem etomidato podem apresentar alguns movimentos atetoides, semelhantes a convulsões. Quase todos os anestésicos são precedidos pela

Tabela 11-5 Padrões para a monitorização básica de anestesia

Parâmetro	Equipamento
Oxigenação – Garantir a concentração do paciente no gás inspirado e no sangue durante toda a anestesia	**Analisador de gases** – Parte do aparelho de anestesia **Oximetria de pulso** – Variação do tom de pulsação continuamente audível
Ventilação – Garantir adequada ventilação do paciente	**Capnografia** – Monitoramento contínuo da presença de CO_2 no gás expirado
Circulação – Garantir função circulatória adequada do paciente	**ECG** – Monitoramento contínuo da entrada à saída da sala de cirurgia **Monitoramento da pressão arterial** – Aferição pelo menos a cada 5 minutos **Monitoramento da frequência cardíaca do paciente** – Geralmente por meio do ECG ou do oxímetro de pulso
Temperatura – Auxílio na manutenção da temperatura adequada do paciente	Termômetro oral, cutâneo, nasal ou vesical

administração de um analgésico opioide (p. ex., fentanila) em uma dose que não se destina a induzir uma anestesia, mas que ajuda a reduzir a quantidade do agente de indução. A maioria das anestesias gerais inclui, em seguida, um relaxante muscular para facilitar a intubação endotraqueal. A intubação traqueal é quase sempre realizada durante a anestesia geral e é especialmente importante nos pacientes submetidos a cirurgias de emergência que provavelmente estão com o estômago cheio ou quando é necessária a ventilação por pressão positiva. A máscara laríngea (ML) também pode ser utilizada para manter a via aérea patente. Para minimizar o tempo que a traqueia está desprotegida, pode ser utilizada indução em sequência rápida da anestesia, utilizando administração de agentes de indução rápida e relaxantes musculares de ação rápida (p. ex., succinilcolina). A *crash induction* (indução rápida) é uma modificação da técnica de sequência rápida, com a aplicação de pressão cricoide por um profissional de saúde que não seja o mesmo que induz a anestesia.

A anestesia geral também pode ser induzida por máscara, utilizando um anestésico inalatório (p. ex., isoflurano ou sevoflurano). Esse método é comumente utilizado para crianças. Uma vez que a profundidade de anestesia adequada é assegurada, um relaxante muscular pode ser administrado para facilitar a intubação endotraqueal. A indução inalatória demora mais do que a indução em sequência rápida, e a via aérea pode ficar desprotegida por um longo tempo. Uma combinação de um agente inalatório e um agente por via intravenosa também pode ser utilizada para induzir anestesia geral.

Uma vez atingido um nível de profundidade adequado de anestesia e de relaxamento muscular, a traqueia pode ser intubada. Em geral, a facilidade na intubação endotraqueal pode ser prevista a partir da avaliação pré-operatória cuidadosa da via aérea.

Entretanto, ocasionalmente, o anestesiologista encontra uma intubação difícil inesperada e técnicas adicionais podem ser necessárias: estas podem incluir manejo cricoide, ajuste da posição da cabeça do paciente ou utilização de um cateter rígido (p. ex., *bougie*) ou um fibrobroncoscópio. A ASA fornece um algoritmo para o manejo de via aérea difícil. Se outro profissional estiver fazendo pressão sobre a cartilagem cricoide, o anestesiologista deve decidir diretamente qual manobra poderá ser mais eficaz. Se a via aérea não puder ser acessada após várias tentativas, o paciente pode ser despertado e será tomada uma decisão para avançar com intubação por fibroscopia com o paciente acordado ou para cancelar a anestesia até que uma avaliação posterior possa ser realizada. A complicação mais grave da intubação traqueal, e causa mais comum de grave morbidade e mortalidade anestésica, é a incapacidade de acessar a via aérea. Outras complicações comuns são lesões dentárias, lesões dos tecidos moles nos lábios, hipertensão arterial e taquicardia, e laringospasmo na extubação.

Após a indução anestésica, o paciente deve ser corretamente posicionado para o procedimento. É responsabilidade do cirurgião e do anestesiologista assegurar que o paciente esteja posicionado de maneira apropriada, a fim de evitar complicações físicas e fisiológicas. O estudo *Closed Claims* da ASA indica que o dano do nervo em função do mau posicionamento durante a cirurgia é a segunda complicação anestésica mais comum. Atenção especial deve ser dada para proteger adequadamente toda a pressão potencial e áreas vulneráveis, como cotovelos, joelhos, calcanhares e olhos. O nervo ulnar é particularmente suscetível a lesões, assim como o plexo braquial, quando os braços do paciente são muito abduzidos. A hemodinâmica também pode ser comprometida por mudanças de posição que podem resultar em diminuição do retorno venoso, resultando em hipotensão.

> American Society of Anesthesiologists: Practice guidelines for management of the difficult airway: an updated report by the American Society of Anesthesiologists Task Force on management of the difficult airway. *Anesthesiology*. 2003;98:1269.
>
> Cheney FW et al: Nerve injury associated with anesthesia: a closed claims study. *Anesthesiology*. 1999;90:1062.

▶ Manutenção da anestesia geral

Com o acesso à via aérea garantido, o anestesiologista normalmente mantém a anestesia com uma combinação de um agente inalatório, óxido nitroso, opioide e relaxante muscular. Esse "equilíbrio anestésico" permite o controle dos agentes na manutenção das exigências da anestesia: analgesia, amnésia (inconsciência), relaxamento muscular esquelético e controle das respostas hemodinâmicas à estimulação cirúrgica. Os medicamentos com perfis farmacológicos específicos são escolhidos para auxiliar nos requerimentos anestésicos. A analgesia é fornecida por opioides e agentes inalatórios; a amnésia, por benzodiazepínicos, óxido nitroso e agentes inalatórios; e o relaxamento muscular, por bloqueadores neuromusculares, agentes inalatórios ou anestésicos locais. Deve-se fornecer relaxantes musculares em quantidades adequadas para facilitar o procedimento, mas não excessivamente que possa ocultar um sinal clínico de aprofundamento da anestesia ou resultar em relaxamento prolongado no pós-operatório, o que pode ser um problema para o anestesiologista. Um estimulador nervoso periférico é capaz de monitorar o relaxamento muscular, de modo que ele seja reversível no fim do procedimento e permita a extubação segura.

▶ Anestesia regional para cirurgias

Muitas cirurgias não necessitam de anestesia geral. Elas incluem todos os procedimentos realizados abaixo da cintura, no abdome inferior e nas extremidades superiores. A raquianestesia e a anestesia epidural fornecem excelente relaxamento muscular e analgesia profunda e evitam o manejo da via aérea, permitindo a consciência do paciente. A raquianestesia e a anestesia epidural apresentam vantagens adicionais: diminuição da perda sanguínea durante procedimentos ortopédicos, menores complicações trombóticas, menor comprometimento pulmonar, manutenção da vasodilatação para o pós-operatório de cirurgias vasculares, alta hospitalar precoce e ausência de comprometimento do sistema imune.

A. Raquianestesia

A maioria das raquianestesias é realizada com o paciente em posição lateral ou sentado na mesa cirúrgica. Após a preparação de assepsia e a introdução de anestésico local na pele, é introduzida uma pequena agulha espinal de calibre 25 a 27 na coluna lombar inferior, e o espaço subdural é identificado pela presença de líquido cerebrospinal (LCS). Dependendo do tempo de duração da cirurgia, podem ser injetadas lidocaína ou bupivacaína (com ou sem adrenalina ou opioide). A raquianestesia com lidocaína fornece pelo menos 2 horas de anestesia, enquanto a bupivacaína fornece até 5 horas de anestesia. Entretanto, em função do desconforto do paciente devido à dor causada pelo torniquete, o uso de torniquetes ortopédicos limita o uso da raquianestesia por não mais de 2 horas. Assim que o anestésico local é injetado, o paciente é colocado em posição supina por 5 a 10 minutos para permitir a adequada dispersão do anestésico local. Nesse período, a pressão arterial e a frequência cardíaca devem ser monitoradas; a hipotensão e a bradicardia podem ser induzidas pela simpatectomia devido à dispersão cefalocaudal do anestésico local. Durante os 5 a 10 minutos, os movimentos do paciente devem ser limitados. Com o bloqueio estabilizado, a preparação cirúrgica e o posicionamento podem prosseguir. O anestesiologista deve monitorar o paciente do mesmo modo que em uma anestesia geral e administrar sedação, se necessário.

Além das alterações hemodinâmicas já esperadas, a complicação mais comum da raquianestesia é a cefaleia pós-punção dural. A incidência é muito baixa quando são utilizadas agulhas de calibres menores e é mais comum em mulheres jovens. A cefaleia pós-punção é quase sempre posicional e melhora quando o paciente está deitado. Cefaleias graves podem resultar em diplopia em função do estiramento do sexto par craniano com a perda de LCS. Os pacientes geralmente se queixam de cefaleia 1 ou 2 dias após a cirurgia. O tratamento é conservador, com manutenção adequada da hidratação, permanência em decúbito e analgésicos, como paracetamol. As cefaleias intensas podem requerer um "adesivo sanguíneo" (*blood patch*) para vedar o local de extravasamento de LCS, procedimento que deve ser realizado pelo anestesiologista.

B. Anestesia epidural

A anestesia epidural apresenta várias diferenças em relação à raquianestesia. O espaço epidural situa-se entre o ligamento amarelo e as estruturas durais; na anestesia epidural, o espaço subdural não é atingido, de modo que não há extravasamento de LCS e, portanto, não há potencial para cefaleia pós-punção. A anestesia epidural pode ser mantida através de um pequeno cateter inserido no espaço epidural. Outros locais de anestesia podem ser adicionados para mover o bloqueio para níveis espinais mais elevados ou para manter o nível selecionado de anestesia. Essa técnica epidural contínua pode ser utilizada para o controle da dor no pós-operatório. O cateter pode ser colocado em níveis espinhais no terço médio do tórax para toracotomia ou na região torácica inferior ou região lombar para cirurgias abdominais ou procedimentos de extremidades inferiores. A anestesia epidural exige a administração de grandes volumes de anestésicos locais com potencial injeção intravascular, resultando em comprometimento cardiovascular ou bloqueio alto. Também há potencial para colocação em local errado do cateter ou agulha epidural no espaço subaracnóideo. A instilação de grandes volumes no espaço subaracnóideo pode resultar em bloqueio espinhal mais alto ou total com colapso cardiovascular resultante. Portanto, pequenas doses de anestésico local para teste são administradas para avaliação de sinais de injeção intravenosa ou bloqueio alto. Outra desvantagem potencial da anestesia epidural é que seu início é muito mais lento do que a raquianestesia. As mesmas alterações hemodinâmicas observadas com a anestesia epidural podem ocorrer com a raquianestesia.

Uma complicação comum das anestesias epidural e raquianestesia é o bloqueio prolongado das fibras parassimpáticas que inervam a bexiga, com resultante retenção urinária e necessidade de cateterismo vesical.

C. Bloqueio de nervo periférico

A verdadeira anestesia regional é útil para procedimentos de extremidades. A anestesia de extremidades superiores pode ser obtida pelo bloqueio do plexo braquial, utilizando abordagem interescalênica, abordagem supraclavicular ou abordagem axilar. A cirurgia de extremidades inferiores pode ser realizada utilizando o bloqueio do plexo lombar e seus ramos principais: nervo femoral, nervo ciático, nervo cutâneo femoral lateral, nervo obturador e nervo poplíteo. Em alguns casos, um cateter pode ser colocado próximo ao nervo ou ao plexo para permitir a permanência do bloqueio e o controle da dor pós-operatória. A utilidade desses bloqueios para cirurgia de extremidades é limitada em tempo pelo uso de torniquetes, se o paciente permanecer acordado durante o procedimento. Esses bloqueios são muito úteis para evitar a anestesia geral. As vantagens adicionais do bloqueio de nervos periféricos incluem alta hospitalar precoce, ausência de administração de grandes quantidades de opioides, menos náuseas e vômitos, nenhuma instrumentação da via aérea do paciente e deambulação precoce. A sedação intraoperatória pode ser fornecida, e o anestesiologista deve monitorar o paciente de modo padrão.

▶ Cuidados anestésicos monitorados

Os cuidados anestésicos monitorados (MACs, do inglês *monitored anesthesia care*) eram previamente denominados anestesia local com *standby* (ou estado de espera). O "*standby*" é feito pelo anestesiologista que monitora o estado do paciente enquanto o cirurgião realiza um procedimento com anestesia local. Se necessário, o anestesiologista também pode fornecer sedação e analgesia para o paciente. Em geral, esse tipo de anestesia é solicitado pelo cirurgião especialmente para pacientes com saúde debilitada; ela fornece a opção de ser convertida à anestesia geral, se necessário.

▶ Fim da cirurgia

No fim do procedimento, a maioria dos pacientes que foram intubados para a cirurgia deve ter seu relaxamento muscular revertido e o aprofundamento da anestesia diminuído para permitir o retorno à consciência. Assim que a função muscular retornar e o paciente for capaz de responder aos comandos, a sonda endotraqueal pode ser retirada e o paciente, observado para garantir ventilação adequada. Os pacientes são, então, transferidos para a maca e transportados para a sala de RPA acompanhados pelo anestesiologista, que monitora as condições do paciente durante o transporte. Muitas instituições exigem que um membro da equipe cirúrgica também acompanhe o paciente até a RPA, junto com o anestesiologista. Alguns pacientes muito doentes são transportados diretamente para a unidade de terapia intensiva (UTI), ainda intubados, sedados e ventilados.

▶ Sala de recuperação pós-anestésica

A sala de RPA, mais conhecida como sala de recuperação, é o local para onde a maioria dos pacientes é transferida após uma cirurgia. A sala de RPA é a área designada para que os pacientes recebam o monitoramento pós-anestésico dos sinais vitais e os cuidados iniciais de enfermagem para a recuperação da cirurgia. É preconizado pela ASA que todos os pacientes, independentemente do tipo de anestesia, recebam cuidado pós-anestésico adequado, tanto na sala de RPA ou em uma área equivalente, como na UTI. Uma exceção a esse padrão pode apenas ser concedida pelo anestesiologista responsável pelos cuidados do paciente. Na sala de RPA, um relato oral deve ser fornecido ao enfermeiro responsável por um membro da equipe de anestesia familiarizado com o procedimento e que tenha acompanhado o paciente durante o transporte. O cirurgião também pode fornecer um relato em relação às questões cirúrgicas que podem impactar na recuperação do paciente.

A sala de RPA deve ser equipada essencialmente com os mesmos monitores da sala de cirurgia e com os medicamentos e equipamentos necessários para ressuscitação de emergência. A sala de RPA é uma UTI especializada e de curta permanência, e deve contar com equipe de enfermagem especializada e treinada para monitorar os pacientes que estão se recuperando da anestesia. Os pacientes são monitorados continuamente na RPA por aproximadamente 1 hora ou até que preencham completamente os critérios objetivos específicos. A alta da RPA exige avaliação clínica da equipe do setor. Particular atenção deve ser dada ao monitoramento de oxigenação, ventilação, circulação, nível de consciência e temperatura.

A maioria das RPAs utiliza um sistema de escores para a alta do setor (p. ex., o escore de Aldrete), que descreve critérios objetivos que devem ser preenchidos antes que o paciente possa receber alta da RPA. Esses critérios incluem análise quantitativa da capacidade do paciente de mover as extremidades em resposta a comandos verbais, ventilação (pela oximetria de pulso) e circulação (sinais vitais estáveis) adequadas, nível de consciência e controle da dor. Após uma cirurgia ambulatorial, os pacientes devem ter um responsável para acompanhá-los para casa. A maioria das instituições tem políticas que exigem que o anestesiologista, junto com a equipe de enfermagem da RPA, avalie a alta do paciente da RPA.

> Aldrete JA, Kroulik D: A postanesthetic recovery score. *Anesth Analg.* 1970;49:924.
> Awad JT, Chung F: Factors affecting recovery and discharge following ambulatory surgery. *Can J Anaesth.* 2006;53:858.

PROBLEMAS COMUNS NO PÓS-OPERATÓRIO

Há muitas razões pelas quais os pacientes podem ter uma estadia diferente da rotina na sala de RPA. Os três problemas mais comuns na RPA são hipotermia, náuseas e vômitos, e controle da dor. Hipotensão/hipertensão, hipoxemia, hipercapnia/hipoventilação e agitação também podem ocorrer.

▶ Hipotermia

Uma complicação muito comum da cirurgia e da anestesia é a hipotermia. Devem ser feitos todos os esforços na sala de cirurgia para evitar a hipotermia do paciente, mesmo que esses esforços exijam que a temperatura da sala de cirurgia seja mantida em nível mais quente do que o confortável. Os pacientes admitidos na RPA hipotérmicos devem ser reaquecidos para evitar as consequências adversas de tremores e calafrios (p. ex., aumento do consumo de oxigênio). A hipotermia também pode ter efeito adverso nos parâmetros de coagulação e retardar a recuperação da anestesia em função da diminuição do metabolismo dos medicamentos. Os métodos mais eficazes de reaquecimento são aquecedores de ar-forçado e colchões térmicos. Os calafrios podem ser ativamente tratados com pequenas doses de meperidina.

> Rajagopalan S et al: The effects of mild perioperative hypothermia on blood loss and transfusion requirement. *Anesthesiology.* 2008;108:71.

▶ Náuseas e vômitos no pós-operatório

De acordo com a Society for Ambulatory Anesthesia (SAMBA), náuseas e vômitos no pós-operatório (NVPOs) não tratados ocorrem em 20 a 30% da população cirúrgica geral e em até 70 a 80% da população cirúrgica de alto risco. O aumento da permanência na sala de RPA e, muitas vezes, da internação para controlar NVPO acrescenta desconforto e morbidade ao paciente, além do maior custo financeiro para o sistema de saúde. Sete diretrizes da SAMBA foram adotadas por muitos serviços de saúde para a prevenção e o tratamento de NVPO.

1. Identificar os pacientes de alto risco para NVPO. Os indicadores independentes mais consistentes para NVPO são sexo feminino, não tabagismo e história de NVPO ou de cinetose (*motion sickness*), junto com os fatores relacionados com a anestesia geral, como os anestésicos voláteis, o óxido nitroso e os opioides no pós-operatório.

2. Reduzir os fatores de risco para NVPO. A estratégia mais segura é utilizar anestesia regional, quando possível. Caso contrário, utilizar propofol para a indução e minimizar o uso de agentes voláteis, opioides e óxido nitroso intraoperatórios. A anestesia epidural para o tratamento da dor pós-operatória pode ser a melhor estratégia para reduzir NVPO.

3. Administrar profilaxia de NVPO utilizando uma ou duas intervenções em adultos com risco moderado para NVPO. Antagonistas do receptor 5-HT_3 (ondansetrona, dolasetrona,

granisetrona), dexametasona e droperidol em baixa dose estão entre os antieméticos mais eficazes para a profilaxia de NVPO: cada um é capaz de reduzir independentemente o NVPO em 25%. Recomenda-se que os adultos que apresentam risco moderado para NVPO recebam terapia combinada para a profilaxia com fármacos de diferentes classes e mecanismos. Um novo medicamento – aprepitanto, um antagonista do receptor de neurocinina-1 (NK-1, do inglês *neurokinin-1*) – tem sido capaz de reduzir o NVPO de maneira significativa, administrado isoladamente ou em combinação com os antagonistas de 5-HT_3.

4. Para os pacientes com alto risco de NVPO, a SAMBA recomenda abordagem multimodal para profilaxia que inclui o uso de duas ou mais intervenções e uma tentativa de reduzir os fatores de base (p. ex., ansiolíticos), minimizando os agentes anestésicos escolhidos e utilizando as intervenções farmacológicas mencionadas anteriormente.
5. Administrar antieméticos profiláticos para crianças com alto risco de NVPO. Utilizar a mesma terapia de combinação, como em adultos.
6. Alguns pacientes não apresentam fatores de risco para NVPO e, portanto, não necessitam receber profilaxia, mas podem desenvolver NVPO no pós-operatório. O tratamento recomendado consiste em iniciar com uma dose baixa de antagonista de 5-HT_3, a única classe de medicamentos devidamente estudada para ser eficaz no tratamento de NVPO.
7. Se for necessária terapia de resgate para pacientes que receberam profilaxia, recomenda-se que o(s) antiemético(s) escolhido(s) seja(m) de uma classe terapêutica diferente dos medicamentos utilizados para a profilaxia.

> Gan TJ et al: Society for Ambulatory Anesthesia guidelines for the management of postoperative nausea and vomiting. *Anesth Analg.* 2007;1051:615.

▶ Tratamento da dor aguda pós-operatória

O tratamento da dor cirúrgica pós-operatória é de responsabilidade do anestesiologista e do cirurgião. Diferentemente de NVPO, o controle inadequado da dor pós-operatória é a principal causa de internação hospitalar inesperada para cirurgia ambulatorial. Em geral, a intensidade da dor depende do local (procedimentos de abdome superior tendem a ser mais dolorosos do que os de abdome inferior; i.e., a apendicectomia é mais dolorosa do que a hérnia inguinal, que é mais dolorosa do que uma pequena cirurgia da parede torácica), mas a resposta individual do paciente à dor e os esforços para tratá-la variam amplamente. O que pode parecer uma pequena incisão para alguns pacientes, pode ser muito dolorosa para outros. O desafio clínico de fornecer o tratamento adequado da dor pós-operatória também é uma importante diretriz da JCAHO e da mídia nacional. Assim, quase todos os departamentos de anestesia têm uma equipe de tratamento da dor aguda que pode ajudar com o manejo de pacientes na sala de RPA e, posteriormente, nas unidades de tratamentos intensivos geral ou cirúrgica.

A morfina é o analgésico pós-operatório histórico, administrada por via intravenosa ou intramuscular. Entretanto, a resposta do paciente a um protocolo padronizado de administração é variável e pode não conseguir controlar a dor ou causar sintomas de superdosagem. Cada paciente necessita de uma concentração sérica diferente do fármaco para resultar no controle adequado da dor.

Há quatro modalidades ou abordagens comuns para o tratamento da dor pós-operatória:

- **Medicamentos orais** – Para procedimentos menores, por exemplo, excisão de lesões da pele, os analgésicos não esteroides podem ser suficientes. Para níveis mais intensos de dor, opioides orais em combinação com paracetamol são frequentemente eficazes;
- **Opioides intravenosos** – Ocasionalmente, uma ou duas doses intravenosas de morfina, hidromorfona ou fentanila podem ser suficientes para o controle da dor pós-operatória. Entretanto, um método mais confiável é a administração de pequenas doses de um opioide, administrado de acordo com as necessidades do paciente. A analgesia controlada pelo paciente (ACP) utiliza a mesma quantidade ou até menos do total de opioides para controlar a dor, e é tão segura quanto os medicamentos intramusculares. Os pacientes são instruídos sobre como usar o dispositivo de ACP para administrar os opioides de acordo com a necessidade. A ACP tem ampla aceitação pelos pacientes, médicos e enfermeiros, pois fornece o controle da dor em tempo hábil, correspondendo melhor às necessidades do paciente. Deve-se ter cuidado especial quando o controle da dor parece ser inadequado e a equipe de cuidado ao paciente se sente tentada a administrar um "reforço" intravenoso de opioide;
- **Analgesia epidural com opioides** – A aplicação de opioides ou narcóticos nos locais de receptores neuroaxiais, através do cateter epidural, é provavelmente a modalidade preferencial para o controle da dor pós-operatória aguda grave. Um cateter epidural é colocado, de preferência, no pré-operatório em um dermátomo espinal, próximo ao local de incisão: no terço médio do tórax para cirurgias torácicas, torácicas inferiores e abdominais superiores, ou na região lombar para incisões abdominais inferiores ou cirurgias dos membros inferiores. Essa técnica utiliza infusão contínua de uma solução combinada de baixa concentração de anestésico local (bupivacaína 0,125 mg/mL) e opioide (morfina, hidromorfona ou fentanila). Essa modalidade não requer a cooperação do paciente, mas pode ser utilizada como ACP. A analgesia epidural pode ser mantida por vários dias; ela tem efeitos benéficos para a manutenção da vasodilatação periférica após procedimentos vasculares e melhora a mecânica respiratória pela diminuição da dor quando o paciente está respirando por conta própria. Os pacientes devem ser monitorados para depressão respiratória durante a administração da analgesia epidural, porque a depressão respiratória é a principal complicação dessa terapia para controle da dor;

- **Bloqueio de nervo ou plexo específico** – O bloqueio com anestesia local de um único nervo ou com cateter de infusão contínua de anestésico local ao redor de um plexo nervoso principal está se tornando bastante popular. Os exemplos incluem injeção ou colocação de cateter contínuo em volta do nervo femoral para controle da dor em cirurgia de joelho e colocação de cateter contínuo em volta do plexo braquial (geralmente, supraclavicular) para controle da dor de cirurgias de extremidades superiores.

Complicações da anestesia

Não importa se os pacientes são bem preparados para a anestesia e a cirurgia, sempre há a possibilidade de complicação após a administração da anestesia. Essas complicações podem ser menores em sua natureza (p. ex., infiltração intravenosa, hipotermia ou lesão ocular menor) ou questões importantes (p. ex., uma via aérea difícil inesperada que pode resultar em morte ou morbidade significativa). Muitas complicações podem ser evitadas com um bom preparo pré-operatório, mas algumas não são evitáveis (reações inesperadas a fármacos ou crise metabólica, p. ex., hipertermia maligna). Quatro complicações comuns da anestesia são o despertar durante a anestesia, a lesão de nervo periférico, a hipertermia maligna e a perda visual.

Despertar intraoperatório

Muitos pacientes ficam preocupados sobre estar conscientes durante o procedimento cirúrgico. O despertar intraoperatório, sob anestesia geral, é raro, com incidência de 0,1 a 0,2%. Quando ocorre, pode provocar sequelas psicológicas significativas e vários prejuízos prolongados para o paciente. Alguns tipos de cirurgia apresentam maior incidência de despertar intraoperatório, incluindo cirurgia cardíaca, trauma maior e cirurgia obstétrica. Todos estão associados a situações importantes ou potencialmente fatais de comprometimento hemodinâmico que tornam o despertar inevitável se o anestesiologista deseja alcançar outros objetivos anestésicos críticos de manutenção cardíaca, respiratória e homeostasia vascular. A orientação do American Board of Anesthesiologist define o despertar intraoperatório como: "quando um paciente se torna consciente durante um procedimento cirúrgico realizado sob anestesia geral e, posteriormente, tem recordação (explícita) desses eventos". A orientação diz que a memória não inclui o momento anterior à indução da anestesia geral ou o momento do despertar e retorno intencionais à consciência.

As estratégias sugeridas para reduzir ou eliminar o risco do despertar intraoperatório incluem:

1. **Avaliação pré-operatória** – Pacientes com história de despertar intraoperatório prévio, abuso de drogas, uso crônico de opioides para controle da dor e reserva hemodinâmica limitada apresentam maior risco de despertar intraoperatório. Esses pacientes submetidos a cirurgias de alto risco devem ser informados sobre o potencial para o despertar. Não há consenso de que a informação a todos os pacientes sobre a possibilidade de despertar intraoperatório leve a uma maior incidência do despertar;
2. **Preparação pré-anestésica** – É obrigatória a rigorosa verificação pré-operatória de todos os equipamentos envolvendo a anestesia e seus componentes, por exemplo, os níveis do vaporizador de agentes voláteis. Embora essa estratégia não impeça os erros humanos, ela fornece ao anestesiologista uma lembrança constante de que existem componentes evitáveis para complicações do despertar;
3a. **Monitoramento intraoperatório** – A estratégia atualmente aceita é utilizar todos os monitores de anestesia padrão nos pacientes (ECG, aferição de pressão arterial, monitores de frequência cardíaca, analisadores contínuos e capnografia) e avaliar, de forma intermitente, o movimento intencional ou reflexo para detectar o despertar intraoperatório. Há casos em que não foram apresentadas mudanças nos sinais vitais de pacientes que relataram consciência;
3b. **Monitoramento da atividade elétrica cerebral** – Vários dispositivos de monitoramento são capazes de interpretar os dados de eletrencefalograma simples e processado dos pacientes e correlacioná-los à profundidade da anestesia, auxiliando a prevenir a consciência durante a anestesia geral. O dispositivo mais comum atualmente disponível é conhecido como monitor de índice biespectral (BIS; Aspect Medical Systems, Natick, Massachusetts). Atualmente, o uso do BIS para pacientes submetidos à anestesia geral não parece oferecer qualquer vantagem sobre um protocolo que utilize concentrações finais do agente anestésico expirado na redução da incidência de despertar intraoperatório.

Por fim, quando ocorre o despertar, seja notificado espontaneamente pelo paciente no pós-operatório ou descoberto durante a visita pós-operatória pelo anestesiologista, o relato do paciente deve ser levado em conta com seriedade. Alguns pacientes necessitam de aconselhamento e tratamento no pós-operatório, e os profissionais de saúde devem ser sensíveis à questão potencial e oferecer a ajuda solicitada.

> American Board of Anesthesiology: Practice advisory for intraoperative awareness and brain function monitoring. *Anesthesiology*. 2006;104:847.
> Avidan MS et al: Prevention of intraoperative awareness in a high-risk surgical population. *N Engl J Med*. 2011;591-600.

Lesão de nervos periféricos

A lesão de nervos periféricos é uma complicação conhecida da anestesia e pode ocorrer na anestesia geral ou com uma técnica regional. Essas lesões são quase sempre devidas ao posicionamento do paciente e a sua incapacidade de relatar e responder aos pontos de pressão anormais ou à posição incômoda de uma extremidade. A lesão mais comum ocorre no nervo ulnar ao nível do cotovelo e pode acontecer inclusive quando o paciente tiver recebido um coxim de proteção adequado. Outros nervos periféricos menos comumente acometidos incluem o nervo fibular no joelho e o nervo radial no local onde passa pelo sulco espiral do úmero. O nervo fibular normalmente é acometido por uma posição anormal contra o estribo para litotomia, e o nervo radial é acometido por um manguito de pressão arterial ou pressão anormal de campos cirúrgicos. Em geral, os pacientes relatam dormência ao longo do trajeto do nervo, mas, em alguns, também pode ocorrer fraqueza motora. Essas lesões geralmente desaparecem em um curto período de tempo. Estiramento anormal do plexo braquial na abdução extrema dos braços, talas de ombro indevidamente colocadas ou afastadores da parede torácica durante a cirurgia cardíaca podem resultar em lesões mais graves, incluindo não só o déficit sensitivo, mas também o comprometimento motor que pode não se recuperar tão rápida ou completamente como os nervos ulnar, radial ou fibular. Lesões mais graves que envolvem perda motora requerem exame inicial estabelecido e terapia. Como a maioria dessas lesões de nervos periféricos é devida ao mau posicionamento durante a cirurgia, é responsabilidade de cirurgiões, enfermeiros e anestesiologistas posicionar adequadamente os pacientes e fornecer coxins suficientes para proteção.

> Welch MB, Brummett CM, Welch TD, et al: Perioperative peripheral nerve injuries: a retrospective study of 380,680 cases during a 10-year period at a single institution. *Anesthesiology.* 2009;111:490-497.

▶ Hipertermia maligna

A hipertermia maligna é uma doença rara, hereditária, caracterizada pela contração muscular intensa; resulta de excesso de liberação de cálcio do retículo sarcoplasmático e grande aumento de cálcio intracelular no músculo esquelético, devido à incapacidade do cálcio para ser reabsorvido. Essa contração muscular intensa leva a um estado hipermetabólico que se manifesta com hipertermia, hipercapnia, taquicardia e acidose metabólica. É fatal se não for tratada. A hipertermia maligna é comumente desencadeada pela administração de agentes anestésicos (p. ex., o relaxante muscular despolarizante succinilcolina sozinho ou em conjunto com um agente volátil). Os vapores anestésicos mais modernos, sevoflurano e desflurano, são menos frequentemente associados como desencadeadores. As manifestações clínicas iniciais da hipertermia maligna incluem taquicardia inexplicada e acidose metabólica, mas a elevação de temperatura pode ser um achado tardio. Embora nem sempre confiável, o primeiro sinal de hipertermia maligna é, às vezes, o espasmo do masseter após a administração de succinilcolina durante a indução. A monitoração cuidadosa sempre deve acontecer. Basear-se apenas na elevação da temperatura pode ser perigoso, e a análise dos gases sanguíneos deve ser monitorada para acidose metabólica inexplicável. Em alguns pacientes, a hipertermia maligna desenvolve-se insidiosamente durante a cirurgia, e a elevação de temperatura pode ser a primeira manifestação.

A hipertermia maligna é tratável e evitável. O tratamento preferencial é o dantroleno intravenoso. Cada centro cirúrgico deve ter um protocolo para hipertermia maligna e um *kit* incluindo doses múltiplas de dantroleno. O dantroleno é fornecido como pó e requer vários minutos para que seja misturado em uma solução intravenosa utilizável. A hipertermia maligna é uma verdadeira emergência anestésica, e o anestesiologista irá necessitar de ajuda da equipe cirúrgica. O procedimento cirúrgico pode ter que ser adiado. Normalmente, o tratamento da hipertermia maligna é bem-sucedido. Os pacientes devem ser monitorados na UTI por 24 horas ou até que estejam estáveis e sejam encaminhados para exames confirmatórios.

As reações de hipertermia maligna podem ser evitadas. Qualquer paciente com história pessoal ou familiar de hipertermia maligna deve receber um anestésico não desencadeante, sem depender de succinilcolina ou dos agentes voláteis.

> Hopkins PH: Malignant hyperthermia. *Trends Anaesthes Crit Care.* 2008;19(1):22-33.

▶ Perda visual perioperatória

Uma complicação recentemente descrita de procedimentos cirúrgicos prolongados (> 6,5 horas) da coluna vertebral realizados na posição prona, associada a grandes perdas de sangue, é a perda visual total ou parcial. A perda de visão parece estar associada a uma neuropatia óptica isquêmica, sem etiologia conhecida. Não parece haver qualquer característica identificável no paciente no pré-operatório. O tratamento intraoperatório para os pacientes submetidos a procedimentos prolongados envolvendo perda substancial de sangue inclui monitoração da pressão arterial e monitoração contínua da PVC. Não há consenso sobre os limites inferiores de hematócrito, limites de vasopressores ou posição prona. Não há tratamento conhecido. O risco de perda visual deve ser discutido com os pacientes na fase pré-operatória da cirurgia e da anestesia para procedimentos que requerem posição prona.

> Apfelbaum JL et al: Practice Advisory for perioperative visual loss associated with spine surgery: an updated report by the American Society of Anesthesiologists Task Force on perioperative visual loss. *Anesthesiology.* 2012;116:274-285.

QUESTÕES DE MÚLTIPLA ESCOLHA

1. Muitos pacientes tomam remédios à base de ervas naturais sem prescrição médica. No período perioperatório, os pacientes devem ser aconselhados a:
   A. Manter seus medicamentos naturais habituais.
   B. Interromper apenas os medicamentos aprovados por seu médico.
   C. Continuar ingerindo apenas os medicamentos aprovados pela Food and Drug Administration.
   D. Interromper todos os medicamentos naturais sem prescrição.

2. Em relação ao momento certo para a avaliação anestésica pré-operatória para pacientes com cirurgias eletivas:

A. A avaliação inicial deve ser feita no dia da cirurgia para pacientes saudáveis que serão submetidos a procedimentos cirúrgicos altamente invasivos.
   B. A avaliação inicial deve ser feita no mínimo 1 dia antes da cirurgia para pacientes que serão submetidos a procedimentos cirúrgicos altamente invasivos.
   C. Não é necessária a avaliação pré-operatória do anestesiologista para pacientes saudáveis.
   D. Uma anotação do médico de atenção primária do paciente afirmando que ele está "liberado para anestesia e cirurgia" é suficiente como avaliação pré-operatória.

3. Em relação aos pacientes que colocaram *stent* farmacológico recentemente e estão programados para realizar um procedimento cirúrgico eletivo com alto risco de sangramento:
   A. A cirurgia deve ser realizada em até 4 semanas após a colocação do *stent*, enquanto o paciente permanece em uso de ácido acetilsalicílico e clopidogrel.
   B. A cirurgia deve ser realizada em até 4 semanas após a colocação do *stent*, com o paciente interrompendo o clopidogrel e mantendo o ácido acetilsalicílico em baixa dose.
   C. O procedimento cirúrgico deve ser adiado até que possa ser realizado com o paciente ingerindo apenas ácido acetilsalicílico em dose baixa.
   D. A cirurgia deve ser adiada por 1 ano.

4. As estratégias para evitar o despertar intraoperatório incluem:
   A. Monitorar estritamente os sinais vitais intraoperatórios – procedimento realizado pelo anestesiologista que sempre irá detectar o despertar intraoperatório.
   B. Informar ao paciente, durante a avaliação pré-operatória, sobre a possibilidade do despertar.
   C. Monitorar a atividade elétrica cerebral com um monitor BIS.
   D. Nenhuma das alternativas anteriores.

5. A avaliação pré-operatória do anestesiologista deve incluir avaliação do risco do paciente para um evento cardíaco intraoperatório. Os fatores do IRCR incluem todos os seguintes, exceto:
   A. História de cardiopatia isquêmica.
   B. Diabetes melito.
   C. Obesidade.
   D. Insuficiência renal.
   E. Cirurgia de alto risco.
   F. Insuficiência cardíaca.

12 Choque e insuficiência pulmonar aguda em pacientes cirúrgicos

James W. Holcroft, MD
John T. Anderson, MD
Matthew J. Sena, MD

TRATAMENTO INICIAL DO CHOQUE

A insuficiência cardiovascular, ou choque, pode ser causada por (1) depleção de volume vascular; (2) compressão do coração ou de grandes veias; (3) insuficiência intrínseca do coração ou insuficiência por resistência excessiva à ejeção ventricular; (4) perda do controle autonômico vascular; (5) inflamação sistêmica grave não tratada; e (6) inflamação sistêmica grave compensada parcialmente. O choque descompensado significa que a pressão arterial média ou o débito cardíaco (mais precisamente, o produto da pressão e do débito) são inadequados para a perfusão periférica. No choque compensado, a perfusão pode estar adequada, mas apenas por demanda excessiva do coração. Dependendo do tipo e da gravidade da insuficiência cardiovascular e da resposta ao tratamento, o choque poderá comprometer outros sistemas de órgãos. Este capítulo irá discutir os distúrbios cardiovasculares e pulmonares associados ao choque.

CHOQUE HIPOVOLÊMICO

▶ Diagnóstico

O choque hipovolêmico (choque provocado por volume sanguíneo circulante inadequado) é mais frequentemente causado por sangramento, mas também pode ser consequência de vômitos e diarreia, sequestro de líquidos no lúmen intestinal (p. ex., obstrução intestinal) ou perda de plasma em queimaduras extensas. Independentemente da etiologia, as respostas compensatórias, mediadas principalmente pelo sistema nervoso adrenérgico, são as mesmas: (1) constrição de vênulas e pequenas veias da pele, tecido adiposo, músculo esquelético e órgãos, com deslocamento do sangue dos vasos de capacitância periféricos para o coração; (2) constrição de arteríolas da pele, músculo esquelético, intestino, pâncreas, baço e fígado (mas não para encéfalo ou coração); (3) aumento do desempenho cardíaco por meio do aumento da frequência e da contratilidade cardíacas; e (4) aumento da reabsorção de sódio e água pelo sistema renina-angiotensina-aldosterona, além da liberação de vasopressina. Os resultados são o aumento do enchimento cardíaco, o aumento do débito cardíaco (diretamente pelo aumento na contratilidade ou indiretamente por meio do aumento do volume diastólico final) e o aumento no fluxo sanguíneo para os órgãos com pouca ou nenhuma tolerância à isquemia (coração e encéfalo).

Vários são os sinais e sintomas do choque hipovolêmico, que podem ocorrer devido ao volume sanguíneo inadequado ou respostas compensatórias. Alguns sinais manifestam-se precocemente nas formas leves de choque; outros apresentam-se mais tardiamente e apenas nas formas graves do choque. O objetivo é captar os primeiros sinais: isso pode salvar uma vida.

Com os sinais iniciais do choque, o médico pode ter dificuldades em obter acesso intravenoso. A pele pode estar fria (um sinal inespecífico, mas um sinal inicial). Mas o mais importante – isto é, o mais sensível – de todos os primeiros sinais de choque hipovolêmico é a diminuição do fluxo sanguíneo para a pele e os tecidos subcutâneos. É um sinal que precisa ser avaliado com cuidado, e que pode ser esquecido. Ele é mais bem detectado na pele da superfície plantar do pé, uma área sem pigmentação, com a cor determinada apenas pelo sangue contido nos tecidos. Deve-se iniciar com compressão da pele sobre a superfície plantar de um dedo com pressão intensa, mas sem ser dolorosa, seguido do ordenhamento proximal do sangue contido na área comprimida, para a pele sobre a articulação metatarsofalângica. Então, a compressão é liberada de repente. A área antes comprimida ficará completamente pálida, mas será logo preenchida, em alguns segundos, se o paciente não estiver em choque (e não apresentar doença vascular periférica). Em um paciente hipovolêmico, o enchimento é mais lento. Esse exame é geralmente realizado com o pé no nível do coração, mas, se o paciente estiver razoavelmente estável e as extremidades não estiverem lesionadas, ele é mais sensível se puder ser realizado com o pé acima do nível do coração, a uma altura de cerca de 30 cm. Embora o hálux seja geralmente utilizado, pode-se também utilizar a pele sobre o calcanhar, que apresenta superfície maior de observação. Entretanto, deve-se utilizar critérios diferentes. Se for utilizado o hálux, a cor deve começar a retornar em 4 segundos; se for utilizado o calcanhar, a cor deve retornar em 2 segundos.

Hipotensão postural – Uma queda na pressão arterial sistólica de mais de 10 mmHg que persista por mais de 1 minuto quando o paciente se senta pode ser sinal de choque leve. É muito útil em pacientes com suspeita de hipovolemia por desidratação ou perda interna oculta de sangue (p. ex., em paciente que pode ter sangramento gastrintestinal). Não pode ser utilizado, entretanto, em pacientes gravemente doentes ou com múltiplas lesões, que podem não suportar as mudanças de posição.

Uma baixa pressão de enchimento no átrio direito está sempre presente no choque hipovolêmico, mesmo nos casos de choque leve, quando não há compressão cardíaca associada. Pressão de enchimento alta o bastante para distender as veias do pescoço quando a cabeça, o pescoço e o tronco do paciente são elevados a 30 graus, na ausência de compressão cardíaca, descarta o choque hipovolêmico. A não visualização das veias pode sugerir hipovolemia, mas não é diagnóstica.

A oligúria é um achado comum no choque inicial, na ausência de diurese hiperosmolar. Um cateter vesical deve ser inserido em todos os pacientes com suspeita de hipovolemia. O débito urinário é considerado potencialmente inadequado se estiver abaixo de 0,5 mL/kg/h em um adulto, abaixo de 1 mL/kg/h em uma criança, e abaixo de 2 mL/kg/h em um lactente. O sinal, quando presente, é sensível e específico. Entretanto, pode-se esperar por 30 minutos ou mais antes de se saber que o sinal está presente.

O hematócrito irá cair em poucos minutos no paciente que está sangrando ou no paciente que já sangrou, mesmo que a perda de sangue tenha sido leve, se o paciente tenha recebido outros líquidos, exceto sangue. Na ausência de administração de líquidos, entretanto, a queda pode levar algumas horas – a restituição do volume intravascular a partir da albumina intersticial e de água e eletrólitos leva algum tempo. A perda sanguínea pode ser estimada se o paciente tiver recebido outros líquidos, exceto sangue, pela magnitude da queda do hematócrito. Queda do hematócrito de 3 a 4% indica redução do volume sanguíneo de aproximadamente 10%; queda de 6 a 8% indica diminuição de cerca de 20% (ou 1 L em um adulto médio). Esses cálculos pressupõem que o paciente recebeu líquidos suficientes para corrigir a hipovolemia. Considera-se também que o paciente não estava desidratado antes da hemorragia e não apresenta grandes perdas de plasma para os espaços extravasculares, como em um paciente com queimaduras extensas, antes de uma possível hemorragia. Nesses pacientes, o hematócrito pode ser normal apesar do sangramento ainda importante.

O choque hipovolêmico é facilmente reconhecido quando se torna mais grave. Nos casos moderados (déficit de 20-30% do volume sanguíneo), o paciente pode sentir sede. A hipotensão pode estar presente, mesmo na posição supina. A acidose metabólica, geralmente com frequência respiratória rápida compensatória, pode se desenvolver após hidratação inicial. (A acidemia geralmente não está presente antes da hidratação. Os produtos do metabolismo anaeróbio nos tecidos isquêmicos são liberados na corrente sanguínea apenas quando algum grau de reperfusão é alcançado.)

No choque hipovolêmico grave (déficit de mais de 30% do volume sanguíneo), a pressão arterial será sempre baixa, mesmo na posição supina. A perfusão cerebral e cardíaca torna-se inadequada. Os sinais do primeiro incluem alteração do nível de consciência, inquietação, confusão, agitação, letargia ou aparência de embriaguez; os sinais do último incluem frequência cardíaca irregular ou sinais eletrocardiográficos de isquemia miocárdica, como depressão do segmento ST-T e, a seguir, aparecimento de ondas Q. A acidose metabólica estará sempre presente após a hidratação inicial.

Existem muitas armadilhas ao fazer o diagnóstico de choque hipovolêmico, e todo médico irá deixar de fazer o diagnóstico em algum momento. Em alguns pacientes, especialmente crianças e adultos jovens, fortes mecanismos compensatórios são capazes de manter a pressão arterial em níveis normais em um quadro de choque leve ou moderado. Em outros pacientes, é possível não saber se a pressão observada está anormalmente baixa – um paciente jovem pode ter pressão sistólica normal abaixo de 100 mmHg; a mesma pressão em um paciente cronicamente hipertenso pode preceder uma catástrofe. A dor produzida por traumatismos, na ausência de perda sanguínea, pode produzir hipertensão; uma pressão normal em um paciente com dor decorrente de traumas pode sugerir hipovolemia. A administração de sedativos ou opioides na presença de hipovolemia pode produzir hipotensão, mas geralmente não tem efeito sobre a pressão em um paciente normovolêmico – não se deve atribuir a hipotensão aos sedativos ou opioides até que a possibilidade de hipovolemia seja descartada.

A frequência cardíaca é notoriamente não confiável como sinal de choque hipovolêmico. Embora aumente em resposta a sangramentos parciais em animais anestesiados, a correlação entre a hipovolemia e a frequência cardíaca em seres humanos não anestesiados é fraca. Os pacientes hipovolêmicos não anestesiados muitas vezes apresentam frequências cardíacas normais. A hipovolemia grave pode até mesmo produzir bradicardia, com o sistema circulatório fazendo uma última tentativa de permitir o enchimento dos ventrículos durante a diástole. A frequência normal do coração não é uma garantia de que o paciente não está em choque. (A frequência cardíaca rápida, no entanto, deve ser considerada. Pode ser a única indicação de choque. A armadilha está na suposição de que uma frequência cardíaca normal descarta o choque.)

Há pelo menos três outras armadilhas que podem levar à ausência do diagnóstico de choque. (1) A vasoconstrição cutânea de choque hipovolêmico pode ser minimizada pela vasodilatação induzida por álcool ou outros agentes farmacológicos e terapêuticos e outras drogas; o paciente pode ter a pele bem-perfundida, mesmo estando hipovolêmico. (2) A oligúria do choque pode ser superada por diurese osmótica induzida por níveis elevados de álcool ou glicose no sangue. (3) O choque pode causar alterações no estado mental que se assemelham à intoxicação com o uso de drogas ou embriaguez. Se assim for, o paciente pode estar em estado pré-terminal, em que o choque é tão grave que o fluxo sanguíneo cerebral se torna inadequado. O diagnóstico do uso de drogas ou álcool, como causa das anormalidades mentais, só deve ser feito após o choque ter sido descartado.

▶ Tratamento

A. Via aérea e ventilação

A hidratação de pacientes em choque hipovolêmico, hemorrágico ou não hemorrágico começa com a garantia da patência da via aérea. Em muitos pacientes em choque, especialmente no choque grave, isso significa intubação e ventilação mecânica preemptica. O médico não pode deixar que dúvidas sobre a via aérea interfiram na avaliação e no tratamento de outros problemas no quadro muitas vezes confuso de choque. Um paciente que posteriormente não necessite de suporte para a via aérea ou de ventilação mecânica pode ser facilmente extubado; não intubar um paciente que mais tarde venha a perder o controle de uma via aérea ou que já não possa ventilar bem e necessite de intubação de emergência em condições difíceis pode levar a dano cerebral anóxico ou morte. Essa conduta é diferente da abordagem de pacientes clínicos com doença pulmonar obstrutiva crônica descompensada, em que a intubação pode significar ventilação mecânica prolongada e, talvez, até mesmo, nunca mais extubar. Os pacientes com doença pulmonar grave subjacente, mesmo em condições basais, apresentam dificuldade para respirar. Em geral, as condições basais em pacientes cirúrgicos são perfeitamente adequadas à função pulmonar. Quando os possíveis problemas cirúrgicos são descartados ou tratados, normalmente não há problema com a extubação.

Se o paciente necessitar de ventilação mecânica – e quase todos os pacientes intubados em decorrência do choque necessitam – a ventilação controlada por volume, ou suas variações, é a preferencial nas fases iniciais da reidratação (nas fases tardias, após o controle da situação, geralmente é utilizada ventilação modulada por pressão; ver a seção "Tratamento inicial da insuficiência pulmonar aguda", neste capítulo). O volume corrente deve ser configurado em 7 mL/kg de peso corporal ideal (PCI); o tempo inspiratório, em 1 segundo; a frequência respiratória, em 15 incursões/min; e a pressão expiratória final, em 0 cm H_2O, com todas essas configurações feitas para minimizar a pressão média na via aérea. Para manter a saturação de oxigênio arterial adequada, a concentração de oxigênio inspirado deve ser configurada em 1,00. (A concentração de oxigênio poderá ser diminuída posteriormente, após a normalização dos gases sanguíneos e estabilização do paciente.)

A conduta de intubar e ventilar rapidamente, descrita anteriormente, deve ser realizada em todos os pacientes em choque, com apenas uma exceção – pacientes que apresentam lesão hemorrágica interna, potencialmente fatal. O sangramento pode ocorrer para o interior do abdome, do tórax ou do pericárdio. Na maioria das vezes, o diagnóstico é feito com base em achados clínicos ou imagens de ultrassonografia. Alguns desses pacientes devem ser intubados na sala de emergência. Se possível, entretanto, deve-se retardar a intubação até que o paciente esteja na sala de cirurgia (que pode ser um destino intermediário para todos esses pacientes, assim que a hemorragia cavitária seja reconhecida).

Um paciente em choque profundo com sangramento **no interior** do tórax ou abdômen pode piorar rapidamente, a ponto de perder seus sinais vitais, com intubação e ventilação com pressão positiva. A ventilação com pressão positiva apresenta efeitos no sistema circulatório. Todos são ruins e podem piorar na presença de hipovolemia. A pressão positiva comprime as veias cava superior e inferior, aumentando o tempo necessário para preencher o átrio direito e o ventrículo direito durante a diástole. (A ventilação normal com pressão negativa, ventilação espontânea, diminui o tempo necessário.) A pressão positiva comprime as finas paredes das câmaras do coração (átrio e ventrículo direitos), dificultando o enchimento das câmaras durante a diástole. (A ventilação com pressão negativa facilita o enchimento das câmaras.) A pressão positiva comprime a artéria pulmonar, a microvascularização pulmonar e as veias pulmonares, dificultando a transmissão de energia do ventrículo direito para a artéria pulmonar. (A pressão negativa facilita a transmissão de energia.) A ventilação com pressão positiva também comprime as veias pulmonares, demandando períodos mais longos para o enchimento do átrio esquerdo durante a diástole. (A pressão negativa permite enchimento mais rápido.)

Se o paciente perder seus sinais vitais na sala de cirurgia, com a intubação, o cirurgião e o anestesiologista estarão bem situados para lidar definitivamente com os problemas subjacentes de hemorragia e via aérea. Em contrapartida, se o paciente for intubado no pronto-socorro e perder seus sinais vitais, a equipe estará em grande desvantagem para lidar com os problemas subjacentes. Um exemplo é um paciente com ferimento por arma de fogo no abdome, que perde os sinais vitais logo após a intubação no pronto-socorro. A abertura do tórax será difícil, realizada em condições não ideais e, provavelmente, não irá ajudar. A manobra não lida com o problema subjacente de hemorragia **no interior** da cavidade abdominal. O paciente irá necessitar de uma laparotomia, que não pode ser realizada no pronto-socorro.

B. Sangramento

A pressão direta deve ser a primeira manobra para controlar sangramento externo de qualquer parte do corpo. Os torniquetes comercialmente disponíveis ou torniquetes pneumáticos improvisados podem ser utilizados para sangramentos de extremidades. Eles são fáceis de aplicar e geralmente seguros por até 2 horas, mas o sangramento deve ser controlado o mais rápido possível para diminuir o tempo de torniquete. Há vários agentes hemostáticos comercialmente disponíveis e aprovados pelo Food and Drug Administration (FDA) para controle temporário de sangramentos externos. Eles são eficazes tanto em ambientes hospitalares quanto pré-hospitalares. O sangue na cavidade pleural deve ser drenado com um dreno torácico. A expansão do pulmão irá diminuir o sangramento adicional do parênquima

CHOQUE E INSUFICIÊNCIA PULMONAR AGUDA EM PACIENTES CIRÚRGICOS — CAPÍTULO 12

pulmonar por meio da aposição do órgão e da pleura parietal e a ventilação pode, então, ser restabelecida com a compressão do pulmão. O dreno também irá permitir o monitoramento do sangramento, fornecendo boa informação para intervenção cirúrgica precoce. O sangramento de fraturas pélvicas pode necessitar de colocação de ataduras. O controle mais definitivo pode vir mais tarde, com a embolização por angiografia ou controle cirúrgico. Fraturas grandes de ossos longos devem ser imobilizadas. Embora não seja necessário acrescentar, os pacientes com sangramento intra-abdominal ou intratorácico não controlado devem ser preparados para a sala de cirurgia.

O clampeamento às cegas, sem visualização direta, no pronto-socorro, não deve ser tentado para o controle inicial de sangramento externo. Ele pode resultar em lesão do vaso ou, ainda pior, em laceração dos vasos adjacentes, com consequente aumento do sangramento.

C. Reidratação inicial

O acesso vascular é mais bem obtido com a colocação percutânea de cateteres venosos de grande calibre (preferencialmente 14-gauge ou maior). Os cateteres podem ser colocados em veias superficiais nas extremidades superiores, veias centrais no tórax ou em veias femorais. Os cateteres também podem ser colocados nas veias safenas, por dissecção, ou diretamente intraósseos (esterno, tíbia ou úmero) por meio de um sistema de introdução de agulhas especiais (FAST-1, EZ IO). A maior vantagem desse dispositivo é que exige treinamento mínimo para alcançar seu objetivo com sucesso. A escolha do acesso depende da gravidade do choque, do padrão da lesão, da experiência do médico e das consequências da complicação com o acesso. Se forem utilizadas as veias das extremidades inferiores, o cateter deve ser retirado em até 24 horas para minimizar o risco de trombose e infecção. O acesso venoso central pode ser perigoso para pacientes em choque hipovolêmico com veias centrais em colapso. A urgência na colocação predispõe a erros de técnica. Um pneumotórax ou a punção não intencional de uma artéria, em um paciente instável, pode ser fatal.

A reidratação inicial deve começar com solução cristaloide aquecida. Podem ser utilizadas solução fisiológica ou solução de Ringer lactato. O uso de soluções com lactato é importante no choque grave e se o pH arterial estiver abaixo de 7,20. O lactato irá tamponar os íons hidrogênio liberados na circulação central com o início da hidratação. O ácido láctico resultante é, então, oxidado com dióxido de carbono e água no fígado, e é excretado pelos pulmões e pelos rins.

Se o pH arterial não estiver excessivamente baixo, a solução fisiológica pode ser utilizada como reidratação inicial. Uma pequena acidose hiperclorêmica, no estado pós-reidratação imediato, pode ser uma mudança favorável na molécula de albumina, diminuindo sua passagem do plasma **para** o interstício. A acidose também pode aumentar a contratilidade miocárdica.

O fluxo sanguíneo para o fígado não deve ser um fator de decisão para a escolha de Ringer lactato ou solução fisiológica. Até um fluxo mínimo, em um choque grave, será suficiente para liberar os íons hidrogênio tamponados no parênquima hepático. O Ringer lactato não deve ser utilizado, entretanto, em pacientes com doença hepática preexistente. A oxidação adequada exige bom funcionamento das células hepáticas.

A velocidade de administração da solução cristaloide inicial depende de dois fatores. (1) A gravidade do choque e a presença de sangramento não controlado: quando o sangramento for controlado, o objetivo é a hidratação até a normovolemia. (2) Administrar 2L, o mais rápido possível, seguido de um terceiro litro em 10 minutos, se necessário. Essa quantidade de líquido irá reidratar a maioria dos pacientes em que a hemorragia tenha sido interrompida.

Se o paciente permanecer desidratado com essa quantidade de líquido, deve-se procurar por um novo sangramento, que pode estar **no interior** do tórax, do abdome ou do retroperitônio. Além disso, deve-se iniciar hemoderivados, em vez de cristaloides.

D. Hemoderivados

A terapia de transfusão pode salvar vidas, mas ela não é livre de riscos. As reações transfusionais, a transmissão de agentes patogênicos pelo sangue, a lesão pulmonar aguda (LPA) e a imunomodulação podem surgir pela administração de hemoderivados. No paciente com sangramento agudo, deve ser utilizado um concentrado de hemácias halogênicas quando o sangramento estimado for maior do que 1,5 L (30% do volume sanguíneo) e, o mais precoce possível, nos sangramentos que não param ou em pacientes com risco de doença arterial coronariana (Tab. 12-1).

Em situações de urgência, o tipo sanguíneo O pode ser administrado para restabelecer o volume sanguíneo circulante. O sangue Rh-positivo pode ser administrado a homens e mulheres fora da idade fértil; o sangue Rh-negativo deve ser administrado em mulheres em idade fértil. O tipo sanguíneo do paciente pode ser determinado em 10 minutos, na maioria dos hospitais, e hemácias compatíveis não cruzadas tipo-específicas podem ser utilizadas, quando disponíveis (exceto no caso de vítimas em massa, quando o tipo O Rh-negativo, doador universal, pode ser utilizado para minimizar o risco de administração de um tipo sanguíneo errado a um paciente não identificado corretamente). Células tipo-específicas também podem ser utilizadas em transfusões maciças, quando é impossível a prova cruzada em função da origem heterogênea das células circulantes após rápida reposição de volume sanguíneo.

Se a transfusão está em andamento, mas a perda total de sangue provavelmente exceda uma volemia em 12 horas, plasma e plaquetas devem ser administrados em quantidades aproximadas a 1:1:1. Isso deve ser determinado o mais rápido possível para evitar coagulopatia dilucional. Os "protocolos de transfusão maciça" podem maximizar o uso eficiente de hemoderivados, por meio da utilização de relações predeterminadas dos componentes, além da refrigeração à beira do leito e, em alguns casos,

Tabela 12-1 Valores do hematócrito para transfusão: influência da doença arterial coronariana (DAC), local onde o paciente está sendo tratado (pronto-socorro [PS] vs. unidade de tratamento intensivo [UTI]) e probabilidade de sangramento

Doença arterial coronariana (DAC)	Local	Probabilidade de sangramento	Hematócrito desejado (%)
Não	UTI	Pouco provável	21
Não	UTI	Possível	21
Não	PS	Pouco provável	24
Não	PS	Possível	27
Sim	UTI	Pouco provável	27[1]
Sim	UTI	Possível	30[2]
Sim	PS	Pouco provável	33[2]
Sim	PS	Possível	36[2]

[1] Valores de hematócrito abaixo de 27 podem ser suficientes para alguns pacientes com DAC tratada, quando não há risco de sangramento.
[2] Valores de hematócrito acima de 30 geralmente funcionam como tampão para sangramento inesperado ou imensurável. Eles não são necessários em todos os pacientes com DAC.

do monitoramento laboratorial de acordo com o protocolo. A infusão de cristaloides pode ser restrita nos casos de transfusão maciça – quantidades adequadas de cristaloides serão infundidas junto com os hemoderivados.

E. Objetivos da reidratação

A oferta de quantidades excessivas de líquidos, em um esforço para restaurar a pressão arterial para níveis normais ou supranormais, poderá resultar em edema. O edema intestinal pode levar à síndrome compartimental abdominal, com compressão da veia cava inferior, deslocamento do diafragma **para o interior** do tórax e compressão do coração e dos pulmões; o edema no fígado pode levar à compressão dos ductos biliares e à incapacidade para excretar bilirrubina no intestino; o edema nos pulmões pode dificultar a ventilação e a oxigenação; e o edema nos tecidos lesionados pode impedir a cicatrização e a capacidade de combater a infecção. A pressão arterial desnecessariamente elevada também pode potencialmente exacerbar o sangramento. Por outro lado, a reidratação inadequada pode deixar o paciente exposto aos muitos efeitos adversos do choque prolongado, como a falência de múltiplos órgãos.

O objetivo principal da reidratação em todos os tipos de choque é o mesmo: restaurar a perfusão adequada de órgãos terminais, produto da pressão média de perfusão do órgão e o fluxo sanguíneo. A ressuscitação para uma pressão sistólica braquial de 80 mmHg ou até presença de pulso radial em pacientes com hemorragia é bem razoável até que o sangramento possa ser controlado. (O médico pode não saber o débito cardíaco ou o fluxo sanguíneo para o órgão na fase inicial de reidratação, mas ele pode utilizar critérios clínicos, como a perfusão da pele, o débito urinário e o nível de consciência, além da pressão arterial para avaliar a conduta do paciente.) Após o controle do sangramento, uma pressão sistólica de 90 mmHg pode ser aceitável. Em pacientes muito idosos, a meta da pressão arterial deve ser mais alta para garantir um pouco mais de perfusão para o encéfalo, o coração e outros órgãos que podem ser irrigados por artérias obstruídas pela aterosclerose.

Deve-se ter em mente durante a reidratação, entretanto, que pode ser perigoso utilizar a pressão arterial para definir a gravidade do choque ou avaliar o efeito da reidratação. A maioria dos pacientes em choque hipovolêmico é capaz de realizar vasoconstrição de arteríolas da pele, de músculos e órgãos viscerais em resposta à hipovolemia (com exceção dos pacientes alcoolizados). Eles sempre mantêm pressão normal, mesmo com a manutenção do choque. Deve-se considerar muitas variáveis na avaliação da reidratação adequada, incluindo a perfusão periférica, o débito urinário, o nível de consciência, o equilíbrio acidobásico e a resolução de quaisquer sinais de isquemia miocárdica.

F. Correção das anormalidades da coagulação

Após traumatismo grave ou sepse, muitos pacientes irão apresentar sinais de coagulação intravascular, com tempo de sangramento prolongado, plaquetopenia, diminuição dos níveis de fibrinogênio e produtos de degradação de fibrina ou monômeros de fibrina. A correção exige a administração de plasma e plaquetas, especialmente para pacientes que continuam a sangrar e para aqueles com traumatismo craniano grave, nos quais o sangramento intracraniano pode ser fatal.

A reposição tradicional de fatores de coagulação era realizada com plasma fresco congelado, após seu descongelamento. A vantagem do plasma congelado é a sua logística; a desvantagem é que ele deve ser descongelado antes do uso, o que pode levar de 30 a 60 minutos. Os grandes centros de traumatismo utilizam o plasma pré-descongelado ou o plasma "líquido", que nunca foi congelado. A vantagem do primeiro é que o produto não necessita ser descongelado; sua principal desvantagem é o potencial para resíduos. A vantagem potencial do plasma "líquido" é o aumento da atividade dos fatores, com a desvantagem do resíduo. Finalmente, há interesse no desenvolvimento de plasma liofilizado congelado, especialmente para fins militares. Embora os europeus tenham muita experiência com o produto (já aprovado para uso na Europa), não existe atualmente uma fórmula aprovada pelo FDA nos Estados Unidos.

Na última década, a terapia farmacológica para a coagulopatia relacionada à hemorragia se tornou um adjunto-padrão no choque hemorrágico. Em um passado recente, o fator VII ativado recombinante começou a ser utilizado rotineiramente para pacientes com grandes traumatismos, com coagulopatia traumática. A administração de doses entre 80 e 100 mcg/kg é geralmente recomendada para a coagulopatia de pacientes de trauma. Quantidades menores podem ser úteis para reversão dos efeitos da varfarina na hemorragia intracraniana. Em função de seu mecanismo de ação, os níveis de plaquetas e fibrinogênio devem ser adequados no momento da administração.

O ácido tranexâmico (TXA, do inglês *tranexamic acid*) é um agente antifibrinolítico recentemente inserido no uso de rotina por militares como tratamento farmacológico adjuvante para controle da hemorragia. Ele também tem sido cada vez mais utilizado em hospitais comuns. O ímpeto para sua utilização no trauma surgiu com um grande ensaio prospectivo internacional (CRASH-2), bem como de um grande grupo retrospectivo de vítimas de combate. Embora seu monitoramento não seja universalmente recomendado, ele parece ser particularmente útil na presença de extensa fibrinólise, que pode ser avaliada pelo tromboelastograma (TEG), exame cada vez mais utilizado no diagnóstico de fibrinólise em pacientes com sangramento.

O uso de agentes farmacológicos para aumentar a hemostasia pode levar aos efeitos colaterais pró-coagulantes. Estes foram bem documentados com o fator VII ativado, mas são menos conhecidos com agentes antifibrinolíticos, como o TXA. Se o paciente não estiver sangrando e não estiver em risco de uma consequência importante de ressangramento, os fatores pró-coagulantes não devem ser administrados, pois podem apenas aumentar a inflamação e a coagulação sistêmicas. Como em qualquer intervenção, a relação risco-benefício deve ser individualizada.

G. Hipotermia: prevenção e tratamento

A manutenção da normotermia é essencial no choque hemorrágico. Pacientes com perdas sanguíneas significativas podem perder a capacidade de aumentar a produção metabólica de calor. Além disso, a reposição inicial de líquidos é frequentemente realizada com soluções frias ou à temperatura ambiente, como cristaloides administrados por paramédicos ou hemoderivados não aquecidos. O estresse da exposição ambiental ou cirúrgica pode tornar difícil a manutenção da temperatura. O impacto não deve ser subestimado. Os efeitos adversos da hipotermia sobre a coagulopatia podem ser profundos.

Por essas razões, a prevenção e o tratamento da hipotermia devem ser imediatos e prioritários durante a terapia de reidratação do choque hemorrágico. Por fim, deve-se manter o ambiente aquecido, infundir líquidos levemente aquecidos e manter o paciente com cobertores, o máximo possível. Esses esforços devem iniciar o quanto antes após a lesão ou após o início da doença.

H. Modalidades que devem ser evitadas

O uso de soluções coloides não tem papel no choque hipovolêmico, exceto quando o volume de soluções cristaloides limita sua disponibilidade, como no tratamento em catástrofes ou guerras. Nessas circunstâncias, as soluções contendo *hetastarch* (hidroxietilamido) ou solução salina hipertônica e dextrana podem ser utilizadas. De outro modo, os coloides não fornecem benefícios sobre as soluções cristaloides e adicionam custo elevado. Os vasopressores não devem ser utilizados na reidratação de pacientes hipovolêmicos sem comprometimento neurológico, exceto em situações críticas, por curtos períodos, enquanto o volume vascular é novamente expandido. A ideia de que vasopressores desviam o fluxo de órgãos não essenciais para órgãos essenciais não é verdadeira. Embora alguns órgãos possam suportar a isquemia por períodos de tempo mais longos do que outros, há muito poucas partes do corpo que não são essenciais. Pacientes que recebem vasopressores no choque estão em risco de gangrena isquêmica dos membros, necrose intestinal, insuficiência hepática e necrose tubular aguda. Os vasopressores, no entanto, são muitas vezes indicados em pacientes em choque neurogênico, porque eles podem não apresentar as respostas fisiológicas compensatórias críticas (ver a seção "Choque neurogênico").

A elevação das extremidades inferiores acima do nível do coração (posição de Trendelenburg) em um indivíduo normovolêmico desloca o sangue para o coração e aumenta o volume diastólico final ventricular. No paciente hipovolêmico, no entanto, a venoconstrição mediada pelo sistema adrenérgico provavelmente já alcança essa mudança. Assim, a posição é de pouco valor no tratamento de choque hipovolêmico, e o seu desconforto pode dificultar a avaliação e o tratamento de outros problemas mais complicados. A posição, no entanto, é útil para o tratamento de choque neurogênico.

Em pacientes de trauma, as vestimentas pneumáticas antichoque podem ser úteis para a compressão temporária de sangramentos locais, que não podem ser controlados por outros meios, para a estabilização temporária de fraturas pélvicas, e como meio temporário para aumentar a pressão arterial durante o transporte de pacientes em choque neurogênico. Elas não possuem outros usos. Elas limitam o exame físico e impedem a utilização das veias na parte inferior do corpo como locais de acesso venoso. Podem impedir também o enchimento dos ventrículos por compressão da veia cava inferior e das veias hepáticas e renais. Podem dificultar a ejeção do ventrículo esquerdo, comprimindo as arteríolas na parte inferior do corpo. Elas podem empurrar o diafragma contra o tórax e interferir na ventilação. Elas não devem ser utilizadas para o deslocamento de sangue da periferia para o coração em pacientes sem comprometimento neurológico – a liberação do sistema adrenérgico já terá alcançado esse objetivo.

CHOQUE OBSTRUTIVO

▶ Diagnóstico

O choque obstrutivo pode surgir em qualquer condição que exerça compressão sobre o coração ou as grandes veias, incluindo tamponamento cardíaco, pneumotórax hipertensivo, hemotórax maciço, ruptura do diafragma com invasão de vísceras abdominais para o tórax e distensão abdominal com compressão das grandes veias intra-abdominais e elevação do diafragma no tórax. Todas essas condições são agravadas se o paciente necessitar de ventilação mecânica.

Os sinais de choque por compressão são semelhantes aos do choque hipovolêmico – hipotensão postural, má perfusão cutânea, oligúria, hipotensão na posição supina, alterações do estado mental, sinais eletrocardiográficos de isquemia miocárdica, acidose metabólica e hiperventilação – combinados com a distensão das veias do pescoço. O único outro tipo de choque que pode produzir a combinação de má perfusão associada à distensão das veias do pescoço é o choque cardiogênico, o que raramente é um problema no diagnóstico diferencial. Em geral, o choque cardiogênico desenvolve-se em contexto de doença evidente que predispõe à disfunção miocárdica primária. Na maioria dos casos, a compressão cardíaca acompanha o trauma ou ocorre no quadro de comprometimento mecânico do coração ou de grandes veias a partir de imposição de pressão externa (como em um possível tamponamento pericárdico).

O chamado pulso paradoxal é ocasionalmente útil no diagnóstico. A respiração espontânea em um indivíduo normovolêmico sem compressão cardíaca produz pouco efeito sobre a pressão arterial sistêmica. Se o coração for comprimido, a pressão sistólica pode cair em mais de 10 mmHg. (Em contrapartida, uma queda na pressão arterial com ventilação de pressão positiva é comum e inespecífica, especialmente em pacientes com hipovolemia; o conceito de pulso paradoxal aplica-se apenas para os pacientes com respiração espontânea.)

O diagnóstico de compressão cardíaca é mais fácil se o paciente puder ser monitorado em uma unidade de terapia intensiva (UTI) com cateter de artéria pulmonar, quando pequenas mudanças de volume diante de pressões de enchimento elevadas podem ser documentadas por aferição direta. Além disso, o cateter pode ser utilizado para comparar as pressões nos átrios direito e esquerdo. Em condições normais, a pressão no átrio esquerdo é cerca de 5 mmHg maior do que no lado direito. No tamponamento, as pressões são iguais.

▶ Tratamento

A infusão de líquidos pode superar transitoriamente alguns dos efeitos nocivos da compressão cardíaca, mas a causa do choque nesses pacientes é mecânica e o tratamento definitivo deve ser a correção do problema mecânico. O tratamento de choque compressivo causado pela ventilação mecânica com grandes volumes e alta pressão será discutido mais adiante neste capítulo, na seção sobre ventilação mecânica.

CHOQUE CARDIOGÊNICO

▶ Diagnóstico

O choque cardiogênico pode surgir de várias causas, incluindo arritmias, insuficiência miocárdica induzida por isquemia, defeitos valvares ou septais, hipertensão arterial sistêmica ou pulmonar, miocardite e miocardiopatias. De todas as formas de choque, este pode ser o mais resistente ao tratamento. Se o coração é incapaz de bombear, talvez nada possa ser feito. Por outro lado, em casos menos graves, é possível melhorar a eficiência da capacidade de bombeamento que ainda se mantém.

O diagnóstico de choque cardiogênico geralmente depende do reconhecimento de uma condição clínica subjacente predispondo o coração à disfunção, junto com eletrocardiograma anormal. Em função das exigências relativas de oxigênio dos ventrículos direito e esquerdo, o choque causado por insuficiência ventricular esquerda é muito mais comum em pacientes com doença isquêmica do coração e normalmente se apresenta com dor no peito, uma terceira bulha, estertores, elevação do segmento ST no eletrocardiograma de 12 derivações e, na radiografia de tórax, coração aumentado ou edema pulmonar. O choque cardiogênico pode estar associado à distensão das veias do pescoço, quando ocorre falha do ventrículo direito, a menos que o paciente também esteja hipovolêmico, como em paciente com sangramento e infarto do miocárdio recente. Em muitos casos, os pacientes com choque ou trauma recente podem apresentar formas leves de disfunção ventricular direita, relacionada principalmente com a resposta do coração à inflamação sistêmica ou a pressões elevadas de ventilação. A disfunção do lado direito pode ser associada a edema periférico, hepatomegalia e, na radiografia de tórax, coração aumentado. O diagnóstico geralmente é fácil, mas duas situações comuns podem representar um problema.

A primeira é um aneurisma roto da aorta abdominal em paciente com doença arterial coronariana. O paciente pode ter dor abdominal semelhante à do infarto do miocárdio e sinais eletrocardiográficos de isquemia – isquemia causada por hipovolemia e choque. É importante observar as veias do pescoço.

A segunda é atribuir o choque a uma contusão miocárdica em paciente que acaba de sofrer ferimento contuso no tórax. Embora o trauma torácico fechado possa comprometer o coração, o dano é geralmente fatal, com a morte no local da lesão ou, mais frequentemente, não tem significado clínico. A contusão que produz insuficiência, mas não a morte, é rara. O choque após trauma contuso em paciente que sobrevive até chegar ao hospital quase nunca é causado pela contusão – é muito mais provável que seja causado por hipovolemia ou por problema mecânico.

▶ Tratamento

A. Tratamento inicial das arritmias

No tratamento inicial das arritmias agudas, nós utilizamos a abordagem descrita por Ursic e Harken (referida no livro ACS). A bradiarritmia em paciente hipotenso, com frequência cardíaca de 50 batimentos/min ou menos, merece tratamento, mesmo que as contrações ventriculares sejam bem coordenadas. Deve-se começar com a administração intravenosa de atropina, a uma dose de 0,5 mg, repetida a intervalos de 2 minutos, até dose máxima de 2 mg. Se a frequência continuar lenta e o paciente ainda estiver instável, o coração deve ser acelerado por meios transvenosos ou externos.

A taquiarritmia pode colocar o paciente em risco de isquemia miocárdica, independentemente da origem (sinusal *vs.* não sinusal) ou da etiologia (choque hipovolêmico ou cardiogênico). Assim, deve-se decidir se a frequência é tão rápida a ponto de ameaçar o miocárdio do paciente. Em uma primeira aproximação, o objetivo para a maioria dos pacientes deve ser frequência ventricular entre 50 e 100 bpm. Mas os objetivos podem ser diferentes para pacientes diferentes. A frequência ventricular máxima – aquela que pode se manter por cerca de 5 minutos, mas não mais – diminui com a idade (220 – idade em anos). A frequência aeróbia máxima – a qual pode ser mantida indefinidamente, mas com tensão – é 60 a 90% desse valor, dependendo da condição física do paciente e da presença ou ausência de doença isquêmica do coração. Por exemplo, um homem jovem de 20 anos, em boas condições, deve ser capaz de tolerar e manter frequência cardíaca de 160 (80% de 200) sem dificuldade (embora a causa da taquicardia deva ser investigada). Por outro lado, um homem de 65 anos, com estenose coronariana conhecida, pode ter limite aeróbio miocárdico de 93 batimentos/min:

$$(220 - 65) \times 0{,}6$$

Frequências que excedem esses limites devem ser tratadas.

Um paciente moribundo com taquiarritmia deve ser submetido à cardioversão elétrica, intervenção que resulta em função cardíaca completa com suprimento cardíaco normal para o encéfalo em questão de segundos. Nenhum outro tratamento apresenta esse potencial. A cardioversão elétrica é o tratamento preferencial para fibrilação ventricular grosseira, para taquicardia ventricular e para arritmias supraventriculares com respostas ventriculares rápidas não mantidas. Ela não é o tratamento preferencial para assistolia ou fibrilação ventricular fina, mas nenhum outro tratamento para essas arritmias tem o potencial de atingir a ressuscitação com recuperação neurológica completa. Nada será ganho com a cardioversão nos pacientes em assistolia ou fibrilação ventricular fina, mas nada será perdido.

Inicialmente, devem ser utilizados 100 joules (J), com escalonamento rápido a até 360 J, se necessário. A cardioversão tem prioridade sobre a intubação da via aérea e sobre a obtenção de acesso vascular; ela também deve ser realizada com prioridade sobre o diagnóstico da arritmia. Uma vez revertida, o paciente deve receber 100 mg de lidocaína. Os eletrólitos séricos devem ser determinados e corrigidos, se necessário. Sulfato de magnésio, 1 a 2 g, deve ser administrado por via intravenosa em 15 minutos, independentemente de suas concentrações plasmáticas iniciais. Mais tarde, podem ser administradas maiores quantidades se os valores permanecerem baixos.

O tratamento de paciente com taquiarritmia, que não esteja morrendo, começa com a normalização da volemia e o tratamento de outras causas possíveis de taquicardia extracardíaca (como febre, estresse, dor e ansiedade). As taquiarritmias perigosamente rápidas, associadas à condução ventricular anormal, devem ser tratadas com cardioversão elétrica, seguida por administração de lidocaína, correção dos eletrólitos séricos e administração de dose única de magnésio. No paciente não moribundo com taquiarritmia perigosamente rápida e condução ventricular normal, o objetivo inicial é diminuir a frequência cardíaca. Nesse caso, deve-se administrar até 10 mg de verapamil por via intravenosa durante 10 minutos. Essa conduta irá reduzir a frequência cardíaca na grande maioria dos pacientes. Se a dose inicial não conseguir diminuir a frequência cardíaca, uma dose adicional pode ser administrada 30 minutos após o início da primeira dose. Se a resposta ventricular ainda for muito rápida, administrar digoxina. A digoxina deve ser administrada como dose inicial de ataque de 0,5 g por via intravenosa, seguida de 0,25 g a cada 6 horas para duas doses adicionais (total de 1 g). No entanto, mais doses podem ser necessárias: o objetivo é bloquear o nó atrioventricular, de modo que a resposta ventricular seja aceitável. Doses diárias de manutenção são geralmente necessárias para o controle em longo prazo, e os níveis séricos devem ser medidos. Os eletrólitos devem ser corrigidos; o magnésio deve ser complementado.

Para a permanência do controle da frequência cardíaca, a digoxina é preferida. Mas também pode se manter com verapamil ou adicionar um β-bloqueador, para o controle em longo prazo. Todas as três classes de medicamentos – bloqueadores dos canais de cálcio, digoxina e β-bloqueadores – diminuem a condução nodal atrioventricular, mas, dos três, apenas a digoxina aumenta a contratilidade miocárdica. Os pacientes cirúrgicos necessitam de contratilidade para perfundir tecidos lesionados ou infectados.

Se for necessária a utilização de mais de um medicamento, o paciente deverá ser monitorado. O bloqueio cardíaco completo é um efeito colateral potencialmente grave para todos esses medicamentos, especialmente quando associados.

Se a condução ventricular for normal e o paciente estiver em fibrilação atrial, que pode ser de longa duração, e se o médico tiver certeza que o paciente necessita de um "pontapé atrial", o paciente pode ser convertido a um ritmo sinusal com amiodarona. No entanto, esse conjunto de condições raramente ocorre em um paciente de cirurgia não cardíaca. O "pontapé atrial" exige muito pouca produção de energia adicional por parte do coração como um todo, exceto nos casos mais extremos de disfunção miocárdica. Os átrios, em um coração com funcionamento razoável, servem apenas como reservatórios de energia, como capacitores, assim como outros elementos de capacitância na circulação, como as vênulas e as pequenas veias. Os átrios permitem o enchimento dos ventrículos de forma uniforme, mesmo em condições de diferentes frequências cardíacas, mas esse objetivo é alcançado com ou sem a contração ativa das câmaras.

A amiodarona frequentemente resulta em conversão da fibrilação atrial a um ritmo sinusal, mas as desvantagens do medicamento em um paciente não cardíaco quase sempre superam o benefício potencial. A conversão pode levar à embolização de coágulos do apêndice atrial para o cérebro. O fármaco deprime a contratilidade miocárdica (impedindo potencialmente a cicatrização de feridas e a capacidade de combater infecções), e possui meia-vida longa. Seus efeitos podem durar semanas.

B. Opioides

Os opioides podem ser especialmente eficazes no tratamento da insuficiência cardíaca após infarto do miocárdio. Eles aliviam a dor, proporcionam sedação, bloqueiam a descarga adrenérgica para arteríolas, vênulas e pequenas veias, redistribuem o sangue dos átrios e ventrículos para os vasos de capacitância venosa na periferia e diminuem as necessidades de oxigênio do miocárdio.

C. Diuréticos

Os diuréticos constituem a base da terapia na insuficiência cardíaca congestiva com grande volume diastólico final do ventrículo. Ao diminuir o volume vascular, os diuréticos também diminuem as pressões atriais e mobilizam o edema periférico e pulmonar. As pressões e volumes vasculares pulmonares diminuem; a eficácia da contração ventricular direita aumenta. O fluxo sanguíneo coronário aumenta à medida que a pressão do seio coronário diminui. A diminuição da pressão nos ventrículos durante a diástole, quando o músculo ventricular recebe seus nutrientes do fluxo sanguíneo, alivia a compressão da vascularização coronária no endocárdio. A queda de pressão no átrio direito diminui a tensão da vasculatura coronariana, o que leva à diminuição da tensão dos ventrículos durante a diástole (o efeito mangueira de jardim – do inglês *garden hose effect*). O volume diastólico final dos ventrículos pode aumentar potencialmente, sem aumento associado da pressão diastólica final.

D. β-bloqueadores

Quase todos os pacientes com insuficiência cardíaca com isquemia e aumento da frequência cardíaca irão se beneficiar de um agente β-bloqueador adrenérgico (p. ex., esmolol ou metoprolol). A diminuição da frequência cardíaca e a redução da rigidez ventricular durante a sístole diminuem a necessidade de oxigênio do miocárdio. O aumento do tempo em diástole e a diminuição da rigidez ventricular durante a diástole aumentam o enchimento ventricular e a eficiência da contração ventricular. Todos esses efeitos reduzem o consumo de oxigênio pelo miocárdio e potencialmente salvam o miocárdio marginal. Em muitos pacientes, a diminuição das necessidades de oxigênio pode ser conseguida com perda mínima de energia do débito dos ventrículos. A única contraindicação para o uso de β-bloqueadores, além do raro desenvolvimento de broncospasmo com a administração desse medicamento, é a hipotensão. Este último problema pode ser facilmente monitorado.

E. Vasodilatadores

A hipertensão não é comum, mas também não é rara em pacientes com choque cardiogênico. Em geral, ela está associada à liberação ineficaz de energia na raiz da aorta. O tratamento deve começar com opioides, se o paciente apresentar dor e, em seguida, a diurese, se o volume diastólico final dos ventrículos for grande. O nitroprussiato e a nitroglicerina são os vasodilatadores mais eficazes, em curto prazo, em pacientes cirúrgicos com insuficiência cardíaca (além dos opioides). Esses medicamentos agem rapidamente e são fáceis de monitorar; eles dilatam as arteríolas sistêmicas; a nitroglicerina também dilata as vênulas e as pequenas veias sistêmicas. Para o monitoramento da pressão em longo prazo, os inibidores da enzima conversora da angiotensina (ECA) e os bloqueadores dos canais de cálcio devem ser utilizados em vez dos nitratos. Se o paciente apresenta taquicardia ou, como pode ser o caso, se estiver em risco de doença arterial coronariana ou isquemia do miocárdio, os β-bloqueadores podem ser utilizados.

As consequências benéficas de controlar a pressão incluem mobilização do edema, tanto pulmonar quanto sistêmico; aumento da perfusão do miocárdio; redução do trabalho ventricular e das necessidades de oxigênio e, consequentemente, alívio da isquemia miocárdica. Por outro lado, a dilatação venosa excessiva pode levar à diminuição do enchimento cardíaco, de modo que o volume sistólico e a pressão arterial diminuem; a dilatação arteriolar excessiva pode fazer a pressão cair ainda mais.

F. Agentes inotrópicos

Os agentes inotrópicos, como a dobutamina e a milrinona, podem aumentar o débito cardíaco em alguns, mas não em todos, pacientes com choque cardiogênico. Os agentes inotrópicos quase sempre resultam em aumento das necessidades de oxigênio do miocárdio, mas isso geralmente não é um problema. Os pacientes que recebem agentes inotrópicos devem ser monitorados em UTI. O desenvolvimento de angina ou alterações isquêmicas no eletrocardiograma sugere que a demanda de oxigênio é superior à oferta. Se for necessário utilizar agentes inotrópicos durante mais de 1 hora, um cateter de artéria pulmonar deverá ser inserido. A pressão arterial sistêmica, a pressão de enchimento atrial e o débito cardíaco devem ser determinados em diferentes velocidades de infusão. Se permanecer alguma dúvida sobre a adequação do volume de hidratação, os parâmetros cardiovasculares devem ser medidos antes e após a administração rápida de líquidos.

Os compostos digitálicos não devem ser utilizados na insuficiência cardíaca aguda, exceto para controlar a frequência ventricular em pacientes com taquiarritmias supraventriculares. A toxicidade pode se desenvolver, especialmente quando as alterações de pH e eletrólitos não forem detectadas. As ações inotrópicas dos digitálicos são semelhantes às da dopamina e da milrinona.

G. Agentes cronotrópicos

Embora seja raro no contexto cirúrgico, os pacientes com insuficiência cardíaca e frequência cardíaca baixa (< 70 batimentos/min) podem se beneficiar temporariamente da administração de um agente cronotrópico, como a dopamina. (Atualmente, quase não se utiliza o isoproterenol.) Com a dopamina, a frequência cardíaca só deve ser aumentada para níveis que possam ser tolerados confortavelmente. Um paciente de 60 anos com artérias coronárias normais não apresenta benefícios com frequência cardíaca acima de 120 batimentos/min; o limite é de cerca de 90 batimentos/min, na presença de doença arterial coronariana. Na maioria dos casos, no entanto, o preço a ser pago para a utilização de um agente cronotrópico excede o benefício potencial. Os agentes cronotrópicos aumentam as exigências de trabalho e de oxigênio do miocárdio e encurtam o tempo do fluxo sanguíneo coronariano e enchimento ventricular durante a diástole. Eles devem ser utilizados apenas de modo temporário. Se forem utilizados por mais de 30 minutos, um cateter arterial pulmonar deverá ser inserido. O objetivo da terapia é proporcionar débito cardíaco normal ou ligeiramente acima do normal, capaz de fornecer perfusão adequada dos órgãos-alvo e reverter o choque. Além desses objetivos, há o aumento do risco de isquemia do miocárdio.

H. Vasoconstritores

A utilização de um vasoconstritor é ocasionalmente útil para aumentar a pressão de perfusão coronariana no quadro de estenose dessas artérias. Para ser eficaz, o agente deve aumentar a pressão aórtica, de modo que o aumento da perfusão do miocárdio compense o aumento das necessidades de oxigênio do miocárdio.

O principal efeito indesejado desses agentes é a necrose isquêmica de órgãos que não o coração, como as extremidades ou o intestino. Eles não aumentarão a perfusão ao cérebro no contexto de choque cardiogênico, assumindo que as artérias carótidas estejam pérvias e que o paciente tenha um sistema nervoso adrenérgico funcionante. O sistema nervoso adrenérgico é ajustado idealmente para garantir fluxo sanguíneo adequado para o cérebro. Constritores devem ser utilizados apenas quando absolutamente necessários e por não mais do que 60 minutos, a menos que um cateter de artéria pulmonar esteja inserido.

I. Balão intra-aórtico

O balão intra-aórtico diminui a resistência que o ventrículo esquerdo enfrenta quando ejeta o sangue na raiz da aorta e pode ser muito eficaz para reanimar pacientes selecionados com disfunção ventricular esquerda grave reversível (p. ex., após circulação extracorpórea ou infarto agudo do miocárdio). Ele deve ser utilizado apenas quando um cateter arterial pulmonar for inserido.

J. Oxigenação por membrana extracorpórea

A oxigenação por membrana extracorpórea (ECMO, do inglês, *extracorporeal membrane oxygenation*) é mais frequentemente utilizada em condições em que se pode esperar a recuperação da função cardíaca em alguns dias. As complicações hemorrágicas tornam-na impraticáveis para períodos superiores.

K. Correção cirúrgica

Embora listado por último, as doenças cardíacas passíveis de cirurgia devem ser identificadas e corrigidas precocemente, antes do desenvolvimento de disfunção orgânica irreversível. Ruptura de valvas, oclusão arterial, aneurismas de parede ventricular e algumas arritmias são exemplos de lesões potencialmente corrigíveis. Nesses casos, a consulta imediata ao cirurgião cardíaco deve ser a regra.

CHOQUE NEUROGÊNICO

▶ Diagnóstico

O choque provocado por falha do sistema nervoso autônomo pode surgir com uso de anestésicos locais ou gerais, lesões na medula espinal ou administração de agentes bloqueadores autonômicos. As vênulas e as pequenas veias perdem o tônus, o que é agravado ainda mais pela paralisia dos músculos esqueléticos circundantes. O sangue fica estagnado na periferia, o volume diastólico final ventricular diminui, e o volume sistólico e a pressão arterial caem. A perda do tônus arteriolar nas áreas desnervadas faz a pressão cair ainda mais. Se a lesão estiver abaixo do terço médio do tórax da inervação simpática (aproximadamente T3), a ativação dos nervos adrenérgicos cardíacos aumenta o ritmo cardíaco e a função sistólica ventricular; se a lesão for mais cefálica, o coração não será capaz de compensar. A descompensação cardiovascular no choque neurogênico pode ser profunda.

O diagnóstico baseia-se no conhecimento das circunstâncias que precederam o início do choque e no exame físico. O paciente estará sempre hipotenso, e a pele será quente e corada nas áreas desnervadas. A causa geralmente é evidente.

O traumatismo craniano não fatal – ao contrário da lesão medular – não produz choque neurogênico ou qualquer outro tipo de choque. Na verdade, em geral, o aumento da pressão intracraniana eleva a pressão arterial e diminui a frequência cardíaca (reflexo de Cushing). A hipotensão e a taquicardia não devem jamais ser atribuídas ao traumatismo craniano – mesmo com traumatismo craniano grave e disfunção cerebral – até que a hipovolemia possa ser descartada. É catastrófico assumir que o choque resulta do traumatismo craniano, quando o sangramento pode ser decorrente de ruptura do baço.

▶ Tratamento

A posição de Trendelenburg, se não complicar outros aspectos do tratamento, pode ser útil. Devem ser administrados líquidos intravenosos para preencher as vênulas dilatadas e as pequenas veias. Os vasoconstritores devem ser utilizados se a administração de líquidos e a posição de Trendelenburg não forem suficientes. A noradrenalina e fenilefrina são boas escolhas se a frequência cardíaca for rápida. A dopamina é uma boa opção se o ritmo cardíaco for lento.

O objetivo principal de agentes vasoconstritores nesse cenário é restaurar o tônus das vênulas e das pequenas veias; um objetivo secundário é a constrição das arteríolas dilatadas. A pressão arterial deve aumentar até conseguir manter a perfusão coronariana – avaliada pela normalização dos segmentos ST-T no eletrocardiograma e pela ausência de angina – e até o ponto em que a perfusão do encéfalo e da medula espinal possa ser mantida. A pressão também deve ser alta o suficiente para perfundir órgãos com lesões arteriais proximais obstrutivas preexistentes. Esses pacientes devem ser colocados na UTI para monitoramento neurológico e hemodinâmico. Se vasoconstritores forem utilizados por mais de algumas horas ou se o paciente apresentar risco elevado de hemorragia em função de politraumatismos, a monitoração da pressão venosa central ou um cateter arterial pulmonar devem ser utilizados para assegurar enchimento e função cardíacos adequados.

CHOQUE INFLAMATÓRIO DE BAIXO DÉBITO

▶ Diagnóstico

Perfuração intestinal, necrose intestinal, abscessos, gangrena e infecção de tecidos moles podem produzir o choque inflamatório de baixo débito, assim como isquemia-reperfusão e hidratação inadequada em lesões maciças ou grandes queimaduras.

A citocinemia decorrente da inflamação sistêmica pode destruir o endotélio microvascular e permitir a perda rápida de plasma para o interstício. O choque é semelhante ao quadro clínico de choque hipovolêmico grave, com sinais de descarga adrenérgica, oligúria, obnubilação e acidose metabólica. O eletrocardiograma pode mostrar sinais de isquemia. Hipertermia ou hipotermia podem estar presentes. O diagnóstico geralmente se baseia nas circunstâncias clínicas.

▶ Tratamento

O tratamento consiste na administração de líquidos e antimicrobianos intravenosos, na correção de extravasamentos gastrintestinais, no desbridamento de tecido necrótico e na drenagem do pus. O paciente deve ser transferido para a UTI. Os vasoconstritores podem ser administrados por períodos muito curtos de tempo, se a hipotensão for tão profunda que ameace a perfusão cerebral, cardíaca ou um órgão com irrigação arterial obstruída. Os inotrópicos podem ser utilizados com mais liberdade enquanto o volume vascular estiver sendo restabelecido, mas, mesmo assim, devem ser utilizados com prudência até que os dados fisiológicos adicionais confirmem estado de euvolemia. Isso é facilmente obtido por meio da utilização de cateter venoso central ou arterial pulmonar. Como alternativa, recentemente, medições não invasivas de enchimento ventricular podem ser úteis. A expansão bem-sucedida do volume irá converter o choque inflamatório de baixo débito em estado de alto débito.

CHOQUE INFLAMATÓRIO DE ALTO DÉBITO

▶ Diagnóstico

O choque inflamatório de alto débito pode preceder o choque inflamatório de baixo débito ou pode resultar de tratamento bem-sucedido do choque de baixo débito. O choque está associado à febre na maioria dos casos, mas não sempre. O paciente é hipotenso com extremidades quentes e bem-perfundidas, como se o corpo tentasse controlar sua temperatura central, transferindo seu calor para o ambiente. Se for inserido um cateter arterial pulmonar, o débito cardíaco será considerado elevado, assumindo que o volume diastólico final dos ventrículos tenha retornado para os níveis normais. O débito cardíaco permanecerá elevado enquanto o estado inflamatório persistir, podendo atingir o dobro do normal. O consumo de oxigênio pode aumentar em até 1,5 vezes.

▶ Tratamento

O tratamento consiste no controle da causa subjacente e na administração de líquidos. Os inotrópicos podem ser úteis. Se grandes quantidades de líquidos forem necessárias para a reanimação e se os inotrópicos estiverem sendo considerados, deve ser feita uma avaliação do volume diastólico final ventricular para garantir que o enchimento do coração está adequado e para avaliar o impacto da intervenção. A melhor maneira para essa verificação é por meio da utilização de cateter na artéria pulmonar. Como isso nem sempre é possível, outras técnicas de acompanhamento, menos invasivas, incluem medição da pressão venosa central e ecocardiografia seriada. Todas apresentam vantagens, desvantagens e, em alguns casos, complicações. Independentemente disso, o objetivo é perfundir os tecidos inflamados com fluxo suficiente para que o produto do débito cardíaco e da pressão arterial média seja normal. Em muitos pacientes, o resultado será débito cardíaco aumentado por um fator de 1,5 com pressão reduzida para um valor que é dois terços do normal. Como em outras formas de choque, a pressão tem que ser suficientemente elevada para perfundir o coração, o encéfalo e os órgãos com artérias potencialmente obstruídas, mas não necessariamente deve ser normal. Os vasoconstritores podem ser perigosos, levando à necrose dos membros, do intestino e dos rins, especialmente se existir algum grau de hipovolemia. Eles não devem ser utilizados, a menos que o volume diastólico final dos ventrículos esquerdo e direito seja normal.

American College of Surgeons: *ATLS: Advanced Trauma Life Support Student Manual*. 9th ed. American College of Surgeons; 2012.

Chan PS et al, American Heart Association National Registry of Cardiopulmonary Resuscitation Investigators: Delayed time to defibrillation after in-hospital cardiac arrest. *N Engl J Med*. 2008;358:9.

CRASH-2 trial collaborators, Shakur H, Roberts I, et al: Effects of tranexamic acid on death, vascular occlusive events, and blood transfusion in trauma patients with significant haemorrhage (CRASH-2): a randomized, placebo-controlled trial. *Lancet*. 2010;376:23-32.

Doyle, GS, Taillac PP: Tourniquets: a review of current use with proposals for expanded prehospital use. *Prehosp Emerg Care*. 2008;12:241.

Hess JR, Brohi K, Dutton RP, et al: The coagulopathy of trauma: a review of mechanisms. *J Trauma*. 2008;65:748-754.

Holcomb JB, de Junco DJ, Fox EE, et al: The prospective, observational, multicenter, major trauma transfusion (PROMMTT) study. *JAMA Surg*. 2013;148:127-136.

Holcomb JB, Minei KM, Scerbo ML, et al: Admission rapid thrombelastography can replace conventional coagulation tests in the emergency department. *Ann Surg*. 2012;256:476-486.

Holcomb JB, Wade CE, Michalek JE, et al: Increased plasma and platelet to red blood cell ratios improves outcome in 466 massively transfused civilian trauma patients. *Ann Surg*. 2008;248:447-458.

Martinaud C, Ausset S, Deshayes AV, et al: Use of freeze-dried plasma in French intensive care unit in Afghanistan. *J Trauma*. 2011;71:1761-1765.

Matijevic N, Wang Y, Cotton B, et al: Better hemostatic profiles of nevert-frozen liquid plasma compared with thawed fresh frozen plasma. *J Trauma Acute Care Surg*. 2013;74:84-91.

Nunez TC, Young PP, Holcomb JB, et al: Creation, implementation, and maturation of a massive transfusion protocol for the exsanguinating trauma patient. *J Trauma*. 2010;68:1498-1505.

Radwan ZA, Matijevic N, del Junco DJ, et al: An emergency department thawed plasma protocol for severely injury patients. *JAMA Surg.* 2013;148:170-175.

Shenkin HA et al: On the diagnosis of hemorrhage in man: a study of volunteers bled large amounts. *Amer J Med.* 1944;208:421.

Sperry JL, Ochao JB, Gunn SR, et al: An FFP:PRBC transfusion ratio >= 1:1.5 is associated with a lower risk of mortality after massive transfusion. *J Trauma.* 2008;65:986-993.

Spinella PC et al: The effect of recombinant activated factor VII on mortality in combat-related casualties with severe trauma and massive transfusion. *J Trauma.* 2008;64:286.

Tapia NM, Chang A, Norman M, et al: TEG-guided resuscitation is superior to standardized MTP resuscitation in massively transfused penetrating trauma patients. *J Trauma Acute Care Surg.* 2013;74:378-386.

▼ TRATAMENTO INICIAL DA INSUFICIÊNCIA PULMONAR AGUDA

DIAGNÓSTICO DA INSUFICIÊNCIA PULMONAR AGUDA EM PACIENTES CIRÚRGICOS

A maioria das causas de insuficiência pulmonar no paciente cirúrgico pode ser atribuída a uma ou mais de nove causas: insuficiência pulmonar do choque, trauma e sepse; falha mecânica causada por distúrbio mecânico do sistema respiratório; atelectasia; aspiração; contusão pulmonar; pneumonia; embolia pulmonar; edema pulmonar cardiogênico; e, raramente, edema pulmonar neurogênico.

A insuficiência pulmonar do choque, trauma e sepse surge a partir de traumatismo extrapulmonar, infecção ou isquemia-reperfusão em um quadro de choque. Os produtos de coagulação e inflamação são retirados dos tecidos danificados e transportados para os pulmões (ou para o fígado, no caso da circulação esplâncnica, e a partir daí, para os pulmões), onde provocam reação inflamatória aguda. As causas extrapulmonares são muitas e variam desde infecções necrosantes a respostas inflamatórias não infecciosas (como pancreatite), reperfusão de membros isquêmicos, lesão de tecidos moles, fraturas ósseas (e embolia gordurosa e de coágulos da medula óssea – a denominada síndrome de embolia gordurosa, atualmente um termo ultrapassado).

O conceito de insuficiência pulmonar secundária à isquemia-reperfusão extrapulmonar, à coagulação e à inflamação, que são comuns em pacientes cirúrgicos, pode ser incluído em uma categoria mais ampla de insuficiência pulmonar, conhecida como síndrome da angústia respiratória aguda (SARA). A SARA é definida pelo aparecimento súbito de hipoxemia com infiltrados bilaterais, relação PaO_2: FiO_2 inferior a 200 e ausência de hipertensão atrial esquerda (pressão de oclusão da artéria pulmonar < 18, se for medida). A LPA, uma forma menos grave, requer relação PaO_2: FiO_2 inferior a 300 com os outros critérios.

As causas da SARA incluem as responsáveis pela insuficiência pulmonar do choque, trauma e sepse, mas também incluem pneumonia grave e aspiração. O resultado final de todas essas condições é a ativação de macrófagos e outras células inflamatórias nos pulmões. Os mediadores inflamatórios destroem o endotélio microvascular, aumentando sua permeabilidade. O plasma extravasa para o interstício e, no caso dos pulmões, para os alvéolos. O edema pulmonar resultante afeta a ventilação e a oxigenação; as microembolizações para os pulmões afetam a perfusão. A saturação arterial de oxigênio diminui e o conteúdo de dióxido de carbono aumenta – assumindo que os mecanismos compensatórios não foram ativados. Por fim, o processo inflamatório nos pulmões libera mediadores para a circulação sistêmica, levando à inflamação e à disfunção no fígado, no intestino e nos rins.

Diversos mediadores diferentes da inflamação e da coagulação têm sido implicados como causas do aumento da permeabilidade. Proteases, cininas, sistema do complemento, radicais de oxigênio, prostaglandinas, tromboxanos, leucotrienos, enzimas lisossomais e outros mediadores são liberados a partir de agregados de plaquetas e leucócitos ou do endotélio ou do plasma como consequente interação entre os agregados e a parede do vaso. Algumas dessas substâncias são quimiotáticas de mais plaquetas e leucócitos, e desenvolve-se um círculo vicioso de inflamação, o que piora a lesão do endotélio vascular.

Do ponto de vista anatomopatológico, a SARA (e a insuficiência pulmonar do choque, trauma e sepse) é caracterizada por dano alveolar difuso e reação inflamatória inespecífica, com perda de epitélio alveolar e formação de membrana hialina. Monócitos e neutrófilos invadem o interstício. O edema aparece em algumas horas, o extravasamento alveolar é evidente em 1 dia e a fibrose começa em 1 a 2 semanas. Se o processo não for interrompido, os pulmões ficam encharcados, semelhantes ao tecido hepático à inspeção macroscópica; o tecido cicatricial surge em 1 semana e a fibrose limitante de função começa a se desenvolver dentro de 2 semanas. Se o tratamento precoce for eficaz, os pulmões voltam ao normal, macroscópica e microscopicamente.

A falha mecânica pode surgir por trauma da parede torácica, dor e fraqueza após cirurgia e anestesia, debilidade causada pelo metabolismo catabólico de doença de longa duração ou fístula broncopleural. Um grande trauma no tórax com múltiplas fraturas de várias costelas ou rompimento bilateral das junções costocondrais pode resultar em segmento livre flutuante na parede torácica conhecido como *tórax instável*. A expansão e o relaxamento da parede torácica durante a respiração espontânea resultam em movimentos paradoxais do segmento livre em resposta a mudanças na pressão intratorácica; a ventilação é comprometida; e a pressão parcial de dióxido de carbono ($PaCO_2$) arterial aumenta. Além disso, a hipoventilação leva à atelectasia e à hipoxemia progressiva. Graus menores de lesões na parede torácica podem levar à hipoventilação secundária à dor com resultados semelhantes. A ventilação mecânica prolongada, com perda de massa muscular e da força no diafragma e nos músculos acessórios da respiração, pode exigir suporte ventilatório até que a função muscular retorne ao normal. Uma fístula broncopleural – comunicação da via aérea à cavidade pleural e à atmosfera, tanto através de um dreno de tórax quanto através de um rompimento na parede torácica – pode se desenvolver após cirurgia pulmonar, trauma ou infecção. Grandes fugas de ar podem comprometer a ventilação do pulmão não envolvido, bem como o lado comprometido, porque o ar insuflado vai preferencialmente para o lado com a fístula.

A atelectasia – colapso alveolar localizado – pode se desenvolver com a imobilização prolongada, como durante a anestesia ou associada ao repouso no leito. Em geral, o problema desaparece dentro de algumas horas após o acontecimento inicial. Apenas a falha mecânica (com a qual se relaciona), a aspiração, o edema pulmonar cardiogênico e a embolia pulmonar podem produzir níveis equivalentes de hipoxemia tão precoces, e nenhuma outra causa de hipoxemia pode responder tão rapidamente à terapia. O diagnóstico é confirmado pela ausculta dos sons da respiração brônquica em porções dependentes do pulmão e, ocasionalmente, se for grave o suficiente, por confirmação radiográfica do colapso do parênquima pulmonar. A confirmação mais confiável do diagnóstico, no entanto, vem com a resposta à terapia, que pode incluir o controle da dor, quando necessário, e o encorajamento de respiração profunda, tosse e deambulação, quando possível. Quando a hipóxia é grave e refratária às medidas conservadoras, a intubação e a ventilação mecânica podem ser necessárias, sobretudo se a etiologia subjacente (dor e imobilidade) não puder ser revertida facilmente (p. ex., lesão alta da medula espinal). Raramente, a broncoscopia flexível pode ser útil, se a perda de volume do parênquima pulmonar for devida à obstrução brônquica proximal. Em geral, a maioria das formas de atelectasia responde dentro de algumas horas de terapia conservadora.

A aspiração de conteúdo gástrico ou de sangue pode ocorrer em qualquer paciente que não consiga proteger sua via aérea. Choque, lesão cerebral grave ou depressão farmacológica (anestesia, opioides ou benzodiazepínicos) podem resultar em depressão do nível de consciência e perda de reflexos protetores da via aérea. Ácido gástrico ou partículas na via aérea leva à ruptura das membranas alveolares e microvasculares, causando edema intersticial e alveolar. A hipoxemia resultante é geralmente evidente ao fim de algumas horas e está associada a um infiltrado localizado na radiografia. A recuperação do conteúdo gástrico por aspiração a partir da árvore endotraqueal confirma o diagnóstico.

A contusão pulmonar resulta de trauma direto na parede torácica e no parênquima pulmonar subjacente. A hipoxemia associada a um infiltrado localizado na radiografia se desenvolve após 24 horas, à medida que surge o edema no pulmão lesionado.

A pneumonia pode surgir principalmente sobreposta à aspiração, à contusão pulmonar ou à insuficiência pulmonar do choque, trauma e sepse. O diagnóstico é feito por identificação de bactérias e material purulento da árvore endotraqueal, hipoxemia, sinais de inflamação sistêmica e infiltrado localizado na radiografia de tórax. O Clinical Pulmonary Infection Score (CPIS [Escore Clínico de Infecção Pulmonar]), derivado a partir desses parâmetros, pode ser utilizado para quantificar os achados clínicos, radiológicos e laboratoriais de pneumonia. É útil tanto para o diagnóstico quanto para a determinação da duração do tratamento. O lavado broncoalveolar e a cultura quantitativa podem, ocasionalmente, ser utilizados para auxiliar no diagnóstico diferencial de pneumonia e SARA, além de outras causas de inflamação pulmonar.

A embolia pulmonar normalmente se apresenta com piora súbita da função pulmonar após um evento – como cirurgia, lesão ou início de imobilização – que pode estimular a deposição de coágulos em uma grande veia sistêmica. Os pacientes com câncer apresentam risco particularmente elevado, e, em qualquer paciente, quanto maior for a magnitude da cirurgia ou da lesão, maior é a probabilidade de trombose venosa e embolia. Os coágulos devem ser organizados para ter significado clínico; a embolia de coágulo recente frouxo para o pulmão raramente causa qualquer dificuldade. O endotélio pulmonar contém potentes fibrinolisinas que podem fragmentar qualquer êmbolo mal-organizado. Apesar de incomum nas primeiras 72 horas após fator de risco adquirido (lesão, cirurgia), a embolia pulmonar pós-cirúrgica ou pós-trauma é bem documentada e deve ser considerada no diagnóstico diferencial de hipoxemia de início agudo.

A radiografia de tórax geralmente é inespecífica. Um diagnóstico definitivo pode ser feito por tomografia computadorizada (TC) com contraste de alta definição da vascularização pulmonar. Os exames de imagem atuais são extremamente sensíveis. Um exame negativo exclui embolia. A TC pode também identificar atelectasia, infiltrados e derrames que podem não ser facilmente perceptíveis em radiografia anteroposterior padrão feita na UTI. O maior risco envolve o movimento físico do paciente na sala de radiologia. O risco de nefropatia por contraste é muito baixo em pacientes euvolêmicos, mesmo com doença renal subjacente leve.

A arteriografia pulmonar, com cateterismo cardíaco direito, também pode ser utilizada no diagnóstico de embolia, mas hoje é raramente utilizada, com apenas uma exceção. O exame pode ser muito útil em pacientes hemodinamicamente instáveis, nos quais há suspeita de grande "embolia em sela". O cateter pode ser deixado no local, se for encontrado um êmbolo, e utilizado para a trombólise orientada por cateter.

O edema pulmonar cardiogênico surge com aumento da pressão hidrostática atrial esquerda e microvascular pulmonar. Os pacientes que sofreram infarto agudo do miocárdio podem se apresentar dessa forma, assim como os pacientes com doença arterial coronariana ou miocárdica subjacente diante de alteração da hidratação ou estresse cirúrgico. Ocasionalmente, a rápida administração de líquidos por via intravenosa, sobretudo em pacientes idosos com mau desempenho do miocárdio, ultrapassa a capacidade de o coração bombear e pode resultar em edema pulmonar. A doença valvar aguda, embora rara após trauma ou cirurgia cardíaca, é outra causa possível da incapacidade de o coração esquerdo bombear o sangue de modo eficaz.

O diagnóstico é feito com base em hipoxemia, estertores, terceira bulha, infiltrados peri-hilares, linhas de Kerley e cefalização do fluxo sanguíneo na radiografia de tórax, junto com pressão de oclusão da artéria pulmonar elevada no cateterismo arterial pulmonar. Uma pressão de oclusão (ou atrial esquerda) de 24 mmHg pode produzir edema pulmonar cardiogênico, mesmo na presença de endotélio intacto na microvascularização pulmonar. Em geral, a pressão de oclusão da artéria pulmonar inferior a 24 mmHg não irá produzir edema se o endotélio vascular pulmonar estiver intacto; pressões superiores a 16 mmHg podem agravar o edema associado ao aumento da permeabilidade (como na SARA). A meta para a pressão de oclusão em paciente com edema pulmonar cardiogênico simples, na ausência de processo inflamatório nos pulmões, deve ser de 20 mmHg ou menos; a meta em paciente com processo inflamatório deve ser de 12 a 16 mmHg.

O edema pulmonar neurogênico está associado experimental e clinicamente ao traumatismo craniano e ao aumento da pressão intracraniana. O mecanismo exato pelo qual isso ocorre é desconhecido, mas provavelmente está relacionado com a descarga simpática e a vasoconstrição pós-microvascular nos pulmões e o consequente aumento da pressão hidrostática microvascular pulmonar. Essa forma de edema pulmonar e defeito de oxigenação é rara. Na grande maioria dos pacientes com traumatismo craniano e edema pulmonar, o edema será causado por algum outro mecanismo, como SARA.

INDICAÇÕES PARA INTUBAÇÃO E USO DE VENTILAÇÃO MECÂNICA

As indicações para intubação e ventilação mecânica estão relacionadas, mas, muitas vezes, avaliadas separadamente. Os pacientes com comprometimento primário da via aérea – resultante de estridor, trauma maxilofacial, queimaduras de face e via aérea com edema ou diminuição do nível de consciência – podem necessitar de intubação para proteger a via aérea. Nesses casos, a intervenção precoce é a regra, pois a rápida deterioração clínica pode converter um procedimento semiurgente em um caso de emergência. Em alguns casos, a intubação deve ser realizada antes que o paciente apresente evidências de comprometimento da via aérea. Em casos graves, como grande edema facial, a cricotireoidostomia deve ser realizada precocemente.

A intubação da via aérea também está indicada se a ventilação mecânica for necessária para o tratamento da insuficiência pulmonar estabelecida ou para a profilaxia contra potencial insuficiência ou para limpeza pulmonar em decorrência de aspiração. A decisão de intubar e iniciar a ventilação mecânica deve ser feita com base nos critérios clínicos. Frequência respiratória superior a 36 incursões/min, dificuldade de ventilação, uso de músculos acessórios da ventilação e taquicardia são indicações para a intervenção. Finalmente, a intubação e a ventilação mecânica devem ser consideradas quando um tratamento pode comprometer a via aérea ou agravar a função pulmonar. Esses tratamentos incluem a necessidade de sedação excessiva ou do uso de opioides, a reanimação maciça com líquidos e o manejo de fraturas.

A gasometria arterial não é necessária para a tomada de decisão sobre a intubação e a ventilação mecânica em pacientes em estado extremamente grave. Esses pacientes devem ser intubados, independentemente dos resultados da gasometria. Entretanto, a gasometria pode auxiliar na decisão de intubar pacientes em estado menos grave. No quadro de hipoxemia, a intubação deve ser considerada se a PaO_2 estiver abaixo de 60 mmHg e a suplementação de oxigênio para o paciente exceder a concentração de 50% de O_2. Para pacientes com hipercapnia, uma $PaCO_2$ acima de 45 mmHg em quadro de acidose exige intubação imediata, especialmente se as determinações seriadas mostrarem piora da acidose respiratória. Independentemente dos valores laboratoriais, essas orientações sempre devem ser consideradas em contexto clínico. Uma $PaCO_2$ de 40 mmHg em paciente com frequência respiratória de 40 incursões/min é tão grave quanto uma $PaCO_2$ de 60 mmHg em paciente com frequência respiratória de 10 incursões/min. Uma PaO_2 de 60 mmHg no ar ambiente em paciente com doença pulmonar crônica pode ser aceitável; o mesmo valor em paciente com esforço respiratório e uso dos músculos esternocleidomastóideo e intercostais em cada respiração, tornando o uso da musculatura abdominal excessiva ou discordante, exige intubação imediata.

As indicações para intubação devem ser mais livres para pacientes cirúrgicos do que para um paciente clínico. O paciente clínico com exacerbação de doença pulmonar obstrutiva crônica pode não se beneficiar da colocação de um corpo estranho na traqueia. A resistência da via aérea aumenta, a tosse torna-se menos eficaz, além de facilitar a entrada de microrganismos oportunistas próximo à sonda. O benefício da intubação pode ser mínimo, e técnicas de ventilação não invasivas, como a pressão positiva na via aérea em dois níveis da via aérea (BiPAP, do inglês *bilevel positive airway pressure*), podem ser tudo de que se precisa. Esse suporte pode ser administrado simultaneamente com outros tratamentos – como a administração de antimicrobianos, broncodilatadores e diuréticos – a fim de evitar a intubação e suas complicações potenciais.

Em geral, a situação em pacientes cirúrgicos gravemente doentes é diferente. O paciente com múltiplas lesões, por exemplo, pode tolerar temporariamente o aumento da resistência da via aérea, a perda do reflexo da tosse e o aumento da probabilidade de infecção traqueobrônquica. O que não pode ser tolerado é a parada respiratória durante a reanimação do trauma ou durante a preparação para cirurgia.

As indicações para intubação no paciente com lesão suspeita ou conhecida na coluna cervical são as mesmas das de pacientes sem risco de lesão. Sob nenhuma circunstância a preocupação com a coluna cervical deve levar à procrastinação sobre como proteger a via aérea. As consequências de parada respiratória e o dano cerebral anóxico são tão trágicos quanto piorar uma lesão na coluna cervical.

▶ Tipos de intubação

A traqueia pode ser intubada pela boca, pelo nariz, pela membrana cricotireóidea (cricotireoidostomia) ou diretamente (traqueostomia). As cânulas utilizadas para intubação podem ser com balonete de alta pressão ou de baixa pressão. Em função dos problemas com comprometimento do suprimento de sangue para a traqueia e dos problemas subsequentes de traqueomalácia, erosão da artéria inominada ou do esôfago e estenose traqueal, os balonetes de alta pressão não são mais utilizados. Todas as sondas modernas vêm com balonetes de baixa pressão.

Dos quatro métodos disponíveis para intubação, a via orotraqueal é geralmente a mais fácil. A intubação nasotraqueal exige a presença de ventilação espontânea, a fim de orientar o posicionamento da sonda; a cricotireoidostomia e a traqueostomia exigem exposição cirúrgica. A intubação orotraqueal permite a passagem de um tubo maior do que a via nasotraqueal e evita os problemas de sinusite e necrose das narinas, o que pode ocorrer com a intubação nasotraqueal. Por outro lado, a intubação nasotraqueal pode ser realizada no paciente acordado com sedação mínima, e alguns pacientes consideram a presença em longo prazo de uma sonda nasotraqueal mais confortável do que a de uma sonda orotraqueal. A intubação orotraqueal e a intubação nasotraqueal não exigem a flexão ou a rotação axial do pescoço. Qualquer abordagem pode ser utilizada em pacientes com suspeita de lesões na coluna vertebral cervical, desde que a tração axial seja mantida durante a intubação.

A cricotireoidostomia é indicada quando é necessária uma via aérea cirúrgica urgente. O traumatismo maxilofacial extenso pode tornar a intubação por via orotraqueal ou nasotraqueal impossível. A intubação translaríngea também pode ser difícil em função da falta de cooperação do paciente, da alteração da anatomia ou da via aérea, ou do edema laríngeo. Se o paciente está em estado muito grave e o colapso respiratório é iminente, as tentativas de intubação orotraqueal ou nasotraqueal não devem ser prolongadas. Como regra geral, se a intubação translaríngea não for bem-sucedida após uma ou duas tentativas, a cricotireoidostomia deve ser realizada. A membrana cricotireóidea está localizada na linha média e é delimitada superiormente pela borda inferior da cartilagem tireóidea. Ela pode ser localizada por palpação e a abertura é realizada por uma incisão linear. Após a incisão, esta pode ser alargada com o cabo do bisturi até que uma sonda endotraqueal tamanho 6 ou 6,5 possa ser inserido. Após assegurada a via aérea, a sonda pode ser cortada (sem cortar o balão da sonda) para impedir o deslocamento acidental. Como alternativa, podem ser utilizadas sondas de traqueostomia nº 4 ou nº 6, se estiverem disponíveis.

Existem várias vantagens em usar a sonda endotraqueal durante cricotireoidostomia urgente. Elas incluem o aumento da complacência que facilita a inserção da sonda e, talvez o mais importante, a disponibilidade universal. As sondas são normalmente encontrados em *kits* de via aérea ou de urgência. Uma sonda 6,5 geralmente acomoda um guia introdutor, que pode facilitar a inserção, particularmente quando a anatomia é difícil (pescoços obesos ou curtos) e o campo é hemorrágico. As sondas endotraqueais ou de traqueostomia maiores não devem ser utilizados, pois nem sempre conseguem passar facilmente pelo espaço cricotireóideo. Em curto prazo, as sondas menores são suficientes como tratamento de emergência e podem facilmente ser trocados em situações mais controladas.

Com a via aérea fixa e o paciente estável, um acesso mais definitivo da via aérea pode ser planejado, se necessário. A necessidade de converter para traqueostomia não é absoluta. Em alguns casos, o paciente pode não necessitar de proteção das vias respiratórias. Em outros, a intubação endotraqueal pode ser uma opção razoável. No passado, as preocupações com estenose subglótica tornavam necessária a conversão da cricotireoidostomia em alguns dias. Essa conduta não tem sido uniformemente apoiada pela literatura e deve ser individualizada com base nas indicações de necessidade permanente de proteção da via aérea e de ventilação mecânica.

A conversão de sonda endotraqueal ou cricotireoidostomia em traqueostomia deve ser feita em condições controladas. Uma incisão transversal superior sobre a traqueia é realizada por meio da separação dos músculos do pescoço na linha média. Muitas vezes, o istmo da tireoide deve ser deslocado ou dividido para permitir adequada exposição da superfície anterior da traqueia. A sonda de traqueostomia é colocado através do segundo ou terceiro anel traqueal.

A colocação da traqueostomia é frequentemente realizada em pacientes que necessitam de ventilação mecânica em longo prazo. Há vantagens e desvantagens para a sonda endotraqueal e a traqueostomia. Como resultado, há poucos padrões de diagnóstico ou tempo absoluto para conversão, além do controle da via aérea.

Uma das vantagens teóricas da intubação endotraqueal permanente é a facilidade de reposicionamento da sonda, o que permite distribuir a pressão sobre a mucosa traqueal ao longo de uma área maior, em comparação com o balonete na extremidade de uma sonda de traqueostomia, que é fixo em seu local. O resultado é a incidência muito menor de estenose traqueal tardia e de fístula da traqueia para artéria inominada e da traqueia para o esôfago, em comparação com a traqueostomia. Além disso, como a abertura de uma sonda translaríngea está bem longe do pescoço e do tórax, os cateteres intravenosos nessas áreas podem ser mantidos estéreis. Finalmente, na maioria das vezes, os balonetes das sondas translaríngeas encontram-se em posição mais axial na traqueia do que os de uma sonda de traqueostomia e são mais capazes de manter vedação em pacientes com complacência pulmonar baixa e altas pressões inspiratórias.

Por outro lado, para cuidados de longa duração, a resistência da via aérea com a traqueostomia é menor, os cuidados de enfermagem são mais simples, a aspiração é mais direta e as sondas não danificam as pregas vocais ou a laringe. Além disso, e talvez o mais importante, a extubação acidental é menos grave. Uma via de traqueostomia bem-estabelecida pode ser facilmente intubada novamente, enquanto o paciente continua a respirar através do estoma. A traqueostomia também é benéfica quando o desmame da ventilação mecânica é lento e o paciente não suportou a extubação em várias ocasiões. A presença de traqueostomia permite períodos prolongados fora da ventilação mecânica sem a necessidade de nova intubação. Se o paciente desenvolve angústia respiratória fora do respirador e uma traqueostomia está presente, a ventilação mecânica pode simplesmente ser reconectada à sonda de traqueostomia.

O momento certo da conversão da intubação translaríngea para a traqueostomia é controverso. Já foram feitas recomendações de até 3 dias, mas muitos pacientes ficam intubados durante meses por via orotraqueal ou nasotraqueal, sem sequelas graves. Os pacientes devem ser submetidos à conversão quando a proteção da via aérea, o toalete pulmonar ou qualquer uma das outras indicações descritas anteriormente estiver presente. Se, além disso, houver necessidade de mais de 2 a 3 semanas de intubação, o limiar de realização da traqueostomia deve ser reduzido.

Modos de ventilação mecânica

Uma vez assegurada a via aérea, o ventilador deve ser configurado começando com o modo de ventilação. Há três variáveis principais utilizadas para descrever o modo de ventilação mecânica: gatilho, limite e ciclo (Tab. 12-2). O gatilho pode ser disparado pelo paciente ou por tempo determinado, com este último muitas vezes referido como "controlado pela máquina". Esta é a variável que determina quando um paciente deve receber respiração (iniciar a inspiração). A segunda variável é o limite e refere-se à configuração que, quando atingida, é mantida constante durante todo o ciclo inspiratório (i.e., o "limite superior"). As variáveis de limite podem ser pressão ou fluxo. Quando o fluxo é a variável de limite, diz-se que o ventilador controla o volume ou limita o volume porque a relação do *fluxo × tempo = volume*. Finalmente, a variável de ciclo é a que, uma vez atingida, termina o ciclo inspiratório e permite expiração passiva. Utilizando essas três variáveis, diferentes modos de ventilação foram criados. Alguns são principalmente de interesse histórico, e outros, mais recentes, são modos de combinação concebidos para maximizar a fisiologia, a segurança e o conforto do paciente.

Os gatilhos da máquina são funções de tempo com base na frequência, no tempo inspiratório e na relação de tempo inspiratório e expiração (relação I:E) configurados. Duas das três funções podem ser definidas, e a terceira é determinada. Uma frequência respiratória de 20 incursões/min e um tempo inspiratório de 1 segundo resulta em relação I:E de 1:2 (1 s de inspiração + 2 s de expiração = 3 s para um ciclo completo; 20 ciclos/min).

O disparador do paciente para liberar respiração assistida pode ser baseado em pressão ou em "fluxo", dependendo do modelo do ventilador. Um disparador por pressão exige que o paciente gere pressão negativa no início da inspiração – a pressão no tubo do ventilador cai abaixo do valor predeterminado, o ventilador detecta essa queda de pressão e responde pela liberação de uma incursão respiratória. O tempo envolvido na geração e na liberação da respiração para o paciente, entretanto, pode tornar essa forma de respiração desconfortável. Os ventiladores modernos evitam esse problema de disparo utilizando um circuito de fluxo. O ventilador libera fluxo de ar constante através de seu tubo durante a expiração, geralmente em nível baixo, de aproximadamente 5 L/min. O ventilador compara as frequências de fluxo expiratório e inspiratório. Se o paciente não estiver realizando nenhum esforço inspiratório, a frequência de fluxo poderá ser a mesma. Se o paciente começar a respirar, a frequência expiratória irá cair abaixo da frequência inspiratória. O ventilador é programado para disparar uma incursão respiratória quando a diferença nas frequências de fluxo atingir o valor predeterminado, geralmente em torno de 2 L/min, ou quando a frequência de fluxo expiratório cair para 3 L/min. O paciente recebe um fluxo livre de pelo menos algum fluxo de ar assim que os esforços iniciam. A grande maioria dos pacientes prefere gatilhos com base em fluxo e não em pressão.

A. Ventilação controlada por volume

A ventilação controlada por volume é mais frequentemente utilizada atualmente em situações em que as necessidades da ventilação parecem ser simples e os esforços feitos pelo paciente devem ser minimizados, como no paciente gravemente ferido ou doente. O modo assisto-controlado é o modo de ventilação por volume mais comumente utilizado. Ele é projetado para dar suporte a qualquer esforço ventilatório feito pelo paciente, oferecendo respiração pela máquina. Sempre que o paciente começa a inspirar, o ventilador é acionado e o volume corrente predeterminado da máquina é liberado. Uma frequência de *backup* da máquina também é configurada para assegurar número mínimo de respirações na ausência de esforços respiratórios espontâneos.

Tabela 12-2 Características dos cinco modos comumente utilizados de ventilação mecânica

Modo	Disparador	Limite	Ciclo	Observações
Ventilação mandatória intermitente (VMI)	Tempo (equipamento)	Fluxo (volume) ou pressão	Tempo	VMI controlada por volume ou VMI controlada por pressão Pode ser sincronizada ao esforço do paciente (VMIS) e/ou utilizada associada a uma pressão de suporte
Assisto-controlada (AC)	Paciente e/ou tempo	Fluxo (volume) ou pressão	Tempo	Assisto-controlada com controle de volume (AC VCV) ou Assisto-controlada com controle por pressão (AC VCP)
Ventilação por pressão de suporte (VPS)	Paciente	Pressão	Fluxo	Modo puramente espontâneo e frequentemente chamado de forma de pressão positiva contínua na via aérea (CPAP) nos controles do ventilador
Relação inversa	Tempo	Pressão	Tempo	VMI VCP com fase inspiratória prolongada para aumentar a pressão média e a capacidade residual funcional na via aérea
Controlada por volume com pressão regulada	Paciente e/ou tempo	Pressão	Tempo	Variação do controle por pressão que limita a pressão com ajustes entre as respirações para garantir volume final predeterminado

B. Ventilação controlada por pressão e ventilação por pressão de suporte

Na ventilação controlada por pressão, a pressão inspiratória, o tempo inspiratório e a relação I:E são selecionados e o ventilador ajusta automaticamente a frequência do fluxo de gás para manter pressão constante durante a inspiração. A principal vantagem sobre o controle por volume é que o fluxo de gás corresponde melhor à mudança da complacência pulmonar que ocorre durante a inspiração. Isso tem a vantagem teórica de distribuição mais uniforme de gás inspirado e, possivelmente, menor risco de superdistensão alveolar regional, além de ser mais confortável para o paciente desperto. Embora isso possa ser alcançado por meio da manipulação do padrão de fluxo, nos ventiladores controlados por volume mais avançados, a ventilação controlada por pressão é automática. O tempo inspiratório fisiológico e a relação I:E são geralmente escolhidos para aumentar o conforto do paciente. Um tempo inspiratório de 1 segundo com tempo expiratório de 2 a 3 segundos é o mais comum. Tempos inspiratórios mais prolongados com tempos expiratórios mais curtos (ventilação com relação inversa) poderão ser utilizados se os tempos fisiológicos se mostrarem inadequados para fornecer o suporte suficiente. O tempo inspiratório mais longo com tempo expiratório mais curto resulta em retenção do ar e aumento da pressão média da via aérea. O resultado final é o aumento na capacidade residual funcional (CRF), semelhante à alcançada com os níveis de pressão expiratória final positiva (PEEP, do inglês *positive end-expiratory pressure*) alta.

A ventilação por pressão de suporte também é uma forma limitada de ventilação por pressão e, na maioria dos casos, pode ser considerada um modo diferente de ventilação (Tab. 12-2). Ela difere do controle por pressão porque é sempre disparada pelo paciente e o tempo inspiratório é determinado pelo paciente e não pelo ventilador. Assim como na ventilação controlada por pressão, o ventilador ajusta o fluxo para manter pressão constante durante a inspiração. O tempo inspiratório, entretanto, é determinado pela interação do fluxo de gás com o esforço inspiratório do paciente. Para executar esse processo, o ventilador mede a frequência de fluxo inspiratório de pico durante a inspiração. A frequência de fluxo geralmente alcança valor máximo precocemente na inspiração e, então, diminui à medida que o esforço inspiratório do paciente também diminui. Quando a frequência de fluxo diminui para uma fração predeterminada do fluxo máximo (em geral, 25% do máximo), o fluxo de gás cessa e o paciente consegue expirar. A ventilação por pressão de suporte também pode ser utilizada junto com o modo de ventilação mandatória intermitente (VMI) (ver próxima seção).

O nível da ventilação por pressão de suporte é determinado de modo que o paciente respire confortavelmente, em frequência razoável, geralmente abaixo de 24 incursões/min. O objetivo do suporte é garantir oxigenação adequada e pH acima de 7,3. Nesses casos, o volume corrente gerado nessa situação não é importante.

Esse modo de ventilação apresenta muitas vantagens. Em geral, é confortável para o paciente. Ele supera a resistência ao fluxo inspiratório na sonda endotraqueal e no aparato ventilatório e diminui o esforço da respiração. Isso torna impossível que o ventilador libere pressão excessivamente elevada. O fluxo será mantido enquanto o paciente permanecer com esforço inspiratório, assim, o paciente pode inspirar por vontade própria. Isso minimiza o desenvolvimento de atelectasia. Ele também prepara adequadamente o paciente para o desmame e a extubação.

C. Ventilação mandatória intermitente e ventilação assisto-controlada

Com a VMI, todas as fases da respiração são controladas, incluindo a frequência, o tempo inspiratório e o tempo expiratório (e, como resultado, a relação I:E). A variável de limite pode ser por pressão (VMI CP) ou por volume (VMI CV). As incursões respiratórias são geralmente sincronizadas (VMIS) se o paciente apresentar esforço respiratório espontâneo. Desse modo, qualquer tentativa para respirar em frequência acima da configurada será bloqueada, a menos que seja acrescentado um suporte de pressão adicional. Nesse caso, o paciente recebe dois modos diferentes durante a ventilação mecânica. O primeiro é o mandatório, inspiração disparada pela máquina na frequência e no tempo inspiratório predeterminados. O segundo é o espontâneo, inspiração disparada pelo paciente em frequência igual à total menos a frequência predeterminada, com o tempo inspiratório determinado pelo paciente (ver discussão anterior sobre ventilação por pressão de suporte). Esses dois tipos de respiração terão formas de onda características diferentes no visor do ventilador.

O modo assisto-controlado foi originalmente configurado para "assistir" ao esforço espontâneo do paciente, com suporte mecânico complementar à respiração. Ele pode ser utilizado com limite de volume ou pressão (VCV ou VCP) e configurado com frequência de *backup* quando o esforço espontâneo for mínimo ou ausente. A principal diferença da VMIS é que todos os esforços inspiratórios do paciente são completamente apoiados (não apenas os da frequência predeterminada). Ela apresenta pequena desvantagem de retenção de ar quando a frequência respiratória do paciente é excessivamente alta (> 30-35 incursões/min) e deve ser utilizada com cuidado em pacientes com risco de hiperinsuflação (enfisema grave). Não há função para a pressão de suporte nesse modo, uma vez que todas as incursões respiratórias são completamente assistidas.

D. Modelos híbridos

Nos últimos 15 anos, tornou-se possível ventilar os pacientes com modelos híbridos mais sofisticados. Alguns ventiladores podem ser configurados para liberar pressão constante durante a inspiração, de modo que o volume corrente liberado permaneça na faixa predeterminada (controle de volume limitado por pressão [PRVC, do inglês *pressure-limited volume control*]). Alguns ventiladores podem ser configurados para liberar um volume corrente predeterminado, mas sem exceder a pressão configurada. Outros podem ser configurados com suporte ventilatório com diminuição gradual, com algoritmos próprios do sistema para minimizar a necessidade de ajustes físicos do ventilador durante o desmame.

▶ Configuração do ventilador

Após escolher o tipo (AC, VMI ou VPS; VCP ou VCV), cinco parâmetros ainda devem ser determinados: a frequência ventilatória de *backup*, a meta do volume corrente na ventilação liberada pelo equipamento, o tempo inspiratório, a fração inspirada de oxigênio (FiO_2) e o nível de PEEP. Os primeiros dois parâmetros determinam a ventilação; os três últimos são importantes na determinação da oxigenação.

A ventilação apresenta três componentes: ventilação por minuto (V_E), ventilação alveolar (V_A) e ventilação do espaço morto (V_D). Embora a V_A esteja mais relacionada à $PaCO_2$, no estado de repouso, a relação entre V_E e V_D é pouco constante e, portanto, V_E, que é facilmente quantificada, pode ser utilizada como substituto. Em pacientes com insuficiência pulmonar não complicada, a frequência respiratória pode ser configurada para 12 a 15 respirações/min e o volume corrente, para 7 mL/kg de PCI. Isso produz V_E de 6 a 7,5 L/min e V_A de 4 a 5 L/min (assumindo V_D de 33% em um paciente de 70 kg). Na ausência de disfunção pulmonar significativa, isso irá resultar em $PaCO_2$ de aproximadamente 40 mmHg, o que é considerado um bom ponto de início, a partir do qual os ajustes podem ser efetuados.

Se a $PaCO_2$ está elevada, um aumento na frequência respiratória irá corrigir o problema em muitos casos. Embora seja menos eficaz do que o aumento no volume corrente (em função do aumento da ventilação do espaço morto que ocorre com frequência respiratória mais elevada), essa é uma primeira etapa razoável quando a frequência respiratória estiver abaixo de 25 respirações/min. Frequências respiratórias excessivamente elevadas (> 30 respirações/min) podem resultar em retenção de ar, especialmente em pacientes com obstrução ao fluxo expiratório (doença pulmonar obstrutiva crônica ou asma grave). Por outro lado, volumes excessivamente elevados podem ser associados a pressões elevadas na via aérea e resultar em barotrauma (pneumotórax), volutrauma (superdistensão alveolar) ou ambos. Exceto em algumas situações (hipertensão intracraniana), é melhor manter acidose respiratória leve do que ventilar um paciente utilizando grande volume corrente (> 10 mL/kg de PCI) ou pressão excessivamente elevada na via aérea (pressão de base > 30 cm H_2O). Quando o pH encontra-se abaixo de 7,2, frequências ou volumes muito elevados podem ser necessários até que o pH retorne à faixa normal por meio de mecanismos compensatórios renais ou da administração de bicarbonato. Frequências ou volumes muitos elevados também podem ser necessários na presença de fístula broncopleural, para compensar o volume perdido através da fístula.

A concentração de oxigênio inspirado deve manter-se elevada, de modo que, na maioria dos casos, a saturação de oxigênio do sangue arterial exceda 92%. Os pacientes com doença pulmonar obstrutiva crônica e com retenção de CO_2 de longa duração são exceção. Esses pacientes perderam sua capacidade de aumentar sua frequência respiratória em resposta ao aumento da $PaCO_2$ e respondem melhor à hipoxemia. O aumento da saturação de oxigênio arterial pela adição de oxigênio exógeno retira o estímulo hipóxico ventilatório e torna o desmame do suporte ventilatório muito difícil.

Todo o volume de gás do ventilador, exceto o oxigênio, é composto por nitrogênio, que, ao contrário do oxigênio, não é absorvido nos alvéolos. O maior valor do nitrogênio é a manutenção da expansão alveolar. Quando é substituído por concentrações mais elevadas de oxigênio, atelectasias podem ocorrer, resultantes da absorção do oxigênio. Além disso, altas concentrações de oxigênio podem levar à fibrose pulmonar crônica. De modo ideal, a concentração de oxigênio inspirado deve ser mantida em até 0,50.

A manutenção dos níveis de oxigênio inspirado em valores aceitavelmente baixos é frequentemente alcançada com o uso de PEEP. A pressão é gerada pelo fechamento da válvula no circuito expiratório do ventilador para manter a pressão na via aérea acima do nível predeterminado durante a expiração e minimizar o colapso alveolar. A colocação de sonda endotraqueal evita a PEEP fisiológica normal durante a ventilação espontânea por meio do fechamento da glote no fim da expiração. Além disso, pacientes na posição supina podem apresentar CRF menor resultante do aumento da pressão intra-abdominal e do deslocamento cefálico do diafragma no tórax. Para superar esse problema, pode-se utilizar níveis baixos de PEEP "fisiológica" (5 cm H_2O). O aumento da PEEP deve ser considerado quando o aumento da complacência do sistema respiratório for baixo ou quando a oxigenação adequada requerer FiO_2 acima de 0,50.

Níveis baixos de PEEP (< 10 cm H_2O) são bem tolerados pela maioria dos pacientes. As consequências de PEEP excessiva são o barotrauma e a diminuição do débito cardíaco. Primeiro, a pressão elevada pode comprimir as veias cavas superior e inferior e as veias pulmonares, comprometendo o enchimento diastólico dos ventrículos (em contrapartida à inspiração espontânea, que aumenta o enchimento). Segundo, a pressão elevada pode comprimir as finas paredes dos átrios e do ventrículo direito, comprometendo ainda mais o volume diastólico final (também em contrapartida à inspiração espontânea). Por fim, a alta pressão pode comprimir a microvasculatura pulmonar, dificultando a saída do sangue do ventrículo direito para os vasos pulmonares. O tratamento para a diminuição do débito cardíaco é a infusão de líquidos. O problema potencial desse tipo de tratamento é a piora da insuficiência pulmonar, que levou à utilização da PEEP em primeiro lugar. Contribuindo para todos esses fatores, os níveis de PEEP acima de 10 a 12 cm H_2O devem ser utilizados geralmente com a colocação de cateter arterial pulmonar. A diminuição da liberação ideal de oxigênio, e não da PaO_2 arterial, irá garantir equilíbrio entre riscos e benefícios de níveis elevados de PEEP. O monitoramento da saturação venosa mista de oxigênio pode ser um método razoável para alcançar esse objetivo. Mesmo com monitoramento invasivo, os níveis de PEEP acima de 15 a 20 cm H_2O raramente são benéficos.

▶ Segurança e alarmes dos ventiladores

Como se pode deduzir, os ventiladores modernos são complexos e devem, em geral, ser utilizados apenas com monitoração cardiopulmonar contínua, incluindo eletrocardiograma e oximetria de pulso. Além disso, os próprios ventiladores têm alarmes para alerta precoce de apneia, para alterações no volume corrente ou na ventilação por minuto e para pressão inspiratória excessiva. Eles devem ser individualizados para cada paciente de modo que enfermeiros, fisioterapeutas respiratórios e médicos possam ser notificados precocemente no curso de alteração fisiológica. Em muitos casos, o alarme do ventilador irá preceder as alterações na oximetria de pulso ou no eletrocardiograma. Todos os profissionais de saúde envolvidos nos cuidados do paciente devem conhecer o equipamento e o modo de ventilação.

▶ Interrupção da ventilação mecânica

Os pacientes que parecem estar bem e que necessitaram de ventilação mecânica por menos de 24 horas podem frequentemente ser extubados rapidamente após passar por teste de ventilação espontânea. Os pacientes devem ser capazes de manter sua própria via aérea, e sua doença aguda deve regredir. Eles devem ser capazes de manter oxigenação adequada, com concentração de oxigênio inspirado de 0,40 ou menos e com PEEP de 8 cm de água ou menos.

A maioria dos pacientes ventilados é mais efetivamente desmamada com testes de respiração espontânea diários. O teste de respiração pode ser feito com ventilador em T, em que a sonda endotraqueal é conectado a uma extensão de sonda conectada a uma fonte de oxigênio. Como alternativa, o teste pode ser realizado com nível baixo (em geral, 5 cm de água) de pressão de suporte com PEEP ou apenas com PEEP. Em ambos os casos, o paciente deve respirar por conta própria por 30 minutos. Se o paciente conseguir respirar confortavelmente no fim do teste, ele poderá ser extubado. Para saber o grau de conforto, deve-se realizar gasometria arterial e o paciente deve ser colocado de volta no ventilador enquanto aguarda os resultados do exame. Se o paciente estiver razoavelmente confortável no fim do teste de 30 minutos e se o pH voltar ao valor normal, o paciente poderá ser extubado. Observe-se que na conclusão do teste de 30 minutos o suporte ventilatório completo deve ser retomado enquanto se aguardam os resultados laboratoriais. O paciente deve estar bem descansado quando a sonda endotraqueal for removida. Se o paciente não suportar o teste de 30 minutos, o suporte completo será retomado para o restante do dia e o teste deverá ser repetido no dia seguinte. Em alguns casos, a duração do teste de respiração pode ser estendida a até 2 horas. Embora a capacidade de indicar o sucesso da extubação não seja significativamente diferente, o aumento da duração pode ser adequado para pacientes que já necessitaram de nova intubação após a conclusão de teste de 30 minutos. Geralmente, não há necessidade de testes de duração mais prolongada quando o paciente está com sonda endotraqueal. Na verdade, isso pode levar a uma fadiga desnecessária para um paciente com menor chance de sucesso na extubação.

O desmame da ventilação mecânica também pode ser alcançado com VMI. Embora, geralmente, inferior ao teste de respiração espontânea 1 vez por dia, os pacientes que estão gravemente debilitados e necessitaram de ventilação mecânica por períodos prolongados (> 2-3 semanas) podem ser desmamados com sucesso utilizando essa técnica, quando combinada à redução gradual da pressão de suporte. A taxa de VMI é gradualmente reduzida, exigindo que o paciente contribua cada vez mais para a manutenção da ventilação por minuto adequada. O estado clínico geral do paciente, a frequência respiratória e a P_{CO_2} arterial são utilizados como diretrizes para determinar a taxa de desmame. Quando a VMI de 4/min ou menos é bem tolerada por longos períodos, o paciente é colocado em pressão de suporte, que é retirada diariamente até que o suporte mecânico não seja mais necessário. Como observado anteriormente, os pacientes com tubo endotraqueal (vs. traqueostomia) devem ser submetidos apenas a breves períodos em que a pressão de suporte é menor do que 5 a 8 cm H_2O (30-120 minutos). Essa quantidade de suporte de pressão é necessária para atenuar o aumento da resistência do tubo endotraqueal. Os pacientes que falham repetidamente ao fazer a extubação ou estão em grave descondicionamento se beneficiam mais de um desmame gradual do ventilador. Frequentemente, esses pacientes beneficiam-se de traqueostomia e otimização do estado nutricional como adjuntos para o desmame. Fatores que aumentam o trabalho respiratório, como doença reativa da via aérea, grandes derrames pleurais e edema da parede torácica ou visceral, devem ser tratados e minimizados.

▶ Extubação

A decisão de extubar o paciente depende da avaliação da necessidade de proteção da via aérea e da necessidade de ventilação mecânica. Como mencionado anteriormente, a última pode ser determinada com base no resultado do teste de respiração espontânea de 30 minutos. A primeira deve basear-se em vários fatores, incluindo o nível de consciência do paciente, a presença de lesão ou edema na via aérea, a necessidade de manter aspiração da sonda endotraqueal e a possível necessidade de procedimentos cirúrgicos adicionais nas próximas 24 horas. Finalmente, deve ser realizada uma determinação subjetiva da capacidade de o paciente tolerar a extubação e a ventilação espontânea. O paciente alerta e comunicativo, que pode sustentar sua cabeça fora do travesseiro, é um bom candidato para extubação, ao contrário do paciente letárgico e diaforético. Para os pacientes que necessitam de manutenção da proteção da via aérea, mas não mais necessitam de suporte ventilatório mecânico, a traqueostomia deve ser considerada.

DIAGNÓSTICO ADJUVANTE E MEDIDAS TERAPÊUTICAS

▶ Radiografias de tórax

As radiografias de tórax devem ser realizadas diariamente nos pacientes em ventilação mecânica. Uma revisão do filme pode confirmar a colocação de todos os acessos e sondas, incluindo sonda endotraqueal, cateteres venosos centrais, drenos pleurais (toracotomia) e sondas naso/orogástricas ou naso/oroentéricas. Uma busca por processos pulmonar ou pleural específicos deve ser realizada. Os infiltrados locais, como pneumonia ou processos esparsos/difusos (p. ex., SARA), devem ser identificados.

Além da radiografia de tórax diária, pode ser solicitada uma radiografia de tórax de emergência se o paciente piorar rapidamente sua condição cardiopulmonar. As sondas ou acessos podem se deslocar; novos problemas com etiologia reversível, como pneumotórax, colapso lobar ou novo infiltrado sugerindo aspiração, podem ser identificados.

Sedação e relaxantes musculares

Os pacientes em ventilação mecânica frequentemente necessitam de sedativos e/ou analgesia para diminuir a agitação e a dor associadas a sua doença e ao tratamento. A analgesia com opioides na forma de infusão intermitente ou contínua de opioides pode ser suficiente. Entretanto, os opioides não devem ser utilizados para tratar a agitação e a ansiedade resultantes do ventilador. Os agentes de sedação, incluindo o propofol e os benzodiazepínicos, podem substituí-los. Além disso, o haloperidol e a risperidona podem ser adjuvantes úteis, sozinhos ou associados aos benzodiazepínicos. Como regra geral, doses intermitentes são melhores do que infusões contínuas. Quando a última opção é utilizada, o agente deve ser interrompido pelo menos 1 vez ao dia – oferecendo ao paciente a chamada "pausa da sedação" – para avaliar o estado neurológico e determinar a necessidade de manutenção da sedação.

Os bloqueadores neuromusculares acrescentam nível adicional de controle do paciente e podem simplificar muito o tratamento ventilatório em pacientes com insuficiência pulmonar grave. Esses agentes devem ser reservados para assincronia grave paciente-ventilador, situação em que os esforços respiratórios espontâneos do paciente resultam em ventilação descoordenada e inadequada da ventilação mecânica. Isso pode levar ao efeito indesejado de hipoxemia potencialmente fatal em paciente com pouca reserva fisiológica.

Os métodos ventilatórios não fisiológicos, como relação inversa ou ventilação oscilatória de alta frequência, também podem exigir a utilização de agentes bloqueadores neuromusculares. Os principais efeitos colaterais incluem risco potencial aumentado de pneumonia associada à ventilação mecânica (PAV, do inglês *ventilator-associated pneumonia*), por meio da perda do mecanismo da tosse, e associação a uma polineuropatia tardia da doença crítica. Como resultado, eles devem ser utilizados apenas quando absolutamente necessários e pelo menor período de tempo possível.

Antimicrobianos

A PAV é a infecção nosocomial mais comum na UTI. O risco de PAV é diretamente proporcional à duração da ventilação mecânica. Não há padrão-ouro para o diagnóstico da PAV. Os critérios possíveis incluem infiltrado pulmonar progressivo ou novo na radiografia de tórax, piora da hipoxemia, aumento da quantidade de secreção, novo início de secreção purulenta associada a numerosos leucócitos e microrganismos na coloração de Gram ou cultura de escarro positiva por microrganismos patogênicos conhecidos. Sinais de sepse sistêmica com aumento da temperatura, leucocitose, aumento das necessidades hídricas e intolerância à glicose também são achados comuns na PAV.

Se todos esses critérios estiverem presentes, os antimicrobianos devem ser introduzidos. Se apenas um ou dois critérios estiverem presentes, provavelmente não se deve iniciar os antimicrobianos para evitar o crescimento excessivo de microrganismos resistentes que podem, mais tarde, causar pneumonia fatal. As exceções a essa conduta incluem pacientes idosos, gravemente doentes, debilitados, imunocomprometidos e gravemente doentes nos quais o retardo na introdução de antimicrobianos poderá resultar em piora irreversível. Assim, um paciente de 80 anos com tórax instável e novo infiltrado deve receber antimicrobianos imediatamente; um paciente de 20 anos hospitalizado por ferimento à bala envolvendo o colo do intestino e que desenvolve pneumonia questionável após 2 semanas provavelmente irá tolerar retardo no início do antimicrobiano até que um diagnóstico mais definitivo possa ser feito. Além disso, o paciente pode ter explicação alternativa para sua febre e leucocitose, como abscesso intra-abdominal. Nesse caso, o diagnóstico errado pode retardar o controle adequado da fonte da infecção (drenagem do abscesso). O CPIS pode ser útil para orientar o diagnóstico. O objetivo é evitar o excesso de tratamento, com o risco de resistência antimicrobiana e superinfecção. Os antimicrobianos podem ser interrompidos com segurança nos pacientes que iniciaram antibioticoterapia empírica na suspeita de pneumonia que apresentou valor de CPIS de 6 ou menos em 72 horas.

> King DR: Emergent cricothyroidotomy in the morbidly obese: a safe, no-visualization technique. *J Trauma*. 2011;71:1873-1874.
> Graham DB, Eastman AL, Aldy KN, et al: Outcomes and long-term follow up after emergent cricothyroidotomy: is routine conversion to tracheostomy necessary? *Am Surg*. 2011;77: 1707-1711.
> Barr J, Fraser GL, Puntillo K, et al: Clinical practice guidelines for the management of pain, agitation, and delirium in adult patients in the intensive care unit. *Crit Care Med*. 2013;41:263-306.
> Schweickert WD, Pohlman MC, Pohlman AS, et al: Early physical and occupational therapy in mechanically ventilated, critically ill patients: a randomized controlled trial. *Lancet*. 2009;373:1874-1882.

TRATAMENTO DE PACIENTES EM ESTADO CRÍTICO

A discussão sobre choque e insuficiência pulmonar no paciente cirúrgico tem se concentrado no diagnóstico clínico e no tratamento direcionado, com base no diagnóstico. Essa conduta funciona bem na maioria dos pacientes, mas, em alguns casos, ela não é suficiente. O tratamento eficaz em pacientes mais gravemente doentes deve levar em conta as anormalidades fisiológicas subjacentes para que o tratamento funcione. Com essa conduta, o diagnóstico clínico torna-se menos importante; ocupar-se dos problemas fisiológicos subjacentes é o mais importante.

RESPOSTAS FISIOLÓGICAS COMUNS AO CHOQUE GRAVE

O corpo responde ao choque com respostas compensatórias, as quais ajudam o paciente a lidar com as anormalidades iniciais do choque, mas podem contribuir para consequências tardias de insuficiência cardíaca e pulmonar. Compreender essas respostas pode ajudar o médico a manejar as consequências.

▶ Respostas neuro-humorais

As respostas neuro-humorais ao choque incluem descarga dos nervos cardiovasculares e liberação de hormônios vasoativos, metabolicamente ativos, conservadores de volume. As respostas podem salvar a vida antes do início da terapia e mantêm a homeostasia após o início do tratamento.

A descarga adrenérgica provoca vasoconstrição de arteríolas, vênulas e pequenas veias em todas as partes do corpo, exceto no encéfalo e no coração, e aumenta a função sistólica miocárdica. O resultado é o aumento do débito cardíaco e da pressão arterial e o desvio do fluxo sanguíneo para o encéfalo e o coração.

Os hormônios vasoativos angiotensina II e vasopressina atuam conjuntamente na descarga dos nervos adrenérgicos cardiovasculares. A angiotensina II contrai a vasculatura da pele, dos rins e dos órgãos esplâncnicos e desvia o fluxo sanguíneo para o coração e o encéfalo. Ela também estimula a medula suprarrenal a liberar aldosterona, resultando na reabsorção de íons sódio no filtrado glomerular. A vasopressina, assim como a descarga adrenérgica e a angiotensina II, contrai os esfíncteres vasculares na pele e os órgãos esplâncnicos (ela não contrai a vasculatura renal) e desvia o fluxo sanguíneo para o coração e o encéfalo. Ela também estimula a reabsorção de água a partir dos túbulos distais.

▶ Respostas metabólicas

Em todos os casos de choque grave, as concentrações intracelulares de íons hidrogênio aumentam. Para compensar, o fluxo de sódio extracelular diminui seu gradiente eletroquímico para dentro das células, juntamente com cloreto e água, em troca de íon hidrogênio intracelular. O pH intracelular aumenta e volta ao normal, mas as células se enchem de água, com aumento de cerca de 3 L de volume intracelular.

Hipovolemia, hipotensão, dor e outros fatores estressores das doenças críticas estimulam a liberação de cortisol, glucagon e adrenalina – o que leva ao aumento da concentração de glicose extracelular. Assim, a glicose não deve ser utilizada na reanimação hídrica inicial de um paciente em choque – ela não é necessária e pode levar à diurese osmótica, piorando a hipovolemia e confundindo o quadro clínico. Soluções contendo glicose devem ser reservadas para pacientes com choque por insulina.

Por outro lado, a glicose endógena gerada pela liberação fisiológica de hormônios contrarreguladores fornece o combustível para as funções do sistema nervoso, o metabolismo das células sanguíneas e a cicatrização de feridas. O pequeno aumento da osmolaridade extracelular também ajuda no restabelecimento do volume intravascular por meio da saída de água das células e do aumento da pressão hidrostática intersticial. O aumento da pressão direciona as proteínas intersticiais para os vasos linfáticos e destes, para o espaço intravascular. A pressão oncótica intersticial cai e a pressão oncótica plasmática sobe. O aumento do gradiente oncótico entre os espaços intravascular e intersticial leva à saída de água, sódio e cloro do espaço intersticial para o espaço intravascular. A reposição do volume intravascular irá continuar enquanto a pressão hidrostática intersticial for mantida por conta das proteínas intersticiais armazenadas, que constituem mais da metade do teor total de proteínas extracelulares, que ainda podem ser recrutadas. Algum grau de hiperglicemia pode ser benéfico na fase pós-reanimação. Quando o paciente se recupera, no entanto, verifica-se que é melhor manter, de forma agressiva, níveis baixos de glicose no sangue – 120 mg/dL ou menos.

Outros hormônios com ações metabólicas potenciais, incluindo a insulina e o hormônio do crescimento, também são liberados durante doenças críticas. Entretanto, eles possuem pouco efeito quando comparados ao cortisol, ao glucagon e à adrenalina. Na verdade, a infusão de cortisol, glucagon e adrenalina em um indivíduo normal é capaz de produzir a maioria das alterações metabólicas de doenças críticas.

▶ Respostas microvasculares

Nos pacientes gravemente doentes, três respostas – dilatação das arteríolas sistêmicas, insuficiência da função da membrana celular e destruição do endotélio vascular – pioram as condições do paciente. No choque descompensado, as arteríolas sistêmicas perdem sua capacidade de contração, enquanto os esfíncteres pós-capilares permanecem fechados. A pressão hidrostática microvascular sobe. A água, o sódio e o cloreto são direcionados para fora do espaço vascular e penetram no interstício. O processo é limitado, entretanto, porque o gradiente oncótico, que aumenta com a perda de líquidos plasmáticos, também evita perdas adicionais de líquidos.

O trauma e a sepse ativam os sistemas de coagulação e inflamação, que podem interromper a integridade endotelial microvascular nos pacientes gravemente doentes. As plaquetas e os leucócitos formam microagregados nos tecidos lesionados ou infectados e podem embolizar para pulmões e fígado, onde se alojam na microvasculatura. Os microagregados, o endotélio e o plasma liberam cininas, fatores ativadores de plaquetas, produtos de degradação de fibrina, tromboxanos, prostaciclinas, complemento, leucotrienos, enzimas lisossomais, radicais livres e outros fatores tóxicos nas regiões de embolização, que irão danificar o endotélio e dilatar os vasos na região do êmbolo e mais distalmente. Proteínas, água, sódio e cloretos extravasam para o interstício. A quantidade de extravasamento é limitada pelo aumento da pressão hidrostática intersticial e pela diluição das concentrações de proteínas intersticiais. O edema resultante pode ser importante e envolver qualquer tecido do corpo.

CATETER ARTERIAL PULMONAR (CATETER DE SWAN-GANZ)

O cateter arterial pulmonar pode ser utilizado na avaliação das consequências cardiovasculares associadas às respostas fisiológicas descritas anteriormente e pode ser inestimável no tratamento de pacientes selecionados, gravemente doentes. Os cateteres arteriais pulmonares modernos são equipados com um termistor e um oxímetro em suas extremidades. Eles permitem a determinação do débito cardíaco; das pressões do átrio direito, da artéria pulmonar e da pressão de oclusão da artéria pulmonar; e do conteúdo de oxigênio venoso misto. O conhecimento do débito cardíaco e das pressões de enchimento pode ser utilizado para avaliar a função ventricular, à medida que os líquidos são administrados ou retirados. A saturação venosa mista de oxigênio reflete a liberação adequada de oxigênio na periferia; valores abaixo de 60% indicam oxigenação periférica inadequada e podem ser utilizados para avaliar a adequação do débito cardíaco e do conteúdo de oxigênio arterial sistêmico. Também se pode utilizar para determinar o consumo de oxigênio, que é calculado pelo débito cardíaco multiplicado pela diferença do conteúdo de oxigênio do sangue sistêmico e da artéria pulmonar. O consumo de oxigênio pode cair nos pacientes gravemente doentes e sua determinação pode ajudar a avaliar as respostas do paciente às condutas de reanimação líquida. Todas essas informações podem auxiliar no manejo das anormalidades fisiológicas do choque e da insuficiência pulmonar resultante do choque.

O cateter é particularmente útil quando o tratamento de um sistema pode prejudicar outro sistema. Por exemplo, a administração de líquidos pode ser necessária para o tratamento do choque séptico, mas o excesso de líquidos pode contribuir para a insuficiência pulmonar; os diuréticos podem ser indicados para um paciente oligúrico com insuficiência cardíaca congestiva, mas a diurese excessiva pode diminuir o débito cardíaco a ponto de levar à insuficiência renal; e os líquidos podem ser necessários para a reanimação cardiovascular em um paciente com lesões múltiplas, mas os líquidos em excesso podem exacerbar o edema cerebral. O cateter arterial pulmonar pode ser extremamente útil nessas situações.

Entretanto, os dados obtidos do cateter de Swan-Ganz podem ser enganosos, se forem cometidos erros na determinação das medidas. O débito cardíaco, medido por termodiluição, é obtido pela temperatura diferencial no sangue e no átrio direito, analisando a mudança de temperatura no sangue ao longo do tempo e seu fluxo pelo termistor na extremidade do cateter arterial pulmonar. Quanto maior a área sob a curva de temperatura, menor o fluxo através do coração direito. Se forem utilizadas infusões de solução fisiológica gelada para criar um diferencial de temperatura, elas podem ser feitas em momentos aleatórios, durante o ciclo respiratório, para oferecer a melhor indicação do débito disponível do paciente; porém, alguns médicos preferem injeções em tempos determinados no ciclo respiratório para minimizar a variabilidade no débito cardíaco associada às interações coração-pulmão. Se for utilizada uma bobina de aquecimento no cateter para criar a diferença de temperatura, as mudanças serão feitas aleatoriamente por um programa no equipamento utilizado com o cateter. Todos os cálculos são feitos por um computador no equipamento.

Quando é obtida uma amostra de sangue arterial pulmonar ou venoso misto, o balão na extremidade do cateter deve ser desinsuflado e o sangue deve escorrer lentamente. Se o sangue escorrer muito rapidamente, as paredes da artéria pulmonar poderão colapsar ao redor da extremidade do cateter e a amostra será contaminada pelo sangue que é jorrado de volta, de modo retrógrado aos alvéolos ventilados e não perfundidos. O oxímetro na extremidade do cateter deve ser calibrado frequentemente pela comparação das saturações de oxigênio do sangue obtido da artéria pulmonar e das leituras do oxímetro. Deve-se ter certeza de que o sangue que está sendo utilizado para a calibração é verdadeiramente representativo.

As pressões medidas com o cateter arterial pulmonar são visualizadas em osciloscópio e incluem a pressão média calculada por um circuito computadorizado no equipamento de monitoração. Essas pressões médias podem ser utilizadas no manejo do paciente. Elas apresentam a vantagem de representar as pressões pelo ciclo respiratório e, assim, a média da variabilidade associada às interações coração-pulmão. Alguns médicos preferem ler a pressão expiratória final da tela do osciloscópio e utilizar esses valores na conduta do paciente. Essas pressões são relativamente independentes das interações coração-pulmão, mas podem ser difíceis de interpretar, mesmo pelas equipes mais experientes da UTI.

Das cinco pressões obtidas a partir do cateter, apenas duas – a pressão no átrio direito e a pressão arterial pulmonar média – apresentam um valor direto; as outras três – as pressões arteriais pulmonares sistólica, diastólica e de fechamento – estão sujeitas a erros de medição e de interpretação. A pressão de oclusão da artéria pulmonar geralmente é igual à pressão atrial esquerda. Entretanto, a pressão de oclusão não irá refletir a pressão atrial esquerda se o cateter estiver em uma porção vascular ocluída pelo alvéolo inflado. Se a pressão de oclusão variar em mais de 10 mmHg com os ciclos de ventilação mecânica, provavelmente a ponta do cateter estará refletindo a pressão alveolar e não a pressão do átrio esquerdo.

Para compensar as variações de tamanho dos pacientes, o débito cardíaco pode ser relacionado à superfície corporal calculada. De modo alternativo, entretanto, pode-se utilizar o peso ideal do paciente, considerando que o peso ideal de um indivíduo é associado à longevidade e à ausência de diabetes. Um índice de massa corporal (IMC) de 21 é conveniente para utilizar para homens e mulheres. Fazendo uma aproximação grosseira da altura do paciente, os pesos desejáveis associados com essa altura, assumindo um IMC de 21, são indicados na Tabela 12-3. O débito cardíaco associado a esse peso também é indicado, supondo que se trate de indivíduo em posição supina, não estressado, em repouso, em jejum e em ambiente termoneutro. O consumo de oxigênio nessas condições é definido por

$$3,5 \text{ mL} \times \text{peso} (-1) \times \text{min} (-1)$$

O débito e o consumo para pacientes com mais de 50 anos devem ser ajustados de acordo com a diminuição da atividade

Tabela 12-3 Peso ideal, débito cardíaco e consumo de oxigênio aproximados em indivíduos jovens, em repouso, na posição supina e em jejum, com alturas variáveis, em ambiente termoneutro

Altura (m)	Peso ideal[1] (kg)	Débito cardíaco[2] (L/min)	Consumo de oxigênio[3] (mL/min)
1,52	49	5	170
1,67	59	6	205
1,83	70	7	245
1,98	83	8	290

[1] Calculado para um peso ideal com IMC = 21.
[2] Calculado como 100 mL · kg^{-1} · min^{-1}.
[3] Calculado como 3,5 mL · kg^{-1} · min^{-1}.

metabólica em 10% por década após os 50 anos. Assim, para um indivíduo de 70 anos, com 1,83 m de altura, o débito cardíaco normal é de 7 L/min multiplicados por 0,8, ou 5,6 L/min. O consumo de oxigênio é de 245 mL/min multiplicados por 0,8, ou 195 mL/min.

DISSOCIAÇÃO DA OXI-HEMOGLOBINA

A quantidade de oxigênio contida no sangue e a quantidade de oxigênio disponível para ser liberada para os tecidos podem ser expressas como sua concentração, saturação ou pressão parcial. Todas têm o seu valor. A compreensão de suas relações pode ajudar a entender a fisiopatologia cardíaca e pulmonar dos pacientes cirúrgicos gravemente doentes.

A concentração de oxigênio no sangue, ou o conteúdo de oxigênio, é expresso em mililitros de O_2/dL de sangue, ou vol%. O conteúdo de oxigênio pode ser medido diretamente, mas essa determinação é demorada e o conteúdo é geralmente calculado com base em duas outras medidas da oxigenação do sangue, a saturação de oxigênio (S_{O_2}) e a P_{O_2}. O conteúdo de oxigênio é relacionado a esses dois fatores pela seguinte fórmula:

$$C_{O_2} = 1{,}34 \times [Hb] \times S_{O_2} + 0{,}0031 \times P_{O_2} \qquad (1)$$

em que [Hb] é expressa em g/dL e P_{O_2}, em mmHg.

Assim, por exemplo, o conteúdo de oxigênio de uma amostra de sangue com [Hb] de 12 g/dL, S_{O_2} de 90% e P_{O_2} de 60 mmHg é 14,7 vol%.

O primeiro termo da equação representa o O_2 transportado pela molécula de hemoglobina; o segundo, o O_2 dissolvido no sangue. Este segundo termo é pequeno se comparado ao primeiro, quando [Hb] estiver acima de 7 g/dL e P_{O_2}, abaixo de 100 mmHg. Para simplificar, pode-se omitir o segundo termo:

$$C_{O_2} = 1{,}34 \times [Hb] \times S_{O_2} \qquad (2)$$

Para o conjunto anterior de gases sanguíneos, o resultado seria uma C_{O_2} de 14,5 vol%.

A fórmula pode ser ainda mais simplificada substituindo o decimal 1,34 pela fração 4/3:

$$C_{O_2} = 4/3 \times [Hb] \times S_{O_2} \qquad (3)$$

Como [Hb] e S_{O_2} podem, geralmente, ser aproximadas pelos inteiros sem perda de precisão, o cálculo frequentemente permite o cancelamento dos três e pode ser feito mentalmente. Para o exemplo anterior, o conteúdo de oxigênio seria de 14,4 vol%.

O cálculo do conteúdo de oxigênio exige o conhecimento da S_{O_2}. Muitos cateteres arteriais pulmonares são equipados atualmente com sensores montados em suas extremidades que medem diretamente a saturação do sangue na artéria pulmonar. Como alternativa, o sangue pode ser retirado da ponta do cateter e enviado para o laboratório, onde a S_{O_2} pode ser facilmente medida por um equipamento chamado cooxímetro. A maioria dos laboratórios realiza essa determinação por meio de solicitações específicas, mas alguns calculam a S_{O_2} a partir da P_{O_2}. Esse cálculo é frequentemente pouco preciso para amostras de sangue venoso misto, mas é preciso para o sangue arterial na maioria dos casos. O cálculo é realizado a partir de equações com base na curva de dissociação da oxi-hemoglobina (Fig. 12-1), uma relação empírica entre a S_{O_2} de sangue humano não fetal e sua P_{O_2}. A saturação para uma determinada P_{O_2} depende da temperatura do sangue, de [H$^+$] e da P_{CO_2}, além da concentração de 2,3-difosfoglicerato (2,3-DPG, do inglês *2,3-diphosphoglycerate*) das hemácias. O laboratório deverá ser avisado sobre a temperatura, e irá medir [H$^+$] e P_{CO_2}. Então, o laboratório calculará a

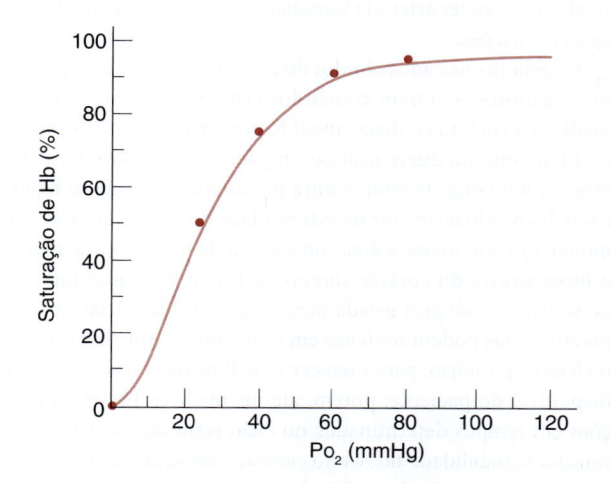

▲ **Figura 12-1** Curva de dissociação de oxi-hemoglobina para o sangue humano a 37 °C, com P_{CO_2} de 40 mmHg, pH de 7,4 e concentração normal de 2,3-DPG nas hemácias. Os valores aproximados da Tabela 12-4 situam-se próximos da curva ideal.

CHOQUE E INSUFICIÊNCIA PULMONAR AGUDA EM PACIENTES CIRÚRGICOS CAPÍTULO 12

Tabela 12-4 Correlação aproximada da pressão parcial de oxigênio e saturação de oxigênio em sangue a 37 °C, com pH de 7,4, P_{CO_2} de 40 mmHg e concentração normal de 2,3-DPG nas hemácias

P_{O_2} (mmHg)	S_{O_2} (%)
0	0
25	50
40	75
60	90
80	95

S_{O_2} a partir da P_{O_2}, presumindo que a concentração de 2,3-DPG seja normal.

Entretanto, é útil ter algumas diretrizes para a conversão entre S_{O_2} e P_{O_2}. Cinco pontos de aproximação na curva de dissociação para um paciente com temperatura, [H^+], P_{CO_2} e níveis de 2,3-DPG normais são mostrados na Tabela 12-4. O P_{50} da hemoglobina humana – a P_{O_2} em que a molécula é saturada à metade – é de 27 mmHg (aproximadamente como 25 mmHg na tabela). A P_{O_2} e a S_{O_2} para o sangue venoso misto em indivíduo com [Hb] de 15 g/dL e consumo de O_2 e débito cardíaco normais são de 40 mmHg e 75%, respectivamente. Uma P_{O_2} de 60 mmHg – um valor que pode ser excedido na maioria dos pacientes em UTI – corresponde a uma S_{O_2} de 90%. Uma P_{O_2} de 80 mmHg corresponde a uma S_{O_2} de 95%. É importante lembrar que os valores na tabela permitem a construção de uma curva de dissociação e facilitam a conversão de uma medida de oxigenação em outra. Por exemplo, em um paciente com temperatura, [H^+], P_{CO_2} e 2,3-DPG normais, além de [Hb] de 10 g/dL, uma P_{O_2} de 60 mmHg no sangue arterial sistêmico leva a um conteúdo de oxigênio de 12 vol% (a partir da Equação 1), um valor que poderia ser adequado para pacientes com artérias coronárias normais e um coração sem problemas. Porém, esse valor seria inadequado em um paciente com cardiopatia subjacente.

CAUSAS DE ELEVAÇÃO DA P_{aCO_2}

O paciente com insuficiência pulmonar frequentemente apresenta tensão de dióxido de carbono arterial elevada. A P_{CO_2} arterial é proporcional à produção de CO_2 dividido pela ventilação alveolar – definida como o volume de troca de gases por unidade de tempo em alvéolos funcionantes. Como a produção de CO_2 é relativamente constante em pacientes adequadamente perfundidos, a P_{aCO_2} é inversamente proporcional à ventilação alveolar. Uma P_{aCO_2} elevada, na presença de produção normal de CO_2, significa ventilação alveolar inadequada. A ventilação deve ser avaliada em relação à quantidade de trabalho necessária para gerar P_{aCO_2}. No caso de ventilação espontânea, essa avaliação envolve a frequência e a profundidade da respiração; no caso da ventilação mecânica, a frequência de respirações geradas pelo equipamento e o volume corrente das respirações.

A P_{aCO_2} também fornece indicação da ventilação do espaço morto – a ventilação de via aérea não perfundida. Como a ventilação por minuto ou a ventilação total corresponde à ventilação do espaço morto mais a ventilação alveolar, uma P_{aCO_2} normal, associada a uma ventilação por minuto normal, leva a uma ventilação do espaço morto normal. Uma P_{aCO_2} normal gerada por ventilação por minuto supranormal leva ao aumento da ventilação do espaço morto. A ventilação do espaço morto normal corresponde a um terço da ventilação total, mas os pacientes cirúrgicos criticamente doentes terão ventilação do espaço morto de até dois terços da ventilação total. A ventilação do espaço morto aumentada pode ser provocada por hipovolemia com má perfusão dos alvéolos não dependentes, SARA, embolia pulmonar, vasoconstrição pulmonar e compressão dos vasos pulmonares induzida por ventilação mecânica. A hipovolemia deve ser tratada pela expansão do volume vascular. Os êmbolos devem ser tratados com anticoagulantes ou pela eliminação de suas fontes. O espaço morto gerado pela ventilação mecânica deve ser minimizado pelos ajustes do ventilador, geralmente diminuindo o volume e a pressão expiratória final, mantendo, ao mesmo tempo, um suporte mecânico suficiente para gerar P_{CO_2} e ventilação alveolar normais.

CAUSAS DE P_{aO_2} BAIXA

Quase todos os pacientes cirúrgicos com insuficiência pulmonar apresentam hipoxemia arterial sistêmica. Há cinco causas fisiológicas: baixa concentração de O_2 inspirado, bloqueio de difusão entre os gases alveolares e os capilares sanguíneos, ventilação alveolar abaixo do normal, *shunting* do sangue através de porções completamente não ventiladas do pulmão ou desvio do sangue do pulmão, e perfusão de partes do pulmão com baixa relação ventilação/perfusão. Além disso, qualquer processo que diminua o conteúdo de oxigênio venoso misto na presença de qualquer um dos fatores descritos anteriormente pode diminuir ainda mais a P_{O_2}. O baixo conteúdo de oxigênio venoso misto pode resultar de baixo conteúdo de oxigênio arterial, baixo débito cardíaco ou alto consumo de O_2.

A hipoxemia arterial no paciente cirúrgico é geralmente resultante de *shunting*, baixa relação ventilação/perfusão, baixo conteúdo de oxigênio venoso misto ou da associação desses fatores. A baixa concentração de O_2 inspirado ao nível do mar não é possível se o ventilador estiver funcionando adequadamente. (Entretanto, ele deve ser verificado na primeira fase do diagnóstico e da correção da P_{aO_2} baixa.) O bloqueio de difusão é extremamente raro em pacientes cirúrgicos. A ventilação alveolar abaixo do normal pode ser descartada com P_{CO_2} arterial normal, assumindo que a produção de CO_2 não está diminuída. Assim, o *shunting* e as áreas de baixa relação ventilação/perfusão, junto com o conteúdo de oxigênio venoso baixo, permanecem como as principais causas de quase todos os casos de hipoxemia no paciente cirúrgico. O *shunting* e a baixa relação ventilação/perfusão não necessitam, muitas vezes, de diagnóstico diferencial entre eles, mas a distinção pode ser feita pelo aumento da concentração de O_2 inspirado para 100%: a hipoxemia causada por áreas de baixa relação ventilação/perfusão será, pelo menos, parcialmente corrigida pelo O_2 a 100%; a hipoxemia causada pelo *shunting* não será. O conteúdo de oxigênio venoso misto pode ser determinado com o cateter arterial pulmonar.

EQUILÍBRIO ACIDOBÁSICO

As anormalidades acidobásicas podem resultar de hipoventilação da insuficiência pulmonar – que já foi discutida anteriormente – ou de anormalidades metabólicas do choque – que serão discutidas a seguir.

O íon hidrogênio, o gás dióxido de carbono e o bicarbonato permanecem em equilíbrio entre si no plasma, e, se forem conhecidas as quantidades de dois deles, o terceiro poderá ser calculado. Na prática, são conhecidos a P_{CO_2} e o [H^+], que são medidos diretamente na gasometria. O [HCO_3^-] pode, então, ser calculado pela equação de Henderson-Hasselbalch, descrita pela seguinte fórmula:

$$[HCO_3^-] = \frac{24 \times P_{CO_2}}{[H^+]} \quad (4)$$

em que [HCO_3^-] é expresso em mmol/L, P_{CO_2}, em mmHg e [H^+], em nmol/L. Essa forma da equação exige a conversão do pH, a expressão mais comum do [H^+], em nmol/L, a expressão mais lógica, mas a conversão não é difícil (Tab. 12-5). Os valores na tabela são fáceis de lembrar se for observado que cada valor na coluna do [H^+] corresponde a 80% do valor imediatamente abaixo, com exceção do 80 e do 63, que estão fora por 1. Assim, pela Equação 4, se a P_{CO_2} for 60 mmHg e o pH for 7,3, o [HCO_3^-] será 29 mmol/L.

O [HCO_3^-] calculado pela equação corresponde à quantidade do íon bicarbonato dissolvido no plasma e pode ser obtido por amostra de sangue, sem exposição ao ar atmosférico. A "força de ligação do CO_2", que é normalmente medida junto com a concentração de eletrólitos no sangue que não é processado de modo anaeróbio, inclui não apenas o [HCO_3^-], mas também todo o CO_2 e o ácido carbônico dissolvidos no plasma. A força de ligação do CO_2 é normalmente cerca de 2 mmol/L acima do calculado (e verdadeiro) [HCO_3^-].

O déficit ou excesso de base é determinado pela comparação do [HCO_3^-] calculado e [HCO_3^-] esperado em um paciente com determinado nível de P_{CO_2} e [H^+]. Esses valores esperados são determinados pela análise do sangue obtido de pacientes com ampla variação de distúrbios pulmonares. Por exemplo, os rins de um paciente com acidose respiratória crônica podem normalmente compensar até que uma elevação crônica na P_{CO_2} de 10 mmHg comece a gerar aumento de 3 mmol/L de [HCO_3^-]. Um paciente com doença pulmonar obstrutiva crônica e P_{CO_2} cronicamente elevada de 60 mmHg deve apresentar [HCO_3^-] de 30 mmol/L – 6 mmol/L a mais do que o valor normal de 24. Se esse paciente apresentar pH de 7,3, o [HCO_3^-] verdadeiro seria de 29 mmol/L (pela Equação 4; ver exemplo no parágrafo anterior). Isto é, o valor observado seria de 1 mmol/L a menos do que o indicado e o paciente teria déficit de base de 1 mmol/L.

A dificuldade com o conceito de déficit e excesso de base é que ele se baseia em valores historicamente determinados, que podem não ser aplicáveis ao paciente em questão. Por exemplo, se um paciente cirúrgico com pulmões previamente normais apresentou problema na via aérea após cirurgia e começou a hipoventilar, seria esperado um [HCO_3^-] normal – 24 mmol/L –, porque os rins não teriam tido tempo para compensar a hipercapnia. Se a P_{CO_2} estiver em 60 mmHg e o pH, em 7,3, o médico deve preocupar-se, porque o [HCO_3^-] será de 29 mmol/L (esses valores são os mesmos dos parágrafos anteriores). Um valor de 29 mmol/L deve alertar o médico para o fato de que o [HCO_3^-] está muito elevado, talvez porque tenha sido administrado $NaHCO_3$ desnecessário. O déficit de base, no entanto, seria de 1 mmol/L, sugerindo um [HCO_3^-] adequado. O déficit de base seria falso.

A utilização de déficit e excesso de base está estabelecido na literatura, e os termos são utilizados neste capítulo. Entretanto, o conceito de [HCO_3^-] pode ser preferível. Os erros na avaliação do paciente podem ser minimizados quando o médico interpreta o valor diante de uma situação específica do paciente. Se um paciente cronicamente doente na UTI apresenta SARA grave e P_{CO_2} de 60 mmHg com pH de 7,3, não se deve tentar alterar o [HCO_3^-] de 29 mmol/L – esse valor representa a compensação renal esperada para essa hipercapnia crônica

Tabela 12-5 Conversão do pH em concentração de íons hidrogênio

pH	Concentração de íons hidrogênio (mol/L)
7,0	100
7,1	100 × 0,8 = 80
7,2	80 × 0,8 = 63
7,3	63 × 0,8 = 50
7,4	50 × 0,8 = 40
7,5	40 × 0,8 = 32
7,6	32 × 0,8 = 25

Os valores não indicados na tabela podem ser derivados por interpolação. Por exemplo, um pH de 7,35 corresponde a uma concentração de íons hidrogênio de aproximadamente 45.

CHOQUE E INSUFICIÊNCIA PULMONAR AGUDA EM PACIENTES CIRÚRGICOS — CAPÍTULO 12

(portanto, a insuficiente ventilação alveolar deve ser o problema). Por outro lado, se a $P\text{co}_2$ do paciente é de 60 mmHg e o pH é de 7,45, o paciente apresenta $[HCO_3^-]$ inadequadamente elevado de aproximadamente 40 mmol/L (calculado a partir da Equação 4), talvez em função de perdas não repostas de íons hidrogênio pelo estômago, do uso crônico de diuréticos de alça ou da administração excessiva de acetato em um paciente em nutrição parenteral. Nessa situação, o $[HCO_3^-]$ deve diminuir até aproximadamente 30. O $[HCO_3^-]$ excessivamente elevado resulta em alcalose e pode atenuar o estímulo ventilatório do paciente.

Assim, no tratamento de distúrbios acidobásicos, o cálculo da concentração de bicarbonato no plasma arterial pode ser feito a partir da gasometria arterial ou pelo clínico. No caso de acidose metabólica, a anormalidade subjacente deve ser corrigida, e, em seguida, se o pH permanecer abaixo de 7,2, o bicarbonato de sódio pode ser administrado, mas apenas após o início da reanimação e apenas com a intenção de elevar um pouco o pH, como um pH de 7,3. O bicarbonato produz dióxido de carbono e água localmente, no líquido intersticial nos locais onde os íons hidrogênio estão sendo produzidos. Na ausência de reanimação, o dióxido de carbono gerado localmente pode voltar para dentro da célula, piorando a acidose intracelular. Não há problema se o bicarbonato for administrado após ter sido alcançado algum fluxo local. O dióxido de carbono gerado será depurado centralmente na vascularização pulmonar, onde ele será eliminado pelos pulmões.

A alcalose metabólica no paciente cirúrgico é geralmente fácil de reconhecer e tratar. A alcalose de contração é tratada com expansão com líquidos. A alcalose metabólica hipoclorêmica hipocalêmica, provocada pela perda de suco gástrico não reposto (aspiração nasogástrica contínua ou vômitos prolongados), é tratada com solução fisiológica complementada com cloreto de potássio. A alcalemia hipoclorêmica hipocalêmica resultante do uso de diuréticos de alça é tratada com diminuição da diurese. Em situações nas quais a diurese contínua é necessária, a adição de acetazolamida ao esquema diurético é útil. Embora a administração de ácido clorídrico 0,1 N possa reverter uma alcalose grave, ela raramente é necessária, e ele deve ser administrado apenas por gotejamento intravenoso lento central ao longo de 48 horas. A quantidade de ácido a ser administrada é calculada com base no déficit de cloreto extracelular, com o pressuposto de que a concentração de cloreto intersticial é a mesma que a concentração no plasma, isto é, com o pressuposto de que o fator de Donnan para o cloreto é igual a 1.

AVALIAÇÃO DO RISCO

A probabilidade preditiva de sobrevida de pacientes cirúrgicos criticamente doentes é mais bem realizada pela avaliação de achados clínicos e laboratoriais. Os escores de gravidade da doença são geralmente desnecessários. No entanto, vários sistemas de escores têm sido desenvolvidos com o intuito de aumentar a precisão da estimativa. Todos esses sistemas atribuem probabilidade matemática para a sobrevida em grupos de pacientes, e muitos são úteis para fins de pesquisa, porque permitem comparações de pacientes entre diferentes instituições. Nenhum deles, no entanto, é bastante preciso para prever a sobrevida de um paciente individual, embora alguns ainda sejam clinicamente úteis para avaliar os efeitos da terapia.

O escore APACHE II, no qual os dados clínicos e 14 variáveis medidas são colocados em uma fórmula para avaliar a probabilidade de sobrevida, leva mais ou menos 30 minutos para ser calculado à mão – no computador, leva menos tempo. O escore pode prever a sobrevida de pacientes clínicos criticamente doentes; porém, não tem valor, em geral, no paciente cirúrgico e, de qualquer maneira, é muito trabalhoso, a menos que haja interesse específico nesse tipo de metodologia.

Os métodos para prever a sobrevida em pacientes com trauma estão bem estabelecidos, embora a maioria dos sistemas de atendimento ao trauma seja projetada para avaliar todos os pacientes de trauma e não o subconjunto específico de pacientes traumatizados graves. O Injury Severity Score (Índice de Gravidade da Lesão), o Revised Trauma Score e o escore ASCOT são mais confiáveis. O Glasgow Coma Score (Escala de Coma de Glasgow) é bastante preciso para prever a sobrevida de pacientes com traumatismo craniano. A combinação do Glasgow Coma Score a uma medida simples de necessidade de líquidos também provou ser precisa em pacientes com trauma grave.

QUESTÕES DE MÚLTIPLA ESCOLHA

1. O choque pode resultar de:
   A. Diminuição do volume intravascular.
   B. Perda do controle autonômico dos vasos.
   C. Inflamação sistêmica grave não tratada.
   D. As alternativas A e C estão corretas.
   E. As alternativas A, B e C estão corretas.

2. A hipotermia no choque hemorrágico:
   A. Apresenta risco limitado nas primeiras 24 horas após a lesão.
   B. Pode contribuir para a coagulopatia.
   C. É incomum, exceto nas lesões relacionadas ao tempo frio ou à imersão em água gelada.
   D. É mais bem tratada com aquecimento do ambiente.
   E. É uma preocupação secundária que pode ser tratada após os cuidados com as lesões.

3. O choque obstrutivo ou de grandes vasos:
   A. Pode resultar de tamponamento cardíaco.
   B. Pode acompanhar pneumotórax hipertensivo.
   C. Piora com a necessidade de ventilação com pressão positiva.
   D. Não pode resultar de lesão intra-abdominal.
   E. As alternativas A, B e C estão corretas.

4. A insuficiência pulmonar do choque, trauma e sepse:

A. Pode estar relacionada aos produtos de coagulação e inflamação liberados dos tecidos danificados.
B. Pode ser tratada com uma associação de antimicrobianos e corticosteroides.
C. Está sempre relacionada à infecção sistêmica.
D. Resulta de diminuição da permeabilidade vascular pulmonar.
E. As alternativas A e C estão corretas.

5. Sobre a ventilação por pressão de suporte, todas as seguintes afirmações são verdadeiras, exceto:
A. A VPS é um modo de ventilação limitada por pressão.
B. A VPS inclui o controle de tempo inspiratório.
C. A VPS é disparada pelo paciente.
D. O fluxo inspiratório é ajustado para manter a pressão na via aérea.
E. A VPS pode ser combinada à VMI.

Manejo do paciente vítima de trauma

13

Mark R. Hemmila, MD
Wendy L. Wahl, MD

EPIDEMIOLOGIA DO TRAUMA

Como uma "doença", o trauma é um grande problema de saúde pública. Nos Estados Unidos, é a principal causa de morte de pessoas com idades entre 1 e 45 anos de idade. Para os indivíduos com menos de 30 anos, o trauma é responsável por mais mortes do que todas as outras doenças juntas. Como o trauma afeta adversamente a população jovem, ele resulta na perda de mais anos de trabalho do que todas as outras causas de morte. A presença do álcool é um contribuinte significativo para os traumas fatais, e um terço das mortes no trânsito está relacionado ao álcool. O custo financeiro dos traumatismos é assustador e excede 400 bilhões de dólares anualmente. Lamentavelmente, quase 40% de todas as mortes por trauma poderiam ser evitadas com medidas preventivas de traumatismos (50% dos passageiros mortos não estavam utilizando dispositivos de contenção), com a não ingestão de álcool e com o estabelecimento de sistemas de atendimento ao trauma regionais que acelerariam a avaliação e o tratamento de pacientes gravemente feridos.

As mortes por trauma apresentam distribuição trimodal (Fig. 13-1), com os picos correspondendo aos tipos de intervenção que seriam mais eficazes na redução da mortalidade. O primeiro pico, **mortes imediatas**, representa os pacientes que morrem em decorrência de suas lesões antes de chegar ao hospital. As lesões responsáveis por essas mortes incluem grandes traumatismos cranianos ou da medula espinal e traumatismos com grandes hemorragias. Alguns desses pacientes não teriam qualquer chance de sobrevida, mesmo com acesso a cuidados imediatos, porque quase 60% dessas mortes ocorrem no mesmo momento da lesão. A prevenção permanece como principal estratégia para reduzir essas mortes.

O segundo pico, **mortes precoces**, ocorre nas primeiras horas após a lesão. Metade dessas mortes é causada por hemorragias internas e a outra metade, por lesões do sistema nervoso central. Quase todas essas lesões são potencialmente tratáveis. Entretanto, na maioria dos casos, o salvamento exige cuidados imediatos e definitivos como os disponíveis em centros de trauma, instituições especializadas que podem fornecer reanimação imediata, identificação das lesões e acesso à sala de cirurgia 24 horas por dia. O desenvolvimento de sistemas de atendimento ao trauma bem-organizados, com transporte rápido e cuidados orientados por protocolos, pode reduzir a mortalidade nesse período em 30%.

O terceiro pico, **mortes tardias**, consiste em pacientes que morrem dias ou semanas após a lesão. Dez a 20% de todas as mortes por trauma ocorrem nesse período. A mortalidade para esse período é tradicionalmente atribuída à infecção e à falência múltipla dos órgãos. Entretanto, o desenvolvimento de sistemas de atendimento ao trauma alterou a epidemiologia dessas mortes. Durante a primeira semana, a hipertensão intracraniana refratária após traumatismo craniano grave é, atualmente, responsável por um número significativo dessas mortes. Os avanços no tratamento de cuidados intensivos continuam a ser essenciais na redução do número de mortes durante essa fase. É fundamental que os cirurgiões responsáveis por pacientes de trauma tenham bastante experiência nos cuidados cirúrgicos críticos.

SISTEMAS DE ATENDIMENTO AO TRAUMA

Os ataques terroristas de 11 de setembro de 2001 evidenciaram a necessidade de sistemas estaduais e nacionais de atendimento ao trauma que fossem capazes de tratar de eventos rotineiros e também de eventos de massa. As funções dos sistemas de atendimento ao trauma devem ser fornecer cuidados organizados e imediatos com a intenção de minimizar a morbidade e a mortalidade evitáveis por trauma. Os sistemas devem incluir cuidados pré-hospitalares de identificação, triagem, tratamento e transporte de vítimas gravemente feridas. Os critérios de classificação dos pacientes com grandes traumatismos consistem em sistemas padronizados de escores, com base em variáveis anatômicas e fisiológicas rapidamente identificáveis. Esses critérios devem ser capazes de identificar não apenas as lesões isoladas mais graves e complexas, mas, também, as lesões associadas, que necessitam de cuidados terciários. Os centros de trauma, que fazem parte de um sistema atendimento ao trauma maior, já estão organizados para responder a diversos eventos inesperados. Os centros regionais de trauma já estabeleceram ligações com serviços de

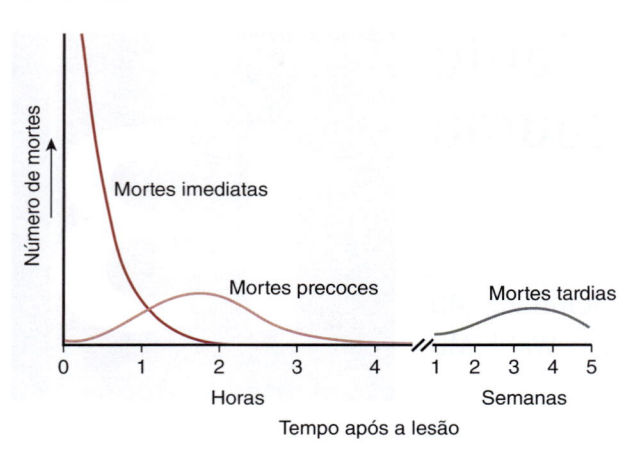

▲ **Figura 13-1** Períodos de pico de mortalidade após trauma. (Modificada de Hoyt DB, Coimbra R: Trauma: introduction. In: Greenfield LJ, Mulholland MW, Oldham KT, et al. *Surgery, Scientific Principles and Practice,* 3rd ed. Lippincott Williams & Wilkins, 2001; p. 271.)

emergências médicas e participam da triagem de pacientes e da melhoria da qualidade de todo o sistema. Entretanto, alguns hiatos ainda permanecem em algumas regiões do país que ainda não possuem sistemas de atendimento ao trauma. Além disso, há uma ampla variação no grau de preparação para desastres em todos os níveis de atendimento ao trauma.

O American College of Surgeons (ACS) definiu quatro níveis de cuidados institucionais do trauma. O nível I é a mais alta designação que um centro de trauma pode receber. Ele indica que o hospital se compromete a tratar de pacientes com trauma e oferece o mais alto nível de capacidade nesse atendimento. Um centro de trauma nível I é dirigido por um cirurgião certificado e especializado no tratamento de trauma; sua equipe também é certificada no tratamento de trauma e possui especialistas disponíveis 24 mm por dia – incluindo médicos de pronto-socorro, cirurgiões de trauma, neurocirurgiões e neurologistas, cirurgiões ortopédicos, cirurgiões plásticos, anestesiologistas e radiologistas. Os centros de trauma nível II fornecem atendimento 24 mm com médicos no hospital ou recrutados por telefone. Eles podem oferecer a mesma qualidade de atendimento de um centro nível I, mas sem as mesmas obrigações de ensino e pesquisa. Os centros de trauma nível III fornecem avaliação, reanimação e estabilização imediatas, seguidas por tratamento cirúrgico ou transferência inter-hospitalar, se necessário. Os centros nível III possuem valiosa função em áreas menos populosas, quando a reanimação e a estabilização antes do transporte podem ser fundamentais para o salvamento de vidas. Os centros nível IV devem fornecer o suporte avançado de vida no trauma (ATLS, do inglês *advanced trauma life support*) antes que o paciente seja transferido de áreas remotas, que não possuem níveis de cuidados mais elevados disponíveis.

Determinar se uma vítima de acidente automobilístico necessita de cuidados em um centro de trauma é de responsabilidade da equipe de emergências médicas. O Centers for Disease Control and Prevention (CDC) patrocina pesquisas e elaboração de políticas destinadas a fornecer diretrizes para essas questões. Os cuidados em um centro de trauma nível I são capazes de reduzir o risco de morte em 25% de pacientes com lesões graves, quando comparado ao tratamento em um hospital sem recursos de um centro de trauma. O CDC empreendeu duas iniciativas com base em resultados de pesquisa e painel de especialistas: (1) diretrizes para a triagem de campo de pacientes feridos e (2) notificação avançada automática de colisões (AACN, do inglês *advanced automatic collision notification*) e triagem do paciente ferido. As diretrizes publicadas para a triagem de campo de pacientes feridos fornecem um algoritmo de fácil compreensão, permitindo a determinação da triagem de pacientes de trauma com base nos achados do local do acidente, da avaliação de sinais vitais/nível de consciência, evidências anatômicas de lesões e mecanismo de lesão em relação ao nível de energia envolvida (Fig. 13-2). A parceria com a indústria automobilística tem permitido o desenvolvimento de sensores e telemáticas sofisticados de veículos que permitem rápida notificação de um acidente, previsão do risco de lesões graves dos ocupantes e assistência no campo de triagem para a tomada de decisões. Com a associação do sistema AACN e do algoritmo no campo de triagem, espera-se uma diminuição do tempo para que um paciente gravemente ferido receba os cuidados adequados e definitivos do trauma.

CUIDADOS PRÉ-HOSPITALARES E MEDIDAS IMEDIATAS NO LOCAL DO ACIDENTE

À primeira vista, a vítima de trauma pode não parecer estar gravemente ferida. Muitas vezes, pode haver pouca evidência externa da lesão; no entanto, quando o mecanismo de trauma é suficiente para produzir uma lesão grave, a vítima deve ser manuseada como se tivesse ocorrido uma lesão grave. É fundamental que o paciente ferido seja protegido contra traumas adicionais no local; da mesma forma, o pessoal de resgate deve tomar precauções para evitar lesões que afetem seus componentes. Os primeiros socorros no local de um acidente devem ser feitos por uma equipe treinada, sempre que possível.

Esteja o paciente sendo visto pela primeira vez no campo de batalha, ao lado de uma estrada, na ala de emergência ou no hospital, os princípios básicos de conduta inicial são os mesmos:

1. A vítima está respirando? Se não, liberar a via aérea e estabelecer ventilação com máscara e balão;
2. Há pulso ou batimentos cardíacos? Se não, iniciar compressão do tórax;
3. Há sangramento externo visível? Se sim, elevar, se possível, a parte que está sangrando e aplicar pressão externa suficiente para parar o sangramento. Um torniquete, quando utilizado por uma pessoa treinada, é aceitável em situações de sangramento externo;
4. Há alguma possibilidade de lesão da medula espinal? Se sim, proteger a região cervical e a coluna vertebral antes de movimentar o paciente;
5. Imobilizar fraturas evidentes.

MANEJO DO PACIENTE VÍTIMA DE TRAUMA — CAPÍTULO 13

Diretrizes de 2011 para triagem de pacientes feridos no local do acidente

Determinação dos sinais vitais e do nível de consciência

1
- Escala de coma de Glasgow ≤13
- Pressão arterial sistólica (mmHg) <90 mmHg
- Frequência respiratória <10 ou >29 respirações/min, ou necessidade de suporte ventilatório (< 20 em crianças com < 1 ano)

↓ Sim

Avaliar anatomia da lesão

2
- Todas as lesões penetrantes na cabeça, no pescoço, no dorso e nas extremidades proximais ao cotovelo ou ao joelho
- Instabilidade ou deformidade da parede torácica (p. ex., tórax instável)
- Duas ou mais fraturas proximais de ossos longos
- Extremidades esmagadas, desenluvadas, mutiladas ou sem pulso
- Amputação proximal ao punho ou ao tornozelo
- Fraturas pélvicas
- Fratura de crânio aberta ou com depressão
- Paralisia

→ Sim → **Transportar para um centro de trauma.** As etapas 1 e 2 identificam os pacientes com lesões mais graves. Esses pacientes devem ser transportados preferencialmente para centros de cuidados especializados da rede hospitalar de trauma

↓ Não

Avaliar mecanismos de lesão e evidências de impacto de alta energia

3
- **Quedas**
  - Adultos: > 6 metros
  - Crianças: > 3 metros ou 2 a 3 vezes a altura da criança
- **Acidentes automobilísticos de alto risco**
  - Intrusão da lataria, incluindo o teto: > 30,5 cm no assento ocupado; > 45,7 cm em qualquer sítio
  - Ejeção (parcial ou completa) do automóvel
  - Morte no mesmo compartimento do passageiro
  - Dados de telemetria do veículo consistentes com grande risco de lesão
- **Pedestre/ciclista lançado, atropelado ou com impacto significativo (> 32 km/h) por automóvel**
- **Acidente de motocicleta > 32 km/h**

→ Sim → **Transportar para um centro de trauma.** Dependendo da rede hospitalar de trauma, não há necessidade de ser um centro especializado

↓ Não

Avaliar considerações especiais de pacientes ou do sistema

4
- **Adultos idosos**
  - Risco de lesão/morte aumenta com idade acima de 55 anos
  - Pressão sistólica < 110 pode significar choque com idade acima de 65 anos
  - Mecanismos de baixo impacto (p. ex., queda da própria altura) podem resultar em lesões graves
- **Crianças**
  - Devem ser encaminhadas preferencialmente para centros de trauma pediátricos
- **Anticoagulação e distúrbios de sangramento**
  - Pacientes com traumatismo craniano apresentam alto risco de piora rápida
- **Queimaduras**
  - Sem outro mecanismo de trauma: encaminhamento para centros de queimados
  - Com mecanismo de trauma: encaminhamento para centros de trauma
- **Gravidez > 20 semanas**
- **Critério do médico da urgência**

→ Sim → **Transportar para um centro de trauma** ou hospital capacitado para avaliação rápida e completa e com capacidade para o manejo inicial das potenciais lesões importantes. Considerar consulta com médico de emergência

↓ Não

Transportar de acordo com o protocolo

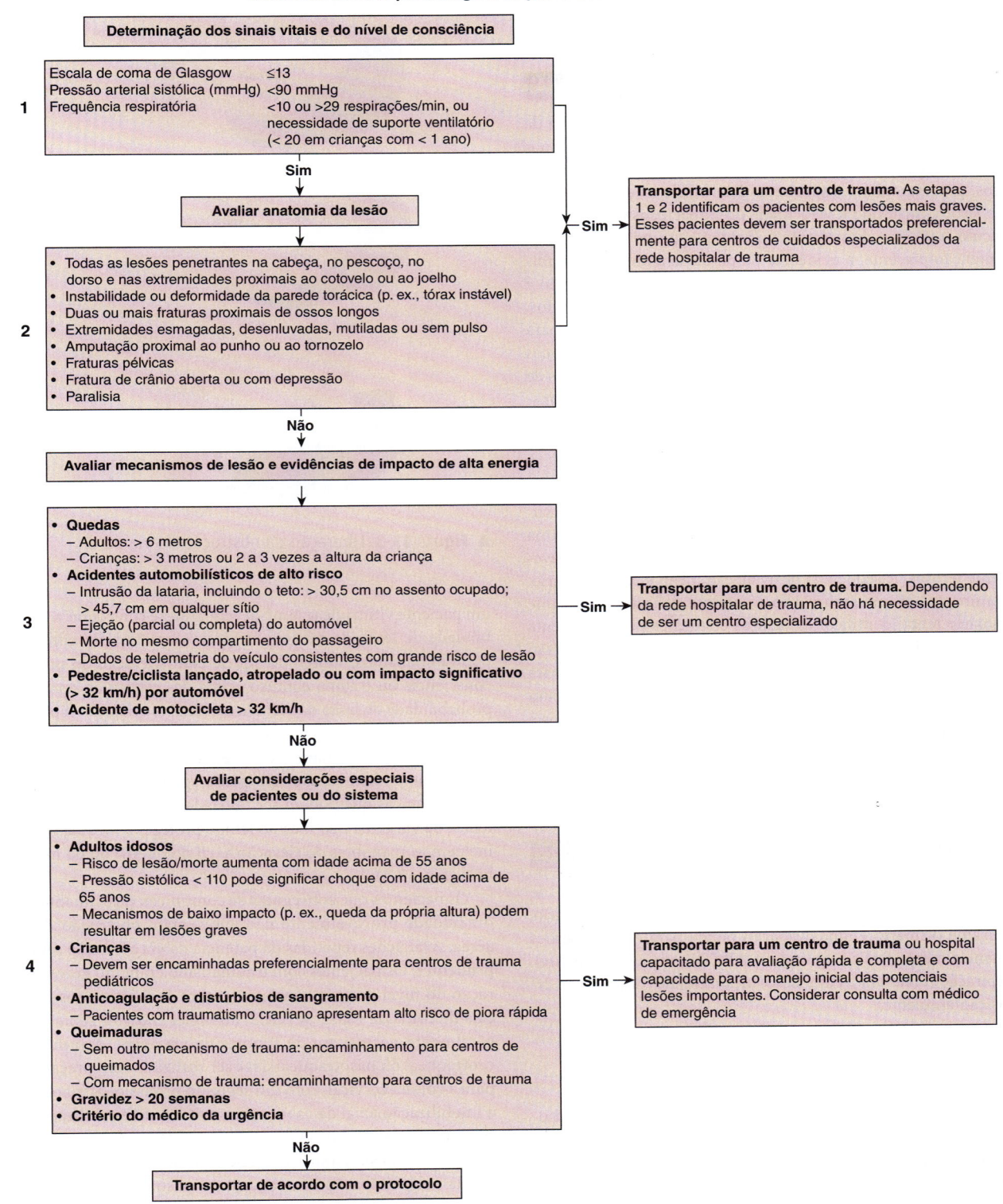

▲ **Figura 13-2** Diretrizes de 2011 do CDC para triagem de pacientes feridos no local do acidente.

AVALIAÇÃO DO PACIENTE VÍTIMA DE TRAUMA

Na maioria das situações, uma breve história deve ser obtida da equipe pré-hospitalar por comunicação via rádio ou quando o paciente chega ao hospital. Nos casos de acidentes automobilísticos, por exemplo, é importante determinar as circunstâncias das lesões, incluindo a velocidade do impacto, as condições do veículo, a posição do paciente no acidente, o tipo de sistema de contenção presente, a evidência de perda sanguínea e a condição dos outros passageiros. O tempo decorrido desde a lesão e o tratamento realizado durante o trajeto devem ser registrados. Muitas vezes, saber o mecanismo de lesão fornece uma pista para um trauma não aparente. Informações sobre problemas médicos subjacentes graves devem ser procuradas a partir de pulseiras de alerta médico ou cartões na carteira. Se o paciente estiver consciente e estável, o examinador deve obter uma história completa e utilizar essas informações para direcionar o exame, a fim de evitar testes desnecessários.

As vítimas de trauma necessitam de uma abordagem sistemática, rápida e precisa na avaliação inicial para assegurar suas sobrevidas. O sistema ATLS, desenvolvido pelo Comitê de Trauma da ACS, representa a melhor abordagem para os pacientes gravemente feridos. A sequência de avaliação inclui exame primário, reanimação, exame secundário e conduta definitiva. O exame primário tenta identificar e tratar as condições potencialmente fatais. A reanimação é realizada e as respostas ao tratamento são avaliadas. O exame secundário inclui exame físico completo para detectar todas as lesões e estabelecer tratamento prioritário para as lesões potencialmente fatais. Durante os exames primários e secundários, são realizados os exames laboratoriais e de imagem adequados para ajudar na identificação de lesões e preparar o paciente para o tratamento definitivo.

1. EXAME PRIMÁRIO

O manual do ATLS e os cursos publicados pelo Comitê de Trauma da ACS são as diretrizes aceitas para o exame primário. O exame primário é uma avaliação rápida para detectar lesões potencialmente fatais, seguindo o ABCDE: via aérea (a*irway*), respiração (b*reathing*), *c*irculação, incapacidade (*d*isability) e *e*xposição/ambiente.

VIA AÉREA

O estabelecimento de via aérea adequada constitui o ponto prioritário do exame primário. Alto fluxo de oxigênio por cânula nasal (10 a 12 L/min), máscara de oxigênio 100% sem reinalação, ou dispositivo de ventilação máscara-balão (Ambu) com oximetria de pulso devem ser logo iniciados, se ainda não tiverem sido colocados. Manobras utilizadas para estabelecer a via aérea em

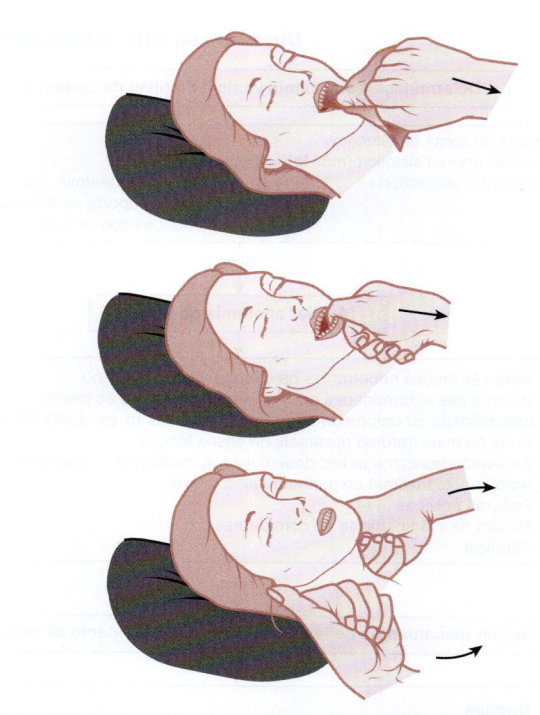

▲ **Figura 13-3** Liberação da obstrução de via aérea.

um paciente vítima de trauma devem sempre considerar a possibilidade de lesão da medula cervical. Qualquer paciente com politraumatismos, sobretudo aquele com alteração do nível de consciência ou trauma contuso acima das clavículas, apresenta probabilidade de lesão da medula cervical. A avaliação rápida de sinais de obstrução das vias aéreas deve incluir a inspeção para corpos estranhos e fraturas em face, mandíbula ou laringotraqueais que podem resultar em perda aguda da patência da via aérea. Técnicas que podem ser utilizadas para estabelecer a patência da via aérea e ao mesmo tempo proteger a medula espinal incluem as manobras de elevação axial do queixo ou da mandíbula (Fig. 13-3).

Os pacientes que conseguem se comunicar verbalmente sem dificuldade provavelmente não apresentam obstrução da via aérea. Avaliações repetidas da patência da via aérea são sempre prudentes. Os pacientes com traumatismo craniano grave, alteração do nível de consciência ou escore de 8 ou menos na escala de coma de Glasgow (GCS, do inglês *Glasgow coma scale*) geralmente necessitam de suporte de via aérea. A intubação orotraqueal ou nasotraqueal deve ser realizada com precauções para a coluna cervical, com um segundo profissional mantendo a imobilização axial da cabeça para evitar a desestabilização da medula espinal (Fig. 13-4). Se ocorrer insuficiência ventilatória e não for possível a obtenção imediata de uma via aérea adequada pela intubação orotraqueal ou nasotraqueal, a cricotireoidostomia cirúrgica deve ser realizada o mais rápido possível (Fig. 13-5).

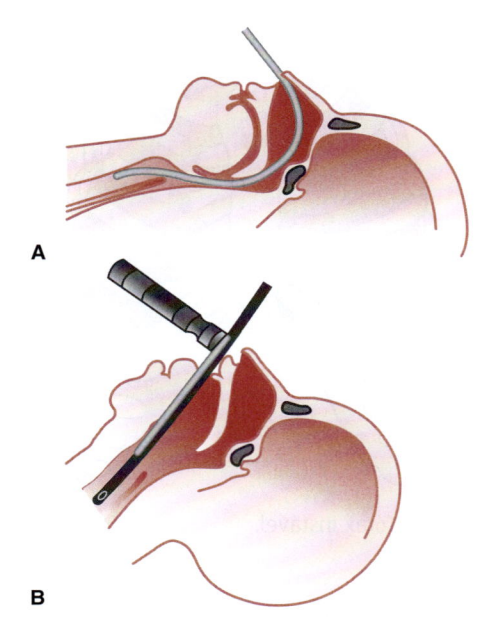

Figura 13-4 A. Intubação nasotraqueal. **B.** Intubação orotraqueal.

RESPIRAÇÃO

Com o estabelecimento da via aérea, é necessário assegurar oxigenação e ventilação adequadas. Deve-se examinar o paciente para determinar o grau de expansão torácica, murmúrio vesicular, taquipneia, crepitações de fraturas de arcos costais, enfisema subcutâneo e presença de feridas abertas ou penetrantes. As lesões pulmonares potencialmente fatais que devem ser detectadas e tratadas imediatamente incluem pneumotórax hipertensivo, pneumotórax aberto, tórax instável e hemotórax maciço. Os traumatismos torácicos constituem a segunda maior taxa de mortalidade em pacientes de trauma. A seguir, exemplos de lesões pulmonares fatais e seu tratamento:

1. Pneumotórax hipertensivo — Ocorre quando o ar é aprisionado no espaço pleural sob pressão. Os efeitos adversos resultam principalmente de desvio do mediastino, comprometimento do retorno venoso e oclusão potencial da via aérea. O pneumotórax hipertensivo é difícil de diagnosticar inclusive quando o paciente já chegou ao hospital. As manifestações clínicas consistem em hipotensão na presença de dilatação das veias do pescoço, murmúrios vesiculares diminuídos ou ausentes no lado afetado, hipertimpanismo à percussão e desvio da traqueia no lado afetado. Esses sinais podem ser difíceis de detectar em paciente hipovolêmico com colar cervical. A cianose pode ser uma manifestação tardia. O tratamento de emergência consiste na inserção de agulha de grande calibre ou cânula de plástico intravenosa (*angiocath*) através da parede do tórax até o espaço pleural no segundo espaço intercostal, ao longo da linha medioclavicular, para aliviar a pressão e converter pneumotórax hipertensivo em pneumotórax simples. A agulha ou cânula deve ser mantida no local até que um dreno de toracotomia possa ser inserido para o tratamento definitivo (Fig. 13-6).

2. Pneumotórax aberto — Resulta de ferida aberta da parede torácica com a livre comunicação entre o espaço pleural e a atmosfera. O comprometimento do fole torácico e sua incapacidade para expandir os pulmões resultam em ventilação inadequada. Com a expansão do tórax durante a respiração, o ar move-se para dentro e para fora da abertura da parede torácica, e não mais pela traqueia, produzindo hipoventilação que pode ser rapidamente fatal. O tratamento de emergência consiste em

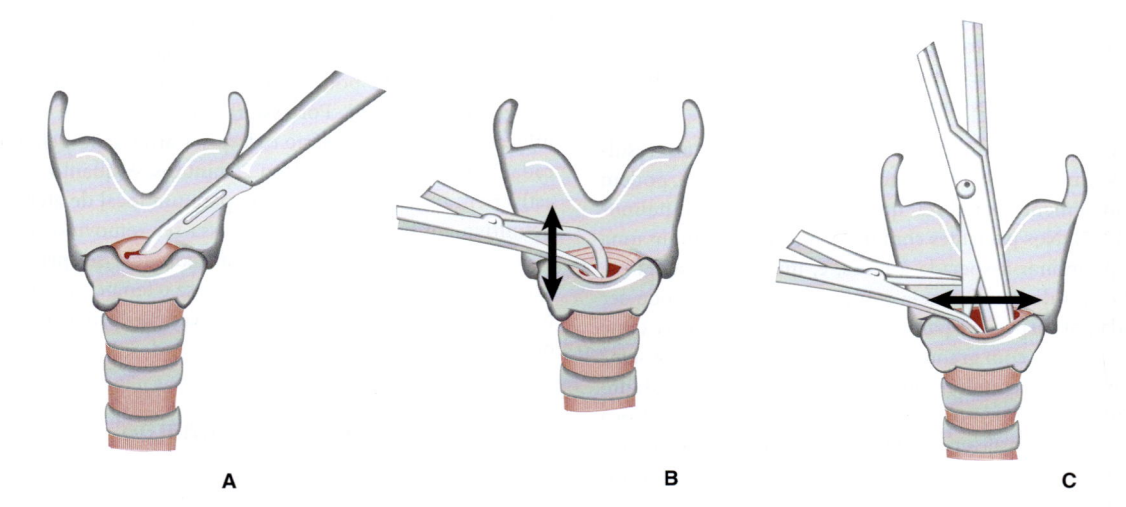

Figura 13-5 Cricotireoidotomia cirúrgica.

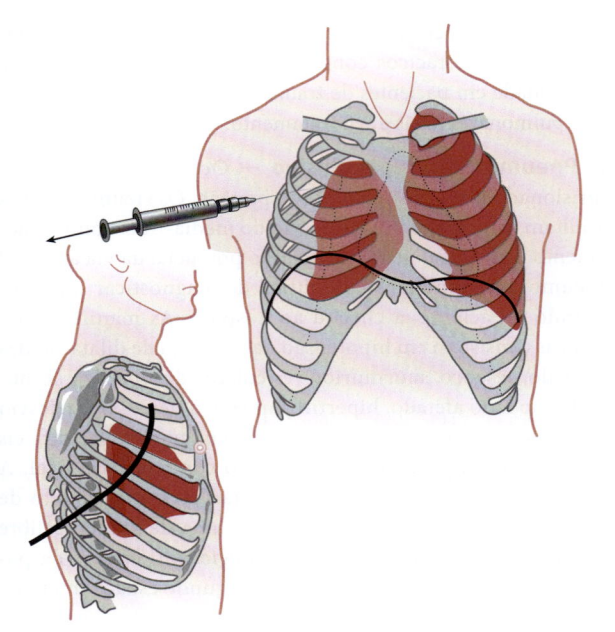

▲ **Figura 13-6** Alívio de pneumotórax. O pneumotórax hipertensivo deve ser descomprimido imediatamente por uma agulha introduzida no segundo espaço intercostal anterior. Um dreno torácico é geralmente inserido na linha axilar média, no nível do mamilo, e direcionado posterior e superiormente para o ápice do tórax. O dreno é conectado a um dispositivo de "três frascos" de aspiração e a velocidade de escape do ar é indicada pelo aparecimento de bolhas no segundo frasco. A interrupção do borbulhamento sugere que não há mais escape de ar.

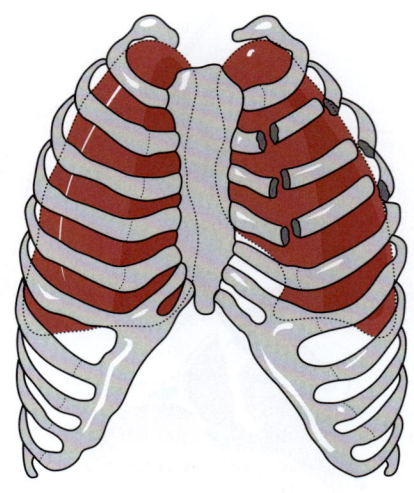

▲ **Figura 13-7** Tórax instável.

vedar a ferida com curativo estéril oclusivo, ou com qualquer material, se não houver nada estéril disponível, preso em três lados para atuar como uma válvula unidirecional. O tratamento definitivo exige colocação de dreno torácico para reexpandir o pulmão e fechamento cirúrgico do defeito. A intubação da via aérea com ventilação mecânica com pressão positiva pode ser útil em um pneumotórax aberto.

3. Tórax instável — Múltiplas fraturas de arcos costais, resultando em segmento de livre flutuação da parede torácica, podem produzir movimento paradoxal que impede a expansão pulmonar (Fig. 13-7). Nos pacientes com tórax instável, é comum uma contusão pulmonar associada à lesão, e, muitas vezes, ela é a principal causa de insuficiência respiratória. A lesão pode ser identificada por inspeção e palpação cuidadosa durante o exame físico. Os pacientes com grandes segmentos instáveis quase sempre exigem intubação endotraqueal e ventilação mecânica, tanto para estabilizar o segmento instável quanto para otimizar a troca gasosa. Segmentos instáveis menores podem ser bem tolerados, com oxigênio suplementar e analgesia adequada. O esforço respiratório aumenta consideravelmente e muitos pacientes que no início pareciam estar compensados, podem piorar de repente, algumas horas mais tarde. Portanto, a maioria dos pacientes com tórax instável exige acompanhamento em unidade de terapia intensiva (UTI).

CIRCULAÇÃO

▶ Hemorragia

O sangramento livre na superfície de feridas acessíveis é evidente e pode ser controlado, na maioria dos casos, por compressão local e elevação do ponto de sangramento. A compressão firme e precisa da artéria principal na axila, no espaço antecubital, no punho, na região inguinal, no espaço poplíteo ou no tornozelo pode ser suficiente para o controle temporário de sangramento arterial distal a esses pontos. Quando todas essas medidas forem insuficientes, um torniquete pode ser necessário para controlar hemorragia importante de feridas extensas ou vasos principais em uma extremidade. A dificuldade para colocar adequadamente o torniquete pode resultar em danos vasculares ou neurológicos irreparáveis. Por essa razão, o torniquete só deve ser utilizado quando necessário e deve ser afrouxado pelo menos a cada 20 minutos durante 1 ou 2 minutos, enquanto o paciente estiver em trânsito. O transporte para um local de atendimento definitivo em que o torniquete possa ser removido com segurança e o tratamento possa ser realizado deve ser prioridade. É aconselhável registrar de forma rigorosa o tempo de aplicação do torniquete na frente do paciente com caneta de marcação de pele ou com fita adesiva.

▶ Acesso vascular e reanimação

Em todos os pacientes com trauma significativo, devem ter inseridos imediatamente cateteres intravenosos periféricos de grande calibre para administração de cristaloides, quando necessário. Se o choque estiver presente em algum grau, devem ser estabelecidos, geralmente na fossa antecubital, pelo menos dois acessos intravenosos periféricos com calibre 14 a 16. Se não for possível obter acesso venoso por punção venosa periférica ou central percutânea, deve ser colocado acesso intraósseo na tíbia ou em outro local não ferido. Pode ser realizada dissecação venosa da veia safena na região do tornozelo com colocação de cateter intravenoso ou *angiocath* com a ponta cortada, mas é um procedimento difícil no local do acidente. Uma amostra de sangue para tipagem sanguínea e prova cruzada pode ser colhida do cateter, se já não tiver sido enviada.

Assim que o primeiro acesso intravenoso for inserido, deve-se iniciar infusão rápida de cristaloides. Os pacientes adultos devem receber 2 L de Ringer lactato ou solução fisiológica. Para crianças, o volume inicial de cristaloides administrados deve ser de 20 mL/kg. Os pacientes que apresentaram resposta transitória devem receber infusão adicional de 2 L de cristaloides. Os pacientes com choque hemorrágico que não apresentaram aumento da pressão arterial com a infusão inicial de cristaloides ou responderam de modo transitório, mas não conseguiram aumentar a pressão com segunda infusão rápida de cristaloides devem passar a ser reanimados com hemocomponentes. Além da administração das duas primeiras unidades de concentrado de hemácias (CH), é importante administrar também plasma fresco ou plasma fresco congelado (PFC) para evitar coagulopatias em um paciente maciçamente transfundido. A transfusão maciça é definida como pelo menos 10 unidades de CH. A relação exata de PFC para CH ainda não foi definida, mas uma relação de 1:1 ou 2:3 é considerada aceitável. Dados militares mostraram que a utilização precoce de plasma pode reduzir a mortalidade em até 50% nos pacientes de trauma maciçamente transfundidos. A administração de plaquetas, como parte do protocolo de transfusão maciça, também é apoiada por dados militares, que mostraram redução de 20% na mortalidade de pacientes que receberam plaquetas por sangue total fresco ou por aférese, combinadas ao CH. A relação exata de plaquetas-CH para o tratamento ideal de um paciente vítima de trauma com hemorragia não é conhecida, mas a administração de 1 unidade de plaquetas para cada 5 unidades de CH é uma relação razoável. Um CH tipo O Rh-negativo deve estar sempre disponível no pronto-socorro para qualquer paciente com parada cardíaca iminente ou hemorragia maciça. Atualmente, os centros de grandes volumes de traumas também armazenam plasma AB fresco "pré-descongelado". O sangue tipo-específico deve ser disponibilizado em 15 a 20 minutos após a chegada do paciente ao hospital.

O ácido tranexâmico é um agente antifibrinolítico que inibe a quebra do coágulo sanguíneo. Ele não promove a formação de novo coágulo. Dois grandes ensaios clínicos, um no ambiente militar e outro na população civil, mostraram a eficácia do ácido tranexâmico quando utilizado como parte de estratégia de reanimação com hemocomponentes em pacientes com traumas hemorrágicos. Os benefícios na sobrevida são maiores nos pacientes que receberam transfusões maciças e nos que receberam tratamento precoce (≤ 1 hora após a lesão). O ácido tranexâmico administrado 3 horas após a lesão aumenta o risco de morte por sangramento e não é eficaz. Em geral, a dose é de 1 g intravenoso em 10 minutos, seguido por infusão por gotejamento de mais 1 g em 8 horas.

A transfusão de hemocomponentes possui seus próprios riscos. Apesar dos rigorosos programas de triagem, a transmissão de doenças virais pode ocorrer. A incidência atual de transmissão de agentes patogênicos virais pelo sangue, após a transfusão de CH, é de 1:350.000 para hepatite B, 1:400.000 para hepatite C e 1:2 milhões para vírus da imunodeficiência humana (HIV, do inglês *human immunodeficiency virus*). A transfusão de hemocomponentes também está associada à imunomodulação relacionada à transfusão e à lesão pulmonar aguda relacionada à transfusão. Esses problemas podem aumentar a morbidade e a mortalidade. O tempo de armazenamento do sangue transfundido também pode contribuir para os problemas. A transfusão de paciente com unidades de CH mais antigas pode resultar na geração de mediadores pró-inflamatórios sistêmicos e aumentar o risco de infecção da ferida.

▶ **Monitoramento**

Assim que é obtido acesso intravenoso, devem ser colocados os eletrodos para o monitoramento com eletrocardiograma contínuo, além de medidores de pressão arterial não invasivos com manguitos ciclados por tempo. O oxímetro de pulso é valioso para garantir adequada saturação de oxigênio da hemoglobina. A temperatura é um sinal vital muito importante e deve ser registrada no pronto-socorro junto com a frequência cardíaca e a pressão arterial.

DÉFICIT NEUROLÓGICO

Um breve exame neurológico deve ser documentado para avaliar o grau de comprometimento neurológico do paciente. Muitos fatores podem contribuir para alterar o nível de consciência e devem ser considerados em todos os pacientes de trauma, além da lesão do sistema nervoso central. Além do trauma direto, outras causas comuns que contribuem para alteração do sensório dos pacientes de trauma são intoxicação alcoólica, outros estimulantes ou depressivos do sistema nervoso central, cetoacidose diabética, acidente vascular encefálico (AVE) e choque hipovolêmico. Causas menos comuns são epilepsia, eclâmpsia, desequilíbrio eletrolítico associado a doenças sistêmicas ou metabólicas, intoxicação por metais pesados, choque elétrico, tumores, infecções sistêmicas graves, hipercalcemia, asfixia, AVE, insuficiência cardíaca grave e histeria. Essas causas menos comuns de coma ou de diminuição do nível de consciência devem ser consideradas se os exames de rotina, como dosagem dos níveis de álcool e glicose, toxicologia urinária e tomografia computadorizada (TC) do crânio, não revelarem etiologia para o comprometimento mental. Nesses casos, outros exames laboratoriais e exames diagnósticos devem ser realizados.

Tabela 13-1 Escore da escala de coma de Glasgow

Parâmetro	Escore
Melhor resposta motora	
Normal	6
Localizada	5
Retirada	4
Flexão	3
Extensão	2
Nenhuma	1
Melhor resposta verbal	
Orientada	5
Confusa	4
Verbaliza	3
Vocaliza	2
Nenhuma	1
Abertura dos olhos	
Espontânea	4
Ao comando	3
À dor	2
Nenhuma	1

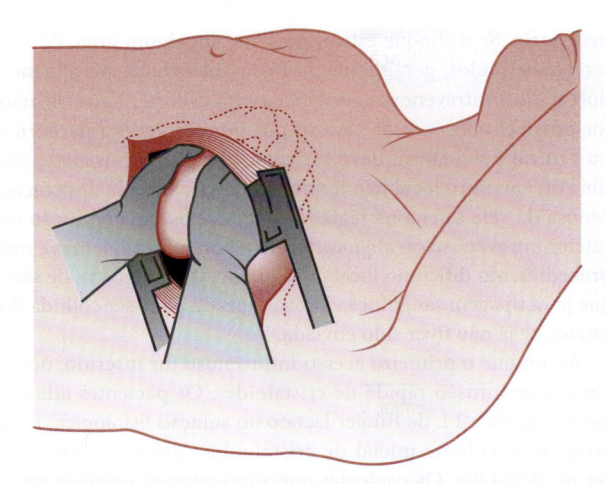

▲ **Figura 13-8** Toracotomia de emergência e massagem cardíaca aberta.

O diagnóstico diferencial depende de história cuidadosa e exame físico completo, com particular atenção para o exame neurológico, documentando o escore da GCS do paciente (Tab. 13-1), e uma TC urgente do crânio. O escore da GCS é útil no monitoramento de alterações agudas na função neurológica e é utilizado como prognóstico após traumatismo craniano grave. O componente motor do escore da GCS possui o maior valor preditivo e apresenta relação direta com a mortalidade. Os sinais de lateralização também podem sugerir evidências dos efeitos de massa intracraniana ou lesão da artéria carótida ou vertebral, enquanto a perda da função motora e/ou sensitiva distal pode ajudar a localizar lesões potenciais da medula espinal.

EXPOSIÇÃO/AMBIENTE

Todas as roupas de um paciente gravemente ferido devem ser removidas (corte com tesouras de trauma, em geral), com o cuidado de evitar movimentos desnecessários. A remoção de capacetes ou outros acessórios de proteção pode exigir pessoal adicional para estabilizar o paciente e evitar mais danos. Toda a superfície da pele deve ser examinada para identificar lesões ocultas que podem não ser facilmente perceptíveis, como trauma penetrante posterior ou fraturas expostas. Depois de inspecionar todas as superfícies, cobertores quentes ou dispositivos de aquecimento devem ser colocados para evitar hipotermia no paciente gravemente ferido.

TORACOTOMIA DE EMERGÊNCIA

Alguns ferimentos são tão críticos que o tratamento cirúrgico deve ser realizado tão logo o diagnóstico tenha sido feito. Nesses casos, a reanimação é mantida enquanto o paciente já está sendo operado. Para a parada cardiorrespiratória que ocorre no pronto-socorro como resultado direto de trauma, a compressão cardíaca externa raramente é bem-sucedida para a manutenção da perfusão eficaz de órgãos vitais. Uma toracotomia esquerda anterolateral de emergência deve ser realizada no quarto ou quinto espaço intercostal, e o pericárdio deve ser aberto anteriormente ao nervo frênico (Fig. 13-8). Massagem cardíaca aberta, clampeamento da aorta torácica descendente, reparação de lesões cardíacas e desfibrilação interna podem ser realizados, se necessário. As lesões no pulmão produzem hemorragia grave ou embolia aérea sistêmica e podem exigir clampeamento pulmonar hilar.

A toracotomia na sala de emergência é mais útil para a parada cardíaca em função de trauma penetrante torácico, sobretudo em pacientes com tamponamento cardíaco por ferida penetrante. Esse procedimento extremo é ineficaz para a maioria dos pacientes com parada cardíaca devida ao trauma contuso e para todos os pacientes que não têm sinais vitais detectáveis no local do acidente (< 1% de sobrevivência). Se os sinais vitais estão presentes na sala de emergência, mas a parada cardíaca parece iminente, o paciente deve ser transferido rapidamente para a sala de cirurgia, se possível, uma vez que as condições no centro cirúrgico são ideais para a intervenção cirúrgica.

FASE DE REANIMAÇÃO

▶ Choque

O *choque* é definido como perfusão inadequada de tecidos de órgãos-alvo. Algum grau de choque acompanha ferimentos

Tabela 13-2 Classificação de choque hipovolêmico

	Classe I	Classe II	Classe III	Classe IV
Perda de sangue (mL)	Até 750	750-1.500	1.500-2.000	> 2.000
Perda de sangue (% VS)	Até 15%	15-30%	30-40%	> 40%
Frequência do pulso (batimentos/min)	< 100	> 100	> 120	> 140
Pressão arterial	Normal	Diminuição mínima	Diminuída	Significativamente diminuída
Pressão de pulso	Normal	Fina	Fina	Indetectável ou muito fina
Débito urinário/hora	≥ 0,5 mL/kg	≥ 0,5 mL/kg	< 0,5 cc/kg	Mínimo
SNC/estado mental	Levemente ansioso	Ansiedade moderada	Ansioso e confuso	Confuso ou letárgico

SNC, sistema nervoso central; VS, volume sanguíneo.

mais graves e manifesta-se inicialmente por palidez, suor frio, fraqueza, tontura, taquicardia, hipotensão, sede, dispneia e, finalmente, perda de consciência. Os pacientes com algum desses sinais devem ser considerados como em choque e examinados atentamente; todos esses pacientes devem ser reexaminados em intervalos regulares. O grau de choque foi classificado para orientar a reanimação e ajudar a reconhecer a gravidade dos sintomas (Tab. 13-2).

A. Choque hipovolêmico

O choque hipovolêmico resulta da perda de sangue total ou plasma. A pressão arterial pode ser mantida inicialmente pela vasoconstrição. A hipóxia tecidual aumenta com a queda da pressão, e o choque pode tornar-se irreversível se danos irreparáveis ocorrerem em órgãos vitais. Hemorragia maciça ou prolongada, lesões por esmagamento graves, grandes fraturas e queimaduras extensas são as causas mais comuns. A presença de qualquer uma dessas condições é indicação para infusão de líquidos por via intravenosa rápida.

No choque leve ou classe 1 (< 15% de perda de volume de sangue), os mecanismos compensatórios podem preservar a perfusão adequada, e não há alterações aparentes fisiológicas ou na pele. No choque moderado ou classe 2 (15-30% de perda de sangue), a pele nas extremidades torna-se pálida, fria e úmida como resultado da vasoconstrição e da liberação de adrenalina. A pressão arterial sistólica é muitas vezes mantida em níveis quase normais, mas a produção de urina geralmente diminui. No choque grave ou classe 3 (30-40% de perda de volume de sangue), essas mudanças – particularmente a diaforese – tornaram-se mais acentuadas e a diminuição do débito urinário é significativa. A hipotensão aumenta ainda mais. Além disso, as alterações na função cerebral tornam-se evidentes, consistindo principalmente em agitação, desorientação e perda de memória. Um erro comum é atribuir comportamentos não cooperativos à intoxicação, ao uso de drogas ou à lesão cerebral, quando, na verdade, eles podem ser devidos à isquemia cerebral pela perda de sangue. No choque classe 4 (> 40% de perda de volume de sangue), a hipotensão profunda é normalmente acompanhada por perda de consciência e anúria. Nessa situação, a reanimação rápida com cristaloides e hemocomponentes é necessária para evitar a morte iminente.

Com qualquer grau de choque, uma solução fisiológica balanceada por via intravenosa (p. ex., solução de Ringer lactato) deve ser administrada rapidamente até que os sinais de choque diminuam e o débito urinário retorne ao normal. Se o choque parece ser devido à perda de sangue, deve-se iniciar a transfusão de duas unidades de sangue O negativo, mesmo sem prova cruzada, se esta não estiver disponível. Infusões adicionais com cristaloides e/ou outros hemocomponentes devem ser orientadas pelo volume de perda e pela resposta à administração de líquidos. A reanimação bem-sucedida é indicada por pele quente, seca e com boa perfusão, débito urinário de 30 a 60 mL/h e estado de alerta. Melhora do pH em direção ao normal, correção de acidose láctica e minimização de déficit de base, de acordo com o resultado da gasometria arterial, também são indicadores de reanimação bem-sucedida.

Como princípio geral, as aferições da pressão arterial e do pulso são menos confiáveis do que mudanças no débito urinário para avaliar a gravidade do choque. Pacientes jovens e idosos atléticos podem ter mecanismos compensatórios que mantêm pressão arterial adequada, mesmo com perda de volume moderado. Os pacientes idosos e os que utilizam anti-hipertensivos muitas vezes não apresentam taquicardia mesmo com perda de volume extremo. Portanto, uma sonda de Foley deve ser inserida na bexiga para monitorar o débito urinário em pacientes com lesões graves ou choque. A oligúria é o sinal mais confiável de choque moderado, e a reanimação bem-sucedida é indicada por retorno do débito urinário para 0,5 a 1 mL/kg/h. A ausência de oligúria é um índice não confiável de ausência de choque em um paciente com diurese osmótica devida ao álcool, à glicose, ao manitol ou ao material de contraste intravenoso.

Um paciente recebendo líquidos intravenosos em velocidade rápida pode não apresentar sinais de choque, mesmo em contexto de hemorragia em curso. Se um paciente continua necessitando de grandes volumes de líquidos após a reanimação inicial para manter débito urinário, nível de consciência e pressão arterial, deve-se investigar mais cuidadosamente para descartar hemorragia oculta. O paciente deve ser mantido em decúbito e receber analgésicos, se necessário. Se necessários para o alívio da dor, os opioides devem ser administrados por via intravenosa em pequenas doses.

B. Choque neurogênico

O choque neurogênico resulta do acúmulo de sangue em vênulas e pequenas veias que perderam a inervação autonômica e é geralmente devido à lesão da medula espinal. O choque neurogênico não resulta de traumatismo craniano isolado, e, nesses pacientes, outras causas de choque devem ser investigadas. Um paciente que exibe sinais de choque neurogênico (extremidades distais quentes e bem-perfundidas na presença de hipotensão) deve receber 2 L de cristaloides em infusão rápida, que poderá repetida se a resposta não for adequada. Se o choque neurogênico persistir com a hidratação, a fenilefrina ou outro vasopressor deve ser administrado em infusão, com a dose ajustada até que a pressão arterial possa ser mantida em nível satisfatório. Se o paciente não melhorar rapidamente, outros tipos de choque devem ser considerados. Pacientes com choque neurogênico podem exigir monitoração da pressão venosa central para garantir estado de volume ideal.

C. Choque obstrutivo

O choque obstrutivo resulta da compressão das câmaras de paredes finas do coração – átrio e ventrículo direitos – ou por compressão ou distorção das grandes veias que entram no coração. As causas mais comuns desse tipo de choque em paciente vítima de trauma são tamponamento cardíaco, pneumotórax hipertensivo, hemotórax maciço, ruptura diafragmática com herniação do conteúdo abdominal para o tórax e elevação do diafragma por hemorragia abdominal maciça. O tratamento consiste na descompressão de urgência, dependendo da causa específica. Em casos graves, a toracotomia de emergência pode ser necessária para restaurar a função cardíaca adequada.

D. Choque cardiogênico

O choque cardiogênico resulta da diminuição da contratilidade do miocárdio e é mais comumente decorrente de infarto do miocárdio ou arritmia. Pacientes de trauma em idade mais avançada podem desenvolver infarto do miocárdio como complicação de seus ferimentos. Na ocasião, um infarto agudo do miocárdio pode preceder um evento traumático e ser causa de lesão ou perda de consciência. Raramente, uma contusão miocárdica grave pode levar ao choque cardiogênico. O tratamento é de suporte, com reposição volêmica orientada por monitoramento hemodinâmico e administração de inotrópicos para aumentar o débito cardíaco, se necessário, a fim de manter perfusão adequada dos órgãos-alvo. Infelizmente, os pacientes com lesões traumáticas geralmente não são candidatos para anticoagulante ou terapia lítica, e o tratamento de sua isquemia miocárdica aguda é muitas vezes dificultado em função de um possível sangramento. O ecocardiograma é útil para a avaliação de alterações da motilidade da parede miocárdica devidas a contusão cardíaca grave.

▶ Exames laboratoriais

Imediatamente após a colocação de cateteres intravenosos, uma amostra de sangue deve ser coletada para tipagem sanguínea e prova cruzada. Se o paciente tem história de doença renal, hepática ou cardíaca ou estava em uso diuréticos ou anticoagulantes, eletrólitos no plasma e parâmetros de coagulação também devem ser medidos. Na maioria dos pacientes com ferimentos graves, a gasometria arterial fornece dados rápidos sobre acidose e déficit de base, sendo que ambos são marcadores de reanimação inadequada, além de oxigenação (Pao_2) e ventilação ($Paco_2$). A hematúria macroscópica indica a necessidade de exames diagnósticos adicionais, como TC abdominal ou, em casos selecionados, uretrocistografia. Pacientes com traumatismo craniano grave evidente, nos quais pode ser indicado monitoramento da pressão intracraniana, devem realizar coagulograma e contagem de plaquetas. Determinação do nível de álcool no sangue e exame toxicológico de urina podem ser úteis em pacientes com alteração do sensório.

▶ Exames de imagem

As radiografias simples do tórax e da pelve são necessárias em todos os pacientes com grandes traumatismos. As radiografias laterais da coluna vertebral foram substituídas pela TC da região cervical em pacientes com suspeita de lesão na coluna cervical. À beira do leito, a avaliação ultrassonográfica focada para o trauma (FAST, do inglês *focused assessment with sonography for trauma*) é o método preferido de triagem para determinar a presença de hemoperitônio em pacientes de trauma contuso ou tamponamento cardíaco em pacientes de trauma contuso e penetrante. A presença de hemoperitônio no FAST em paciente instável pode ser indicação de laparotomia exploradora. A presença de hemoperitônio em paciente estável ou FAST negativo em paciente com dor abdominal é indicação para avaliação adicional com TC abdominal.

Os pacientes com radiografia de tórax anormal com mecanismo de lesão de contusão aórtica devem ser submetidos a um rastreamento complementar com TC helicoidal de tórax, realizada no momento da imagem abdominal, ou com aortografia, se necessário. A TC da coluna cervical deve ser realizada em todos os pacientes inconscientes, que referem dor na região cervical, com déficits neurológicos ou com lesões dolorosas ou de distração. A TC de crânio deve ser realizada em todos os pacientes com perda de consciência ou comprometimento neurológico mais grave. Na maioria dos casos, as radiografias dos ossos longos e da coluna não cervical podem ser adiadas até que as lesões mais críticas do tórax e do abdome tenham sido diagnosticadas e estabilizadas.

2. EXAME SECUNDÁRIO E PADRÕES DE LESÃO

História e exame físico rápidos e completos são essenciais para pacientes com traumatismos graves ou múltiplos. Muitas vezes, mudanças progressivas nos achados clínicos constituem a chave para o diagnóstico correto, e os resultados negativos que mudam para positivos podem ser de grande importância na revisão de uma avaliação clínica inicial. Isso é particularmente verdadeiro no caso de trauma abdominal, torácico e intracraniano, que frequentemente não se manifestam até horas após o trauma.

O reconhecimento dos padrões de lesão também é importante na identificação de todas as lesões. Por exemplo, fraturas do calcâneo resultantes de queda de uma grande altura são frequentemente associadas ao deslocamento central do quadril e a fraturas da coluna vertebral e da base do crânio. O esmagamento da pelve é frequentemente associado à laceração da uretra posterior ou da bexiga, da vagina ou do reto. Lesões por esmagamento do tórax são frequentemente associadas a lacerações ou ruptura do baço, do fígado ou do diafragma. Feridas penetrantes no tórax podem envolver não apenas o conteúdo torácico, mas, também, os órgãos abdominais. Essas associações ocorrem com frequência e devem ser sempre suspeitadas.

PRIORIDADES DE TRATAMENTO

Em todos os casos de pacientes com fraturas múltiplas, deve haver um "capitão do time" que direcione a reanimação, decida quais radiografias ou exames diagnósticos especiais devem ser realizados e estabeleça as prioridades de cuidados, consultando outros cirurgiões especialistas e anesiologistas o tempo todo. Em geral, um cirurgião de trauma ou um cirurgião geral experiente em cuidados de pacientes politraumatizados assume essa função.

Após o controle da via aérea, se necessário, a ressuscitação hídrica e a reposição do volume de sangue têm prioridade. O aprofundamento do estupor em pacientes em observação deve levantar a suspeita de lesão intracraniana expansiva, que irá exigir exames neurológicos e TCs de crânio seriadas. Muitas vezes, sinais evidentes de intoxicação alcoólica aguda têm sido considerados a causa da diminuição do nível de consciência, e uma hemorragia intracraniana pode não ser percebida.

Os traumatismos cranianos têm prioridade no atendimento quando há aprofundamento rápido do coma. A hemorragia extradural é uma emergência crítica, exigindo cirurgia para controle do sangramento e descompressão cerebral. A hemorragia subdural pode produzir uma emergência semelhante. Se as condições do paciente permitirem, a TC deve ser realizada para localização do sangramento no crânio antes da cirurgia. Em muitos casos de traumatismos craniano e abdominal combinados, com hemorragia maciça, a laparotomia e a craniotomia podem ser realizadas simultaneamente.

A maioria das lesões urológicas deve ser tratada concomitantemente às lesões intra-abdominais associadas. As fraturas do quadril apresentam problemas especiais e serão discutidas no Capítulo 40. A menos que haja lesão vascular associada com ameaça de isquemia do membro, as fraturas dos ossos longos podem ser imobilizadas e tratadas em caráter de urgência. As fraturas expostas contaminadas devem ser limpas e desbridadas o mais rápido possível. As lesões das mãos apresentam risco de infecção que pode resultar em incapacidade ao longo da vida se não houver tratamento precoce eficaz. O tratamento precoce da mão, simultâneo ao tratamento de lesões potencialmente fatais, evita infecções e preserva incapacidades permanentes. A profilaxia do tétano deve ser administrada em todas as feridas abertas, feridas perfurantes contaminadas e queimaduras.

Pacientes com trauma grave e choque podem não receber tratamento definitivo de todas as lesões imediatamente. Três distúrbios fisiológicos compreendem a "tríade fatal" na literatura do trauma: hipotermia, acidose e coagulopatia. Estes são limites da capacidade fisiológica do paciente, para além da qual o paciente irá desenvolver choque irreversível e morte. O salvamento do abdome com manobras de controle de danos em paciente que se encaminha para a tríade fatal não é um sinal de derrota; ao contrário, geralmente é uma opção inteligente. Sinais de alerta precoces de comprometimento fisiológico que podem levar à tríade fatal são edema do intestino delgado, distensão intestinal, superfícies serosas escurecidas, tecidos frios ao toque, edema não compressivo da parede abdominal, extravasamento difuso de líquidos de superfícies cirúrgicas ou abertas e ausência de formação do coágulo evidente. A contenção bem-sucedida depende da formação de coágulos; portanto, recomenda-se utilizar estratégias de contenção imediata, para que esta não se torne um último recurso.

Detalhes sobre o tratamento definitivo das lesões serão discutidos a seguir, nas seções sobre trauma, e em vários outros capítulos sobre sistemas de órgãos neste livro.

American College of Surgeons Committee on Trauma: *Advanced Trauma Life Support for Doctors Student Manual*, 8th ed. Chicago, IL: American College of Surgeons, 2008.

Centers for Disease Control and Prevention: Advances in motor vehicle crash response. Disponível em: http://www.cdc.gov/injuryresponse/aacn.html. Acesso em: 18 jul. 2012.

Centers for Disease Control and Prevention: Injury Prevention and Control. Field triage. Disponível em: http://www.cdc.gov/fieldtriage/. Acesso em: 18 ago. 2012.

CRASH-2 collaborators et al: Effects of tranexamic acid on death, vascular occlusive events, and blood transfusion in trauma patients with significant haemorrhage (CRASH-2): a randomized, placebo-controlled trial. *Lancet*. 2010;376:23.

CRASH-2 collaborators et al: The importance of early treatment with tranexamic acid in bleeding trauma patients: an exploratory analysis of the CRASH-2 randomised controlled trial. *Lancet*. 2011;377:1096.

Haas B et al: The mortality benefit of direct trauma center transport in a regional trauma system: a population-based analysis. *J Trauma Acute Care Surg*. 2012;72:1510.

Morrison JJ et al: Military application of tranexamic acid in trauma emergency resuscitation (MATTERs) study. *Arch Surg*. 2012;147:113.

LESÕES DA REGIÃO CERVICAL

Todas as lesões da região cervical são potencialmente fatais em função das múltiplas estruturas vitais existentes nessa região. Os traumatismos da região cervical são classificados em fechados ou penetrantes, e o tratamento é diferente para cada tipo. O paciente deve ser cuidadosamente examinado para a detecção de lesões associadas no crânio e no tórax. O nível inicial de consciência é fundamental; a depressão progressiva do nível de consciência pode significar hemorragia intracraniana ou isquemia cerebral e exige avaliação neurocirúrgica. Os traumas na base da região cervical podem danificar os vasos sanguíneos principais ou estar associados a um pneumotórax. A hemorragia na cavidade pleural pode ocorrer subitamente com a ruptura de um hematoma.

Manifestações clínicas

Lesões da laringe e da traqueia podem ser assintomáticas ou causar rouquidão, estridor laríngeo ou dispneia secundária à compressão da via aérea ou à aspiração de sangue. O enfisema subcutâneo na região cervical pode estar presente se ocorrer dano às paredes da laringe e da traqueia.

As lesões esofágicas raramente são isoladas e podem não causar sintomas imediatos por si só. Dor intensa no tórax e disfagia são características de perfuração esofágica. Posteriormente, com o desenvolvimento de mediastinite, pode ocorrer sepse progressiva. A mediastinite ocorre porque o espaço cervical profundo está em continuidade direta com o mediastino. As lesões esofágicas podem ser reconhecidas prontamente se o cirurgião se preocupar com a possibilidade e procurar um diagnóstico precoce. A exploração da região cervical, o exame radiográfico do esôfago com meio de contraste e, em casos selecionados, uma esofagoscopia flexível confirmam o diagnóstico.

Deve-se suspeitar de fraturas da coluna cervical e lesões da medula espinal em lesões de desaceleração ou após trauma direto no pescoço. Se o paciente se queixar de dor ou sensibilidade cervical ou se o nível de consciência estiver diminuído, a cabeça e o pescoço devem ser imobilizados (p. ex., com colar cervical rígido ou sacos de areia) até que imagens radiológicas da região cervical possam ser realizadas para descartar fratura cervical ou lesão ligamentar.

As lesões de grandes vasos (artérias subclávia, carótida comum, carótida interna e carótida externa; veias subclávia, jugular interna e jugular externa) podem acompanhar trauma contuso ou penetrante. As fraturas da clavícula ou do primeiro arco costal podem danificar a artéria e a veia subclávia. Com lesões vasculares, o paciente normalmente se apresenta com perda de sangue externa visível, formação de hematoma na região cervical e diferentes graus de choque. Ocasionalmente, o sangramento pode ser contido e a lesão pode passar despercebida por curto período de tempo. A ausculta pode revelar sopros que sugerem lesão arterial.

Tipos de lesões

A. Lesões penetrantes da região cervical

As lesões penetrantes da região cervical são divididas em três zonas anatômicas (Fig. 13-9). As lesões da zona I ocorrem na saída torácica, que se estende desde o nível da cartilagem

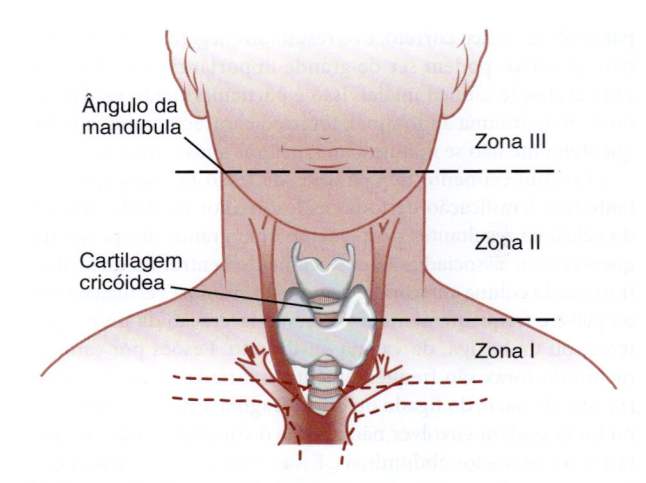

▲ **Figura 13-9** Zonas da região cervical.

cricóidea até as clavículas. Nessa área, estão incluídos as artérias carótidas proximais, os vasos subclávios e os principais vasos do tórax. O controle proximal de lesões de estruturas vasculares nessa zona muitas vezes exige toracotomia ou esternotomia. As lesões na zona II ocorrem na área entre a cartilagem cricóidea e o ângulo da mandíbula; essas lesões são mais fáceis de expor e avaliar. As lesões na zona III situam-se entre o ângulo da mandíbula e a base do crânio. A exposição é muito mais difícil nessa zona e, em alguns casos, pode exigir a desarticulação da mandíbula. As lesões mais altas podem ser inacessíveis, e o controle da hemorragia pode exigir a ligadura de grandes vasos proximais ou embolização angiográfica.

Os traumas penetrantes na região posterior do pescoço podem atingir a coluna vertebral, a medula espinal cervical, a porção interóssea da artéria vertebral e a musculatura do pescoço. Os traumas penetrantes nas partes anterior e lateral do pescoço podem causar danos a laringe, traqueia, esôfago, tireoide, artérias carótidas, artérias subclávias, veias jugulares, veias subclávias, nervos frênico e vago e ducto torácico.

Com qualquer trauma cervical penetrante, a probabilidade de lesão significativa é alta porque há muitas estruturas vitais em um espaço pequeno. Qualquer paciente com choque, hematoma em expansão ou hemorragia não controlada deve ser encaminhado para a sala de cirurgia para exploração de emergência. A localização da lesão sugere quais estruturas podem estar envolvidas. As lesões vasculares na base do pescoço necessitam de toracotomia ou esternotomia para obtenção de controle proximal dos vasos sanguíneos danificados antes da exposição do provável local da lesão. Se o paciente estiver estável após a reanimação, exames diagnósticos adicionais podem ser considerados.

A angiografia convencional ou angiotomografia computadorizada é geralmente recomendada para pacientes com lesões estáveis nas zonas I e III, pois a identificação precisa da localização e da extensão da lesão pode alterar a conduta cirúrgica. Se possível, a angiografia deve ser realizada antes da exploração de qualquer lesão em vasos sanguíneos, que podem ser danificados abaixo do nível da cartilagem cricóidea ou acima de uma linha que liga o processo mastoide ao ângulo da mandíbula. As lesões arteriais acima dessa linha são praticamente inacessíveis. Se for confirmada pela angiografia uma lesão da artéria carótida na base do crânio, a reparação pode não ser possível e a ligadura pode ser necessária para controlar o sangramento, ou uma intervenção angiográfica pode ser necessária. O dano às artérias carótidas que tenha resultado em déficit neurológico deve, se possível, ser reparado. A morbidade e a mortalidade dos pacientes submetidos à reparação da artéria carótida são significativamente mais baixas do que dos submetidos à ligadura da artéria carótida (15 vs. 50%). A ligadura de carótida é indicada para pacientes com sangramento incontrolável ou coma sem fluxo na artéria carótida.

Como a exposição de lesões na zona II é relativamente fácil, uma política de exploração obrigatória era a recomendação tradicional para todos os ferimentos penetrantes no músculo platisma. Embora essa abordagem seja segura e confiável e tenha sido testada, estudos recentes têm demonstrado que uma abordagem seletiva pode ser segura, uma vez que os exames diagnósticos não são capazes de detectar uma lesão grave e o paciente esteja estável. A TC helicoidal de alta resolução da região cervical também pode ser utilizada para orientar a tomada de decisão cirúrgica em lesões penetrantes na zona II. Estudos invasivos, como endoscopia e angiografia convencional, muitas vezes não são necessários se a TC demonstrar trajetória remota a partir de estruturas vitais, como vasos sanguíneos ou trato aerodigestório.

Na ausência de lesão vascular evidente no exame clínico, a ultrassonografia com Doppler colorido tem demonstrado ser um exame confiável para afastar lesões das artérias carótidas. A angiotomografia computadorizada também pode ser utilizada nessa situação e pode oferecer a vantagem de identificar uma lesão não detectada da artéria vertebral. As lesões na artéria vertebral também devem ser investigadas quando o sangramento de lesão posterior ou lateral do pescoço não puder ser controlado com pressão sobre a artéria carótida ou quando houver sangramento de lesão posterolateral associada à fratura de processo cervical transversal. A endoscopia flexível ou rígida pode ser utilizada para avaliar a traqueia e o esôfago. Um estudo contrastado do esôfago superior deve ser realizado para identificar lesões esofágicas que podem não ser facilmente detectadas na endoscopia e, ocasionalmente, não são observadas na exploração cirúrgica. Em ambos os casos, exames cuidadosos e repetidos devem ser realizados.

B. Lesões contusas da região cervical

As lesões mais importantes resultantes de trauma contuso na região cervical são: (1) fratura cervical, (2) lesão da medula espinal cervical, (3) lesão vascular, e (4) lesões da laringe e da traqueia. O exame radiográfico da coluna cervical e dos tecidos moles é essencial. Um exame neurológico cuidadoso é capaz de diferenciar as lesões da medula espinal, do plexo braquial e cerebrais.

O diagnóstico de fratura da coluna cervical depende da história, do exame físico e de exames confirmatórios. O uso de radiografias simples foi substituído pela TC sem contraste da coluna cervical. Pacientes perfeitamente lúcidos, com exame físico negativo, provavelmente não apresentam lesão da coluna cervical clinicamente significativa. Pacientes obnubilados com TC negativa e sem sinais clínicos de lesão da coluna cervical provavelmente também não apresentam lesão. Após TC negativa, o colar cervical poderá ser removido assim que o paciente estiver lúcido e o exame possa ser repetido, ou imediatamente, se o paciente permanecer obnubilado/intubado na UTI. O paciente pediátrico com exame físico não confiável muitas vezes necessita de exames de imagem adicionais para descartar lesões da coluna vertebral. Pacientes adultos com TC negativa e dor muitas vezes necessitam de imagens em flexão e extensão ou de ressonância magnética (RM) para descartar lesão ligamentar. As fraturas cervicais são muitas vezes tratadas com imobilização externa, utilizando colar rígido ou colete. Em alguns casos, as fraturas instáveis da coluna cervical necessitam de redução e fixação interna.

As lesões vasculares podem ocorrer em casos de trauma contuso grave ou localizado da região cervical. As artérias carótidas comuns ou internas podem ser diláceradas ou apresentar ruptura da túnica íntima, necessitando de intervenção. Os exames de imagem dos vasos cervicais são recomendados em pacientes de trauma contuso com sintomas neurológicos de lateralização ou GCS abaixo de 8 com achados na TC de crânio que não explicam os sintomas neurológicos. O rastreamento também deve ser considerado em pacientes com fraturas faciais ou de mandíbula, fraturas complexas de crânio, traumatismo craniano com lesões torácicas, escalpelamento do couro cabeludo e lesões vasculares torácicas. A arteriografia de quatro vasos, de carótidas bilateral e artérias vertebrais já foi considerada o padrão-ouro; novas técnicas de imagem, como angio-TC cervical dedicada ou angio-RM, são as ferramentas de rastreamento preferenciais. As arteriografias formais são reservadas para pacientes que podem ter lesões passíveis de intervenção angiográfica ou se o diagnóstico não puder ser realizado por outros meios e puder alterar o tratamento. A maioria das lesões contusas das carótidas não é passível de intervenção cirúrgica devido à localização ou à extensão da lesão. A utilização de técnicas de *stents* endovasculares para reparar ou controlar as lesões contusas das artérias carótidas também é uma opção. Os pacientes com lesões contusas das artérias carótidas ou vertebrais devem receber terapia anticoagulante ou antiplaquetária. O valor da terapia anticoagulante ainda não está definido em função das complicações hemorrágicas associadas, e a terapia antiplaquetária é uma alternativa razoável para anticoagulação sistêmica completa.

▶ Complicações

As complicações do trauma da região cervical não tratado estão relacionadas às estruturas individuais danificadas. As lesões da laringe e da traqueia podem resultar em obstrução aguda da via aérea, estenose traqueal tardia e sepse. A sepse cervicomediastinal pode resultar de lesões esofágicas. As lesões da artéria carótida podem resultar em morte por hemorragia, AVE ou isquemia cerebral e fístula arteriovenosa com descompensação cardíaca. Uma lesão venosa importante pode resultar em hemorragia, embolia aérea e formação de fístula arteriovenosa se houver lesão arterial concomitante. As fraturas cervicais podem resultar em paraplegia, tetraplegia ou morte.

A prevenção dessas complicações depende de reanimação imediata por intubação da via aérea, controle imediato de hemorragia externa e reposição sanguínea, proteção da cabeça e do pescoço quando há possibilidade de fratura cervical, diagnóstico rápido e preciso e tratamento cirúrgico imediato, quando indicado.

▶ Tratamento

O controle da via aérea com intubação precoce é a primeira conduta importante para um tratamento bem-sucedido de lesões graves na região cervical. As lesões que atingem o platisma exigem exploração cirúrgica imediata ou investigação diagnóstica para afastar lesão vascular principal. Em pacientes com lesões na zona II, o Doppler colorido de fluxo pode fornecer uma maneira confiável para avaliar lesão vascular e pode ser uma alternativa segura para a angiografia com contraste. As artérias danificadas por projéteis de alta velocidade exigem desbridamento. A anastomose terminoterminal dos vasos envolvidos é o tratamento preferencial, mas, se for destruído um segmento significativo, um enxerto de veia autógena poderá ser utilizado. A lesão da artéria vertebral apresenta um problema técnico importante em função de seu curso interósseo logo após sua saída da artéria subclávia. Embora a ligadura da artéria vertebral unilateral possa ser acompanhada por necrose fatal do mesencéfalo ou do cerebelo, em função da comunicação inadequada com a artéria basilar, somente 3% dos pacientes com ligadura vertebral esquerda e 2% dos pacientes com ligadura vertebral direita desenvolvem essas complicações. Portanto, apesar da hemorragia maciça de uma artéria vertebral parcialmente rota, a ligadura com grampos cirúrgicos aplicados ao vaso entre os processos transversos acima e abaixo da dilaceração é um procedimento aceitável.

As lesões da artéria subclávia devem ser abordadas por meio de uma incisão cervicotorácica combinada. A exposição adequada é essencial para o sucesso no tratamento dessas lesões difíceis e frequentemente fatais. A ligadura da artéria subclávia é relativamente segura, mas o reparo primário é preferível. Deve-se tomar cuidado para evitar a lesão do nervo frênico e do ducto torácico durante o procedimento cirúrgico nessa região do pescoço. Se o paciente estiver estável e a lesão da subclávia for identificada na arteriografia, um *stent* endovascular constitui outra opção terapêutica.

As lesões venosas devem ser tratadas com ligadura dos vasos. Deve-se sempre ter em mente a possibilidade de embolia aérea. Um modo simples de evitar essa complicação consiste em abaixar a cabeça do paciente, em uma posição de Trendelenburg, até que o sangramento possa ser controlado.

As lesões esofágicas devem ser bem suturadas e drenadas. O uso de retalhos musculares utilizando os músculos como o hióideo e o esternocleidomastóideo para recobrir o reparo pode ser útil. A drenagem é ponto principal do tratamento. Lesões extensas do esôfago são, em geral, imediatamente fatais em função de lesões associadas da medula espinal. Os antimicrobianos sistêmicos devem ser administrados rotineiramente em todos os pacientes com lesões esofágicas.

Lesões menores da laringe e da traqueia não necessitam de tratamento, mas deve ser realizada uma traqueostomia imediata quando houver obstrução da via aérea. Se houver lesão significativa da cartilagem tireóidea, um *stent* laríngeo temporário (Silastic) deve ser colocado como suporte. As lacerações da mucosa devem ser aproximadas antes da inserção do *stent*. As pequenas perfurações localizadas convencionais da traqueia podem ser utilizadas para a traqueostomia. Por outro lado, as feridas podem ser fechadas após desbridamento e realização da traqueostomia distal. Lesões circunferenciais extensas da traqueia podem necessitar de ressecção e anastomose ou reconstrução com materiais sintéticos.

A lesão da medula espinal cervical deve ser tratada de modo a evitar danos futuros. Quando hematomas, fraturas vertebrais ou corpos estranhos comprimem a medula cervical, é necessária uma laminectomia para descompressão.

▶ Prognóstico

Grandes lacerações da medula espinal frequentemente resultam em paralisia. As lesões dos tecidos moles do pescoço, da traqueia e do esôfago têm excelente prognóstico, se tratadas imediatamente. Lesões vasculares importantes têm bom prognóstico se rapidamente tratadas, antes do início de choque irreversível ou de déficit neurológico. A taxa geral de mortalidade para lesões cervicais importantes é de aproximadamente 10%.

Bromberg WJ et al: Blunt cerebrovascular injury practice management guidelines: Eastern Association for the Surgery of Trauma. J Trauma. 2010;68:471.

Burlew CC et al: Blunt cerebrovascular injuries: redefining screening criteria in the era of noninvasive diagnosis. J Trauma Acute Care Surg. 2012;72:330.

Chung S et al: Trauma association of Canada pediatric subcommittee national pediatric cervical spine evaluation pathway: consensus guidelines. J Trauma. 2011;70:873.

Como JJ et al: Computed tomography alone may clear the cervical spine in obtunded blunt trauma patients: a prospective evaluation of a revised protocol. J Trauma. 2011;70:345.

DiCocco JM et al: Optimal outcomes for patients with blunt cerebrovascular injury (BCVI): tailoring treatment to the lesion. J Am Coll Surg. 2011;212:549.

Emmett KP et al: Improving the screening criteria for blunt cerebrovascular injury: the appropriate role for computed tomography angiography. J Trauma. 2011;70:1058.

Hennessy D et al: Cervical spine clearance in obtunded blunt trauma patients: a prospective study. J Trauma. 2010;68:576.

Inaba K et al: Evaluation of multidetector computed tomography for penetrating neck injury: a prospective multicenter study. J Trauma Acute Care Surg. 2012;72:576.

Wang AC et al: Evaluating the use and utility of noninvasive angiography in diagnosing traumatic blunt cerebrovascular injury. J Trauma Acute Care Surg. 2012;72:1601.

TRAUMATISMOS TORÁCICOS

O trauma torácico pode ser diretamente responsável ou ser um fator contribuinte em 50% das mortes por trauma. As mortes precoces são geralmente por: (1) obstrução da via aérea, (2) tórax instável, (3) pneumotórax aberto, (4) hemotórax maciço, (5) pneumotórax hipertensivo, e (6) tamponamento cardíaco. As mortes tardias são geralmente resultantes de insuficiência respiratória, sepse e lesões/complicações não diagnosticadas. A maioria das lesões contusas torácicas resulta de acidentes automobilísticos. O efeito sobre o paciente pode ser grande, mesmo nos casos em que parece ser um trauma torácico menor levando a fraturas de arcos costais e contusões pulmonares. Colisões laterais são responsáveis por alta incidência de contusão aórtica em idosos e estão associadas a forças δV menores, quando comparadas àquelas em pacientes mais jovens. Lesões torácicas penetrantes, como as provocadas por facas ou projéteis, são potencialmente fatais e podem resultar em padrões complexos de lesões. A taxa de mortalidade em pacientes hospitalizados com lesões torácicas isoladas é de 4 a 8%; pode ser de 10 a 15% quando outro órgão estiver envolvido e chegar a 35% se múltiplos órgãos estiverem comprometidos.

Lesões combinadas de múltiplas estruturas intratorácicas são comuns. Frequentemente, há outras lesões no abdome, na cabeça ou no sistema esquelético. Durante uma cirurgia torácica por trauma, muitas vezes é necessário abordar o abdome também. Portanto, quando os pacientes de trauma são levados para a sala de cirurgia para laparotomia ou toracotomia, ambas as regiões do corpo devem ser preparadas com campos cirúrgicos. Cerca de 85% das lesões torácicas não necessitam de toracotomia, mas o uso imediato de medidas de salvamento é frequentemente necessário e deve ser uma competência de todos os cirurgiões.

Uma estimativa rápida do estado cardiorrespiratório e da possibilidade de lesões associadas, a partir do exame físico, proporciona ao médico uma valiosa visão geral do paciente com traumatismo torácico. Por exemplo, os pacientes com obstrução da via aérea superior podem estar pálidos, cianóticos ou acinzentados; o exame revela estridor ou sons gorgolejantes, incursões respiratórias ineficazes, constrição dos músculos cervicais e retração das regiões supraesternal, supraclavicular, intercostal ou epigástrica. Deve ser observado o tipo de incursões da parede torácica e a presença ou ausência de feridas penetrantes. Se não for possível visualizar as incursões respiratórias, provavelmente há ventilação inadequada. Os movimentos torácicos paradoxais graves no tórax instável são normalmente localizados na face anterior e podem ser observados imediatamente. Feridas aspirativas da parede torácica podem ser evidentes. Um hemotórax maciço pode ser detectado por percussão, e o enfisema subcutâneo é facilmente detectado por meio de crepitações na palpação. O hemotórax maciço e o pneumotórax hipertensivo podem produzir diminuição ou ausência de murmúrios vesiculares e lateralização da traqueia para o lado oposto, mas, no hemotórax maciço, as veias do pescoço geralmente estão colabadas. Se o paciente apresentar pulso fraco ou ausente e distensão das veias do pescoço, o principal diagnóstico diferencial será o tamponamento cardíaco e o pneumotórax hipertensivo.

Em pacientes em estado muito grave, o diagnóstico deve ser imediato e o tratamento pode exigir a colocação de dreno torácico, pericardiocentese ou toracotomia na sala de emergência. A prioridade do tratamento deve ser o fornecimento de uma via aérea e o restabelecimento da circulação. Então, deve-se reavaliar o paciente e determinar as medidas definitivas. Sonda endotraqueal e ventilação assistida são necessários para apneia, insuficiência respiratória, choque grave, coma profundo, obstrução de via aérea, tórax instável ou ferida aspirativa aberta do tórax. Choque ou hipóxia persistentes em função do traumatismo torácico podem resultar dos seguintes fatores: grande hemopneumotórax, tamponamento cardíaco, pneumotórax hipertensivo ou grande extravasamento de ar, e embolia aérea. Se o choque hemorrágico não puder ser rapidamente explicado pelos achados de radiografias de tórax ou perdas externas, provavelmente ele terá resultado de sangramento intra-abdominal.

▶ Dreno de toracotomia

Se o tempo permitir, o tórax será preparado e fechado de modo estéril. Nos pacientes lúcidos, deve-se injetar um anestésico local (lidocaína 1%) na pele e nos tecidos ao redor, no local de inserção do dreno. Nos pacientes inconscientes, essa etapa é geralmente desnecessária. O dreno torácico deve ser inserido no espaço entre o quarto e quinto arcos costais, na linha **hemiaxilar**. Deve-se fazer incisão de 2 a 3 cm na pele com bisturi #10 até o tecido subcutâneo. Utilizando uma pinça hemostática grande, deve-se criar um canal no tecido subcutâneo logo acima da face superior do quinto arco costal. Então, uma pinça romba ou o próprio dedo é utilizado para perfurar a pleura parietal e penetrar no espaço pleural. A ferida deve ser explorada pelo dedo indicador para confirmar a entrada na cavidade pleural e verificar a presença de aderências pulmonares. Um dreno de toracotomia reto de 36F deve ser inserido e diretamente posicionado na direção posterior do ápice pulmonar. O dreno deve ser fixado na pele com suturas e conectado a um sistema de drenagem (Pleur-Evac) com sucção com 20 cm H_2O em selo d'água.

▶ Tipos de lesões

A. Parede torácica

A fratura de costelas, a lesão torácica mais comum, pode variar de uma simples fratura a uma fratura com hemopneumotórax, até graves fraturas múltiplas com tórax instável, contusão pulmonar e lesões internas. Com as fraturas simples, a dor na inspiração é o sintoma principal; o tratamento consiste no fornecimento de analgesia adequada. Nos casos de fraturas múltiplas, bloqueio de nervos intercostais ou analgesia epidural podem ser necessários para garantir ventilação adequada. Fraturas múltiplas podem estar associadas à diminuição da ventilação, particularmente em pacientes idosos.

O tórax instável ocorre quando uma porção da parede torácica se torna isolada por múltiplas fraturas e se move paradoxalmente na inspiração e na expiração, com redução potencialmente grave da eficiência ventilatória. A magnitude dos efeitos é determinada pelo tamanho do segmento instável e pela intensidade da dor na inspiração. As fraturas de costelas são geralmente anteriores, e há pelo menos duas fraturas na mesma costela. A separação costocondral bilateral e as fraturas de esterno também podem resultar em segmento instável. Uma contusão pulmonar pode produzir diminuição da complacência pulmonar, que não se manifesta totalmente até 12 a 48 horas após a lesão. O aumento da pressão negativa intrapleural é necessário para a ventilação, e a instabilidade da parede torácica torna-se evidente. Se a ventilação se torna inadequada, podem ocorrer atelectasia, hipercapnia, hipóxia, acúmulo de secreções e tosse ineficaz. A PaO_2 arterial é normalmente baixa antes do aparecimento dos sinais clínicos. A análise da gasometria é o melhor modo de determinar se o esquema de tratamento está sendo eficaz. Para casos menos graves, bloqueio do nervo intercostal ou analgesia epidural contínua podem ser tratamentos adequados. Entretanto, os casos mais graves necessitam de assistência ventilatória por períodos variáveis de tempo por meio de intubação endotraqueal e ventilação mecânica assistida.

A maioria das fraturas de esterno e arcos costais irá cicatrizar sem tratamento. Em alguns pacientes, a fixação interna poderá ser útil; entretanto, ainda está em investigação a população de pacientes que poderia se beneficiar desse tratamento. Atualmente, já estão disponíveis sistemas de placas comercialmente produzidos, que podem ser implantados em fraturas de esterno e costelas. Foi descrito um sistema de placas bioabsorvíveis, que permite a fixação de fragmentos durante o processo de cicatrização com metabolismo do corpo em 24 meses. Os pacientes que potencialmente poderiam se beneficiar do procedimento de redução com fixação interna seriam aqueles com fraturas com grandes deslocamentos e múltiplos fragmentos, dor intensa comprometendo a respiração (p. ex., dificuldade no desmame da ventilação mecânica), múltiplas fraturas instáveis de arcos costais e os pacientes submetidos à toracotomia por outras indicações intratorácicas. Em função da carga bacteriana peristomal associada à traqueostomia, o procedimento deve ser utilizado com precaução em pacientes com traqueostomia anterior e necessidade de incisão cirúrgica alta na parede torácica.

B. Traqueia e brônquios

Contusões traqueobrônquicas resultam frequentemente de compressão da via aérea entre o esterno e a coluna vertebral na desaceleração ou em acidentes automobilísticos em alta velocidade. A traqueia distal ou o tronco brônquico principal são geralmente envolvidos, e 80% de todas as lesões estão localizadas a 2,5 cm da carina. As lesões penetrantes traqueobrônquicas podem ocorrer em qualquer localização. A maioria dos pacientes apresenta pneumotórax, enfisema subcutâneo, pneumomediastino e hemoptise. O enfisema cervicofacial pode ser drástico. Deve-se suspeitar de lesão traqueobrônquica quando ocorre importante escape aéreo ou quando os pulmões não conseguem reexpandir rapidamente após a colocação de dreno torácico. Em geral, ocorrem grandes hemorragias e hemoptise em lesões penetrantes da traqueia e do tronco brônquico principal. A embolia aérea sistêmica, que resulta em parada cardiorrespiratória, pode ocorrer na presença de fístula broncovenosa. Na suspeita de embolia aérea, deve ser realizada toracotomia de emergência com ligadura cruzada do hilo pulmonar no lado afetado. O diagnóstico pode ser confirmado por aspiração de ar no coração. As contusões traqueobrônquicas podem não ser evidentes e podem ser suspeitadas apenas após o desenvolvimento de grande atelectasia vários dias depois. O diagnóstico pode exigir broncoscopia rígida ou flexível. O reparo primário imediato com suturas absorvíveis está indicado para todas as lacerações traqueobrônquicas.

C. Espaço pleural

O hemotórax (sangue na cavidade pleural) é classificado de acordo com a quantidade de sangue em: mínimo, 350 mL; moderado, 350 a 1.500 mL; ou maciço, 1.500 mL ou mais. A velocidade de sangramento após a evacuação do hemotórax é clinicamente mais importante. Se gás também estiver presente, a condição é referida como *hemopneumotórax*.

Deve-se sempre suspeitar de hemotórax nas feridas penetrantes e contusas graves do tórax. Pode haver diminuição do murmúrio vesicular e abafamento da percussão, e uma radiografia de tórax deve ser rapidamente solicitada. Em mãos experientes, a ultrassonografia pode diagnosticar pneumotórax ou hemotórax, mas essa técnica não é amplamente utilizada. O dreno de toracotomia deve ser rapidamente inserido em todos os casos de hemotórax. Em 85% dos casos, o dreno de toracotomia é o único tratamento necessário. Se o sangramento persistir, como notado pelo débito contínuo através do dreno torácico, é mais provável que a causa seja sangramento de artéria intercostal, em vez de artéria pulmonar. O uso de pressão expiratória final positiva pode ajudar a tamponar o sangramento parenquimatoso pulmonar nos pacientes de trauma que estão intubados. Quando a velocidade de sangramento está constantemente acima de 200 mL/h ou o débito hemorrágico total excede 1.500 mL, deve ser realizada toracoscopia ou toracotomia. A tendência e a velocidade do sangramento torácico são provavelmente mais importantes do que os números absolutos na tomada de decisão de intervenção cirúrgica. A toracoscopia é eficaz para o controle do sangramento pelo dreno torácico em 82% dos casos. Essa técnica também apresenta eficácia de 90% na evacuação de hemotórax retido. Na maioria dos casos, a parede torácica é a fonte da hemorragia. A toracotomia é necessária para o tratamento de lesões de coração, pulmões, pericárdio e grandes vasos.

O pneumotórax ocorre em lacerações do pulmão ou da parede torácica após trauma penetrante ou contuso. A hiperinsuflação (p. ex., ferimentos por explosão e acidentes de mergulho) também pode provocar a ruptura dos pulmões. Após lesão penetrante, 80% dos pacientes com pneumotórax também apresentam sangue na cavidade pleural. A maioria dos casos de pneumotórax é rapidamente diagnosticada na radiografia de tórax. Em alguns casos, um pneumotórax oculto será identificado em TC de tórax ou abdome. O pneumotórax ou o hemotórax podem ser diagnosticados em imagens laterais, como parte da rotina FAST do abdome para o trauma (ver seção sobre trauma abdominal). A maioria dos casos de pneumotórax traumático deve ser tratada imediatamente com dreno de toracotomia; entretanto, pode ser observado pequeno pneumotórax oculto em um paciente estável.

O pneumotórax hipertensivo desenvolve-se quando ocorre a passagem de ar para o espaço pleural, mas impede sua saída por meio de mecanismo valvular; a pressão intrapleural aumenta, causando colapso total do pulmão e deslocamento dos órgãos do mediastino para o lado oposto, interferindo no retorno venoso para o coração. Deve ser aliviado imediatamente para evitar o comprometimento da função cardíaca. O tratamento imediato envolve colocação de agulha de grande calibre ou *angiocath* plástico no espaço pleural, com cuidado para evitar lesões dos vasos intercostais. Após a instituição dessa medida de emergência, o pneumotórax hipertensivo deve ser tratado, de modo definitivo, por dreno de toracotomia.

Feridas aspirativas do tórax, que permitem a passagem do ar para dentro e para fora da cavidade pleural, devem ser tratadas imediatamente com curativo oclusivo de três pontas e dreno de toracotomia. A fisiopatologia é semelhante ao tórax instável, embora a extensão da lesão pulmonar associada seja geralmente menor. O tratamento definitivo inclui o fechamento cirúrgico do defeito da parede torácica.

D. Lesão pulmonar

A contusão pulmonar resultante de concussão parenquimatosa súbita ocorre após trauma contuso ou ferimento por projétil de alta velocidade. A contusão pulmonar ocorre em 75% dos pacientes com tórax instável, mas também pode resultar de trauma contuso sem fratura de arcos costais. A ruptura alveolar com transudação de líquido e extravasamento de sangue são os achados iniciais. Líquidos e sangue dos alvéolos rotos extravasam para o espaço alveolar e os brônquios, produzindo obstrução localizada à passagem do ar e atelectasia. Aumento da secreção mucosa e hidratação venosa abundante podem levar ao aumento da produção de secreção e a atelectasias adicionais. A capacidade do paciente para tossir e eliminar as secreções efetivamente está diminuída em função da dor na parede torácica ou da incapacidade mecânica decorrente das fraturas. A elasticidade dos pulmões diminui e a resistência ao fluxo de ar aumenta. Com o esforço respiratório, a oxigenação e o pH do sangue diminuem e a $Paco_2$ aumenta. Os mecanismos cardíacos compensatórios podem estar comprometidos, pois pelo menos 35% desses pacientes apresentam contusão miocárdica associada.

O tratamento frequentemente é tardio porque os achados clínicos e radiológicos podem não aparecer até 12 a 48 horas após a lesão. As manifestações clínicas são secreções finas, copiosas e sanguinolentas, dor torácica, inquietação, angústia e dificuldade respiratória. Eventualmente, dispneia, cianose, taquipneia e taquicardia podem se desenvolver. As alterações radiológicas consistem em opacidades parenquimatosas reticulares ou bandas lineares difusas peribrônquicas, que podem progredir para opacidade difusa heterogênea ("*white-out*") característica de síndrome de angústia respiratória aguda.

O suporte ventilatório mecânico permite ventilação alveolar adequada e reduz o esforço respiratório. Os gases sanguíneos devem ser monitorados e a saturação arterial, adequadamente mantida. Há controvérsia sobre o melhor esquema de hidratação, mas deve ser evitada a administração de grandes quantidades de líquidos e de transfusões sanguíneas. Monitoramento da pressão venosa central, índice de saturação de oxigênio venoso misto e débito cardíaco ajudam a manter os níveis de hidratação e administração de líquidos adequada. Independentemente do tratamento ideal, cerca de 15% dos pacientes com contusão pulmonar morrem. A utilização de estratégias de ventilação mecânica é essencial nesses pacientes para evitar lesão pulmonar progressiva induzida pelo ventilador. É recomendado o uso de volumes correntes baixos (6 mL/kg) e pressões de platô abaixo de 35 cm H_2O.

A maioria das lesões pulmonares resulta de lesões penetrantes, e, geralmente, o hemotórax está presente. O dreno de toracotomia é indicado para evacuação do ar ou sangue na pleura e para monitoramento do extravasamento. Como a expansão do pulmão tampona a laceração, a maioria das lacerações pulmonares não produz grande hemorragia ou extravasamento persistente de ar. Quando uma laceração pulmonar exige intervenção cirúrgica, devem ser utilizadas técnicas que poupem os pulmões, em vez de ressecção anatômica formal do pulmão viável, para reduzir a morbidade e a mortalidade.

Os hematomas pulmonares resultam de destruição parenquimatosa local e hemorragias. Inicialmente, a imagem radiográfica apresenta densidade pouco definida, que se torna mais circunscrita de poucos dias até 2 semanas após a lesão. As cavidades císticas ocasionalmente se desenvolvem, se o dano for extenso. A maioria dos hematomas resolve adequadamente com tratamento expectante.

E. Coração e pericárdio

As contusões cardíacas ocorrem na maioria das vezes por compressão contra o volante em acidentes automobilísticos. Essas lesões diminuíram com o aumento da prevalência do uso de *airbags* nos automóveis. As lesões podem variar de contusão localizada até ruptura cardíaca. Estudos de autópsia de vítimas de acidentes fatais imediatos mostraram que pelo menos 65% dos pacientes apresentavam ruptura de uma ou mais câmaras cardíacas e que 45% apresentavam lacerações pericárdicas. A incidência de contusão miocárdica em pacientes que chegam ao hospital é desconhecida, mas é provavelmente mais elevada do que geralmente se suspeita. A relevância clínica desse diagnóstico é muito debatida. A maioria dos cirurgiões de trauma defende o diagnóstico e o tratamento do problema clínico verdadeiro, como insuficiência cardíaca aguda, lesão valvar, ruptura cardíaca ou arritmia.

As manifestações clínicas iniciais incluem atrito pericárdico, dor torácica, taquicardia, arritmias ou sinais de baixo débito cardíaco. Os pacientes com fatores de risco para contusão miocárdica devem ser submetidos à avaliação com eletrocardiograma (ECG) com 12 eletrodos. Se o ECG for normal e o paciente estiver assintomático, a avaliação está completa. Um ECG anormal leva à avaliação imediata adicional com ecocardiograma. Os pacientes com lesões comprovadas no ecocardiograma e/ou instabilidade hemodinâmica devem ser encaminhados para a UTI e tratados adequadamente para a lesão diagnosticada. Um paciente com ECG anormal com ecocardiograma normal deve ser monitorado por pelo menos 24 horas em uma unidade de telemetria e deve repetir o ECG diariamente até que esteja estável ou até que a arritmia desapareça. A determinação das enzimas cardíacas não é útil e não contribui para o diagnóstico de contusão miocárdica. Se houver suspeita de infarto do miocárdio ou isquemia miocárdica aguda, as enzimas cardíacas devem ser solicitadas e um cardiologista deve ser consultado.

O tratamento de lesão miocárdica sintomática deve ser o mesmo do infarto agudo do miocárdio. O hemopericárdio pode ocorrer sem tamponamento e pode ser tratado com pericardiocentese. O tamponamento na contusão miocárdica resulta muitas vezes de ruptura miocárdica ou laceração da artéria coronária. O tamponamento produz distensão das veias do pescoço, choque e cianose. A toracotomia imediata e o controle da lesão são indicados. Se ocorrer parada cardiorrespiratória antes de o paciente ser encaminhado para a sala de cirurgia, a toracotomia com alívio do tamponamento deve ser realizada na sala de emergência. Os tratamentos das lesões das valvas, dos músculos papilares e do septo cardíaco devem ser individualizados; e, sempre que possível, o reparo tardio é geralmente recomendado.

As lacerações pericárdicas por feridas incisas tendem a colabar e causar tamponamento, enquanto as feridas por arma de fogo frequentemente deixam a superfície pericárdica aberta, permitindo a drenagem. As feridas por arma de fogo produzem dano miocárdico mais extenso, perfurações múltiplas e sangramento importante para o espaço pleural. Hemotórax, choque e hemorragia podem ocorrer em praticamente todos os casos de feridas cardíacas por armas de fogo. As manifestações clínicas são as mesmas do tamponamento cardíaco ou da hemorragia aguda. O uso de ultrassonografia e a técnica de exame FAST podem revelar a presença de sangue clinicamente significativo no espaço pericárdico.

O tratamento de lesões cardíacas penetrantes exige toracotomia imediata, descompressão pericárdica e controle da hemorragia. A maioria dos pacientes não necessita de *bypass* cardiopulmonar. A abordagem-padrão deve ser o reparo da laceração utilizando suturas apoiadas em almofadas (*pledgets*), enquanto a hemorragia é controlada com um dedo sobre o coração. O controle das lacerações cardíacas com a sutura pode ser tecnicamente difícil quando se trabalha com coração batendo ou em paciente com grandes ou múltiplas lacerações. Vários estudos mostraram que, na maioria dos casos, o controle temporário de emergência da hemorragia de lacerações cardíacas pode ser alcançado com o uso de grampos de pele (Fig. 13-10). Com a estabilização do paciente, os grampos podem ser removidos após o reparo com sutura na sala de cirurgia. Os selantes hemostáticos oferecem promessa significativa como ferramentas adicionais do procedimento cirúrgico no tratamento das lacerações cardíacas e de grandes vasos. Independentemente da abordagem

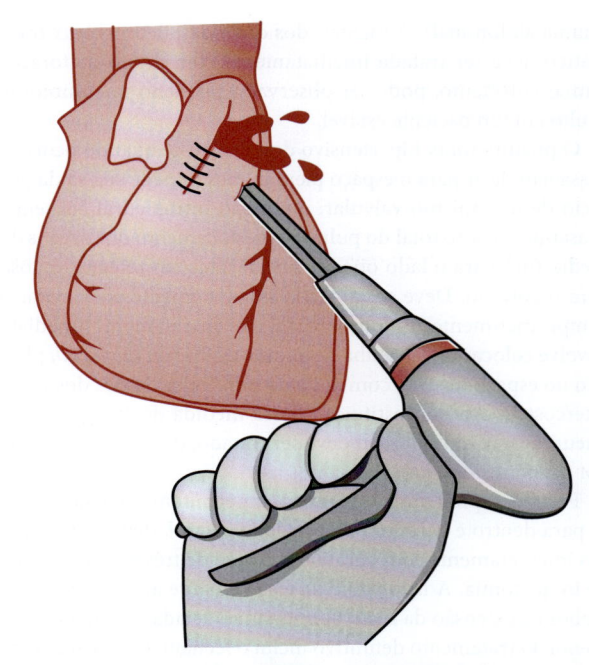

▲ **Figura 13-10** Técnica de grampeamento cardíaco. A pressão digital (não mostrada) é utilizada para manter a hemostasia durante o grampeamento. (Reproduzida com permissão de Macho JR, Markison RE, Schecter WP: Cardiac stapling in the management of penetrating injuries of the heart: rapid control of hemorrhage and decreased risk of personal contamination. *J Trauma.* 1993;34:711.)

utilizada, cuidados devem ser tomados para evitar lesão das artérias coronárias.

A pericardiocentese ou a criação de janela pericárdica deve ser reservada para casos selecionados, quando o diagnóstico é incerto, ou na preparação para toracotomia. O paciente sobrevive ao procedimento cirúrgico em aproximadamente 75% dos casos de feridas incisas e 5% dos casos de feridas cardíacas por arma de fogo. Entretanto, estima-se que 80 a 90% dos pacientes com feridas do coração por armas de fogo não chegam ao hospital.

F. Esôfago

Anatomicamente, o esôfago é bem protegido e sua perfuração por traumatismo externo penetrante é relativamente rara. As lesões contusas são extremamente raras. O sintoma mais comum de perfuração esofágica é a dor; a febre pode desenvolver-se em poucas horas na maioria dos pacientes. Hematêmese, rouquidão, disfagia ou angústia respiratória também podem estar presentes. As manifestações clínicas incluem choque, sensibilidade local, enfisema subcutâneo ou sinal de Hamman (atrito pericárdico ou mediastinal associado às bulhas cardíacas). A leucocitose ocorre logo após a lesão. Na radiografia simples de tórax, os achados incluem a evidência de corpo estranho ou projétil e a presença de ar ou expansão mediastinal. Derrame pleural ou hidropneumotórax é frequentemente observado, em geral no lado esquerdo. Radiografias contrastadas do esôfago devem ser realizadas, embora sejam positivas apenas em 70% das perfurações comprovadas.

Uma sonda nasogástrica deve ser introduzida para evacuação do conteúdo gástrico. Se a perfuração esofágica for reconhecida em até 24 a 48 horas após a lesão, ela deve ser fechada e um dreno para drenagem pleural deve ser colocado. O reparo dessas perfurações exige técnicas especiais que incluem a justaposição do fechamento do esôfago à pleura ou a retalhos pericárdicos; pedículos de músculos intercostais, diafragmático ou cervicais; e enxertos de serosas do estômago ou do jejuno. Doenças e morte resultam de infecção do mediastino ou da pleura.

G. Ducto torácico

O quilotórax e o quilopericárdio são complicações raras do trauma, mas, quando ocorrem, o tratamento é difícil. As lesões penetrantes do pescoço, do tórax ou do abdome superior podem comprometer o ducto torácico ou seus tributários principais.

Os sintomas resultam de efeitos mecânicos do acúmulo de líquidos (p. ex., dificuldade respiratória resultante do colapso pulmonar ou baixo débito cardíaco resultante do tamponamento). O diagnóstico é estabelecido quando é feita a drenagem do líquido com aspecto quiloso.

O paciente deve ser mantido em dieta hipolipídica e rica em glicídeos e proteínas. O derrame deve ser aspirado; um dreno de tórax deve ser colocado se o derrame voltar a se acumular. A nutrição parenteral total sem lipídeos e sem dieta oral pode ser eficaz nos extravasamentos persistentes. Um tratamento conservador por 3 a 4 semanas geralmente é suficiente. Se a drenagem quilosa diária exceder 1.500 mL por 5 dias consecutivos ou persistir após 2 a 3 semanas de tratamento conservador, o ducto torácico deve ser ligado por toracotomia direita. A identificação intraoperatória do extravasamento pode ser facilitada pela administração pré-operatória de contraste lipofílico.

H. Diafragma

As lesões penetrantes do diafragma excedem em número as contusões diafragmáticas em uma proporção de pelo menos 6:1. As lacerações diafragmáticas ocorrem em 10 a 15% dos casos das feridas penetrantes do tórax e em pelo menos 40% dos casos de trauma penetrante do tórax esquerdo. As lesões do diafragma direito são mais comuns do que se imaginava. A lesão é raramente evidente. As feridas do diafragma não podem ser negligenciadas, pois raramente cicatrizam espontaneamente e podem levar à herniação de órgãos abdominais na cavidade torácica, resultando em complicações catastróficas imediatas ou anos após a lesão.

Lesões associadas estão geralmente presentes, e pelo menos 25% dos pacientes apresentam choque no exame inicial. Pode haver dor abdominal, dispneia, dor escapular ou estertores unilaterais. O diagnóstico raramente é feito. Embora a radiografia de tórax seja uma ferramenta diagnóstica sensível, ela pode ser totalmente normal em 40% dos casos. O achado mais comum é o hemotórax ipsolateral, que pode estar presente em até 50% dos pacientes. Ocasionalmente, estômago distendido e herniado pode ser confundido com pneumotórax. A passagem de sonda nasogástrica antes da realização da radiografia pode ajudar a identificar a presença de estômago intratorácico. TC ou radiografias com contraste podem ser necessárias para estabelecer o diagnóstico em alguns casos. A nova geração de TC helicoidal, que pode permitir reconstruções sagitais, pode ser útil no diagnóstico definitivo de lesão diafragmática. A laparoscopia é uma técnica útil, porém, invasiva, para detecção de lesões diafragmáticas ocultas em pacientes que não apresentam outras indicações formais de laparotomia.

Assim que o diagnóstico é realizado, uma abordagem cirúrgica transabdominal deve ser utilizada nos casos de ruptura aguda. A sutura laparoscópica para o reparo da lesão pode ser possível em alguns casos. O diafragma deve ser reaproximado e fechado com suturas contínuas ou não absorvíveis. A herniação crônica está associada a aderências do órgão afetado às estruturas torácicas e deve ser abordada por toracotomia, com a adição de laparotomia separada, quando indicado. Esses casos podem ser muito difíceis e um planejamento pré-operatório adequado é recomendado.

Bhatnagar A et al: Rib fracture fixation for flail chest: what is the benefit? *J Am Coll Surg*. 2012;215:201-205.

Cook CC et al: Great vessel and cardiac trauma. *Surg Clin North Am*. 2009;89:797.

DuBose JJ et al: Isolated severe traumatic brain injuries sustained during combat operations: demographics, mortality outcomes, and lessons to be learned from contrasts to civilian counterparts. *J Trauma*. 2011;70:11.

Kaiser M et al: The clinical significance of occult thoracic injury in blunt trauma patients. *Am Surg*. 2010;76:1063.

Nagarsheth K et al: Ultrasound detection of pneumothorax compared with chest x-ray and computed tomography scan. *Am Surg*. 2011;77:480.

Neschis DG et al: Blunt aortic injury. *N Engl J Med*. 2008;359:1708.

Nirula R et al: Rib fracture fixation: controversies and technical challenges. *Am Surg*. 2010;76:793.

O'Connor J et al: Penetrating cardiac injury. *J R Army Med Corps*. 2009;155:185.

TRAUMATISMOS ABDOMINAIS

Os tipos específicos de lesões abdominais variam de acordo com o tipo de trauma: penetrante ou contuso. As contusões predominam em áreas rurais, enquanto as lesões penetrantes são mais comuns em áreas urbanas. O mecanismo de lesão no trauma contuso é uma desaceleração rápida, sem a acomodação dos órgãos como fígado, baço, pâncreas e rins, que apresentam maior risco de lesão parenquimatosa. Ocasionalmente, as vísceras ocas podem ser lesionadas, sendo o duodeno e a bexiga particularmente vulneráveis. O intestino delgado ocupa grande porção do volume abdominal total e apresenta maior probabilidade de trauma penetrante. A maioria das contusões abdominais está relacionada a acidentes automobilísticos. Embora o uso de cinto de segurança esteja associado à diminuição da incidência de lesões da cabeça, do tórax e de órgãos sólidos, esse equipamento pode estar associado a lesões pancreáticas, mesentéricas e intestinais em função da compressão do órgão contra a coluna vertebral. Essas lesões devem ser consideradas em pacientes com sinais de contusões relacionadas ao cinto de segurança na parede abdominal. A lesão abdominal interna pode estar presente em pelo menos 30% desses casos. Em qualquer trauma abdominal, o hemoperitônio pode não manifestar sinais clínicos de irritação peritoneal, particularmente em pacientes com outras lesões de distração ou diminuição do nível de consciência. A lesão retroperitoneal pode ser mais sutil e difícil de diagnosticar durante a avaliação inicial.

As mortes por traumatismo abdominal resultam, em grande parte, de hemorragia grave aguda e coagulopatia, além de sepse tardia. A maioria das mortes por traumatismo abdominal é evitável. Os pacientes em risco de lesão abdominal devem ser submetidos a uma avaliação rápida e precisa. Na maioria dos centros de trauma, após o exame físico, a avaliação diagnóstica inicial inclui FAST à beira do leito e radiografias móveis da pelve e do tórax para avaliar outros sítios potenciais de sangramento. Em pacientes instáveis, que não podem ser avaliados adequadamente pelo exame FAST em função de tamanho, problemas técnicos ou enfisema subcutâneo, um lavado peritoneal abdominal é desejável. Após o exame FAST inicial, os pacientes estáveis ou que responderam à reanimação inicial devem ser submetidos a uma TC do abdome e da pelve para avaliação de lesões intra-abdominais e retroperitoneais. Os pacientes com hipotensão persistente necessitam de reanimação com líquidos e sangue em função do exame FAST ou lavado peritoneal diagnóstico positivos e devem ser encaminhados para a sala de cirurgia rapidamente para laparotomia exploradora.

Em alguns casos, achados físicos relevantes podem resultar da lesão na parede abdominal na ausência de lesão intraperitoneal. Se os resultados dos exames diagnósticos forem duvidosos, laparoscopia diagnóstica ou laparotomia exploradora devem ser consideradas, uma vez que a identificação precoce de lesões graves pode salvar a vida. A avaliação sempre deve incluir exame físico completo com exames pélvicos e retais, além de exames laboratoriais e radiológicos específicos (p. ex., uretrocistografia ou cistografia retrógrada, sigmoidoscopia rígida, TC abdominal). Exames físicos seriados podem ser necessários para detectar achados sutis.

Tipos de lesão

A. Trauma penetrante

As lesões penetrantes do abdome com choque exigem exploração imediata. As lacerações de grandes vasos sanguíneos ou do fígado podem levar ao choque agudo e grave. As lesões penetrantes do baço, do pâncreas ou dos rins geralmente não sangram muito, exceto quando um grande vaso do órgão (p. ex., artéria renal) for atingido. O sangramento deve ser controlado imediatamente com clampeamento adequado para o controle vascular. Um paciente em choque com lesão penetrante do abdome, que não responde à administração de 2 L de cristaloides, deve ser submetido à cirurgia imediatamente após a realização de radiografia de tórax e deve ter os cristaloides da reanimação substituídos por hemocomponentes.

Os pacientes com lesões de órgãos ocos podem apresentar pouquíssimos sinais físicos inicialmente, mas irão progredir para sepse se as lesões não forem reconhecidas. O aumento da sensibilidade abdominal exige exploração cirúrgica. A elevação na contagem de leucócitos do sangue e a febre aparecem várias horas após a lesão e são importantes para o diagnóstico precoce.

O tratamento de pacientes com lesões penetrantes no tórax inferior ou no abdome, mas hemodinamicamente estáveis, pode variar. Todos os cirurgiões concordam que os pacientes com sinais de peritonite ou hipovolemia devem ser submetidos à exploração cirúrgica, mas a opção cirúrgica não é tão evidente para os pacientes sem sinais de peritonite ou sepse e que apresentam sistema circulatório estável.

A maioria das feridas incisas no tórax inferior e no abdome deve ser explorada, uma vez que a demora no tratamento de perfuração de víscera oca pode resultar em sepse grave. Alguns cirurgiões recomendam uma política de seleção no tratamento desses pacientes. Quando há dúvidas sobre a profundidade da lesão, uma exploração local da ferida pode descartar a penetração peritoneal. Em mãos experientes, a laparoscopia pode auxiliar na avaliação de lesões penetrantes, mas é necessário empenho considerável para evitar a perda do diagnóstico de lesões ocultas. Todas as feridas por arma de fogo do tórax inferior e do abdome devem ser exploradas, a menos que a ferida seja apenas superficial (de raspão), porque a incidência de lesão de grandes estruturas intra-abdominais excede 90% nesses casos.

B. Contusões

O exame FAST foi o maior avanço no tratamento das contusões. A ultrassonografia é a modalidade ideal na avaliação imediata de paciente vítima de trauma porque é rápida e precisa na identificação de líquidos ou sangue intra-abdominais e pode ser repetida facilmente. Ela fornece informações valiosas que aumentam a capacidade diagnóstica do cirurgião. Desde sua introdução na América do Norte, em 1989, a ultrassonografia tornou-se comum, e uma pesquisa recente relatou que 78% dos centros de trauma nos Estados Unidos utilizam o exame FAST rotineiramente na avaliação de pacientes.

O objetivo do exame FAST é a identificação de coleções anormais de sangue e líquidos. Nesse sentido, isso elimina a necessidade de lavado peritoneal para diagnóstico. O foco principal é a cavidade abdominal, mas a atenção também deve ser direcionada para o pericárdio e espaço pleural. Sangue e líquidos livres permitem a transmissão de ondas de ultrassom e, portanto, aparecem escuros (Fig. 13-11). No exame FAST padrão, quatro áreas são visualizadas: quadrante superior direito, área

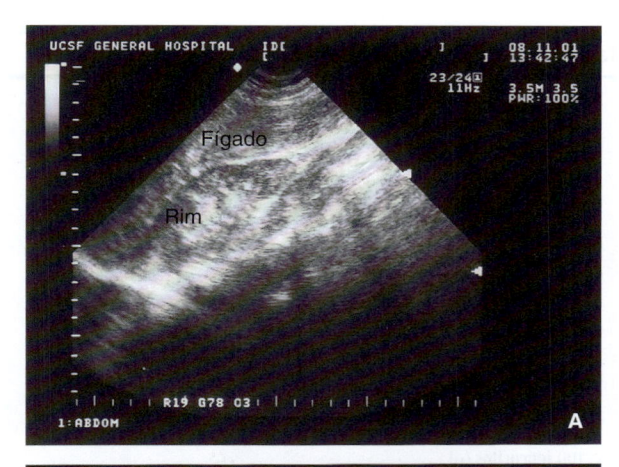

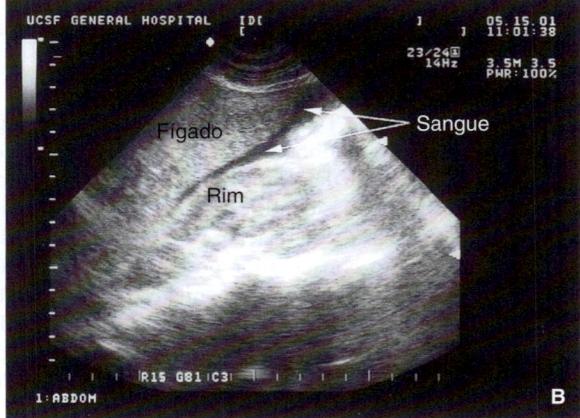

▲ **Figura 13-11 A.** Ultrassonografia normal do quadrante superior direito. **B.** Ultrassonografia do quadrante superior direito revelando a presença de sangue entre o fígado e o rim e entre o fígado e o diafragma. (Cortesia de San Francisco General Hospital.)

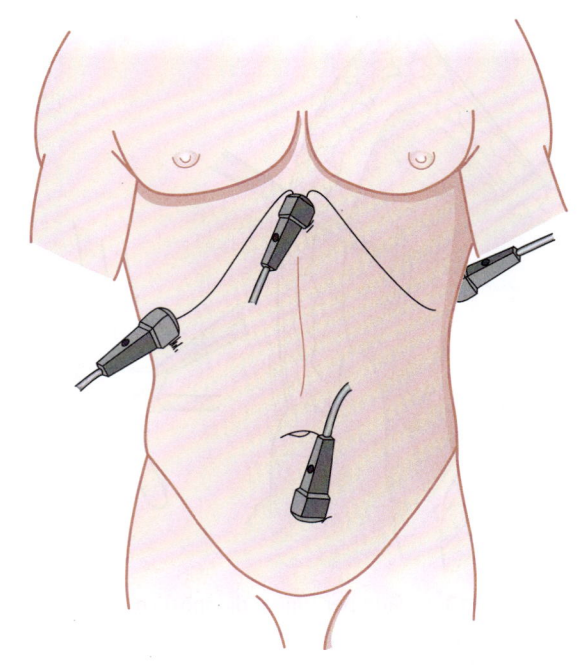

▲ **Figura 13-12** Posições dos transdutores para o exame FAST. Área pericárdica, quadrantes superiores direito e esquerdo, e pelve. (Reproduzida com permissão de Rozycki GS et al. Surgeon-performed ultrasound for the assessment of truncal injuries: lessons learned from 1540 patients. *Ann Surg.* 1998;228:557.)

subxifoide, quadrante superior esquerdo e pelve (Fig. 13-12). A maioria dos cirurgiões recomenda a varredura inicial do quadrante superior direito, porque mais da metade dos testes positivos irá revelar sangue ou líquidos nessa área. Pacientes instáveis, com FAST positivo, devem ser submetidos à laparotomia exploradora imediatamente.

Os outros procedimentos diagnósticos mais comumente utilizados em pacientes sem indicações evidentes para laparotomia incluem lavado peritoneal diagnóstico, TC e laparoscopia diagnóstica.

▶ Lavado peritoneal diagnóstico

O lavado peritoneal diagnóstico é útil para detectar a presença de sangue intraperitoneal. Embora sua utilização tenha sido suprimida quase totalmente na maioria dos grandes centros com o uso do exame FAST, ela ainda é um exame importante em alguns casos em função de sua alta sensibilidade para a presença de sangue. Determinações adicionais de leucócitos, coloração de Gram, matéria particulada ou amilase no líquido podem indicar a presença de lesão intestinal. A drenagem do lavado por dreno torácico ou cateter urinário pode indicar laceração no diafragma ou na bexiga. O lavado deve ser realizado rapidamente, com custo e morbidade mínimos; é um procedimento invasivo que irá afetar os achados do exame físico e deve ser realizado por um cirurgião.

O procedimento não é qualitativo nem quantitativo. Ele não pode identificar a fonte da hemorragia, e quantidades relativamente pequenas de sangramento intraperitoneal podem resultar em resultado positivo. Ele não pode detectar lesões grandes ou pequenas no diafragma e não é capaz de descartar lesões do intestino ou dos órgãos retroperitoneais. As indicações gerais para lavado peritoneal diagnóstico são dor ou sensibilidade, fraturas de arcos costais inferiores, hipotensão inexplicada, fraturas espinais ou pélvicas, paraplegia ou quadriplegia e avaliação prejudicada por alteração do sensório resultante de lesão neurológica ou intoxicação. Independentemente das muitas indicações potenciais, o exame FAST seguido de TC de abdome e pelve substituiu a necessidade da maioria dos lavados

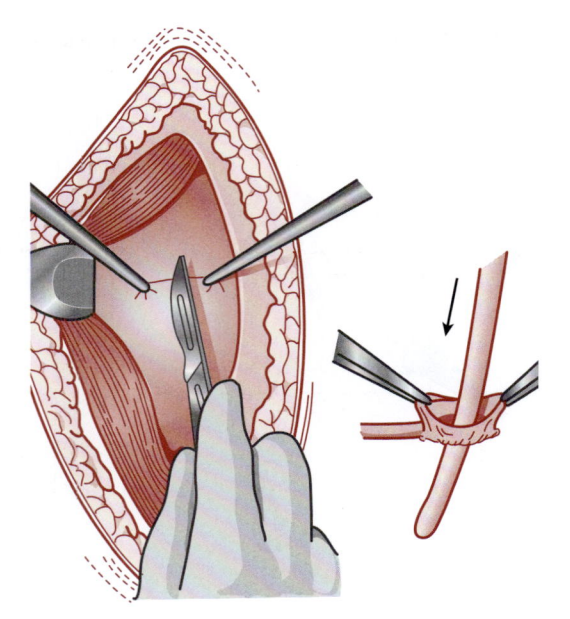

Figura 13-13 Lavado peritoneal diagnóstico.

Tabela 13-3 Critérios para avaliação do lavado peritoneal

Positivo
= 100.000 hemácias/μL
= 500 leucócitos/μL
= 175 unidades de amilase/dL
Bacterioscopia ou esfregaço com coloração de Gram
Bile
Partículas de alimentos

Intermediário
Líquido róseo na aspiração livre
50.000-100.000 hemácias/μL no trauma contuso
100-500 leucócitos/μL
75-175 unidades de amilase/dL

Negativo
Aspirado claro
< 100 leucócitos/μL
< 75 unidades de amilase/dL

peritoneais diagnósticos. A única contraindicação é a necessidade de laparotomia de emergência.

O procedimento deve ser realizado com técnica cuidadosa em pacientes com cirurgia abdominal anterior e em pacientes grávidas. Ele normalmente deve ser realizado por uma pequena incisão infraumbilical com colocação de cateter com visão direta (Fig. 13-13). Em pacientes grávidas e pacientes com fraturas pélvicas, é indicada abordagem supraumbilical. Técnicas semelhantes à colocação de cateter, utilizando trocartes ou guias, mostraram-se tão seguras quanto a técnica aberta, mas as taxas de falha com técnicas fechadas são maiores, eliminando, assim, suas vantagens potenciais. Após a colocação do cateter, deve ser instilado 1 L de solução fisiológica na cavidade peritoneal e, então, o líquido deve ser drenado por ação da gravidade. Pelo menos 200 mL do lavado deve ser recuperado para interpretação mais precisa. Uma amostra deve ser enviada ao laboratório para contagem de células, presença de material particulado e dosagem da amilase. Os critérios para avaliação dos resultados estão resumidos na Tabela 13-3.

Tomografia computadorizada

A tomografia computadorizada (TC) é um método não invasivo, qualitativo, sensível e preciso para o diagnóstico de lesões intra-abdominais e retroperitoneais. Os tomógrafos modernos espirais multicanais diminuíram o tempo necessário para obtenção de imagens de alta qualidade. Entretanto, a TC ainda é cara, envolve a administração de contraste intravenoso, expõe o paciente à radiação e requer um radiologista experiente para interpretação das imagens. A TC também envolve o transporte da UTI para o centro de imagem e, portanto, não pode ser realizada no paciente instável.

A principal função da TC é definir a localização e a magnitude das lesões intra-abdominais relacionadas à contusão. Ela possui a vantagem de detectar a maioria das lesões retroperitoneais, mas pode não identificar lesões gastrintestinais. A informação fornecida em relação à magnitude da lesão permite o tratamento conservador potencial de pacientes com lesões de órgãos sólidos. Atualmente, o tratamento não cirúrgico é utilizado em mais de 80% das lesões de fígado e baço. A detecção de lesões de alto grau de órgãos sólidos ou o sangramento de fraturas pélvicas diagnosticado pela TC em pacientes relativamente estáveis também podem levar a outras intervenções minimamente invasivas, como a embolização angiográfica, que aumenta o sucesso do tratamento conservador. A Tabela 13-4 compara tempo, custo, vantagens e desvantagens dos métodos conservadores utilizados na avaliação de lesões abdominais.

Laparoscopia diagnóstica

A laparoscopia é uma importante ferramenta diagnóstica em pacientes estáveis com trauma abdominal penetrante. Ela pode estabelecer rapidamente a ocorrência de perfuração peritoneal e, desse modo, reduzir o número de laparotomias negativas e não terapêuticas realizadas para o trauma. Em pacientes selecionados, a laparoscopia terapêutica tem sido utilizada para reparar lesões do intestino e do diafragma. Essa abordagem oferece todas as vantagens e desvantagens de uma cirurgia minimamente invasiva. A laparoscopia também pode ser aplicada com segurança e eficácia como ferramenta de rastreamento em pacientes estáveis com contusões traumáticas abdominais. Entretanto, seu uso nesse contexto requer estudos adicionais. As preocupações em relação ao uso da laparoscopia no trauma incluem possibilidade de não diagnosticar algumas lesões, embolia aérea, instabilidade hemodinâmica relacionada ao pneumoperitônio e complicações relacionadas à colocação do trocarte.

Tabela 13-4 Comparação dos métodos diagnósticos para traumatismo abdominal

Métodos	Tempo/custo	Vantagens/desvantagens
Exame físico	Rápido/sem custo	Útil para exames seriados, muito limitado para outras lesões, coma, intoxicação medicamentosa, baixa sensibilidade e especificidade
Lavado peritoneal diagnóstico (LPD)	Rápido/barato	Resultados rápidos em pacientes instáveis, mas invasivo e pode ser sensível demais para a presença de sangue e sem especificidade para o local da lesão; exige experiência e pode ser limitado por cirurgia anterior
Avaliação por ultrassonografia focada para o trauma (FAST)	Rápido/barato	Detecção rápida de líquido intra-abdominal e tamponamento pericárdico; pode ser limitado por experiência do operador, compleição corporal grande, ar no subcutâneo; baixa detecção de lesão intestinal; muito sensível, mas não muito específico
Tomografia computadorizada helicoidal abdominal	Mais lento/caro	Mais específico para o sítio da lesão e pode avaliar o retroperitônio; sensibilidade muito boa, exceto para lesão intestinal; risco de reação ao contraste

▶ Laparotomia exploradora

As três principais indicações para exploração do abdome após traumatismo abdominal são peritonite, hemorragia intra-abdominal e presença de outras lesões frequentemente associadas às lesões intra-abdominais. A peritonite após contusão traumática abdominal é rara e pode resultar da ruptura de víscera oca, como duodeno, bexiga, intestino delgado ou vesícula biliar; pode resultar também de lesão pancreática ou, ocasionalmente, da presença de sangue retroperitoneal.

A exploração abdominal de emergência deve ser considerada para os pacientes com choque hipovolêmico profundo e radiografia de tórax normal, exceto quando a perda de sangue extra-abdominal for suficiente para provocar hipovolemia. Na maioria dos casos, um exame FAST rapidamente realizado ou um lavado peritoneal poderão confirmar o diagnóstico de hemorragia intraperitoneal. Os pacientes com traumatismos fechados e hipovolemia devem ser examinados inicialmente para investigação de sangramento intra-abdominal, mesmo na falta de evidência de trauma abdominal. Por exemplo, a hipovolemia pode resultar da perda de sangue de grande laceração do couro cabeludo, mas também pode resultar de ruptura esplênica não diagnosticada. O hemoperitônio pode não apresentar sinais, exceto hipovolemia. O abdome pode ser plano e não doloroso. Os pacientes com sangramento extra-abdominal controlado podem responder à reanimação com líquidos com débito urinário adequado e estabilização dos sinais vitais. Se os sinais de hipovolemia (taquicardia, hipotensão, baixo débito urinário, acidose metabólica) reaparecerem, o sangramento intra-abdominal deve ser considerado a causa.

Outras lesões frequentemente associadas a traumatismos abdominais são as fraturas de arcos costais, as fraturas pélvicas, as lesões da parede abdominal e as fraturas da coluna toracolombar (p. ex., 20% dos pacientes com fraturas de costelas inferiores esquerdas apresentam laceração esplênica).

▶ Tratamento

A. Lesões esplênicas

O baço é o órgão mais comumente lesionado em casos de traumatismos abdominais fechados. A maioria das lesões esplênicas em crianças é tratada sem cirurgia. Atualmente, 50 a 88% dos adultos com contusões esplênicas também são tratados clinicamente. Os pacientes devem ser monitorados, e a disponibilidade imediata de uma sala de cirurgia é essencial. Os pacientes devem ser avaliados frequentemente para a possibilidade de outras lesões não diagnosticadas ou sangramento recorrente. Pacientes estáveis com lesões esplênicas de alto grau na TC ou com evidências de sangramento ativo podem ser candidatos à embolização por angiografia. Pacientes instáveis com lesões esplênicas devem ser submetidos à esplenectomia ou ao reparo esplênico, se adequado.

As lesões associadas são raras nos pacientes tratados clinicamente. Nos pacientes instáveis, a laparotomia urgente deve ser realizada. Os procedimentos de salvamento do baço, como esplenorrafia, ressecção parcial, curativo com malha de Vicryl ou terapia tópica com agentes hemostáticos, devem ser tentados se as condições do paciente permitirem e houver número limitado de lesões abdominais associadas. Apesar de múltiplas lesões, comprometimento cardiovascular ou avulsão vascular do baço, a esplenectomia total está indicada. Após a esplenectomia, é recomendada a imunização contra espécies de *Pneumococcus* e de *Meningococcus* e *Haemophilus influenzae* no pós-operatório para reduzir os riscos de sepse pós-esplenectomia.

B. Lesões hepáticas

Aproximadamente 85% de todos os pacientes com contusão traumática do fígado são estáveis após a reanimação. Nesse grupo, o tratamento clínico mostrou-se superior à cirurgia aberta na diminuição de complicações e morte. A principal exigência para o tratamento conservador cirúrgico é a estabilidade hemodinâmica. Os pacientes devem ser monitorados na UTI com avaliações frequentes dos sinais vitais e hematócritos seriados. Se for necessária hemotransfusão com mais de 2 unidades de CH, deve-se considerar a arteriografia com possibilidade de embolização dos vasos que estão sangrando.

O tratamento clínico da contusão traumática hepática é bem-sucedido em mais de 90% dos casos. Com lesões mais graves, TCs repetidas podem ser necessárias para avaliações de possíveis complicações, como infarto parenquimatoso, hematoma ou biloma. As coleções de bile extra-hepáticas geralmente devem ser drenadas por via percutânea. As coleções de sangue e bile intra-hepáticas em geral resolvem espontaneamente em alguns meses. Os pacientes com lesões hepáticas de alto grau apresentam até 40% de chance de desenvolver extravasamento de bile a partir do leito hepático danificado. As varreduras por medicina nuclear para traçar o fluxo biliar com derivados do ácido iminodiacético hepatobiliar (HIDA, do inglês *hepato-iminodiacetic acid*) são úteis na detecção de extravasamentos de bile e devem ser realizadas alguns dias após a lesão, a fim de reduzir as complicações. A lavagem laparoscópica e a colocação de drenos constituem opções para pacientes com evidências de extravasamento de bile extra-hepática nas varreduras com HIDA. Além disso, 1 a 4% dos pacientes com contusão hepática também apresentarão lesões em outros órgãos abdominais, que podem levar o médico a suspeitar de lesões ocultas não diagnosticadas nos pacientes que desenvolvem sepse abdominal após o traumatismo.

Lesão hepática grave pode resultar em hemorragia importante com hipotensão, que pode não responder às medidas de reanimação com líquidos. Para esses pacientes, uma exploração cirúrgica é desejável. Na laparotomia, os esforços imediatos devem ser direcionados para controle da hemorragia e estabilização do paciente por meio do restabelecimento do volume sanguíneo circulatório. As técnicas iniciais para controle da hemorragia hepática incluem compressão manual, fechamento peri-hepático e manobra de Pringle. Compressão manual ou fechamento peri-hepático com compressas na laparotomia irão controlar a hemorragia na maioria dos casos. A manobra de Pringle – clampeamento do pedículo hepático – deve ser realizada nas hemorragias potencialmente fatais que não respondem à compressão; ela irá controlar todo o sangramento hepático, exceto o sangramento das veias hepáticas ou da veia cava intra-hepática. Na maioria dos casos, a manobra de Pringle não deve ser mantida por mais de 1 hora para evitar o dano isquêmico ao fígado. O sangramento hepático pode ser controlado por sutura para ligadura ou aplicação de grampos cirúrgicos diretamente sobre os vasos que estão sangrando. Eletrocauterização ou coagulação com feixes de argônio podem ser utilizadas para controlar o sangramento na superfície do fígado. Colágeno microfibrilar ou esponjas de gelatina hemostática embebida em trombina podem ser aplicados nas áreas de sangramento com pressão para controlar o sangramento capilar difuso. A cola de fibrina tem sido utilizada para tratar as lacerações superficiais e profundas e é o agente tópico mais eficaz, mas relatos de reações anafiláticas fatais têm limitado seu uso. Quando a lesão não mais apresenta perda maciça de sangue, o tamponamento do abdome com compressas na laparotomia e a reexploração planejada devem ser considerados. Evitar a tríade fatal de hipotermia, acidose e coagulopatia é fundamental para o tratamento cirúrgico com sucesso de uma grande lesão hepática e pode exigir reanimação adicional na UTI antes de retornar à sala de cirurgia. No momento da reexploração em 24 a 48 horas, a hemorragia geralmente já está bem controlada e pode ser tratada com ligadura individual do vaso e desbridamento. Evidências de hemorragia persistente devem antecipar a reexploração. A embolização angiográfica pode ser um adjunto útil ao tamponamento cirúrgico se a hemorragia arterial ainda estiver presente ou não estiver bem controlada. Raramente, ligadura seletiva da artéria hepática, ressecção e desbridamento ou lobectomia hepática podem ser necessários para controlar a hemorragia. Então, a superfície do fígado pode ser coberta com omento. Os drenos sempre devem ser utilizados. A descompressão do sistema biliar é contraindicada, embora suturas ou grampos devam ser utilizados para controlar os ductos biliares intraparenquimatosos.

As lesões da veia hepática frequentemente sangram muito. Deve-se suspeitar imediatamente de lesão venosa hepática ou da veia cava intra-hepática quando a manobra de Pringle não consegue controlar o sangramento. Diversas técnicas têm sido descritas para o isolamento da veia cava intra-hepática antes da tentativa de reparação dessas lesões. Infelizmente, mesmo com o uso dessas técnicas, a mortalidade permanece muito elevada.

C. Lesões do trato biliar

As lesões do trato biliar são relativamente raras, especialmente no trauma contuso. A lesão da vesícula biliar deve ser tratada na maioria dos casos por colecistectomia. Ferimentos leves do ducto colédoco podem ser tratados por fechamento com sutura e inserção de dreno em T. A avulsão do colédoco ou em combinação com trauma duodenal ou da ampola de Vater pode exigir coledocojejunostomia junto com pancreatectomia total ou parcial, duodenectomia ou outros procedimentos de desvio. A perda segmentar do colédoco é mais bem tratada por coledocojejunostomia e drenagem.

D. Lesões pancreáticas

As lesões pancreáticas podem apresentar poucas manifestações clínicas. Deve-se suspeitar de lesão em qualquer trauma da parte superior do abdome, sobretudo quando os níveis de amilase e lipase estiverem persistentemente elevados. O melhor exame diagnóstico para a lesão pancreática (além da laparotomia exploradora) é a TC do abdome. O lavado peritoneal geralmente não é útil. Exames gastroduodenais com material de contraste hidrossolúvel podem sugerir lesão pancreática, demonstrando alargamento da alça C duodenal. A colangiopancreatografia endoscópica retrógrada pode ser utilizada em casos selecionados para avaliar as lesões nos ductos principais.

O tratamento da lesão pancreática depende do seu grau e extensão. As lesões leves, que não envolvem um ducto principal, podem ser tratadas conservadoramente. As lesões moderadas geralmente necessitam de exploração cirúrgica, desbridamento e colocação de drenos externos. As lesões mais graves, incluindo aquelas com lesão do ducto principal ou transecção da glândula, podem exigir ressecção distal ou drenagem externa. As lesões traumáticas na cabeça do pâncreas muitas vezes incluem lesões vasculares associadas e levam a uma alta taxa de mortalidade. Os esforços devem ser direcionados para o controle da hemorragia, e drenos podem ser colocados na área da lesão pancreática. Na maioria dos casos, não se deve tentar uma duodenopancreatectomia em pacientes muito instáveis e com múltiplas lesões.

As complicações tardias das lesões pancreáticas incluem formação de pseudocisto, fístula pancreática e abscesso pancreático. Os pacientes tratados sem ressecção podem necessitar de nova cirurgia para ressecção ou drenagem gastrintestinal em Y de Roux.

E. Lesões do trato gastrintestinal

A maioria das lesões do estômago pode ser reparada. Grandes lesões, como as lesões por explosões de armas de fogo, podem requerer ressecção total ou subtotal. A não identificação de lesões na parede posterior do estômago em função de não exploração da pequena curvatura é um risco a ser evitado.

As lesões duodenais podem não ser evidentes no exame físico inicial ou nos exames radiológicos. As radiografias abdominais podem revelar presença de gás retroperitoneal em até 6 horas após a lesão na maioria dos pacientes. A TC realizada com agente de contraste irá frequentemente identificar o local da perfuração. A maioria das lesões duodenais pode ser tratada com reparo lateral. Algumas lesões podem necessitar de ressecção com anastomose terminoterminal. Ocasionalmente, duodenopancreatectomia ou desvio duodenal com gastrojejunostomia e fechamento pilórico podem ser necessários para o tratamento de lesão grave. Um dreno de duodenostomia pode ser útil para descompressão do duodeno e pode ser utilizado para controlar fístula resultante de lesão. Retalhos de jejuno ou omento também podem auxiliar na prevenção do extravasamento da linha de sutura. Jejunostomia distal com sonda de alimentação é útil na recuperação dessas lesões em longo prazo.

Os hematomas duodenais, que levam a obstruções de alto grau, geralmente resolvem com tratamento clínico. Os pacientes podem necessitar de nutrição parenteral total. Em alguns casos, uma pequena sonda de nutrição enteral pode ser passada abaixo da área de obstrução, por meio de técnicas de radiologia intervencionista. Grandes hematomas podem necessitar de evacuação cirúrgica, especialmente quando a obstrução permanece por mais de 10 a 14 dias e um hematoma persistente é observado na TC.

A maioria das lesões do intestino delgado pode ser tratada com fechamento com suturas em duas camadas, embora as lesões mesentéricas, que levem a segmentos desvascularizados do intestino delgado, possam necessitar de ressecção. O princípio subjacente é a preservação da maior quantidade de intestino delgado possível.

Para lesões do colo do intestino, as abordagens mais antigas eram diversão do fluxo fecal ou exteriorização da lesão. Entretanto, estudos mais recentes mostraram taxa maior de complicações com a formação de colostomia do que com o reparo primário. As feridas devem ser consideradas para reparo primário se a irrigação sanguínea não estiver comprometida. O reparo primário está mais associado a complicações nos pacientes com choque, nos pacientes que necessitam de múltiplas transfusões, nos pacientes com intervalo entre a lesão e a cirurgia de mais de 6 horas ou nos pacientes contaminados e com peritonite. As lesões limpas e pequenas do reto podem ser fechadas de modo primário, se as condições forem favoráveis. O tratamento de grandes lesões do reto, envolvendo fraturas pélvicas, deve incluir diversão proximal. A inserção de drenos pré-sacrais é opcional. Neste último caso, o reparo direto da lesão retal não é mandatório, mas deve ser realizado se puder ser rapidamente exposto. A irrigação do coto distal deve ser realizada na maioria dos casos, exceto se for contaminar ainda mais o espaço pélvico.

F. Lesões da parede abdominal

As contusões traumáticas da parede abdominal frequentemente resultam de forças de cisalhamento, como no atropelamento por rodas de trator ou ônibus. O cisalhamento muitas vezes desvitaliza o tecido subcutâneo e a pele, e, se o desbridamento for tardio, pode desenvolver-se grave infecção necrosante anaeróbia. O tratamento das feridas penetrantes da parede abdominal é geralmente simples. Desbridamento e irrigação são tratamentos cirúrgicos adequados. Todo esforço deve ser feito para remover material estranho, pedaços de roupas, músculos e tecidos moles necróticos. Os defeitos da parede abdominal podem exigir inserção de telas absorvíveis ou cobertura com retalho miocutâneo.

G. Lesões do trato urogenital

Os órgãos mais comumente acometidos nas lesões traumáticas do trato urogenital são os órgãos genitais masculinos, o útero, a uretra, a bexiga, os ureteres e os rins. A avaliação dessas lesões consiste principalmente em exames radiológicos, que podem incluir TC abdominal, cistografia ou uretrocistografia retrógradas. Em pacientes instáveis, com lesões associadas, pode não ser possível realizar esses exames antes da laparotomia de emergência. Nesses pacientes, uma urografia intravenosa intraoperatória pode ser segura e de alta qualidade na maioria dos casos. Esse exame pode fornecer informações importantes, que facilitam uma tomada de decisão rápida e precisa. Ele pode confirmar a função de um rim não lesionado e ajudar a identificar contusões renais que podem ser seguramente observadas.

1. Lesões da bexiga — A ruptura da bexiga, assim como a ruptura uretral, é frequentemente associada a fraturas pélvicas. Cerca de 75% das rupturas são extraperitoneais e 25% são intraperitoneais. As rupturas vesicais intraperitoneais devem ser reparadas por meio de incisão na linha média. A ruptura da parede anterior da bexiga pode ser reparada com sutura direta; a ruptura da parede posterior pode ser reparada por dentro da bexiga, após ser feita uma abertura na parede anterior. Deve-se tomar cuidado para evitar a entrada em um hematoma pélvico. Muitas vezes, as lesões retroperitoneais podem ser tratadas com drenagem urinária, dependendo do tamanho da lesão. No pós-operatório, a urina deve ser desviada por pelo menos 7 dias.

2. Lesões da uretra — A lesão da uretra prostática membranosa está frequentemente associada a fraturas pélvicas ou lesões de desaceleração. A presença de sangue no meato uretral associado a hematoma escrotal e exame de toque retal com próstata flutuante é o sinal clássico de lesão da uretra masculina. A próstata pode estar elevada superiormente em função de hematoma pélvico e pode ser flutuante e alta em exame de toque retal. Se esses sinais estiverem presentes, uma uretrocistografia retrógrada deve ser realizada antes da colocação de sonda vesical, que poderá converter a lesão incompleta em destruição total. Se uma lesão estiver presente, a uretrocistografia irá demonstrar extravasamento livre do contraste da uretra para o espaço pré-peritoneal.

As lesões penetrantes são mais bem tratadas com reparo primário. A drenagem vesical suprapúbica e a reconstrução tardia da lesão uretral são seguras e eficazes na maioria dos casos. O realinhamento imediato com uretrocistoscopia e colocação de cateter uretral é uma alternativa interessante e minimamente invasiva. Os casos de destruição parcial podem levar a bons resultados, sem estenose do canal uretral.

As principais lesões da uretra bulbar e da uretra peniana devem ser tratadas por diversão urinária suprapúbica. Uma uretrocistografia miccional poderá revelar posteriormente uma estenose, mas correção cirúrgica ou dilatação geralmente não são necessárias.

3. Lesões renais — Os avanços nos exames de imagem e no estadiamento do trauma renal, bem como nas estratégias de tratamento, diminuíram a necessidade de cirurgia e aumentaram a preservação renal. Mais de metade das lesões renais pode ser tratada de modo conservador. Os critérios de tratamento são baseados nos achados radiográficos, laboratoriais e clínicos. O tratamento conservador das lesões renais penetrantes é adequado para pacientes hemodinamicamente estáveis, sem outras lesões. Lesões pequenas a moderadas podem ser tratadas conservadoramente, mas lesões graves estão associadas ao risco significativo de sangramento tardio, se tratadas desse modo. Pacientes estáveis podem ser candidatos a procedimentos angiográficos para controlar o sangramento, revascularizar uma área dissecada ou a lesões que levam à trombose dos vasos. A exploração renal deve ser considerada se a laparotomia for indicada para lesões associadas. Uma abordagem transabdominal na linha média é a mais indicada. Artéria e veia renais são isoladas antes de a fáscia de Gerota ser aberta. A lesão deve ser tratada por reparo com sutura, nefrectomia parcial ou, raramente, nefrectomia total. Enxertos com pedículo de omento ou enxertos de retalho peritoneal livre podem ser utilizados para cobrir os defeitos. As lesões vasculares renais exigem cirurgia imediata para salvar o rim. A atenção meticulosa às técnicas reconstrutivas na exploração renal pode garantir excelente taxa de salvamento renal. A adesão aos princípios de controle vascular proximal inicial, desbridamento do tecido desvitalizado, hemostasia, fechamento do sistema coletor e cobertura do defeito irá maximizar o resgate da função renal, minimizando possíveis complicações.

Os hematomas perirrenais encontrados incidentalmente na laparotomia devem ser explorados se forem expansivos, pulsáteis ou não estiverem contidos por tecidos retroperitoneais ou se uma urografia pré-exploradora mostrar extenso extravasamento urinário.

4. Lesões dos órgãos genitais masculinos — Na maioria dos casos, resultam apenas em perda de pele; o pênis, a uretra peniana e os testículos são geralmente poupados. A perda de pele do pênis deve ser tratada com enxerto cutâneo primário. A perda de pele escrotal deve ser tratada por reconstrução tardia; um testículo exposto pode ser temporariamente protegido pela colocação de uma bolsa de tecido subcutâneo na coxa.

5. Lesões uterinas — As lesões dos órgãos reprodutores femininos são raras, exceto quando associadas a trauma urogenital ou retal. As lesões do fundo uterino geralmente podem ser reparadas com suturas absorvíveis; a drenagem não é necessária. Em lesões mais extensas, a histerectomia pode ser preferível. A cúpula vaginal pode ser deixada aberta para drenagem, especialmente se houver lesões do trato urinário ou lesão retal associadas. As lesões envolvendo o útero em uma mulher grávida geralmente resultam em morte do feto. O sangramento pode ser importante nessas pacientes, sobretudo quando o trauma ocorre próximo ao parto. A cesariana associada à histerectomia pode ser a única alternativa.

6. Lesões uretrais — Muitas vezes, essas lesões podem não ser observadas porque os exames de urina e de imagem podem não ser confiáveis. A maioria dessas lesões pode ser reconstruída com sucesso com reparo primário e *stents*, reimplantação da uretra ou ureteroureterostomia, dependendo do nível da lesão.

Bhullar IS et al: Age does not affect outcomes of nonoperative management of blunt splenic trauma. *J Am Coll Surg*. 2012;214:958.

Bhullar IS et al: Selective angiographic embolization of blunt splenic traumatic injuries in adults decreases failure rate of nonoperative management. *J Trauma Acute Care Surg*. 2012;72:1127.

Bjurlin MA et al: Comparison of nonoperative management with renorrhaphy and nephrectomy in penetrating renal injuries. *J Trauma*. 2011;71:554.

Burlew CC et al: Sew it up! A Western Trauma Association multi-institutional study of enteric injury management in the postinjury open abdome. *J Trauma*. 2011;70:273.

Dabbs DN et al: Treatment of major hepatic necrosis: lobectomy *versus* serial debridement. *J Trauma*. 2012;69:562.

Natarajan B et al: FAST scan: is it worth doing in hemodynamically stable blunt trauma patients? *Surgery*. 2010;148:695.

Peitzman AB et al: Surgical treatment of injuries to the solid abdominal organs: a 50-year perspective from the Journal of Trauma. *J Trauma*. 2010;69:1011.

Piper GL, Peitzman AB: Current management of hepatic trauma. *Surg Clin North Am*. 2010;90:775.

Sharp JP et al: Adherence to a simplified management algorithm reduces morbidity and mortality after penetrating colon injuries: a 15-year experience. *J Am Coll Surg*. 2012;214:591.

Sharp JP et al: Impact of a defined management algorithm on outcome after traumatic pancreatic injury. *J Trauma Acute Care Surg.* 2012;72;100.

Wei B et al: Angioembolization reduces operative intervention for blunt splenic injury. *J Trauma.* 2008;64:1472.

LESÕES VASCULARES

▶ Perspectiva histórica

A maior parte do conhecimento sobre lesões vasculares foi desenvolvida durante conflitos militares no século XX. Embora as técnicas para o tratamento de lesões vasculares já fossem utilizadas antes da Primeira Guerra Mundial, a ligadura arterial para salvar a vida em vez de reparo arterial para salvar um membro era geralmente utilizada, com a maioria dos casos resultando em amputação após a lesão vascular.

A taxa de mortalidade atual nas lesões arteriais de extremidades inferiores é baixa em estudos com civis e militares: 2 a 6%. As taxas de salvamento do membro em estudos com populações civis são de 85 a 90%, com os melhores resultados obtidos com enxertos venosos de interposição. Ligadura, necessidade de nova cirurgia e falha na revascularização estão associadas a piores resultados e altas taxas de amputação. Baixa mortalidade e aumento das taxas de salvamento do membro resultam de transporte rápido, reposição do volume sanguíneo, uso seletivo de arteriografias e *shunts*, e melhores técnicas cirúrgicas.

▶ Epidemiologia do trauma vascular

A epidemiologia do trauma vascular foi estudada em três situações diferentes: conflitos militares, grandes centros urbanos e, em menor medida, áreas rurais. Os tipos de lesões observados no trauma vascular em civis, que eram muito diferentes das situações militares, são atualmente mais semelhantes. A elevação da incidência resulta do aumento da violência urbana, de acidentes automobilísticos e de lesões iatrogênicas devidas ao uso mais frequente de procedimentos diagnósticos e terapêuticos minimamente invasivos.

O traumatismo vascular periférico normalmente ocorre em homens jovens, com idades entre 20 e 40 anos. Nos ambientes urbanos e rurais, predominam as lesões penetrantes, que respondem por 50 a 90% das lesões vasculares. Como muitas lesões vasculares da cabeça, do pescoço e do tronco são imediatamente fatais, a maioria dos pacientes com lesões vasculares que sobrevivem ao transporte apresenta traumatismos de extremidades. Isso ocorre sobretudo na experiência militar, em que as lesões vasculares de extremidades são responsáveis por aproximadamente 90% de todos os tipos de traumatismo arterial. Na experiência civil urbana, as lesões vasculares de extremidades compreendem cerca de 50% das lesões arteriais. No trauma vascular rural, as contusões ocorrem com maior frequência do que em populações urbanas.

A mortalidade e a utilização de recursos médicos são maiores em pacientes com lesões vasculares do que em pacientes sem lesões vasculares. As lesões vasculares provocadas por acidentes automobilísticos ou quedas de alturas e esmagamentos são responsáveis por até metade de todas as lesões vasculares não iatrogênicas nos hospitais nos Estados Unidos. A probabilidade de lesão vascular após contusão correlaciona-se com a gravidade geral da lesão e com a presença de lesões ortopédicas específicas; por exemplo, até 45% dos pacientes com deslocamento posterior do joelho ou grave instabilidade provocada por contusão em alta velocidade podem sofrer lesão da artéria poplítea.

O número de lesões vasculares iatrogênicas aumentou drasticamente nas últimas décadas. A maioria envolve procedimentos diagnósticos e terapêuticos utilizando os vasos femorais (menos frequentemente, braquiais e axilares), que funcionam como vias de acesso percutâneas. Em ordem de frequência decrescente, as lesões incluem hemorragia e hematoma, pseudoaneurisma, formação de fístula arteriovenosa, trombose venosa e embolias. As taxas de lesão variam de 0,5% para procedimentos diagnósticos até 10% para procedimentos terapêuticos envolvendo grandes cateteres. Idade avançada, sexo feminino, uso de anticoagulantes e presença de aterosclerose aumentam o risco dessas complicações. Complicações remotas do sítio de punção incluem ruptura de vasos e dissecção. Procedimentos cirúrgicos (especialmente cirurgias hepáticas e pancreatobiliares) estão associados a trauma vascular iatrogênico. Além disso, as abordagens anteriores e retroperitoneais na coluna lombar ou outros procedimentos ortopédicos, como artroplastia total do joelho e artroscopia, podem produzir lesões vasculares.

▶ Tipos de lesão

A. Trauma penetrante

Os efeitos locais e regionais de feridas penetrantes são determinados pelos mecanismos de lesão vascular. Feridas incisas, feridas por armas de fogo de baixa velocidade (< 610 m/s), lesões iatrogênicas provocadas por cateterização percutânea e injeção intra-arterial acidental de medicamentos produzem menos lesão de tecidos moles e destruição da circulação colateral do que lesões resultantes de maior força cinética. Os projéteis de alta velocidade, responsáveis por feridas de guerra, podem produzir lesões vasculares extensas, que envolvem grandes destruições e contaminações dos tecidos circundantes. O efeito cavitacional temporário dos projéteis de alta velocidade provoca traumatismo adicional nas extremidades das artérias danificadas e pode levar à trombose arterial em função da destruição da camada íntima, mesmo quando a artéria não foi diretamente atingida. Esse efeito explosivo também pode lançar materiais, como partes da roupa, partículas ou pele ao longo da ferida, contribuindo ainda mais para o risco de infecção. As lesões associadas são frequentemente os principais determinantes dos desfechos.

Tiros de espingardas apresentam problemas especiais. Embora a velocidade do tiro seja baixa (cerca de 366 m/s), as múltiplas balas produzem danos generalizados, e o chumaço da espingarda entrando na ferida aumenta a probabilidade de infecção. De modo semelhante aos ferimentos em alta velocidade, o dano é muitas vezes muito maior do que pode ser previsto na inspeção da entrada da ferida. Além disso, a multiplicidade de locais potenciais de lesão arterial exige com frequência arteriografia diagnóstica, mesmo na presença de insuficiência arterial evidente.

B. Contusões

Os acidentes automobilísticos são a principal causa de traumatismo vascular por traumas contusos. As múltiplas lesões podem incluir fraturas e deslocamentos; embora possa ocorrer lesão vascular direta, na maioria dos casos, a lesão é indireta em função de fraturas. Isso é mais comum com fraturas próximas a articulações, em que os vasos são relativamente fixos e vulneráveis a forças de cisalhamento. Por exemplo, artéria e veia poplíteas são frequentemente danificadas em associação ao deslocamento posterior do joelho. As fraturas de ossos longos, como o fêmur ou a tíbia, transmitem forças com poder de cavitação semelhante ao provocado por projéteis de alta velocidade. Ocorre grande dano aos tecidos moles e às estruturas neurovasculares, com formação de edema que interfere na avaliação dos pulsos. A demora no diagnóstico e a presença de lesões associadas diminuem as chances de salvamento do membro. Contusões ou esmagamentos podem resultar em destruição completa ou parcial das artérias, produzindo retalhos na camada íntima ou hematomas intramurais, que impedem o fluxo sanguíneo.

As lesões traumáticas da aorta torácica são lesões graves com alta taxa de mortalidade inicial e estão associadas a modos de transporte de alta velocidade ou grandes quedas. Dados de autópsias de lesões traumáticas da aorta torácica mostraram que 57% dos pacientes morreram no local do acidente ou na chegada ao hospital, 37% morreram nas primeiras 4 horas no hospital e apenas 6% morreram após 4 horas no hospital. A lesão geralmente ocorre no istmo aórtico (entre a artéria subclávia esquerda e o ligamento arterial) resultante de lesão de desaceleração, na qual o coração, a aorta ascendente e o arco transversal continuam a se mover para a frente, enquanto os movimentos do istmo e da aorta descendente são limitados por seus ligamentos posteriores. Os achados clínicos associados à ruptura traumática da aorta torácica são listados na Tabela 13-5 e os achados radiológicos, na Tabela 13-6. Os traumatismos fechados da aorta

Tabela 13-5 Manifestações clínicas da ruptura traumática da aorta

História de lesão por desaceleração em alta velocidade
Tórax instável
Fratura do esterno
Síndrome da veia cava superior
Fraturas múltiplas ou de primeiro ou segundo arcos costais
Hipertensão de extremidades superiores ou déficits de pulsos
Hematoma na bainha da carótida
Sopros interescapulares
Rouquidão com laringe normal

Tabela 13-6 Características radiográficas de ruptura traumática da aorta

Alargamento do mediastino
Fratura do esterno
Fraturas múltiplas ou de primeiro ou segundo arcos costais
Desvio do esôfago para a direita
Desvio da traqueia para a direita
Tampão apical
Depressão do tronco brônquico principal esquerdo
Obliteração do botão aórtico
Obliteração da aorta descendente
Obliteração da janela aortopulmonar
Obliteração do lobo superior esquerdo medial
Alargamento do espaço paravertebral

abdominal são raros, mas já foram relatados associados ao uso do cinto de segurança.

Quase todos os vasos podem ser danificados em traumatismo fechado, incluindo as artérias cerebrais extracranianas e as artérias viscerais. Os traumatismos da artéria carótida estão associados a taxas de mortalidade de 20 a 30%, com mais de 50% dos sobreviventes apresentando déficits neurológicos graves permanentes. No passado, as lesões das artérias vertebrais eram consideradas inofensivas, mas estudos recentes relataram complicações importantes relacionadas a essas lesões, incluindo incidência de 70% de lesões da coluna cervical simultâneas. As lesões traumáticas da artéria mesentérica superior são associadas a uma taxa de mortalidade de 50%. As artérias braquiais e poplíteas, que cruzam as articulações e, portanto, estão diretamente expostas ao trauma, são particularmente suscetíveis a lesões resultantes de fraturas e luxações.

▶ Manifestações clínicas

A. Hemorragia

Quando está presente hemorragia externa pulsátil, o diagnóstico de lesão arterial é evidente, mas quando o sangue se acumula nos tecidos profundos das extremidades, do tórax, do abdome ou do retroperitônio, a única manifestação pode ser o choque. A vasoconstrição periférica pode dificultar a avaliação de pulsos periféricos até que o volume sanguíneo seja restabelecido. Se a artéria for seccionada completamente, um trombo pode se formar no vaso contraído e uma lesão vascular maior pode não ser percebida. A presença de pulso arterial distal a uma ferida penetrante não descarta lesão arterial; pelo menos 20% dos pacientes com lesões de artérias principais de extremidades apresentam pulsos palpáveis distais à lesão, porque o vaso pode ainda não ter trombosado ou porque as ondas de pulso estão sendo transmitidas por meio de trombo não totalmente formado. Por outro lado, a ausência de pulso palpável em paciente adequadamente reanimado é um indicador sensível de lesão arterial.

B. Isquemia

A insuficiência arterial aguda deve ser imediatamente diagnosticada para evitar a perda tecidual. Deve-se suspeitar de isquemia quando o paciente apresenta um ou mais dos "5 Ps": dor (*pain*), palidez, paralisia, parestesia ou ausência de pulso (*pulselessness*). A suscetibilidade dos diferentes tipos de células à hipóxia pode variar (p. ex., oclusão súbita da artéria carótida resulta em dano cerebral em minutos, exceto se a circulação colateral conseguir manter fluxo de perfusão adequado, mas o rim pode sobreviver à isquemia grave por até 1 hora). Os nervos periféricos são muito vulneráveis à isquemia porque apresentam alta taxa de necessidade de energia basal para manter os gradientes iônicos sobre grandes superfícies de membrana e porque possuem pouco glicogênio armazenado. Portanto, a interrupção do fluxo arterial por períodos de tempo relativamente curtos pode resultar em dano nervoso em função da interrupção da liberação de substrato. Por outro lado, o músculo esquelético é mais tolerante à diminuição do fluxo arterial. O músculo pode sofrer isquemia por até 4 horas sem o desenvolvimento de alterações histológicas. Em geral, a interrupção completa de todo o fluxo arterial (incluindo a irrigação sanguínea colateral) resulta em dano isquêmico neuromuscular após 4 a 6 horas. Na verdade, o restabelecimento do fluxo pode piorar esse dano, como parte da síndrome de reperfusão, e pode aumentar a gravidade da isquemia original.

A isquemia prolongada pode produzir necrose muscular e rabdomiólise, que libera potássio e mioglobina na circulação. A mioglobina é uma proteína de transporte de oxigênio, com estrutura semelhante à da hemoglobina; ela é inofensiva, exceto quando se dissocia em hematina, que é nefrotóxica em meio ácido. A precipitação dos pigmentos de hematina também ocorre quando o fluxo urinário é reduzido por hipotensão ou hipovolemia, obstruindo os túbulos renais e piorando a nefrotoxicidade. A mioglobinemia pode levar à necrose tubular aguda e à insuficiência renal, à hipercalemia e a arritmias potencialmente fatais. Assim, além da perda do membro, a isquemia arterial aguda pode produzir falência dos órgãos e morte.

C. Pseudo-aneurisma

A interrupção da parede arterial resultante de trauma pode levar à formação de pseudo-aneurisma. A parede do falso aneurisma é composta principalmente por tecido fibroso derivado dos tecidos ao redor, e não por tecido da própria artéria. Como o sangue continua a fluir pela fístula aberta, a extremidade raramente é isquêmica. Pseudo-aneurismas podem romper a qualquer momento. Eles continuam a expandir porque não possuem a integridade da parede vascular. A resolução espontânea de pseudoaneurismas com mais de 3 cm é pouco provável, e o reparo cirúrgico torna-se mais difícil à medida que o aneurisma aumenta em tamanho e complexidade com o tempo. Os sintomas surgem gradualmente e resultam da compressão de nervos ou vasos colaterais adjacentes ou da ruptura do aneurisma – ou resultam de trombose com sintomas isquêmicos. Pseudo-aneurismas iatrogênicos por punção arterial trombosam espontaneamente em 4 semanas quando têm menos de 3 cm de diâmetro. O acompanhamento com ultrassonografia simples é mais indicado do que o procedimento cirúrgico. Um Doppler com fluxo colorido orientado pela compressão do pseudoaneurisma iatrogênico é bem-sucedido em 70 a 90% dos casos, mas o procedimento é desconfortável e pode levar horas de pressão com o probe. Injeções de trombina orientadas por ultrassonografia podem ser eficazes para tromboses de falsos aneurismas grandes em questão de segundos, mas trombose arterial distal também foi descrita com essa técnica.

D. Fístula arteriovenosa

Com lesão simultânea em artéria ou veia subjacente, pode ocorrer a formação de fístula, que irá permitir a entrada de sangue arterial na veia. Como a pressão venosa é mais baixa do que a pressão arterial, o fluxo através da fístula arteriovenosa é contínuo; a acentuação do sopro e do frêmito pode ser detectada sobre a fístula durante a sístole. As fístulas arteriovenosas traumáticas podem ocorrer como complicações cirúrgicas (p. ex., fístula aortocava após remoção de hérnia de disco intervertebral). Fístulas arteriovenosas femorais iatrogênicas após arteriografias e cateterismo cardíaco são observadas com frequência crescente. Fístulas arteriovenosas grandes e de longa duração podem resultar em insuficiência cardíaca de alto débito. Assim como os pseudoaneurismas iatrogênicos que ocorrem após arteriografias, é comum a resolução espontânea da fístula arteriovenosa aguda.

▶ Diagnóstico

A lesão arterial deve ser considerada em qualquer paciente vítima de trauma. Até prova em contrário, pode-se presumir lesão vascular em pacientes que apresentam choque após lesão penetrante ou contusão. Qualquer lesão próxima a uma artéria principal deve levantar suspeita. Uma radiografia simples pode ajudar a mostrar fraturas, cujos fragmentos podem danificar um vaso adjacente, ou um fragmento de bala que pode passar próximo a um vaso principal. Antes de realizar a radiografia, a entrada e a saída das feridas devem ser marcadas com objetos radiopacos, como um clipe de papel.

Em geral, o diagnóstico é estabelecido com base no exame físico, procurando por sinais de lesão (Tab. 13-7). Além de verificar

Tabela 13-7 Sinais de lesão vascular de extremidades

Sinais fortes
Hematoma expansivo ou pulsátil
Isquemia de membros
Sopro ou frêmito
Ausência de pulso distal
Sinais leves
História de hemorragia no local, mas agora ausente
Déficit do nervo associado ao vaso
Hematoma estável, não expansivo
Ferida próxima de vaso sanguíneo principal de extremidade
Índice tornozelo-braquial < 0,9

uma hemorragia evidente e os 5 Ps, o médico deve procurar por um sopro, um frêmito palpável (p. ex., uma fístula arteriovenosa) e um hematoma em expansão (p. ex., um falso aneurisma). Uma hemorragia secundária de uma ferida é um sinal perigoso, que pode levar a uma grande hemorragia. O achado desses "fortes" sinais reflete, de forma confiável, a presença de lesão vascular; esses sinais exigem exploração imediata, na maioria dos casos. A presença de sinais "leves" (história de sangramento, pulso diminuído – porém, palpável –, lesão próxima a uma artéria principal, neurapraxia) deve levar a exames adicionais ou observação seriada.

A importância do exame de fluxo com Doppler no diagnóstico de trauma arterial está aumentando. O índice tornozelo-braquial (ITB), determinado pela divisão da pressão sistólica no membro ferido pela pressão sistólica em um braço não ferido, é bastante confiável para excluir lesão arterial após traumas penetrantes ou contusos. Um ITB abaixo de 0,9 apresenta sensibilidade de 95%, especificidade de 97% e valor preditivo negativo de 99% para a determinação da presença clínica de lesão arterial significativa. Assim, apenas pacientes com sinais leves e ITB abaixo de 0,9 necessitam de arteriografia.

A ultrassonografia duplex com Doppler colorido associa a imagem de ultrassom em tempo real modo B (modulação de brilho) a um detector de fluxo com Doppler pulsado. Essa tecnologia é capaz de fornecer imagens dos vasos e análise espectral da velocidade. A varredura com Doppler colorido de uma área danificada é um exame não invasivo, indolor, portátil e facilmente repetido para o acompanhamento das lesões. Quando comparado à arteriografia e realizado por profissional experiente, a ultrassonografia com Doppler é capaz de identificar quase todas as lesões principais que necessitam de tratamento, com considerável economia de custo. Além do rastreamento para traumatismo arterial, a varredura com Doppler é também utilizada para detectar pseudoaneurismas, fístulas arteriovenosas e retalhos da camada íntima. Entretanto, existem problemas potenciais de logística e recursos. A tecnologia é sofisticada e requer habilidade na operação e na interpretação, o que nem sempre é imediatamente disponível.

A arteriografia é o procedimento diagnóstico mais acurado para identificar lesões vasculares (Fig. 13-14). A arteriografia para excluir lesão vascular com sinais leves resulta em taxa de exploração negativa de 20 a 35% e taxa de complicação relacionada à arteriografia de 2 a 4%. Quando a proximidade é a única indicação para arteriografia, apresenta rendimento extremamente baixo, que varia de 0 a 10%. Pacientes com sinais evidentes de lesão arterial no exame físico ou na radiografia simples devem ser submetidos ao procedimento cirúrgico imediatamente. A taxa de falso-negativo da arteriografia é baixa, e uma arteriografia normal praticamente exclui a necessidade de exploração cirúrgica. Quase todos os erros da arteriografia resultam de falsos-positivos, que podem ocorrer em 2 a 8% dos pacientes. As considerações técnicas na realização da arteriografia incluem: (1) a entrada e a saída das feridas devem ser marcadas com material radiopaco; (2) o local da injeção não deve ser próximo ao local suspeito de lesão; (3) uma área de 10 a 15 cm proximal e distal à lesão suspeita deve ser incluída no campo da arteriografia; (4) devem ser obtidos filmes sequenciais para detectar o enchimento venoso inicial; (5) qualquer anormalidade deve ser considerada como indicação de lesão arterial, exceto quando resultar evidentemente de lesão preexistente; e (6) duas projeções diferentes devem ser obtidas.

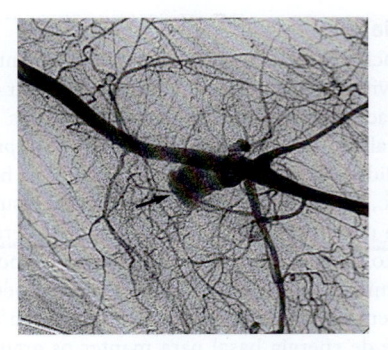

▲ **Figura 13-14** Arteriografia mostrando pseudoaneurisma traumático da artéria subclávia/axilar por lesão penetrante.

A arteriografia de centros de emergência que utilizam a técnica de micropunção de Seldinger ou a canulação da artéria com cateter de 18 gauge (anterógrado às artérias das extremidades inferiores e retrógrado as artérias das extremidades superiores) é rápida e precisa. O uso da fluoroscopia, especialmente se equipada com capacidade de subtração, simplifica o tempo de injeção do contraste e da exposição ao raio X. A fluoroscopia é particularmente útil para visualizar as artérias distais e minimiza a quantidade de meio de contraste necessário. A arteriografia pode ser particularmente útil na diferenciação de lesão e espasmo arterial. Em geral, é arriscado atribuir achados físicos anormais em um paciente vítima de trauma ao espasmo arterial; uma arteriografia está indicada para esses pacientes.

A arteriografia é valiosa também quando as lesões arteriais ocorrem em múltiplos sítios ou para localizar uma lesão quando uma penetração longa paralela dificulta a sua determinação. As complicações da arteriografia incluem hematomas na região inguinal, pseudoaneurismas iatrogênicos, fístulas arteriovenosas, oclusões embólicas e retardos no diagnóstico que podem levar à isquemia irreversível em membros com perfusão marginal. A disponibilidade de angiotomografias de última geração com multidetectores espirais com realce por contraste constitui uma alternativa viável para a angiotomografia tradicional. A angiotomografia é capaz de diagnosticar dissecções da camada íntima, pseudoaneurismas, fístulas arteriovenosas, trombose ou oclusão, e sangramento ativo. Corpos estranhos metálicos podem criar artefatos que interferem na geração das imagens ideais da angiotomografia.

Para pacientes com suspeita de lesões traumáticas da aorta torácica, com base no mecanismo de lesão, a radiografia de tórax é uma boa ferramenta de rastreamento para determinar a necessidade de investigações adicionais. Os achados radiográficos mais significativos para possível lesão traumática da aorta

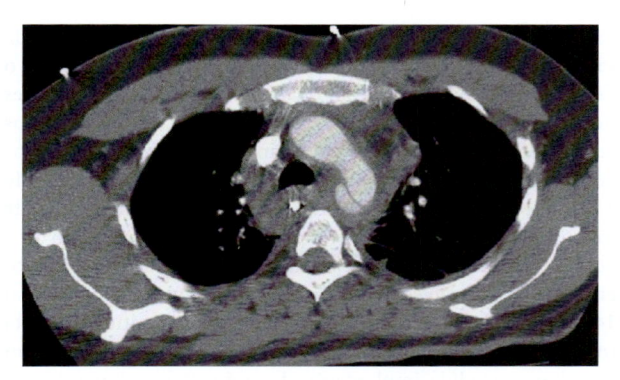

Figura 13-15 Tomografia computadorizada de tórax mostrando lesão traumática da aorta por contusão.

torácica incluem alargamento do mediastino, botão aórtico pouco definido, desvio do tronco principal do brônquio esquerdo ou da sonda nasogástrica e opacificação da janela aortopulmonar. A TC helicoidal de tórax constitui uma ferramenta diagnóstica útil para rastreamento e diagnóstico de lesão traumática da aorta torácica (Fig. 13-15). TC de tórax negativa pode evitar a necessidade de avaliação adicional com aortograma com contraste. Pacientes com imagens na TC indeterminadas ou positivas devem ser submetidos a uma arteriografia ou angiotomografia para confirmar e traçar a extensão da lesão traumática da aorta torácica. Em algumas circunstâncias, cirurgiões cardiotorácicos e/ou cirurgiões de trauma podem considerar apenas a TC helicoidal como adequada para avaliação completa de lesão traumática da aorta torácica. Além disso, a angiotomografia helicoidal com reconstruções 3D pode orientar a abordagem endovascular potencial para tratamento da lesão traumática da aorta torácica. A utilização de ecocardiograma transesofágico ou ultrassonografia intraluminal no diagnóstico de lesão traumática da aorta torácica ainda está evoluindo; no entanto, esses procedimentos não são considerados modalidades-padrão de diagnóstico.

▶ Tratamento

A. Tratamento inicial

Um exame rápido, porém, completo, deve ser realizado para determinar a extensão da lesão. O médico deve estabelecer a prioridade da lesão arterial no tratamento geral do paciente e lembrar que o retardo no reparo arterial diminui as chances de desfecho favorável. Quando o reparo é realizado em até 12 horas após a lesão, a amputação raramente é necessária; se o reparo for realizado mais tarde, a incidência de amputação é de aproximadamente 50%. Dependendo do grau de isquemia, o retardo no reparo arterial poderá levar ao dano neuromuscular após um curto período de 4 a 6 horas.

O restabelecimento do volume sanguíneo e o controle da hemorragia são realizados simultaneamente. Se a hemorragia não necessitar de reanimação na sala de urgência, o paciente deve ser encaminhado imediatamente para a sala de cirurgia.

O sangramento externo pode ser bem controlado com pressão externa ou tamponamento. Não se deve inserir sondas ou os dedos na ferida porque um coágulo pode ser deslocado, aumentando o sangramento. Torniquetes diminuem o retorno venoso, alteram o fluxo colateral e comprometem ainda mais a circulação e, portanto, não devem ser utilizados, exceto se a hemorragia não puder ser controlada por outros meios. O clampeamento vascular não traumático pode ser aplicado em vãos acessíveis e por cirurgiões experientes, mas o clampeamento às cegas pode aumentar o dano e lesar nervos e veias adjacentes.

Após controlada a hemorragia e terminada a reanimação geral, novas avaliações tornam-se possíveis. A extensão das lesões associadas pode ser determinada, e o plano de tratamento pode ser realizado. Cateteres intravenosos de grosso calibre podem ser colocados nas extremidades, sem lesão venosa potencial. É prudente preservar as veias safena e cefálica no membro ferido para utilização potencial de autoenxerto venoso de reparo vascular.

B. Tratamento conservador

Algumas lesões arteriais permanecem assintomáticas e cicatrizam. Dados de apoio à prática de observação de lesões arteriais pequenas ou assintomáticas surgiram a partir de estudos experimentais com animais e relatos clínicos que mostraram resolução, melhoria ou consolidação das lesões arteriais. Em contextos bem-definidos, essa estratégia mostra-se segura em relatos de acompanhamento por períodos de até 10 anos. Assim, uma abordagem conservadora pode ser adequada para pacientes que concordem em voltar para acompanhamento e que apresentem: (1) ausência de hemorragia ativa; (2) lesões de baixa velocidade (particularmente facadas ou perfurações iatrogênicas); (3) destruição mínima da parede arterial (< 5 mm); (4) defeitos pequenos (< 5 mm) da camada íntima; e (5) circulação distal intacta.

O acompanhamento deve incluir exames físicos frequentes e exames não invasivos cuidadosamente executados, e os pacientes devem ser assintomáticos e a estratégia deve ser reconsiderada se os sintomas se desenvolverem. A terapia adjuvante com agentes antiplaquetários é geralmente recomendada para melhorar a permeabilidade em pacientes com lacerações da camada íntima.

O tratamento endovascular tem apresentado um papel mais importante no tratamento de trauma arterial nos últimos anos. A embolização transcateter com molas ou balões tem sido bem-sucedida no tratamento de lesões arteriais selecionadas, como pseudoaneurismas, fístulas arteriovenosas e sangramento ativo de artérias não essenciais. As molas são feitas de aço inoxidável com tufos de lã ou poliéster; elas são colocadas no local da lesão do vaso por meio de cateteres 5F ou 7F. Após a implantação, as molas expandem-se e fixam-se no local, e os tufos promovem a trombose. A infusão intra-arterial de vasodilatadores através do cateter também tem sido utilizada para tratamento do vasospasmo em pequenas artérias distais.

A recente popularidade do enxerto endovascular em cirurgia vascular eletiva (Cap. 34) tem sido aplicada ao tratamento de trauma arterial. Um dispositivo de fixação, como um *stent*, é ligado a um enxerto, e o enxerto de *stent* é inserido no lúmen do vaso a partir de um local remoto e implantado no local da lesão para reparar pseudo-aneurismas ou fístulas arteriovenosas. As indicações para o enxerto endovascular podem mudar à medida que a tecnologia avança, mas hoje a aplicação mais frequente é para pacientes estáveis com apresentações tardias e que apresentam pseudo-aneurismas complexos ou fístulas arteriovenosas. A utilização de enxertos de *stent* em quadro agudos depende da disponibilidade de grande variedade de tamanhos e comprimentos de enxertos e habilidades para colocação do cateter.

O reparo endovascular de lesão traumática da aorta torácica pode ser realizado de modo eletivo ou emergencial (Fig. 13-16). Em um estudo multicêntrico recente da American Association for the Surgery of Trauma (AAST), dois terços dos pacientes foram submetidos ao reparo com enxerto de *stent* endovascular e comparados a um terço que foi submetido ao reparo tradicional aberto. Quando ajustada para variáveis de confusão, a abordagem endovascular foi associada à redução da mortalidade (razão de chance [*odds ratio*] de 8,42, intervalo de confiança de 95%, 2,76 a 25,69) e a uma quantidade menor de transfusões de sangue. Estudos adicionais são necessários para determinar o desfecho em longo prazo com o uso de técnicas endovasculares no reparo da lesão traumática da aorta torácica. Os enxertos comerciais apresentam resultados ainda melhores do que os enxertos "caseiros". As lacerações da aorta torácica de mais de 1,5 cm de comprimento, resultando em aposição de enxerto de menos de 2 cm, ou aquelas próximas à ou na curvatura do arco aórtico estão associadas ao risco aumentado de extravasamento endovascular (*endoleak*). O extravasamento interno ocorreu em 14% dos pacientes do estudo sobre lesão traumática da aorta torácica da AAST, com metade dos casos sendo tratado com uma bem-sucedida implantação de endopróteses (enxertos de *stent*) adicionais.

Em casos selecionados de reparo de lesão traumática da aorta torácica, cirúrgico ou endovascular, o tratamento é em geral postergado em função do tratamento e da recuperação de outras lesões potencialmente fatais, que devem ser priorizadas (p. ex., contusão pulmonar grave, lesão cerebral). Isso é aceitável, e a incidência de ruptura da aorta após 4 horas no hospital é baixa. A pressão arterial sistêmica e a frequência cardíaca devem ser controladas com β-bloqueador e outros agentes farmacológicos, se necessário, para minimizar o risco de ruptura, enquanto se aguarda o reparo definitivo da aorta.

C. Tratamento cirúrgico

A anestesia geral é preferível à anestesia raquidiana ou regional. Quando as lesões vasculares envolvem o pescoço ou o desfiladeiro torácico, a intubação traqueal deve ser realizada com cuidado para evitar o deslocamento de coágulo e para proteger a via aérea. Além disso, o cuidado é necessário para evitar danos neurológicos em pacientes com lesões associadas da coluna cervical. Pelo menos uma extremidade não ferida também deve estar preparada para a cirurgia, de modo que as veias safena ou cefálica possam ser cateterizadas se for necessário um enxerto venoso. Arteriografia operatória também poderá ser necessária.

As incisões devem ser generosas e paralelas ao vaso com lesão. Cuidado meticuloso na manipulação das incisões é essencial para evitar infecções secundárias; todo tecido não danificado deve ser conservado para utilização na cobertura dos vasos reparados. A preservação de todos os ramos arteriais é importante, a fim de manter a circulação colateral. O controle não traumático dos vasos deve ser alcançado proximal e distalmente à lesão, de modo que o local da lesão possa ser dissecado livre de outros tecidos e inspecionado sem risco de nova hemorragia. Quando grandes hematomas e feridas múltiplas tornam difíceis a exposição e o clampeamento dos vasos, é aconselhável colocar garrote ortopédico estéril próximo à lesão que poderá ser inflado temporariamente, se necessário.

A extensão da lesão arterial deve ser determinada com precisão. Os espasmos arteriais geralmente respondem à dilatação hidráulica ou mecânica leve. A aplicação local de solução fisiológica morna ou fármacos como papaverina, tolazolina, lidocaína ou nitroglicerina ocasionalmente é eficaz no alívio dos espasmos. A injeção intra-arterial de nitroglicerina ou papaverina também

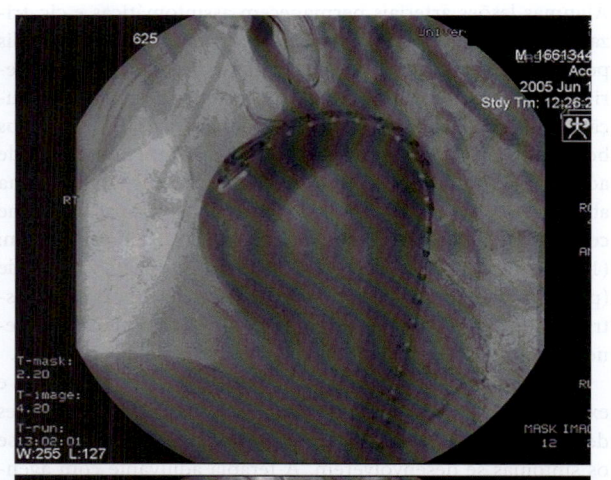

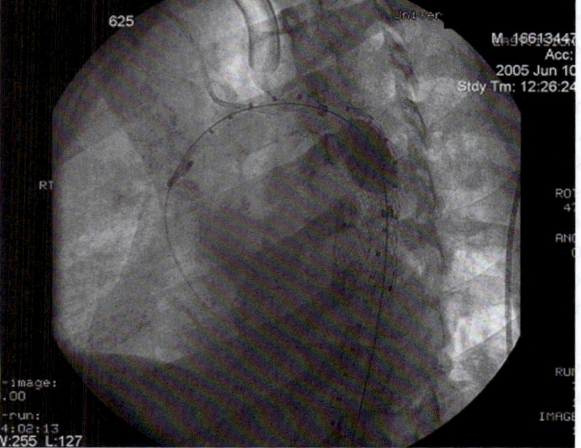

▲ **Figura 13-16** Aortografia e colocação do enxerto de *stent* (endoprótese) para reparo de traumatismo aórtico fechado.

é muito eficaz em aliviar o espasmo. No entanto, se o espasmo persistir, é provável que seja resultante de lesão intramural, e o vaso deve ser aberto para inspeção direta.

Todo o tecido desvitalizado deve ser desbridado, incluindo as partes danificadas da artéria. A ressecção deve ser feita apenas nas partes grosseiramente feridas do vaso. O método de reconstrução depende do grau de danos arteriais. Em casos selecionados, as extremidades dos vasos com lesão podem ser aproximadas e pode ser feita anastomose terminoterminal. Se os vasos não puderem ser bem mobilizados para fornecer anastomose livre de tensão, deve ser utilizado enxerto de interposição. As primeiras experiências com enxertos de interposição de próteses foram desapontadoras, uma vez que eram comuns infecção pós-operatória, trombose e ruptura da anastomose. Esses problemas diminuíram consideravelmente com a utilização de enxertos feitos de politetrafluoretileno (PTFE) expandido. Os defensores de enxertos sintéticos concentram-se no fato de que há pouca chance de falha (p. ex., pseudoaneurisma infectado), enquanto um enxerto de veia poderá se desintegrar e resultar em hemorragia súbita. No entanto, a maioria dos cirurgiões ainda prefere utilizar enxerto autógeno (i.e., veia ou artéria) em lesões muito contaminadas. Os enxertos da veia safena devem ser obtidos a partir do membro inferior não lesionado, a fim de evitar o comprometimento de retorno venoso no lado da lesão. A angioplastia utilizando a veia safena é realizada quando o fechamento de um vaso parcialmente seccionado resultaria em estreitamento do vaso. A sutura deve ser feita com sutura monofilamentar fina 5-0 ou 6-0.

Nos raros casos de lesão vascular isolada, podem ser administradas 5.000 a 10.000 unidades de heparina por via intravenosa para prevenir a trombose. Caso contrário, pequena quantidade de solução diluída de heparina (100 unidades/mL) pode ser suavemente injetada no lúmen proximal e distal do vaso lesionado antes que o vaso seja pinçado. Os trombos proximais e distais são removidos com cateter de embolectomia de Fogarty. O sangramento retrógrado da artéria distal não é indicação segura de ausência de trombo. A arteriografia operatória final é indicada para determinar a permeabilidade distal e para verificar a adequação da reconstrução, mesmo quando os pulsos distais são palpáveis.

No passado, as fraturas eram estabilizadas antes do reparo das lesões vasculares, de modo que o manejo dos ossos não comprometeria a reparação vascular. As desvantagens dessa conduta eram o retardo no restabelecimento do fluxo para o tecido isquêmico e a interferência na reconstrução vascular e subsequente estudo arteriográfico do reparo vascular completo pelo dispositivo de fixação. Atualmente, recomenda-se que o reparo vascular seja realizado em primeiro lugar, seguido por cuidadosa aplicação de dispositivos externos de tração que permitam fácil acesso à ferida para observação e troca de curativos. Como alternativa, pode ser colocado um *shunt* intraluminal temporariamente através da lesão vascular para diminuir a isquemia, enquanto fraturas ou outras lesões são tratadas. Uma vez estabilizada a fratura, o *shunt* temporário pode ser removido e a reparação vascular definitiva, concluída. Os melhores resultados, semelhantes aos traumas vasculares de extremidades inferiores de civis, foram atribuídos ao uso de *shunts* vasculares temporários e técnicas de controle de danos na Guerra do Iraque.

Os vasos reparados devem ser cobertos com tecido saudável; se ficarem expostos, invariavelmente irão desidratar e romper. A pele, somente, é inadequada, porque a necrose subsequente da pele deixaria os vasos expostos, colocando a reconstrução em risco. Em geral, um músculo adjacente (p. ex., o músculo sartório para a cobertura da artéria femoral comum) pode ser mobilizado e colocado sobre o reparo. Retalhos musculocutâneos podem ser construídos por cirurgiões plásticos para cobrir praticamente qualquer local. Na ferida extensa ou muito contaminada, um *bypass* remoto pode ser construído através de planos de tecidos limpos, para contornar os difíceis problemas de cobertura de tecidos moles.

D. Lesões venosas

As lesões venosas geralmente acompanham as lesões arteriais. Em ordem decrescente de frequência, as mais comuns lesões venosas de extremidades são as da veia femoral superficial, da veia poplítea e da veia femoral comum. A importância relativa e o momento do reparo venoso na extremidade ferida são controversos. Os defensores da reparação venosa de rotina argumentam que a ligadura está associada à morbidade pós-operatória significativa, incluindo falha mais frequente de reparos arteriais em função do comprometimento do fluxo, da insuficiência venosa, da síndrome compartimental e da perda do membro. Os defensores da ligadura venosa argumentam que os reparos venosos são difíceis (exigem interposição, compilação e enxerto em espiral), são mais demorados (há risco no paciente com múltiplas lesões) e podem levar à oclusão (as taxas de permeabilidade são de apenas cerca de 50%). A presença de edema no pós-operatório de lesões arteriais e venosas associadas não é reduzida, de forma confiável, por meio de tentativas de reparação venosa. Parece razoável recomendar o reparo de lesões venosas quando não for muito difícil tecnicamente (venorrafia lateral) e o paciente estiver hemodinamicamente estável. Reparos complexos com enxertos venosos autólogos ou PTFE anelado pode apresentar boa permeabilidade em curto prazo em mãos experientes (77% no reparo primário, 67% no enxerto venoso, 74% com PTFE). Assim, a decisão para o reparo de uma veia depende da condição do paciente e da condição da veia. Quando a ligadura venosa é necessária, o edema pós-operatório pode ser controlado por elevação da extremidade e utilização de meias ou faixas de compressão. Nos pacientes submetidos ao reparo venoso, a permeabilidade deve ser monitorada com Doppler. Se for detectada trombose de reparação e não houver contraindicações, a anticoagulação deve ser instituída e mantida por pelo menos 3 meses de pós-operatório.

E. Fasciotomia

A fasciotomia é um importante tratamento adjuvante em muitos casos de trauma arterial. As indicações incluem: (1) lesões arterial e venosa associadas; (2) grandes danos nos tecidos moles; (3) demora entre a lesão e o reparo (4 a 6 horas); (4) hipotensão prolongada; e (5) edema ou pressão tecidual elevada, determinada por uma das várias técnicas. Quando as pressões do compartimento (medidas com agulha e manômetro) se aproximam de 25 a 30 mmHg, a fasciotomia deve ser considerada. A fasciotomia deve ser realizada por incisões adequadas na pele porque quando o edema é muito grande, o próprio envelope de pele pode comprometer a função neurovascular.

A fasciotomia não é um procedimento benigno. Ela pode levar a grandes feridas abertas, e a insuficiência venosa crônica é uma complicação tardia reconhecida até mesmo na ausência de refluxo venoso ou obstrução. O edema crônico pode ser relacionado com a perda da integridade da fáscia que envolve os músculos da panturrilha, reduzindo a eficiência da bomba muscular da panturrilha. Assim, alguns especialistas não recomendam o uso rotineiro de fasciotomias na cirurgia inicial. Essa abordagem depende da capacidade de realizar exames físicos frequentes e da disponibilidade imediata de sala de cirurgia, no caso de problemas. No pós-operatório, as pressões compartimentais podem ser medidas com a utilização de transdutor de estado sólido (*solid-state transducer*) manual, sempre que clinicamente indicado. A pressão intracompartimental normal é inferior a 10 mmHg. Em geral, pressão de 25 a 30 mmHg exige fasciotomia ou monitoração contínua. Quando a pressão for superior a 30 mmHg, a fasciotomia é obrigatória. Em pacientes obnubilados ou que não podem cooperar com o exame físico, a fasciotomia inicial deve ser considerada.

F. Amputação imediata

As lesões de alta energia ou esmagamento das extremidades estão associadas à alta morbidade e ao prognóstico ruim para a função útil do membro – há alta taxa de amputação tardia, apesar de salvamento inicial do membro. Atualmente, as lesões vasculares são reparadas com alta taxa de sucesso, mas as lesões associadas ortopédicas, de tecidos moles e de nervos são os fatores críticos que determinam a função em longo prazo. Diversos sistemas ou índices de pontuação têm sido propostos para ajudar a determinar quando a amputação deve ser imediata e, assim, reduzir o número de procedimentos de reconstruções prolongadas que irão falhar em última análise. O tratamento da extremidade mutilada é particularmente difícil, mas nenhum dos sistemas de pontuação é universalmente aceito. A avaliação e o tratamento desses pacientes devem ser multidisciplinares, e a decisão de amputação imediata deve ser feita por dois cirurgiões independentes, sempre que possível.

Avery LE et al: Evolving role of endovascular techniques for traumatic vascular injury: a changing landscape? *J Trauma Acute Care Surg*. 2012;72:41.

Demetriades D et al, the American Association for the Surgery of Trauma Thoracic Aortic Injury Study Group: Operative repair or endovascular stent graft in blunt traumatic thoracic aortic injuries: results of an American Association for the Surgery of Trauma Multicenter Study. *J Trauma*. 2008;64:561.

Feliciano DV, Shackford SR: Vascular injury: 50th anniversary year review article of the journal of trauma. *J Trauma*. 2010;68:1009.

Fox CJ et al: Damage control resuscitation for vascular surgery in a combat support hospital. *J Trauma*. 2008;65:1.

Karmy-Jones R et al: Endovascular repair compared with operative repair of traumatic rupture of the thoracic aorta: a nonsystemic review and a plea for trauma-specific reporting guidelines. *J Trauma*. 2011;71:1059.

Paul JS et al: Minimal aortic injury after blunt trauma: selective nonoperative management is safe. *J Trauma*. 2011;71:1519.

Patterson BO et al: Imaging vascular trauma. *Br J Surg*. 2012;99:494-505.

Rasmussen TE et al: Tourniquets, vascular shunts, and endovascular technologies: esoteric or essential? A report from the 2011 AAST military liaison panel. *J Trauma Acute Care Surg*. 2012;73:282.

Sepehripour AH et al: Management of the left subclavian artery during endovascular stent grafting for traumatic aortic injury—a systematic review. *Eur J Vasc Endovasc Surg*. 2011;41:758.

Sohn VY et al: Demographics, treatment, and early outcomes in penetrating vascular combat trauma. *Arch Surg*. 2008;143:783.

Subramanian A et al: A decade's experience with temporary intravascular shunts at a civilian level I trauma center. *J Trauma*. 2008;65:316.

Woodward EB et al: Penetrating femoropopliteal injury during modern warfare: experience of the Balad Vascular Registry. *J Vasc Surg*. 2008;47:1259.

LESÕES POR EXPLOSÕES

Os traumas por explosão em populações civis ocorrem como resultado de fogos de artifício, explosões domésticas ou acidentes industriais. Artefatos de guerrilha urbana ou táticas terroristas podem assumir a forma de cartas-bomba, bombas em pastas ou malas, bombas no porta-malas de veículos e homens-bomba. As lesões ocorrem a partir dos efeitos da própria explosão, de corpos estranhos propulsionados ou, em grandes explosões, da queda de objetos. As lesões de uma explosão militar também podem envolver pessoas submersas na água. A água aumenta a transmissão de energia e a possibilidade de lesão de órgãos do tórax ou do abdome. A fisiopatologia das lesões por explosão envolve dois mecanismos. A lesão por esmagamento resulta do deslocamento rápido da parede corporal e pode levar à laceração e à contusão das estruturas subjacentes. Os deslocamentos menores podem produzir lesões graves se a velocidade da parede corporal for elevada. Além disso, o movimento da parede corporal gera ondas que se propagam no interior do corpo e transferem a energia para locais internos.

▶ Achados clínicos

A. Sinais e sintomas

A lesão é dependente da proximidade com a explosão, do espaço de confinamento e do tamanho da detonação. Grandes explosões podem levar a várias impregnações de corpos estranhos, contusões, escoriações e lacerações. É comum a aderência de restos de roupas, estilhaços propelidos ou pó explosivo nas feridas. Cerca de 10% de todas as vítimas apresentam ferimentos profundos no tórax ou no abdome. O choque circulatório induzido pela explosão pode resultar de depressão miocárdica imediata, sem vasoconstrição compensatória. A lesão pulmonar geralmente envolve ruptura de alvéolos com hemorragia. A embolia aérea de fístula broncovenosa pode levar à morte súbita. Os mecanismos de lesão pulmonar resultam de efeitos dos estilhaços (forças de estilhaçamento produzidas quando uma onda de pressão atinge uma interface ar-líquido), efeitos de implosão e diferenciais de pressão. A hipóxia pode resultar de incompatibilidade de ventilação-perfusão decorrente da hemorragia pulmonar. Os pacientes com lesão pulmonar por explosão podem morrer, apesar do suporte respiratório intensivo.

Na literatura, é relatada a lesão por explosão levando à destruição pneumática do esôfago ou do intestino. Pneumoperitônio hipertensivo é uma complicação conhecida, porém, rara, do barotrauma. Cartas-bomba podem levar a lesões predominantemente nas mãos, no rosto, nos olhos e nas orelhas. A transmissão de energia nos meios líquidos dos olhos pode causar ruptura do globo ocular, diálise da íris, hifema da câmara anterior, lacerações na cápsula do cristalino, ruptura da retina ou enrugamento macular. As lesões na orelha podem consistir em ruptura do tímpano ou lesão coclear. As lesões podem ser nervosas ou de condução, levando a déficit de audição ou surdez. Zumbido, vertigem e anosmia também são observados em vítimas de cartas-bomba.

B. Exames de imagem

A radiografia de tórax pode, inicialmente, ser normal ou pode revelar pneumotórax, pneumomediastino ou infiltrados parenquimatosos. Em situações de desastre em massa, pode ser necessário reservar a TC para os pacientes com alterações do exame neurológico no período imediato de admissão. Pacientes com múltiplas lesões penetrantes de estilhaços podem se beneficiar de TC de corpo inteiro após avaliação e estabilização iniciais. A correlação entre os exames de imagem radiológica e o exame clínico é útil na orientação dos danos que podem exigir intervenção cirúrgica quando o número de lesões superficiais da pele é alto e é inviável explorar todas as feridas.

▶ Tratamento

As lesões graves com choque por perda de sangue ou hipóxia exigem medidas de reanimação para restabelecer a perfusão e a oxigenação. As feridas penetrantes do encéfalo podem exigir intervenção neurocirúrgica associada à monitoração da pressão intracraniana. Devem ser empregados os critérios de rotina para explorar feridas penetrantes do tórax ou do abdome. A perfuração de órgãos ocos deve ser suspeitada em pacientes com histórias adequadas, sobretudo aqueles que foram submersos no momento da lesão. A insuficiência respiratória pode resultar de lesão pulmonar ou pode ser secundária a choque, embolia gordurosa ou outras causas. Intubação traqueal e assistência respiratória prolongada com ventilação mecânica podem ser necessárias. Em casos de pneumoperitônio hipertensivo, a descompressão cirúrgica pode melhorar muito as funções respiratórias e hemodinâmicas. Estilhaços são a principal causa de lesão abdominal após atentados terroristas. O tratamento cirúrgico de lesões de membros exige amplo desbridamento dos músculos desvitalizados, limpeza profunda de feridas e remoção de materiais estranhos. A possibilidade de gangrena gasosa em lesões musculares contaminadas pode justificar o tratamento aberto. As lesões oculares podem exigir reparo imediato. Lesões da orelha são normalmente tratadas de modo conservador.

> Bala M et al: Abdominal trauma after terrorist bombing attacks exhibits a unique pattern of injury. *Ann Surg*. 2008;248:303.
> Bala M et al: The pattern of thoracic trauma after suicide terrorist bombing attacks. *J Trauma*. 2010;69:1022.
> Champion H et al: Improved characterization of combat injury. *J Trauma*. 2010;68:1139.
> DuBose J et al: Management of post-traumatic retained hemothorax: a prospective, observational, multicenter AAST study. *J Trauma Acute Care Surg*. 2012;72:11.

QUESTÕES DE MÚLTIPLA ESCOLHA

1. Um homem de 31 anos com uma ferida incisa no lado esquerdo da região cervical, sobre o músculo esternocleidomastóideo, no nível do polo inferior da glândula tireoide:
   A. Apresenta lesão em área facilmente explorável na sala de cirurgia; essa lesão, como a maioria das lesões nessa região, pode ser identificada e controlada diretamente.
   B. Apresenta lesão penetrante na zona 3.
   C. Deve ser avaliado inicialmente para via aérea, respiração e circulação.
   D. Deve ser submetido à angiografia, se estiver instável.
   E. Apresenta baixo risco de lesão vascular.

2. Todas as seguintes afirmações sobre um paciente com pressão arterial sistólica de 75 mmHg após acidente automobilístico que resultou na morte de outro passageiro estão corretas, exceto:
   A. Ele deve ser transportado para um centro de trauma o mais rápido possível.
   B. Ele pode apresentar choque por hipovolemia, insuficiência cardíaca ou causas neurogênicas.
   C. Deve ser utilizado um algoritmo para os cuidados pré-hospitalares e nas fases de reanimação.
   D. Ele deve desviar da sala de urgência e ser encaminhado diretamente para a sala de cirurgia.
   E. Ele apresenta um mecanismo de lesão que o coloca em risco elevado de estar gravemente ferido.

3. Lesões torácicas:
   A. Geralmente não contribuem para a morte de um paciente vítima de trauma.
   B. Podem levar a mortes tardias por insuficiência respiratória ou sepse.
   C. Podem incluir aceleração/desaceleração como mecanismos comuns de lesão aórtica grave.

D. Apresentam taxa de mortalidade semelhante em pacientes jovens e idosos.
E. As alternativas A, B e C estão corretas.

4. Lesões abdominais:
   A. Só podem ser avaliadas com segurança por TC ou laparotomia.
   B. Necessitam de laparotomia e reparo de todas as lesões parenquimatosas hepáticas identificadas.
   C. Podem ser avaliadas rotineiramente por laparoscopia.
   D. Podem ser avaliadas principalmente por lavado peritoneal diagnóstico para identificação de bile intraperitoneal.
   E. Causadas por arma de fogo abaixo da linha dos mamilos normalmente requerem laparotomia para avaliação e tratamento.

5. Lesões vasculares periféricas:
   A. São comuns em homens jovens.
   B. São mais comuns em lesões penetrantes do que em lesões por explosão.
   C. Geralmente não são avaliadas por TC.
   D. Podem ser comumente iatrogênicas, por procedimentos médicos.
   E. Todas as alternativas estão corretas.

Queimaduras e outras lesões térmicas

14

Robert H. Demling, MD

▼ QUEIMADURAS

Uma lesão térmica grave é uma das lesões físicas e psicológicas mais devastadoras que uma pessoa pode sofrer. Mais de 2 milhões de lesões causadas por queimadura requerem atenção médica a cada ano nos Estados Unidos, com 14 mil mortes resultantes. Os incêndios domésticos são responsáveis por apenas 5% das lesões de queimadura, mas causam 50% dos casos de morte por queimadura – a maioria devida à inalação de fumaça. Cerca de 75 mil pacientes necessitam de internação a cada ano e, destes, 25 mil permanecem internados por mais de 2 meses – evidências da gravidade da condição associada a esse tipo de lesão.

ANATOMIA E FISIOLOGIA DA PELE

A pele é o maior órgão do corpo, com uma área que varia de 0,25 m^2 no recém-nascido a 1,8 m^2 no adulto. Ela consiste em duas camadas: a epiderme e a derme (cório). As células mais externas da epiderme são células cornificadas mortas que atuam como barreira protetora resistente contra o ambiente, inclusive contra invasões bacterianas e exposição química. As células mais internas da epiderme são metabolicamente ativas, produzindo compostos como fatores de crescimento, que favorecem o processo de replicação contínua a cada 2 semanas. A segunda camada mais espessa, a derme (0,06-0,12 mm), é composta principalmente de tecido conectivo fibroso. A derme contém os vasos sanguíneos e nervos da pele, além dos anexos epiteliais dotados de função especializada, como as glândulas sudoríparas. As terminações nervosas mediadoras da dor são encontradas na derme.

A derme é uma barreira que previne a perda de líquidos corporais por evaporação, bem como a perda em excesso de calor corporal. As glândulas sudoríparas ajudam a manter a temperatura corporal, controlando a quantidade de água que evapora. A derme também está entrelaçada com terminações nervosas sensoriais mediadoras das sensações de toque, pressão, dor, calor e frio. Trata-se de um mecanismo protetor que permite ao indivíduo se adaptar às alterações do meio ambiente físico.

A pele produz vitamina D, que é sintetizada pela ação da luz solar sobre certos compostos de colesterol intradérmicos.

PROFUNDIDADE DAS QUEIMADURAS

A profundidade da queimadura (Fig. 14-1) afeta significativamente todos os eventos clínicos subsequentes. Pode ser difícil determinar a profundidade e, em alguns casos, essa informação continua sendo desconhecida mesmo depois que ocorre cicatrização espontânea ou que a escara é removida cirurgicamente ou se separa, expondo o leito da ferida.

Tradicionalmente, as queimaduras são classificadas como de primeiro, segundo e terceiro graus, mas a ênfase atual sobre a sua cicatrização tem levado a classificá-las em queimaduras de espessura parcial, capazes de cicatrizar espontaneamente, e queimaduras de espessura integral, que requerem enxerto de pele, embora as queimaduras de espessura parcial em geral também sejam excisadas e enxertadas.

Uma queimadura de primeiro grau envolve apenas a epiderme e é caracterizada por eritema e alterações microscópicas menores. O dano tecidual é mínimo, as funções protetoras da pele permanecem intactas, o edema cutâneo é mínimo e os efeitos sistêmicos são raros. A dor, principal sintoma, geralmente se resolve em 48 a 72 horas e a cicatrização ocorre sem problemas. Em 5 a 10 dias, o epitélio danificado descama sem deixar cicatriz residual. As causas mais comuns das queimaduras de primeiro grau são a superexposição à luz solar e o escaldamento breve.

As queimaduras de segundo grau, ou de espessura parcial, são mais profundas, envolvendo toda a epiderme e uma parte do cório (ou derme). A gravidade sistêmica da queimadura e a qualidade da cicatrização subsequente estão diretamente relacionadas com a quantidade de derme preservada. As queimaduras superficiais costumam ser caracterizadas pela formação de bolhas, enquanto as queimaduras de espessura parcial mais profundas exibem aparência avermelhada ou uma camada de derme inviável esbranquiçada firmemente aderida ao tecido viável remanescente. As bolhas, quando presentes, continuam aumentando de tamanho no período pós-queimadura, conforme as partículas osmoticamente ativas presentes na bolha atraem água. As complicações decorrentes de queimaduras de segundo grau superficiais estão relacionadas principalmente à dor intensa. Essas queimaduras geralmente cicatrizam com formação de cicatriz mínima em 10 a 14 dias, a menos que sejam infectadas.

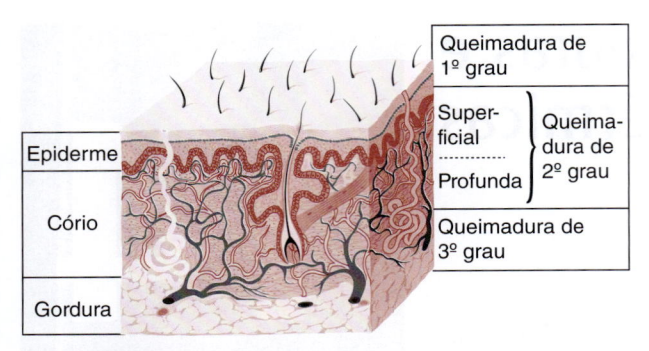

Figura 14-1 Camadas da pele mostrando a profundidade das queimaduras de primeiro, segundo e terceiro graus.

As queimaduras dérmicas profundas cicatrizam ao longo de um período de 4 a 8 semanas, desenvolvendo apenas uma frágil cobertura epitelial que surge a partir do epitélio residual não lesionado das glândulas sudoríparas dérmicas profundas, bem como dos folículos pilosos. A cicatrização hipertrófica intensa ocorre quando uma lesão cicatriza, sendo que a cobertura epitelial resultante é propensa à formação de bolhas e a rachaduras. As perdas evaporativas subsequentes à cicatrização continuam altas, em comparação com as perdas que ocorrem na pele normal. É comum haver conversão de uma lesão de espessura parcial em uma queimadura de espessura integral por ação de bactérias presentes na ferida. A colocação de enxerto cutâneo em queimaduras dérmicas profundas, quando viável, melhora a qualidade biológica e a aparência da cobertura da pele.

As queimaduras de espessura integral (terceiro grau) exibem uma aparência cerosa, ressecada e esbranquiçada característica, podendo parecer pele sem queimadura aos olhos de alguém inexperiente. As queimaduras causadas pela exposição prolongada ao calor, com envolvimento do tecido adiposo e do tecido subjacente, podem ter cor marrom, vermelho-escura ou preta. Os achados diagnósticos das queimaduras de espessura integral são falta de sensibilidade na pele queimada, ausência de reenchimento capilar e textura semelhante ao couro contrastante com a pele normal. Todos os elementos epiteliais dérmicos são destruídos, sem deixar potencial para reepitelização.

DETERMINAÇÃO DA GRAVIDADE DA LESÃO

Doença e morte estão relacionadas ao tamanho (área de superfície) e à profundidade da queimadura, à idade e à condição de saúde anterior da vítima, à localização da queimadura e à gravidade das lesões associadas, em particular das lesões pulmonares causadas pela inalação de fumaça.

A área de superfície corporal total envolvida na queimadura é mais precisamente determinada utilizando os gráficos relacionados à idade projetados por Lund e Browder (Fig. 14-2). Um conjunto desses gráficos deve ser preenchido para cada paciente queimado, no momento da admissão e quando a reanimação for iniciada.

O cálculo detalhado do percentual de queimadura corporal total é útil por vários motivos. Primeiro, existe uma tendência clínica geral de subestimar ou superestimar o tamanho da queimadura e, portanto, sua gravidade. A American Burn Association adotou um índice de gravidade para lesões de queimadura (Tab. 14-1). Em segundo lugar, o prognóstico está diretamente relacionado com a extensão da lesão, tanto em termos de tamanho como de profundidade. Em terceiro lugar, a decisão sobre quem deve ser tratado em um estabelecimento especializado em queimaduras ou receber tratamento ambulatorial é tomada com base na estimativa do tamanho e da profundidade da queimadura.

Pacientes com menos de 2 anos e mais de 60 anos apresentam taxa de mortalidade significativamente maior para qualquer extensão de queimadura. Entre os bebês, a taxa de mortalidade resulta de alguns fatores. Primeiro, a área de superfície corporal em relação ao peso corporal é muito maior em crianças do que em adultos. Dessa forma, uma queimadura de área de superfície comparável exerce maior impacto fisiológico em uma criança. Em segundo lugar, os rins e o fígado imaturos não permitem a remoção da alta carga de soluto presente no tecido lesionado nem a rápida restauração do suporte nutricional adequado. Em terceiro lugar, o sistema imune ainda não desenvolvido completamente aumenta a suscetibilidade à infecção. Condições associadas, como cardiopatia, diabetes ou doença pulmonar obstrutiva crônica, agravam significativamente o prognóstico de pacientes idosos.

Queimaduras envolvendo mãos, face, pés ou períneo impõem risco de complicações graves, caso não sejam tratadas adequadamente. Os pacientes com essas queimaduras devem ser sempre internados no hospital, de preferência em um centro especializado no tratamento de queimaduras. As queimaduras químicas e elétricas ou aquelas envolvendo o trato respiratório são invariavelmente mais extensivas do que é evidente à inspeção inicial. Portanto, a internação hospitalar também é necessária nesses casos.

PATOLOGIA E FISIOPATOLOGIA DE LESÕES TÉRMICAS

O achado patológico microscópico da ferida de queimadura é principalmente a necrose coagulativa da superfície. O tecido queimado tem três zonas distintas. A primeira é a zona de "coagulação", ou de necrose com morte celular irreversível e ausência de fluxo sanguíneo capilar. Circundando a primeira zona, está a zona de lesão ou estase, caracterizada por fluxo sanguíneo capilar muito lento e presença de células lesadas. Embora danificado, o tecido continua viável. Mais lesão tecidual pode ser causada por produtos da inflamação, como oxidantes e mediadores vasoconstritores. Agressões ambientais, como hipoperfusão, desidratação ou infecção, também podem causar necrose no tecido lesado. Esse processo é chamado de **conversão da ferida**. A terceira zona é a da "hiperemia", que constitui a resposta inflamatória comum do tecido sadio à lesão não letal. Em geral, estão presentes vasodilatação e aumento da permeabilidade capilar.

Uma rápida perda de líquido intravascular e proteína ocorre através dos capilares lesados pelo calor. A perda de volume é maior nas primeiras 6 a 8 horas, com a integridade capilar retornando ao normal em 36 a 48 horas. Também ocorre aumento transiente da permeabilidade vascular em tecidos não queimados, provavelmente como resultado da liberação inicial de

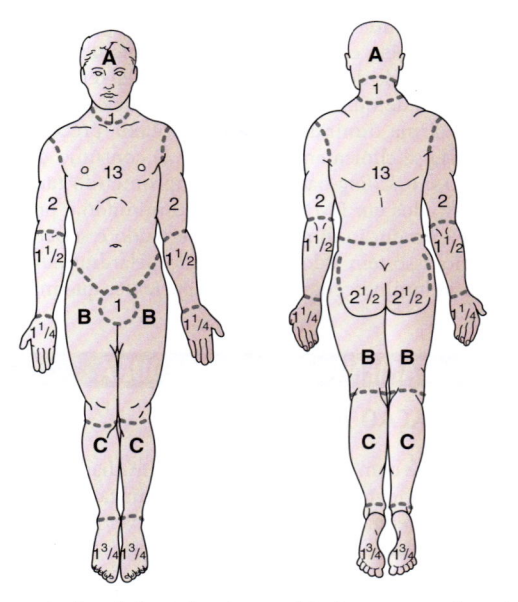

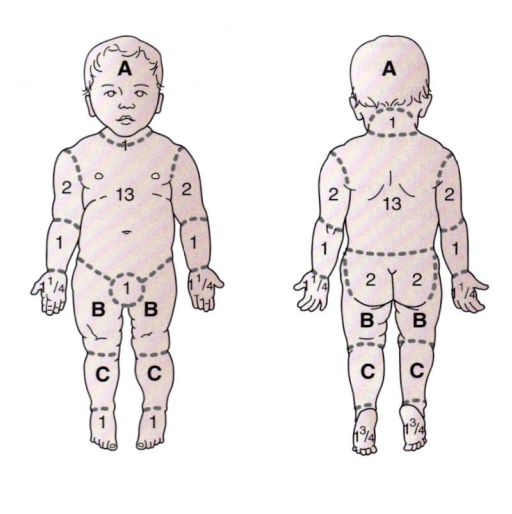

QUEIMADURAS E OUTRAS LESÕES TÉRMICAS — CAPÍTULO 14

Percentuais relativos das áreas afetadas por crescimento

	Idade		
Adulto	10	15	Adulto
A = metade da cabeça	5 1/2	4 1/2	3 1/2
B = metade de uma coxa	4 1/4	4 1/2	4 3/4
C = metade de uma perna	3	3 1/4	3 1/2

Percentuais relativos das áreas afetadas por crescimento

	Idade		
Área	0	1	5
A = metade da cabeça	9 1/2	8 1/2	6 1/2
B = metade de uma coxa	2 3/4	3 1/4	4
C = metade de uma perna	2 1/2	2 1/2	2 3/4

▲ **Figura 14-2** Critérios para estimativa da extensão de queimaduras. Em adultos, um sistema razoável para calcular o percentual de área de superfície corporal queimada é a "regra dos 9": cada braço é igual a 9%; a cabeça é igual a 9%; as partes anterior e posterior do tronco equivalem, cada uma, a 18%; e cada perna é igual a 18%. A soma desses percentuais é 99%.

mediadores vasoativos. Entretanto, o edema que se desenvolve nos tecidos não queimados durante a reanimação parece ser devido, em grande parte, à acentuada hiperproteinemia causada pela perda de proteínas dentro da própria queimadura em si. Uma resposta inflamatória sistêmica ocorre em resposta a uma queimadura corporal ampla, resultando na liberação de oxidantes e outros mediadores inflamatórios nos tecidos não queimados. Como resultado, há diminuição generalizada da energia celular e do potencial de membrana. Isso leva ao deslocamento de sódio extracelular e água para dentro do espaço intracelular. Esse processo também é corrigido à medida que a estabilidade hemodinâmica é restaurada, mas retornará se a inflamação sistêmica for amplificada. A inalação de fumaça aumenta muito a instabilidade hemodinâmica, a necessidade de líquido e as taxas de mortalidade ao adicionar outra fonte de inflamação intensa, levando ao dano tecidual sistêmico e pulmonar local.

RESPOSTA METABÓLICA A QUEIMADURAS E SUPORTE METABÓLICO

A resposta metabólica inicial parece ser ativada por citocinas pró-inflamatórias e, portanto, oxidantes. A secreção de catecolaminas, cortisol, glucagon, renina-angiotensina, hormônio antidiurético e aldosterona também aumenta. No início da resposta, a energia é suprida pela quebra de glicogênio armazenado e pelo processo de glicólise anaeróbia.

Hipermetabolismo e catabolismo profundos ocorrem no período pós-queimadura, caracterizados por aumento na taxa metabólica que se aproxima do dobro da taxa basal em queimaduras graves e uma rápida perda dos componentes de massa magra corporal, excedendo 450 g de perda muscular por dia. O grau de resposta é proporcional ao grau de lesão, com um platô ocorrendo quando a queimadura envolve cerca de 70% da superfície corporal total. Os fatores iniciadores e perpetuadores são os mediadores inflamatórios, em especial, as citocinas e a endotoxina. Estresses ambientais adicionais, como dor, resfriamento e síndrome séptica, aumentam o hipermetabolismo e o catabolismo obrigatórios.

Durante a primeira semana pós-queimadura, a taxa metabólica (ou produção de calor) e o consumo de oxigênio aumentam progressivamente a partir do nível normal, presente na reanimação, e permanecem elevados até a ferida ser coberta e todas as outras fontes de inflamação terem se esgotado. O mecanismo fisiopatológico específico continua indefinido, mas a secreção aumentada

Tabela 14-1 Resumo da classificação da gravidade das queimaduras estabelecida pela American Burn Association

Lesão de queimadura significativa
Queimadura de segundo grau de > 25% da área de superfície corporal em adultos
Queimadura de segundo grau de > 20% da área de superfície corporal em crianças
Queimadura de terceiro grau de > 10% da área de superfície corporal
A maioria das queimaduras envolve mãos, face, olhos, orelhas, pés ou períneo
A maioria dos pacientes apresentam:
  Lesão por inalação
  Lesão elétrica
  Lesão de queimadura agravada por outro traumatismo significativo
  Pacientes de risco precários com queimaduras

Lesão de queimadura simples moderada
Queimadura de segundo grau de 15-25% da área de superfície corporal em adultos
Queimadura de segundo grau de 10-20% da área de superfície corporal em crianças
Queimadura de terceiro grau de < 10% da área de superfície corporal

Lesão de queimadura menor
Queimadura de segundo grau de < 15% da área de superfície corporal em adultos
Queimadura de segundo grau de < 10% da área de superfície corporal em crianças
Queimadura de terceiro grau de < 2% da área de superfície corporal

---

e persistente de catecolamina e cortisol fatores preponderantes, assim como a endotoxina circulante aumentada absorvida a partir da ferida ou do intestino e as citocinas pró-inflamatórias.

A perda de água por evaporação a partir da ferida pode chegar a 300 mL/m²/h (o normal é de aproximadamente 15 mL/m²/h). Isso produz perda de calor de cerca de 580 kcal/L de água evaporada. Cobrir a queimadura com uma membrana impermeável, como substituta da pele, diminui a perda de calor. Similarmente, colocar o paciente em um ambiente aquecido, com minimização da perda de calor por convecção e irradiação, também diminui modestamente a perda de calor e a taxa metabólica. Os níveis circulantes persistentemente altos de catecolaminas e cortisol estimulam grau exagerado de gliconeogênese e quebra proteica. O resultado é o catabolismo de proteínas, a intolerância à glicose e a acentuada perda de peso corporal.

O suporte nutricional intensivo aliado ao rápido fechamento da ferida e ao controle da dor, do estresse e da sepse ajudarão a controlar o estado hipermetabólico catabólico. O uso controlado de um β-bloqueador diminui comprovadamente o catabolismo. Em adição, foi demonstrado que a insulina, os hormônios do crescimento e os análogos de testosterona diminuem o catabolismo e aumentam o anabolismo.

FATORES IMUNOLÓGICOS EM QUEIMADURAS

Algumas anormalidades imunológicas encontradas em pacientes com queimaduras predispõem à infecção. Os níveis séricos de IgA, IgM e IgG com frequência estão deprimidos, refletindo a função deprimida da célula B. A imunidade celular ou função da célula T também está comprometida, como demonstra a sobrevida prolongada de homoenxertos e xenoenxertos.

A atividade quimiotática polimorfonuclear (PMN) está suprimida. Uma diminuição da quimiotaxia precede as evidências de sepse clínica em vários dias. O consumo diminuído de oxigênio e o *killing* bacteriano comprometido também foram demonstrados em PMNs. O *killing* diminuído é provavelmente devido à produção diminuída de peróxido e superóxido de hidrogênio; isso tem sido demonstrado pela diminuída atividade de quimioluminescência PMN em pacientes queimados.

TRATAMENTO DA QUEIMADURA

REANIMAÇÃO AGUDA

Um paciente com queimadura deve ser avaliado e tratado como qualquer paciente com traumatismo significativo. A prioridade é garantir a adequação da via aérea. Se houver a possibilidade de o paciente ter inalado fumaça – como a sugerida pela exposição a um incêndio em um espaço confinado ou pela presença de queimaduras na face, nas narinas ou na parte superior do tronco –, será necessário quantificar os níveis de gases arteriais, bem como da saturação de oxigênio arterial, da hemoglobina e da carboxi-hemoglobina (CoHgb), além de administrar oxigênio a 100% até a normalização dos níveis.

A intubação endotraqueal é indicada se o paciente estiver semicomatoso, tiver queimaduras profundas na face e no pescoço, ou estiver gravemente ferido. A intubação deve ser feita antecipadamente em todos os casos duvidosos, porque o atraso dificultará a intubação em casos associados com edema facial e faríngeo ou lesão de via aérea superiores, e uma traqueostomia de emergência poderá ser necessária posteriormente, sob circunstâncias difíceis. O suporte respiratório é necessário para casos de dano grave por fumaça afetando a via aérea inferior. Se a queimadura exceder 20% da área de superfície corporal, um cateter urinário deve ser inserido para monitorar o débito urinário. Um cateter intravenoso de grande calibre deve ser inserido, de preferência em uma veia periférica de grande calibre. Há uma significativa taxa de complicação associada ao uso de acesso venoso central em pacientes com queimaduras, devido ao risco aumentado de infecção.

As queimaduras graves são caracterizadas por amplas perdas de líquido intravascular, que são máximas durante as primeiras 8 a 12 horas. A perda de líquido resulta de permeabilidade capilar alterada, hipoproteinemia grave e deslocamento de sódio para dentro das células. Os deslocamentos de líquido diminuem significativamente em 24 horas após a queimadura. O pulmão parece estar razoavelmente bem protegido contra o processo de edema inicial, e o edema pulmonar é incomum durante o período de reanimação, a menos que haja lesão por inalação sobreposta. A perfusão crescente (e não a infusão) de bicarbonatos é a abordagem apropriada.

Inicialmente, uma solução isotônica de sais cristaloides é infundida para compensar a perda de volume plasmático para dentro do espaço extravascular, bem como a perda adicional de líquido extracelular para dentro do espaço intracelular. A solução de Ringer lactato é comumente utilizada, a uma velocidade determinada pelo débito urinário, pela pulsação (caráter e frequência), pelo estado de consciência e, em menor grau, pela pressão arterial. O débito urinário deve ser mantido em 0,5 mL/kg/h, e o pulso deve permanecer no máximo em 120 batimentos/min. Foi demonstrado que o déficit de base é um marcador excelente, com o déficit crescente indicando perfusão inadequada.

Os cateteres Swan-Ganz e os acessos centrais de pressão venosa raramente são necessários. A exceção ocorre em casos graves de lesão por inalação de fumaça ou em pacientes suficientemente acometidos por uma doença cardiopulmonar a ponto de dificultar o monitoramento preciso do estado do volume na ausência da medida das pressões de enchimento, ou a menos que haja déficit de base persistente indicando o comprometimento contínuo da perfusão. A quantidade de Ringer lactato necessária durante as primeiras 24 horas para atingir uma reanimação adequada é de cerca de 3 a 4 mL/kg de peso corporal para cada 1% de queimadura corporal, que é a quantidade necessária de líquido para restaurar o déficit estimado de sódio. Pelo menos metade do líquido é administrada nas primeiras 8 horas, devido à maior perda inicial de volume. Soluções contendo dextrose não são utilizadas a princípio devido à intolerância à glicose induzida por estresse.

Apesar de a importância da restauração da pressão osmótica coloidal e das proteínas plasmáticas ser bem reconhecida, o momento adequado para a infusão de coloide ainda é variável. Como regra geral, as proteínas plasmáticas são infundidas somente depois que o vazamento inicial de plasma começa a diminuir. Na maioria dos casos, isso ocorre por volta de 4 a 8 horas após a queimadura. A adição de infusão de proteína ao regime terapêutico após esse período irá diminuir a necessidade de líquido e – em pacientes muito jovens ou idosos e naqueles com queimaduras em grande proporção (excedendo 50% da superfície corporal) – melhorar a estabilidade hemodinâmica.

Uma vez iniciados os líquidos intravenosos e estabilizados os sinais vitais, a pele solta e a sujeira devem ser desbridadas da ferida. Para evitar a hipotermia grave, a melhor forma de fazer o desbridamento é concluir a tarefa em uma área do corpo antes de seguir para a próxima. Uma alternativa consiste em usar aquecedor radiante acima da cabeça, que diminuirá a perda líquida de calor. A água gelada é um analgésico eficiente para queimaduras superficiais pequenas, mas não deve ser utilizada em queimaduras amplas, devido ao risco de hipotermia. A melhor forma de controlar a dor é administrar opioides por via intravenosa, em vez de intramuscular. Pacientes com qualquer tipo de lesão de queimadura significativa devem receber 0,5 mL de toxoide tetânico.

PERÍODO PÓS-REANIMAÇÃO

O tratamento deve ter a meta de diminuir a estimulação excessiva de catecolaminas e fornecer quantidade suficiente de calorias para compensar os efeitos do hipermetabolismo. Hipertermia, dor e ansiedade requerem controle intensivo. A hipovolemia deve ser prevenida com o fornecimento de líquido em quantidade suficiente para repor as perdas corporais.

O manejo contínuo de qualquer tipo de lesão por inalação de fumaça é necessário e deve ser feito com vigorosa higienização pulmonar, a fim de evitar obstrução de via aérea e hipóxia. O suporte nutricional deve ser iniciado quanto antes, no período pós-queimadura, para maximizar a cicatrização da ferida e minimizar a imunodeficiência. Pacientes com queimaduras corporais moderadas podem ser capazes de atender às necessidades nutricionais por ingesta oral voluntária. Pacientes com queimaduras amplas invariavelmente requerem suplementação calórica e proteica com o objetivo de atingir 30 cal/kg de peso corporal e 1,5 g de proteína/kg de peso corporal. Em geral, isso pode ser alcançado com a administração de uma fórmula dietética através de um tubo de alimentação pequeno. A nutrição parenteral ocasionalmente também é requerida, porém, a via intestinal é preferida se houver possibilidade de atender às necessidades desse modo. A restauração inicial da função intestinal também diminuirá a translocação das bactérias intestinais e o vazamento de endotoxina.

Vitaminas A, E e C e zinco devem ser fornecidos até o fechamento da ferida de queimadura. A terapia com doses baixas de heparina pode ser benéfica, assim como para outros pacientes imobilizados com lesão em tecidos moles.

CUIDADOS DA FERIDA DE QUEIMADURA

No manejo das queimaduras parciais superficiais ou de segundo grau, é preciso proporcionar um ambiente com máxima assepsia, a fim de prevenir infecções. Entretanto, as queimaduras superficiais geralmente dispensam o uso de antimicrobianos tópicos. Os curativos oclusivos são utilizados para minimizar a exposição ao ar, aumentar a velocidade da reepitelização e diminuir a dor. A exceção é a face, que pode ser tratada abertamente, com aplicação de pomada antibacteriana. Na ausência de infecção, as queimaduras cicatrizam espontaneamente.

As metas do tratamento de queimaduras profundas de espessura parcial ou integral (terceiro grau) são prevenir infecções invasivas (i.e., sepse na ferida de queimadura), remover o tecido morto e cobrir a ferida com pele ou substitutos de pele o mais rápido possível.

Todos os antimicrobianos tópicos retardam em certo grau a cicatrização da ferida e, por isso, devem ser utilizados somente em feridas ou queimaduras profundas de segundo ou terceiro graus, que têm maior risco de infecção.

▶ Agentes antibacterianos tópicos

Os agentes tópicos definitivamente avançaram o tratamento dos pacientes com queimadura. Embora a sepse de ferida de queimadura continue sendo um dos principais problemas, sua incidência diminuiu e a taxa de mortalidade também foi acentuadamente reduzida, em particular, em queimaduras envolvendo menos de 50% da área de superfície corporal. Um produto contendo prata é o tratamento de escolha, por suas propriedades antimicrobianas superiores. A sulfadiazina de prata é a preparação mais amplamente utilizada. Mafenida, nitrato de prata, iodopovidona e pomadas à base de gentamicina também são utilizadas. Os curativos que liberam prata são bastante populares atualmente. Um curativo secundário é colocado por cima do curativo liberador de prata, com a finalidade de reter calor e otimizar o ambiente da ferida.

A sulfadiazina de prata, um creme efetivo contra um amplo espectro de organismos gram-positivos e gram-negativos, é somente moderadamente efetiva em termos de penetração da escara da queimadura. Uma leucopenia transiente secundária à supressão da medula óssea ocorre associada com frequência ao uso de sulfadiazina de prata em grandes queimaduras, mas o processo em geral é autolimitante e o agente não precisa ser descontinuado.

Os **curativos liberadores de prata** são disponibilizados em formato de liberação lenta, que libera íons prata durante vários dias, diminuindo as trocas de curativo e melhorando o conforto do paciente.

▶ Exposição *versus* manejo fechado

Existem dois métodos de tratamento para feridas de queimadura com agentes tópicos. Na terapia de exposição, a ferida não é coberta com curativo após receber o agente, que é aplicado 2 a 3 vezes por dia. Em geral, essa abordagem é utilizada na face e na cabeça. As desvantagens são o aumento da dor e a perda de calor como resultado da ferida exposta, além do risco aumentado de contaminação cruzada.

No método fechado, um curativo oclusivo é colocado por cima do agente e, em geral, trocado 2 vezes ao dia. A desvantagem desse método é o potencial aumento do crescimento bacteriano, caso o curativo não seja trocado 2 vezes diariamente, em particular se houver escara espessa. Suas vantagens são a diminuição da dor, a menor perda de calor e a menor incidência de contaminação cruzada. O método fechado é preferido na maioria das vezes.

▶ Substitutos de pele temporários

Os substitutos de pele são uma alternativa aos agentes tópicos para queimaduras de espessura parcial ou feridas limpas excisadas. Atualmente, são utilizados alguns substitutos de pele temporários, tanto sintéticos como biologicamente ativos. A reepitelização é acelerada, e a dor é mais bem controlada. Os homoenxertos (pele humana) são mais eficientes para esse propósito em feridas amplas excisadas, embora sejam difíceis de obter. Alternativas adicionais incluem alguns substitutos de pele produzidos por engenharia de tecidos, contendo componentes de matriz bioativos.

▶ Hidroterapia

O uso da hidroterapia de imersão no tratamento de feridas diminuiu substancialmente. Alguns estudos demonstraram que, na verdade, a taxa de infecção aumenta quando os pacientes são imersos em uma banheira, devido à inoculação generalizada das feridas de queimadura com bactérias oriundas do que anteriormente era uma infecção localizada. A hidroterapia em prancha inclinada é uma abordagem de grande utilidade depois que as feridas entram em processo de desbridamento e fechamento. A ducha também é efetiva para fins de limpeza da pele em pacientes estáticos.

▶ Desbridamento e enxerto

A inflamação da ferida de queimadura, mesmo na ausência de infecção, pode resultar em disfunção de múltiplos órgãos e na perpetuação do estado catabólico hipermetabólico. A expectativa seria de que o fechamento antecipado da ferida controlasse esse processo de forma mais efetiva. O manejo cirúrgico das feridas de queimadura atualmente é muito mais intensivo, com o desbridamento operatório começando nos primeiros dias de pós-queimadura e não após a queda da escara. O fechamento mais rápido das feridas de queimadura diminui nitidamente a taxa de incidência de sepse e promove redução significativa da taxa de mortalidade. A abordagem para desbridamento operatório varia da excisão de uma queimadura extensiva e colocação de enxerto dentro de vários dias após a lesão a uma abordagem mais moderada, na qual os desbridamentos são limitados a menos de 15% da área queimada. A excisão pode descer até a fáscia ou até o tecido adiposo ou a derme remanescente. A excisão até a fáscia é mais usada quando a queimadura atinge camadas profundas da gordura. Um enxerto de pele em malha pode ser coberto com um curativo biológico para evitar a desidratação da ferida exposta. A excisão até o tecido viável, referida como excisão tangencial, é vantajosa por promover uma base vascular para colocação de enxerto e, ao mesmo tempo, preservar o tecido viável remanescente, especialmente a derme. Torniquetes podem ser utilizados para diminuir a perda de sangue. Tendo em vista a vascularização da derme, a perda de sangue é substancial.

Alguns substitutos de pele permanentes poderiam facilitar ainda mais o fechamento da ferida, em particular no caso das queimaduras amplas com sítios doadores insuficientes. As culturas autólogas de epitélio têm sido aplicadas com algum sucesso. Os substitutos de pele permanentes, compostos por derme e epiderme, foram projetados para manter a cobertura e melhorar a função da pele.

▶ Manutenção da função

A manutenção do movimento funcional durante a evolução da queimadura é necessária para evitar a perda de movimento nas articulações. A contração da ferida, um evento normal durante a cicatrização, pode resultar em contratura de membro. A imobilização produzirá rigidez articular. A contratura da escara, dos músculos e dos tendões ao longo de uma articulação causa perda de movimento, a qual pode ser minimizada com tração e movimentação antecipada.

A escara é um tecido metabolicamente ativo, em contínua reorganização. A extensa cicatrização que ocorre com frequência após as queimaduras pode acarretar contraturas desfigurantes e incapacitantes, mas pode ser evitada com o uso de imobilizadores e elevação para manutenção de uma posição funcional. Após a aplicação do enxerto de pele, é indicada a manutenção do posicionamento apropriado com imobilizadores aliada a exercícios de movimento ativo.

Se não houver recorrência da lesão, a quantidade de colágeno na escara tende a diminuir com o tempo (em geral, mais de 1 ano). O colágeno rígido torna-se mais mole e, sobre as superfícies planas do corpo, onde a repetição da lesão e a inflamação são prevenidas, o remodelamento pode eliminar totalmente a contratura. No entanto, ao redor das articulações ou do pescoço, as contraturas podem persistir e há necessidade de reconstrução cirúrgica. Quanto antes a ferida de queimadura puder ser coberta com enxertos de pele, menor será a probabilidade de formação de contratura.

MANEJO DAS COMPLICAÇÕES

A infecção continua sendo um problema crítico nas queimaduras, embora sua incidência tenha sido diminuída pela terapia

Tabela 14-2 Diagnóstico de infecção da ferida de queimadura

Alterações sistêmicas	Colonizada ou limpa	Ferida infeccionada
Temperatura corporal	Aumentada	Variável
Contagem de leucócitos	Aumentada Desvio discreto à esquerda	Alta ou baixa Desvio grave à esquerda
Aspecto da ferida	Variável – pode parecer purulenta ou benigna	Pode haver purulência, ou a superfície da ferida pode parecer seca e pálida
Conteúdo de bactérias		
Superfície	Escassez a abundância	Variável
Quantitativo	Geralmente $< 10^5/g$	Geralmente $> 10^5/g$
Biópsia	Sem invasão do tecido normal	Invasão do tecido normal pelos organismos

moderna com a combinação de excisão e colocação de enxerto inicial aliada ao uso tópico de agentes antibacterianos. Uma infecção está presente quando uma cultura quantitativa de material proveniente da queimadura indica uma concentração de 10^5 organismos. Um *swab* semiquantitativo é utilizado com mais frequência. As culturas também mostram a sensibilidade das bactérias e, quando a concentração bacteriana ultrapassa 10^5 organismos por grama, deve ser instituída a administração sistêmica de antimicrobianos específicos (Tabs. 14-2 e 14-3).

A síndrome séptica ocorre em todas as principais queimaduras. Febre, hipermetabolismo, catabolismo e, muitas vezes, leucocitose são características típicas, resultantes de queimadura local e inflamação do corpo inteiro. A infecção frequentemente está ausente, uma vez que esse processo pode ser atribuído a uma resposta autodestrutiva à inflamação. Essa resposta inflamatória intensa pode levar à morte por insuficiência múltipla de órgãos e parâmetros hemodinâmicos comparáveis ao choque séptico.

Qualquer infecção significativa pode perpetuar ainda mais essa resposta. A deterioração contínua de uma ferida é provavelmente devida à infecção invasiva. Uma causa mais comum de infecção, atualmente, é uma complicação pulmonar – seja agressão química ou bacteriana levando à pneumonia. A sepse por cateterismo é a terceira causa mais comum de infecção. Quando uma infecção é encontrada, é indicada a adoção de um regime antimicrobiano agressivo. A excisão antecipada e o fechamento da ferida constituem a melhor forma de evitar o posterior desenvolvimento de sepse na ferida de queimadura.

As queimaduras circunferenciais de um membro ou do tronco são especialmente problemáticas. O inchaço sob a escara inflexível pode atuar como torniquete para os fluxos de sangue e de linfa, e a porção distal do membro pode se tornar inchada e tensa. Um inchaço mais extensivo pode comprometer o suprimento arterial. A escarotomia, ou excisão da escara, pode ser necessária. Para evitar o dano permanente, a escarotomia deve ser realizada antes do desenvolvimento de isquemia arterial. A constrição envolvendo o tórax ou o abdome pode restringir seriamente a ventilação e requerer escarotomias longitudinais. Anestésicos raramente são necessários, e o procedimento em geral pode ser realizado no quarto do paciente.

Houve um tempo em que as úlceras gastroduodenais agudas (de Curling) eram uma complicação frequente das queimaduras graves. Hoje, porém, sua incidência é extremamente baixa, em grande parte graças à instituição antecipada e rotineira da terapia antiácida e nutricional e à diminuição da taxa de incidência da sepse.

Uma complicação que ocorre exclusivamente em crianças é a convulsão, que pode resultar de desequilíbrio eletrolítico, hipoxemia, infecção ou fármacos. Em um terço dos casos, a causa é desconhecida. A hiponatremia é a causa mais frequente. A hipertensão sistêmica ocorre em cerca de 10% dos casos, durante o período pós-reanimação.

LESÃO RESPIRATÓRIA EM QUEIMADURAS

Hoje, a principal causa de morte subsequente a queimaduras é a insuficiência respiratória ou as complicações envolvendo o trato respiratório. Os problemas incluem lesão por inalação, aspiração

Tabela 14-3 Agentes patogênicos mais comuns em queimaduras infeccionadas

	Staphylococcus aureus	*Pseudomonas aeruginosa*	*Candida albicans*
Aparência da ferida	Perda do tecido de granulação	Necrose superficial; irregular, preta	Exsudação mínima
Curso	Início lento, em 2-5 dias	Início rápido, em 12-36 horas	Lento (dias)
Sinais do sistema nervoso central	Desorientação	Alterações modestas	Muitas vezes, sem alteração
Temperatura	Aumento acentuado	Alta ou baixa	Alterações modestas
Contagem de leucócitos	Aumento acentuado	Alta ou baixa	Alterações modestas
Hipotensão	Modesta	Muitas vezes, grave	Alterações mínimas
Taxa de mortalidade	5%	20-30%	30-50%

Tabela 14-4 Intoxicação por monóxido de carbono

Nível de carboxi-hemoglobina	Gravidade	Sintomas
< 20%	Leve	Cefaleia, dispneia leve, alterações visuais, confusão
20-40%	Moderada	Irritabilidade, diminuição do julgamento, visão turva, náusea, fatigabilidade fácil
40-60%	Severa	Alucinações, confusão, ataxia, colapso, coma
> 60%	Fatal	

em pacientes inconscientes, pneumonia bacteriana, edema pulmonar e insuficiência pulmonar pós-traumática. A inalação de fumaça aumenta acentuadamente a mortalidade por lesão de queimadura.

As lesões por inalação de fumaça, causadas por produtos de combustão incompleta e que predispõem a outras complicações, estão agrupadas em três categorias: intoxicação por monóxido de carbono (Tab. 14-4), lesão de via aérea superior e inalação de compostos nocivos pela via aérea inferior (Tab. 14-5).

A intoxicação por monóxido de carbono deve ser considerada em todo paciente com suspeita de ter lesão por inalação com base na aquisição da queimadura em um espaço fechado e em evidências físicas de inalação. Os níveis de gases arteriais e carboxi-hemoglobina devem ser determinados. Níveis de carboxi-hemoglobina acima de 5% em não fumantes e acima de 10% em fumantes indicam intoxicação por monóxido de carbono. A afinidade do monóxido de carbono pela hemoglobina é 200 vezes maior que a do oxigênio, deslocando este e produzindo deslocamento para a esquerda da curva de dissociação da oxi-hemoglobina (há diminuição da P_{50}, a tensão de oxigênio em que metade da hemoglobina está saturada com oxigênio). Os cálculos da saturação de oxi-hemoglobina podem levar ao erro, porque a hemoglobina combinada ao monóxido de carbono não é detectada e a saturação percentual da oxi-hemoglobina pode parecer normal.

A intoxicação leve por monóxido de carbono (< 20% de carboxi-hemoglobina) é manifestada por cefaleia, dispneia leve, confusão discreta e diminuição da acuidade visual. A intoxicação moderada (20-40% de carboxi-hemoglobina) acarreta irritabilidade, comprometimento do julgamento, obscurecimento da visão, náusea e fatigabilidade. A intoxicação grave (40 a 60% de carboxi-hemoglobina) produz alucinações, confusão, ataxia, colapso e coma. Níveis acima de 60% de carboxi-hemoglobina geralmente são fatais.

Vários compostos químicos tóxicos presentes na fumaça inspirada produzem lesões respiratórias traqueobrônquicas. A inalação da fumaça do querosene, por exemplo, é relativamente inócua. A fumaça de queima de madeira é extremamente irritante porque contém gases aldeídos, em particular, acroleína. A inalação direta da acroleína, ainda que em baixas concentrações, irrita as membranas mucosas e causa danos graves à via aérea. A fumaça oriunda de alguns compostos plásticos, como o poliuretano, é o tipo mais nocivo de irritante tóxico. Alguns plásticos liberam gases tóxicos, como cloreto, ácido sulfúrico e cianetos; a absorção de cianeto pode ser letal. Os oxidantes sempre são liberados após qualquer exposição à fumaça, causando lesões mucosas e alveolares.

As lesões por inalação causam edema grave de mucosa e, logo em seguida, a mucosa solta-se. A mucosa destruída na via aérea maiores é substituída por uma membrana mucopurulenta. O líquido do edema entra na via aérea e, ao se misturar com o pus no lúmen, pode formar cilindros e tampões dentro dos bronquíolos menores. Os bronquíolos terminais e os alvéolos contêm material carbonáceo. Há desenvolvimento de bronquiolite aguda e broncopneumonia em poucos dias. Esfregaços de catarro devem ser examinados todos os dias, a fim de detectar antecipadamente a presença de infecção bacteriana traqueobrônquica.

Quando há suspeita de lesão por inalação, o exame endoscópico inicial da via aérea por broncoscopia de fibra óptica ajuda a determinar a área da lesão (i.e., a extensão do envolvimento da via aérea superior e inferior). Infelizmente, a gravidade da lesão não pode ser quantificada com precisão por broncoscopia – somente é possível demonstrar a existência da lesão. A laringoscopia direta provavelmente fornece a mesma quantidade de informação.

Após vários dias, os pequenos brônquios tornam-se obstruídos pela inflamação e por tampões de mucina, com consequente desenvolvimento de atelectasia grave resultando em hipóxia. Esse processo em geral permanece confinado à via aérea. Em casos graves, também há edema alveolar.

A causa mais comum de insuficiência respiratória é a traqueobronquite química decorrente de lesão por inalação. A depuração da via aérea é impedida por dano ciliar e desnudamento da via aérea. A alteração da flora orofaríngea normal com colonização por agentes patogênicos leva à broncopneumonia.

A insuficiência pulmonar está associada com sepse sistêmica. Pode ser difícil diferenciar entre síndrome da angústia respiratória aguda (SARA) e pneumonia bacteriana nos casos graves de

Tabela 14-5 Fontes de compostos químicos tóxicos na fumaça

Madeira, algodão	Aldeídos (acroleína), dióxido de nitrogênio, CO
Cloreto de polivinil	Ácido clorídrico, fosgênio, CO
Borracha	Dióxido de enxofre, sulfureto de hidrogênio
Poliestireno	Fuligem e fumaça negra copiosa – CO_2, H_2O e um pouco de CO
Acrilonitrila, poliuretano, compostos nitrogenados	Cianeto de hidrogênio
Retardadores de chamas podem produzir fumaças tóxicas	Halógenos (F_2, Cl_2, Br_2), amônia, cianeto de hidrogênio, CO

inalação de sepse. Há dano aos capilares e vazamento de líquido e proteínas para dentro dos espaços intersticiais do pulmão, resultando em perda de complacência e dificuldade de oxigenação do sangue. Métodos modernos de suporte ventilatório e higienização pulmonar vigorosa têm diminuído significativamente a taxa de mortalidade por insuficiência pulmonar.

▶ Tratamento

O tratamento de um paciente com queimadura deve incluir avaliação frequente dos pulmões durante todo o curso hospitalar. Todos os pacientes que inicialmente apresentam evidência de inalação de fumaça devem receber oxigênio umidificado em altas concentrações. Caso tenha ocorrido intoxicação com monóxido de carbono, deve ser fornecido oxigênio a 100% até o conteúdo de carboxi-hemoglobina retornar aos níveis normais e os sintomas de toxicidade por monóxido de carbono serem resolvidos. Com as exposições intensas, é possível que ainda haja monóxido de carbono ligado às enzimas citocromo, acarretando hipóxia celular mesmo após a normalização dos níveis de carboxi-hemoglobina. A contínua administração de oxigênio também reverterá esse processo. O oxigênio hiperbárico é utilizado com frequência nesses casos.

O uso de corticosteroides para inalação não é mais controverso e é claramente contraindicado, exceto em casos de bronquiolite obstrutiva crônica. A exceção é o paciente com relativa insuficiência de esteroide.

Os broncodilatadores em aerossol ou a aminofilina administrada por via intravenosa podem ser úteis se os sibilos decorrentes de broncospasmo reflexo estiverem presentes. A fisioterapia torácica também é requerida.

Quando a intubação endotraqueal é utilizada sem ventilação mecânica (p. ex., para obstrução da via aérea superior), devem ser incluídas nebulização e assistência ventilatória com pressão positiva contínua. A umidade ajudará a soltar as secreções e prevenir o ressecamento da via aérea. A pressão positiva contínua ajudará a prevenir a atelectasia e o fechamento das unidades pulmonares distais à via aérea inchada. A traqueostomia é indicada nos primeiros dias, para pacientes com expectativa de necessidade de suporte ventilatório, por algumas semanas ou mais. Se houver queimadura no pescoço, a excisão e a colocação de enxerto seguida de traqueostomia são indicadas para melhorar a higienização pulmonar.

A ventilação mecânica deve ser instituída antecipadamente, diante da previsão de uma lesão pulmonar significativa. Uma queimadura corporal ampla com envolvimento da parede torácica resultará em diminuição da complacência da parede torácica, trabalho respiratório aumentado e subsequente atelectasia. A lesão traqueobrônquica decorrente da inalação de agentes químicos é acentuada pela presença de uma queimadura corporal, com resultante aumento do potencial de atelectasia e infecção. A ventilação controlada aliada à sedação diminuirá o grau de lesão e também conservará o gasto energético. A excisão antecipada da queimadura na parede torácica profunda ajudará a remover o componente constritor. O fechamento da ferida, por sua vez, diminuirá a produção excessiva de CO_2 causada pelo estado hipermetabólico.

REABILITAÇÃO DO PACIENTE QUEIMADO

As revisões cirúrgicas plásticas das cicatrizes frequentemente são necessárias após a colocação inicial de enxerto, em particular para a liberação de contraturas sobre articulações e por questões estéticas. O médico deve ser realista ao definir um resultado aceitável, e o paciente precisa saber que pode demorar anos para que esse resultado seja alcançado. As cicatrizes de queimadura costumam ter aparência desagradável e – apesar da esperança da possibilidade de melhora – a resolução total é impossível em muitos casos.

As técnicas de expansão da pele usando uma bolsa de *Silastic*, colocada na camada subdérmica, que é gradualmente expandida melhoraram significativamente o manejo da revisão de cicatrizes. A habilidade de ampliar a pele disponível para ser utilizada na substituição da cicatriz melhora a aparência estética e a função. Os avanços ocorridos na área de cirurgia de retalho microvascular também resultaram em melhoras significativas de resultado.

O paciente deve dispensar cuidados especiais à pele da cicatriz de queimadura. A exposição prolongada à luz solar deve ser evitada, e, nos casos em que a ferida envolve áreas como a face e as mãos, que frequentemente são expostas ao sol, torna-se necessário usar agentes de proteção contra a radiação ultravioleta. As escaras hipertróficas e os queloides são particularmente incômodos e podem ser diminuídos com o uso de vestuário de compressão, que deve ser utilizado até que a cicatriz amadureça – cerca de 12 meses. Como os anexos cutâneos frequentemente são destruídos pelas queimaduras de espessura integral, cremes e loções são requeridos para prevenir o ressecamento e a rachadura e minimizar o prurido. Substâncias como lanolina, pomadas à base de vitaminas A e D e cremes hidratantes são efetivos.

Fraburg C: Effects of differences in percent total surface burn surface area estimation on fluid resuscitation of transferred burn patients. *J Burn Care Res*. 2007;28:42.

Hall JJ: Use of high frequency percussive ventilation in inhalation injury. *J Burn Care Res*. 2007;3:396.

Ipaktchi K: Attenuating burn wound inflammation improves pulmonary function and survival in a burn pneumonia model. *Crit Care Med*. 2007;35:2139.

Jeschke M: Effect of insulin on the inflammatory and acute phase response after burn injury. *Crit Care Med*. 2007;9:519.

Palmieri T: Inhalation injury research progress and needs. *J Burn Care*. 2007;4:594.

Rubino C: Total upper and low eyelid replacement following thermal injury using an ALT flap. *J Plast Reconstruct Aesthet Surg*. 2007;20:215.

Tenenhaus M: Burn surgery. *Clin Plast Surg*. 2007;34:697.

Wascak J: Early versus later internal nutritional support in adults with burn injury: a systemic review. *J Hum Nutr Diet*. 2007;20:25.

▼ LESÃO ELÉTRICA

Existem três tipos de lesões elétricas: lesão por corrente elétrica, queimaduras eletrotérmicas por arco de corrente e queimaduras por chama causadas pela ignição de roupas. Ocasionalmente, os três tipos ocorrem em uma mesma vítima.

A lesão por corrente elétrica, ou "lesão oculta", resulta da passagem de corrente elétrica através do corpo. As queimaduras por *flash* ou arco são lesões térmicas causadas na pele por uma corrente elétrica de alta tensão que produz calor local e danifica a pele. A lesão térmica cutânea é intensa e profunda porque o arco elétrico tem temperatura aproximada de 2.500 °C (alta o suficiente para fundir o osso). As queimaduras por chama de ignição de roupas muitas vezes constituem a parte mais grave da lesão. O tratamento é o mesmo dispensado a qualquer lesão térmica.

Depois que a corrente entra no corpo, seu trajeto depende da resistência que encontra nos vários órgãos. Em ordem decrescente de intensidade, as resistências são: osso, gordura, tendão, pele, músculo, sangue e nervos. A trajetória da corrente determina a sobrevida imediata. Exemplificando, se a corrente atravessa o coração ou o tronco encefálico, pode haver morte imediata por apneia ou fibrilação ventricular. A corrente que atravessa músculos pode causar espasmos graves o suficiente para produzir deslocamentos ou fraturas em ossos longos.

O tipo de corrente também está relacionado à gravidade da lesão causada por corrente de baixa voltagem (150 V). A corrente alternada de 60 ciclos comum, causadora da maioria das lesões no ambiente doméstico, é particularmente grave. A corrente alternada causa contrações tetânicas e a vítima pode se tornar "travada" ao contato. A ocorrência de parada cardíaca é comum após o contato com corrente doméstica de baixa voltagem.

As lesões por corrente elétrica de alta voltagem são mais do que apenas queimaduras. As queimaduras profundas focais ocorrem nos pontos de entrada e saída que atravessam a pele. Essas queimaduras muitas vezes se estendem pelo músculo local, resultando em queimadura de quarto grau. Uma vez dentro do corpo, a corrente percorre os músculos causando uma lesão que mais se parece com esmagamento do que com queimadura térmica. Isso leva ao extravasamento de sangue e líquidos, elevando a pressão intersticial no interior dos compartimentos musculares. Uma fasciotomia muitas vezes é necessária, abrindo todos os compartimentos musculares envolvidos. A ação inicial é necessária para evitar insuficiência vascular grave ou dano aos nervos. Frequentemente, há desenvolvimento de trombose nos vasos profundos de um membro, causando aprofundamento da necrose tecidual que é evidente ao exame inicial. A maior lesão muscular geralmente está mais próxima do osso, onde é gerado o calor de resistência mais alto. O tratamento das lesões elétricas depende da extensão da destruição de nervos e músculos profundos, mais do que de qualquer outro fator.

Pode haver desenvolvimento de mioglobinúria grave com risco de necrose tubular aguda à medida que o pigmento muscular é liberado da musculatura e precipita nos túbulos renais. O débito urinário deve ser mantido em níveis equivalentes a 2 a 3 vezes o normal, com líquidos intravenosos. A alcalinização da urina e os diuréticos osmóticos podem ser indicados, se houver mioglobinúria, para que o pigmento seja mais rapidamente eliminado.

Uma rápida queda do hematócrito às vezes se segue à destruição súbita de hemácias por ação da energia elétrica. O sangramento no interior de tecidos profundos pode ocorrer como consequência da ruptura de vasos sanguíneos e planos teciduais. Em alguns casos, os vasos trombosados desintegram-se posteriormente e causam hemorragia intersticial em grande quantidade. É necessária maior infusão de líquidos para a reanimação inicial, em comparação à extensão das queimaduras térmicas externas isoladamente.

A queimadura da pele nos sítios de entrada e saída geralmente corresponde a uma área acinzentada ou amarelada de destruição de espessura integral circundada por uma zona de hiperemia precisamente definida. Pode haver carbonização. A lesão deve ser desbridada até o tecido sadio subjacente. Com frequência, há destruição profunda que inicialmente não é evidente, em especial nos músculos localizados sob a superfície cutânea. Esse tecido morto e desvitalizado também deve ser excisado quanto antes. A taxa de amputações de membros envolvidos continua alta, embora esteja diminuindo. Um segundo desbridamento geralmente é indicado em 28 a 48 horas após a lesão, diante da constatação de que a necrose é mais extensa do que originalmente se pensava. A estratégia para obter cobertura de pele para essas queimaduras pode ser trabalhosa, devido à extensão e à profundidade das feridas. Os retalhos microvasculares atualmente são utilizados de forma rotineira para repor amplas perdas teciduais.

Em geral, o tratamento de lesões elétricas é complexo em cada etapa, e os pacientes são encaminhados para centros especializados. Não há fórmulas para determinar a gravidade e o resultado das lesões elétricas por alta voltagem.

> Edlich R: Modern concepts of treatment and prevention of electrical burns. *J Long Term Eff Med Implants*. 2005;15:511.
>
> Moughsoudi H: Electrical and lightning injuries. *J Burn Care Res*. 2007;28:255.

INTERMAÇÃO E LESÕES RELACIONADAS

A intermação ocorre quando a temperatura corporal ultrapassa 40 °C e produz disfunção grave no sistema nervoso central. Duas síndromes relacionadas induzidas pela exposição ao calor são as cãibras por calor e a exaustão por aquecimento.

Em seres humanos, o calor é dissipado da pele por irradiação, condução, convecção e evaporação. Quando a temperatura corporal aumenta, as três primeiras formas de perda de calor são comprometidas. A perda por evaporação é impedida por alto nível de umidade relativa. Os fatores que predispõem ao acúmulo de calor são dermatite, uso de fenotiazinas, β-bloqueadores, diuréticos ou anticolinérgicos, febre intercorrente por outra doença, obesidade, alcoolismo e uso de roupas pesadas. A cocaína e as anfetaminas podem aumentar a produção metabólica de calor.

As **cãibras por calor** consistem em dor muscular após o esforço em ambiente quente e geralmente são atribuídas ao déficit de sal. Entretanto, é provável que muitos casos sejam de fato exemplos de **rabdomiólise por esforço**. Essa condição, que também pode ser um fator agravante na intermação, envolve lesão muscular aguda decorrente de esforços intensos além dos limites para os quais o indivíduo foi treinado. Muitas vezes, há produção de mioglobinúria que raramente afeta a função renal, exceto quando ocorre em pacientes que também sofrem de intermação. A recuperação completa é a regra após as cãibras por calor não complicadas.

A **exaustão por aquecimento** consiste em fadiga, enfraquecimento muscular, taquicardia, síncope postural, náusea, vômito e urgência para defecar em consequência de desidratação e hipovolemia. A temperatura em geral excede 39 °C. Embora a temperatura corporal permaneça normal na exaustão por aquecimento, há um *continuum* entre essa síndrome e a intermação.

A **intermação** resulta do desequilíbrio entre produção e dissipação de calor e é responsável pela morte de quase 4 mil pessoas a cada ano nos Estados Unidos. A intermação induzida por exercício afeta mais frequentemente os jovens (p. ex., atletas, recrutas militares, trabalhadores) que praticam exercícios extenuantes em ambiente quente, geralmente sem treinamento adequado. A produção de calor excede a capacidade de dissipá-lo; a temperatura central sobe e a hipovolemia torna-se evidente. A intermação sedentária é uma doença de idosos ou de enfermos, em que o sistema vascular não consegue se adaptar ao estresse de um ambiente quente e liberar calor o suficiente, com consequente elevação da temperatura corporal. A epidemia da intermação em idosos pode ser prevista quando a temperatura ambiente excede 32,2 °C e a umidade relativa atinge 50 a 76%.

O mecanismo de lesão é o dano direto por calor ao parênquima e à vasculatura dos órgãos. Em adição, há acentuada ativação induzida por citocina de uma inflamação similar à sepse, levando ao dano de órgão induzido por inflamação. O sistema nervoso central é particularmente vulnerável, e necrose celular é encontrada em encéfalos de indivíduos que morrem por intermação. O dano tubular renal e hepatocelular é evidente em vários casos. O dano subendocárdico e, ocasionalmente, os infartos transmurais são descobertos em casos fatais, até mesmo em jovens sem cardiopatia prévia. Pode haver desenvolvimento de coagulação intravascular disseminada, agravando a lesão em todos os sistemas de órgãos e predispondo a complicações hemorrágicas.

▶ **Achados clínicos**

A. Sinais e sintomas

Há suspeita de intermação sempre que um paciente desenvolve alterações neurológicas súbitas em ambiente quente. Se a temperatura corporal do paciente estiver acima de 40 °C (faixa: 40-43 °C), o diagnóstico de intermação é definitivo. As medidas da temperatura corporal devem ser tomadas por via retal. Ocasionalmente, é observado pródromo incluindo tontura, cefaleia, náusea, calafrios e arrepios no tórax e nos braços, ainda que não seja comum. Na maioria dos casos, os únicos sintomas de alerta de que o paciente se lembra são enfraquecimento, cansaço ou tontura. Confusão, comportamento agressivo ou estupor podem preceder o coma. Podem ocorrer convulsões.

A pele exibe cor rosada ou pálida e, às vezes, de forma paradoxal, pode estar ressecada ou quente. A pele ressecada em presença de hiperpirexia é quase patognomônica de intermação. Sudorese profusa geralmente é observada em corredores e outros atletas que sofrem intermação. A frequência cardíaca varia de 140 a 170 batimentos por minuto e a pressão venosa central ou pressão de encunhamento pulmonar está alta, enquanto a pressão arterial pode estar baixa em alguns casos. A hiperventilação pode chegar a 60 respirações por minuto e dar origem à alcalose respiratória. Pode haver desenvolvimento de edema pulmonar e catarro sanguinolento, em casos graves. A icterícia é frequente durante os primeiros dias subsequentes ao aparecimento dos sintomas.

A desidratação, que pode produzir os mesmos sintomas envolvendo o sistema nervoso central observados na intermação, constitui um fator agravante em cerca de 50% dos casos.

B. Exames laboratoriais

Não há padrão típico para alterações eletrolíticas. A concentração sérica de sódio pode estar normal ou elevada, enquanto a concentração de potássio geralmente está baixa no momento da admissão e em algum momento no curso da reanimação. Durante os primeiros dias, pode haver elevação dos níveis de aspartato aminotransferase (AST), lactato desidrogenase (LDH) e creatinocinase (CK), sobretudo na intermação por esforço. Proteinúria e cilindros granulares e de hemácias são encontrados em amostras de urina coletadas imediatamente após o estabelecimento do diagnóstico. Se a urina exibir tonalidade marrom ou vermelho-escura, é provável que contenha mioglobina. A ureia e a creatinina sérica sofrem aumento transiente na maioria dos pacientes e continuam aumentando quando há desenvolvimento de insuficiência renal. Os achados hematológicos podem ser normais ou típicos de coagulação intravascular disseminada (i.e., níveis baixos de fibrinogênio, concentração aumentada de produtos da quebra de fibrina, tempo de protrombina lento, tempo de tromboplastina parcial lento e contagem de plaquetas diminuída).

C. Prevenção

Na maioria dos casos, pode-se prevenir a intermação em recrutas militares e atletas pela adesão a um esquema graduado de requerimentos de desempenho crescente que permita a aclimatação ao longo de um período de 2 a 3 semanas, incluindo aumento da reposição de líquido com água e alguns eletrólitos, especialmente sódio. O calor produzido pelo exercício é dissipado por aumento do débito cardíaco, vasodilatação cutânea e aumento da sudorese. Com a aclimatação, a eficiência do trabalho muscular aumenta, o desempenho do miocárdio aumenta, o volume de líquido extracelular é expandido com a manutenção da hidratação, a produção de suor aumenta para determinada quantidade de trabalho (liberando mais calor), o conteúdo de sal do suor diminui e a temperatura central diminui para determinada quantidade de trabalho.

O acesso à água potável deve ser irrestrito durante a prática de atividade física vigorosa em ambiente quente. A água pura é preferível às soluções contendo eletrólitos. Deve-se diminuir a quantidade de vestuário e de equipamentos de proteção à medida que a produção de calor e a temperatura do ar subirem, sendo que não se deve praticar exercícios pesados nos horários mais quentes do dia, especialmente no início de um esquema de treinos.

▶ **Tratamento**

O paciente deve ser rapidamente resfriado. O método mais eficiente consiste em induzir perda de calor por evaporação, borrifando água a 15 °C e ventilando o paciente com ar frio. A imersão em banho de água gelada ou o uso de compressas de gelo também é efetivo, mas causa vasoconstrição cutânea e tremor, dificultando o monitoramento do paciente. A temperatura retal deve ser monitorada com frequência. Para evitar ultrapassar o limite, o resfriamento deve cessar quando a temperatura chegar a 38,9 °C. O tremor deve ser controlado com fenotiazinas por via parenteral. Deve ser feita a administração de oxigênio e, se a PaO_2 cair abaixo de 65 mmHg, deverá ser feita uma intubação traqueal para controlar a ventilação. Os equilíbrios acidobásico e de líquidos e eletrólitos devem ser monitorados com frequência. A administração intravenosa de líquidos deve ser feita com base na pressão de encunhamento arterial pulmonar ou venosa central, na pressão arterial e no débito urinário. É preciso evitar a hidratação excessiva. Manitol intravenoso (12,5 g) pode ser administrado se houver mioglobinúria, com o intuito de evitar a disfunção renal. A coagulação intravascular disseminada pode requerer tratamento com heparina. Ocasionalmente, agentes inotrópicos (p. ex., isoproterenol, dopamina) podem ser indicados para insuficiência cardíaca, que deve ser uma suspeita a considerar diante da persistência da hipotensão após a correção da hipovolemia.

▶ Prognóstico

Os sinais prognósticos desfavoráveis são temperatura maior ou igual a 42,2 °C, coma com duração superior a 2 horas, choque, hipercalemia e níveis de AST acima de 1.000 unidades/L durante as primeiras 24 horas. A taxa de mortalidade é de cerca de 10% entre pacientes corretamente diagnosticados e tratados imediatamente. As mortes que ocorrem logo nos primeiros dias em geral são resultantes de dano cerebral. As mortes ocorridas posteriormente podem ser causadas por hemorragia ou insuficiências cardíaca, renal ou hepática.

Jardine DS: Heat illness and heat stroke. *Pediatr Rev.* 2007;28:249.
Leon LR: Heat stroke and cytokines. *Prog Brain Res.* 2007;162:481.

▌ GELADURA

A geladura envolve o congelamento dos tecidos. Há formação de cristais de gelo entre e dentro das células, que crescem à custa da água intracelular. O mecanismo de lesão tecidual é a resultante isquemia causada por vasoconstrição e aumento da viscosidade do sangue. A pele e os músculos são consideravelmente mais suscetíveis do que os tendões e os ossos ao dano por congelamento, devido à menor necessidade de oxigênio, o que explica por que o paciente pode continuar conseguindo mover os dedos gravemente congelados.

A geladura é causada pela exposição ao frio, cujos efeitos podem ser potencializados pela umidade ou pelo vento. Os efeitos do resfriamento sobre a pele, por exemplo, são os mesmos a uma temperatura do ar de 6,7 °C e ventos com velocidade de 64 km/h e e a uma temperatura de −40 °C e ventos com velocidade de apenas 3 km/h. O contato com metal ou gasolina sob condições climáticas de frio intenso pode causar o congelamento quase instantâneo. A pele frequentemente adere ao metal e é perdida. O risco de geladura é aumentado pela hipotermia generalizada, que produz vasoconstrição periférica como parte do mecanismo de preservação da temperatura corporal central.

Duas lesões relacionadas, o pé das trincheiras e o pé de imersão, envolvem a exposição prolongada ao frio úmido quase congelante (p. ex., 10 °C). O dano tecidual resultante é produzido pela isquemia tecidual.

▶ Achados clínicos

A geladura superficial, uma variante minoritária dessa síndrome, consiste em entorpecimento e empalidecimento transiente das partes expostas, que pode evoluir para geladura se não for imediatamente detectado e tratado. Essa condição muitas vezes aparece nas pontas dos dedos das mãos, nas orelhas, no nariz, no queixo ou nas bochechas, e deve ser tratada com reaquecimento por contato com outras partes do corpo ou ar aquecido.

As partes afetadas pela geladura ficam entorpecidas e indolores e exibem aspecto esbranquiçado ou ceroso. Com a geladura superficial, somente a pele e os tecidos subcutâneos são congelados, de modo que os tecidos subjacentes continuam comprimíveis à pressão. As geladuras profundas envolvem o congelamento de tecidos subjacentes, o que confere à extremidade consistência semelhante à da madeira.

Após o reaquecimento, a área da geladura torna-se manchada de azul ou púrpura, dolorosa e sensível. Surgem bolhas que demoram várias semanas para serem resolvidas. O local afetado torna-se edemaciado e variavelmente doloroso.

▶ Tratamento

A parte afetada pela geladura deve ser reaquecida (descongelada) em banho com água a 40 a 42,2 °C, por 20 a 30 minutos. O descongelamento deve ser feito somente depois que a vítima puder ser mantida permanentemente aquecida e em repouso. É muito melhor continuar a andar com os pés afetados por geladura, ainda que por muitas horas, do que descongelá-los em uma área fria remota onde não haja acesso a cuidados definitivos. Se não houver um termômetro disponível, a temperatura da água deve ser ajustada para água morna e não para uma temperatura quente demais para a mão normal. Nunca se deve usar a parte afetada pela geladura para testar a temperatura da água nem expô-la a uma fonte de calor direto, como o fogo. O risco de agravar seriamente a lesão é significativo, seja qual for o método de descongelamento adotado além do banho de imersão e da água morna.

Após a conclusão do descongelamento, o paciente deve permanecer em posição inclinada, com a parte lesionada exposta ao ar e protegida do contato direto com lençóis, roupas ou outros materiais. As bolhas devem permanecer intactas e a pele tem que ser cuidadosamente desbridada imergindo a parte afetada em banho sob agitação, durante 20 minutos, 2 vezes por dia. A área lesionada não deve ser esfregada nem massageada, sendo inútil a aplicação tópica de pomadas, antissépticos e outros produtos. Os agentes vasodilatadores e a simpatectomia cirúrgica aparentemente não melhoram a cicatrização.

O tecido irá cicatrizar gradualmente, e qualquer tecido morto se tornará demarcado, soltando-se de modo espontâneo.

É quase impossível julgar a profundidade da lesão no início do curso do tratamento, até mesmo para alguém com considerável experiência no manejo de geladuras. A maioria das avaliações iniciais tende a superestimar a extensão do dano permanente. Sendo assim, o tratamento com base na expectativa é a regra, e o desbridamento cirúrgico deve ser evitado mesmo se a evolução da lesão demorar muitos meses. A cirurgia pode ser indicada para soltar escaras circunferenciais, mas o processo de separação espontânea do tecido gangrenoso raramente deve ser facilitado por cirurgia. Mesmo nas lesões graves, a amputação raramente é indicada antes de 2 meses, exceto quando há infecção invasiva. As varreduras nucleares podem ser úteis para delinear a viabilidade tecidual.

Os deslocamentos ou fraturas concomitantes criam problemas desafiadores e complexos. Os deslocamentos devem ser reduzidos imediatamente após o descongelamento. As fraturas expostas exigem redução cirúrgica, porém, as fraturas fechadas devem ser tratadas com imobilizador plástico posterior. A síndrome do compartimento tibial anterior, que pode se desenvolver em pacientes com fraturas associadas, pode ser diagnosticada por arteriografia e tratada com fasciotomia.

Depois que a escara se solta, é possível observar a pele delgada, brilhante, frágil e sensível ao frio. Ocasionalmente, essa pele tende a uma transpiração mais imediata. Seu retorno à normalidade ocorre de modo gradual, mas a dor mediante exposição ao frio persiste indefinidamente.

▶ Prognóstico

O prognóstico para função normal é excelente, desde que o tratamento apropriado seja instituído. Indivíduos que se recuperam de geladura têm suscetibilidade aumentada a uma nova lesão por geladura quando expostos ao frio.

Affleck DG et al: Assessment of tissue viability in complex extremity injuries: utility of the pyrophosphate nuclear scan. *J Trauma*. 2001;50:263.

Murphy JV et al: Frostbite: pathogenesis and treatment. *J Trauma*. 2000;48:171.

▼ HIPOTERMIA ACIDENTAL

A hipotermia acidental consiste na queda descontrolada da temperatura corporal central para menos de 35 °C com a exposição ao frio. A síndrome tem sido observada, por exemplo, em idosos que vivem sozinhos em residências com aquecimento deficiente, em alcoolistas expostos ao frio durante as bebedeiras, em indivíduos que praticam esportes de inverno e em pessoas que se perdem em condições de tempo frio. O álcool facilita a indução de hipotermia por produzir sedação (inibição do tremor) e dilatação cutânea. Outros sedativos, tranquilizantes e antidepressivos ocasionalmente são implicados. As doenças que predispõem à hipotermia incluem mixedema, hipopituitarismo, insuficiência suprarrenal, insuficiência vascular cerebral, comprometimento mental e doenças cardiovasculares.

O coração é o órgão mais sensível ao resfriamento e está sujeito à assistolia ou à fibrilação ventricular quando a temperatura cai para 21 a 24 °C. A hipotermia afeta a curva de dissociação da oxi-hemoglobina, com diminuição da liberação de oxigênio para os tecidos. A imobilização cardíaca pode levar vítimas de naufrágio que permanecem imersas na água fria (6,7 °C) à morte em menos de 1 hora. A aumentada permeabilidade capilar – que se manifesta na forma de edema generalizado e disfunções pulmonar, hepática e renal – pode se desenvolver durante o reaquecimento do paciente. Ocasionalmente, é possível observar coagulopatias e coagulação intravascular disseminada. Pancreatite e insuficiência renal aguda são comuns em pacientes com temperatura corporal abaixo de 32 °C no momento da admissão ao hospital.

▶ Achados clínicos

A. Sinais e sintomas

O paciente está mentalmente deprimido (com sonolência, estupor ou comatoso), frio e de pálido a cianótico. Os achados clínicos nem sempre são notáveis e podem ser confundidos com os efeitos do álcool. A temperatura central varia de 21 a 35 °C. Não há tremor quando a temperatura está abaixo de 32 °C. As respirações são lentas e superficiais. A pressão arterial geralmente está normal e a frequência cardíaca, lenta. Quando a temperatura central cai a menos de 32 °C, o paciente pode parecer estar morto. Os membros podem apresentar geladura ou congelamento.

B. Exames laboratoriais

A desidratação pode aumentar a concentração de vários constituintes do sangue. A hipoglicemia grave é comum e, exceto quando detectada e tratada imediatamente, pode piorar perigosamente, uma vez que o reaquecimento produz tremor. Os níveis séricos de amilase estão elevados em cerca de metade dos casos, porém, os exames de autópsia mostram que essa elevação nem sempre reflete pancreatite. A cetoacidose diabética torna-se um problema de tratamento em alguns pacientes que apresentam elevação dos valores de amilase no momento da entrada no hospital. Os níveis das enzimas AST, LDH e CK geralmente estão altos, embora isso não tenha significado preditivo. O eletrocardiograma mostra alongamento do intervalo PR, retardo da condução interventricular e uma onda J patognomônica na junção do complexo QRS com o segmento ST.

▶ Tratamento

Pacientes hipotérmicos jamais devem ser considerados mortos antes de todas as medidas de reanimação terem falhado, uma vez que a parada cardiorrespiratória na hipotermia grave continua sendo compatível com certo grau de recuperação.

A hipotermia leve (temperatura corporal: 32-35 °C) pode ser tratada, na maioria dos casos, com reaquecimento passivo (agasalhos e cobertores em ambiente aquecido) durante algumas horas – especialmente quando o paciente está tremendo. A temperatura do paciente deve ser continuamente monitorada com sonda retal ou esofágica até sua normalização. Como o volume de líquidos intravenosos requerido para reanimação frequentemente é substancial, sua temperatura pode afetar o resultado. Em consequência, os líquidos intravenosos devem ser aquecidos com um trocador de calor durante a administração.

O reaquecimento ativo é indicado para temperaturas abaixo de 32 °C, instabilidade cardiovascular ou falha do reaquecimento passivo. Os métodos incluem imersão em banho de água morna, inalação de ar aquecido, lavagem pleural e aquecimento do sangue por máquina de desvio extracorpórea. O reaquecimento externo ativo é mais frequentemente realizado por imersão em banho com água aquecida (40-42 °C), que eleva a temperatura corporal a uma taxa de 1 a 2 graus por hora. Uma desvantagem desse método é a possibilidade de a temperatura central continuar caindo após a iniciação dos esforços de reaquecimento, fenômeno conhecido como resfriamento convectivo, que está associada à piora da função cardiovascular.

A irrigação pleural fechada deve ser realizada enxaguando o hemitórax direito com solução fisiológica aquecida (40-42 °C) com a utilização de dois tubos de toracotomia grandes, um anterior e outro posterior. O reaquecimento por lavagem peritoneal envolve o fornecimento de soluções de cristaloide aquecidas (40-45 °C), a 6 L/h, elevando a temperatura central em 2 a 4 graus por hora.

O reaquecimento central ativo com desvio cardiopulmonar parcial, a técnica mais eficiente, é indicado para pacientes com fibrilação ventricular e hipotermia grave ou para aqueles com membros congelados. A uma velocidade de fluxo de 6 a 7 L/min, a temperatura central pode ser elevada em 1 a 2 °C a cada 3 a 5 minutos.

Em casos graves, a intubação endotraqueal deve ser utilizada para melhor controlar a ventilação e a proteção contra a aspiração, uma complicação letal frequente. Os gases arteriais devem ser monitorados com frequência. O tosilato de bretílio a uma dose inicial de 10 mg/kg é o melhor fármaco para fibrilação ventricular. Os antimicrobianos costumam ser indicados quando há pneumonite coexistente. As infecções graves frequentemente não levantam suspeita no momento da admissão, e o atraso em instituir terapia apropriada pode contribuir para a gravidade da doença. A hipoglicemia requer administração intravenosa de solução de glicose a 50%. A administração de líquido deve ser calibrada de acordo com as pressões de encunhamento arterial pulmonar ou venosa central, débito urinário e outros parâmetros circulatórios. A permeabilidade capilar aumentada subsequente ao reaquecimento predispõe ao desenvolvimento de edema pulmonar e síndromes de compartimento nos membros. Para minimizar essas complicações, a pressão de encunhamento ou venosa central deve ser mantida abaixo de 12 a 14 cm de água. Nenhum fármaco deve ser administrado nos tecidos periféricos porque não ocorrerá absorção enquanto o paciente estiver frio e porque os fármacos podem se acumular e produzir toxicidade grave no decorrer do reaquecimento.

À medida que o reaquecimento prossegue, o paciente deve ser continuamente reavaliado quanto à ocorrência de sinais de doença concomitante que possam ter sido mascarados pela hipotermia, especialmente mixedema e hipoglicemia. Qualquer falha inexplicável de resposta deve sugerir insuficiência suprarrenal.

▶ Prognóstico

A expectativa de sobrevida é possível para apenas 50% dos pacientes cuja temperatura central cai a menos de 32,2 °C. As doenças coexistentes (p. ex., acidente vascular encefálico, neoplasia, infarto do miocárdio) são comuns e aumentam a taxa de mortalidade para 75% ou mais. A sobrevida não tem correlação estreita com a menor temperatura absoluta alcançada. A morte pode resultar de dano cerebral, pneumonite, insuficiência cardíaca ou insuficiência renal.

QUESTÕES DE MÚLTIPLA ESCOLHA

1. A gravidade da queimadura pode ser sinalizada por cada um dos fatores a seguir, exceto:
   A. Fração da área de superfície corporal afetada.
   B. Idade do paciente.
   C. Morte de outros no mesmo incidente.
   D. Outro traumatismo significativo acompanhante.
   E. Lesão inalatória concomitante.

2. Após lesões de queimadura, o hipermetabolismo:
   A. Pode contribuir para coagulopatia.
   B. Causa perda desproporcional de massa muscular.
   C. Pode se aproximar de um aumento equivalente a 3 vezes a taxa metabólica basal após queimaduras graves.
   D. Pode ser reduzido com bloqueio β-adrenérgico.
   E. Não é catabólico e pode ser limitado por uma ingesta calórica diminuída.

3. Os cuidados da ferida de queimadura podem incluir cada uma das alternativas a seguir, exceto:
   A. Método fechado usando curativos oclusivos, com 2 trocas diárias de curativo.
   B. Pode acompanhar o pneumotórax tensional.
   C. Terapia de exposição com aplicação de agentes tópicos em áreas descobertas da face.
   D. Manejo primário com agentes tópicos antimicrobianos contendo bismuto.
   E. Cobertura temporária com substituto de pele.

4. A manutenção do movimento funcional durante a cicatrização da ferida de queimadura:
   A. É beneficiada pela consideração antecipada, com imobilização de posição funcional e movimentação ativa.
   B. É beneficiada, de modo geral, pela tendência de as feridas se contraírem.
   C. Sofre após a colocação inicial de enxerto de pele, devido à promoção de contratura da ferida.
   D. É mais fácil de manter em torno das articulações, devido ao movimento natural aumentado.
   E. As alternativas A e C são verdadeiras.

5. O comprometimento respiratório subsequente às feridas de queimadura é comumente devido:
   A. Aos êmbolos pulmonares iniciais (12-36 horas após a lesão).
   B. À lesão por inalação.
   C. Ao edema pulmonar cardiogênico.
   D. À bronquite fúngica.
   E. À pneumonite viral.

Otorrinolaringologia: cirurgia de cabeça e pescoço

15

Paul M. Weinberger, MD
David J. Terris, MD

INTRODUÇÃO

Da perda de audição ou hemorragia nasal (epistaxe) à cirurgia endócrina e ao tratamento especializado de emergências de via aérea, a otorrinolaringologia e a cirurgia de cabeça e pescoço são subespecialidades cirúrgicas que se concentram no tratamento de uma ampla variedade de distúrbios da cabeça e do pescoço. Como um colega disse certa vez, a "otorrinolaringologia trata de qualquer distúrbio acima da clavícula, exceto olhos, encéfalo e medula espinal". Os limites inerentes a um único capítulo deste livro impede a cobertura de um campo tão amplo de forma mais abrangente. Portanto, este capítulo apresentará uma visão geral de processos selecionados de doenças em otorrinolaringologia que são importantes para um cirurgião geral em treinamento. Outras partes importantes da otorrinolaringologia, como os distúrbios endócrinos cirúrgicos do pescoço (p. ex., tireoide e paratireoide), a cirurgia plástica facial e reconstrutiva e o trauma facial esquelético, serão contempladas em capítulos separados.

DISTÚRBIOS DA ORELHA, DOS SISTEMAS AUDITIVO E VESTIBULAR E DO OSSO TEMPORAL

▶ Anatomia e fisiologia

A orelha externa consiste em duas partes: a aurícula, que se projeta da face lateral da cabeça, e o canal auditivo externo (CAE), que se projeta medialmente para a membrana timpânica. Funcionando como amplificadores de energia de ressonância de som, a concha da aurícula (Fig. 15-1) apresenta frequência de ressonância de aproximadamente 5 KHz, e o CAE apresenta frequência de ressonância de aproximadamente 3,5 KHz. Combinados, a orelha externa amplifica o som em aproximadamente 10 a 15 dB, em uma variação de 2 a 5 KHz.

A membrana timpânica está posicionada em um plano oblíquo, separando o CAE da orelha média. Ela funciona transformando a energia acústica das ondas de som em energia mecânica, a qual é transmitida pelos ossículos – martelo, bigorna e estribo – até a janela oval da cóclea. Os mecanismos da orelha média amplificam ainda mais a energia do som por meio de dois métodos. Primeiro, a membrana timpânica é aproximadamente 17 vezes maior do que a platina do estribo; segundo, os ossículos atuam como uma alavanca, fornecendo vantagem mecânica de 1:1,3 da membrana timpânica até a janela oval. Combinados, o resultado é um ganho de 25 a 30 dB em amplificação.

O osso temporal abriga a porção óssea do CAE, a orelha média e a orelha interna. A parte petrosa do osso temporal, o osso mais duro do corpo humano, abriga a orelha interna. Outras estruturas importantes que passam pelo ou adjacentes ao osso temporal incluem a artéria carótida, a veia jugular e o nervo facial (sétimo nervo craniano). Todas essas estruturas estão em risco de lesão em um trauma do osso temporal.

A orelha interna consiste na cóclea, que é um órgão sensitivo auditivo e vestibular. O sistema vestibular percebe tanto a aceleração linear (gravidade) quanto a aceleração angular (rotação). A porção auditiva da cóclea é um tubo espiralado, semelhante a um caracol. Dividido em três câmaras separadas, a escala vestibular e a escala timpânica são preenchidas pela perilinfa (com composição semelhante à do líquido extracelular), enquanto a escala média é preenchida pela endolinfa (com composição semelhante à do líquido intracelular). A composição da endolinfa é mantida pelas bombas de Na^+/K^+ ATPase no interior da estria vascular, encontradas nas paredes laterais da escala média. Essas diferentes câmaras apresentam, portanto, diferentes composições eletrolíticas, criando um potencial elétrico entre os compartimentos. A energia do som, uma vez transferida dos ossículos para a janela oval da cóclea, é diretamente acoplada à perilinfa na escala vestibular.

A onda resultante, na forma de energia mecânica, é convertida em impulsos elétricos (neurais) na escala média pelo órgão de Corti. O órgão de Corti consiste em células ciliadas internas (que são as células sensitivas) e células ciliadas externas (que funcionam como moduladoras das células ciliadas internas), células de suporte e membrana tectória. Esses impulsos nervosos produzidos pelas células ciliares internas são transmitidos ao tronco encefálico pelo oitavo nervo craniano, que leva o impulso da cóclea através do canal auditivo interno (CAI).

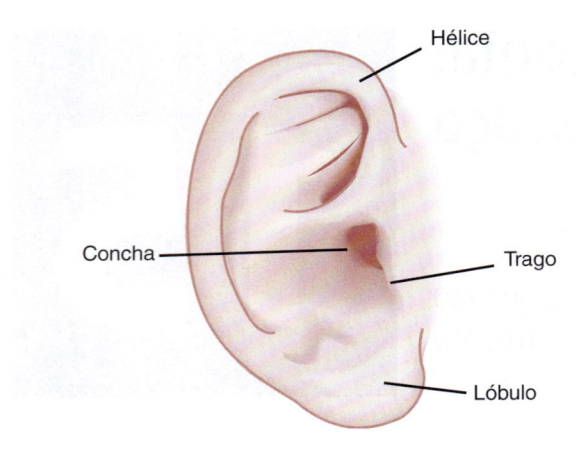

Figura 15-1 Anatomia normal da *orelha* externa.

O sistema vestibular consiste em utrículo, sáculo e três canais semicirculares. Envelopados na membrana endolinfática, que é preenchida com endolinfa, eles são circundados por perilinfa e, então, pelo osso duro da cápsula ótica. O utrículo detecta a aceleração horizontal, enquanto o sáculo detecta a aceleração vertical. Os três canais semicirculares, situados em ângulos retos entre si e pareados a um canal semicircular do lado oposto da cabeça, detectam a aceleração angular.

Simplificando, o movimento linear ou angular provoca o desvio de suas respectivas células sensitivas, e os corpos das células despolarizam-se. Dependendo da direção, cada aparelho vestibular irá aumentar ou diminuir a velocidade de descarga em relação à velocidade basal, em ambas as direções, e à velocidade de aceleração. A informação vestibular é transmitida para o tronco encefálico pelo ramo vestibular do oitavo nervo craniano.

▶ Urgências e emergências

A. Perda aguda de audição neurossensorial

O início agudo de uma perda de audição unilateral (ou, menos frequentemente, bilateral) ocorre em incidência anual de 5 a 20 casos a cada 100.000 pessoas e pode ser uma experiência extremamente inquietante para o paciente. A maioria dos especialistas utiliza uma definição com base em perda de pelo menos 30 dB em até 3 dias. As causas de perda de audição neurossensorial súbita (também conhecida como surdez súbita [SS]) incluem infecções virais (particularmente viroses da família herpesvírus), trauma, comprometimento vascular por fenômenos tromboembólicos ou vasospasmo, doenças autoimunes, ototóxicos (quimioterapias, antimicrobianos ou salicilatos) e defeitos anatômicos congênitos.

A avaliação e o início do tratamento imediatos são decisivos e podem melhorar o prognóstico da audição. Em função dos múltiplos mecanismos potenciais, deve ser realizada uma anamnese cuidadosa. Com frequência, a causa permanece desconhecida. Os pacientes podem relatar história de exposição a ruídos muito altos, como uma explosão (sugerindo uma fístula perilinfática traumática), ou sintomas de infecção do trato respiratório superior (sugerindo possível mecanismo viral). Uma cirurgia cardíaca recente ou um fenômeno tromboembólico podem sugerir etiologia vascular. Os pacientes devem ser questionados sobre coincidente desequilíbrio ou sintomas vertiginosos, além de tinidos (zumbido nos ouvidos), indicativos de doença vestibular ou auditiva.

Testes de audiometria tonal formal devem ser obtidos. Se o paciente relatar sintomas vestibulares ou de equilíbrio, a investigação do sistema vestibular deverá ser realizada. Deve-se realizar as manobras de Dix-Hallpike e Barany, para testar vertigem em resposta a mudanças específicas de posição em relação à gravidade. Testes simples do sistema auditivo (testes de Weber e Rinne) também podem ser realizados à beira do leito, utilizando um diapasão de 512 KHz (Tab. 15-1). A otoscopia pneumática deve ser realizada, para avaliar sinais de fístula (vertigem em insuflação pneumotoscópica).

A avaliação deve incluir a investigação de schwannoma vestibular, pois este representa aproximadamente 1 a 3% das perdas de audição neurossensoriais súbitas. Isso pode ser realizado por meio de respostas evocadas auditivas do tronco encefálico ou por ressonância magnética (RM) com protocolos de CAI, utilizando contraste. Alguns especialistas defendem um rastreamento com RM sem contraste e com custo menor como aceitável em uma primeira etapa, seguida de avaliações mais definitivas se for detectada alguma anormalidade. Os exames laboratoriais devem incluir hemograma completo, velocidade de sedimentação globular (VSG), tempo de protrombina/tempo de tromboplastina parcial (TP/TTP) e anticorpos anticocleares. Os exames adicionais úteis incluem sorologia para sífilis (MHA-TP ou FTA-Abs)

Tabela 15-1 Testes com diapasão de Weber e Rinne

Condição	Weber	Rinne
Perda de audição neurossensorial esquerda	Mais alto *à direita*	A > B bilateralmente
Perda de audição condutiva à esquerda	Mais alto *à esquerda*	A > B à direita A = B ou A < B à esquerda
Audição normal	Linha média/indiferente	A > B bilateralmente

No teste de Weber, o diapasão é vibrado e aplicado na linha média no crânio ou nos dentes. Isso estimula a cóclea por meio de condução óssea direta. Deve-se perguntar ao paciente se ele ouve o mesmo som em ambos os lados ou mais alto em um lado.
No teste de Rinne, um diapasão é vibrado e mantido na aurícula (condição "A", por via aérea). O som é conduzido através da cadeia ossicular e para a cóclea. Então, o diapasão é aplicado na ponta do mastoide e a energia acústica é transmitida para a cóclea por condução óssea direta (condição "B", condução óssea). Deve-se, então, perguntar ao paciente qual som é mais alto, A ou B. Em uma orelha com audição normal, A (ar) é maior do que B (osso). Na perda auditiva neurossensorial, A ainda será maior do que B. Na perda auditiva condutiva, A = B ou mesmo B > A.

e exames de função tireoidiana. No caso de história familiar de perda súbita de audição, deve ser realizada uma tomografia computadorizada (TC) para investigar alargamento do aqueduto vestibular.

No caso de a investigação revelar uma causa para a SS, esta deverá ser abordada. Infelizmente, a maioria permanece idiopática. Nesses casos, exceto quando contraindicado por comorbidades, o tratamento inicial deve ser realizado de modo empírico. Os corticosteroides orais, como doses decrescentes de prednisona (60 mg/dia por 9 dias, diminuindo por 5 dias) e medicamentos antivirais (como o aciclovir), devem ser administrados por no mínimo 2 semanas. Outros tratamentos, como oxigênio hiperbárico, inalação de carbogênio, anticoagulação e diuréticos, foram propostos para o tratamento de SS, mas seus resultados foram inconclusivos.

O prognóstico para a recuperação espontânea da função é esperado, e aproximadamente 60% dos pacientes irão recuperar a audição completa ou parcialmente. Com o tratamento com corticosteroides, essa taxa pode aumentar para 80%, de acordo com alguns estudos. A adição de aciclovir não se mostrou eficaz, mas alguns especialistas recomendam seu uso em função de seus baixos efeitos colaterais e possível mecanismo de ação.

B. Paralisia aguda do nervo facial

O sétimo nervo craniano (nervo facial) inerva os músculos da expressão facial (bem como aferentes motores especiais para parótidas e glândulas lacrimais). Uma história cuidadosa irá ajudar a definir o início da paralisia (p. ex., diminuição aguda em menos de 2 a 3 dias, ou declínio gradual). Eventos antecedentes (traumatismo do osso temporal, otite média aguda [OMA], perda de audição ou equilíbrio e doença viral recente) devem ser pesquisados e podem ajudar a orientar novas investigações e tratamento.

São várias as causas de paralisia aguda do nervo facial; entretanto, mais de 50% são idiopáticas e denominadas como "paralisia de Bell". Note-se que a paralisia de Bell é um diagnóstico de exclusão, e, portanto, deve ser realizada uma avaliação completa. Os traumatismos correspondem a 20% das paralisias do nervo facial. Outras causas comuns (mas, de nenhum modo, uma lista inclusiva) incluem herpes-zóster da orelha (síndrome de Ramsey Hunt), complicações de otite média e mastoidite, doença de Lyme, colesteatoma e neoplasias.

Um exame físico completo com ênfase no sistema neurológico e nos nervos cranianos é fundamental. Uma consideração importante na avaliação de um paciente com paralisia do nervo facial é a separação entre lesões centrais e periféricas. As lesões centrais poupam a elevação da fronte no lado afetado em função da decussação das fibras do lado contralateral. Nas lesões periféricas, as fibras já foram cruzadas e não há preservação da fronte. O grau de perda funcional do nervo facial deve ser documentado e é importante para o prognóstico. Vários sistemas de graduação foram propostos; a escala de House-Brackmann é a mais utilizada, e é apresentada na Tabela 15-2. A função do nervo facial é classificada de I (normal) até VI (paralisia total) para cada lado.

Tabela 15-2 Escala de paralisia do nervo facial de House-Brackmann

Grau	Características
I (normal)	Função normal em todos os ramos
II (disfunção leve)	Fraqueza discreta na inspeção visual Simetria e tônus normais em repouso Região frontal: Função moderada a boa Olhos: Fechamento normal, esforço mínimo Boca: Discreta assimetria
III (disfunção moderada)	Diferenças discretas à inspeção entre os lados Simetria e tônus normais em repouso Região frontal: Movimento discreto a moderado Olhos: Fechamento completo, com esforço Boca: Fraqueza discreta, exige esforço
IV (disfunção moderadamente grave)	Fraqueza evidente à inspeção entre os lados Simetria e tônus normais em repouso Região frontal: Sem movimento, mesmo com esforço Olhos: Fechamento incompleto, mesmo com esforço Boca: Assimétrica com esforço máximo
V (disfunção grave)	Movimentos quase imperceptíveis à inspeção Assimetria em repouso Região frontal: Sem movimento, mesmo com esforço Olhos: Fechamento incompleto, mesmo com esforço Boca: Movimento discreto, mesmo com esforço máximo
VI (paralisia total)	Ausência de movimentos

A avaliação deve incluir a audiometria tonal pura e um teste eletrofisiológico. A TC de alta resolução do osso temporal é o melhor exame de imagem para avaliação de alterações ósseas (de mastoidite, traumatismo do osso temporal, colesteatoma ou neoplasia), enquanto a RM com contraste é mais útil quando há processo inflamatório (p. ex., herpes-zóster da orelha) ou na suspeita de neoplasia que esteja afetando o nervo. Os exames laboratoriais devem incluir hemograma completo e VSG ou proteína C-reativa (CRP, do inglês *C-reactive protein*). No caso de suspeita clínica, devem ser solicitadas sorologias para doenças autoimunes e doença de Lyme.

Se a paralisia do nervo facial for causada por lesão traumática, o tratamento irá depender do início da paralisia; a paralisia imediata e completa irá se beneficiar da descompressão cirúrgica. Em disfunções parciais ou retardadas, a recuperação espontânea é provável e a intervenção cirúrgica pode não ser benéfica. Para as paralisias idiopáticas (paralisia de Bell), o tratamento médico inicial é direcionado para reduzir a inflamação e a possível etiologia viral. Um tratamento com corticosteroides deve ser iniciado, com prednisona ou prednisolona. As recomendações anteriores para o uso de aciclovir (ou um anti-herpético similar) foram recentemente questionadas. Um grande estudo duplo-cego randomizado, realizado por Sullivan e colaboradores, não mostrou benefícios com o aciclovir, mas um benefício significativo com prednisolona para o tratamento da paralisia de

Bell. Se a paralisia progredir, a descompressão cirúrgica poderá ser benéfica. A maioria dos especialistas também argumenta a realização da descompressão cirúrgica do nervo facial se o paciente progredir para uma paralisia grave, se esta descompressão for realizada em até 14 dias após o início da paralisia. A paralisia grave é geralmente definida com desenvolvimento acima de 90% de degeneração na eletroneurografia (ENoG) e ausência de potenciais motores voluntários na eletromiografia (EMG).

C. Corpos estranhos no canal auditivo externo – bateria tipo botão

A grande maioria dos casos de corpos estranhos no CAE ocorre em crianças ou em adultos com deficiência mental. Muitos corpos estranhos otológicos, se selecionados cuidadosamente, são fáceis de remover com visualização direta no pronto-socorro ou em ambulatório. Em um grande estudo, com mais de 600 casos de corpos estranhos na orelha, Shulze e colaboradores encontraram taxa de sucesso geral de 77% para remoção com visualização direta por médicos no pronto-socorro. É importante observar que a maioria dos corpos estranhos removidos com sucesso se enquadra na categoria de materiais "macios e irregulares", como papel ou algodão, e "dobráveis ou elásticos", como bolinhas de borracha ou borrachas. O sucesso com objetos duros e, especialmente, objetos esféricos, como contas de plástico, é infinitamente menor. Assim, o pediatra deve fazer uma única tentativa na sala de emergência, com visualização direta, se o objeto se encaixar nos critérios expostos. Isso pode ser contrabalançado, entretanto, com a compreensão de que as taxas de complicação são muito mais elevadas com a remoção com visão direta. As complicações da remoção de corpos estranhos incluem mais frequentemente lacerações da parede do canal (47%), com perfurações da membrana timpânica menos comuns (4%). As complicações mais graves, como lesão na cadeia de ossículos ou perfuração da janela oval, são possíveis, porém, raras. Quando a remoção de um corpo estranho é realizada por um otorrinolaringologista no consultório ou no centro cirúrgico, utilizando um microscópio otológico binocular, as taxas de complicações são muito baixas (6,3%).

A remoção de corpos estranhos com microscópio otológico binocular é o principal método utilizado pela maioria dos otorrinolaringologistas. As técnicas específicas dependem das características do corpo estranho. Os objetos com bordas cortantes muitas vezes podem ser retirados com pinças boca de jacaré ou bico de pato. Os objetos macios podem ser facilmente removidos por aspiração otológica. A remoção de objetos irregulares, esféricos e duros exige maior destreza. Nesses casos, uma sonda de 90 graus é fundamental. A sonda é cuidadosamente orientada por trás do objeto, com visualização por microscópio otológico. Em seguida, a sonda deve ser girada em torno de seu eixo para alcançar a extremidade por trás do objeto. Então, o objeto é orientado para fora do CAE. Outro caso especial é a inserção no CAE, mais comumente, de insetos. Isso pode ser ainda mais inquietante para o paciente se o inseto ainda estiver vivo. A proximidade do inseto da membrana timpânica traduz o movimento do inseto para níveis sonoros muito estressantes. Nesses casos, o CAE pode ser cuidadosamente irrigado com óleo mineral ou lidocaína para sufocar o inseto, seguindo-se sua remoção imediata.

Alguns médicos não otorrinolaringologistas defendem o uso da irrigação cuidadosa para tentar deslocar os corpos estranhos do CAE. Essa técnica pode ser utilizada com sucesso, mas requer cuidados. Primeiro, se houver qualquer suspeita de perfuração da membrana timpânica, a irrigação está contraindicada e pode levar os debris para o espaço da orelha média interna. Segundo, se o corpo estranho for composto por material vegetal (como um caroço de milho de pipoca), a irrigação deve ser evitada. Se o objeto não for bem lavado, o edema subsequente do corpo estranho vegetal pode resultar em dor extrema, uma vez que a pele do CAE é comprimida contra o canal ósseo. A remoção, se ocorrer, poderá ser problemática e exigir anestesia geral e uso de microscópio cirúrgico. Por isso, os medicamentos otológicos também são contraindicados em corpos estranhos de material vegetal. A terceira condição na qual a irrigação (e medicamentos otológicos) é especificamente contraindicada é o caso de baterias tipo botão no CAE.

Enquanto os corpos estranhos descritos anteriormente podem ser tratados no ambulatório, o achado de uma bateria tipo botão no CAE é considerado uma situação de emergência, exigindo remoção urgente por um otorrinolaringologista. Se elas não forem retiradas, as baterias no CAE podem resultar em graves complicações. Nas descrições iniciais desses problemas, por Kavanagh e colaboradores, 100% dos pacientes apresentaram múltiplas e graves sequelas; estas incluíam perfuração da membrana timpânica ou sua destruição total (75%), destruição acentuada da derme com exposição óssea (88%), deficiência de audição (38%), erosão da cadeia ossicular (25%) e, até mesmo, paralisia do nervo facial (13%). Tanto o extravasamento do ácido corrosivo da bateria quanto a descarga de corrente elétrica resultam na liberação de gás cloro e hidróxido de sódio por eletrólise, contribuindo para os efeitos destrutivos das baterias tipo botão. A remoção deve ser realizada com microscópio otológico binocular em sala de cirurgia e, algumas vezes, exige a remoção fragmentada da bateria. Após a remoção desta, o CAE deve ser abundantemente lavado com solução fisiológica e deve ser realizada uma inspeção cuidadosa do canal externo e da membrana timpânica.

▶ Distúrbios e doenças

A. Otite externa

A otite externa é uma infecção do CAE geralmente provocada por espécies bacterianas como *Pseudomonas*, *Proteus*, *Klebsiella*, *Streptococcus* e *Enterobacter*. A avaliação e o tratamento de um paciente com suspeita de otite externa devem incluir história e exame físico completos, com ênfase no exame otológico. Com frequência, o paciente terá história de exposição recente da orelha externa à água, como na natação, ou apresentará outros fatores predisponentes, como o uso crônico de aparelhos auditivos. O pavilhão externo deve ser manipulado suavemente. Na otite média, pode não haver dor, mas, nos pacientes com otite externa, o movimento do pavilhão da orelha é extremamente doloroso. Na otoscopia manual, a parede do canal apresenta edema e eritema. Algumas vezes, o edema pode ser tão extenso que impede a visualização da membrana timpânica. Nesses casos, a inserção de uma esponja expansiva (Pope otowick) é indicada para aplicação de medicamentos tópicos ao longo de todo o canal da orelha, ultrapassando o sítio obstruído. Os casos mais graves podem necessitar de desbridamento por aspiração, com visualização microscópica. Os pacientes devem receber antimicrobianos associados a corticosteroides em gotas no local, como suspensão de ciprofloxacino 0,3%/dexametasona 0,1%. Alguns médicos (em grande parte, não otorrinolaringologistas) permitem o uso de hidrocortisona 1%/polimixina/neomicina como alternativa. Isso não é recomendado por várias razões. Primeiro, diversos autores demonstraram risco de até 10% de dermatite de contato com as gotas tópicas de polimixina/neomicina. Segundo, se existir a possibilidade de perfuração da membrana timpânica, essas gotas aumentam a possibilidade de ototoxidade, de acordo com estudos laboratoriais em animais; elas não são aprovadas para uso na orelha média (ao contrário das fluoroquinolonas). Além disso, alguns estudos demonstraram alívio mais rápido da dor com ciprofloxacino 0,3%/dexametasona 0,1%, quando comparado à hidrocortisona 1%/polimixina/neomicina. É essencial observar que a falha na resposta à terapia adequada após 48 a 72 horas deve levar o clínico à reavaliação imediata do paciente, para confirmar o diagnóstico de otite externa.

Deve-se observar que pacientes com história de diabetes (ou qualquer condição imunossupressora) devem demandar terapia mais agressiva, voltada contra *Pseudomonas*. Em geral, isso envolve aplicação de fluoroquinolona ototópica, corticosteroides ototópicos e uma terapia com fluoroquinolona oral ou intravenosa. No passado, esse tipo de otite externa era chamado de "otite externa maligna", em função da alta taxa de mortalidade mesmo com desbridamento cirúrgico e antibioticoterapia. Os antimicrobianos modernos e o diagnóstico precoce melhoraram muito os resultados, e agora a mortalidade da doença é relativamente rara.

A otomicose é uma otite externa resultante de infecção por fungos, em geral, espécies de *Aspergillus* ou *Candida*. Na otoscopia, na maioria das vezes há menos edema e eritema do que com a infecção bacteriana. O uso de soluções antimicrobianas ototópicas não irá melhorar esses pacientes e, geralmente, pode piorar essa condição. A otomicose pode ser bastante difícil de tratar, mas muitos casos respondem ao desbridamento com aspiração seguido de gotas ototópicas ácidas e corticosteroides tópicos. Uma preparação tópica comumente utilizada é composta por ácido acético 2% mais hidrocortisona 1%. Os antifúngicos tópicos, como nistatina ou anfotericina B, também estão disponíveis, mas seu uso deve ser reservado para casos mais difíceis, sob os cuidados de um otorrinolaringologista.

B. Otite média

A classificação de doenças comuns da orelha média é pouco compreendida por médicos não otorrinolaringologistas. Há vários processos de doença da orelha média que incluem o termo-raiz "otite média". Além disso, os acrônimos utilizados para representar doenças de líquidos anormais na orelha média são muito semelhantes.

A primeira condição, otite média aguda (OMA), representa o que é comumente conhecida como "infecção da orelha média". O paciente típico é uma criança pequena, com história de sintomas do trato respiratório superior, febre e pressão em uma orelha. A otoscopia manual irá revelar membrana timpânica volumosa e eritematosa. Ao contrário da otite externa (vista anteriormente), não há dor à manipulação da aurícula. Vários estudos europeus demonstraram que a maioria dos casos de OMA cura espontaneamente, sem intervenção. No entanto, nos Estados Unidos, a maioria dos pais não concordaria com a decisão de não tratar, e a antibioticoterapia para OMA é rotina. Os agentes patogênicos comuns incluem bactérias como *Streptococcus*, *Haemophilus* e *Moraxella*. As duas últimas são frequentemente resistentes às penicilinas e, portanto, o tratamento com amoxicilina pode não resolver a infecção; assim, muitos médicos recomendam uma cefalosporina de segunda geração. Muitas vezes, a falha no tratamento com esses agentes irá requerer uma segunda linha de antimicrobianos, como amoxicilina mais clavulanato de potássio.

A otite média secretora (OMS) é definida como a presença de secreção na orelha média, mas sem sinais ativos de infecção. A OMS frequentemente resulta da disfunção da tuba auditiva, predispondo ao acúmulo de um líquido seroso estéril na fenda da orelha média. A OMS é comum em crianças pequenas, com prevalência de aproximadamente 30%, de acordo com alguns relatos. Os pacientes com OMS queixam-se de abafamento ou diminuição da audição. O exame revela líquido na fenda da orelha média. A otite média serosa crônica (OMSC) resulta de líquido na orelha média após episódio de OMA que não se resolve em um tempo razoável de cerca de 4 a 6 semanas.

A intervenção cirúrgica mais comum para tratar esses problemas é a miringotomia e timpanotomia (M&T), chamada de colocação de "cânula de ventilação". As indicações básicas para M&T incluem múltiplos episódios de OMA (4 episódios em 6 meses ou 6 episódios em 12 meses), OMSC com comprometimento da audição por 3 meses ou mais, ou a presença de complicações de OMA. Alguns autores defendem uma abordagem mais estratificada para as indicações, em que pacientes que apresentam problemas em idade mais precoce possam ser submetidos a uma intervenção cirúrgica com critérios menos rigorosos.

C. Schwannoma vestibular

Os schwannomas vestibulares (também chamados algumas vezes de "neuromas acústicos") representam uma proliferação neoplásica benigna de células de Schwann na bainha do oitavo par craniano. Esses tumores representam cerca de 10% de todos os tumores intracranianos e geralmente se apresentam com perda de audição neurossensorial unilateral de alta frequência, seguida pelo desenvolvimento de sintomas de perda de equilíbrio. Mesmo um leve grau de perda auditiva pode ser enganoso, visto que o processamento sensitivo (como evidenciado por escores de discriminação da fala) é muitas vezes mais prejudicado do que as médias de tons puros poderiam indicar. O tinido e a vertigem verdadeira são sintomas menos comuns. Curiosamente, esses tumores surgem com mais frequência a partir da divisão vestibular do que da divisão auditiva do oitavo par craniano. Os sintomas relacionados aos schwannomas vestibulares estão associados aos efeitos de compressão do crescimento neoplásico. No caso de tumores grandes, os pacientes podem algumas vezes apresentar compressão do nervo facial. Uma importante síndrome associada aos schwannomas vestibulares é a neurofibromatose 2 (NF2). Os pacientes com NF2 podem apresentar schwannomas vestibulares bilaterais e, portanto, considerações sobre estratégias de preservação da audição nesses pacientes são muito importantes.

O diagnóstico presuntivo de schwannoma vestibular é geralmente feito por RM com gadolínio. Os schwannomas aumentam o brilho das imagens com gadolínio, ponderadas em T1 ou T2. Outros exames diagnósticos podem incluir a resposta auditiva do tronco encefálico e a eletronistagmografia (ENG). Todos os pacientes com suspeita de schwannomas vestibulares devem ser submetidos a uma audiometria (média de tons puros e escores de discriminação da fala).

O tratamento dos schwannomas vestibulares permanece controverso. Muitos autores defendem que pequenos schwannomas restritos ao CAI podem ser observados com sucesso com exames de imagem seriados. Os tumores sem crescimento (< 2 mm) podem ser observados, enquanto a maioria dos autores irá defender a intervenção se ocorrer crescimento > 2 mm. No caso de intervenção, o tratamento selecionado poderá ser uma microcirurgia (frequentemente envolvendo um neurocirurgião e um otorrinolaringologista) ou uma radiocirurgia estereotáxica (Gamma Knife*) para os tumores pequenos. Os objetivos do tratamento são a erradicação do tumor e a preservação da audição e da função do nervo facial, quando possível. A preservação da função do nervo facial (House-Brackmann grau 2 ou mais) é geralmente bem-sucedida em até 70% dos pacientes, independentemente da abordagem cirúrgica utilizada.

D. Vertigem posicional paroxística benigna

A tontura é um fenômeno extremamente comum e afeta pelo menos 30% dos pacientes. Uma distinção importante deve ser feita neste ponto entre as várias sensações comumente descritas pelos pacientes como "tontura". Deve-se sempre tentar solicitar uma descrição mais precisa dos sintomas dos pacientes que se queixam de tontura. A vertigem é definida como a ilusão de rotação. Ela pode ser diferenciada de sensações de desequilíbrio ou instabilidade, ou de quase perda de consciência (pré-síncope).

A vertigem posicional paroxística benigna (VPPB) é a causa mais comum de vertigem de início agudo. Os pacientes descrevem um início agudo de vertigem intensa com duração de alguns segundos em vez de minutos, geralmente provocada por mudanças de posição da cabeça ou do corpo em relação à gravidade. Algumas vezes, há história associada de traumatismo craniano. A etiologia parece estar ligada ao deslocamento de microcristais de hidroxiapatita de cálcio (otocônias) do vestíbulo para o canal semicircular posterior. Alguns movimentos da cabeça fazem as otocônias dispararem anormalmente a deflexão copular e, assim, há estímulo de desequilíbrio vestibular ao tronco encefálico, disparando intensa vertigem. O diagnóstico de VPPB pode ser feito por meio de testes de posicionamento, como a manobra de Dix-Hallpike. Nesse teste, a cabeça do paciente está virada para um lado e o paciente é colocado em posição reclinada com a cabeça mantida na posição de rotação. A indução da vertigem, muitas vezes acompanhada de nistagmo rotatório esperado, essencialmente confirma o diagnóstico. O tratamento consiste em técnicas de reposicionamento dirigido, como a manobra de Epley. Essa manobra tem como objetivo deslocar as otocônias através do canal semicircular, depositando-as de volta em um local mais fisiológico dentro do vestíbulo. Frequentemente, vários tratamentos são necessários e o paciente pode ser instruído a fazer a autoaplicação das manobras.

E. Doença de Ménière

A doença de Ménière é caracterizada por perda de audição neurossensorial súbita e recorrente (em geral, mais de baixa frequência do que de alta), episódios de vertigem, sensação de aura completa e tinido. A perda auditiva normalmente segue um curso episódico, mas lentamente progressivo, com períodos de diminuição da audição seguidos por recuperação parcial. A perda de audição (e disfunção vestibular) é mais comumente unilateral, embora a doença bilateral também possa se desenvolver. Os surtos de vertigem associados à doença de Ménière podem ser debilitantes e são, muitas vezes, acompanhados de náuseas, vômitos e incapacidade para realizar atividades normais.

O diagnóstico da doença de Ménière é realizado com base na presença da tétrade clínica de sintomas, combinada com a evidência de perda de audição e disfunções vestibulares. A natureza episódica da doença é uma característica importante; um único episódio de perda de audição e vertigem não deve levar ao diagnóstico de doença de Ménière. Neste caso, labirintite viral é uma causa mais provável.

Descrita pela primeira vez em 1861 por Prosper Ménière, a patogênese da doença de Ménière permanece essencialmente desconhecida. Acredita-se que se relaciona com a dilatação do labirinto membranoso, possivelmente a partir de disfunção do saco endolinfático. Estudos de anatomia de cadáveres demonstraram hidropisia endolinfática (edema da escala média e saco endolinfático) em pacientes com doença de Ménière. Infelizmente, essas alterações anatômicas também foram demonstradas em pacientes presumivelmente normais (ou, pelo menos, assintomáticos).

A base do tratamento para a doença de Ménière permanece o tratamento clínico. Os pacientes normalmente começam com uma dieta com pouco sal e também são orientados a evitar cafeína, nicotina e álcool. Os diuréticos podem ser adicionados junto com inibidores vestibulares, como o diazepam. Os anti-histamínicos (meclizina, dimenidrinato, etc.) também têm demonstrado benefício em melhorar os sintomas de vertigem associados à doença de Ménière.

Pacientes que sofrem de vertigens graves e incapacitantes e que não responderam ao tratamento clínico podem ser submetidos a várias intervenções cirúrgicas. Muitos autores defendem a ablação unilateral do sistema vestibular, que é mais frequentemente realizada por meio da injeção transtimpânica de gentamicina; no entanto, embora eficaz para a resolução da vertigem, está associada com perda de audição neurossensorial em até 25% dos pacientes. Para os pacientes com audição intacta, muitos especialistas consideram que a descompressão e o *shunting* do saco endolinfático pode oferecer alívio significativo com preservação da audição, embora isso ainda não tenha sido comprovado em ensaios clínicos randomizados. Da mesma forma, não está comprovado que a neurectomia vestibular (corte seletivo do ramo vestibular do oitavo nervo craniano) possa conservar a audição e proporcionar alívio da vertigem. Para pacientes com perda auditiva grave e vertigem, uma labirintectomia transmastóidea total alivia a vertigem em mais de 90% dos pacientes, mas há perda auditiva completa no lado afetado.

F. Colesteatoma

Um colesteatoma é uma lesão expansiva do osso temporal semelhante a um cisto, constituído de epitélio escamoso estratificado e fixo com queratina descamada. Ele ocorre no osso temporal pneumatizado, mais comumente da orelha média e mastóidea (Fig. 15-2). Existem dois tipos de colesteatoma (adquirido e congênito), e o primeiro é o mais comum. O colesteatoma adquirido pode surgir da retração das bolsas da membrana timpânica ou secundariamente a uma perfuração da membrana timpânica. Os colesteatomas congênitos parecem surgir a partir de restos de células epiteliais que deixaram de sofrer apoptose durante o desenvolvimento. Independentemente da origem, uma vez formados, os colesteatomas levam à destruição local. A erosão óssea é comum, sobretudo da cadeia ossicular, mas potencialmente também do osso que circunda a orelha interna (cápsula ótica). Se o colesteatoma não for tratado, pode até mesmo invadir a porção intracraniana.

Inicialmente, os colesteatomas apresentam pouco ou nenhum sintoma e geralmente começam com perda auditiva lentamente progressiva. Se uma infecção se desenvolver em um colesteatoma, uma otorreia desagradável poderá se desenvolver e, às vezes, é o sintoma de apresentação. Se houver suspeita de colesteatoma, é essencial uma inspeção cuidadosa com otomicroscopia binocular. Todos os debris devem ser removidos para permitir visualização completa de toda a parte visível da membrana timpânica. Os colesteatomas aparecem como uma massa esbranquiçada de queratina. Uma otoscopia pneumática é essencial; se a vertigem for desencadeada, o cirurgião deve suspeitar de erosão nas estruturas da orelha interna.

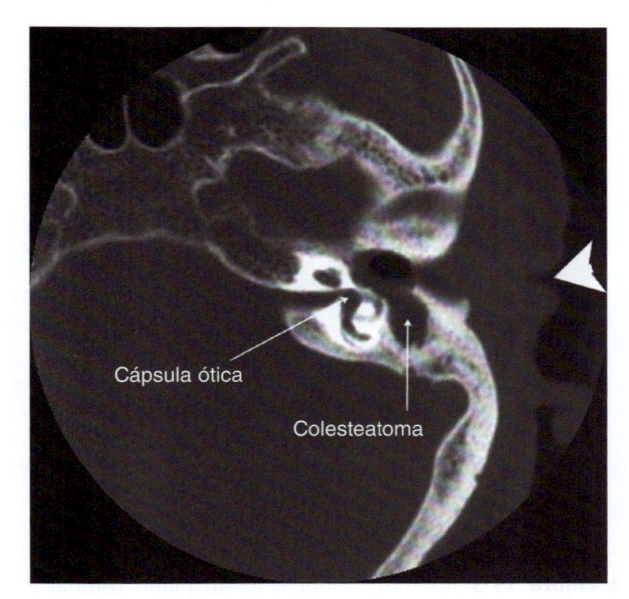

▲ **Figura 15-2** Colesteatoma da orelha média esquerda. A grande ponta de seta indica o canal auditivo externo. Note a densidade do tecido mole (colesteatoma) no espaço da orelha média e a ausência de qualquer cadeia ossicular visível. Há erosão da parte óssea que recobre o canal semicircular interno da orelha (cápsula ótica).

O tratamento para o colesteatoma é a cirurgia, geralmente envolvendo a remoção dos septos celulares aerados da porção mastóidea com uma broca otológica, expondo o espaço da orelha média. Esse procedimento tem dois objetivos: fornecer visualização segura, bem como acesso e remoção de todo o tecido do colesteatoma. Ele é realizado com visualização microscópica cuidadosa, pois muitas estruturas importantes (como o nervo facial e a orelha interna) devem ser preservadas. O principal objetivo da cirurgia é a criação de uma orelha segura e seca. Todas as outras considerações, incluindo a preservação da audição, ficam em segundo lugar.

DISTÚRBIOS DO NARIZ E DOS SEIOS PARANASAIS

▶ Anatomia e fisiologia

Os seios paranasais e o nariz servem para aquecer, filtrar e umidificar o ar inspirado, para modular as vocalizações e a fala e fornecer o sentido do olfato. O nariz externo consiste em tecido mole e pele que se apoiam sobre uma estrutura, em grande parte, cartilaginosa. O nariz interno (cavidade nasal) inicia no vestíbulo nasal anterior e estende-se posteriormente até os cóanos (que formam o limite entre a cavidade nasal e a nasofaringe).

A cavidade nasal (Fig. 15-3) é dividida no plano sagital em metades simétricas, em grande parte, pelo septo nasal. Essas cavidades são parcialmente preenchidas pelos três cornetos

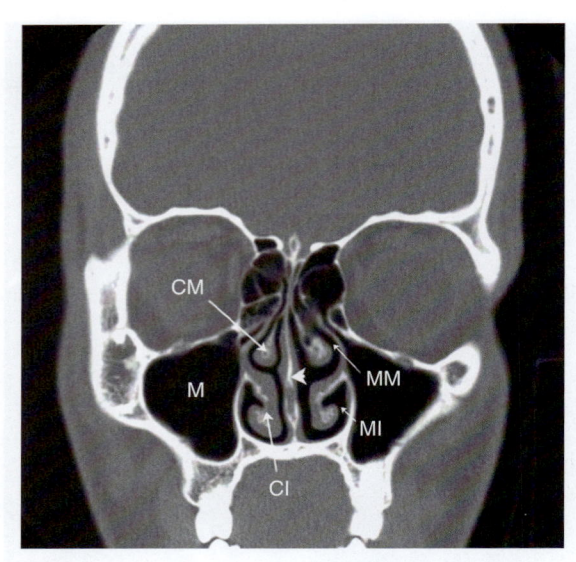

Figura 15-3 Anatomia sinonasal. No plano coronal da tomografia computadorizada, podem ser observados vários pontos de referência sinonasais importantes.
M, seio maxilar; CI, corneto inferior; CM, corneto médio; MI, meato inferior; MM, meato médio; a ponta de seta indica o septo nasal.

(superior, médio e inferior e, ocasionalmente, um quarto corneto superior), que surgem a partir da parede lateral do nariz. Os espaços abaixo de cada corneto são chamados meatos (p. ex., meato superior, meato médio e meato inferior). Esses meatos são importantes para localizar as vias de saída dos vários seios paranasais, que drenam em um padrão característico. O ducto nasolacrimal drena para o meato inferior. Os seios maxilar, frontal e etmoidais anteriores drenam para o meato médio. O seio esfenoide e o etmoidal posterior drenam para o meato superior. Além disso, as terminações nervosas olfativas (o órgão final para o sentido do olfato) estão localizadas no septo nasal superior e na mucosa superior da concha/corneto.

Os seios paranasais consistem em cavidades ocas que derivam da pneumatização dos ossos frontal, etmoidal, esfenoidal e maxilares do esqueleto craniofacial. Eles são revestidos com epitélio respiratório (epitélio colunar ciliado pseudoestratificado), que serve para circulação e drenagem de muco, junto com material particulado retido. Eles são normalmente preenchidos com ar, mas podem se tornar repletos de líquido se os óstios forem obstruídos por inflamação, problemas anatômicos ou doença.

▶ Urgências e emergências

A. Corpo estranho nasal

Como nos casos de corpos estranhos na orelha externa, os corpos estranhos nasais são normalmente encontrados em crianças. A apresentação clínica típica é uma criança com história de rinorreia *unilateral* há vários dias. Muitas vezes, o corpo estranho agressor foi inserido dias ou semanas antes do início dos sintomas e o paciente ou os pais podem não se lembrar de um evento específico que tenha precipitado os sintomas.

Os corpos estranhos podem incluir vegetais, material inerte (metal/plástico) e baterias do tipo botão. Ao contrário dos corpos estranhos da orelha externa, os corpos estranhos nasais sempre devem ser tratados como uma relativa urgência, independentemente do tipo de objeto presente, em função da relação anatômica do nariz com a via aérea superior – se o objeto se deslocar, ele pode facilmente tornar-se um corpo estranho na via aérea (uma verdadeira emergência).

Por isso, muitos otorrinolaringologistas recomendam a remoção de todos, exceto os corpos estranhos nasais mais anteriormente colocados, com anestesia geral utilizando visualização endoscópica. O limite para realizar a remoção com sedação deve ser igualmente baixo. Na prática dos autores deste capítulo, os corpos estranhos nasais confinados ao vestíbulo nasal ou facilmente visíveis por rinoscopia anterior podem ser removidos com segurança, sem sedação *em um paciente cooperativo*. Crianças pequenas, localização superior ou posterior ou difícil visualização podem resultar na remoção na sala de cirurgia com visualização endoscópica. Outra vantagem para a remoção de corpos estranhos nasais dessa maneira é que a inspeção da cavidade nasal após a remoção é facilmente realizada. Muitas vezes, a mucosa nasal pode estar significativamente inflamada e a colocação de material absorvível pode impedir adesões indesejáveis entre as superfícies opostas das mucosas.

As baterias tipo botão no nariz apresentam situação semelhante a essas mesmas baterias na orelha externa (ver seção Corpos estranhos no canal auditivo externo, anteriormente). O potencial de dano tecidual extenso pelo extravasamento do ácido e pela descarga de corrente elétrica geralmente exige a remoção com anestesia geral. Após a remoção, devem ser realizadas extensa lavagem com solução fisiológica e inspeção cuidadosa da cavidade nasal.

B. Sinusite fúngica invasiva

A sinusite fúngica invasiva é quase sempre encontrada em pacientes imunocomprometidos, na maioria das vezes, em pacientes submetidos à quimioterapia para neoplasias ou em pacientes com diabetes mal-controlado. Ela resulta de crescimento não controlado infiltrante de fungos, normalmente não patogênicos. Os agentes agressores são onipresentes no ambiente e são comumente encontrados nas secreções nasais de pacientes normais saudáveis. Os dois fungos mais comuns são *Aspergillus* e *Rhizopus*. O último é mais agressivo e é denominado mucormicose. O *Rhizopus* cresce preferencialmente em ambientes ácidos e é, portanto, mais frequentemente encontrado na cetoacidose diabética. Mesmo com o diagnóstico precoce e o tratamento cirúrgico máximo, além dos agentes antifúngicos modernos, a doença ainda apresenta taxa de mortalidade significativa. Ela varia, dependendo do agente causador, de aproximadamente 10% (*Aspergillus*) a 30% (*Rhizopus*).

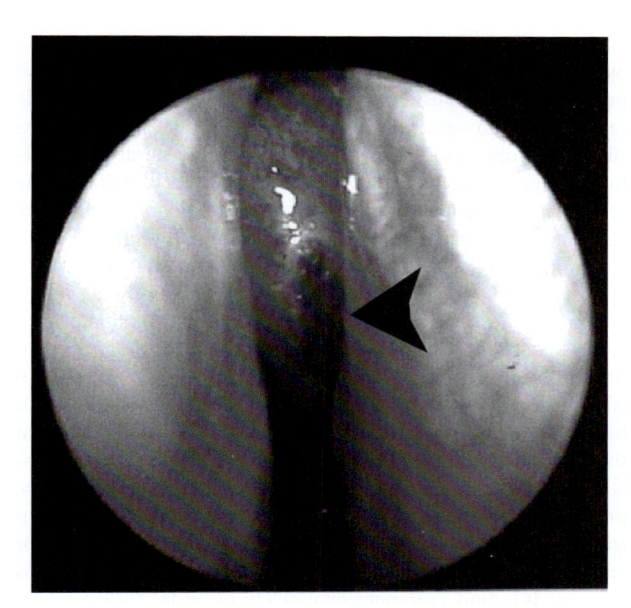

▲ **Figura 15-4** Sinusite fúngica invasiva. Neste paciente com sinusite fúngica invasiva, o achado inicial foi uma área escura (ponta de seta) na face inferior do corneto médio na endoscopia nasal à beira do leito.

O índice de suspeita de sinusite fúngica invasiva deve ser alto em um paciente imunodeprimido, uma vez que os sintomas podem ser sutis e a doença, rapidamente progressiva. Em geral, os pacientes parecem doentes e queixam-se de dor facial, cefaleia, rinorreia e podem apresentar alterações do sensório. É obrigatória uma inspeção cuidadosa da face, da cavidade oral e da cavidade nasal. Úlceras escuras (Fig. 15-4) podem ser observadas na face anterior do corneto médio, no corneto inferior, na parede nasal lateral, no septo ou no palato. Déficits de nervos cranianos podem ser observados nos estágios mais avançados da doença.

Diante de suspeita de sinusite fúngica invasiva, deverão ser realizadas biópsias das áreas suspeitas e encaminhadas para exame histopatológico imediatamente. O patologista deve ser alertado de que há suspeita de sinusite fúngica invasiva, para que realize colorações especiais para fungos. Uma constatação preocupante é a falta de sangramento no local da biópsia, uma vez que isso pode significar infarto retrógrado do tecido secundário a um fungo angioinvasivo.

Quando é confirmado o diagnóstico de sinusite fúngica invasiva, a terapia consiste em rápida reversão da imunossupressão, seguida por desbridamento cirúrgico agressivo de todo o tecido necrosado (até o tecido saudável e com sangramento) e terapia antifúngica sistêmica. Dois agentes normalmente utilizados são o voriconazol e a anfotericina B. Normalmente são necessários vários desbridamentos cirúrgicos. Em geral, os pacientes não se recuperam a menos que a imunossupressão subjacente seja revertida; por exemplo, no caso de contagem absoluta de neutrófilos superior a 500 ou cetoacidose diabética rapidamente revertida. A terapia adjuvante com transfusão de neutrófilos é um tratamento adicional de emergência, especialmente em casos de falha na resposta ao tratamento convencional. Uma equipe multidisciplinar, incluindo otorrinolaringologista, hematologista/oncologista e especialistas em doenças infecciosas, deve acompanhar esses pacientes atentamente. Muitos pacientes desenvolvem infecções fúngicas metastáticas e podem desenvolver escavações necrosantes em locais distantes. Muitas vezes, isso ocorre à medida que o paciente recupera seu sistema imune e pode resultar em hemorragia pulmonar fatal, acidente vascular encefálico e em outras sequelas sistêmicas graves.

A sinusite fúngica invasiva não deve ser confundida com outras formas de doenças fúngicas dos seios paranasais. Na sinusite fúngica alérgica, a resposta imune/inflamatória crônica do hospedeiro aos fungos não invasivos resulta em eosinofilia tecidual, pólipos nasais (crescimento hiperplásico que pode obstruir a drenagem normal e o fluxo de ar) e remodelação óssea.

C. Epistaxe

A epistaxe surge mais comumente na porção anterior do septo nasal, chamada de área de Little. Nessa região, os vasos sanguíneos derivados das anastomoses das carótidas interna e externa formam o plexo de Kiesselbach. Esse grande suprimento de sangue pode resultar em sangramento abundante, que pode ser angustiante para o paciente. Felizmente, muitos desses episódios respondem à pressão externa simples (pressionar o nariz externo anterior) durante 10 minutos.

A etiologia da epistaxe está essencialmente relacionada à destruição da mucosa nasal, expondo os pequenos vasos sanguíneos que podem se romper. Em crianças, muitas vezes isso está relacionado à retirada do muco nasal com o dedo. Em adultos, a etiologia frequentemente se refere à turbulência do fluxo de ar nasal, como no desvio de septo nasal. Outros fatores predisponentes incluem o ressecamento da mucosa nasal e a hipertensão. A última é particularmente importante no tratamento agudo da epistaxe; muitas vezes, a hemorragia pode não ser controlável até que a hipertensão que a acompanha seja tratada.

A epistaxe que não responde ao tratamento conservador pode exigir tamponamento intranasal. Existem vários tipos diferentes de curativos, incluindo gaze não aderente com emulsão de petrolato, trombina contendo produtos de colágeno, esponjas, e balões infláveis que podem ser utilizados para realizar o tamponamento anterior. Às vezes, o sangramento anterior da área de Little também pode ser controlado com cauterização química tópica de nitrato de prata, geralmente com visualização endoscópica.

Outra fonte comum de epistaxe é o sangramento de ramos anteriores das artérias etmoidal ou esfenopalatina. A epistaxe dessas artérias muitas vezes exige tamponamento posterior (p. ex., oclusão do cóano com sonda de Foley e obliteração completa do espaço aéreo nasal com curativo de gaze). Os pacientes que necessitam de tamponamento posterior devem ser hospitalizados e monitorados com oximetria de pulso. Deve-se observar que os materiais dos curativos nasais devem ser embebidos com antimicrobianos tópicos antes da colocação, e antimicrobianos antiestafilocócicos devem ser administrados para todos os pacientes com curativos intranasais, para prevenir possível síndrome do choque tóxico. A epistaxe recalcitrante de tamponamento anterior e posterior pode ser tratada com ligadura cirúrgica da artéria que permanece sangrando (maxilar interna, esfenopalatina e etmoidal anterior) ou por embolização arterial por um radiologista intervencionista.

O tratamento clínico crônico dos pacientes predispostos à epistaxe inclui o tratamento da hipertensão e a manutenção da mucosa nasal úmida. Os pacientes devem aplicar, 2 a 3 vezes por dia, uma pulverização de solução fisiológica nasal e vaselina tópica ou pomada antimicrobiana no septo anterior. Os pacientes com epistaxe grave e recorrente devem ser avaliados para possível doença sistêmica (como telangiectasia hemorrágica hereditária, granulomatose de Wegener, etc.).

▶ Distúrbios e doenças

A. Rinossinusite aguda

A rinossinusite refere-se à inflamação da mucosa do nariz e dos seios paranasais. A rinossinusite aguda apresenta-se em menos de 3 semanas e, geralmente, é precipitada por uma infecção viral do trato respiratório superior. É importante ressaltar que apenas uma minoria dos casos de rinossinusite aguda torna-se complicada por superinfecção bacteriana (0,5-2%). Da mesma forma, a mudança na cor da secreção nasal não é um sinal específico de rinossinusite bacteriana.

Inicialmente, os sintomas refletem a infecção respiratória superior viral precipitante (tosse, espirros, febre, congestão nasal, dor/pressão facial, rinorreia e tonsilite/faringite), seguida pelo desenvolvimento de sintomas de rinossinusite. Foi estabelecido um conjunto de sintomas de diagnóstico para a rinossinusite (aguda ou crônica). Os pacientes devem apresentar dois critérios maiores, ou um maior e dois menores. Esses critérios são descritos na Tabela 15-3.

Tabela 15-3 Critérios maiores e menores para o diagnóstico de rinossinusite

Critérios maiores	Critérios menores
Dor ou pressão facial	Cefaleia
Obstrução nasal	Febre (para rinossinusite crônica)
Secreção ou purulência nasal	Halitose
Secreção purulenta na cavidade nasal	Fadiga
Anosmia ou hiposmia	Dor nos dentes
Febre (para rinossinusite aguda)	Tosse
	Dor/pressão/plenitude na orelha

Adaptada de Lanza DC, Kennedy DW. *Otolaryngol Head Neck Surg.* 1997; 117(3 Pt 2): S1-S7.

Deve-se suspeitar de rinossinusite bacteriana aguda quando os sintomas persistirem por mais de 10 dias ou piorarem no prazo de 10 dias após uma melhora inicial. O exame físico pode revelar secreção nasal purulenta, eritema da mucosa nasal e sensibilidade sobre os seios nasais. A endoscopia nasal (com cultura do meato médio) pode ser muito útil, e a visualização de secreções purulentas drenando do complexo ostiomeatal deve aumentar a suspeita de rinossinusite bacteriana.

Na maioria das vezes, o tratamento da rinossinusite aguda é conservador. Lavagem com solução fisiológica nasal pode ajudar a eliminar o excesso de mediadores mucosos e inflamatórios e restabelecer a função de limpeza mucociliar. Os descongestionantes tópicos (como oximetazolina) podem ajudar a reduzir o edema da mucosa e aumentar a drenagem dos óstios dos seios nasais. Sua utilização deve ser limitada a 3 dias, porque seu uso excessivo pode levar à taquifilaxia e à dependência de descongestionantes tópicos. Os mucolíticos, como a guaifenesina, podem ajudar a fluidificar as secreções mucosas, facilitando o transporte mucociliar. A única terapia testada e confirmada por ensaios controlados por placebo consiste em esteroides tópicos intranasais (como a mometasona ou a flunisolida). Os esteroides tópicos são capazes de reduzir o tempo de resolução dos sintomas, tanto para a rinossinusite aguda bacteriana quanto para a não bacteriana. É importante observar que os anti-histamínicos não apresentam nenhum benefício comprovado na rinossinusite aguda e podem, na verdade, levar à exacerbação dos sintomas pelo ressecamento das secreções mucosas. Os antimicrobianos devem ser reservados para pacientes com suspeita de rinossinusite bacteriana aguda. As recomendações atuais especificam que a antibioticoterapia de primeira linha deve consistir em amoxicilina. Após 7 dias, se o paciente não apresentar melhora clínica, ela pode ser substituída por um antimicrobiano de amplo espectro, como fluoroquinolona, trimetoprima/sulfametoxazol, azitromicina ou amoxicilina mais clavulanato de potássio. Todos esses antimicrobianos apresentam eficácia de mais de 80% na eliminação da rinossinusite bacteriana aguda.

Os pacientes com múltiplos episódios de rinossinusite aguda devem ser avaliados cuidadosamente para condições predisponentes. Estas podem incluir obstrução anatômica (que pode ser aliviada por septoplastia e/ou cirurgia sinusal endoscópica funcional), comprometimento subjacente dos mecanismos de limpeza mucociliar (como a síndrome de Kartagener ou síndrome dos cílios imóveis, ou a fibrose cística) ou disfunção do sistema imune. As complicações da rinossinusite bacteriana aguda podem incluir celulite periorbitária e formação de abscesso subperiósteo, meningite e trombose do seio cavernoso.

B. Rinossinusite crônica

A rinossinusite crônica é extremamente comum e afeta entre 2 e 15% dos indivíduos nos Estados Unidos. É definida como a presença de sintomas de rinossinusite por mais de 12 semanas (critérios principais na Tab. 15-3) em combinação com a evidência de inflamação. A inflamação pode resultar na presença de muco purulento no meato médio ou na região etmoidal, em pólipos nasais e na degeneração polipoide da mucosa nasal. Os achados radiológicos (Fig. 15-5) também podem documentar a inflamação, mais

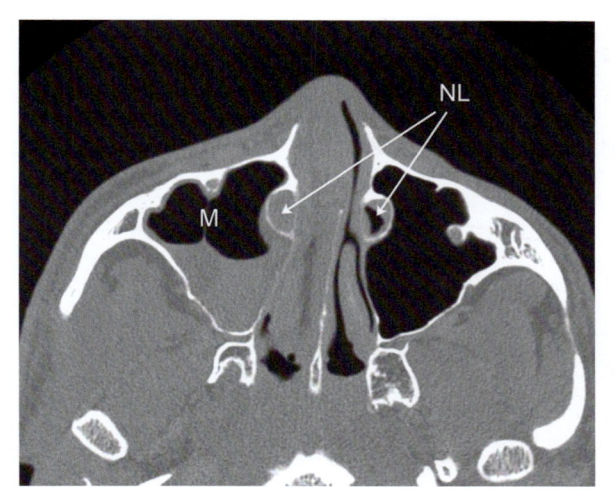

▲ **Figura 15-5** Sinusite crônica. No plano axial da tomografia computadorizada de um paciente com sinusite crônica, podem ser observadas evidências de inflamação. A mucosa do ducto nasolacrimal (NL) direito está edemaciada. Há nível hidroaéreo e opacificação no seio maxilar direito (M).

comumente por meio de TC. Os achados podem incluir espessamento difuso da mucosa, remodelação óssea crônica e opacificação dos seios.

O tratamento da rinossinusite crônica é principalmente realizado com medicação tópica e sistêmica. A maioria dos otorrinolaringologistas prescreve esteroides tópicos nasais por pelo menos 1 mês para os pacientes com rinossinusite crônica. Neste momento, se os sintomas persistirem, uma TC pode ser útil para demonstrar quaisquer anormalidades anatômicas passíveis de correção cirúrgica. A cirurgia tem como objetivo eliminar a obstrução ao fluxo natural da mucosa dos seios paranasais, e a maioria dos pacientes continuará a exigir medicação após a cirurgia para evitar o retorno dos sintomas.

A etiologia da rinossinusite crônica não está completamente esclarecida. A maioria dos otorrinolaringologistas concorda que existem vários processos de doença atualmente descritos junto com o nome genérico de rinossinusite crônica. A eosinofilia tecidual pode desempenhar papel importante na diferenciação desses grupos; a evidência molecular atual apoia essa distinção. Sem dúvida, pesquisas futuras irão mudar a compreensão desses processos de doença e da maneira como são tratados.

C. Rinite medicamentosa

Como mencionado anteriormente, o uso prolongado de descongestionantes nasais tópicos (como a oximetazolina) ou outros vasoconstritores (como a cocaína intranasal) pode levar à taquifilaxia e à dependência das mucosas. O edema e a hiperemia da mucosa, além da obstrução nasal grave resultante, são denominados *rinite medicamentosa*. Os pacientes relatam o uso de vasoconstritores/descongestionantes tópicos diariamente e absoluta dependência desses medicamentos para qualquer fluxo de ar nasal apreciável. Não é incomum que os pacientes que sofrem de rinite medicamentosa levem sua medicação vasoconstritora tópica com eles em função de seu uso frequente. Muitas vezes, este é um sinal revelador de dependência. No exame físico, a mucosa apresenta-se espessa, eritematosa e edemaciada, e há ausência de congestão apreciável sob a aplicação do descongestionante tópico.

O tratamento exige a interrupção completa do agente agressor. Os pacientes devem iniciar o tratamento com lavagem com solução fisiológica nasal e esteroides tópicos nasais. Os descongestionantes e os corticosteroides orais podem ajudar a acelerar a resolução dos sintomas e aumentar a adesão dos pacientes. A resolução normalmente leva 3 a 4 semanas e pode exigir muito mais tempo no caso de uso de vasoconstritores por longo prazo ou abuso de cocaína intranasal.

As complicações da rinite medicamentosa não tratada incluem má cicatrização após cirurgia nasal, perfuração do septo e formação de sinequias. Por essa razão, é importante reconhecer e tratar a rinite medicamentosa no pré-operatório, antes de realizar qualquer tratamento cirúrgico nasal.

DISTÚRBIOS DA CAVIDADE ORAL E DA FARINGE

▶ Anatomia e fisiologia

A cavidade oral é delimitada, anteriormente, pela borda vermelha dos lábios e, posteriormente, pelos pilares anteriores das tonsilas palatinas. A face superior da cavidade oral inclui o palato duro e o palato mole e, inferiormente, inclui a mucosa da língua e os dois terços anteriores da língua. Essa região da língua é delimitada pelas papilas circunvaladas, que se encontram ao longo do sulco terminal e separam a língua oral da base da língua (parte da orofaringe).

A faringe liga as cavidades nasais e oral ao esôfago e à laringe. Ela é composta por três segmentos – nasofaringe, orofaringe e hipofaringe (Fig. 15-6). A nasofaringe começa como uma extensão da face posterior da cavidade nasal e estende-se do cóano nasal até o palato mole. A orofaringe estende-se desde o palato mole ao nível do osso hioide e é delimitada lateralmente pelos pilares tonsilares (palatoglosso e arcos palatofaríngeos). Ela inclui a base da língua, a parede lateral/posterior da faringe e as fossas tonsilares. A hipofaringe estende-se desde o nível do osso hioide até a face inferior da cartilagem cricóidea e inclui os seios piriformes, a região pós-cricóidea e a parede posterior da hipofaringe.

As principais funções da cavidade oral estão relacionadas com a mastigação e a deglutição e a modelagem de vibrações de fonação para produzir uma fala inteligível. As papilas gustativas, situadas no dorso da língua, são responsáveis pela percepção básica do paladar – doce, salgado, amargo e azedo. Essa informação sensitiva é transmitida ao nervo facial pelo nervo da corda do tímpano para os dois terços anteriores da língua. A sensação geral da língua é transportada pelo nervo lingual. Toda a

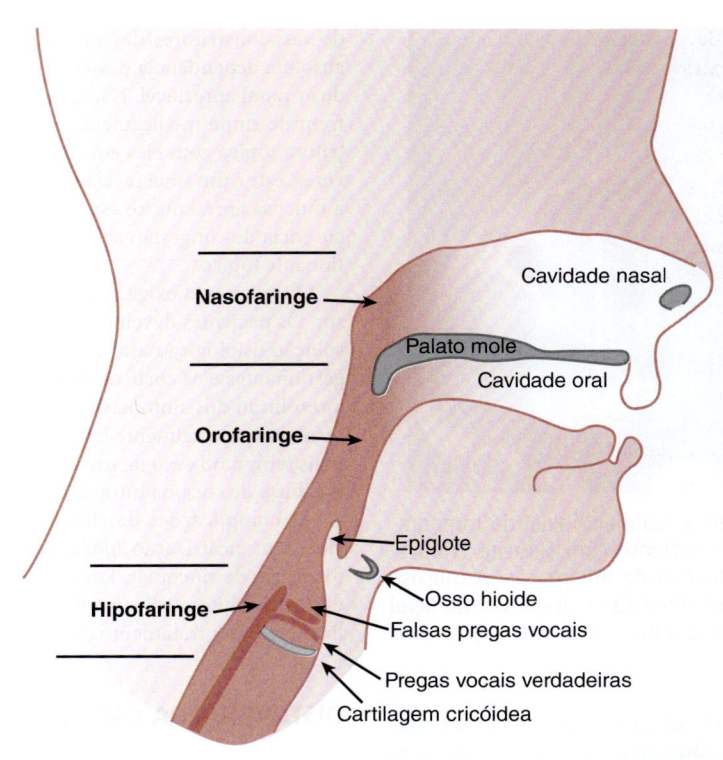

▲ **Figura 15-6** Relação entre as três partes da faringe. A nasofaringe estende-se do cóano nasal até o palato mole. A orofaringe estende-se do palato mole até o nível do osso hioide. A hipofaringe estende-se do nível do osso hioide até o nível da cartilagem cricóidea.

informação sensitiva do terço posterior da língua é realizada pelo nervo glossofaríngeo. As nuances complexas de sabor são mediadas por receptores olfativos na face mais superior da cavidade nasal e não estão diretamente relacionadas com a língua ou com a cavidade oral.

A língua apresenta quatro pares de músculos intrínsecos interligados por toda a língua. Esses músculos atuam para estender ou encurtar a língua, enrolar o ápice e as bordas, e achatar ou arredondar a superfície dorsal. Os músculos intrínsecos da língua originam-se e inserem-se na própria língua. Os músculos extrínsecos da língua (genioglosso, hioglosso, estiloglosso e palatoglosso) também atuam para protrair, deprimir, elevar e retrair a língua. Todas as funções motoras da língua são mediadas pelo nervo craniano XII (nervo hipoglosso).

O ato de engolir, ou deglutição, é complexo e consiste em três fases principais – oral, faríngea e esofágica. A fase oral apresenta controle voluntário, enquanto as outras fases ocorrem por controle reflexo. A fase oral da deglutição consiste na preparação do bolo alimentar pela mastigação para suavizá-lo e moldá-lo. Logo após, o transporte oral garante a passagem do bolo alimentar para a língua posterior. Em seguida, a língua anterior eleva-se contra o palato duro, contrai-se e impulsiona o bolo alimentar para a orofaringe. Simultaneamente, a nasofaringe é fechada para evitar a regurgitação nasal. Na fase faríngea, ocorrem diversas ações complexas que elevam a laringe, interrompendo temporariamente a respiração e protegendo a via aérea da aspiração, além de relaxar o músculo cricofaríngeo para permitir a passagem do bolo alimentar. A fase esofágica impulsiona, então, o bolo alimentar distalmente por meio das contrações peristálticas sequenciais. Alterações no tempo ou na execução de qualquer dessas fases podem resultar em disfagia ou dificuldade de deglutição.

▶ **Urgências e emergências**

A. Angiedema agudo e angina de Ludwig

O angiedema agudo é caracterizado por edema localizado do tecido subcutâneo e submucoso da cabeça e do pescoço. O edema começa, em geral, com envolvimento facial leve, mas pode progredir para envolver a cavidade oral, a língua, a faringe e a laringe. Muitas vezes, é autolimitado, mas pode se apresentar como uma emergência médica. O envolvimento da língua ou da laringe pode rapidamente levar à obstrução da via aérea e à asfixia. O angiedema apresenta início rápido e, com tratamento clínico adequado, geralmente se resolve dentro de 24 a 48 horas. A fisiopatologia subjacente do angiedema envolve mediadores vasoativos, como a bradicinina e a histamina, que provocam o edema intersticial por meio de vasodilatação do endotélio das arteríolas, com subsequente extravasamento de capilares e vênulas. As três principais etiologias são angiedema induzido por medicamentos, hereditário e alérgico. O angiedema induzido por medicamentos e o angiedema hereditário parecem ser mediados pelo sistema calicreína-cinina, enquanto o angiedema alérgico parece ser mediado por mastócitos.

O tratamento inicial do angiedema agudo concentra-se na manutenção da via aérea. Dependendo da apresentação clínica, isso pode incluir inalação de adrenalina por nebulização, intubação (fibra óptica oral ou transnasal) ou traqueostomia. Em função do potencial para a rápida progressão da doença, deve haver um limite baixo para assegurar uma via aérea pelos dois últimos métodos. Muitos autores defendem o uso de glicocorticoides (10 mg de dexametasona intravenosa [IV] a cada 8 horas) associados a antagonistas dos receptores de histamina (antagonistas H1, como difenidramina 25 mg IV a cada 6 horas, ou antagonista H2, como ranitidina 50 mg IV a cada 6 horas) durante 24 horas. Evidências recentes têm demonstrado que esta última terapia pode não ser benéfica para o angiedema induzido por medicamentos ou para o angiedema hereditário. Isso deve ser equilibrado com o entendimento de que, na prática clínica, a diferenciação rápida do subtipo exato de angiedema pode não ser tão prática quanto a terapia empírica, em função da natureza relativamente benigna desses medicamentos em comparação com a ameaça potencialmente fatal de obstrução da via aérea.

O angiedema induzido por medicamentos tem sido classicamente associado ao uso de inibidores da enzima conversora da angiotensina (IECAs), embora muitos outros medicamentos também possam, com menos frequência, provocar esse fenômeno. A incidência de angiedema secundário ao uso de IECAs é de 0,4 a 0,7%. A fisiopatologia do angiedema induzido por IECAs parece ser secundária ao aumento localizado nos níveis de bradicinina relacionados à inibição da ECA. Estudos mostraram que metade dos casos de angiedema induzido por IECAs pode ocorrer na primeira semana de tratamento. No entanto, alguns pacientes são submetidos a anos de terapia com IECAs sem incidentes antes de seu primeiro episódio de angiedema agudo. O tratamento deve começar com a manutenção da via aérea e a interrupção de todos os medicamentos que possam ter induzido o edema. Outros medicamentos com complicações conhecidas de angiedema incluem rituximabe, alteplase, fluoxetina, laronidase, lepirudina e tacrolimo. Estudos envolvendo antagonistas do receptor de angiotensina II (ARAs) revelaram diminuição da incidência de angiedema em comparação à terapia com IECAs. Entretanto, os clínicos ainda utilizam os ARAs com cuidado em pacientes com angiedema conhecido relacionado aos IECAs.

O angiedema hereditário envolve deficiência ou disfunção do inibidor de C1-esterase, levando ao aumento dos níveis de bradicinina vasoativa. Ele apresenta herança autossômica dominante, e o defeito tem sido mapeado no cromossomo 11q. Clinicamente, o angiedema hereditário apresenta-se muitas vezes com episódios recorrentes de edema facial e bucal, além de dor abdominal secundária ao edema da parede intestinal. Estudos têm revelado que alguns medicamentos (estrogênio, IECAs, BRAs), cirurgias e infecções podem provocar crises agudas de angiedema em pacientes com angiedema hereditário. Após ter assegurado a manutenção da patência da via aérea, a administração IV do inibidor de C1-esterase é o tratamento de escolha. O esteroide sintético danazol também tem sido utilizado para ajudar a prevenir profilaticamente futuros episódios agudos, aumentando os níveis funcionais de inibidor de C1-esterase.

O angiedema alérgico é mediado por mastócitos, e a histamina desempenha papel importante na sua fisiopatologia. Em contrapartida ao angiedema induzido por medicamentos e ao angiedema hereditário, alterações na pele, incluindo urticária e prurido, são comumente observadas no angiedema alérgico. Clinicamente, as pápulas pruriginosas são espalhadas pela coceira, e as lesões são geralmente limitadas aos lábios e às áreas periorbitais e, menos comumente, às extremidades e aos órgãos genitais. Essa forma de angiedema é observada com frequência em pacientes que também sofrem de dermatite atópica, rinite alérgica e asma. Os desencadeadores dos surtos agudos de angiedema alérgico incluem alguns medicamentos, infecções, alimentos e produtos vegetais.

A angina de Ludwig é uma condição rara, potencialmente fatal, caracterizada por celulite envolvendo os espaços submentoniano, sublingual e submandibular. A fonte da infecção é odontogênica e espalha-se rapidamente. Em geral, a infecção é polimicrobiana com cocos aeróbios e anaeróbios gram-positivos e bastonetes gram-negativos. Antes dos antimicrobianos, a taxa de mortalidade era superior a 50%. Clinicamente, os pacientes apresentam edema doloroso do pescoço e edema do assoalho da boca, muitas vezes levando à elevação e ao deslocamento da língua. Os pacientes apresentam voz proeminente de "batata quente", e a palpação do assoalho da boca revela edema lenhoso. A causa mais comum de morte nesses pacientes é o comprometimento da via aérea, e, portanto, o tratamento primário deve ser centrado na manutenção da via aérea, com o envolvimento precoce do anestesiologista e do otorrinolaringologista. Com frequência, a intubação é anatomicamente difícil, e a traqueotomia com anestesia local é muitas vezes o método preferido de assegurar uma via aérea permeável. Recentes estudos de casos têm mostrado o benefício da dexametasona IV e da adrenalina nebulizada para ajudar na intubação transnasal e da via aérea. A observação da via aérea na unidade de terapia intensiva pode ser uma opção para casos menos graves. Após a via aérea ter sido assegurada, a terapia com antimicrobiano sistêmico adequado deve ser iniciada imediatamente, seguida por incisão e drenagem, na maioria dos casos. As principais complicações incluem a extensão da infecção envolvendo posteriormente os espaços parafaríngeos e retrofaríngeos, bem como o mediastino superior. O diagnóstico é clínico, mas a TC pode ser utilizada para avaliar a extensão da infecção retrofaríngea.

B. Abscesso peritonsilar

O abscesso peritonsilar (APT) é uma infecção comum do espaço peritonsilar, entre as tonsilas palatinas, os pilares tonsilares e o músculo constritor faríngeo superior. Sua prevalência nos Estados Unidos foi estimada em 30 a cada 100.000 pessoas anualmente. A infecção é supurativa e pode ser secundária a qualquer extensão de tonsilite aguda adjacente ou obstrução das glândulas de Weber (glândulas salivares menores) no polo tonsilar. O APT é observado tanto em crianças quanto em adultos. O paciente típico apresenta história de 4 a 5 dias de tonsilite e febre, com piora do trismo, odinofagia, disfagia e incapacidade de tolerar secreções. O APT deve ser tratado de forma aguda, uma vez que a infecção pode progredir e se espalhar para o tecido cervical profundo e comprometer a via aérea.

O padrão-ouro para o diagnóstico de APT é o exame físico, que irá revelar abaulamento dos tecidos moles, eritema e exsudato tonsilar e possível desvio da úvula. Aspiração por agulha ou incisão e drenagem confirmam o diagnóstico. Estudos recentes revelaram os benefícios da ultrassonografia intraoral para confirmar o diagnóstico de APT. A TC pode ser necessária em pacientes com trismo grave ou em pacientes jovens que não cooperam e pode ajudar a diferenciar APT de abscesso retrofaríngeo.

O tratamento do APT é dependente das características do paciente. A aspiração com agulha pode ser realizada rapidamente, é relativamente segura e pode ser tanto diagnóstica quanto terapêutica. A incisão e a drenagem devem ser realizadas apenas por médicos com compreensão da anatomia relevante da faringe, como várias estruturas vitais, incluindo os nervos cranianos e a artéria carótida, que provavelmente se encontram no campo cirúrgico. Em adultos cooperativos, o procedimento pode, na maioria das vezes, ser realizado com anestesia local, mas os pacientes com trismo grave podem necessitar de anestesia geral. Na prática dos autores deste capítulo (para pacientes adultos), a administração pré-procedimento de 900 mg de clindamicina, 10 mg de dexametasona, hidratação IV e morfina IV para analgesia pode facilitar muito o processo, reduzindo o trismo e promovendo conforto e cooperação do paciente. Após a instilação do anestésico local, a aspiração com agulha pode ser utilizada para confirmar o local da incisão. A incisão limitada à mucosa deve ser realizada com bisturi, tomando cuidado para não penetrar na camada muscular subjacente. Uma pinça de dissecção romba é utilizada para penetrar na cavidade do abscesso. Dispositivos de aspiração oral devem estar no local antes da penetração na cavidade do abscesso para evitar possível aspiração de secreção purulenta. Estudos têm demonstrado que tanto a aspiração com agulha quanto a incisão e drenagem podem apresentar eficácia acima de 90%, mas ambos os métodos apresentam risco de 10 a 15% de APT recorrente. O paciente pediátrico geralmente não irá tolerar a aspiração com agulha ou a incisão e drenagem com anestesia local e, nesses casos, a anestesia geral é muitas vezes necessária. A antibioticoterapia contra *Streptococcus pyogenes* e anaeróbios orais com penicilina ou clindamicina deve ser administrada logo após a drenagem do abscesso. A maioria dos pacientes com APT pode ser tratada como pacientes ambulatoriais.

A tonsilectomia (ou amigdalectomia) de emergência em uma infecção aguda ("tonsilectomia de Quincy") é geralmente reservada para casos de APT que não são drenados com sucesso por simples incisão e drenagem. Enquanto alguns autores a defendem como opção de primeira linha terapêutica, a maior dificuldade operatória secundária à inflamação aguda e o aumento da incidência de hemorragia pós-operatória tornam essa opção menos atraente. Ela exige anestesia geral, e a maioria dos otorrinolaringologistas defende internação no pós-operatório por 1 dia para observação.

Quando é feita aspiração com agulha ou incisão e drenagem de APT, é importante aconselhar o paciente de que há risco maior de APT no futuro. Portanto, muitos otorrinolaringologistas recomendam que seja realizada tonsilectomia eletiva 2 a 3 meses após um APT.

C. Infecções dos espaços cervicais profundos

Embora com incidência bastante reduzida desde o advento dos antimicrobianos modernos, as infecções dos espaços cervicais profundos continuam a ser uma condição potencialmente fatal e requerem reconhecimento e tratamento agudo. A fonte de infecção no espaço cervical profundo é mais comumente odontogênica. Outras fontes de infecção incluem infecções tonsilares adjacentes, do trato respiratório superior e salivares, bem como instrumentação e corpos estranhos. Essas infecções são geralmente polimicrobianas, compostas predominantemente por bactérias anaeróbias associadas a várias espécies de estreptococos e estafilococos. Bactérias multirresistentes são comumente observadas em usuários de drogas IV que apresentam infecções do espaço cervical profundo secundárias ao rompimento da fáscia cervical pela agulha da injeção. A apresentação dos sintomas depende da localização exata do abscesso, mas os pacientes geralmente apresentam febre, tonsilite, diminuição da amplitude de movimento cervical, disfagia e odinofagia. O exame físico pode revelar trismo, aparência tóxica com edema facial e do pescoço, linfadenopatia cervical e secreções orais purulentas. Não é raro que os pacientes se apresentem vários dias, após a alta hospitalar, em uso de antimicrobianos para uma infecção menos grave e local. É importante notar que os pacientes em terapia antimicrobiana ou de imunossupressão podem ter sinais mais sutis de infecção, e a toxicidade sistêmica pode ser mascarada.

Um bom conhecimento da anatomia da fáscia cervical e dos espaços cervicais profundos é fundamental para o diagnóstico e o tratamento dessas infecções que se espalham rapidamente. A fáscia cervical é dividida em duas camadas: a fáscia cervical superficial e a fáscia cervical profunda. A fáscia cervical profunda é dividida em três camadas separadas: camada superficial da fáscia cervical profunda, camada média da fáscia cervical profunda e camada profunda da fáscia cervical profunda. Além disso, a camada média da fáscia cervical profunda é subdividida em divisões musculares e viscerais, e a camada profunda da fáscia cervical profunda é subdividida em camadas alar e pré-vertebral.

Essas divisões da fáscia cervical profunda separam o pescoço em numerosos espaços potenciais, que podem abrigar essas infecções potencialmente fatais. Uma maneira fácil de classificar esses espaços é realizada por meio de sua relação com o osso hioide. Os espaços potenciais que se encontram inteiramente acima do osso hioide incluem o espaço submandibular e o espaço parafaríngeo. O espaço pré-traqueal encontra-se inteiramente abaixo do osso hioide. O espaço pré-vertebral, o "espaço perigoso" e o espaço retrofaríngeo estendem-se ao longo de todo o comprimento do pescoço.

O abscesso parafaríngeo deve ser diferenciado do APT, porque o primeiro exige drenagem externa pela fossa submandibular, enquanto o segundo é mais bem drenado por via intraoral. Os abscessos retrofaríngeos são mais comumente observados em crianças, e estão localizados entre a camada visceral da camada média da fáscia cervical profunda e a divisão alar da camada profunda da fáscia cervical profunda. Em função do menor calibre da via aérea em crianças, os abscessos retrofaríngeos representam uma fonte potencial de obstrução da via aérea e devem ser tratados dessa maneira. O "espaço perigoso" corresponde à região entre as camadas alares e pré-vertebrais da fáscia cervical profunda e estende-se da base do crânio até o diafragma. A infecção do "espaço perigoso" geralmente surge de propagação contígua de infecções retrofaríngeas, pré-vertebrais ou faringomaxilares. A ausência de barreiras anatômicas definitivas no "espaço perigoso" oferece pouquíssima resistência à propagação da infecção. O espaço pré-vertebral é diretamente posterior ao "espaço perigoso", entre a divisão pré-vertebral da fáscia cervical profunda e a fáscia paravertebral. A infecção do espaço pré-vertebral é geralmente secundária a traumas penetrantes ou à tuberculose.

Radiografias laterais e anteroposteriores do pescoço são tradicionalmente utilizadas para ajudar a localizar um abscesso, embora tenham sido substituídas, em grande parte, pela TC. Estudos recentes demonstraram benefício potencial da RM em delimitar os tecidos moles e a disseminação vascular da infecção, embora o tempo necessário para a obtenção de imagens de RM torne o seu uso de valor questionável. Infecções dos espaços cervicais profundos podem progredir rapidamente, e, em geral, os pacientes necessitam de hospitalização com vigilância atenta.

O tratamento inicial deve concentrar-se na avaliação da necessidade de assegurar uma via aérea com intubação endotraqueal ou traqueostomia. Com a patência da via aérea verificada ou assegurada, a aspiração com agulha pode, algumas vezes, ser realizada (no caso de abcessos facilmente acessíveis) para obtenção de material para cultura e coloração de Gram. Antimicrobianos IV devem ser iniciados imediatamente e devem abranger microrganismos aeróbios e anaeróbios. Ampicilina mais sulbactam ou clindamicina são comumente utilizados. Quando houver suspeita de *Staphylococcus aureus* resistente à meticilina, a vancomicina também deve ser iniciada. Se não houver melhora clínica do paciente após 48 horas de antibioticoterapia, pode ser necessária uma drenagem cirúrgica aberta do abscesso. As principais complicações de infecções dos espaços cervicais profundos incluem mediastinite, osteomielite, síndrome de Horner e déficits de nervos cranianos. O comprometimento da bainha carotídea também pode levar à tromboflebite jugular supurativa (síndrome de Lemierre). O diagnóstico precoce e o tratamento adequado podem ajudar a limitar essas complicações graves.

▶ Distúrbios e doenças

A. Lesões da cavidade oral

A inspeção e a palpação da cavidade oral são partes essenciais do exame de cabeça e pescoço. Existem inúmeras lesões que podem afetar a cavidade oral, e esta revisão concentra-se naquelas capazes de predispor os pacientes a neoplasias da cavidade oral. Aproximadamente metade de todas as neoplasias de cabeça e pescoço ocorre na cavidade oral.

A leucoplasia é, na verdade, um termo descritivo em vez de um verdadeiro termo patológico. Ela representa uma placa branca assintomática que não pode ser removida; é frequentemente encontrada nas mucosas oral e bucal, bem como na língua. Sua prevalência foi estimada em 1 a 5% da população. Alguns estudos relacionaram a leucoplasia ao tabagismo, embora a verdadeira etiologia ainda seja incerta. A leucoplasia representa o resultado clinicamente evidente de crescimento epitelial hiperplásico. Muitos autores recomendam um teste curto de 1 a 2 semanas com preparação tópica oral de esteroides (triancinolona acetonida) para o tratamento inicial. A leucoplasia está associada a uma taxa de transformação maligna de aproximadamente 5%, e as lesões persistentes devem ser submetidas à biópsia para avaliar a presença de displasia pré-maligna ou neoplasia maligna. As taxas de displasia são mais elevadas nas lesões encontradas no assoalho da boca, na língua e no lábio inferior. O tratamento tem como objetivo prevenir a transformação maligna em carcinoma espinocelular da cavidade oral. A excisão cirúrgica, a excisão com *laser* KTP ou a excisão com *laser* de CO_2 podem ser eficazes. Estudos recentes também revelaram eficácia potencial de tratamento clínico com bleomicina tópica mais dimetilsulfóxido ou ácido retinoico.

A eritroplasia é classificada como uma leucoplasia não homogênea e é descrita como uma placa vermelha aveludada, que não pode ser removida. Pode ser encontrada nas mesmas regiões da cavidade oral que a leucoplasia e também é geralmente assintomática. É menos comum do que a leucoplasia branca homogênea tradicional, com prevalência estimada em 0,2 a 0,8%. No entanto, apresenta um grau maior de displasia pré-maligna do que a leucoplasia, com mais de metade dos casos com carcinoma espinocelular *in situ* ou invasivo no exame histológico.

O líquen plano é uma lesão dermatológica comum que pode estar presente na cavidade oral. As lesões de pele são classicamente descritas como pápulas pruriginosas, planas, avermelhadas e poligonais, enquanto as lesões orais apresentam vários subtipos fenotípicos diferentes. Formas reticulares, em formato de placas, atróficas, erosivas e formas bolhosas têm sido descritas na literatura. As lesões orais apresentam capacidade questionável para transformação maligna. Os dados são controversos, mas um estudo estimou uma taxa de transformação maligna em carcinoma espinocelular da cavidade oral entre 1 e 5%. As lesões exigem biópsia para confirmação diagnóstica. O tratamento inclui higiene vigorosa oral, esteroides tópicos e agentes imunossupressores.

B. Sialadenite e sialolitíase

Existem várias condições não neoplásicas e inflamatórias que podem afetar as glândulas salivares maiores e menores. As infecções das glândulas salivares podem ter etiologia viral ou bacteriana. A sialadenite viral é mais comumente secundária à parotidite (caxumba) e apresenta-se com pródromo de resfriado comum seguido de edema da glândula parótida. Em geral, a parotidite (caxumba) afeta crianças e pode ser complicada por orquite, ooforite, meningite asséptica e encefalite. A incidência de parotidite diminuiu significativamente desde que a vacinação de rotina foi instituída. Outros vírus conhecidos por causar sialadenite incluem o citomegalovírus, os vírus Coxsackie A e B, o ecovírus, o vírus de Epstein-Barr e o influenzavírus A.

A sialadenite bacteriana pode ser aguda ou crônica. A sialadenite supurativa aguda ocorre mais comumente em pacientes desidratados nos pós-operatório, idosos ou em tratamento com diuréticos. Na maioria dos casos, a glândula parótida é afetada secundariamente à diminuição da atividade bacteriostática da saliva serosa. A estase salivar, a obstrução ductal e a diminuição da produção de saliva parecem predispor a condições para sialadenite aguda. Os pacientes geralmente apresentam febre, toxicidade sistêmica e edema doloroso, além de aumento das glândulas afetadas. O microrganismo mais comumente isolado é o *S. aureus*, embora a cultura possa revelar infecção polimicrobiana com presença de microrganismos aeróbios e anaeróbios. O tratamento envolve hidratação, compressas faciais quentes e alimentos com efeito sialogogo (como fatias de limão) para estimular a secreção de saliva na glândula afetada. Os antimicrobianos contra *S. aureus* devem ser iniciados imediatamente e mantidos por 7 a 10 dias. A TC pode ser necessária para descartar a formação de abscessos ou cálculos (sialolitíase) em pacientes que não melhoram clinicamente após vários dias de terapia adequada.

A sialolitíase pode ocorrer em um quadro de sialadenite aguda ou crônica ou pode ser um achado incidental em exames de imagem de rotina. Os cálculos salivares afetam mais os homens do que as mulheres e são observados com mais frequência entre 30 e 60 anos de idade. Ao contrário da sialadenite, a sialolitíase afeta preferencialmente as glândulas submandibulares em função do ambiente alcalino, rico em cálcio e muco. Os cálculos grandes, únicos e radiopacos são geralmente encontrados nas glândulas submandibulares, enquanto nas glândulas parótidas os cálculos são menores, múltiplos e translúcidos. A formação de cálculos parece ser secundária à obstrução parcial do ducto salivar, associada a uma saliva estagnada rica em cálcio. Sais compostos por fosfato de cálcio, magnésio, amônio e carbonato precipitam-se nesse ambiente. Os fatores que contribuem para o desenvolvimento de cálculos salivares incluem sialadenite aguda ou crônica subjacente, desidratação e medicamentos anticolinérgicos. Os cálculos salivares de ácido úrico também podem ser observados em um quadro de gota.

Pacientes com sialolitíase frequentemente apresentam dor e edema da glândula afetada, embora muitos pacientes sejam assintomáticos e os cálculos sejam descobertos por acaso. O ato de comer geralmente agrava a dor. O exame físico pode revelar a localização dos cálculos por meio de simples palpação. A obstrução do fluxo de saliva pode ser analisada por massagem da glândula. É importante observar que os cálculos são mais comumente encontrados nas estruturas ductais salivares do que nas glândulas associadas. A TC é o método de imagem de escolha na suspeita de uma sialolitíase, mas o cálculo pode não ser palpável no exame físico. A TC apresenta sensibilidade 10 vezes maior do que a radiografia simples para detectar os cálculos salivares. A ultrassonografia também pode ser útil na localização dos cálculos, quando não é possível realizar uma TC. A sialografia não é mais utilizada rotineiramente e é contraindicada em pacientes com sialadenite aguda.

O tratamento da sialolitíase deve ser inicialmente conservador, com hidratação, massagem da glândula salivar, bolsas de água quente aplicadas na glândula afetada e sialogogos. Os medicamentos anticolinérgicos devem ser interrompidos, e antimicrobianos devem ser administrados se houver suspeita de sialadenite supurativa aguda. Existem várias opções de terapia mais invasiva para pacientes que não respondem ao tratamento conservador. A remoção transoral dos cálculos submandibulares, a sialoadenectomia, a litotripsia, a remoção com fio e cesta e a sialoendoscopia podem ser eficazes em pacientes adequados.

C. Tonsilite aguda e crônica (recorrente)

A tonsilite (ou amigdalite) é um dos problemas mais comuns encontrados pelo otorrinolaringologista. Em geral, ela refere-se à inflamação das tonsilas palatinas localizadas nas paredes laterais da orofaringe, entre o palatoglosso e as pregas palatofaríngeas. As tonsilas faríngeas (ou adenoides) fazem parte do anel de Waldeyer de tecido linfático e são anatomicamente separadas das tonsilas palatinas. As tonsilas faríngeas estão localizadas na parede posterior da nasofaringe em estreita proximidade com a abertura da tuba auditiva.

A tonsilite aguda é principalmente uma doença pediátrica, afetando crianças de 5 a 15 anos de idade. É mais comumente causada por estreptococos β-hemolíticos do grupo A, embora anaeróbios, *Haemophilus influenzae* e vírus também possam ser agentes causadores. Os pacientes geralmente apresentam febre, dor de garganta, halitose e disfagia. É importante notar a diferença na apresentação clínica aguda entre tonsilite, faringite viral e mononucleose infecciosa (causada pelo vírus de Epstein-Barr). Em geral, a faringite viral se apresenta com uma tríade de tosse, coriza e conjuntivite, enquanto os pacientes com mononucleose normalmente apresentam linfadenopatia cervical anterior e posterior, disfagia e exsudato tonsilar acinzentado. Ao exame físico, o paciente com tonsilite aguda apresenta tonsilas eritematosas, exsudato tonsilar purulento e linfadenopatia cervical anterior.

A hiperplasia tonsilar é medida do plano medial para o plano lateral da orofaringe e auxilia na avaliação da obstrução da via aérea superior. Ela é tradicionalmente classificada em uma escala de 1 a 4, sendo: 1+ – restrita abaixo do nível dos pilares tonsilares, 2+ – nos pilares, 3+ – estende-se para trás dos pilares, e 4+ – encontra-se na linha média. A hipertrofia das tonsilas na população pediátrica pode predispor ao desenvolvimento de distúrbios respiratórios do sono. Os pacientes geralmente apresentam ronco forte, alterações na voz, episódios observados de apneia do sono e sonolência diurna. Nesses casos, a tonsilectomia eletiva (geralmente associada à adenoidectomia) muitas vezes pode fornecer a resolução dos sintomas obstrutivos.

O diagnóstico de tonsilite aguda é clínico, embora muitos profissionais dependam de teste estreptocócico ou de cultura positivo. A base do tratamento da tonsilite aguda continua a ser um tratamento de 7 a 10 dias de penicilina ou uma cefalosporina comparável. Entretanto, estima-se agora que a falha da terapia com penicilina ocorra em até 30% dos casos. Aguardar os resultados da cultura e ajustar a terapia com antimicrobianos tornaram-se etapas importantes do tratamento. As complicações da tonsilite aguda incluem a formação de um APT e de um abscesso cervical. O uso de antimicrobianos diminuiu significativamente a incidência de complicações sistêmicas raras, como glomerulonefrite pós-estreptocócica e febre reumática.

Muitos pacientes apresentam um único episódio de tonsilite aguda, que responde favoravelmente ao tratamento com antimicrobianos, ao passo que outros pacientes apresentam tonsilite aguda recorrente, com várias infecções ao longo de anos. A tonsilite crônica consiste em um estado de inflamação tonsilar persistente durante mais de 3 meses após um episódio de infecção aguda. É caracterizada por dor de garganta crônica e odinofagia com aumento das tonsilas, debris tonsilares e linfadenite cervical presente no exame físico. Estudos recentes sugerem que infecções polimicrobianas, microrganismos multirresistentes, *H. influenzae*, *S. aureus*, anaeróbios e actinomicetos podem contribuir para a doença tonsilar crônica. Portanto, o tratamento de tonsilite crônica deve começar com o uso de antimicrobianos de espectro mais amplo, como amoxicilina mais clavulanato de potássio ou clindamicina, que podem combater esses organismos agressores.

A principal questão no tratamento da tonsilite aguda ou crônica é se há necessidade ou não de realizar uma tonsilectomia. O tratamento clínico com antimicrobianos é sempre a terapia de primeira linha para tonsilite aguda. A tonsilectomia para episódios agudos (também conhecida como "tonsilectomia de Quincy") deve ser geralmente considerada apenas quando complicações como abscesso do espaço cervical profundo ou obstrução aguda da via aérea estiverem presentes simultaneamente. A tonsilectomia é geralmente realizada em pacientes com tonsilite aguda recorrente, definida como 7 episódios dentro de 1 ano, 5 episódios por ano nos últimos 2 anos ou 3 episódios por ano durante 3 anos sucessivos.

D. Apneia obstrutiva do sono

A apneia obstrutiva do sono é uma dissonia intrínseca que afeta cerca de 15 a 20 milhões de pessoas nos Estados Unidos. É classicamente descrita como a presença de episódios de hipopneia, episódios de apneia e um despertar relacionado ao esforço respiratório que ocorre durante o sono. Um evento de apneia exige 10 ou mais segundos de interrupção do fluxo de ar, seguido por um despertar com o restabelecimento da ventilação normal. A definição de hipopneia varia entre os laboratórios do sono, mas, em geral, refere-se a um episódio de diminuição do fluxo de ar (> 50% de redução) durante mais de 10 segundos, associado à diminuição da saturação de oxigênio ou despertar. Os pacientes geralmente apresentam roncos noturnos, sonolência diurna, irritabilidade, cefaleias matinais, disfunção cognitiva e, muitas vezes, eventos de apneia com interrupção do fluxo de ar, seguidos por sufocação e sensação ofegante. À obtenção da história clínica, é importante conversar com o(a) parceiro(a) do paciente, pois o paciente pode não ser capaz de descrever os seus sintomas. Doenças cardiovasculares, hipertensão, disfunção metabólica, insuficiência respiratória e *cor pulmonale* estão entre os efeitos graves em longo prazo da apneia obstrutiva do sono.

A fisiopatologia da apneia obstrutiva do sono parece ser uma combinação de colapso da via aérea superior e diminuição do débito neural do centro respiratório no tronco encefálico. Durante a inspiração normal, os músculos da faringe são estimulados pela via reflexa do sistema nervoso central a ajudarem a manter a patência das vias respiratórias faríngeas. Durante o sono, no entanto, esses reflexos neurais são atenuados e a via aérea torna-se mais suscetível a entrar em colapso. Os pacientes predispostos à obstrução da via aérea, em função de suas condições anatômicas, estão em alto risco de desenvolver apneia obstrutiva do sono. Os fatores de risco anatômicos documentados para apneia obstrutiva do sono incluem macroglossia, hipertrofia adenotonsilar, alongamento do palato mole e retrognatia.

A apneia obstrutiva do sono é mais comum nos homens, e a incidência global parece aumentar com a idade. O fator de risco mais significativo é a obesidade, e o recente aumento da prevalência parece estar relacionado com a atual epidemia de obesidade. Outros fatores de risco conhecidos incluem obstrução nasal, tabagismo, diabetes melito, consumo de álcool e as anormalidades anatômicas mencionadas anteriormente. O exame físico pode revelar obesidade com aumento da circunferência do pescoço. Deve ser realizado um exame minucioso da cabeça e do pescoço para avaliar a patência da via aérea. O exame da cavidade oral pode revelar hiperplasia tonsilar. A cavidade nasal e a nasofaringe devem ser examinadas com videoendoscopia flexível para descartar obstrução nasal secundária a desvio de septo, pólipos nasais ou hiperplasia de corneto. A manobra de Müller modificada deve ser realizada para avaliar o local de colapso da via aérea superior durante a inspiração. Os pacientes são solicitados a inspirar com a boca fechada enquanto o seu nariz é comprimido criando, assim, uma coluna de pressão negativa no interior da via aérea superior. Então, s via aérea no nível do palato mole, da parede lateral da faringe e da base da língua são observadas para o colapso luminal e classificadas em uma escala de 1 a 3.

A polissonografia permanece como o padrão-ouro para o diagnóstico de apneia obstrutiva do sono e pode ser definida por um índice de apneia-hipopneia (IAH) ou um índice de distúrbio respiratório (IDR). O IAH inclui a quantidade de hipopneias e apneias que ocorrem por hora de sono, enquanto o IDR corresponde à quantidade de apneias, hipopneias e despertares relacionados a esforço respiratório por hora de sono. As orientações gerais para o diagnóstico de apneia obstrutiva do sono são IAH de 15 ou mais em paciente assintomático ou IAH superior a 5 em paciente sintomático. Os exames de imagem geralmente não são necessários para diagnosticar a apneia obstrutiva do sono, embora possam ajudar a avaliar anormalidades anatômicas da via aérea superior.

O tratamento da apneia obstrutiva do sono deve começar com a identificação e a prevenção dos fatores de risco. Modificações de comportamento, como perda de peso, interrupção do tabagismo, do consumo de álcool e de quaisquer depressores do sistema nervoso central, podem ajudar a melhorar o índice de apneia do paciente. Precauções de segurança relacionadas com a sonolência diurna precisam ser discutidas com os pacientes de alto risco, como pilotos e motoristas de caminhão comerciais.

A pressão aérea positiva contínua (CPAP, do inglês *continuous positive airway pressure*) é considerada a terapia de primeira linha após as modificações comportamentais. A pressão positiva ajuda a manter a patência da via aérea e é muito eficaz na redução dos sintomas da apneia obstrutiva do sono. Alguns pacientes apresentam dificuldades para tolerar a terapia com CPAP. A respiração contra um fluxo de ar com pressão positiva pode ser de difícil ajuste, e isso deve ser considerado no tratamento do paciente com apneia obstrutiva do sono. A pressão positiva na via aérea em dois níveis (BiPAP, do inglês *bi-level positive airway pressure*) é outro sistema que emprega pressão inspiratória mais alta com pressão expiratória mais baixa, facilitando a expiração. Existem vários aplicadores orais que podem ajudar no ajuste da via aérea durante o sono, para melhorar a patência, embora estudos tenham mostrado que esses aplicadores podem ser menos eficazes do que a CPAP em aumentar o índice apneico.

Várias opções cirúrgicas estão disponíveis para pacientes que não respondem bem ao tratamento inicial. A adenoidectomia e tonsilectomia de rotina podem ser eficazes nos pacientes pediátricos com hipertrofia adenotonsilar isolada, que pioram os sintomas da apneia obstrutiva do sono. Em geral, é necessária uma cirurgia maior para os pacientes adultos. A uvulopalatofaringoplastia (UP3) é o tratamento cirúrgico de primeira linha, no qual são removidas a úvula, uma pequena quantidade do palato mole e as tonsilas palatinas. O conceito de "cirurgia do sono em múltiplos níveis" é importante, uma vez que a UP3, isoladamente, está associada a uma taxa de insucesso significativa (> 50%). A UP3 é mais comumente associada a procedimentos adicionais, direcionados contra outras áreas de obstrução. A septoplastia e a redução do corneto inferior podem aumentar o fluxo de ar nasal. A base da língua pode ser avançada com sutura suspensa, suspensão hioide ou avanço do genioglosso. Outras intervenções cirúrgicas mais invasivas incluem o avanço maxilomandibular. Alguns autores defendem um tratamento menos invasivo, incluindo implantes de reforço no palato e ablação por radiofrequência, mas os dados de longo prazo ainda são insuficientes. A apneia obstrutiva do sono potencialmente fatal, que não responde à terapia com CPAP/BiPAP ou a intervenções cirúrgicas, pode exigir traqueostomia permanente. Deve-se repetir a polissonografia no paciente cirúrgico 1 a 3 meses após a cirurgia para monitorar a melhora dos sintomas.

DISTÚRBIOS DA LARINGE E DA TRAQUEIA

▶ Anatomia e fisiologia

A anatomia da laringe (Figs. 15-7 e 15-8) é mais bem compreendida no contexto da sua função. A função primária da laringe é proteger as vias respiratórias da aspiração durante a deglutição. As pregas epiglóticas e ariepiglóticas ajudam a direcionar os alimentos e os líquidos lateralmente nos seios piriformes e longe da entrada da laringe na linha média. As cartilagens aritenóideas funcionam como pontos de fixação para a maioria dos músculos intrínsecos da laringe, servindo para mover as pregas vocais juntas (adução) e separadas (abdução). As falsas pregas vocais e as verdadeiras realizam a adução para impedir a entrada de alimentos ou líquidos na via aérea.

A laringe também funciona na respiração. Em função das vias reflexas no tronco encefálico, a glote abre pouco antes da inspiração. Outros reflexos laríngeos respondem à pressão subglótica e à hipercapnia. Além disso, o início da deglutição provoca um período reflexo de apneia involuntária.

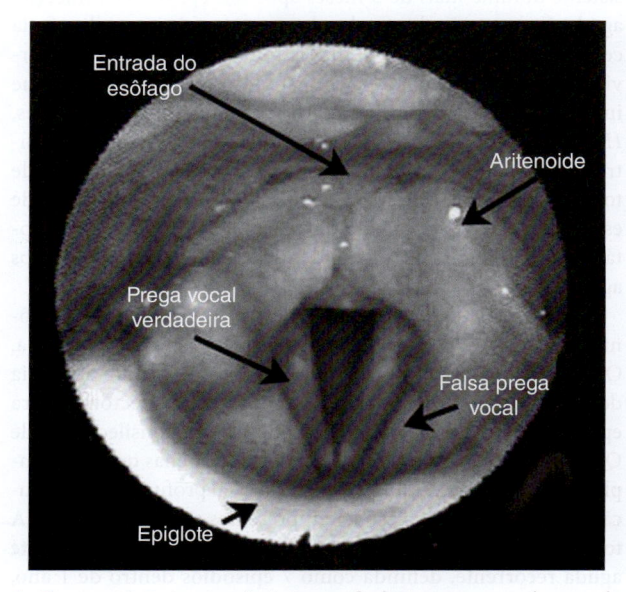

▲ **Figura 15-7** Anatomia interna da laringe como observada na endoscopia.

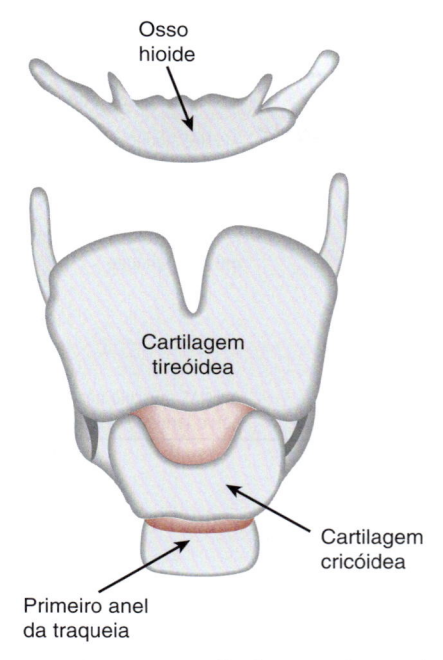

Figura 15-8 Estruturas cartilaginosas e ósseas da laringe.

Das três funções da laringe, a fonação é a função mais exclusiva dos seres humanos. Na sua descrição mais básica, a laringe glótica produz um tom fundamental por meio da vibração da borda livre das pregas vocais verdadeiras. Essa vibração resulta da vibração passiva das pregas vocais com o deslocamento de ar para as bordas livres opostas. A mudança da tensão no interior das pregas vocais altera o tom em que a prega vocal vibra.

A laringe é composta por várias cartilagens (Fig. 15-8). A cartilagem tireóidea é a maior cartilagem da laringe. Ela possui formato em escudo e é responsável pela proeminência anterior no pescoço, chamada, algumas vezes, de "pomo de Adão" na terminologia leiga. Ela fornece proteção para os componentes internos da laringe. A cartilagem cricóidea situa-se na porção inferior da cartilagem tireóidea e é responsável pelo principal suporte da laringe. Ela é o único anel cartilaginoso completo da via aérea superior. Internamente, o par de cartilagens aritenóideas articula-se com a cartilagem cricóidea e liga-se às pregas vocais. O movimento das cartilagens aritenóideas resulta na adução e abdução das pregas vocais. A epiglote é uma cartilagem flexível localizada acima da laringe. Ela não está envolvida no suporte estrutural da laringe, mas auxilia na proteção da via aérea durante a deglutição.

A inervação da laringe é feita pelo nervo vago (décimo nervo craniano). O nervo vago origina-se dos três núcleos localizados na medula – núcleo ambíguo, núcleo dorsal e núcleo do trato solitário. Todas as fibras motoras (e, portanto, a inervação motora da laringe) originam-se do núcleo ambíguo. O núcleo dorsal (parassimpático) origina os ramos eferentes para os músculos involuntários dos brônquios, do esôfago, do coração, do estômago e do intestino. A inervação sensitiva da faringe, da laringe e do esôfago termina no núcleo do trato solitário. O nervo vago deixa a base do crânio pelo forame jugular. Ele desce para o pescoço atrás da veia jugular e da artéria carótida e envia os ramos faríngeos para os músculos da faringe e do palato mole. O nervo laríngeo superior surge diretamente do nervo vago e apresenta um ramo interno e um ramo externo. O nervo laríngeo superior interno entra na laringe através da membrana tireo-hióidea e fornece sensibilidade para a laringe acima das pregas vocais verdadeiras. O nervo laríngeo superior externo inerva o músculo cricotireóideo, o único músculo da laringe não inervado pelo nervo laríngeo recorrente. O nervo laríngeo recorrente direito surge do nervo vago e dá uma volta ao redor da artéria subclávia. O nervo laríngeo recorrente esquerdo surge mais distalmente no tórax e dá uma volta ao redor do arco aórtico. Ambos os nervos recorrentes laríngeos ascendem, então, nos sulcos traqueoesofágicos e penetram na laringe, próximo à articulação cricotireóidea. Os nervos laríngeos recorrentes fornecem inervação motora para todos os músculos intrínsecos da laringe, exceto o cricotireóideo. Um resumo dos músculos da laringe é apresentado na Tabela 15-4.

▶ Urgências e emergências

A. Obstrução da via aérea em crianças

A avaliação rápida e precisa de uma criança com dificuldade respiratória é uma das habilidades mais importantes que um otorrinolaringologista deve dominar. A respiração ruidosa e o desconforto respiratório podem ter várias etiologias, e sua diferenciação entre emergência aguda e doença crônica é essencial. Um ponto importante a aprender desde cedo é que nem toda respiração ruidosa é um estridor.

O estridor verdadeiro pode representar uma insuficiência iminente da via aérea e, portanto, deve ser diferenciado de outros ruídos da via aérea superior que são, algumas vezes, erroneamente referidos como "estridor". A obstrução da via aérea no nível da nasofaringe produz um som de ronco ou estertor. A traqueobronquite pode produzir uma tosse rouca e sibilante ("tosse de cachorro"), característica do crupe. A asma, os corpos estranhos na árvore traqueobrônquica e a broncomalácia podem produzir respiração com sibilos. O "estridor" refere-se especificamente ao ruído produzido pelo movimento do ar através de uma via aérea parcialmente obstruída. O estridor inspiratório geralmente significa obstrução acima do nível das pregas vocais, enquanto o estridor expiratório, na maioria das vezes, ocorre com a obstrução subglótica. O estridor bifásico geralmente significa obstrução no nível das pregas vocais ou da subglote.

A preocupação imediata na avaliação de uma criança com estridor deve ser verificar ou estabelecer uma via aérea estável. A avaliação inicial deve consistir em exame não invasivo para evitar a exacerbação de uma via aérea potencialmente instável. Se a criança apresentar dificuldade respiratória aguda, as avaliações, como a laringoscopia com fibra óptica flexível, deverão ser realizadas rotineiramente.

Deve ser obtida uma história detalhada, incluindo a duração do estridor e sua relação com a alimentação. Os pais devem

Tabela 15-4 Principais músculos da laringe

Músculo	Função	Inervação	Pontos importantes
Cricoaritenóideo posterior	Abdução das pregas vocais, tensão das pregas vocais	Nervo laríngeo recorrente	APENAS abdução das pregas vocais
Cricoaritenóideo lateral	Adução das pregas vocais verdadeiras	Nervo laríngeo recorrente	
Interaritenóideo	Adução da glote posterior	Nervo laríngeo recorrente	APENAS recebe a inervação bilateral do músculo laríngeo
Aritenóideo oblíquo	Fecha a entrada da laringe durante a deglutição	Nervo laríngeo recorrente	
Tireoaritenóideo	Adução, tensão das pregas vocais	Nervo laríngeo recorrente	
Cricotireóideo	Aumenta a tensão nas pregas vocais, especialmente nos sons mais altos	Ramo externo do nervo laríngeo superior	APENAS músculo não inervado pelo nervo laríngeo recorrente

ser questionados sobre quaisquer alterações nos sintomas com a mudança de posição. Devem ser determinadas a presença de complicações intrauterinas ou no parto, a história de intubação e as anomalias congênitas.

Se a criança não apresentar desconforto respiratório, a laringoscopia com fibra óptica flexível poderá fornecer informações diagnósticas valiosas. Ela deve ser realizada com a criança acordada e contida, ou com anestesia geral e ventilação espontânea. Isso irá permitir a determinação da anatomia nasofaríngea e supraglótica, bem como do movimento das pregas vocais. Se houver disponibilidade, o exame deve ser gravado para permitir revisão, uma vez que o exame em tempo real pode ser problemático em uma criança pouco cooperativa.

Outras investigações devem ser feitas com base na presença de sintomas sugestivos. A deglutição geralmente está comprometida em uma criança com estridor e deve, portanto, ser avaliada. Os anéis vasculares podem produzir compressão extrínseca do esôfago e da traqueia, levando ao estridor, a dificuldades de alimentação e ao hipodesenvolvimento. Um choro alterado, fraco ou ausente desde o nascimento pode sugerir comprometimento neurológico. Pneumonias recorrentes ou tosse excessiva com a alimentação podem estar presentes com comprometimento das pregas vocais, refluxo grave ou fístula traqueoesofágica.

Uma das causas mais comuns de estridor infantil é a laringotraqueobronquite, ou crupe, que é uma doença viral aguda resultante principalmente de infecção pelo vírus da parainfluenza. O paciente típico é um lactente ou criança pequena com febre baixa, tosse rouca e, ocasionalmente, estridor bifásico. O achado radiográfico clássico é o "sinal do campanário" observado na incidência anteroposterior, indicativo do característico estreitamento subglótico da via aérea resultante do edema. A evolução típica para a maioria dos pacientes é a resolução em alguns dias, e poucos pacientes irão necessitar de hospitalização. Os sinais de esforço respiratório incluem taquipneia, retrações e cianose, que podem exigir uma observação mais atenta, como a hospitalização. Para esses casos mais graves, pode ser indicado o tratamento com umidificadores de ar, nebulização com adrenalina racêmica e esteroides sistêmicos. A manipulação da via aérea pode exacerbar o quadro clínico e deve ser evitada, exceto quando claramente indicada.

Felizmente, a epiglotite está se tornando cada vez mais rara nos países industrializados, em função da vacinação quase universal das crianças contra *H. influenzae* tipo B. Se reconhecida e tratada adequadamente (com controle agressivo da via aérea), os resultados são excelentes na maioria dos casos. Se for tratada de modo conservador, a epiglotite está associada com taxa de mortalidade de até 6 a 10%. Os pacientes apresentam febre alta, salivação e odinofagia, além de aparência tóxica geral. Deve-se observar que a epiglotite tende a progredir muito rapidamente; os pacientes podem descompensar clinicamente em algumas horas. A posição característica, naturalmente assumida pelos pacientes com epiglotite, é uma posição inclinada para a frente, para maximizar a abertura marginal da via aérea. Até mesmo o exame da cavidade oral com abaixador de língua pode precipitar uma crise; portanto, a avaliação e o tratamento devem consistir, de modo ideal, no controle imediato da via aérea no centro cirúrgico, com anestesia geral inalatória. Uma epiglote eritematosa será visível no exame endoscópico. Hemoculturas e culturas de material da faringe devem ser colhidas, e devem ser administrados antimicrobianos IV de amplo espectro, como ceftriaxona. Com a identificação do microrganismo na cultura, o antimicrobiano poderá ser selecionado adequadamente. As crianças devem permanecer entubadas até que seja evidente um extravasamento de ar ao redor do tubo.

O estridor infantil crônico é frequentemente resultante de laringomalácia. Em geral, os pais relatam o início dos sintomas logo após o nascimento. Muitas vezes, há piora no início, mas, na grande maioria dos casos, desaparece sem necessidade de intervenção, geralmente por volta dos 12 a 18 meses de idade. Vários fatores parecem contribuir para a laringomalácia, incluindo causas neurológicas, musculares e inflamação induzida pelo refluxo. O estridor piora com o choro ou com a excitação e, em geral, melhora na posição prona. A laringoscopia com fibra óptica flexível revela colapso das estruturas flexíveis supraglóticas, como a epiglote e as pregas ariepiglóticas. Há forte associação da laringomalácia com o refluxo, e, portanto, o tratamento presuntivo

Tabela 15-5 Resumo do sistema de classificação de Cotton para estenose subglótica

Grau	Grau de obstrução subglótica
Grau 1	Obstrução menor do que 50%
Grau 2	Obstrução de 50-70%
Grau 3	Obstrução de 71-99%
Grau 4	Obstrução de 100%

com medicamentos bloqueadores de ácidos (como a ranitidina) pode ser benéfico. O tratamento cirúrgico da supraglote é reservado para casos graves, como nos pacientes com cianose ou hipodesenvolvimento. O procedimento mais comum é a ariepiglotoplastia, em que o *laser* de dióxido de carbono ou de CO_2 é utilizado para remover o excesso de mucosa sobre as cartilagens aritenóideas. Raramente, a traqueostomia pode ser necessária.

A estenose subglótica é a segunda causa mais comum de estridor crônico infantil. As causas incluem as estenoses congênita e adquirida (mais frequentemente após intubação prolongada). Normalmente, os pacientes apresentam crupe recorrente e estridor bifásico. Se estiver presente em crianças mais velhas, o paciente pode tornar-se sintomático periodicamente, em associação a infecções do trato respiratório superior. O diagnóstico exige avaliação endoscópica e pode ser definido como diâmetro da via aérea subglótica menor do que 4 mm em recém-nascidos a termo e menor do que 3 mm em prematuros. A estenose subglótica infantil é tradicionalmente classificada pela escala de Cotton (Tab. 15-5). A traqueostomia pode ser necessária nos casos moderados a graves. O tratamento da estenose subglótica consiste em dilatação da região subglótica (dilatação rígida seriada ou por balão de expansão radial controlada), desbridamento por microdesbridador ou *laser* de CO_2, separação cricóidea ou laringotraqueoplastia.

B. Aspiração de corpo estranho

Os corpos estranhos na via aérea geralmente envolvem crianças de 1 a 4 anos de idade, mas podem ocorrer em qualquer grupo etário. As crianças nessa faixa etária costumam colocar objetos na boca e ainda não possuem os molares para trituração dos alimentos. Os objetos podem variar desde um amendoim (mais comumente) até moedas, bolinhas de gude e brinquedos pequenos. A aspiração de corpo estranho em adultos está geralmente associada a alimentos, em geral, carne; ela pode ser potencialmente fatal e é reconhecida como uma das cinco causas mais comuns de morte por lesão não intencional nos Estados Unidos. Corpos estranhos na faringe (mais comumente, na valécula) representam impedimento potencial ao fluxo de ar e devem ser assim tratados.

A apresentação clínica dos pacientes com corpo estranho na via aérea depende da localização anatômica. Os pacientes com corpos estranhos na laringe ou na hipofaringe normalmente

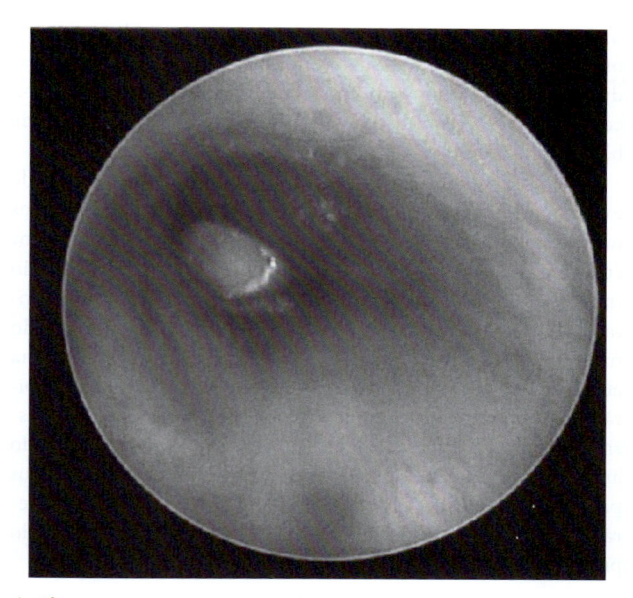

▲ **Figura 15-9** Corpo estranho na via aérea de uma criança de 4 anos de idade. O paciente em questão apresentava história de breve engasgo durante o jantar há 3 dias, seguido por tosse não produtiva intermitente. Ele apresentava radiografia de tórax normal e discreto sibilo unilateral. Na broncoscopia rígida, um grão de ervilha foi encontrado no brônquio distal direito.

apresentam disfagia, odinofagia e, ocasionalmente, salivação por incapacidade de tolerar secreções. Se um grande objeto se alojar na laringe, os pacientes poderão apresentar dor, disfonia, estridor inspiratório e dispneia. Os corpos estranhos na traqueia produzem estridor inspiratório e expiratório. Os corpos estranhos localizados mais distalmente (Fig. 15-9) muitas vezes se alojam no brônquio direito (especialmente em adultos). Isso ocorre em função dos ângulos nos quais os ramos brônquicos principais deixam a traqueia, com o brônquio direito formando um ângulo menos agudo. Os corpos estranhos distais normalmente produzem sibilos unilaterais e diminuição do murmúrio vesicular. Uma história de episódio agudo de asfixia é muito comum e apresenta sensibilidade de 76 a 92% no diagnóstico de aspiração de corpo estranho.

O tratamento agudo de corpo estranho na via aérea é determinado pela condição do paciente. Em um paciente consciente, capaz de realizar as trocas de gases e de tossir, a tentativa para remoção do corpo estranho não deve ser feita imediatamente. Em pacientes inconscientes ou incapazes de tossir ou movimentar o ar, a intervenção deve ser imediata. Se não for possível realizar uma cricotirotomia ou uma traqueostomia, a manobra de Heimlich pode ser realizada como três impulsos manuais abdominais para comprimir potencialmente os pulmões e a via aérea e produzir pressão suficiente para desalojar o corpo estranho. Para os pacientes sem perda iminente de via aérea, as radiografias anteroposterior e lateral da via aérea, incluindo a laringe e o tórax, podem ser úteis. Embora apenas os corpos estranhos radiopacos possam ser visualizados, as radiografias podem mostrar enfisema obstrutivo, atelectasias ou consolidações. Além disso, elas podem fornecer um estudo de base para comparações futuras.

A remoção definitiva de um corpo estranho na via aérea pode exigir anestesia geral e laringoscopia direta. Os corpos estranhos localizados mais distalmente devem ser removidos com broncoscopia rígida. Uma história clara e consistente com aspiração muitas vezes deverá ter avaliação cirúrgica, mesmo que os sintomas específicos (estridor, sibilos unilaterais, diminuição do murmúrio vesicular) não estejam presentes, uma vez que sua ausência pode ocorrer em até 40% dos casos. A suspeita de aspiração de uma noz (comum em crianças) deve ser tratada agressivamente. As reações teciduais locais ao óleo e às proteínas do amendoim são comuns e podem ser graves. Após a remoção, os pacientes podem necessitar de observação em unidade de terapia intensiva, além de suporte ventilatório até a resolução do processo inflamatório.

C. Trauma laríngeo

O trauma laríngeo é raro, representando 1 em cada 14.000 a 42.000 casos nos prontos-socorros. O rápido reconhecimento do trauma laríngeo é essencial e pode levar rapidamente à morte. Até um terço das vítimas de trauma laríngeo morre antes de chegar ao hospital.

O trauma laríngeo pode ser classificado como fechado ou penetrante. O trauma laríngeo fechado resulta do esmagamento da laringe contra a coluna cervical e geralmente resulta de acidente automobilístico. Outras etiologias comuns incluem lesões tipo estrangulamento ou lesão tipo "colarinho". O trauma laríngeo penetrante resulta de lesões por projéteis, como balas de revólver, ou por facadas na região cervical.

Todo paciente vítim de trauma na região cervical deve ser avaliado para potencial trauma laríngeo. Os pacientes podem relatar dispneia, rouquidão ou afonia. Outros sintomas menos comuns incluem disfagia, dor na região anterior do pescoço e odinofagia. A avaliação deve começar com o ABC do trauma – via aérea (*a*irway), respiração (*b*reathing), *c*irculação. Vários traumas laríngeos (particularmente as lesões tipo "colarinho") podem resultar em perda da via aérea e necessitar de traqueostomia imediata. Os achados físicos comuns dos pacientes com trauma laríngeo incluem estridor, crepitação subcutânea (enfisema), hematomas ou edema na região anterior do pescoço, ausência dos pontos de referência de pulso no pescoço e hemoptise. Como destacado anteriormente (estridor e obstrução das via aéreas), muitas vezes, o tipo de estridor pode indicar o local de obstrução ao fluxo de ar.

As avaliações adicionais do trauma laríngeo são determinadas pela condição do paciente. Em um paciente com via aérea instáveis, a maioria dos especialistas defende traqueostomia ou cricotirotomia com anestesia local, uma vez que a intubação endotraqueal em paciente com trauma laríngeo pode ser problemática. Para os pacientes pediátricos com trauma laríngeo instável, a inalação anestésica seguida de intubação endoscópica rígida é recomendada pela maioria dos especialistas. Com a via aérea estáveis ou seguras, a avaliação poderá ser realizada.

A laringoscopia com fibra óptica flexível pode ser realizada em pacientes lúcidos e estáveis. A via aérea devem ser avaliadas para mobilidade das pregas vocais, edema, lacerações na laringe e hematomas. Como os mecanismos de lesão subjacentes frequentemente resultam em danos a outras estruturas adjacentes, os pacientes com trauma laríngeo devem ser submetidos à radiografia completa da coluna cervical, e a avaliação de lesões esofágicas ou vasculares também deve ser considerada. Alguns autores recomendam TC da laringe para ajudar a orientar o tratamento; no entanto, deve ser enfatizado que a TC raramente fornece informações úteis em relação ao tratamento imediato da via aérea nos pacientes com suspeita de trauma laríngeo, mas pode ajudar no planejamento cirúrgico.

O tratamento do paciente com trauma laríngeo depende da gravidade da lesão. Os pacientes com pequenos hematomas ou pequenas lacerações na laringe, sem comprometimento das bordas das pregas vocais ou da comissura anterior e com fraturas da cartilagem tireóidea estáveis e não deslocadas, podem, muitas vezes, ser tratados sem traqueostomia. A maioria desses pacientes deve ser hospitalizada por 24 horas para observação das via aérea e deve receber esteroides sistêmicos, ar umidificado e inibidores da bomba de prótons (IBPs). Se houver destruição da mucosa, também devem ser administrados antimicrobianos.

Os traumas laríngeos mais graves frequentemente necessitam de traqueostomia e laringoscopia direta ou, até mesmo, exploração aberta da laringe e reparo. É ideal que isso seja realizado nas primeiras 24 horas da lesão. A exploração aberta da laringe é realizada por meio de uma tireotomia na linha média. É feita uma incisão horizontal na pele no nível da membrana cricotireóidea. Os retalhos subplastimais são elevados, e os músculos são divididos na linha média. A via aérea é, então, atingida na linha média da membrana cricotireóidea, e, a seguir, é realizada uma incisão vertical através da linha média da cartilagem tireóidea, estendendo-se para cima. Deve-se tomar cuidado para evitar lesões da mucosa endolaríngea subjacente. A seguir, é feita uma incisão na mucosa para permitir a inspeção da endolaringe. Com a exposição da endolaringe, todas as lesões na mucosa podem ser reparadas para cobrir toda a cartilagem exposta. Se houver ruptura da comissura anterior, pode ser necessária a colocação de um *stent* laríngeo, embora esse procedimento também possa levar a algum grau de lesão laríngea. Quando colocados, os *stents* devem ser removidos o mais breve possível, geralmente em torno de 2 semanas.

Os desfechos dos pacientes com trauma laríngeo são razoavelmente bons, assim que é obtido o controle inicial da via aérea. A maioria dos pacientes normalmente atinge uma via aérea estável e passa por decanulação, mas isso pode levar de 1 a 6 meses ou mais, dependendo da extensão da lesão. De modo geral, até 90% dos pacientes podem recuperar uma qualidade vocal satisfatória, quando tratados adequadamente.

Distúrbios e doenças

A. Rouquidão

Rouquidão ou *disfonia* é definida como alteração na qualidade ou na característica da fonação. Os pacientes podem descrever suas vozes como ofegantes, duras ou ásperas. As etiologias comuns de rouquidão incluem doenças virais, paralisia das pregas vocais, refluxo laringofaríngeo (RLF), pólipos na laringe, alergias, abuso da voz, displasia e câncer.

Os pacientes devem ser questionados sobre início, frequência e natureza da rouquidão. Como discutido anteriormente, a laringe é uma parte essencial da deglutição, e a história de tosse ou asfixia após a alimentação deve ser questionada. Do mesmo modo, os pacientes devem ser questionados sobre episódios recorrentes de pneumonia. Qualquer história de intubação, traumatismo ou cirurgia prévia de cabeça e pescoço também deve ser valorizada. Os pacientes devem ser questionados sobre tabagismo e ingestão de bebidas alcoólicas.

O exame físico deve começar com exame completo da cabeça e do pescoço. É importante visualizar a laringe. Os métodos de visualização incluem exame com espelho indireto, endoscopia rígida ou laringoscopia com fibra óptica flexível transnasal. A videoestroboscopia oferece informações valiosas sobre a mobilidade das pregas vocais e pode identificar segmentos adinâmicos e áreas alteradas de propagação da onda mucosa.

Uma causa benigna comum de rouquidão são os pólipos vocais, os quais resultam de inflamação tecidual local. Os nódulos vocais são diferentes dos pólipos e sempre ocorrem bilateralmente. Na maioria das vezes, eles resultam de abuso ou mau uso da voz e geralmente respondem muito bem à fonoterapia. Em geral, os granulomas das pregas vocais são resultantes de refluxo ácido extraesofágico.

A rouquidão também pode ser sintoma de câncer, principalmente do câncer das pregas vocais verdadeiras. A grande maioria das neoplasias laríngeas consiste em câncer espinocelular, e o tabagismo é o maior fator de risco para seu desenvolvimento. O câncer laríngeo será discutido posteriormente na seção "Câncer de cabeça e pescoço". Enquanto o câncer laríngeo nas fases iniciais apresenta alta taxa de cura, nos estágios avançados, o prognóstico é bastante reduzido. Desse modo, qualquer paciente com rouquidão por mais de 2 semanas deve ser avaliado e submetido à visualização da laringe.

B. Refluxo laringofaríngeo (RLF)

O RLF atinge centenas de milhares de pacientes anualmente, e alguns estudos estimam que pelo menos 30% dos americanos sofrem de algum grau de RLF. É cada vez mais evidente que o RLF é uma doença separada e distinta da doença do refluxo gastresofágico (DRGE) clássica. Os pacientes com RLF normalmente apresentam pigarro, sensação de *globus* presa, tosse e rouquidão (ao contrário da pirose pós-prandial da DRGE).

O exame físico dos pacientes com suspeita de RLF deve incluir exame da laringe, mais comumente com laringoscopia com fibra óptica transnasal. A rouquidão não é patognomônica de RLF e também pode estar presente em outras doenças mais graves. Vários achados da laringe são comuns em pacientes com RLF. A presença de granulomas nas pregas vocais, embora incomum, é altamente sugestiva de RLF. Outros achados comuns na laringoscopia, consistentes com RLF, incluem hipertrofia laríngea posterior, edema e eritema laríngeo, granulação em barras na comissura posterior.

O diagnóstico de RLF é feito por uma combinação de sintomas e achados físicos, em vez de um fator isolado ser um achado patognomônico. Vários estudos mostraram a presença de muitos dos sintomas e achados clínicos apresentados anteriormente em pessoas saudáveis, utilizadas como pacientes-controles normais. Muitos clínicos defendem o uso de uma escala métrica combinando múltiplos sintomas e achados clínicos comuns. Dois desses instrumentos são o escore de achados de refluxo (RFS, do inglês *reflux finding score*) endolaríngeos e o índice de sintomas de refluxo (RSI, do inglês *reflux symptom index*). Em geral, um RFS acima de 8 é sugestivo de RLF, e um escore acima de 13 no RSI é indicativo de RLF.

O tratamento do RLF consiste atualmente em IBPs como tratamento de primeira linha e cirurgia (p. ex., fundoplicatura) para casos selecionados de falha no tratamento clínico. Deve-se destacar que, embora múltiplos estudos não controlados tenham demonstrado benefícios com os IBPs para o tratamento do RLF, a maioria dos ensaios controlados randomizados não confirmou esses benefícios. Os possíveis fatores de confusão incluem ausência de um padrão-ouro evidente para o diagnóstico de RLF e diferentes esquemas de tratamento. Para pacientes com RLF, a prática atual é administrar IBP 1 vez ao dia por 3 a 6 meses e, após esse período, reavaliar o paciente. O tempo prolongado é fundamental, uma vez que estudos mostraram que a resolução dos achados laríngeos pode ocorrer em até 6 meses após o início do tratamento com IBPs. Se não ocorrer resposta com a terapia com IBP 1 vez ao dia, a dose pode ser aumentada para 2 vezes ao dia. O grau de gravidade da doença pode determinar terapia inicial com IBPs 2 vezes ao dia. Edema laríngeo grave ou presença de estenose subglótica constituem duas dessas indicações.

Também deve ser mencionado que algum tipo de avaliação do esôfago também deve ser realizado se um paciente for diagnosticado com RLF. Há incidência de até 20% de anomalias esofágicas não percebidas nos pacientes com RLF. Essa avaliação pode ser realizada por meio de exames de imagem, como estudo radiológico contrastado com bário, ou por meio de esofagoscopia.

C. Imobilidade/paralisia das pregas vocais

Os problemas de mobilidade das pregas vocais representam inúmeras etiologias caracterizadas por diversas apresentações e prognósticos. É muito importante a separação entre acometimento unilateral e bilateral, e paresia (hipomobilidade) *versus* paralisia das pregas vocais.

Os pacientes com paralisia unilateral de prega vocal podem ser assintomáticos, mas frequentemente apresentam rouquidão e voz ofegante. Em geral, a voz é mais forte pela manhã e piora ao longo do dia, até desenvolver fadiga vocal. Os sintomas associados incluem sensação de secreção na orofaringe, tosse, pigarro e aspiração. Muitas vezes, os pacientes relatam esforço respiratório subjetivo ou sensação de "falta de ar", apesar da função pulmonar normal. Ela é secundária à incompetência da glote (ausência de aposição das pregas vocais), resultando em escape de ar durante a fonação. Assim, um paciente com paralisia unilateral de pregas vocais pode ser capaz de subir um lance de escadas sem dificuldade, ainda que sinta falta de ar ao tentar manter uma conversa telefônica. Os pacientes devem ser questionados especificamente sobre deglutição, perda de peso, doenças recentes ou intubações, e cirurgias (especialmente procedimentos cardíacos, da coluna cervical e da tireoide).

As etiologias da paralisia das pregas vocais refletem vários tipos de doenças e lesões que podem resultar na via final comum de imobilidade ou paralisia das pregas vocais. As pregas vocais derivam sua inervação do nervo vago, e qualquer lesão ao longo desse nervo pode resultar em paralisia das pregas vocais. A paresia unilateral de prega vocal é a mais comum, com a paralisia bilateral representando menos de 20% do total. Historicamente, a causa mais comum de paralisia das pregas vocais unilateral é o câncer (como câncer de pulmão ou tumores da base do crânio). Estudos mais recentes mostraram que lesões cirúrgicas iatrogênicas são as causas mais comuns. Atualmente, os procedimentos cirúrgicos não tireoideanos, incluindo abordagem anterior da coluna cervical e endoarterectomia da carótida, são responsáveis pela maioria dessas lesões iatrogênicas. A cirurgia da tireoide permanece como a causa mais comum de paralisia bilateral das pregas vocais. A Tabela 15-6 resume as causas mais comuns de paralisia das pregas vocais. Deve-se observar que as manifestações laríngeas da artrite reumatoide podem raramente mimetizar a paralisia de pregas vocais, embora o problema subjacente, neste caso, seja a imobilidade das pregas vocais secundária à fixação das cartilagens aritenóideas.

É importante observar que a imobilidade ou paralisia das pregas vocais é um *sinal de doença*, e não um diagnóstico. Assim, a primeira preocupação na avaliação de um paciente com paralisia das pregas vocais deve ser a investigação de sua etiologia. Muitas vezes, não é possível identificar a causa, e a paralisia das pregas vocais é considerada como idiopática. Deve ser realizado um exame minucioso da cabeça e do pescoço, incluindo a avaliação endoscópica da laringe; isso é realizado, com mais frequência, por meio da laringoscopia com fibra óptica flexível, embora a maioria dos laringologistas recomendem a videostroboscopia. Para a lesão unilateral recorrente do nervo laríngeo, a prega imóvel afetada normalmente estará localizada em posição paramediana. Isso ocorre em função da ausência de abdução, com alguma retenção de adução (resultante do músculo cricotireóideo, que é inervado pelo nervo laríngeo superior). Para as lesões vagais mais proximais, a prega afetada geralmente ficará em uma posição intermediária, em função da perda de inervação tanto para adução quanto para abdução. Também ocorre perda de sensibilidade na hemilaringe afetada e, portanto, a aspiração pode ser comum.

Tabela 15-6 Causas mais comuns de paralisia das pregas vocais

Paralisia unilateral de prega vocal (%)	
Lesão cirúrgica	37
Procedimentos cardiovasculares, da coluna cervical anterior	(51)
Cirurgia de tireoide	(33)
Idiopática (viral, inflamatória)	19
Neoplasias malignas	18
Lesão relacionada à intubação	6
Traumatismo	6
Paralisia bilateral das pregas vocais (%)	
Lesão cirúrgica	37
Procedimentos cardiovasculares, da coluna cervical anterior	(10)
Cirurgia de tireoide/paratireoide	(90)
Neoplasias malignas	14
Intubação	13
Idiopática (viral, inflamatória)	11
Neurológica (síndrome de Wallenberg, doença de Parkinson, esclerose múltipla, síndrome de Guillain-Barré, outras)	11
Traumatismo	7

Os exames diagnósticos devem incluir radiografia de tórax e TC de todo o percurso do nervo vago (i.e., pescoço e tórax, da base do crânio até o meio do tórax). Testes mais sofisticados podem ter baixo desempenho e ser pouco custo-efetivos e devem ser reservados para casos mais selecionados. Muitos laringologistas defendem o uso da eletromiografia de laringe. Esse teste é realizado por via percutânea e testa o nervo laríngeo superior e o nervo laríngeo recorrente, avaliando a atividade elétrica da unidade motora nos músculos cricotireóideo e tireoaritenóideo, respectivamente. A eletromiografia de laringe pode fornecer informações úteis sobre o grau e o provável local da lesão (central vs. periférica), bem como sobre o potencial para recuperação espontânea. Ela apresenta maior valor preditivo quando realizada 6 semanas a 6 meses após a lesão inicial.

A terapia inicial para paralisia unilateral de prega vocal consiste em observação e fonoterapia. Muitas vezes, as pregas vocais opostas podem compensar, cruzando a linha média e fechando o hiato glótico. Isso pode produzir qualidade vocal aceitável, ocorrendo geralmente dentro de um intervalo de tempo de 3 a 6 meses. Os pacientes que não obtêm bom resultado com essas medidas conservadoras podem ser tratados por vários tipos de intervenções cirúrgicas. O objetivo do tratamento cirúrgico para paralisia unilateral de prega vocal é a medialização da prega afetada. Isso reduz o hiato glótico e permite que as pregas inervadas contralaterais entrem em contato com a outra prega vocal com menos esforço. A escolha do tratamento para paralisia unilateral de prega vocal depende do potencial de recuperação. Em casos de lesão cirúrgica iatrogênica, com poucas chances de recuperação espontânea, uma terapia definitiva deve ser iniciada precocemente. Para causas idiopáticas, uma abordagem mais conservadora é geralmente mais adequada. Em geral, até 60% dos pacientes com paralisia unilateral de prega vocal irão recuperar a voz praticamente normal em 8 a 12 meses. Desse modo, a maioria dos especialistas irá recomendar uma espera de pelo menos 1 ano antes de realizar uma terapia definitiva. As indicações claras para intervenção precoce incluem disfagia significativa e aspiração em função de incompetência da glote.

Os procedimentos cirúrgicos definitivos para paralisia unilateral de prega vocal incluem cirurgia da estrutura laríngea, injeção de material de longa duração e técnicas de reinervação. A técnica de tireoplastia (procedimento cirúrgico da estrutura laríngea) é realizada por meio de incisão externa na pele. Após a exposição da cartilagem tireóidea, é aberta uma janela na ala tireóidea que recobre a prega vocal no lado afetado. Então, um implante é colocado em uma janela subpericondral, empurrando a prega vocal para a linha média. Os implantes podem incluir silicone, cartilagem autóloga e Gore-Tex. A maioria dos laringologistas executa esse procedimento com o paciente levemente sedado. Um laringoscópio de fibra óptica flexível pode ser suspenso na posição, e solicita-se que o paciente emita sons periodicamente, de modo que os efeitos cirúrgicos possam ser avaliados em tempo real e ajustados, se necessário.

Outra intervenção cirúrgica comum é a medialização por injeção, que pode ser realizada como um procedimento ambulatorial, utilizando apenas anestesia local, ou no centro cirúrgico, com anestesia geral. Em qualquer dos casos, vários tipos de materiais injetáveis são colocados no interior da prega vocal lateral até o processo vocal, para a medicalização da corda. No passado, o *Teflon®* foi utilizado para esse fim, mas foi abandonado em função da taxa elevada de complicações. Uma alternativa de longa duração (mas não permanente) é a injeção de microesferas de hidroxiapatita de cálcio em gel de metilcarboxicelulose. Produtos injetáveis temporários incluem pasta de Gelfoam, ácido hialurônico, derme de cadáver micronizada (Cymetra), colágeno reticulado (Zyderm) e gel de metilcarboxicelulose (Radiesse Voice Gel).

A reinervação cirúrgica para a paralisia unilateral de prega vocal vem ganhando popularidade. As abordagens podem incluir o pedículo neuromuscular (utilizando o omo-hióideo e a alça do nervo hipoglosso) e a reinervação direta nervo-nervo (alça cervical do nervo laríngeo recorrente). Os resultados dessas técnicas são geralmente bons, mas podem levar 6 meses ou mais para serem alcançados. Por essa razão, muitos cirurgiões associam reinervação com injeção de medicalização, utilizando uma substância temporária.

Para a paralisia bilateral das pregas vocais, as abordagens de tratamento apresentam uma perspectiva diferente. Enquanto a restauração da voz é o principal objetivo para a paralisia unilateral, a resolução de um potencial ou real comprometimento da via aérea é de importância equivalente nos casos de paralisia bilateral. A maioria dos pacientes é tratada inicialmente com traqueostomia para contornar a obstrução glótica. Um procedimento cirúrgico comum é a lateralização das pregas vocais por meio da aritenoidectomia. Enquanto isso geralmente fornece uma via aérea patente e permite decanulação (reversão da traqueostomia), a qualidade vocal do paciente sofre de maneira significativa na maioria das vezes.

Outra abordagem cirúrgica – a cordectomia posterior parcial – pode, muitas vezes, preservar a qualidade vocal em algum grau, fornecendo, ao mesmo tempo, melhora da via aérea. Essa abordagem utiliza *laser* por meio de um laringoscópio para remover uma cunha da porção posterior de uma prega vocal, preservando uma margem vibratória bilateral anterior e fornecendo, ao mesmo tempo, uma via aérea posterior. Essa técnica é frequentemente mais bem realizada com procedimentos múltiplos menos agressivos para a qualidade vocal de tons agudos *versus* via aérea, em vez de um único procedimento definitivo.

D. Papilomatose respiratória recorrente

A papilomatose respiratória recorrente resulta de infecção pelo papilomavírus humano (HPV, do inglês *human papillomavirus*), especificamente os tipos 6 e 11. O HPV é um pequeno vírus não envelopado que infecta o núcleo das células do hospedeiro para sua replicação. Ele apresenta preferência por infectar tecidos epiteliais e é muito comum em seres humanos. O HPV é responsável por várias doenças, incluindo verrugas cutâneas, papilomatose respiratória recorrente e neoplasias invasivas, como o carcinoma cervical ou da orofaringe. Parece ocorrer transmissão vertical na hora do parto, e a presença de condilomas no período perinatal confere risco relativo 200 vezes maior de desenvolvimento de papilomatose respiratória.

O crescimento tecidual hiperplásico recorrente benigno nas vias respiratórias superiores caracteriza essa doença. Ela apresenta distribuição bimodal de idade, com pico de incidência em crianças (até 12 anos) e adultos (30 a 40 anos). Em geral, os pacientes apresentam disfonia ou afonia, embora a doença avançada possa causar estridor por obstrução das via aéreas.

O sítio primário afetado é a laringe, sendo a glote o local mais comum, seguida da laringe supraglótica (Fig. 15-10). A papilomatose respiratória geralmente permanece confinada à laringe, mas pode se disseminar distalmente e afetar a traqueia, os brônquios e os pulmões. A recorrência da doença é frequente, e os relatos de crianças que necessitam de mais de 100 procedimentos cirúrgicos não são raros.

O principal tratamento para a papilomatose respiratória é a citorredução cirúrgica, principalmente por meio de microdesbridamento ou ablação a *laser* de CO_2. Os tratamentos clínicos adjuvantes incluem cidofovir, indol-3-carbinol, ribavirina, vacina contra parotidite e terapia fotodinâmica. O papel dessas terapias

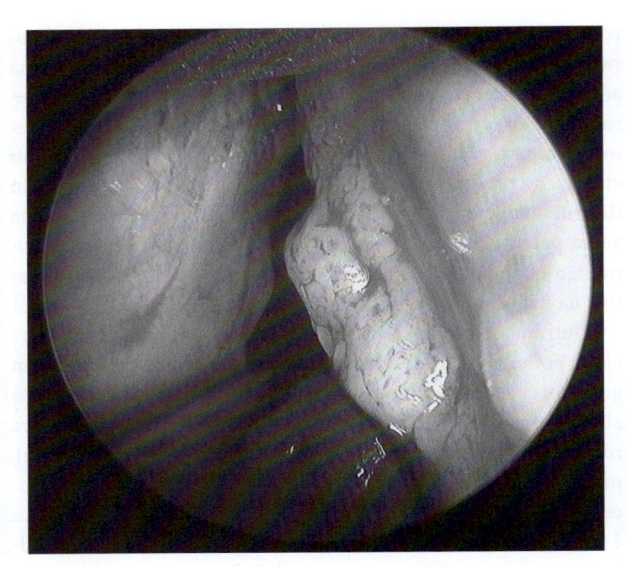

Figura 15-10 Papilomatose respiratória recorrente do adulto. A prega vocal verdadeira direita está envolvida na papilomatose respiratória. Neste paciente, a doença está confinada, em sua maioria, a uma única prega vocal verdadeira, embora alguma doença também esteja presente na porção anterior da prega vocal contralateral.

adjuvantes no tratamento de papilomatose respiratória ainda não foi estabelecido. Muitos otorrinolaringologistas recomendam evitar a traqueostomia, se possível, porque ela tem sido epidemiologicamente associada ao aumento do risco de disseminação de papilomas no trato respiratório inferior. Essa disseminação é possível porque os pacientes com doença mais agressiva também são os mais propensos a necessitar de traqueostomia.

CÂNCER DE CABEÇA E PESCOÇO

▶ Fisiopatologia do carcinoma espinocelular da cabeça e do pescoço

Excluindo o câncer de pele, a grande maioria das neoplasias de cabeça e pescoço são neoplasias espinocelulares. Elas são a sexta causa mais comum de doença maligna; mais de 500 mil pacientes em todo o mundo são diagnosticados com carcinoma espinocelular de cabeça e pescoço a cada ano. Esse carcinoma é potencialmente curável quando diagnosticado em estádios iniciais. Infelizmente, os pacientes apresentam, com frequência, uma doença avançada localmente no momento do diagnóstico. De maneira geral, o prognóstico não é bom nesse grupo de pacientes. Para os pacientes com doença avançada, entre 60 e 70% desenvolvem recorrência locorregional em 2 anos.

Apesar de inúmeros avanços na compreensão da doença e no desenvolvimento de melhores terapias clínicas e cirúrgicas, as taxas de mortalidade não se alteraram significativamente ao longo das duas últimas décadas. Além disso, as terapias atuais (cirúrgicas e não cirúrgicas) apresentam alto grau de morbidade relacionada ao tratamento; os pacientes com doença em estádio avançado muitas vezes sofrem de significativo comprometimento da fala e da deglutição após o tratamento.

O desenvolvimento do carcinoma espinocelular de cabeça e pescoço é tradicionalmente atribuído aos efeitos cancerígenos sinérgicos do tabaco e do álcool. Outros fatores, como má dentição oral, refluxo gastresofágico, mascar noz-de-areca e infecção viral também podem ser importantes contribuintes para o desenvolvimento de carcinoma espinocelular de cabeça e pescoço. Atualmente, aceita-se que os tipos de alto risco de HPV (p. ex., 16, 18 e 31) sejam agentes causais no desenvolvimento de alguns carcinomas espinocelulares de cabeça e pescoço, particularmente câncer de orofaringe. Enquanto pelo menos 50% das neoplasias de orofaringe apresentam DNA detectável para HPV-16, apenas 25 a 30% de todas as neoplasias de orofaringe parecem ter etiologia viral (em oposição à agressão do tabaco e do álcool). Na transformação mediada pelo HPV, as oncoproteínas (principalmente E6 e E7) codificadas pelo genoma de HPV são transcritas pelas células epiteliais humanas infectadas, resultando na degradação e na inativação de genes supressores de tumor do hospedeiro, p53 e Rb. Isso parece permitir a progressão e o desenvolvimento de instabilidade genética do ciclo celular não verificado. O carcinoma espinocelular de cabeça e pescoço com HPV ativo (p. ex., transcrito) compartilha um fenótipo molecular comum, semelhante ao do câncer do colo do útero causado pelo HPV. O carcinoma espinocelular de cabeça e pescoço com HPV inativo parece compartilhar um fenótipo molecular comum com o carcinoma espinocelular de cabeça e pescoço HPV-negativo. O papel (se houver) do HPV neste último caso está sob investigação.

O câncer de cabeça e pescoço pode progredir por meio de estágios característicos de pré-malignidade (displasia, carcinoma *in situ*, até chegar finalmente ao carcinoma invasivo). Essa progressão reflete o acúmulo de múltiplas alterações genéticas por meio de mutações, o silenciamento gênico (via metilação), os rearranjos cromossômicos, as deleções e as duplicações. Modificações comuns incluem inativação da mutação de p53 e supressores de tumores Rb, anulação do eixo p16 do supressor de tumores, amplificação do *lócus* CCND1 (o gene que codifica o mediador de ciclo celular ciclina D1) e várias alterações resultantes na superexpressão do receptor do fator de crescimento epidérmico (EGFR, do inglês *epidermal growth factor receptor*), c-Met e fator de transformação do crescimento alfa (TGF-α, do inglês *transforming growth factor α*).

Outro conceito importante na biologia do câncer de cabeça e pescoço é o *campo de cancerização*. De acordo com essa teoria, descrita pela primeira vez em 1953, toda a mucosa do trato aerodigestivo superior é exposta às mesmas agressões cancerígenas. Assim, as alterações pré-malignas são muito amplas, não apenas no local do câncer inicial. Mesmo quando o câncer é tratado com sucesso, o paciente permanece com alto risco de desenvolvimento de doenças malignas subsequentes ao longo do trato aerodigestivo superior. Investigações moleculares recentes têm fornecido grande apoio para esse conceito, e vários estudos têm demonstrado alterações genéticas em tecidos histologicamente normais de indivíduos de alto risco. Por essa razão, os pacientes com história de carcinoma espinocelular de cabeça e pescoço devem ser cuidadosamente acompanhados com exames de rastreamento anuais, por toda a vida.

▶ Avaliação do paciente com neoplasias de cabeça e pescoço

A. História e exame físico

Todo paciente com história significativa de consumo de bebidas alcoólicas e tabagismo e que apresente queixas relacionadas ao sistema aerodigestivo superior deve ser avaliado com índice de suspeita para carcinoma espinocelular de cabeça e pescoço. Os sintomas mais comuns de câncer de cabeça e pescoço podem ser muito sutis. A obstrução mecânica e a disfunção da massa tumoral podem produzir disfagia. O câncer de cabeça e pescoço é frequentemente associado a uma dor significativa, e a disfagia é comum em neoplasias da cavidade oral e da orofaringe. A dor referida a partir de metástases cervicais pode resultar em otalgia, assim como as neoplasias da nasofaringe ou as que afetam o CAE. As neoplasias das pregas vocais verdadeiras frequentemente produzem rouquidão significativa precocemente durante a progressão da doença. Outros sintomas podem incluir hemoptise, sensação pigarro ou *globus* (sensação de corpo estranho), trismo e perda de peso. Às vezes, o sintoma de apresentação é uma massa no pescoço que já representa metástases ganglionares de uma fonte primária assintomática.

Os pacientes devem ser questionados sobre história familiar de câncer e fatores de risco pessoais, como consumo de bebidas alcoólicas e todas as formas de tabagismo, incluindo charutos, tabaco de mascar, etc. Algumas populações étnicas (especificamente emigrantes da Índia) podem apresentar história de mastigação de noz-de-areca. Esta, assim como o tabaco, apresenta risco carcinogênico sinérgico quando associada ao consumo de álcool.

O exame físico deve incluir avaliação global de todos os locais da cabeça e do pescoço. Deve ser realizada a inspeção da face e do couro cabeludo para lesões de pele, massas e assimetria. A otoscopia e a rinoscopia anterior permitem a avaliação do CAE, da membrana timpânica e da cavidade nasal. A presença de um líquido seroso unilateral no espaço da orelha média em um adulto deve levantar a suspeita de lesão nasofaríngea. Toda a cavidade bucal deve ser avaliada, incluindo cada sulco bucogengival. O assoalho da boca e a base da língua devem ser palpados manualmente para pesquisa de áreas endurecidas, dor à palpação e assimetrias. A avaliação da laringe e da base da língua pode ser realizada com luz e espelho (laringoscopia indireta). A avaliação com fibra óptica flexível muitas vezes fornece detalhes adicionais que a visualização direta pode não permitir. Além disso, a cavidade nasal e a nasofaringe podem facilmente ser avaliadas durante o mesmo procedimento. Também deve ser realizada avaliação completa dos nervos cranianos, a qual pode, muitas vezes, fornecer informações sobre nervos afetados pelo efeito de uma massa tumoral (compressão) ou da invasão direta do nervo (disseminação perineural).

O pescoço deve ser cuidadosamente palpado para pesquisa de linfadenopatia cervical. Esse exame é mais fácil de ser realizado se posicionando atrás do paciente e palpando cada área do pescoço simetricamente, com ambas as mãos. Essa manobra irá permitir a comparação tátil entre os dois lados. As almofadas dos dedos e o polegar são as partes mais sensíveis das mãos e devem ser utilizados em vez das pontas dos dedos.

B. Exames de imagem

Os exames de imagem constituem uma parte importante da avaliação diagnóstica de um paciente com câncer de cabeça e pescoço. Os objetivos incluem a identificação pré-operatória do local e da extensão da infiltração tumoral, da presença de linfonodos suspeitos e de variações anatômicas. O principal exame de imagem, para a maioria das suspeitas de tumores de cabeça e pescoço, é a TC com contraste IV, que permite detalhamento adequado dos tecidos moles e ósseos. A maioria das neoplasias de cabeça e pescoço será mais bem observada com a administração de contraste IV, e, além disso, o contraste permite delinear estruturas de tecidos moles muito mais facilmente. Em alguns casos, a RM com contraste pode oferecer informações adicionais. Esses casos incluem a avaliação da base do crânio, do espaço parafaríngeo e da órbita, além da avaliação de nervos cranianos para sinais de disseminação perineural.

Cada vez mais, a avaliação de metástases distantes de pacientes com carcinoma espinocelular de cabeça e pescoço e o acompanhamento de recorrência ou persistência da doença pós-tratamento envolvem o uso de imagens do tumor com tomografia por emissão de pósitrons com 18F-fluorodesoxiglicose (FDG-PET, do inglês *18F-fluorodeoxyglucose positron emission tomography*) (Fig. 15-11). O uso de FDG-PET e da combinação PET-TC é extremamente importante para a identificação precoce de persistência/recorrência da doença com potencial para afetar a sobrevida, especialmente nos pacientes com doença nodal avançada. Enquanto a TC e a RM se baseiam em padrões de realce de contraste e diferenças de atenuação de tecidos, a FDG-PET funciona até certo ponto independentemente desses critérios. O FDG segue uma via semelhante à absorção celular de glicose e concentra-se em células com elevada utilização de glicose. Como as mudanças no metabolismo do tumor frequentemente precedem as alterações perceptíveis no exame clínico, isso torna a FDG-PET potencialmente valiosa na descoberta de disseminação ou recorrência clinicamente indetectáveis do tumor. Os resultados da PET-TC são geralmente relatados como valores padronizados de absorção (SUVs, do inglês *standardized uptake values*), que consistem em uma relação da captação normalizada de FDG tecidual para a dose injetada de FDG, o peso corporal do paciente e os níveis séricos de glicose. Valores mais elevados de SUV indicam aumento na captação de FDG. Várias alterações metabólicas dos tecidos podem levar ao aumento da absorção de FDG, incluindo inflamação, infecção, resposta à radiação e neoplasias. Embora ainda seja uma questão de debate, o consenso geral é que o SUV maior do que 2,5 a 3,5 deve ser considerado suspeito para neoplasia maligna.

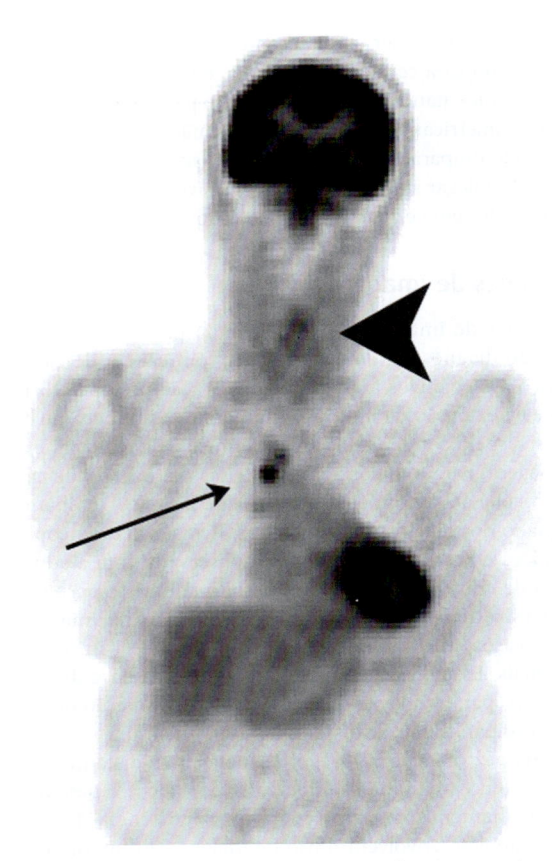

▲ **Figura 15-11** Tomografia por emissão de pósitrons (PET-TC). PET-TC mostrando captação no sítio primário original (palato, indicado pela grande ponta de seta), bem como nova captação mediastinal, indicativa de metástases nodais (seta fina). Note a captação fisiológica normal no fígado (intensidade moderada) e no coração e no encéfalo (intensidade alta), mostrando a utilização relativamente elevada de glicose desses órgãos.

são classificadas como T de acordo com a disseminação anatômica da doença.

A avaliação inicial do sítio primário e o estadiamento T são mais bem realizados por meio da laringoscopia e da esofagoscopia diretas operatórias. Elas permitirão o exame do sítio primário e de todo o trato aerodigestivo superior para segundos tumores simultâneos e biópsias de locais suspeitos. Alguns autores propõem o uso de esofagoscopia transnasal como alternativa aceitável à endoscopia cirúrgica. Esse método permite a avaliação (e a biópsia) de áreas mais comuns de neoplasia maligna, com exceção da região pós-cricóidea e da subglote. A esofagoscopia transnasal apresenta a vantagem de poder ser realizada como procedimento ambulatorial, sem necessidade de sedação.

Deve ser mencionado que as neoplasias do anel de Waldeyer, que inclui as tonsilas palatinas e a base da língua (tonsila lingual), embora sejam carcinomas espinocelulares, também podem ser de origem linfoide (como o linfoma). Se houver suspeita de linfoma, as amostras de biópsia devem ser enviadas como material fresco e não devem ser colocadas em formol. Muitas vezes, a citometria de fluxo e outros exames patológicos, que são úteis para a avaliação de linfomas, não podem ser realizados em amostras fixadas em formaldeído.

O estádio N é determinado pela presença de metástases dos nódulos linfáticos regionais clinicamente evidentes. É importante ressaltar que a linfadenopatia suspeita de câncer de cabeça e pescoço, identificada apenas na TC ou na RM, está incluída no estadiamento clínico. Achados radiológicos suspeitos de metástases de linfonodos malignos incluem os gânglios linfáticos arredondados, aumentados de maneira heterogênea e maiores que 1 cm. Os critérios atuais para estadiamento N (para outros subsítios, exceto a nasofaringe) estão resumidos na Tabela 15-7.

O estádio M é determinado pela presença de doença metastática distante. Os locais mais comuns de metástase de carcinoma espinocelular de cabeça e pescoço são o fígado e os pulmões. Portanto, parte da avaliação de estadiamento inicial de um

C. Estadiamento e tratamento do carcinoma espinocelular de cabeça e pescoço: estadiamento TNM

O estadiamento do carcinoma espinocelular de cabeça e pescoço nos Estados Unidos utiliza um sistema TNM. O estadiamento é importante porque permite a estimativa de prognóstico, planejamento de tratamento e resposta esperada ao tratamento. O sistema TNM classifica as neoplasias por **T** – tamanho do tumor primário, **N** – metástases nodais locorregionais e **M** – disseminação metastática distante. As regras para classificação variam de acordo com o subsítio na cabeça e no pescoço. Em geral, as neoplasias de subsítios que podem ser observadas diretamente (i.e., cavidade oral, orofaringe, etc.) são classificadas por tamanho T. Em comparação, as neoplasias de subsítios não visíveis diretamente (i.e., laringe, hipofaringe, sinonasal, etc.)

Tabela 15-7 Determinação do estadiamento N para tumores de cavidade oral, orofaringe, hipofaringe e laringe

Nx	Linfonodos regionais não podem ser avaliados
N0	Ausência de metástases em linfonodos regionais
N1	Metástases em um único linfonodo ipsilateral, 3 cm ou menos
N2 N2a N2b N2c	Metástases em um único linfonodo ipsilateral > 3 cm, mas menor do que 6 cm Metástases em múltiplos linfonodos ipsolaterais < 6 cm Metástases em linfonodos bilaterais ou contralaterais < 6 cm
N3	Metástases em linfonodo(s) > 6 cm

Tabela 15-8 Resumo do estadiamento TNM para tumores de cavidade oral, orofaringe, hipofaringe e laringe

Estádio	Estádio T	Estádio N	Estádio M
Estádio 0	T-is (in situ)	N0	M0
Estádio I	T1	N0	M0
Estádio II	T2	N0	M0
Estádio III	T3 T1-T3	N0 N1	M0
Estádio IVa	T4a T1-T4a	N0-N1 N2	M0
Estádio IVb	T4b Qualquer T	N0-N2 N3	M0
Estádio IVc	Qualquer T	Qualquer N	M1

Tratamento

O tratamento tradicional do carcinoma espinocelular de cabeça e pescoço depende do estadiamento do tumor e varia de acordo com o subsítio. Simplificando, os tumores em estádio inicial são normalmente tratados com monoterapia, seja por excisão cirúrgica ou radioterapia. Os tumores em estádio avançado (estádios III e IV) são mais bem tratados por terapia combinada, seja por cirurgia e radioterapia pós-operatória ou quimioterapia/radioterapia. Pesquisas atuais mostraram que a última é mais bem aplicada com quimioterapia/radioterapia simultâneas.

Uma das novas terapias investigadas para o tratamento do carcinoma espinocelular de cabeça e pescoço é o tratamento com alvo molecular. Essa terapia é específica contra as células do tumor e inclui anticorpos monoclonais e inibidores de proteínas de pequenas moléculas. O cetuximabe é o fármaco mais estudado para o carcinoma espinocelular de cabeça e pescoço e é direcionado contra o EGFR. No ensaio clínico controlado randomizado inicial, os pesquisadores descobriram que cetuximabe e radioterapia simultâneos aumentavam a sobrevida e o controle da doença locorregional, quando comparado à radioterapia isolada. Estudos também mostraram aumento da sobrevida com cetuximabe combinado à quimioterapia tradicional. O ensaio EXTREME (Erbitux in First Line Treatment of Recurrent or Metastatic Head and Neck Cancer) randomizou 442 pacientes de 17 países para quimioterapia (5-fluoruracil mais cisplatina ou carboplatina) ou para a mesma quimioterapia mais cetuximabe. Os pacientes do grupo do cetuximabe apresentaram redução de 20% no risco de morte, e a sobrevida geral aumentou de uma média de 7,4 para 10,1 meses. Outras terapias-alvos, que estão sendo estudadas atualmente, incluem o bevacizumabe (um inibidor do receptor de VEGF envolvido na angiogênese) e vários inibidores de tirosina quinase de pequena molécula EGFR, administrados por via oral. Particularmente promissoras são as terapias-alvos combinadas, que incluem agentes contra as vias de EGF e VEGF.

SÍTIOS ESPECÍFICOS DE CARCINOMA ESPINOCELULAR DE CABEÇA E PESCOÇO

Neoplasias da cavidade oral

Os pacientes com câncer de cavidade oral normalmente apresentam massa dolorosa na língua, na mucosa bucal, no assoalho da boca ou na crista alveolar. A aparência no exame visual pode ser enganosa. Embora a maioria das lesões tenha aparência ulcerativa ou exofítica, muitas neoplasias podem ter apenas mudanças sutis visualmente detectáveis. À palpação, a área envolvida é geralmente firme e endurecida. Um exame bimanual do assoalho da boca é obrigatório para um exame completo. A massa deve ser manipulada para discernir a mobilidade. As neoplasias da cavidade oral podem invadir a mandíbula muito facilmente, e a imobilidade é uma causa de preocupação para a invasão óssea.

paciente com câncer de cabeça e pescoço deve incluir alguns métodos de avaliação dessas estruturas. Eles incluem, mais comumente, exames sanguíneos de função hepática e radiografia de tórax, embora, em algumas instituições, a PET-TC esteja se tornando mais prevalente. O estádio M é relatado como Mx (indeterminado), M0 (sem metástases distantes) ou M1 (com doença metastática distante).

O estadiamento total é alcançado pela combinação dos estádios T, N e M, produzindo quatro estádios completos (estádios I a IV, sendo I o melhor prognóstico e IV o pior). O estádio IV ainda é subdividido em IV-a (simplificado, indicando câncer cirurgicamente tratável) e IV-b e IV-c (sem possibilidade de ressecção cirúrgica). O sistema de estadiamento completo (com base no *AJCC Cancer Staging Manual*, sexta edição) para os outros sítios, exceto para a nasofaringe, está resumido na Tabela 15-8 e na Figura 15-12.

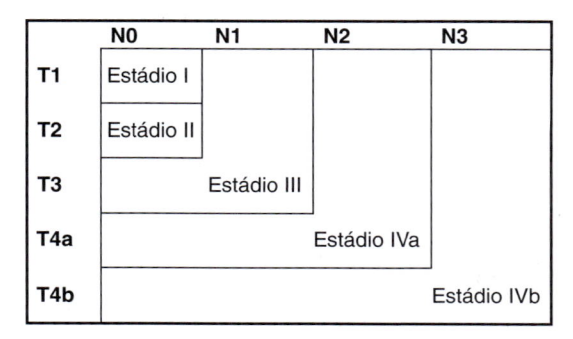

	N0	N1	N2	N3
T1	Estádio I			
T2	Estádio II			
T3	Estádio III			
T4a	Estádio IVa			
T4b	Estádio IVb			

▲ **Figura 15-12** Resumo dos critérios de estadiamento de tumores de cavidade oral, orofaringe, hipofaringe e laringe. O carcinoma *in situ* é estádio 0, e a presença de metástases distantes (M1) é classificada como estádio IVc, independentemente dos estádios T ou N.

Como acontece com outros subsítios da cabeça e do pescoço, onde o tumor primário pode ser diretamente visualizado, o estadiamento T avalia o tamanho do tumor (resumido na Tab. 15-9). Os tumores que invadem estruturas adjacentes são, em geral,

Tabela 15-9 Estadiamento T para tumores da cavidade oral

T1	Tumor com 2 cm ou menos na maior dimensão
T2	Tumor de mais de 2 cm, mas menor do que 4 cm na maior dimensão
T3	Tumor maior do que 4 cm na maior dimensão
T4	
T4a	Tumor invade estruturas adjacentes Lábio: Osso cortical, assoalho da boca, pele facial do queixo ou do nariz Cavidade oral própria: Osso cortical, músculos profundos da língua (genioglosso, palatoglosso, hioglosso, estiloglosso), pele
T4b	Tumor invade espaço do mastigador, placas pterigóideas, base do crânio e/ou encarcera a artéria carótida

estadiados como T4, independentemente do tamanho. Deve-se observar que a erosão superficial do soquete do dente ósseo por um tumor primário gengival não é suficiente para um estádio T4.

Os padrões de drenagem dos linfonodos dos tumores da cavidade oral são uma preocupação particular, pois a incidência de metástases ocultas pode alcançar 30%, dependendo do estádio T e da profundidade da invasão. Os tumores do lábio superior podem drenar para o leito parotídeo, além do nível I. No planejamento do tratamento de metástases ocultas, é importante lembrar que as neoplasias da linha média da cavidade oral frequentemente drenam de maneira bilateral.

O tratamento do câncer de cavidade oral é essencialmente cirúrgico. Os tumores do lábio muitas vezes podem ser tratados com simples excisão em cunha, com 5 mm de margem do tecido circundante normal. Se menos de um terço do lábio for retirado, um resultado razoável pode ser obtido com o fechamento simples. Excisões maiores exigem procedimento de reconstrução, muitas vezes envolvendo a transferência de tecido labial do lábio contralateral. Os tumores da língua, do assoalho da boca e da mucosa bucal são removidos com margem de 1 cm de tecido com aspecto normal. Muitas vezes, o fechamento primário, com ou sem enxerto cutâneo de espessura parcial, irá fornecer resultados funcionais aceitáveis. Em geral, grandes ressecções exigem reconstrução com retalho, especialmente se houver comprometimento ósseo e for necessária uma mandibulectomia segmentar. A reconstrução com retalho pode ser feita com um retalho pediculado (como o retalho do músculo peitoral maior) ou com um retalho livre (antebraços radial e fibular são locais comuns de coleta do retalho).

Com o tratamento adequado, os resultados para os pacientes com câncer de cavidade oral são geralmente bons. O prognóstico para o carcinoma espinocelular do lábio é excelente, com 5 anos de sobrevida de 91% para os estádios I e II, 83% para os estádios III a IVb e 52% para o estádio IVc. O carcinoma espinocelular da cavidade oral apresenta prognóstico adequado reduzido, mas, ainda assim, relativamente bom. As taxas de sobrevida de 5 anos são de 72% para os estádios I e II, 44% para os estádios III a IVb e 35% para o estádio IVc.

▶ Neoplasias da orofaringe

A orofaringe consiste em palato mole, base da língua, tonsilas palatinas e paredes laterais/posteriores da orofaringe. Em geral, os pacientes com câncer de palato mole apresentam lesões em estágio relativamente precoce, que na maioria das vezes permanecem bastante superficiais. As lesões geralmente surgem na face anterior do palato, e os pacientes podem relatar nódulo na boca ao engolir. Isso contrasta com câncer de base de língua, região tonsilar e paredes da faringe, que em geral se apresentam em estádio avançado. Essas regiões anatômicas não possuem um rico suprimento de fibras nervosas da dor típicas da cavidade bucal e do palato mole, e o tumor pode disseminar-se de forma significativa antes de ser notado. Os sintomas de apresentação típicos são geralmente atribuíveis às consequências de invasão de estruturas adjacentes e podem incluir disfagia, defeitos de nervos cranianos, otalgia, trismo (da invasão de músculo pterigóideo) ou massas cervicais (de metástases ganglionares). Como os tumores da orofaringe em estágio inicial são muitas vezes assintomáticos, qualquer lesão eritroplásica ou suspeita nessa região deve ser submetida à biópsia, mesmo na ausência de sintomas.

Assim como no caso dos tumores da cavidade oral, o estadiamento T para o câncer espinocelular da orofaringe é geralmente determinado pelo tamanho do tumor (resumido na Tab. 15-10). Mais uma vez, a invasão de estruturas adjacentes resulta na classificação T4, independentemente do tamanho. O estadiamento N do câncer de orofaringe é o mesmo de outros subsítios de carcinoma espinocelular de cabeça e pescoço (exceto a nasofaringe). As metástases nodais dos tumores de orofaringe são comuns, com 70% dos pacientes com câncer de orofaringe apresentando metástases nodais cervicais ipsolaterais no momento da apresentação. As metástases nodais cervicais bilaterais também são relativamente comuns, até 30 a 50%, dependendo do tamanho e do subsítio do tumor primário.

O tratamento do câncer de orofaringe, especialmente da base da língua e do palato mole, é muitas vezes ponderado em direção ao tratamento conservador. Isso ocorre porque a ressecção cirúrgica pode resultar em grande morbidade em termos de insuficiência velofaríngea (cirurgia do palato) e disfagia (para a base

Tabela 15-10 Estadiamento T para tumores da orofaringe

T1	Tumor com 2 cm ou menos na maior dimensão
T2	Tumor maior do que 2 cm, mas menor do que 4 cm na maior dimensão
T3	Tumor maior do que 4 cm na maior dimensão
T4	
T4a	Tumor invade estruturas adjacentes (laringe; músculos profundos da língua, como genioglosso, palatoglosso, hioglosso, estiloglosso; pterigóideo medial, palato duro, mandíbula)
T4b	Tumor invade espaço do mastigador, placas pterigóideas, nasofaringe lateral, base do crânio e/ou encarcera a artéria carótida

da língua). Em função da interrupção da irrigação sanguínea para o restante da língua, os tumores da língua com uma grande base normalmente exigem glossectomia total, mesmo quando a porção anterior da língua é poupada. As ressecções cirúrgicas de todos os tumores, exceto os tumores menores da orofaringe, geralmente necessitam de reconstrução com retalho; na era moderna, isso é feito, na maioria das vezes, com um tipo de retalho livre com anastomose microvascular. A traqueostomia é normalmente realizada durante a ressecção cirúrgica inicial para a manutenção adequada da via aérea. À medida que a experiência coletiva com a cirurgia orofaríngea assistida por robô avança, o tratamento cirúrgico deve se tornar mais comum, uma vez que essa abordagem parece diminuir a morbidade, quando comparada com as técnicas abertas.

Como acontece com outros carcinomas espinocelulares de cabeça e pescoço, os tumores nos estádios iniciais (I e II) são tratados com monoterapia e os estádios avançados (III e IV) requerem múltiplos tratamentos. Deve-se observar que o tratamento conservador apresenta o seu próprio conjunto de consequências, e há algumas evidências demonstrando piores resultados da deglutição com quimioterapia-radioterapia em comparação com cirurgia e radioterapia pós-operatória, para as lesões da orofaringe em estádio avançado.

A associação entre HPV e neoplasia da orofaringe merece atenção especial. O HPV é a causa etiológica de mais de 95% dos tumores de colo do útero. Desde a primeira demonstração do HPV em um tumor espinocelular de cabeça e pescoço, em 1985, vários estudos encontraram o DNA do HPV nos carcinomas espinocelulares de cabeça e pescoço em vários subsítios, mais comumente na orofaringe. Atualmente, cerca de 50% dos carcinomas espinocelulares de cabeça e pescoço não apresentam associação com o HPV, 25% provavelmente são causados pelo HPV (semelhante ao câncer do colo do útero) e 25% apresentam o DNA do HPV, mas a relação entre o vírus e o câncer não é evidente. Futuros estudos avaliando o papel do HPV neste último grupo estão sendo desenvolvidos.

A sobrevida do câncer de orofaringe é geralmente pior do que a do câncer da cavidade oral. A sobrevida de 5 anos para os estádios I e II é de 58%, para os estádios III a IVb é de 41% e para o estádio IVc é de apenas 20%.

▶ Neoplasias da laringe

Curiosamente, o câncer de laringe era uma doença muito rara até o século XX. A produção industrial de cigarros começou na década de 1900; logo após, um aumento acentuado do câncer de laringe começou a ser observado. A exposição ao tabaco é atualmente aceita como o agente etiológico principal responsável pelo câncer de laringe. Outros fatores adicionais possíveis incluem o refluxo laringofaríngeo e alguns vírus, como o herpes-vírus ou o HPV.

O câncer de laringe pode surgir acima das pregas vocais verdadeiras (região supraglótica), abaixo das pregas vocais verdadeiras (região subglótica) ou nas pregas vocais verdadeiras (região glótica). Este último representa mais de 75% de todos os tumores da laringe. Para os pacientes com câncer glótico de laringe, a disfonia (rouquidão) é o sintoma mais comum. Qualquer paciente com rouquidão que persista por mais de 2 semanas, especialmente om fatores de risco associados de uso de tabaco ou álcool, deve ser submetido a um exame da laringe. No entanto, é mais provável que os pacientes com rouquidão apresentem uma causa não maligna para seus sintomas.

O câncer de laringe que surge na subglote ou na supraglote geralmente se apresenta em um estádio mais tardio do que os tumores glóticos, uma vez que a rouquidão não se desenvolve até que a doença esteja em processo avançado. Muitas vezes, o sintoma de apresentação pode ser estridor de uma massa obstrutiva, potencialmente fatal. Algumas vezes, pode ser necessária traqueostomia de emergência para garantir uma via aérea estável patente. Outros sintomas podem incluir sensação de *globus* na orofaringe e disfagia. A avaliação de uma disfunção da deglutição preexistente é uma parte essencial da avaliação diagnóstica do câncer de laringe. Com ênfase em estratégias de preservação do órgão, a identificação dos pacientes com laringe não funcional pode alterar o planejamento de tratamento. Atualmente, essa é uma área ainda em investigação.

Ao contrário do câncer da cavidade oral e da orofaringe (com estádios T baseados no tamanho do tumor), os cânceres de laringe são estadiados em T, com base na propagação anatômica da doença (Tab. 15-11). Um fator importante é a determinação da fixação das pregas vocais. Isso pode ser determinado com precisão superior a 90% com base na avaliação com fibra óptica flexível associada à TC de alta resolução de imagem da laringe. O estadiamento N do câncer de laringe segue a mesma convenção para outros subsítios da cabeça e do pescoço (exceto a nasofaringe).

O tratamento para o câncer glótico inicial (T1-T2) tem sido tradicionalmente a radioterapia, sobretudo para a doença difusa inicial envolvendo as pregas vocais verdadeiras e a comissura anterior. Nesses casos, a ressecção cirúrgica resulta em destruição significativa da arquitetura e da função normais da prega vocal. Isso deve ser ponderado com o conhecimento de que a radioterapia é, essencialmente, uma modalidade de tratamento em uma única etapa, o que acarreta o seu próprio espectro de efeitos secundários e sequelas.

O objetivo da preservação do órgão (i.e., a preservação da capacidade funcional de fonação e a proteção da via aérea durante a deglutição) deve ser prioridade no planejamento das opções de tratamento. No agora famoso "estudo de bombeiros", McNeil e colaboradores descobriram que muitas pessoas aceitariam uma diminuição de 20% na sobrevida em vez de perder a sua laringe. As estratégias de preservação cirúrgica do órgão incluem a excisão endoscópica microcirúrgica, a laringectomia supracricóidea e a laringectomia parcial vertical. A excisão endoscópica microcirúrgica é capaz de permitir a máxima preservação da função vocal em tumores glóticos T1 selecionados, mantendo, ao mesmo tempo, um bom desfecho oncológico. Nessa abordagem, a dissecção é meticulosamente realizada logo abaixo da camada mais envolvida da prega vocal verdadeira (epitélio, lâmina própria superficial, lâmina própria profunda ou ligamento vocal, músculo vocal). A laringectomia parcial (parcial vertical e supracricóidea) pode resultar em função vocal e de deglutição satisfatória, mas exige extensa cooperação do paciente no

Tabela 15-11 Estadiamento T para tumores da laringe

	Supraglote
T1	Tumor limitado a um subsítio da supraglote. Mobilidade normal das pregas vocais
T2	Tumor invade a mucosa de mais de um subsítio da supraglote, da glote ou de estruturas adjacentes (base da língua, valécula, parede medial do piriforme). Mobilidade normal das pregas vocais
T3	Tumor limitado à laringe, mas presença de fixação de prega vocal e/ou invasão de tecidos pós-cricóideos e pré-epiglóticos, e do espaço paraglótico; invasão do *córtex interno apenas* da cartilagem tireóidea
T4	
T4a	Tumor invade cartilagem tireóidea e/ou estende-se a outros tecidos abaixo da laringe (p. ex., traqueia, músculos extrínsecos profundos da língua, músculos do pescoço, tireoide, esôfago)
T4b	Tumor invade espaço pré-vertebral, encarcera a artéria carótida ou invade as estruturas mediastinais
	Glote
T1	
T1a	Tumor limitado à prega vocal verdadeira unilateral com mobilidade normal (pode envolver comissuras anterior ou posterior)
T1b	Tumor limitado às pregas vocais verdadeiras bilaterais com mobilidade normal (pode envolver comissuras anterior ou posterior)
T2	Tumor estende-se até supraglote e/ou subglote e/ou com diminuição da mobilidade da prega vocal
T3	Tumor limitado à laringe com fixação da prega vocal e/ou invade espaço paraglótico, e/ou invade cartilagem tireóidea menor (*córtex interno apenas*)
T4	
T4a	Tumor invade até cartilagem tireóidea e/ou invade tecidos abaixo da laringe (traqueia, tecidos moles do pescoço, incluindo músculos extrínsecos profundos da língua, músculos do pescoço, tireoide e esôfago)
T4b	Tumor invade espaço pré-vertebral, encarcera a artéria carótida ou invade estruturas mediastinais
	Subglote
T1	Tumor limitado à subglote
T2	Tumor estende-se à(s) prega(s) vocal(is) verdadeira(s) com mobilidade normal ou diminuída (mas sem fixação)
T3	Tumor limitado à laringe, com fixação da prega vocal
T4	
T4a	Tumor invade cartilagens cricóidea ou tireóidea e/ou invade tecidos abaixo da laringe (traqueia, tecidos moles abaixo da laringe, incluindo músculos extrínsecos profundos da língua, músculos do pescoço, tireoide, esôfago)
T4b	Tumor invade espaço pré-vertebral, encarcera a artéria carótida ou invade estruturas mediastinais

período pós-operatório. A laringectomia supracricóidea envolve a remoção da supraglote, das falsas pregas vocais e verdadeiras e da cartilagem tireóidea. O osso hioide, a cartilagem cricóidea e pelo menos uma cartilagem aritenóidea são preservados. O movimento da cartilagem aritenóidea remanescente contra a base da língua permite a fonação e (eventualmente) a preservação da função de deglutição. No pós-operatório, a aspiração pode ser esperada e os pacientes com função pulmonar comprometida no pré-operatório não devem ser submetidos a esse procedimento. A laringectomia total é o tratamento preferencial para a recuperação da insuficiência de preservação do órgão, bem como o tratamento primário para a maioria dos tumores glóticos avançados (T3 e T4).

Os resultados para os pacientes com câncer de laringe podem ser excelentes. Para o carcinoma glótico inicial estádio I (tumor limitado às pregas vocais verdadeiras), podem ser esperadas taxas de 90% de sobrevida global em 5 anos. De maneira geral, o câncer de laringe apresenta sobrevida de 5 anos para doença de estádios I e II de 79%. Com a invasão de estruturas adjacentes, características da doença de estádios III a IVb, a sobrevida de 5 anos cai para 55%, e com metástases distantes (estádio IVc), a sobrevida em 5 anos é de 35%.

▶ Neoplasias da hipofaringe

A hipofaringe é uma continuação da orofaringe e estende-se superiormente do nível do osso hioide até o nível da face inferior da cartilagem cricóidea. Ela consiste em seios piriformes (o subsítio mais comum para o câncer de hipofaringe), parede posterior da faringe e regiões pós-cricóideas. A hipofaringe é forrada com epitélio escamoso estratificado e possui abundante rede de drenagem linfática. Os pacientes com câncer de hipofaringe normalmente se apresentam com doença avançada – estádio III ou superior. Há vários fatores contribuintes, incluindo ausência de sintomas específicos para lesões pequenas nessa região e falta de limites anatômicos para impedir a propagação da doença. Os sintomas típicos podem incluir otalgia, odinofagia e disfagia. Outros sintomas podem incluir massa cervical (de metástases nodais), rouquidão (em função do envolvimento da laringe) e perda de peso. Assim como o câncer de laringe, o câncer de hipofaringe é principalmente relacionado ao consumo excessivo de álcool e à exposição ao tabaco. Há também alguma evidência para uma possível contribuição da DRGE ao câncer de hipofaringe. Isso pode explicar o aumento da probabilidade de pacientes com síndrome de Plummer-Vinson desenvolverem câncer de hipofaringe, independentemente da exposição ao tabaco ou ao álcool. Na síndrome de Plummer-Vinson, os pacientes desenvolvem membranas esofágicas, e a exposição ácida crônica acima do local das membranas pode resultar em inflamação crônica, predispondo à neoplasia maligna.

O estadiamento T do câncer da hipofaringe é único, visto que é uma combinação do tamanho do tumor (como para os tumores da cavidade oral e da orofaringe) e da propagação anatômica (como para o câncer de laringe). Os critérios de estadiamento T do câncer de hipofaringe estão resumidos na Tabela 15-12. Os

Tabela 15-12 Estadiamento T para tumores da hipofaringe

T1	Tumor limitado a 1 subsítio, com 2 cm ou menos na maior dimensão
T2	Sem fixação à hemilaringe e tumor • invade mais de um subsítio ou áreas adjacentes (laringe, orofaringe) e/ou • maior do que 2 cm, mas não maior do que 4 cm na maior dimensão
T3	Tumor maior do que 4 cm na maior dimensão ou fixação à hemilaringe
T4 T4a	Tumor invade estruturas adjacentes (cartilagens tireóidea/cricóidea, osso hioide, glândula tireoide, esôfago, compartimento central)
T4b	Tumor envolve fáscia pré-vertebral, estruturas mediastinais e/ou encarcera a artéria carótida

estadiamentos N e M são os mesmos da maioria dos locais da cabeça e do pescoço (exceto nasofaringe).

Os estádios iniciais do câncer de hipofaringe (tumores T1 e T2) são muitas vezes tratados com radioterapia primária. A ressecção cirúrgica nesses casos pode levar à disfagia e à aspiração. Alternativamente, a cirurgia de conservação da laringe pode ser uma opção razoável para alguns desses tumores em estágio inicial. Os tumores mais avançados (T3 e T4) podem ser tratados por ressecção cirúrgica com radioterapia pós-operatória ou quimioterapia/radioterapia. O procedimento cirúrgico padrão é a laringectomia total com faringectomia parcial. A extensão do tumor para o esôfago exige esofagectomia cervical. Os defeitos resultantes do trato alimentar podem exigir a reparação por meio de vários métodos, incluindo retalho livre de jejuno microvascular, levantamento gástrico ou retalho miocutâneo microvascular (na maioria das vezes, antebraço radial canalizado ou face anterolateral da coxa). As estratégias cirúrgicas de preservação do órgão podem atingir taxas de preservação da laringe de até 40% para casos altamente selecionados, embora permaneçam um pouco controversos. Como descrito anteriormente para o câncer de laringe, a avaliação pré-operatória da função pulmonar do paciente é fundamental, uma vez que pode ser esperada aspiração pós-operatória significativa. Em função da alta incidência de metástases nodais ocultas, o tratamento dos gânglios linfáticos do pescoço deve ser incluído no plano terapêutico. Para doença cervical clinicamente evidente, a dissecção do pescoço está indicada. Para pacientes com pescoço clinicamente negativo, o tratamento ideal ainda não foi estabelecido. A dissecção eletiva do pescoço representa uma opção quando ele é clinicamente negativo. Como alternativa, se a radioterapia tiver sido planejada para tratamento do sítio primário, os campos de radiação devem ser ajustados para incluir doses de tratamento dos gânglios linfáticos cervicais.

O câncer da hipofaringe apresenta o pior prognóstico de todos os subsítios da cabeça e do pescoço. As razões subjacentes ainda não foram esclarecidas, e várias hipóteses já foram sugeridas. Uma característica histológica distinta do câncer da hipofaringe é a propensão para disseminação submucosa da doença, resultando, muitas vezes, em extensão da doença com estadiamento inferior. A drenagem linfática abundante da hipofaringe também pode predispor o paciente a metástases nodais precoces. Também foi sugerido que a ausência de margens anatômicas definidas pode permitir a disseminação precoce da doença. Em função de todos esses fatores, não é surpreendente que a sobrevida em 5 anos para o câncer de hipofaringe estádios I e II seja de 47%, 30% para os estádios II a IVb e apenas 16% para o estádio IVc.

▶ Neoplasias das glândulas salivares

As neoplasias (benignas e malignas) das glândulas salivares são relativamente raras, representando cerca de 2% de todas as neoplasias de cabeça e pescoço. Em geral, quanto maior a glândula salivar, maior a incidência geral de neoplasia – porém, essas neoplasias também são, em geral, menos malignas. As glândulas salivares maiores incluem as glândulas parótidas, submandibulares e sublinguais. As glândulas salivares menores estão espalhadas por toda a mucosa, principalmente dos lábios e da cavidade oral, e, em menor grau, de todo o trato aerodigestivo superior. Para essas glândulas menores, a incidência de neoplasias também é menor, mas, quando ocorre, a probabilidade de doença maligna é maior. As glândulas parótidas são responsáveis por 80% de todas as neoplasias, enquanto 15% surgem das glândulas submandibulares e 5%, das glândulas sublinguais e glândulas salivares menores. Para determinado tumor, a incidência de neoplasia maligna é de 20% para tumores das parótidas, 60% para tumores submandibulares e 80% para tumores sublinguais e das glândulas salivares menores. Ao contrário do carcinoma espinocelular, a exposição ao tabaco e ao álcool parecem não desempenhar papel etiológico na neoplasia maligna das glândulas salivares. Deve-se observar que as glândulas parótidas contêm linfonodos que drenam das regiões pré-auriculares e temporais da pele; qualquer massa na parótida deve levantar a suspeita de câncer de pele com metástases ganglionares intraparotídeas, e é indicado exame completo do couro cabeludo e da pele pré-auricular.

O tumor benigno mais comum das glândulas salivares é o adenoma pleomórfico (também chamado de tumor misto benigno), que representa 60% de todas as neoplasias das glândulas salivares. Em geral, os pacientes apresentam massa firme indolor com aumento lento (mais frequente na glândula parótida). A paralisia do nervo facial é extremamente rara, mesmo quando os tumores são muito grandes, em função do crescimento lento desses tumores. A transformação maligna de um adenoma pleomórfico é rara, mas pode ocorrer; o tumor maligno resultante é bastante agressivo. O tratamento do adenoma pleomórfico é a excisão cirúrgica completa, incluindo uma margem de tecido normal ao redor. Em função da infiltração tumoral transcapsular microscópica, a simples enucleação não é suficiente para essas neoplasias benignas.

A segunda neoplasia benigna mais comum das glândulas salivares é o cistoadenoma papilar linfomatoso (também conhecido como tumor de Warthin). Esse tumor benigno é responsável por 10% das neoplasias da parótida, mas é raro fora dessa glândula. Os tumores bilaterais estão presentes em até 10% dos pacientes, de modo que a palpação cuidadosa e/ou o exame de imagem de ambas as parótidas são importantes na suspeita desse tumor. Os pacientes normalmente apresentam massa aumentada, de crescimento lento, indolor e de consistência elástica à palpação. O tratamento-padrão é a excisão cirúrgica completa (como a parotidectomia superficial com preservação do nervo facial), embora alguns autores defendam que uma enucleação possa ser um tratamento adequado para esses tumores.

O tumor maligno mais comum das glândulas salivares é o carcinoma mucoepidermoide. Apesar da tendência de as neoplasias das glândulas salivares menores serem malignas, o carcinoma mucoepidermoide é mais comum na glândula parótida. Cerca de 45 a 70% dos carcinomas mucoepidermoides surgem nas glândulas parótidas, enquanto apenas 20% ocorrem nas glândulas salivares menores do palato. Os sintomas típicos na apresentação podem ser muito semelhantes aos sintomas das neoplasias salivares benignas, com massa aumentada indolor. Sintomas como dor ou paralisia facial são raros, mas, quando presentes, devem levantar a suspeita de lesão agressiva de alto grau. Os carcinomas mucoepidermoides são classificados como de baixo grau (maioria de células mucosas), grau intermediário e alto grau (caracterizado por tumor sólido hipercelular). O tumor de alto grau pode ser difícil de distinguir de um carcinoma espinocelular na ausência de coloração histoquímica. O tratamento é feito com base na extensão da doença, no grau e na localização do tumor. A doença localizada pode ser tratada com excisão cirúrgica (parotidectomia com preservação do nervo facial, excisão da glândula submandibular ou excisão local ampla para origem das glândulas salivares menores). A doença avançada exige ressecção extensa, muitas vezes combinada a uma dissecção cervical e/ou radioterapia pós-operatória.

O segundo tumor maligno mais comum das glândulas salivares é o carcinoma adenoide cístico. Ele é mais comum nas glândulas submandibulares, sublinguais e glândulas salivares menores. De todas as neoplasias da parótida, o carcinoma adenoide cístico é o que mais apresenta dor ou parestesia, embora uma massa assintomática ainda seja a apresentação mais comum. O carcinoma adenoide cístico é caracterizado por sua propensão à disseminação perineural. Assim, a RM com gadolínio pré-operatória é muitas vezes útil no planejamento terapêutico. O tratamento consiste em ressecção cirúrgica completa (algumas vezes, exigindo sacrifício do nervo facial) e radioterapia pós-operatória. Há evidências de que a terapia com feixe de prótons pós-operatória ofereça melhores resultados do que a radioterapia tradicional, embora esteja disponível em poucos locais. O carcinoma adenoide cístico raramente se dissemina para os linfonodos cervicais, de modo que a dissecção do pescoço não deve ser rotineiramente realizada. No entanto, ele pode apresentar metástases distantes – especialmente para os pulmões. A doença também é caracterizada pela frequente recorrência local de até 40%, mesmo após excisão local adequada. Em função do relativo crescimento lento da doença, a sobrevida do carcinoma adenoide cístico em 5 anos é favorável, aproximadamente 65% para todos os estádios. Em função da propensão para recorrência local e metástases distantes, essa estatística diminui para 12 a 15% em 15 anos.

Tabela 15-13 Estadiamento T para câncer de glândulas salivares maiores

T1	Tumor de 2 cm ou menos na maior dimensão, sem extensão extraparenquimatosa
T2	Tumor maior do que 2 cm, mas menor do que 4 cm na maior dimensão, sem extensão extraparenquimatosa
T3	Tumor maior do que 4 cm na maior dimensão e/ou extensão extraparenquimatosa
T4	
T4a	Tumor invade estruturas adjacentes (pele, mandíbula, canal auditivo externo e/ou comprometimento do nervo facial)
T4b	Tumor invade base do crânio, placas pterigóideas e/ou encarcera a artéria carótida

Como mencionado anteriormente, a degeneração maligna dos adenomas pleomórficos pode ocorrer, embora seja rara. Alguns autores estimam que o risco de degeneração maligna seja de 1,5% para os primeiros 5 anos, aumentando para 9,5% após 15 anos ou mais. O tumor maligno resultante é denominado "carcinoma ex-adenoma pleomórfico" e é caracterizado por história natural agressiva e prognóstico ruim. A apresentação mais comum é o crescimento rápido agudo de massa parotídea previamente estável. Histologicamente, as células malignas podem ter a forma de qualquer tumor maligno epitelial, exceto as células acínicas. O carcinoma ex-adenoma pleomórfico é caracterizado por metástases nodais frequentes, e até 25% dos pacientes apresentarão linfadenopatia cervical clinicamente evidente no momento do diagnóstico. O tratamento inclui a ressecção cirúrgica radical, muitas vezes combinada à dissecção cervical e/ou à radioterapia pós-operatória.

O prognóstico das neoplasias malignas das glândulas salivares varia de acordo com o tipo histológico, a localização, a extensão da doença e o grau do tumor. Os critérios para o estadiamento T são semelhantes a outros sítios da cabeça e do pescoço, sendo o tamanho do tumor diretamente mensurável, e estão resumidos na Tabela 15-13. De maneira geral, os tumores das glândulas salivares em estádio inicial (estádios I e II) apresentam prognóstico excelente, superior a 80% em 5 anos. Os tumores avançados (estádios III e IV), por outro lado, apresentam taxas de sobrevida global em 5 anos variando de 23 a 56%, dependendo do tipo e do grau do tumor.

▶ Referências

Baugh RF, Archer SM, Mitchell RB, et al: Clinical practice guideline: tonsillectomy in children. *Otolaryngol Head Neck Surg.* Jan 2011;144(suppl 1):S1-S30.

Carter KB, Jr., Loehrl TA, Poetker DM: Granulocyte transfusions in fulminant invasive fungal sinusitis. *Am J Otolaryngol*. 2012;33(6):663-666.

Chandana SR, Conley BA: Salivary gland cancers: current treatments, molecular characteristics and new therapies. *Expert Rev Anticancer Ther.* Apr 2008;8(4):645-652.

Chau JK, Lin JR, Atashband S, Irvine RA, Westerberg BD: Systematic review of the evidence for the etiology of adult sudden sensorineural hearing loss. *Laryngoscope.* May 2010;120(5):1011-1021.

Coelho DH, Lalwani AK: Medical management of Meniere's disease. *Laryngoscope.* 2008;118(6):1099-1108.

Danner CJ: Facial nerve paralysis. *Otolaryngol Clin North Am.* Jun 2008;41(3):619-632.

DelGaudio JM, Clemson LA: An early detection protocol for invasive fungal sinusitis in neutropenic patients successfully reduces extent of disease at presentation and long term morbidity. *Laryngoscope.* Jan 2009;119(1):180-183.

Edge SB, Byrd DR, Compton CC, et al: *AJCC Cancer Staging Manual*, 7th ed. New York: Springer-Verlag; 2009.

Ferri GG, Modugno GC, Pirodda A, et al: Conservative management of vestibular Schwannomas: an effective strategy. *Laryngoscope.* 2008;118(6):951-957.

Gallagher TQ, Derkay CS: Recurrent respiratory papillomatosis: update 2008. *Curr Opin Otolaryngol Head Neck Surg.* Dec 2008;16(6):536-542.

Gifford TO, Orlandi RR: Epistaxis. *Otolaryngol Clin North Am.* Jun 2008;41(3):525-536.

Gupta R, Sataloff RT: Laryngopharyngeal reflux: current concepts and questions. *Curr Opin Otolaryngol. Head Neck Surg.* Jun 2009;17(3):143-148.

Hamilos DL. Chronic rhinosinusitis: epidemiology and medical management. *J Allergy Clin Immunol.* Oct 2011;128(4):693-707; quiz 708-699.

Higgins TS, McCabe SJ, Bumpous JM, Martinez S: Medical decision analysis: indications for tympanostomy tubes in RAOM by age at first episode. *Otolaryngol Head Neck Surg.* Jan 2008;138(1):50-56.

Higgins KM, Wang JR: State of head and neck surgical oncology research: a review and critical appraisal of landmark studies. *Head Neck.* Dec 2008;30(12):1636-1642.

Joe SA, Thambi R, Huang J: A systematic review of the use of intranasal steroids in the treatment of chronic rhinosinusitis. *Otolaryngol Head Neck Surg.* Sep 2008;139(3):340-347.

Kim S, Grandis JR, Rinaldo A, Takes RP, Ferlito A: Emerging perspectives in epidermal growth factor receptor targeting in head and neck cancer. *Head Neck.* May 2008;30(5):667-674.

Leibowitz MS, Nayak JV, Ferris RL: Head and neck cancer immunotherapy: clinical evaluation. *Curr Oncol Rep.* Mar 2008;10(2):162-169.

Lin HC, Friedman M, Chang HW, Gurpinar B: The efficacy of multilevel surgery of the upper airway in adults with obstructive sleep apnea/hypopnea syndrome. *Laryngoscope.* May 2008;118(5):902-908.

Oosthuizen JC: Paediatric blunt laryngeal trauma: a review. *Int J Otolaryngol.* 2011;2011:183047.

Pearlman AN, Conley DB: Review of current guidelines related to the diagnosis and treatment of rhinosinusitis. *Curr Opin Otolaryngol Head Neck Surg.* Jun 2008;16(3):226-230.

Psyrri A, DiMaio D: Human papillomavirus in cervical and head-and-neck cancer. *Nat Clin Pract Oncol.* Jan 2008;5(1):24-31.

Pullens B, Giard JL, Verschuur HP, van Benthem PP: Surgery for Meniere's disease. *Cochrane Database Sys Rev.* 2010(1):CD005395.

Pullens B, van Benthem PP: Intratympanic gentamicin for Meniere's disease or syndrome. *Cochrane Database Sys Rev.* 2011(3):CD008234.

Schreiber BE, Agrup C, Haskard DO, Luxon LM: Sudden sensorineural hearing loss. *Lancet.* Apr 3 2010;375(9721):1203-1211.

Weinberger PM, Yu Z, Kountourakis P, et al: Defining molecular phenotypes of human papillomavirus-associated oropharyngeal squamous cell carcinoma: validation of three-class hypothesis. *Otolaryngol Head Neck Surg.* Sep 2009;141(3):382-389 e381.

Zalmanovici A, Yaphe J: Intranasal steroids for acute sinusitis. *Cochrane Database Sys Rev.* 2009(4):CD005149.

QUESTÕES DE MÚLTIPLA ESCOLHA

1. Você é chamado para avaliar uma criança de 6 anos com dor nasal. Ela está no serviço de onco-hematologia pediátrica e está sendo submetida à quimioterapia para leucemia linfoblástica aguda. Ela não apresenta outras histórias clínicas importantes. A dor iniciou há 12 horas. No exame físico, você não observou anormalidades na cavidade oral, na orofaringe, na face, na cabeça ou no pescoço. Seu pulso é regular e sua respiração ocorre sem esforço. No exame nasal, você observou ligeiro escurecimento na face anterior do corneto médio esquerdo. Uma resposta adequada seria:
   A. Garantir à criança e aos pais que ela está bem e agendar uma consulta de acompanhamento para o dia seguinte.
   B. Levá-la para o centro cirúrgico imediatamente para uma biópsia de emergência.
   C. Solicitar uma RM com contraste de nariz/face/órbitas e um hemograma completo.
   D. Prescrever descongestionante nasal *spray* (oximetazolina) 2 vezes ao dia, irrigação com solução fisiológica e anti-histamínico oral 1 vez ao dia.

2. Você é chamado para avaliar um paciente no pronto-socorro que apresenta edema agudo de lábios e língua. Além disso, ele apresenta respiração rápida e estridor durante o exame. Após traqueostomia de emergência para estabelecer uma via aérea, você faz uma revisão completa de sua história medicamentosa. Qual das seguintes classes de medicamentos está sabidamente associada ao angiedema agudo?
   A. Inibidores da enzima conversora da angiotensina (IECAs, como o lisinopril).
   B. Bloqueadores do receptor da angiotensina II (BRAs, como a losartana).
   C. Ativadores do plasminogênio tecidual recombinante (r-tPAs, como o alteplase).
   D. Inibidores diretos da trombina (como a lepirudina).
   E. Todas as alternativas anteriores.

3. Uma mulher de 34 anos é examinada no pronto-socorro com edema submandibular, febre e dor. Ela não consegue abrir a boca mais de alguns milímetros. Após 1 hora,

ela perde a consciência e apresenta apenas movimentos respiratórios mínimos com a ventilação com máscara e balão; as tentativas de entubação oral não são bem-sucedidas. Felizmente, você está próximo e realiza uma cricotirotomia de emergência. Qual é o melhor local para criar rapidamente uma via aérea inferior às pregas vocais, com mínimo risco de hemorragia?
   A. Imediatamente superior à cartilagem cricóidea.
   B. Imediatamente superior ao osso hioide.
   C. Imediatamente superior à incisura jugular.
   D. Imediatamente superior ao terceiro anel da traqueia.
   E. Imediatamente superior à cartilagem tireóidea.

4. Um homem de 25 anos é examinado pelo cirurgião para acompanhamento 1 mês após uma paratireoidectomia. O paciente apresenta rouquidão, de modo que uma endoscopia transnasal é realizada. A prega vocal esquerda está imóvel e paramediana. A denervação de qual dos seguintes músculos é provavelmente responsável pela posição da prega vocal observada?
   A. Músculo cricotireóideo esquerdo.
   B. Músculo cricoaritenóideo lateral esquerdo.
   C. Músculo cricoaritenóideo posterior esquerdo.
   D. Músculo tireoaritenóideo esquerdo.
   E. Músculo vocal esquerdo.

5. Qual dos seguintes pacientes com carcinoma espinocelular de cabeça e pescoço apresenta o pior prognóstico?
   A. Mulher de 46 anos, não fumante e etilista social, com câncer de língua medindo 2,5 cm × 1,0 cm. Nenhum linfonodo cervical ou metástases distantes foram observados no exame.
   B. Mulher de 84 anos, com história de consumo de 48 pacotes de cigarro/ano e ingestão de 2 a 3 copos de bebida alcoólica por dia. Ela apresenta rouquidão há 3 meses e câncer laríngeo T2N0M0.
   C. Homem de 45 anos, não fumante, que ingere um copo de vinho diariamente. Ele apresenta massa cervical direita proeminente grau III. No exame oral, ele apresenta uma massa na tonsila direita, compatível com um tumor primário de orofaringe.
   D. Homem de 25 anos, com história de consumo de 12 pacotes de cigarro/ano e refluxo gastresofágico grave crônico. Ele apresenta dor na orofaringe e disfagia (dificuldade para engolir). Na endoscopia com fibra óptica, é encontrada uma massa hipofaríngea ulcerada de 3 cm. Linfadenopatia ausente.

Tireoide e paratireoide

16

Gerard M. Doherty, MD

▼ GLÂNDULA TIREOIDE

EMBRIOLOGIA E ANATOMIA

A glândula tireoide desenvolve-se como uma invaginação endodérmica medial a partir da primeira e da segunda bolsas faríngeas (Fig. 16-1). Durante sua migração caudal, ela fica em contato com os corpos ultimobranquiais, que se desenvolvem a partir da quarta bolsa faríngea. Quando alcança a posição que ocupa no adulto, com o istmo situado logo abaixo da cartilagem cricóidea, a tireoide divide-se em dois lobos. O sítio original persiste como um forame cego na base da língua. No caminho a glândula pode deixar remanescentes tireoglossos (cistos) ou tecido tireoideano ectópico (tireoide lingual). Um lobo piramidal está frequentemente presente. Pode ocorrer agenesia de um lobo tireoideano, quase sempre à esquerda.

A tireoide normal pesa 15 a 25 g e está ligada à traqueia por um tecido conectivo frouxo. Ela é um órgão muito vascularizado. Seu suprimento sanguíneo deriva principalmente das artérias tireóideas superiores e inferiores. A artéria tireóidea ima também pode estar presente.

FISIOLOGIA

A função da glândula tireoide é sintetizar, armazenar e secretar os hormônios tiroxina (T_4) e tri-iodotironina (T_3). O iodo é absorvido do trato gastrintestinal e ativamente capturado pelas células acinares da glândula tireoide. Ele é, então, oxidado e combinado ao aminoácido tirosina que se acopla à tireoglobulina formando a monoiodotirosina (MIT) e di-iodotirosina (DIT). Estas são ligadas para formar os hormônios ativos T_4 e T_3, que são inicialmente armazenados no coloide da glândula. Após a hidrólise da tireoglobulina, T_4 e T_3 são secretados no plasma, ligando-se quase instantaneamente a proteínas plasmáticas. A maior parte do T_3 em indivíduos eutireoideanos, entretanto, é produzida pela conversão extratireoideana de T_4 em T_3.

A função da glândula tireoide é regulada por um mecanismo de *feedback*, que envolve o hipotálamo e a hipófise. O fator de liberação de tireotrofina (TRF, do inglês *thyrotropin-releasing factor*), um aminotripeptídeo, é formado no hipotálamo e estimula a liberação do hormônio estimulante da tireoide (TSH, do inglês *thyroid-stimulating hormone*), tireotrofina, uma glicoproteína, da hipófise. A tireotrofina liga-se aos receptores de TSH na membrana plasmática da tireoide, estimulando o aumento da atividade da adenililciclase; ela, por sua vez, aumenta a produção de monofosfato cíclico de adenosina (AMPc) e a função tireoideana celular. A tireotrofina também estimula a via de fosfoinositídeo e – junto com AMPc – estimula o crescimento tireoideano.

AVALIAÇÃO DA GLÂNDULA TIREOIDE

Em paciente com tireoide aumentada (bócio), a história (incluindo os sintomas locais e sistêmicos com a história familiar) e exame da glândula devem ser complementados com o uso seletivo dos exames de função tireoideana. O cirurgião deve desenvolver um método sistemático de palpação da glândula para determinar seu tamanho, contornos, consistência, presença de nódulos e fixação, além de examinar o deslocamento da traqueia e a presença de linfonodos cervicais palpáveis. As estruturas normais e anormais ligadas à laringe, como a glândula tireoide, movem-se para cima com a deglutição, enquanto os linfonodos adjacentes normalmente não se movem. O istmo da tireoide atravessa a frente da traqueia imediatamente abaixo da cartilagem cricóidea.

A função tireoideana é avaliada por ensaios muito sensíveis de TSH, capazes de diferenciar os pacientes com hipotireoidismo (níveis aumentados de TSH), eutireoidismo e hipertireoidismo (níveis de TSH diminuídos). Na maioria dos casos, portanto, os níveis séricos de T_3, T_4 e outras variáveis não necessitam de dosagem. Um nível de T_4 livre pode ser útil no monitoramento de pacientes durante o tratamento da doença de Graves, porque, nesse caso, os níveis de TSH podem permanecer

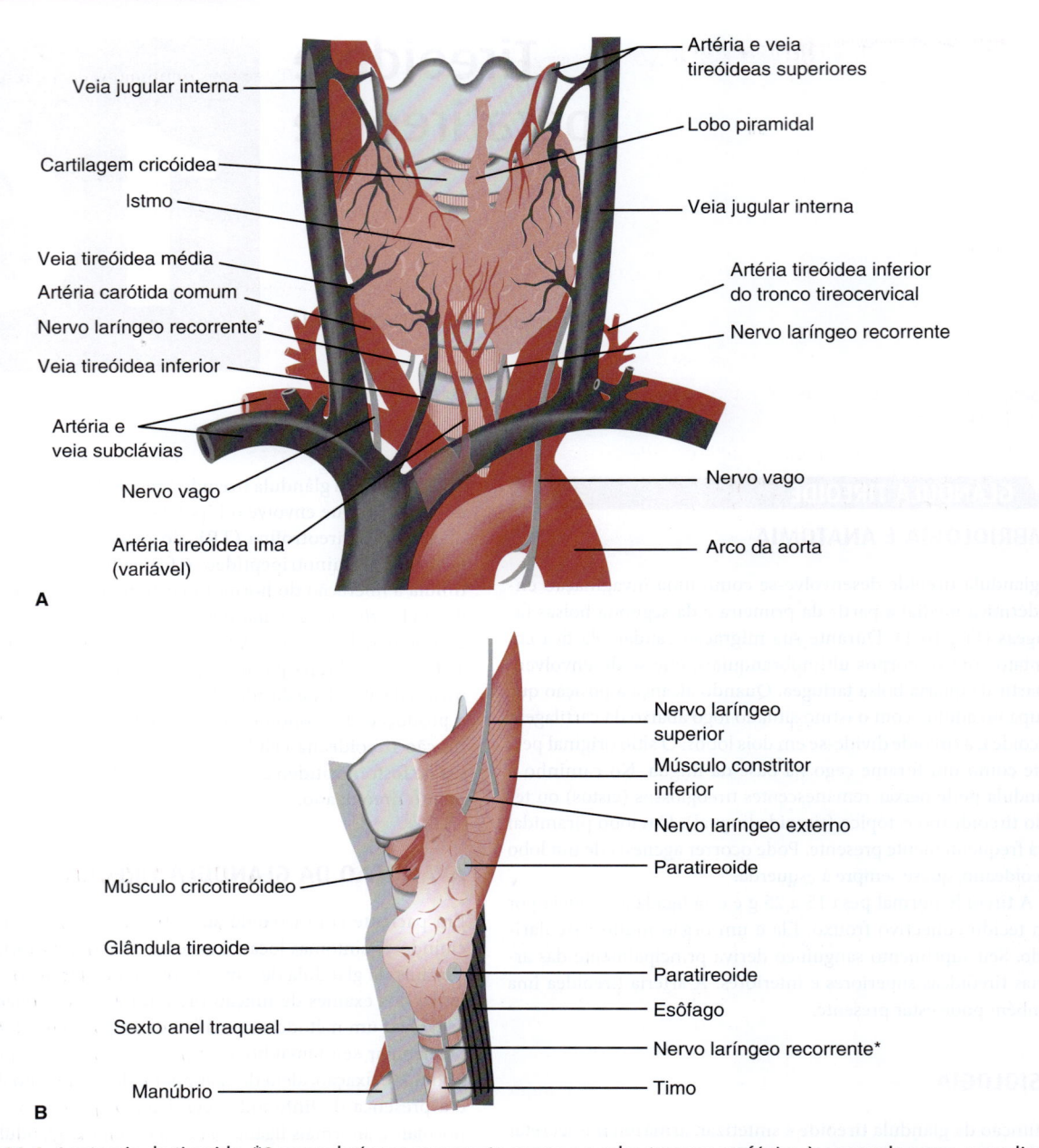

▲ **Figura 16-1** Anatomia da tireoide. *O nervo laríngeo recorrente segue no sulco traqueoesofágico à esquerda e um curso ligeiramente mais oblíquo à direita antes de entrar na laringe, posterior ao músculo cricotireóideo, no nível da cartilagem cricóidea.

suprimidos, independentemente da melhora do paciente. O nível sérico de T_3 pode ser útil para o diagnóstico de tireotoxicose por T_3 (T_3 elevado e TSH baixo), ou no paciente eutireóideo doente, uma síndrome com T_3 baixo (T_3 baixo e TSH normal ou ligeiramente aumentado).

A captação de iodo radiativo (RAI, do inglês *radioactive iodine*) é útil na diferenciação entre hipertireoidismo e aumento da secreção de hormônio tireoideano (TSH baixo e captação de iodo elevada) de um lado e tireoidite subaguda (TSH baixo e captação de RAI baixa) do outro. Os pacientes com tireoidite subaguda apresentam "extravasamento" de hormônio tireoideano da glândula, levando à supressão do TSH sérico e, consequentemente, à captação de iodo pela tireoide. Os pacientes com doença de Graves apresentam níveis elevados de imunoglobulinas tireoestimulantes, que levam ao aumento da captação de iodo, apesar dos níveis baixos de TSH.

DOENÇAS DA GLÂNDULA TIREOIDE

HIPERTIREOIDISMO (TIREOTOXICOSE)

FUNDAMENTOS DO DIAGNÓSTICO

- Nervosismo, perda de peso com aumento do apetite, intolerância ao calor, sudorese aumentada, fraqueza muscular e fadiga, aumento da frequência intestinal, poliúria, irregularidade menstrual, infertilidade.
- Bócio, taquicardia, fibrilação atrial, pele úmida e quente, sopro e frêmito na tireoide, sopro cardíaco, ginecomastia.
- Sinais oculares – Olhar fixo, retardo na movimentação ocular (*lid lag*), exoftalmia.
- TSH baixo ou ausente, imunoglobulina estimulante da tireoide (TSI, do inglês *thyroid-stimulating immunoglobulin*), captação de iodo, T_3 e T_4 aumentados, exame de supressão de T_3 anormal (falha na supressão de captação do iodo).

Considerações gerais

O hipertireoidismo resulta de aumento da secreção de hormônio tireoideano (doença de Graves, doença de Plummer, induzida por iodo [efeito de Jod-Basedow], toxicidade pela amiodarona, tumores hipofisários secretores de TSH, tumores secretores de gonadotrofina coriônica humana [hCG, do inglês *human chorionic gonadotropin*]), ou de outros distúrbios que aumentam os níveis de hormônio tireoideano, sem aumentar a secreção da tireoide (excesso de captação externa de hormônio tireoideano, estroma ovariano e, raramente, tumor tireoideano metastático secretando hormônio tireoideano em excesso). As causas mais comuns de hipertireoidismo são bócio hipersecretor difuso (doença de Graves) e bócio nodular tóxico (doença de Plummer).

Em todas as formas, os sintomas de hipertireoidismo resultam dos níveis aumentados de hormônio tireoideano na corrente sanguínea. As manifestações clínicas de tireotoxicose podem ser sutis ou acentuadas e oscilam entre períodos de exacerbação e remissão. Por fim, alguns pacientes desenvolvem hipotireoidismo espontâneo (cerca de 15%) ou como resultado do tratamento. A doença de Graves é uma doença autoimune – frequentemente com predisposição familiar –, enquanto a etiologia da doença de Plummer é desconhecida. A maioria dos casos de hipertireoidismo é facilmente diagnosticada com base nos sinais e sintomas; outros casos (p. ex., hipertireoidismo leve ou apático – que ocorre mais comumente na idade mais avançada) podem ser identificados apenas com exames laboratoriais de supressão de TSH.

A tireotoxicose foi descrita com concentração normal de T_4, captação elevada de RAI ou normal e proteína de ligação normal, mas com aumento de T_3 sérico por RAI (tireotoxicose por T_3). A pseudotireotoxicose por T_4 pode ser ocasionalmente observada em pacientes muito doentes e é caracterizada por níveis aumentados de T_4 e níveis diminuídos de T_3, resultantes da falha na conversão de T_4 em T_3. A tireotoxicose associada ao bócio nodular tóxico é geralmente menos grave do que a associada à doença de Graves e é poucas vezes relacionada a manifestações extratireoideanas de doença de Graves, como exoftalmia, mixedema pré-tibial, acropatia tireoideana ou paralisia hipocalcêmica periódica.

Se não for tratada, a tireotoxicose pode levar a um progressivo e profundo distúrbio catabólico e a dano cardíaco. A morte pode ocorrer com tempestade tireoideana ou por insuficiência cardíaca ou grave caquexia.

Achados clínicos

A. Sinais e sintomas

Os achados clínicos são os mesmos do hipertireoidismo, bem como os sinais e sintomas da causa subjacente (Tab. 16-1). Nervosismo, aumento da diaforese, intolerância ao calor, taquicardia, palpitações, fadiga e perda de peso associados a bócio nodular, multinodular ou difuso são os achados clássicos no hipertireoidismo. O paciente pode ter aparência ruborizada e olhar fixo. A pele é quente, fina e úmida, e o cabelo é fino.

Na doença de Graves, pode haver exoftalmia, mixedema pré-tibial ou vitiligo, quase nunca observado em bócio tóxico único ou multinodular. O tempo do reflexo aquileu é encurtado no hipertireoidismo e prolongado no hipotireoidismo. O paciente prestes a ter uma tempestade tireoideana acentua os sinais e sintomas de tireotoxicose, como hipertermia, taquicardia, insuficiência cardíaca, excitação neuromuscular, *delirium* ou icterícia.

B. Exames laboratoriais

Os exames laboratoriais revelam TSH suprimido e elevação de T_3, T_4 livre e RAI. A história medicamentosa é importante, uma vez que alguns medicamentos e compostos iodados orgânicos afetam alguns exames de função tireoideana e o excesso de iodo pode resultar em hipotireoidismo ou hipertireoidismo induzidos pelo iodo (efeito de Jod-Basedow). Nas formas leves de hipertireoidismo, os exames laboratoriais diagnósticos de rotina estão um pouco alterados. Nesses casos de difícil diagnóstico, dois exames adicionais são úteis: o teste de supressão de T_3 e o teste do hormônio liberador de tireotrofina (TRH, do inglês *thyrotropin-releasing hormone*). No teste de supressão de T_3, os pacientes com hipertireoidismo não conseguem suprimir a captação tireoideana de RAI quando é administrado T_3 exógeno. No teste do TRH, os níveis séricos de TSH não sobem em resposta à administração de TRH nos pacientes com hipertireoidismo.

Outros achados incluem nível elevado de TSI, hipocolesterolemia, linfocitose e, ocasionalmente, hipercalcemia, hipercalciúria ou glicosúria.

Tabela 16-1 Manifestações clínicas da tireotoxicose

Manifestações clínicas	Frequência
Taquicardia	Quase sempre
Nervosismo	Quase sempre
Bócio	Quase sempre
Alterações cutâneas	Quase sempre
Tremores	Quase sempre
Sudorese aumentada	Maioria
Hipersensibilidade ao calor	Maioria
Palpitações	Maioria
Fadiga	Maioria
Perda de peso	Maioria
Sopro sobre a tireoide	Maioria
Dispneia	Maioria
Sinais oculares	Maioria
Fraqueza	Maioria
Aumento do apetite	Maioria
Queixas oculares	Maioria
Edema de membros inferiores	Alguma
Hiperdefecação (sem diarreia)	Alguma
Diarreia	Alguma
Fibrilação atrial	Alguma
Esplenomegalia	Baixa
Ginecomastia	Baixa
Anorexia	Baixa
Palmas hepáticas	Baixa
Constipação	Baixa
Ganho de peso	Baixa

▶ **Diagnóstico diferencial**

Neurose de ansiedade, cardiopatia, anemia, doença gastrintestinal, cirrose, tuberculose, miastenia e outros distúrbios musculares, síndrome da menopausa, feocromocitoma, oftalmopatia primária e tireotoxicose factícia podem ser clinicamente difíceis de diferenciar do hipertireoidismo. A diferenciação é especialmente difícil quando o paciente tireotóxico não apresenta aumento da glândula tireoide ou apresenta aumento muito discreto. Os pacientes também podem não apresentar dor ou apresentar tireoidite com resolução espontânea e são hipertireóideos por aumento de liberação de hormônios tireoideanos pela glândula tireoide. Essa condição, entretanto, é autolimitada, e o tratamento com fármacos antitireoideanos, RAI ou cirurgia é raramente necessário.

A neurose de ansiedade é, talvez, a condição mais frequentemente confundida com hipertireoidismo. A ansiedade é caracterizada por fadiga persistente, geralmente em repouso, palmas das mãos úmidas, pulso normal durante o sono e exames laboratoriais de função tireoideana normais. A fadiga do hipertireoidismo é frequentemente aliviada pelo repouso, as palmas das mãos são úmidas e quentes, a taquicardia persiste durante o sono e os testes de função tireoideana são anormais.

Doenças orgânicas de origem não tireoideana, que também podem ser confundidas com hipertireoidismo, devem ser amplamente diferenciadas com base em evidências de envolvimento sistêmico orgânico específico e testes de função tireoideana normais.

Outras causas de exoftalmia (p. ex., tumores da órbita) ou oftalmoplegia (p. ex., miastenia) devem ser descartadas por exames oftalmológicos, neurológicos ou exames de imagem, como ultrassonografia, tomografia computadorizada (TC) ou ressonância magnética (RM).

▶ **Tratamento**

O hipertireoidismo pode ser efetivamente tratado com fármacos antitireoideanos, RAI ou tireoidectomia. O tratamento deve ser individualizado e depende da idade do paciente e de seu estado geral de saúde, do tamanho do bócio, do processo patológico subjacente e da capacidade de acompanhamento do paciente.

A. Fármacos antitireoideanos

O principal fármaco antitireoideano utilizado nos Estados Unidos é o metimazol, 30 a 100 mg por via oral por dia; o propiltiuracil (PTU), 300 a 1.000 mg por via oral por dia, tem se tornado uma escolha pouco comum em função de seus efeitos colaterais. Esses agentes interferem na ligação orgânica do iodo e impedem o acoplamento de iodotirosinas na tireoide. Uma vantagem desses medicamentos em relação à tireoidectomia e ao RAI no tratamento da doença de Graves é que eles inibem a função da glândula sem destruir o tecido; isso leva à baixa incidência de hipotireoidismo. Essa forma de tratamento é geralmente utilizada na preparação para cirurgia ou tratamento com RAI, mas também pode ser utilizada como tratamento definitivo. Pacientes confiáveis, com bócios pequenos, são bons candidatos para esse esquema. Remissão prolongada, após 18 meses de tratamento, pode ocorrer em 30% dos doentes, e alguns destes podem tornar-se hipotireóideos. Os efeitos colaterais da PTU incluem erupções cutâneas e febre (3-4%), agranulocitose (0,1-0,4%) e, raramente, insuficiência hepática. Se apresentarem febre ou dor na orofaringe, os pacientes devem ser orientados a parar imediatamente o medicamento, consultar um médico e realizar um hemograma completo.

B. Iodo radiativo

O iodo radiativo (^{131}I) pode ser administrado com segurança após o paciente ter sido tratado com medicamentos antitireoideanos e permanecer eutireóideo. O RAI é indicado para pacientes com mais de 40 anos de idade ou com alto risco para cirurgia e para pacientes com hipertireoidismo recorrente. Ele é menos dispendioso do que o tratamento cirúrgico e é eficaz. O tratamento com RAI em doses necessárias para tratar o hipertireoidismo não parece aumentar o risco de leucemia ou de anomalias congênitas. No entanto, aumento da incidência de tumores benignos da tireoide e, raramente, câncer de tireoide foi observado após o tratamento de hipertireoidismo com RAI. Em pacientes jovens, os riscos da radiação são certamente maiores e a chance de desenvolvimento de hipotireoidismo é quase de 100%. Após o primeiro ano do tratamento com RAI, a incidência de hipotireoidismo aumenta cerca de 3% por ano.

O hipertireoidismo em crianças e mulheres grávidas não deve ser tratado com RAI.

C. Cirurgia

1. Indicações para tireoidectomia — A principal vantagem da tireoidectomia é o controle mais rápido da doença do que com a terapia com RAI. A cirurgia é frequentemente o tratamento preferido nas seguintes situações: (1) na presença de bócio muito grande ou de bócio multinodular com baixa captação de RAI, (2) na suspeita de nódulo tireoideano maligno, (3) para pacientes com oftalmopatia, (4) para o tratamento de pacientes grávidas ou de crianças, (5) para o tratamento de mulheres que desejam engravidar dentro de 1 ano após o tratamento, e (6) para pacientes com hipertireoidismo induzido pela amiodarona.

2. Preparação para a cirurgia — O risco da tireoidectomia para o bócio tóxico é pequeno desde a introdução do uso pré-operatório combinado de iodo e medicamentos antitireoideanos. O metimazol ou outro fármaco antitireoideano é administrado até que o paciente se torne eutireóideo e é mantido até o momento da cirurgia. Então, 3 gotas de solução de iodo de potássio ou solução de iodo Lugol são administradas por 10 dias antes da cirurgia junto com o propiltiuracil, uma vez que este diminui a fragilidade e a vascularização da tireoide, facilitando, portanto, a tireoidectomia.

Um paciente hipertireóideo ocasionalmente não tratado ou tratado de forma inadequada pode necessitar de cirurgia de emergência para algum problema não relacionado à tireoide, como apendicite aguda e, portanto, irá necessitar de controle imediato de seu hipertireoidismo. Esse paciente deve ser tratado de modo semelhante àquele com tempestade tireoideana, uma vez que a tempestade tireoideana ou uma crise de hipertireoidismo podem ser precipitadas por estresse ou trauma cirúrgico. O tratamento de pacientes com hipertireoidismo que necessitam de cirurgia de emergência ou daqueles com tempestade tireoideana tem o objetivo de: impedir a liberação do hormônio tireoideano pré-formado por meio da administração de solução de iodo Lugol ou iodato de sódio; administrar agentes bloqueadores β-adrenérgicos para impedir as manifestações periféricas da tireotoxicose; e diminuir a produção de hormônios tireoideanos e a conversão extratireoideana de T_4 a T_3 com a administração de propiltiuracil.

O uso combinado de agentes β-bloqueadores e iodo diminui os níveis séricos de hormônios tireoideanos. Outras importantes considerações são tratar as causas precipitantes (p. ex., infecção, reação a medicamentos); manter as funções vitais pela administração de oxigênio, sedativos, hidratação intravenosa e corticosteroides; e reduzir a febre. Os benzodiazepínicos podem ser úteis em pacientes com nervosismo como sintoma proeminente, e uma manta fria pode ser utilizada em pacientes que necessitam de controle maior da temperatura.

3. Tireoidectomia subtotal — O tratamento do hipertireoidismo com tireoidectomia subtotal, quase total ou total é capaz de eliminar tanto o hipertireoidismo quanto o bócio. Como regra, quase toda a glândula tireoide é removida, poupando as glândulas paratireoides e os nervos laríngeos recorrentes. Uma tireoidectomia total muito completa é geralmente indicada para pacientes com oftalmopatia por doença de Graves.

A taxa de mortalidade associada a esses procedimentos é extremamente baixa – menos de 0,1%. Então, a tireoidectomia proporciona correção segura e rápida do estado tireotóxico. A frequência do hipertireoidismo e do hipotireoidismo recorrentes depende da quantidade de tecido tireoideano remanescente e da história natural do hipertireoidismo. Nas mãos de um cirurgião competente e com bom preparo pré-operatório, as lesões recorrentes nos nervos laríngeos e nas glândulas paratireoides ocorrem em menos de 2% dos casos. Exposição adequada e prevenção de lesões recorrentes nos nervos laríngeos e das glândulas paratireoides são essenciais.

▶ Manifestações oculares da doença de Graves

A patogênese dos problemas oculares na doença de Graves permanece desconhecida. As evidências que originalmente apoiavam o papel estimulante dos hormônios da tireoide de longo tempo de ação (LATS, do inglês *long-acting thyroid stimulator*) ou da substância produtora de exoftalmia (EPS, do inglês *exophthalmos-producing substance*) não se comprovaram.

As complicações oculares da doença de Graves podem iniciar antes da disfunção tireoideana evidente ou após o hipertireoidismo ter sido adequadamente tratado. Em geral, entretanto, as manifestações oculares desenvolvem-se simultaneamente ao hipertireoidismo. Muitas vezes, o alívio dos problemas oculares é difícil até que hipertireoidismo ou hipotireoidismo coexistentes sejam controlados.

As alterações oculares na doença de Graves variam de ausência de sinais e sintomas até a perda da visão. Os casos leves são caracterizados por retração da pálpebra superior e olhar fixo, com ou sem retardo na movimentação dos olhos (*lid lag*) ou peptose. Esses casos apresentam apenas problemas estéticos mínimos e geralmente não necessitam de tratamento, até que os olhos fiquem ressecados. Quando ocorrem alterações moderadas a graves nos olhos, há envolvimento do tecido mole retro-orbitário com peptose, envolvimento do músculo extraocular e, por fim, envolvimento do nervo óptico. Alguns casos podem apresentar acentuadas equimoses, edema periorbitário, conjuntivite, ceratite, diplopia, oftalmoplegia e diminuição da visão. A consulta a um oftalmologista é mandatória.

O tratamento dos problemas oculares da doença de Graves inclui manutenção do paciente em estado eutireóideo sem aumento da secreção de TSH, proteção dos olhos contra luminosidade e poeira com óculos escuros e protetores oculares, elevação da cabeceira da cama, utilização de diuréticos para diminuir o edema periorbitário e retrobulbar e administração de gotas oftálmicas de metilcelulose ou guanetidina. Altas doses de glicocorticoides são benéficas para alguns pacientes, mas sua eficácia é variável e imprevisível. Se a exoftalmia progredir apesar do tratamento clínico, pode ser necessária uma tarsorrafia lateral, irradiação retrobulbar ou descompressão cirúrgica da órbita. A tireoidectomia total é o tratamento preferencial quando puder ser realizada com riscos mínimos de complicação. A doença de Graves é mais propensa a piorar após tratamento com RAI do que após tireoidectomia. É importante que os pacientes com oftalmopatia estejam cientes da história natural da doença e também de que devem se manter eutireóideos, uma vez que o hipertireoidismo ou o hipotireoidismo podem produzir piora da visão. A cirurgia para correção da diplopia leva à estabilização do quadro da oftalmopatia.

AVALIAÇÃO DE NÓDULOS E BÓCIOS DA TIREOIDE

▶ Nódulos da tireoide

O médico deve determinar se um bócio nodular ou nódulo da tireoide está causando sintomas localizados ou sistêmicos e se é benigno ou maligno. O diagnóstico diferencial inclui bócio benigno, cistos tireoideanos, tireoidites, tumores benignos e malignos e, raramente, tumores metastáticos da tireoide. A história deve enfatizar especificamente a duração da tumoração, o crescimento recente, os sintomas locais (mudanças da voz, disfagia ou dor) e os sintomas sistêmicos (hipertireoidismo, hipotireoidismo ou sintomas devidos a possíveis tumores metastáticos da tireoide). A idade, o sexo, o local de nascimento, a história familiar e a história de radiação do pescoço do paciente são muito importantes. Baixas doses de radiação terapêutica (6,5 a 2.000 cGy) na infância ou na adolescência estão associadas ao aumento da incidência de bócio benigno (cerca de 35%) ou de câncer de tireoide (cerca de 13%) na vida adulta. Um nódulo tireoideano é mais provavelmente um câncer em um homem do que em uma mulher, e em pacientes mais jovens (com menos de 20 anos) e idosos (mais de 60 anos). Em determinadas zonas geográficas, bócios endêmicos e nódulos benignos são comuns. O câncer de tireoide é familiar em aproximadamente 25% dos pacientes com câncer de tireoide medular (câncer de tireoide medular familiar, neoplasia endócrina múltipla [NEM] tipos 2A e 2B) e em cerca de 7% dos pacientes com câncer papilífero ou de células de Hürthle. O câncer papilífero de tireoide ocorre com mais frequência em pacientes com síndrome de Cowden, síndrome de Gardner ou síndrome de Carney.

O médico deve palpar sistematicamente a tireoide para determinar se há nódulo solitário ou se a glândula é multinodular, além de indicar a presença de linfonodos palpáveis. Um nódulo tireoideano solitário e duro provavelmente será maligno, enquanto a maioria dos bócios multinodulares é benigna. Uma avaliação por ultrassonografia ajuda a documentar o número de nódulos, se há nódulo suspeito de câncer e se existem linfonodos suspeitos.

Em muitos pacientes, é difícil excluir a possibilidade de câncer sem exame microscópico da glândula. A biópsia percutânea com agulha é o exame diagnóstico com melhor custo-benefício e, junto com a ultrassonografia, substituiu a cintilografia com RAI para a avaliação de nódulos. Os resultados da citologia são classificados pelos critérios de Bethesda (Tab. 16-2). Os diagnósticos falso-positivos de câncer são raros, mas cerca de 20% das amostras de biópsia avaliadas são classificadas como indeterminadas (lesão folicular de significado desconhecidos das neoplasias e resultados falso-benignos são ainda mais raros. Se a amostra for avaliada como inadequada, a biópsia deverá ser repetida. A biópsia com agulha não é tão útil em pacientes com história de radiação no pescoço, porque os tumores induzidos pela radiação são frequentemente multifocais e, portanto, uma biópsia negativa pode não ser confiável. Cerca de 40% desses pacientes terão câncer de tireoide. A cintilografia com RAI poderá ser utilizada seletivamente para determinar se uma neoplasia folicular por exame citológico está funcionalmente ativa (morna ou quente) ou não (fria). Os nódulos solitários quentes da tireoide podem levar ao hipertireoidismo, mas raramente são malignos, enquanto os nódulos solitários frios apresentam incidência de câncer de 15 a 20%. O carcinoma de tireoide é raro (cerca de 3%) em bócios multinodulares, mas se houver um nódulo dominante ou que tenha aumentado de tamanho, ele deverá ser submetido à biópsia ou

Tabela 16-2 Classificação de Bethesda para citologia da tireoide

Resultado da citologia	Probabilidade de doença maligna	Tratamento de rotina
Não diagnóstica	Desconhecida	Realizar nova aspiração
Benigna	< 1%	Acompanhamento
Lesão folicular de significado indeterminado	5-10%	Considerar acompanhamento, realizar nova aspiração ou testes moleculares do aspirado
Neoplasia folicular ou de células de Hürthle	20-30%	Considerar acompanhamento, realizar nova aspiração ou testes moleculares do aspirado
Suspeita de malignidade	50-75%	Tratar geralmente como doença maligna
Maligna	100%	Tratar como doença maligna

removido. O câncer de tireoide ocorre em quase 40% das crianças com nódulos solitários de tireoide; portanto, há indicação de biópsia com agulha fina ou tireoidectomia. A ultrassonografia é capaz de diferenciar as lesões sólidas de císticas e, como mencionado, pode detectar o aumento dos linfonodos. Aproximadamente 15% das lesões solitárias frias são císticas. TC ou RM geralmente não são necessárias, mas são úteis quando os limites do tumor não podem ser definidos, como em pacientes com bócios ou tumores grandes, invasivos ou de localização subesternal.

As principais indicações para remoção cirúrgica de bócio nodular são: (1) suspeita de neoplasia ou malignidade comprovada, (2) sintomas de compressão, (3) hipertireoidismo, (4) extensão subesternal, e (5) deformidade estética. Nódulos tireoideanos descobertos de maneira incidental por ultrassonografia, TC, RM ou tomografia por emissão de pósitrons (PET, do inglês *positron emission tomography*) devem ser novamente avaliados por ultrassonografia e, então, se indicado, devem ser submetidos à biópsia aspirativa com agulha fina. O tratamento conservador é indicado para pacientes com bócios multinodulares, pequenos ou médios, e para tireoidite de Hashimoto, exceto quando existe área clinicamente suspeita, nódulo em crescimento, história pessoal de exposição à radiação ou história familiar de carcinoma de tireoide.

▶ Bócio simples ou atóxico (bócios difusos e multinodulares)

O bócio simples pode ser fisiológico, ocorrendo durante a puberdade ou a gravidez, ou pode ocorrer em pacientes de regiões endêmicas (carentes em iodo) ou, ainda, como resultado de exposição prolongada a alimentos ou fármacos bociogênicos. À medida que o bócio persiste, há tendência para a formação de nódulos. O bócio também pode ocorrer no início da vida, resultante de defeito congênito na produção de hormônio tireoideano, ou em pacientes com tireoidite de Hashimoto. Em geral, os bócios atóxicos representam resposta compensatória à produção inadequada de hormônio tireoideano, embora as imunoglobulinas estimulantes de crescimento tireoideano também sejam importantes. Os bócios difusos atóxicos geralmente respondem favoravelmente à administração de hormônio tireoideano.

Em geral, os sintomas são sensação de massa cervical e dispneia, disfagia ou sintomas provocados por obstrução venosa. No bócio difuso, a tireoide é simetricamente aumentada, com superfície lisa; no entanto, a maioria dos pacientes apresenta glândulas multinodulares quando procuram atendimento médico. A função tireoideana é geralmente normal, embora o TSH sensível possa estar suprimido e a captação de RAI, aumentada. A cirurgia é indicada para aliviar os sintomas de pressão de um grande bócio, de um bócio mergulhante ou para excluir câncer quando existem áreas localizadas endurecidas ou crescimento rápido. A citologia por biópsia aspirativa é útil nesses pacientes.

> Baloch ZW et al: Diagnostic terminology and morphologic criteria for cytologic diagnosis of thyroid lesions: a synopsis of the National Cancer Institute Thyroid Fine-Needle Aspiration State of the Science Conference. *Diagn Cytopathol*. 2008;36:425.

> Cibas ES et al: Indications for thyroid FNA and pre-FNA requirements: a synopsis of the National Cancer Institute Thyroid Fine-Needle Aspiration State of the Science Conference. *Diagn Cytopathol*. 2008;36:390-399.

DOENÇA INFLAMATÓRIA DA GLÂNDULA TIREOIDE

As doenças inflamatórias da glândula tireoide são chamadas de tireoidites aguda, subaguda e crônica e podem ser supurativas ou não supurativas.

A tireoidite supurativa aguda é rara e caracteriza-se pelo aparecimento súbito de dor intensa na orofaringe acompanhada de disfagia, febre e calafrios. Ela geralmente segue infecção aguda do trato respiratório superior; pode ser diagnosticada por punção percutânea, esfregaço e cultura; e é tratada por drenagem cirúrgica. Os microrganismos mais frequentemente encontrados são estreptococos, estafilococos, pneumococos ou coliformes. Ela também pode estar associada à fístula do seio piriforme. Portanto, exame com contraste de bário é recomendado em casos persistentes ou recorrentes.

A tireoidite subaguda, um distúrbio não infeccioso, é caracterizada por edema da tireoide, cefaleia e dor torácica, febre, fraqueza, mal-estar, palpitações e perda de peso. Alguns pacientes com tireoidite subaguda não apresentam dor (tireoidite silenciosa), e esses casos devem ser diferenciados da doença de Graves. Na tireoidite subaguda, a velocidade de sedimentação globular (VSG) e as γ-globulinas séricas são quase sempre elevadas, e a captação de RAI é muito baixa ou ausente, com os níveis de hormônio tireoideano normais ou aumentados. A doença é geralmente autolimitada, e o ácido acetilsalicílico e os corticosteroides aliviam os sintomas. Por fim, a maioria desses pacientes torna-se eutireóideo.

A tireoidite de Hashimoto, a forma mais comum de tireoidite, é geralmente caracterizada pelo aumento da tireoide, com ou sem dor e sensibilidade. É muito mais comum em mulheres (cerca de 15% das mulheres norte-americanas) e, ocasionalmente, causa disfagia ou hipotireoidismo.

A tireoidite de Hashimoto é uma doença autoimune. Os títulos séricos de anticorpos antimicrossomais e antitireoglobulina são elevados. O tratamento adequado para a maioria dos pacientes consiste na administração de pequenas doses de hormônio tireoideano. A cirurgia é indicada para os sintomas acentuados de pressão, na suspeita de tumor maligno e por razões estéticas. Se a tireoide for grande ou assimétrica, se apresentar nódulo discreto ou se crescer rapidamente, é recomendada biópsia percutânea com agulha ou tireoidectomia. O linfoma da tireoide raramente pode ocorrer em pacientes com tireoidite de Hashimoto.

A tireoidite de Riedel é uma condição rara que se apresenta como uma massa lenhosa e dura na região da tireoide, com fibrose acentuada e inflamação crônica ao redor da glândula. O processo inflamatório infiltra-se nos músculos e causa sintomas de compressão traqueal. Em geral, o hipotireoidismo está presente, e o hipoparatireoidismo pode se desenvolver. O tratamento cirúrgico é necessário para aliviar a obstrução traqueal ou esofágica.

TUMORES BENIGNOS DA GLÂNDULA TIREOIDE

Os tumores benignos da tireoide são adenomas, nódulos involucionários, cistos ou tireoidite localizada. A maior parte dos adenomas é do tipo folicular. Os adenomas são geralmente solitários e encapsulados e comprimem a tireoide adjacente. As principais razões para remoção são: suspeita de câncer, hipertireoidismo com hiperatividade funcional e desfiguração estética.

TUMORES MALIGNOS DA GLÂNDULA TIREOIDE

FUNDAMENTOS DO DIAGNÓSTICO

- História de radiação para o pescoço em alguns pacientes.
- Nódulo aumentado e indolor, disfagia ou rouquidão.
- Nódulo tireoideano fixo, firme ou duro; linfadenopatia cervical ipsolateral.
- Função tireoideana normal; nódulo pontilhado com microcalcificações e sólido (na ultrassonografia) e frio (na cintilografia); citologia positiva ou suspeita.
- História familiar de câncer de tireoide.

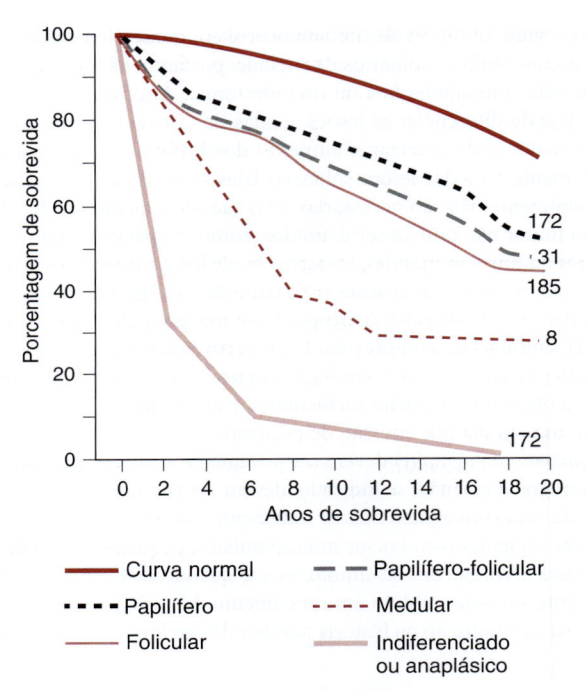

▲ **Figura 16-2** Taxas de sobrevida após tireoidectomia para tumores da tireoide papilífero, papilífero-folicular misto, folicular, medular e indiferenciado.

Considerações gerais

É importante uma apreciação da classificação dos tumores malignos, porque eles podem apresentar ampla variação de crescimento e comportamento maligno. Em uma extremidade do espectro, está o carcinoma papilífero, que geralmente ocorre em adultos jovens, cresce muito lentamente, apresenta metástase pelos vasos linfáticos e é compatível com vida longa, mesmo na presença de metástases (Fig. 16-2). No outro extremo, está o carcinoma indiferenciado, que aparece no fim da vida e é não encapsulado e invasivo, formando grandes tumores infiltrantes compostos por células anaplásicas pequenas ou grandes. A maioria dos pacientes com carcinoma anaplásico de tireoide morre em consequência de recidiva local, metástase pulmonar ou ambos, em um período de 9 meses. Entre esses dois extremos, estão os carcinomas folicular, de células de Hürthle e medulares, sarcomas, linfomas e tumores metastáticos. O prognóstico depende do padrão histológico, da idade e do sexo do paciente, da extensão de disseminação do tumor no momento do diagnóstico, da captação de RAI pelo tumor e de outros fatores. Em média, 5% dos pacientes com tumores papilíferos, 10% dos com tumores foliculares, 15% dos com tumores de células de Hürthle e 20% dos pacientes com carcinoma medular da tireoide morrem dentro de 10 anos a partir do diagnóstico.

A causa da maioria dos carcinomas de tireoide é desconhecida, embora os indivíduos que receberam baixas doses terapêuticas (6,5 a 2.000 cGy) de radiação no timo, nas tonsilas, no couro cabeludo e na pele, na infância e na adolescência, apresentem risco aumentado de desenvolvimento de câncer de tireoide. As crianças são mais suscetíveis à exposição à radiação, como ocorreu no acidente nuclear de Chernobyl, mas os adultos de até 50 anos de idade que foram expostos à explosão atômica em Hiroshima apresentaram aumento da incidência de tumores benignos e malignos da tireoide. A incidência de câncer de tireoide aumenta por pelo menos 30 anos após a radiação. Os rearranjos *RET/PTC* ocorrem em cerca de 80% após radiação associada ao câncer papilífero de tireoide.

Tipos de câncer de tireoide

A. Carcinoma papilífero

O adenocarcinoma papilífero é responsável por 85% dos tumores da glândula tireoide. O tumor geralmente surge no início da vida adulta e apresenta-se como nódulo solitário. Em seguida, ele dissemina-se pelos vasos linfáticos da glândula tireoide e, depois, para linfonodos subcapsulares e pericapsulares. Cerca de 50% das crianças e 20% dos adultos apresentam linfonodos palpáveis. O tumor pode metastizar para os pulmões ou para os ossos. Microscopicamente, é composto por projeções papilares de epitélio colunar. Os corpos psamomatosos estão presentes em cerca de 60% dos casos. Às vezes, são encontrados carcinomas mistos papilífero-folicular, variantes foliculares de carcinoma papilífero e tumores pouco diferenciados, incluindo tumores papilíferos da tireoide de células altas e de células colunares. A taxa de crescimento pode ser estimulada por TSH. A mutação *BRAF* é a mais comum no câncer papilífero de tireoide e está associado a metástases linfáticas e a uma maior taxa de recorrência.

B. Adenocarcinoma folicular

O adenocarcinoma folicular é responsável por cerca de 10% dos tumores malignos da tireoide. Ele surge mais tarde na vida do que o tipo papilífero e pode apresentar consistência de borracha ou até mesmo parecer suave à palpação. Os tumores foliculares são encapsulados. Microscopicamente, o carcinoma folicular pode ser difícil de distinguir dos tecidos normais da tireoide. Invasão capsular (invasão através da cápsula) e invasão vascular distinguem o carcinoma folicular do adenoma folicular. Os carcinomas foliculares da tireoide disseminam-se apenas ocasionalmente (cerca de 5%) para os linfonodos regionais, mas apresentam grande tendência para disseminação por via hematogênica para pulmões, ossos e, raramente, fígado. As metástases desse tumor muitas vezes demonstram avidez na cintilografia, após a tireoidectomia total. As metástases ósseas podem aparecer anos após a ressecção da lesão primária. O carcinoma de células de Hürthle é considerado uma variante clínica do carcinoma folicular. Em geral, ele é multifocal e envolve mais os linfonodos do que o carcinoma folicular. Assim como o carcinoma folicular, ele produz tireoglobulina, no entanto, não costuma captar o RAI. O prognóstico não é tão bom quanto para tumores de células foliculares ou de Hürthle, parasse comparado ao o tipo papilífero (Fig. 16-3).

C. Carcinoma medular

O carcinoma medular é responsável por cerca de 7% de todos os tumores malignos da tireoide e 15% das mortes por câncer de tireoide. Ele contém corpúsulos amiloides e é um tumor sólido, duro e nodular que não capta o RAI e secreta calcitonina. Os carcinomas medulares surgem a partir das células parafoliculares dos corpos ultimobranquiais ou células C. O carcinoma medular familiar ocorre em aproximadamente 25% dos pacientes. Ele pode ser isolado ou ocorrer associado a feocromocitomas (com frequência, bilaterais), amiloidose liquenoide e hiperparatireoidismo (NEM2A, Tab. 16-3). Também pode ocorrer com ou sem feocromocitomas (em geral, bilaterais), aspecto marfanoide, neuromas múltiplos e ganglioneuromatose (NEM2B). A doença de Hirschsprung ocorre com mais frequência em pacientes com câncer medular familiar. Todos os pacientes com câncer medular da tireoide devem ser rastreados para um ponto de mutação *RET* no cromossomo 10, pois 10% dos pacientes sem história familiar positiva apresentam mutações *de novo*. Para os pacientes com rastreamento genético familiar detectado, muitos especialistas recomendam tireoidectomia total profilática em idade determinada pelo risco associado à mutação específica. O câncer de tireoide medular familiar isolado é a forma menos agressiva, sendo, contudo, mais agressivo em pacientes com NEM2B.

D. Carcinoma indiferenciado

Esse tumor de crescimento rápido, também conhecido como carcinoma anaplásico, ocorre principalmente na idade adulta tardia e responde por 1% de todos os tumores da tireoide. Em geral, evolui a partir de neoplasia papilífera ou folicular. É uma massa sólida, de crescimento rápido, de superfície dura e irregular, que envolve a glândula difusamente e, muitas vezes, invade a traqueia, os músculos e as estruturas neurovasculares. O tumor pode ser doloroso e pouco sensível, ser fixo à deglutição e causar sintomas de obstrução laríngea ou esofágica. Microscopicamente, existem três tipos principais: de células gigantes, de células fusiformes e de células pequenas. As mitoses são frequentes. Linfadenopatia cervical e metástases pulmonares são comuns. A recorrência local após o tratamento cirúrgico é regra. O tratamento combinado de radioterapia externa, quimioterapia e cirurgia oferece alívio para alguns pacientes, mas raramente é curativo (Fig. 16-2).

Tratamento

O tratamento do carcinoma diferenciado da tireoide (que não inclui carcinoma anaplásico ou carcinoma medular da tireoide) consiste em remoção cirúrgica da glândula. Para o carcinoma papilífero com mais de 1 cm, as opções cirúrgicas aceitáveis são as tireoidectomias quase total ou total. Para os carcinomas papilíferos solitários com menos de 1 cm, a lobectomia da tireoide é o tratamento adequado. A lobectomia subtotal ou parcial é contraindicada, porque a incidência de recorrência do tumor é maior e a sobrevida é menor. A tireoidectomia total é recomendada para carcinomas papilíferos (> 1 cm), foliculares, de células de Hürthle e medulares, se a cirurgia puder ser realizada sem produzir hipoparatireoidismo ou danos aos nervos laríngeos recorrentes. A tireoidectomia total é preferível aos outros tipos de cirurgia em função da alta incidência de tumor multifocal no

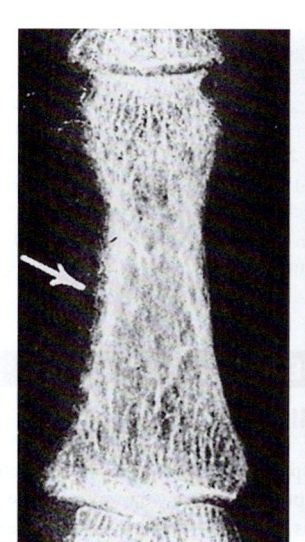

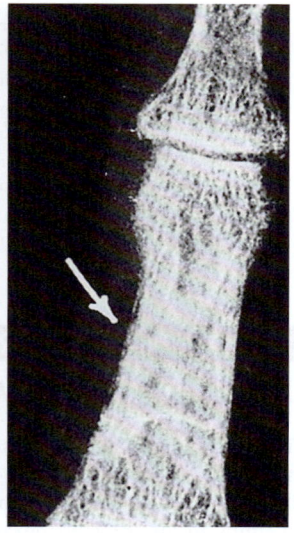

▲ **Figura 16-3** Reabsorção subperióstea do lado radial da segunda falange.

Tabela 16-3 Síndromes de neoplasias endócrinas múltiplas

Síndrome	Componentes clínicos principais	Componentes clínicos associados	Sítio de anormalidade genética
NEM1	• Hiperparatireoidismo • Tumores neuroendócrinos duodenopancreáticos • Adenomas hipofisários	• Adenoma da tireoide • Adenoma suprarrenal • Tumor carcinoide do timo • Lipoma subcutâneo • Colagenomas e angiofibromas cutâneos	• Gene supressor de tumor *Menin* • Mutação elimina função de um alelo
NEM2A	• Câncer medular da tireoide • Hiperparatireoidismo • Feocromocitoma	• Líquen plano	• Proto-oncogene *RET* • Mutação causa ativação do receptor constitutivo
NEM2B	• Câncer medular da tireoide • Feocromocitoma • Neurofibromas dos lábios e da língua • Aspecto marfanoide	• Disfunção colônica semelhante à doença de Hirschsprung	
Câncer medular da tireoide familiar	• Câncer medular da tireoide		

interior da glândula, da taxa de recorrência clínica é cerca de 7% no lobo contralateral se ele for poupado, e pela facilidade de avaliação de recorrência com exames de tireoglobulina sérica e ultrassonografia cervical no período de acompanhamento. Isso também irá permitir a utilização de tratamento adjuvante ou terapêutico com RAI. A ultrassonografia pré-operatória é essencial para pacientes com carcinoma papilífero e todos os linfonodos cervicais centrais e laterais anormais devem ser removidos. A realização de dissecção cervical central profilática ipseslateralainda é controversa.

Deve ser realizada dissecção cervical radical modificada funcional preservando o músculo esternocleidomastóideo, para o nervo acessório espinal e dos nervos sensitivos, preservando a veia jugular, se os linfonodos cervicais laterais estiverem clinicamente comprometidos.

O carcinoma medular está associado à maior incidência de comprometimento ganglionar, de modo que a dissecção do compartimento ganglionar central deve ser realizada em todos os pacientes. A dissecção cervical radical modificada ipsolateral e contralateral simultânea pode ser indicada, de forma seletiva, para tumores primários de mais de 1,5 cm de diâmetro e quando houver comprometimento dos linfonodos cervicais centrais. Quando os níveis de calcitonina sérica ou antígeno carcinoembrionário (CEA, do inglês *carcinoembryonic antigen*) permanecem elevados após a tireoidectomia, devem ser realizadas ultrassonografia ou RM do pescoço e RM do mediastino. Também é recomendada avaliação laparoscópica do fígado, nos pacientes com níveis de calcitonina sérica muito elevados, em função das metástases miliares comuns. Na ausência de metástases hepáticas, caso ainda não tenham sido realizadas, estão indicadas dissecção cervical central e dissecção cervical funcional bilateral, incluindo remoção dos linfonodos do mediastino superior.

Os depósitos metastáticos distantes isolados do carcinoma diferenciado da tireoide devem ser removidos cirurgicamente, se possível, e tratados com ^{131}I após tireoidectomia total ou ablação da tireoide com RAI. Todos os pacientes com câncer de tireoide devem ser mantidos indefinidamente com doses supressivas de hormônio tireoideano (supressão leve para pacientes de baixo risco). Para acompanhamento, é útil a determinação sérica dos níveis basal e estimulado com TSH da tireoglobulina (um marcador tumoral para o câncer diferenciado da tireoide), que geralmente são aumentados (> 2 ng/mL) em pacientes com tumor residual, após tireoidectomia total.

Para **carcinoma indiferenciado**, **linfoma maligno** ou **sarcoma**, o tumor deve ser removido tanto quanto possível e, em seguida, tratado com radioterapia e quimioterapia. É comum que nenhuma cirurgia, além da biópsia diagnóstica, seja útil para esses pacientes, uma vez que podem ser localmente inoperáveis, com evolução determinada pela doença sistêmica.

Bilimoria KY et al: Extent of surgery affects survival for papillary thyroid cancer. *Ann Surg*. 2007;246:375.

Cooper DS et al: Revised American Thyroid Association management guidelines for patients with thyroid nodules and differentiated thyroid cancer. *Thyroid*. 2009;19:1167.

Kloos RT et al: Medullary thyroid cancer: management guidelines of the American Thyroid Association. *Thyroid*. 2009;19:565.

Smallridge RC et al: American Thyroid Association guidelines for management of patients with anaplastic thyroid cancer. *Thyroid*. 2012;2:1104

GLÂNDULAS PARATIREOIDES

EMBRIOLOGIA E ANATOMIA

Filogeneticamente, as glândulas paratireoides surgem um pouco mais tarde, sendo observadas pela primeira vez em anfíbios. Elas surgem das bolsas faríngeas III e IV e podem permanecer na altura do osso hióideo, durante a sua descida para a cápsula posterior da glândula tireoide. Quatro glândulas paratireoides estão presentes em 85% da população, e 85% estão situadas na superfície lateral posterior da glândula tireoide. Cerca de 15% dos indivíduos apresentam mais de 4 glândulas. Ocasionalmente, uma ou mais podem ser incorporadas à glândula tireoide ou ao timo e, portanto, apresentam localização intratireoideana ou intratímica. A paratireoide da III bolsa, normalmente assume a posição inferior, pode ser encontrada no mediastino anterior, geralmente no timo. As paratireoides superiores (da IV bolsa geralmente permanecem em estreita associação com a parte superior dos lobos laterais da tireoide, ao nível da cartilagem cricóidea, mas podem estar vagamente ligadas por um pedículo vascular longo e migrar para baixo, no sulco traqueoesofágico indo até mediastino posterior. Aproximadamente 85% das glândulas paratireoides encontram-se a 1 cm do cruzamento da artéria tireóidea inferior com o nervo laríngeo recorrente.

As glândulas paratireoides normais apresentam cor castanho-amarelada distinta, são ovoides, alongadas, polipoides ou esféricas, e medem, em média, 2 × 3 × 7 mm. O peso médio total das 4 glândulas paratireoides normais é de cerca de 150 mg. Elas são glândulas encapsuladas e geralmente irrigadas por um ramo da artéria tireóidea inferior, mas podem ser irrigadas também pela artéria tireóidea superior. Os vasos podem ser observados entrando em uma estrutura semelhante a um hilo, característica que diferencia as glândulas paratireoides do tecido adiposo.

FISIOLOGIA

O paratormônio (PTH), a vitamina D e a calcitonina desempenham papel fundamental no metabolismo do cálcio e do fósforo nos ossos, nos rins e no intestino. Exames específicos estão disponíveis para determinação de PTH, vitamina D e calcitonina. O cálcio ionizado, a fração fisiologicamente importante, também pode atualmente ser medido. A concentração do cálcio total é de cerca de 48% de cálcio ionizado, 46% de cálcio ligado à proteína e 6% de cálcio está complexado a íons orgânicos. O cálcio sérico total varia diretamente com a concentração de proteínas plasmáticas, mas as concentrações do cálcio iônico não são afetadas por alterações das proteínas.

O PTH e a calcitonina modulam as flutuações dos níveis plasmáticos de cálcio ionizado. Quando os níveis de cálcio ionizado caem, as glândulas paratireoides secretam mais PTH e as células parafoliculares da tireoide secretam menos calcitonina. O aumento do PTH e a queda da calcitonina produzem o aumento da reabsorção óssea e o aumento da reabsorção de cálcio nos túbulos renais. Assim, mais cálcio retorna para a corrente sanguínea, e os níveis de cálcio ionizado normalizam.

Na circulação, o PTH imunorreativo é heterógeno, consistindo em hormônio intacto e vários fragmentos hormonais. O fragmento aminoterminal (N-terminal) é biologicamente ativo, enquanto o fragmento carboxiterminal (C-terminal) é biologicamente inerte. A determinação imunoenzimática do PTH intacto é melhor para o rastreamento de hiperparatireoidismo e para a cateterização venosa seletiva para localizar a fonte produtora de PTH. O peptídeo relacionado ao PTH (PTHrP, do inglês *PTH-related peptide*), secretado por tumores malignos não paratireoideanos, não faz reação cruzada com os ensaios de PTH intacto.

Como os níveis de PTH aumentam em indivíduos normais se os níveis de cálcio ionizado diminuem, o cálcio e o PTH devem ser determinados em uma única amostra, simultaneamente, para o diagnóstico de hiperparatireoidismo. A combinação de níveis aumentados de PTH e hipercalcemia, sem hipocalciúria, é quase sempre diagnóstica de hiperparatireoidismo.

DOENÇAS DAS GLÂNDULAS PARATIREOIDES

HIPERPARATIREOIDISMO PRIMÁRIO

FUNDAMENTOS DO DIAGNÓSTICO

- Fadiga, fraqueza, artralgias, náuseas, vômitos, dispepsia, constipação, polidipsia, poliúria, noctúria, distúrbios psiquiátricos, cólica renal, dor óssea e dor nas articulações. Alguns pacientes são assintomáticos.
- Nefrolitíase e nefrocalcinose, osteopenia, osteoporose, osteíte fibrosa cística, úlcera péptica, disfunção renal, gota, pseudogota, condrocalcinose, pancreatite.
- Hipertensão arterial, ceratopatia em faixa, massas cervicais.
- Cálcio sérico, PTH e cloretos geralmente aumentados; fósforo sérico baixo ou normal; ácido úrico e fosfatase alcalina às vezes aumentados; cálcio urinário aumentado, normal ou raramente reduzido; fósforo urinário aumentado; reabsorção tubular de fósforo diminuída, osteocalcina e ligações cruzadas de desoxipiridinolina aumentadas.
- Radiografias: reabsorção subperióstea das falanges, desmineralização dos ossos (osteopenia ou osteoporose), cistos ósseos e nefrocalcinose ou nefrolitíase.

▶ Considerações gerais

O hiperparatireoidismo primário resulta do excesso de secreção de PTH ou de PTH não suprimido de um único adenoma (83%), adenomas múltiplos (6%), hiperplasia (10%) ou carcinoma (1%) da paratireoide. Acreditava-se que o hiperparatireoidismo primário fosse raro, mas atualmente ele é encontrado em 0,1 a 0,3% da população geral e é a causa mais comum de hipercalcemia em pacientes não selecionados. É raro antes da puberdade; seu pico de incidência ocorre na terceira e quarta décadas de vida, e ele é duas a três vezes mais comum em mulheres do que em homens.

A superprodução de PTH – apesar de níveis séricos normais ou elevados de cálcio, em função da mobilização do cálcio dos ossos e da inibição da reabsorção renal de fosfato – produz hipercalcemia e hipofosfatemia. Isso leva à perda de cálcio e fósforo, além da perda mineral óssea, com osteopenia ou osteoporose.

Outras condições associadas ou relacionadas que oferecem indicações para o diagnóstico de hiperparatireoidismo são nefrolitíase, nefrocalcinose, osteíte fibrosa cística, úlcera péptica, pancreatite, hipertensão e gota ou pseudogota. O hiperparatireoidismo também ocorre na NEM1, conhecida como **síndrome de Wermer**, e na NEM2, conhecida como síndrome de Sipple (Tab. 16-3). A primeira é caracterizada por tumores da paratireoide, da hipófise e do pâncreas (hiperparatireoidismo, tumores hipofisários e tumores de células pancreáticas funcionantes e não funcionantes) que podem causar síndrome de Zollinger-Ellison (gastrinoma), hipoglicemia (insulinoma), glucagonoma, somatostatinoma e tumores polipeptídicos pancreáticos (PPomas). Outros tumores da síndrome NEM1 incluem tumores corticossuprarrenais, tumores carcinoides, lipomas múltiplos e angiomas cutâneos. A síndrome NEM2A consiste em hiperparatireoidismo (20%) associado a carcinoma medular da tireoide (98%), feocromocitoma (50%) e amiloidose liquenoide. Os pacientes com NEM2B apresentam aspecto marfanoide, neuromas múltiplos e feocromocitoma, mas, raramente, hiperparatireoidismo. O hiperparatireoidismo familiar também pode ocorrer isolado ou na presença da síndrome de hiperparatireoidismo associado ao tumor de mandíbula.

Adenomas da paratireoide variam em peso de 65 mg a mais de 35 g, e seu tamanho geralmente acompanha o grau de hipercalcemia. Microscopicamente, esses tumores podem ser de células principais, de células claras ou, raramente, de células oxifílicas.

A hiperplasia primária da paratireoide envolve todas as glândulas paratireoides. Microscopicamente, existem dois tipos: hiperplasia das células principais e hiperplasia de células claras (*wasserhelle*). As glândulas hiperplásicas variam consideravelmente em tamanho, mas, em geral, são maiores do que o normal (65 mg).

O carcinoma da paratireoide é raro, mas é mais comum em pacientes com hipercalcemia importante e em pacientes com síndrome de hiperparatireoidismo familiar e tumor de mandíbula. Os tumores da paratireoide são palpáveis em metade dos pacientes e devem ser suspeitados nos pacientes quando a glândula paratireoide é dura, apresenta cápsula irregular ou esbranquiçada, ou é invasiva. A paratiromatose é uma condição rara, que leva à hipercalcemia por meio de múltiplos restos embriológicos ou, mais comumente, por disseminação quando o tumor ou sua cápsula se rompem.

▶ Achados clínicos

A. Sinais e sintomas

Historicamente, as manifestações clínicas de hiperparatireoidismo mudaram. Há 40 anos, o diagnóstico era feito com base em dor óssea e deformidades (osteíte fibrosa cística) e, em anos posteriores, na presença de complicações renais (nefrolitíase e nefrocalcinose). No momento, mais de dois terços dos pacientes são diagnosticados por exames de rotina de rastreamento, ou em função da osteopenia ou osteoporose, e alguns são assintomáticos. Mesmo os pacientes com hiperparatireoidismo primário leve estão predispostos a eventos cardiovasculares e fraturas. Após tratamento cirúrgico bem-sucedido, muitos pacientes que se consideravam assintomáticos percebem melhora de sintomas pré-operatórios não reconhecidos, como fadiga, depressão leve, fraqueza, constipação, polidipsia e poliúria, além de dor óssea e articular. O hiperparatireoidismo deve ser suspeitado em todos os pacientes com hipercalcemia e com os sintomas supracitados, sobretudo se associados a nefrolitíase, nefrocalcionose, hipertensão, hipertrofia ventricular esquerda, úlcera péptica, pancreatite ou gota. Pacientes com hiperparatireoidismo primário apresentam expectativa de vida menor, que pode aumentar após paratireoidectomia bem-sucedida. Pacientes mais jovens e pacientes com hipercalcemia mais leve após paratireoidectomia apresentam melhores prognósticos.

B. Exames laboratoriais, de imagem e diagnóstico diferencial (abordagem do paciente com hipercalcemia)

1. Exames laboratoriais — Em conjunto, o hiperparatireoidismo e a hipercalcemia por doenças malignas (outros tumores, que não os da paratireoide) são responsáveis por cerca de 90% de todos os casos de hipercalcemia. O hiperparatireoidismo é a causa mais comum de hipercalcemia, detectada por métodos indiretos, como rastreamentos de rotina, enquanto o câncer é a causa mais comum de hipercalcemia em pacientes hospitalizados. Outras causas de hipercalcemia são listadas na Tabela 16-4. Em muitos pacientes, o diagnóstico é evidente, mas em outros ele pode ser difícil. Em alguns momentos, pode haver mais de uma razão para a hipercalcemia no mesmo paciente, como câncer ou sarcoidose, além do hiperparatireoidismo. Deve ser obtida história cuidadosa, documentando: (1) a duração de qualquer sintoma possivelmente relacionado à hipercalcemia; (2) sintomas relacionados à doença maligna; (3) condições associadas ao hiperparatireoidismo, como cólica renal, úlcera péptica, pancreatite, hipertensão ou gota; e (4) possível uso em excesso de laticínios, antiácidos, bicarbonato de sódio ou vitaminas. Em pacientes com história recente de tosse, sibilos ou hemoptise, o carcinoma epidermoide de pulmão deve ser considerado. A hematúria pode ser sugestiva de hipernefroma, tumor de bexiga ou nefrolitíase. Longa história de cálculos renais ou úlcera péptica sugere provável hiperparatireoidismo.

Os exames mais importantes para avaliação de hipercalcemia são, por ordem de importância: cálcio sérico, PTH, fósforo, cloro, fosfatase alcalina, creatinina; ácido úrico e ureia; cálcio urinário; hematócrito e pH do sangue; magnésio sérico; e VSG (Tab. 16-5). A determinação dos níveis de 25-hidroxivitamina D e de 1,25-hidroxivitamina D e a eletroforese de proteínas séricas são úteis em pacientes selecionados, quando outros exames são duvidosos.

Tabela 16-4 Causas de hipercalcemia

	Frequência aproximada
Câncer Câncer metastático da mama Secretor de peptídeo relacionado ao PTH (pulmão, rim) Mieloma múltiplo Leucemia Outros tumores metastáticos	Comum
Distúrbios endócrinos Hiperparatireoidismo Hipertireoidismo Doença de Addison, feocromocitoma Hipotireoidismo, VIPoma	Comum
Aumento de cálcio ou de ingesta de vitaminas e medicamentos Síndrome leite-álcali Superdosagem de vitaminas D e A Diuréticos tiazídicos, lítio	Incomum
Doenças granulomatosas Sarcoidose Tuberculose	Incomum
Hipercalcemia hipocalciúrica familiar benigna e outros distúrbios Doença de Paget Imobilização Hipercalcemia idiopática da infância Intoxicação por alumínio Disproteinemias Rabdomiólise	Rara

Tabela 16-5 Avaliação laboratorial da hipercalcemia

Fundamentais	Seletivos
Exames sanguíneos	
Cálcio	Ureia e creatinina
Fósforo	Cloro
PTH (intacto ou ensaio de dois sítios)	Ácido úrico
Fosfatase alcalina	pH Eletroforese de proteínas ou relação albumina:globulina 25-di-hidroxivitamina D e 1,25-di-hidroxivitamina D
Procedimentos radiográficos ou de medicina nuclear	
Radiografia de tórax	Varredura com sestamibi e ultrassonografia da região cervical
Radiografias planas do abdome	
Ultrassonografia dos rins	
Densidade óssea (quadril, coluna lombar, punhos)	
Exames urinários	
Cálcio urinário em urina de 24 horas[1]	Elementos anormais e sedimentoscopia Ligações cruzadas de desoxipiridinolina Osteocalcina

[1] Quando o cálcio urinário é < 100 mg/24 h, o diagnóstico de hipercalcemia hipocalciúrica familiar benigna deve ser considerado.

Cálcio sérico elevado e fosfato sérico baixo sugerem hiperparatireoidismo, mas cerca de metade dos pacientes com hiperparatireoidismo apresentam concentrações normais de fosfato sérico. Os pacientes com intoxicação por vitamina D, sarcoidose, doença maligna sem metástase e hipertireoidismo também podem apresentar hipofosfatemia, mas isso raramente acontece em pacientes com câncer de mama e hipercalcemia. Na verdade, se hipofosfatemia e hipercalcemia estiverem presentes em associação com câncer de mama, o hiperparatireoidismo simultâneo é bastante provável. A determinação de PTH sérico é mais valiosa nessa situação, porque o nível de PTH será baixo ou ausente nos pacientes com hipercalcemia resultante de todas as causas, exceto em hipercalcemia hipocalciúrica familiar ou hiperparatireoidismo primário. Em geral, os níveis séricos de PTH devem ser determinados em todos os pacientes com hipercalcemia persistente sem causa evidente e em pacientes normocalcêmicos com suspeita de hiperparatireoidismo. A determinação dos níveis de PTH intacto do soro é sensível e não é influenciada por tumores que secretam o PTH peptídeo relacionado à paratireoide. Tumores – que não os da paratireoide – que secretam PTH intacto são extremamente raros.

Nível de cloreto sérico elevado é uma importante indicação diagnóstica, encontrada em cerca de 40% dos pacientes com hiperparatireoidismo. O PTH atua diretamente no túbulo renal proximal, diminuindo a reabsorção de bicarbonato, o que leva, então, ao aumento da reabsorção de cloro e a uma leve acidose tubular hiperclorêmica. Aumento do cloro sérico não é encontrado em outras causas de hipercalcemia. O cálculo da relação sérica entre cloro e fósforo é melhor do que a observação de pequenos aumentos na concentração do cloro e pequenas diminuições na concentração do fósforo. Uma relação acima de 33 sugere hiperparatireoidismo; esta era uma observação clinicamente útil antes da disponibilidade das determinações rápidas e precisas do PTH.

O nível de cálcio na urina de 24 horas é útil para o diagnóstico de pacientes com hipercalcemia e baixos níveis de cálcio urinário resultantes de hipercalcemia hipocalciúrica familiar benigna (HHFB) e de pacientes com adenomas e acentuada hipercalciúria (> 400 mg/24 h). Pacientes com HHFB não se beneficiam da paratireoidectomia.

Os padrões séricos da eletroforese de proteínas são úteis para o diagnóstico de mieloma múltiplo e sarcoidose. A hipergamaglobulinemia é rara no hiperparatireoidismo, mas não é incomum em pacientes com mieloma múltiplo e sarcoidose. As radiografias do crânio ou dos locais de dor óssea em pacientes com níveis elevados de fosfatase alcalina frequentemente revelam lesões ósseas líticas em saca-bocado, e o diagnóstico do mieloma múltiplo pode ser confirmado pelo exame da medula óssea. A sarcoidose pode ser difícil de diagnosticar, porque pode coexistir por anos com achados clínicos mínimos. Radiografia de tórax revelando infiltrado fibronodular difuso e adenopatia hilar proeminente é sugestiva, e a demonstração de granuloma não caseoso nos linfonodos é diagnóstica.

Os níveis de fosfatase alcalina sérica são elevados em aproximadamente 10% dos pacientes com hiperparatireoidismo primário e podem estar aumentados em pacientes com doença de Paget e câncer. Quando a fosfatase alcalina está elevada, a 5'-nucleotidase sérica, que aumenta simultaneamente à fosfatase alcalina, deve ser medida para determinar se o aumento é de origem óssea, sugerindo doença da paratireoide, ou se é de origem hepática.

2. Exames ósseos — O exame dos ossos, por densitometria ou radiografias ósseas, frequentemente revela osteopenia (1 desvio-padrão abaixo da densidade normal) ou osteoporose (2,5 desvios-padrão abaixo do normal), mas as alterações ósseas, como reabsorção subperióstea ou tumor marrom, são encontradas em menos de 10% dos pacientes com hiperparatireoidismo. Os exames de densitometria de fóton duplo do fêmur, da coluna lombar e do rádio auxiliam na documentação da osteopenia que ocorre em cerca de 70% das mulheres com hiperparatireoidismo. As alterações ósseas da osteíte fibrosa cística são raras nas radiografias, exceto quando a concentração sérica de fosfatase alcalina está aumentada. O hiperparatireoidismo primário e secundário pode produzir a reabsorção subperióstea das falanges e dos cistos ósseos (Fig. 16-3). A aparência de vidro fosco dos ossos do crânio com perda de definição dos planos e desmineralização das faces externas das clavículas é menos frequentemente observada. Deve-se suspeitar de doença de Paget ou câncer em pacientes com níveis séricos de fosfatase alcalina acentuadamente elevados sem reabsorção subperióstea em radiografias. O exame na urina de 24 horas para reações cruzadas de desoxipiridinolina ou para osteocalcina detecta o aumento da perda óssea.

3. Diagnóstico diferencial — Agora, a diferenciação entre hiperparatireoidismo resultante de doença primária da paratireoide e aquele devido à hipercalcemia humoral da doença maligna pode ser quase sempre determinada pelas medidas do PTH intacto, que está aumentado no hiperparatireoidismo primário e suprimido na hipercalcemia da doença maligna. Os tumores mais comuns que levam à hipercalcemia humoral são o carcinoma espinocelular do pulmão, o carcinoma de células renais e o câncer de bexiga. Menos comumente, a hipercalcemia pode ser resultante de hepatoma ou câncer de ovário, estômago, pâncreas, glândula parótida ou colo. Sintomas de início recente, VSG aumentada, anemia, cálcio sérico acima de 14 mg/dL e atividade de fosfatase alcalina aumentada sem osteíte fibrosa cística sugerem hipercalcemia humoral da doença maligna; hipercalcemia leve com longa história de nefrolitíase ou úlcera péptica sugere hiperparatireoidismo primário. Hipercalcemia documentada, com 6 meses ou mais de duração, praticamente descarta hipercalcemia associada à doença maligna.

Na síndrome leite-álcali, é frequentemente obtida história de ingestão excessiva de produtos lácteos, antiácidos contendo cálcio e bicarbonato de sódio. Esses pacientes tornam-se normocalcêmicos após a interrupção desses hábitos. Os pacientes com síndrome leite-álcali geralmente apresentam insuficiência renal e baixas concentrações de cálcio urinário e apresentam alcalose e não acidose. Em função da alta incidência de úlcera péptica no hiperparatireoidismo, às vezes a síndrome leite-álcali pode existir simultaneamente com essa doença. Isso é muito pouco frequente atualmente, uma vez que os medicamentos supressores de ácidos, como os inibidores da bomba de prótons, estão disponíveis para tratar a úlcera péptica.

O hipertireoidismo, outra causa de hipercalcemia e hipercalciúria, pode normalmente ser diferenciado pelas manifestações de tireotoxicose, que levam o paciente ao médico, o que não ocorre com a hipercalcemia. Ocasionalmente, um paciente idoso com hipertireoidismo pode apresentar hipercalcemia. Um exame de TSH sensível pode ser realizado em pacientes com hipercalcemia cujos níveis de PTH estão normais. O tratamento do hipertireoidismo com medicamentos antitireoideanos leva à normalização dos níveis séricos de cálcio em 8 semanas.

Indivíduos normais que fazem uso de **diuréticos tiazídicos** podem desenvolver aumento transitório nos níveis de cálcio, geralmente em menos de 1 mg/dL. Aumentos maiores nos níveis de cálcio induzidos por tiazídicos foram relatados em pacientes com hiperparatireoidismo primário e osteoporose juvenil idiopática. Em geral, a maioria dos pacientes que apresentam hipercalcemia com os diuréticos tiazídicos também apresenta outras razões para o aumento do cálcio sérico. O melhor modo para avaliar esses pacientes é substituir os diuréticos tiazídicos por outros medicamentos anti-hipertensivos ou diuréticos não tiazídicos e determinar os níveis de PTH. A hipercalcemia induzida por tiazídicos não está associada ao aumento do PTH sérico em pacientes sem hiperparatireoidismo.

Hipercalcemia hipocalciúrica familiar benigna é uma das poucas doenças que causam hipercalcemia crônica e níveis levemente elevados de PTH. Ela pode ser difícil de distinguir do hiperparatireoidismo primário leve. O melhor modo para diagnosticar essa doença é documentar cálcio urinário baixo e história familiar de hipercalcemia, especialmente em crianças.

Outras causas de hipercalcemia são doença de Paget, imobilização (especialmente na doença de Paget ou em pacientes jovens), disproteinemias, hipercalcemia idiopática da infância, intoxicação por alumínio e rabdomiólise (Tab. 16-4).

C. Abordagem do paciente normocalcêmico com possível hiperparatireoidismo

Insuficiência renal, hipoalbuminemia, pancreatite, deficiência de vitamina D ou magnésio e excesso de ingesta de fósforo podem levar a níveis de cálcio normais em pacientes com hiperparatireoidismo. A detecção desses distúrbios resulta em hipercalcemia, se o hiperparatireoidismo estiver presente. A incidência de hiperparatireoidismo normocalcêmico em pacientes com hipercalciúria e nefrolitíase recorrente (hipercalciúria idiopática) é desconhecida. Como as concentrações de cálcio sérico podem variar, ele deve ser medido em mais de três ocasiões separadas. Algumas vezes, a determinação do cálcio sérico ionizado também é relevante, uma vez que pode estar aumentado em pacientes com níveis normais de cálcio sérico.

Se um paciente apresenta níveis séricos elevados de cálcio ionizado e PTH, o diagnóstico de hiperparatireoidismo normocalcêmico pode ser confirmado. Existem três causas principais de hipercalciúria e nefrolitíase: (1) aumento da absorção de cálcio do trato gastrintestinal (hipercalciúria absortiva), (2) aumento da perda renal de cálcio (hipercalciúria renal), e (3) hiperparatireoidismo primário. Os pacientes com hipercalcemia absortiva absorvem muito mais cálcio pelo trato gastrintestinal e, portanto, apresentam baixos níveis de PTH sérico. Os pacientes com hipercalciúria renal perdem cálcio por extravasamento dos túbulos renais e apresentam níveis elevados de PTH. Eles podem ser diferenciados dos pacientes com hiperparatireoidismo normocalcêmico por sua resposta ao tratamento com tiazídicos. Na hipercalcemia por perda renal, os níveis séricos de PTH normalizam, porque os tiazídicos corrigem a excessiva perda de cálcio, enquanto no hiperparatireoidismo primário, os níveis de PTH permanecem elevados e o paciente torna-se hipercalcêmico.

▶ História natural do hiperparatireoidismo tratado e não tratado

Pacientes com hiperparatireoidismo não tratado apresentam maior risco de morte prematura, principalmente por doença cardiovascular ou doença maligna. Há diminuição da capacidade muscular respiratória, aumento da frequência cardíaca e miocardiopatia hipertrófica e diminuição da complacência vascular, mesmo em pacientes com hiperparatireoidismo sem hipertensão. Os pacientes com hiperparatireoidismo apresentam mais hipertensão, nefrolitíase, osteopenia, úlcera péptica, gota, disfunção renal e pancreatite. Após a paratireoidectomia bem-sucedida, os pacientes ainda apresentam risco aumentado de morte prematura; entretanto, pacientes mais jovens e com doença menos grave retornam à curva de sobrevida normal mais cedo do que os pacientes em idade mais avançada ou com hiperparatireoidismo grave. A maioria dos pacientes com hiperparatireoidismo – mesmo aqueles com hiperparatireoidismo normocalcêmico – apresenta sintomas e condições associadas. Em 80% dos pacientes, essas manifestações clínicas melhoram ou desaparecem após a paratireoidectomia.

▶ Tratamento

O único tratamento curativo do hiperparatireoidismo primário é a paratireoidectomia. Não existem dados convincentes para apoiar um plano de observação clínica, e dados consideráveis apoiam a abordagem cirúrgica. Quando condições associadas, como hipertensão e disfunção renal, tornam-se bem estabelecidas, elas parecem progredir apesar da correção do hiperparatireoidismo primário. Assim, parece ser melhor a intervenção precoce, enquanto ainda há possibilidade de corrigir esses problemas. Entretanto, o diagnóstico deve ser estabelecido em todos os pacientes, e, portanto, pequenos atrasos para esclarecer o diagnóstico são justificados. Os critérios para intervenção em pacientes assintomáticos foram revisados várias vezes nas duas últimas décadas (Tab. 16-6), mas também incluíram sempre a opção para correção das anormalidades com base em pacientes individuais e julgamento clínico.

A. Hipercalcemia acentuada (crise hipercalcêmica)

O tratamento inicial dos pacientes com hipercalcemia acentuada e sintomas agudos consiste em hidratação e correção da hipocalemia e da hiponatremia. Enquanto os pacientes estão sendo hidratados, a avaliação do problema subjacente é essencial, de modo que um tratamento mais específico possa ser iniciado. Produtos lácteos e alcalinos, estrogênios, tiazídicos e vitaminas A e D devem ser imediatamente interrompidos. A furosemida é útil para aumentar a excreção de cálcio nos pacientes reidratados. Etidronato, plicamicina e calcitonina são geralmente eficazes por curtos períodos no tratamento da hipercalcemia, independentemente da causa. Os glicocorticoides são muito eficazes em intoxicação por vitamina D, hipertireoidismo e sarcoidose, e em muitos pacientes com câncer, incluindo aqueles com tumores secretores de peptídeos, mas são menos eficazes quando existe doença óssea extensa. Como mencionado previamente, os pacientes com hiperparatireoidismo respondem à administração de glicocorticoides apenas ocasionalmente.

Nos pacientes com hipercalcemia acentuada, uma vez estabelecido o diagnóstico de hiperparatireoidismo, os estudos de localização, exploração cervical a paratireoidectomia devem ser realizadas no paciente bem-hidratado, uma vez que esse é o método mais rápido e eficaz de normalizar a calcemia.

Tabela 16-6 Indicações para paratireoidectomia em pacientes com hiperparatireoidismo primário assintomático

Critério	1990	2002	2008
Hipercalcemia	Cálcio sérico > 1,5 mg/dL do valor normal	Cálcio sérico > 1 mg/dL acima do normal	Cálcio sérico > 1 mg/dL acima do normal
Hipercalciúria	Cálcio na urina de 24 h > 400 mg	Cálcio na urina de 24 h > 400 mg	Não incluído
Insuficiência renal	Reduzido em aproximadamente 30%	Reduzido em 30%	TFG < 60 mL/min
Osteoporose	Escore Z < 2	Escore T < 2,5	Escore T < 2,5 ou história de fratura de fragilidade
Idade	< 50 anos	< 50 anos	< 50 anos

B. Localização

Atualmente, a localização pré-operatória dos tumores da paratireoide pode ser realizada em 80 a 90% dos pacientes, por ultrassonografia e varredura com sestamibi. Entretanto, esses exames são úteis em poucos pacientes com hiperplasia da paratireoide (Fig. 16-4). Os estudos de localização são essenciais em pacientes com hiperparatireoidismo persistente ou recorrente e podem direcionar uma exploração centrada em pacientes com hiperparatireoidismo primário. Um cirurgião experiente pode encontrar os tumores em cerca de 95% dos pacientes que não realizaram cirurgias anteriores da paratireoide ou da tireoide sem exames pré-operatórios. No entanto, o conhecimento pré-operatório da localização de glândulas anormais pode simplificar a cirurgia.

Para pacientes com cirurgias cervicais prévias, incluindo procedimentos da tireoide e da paratireoide, a localização pré-operatória é especialmente importante. TC com contraste especialmente temporizado e cateterização venosa seletiva com imunoensaios de PTH são frequentemente úteis. O cirurgião deve avaliar cuidadosamente esses casos antes da exploração para otimizar a oportunidade de uma cirurgia bem-sucedida. Uma preferência frequente é a realização de dois estudos concordantes para identificar o sítio de anormalidade na paratireoide antes da cirurgia.

C. Cirurgia

Três abordagens são atualmente aceitáveis para pacientes com hiperparatireoidismo primário esporádico. Uma exploração bilateral do pescoço (expondo as 4 glândulas paratireoides) é segura e não depende de exames pré-operatórios ou intraoperatórios de PTH para o sucesso. Uma abordagem unilateral pode ser utilizada quando um ou mais exames de localização encontraram um tumor solitário na paratireoide. Na cirurgia, uma paratireoide normal e anormal deve ser identificada no lado da localização do tumor. Uma cirurgia focal pode ser realizada em pacientes semelhantes e a cirurgia pode ser completada quando os níveis de PTH diminuírem, de acordo com alguns critérios planejados. Quando varreduras com sestamibi e ultrassonografia identificam independentemente o mesmo tumor, a cirurgia pode ser bem-sucedida em cerca de 96% dos pacientes. A paratireoidectomia por videoscopia é recomendada por poucos cirurgiões.

Em mais de 80% dos casos, o tumor da paratireoide é encontrado ligado à cápsula posterior da glândula tireoide. Em geral, as glândulas paratireoides são simetricamente localizadas, e as glândulas paratireoides inferiores são situadas anteriormente ao nervo laríngeo recorrente, enquanto as glândulas paratireoides superiores se localizam posteriormente ao nervo laríngeo recorrente, onde penetram no músculo cricotireóideo. Os tumores da paratireoide também podem apresentar localização cefálica ao polo superior da glândula tireoide, ao longo dos grandes vasos do pescoço na área traqueoesofágica, no tecido tímico, na própria substância da glândula tireoide ou no mediastino. Cuidados devem ser tomados para evitar sangramento e traumatismo da glândula paratireoide ou dos tumores, uma vez que a cor é útil para diferenciá-los dos tecidos circundantes da tireoide, do timo, dos linfonodos e da gordura. Além disso, a ruptura da glândula paratireoide pode resultar em paratiromatose (implantação do tecido da paratireoide) e possível hiperparatireoidismo recorrente. Duas técnicas úteis para a localização dos tumores da paratireoide durante a cirurgia são: seguir o curso de um ramo da artéria tireóidea inferior e localizar a gordura que está geralmente associada às glândulas paratireoides. Deve-se tentar identificar as 4 glândulas paratireoides na abordagem bilateral, embora elas possam ser mais ou menos do que 4 glândulas.

Se for encontrado um provável adenoma da paratireoide na paratireoidectomia, ele deve ser removido e o diagnóstico de adenoma deve ser confirmado pela diminuição dos níveis de PTH de mais de 50% e dentro da faixa normal. Se o PTH intraoperatório não diminuir satisfatoriamente, então uma exploração adicional deve ser realizada para identificar tecidos anormais da paratireoide. Se forem encontrados 2 adenomas, ambos devem ser removidos, e ambas as glândulas normais devem ser submetidas à biópsia para confirmação, mas não devem ser removidas.

TIREOIDE E PARATIREOIDE   CAPÍTULO 16   293

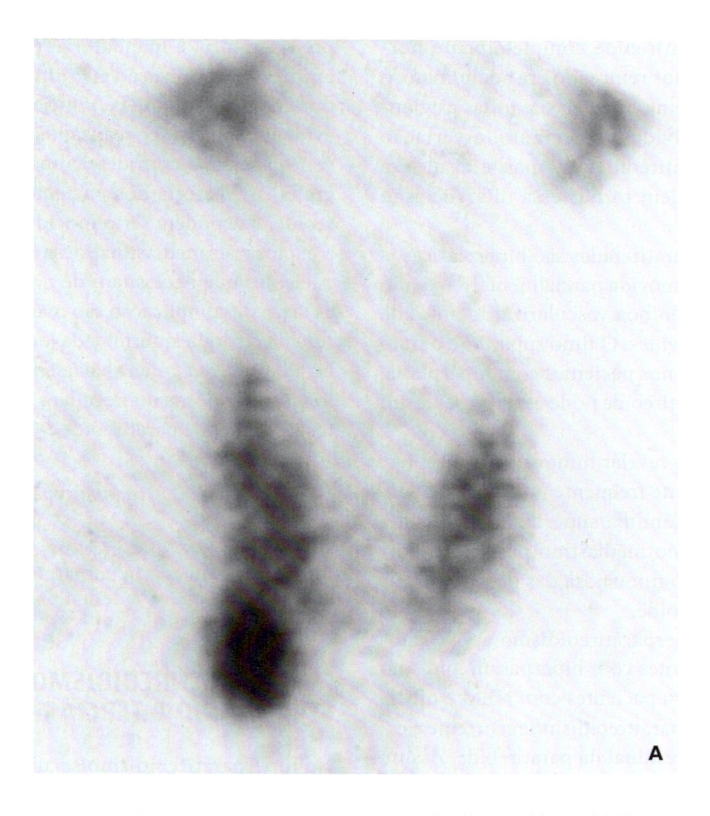

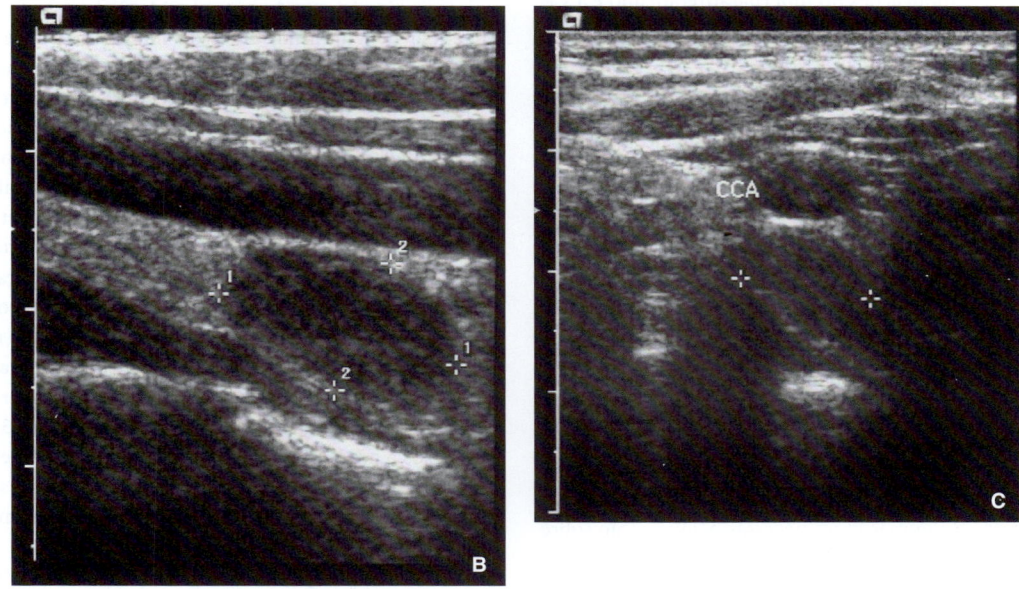

▲ **Figura 16-4** Adenomas da paratireoide. **A.** Varredura com sestamibi de adenoma da paratireoide inferior direita. **B.** Imagem de ultrassonografia longitudinal de adenoma da paratireoide inferior esquerda. **C.** Imagem de ultrassonografia transversal de adenoma da paratireoide inferior esquerda.

A presença de glândula paratireoide completamente normal na cirurgia indica que o tumor removido era adenomatoso e não hiperplásico, uma vez que na hiperplasia, todas as glândulas paratireoides estão envolvidas. Entretanto, a variação na aparência das glândulas paratireoides normais e a sutileza das glândulas hiperplásicas podem tornar essa diferenciação difícil.

Quando todas as glândulas paratireoides são hiperplásicas, a glândula mais normal deve ser removida parcialmente, deixando pelo menos 50 mg e confirmando boa vascularização antes da remoção das glândulas remanescentes. O timo superior e o trato peritímico devem ser removidos nos pacientes com hiperplasia, porque uma quinta glândula paratireoide pode estar presente em 15% dos casos.

Se a exploração não conseguir revelar tumor da paratireoide, uma glândula inferior está presente frequente no timo (mediastino anterior), enquanto uma glândula superior despercebida é geralmente paraesofágica (ou no mediastino posterior). Portanto, deve-se realizar exploração minuciosa das possíveis áreas de presença de tecido da paratireoide.

A taxa de recorrência do hiperparatireoidismo após remoção de adenoma único em pacientes com hiperparatireoidismo esporádico é de 2% ou menos. Em pacientes com NEM e hiperparatireoidismo familiar, o hiperparatireoidismo recorrente é esperado enquanto houver tecido residual da paratireoide. Assim, o plano de tratamento desses pacientes, ao longo de suas vidas, deve-se limitar às complicações do hiperparatireoidismo e a várias cirurgias complexas para seu tratamento.

D. Cuidados pós-operatórios

Após remoção de adenoma da paratireoide ou de glândulas hiperplásicas, as concentrações de cálcio sérico retornam ao normal ou abaixo do normal em 24 a 48 horas. Pacientes com depleção esquelética grave ("ossos famintos"), hiperparatireoidismo de longa duração, deficiência de vitamina D ou altos níveis de cálcio sérico pré-operatório podem desenvolver hipocalcemia profunda, com parestesias, espasmos carpopedais ou até convulsões. Se os sintomas forem leves e os níveis de cálcio diminuírem lentamente, a suplementação oral com cálcio é suficiente. Quando os sintomas são acentuados, pode ser necessária a administração intravenosa de gluconato de cálcio. Se a resposta não for rápida, a concentração de magnésio sérico deve ser determinada e reposta. O tratamento com calcitriol, 0,5 microgramas 2 vezes ao dia, é algumas vezes necessário. (Ver seção sobre hipoparatireoidismo.)

E. Nova cirurgia

O tratamento do hiperparatireoidismo persistente ou recorrente exige avaliação e planejamento cuidadosos. Primeiro, o diagnóstico deve ser novamente estabelecido e as razões para correção do hiperparatireoidismo devem ser especificamente confirmadas. Se uma nova cirurgia for planejada, então, a localização pré-operatória é mandatória. A maioria dos cirurgiões realiza exames de localização não invasivos (ultrassonografia, varredura com sestamibi, TC) inicialmente. Se a localização não for evidente, devem ser realizados exames invasivos (cateterização venosa seletiva com determinação do PTH, raramente angiografia). A maioria dos pacientes apresenta tumores de paratireoide, que podem ser removidos por incisão cervical, tornando a exploração mediastinal desnecessária. A taxa de sucesso para pacientes que necessitam de nova cirurgia é de cerca de 90%, e as taxas de complicação são mais elevadas, dependendo da natureza da cirurgia anterior e da localização anormal da glândula. A taxa de sucesso é mais baixa em pacientes com exames de localização duvidosos ou negativos e em pacientes com paratiromatose e câncer de paratireoide.

> Bilezikian JP: Primary hyperparathyroidism. *Endocr Prac.* 2012;18:781.
> Bilezikian JP et al: Guidelines for the management of asymptomatic primary hyperparathyroidism: summary statement from the third international workshop. *J Clin Endocrinol Metab.* 2009;94:335.

HIPERPARATIREOIDISMO SECUNDÁRIO E TERCIÁRIO

No hiperparatireoidismo secundário, há aumento da secreção de PTH em resposta às baixas concentrações plasmáticas de cálcio ionizado, geralmente devido à doença renal ou à deficiência de vitamina, além de má absorção de cálcio pelo intestino. Isso resulta em hiperplasia das células principais. Quando o hiperparatireoidismo secundário ocorre como complicação da doença renal, os níveis de fósforo sérico são geralmente elevados, enquanto na má absorção, na osteomalacia ou no raquitismo, eles são frequentemente normais ou baixos. O hiperparatireoidismo secundário com osteodistrofia de origem renal é uma complicação frequente da hemodiálise e da diálise peritoneal. Os fatores que contribuem para a osteodistrofia de origem renal são: (1) retenção de fósforo secundária à diminuição do número de néfrons; (2) falha de rins doentes ou ausentes na hidroxilação da 25-di-hidroxivitamina D em seu metabólito biologicamente ativo 1,25-di-hidroxivitamina D, com absorção intestinal de cálcio diminuída; (3) resistência dos ossos à ação do PTH; e (4) aumento das concentrações séricas de calcitonina. As alterações esqueléticas resultantes são idênticas às do hiperparatireoidismo primário, mas em geral mais graves.

A maioria dos pacientes com hiperparatireoidismo secundário é tratada clinicamente. A manutenção das concentrações séricas relativamente normais de cálcio e fósforo durante a hemodiálise e o tratamento com calcitriol (por via oral ou intravenosa) diminuíram a incidência de doença óssea.

As indicações para cirurgia em pacientes com hiperparatireoidismo secundário incluem: (1) produto de cálcio × fósforo > 70; (2) doença óssea grave e dor; (3) prurido; (4) extensa calcificação de tecidos moles com calcinose tumoral; e (5) calcifilaxia. A maioria dos pacientes com hiperparatireoidismo secundário, que necessitam de paratireoidectomia, apresenta níveis séricos de PTH muito elevados. No paciente com hiperparatireoidismo secundário em que é indicada paratireoidectomia subtotal ou paratireoidectomia total com autotransplante, toda a glândula paratireoide deve ser removida, exceto aproximadamente 50 mg do tecido mais normal, ou 15 cortes (1 mm) de tecido da paratireoide devem ser transplantados em lojas musculares no antebraço.

Após a paratireoidectomia, os pacientes geralmente respondem com alívio imediato da dor óssea e articular e do prurido. Na maioria dos casos, a hipocalcemia profunda ocorre após paratireoidectomia subtotal ou total com autotransplante para osteodistrofia renal, em função dos "ossos famintos" e da secreção diminuída de PTH. A hipocalcemia resultante de "ossos famintos" pode ser esperada em pacientes com níveis de fosfatase alcalina acentuadamente elevados e radiografias das mãos mostrando reabsorção subperióstea.

Ocasionalmente, o paciente com hiperparatireoidismo secundário desenvolve relativa hiperplasia autônoma das glândulas paratireoides. Na maioria dos pacientes, após transplante renal bem-sucedido, as concentrações de cálcio sérico retornam ao normal e a hiperplasia das glândulas paratireoides regride. Em alguns pacientes, entretanto, desenvolve-se hipercalcemia profunda (hiperparatireoidismo terciário). Em geral, o tratamento cirúrgico para hiperparatireoidismo terciário deve ser adiado até que todas as abordagens clínicas, incluindo tratamento com vitamina D, suplementação com cálcio e ligadores de fosfato, tenham sido esgotadas; se a condição persistir após 1 ano de transplante ou se a hipercalcemia for grave, a cirurgia para doença terciária deve ser considerada.

> Kasiske BL et al: KDIGO clinical practice guideline for the care of kidney transplant recipients: a summary. *Kidney Int*. 2010 Feb;77(4):299-311.
> Kidney disease: improving global outcomes (KDIGO) CKD-MBD work group: KDIGO clinical practice guideline for the diagnosis, evaluation, prevention, and treatment of chronic kidney disease-mineral and bone disorder (CKD-MBD). *Kidney Int Suppl*. 2009 Aug;(113):S1-S130.
> Kovacevic B et al: Parathyroidectomy for the attainment of NKF-K/DOQI™ and KDIGO recommended values for bone and mineral metabolism in dialysis patients with uncontrollable secondary hyperparathyroidism. *Langenbeck Arch Surg*. 2012;397:413.

HIPOPARATIREOIDISMO

FUNDAMENTOS DO DIAGNÓSTICO

▶ Parestesias, cãibras musculares e abdominais, espasmos carpopedais, estridor laríngeo, convulsões, fadiga, tetania, frequência urinária, letargia, ansiedade, psiconeurose, depressão e psicose.

▶ Cicatriz cirúrgica na região cervical. Sinais de Chvostek e Trousseau positivos.

▶ Unhas quebradiças e atrofiadas, dentes defeituosos, catarata.

▶ Hipocalcemia e hiperfosfatemia, cálcio urinário baixo ou ausente, hormônio circulante da paratireoide baixo ou ausente.

▶ Calcificação de gânglios da base, cartilagens e artérias observadas em radiografias.

▶ Considerações gerais

Hipoparatireoidismo, embora raro, ocorre mais frequentemente como complicação da tireoidectomia, sobretudo quando realizado para carcinoma ou bócio recorrente. Hipoparatireoidismo idiopático, um processo autoimune associado à insuficiência corticossuprarrenal autoimune, também é pouco comum, e hipoparatireoidismo após terapia com ^{131}I para doença de Graves é raro. A tetania neonatal pode estar associada ao hiperparatireoidismo materno. Hipotireoidismo e hipoparatireoidismo podem ocorrer em pacientes com tireoidite de Riedel.

▶ Manifestações clínicas

A. Sinais e sintomas

As manifestações de hipoparatireoidismo agudo são resultado da hipocalcemia. Os baixos níveis de cálcio no soro podem levar à tetania. A tetania latente é observada por parestesias leves ou moderadas com sinal de Chvostek ou de Trousseau positivo. As manifestações iniciais são parestesias, dormência, cãibras musculares, irritabilidade, espasmos carpopedais, convulsões, epistótono e ansiedade acentuada. Nos casos crônicos, são comuns pele seca, fragilidade das unhas e alopecia irregular, incluindo perda das sobrancelhas. Como o hipoparatireoidismo primário é raro, uma história de tireoidectomia está quase sempre presente. De modo geral, quanto mais cedo as manifestações clínicas aparecem no pós-operatório, mais grave é o prognóstico. Após muitos anos, alguns pacientes adaptam-se à baixa concentração de cálcio no soro, de modo que a tetania não é mais evidente.

B. Exames laboratoriais

Hipocalcemia e hiperfosfatemia podem ser demonstradas. O fósforo urinário é baixo ou ausente, a reabsorção tubular de fósforo é alta, e o cálcio urinário é baixo.

C. Exames de imagem

No hipoparatireoidismo crônico, as radiografias podem mostrar calcificações dos gânglios da base, de artérias e da orelha externa.

Diagnóstico diferencial

Uma boa história é o mais importante no diagnóstico diferencial da tetania hipocalcêmica. Ocasionalmente, a tetania ocorre com alcalose e hiperventilação. A hipocalcemia sintomática que ocorre após cirurgia de tireoide ou paratireoide, resulta de remoção ou lesão da paratireoide ou é secundária aos "ossos famintos". Outras causas importantes de tetania hipocalcêmica são má absorção intestinal e insuficiência renal. Essas condições também podem ser sugeridas por história de diarreia, pancreatite, esteatorreia ou doença renal. As anormalidades laboratoriais incluem diminuição das concentrações séricas de proteínas, colesterol e caroteno, aumento das concentrações de gordura fecal na má absorção e aumento de ureia e creatinina na insuficiência renal.

As concentrações de PTH sérico são baixas na hipocalcemia secundária ao hipoparatireoidismo idiopático ou iatrogênico. Na hipocalcemia secundária à má absorção e à insuficiência renal, as concentrações séricas de PTH estão elevadas e a concentração de fosfatase alcalina está normal ou aumentada.

Tratamento

O objetivo do tratamento é elevar a concentração sérica de cálcio, tirar o paciente da tetania e diminuir os níveis de fosfato sérico, evitando a calcificação metastática. A maior parte da hipocalcemia pós-operatória é transitória; se ela persistir por mais de 2 a 3 semanas ou se o tratamento com calcitriol (1,25-di-hidroxivitamina D) for necessário, o hipoparatireoidismo pode ser permanente.

A. Tetania do hipoparatireoidismo agudo

A tetania do hipoparatireoidismo agudo exige tratamento de emergência. Deve-se assegurar a existência de via aérea adequada e tranquilizar o paciente ansioso para evitar a hiperventilação e a alcalose resultante, que pode exacerbar a hipocalcemia. O gluconato de cálcio intravenoso, 10 a 20 mL de solução a 10%, administrado lentamente, desfaz a tetania. Podem ser adicionados 50 mL de gluconato de cálcio a 10% a 500 mL de solução de dextrose a 5% e administrados em gotejamento intravenoso à velocidade de 1 mL/kg/h. A velocidade de infusão deve ser ajustada de modo a manter as determinações normais do cálcio sérico de hora em hora.

Para fazer a transição para suplementação oral a fim de manter os níveis de cálcio sérico, o calcitriol (1,25-di-hidroxivitamina D), 0,25 a 0,5 μg 2 vezes ao dia, é muito útil e eficaz após 48 a 72 horas. Isso permite que o trato gastrintestinal possa absorver maiores quantidades de cálcio. O calcitriol apresenta início rápido, quando comparado a outras preparações de vitamina D. Na maioria dos casos, os suplementos orais de cálcio de até 6 g/dia podem tratar a hipocalcemia, mesmo em pacientes com hipoparatireoidismo grave e permanente. A hipomagnesemia está presente em alguns casos de tetania que não respondem ao tratamento com cálcio. Nesses casos, o magnésio (na forma de sulfato de magnésio) deve ser administrado por via intramuscular de 4 a 8 g/dia ou dose intravenosa de 2 a 4 g/dia.

B. Hipoparatireoidismo crônico

Uma vez que a tetania tenha respondido ao cálcio intravenoso, deve-se fazer a mudança para o cálcio oral (citrato, gluconato, lactato ou carbonato), 3 vezes ao dia ou conforme necessário. O tratamento do paciente com hipoparatireoidismo é difícil, porque a diferença entre a dose de vitamina D de controle e de intoxicação pode ser muito pequena. Episódios de hipercalcemia em pacientes tratados são frequentes e imprevisíveis e podem ocorrer na ausência de sintomas. A intoxicação pela vitamina D pode desenvolver-se após meses ou anos mesmo com bom controle de esquema terapêutico. O di-hidrotaquisterol é útil em casos excepcionais para tratamento com suplementação de cálcio e 1,25-di-hidroxivitamina D, quando as medidas atuais não conseguem controlar a hipocalcemia. Determinações frequentes do cálcio sérico são necessárias para regular a dosagem adequada de vitamina D e para evitar a intoxicação por vitamina D. A dose de vitamina D necessária para corrigir a hipocalcemia pode variar de 25.000 a 200.000 UI/dia. O fósforo também deve ser limitado na dieta; na maioria dos pacientes, a simples eliminação de produtos lácteos é suficiente. Em alguns pacientes, o gel de hidróxido de alumínio pode ser necessário para ligar o fósforo no intestino a fim de aumentar sua perda fecal.

Os análogos exógenos de PTH podem ser úteis no tratamento em longo prazo da doença óssea em pacientes com hipoparatireoidismo. Estratégias ideais estão em desenvolvimento.

> Cusano NE et al: The effect of PTH(1-84) on quality of life in hypoparathyroidism. *J Clin Endocrinol Metab*. 2013 Jun;98(6): 2356-2361.
> Sikjaer T et al: PTH (1-84) replacement therapy in hypoparathyroidism: a randomized controlled trial on pharmacokinetic and dynamic effects following 6 months of treatment. *J Bone Miner Res*. 2013 Oct;28(10):2232-2243.

QUESTÕES DE MÚLTIPLA ESCOLHA

1. O melhor exame para avaliar a função tireoideana de um paciente que não apresenta doença conhecida da hipófise é:
   A. T_4 livre.
   B. T_3.
   C. T_4.
   D. TSH.
   E. Relação T_4/T_3.

2. As indicações para cirurgia para correção do hipertireoidismo incluem:
   A. Gravidez.
   B. Idade acima de 50 anos.
   C. Bócio grande com baixa captação de RAI.
   D. As alternativas A e C estão corretas.
   E. Nenhuma das alternativas anteriores.

3. O câncer folicular da tireoide:
   A. É uma doença independente do câncer papilífero da tireoide porque se desenvolve a partir das células foliculares da tireoide.
   B. Apresenta menor disseminação para os linfonodos do que o câncer papilífero da tireoide.
   C. Geralmente não é operável em função da invasão local e do comprometimento das estruturas circundantes.
   D. Normalmente produz hipertireoidismo.
   E. É mais bem tratado com RAI, seguido de tireoidectomia.

4. O diagnóstico diferencial de hipercalcemia inclui:
   A. Toxicidade por vitamina A.
   B. Exercícios vigorosos.
   C. Hipotireoidismo.
   D. Miastenia grave.
   E. Nenhuma das alternativas anteriores.

5. Características do paciente que atendam as indicações atuais para cirurgia de correção do hiperparatireoidismo assintomático incluem:
   A. Insuficiência renal com taxa de filtração glomerular de 72 mL/min.
   B. Idade de 57 anos.
   C. Exames de localização positivos concordantes com ultrassonografia e varredura com sestamibi.
   D. Osteoporose com escore T de −2,8.
   E. Nível de cálcio sérico de 10,8 mg/dL com limite superior do normal de 10,3 mg/dL.

17 Doenças da mama

Armando E. Giuliano, MD
Sara A. Hurvitz, MD

DOENÇAS BENIGNAS DA MAMA

DOENÇA FIBROCÍSTICA

> **FUNDAMENTOS DO DIAGNÓSTICO**
>
> ▸ Massas dolorosas na mama, muitas vezes múltiplas, geralmente bilaterais.
> ▸ Modificações rápidas no tamanho das massas é comum.
> ▸ Frequentemente, a dor ocorre ou piora e o tamanho aumenta durante a fase pré-menstrual do ciclo.
> ▸ Mais comum na faixa etária de 30 a 50 anos. Rara em mulheres na pós-menopausa que não recebem reposição hormonal.

▸ Considerações gerais

A doença fibrocística é a lesão mais frequente da mama. Embora comumente chamada de "doença fibrocística," ela, de fato, não representa um distúrbio patológico ou anatômico. É comum em mulheres entre 30 e 50 anos de idade, mas é rara em mulheres na pós-menopausa que não recebem reposição hormonal. O estrogênio é considerado um fator causal. Pode haver um aumento do risco em mulheres que consomem bebidas alcoólicas, especialmente em mulheres entre 18 e 22 anos de idade. A doença fibrocística abrange uma grande variedade de alterações histológicas benignas do epitélio mamário, algumas delas podem ser observadas comumente também em mamas normais, provavelmente, como variantes do normal, mas, ainda assim, foram denominadas uma "condição" ou "doença".

Os achados microscópicos da doença fibrocística incluem cistos (macroscópicos e microscópicos), papilomatose, adenose, fibrose e hiperplasia epitelial ductal. Embora a doença fibrocística seja considerada, em geral, como um fator de risco para o câncer de mama subsequente, apenas as variantes com um componente de proliferação epitelial (especialmente com atipia) ou maior densidade de mama na mamografia representam fatores de risco reais.

▸ Manifestações clínicas

A. Sinais e sintomas

A doença fibrocística pode produzir uma massa assintomática descoberta acidentalmente na mama, mas o que muitas vezes chama a atenção para ela é dor ou hipersensibilidade. O desconforto, com frequência, ocorre ou piora durante a fase pré-menstrual do ciclo, momento em que os cistos aumentam. Flutuações rápidas no tamanho e surgimento ou desaparecimento de uma massa na mama são comuns com esta condição, bem como a presença de massas múltiplas ou bilaterais, além de secreção mamilar serosa. As pacientes apresentam um histórico de um nódulo transitório na mama ou dor cíclica na mama.

B. Exames diagnósticos

A mamografia e a ultrassonografia devem ser utilizadas para avaliar uma massa em uma paciente com doença fibrocística. A ultrassonografia isolada pode ser utilizada em mulheres com menos de 30 anos de idade. Como uma massa da doença fibrocística é difícil de distinguir do carcinoma com base nas manifestações clínicas, as lesões suspeitas devem ser submetidas à biópsia. A citologia por aspiração com agulha fina (PAAF) pode ser utilizada, mas se uma massa suspeita, não maligna no exame citológico, não desaparece ao longo de vários meses, ela deve ser removida ou deve ser realizada biópsia com agulha de fragmento. A cirurgia deve ser conservadora, uma vez que o objetivo principal é a exclusão do câncer. Ocasionalmente, a PAAF será suficiente. A mastectomia simples ou a extensa remoção de tecido da mama é raramente, ou nunca, indicada para a doença fibrocística.

▸ Diagnóstico diferencial

Dor, flutuações no tamanho e multiplicidade das lesões são as características mais úteis na diferenciação da doença fibrocística do carcinoma. Se estiver presente uma massa dominante, o diagnóstico de câncer pode ser presumido até que uma biópsia comprove o contrário. A mamografia pode ser útil, mas o tecido mamário nessas mulheres jovens costuma ser muito radiodenso para permitir um estudo de valor. A ultrassonografia é útil na diferenciação de uma massa cística de uma massa sólida, especialmente em mulheres com mamas densas. O diagnóstico final, no entanto, depende da análise da amostra da biópsia excisional ou biópsia por agulha.

▶ Tratamento

Quando o diagnóstico de doença fibrocística foi estabelecido por biópsia prévia ou é provável por conta de um histórico clássico, a aspiração de uma massa pequena sugestiva de um cisto é indicada para aliviar a dor e, mais importante, para confirmar a natureza cística da massa. Depois disso, a paciente deve ser novamente examinada em intervalos. Se não for obtido líquido por aspiração, se o líquido for sanguinolento, se uma massa persistir após a aspiração ou se, em qualquer momento durante o acompanhamento, for observada uma massa persistente ou recorrente, a biópsia deverá ser realizada.

A dor na mama associada à doença fibrocística é melhor tratada evitando o trauma e vestindo um sutiã com bom suporte durante o dia e a noite. A terapia hormonal não é aconselhável, porque não cura a condição e apresenta efeitos colaterais indesejáveis. O danazol (100-200 mg por via oral duas vezes ao dia), um androgênio sintético, é o único tratamento aprovado pelo Food and Drug Administration (FDA) para pacientes com dor grave. Este tratamento provoca uma supressão das gonadotrofinas hipofisárias, porém, os efeitos androgênicos (acne, edema, hirsutismo) geralmente tornam o tratamento intolerável; na prática, ele é raramente utilizado. Do mesmo modo, o tamoxifeno é capaz de reduzir alguns sintomas da doença fibrocística, porém, em função de seus efeitos colaterais, ele não é útil para mulheres jovens, a menos que seja dado para reduzir o risco de câncer. As mulheres na pós-menopausa, que recebem terapia de reposição hormonal, podem interromper ou alterar a dose dos hormônios para reduzir a dor. O óleo de prímula, uma forma natural do ácido gamolênico, é capaz de diminuir a dor em 44 a 58% das pacientes. A dosagem do ácido gamolênico são seis cápsulas de 500 mg, por via oral, duas vezes ao dia. Estudos também mostraram que uma dieta pobre em gorduras ou a diminuição de ingestão de gorduras na dieta também pode reduzir os sintomas de dor associados à doença fibrocística. Pesquisas adicionais estão sendo feitas para determinar os efeitos do tratamento tópico, como medicamentos anti-inflamatórios não esteroides tópicos, além de medicamentos hormonais tópicos, como tamoxifeno tópico.

O papel do consumo de cafeína no desenvolvimento e tratamento da doença fibrocística é controverso. Alguns estudos sugerem que a eliminação da cafeína da dieta está associada à melhora, enquanto outros estudos refutam completamente o benefício. Muitas pacientes estão cientes desses estudos e relatam alívio dos sintomas após parar de ingerir café, chá e chocolate. Da mesma forma, muitas mulheres consideram a vitamina E (400 unidades internacionais por dia) útil; no entanto, estas observações continuam sem evidências comprovadas.

▶ Prognóstico

As exacerbações de dor, sensibilidade e formação de cistos podem ocorrer a qualquer momento até a menopausa, quando os sintomas geralmente desaparecem, exceto em pacientes que recebem reposição hormonal. As pacientes devem ser aconselhadas a examinar suas próprias mamas regularmente logo após a menstruação e informar a seu médico o surgimento de uma massa. O risco de desenvolvimento de câncer de mama em mulheres com doença fibrocística com um componente proliferativo ou atípico no epitélio ou papilomatose é maior do que o da população em geral. Estas mulheres devem ser cuidadosamente acompanhadas por meio de exames físicos e exames de imagem.

Kabat GC et al: A multi-center prospective cohort study of benign breast disease and risk of subsequent breast cancer. *Cancer Causes Control*. 2010 Jun;21(6):821-828. [PMID: 20084540]

Pruthi S et al: Vitamin E and evening primrose oil for management of cyclical mastalgia: a randomized pilot study. *Altern Med Rev*. 2010 Apr;15(1):59-67. [PMID: 20359269]

Salzman B et al: Common breast problems. *Am Fam Physician*. 2012 Aug 15;86(4):343-349. [PMID:22963023]

FIBROADENOMA DA MAMA

Esta neoplasia benigna ocorre mais frequentemente em mulheres jovens, geralmente nos primeiros 20 anos após a puberdade. Ela é um pouco mais frequente e tende a ocorrer mais precocemente em mulheres negras. Tumores múltiplos são encontrados em 10 a 15% das pacientes.

O **fibroadenoma** típico é uma massa indolor, de 1 a 5 cm de diâmetro, arredondada ou ovalada, elástica, discreta e relativamente móvel. Ela geralmente é descoberta acidentalmente. O diagnóstico clínico em pacientes jovens geralmente não é difícil. Em mulheres acima de 30 anos, a doença fibrocística da mama e o carcinoma da mama devem ser considerados. Os cistos podem ser identificados por aspiração ou ultrassonografia. O fibroadenoma não ocorre normalmente após a menopausa, mas pode, ocasionalmente, se desenvolver após a administração de hormônios.

Nenhum tratamento é geralmente necessário se o diagnóstico puder ser realizado por biópsia com agulha ou exame citológico. A remoção com exame patológico da amostra é realizada se o diagnóstico for incerto. A crioablação, ou congelamento do fibroadenoma, pode ser um procedimento seguro se a lesão for consistente com fibroadenoma na histologia, antes da ablação. A crioablação não é adequada para todos os fibroadenomas, porque alguns são muito grandes para congelar ou o diagnóstico não pode ser determinado. Não há nenhuma vantagem clara para a crioablação de um fibroadenoma histologicamente comprovado, exceto para o alívio de algumas pacientes com a retirada da massa. No entanto, por vezes, uma massa de cicatriz ou necrose gordurosa substitui a massa do fibroadenoma. Tranquilizar a paciente parece preferível. Normalmente não é possível distinguir um grande fibroadenoma de um tumor filoide com base apenas em resultados de biópsia de agulha ou de imagem.

Tumor filoide é um tumor semelhante a um fibroadenoma, com um estroma celular de crescimento rápido. Ele pode atingir um grande tamanho e, quando retirado inadequadamente, pode recorrer no local. A lesão pode ser benigna ou maligna. Se for benigno, o tumor filoide deve ser tratado por excisão local, com uma margem de tecido mamário ao redor. O tratamento do tumor filoide maligno é mais controverso, mas sua remoção completa, com uma margem de tecido normal, evita a recorrência. Como esses tumores podem ser grandes, a mastectomia simples é, algumas vezes, necessária. A dissecção de linfonodos não é realizada, uma vez que a porção sarcomatosa do tumor provoca metástases para os pulmões, e não para os gânglios linfáticos.

Abe M et al: Malignant transformation of breast fibroadenoma to malignant phyllodes tumor: long-term outcome of 36 malignant phyllodes tumors. *Breast Cancer.* 2011 Oct;18(4):268-272. [PMID: 22121516]

El Hag IA et al: Cytological clues in the distinction between phyllodes tumor and fibroadenoma. *Cancer Cytopathol.* 2010 Feb 25;118(1):33-40. [PMID: 20094997]

Tse GM et al: Phyllodes tumor of the breast: an update. *Breast Cancer.* 2010;17(1):29-34. [PMID: 19434472]

SECREÇÃO MAMILAR

Em ordem decrescente de frequência, estas são as causas mais comuns de secreção mamilar na mama não lactante: ectasia ductal, papiloma intraductal e carcinoma. As características importantes da secreção e alguns outros fatores a serem avaliados pelo histórico e exame físico são listados na Tabela 17-1.

Uma secreção espontânea, unilateral, serosa ou serossanguinolenta de um único ducto é geralmente causada por um papiloma intraductal ou, raramente, por um câncer intraductal. A massa pode não ser palpável. O ducto envolvido pode ser identificado por pressão em locais diferentes ao redor do mamilo, na margem da aréola. A secreção sanguinolenta é sugestiva de câncer, mas é mais frequentemente causada por um papiloma ductal benigno. O exame citológico pode identificar células malignas, mas os resultados negativos não descartam o câncer, o que é mais provável em mulheres com mais de 50 anos de idade. Em qualquer caso, o ducto sanguinolento envolvido – e uma massa, se estiver presente – devem ser removidos. Um ductograma (uma mamografia de um ducto após injeção de corante radiopaco) é de valor limitado, uma vez que a excisão do sistema ductal suspeito é indicada independentemente dos resultados. A ductoscopia, avaliação do sistema ductal de pequeno alcance, inserido por meio do mamilo, tem sido utilizada, mas não é uma conduta eficaz.

Em mulheres na pré-menopausa, a secreção ductal múltipla espontânea, unilateral ou bilateral, mais perceptível pouco antes da menstruação, é, muitas vezes, resultante de doença fibrocística. A secreção pode ser esverdeada ou castanha. A papilomatose e ectasia ductal geralmente são detectadas apenas por biópsia. Se uma massa estiver presente, ela deve ser removida.

Tabela 17-1 Características da secreção mamilar na mulher não gestante e não lactante

Achados	Significado
Serosa	DFC provavelmente benigna, isto é, ectasia ductal
Sanguinolenta	Provavelmente papiloma neoplásico, carcinoma
Massa associada	Provavelmente neoplásica
Unilateral	Neoplásica ou não neoplásica
Bilateral	Provavelmente não neoplásica
Ducto único	Provavelmente neoplásica
Ductos múltiplos	Provavelmente DFC
Leitosa	Distúrbios endócrinos, medicamentos
Espontânea	Neoplásica ou não neoplásica
Produzida por pressão em um único local	Neoplásica ou não neoplásica
Persistente	Neoplásica ou não neoplásica
Intermitente	Neoplásica ou não neoplásica
Relacionada à menstruação	Provavelmente DFC
Pré-menopausa	Provavelmente DFC
Ingestão de hormônios	Provavelmente DFC

DFC, doença fibrocística.

Uma secreção leitosa de vários dutos na mama não lactante pode ocorrer em função de hiperprolactinemia. Os níveis séricos de prolactina devem ser determinados para descartar um tumor na hipófise. O hormônio tireoestimulante (TSH) ajuda a excluir o hipotireoidismo como uma causa. Numerosos medicamentos antipsicóticos e outros medicamentos também podem provocar uma secreção leitosa, que cessa com a descontinuidade da medicação.

Agentes contraceptivos orais ou terapia de reposição com estrogênio podem provocar uma secreção clara, serosa ou leitosa de um único ducto, mas a secreção múltipla é mais comum. Nas mulheres na pré-menopausa, a secreção é mais evidente pouco antes da menstruação e desaparece com a interrupção do medicamento. Se ela não desaparecer, for de um único ducto e for abundante, a exploração deve ser realizada, uma vez que este pode ser um sinal de neoplasia.

Uma secreção purulenta pode se originar de um abscesso subareolar e exige a remoção do abscesso e do seio lactífero relacionado.

Quando não é possível determinar a localização, nenhuma massa for palpável e a secreção não for sanguinolenta, a paciente deve ser examinada novamente a cada 3 ou 4 meses por um ano, e uma mamografia e uma ultrassonografia devem ser realizadas. Embora a maioria das secreções seja um processo benigno, as pacientes podem considerá-las incômodas ou desconcertantes.

Para eliminar a secreção, a remoção ductal proximal pode ser realizada para tratamento e diagnóstico.

> Chen L et al: Bloody nipple discharge is a predictor of breast cancer risk: a meta-analysis. *Breast Cancer Res Treat.* 2012 Feb;132(1):9-14. [PMID: 21947751]
>
> Kamali S et al: Ductoscopy in the evaluation and management of nipple discharge. *Ann Surg Oncol.* 2010 Mar;17(3):778-783. [PMID: 20012502]
>
> Montroni I et al: Nipple discharge: is its significance as a risk factor for breast cancer fully understood? Observational study including 915 consecutive patients who underwent selective duct excision. *Breast Cancer Res Treat.* 2010 Oct;123(3):895-900. [PMID: 20354781]
>
> Morrogh M et al: Lessons learned from 416 cases of nipple discharge of the breast. *Am J Surg.* 2010 Jul;200(1):73-80. [PMID: 20079481]
>
> Zervoudis S et al: Nipple discharge screening. *Womens Health (Lond Engl).* 2010 Jan;6(1):135-151. [PMID: 20050819]

NECROSE GORDUROSA

A necrose gordurosa é uma lesão rara da mama, mas é de importância clínica, pois produz uma massa (muitas vezes acompanhada retração da pele ou do mamilo), que geralmente é indistinguível de carcinoma, mesmo com exames de imagem. É provável que o traumatismo possa ser a causa, embora apenas cerca de 50% das pacientes refiram um histórico de lesões. A equimose está ocasionalmente presente. Se não for tratada, o efeito de massa desaparece gradualmente. O caminho mais seguro é a realização de uma biópsia. A biópsia com agulha é muitas vezes adequada, mas frequentemente toda a massa deve ser removida, principalmente para excluir o carcinoma. A necrose gordurosa é comum após a ressecção segmentar, radioterapia ou reconstrução com retalho após a mastectomia.

ABSCESSO DA MAMA

Durante a amamentação, uma área de eritema, sensibilidade e enduração pode se desenvolver na mama. O microrganismo mais comumente encontrado nesses abscessos é o *Staphylococcus aureus*.

A infecção em mamas não lactantes é rara. Um abscesso subareolar pode se desenvolver em mulheres jovens e de meia-idade não lactantes (Fig. 17-1). Essas infecções podem recorrer após incisão e drenagem, exceto quando a área é explorada durante um intervalo de repouso, com a excisão do ducto ou ductos lactíferos envolvidos na base do mamilo. Na mama não lactante, o carcinoma inflamatório deve sempre ser considerado. Assim, incisão e a biópsia de qualquer tecido endurecido, com uma pequena área de pele eritematosa, são indicadas quando há suspeita de abscesso ou celulite, em uma mama não lactante, que não cede imediatamente com antibióticos. Frequentemente, a drenagem com agulha ou cateter é adequada para tratar um abscesso, mas a incisão cirúrgica com drenagem pode ser necessária.

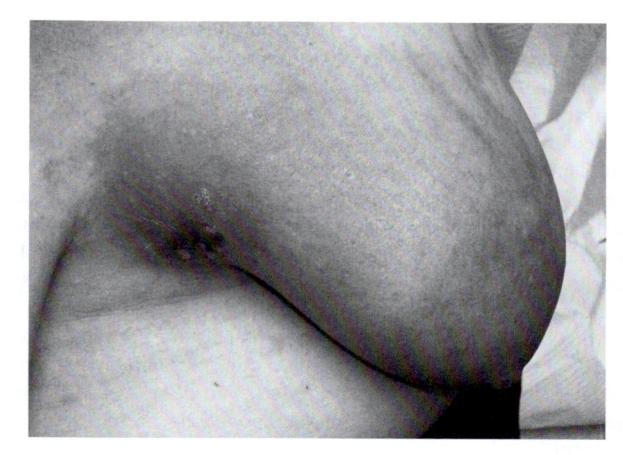

▲ **Figura 17-1** Abscesso e celulite da mama. (Copyright Richard P. Usatine, M.D.; a partir de Usatine RP, Smith MA, Mayeaux EJ Jr, Chumley H. *The Color Atlas of Family Medicine.* 2nd ed. New York, NY: McGraw-Hill; 2013.)

> Trop I et al: Breast abscesses: evidence-based algorithms for diagnosis, management, and follow-up. *Radiographics.* 2011 Oct;31(6):1683-1699. [PMID: 21997989]
>
> Rizzo M et al: Management of breast abscesses in nonlactating women. *Am Surg.* 2010 Mar;76(3):292-295. [PMID: 20349659]

DISTÚRBIOS DE IMPLANTES MAMÁRIOS

Pelo menos 4 milhões de mulheres americanas apresentam implantes mamários. O aumento da mama é realizado por meio da colocação de implantes sob o músculo peitoral ou, menos comumente, no tecido subcutâneo da mama. A maioria dos implantes é composta de uma concha de silicone externa, preenchida por um gel de silicone, solução salina ou alguma combinação dos dois. A contração da cápsula ou cicatriz ao redor do implante pode se desenvolver em aproximadamente 15 a 25% das pacientes, levando ao endurecimento e distorção da mama, que pode ser doloroso. Algumas dessas complicações irão exigir remoção do implante e de tecido ao redor da cápsula.

A ruptura do implante pode ocorrer em até 5 a 10% das mulheres, e o vazamento do gel, por meio da cápsula, pode ser observado ainda mais frequentemente. Embora o gel de silicone possa ser um estimulante imunológico, não há aumento de distúrbios autoimunes em pacientes com implantes. O FDA aconselhou que mulheres sintomáticas com implantes de silicone rompidos devem discutir a possibilidade de remoção cirúrgica do implante com seus médicos. No entanto, as mulheres assintomáticas e sem evidência de ruptura de uma prótese de gel de silicone, provavelmente não devem ser submetidas à remoção do implante. Mulheres com sintomas de doenças autoimunes, muitas vezes são submetidas à remoção, embora nenhum benefício tenha sido demonstrado.

Estudos não conseguiram demonstrar qualquer associação entre os implantes e um aumento da incidência de câncer de mama. No entanto, o câncer de mama pode se desenvolver em uma paciente com implante, do mesmo modo que se desenvolve em mulheres sem próteses. A detecção em pacientes com implantes é mais difícil porque a mamografia é menos capaz de detectar lesões precoces. A mamografia será mais sensível se o implante for subpeitoral, em vez de subcutâneo. A prótese deve ser colocada retropeitoralmente após mastectomia para facilitar a detecção de uma recorrência local do câncer, que normalmente é cutânea ou subcutânea e pode ser facilmente detectada por palpação. Recentemente, tem sido demonstrada uma associação de linfoma da mama com implantes de silicone.

Se um câncer se desenvolve em uma paciente com implante, ele deve ser tratado do mesmo modo que em mulheres sem implantes. Essas mulheres devem ter a opção de mastectomia ou terapia conservadora da mama, que pode exigir a remoção ou substituição do implante. A radioterapia da mama com implante muitas vezes resulta em acentuada contratura capsular. Os tratamentos adjuvantes devem ser administrados com as mesmas indicações para o câncer de mulheres sem implantes.

De Jong D et al: *JAMA*. 2008 Nov 5;300(17):2030-5. [PMID 18984890]

Jewell ML: *Aesthet Surg J*. 2012 Nov;32(8):1031-1034. [PMID: 23012658]

Taylor CR et al: *Appl Immunohistochem Mol Morphol*. 2012 Dec 11. [Epub antes da impressão] [PMID: 23235342]

Yang N et al: The augmented breast: a pictorial review of the abnormal and unusual. *AJR Am J Roentgenol*. 2011 Apr; 196(4):W451-460. [PMID: 21427311]

Zakhireh J et al: Application of screening principles to the reconstructed breast. *J Clin Oncol*. 2010 Jan 1;28(1):173-180. [PMID: 19884555]

CARCINOMA DA MAMA FEMININA

FUNDAMENTOS DO DIAGNÓSTICO

▶ Os fatores de risco incluem gravidez tardia, histórico familiar positivo de câncer de mama ou mutações genéticas (*BRCA1, BRCA2*) e histórico pessoal de câncer de mama ou algum tipo de condição proliferativa.

▶ *Achados iniciais:* massa única, indolor, firme a dura, com margens pouco definidas; anormalidades mamográficas e massa não palpável.

▶ *Achados tardios:* retração da pele ou do mamilo; linfadenopatia axilar; aumento das mamas, eritema, edema, dor, fixação da massa à pele ou parede torácica.

▶ Incidência e fatores de risco

O câncer de mama irá se desenvolver em uma de cada oito mulheres nos Estados Unidos. Depois do câncer de pele, o câncer de mama é o câncer mais comum em mulheres; ele é a segunda causa de morte por câncer no mundo, atrás somente do câncer de pulmão. Em 2012, havia aproximadamente 229.060 novos casos e 39.920 mortes por câncer de mama em mulheres nos Estados Unidos. Novos 63.300 casos de carcinoma de mama *in situ* foram detectados, principalmente no rastreamento com mamografia. No mundo todo, o câncer de mama é diagnosticado em aproximadamente 1,38 milhões de mulheres, e aproximadamente 458.000 morrem de câncer de mama a cada ano, com as taxas de diagnóstico mais elevadas na Europa Ocidental e norte da Europa, Austrália, Nova Zelândia e América do Norte e as mais baixas na África subsaariana e Ásia. Essas diferenças regionais na incidência são, muito provavelmente, decorrentes da disponibilidade variável para mamografias de rastreamento, bem como, diferenças em fatores hormonais e reprodutivos. Nos países ocidentais, as taxas de incidência diminuíram com a redução do uso de terapias de reposição hormonal pós-menopausa e a mortalidade diminuiu com o aumento do uso do rastreamento e avanços no tratamento. Já a incidência e mortalidade do câncer de mama aumentaram em muitos países da África e Ásia, uma vez que os fatores reprodutivos se alteraram (como a gravidez tardia) e o aumento da incidência de obesidade.

O fator de risco mais significativo para o desenvolvimento de câncer de mama é a idade. O risco de câncer de mama de uma mulher aumenta rapidamente até o início dos 60 anos, atinge o pico na casa dos 70 anos e, após essa idade, diminui. Um histórico familiar significativo de câncer de mama ou ovário também pode indicar um alto risco de desenvolvimento de câncer de mama. Mutações da linha germinativa, na família *BRCA* de genes supressores de tumor, são responsáveis por aproximadamente 5 a 10% do diagnóstico de câncer de mama e tende a ser maior em determinados grupos étnicos, incluindo mulheres descendentes de judeus asquenazes. Mulheres com a mutação no gene *BRCA1*, localizado no cromossomo 17, apresentam um risco estimado de 85% de desenvolvimento de câncer de mama em toda a sua vida. Outros genes associados com o aumento do risco de câncer de mama e de outros tipos de câncer incluem o *BRCA2* (associado a um gene no cromossomo 13); gene da mutação de ataxia-telangiectasia e a mutação do gene supressor de tumor *p53*. Se uma mulher apresenta um histórico familiar (como um câncer de mama diagnosticado em dois parentes de primeiro grau, especialmente se diagnosticado antes dos 50 anos de idade; câncer de ovário; câncer de mama masculino; ou um parente de primeiro grau com câncer de mama bilateral), os testes genéticos podem ser relevantes. Em geral, é melhor para uma mulher com um forte histórico de câncer de mama procurar um aconselhamento genético para se submeter a uma avaliação de risco e, então, decidir se os testes genéticos estão indicados.

Mesmo quando os testes genéticos não conseguem revelar uma mutação genética predisponente, as mulheres com um forte histórico familiar de câncer de mama apresentam um alto risco de desenvolvimento de câncer de mama. Comparada a mulher sem membros familiares afetados, a mulher com parente de primeiro grau (mãe, filha ou irmã) com câncer de mama apresenta o dobro do risco de desenvolver câncer de mama e uma mulher com dois parentes de primeiro grau com câncer de mama, apresenta o triplo do risco de desenvolver a doença. O risco é ainda maior para uma mulher com um membro familiar afetado na pré-menopausa no momento do diagnóstico ou com câncer de mama bilateral. O estilo de vida e os fatores reprodutivos também contribuem para o risco de câncer de mama. Mulheres nulíparas e mulheres com a primeira gravidez a termo após os 30 anos apresentam um risco maior. A menarca tardia e a menopausa artificial estão associadas a uma incidência menor, enquanto a menarca precoce (abaixo dos 12 anos de idade) e uma menopausa natural tardia (após os 55 anos) estão associadas a um risco aumentado. Os contraceptivos orais combinados aumentam o risco de câncer de mama. Vários estudos mostram que a administração simultânea de progesterona e estrogênio para mulheres na pós-menopausa pode aumentar acentuadamente a incidência de câncer de mama, quando comparado ao uso de estrogênio apenas ou a nenhuma reposição hormonal. O estudo randomizado prospectivo da Women's Health Initiative com terapia de reposição hormonal interrompeu o tratamento com estrogênio e progesterona precocemente em função do aumento do risco de câncer de mama quando comparado a mulheres não tratadas ou mulheres tratadas apenas com estrogênio. O consumo de álcool, uma dieta rica em gorduras e a ausência de exercícios físicos também podem aumentar o risco de câncer de mama. A doença fibrocística da mama, quando acompanhada de alterações proliferativas, papilomatose ou hiperplasia epitelial atípica, além de uma densidade mamária aumentada na mamografia, também estão associados a uma incidência aumentada. Uma mulher com histórico de câncer em uma mama também está em risco de desenvolver câncer na outra mama. Nessas mulheres, um câncer contralateral pode se desenvolver em uma taxa de 1 ou 2% por ano. As mulheres com câncer do corpo uterino apresentam um risco de câncer de mama significativamente maior do que na população em geral, e as mulheres com câncer de mama apresentam um risco comparavelmente maior de câncer de endométrio. Fatores socioeconômicos e raciais também foram associados ao risco de câncer de mama. O câncer de mama é mais frequentemente diagnosticado em mulheres com estado socioeconômico mais elevado e é mais frequente em mulheres brancas do que em mulheres negras.

As mulheres com risco acima da média para desenvolvimento de câncer de mama (Tab. 17-2) devem ser identificadas por seus médicos e acompanhadas cuidadosamente. Os modelos de avaliação de risco foram desenvolvidos e muitos foram validados (mais extensivamente o modelo Gail 2) para avaliar o risco de uma mulher desenvolver câncer de mama. As mulheres com um histórico familiar excepcional devem ser aconselhadas sobre a opção de testes genéticos. Algumas dessas mulheres com alto risco podem ser aconselhadas para uma mastectomia profilática, ooforectomia ou tamoxifeno, um agente preventivo aprovado pelo FDA. O consórcio Prevention and Observation of Surgical Endpoints (PROSE) monitorou mulheres com mutações *BRCA1/2*, de 1974 a 2008, e relatou que 15% das mulheres com uma mutação *BRCA* conhecida se submeteram à mastectomia profilática bilateral e nenhuma delas desenvolveu câncer de mama durante os 3 anos de acompanhamento. Por outro lado, um câncer de mama se desenvolveu em 98 (7%) das 1.372 mulheres que não foram submetidas à cirurgia. Mais ainda, as mulheres que se submeteram à salpingo-ooforectomia profilática apresentaram um menor risco de câncer de ovário, todas as causas de morte, bem como de mortalidade específica por câncer de mama e câncer de ovário.

Tabela 17-2 Fatores associados ao risco aumentado de câncer de mama

Raça	Branca
Idade	Mais elevada
Histórico familiar	Câncer de mama na mãe, irmã ou filha, especialmente bilateral ou na pré-menopausa
Fatores genéticos	Mutações *BRCA1* ou *BRCA2*
Histórico médico prévio	Câncer de endométrio Formas proliferativas de doença fibrocística Câncer na outra mama
Histórico menstrual	Menarca precoce (antes de 12 anos) Menopausa tardia (após 50 anos)
Histórico reprodutivo	Nulípara ou primeira gravidez tardia

As mulheres com mutações genéticas e que desenvolvem câncer de mama podem ser tratadas do mesmo modo que as mulheres sem mutações (i.e., lumpectomia), embora exista um maior risco de recorrência ipsilateral e contralateral após a lumpectomia nessas mulheres. Um estudo mostrou que, das pacientes com câncer de mama e portadoras de mutações *BRCA*, aproximadamente 50% preferiu se submeter à mastectomia bilateral.

▶ Prevenção

O National Surgical Adjuvant Breast Project (NSABP) conduziu o primeiro estudo Breast Cancer Prevention Trial (BCPT) P-1, que avaliou o tamoxifeno, um modulador do receptor seletivo de estrogênio (SERM), como um agente preventivo em mulheres sem histórico pessoal de câncer de mama, mas em alto risco para desenvolver a doença. As mulheres que receberam tamoxifeno por 5 anos apresentaram uma redução de aproximadamente 50% em tumores invasivos e não invasivos, quando comparado a mulheres que tomaram placebo. Entretanto, as mulheres acima de 50 anos de idade, que receberam o medicamento, apresentaram um aumento da incidência de câncer de endométrio e de trombose venosa profunda.

O SERM raloxifeno, eficaz na prevenção da osteoporose, é eficaz também na prevenção do câncer de mama. O ensaio do NSABP – Study of Tamoxifen and Raloxifene (STAR) P-2 – comparou o raloxifeno ao tamoxifeno para a prevenção do câncer de mama em populações de alto risco. Com um acompanhamento médio de 81 meses, o raloxifeno foi associado a um risco mais elevado de câncer de mama invasivo, mas apresentou um risco equivalente para doença não invasiva, quando comparado ao tamoxifeno. O câncer de útero, catarata e eventos tromboembólicos foram significativamente menores nas pacientes tratadas com raloxifeno do que com as pacientes tratadas com tamoxifeno. Embora os SERMs tenham se mostrado eficazes em reduzir os riscos de câncer de mama, a aderência pelas mulheres a esse tipo de intervenção foi relativamente baixa, possivelmente em função dos riscos percebidos e efeitos colaterais da terapia.

Um estudo sobre o custo benefício, baseado em uma metanálise de quatro ensaios randomizados sobre prevenção, mostrou que o tamoxifeno poupa recursos e aumenta a expectativa de vida quando mulheres de alto risco (risco de 5 anos de Gail, em pelo menos 1,66%) abaixo de 55 anos de idade são tratadas.

Do mesmo modo que os SERMs, os inibidores de aromatase (IAs), como o exemestano, também mostraram um grande sucesso na prevenção do câncer de mama, com um baixo risco de câncer uterino ou eventos tromboembólicos, embora a perda óssea seja um importante efeito colateral desse tratamento. Em um ensaio clínico internacional de fase III, 4.560 mulheres na pós-menopausa, com alto risco para câncer de mama, foram randomizadas para receber exemestano ou placebo por 5 anos. O "alto risco" foi definido por pelo menos um dos seguintes: mínimo de 60 anos de idade, escore de risco de Gail em 5 anos > 1,66%; hiperplasia atípica ductal ou lobular anterior ou carcinoma lobular *in situ* (LCIS); ou carcinoma ductal *in situ* (DCIS) com mastectomia. Com um acompanhamento médio de 35 meses, ocorreu uma redução de 65% no risco relativo do risco anual de câncer de mama invasivo (0,19 vs. 0,55%; risco relativo, 0,35; IC 95%, 0,18, 0,70; $P = 0,002$) para pacientes que receberam exemestano. Embora o uso de exemestano esteja associado a uma taxa mais elevada de eventos adversos (88 vs. 85%; $P = 0,003$), não ocorreram diferenças significativas entre os grupos em termos de fraturas ósseas ou eventos cardiovasculares, embora seja necessário um acompanhamento mais longo para avaliar esses desfechos. Baseado nesses dados, o exemestano se tornou uma opção razoável para redução de risco de câncer de mama para mulheres na pós-menopausa.

> Collaborative Group on Hormonal Factors in Mama Cancer: Menarche, menopause, and breast cancer risk: individual breast cancer risk: individual participant meta-analysis, including 118 964 women with breast cancer from 117 epidemiological studies. *Lancel Oncol*. 2012;13(11):1141-1151.
> Ehemen C et al: Annual report to the nation on the status of cancer, 1975-2008, featuring cancers associated with excess weight and lack of sufficient physical activity. *Cancer*. 2012;118(9):2338-2366. [PMID: 22460733]
> Goss PE et al: CTG MAP.3 Study Investigators. Exemestane for breast-cancer prevention in postmenopausal women. *N Engl J Med*. 2011 Jun 23;364(25):2381-2391. [PMID: 21639806]
> Jemal A et al: Global cancer statistics. *CA Cancer J Clin*. 2011 Mar-Apr;61(2):69-90. [PMID: 21296855]
> Meads C et al: A systematic review of breast cancer incidence risk prediction models with meta-analysis of their performance. *Breast Cancer Res Treat*. 2012 Apr;132(2):365-377. [PMID: 22037780]
> Schwartz MD et al: Long-term outcomes of BRCA1/BRCA2 testing: risk reduction and surveillance. *Cancer*. 2012;118(2):510-517. [PMID: 21717445]
> Siegel R et al: Cancer statistics, 2012. *CA Cancer J Clin*. 2012;62(1):10-29. [PMID: 22237781]
> Vogel VG et al: National Surgical Adjuvant Breast and Bowel Project. Update of the National Surgical Adjuvant Breast and Bowel Project Study of Tamoxifen and Raloxifene (STAR) P-2 Trial: preventing breast cancer. *Cancer Prev Res (Phila)*. 2010 Jun;3(6):696-706. [PMID: 20404000]

▶ Detecção precoce de câncer de mama

A. Programas de rastreamento

Um grande número de programas de rastreamento, consistindo em exame físico e mamográfico de mulheres assintomáticas, foi conduzido por muitos anos. Em média, esses programas identificaram 10 tumores para cada 1.000 mulheres acima de 50 anos de idade e 2 tumores para cada 1.000 mulheres abaixo de 50 anos de idade. O rastreamento é capaz de detectar tumores antes que eles tenham se disseminado para os linfonodos em aproximadamente 80% das mulheres avaliadas. Ele aumenta a chance de sobrevida em aproximadamente 85% em 5 anos.

Aproximadamente um terço das anormalidades detectadas nas mamografias de rastreamento serão lesões malignas quando a biópsia for realizada. A probabilidade de câncer em uma mamografia de rastreamento está diretamente relacionada à avaliação do Breast Imaging Reporting and Data System (BIRADS) e esta deve ser realizada com base nessa classificação. Mulheres com idades entre 20 e 40 anos devem realizar um exame da mama em uma consulta de rotina a cada 2 a 3 anos. Mulheres acima de 40 anos devem realizar o exame anualmente. A sensibilidade da mamografia varia em aproximadamente 60 a 90%. Essa sensibilidade depende de vários fatores, incluindo a idade da paciente (densidade da mama) e tamanho do tumor, localização e aspecto na mamografia. Em mulheres jovens com mamas densas, a mamografia é menos sensível do que em mulheres mais velhas com mamas gordurosas, nas quais a mamografia pode detectar pelo menos 90% das lesões malignas. Tumores menores, particularmente aqueles sem calcificações, são mais difíceis de detectar, especialmente em mamas densas. A ausência de sensibilidade e a baixa incidência do câncer de mama em mulheres jovens levantaram questões a respeito do valor da mamografia para rastreamento em mulheres com 40 a 50 anos de idade. A especificidade da mamografia em mulheres abaixo dos 50 anos varia de aproximadamente 30 a 40% para anormalidades mamográficas não palpáveis até 85 a 90% para lesões malignas clinicamente evidentes. Em 2009, o US Preventive Services Task Force excluiu a recomendação do rastreamento de rotina com mamografia nessa faixa etária, além de recomendar que a mamografia seja realizada a cada dois anos em mulheres entre 50 e 74 anos de idade. A mudança na recomendação do rastreamento para mulheres entre 40 a 50 anos de idade foi particularmente controversa em função de várias metanálises que incluíram mulheres nessa faixa etária e mostraram uma redução de 15 a 20% no risco relativo de morte por câncer de mama com o rastreamento mamográfico. Para adicionar ainda mais controvérsia, os dados do Surveillance, Epidemiology and End Results (SEER), de 1976 a 2008, sugeriram que o rastreamento com mamografia levou a um aumento substancial dos números de casos de câncer de mama diagnosticados, mas teve apenas um impacto menor na taxa de mulheres que apresentava doença avançada. Todos esses dados devem ser levados em consideração no aconselhamento de uma paciente em relação à utilidade do rastreamento com mamografia. A American Cancer Society continua a recomendar a mamografia precocemente para mulheres, tendo início aos 40 anos de idade e permanecendo por toda sua vida saudável.

B. Exame clínico da mama e autoexame

O autoexame das mamas (AEM) não parece aumentar a sobrevida. Como não existem fortes evidências mostrando seu valor, a American Cancer Society não recomenda mais o exame mensal. A recomendação é de que a paciente esteja consciente dos benefícios potenciais, limitações e riscos (aumento do número de biópsias ou de resultados falso-positivos) associados ao AEM. As mulheres que preferem realizar o AEM devem ser orientadas em relação à técnica adequada. Mulheres na pré-menopausa devem realizar o exame 7 a 8 dias após o início do período menstrual. Primeiro, as mamas devem ser inspecionadas em um espelho com as mãos nas laterais, em cima e pressionando firmemente os quadris para contrair os músculos peitorais para tornar aparentes as massas, a assimetria das mamas ou ligeiras ondulações na pele. Em seguida, numa posição em decúbito dorsal, cada mama deve ser cuidadosamente palpada com os dedos da outra mão. Algumas mulheres descobrem pequenos nódulos na mama mais facilmente quando a sua pele está úmida no banho. Embora AEM não seja uma prática recomendada, as pacientes devem reconhecer e relatar quaisquer alterações das mamas para seus médicos, uma vez que o exame continua a ser uma importante ferramenta do cuidado proativo. Um pequeno número de estudos tem relatado uma redução na mortalidade por câncer de mama com a triagem por exame clínico das mamas (ECM). Embora as evidências não sejam fortes, em contraste com o AEM, a ACS recomenda o ECM a cada 3 anos em mulheres com idades entre 20 a 39 e anualmente a partir dos 40 anos de idade.

C. Exames de imagem

A mamografia é o modo mais confiável para detectar o câncer de mama antes que a massa possa ser palpável. A maioria dos tumores de crescimento mais lento pode ser identificada pela mamografia pelo menos 2 anos antes da massa atingir um tamanho detectável pela palpação. A mamografia libera < 0,4 cGy no terço médio da mama por imagem. A mamografia digital de campo total fornece um método mais fácil para a manutenção e revisão das imagens, mas não está comprovado que ela forneça imagens melhores ou aumente as taxas de detecção do que a mamografia tela-filme. Na análise de um subconjunto de um grande estudo, a mamografia digital pareceu ligeiramente superior em mulheres com mamas densas. A detecção computadorizada não mostrou qualquer aumento na detecção de tumores.

As calcificações são as alterações mamográficas mais facilmente reconhecidas. Os achados mais comuns associados ao carcinoma de mama são microcalcificações pleomórficas agrupadas. Em geral, essas calcificações são, pelo menos, em número de cinco a oito, agrupadas em uma parte da mama, e diferem uma das outras em tamanho e forma, frequentemente incluindo configurações ramificadas em formas de V ou Y. Pode haver uma densidade de massa mamográfica associada ou, por vezes, apenas uma densidade de massa sem calcificações. Essa densidade geralmente apresenta margens irregulares ou mal-definidas e podem levar a uma distorção da arquitetura da mama, mas essas alterações podem ser sutis e difíceis de detectar.

As indicações para mamografia são as seguintes: (1) para rastreamento, em intervalos regulares, de mulheres assintomáticas, com alto risco para o desenvolvimento de câncer de mama (ver anteriormente); (2) para avaliar cada mama quando um diagnóstico de câncer de mama potencialmente curável pode ser realizado e em intervalos regulares a partir de então; (3) para avaliar uma massa questionável ou mal-definida ou outras alterações suspeitas na mama; (4) para procurar um câncer de mama oculto em uma mulher com doença metastática em nódulos axilares ou em qualquer outro local, a partir de um sítio primário desconhecido; (5) para o rastreamento de mulheres antes de uma cirurgia estética ou antes de uma biópsia de uma massa, para examinar um câncer não suspeito; (6) para acompanhamento de mulheres com câncer de mama que foram tratadas com cirurgia conservadora da mama ou radioterapia; e (7) para acompanhamento da mama contralateral nas mulheres com câncer de mama tratadas com mastectomia.

As pacientes com uma massa dominante ou suspeita devem ser submetidas à biópsia, independentemente dos achados mamográficos. A mamografia deve ser realizada antes da biópsia, de modo que outras áreas suspeitas possam ser observadas e a mama contralateral possa ser avaliada. A mamografia nunca deve substituir a biópsia, porque ela pode não revelar um tumor clínico, especialmente em uma mama muito densa, como as mamas de mulheres jovens com alterações fibrocísticas e pode não revelar tumores medulares.

A comunicação e documentação entre a paciente, o médico que encaminhou e o médico que emitiu o laudo são fundamentais para um rastreamento de alta qualidade e o diagnóstico mamográfico. A paciente deve ser informada sobre a forma como ela vai receber resultados em tempo útil de sua mamografia; que a mamografia não "descarta" o câncer; e que ela pode ter que realizar um exame correlacionado, como a ultrassonografia, na unidade de mamografia, se tiver sido encaminhada por uma lesão suspeita. Ela também deve estar ciente da técnica e necessidade de compressão de mama e que isto pode ser desconfortável. A unidade de mamografia deve ser informada por escrito pelo clínico dos achados do exame físico anormais. As diretrizes de práticas clínicas da Agency for Health Care Policy and Research (AHCPR) recomendam fortemente que todos os laudos de mamografias devem ser comunicados por escrito para a paciente e para o médico solicitante.

Os exames de ressonância magnética (RM) e ultrassonografia podem ser úteis para o rastreamento de mulheres com alto risco de câncer de mama, mas não para a população em geral. A sensibilidade da RM é muito maior do que da mamografia; entretanto, a especificidade é significativamente menor e isto pode resultar em múltiplas biópsias desnecessárias. O aumento da sensibilidade, independentemente da diminuição da especificidade, pode ser considerado uma compensação razoável para as pacientes que estão em maior risco de desenvolver câncer de mama, mas não para população de risco normal. Em 2009, as diretrizes do National Comprehensive Cancer Network (NCCN) recomendaram a RM, além do rastreamento com a mamografia para as mulheres em alto risco, incluindo aquelas com mutações *BRCA1/2*, aquelas que têm um risco vitalício de câncer de mama de > 20% e aquelas com um histórico pessoal de LCIS. As mulheres que receberam radioterapia no tórax na adolescência ou em torno dos 20 anos de idade também são consideradas de alto risco para o desenvolvimento do câncer de mama, e o rastreamento com RM deve ser considerado, além da mamografia. A RM é útil em mulheres com implantes mamários para determinar o caráter de uma lesão presente na mama e para investigar rupturas do implante, além de poder ser útil também para pacientes antes de uma lumpectomia e irradiação.

Allen SS et al: The mammography controversy: when should you screen? *J Fam Pract.* 2011 Sep;60(9):524-531. [PMID: 21901178]

Bleyer A et al: Effect of three decades of screening mammography on breast-cancer incidence. *N Engl J Med.* 2012;367(21):1998-2005. [PMID: 23171096]

Hendrick RE et al: United States Preventive Services Task Force screening mammography recommendations: science ignored. *AJR Am J Roentgenol.* 2011 Feb;196(2):W112-116. [PMID: 21257850]

James JJ et al: Mammographic features of breast cancers at single reading with computer-aided detection and at double reading in a large multicenter prospective trial of computer-aided detection: CADET II. *Radiology.* 2010 Aug;256(2):379-386. [PMID: 20656831]

Kalager M et al: Effect of screening mammography on breast-cancer mortality in Norway. *N Engl J Med.* 2010 Sep 23;363(13):1203-1210. [PMID: 20860502]

Meissner HI et al: Breast cancer screening beliefs, recommendations and practices: primary care physicians in the United States. *Cancer.* 2011 Jul 15;117(14):3101-3111. [PMID: 21246531]

Morrow M et al: MRI for breast cancer screening, diagnosis, and treatment. *Lancet.* 2011;378(9805):1804-1811. [PMID 22098853]

Warner E: Clinical practice. Breast-cancer screening. *N Engl J Med.* 2011 Sep 15;365(11):1025-1032. [PMID: 21916640]

▶ Manifestações clínicas associadas à detecção precoce do câncer de mama

A. Sinais e sintomas

A principal queixa de cerca de 70% das pacientes com câncer de mama é um nódulo (geralmente indolor) na mama. Aproximadamente 90% dessas massas nas mamas são descobertas pela paciente. Outros sintomas menos frequentes são dor na mama, secreção mamilar, erosão, retração, aumento ou prurido no mamilo e eritema, endurecimento generalizado, aumento ou retração da mama. Raramente, uma massa axilar ou edema do braço podem ser os primeiros sinais. Dor lombar ou óssea, icterícia ou perda de peso podem ser o resultado de metástases sistêmicas, mas esses sintomas são raramente observados na apresentação inicial.

A frequência relativa do carcinoma em vários sítios anatômicos na mama é mostrada na Figura 17-2.

A inspeção da mama é a primeira etapa do exame físico e deve ser realizada com a paciente sentada, os braços ao lado do corpo e, depois, sobre a cabeça. Variações anormais do tamanho e contorno da mama, retração mínima do mamilo e discreto edema, eritema ou retração da pele devem ser identificados

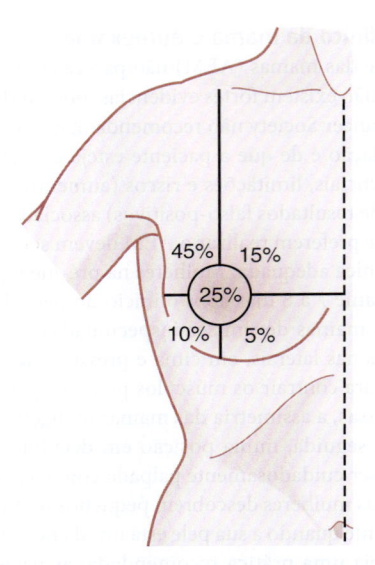

▲ **Figura 17-2** Frequência de carcinoma de mama em vários sítios anatômicos.

(Fig. 17-3). Assimetria ou retração das mamas ou ondulações na pele muitas vezes podem estar acentuadas quando a paciente levantar os braços acima da cabeça ou pressionar as mãos nos quadris para contrair os músculos peitorais. As áreas axilares e supraclaviculares devem ser cuidadosamente apalpadas para inspeção de nódulos aumentados, com a paciente sentada (Fig. 17-4). A palpação das mamas para massas ou outras alterações deve ser realizada com a paciente sentada e em decúbito dorsal com os braços em abdução (Fig. 17-5). Tem sido recomendada a

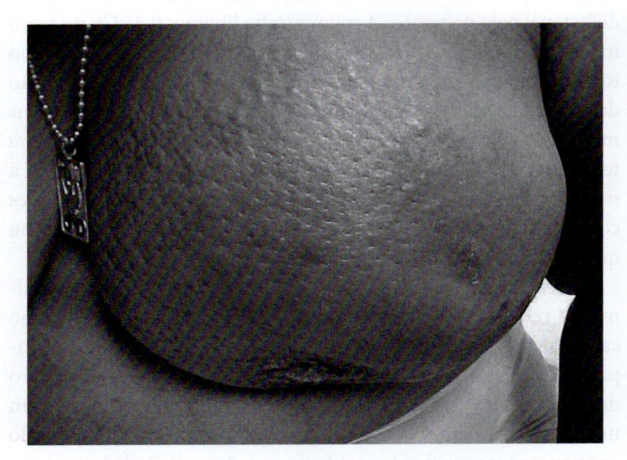

▲ **Figura 17-3** Sinal da pele em casca de laranja (se assemelha a casca de uma laranja devido ao linfedema) em um câncer de mama avançado. (Copyright Richard P. Usatine, MD; from Usatine RP, Smith MA, Mayeaux EJ Jr, Chumley H. *The Color Atlas of Family Medicine.* 2nd ed. New York, NY: McGraw-Hill; 2013.)

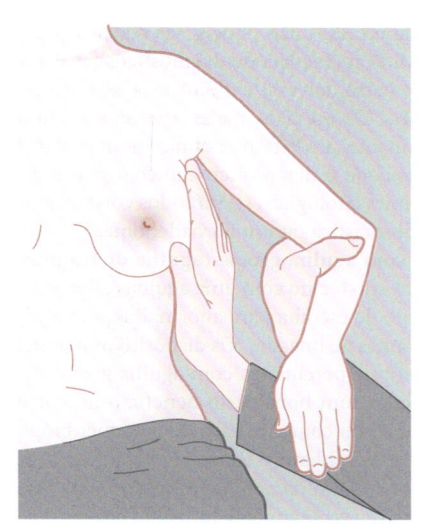

Figura 17-4 Palpação da região axilar para linfonodos aumentados.

palpação com movimentos de rotação dos dedos do examinador, bem como um movimento de separação horizontal.

O câncer de mama geralmente consiste em uma massa indolor, firme ou dura, com margens mal-definidas (em função da infiltração local). Erosões muito pequenas (1-2 mm) do epitélio do mamilo podem ser a única manifestação da doença de Paget da mama. Uma secreção aquosa, serosa ou sanguinolenta do mamilo pode ser um sinal precoce ocasional, mas está mais frequentemente associada à doença benigna.

Uma pequena lesão, com menos de 1 cm de diâmetro, pode ser difícil ou impossível de ser examinada pelo médico, mas pode ser descoberta pela paciente. Deve-se sempre solicitar que a paciente mostre a localização da massa; se o médico não conseguir confirmar a suspeita da paciente e os exames de imagem forem normais, o exame deve ser repetido em 2 a 3 meses,

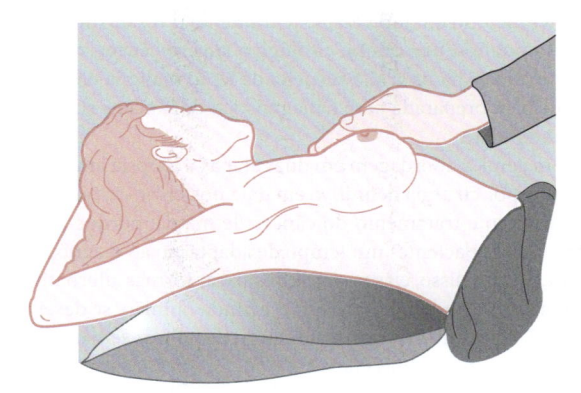

Figura 17-5 Palpação das mamas. Palpação é realizada com a paciente em posição de decúbito dorsal e braços em abdução.

preferencialmente 1 a 2 semanas após o início da menstruação. Durante a fase pré-menstrual do ciclo, a presença de nódulos aumentados inocentes pode sugerir uma neoplasia ou pode mascarar uma lesão subjacente. Se houver qualquer dúvida em relação à natureza de uma anormalidade nessas circunstâncias, deve-se solicitar à paciente que retorne após seu período menstrual. A ultrassonografia é frequentemente valiosa, e a mamografia é essencial quando uma área é sentida pela paciente como anormal, mas o médico não percebe uma massa. A RM pode ser considerada, mas a ausência de especificidade deve ser discutida com a paciente. A RM não deve ser utilizada para descartar o câncer, porque a taxa de falso-negativo da RM é de aproximadamente 3 a 5%. Embora abaixo da mamografia, essa taxa de falso-negativo não permite uma eliminação segura da possibilidade de câncer. Os resultados falso-negativos são mais observados nos carcinomas lobulares infiltrantes e no DCIS.

As metástases podem envolver os linfonodos regionais, que podem ser palpáveis. Um ou dois linfonodos axilares móveis, indolores, não particularmente firmes, com 5 mm ou menos de diâmetro, estão frequentemente presentes e geralmente não têm qualquer significado. Nódulos firmes ou duros, com mais de 1 cm, são característicos de metástases. Os nódulos axilares, emaranhados ou fixos à pele ou a estruturas profundas indicam doença avançada (pelo menos estágio III). Por outro lado, se o médico suspeita do envolvimento dos nódulos axilares, esta impressão é normalmente afastada por exame histopatológico em 85% dos casos. A incidência de nódulos axilares positivos aumenta com o tamanho do tumor primário. Os tumores não invasivos (*in situ*) não levam a metástases. As metástases estão presentes em aproximadamente 30% das pacientes com nódulos clinicamente negativos.

Na maioria dos casos, os nódulos não são palpáveis na fossa supraclavicular. Nódulos firmes ou duros, de qualquer tamanho, nessa localização ou logo abaixo da clavícula, devem ser submetidos à biópsia. Nódulos supraclaviculares ou infraclaviculares ipsilaterais, contendo câncer, indicam que o tumor está em um estágio avançado (estágios III ou IV). Edema do braço ipsilateral, em geral resultante de infiltração metastática de linfonodos regionais, é também um sinal de câncer avançado.

B. Exames laboratoriais

Metástases ósseas ou hepáticas podem estar associadas à elevação da fosfatase alcalina. A hipercalcemia é um achado ocasional importante no câncer avançado de mama. O antígeno carcinoembrionário (CEA) e CA 15-3 ou CA 27-29 podem ser utilizados como marcadores para câncer de mama recorrente, mas não são úteis no diagnóstico de lesões iniciais. Os marcadores para investigação do câncer de mama, por meio de proteômica ou testes hormonais, podem ser úteis na detecção precoce ou na avaliação do prognóstico.

C. Exames de imagem para metástases

Para pacientes com sinais e sintomas suspeitos (dor óssea, sintomas abdominais, enzimas hepáticas elevadas) ou doença localmente avançada (linfonodos clinicamente anormais ou tumores primários grandes), as imagens para estadiamento são indicadas antes da cirurgia ou da terapia sistêmica. Tomografias computadorizadas ou radiografias do tórax podem ser realizadas para avaliar metástases pulmonares. Tomografias computadorizadas ou ultrassonografia do abdome podem ser realizadas para avaliar metástases hepáticas. Cintilografia óssea com fosfatos ou fosfonatos marcados com ^{99m}Tc é mais sensível do que radiografias dos ossos para detectar o câncer de mama metastático. Varreduras ósseas não apresentaram valor clínico como exame pré-operatório de rotina na ausência de sintomas, achados clínicos ou níveis anormais de fosfatase alcalina ou cálcio séricos. A frequência de achados anormais nas varreduras ósseas é semelhante ao exame histopatológico de linfonodos axilares. A tomografia com emissão de pósitrons (PET), sozinha ou combinada a TC (PET-CT), é eficaz para detectar metástases de tecidos moles ou viscerais em pacientes com sinais e sintomas de doença metastática.

D. Exames diagnósticos

1. Biópsia — O diagnóstico de câncer de mama depende, em última análise, do exame de tecidos ou células removidas por meio da biópsia. O tratamento nunca deve ser iniciado sem um diagnóstico histológico ou citológico inequívoco de câncer. A progressão mais segura é a realização de uma biópsia de todas as lesões suspeitas no exame físico ou na mamografia, ou de ambas. Aproximadamente 60% das lesões clinicamente suspeitas de câncer se mostram benignas na biópsia, enquanto aproximadamente 30% das lesões clinicamente benignas se mostram malignas na biópsia. Esses achados demonstram o quanto o julgamento clínico pode ser falho e a necessidade da biópsia.

Todas as massas na mama necessitam de diagnóstico histológico, com uma provável exceção, uma massa presumivelmente fibrocística em uma mulher na pré-menopausa. Além disso, essas massas podem ser observadas por um ou dois ciclos menstruais. Entretanto, se a massa não for cística e não desaparecer completamente durante esse período, ela deve ser submetida à biópsia. As Figuras 17-6 e 17-7 apresentam algoritmos para a conduta de massas na mama em pacientes na pré-menopausa e na pós-menopausa.

O método mais simples é a biópsia com agulha, tanto por aspiração de células tumorais (PAAF) quanto por meio da obtenção de um pequeno fragmento de tecido com uma agulha grossa (biópsia de fragmento).

Punção aspirativa com agulha fina (PAAF) é uma técnica útil em que as células são aspiradas com uma pequena agulha e encaminhadas para exame citológico. Essa técnica pode ser facilmente realizada com praticamente nenhuma morbidade e é muito mais barata do que uma biópsia excisional ou aberta. As principais desvantagens são que ela necessita de um patologista experiente em diagnóstico citológico de câncer de mama e está sujeita a problemas com a amostra, particularmente nas lesões profundas que podem não ser aspiradas. Além disso, os tumores não invasivos geralmente não podem ser diferenciados dos tumores invasivos, e os testes imuno-histoquímicos – para determinar a expressão dos receptores hormonais e a amplificação do oncogene HER2 – não podem ser realizados com confiança com a PAAF. A incidência de diagnósticos falso-positivos é extremamente baixa, talvez 1 a 2%. A taxa de falso-negativo pode chegar a 10%. Os médicos mais experientes não deixam uma massa dominante suspeita na mama, mesmo com PAAF negativa, a menos que o diagnóstico clínico, exames de imagem da mama e exames citológicos sejam todos concordantes, como em uma lesão fibrocística ou um fibroadenoma.

Biópsia com agulha grossa (agulha de fragmento) remove um fragmento do tecido com uma agulha calibrosa cortante e é o procedimento de escolha para anormalidades palpáveis e detectadas em exames de imagem. Os dispositivos manuais de biópsia tornam a biópsia percutânea com agulha grossa de uma massa palpável fácil e com bom custo benefício no consultório com anestesia local. Tal como no caso de qualquer biópsia com agulha, o principal problema é o erro com a amostra, em função do mau posicionamento da agulha, levando a um resultado falso-negativo. Isso é extremamente raro com biópsias orientadas por imagem. As biópsias percutâneas têm a vantagem de que os marcadores tumorais, como o receptor do estrogênio (RE), receptor de progesterona (RP) e a superexpressão do HER2, podem ser realizados em núcleos de tecido.

Biópsia aberta com anestesia local, como um procedimento separado realizado antes de se decidir pelo tratamento definitivo, está se tornando menos comum com o aumento do uso da biópsia com agulha grossa. A biópsia com agulha, quando positiva, oferece uma abordagem mais rápida, menos dispendiosa e com menor morbidade, mas quando não é diagnóstica, deve ser seguida por biópsia aberta. Ela geralmente consiste em uma biópsia excisional, que é realizada por meio de uma incisão com o objetivo de remover toda a anormalidade, não simplesmente um fragmento como amostra. A avaliação adicional para doença metastática e as opções terapêuticas podem ser discutidas com a paciente após o diagnóstico citológico ou histológico de câncer de mama ter sido estabelecido. Como alternativa em circunstâncias altamente suspeitas, o diagnóstico pode ser realizado por meio de biópsia de "congelação" de tecido, obtidos por biópsia aberta, sob anestesia geral. Se os cortes congelados forem positivos, o cirurgião pode realizar imediatamente a cirurgia definitiva. O método em uma etapa é raramente utilizado atualmente, exceto quando um exame citológico sugere câncer, mas não é diagnóstico e há uma alta suspeita de lesão maligna em uma paciente bem preparada para o diagnóstico de câncer e suas opções de tratamento.

Em geral, a abordagem em duas etapas – biópsia ambulatorial seguida por cirurgia definitiva em data posterior – é preferida no diagnóstico e tratamento do câncer de mama, porque pode ser oferecido às pacientes um tempo de adaptação ao diagnóstico de câncer. Além disso, elas podem considerar formas alternativas de tratamento e podem buscar uma segunda opinião, se desejarem. Não há efeito adverso com um retardo de poucas semanas para o procedimento em duas etapas.

2. Ultrassonografia — A ultrassonografia é principalmente realizada para diferenciar lesões císticas de sólidas, mas pode mostrar sinais sugestivos de carcinoma. A ultrassonografia pode

```
                        Nódulos múltiplos
                               │
                               ▼
              ┌─────────────────────────────┐
         Massa solitária              Massa dominante
              │                              │
    Não clinicamente                   Clinicamente
        maligno                           maligno
              │                              │
        Mamografia;                          │
      ultrassonografia                       │
              │                              │
    ┌─────────┼──────────┬──────────┐        │
    ▼         ▼          ▼          ▼        ▼
  Cística  Sem        Aparência  Mamografia
           anormalidade maligna
           ou massa
           sólida...
```

Biópsia¹ – pode ser excisional ou citologia por agulha, mas se parecer benigna na citologia e a massa persistir, deve ser removida.

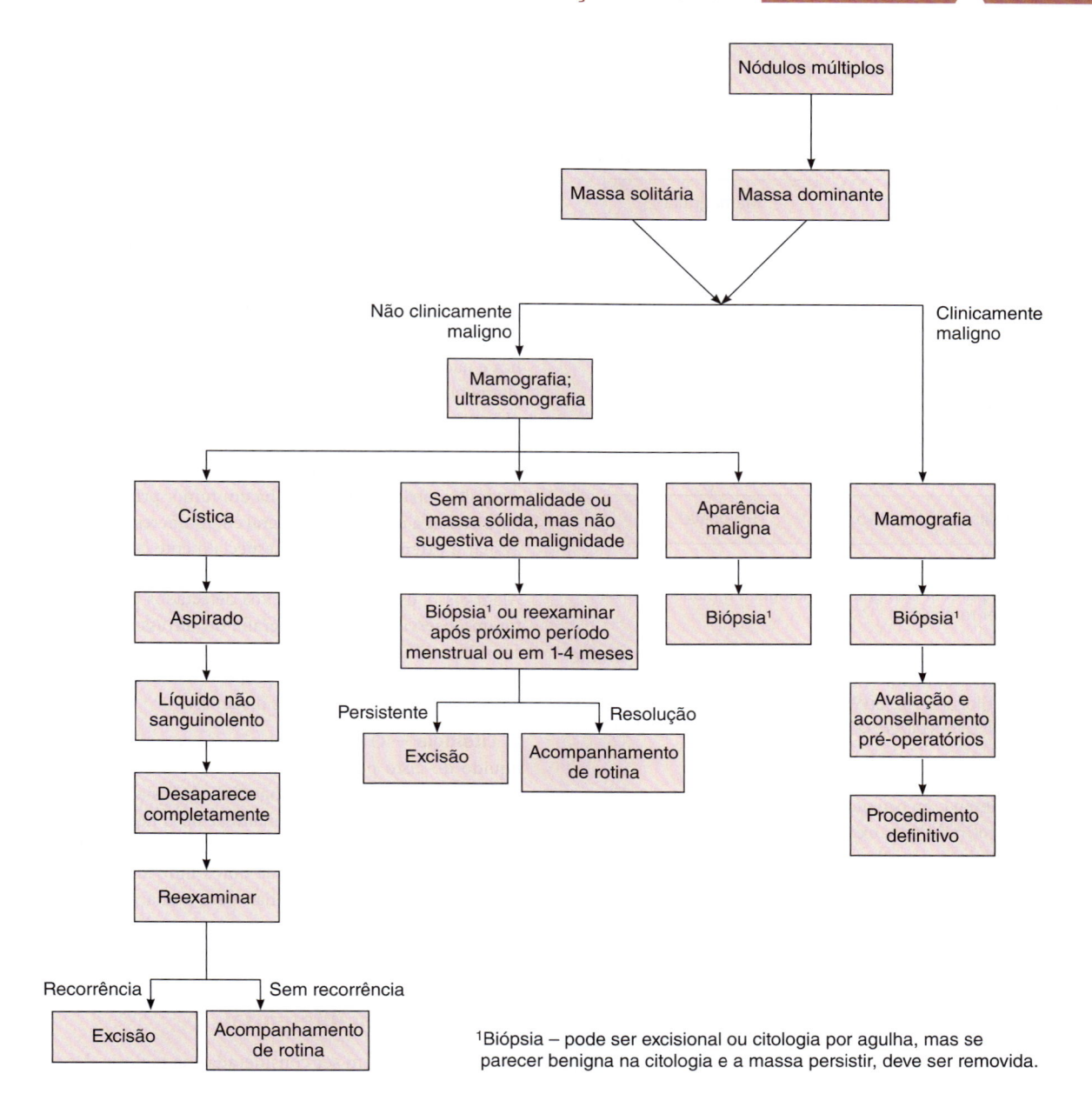

▲ **Figura 17-6** Avaliação de massas na mama em mulheres na pós-menopausa. (Adaptado com permissão de Chang S, Haigh PI, Giuliano AE. Breast disease. In: Berek JS, Hacker NF, eds. *Practical Gynecologic Oncology,* 4th ed. LWW, 2004.)

mostrar uma massa irregular dentro de um cisto nos raros casos de carcinoma intracístico. Se o tumor for palpável e percebido como um cisto, uma agulha de calibre 18 pode ser utilizada para aspirar o líquido e fazer o diagnóstico do cisto. Se um cisto for aspirado e o líquido não for sanguinolento, ele não necessita de exame citológico. Se a massa não recorrer, nenhum teste diagnóstico adicional é necessário. Densidades mamográficas não palpáveis, que parecem benignas, devem ser investigadas para determinar se a lesão é cística ou sólida. Elas podem ser até mesmo submetidas à biópsia orientadas por ultrassonografia.

3. Mamografia — Quando uma lesão suspeita é identificada apenas pela mamografia e não pode ser palpável pelo médico, a lesão deve ser submetida à biópsia com orientação mamográfica. Na técnica de **punção com agulha grossa com orientação por estereotaxia computadorizada**, a agulha de biópsia é

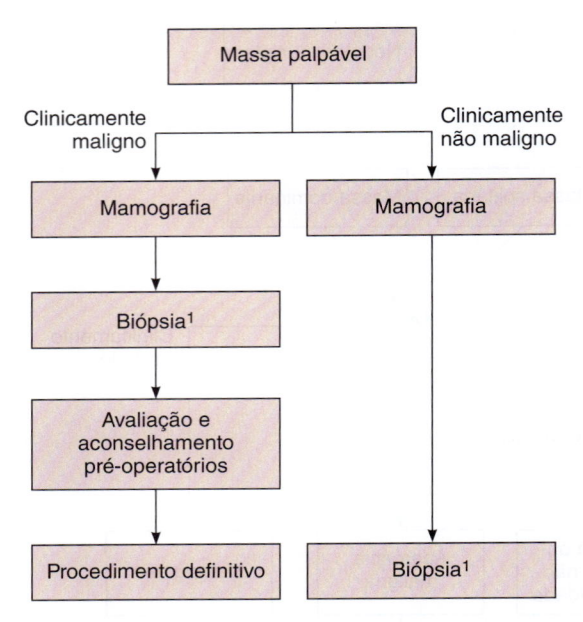

```
                    ┌─────────────────┐
                    │ Massa palpável  │
                    └────────┬────────┘
         Clinicamente        │       Clinicamente
         maligno             │       não maligno
              ┌──────────────┴──────────────┐
              ▼                             ▼
        ┌──────────┐                  ┌──────────┐
        │Mamografia│                  │Mamografia│
        └────┬─────┘                  └────┬─────┘
             ▼                              ▼
        ┌──────────┐                  ┌──────────┐
        │ Biópsia¹ │                  │          │
        └────┬─────┘                  │          │
             ▼                        │          │
   ┌───────────────────┐              │          │
   │   Avaliação e     │              │          │
   │   aconselhamento  │              │          │
   │   pré-operatórios │              │          │
   └────────┬──────────┘              │          │
            ▼                         ▼
   ┌───────────────────┐        ┌──────────┐
   │  Procedimento     │        │ Biópsia¹ │
   │    definitivo     │        └──────────┘
   └───────────────────┘
```

¹Biópsia – pode ser excisional ou citologia por agulha, mas se parecer benigna na citologia e a massa persistir, deve ser removida.

▲ **Figura 17-7** Avaliação de massas na mama em mulheres na pós-menopausa. (Adaptado com permissão de Chang S, Haigh PI, Giuliano AE. Breast disease. In: Berek JS, Hacker NF, eds. *Practical Gynecologic Oncology*, 4th ed. LWW, 2004.)

inserida na lesão com orientação mamográfica e um fragmento de tecido é retirado para exame histológico. A assistência com vácuo aumenta a quantidade de tecido obtido e melhora o diagnóstico.

Biópsia com localização mamográfica é realizada com a obtenção de uma mamografia em duas incidências perpendiculares e colocando a agulha ou fio-guia próximo da lesão, de modo que o cirurgião possa utilizar o metal da agulha ou do fio como um guia durante o procedimento para localizar a lesão. Após a mamografia confirmar a posição da agulha em relação à lesão, uma incisão é realizada e o tecido subcutâneo é dissecado até que a agulha seja identificada. Muitas vezes, a lesão não pode ser palpada nem através da incisão – como no caso de microcalcificações –, assim, é essencial obter uma mamografia da amostra para documentar que a lesão foi removida. Nesse momento, uma segunda agulha de marcação poderá, então, localizar a lesão para o patologista. As biópsias percutâneas com agulha por estereotaxia se mostraram equivalentes às biópsias com localização mamográfica. A biópsia percutânea é preferível à localização mamográfica para lesões acessíveis, uma vez que a cirurgia pode ser evitada. Um clipe de metal pode ser colocado após uma biópsia com agulha grossa orientada por imagem para facilitar a localização do sítio da lesão, se um tratamento subsequente for necessário.

4. Outros exames de imagem — Outros tipos de exame de imagem foram investigados para fins diagnósticos. A ultrassonografia automatizada da mama é útil para diferenciar lesões císticas de sólidas, mas deve ser utilizada apenas como um complemento para o exame físico e para a mamografia. A ductografia pode ser útil para definir o sítio de uma lesão com secreção sanguinolenta, mas como a biópsia é quase sempre indicada, a ductografia pode ser omitida e o sistema mamilar repleto de sangue, removido. A ductoscopia mostrou-se um tanto promissora na identificação de lesões intraductais, especialmente no caso de secreção mamilar patológica, mas, na prática, esta técnica é raramente utilizada. A RM é altamente sensível, mas não específica e não deve ser utilizada para rastreamento, exceto em casos altamente selecionados. Por exemplo, a RM é útil na diferenciação entre cicatriz e recorrência pós-lumpectomia e pode ser valiosa na triagem de mulheres de alto risco (p. ex., mulheres com mutações *BRCA*). Ela também pode ser importante na avaliação de multicentricidade quando há um tumor primário conhecido; para avaliar a mama contralateral em mulheres com câncer; para avaliar a extensão do câncer, especialmente carcinomas lobulares; ou para determinar a resposta à quimioterapia neoadjuvante. Além disso, os achados suspeitos detectados pela RM, que não foram observados na mamografia ou ultrassonografia, podem ser submetidos à biópsia com orientação da RM. O PET não parece ser útil na avaliação da própria mama, mas pode ser útil para a avaliação de metástases distantes.

5. Citologia — O exame citológico da secreção mamilar ou do líquido do cisto pode ser útil em raras ocasiões. Como regra geral, a mamografia (ou ductografia) e biópsia da mama são necessárias quando a secreção mamilar ou o líquido do cisto são sanguinolentos ou a citologia é duvidosa. A lavagem ductal, uma técnica que lava os sistemas de dutos individuais com solução salina e libera as células epiteliais para avaliação citológica, está sendo avaliada como uma ferramenta de avaliação de risco, mas parece ser de pouco valor.

▶ **Diagnóstico diferencial**

As lesões que devem ser consideradas na maioria das vezes no diagnóstico diferencial de câncer de mama são as seguintes, em ordem decrescente de frequência: doença fibrocística da mama, fibroadenoma, papiloma intraductal, lipoma e necrose gordurosa.

▶ **Estadiamento**

O American Joint Committee on Cancer e o Internacional Union Against Cancer chegaram a um acordo sobre um estadiamento TNM (tumor, linfonodos regionais, metástases distantes) para o câncer de mama. A utilização do sistema de estadiamento TNM facilita a comunicação entre pesquisadores e médicos. A Tabela 17-3 mostra a classificação TNM.

Tabela 17-3 Estadiamento TNM para o câncer de mama

Tumor primário (T)
Definições para classificação do tumor primário (T) são as mesmas para classificação clínica e patológica. Se as determinações forem realizadas por meio de exame físico, o examinador irá utilizar os títulos principais (T1, T2, ou T3). Se outras determinações, como mamografias ou determinações patológicas forem utilizadas, os subconjuntos de T1 podem ser utilizados. Os tumores devem ser medidos em aumentos de 0,1 cm

TX	Tumor primário não pode ser avaliado
T0	Sem evidências de tumor primário
Tis	Carcinoma *in situ*
Tis (DCIS)	Carcinoma ductal *in situ*
Tis (LCIS)	Carcinoma lobular *in situ*
Tis (Paget)	Doença de Paget do mamilo sem tumor
Observação: a doença de Paget associada a um tumor é classificada de acordo com o tamanho do tumor	
T1	Tumor com 2 cm ou menos na maior dimensão
T1mic	Microinvasão de 0,1 cm ou menos na maior dimensão
T1a	Tumor de mais de 0,1 cm, mas não maior do que 0,5 cm na maior dimensão
T1b	Tumor de mais de 0,5 cm, mas não mais do que 1 cm na maior dimensão
T1c	Tumor com mais de 1 cm, mas não mais do que 2 cm na maior dimensão
T2	Tumor de mais de 2 cm, mas não mais do que 5 cm na maior dimensão
T3	Tumor com mais de 5 cm na maior dimensão
T4	Tumor de qualquer tamanho com extensão direta para: (a) parede torácica; ou (b) pele, apenas como descrito abaixo
T4a	Extensão para parede torácica, não incluindo o músculo peitoral
T4b	Edema (incluindo a pele em casca de laranja [Fig. 17-3]) ou ulceração da pele da mama, ou nódulos cutâneos satélites confinados na mama
T4c	T4a e T4b
T4d	Carcinoma inflamatório

Linfonodos regionais (N)

Clínico

NX	Linfonodos regionais não podem ser avaliados (p. ex., removido anteriormente)
N0	Sem metástases para linfonodos regionais
N1	Metástase em linfonodos axilares ipsilaterais móveis
N2	Metástases em linfonodos axilares ipsilaterais fixos ou emaranhados ou em nódulos mamários internos ipsilaterais clinicamente aparentes[1] na *ausência* de metástases para linfonodos axilares clinicamente evidentes
N2a	Metástase em linfonodos axilares ipsilaterais fixos entre si (emaranhados) ou a outras estruturas
N2b	Metástase apenas em nódulos mamários internos ipsilaterais clinicamente aparentes[1] e na ausência de metástase clinicamente evidente de linfonodos axilares
N3	Metástase em linfonodo(s) infraclavicular(es) ipsilateral(is), com ou sem comprometimento de linfonodo axilar ou de linfonodo(s) mamário(s) interno(s) ipsilateral(is) clinicamente aparente(s)[1] e na *presença* de metástase de linfonodo axilar clinicamente evidente; ou metástase em linfonodo(s) supraclavicular(es) ipsilateral(is), com ou sem comprometimento de linfonodo mamário interno
N3a	Metástase em linfonodo(s) infraclavicular(es) ipsilateral(is)
N3b	Metástase em linfonodo(s) mamário(s) interno(s) ipsilateral(is) e linfonodo(s) axilar(es)
N3c	Metástase em linfonodo(s) supraclavicular(es) ipsilateral(is)

Linfonodos regionais (pN)[2]

Pnx	Linfonodos regionais não podem ser avaliados (p. ex., previamente removido, ou não removido para exame histológico)

(Continua)

Tabela 17-3 Estadiamento TNM para o câncer de mama (*continuação*)

pN0	Sem metástase histológica no linfonodo regional, sem exame adicional para células tumorais isoladas
	Observação: células tumorais isoladas (CTI) são definidas como células tumorais únicas ou pequenos agrupamentos de células não > 0,2 mm, geralmente detectadas apenas por imuno-histoquímica (IHQ) ou métodos moleculares, mas que podem ser verificados em colorações com hematoxilina e eosina. As CTIs geralmente não apresentam evidências de atividade maligna (p. ex., proliferação ou reação estromal)
pN0(i-)	Sem metástase histológica no linfonodo regional, IHQ negativa
pN0(i+)	Sem metástase histológica no linfonodo regional, IHQ positiva, sem agrupamento > 0,2 mm na HIQ
pN0(mol-)	Sem metástase histológica no linfonodo regional, achados moleculares negativos (RT-PCR)[3]
pN0(mol+)	Sem metástase histológica no linfonodo regional, achados moleculares positivos (RT-PCR)[3]
pN1	Metástase em um dos três linfonodos axilares, e/ou nos nódulos mamários internos com doença microscópica detectada por meio da dissecção do linfonodo sentinela, mas não clinicamente aparente[4]
pN1mi	Micrometástase (> 0,2 mm, nenhuma > 2,0 mm)
pN1a	Metástase em um a três linfonodos axilares
pN1b	Metástase nos nódulos mamários internos com doença microscópica detectada por meio da dissecção do linfonodo sentinela, mas não clinicamente aparente[4]
pN1c	Metástase em um dos três linfonodos axilares e nos nódulos mamários internos com doença microscópica detectada por meio da dissecção do linfonodo sentinela, mas não clinicamente aparente[4] (se associada a mais de três linfonodos axilares positivos, os nódulos mamários internos são classificados como pN3b para refletir o aumento da carga tumoral)
pN2	Metástase em quatro a nove linfonodos axilares, ou em linfonodos mamários internos clinicamente aparentes[1] na *ausência* de metástase em linfonodo axilar
pN2a	Metástase em quatro a nove linfonodos axilares (pelo menos um depósito tumoral > 2,0 mm)
pN2b	Metástase em linfonodos mamários internos clinicamente aparente[1] na *ausência* de metástase em linfonodo axilar
pN3	Metástase em 10 ou mais linfonodos axilares, ou em linfonodos infraclaviculares, ou em linfonodos mamários internos ipsilaterais clinicamente aparentes[1] na *presença* de um ou mais linfonodos axilares positivos; ou em mais de três linfonodos axilares com metástase microscópica clinicamente negativa em linfonodos mamários internos; ou em linfonodos supraclaviculares ipsilaterais
pN3a	Metástase em 10 ou mais linfonodos axilares (pelo menos um depósito tumoral > 2,0 mm), ou metástase para linfonodos infraclaviculares
pN3b	Metástase em linfonodos mamários internos ipsilaterais clinicamente aparentes[1] na *presença* de um ou mais linfonodos axilares positivos; ou em mais de três linfonodos axilares e em linfonodos mamários internos com doença microscópica detectada por meio da dissecção do linfonodo sentinela, mas não clinicamente aparente[4]
pN3c	Metástase em linfonodos supraclaviculares ipsilaterais

Metástase distante (M)

MX	Metástase distante não pode ser avaliada
M0	Sem metástase distante
M1	Metástase distante

Grupos de estadiamento

Estágio 0	Tis	N0	M0
Estágio 1	T1[5]	N0	M0
Estágio IIA	T0	N1	M0
	T1[5]	N1	M0
	T2	N0	M0
Estágio IIB	T2	N1	M0
	T3	N0	M0
Estágio IIIA	T0	N2	M0
	T1[5]T2	N2	M0
	T3	N2	M0
	T3	N1	M0
		N2	M0

(*Continua*)

Tabela 17-3 Estadiamento TNM para o câncer de mama (*continuação*)

Estágio IIIB	T4	N0	M0
	T4	N1	M0
	T4	N2	M0
Estágio IIIC	Qualquer T	N3	M0
Estágio IV	Qualquer T	Qualquer N	M1

Observação: A designação de estádio pode ser alterada se as imagens pós-cirúrgicas revelarem a presença de metástases distantes, desde que os estudos sejam realizados dentro de 4 meses do diagnóstico, na ausência de progressão da doença, e desde que a paciente não tenha recebido terapia neoadjuvante.
[1]*Clinicamente aparente* é definido como detectado por exames de imagem (excluindo a linfocintigrafia) ou por exame clínico ou observação macroscópica na patologia.
[2]Classificação é baseada da dissecção de linfonodos axilares, com ou sem dissecção do linfonodo sentinela. Classificação baseada apenas na dissecção do linfonodo sentinela sem dissecção subsequente do linfonodo axilar é designada (sn) para "nódulo sentinela," p. ex., pN0(i+)(sn).
[3]RT-PCR, transcriptase reversa/reação em cadeia da polimerase.
[4]*Não clinicamente aparente* é definido como não detectado por exames de imagem (excluindo a linfocintigrafia) ou por exame clínico.
[5]T1 inclui T1mic.
Reproduzida com permissão de American Joint Committee on Cancer (AJCC), Chicago, Illinois, *AJCC Cancer Staging Manual,* 7th ed. New York: Springer-Science and Business Media LLC, 2010. Available at www.springer.com.

▶ Tipos histopatológicos

Numerosos subtipos histológicos de câncer de mama podem ser identificados no exame histopatológico (Tab. 17-4).

Exceto para os tumores *in situ*, os subtipos histológicos apresentam apenas uma ligeira influência sobre o prognóstico, quando os resultados são comparados após um estadiamento preciso. Os tumores não invasivos, por definição, são confinados pela membrana basal dos ductos e não têm a capacidade de disseminação. Os parâmetros histológicos para tumores invasivos, incluindo invasão linfovascular e grau do tumor, apresentam valor prognóstico. A análise imuno-histoquímica para a expressão de receptores hormonais e para a superexpressão de HER2 no tumor primário oferece informação prognóstica e terapêutica.

FORMAS CLÍNICAS ESPECIAIS DO CÂNCER DE MAMA

▶ Carcinoma de Paget

O carcinoma de Paget não é comum (cerca de 1% de todos os tumores da mama). Mais de 85% dos casos estão associados com um tumor invasivo ou não invasivo subjacente, geralmente um carcinoma ductal infiltrante bem diferenciado ou uma DCIS. Os ductos do epitélio mamilar são infiltrados, mas as alterações grosseiras do mamilo são, muitas vezes, mínimas, e uma massa tumoral pode não ser palpável.

Como as alterações nos mamilos parecem inócuas, o diagnóstico frequentemente não é realizado. O primeiro sintoma costuma ser um prurido ou ardência do mamilo, com erosão superficial ou ulceração. Essas lesões são frequentemente diagnosticadas e tratadas como dermatite ou infecção bacteriana, levando a um retardo ou falha na detecção. O diagnóstico é estabelecido por biópsia da área de erosão. Quando a lesão consiste apenas em alterações no mamilo, a incidência de metástases axilares é inferior a 5% e o prognóstico é excelente. Quando também está presente uma massa mamária, a incidência de metástases axilares aumenta, com uma diminuição acentuada associada nas perspectivas de cura por tratamento cirúrgico ou outro tipo de tratamento.

Tabela 17-4 Tipos histológicos de câncer de mama

Tipo	Frequência de ocorrência (%)
Ductal infiltrante (não especificado)	80-90
Medular	5-8
Coloide (mucinoso)	2-4
Tubular	1-2
Papilar	1-2
Lobular invasivo	6-8
Não invasivo	4-6
Intraductal	2-3
Lobular *in situ*	2-3
Tumores raros	< 1
Juvenil (secretor)	
Adenoide cístico	
Epidermoide	
Sudorífero	

Carcinoma inflamatório

Esta é a forma mais maligna de câncer de mama e constitui menos de 3% de todos os casos. As manifestações clínicas consistem em uma massa de rápido crescimento, às vezes dolorosa, que aumenta o tamanho da mama. A pele sobrejacente torna-se eritematosa, edemaciada e quente. Muitas vezes, não existe massa distinta, uma vez que o tumor se infiltra na mama difusamente. As alterações inflamatórias costumam ser confundidas com uma infecção, resultam da invasão carcinomatosa dos gânglios linfáticos subcutâneos, resultando em edema e hiperemia. Se o médico suspeitar de infecção, mas a lesão não responder rapidamente (1-2 semanas) aos antibióticos, uma biópsia deve ser realizada. O diagnóstico deve ser feito quando a vermelhidão envolver mais do que um terço da pele da mama e a biópsia mostrar um carcinoma infiltrante com invasão de vasos linfáticos subcutâneos. As metástases tendem a ocorrer mais precoce e amplamente e, por esta razão, o carcinoma inflamatório raramente é curável. A irradiação, terapia hormonal e quimioterapia são condutas melhores do que a cirurgia. A mastectomia é indicada quando a quimioterapia e a radioterapia resultam em remissão clínica com nenhuma evidência de metástases distantes. Nesses casos, a doença residual na mama pode ser erradicada.

Câncer de mama durante a gravidez ou lactação

O câncer de mama surge em aproximadamente 1 em cada 3.000 gestações. O diagnóstico é frequentemente tardio, porque as alterações fisiológicas na mama podem mascarar a lesão, e a mamografia de rastreamento não é realizada em mulheres jovens ou grávidas. Quando o câncer está confinado à mama, a taxa de sobrevida em 5 anos é de cerca de 70%. Em 60% a 70% dos pacientes, as metástases axilares já estão presentes, conferindo uma taxa de sobrevida em 5 anos de 30 a 40%. Uma análise retrospectiva de mulheres com menos de 36 anos de idade quando o câncer de mama foi diagnosticado mostrou que mesmo que as mulheres com câncer de mama associado à gravidez foram mais frequentemente diagnosticadas com câncer de mama em estágio mais avançado, elas apresentaram taxas semelhantes de recorrência locorregional, metástases distantes e sobrevida global semelhantes às de mulheres com câncer de mama não associado à gravidez. Assim, é importante que os médicos de cuidados primários e especialistas em reprodução realizem uma avaliação agressiva de qualquer anormalidade na mama descoberta em uma mulher grávida. A gravidez (ou aleitamento) não é uma contraindicação para a cirurgia ou tratamento, e a terapia deve se basear no estágio da doença, como nas mulheres não grávidas (ou não lactantes). As taxas de sobrevida geral aumentaram, uma vez que os tumores são atualmente diagnosticados mais cedo em mulheres grávidas do que no passado e o tratamento também melhorou. A cirurgia de conservação da mama pode ser realizada e quimioterapia administrada, mesmo durante a gravidez.

Câncer de mama bilateral

O câncer de mama bilateral ocorre em menos de 5% dos casos, mas a incidência pode chegar a 20 a 25% de ocorrência tardia de câncer na segunda mama. A bilateralidade ocorre mais frequentemente no câncer de mama familiar, em mulheres com idade inferior a 50 anos e quando o tumor na mama primária é lobular. A incidência de câncer na segunda mama aumenta diretamente com o tempo que a paciente sobrevive após o seu primeiro câncer – cerca de 1 a 2% por ano.

Em pacientes com câncer de mama, a mamografia deve ser realizada antes do tratamento primário e em intervalos regulares depois disso, para monitorar o surgimento de um câncer oculto na mama contralateral ou na mama ipsilateral conservada. A RM pode ser útil nesse grupo de alto risco.

Câncer não invasivo

O câncer não invasivo pode ocorrer nos ductos (DCIS) ou lóbulos (LCIS). O DCIS é mais unilateral e pode progredir para câncer invasivo se não tratado. Em aproximadamente 40 a 60% das mulheres com DCIS tratadas apenas com biópsia, um câncer invasivo se desenvolveu na mesma mama. Embora se acredite que o LCIS seja uma lesão pré-maligna ou um fator de risco para o câncer de mama, na verdade, ele pode se comportar como um DCIS. Em uma análise de 2004 de múltiplos estudos do NSABP, o câncer de mama lobular invasivo não apenas se desenvolveu em pacientes com LCIS, mas se desenvolveu na mesma mama e localização relacionada ao LCIS original. Embora ainda sejam necessárias mais pesquisas nessa área, o potencial invasivo do LCIS deve ser considerado. LCIS pleomórfico e de grau mais elevado pode se comportar mais como DCIS e pode estar associado ao carcinoma invasivo. Por esta razão, alguns cirurgiões atualmente recomendam que o LCIS pleomórfico seja removido cirurgicamente com margens limpas.

O tratamento das lesões intraductais é controverso. O DCIS pode ser tratado por excisão ampla, com ou sem radioterapia, ou por mastectomia total. O tratamento conservador é recomendado para pacientes com lesões pequenas, passíveis de lumpectomia. Embora as pesquisas ainda estejam definindo o potencial maligno de DCIS, ele pode ser tratado com a observação. As pacientes que não estão dispostas a aceitar o risco aumentado de câncer de mama podem ter a opção de fazer a excisão cirúrgica da lesão ou mastectomia bilateral total. Atualmente, o tratamento padrão oferece a alternativa da quimioprevenção, que é eficaz na prevenção do câncer de mama invasivo de LCIS e DCIS, que foram completamente removidos. As metástases axilares de neoplasias *in situ* não devem ocorrer, a menos que haja um câncer invasivo oculto. A biópsia do nódulo sentinela está indicada para DCIS grande, tratada com mastectomia.

Amant F et al: Breast cancer in pregnancy. *Lancet.* 2012;379(9815):570-579. [PMID 22325662]

Bruening W et al: Systematic review: comparative effectiveness of core-needle and open surgical biopsy to diagnose breast lesions. *Ann Intern Med.* 2010 Feb 16;152(4):238-246. [PMID: 20008742]

Rakha EA et al: The prognostic significance of lymphovascular invasion in invasive breast carcinoma. *Cancer.* 2012 Aug 1;118(15):3670-3680. [PMID: 22180017]

Robertson FM et al: Inflammatory breast cancer: the disease, the biology, the treatment. *CA Cancer J Clin.* 2010 Nov-Dec;60(6):351-375. [PMID: 20959401]

Sinclair S et al: Primary systemic chemotherapy for inflammatory breast cancer. *Cancer.* 2010 Jun 1;116 (Suppl 11):2821-2828. [PMID: 20503414]

Veronesi U et al: Sentinel lymph node biopsy in breast cancer: ten-year results of a randomized controlled study. *Ann Surg.* 2010 Apr;251(4):595-600. [PMID: 20195151]

BIOMARCADORES E PERFIS DE EXPRESSÃO GÊNICA

É fundamental determinar o estado de RE, RP HER2 do tumor no momento do diagnóstico de um câncer de mama inicial e, se possível, no momento da recorrência, tanto para avaliar o prognóstico de uma paciente quanto para determinar o esquema de tratamento mais adequado. Além do estado de RE e PR, a taxa de divisão do tumor (avaliada por uma coloração imuno-histoquímica para Ki-67) e o grau e diferenciação das células também são fatores prognósticos importantes. Esses marcadores podem ser obtidos por biópsia percutânea ou fragmentos cirúrgicos. As pacientes com tumores com receptores hormonais positivos tendem a ter uma evolução mais lenta da doença do que aquelas cujos tumores são negativos para receptores. Além disso, o tratamento com um agente anti-hormonal é um componente essencial da terapia do câncer de mama com receptor hormonal positivo em qualquer fase. Enquanto até 60% das pacientes com câncer de mama metastático irá responder a manipulação hormonal, se seus tumores forem RE-positivos, menos do que 5% das pacientes com metástases e tumores RE-negativos irão responder.

Outro elemento-chave na determinação do tratamento e prognóstico é a quantidade do oncogene HER2 presente no tumor. A superexpressão de HER2 é determinada por exame de imuno-histoquímico, que é classificado de acordo com um sistema numérico: 0 e 1+ são considerados negativos para a superexpressão, 2+ é considerado limítrofe/indeterminado e 3+ é positivo para superexpressão. No caso de expressão 2+, a hibridação *in situ* fluorescente (FISH) é recomendada para avaliar de forma mais precisa a amplificação de HER2. De acordo com o Colégio Americano de Patologistas, uma pontuação FISH inferior a 1,8 é negativa para a amplificação, 1,8 a 2,2 é indeterminada e superior a 2,2 é positiva para amplificação. A presença de amplificação e superexpressão de HER2 apresenta significado prognóstico e indica a resposta a trastuzumabe.

Individualmente, esses biomarcadores são preditivos e, assim, fornecem informações para a orientação da terapia adequada. Além disso, quando combinados, eles podem fornecer informações úteis sobre o risco de recorrência e prognóstico. Em geral, os tumores que não expressam HER2, RE e PR ("triplos negativos") apresentam um maior risco de recorrência e metástase e estão associados a uma sobrevida menor, em comparação aos outros tipos. Nem a terapia endócrina nem os agentes direcionados para HER2 são úteis para este tipo de câncer de mama, deixando a quimioterapia como a única opção de tratamento. Em contraste, as pacientes com câncer de mama em estágio inicial e com receptores hormonais positivos podem não se beneficiar da adição de quimioterapia aos tratamentos hormonais. Vários testes moleculares têm sido desenvolvidos para avaliar o risco de recorrência e indicar quais pacientes serão mais suscetíveis de se beneficiar com a quimioterapia. O teste Oncotype DX (Genomic Health) avalia a expressão de 21 genes relacionados a RE, RP, HER2 e a proliferação em um fragmento de tumor e é capaz de classificar o risco de recorrência de uma paciente (escore de recorrência) como alto, médio ou baixo risco. Além de proporcionar informação prognóstica, o teste também apresenta valor preditivo, uma vez que estudos têm mostrado que as pacientes classificadas na categoria de alto risco respondem melhor à quimioterapia. Este teste é indicado principalmente para tumores RE-positivos, nódulo-negativo, mas, pelo menos um estudo mostrou que também pode ter valor em tumores nódulo-positivo. Os testes centralizados para RE, RP, HER2 e Ki67 por técnicas de imuno-histoquímica padronizadas são capazes de fornecer tantas informações prognósticas quanto o Oncotype DX. O MammaPrint (Agenda) é outro teste que está disponível para a avaliação do prognóstico. Esta assinatura de 70 genes está aprovada pelo FDA e pode ser realizada em tecido de tumor fresco congelado retirado no momento da cirurgia de uma paciente. Este teste classifica as pacientes em grupos de prognóstico bom e ruim para prever os desfechos clínicos e pode ser utilizado em pacientes com câncer de mama com receptor hormonal positivo ou negativo. Vários outros testes estão em desenvolvimento para estratificar melhor as pacientes com base na avaliação de risco.

Albain KS et al: For The Breast Cancer Intergroup of North America. Prognostic and predictive value of the 21-gene recurrence score assay in postmenopausal women with node-positive, oestrogen-receptor-positive breast cancer on chemotherapy: a retrospective analysis of a randomized trial. *Lancet Oncol.* 2010 Jan;11(1):55-65. [PMID: 20005174]

Capala J et al: Molecular imaging of HER2-positive breast cancer: a step toward an individualized "image and treat" strategy. *Curr Opin Oncol.* 2010 Nov;22(6):559-566. [PMID: 20842031]

Cuzick J et al: Prognostic value of a combined estrogen receptor, progesterone receptor, Ki-67, and human epidermal growth factor receptor 2 immunohistochemical score and comparison with the Genomic Health recurrence score in early breast cancer. *J Clin Oncol.* 2011 Nov 10;29(32):4273-4278. [PMID: 21990413]

Foulkes WD et al: Triple-negative breast cancer. *N Engl J Med*. 2010 Nov 11;363(20):1938-1948. [PMID: 21067385]

Galanina N et al: Molecular predictors of response to therapy for breast cancer. *Cancer J.* 2011 Mar-Apr;17(2):96-103. [PMID: 21427553]

Macrinici V et al: Clinical updates on EGFR/HER targeted agents in early-stage breast cancer. *Clin Mama Cancer.* 2010;10(Suppl 1): E38-E46. [PMID: 20587406]

Sparano JA et al: Clinical application of gene expression profiling in breast cancer. *Surg Oncol Clin N Am.* 2010 Jul;19(3):581-606. [PMID: 20620929]

▶ Tratamento curativo

Claramente, nem todo câncer de mama é sistêmico no momento do diagnóstico. Por esta razão, uma atitude pessimista sobre o tratamento do câncer de mama é injustificada. A maioria das pacientes com câncer de mama inicial pode ser curada. O tratamento com intenção curativa é aconselhado para doença clínica em estágio I, II e III (ver Tabs. 17-3 e 39-4). As pacientes com doença localmente avançada (T3, T4) e mesmo com os tumores inflamatórios podem ser curadas com a terapia multimodal, mas, na maior parte, uma terapia paliativa é tudo o que se pode esperar. O tratamento com intenção paliativa é adequado para todas as pacientes com doença em estágio IV e para as pacientes com tumores que não podem ser removidos.

A. Escolha e momento da terapia primária

A extensão da doença e sua agressividade biológica são os principais determinantes do resultado da terapia primária. O estadiamento clínico e histológico ajuda na avaliação da extensão da doença (Tab. 17-3), mas cada um é, em certa medida, impreciso. Outros fatores, como o grau do tumor, testes de receptores hormonais e a amplificação do oncogene HER2 são de valor prognóstico e são importantes para determinar a terapia sistêmica, mas não são importantes para determinar o tipo de terapia local.

A controvérsia tem cercado a escolha da terapia primária dos estágios I, II e III do carcinoma de mama. Atualmente, o padrão de cuidados para o estágio I, estágio II e a maior parte dos tumores em estágio III é a ressecção cirúrgica, seguida por radioterapia adjuvante ou terapia sistêmica, ou ambos, quando indicado. A terapia neoadjuvante está se tornando mais popular, uma vez que grandes tumores podem ser reduzidos pela quimioterapia antes da cirurgia, fazendo com que algumas pacientes que necessitavam de mastectomiase se tornem candidatas à lumpectomia. É importante que as pacientes compreendam todas as opções cirúrgicas, incluindo as opções reconstrutivas, antes da cirurgia. As pacientes com grandes tumores primários, tumores inflamatórios ou linfonodos aumentados palpáveis devem realizar varreduras de estadiamento para descartar doença metastática distante antes da cirurgia definitiva. Em geral, a terapia sistêmica adjuvante é iniciada quando a mama já foi adequadamente tratada, geralmente em 4 a 8 semanas após a cirurgia. Embora, nenhum estudo prospectivo tenha definido o momento adequado da quimioterapia adjuvante, um estudo retrospectivo de base populacional sugeriu que a quimioterapia deve ser iniciada no prazo de 12 semanas após a cirurgia, para evitar comprometimento na sobrevida livre de recidiva e na sobrevida geral.

B. Ressecção cirúrgica

1. Tratamento conservador da mama — Vários grandes estudos randomizados, incluindo os ensaios de Milão e do NSABP mostraram que as taxas de sobrevida geral e sobrevida livre de doença são semelhantes em pacientes com câncer de mama em estágio I e estágio II tratadas com mastectomia parcial (lumpectomia de conservação de mama), além da dissecção axilar seguida de radioterapia e naquelas tratadas por mastectomia radical modificada (mastectomia total mais dissecção axilar).

O tamanho do tumor é uma consideração importante na determinação da viabilidade de conservação mama. O ensaio de lumpectomia do NSABP randomizou pacientes com tumores de até 4 cm. Para conseguir um resultado estético aceitável, a paciente deve ter uma mama de tamanho suficiente para permitir a excisão de um tumor de 4 cm sem deformação considerável. Portanto, o tamanho grande do tumor é apenas uma contraindicação relativa. Tumores subareolares, também difíceis de remover sem deformidade, não são contraindicações para a conservação mama. A multifocalidade detectável clinicamente é uma contraindicação relativa à cirurgia conservadora de mama, assim como a fixação à parede torácica ou à pele ou o envolvimento do mamilo ou pele sobrejacente. A paciente – não o cirurgião – deve decidir o que é esteticamente aceitável. Em função do risco relativamente alto de um resultado ruim após a irradiação, a esclerodermia simultânea é uma contraindicação para a cirurgia conservadora de mama. Um histórico de radioterapia anterior da mama ipsilateral ou da parede torácica (ou de ambos) também é uma contraindicação para a conservação da mama.

A dissecção axilar é utilizada, principalmente, para o estadiamento adequado do tumor e planejamento da radioterapia e terapia sistêmica. O mapeamento linfático intraoperatório e a biópsia de linfonodo sentinela identificam os linfonodos com maior probabilidade de abrigar metástases, caso presentes (Fig. 17-8). A biópsia de linfonodo sentinela é uma alternativa razoável à dissecção axilar em pacientes selecionadas com câncer invasivo. Se a biópsia do linfonodo sentinela não revelar qualquer evidência de metástases axilares, é muito provável que os gânglios linfáticos restantes estejam livres da doença e dissecção axilar pode não ser realizada. Um importante estudo do grupo do Colégio Americano de Cirurgiões Oncológicos randomizou mulheres com metástases do linfonodo sentinela para serem submetidas à dissecção axilar completa ou receber nenhum tratamento axilar adicional após a mastectomia; nele não foram encontradas diferenças na sobrevida, o que mostra que a dissecção axilar para mulheres selecionadas com nódulo positivo não é necessária. Esses resultados desafiam os esquemas padronizados de tratamento.

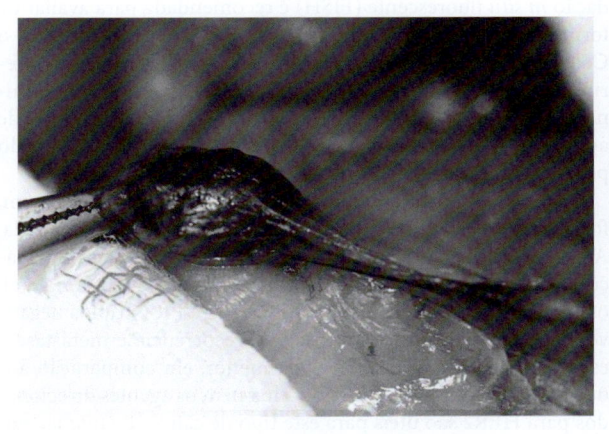

▲ **Figura 17-8** Linfonodo sentinela. (Utilizada com permissão de Giuliano AE.)

A cirurgia de conservação da mama com radioterapia é a forma preferida de tratamento para pacientes com **câncer de mama em estágio inicial**. Apesar de numerosos ensaios randomizados mostrando ausência de benefícios da mastectomia sobre a mastectomia parcial de conservadora da mama e radioterapia, a cirurgia conservadora da mama ainda parece ser pouco utilizada.

2. Mastectomia — A mastectomia radical modificada é o tratamento padrão para a maioria das pacientes com câncer de mama em estágio inicial. Essa cirurgia remove toda a mama, a pele sobrejacente, o mamilo e o complexo areolar, bem como a fáscia peitoral subjacente, com os linfonodos axilares em continuidade. A principal vantagem da mastectomia radical modificada é que a radioterapia pode não ser necessária, embora a radioterapia possa ser utilizada quando os linfonodos estiverem comprometidos com o câncer ou quando o tumor primário for grande (≥ 5 cm). A desvantagem da mastectomia é o impacto estético e psicológico associado à perda da mama. A mastectomia radical, que remove o músculo peitoral subjacente, deve ser raramente ou nunca realizada. A dissecção dos nódulos axilares não é indicada para tumores não infiltrantes, porque as metástases nodais raramente estão presentes. A mastectomia poupando a pele e o mamilo está atualmente ganhando preferência, mas não é adequada para todas as pacientes. Deve ser oferecida a cirurgia conservadora de mama e radioterapia, sempre que possível, uma vez que a maioria das pacientes prefere salvar a mama. A reconstrução da mama, imediata ou tardia, deve ser discutida com as pacientes que optaram ou necessitam de mastectomia. As pacientes devem fazer uma entrevista com um cirurgião plástico reconstrutivo para discutir as opções antes de tomar uma decisão sobre a reconstrução. Bastante tempo deve ser gasto no pré-operatório para instruir a paciente e a família sobre esses assuntos.

C. Radioterapia

A radioterapia após a mastectomia parcial consiste em 5 a 7 semanas de cinco frações diárias de uma dose total de 5.000 a 6.000 cGy. A maioria dos oncorradioterapeutas utiliza uma dose inicial de ataque para a localização do câncer. Resultados iniciais de estudos examinando a utilidade e as taxas de recorrência após irradiação intraoperatória ou a irradiação de dose densa, na qual o tempo de irradiação é encurtado, mostraram resultados promissores semelhantes às técnicas convencionais. A irradiação acelerada parcial da mama, em que apenas a porção da mama em que o tumor foi removido é irradiada por 1 a 2 semanas, parece eficaz em atingir o controle local. O American Society of Breast Surgeons Registry Trial relatou que em 1.440 pacientes tratadas com braquiterapia, a taxa atuarial em 3 anos de recorrência de câncer de mama ipsilateral foi de 2,15% e não foram observados eventos adversos inesperados. O acompanhamento de longo prazo será necessário, assim como os resultados de ensaios clínicos randomizados em andamento comparando a braquiterapia à radiação por feixe externo padrão.

Estudos atuais sugerem que a radioterapia após a mastectomia pode melhorar as taxas de recorrência e sobrevida em pacientes com tumores de 5 cm ou mais ou com linfonodos positivos. Os pesquisadores também estão analisando a utilidade da irradiação axilar como alternativa à dissecção axilar em pacientes com linfonodos negativos clinicamente com micrometástases no linfonodo sentinela. Um estudo canadense (MA20) sobre irradiação nodal pós-operatória de lumpectomia e dissecção axilar mostrou melhora da sobrevida com a irradiação nodal.

D. Terapia sistêmica adjuvante

O objetivo da terapia sistêmica, incluindo as drogas moduladoras hormonais (terapia endócrina), quimioterapia citotóxica e o trastuzumabe, agente alvo de HER2, é destruir as células cancerosas que escaparam da mama e dos linfonodos axilares como micrometástases antes que se tornem macrometástases (i.e., tumor estágio IV). A terapia sistêmica aumenta a sobrevida e é indicada para a maioria das pacientes com câncer de mama curável. Na prática, a maioria dos oncologistas está utilizando atualmente a quimioterapia adjuvante para qualquer paciente com câncer de mama nódulo positivo ou nódulo negativo de alto risco (p. ex., com receptores hormonais negativos ou HER2-positivo) e utilizando a terapia endócrina para todos os tumores de mama invasivos receptores hormonais positivos, exceto quando contraindicado. Os fatores prognósticos, além do estado nodal, que são utilizados para determinar os riscos de recorrência de uma paciente, são o tamanho do tumor, o estado RE e RP, grau nuclear, tipo histológico, taxa proliferativa, expressão do oncogene (Tab. 17-5) e idade e estado de menopausa da paciente. Em geral, a quimioterapia sistêmica diminui a probabilidade de recorrência em cerca de 30% e a modulação hormonal diminui o risco de recorrência em aproximadamente 40 a 50%

Tabela 17-5 Fatores prognósticos no câncer de mama nódulo-negativo

Fatores prognósticos	Recorrência aumentada	Recorrência reduzida
Tamanho	T3, T2	T1, T0
Receptores hormonais	Negativo	Positivo
Citometria de fluxo do DNA	Aneuploidia	Diploidia
Grau histológico	Alto	Baixo
Índice de marcação do tumor	< 3%	> 3%
Fração de fase S	> 5%	< 5%
Invasão vascular ou linfática	Presente	Ausente
Catepsina D	Alto	Baixo
Oncogene *HER-2/neu*	Alto	Baixo
Receptor do fator de crescimento epidérmico	Alto	Baixo

(para tumores com receptor hormonal positivo). Em geral, a quimioterapia sistêmica é administrada sequencialmente, em vez de simultaneamente à radioterapia. Em termos de sequência, normalmente, quimioterapia é administrada antes da radioterapia e a terapia endócrina é iniciada simultaneamente com a radioterapia ou depois dela.

As vantagens da terapia sistêmica de longo prazo estão bem estabelecidas. Todas as pacientes com tumores invasivos com receptores hormonais positivos devem considerar a utilização de terapia moduladora hormonal. A maioria das pacientes com tumores HER2-positivo deve receber esquemas de quimioterapia contendo trastuzumabe. Em geral, a quimioterapia adjuvante sistêmica não deve ser administrada a mulheres com tumores pequenos e nódulos negativos e com achados histológicos e marcadores tumorais favoráveis. A capacidade para indicar mais precisamente quais pacientes com tumores HER2 negativo, receptor hormonal positivo e linfonodo negativo devem receber quimioterapia está aumentando com o advento de ferramentas diagnósticas, como o Oncotype DX e o Mammaprint. Esses testes estão sendo submetidos a avaliações prospectivas em dois ensaios clínicos (TAILORx e MINDACT).

1. Quimioterapia — A metanálise do Early Breast Cancer Trialists' Collaborative Group (EBCTCG), envolvendo mais de 28 mil mulheres em 60 ensaios de poliquimioterapia adjuvante *versus* sem quimioterapia demonstrou um impacto significativo no benefício da quimioterapia nos resultados clínicos no câncer de mama inicial. Este estudo mostrou que a quimioterapia adjuvante é capaz de reduzir o risco de recorrência e a mortalidade específica por câncer de mama em todas as mulheres, mas também mostrou que as mulheres com idade abaixo de 50 anos apresentavam o maior benefício. Com base na superioridade dos esquemas contendo antraciclinas no câncer de mama metastático, a doxorrubicina e a epirubicina foram estudadas extensivamente como adjuvantes. Estudos comparando a Adriamycina (doxorrubicina) e ciclofosfamida (AC) ou epirubicina e ciclofosfamida (EC) a ciclofosfamida--metotrexato-5-fluorouracil (CMF) mostraram que os tratamentos com esquemas contendo antraciclinas são, pelo menos, tão eficazes e talvez mais do que o tratamento com CMF. A análise do EBCTCG, incluindo mais de 14 mil pacientes em ensaios comparando esquemas baseados em antraciclina a esquemas baseados em CMF, mostrou um aumento pequeno, mas estatisticamente significativo, na sobrevida livre de doença e na sobrevida geral com o uso de esquemas baseados em antraciclinas. Deve ser observado, entretanto, que a maioria desses estudos incluiu uma população mista de pacientes com câncer de mama HER2 positivo e HER2 negativo e foi realizada antes do desenvolvimento do trastuzumabe. Análises retrospectivas de vários desses estudos sugerem que as antraciclinas podem ser principalmente eficazes em tumores com superexpressão de HER2 ou alteração na expressão da topoisomerase IIα (o alvo das antraciclinas e próximo ao gene HER2). Em função desse fato, para o câncer de mama HER2 negativo, nódulo negativo, é provável que quatro ciclos de AC ou seis ciclos de CMF sejam igualmente eficazes.

Quando os taxanos (T = paclitaxel e docetaxel) surgiram na década de 1990, múltiplos ensaios foram conduzidos para avaliar seus usos associados aos esquemas baseados em antraciclinas. A maioria desses ensaios mostrou um aumento na sobrevida livre de doença, e pelo menos um ensaio mostrou um aumento na sobrevida geral com um esquema baseado em taxanos. Uma metanálise de ensaios de esquemas baseados em taxanos *versus* esquemas baseados em antraciclinas não taxanos mostrou um aumento na sobrevida livre de doença e na sobrevida geral para os esquemas baseados em taxanos.

Vários esquemas foram relatados, incluindo AC seguido por paclitaxel ou docetaxel (AC-T), TAC (docetaxel simultâneo a AC), 5-fluorouracil (F) EC-docetaxel e FEC-paclitaxel. Os resultados do CALGB 9741 mostrou que, comparado ao esquema de dose padrão, a administração de quimioterapia de "dose-densa" de AC-P (i.e., em um modo acelerado, no qual a frequência de administração aumenta sem uma alteração na dose total ou duração) com o suporte do fator estimulador de colônias de granulócitos (G-CSF), levou a um aumento da sobrevida livre de doença (82 *vs.* 75% em 4 anos) e da sobrevida geral (92 *vs.* 90%). Uma análise exploradora subsequente sugeriu que pacientes com tumores com receptor hormonal negativo apresentaram os maiores benefícios com essa abordagem de dose densa.

O ensaio US Oncology 9735 comparou 4 ciclos de AC a 4 ciclos de taxotere (docetaxel) e ciclofosfamida (TC). Com um acompanhamento médio de 7 anos, esse estudo mostrou um aumento estatisticamente significativo na sobrevida livre de doença e na sobrevida geral em pacientes que receberam TC. Até esse momento, nenhum ensaio havia comparado um esquema baseado em taxano não antraciclina a um esquema baseado em antraciclina.

Um importante estudo em andamento (US Oncology 06090) está avaliando prospectivamente se as antraciclinas adicionam qualquer aumento no benefício a um esquema baseado em taxano, ao comparar seis ciclos de TAC a seis ciclos de TC em pacientes com câncer de mama HER2 negativo. Um terceiro braço do estudo foi adicionado para avaliar os benefícios da adição de bevacizumabe, um anticorpo monoclonal direcionado contra o fator de crescimento endotelial vascular (VEGF) a TC. Enquanto aguardam os resultados desse ensaio, os oncologistas precisam escolher entre os esquemas de tratamento citados para o câncer de mama HER2 negativo. É interessante observar uma diminuição aguda no uso de antraciclinas desde 2006. Em função dos benefícios descritos anteriormente, os taxanos são atualmente utilizados para a maioria das pacientes que recebem quimioterapia para o câncer de mama inicial.

A duração geral da quimioterapia adjuvante permanece incerta. Entretanto, baseado em uma metanálise realizada no Oxford Overview (EBCTCG), a recomendação atual é de 3 a 6 meses para os esquemas comumente utilizados. Embora esteja claro que a intensidade da dose para um limiar específico seja essencial, há pouca ou nenhuma evidência para apoiar os benefícios de sobrevida no longo prazo da quimioterapia de altas doses com suporte de células-tronco.

Atualmente, os efeitos colaterais da quimioterapia costumam ser bem controlados. As náuseas e vômitos podem ser controlados com drogas que atuam diretamente no sistema nervoso central, como ondansetrona e granisetrona. A infertilidade e a insuficiência ovariana prematura são efeitos colaterais comuns da quimioterapia, especialmente em mulheres acima de 40 anos de idade e devem ser discutidos com as pacientes antes do início do tratamento. O risco de neutropenia potencialmente fatal associada à quimioterapia pode ser reduzido por meio do uso de fatores de crescimento, como o pegfilgrastim e o filgrastim (G-CSF), que estimulam a proliferação e diferenciação de células hematopoiéticas. A toxicidade de longo prazo da quimioterapia, incluindo miocardiopatia (antraciclinas), neuropatia periférica (taxanos) e leucemia/mielodisplasia (antraciclinas e agentes alquilantes), permanece como um risco pequeno, porém significativo.

2. Terapia-Alvo

A. Superexpressão de HER2 – Aproximadamente 20% dos tumores da mama são caracterizados pela amplificação do oncogene HER2, levando à superexpressão da oncoproteína HER2. O prognóstico ruim associado à superexpressão de HER2 melhorou drasticamente com o desenvolvimento de terapia direcionada contra HER2. O trastuzumabe (Herceptin [H]), um anticorpo monoclonal que se liga à HER2, se provou eficaz quando associado à quimioterapia em pacientes com câncer de mama metastático e superexpressão de HER2. Na terapia adjuvante, a primeira quimioterapia e a mais comumente estudada utilizando o trastuzumabe foi o AC-T. Subsequentemente, o estudo BCIRG006 mostrou eficácia semelhante para AC-TH e um esquema não contendo antraciclina, TCH (docetaxel, carboplatina, trastuzumabe). Ambos foram significativamente melhores do que o AC-T em termos de sobrevida livre de doença e sobrevida geral, e o TCH apresentou um risco menor de toxicidade cardíaca. Ambos, AC-TH e TCH são aprovados pelo FDA para câncer de mama HER2 positivo não metastático. Nesses esquemas, o trastuzumabe é administrado associado à quimioterapia e continua além do curso da quimioterapia, completando um ano inteiro. O relato de dois ensaios em 2012 (o Herceptin Adjuvant [HERA] avaliando 1 vs. 2 anos de trastuzumabe e o estudo Protocol for Herceptin as Adjuvant therapy with Reduced Exposure [PHARE] avaliando 6 vs. 12 meses de trastuzumabe) reafirmou que 1 ano de trastuzumabe deveria permanecer como cuidado padrão. Pelo menos um estudo (N9831) sugeriu que o trastuzumabe simultâneo, em vez de sequencial à quimioterapia, poderia ser mais benéfico. Outra questão abordada nos ensaios é o tratamento de tumores pequenos (> 1 cm) e nódulo negativo com trastuzumabe e quimioterapia. Estudos retrospectivos mostraram que mesmo tumores pequenos (estágio T1a,b) HER2 positivo apresentam pior prognóstico quando comparados a tumores do mesmo tamanho HER2 negativo. O estudo B43 do NSABP também está em andamento para avaliar se a adição de trastuzumabe à radioterapia se justifica para DCIS.

A miocardiopatia se desenvolve em um percentual pequeno, mas significativo, (1-4%) de pacientes que recebem esquemas baseados em trastuzumabe. Por esta razão, as antraciclinas e o trastuzumabe raramente são administrados simultaneamente e a função cardíaca é monitorada periodicamente durante a terapia.

B. Terapia endócrina adjuvante – A terapia de modulação hormonal é muito eficaz na diminuição da recorrência e mortalidade em aproximadamente 25% nas mulheres com tumores com receptor hormonal positivo, independentemente do estado de menopausa. O esquema tradicional tem sido de 5 anos de tamoxifeno antagonista/agonista do receptor de estrogênio até que, em 2012, o relato do ensaio Adjuvant Tamoxifen Longer Against Shorter (ATLAS) comparou 5 versus 10 anos de tamoxifeno adjuvante. Nesse estudo, as mulheres que receberam 10 anos de tamoxifeno apresentaram um aumento significativo na sobrevida livre de doença, bem como na sobrevida geral, particularmente após o décimo ano. Embora esses resultados sejam impressionantes e potencialmente um desafio prático, a aplicação clínica do tamoxifeno de longo prazo deve ser discutida individualmente com as pacientes, levando em consideração os riscos do tamoxifeno, como câncer uterino secundário, eventos tromboembólicos venosos, bem como os efeitos colaterais que impactam na qualidade de vida. A ablação ovariana em pacientes na pré-menopausa com tumores RE-positivo pode produzir um benefício semelhante àquele da quimioterapia sistêmica adjuvante. Ainda não está claro se o uso da ablação ovariana mais o tamoxifeno (ou um IA) é mais eficaz do que qualquer medida sozinha. No subgrupo de Estocolmo do estudo Zoladex in Premenopausal Patients (ZIPP), 927 mulheres na pré-menopausa foram randomizadas para goserelina, tamoxifeno, a associação dos dois ou nenhuma terapia endócrina por 2 anos. Com um acompanhamento médio de 12,3 anos, esse subestudo mostrou que a goserelina e o tamoxifeno são capazes de reduzir significativamente o risco de recorrência do câncer de mama com receptor hormonal positivo, quando comparados ao controle (goserelina 32% [$P = 0,005$] e tamoxifeno 27% [$P = 0,018$]), ainda que a associação de goserelina e tamoxifeno não tenha sido superior a cada tratamento isolado. Este problema ainda não está resolvido e está sendo avaliado em ensaios clínicos em andamento (Suppression of Ovarian

Function Trial [SOFT] e Tamoxifen and Exemestane Trial [TEXT]) e ainda não foram relatados. Os IAs, incluindo anastrozol, letrozol e exemestano, são capazes de reduzir a produção de estrogênio e também são eficazes na terapia adjuvante para mulheres na pós-menopausa. Aproximadamente sete grandes ensaios randomizados, envolvendo mais de 24 mil pacientes, comparou o uso de IAs ao tamoxifeno ou placebo como terapia adjuvante. Todos esses estudos mostraram um aumento pequeno, mas estatisticamente significativo, na sobrevida livre de doença (benefícios absolutos de 2-6%) com o uso de IAs. Além disso, os IAs também são capazes de reduzir o risco de câncer de mama contralateral, além de menores efeitos colaterais graves (como câncer de endométrio e eventos tromboembólicos) do que o tamoxifeno. Entretanto, eles estão associados a uma perda óssea acelerada e a um aumento do risco de fraturas, bem como de síndrome musculoesquelética, caracterizada por artralgias ou mialgias (ou ambos) em até 50% das pacientes. A Sociedade Americana de Oncologia Clínica e o NCCN recomendaram que as mulheres na pós-menopausa com câncer de mama com receptor hormonal positivo deveriam receber um IA inicialmente ou após a terapia com tamoxifeno. O estado de HER2 não deveria afetar o uso ou escolha da terapia hormonal.

3. Bifosfonatos — Dois estudos randomizados (ZO-FAST e ABCSG-12) avaliaram o uso de bifosfonatos intravenosos adjuvantes (ácido zoledrônico) em adição à terapia sistêmica e local padrão. Os resultados mostraram uma redução relativa de 32 a 40% no risco de recorrência para o câncer de mama com receptor hormonal positivo. De fato, no San Antonio Mama Cancer Symposium em 2011, com um acompanhamento médio de 76 meses, o estudo ABCSG-12 relatou aumento da sobrevida geral para pacientes tratadas com ácido zoledrônico. Resultados conflitantes foram relatados com o estudo AZURE. Nesse estudo randomizado, que envolveu pacientes na pré-menopausa e na pós-menopausa, não houve benefício na sobrevida livre de doença e na sobrevida geral com a adição de ácido zoledrônico à terapia endócrina para toda a população estudada. No entanto, uma análise de subgrupo pré-especificada, com pacientes que estavam na pós-menopausa há pelo menos 5 anos, mostrou um benefício significativo na sobrevida livre de doença e na sobrevida geral com a adição de bifosfonatos. Os efeitos colaterais associados com a terapia com bifosfonatos intravenosa incluem dores ósseas, febre, osteonecrose da mandíbula (raro) e insuficiência renal. Atualmente, o uso de bifosfonatos adjuvantes e de outras drogas estabilizantes ósseas, como os inibidores do ativador de receptor do fator nuclear de ligante kappa B (RANK-B), permanecem em investigação.

4. Terapia adjuvante em mulheres idosas — Os dados relativos à utilização ideal do tratamento adjuvante sistêmico para mulheres acima de 65 anos de idade são limitados. Resultados da revisão do EBCTCG indicam que, embora a quimioterapia adjuvante seja capaz de produzir um benefício menor para mulheres mais velhas em comparação com mulheres mais jovens, ela ainda assim melhora os resultados clínicos. Além disso, estudos individuais mostram que as mulheres mais velhas com doença de maior risco apresentam benefícios com a quimioterapia. Um estudo comparou o uso da quimioterapia oral (capecitabina) à quimioterapia padrão em mulheres mais velhas e concluiu que é preferível a quimioterapia padrão. Outro estudo (USO TC vs. AC) mostrou que as mulheres com mais de 65 anos de idade podem obter benefícios semelhantes com esquema à base de taxano daquele das mulheres mais jovens. Os benefícios da terapia endócrina para doença com receptor hormonal positivo parecem ser independentes da idade. Em geral, as decisões em relação à utilização de terapia sistêmica devem levar em consideração comorbidades e idade fisiológica da paciente, mais do que a idade cronológica.

E. Terapia neoadjuvante

O uso da quimioterapia ou terapia endócrina antes da ressecção do tumor primário (neoadjuvante) está ganhando popularidade. Isso permite a avaliação da quimiossensibilidade in vivo. As pacientes com câncer de mama com receptores hormonais negativos ou HER2 positivo (ou ambos) apresentam maior chance de ter uma resposta histológica completa à quimioterapia neoadjuvante do que aquelas com câncer de mama com receptor hormonal positivo. Uma resposta patológica completa no momento da cirurgia está associada a aumento na sobrevida. A quimioterapia neoadjuvante também aumenta a chance de conservação mama, reduzindo o tumor primário em mulheres que, de outra forma, necessitariam de mastectomia para o controle local. A sobrevida após a quimioterapia neoadjuvante é semelhante à observada com a quimioterapia adjuvante pós-operatória. A terapia neoadjuvante com IAs foi avaliada em um estudo de fase II envolvendo 115 pacientes na pós-menopausa com câncer de mama com receptor hormonal positivo. A taxa de resposta geral foi de 62% neste estudo, e 38% das pacientes, inicialmente inelegíveis para a conservação da mama, puderam ser submetidas à lumpectomia. É grande a preocupação quanto ao momento da biópsia do linfonodo sentinela (BLS), já que a quimioterapia pode afetar qualquer lesão tumoral presente nos linfonodos. Vários estudos têm mostrado que a biópsia do linfonodo sentinela pode ser realizada após a terapia neoadjuvante. No entanto, um grande estudo multicêntrico, ACOSOG 1071, demonstrou uma taxa de falso-negativo de 10,7%, bem acima da taxa de falso-negativo fora do contexto neoadjuvante (< 1-5%). Muitos médicos recomendam a realização de biópsia do linfonodo sentinela antes de administrar a quimioterapia, a fim de evitar um resultado falso-negativo e para auxiliar no planejamento da radioterapia subsequente. Outros preferem realizar a BLS após a terapia neoadjuvante para evitar uma segunda cirurgia e avaliar o estado nodal após a quimioterapia. Se uma dissecção completa for necessária, ela poderá ser realizada no momento da cirurgia definitiva da mama.

Questões importantes a serem respondidas são o momento e a duração da quimioterapia adjuvante e neoadjuvante, quais os agentes quimioterápicos devem ser aplicados e para qual subgrupos de pacientes, o uso de combinações de terapia hormonal e quimioterapia, bem como a possibilidade de terapia-alvo, e o valor de fatores prognósticos, além dos receptores hormonais, para indicar resposta à terapia.

▶ Tratamento paliativo

Os tratamentos paliativos são para controlar os sintomas, melhorar a qualidade de vida e até mesmo prolongar a sobrevida, sem a expectativa de alcançar a cura. Apenas 10% das pacientes têm câncer de mama metastático recorrente no momento do diagnóstico. No entanto, na maioria das pacientes que apresentam uma recorrência do câncer de mama após a terapia local e adjuvante inicial, a recorrência se apresenta como doença metastática, em vez de doença local (na mama). O câncer de mama se dissemina mais comumente para o fígado, pulmões e ossos, levando a sintomas, como fadiga, alteração do apetite, dor abdominal, sintomas respiratórios ou dor óssea. Os tumores triplo negativos (RE, RP e HER2 negativos) e os tumores HER2 positivo apresentam uma taxa de metástases cerebrais maior do que os tumores com receptores hormonais positivos, HER2 negativo. Cefaleia, alterações do equilíbrio, alterações da visão, vertigem e outros sintomas neurológicos podem ser sinais de metástases cerebrais.

A. Radioterapia e bifosfonatos

A radioterapia paliativa pode ser aconselhada para o tratamento primário de tumores localmente avançados com metástases distantes para controlar ulceração, dor e outras manifestações da mama e linfonodos regionais. A irradiação da mama e parede do tórax e dos nódulos axilares, mamários internos e supraclaviculares deve ser realizada em uma tentativa de curar as lesões localmente avançadas e inoperáveis quando não há nenhuma evidência de metástases distantes. Um pequeno número de pacientes deste grupo pode ser curado, apesar do extenso envolvimento da mama e de nódulos regionais.

A radioterapia paliativa também é valiosa no tratamento de algumas metástases ósseas ou de tecidos moles para controlar a dor ou evitar a fratura. A radioterapia é especialmente útil no tratamento de metástases ósseas, recorrências isoladas da parede torácica, metástases cerebrais e compressão aguda da medula espinal.

Além de radioterapia, a terapia com bifosfonatos tem mostrado excelentes resultados em retardar e reduzir as complicações ósseas em mulheres com metástases ósseas. O ácido zoledrônico é um bifosfonato intravenoso aprovado pelo FDA, administrado mensalmente para metástases ósseas de câncer de mama. O denosumabe, um anticorpo monoclonal totalmente humano que age contra um ligante RANK, foi aprovado pelo FDA em 2010 para o tratamento do câncer de mama avançado com metástases ósseas, com base em dados que mostraram uma redução no tempo para o primeiro evento ósseo relacionado (p.e., fratura patológica), quando comparado ao ácido zoledrônico.

Devem ser tomadas precauções na associação de radioterapia e quimioterapia porque a toxicidade de uma ou de ambas pode aumentar com a administração simultânea. Em geral, apenas um tipo de terapia deve ser administrado por vez, a menos que seja necessário irradiar uma lesão destrutiva de um osso de suporte de peso, enquanto a paciente está recebendo outro esquema. O esquema deve ser alterado somente se a doença claramente progredir. Isto é especialmente difícil de determinar em pacientes com metástases ósseas destrutivas, uma vez que as alterações no estado dessas lesões são difíceis de determinar radiologicamente.

B. Terapia-alvo

1. Terapia endócrina para doença metastática — A terapia-alvo se refere a agentes que são especificamente direcionados contra uma proteína ou molécula expressa unicamente em células de tumor ou no microambiente do tumor. A primeira terapia-alvo foi o uso da terapia antiestrogênio no câncer de mama com receptor hormonal positivo. A administração de hormônios (p. ex., estrogênios, androgênios, progestinas; Tab. 17-6); ablação dos ovários, glândulas suprarrenais ou hipófise; administração de medicamentos que bloqueiam os receptores hormonais (como tamoxifeno) ou fármacos que bloqueiam a síntese de hormônios (como os IAs), têm se mostrado eficaz no câncer de mama metastático com receptor hormonal positivo. O tratamento paliativo do câncer metastático deve se basear no estado do RE do tumor primário ou das metástases. Como apenas 5 a 10% das mulheres com tumores RE negativo respondem, elas não devem receber terapia endócrina, exceto em raras situações, por exemplo, em uma paciente idosa que não tolera a quimioterapia. A taxa de resposta é quase igual para mulheres na pré-menopausa e na pós-menopausa com tumores RE positivo. Uma resposta favorável à manipulação hormonal ocorre em aproximadamente um terço das pacientes com câncer de mama metastático. Nas pacientes com tumores RE positivo, a resposta é de aproximadamente 60% e, talvez, de até 80% nas pacientes com tumores que também contém RP. A escolha da terapia endócrina depende do estado de menopausa da paciente. As mulheres dentro de um período de um ano de sua última menstruação são arbitrariamente consideradas como ainda na pré-menopausa e devem receber terapia com tamoxifeno ou, raramente, ablação ovariana; enquanto as mulheres, nas quais a última menstruação ocorreu a mais de um ano, são consideradas na pós-menopausa e podem receber tamoxifeno ou IAs. As mulheres com tumores RE positivo que não respondem à terapia endócrina de primeira linha ou apresentam progressão da doença, devem receber uma forma diferente de manipulação hormonal. Como a qualidade de vida durante a manipulação endócrina é geralmente superior do que durante a quimioterapia citotóxica, é melhor tentar a manipulação endócrina, sempre que possível. Entretanto, quando o estado do receptor é desconhecido, a doença progride rapidamente ou envolve órgãos viscerais, a quimioterapia deve ser utilizada como terapia de primeira linha.

Tabela 17-6 Agentes comumente utilizados para tratamento hormonal do câncer de mama metastático

Medicamento	Ação	Dose, via de administração, frequência	Efeitos colaterais principais
Citrato de tamoxifeno	SERM	20 mg/dia por via oral	Ondas de calor, sangramento uterino, tromboflebite, erupção cutânea
Fulvestranto	Antagonista do receptor de estrogênio esteroidal	500 mg por via intramuscular no 1º, 15º e 29º dia e depois mensalmente	Desconforto gastrintestinal, cefaleia, dor lombar, ondas de calor, faringite
Citrato de toremifeno	SERM	40 mg/dia por via oral	Ondas de calor, sudorese, náuseas, secreção vaginal, ressecamentos dos olhos, vertigens
Dietilestilbestrol	Estrogênio	5 mg por via oral três vezes ao dia	Retenção de líquidos, sangramento uterino, tromboflebite, náuseas
Goserelina	Análogo de liberação do hormônio luteinizante sintético	3,6 mg por via subcutânea mensalmente	Artralgias, alterações da pressão sanguínea, ondas de calor, ressecamento vaginal
Acetato de megestrol (Megace)	Progestina	40 mg por via oral quatro vezes ao dia	Retenção de líquidos
Letrozol	IA	2,5 mg/dia por via oral	Ondas de calor, artralgia/artrite, mialgia, perda óssea
Anastrozol	IA	1 mg/ por via oral	Ondas de calor, erupção cutânea, náuseas e vômitos, perda óssea
Exemestano	IA	25 mg/dia por via oral	Ondas de calor, artralgia/artrite, mialgia, perda óssea aumentadas

IA, inibidor de aromatase; SERM, modulador do receptor seletivo de estrogênio.

A. Pacientes na pré-menopausa

(i) Terapia hormonal primária – O potente SERM tamoxifeno é de longe o método mais comum e preferível de manipulação hormonal para pacientes na pré-menopausa, em grande parte porque ele pode ser administrado com menos morbidade e menores efeitos colaterais do que a quimioterapia citotóxica e não necessita de ooforectomia. O tamoxifeno é administrado por via oral na dose de 20 mg por dia. A remissão média associada ao tamoxifeno permanece por aproximadamente 12 meses.

Não há diferenças significativas na sobrevida ou resposta entre a terapia com tamoxifeno e a ooforectomia bilateral. A ooforectomia bilateral é menos desejável do que o tamoxifeno em mulheres na pré-menopausa, porque o tamoxifeno é muito bem tolerado. No entanto, a ooforectomia pode ser realizada rapidamente e com segurança, quer por cirurgia ou por irradiação dos ovários, se a paciente não for uma boa candidata à cirurgia, ou por meio da ablação química dos ovários utilizando um análogo do hormônio libertador de gonadotropina (GnRH). A ooforectomia funciona, presumivelmente, por meio da eliminação de estrogênios, progestinas e androgênios, que estimulam o crescimento do tumor. Os IAs não devem ser utilizados em pacientes com ovários em funcionamento, uma vez que eles não bloqueiam a produção de estrogênio nos ovários.

(ii) Terapia hormonal secundária ou terciária – Pacientes que não respondem ao tamoxifeno ou à ablação ovariana podem ser tratadas com quimioterapia ou pode ser tentado um segundo esquema endócrino, como um análogo de GnRH associado a um IA. A opção pela quimioterapia ou outra medida endócrina depende, em grande parte, dos locais de doença metastática (visceral é mais grave do que apenas óssea, demandando, assim, às vezes, o uso da quimioterapia), da carga da doença, da taxa de crescimento da doença, e da preferência da paciente. As pacientes que recebem quimioterapia e, depois, desenvolvem uma doença progressiva podem responder subsequentemente a outra forma de tratamento endócrino (Tab. 17-6). A escolha ideal para a manipulação endócrina secundária ainda não foi claramente definida para pacientes na pré-menopausa.

As pacientes que melhoram após a ooforectomia, mas, posteriormente, apresentam uma recaída, devem receber tamoxifeno ou um IA; se um falhar, o outro pode ser tentado. O acetato de megestrol, um agente progestacional, também pode ser considerado. A adrenalectomia ou hipofisectomia, procedimentos raramente realizados hoje, induzem regressão em 30 a 50% das pacientes que previamente responderam a ooforectomia. A manipulação hormonal farmacológica substituiu esses procedimentos invasivos.

B. **Paciente na pós-menopausa**

(i) **Terapia hormonal primária** – Para mulheres na pós-menopausa com câncer de mama metastático suscetível à manipulação endócrina, o tamoxifeno ou um IA é a terapia inicial de escolha. O perfil de efeitos colaterais dos IAs é diferente do tamoxifeno e pode ser mais eficaz. Os principais efeitos colaterais do tamoxifeno são náuseas, erupção cutânea e ondas de calor. Raramente, o tamoxifeno provoca hipercalcemia em pacientes com metástases ósseas. O tamoxifeno também aumenta o risco de eventos tromboembólicos venosos e hiperplasia e câncer uterino. Os principais efeitos colaterais dos IAs incluem ondas de calor, ressecamento vaginal e rigidez das articulações; entretanto, a osteoporose e as fraturas ósseas são significativamente maiores do que com o tamoxifeno. Dados de fase II do estudo randomizado Fulvestrant First-Line Study Comparing Endocrine Treatments (FIRST) sugeriram que o antagonista isolado do estrogênio, fulvestranto, poderia ser mais eficaz do que o anastrozol (primeira linha) em termos de tempo de progressão. A associação de fulvestranto mais anastrozol também pode ser mais eficaz do que o anastrozol isolado, embora dois estudos avaliando esta questão tenham produzido resultados conflitantes.

(ii) **Terapia hormonal secundária ou terciária** – Os IAs também são utilizados para o tratamento do câncer de mama avançado em mulheres na pós-menopausa após o tratamento com tamoxifeno. Quando a paciente responde ao IA, mas, em seguida, apresenta progressão da doença, o fulvestranto apresentou uma eficácia em aproximadamente 20 a 30% das mulheres. As mulheres na pós-menopausa que respondem inicialmente a um SERM ou IA, mas, em seguida manifestaram doença progressiva, podem trocar para outra terapia hormonal. Até recentemente, as pacientes que apresentavam progressão da doença durante ou após o tratamento com um SERM ou IA eram rotineiramente submetidas à quimioterapia. Esta prática padrão mudou em 2012 com a aprovação do everolimo (Afinitor), um inibidor oral direcionado contra a rapamicina de mamíferos (MTOR) — uma proteína cuja ativação foi associada ao desenvolvimento de resistência endócrina. Um ensaio controlado por placebo, de fase III (BOLERO-2), avaliou o exemestano, com ou sem everolimo, em 724 pacientes com câncer de mama metastático e receptor hormonal positivo resistente aos IAs e a análise interina mostrou que as pacientes tratadas com everolimo apresentaram uma melhora significativa na sobrevida livre de progressão (10,6 meses *vs.* 4,1 meses; HR, 0,36; 95% IC, 0,27-0,47; $P < 0,001$). Os androgênios (como a testosterona) apresentam muita toxicidade e devem ser raramente utilizados. Como nas pacientes na pré-menopausa, a hipofisectomia e a adrenalectomia não devem ser realizadas. A terapia com altas doses de estrogênio também mostrou paradoxalmente induzir respostas no câncer de mama avançado. Um estudo que avaliou o uso de estradiol em baixas doses (6 mg) *versus* altas doses (30 mg) por via oral diariamente para mulheres na pós-menopausa com câncer de mama metastático resistente a IAs mostrou que as duas doses produzem taxas de benefícios clínicos semelhantes (29 e 28%, respectivamente) e, como esperado, a dose mais elevada foi associada a mais eventos adversos do que doses baixas.

(iii) **Novos agentes em desenvolvimento** – Embora a terapia endócrina possa levar ao controle da doença por meses a anos em algumas pacientes, a resistência adquirida ou recorrente à manipulação hormonal permanece uma enorme barreira ao tratamento eficaz dessas pacientes. Assim, os agentes-alvo contra moléculas ainda são necessários para bloquear vias de sinalização que levam à resistência ao medicamento. Um estudo randomizado em fase II, avaliando o letrozol com ou sem um inibidor oral de ciclina-D quinase (cdk) 4/6 para o tratamento de primeira linha de mulheres na pós-menopausa com câncer de mama receptor de hormônio positivo avançado, foi relatado no San Antonio Mama Cancer Symposium em dezembro de 2012. Foi observada uma melhora impressionante altamente significativa de 18,6 meses na sobrevida livre de progressão com o inibidor de cdk 4/6 (26,1 meses com o inibidor de cdk 4/6 *vs.* 7,5 meses no braço controle). Está sendo planejada a avaliação da fase III dessa molécula promissora.

2. Agentes-alvo contra HER2 — Para pacientes com tumores amplificados ou que superexpressam HER2, o trastuzumabe mais quimioterapia apresentou resultados clínicos significativamente melhores, incluindo a sobrevida, em comparação com a quimioterapia apenas. O trastuzumabe associado à quimioterapia foi, portanto, o tratamento padrão de primeira linha para o câncer de mama metastático HER2 positivo até 2012, quando o pertuzumabe recebeu aprovação do FDA. O pertuzumabe é um anticorpo monoclonal que tem como alvo o domínio extracelular de HER2 em um epítopo diferente daquele que é alvo do trastuzumabe e inibe o receptor de dimerização. Um estudo randomizado controlado por placebo em fase III (CLEOPATRA) revelou que os pacientes tratados com a combinação de pertuzumabe, trastuzumabe e docetaxel apresentaram uma sobrevida livre de progressão significativamente mais longa (18,5 meses *vs.* 12,4 meses; HR, 0,62; 95% IC, 0,51-0,75; $P < 0,001$) em comparação com aqueles tratados com docetaxel e trastuzumabe. Um acompanhamento mais longo revelou também um benefício significativo na sobrevida geral associado ao pertuzumabe.

A. **Doença pré-tratada com trastuzumabe**

O lapatinibe é um medicamento oral que atua inibindo as tirosinas quinases intracelulares do fator de crescimento epidérmico e dos receptores HER2. Esse medicamento é aprovado pelo FDA para o tratamento de câncer de mama metastático HER2 positivo resistente a trastuzumabe em combinação com capecitabina, sendo, portanto, um esquema de tratamento inteiramente oral. A combinação do trastuzumabe associado ao lapatinibe se mostrou mais eficaz do que o lapatinibe isolado para o câncer de mama metastático resistente a trastuzumabe. Além disso, vários estudos demonstraram um benefício clínico significativo em continuar a administrar agentes HER2-direcionados além da progressão. O T-DM1 (trastuzumabe entansina) é um novo conjugado de medicamento anticorpo em que o trastuzumabe está estavelmente ligado a um derivado de maitansina, permitindo a administração direcionada de quimioterapia citotóxica a células que superexpressam HER2. O estudo em fase III (EMILIA) que avaliou o T-DM1 em pacientes com doença avançada HER2-positiva, pré-tratada com trastuzumabe revelou que o T-DM1 está associado a uma melhor sobrevida geral e livre de progressão em comparação com o lapatinibe associado à capecitabina (EMILIA). A aprovação regulatória do T-DM1 é esperada para 2013. A avaliação do T-DM1 em combinação com o pertuzumabe para o tratamento de primeira linha do câncer de mama avançado está em andamento na fase III no estudo MARIANNE e estão sendo planejados ensaios avaliando a utilização desses agentes no câncer de mama inicial. Vários outros medicamentos tendo como alvo a via HER2 estão em desenvolvimento, incluindo o everolimo, afatinibe, neratinibe e as vacinas direcionadas a HER2.

3. Agentes-alvo contra a angiogênese — O bevacizumabe é um anticorpo monoclonal direcionado contra o VEGF. Esse fator de crescimento estimula a proliferação endotelial e a neoangiogênese no câncer. Um estudo randomizado de fase III (E2100) em mulheres com câncer de mama metastático mostrou um aumento da taxa de resposta e da taxa de sobrevida livre de progressão com a combinação do bevacizumabe e do paclitaxel como tratamento de primeira linha em comparação com o paclitaxel apenas. Entretanto, não houve qualquer benefício significativo geral na sobrevida. Isso levou a uma aprovação acelerada do bevacizumabe pelo FDA no início de 2008. Desde aquele momento, dois ensaios clínicos randomizados prospectivos adicionais (AVADO e RIBBON-1) relataram que a adição de bevacizumabe à quimioterapia padrão melhora a sobrevida livre de doença e as taxas de resposta objetiva em comparação com a quimioterapia com um único agente. Um benefício na sobrevida geral não foi demonstrado. Os efeitos colaterais do bevacizumabe incluem hipertensão, hemorragia e eventos tromboembólicos.

Embora os resultados iniciais tenham sido promissores, a ausência de benefícios na sobrevida e de dados para identificar os tipos de tumor mais suscetíveis de se beneficiar de bevacizumabe resultou na revogação do FDA para aprovação do bevacizumabe para o câncer de mama metastático em 2011.

4. Agentes-alvo contra o câncer de mama "triplo negativo" — Até muito recentemente, o câncer de mama que não expressava receptores hormonais RE e RP e HER2 só podiam ser tratados com quimioterapia citotóxica. Esse tipo de câncer de mama "triplo negativo", embora heterogêneo, geralmente se comporta agressivamente e está associado a um prognóstico ruim. Novas classes de agentes-alvo estão sendo avaliadas especificamente para o câncer de mama triplo negativo. Alguns tipos de câncer de mama triplo negativo podem ser caracterizados por uma incapacidade de reparar as quebras no DNA de dupla-fita (por mutação ou silenciamento epigenético do gene *BRCA*). Os **inibidores de poli-ADP ribose-polimerase (PARP)** constituem uma classe de agentes que evitam o reparo de quebras no DNA de fita simples e têm se mostrado promissores no câncer de mama triplo negativo com mutação de *BRCA*. Um ensaio clínico randomizado, relativamente pequeno, de fase II, avaliando gencitabina mais carboplatina, com ou sem um agente inibidor de PARP (BSI-201) para o câncer de mama metastático triplo-negativo mostrou melhores resultados clínicos, incluindo um aumento na sobrevida geral, em pacientes tratados com inibidores de PARP. No entanto, o estudo de fase III randomizado deste agente não conseguiu cumprir suas metas, possivelmente com relação à sua fraca inibição relativa de PARP. A investigação nesta área está se expandindo rapidamente com vários ensaios clínicos de outros inibidores de PARP e outros agentes-alvo contra moléculas.

▶ Quimioterapia paliativa

Os medicamentos citotóxicos devem ser considerados para o tratamento de câncer de mama metastático: (1) se metástases viscerais estão presentes (especialmente cérebro, fígado ou pulmonar linfática); (2) se o tratamento hormonal não for bem-sucedido ou a doença tenha progredido após uma resposta inicial à manipulação hormonal; ou (3) se o tumor é RE-negativo ou HER2 positivo. A quimioterapia adjuvante prévia não parece alterar as taxas de resposta em pacientes que tiveram uma recaída. Alguns agentes quimioterápicos (incluindo vinorelbina, paclitaxel, docetaxel, gencitabina, ixabepilona, carboplatina, cisplatina, capecitabina, paclitaxel ligado à albumina, eribulina e doxorrubicina lipossomal) podem ser utilizados como agentes individuais, com taxas de respostas objetivas de primeira linha variando de 30 a 50%.

A quimioterapia associada produz taxas maiores de resposta e taxas de sobrevida livre de progressão estatisticamente significativa, mas não mostra melhoras conclusivas no aumento da taxa de sobrevida geral, quando comparada à terapia de agente único sequencial. As associações que foram testadas em estudos de fase III e que apresentaram eficácia comparada à terapia de um único agente incluíram capecitabina/docetaxel, gencitabina/paclitaxel e capecitabina/ixabepilona. Várias outras associações de medicamentos foram testadas em estudos de fase II e diversos ensaios clínicos estão em andamento para identificação de associações eficazes. Para pacientes cujos tumores progrediram após várias linhas de terapia e para os quais é considerada uma terapia adicional, deve ser encorajada a participação em ensaios clínicos com drogas experimentais em fases I, II ou III.

No passado, o uso de altas doses de quimioterapia e transplante autólogo de células-tronco ou de medula óssea despertou grande interesse para o tratamento de câncer de mama metastático. No entanto, vários ensaios clínicos não mostraram qualquer aumento na sobrevida com a quimioterapia de altas doses com transplante de células-tronco do que com relação à quimioterapia convencional e, agora, o procedimento é raramente, ou nunca, realizado para o câncer de mama estádio IV.

Baselga J et al: CLEOPATRA Study Group. Pertuzumab plus trastuzumab plus docetaxel for metastatic breast cancer. *N Engl J Med.* 2012 Jan 12;366(2):109-19. [PMID: 22149875]

Baselga J et al: Everolimus in postmenopausal hormone-receptor-positive advanced breast cancer. *N Engl J Med.* 2012 Feb 9;366(6):520-529. [PMID: 22149876]

Berger AM et al: Cancer-related fatigue: implications for breast cancer survivors. *Cancer.* 2012;118(8 Suppl):2261-2269. [PMID 22488700]

Cortazar P et al: Meta-analysis results from the collaborative trials in neoadjuvant breast cancer (CTNeoBC). *Cancer Res.* 2012;72(24 Suppl):93s, Abstract S1-S11.

Davies C et al: Long-term effects of continuing adjuvant tamoxifen to 10 years *versus* stopping at 5 years after diagnosis of oestrogen receptor-positive breast cancer: ATLAS, a randomized trial. *Lancet.* 2013 Mar 9;381(9869):805-816 [PMID: 23219286]

Finn RS et al: Results of a randomized phase 2 study of PD 0332991, a cyclin-dependent kinase (cdk) 4/6 inhibitor, in combination with letrozole *vs.* letrozole alone for first-line treatment of ER+/HER2- advanced breast cancer. *Cancer Res.* 2012;72(24 Suppl):91s, Abstract S1-S6.

Giordano S et al: Decline in the use of anthracyclines for breast cancer. *J Clin Oncol.* 2012;30(18):2232-2239. [PMID: 22614988]

Giuliano AE et al: Axillary dissection *vs.* no axillary dissection in women with invasive breast cancer and sentinel node metastasis: a randomized clinical trial. *JAMA.* 2011 Feb 9;305(6):569-575. [PMID: 21304082]

Goldhirsch A et al: HERA trial: 2 years *versus* 1 year of trastuzumab after adjuvant chemotherapy in women with HER2-positive early breast cancer at 8 years of median follow up. *Cancer Res.* 2012;72(24 Suppl):103s, Abstract S5-S2.

Huang WW et al: Zoledronic acid as an adjuvant therapy in patients with breast cancer: a systematic review and meta-analysis. *PLoS One.* 2012;7(7):e40783. [PMID:22844410]

Khan SA et al: Optimal surgical treatment of breast cancer: implications for local control and survival. *J Surg Oncol.* 2010 Jun 15;101(8):677-686. [PMID: 20512943]

Martin M et al: GEICAM 9805 investigators. Adjuvant docetaxel for high-risk, node-negative breast cancer. *N Engl J Med.* 2010 Dec 2;363(23):2200-2210. [PMID: 21121833]

Mehta R et al: Combination anastrozole and fulvestrant in metastatic breast cancer. *N Engl J Med.* 2012;367:435-444. [PMID: 22853014]

National Comprehensive Cancer Network. NCCN Guidelines: Breast Cancer. Available at http://www.nccn.org/professionals/physician_gls/f_guidelines.asp.

Perez EA et al: Sequential *versus* concurrent trastuzumab in adjuvant chemotherapy for breast cancer. *Clin Oncol.* 2011 Dec 1;29(34):4491-4497. [PMID: 22042958]

Pivot X et al: PHARE trial results comparing 6 to 12 months of trastuzumab in adjuvant early mama cancer. *Cancer Res.* 2012;72(24 Suppl):104s, Abstract S5-S3.

Roberston J et al: Fulvestrant 500 mg *versus* anastrozole 1 mg for the first-line treatment of advanced breast cancer: follow-up analysis from the randomized 'FIRST' study. *Mama Cancer Res Treat.* 2012;136(2):503-511. [PMID: 23065000]

Rossari JR et al: Bevacizumab and breast cancer: a meta-analysis of first-line phase III studies and a critical reappraisal of available evidence. *J Oncol.* 2012;2012:417673. [PMID: 23008712]

Serletti JM et al: Breast reconstruction after breast cancer. *Plast Reconstr Surg.* 2011 Jun;127(6):124e-35e. [PMID: 21617423]

Slamon D et al: Breast Cancer International Research Group. Adjuvant trastuzumab in HER2-positive breast cancer. *N Engl J Med.* 2011 Oct 6;365(14):1273-1283. [PMID: 21991949]

Stopeck AT et al: Denosumab compared with zoledronic acid for the treatment of bone metastases in patients with advanced breast cancer: a randomized, double-blind study. *J Clin Oncol.* 2010 Dec 10;28(35):5132-5139. [PMID: 21060033]

Sverrisdottir A et al: Interaction between goserelin and tamoxifen in a prospective randomized clinical trial of adjuvant endocrine therapy in premenopausal breast cancer. *Breast Cancer Res Treat.* 2011 Aug;128(3):755-763. [PMID: 21625929]

Swain SM et al: Longer therapy, iatrogenic amenorrhea, and survival in early breast cancer. *N Engl J Med.* 2010 Jun 3;362(22):2053-2065. [PMID: 20519679]

Verma S et al: Trastuzumab emtansine for HER2-positive advanced breast cancer. *N Engl J Med.* 2012;367(19):1783-1791. [PMID: 23020162]

▶ Prognóstico

O estágio do câncer de mama é o indicador prognóstico mais confiável (Tab. 17-7). O estado dos linfonodos axilares é o fator prognóstico mais analisado e correlacionado à sobrevida, para todos os tamanhos de tumor. Quando o câncer está localizado na mama, sem evidência de disseminação regional após exame histológico, a taxa de cura clínica com a maioria dos métodos aceitos de tratamento varia de 75% até mais de 90%. Na verdade, as pacientes com tumores pequenos, biologicamente favoráveis, detectados na mamografia e sem evidências de disseminação axilar, apresentam uma taxa de sobrevida de 5 anos superior a 95%. Quando há comprometimento dos linfonodos axilares, a taxa de sobrevida diminui para 50 a 70% em 5 anos e, provavelmente, cerca de 25 a 40% em 10 anos. Cada vez mais, o uso de marcadores biológicos, como RE, RP, grau e HER2, ajudam a identificar os tipos de tumores de alto risco, bem como para direcionar o tratamento utilizado (ver Perfil de Biomarcadores e expressão gênica). Os tumores com aneuploidia acentuada têm um prognóstico ruim (Tab. 17-5). Testes de análise de genes,

Tabela 17-7 Sobrevida aproximada (em %) de pacientes com câncer de mama por estágio TNM

Estágio TNM	5 Anos	10 Anos
0	95	90
I	85	70
IIA	70	50
IIB	60	40
IIIA	55	30
IIIB	30	20
IV	5-10	2
Todos	65	30

como o Oncotype Dx podem prever a sobrevida livre de doença em alguns subgrupos de pacientes.

A taxa de mortalidade de pacientes com câncer de mama ultrapassa a de controles normais associados à idade em quase 20 anos. Além disso, as taxas de mortalidade são iguais, embora as mortes que ocorrem em pacientes com câncer mama são, muitas vezes, diretamente relacionadas ao tumor. Estatísticas de cinco anos não refletem com precisão o resultado final do tratamento.

Em geral, o câncer de mama parece ser um pouco mais maligno em pacientes mais jovens do que em mulheres mais velhas, o que pode estar relacionado com o fato de que menos mulheres mais jovens apresentam tumores RE-positivo. A quimioterapia sistêmica adjuvante, de um modo geral, aumenta a sobrevida de cerca de 30% e a terapia hormonal adjuvante, em aproximadamente 25%.

Para as pacientes com doença progressiva, apesar do tratamento, os estudos sugerem que terapias de grupo de apoio podem melhorar a sobrevida. Enquanto se aproximam do fim da vida, tais pacientes podem necessitar de cuidados paliativos meticulosos (ver Capítulo 5).

> Kim C et al: Gene-expression-based prognostic assays for breast cancer. *Nat Rev Clin Oncol*. 2010 Jun;7(6):340-347. [PMID: 20440284]
> Wishart GC et al: PREDICT: a new UK prognostic model that predicts survival following surgery for invasive breast cancer. *Breast Cancer Res*. 2010;12(1):R1. [PMID: 20053270]

▶ **Acompanhamento**

Após a terapia primária, as pacientes com câncer de mama devem ser acompanhadas por longo prazo a fim de detectar recorrências e observar a mama oposta para um segundo carcinoma primário. As recorrências locais e distantes ocorrem mais frequentemente nos primeiros 2 a 5 anos. Nos primeiros 2 anos, a maioria das pacientes deve ser examinada a cada 6 meses (com mamografia da mama afetada a cada 6 meses) e, depois, anualmente.

Como essas mulheres apresentam um risco aumentado para o desenvolvimento de um tumor local ou na mama contralateral, a RM está sendo utilizada por muitos cirurgiões para monitorar pacientes com tumores prévios. Muitas seguradoras reembolsam esse procedimento. Atenção especial deve ser dada à mama contralateral porque um novo câncer de mama primário irá se desenvolver em 20 a 25% das pacientes. Em alguns casos, as metástases são latentes por longos períodos e podem surgir em 10 a 15 anos ou mais após a remoção do tumor primário. Embora os estudos não tenham conseguido mostrar um efeito adverso da reposição hormonal em pacientes sem doença, ela é raramente utilizada após o tratamento do câncer de mama, particularmente se o tumor for receptor hormonal positivo. Mesmo a gravidez não tem sido associada a uma menor sobrevida das pacientes sem doença – ainda que muitos oncologistas sejam relutantes em aconselhar a uma paciente jovem com câncer de mama de que é seguro engravidar e muitos não irão prescrever a reposição hormonal para mulheres na pós-menopausa com câncer de mama. O uso da reposição de estrogênios para condições como osteoporose, ressecamento vaginal e ondas de calor pode ser considerado para uma mulher com um histórico de câncer de mama, após discussão dos benefícios e dos riscos. Entretanto, não é rotineiramente recomendada, especialmente em função da disponibilidade de agentes não hormonais para essas condições (como bifosfonatos e denosumabe para osteoporose). A aplicação de estrogênio vaginal é frequentemente utilizada para tratar a atrofia vaginal, sem efeitos indesejados evidentes.

A. Recorrência local

A incidência de recorrência local se correlaciona ao tamanho do tumor, à presença e número de linfonodos axilares envolvidos, ao tipo histológico do tumor, à presença de edema na pele ou fixação do tumor primário à pele ou fáscia e ao tipo de cirurgia definitiva e irradiação local. A recorrência local na parede torácica após a mastectomia e dissecção axilar se desenvolve em pelo menos 8% das pacientes. Quando os linfonodos axilares não estão envolvidos, a taxa de recorrência local é menor do que 5%, mas a taxa pode ser de até 25% quando eles estão muitos comprometidos. Uma diferença semelhante na taxa de recorrência local foi observada entre tumores grandes e pequenos. Fatores, como câncer multifocal, tumores *in situ*, margens de ressecção positivas, quimioterapia e radioterapia, apresentam um efeito na recorrência local em pacientes tratadas com cirurgia de conservação da mama. A terapia sistêmica adjuvante diminui muito a taxa de recorrência local.

As recorrências na parede torácica geralmente aparecem nos primeiros anos, mas podem ocorre em até 15 anos ou mais após a mastectomia. Todos os nódulos e lesões suspeitas na pele devem ser submetidos à biópsia. A excisão local ou radioterapia localizada pode ser possível se um nódulo isolado estiver presente. Se as lesões forem múltiplas ou acompanhadas por evidências de envolvimento regional dos nódulos mamários internos ou supraclaviculares, a doença deve ser tratada com radioterapia de toda a parede torácica, incluindo as áreas paraesternal, supraclavicular e axilar e, geralmente, por terapia sistêmica.

A recorrência local após mastectomia geralmente sinaliza a presença de doença disseminada e é uma indicação para a realização de exames para procurar evidências de metástases. As metástases distantes irão se desenvolver em poucos anos na maioria das pacientes com tumor recorrente local após a mastectomia. Quando não há evidências de metástases além da parede torácica e dos linfonodos regionais, a irradiação para cura após excisão completa local deve ser utilizada. Após mastectomia parcial, a recorrência local não apresenta um significado prognóstico tão ruim quanto após a mastectomia. Entretanto, as pacientes com recorrência apresentam um prognóstico pior do que as pacientes sem recorrência. Especula-se que a capacidade do câncer de recorrer no local após a radioterapia seja um sinal de agressividade e resistência ao tratamento. A conclusão da mastectomia deve ser realizada para recorrência local após mastectomia parcial; algumas dessas pacientes irão sobreviver por períodos prolongados, especialmente se a recorrência na mama for um DCIS ou ocorrer em mais de 5 anos após o tratamento inicial. A quimioterapia sistêmica ou o tratamento hormonal devem ser utilizados para mulheres com doença disseminada ou com recorrência local.

B. Questões de sobrevida no câncer de mama

Como a maioria das mulheres com câncer de mama não metastático será curada, um número significativo de mulheres enfrenta problemas decorrentes da sobrevida ou do diagnóstico ou do tratamento do câncer de mama. Esses desafios incluem esforços psicológicos, linfedema da extremidade superior, diminuição cognitiva (também chamado "quimio cérebro"), problemas para controle do peso, problemas cardiovasculares, perda óssea, efeitos colaterais da pós-menopausa e fadiga. Um estudo randomizado relatou que as sobreviventes que receberam intervenção psicológica a partir do momento do diagnóstico apresentaram um risco menor de recorrência e de mortalidade relacionada ao câncer. Um estudo randomizado com pacientes sobreviventes ao câncer de mama, idosas e com sobrepeso, mostrou que a dieta e os exercícios reduziram a taxa de declínio funcional autorrelatado, quando comparada a nenhuma intervenção. A disfunção cognitiva é um sintoma comumente relatado por algumas mulheres submetidas a tratamento sistêmico para câncer de mama inicial. Estudos estão em andamento para compreender o papel fisiopatológico dessa síndrome. Um estudo interessante relatou que 200 mg de modafinil diariamente aumentou a velocidade e qualidade da memória, bem como a atenção, nas pacientes sobreviventes de câncer de mama com disfunção cognitiva. Este estudo promissor ainda exige validação em um grande ensaio clínico.

1. Edema do braço

Edema significativo do braço ocorre em aproximadamente 10 a 30% das pacientes com dissecção axilar, com ou sem mastectomia. Ele ocorre mais comumente após a radioterapia ou com infecção pós-operatória. A mastectomia parcial com irradiação dos linfonodos axilares é acompanhada por edema crônico do braço em 10 a 20% das pacientes. A dissecção do linfonodo sentinela é uma forma mais precisa de estadiamento axilar sem os efeitos colaterais do edema ou infecção. O uso criterioso da radioterapia, com campos de tratamento cuidadosamente planejados para poupar a axila o máximo possível, pode diminuir muito a incidência do edema, que irá ocorrer em apenas 5% das pacientes se não oferecida radioterapia na axila após uma mastectomia parcial e dissecção do linfonodo.

O edema tardio ou secundário do braço também pode se desenvolver anos após o tratamento, como resultado de recorrência axilar ou infecção na mão ou braço com obstrução dos canais linfáticos. Quando o edema se desenvolve, deve se realizar um exame cuidadoso da axila para pesquisa de recorrência ou infecção. A infecção do braço ou da mão no lado da dissecção deve ser tratada com antibióticos, repouso e elevação do membro. Se não houver sinais de recorrência ou infecção, a extremidade edemaciada deve ser tratada com repouso e elevação do membro. Um diurético leve pode ser útil. Se não houver melhora, uma bomba compressora ou uma compressão manual podem diminuir o edema e a paciente deve usar luvas ou mangas compressoras. A maioria das pacientes não se sente muito incomodada por um edema leve ao ponto de usar uma desconfortável luva ou manga compressora e irá se tratar com elevação do membro ou compressão manual apenas. As benzopironas parecem diminuir o linfedema, mas não são aprovadas para esse uso nos Estados Unidos. Raramente, o edema pode ser grave ao ponto de interferir com a utilização do membro. Tradicionalmente, as pacientes são aconselhadas a evitar levantar peso com o braço ipsilateral a fim de evitar a piora do linfedema. Entretanto, um estudo randomizado mostrou que o levantamento de peso progressivo, duas vezes por semana, pode melhorar os sintomas e exacerbações do linfedema e aumentar a força da extremidade.

2. Reconstrução da mama

A reconstrução da mama é geralmente possível após uma mastectomia total ou uma mastectomia radical modificada. A reconstrução deve ser discutida com a paciente antes da mastectomia, porque ela oferece um ponto focal psicológico importante para a recuperação. A reconstrução não é um obstáculo para o diagnóstico de recorrência do câncer. A reconstrução mais comum tem sido o implante de próteses salinas ou de gel de silicone no plano subpeitoral, entre os músculos peitoral menor e peitoral maior. Alternativamente, tecidos autólogos podem ser utilizados para reconstrução.

Retalhos de tecido autólogo são esteticamente superiores à reconstrução com implantes na maioria das pacientes. Eles também apresentam a vantagem de não provocar uma sensação de corpo estranho na paciente. A técnica autóloga mais popular atualmente é o retalho transversal do músculo reto abdominal (retalho TRAM), que é realizado por meio da rotação para cima do músculo reto abdominal, com o tecido adiposo e a pele ligados, para fazer o montículo mamário. O retalho livre TRAM é realizado com a remoção completa de uma pequena porção do músculo reto abdominal, com a pele e gordura sobrejacente, e utilizando técnicas microvasculares para reconstruir a irrigação sanguínea da parede torácica. Um retalho do músculo grande dorsal pode ser girado da região dorsal, mas oferece um retalho menos completo do que o retalho TRAM e é, portanto, menos aceitável esteticamente. Um implante é frequentemente utilizado para aumentar o volume com um retalho do grande dorsal. A reconstrução pode ser realizada imediatamente (no momento da mastectomia inicial) ou pode ser retardado, geralmente quando a paciente já completou a terapia adjuvante. Ao considerar as opções reconstrutivas, doenças concomitantes devem ser consideradas, uma vez que a capacidade de um retalho autólogo sobreviver depende das comorbidades médicas gerais. Além disso, a necessidade de radioterapia pode afetar a escolha da reconstrução, uma vez que a irradiação pode aumentar a fibrose em volta do implante ou diminuir o volume de um retalho.

3. Riscos de gravidez — Os dados são insuficientes para determinar se a interrupção da gravidez melhora o prognóstico de pacientes identificadas com câncer de mama potencialmente curável e que recebem tratamento definitivo durante a gravidez. Teoricamente, os altos níveis de estrogênio produzidos pela placenta, à medida que a gravidez progride, poderiam ser prejudiciais para a paciente com metástases ocultas de um câncer de mama sensível a hormônios. Entretanto, estudos retrospectivos não mostraram um pior prognóstico para mulheres com câncer de mama gestacional. A decisão de interromper ou não a gravidez deve ser realizada individualmente, levando em consideração o estágio clínico do câncer, o prognóstico geral da paciente, a idade gestacional do feto, o potencial para insuficiência ovariana prematura no futuro com a terapia sistêmica e o desejo da paciente. Mulheres com câncer de mama gestacional em estágio inicial, que optam por manter a gravidez, devem ser submetidas à cirurgia para remoção do tumor e terapia sistêmica, se indicada. Revisões retrospectivas de pacientes tratadas com esquemas contendo antraciclinas para tumores gestacionais (incluindo leucemias e linfomas) estabeleceram uma segurança relativa desses esquemas durante a gravidez, tanto para a paciente quanto para o feto. Entretanto, esquemas baseados em taxanos ou em trastuzumabe não foram extensivamente avaliados. A radioterapia só deve ser realizada após o parto.

Igualmente importante é o aconselhamento sobre gravidez futura (ou o aborto em caso de gravidez) a ser dado a mulheres em idade fértil que foram submetidas a tratamento definitivo para o câncer de mama. Até o momento, nenhum efeito adverso da gravidez na sobrevida das mulheres que tiveram câncer de mama foi demonstrado. Ao aconselhar as pacientes, os oncologistas devem levar em consideração o prognóstico geral, idade, comorbidades e objetivos de vida das pacientes.

Em pacientes com câncer inoperável ou metastático (estágio IV da doença), o aborto induzido é geralmente aconselhável em função dos possíveis efeitos adversos do tratamento hormonal, radioterapia ou quimioterapia sobre o feto, além do prognóstico ruim da futura mãe.

Bergh J et al: FACT: an open-label randomized phase III study of fulvestrant and anastrozole in combination compared with anastrozole alone as first-line therapy for patients with receptor positive postmenopausal breast cancer. *J Clin Oncol.* 2012;30(16):1919-1925. [PMID: 22370325]

Chalasani P et al: Caring for the breast cancer survivor: a guide for primary care physicians. *Am J Med.* 2010 Jun;123(6): 489-495. [PMID: 20569749]

Del Mastro L et al: Effect of the gonadotropin-releasing hormone analogue triptorelin on the occurrence of chemotherapy-induced early menopause in premenopausal women with breast cancer: a randomized trial. *JAMA.* 2011 Jul 20;306(3):269-276. [PMID: 21771987]

Fong DY et al: Physical activity for cancer survivors: meta-analysis of randomized controlled trials. *BMJ.* 2012;344:e70. [PMID: 22294757]

Hermelink K: Acute and late onset cognitive dysfunction associated with chemotherapy in women with breast cancer. *Cancer.* 2011 Mar 1;117(5):1103. [PMID: 20960507]

Rourke LL et al: Breast cancer and lymphedema: a current overview for the healthcare provider. *Womens Health (Lond Engl).* 2010 May;6(3):399-406. [PMID: 20426606]

Schmitz KH et al: Weight lifting for women at risk for breast cancer-related lymphedema: a randomized trial. *JAMA.* 2010 Dec 22;304(24):2699-2705. [PMID: 21148134]

Siegel R et al: Cancer treatment and survivorship statistics, 2012. *CA Cancer J Clin.* 2012;62(4):220-2241. [PMID: 22700443]

CARCINOMA DA MAMA MASCULINA

FUNDAMENTOS DO DIAGNÓSTICO

▶ Uma massa indolor abaixo da aréola em um homem geralmente acima dos 50 anos de idade.

▶ Secreção, retração ou ulceração do mamilo podem estar presentes.

▶ Geralmente tem pior prognóstico do que em mulheres.

▶ Considerações gerais

O câncer de mama em homens é uma doença rara; a incidência é de apenas 1% da incidência em mulheres. A idade média de ocorrência é de aproximadamente 70 anos e pode haver uma incidência maior de câncer de mama em homens com câncer de próstata. Como nas mulheres, as influências hormonais estão provavelmente relacionadas ao desenvolvimento do câncer de mama masculino. Há uma alta incidência de câncer de mama e ginecomastia em homens bantos, teoricamente devido a uma falha de inativação do estrogênio por um fígado danificado por doença hepática associada. É importante observar que os parentes de primeiro grau de homens com câncer de mama são considerados em risco alto. Este risco deve ser levado em conta quando se discute opções de tratamento com o paciente e a família. Além disso, as mutações *BRCA2* são comuns em homens com câncer de mama. Homens com câncer de mama, especialmente com histórico de câncer de próstata, devem receber aconselhamento genético. O prognóstico, mesmo em casos em estágio I, é pior nos homens do que nas mulheres. As metástases hematológicas estão comumente presentes quando o paciente do sexo masculino aparece para o tratamento inicial. Essas metástases podem ser latentes e podem não se manifestar por muitos anos.

▶ Manifestações clínicas

Um nódulo indolor, ocasionalmente associado a uma secreção, retração, erosão ou ulceração do mamilo é, em geral, a primeira queixa. O exame geralmente mostra uma massa dura, pouco definida, indolor abaixo do mamilo ou aréola. Não é raro ginecomastia preceder ou acompanhar o câncer de mama masculino. A secreção mamilar é uma apresentação rara do câncer de mama em homens, mas é uma constatação sombria associada ao carcinoma em quase 75% dos casos.

O estadiamento do câncer de mama é o mesmo em homens e em mulheres. A ginecomastia e câncer metastático de outro local (p. ex., próstata) devem ser considerados no diagnóstico diferencial. Os tumores benignos são raros, e a biópsia deve ser realizada em todos os homens com uma massa definida na mama.

▶ Tratamento

O tratamento consiste em mastectomia radical modificada nos pacientes com possibilidade cirúrgica, que devem ser selecionados pelos mesmos critérios que as mulheres com a doença. A terapia de conservação da mama é raramente realizada. A irradiação é a primeira etapa do tratamento de metástases localizadas na pele, linfonodos ou ossos que provocam sintomas. O exame do tumor para pesquisa de receptores hormonais ou superexpressão de HER2 é importante na determinação da terapia adjuvante. Os homens comumente apresentam tumores RE-positivo e raramente com superexpressão de HER2. A terapia sistêmica adjuvante e a radioterapia são utilizadas com as mesmas indicações do câncer de mama feminino.

Como o câncer de mama em homens é frequentemente uma doença disseminada, a terapia endócrina apresenta uma importância considerável no seu tratamento. O tamoxifeno é o principal medicamento para o tratamento do câncer de mama avançado em homens. O tamoxifeno (20 mg/dia por via oral) deve ser o tratamento inicial. Há pouca experiência com os IAs, embora eles possam ser eficazes. A castração no câncer de mama avançado é uma medida bem-sucedida e mais benéfica do que o mesmo procedimento em mulheres, mas é raramente utilizada. Evidências objetivas de regressão podem ser observadas em 60 a 70% dos homens com terapia hormonal para doença metastática – aproximadamente o dobro da proporção em mulheres. O tempo médio de remissão do crescimento do tumor é de 30 meses e a vida é prolongada. Os ossos são os sítios de metástases mais frequentes no câncer de mama masculino (assim como no feminino) e a terapia hormonal alivia a dor óssea na maioria dos pacientes tratados. Quanto maior o intervalo entre a mastectomia e a recorrência, mais longa será a remissão após o tratamento. Como em mulheres, há uma correlação entre os REs do tumor e a probabilidade de remissão após a terapia hormonal.

Os IAs devem substituir a adrenalectomia em homens, como ocorreu com as mulheres. A terapia com corticosteroides apenas foi considerada eficaz, mas provavelmente não apresenta valor quando comparada à ablação endócrina principal. O tamoxifeno ou os IAs podem ser a manipulação hormonal primária ou secundária.

Estrogenioterapia – 5 mg de dietilestilbestrol três vezes ao dia por via oral – pode ser uma manipulação hormonal eficaz após tentativas com outras terapias, assim como em mulheres. A terapia com androgênios pode exacerbar a dor óssea. A quimioterapia deve ser administrada para as mesmas indicações e com os mesmos esquemas de dose utilizados para mulheres com doença metastática ou para tratamento adjuvante.

▶ Prognóstico

Homens com câncer de mama parecem apresentar um prognóstico pior do que mulheres com câncer de mama, porque o câncer de mama em homens é diagnosticado em um estágio mais avançado. Entretanto, um estudo internacional, baseado em uma grande população, relatou que após os ajustes de características prognósticas (idade, estágio, tratamento), os homens apresentaram um aumento relativo na sobrevida do câncer de mama significativamente maior, quando comparados às mulheres. Para a doença com nódulo positivo, a sobrevida em 5 anos é de aproximadamente 69%, e para a doença com nódulo negativo é de 88%. Um estudo de banco de dados de padrões práticos relatou que, com bases nas diretrizes do NCCN, apenas 59% dos pacientes receberam a quimioterapia recomendada, 82% receberam a terapia hormonal recomendada e 71% receberam a irradiação pós-mastectomia, indicando uma aderência relativamente baixa às diretrizes para homens do NCCN.

Para os pacientes com doença progressiva, independente do tratamento, esforços meticulosos de tratamento paliativo são essenciais (ver Capítulo 5).

Kiluk JV et al: Male breast cancer: management and follow-up recommendations. *Breast J.* 2011 Sep-Oct;17(5):503-509. [PMID: 21883641]

Miao H et al: Incidence and outcome of male breast cancer: an international population-based study. *J Clin Oncol.* 2011 Nov 20;29(33):4381-4386. [PMID: 21969512]

Ravi A et al: Breast cancer in men: prognostic factors, treatment patterns, and outcome. *Am J Mens Health.* 2012 Jan;6(1):51-58. [PMID: 21831929]

Wauters CA et al: Is cytology useful in the diagnostic workup of male breast lesions? A retrospective study over a 16-year period and review of the recent literature. *Acta Cytol.* 2010 May-Jun;54(3):259-264. [PMID: 20518408]

Zurrida S et al: Male breast cancer. *Future Oncol.* 2010 Jun;6(6):985-991. [PMID: 20528235]

QUESTÕES DE MÚLTIPLA ESCOLHA

1. Doença fibrocística da mama é:
   A. Uma doença de comunicação compulsória.
   B. Comum em mulheres na pós-menopausa.
   C. Resulta, pelo menos em parte, de estímulo estrogênico no tecido mamário.
   D. Apresenta um risco três vezes maior de câncer de mama.
   E. Na verdade, não inclui cistos na histologia.

2. Os fatores de risco para o câncer de mama incluem:
   A. Gravidez precoce.
   B. Deficiência de iodo.
   C. Mutação *BRCA1* apenas em famílias descendentes de judeus asquenazes.
   D. Um histórico pessoal de câncer de mama.
   E. Nenhuma das alternativas.

3. O rastreamento para câncer de mama em mulheres assintomáticas:
   A. Identifica cerca de 2 tumores por 1.000 mulheres acima de 50 anos de idade.
   B. Identifica tumores sem envolvimento de gânglios linfáticos em cerca de 80% dos casos detectados.
   C. Inclui histórico, exame físico, mamografia bilateral e ultrassonografia para mulheres com idades entre 40 e 50 anos.
   D. Apresenta uma sobrevida em 5 anos de 95% para mulheres diagnosticadas por meio do rastreamento.
   E. Deve incluir todas as mulheres logo após os 30 anos de idade.

4. As manifestações clínicas de apresentação do câncer de mama mais comumente incluem:
   A. Uma massa indolor identificada pela paciente.
   B. Uma nova massa descoberta durante um exame físico médico (60% dos casos).
   C. Secreção mamilar (60% dos casos).
   D. Uma massa axilar resultante de linfonodos metastáticos (40% dos casos).
   E. Nenhuma das alternativas.

5. Metástases de câncer de mama para linfonodos axilares:
   A. Não são importantes como indicativos de sobrevida da paciente em mulheres com câncer de mama.
   B. Quando presentes, costumam ser palpáveis.
   C. Podem ser detectadas com segurança por cintigrafia com sestamibi.
   D. Podem ser detectadas com segurança por biópsia do linfonodo sentinela em mulheres sem linfonodos axilares clinicamente comprometidos.
   E. Estão frequentemente presentes em linfonodos residuais quando a biópsia do linfonodo sentinela não mostra evidências de doença.

Parede torácica, pleura, mediastino e pulmões

18

K. Barrett Deatrick, MD
Jason Long, MD
Andrew C. Chang, MD

ANATOMIA E FISIOLOGIA

ANATOMIA DA PAREDE TORÁCICA E PLEURA

A fisiologia da respiração e a anatomia da parede torácica estão intimamente relacionadas. A parede torácica é uma caixa hermética, expansível e em forma de cone. A ventilação normal ocorre quando a expansão da caixa torácica e a mobilidade diafragmática simultâneas criam uma pressão negativa intratorácica, permitindo o fluxo de ar para o interior das vias aéreas.

A função da parede torácica só é possível graças a sua anatomia segmentada. A parede anterior do tórax ósseo se estende desde a fúrcula supraesternal até o apêndice xifoide, com aproximadamente 18 cm no adulto. Ela é formada pelo manúbrio, esterno e apêndice xifoide. O restante da parede anterior e as paredes laterais são formados pelos 12 arcos intercostais. Os primeiros sete pares de costelas se articulam diretamente com o esterno, os próximos três pares se ligam à borda inferior da costela precedente e os dois últimos terminam na parede do abdome. As faces laterais da parede torácica consistem dos 10 primeiros arcos intercostais superiores, que se inclinam obliquamente para baixo a partir de suas ligações posteriores. A parede torácica posterior é formada pelas doze vértebras torácicas, seus processos transversos e as 12 costelas (Fig. 18-1). A porção anterior superior da caixa torácica é coberta pela clavícula e vasos subclávios. Lateralmente, ela é coberta pela cintura escapular e nervos e vasos axilares; na parte dorsal, ela é coberta, em parte, pela escápula.

A abertura superior do tórax (também chamada de entrada ou saída torácica) é uma abertura inclinada para baixo, com 5 a 10 cm, em forma de rim, delimitada pelas primeiras cartilagens costais e costelas lateralmente, o manúbrio anteriormente e o corpo da primeira vértebra torácica posteriormente. A abertura inferior do tórax é delimitada pela décima segunda vértebra e costelas posteriormente e as cartilagens do sétimo ao décimo arcos costais e a articulação xifoesternal anteriormente. A abertura inferior é muito mais larga do que a abertura superior e é ocupada pelo diafragma.

A irrigação sanguínea e a inervação da parede torácica são feitas por meio dos vasos e nervos intercostais (Figs. 18-2 e 18-3). O tórax superior também recebe vasos e nervos das regiões cervical e axilar. A irrigação sanguínea da parte inferior do esterno deriva dos ramos da artéria torácica interna, que formam uma anastomose com os vasos intercostais ao longo da face lateral da parede torácica.

A totalidade da cavidade torácica é revestida por uma membrana pleural. A pleura parietal é a camada mais interna da parede torácica e é dividida em quatro partes: a pleura cervical (cúpula), pleura costal, pleura mediastinal e pleura diafragmática. A pleura visceral é uma camada mesodérmica que reveste os pulmões e é contínua à pleura parietal, se juntando no hilo pulmonar. O espaço pleural potencial é um hiato capilar que contém normalmente apenas algumas gotas de líquido seroso. No entanto, este espaço pode ser ampliado quando o líquido (hidrotórax), sangue (hemotórax), pus (piotórax ou empiema), líquido linfático (quilotórax) ou ar (pneumotórax) preenchem esta cavidade potencial.

FISIOLOGIA DA PAREDE TORÁCICA E PLEURA

▶ Mecanismos da respiração

A ventilação é o processo de movimento de gases por meio das vias aéreas de condução, para os alvéolos e a partir deles, e ocorre quando a elevação da caixa torácica e descida do diafragma provocam um aumento no volume torácico e geram uma pressão intratorácica negativa. Em lactentes, os arcos costais ainda não assumiram o seu contorno oblíquo e a ventilação depende da respiração diafragmática. Além disso, os músculos acessórios da respiração contribuem para a alteração da conformação da caixa torácica durante os períodos de exercício intenso ou desconforto respiratório (Fig. 18-4).

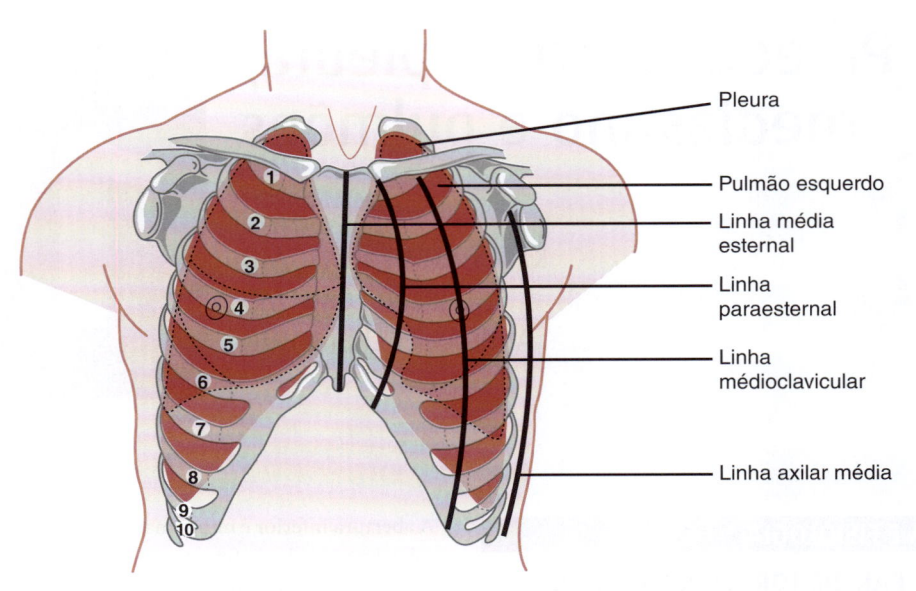

▲ **Figura 18-1** O tórax, mostrando caixa torácica, pleura e campos pulmonares.

A expiração é, principalmente, passiva, resultante do encolhimento elástico dos pulmões. Uma exceção é a respiração profunda, quando há contração dos músculos abdominais, puxando a caixa torácica para baixo e elevando simultaneamente o diafragma, comprimindo, assim, os órgãos abdominais contra ela.

▶ Fisiologia do espaço pleural

A. Pressão

A pressão na cavidade pleural é normalmente negativa, devido às forças opostas de encolhimento elástico do pulmão e expansão ativa do espaço pleural pela parede torácica. Durante a respiração normal, a pressão varia de –15 cm H_2O na inspiração,

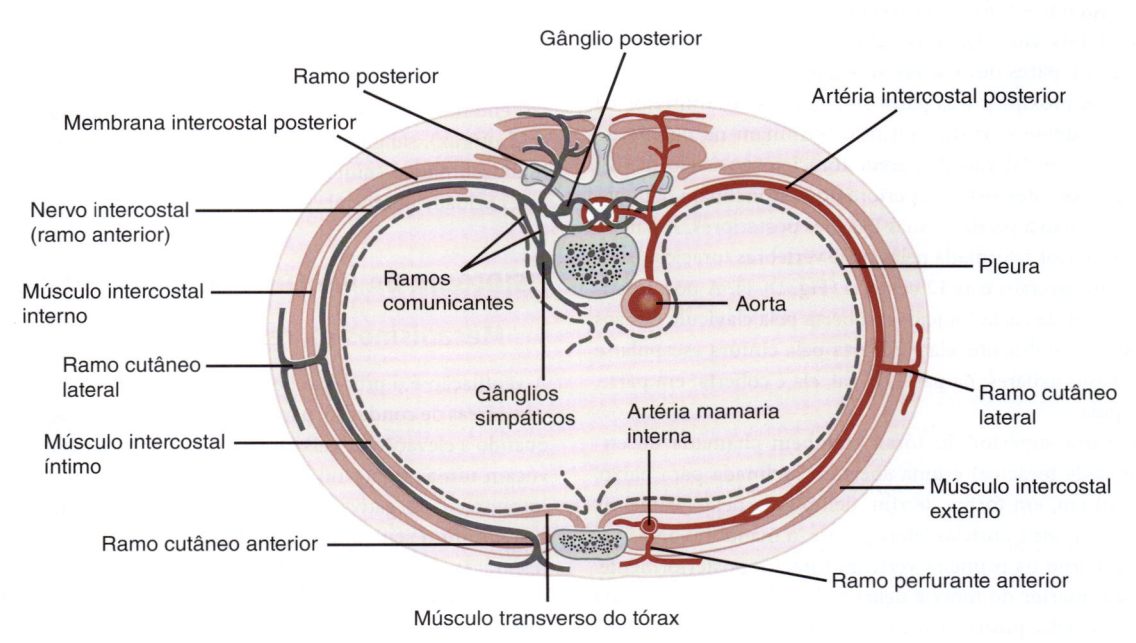

▲ **Figura 18-2** Corte transversal do tórax.

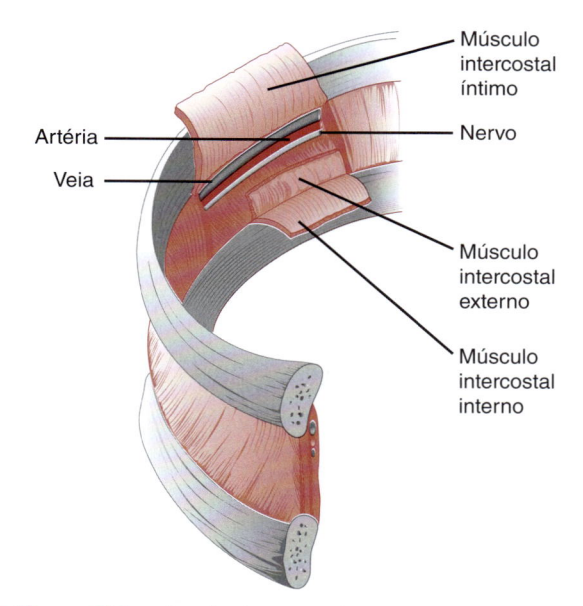

Figura 18-3 Músculos intercostais, vasos e nervos.

até 2 cm H₂O durante a expiração. Alterações maiores na pressão (p. ex., −60 cm H₂O durante a inspiração forçada até +30 cm H₂O durante a expiração vigorosa) podem ocorrer com a respiração profunda. Em função da gravidade, a pressão pleural no ápice é mais negativa quando o corpo está na posição vertical e muda em aproximadamente 0,2 cm H₂O por centímetro de altura vertical.

B. Formação e reabsorção de líquido

A formação (transudação) e reabsorção de líquido no interior do espaço pleural dependem das pressões hidrostática, coloide e tecidual (equação de Starling) além da permeabilidade da membrana pleural. No indivíduo saudável, o líquido é formado pela pleura parietal e absorvido pela pleura visceral (Fig. 18-5). Como a pressão hidrostática capilar sistêmica é de 30 cm de H₂O e as médias de pressão negativa intrapleural são de −5 cm H₂O, há uma pressão hidrostática resultante de 35 cm H₂O. Além disso, a pressão osmótica coloidal dos capilares sistêmicos é de 34 cm H₂O e uma pressão osmótica do espaço pleural oposta de 8 cm H₂O. Assim, uma pressão osmótica resultante de 26 cm H₂O drena o líquido de volta para os capilares sistêmicos. Como a pressão hidrostática sistêmica (35 cm H₂O) excede a pressão capilar osmótica (26 cm H₂O) em 9 cm H₂O, há uma resultante de 9 cm H₂O favorecendo o fluxo para o espaço pleural pelos capilares sistêmicos na parede torácica. Cálculos semelhantes para a pleura visceral envolvendo a circulação pulmonar de baixa pressão mostrarão que existe uma resultante de 10 cm H₂O drenando líquido pleural para os capilares pulmonares. Assim, existe normalmente um equilíbrio líquido nesse espaço.

No indivíduo saudável, o líquido pleural contém pouca quantidade de proteínas (<100 mg/dL). Quando esta quantidade aumenta em uma doença até cerca de 1 g/dL, a pressão osmótica coloidal dos capilares da pleura visceral é igualada e a reabsorção do líquido pleural se torna dependente de drenagem linfática. Assim, quantidades anormais de líquido pleural podem se acumular: (1) quando a pressão hidrostática aumenta, tal como na insuficiência cardíaca; (2) quando a permeabilidade capilar aumenta, como na doença inflamatória ou neoplásica; ou (3) quando a pressão osmótica coloidal diminui.

ANATOMIA DO MEDIASTINO

O mediastino é o compartimento entre as cavidades pleurais. Ele se estende anteriormente da fúrcula ao processo xifoide do esterno e posteriormente da primeira à décima primeira vértebra torácica. Superiormente, planos fasciais no pescoço estão em comunicação direta; inferiormente, o mediastino é limitado pelo diafragma. Por meio das aberturas inferiores do mediastino passam a artéria aorta, veia cava inferior, esôfago e nervo vago.

O mediastino pode ser dividido em vários compartimentos de muitos modos. Classicamente, ele pode ser dividido em compartimentos superior, anterior, médio e posterior. O compartimento superior se estende acima de uma linha traçada a partir da quarta vértebra torácica até a junção esternomanubrial (Ângulo de Louis.). Nos três compartimentos da classificação de Burkell (Fig. 18-6), o mediastino anterior contém o timo, os gânglios linfáticos, a aorta ascendente e aorta transversa, os grandes vasos e tecido areolar. O mediastino médio contém o coração, o pericárdio, a traqueia, o hilo pulmonar, os nervos frênicos, linfonodos e tecido areolar. O mediastino posterior contém as cadeias simpáticas, o nervo vago, esôfago, ducto torácico, linfonodos e aorta descendente.

As anomalias congênitas no interior do mediastino são numerosas. Um defeito na pleura mediastinal anterior com uma comunicação entre os hemitórax direito e esquerdo é rara. Esta parte retrosternal do mediastino anterior é normalmente fina, e uma hiperexpansão do espaço pleural pode resultar em "herniação do mediastino" ou em uma protuberância da pleura mediastinal para o lado oposto.

Pode ocorrer um deslocamento do mediastino a partir de massas ou acúmulo de gases, líquidos, sangue ou quilo interferindo com as funções vitais. A compressão da traqueia, obstrução da veia cava e obstruções esofágicas resultam em sintomas clínicos. O mediastino também pode ser deslocado lateralmente quando processos patológicos de um hemitórax causam desvio do mediastino. A fibrose e perda de volume pulmonar podem deslocar o mediastino para o lado afetado. Um pneumotórax aberto e um hemotórax maciço deslocam o mediastino para longe do lado afetado. Um pneumotórax aberto produz deslocamentos paradoxais do mediastino alternantes com a respiração e irá afetar negativamente a ventilação. O deslocamento mediastinal agudo pode produzir hipóxia ou reduzir o retorno venoso e causar arritmias, hipotensão e parada cardíaca.

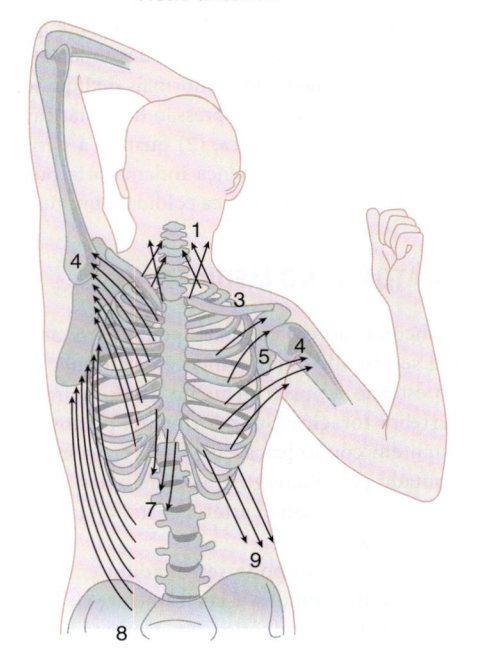

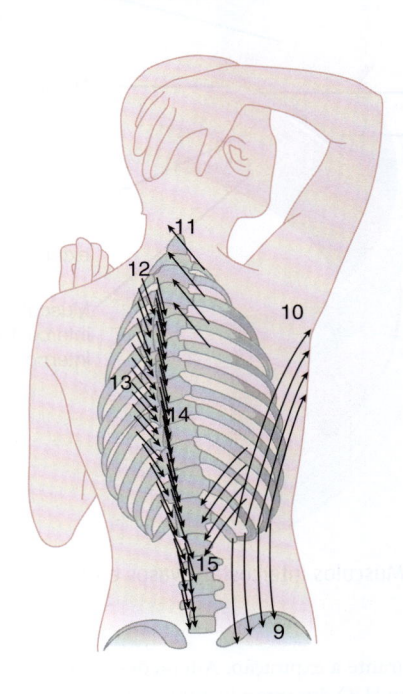

Músculos secundários da inspiração
(1) esternocleidomastoideo (3) escalenos (4) peitoral maior (5) peitoral menor
(10) serrátil anterior (11) serrátil posterior superior (12) ileocostal superior

Músculos secundários da expiração
(8) oblíquo externo (9) oblíquo interno (7) reto abdominal (13) ileocostal inferior
(14) longuíssimo do dorso inferior (15) serrátil posterior inferior

▲ **Figura 18-4** Músculos acessórios da respiração. (Retirada de Kapandji IA. The respiratory muscle. In: Kapandji IA, ed. *The Physiology of the Joints.* vol. 3. *The Trunk and the Vertebral Column.* Churchill Livingstone, 1974.)

ANATOMIA DOS PULMÕES

A unidade fundamental da anatomia do pulmão é o segmento broncopulmonar (Fig. 18-7). O pulmão direito possui três lobos: superior, médio e inferior. O pulmão esquerdo consiste em dois lobos: superior e inferior. No lado esquerdo, os segmentos lingulares do lobo superior são homólogos ao lobo médio direito. Duas fissuras de diferentes graus de abrangência separam os lobos no lado direito. A fissura maior, ou oblíqua, divide os lobos superior e médio do lobo inferior. A fissura menor, ou horizontal, separa o médio do lobo superior. No lado esquerdo, a única fissura oblíqua separa os lobos superior e inferior. A anatomia do parênquima pode ser observada por meio do estudo da divisão sequencial da árvore broncopulmonar. A traqueia e o brônquio principal e seus ramos contêm uma região posterior membranosa e são impedidos de entrar em colapso por segmentos anteriores em forma de ferradura, com cartilagem em suas paredes. O reforço cartilaginoso das vias aéreas se torna gradualmente menos completo, à medida que os ramos se tornam menores e o reforço desaparece nos brônquios de 1 a 2 mm. A anatomia segmentar broncopulmonar é designada por números (Boyden) ou nomes (Jackson e Huber). Há, normalmente, 18 segmentos broncopulmonares (3 superiores direitos, 2 médios direitos, 5 inferiores direitos, 4 superiores esquerdos, 4 inferiores esquerdos) como mostra a Figura 18-7. A anatomia brônquica segmentar é mais constante do que as estruturas vasculares pulmonares, que mostram maior variabilidade.

Os pulmões apresentam uma irrigação sanguínea dupla: os sistemas arteriais pulmonar e brônquico. As artérias pulmonares levam o sangue sem oxigênio do ventrículo direito para a oxigenação. Elas seguem próximas aos brônquios. As artérias brônquicas geralmente surgem diretamente a partir da aorta ou próximas às artérias intercostais e são em número variável. Elas levam o sangue oxigenado pela parede brônquica, até o nível dos bronquíolos terminais. As veias pulmonares seguem nos septos interlobares e não correspondem à distribuição dos brônquios ou das artérias pulmonares.

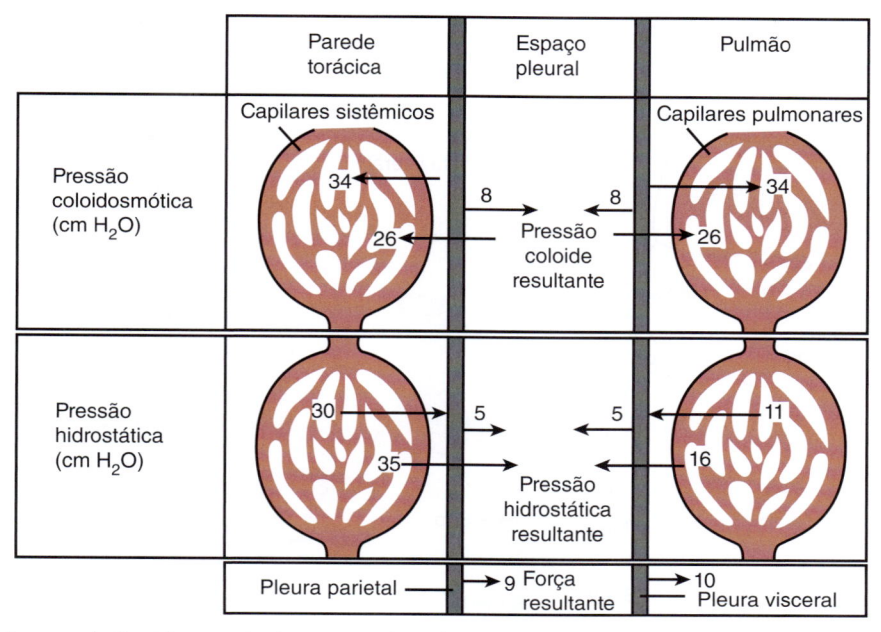

▲ **Figura 18-5** Movimento do líquido através do espaço pleural, mostrando a produção e absorção do líquido pleural.

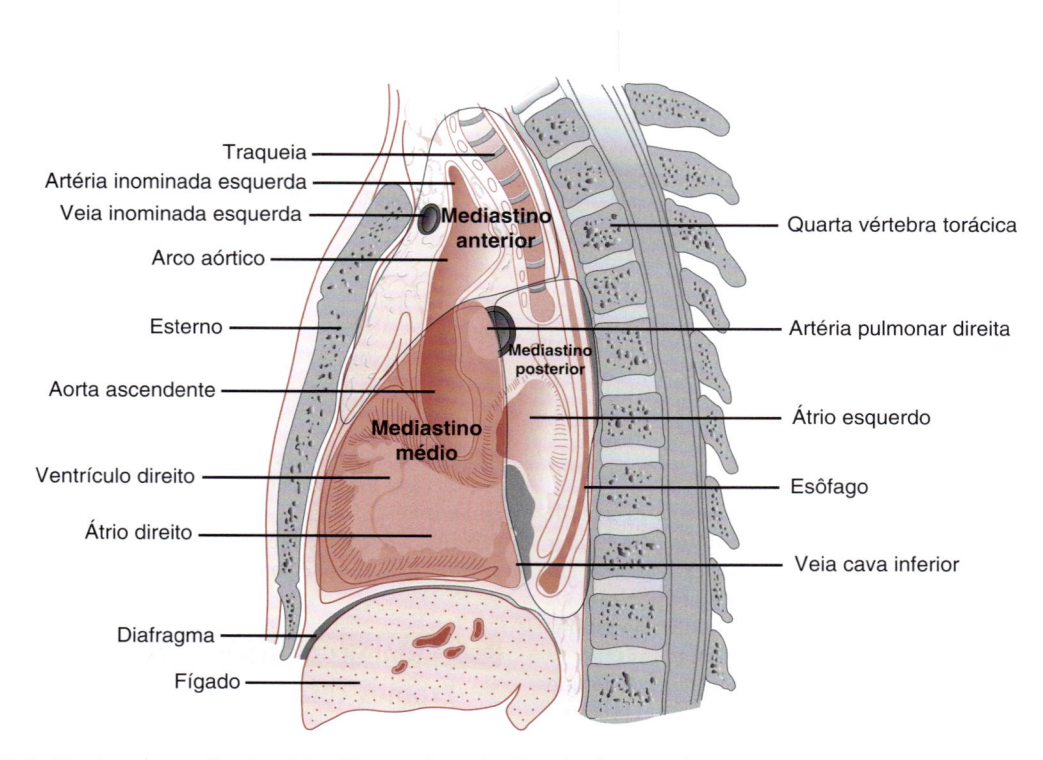

▲ **Figura 18-6** Divisões do mediastino (classificação de Burkell). Tela clara: mediastino anterior; tela escura inferior: mediastino médio; área tracejada à direita: mediastino posterior.

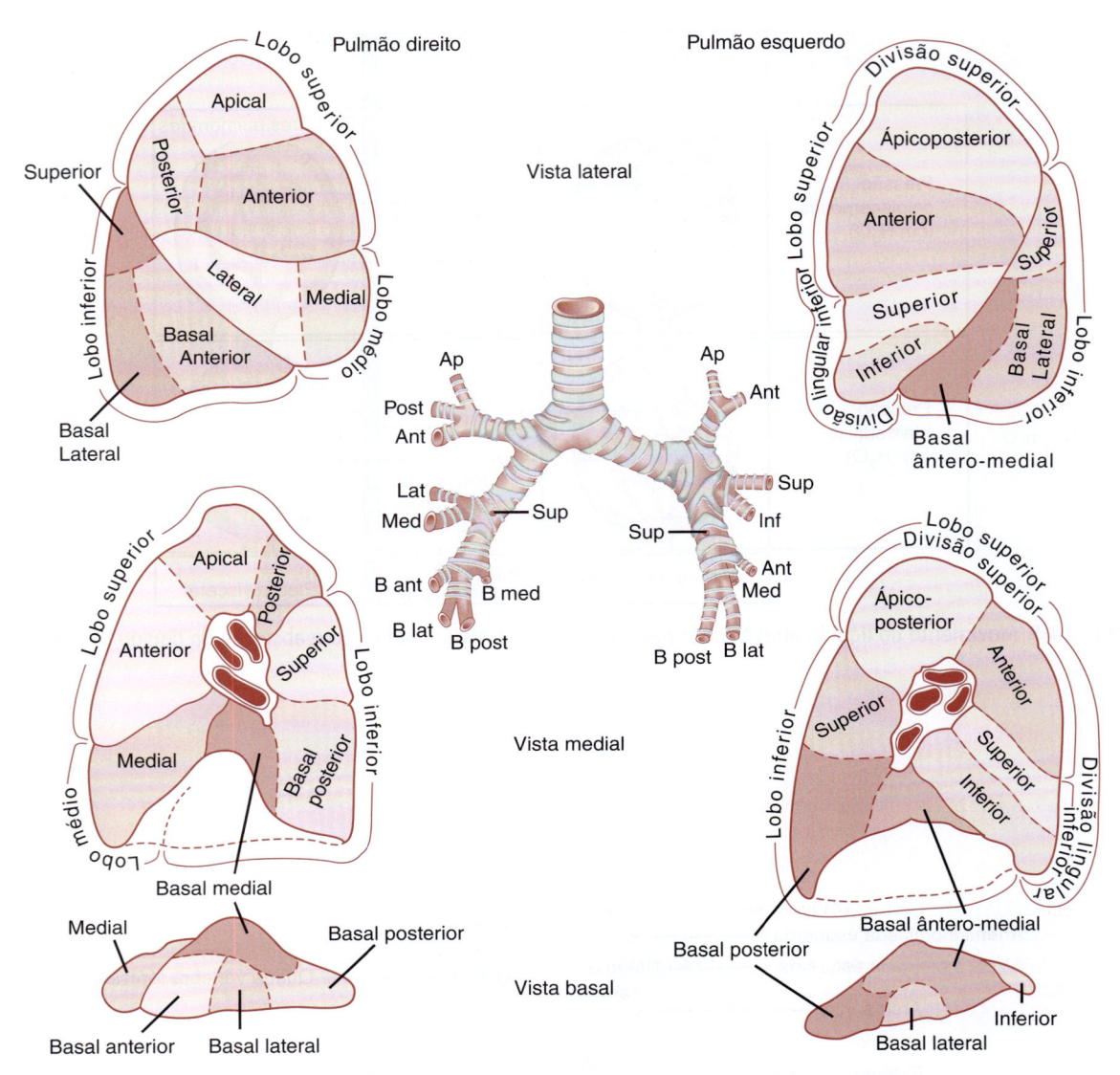

▲ **Figura 18-7** Anatomia segmentar dos pulmões.

O SISTEMA LINFÁTICO

Os vasos linfáticos seguem nos septos intersegmentares centralmente, assim como na superfície parenquimatosa, para formar as redes subpleurais. A drenagem segue em direção ao hilo, em canais que seguem os brônquios e as artérias pulmonares. Os vasos linfáticos acabam penetrando nos linfonodos nas fissuras maiores dos pulmões, no hilo e em regiões paratraqueais.

A direção da drenagem linfática – Independentemente do sítio primário – é para cranial e ipsolateral, mas o fluxo contralateral pode ocorrer a partir de qualquer lobo. A sequência normal da disseminação linfática do câncer pulmonar é, primeiro, para os linfonodos parabrônquicos regionais e, depois, para os paratraqueais ipsolaterais, subcarinais, escalenos ou cervicais profundos inferiores. Os vasos linfáticos do lobo inferior esquerdo podem ser quase igualmente distribuídos à esquerda e à direita. A partir do lobo superior, a distribuição é, muitas vezes, para o grupo mediastinal anterior (janela A-P e linfonodos para-aórticos).

▼ EXAMES DIAGNÓSTICOS

▶ Exames cutâneos

Os exames cutâneos são utilizados no diagnóstico de tuberculose, histoplasmose e coccidioidomicose. O teste tuberculínico é geralmente realizado com um derivado proteico purificado (PPD), por meio de uma injeção intradérmica. O PPD de força intermediária deve ser utilizado em pacientes com doença ativa. Uma área de induração de 10 mm ou mais no local da injeção, após 48 a 72 horas, é positivo e indica doença ativa ou latente. Como as reações falso-negativas são raras, um exame negativo descarta tuberculose.* Antígenos do vírus da caxumba são geralmente colocados no antebraço oposto para testar a anergia.** Os exames cutâneos para histoplasmose e coccidioidomicose são realizados de modo semelhante, mas os exames cutâneos para infecções por fungos não são confiáveis e os exames sorológicos devem ser realizados nesses casos.

▶ Endoscopia

A. Laringoscopia

A laringoscopia indireta é utilizada para avaliação da mobilidade das pregas vocais em pacientes com suspeita de carcinoma de pulmão e que apresentam alteração da voz. Ela também pode ser realizada para investigar fontes ocultas de células malignas no escarro ou metástases em linfonodos cervicais.

B. Broncoscopia

Evidências radiológicas de obstrução brônquica, pneumonias não resolvidas, corpos estranhos, suspeita de carcinoma, hemoptise, pneumonia por aspiração e abscesso pulmonar são apenas algumas das indicações para broncoscopia. Dependendo da indicação, pode ser realizada uma broncoscopia flexível ou rígida. A broncoscopia rígida deve ser realizada com anestesia geral e sua principal utilização é para desobstrução de vias aéreas principais por lesões volumosas obstrutivas, tais como tumores, corpos estranhos ou coágulos. A ablação do tumor pode ser realizada por múltiplas técnicas, incluindo a utilização de *laser* Nd:YAG.

A broncoscopia flexível é uma ferramenta diagnóstica e terapêutica muito eficaz. Ela pode ser realizada com anestesia local e intravenosa. Os lavados são geralmente obtidos para cultura de bactérias e fungos e exame citológico. As lesões visíveis podem ser submetidas à biópsia diretamente, e escovados são retirados de segmentos pulmonares específicos. Ocasionalmente, uma biópsia com agulha transcarinal de um linfonodo subcarinal pode ser obtida.

Com a broncoscopia, 30 a 50% dos tumores pulmonares são visíveis. O escovado, biópsias aleatórias e citologia do escarro podem produzir um diagnóstico positivo de câncer ou tuberculose, na ausência de uma lesão visível. O resultado é influenciado pelo tamanho, localização e tipo celular histológico da lesão.

Técnicas adicionais durante a broncoscopia incluem a ultrassonografia endobrônquica (EBUS) e a broncoscopia por navegação eletromagnética. A EBUS é capaz de visualizar massas e linfonodos de vias aéreas centrais e facilitar a aspiração com agulha fina dessas lesões. A broncoscopia com navegação associa o uso da broncoscopia virtual obtida por cortes de imagens transversais (geralmente cortes de TC) e um sistema de rastreamento baseado em um fundo tridimensional de sinais eletromagnéticos, para permitir o acesso a lesões mais profundas no parênquima pulmonar.

▶ Mediastinoscopia

A mediastinoscopia cervical permanece como método principal para avaliação do mediastino, apesar dos avanços dos exames de imagem. Quando realizada adequadamente, a mediastinoscopia pode fornecer amostras de linfonodos de, pelo menos, três locais, incluindo os ipsolaterais e paratraqueais contralaterais de nível 2 e 4 e subcarinais de nível 7. A mediastinoscopia cervical é realizada por meio de uma incisão de 3 a 4 cm, uma polpa digital acima da fúrcula esternal. A dissecção segue abaixo da fáscia pretraqueal, permitindo um acesso seguro aos mediastinais e evitando as estruturas vasculares principais. Após a palpação, o mediastinoscópio pode ser introduzido e são submetidos à biópsia com visualização direta. As estruturas não identificadas podem ser aspiradas antes da biópsia.

Os linfonodos aumentados na janela aortopulmonar são, tecnicamente, inacessíveis por meio da mediastinoscopia cervical padrão. A mediastinoscopia cervical ampliada permite o acesso a esses da janela. Ela é realizada por meio da mesma incisão na região cervical, como a mediastinoscopia padronizada, exceto que a dissecção é realizada lateralmente ao lado da artéria carótida esquerda e, em seguida por meio da aorta para o espaço. Em função de estruturas vizinhas, este procedimento acarreta riscos significativos e é contraindicado em pacientes com aortas dilatadas ou calcificadas ou com cirurgias cardíacas prévias.

Em mãos experientes, as complicações da mediastinoscopia são mínimas (< 1-2%). Complicações, tais como hemorragia importante, que exige esternotomia ou toracotomia para reparação são raras (1-2%). Outras complicações possíveis incluem pneumotórax, lesão do nervo recorrente, infecção e lesão esofágica.

A mediastinoscopia é quase invariavelmente precisa no diagnóstico de sarcoidose. Ela também é útil no diagnóstico de tuberculose, histoplasmose, silicose de Castleman, carcinoma metastático, linfoma e carcinoma do esôfago.*** Ela não deve ser utilizada para investigação de tumores mediastinais primários, que devem ser abordados por uma incisão que permita sua excisão definitiva.

▶ Procedimento de Chamberlain

A mediastinotomia anterior (procedimento de Chamberlain) é utilizada para biópsias de linfonodos e tecidos no mediastino anterior, mais comumente na janela aortopulmonar. Uma pequena incisão (3-4 cm) é realizada sobre o segundo ou terceiro espaços intercostais, no lado da lesão. Alternativamente, o procedimento pode ser realizado com orientação videoscópica (cirurgia toracoscópica vídeo-assistida [VATS]). O mediastino é abordado diretamente por meio do espaço intercostal ou após excisão da cartilagem costocondral, por meio de um mediastinoscópio ou de uma técnica aberta. Deve-se ter cuidado para preservar os

---

*N. de R.T. Em pacientes imunossuprimidos, o teste pode ser negativo mesmo com doença ativa.

**N. de R.T. O teste de anergia não é feito rotineiramente no Brasil.

***N. de R.T. O diagnóstico de câncer esofágico é geralmente realizado por endoscopia digestiva; a mediastinoscopia é útil apenas para o diagnóstico de metástases linfonodais.

vasos mamários encontrados na dissecção. O mediastino é abordado fora da pleura, a menos que lesões específicas no tórax – derrames, tumores invadindo o hilo ou parede torácica – exijam investigação. Além disso, se for necessário um acesso adicional para facilitar a dissecção ou tratar uma complicação, a incisão pode ser convertida em uma toracotomia anterior maior.

As complicações resultantes de mediastinotomia anterior incluem hemorragia, lesão do nervo recorrente e infecção. As morbidades maiores são menos de 1 a 2%.

A biópsia de linfonodos escalenos foi amplamente substituída pela mediastinoscopia, embora permaneça importante, particularmente para avaliação de linfadenopatia supracervical suspeita.

▶ Cirurgia toracoscópica vídeo-assistida (VATS)

A VATS desempenha um importante papel no diagnóstico e estadiamento das neoplasias torácicas, bem como na ressecção isolada de nódulos pulmonares periféricos e doença bolhosa pulmonar. Além disso, ela é um avanço na biópsia pulmonar e na pleurodese. Embora algumas questões oncológicas ainda persistam, os procedimentos toracoscópicos são o padrão de cuidados para muitas ressecções, embora não sejam totalmente suplantados pela ressecção aberta. Com a evolução de instrumentos e técnicas, as complicações da VATS (escape de ar permanente, hemorragia, disseminação do tumor, etc.) diminuíram. No geral, são relatadas taxas de 1 a 2% para complicações maiores. A recuperação mais rápida do paciente, diminuição da permanência hospitalar e a diminuição da dor são as principais vantagens da VATS, embora as diferenças de longo prazo entre a videoscopia e a toracotomia clássica, utilizando incisões que poupam os músculos, ainda não tenham sido demonstradas.

▶ Biópsia pleural

As biópsias da pleura podem ser realizadas por meio de técnicas com agulha percutânea, VATS ou abordagens cirúrgicas abertas. Ela está indicada quando a causa do derrame pleural não pode ser determinada pela análise do líquido pleural ou na suspeita de tuberculose. Um diagnóstico definitivo pode ser obtido em 60 a 80% dos casos de tuberculose ou câncer. A principal complicação é o pneumotórax. Cinco a dez por cento das amostras de biópsias são inadequadas para o diagnóstico. A biópsia da pleura pode ser realizada por videoendoscopia ou técnica aberta, com morbidade mínima, fornecendo para a patologia uma amostra mais adequada do que com a biópsia com agulha.

> Kużdżał J et al: Current evidence on transcervical mediastinal lymph nodes dissection. *Eur J Cardiothorac Surg* 2011;40(6):1470.
> Yasufuku K et al: A prospective controlled trial of endobronchial ultrasound-guided transbronchial needle aspiration compared with mediastinoscopy for mediastinal lymph node staging of lung cancer. *J Thorac Cardiovasc Surg* 2011;142(6):1393.

▶ Biópsia pulmonar

A. Biópsia com agulha

A indicação mais comum para o uso de biópsia com agulha transtorácica do pulmão é a avaliação de um nódulo pulmonar solitário. Ela também pode ser utilizada para confirmar a presença de doença metastática. A biópsia pulmonar também pode ser indicada na doença parenquimatosa difusa e para alguns pacientes com lesões localizadas. Mais comumente, as biópsias pulmonares são realizadas com orientação por TC. As complicações após uma biópsia com agulha percutânea incluem pneumotórax (5-30%), hemotórax, hemoptise e embolia aérea. A hipertensão pulmonar, cistos e bolhas são contraindicações. Várias mortes foram relatadas. Há aproximadamente 60% de chance de se obter uma informação útil. Além disso, há uma controvérsia em relação ao risco de disseminação do tumor pela biópsia com agulha em uma doença localizada.

B. Biópsia cirúrgica

A toracoscopia é a abordagem padrão para a biópsia pulmonar aberta em pacientes que podem tolerar a ventilação monopulmonar. As técnicas para posicionamento dos portais variam, mas todas permitem a introdução de um clipador e toracoscópio cirúrgico. Além de permitir incisões menores, a toracoscopia permite a visualização de múltiplos segmentos e retirada de múltiplas amostras de biópsias em doenças difusas. Para biópsias abertas, uma incisão intercostal limitada ou paraesternal anterior são utilizadas para remover uma cunha de tecido pulmonar de 3 a 4 cm na doença pulmonar parenquimatosa difusa. O local de incisão é selecionado para acesso adequado e possível capacidade diagnóstica. A incisão é geralmente realizada no quinto espaço intercostal à direita, na linha axilar anterior, para permitir o acesso aos três lobos para biópsia. O lobo médio e a língula são selecionados em casos específicos, quando a doença existe apenas nessas áreas, uma vez que esses locais geralmente produzem resultados de pior qualidade. A biópsia pulmonar aberta está associada a uma taxa de morte mais baixa, menos complicações e uma produção diagnóstica maior do que a biópsia com agulha. Ela é especialmente útil em pacientes gravemente doentes, em pacientes imunossuprimidos para diferenciação entre lesões infiltrativas infecciosas e em lesões infiltrativas neoplásicas. As lesões periféricas são totalmente removidas com uma ressecção em cunha ou segmentar, e as lesões mais profundas são removidas por meio de lobectomia, em pacientes selecionados.

▶ Análise do escarro

A citologia de escarro pode ser útil na detecção do câncer de pulmão. As amostras são obtidas por meio de tosse profunda ou por abrasão com uma escova ou lavados brônquicos obtidos por técnicas de lavagem broncoscópica ou transtraqueal percutânea. As amostras devem ser colhidas pela manhã e entregues ao laboratório imediatamente. A centrifugação ou filtração pode ser utilizada para concentrar os elementos celulares.

No câncer primário de pulmão, a citologia de escarro é positiva em 30 a 60% dos casos. A repetição dos exames de escarro melhora o diagnóstico. O exame do material do primeiro lavado broncoscópico produz um diagnóstico em 60% dos casos. A análise do escarro pós-broncoscopia deve ser sempre realizada com 6 a 12 e 24 horas, uma vez que os achados podem ser positivos nesses momentos, quando os exames anteriores foram negativos. A análise citológica utilizando técnicas de imuno-histoquímica para marcadores moleculares (citoqueratinas, hnRNP, etc.) aumentou a precisão e sensibilidade, além da capacidade de detecção de lesões pré-malignas.

▶ Tomografia computadorizada

A tomografia computadorizada (TC) é o principal exame para avaliação de doenças torácicas. As varreduras por TC são fundamentais no estadiamento do carcinoma e importantes na definição da extensão da doença metastática.

▶ Ressonância magnética

Embora o principal valor da ressonância magnética (RM) no tórax sejam as imagens cardiovasculares, ela também pode mostrar a invasão do câncer de pulmão na parede torácica, vértebras e medula espinal, além de estruturas mediastinais. A RM apresenta um nicho particular na avaliação de tumores do sulco superior (tumor de Pancoast) para estabelecer o comprometimento do plexo braquial, vasos subclávios ou parede torácica óssea.

▶ Tomografia por emissão de pósitrons

A tomografia por emissão de pósitrons (PET) também é uma importante ferramenta no estadiamento e avaliação do paciente com câncer. Ela está amplamente disponível. As varreduras da PET podem identificar doença regional não suspeita e doença distante em até 20 a 30% dos pacientes com câncer de pulmão ou câncer de esôfago, quando comparado aos métodos de imagem convencionais (TC, cintilografia óssea). A PET é mais precisa do que a TC na detecção da disseminação do câncer para os linfonodos do mediastino. Como o valor preditivo negativo da PET é alto, um resultado negativo no mediastino permite a progressão direta para a toracotomia.* A presença de um resultado de PET positivo no mediastino exige uma mediastinoscopia ou, mais recentemente, uma avaliação endoscópica dos linfonodos mediastinais, em função de possíveis resultados falso-positivos da PET.

A associação de PET/TC é mais precisa (> 90%), mas apresenta uma taxa de 10 a 20% de resultados falso-positivos no mediastino. Portanto, as interpretações dos resultados da PET devem ser aceitas com cuidado e devem ser confirmadas pelo estadiamento cirúrgico, quando forem inconsistentes com o quadro clínico geral.

▼ DOENÇAS DA PAREDE TORÁCICA

HÉRNIA PULMONAR

Uma hérnia pulmonar resulta de um defeito na parede torácica e pode ser congênita ou adquirida (pós-trauma ou pós-cirúrgica). A maioria das hérnias pulmonares apresenta localização torácica, mas hérnias cervicais (defeito da fáscia de Sibson) ou diafragmáticas também podem ocorrer ocasionalmente. As hérnias pulmonares podem se apresentar como uma massa sensível subcutânea, que aumenta com a tosse ou manobra de Valsalva. Exceto pela presença da massa, elas podem ser assintomáticas. Quando diagnosticadas, essas hérnias devem ser corrigidas com reparo do defeito ósseo e reforço com malha prostética. Este procedimento pode ser realizado por técnica aberta ou VATS.

INFECÇÕES DA PAREDE TORÁCICA

As infecções da parede torácica ou do espaço pleural podem apresentar desafios complexos para o tratamento clínico. As infecções que parecem envolver apenas a pele e tecidos moles podem, na verdade, representar extensões externas de infecções mais profundas dos arcos costais, cartilagens, esterno ou mesmo do espaço pleural (empiema necessitatis). A drenagem inadequada de infecção superficial pode levar à extensão para o espaço pleural e ao empiema.

O abscesso subpeitoral resulta de uma adenite supurativa de linfonodos axilares, infecção da pleura ou arcos costais ou de uma extensão posterior de um abscesso mamário. Ele também pode ocorrer como uma complicação de uma cirurgia da parede torácica (p. ex., mastectomia, colocação de um marcapasso). Os sintomas incluem eritema, induração da região peitoral e obliteração da depressão infraclavicular normal. Além disso, ele pode progredir para sepse sistêmica. O movimento dos ombros é doloroso. Os microrganismos mais comumente envolvidos incluem os estreptococos hemolíticos e o *Staphylococcus aureus*. O tratamento envolve a drenagem incisional ao longo da borda lateral do músculo peitoral maior e a administração de antimicrobianos sistêmicos.

O abscesso subescapular pode surgir de uma osteomielite da escápula, mas mais comumente acompanha cirurgias torácicas, tais como a toracotomia ou toracoplastia. A induração paravertebral e da asa da escápula ou a induração do músculo trapézio geralmente estão presentes. Uma comunicação pleural é sugerida quando um impulso causado pela tosse está presente ou quando o tamanho da massa varia com a posição ou pressão direta. O diagnóstico é estabelecido por aspiração com agulha. A drenagem aberta está indicada para infecções piogênicas que envolvem o espaço pleural. Lesões tuberculosas devem ser tratadas com quimioterapia e aspiração com agulha, quando possível.

▶ Osteomielite dos arcos costais

No passado, a osteomielite dos arcos costais era frequentemente resultante de febre tifoide e tuberculose. Exceto em crianças, a osteomielite hematogênica é um problema raro atualmente. As incisões da toracotomia podem resultar em osteomielite.

▶ Osteomielite do esterno

A infecção do esterno acompanha mais comumente as esternotomias medianas, particularmente em pacientes diabéticos. Ela se apresenta como uma infecção de ferida pós-operatória ou uma mediastinite com drenagem, febre, leucocitose e instabilidade do fechamento esternal. O tratamento consiste do controle

---

*N. de R.T. A maioria dos *Guidelines* e serviços indica EBUS/mediastinoscopia em lesões grandes, centrais, com linfonodos aumentados de tamanho ou histologias desfavoráveis, mesmo quando a PET é negativa no mediastino.

da sepse sistêmica com antibioticoterapia adequada, drenagem aberta, ressecção do esterno comprometido e reconstrução do defeito com músculo peitoral, músculo serrátil ou com cobertura de omento. Ocasionalmente, a osteomielite do esterno será decorrente de tuberculose.

▶ Infecções de cartilagens costais e apêndice xifoide

As infecções das cartilagens costais respondem mal à antibioticoterapia. Quando desvascularizado, o tecido pericondral sofre necrose e atua como um corpo estranho, perpetuando a infecção e favorecendo a formação de uma cápsula. A causa mais comum é a extensão direta de outras infecções cirúrgicas (p. ex., infecção de ferida, abscesso subfrênico). A divisão cirúrgica das cartilagens costais, como em uma incisão toracoabdominal, pode predispor à infecção da cartilagem no pós-operatório, se ocorrer o desenvolvimento de sepse no local. Uma grande variedade de microrganismos pode estar envolvida.

Podem ocorrer eritema e induração com flutuação e, muitas vezes, drenagem espontânea. A evolução pode ser fulminante ou pode ser lenta, em meses ou anos, com exacerbações periódicas. Podem ocorrer osteomielite associada do esterno, costelas ou clavícula.

O tratamento de escolha inclui a ressecção da cartilagem e estruturas ósseas adjacentes envolvidas. A recorrência resulta de subestimação da extensão da doença e inadequada ressecção.

▶ Reconstrução da parede torácica

A reconstrução da parede torácica pode ser necessária após trauma, ressecção cirúrgica ou infecção, resultando em destruição de estruturas da parede torácica. A reconstrução rígida da parede torácica é geralmente recomendada para defeitos acima de 5 cm, embora ressecções posteriores, cobertas pela escápula, não irão, necessariamente, precisar de reconstrução com malha rígida. Avanços com o uso de retalhos musculocutâneos e o uso de apoio de metilmetacrilato e tela de Marlex produzem a solidez abaixo desses retalhos musculares e facilitam o reparo. Em grandes defeitos da parede torácica, a vascularização das áreas é essencial e pode ser acompanhada pelo uso de retalhos de omento ou de músculo peitoral, latíssimo do dorso e reto abdominal. As técnicas microcirúrgicas para o reparo de tais defeitos aumentaram muito a capacidade do cirurgião plástico de lidar com ressecções extensas e processos infecciosos.

Mahabir RC, Butler CE: Stabilization of the chest wall: autologous and alloplastic reconstructions. *Semin Plast Surg* 2011; 25: 34-42.

SÍNDROME DE TIETZE (COSTOCONDRITE)

A síndrome de Tietze é uma inflamação dolorosa, não supurativa das cartilagens costocondrais e de causa desconhecida. Evidências recentes sugerem que a costocondrite pode representar uma manifestação de doença reumática soronegativa. Edema e sensibilidade locais são os únicos sintomas; eles geralmente desaparecem sem tratamento. A síndrome pode recorrer.

Vários relatos sugeriram o uso da cintilografia óssea e da TC de tórax para o diagnóstico de costocondrite infectada. A cintilografia óssea é eficaz na localização e identificação das junções costocondrais inflamadas. O tratamento é sintomático e pode incluir o uso de analgésicos (AINEs) e corticosteroides locais e sistêmicos. Quando os sintomas persistem por mais de 3 semanas e a tumefação sugere neoplasia, a excisão da cartilagem envolvida pode ser indicada e é geralmente curativa.

Stochendahl MJ, Christe.nsen HW: Chest pain in focal musculoskeletal disorders. *Medical Clin North Am* 2010;94(2):259-273.

DOENÇA DE MONDOR (TROMBOFLEBITE DAS VEIAS TORACOEPIGÁSTRICAS)

A doença de Mondor consiste em tromboflebite localizada da parede torácica anterolateral. Ela é mais comum em mulheres do que em homens e geralmente acompanha a mastectomia. Há poucos sintomas além da presença de uma estrutura localizada, em forma de cordão, dolorosa, no tecido subcutâneo do abdome, tórax ou axila. A doença é autolimitada e não leva ao risco de tromboembolia. A possibilidade de uma origem infecciosa ou estase por um retorno venoso interrompido por uma neoplasia deve ser descartada.

TUMORES DA PAREDE TORÁCICA

Os tumores da parede torácica podem ser confundidos com cartilagens costais aumentadas, infecção da parede torácica, fraturas, raquitismo, escorbuto, hiperparatireoidismo e outras doenças. Mais comumente, as lesões da parede torácica se apresentam como uma massa com dor localizada ou referida; menos de 25% são assintomáticas. Aproximadamente 60% de todas as massas da parede torácica são malignas. As lesões surgem de um dos três componentes da parede torácica, incluindo tecidos moles (p. ex., músculo, nervo e fáscia), ossos e cartilagens.

A maioria dos tumores surge a partir de ossos ou cartilagens. O comprometimento dos arcos costais é mais comum do que a apresentação esternal. A TC de tórax oferece a maioria das informações para o diagnóstico e estadiamento. Os sarcomas da parede torácica estão associados a metástases pulmonares. A radiografia simples de tórax pode, inicialmente, identificar uma massa, especialmente se ela estiver calcificada. As cintilografias ósseas podem ser obtidas em todos os casos.

O diagnóstico inicial é obtido por meio de uma biópsia incisional limitada (transversa), se a massa for grande (> 4 cm). As lesões menores são removidas em bloco, garantindo margens negativas, com total conhecimento de que a doença maligna está presente em muitos casos. A conduta clássica é realizar excisões locais em bloco amplas com reconstrução imediata de todas as lesões na apresentação inicial. O progresso no tratamento multimodal adjuvante, entretanto, para tumores tais como o rabdomiossarcoma e o sarcoma de Ewing apoiam o uso de uma biópsia inicial limitada para o diagnóstico histológico, para orientar o plano de tratamento.

▶ Neoplasias específicas

A. Tumores benignos de tecido mole

1. Lipomas — Os lipomas são os tumores benignos mais comuns da parede torácica. Ocasionalmente, eles podem ser muito grandes e lobulados e podem apresentar extensões em forma de halteres, que fazem uma indentação na fáscia endotorácica abaixo do esterno, por meio de um espaço intercostal. Eles podem se comunicar com um grande componente mediastinal ou supraclavicular.

2. Tumores neurogênicos — Podem surgir de nervos intercostais ou superficiais. Os neurofibromas solitários são mais comuns, seguidos dos neurilemomas.

3. Hemangiomas cavernosos — Os hemangiomas da parede torácica costumam ser dolorosos e ocorrem em crianças. Os tumores podem ser isolados ou podem envolver outros tecidos (p. ex., pulmões), como na síndrome de Rendu-Osler-Weber.

4. Linfangiomas — Esta lesão rara é observada mais frequentemente em crianças. Ela pode apresentar bordas pouco definidas que tornam a excisão completa difícil.

B. Tumores malignos de tecidos moles

Aproximadamente 50% de todas as massas da parede torácica são sarcomas, ainda que no geral elas representem apenas uma pequena porcentagem (5%) de todos os sarcomas malignos de tecidos moles. A sobrevida é determinada pelo grau histológico, pela integralidade da ressecção e pela presença e desenvolvimento de metástases (sincrônicas ou metacrônicas). Os tumores de baixo grau apresentam taxas de sobrevida em 5 anos e em 10 anos de 90 e 82%, respectivamente. As lesões de alto grau, entretanto, apresentam taxas de sobrevida de 5 anos de apenas 30 a 50%. O desenvolvimento de metástases reduz muito as chances de sobrevida.

O tratamento é direcionado para uma ressecção completa, com ênfase para se atingir margens negativas (1-2 cm). As técnicas de ressecção em bloco incluem retalhos de pele elevados e reconstrução com retalhos de tecido mole, telas de Marlex e metilmetacrilato para corrigir as deformidades da parede torácica e evitar movimentos paradoxais do tórax.

Há muitos subtipos histológicos de sarcomas de tecidos moles. Normalmente, os sarcomas de baixo grau incluem sarcomas desmoides ou lipossarcomas, com características de baixo grau. Os segundos mais frequentemente observados são fibrossarcoma maligno, rabdomiossarcoma e histiocitoma fibroso maligno, que geralmente são lesões de alto grau.

Os subtipos histológicos individuais *não* constituem, por si só, um prognóstico variável significativo, mas o grau histológico é significativo. As metástases – sincrônicas ou metacrônicas – são mais comumente para os pulmões (75%) e podem ser removidas se as margens negativas puderem ser alcançadas e uma função pulmonar adequada preservada. O tratamento para as lesões de baixo grau consiste em ressecção completa. Lesões com ressecção incompleta devem ser tratadas com radioterapia externa. As lesões de alto grau devem ser removidas e os pacientes devem ser encaminhados para ensaios clínicos que avaliam a eficácia da quimioterapia sistêmica adjuvante. A radioterapia pós-operatória é, muitas vezes, útil nos quadros de margens próximas ou disseminação tumoral.

1. Fibrossarcomas — O fibrossarcoma é o câncer de tecido mole primário mais comum da parede torácica. Ele ocorre mais frequentemente em adultos jovens. O tratamento é realizado com quimioterapia neoadjuvante, seguido de remoção. Um subtipo desses tumores inclui os neurofibrossarcomas, que envolvem a parede torácica quase duas vezes mais do que outras partes do corpo. Também chamados de tumores da bainha de nervos periféricos malignos ou schwannomas malignos, eles costumam ocorrer em pacientes com neurofibromatose e geralmente se originam de nervos intercostais.

2. Histiocitoma fibroso maligno/sarcoma pleomórfico de alto grau — O histiocitoma fibroso maligno apresenta uma distribuição bimodal, com picos entre 20 e 30 anos de idade e entre 50 e 60 anos. Embora seja o sarcoma de tecidos moles mais comum do adulto, eles raramente surgem na parede torácica. O tratamento é realizado com quimioterapia neoadjuvante, seguida de ressecção, seguida de quimioterapia adjuvante adicional.

3. Rabdomiossarcoma — O rabdomiossarcoma é um tumor raro em adultos, mas é o segundo tumor mais comum da parede torácica em crianças. O tratamento é a quimioradioterapia neoadjuvante, ressecção cirúrgica e, depois, radioterapia e quimioterapia contínuas. Esses tumores são agressivos e, frequentemente, não podem ser removidos.

4. Lipossarcomas — Esses tumores são responsáveis por aproximadamente um terço de todas as neoplasias primárias da parede torácica. Eles ocorrem mais frequentemente em homens.

C. Tumores ósseos benignos

1. Condromas, osteocondromas e mixocondromas — A frequência combinada desses três tumores cartilaginosos é de aproximadamente 30 a 45% de todos os tumores ósseos benignos. Geralmente, os tumores cartilaginosos são únicos e ocorrem com igual frequência em homens e mulheres, entre a infância e a quarta década de vida. Os tumores costumam ser indolores e ocorrem mais frequentemente na parede anterior, ao longo da margem costal ou na área parasternal. A excisão local ampla é curativa.

2. Displasia fibrosa — A displasia fibrosa (cistos ósseos, osteofibroma, osteoma fibroso e fibrose ossificante) é responsável por um terço ou mais dos tumores ósseos benignos da parede torácica. Esse tumor ósseo cístico pode ocorrer em qualquer parte do sistema esquelético, mas aproximadamente metade envolve os arcos costais. O diagnóstico diferencial inclui lesões ósseas císticas associadas ao hiperparatireoidismo. Geralmente, o tumor é individual e pode estar relacionado a um trauma prévio. Alguns pacientes apresentam edema, sensibilidade ou leve desconforto, mas as lesões costumam ser silenciosas e detectadas em radiografia de tórax de rotina. O tratamento consiste em excisão local.

3. Granuloma eosinofílico — O granuloma eosinofílico é mais comum na clavícula, escápula ou (raramente) no esterno. Infiltrados pulmonares simultâneos são frequentes. Essa condição muitas vezes representa uma forma mais benigna de histiocitose de células de Langerhans ou doença de Hand–Schüller–Christian. Febre, mal-estar, leucocitose, eosinofilia ou dor óssea podem estar presentes. O comprometimento dos arcos costais se apresenta como um tumor com destruição óssea cortical e novo crescimento periósteo. O quadro clínico é semelhante à osteomielite ou sarcoma de Ewing. Quando a doença está localizada, a excisão pode resultar em cura.

4. Hemangioma — O hemangioma cavernoso dos arcos costais se apresenta como uma massa dolorosa na infância. O tumor aparece na radiografia de tórax como múltiplas áreas radiotransparentes ou como um cisto único trabeculado.

5. Miscelânea — Fibromas, lipomas, osteomas e cistos ósseos aneurismáticos são lesões raras da parede torácica. O diagnóstico é estabelecido após biópsia excisional.

D. Tumores ósseos malignos

1. Condrossarcomas — Os condrossarcomas são o tumor maligno primário mais comum da parede torácica (20-40%). Eles se desenvolvem principalmente nas junções costocondrais dos primeiros quatro arcos costais, mas podem também envolver o esterno. Aproximadamente 15 a 20% de todos os condrossarcomas ósseos ocorrem nos arcos costais ou no esterno. A maioria surge em pacientes com 20 a 40 anos de idade. Pode ocorrer o envolvimento local da pleura, arcos costais adjacentes, músculos, diafragma ou outros tecidos moles. A dor é rara e a maioria dos pacientes se queixa apenas da presença de uma massa. A radiografia de tórax mostra destruição cortical óssea, geralmente com calcificação salpicada difusa e as bordas do tumor são indistintas. O sucesso do tratamento exige uma excisão local ampla e uma ressecção em bloco para alcançar as margens negativas. A excisão incompleta resulta em um prognóstico significativamente pior. A sobrevida geral, assim como em todos os sarcomas de tecido mole é muito dependente do grau histológico. A ressecção completa de condrossarcomas de baixo grau apresenta uma taxa de sobrevida em 5 anos de 60 a 80%. Os pacientes com lesões de alto grau, que desenvolvem subsequentemente metástases distantes, apresentam uma sobrevida em 5 anos de apenas 20 a 30%.

Embora a ressecção completa possa, muitas vezes, ser curativa, a recorrência local indica doença metastática distante futura e prognóstico ruim. Portanto, mesmo na presença de grandes tumores (> 15–20 cm), a ressecção deve ser considerada, mesmo que exija a remoção de mais de oito costelas. Com o controle epidural da dor e técnicas de reconstrução imediatas, a maioria dos pacientes se recupera bem. Apesar de grandes ressecções da parede torácica, a maioria dos pacientes pode ser extubado imediatamente e não sofrerá drásticas mudanças na função pulmonar ou na dinâmica da parede torácica.

2. Sarcoma de Ewing (hemangioendotelioma, endotelioma) — O sarcoma de Ewing é um tumor de células pequenas e redondas, que ocorre mais comumente em uma única costela. Ele é responsável por 10 a 15% de todos os tumores primários da parede torácica. A apresentação como uma lesão torácica primária não é comum (< 15%). Normalmente, o sarcoma de Ewing se apresenta como uma massa de tecido mole grande, quente e dolorosa, geralmente associada a um derrame pleural. Os sintomas sistêmicos, tais como febre, mal-estar e perda de peso são comuns. Os exames radiológicos mostram a clássica aparência de "casca de cebola" resultante do aumento e esclerose do córtex à medida que múltiplas camadas do novo osso são produzidas.

O diagnóstico geralmente pode ser feito pelo aspirado com agulha fina ou biópsia incisional. Histologicamente, esses tumores são únicos e compostos por amplas camadas de células poliédricas pequenas, com citoplasma pálido e pequenos núcleos hipercromáticos. Eles são positivos para o corante com ácido periódico de Schiff.

Geralmente, o sarcoma de Ewing é uma doença da infância e adolescência. O indicador de prognóstico mais importante para a sobrevida é o desenvolvimento de metástases distantes. O tratamento atual consiste em ressecção cirúrgica com quimioterapia neoadjuvante (incluindo ciclofosfamida, dactinomicina, doxorrubicina e vincristina) se o tumor for bem delimitado e puder ser completamente removido. A radioterapia pode ser indicada como tratamento adjuvante no pós-operatório ou no caso de tumores que não são completamente removidos. Em geral, a sobrevida em 5 anos varia de 15 a 60%. A sobrevida de longo prazo (10 anos) é possível em pacientes que não desenvolvem metástases.

3. Sarcoma osteogênico (osteossarcoma) — O osteossarcoma ocorre na segunda e terceira décadas de vida e 60% dos casos ocorrem em homens. Ele é mais agressivo do que o condrossarcoma. Os achados radiológicos consistem em destruição óssea e recalcificação em ângulos retos para o córtex ósseo, o que lhe confere uma aparência característica de "explosão solar". O osteossarcoma mais comumente se apresenta como uma lesão de extremidade, com apenas uma pequena porcentagem de casos sendo primárias da parede torácica. Em geral, menos de 5% de todos os sarcomas osteogênicos surgem na parede torácica. Os osteossarcomas ocorrem na segunda a quarta décadas de vida e é uma vez e meia mais frequente em homens do que em mulheres. Eles estão associados a causas ambientais, bem como a mutações no gene do retinoblastoma (RB1, risco 500-1.000x maior) e à síndrome de Li-Fraumeni (p53, risco 15x maior). Normalmente, eles são tumores mais agressivos, com uma tendência a metástases iniciais para pulmões e ossos.

O sarcoma osteogênico difere do condrossarcoma por ser, normalmente, sensível à quimioterapia. Os tumores são tratados com quimioterapia neoadjuvante, seguida por ressecção cirúrgica. Mesmo com o tratamento neoadjuvante, no entanto, a sobrevida geral em 5 anos após a ressecção completa e quimioterapia pós-operatória pode ser de apenas 15%.

4. Mieloma (plasmacitoma solitário) — Os plasmacitomas solitários da parede torácica são lesões comparativamente raras.

Eles constituem 5 a 20% de todos os tumores da parede torácica. Radiologicamente, eles se apresentam como lesões líticas "em sacabocado" clássicas, sem evidências de neoformação óssea. Eles são mais comuns em homens do que em mulheres e normalmente se apresentam na quinta a sétima décadas de vida. Em mais de 75% das vezes, os plasmacitomas solitários da parede torácica estão associados ao mieloma múltiplo difuso. A sobrevida é baseada no desenvolvimento de doença sistêmica. O controle local e o alívio da dor são alcançados com radioterapia (geralmente 3.000-4.600 cGy). Quando a doença sistêmica é diagnosticada, o tratamento consiste em quimioterapia. A sobrevida geral em 5 anos e 10 anos dos plasmacitomas solitários da parede torácica são de 35 a 40% e 15 a 20%, respectivamente. A sobrevida média típica após tratamento com radioterapia e quimioterapia é de 56 meses.

E. Tumores metastáticos da parede torácica

As metástases para os ossos do tórax costumam ser múltiplas e, geralmente, partem de tumores do rim, tireoide, pulmão, mama, próstata, estômago, útero ou colo do intestino. As doenças malignas do rim e tireoide apresentam uma elevada tendência para metástase para o esterno. Ocasionalmente, eles se apresentam como uma massa pulsátil em função da grande vascularização da metástase. Um aneurisma da aorta torácica ascendente, embora raro, deve ser considerado no diagnóstico diferencial e excluído antes da biópsia excisional. O envolvimento por extensão direta ocorre no carcinoma da mama e do pulmão. O câncer primário de pulmão, com extensão direta a parede torácica, sem envolvimento ganglionar (T3 N0) apresenta uma razoável sobrevida em 5 anos (40-50%), quando tratado com ressecção radical em bloco. As metástases pulmonares, com extensão direta para parede torácica, devem ser tratadas com ressecção radical em bloco da parede torácica e do pulmão subjacente.

Ferraro P et al: Principles of chest wall resection and reconstruction. *Thorac Surg Clin* 2010;20(4):465.
Hemmati SH et al: The prognostic factors of chest wall metastasis resection. *Eur J Cardiothorac Surg.* 2011;40(2):328.
Smith SE, Keshavjee S: Primary chest wall tumors. *Thoracic Surg Clin* 2010;20(4):495.

▼ DOENÇAS DA PLEURA

As doenças da pleura podem ser benignas ou malignas e podem representar processos primários, doenças extrapleurais localizadas ou doenças sistêmicas. O problema pleural mais comum é a presença de gás (pneumotórax) no espaço pleural. Os derrames pleurais – acúmulo de líquido – podem ser o resultado de líquido estéril benigno, líquido maligno, pus, quilo ou sangue. Os tumores pleurais primários são raros, mas o envolvimento da pleura no câncer metastático é comum.

Os sintomas mais comuns da doença pleural são dor e dispneia. A dor é aguda e, caracteristicamente, agravada por movimentos respiratórios, muitas vezes inibindo a inspiração. A dor pleurítica é mediada pelos nervos intercostais somáticos da parede torácica (pleura cervical e costal) e pelo nervo frênico (pleura diafragmática e mediastinal), levando à dor na parede torácica ou dorsal, além da dor referida no ombro, respectivamente. A pleura visceral contém apenas fibras do nervo simpático e parassimpático e, portanto, não apresenta sensibilidade; no entanto, a extensão de processos viscerais envolvendo a pleura parietal pode produzir a dor torácica tipo pleurítica típica.

DERRAME PLEURAL

O derrame pleural é a presença de líquido no interior da cavidade pleural. Uma terminologia mais específica pode ser utilizada quando a natureza do líquido é conhecida. O hidrotórax é um acúmulo de líquido seroso (mais frequentemente um transudato, mas também pode ser um exsudato), enquanto a presença de pus na cavidade pleural é chamada de piotórax ou empiema. Termos adicionais são utilizados para presença de sangue (hemotórax) e quilo (quilotórax). O acúmulo de líquido pleural anormal resulta de um ou mais dos seguintes mecanismos: (1) aumento da pressão hidrostática vascular pulmonar (insuficiência cardíaca congestiva, estenose mitral); (2) diminuição da pressão oncótica coloide vascular (hipoproteinemia); (3) aumento da permeabilidade capilar por inflamação (p. ex., pneumonia, pancreatite, sepse); (4) diminuição da pressão intrapleural (atelectasia); (5) diminuição da drenagem linfática (carcinomatose); (6) movimento transdiafragmático do líquido abdominal por meio de defeitos linfáticos ou físicos (ascite, ruptura de pseudocisto pancreático); e (7) ruptura de uma estrutura vascular ou linfática (lesão traumática).

A diminuição das excursões respiratórias, diminuição do murmúrio respiratório, percussão maciça, atrito pleural e sensibilidade local são sinais que indicam a presença de derrame pleural. Na doença avançada, pode ocorrer contração do hemitórax com estreitamento dos espaços intercostais e abaulamento localizado, além de edema ou vermelhidão no local. As radiografias de tórax mostram diferentes graus de opacificação do hemitórax ipsolateral. O acúmulo de 300 a 500 mL de líquido leva ao apagamento do ângulo costofrênico na radiografia. Quando todo o hemitórax está opacificado, devem estar presentes 2.000 a 2.500 mL de líquido. O mediastino pode ser deslocado para o lado contralateral na presença de um grande derrame ou pode permanecer na linha média – particularmente quando uma obstrução brônquica proximal resulta de uma atelectasia pulmonar lobar ou total, quando o mediastino está fixo por fibrose ou infiltração tumoral ou quando na presença de um mesotelioma maligno. A TC pode ser necessária para avaliar coleções líquidas pleurais complexas, septadas ou recorrentes. A radiologia intervencionista é útil para derrames pleurais septados, que podem ser tratados com drenagem percutânea orientada por TC.

Geralmente, os derrames serosos são separados em duas grandes categorias – transudatos e exsudatos – com base nas características físicas e celulares do líquido pleural. A identificação do tipo específico de derrame auxilia na determinação da causa e, na maioria das vezes, depende do exame de, pelo menos, 20 mL de líquido obtidos por toracocentese. Exames básicos devem incluir a dosagem de proteínas totais, lactato desidrogenase (LDH), contagem de células totais e diferenciais, glicose, pH, citologia, coloração de Gram e cultura. Além disso, deve ser realizada a dosagem sérica simultânea das proteínas totais, LDH e glicose. Derrames com conteúdo de proteínas totais inferior a 3 g/dL (ou uma relação líquido/soro inferior a 0,5), LDH inferior a 200 unidades/dL (ou uma relação líquido/soro <0,6) e uma gravidade específica inferior a 1.016 representam um transudato, enquanto todos os outros derrames são classificados como exsudatos. Os resultados desses exames básicos frequentemente permitem esclarecer o processo patológico subjacente (Tab. 18-1).

Tabela 18-1 Diagnóstico diferencial dos derrames pleurais[1]

	Tuberculose	Câncer	Insuficiência cardíaca congestiva	Pneumonias e outras infecções não tuberculosas	Artrite reumatoide e doenças do colágeno	Embolia pulmonar
Contexto clínico	Pacientes mais jovens com história de exposição à tuberculose	Pacientes mais velhos com estado geral de saúde ruim	Presença de insuficiência cardíaca congestiva	Presença de infecção respiratória	Histórico de comprometimento articular; nódulos subcutâneos	Imobilização pós-operatória ou doença venosa
Aspecto macroscópico	Geralmente seroso; muitas vezes sanguinolento	Frequentemente sanguinolento	Seroso	Seroso	Turvo ou amarelo-esverdeado	Frequentemente sanguinolento
Exame microscópico	Pode ser positivo para bacilo álcool-ácido resistente; cristais de colesterol	Citologia positiva em 50%	–	Pode ser positivo para bacilos	–	–
Contagem de células	Poucos com > 10.000 eritrócitos; a maioria com > 1.000 leucócitos, com predomínio de linfócitos	Dois terços sanguinolento; 40% com > 1.000 leucócitos, com predomínio de linfócitos	Poucos com > 10.000 eritrócitos ou com > 1.000 leucócitos	Predomínio de polimorfonucleares	Predomínio de linfócitos	Predomínio de eritrócitos
Cultura	Pode ser positiva no líquido pleural; poucas positivas no escarro ou lavado gástrico	–	–	Pode ser positiva	–	–
Densidade	Maioria > 1.016	Maioria > 1.016	Maioria > 1.016	> 1.016	> 1.016	> 1.016
Proteínas	90% 3 g/dL ou mais	90% 3 g/dL ou mais	75% > 3 g/dL	3 g/dL ou mais	3 g/dL ou mais	3 g/dL ou mais
Glicose	60% < 60 mg/dL	Raramente < 60 mg/dL	–	Ocasionalmente < 60 mg/dL	5-17 g/dL (artrite reumatoide)	–
Outros	Ausência de células mesoteliais na citologia. Teste de Tuberculina geralmente positivo. Biópsia pleural positiva	Com líquido hemorrágico, 65% será por tumor; tendência à recorrência após remoção	No lado direito em 55-70%	Associado a infiltrado na radiografia	Tempo de coagulação diminuído; presença de células LE ou fator reumatoide	Pode haver uma fonte dos êmbolos

Outros exsudatos: Gravidade específica > 1.016.
Infecção por fungos: Exposição em área endêmica. Fonte líquida. Microscopia e cultura podem ser positivas para fungos. Proteína 3 g/dL ou mais. Testes cutâneos e sorológicos podem ajudar.
Traumatismo: Líquido serossanguinolento. Proteínas 3 g/dL ou mais.
Quilotórax: Histórico de traumatismo ou câncer. Líquido quiloso sem proteínas, mas com gotículas de gordura.

[1]Modificado de: Therapy of pleural effusion: A statement by the Committee on Therapy of the American Thoracic Society. *Am Rev Respir Dis.* 1968;97:479.

1. Hidrotórax

▶ Malignidade

Mais de 25% de todos os derrames pleurais são secundários ao câncer e 35% dos pacientes com câncer de pulmão, 23% das pacientes com câncer de mama e 10% dos pacientes com linfoma desenvolvem derrames pleurais malignos durante a evolução da sua doença. Aproximadamente 10% dos derrames malignos são secundários a tumores pleurais primários, principalmente o mesotelioma. O mecanismo é, principalmente, por meio de obstrução linfática dos canais dos linfonodos periféricos do pulmão ou centrais do mediastino. Os derrames pleurais malignos podem ser serosos, serossanguinolentos ou sanguinolentos e são diagnosticados, principalmente, pela demonstração de células malignas no líquido. A confirmação citológica é bem-sucedida em 50, 65 e 70% das vezes após uma, duas ou três toracocenteses, respectivamente. A biópsia pleural fechada, por si só, é bem-sucedida em apenas 50% dos casos, mas juntamente com a toracocentese pode aumentar a capacidade diagnóstica para 80%. A toracoscopia com biópsia pleural direta, no entanto, é bem-sucedida em 97% dos pacientes e deve ser considerada em qualquer paciente com um derrame suspeito, após duas toracocenteses negativas.

O tratamento dos derrames malignos é estritamente paliativo: a maioria dos pacientes morre em 3 a 6 meses após o desenvolvimento de um derrame pleural maligno, portanto, o diagnóstico e tratamento imediatos são essenciais. Os objetivos do tratamento são a reexpansão pulmonar e da sínfise pleural. Isso é mais facilmente conseguido com a colocação de um dreno no tórax (20-28 Fr) e drenagem com tubo fechado por 24 a 48 horas. Geralmente, não mais do que 1 L deve ser drenado inicialmente. Subsequentemente, 200 a 500 mL podem ser drenados a cada 1 a 2 horas até que o derrame seja completamente drenado. Esta drenagem controlada evita a complicação rara de edema pulmonar de reexpansão. Com a expansão pulmonar completa, a pleurodese deve ser realizada com um agente adequado, para evitar a formação de septos. Diferentes agentes químicos, radioativos e infecciosos foram utilizados no passado, com taxas de sucesso variáveis, mas os mais utilizados são o talco (insuflação de 87-100%; 83-100% de pasta) ou doxiciclina.* Por fim, a pleurectomia mecânica, sem a instilação química, pode controlar derrames pleurais em mais de 99% dos pacientes, mas isso exige um procedimento cirúrgico. O talco é barato e altamente eficaz, além de facilmente administrado, quer como um pó insuflado no tórax aberto ou como uma pasta instilada por meio de uma sonda torácica.

As complicações após pleurodese incluem pneumotórax, hidrotórax septado, febre, infecção (empiema), síndrome da angústia respiratória aguda (particularmente após a pleurodese simultânea bilateral, o que, apenas por esta razão, é contraindicada) e recorrência. Os problemas são raros e a maioria dos pacientes pode ter seus drenos torácicos removidos em 48 a 72 horas após a pleurodese com talco.

---

*N. de R.T. A doxiciclina injetável indicada para pleurodese química não está mais disponível no Brasil para uso humano.

▶ Doenças cardiovasculares

Os derrames pleurais são achados comuns em pacientes com insuficiência cardíaca congestiva moderada a grave. A insuficiência cardíaca pode ser secundária à isquemia, doença valvar cardíaca, miocardite viral, doença cardíaca congênita e outras lesões menos comuns. O derrame pode ser unilateral ou bilateral. Quando unilateral, o hemitórax direito é mais frequentemente afetado. O líquido envolve frequentemente as fissuras interlobares (mais comumente a fissura menor à direita) e pode formar acúmulos localizados simulando lesões de massas, conhecidas como "pseudotumores". Outras causas cardiovasculares de derrames pleurais incluem a pericardite constritiva e a obstrução venosa pulmonar.

▶ Doença renal

A hidronefrose, síndrome nefrótica e glomerulonefrite aguda são ocasionalmente associadas ao derrame pleural. A ruptura do sistema de coleta no espaço pleural também pode produzir um hidrotórax. Neste último caso, a creatinina do líquido pleural estará elevada (relação creatinina do líquido/sérica significativamente > 1,0).

▶ Pancreatite

A pancreatite moderada a grave está associada ao derrame pleural que ocorre caracteristicamente no lado esquerdo e contém um líquido com uma concentração de amilase substancialmente mais elevada do que no soro. Raramente pseudocistos da cápsula do pâncreas podem se comunicar com o espaço pleural, resultando em derrames pleurais de alto volume.

▶ Cirrose

Aproximadamente 5% dos pacientes com cirrose e ascite desenvolverão um derrame pleural. Ao contrário da pancreatite, quase todos os derrames ocorrem do lado direito.

▶ Tromboembolia

A tromboembolia pulmonar é, algumas vezes, acompanhada por um derrame pleural. O derrame costuma ser serossanguinolento e pequeno, mas ele pode ser francamente hemorrágico e massivo. Os achados radiológicos característicos estão quase sempre presentes no pulmão. Quando o fluido é normalmente reabsorvido em um curto período de tempo, a drenagem é raramente necessária.

2. Empiema torácico

O piotórax (empiema torácico) é o acúmulo de secreção purulenta na cavidade pleural. O pus é geralmente espesso e com mau odor. Quando ocorre o empiema no quadro de uma doença pulmonar supurativa subjacente (isto é, pneumonia, abscesso pulmonar ou bronquiectasia), ele é chamado de empiema parapneumônico (60% dos casos). Outras causas de empiema torácico são cirúrgicas (20%), trauma (10%), ruptura esofágica, outras infecções da parede torácica ou do mediastino, fístulas broncopleurais, extensão de um abscesso hepático subfrênico, instrumentação do espaço pleural (toracocentese, colocação de tubo torácico, etc.) e, raramente, disseminação hematogênica a partir de um sítio distante de infecção.

Os empiemas são divididos em três fases com base em seu histórico natural: exsudativo agudo, fibrinopurulento e crônico organizado. A *fase exsudativa aguda* é caracterizada pela efusão de líquido pleural estéril (incitada pela inflamação pleural), com baixa viscosidade, baixa contagem de leucócitos e baixa concentração de LDH, bem como níveis normais de glicose e do pH. A pleura permanece móvel durante essa fase. A *fase fibrinopurulenta* se desenvolve em aproximadamente 2 a 7 dias, marcada por um aumento acentuado na turbidez, contagem de leucócitos e níveis de LDH no líquido. Os níveis de glicose e o pH diminuem no líquido e a fibrina é depositada na superfície pleural, limitando o empiema, mas também fixando (encarcerando) o pulmão. A fase de organização crônica começa 7 a 28 dias após o início da doença e é caracterizada por um nível de glicose no líquido abaixo de 40 mg/dL e um pH menor do que 7,0. O exsudato pleural se torna espesso e os depósitos de fibrina na pleura começam a se organizar, imobilizando ainda mais o pulmão. Em pacientes com empiema crônico inadequadamente tratado, podem ocorrer erosão para a parede torácica (empiema necessitatis), condrite, osteomielite dos arcos costais ou dos corpos vertebrais, pericardite e abscesso mediastinal.

A bacteriologia do empiema torácico tem evoluído ao longo dos anos. Antes da descoberta da penicilina na década de 1940, a maioria dos empiemas era decorrente de infecção por pneumococos e estreptococos. Com os antimicrobianos modernos e melhores técnicas de cultura de anaeróbios, no entanto, os microrganismos mais comumente isolados em empiemas de adultos são, atualmente, as bactérias anaeróbias, particularmente espécies de Bacteroides, *Fusobacterium* e *Peptococcus*.

O *Staphylococcus* é o microrganismo causador mais comum de empiema (92% em crianças abaixo de 2 anos de idade) e o empiema estafilocócico é uma das complicações mais comuns de pneumonias estafilocócicas em adultos e crianças (Tab. 18-2). As bactérias gram-negativas também são agentes patogênicos significativos, particularmente em empiemas parapneumônicos. A *Escherichia coli* e as *Pseudomonas* são responsáveis por 66% dos empiemas por bactérias Gram negativas aeróbicas e outros microrganismos incluem *Klebsiella pneumoniae, Proteus* sp, *Enterobacter aerogenes* e *Salmonella*. Raramente, os fungos (*Aspergillus, Coccidioides immitis, Blastomyces* e *Histoplasma capsulatum*) e parasitas, tais como *Entamoeba histolytica* podem causar empiemas. Em uma revisão, os empiemas foram decorrentes de infecção por bactérias anaeróbias em apenas 35% dos casos, bactérias aeróbicas em apenas 24% e associação em 41%. Além disso, o número médio de espécies de bactérias isoladas foi de 3,2 por paciente.

A aspiração de flora da orofaringe pode representar uma fonte de infecção polimicrobiana. Embora os pacientes raramente sejam completamente assintomáticos, a maioria dos pacientes com empiema torácico apresentam sintomas variáveis, dependendo da doença subjacente, da extensão do envolvimento pleural e do estado imunológico do paciente. Os pacientes geralmente se queixam de febre, dor pleurítica ou uma sensação de peso no tórax, dispneia, hemoptise e tosse geralmente produtiva com expectoração purulenta. Os sinais de empiema torácico incluem anemia, taquicardia, taquipneia, diminuição do murmúrio vesicular, sons maciços à percussão no lado envolvido, baqueteamento das pontas dos dedos e ocasionalmente, osteoartropatia pulmonar.

Embora o histórico clínico e exame físico muitas vezes possam sugerir a presença de empiema torácico, a radiografia simples de tórax é o exame diagnóstico não invasivo mais importante. O empiema pode estar associado a uma pneumonia, abscesso pulmonar ou derrame pleural subjacentes e aparece como densidade posterolateral em forma de D na radiografia. Nos grandes empiemas, o mediastino pode ser deslocado para o lado contralateral. A broncoscopia deve ser realizada em todos os pacientes para excluir a presença de obstrução endobrônquica. A TC fornece detalhes anatômicos fundamentais sobre as septações e pode ajudar na diferenciação de empiema e abscesso pulmonar.

A toracocentese é o procedimento mais adequado para o diagnóstico de empiema torácico. A aspiração de líquido purulento estabelece o diagnóstico e permite a identificação dos microrganismos envolvidos. No início de empiema – particularmente naqueles parcialmente tratados com antimicrobianos – o líquido pleural pode não ser francamente purulento. Nestes casos, o valor de pH do líquido pleural menor do que 7,0, a glicose abaixo de 40 mg/dL e um nível de LDH superior a 1.000 unidades/L sugerem fortemente um empiema, mesmo que a coloração de Gram e as culturas não consigam identificar os microrganismos.[*]

Os objetivos do tratamento do empiema torácico incluem: (1) controle da infecção; (2) remoção de material purulento com obliteração e esterilização do espaço pleural e reexpansão pulmonar; e (3) eliminação da doença subjacente.

As opções de tratamento incluem a toracocentese repetida, drenagem pleural fechada, ressecção de costelas e drenagem aberta, decorticação e empiemectomia, toracoplastia e

Tabela 18-2 Incidência de algumas complicações da pneumonia estafilocócica em adultos e crianças (em %)

	Adultos	Crianças
Abscesso	25	50
Empiema	15	15
Pneumatocele	1	35
Derrame	30	55
Fístula broncopleural	2	5

---

[*] N. de R.T. Os critérios citados definem um derrame pleural para pneumônico complicado. A definição clássica de empiema exige a obtenção de secreção purulenta ou a identificação de germes.

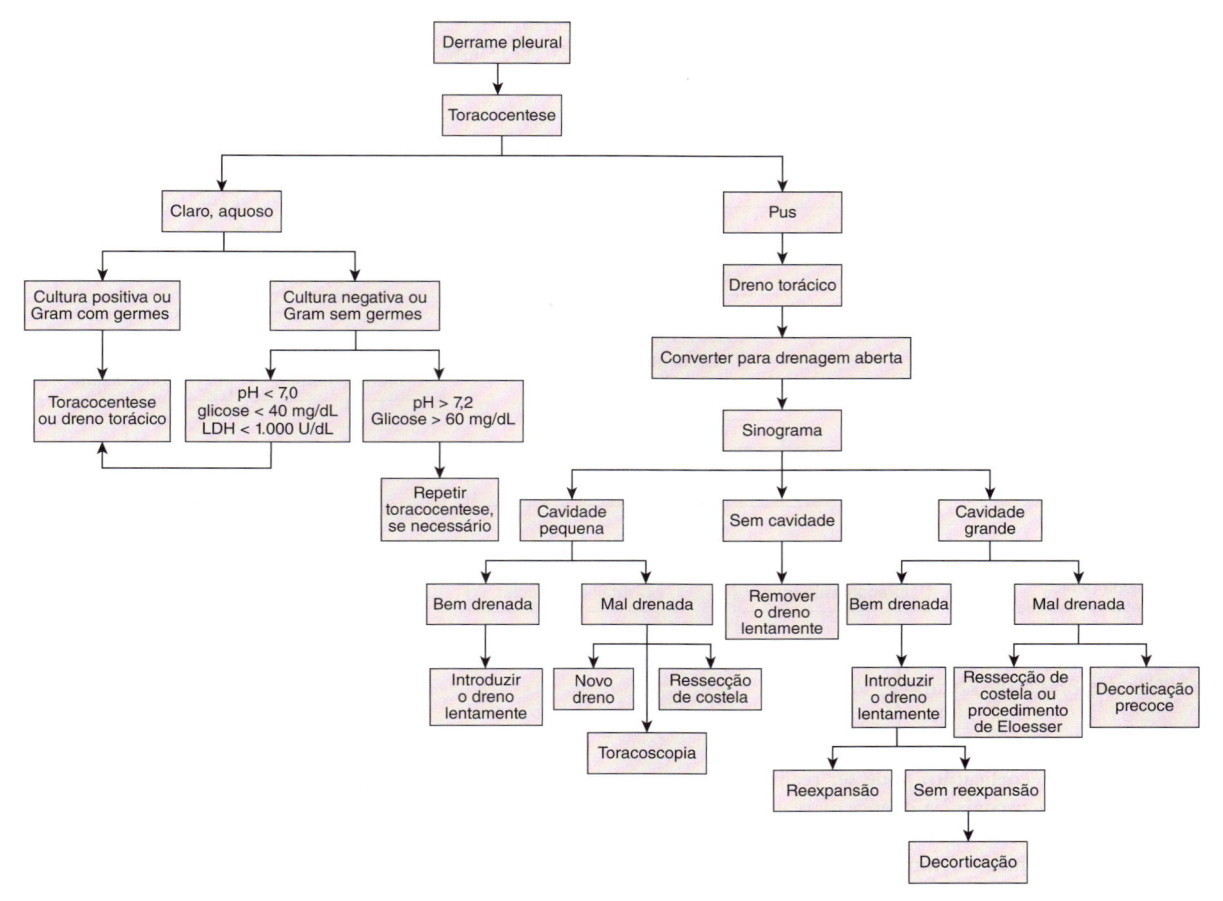

PAREDE TORÁCICA, PLEURA, MEDIASTINO E PULMÕES — CAPÍTULO 18

```
                        Derrame pleural
                             │
                        Toracocentese
                             │
              ┌──────────────┴──────────────┐
         Claro, aquoso                     Pus
              │                             │
    ┌─────────┴─────────┐              Dreno torácico
Cultura positiva    Cultura negativa        │
ou Gram com         ou Gram sem        Converter para
germes              germes             drenagem aberta
    │                   │                   │
Toracocentese   pH < 7,0      pH > 7,2  Sinograma
ou dreno        glicose < 40  Glicose         │
torácico        mg/dL         > 60 mg/dL      │
                LDH < 1.000                   │
                U/dL                          │
                    │          │
                    │     Repetir
                    │     toracocentese,
                    │     se necessário
```

Fluxograma (continuação): Sinograma → Cavidade pequena / Sem cavidade / Cavidade grande.
- Cavidade pequena: Bem drenada → Introduzir o dreno lentamente; Mal drenada → Novo dreno / Ressecção de costela → Toracoscopia.
- Sem cavidade: Remover o dreno lentamente.
- Cavidade grande: Bem drenada → Introduzir o dreno lentamente → Reexpansão / Sem reexpansão → Decorticação; Mal drenada → Ressecção de costela ou procedimento de Eloesser / Decorticação precoce.

▲ **Figura 18-8** Tratamento do empiema. (Modificada e reproduzida com permissão de Shields TW. *General Thoracic Surgery*, 3rd ed. Williams & Wilkins, Baltimore, 1989.)

fechamento com retalho muscular. As manobras adjuvantes, relatadas para ajudar na ruptura e drenagem do empiema septado incluem a instilação de enzimas fibrinolíticas (tais como tPA) e o desbridamento por videotoracoscopia assistida. Uma abordagem racional para o tratamento do empiema é destacada na Figura 18-8. Inicialmente, um cateter intercostal de tamanho adequado é cuidadosamente inserido na porção mais dependente da cavidade do empiema. Se após 24 a 72 horas a sepse persistir ou se houver qualquer dúvida quanto à adequação da drenagem – uma TC deve ser realizada. Se, por outro lado, a drenagem completa e reexpansão do pulmão são alcançados, não há necessidade de outros procedimentos de drenagem.

Os pacientes com espaços residuais, que são inadequadamente drenados, pacientes com sepse e pacientes que exigem drenagem prolongada são candidatos para o procedimento de drenagem aberta. Este procedimento pode normalmente ser realizado com segurança 10 a 14 dias após a drenagem com tubo fechado, uma vez que a fusão pleural e o risco de colapso do pulmão e pneumotórax, neste momento, já não existem. As opções para uma drenagem aberta incluem ressecção simples de arcos costais e drenagem aberta (procedimento de Eloesser). A ressecção simples de costelas envolve a remoção de segmentos curtos (3-6 cm) de uma, duas ou três costelas na porção mais dependente da cavidade do empiema (na linha ou anterior à linha axilar posterior). Um tubo pode ser colocado por meio desta abertura e a drenagem eficaz estabelecida. Uma segunda abordagem envolve a criação de retalhos em forma de U da parede torácica suturados à pleura parietal, após ressecção de segmentos curtos (3-6 cm) de uma, duas ou três costelas. Este procedimento cria um trato epitelizado para uma drenagem sem tubo no longo prazo das cavidades do empiema. Esse tipo de drenagem aberta permite uma drenagem confiável da cavidade do empiema e pode ser facilmente desbridada, irrigada e limpa. Por fim, com a reexpansão pulmonar, contração da ferida e granulação a cavidade muitas vezes desaparece completamente.

Outra opção é decorticação precoce e a empiemectomia. Isto é especialmente útil para pacientes de pouco risco e com empiemas septados iniciais e com drenagem ou expansão pulmonar inadequadas. Por outro lado, se for realizada no início da evolução do processo, a ressecção de ambas as lâminas pleurais

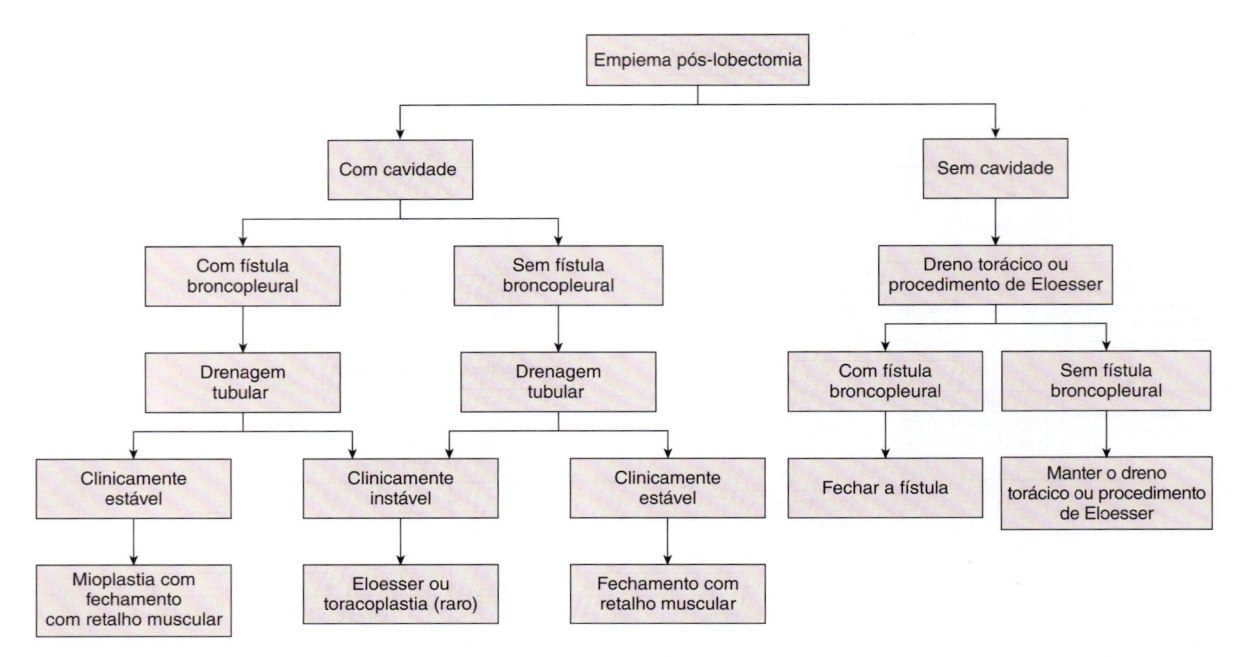

```
                          Empiema pós-lobectomia
                                   │
                    ┌──────────────┴──────────────┐
               Com cavidade                  Sem cavidade
                    │                              │
         ┌──────────┴──────────┐         Dreno torácico ou
    Com fístula          Sem fístula     procedimento de Eloesser
    broncopleural        broncopleural              │
         │                    │            ┌────────┴────────┐
    Drenagem             Drenagem     Com fístula       Sem fístula
    tubular              tubular      broncopleural     broncopleural
         │                    │              │                │
   ┌─────┴─────┐         ┌────┴────┐    Fechar a fístula   Manter o dreno
Clinicamente Clinicamente Clinicamente                     torácico ou procedimento
estável      instável     estável                          de Eloesser
    │           │            │
Mioplastia  Eloesser ou   Fechamento
com         toracoplastia com
fechamento  (raro)        retalho muscular
com retalho
muscular
```

▲ **Figura 18-9** Empiema pós-lobectomia. (Modificada e reproduzida com permissão de Shields TW. *General Thoracic Surgery*, 3rd ed. Williams & Wilkins, Baltimore, 1989.)

parietal e visceral (decorticação) pode ser realizada como um procedimento de toracoscopia.* A doença mais avançada ou crônica envolve uma toracotomia com decorticação com ressecção do próprio empiema intacto (empiemectomia), se possível. Os melhores resultados com esta abordagem são obtidos quando o pulmão subjacente é totalmente normal e reexpande totalmente. O empiema pós-traumático, em particular, obtém bons resultados com esse tratamento.

Os empiemas que ocorrem após ressecção pulmonar podem ser difíceis de tratar. Quando há tecido pulmonar residual (ressecções menores do que a pneumonectomia), os princípios gerais descritos acima ainda se aplicam, apesar de uma fístula broncopleural ser um complicador frequentemente presente (Fig. 18-9). A drenagem com tubo simples é instituída inicialmente, seguida de drenagem aberta, se necessário. Os empiemas pós-pneumonectomia, no entanto, representam um problema especial, porque não há mais qualquer pulmão para obliterar o espaço infectado. Além disso, o empiema pós-pneumonectomia frequentemente está associado a fístulas broncopleurais. Nesses pacientes, podem ser necessários procedimentos cirúrgicos específicos destinados a destruir os espaços intratorácicos residuais e, em muitos casos fechar as fístulas broncopleurais remanescentes (Fig. 18-10). Na ausência de uma fístula broncopleural, a esterilização e fechamento de um espaço pós-pneumonectomia (sem obliteração) pode ser tentada utilizando um cateter de irrigação inserido no ápice da cavidade torácica. Uma solução antimicrobiana específica para os microrganismos presentes pode, então, ser infundida no tórax. A solução deve ser drenada pelo tubo ou pela abertura criada pela simples ressecção da costela. Após 2 a 8 semanas, os cateteres são removidos e a cavidade é fechada. A taxa de sucesso com esta técnica é bastante variável e é de 20 a 88%. Para os pacientes nos quais esta abordagem falhar e para aqueles com fístulas broncopleurais, o principal objetivo do tratamento é obliterar o espaço residual e fechar todas as fístulas broncopleurais. Isto é mais facilmente conseguido com a transposição do músculo, com ou sem omento, na cavidade do empiema. Vários músculos podem ser necessários, incluindo peitoral maior, latíssimo do dorso, serrátil anterior, músculo intercostal e reto abdominal (Fig. 18-11). A utilização desses músculos é muito bem-sucedida para fechar todas as fístulas broncopleurais restantes e para obliterar completamente o espaço intratorácico remanescente. O sucesso do fechamento com retalho muscular dos espaços do empiema tornou a toracoplastia (anteriormente um procedimento comum para reduzir os espaços do empiema) uma cirurgia rara atualmente.

Os antimicrobianos são um complemento importante no tratamento do empiema, mas deve ser enfatizado que a drenagem é a modalidade de tratamento primário. Embora a antibioticoterapia seja sempre iniciada precocemente, quando os sinais de infecção sistêmica geralmente estão presentes, ela não necessita ser mantida quando a drenagem eficaz é estabelecida. Na verdade, o uso excessivo de antimicrobianos pode levar à geração de bactérias resistentes e, portanto, comprometer o sucesso de qualquer

---

*N. de R.T. A decorticação geralmente preserva a pleura visceral, de cuja superfície é removida a carapaça de fibrina (*pleural peel*).

Figura 18-10

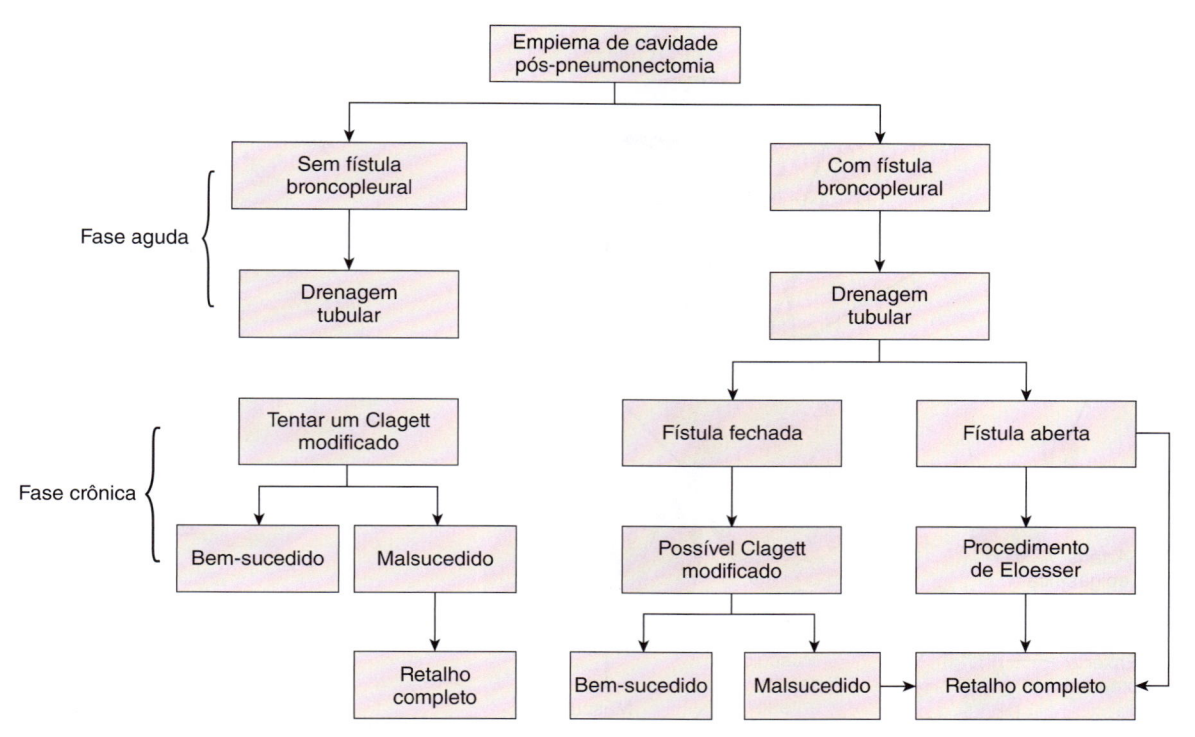

```
                    Empiema de cavidade
                    pós-pneumonectomia
                    ┌──────────┴──────────┐
              Sem fístula          Com fístula
             broncopleural         broncopleural
Fase aguda        │                      │
              Drenagem              Drenagem
              tubular               tubular
                  │              ┌───────┴───────┐
           Tentar um Clagett  Fístula        Fístula
              modificado      fechada        aberta
Fase crônica  ┌────┴────┐        │              │
         Bem-sucedido Malsucedido  Possível Clagett  Procedimento
                          │          modificado     de Eloesser
                       Retalho    ┌──────┴──────┐         │
                       completo  Bem-sucedido Malsucedido → Retalho completo
```

▲ **Figura 18-10** Empiema pós-pneumonectomia. (Modificada e reproduzida com permissão de Shields TW. *General Thoracic Surgery,* 3rd ed. Williams & Wilkins, Baltimore, 1989.)

procedimento posterior destinado a fechar o espaço intratorácico residual.

> Krassas A et al: Current indications and results for thoracoplasty and intrathoracic muscle transposition. *Eur J Cardiothorac Surg* 2010;37(5):1215.

3. Hemotórax

A presença de sangue no espaço pleural normalmente ocorre secundariamente a um trauma, cirurgia, procedimentos diagnósticos ou terapêuticos, neoplasias, infarto pulmonar e infecções (tuberculose). A maioria dos hemotóraces pode ser tratada de maneira eficaz com drenagem fechada com um tubo torácico de grande calibre (32-36F), particularmente porque pequenas quantidades de sangue (que ocupam menos de um terço do hemitórax) são rapidamente reabsorvidas pelo organismo. Entretanto, quando há formação de um coágulo de sangue significativo (ocupando mais de um terço do hemitórax) ou quando ocorre infecção secundária, devem ser tomadas outras medidas para evitar o desenvolvimento de um empiema ou fibrotórax, com comprometimento pulmonar. Muitos hemotóraces que exigem mais do que uma drenagem simples com tubo podem ser tratados com procedimentos VATS. Raramente, a toracotomia aberta pode ser necessária para decorticação completa e evacuação do sangue.

4. Quilotórax

O acúmulo de quilo no espaço pleural é, muitas vezes, decorrente de procedimentos cirúrgicos, particularmente cirurgias cardiotorácicas e esofágicas. Traumatismos, doenças malignas, cateterismo venoso central, malformações linfáticas congênitas, aneurismas da aorta torácica, filariose e cirrose hepática também são causas raras de quilotórax. Traumatismos penetrantes no tórax podem dilacerar o ducto torácico em qualquer nível, mas o traumatismo torácico fechado geralmente provoca uma dilaceração do ducto linfático no pilar direito do diafragma. O trauma também pode ocorrer com tosse violenta ou hiperdistensão da coluna vertebral. O tratamento inicial do quilotórax é semelhante ao tratamento do derrame pleural maligno. A drenagem torácica com tubo fechado é instituída; o pulmão é completamente reexpandido e é instituída uma dieta com baixo teor de gordura. Em alguns casos, a hiperalimentação intravenosa (periférica ou central) pode melhorar muito a condição do paciente. Algumas evidências apoiam o uso de somatostatina para diminuição do débito do derrame pleural quiloso. A natureza irritativa do quilo estimula a pleurodese e, em metade dos pacientes, o extravasamento é espontaneamente interrompido. A instilação de agentes esclerosantes (ver a seção de derrame pleural anteriormente) pode ser utilizada para aumentar as chances de sucesso. Se o quilo continuar a drenar por mais de 7 dias ou se uma drenagem significativa permanecer, mesmo por um curto

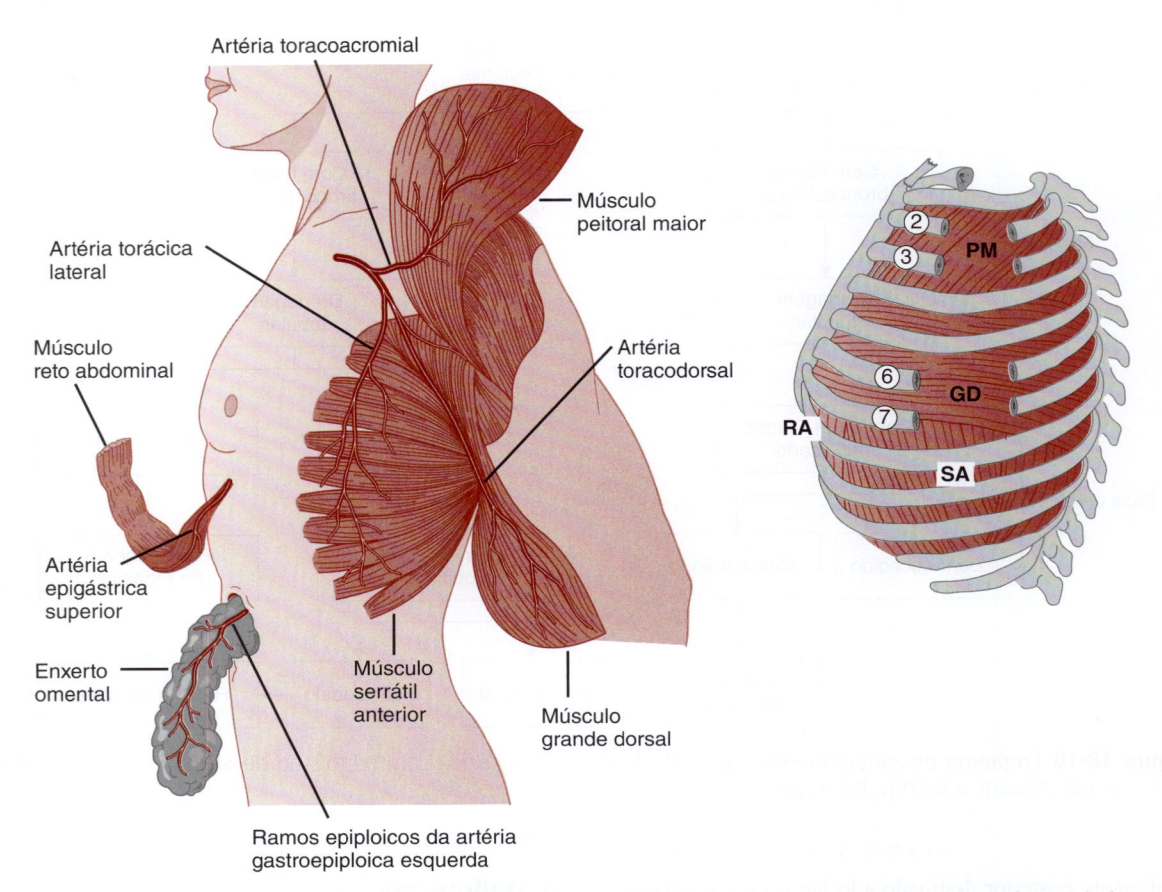

Figura 18-11 Fechamento com retalho de músculo extratorácico após pneumonectomia por empiema da cavidade.

período de tempo, deve se considerar seriamente o procedimento cirúrgico, uma vez que os pacientes rapidamente se tornam desnutridos pela grande perda de proteínas associadas. As técnicas de videotoracoscopia assistida são geralmente ideais, tornando a toracotomia aberta raramente necessária. A abordagem padrão é realizada por meio do tórax direito, onde o ducto torácico pode ser identificado quando ele emerge abaixo do diafragma, entre a aorta e a veia ázigos. A ligação dos tecidos nessa área é geralmente tudo que é necessário ser realizado.

PNEUMOTÓRAX

A presença de ar no espaço pleural (pneumotórax) pode ocorrer como resultado de uma perfuração da pleura parietal (trauma, perfuração esofágica, cirurgia, etc.) ou visceral (bolha, aspirações com agulha fina, etc.). Raramente, infecções do espaço pleural por microrganismos produtores de gás podem resultar em pneumotórax. Como a radiografia de tórax é apenas uma representação bidimensional de um espaço tridimensional, uma separação relativamente pequena entre as superfícies pleurais (p. ex., 1 cm) na radiografia de tórax pode revelar um pneumotórax relativamente grande. Uma grande quantidade de ar intrapleural capaz de provocar um desvio do mediastino para o pulmão contralateral é referido como um pneumotórax hipertensivo. Um pneumotórax associado a uma ferida aberta no tórax pode ser chamado de pneumotórax aberto ou, algumas vezes, de "ferimento torácico aspirativo". *O pneumotórax aberto e o pneumotórax hipertensivo são emergências cirúrgicas porque em ambos a ventilação e o retorno venoso do sangue para o coração estão comprometidos.* Ar intrapleural pode estar misturado ao sangue, como ocorre frequentemente após o trauma (hemopneumotórax) ou perfuração do esôfago (piopneumotórax).

O pneumotórax é geralmente classificado como espontâneo ou adquirido (aqueles provocados por evento específico, tais como trauma, procedimentos invasivos, etc.). O pneumotórax espontâneo é, algumas vezes, dividido em "primário" e "secundário"; entretanto, todo pneumotórax espontâneo é secundário a algum processo patológico subjacente e, portanto, essa divisão é estritamente artificial. Mais comumente, o pneumotórax espontâneo resulta da ruptura de pequenas bolhas subpleurais pelo aumento da pressão transpulmonar, mais pronunciada no ápice pulmonar (ápice do lobo superior e segmento superior do lobo inferior). Tosse, queda rápida da pressão atmosférica

(> 10 milibares/24 h), descompressão rápida (mergulhadores) e altitudes elevadas (pilotos de jatos) estão associadas ao aumento da pressão transpulmonar e ao pneumotórax espontâneo. Além disso, a pressão transpulmonar normal pode levar à ruptura de bolhas em pacientes com distúrbios do tecido conjuntivo, tais como síndrome de Marfan. Outras causas de pneumotórax espontâneo incluem bolhas apicais (paciente com doença pulmonar obstrutiva crônica [DPOC]), pneumonia por *Pneumocystis* (pacientes com Aids), câncer metastático (particularmente sarcomas), linfangioleiomiomatose, granuloma eosinofílico, ruptura do esôfago ou de um abscesso pulmonar, fibrose cística e menstruação (pneumotórax catamenial). Classicamente, entretanto, o pneumotórax é mais frequente em homens astênicos (relação homem:mulher de 6:1), entre as idades de 16 e 24 anos, frequentemente com um histórico de tabagismo. A verdadeira incidência é desconhecida, uma vez que até 20% dos pacientes permanecem assintomáticos e não procuram atenção médica.

Os pacientes com pneumotórax se queixam de dor pleurítica e dispneia. Quando há uma doença cardiopulmonar subjacente grave ou quando um pneumotórax hipertensivo se desenvolve, os sintomas se tornam muito mais dramáticos e incluem sudorese, cianose, fraqueza e sintomas de hipotensão e colapso cardiovascular. O exame físico revela taquipneia, taquicardia, desvio de traqueia para longe do lado envolvido (pneumotórax hipertensivo), diminuição do murmúrio vesicular, hiper-essonância e diminuição do frêmito vocal no lado envolvido. A gasometria arterial pode mostrar hipóxia e, ocasionalmente, hipocapnia por hiperventilação e o eletrocardiograma pode mostrar desvios de eixo, alterações inespecíficas do segmento ST e inversão da onda T. O exame padrão para o diagnóstico de pneumotórax é a radiografia de tórax posteroanterior (PA) e lateral. A expiração acentua o contraste entre o colapso pulmonar e o ar intrapleural, bem como a magnitude do colapso. Raramente, uma tomografia computadorizada pode ser necessária para diferenciar um pneumotórax de uma grande bolha em pacientes com enfisema grave. Em 5 a 10% dos pacientes, um pequeno derrame pleural pode estar presente e pode ser hemorrágico.

O tratamento do pneumotórax espontâneo depende dos sintomas e das condições gerais do paciente, do grau de colapso pulmonar, da causa subjacente e da estimativa de chance de recorrência. Um pneumotórax pequeno (< 20-25%), estável e assintomático em um paciente com estado geral bom pode ser acompanhado (muitas vezes de modo ambulatorial) com a expectativa de completa resolução em algumas semanas, uma vez que o gás é normalmente reabsorvido em uma taxa de 1 a 1,25% por dia. Um pneumotórax maior assintomático pode levar 2 a 3 semanas para resolver e coloca o paciente em risco de desenvolver um encarceramento pulmonar como resultado da deposição de fibrina na pleura visceral. Esses pacientes – bem como os pacientes sintomáticos, com pneumotórax crescente ou com pneumotórax associado ao derrame pleural – devem ser tratados com drenagem. Em pacientes altamente selecionados, esta drenagem pode ser realizada com uma simples aspiração, contanto que a radiografia de tórax imediata e 2 horas após documente a reexpansão. Deve ser enfatizado, entretanto, que algumas perfurações pequenas da pleura visceral fecham quando o pulmão colapsa e reabrem com a reexpansão. A chance de recorrência é de 20 a 50% com este método e, portanto, uma radiografia de tórax é obrigatória após 24 horas.

A maioria dos pacientes com um pneumotórax significativo (> 30%) necessita da colocação de um dreno torácico fechado (8-20F) para uma reexpansão adequada. Então, esse cateter pode ser colocado em selo d'água com aspiração ou com uma válvula de Heimlich (unidirecional). Quando a válvula de Heimlich mantém a expansão completa, o paciente pode ser tratado de modo ambulatorial; entretanto, se a válvula de Heimlich não conseguir reexpandir o pulmão completamente ou se as condições do paciente não forem ideais, será necessária admissão hospitalar e colocação de um dreno torácico em selo d'água com aspiração. Exceto quando existe alguma contraindicação, o dreno torácico deve ser colocado na linha axilar média, no nível do quinto espaço intercostal (linha do mamilo). Em mulheres, o tecido mamário deve ser retraído medialmente e deve ser evitado na dissecção da parede torácica. A colocação por meio da dissecção com pinças rombas evita os danos da inserção do trocarte e deve, quase sempre, ser utilizada. Após a resolução do escape aéreo, o dreno pode ser retirado da aspiração (e deixado em selo d'água) e removido quando o pulmão permanecer completamente insuflado. Em um paciente com pneumotórax espontâneo clássico, a chance de recorrência aumenta com cada novo episódio. Após um único episódio, o risco de recorrência do pneumotórax é de 40 a 50%. Após dois episódios, o risco aumenta para 50 a 75% e, com três episódios anteriores, o risco pode ser acima de 80%. Atualmente, os pacientes com primeiro episódio são tratados inicialmente com drenagem com dreno torácico simples; entretanto, com recorrências subsequentes, terapias adicionais são geralmente indicadas. Além disso, com o desenvolvimento da VATS, alguns cirurgiões acreditam que uma abordagem mais agressiva deve ser realizada logo no primeiro episódio de pneumotórax.

Pacientes com escape aéreo por mais de 7 dias, pacientes que não conseguem reexpandir seus pulmões completamente, pacientes com ocupações de alto risco (mergulhadores, pilotos de aeronaves, etc.), pacientes com grandes bolhas ou função pulmonar deficiente e pacientes com pneumotórax bilateral ou recorrente são candidatos a intervenções clínicas (pleurodese) ou cirúrgicas adicionais. Além disso, os pacientes que viajam frequentemente para locais distantes de cuidados médicos devem ser submetidos à intervenção cirúrgica precoce. Anteriormente, a pleurodese com tetraciclina era utilizada para diminuir a incidência de recorrência do pneumotórax. O uso dessa substância, entretanto, foi associado com dor significativa e a controvérsia. Atualmente, ela não está mais disponível. O uso de talco em pasta ou pó neste cenário também é controverso em função da doença pulmonar restritiva e fibrotórax potenciais de longo prazo, mas que mostrou reduzir a taxa de recorrência para até 2%. Muitos outros agentes químicos foram utilizados no passado, incluindo mecloretamina, doxiciclina, iodofórmio, guaiacol, ureia, glicose hipertônica, com graus variáveis de sucesso. Como a pleurodese pode tornar o procedimento cirúrgico subsequente mais difícil, o uso dessa opção de tratamento continua a gerar controvérsias.

Pacientes com bom estado geral, que são bons candidatos para pleurodese, também são bons candidatos para a cirurgia. Os procedimentos utilizados para evitar a recorrência do pneumotórax incluem: (1) toracotomia axilar com bulectomia apical, pleurodese mecânica e pleurectomia parcial; e (2) pleurectomia parietal completa. Ambos os procedimentos podem ser realizados com VATS ou técnicas abertas. A pleurectomia parietal completa geralmente é evitada porque alguns pacientes podem necessitar de procedimentos cirúrgicos torácicos futuros, que serão extremamente difíceis com a pleurectomia parietal total. A bulectomia apical, pleurodese mecânica e pleurectomia apical parcial são capazes de reduzir as taxas de recorrência a aproximadamente zero. Além disso, esses procedimentos são facilmente realizados com VATS ou por meio de uma pequena toracotomia transaxilar, ambas bem toleradas.

Várias situações especiais necessitam de um especialista para decisões de tratamento. Os pacientes com fibrose cística e com DPOC grave podem ser candidatos ao transplante de pulmão e tanto a pleurodese quanto a cirurgia podem tornar o transplante subsequente mais perigoso. Portanto, é aconselhável uma consulta com um cirurgião de transplante torácico antes de realizar esses tratamentos. Pacientes com Aids, com pneumonia por *Pneumocystis* e pneumotórax são extremamente difíceis de tratar, apresentando uma alta taxa de fístula broncopleural persistente, falha do tratamento e morte. Para o tratamento ideal, o cirurgião torácico deve ter muita experiência no tratamento com cateteres torácicos.

TUMORES PRIMÁRIOS DA PLEURA

Os tumores primários da pleura são neoplasias raras de dois tipos principais: mesoteliomas pleurais malignos difusos e tumores fibrosos localizados da pleura (anteriormente chamados de mesoteliomas localizados). Embora o mesotelioma pleural maligno difuso seja o tumor pleural mais comum, o envolvimento da pleura com doença metastática é muito mais frequente e representa a principal causa de uma doença maligna pleural recentemente diagnosticada.

1. Tumores fibrosos localizados da pleura

Os tumores fibrosos localizados da pleura surgem a partir dos fibroblastos subpleurais e, então, produzem um conjunto de lesões que varia de nódulos pulmonares periféricos a massas subpleurais sésseis, até a neoplasia pedunculada grande mais típica. A pleura visceral está envolvida mais frequentemente do que a pleura parietal, e podem existir variações benignas (70%) e malignas (30%). Histologicamente, os tumores benignos podem exibir três padrões – fibroso, celular e misto – e as lesões malignas também podem apresentar três tipos distintos: tubulopapilar, fibroso e dimórfico. Esses tumores se comportam mais como sarcomas da pleura do que como mesoteliomas malignos difusos. A maioria dos tumores fibrosos localizados da pleura são assintomáticos, descobertos apenas incidentalmente na radiografia de tórax. Tumores muito grandes, entretanto, podem produzir sintomas de compressão brônquica com dispneia, tosse e peso no tórax, e, raramente, sintomas de hipoglicemia pela produção de peptídeos semelhantes à insulina (4% dos pacientes). No exame físico, sinais de baqueteamento e de osteoartropatia hipertrófica pulmonar (20-35%) podem estar presentes. A radiografia de tórax mais frequentemente mostra uma massa bem circunscrita, móvel com alterações de posição se o tumor for pedunculado. Um derrame pleural está presente em 15% dos casos e pode ser sanguinolento, embora isso não signifique que ele não possa ser removido. A citologia por aspiração com agulha fina pode ser sugestiva; entretanto, o diagnóstico geralmente é estabelecido com certeza, apenas com a cirurgia.

O tratamento dessas lesões é a ressecção completa. Embora a lobectomia não seja geralmente necessária para lesões envolvendo a pleura visceral, a ressecção em cunha do parênquima pulmonar na área do tumor é recomendada. Para as neoplasias que surgem na pleura parietal, a ressecção da parede torácica é prudente. Após a excisão cirúrgica completa, nenhum tratamento adicional é indicada e o prognóstico é bom, com alguns pacientes apresentando taxas de sobrevida acima de 10 anos sem recorrência; entretanto, se a ressecção for incompleta, deve ser realizada radioterapia porque o prognóstico é pior, com uma sobrevida média de apenas 7 meses.

2. Mesotelioma pleural maligno difuso

O mesotelioma pleural maligno difuso é o tumor primário mais comum da pleura. Desde 1960, a doença foi fortemente associada ao uso de asbesto. Fibras espessas e espirais de asbesto (crisólitos) geralmente se depositam nas vias aéreas proximais e são rapidamente eliminadas, com menor risco de desenvolvimento de tumores; entretanto, as fibras finas anfibólicas (crocidolita, amosita, actinolita, antofilita e tremolita) e o zeólito de sílica de solo, encontrados na região de Anatólia na Turquia, geralmente se depositam nas vias aéreas terminais e migram para a pleura, aumentando, assim o risco de mesotelioma pleural maligno difuso em mais de 300 vezes do que na população em geral. O aumento da incidência de mesotelioma em trabalhadores da construção naval, expostos à carga de asbesto de navios isolados da segunda guerra mundial, implicou ainda mais a asbestose na fisiopatologia da doença. O período de latência após a exposição varia de 15 a 50 anos. Pesquisas recentes sugerem que a geração de radicais livres (incluindo o óxido nítrico), depressão do sistema imune (tanto celular quanto humoral), indução de citocinas (fator de necrose tumoral [TNF]-α, interleucina [IL]-1α, IL-1β e IL-6) e a produção de defeitos genéticos, tais como anormalidades nos cromossomos 1, 3, 4, 6, 7, 9, 11, 17 (p53) e 22 (envolvendo *c-sis*, que codifica uma cadeia do fator de crescimento derivado de plaquetas) podem desempenhar um papel no mecanismo de doença relacionado ao asbesto.

Histologicamente, os mesoteliomas pleurais malignos difusos são divididos em quatro categorias: (1) epitelial ou tubulopapilar (35-40%), que são associados a derrames pleurais e um com um prognóstico um pouco mais favorável; (2) fibrossarcomatoso ou mesenquimal (20%), que são, muitas vezes, mesoteliomas "secos"; (3) mistos (35-40%); e (4) não diferenciados (5-10%). O hemitórax direito (60%) é afetado com mais frequência do que o esquerdo (35%) e 5% são bilaterais.

A maioria dos pacientes com mesotelioma pleural maligno difuso se queixa de dispneia ao esforço e desconforto na parede torácica, mas outros sintomas, tais como tosse, febre (paraneoplásica), mal-estar, perda de peso e disfagia também podem ocorrer. As queixas de dor torácica, distensão abdominal, tamponamento cardíaco e síndrome da veia cava superior sugerem doença avançada. Embora a maioria dos pacientes desenvolva metástases distantes, em algum momento durante a evolução de sua doença, essas lesões raramente se tornam sintomáticas. As radiografias de tórax são distintamente anormais, mostrando espessamento pleural, derrame (75%) e estreitamento dos espaços intercostais. A TC frequentemente sugere o diagnóstico em função do espessamento pleural irregular e difuso. O diagnóstico geralmente exige amostras de tecido substanciais e não são geralmente obtidas a partir de citologia aspirativa por agulha fina. Amostras de tecido podem ser facilmente obtidas com VATS.

Colorações imuno-histoquímicas para antígeno carcinoembrionário, LeuM1, B72.3, e BerEP4 são geralmente negativas, enquanto as colorações para vimentina e queratina são geralmente positivas. A coloração para calretinina, que é específica para células de origem mesotelial, estão atualmente disponíveis. Este marcador imuno-histoquímico pode determinar quase certamente se um tumor maligno epitelial é metastático para a pleura, por exemplo, um adenocarcinoma (calretinina negativo) ou um mesotelioma maligno primário (calretinina positivo). Esta coloração se tornou uma ferramenta clínica importante e deve ser realizada em todos os casos suspeitos de mesotelioma pleural maligno difuso. A microscopia eletrônica também pode ser útil em diferenciar este distúrbio do adenocarcinoma metastático, com o qual é muitas vezes confundido. O estadiamento histológico do mesotelioma pleural maligno difuso, bem como o seu tratamento (veja a seguir), tem sido controverso. O sistema de estadiamento original de Butchart e o sistema de estadiamento mais recentemente promulgado para tumor, linfonodo e metástases (TNM) são apresentados na Tabela 18-3; no entanto, ele não é amplamente aceito ou utilizado.

O tratamento do mesotelioma pleural maligno difuso também permanece variável. Devido à baixa incidência desta doença, seu histórico natural não foi cuidadosamente definido em relação a vários fatores prognósticos e poucos ensaios clínicos randomizados foram realizados para comparar as estratégias de tratamento. A sobrevida média relatada para todos os pacientes varia de 7 a 16 meses. Estudos prospectivos randomizados recentes mostraram o benefício da quimioterapia baseada em platina, associada aos antifolatos pemetrexede ou raltitrexede. Vogelzang e colaboradores

Tabela 18-3 Sistema de estadiamento para mesotelioma maligno

Sistema de Estadiamento de Butchart
Estágio I: Tumor confinado à "cápsula" da pleura parietal, ou seja, envolvendo a pleura, pulmão e diafragma ipsolaterais, além da superfície externa do pericárdio na reflexão pleural apenas
Estágio II: Tumor invade a parede torácica ou mediastino (esôfago, traqueia ou grandes vasos). Alternativamente, os linfonodos do tórax são acometidos por doença metastática
Estágio III: Tumor penetra o músculo diafragma e envolve o peritônio e o retroperitônio, o pericárdio para envolver sua superfície interna ou o coração, e o mediastino para envolver a pleura contralateral. Alternativamente, os linfonodos fora do tórax são acometidos por doença metastática
Estágio IV: Metástases hematogênicas a distância

Sistema de Estadiamento TNM
Estágio do tumor
TX: Tumor primário não pode ser avaliado
T0: Sem evidências da existência do tumor primário
T1: Tumor primário limitado à pleura parietal ou visceral ipsolateral
T2: Tumor invadindo: pulmão ipsolateral, fáscia endotorácica, diafragma, pericárdio
T3: Tumor invadindo: músculos da parede torácica ipsolateral, costelas, órgãos ou tecidos do mediastino
T4: Tumor se estendendo para: pleura ou pulmão contralateral por extensão direta, peritônio ou órgãos intra-abdominais por extensão direta, tecidos cervicais

Estágio dos linfonodos
NX: Linfonodos regionais não podem ser avaliados
N0: Ausência de metástases em linfonodos regionais
N1: Metástases estão presentes em linfonodos broncopulmonares ipsolaterais ou linfonodos hilares
N2: Metástases estão presentes em linfonodos mediastinais ipsolaterais
N3: Metástases estão presentes em linfonodos mediastinais contralaterais, mamários internos, supraclaviculares ou escalenos

Estágio metastático
MX: Presença de metástases a distância não pode ser avaliada
M0: Ausência de metástases a distância
M1: Presença de metástases a distância

Grupos de Estágios
Estágio I: T1-2, N0, M0
Estágio II: T1-2, N1, M0
Estágio III: T3, N0-1, M0; T1-3, N2, M0
Estágio IV: T4, qualquer N, M0; qualquer T, N3, M0; qualquer T, qualquer N, M1

randomizaram 448 pacientes com mesotelioma pleural irressecável para receber cisplatina *versus* cisplatina associada a pemetrexede. Os pacientes tratados com pemetrexede, além de cisplatina, apresentaram aumento da sobrevida média (12,1 *vs.* 9,3 meses) e da sobrevida livre de progressão. O aumento da sobrevida ocorreu com aumento da toxicidade relacionada à medula óssea (neutropenia e leucopenia). Van Meerbeeck e colaboradores mostraram resultados semelhantes em uma amostra randomizada de pacientes, comparando a cisplatina e combinação de cisplatina e raltitrexede. A sobrevida média no grupo que recebeu a combinação de cisplatina e raltitrexedefoi de 11,2 meses *versus* 8,8 meses para os pacientes que receberam cisplatina apenas. Novos agentes quimioterápicos, em investigação ativa, incluem ranpirnase, IL-2 intrapleural e antagonistas do fator de crescimento derivado de endotélio vascular (bevacizumabe).

A cirurgia sozinha também foi utilizada para aumentar a sobrevida, e duas principais abordagens têm sido utilizadas: a pleuropneumonectomia radical ou a pleurectomia parietal com decorticação. A experiência inicial com pleuropneumonectomia radical mostrou apenas uma morbidade maior associada, mas não uma maior sobrevida a longo prazo, quando comparada com a pleurectomia menos radical e decorticação. Quando combinada à radioterapia pós-operatória da parede torácica, o último procedimento resulta em uma sobrevida média de até 25 meses. Outras abordagens associaram a quimioterapia pré-operatória (MD Anderson), quimioterapia intraoperatória e pós-operatória (Lung Cancer Study Group, Cleveland Clinic), terapia fotodinâmica (NCI) e imunoterapia com TNF-α, bem como o interferona alfa (IFN-α) e IFN-Γ (NCI, SWOG) com sucesso limitado. Atualmente, a utilização da radioterapia intraoperatória (UCSF, MSKCC) e da terapia genética também estão sendo investigadas. Embora a impressão geral seja de que a terapia multimodal é superior a qualquer terapia isolada, a combinação exata de opções de tratamento para esta doença ainda não foi definida. É claro, no entanto, que são necessárias novas opções de tratamento.

Chapman A et al: Population based epidemiology and prognosis of mesothelioma in Leeds, UK. *Thorax* 2008;63(5):435.

Kadota K et al: Pleomorphic epithelioid diffuse malignant pleural mesothelioma: a clinicopathological review and conceptual proposal to reclassify as biphasic or sarcomatoid mesothelioma. *J Thorac Oncol* 2011;6(5):896.

Rusch V et al: The role of surgical cytoreduction in the treatment of malignant pleural mesothelioma: meeting summary of the International Mesothelioma Interest Group Congress, September 11-14, 2012, Boston, Mass. *J Thorac Cardiovasc Surg* 2013;145(4):909.

DOENÇAS DO MEDIASTINO
MEDIASTINITE

A mediastinite pode ser aguda ou crônica. Há quatro fontes de infecção do mediastino: contaminação direta, hematogênica ou disseminação linfática, extensão de infecção da região cervical ou retroperitônio e extensão do pulmão ou pleura. A contaminação direta mais comum é a perfuração do esôfago. A mediastinite aguda pode seguir a cirurgias do esôfago, cardíaca e outros procedimentos do mediastino. Raramente, o mediastino é diretamente infectado por doenças supurativas envolvendo costelas ou vértebras. A maioria das infecções diretas do mediastino resulta de microrganismos piogênicos. A maioria das infecções do mediastino por via hematogênica e linfática são granulomatosas. É frequente o envolvimento contíguo do mediastino ao longo de planos fasciais de uma infecção cervical; isto ocorre menos frequentemente a partir do retroperitônio, em função da influência do diafragma. Os empiemas, muitas vezes formam loculações e abscesso paramediastinal, mas a extensão para formar um verdadeiro abscesso mediastinal é raro. O envolvimento da pleura por extensão de infecção do mediastino é comum.

1. Mediastinite aguda

A perfuração do esôfago, a fonte de 90% das infecções agudas do mediastino, pode ser o resultado de vômitos (síndrome de Boerhaave), traumatismo iatrogênico (endoscopia, dilatação, cirurgia), traumatismo externo (penetrante ou fechado), sondas endotraqueais, ingestão de substâncias corrosivas, carcinoma ou outra doença esofágica. A infecção mediastinal secundária à doença cervical pode seguir a cirurgia oral; celulite; traumatismo externo envolvendo a faringe, esôfago ou a traqueia; procedimentos cirúrgicos cervicais, tais como traqueostomia, mediastinoscopia e tireoidectomia.

▶ Manifestações clínicas

A perfuração emetogênica do esôfago (síndrome de Boerhaave) está geralmente associada a um histórico de vômitos, mas, em alguns casos, tem início insidioso. Uma dor grave de localização substernal, à direita ou à esquerda no tórax ou regiões epigástricas é a queixa principal em mais de 90% dos casos. Um terço dos pacientes apresenta dor irradiada para o dorso e, em alguns casos, esta dor pode predominar. A mediastinite torácica inferior pode, às vezes, ser confundida com doenças abdominais agudas ou pericardite. A mediastinite aguda é frequentemente associada a calafrios, febre ou choque. Quando a extensão pleural se desenvolve, a respiração pode agravar a dor ou provocar irradiação para o ombro. A deglutição aumenta a dor e a disfagia também pode estar presente. O paciente fica febril e taquicárdico. Aproximadamente 60% dos pacientes apresentam enfisema subcutâneo ou pneumomediastino. Um atrito pericárdio com a sístole (sinal de Hamman) é frequentemente um sinal tardio. Cinquenta por cento dos pacientes com perfuração esofágica apresentam derrame pleural ou hidropneumotórax. O pneumomediastino ou pneumotórax após endoscopia do esôfago significa perfuração esofágica. Sensibilidade na região cervical e crepitação são mais frequentemente encontradas em perfurações cervicais.

O diagnóstico pode ser confirmado por exame radiológico com contraste do esôfago, de preferência utilizando bário diluído. Quando não é evidenciado nenhum extravasamento, o exame deve, então, ser concluído utilizando bário na concentração padrão. Os meios hidrossolúveis não devem ser utilizados para evitar consequências de aspiração de contraste nessa população com maior risco de complicações respiratórias. A visualização endoscópica da perfuração não é recomendada como uma manobra diagnóstica inicial, pois isso pode, inadvertidamente, estender a perfuração. A TC de tórax com contraste oral e intravenoso é útil na determinação do grau da perfuração mediastinal, bem como possíveis doenças esofágica ou pulmonar subjacentes. O paciente, no entanto, deve estar clinicamente estável para ser submetido aos rigores desses exames. Para pacientes mais críticos, a administração oral simples (ou administração por meio de uma sonda nasogástrica colocada proximalmente) de contraste e a realização de uma radiografia de tórax portátil simultânea na unidade de tratamento intensivo podem, muitas vezes, confirmar o diagnóstico. Algumas vezes, o infarto do miocárdio é erroneamente diagnosticado em pacientes com perfuração do esôfago, quando uma causa predisponente de pneumomediastino não é aparente.

▶ Tratamento

O tratamento cirúrgico de perfuração do esôfago intratorácico depende da causa subjacente (iatrogênica, tumor, estenose, etc.) e do tempo decorrido entre a perfuração e o diagnóstico. Toda perfuração intratorácica deve ser explorada cirurgicamente. O tratamento inicial inclui drenagem imediata da contaminação pleural associada por meio de drenos torácicos de grande calibre e descompressão do pneumotórax ocasional. Devem ser iniciados antimicrobianos de amplo espectro, incluindo os antifúngicos, além de hidratação generosa.

Normalmente, uma toracotomia direita oferece um acesso mais fácil ao esôfago intratorácico e deve ser realizada através do sexto espaço intercostal. Mesmo as perfurações distais do lado esquerdo podem ser tratadas a partir do lado direito. Uma toracotomia esquerda, no entanto, é útil quando a perfuração esofágica se encontra a partir de uma estenose esofágica distal.

O tratamento de uma perfuração esofágica iatrogênica imediatamente reconhecida (<24 h) em um esôfago anteriormente normal inclui o fechamento primário das duas camadas com muita atenção para completar o fechamento da mucosa por suturas absorvíveis interrompidas ou grampos cirúrgicos. A musculatura do esôfago é, então, fechada sobre a lesão da mucosa e reforçada com um retalho de pleura parietal, diafragma, ou músculo intercostal. A irrigação abundante e drenagem ampla devem ser realizadas. Ocasionalmente, o fechamento ao longo de um dreno em T pode ser bem-sucedido.

As perfurações esofágicas com mais de 48 horas devem ser amplamente drenadas e o esôfago ressecado ou desfuncionalizado. A abordagem dependerá do grau de comprometimento do mediastino descoberto na exploração, da extensão da sepse e do estado geral do paciente. Quando a perfuração ocorre secundária a um câncer de esôfago ou manipulação de estenose grave de refluxo, acalasia ou em um esôfago com formato anormal, existem diferentes opções cirúrgicas. Quando a perfuração é reconhecida imediatamente e o paciente não está reconhecidamente séptico, a ressecção esofágica é preferida. A reconstrução (normalmente utilizando um tubo gástrico) pode ser realizada no mesmo momento, mas somente quando o paciente está estável e o grau de contaminação é mínimo. Caso contrário, a reconstrução é realizada em uma data posterior, quando o paciente se encontre totalmente recuperado da sepse. A colocação de um *stent* esofágico e uma drenagem adequada do mediastino e dos espaços pleurais também devem ser consideradas.

A mortalidade associada à perfuração do esôfago permanece elevada (30-60%), apesar dos avanços em cuidados intensivos, suporte nutricional e tratamento cirúrgico. A abordagem cirúrgica específica – reparação, ressecção ou endoscópica – deve ser adaptada às circunstâncias individuais (mecanismo de perfuração, doença subjacente, tempo para o diagnóstico e estado geral do paciente), a fim de alcançar os melhores resultados.

2. Mediastinite crônica

A mediastinite crônica geralmente envolve processos granulomatosos específicos com fibrose mediastinal e abscessos crônicos associados. A histoplasmose, tuberculose, actinomicose, nocardiose, blastomicose e sífilis são as causas mais comuns. Os abscessos amebianos e as doenças parasitárias, tais como cistos por *Echinococcus* são causas raras. O processo infeccioso é geralmente resultante de histoplasmose ou tuberculose e envolve os linfonodos do mediastino. Podem ocorrer obstruções esofágicas. As estruturas mediastinais adjacentes podem ser secundariamente infectadas. A mediastinite granulomatosa e a mediastinite fibrosante são diferentes manifestações da mesma doença. A fibrose mediastinal é um termo utilizado como sinônimo de mediastinite idiopática, fibrosa, colagenosa ou esclerosante. Oitenta ou mais casos de fibrose mediastinal foram relatados, mas a causa foi determinada em apenas 16% e, destes, mais de 90% foram devido à histoplasmose. Em apenas 25% dos 103 casos de mediastinite granulomatosa a causa foi identificada. A histoplasmose foi a causa mais comum (60%) e a tuberculose a segunda causa mais comum (25%).

Aproximadamente 85% dos pacientes com fibrose mediastinal apresentam sintomas de encarceramento de estruturas do mediastino, como as seguintes: obstrução da veia cava superior em 82%; obstrução traqueobrônquica, 9%; obstrução da veia pulmonar, 6%; oclusão da artéria pulmonar, 6%; e obstrução esofágica, 3%. Raramente, obstrução da veia cava inferior ou envolvimento do ducto torácico, átrio, nervo laríngeo recorrente ou gânglio estrelado é encontrado. Várias estruturas podem estar envolvidas simultaneamente.

Setenta e cinco por cento dos pacientes com mediastinite granulomatosa não apresentam sintomas e a doença é descoberta por radiografia de tórax, que mostra uma massa mediastinal. A massa se situa na região paratraqueal direita em 75% dos casos. Em 25% dos pacientes com sintomas, cerca de metade apresenta obstrução da veia cava superior e um terço tem obstrução esofágica. Ocasionalmente, alguns pacientes apresentam obstrução brônquica, fístula broncoesofágica ou obstrução venosa pulmonar.

A tuberculose mediastinal ou o abscesso fúngico ocasionalmente dissecam longas distâncias para se apresentar na parede torácica paravertebral ou paraesternal. Podem ocorrer infecções secundárias dos arcos costais ou cartilagens costais, com múltiplos seios de drenagem.

▶ Manifestações clínicas

A. Sinais e sintomas

Mediastinites granulomatosas e fibrosantes afetam duas a três vezes mais frequentemente as mulheres do que os homens. Mulheres com idades entre 20 a 30 anos costumam ser mais afetadas, embora o distúrbio possa surgir na quarta e quinta décadas. O envolvimento do esôfago resulta em disfagia ou hematêmese. O envolvimento traqueobrônquico pode causar tosse grave, hemoptise, dispneia, sibilos e episódios de pneumonia obstrutiva. A obstrução da veia pulmonar – a manifestação grave mais comum – leva à insuficiência cardíaca congestiva semelhante à estenose mitral avançada e é geralmente fatal. Embora não sejam diagnósticos, os respectivos exames cutâneos em casos devido à histoplasmose ou tuberculose são fortemente positivos.

B. Exames de imagem

Os achados radiológicos mostram uma massa paratraqueal direita ou mediastinal anterior. Pode haver calcificações salpicadas ou subcapsulares. Classicamente, a histoplasmose apresenta calcificação de linfonodos hilares ou o chamado aspecto de granuloma "em pipoca". As calcificações também podem ocorrer em timoma ou teratoma localizados no mediastino anterior. A TC de tórax (com contraste intravenoso e oral) é mais eficaz na definição da extensão da fibrose mediastinal e comprometimento de estruturas vitais.

▶ Tratamento

A terapia antimicrobiana específica é indicada quando um microrganismo infectante é identificado. Os pacientes com massas e fibrose do mediastino sintomáticos podem exigir ressecção para alívio da obstrução.

▶ Prognóstico

O prognóstico após excisão cirúrgica de massas granulomatosas do mediastino é bom. Os procedimentos cirúrgicos não parecem ativar a mediastinite fibrosante, mas o sucesso no tratamento tem sido imprevisível. A maioria dos pacientes com mediastinite fibrosante – tratados ou não – sobrevivem, mas apresentam sintomas persistentes.

> Athanassiadi KA: Infections of the mediastinum. *Thorac Surg Clin* 2009;19(1):37.
> Baillot R et al: Impact of deep sternal wound infection management with vacuum-assisted closure therapy followed by sternal osteosynthesis: a 15-year review of 23,499 sternotomies. *Eur J Cardiothorac Surg* 2010;37(4):880.
> Kaye AE et al: Sternal wound reconstruction: management in different cardiac populations. *Ann Plast Surg* 2010;64(5):658.

SÍNDROME DA VEIA CAVA SUPERIOR

A obstrução da veia cava superior produz uma síndrome clínica distinta. Os tumores malignos são a causa em 80 a 90% dos casos; o câncer de pulmão é responsável por aproximadamente 90%. A incidência da síndrome da veia cava superior em pacientes com câncer de pulmão é de 3 a 5%. A relação homem-mulher é de aproximadamente 5:1. Outros tumores primários do mediastino que podem causar obstrução da veia cava superior incluem timoma, doença de Hodgkin e linfossarcoma. Os tumores metastáticos de mama ou tireoide ou a partir de um melanoma também, ocasionalmente, causam obstrução da veia cava superior. Os tumores benignos são uma causa rara, mas o bócio mergulhante, as grandes massas mediastinais benignas e o mixoma atrial têm sido implicados. Condições trombóticas, idiopáticas ou associadas à policitemia, infecção do mediastino ou cateteres internos são causas pouco comuns. A associação da obstrução da veia cava superior com mediastinite crônica é discutida na seção anterior. Traumatismos podem produzir obstrução venosa aguda (p. ex., asfixia traumática, hematoma mediastinal).

As manifestações clínicas dependem da rapidez do início, da localização do grau da obstrução, da totalidade da oclusão e da disponibilidade de vias colaterais.

A pressão venosa medida nos braços ou cabeça varia de 200 a 500 mm H_2O e a gravidade dos sintomas está correlacionada à pressão. O edema cerebral fatal pode ocorrer em minutos após uma obstrução aguda completa, enquanto uma evolução lenta permite o desenvolvimento de vias colaterais e pode ser apenas levemente sintomática. Os sintomas são mais leves quando a veia ázigos é patente. O fluxo de sangue na veia ázigos – normalmente cerca de 11% do retorno venoso total – pode aumentar para 35% do retorno venoso da cabeça, pescoço e extremidades superiores. Assim, os casos mais graves ocorrem quando a oclusão é completa e a veia ázigos está envolvida. O trombo pode se propagar proximalmente para ocluir as veias inominada e axilar.

▶ Manifestações clínicas

Os sintomas incluem edema da face, braços e ombros e uma coloração azulada ou purpúrea da pele. Os sintomas do sistema nervoso central incluem cefaleia, náuseas, vertigens, vômitos, distorção da visão, sonolência, torpor e convulsões. Os sintomas respiratórios incluem tosse, rouquidão e dispneia, muitas vezes devido a edema das pregas vocais ou da traqueia. A congestão nasal é, muitas vezes, um sintoma precoce. Esses sintomas são agravados quando o paciente se encontra na posição horizontal ou encurvado. Nos casos de longa duração, varizes esofágicas podem se desenvolver e produzir sangramento gastrintestinal. As veias do pescoço e extremidades superiores estão visivelmente distendidas e, em casos de longa duração, há formação de acentuados canais venosos colaterais na face anterior do tórax e abdome. Derrames pleurais crônicos podem se desenvolver como resultado da drenagem linfática deficiente. O início dos sintomas da mediastinite fibrosante pode ser insidioso, consistindo de edema matinal da face e as mãos. Ocasionalmente, os sintomas e os achados estão localizados em um lado do corpo, quando o nível de obstrução está acima da veia cava e apenas a veia inominada está bloqueada. Nessa situação, os sintomas são leves porque as veias comunicantes do pescoço normalmente levam à descompressão do lado afetado.

O diagnóstico pode ser confirmado pela determinação da pressão venosa na extremidade superior; nos pacientes com sintomas graves, uma pressão de 350 mm de H_2O ou mais é habitual. Dos pacientes com obstrução maligna da veia cava, estudados por venografia, 35% apresentam trombose envolvendo as veias inominada ou axilar, 15% apresentam obstrução da veia cava completa sem trombose e 50% apresentam obstrução parcial da veia cava superior. Quando há obstrução da veia ázigos, a azigografia interóssea pode ser útil. A radiografia de tórax pode mostrar uma lesão pulmonar no lobo superior direito ou uma massa paratraqueal direita. A aortografia é ocasionalmente necessária para excluir aneurisma da aorta. A TC ou RM com contraste fornecem detalhes anatômicos suficientes, suplantando a necessidade de arteriografia ou venografia como uma modalidade diagnóstica para esta síndrome. O diagnóstico diferencial pode incluir edema angioneurótico, insuficiência cardíaca congestiva, pericardite constritiva e mediastinite fibrosante. A trombose de esforço da veia axilar e a obstrução da veia inominada por alongamento e deformação da artéria inominada podem ser consideradas em casos unilaterais.

▶ Complicações

Em pacientes com obstrução parcial da veia cava superior, a trombose pode alterar rapidamente os sintomas leves para uma acentuada distensão venosa, edema cianótico, edema nas pregas vocais e alteração do pensamento. O sangramento de varizes esofágicas é raro, exceto em casos graves de longa duração.

▶ Tratamento

A obstrução da veia cava superior, como resultado de um câncer, deve ser tratada com diuréticos, restrição hídrica, evitar o uso de cateteres intravenosos na extremidade superior, elevação da cabeceira e radioterapia imediata. Casos de obstrução da veia cava superior resultantes de tumores benignos começam a diminuir com 7 a 10 dias de tratamento. Em função da possibilidade de trombose em casos malignos, a utilização de agentes fibrinolíticos tem sido sugerida. Entretanto, deve se ter cuidado no uso de anticoagulantes, porque muitos pacientes apresentam doença avançada e podem ter metástases cerebrais ocultas. Portanto, antes de iniciar o tratamento, os pacientes devem ser submetidos à TC ou RM do cérebro para evitar a ocorrência de hemorragia intracerebral. Recentemente, têm sido utilizados stents expansivos intravasculares. As experiências iniciais limitadas sugerem que o lúmen pode ser reaberto e que uma boa drenagem venosa e descompressão podem ser obtidas com técnicas radiológicas de intervenção minimamente invasivas. Os resultados no longo prazo ainda não foram relatados e as desvantagens incluem a necessidade de anticoagulação para prevenir a trombose recorrente. A quimioterapia é, algumas vezes, utilizada isolada ou associada à radioterapia. A maioria dos casos de obstrução maligna da veia cava superior não pode ser tratada cirurgicamente. O diagnóstico histológico é importante para o diagnóstico e para orientação terapêutica. Procedimentos invasivos, no entanto, devem ser adaptados para cada paciente e para a gravidade da obstrução da veia cava. Pacientes com sintomas novos, graves ou de progressão rápida devem receber radioterapia paliativa imediata. Pacientes com apresentações subagudas podem tolerar melhor o tempo necessário para fazer o diagnóstico.

A aspiração com agulha fina, broncoscopia, mediastinoscopia cervical e mediastinotomia anterior – e mesmo, ocasionalmente, a toracotomia – oferecem possíveis abordagens para a obtenção de tecido. Cuidados devem ser tomados, no entanto, no quadro de obstrução da veia cava superior aguda fulminante, porque um procedimento invasivo vai levar uma morbidade significativamente maior devido ao sangramento de obstrução venosa. Neste caso, devem ser evitadas as tentativas de técnicas invasivas para diagnóstico histológico. Na maioria das vezes, o processo de doença já foi confirmado histologicamente porque a obstrução da veia cava superior costuma se apresentar como uma complicação da doença localmente avançada. Na obstrução da veia cava superior incompleta benigna, a excisão cirúrgica da massa compressiva pode fornecer um excelente resultado. Na obstrução total, como ocorre na mediastinite fibrosante, a maioria dos pacientes irá melhorar gradualmente sem tratamento. Existem numerosos procedimentos cirúrgicos para o *bypass* da obstrução da veia cava, tais como substituir a veia cava superior ou recanalizar o lúmen da veia cava. Estes procedimentos podem ser muito eficazes em alguns casos, mas só recentemente eles têm sido suficientemente bem-sucedidos para justificar sua consideração.

▶ Prognóstico

A radioterapia é mais eficaz quando a obstrução da veia cava superior é incompleta. A sobrevida média de pacientes com obstrução maligna da veia cava por câncer de pulmão é de 6 a 8 meses. A taxa de mortalidade por causas relacionadas à obstrução da veia cava superior é de apenas 1 a 2%.

MASSAS MEDIASTINAIS

As lesões no mediastino incluem vários tipos de massas, benignas e malignas, que surgem a partir dos diversos órgãos e tecidos, que ocupam o tórax central. No geral, a incidência de todas as massas mediastinais é baixa, especialmente em comparação com a frequência de lesões pulmonares (câncer broncogênico, etc.). As doenças malignas do mediastino constituem menos de 20% de todos os tumores torácicos.

As massas do mediastino surgem a partir de estruturas específicas que residem em disposições anatômicas relativamente constantes. O mediastino em si é definido lateralmente pela pleura mediastinal de cada pulmão; nas porções superior e inferior pela entrada torácica e pelo diafragma, respectivamente; anteriormente pelo esterno; e posteriormente pelos corpos vertebrais. Para fins de definição, o mediastino é dividido parcialmente em três compartimentos principais: anterior (ou anterossuperior), médio e posterior. O mediastino anterior contém o timo, tecido adiposo e linfonodos enquanto o mediastino médio contém o coração, pericárdio, aorta ascendente e transversa, veias braquiocefálicas, traqueia, brônquios e os linfonodos. O mediastino posterior consiste na aorta torácica descendente, esôfago, veia ázigos, gânglios e nervos autonômicos, linfonodos e tecido adiposo. Esta divisão apresenta implicações importantes para o diagnóstico de massas suspeitas. A probabilidade de doença maligna é influenciada principalmente por três fatores importantes: localização anatômica, idade e a presença ou ausência de sintomas. Embora dois terços dos tumores do mediastino sejam benignos, as massas no compartimento anterior apresentam maior probabilidade de malignidade. A idade é um importante indicador, pois muitos linfomas e tumores de células germinativas surgem entre a segunda e quarta décadas de vida. Os pacientes sintomáticos apresentam maior probabilidade de ter uma doença maligna. Embora classicamente em adultos a maioria das massas do mediastino seja benigna (cistos, tumores neurogênicos, etc.), estudos recentes têm demonstrado uma mudança no sentido de uma maior prevalência de processos malignos.

Uma massa no mediastino anterior pode indicar: timoma (mais comum), hiperplasia do timo, timolipoma, cisto tímico, tumor carcinoide do timo, carcinoma tímico, tumor de células germinativas (teratoma, seminoma e tumor de células germinativas não seminomatoso), linfoma, adenoma da paratireoide, tireoide substernal e linfangioma. Uma massa no mediastino médio pode incluir linfoma, cisto pericárdico, cisto broncogênico, aneurisma e linfadenopatia. Uma massa mediastinal posterior pode incluir tumor neurogênico, cisto entérico, cisto broncogênico, meningocele, hérnias diafragmáticas ou de hiato e abscesso paravertebral. As massas do mediastino mais comuns em crianças são os tumores neurogênicos (50-60%). Em crianças pequenas (<4 anos de idade), eles são invariavelmente malignos (neuroblastomas). Nos adultos, um tumor neurogênico é a massa mediastinal mais comum. Ele surge no compartimento posterior (normalmente a partir da bainha de um nervo periférico) e é geralmente benigno, ocasionalmente calcificado e bem circunscrito.

Uma avaliação extensa de uma lesão mediastinal normalmente não é necessária para o diagnóstico, uma vez que a cirurgia é geralmente necessária tanto para estabelecer o diagnóstico, quanto para proporcionar um tratamento eficaz. As radiografias de tórax em PA e, especialmente, as laterais, muitas vezes, fornecem muita informação útil; no entanto, a TC com contraste se tornou o exame diagnóstico de escolha. A RM, embora útil para a avaliação vascular ou a extensão da medula espinal, não provou ser mais eficaz do que a TC dinâmica.

A fluoroscopia pode mostrar a pulsação ou variação de formato ou do local com mudança de posição e respiração. A tomografia pode revelar calcificações ou níveis hidroaéreos. A deglutição de bário é utilizada para avaliar lesões esofágicas intrínsecas ou deslocamento do esôfago por massas extrínsecas. Os exames de contraste do trato intestinal podem revelar o estômago, colo do intestino ou intestino delgado em uma hérnia. A mielografia pode ter uma importância fundamental em tumores neurogênicos para explicar os sintomas ou para planejar a cirurgia. A angiotomografia pode identificar aneurismas ou deslocamentos. A arteriografia pulmonar pode ser útil para distinguir tumores do mediastino e pulmonares.

A cintilografia é importante na avaliação de um possível bócio mergulhante em lesões do mediastino anterior, uma vez que os bócios geralmente podem ser removidos por uma abordagem cervical padrão. Os exames cutâneos e exames sorológicos podem ser utilizados na suspeita de doença granulomatosa.

Os exames da medula óssea, exames hormonais e marcadores tumorais séricos (α-fetoproteína [AFP], gonadotrofina coriônica β humana [β-hCG] e LDH) são complementos importantes para avaliar a suspeita de um tumor de células germinativas.

A broncoscopia e esofagoscopia são ocasionalmente úteis para identificar lesões pulmonares primárias ou lesões do esôfago. A mediastinoscopia e a biópsia mediastinal devem ser utilizadas com cautela em tumores do mediastino que são potencialmente curáveis. A biópsia excisional é obrigatória nas lesões (p. ex., timoma) que são histologicamente difíceis de avaliar, uma vez que podem ser curáveis, mas uma doença maligna localmente invasiva pode se disseminar. A mediastinoscopia é útil para o diagnóstico de sarcoidose, doença de Castleman ou linfoma disseminado.

▶ Manifestações clínicas

Os sintomas são mais frequentes em pacientes com lesões malignas do que em pacientes com lesões benignas. Aproximadamente um terço dos pacientes não apresentam sintomas. Os pacientes sintomáticos podem apresentar tosse (60%), dor torácica (30%), febre/calafrios (20%) ou dispneia (16%). A hemoptise e, raramente, expectoração do conteúdo de um cisto, podem ocorrer. A perda de peso e disfagia são encontrados em aproximadamente 10% dos pacientes. Miastenia grave (MG) (15-20% com timoma), febre e obstrução da veia cava superior são encontrados em cerca de 5% dos pacientes.

Os sintomas podem ser classificados em dois grupos: sintomas localizados e sintomas sistêmicos. Os sintomas localizados são secundários à invasão tumoral e incluem comprometimento respiratório, disfagia, paralisia dos membros, diafragma e das pregas vocais, síndrome de Horner e síndrome da veia cava superior. Essas manifestações podem levar à suspeita de um processo maligno. Os tumores malignos, especialmente os linfomas, podem produzir quilotórax. Os sintomas sistêmicos costumam ser resultantes da liberação de excesso de hormônios, anticorpos ou citocinas. O timoma tem sido associado a miastenia, hipogamaglobulinemia, doença de Whipple, anemia aplásica e à doença de Cushing. A hipoglicemia é uma complicação rara de mesoteliomas, teratomas e fibromas. A hipertensão e a diarreia podem ocorrer no feocromocitoma e ganglioneuroma. Os tumores neurogênicos podem produzir manifestações neurológicas específicas de compressão medular ou podem ser associados à osteoartropatia hipertrófica e úlcera péptica.

A. Tumores neurogênicos

Os tumores neurogênicos são derivados de tecido da crista neural, incluindo células dos sistemas nervosos periférico, autonômico e paraganglionar. Os tumores neurogênicos quase sempre ocorrem no mediastino posterior – muitas vezes na porção superior – surgindo a partir de nervos intercostais ou simpáticos. Raramente, o nervo vago ou frênico está envolvido. Setenta a oitenta por cento de todos os tumores neurogênicos são benignos. O tumor mais comum (40-65%) surge a partir da bainha nervosa (schwannoma e neurofibroma) e é geralmente benigno. Os tumores malignos ocorrem com mais frequência em crianças. A maioria dos tumores malignos (neuroblastoma, etc.) surge a partir das células nervosas. Os tumores neurogênicos podem ser múltiplos ou do tipo em halteres, com alargamento do forame intervertebral. Nesses casos, a RM é necessária para determinar se a massa se estende para dentro do canal medular. Os tumores em halteres eram removidos no passado por uma abordagem em duas fases, embora uma abordagem de etapa única seja, atualmente, mais difundida. A cintilografia com I^{123} metaiodobenzilguanidina pode ser utilizada, particularmente em pacientes com tumores localizados na parte central do mediastino, suspeitos de feocromocitoma.

B. Lesões císticas do mediastino

Os cistos do mediastino podem surgir a partir do pericárdio, brônquios, esôfago ou timo. Os cistos pericárdicos são também chamados de cistos "água de rocha"* (*springwater*) ou cistos mesoteliais. Cerca de 75% estão localizados próximos aos ângulos cardiofrênicos e 75% desses, no lado direito. Dez por cento são divertículos verdadeiros do saco pericárdico que se comunicam com o espaço pericárdico. Os cistos broncogênicos surgem próximos do brônquio principal ou da traqueia, muitas vezes logo abaixo da carina. Histologicamente, eles contêm elementos encontrados em brônquios, como cartilagem e são revestidos por epitélio respiratório. Os cistos enterogênicos são conhecidos por vários nomes, incluindo cisto esofágico, cisto entérico ou duplicação do trato alimentar. Eles surgem ao longo da superfície do esôfago e podem ser incorporados em sua parede. Eles podem ser revestidos por epitélio escamoso semelhante à mucosa gástrica ou esofágica. Os cistos enterogênicos são ocasionalmente associados a anormalidades congênitas das vértebras. Aproximadamente 10% dos cistos do mediastino são inespecíficos, sem um epitélio reconhecível.

C. Tumores de células germinativas

Os tumores de células germinativas são massas comumente encontradas em adultos jovens e representam 15% das lesões do mediastino anterior. Os tumores malignos de células germinativas são mais comuns em homens (> 90%). Historicamente, eles são sólidos e císticos e os tumores mais diferenciados podem conter pelos ou dentes. Microscopicamente, elementos do ectoderma, endoderma e mesoderma podem estar presentes. Esses tumores ocasionalmente rompem no espaço pleural, pulmonar, pericárdico ou em estruturas vasculares. A maioria dos tumores de células germinativas do mediastino é metastático e apresenta doença retroperitoneal concomitante.

As neoplasias de células germinativas extragonadais primárias do mediastino são raras, representando menos de 5% de todos os tumores de células germinativas do mediastino e menos de 5% de todos os tumores primários do mediastino. Como as células pluripotentes, os tumores de células germinativas (TCGs) podem dar origem a várias neoplasias histologicamente distintas, incluindo seminomas (40%), carcinomas embrionários e coriocarcinomas não gestacionais (20%) e tumores de saco vitelino (20%). Os teratomas (20%) podem ter componentes benignos e malignos. Quase todos esses tumores (> 90%) produzem marcadores tumorais, incluindo β-hCG e AFP. A LDH – um marcador tumoral inespecífico – é produzida pela maioria dos tumores volumosos de células germinativas do mediastino e, muitas vezes, é um indicador eficaz do volume tumoral.

Muito progresso no tratamento destes tumores tem sido alcançado com tratamento multimodal (cirurgia, radioterapia e quimioterapia). Atualmente, mais de 50% de sobrevida em 5 anos é viável para TCGs não seminomatoso e mais de 90% de sobrevida em 5 anos é típico para TCGs seminomatosos do mediastino. Os pacientes devem ser rastreados e acompanhados com a dosagem dos marcadores AFP, β-hCG e LDH. A ressecção deve ser oferecida após a quimioterapia combinada ter sido administrada e apenas após a normalização dos marcadores tumorais elevados.

As massas mediastinais residuais após a quimioterapia e normalização dos marcadores tumorais devem ser removidas. No momento da cirurgia, aproximadamente 40% serão teratomas maduros (com o potencial de degeneração maligna), 40% de tumores necrosados e 20% de tumores residuais (que necessitam de quimioterapia pós-operatória de resgate). Raramente, é indicada uma cirurgia paliativa para redução do volume, quando os marcadores tumorais permanecem elevados após vários ciclos de quimioterapia. Em vez disso, devem ser oferecidas uma quimioterapia alternativa ou tratamento em investigação.

D. Linfoma

O linfoma está geralmente associado à doença metastática disseminada para o mediastino. Ele costuma ser identificado no compartimento anterior, mas pode se apresentar em qualquer local do mediastino. É a segunda massa mais comum no mediastino anterior. Ocasionalmente, linfossarcoma, doença de Hodgkin ou sarcoma de células reticulares podem surgir como uma lesão primária do mediastino.

▶ Tratamento

O tratamento é realizado de acordo com o tipo de doença específico causador da massa mediastinal. Em quase todos os casos, o diagnóstico histológico é imperativo para orientar o tratamento adequado. Técnicas minimamente invasivas (aspiração com agulha fina ou biópsia percutânea com agulha) ou mediastinoscopia e mediastinotomia são adequadas para o diagnóstico de uma massa mediastinal secundária à doença metastática (p. ex., linfomas e tumores de células germinativas). As massas mediastinais que representam neoplasias primárias (timoma, tumores neurogênicos, etc.) são tratadas geralmente com ressecção inicial. A biópsia percutânea de neoplasias primárias deve ser reservada para pacientes com doença localmente avançada, considerando as possibilidades de tumor inoperável ou para tratamento sistêmico adequado pré-operatória e/ou radioterapia antes da ressecção.

As abordagens cirúrgicas incluem esternotomia mediana (massas anteriores), toracotomia posterolateral (massas do mediastino médio e posterior), bem como VATS ou toracotomia anterior bilateral (todos os compartimentos do mediastino). A quimioterapia adjuvante é importante para lesões malignas de

---

*N. de R.T. Expressão clássica usada para estes cistos pelo fato de eles conterem conteúdo líquido muito límpido, tal qual água de rocha ou água de fonte.

células germinativas, tumores neurogênicos malignos e timomas volumosos ou avançados. A radioterapia pós-operatória diminui a recorrência local em timomas de alto grau e em outras lesões com remoção incompleta. A radioterapia e quimioterapia constituem a principal tratamento para os linfomas primários do mediastino.

A ressecção completa é o tratamento preferencial para todos os tumores neurogênicos. A toracotomia posterolateral padrão permite a exposição ideal; no entanto, as incisões mais limitadas, incluindo a toracoscopia, podem ser eficazes para ressecção de lesões pequenas clinicamente benignas (< 6 cm). As lesões em halteres, que envolvem o canal medular, justificam um encaminhamento para um neurocirurgião. Para lesões que não podem ser completamente removidas, a radioterapia pós-operatória pode diminuir a recorrência local e os sintomas. Neuroblastomas que não podem ser completamente removidos ou que são especialmente grandes ou infiltrativos devem receber a radioterapia e quimioterapia associadas à cirurgia.

Prognóstico

No geral, as perspectivas para pacientes com massas do mediastino têm sido melhores com os avanços da quimioterapia combinada e tratamento multimodal. As taxas de morbidade e mortalidade cirúrgicas permanecem baixas (1-4%). Pacientes com lesões mediastinais benignas apresentam prognósticos significativamente melhores (> 95% de taxas de cura) do que os pacientes com massas malignas do mediastino (< 50% de sobrevida geral).

> Albany C et al: Extragonadal germ cell tumors: clinical presentation and management. *Curr Opin Oncol* 2013;225(3):261-265.
>
> Boateng et al: Vascular lesions of the mediastinum. *Thorac Surg Clin* 2009;19:91-105.

TUMORES DO TIMO E MIASTENIA GRAVE

A glândula tímica é o local de vários tipos de neoplasias incluindo timoma, linfoma, (p. ex., doença de Hodgkin), granuloma e outros tumores menos comuns. Os tipos celulares do timo incluem células epiteliais, células mioides, linfócitos do timo e linfócitos B. Os tumores do timo podem surgir a partir de qualquer dos tipos celulares com os tumores epiteliais tímicos (timoma, carcinoma tímico e tumor neuroendócrino) sendo os mais comuns. As neoplasias linfoides ou hematopoiéticas e os tumores mesenquimais ocorrem com menor frequência. O timoma é uma neoplasia primária do timo, com origem nas células epiteliais do timo, sem sinais citológicos ou histológicos de malignidade. O carcinoma tímico bem diferenciado apresenta algumas características citológicas de atipia e as células neoplásicas do timo são citologicamente malignas. O timoma é o tumor mais comum do mediastino anterior compondo aproximadamente 50% de todos os tumores do mediastino anterior e 15 a 20% de todos os tumores do mediastino.

Os timomas podem ser classificados de acordo com o tipo celular predominante, em linfocítico (25%), epitelial (25%) e linfoepitelial (50%). O tumor de células fusiformes, que é por vezes associado à anemia aplásica, é considerado um dos tumores epiteliais. Os subtipos histológicos não são associados ao significado prognóstico. As diretrizes de consenso da Organização Mundial da Saúde (OMS) fornecem um sistema de classificação histológica para timoma e carcinoma tímico baseado na morfologia e proporção de linfócitos para células epiteliais. O sistema de classificação da OMS classifica o timoma e carcinoma tímico em categorias que variam do tipo A (células fusiformes lisas e linfócitos limitados) ao tipo C (células grosseiramente atípicas indicativas de carcinoma tímico). Entretanto, a identificação de um único subtipo histológico é difícil, uma vez que existe uma considerável heterogeneidade histológica. O sistema de estadiamento Masaoka, descrito originalmente em 1981 e revisto em 1994, é o método de estadiamento mais utilizado do timoma e carcinoma tímico. Este sistema de estadiamento classifica o timoma em quatro estádios com base na presença de invasão e extensão anatômica do envolvimento observada tanto clinicamente quanto histopatologicamente. O sistema de estadiamento de Masaoka é um fator significativo independente para a sobrevida, com taxas de sobrevida em 5 anos de cada estágio próximas de 98 a 100% para os estágios I e II da doença, 88% no estágio III de doença e 70% para pacientes no estágio IVa e 52% para IVb, respectivamente. O sistema de classificação da OMS, bem como o sistema de estadiamento Masaoka são apresentados na Tabela 18-4.

A miastenia grave (MG) é uma doença neuromuscular caracterizada por fraqueza e fadiga dos músculos voluntários, devido à diminuição do número de receptores de acetilcolina nas junções neuromusculares. Em função da elevada incidência de anomalias do timo, melhora após timectomia, associação a outras doenças autoimunes e presença de anticorpos contra os receptores de acetilcolina no soro de 90% dos pacientes, a MG é considerada de etiologia autoimune. Aproximadamente 30% dos pacientes com timoma também apresentam MG e aproximadamente 15% dos pacientes com miastenia desenvolvem um timoma. O carcinoma tímico, que apresenta pior prognóstico que outros timomas, está raramente associado a MG. Aproximadamente 85% dos pacientes com MG apresentam anormalidades

Tabela 18-4 Sistema de estadiamento para o timoma maligno

Estágio	Descrição
I	Macroscopicamente, completamente encapsulado; microscopicamente, sem invasão capsular
IIa	Invasão macroscópica do tecido adiposo adjacente ou da pleura mediastinal (sem invasão microscópica)
IIb	Evidência microscópica de invasão capsular ou invasão microscópica do tecido adiposo adjacente ou pleura mediastinal
III	Invasão macroscópica de órgãos vizinhos (pericárdio, grandes vasos ou pulmão)
IVa	Disseminação pleural ou pericárdica
IVb	Metástases hematogênicas ou linfáticas a distância

tímicas constituídas por formação de centros germinativos em 70% e timoma em 15%. A MG pode ocorrer em associação a tumores de qualquer tipo celular, mas é mais comum com a variedade linfocítica. A idade média dos pacientes com MG associada ao timoma é de 44 e 49 anos de idade, sem diferenças significativas entre os sexos. Os pacientes com MG associada ao timoma são, em geral, mais jovens do que aqueles com timoma sem MG.

▶ Manifestações clínicas

Cinquenta por cento dos timomas são identificados inicialmente em um paciente assintomático em uma radiografia de tórax obtida para outra finalidade. Os pacientes sintomáticos podem apresentar dor torácica, disfagia, sintomas miastênicos, dispneia ou síndrome da veia cava superior. Os sintomas paraneoplásicos são bastante comuns em um timoma e são responsáveis por aproximadamente 60% de todas as apresentações do tumor.

A TC de tórax com contraste intravenoso é capaz de fornecer informações sobre o tamanho, densidade e a relação do tumor aos órgãos e vasos intratorácicos circundantes. Ela também pode revelar a presença de metástases pleurais. A RM é, ocasionalmente, útil para avaliar a invasão vascular.

O diagnóstico de MG pode ser feito a partir do histórico do paciente de fadiga fácil associada à diminuição da resposta de contração muscular à estimulação repetida do nervo motor ou de melhora dos sintomas em resposta ao edrofônio (Tensilon), um medicamento anticolinesterase de curta duração.

O nível de suspeita clínica de timoma pode determinar a necessidade de biópsia antes da ressecção. Em pacientes com uma alta probabilidade de timoma, a excisão sem biópsia pode ser tanto diagnóstica quanto terapêutica. A biópsia percutânea com agulha orientada por TC é uma técnica útil e menos invasiva para determinar a histologia de uma massa mediastinal anterior, mas deve ser considerada apenas quando houver evidências de invasão local, de tal forma que uma maior extensão da ressecção possa ser necessária. O diagnóstico definitivo de timoma se baseia no exame histológico de uma amostra de tecido, geralmente após a biópsia ou excisão completa. Massas mediastinais anteriores pequenas e bem encapsuladas não devem ser submetidas à biópsia, pois o procedimento penetra na cápsula do tumor e pode levar à disseminação e recorrência tumoral, comprometendo assim, a oportunidade para a cura de um timoma em estágio inicial.

▶ Tratamento

As abordagens cirúrgicas para timectomia são muitas e refletem o equilíbrio entre a completa ressecção curativa e a magnitude e morbidade do procedimento. Todas as abordagens permitem uma ressecção completa do timo capsular com a extensão de ressecção de tecido cervical e mediastinal peritímico diferenciando cada um dos procedimentos. O objetivo da cirurgia é timectomia total. A timectomia transesternal com ressecção em bloco do tecido adiposo de mediastino anterior, de frênico a frênico lateralmente, e do diafragma à glândula tireoide é considerada como a abordagem cirúrgica clássica padrão. Abordagens alternativas incluem timectomia transcervical e abordagens minimamente invasivas, tais como timectomia por VATS e timectomia robótica. As últimas abordagens, embora úteis para timectomia em condições benignas (miastenia, etc.), sem dúvida tem um papel limitado no tratamento cirúrgico do timoma maligno.

Apesar da escassez de estudos randomizados controlados, as diretrizes resumidas para tratamento de cada estágio da doença foram estabelecidas por consensos na literatura. A discussão multidisciplinar é incentivada para assegurar que o tratamento adequado seja recomendada e fornecida. Para os estágios I e II da doença (ver Tabela 18-4), a ressecção completa sozinha deve ser o padrão de cuidado. A radioterapia pode ser considerada para pacientes com risco de recorrência. Os fatores de risco para a recorrência incluem invasão da cápsula, margens cirúrgicas próximas, tipo B na classificação da OMS e um tumor aderente ao pericárdio. Pacientes com doença estádio III ressecável ou potencialmente ressecável devem ser avaliados para o tratamento multimodal. A ressecção cirúrgica pode ser considerada inicialmente ou após o tratamento neoadjuvante, quando a ressecção completa não for inicialmente viável. A quimioterapia neoadjuvante ou de indução pode diminuir o volume do tumor, facilitando assim, a ressecção completa. Quando a ressecção não é adequada, a quimioterapia, concomitante ou sequencial, com radioterapia pode ser considerada. Para pacientes com doença em estádio IVA, a cirurgia pode ser considerada somente se as metástases pleurais ou pericárdicas forem passíveis de ressecção.

Os medicamentos anticolinesterase (p. ex., brometo de neostigmina) são administrados como tratamento inicial de pacientes com MG. Os corticosteroides podem ser administrados em casos selecionados, mas uma alta incidência de efeitos colaterais torna sua utilização mais ampla inadequada. A timectomia inicial é atualmente recomendada para todos os pacientes com MG sintomática, com suspeita ou não de um timoma. A evolução da doença costuma ser aprimorada e o desenvolvimento subsequente de um timoma maligno é eliminado. A timectomia pode ser adiada em pacientes com doença leve e bem controlados com a terapia anticolinesterásica.

Após a timectomia, aproximadamente 75% dos pacientes com MG melhoram e 30% atingem a remissão completa. Os pacientes mais jovens se beneficiam mais da timectomia do que aqueles com idade superior a 40 anos, mas um efeito positivo também se reverte para o último grupo. Recentemente, abordagens minimamente invasivas para timectomia de pacientes com miastenia resultou em diminuição da permanência hospitalar, diminuição da perda de sangue e diminuição da dor, em comparação com os processos mais tradicionais de divisão esternal parcial.

▶ Prognóstico

As taxas de complicação e morte com timectomia são baixas, exceto no contexto de doença localmente avançada. Os cuidados respiratórios de pacientes com MG no período pós-operatório imediato apresentam, atualmente, pouca dificuldade em função da disponibilidade dos medicamentos anticolinesterase. Evidências recentes, incluindo uma revisão retrospectiva de Okereke e colaboradores, sugerem que nem MG nem síndromes paraneoplásicas estão associadas a um prognóstico ruim e que não há diferenças nas taxas de sobrevida entre aqueles com e sem MG.

O sistema de estadiamento de Masaoka é amplamente aceito como o indicador mais confiável de sobrevida em pacientes com timoma. Embora, em geral, a classificação histológica da OMS de timomas tenha sido considerada reproduzível, questões têm sido levantadas sobre a variabilidade entre observadores, que podem afetar sua capacidade de prognóstico. A totalidade da ressecção é um importante indicador independente da sobrevida.

As taxas de sobrevida geral são extremamente boas para timomas iniciais e as taxas de sobrevida em 10 anos são excelentes. As taxas de sobrevida em 10 anos de lesões em estágio I se aproximam de 100%. Os tumores em estágio II, com ressecção e radioterapia pós-operatória apresentam aproximadamente 75% de taxa de sobrevida em 10 anos. Pacientes com timoma localmente avançado, em estágio III, no entanto, apresentam taxas de sobrevida no longo prazo de menos de 25%. Os resultados com o tratamento multimodal (quimioterapia neoadjuvante, cirurgia seguida por quimioterapia e radioterapia) estão melhorando, como marcado por significativas respostas tumorais e aumento das taxas de ressecabilidade. A sobrevida específica da doença de longo prazo pode ser esperada, não só após a cirurgia para timoma em estágio inicial, mas também após a cirurgia para a doença avançada, incluindo pacientes selecionados com metástases pleurais. Entretanto, pacientes que se submetem à cirurgia para a doença em estágio IV apresentam uma sobrevida livre de doença reduzida.

CARCINOMA TÍMICO

Este tumor é uma variante rara (< 15%) das lesões do timo e é histológica e biologicamente muito diferente do timoma invasivo ou maligno. Vários tipos histológicos de carcinoma tímico foram descritos e variam de neoplasias de baixo grau bem diferenciadas a neoplasias de alto grau pouco diferenciadas. O tipo mais comum de carcinoma tímico em pacientes ocidentais é o carcinoma espinocelular queratinizado pouco diferenciado. Os carcinomas tímicos tendem a ser muito invasivos e difíceis de ressecção completa. Infelizmente, mesmo no contexto de uma ressecção completa, a recorrência é comum, tanto no nível local quanto em locais distantes. Ainda assim, sempre que possível, deve ser utilizada uma abordagem de modalidade combinada agressiva (quimioterapia de indução, ressecção e quimioradioterapia pós-operatória). Normalmente, esses pacientes são homens jovens (< 50 anos de idade) com estado geral de saúde excelente. Embora uma boa resposta à terapêutica de indução e uma ressecção completa fornecerão um intervalo livre de doença significativa, a sobrevida no longo prazo ainda é improvável. Melhores agentes sistêmicos e uma compreensão molecular desse tipo de câncer mantêm a esperança de aumentos significativos nas taxas de cura.

Casey EM et al: Clinical management of thymoma patients. *Hematol Oncol Clin N Am* 2008;22(3):457.

Falkson CB et al: The management of thymoma: a systematic review and practice guidelines. *J Thorac Oncol* 2009;4(7):911.

Moran CA, Suster S: Thymic carcinoma: current concepts and histologic features. *Hematol Oncol Clin N Am* 2008:22(3):393.

Okereke IC et al: Prognostic indicators after surgery for thymoma. *Ann Thorac Surg* 2010;89(4):1071.

▼ DOENÇAS DO PULMÃO

ANOMALIAS CÍSTICAS CONGÊNITAS DO PULMÃO

As lesões congênitas do pulmão incluem primariamente a atresia brônquica, cistos broncogênicos, displasia pulmonar, sequestro pulmonar, malformação adenomatoide cística congênita (MACC) e enfisema lobar congênito (ELC). Embora muitas dessas lesões se apresentem no início da vida com sintomas e achados físicos dramáticos, a maioria permanece oculta até o final da infância e mesmo na vida adulta. Essas lesões raras surgem de aberrações do desenvolvimento do trato aerodigestivo normal, que começa na quarta semana de vida fetal, quando o broto pulmonar se forma na extremidade caudal de um sulco na faringe primitiva. Uma fase inicial de ramificação sequencial das vias aéreas ocorre até serem atingidas 20 a 25 gerações, por volta da décima sexta semana de vida fetal. Esses ramos são divididos em três zonas: uma zona proximal condutora (ramos 1-16), uma zona de transição intermediária (ramos 17-19) e uma zona respiratória distal (ramos 20-25). A segunda fase canalicular é, então, introduzida com o desenvolvimento de capilares nas vias aéreas distais. Por fim, a fase alveolar começa aproximadamente na 26ª semana de vida fetal, uma vez que os protótipos alveolares dos sacos aéreos parecem completos com pneumócitos tipo I e tipo II. O número e tamanho dos alvéolos continua a aumentar até que a superfície alveolar total atinja o tamanho adulto de aproximadamente 100 m².

A. Atresia traqueobrônquica

A atresia da árvore traqueobrônquica pode ocorrer em qualquer nível e pode incluir um segmento isolado ou múltiplas áreas difusas das vias aéreas. A atresia traqueal está associada com polidrâmnio, prematuridade, atresia de esôfago e fístula traqueoesofágica. Normalmente, os neonatos apresentam cianose intratável e, apesar de uma laringe aparentemente normal, são incapazes de ser entubados. A traqueostomia de emergência pode manter a vida em bebês com atresia subglótica isolada; em outras crianças com doença mais difusa, a ventilação com máscara pode conseguir alguma melhora paliativa ao longo das conexões anômalas do esôfago. O envolvimento difuso das vias aéreas, no entanto, é invariavelmente fatal.

A atresia brônquica isolada resulta em um brônquio que termina em uma bolsa cega. Uma mucocele se desenvolve distalmente à obstrução e, como resultado da compressão de estruturas brônquicas normais vizinhas, provoca alterações enfisematosas no tecido pulmonar adjacente. Como as crianças frequentemente desenvolvem sibilos, estridor e infecções pulmonares nos segmentos envolvidos, a ressecção é quase sempre indicada. Como a atresia brônquica, a estenose brônquica congênita verdadeira é rara, embora a estenose do brônquio principal direito não ocorra com pouca frequência após traumatismo iatrogênico das vias aéreas em pacientes cronicamente ventilados.

As anomalias associadas à árvore brônquica verdadeira incluem brônquios traqueais ou esofágicos anômalos e divertículos da traqueia. Essas lesões raras frequentemente apresentam sintomas de obstrução brônquica e, em muitos casos, exigem ressecção do tecido pulmonar envolvido, em função da infecção crônica e do desenvolvimento de bronquiectasias (ver seção sobre Bronquiectasia). Semelhante ao sequestro pulmonar, essas lesões podem ter uma irrigação sanguínea arterial sistêmica dominante, que deve ser preservada quando a cirurgia é contemplada.

B. Cistos broncogênicos

Os cistos broncogênicos são as lesões císticas mais comuns do mediastino e surgem do brotamento anormal do intestino anterior durante o desenvolvimento. A parede do cisto consiste em tecido fibroelástico, músculo liso e cartilagem, enquanto o próprio cisto é revestido com o epitélio do trato respiratório. Ele também pode conter células cuboides produtoras de muco, que contribuem para o aumento do cisto com muco. Eles podem ocorrer em qualquer local ao longo da árvore brônquica, mas ocorrem mais comumente nas proximidades do hilo pulmonar direito e região subcarinal. Menos frequentemente, se apresentam no pescoço, lobos inferiores do pulmão, pleura, pericárdio ou abaixo do diafragma. Quando os cistos são grandes, eles podem comprimir estruturas vitais adjacentes, incluindo o trato aerodigestivo, causando disfagia, pneumotórax, tosse ou hemoptise ou podem ficar infectados. O diagnóstico é confirmado pela TC como uma massa esférica com nível líquido ou mucoso. Um nível hidroaéreo pode estar presente sugerindo, assim a comunicação com uma via aérea. Os cistos no interior do parênquima pulmonar se comunicam mais comumente com um brônquio, em oposição aos do mediastino. Em geral, os cistos broncogênicos do mediastino se apresentam com compressão das vias aéreas e os cistos parenquimatosos se manifestam por infecção pulmonar. Alguns cistos aumentam de tamanho rapidamente e rompem no espaço pleural, causando pneumotórax hipertensivo. Raros casos de transformação maligna têm sido relatados. Todos os cistos broncogênicos – independentemente da localização – devem ser tratados com ressecção simples ou segmentar por VATS ou toracotomia. Raramente, a lobectomia é necessária.

> Correia-Pinto J, et al. Congenital lung lesions underlying molecular mechanisms. *Semin Pediatr Surg* 2010;19(3):171.
> Masters IB: Congenital airway lesions and lung disease. *Pediatr Clin North Am* 2009;56(1):227.

C. Displasia broncopulmonar

A displasia broncopulmonar (DBP) é uma forma de doença pulmonar crônica que ocorre em crianças, geralmente em prematuros com suporte respiratório com ventilação mecânica ou suplementação prolongada de oxigênio. Com a introdução de ventilação com pressão positiva em recém-nascidos, Northway e colaboradores descreveram originalmente um padrão de lesão pulmonar caracterizada por lesões nas vias aéreas, inflamação e fibrose do parênquima pulmonar em prematuros que receberam ventilação mecânica. Desde a introdução e implantação de corticosteroides no período pré-natal e reposição de surfactante no período pós-natal, a DBP atualmente afeta mais comumente os recém-nascidos de extremo baixo peso e aqueles nascidos com menos de 26 semanas de gestação. Hoje em dia, a DBP é fundamentalmente observada como o resultado de processos de reparação anormais em resposta à lesão e inflamação que ocorrem em um pulmão imaturo de recém-nascidos geneticamente suscetíveis. A patogênese da DBP começa com um pulmão muito imaturo complicado por danos iatrogênicos da terapia com oxigênio e ventilação por volume, com infecção e inflamação sobrepostas, bem como edema pulmonar complicado por nutrição deficiente. O tratamento é de suporte combinando novas abordagens para a ventilação (CPAP nasal e óxido nítrico inalado) com a vitamina A. Recentemente, a American Thoracic Society publicou um documento de posição sobre os cuidados com a criança com doença pulmonar crônica do lactente e da criança, que aborda muitas destas questões.

D. Aplasia e agenesia pulmonar

A hipoplasia pulmonar é uma anomalia relativamente comum de desenvolvimento do pulmão e é definida na patologia como uma contagem anormalmente baixa de alvéolos radiais e uma baixa proporção de peso pulmonar com o peso corporal. A hipoplasia pulmonar é denominada hipoplasia pulmonar primária quando nenhuma causa é identificada e é provavelmente causada por anormalidades dos fatores de transcrição que regulam a morfogênese pulmonar inicial. Esses recém-nascidos apresentam taquipneia e hipoxemia resistente à administração de oxigênio suplementar, em função do espessamento anormal da parede arterial pulmonar. A persistência da circulação fetal, hipoxemia, hipercapnia e acidose levam à morte precoce em mais de 75% dos pacientes. A hipoplasia pulmonar secundária está associada a uma restrição de crescimento do pulmão ou à ausência de respiração fetal. Qualquer redução da cavidade torácica por uma massa, derrame ou compressão externa pode afetar o crescimento do pulmão. A mais comum destas anormalidades é a hérnia diafragmática congênita (ver Capítulo 43). Outras condições associadas à hipoplasia pulmonar secundária incluem aquelas que produzem oligoidrâmnio e compressão torácica direta (p. ex., agenesia renal bilateral [síndrome de Potter], displasia renal e extravasamento de líquido amniótico); aquelas com desenvolvimento anormal dos ossos e paredes torácicas rígidas pequenas (p. ex., acondroplasia, condrodistrofia fetal calcificante, osteogênese imperfeita e displasia espondiloepifisária); aquelas com diminuição dos movimentos respiratórios fetais

(p. ex., agenesia do nervo frênico, massas abdominais ou ascite com elevação do diafragma, artrogripose múltipla congênita, camptodactilia e distrofia miotônica congênita); aquelas com lesões de massas intratorácicas (p. ex., MACC, higroma cístico, cistos de duplicação esofágica); e aquelas com anomalias pulmonares vasculares (p. ex., síndrome da cimitarra, agenesia da artéria pulmonar).

A agenesia pulmonar unilateral ocorre quando um pulmão e as estruturas vasculares associadas não conseguem se desenvolver. Os recém-nascidos com agenesia pulmonar podem apresentar taquipneia e cianose, especialmente quando existem anomalias cardíacas associadas (50% dos casos). Alguns pacientes, no entanto, permanecem assintomáticos até a infância, quando se queixam de dispneia e sibilos sugestivos de asma. O exame físico nesses pacientes revela desvio acentuado da traqueia para o lado da agenesia e a radiografia de tórax, esofagografia com bário e TC de tórax podem ser necessárias para excluir outras possibilidades de diagnóstico como a atelectasia pulmonar total por aspiração de corpo estranho, sequestro pulmonar total e brônquios esofágicos.

E. Sequestro pulmonar

O sequestro pulmonar descreve uma massa de parênquima pulmonar que surge por meio do brotamento anormal do intestino anterior embrionário caudal e, consequentemente, não possui *comunicação brônquica* com a árvore brônquica normal. O sequestro pode ocorrer no interior do tecido pulmonar normal, denominado sequestro intralobar, ou como massas separadas, com sua própria pleura visceral, e que é denominado sequestro extralobar. A maioria (85%) dos sequestros é do tipo intralobar. Os sequestros intralobares recebem a irrigação sanguínea a partir da aorta torácica ou abdominal e da artéria esplênica e sua drenagem venosa, a partir das veias pulmonares. Em alguns casos, isto pode estar associado a uma drenagem venosa anômala do pulmão normal. Os sequestros intralobares são mais comumente encontrados no lado esquerdo no lobo inferior. Os sequestros extralobares são menos comuns e recebem sua irrigação sanguínea a partir da aorta torácica ou abdominal e drenagem venosa por meio das veias sistêmicas, como as veias hemiázigos ou veia ázigos ou da veia cava inferior. Ambos estão associados a comunicações do intestino anterior, mas são mais comuns nos sequestros extralobar.

Os sequestros intralobares geralmente são diagnosticados mais tarde na infância ou na adolescência, após vários episódios de pneumonia. Os sintomas mais comuns incluem tosse crônica ou recorrente. Os sequestros extralobares normalmente apresentam sintomas na infância, com dificuldade respiratória e tosse crônica, ou se manifestam como sintomas gastrointestinais, quando existe uma comunicação com o trato gastrintestinal. Em casos raros, os pacientes podem apresentar hemoptise ou insuficiência cardíaca congestiva resultante de grandes derivações da esquerda para a direita por meio do sequestro. O diagnóstico geralmente é suspeito com a radiografia de tórax e confirmado com uma TC do tórax mostrando a drenagem arterial e venosa. A angiografia pode ser utilizada para confirmar o diagnóstico e evidenciar a anatomia vascular aberrante. O tratamento consiste na ressecção segmentar ou, se necessário, na lobectomia por meio de toracotomia ou procedimento videoassistido. Grande cuidado deve ser tomado para identificar a natureza da irrigação sanguínea arterial e drenagem venosa para evitar hemorragia da divisão de uma artéria sistêmica não reconhecida ou infarto venoso do pulmão normal com a ligadura da veia de drenagem comum. Após a ressecção bem-sucedida, o prognóstico é favorável.

F. Malformações adenomatoides císticas congênitas

A MACC é a segunda causa mais comum de insuficiência respiratória neonatal, secundária a problemas estruturais. A MACC consiste em uma massa intrapulmonar discreta, contendo cistos de tamanho variável. Essas lesões não realizam a troca gasosa normal e os espaços aéreos no interior dessas massas podem se comunicar com a árvore traqueobrônquica. Histologicamente, a MACC se distingue de outras lesões e do pulmão normal por apresentar projeções polipoides da mucosa, um aumento do músculo liso e do tecido elástico nas paredes do cisto, uma ausência de cartilagem, presença de células secretoras de muco e ausência de inflamação. O sistema de classificação descrito por Stocker organiza estas lesões de acordo com a aparência histológica e evolução clínica. A classe I consiste em grandes cistos maiores do que 2 cm; a classe II consiste em pequenos cistos inferiores a 2 cm; a classe III consiste em lesões sólidas, sem cistos. As crianças podem apresentar, tanto no nascimento ou na primeira infância, infecções respiratórias recorrentes. O crescimento das MACCs geralmente estabiliza entre a 25ª e 28ª semanas de gestação, momento em que o feto parece crescer em torno da lesão. A grande maioria das MACCs de tamanho pequeno a moderado permanece assintomática durante a vida fetal. Aproximadamente 15% das MACCs irão diminuir significativamente antes do nascimento. No entanto, grandes lesões representam 5 a 10% das MACCs e podem produzir um efeito de massa significativo, podendo levar à hipoplasia pulmonar, deglutição fetal prejudicada e polidrâmnio, além de deficiência do retorno venoso e insuficiência cardíaca. A hidropisia fetal pode resultar e parece depender do tamanho e da taxa de crescimento da massa, e resulta da compressão da veia cava superior e diminuição do retorno venoso. Como as intervenções terapêuticas fetais vêm se tornando cada vez mais viáveis, a capacidade de prever quais bebês irão progredir para hidropisia se tornou fundamental. A ressonância magnética fetal de alta resolução pode calcular a proporção do volume do cisto, que pode ser útil para prever a progressão para hidropisia. As intervenções fetais, incluindo uma administração curta de betametasona materna para MACC microcística e derivação toracoamniótica minimamente invasiva *in utero* para CCAM macrocítica podem ser bem-sucedidas. Se o desenvolvimento fetal não for complicado, o parto prematuro não deve ser incentivado. No nascimento, os recém-nascidos devem ser estratificados com base nos sintomas. Os neonatos criticamente doentes necessitam de ressecção imediata do lobo envolvido. Um recém-nascido assintomático deve ser inicialmente avaliado com uma radiografia de tórax. Enquanto a cirurgia pode ser adiada nos pacientes com lesões pequenas, qualquer paciente com MACC deve ser submetido à ressecção eletiva em função de possíveis complicações futuras, incluindo pneumonia e transformação maligna.

G. Enfisema lobar congênito

O enfisema lobar congênito (ELC) é a causa de metade dos episódios de angústia respiratória neonatal devido a anomalias estruturais e é definido como hiperdistensão do lobo resultante da obstrução de um brônquio lobar. A obstrução pode surgir a partir do desenvolvimento anormal da cartilagem ou de um episódio isquêmico durante o desenvolvimento brônquico. O ELC também pode se desenvolver como o resultado de aspiração de mecônio, torção lobar ou uma causa extrínseca, tais como obstrução dos gânglios linfáticos. O lobo superior esquerdo é mais comumente envolvido, seguido pelo lobo médio direito em prevalência. Além disso, recém-nascidos que necessitam de ventilação mecânica prolongada (p. ex., aqueles com doença da membrana hialina) podem desenvolver enfisema lobar por uma combinação de traumatismo do cateter de aspiração e barotrauma. O lobo inferior direito é mais acometido nesses pacientes. A maioria dos lactentes apresenta sintomas de dificuldade respiratória nos primeiros 6 meses de vida. Em alguns pacientes, a insuficiência respiratória grave pode ocorrer no período neonatal, necessitando de avaliação e tratamento de emergência. Quase todos os lactentes apresentam desvio da traqueia e do mediastino para o lado oposto a partir do lado afetado, hiper-essonância e diminuição do murmúrio vesicular no lado afetado e uma radiografia de tórax mostrando hiperlucência na área do lobo afetado com compressão pulmonar adjacente. Uma radiografia de tórax é, muitas vezes, suficiente antes da realização da cirurgia. Alguns pacientes, especialmente crianças mais velhas, podem necessitar de uma TC de tórax para excluir outras doenças (p. ex., cistos broncogênicos, vasos pulmonares anômalos e linfadenopatia hilar). A broncoscopia também pode ser necessária para descartar a presença de um corpo estranho causando a obstrução em válvula das vias aéreas. O tratamento bem-sucedido em todos os pacientes exige a ressecção pulmonar, o que consiste, quase uniformemente, em lobectomia. São necessários muitos cuidados com o tratamento das vias aéreas no momento da indução da anestesia geral nesses pacientes, uma vez que a ventilação com pressão positiva pode resultar em mais deslocamento do mediastino resultando em diminuição do retorno venoso e colapso cardiovascular. Se tal situação ocorrer, uma toracotomia de urgência deve ser realizada para permitir que o lobo afetado possa "sofrer herniação" para fora da incisão e descomprimir a pressão no mediastino. Mesmo após a ressecção do pulmão, os pacientes podem apresentar broncomalácia e uma tendência para o broncoespasmo.

LESÕES VASCULARES PULMONARES CONGÊNITAS

As doenças vasculares pulmonares incluem dois processos principais: malformações arteriovenosas e anéis vasculares. As malformações arteriovenosas são lesões congênitas raras que se desenvolvem como resultado da formação capilar anormal durante a fase de desenvolvimento canalicular. A maioria surge a partir da artéria pulmonar, mas, ocasionalmente, uma fonte arterial sistêmica pode estar envolvida do mesmo modo que o sequestro pulmonar. Raramente, uma malformação arteriovenosa pode surgir a partir de uma artéria coronária, com a artéria coronária direita envolvida em 55% das vezes. As fístulas arteriovenosas coronarianas drenam para o ventrículo direito (40%), átrio direito (25%), artéria pulmonar (20%), seio coronário (7%), veia cava superior (1%) ou câmaras cardíacas do lado esquerdo (7%). Os pacientes podem ser assintomáticos ou desenvolver sinais de insuficiência cardíaca congestiva. O infarto do miocárdio é raro. Um sopro contínuo e sinais de diminuição de pós-carga ventricular esquerda podem estar presentes. Embora o diagnóstico muitas vezes possa ser estabelecido com ecocardiograma e Doppler colorido, o diagnóstico definitivo, a fração de derivação e planejamento pré-operatório completo exigem cateterismo e angiografia. A cirurgia é indicada para pacientes sintomáticos e para os pacientes assintomáticos com grandes derivações.

Os anéis vasculares ocorrem a partir de um desenvolvimento anormal dos arcos aórticos e de ramos principais, com a consequente compressão da traqueia e do esôfago. No desenvolvimento fetal normal, um sistema duplo de seis arcos aórticos regride de tal forma que o quarto arco esquerdo se torna a principal aorta do lado esquerdo, o sexto arco esquerdo se desenvolve como o ducto arterial e o quarto arco direito persiste como artéria inominada direita e artéria subclávia. A maioria dos anéis vasculares, no entanto, está associada a um arco aórtico do lado direito e é classificada como anéis vasculares completos ou anéis incompletos (laços arteriais). Os anéis vasculares completos incluem um duplo arco aórtico (67%, o anel completo mais comum), um arco aórtico direito com uma subclávia esquerda e um ducto arterial esquerdo (30%), um arco aórtico direito com ramificação espelhada e um ducto arterial esquerdo (raro) e um arco aórtico esquerdo com uma artéria subclávia direita aberrante e um ducto arterial direito (muito raro). Os anéis incompletos consistem em uma artéria subclávia direita aberrante que se origina no lado esquerdo e passa posterior ao esôfago (anel incompleto mais comum) e uma artéria pulmonar esquerda anômala surgindo da artéria pulmonar direita e passando entre a traqueia e o esôfago (laço da artéria pulmonar).

A maioria dos pacientes apresenta sintomas de compressão traqueal ou esofágica. Os pacientes com artéria subclávia direita anômala podem apresentar, mais tarde na vida, sintomas obstrutivos (disfagia lusória), enquanto aqueles com anéis vasculares completos e laços da artéria pulmonar normalmente apresentam no início da vida (até 6 meses) sintomas de desconforto respiratório (frequentemente um estridor verdadeiro), particularmente com flexão do pescoço e dificuldade de alimentação. O diagnóstico é, muitas vezes, sugerido pelos achados característicos na esofagografia com bário. Indentações bilaterais implicam em duplo arco aórtico. Uma indentação posterior sugere uma artéria subclávia direita aberrante, grandes indentações do lado direito sugerem anéis completos associados a um arco aórtico direito e uma impressão anterior é típica de um laço da artéria pulmonar. Muitas vezes, o diagnóstico pode ser confirmado pelo ecocardiograma. Muitas vezes, RM/ARM podem fornecer detalhes anatômicos úteis. A correção cirúrgica dessas lesões é indicada uma vez que o diagnóstico é estabelecido e é realizada pela divisão do anel vascular, geralmente por meio de uma toracotomia esquerda. Com arcos aórticos duplos, o menor dos dois arcos é dividido distalmente à artéria subclávia, enquanto os outros anéis completos são geralmente tratados por divisão do ligamento arterial. A artéria subclávia direita aberrante pode ser simplesmente dividida ou, se necessário, dividida e transposta para o lado direito. Os laços da artéria pulmonar exigem reimplante da artéria pulmonar esquerda e, muitas vezes, ressecção da traqueia comprimida, que frequentemente apresenta traqueomalácia e estenose graves. Raramente, a traqueomalácia é secundária à compressão de anel vascular e necessita de suspensão do arco aórtico a partir do esterno.

DOENÇAS SUPURATIVAS PULMONARES

1. Abscesso pulmonar

Um abscesso pulmonar geralmente começa como uma pneumonia necrosante que progride para necrose liquefativa do parênquima pulmonar. Por fim, o material necrótico liquefeito drena para um brônquio, formando uma cavidade necrótica de pus com um nível hidroaéreo. Com a ruptura, a infecção pode se estender para o espaço pleural, produzindo um empiema. Arbitrariamente, os abscessos são denominados agudos quando a duração é inferior a 6 semanas e crônicos, acima de 6 semanas. Embora a incidência de abscessos pulmonares tenha diminuído drasticamente após a introdução de antimicrobianos eficazes, nas décadas de 1940 e 1950, um aumento recente no número de indivíduos imunocomprometidos secundários a transplante de órgãos, quimioterapia e Aids resultou em um ressurgimento no número de abscessos pulmonares necessitando de tratamento.

Os abscessos pulmonares podem ser divididos em duas categorias principais com base na etiologia: primários e secundários. Os abscessos pulmonares são denominados primários quando eles surgem em um indivíduo previamente saudável ou são secundários a uma causa subjacente. Mais comumente, um abscesso primário ocorre como resultado de aspiração por diminuição do nível de consciência ou disfunção da deglutição devido a doenças neuromusculares ou esofágicas. Sessenta a setenta por cento dos abscessos pulmonares apresentam-se no pulmão direito, no segmento posterior dependente do lobo superior direito e segmento superior do lobo inferior. Eles são mais comumente polimicrobianos com predomínio de microrganismos anaeróbios, incluindo *Peptostreptococcus*, *Bacteroides fragilis* e *Fusobacterium*. As condições predisponentes à aspiração incluem anestesia (tanto geral quanto sedação), distúrbios neurológicos (acidentes vasculares encefálicos, convulsões, coma diabético, traumatismo craniano, etc.), ingestão de drogas (álcool, narcóticos, etc.), sono normal, má higiene oral (aumento da carga bacteriana) e doenças do esôfago (refluxo gastresofágico, acalasia, câncer, fístula traqueoesofágica). As causas secundárias incluem a obstrução brônquica (tumor, corpo estranho, linfadenopatia hilar), pneumonia necrosante (*S aureus*, *K pneumoniae*), pneumonia crônica (por fungos, bacilos da tuberculose) e infecções oportunistas em um hospedeiro imunodeficiente. Ao longo dos anos, vem aumentando a incidência de abscessos pulmonares secundários em indivíduos imunocomprometidos. Como resultado, as bactérias aeróbias virulentas tais como *Klebsiella*, *Pseudomonas*, *Proteus*, *Enterobacter* e *S aureus* atualmente compreendem a maioria dessas infecções, em oposição às bactérias anaeróbias. Os abscessos pulmonares por bactérias gram-negativas ocorrem em pacientes idosos e imunocomprometidos com pneumonia nasocomial. As lesões cavitárias podem surgir no quadro de uma doença maligna ou infarto pulmonar. A extensão direta de uma infecção localizada, tais como a amebíase ou abscesso subfrênico também pode evoluir para um abscesso pulmonar secundário. As infecções hematogênicas podem levar a vários abscessos pulmonares na periferia do pulmão e são o resultado de êmbolos sépticos bacterianos, endocardite, tromboflebite séptica ou infecção subfrênica. Deve se notar que as infecções secundárias a lesões císticas congênitas ou adquiridas, tais como cistos broncogênicos, bolhas, cavidades tuberculosas e cistos hidáticos, não são abscessos pulmonares verdadeiros porque ocorrem em um espaço pré-formado.

▶ Manifestações clínicas e diagnóstico

Os pacientes com abscessos pulmonares normalmente relatam sintomas de tosse, febre, expectoração pútrida, hemoptise, dispneia, dor pleurítica e perda de peso. Os sintomas são, muitas vezes, insidiosos no início e associados ao mal-estar e perda de peso, quando crônicos. As complicações incluem a ruptura em um brônquio, com hemoptise inicial seguida pela produção de odor fétido, expectoração purulenta (e a possibilidade de pneumonia potencialmente fatal por aspiração de secreção purulenta no pulmão normal); ruptura no espaço pleural, com o consequente pneumotórax, sepse e, possivelmente, empiema necessitatis; e, raramente, hemoptise maciça exigindo ressecção pulmonar imediata. No exame físico, predominam os sinais de consolidação lobar; porém, baqueteamento, sinais de derrame pleural, caquexia e, raramente, uma ferida no tórax com drenagem (empiema necessitatis) podem estar presentes. Os exames laboratoriais devem incluir um leucograma e cultura de escarro. A radiografia de tórax e a TC do tórax geralmente são suficientes para auxiliar no diagnóstico e diferenciar entre empiema e abscesso. A cavitação é geralmente aparente em radiografias 2 semanas após o início dos sintomas. A resolução radiológica é posterior à melhora clínica e bioquímica, levando até 3 meses para resolver em até 70%. Nos casos de suspeita de obstrução brônquica ou em todos os pacientes com abscessos pulmonares inexplicáveis, a broncoscopia é indicada. A aspiração com agulha fina da cavidade do abscesso para a cultura diagnóstica é capaz de isolar os agentes patogênicos ofensivos em 94% dos pacientes, em comparação com apenas 11 e 3% a partir de cultura de escarro e lavado broncoalveolar, respectivamente. A aspiração com agulha fina precoce pode levar a uma mudança rápida no esquema de antimicrobianos em 43% dos casos e pode salvar a vida de pacientes imunocomprometidos com microrganismos incomuns.

▶ Tratamento

A administração de antimicrobianos constitui o principal tratamento após as medidas gerais de reanimação. O tratamento de primeira linha deve incluir a cobertura para microrganismos aeróbicos e anaeróbios durante um período de 4 a 6 semanas. Com o final do quadro de sepse aguda (em até 2 semanas), o tratamento pode frequentemente ser alterado para um esquema ambulatorial oral e mantida até a completa resolução do abscesso (3-5 meses). Adjuntos importantes à antibioticoterapia incluem fisioterapia, drenagem postural, broncoscopia (pode exigir exames repetidos para manter a drenagem brônquica) e as medidas de manutenção da saúde (nutrição em geral, higiene dental, etc.).

Em pacientes que não respondem ao esquema antimicrobiano inicial e que não têm indicações cirúrgicas (ver a seguir), a drenagem percutânea precoce tem mostrado ser um procedimento seguro e eficaz (taxa de mortalidade, 1,5%; taxa de morbidade, 10%). As indicações específicas propostas para drenagem percutânea incluem: (1) um abscesso hipertensivo, como evidenciado pelo desvio do mediastino, deslocamento das fissuras ou deslocamento para baixo do diafragma; (2) verificação radiográfica de contaminação do pulmão contralateral; (3) sinais persistentes de sepse após 72 horas de antibioticoterapia adequada; (4) tamanho do abscesso maior do que 4 cm ou aumento do tamanho do abscesso; (5) aumento do nível líquido; e (6) dependência persistente da ventilação mecânica.

Além da drenagem, a intervenção permite a análise microbiológica do aspirado. Em até 47% dos pacientes, a antibioticoterapia inicial necessita de ajustes baseados na identificação microbiana e análise de sensibilidade. A drenagem pleural pode levar ao risco de lesão do parênquima, com o consequente escape aéreo crônico e/ou fístula broncopleural (FBP). A intervenção cirúrgica é raramente indicada no tratamento de abscesso pulmonar, mas deve ser considerada em pacientes que não apresentam melhora clínica ou radiológica após 4 a 6 semanas de antibioticoterapia, abscessos maiores do que 6 cm, hemoptise maciça ou com risco de vida (4%), empiema ou FBP (4%) e obstrução brônquica (particularmente se secundária a uma neoplasia ressecável). Além disso, a ruptura aguda no espaço pleural (pneumotórax) ainda é uma emergência cirúrgica. Quando a cirurgia é indicada, a lobectomia toracoscópica ou aberta geralmente é o procedimento preferido e pode ser realizada com baixa mortalidade (0-2%) e morbidade. Um tubo de duplo lúmen é obrigatório para proteger as vias aéreas em função do alto risco de disseminação do abscesso no pulmão contralateral. A justaposição de rotina do coto brônquico a um pedículo vascularizado (músculo intercostal ou gordura pericárdica) é recomendada para evitar a FBP.

▶ Prognóstico

Os antimicrobianos administrados por mais de 4 a 6 semanas, além da drenagem percutânea são eficazes em 85 a 95% dos pacientes. A taxa de mortalidade por abscesso pulmonar diminuiu de 30 a 40% na era pré-antimicrobiana para 10% na era atual, mas continua a ser maior nos indivíduos idosos, pacientes imunocomprometidos ou pacientes com abscessos maiores do que 6 cm, obstrução brônquica, abscessos múltiplos, pneumonia necrosante ou pneumonia por Gram negativos.

> Agasthian T. Results of surgery for bronchiectasis and pulmonary abscesses. *Thorac Surg Clin* 2012;22:333.

2. Bronquiectasia

Bronquiectasia é definida como a dilatação irreversível das vias aéreas periféricas secundárias à lesão de componentes estruturais da parede brônquica (elastina, músculos e cartilagens). Os mecanismos de dano incluem lesão da parede brônquica, obstrução do lúmen brônquico e tração por fibrose adjacente observada na fibrose pulmonar em fase terminal. O "ciclo vicioso" de Cole pressupõe de que a infecção inicial, em uma base de susceptibilidade genética ou deficiência de limpeza da mucosa, resulta em retenção de microrganismos na árvore brônquica. O excesso de produção de muco inflamatório espesso no cenário da uma colonização microbiana persistente de vias aéreas dilatadas, juntamente com a insuficiência de mecanismos de limpeza mucociliar provoca um ciclo vicioso de episódios repetidos e prolongados de inflamação crônica, resultando em danos progressivos aos pulmões e vias aéreas.

A síndrome clínica se manifesta como dilatação crônica dos brônquios, tosse paroxística com produção de quantidades variáveis de secreção mucopurulenta fétida e infecções pulmonares recorrentes. A aspiração de corpos estranhos, neoplasias endobrônquicas e linfadenopatia hilar (ver seção sobre Síndrome de lobo médio, a seguir) também podem levar à retenção de secreções, infecções e bronquiectasias progressiva. A presença de uma verdadeira bronquiectasia estabelecida, no entanto, deve ser diferenciada da pseudobronquiectasia, que é uma dilatação brônquica cilíndrica associada à broncopneumonia aguda. Quando não tratada, a verdadeira bronquiectasia progride, enquanto a pseudobronquiectasia desaparece completamente após semanas a meses.

A maioria dos casos está relacionada a distúrbios adquiridos e são causados por dois fatores: infecção e obstrução brônquica. As infecções virais e bacterianas adquiridas na infância (p. ex., coqueluche, sarampo, gripe, tuberculose, broncopneumonia) já foram condições predisponentes comuns no passado, que podiam levar à bronquiectasia e ainda são comuns nos países em desenvolvimento. Como o ressurgimento de bronquiectasia pós-infecção por tuberculose também está se tornando mais prevalente, ela é observada em 11% dos pacientes. Nos países desenvolvidos, síndromes de imunodeficiência (hipogamaglobulinemia e disfunção de leucócitos), defeitos metabólicos (fibrose cística, deficiência de α_1-antitripsina), defeitos ultraestruturais (discinesia ciliar primária, síndrome de Young, síndrome de Kartagener, defeitos congênitos da cartilagem) e sequestro pulmonar são causas mais comuns.

Reid classificou as bronquiectasias em três tipos principais com base no aspecto histopatológico: (1) tubular ou cilíndrica, caracterizada por dilatação lisa dos brônquios; (2) varicosa, com brônquios dilatados e com múltiplas indentações; e (3) cística ou sacular, na qual os brônquios dilatados terminam em sacos terminais cegos, repletos de secreção purulenta, sem comunicação com o restante do pulmão. A bronquiectasia sacular acompanha infecções graves e casos de obstrução brônquica, enquanto a variante cilíndrica está associada à tuberculose e doenças imunes. A bronquiectasia varicosa consiste na alternância de áreas de tipos cilíndrico e sacular.

As bronquiectasias também podem ser classificadas como perfundidas ou não perfundidas de acordo com estudos de perfusão hemodinâmica funcionais, tal como descrito por Ashour. O tipo perfundido apresenta alterações bronquiectásicas cilíndricas com fluxo intacto da artéria pulmonar, enquanto o tipo não perfundido envolve a bronquiectasia cística, com fluxo da artéria pulmonar ausente e preenchimento retrógrado da artéria pulmonar por meio da circulação sistêmica.

Tomadas em conjunto, as bronquiectasias tubulares ou cilíndricas tendem a ter prognóstico mais favorável do que os tipos varicosas/císticas, uma vez que as áreas pulmonares afetadas pelas primeiras apresentam uma boa função e perfusão. A bronquiectasia cística geralmente indica um pulmão completamente destruído, sem função ou perfusão. Além disso, todos os parâmetros de função respiratória são piores no tipo sacular, em comparação com o tipo tubular. As bronquiectasias saculares também estão associadas a cargas bacterianas superiores de cepas virulentas, como a *Pseudomonas*.

Em geral, as bronquiectasias envolvem os ramos de segunda a quarta ordens dos brônquios segmentares e sua distribuição é, em grande parte, característica da doença subjacente. O pulmão esquerdo tende a ser mais envolvido do que o pulmão direito em 55 a 80% dos casos. Isto porque o brônquio fonte esquerdo é mais estreito e mais longo do que o direito e sujeito a maior compressão, especialmente pelo arco aórtico. Os lobos inferiores são comumente afetados em função da retenção de secreções infectadas dependente da gravidade. As doenças congênitas, por exemplo, estão associadas a bronquiectasias bilaterais difusas, enquanto a tuberculose e doenças granulomatosas são caracterizadas por doenças unilateral ou bilateral, mais comumente limitadas aos lobos superiores e segmentos superiores dos lobos inferiores. Além disso, bronquiectasias que acompanham pneumonias piogênicas e virais geralmente envolvem apenas os lobos inferiores, lobo médio e língula e as bronquiectasias pós-obstrutiva geralmente estão limitadas aos segmentos obstruídos (ver também Síndrome do lobo médio, a seguir). Os agentes patogênicos mais comuns em pacientes com bronquiectasias incluem *H influenzae*, *S aureus*, *K pneumoniae*, *E. coli* e, em casos crônicos, *Pseudomonas*. As micobactérias, fungos e *Legionella* devem também ser cultivados.

▶ Manifestações clínicas e diagnóstico

Pacientes com histórico de episódios febris recorrentes frequentemente se queixam de uma tosse crônica ou intermitente, que produz quantidades variáveis de secreção com odor fétido (até 500 mL/dia). A hemoptise pode ocorrer em 41 a 66% dos casos, mas raramente é maciça. Bronquiectasias associadas a doenças granulomatosas podem não apresentar uma tosse produtiva (chamadas de bronquiectasia seca). As exacerbações e a doença avançada se manifestam pelo aumento da produção de expectoração, febre, dispneia, anorexia, fadiga e perda de peso. Um histórico de sinusite, infertilidade ou um histórico familiar de problemas semelhantes sugere a presença de uma doença hereditária associada à bronquiectasia. O exame físico pode revelar cianose, baqueteamento, osteoartropatia pulmonar, evidências de desnutrição e, na doença avançada, sinais de cor pulmonale. Embora a bronquiectasia seja suspeita, um exame de imagem é geralmente necessário para confirmação. As broncografias eram necessárias no passado, mas a TC de tórax de alta resolução é, atualmente, o procedimento de imagem de escolha para documentar a dilatação brônquica, especialmente na doença sacular. Mesmo com o diagnóstico de bronquiectasia, no entanto, a neoplasia endobrônquica ou corpo estranho devem ser excluídos com a broncoscopia de fibra óptica flexível.

▶ Tratamento

Em quase todos os pacientes, é indicado o tratamento clínico conservador e geralmente é suficiente. Isso inclui a administração de antimicrobianos de amplo espectro, broncodilatadores, umidificação, expectorantes, mucolíticos e drenagem postural eficaz de rotina. Em pacientes com infecção contínua, a broncoscopia com lavado broncoalveolar deve ser considerada para se obter resultados mais precisos de cultura. Outros tratamentos adjuvantes incluem vacinas para gripe e pneumococos e, em alguns pacientes, a administração de antimicrobianos "profiláticos" crônicos, tais como trimetoprim-sulfametoxazol, eritromicina ou ciprofloxacina. Um recente avanço no controle da infecção bacteriana subjacente (especialmente Pseudomonas) e dos sintomas associados à bronquiectasia tem sido a utilização de antimicrobianos inalados. Na fibrose cística e bronquiectasias crônicas, a tobramicina ou gentamicina nebulizadas têm se mostrado eficazes no controle da infecção, produção de muco e dos sintomas, em uma proporção significativa de pacientes.

Os pacientes que não melhoram com tratamento clínico intensivo podem ser candidatos à ressecção cirúrgica se atenderem aos seguintes critérios: (1) a doença deve ser localizada e completamente ressecável; (2) a reserva pulmonar deve ser adequada; (3) o processo deve ser irreversível (ou seja, não se trata de pseudobronquiectasia, estenose brônquica, corpo estranho, etc.); e (4) sintomas significativos devem ser persistentes. A avaliação pré-operatória exige uma TC de tórax de alta resolução, embora alguns cirurgiões ainda prefiram uma broncografia como um "mapa do caminho". Os estudos de função pulmonar geralmente não são necessários, uma vez que os segmentos envolvidos não funcionam.

Os objetivos da cirurgia são remover toda a doença ativa e preservar o máximo de parênquima pulmonar funcionante possível. A abordagem cirúrgica inclui ressecção segmentar completa das áreas envolvidas. A ressecção parcial quase sempre termina em recorrência. A ressecção mais comumente envolve todos os segmentos basais (unilaterais ou bilaterais), juntamente com o lobo médio e língula. Com a tuberculose, no entanto, a remoção do lobo ou de ambos lobos superiores, com ou sem o segmento superior dos lobos inferiores, é o mais provável. Durante a cirurgia, é essencial a manutenção cuidadosa de uma via aérea desobstruída, desprovida de secreções mucopurulentas e sanguinolentas. A dissecção cuidadosa das estruturas broncovasculares é difícil em pacientes com inflamação crônica e formação de cicatrizes, mas é essencial para evitar complicações.

▶ Prognóstico

Embora a maioria dos pacientes seja tratada com sucesso com o tratamento clínico, alguns necessitam de uma abordagem cirúrgica. Os resultados da ressecção pulmonar dependem da causa e do tipo de envolvimento do parênquima. O sucesso com eliminação dos sintomas ocorre em até 80% dos pacientes com doença localizada limitada, mas apenas 36% dos indivíduos com doença difusa. Os fatores prognósticos incluem: (1) doença unilateral restrita aos segmentos basais; (2) idade jovem; (3) ausência de sinusite e rinite; (4) histórico de pneumonia; e (5) nenhuma obstrução importante das vias aéreas. As taxas globais de mortalidade e morbidade são surpreendentemente baixas, aproximadamente 3 a 5% e menos de 1%, respectivamente.

3. Síndrome do lobo médio

A síndrome do lobo médio (SLM) é caracterizada pelo colapso recorrente ou crônico do lobo médio do pulmão direito, mas também pode envolver a língula do pulmão esquerdo. Há duas formas de SLM: obstrutiva e não obstrutiva. A SLM obstrutiva ocorre como resultado de uma lesão endobrônquica ou compressão extrínseca do brônquio do lobo médio por linfadenopatia hilar ou tumor, levando à atelectasia pós-obstrutiva e pneumonite. A causa mais comum de compressão extrínseca do brônquio do lobo-médio direito é o alargamento dos gânglios linfáticos peribrônquicos resultante de infecções fúngicas, como a histoplasmose, ou infecções por micobactérias atípicas. A adenopatia resultante da sarcoidose ou metástases para linfonodos também foram descritas em SLMs obstrutivas. As causas menos comuns incluem aspiração de corpo estranho, bronquiolite, tampão mucoso (associado à fibrose cística) e granulomas endoluminares associados à sarcoidose.

A SLM não obstrutiva é caracterizada pela ausência de uma obstrução mecânica do brônquio médio na broncoscopia e/ou TC de tórax. Embora mal compreendido, o diâmetro estreito e longo comprimento do brônquio do lobo médio, associado a um ângulo agudo em sua origem, criam condições ruins para uma drenagem adequada. Esta forma de SLM é a causa mais comum e geralmente ocorre em adultos e crianças com pneumonia recorrente. Ela está muitas vezes relacionada à asma, bronquite e fibrose cística.

O diagnóstico de SLM deve ser levantado em pacientes com episódios repetidos de pneumonia do lado direito, somente após outras causas de obstrução (câncer broncogênico, corpo estranho, etc.) terem sido descartadas. A avaliação inclui radiografia de tórax, broncoscopia e TC de tórax. A maioria dos pacientes responde ao tratamento clínico intensivo, incluindo broncodilatadores, mucolíticos e antimicrobianos de amplo espectro, além de broncoscopia terapêutica. Os pacientes que não respondem devem ser submetidos à ressecção do lobo médio direito e/ou diminuição do volume da linfadenopatia, que estão associadas a uma baixa taxa de mortalidade e desfecho favorável. Outras indicações para a cirurgia incluem bronquiectasia, fibrose (estenose brônquica), abscesso, pneumonia recorrente não resolvida ou intratável, hemoptise e suspeita de neoplasia.

> Gudbjartsson T et al: Middle lobe syndrome: a review of clinicopathological features, diagnosis and treatment. *Respiration* 2012;84:80.

4. Broncolitíase

A *broncolitíase* é definida como a presença de cálculos (broncolitos) no interior da árvore brônquica. Na maioria dos casos, um broncolito é formado pela erosão e extrusão de um linfonodo adjacente calcificado no lúmen brônquico e é geralmente associado a focos de longa duração de linfadenite granulomatosa necrosante. Os linfonodos calcificados podem permanecer ligados à parede brônquica, alojados em um brônquio ou podem ser expectorados (litoptise). A causa mais comum de broncolitíase nos Estados Unidos é a histoplasmose. A tuberculose é outra causa frequente em algumas partes do mundo.[*]

Pacientes com broncolitíase frequentemente se queixam de hemoptise, litoptise (30%), tosse, expectoração, febre, calafrios e dor pleurítica. A hemoptise é caracteristicamente abrupta e autolimitada, embora raramente possa ser maciça. Os sintomas de pneumonia podem indicar obstrução brônquica por um broncolito impactado. Sinais sugestivos de broncolitíase incluem sibilos localizados no exame físico, evidência de calcificações hilares ou atelectasia segmentar e pneumonia na radiografia de tórax e evidência broncoscópica de doença peribrônquica. O diagnóstico é confirmado por documentação de litoptise ou a presença de uma "pedra pulmonar" endobrônquica.

As complicações da broncolitíase incluem hemoptise que, por vezes, pode ser maciça e potencialmente fatal; doenças pulmonares supurativas (p. ex., pneumonia e bronquiectasias); divertículo de tração do terço médio do esôfago; e, raramente, fístula traqueobroncoesofágica.

Além de instituir o tratamento adequado para as doenças pulmonares subjacentes, o tratamento deve ser direcionado principalmente para a remoção das pedras endobrônquicas. Isto pode ser realizado no momento da broncoscopia se o broncolito estiver flutuando livremente no interior da árvore traqueobrônquica ou quando ele se prolonga bem para dentro do lúmen brônquico e puder ser removido sem força ou tração excessivas (20% dos casos). O principal risco da remoção transbroncoscópica de broncolitos é o risco de hemorragia maciça. Ela pode ocorrer

---

[*]N. de R.T. No Brasil, a tuberculose é a causa mais comum.

durante a remoção inadequada de broncolitos que permanecem substancialmente ligados aos tecidos peribrônquicos. Em função da intensa fibrose peribrônquica nesta situação, o broncolito não raramente se torna aderente a estruturas vasculares, tais como a artéria pulmonar, que pode ser lacerada com tentativas vigorosas de remoção do broncolito.

Quase 80% dos pacientes com broncolito que permaneça *in situ* exigem remoção cirúrgica. O objetivo da cirurgia nesta doença é a preservação da função do pulmão. O broncolito pode ser removido com segurança por meio de uma broncotomia; no entanto, a maioria dos pacientes necessita de segmentectomia ou lobectomia, particularmente quando ocorreu destruição do parênquima pulmonar por doença pulmonar supurativa pós-obstrutiva. As fístulas entre as vias aéreas e o esôfago devem ser reparadas com interposição de tecido normal (retalho de músculo intercostal, etc.) entre as duas estruturas para evitar a recorrência. Após a cirurgia, o prognóstico é excelente.

> Cerfolio R et al: Rigid bronchoscopy and surgical resection for broncholithiasis and calcified mediastinal lymph nodes. *J Thorac Cardiovasc Surg* 2008;136:186.

5. Fibrose cística e impactação mucoide dos brônquios

A fibrose cística é uma doença congênita autossômica recessiva multissistêmica, que se caracteriza pela obstrução crônica das vias aéreas e infecção, além de insuficiência pancreática exócrina e disfunção do trato gastrintestinal, com consequentes efeitos sobre a nutrição, crescimento e desenvolvimento. O distúrbio é o resultado de várias mutações caracterizadas no gene regulador transmembrana da fibrose cística (CFTR), mais comumente a mutação ΔF508. Essas mutações levam a anomalias no transporte de cloro e provavelmente sódio, resultando em uma regulação anormal e redução do volume de líquidos na superfície das vias aéreas. O resultado é um muco viscoso e denso, que adere à superfície do epitélio das vias aéreas, resultando em obstrução do fluxo aéreo e infecção bacteriana (*S. aureus*, *P aeruginosa* e *Burkholderia cepacia*). Uma vez estabelecida, a infecção pulmonar na FC é raramente erradicada. As manifestações pulmonares da doença incluem impactação de muco, bronquite, bronquiectasia, fibrose pulmonar, enfisema e abscesso pulmonar. Os tampões mucosos são elásticos, semissólidos, de coloração amarelo-esverdeada a cinzenta e de forma arredondada, ovalada ou alongada. Frequentemente há um histórico de infecções recorrentes das vias respiratórias superiores, febre e dor torácica. Pode ocorrer expectoração de tampões mucosos endurecidos ou hemoptise.

A primeira manifestação da doença pulmonar da FC é uma tosse que piora progressivamente, até se tornar diária e produtiva. Muitas vezes, ela pode se tornar paroxística e associada a náuseas e vômitos. A expectoração é geralmente densa, purulenta e, muitas vezes, esverdeada, refletindo a infecção bacteriana. A hiperinsuflação dos pulmões, devido à obstrução das vias aéreas, é observada no início da progressão da doença pulmonar. Sibilos asmáticos ou do tipo bronquiolítico são comuns. Os pacientes com FC geralmente apresentam sintomas leves de bronquite por longos períodos, pontuados por exacerbações agudas cada vez mais frequentes de sintomas que incluem aumento da intensidade da tosse, taquipneia, dispneia, diminuição da atividade física e do apetite e perda de peso. A terapia antibiótica intensa e assistência para limpeza da secreção mucosa são, geralmente, necessários para reduzir os sintomas e melhorar a função pulmonar. A doença pulmonar em fase terminal é caracterizada por hipoxemia importante, hipertensão pulmonar, cor pulmonale e morte.

Os objetivos principais do tratamento da FC são controlar a infecção, promover a eliminação do muco e melhorar a nutrição. O tratamento inclui a drenagem postural com percussão torácica, expectorantes, detergentes, broncodilatadores, antimicrobianos e aerossóis inalados. Terapias mais novas incluem a inalação de solução fisiológica hipertônica que atrai osmoticamente a água na superfície das vias aéreas, "reidratando" assim o muco das vias aéreas e permitindo uma expectoração mais fácil, rhDNase em aerossol, que quebra o DNA viscoso contido no muco das vias aéreas e ibuprofeno, que é capaz de retardar o declínio da função pulmonar. A cirurgia, incluindo ressecção pulmonar parcial, é indicada para a doença aparentemente localizada (abscesso pulmonar e bronquiectasias) e exacerbações graves recorrentes. A lobectomia é ocasionalmente indicada para hemoptise maciça refratária à embolização da artéria brônquica.

O transplante pulmonar bilateral se tornou um tratamento aceito para a insuficiência respiratória secundária à FC. Os pacientes devem ser encaminhados quando seu prognóstico for aproximadamente igual ao tempo de espera para os pulmões de doadores, atualmente cerca de 2 anos após a aceitação como um candidato ao transplante de pulmão. As contraindicações relativas ao transplante incluem desnutrição grave (peso corporal ideal < 70%), uso crônico de esteroides superior a 20 mg de prednisona diariamente e ventilação mecânica (dependendo do centro). A infecção por *P aeruginosa* panresistente não é uma contraindicação para o transplante, embora a *P aeruginosa* panresistente seja considerada, em alguns centros, como uma contraindicação. A *Burkholderia cepacia* é considerada por alguns centros como uma contraindicação para o transplante de pulmão. Os pulmões transplantados permanecem livres da FC, mas estão sujeitos à infecção secundária, rejeição aguda e rejeição crônica (síndrome da bronquiolite obliterante). A sobrevida em 5 anos após o transplante de pulmão é de 48%. A sobrevida média em todos os pacientes com FC já ultrapassa 31 anos.

> O'Sullivan BP et al: Cystic fibrosis. *Lancet* 2009;373:1891.

6. Tuberculose

Nos Estados Unidos, a tuberculose diminuiu acentuadamente como causa de morte entre 1953 e 1984, mas desde 1985, esta doença tem tido um ressurgimento devido ao aumento da imigração de indivíduos infectados e infecção pelo HIV. Há um reservatório de cerca de 5.000 a 8.000 casos clínicos e um adicional de 25.000 novos casos ocorrem anualmente. A tuberculose multirresistente (TB-MR) e, mais recentemente, a tuberculose extensivamente resistente (TB-XDR) surgiram ao longo dos últimos 20 anos. A TB-MR é definida pelas cepas resistentes a, pelo menos, isoniazida e rifampicina. As cepas de TB-XDR são definidas como aquelas resistentes à rifampicina, isoniazida, fluoroquinilonas e capreomicina, canamicina ou amicacina. A resistência a estes fármacos antituberculosos é o resultado de mutações espontâneas no genoma e devido a diversos fatores de tratamento inadequado da tuberculose pulmonar ativa. Menos do que 20% da população dos Estados Unidos é tuberculina-positivo, mas a tuberculose continua a ser uma causa infecciosa comum de morte em todo o mundo. Estima-se que existam 440 mil novos casos de TB-MR identificados a cada ano em todo o mundo e muitos desses casos surgem em pacientes previamente tratados. Cerca de 50% dos casos ocorrem na Índia e China. O prognóstico do tratamento da TB-MR ou TB-XDR é significativamente pior do que para a doença suscetível aos medicamentos.

Várias espécies do gênero Mycobacterium podem causar doença pulmonar, mas 95% dos casos são devidos ao *Mycobacterium tuberculosis*. Várias espécies "atípicas" de Mycobacterium, tais como *Mycobacterium bovis* e *Mycobacterium avium*, que são principalmente micobactérias do solo, tornaram-se clinicamente mais importantes nos últimos anos, porque elas são menos sensíveis às medidas preventivas e terapêuticas. As micobactérias são imóveis, não esporulantes, bastonetes fracamente Gram-positivos, classificados na ordem Actinomycetales. Os microrganismos latentes permanecem vivos durante toda a vida do hospedeiro.

A infecção inicial frequentemente envolve o parênquima pulmonar na zona média dos pulmões. Quando a hipersensibilidade se desenvolve após várias semanas, surge a caseificação típica. Os linfonodos hilares regionais aumentam de tamanho. A maioria dos casos é interrompida espontaneamente nesta fase. Caso ocorra o progresso da infecção, a necrose caseosa irá se desenvolver e as células gigantes irão produzir um tubérculo típico. A causa da doença latente no paciente idoso ou debilitado resulta da reativação do tubérculo. Os locais habituais de infecção são os segmentos apicais e posteriores dos lobos superiores e segmentos superiores dos lobos inferiores.

▶ Manifestações clínicas

A. Sinais e sintomas

Os pacientes podem apresentar sintomas mínimos, incluindo febre, tosse, anorexia, perda de peso, sudorese noturna, transpiração excessiva, dor torácica, letargia e dispneia. A doença extrapulmonar pode estar associada a sintomas mais graves, tais como o envolvimento do pericárdio, ossos, articulações, trato urinário, meninges, gânglios linfáticos ou espaço pleural. O eritema nodoso é observado ocasionalmente em pacientes com doença ativa.

B. Exames laboratoriais

Resultados falso-negativos com PPD de reação intermediária são geralmente devidos a anergia, realização inadequada do teste ou tuberculina fora do prazo de validade. Às vezes, a anergia pode ser associada à tuberculose disseminada, sarampo, sarcoidose, linfomas ou vacinação recente com vírus vivos (p. ex., poliomielite, sarampo, rubéola, caxumba, gripe ou febre amarela). Os imunossupressores (p. ex., corticosteroides, azatioprina) e estados de doença (p. ex., Aids, transplante de órgãos) também podem causar respostas falsas negativas. Os exames cutâneos para caxumba são negativos em pacientes que tomam medicamentos imunossupressores. A cultura de escarro, aspirado gástrico e lavados traqueais, bem como líquido pleural e biópsias pleurais e pulmonares podem estabelecer o diagnóstico.

C. Exames de imagem

Os achados radiográficos incluem o envolvimento dos segmentos apicais e posteriores dos lobos superiores (85%) ou os segmentos superiores dos lobos inferiores (10%). Raramente, o segmento anterior do lobo superior é o único envolvido, como em outras doenças granulomatosas, tais como a histoplasmose. O envolvimento dos segmentos basais dos lobos inferiores é incomum, exceto em mulheres, afrodescendentes e diabéticos, mas a doença endobrônquica geralmente envolve os lobos inferiores, produzindo atelectasia ou consolidação. Diferentes padrões radiográficos correspondem às variações patológicas da doença: lesão local exsudativa, lesão produtiva local, cavitação, pneumonia tuberculosa aguda, tuberculose miliar, aneurisma de Rasmussen, bronquiectasia, broncoestenose e tuberculoma.

▶ Diagnóstico diferencial

É importante diferenciar as imagens radiográficas do carcinoma broncogênico, particularmente quando há um tuberculoma sem calcificação.

▶ Tratamento

A. Tratamento clínico

A doença ativa deve ser tratada com um dos esquemas quimioterápicos, que recentemente mostraram encurtar o período de tratamento, mantendo a sua potência. Tais fármacos incluem a isoniazida, estreptomicina, rifampicina e etambutol.

O tratamento da TB-MR e da TB-XDR não é bem definido. A Organização Mundial de Saúde (OMS) atualizou recentemente e definiu quatro recomendações para o tratamento da TB-MR. Elas incluem:

- O teste rápido de sensibilidade à isoniazida e rifampicina deve ser realizado no momento do diagnóstico inicial da tuberculose;
- Deve ser realizada baciloscopia e cultura e não apenas microscopia;
- Fluoroquinolonas de última geração, bem como etionamida, devem ser utilizados em pacientes com TB-MR;
- O tratamento da TB-MR deve incluir, pelo menos pirazinamida, um agente parenteral (canamicina, amicacina ou capreomicina), etionamida e cicloserina ou ácido p-aminossalicílico;

- É recomendado um tratamento intensivo com, pelo menos, 8 meses de duração.

O sucesso do tratamento para TB-MR varia de 36 a 79%, com uma taxa de mortalidade de 11%. Estima-se que menos de 10% das pessoas com TB-MR estejam recebendo tratamento adequado, de acordo com as diretrizes internacionais.

B. Tratamento cirúrgico

O papel da cirurgia no tratamento da tuberculose diminuiu drasticamente com o aumento da disponibilidade da quimioterapia. Atualmente, ela se restringe às seguintes indicações: (1) falha de quimioterapia; (2) realização de procedimentos diagnósticos; (3) destruição do pulmão; (4) complicações pós-cirúrgicas; (5) fístula broncopleural persistente; e (6) hemorragia intratável. As ressecções de parênquima mais comuns incluem lobectomia, seguida de pneumonectomia. A cobertura com retalhos musculares é fortemente recomendada. O processo infeccioso frequentemente envolve o espaço pleural e é útil para realizar uma dissecção extrapleural para minimizar a contaminação ou superinfecção bacteriana da cavidade pós-ressecção.

A ressecção pulmonar é adjuvante à quimioterapia. A justificativa para ressecção pulmonar do parênquima afetado por TB-MR é remover uma grande carga focal de microrganismos presentes no tecido pulmonar inviável destruído. O parênquima pulmonar destruído e as cavidades associadas são um ambiente ideal para o crescimento do bacilo, em função do seu isolamento da circulação e, portanto, das defesas do hospedeiro. A cirurgia é recomendada em pacientes com TB-MR com extensa resistência aos medicamentos – aqueles com doença localizada passível de ressecção e aqueles com alta atividade medicamentosa. O pré-tratamento com esquemas quimioterápicos, por pelo menos 2 meses antes da cirurgia, é necessário para reduzir a carga bacteriana, seguido por 12 a 24 meses de tratamento após a cirurgia.

A ressecção pulmonar diagnóstica pode ser necessária para excluir outras doenças, tais como o câncer, ou para obter material para culturas. Os pacientes com lobos destruídos ou tuberculose cavitária do lobo superior direito contendo grandes focos infectados podem, algumas vezes, ser candidatos à ressecção.

A doença pode reativar em alguns pacientes submetidos à toracoplastia, plumbagem ou ressecção, e alguns pacientes necessitarão de nova cirurgia. As indicações mais comuns para a cirurgia após a terapia com plumbagem são a infecção pleural (piogênica ou tuberculosa) e migração do material da plumbagem, causando dor ou compressão de outros órgãos. Após a ressecção pulmonar, o empiema tuberculoso pode se desenvolver no espaço pós-pneumonectomia, por vezes associado a uma fístula broncopleural ou sequestro ósseo. Uma fístula broncopleural persistente após a quimioterapia e drenagem pleural fechada pode exigir o fechamento cirúrgico direto. A utilização de retalhos musculares (intercostais, etc.) é altamente recomendada para cobrir eventuais cotos brônquicos, especialmente no quadro de uma pneumonectomia.

O empiema tuberculoso apresenta problemas específicos para o tratamento. O tratamento depende se o empiema é: (1) associado à doença parenquimatosa; (2) tuberculoso e piogênico associados ou puramente tuberculoso; e (3) associado à fístula broncopleural. O objetivo final é a expansão completa do pulmão e obliteração do espaço do empiema. A decorticação pulmonar ou a ressecção podem ser utilizadas na tuberculose, mas a drenagem aberta ou fechada é necessária quando o processo é complicado por infecção piogênica ou fístula broncopleural.

▶ Prognóstico

O prognóstico é excelente na maioria dos casos tratados clinicamente; a taxa de mortalidade diminuiu de 25% em 1945, para menos de 10% atualmente. A mortalidade perioperatória para ressecções pulmonares para tuberculose varia de 10% para pneumonectomia, a 3% para lobectomia e 1% para segmentectomia e ressecções subsegmentares.

A morbidade da ressecção cirúrgica varia de 12 a 39%, sendo as complicações mais comuns: hemorragia, empiema, complicações da ferida operatória e fístula broncopleural. A taxa de esterilização do escarro varia de 78 a 96% em pacientes com TB-MR. Os fatores que podem levar a resultados piores incluem os casos de repetição do tratamento, a TB-XDR, doença bilateral e baixo índice de massa corporal.

> Falzon D et al: WHO guidelines for the programmatic management of drug-resistant tuberculosis: 2011 update. *Eur Respir J* 2011;38:516-528.
>
> Kang MW et al: Surgical treatment for multidrug-resistant and extensive drug-resistant tuberculosis. *Ann Thorac Surg* 2010;89:1597-1602.
>
> Kempker RR et al: Surgical treatment of drug-resistant tuberculosis. *Lancet Infect Dis* 2012;12(2):157-166.
>
> Massard G et al: Surgery for the sequelae of postprimary tuberculosis. *Thorac Surg Clin* 2012;22(3):287-300.

INFECÇÕES FÚNGICAS PULMONARES

As infecções fúngicas pulmonares estão aumentando devido ao uso generalizado de antimicrobianos de amplo espectro, uso de corticosteroides e outros medicamentos imunossupressores, e a propagação da infecção pelo HIV. No entanto, a infecção pode ocorrer em hospedeiros imunocompetentes. As infecções fúngicas frequentemente envolvem o trato respiratório e incluem a histoplasmose, coccidioidomicose, blastomicose, criptococose, aspergilose, mucormicose e candidíase. As infecções fúngicas, embora onipresentes, são notáveis em várias áreas endêmicas características. A candidíase raramente necessita de tratamento cirúrgico e, portanto, não será discutida aqui.

1. Histoplasmose

O *Histoplasma capsulatum* é um fungo dimórfico encontrado em solos enriquecidos com nitrogênio contido em guano de pássaros e morcegos. Edifícios abandonados, sótãos e áreas sob as árvores, que servem como abrigos para pássaros e morcegos, além das cavernas, são especialmente suscetíveis de conter altas concentrações do fungo. Em áreas endêmicas, a exposição é comum e a maioria das infecções são esporádicas. Surtos foram identificados em trabalhos em espeleologia, demolição de edifícios e atividades que trabalham com solo contaminado. Este microrganismo é encontrado principalmente nos vales do rio Ohio e do rio Mississippi e na América Central. Os mamíferos, incluindo seres humanos, inalam o microrganismo e macrófagos fagocitam o fungo. Em seguida, ele adquire a forma de broto leveduriforme, levando à ativação de citocinas inflamatórias. Ao longo de vários meses de inflamação, se inicia a formação de granulomas nos gânglios linfáticos com resultante caseificação, necrose, fibrose e calcificação. O diagnóstico definitivo de histoplasmose é feito por meio de crescimento do microrganismo, a partir de escarro, líquido de lavado broncoalveolar, tecido pulmonar ou de linfonodos do mediastino, embora sejam necessários períodos de incubação de 4 a 6 semanas. A sorologia também desempenha um papel importante no diagnóstico. Os testes de fixação do complemento e de imunodifusão devem ser solicitados. A sorologia não é útil em pacientes imunossuprimidos, que são incapazes de uma resposta humoral. O teste EIA (imunoenzimático) para *Histoplasma* está em desenvolvimento para auxílio diagnóstico por meio da detecção do componente galactomanana da parede celular de *H capsulatum*. O teste original apresentou uma sensibilidade muito baixa; no entanto, após modificações, sua sensibilidade aumentou para 65% em pacientes com histoplasmose pulmonar aguda.

A maioria das infecções em indivíduos imunocompetentes é assintomática. As infecções são classificadas como aguda, crônica ou disseminada. As infecções agudas se manifestam: (1) como uma síndrome gripal com febre, calafrios, tosse seca, cefaleia, desconforto retroesternal, artralgias e uma erupção cutânea sugerindo eritema nodoso; (2) com sintomas semelhantes a uma síndrome gripal, mas limitada aos pulmões e, ocasionalmente, acompanhados por uma tosse produtiva; ou (3) como uma doença nodular difusa aguda com sintomas leves. Normalmente, os achados radiológicos nessas três síndromes agudas mostram opacidades não segmentares mal-definidas em lobos superiores; áreas não segmentares de consolidação que podem se alterar; e nódulos difusos, discretos, de 3 a 4 mm, respectivamente. A adenopatia hilar é comum na radiografia de tórax. O exame físico pode ser normal ou pode revelar sinais de pneumonia.

Em contraste, as infecções crônicas incluem: (1) um nódulo solitário assintomático, discreto, com menos de 3 cm de diâmetro, conhecido como histoplasmoma (mais comum), frequentemente com calcificações centrais e concêntricas ("lesão em alvo") e, muitas vezes, localizadas nos lobos inferiores; (2) histoplasmose cavitária crônica, que normalmente ocorre em pacientes com doença obstrutiva subjacente, caracteristicamente com sintomas leves, infiltrados fibronodulares em lobos superiores e espaços enfisematosos centrolobulares; (3) granulomas mediastinais que podem resultar em broncolitíase, divertículo de tração esofágico, compressão da veia cava superior e fístulas traqueobroncoesofágicas; e (4) mediastinite fibrosante, que pode produzir compressão da veia cava superior, da árvore brônquica ou do esôfago.

A doença disseminada inclui as formas aguda, subaguda e crônica. Essas infecções ocorrem em crianças (aguda e subaguda), bem como em adultos (subaguda e crônica). Febre e dor abdominal são comuns. Outros achados incluem hepatoesplenomegalia, pancitopenia, meningite, endocardite, insuficiência adrenocortical e ulceração na orofaringe (forma crônica).

A imagem radiológica na doença disseminada pode mostrar pneumonite intersticial difusa (25%) ou achados mínimos. Os sintomas e achados radiológicos de histoplasmose se assemelham aos da tuberculose, embora a doença pareça progredir mais lentamente. Pode haver tosse, mal-estar, hemoptise, febre baixa e perda de peso. Até 30% dos casos coexistem com tuberculose. A fibrose pulmonar, formação de bolhas e insuficiência pulmonar ocorrem em casos avançados de histoplasmose. O envolvimento do mediastino é bastante frequente e pode assumir a formação de granulomas ou disfagia. Além disso, a fibrose mediastinal está entre as causas benignas mais comuns da síndrome da veia cava superior (discutida anteriormente neste capítulo). A erosão dos linfonodos inflamatórios nos brônquios pode levar à expectoração de broncolitos, hemoptise, sibilos ou bronquiectasias. Os divertículos de tração do esôfago podem levar ao desenvolvimento de fístula traqueoesofágica. O envolvimento pericárdico pode levar a pericardite constritiva.

Nas lesões que se apresentam como nódulos pulmonares solitários, a histoplasmose é diagnosticada em aproximadamente 15 a 20% dos casos.* Radiologicamente, as infecções iniciais aparecem como infiltrados parenquimatosos difusos em torno do hilo, com alargamento dos linfonodos hilares. A presença de cavitação indica infecção avançada e é a complicação sobre a qual o cirurgião é mais frequentemente consultado. O diagnóstico se baseia em um exame cutâneo ou exame de fixação de complemento positivos e cultura do fungo a partir de escarro ou de aspirado brônquico.

O tratamento clínico da histoplasmose é indicado apenas na doença cavitária e grave e para a maioria das infecções em pacientes imunocomprometidos. Os derivados imidazólicos são recomendados como tratamento de primeira linha para os doentes que apresentam histoplasmose pulmonar leve ou moderada. O itraconazol (200-400 mg/dia durante 6 meses) é o fármaco de escolha para a doença com cavitação, enquanto a anfotericina B (1-2 g de dose total) é reservada para os pacientes com infecções mais graves e infecções em pacientes imunocomprometidos. Refletindo o aumento do uso de corticosteroides para SARA, na última década, as Diretrizes atuais da Sociedade Torácica Americana recomendam o uso de metilprednisolona intravenosa como tratamento adjuvante para histoplasmose pulmonar aguda grave. A intervenção cirúrgica está reservada para o tratamento de complicações e para descartar doença neoplásica no caso de nódulos pulmonares suspeitos. A broncolitectomia por meio de broncoscopia rígida, com ou sem ressecção pulmonar, reparação de fístulas traqueobroncoesofágicas, descompressão de granulomas mediastinais e *bypass* espiral da veia safena na obstrução

---

*N. de R.T. Embora sem dados exatos, este percentual é certamente muito menor no Brasil, onde a doença não é endêmica.

da veia cava superior sintomática grave, são exemplos típicos. A Sociedade Americana de Doenças Infecciosas recomenda a pericardiectomia para derrames pericárdicos recorrentes. Nos casos de fibrose vascular da veia cava superior e vasos pulmonares, a dilatação intravascular percutânea e a colocação de stents são recomendadas como tratamento de primeira linha.

2. Coccidioidomicose

O *Coccidioides immitis* é um fungo dimórfico do solo endêmico na região de Sonora, nos Estados Unidos (Utah, Arizona, Califórnia, Nevada e Novo México), e está associado ao arbusto de creosoto. O calor seco, com breves períodos de chuva intensa, é essencial para este fungo, que é espalhado por ventos fortes. A infecção ocorre por meio da inalação de poucos fungos (1-10 artrósporos), que depois germinam como esférulas parasitárias. As esférulas têm uma parede celular dupla birrefringente e produzem endosporos, que levam à ruptura das esférulas e disseminação da infecção para os tecidos circundantes. A seguir ocorre caseificação, supuração, formação de abscessos e fibrose. O diagnóstico de coccidioidomicose se baseia na detecção da elevação aguda de anticorpos de imunoglobulina M (IgM) (por aglutinação com látex e confirmado por exames de imunodifusão em tubo de precipitinas) ou elevações crescentes dos títulos de fixação de complemento do anticorpo imunoglobulina G (IgG) sérico (soroconversão ou um aumento de quatro vezes) em um contexto clínico adequado. Os exames cutâneos com coccidioidina e Spherulin, que se tornam positivos 3 a 21 dias após a infecção, são geralmente úteis apenas para estudos epidemiológicos e não para o diagnóstico de doença aguda. O *C immitis* cresce bem em cultura, mas é extremamente perigoso de manusear e requer uma câmara de fluxo laminar, devido à natureza altamente infecciosa dos artrósporos. A identificação das esférulas em tecido, amostras de lavado e aspirado com agulha fina é útil para fazer o diagnóstico em alguns pacientes. Embora muitas colorações possam ser utilizadas, incluindo preparações de rotina para fungos (hidróxido de potássio, KOH), a coloração Papanicolaou é a mais sensível. Colorações de Gram, no entanto, não conseguem mostrar as esférulas.

A infecção primária é assintomática em 60% dos pacientes, enquanto a maioria dos outros pacientes pode desenvolver a febre do deserto, com febre, tosse produtiva, dor pleurítica, pneumonite e uma erupção típica do eritema nodoso ou eritema multiforme. A doença que inclui artralgias é conhecida como reumatismo do deserto. Os achados radiológicos mostram infiltrados segmentares ou não segmentares, homogêneos ou difusos, com uma predileção pelos lobos inferiores. Muitas vezes, o exame físico é normal, mas estertores e roncos podem estar presentes. Outros achados incluem eosinofilia (66%), adenopatia hilar (20%) e pequenos derrames pleurais exsudativos (2-20%). Uma infecção persistente sintomática, associada a achados na radiografia de tórax 6 a 8 semanas após a infecção primária é classificada como um dos cinco tipos: pneumonia persistente, pneumonia crônica progressiva, coccidioidomicose miliar, nódulos coccidioides ou cavidades pulmonares. A pneumonia persistente se manifesta com sintomas de febre, tosse produtiva e dor torácica, associada a infiltrados e consolidação prolongados na radiografia de tórax, que geralmente desaparece no prazo de 8 meses. Pacientes com pneumonia crônica progressiva se queixam de febre, tosse, dispneia, hemoptise e perda de peso, com densidades nodulares apicais bilaterais e várias cavidades, que podem persistir por anos. Esta apresentação se assemelha à tuberculose e histoplasmose crônicas. A coccidioidomicose miliar ocorre precoce e rapidamente, em associação com infiltrados difusos bilaterais. Esta forma de doença ocorre na presença de diminuição da imunidade e tem uma taxa de mortalidade de 50%. Quase metade dos pacientes com nódulos coccidióidicos é assintomática. Essas densidades nodulares (coccidiomas) surgem nos campos pulmonares médios e superiores, muitas vezes a menos de 5 cm do hilo; variam de 1 a 4 cm em tamanho; e não se calcificam, o que torna difícil distingui-los de doença maligna. Em áreas endêmicas, 30 a 50% de todos os nódulos são coccidiomas. Os pacientes desenvolvem cavidades pulmonares em 10 a 15% dos casos de coccidioidomicose. Normalmente, elas são solitárias (90%), de paredes finas, localizadas nos lobos superiores (70%), com menos de 6 cm de tamanho (90%) e desaparecem espontaneamente em 2 anos (50%). Algumas cavidades, no entanto, atravessam as fissuras; causam hemoptise (25-50%) geralmente leve; rompem, produzindo um piopneumotórax com formação de uma fístula broncopleural; ou podem se infectar com *Aspergillus*. Extraordinariamente, pode ocorrer disseminação, particularmente em indivíduos imunocomprometidos, na gravidez (terceiro trimestre) e em indivíduos não caucasianos. Embora os sintomas pulmonares na doença disseminada sejam leves, o envolvimento das meninges é comum e a taxa de mortalidade é elevada (50%).

O tratamento clínico não é indicado em indivíduos assintomáticos, imunocompetentes. Os pacientes com pneumonia persistente ou crônica, doença miliar e aqueles em risco de disseminação devem ser tratados com terapia antifúngica. A anfotericina B (0,5-2,5 g por via intravenosa como dose total) é o tratamento padrão, embora os compostos imidazólicos mais recentes (fluconazol, cetoconazol e itraconazol) possam ser utilizados para tratamento de manutenção no longo prazo, uma vez que a taxa de recidiva pode ser tão elevada quanto 25 a 50%. A cirurgia é reservada para pacientes com coccidiomas e que possam ter uma suspeita de câncer e em pacientes com cavidades com anormalidades radiológicas sugerindo um carcinoma associado (ou seja, parede espessa) ou que desenvolvem uma complicação (p. ex., hemoptise e pneumotórax após ruptura). A ressecção deve incluir todo o tecido doente e, muitas vezes, exige uma lobectomia.

3. Blastomicose

O *Blastomyces dermatitidis* é um fungo dimórfico, encontrado no solo quente, úmido e rico em nitrogênio, em uma área endêmica que se estende a leste de uma linha da costa do Golfo do Texas até a fronteira entre Minnesota e Dakota do Norte (exceto Flórida e Nova Inglaterra). A infecção ocorre caracteristicamente em homens (relação sexo masculino para sexo feminino de

6:1-15:1), a partir de 30 a 60 anos de idade, por meio da inalação de conídios (esporos assexuais). A 37 °C, os conídios germinam como leveduras, produzindo um caseo semelhante à tuberculose. Raramente, a infecção pode se desenvolver por meio da inoculação direta na pele. Os fatores de risco incluem a falta de higiene, exposição à poeira e madeira, trabalho manual e condições precárias de moradia. Como não existem exames cutâneos ou sorológicos precisos, o diagnóstico depende da cultura ou identificação histológica da forma de levedura. A cultura das formas em micélios pode ser perigosa. O *B dermatitidis* cresce como colônias brancas a castanhas, com hifas septadas à temperatura ambiente, mas forma brotamentos de leveduras a 37 °C. Esta alteração dependente de temperatura reflete o desacoplamento de fosforilação oxidativa. A forma de levedura pode ser encontrada no escarro (33%), amostras de lavado broncoalveolar (38%), biópsias pulmonares (21%), e aspirado com agulha fina (7%) e pode ser demonstrado com preparações de KOH padrão ou muitas outras colorações histológicas (mas não a coloração de Gram). A levedura, no entanto, não tem uma grande cápsula (que a distingue do *Cryptococcus neoformans*) e não cresce intracelularmente (o que a diferencia do *H capsulatum*).

As manifestações de blastomicose podem ocorrer em muitos sistemas, incluindo os pulmões, pele, ossos, trato geniturinário (prostatite e orquiepididimite) e o sistema nervoso central. A infecção pulmonar pode ser assintomática ou pode apresentar sintomas semelhantes aos da gripe, evidências de pneumonia ou pleurisia. Tosse (36%), perda de peso (20%), dor pleurítica (26%), febre (23%), hemoptise (21%), eritema nodoso e bronquite ulcerativa são comuns. Os achados radiológicos incluem consolidação homogênea ou difusa em uma distribuição não segmentar, com derrame ou espessamento pleural ou cavitação (15-35%). Em alguns pacientes, o aspecto das massas pulmonares pode imitar um carcinoma. Há uma predileção pelos lobos superiores; no entanto, ao contrário de histoplasmose e coccidioidomicose, na blastomicose, a adenopatia hilar e mediastinal é rara.

A doença limitada em pacientes imunocompetentes assintomáticos não necessita de tratamento específico. O itraconazol, 100 a 200 mg/dia por via oral durante, pelo menos, 2 a 3 meses, é atualmente o tratamento de escolha para a doença não meníngea, com uma taxa de resposta de mais de 80%. A anfotericina B (0,5-2 g), no entanto, está indicada para pacientes com doença das meninges ou falha terapêutica. A ressecção cirúrgica raramente é necessária, exceto quando a possibilidade de doença maligna não pode ser excluída.

4. Criptococose

Cryptococcus neoformans é um fungo do tipo leveduriforme encapsulado. É um saprófito da pele, nasofaringe, trato gastrintestinal e vagina de seres humanos, bem como em excrementos de pombos, gramados, árvores, plantas, frutas, abelhas, vespas, insetos (baratas), aves, produtos lácteos, picles e no solo. A infecção criptocócica geralmente indica a presença de uma doença debilitante subjacente em um hospedeiro imunocomprometido. A infecção ocorre pela inalação da forma de levedura. O diagnóstico pode ser estabelecido pela detecção do antígeno do soro (testes de fixação de complemento) em pacientes com achados clínicos e radiográficos adequados. Mais comumente, no entanto, é utilizada a identificação histológica com coloração de tinta nanquim; culturas de rotina não são realizadas porque elas são extremamente morosas e necessitam de vários exames bioquímicos para a diferenciação de Cryptococcus de outros fungos. Não existe um exame cutâneo acurado para criptococose.

Os sítios mais comuns da infecção são os pulmões e o sistema nervoso central. A infecção pulmonar pode permanecer assintomática ou os pacientes podem se queixar de tosse, dor pleurítica e febre. Radiograficamente, o Cryptococcus pode aparecer como uma massa pleural localizada, bem definida, de 3 a 10 cm com bordas que não são lisas; como uma área única ou múltipla de consolidação, geralmente em um lobo, mas de distribuição não segmentar; ou como infiltrado nodular miliar. É observada uma predileção pelos lobos inferiores. A infecção do sistema nervoso central geralmente segue uma infecção pulmonar assintomática. Os sintomas do sistema nervoso central são muito variáveis, uma vez que muitos pacientes são gravemente imunocomprometidos e não manifestam os sinais e sintomas habituais de meningite ou encefalite.

O tratamento clínico é indicado na maioria dos casos de infecção pulmonar, exceto em poucos casos de doença localizada e limitada. A anfotericina B (0,5-2 g) continua a ser o tratamento de escolha e é, muitas vezes, associada à flucitosina (150 mg/kg/dia) para sinergia. Novos compostos imidazólicos (p. ex., fluconazol, itraconazol e voriconazol) têm sido utilizados com maior frequência como tratamento de primeira linha como agentes isolados e em associação. A cirurgia é raramente indicada e é útil apenas para excluir a possibilidade de doença maligna ou para determinar a etiologia de um infiltrado pulmonar difuso não diagnosticado por biópsia pulmonar aberta.

5. Aspergilose

O *Aspergillus* é um fungo dimórfico ubíquo encontrado no solo e em materiais orgânicos em decomposição. As espécies patogênicas mais comuns incluem *Aspergillus fumigatus* (mais comum), *Aspergillus niger*, *Aspergillus flavus* e *Aspergillus glaucus*. Na cultura, estes fungos se assemelham a um aspergillum, que é um borrifador de água benta. A aspergilose representa a segunda infecção fúngica oportunista mais comum (depois de candidíase) em hospedeiros imunocomprometidos e a terceira infecção fúngica sistêmica mais comum, que exige cuidados hospitalares. A infecção ocorre quase exclusivamente por meio da inalação de conídios em áreas de pulmão com função mucociliar prejudicada (p. ex., cavidades tuberculosas). Embora o diagnóstico se apoie na demonstração de exames cutâneos de hipersensibilidade do tipo imediato e tardia, pelo crescimento em cultura de hifas septadas uniformes com ramificação dicotômica em 45 graus e por meio da detecção de anticorpos específicos IgG e IgE, um diagnóstico definitivo exige a demonstração de invasão de tecidos pelas hifas ou a documentação de hifas na coloração com prata metenamina em um aspergiloma suspeito. Os exames imunoenzimáticos para a galactomanana recentemente se tornaram disponíveis e funcionam como uma determinação sérica sensível de infecção invasiva.

A infecção por espécies de *Aspergillus* geralmente ocorre em uma das três formas: aspergilose broncopulmonar alérgica, aspergilose invasiva e aspergiloma. A aspergilose broncopulmonar alérgica ocorre em pacientes atópicos (asmáticos) e em pacientes com fibrose cística. O crescimento de fungos na árvore endobrônquica leva a vias aéreas dilatadas e seu preenchimento com muco e fungos. A exposição contínua a antígenos fúngicos resulta em anticorpos precipitantes, aumento dos níveis de IgE (que se correlacionam com a atividade da doença) e hipersensibilidade do tipo imediata e tardia. Os pacientes se queixam de tosse, febre, sibilos, dispneia, dor pleurítica e hemoptise. A radiografia de tórax mostra densidades homogêneas em um padrão em "dedo com luva", Y invertido ou "cacho de uvas". Cinco fases foram definidas de acordo com a atividade da doença e da dependência de esteroides: Fase 1 inclui a infecção aguda com evidências da doença característica na radiografia e nos exames laboratoriais; a fase 2 ocorre com remissão induzida por esteroides; a fase 3 é caracterizada por exacerbações assintomáticas de achados laboratoriais e radiológicos; a asma dependente de esteroides, com piora dos exames laboratoriais (IgE total, precipitinas, etc.) é um indicativo de doença na fase 4; e fibrose em estágio final, bronquiectasia e obstrução definem a fase 5.

A aspergilose invasiva é encontrada exclusivamente em pacientes imunocomprometidos, particularmente em pacientes com leucemia (50-70% dos casos). A disseminação ocorre com frequência, e três tipos de doença pulmonar têm sido descritos: traqueobronquite (rara), broncopneumonia necrosante e infarto hemorrágico (mais comum). Na traqueobronquite, a doença é normalmente limitada às vias aéreas maiores (brônquios mais do que traqueia), com pouco envolvimento parenquimatoso. Ulcerações focais ou difusas da mucosa, pseudomembranas e tampões fúngicos intraluminais são comuns. Os pacientes frequentemente apresentam tosse, dispneia, sibilos e hemoptise. Ocasionalmente, áreas irregulares de atelectasia secundária à obstrução brônquica podem ser observadas na radiografia de tórax. A broncopneumonia necrosante deve ser suspeitada em pacientes com febre persistente, dispneia, taquipneia, evidências radiológicas de broncopneumonia e uma má resposta à antibioticoterapia padrão. Por fim, o infarto hemorrágico, devido ao aumento da permeabilidade vascular, com oclusão não trombótica das artérias de pequeno e médio calibre e necrose, normalmente resulta em um nódulo bem definido ou uma densidade pleural em forma de cunha. Os sintomas são inespecíficos e incluem febre, dispneia, tosse seca, dor pleurítica e hemoptise. A cavitação é comum e o exame radiológico pode revelar uma pneumonia "redonda" ou em "crescentes aéreos" de um sequestro pulmonar micótico.

Os aspergilomas ("bolas fúngicas" ou micetomas) são divididos em dois tipos: cistos simples, com paredes finas, revestidos de epitélio ciliado e circundados por parênquima normal; e cavidades complexas associadas a um tecido pulmonar circunjacente acentuadamente anormal. Os aspergilomas na maioria das vezes ocorrem nos lobos superiores e nos segmentos superiores dos lobos inferiores. Embora possam ser múltiplos (22%), a calcificação e os níveis hidroaéreos são raros. A maioria dos aspergilomas – particularmente os mais complexos – estão associados à doença pulmonar cavitária, isto é, tuberculose (mais comum), histoplasmose, sarcoidose, bronquiectasias e outras. A hemoptise ocorre em 50 a 80% dos casos e pode se apresentar com episódios frequentes menores (30%, subsequentemente, com hemorragia maciça), episódios moderados repetidos ou um único episódio de hemoptise maciça. A radiografia de tórax pode revelar uma densidade móvel de 3 a 6 cm, arredondada, com um crescente aéreo.

Os corticosteroides são indicados para pacientes com aspergilose broncopulmonar alérgica, além de medidas para aliviar o broncoespasmo (β-agonistas inalados ou anticolinérgicos). Na aspergilose invasiva, a anfotericina B (0,5-2 g por via intravenosa como dose total) tem sido o tratamento padrão, apesar de uma taxa de mortalidade de 90%. Além disso, alguns pacientes com aspergilomas complexos e doença pulmonar grave não são candidatos para a ressecção cirúrgica, e a anfotericina intracavitária tem sido utilizada com pouco sucesso. A cirurgia é indicada para complicações da infecção por *Aspergillus*. Geralmente, a hemoptise devido aos aspergilomas é mais bem tratada por ressecção cirúrgica. Além disso, a hemoptise associada à aspergilose invasiva localizada (particularmente quando a cavitação já ocorreu) pode ser tratada por ressecção cirúrgica e anfotericina B. Em geral, a excisão ampla (lobectomia) é necessária; no entanto, em alguns pacientes de alto risco com aspergilose, cavernostomia e fechamento com retalho muscular é uma alternativa.

6. Mucormicose

A infecção por *Rhizopus arrhizus*, espécies de *Absidia* e espécies de *Rhizomucor*, da classe dos *Zigomicetos* e da ordem *Mucorales* ocorre em certas populações distintas de pacientes imunossuprimidos: pessoas com diabetes mau controlado e pacientes com leucemia. Estes fungos são microrganismos ubíquos, que são encontrados em frutas em decomposição, material vegetal, solo e adubo. A infecção ocorre após a inalação de esporangiósporos, que germinam na forma de hifas. O diagnóstico é feito por meio da demonstração do microrganismo em pacientes sintomáticos. Não existem exames cutâneos ou sorológicos acurados. Embora os fungos cresçam em culturas como hifas não septadas e irregulares, que se ramificam em ângulos de até 90 graus (às vezes, são confundidas com espécies de *Aspergillus*), mais comumente o diagnóstico é feito pelo exame histológico. A condição sine qua non para mucormicose é a invasão vascular das hifas entre a membrana elástica interna e a camada média dos vasos sanguíneos, causando trombose, infarto e necrose.

Além de infecções pulmonares, a mucormicose se manifesta como síndromes clínicas distintas, tais como a infecção rinocerebral (extensão direta no sistema nervoso central da infecção dos seios paranasais), infecção cutânea (pacientes com queimaduras), infecção gastrintestinal (crianças com desnutrição proteicocalórica) e infecção disseminada (pacientes urêmicos recebendo terapia com deferoxamina). Os pacientes com infecção pulmonar se queixam de febre, tosse, dor pleurítica e hemoptise. Frequentemente, este tipo de infecção ocorre em hospedeiros imunocomprometidos e segue uma evolução fulminante. Três padrões de infecção são observados na radiografia de tórax: doença limitada com envolvimento de um único lobo ou segmento, doença difusa ou disseminada com envolvimento de ambos os pulmões e do mediastino e doença endobrônquica com obstrução brônquica e infecção bacteriana secundária. Os achados característicos na TC incluem um sinal de halo (área de baixa atenuação em torno de um infiltrado denso), realce anelar e um sinal de crescente aéreo (área de contraste entre o pulmão normal e uma lesão intracavitária radiodensa). A anfotericina B é o tratamento padrão. Em pacientes não neutropênicos, os compostos imidazólicos mais recentes podem ser úteis; no entanto, a infecção por estes fungos permanece com uma taxa de mortalidade de 90%. A causa de morte nesses pacientes é frequentemente sepse fúngica, disfunção pulmonar progressiva e hemoptise. No pequeno grupo de pacientes com doença limitada, a ressecção cirúrgica agressiva associada à anfotericina B foi capaz de reduzir a mortalidade em apenas 50%. Em contraste, a forma endobrônquica pode ser eficazmente tratada com ressecção transbroncoscópica (utilizando o *laser* Nd:YAG) em uma grande proporção de pacientes.

7. Pneumocistose

O *Pneumocystis carinii* é um fungo encontrado nos pulmões de vários mamíferos domésticos e selvagens e em seres humanos em todo o mundo. O envolvimento pulmonar leva à pneumonia progressiva e insuficiência respiratória. A doença tem sido observada com frequência cada vez maior em receptores de transplantes de órgãos submetidos a terapia imunossupressora. O diagnóstico é feito por biópsia pulmonar a céu aberto.* Sem tratamento com trimetoprim-sulfametoxazol, pentamidina ou terapia antimicrobiana inalada, a evolução é uma progressão implacável. Com o aumento da eficácia da terapia antiviral para infecções pelo HIV, a incidência da pneumocistose está diminuindo.

LoCicero J et al: Surgery for other pulmonary fungal infections, *Actinomyces*, and *Nocardia*. *Thorac Surg Clin* 2012;22:363-374.

Smith JA et al: Pulmonary fungal infections. *Respirology* 2012;17:913-926.

SARCOIDOSE (SARCOIDE DE BOECK, LINFOGRANULOMATOSE BENIGNA)

A *Sarcoidose* é uma doença granulomatosa não caseosa, de causa desconhecida, que envolve os pulmões, fígado, baço, linfonodos, pele e ossos. A maior incidência é relatada na Escandinávia, Inglaterra e Estados Unidos. A incidência em afrodescendentes é 10 a 17 vezes maior do que em caucasianos. Metade dos pacientes apresentam idades entre 20 e 40 anos, sendo as mulheres mais frequentemente afetadas do que os homens.

▶ Manifestações clínicas

A. Sinais e sintomas

A sarcoidose pode apresentar sintomas de infecção pulmonar, mas, geralmente, eles são insidiosos e inespecíficos. O eritema nodoso pode anunciar o início e a perda de peso, fadiga, fraqueza e mal-estar podem aparecer mais tarde. A febre ocorre em aproximadamente 15% dos casos. Os sintomas pulmonares ocorrem em 20 a 30% e incluem tosse seca e dispneia. A hemoptise é rara. Um quinto dos pacientes com sarcoidose tem envolvimento do miocárdio e pode ocorrer bloqueio cardíaco ou insuficiência cardíaca. Os linfonodos periféricos estão aumentados em 75% dos casos, os nódulos linfáticos escalenos são microscopicamente envolvidos em 80% e os gânglios mediastinais em 90%, e o envolvimento cutâneo está presente em 30% dos pacientes. O envolvimento hepatoesplênico pode ser demonstrado por meio da biópsia em 70% dos casos. Pode haver poliartrite migratória ou persistente e o comprometimento do sistema nervoso central ocorre em alguns pacientes.

B. Exames de imagem

Os achados radiológicos na sarcoidose são classificados em cinco categorias ou estágios descritivos (Tab. 18-5). A doença pulmonar pode se manifestar como um infiltrado reticulonodular, um padrão de opacidades acinar ou grandes nódulos, com ou sem adenopatia mediastinal. O envolvimento de gânglios linfáticos do mediastino caracteristicamente inclui linfadenopatia paratraqueal e hilar simétrica bilateral. A adenopatia mediastinal anterior ou posterior ou envolvimento hilar assimétrico deve levar à suspeita de outras doenças, particularmente a doença de Hodgkin e linfomas não Hodgkin. O derrame pleural e a cavitação são raros e, quando presentes, necessitam de uma avaliação para tuberculose, insuficiência cardíaca congestiva e pneumonia simultânea.

C. Diagnóstico

Embora não exista um único exame para confirmar o diagnóstico de sarcoidose (o diagnóstico continua a ser de exclusão), ela pode ser sugerida pelo aspecto radiológico característico de linfadenopatia mediastinal e hilar bilateral, pelo exame de imagem

Tabela 18-5 Estágios radiográficos da sarcoidose

Estágio 0 – Ausência de anormalidades radiológicas
Estágio 1 – Aumento de linfonodos hilares ou mediastinais, sem anormalidades pulmonares
Estágio 2 – Aumento de linfonodos hilares ou mediastinais, com anormalidades pulmonares
Estágio 3 – Doença pulmonar difusa, sem adenopatia
Estágio 4 – Fibrose pulmonar

---

*N. de R.T. Atualmente, o diagnóstico de pneumocistose pulmonar, em sua grande maioria, é realizado por broncoscopia flexível, sendo rara a necessidade de biópsia pulmonar a céu aberto.

com gálio 67 e pelos níveis séricos e do líquido broncoalveolar elevados da enzima conversora de angiotensina e de lisozima. A documentação histológica de granulomas não caseosos normalmente deve ser obtida por meio de biópsia transbrônquica ou por meio da mediastinoscopia (mais confiável, com taxa de sucesso > 95%). As culturas para micobactérias, fungos e outras infecções atípicas também devem ser negativas.

D. Tratamento

Os pacientes assintomáticos e aqueles com doença clínica mínima podem não necessitar de tratamento. Os corticosteroides têm sido usados em pacientes com insuficiência pulmonar e doença sintomática com sucesso. Apesar da natureza indolente da doença e o tratamento com esteroides, a mortalidade no longo prazo é relatada em torno de 10%. O transplante de pulmão tem sido utilizado com sucesso em pacientes refratários ao tratamento clínico.

NEOPLASIAS DO PULMÃO

CÂNCER PRIMÁRIO DO PULMÃO

O câncer de pulmão é a causa mais comum de morte por câncer em homens e mulheres nos Estados Unidos. Em 2013, estimou-se que 228.190 novos casos e 159.480 mortes iriam ocorrer devido a tumores malignos pulmonares. Isso representa 14% de todos os novos casos de câncer e 27% de todas as mortes relacionadas ao câncer. O tabagismo é responsável por 85% de todos os casos de câncer de pulmão. O efeito é maior para cigarros e menor para o fumo de cachimbo e está diretamente relacionado à carga de tabagismo. Cinco ou seis anos após a interrupção do tabagismo, o risco diminui exponencialmente e, após 15 anos se aproxima, mas nunca chega, ao de não fumantes. A exposição "passiva" à fumaça do cigarro, por outro lado, aumenta o risco de não tabagistas em duas a três vezes. A exposição a todas as formas de asbesto (amosita, crisólita e crocidolita) tem sido implicada em até 23% dos tumores do pulmão, sendo responsável pela alta incidência entre os trabalhadores dos estaleiros, isoladores, fabricantes de cimento, caminhoneiros e encanadores. O efeito é particularmente mais pronunciado em tabagistas e está mais comumente associado ao carcinoma espinocelular e carcinoma de pequenas células. A exposição ao radônio e seus isótopos emissores α tem sido implicada no aumento da incidência de câncer de pulmão em mineradores de urânio e nas populações que vivem em áreas geográficas naturalmente contaminadas com altos níveis de gás radônio. Embora seja conhecido há algum tempo que as pessoas com uma elevada atividade de hidroxilase-4 debrisoquina, os chamados fenótipos metabólicos da debrisoquina, apresentam um risco 10 vezes maior de câncer de pulmão, apenas recentemente o papel dos fatores genéticos foi avaliado.

As deleções de cromossomos (particularmente 11p, 13q, 17p e 3p), mutações do gene supressor de tumor (p53, Hap-1, ErbAb, etc.) e a expressão constitutiva de alto nível de ambos os genes de fatores de crescimento (fatores de crescimento insulina-símile e fator de crescimento semelhante à transferrina), receptores do fator de crescimento epidérmico (HER2 /*neu*, *EGFR1*, etc.) e protoncogenes (c-, N- e L-*myc*; H-, N-, K-*ras*; e c-*myb*) têm sido implicados na patogênese do câncer de pulmão. Outros fatores, como deficiência de vitamina A, poluição do ar; exposição ao arsênio, cádmio, crômio, éter e formaldeído; e padeiros, cozinheiros, trabalhadores da construção, cosmetologistas, trabalhadores de couro, mineradores de urânio, impressores, seringueiros e trabalhadores de cerâmica também foram associados. Por fim, algumas doenças (p. ex., esclerose sistêmica progressiva [esclerodermia]) apresentam uma predisposição definida para o desenvolvimento de câncer de pulmão. O silenciamento de genes por meio da hipermetilação aberrante do promotor é observado como um componente fundamental na biopatologia do câncer de pulmão. A análise genômica de alto rendimento (*high-throughput*) identificou um grande número de genes e vias metabólicas que parecem estar associados com a progressão do câncer de pulmão.

▶ Patologia

O câncer de pulmão ocorre mais comumente no pulmão direito do que no esquerdo e os lobos superiores estão envolvidos mais frequentemente do que os lobos inferiores ou o lobo médio direito. As neoplasias primárias do pulmão sincrônicas ocorrem em até 7% dos pacientes e 10% dos pacientes irão desenvolver um novo tumor metacrônico (risco de 2% ao ano após a ressecção para doença em estágio inicial). Além disso, os pacientes com câncer de pulmão estão em maior risco de desenvolver tumores do trato respiratório superior, cavidade oral, esôfago, bexiga e rim, presumivelmente relacionados ao "efeito de campo" do tabagismo. As neoplasias do pulmão normalmente se espalham por extensão local para envolver a pleura visceral e parietal, parede torácica, grandes vasos, pericárdio, diafragma, esôfago e coluna vertebral. Os locais mais comuns de envolvimento metastático incluem os linfonodos hilares e pulmonares ipsolaterais, os gânglios linfáticos do mediastino, pulmão, fígado, ossos, cérebro, glândulas suprarrenais, pâncreas, rins, tecidos moles e miocárdio. A classificação histológica exata do câncer de pulmão não tem sido uniforme apesar das tentativas de padronização da Organização Mundial de Saúde. Funcionalmente, no entanto, o carcinoma espinocelular, carcinoma de grandes células e o adenocarcinoma são agrupados em conjunto sob a designação de carcinomas de células não pequenas e constituem 80% de todos os tumores pulmonares. O carcinoma de pequenas células representa 15 a 20%, enquanto os adenomas das glândulas brônquicas, incluindo os carcinoides, compreendem os restantes 5%. Os diferentes locais de algumas dessas neoplasias estão resumidos na Tabela 18-6.

A. Carcinoma espinocelular

As principais características histológicas do carcinoma espinocelular são a queratinização, estratificação celular e ligações intercelulares. Os carcinomas espinocelulares são responsáveis por cerca de 20% de todos os casos de câncer de pulmão e 70% dos tumores de células não pequenas. Dois terços estão localizados na região central, próximo do hilo e um terço na periferia

Tabela 18-6 Localização do câncer de pulmão pelo tipo histológico

Histologia	Central (%)	Periférico (%)
Carcinoma espinocelular	64-81	19-36
Adenocarcinoma	5-29	71-95
Carcinoma de grandes células	42-49	51-58
Carcinoma de pequenas células	74-83	17-26
Geral	63	37

Reproduzida com permissão de Cameron RB: Malignancies of the lung. In Cameron RB, ed: *Practical Oncology*. New York, NY: McGraw-Hill; 1994.

pulmonar. A taxa de crescimento e a taxa de metástase são, em geral, mais lentas do que as de outros tumores pulmonares.

B. Adenocarcinoma

Os adenocarcinomas, que constituem 30% das neoplasias do pulmão e 60% dos tumores de células não pequenas, são caracterizados como acinar, papilar, lepídico (anteriormente conhecido como carcinoma bronquioloalveolar (CBA) mucinoso com > 5 mm de invasão), micropapilar e sólido, bem como lesões pré-invasivas, incluindo a hiperplasia adenomatosa atípica e o adenocarcinoma *in situ* (anteriormente CBA com ≤ 3 cm) e minimamente invasivo (tumor predominante lepídico com ≤ 3 cm e invasão de até 5 mm). O adenocarcinoma acinar é composto de glândulas revestidas por células cilíndricas que secretam mucina. O carcinoma lepídico é caracterizado por fragmentos papilares intraluminais nos pequenos bronquíolos ou alvéolos. A incidência de adenocarcinoma do pulmão está aumentando em relação ao carcinoma espinocelular, talvez como consequência do aumento do câncer de pulmão entre as mulheres, embora a causa exata permaneça incerta.

C. Carcinoma de pequenas células

Os carcinomas de pequenas células apresentam núcleos pequenos, redondos, com cromatina nuclear e citoplasma. Eles são biológica e clinicamente distintos de todos os outros tipos histológicos, de tal modo que o termo câncer de pulmão de células não pequenas (CPNPC) é, muitas vezes, aplicado a todos os outros tipos celulares. O carcinoma de pequenas células compreende 15 a 20% de todos os tumores de pulmão. Ele ocorre na região central, apresenta metástases precocemente, mas também pode apresentar uma resposta parcial significativa à modalidades combinadas de tratamento, embora com limitada sobrevida em 5 anos.

D. Carcinoma de grandes células

Os carcinomas de grandes células são compostos de grandes fusos poligonais ou células ovais dispostos em lâminas, ninhos ou agrupamentos. As células gigantes multinucleadas, gotas hialinas intracelulares, glicogênio e inclusões nucleares acidófilas podem estar presentes. Esses tumores são observados na periferia pulmonar e são os menos comuns.

E. Tumores adenoescamosos

Os tumores adenoescamosos mostram ambas as características celulares e são biologicamente mais agressivos do que os outros CPNPC. As porcentagens de sobrevida dos pacientes com tumores adenoescamosos são significativamente mais baixas do que as relatadas para o adenocarcinoma ou carcinoma espinocelular.

F. Adenomas glandulares brônquicos

O adenoma glandular brônquico é um nome inadequado, uma vez que a grande maioria desses tumores é maligna. Incluído neste grupo estão os tumores carcinoide, carcinoma adenoide cístico, carcinoma mucoepidermoide, tumores mistos do tipo glândula salivar e o adenoma glandular mucoso. Os tumores carcinoides são derivados a partir das células de Kulchitsky, apresentam um estroma vascular e se localizam mais centralmente nas vias aéreas proximais. Embora apresentem crescimento lento, podem matastatizar amplamente. A síndrome carcinoide raramente está associada aos tumores carcinoides brônquicos, ao contrário dos tumores carcinoides intestinais que sofrem metástase para o fígado. Os carcinomas adenoides císticos – também chamados cilindromas – são caracterizados por grupos de células epiteliais que formam estruturas semelhantes a ductos intercaladas com espaços císticos. Essas neoplasias são agressivas localmente e, muitas vezes, ultrapassam as margens macroscópicas histológicas aparentes. As metástases dos carcinomas adenoides císticos muitas vezes envolvem o pulmão, são de crescimento lento e são passíveis de excisão cirúrgica. Os carcinomas mucoepidermoides são tumores raros, caracterizados pela presença de células escamosas, células secretoras de muco e um tipo celular intermediário. As células não apresentam características marcantes e são menos agressivas do que as células do carcinoma adenoescamoso. Os tumores mistos do tipo salivar são tumores infiltrantes extremamente raros, que podem ser curados com ampla excisão local. Por fim, os adenomas glandulares mucosos (adenomas broncocísticos ou papilares) são os únicos "adenomas" verdadeiramente benignos deste grupo, sem potencial metastático. Essas neoplasias são tumores raros dos brônquios principais e consistem em numerosos cistos mucosos revestidos por um epitélio bem diferenciado. Geralmente, a remoção pode ser realizada por broncoscopia e resulta em cura no longo prazo.

▶ Manifestações clínicas

Quase 94% dos pacientes apresentam sintomas dos efeitos do tumor primário, disseminação regional ou da doença metastática. Os efeitos locais do tumor primário são responsáveis por 27% dos sintomas apresentados e variam de acordo com a localização do tumor. Os tumores centrais estão associados à tosse, hemoptise, dificuldade respiratória (sibilos, estridor e dispneia), dor e pneumonia. Os tumores periféricos podem causar tosse, dor torácica, derrame pleural, abscesso pulmonar, síndrome de Horner (miose, ptose e anidrose ipsolaterais) e síndrome de Pancoast (e dor no braço e ombro ipsolaterais na distribuição da raiz nervosa C8-T1, síndrome de Horner e um câncer de pulmão – normalmente escamoso – no sulco superior). Os sintomas resultantes da disseminação regional incluem rouquidão, por paralisia do nervo recorrente, dispneia devido à paralisia do nervo frênico, disfagia por compressão do esôfago, síndrome da veia cava superior em função da compressão ou invasão da veia cava superior e tamponamento cardíaco por meio da invasão do pericárdio. A doença metastática pode apresentar sintomas de doença sistêmica (anorexia, perda de peso, fraqueza e mal-estar) e manifestações locais de metástases distantes (icterícia, massa abdominal, dor óssea ou fratura, déficits neurológicos, alterações do sensório, convulsões e massas de partes moles). Foram identificadas várias síndromes paraneoplásicas associadas ao câncer de pulmão (Tab. 18-7).

▶ Diagnóstico e avaliação

Geralmente, o câncer de pulmão é suspeito em achados anormais em uma radiografia de tórax obtida no decurso de um exame físico de rotina ou, mais comumente, após uma queixa de sintomas pulmonares (ver discussão anterior). Os resultados variam de um pequeno nódulo periférico até um infiltrado que não resolve ou mesmo, uma atelectasia pulmonar total. Ocasionalmente, a localização da anormalidade pode sugerir determinados tipos celulares (ver Tab. 18-7). Quando há suspeita de diagnóstico de câncer de pulmão, um diagnóstico definitivo pode ser obtido em mais de 90% dos pacientes com broncoscopia para as lesões proximais ou citologia aspirativa com agulha fina para as lesões periféricas.

A TC é uma parte essencial da avaliação de pacientes com câncer de pulmão. A TC de tórax deve incluir também a parte superior do abdome para avaliar dois dos locais mais comuns de metástases (fígado e glândulas suprarrenais). A injeção de contraste intravenoso, enquanto a varredura é obtida, facilita a avaliação do mediastino. A avaliação radiológica adicional inclui exames para avaliar outros locais comuns de metástases, como ossos e cérebro. A fosfatase alcalina sérica é essencial e a cintilografia óssea e tomografia de crânio (ou de preferência a RM) devem ser obtidos quando os níveis de fosfatase alcalina forem elevados e estiverem presentes sintomas neurológicos, dor óssea ou se a doença estiver em estágio avançado (estágios III ou mais). A PET com fluorodeoxiglicose (FDG) tornou-se um exame de estadiamento fundamental. Ela é mais eficaz como uma ferramenta para avaliar doença oculta a distância. Pode ser útil para prever a participação de nódulos mediastinais, mas não é definitiva. As taxas de resultados falsos-positivos podem ser de até 15 a 20%. Além disso, nódulos com menos de 1 cm de diâmetro geralmente não aparecem como imagens confiáveis na PET. A associação de TC de alta resolução com a PET permite uma avaliação mais completa da correlação dos achados anormais na TC com a captação de FDG sugestiva de tumor.

A toracocentese ou toracoscopia (ou ambas) devem ser realizadas em todos os pacientes com evidências de derrame pleural para excluir o comprometimento difuso da pleura (doença estágio IV ou M1), que indica doença metastática. Apesar do aumento da confiabilidade da PET para o estadiamento do mediastino, os pacientes com CPNPC, mas sem doença metastática, devem ser avaliados com PAAF orientada por ultrassonografia endobrônquica, mediastinoscopia cervical ou mediastinotomia parasternal (Chamberlain), se necessário para documentar o estado dos linfonodos mediastinais, em casos duvidosos. A PET é informativa, mas a confirmação histológica é normalmente necessária. O estadiamento do câncer pulmonar de pequenas células deve ser dirigido à pesquisa de doença extratorácica, para confirmar a extensão do tumor como doença limitada. A TC isoladamente não é acurada em 40 a 60% dos pacientes com linfonodos aumentados acima de 1 cm (falso-positivo) e 15% dos pacientes sem linfadenopatia "significativa" (falso-negativo).

Com todas as informações desses procedimentos de estadiamento em mãos, o paciente com CPNPC pode ser classificado em uma de três categorias: (1) câncer de pulmão inicial sem o envolvimento do mediastino, ou seja, estágio I/II (ver seção seguinte); (2) câncer de pulmão localmente avançado, estágio IIIA/B; e (3) câncer metastático de pulmão ou estágio IV. O tratamento é determinado pelo estágio da doença. Os pacientes com câncer de pulmão de pequenas células são geralmente agrupados em duas categorias: doença limitada ao hemitórax ipsolateral,

Tabela 18-7 Síndromes paraneoplásicas associadas ao câncer de pulmão

Cardiovasculares
  Tromboflebite
  Endocardite trombótica não bacteriana
  Neuromuscular
  Degeneração cerebelar subaguda
  Demência
  Encefalite límbica
  Neurite óptica, retinopatia
  Mielopatia necrótica subaguda
  Neuropatia autonômica (pequenas células)
  Síndrome miastênica (Eaton-Lambert) (pequenas células)
  Polimiosite
Gastrintestinais
  Síndrome carcinoide (carcinoide e pequenas células)
  Anorexia, caquexia
Hematológicas
  Eritrocitose
  Leucocitose
Metabólicas
  Secreção inapropriada de hormônio adrenocorticotrópico (ACTH) (pequenas células)
  Secreção inapropriada de hormônio antidiurético (ADH) (pequenas células)
  Hipercalcemia (carcinoma espinocelular)
  Secreção inapropriada de gonadotropinas
Dermatológicas
  Acantose nigricans (adenocarcinoma)
  Dermatomiosite
  Eritema girato
  Ictiose
Outras
  Osteoartropatia hipertrófica pulmonar (células escamosas, grandes células e adenocarcinoma)
  Síndrome nefrótica
  Febre

incluindo os linfonodos supraclaviculares (doença limitada) ou doença que se estende para além do tórax (doença extensa, por exemplo, abaixo do diafragma ou metástases cerebrais).

Diversas análises recentes indicam que o rastreamento do câncer de pulmão por radiografia de tórax de rotina ou citologia do escarro não são recomendados. A TC do tórax de rastreamento com baixas doses pode ser considerada, mas apenas em indivíduos selecionados, no contexto de cuidados amplos e multidisciplinares, que não incluem apenas o rastreamento, mas também a interpretação e avaliação da imagem e interpretação adequada dos achados.

▶ Estadiamento

Em 1987, o Comitê Americano Conjunto sobre Câncer (AJCC) e a União Internacional Contra o Câncer (UICC) desenvolveram um sistema de estadiamento conjunto para o carcinoma de pulmão com base em dados recolhidos principalmente por Clifford Montain do MD Anderson Cancer Center. A iteração mais recente (7ª Edição) do sistema de estadiamento do câncer de pulmão, publicada em 2007, se baseia no tumor (T), o estado dos linfonodos regionais (N) e na presença ou ausência de metástases distantes (M), tal como foi destacado na Tabela 18-8.

▶ Tratamento

O tratamento para o carcinoma de pequenas células consiste, principalmente, de quimioterapia e radioterapia, embora os dados recentes indiquem que para a doença inicial (lesões T1-T2 sem adenopatia hilar) a ressecção pode melhorar o controle local e resultar em aumento da sobrevida no longo prazo (em até 50%), especialmente quando associados à quimioterapia pós-operatória.

O tratamento para o CPNPC depende do estágio. A doença em estágio inicial (estágio I/II) tem sido historicamente tratada apenas com cirurgia. Notadamente, vários ensaios prospectivos randomizados demonstraram um aumento estatisticamente significativo na sobrevida do câncer de pulmão em pacientes tratados com quimioterapia adjuvante para CPNPC em estágio inicial (estágios II e III). O tratamento multimodal, utilizando a indução com quimioterapia ou quimioradioterapia parece conferir uma vantagem na sobrevida para pacientes com doença em estágio IIIA potencialmente ressecável, embora a sobrevida global não tenha aumentado em comparação aos pacientes que receberam quimioterapia com radioterapia de dose definitiva. A doença localmente avançada e irressecável cirurgicamente (estágio III-B) é mais bem tratada com quimioterapia à base de platina e radioterapia fracionada simultaneamente. Nos pacientes com doença metastática (estágio IV), a quimioterapia é mais adequada para paliação dos sintomas. A radioterapia, nesse caso, também está reservada, principalmente, para lesões sintomáticas. A multiquimioterapia oferece 2 a 3 meses (20%) de extensão na sobrevida para pacientes em estágio avançado. Ela tem demonstrado bom custo benefício e parece melhorar a qualidade de vida, além de ser geralmente bem tolerada pelos pacientes

Tabela 18-8 Grupos de estágios TNM

Tumor primário	
TX	O tumor primário não pode ser avaliado ou evidências citológicas de células malignas no escarro e lavados brônquicos, mas sem visualização em exames de imagem ou broncoscopia
T0	Sem evidências de tumor primário
Tis	Carcinoma *in situ*
T1	Tumor ≤ 3 cm no maior diâmetro, completamente envolvido pelo pulmão ou pleura visceral, e sem evidência broncoscópica de envolvimento de um brônquio lobar mais próximo
T2	Tumor > 3 cm no maior diâmetro, invadindo a pleura visceral, envolvendo o brônquio principal, mas > 2 cm distal à carina, ou tumor associado à atelectasia ou pneumonite obstrutiva se estendendo até o hilo, mas sem envolver totalmente o pulmão
T3	Tumor de qualquer tamanho invadindo a parede torácica, diafragma, pleura mediastinal, pericárdio parietal; tumor invadindo o brônquio principal em 2 cm, mas não envolvendo a carina; ou tumor associado à atelectasia ou pneumonite obstrutiva de todo o pulmão
T4	Tumor de qualquer tamanho invadindo o mediastino, coração, grandes vasos, traqueia, esôfago, corpo vertebral ou carina, ou tumor associado a derrame pleural maligno
Linfonodos regionais (estágio N)	
NX	Linfonodos regionais não podem ser avaliados
N0	Sem evidências de metástases para linfonodos regionais
N1	Metástases em linfonodos hilares ou peribrônquicos ipsolaterais, incluindo por extensão direta
N2	Metástases em linfonodos mediastinais ou subcarinais ipsolaterais
N3	Metástases em linfonodos mediastinais ou hilares contralaterais ou linfonodos escalenos ou supraclaviculares ipsolaterais ou contralaterais
Metástases distantes (estágio M)	
MX	Presença de metástases distantes não podem ser avaliadas
M0	Sem evidências de metástases distantes
M1	Presença de metástases distantes
Grupo de estadiamento	
Doença oculta	TX, N0, M0
Estágio 0	Tis, N0, M0
Estágio IA	T1, N0, M0
Estágio IB	T2 N0 M0
Estágio IIA	T1 N1 M0
Estágio IIB	T2 N1 M0
	T3 N0 M0
Estágio IIIA	T1-2, N2, M0 ou T3, N0-2, M0
Estágio IIIB	T4, qualquer N, M0 ou qualquer T, N3, M0
Estágio IV	Qualquer T, qualquer N, M1

com performance clínica razoável. Novos agentes biológicos – chamados terapias-alvo – estão mostrando atividade em ensaios clínicos e devem melhorar as estatísticas de sobrevida global. Espera-se que com os avanços nas terapias-alvo e convencionais, a sobrevida global atual (< 15% em 5 anos) de pacientes com câncer de pulmão possa aumentar.

▶ Quimioterapia de indução

Os ensaios clínicos concluídos recentemente e vários estudos em andamento sugerem benefícios na sobrevida do tratamento com quimioterapia à base de platina antes da ressecção. A quimioterapia de indução tem sido padrão para doença localmente avançada cirurgicamente ressecável, mas evidências se acumulam para apoiar o tratamento de indução no estágio inicial de CPNPC.

A. Tratamento cirúrgico

1. Estadiamento cirúrgico — Conforme observado anteriormente, quase todos os pacientes com CPNPC limitado ao tórax devem ser submetidos à mediastinoscopia cervical ou PAAF orientada por USG endoscópica para excluir o envolvimento de linfonodos mediastinais N2 (doença N2 ou N3). Uma possível exceção é um nódulo periférico pequeno (T1), especialmente com histologia de células escamosas, sem qualquer evidência de adenopatias mediastinais na TC de tórax. A PET é utilizada com frequência cada vez maior para o estadiamento do mediastino. O estadiamento cirúrgico com mediastinoscopia cervical continua sendo a técnica de estadiamento mais precisa. Adenocarcinomas com nódulos mediastinais negativos na TC apresentam uma taxa de falso-negativo de 18-25%. Para as lesões do lado esquerdo, a mediastinotomia paraesternal esquerda (Chamberlain) pode ser necessária para avaliar o estado dos linfonodos aortopulmonares. Sem confirmação histológica do estado dos linfonodos do mediastino, a TC é associada a altas taxas de falsos-positivos e falsos-negativos. A avaliação cirúrgica das vias aéreas proximais também é necessária, mesmo que isso signifique repetir este procedimento invasivo, frequentemente realizado previamente por um pneumologista. Como as decisões de tratamento são baseadas no estadiamento preciso e o tratamento da doença em estágio inicial (fase I/II) difere significativamente da doença localmente avançada (estádio IIIA/B), esta abordagem é essencial. A importância do estadiamento preciso para pacientes com CPNPC deve ser sempre enfatizada.

2. Indicações para avaliação pré-operatória — A ressecção pulmonar é indicada para o câncer de pulmão em estágio inicial (estágio I/II) e associada à quimioterapia e à radioterapia na doença localmente avançada ressecável (estágios IIIA ou T4 ressecável, IIIA). Além disso, a ressecção pode ser indicada para pacientes com um único local de doença metastática, tais como cérebro ou metástase solitária da glândula suprarrenal. As contraindicações relativas e absolutas para ressecção cirúrgica estão listadas na Tabela 18-9.

Tabela 18-9 Contraindicações clínicas e cirúrgicas para ressecção pulmonar

Absolutas	Relativas
Infarto do miocárdio nos últimos 3 meses	Infarto do miocárdio nos últimos 6 meses
Síndrome da VCS (por tumor metastático)	Síndrome da VCS (por tumor primário)
Tumor endobrônquico bilateral	Paralisia do nervo laríngeo recorrente (por tumor primário na janela aortopulmonar)
Metástases em linfonodos contralaterais (N3)	Síndrome de Horner
Derrame pleural maligno	Histologia de pequenas células
Metástases a distância (exceto metástases solitárias cerebrais e suprarrenais)	Metástases acima dos linfonodos do terço médio da traqueia
	Comprometimento do pericárdio
	$VEF_1 < 0,8$ L (< 50%)
	VEF_1 0,9-2,4 e reserva pulmonar insuficiente para ressecção pulmonar planejada
	Comprometimento da artéria pulmonar principal

A avaliação pré-operatória é direcionada para avaliar a reserva cardiopulmonar e o condicionamento físico geral do paciente. O estado geral do paciente ou a classificação funcional é, provavelmente, o melhor fator preditivo de um desfecho bem-sucedido após a cirurgia. A idade avançada por si só não é uma contraindicação para ressecção. A avaliação cardíaca completa também é necessária, uma vez que o câncer de pulmão e doença cardiovascular apresentam fatores de risco em comum (p. ex., o tabagismo). Pacientes com sintomas cardíacos, com eletrocardiograma anormal ou outros sintomas sugestivos de doença cardíaca isquêmica devem ser rastreados por um teste de esforço (p. ex., exercício em esteira, estudo com dipiridamol ou tálio-adenosina, ecocardiograma com dobutamina). A doença arterial coronariana significativa deve ser tratada com *bypass* arterial coronariano ou cateterismo, quando indicado, antes da ressecção pulmonar. Por outro lado, a hipertensão pulmonar significativa e o infarto do miocárdio nos últimos 3 meses estão associados a mortalidade perioperatória de até 20% e constituem contraindicações absolutas para a ressecção padrão. Outros achados de alto risco incluem o infarto do miocárdio nos últimos 6 meses, arritmias ventriculares e bloqueio cardíaco, particularmente hemibloqueio fascicular posterior esquerdo. Por fim, a função pulmonar do paciente e a capacidade de tolerar a ressecção pulmonar necessária devem ser avaliadas. Isso é realizado por meio de testes de função pulmonar (espirometria, capacidade de difusão, oximetria de exercício) e com um estudo (quantitativo) de ventilação-perfusão, quando indicado. Em um paciente de 70 kg, os seguintes estudos pré-operatórios sugerem alto risco de morbidade perioperatória e são contraindicações relativas à ressecção: volume expiratório forçado em um segundo (VEF_1) abaixo de 0,8 L, um VEF_1 pós-operatório previsto abaixo de 0,8 L, uma ventilação voluntária máxima prevista abaixo de 50%, uma $Paco_2$ superior a 45 mmHg e uma Pao_2 inferior a 50 mmHg. Uma limitação da capacidade de difusão do monóxido de carbono (DCO) de menos do que 60% do previsto está correlacionada com um aumento na mortalidade perioperatória. Geralmente, os pacientes com valores pós-operatórios de CVF, VEF_1 ou DCO abaixo de 40% do previsto, necessitam de uma avaliação mais aprofundada do estado funcional e da capacidade cirúrgica.

3. Ressecção pulmonar

A. Câncer de pulmão de células não pequenas localmente avançado inicial — A extensão da ressecção pulmonar é determinada pela localização do tumor primário e pela presença ou ausência de comprometimento dos linfonodos hilares (interlobares). A ressecção segmentar limitada para os estágios I/II do CPNPC foi avaliada pelo Lung Cancer Study Group, que verificou um aumento da taxa de recorrência local (15 vs. 3%) e sobrevida global menor, embora estudos de coorte mais recentes tenham sugerido que a ressecção sublobar, particularmente a segmentectomia ao invés da ressecção em cunha não anatômica, pode ser considerada para nódulos pulmonares menores, sem evidência de comprometimento de linfonodos locais (N1). A lobectomia continua a ser o tratamento padrão para a ressecção no estágio inicial do CPNPC. Séries de casos recentes têm sugerido que a ressecção sublobar, na verdade, pode ser adequada em termos de recorrência local e sobrevida livre de doença, em particular para carcinoma estágio I; este é o foco de um ensaio clínico multicêntrico em andamento. Amostras de linfonodos interlobares devem ser submetidas a exame histológico imediato para excluir seu comprometimento, que exigiria pneumonectomia. A ressecção em "manga" (sleev) do brônquio principal também pode ser incluída na ressecção, em particular no lobo superior direito. A pneumonectomia pode ser necessária para lesões proximais envolvendo o brônquio principal ou os linfonodos interlobares (hilares), embora ressecções em manga brônquicas e/ou vasculares devam ser consideradas. Além disso, técnicas estão disponíveis para ressecções mais extensas, tais como pneumonectomia intrapericárdica e pneumonectomia com ressecção traqueal em manga.

As taxas de mortalidade gerais após ressecção segmentar, lobectomia e pneumonectomia são 1,4, 2,9 e 6,2%, respectivamente, em centros com grande experiência. As complicações após a cirurgia de ressecção pulmonar incluem arritmias cardíacas, hemorragia, infecção (empiema), fístula broncopleural, insuficiência respiratória e embolia pulmonar.

B. Câncer de pulmão de células não pequenas avançado (metastático) — Pacientes com metástases cerebrais e suprarrenais solitárias, especialmente quando metacrônicas, ainda são candidatos à ressecção e apresentaram benefício de sobrevida prolongada em alguns poucos estudos retrospectivos, quando comparados a controles históricos. Entretanto, quimioterapia e radioterapia sistêmicas pré-operatórias (de indução) devem ser administradas inicialmente. Além disso, a ressecção transbrônquica com laser Nd:YAG de tumores obstrutivos das vias aéreas proximais pode fornecer uma paliação satisfatória para pacientes selecionados. Melhorias no desenho e nas técnicas de implantação de stents expansivos têm sido um avanço significativo para paliação de obstrução das vias aéreas proximais. Por fim, a terapia com laser fotodinâmico é capaz de aliviar a obstrução das vias aéreas provocada por tumores, embora não tão rapidamente quanto a ablação com laser Nd:YAG.

C. Câncer de pulmão de pequenas células — A ressecção de tumores pequenos periféricos, seguida de quimioterapia pós-operatória agressiva pode aumentar a taxa de controle local e, potencialmente, a taxa de sobrevida geral no câncer de pulmão inicial de pequenas células. As taxas de sobrevida podem chegar a 50% com essa abordagem.

B. Radioterapia

1. Câncer de pulmão de células não pequenas — A radioterapia pode ser administrada com intenção curativa na doença em estágio I/II em pacientes que se recusam ou não são candidatos clinicamente adequados para a cirurgia. A taxa de sobrevida em 5 anos com esta abordagem, no entanto, é de apenas 22 a 33%. Com a doença localmente avançada (estágios IIIA/B), a radioterapia (5.500-6.000 cGy), até recentemente, era o tratamento de escolha. Embora as taxas de recorrência local ou ganglionares sejam menores do que 30%, a sobrevida a longo prazo desses pacientes é de menos de 10% e o tipo de esquema de fracionamento não alterou o resultado. As técnicas de radioterapia estereotáxica parecem ter eficácia inicial em termos de controle do tumor e sobrevida global, particularmente para pacientes clinicamente inoperáveis.

A radioterapia adjuvante após a ressecção foi estudada extensamente pelo Lung Cancer Study Group e mostrou diminuir a recorrência local ou linfonodal, mas não foi capaz de prolongar a sobrevida geral. Uma metanálise muito discutida (o estudo PORT) mostrou uma diminuição na sobrevida para os pacientes tratados com radioterapia pós-operatória no estágio II. As diferenças nas técnicas de radioterapia da análise podem ser responsáveis pelos resultados piores. A radioterapia pré-operatória tem sido utilizada para lesões T3, particularmente tumores de Pancoast, com aumento da sobrevida; no entanto, não existe qualquer evidência objetiva de que a radioterapia tem de ser administrada no pré-operatório. Um ensaio multicêntrico intergrupo (SWOG) mostrou uma vantagem significativa para a sobrevida com radioquimioterapia combinada (etoposídeo, platina e 4.500 cGy) antes da ressecção para tumores de Pancoast (sulco superior) N1 ou menos. As taxas de ressecção completa melhoraram, foram alcançados 20 a 25% de respostas histológicas completas e a sobrevida aumentou significativamente (45-50% em 3 anos) quando comparado com apenas cirurgia ou radioterapia pré-operatória e cirurgia. A radiação intraoperatória foi investigada, mas até o momento tem sido associada a um nível inaceitavelmente elevado de morbidade. Entre os pacientes com doença metastática, a radiação terapêutica é indicada para pacientes com sintomas de dor, sintomas neurológicos e sintomas de compressão da veia cava superior.

2. Câncer de pulmão de pequenas células — Foram realizados vários estudos randomizados, comparando a associação de radioterapia e quimioterapia com a quimioterapia isolada no câncer de pulmão de pequenas células em estágios limitados. Com a combinação, a maioria demonstrou melhora no controle local e aumento modesto (3-4 meses) da sobrevida. Entretanto, isso foi às custas de um aumento da morbidade. Na doença extensa, nenhum benefício foi demonstrado com a radioterapia, exceto pela radiação paliativa de metástases sintomáticas. A radiação craniana profilática pode ser benéfica, mas pode levar a déficits cognitivos.

C. Quimioterapia

1. Câncer de pulmão de células não pequenas — Embora a quimioterapia sozinha geralmente não tenha sido utilizada no tratamento de CPNPC inicial ou localmente avançado, as associações de quimioterapia e radioterapia foram avaliadas na doença localmente avançada não ressecável. Em alguns casos, nenhum benefício para a combinação foi demonstrado, particularmente quando foram utilizados apenas um quimioterápico; no entanto, melhores resultados com a radiação e agentes quimioterápicos combinados foram recentemente documentados. Na presença de doença metastática, múltiplos ensaios com quimioterapia combinada demonstraram uma melhora modesta na sobrevida geral (14 semanas ou 25% de melhora na sobrevida), mas não sem alguma toxicidade. Mesmo assim, as avaliações da qualidade de vida e análises de custos apoiam o uso de agentes quimioterápicos combinados ambulatorialmente em comparação aos cuidados paliativos isolados.

A. Tratamento adjuvante pós-operatória — Uma tendência progressiva no tratamento do câncer de pulmão tem evoluído em favor do uso mais generalizado da quimioterapia adjuvante. Três grandes ensaios randomizados multicêntricos na Europa e América do Norte têm servido de base para o aumento da aplicação de quimioterapia baseada em platina no pós-operatório (Italian Stage IB, the International Adjuvant Lung Cancer Trial [IALT], Cancer and Leukemia Group B [CALGB] 9633 e o National Cancer Institute of Canada [NCIC] BR10). O benefício da quimioterapia parece variar com base na seleção dos pacientes, mas estima-se um aumento de 5 a 15% de sobrevida em 5 anos de diagnóstico (Tab. 18-10).

2. Câncer de pulmão de pequenas células — Atualmente, a quimioterapia combinada produz 85 a 95% e 75 a 85% de taxas de resposta na doença em estágio limitado e estágio avançado, respectivamente. Além disso, a média de sobrevida é de 12 a 16 meses e 7 a 11 meses, em cada grupo. Esquemas de terapia dupla, consistindo de cisplatina e etoposídeo, irinotecano ou paclitaxel tiveram boa eficácia com menor toxicidade do que esquemas de tratamento anteriores à base de um agente alquilante. A duração ideal do tratamento ainda não foi definida, mas a maior parte do efeito parece ocorrer nos primeiros quatro ciclos.

D. Imunoterapia

A imunoterapia utilizando bacilo de Calmette-Guérin (BCG), levamisol, IL-2, TNF-α, células destruidoras ativadas por linfocinas (LAK) e linfócitos infiltrantes tumorais ainda não se mostrou útil em quaisquer estudos clínicos até o momento.

E. Terapias-alvo

Terapias de base molecular com alvo nos receptores de crescimento superexpressos (*EGFR1*, HER-2/*neu*) por anticorpos monoclonais ou pequenas moléculas têm demonstrado eficácia clínica em populações selecionadas de pacientes. Outros agentes

Tabela 18-10 Ensaios de adjuvância favorecendo o uso da quimioterapia após ressecção completa do câncer de pulmão de células não pequenas[1]

Estudo	Esquema QT	Radioterapia	Sobrevida em 5 anos – QT vs controle
Estudo Italiano Estágio IB	Cis/Etoposídeo × 6	Não	63 vs. 45%
IALT LeChevalier	Várias platinas	Sim ±	44,5 vs. 40,4%
CALGB 9633 Strauss	Carbo/Taxol × 4	Não	69 vs. 54%
JBR.10 Alam	Vin/P × 4	Não	71 vs. 59%[2]

[1]QT, Carbo/Taxol, carboplatina paclitaxel; Vin/P, vinorelbina cisplatina; Cis, cisplatina.
[2]Estatística de sobrevida em 4 anos.

com alvo nas vias de transdução de sinal (p. ex., inibidores da farnesil transferase) para a via *ras*, bem como oligonucleotídeo antissenso e terapias gênicas estão em fase avançada de testes clínicos e, em combinação à quimioterapia citotóxica padrão, parecem aumentar as taxas de resposta. Estudos randomizados prospectivos avaliando a eficácia da terapia com inibidor da tirosinacinase EGFR não foram capazes de validar os resultados dos ensaios anteriores não randomizados (fase I/II).

▶ Prognóstico

A. Câncer de pulmão de células não pequenas

A sobrevida de pacientes com CPNPC depende muito do estágio patológico. No geral, a sobrevida em 5 anos de pacientes com estágios I, II, IIIA, IIIB e IV é de 43 a 64%, 20 a 40%, 15 a 25%, 5 a 7% e menos de 2%, respectivamente. As faixas de sobrevida na classificação TNM são apresentadas na Tabela 18-11. O aumento da sobrevida dependerá do diagnóstico mais precoce e dos esforços coordenados entre os cirurgiões, oncologistas clínicos e radioterapeutas.

B. Câncer de pulmão de pequenas células

Os pacientes com doença em estágio limitado atingem uma sobrevida mediana de 12 a 16 meses, com 5 a 25% de sobrevida em 2 anos, enquanto aqueles com doença em estágios avançados têm uma sobrevida mediana de apenas 7 a 11 meses, com apenas 1 a 3% de sobrevida em 2 anos.

Tabela 18-11 Sobrevida no câncer de pulmão de células não pequenas

Estágio	Descrição TNM	Sobrevida em cinco anos
I		70-76%
a	T1, N0	80-83%
b	T2, N0	60-65%
II		30-40%
a	T1, N1	32-40%
b	T2, N1	28-35%
	T3, N0	
IIIA		10-30%
	T3, N1	30-45%
	T1-2, N2	7-30%
	T3, N2	0-5%
IIIB		< 10%
	T4, qualquer N	< 10%
	Qualquer T, N3	< 10%
IV	M1	< 5%
Geral		14,5%

Albain KS et al: Radiotherapy plus chemotherapy with or without surgical resection for stage III non-small-cell lung cancer: a phase III randomised controlled trial. *Lancet* 2009;374:379.

Beroukhim R et al: The landscape of somatic copy-number alteration across human cancers. *Nature* 2010;463:899.

Detterbeck FC et al: Screening for lung cancer: diagnosis and management of lung cancer, 3rd ed. American College of Chest Physicians Evidence-Based Clinical Practice Guidelines. *Chest* 2013;143(5 suppl):e78S-e92S. doi:10.1378/chest.12-2350.

Howlader N et al: (eds). *SEER Cancer Statistics Review, 1975-2010*. Bethesda, MD: National Cancer Institute. Available at http://seer.cancer.gov/csr/1975_2010/, based on November 2012 SEER data submission, posted to the SEER web site, Abril 2013.

Jett JR et al: Treatment of small cell lung cancer: diagnosis and management of lung cancer, 3rd ed. American College of Chest Physicians Evidence-Based Clinical Practice Guidelines. *Chest* 2013;143(5 suppl):e400S-e419S. doi:10.1378/chest.12-2363.

Pignon JP et al: Lung adjuvant cisplatin evaluation: a pooled analysis by the LACE Collaborative Group. *J Clin Oncol* 2008;26:3552.

Shah A et al: Cost-effectiveness of stereotactic body radiation therapy *versus* surgical resection for stage I non-small cell lung cancer. *Cancer* Publicação online, 29 de Maio, 2013.

Timmerman R et al: Stereotactic body radiation therapy for inoperable early stage lung cancer. *JAMA* 2010;303:1070.

Travis WD et al: IASLC/ATS/ERS international multidisciplinary classification of lung adenocarcinoma. *J Thorac Oncol* 2011;6:244.

NEOPLASIAS PULMONARES RARAS

▶ Neoplasias malignas

Os adenomas brônquicos são um grupo de doenças malignas de baixo grau que surgem a partir da árvore brônquica. Os tumores carcinoides constituem 85 a 90% dessas neoplasias, com carcinoma adenoide cístico (10%) e carcinoma mucoepidermoide (< 5%) representando a maior parte dos restantes. Os tumores carcinoides são classificados como típico ou atípico, com características histológicas marcadamente diferentes (Tab. 18-12). O carcinoma adenoide cístico ocorre na traqueia inferior; infiltra localmente ao longo da submucosa e do tecido perineural desses planos, muitas vezes muito além dos limites do tumor macroscópico; e provoca metástases tardiamente. Os carcinomas mucoepidermoides são semelhantes aos tumores de glândulas salivares, com números variáveis de três tipos celulares distintos: células mucosas, escamosas e intermediárias. Os pacientes com adenomas brônquicos se queixam de tosse, infecções pulmonares de repetição, hemoptise, dor e respiração ofegante. Apenas 15% dos pacientes são assintomáticos. A síndrome carcinoide é rara com o tumor carcinoide do pulmão. A maioria dos adenomas brônquicos é diagnosticada com uma combinação de radiografia simples de tórax, TC e broncoscopia. A biópsia no momento da broncoscopia pode ser associada à hemorragia importante e medidas para controlar este evento devem estar prontamente disponíveis.

Tabela 18-12 Características dos tumores carcinoides típicos e atípicos

	Típicos %	Atípicos %
Incidência	90	10
Localização central	80	50
Localização periférica	20	50
Metástases	10-15	50-70

A ressecção pulmonar é indicada para esses tumores, sendo a lobectomia o procedimento mais comum. Ressecções em manga e broncoplásticas são particularmente úteis para preservar a função pulmonar desses pacientes e, portanto, a pneumonectomia padrão é rara. A remoção do carcinoma adenoide cístico exige margens generosas e exame de corte por congelamento das margens no momento da cirurgia. Até 8 cm da traqueia pode ser removido com anastomose primária. Além disso, a radioterapia pós-operatória pode ser indicada para as margens estreitas. Com a possível exceção do carcinoide atípico, a quimioterapia não é geralmente indicada para o tratamento dessas neoplasias.

A perspectiva de longo prazo é boa para pacientes com doença metastática. Mesmo pacientes com carcinoma adenoide cístico e metástases distantes podem permanecer bem por longos períodos, devido à natureza de crescimento lento do tumor; no entanto, metástases para os linfonodos e a distância em pacientes com tumores carcinoides geralmente indicam prognóstico ruim.

▶ Neoplasias benignas

Os tumores benignos do pulmão são raros, representando menos de 1% de todos os tumores pulmonares. A maioria são hamartomas, mas fibromas, leiomiomas, neurofibromas, mioblastomas e leiomiomas metastizantes benignos* também podem ocorrer. A maioria das lesões é periférica e assintomática; no entanto, lesões centrais podem produzir sintomas de tosse, sibilos, hemoptise e pneumonias de repetição. Normalmente, as lesões são descobertas na radiografia de tórax de rotina e aparecem como um nódulo pulmonar em lobos inferiores de 1 a 2 cm, bem circunscrito, bocelado e com calcificações em 10 a 30%. As lesões centrais podem exigir broncoscopia para o diagnóstico, mas um diagnóstico histológico é mais frequentemente obtido por punção aspirativa com agulha fina ou cirurgia. A ressecção cirúrgica deve ser conservadora e limitada à excisão em cunha, exceto quando a lesão ocupa as vias aéreas brônquicas proximais e está associada a infecções distais recorrentes ou bronquiectasias. Nesses casos, é indicada a lobectomia. Após a ressecção, o prognóstico é excelente.

---

*N. de R.T. Esta nomenclatura, à primeira vista contraditória, é utilizada para descrever lesões clonais de comportamento benigno associadas a leiomiomas uterinos; sua real natureza benigna ou sarcomatosa de baixo grau é motivo de debate, mas esta dúvida tem poucas implicações clínicas.

PROBLEMAS ESPECIAIS: NÓDULO PULMONAR SOLITÁRIO

Com o uso frequente da radiografia de tórax, os nódulos pulmonares solitários ("lesões numulares"**) são frequentemente encontrados em pacientes sem sintomas pulmonares. Essas lesões representam um problema diagnóstico para os médicos porque elas podem representar algo tão benigno quanto a sombra de um mamilo ou tão maligno quanto um câncer de pulmão. A incidência geral de câncer em lesões nodulares é de até 10%. Outras possibilidades diagnósticas incluem: (1) infecções por micobactérias (tuberculose), fungos (histoplasmose, coccidioidomicose) e helmintos (equinococose); (2) nódulos inflamatórios de artrite reumatoide, pneumonia focal e granulomatose de Wegener; (3) anomalias congênitas, como cistos broncogênicos e malformações arteriovenosas; (4) neoplasias benignas, tais como hamartomas, hemangiomas, tumores papilares, tumores fibrosos da pleura; (5) neoplasias malignas do pulmão; e (6) processos diversos, tais como hematomas, infartos pulmonares, placas pleurais, derrames loculados, massas da parede torácica e impactação de muco. Embora alguns achados radiológicos possam sugerir condição maligna ou benigna, cabe ao médico buscar ou não a prova histológica de que o nódulo não representa uma neoplasia. Em geral, as neoplasias malignas são maiores e crescem rapidamente, têm aparência espiculada, muitas vezes com umbilicação ou chanfradura na superfície e escavação excêntrica. Além disso, os tumores geralmente ocorrem em tabagistas (ou ex-tabagistas), com mais de 40 anos de idade, com exames cutâneos negativos para tuberculose, histoplasmose ou coccidioidomicose (embora exames positivos não excluam o câncer) e nos nódulos não calcificados (< 175 unidades Hounsfield na TC). Em contraste, as lesões benignas são pequenas (< 1 cm), estáveis (> 2 anos) e calcificadas (distribuição em "alvo" ou "pipoca"; > 175 unidades Hounsfield na TC) e podem estar associadas a exames cutâneos positivos em 70 a 90 % de pacientes.

A avaliação desses pacientes geralmente inclui a TC de tórax, mas a citologia do escarro, culturas, broncoscopia e mediastinoscopia também podem ser úteis. A PET-FDG desempenha um papel importante na avaliação de tumores com suspeita de malignidade. A PET pode frequentemente identificar lesões suspeitas de neoplasia.

Com o advento da tomografia computadorizada helicoidal, a incidência de nódulos pulmonares assintomáticos pode variar de 25 a 70%. A grande maioria dessas lesões, agora identificadas, apresentam menos de 1 cm de tamanho e frequentemente, 2 a 3 milímetros. Em uma série, a incidência de câncer de pulmão em uma população assintomática, com histórico de tabagismo, com carga tabágica de pelo menos 10 maços-ano, com idade superior a 50 anos, foi de 27% de todas as lesões identificadas, acompanhadas e tratadas. Os estudos em andamento estão avaliando a eficácia e relação custo-benefício do rastreamento de câncer de pulmão com a TC. Na população de pacientes de alto risco devidamente selecionados (p. ex., mais de 60 anos de idade, DPOC

**N. de R.T. Em formato de moeda.

moderada, $VEF_1 < 70\%$) e um histórico de tabagismo de mais de 20 maços-ano, a TC helicoidal pode apresentar um bom custo-benefício e salvar vidas.

Em última análise, sempre deve ser feito um diagnóstico histológico. Em alguns casos, a citologia aspirativa com agulha fina pode ser útil, especialmente no diagnóstico histológico de hamartoma ou quando as culturas mostram crescimento de microrganismos infecciosos. Entretanto, a grande maioria dos nódulos pulmonares solitários exige biópsia excisional para excluir a possibilidade de doença maligna. Atualmente, ela é realizada com técnicas videoassitidas na maioria dos pacientes, especialmente quando a lesão é periférica no pulmão. Quando é encontrada uma lesão benigna, nada mais se justifica, mas se um câncer de pulmão é diagnosticado, a lobectomia imediata é indicada. O prognóstico após a ressecção de um nódulo pulmonar solitário, diagnosticado como um carcinoma broncogênico, é bom, com uma sobrevida de 5 anos de até 80 a 90% para lesões menores que 1 cm.

CÂNCER DE PULMÃO SECUNDÁRIO

Estudos de necropsia mostram que 30% de todos os pacientes com doenças malignas desenvolvem metástases pulmonares e 12% demonstram ter doença pulmonar isolada, totalmente ressecável. Além disso, 10% destes últimos pacientes (1,2% de todos os pacientes) apresentam metástases pulmonares únicas. A maioria das metástases pulmonares ocorre por disseminação hematogênica a partir do sítio primário – a disseminação linfática ou transbrônquica é extremamente rara. Entretanto, pode ocorrer disseminação metastática secundária para os linfonodos mediastinais pulmonares.

Em pacientes com câncer primário extratorácico conhecido, as lesões pulmonares múltiplas quase sempre representam doença metastática. As lesões solitárias, entretanto, podem ser uma doença benigna (18%) ou novo câncer primário do pulmão (18%), bem como doença metastática (64%). A maioria dos pacientes com metástases pulmonares é assintomática, mesmo com doença extensa. Quando os sintomas se desenvolvem, tosse, hemoptise, febre, dispneia e dor são os mais comuns. O diagnóstico, em geral, é inicialmente sugerido pela radiografia de tórax de rotina e a TC de tórax deve ser sempre solicitada para avaliar a presença de outros nódulos pulmonares. Embora a TC seja mais sensível, com detecção de nódulos tão pequenos quanto 3 mm, ela também é menos específica (taxa de falso-positivo de 55%) do que a radiografia simples. A confirmação histológica do diagnóstico é essencial e, geralmente, é obtida no momento da ressecção. Para os pacientes que não são candidatos cirúrgicos, a citologia aspirativa com agulha fina é útil para lesões periféricas, enquanto lesões centrais podem exigir broncoscopia para o diagnóstico histológico.

Os pacientes clinicamente estáveis e com doença ressecável são candidatos cirúrgicos, desde que os seguintes critérios sejam cumpridos: (1) o tumor primário deve ser controlado ou eminentemente controlável; (2) não existem outros locais de doença; (3) nenhum outro tratamento pode oferecer resultados comparáveis; e (4) o risco cirúrgico deve ser baixo. Como os adenocarcinomas (especialmente o câncer de mama) geralmente envolvem múltiplos órgãos, é imperativo que, com este padrão histológico, seja realizada uma avaliação completa, incluindo TC ou RM de ossos e do crânio. Os nódulos solitários de células escamosas, mesmo na presença de um carcinoma espinocelular anterior (p. ex., tumores de cabeça e pescoço), devem ser tratados como um novo câncer primário (pulmão).[*]

A ressecção pulmonar pode ser realizada por meio de uma toracotomia posterolateral padrão, esternotomia mediana ou toracotomia anterior bilateral. Esta última abordagem é particularmente benéfica para a doença bilateral envolvendo os lobos inferiores. A toracoscopia videoassistida é cada vez mais utilizada para a doença metastática, em uma tentativa de reduzir a morbidade de múltiplas ressecções. Ocasionalmente, durante a cirurgia aberta para doença metastática, vários nódulos não identificados previamente podem ser encontrados pela palpação direta, que não seriam observados na toracoscopia. A ressecção em cunha é o tratamento de escolha, a menos que a lesão seja um carcinoma espinocelular ou um adenocarcinoma solitários. Estas últimas lesões não podem ser diferenciadas do câncer de pulmão primário no exame histológico de congelação e devem, portanto, ser tratadas como câncer de pulmão primário, com lobectomia e dissecção de linfonodos do mediastino. Ocasionalmente, outros tumores malignos identificados pelo exame histológico podem exigir lobectomia ou, raramente, mesmo a pneumonectomia, em função do envolvimento da artéria pulmonar proximal ou brônquios.

A taxa de sucesso com a remoção cirúrgica de metástases pulmonares tem sido maior com os tumores de testículo (51% de sobrevida em 5 anos) e de cabeça e pescoço (47% de sobrevida em 5 anos). Outros tipos de tumores, tais como os sarcomas osteogênicos e de partes moles, o carcinoma de células renais e o carcinoma do colo do intestino, estão associados com uma sobrevida prolongada em 20 a 35% dos pacientes. Resultados de ressecção de melanoma são menos favoráveis (10-15% de benefício de sobrevida). As metástases pulmonares isoladas ressecáveis de câncer do reto podem ter uma sobrevida em 5 anos de até 55%, apenas com metastasectomia.

Além disso, múltiplas toracotomias em períodos superiores a 10 anos não são incomuns com os sarcomas. Numerosos estudos têm sido realizados na tentativa de identificar fatores prognósticos que poderiam ajudar na seleção de pacientes para a ressecção. Os fatores prognósticos adversos incluíram: (1) lesões múltiplas ou bilaterais; (2) mais de quatro lesões observadas na TC; (3) duplicação do tamanho do tumor com menos de 40 dias; (4) um pequeno intervalo livre de doença; e (5) idade avançada.

Embora não exista um consenso sobre a seleção de candidatos para a exploração cirúrgica, é geralmente aceito que não deve ser utilizado apenas um critério para excluir pacientes da ressecção cirúrgica. Em todos os estudos, os benefícios no longo prazo e a sobrevida dependeram de ressecção completa. Quando a ressecção completa não é considerada possível, ela não deve ser oferecida.

---

*N. de R.T. Isso se deve ao fato de que é impossível diferenciar o órgão de origem de um carcinoma epidermóide, mesmo com imuno-histoquímica.

Blackmon SH, Shah N, Roth JA, et al: Resection of pulmonary and extrapulmonary sarcomatous metastases is associated with long-term survival. *Ann Thorac Surg* 2009;88(3):877.

Gossot D, Radu C, Girard P, et al: Resection of pulmonary metastases from sarcoma: can some patients benefit from a less invasive approach? *Ann Thorac Surg* 2009;87(1):238.

Internullo E, Cassivi SD, Van Raemdonck D, Friedel G, Treasure T: Pulmonary metastasectomy: a survey of current practice amongst members of the European Society of Thoracic Surgeons. *J Thorac Oncol* Nov 2008;3(11):1257.

Lou F, Huang J, Sima CS, et al: Patterns of recurrence and second primary lung cancer in early-stage lung cancer survivors followed with routine computed tomography surveillance. *J Thorac Cardiovasc Surg* 2013;145(1):75.

von Meyenfeldt EM, Wouters MW, Fat NL, et al: Local treatment of pulmonary metastases: from open resection to minimally invasive approach? Less morbidity, comparable local control. *Surg Endosc* 2012;26(8):2312.

QUESTÕES DE MÚLTIPLA ESCOLHA

1. Massas da parede torácica:
   A. São quase sempre benignas.
   B. São comuns em mulheres na pós-menopausa.
   C. A maioria surge a partir de ossos e cartilagens.
   D. A maioria surge a partir de músculos, nervos ou fáscias.
   E. São raramente ressecáveis.

2. Os fatores de risco para o câncer de pulmão incluem todos os seguintes, exceto:
   A. Exposição a asbesto.
   B. Tabagismo.
   C. Deficiência de vitamina A.
   D. Deficiência de iodo.
   E. Exposição a arsênico.

3. Derrame pleural, a presença de líquido no espaço pleural, pode ser causado por todos os seguintes mecanismos, exceto:
   A. Aumento da pressão hidrostática vascular pulmonar (insuficiência cardíaca congestiva e estenose mitral).
   B. Obstrução ureteral com extravasamento de urina transdiafragmática.
   C. Diminuição da pressão oncótica coloide vascular (hipoproteinemia).
   D. Aumento da permeabilidade capilar, devido à inflamação (pneumonia, pancreatite e sepse).
   E. Ruptura de pseudocisto pancreático com o movimento transdiafragmático de líquido abdominal.

4. As quatro fontes de infecção mediastinal incluem as seguintes, exceto:
   A. Mediastinite bacteriana espontânea da sarcoidose.
   B. Contaminação direta.
   C. Disseminação hematogênica ou linfática.
   D. Extensão da infecção da região cervical ou retroperitônio.
   E. Extensão do pulmão ou pleura.

5. A fibrose cística é todas as alternativas a seguir, exceto:
   A. Uma doença congênita multissistêmica autossômica recessiva.
   B. Caracterizada por obstrução e infecção crônicas das vias aéreas.
   C. O resultado de uma mutação no gene regulador transmembrana da fibrose cística.
   D. Eficazmente curada com transplante pulmonar duplo, com uma sobrevida de 10 anos acima de 85%.
   E. Um fator predisponente para infecção crônica do pulmão.

CORAÇÃO
Tratamento cirúrgico das cardiopatias adquiridas

19A

Jonathan W. Haft, MD

DOENÇA ARTERIAL CORONARIANA

▶ Fisiopatologia

O coração apresenta as mais altas taxas metabólicas quando comparado a outros órgãos. A maior parte da utilização do substrato energético é gasta durante a contração periódica incansável do miocárdio. O fluxo sanguíneo segue em uma velocidade de 1 mL/g de tecido cardíaco por minuto em repouso. Aumentos no consumo de oxigênio pelo miocárdio, via difosfato de adenosina e vasodilatação arteriolar mediada por adenosina, também podem resultar em um aumento recíproco do fluxo sanguíneo, de até cinco vezes o normal. Esse aumento do fluxo sanguíneo é acomodado pelo recrutamento de um extenso leito capilar do miocárdio, que tem aproximadamente 1 capilar por miócito. Entre 70 e 80% de todo oxigênio disponível é extraído do fluxo sanguíneo coronariano durante o repouso. Assim, as necessidades metabólicas do coração são rigidamente supridas pelo fluxo sanguíneo coronariano, uma vez que a extração adicional é limitada. Além disso, o fluxo sanguíneo pelas artérias do epicárdio do ventrículo esquerdo ocorre em fases. Durante a sístole cardíaca, a compressão extravascular de capilares intramiocárdicos diminui o fluxo coronariano durante a sístole, limitando, assim, a perfusão na fase diastólica do ciclo cardíaco. Isso é ainda mais pronunciado na região subendocárdica, em que as demandas de oxigênio do miocárdio são maiores, em razão do aumento da tensão na parede e maior encurtamento do sarcômero. Em função do elevado consumo de oxigênio pelo miocárdio, da restrição ao fluxo sanguíneo na diástole e do alto nível basal de consumo de oxigênio, o coração é particularmente suscetível à lesão isquêmica quando existe lesão obstrutiva das artérias coronárias epicárdicas.

O coração recebe seu suprimento sanguíneo pelas artérias coronárias direita e esquerda (Fig. 19-1). Esses vasos epicárdicos se originam como os primeiros ramos da raiz da aorta, em seus respectivos seios de Valsalva. A circulação coronariana é tradicionalmente dividida em três territórios ou regiões: região da artéria descendente anterior, região da artéria circunflexa (ramo da artéria coronária esquerda) e direita (a partir da artéria coronária direita). A dominância do coração se refere a qual artéria principal dá origem à artéria descendente posterior. Noventa por cento dos indivíduos são dominantes direitos, com a artéria coronária direita dando origem à artéria descendente posterior. Os restantes 10% tem dominância esquerda, com o ramo terminal da artéria circunflexa dando origem à artéria descendente posterior.

A artéria coronária esquerda é chamada de tronco da artéria coronária esquerda. Após a sua origem no seio de Valsalva esquerdo, ela segue entre o apêndice atrial esquerdo e a artéria pulmonar. O tronco da coronária esquerda varia de comprimento, mas normalmente tem menos de 2 cm de comprimento. Ela se bifurca em dois ramos: a artéria descendente anterior (ADA) e a artéria coronária circunflexa. Em menos de 1% dos pacientes, o tronco é ausente, com a ADA e a artéria circunflexa surgindo de óstios separados a partir do seio de Valsalva esquerdo.

A ADA, ou artéria interventricular anterior, segue anterior e inferiormente no sulco interventricular anterior em direção ao ápice do coração. Vários ramos da ADA seguem ao longo da superfície anterolateral do ventrículo esquerdo e são conhecidos como artérias diagonais. O seu número e tamanho são altamente variáveis. Os ramos para o septo interventricular seguem perpendicularmente, e, com frequência, o primeiro tem tamanho considerável. A ADA corresponde ao mais proeminente dos três territórios coronarianos e transporta cerca de 50% do fluxo sanguíneo do miocárdio.

Após a bifurcação do tronco, a artéria coronária circunflexa percorre posteriormente ao longo do sulco atrioventricular. Vários ramos marginais irrigam a parede lateral do ventrículo esquerdo; esses ramos variam em tamanho e número. Em 10% dos pacientes, a artéria circunflexa continua posteriormente e dá origem no seu ramo terminal à artéria coronária descendente posterior, correndo a partir do sulco atrioventricular posterior ao ápice posterior do sulco interventricular. Alguns pacientes apresentam um terceiro ramo do tronco da coronária esquerda, chamado de ramo intermédio. Quando presente, esse ramo costuma ser grande e irriga a parede anterolateral do ventrículo esquerdo.

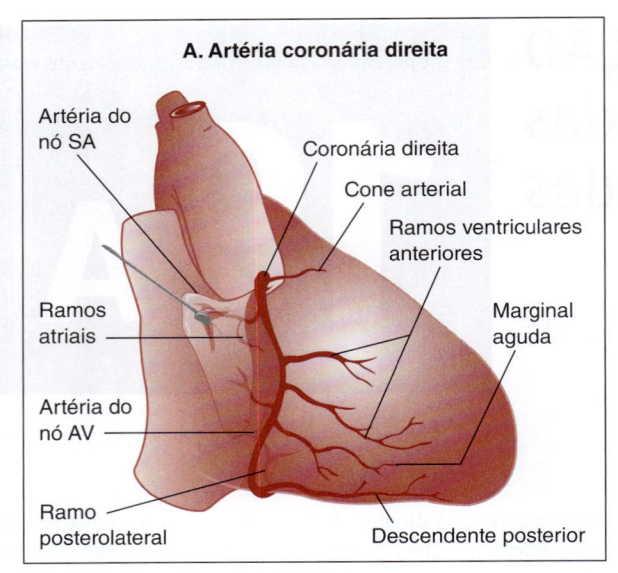

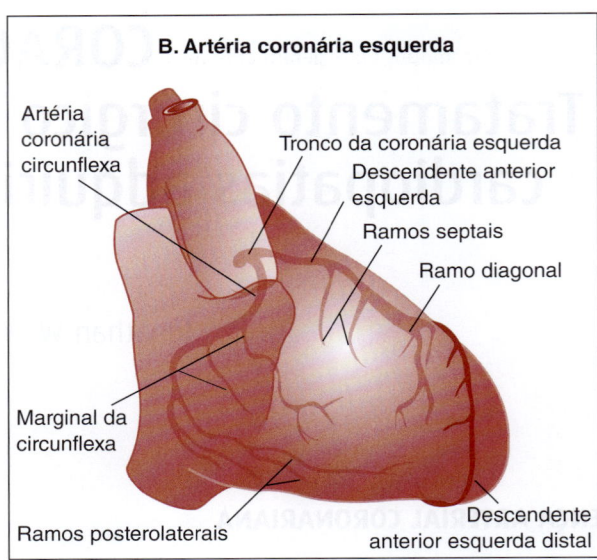

Figura 19-1 Anatomia da circulação coronariana.

A artéria coronária direita se origina do seio de Valsalva direito na raiz da aorta. Ela segue anteriormente e para a direita até atingir o sulco atrioventricular direito. Em seguida, ela desce em torno da margem do coração, dando origem a um ou mais ramos que irrigam o ventrículo direito. Em 90% dos pacientes, a artéria coronária direita continua posteriormente, terminando como a artéria coronária descendente posterior e artéria posterolateral.

A aterosclerose, uma doença multifocal progressiva das artérias musculares médias e grandes da circulação sistêmica, ocorre predominantemente nas bifurcações dos vasos, curvaturas acentuadas e em outras regiões, criando reflexões de ondas de pressão e recirculação. Em função dessas considerações relacionadas ao fluxo, as lesões estenóticas ateroscleróticas são geralmente restritas às regiões proximais das grandes artérias coronárias epicárdicas. Em particular, estenoses nos vasos ADA e circunflexa são frequentemente isoladas, curtas e nos segmentos proximais. A artéria coronária direita, no entanto, desenvolve obstruções difusas, embora raramente se estendam para a descendente posterior ou ramos intramurais.

O mecanismo patológico da formação da placa de ateroma coronária é idêntico às lesões encontradas em outros lugares do leito vascular. A lesão endotelial provocada pelo fumo, hipercolesterolemia, hiperglicemia, hipertensão ou outras causas de inflamação iniciam uma cascata de eventos. Esses incluem disfunção endotelial com a produção reduzida de óxido nítrico, adesão e migração de monócitos, acúmulo de lipídeos e proliferação das células do músculo liso. O resultado final é a formação de uma placa crescente invadindo o lúmen arterial, separado do fluxo sanguíneo por uma placa fibrosa rica em colágeno. A lesão pode provocar limitações do fluxo, particularmente quando a área de seção transversal do lúmen é reduzida em pelo menos 75%. Com esse grau de obstrução, a reserva vasodilatadora necessária durante o aumento da demanda miocárdica é restrita, resultando em isquemia miocárdica transitória até que a demanda retorna aos níveis basais. A placa aterosclerótica também provoca isquemia coronariana quando a lesão se torna instável. A placa fibrosa pode fraturar, causando liberação dos conteúdos da placa e trombose completa do vaso, que é o mecanismo provável do infarto agudo do miocárdio com elevação do segmento ST (IAMST). Além disso, a ruptura subtotal da placa pode causar vasoconstrição, ativação plaquetária e embolização, resultando em isquemia sem oclusão total da artéria coronária. Esse é o mecanismo provável da angina instável e do infarto agudo do miocárdio sem elevação do segmento ST (IAMSST).

Apresentação do paciente

Pacientes com aterosclerose coronariana podem apresentar diversos sintomas, dependendo da gravidade e da natureza das suas lesões obstrutivas, bem como de suas outras comorbidades clínicas. A angina estável crônica é a queixa mais frequente do paciente com doença arterial coronariana. Em repouso, o fluxo sanguíneo coronariano é adequado à demanda, e os pacientes não apresentam sintomas. Entretanto, durante o exercício ou estresse, com o aumento da demanda de oxigênio pelo miocárdio, os mecanismos de autorregulação provocam vasodilatação para aumentar o fluxo sanguíneo para o miocárdio em até cinco a seis vezes. As obstruções coronarianas estáveis limitam o fluxo, resultando em um desequilíbrio entre a demanda e a oferta de oxigênio. A dor torácica se desenvolve com rapidez e é normalmente descrita como sensação de aperto, compressão, constrição ou incômodo. Ela é geralmente medioesternal e se irradia para o ombro, para o braço ou para a região cervical do lado esquerdo. O sinal clássico descrito por Levine de um punho fechado sobre o esterno é um achado comum. Alguns pacientes, entretanto, descrevem sintomas que são coletivamente chamados de "equivalentes anginosos". Esses sintomas incluem dispneia, diaforese, náuseas, queimação e vertigem ou pré-síncope. Embora as manifestações clínicas de angina sejam variáveis, a característica patognomônica de angina estável crônica é de que os sintomas ocorrem com o esforço e diminuem com o repouso.

A síndrome coronariana aguda (SCA) engloba um espectro de condições relacionadas à doença coronariana obstrutiva, incluindo angina instável, IAMST e IAMSST. Pacientes com angina instável apresentam dor no peito ou um equivalente anginoso novo, que ocorre em repouso ou com o aumento da gravidade de outros sintomas crônicos estáveis. Esse tipo de angina também é chamado de angina em crescendo. Os pacientes que desenvolvem IAMSST apresentam evidências de lesão miocárdica com níveis sanguíneos elevados de enzimas do miocárdio (troponina e mioglobina fração [Mb] de creatinocinase). A angina instável e o IAMSST são indicadores de prognóstico importantes, já que 10% dos pacientes morrerão de causas cardiovasculares no prazo de 6 meses.

O IAMST representa as consequências da oclusão de um grande vaso epicárdico geralmente associado à ruptura de uma placa. Em geral, os pacientes descrevem uma dor torácica retroesternal grave, que persiste por mais de 30 minutos. Os pacientes com angina estável crônica prévia relatam que a dor atual não alivia com repouso ou nitroglicerina e é mais intensa em qualidade. Os pacientes frequentemente descrevem sintomas adicionais, como sudorese, náuseas e tonturas. Apesar das melhorias nos sistemas de saúde terem aumentado a sobrevida de pacientes com infarto do miocárdio, a mortalidade por IAM permanece próxima de 10%.

▶ Avaliação diagnóstica

Os pacientes com suspeita de doença arterial coronariana devem ser submetidos a um eletrocardiograma de repouso. Embora a maioria dos pacientes com angina estável crônica apresente um padrão de eletrocardiograma normal, evidências de infarto do miocárdio prévio podem ser identificadas com a presença de ondas Q ou anormalidades de condução. O exame diagnóstico mais utilizado para avaliar a doença arterial coronariana é o eletrocardiograma de esforço. Por meio de protocolos padronizados, os pacientes são colocados em uma esteira ou bicicleta ergométrica, enquanto um eletrocardiograma de 12 derivações é registrado continuamente. O teste é mantido até que sejam observados sintomas do paciente ou até o desenvolvimento de mudanças significativas no segmento ST, sugestivos de isquemia do miocárdio. A precisão diagnóstica do exame de eletrocardiograma de esforço pode ser reforçada com cintilografia de perfusão miocárdica. Vários traçadores radioativos são utilizados clinicamente, sendo o mais frequente o tálio-201, em função de suas semelhanças com íons de potássio, que é absorvido preferencialmente pelos miócitos cardíacos viáveis. A sua distribuição no interior do miocárdio é proporcional à taxa de perfusão. Em alguns casos, os pacientes são incapazes de realizar o exame devido a limitações físicas ou psicológicas adicionais. Os agentes farmacológicos podem substituir o exercício pelo aumento da demanda de oxigênio do miocárdio (dobutamina) ou por vasodilatação direta das artérias coronárias (adenosina), demonstrando, assim, regiões com restrições fixas no fluxo sanguíneo do miocárdio. O ecocardiograma pode ser utilizado como alternativa para a cintilografia de perfusão nuclear, para aumentar a precisão do teste de esforço. Ele mostra mudanças regionais no movimento da parede, que podem ser observadas durante a isquemia miocárdica, além de identificar anormalidades valvares ou outras condições que podem influenciar as escolhas de tratamento.

A angiografia coronária, também conhecida como cateterismo cardíaco, está indicada para pacientes sintomáticos com suspeita de lesões obstrutivas coronárias. Através de um acesso arterial percutâneo, cateteres de vários tamanhos são introduzidos por fluoroscopia para cateterizar seletivamente o óstio das artérias coronárias esquerda e direita. O contraste radiopaco é injetado e são obtidas imagens das artérias coronárias. Planos padronizados são obtidos dos sistemas coronários direito e esquerdo para fornecer diferentes projeções para definir claramente a anatomia vascular e quantificar a gravidade das lesões obstrutivas (Fig. 19-2). Além disso, os cateteres podem ser inseridos através da valva aórtica na cavidade ventricular esquerda. A injeção de contraste para a ventriculografia pode fornecer informações sobre a função sistólica ventricular, tamanho da cavidade e a presença de anormalidades nas valvas do lado esquerdo. Durante o cateterismo cardíaco, as lesões estenóticas nos vasos epicárdicos podem ser tratadas por meio da utilização de técnicas percutâneas, descritas na seção de Intervenções Percutâneas. Novas técnicas de imagem, como a tomografia computadorizada (TC) multiplanar de alta definição, com reconstruções em 3D e imagens de ressonância magnética estão sendo cada vez mais utilizadas. Essas abordagens não invasivas apresentam o potencial de aumentar a segurança e conveniência das imagens coronarianas; entretanto, a resolução permanece inferior do que a angiografia coronária padrão.

▶ Tratamento clínico

O tratamento clínico da doença arterial coronária começa o com controle dos fatores de risco que contribuem para a formação e a desestabilização da placa aterosclerótica. A intervenção mais importante é a interrupção do tabagismo. Outras intervenções incluem o controle da hipertensão, do diabetes e da hipercolesterolemia. As modificações dietéticas e os exercícios podem melhorar todas essas condições, mas o tratamento farmacológico é frequentemente necessário.

As estatinas podem melhorar os níveis de colesterol e a relação das lipoproteínas de baixa densidade e de alta densidade, e ficou demonstrado que elas reduziram as taxas de infarto do miocárdio e morte. Os inibidores de conversão da angiotensina

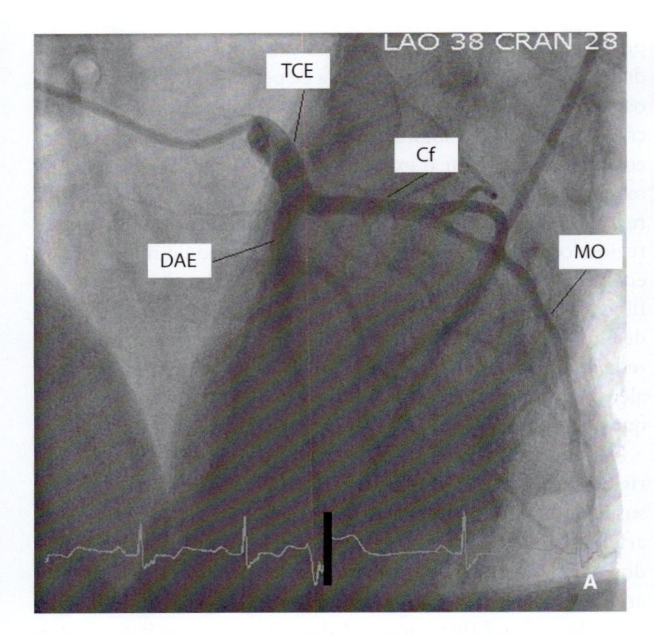

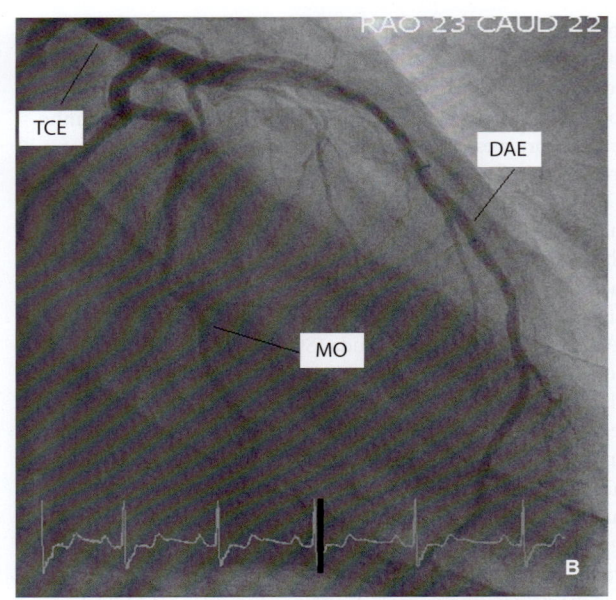

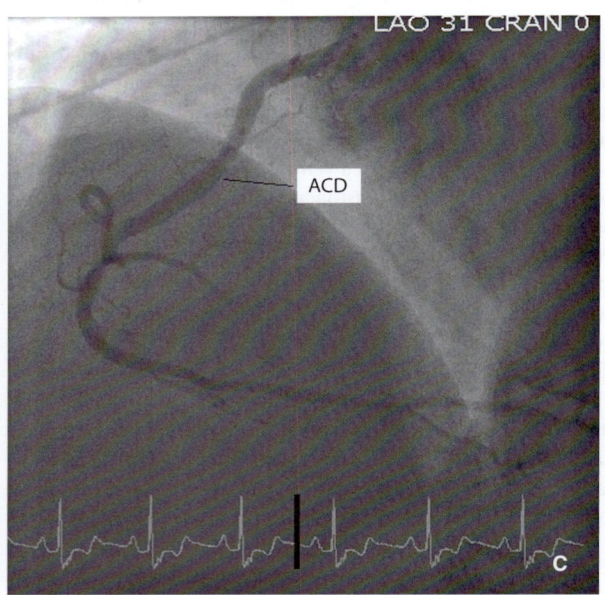

▲ **Figura 19-2 A.** Imagem oblíqua anterior esquerda (OAE) da artéria coronária esquerda. **B.** Imagem oblíqua anterior direita (OAD) da artéria coronária esquerda. **C.** Imagem OAE da artéria coronária direita.
TCE, tronco da coronária esquerda; DAE, descendente anterior esquerda; Cf, circunflexa; ACD, artéria coronária direita; MO, marginal obtusa.

são capazes de reduzir a mortalidade e o infarto do miocárdio em pacientes com doença arterial coronária e hipertensão arterial, diabetes ou disfunção ventricular esquerda. O ácido acetilsalicílico, pela inibição da atividade plaquetária, reduz morte e infarto do miocárdio em pacientes com doença arterial coronariana e deve ser prescrito a todos os pacientes, a menos que existam contraindicações significativas. Os agentes β-bloqueadores reduzem o consumo de oxigênio pelo miocárdio, diminuindo a frequência cardíaca e tensão da parede vascular, além de melhorar a oferta de oxigênio, aumentando a fase diastólica e, portanto, a perfusão subendocárdica. Apesar dos benefícios observados, os β-bloqueadores não têm mostrado diminuição na mortalidade ou morbidade cardiovascular em pacientes sem disfunção ventricular esquerda ou hipertensão. Os nitratos também diminuem o consumo de oxigênio do miocárdio por meio de vasodilatação, reduzindo a pré-carga cardíaca e a tensão na parede vascular, além de vasodilatação, reduzindo a pós-carga. Ocorre alguma vasodilatação epicárdica, melhorando o fluxo sanguíneo coronário. Os nitratos podem controlar os sintomas, quer imediatamente, quando administrados por via sublingual, quer de modo profilático, quando utilizados como agente de ação prolongada por via oral. Estes fármacos apresentam cefaleias como efeito colateral, e suas propriedades vasodilatadoras podem ser exacerbadas pelos inibidores de fosfodiesterase, frequentemente utilizados para o tratamento da disfunção erétil. O tratamento clínico isolado é adequado para pacientes com doença arterial coronariana afetando um ou dois territórios vasculares epicárdicos e o controle dos sintomas é satisfatório.

▶ Intervenções percutâneas

Em 1977, o Dr. Andreas Gruentzig realizou a primeira intervenção percutânea com angioplastia com balão em uma lesão estenótica na ADA. Este pioneiro lançou as bases para uma revolução no tratamento da doença arterial coronariana em todo o mundo. A angioplastia coronariana transluminal percutânea é um dos procedimentos médicos mais realizados no mundo e seu uso continua a se expandir. Essas intervenções incluem a angioplastia com balão, implante de *stent* intracoronário, bem como aterectomias com *laser* e rotacional. Utilizando as mesmas técnicas descritas para o cateterismo cardíaco, fios guias de orientação extremamente finos são introduzidos por via percutânea para cateterizar as artérias coronárias epicárdicas que apresentam lesões obstrutivas. Sobre esse fio guia, são passados cateteres balão, que são posicionados na lesão obstrutiva e insuflados para dilatação. Esse procedimento restabelece o calibre do lúmen vascular para suas dimensões antes da doença. As reestenoses com a angioplastia por balão são comuns, ocorrendo em aproximadamente 40% dos pacientes. Os *stents* de nitinol são capazes de reduzir acentuadamente as taxas de reestenose, para cerca de 15%, e são, hoje em dia, utilizados em quase 90% de todos os procedimentos percutâneos nos Estados Unidos. Mais recentemente foi adicionado ao tratamento percutâneo das artérias coronárias o *stent* recoberto com fármacos. Esses fármacos que são impregnados nas paredes do *stent* são antiproliferativos, semelhantes aos agentes utilizados na prevenção da replicação de células imunes em pacientes transplantados. Os *stents* com sirolimo e paclitaxel são capazes de reduzir as taxas de reestenose e a necessidade de novas intervenções. Entretanto, relatos de trombose tardia dos *stents* levantaram preocupações, e é recomendada a utilização de esquemas antiplaquetários indefinidamente.

▶ Tratamento cirúrgico

Embora as abordagens cirúrgicas alternativas para a isquemia do miocárdio já tenham sido tentadas anteriormente, é creditado a René Favaloro o desenvolvimento do procedimento de revascularização do miocárdio, em seu trabalho na Cleveland Clinic. Desde a sua criação em 1967, a cirurgia de revascularização do miocárdio (CRM) aumentou em volume até a última década, com um crescimento mínimo, provavelmente em virtude do aperfeiçoamento dos tratamentos clínicos e percutâneos (Fig. 19-3). Apesar das tendências recentes, a CRM continua a ser um dos

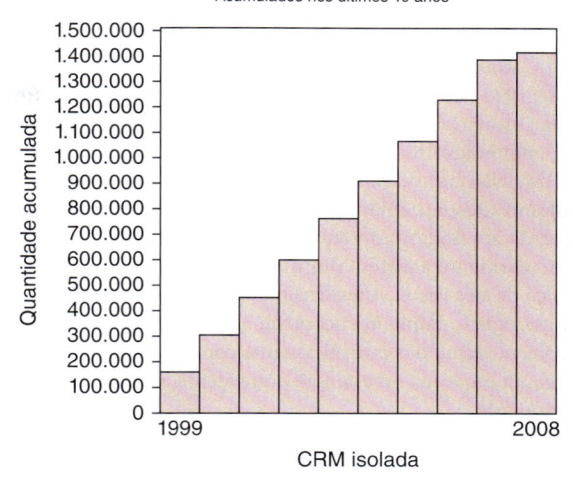

▲ **Figura 19-3** Tendências na redução da cirurgia de revascularização do miocárdio (CRM) nos Estados Unidos.

procedimentos mais realizados, estudados e bem-sucedidos na medicina.

A. Indicações

Três grandes estudos clínicos randomizados prospectivos multicêntricos, que avaliaram a CRM *versus* tratamento clínico, são amplamente citados e devem ser considerados nas indicações para a cirurgia de revascularização do miocárdio. Apesar da natureza histórica desses estudos e da evolução, tanto da técnica cirúrgica quanto do tratamento clínico, esses ensaios continuam a fornecer informações importantes sobre os benefícios da revascularização cirúrgica em pacientes com aterosclerose coronariana avançada.

The Veterans Administration Cooperative Study acompanhou 1.000 pacientes entre 1970 e 1974. Os pacientes apresentavam angina crônica e não haviam tido infarto do miocárdio no prazo de 6 meses. O tratamento clínico consistiu, em grande parte, em nitratos e ácido acetilsalicílico, e a mortalidade cirúrgica foi extremamente elevada quando comparada aos resultados contemporâneos. A sobrevida foi significativamente melhor no grupo cirúrgico *versus* o grupo clínico em 7 anos (77 *vs.* 72%), apesar da migração de 38% dos pacientes do grupo clínico para o grupo cirúrgico. A análise de subgrupos mostrou vantagens mais significativas na sobrevida dos pacientes com doença de três vasos, pacientes com disfunção ventricular esquerda e pacientes com estenose significativa de tronco de coronária esquerda.

O European Coronary Surgery Study recrutou 767 homens com angina crônica entre 1973 a 1976. Somente os pacientes com função ventricular esquerda preservada foram incluídos. Foi observada uma vantagem na sobrevida para o grupo cirúrgico na coorte geral, mas especialmente nos pacientes com doença de três vasos e naqueles com estenose da ADA proximal. Também foram demonstradas vantagens na redução da angina e na capacidade de exercício.

O Coronary Artery Surgery Study acompanhou pacientes de um registro não randomizado de pacientes submetidos à angiografia coronária entre 1974 a 1979, em 15 centros. Os pacientes com angina leve foram randomizados para tratamento clínico e CRM. Não houve vantagem na sobrevida em 790 pacientes randomizados; no entanto, o grupo com disfunção ventricular esquerda apresentou um aumento na sobrevida com a cirurgia, particularmente aqueles com disfunção ventricular esquerda e doença de três vasos. A avaliação dos pacientes não randomizados no registro também encontrou vantagens de sobrevida para os pacientes tratados cirurgicamente com estenose de tronco da coronária esquerda ou estenose equivalente a tronco da coronária esquerda.

Embora esses três estudos de referência tenham quase 30 anos de idade, alguns princípios importantes continuam a ser aplicáveis: pacientes com aterosclerose coronariana mais avançada, particularmente aqueles com disfunção ventricular esquerda, atingem o máximo benefício da revascularização cirúrgica.

Numerosos ensaios clínicos compararam, mais recentemente, a CRM às intervenções percutâneas. O ensaio Randomized Intervention Treatment of Angina (RITA) comparou a angioplastia com balão à CRM para pacientes com doença em um único vaso ou em múltiplos vasos. Não houve diferença na sobrevida, mas a repetição da intervenção foi necessária com uma frequência cinco vezes maior no grupo da angioplastia. O Bypass Angioplasty Revascularization Investigation (BARI) acompanhou 1.829 pacientes com angina crônica ou instável entre 1988 a 1991. Não houve vantagem na sobrevida em 5 anos; entretanto, 31% dos pacientes no grupo percutâneo passaram para CRM. A necessidade de nova revascularização foi, novamente, cinco vezes maior no grupo percutâneo e o subgrupo de pacientes com diabetes aumentou a sobrevida em 5 anos (81 *vs.* 66%).

Uma comparação recente entre pacientes com doença coronariana em múltiplos vasos, tratados com PCI (intervenção coronariana percutânea) *versus* CRM foi realizada utilizando-se os dados do sistema de saúde dos Estados Unidos (Medicare), bem como o banco de dados da Society of Thoracic Surgeons Database e da American College of Cardiology Foundation PCI Data Registry. As taxas de sobrevida ajustadas e não ajustadas foram superiores para o grupo submetido à CRM em 4 anos. Como há evolução contínua em tecnologias e farmacologia, estudos adicionais ainda serão necessários. Entretanto, a CRM oferece vantagens na sobrevida e na qualidade de vida em pacientes selecionados com doença arterial coronariana. As recomendações mais recentes da Sociedade Americana de Cardiologia e do Colégio Americano de Cardiologia, em relação às indicações da cirurgia de revascularização miocárdica são apresentadas na Tabela 19-1.

B. Técnicas

Os princípios da cirurgia de revascularização do miocárdio se baseiam no restabelecimento da perfusão miocárdica normal

Tabela 19-1 Diretrizes da Associação Americana de Cardiologia para cirurgia de revascularização do miocárdio*

Pacientes assintomáticos
- Lesão de tronco da coronária esquerda ou equivalente à lesão de tronco (ADA proximal, circunflexa proximal) (classe I)
- Doença arterial coronariana de três vasos (classe I)
- Doença da ADA proximal e doença em mais de um ou dois vasos (classe IIa, especialmente com disfunção de VE ou extensa isquemia em exame não invasivo)

Pacientes sintomáticos
Angina estável
- Doença da artéria descendente anterior esquerda ou tronco da coronária esquerda (classe I)
- Doença arterial coronariana de três vasos (classe I)
- Doença arterial coronariana de dois vasos com ADA proximal com disfunção de VE ou isquemia significativa em exame não invasivo (classe I)
- Doença em um ou dois vasos, não envolvendo a ADA proximal, mas com achados de alto risco em exame não invasivo (classe I)

Doença em um vaso envolvendo a ADA proximal (classe IIa)

Angina instável/IAMSST
- Lesão de tronco da coronária esquerda ou equivalente (classe I)
- Doença de três vasos coronários (classe I)
- Doença de um ou dois vasos com isquemia em andamento; vasos não passíveis de tratamento percutâneo (classe I)
- Doença em um ou dois vasos não envolvendo a ADA proximal (classe IIa)

IAMST
- Dor torácica ou instabilidade hemodinâmica em evolução com lesões não passíveis de tratamento percutâneo (classe I)
- Complicações cirúrgicas do infarto do miocárdio, como ruptura do músculo papilar ou defeito do septo interventricular pós-infarto (classe I)
- Choque cardiogênico (classe I)
- Arritmias malignas recorrentes (classe I)

Diminuição da função de VE
- Lesão de tronco da coronária equivalente à lesão de tronco ou de três vasos coronarianos (classe I)
- Doença arterial coronariana de dois vasos (classe I)
- Doença da ADA proximal (classe IIa)

Falha da ACTP
- Isquemia em evolução com alvo distal adequado (classe I)
- Instabilidade hemodinâmica (classe I)

*Classe I – Evidência de ou concordância geral da eficácia do tratamento. Classe IIa – Evidências conflitantes ou opiniões divergentes, mas evidências favoráveis ao tratamento. Classe IIb – Evidências conflitantes ou opiniões divergentes, mas a eficácia é menos estabelecida. Classe III – Evidências sugerem que o tratamento *não* é útil.
ADA, artéria descendente anterior; VE, ventrículo esquerdo; IAMSST, infarto agudo do miocárdio sem elevação do segmento ST; IAMST, infarto agudo do miocárdio com elevação do segmento ST; ACTP, angioplastia coronária transluminal percutânea.

pela criação de vias alternativas para o fluxo sanguíneo alcançar os territórios comprometidos. Essa estratégia apresenta várias vantagens, incluindo os condutos de grande calibre, sua localização fora do miocárdio, evitando as forças de compressão durante a sístole, e sua fixação em locais estratégicos para maximizar o retorno do fluxo sanguíneo normal. O aspecto mais importante do procedimento é a construção de um *bypass* tecnicamente correto e estrategicamente bem colocado.

Vários condutos podem ser escolhidos; o mais tradicional e ainda mais utilizado é a veia safena. O vaso é facilmente retirado, com morbidade mínima e é tecnicamente fácil de realizar uma anastomose precisa. Abordagens minimamente invasivas, utilizando técnicas endoscópicas, hoje são capazes de reduzir o impacto sobre o paciente. As limitações da veia safena são baseadas principalmente em sua tendência para desenvolver lesões ateroscleróticas aceleradas. A placa do enxerto venoso é mais frequentemente circunferencial e difusa, com uma cobertura fibrosa mais frágil e uma predileção maior para embolização distal. A patência da veia safena é de aproximadamente 50% em 10 anos. Além disso, o conduto venoso adequado pode não estar disponível, seja por que já tenha sido utilizado para procedimentos de revascularização miocárdica ou *bypass* periférico prévio ou não pode ser utilizado em virtude de varizes ou esclerose.

A artéria mamária interna esquerda pode ser dissecada a partir de sua origem na artéria subclávia esquerda e anastomosada aos vasos epicárdicos anteriores ou laterais do coração, mais frequentemente à ADA. Essa estratégia apresenta várias vantagens bem descritas, em função do aumento da taxa de permeabilidade do enxerto da mamária interna, quando comparada aos enxertos de veia safena. A artéria mamária interna direita também pode servir como conduto *bypass*; no entanto, a dissecção de ambas artérias mamárias internas aumenta o risco de isquemia do esterno e complicações para cicatrização da ferida operatória. Como a permeabilidade dos enxertos arteriais é maior, em comparação aos enxertos de veia safena, as artérias radial e gastroepiploica têm sido exploradas como alternativas para os enxertos venosos. Entretanto, o aumento da patência no longo prazo ainda não foi completamente estabelecido e a morbidade da dissecção dos vasos tornou mais lenta a utilização desse procedimento no mundo todo.

A abordagem padrão para a revascularização do miocárdio é pela esternotomia mediana, onde o esterno é dividido longitudinalmente, expondo o coração e os grandes vasos. A toracotomia esquerda pode ser utilizada como alternativa, especialmente após cirurgia cardíaca prévia, em que uma nova abertura do esterno poderia aumentar o risco de lesões a estruturas cardíacas aderidas ou enxertos patentes. A preparação é então feita para instalar a circulação extracorpórea (CEC). A anticoagulação com 300 UI de heparina por quilograma é realizada para obter um tempo de coagulação ativado acima de 400 segundos. Normalmente, a aorta ascendente é utilizada para o influxo arterial e o retorno venoso é conseguido por meio de uma cânula no átrio direito (Fig. 19-4). A CEC é iniciada, drenando o sangue venoso para o reservatório da cardiotomia. A ventilação mecânica pode ser interrompida. Com a utilização de um permutador de calor, o sangue é mantido ativamente de 28 a 32 °C para reduzir as necessidades de oxigênio tecidual e as lesões de órgãos. O sangue da cavidade mediastinal pode ser aspirado e retorna pelo sistema da CEC, reduzindo a perda sanguínea durante o período de anticoagulação. A parada cardioplégica é então iniciada pelo clampeamento da aorta ascendente e infusão de solução cardioplégica de sangue frio na raiz da aorta. A composição das soluções de cardioplegia difere entre os centros e até mesmo entre os cirurgiões; entretanto, a maioria dos centros utiliza sangue autólogo, obtido a partir do sistema de CEC, com solução cristaloide resfriada a 12 °C contendo citrato para ligar o cálcio iônico, dextrose, tampões de pH e potássio (cerca de 30 mM/L) para interromper toda a atividade cardíaca. A solução de cardioplegia é administrada de forma intermitente para manter a temperatura do miocárdio e a parada diastólica durante o período de clampeamento.

Com o coração parado, é criado, então, um campo cirúrgico seco e imóvel, permitindo a realização de anastomoses cirúrgicas precisas sobre até mesmo a menor das artérias coronárias epicárdicas. As artérias a serem revascularizadas são identificadas na

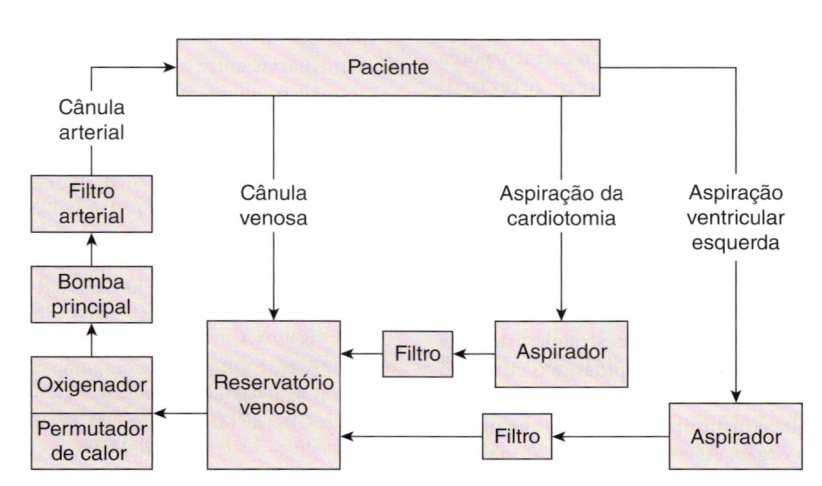

▲ **Figura 19-4** Diagrama da circulação extracorpórea. (Retirada de Morgan GE, Mikhail MS, Murray MJ: *Clinical Anesthesiology*, 4ª ed. McGraw-Hill, 2006.)

superfície do epicárdio, e os locais para as anastomoses são determinados com base em informações do cateterismo cardíaco pré-operatório e adequação do vaso original. Uma arteriotomia é realizada no vaso definido com aproximadamente 5 mm de extensão. O conduto é formado com um bisel de tamanho adequado ou espatulação, e a anastomose é realizada, normalmente, durante a execução com um fio de sutura fino de polipropileno. Os condutos são testados para a permeabilidade e hemostasia e são cortados no tamanho adequado, evitando a tensão ou dobra. A veia safena ou os canais arteriais livres são normalmente conectados à aorta ascendente. Um dispositivo perfurador de 4 a 5 mm é utilizado para criar uma aortotomia circular. As anastomoses são construídas durante a execução com fios de sutura de polipropileno. Quando o comprimento do conduto é limitado, as anastomoses proximais podem ser criadas como enxertos em Y fora de outros enxertos venosos ou fora do pedículo do enxerto da artéria mamária interna.

Após a conclusão de todas as anastomoses, é preparado o desmame da CEC. O paciente é aquecido de volta à normotermia. À medida que o coração começa a aquecer, a fibrilação ventricular ocorre frequentemente, exigindo desfibrilação elétrica. As anormalidades de condução temporárias podem exigir a estimulação epicárdica, mas muitas vezes são transitórias. A ventilação mecânica é retomada, e o paciente é gradualmente retirado da CEC. O suporte farmacológico inotrópico pode ser requerido, mas muitas vezes é desnecessário, se a função ventricular foi preservada no pré-operatório. Uma dose adequada de protamina é infundida para reverter os efeitos da heparina e as cânulas da CEC são removidas. Com o restabelecimento da hemostase adequada, o fechamento do tórax é realizado com fios de aço inoxidável. O pericárdio é normalmente deixado aberto para evitar a constrição dos átrios ou angulação dos enxertos. O enxerto de artéria mamária interna esquerda pediculada é posicionado posterior à superfície anterior do pulmão esquerdo para protegê-lo de lesões se for necessária reoperação.

Recentemente, foram introduzidas tentativas de reduzir a natureza invasiva da cirurgia de revascularização do miocárdio e as potenciais complicações da CEC. As técnicas para a realização de revascularização do miocárdio sem circulação extracorpórea melhoraram e são promovidas por seus defensores. A revascularização cirúrgica sem circulação extracorpórea (CRMSCEC) apresenta vantagens potenciais na redução de complicações neurológicas associadas às embolias aéreas ou ateromatosas, além de reduzir as necessidades de transfusão de sangue e o custo da cirurgia. O procedimento envolve a manejo e estabilização do batimento cardíaco para expor os vasos epicárdicos. Especialmente para os vasos na superfície posterior e posterolateral, a instabilidade hemodinâmica pode ocorrer enquanto o coração é elevado e girado para a exposição ideal. O anestesiologista deve ser capaz de responder a essas mudanças rápidas, e o cirurgião deve ter o discernimento e capacidade de abandonar imediatamente tentativas sem bomba e instituir a CEC antes que ocorra uma lesão significativa do órgão. As anastomoses são mais difíceis, com o campo operatório com sangue e em movimento. Apesar de vários estudos unicêntricos terem demonstrado resultados satisfatórios no curto prazo e taxas de permeabilidade do enxerto no médio prazo, os estudos randomizado multicêntrico e observacionais têm sugerido que as técnicas de revascularização sem CEC podem oferecer alguns benefícios, mas com redução das taxas de permeabilidade do enxerto e aumento da revascularização incompleta. Em decorrência disso, a realização da CRMSCEC não aumentou acentuadamente nos últimos anos.

C. Resultados

Desde a criação do banco de dados de notificação voluntária da Sociedade de Cirurgiões de Tórax, em 1989, os resultados de curto prazo da cirurgia de revascularização do miocárdio estão amplamente disponíveis ao público, fornecendo informações para pacientes, referenciando médicos e auxiliando cirurgiões para comparar os seus resultados com as médias nacionais. A Sociedade também criou um sistema de escores validados de avaliação de riscos, criando estimativas de mortalidade com base em dados clínicos de pacientes individuais. No geral, o risco de morte perioperatória é de 1 a 3%. Os preditores multivariados de morte incluem idade avançada, infarto do miocárdio recente, diminuição da função ventricular, insuficiência renal e sexo feminino. A permeabilidade do enxerto é determinada a partir de ensaios clínicos que incluíram avaliações de angiografias em diferentes intervalos de tempo, na ausência de sintomas. Os dados são em grande parte históricos e apresentam vieses de seleção de pacientes, mas são em grande parte considerados confiáveis. Os enxertos de veia safena podem ocluir em 20 a 30% em 1 ano. A perda precoce do enxerto pode ser atribuída a anastomoses imperfeitas ou angulação do enxerto, lesão endotelial durante a retirada, leito distal pobre ou a progressão da doença coronariana obstrutiva. As oclusões tardias ocorrem a uma taxa de 5% ao ano, com a permeabilidade em 10 anos de aproximadamente 40 a 50%. As oclusões tardias são atribuídas principalmente à aterosclerose acelerada no enxerto venoso. O enxerto de artéria mamária interna apresenta uma permeabilidade muito superior, particularmente quando anastomosado a ADA. Com leito distal adequado, as taxas de permeabilidade de 10 anos variam de 90 a 95% em vários estudos independentes. As artérias radiais e mamárias livres parecem apresentar taxas de permeabilidade intermediárias entre a veia safena e artéria mamária pediculada e são mais frequentemente utilizadas em pacientes mais jovens.

Afilalo J et al: Off-pump vs. on-pump coronary artery bypass surgery: an updated meta-analysis and meta-regression of randomized trials. *Eur Heart J* 2012;33:1257.

Kelbaek H et al: Drug-eluting *versus* bare metal stents in patients with st-segment-elevation myocardial infarction: eight-month follow-up in the Drug Elution and Distal Protection in Acute Myocardial Infarction (DEDICATION) trial. DEDICATIO Investigators. *Circulation* 2008;118:1155.

Lamy A et al: Off-pump or on-pump coronary-artery bypass grafting at 30 days. *N Engl J Med* 2012;366:1489.

Reddy GP et al: MR imaging of ischemic heart disease. *Magn Reson Imaging Clin N Am* 2008;16:201.

Schroeder S et al: Cardiac computed tomography: indications, applications, limitations, and training requirements. Working Group Nuclear Cardiology and Cardiac CT. *Eur Heart J* 2008;29:531.

Weintraub WS et al: Comparative effectiveness of revascularization strategies. *N Engl J Med* 2012;366:1467.

Wenaweser P et al: Incidence and correlates of drug-eluting stent thrombosis in routine clinical practice. 4-year results from a large 2-institutional cohort study. *J Am Col Cardiol* 2008;52:1134.

CARDIOPATIA VALVAR

INSUFICIÊNCIA MITRAL

▶ **Fisiopatologia**

A. Anatomia

A valva mitral separa o átrio esquerdo do ventrículo esquerdo. Ela deve ser considerada como a soma dos seus três componentes: os folhetos, o anel, onde os folhetos se inserem, e o aparelho subvalvar, que consiste nas cordoalhas e músculos papilares. A valva mitral apresenta dois folhetos, um anterior e outro posterior (Fig. 19-5). O folheto anterior é maior em área de superfície, mas a sua inserção ao anel representa apenas um terço da circunferência. A porção anterior do anel da valva mitral está em continuidade direta com o as cúspides esquerda e não coronariana da valva aórtica, também conhecida como a continuidade mitroaórtica. O folheto posterior é mais curto, mas sua inserção anular ocupa dois terços da circunferência. Com frequência, o folheto posterior pode ser separado em três segmentos distintos, embora a proeminência dessas separações varie entre os indivíduos. Os folhetos anterior e posterior são separados um do outro pelas comissuras anterolateral e posteromedial, que marcam a localização dos trígonos fibrosos direito e esquerdo, respectivamente. Os trígonos são estruturas colagenosas densas no interior do anel, representando uma parte do esqueleto fibroso do coração. O anel mitral apresenta forma elíptica, e as suas dimensões se alteram de modo dinâmico durante a contração cardíaca, reduzindo sua área transversal em aproximadamente 40%. Os músculos papilares anterolateral e posteromedial são feixes de miócitos cardíacos orientados verticalmente. As cordoalhas tendíneas originam-se das cabeças dos músculos papilares e inserem-se nos folhetos anterior e posterior da valva mitral. As cordas são denominadas: primárias, quando se inserem à borda livre do folheto; secundárias, quando se inserem à superfície ventricular dos folhetos; ou terciárias, quando se inserem à superfície ventricular do anel mitral. As cordas desempenham um papel importante na prevenção do prolapso do folheto. O músculo papilar posteromedial é mais vulnerável à lesão isquêmica, pois sua vascularização é feita pela artéria coronária direita. Em contraste, o músculo papilar anterolateral recebe o seu suprimento de sangue dos ramos da ADA e circunflexa e tende a ser mais resistente às lesões isquêmicas.

B. Classificação da insuficiência mitral

A insuficiência mitral pode resultar de várias condições patológicas. Alain Carpentier desenvolveu um esquema de classificação simplificado, com base no movimento dos folhetos (Tab. 19-2), para organizar os diferentes processos de doenças que podem levar à insuficiência mitral. Na classificação de Carpentier, na insuficiência mitral tipo I, o movimento do folheto é normal. A regurgitação é um resultado da dilatação do anel, como pode ser visto na miocardiopatia com dilatação ventricular progressiva, ou de perfuração do folheto, como pode ser observado em endocardite destrutiva. O tipo II está associado ao movimento excessivo dos folhetos. Os pacientes com insuficiência mitral tipo II apresentam ruptura de cordoalha ou dos músculos papilares por isquemia ou endocardite, ou podem apresentar o tecido do folheto mitral patologicamente redundante. Os folhetos mitrais redundantes, com prolapso ou mixomatosos podem ser devidos a deficiência fibroelástica ou hereditários por fraqueza do tecido conectivo. Em ambos os casos, o movimento excessivo dos folhetos impede a adequada coaptação dos folhetos anterior e posterior. Pacientes com tipo III apresentam restrição do movimento dos folhetos. O tipo III é frequentemente associado à doença cardíaca reumática, em que os folhetos podem se tornar

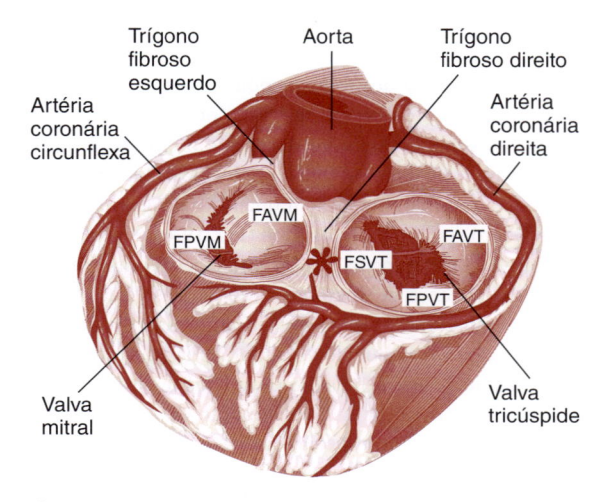

▲ **Figura 19-5** Anatomia das valvas mitral e tricúspide. FAVM, folheto anterior da valva mitral; FPVM, folheto posterior da valva mitral; FAVT, folheto anterior da valva tricúspide; FSVT, folheto septal da valva tricúspide; FPVT, folheto posterior da valva tricúspide.

Tabela 19-2 Classificação de Carpentier da insuficiência mitral

I	**Movimento normal do folheto** Dilatação anular, perfuração do folheto
II	**Movimento excessivo do folheto** Folheto com prolapso ou mixomatoso, ruptura de cordoalha
III	**Movimento restrito do folheto** Doença reumática, insuficiência mitral isquêmica

calcificados e as cordoalhas, espessas e retraídas. Os folhetos não sobem de forma adequada na sístole, e a coaptação é prejudicada. Por outro lado, alguns pacientes desenvolvem insuficiência mitral grave de etiologia isquêmica. Normalmente, um infarto do miocárdio prévio resulta no remodelamento ventricular, com dilatação e retração dos músculos papilares. Assim, os folhetos são fixos ao ventrículo, limitando sua mobilidade e prevenindo uma adequada coaptação.

A insuficiência mitral é sempre patológica, mas pode ser tolerada surpreendentemente bem quando o início é gradual, permitindo uma série de adaptações fisiológicas. Por outro lado, a insuficiência mitral aguda, como a associada à endocardite infecciosa ou à ruptura isquêmica do músculo papilar, resulta em congestão pulmonar imediata, porque o átrio esquerdo, não preparado, é incapaz de suportar a sobrecarga de volume adicional. Vários mecanismos compensatórios podem ocorrer à medida que a insuficiência mitral se desenvolve e progressivamente se agrava. O átrio esquerdo e o sistema venoso pulmonar gradualmente dilatam, aumentando, assim, a complacência para melhor acomodar o excesso de volume. O fluxo retrógrado da insuficiência mitral reduz a pós-carga ventricular, diminuindo a tensão da parede miocárdica. A redução do fluxo anterógrado é responsável pelo aumento do enchimento diastólico, aumentando a pré-carga. Isso mantém o débito cardíaco e pode retardar o início dos sintomas por um tempo significativo. Aos poucos, o volume diastólico final do ventrículo esquerdo vai aumentando, resultando em remodelação patológica, criando uma cavidade ventricular dilatada e mais esférica. A função sistólica é progressiva e inexoravelmente prejudicada em decorrência das considerações mecânicas que levam à alteração da forma e de mecanismos moleculares intracelulares e extracelulares. Segue, então, um ciclo vicioso com piora da função sistólica e aumento do volume diastólico final, levando a mais remodelação e dilatação ventricular, além de agravamento de insuficiência mitral. A insuficiência mitral de longa duração irá resultar em elevação mantida da pressão e do volume no átrio esquerdo, resultando em alterações pulmonares vasculares, hipertensão pulmonar e, por fim, disfunção ventricular direita.

C. Sintomas

A insuficiência mitral aguda é pouco tolerada e é normalmente associada à congestão pulmonar e ao baixo débito cardíaco. Os pacientes apresentam dispneia, pouca tolerância ao exercício e fadiga. Frequentemente, a etiologia da insuficiência mitral é mais dominante na apresentação clínica. Os pacientes com endocardite aguda podem apresentar febre, calafrios e manifestações de embolização séptica, como acidente vascular encefálico e intestinal ou isquemia de extremidades. Pacientes que sofrem de infarto agudo do miocárdio com um músculo papilar rompido se queixam de precordialgia e sudorese.

A insuficiência mitral crônica pode ser assintomática por muitos anos devido a progressiva adaptação atrial e ventricular. Por fim, os pacientes desenvolvem sintomas de insuficiência cardíaca, incluindo dispneia, fadiga e edema de membros inferiores. Quando a dilatação atrial esquerda resulta em fibrilação atrial, os pacientes podem descrever palpitações cardíacas. Muitas vezes, a fibrilação atrial é a apresentação inicial dos sintomas, uma vez que a resposta ventricular alta diminui o tempo de enchimento diastólico e cria uma súbita redução do débito cardíaco. Com a piora da função ventricular e as alterações vasculares pulmonares, os sinais de insuficiência cardíaca direita podem se desenvolver, como edema de membros inferiores e ascite.

▶ Exames diagnósticos

Os achados do exame físico na insuficiência mitral variam dependendo da duração e do grau dos mecanismos compensatórios. Para pacientes com insuficiência mitral de longa duração, a dilatação ventricular desloca o ponto de máxima impulsão (PMI) lateralmente. Na ausculta, um ritmo de galope é ouvido frequentemente, resultante do aumento do fluxo diastólico. O sopro sistólico é caracteristicamente descrito como um sopro mais bem ouvido sobre o ápice cardíaco e com irradiação para axila. Na insuficiência mitral aguda, o sopro pode ser limitado no início da sístole. Com a cronicidade, o sopro é progressivamente holossistólico.

A radiografia de tórax frequentemente mostra cardiomegalia por dilatação ventricular. Com insuficiência cardíaca descompensada grave, o edema pulmonar pode ser evidente; no entanto, isso é mais comumente observado com insuficiência mitral aguda. O eletrocardiograma é muitas vezes inespecífico, mas pode mostrar evidências de infarto do miocárdio prévio e irá confirmar a presença de fibrilação atrial.

O ecocardiograma é o principal exame para o diagnóstico de insuficiência mitral; ele fornece informações sobre o mecanismo da doença, o que é essencial no planejamento da intervenção cirúrgica. As imagens dos folhetos podem determinar se o movimento do folheto é normal, restritivo ou apresenta prolapso. Informações sobre o tamanho do anel e mobilidade também podem ser obtidas. Com o Doppler colorido, o tamanho e a direção do jato regurgitante podem quantificar a gravidade e fornecer indicações sobre o mecanismo (Fig. 19-6). A gravidade da regurgitação é determinada pela largura e pelo comprimento do jato ou pela presença de fluxo invertido para as veias pulmonares. O ecocardiograma também fornece informações sobre a cronicidade da doença e pode documentar a adaptação progressiva da dilatação do átrio e ventrículo esquerdos. Essa informação é frequentemente utilizada na determinação do momento da intervenção cirúrgica, em especial em pacientes assintomáticos. O ecocardiograma é geralmente realizado por via transtorácica. Entretanto, em alguns pacientes, os planos podem ser difíceis de visualizar pela conformação do tórax ou enfisema, limitando a qualidade da imagem. O ecocardiograma transesofágico (ETE) pode aumentar a resolução das imagens e definir melhor a gravidade e os mecanismos da doença da valva mitral.

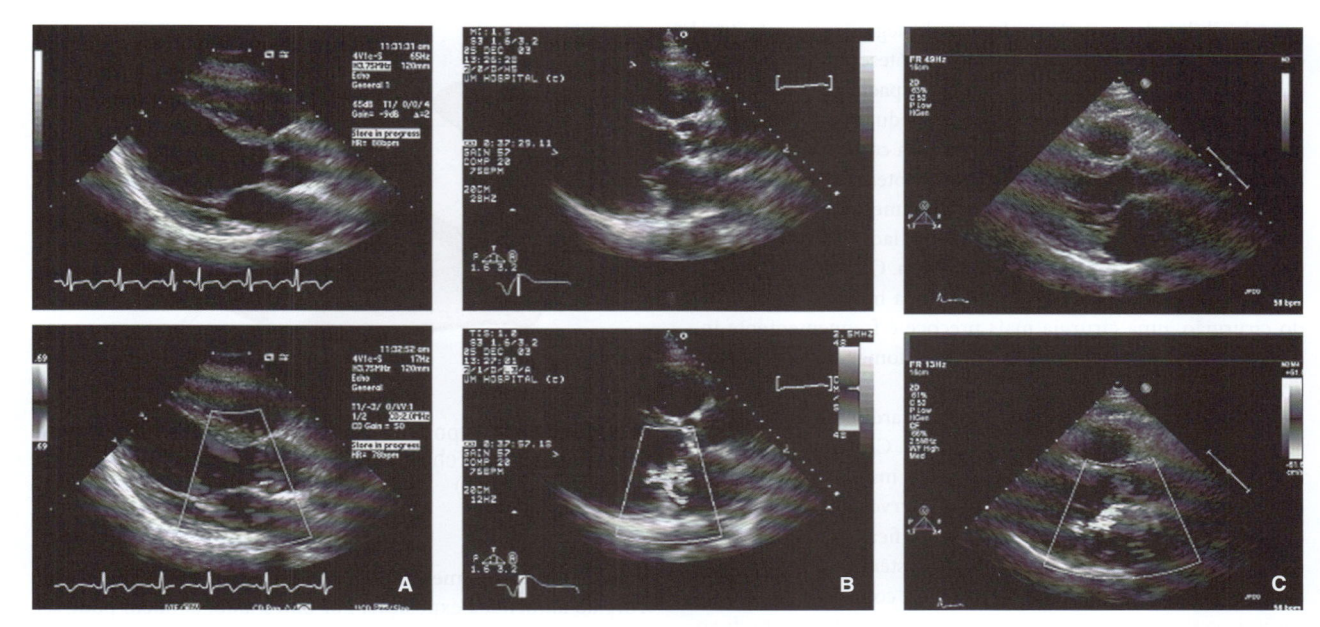

▲ **Figura 19-6** Imagem ecocardiográfica da valva mitral. **A.** Valva normal. **B.** Anel dilatado com regurgitação central. **C.** Prolapso do folheto posterior com regurgitação excêntrica.

O cateterismo cardíaco é uma importante ferramenta auxiliar, ajudando a identificar a doença cardíaca associada e pode determinar a adequação do tratamento clínico pré-operatório. A angiografia coronária é realizada no pré-operatório para identificar lesões obstrutivas nas artérias coronárias que podem exigir revascularização no momento do reparo ou substituição da valva mitral. Embora a ventriculografia com contraste possa demonstrar a regurgitação, ela já não é necessariamente utilizada para quantificar o volume regurgitante, uma vez que o ecocardiograma se tornou a técnica padrão. O cateterismo cardíaco direito irá mostrar a sobrecarga de volume intravascular e o baixo débito cardíaco. Também pode ser útil no diagnóstico de alterações vasculares pulmonares em pacientes que não apresentam sintomas.

▶ Tratamento cirúrgico

A. Indicações

As indicações para a cirurgia da valva mitral dependem da doença específica, bem como dos sintomas clínicos. Além disso, as indicações têm evoluído nos últimos anos devido a melhores resultados relacionados às novas técnicas cirúrgicas e anestésicas, proteção miocárdica e cuidados pós-operatórios. Adicionalmente, a intervenção na valva mitral pode ser realizada para doenças menos graves, caso haja indicação de cirurgia de revascularização miocárdica e/ou doença da valva aórtica.

Certamente, os pacientes que apresentam riscos cirúrgicos aceitáveis com insuficiência mitral grave e sintomas de insuficiência cardíaca tem indicação de cirurgia. Além disso, aqueles com insuficiência mitral grave e sinais de disfunção ventricular esquerda devem ser submetidos à cirurgia porque a descompensação do miocárdio pode progredir rapidamente sem uma ação corretiva. Não há evidências suficientes de que uma intervenção cirúrgica para insuficiência mitral grave assintomática e função ventricular normal aumente a sobrevida. Historicamente, esses pacientes foram observados com acompanhamento clínico e ecocardiograma seriados. Os sinais de dilatação ou disfunção ventricular esquerda ou a presença de novos sintomas levaram ao encaminhamento cirúrgico imediato. Alguns grupos também argumentam que a presença de hipertensão pulmonar ou fibrilação arterial representam mudanças adaptativas malsucedidas e sugerem a correção cirúrgica.

As técnicas cirúrgicas para abordar a valva mitral mudaram drasticamente nos últimos anos. Cada vez mais, as cirurgias têm se concentrado no reparo, em vez de na substituição por prótese da valva mitral. A preservação da valva apresenta diversas vantagens. A interação da valva mitral e do ventrículo esquerdo vai além de apenas a competência e o controle do volume de sangue. Existe uma interdependência complexa entre o ventrículo e a valva mitral, e a função ventricular de longo prazo depende da sua relação com o anel mitral, músculos papilares e cordoalha tendínea. As técnicas cirúrgicas para corrigir a insuficiência mitral que preservam essas relações são mais capazes de manter a função ventricular normal. Além dos efeitos sobre a função ventricular, as próteses de valvas mitrais também apresentam limitações. Os dispositivos protéticos (suínos ou bovinos) apresentam uma durabilidade limitada em função da degeneração estrutural da prótese. A taxa de insucesso da bioprótese é proporcional à idade, com a deterioração mais rápida em pacientes mais jovens. As próteses valvares mecânicas são mais duráveis, mas exigem anticoagulação sistêmica ao longo da vida com a varfarina. Em função das limitações impostas pelas próteses valvares (durabilidade e anticoagulação), o encaminhamento cirúrgico para insuficiência mitral é frequentemente adiado quando há uma alta probabilidade de substituição da valva. Quando o reparo da valva é considerado em função da doença mitral e experiência do cirurgião, uma cirurgia mais precoce é frequentemente indicada, especialmente na ausência de sintomas ou de dilatação ventricular.

As indicações cirúrgicas para a endocardite da valva mitral são diferentes do que para outras doenças. Certamente, destruição valvar com insuficiência mitral grave, insuficiência cardíaca e dilatação do ventrículo exigem uma intervenção cirúrgica. No entanto, existem outras indicações específicas para a substituição da valva. Uma história de embolia sistêmica ou a presença de grandes vegetações altamente móveis e com risco de embolização necessitam de intervenção cirúrgica urgente. Além disso, a bacteremia, apesar de antibioticoterapia adequada, também é mandatória para cirurgia. A presença de determinados microrganismos, como bactérias multirresistentes ou endocardite por fungos também exigem tratamento cirúrgico. A cirurgia é necessária quando há abscesso no anel mitral com anormalidades de condução cardíaca ou presença de uma fístula intracardíaca. Antes da cirurgia, é preciso tentar controlar a fonte original da infecção, incluindo extrações dentárias e drenagem de abscessos.

B. Técnicas

A abordagem da valva mitral deve ser realizada por esternotomia mediana. Embora a valva mitral possa ser exposta por uma toracotomia esquerda ou direita, a esternotomia mediana oferece o melhor acesso para a instalação da CEC, bem como a capacidade de realizar outros procedimentos cardíacos, se necessário, como a revascularização cirúrgica ou substituição da valva aórtica. Em geral, a CEC é instalada via veia cava superior e inferior separadamente, para drenagem do sangue com canulação e infusão na aorta ascendente. Realizado o clampeamento da aorta e infundido a solução cardioplégica fria na raiz da aorta. O ventrículo esquerdo é drenado, geralmente pela veia pulmonar superior direita.

Vários tipos de incisões podem ser utilizados para a exposição da valva mitral e a qualidade da exposição é essencial para obtenção de um bom resultado cirúrgico. A abordagem mais frequente é realizada por meio de uma incisão direta no átrio esquerdo. O sulco interatrial de Sondergaard é dissecado, descolando anteriormente o átrio direito para fora do átrio esquerdo (Fig. 19-7). Uma incisão vertical é feita no átrio esquerdo, apenas medial à confluência das veias pulmonares direitas do mesmo lado. Afastadores de autorretenção devem estar disponíveis para elevar a atriotomia e proporcionar visualização. Muitas vezes, a rotação da mesa para a esquerda, para mais longe do cirurgião aumenta a exposição. Por outro lado, também pode ser escolhida uma abordagem via septo interatrial. As veias cavas superior e inferior são fechadas com torniquetes, e o átrio direito é aberto. A fossa oval é identificada, e é realizada uma incisão vertical. Essa incisão é estendida superiormente para a veia cava superior pela parte muscular do septo interatrial. A incisão do septo também pode ser estendida medialmente ao longo da cúpula do átrio esquerdo, a chamada abordagem do septo superior. Embora a exposição da valva mitral seja excelente, há um risco de dano do nó sinusal, necessitando de implante de marcapasso definitivo.

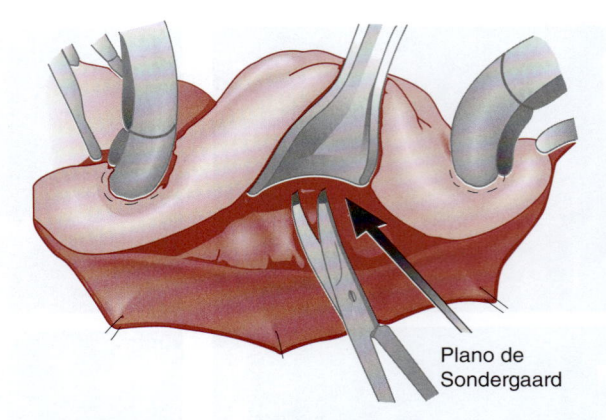

▲ **Figura 19-7** Exposição da valva mitral via sulco interatrial. (Retirada de Cohn LH: *Cardiac Surgery in the Adult,* 3ª ed. McGraw-Hill, 2007.)

Uma vez que a valva tenha sido exposta, é realizada uma avaliação para determinar o mecanismo de insuficiência mitral e a técnica para reparo ou substituição. A injeção de solução fisiológica fria no ventrículo esquerdo irá identificar a localização da regurgitação e a presença de ruptura de cordas ou prolapso significativo. Os folhetos são inspecionados quanto a sua mobilidade e presença de calcificações ou perfurações. O anel é inspecionado para avaliar dilatação e calcificação. Uma vez que o mecanismo de regurgitação seja evidente, um plano é feito para reparo ou substituição. A estratégia utilizada depende do mecanismo patológico (Fig. 19-8).

Quando a insuficiência mitral é apenas o resultado da dilatação anular ou restrição do folheto posterior por um infarto do miocárdio anterior, a anuloplastia mitral isolada, em geral, alivia adequadamente o fluxo. As suturas horizontais são colocadas ao longo do anel mitral, incluindo os trígonos fibrosos. Cuidados devem ser tomados para evitar danos às estruturas subjacentes, como a artéria coronária circunflexa, o seio coronário e o nó atrioventricular. A anuloplastia é normalmente realizada com o auxílio de anéis ou bandas protéticas de diferentes graus de rigidez. Algumas próteses envolvem completamente todo o anel e outras são incompletas, projetadas para estender-se posteriormente de um trígono ao outro (Fig. 19-9). São passados pontos

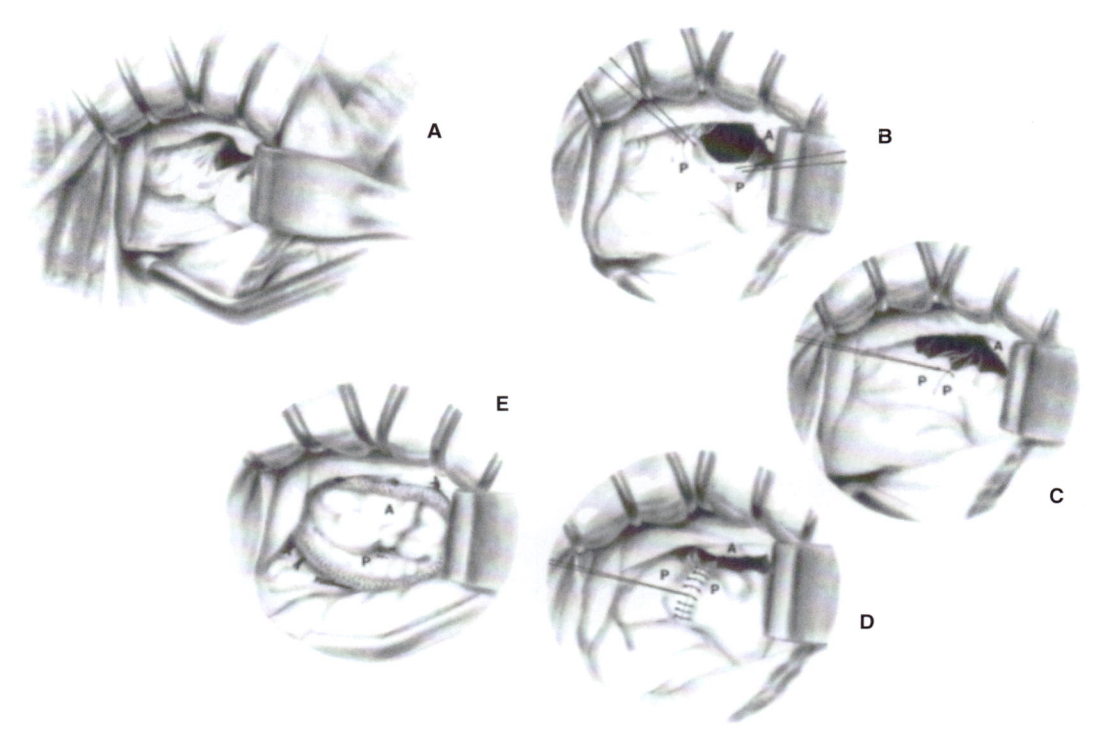

Figura 19-8 Imagens **A-E** representam visões atriais da reconstrução do folheto posterior para prolapso do folheto posterior isolado e inserção de um anel de anuloplastia.

no anel valvar, e depois passadas no anel protético e amarrados. O tamanho do anel protético é selecionado de modo a coincidir com a área do folheto anterior e a distância entre os trígonos. A competência é testada com injeção de solução fisiológica e com as câmaras cardíacas fechadas. Após o desmame da CEC, a valva

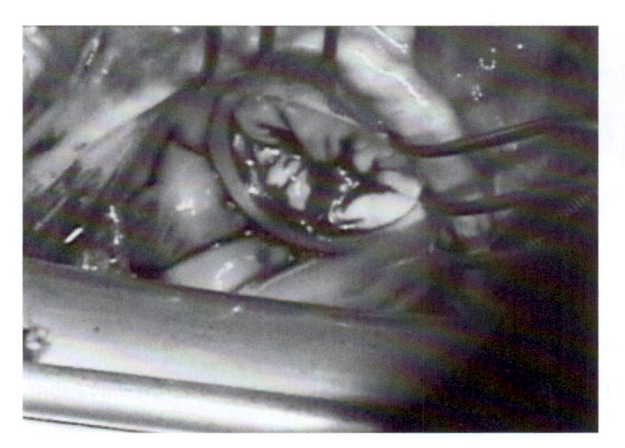

Figura 19-9 Imagem cirúrgica de um anel de anuloplastia mitral para insuficiência mitral isquêmica. O anel é curvo na face posterior para restabelecer a coaptação dos folhetos.

é inspecionada por ecocardiograma transesofágico. Uma reparação adequada deve demonstrar boa competência e baixa resistência, como evidenciado pelos baixos gradientes de pressão na valva.

Em geral, a degeneração mixomatosa da valva mitral envolve o folheto posterior, particularmente o segmento P2. Essa lesão pode ser reparada com técnicas com potencial de durabilidade ilimitada. Após a exposição da valva mitral, o ponto de prolapso é identificado. Uma porção quadrangular da seção prolapsada é removida do anel. O espaço é fechado com sutura do anel com a porção subjacente do folheto posterior. A borda livre do folheto posterior é suturada ao anel com sutura corrida (Fig. 19-10), reduzindo sua altura efetiva. Uma anuloplastia é realizada para dilatação do anel e para fornecer um reforço na reconstrução anular posterior.

Quando prolapso ou ruptura das cordoalhas tendíneas envolvem o folheto anterior, a reparação é mais difícil. Diversas abordagens foram descritas, mas a probabilidade de reparação durável é muito menor quando comparada ao prolapso do folheto posterior mais comum. Uma abordagem envolve a criação de cordoalhas tendíneas artificiais. Normalmente, o politetrafluoretileno é utilizado para criar novas cordoalhas do músculo papilar à borda do folheto. O desafio é montar o comprimento preciso para permitir o fechamento sem prolapso. Por outro

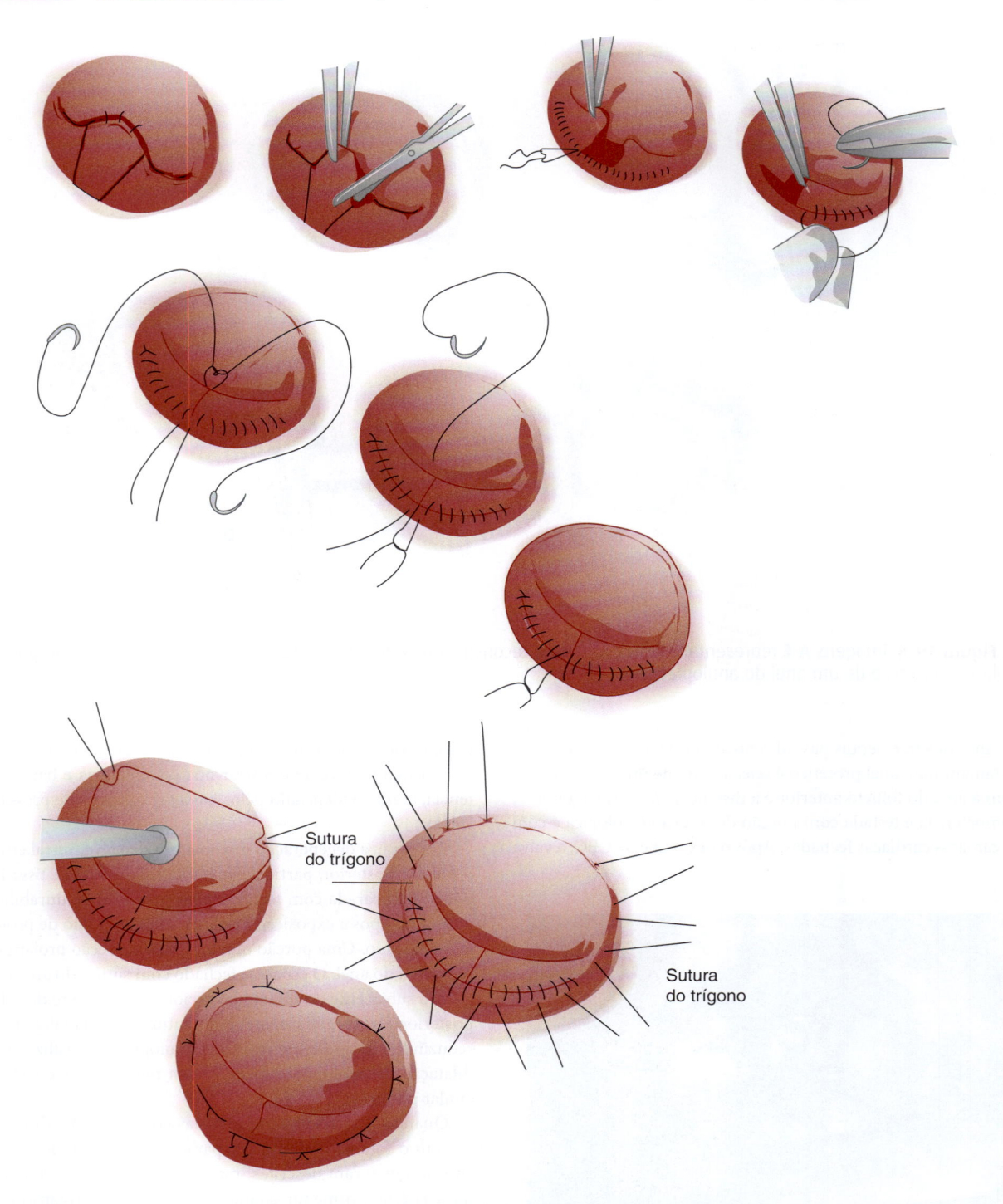

▲ **Figura 19-10** Ressecção quadrangular e anuloplastia por deslizamento para prolapso do folheto posterior da valva mitral. (Retirada de Cohn LH: *Cardiac Surgery in the Adult,* 3ª ed. McGraw-Hill, 2007.)

Sutura do trígono

Sutura do trígono

lado, o prolapso do segmento anterior pode ser removido e substituído com uma porção retirada do folheto posterior, incluindo as suas cordas anexas. Uma abordagem mais simples é a técnica ponta-a-ponta, na qual as bordas opostas dos folhetos anterior e posterior são suturadas em conjunto com um único fio de sutura, criando uma valva mitral com orifício duplo. Popularizada por Alfieri e colaboradores, essa abordagem tem sido aplicada com a utilização de técnicas com cateter, evitando a necessidade de cirurgia aberta.

Muitas vezes, a valva mitral regurgitante não pode ser reparada, como quando há destruição valvar grave pela endocardite infecciosa ou calcificações extensas, como pode ser observado na doença valvar mitral reumática. A valva mitral é exposta e os folhetos, retirados. É necessário tentar preservar o aparelho subvalvar. Em geral, esse procedimento não é possível com doença reumática, porque o anel é calcificado e exigirá amplo desbridamento. As suturas do anel são realizadas com fios ancorados em almofadas de Teflon em toda sua circunferência. Para próteses mecânicas, as almofadas são orientadas para o lado atrial para evitar a interferência com o funcionamento adequado do disco. Para implantes bioprostéticos, as almofadas de Teflon podem ser colocadas no lado ventricular, o que irá permitir uma prótese ligeiramente maior (Fig. 19-11). Após a colocação das suturas, o anel é dimensionado e uma prótese adequada é escolhida. As suturas são direcionadas através do anel de sutura da valva e amarradas. Após o desmame da CEC, a valva é cuidadosamente avaliada com ecocardiograma transesofágico para sinais de extravasamento paravalvar, movimento normal dos folhetos ou discos e um gradiente pressórico baixo através da valva.

C. Resultados

A reparação ou substituição da valva mitral para insuficiência preserva a função ventricular e permite alguma remodelação, eliminando a sobrecarga de volume e suas mudanças incipientes associadas. No entanto, a perda da contratilidade do miocárdio, em decorrência de insuficiência mitral de longo prazo, normalmente não se recupera. Apenas a sua piora progressiva poderá ser interrompida. Isso reforça a necessidade de intervenção antes que ocorra a dilatação ventricular grave, mesmo em pacientes assintomáticos.

A insuficiência mitral associada ao prolapso de folhetos mixomatosos apresenta baixa mortalidade perioperatória, e a sobrevida livre de degeneração de uma valva reparada é superior a 90%, em 10 anos. Parte da baixa mortalidade periprocedimento está relacionada à idade jovem e baixa incidência de comorbidades nesta população de pacientes. O reparo da valva mitral associado à revascularização do miocárdio apresenta uma mortalidade perioperatória de aproximadamente 5%, com a fração de ejeção, função renal e a idade sendo os indicadores independentes de mortalidade. Embora a mortalidade após a revascularização do miocárdio esteja associada à gravidade da insuficiência mitral pré-operatória, não há evidências de que o reparo mitral reduza essa mortalidade. O reparo da valva mitral, entretanto, está associado a um aumento da sobrevida no longo prazo, quando comparado à substituição da valva.

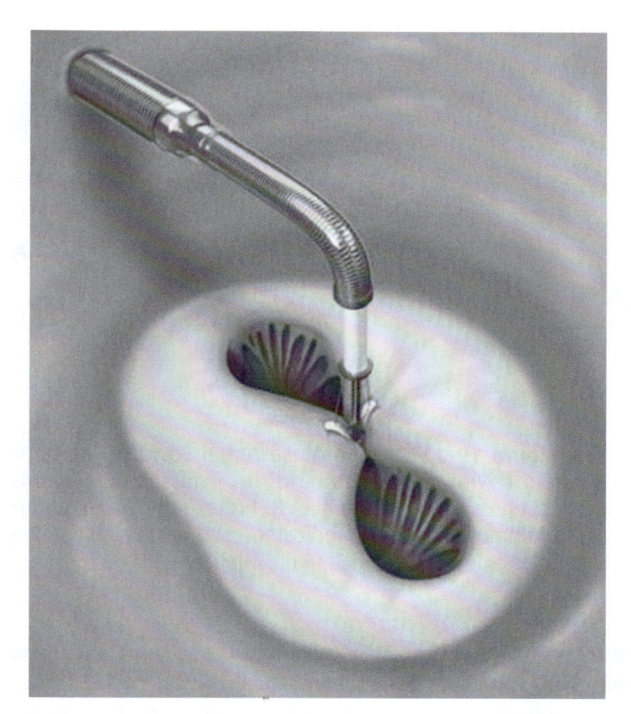

▲ **Figura 19-11** Dispositivo percutâneo para reparo da valva mitral, atualmente em estudos clínicos. (Reproduzida com permissão de Abbott Laboratories, Abbott Park, Illinois.)

ESTENOSE DA VALVA MITRAL

▶ Fisiopatologia

A cardiopatia reumática é a causa mais comum de estenose da valva mitral. Embora quase 20 milhões de pessoas sejam afetadas com febre reumática nos países subdesenvolvidos, a incidência nos Estados Unidos e na Europa Ocidental diminuiu acentuadamente, em grande parte por conta da assistência médica qualificada e uso de antimicrobianos para tratar infecções causadas por estreptococos do grupo A. Não tratada, a infecção resulta em uma resposta imunológica aos antígenos bacterianos semelhantes no tecido cardíaco. O grau da resposta imunológica e a gravidade da lesão valvar em curso parecem estar relacionados a fatores genéticos. Embora o dano possa afetar todo o endocárdio

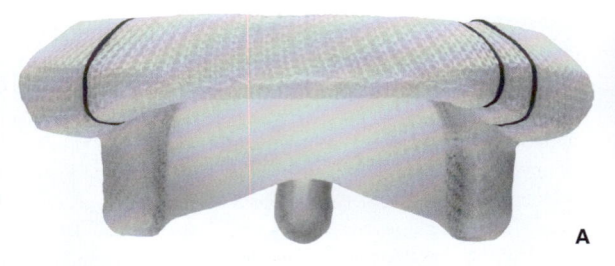

▲ **Figura 19-12 A.** Bioprótese mitral Edwards, de pericárdio bovino. (Reproduzida com permissão de Edwards Lifesciences, Irvine, California.) **B.** Prótese mecânica de duplo folheto da St. Jude Medical. (Reproduzida com permissão de St. Jude Medical, St. Paul, Minnesota).

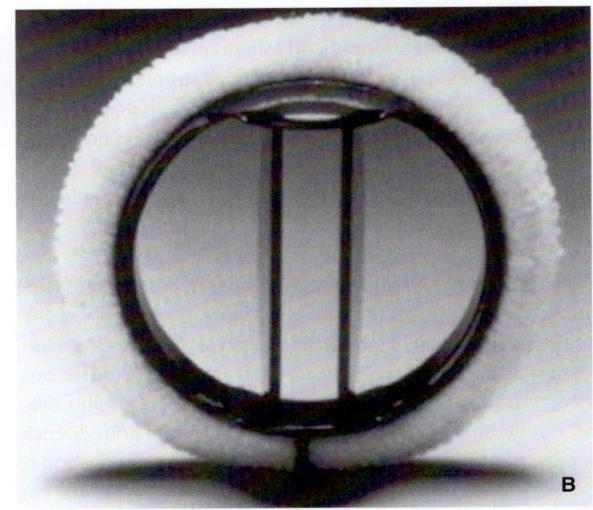

e até mesmo o pericárdio, a valva mitral é a mais comumente envolvida, com 40% dos pacientes apresentando apenas doença valvar mitral. A doença valvar mitral e aórtica também costuma ser observada, e raramente os pacientes terão envolvimento isolado da valva aórtica. Ainda não está claro por que as valvas do lado direito são raramente afetadas.

As características da doença da valva mitral reumática incluem o espessamento e retração dos folhetos e cordoalhas (Fig. 19-12). Fusão comissural também é observada, e uma característica tardia é a calcificação densa do anel e dos folhetos. A turbulência criada pela diminuição da mobilidade dos folhetos agrava o comprometimento da valva, acelerando ainda mais a fibrose e a calcificação.

A estenose da valva mitral também pode resultar de calcificação do anel mitral, o que pode se tornar bastante significativo, comprometendo a área valvar. O folheto posterior pode tornar-se retraído e fixo, enquanto o folheto anterior pode espessar e diminuir sua mobilidade. A degeneração estrutural das próteses mitrais biológicas pode levar à estenose, bem como trombose ou formação de *pannus* na prótese mecânica. A endocardite avançada pode resultar em estenose da valva mitral, à medida que as vegetações volumosas começam a obstruir o influxo do sangue. As anomalias congênitas, como a valva mitral em paraquedas, com um único músculo papilar, podem estenosar, exigindo intervenção.

A estenose da valva mitral resulta em um gradiente de pressão entre o átrio e o ventrículo esquerdos. Essa resistência fixa leva a um aumento extra da pressão atrial esquerda durante o exercício, com o aumento do débito cardíaco, mas a resistência através da valva não é alterada. A estenose da valva mitral grave está associada a um gradiente transvalvar médio de 10 a 15 mmHg em repouso. O débito cardíaco é dependente de enchimento ventricular, e a pressão diastólica final e o volume do ventrículo esquerdo são geralmente baixos. A taquicardia induzida pelo exercício diminui o tempo de enchimento diastólico, produzindo uma redução paradoxal do débito cardíaco. Em geral, a função ventricular esquerda é normal ou hiperdinâmica, mas alguns pacientes apresentam estenose da valva mitral e insuficiência mitral, bem como insuficiência valvar aórtica importante, e irão desenvolver sobrecarga de volume e disfunção crônicas do ventrículo esquerdo. Assim, as consequências hemodinâmicas da estenose da valva mitral dependem até certo ponto da presença de insuficiência mitral e de outra doença valvar associada.

À medida que o gradiente transvalvar mitral aumenta, as paredes do átrio esquerdo hipertrofiam. A onda a, no traçado da pressão atrial, é acentuada durante a contração atrial. Progressivamente, o átrio esquerdo se dilata, desorganizando as vias de condução elétrica. As vias de reentrada levam a contrações atriais prematuras frequentes e, finalmente, à fibrilação atrial. A fibrilação atrial, muitas vezes, é o evento clínico inicial, reduzindo o tempo de enchimento diastólico, devido à frequência ventricular elevada e perda da contração atrial, podendo resultar em diminuição do enchimento ventricular esquerdo e queda no débito cardíaco. A pressão elevada no átrio esquerdo resulta em alterações vasculares pulmonares, levando à hipertensão pulmonar. Essas alterações podem levar à sobrecarga de pressão ventricular direita, com insuficiência tricúspide e à sobrecarga de volume do ventrículo direito.

Muitas vezes, os sintomas da estenose da valva mitral não se desenvolvem até que a doença alcance um estado avançado, em função da capacidade de adaptação ventricular e atrial. Os pacientes relatam dispneia pela congestão pulmonar ou pela redução do débito cardíaco, inicialmente limitada ao esforço. O aparecimento da fibrilação atrial frequentemente leva a queixas agudas, uma vez que a perda da contração atrial e a taquicardia podem levar a uma queda rápida do débito cardíaco e congestão pulmonar. Os achados tardios incluem sinais de insuficiência cardíaca direita, como ascite e edema de membros inferiores. Os eventos cerebrovasculares ou outras complicações embólicas de um trombo intracardíaco não são raros com a estenose da valva mitral de longa duração, uma vez que o átrio esquerdo é dilatado e a aurícula esquerda apresenta áreas de estagnação e formação de trombos, particularmente durante a fibrilação atrial. Como dois terços dos pacientes com estenose da valva mitral são mulheres, os sintomas frequentemente se apresentam nos estágios mais avançados da gravidez, uma vez que o débito cardíaco aumentado resulta em pressões mais elevadas no átrio esquerdo e em congestão pulmonar.

▶ Avaliação diagnóstica

Como a apresentação em geral é tardia, muitos pacientes têm sinais de insuficiência cardíaca de longa duração, incluindo caquexia, ascite e edema de membros inferiores. Na ausculta, o sopro diastólico de estalido é mais bem ouvido sobre o ápice cardíaco. Um estalido de abertura pode ser ouvido nas fases iniciais da doença, e o sopro sistólico de regurgitação tricúspide é um achado tardio, assim como a palpação paraesternal da hipertrofia ventricular direita.

O eletrocardiograma irá diagnosticar a fibrilação atrial, e o desvio do eixo para a direita também pode estar presente, sugerindo hipertensão pulmonar avançada. Com frequência, a radiografia de tórax é normal, mas pode mostrar retificação da borda do coração esquerdo resultante da dilatação das artérias pulmonares. Edema pulmonar pode estar presente na avaliação inicial, quando a fibrilação atrial é o evento inicial. O cateterismo cardíaco é importante para identificar doença coronariana associada, e pode ser confirmada a gravidade da estenose mitral quando se utiliza a cateterização cardíaca direita e esquerda com medições de pressão. O grau de hipertensão pulmonar e sua reversibilidade com agentes provocadores podem ser determinantes na indicação cirúrgica em casos avançados.

O ecocardiograma é o principal exame no diagnóstico da estenose da valva mitral. O ecocardiograma de superfície ou transtorácico é preferido porque é um exame não invasivo e que pode, em geral, fornecer imagens características de espessamento e restrição de mobilidade dos folhetos mitrais. Quando as imagens não podem ser bem obtidas devido à conformação do tórax do paciente ou doença pulmonar obstrutiva, pode se realizar um ecocardiograma transesofágico. A proximidade do esôfago com o átrio esquerdo oferece excelente visualização e pode facilmente mostrar o aparelho subvalvar mitral espessado, típico de doença reumática. O Doppler colorido pode ser utilizado para mostrar o fluxo turbulento através do orifício da valva, e os gradientes de pressão podem ser estimados por meio das medidas da velocidade média e de pico do fluxo sanguíneo através da valva.

▶ Tratamento

O tratamento clínico é limitado ao controle de sintomas. Os episódios recorrentes de infecção devem ser evitados, pois podem acelerar a progressão da doença. A administração precoce de antimicrobianos para infecções suspeitas é prudente. As complicações da estenose da valva mitral devem ser tratadas e controladas. Fibrilação atrial de alta resposta deve ser tratada com medicamentos e recomenda-se tentar a cardioversão se não forem observados trombos no átrio esquerdo. Frequentemente, é difícil manter o ritmo sinusal no paciente com estenose da valva mitral com o átrio esquerdo significativamente dilatado e apenas o controle da frequência cardíaca pode ser aceitável. A anticoagulação sistêmica com varfarina deve ser iniciada na presença de fibrilação atrial. Quando o paciente descreve sintomas de insuficiência cardíaca, a intervenção na valva mitral deve ser considerada. Para os pacientes sintomáticos não candidatos à cirurgia, a valvoplastia mitral percutânea por cateter, além de restrição de sódio e diuréticos para controlar os sintomas de insuficiência cardíaca, é o recomendável.

A valvoplastia mitral percutânea por cateter pode reduzir o gradiente de pressão da obstrução e melhorar os sintomas em pacientes selecionados. Os pacientes com estenose grave da valva mitral e os pacientes sintomáticos e assintomáticos com estenose da valva mitral grave e hipertensão pulmonar são elegíveis, se não houver insuficiência mitral, trombo no átrio esquerdo e morfologia valvar favorável, como ausência de extensa fibrose subvalvar e calcificação. O procedimento é realizado por punção da veia femoral e acesso transeptal à valva mitral através do septo interatrial. Um balão de Inoue em forma de ampulheta, de 25 mm, é avançado através do orifício da valva e insuflado. A melhora significativa na função hemodinâmica é observada imediatamente, com redução dos gradientes de pressão transvalvares em até 15 mmHg. A incidência de reestenose em alguns pacientes é de aproximadamente 25% em 4 anos.

As indicações para o tratamento cirúrgico são as mesmas da valvoplastia por balão, incluindo os pacientes sintomáticos com estenose da valva mitral moderada ou grave e os pacientes assintomáticos com hipertensão pulmonar. O reparo da valva pode ser realizado em alguns pacientes cuidadosamente selecionados, com bons resultados no longo prazo. O paciente é colocado em CEC, do mesmo modo que para o reparo da valva mitral. Após a cardioplegia, a valva mitral é exposta. Quaisquer trombos presentes no átrio ou na aurícula são então removidos. A aurícula esquerda pode ser ressecada e suturada em sua base para evitar a formação potencial de futuros trombos. As áreas de fusão das comissuras são incisadas e os folhetos descalcificados. Ocasionalmente, as cordoalhas tendíneas fusionadas são divididas para aumentar a mobilidade dos folhetos. Em pacientes cuidadosamente selecionados, a recorrência da estenose da valva mitral será abaixo de 20% em até 15 anos.

Entretanto, na maioria dos casos, a grave calcificação de folhetos e aparelho subvalvar irá impossibilitar a reconstrução da valva, exigindo, assim, sua substituição. Um desbridamento mais agressivo do anel mitral posterior poderá resultar na perfuração e ruptura atrioventricular e, portanto, deve ser evitado. A seleção da prótese depende de circunstâncias clínicas específicas. As bioproteses são minimamente trombogênicas e não necessitam de

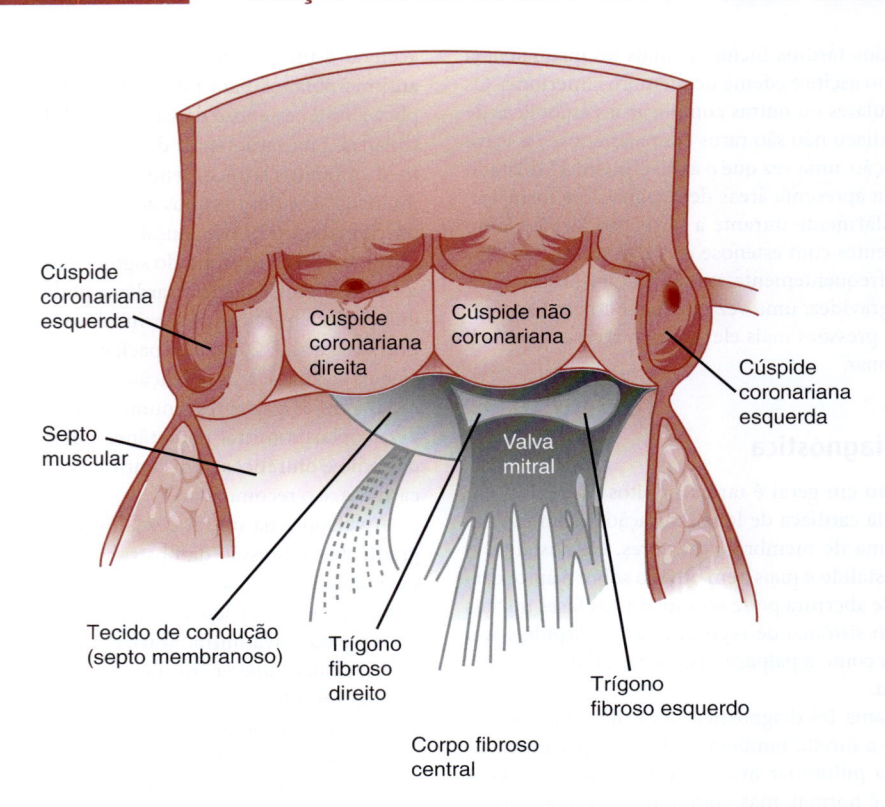

Figura 19-13 Relações anatômicas da raiz da aorta. (Retirada de Cohn LH: *Cardiac Surgery in the Adult,* 3ª ed. McGraw-Hill, 2007.)

anticoagulação vitalícia com varfarina. Entretanto, elas podem apresentar degeneração estrutural, resultando em recorrência da estenose ou insuficiência mitral. A qualidade das próteses valvares está aumentando, e a ausência de degeneração estrutural pode chegar a 85% em 10 anos. As próteses valvares mecânicas são trombogênicas e necessitam de anticoagulação vitalícia, como a varfarina, que está associada a uma incidência anual de 1 a 2% de complicações hemorrágicas. Entretanto, elas são mais duráveis e reduzem a necessidade de novo procedimento cirúrgico. Em geral, os pacientes abaixo de 60 anos de idade ou os pacientes que já utilizam a varfarina para fibrilação atrial são os principais candidatos para as próteses valvares mecânicas.

DOENÇA VALVAR AÓRTICA

A valva aórtica localiza-se entre a via de saída do ventrículo esquerdo e a aorta ascendente. Ela é uma estrutura de três folhetos, com três cúspides semilunares denominadas de acordo com a artéria coronária que surge do seio subjacente. As artérias coronárias esquerda e direita se originam em seus respectivos seios, e do terceiro seio não se origina nenhuma artéria coronária, chamado seio *não* coronariano. As bordas livres das cúspides são mais espessas nas regiões denominadas nódulos de Arantius.

As cúspides aórticas se inserem na aorta ao nível do anel, e a região na qual duas cúspides adjacentes se encontram é chamada de comissura. Estruturas importantes podem ser identificadas sob essas três zonas triangulares (Fig. 19-13). A comissura entre as cúspides direita e a não coronária funciona como borda superior do septo membranoso atrioventricular e do tecido de condução atrioventricular. A comissura da cúspide não coronária com a cúspide esquerda relaciona-se com a junção aortomitral e o folheto anterior da valva mitral. A comissura direita-esquerda está acima do septo interventricular muscular e à margem medial da via de saída do ventrículo direito. Essas íntimas relações intracardíacas não são mais aparentes do que na via de saída do ventrículo esquerdo.

As finas cúspides da valva aórtica abrem e fecham facilmente durante o ciclo cardíaco, seguindo apenas as alterações de pressões e a direção do fluxo sanguíneo. Em circunstâncias normais, a abertura oferece pouca resistência ao fluxo. Os seios aórticos apresentam um importante papel no fechamento da valva, uma vez que o volume de sangue no espaço entre a cúspide valvar aberta e a parede da aorta forma um turbilhão com a diminuição da velocidade do fluxo sanguíneo. Esse turbilhão exerce uma pressão central e inicia o fechamento da valva. A rápida inversão do fluxo pela desaceleração completa o fechamento diastólico.

ESTENOSE AÓRTICA

Fisiopatologia

A causa mais comum de estenose aórtica é a estenose aórtica calcificada senil. Ela representa alterações degenerativas no nível celular, incluindo o acúmulo de lipídeos e de infiltrados inflamatórios, semelhantes às alterações ateroscleróticas observadas nas artérias de médio diâmetro. Não é de surpreender, portanto, que ela esteja associada ao colesterol elevado, hipertensão, tabagismo, diabetes e outros fatores de risco para aterosclerose. Ela é mais comum na sétima e na oitava décadas de vida e ocorre em pacientes com valvas previamente normais. As cúspides progressivamente se tornam espessas e calcificadas, começando nos pontos de flexão e se estendendo ao longo das cúspides e no interior da parede da raiz da aorta.

A valva aórtica bicúspide congênita representa a lesão cardíaca congênita mais comum, ocorrendo em 2% da população em geral. O fluxo turbulento, por meio da valva, provoca um trauma, que leva à fibrose e à deposição de cálcio, aumentando ainda mais a turbulência e acelerando o processo. Em geral, a estenose evoluiu significativamente na quinta e sexta décadas de vida, embora possa se apresentar mais precocemente. Os pacientes com valvas aórticas bicúspides congênitas frequentemente apresentam uma dilatação ou degeneração aneurismática da aorta ascendente. Algumas evidências sugerem uma etiologia genética, com a presença de microfibrilas anormais causando uma necrose medial cística prematura.

A cardiopatia reumática pode afetar a valva aórtica, embora seja rara a doença limitada a essa valva, sendo o comprometimento mitral muito mais comum. Assim como na estenose mitral reumática, em geral a fusão das comissuras é a característica inicial, seguida pelo progressivo espessamento e retração das cúspides. A diminuição da mobilidade dos folhetos resulta em um quadro clínico de estenose e insuficiência da valva aórtica combinadas.

A estenose aórtica se desenvolve gradualmente, permitindo as alterações adaptativas para o débito cardíaco. O ventrículo esquerdo gradualmente hipertrofia em resposta à gravidade da obstrução da via de saída, resultando muitas vezes em gradientes de pressão acima de 100 mmHg. Desse modo, os pacientes podem permanecer assintomáticos até um estágio avançado da doença. Enquanto a hipertrofia ventricular esquerda concêntrica é capaz de manter a função sistólica mesmo com uma grave obstrução ao fluxo, a função diastólica do ventrículo hipertrófico e não complacente piora progressivamente. A disfunção diastólica pode ser superada, até certo grau, pela hipertrofia atrial e aumento da contração atrial. Além disso, à medida que a pressão diastólica final ventricular esquerda aumenta, o volume intravascular e a resistência vascular periférica se ajustam para manter a pré-carga necessária. Alguns gatilhos podem interromper esse delicado equilíbrio, incluindo a perda da contribuição atrial pela fibrilação atrial ou diminuição do tempo de enchimento diastólico pelo aumento da frequência cardíaca, como pode ser observado durante o exercício. Esses gatilhos podem ocasionar uma descompensação clínica súbita, produzindo uma acentuada redução do débito cardíaco e edema pulmonar, mesmo em um paciente previamente assintomático.

A apresentação clínica mais comum em um paciente com estenose aórtica é a diminuição gradual na tolerância ao exercício. A obstrução fixa ao fluxo na via de saída evita um aumento do volume sistólico, normalmente observado no exercício, com elevação das catecolaminas circulantes. Qualquer alteração no débito cardíaco é limitada a um aumento na frequência cardíaca, diminuindo o tempo de enchimento diastólico no ventrículo hipertrófico e não complacente. Desse modo, ocorre um aumento limitado do débito cardíaco no exercício, produzindo fadiga e dispneia prematuras. Alguns pacientes descrevem angina quando o aumento da demanda de oxigênio excede a oferta. O coração hipertrofiado consome mais oxigênio sem aumento correspondente no suprimento sanguíneo. Além disso, a obstrução ao fluxo na via de saída prolonga a sístole, aumentando ainda mais a demanda de oxigênio. Os sintomas ocorrem principalmente durante o exercício, quando o aumento da frequência cardíaca leva a uma redução do tempo de perfusão coronariano diastólico. A síncope ou a pré-síncope são ocasionalmente descritas em um paciente com estenose aórtica, provavelmente relacionada à vasodilatação sistêmica durante o exercício, sem um aumento correspondente no débito cardíaco. A insuficiência cardíaca avançada com sintomas em repouso ou com atividade mínima sugere uma diminuição da atividade sistólica, provavelmente resultante de doença de longa duração com alterações miocárdicas no nível celular.

Avaliação diagnóstica

O exame físico do paciente revela vários achados específicos para estenose aórtica. Há um sopro sistólico característico em crescendo/decrescendo, que pode ser mais bem auscultado na base do coração e que se irradia cranialmente, em direção às artérias carótidas. O sopro sistólico aumenta à medida que a doença se agrava. A palpação do pulso carotídeo revela um pulso tardo e parvo, ou um pico tardio e uma baixa amplitude. Um frêmito palpável pode ser sentido no segundo espaço intercostal.

O eletrocardiograma mostra hipertrofia ventricular esquerda na maioria dos pacientes. As anormalidades no sistema de condução ou de ritmo podem ser identificadas em alguns pacientes. A radiografia de tórax em geral é normal, mas pode mostrar dilatação da aorta ascendente nos pacientes com valva bicúspide congênita. O cateterismo cardíaco fornece importantes informações sobre a doença cardíaca associada, especialmente sobre a doença coronariana obstrutiva. Além disso, a avaliação hemodinâmica pode confirmar a gravidade da estenose da valva aórtica e quantificar o grau de hipertensão pulmonar.

A avaliação padrão dos pacientes com suspeita de estenose aórtica é realizada com o ecocardiograma. As imagens da valva revelam a gravidade da rigidez e calcificações. As imagens também são capazes de diferenciar a anatomia bicúspide da tricúspide e identificar a dilatação associada da aorta ascendente. A função ventricular e a doença valvar adicional, especialmente nos pacientes com cardiopatia reumática, são essenciais. O ecocardiograma com Doppler pode medir a velocidade do jato aórtico, permitindo estimativas confiáveis dos gradientes de pressão por meio da equação de Bernoulli modificada.

▶ Tratamento

A. Tratamento clínico

Como a estenose aórtica pode progredir ao longo de 10 a 15 anos, os pacientes com doença leve a moderada e sem sintomas podem ser acompanhados sem intervenção. O ecocardiograma seriado deve ser realizado anualmente ou a cada dois anos para avaliar a progressão da doença. O aspecto mais importante do tratamento clínico é a educação do paciente sobre os sintomas potenciais. Como os sintomas podem se desenvolver de modo gradativo, muitos pacientes inconscientemente alteram seus estilos de vida e seus níveis de atividade sem reconhecer a presença de limitações. Embora haja alguma evidência de que a redução do colesterol com estatinas seja capaz de reduzir as calcificações, há poucas evidências de que os medicamentos podem aliviar adequadamente o paciente sintomático ou que sejam capazes de alterar o tempo para intervenção cirúrgica em pacientes assintomáticos.

B. Indicações para cirurgia

As indicações para a cirurgia da estenose da valva aórtica são, em grande parte, determinadas pela presença de sintomas. Numerosos estudos mostraram um bom prognóstico em pacientes assintomáticos tratados clinicamente, sem cirurgia. No entanto, os sintomas podem ser duvidosos, em particular na população idosa. O teste ergométrico sob a observação de um médico pode ajudar a elucidar limitações significativas, que podem não ser aparentes apenas na anamnese do paciente. A cirurgia também é indicada para pacientes com estenose aórtica moderada a grave, que são submetidos à cirurgia cardíaca para outras indicações, como a revascularização do miocárdio ou substituição da valva mitral.

O tratamento do paciente assintomático com estenose aórtica grave apresenta alguma controvérsia. A gravidade da estenose aórtica pode ser quantificada com ecocardiograma com Doppler, que estima o gradiente de pressão na valva aórtica usando a medida da velocidade do fluxo na via de saída e a equação de Bernoulli modificada. A estenose aórtica grave está presente quando o gradiente médio excede a 40 mmHg no ventrículo normal. Embora existam alguns relatos de morte súbita em pacientes com estenose aórtica grave, ainda não há evidências para justificar a substituição da valva aórtica na ausência de sintomas.

INSUFICIÊNCIA AÓRTICA

▶ Fisiopatologia

Várias condições podem causar insuficiência da valva aórtica. Qualquer um dos processos de doenças que causam estenose aórtica também pode causar algum grau de insuficiência valvar aórtica, incluindo estenose aórtica calcificada senil, valva aórtica bicúspide degenerativa e doença valvar aórtica reumática. A endocardite da valva aórtica é outra causa comum de insuficiência da valva aórtica. A causa mais comum de incompetência da valva aórtica está relacionada à doença do arco aórtico e aorta ascendente. A dilatação aneurismática da aorta ascendente, causada por uma condição congênita, como a síndrome de Marfan, ou associada a degenerações relacionadas ao envelhecimento, ou ainda por alterações associadas a uma valva aórtica bicúspide, pode levar à insuficiência aórtica. Como o diâmetro da aorta aumenta, o anel valvar se dilata e as cúspides se separam, levando à insuficiência.

Assim como na insuficiência mitral, a insuficiência aórtica é muito bem tolerada quando o processo ocorre de modo gradual. Com o aumento do volume de regurgitação, o ventrículo se adapta dilatando para acomodar o aumento da pré-carga e hipertrofia para manter o mesmo nível de pressão sistólica com volumes maiores. Apesar da dilatação progressiva, o débito ventricular e a função sistólica são mantidos por longos períodos de tempo, permitindo que muitos pacientes permaneçam assintomáticos por anos. Embora o volume diastólico final seja elevado, o volume sistólico final é normal. Com o aumento da gravidade da insuficiência aórtica crônica, o coração pode precisar aumentar em duas a três vezes o débito cardíaco circulante, resultando em sobrecarga de volume no longo prazo. Por fim, a função sistólica diminui, resultando no aumento rápido e progressivo do volume diastólico final e no surgimento de sintomas de insuficiência cardíaca.

A maioria dos pacientes com insuficiência aórtica crônica não desenvolve sintomas de insuficiência cardíaca até que ocorra uma dilatação grave do ventrículo esquerdo. Alguns pacientes descrevem palpitações ou uma sensação de peso no ventrículo, especialmente quando estão deitados. A insuficiência valvar aórtica aguda, como a que ocorre na endocardite da valva aórtica, pode se apresentar com choque cardiogênico, porque o ventrículo pouco complacente não está preparado para o excesso de volume, tanto na sístole quanto na diástole. Há uma combinação de aumento das pressões intracardíacas e baixo débito cardíaco. Os pacientes apresentam taquicardia e hipotensão, bem como dispneia em repouso. O paciente com endocardite também pode estar febril e com sinais de embolização de vegetações, que podem levar a acidente vascular encefálico ou isquemia intestinal ou de extremidades.

▶ Exames diagnósticos

Alguns achados característicos do exame físico são patognomônicos para insuficiência aórtica crônica. O pulso em martelo d´água pode ser observado, com uma sístole acentuada e abrupta. Os pacientes podem apresentar um movimento da cabeça com cada batida do coração, ou o batimento pode ser observado na úvula. Um frêmito sistólico também é descrito sobre a artéria femoral com o aumento do fluxo. O impulso apical é deslocado lateral e inferiormente da cardiomegalia, e a pressão arterial diastólica é baixa. A ausculta irá revelar um sopro diastólico agudo ouvido imediatamente após a segunda bulha.

A gravidade da lesão valvar geralmente se correlaciona com a duração do sopro e não sua intensidade. O sopro é mais bem escutado com o paciente inclinado para frente, com a respiração suspensa.

O ecocardiograma irá estabelecer a etiologia da insuficiência aórtica, visualizando o movimento das cúspides e dilatação da aorta ou a presença de vegetações ou perfurações da cúspide. Além disso, o tamanho do ventrículo também pode ser avaliado, com a elevação do volume sistólico final ou redução da fração de ejeção, que são indicações para a cirurgia. A reversão de fluxo observada na aorta descendente é um sinal de insuficiência valvar aórtica grave. As técnicas mais sofisticadas podem quantificar o volume regurgitante, assim como avaliar a velocidade do jato regurgitante em função do tempo.

▶ Tratamento

Para pacientes assintomáticos com insuficiência aórtica moderada e dimensões ventriculares normais, não é necessário tratamento. Pacientes com insuficiência aórtica grave e tamanho ventricular normal devem ser acompanhados a cada 6 meses, com avaliação dos sintomas e ecocardiograma. Alguns grupos defendem a utilização de agentes de redução da pós-carga para reduzir o volume de sangue de regurgitação, mas não há evidências demonstrando menor necessidade de cirurgia. Os pacientes sintomáticos que não são candidatos à cirurgia devem ser tratados com agentes de redução da pós-carga, como bloqueadores dos canais de cálcio ou inibidores da enzima conversora de angiotensina. Os diuréticos e restrição de sal podem ajudar a aliviar sintomas de insuficiência cardíaca.

Para os candidatos à cirurgia, o desenvolvimento de sintomas de insuficiência cardíaca é uma indicação de cirurgia. Os pacientes assintomáticos, com diminuição da função sistólica do ventrículo esquerdo ou aumento do volume sistólico final ventricular esquerdo, também devem ser submetidos ao tratamento cirúrgico. Como a dilatação ventricular está associada a mudanças irreversíveis no nível celular, a intervenção é indicada antes que ocorram essas mudanças permanentes.

▶ Técnicas cirúrgicas

Tal como acontece com a maioria dos outros procedimentos cirúrgicos cardíacos, a esternotomia mediana é a incisão padrão utilizada para o acesso à valva aórtica. O pericárdio é aberto longitudinalmente, e a reflexão do pericárdio nos grandes vasos é dissecada. A artéria pulmonar e a aorta são separadas na sua porção intrapericárdica, tomando cuidado para evitar danos na manipulação da artéria pulmonar direita ou da artéria coronária esquerda. O paciente é anticoagulado com 300 UI de heparina e para obter um tempo de coagulação ativado de pelo menos 400 segundos. A canulação para CEC é realizada, utilizando a aorta ascendente distal ou o arco aórtico transverso para maximizar a distância entre o clampeamento aórtico e a aortotomia. O retorno venoso é feito por meio do átrio direito. A CEC é iniciada, e o ventrículo esquerdo é drenado com um cateter que avança pela veia pulmonar superior direita. O paciente é resfriado de modo sistêmico a 32 °C. Um clampe é aplicado à aorta ascendente distal próximo ao sítio de canulação da aorta. Os batimentos cardíacos são interrompidos com solução sanguínea de cardioplegia com dextrose, fosfato e potássio a 8 °C. A cardioplegia segue para as artérias coronárias (anterógrada) por meio de um cateter na raiz da aorta. A solução cardioplégica também pode ser realizada por meio de um cateter com ponta de balão no seio coronário (retrógrada). Quando há uma insuficiência valvar aórtica grave, apenas a cardioplegia retrógrada pode ser infundida. Quando a parada cardíaca diastólica é alcançada, a aorta ascendente é aberta transversalmente aproximadamente 1 a 2 cm acima da saída da artéria coronária direita. A aortotomia é estendida por dois terços da circunferência da aorta, proporcionando excelente visualização da valva, dos óstios coronários e da via de saída do ventrículo esquerdo (Fig. 19-14).

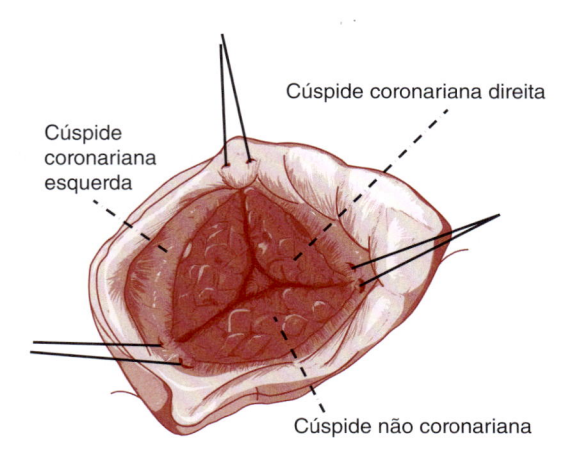

▲ Figura 19-14 Visão do cirurgião de uma valva aórtica tricúspide estenótica. (Retirada de Cohn LH: *Cardiac Surgery in the Adult*, 3ª ed. McGraw-Hill, 2007.)

A excisão da valva aórtica estenótica pode ser demorada e exige uma atenção meticulosa para os detalhes. As calcificações podem se estender profundamente no anel e para a parede da raiz da aorta ou ao longo do folheto anterior da valva mitral. Todo o cálcio deve ser desbridado agressivamente para permitir a fixação adequada da prótese valvar sem um extravasamento paravalvar, enquanto permite um fluxo de saída do trato obstruído. Entretanto, um desbridamento muito agressivo pode resultar em perfurações da parede da aorta, defeito no septo interventricular ou danificar o folheto mitral, com resultante insuficiência mitral grave. Nos casos de endocardite, todo o tecido de granulação e as vegetações residuais devem ser removidos e desbridados para evitar recorrência da infecção na prótese implantada. A via de saída e a raiz da aorta devem ser extensivamente lavadas para garantir a remoção de pequenos grânulos e debris remanescentes.

Quando a valva original é removida e o anel satisfatoriamente desbridado, o anel é medido, utilizando-se as ferramentas fornecidas por cada fabricante das próteses valvares. É selecionada a prótese valvar de tamanho adequado e fixada no local.

As próteses mecânicas são implantadas utilizando a técnica de sutura com almofadas, deixando as almofadas no lado da aorta. Isso elimina o risco de que as almofadas volumosas possam interferir com os mecanismos do disco. Por outro lado, quando é selecionada uma prótese biológica, as almofadas podem ser colocadas no lado ventricular do anel. Isso irá permitir a colocação supra-anular de uma bioprótese ligeiramente maior. As suturas são então passadas no anel da prótese, e esta é fixada ao anel aórtico. Os óstios das artérias coronárias devem ser inspecionados e devem estar totalmente livres de impacto pela prótese valvar. A aortotomia é então fechada com sutura contínua de polipropileno, por vezes reforçado com Teflon no paciente mais idoso, com uma parede da aorta mais fina.

O paciente é então gradualmente desmamado da CEC, realizando manobras de retirada de ar das cavidades cardíacas com o cateter do átrio esquerdo e o cateter da aorta ascendente. Com o ecocardiograma transesofágico, a prótese é cuidadosamente avaliada em relação à sua competência e adequação do tamanho. Não deve haver vazamento paravalvar, e os gradientes na prótese valvar devem ser baixos. As pressões pulmonares elevadas ou redução do débito cardíaco devem alertar o cirurgião da possibilidade de um vazamento paravalvar não reconhecido.

A endocardite da valva aórtica também apresenta desafios cirúrgicos especiais. O processo infeccioso frequentemente resulta na formação de abscessos e fístulas, ocasionalmente intracardíacos. A primeira etapa mais importante na resolução desses problemas é o desbridamento agressivo de tecido infectado e desvitalizado. Não só a infecção residual coloniza a prótese implantada, mas o inadequado desbridamento da prótese valvar infectada e desvitalizada levará a deiscência com necessidade de uma nova cirurgia precocemente. Os abscessos são comuns no corpo fibroso intervalvar. O defeito anular deve ser coberto com um retalho de pericárdio. Muitas vezes, toda a raiz exige a excisão, necessitando de substituição por um tubo valvulado e reimplante dos óstios coronários. Os resultados para endocardite são dependentes do estado clínico do paciente no momento da cirurgia, bem como da etiologia da infecção. Os pacientes usuários de drogas intravenosas apresentam pior prognóstico, em grande parte relacionado à recorrência do vício, com reinfecção subsequente.

SUBSTITUIÇÃO PERCUTÂNEA DA VALVA AÓRTICA

Atualmente, a substituição da valva aórtica pode ser realizada com abordagens sem esternotomia, utilizando técnicas endovasculares. As próteses biológicas de pericárdio bovino ou suíno são fabricadas em um *stent* que é montado em um cateter. A prótese, que é de uma liga de titânio, é montada no cateter – com um diâmetro que varia de 18 a 24 French – é inserido via artéria femoral e expandido por balão ou a próteses é autoexpandida ao nível do anel aórtico (Fig. 19-15). A valva aórtica original é comprimida pela prótese, em vez de ser removida como é feito na substituição da valva aórtica na cirurgia convencional. Com frequência, o procedimento pode ser realizado com anestesia local, reduzindo significativamente a morbidade perioperatória. As indicações atuais para essa abordagem são para pacientes com estenose aórtica grave, seja com risco cirúrgico proibitivo, seja como alternativa à cirurgia em pacientes de alto risco (mortalidade perioperatória estimada de 15%). Embora a via de acesso

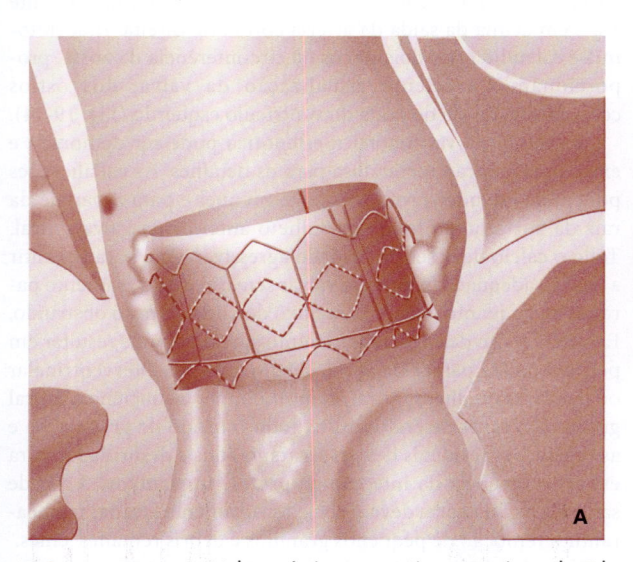

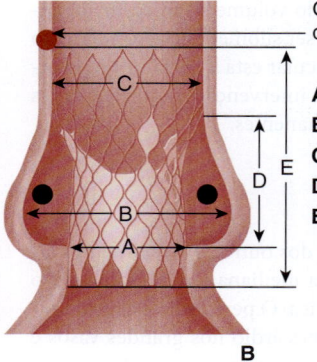

▲ **Figura 19-15 A.** Valva aórtica percutânea Sapien, da Edwards. (Reproduzida com permissão de Edwards Lifesciences, Irvine, California.) **B.** CoreValve, da Medtronic, atualmente em estudos clínicos. (Reproduzida com permissão de Medtronic CV Luxembourg SARL. The CoreValve System é um dispositivo em investigação e está limitado pelas leis dos EUA para uso apenas em pesquisa. CoreValve é uma marca registrada da Medtronic CV Luxembourg SARL.)

femoral seja mais utilizada, alguns pacientes com vasos periféricos pequenos ou doença aterosclerótica extensa não podem acomodar os sistemas de cateteres de grande tamanho. Abordagens alternativas incluem a artéria ilíaca, artéria axilar, aorta ascendente e o ápice do ventricular esquerdo. As duas últimas exigem minitoracotomia para a exposição. Os vazamentos paravalvar são comuns e a regurgitação moderada a grave ocorre em 10 a 15% dos pacientes. A sobrevida no longo prazo é menor em pacientes com insuficiência aórtica significativa. O acidente vascular encefálico representa uma preocupação, uma vez que os grandes cateteres percorrem o arco aórtico e a valva aórtica calcificada é dilatada, apresentando risco de embolização cerebral. Quando comparado diretamente à cirurgia em pacientes de alto risco, o risco de evento neurológico foi duas vezes maior com a substituição percutânea da valva aórtica (SPVA) (5,5 vs. 2,4%). Esse risco pode ser justificado no contexto de uma redução geral da mortalidade perioperatória para SPVA em comparação à substituição cirúrgica da valva aórtica nesses pacientes de alto risco (3,4 vs. 6,5%).

> Kodali SK et al: Two-year outcomes after transcatheter or surgical aortic valve replacement. *New Engl J Med* 2012;366:1686.
> Webb JG, Wood DA: Current status of transcatheter aortic valve replacement. *J Am Coll Cardiol* 2012;60:483.
> Whitlow PL et al: Acute and 12-month results with catheter-based mitral valve leaflet repair. *J Am Col Cardiol* 2012;59:130.

▼ AORTA TORÁCICA

A aorta ascendente representa uma continuação da raiz da aorta na junção sinotubular. O arco aórtico se estende desde a aorta ascendente, seguindo posteriormente e para a esquerda, originando os três "vasos da base" superiormente: as artérias inominada, carótida esquerda e subclávia esquerda. A aorta torácica continua a partir do arco aórtico na aorta torácica descendente após a emergência artéria subclávia esquerda. A aorta torácica descendente continua até o nível do diafragma, denominando-se aorta abdominal após o hiato diafragmático. Da aorta torácica descendente emergem os vasos brônquicos, esofágicos e vários ramos intercostais que contribuem como importantes fontes de fluxo sanguíneo para a medula espinal.

Algumas variantes comuns são observadas no padrão de ramificação da aorta torácica. A variante mais comum é o "arco bovino", no qual a artéria carótida esquerda se origina da artéria inominada. Uma artéria subclávia direita aberrante se origina na curvatura menor do arco aórtico distal e segue posterior ao esôfago, da esquerda para a direita. Ela está associada a causas raras de disfagia por compressão mecânica do esôfago. Outras variantes anormais do arco aórtico incluem o arco voltado para a direita e o ligamento arterial duplo, que pode levar à compressão da traqueia e do esôfago no início da vida e será discutida na segunda parte deste capítulo, Cardiopatias Congênitas.

ANEURISMAS DA AORTA TORÁCICA

▶ Fisiopatologia

Durante a sístole, a energia cinética transmitida pela ejeção ventricular é absorvida pela complacência da aorta, resultando em expansão e contração transitórios. A quantidade de energia absorvida é proporcional à proximidade ao ventrículo esquerdo. Como tal, os diferentes segmentos da aorta – ascendente, descendente e abdominal – apresentam diferentes características celulares para acomodar sua característica hidromecânica única. A quantidade de fibras elásticas é normalmente mais elevada na aorta ascendente. Essas fibras são sintetizadas e degradadas continuamente pelas células do músculo liso, e uma fragmentação progressiva dessas fibras está associada ao envelhecimento, sendo a razão para a dilatação progressiva da aorta ascendente nos idosos. No entanto, algumas condições adquiridas podem acelerar o processo, produzindo uma aorta patologicamente aumentada, resultando em aneurismas. A aterosclerose aórtica está associada à formação de aneurisma, predominantemente na aorta torácica descendente. O processo inflamatório se estende desde a camada íntima para a média, levando à ruptura das fibras elásticas. A degeneração cística da média é o resultado final de qualquer um dos processos degenerativos adquiridos, resultando na fragmentação das fibras elásticas e a perda de células musculares lisas. A fina camada média da aorta progressivamente se dilata e pode levar à ruptura ou dissecção. Infecção, condições inflamatórias e traumatismos também podem levar à degeneração focal da camada média e formação de aneurismas.

Algumas condições hereditárias também estão associadas a aneurismas da aorta torácica. A mais frequente é a síndrome de Marfan, uma anomalia autossômica dominante da fibrilina, um componente importante da elastina. Os pacientes com síndrome de Marfan apresentam degeneração aneurismática da aorta torácica em qualquer nível, mais frequentemente na aorta ascendente, na segunda e terceira décadas de vida. Os pacientes com valva aórtica bicúspide podem desenvolver aneurismas da aorta ascendente, provavelmente relacionados a anormalidades das células musculares lisas da aorta.

A história natural dos aneurismas não tratados da aorta torácica depende do tamanho e da etiologia. Quanto maior for o aneurisma, maior será a tensão na parede e, assim, o risco de ruptura ou dissecção. Acima de 5,5 cm de diâmetro máximo, há um aumento significativo do risco de ruptura, dissecção ou morte. Embora varie com a idade e a etiologia, existe uma taxa de crescimento razoavelmente previsível, estimada em aproximadamente 0,1 a 0,2 cm por ano. A síndrome de Marfan e outras causas genéticas das doenças da aorta torácica tendem a ter uma maior probabilidade de ruptura do aneurisma com tamanhos menores, e a taxa de crescimento é mais rápida do que a dos aneurismas torácicos adquiridos.

A maioria dos pacientes com aneurismas da aorta torácica é assintomática. O diagnóstico é muitas vezes estabelecido na radiografia de tórax de rastreamento, TC ou ecocardiograma

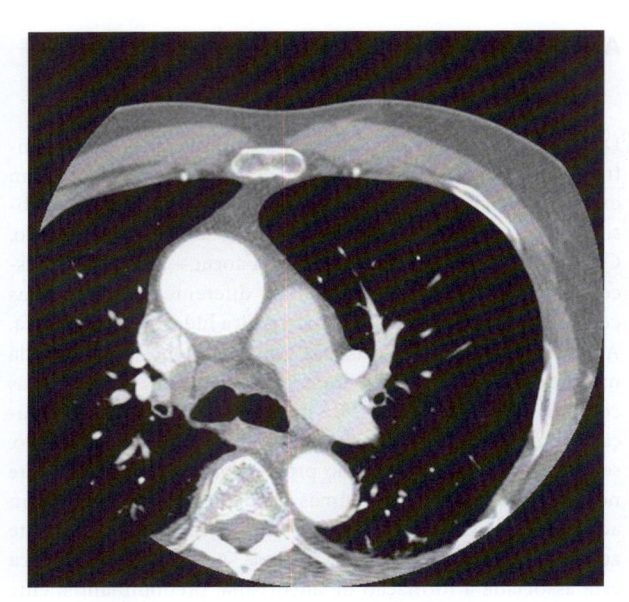

▲ **Figura 19-16** TC de uma aorta ascendente dilatada.

realizados para outras indicações. Ocasionalmente, os pacientes com aneurismas não rotos descrevem precordialgia, presumivelmente relacionada ao aumento rápido ou invasão de estruturas adjacentes. Infelizmente, muitos pacientes não são diagnosticados com aneurisma da aorta torácica até o momento da ruptura ou dissecção. A ruptura de um aneurisma ascendente normalmente se apresenta com uma dor forte no peito, enquanto aneurismas descendentes causam dores nas costas ou flancos.

▶ Exames diagnósticos

Em geral, em pacientes com aneurisma torácico sem ruptura, o exame físico é normal. A radiografia de tórax pode mostrar um mediastino alargado. O eletrocardiograma é útil apenas para a doença cardíaca associada. O ecocardiograma mostra dilatação da aorta ascendente ou da aorta descendente. A visualização do arco aórtico é normalmente prejudicada pela traqueia e pulmões.

A TC com contraste é o exame mais amplamente utilizado para aneurismas da aorta torácica (Fig. 19-16). A TC pode diagnosticar o aneurisma e descrever com precisão o seu tamanho e extensão, pode ser utilizada para comparação direta de pacientes tratados com conduta expectante e pode diferenciar a doença aneurismática isolada de uma dissecção aórtica. A reconstrução tridimensional é útil para avaliar com precisão o tamanho e a localização dos ramos aórticos. A limitação da TC é a necessidade de contraste iodado intravenoso, com as suas propriedades nefrotóxicas inerentes.

A ressonância magnética apresenta resolução de qualidade semelhante à TC, mas pode fornecer imagens dinâmicas para a avaliação cardíaca e não necessita de contraste iodado. A ressonância magnética, no entanto, é mais demorada e menos disponível em muitos centros. O cateterismo cardíaco e a aortografia são realizados apenas para o planejamento da intervenção cirúrgica, para excluir doença arterial coronariana ou hipertensão pulmonar.

▶ Tratamento cirúrgico

A indicação mais frequente para a cirurgia do aneurisma da aorta ascendente é o achado acidental quando se investiga outra doença cardíaca. Geralmente uma aorta ascendente assintomática superior a 4,5 a 5 cm de tamanho deve ser substituída no momento da substituição da valva aórtica ou revascularização do miocárdio, uma vez que o risco do procedimento não é significativamente alterado. Todos os pacientes com aneurisma de aorta ascendente sintomático devem ser submetidos à cirurgia de urgência, embora seja raro que os pacientes com aneurismas rotos da aorta ascendente sobreviverem tempo suficiente para ser dada esta oportunidade. Para os pacientes assintomáticos, sem doença cardíaca associada, a indicação cirúrgica ocorre quando o diâmetro máximo da aorta ascendente for superior a 5,5 cm. Para pacientes com síndrome de Marfan, a cirurgia é indicada em menores diâmetros. Além disso, para pacientes acompanhados por TCs seriadas, um aumento de pelo menos 1 cm da aorta ascendente justifica a indicação de cirurgia.

As rupturas ou as dissecções súbitas são menos frequentes na aorta descendente e, portanto, as indicações para a cirurgia são menos rigorosas. Em geral, a cirurgia deve ser considerada quando o aneurisma atinge 6 cm de diâmetro máximo ou quando um aumento de, pelo menos 1 cm, ocorre no período de 1 ano. Em pacientes com síndrome de Marfan há indicação de cirurgia com tamanhos menores da aorta para evitar complicações graves. Cada vez mais, a aorta torácica descendente é tratada com técnicas endovasculares. Os *stents* com balão ou autoexpansíveis são recobertos com enxertos vasculares e são inseridos e implantados por meio de vasos periféricos, selando os colos proximal e distal do aneurisma da aorta torácica descendente, as assim chamadas "zonas de liberação". Embora o aneurisma não seja removido, a pressão intravascular no saco aneurismático desaparece, eliminando o risco de ruptura (Fig. 19-17). Como o procedimento não exige toracotomia e pinçamento aórtico, a morbidade é substancialmente menor. No entanto, vazamentos periprótese são frequentes, os quais não excluem completamente o fluxo de sangue no saco aneurismático. Esses vazamentos podem resultar em complicações tardias relacionadas ao aneurisma. Os tratamentos endovasculares dos aneurismas da aorta torácica descendente continuam a evoluir com o aumento da experiência clínica e a melhora tecnológica dos dispositivos.

O tratamento clínico de aneurismas da aorta ascendentes ou descendentes pequenos envolve o controle rigoroso da pressão arterial, com uso de agentes β-bloqueadores, a fim de reduzir a força da ejeção ventricular contra a parede fina e fraca da aorta; restrição da atividade física para evitar o esforço; interrupção do tabagismo; e perda de peso. Os pacientes acompanhados com aneurisma da aorta ascendente ou descendente devem realizar exames de imagem seriados para identificação de crescimento do aneurisma e possível intervenção cirúrgica.

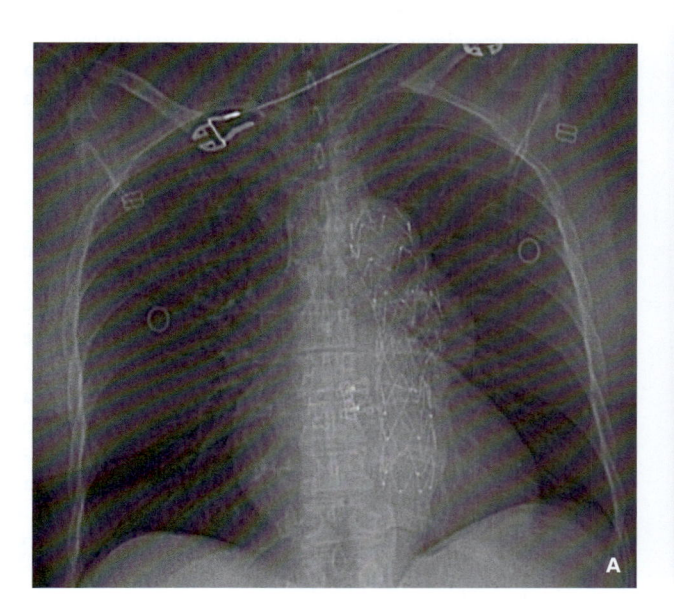

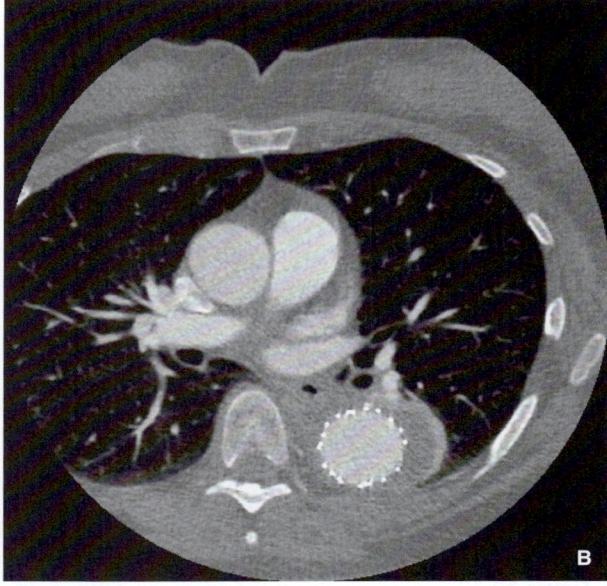

▲ **Figura 19-17** Reparo endovascular de um aneurisma da aorta descendente. **A.** Radiografia de tórax. **B.** Imagem de TC. Observe a exclusão do contraste no saco antigo do aneurisma.

DISSECÇÃO DA AORTA

Fisiopatologia

A dissecção da aorta torácica é uma das condições mais temidas em toda a medicina devido à mortalidade extremamente alta e a velocidade com que suas lesões se tornam irreversíveis. Uma pequena ruptura na camada íntima da aorta permite que o fluxo de sangue saia do lúmen e percorra uma distância variável no interior da camada média. Dependendo da localização da lesão da íntima e da direção em que o sangue flui, a dissecção da aorta pode ser categorizada com base em duas importantes classificações. A classificação de DeBakey descreve a localização e a extensão, enquanto a classificação de Stanford, mais simplificada, utiliza apenas a localização da área com dissecção. O tipo A de dissecção de Stanford envolve a aorta ascendente; o tipo B de Stanford envolve o arco ou aorta descendente (Fig. 19-18).

A etiologia precisa da dissecção de aorta não é clara, mas existe uma associação evidente com várias outras condições, incluindo os aneurismas da aorta, hipertensão arterial, tabagismo, gravidez e trauma intravascular recente. Quando o sangue entra no plano da camada média, a camada íntima "flutua" no interior do lúmen da aorta e tem uma aparência característica na TC (Fig. 19-19). O sangue no interior da falsa luz retorna ao lúmen verdadeiro por meio de quaisquer reentrada ou orifícios criados naturalmente, seja a partir de ruptura dos ramos laterais ou de reentrada no término do falso lúmen. O fluxo sanguíneo para os ramos aórticos pode ficar comprometido devido à oclusão pelo *flap* da camada íntima, causando isquemia, condição chamada de má perfusão. A má perfusão pode envolver as artérias coronárias, ramos do arco aórtico para o cérebro, as artérias renais, as artérias mesentéricas ou ramos das extremidades inferiores ou medula espinal. O sangue também pode extravasar através da adventícia, causando uma ruptura livre. A ruptura é mais provável no tipo A de dissecção de Stanford, em função da localização

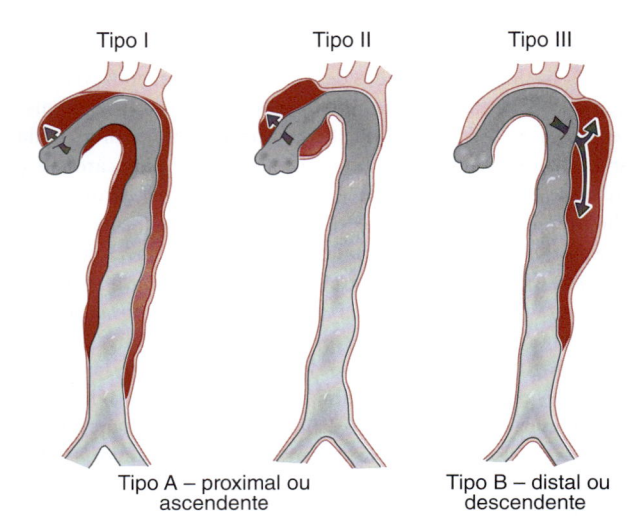

▲ **Figura 19-18** Classificações de DeBakey e Stanford de dissecção da aorta. Os tipos I e II de DeBakey representam o tipo A de Stanford, enquanto o tipo III de DeBakey é equivalente ao tipo B de Stanford.

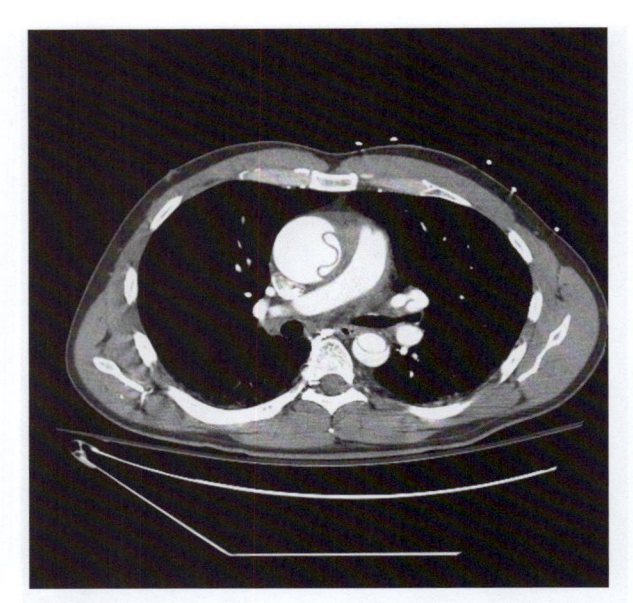

▲ **Figura 19-19** TC de uma dissecção aguda da aorta. A dissecção do tipo A de Stanford envolve a aorta ascendente e descendente. O grande falso lúmen obstrui quase completamente o lúmen verdadeiro.

intrapericárdica da aorta ascendente e do aumento das forças mecânicas relacionadas à proximidade da via de saída do ventrículo esquerdo. As dissecções do tipo B na aorta descendente não apresentam as mesmas forças mecânicas, porque a aorta mais proximal absorve uma quantidade significativa da energia cinética. Além disso, o tecido extrapleural ajuda a reforçar a adventícia enfraquecida, contendo potenciais rupturas.

Além da ruptura livre intrapericárdica da dissecção do tipo A, há dois outros modos de morte precoce responsáveis por quase 50% da taxa de mortalidade associada ao tipo A de dissecção. A má perfusão dos óstios coronários, normalmente da artéria coronária direita, leva ao infarto agudo do miocárdio, resultando em arritmias ventriculares e disfunção miocárdica com choque. Além disso, a dissecção retrógrada comprometendo o anel aórtico pode provocar a desinserção das cúspides aórticas. A desinserção da cúspide aórtica leva a prolapsos para o ventrículo durante a diástole, produzindo insuficiência valvar aórtica maciça.

Os pacientes com dissecção da aorta se queixam de dor torácica dilacerante ou de sensação de esmagamento no peito. Os pacientes frequentemente apresentam hipertensão e taquicardia. O diagnóstico muitas vezes pode ser confundido com infarto agudo do miocárdio, ureterolitíase, colelitíase ou pancreatite. Os pacientes com má perfusão podem apresentar dor abdominal ou no flanco, em função de isquemia renal ou mesentérica, dor ou parestesias nas extremidades inferiores por oclusão da artéria ilíaca, acidente vascular encefálico a partir de oclusão da artéria carótida, ou paralisia aguda por oclusão dos vários ramos para a medula espinal. Esses sintomas de má perfusão muitas vezes podem prevalecer sobre a dor na região dorsal ou torácica da dissecção, confundindo a avaliação diagnóstica. O retardo no diagnóstico é extremamente comum na dissecção aguda da aorta.

▶ Exames diagnósticos

No exame físico, os pacientes parecem gravemente doentes e apresentam taquicardia e hipertensão. A hipotensão leva à suspeita de tamponamento cardíaco, infarto do miocárdio, insuficiência valvar aórtica ou ruptura livre. A pressão arterial deve ser avaliada em todas as quatro extremidades para documentar anormalidades de perfusão por oclusão vascular ocasionada pelo *flap* da dissecção. A dor abdominal deve levar a avaliação imediata de possível má perfusão mesentérica e renal. Os déficits neurológicos podem sugerir embolia cerebral ou isquemia espinal.

As radiografias de tórax são frequentemente realizadas como exame diagnóstico inicial. Elas podem revelar alargamento do mediastino, derrame pleural à esquerda ou cardiomegalia, quando o tamponamento cardíaco está presente. A TC é o exame de imagem padrão utilizado para diagnosticar a dissecção da aorta e deve ser realizada imediatamente nos pacientes com dor dilacerante na região dorsal e torácica. A TC diagnostica a doença e identifica aneurisma associado, bem como órgãos em risco de má perfusão. O ecocardiograma transesofágico tem um papel fundamental em pacientes com dissecção aórtica. O ETE exclui o envolvimento da aorta ascendente nos casos duvidosos na TC. Além disso, o ETE identifica disfunção cardíaca e, mais importante, a insuficiência valvar aórtica, em função da extensão da dissecção na raiz da aorta.

▶ Tratamento

A. Tratamento clínico

O tratamento inicial de um paciente com dissecção aórtica aguda é o controle imediato da pressão arterial elevada. Opioides podem ser administrados inicialmente para controle da dor e redução dos níveis de catecolaminas. Os agentes β-bloqueadores são fundamentais, não apenas para reduzir a pressão, mas também para diminuir a força de contração e o *sheer stress* diretamente sobre o tecido aórtico enfraquecido. O esmolol é um agente de curta ação, que pode ser administrado em infusão contínua, a fim de obter o controle da pressão arterial, evitando a bradicardia ou hipotensão excessivas. Quando a pressão permanece elevada, pode ser administrado um vasodilatador arterial, como o nitroprussiato, com o objetivo de manter a pressão arterial sistólica em 100 a 120 mmHg.

Os pacientes com dissecção aórtica do tipo B são primeiramente manejados clinicamente, com controle da dor e da pressão arterial, bem como de observação dos sinais de má perfusão ou ruptura. A maioria dos pacientes com dissecção do tipo B pode receber alta hospitalar com segurança, assim que for alcançado o controle da pressão arterial e o paciente não apresentar mais dor. Eles devem ser cuidadosamente acompanhados com um bom controle anti-hipertensivo, e também com TC para avaliar o comportamento do diâmetro da aorta descendente. As indicações para intervenção cirúrgica na dissecção aórtica aguda do tipo B é a manutenção da torácica, apesar do controle adequado da pressão arterial, aumento do aneurisma acima de 6 cm ou evidências de ruptura iminente na TC.

B. Tratamento cirúrgico

1. Indicações — Os pacientes com dissecção aórtica do tipo A devem ser submetidos à cirurgia de emergência para evitar uma das três complicações fatais associadas a 95% dos pacientes com dissecções não tratadas. Essas complicações incluem a ruptura com tamponamento intrapericárdico, insuficiência valvar aórtica ou infarto agudo do miocárdio. Confirmado o diagnóstico da dissecção do tipo A, por TC ou ETE, o paciente deve ser encaminhado imediatamente para o centro cirúrgico, para preparação para cirurgia de emergência. A única exceção à cirurgia de emergência imediata é quando existem sinais de má perfusão de órgãos abdominais. Embora essa estratégia permaneça controversa, alguns cirurgiões defendem uma investigação com angiografia para verificar os sinais de má perfusão. Utilizando uma associação de fluoroscopia com contraste, ultrassonografia intravascular e cateterização seletiva de todos os ramos da aorta, com medidas de pressão, a extensão da dissecção pode ser avaliada, e as áreas de má perfusão podem ser identificadas. Quando o *flap* da íntima estiver obstruindo qualquer ramo da aorta, podem ser feitas fenestrações por meio de cateteres com balão, para restabelecer o fluxo de um lúmen falso para o verdadeiro, voltando à perfusão dos órgãos isquêmicos. Embora os pacientes com má perfusão grave possam apresentar taxas de mortalidade de quase 80%, estudos mais recentes, que adotaram uma estratégia de fenestração inicial com cateter, seguida por reparo cirúrgico, mostraram taxas de mortalidade estimadas, em pacientes selecionados, de menos de 20%. Com as técnicas de tratamento percutâneo com cateteres se tornando cada vez mais universalmente disponíveis, essa estratégia de retardo do reparo cirúrgico tem se tornado mais amplamente difundida.

2. Técnicas — Assim que o paciente é diagnosticado com uma dissecção do tipo A, a cirurgia de emergência é geralmente indicada. As artérias femoral ou axilar são expostas para a canulação e instalação da CEC. É realizada uma esternotomia mediana, expondo a aorta ascendente dilatada e dissecada. Após a administração de 300 UI/kg de heparina, o paciente é canulado para CEC, utilizando o átrio direito para drenagem venosa. O paciente é resfriado rapidamente para 18 °C, para preparação da parada circulatória em hipotermia. Um cateter é colocado no seio coronário para infundir a cardioplegia retrógrada, para proteção do miocárdio. A drenagem ventricular esquerda é realizada através da veia pulmonar superior direita. Quando a temperatura central do corpo atinge 18 °C, a CEC é interrompida e a aorta ascendente pode ser aberta. A aorta dissecada é removida, normalmente se estendendo ao longo da curvatura menor do arco aórtico. O arco remanescente é cuidadosamente inspecionado para lacerações adicionais da íntima. Um enxerto de Dacron, de tamanho adequado é, então, anastomosado no arco aórtico com fio de polipropileno ancorados em feltros de Teflon. A CEC pode ser restabelecida, retirando-se o ar e debris para fora da anastomose. O clampeamento aórtico pode, então, ser realizado no enxerto de Dacron. A aorta ascendente proximal é ressecada na junção sinotubular, e o enxerto de Dacron é cortado no tamanho adequado. A anastomose proximal é realizada de modo semelhante, com suturas ancoradas com feltro de Teflon em sutura contínua. Um cateter, para retirada do ar, é colocado no enxerto, e o clampeamento da aorta é removido. O paciente é reaquecido e desmamado da CEC.

Às vezes, a doença se estende proximalmente até a raiz da aorta, exigindo reconstrução ou ressecção. Quando a raiz da aorta não está muito aumentada, o *flap* da dissecção pode ser anastomosado à adventícia com fio de polipropileno ancorado em feltro de Teflon para obliterar o falso lúmen. As comissuras da valva aórtica podem ser novamente suspensas na parede aórtica com pontos ancorados em feltro de Teflon. Quando o arco aórtico é dilatado, os tecidos dos seios e da valva podem ser retirados e substituídos por um tubo valvado com prótese valvar mecânica, anastomosando os óstios coronários, utilizando a técnica de Bentall (Fig. 19-20). Em alguns casos, todo o arco aórtico deve ser removido e substituído por enxerto de Dacron. Quando o arco aórtico é significativamente aneurismático e a laceração da íntima se encontra no arco aórtico ou o paciente apresenta síndrome de Marfan, todo o arco deve ser substituído. Cada ramo do arco pode ser reimplantado individualmente ao enxerto, ou os três vasos podem ser anastomosados como uma ilha, ou enxertos multirramificados de Dacron, com os ramos pré-suturados, podem ser anastomosados a cada ramo individual do arco. Quando o arco é reconstruído, será necessária uma duração maior da parada circulatória em hipotermia. A perfusão cerebral poderá ser realizada por meio de cateter com balão, inserido diretamente nas artérias inominada e carótida esquerda. Um fluxo sanguíneo a uma velocidade de 600 cc/min a 18 °C é geralmente considerado adequado para evitar o dano neurológico.

3. Resultados — Como descrito anteriormente, a mortalidade da dissecção aórtica aguda pode chegar a 50%, uma vez que muitos pacientes irão apresentar a ruptura antes de chegar a um hospital qualificado. A mortalidade cirúrgica varia de 10 a 20%, incluindo vieses de seleção na escolha dos candidatos à cirurgia. As causas de morte são principalmente relacionadas à síndrome de má perfusão, resultando em isquemia neurológica, intestinal ou de extremidades. A lesão cerebral relacionada à parada circulatória em hipotermia é limitada e pode resultar em um acidente vascular encefálico clinicamente significativo em menos de 5% dos pacientes. A sobrevida no longo prazo, após o reparo da dissecção aórtica aguda, é boa, aproximadamente 50 a 60% em 10 anos.

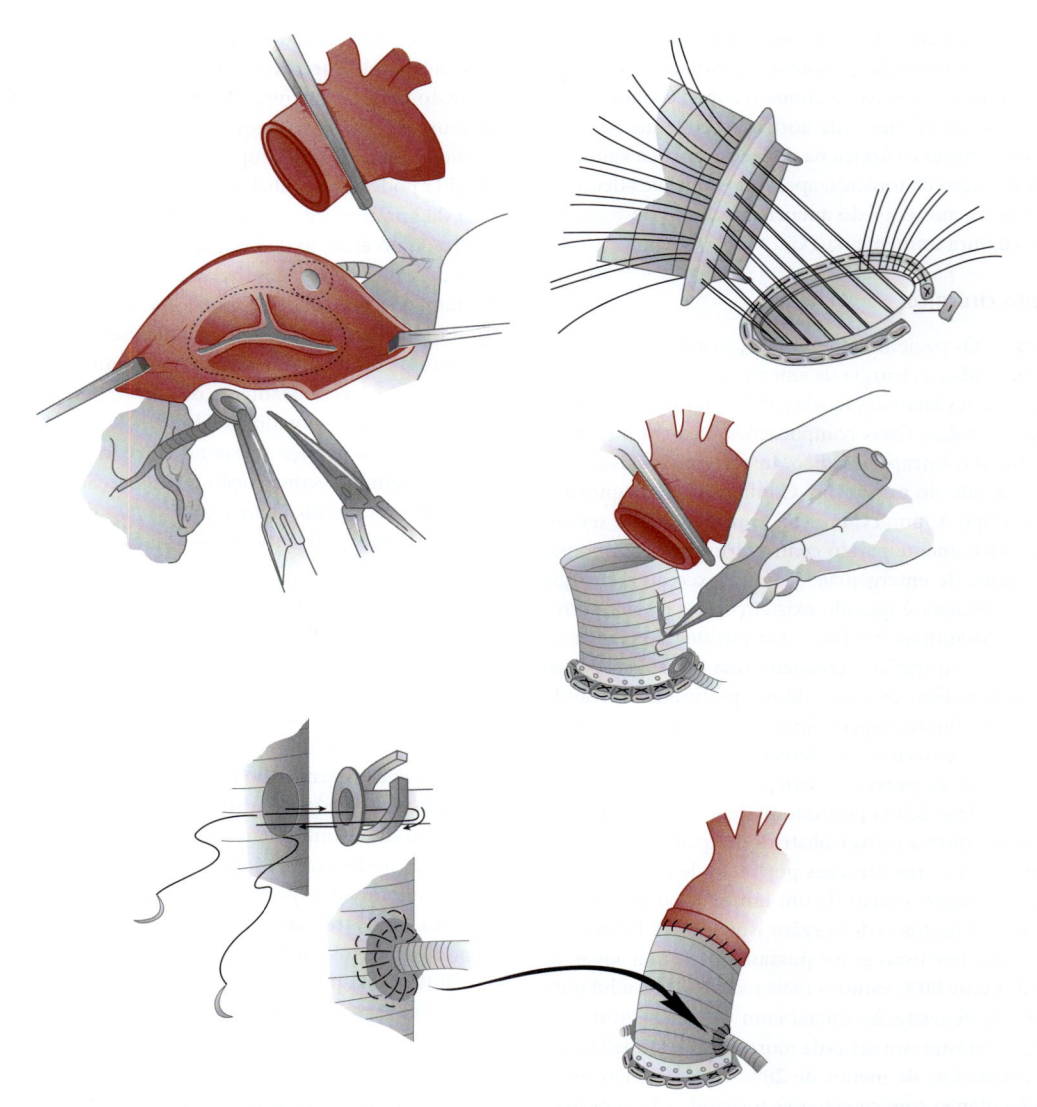

▲ **Figura 19-20** Substituição da raiz da aorta por conduto valvar mecânico com a técnica de Bentall. A valva aórtica e a raiz da aorta são substituídas, e as artérias coronárias são diretamente reimplantadas. (Retirada de Cohn LH. *Cardiac Surgery in the Adult*, 3ª ed. McGraw-Hill, 2007.)

El-Sayed H, Ramlawi B: The current status of endovascular repair of thoracic aortic aneurysms. *Methodist Debakey Cardiovasc J* 2011;7:15.

Goddney PP et al: Survival after open *versus* endovascular thoracic aortic aneurysm repair in an observational study of the Medicare population. *Circulation* 2011;124:2661.

Patel HJ et al: Operative delay for peripheral malperfusion syndrome in acute type A aortic dissection: a long-term analysis. *J Thorac Cardiovasc Surg* 2008;135:1288.

TRATAMENTO CIRÚRGICO DA INSUFICIÊNCIA CARDÍACA

TRANSPLANTE CARDÍACO

▶ **Indicações**

A incidência de insuficiência cardíaca congestiva (ICC) está constantemente aumentando, em função do aumento da sobrevida da população e redução da mortalidade por infarto do miocárdio. Quase 5 milhões de norte-americanos vivem com insuficiência cardíaca, e 500.000 novos casos são diagnosticados anualmente. As causas são multifatoriais, mas a etiologia mais frequente está relacionada à cardiopatia isquêmica, com vários eventos isquêmicos e comprometimento da função miocárdica. A sobrecarga crônica de volume ventricular por doenças valvar não diagnosticada ou defeitos septais intracardíacos pode resultar em miocardiopatia e insuficiência cardíaca avançada. Outras causas de insuficiência cardíaca incluem miocardite viral, miocardiopatia puerperal e miocardiopatia dilatada idiopática.

Todos esses processos levam ao mesmo resultado: perda da contratilidade miocárdica com diminuição do débito cardíaco, pressões de enchimento cardíaco diastólica elevadas e respostas adaptativas neuro-hormonais patológicas. Isso leva a um aumento do tônus simpático, resistência vascular periférica elevada e retenção de sal e água, criando um ciclo vicioso, com maior redução do débito cardíaco, edema e congestão pulmonar.

O tratamento clínico inclui redução da ingestão de sal e estímulo à prática de exercícios para reduzir a atividade simpática. Diuréticos e inibidores da aldosterona para neutralizar o sistema renina-angiotensina inadequadamente ativado. Os inibidores da enzima de conversão da angiotensina diminuem a resistência vascular periférica e alteram a matriz miocárdica intracelular, permitindo oportunidades de reversão do remodelamento cardíaco. As propriedades inotrópicas dos glicosídeos digitálicos mostraram reduzir a admissão hospitalar por descompensação da insuficiência cardíaca, embora, em níveis elevados, sejam capazes de aumentar a mortalidade em função de suas propriedades pró-arrítmicas. Os agentes β-bloqueadores reduzem o tônus simpático, permitem a suprarregulação dos β-receptores e reduzem a mortalidade em pacientes com insuficiência cardíaca avançada. Com a dilatação do ventrículo esquerdo, são geradas vias de reentrada elétrica, predispondo a arritmias ventriculares malignas e morte súbita cardíaca. Atualmente, fortes evidências mostram que o implante de desfibriladores cardíacos internos automáticos reduz a mortalidade, e o seu uso tem se tornado uma prática padrão no tratamento da insuficiência cardíaca. Além disso, pacientes selecionados com distúrbios no sistema de condução podem se beneficiar de terapia de ressincronização cardíaca pela inserção de marcapassos biventriculares, que estimulam os ventrículos esquerdo e direito simultaneamente.

A eficácia do tratamento clínico é frequentemente descrita pela classificação da New York Heart Association (NYHA) (Tab. 19-3). Com piora funcional do paciente, segundo a classificação da NYHA, apesar do tratamento clínico adequado, devem ser feitas considerações sobre o transplante cardíaco. Como o transplante cardíaco permanece como um recurso escasso, a seleção de pacientes é fundamental para maximizar os resultados. Critérios de exclusão foram estabelecidos com base em sólidas evidências de alto risco perioperatório ou pobre sobrevida a longo prazo. Os critérios são listados na Tabela 19-4. Os critérios de exclusão mais frequentemente aplicados incluem idade avançada, lesão de órgãos-alvo por diabetes, insuficiência renal crônica (creatinina sérica > 2,5 mg/dL), dificuldade para realizar o tratamento clínico pós-transplante ou instabilidade psicossocial e obesidade mórbida (índice de massa corporal > 35).

Tabela 19-3 Classificação da New York Heart Association para os sintomas de insuficiência cardíaca

I	Sem limitações
II	Dispneia com atividades simples
III	Dispneia com atividades menos simples
IV	Dispneia

Estabelecer critérios de inclusão concretos é mais complicado, porque geralmente é difícil prever a mortalidade nessas populações. Historicamente, a seleção de pacientes é feita pela avaliação do estresse com exercícios e determinação do consumo máximo de oxigênio (VO_2 máx). Os pacientes com VO_2 máx com menos de 10 mL/kg/min apresentam uma vantagem definitiva na sobrevida com o transplante, e os pacientes com um pico de VO_2 abaixo de 14 mL/kg/min e classe III ou IV da NYHA também parecem ter vantagem na sobrevida. Recentemente, vários modelos de escores permitiram uma estratificação de risco mais precisa da mortalidade para pacientes ambulatoriais com insuficiência cardíaca avançada. Esses modelos se mostraram úteis para pacientes com testes de exercício de avaliação de risco intermediário, como aqueles com um pico de VO_2 entre 10 e 14 mL/kg/min. O Heart Failure Survival Score (HFSS) utiliza sete indicadores independentes de mortalidade, com grupos de alto, médio e baixo risco para mortalidade em 1 ano. Essas variáveis incluem o pico de VO_2, intervalo do QRS, fração de ejeção, sódio sérico, frequência cardíaca em repouso, etiologia isquêmica vs. não isquêmica e pressão arterial média. Os pacientes com escores de pico de VO_2 intermediários devem ser considerados para o transplante quando os modelos de escores, como o HFSS indicarem risco alto ou mediano para mortalidade.

Os transplantes cardíacos são alocados de acordo com um protocolo de prioridades, com base na necessidade e distribuição geográfica. Os pacientes são inseridos em um sistema de classificação, como o listado na Tabela 19-5. Pacientes com status 1A recebem a prioridade mais elevada, como aqueles que necessitam de suporte ventilatório mecânico, os que não permitem alta hospitalar, os pacientes com suporte ventilatório insuficiente ou os pacientes que necessitam de infusão de agentes inotrópicos em

Tabela 19-4 Critérios de exclusão para transplantes cardíacos

Insuficiência renal grave
Doença maligna recente
Idade avançada
Obesidade
Resistência vascular pulmonar elevada
Dificuldade para cumprimento da prescrição médica

altas doses e exigem cateterismo da artéria pulmonar para monitoramento contínuo das pressões de enchimento intracardíacas. Os pacientes classificados com status 1B são aqueles com suporte circulatório implantável ambulatorial ou os que necessitam de infusões contínuas de inotrópicos em baixas doses, sem cateterismo arterial pulmonar. Os pacientes são considerados status 2 quando não necessitam de agentes inotrópicos ou suporte mecânico circulatório. Os pacientes são classificados como status 7 quando apresentam condições inadequadas temporárias para o transplante. Os órgãos são alocados em um algoritmo complexo, que considera o status do paciente, tamanho, compatibilidade de grupo sanguíneo e situação geográfica.

Técnicas

Os pacientes são avaliados rapidamente para garantir que eles não apresentaram alterações no seu estado de saúde desde a última avaliação para o transplante. Em especial, o estado de anticoagulação é avaliado e revertido, quando necessário, a função renal deve ser razoavelmente estável e deve ser inserido um cateter na artéria pulmonar para assegurar que a resistência vascular pulmonar não se alterou significativamente, desde a última avaliação. Os problemas potenciais devem ser discutidos entre o cirurgião cardíaco e o cardiologista.

Após a confirmação da equipe de procura de que existe um doador adequado, o receptor é anestesiado e preparado. É realizada uma esternotomia mediana. Atualmente, a grande maioria dos receptores já se submeteu previamente a uma cirurgia cardíaca, muitas vezes incluindo a inserção de dispositivos de assistência ventricular. Portanto, um tempo significativo pode ser necessário para dissecção e identificação das estruturas cardíacas, e esse tempo adequado deve ser permitido. O paciente é heparinizado até atingir um tempo de coagulação de pelo menos 450 segundos. A cânula arterial é colocada na curvatura menor do arco aórtico para permitir uma preparação aórtica adequada, especialmente quando o receptor apresenta dispositivos de assistência ventricular. A canulação venosa é realizada diretamente nas veias cavas superior e inferior, e o paciente é colocado na CEC. As veias cavas são laçadas e fechadas, e a aorta é clampeada 20 a 30 minutos antes da chegada do coração do doador. A cardiectomia é realizada inicialmente ao longo do sulco atrioventricular direito e se estende para baixo até o seio coronário. A aorta é seccionada logo acima das artérias coronárias, evitando a entrada no teto do átrio esquerdo ou lesão da artéria pulmonar direita. A artéria pulmonar é seccionada ao nível da válvula pulmonar. O septo interatrial é aberto, e o átrio esquerdo é dividido ao longo do anel da valva mitral. Quando o coração é removido, o átrio esquerdo é preparado, removendo a aurícula e a porção do septo interatrial.

O coração do doador é cuidadosamente inspecionado para anomalias, incluindo um forame oval patente. O *cuff* atrial é preparado para se adequar ao tamanho do receptor. A anastomose atrial esquerda é realizada com sutura contínua de polipropileno, evertendo as bordas para minimizar a incorporação de tecido epicárdico no átrio. Antes de terminar a anastomose, a retirada do ar é realizada com um cateter colocado através da veia pulmonar superior direita via valva mitral no ventrículo esquerdo. Isso irá facilitar a retirada de ar e evitar o reaquecimento prematuro de efluentes pulmonares. As aortas ascendentes do doador e do receptor são adequadamente preparadas e as anastomoses são realizadas com sutura contínua de polipropileno. Após o término da anastomose o clampeamento aórtico deve ser removido, finalizando, assim, o período de isquemia fria. Manobras de retirada de ar na aorta ascendente e no ventrículo esquerdo são realizadas. Normalmente ocorre o reinício espontâneo da atividade cardíaca. A anastomose da veia cava inferior é realizada com sutura contínua de polipropileno. Um aspirador flexível é colocado na veia cava superior do coração do doador e avançado até o seio coronário para melhorar a visualização. A anastomose da veia cava superior é realizada com sutura contínua de polipropileno e as veias cavas são liberadas. A anastomose da artéria pulmonar é realizada com sutura contínua de polipropileno, normalmente com reforço da parede posterior. Deve-se tomar cuidado para evitar o excesso de comprimento e potencial risco de angulação da artéria pulmonar. A técnica descrita é para um implante *bicaval*. Com uma técnica *biatrial*, a cardiectomia do receptor preserva as veias cavas superior e inferior, em vez de criar uma atriotomia ao longo da parede lateral do átrio direito. A veia cava superior do doador é ligada, e é realizada uma incisão na veia cava inferior, que se estende por vários centímetros ao longo da parede atrial posterolateral. Essa abordagem mais antiga é tecnicamente mais fácil, mas está associada a uma incidência maior de regurgitação tricúspide e arritmias atriais e, portanto, é menos desejável.

O paciente é reaquecido, ventilado e, então, retirado da CEC. Quando o ritmo sinusal está abaixo de 100 a 110 batimentos/min, é colocado um marcapasso atrial. O suporte inotrópico é normalmente necessário em virtude do período de isquemia fria, mesmo para corações doadores jovens e vigorosos. A disfunção ventricular direita é a complicação mais frequentemente observada, atribuída à hipertensão pulmonar do receptor em um

Tabela 19-5 Critérios de distribuição do órgão na lista de espera para transplante cardíaco

Prioridade da listagem	Critérios Clínicos
1A	Paciente em assistência circulatória com oxigenador de membrana, balão intra-aórtico, ventilação mecânica ou dispositivo de assistência ventricular com evidências de mau funcionamento ou de complicações relacionadas ao dispositivo Dependente de infusões de 2 inotrópicos ou 1 inotrópico em altas doses (7,5 mcg/kg/min de dobutamina, dopamina ou 0,5 μg/kg/min de milrinona) com cateter arterial pulmonar
1B	Dependente de dispositivo de assistência ventricular ou infusão de inotrópicos
2	Elegível para transplante, mas não dependente de inotrópicos ou suporte circulatório mecânico
7	Em espera; temporariamente clinicamente não adequado para transplante

coração "não tratado" e a sensibilidade inerente do ventrículo direito para preservação da lesão. Isso pode ser exacerbado por sangramento pós-operatório, necessitando de transfusões de sangue com sobrecarga de volume e piora da resistência vascular pulmonar. A administração criteriosa de volume, estimulação cardíaca com marcapasso e infusão de catecolaminas podem sobrepor a disfunção do ventrículo direito. Óxido nítrico ou prostaciclinas podem reduzir seletivamente a resistência vascular pulmonar e aumentar estabilidade hemodinâmica.

A imunossupressão após o transplante cardíaco é semelhante àquela para todos os órgãos sólidos e inclui agentes antimetabólicos, como micofenolato, inibidores de calcineurina, como a ciclosporina ou tacrolimo, além de corticosteroides. Em função de sua nefrotoxicidade, o início dos inibidores de calcineurina é frequentemente adiado no pós-operatório imediato. Como alternativa, a terapia de indução com anticorpos monoclonais ou policlonais contra células imunes específicas pode ser administrada. Embora o uso rotineiro de terapia de indução não tenha demonstrado melhores resultados, seu uso selecionado para pacientes com insuficiência renal perioperatória pode ser benéfico.

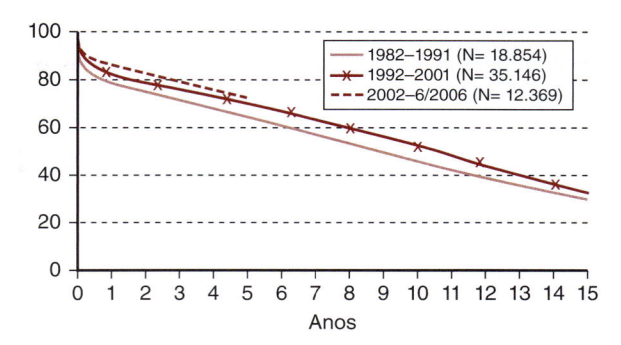

▲ **Figura 19-21** Curvas de Kaplan-Meier para sobrevida de transplantes cardíacos de adultos, realizados entre janeiro de 1982 e junho de 2006, por década. Todas as comparações são significativas para $p < 0,0001$. (Reproduzida com permissão de Taylor DO et al: Registry of the International Society for Heart and Lung Transplantation: twenty-fifth official adult heart transplant report—2008. *J Heart Lung Transplant* 2008;27:943.)

▶ Resultados

Apesar da ausência de estudos randomizados prospectivos, o transplante cardíaco oferece vantagens na sobrevida ao longo prazo sobre o tratamento clínico para pacientes adequadamente selecionados com insuficiência cardíaca avançada. As taxas de sobrevida aumentaram desde a introdução do procedimento em 1967, com a sobrevida em 1 ano hoje sendo de cerca de 85%. As mortes mais precoces são atribuídas a complicações perioperatórias ou rejeição grave. Após esse período inicial crítico, permanece com uma diminuição linear na sobrevida, com taxas de aproximadamente 3 a 4% por ano, e essa taxa não diminuiu nos últimos 20 anos. As causas de morte incluem a vasculopatia do transplante, infecções oportunistas, doenças malignas relacionadas à imunossupressão e rejeição. A vasculopatia do transplante é uma doença arterial coronariana acelerada específica do receptor de transplante cardíaco e é o resultado de lesões vasculares repetidas e resposta inflamatória persistente. As estatinas e os suplementos vitamínicos parecem diminuir a progressão da vasculopatia, mas a natureza difusa da doença a torna menos suscetível à revascularização cirúrgica percutânea. A sobrevida média após o transplante cardíaco é estimada em 10 a 11 anos (Fig. 19-21).

SUPORTE MECÂNICO CIRCULATÓRIO

▶ Indicações

Embora o transplante cardíaco tenha sido considerado o tratamento padrão para a insuficiência cardíaca avançada, a disponibilidade limitada de doadores adequados oferece suporte para apenas uma pequena porcentagem de pessoas necessitadas. O suporte mecânico para assistência circulatória, temporário ou definitivo, para tratamento da insuficiência cardíaca avançada, progrediu muito nos últimos 40 anos. Desde a introdução da CEC por Gibbon em 1953, a tecnologia das bombas sanguíneas mecânicas tem se tornado cada vez mais sofisticada, permitindo o tratamento de uma população crescente de pacientes ambulatoriais, pois os dispositivos vêm diminuindo de tamanho, melhor biocompatibilidade sanguínea e aumento da durabilidade da bomba. Com a rápida evolução em andamento, as indicações, as técnicas e os resultados esperados irão mudar drasticamente. Mais do que qualquer outro aspecto da cirurgia cardíaca, é provável que o tratamento utilizado hoje seja significativamente diferente em um futuro breve.

As indicações para o suporte circulatório mecânico são disfunção cardíaca grave, apesar do tratamento clínico máximo. Entretanto, há três objetivos diferentes do suporte que representam populações muito diferentes de pacientes e de quadros clínicos: ponte para recuperação, ponte para o transplante e terapia definitiva. O choque cardiogênico pode ter causas reversíveis, como miocardiopatia puerperal ou viral, infarto agudo do miocárdio e choque pós-cardiotomia. O início do suporte circulatório mecânico é capaz de restabelecer a hemodinâmica, diminuir a sobrecarga ventricular e permitir um tempo para recuperação do miocárdio. Pacientes com insuficiência cardíaca crônica, candidatos adequados para transplante cardíaco, podem piorar rapidamente, levando a disfunções de órgãos finais e fechando a janela de oportunidade. O suporte circulatório implantável é capaz de reverter a lesão aguda do órgão, permitindo uma reabilitação funcional, melhorando sua eleição como candidato para o transplante cardíaco e potencializando seus resultados após o transplante. Os pacientes com insuficiência cardíaca avançada e contraindicações para o transplante, como idade avançada, insuficiência renal crônica, obesidade ou hipertensão pulmonar fixa, podem se beneficiar de suporte circulatório implantável como tratamento definitivo.

▶ Bombas

Diversos dispositivos estão disponíveis para suporte circulatório mecânico, para satisfazer cada um dos objetivos, e muitos outros estão atualmente em ensaios clínicos ou testes pré-clínicos. A seleção dos dispositivos depende das circunstâncias clínicas, com considerações incluindo facilidade na implantação, adequação e flexibilidade do suporte, qualidade de vida do paciente e custo. Os dispositivos disponíveis são discutidos no contexto de suas aplicações mais frequentemente utilizadas.

A. Dispositivos de curto prazo

Bombas de balão intra-aórtico fornecem uma contrapulsação durante a diástole, aumentando a perfusão coronária e reduzindo a pós-carga e o consumo de oxigênio pelo miocárdio. Elas são normalmente inseridas por via percutânea pela artéria femoral e avançadas na aorta torácica descendente. A frequência do balão ciclo coincide automaticamente com o traçado do eletrocardiograma ou com a forma da onda de pressão arterial. O balão pode ser facilmente removido e apresenta poucas complicações. O suporte com o balão intra-aórtico é limitado, melhorando o débito cardíaco apenas em até 20%. O Abiomed BVS 5000 e o AB 5000 são bombas pneumáticas de assistência circulatória capazes de produzir um fluxo de sangue de até 6 L/min (Fig. 19-22). Os dispositivos podem ser instalados em qualquer câmara cardíaca para fornecer suporte para os ventrículos direito e esquerdo, com diferentes configurações. Um compressor pneumático, acionado por fases impulsiona um diafragma no interior da bomba, produz o fluxo pulsátil. A frequência de ativação varia com o enchimento da câmara pela bomba, ajustando, assim, automaticamente, o débito cardíaco de acordo com o estado de volume do paciente. O Thoratec CentriMag é uma bomba sanguínea centrífuga, com um rotor de levitação magnética, para aumentar a biocompatibilidade. Não existem válvulas sinusais ou outras zonas de estagnação, melhorando a trombogenicidade. Ela produz um fluxo contínuo e exige o ajuste manual da velocidade da bomba, dependendo das alterações da pré-carga. O dispositivo de assistência ventilatória (DAV) percutâneo TandemHeart utiliza uma cânula de drenagem venosa inserida na veia femoral e avançada pelo septo interatrial. O sangue é drenado do átrio esquerdo, utilizando-se uma bomba centrífuga, e infundido por uma cânula na artéria femoral (Fig. 19-23). Em função de seu acesso femoral, ele exige que o paciente esteja imobilizado e deitado. Os cateteres Impella são bombas sanguíneas microaxiais, colocadas no ventrículo esquerdo, através da valva aórtica, drenando o sangue da cavidade ventricular e infundindo na raiz da aorta (Fig. 19-24). Esses dispositivos podem ser inseridos por via periférica, como na artéria

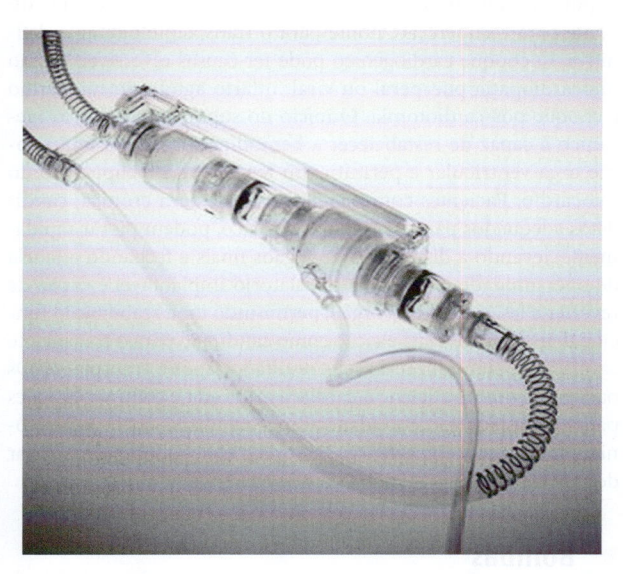

▲ **Figura 19-22** Abiomed AB 5000, dispositivo de assistência ventricular. (Reproduzida com permissão de Abiomed, Inc., Danvers, MA.)

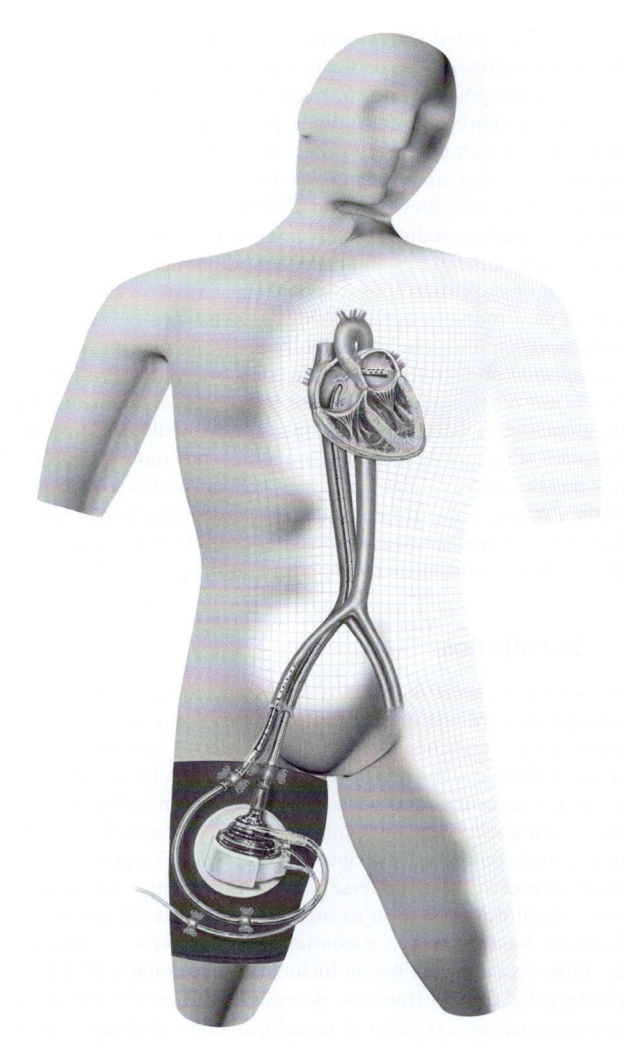

▲ **Figura 19-23** TandemHeart, dispositivo de assistência ventricular percutânea. (Reproduzida com permissão de CardiacAssist, Inc, Pittsburgh, PA.)

CORAÇÃO: TRATAMENTO CIRÚRGICO DAS CARDIOPATIAS ADQUIRIDAS

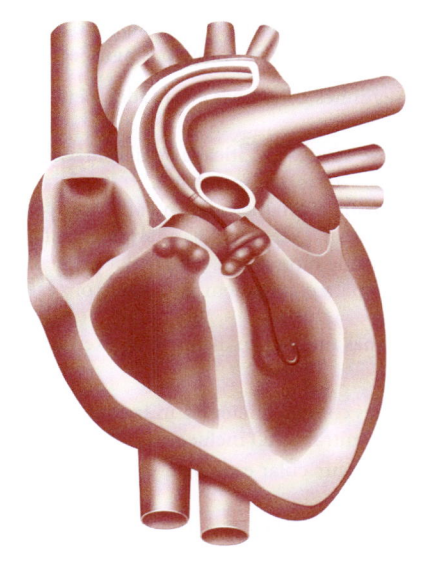

▲ **Figura 19-24** Impella, bomba sanguínea microaxial percutânea. (Reproduzida com permissão de Abiomed, Inc, Danvers, MA.)

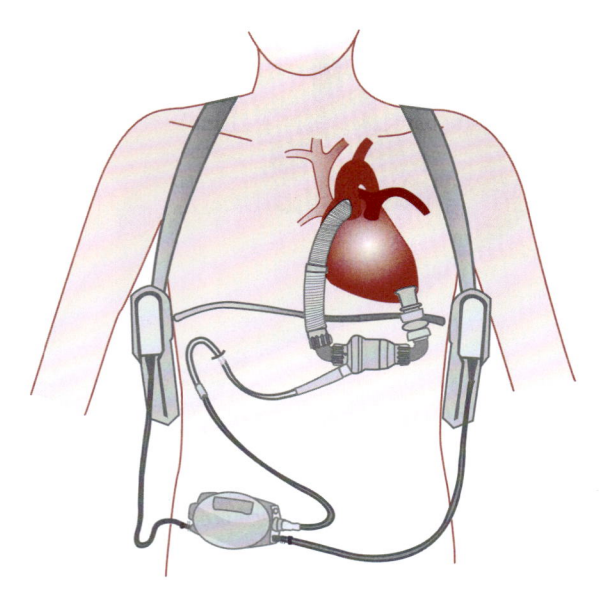

▲ **Figura 19-25** HeartMate II, dispositivo de assistência ventricular. (Reproduzida com permissão de Thoratec, Inc., Pleasanton, CA.)

femoral ou diretamente na aorta ascendente. Os maiores cateteres Impella podem produzir um fluxo de até 5 L/min.

B. Dispositivos de longo prazo

O suporte circulatório mecânico implantável, como os dispositivos de assistência ventricular esquerda (DAVEs) são cada vez mais utilizados para pacientes com insuficiência cardíaca irreversível em estágio terminal, tanto como uma ponte para o transplante cardíaco ou como suporte para toda a vida (tratamento definitivo). Houve avanços tecnológicos substanciais neste campo, e o uso de bombas de suporte circulatório implantáveis está aumentando em ritmo acelerado.

Os primeiros DAVEs eram bombas grandes, pulsáteis, que utilizam forças elétrica ou pneumática para acionar um diafragma e produzir ejeção pulsátil. Esses dispositivos eram limitados pelo seu grande tamanho e por sua tendência para falhas nos rolamentos do motor após suporte prolongado.

A atual geração de dispositivos de assistência circulatória são bombas de fluxo contínuo sem válvula, que utilizam rotores girando continuamente para gerar o fluxo de sangue. Como não há uma câmara de deslocamento para gerar o impulso do fluxo, os dispositivos são menores e mais silenciosos, permitindo suporte para pacientes menores e aumento da satisfação do paciente. Além disso, a natureza contínua da carga mecânica sobre um único rolamento tem a vantagem importante do aumento da durabilidade.

A primeira dessas bombas a receber a aprovação do Food and Drug Administration (FDA) foi o HeartMate II (Fig. 19-25). Após esternotomia mediana e criação de uma pequena bolsa pré-peritoneal, o diafragma é dividido, permitindo o acesso ao ápice do ventrículo esquerdo. Com instalação da CEC, a cânula de entrada do HeartMate II é inserida no ápice do ventrículo esquerdo. A cânula de saída é colocada na aorta ascendente. Um cabo percutâneo é exteriorizado pelo quadrante superior direito e é conectado a uma fonte de energia, que pode ser uma tomada usual ou um conjunto de baterias portáteis, que podem fornecer suporte ininterrupto por até 10 horas. As primeiras experiências mostraram um sucesso maior quando comparadas aos dispositivos anteriores. Embora a sobrevida média dos pacientes com DAV continue a aumentar, as complicações ainda limitam o sucesso potencial do tratamento com DAV. O sangramento gastrintestinal ocorre em aproximadamente 30% dos pacientes com DAVs de fluxo contínuo, provavelmente relacionado à associação da terapia de anticoagulação com varfarina e a disfunção plaquetária provocada pelo trauma do sangue nos tubos. A incidência de acidente vascular encefálico é de aproximadamente 8 a 10% por ano, a partir da primeira hemorragia intracraniana e eventos embólicos. Infecções do sítio de inserção podem necessitar de desbridamento, antibioticoterapia intravenosa prolongada e, quando grave, exigir a troca completa da bomba.

As próximas gerações de DAVEs contam com bombas de fluxo sanguíneo contínuo com desenho centrífugo e utilizam rotores de levitação magnética. Esses DAVEs eliminam completamente a necessidade de entrar em contato com rolamentos, criando o potencial para suporte indefinido, sem falha mecânica. Além disso, esses dispositivos podem apresentar características de manuseio do sangue mais fáceis e podem reduzir algumas das complicações observadas na assistência mecânica prolongada. O sistema The HeartWare Ventricular Assist System está

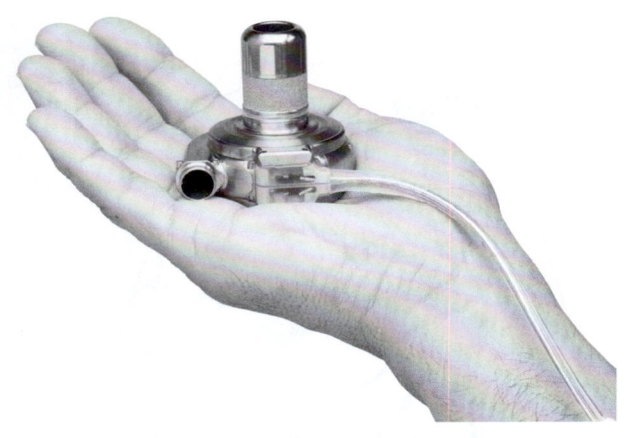

Figura 19-26 HeartWare®, sistema de assistência ventricular da HVAD® Pump. O HeartWare® Ventricular Assist System está atualmente em ensaios clínicos. (Reproduzida com permissão de HeartWare International, Inc., Framingham, MA.)

atualmente sendo testado em ensaios clínicos nos EUA. Seu pequeno tamanho permite a implantação no espaço pericárdico, eliminando a necessidade de uma loja peritoneal ou incisão do diafragma. A aprovação pelo FDA está sendo esperada para breve (Fig. 19-26). O significativo progresso tecnológico no suporte circulatório mecânico terá provavelmente um grande impacto no tratamento cirúrgico da insuficiência cardíaca no futuro próximo.

> Slaughter MS et al: Advanced heart failure treated with continuous-flow left ventricular assist device. *N Engl J Med* 2009;361:2241.
>
> Stehlik J et al: The registry of the International Society of Heart and Lung Transplantation: twenty-eighth adult heart transplant report—2011. *J Heart Lung Transplant* 2011;30:1078.

QUESTÕES DE MÚLTIPLA ESCOLHA

1. Qual das seguintes condições NÃO contribui para a suscetibilidade à isquemia coronariana?
   A. Extração de oxigênio basal elevada.
   B. Fluxo coronariano muito limitado durante a diástole.
   C. Aterosclerose ocorrendo de modo difuso nos pequenos vasos coronarianos.
   D. Demanda aumentada de oxigênio para o miocárdio exige aumento proporcional no fluxo sanguíneo coronariano.

2. Qual das seguintes condições é verdadeira em relação à estenose aórtica?
   A. A estenose aórtica calcificada senil está associada a aneurismas da aorta ascendente.
   B. A cardiopatia reumática afeta a valva aórtica mais frequentemente, seguida pelas valvas mitral e tricúspide.
   C. A presença de hipertrofia ventricular esquerda é uma indicação para cirurgia em pacientes com estenose aórtica.
   D. Os sintomas típicos são dispneia de exercício, angina e síncope.

3. Para pacientes com insuficiência mitral, as indicações para insuficiência mitral NÃO incluem:
   A. Dilatação ventricular esquerda.
   B. Dispneia.
   C. Pacientes assintomáticos com prolapso do folheto anterior da valva mitral.
   D. Insuficiência mitral moderada no momento da cirurgia de revascularização do miocárdio.

4. Qual das seguintes condições é verdadeira para aorta torácica?
   A. A fibrose resulta em contração da aorta ascendente com o envelhecimento.
   B. A aorta ascendente só deve ser substituída quando seu diâmetro máximo exceder 5,5 cm, na ausência de sintomas.
   C. As dissecções tipo B de Stanford causam morte precoce por ruptura intrapericárdica, insuficiência valvar aórtica ou má perfusão coronariana.
   D. A má perfusão de vísceras abdominais pode ocorrer nas dissecções do tipo A ou do tipo B de Stanford.

5. Qual das seguintes afirmativas é verdadeira em relação à insuficiência cardíaca avançada?
   A. Os β-bloqueadores aumentam a sobrevida na insuficiência cardíaca, em parte pela suprarregulação dos β-receptores.
   B. A incidência de insuficiência cardíaca está diminuindo em função dos avanços no tratamento clínico.
   C. O uso de suporte circulatório mecânico não afeta o estado prioritário para o transplante cardíaco.
   D. A disfunção ventricular esquerda é a complicação precoce mais frequente após o transplante cardíaco.

CORAÇÃO
Cardiopatias congênitas

Jennifer S. Nelson, MD
Jennifer C. Hirsch-Romano, M.D., MS
Richard G. Ohye, MD
Edward L. Bove, MD

DIAGNÓSTICO

As cardiopatias congênitas compreendem diversas anomalias que resultam do desenvolvimento fetal anormal do coração. Os defeitos podem variar de simples a complexos. A idade de apresentação desses defeitos depende principalmente do impacto fisiológico da anomalia. Após o nascimento, os pacientes podem apresentar, em poucos minutos ou horas, hipoxemia grave ou colapso hemodinâmico. Outros pacientes podem apresentar sintomas, semanas ou meses mais tarde, com evidências de um sopro ou sinais de insuficiência cardíaca congestiva. Lesões relativamente assintomáticas podem passar despercebidas até que as crianças atinjam a idade escolar ou a adolescência. Com os exames de ultrassonografia atuais, muitas anomalias cardíacas são identificadas no exame pré-natal.

O diagnóstico precoce e preciso de cardiopatia congênita exige uma cuidadosa identificação de sinais e sintomas de doença cardíaca. A investigação inicial começa com uma história direcionada e exame físico. A classificação dos sopros cardíacos pode ser muito sugestiva de anomalias cardíacas subjacentes. Os primeiros sinais de doença cardíaca incluem cianose, taquipneia, pulsos desiguais e déficit de crescimento. Os principais sintomas de cardiopatia cardíaca congênita na história do paciente incluem dificuldades de alimentação, irritabilidade e infecções respiratórias frequentes.

Os exames diagnósticos padrão incluem a radiografia de tórax (RXT) e eletrocardiograma (ECG). Alguns defeitos cardíacos apresentam achados patognomônicos no RXT. Outras anomalias podem ser suspeitadas com base no tamanho do coração, aumento ou diminuição do fluxo (circulação) pulmonar, localização do arco aórtico, ou anormalidades na localização do coração (coração localizado na região central ou à direita no tórax, em vez da localização típica mais à esquerda do tórax). O ECG pode identificar distúrbios do ritmo, desvio do eixo, aumento atrial e hipertrofia ventricular. O ecocardiograma transtorácico é muitas vezes o único exame diagnóstico necessário para fornecer os detalhes anatômicos para o planejamento cirúrgico. O cateterismo cardíaco, as imagens de ressonância magnética cardíaca (RMC) e a angiotomografia computadorizada (ATC) são utilizados como exames diagnósticos auxiliares, quando são necessárias informações adicionais sobre o fluxo, a pressão, a resistência ou os detalhes anatômicos.

TRATAMENTO PRÉ-CIRÚRGICO

O cuidado dos pacientes com cardiopatia congênita exige esforço de uma equipe multidisciplinar de cardiologistas, cirurgiões, radiologistas intervencionistas, ecocardiografistas e radiologistas. Para a maioria dos defeitos cardíacos congênitos, a correção cirúrgica ou intervenção por cateter é necessária para tratamento definitivo. O tempo e o planejamento cuidadosos das intervenções cirúrgicas e do cateterismo, além dos cuidados altamente qualificados pré e pós-cirúrgicos, são essenciais para um bom resultado.

Alguns defeitos, como as comunicações interatriais (CIAs), comunicações interventriculares (CIVs) e persistência do canal arterial (PCA), podem resolver espontaneamente ao longo dos primeiros anos de vida. Os defeitos restantes exigem intervenção quando o risco da cirurgia é razoável, quando os sintomas não podem mais ser tratados clinicamente e/ou antes do aparecimento de complicações irreversíveis.

Os recém-nascidos que apresentam lesões dependente do canal arterial necessitam de um fluxo sanguíneo ductal para manter a perfusão sistêmica ou pulmonar. A permeabilidade ductal é conseguida com a infusão intravenosa de prostaglandina E_1. O oxigênio suplementar é fornecido apenas, quando necessário, para a cianose, uma vez que os recém-nascidos toleram a cianose relativamente (saturação de oxigênio > 70%) muito bem. A outra parte do tratamento é dirigida para o alívio dos sintomas de insuficiência cardíaca congestiva com diuréticos, redução da pós-carga e ingestão calórica máxima.

TRATAMENTO CIRÚRGICO

Para a maioria dos defeitos cardíacos congênitos, a correção cirúrgica é possível. Para os defeitos mais complexos, a reparação em etapas com tratamento paliativo inicial e o tratamento paliativo em etapas permanecem como opções. O crescimento somático antecipado da criança deve ser considerado ao determinar a abordagem cirúrgica. Os acessos de monitoramento invasivo são fundamentais para acompanhar os pacientes durante a cirurgia e no pós-operatório. Todos os pacientes apresentam cateteres arteriais e venosos centrais colocados junto com cateteres intravenosos periféricos e um cateter Foley. Para recém-nascidos, os vasos umbilicais são acessos venosos e arteriais desejados. A prevenção da cateterização femoral repetida e de longa duração é importante, porque a permeabilidade desses vasos é, muitas vezes, essencial para procedimentos de cateterismo diagnóstico e intervencionistas em outras fases da vida. Como o fluxo sanguíneo é variável com técnicas de perfusão e anomalias cardíacas subjacentes, é possível ter uma diferença entre aquecimento e resfriamento. Portanto, sensores de temperatura devem ser colocados na nasofaringe, no reto e na pele para permitir um monitoramento adequado.

A maioria dos procedimentos cirúrgicos exige circulação extracorpórea. Isso envolve a drenagem do sangue venoso do paciente por meio de cânulas colocadas nas veias cavas superior e inferior (para reparos intracardíacos) ou uma cânula única no átrio direito. O sangue passa pelo circuito de circulação extracorpórea, que aquece ou resfria o sangue para a temperatura desejada e adiciona oxigênio e remove dióxido de carbono, além de bombear o sangue de volta para o corpo por meio de uma cânula arterial, geralmente colocada na aorta ascendente. A hipotermia pode ser utilizada para diminuir as demandas metabólicas do corpo e do coração, fornecendo proteção adicional contra a isquemia. O grau de hipotermia, 18 a 34 °C, depende da complexidade e do tempo necessário para completar o procedimento. Os batimentos cardíacos podem ser interrompidos com uma solução cardioplégica rica em potássio, liberada de modo anterógrado nas artérias coronárias por um cateter colocado entre o clampe aórtico e a valva aórtica ou de modo retrógrado por um cateter colocado no seio coronário. A parada do coração permite que o cirurgião possa operar com segurança, em um campo cirúrgico sem sangue. Um cateter para drenagem pode ser colocado na veia pulmonar superior direita para aspirar o retorno venoso pulmonar e auxiliar na retirada de ar do coração.

A parada circulatória hipotérmica é necessária para reconstruções complexas do arco aórtico. Isso envolve o resfriamento do paciente a 18 °C, durante ao menos 20 minutos, para garantir o resfriamento do cérebro e do corpo. A cabeça é envolta em gelo, o sangue do paciente é drenado para um reservatório venoso e a bomba é desligada. A cânula pode ser removida do campo para ajudar na visualização e no reparo do arco. Ainda não foi determinada uma duração absolutamente segura de parada circulatória hipotérmica, mas geralmente ela é limitada a não mais do que 45 minutos. Técnicas alternativas, como a perfusão cerebral regional e a perfusão intermitente com baixo fluxo, já foram utilizadas para minimizar a necessidade da parada circulatória hipotérmica. Até a presente data, entretanto, não há dados na literatura mostrando que essas técnicas apresentem benefícios sem riscos adicionais.

TRATAMENTO PÓS-CIRÚRGICO

Os pacientes são colocados na unidade de terapia intensiva, intubados e em ventilação mecânica. Em todos os pacientes são colocados com marcapassos temporários para tratamento de bradiarritmias e taquiarritmias. Muitos pacientes apresentam acessos intracardíacos adicionais para monitoramento da pressão na artéria pulmonar e átrio esquerdo. Drenos são colocados no mediastino para evitar acúmulo de sangue e líquidos. Eles são geralmente removidos 2 a 4 dias após a cirurgia. Os antimicrobianos profiláticos são administrados no pré-cirúrgico, bem como no pós-cirúrgico quando são colocados os drenos.

A circulação extracorpórea produz uma resposta inflamatória significativa resultante da ativação de citocinas. Os pacientes apresentam retenção de líquidos e disfunção pulmonar, necessitando do uso agressivo de diuréticos e ventilação mecânica, quando necessária. O sangramento é uma complicação comum após a cirurgia cardíaca, mas raramente necessita de exploração cirúrgica (< 2%). A coagulopatia pós-operatória resulta de múltiplos fatores, incluindo hemodiluição, dano às plaquetas, consumo de fatores de coagulação, produção hepática imatura de fatores de coagulação e reversão incompleta da heparina com o sulfato de protamina. Aproximadamente 30% de todos os pacientes apresentarão algum tipo de arritmia após a cirurgia, variando de simples extrassístoles ventriculares prematuras a taquiarritmias malignas. O risco de arritmias de longo prazo, que necessitam de medicação crônica ou bloqueio cardíaco, com uso de marcapasso permanente, é aproximadamente 1%. A maioria dos pacientes necessita de suporte hemodinâmico com vasopressores e, quando necessário, redução da pós-carga para a disfunção ventricular. A dopamina, a epinefrina e a vasopressina são os principais vasopressores para os pacientes pediátricos. A milrinona é utilizada principalmente para redução da pós-carga. Os recém-nascidos gravemente doentes podem apresentar hipofunção da tireoide e da suprarrenal, que podem ainda ser mais exacerbadas com a instabilidade hemodinâmica pós-operatória. O comprometimento hemodinâmico profundo geralmente exige assistência mecânica adicional. A oxigenação extracorpórea por membrana (ECMO) é o suporte mecânico mais amplamente disponível para a população pediátrica. A sobrevida dos pacientes com cardiopatia congênita, necessitando de suporte de ECMO, é de aproximadamente 50%. Para os pacientes com baixo débito cardíaco, é essencial afastar defeitos residuais ou falhas no reparo, que poderiam ser reencaminhadas para cirurgia ou para o laboratório de cateterismo.

A população pediátrica apresenta uma vascularização pulmonar extremamente reativa, muito diferente da população cirúrgica cardíaca adulta. Podem ocorrer crises de hipertensão pulmonar no pós-operatório de recém-nascidos e lactentes. As crises podem iniciar com agitação, como aspiração endotraqueal. As técnicas para minimizar e tratar as crises de hipertensão pulmonar incluem a anestesia com altas doses de opioides, como o fentanil, curarização, alcalose respiratória, alta fração de oxigênio inspirado e inalação de óxido nítrico. Os agentes crônicos para tratar a hipertensão pulmonar persistente incluem os inibidores da fosfodiesterase (p. ex., sildenafila) e as prostaciclinas (p. ex., Flolan).

DEFEITOS CARDÍACOS CIANÓTICOS

Os defeitos cardíacos cianóticos resultam de mistura de sangue desoxigenado do lado direito do coração para o lado esquerdo do coração oxigenado ou de inadequado fluxo sanguíneo pulmonar. A mistura relativa de sangue desoxigenado e oxigenado produz a dessaturação do sangue arterial. A maioria dos defeitos cardíacos cianóticos é diagnosticada nos primeiros dias ou meses de vida. Os defeitos cardíacos cianóticos representam aproximadamente 25% de todos os defeitos cardíacos congênitos.

Os 5 Ts clássicos das cardiopatias congênitas cianóticas – (1) **t**etralogia de Fallot (TF); (2) **t**ransposição de grandes artérias (TGAs); (3) **t**runcus arterial; (4) drenagem venosa pulmonar anômala **t**otal; e (5) atresia **t**ricúspide – são apresentados neste capítulo, junto com a síndrome de hipoplasia do coração esquerdo (SHCE).

▶ Tetralogia de Fallot

A. Considerações gerais

A TF é o defeito cardíaco cianótico mais comum. Ela ocorre em 0,6 por 1.000 nascidos vivos e apresenta uma prevalência de aproximadamente 4% de todos os pacientes com cardiopatia congênita. A anatomia patológica é frequentemente descrita apresentando quatro componentes: comunicação interventricular (CIV), cavalgamento da aorta, estenose pulmonar e hipertrofia do ventrículo direito (VD) (Fig. 19-27). Embriologicamente, a anatomia da TF resulta de um único defeito: desalinhamento anterior do septo infundibular. O septo infundibular normalmente separa o trato da via de saída primitivo e se funde ao septo interventricular. O desalinhamento anterior do septo infundibular leva a uma CIV, em função da falha na fusão ao septo ventricular e ao deslocamento da aorta sobre a CIV e o ventrículo direito. O desalinhamento infundibular também preenche a via de saída do VD, levando à estenose pulmonar e, secundariamente, à hipertrofia do VD. As bandas musculares proeminentes também se estendem da inserção do septo infundibular à parede livre do VD e contribuem para a obstrução da via de saída do VD. A valva pulmonar é geralmente estenótica e bicúspide em 58% dos casos. A atresia pulmonar ocorre em aproximadamente 7% dos casos. Os ramos das artérias pulmonares na TF podem apresentar hipoplasia leve difusa ou discreta estenose (mais frequentemente na artéria pulmonar esquerda, no local de inserção ductal). É frequente a presença de anomalias nas artérias coronárias. A origem da artéria descendente anterior esquerda, a partir da artéria coronária direita, que ocorre em 5% dos casos, é clinicamente importante, porque o vaso cruza o infundíbulo do VD e fica vulnerável a lesões no momento da cirurgia. Um arco aórtico direito está presente em 25% dos pacientes. Defeitos associados incluem comunicação interatrial (CIA), defeito do septo atrioventricular (DSAV) completo, PCA ou múltiplas CIVs.

B. Manifestações clínicas

Os pacientes com TF desenvolvem cianose em função do *shunt* direito-esquerdo através da CIV. O grau de cianose depende da gravidade da obstrução da via de saída do VD. Frequentemente, a cianose é leve no nascimento e pode permanecer indetectável

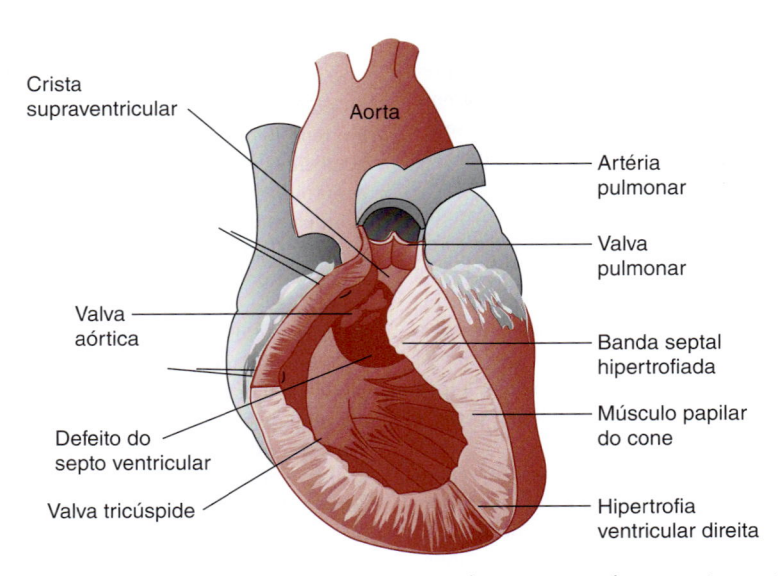

▲ **Figura 19-27** Tetralogia de Fallot. A aorta cavalga o septo ventricular. Uma grande comunicação interventricular está presente, e o infundíbulo hipoplásico, com bandas musculares hipertrofiadas, obstrui o sangue para as artérias pulmonares.

por semanas ou meses. Os recém-nascidos com grave obstrução infundibular ou atresia pulmonar desenvolvem sintomas rapidamente após o nascimento e necessitam de infusão de prostaglandinas, para manter a patência ductal e assegurar um adequado fluxo sanguíneo pulmonar. Em outros pacientes, a obstrução da via de saída do VD é menor, e a fisiologia predominante resulta da grande CIV com *shunt* da esquerda para a direita e insuficiência cardíaca congestiva.

A ocorrência de crises cianóticas intermitentes é uma característica bem conhecida da tetralogia. A etiologia da "crise" ainda é controversa, mas está claramente relacionada a um desequilíbrio transitório entre o fluxo sanguíneo pulmonar e sistêmico. A crise pode ser desencadeada por hipovolemia ou vasodilatação periférica (p. ex., após o banho ou exercício físico vigoroso). As crises podem ocorrer em recém-nascidos, embora sejam mais frequentemente relatadas em lactentes, com idades entre 3 e 18 meses. A maioria das crises se resolve espontaneamente em poucos minutos, mas algumas crises podem ser fatais. Observa-se que crianças mais velhas se agacham espontaneamente para interromper as crises. A posição de cócoras pode aumentar a resistência vascular sistêmica e, assim, favorecer o fluxo sanguíneo pulmonar.

A cianose é a manifestação clínica mais frequente na TF. A ausculta revela uma primeira bulha normal e uma segunda bulha única. Um sopro de ejeção sistólico está presente na borda esternal superior esquerda. Crianças mais velhas podem desenvolver baqueteamento dos dedos das mãos e dos pés. A radiografia de tórax normalmente mostra um coração em forma de bota em função da elevação do ápice cardíaco pela hipertrofia de VD. As marcas da vascularização pulmonar são geralmente reduzidas. Um arco aórtico direito pode estar presente. O eletrocardiograma mostra hipertrofia de VD. O ecocardiograma é definitivo, e o cateterismo não é necessário na maioria dos casos.

C. Tratamento

O tratamento clínico da TF é voltado para o tratamento e a prevenção das crises cianóticas. O tratamento imediato do paciente em crise inclui a administração de oxigênio, opioides para sedação e correção da acidose. A transfusão de sangue está indicada para os lactentes anêmicos. Os α-agonistas são úteis para aumentar a resistência vascular sistêmica (que favorece o fluxo sanguíneo pulmonar). Alguns centros utilizam β-bloqueadores como forma de tratamento de longo prazo para suprimir a incidência das crises. As complicações de longo prazo da TF não tratada incluem o baqueteamento dos dedos dos pés e das mãos, dispneia grave com exercício, abscesso cerebral (secundário ao *shunt* da direita para esquerda), embolização paradoxal e policitemia (que pode levar à trombose cerebral). A sobrevida no longo prazo é improvável para os pacientes com TF não tratada.

Todos os pacientes com TF devem ser submetidos ao reparo cirúrgico. Os pacientes assintomáticos podem realizar o procedimento cirúrgico, de modo eletivo, com 4 a 6 meses de idade. O reparo precoce está indicado para recém-nascidos com cianose grave e para os lactentes com crises documentadas ou piora da cianose.

Classicamente, o reparo para TF é realizado em duas etapas. Na primeira fase, o fluxo sanguíneo pulmonar é aumentado pela criação de uma ligação (ou *shunt*) entre a circulação arterial sistêmica e a artéria pulmonar. Na segunda fase, o *shunt* é desfeito e o reparo completo é realizado. O primeiro procedimento cirúrgico foi o *shunt* de Blalock-Taussig, no qual a artéria subclávia era mobilizada e dividida distalmente e realizada uma anastomose terminolateral entre a subclávia defletida inferiormente e a artéria pulmonar ipsilateral. O *shunt* de Blalock-Taussig modificado é o tipo mais comum de *shunt* utilizado atualmente e consiste na interposição de um enxerto (politetrafluoroetileno) entre as artérias inominada ou subclávia e a artéria pulmonar ipsilateral. A criação de um *shunt* pode ser acompanhada ou não de circulação extracorpórea.

Atualmente, o reparo em etapa única da TF é preferido pela maioria dos centros. O tratamento paliativo inicial com um *shunt* ainda está indicado para alguns pacientes que apresentam um alto risco para o reparo completo, como para aqueles com múltiplas anomalias congênitas, prematuridade significativa, outra doença concomitante grave ou uma artéria coronária anômala cruzando o infundíbulo hipoplásico.

O reparo completo da TF é realizado por meio de uma esternotomia mediana e circulação extracorpórea com canulação venosa bicaval. Com uma abordagem transatrial, a via de saída do VD pode ser examinada por meio da valva tricúspide. As bandas musculares que obstruem a via de saída do VD são divididas e removidas. A CIV é fechada com um enxerto. A valvotomia pulmonar é realizada, quando indicada, por meio de uma incisão vertical no tronco da artéria pulmonar. Quando o anel da valva pulmonar ou o infundíbulo são gravemente hipoplásicos, pode ser necessário um enxerto na via de saída, transanular para aliviar a obstrução. Quando uma artéria coronária anômala cruza o infundíbulo, uma incisão transanular pode ser contraindicada. Nesses casos, e nos pacientes com atresia pulmonar, pode ser necessária a colocação de um conduto (homoenxerto criopreservado ou heteroenxerto bioprostético), entre o ventrículo direito (por meio de uma ventriculotomia separada) e o tronco da artéria pulmonar. Os pacientes que são submetidos à construção de um retalho transanular podem desenvolver, como consequência, insuficiência pulmonar. No entanto, ela é surpreendentemente bem tolerada na maioria dos lactentes com uma valva tricúspide competente.

Com o crescimento, alguns pacientes irão desenvolver falência do VD em função da insuficiência pulmonar crônica e a substituição da valva pulmonar poderá ser necessária. Atualmente, a substituição da valva pulmonar é indicada para pacientes sintomáticos ou para aqueles com risco de arritmias potencialmente fatais. Para os pacientes assintomáticos, existe uma concordância geral de que a substituição da valva pulmonar deva ser realizada antes que ocorra a disfunção irreversível do VD. Com sua evolução, a RMC se tornou uma ferramenta diagnóstica valiosa para avaliação do tamanho, função, detalhes anatômicos e outros parâmetros hemodinâmicos do VD. Os "limites" do tamanho do VD são questionados, mas as recomendações recentes sugerem a substituição da valva antes que o índice do volume diastólico final do VD exceda aproximadamente 160 mL/m^2.

A substituição da valva pulmonar por cateterismo percutâneo é uma opção para alguns pacientes, dependendo da anatomia do trato de saída do VD.

D. Prognóstico e complicações

A mortalidade inicial após o reparo da TF é de 1 a 5%. Os resultados são piores para os pacientes com TF e atresia pulmonar. As complicações de longo prazo incluem a obstrução recorrente da via de saída do VD e o desenvolvimento de disfunção do VD por insuficiência pulmonar crônica. A sobrevida acturial em 20 anos é de 90%, com excelente estado funcional.

> Cheung EW, Wong WH, Cheung YF: Meta-analysis of pulmonary valve replacement after operative repair of tetralogy of Fallot. *Am J Cardiol* 2010;106:552-557.
>
> Kalfa DM, Serraf AE, Ly M, et al: Tetralogy of Fallot with an abnormal coronary artery: surgical options and prognostic factors. *Eur J Cardiothorac Surg* 2012;42:e34-e39.
>
> Lee C, Kim YM, Lee CH, et al: Outcomes of pulmonary valve replacement in 170 patients with chronic pulmonary regurgitation after relief of right ventricular outflow tract obstruction: implications for optimal timing of pulmonary valve replacement. *JACC* 2012;60:1005-1014.
>
> Valente AM, Gauvreau K, Assenza GE, et al: Rationale and design of an international multicenter registry of patients with repaired tetralolgy of Fallot to define risk factors for late adverse outomes: the INDICATOR cohort. *Pediatr Cardiol* 2012. PMID:22669402.
>
> van de Woestijne PC, Mokhles MM, de Jong PL, et al: Right ventricular outflow tract reconstruction with an allograft conduit in patients after tetralogy of Fallot correction: long-term follow-up. *Ann Thorac Surg* 2011;92:161-166.

▶ Transposição das grandes artérias

A. Considerações gerais

A transposição das grandes artérias (TGA) é uma anomalia cardíaca congênita na qual a aorta se origina do ventrículo direito e a artéria pulmonar, no ventrículo esquerdo (Fig. 19-28). A TGA é dividida em TGA em dextroposição (D-TGA) ou TGA em levoposição (L-TGA). A posição se refere a volta direita ou esquerda do tubo cardíaco primitivo, durante o desenvolvimento fetal, que determina a concordância ou discordância entre átrios e ventrículos (o átrio direito se conecta ao ventrículo direito e o átrio esquerdo, ao ventrículo esquerdo). A L-TGA está associada à discordância atrioventricular (AV) (o átrio direito se conecta ao ventrículo esquerdo e o átrio esquerdo, ao ventrículo direito) e também é chamada de TGA congenitamente corrigida. A L-TGA é uma variante rara de TGA e está além do escopo deste livro, que irá se concentrar na D-TGA. O defeito pode ser subdividido em D-TGA, com septo interventricular intacto (SVI) (55-60%) e D-TGA com CIV (40-45%), sendo um terço dos quais hemodinamicamente não significativo. A estenose pulmonar, que leva a uma significativa obstrução da via de saída do ventrículo esquerdo, ocorre raramente com um SVI e em aproximadamente 10% das D-TGA/CIV.

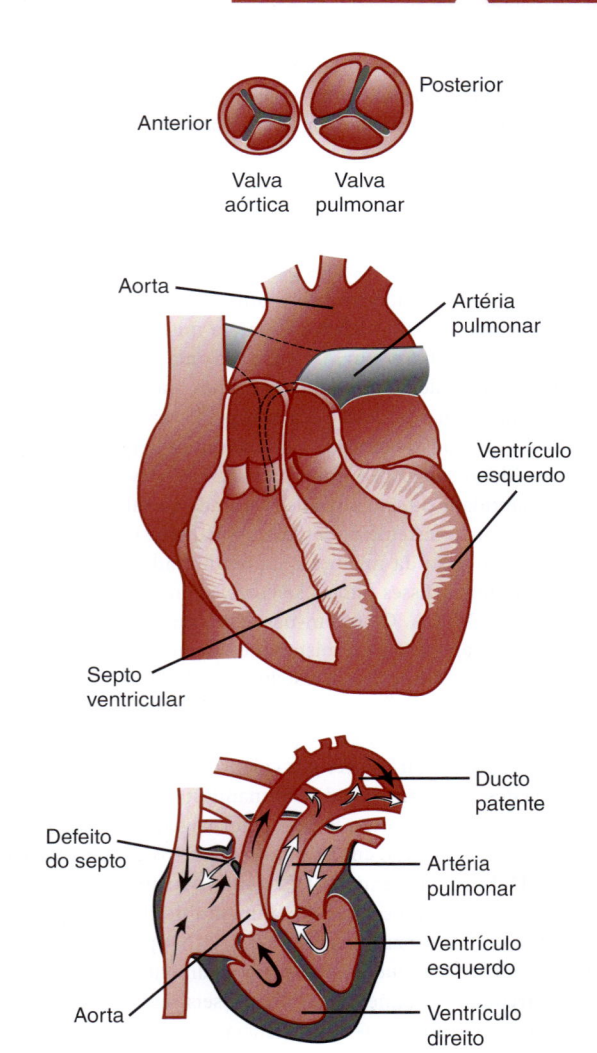

▲ **Figura 19-28** Transposição típica das grandes artérias. A aorta se origina do ventrículo direito morfológico e é anterior e ligeiramente para a direita da artéria pulmonar, que se origina do ventrículo esquerdo morfológico. A figura na parte inferior ilustra as circulações sistêmica e pulmonar independentes, que podem ser ligadas por um canal arterial patente ou comunicação interatrial. A figura na parte superior ilustra uma relação comum das duas grandes artérias na transposição típica.

B. Manifestações clínicas

A D-TGA é uma anomalia cardíaca relativamente comum e é a forma mais comum de cardiopatia congênita que se apresenta com cianose na primeira semana de vida. A malformação é responsável por aproximadamente 10% de todas as malformações cardiovasculares congênitas em lactentes. O grau de cianose depende da quantidade de sangue misto que circula nos sistemas pulmonar e sistêmico. Na D-TGA, o sangue venoso pulmonar oxigenado retorna aos pulmões e o sangue sistêmico pouco saturado retorna ao corpo. Como as duas circulações existem em paralelo, alguma mistura de sangue precisa ocorrer entre as duas para alcançar a circulação sistêmica e o sangue pouco saturado alcançar os pulmões. A mistura do sangue pode ocorrer em vários níveis, mais comumente no nível atrial, por meio de uma CIA ou um forame oval patente (FOP). Geralmente, dois níveis de sangue misto são necessários para manter uma liberação sistêmica de oxigênio adequada com uma CIV ou um PCA funcionando como um sítio adicional para a mistura cardíaca. Na D-TGA, não pode haver um *shunt* fixo em uma direção sem uma quantidade equivalente de sangue passando na direção oposta; caso contrário, uma circulação acabaria por esvaziar para a outra. Portanto, a quantidade de sangue pouco saturado que alcança os pulmões (fluxo sanguíneo pulmonar efetivo) deve ser equivalente à quantidade de sangue pouco saturada que alcança a aorta (fluxo sanguíneo sistêmico efetivo). As características clínicas dependem do grau da mistura e da quantidade do fluxo sanguíneo pulmonar. Esses fatores se correlacionam a um subtipo específico de D-TGA. Os recém-nascidos com D-TGA/SVI (ou pequena CIV) apresentam a mistura de sangue limitada no nível atrial e PCA. A CIA pode ser restritiva e o PCA geralmente irá fechar nos primeiros dias a semanas de vida. Com a diminuição do grau da mistura do sangue, o paciente se torna cada vez mais cianótico e, por fim, irá sofrer um colapso cardíaco. Felizmente, a maioria desses recém-nascidos irá manifestar cianose no início da vida, que será reconhecida pela enfermagem ou médico nas primeiras horas de vida em 56% e no primeiro dia de vida em 92%. Na D-TGA com grande CIV, há uma oportunidade adicional para a mistura do sangue e o aumento do fluxo sanguíneo pulmonar. O recém-nascido com D-TGA/CIV pode manifestar apenas cianose leve, que poderá ser inicialmente não reconhecida. Entretanto, geralmente em duas a seis semanas, irão surgir os sinais e sintomas de insuficiência cardíaca congestiva. A taquipneia e a taquicardia se tornam proeminentes, enquanto a cianose permanece leve. Os achados na ausculta são consistentes com insuficiência cardíaca congestiva, com aumento do fluxo sanguíneo pulmonar, incluindo um sopro pansistólico, terceira bulha cardíaca, ruflar médio diastólico, ritmo de galope e segunda bulha única ou com desdobramento curto com um componente pulmonar aumentado. Os recém-nascidos com D-TGA e estenose pulmonar significativa apresentam cianose grave no nascimento. Graus menores de estenose pulmonar irão resultar em vários graus de cianose.

Nos casos de D-TGA, o eletrocardiograma é normal no nascimento, mostrando um padrão típico de dominância de VD. Embora o aspecto clássico na radiografia de tórax de um coração oval, com estreitamento do mediastino superior, possa ser observado, esse achado é muitas vezes confundido por uma imagem tímica aumentada. A conexão ventriculoarterial anormal é claramente observada no ecocardiograma, mostrando que o grande vaso posterior surgindo do ventrículo esquerdo é a artéria pulmonar, que se bifurca logo após sua origem. O grande vaso anterior é a aorta e surge do VD. As lesões associadas, incluindo CIV, obstrução da via de saída do ventrículo esquerdo e coarctação, também podem ser diagnosticadas. Embora utilizado menos frequentemente para o diagnóstico, o cateterismo cardíaco pode ser útil para melhorar a mistura de sangue cardíaca, por meio de septostomia atrial por balão.

C. Tratamento

O lactente com D-TGA e cianose grave exige um diagnóstico e tratamento imediatos, para aumentar a mistura do sangue e a saturação arterial de oxigênio. A primeira intervenção para melhorar a mistura do sangue em um recém-nascido cianótico com suspeita de TGA é assegurar a patência ductal por meio de uma infusão de prostaglandina E_1. Na presença de uma CIA restritiva, uma septostomia atrial por balão, técnica desenvolvida por William Rashkind em 1966, pode ser realizada. O procedimento envolve a inserção de um cateter com balão na ponta (cateter balão) através do forame oval no átrio esquerdo. A insuflação e retirada forçada do cateter rompe o septo *primum* e aumenta a CIA. A mistura do sangue geralmente aumenta imediatamente, com melhora importante na saturação de oxigênio arterial. Sem a intervenção, a D-TGA é universalmente fatal. Quando não tratada, 30% dos recém-nascidos irão morrer na primeira semana de vida, 50% por volta do primeiro mês, 70% em 6 meses e 90% com aproximadamente 1 ano. O tratamento cirúrgico definitivo dos pacientes com D-TGA foi radicalmente alterado com o advento da cirurgia de inversão arterial. Esse procedimento, realizado pela primeira vez com sucesso por Jatene em 1975, se tornou o procedimento cirúrgico ideal para lactentes com essa condição. As técnicas atuais reduziram a mortalidade operatória para 2 a 4%. A técnica cirúrgica envolve a transecção dos grandes vasos e a reanastomose direta para restabelecer a concordância ventriculoarterial. Além disso, as artérias coronárias são removidas da aorta anterior e reanastomosadas na face posterior do grande vaso (neoaorta). A extensa experiência conseguida com esse procedimento confirmou que qualquer variante anatômica da artéria coronária pode ser reparada com sucesso, embora algumas formas raras apresentem um risco mais elevado. Como muitos pacientes com D-TGA apresentam SVI, a pressão no ventrículo esquerdo cai precocemente na vida, com a diminuição da resistência vascular pulmonar. Nessa situação, é essencial que o reparo arterial seja realizado nas primeiras 2 a 3 semanas de vida, enquanto o ventrículo esquerdo é ainda capaz de manter uma carga de trabalho sistêmica. Nos pacientes que se apresentam mais tarde, o ventrículo esquerdo pode ser retreinado com uma banda arterial pulmonar e um *shunt* aortopulmonar preliminares, seguidos por um reparo arterial definitivo. Embora os pacientes com grandes CIVs não necessitem de reparo precoce, em função da diminuição da pressão ventricular esquerda, a experiência indica que, mesmo nesse subgrupo, a cirurgia é mais bem realizada no primeiro mês de vida, embora as complicações secundárias, como hipertensão pulmonar, insuficiência cardíaca congestiva ou infecção possam se desenvolver.

Pacientes com obstrução da via de saída ventricular esquerda fixa não são candidatos para o reparo arterial, porque a correção pode resultar em obstrução sistêmica na via de saída ventricular. A maioria desses pacientes também apresenta grandes CIVs. O tratamento paliativo no início da vida com um *shunt* arterial sistêmico-pulmonar pode ser uma opção, com o reparo definitivo postergado até que o crescimento somático resulte em cianose, quando o *shunt* for ultrapassado. Nesse momento, o procedimento de Rastelli pode ser realizado, no qual o sangue ventricular esquerdo é redirecionado pela CIV para a aorta anterior, por meio da colocação de um enxerto intraventricular. A artéria pulmonar é ligada e a continuidade do ventrículo direto para a artéria pulmonar distal é restabelecida com um tubo valvado. Um número cada vez maior de centros com experiência recomenda atualmente o reparo completo inicial, no período neonatal, utilizando o procedimento de Rastelli. O reparo inicial elimina a morbidade e mortalidade durante o seguimento associadas ao *shunt* arterial pulmonar-sistêmico e à cianose crônica.

D. Prognóstico

A sobrevida hospitalar atual para a cirurgia de correção arterial é de 96,6 a 97,2%. Geralmente, D-TGA/SVI apresenta uma mortalidade menor do que D-TGA/CIV ou D-TGA/CIV/EP. A mortalidade hospitalar para D-TGA/SVI é de 2,2%, em comparação com 4,3% para o D-TGA/CiV. A sobrevida no longo prazo, em 5 a 10 anos e 15 a 20 anos são de 92,2 a 97,9% e 91,6 a 96%, respectivamente. A causa mais comum de reintervenção é a estenose pulmonar supravalvar, ocorrendo em 19,7 a 30,3%. Um estudo recente de 40 pacientes submetidos à cirurgia de Rastelli ao longo de um período de 20 anos revelou uma mortalidade hospitalar de 0%, com sobrevida de Kaplan-Meier de 93% em 5, 10 e 20 anos. A sobrevida sem necessidade de intervenção para colocação de tubo foi de 86% em 5 anos e 59% aos 20 anos.

> Brown JW, Ruzmetov M, Huynh D, et al: Rastelli operation for transposition of the great arteries with ventricular septal defect and pulmonary stenosis. *Ann Thorac Surg* 2011:91:188-193.
>
> Dodge-Khatami A, Mavroudis C, Mavroudis CD, et al: Past, present, and future of the arterial switch operation: historical review. *Cardiol Young* 2012:22:724-731.
>
> Fricke TA, d'Udekem Y, Richardson M, et al: Outcomes of the arterial switch operation for transposition of the great arteries: 25 years of experience. *Ann Thorac Surg* 2012;94:139-145.
>
> Kempny A, Wustmann K, Borgia F, et al: Outcome in adult patients after arterial switch operation for transposition of the great arteries. *Int J Cardiol* 2012. [epub ahead of print]
>
> Lange R, Cleuziou J, Hörer J, et al: Risk factors for aortic insufficiency and aortic valve replacement after the arterial switch operation. *Eur J Cardiothorac Surg* 2008;34:711-717.
>
> Oda S, Nakano T, Suqiura J, et al: Twenty-eight years' experience of arterial switch operation of the transposition of the great arteries in a single institution. *Eur J Cardiothoracic Surg* 2012;42:674-679.

▶ Tronco arterial (*truncus arteriosus*)

A. Considerações gerais

O tronco arterial (*truncus*) é uma anomalia rara responsável por 0,4 a 4% de todos os casos de cardiopatia congênita. Um vaso arterial único emerge do coração, cavalgando o septo ventricular, e dá origem às circulações sistêmica, coronárias e pulmonares. A classificação de Collett e Edwards do tronco arterial baseia-se na origem das artérias pulmonares a partir do tronco arterial comum, conforme a seguir:

Tipo I: Tronco arterial comum origina o tronco da artéria pulmonar e a aorta.

Tipo II: As artérias pulmonares direita e esquerda originam-se diretamente e estão muito próximas na parede posterior do tronco.

Tipo III: As artérias pulmonares direita e esquerda surgem de orifícios mais separados na parede posterior do tronco.

Tipo IV: Os ramos das artérias pulmonares estão ausentes. O fluxo sanguíneo pulmonar é derivado de colaterais aortopulmonares.

A persistência do tronco arterial é o resultado da falha no desenvolvimento do septo aortopulmonar e do infundíbulo subpulmonar (septo do cone). A septação normal leva ao desenvolvimento das vias de saída pulmonar e sistêmico, divisão das válvulas semilunares e formação da aorta e artérias pulmonares. A falha na septação resulta em uma CIV (ausência do septo infundibular), uma válvula semilunar única e um único tronco arterial. A maioria dos casos está associada a uma CIV, com a margem superior do defeito formada pela válvula truncal. Os folhetos da válvula truncal são geralmente dismórficos e seus movimentos podem ser restritos. O número de folhetos é muito variável, com aproximadamente 65% tricúspide, 22% quadricúspide, 9% bicúspide e, raramente, unicúspide ou pentacúspide. Em razão do desenvolvimento desses folhetos anormais, uma insuficiência truncal de moderada a grave pode estar presente em 20 a 26% dos pacientes. As artérias pulmonares são geralmente de tamanho normal e, muitas vezes, surgem da face posterolateral esquerda da artéria truncal, e frequentemente, muito próxima da válvula truncal e do óstio da artéria coronária esquerda.

Outras anomalias cardíacas são comuns e incluem CIA (9-20%), interrupção do arco aórtico (10-20%) e anomalias dos óstios coronários (37-49%), com a artéria coronária esquerda frequentemente com uma origem elevada, não raro, próxima da saída das artérias pulmonares. As anomalias extracardíacas são relatadas em cerca de 28% dos pacientes com tronco arterial. São descritas também anomalias esqueléticas, genitourinárias, gastrointestinais e a síndrome de DiGeorge (11%).

B. Manifestações clínicas

A anatomia do tronco arterial resulta em uma mistura obrigatória do sangue venoso pulmonar e sistêmico, no nível da CIV e válvula truncal, que produz uma saturação arterial de 85 a 90%. A saturação arterial sistêmica depende do volume do fluxo de sangue pulmonar, que por sua vez, é determinado pela resistência vascular pulmonar (RVP). Com a diminuição da resistência, a circulação pulmonar excessiva continua e leva à congestão pulmonar e sinais e sintomas de insuficiência cardíaca congestiva. Esse *shunt* não restritivo da esquerda para a direita pode levar ao desenvolvimento precoce de doença vascular obstrutiva pulmonar irreversível.

A presença de anomalias na válvula truncal aumenta ainda mais a carga hemodinâmica. A regurgitação da válvula truncal leva à dilatação ventricular e baixas pressões de perfusão coronárias diastólicas, que podem resultar em isquemia miocárdica. A estenose da válvula truncal promove a hipertrofia ventricular, aumenta a demanda de oxigênio do miocárdio e limita a perfusão coronariana e sistêmica, especialmente com o grande volume de saída no leito vascular pulmonar.

Os recém-nascidos com tronco arterial apresentam sinais de insuficiência cardíaca congestiva e diminuição de pulsos periféricos. A radiografia de tórax mostra uma cardiomegalia acentuada, pletora pulmonar, muitas vezes com uma sombra tímica mínima e um arco aórtico à direita. O eletrocardiograma na maioria das vezes mostra hipertrofia biventricular. O ecocardiograma é o procedimento diagnóstico de escolha e pode mostrar o tronco arterial, a estrutura e a função da válvula truncal, as lesões associadas, como a interrupção do arco aórtico, e, frequentemente, a anatomia da artéria pulmonar. O cateterismo cardíaco não é necessário, exceto quando a anatomia não é clara, informações adicionais são necessárias sobre o estado da válvula truncal ou o estado da vascularização pulmonar não foi bem esclarecido (i.e., lactentes com mais de 3 meses no diagnóstico).

C. Tratamento

A história natural dos pacientes nascidos com tronco arterial é a morte precoce. Cerca de 40% dos lactentes morrem no primeiro mês, 70% com aproximadamente 3 meses e 90% por volta de 1 ano de idade. A morte precoce resulta de insuficiência cardíaca congestiva. Os sobreviventes podem ficar bem por um período de tempo até o desenvolvimento de doença obstrutiva vascular pulmonar e síndrome de Eisenmenger. O tratamento definitivo do tronco arterial é a correção cirúrgica no período neonatal. O tratamento clínico é paliativo e direcionado para o controle da insuficiência cardíaca congestiva com restrição de líquidos, diuréticos e redução da pós-carga. O reparo completo implica na separação das artérias pulmonares do tronco, corrigindo o defeito resultante na aorta, fechando a CIV e restabelecendo a continuidade do trato da via de saída do VD com um conduto extracardíaco (Fig. 19-29). A regurgitação valvar truncal grave exige o reparo ou substituição da válvula truncal. Um arco aórtico interrompido associado é corrigido com a construção de uma anastomose primária término-terminal na aorta ascendente distal, com aumento proximal, se necessário.

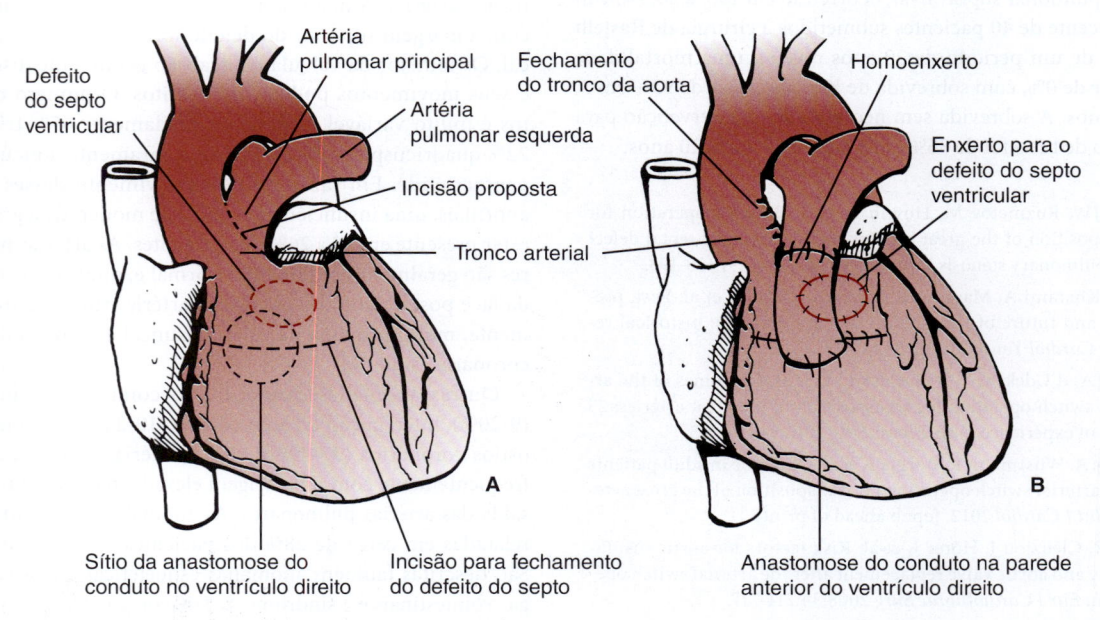

▲ **Figura 19-29** Tronco (*truncus*) arterial tipo 1. **A.** Artéria pulmonar principal se origina a partir do tronco arterial abaixo da válvula truncal. Um defeito no septo ventricular está presente. **B.** Incisão na artéria pulmonar principal a partir do truncus. A comunicação interventricular é fechada com um enxerto. Um conduto valvado é suturado à parede anterior do ventrículo direito e da artéria pulmonar distal.

D. Prognóstico

Os resultados do reparo do tronco arterial melhoraram muito nas duas últimas décadas. Antes do conhecimento da importância da cirúrgica precoce para evitar doença vascular pulmonar irreversível ter sido conhecido, os pacientes submetidos ao reparo, na maioria das instituições, com idade de 2 a 5 anos em média, apresentavam altas taxas de mortalidade. A mortalidade hospitalar atual para o reparo neonatal do tronco arterial varia de 4,3 a 17%, com a maioria das mortes ocorrendo nos casos de tronco arterial complexo ou no tronco arterial associado à regurgitação valvar truncal grave. Todos os pacientes irão, por fim, necessitar de uma nova cirurgia para troca do conduto do ventrículo direito para o tronco da artéria pulmonar, com apenas 30 a 42% não realizando esta cirurgia em 10 anos. A sobrevida em 30 anos é de aproximadamente 75 a 83%.

Chaker L, Marzouk BS, Hakim K, et al: Late reinterventions after repair of common arterial trunk. *Tunis Med* 2008;86:529-533.

de Siena P, Ghorbel M, Chen Q, et al: Common arterial trunk: review of surgical strategies and future research. *Expert Rev Cardiovasc Ther* 2011;12:1527-1538.

Henaine R et al: Fate of the truncal valve in truncus arteriosus. *Ann Thorac Surg* 2008;85:172.

Kaza AK, Lim HG, Dibardino DJ: Long-term results of right ventricular outflow tract reconstruction in neonatal cardiac surgery: options and outcomes. *J Thorac Cardiovasc Surg* 2009;138:911-916.

Raisky O, Ali WB, Bajolle F, et al: Common arterial trunk repair: with conduit or without? *Eur J Cardiothorac Surg* 2009;36:675.

▶ Drenagem venosa pulmonar anômala total

A. Considerações gerais

A drenagem venosa pulmonar anômala total (DVPAT) é um defeito congênito relativamente raro, que representa aproximadamente 2% de todas as anomalias cardíacas congênitas. A DVPAT compreende um grupo de anomalias, nos quais as veias pulmonares se ligam diretamente à circulação venosa sistêmica, por meio da persistência de ligações esplânicas. Essa anomalia resulta de falha na transferência, na sequência de desenvolvimento normal, da drenagem das veias pulmonares do plexo esplânico para o átrio esquerdo. A classificação mais comum consiste de quatro tipos: supracardíaco (tipo 1), cardíaco (tipo 2), infracardíaco (tipo 3) e misto (Fig. 19-30). A drenagem venosa pulmonar anômala parcial é definida quando algumas, mas não todas as veias pulmonares drenam para o átrio esquerdo, enquanto as veias restantes drenam para uma ou mais veias esplânicas persistentes.

A DVPAT também pode ser classificada pela presença de obstrução. A compressão por estruturas adjacentes ou diâmetro inadequado dessas veias pulmonares pode resultar em diferentes graus de obstrução. A obstrução na DVPAT supracardíaca pode ocorrer pela compressão da veia vertical

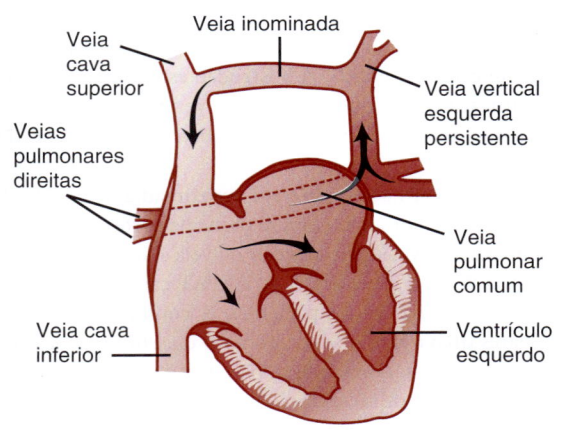

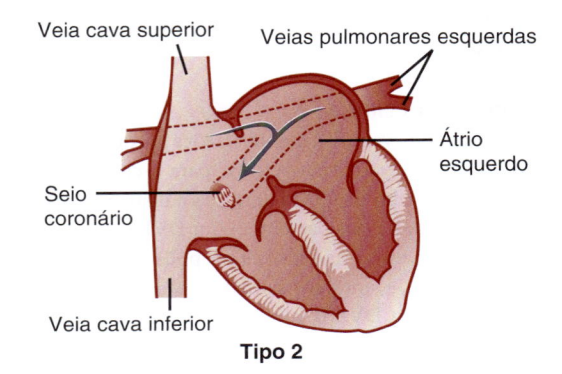

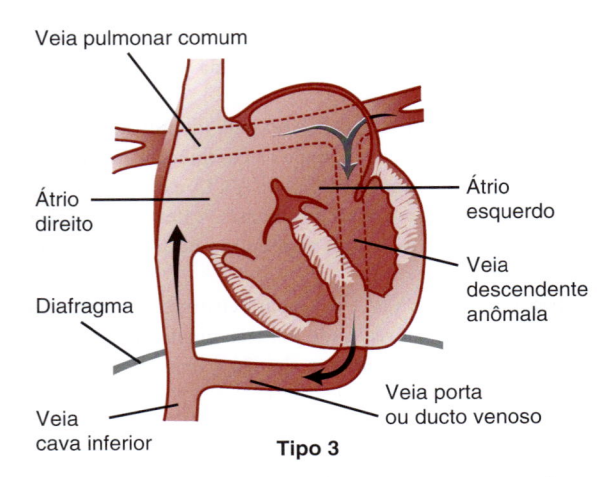

▲ **Figura 19-30** Tipos comuns de conexão venosa pulmonar anômala total. **Tipo 1:** As veias pulmonares se conectam às veias vertical esquerda persistente, veia inominada e veia cava superior direita. **Tipo 2:** As veias pulmonares se conectam ao seio coronário e ao átrio direito. **Tipo 3:** As veias pulmonares se conectam às veias descendente anômala, veia porta ou ducto venoso persistente e, por fim, entram na veia cava inferior.

ascendente entre o brônquio principal esquerdo e a artéria pulmonar esquerda, ou pelo estreitamento na inserção da veia vertical na veia inominada. A obstrução está sempre presente no tipo infracardíaco, porque o sangue venoso pulmonar deve passar pelos sinusoides do fígado. A obstrução é rara no tipo cardíaco.

O tipo supracardíaco ocorre em aproximadamente 45% dos pacientes. A veia pulmonar comum drena na parte superior para a veia inominada, veia cava superior ou veia ázigos por intermédio da veia vertical ascendente. A DVPAT cardíaca ocorre em aproximadamente 25% dos pacientes. A confluência das veias pulmonares drena para o seio coronário ou, em raras ocasiões, as veias pulmonares individuais irão drenar diretamente no átrio direito. A DVPAT infracardíaca ocorre em aproximadamente 25% dos pacientes. A confluência das veias pulmonares drena na veia vertical descendente, através do diafragma, na veia porta ou ducto venoso. Finalmente, o tipo misto de DVPAT ocorre em cerca de 5% dos pacientes e pode envolver todos os componentes dos três tipos anteriores.

B. Manifestações clínicas

A DVPAT ocasiona variadas manifestações porque o sangue oxigenado do sistema pulmonar retorna para a circulação venosa sistêmica. O tamanho da CIA determina a distribuição do fluxo sanguíneo. A maioria dos pacientes com DVPAt sem obstrução não apresenta sintomas na infância ou pode apresentar poucos sintomas ou sinais e sintomas semelhantes a uma CIV. Em um recém-nascido com DVPAt com estenose, a drenagem venosa das veias pulmonares é deficiente, levando à hipertensão venosa pulmonar e edema pulmonar. Nos casos graves, essa pressão aumentada irá levar à vasoconstrição reflexa das veias pulmonares, com hipertensão pulmonar. Os pacientes com obstrução apresentam cianose grave resultante do edema pulmonar, logo no início da vida.

O diagnóstico pode ser realizado pela identificação no ecocardiograma da drenagem anômala da confluência das veias pulmonares no sistema venoso sistêmico. A CIA e outras anomalias associadas também podem ser avaliadas. O cateterismo cardíaco é raramente necessário, exceto quando são necessárias medidas precisas da RVP.

O tratamento da DVPAT é o reparo cirúrgico. Nos pacientes com estenose, pode ser realizado um tratamento clínico para estabilização, mas frequentemente ele não é bem-sucedido e não deve retardar a intervenção cirúrgica.

C. Tratamento

O princípio da correção cirúrgica é estabelecer uma comunicação sem obstrução entre a confluência venosa pulmonar e o átrio esquerdo, interromper a drenagem com a circulação venosa sistêmica e fechar a CIV. O reparo específico é dependente do tipo de drenagem anômala.

1. **DVPAT supracardíaca** – O reparo da DVPAT supracardíaca pode ser realizado com hipotermia moderada (28-32 °C) e cateterismo bicaval ou com breve período de parada circulatória hipotérmica (18 °C). A abordagem ideal é afastar a aorta ascendente para a esquerda e a veia cava superior para a direita para expor a confluência venosa pulmonar. Essa abordagem fornece uma exposição excelente sem comprometer o coração ou as estruturas venosas. A veia vertical pode ser identificada e ligada (logo antes de abrir a confluência) fora do pericárdio, ao nível da veia inominada. Uma incisão transversal é realizada na confluência venosa pulmonar e uma incisão paralela é realizada na cúpula do átrio esquerdo, começando na base da aurícula esquerda. É feita, então a anastomose da veia pulmonar comum ao átrio esquerdo, tomando-se cuidado na construção de uma drenagem não restritiva. A atriotomia direita é realizada para fechar a CIA.

2. **DVPAT cardíaca** – O reparo da DVPAT cardíaca pode ser realizado com canulação bicaval e hipotermia moderada, com o uso de um cateter de drenagem ou aspirador para aspirar o retorno venosos pulmonar. É realizada uma atriotomia direita para identificação da CIA e do orifício do seio coronário. O teto do seio coronário é removido para dentro do átrio esquerdo. Um enxerto de pericárdio ou um material prostético é, então, anastomosado para fechar a grande CIA, drenando efetivamente a veia pulmonar e o seio coronário de volta para o átrio esquerdo. O sistema de condução está na proximidade do seio coronário e deve-se tomar cuidado com a sutura nessa área para evitar um bloqueio cardíaco.

3. **DATVP infracardíaca** – Para as drenagens infracardíacas, é geralmente necessário um breve período de parada circulatória hipotérmica. O coração é luxado no sentido cranial. A veia vertical descendente é identificada após abertura posterior do pericárdio. A drenagem para a veia vertical descendente é ligada no nível do diafragma. É feita uma incisão ao longo do comprimento da confluência venosa pulmonar, com uma incisão paralela na parede posterior do átrio esquerdo. É, então, realizada a anastomose da confluência venosa pulmonar ao átrio esquerdo, tomando se cuidado para não comprometer a drenagem. O tecido da veia vertical descendente pode ser utilizado na anastomose. É realizada uma atriotomia direita para o fechamento da CIA.

4. **Obstrução recorrente das veias pulmonares** – A abordagem para a obstrução recorrente das vias pulmonares é dependente do nível da obstrução. A obstrução pode se desenvolver na anastomose ou no interior das veias pulmonares individuais. O último tipo pode inicialmente se apresentar como uma constrição anastomótica, uma vez que a extensão verdadeira da obstrução não está sempre aparente inicialmente. O estreitamento isolado da anastomose entre a veia pulmonar comum e o átrio esquerdo muitas vezes pode ser reparado com a revisão ou aumento do retalho da anastomose.

A obstrução do óstio venoso pulmonar individual é um grande desafio. Embora a obstrução possa parecer inicialmente limitada ao óstio, o estreitamento progressivo ao longo de todo o comprimento da veia no hilo pulmonar irá ocorrer com o tempo. O reparo dessa lesão é tecnicamente desafiador e a recorrência precoce da obstrução é comum. A nova abordagem para a estenose recorrente da veia pulmonar consiste em uma técnica "sem suturas" utilizando o pericárdio *in situ* para criar um neoátrio. A teoria por trás desse reparo se baseia no conceito de que a obstrução resulta da inflamação local induzida pela sutura. O reparo envolve o amplo destelhamento da porção estreitada de cada veia pulmonar envolvida da anastomose atrial esquerda até o hilo pulmonar. Um grande retalho de pericárdio é, então, realizado com cuidado para evitar lesões nas aderências posteriores e lesão do nervo frênico. Esse retalho de pericárdio é girado sobre as veias pulmonares descobertas e suturado à parede atrial esquerda, longe do óstio venoso. É, então, criado um grande neoátrio, no interior do qual o retorno venoso pulmonar pode ser drenado.

D. Prognóstico

A mortalidade inicial dos pacientes submetidos ao reparo para DVPAT é associado ao grau de obstrução presente. O diagnóstico inicial e o reparo, bem como o tratamento pós-operatório ideal, incluindo o tratamento agressivo da hipertensão pulmonar, resultam em uma drástica redução do risco cirúrgico. Para os pacientes que sobrevivem ao período perioperatório, a sobrevida no longo prazo e o estado funcional são excelentes.

A obstrução venosa recorrente se desenvolve em 5 a 17,5% dos pacientes. Os resultados após a angioplastia por balão e/ou inserção de stents têm sido decepcionantes, e estenoses recorrentes são a regra. A angioplastia do óstio, com retalho individual também tem sido utilizada com maus resultados no longo prazo. O transplante de pulmão tem sido considerado nos casos graves de doença bilateral extensa. A mortalidade associada a uma nova cirurgia para obstrução pode ser de até 59% nos casos de estenose bilateral. O uso da técnica sem suturas para a obstrução recorrente da veia pulmonar mostrou aumentar a sobrevida e diminuir a recorrência.

Aquirre J, Mavroudis C, Jacobs M, et al: Direct operating room triage of neonates with total anomalous pulmonary venous connection. *Pediatr Cardiol* 2013;34(8):1874-1876. PMID: 22797519.

Hammel JM, Hunt PW, Abdullah I, et al: "Closed-vein" technique for primary sutureless repair of anomalous pulmonary venous connection. *Ann Thorac Surg* 2012;94:1021-1022.

Hickey EJ, Caldarone CA: Surgical management of post-repair pulmonary vein stenosis. *Semin Thorac Cardiovasc Surg Pediatr Card Surg Annu* 2011;14:101-108.

Seale AN, Uemura H, Webber SA, et al: Total anomalous pulmonary venous connection: outcome of postoperative pulmonary venous obstruction. *J Thorac Cardiovasc Surg* 2013;145(5):1255-1262. PMID: 22892140.

Yoshimura N, Fukahara K, Yamashita A, et al: Management of pulmonary venous obstruction. *Gen Thorac Cardiovasc Surg* 2012;60(12):785-791. PMID:23054615.

▶ Atresia tricúspide

A. Considerações gerais

A atresia tricúspide se refere a corações com ventrículo único, com ausência da comunicação entre o átrio direito e o ventrículo direito. A única saída do átrio direito é a CIA. Se presente, o tecido aneurismático do septo primum pode prolapsar para o interior do átrio esquerdo. O átrio esquerdo apresenta uma morfologia normal, mas é frequentemente dilatado. Está presente uma conexão normal da valva mitral, entre o átrio esquerdo e o ventrículo esquerdo. O ventrículo direito apresenta tamanho mínimo, sem a via de entrada. Comunica-se ao ventrículo esquerdo por uma CIV muscular. Os subtipos anatômicos da atresia tricúspide se baseiam na relação com as grandes artérias. Os defeitos de tipo I (70%) tem conexão ventriculoarteriais concordantes; de tipo II (30%), com a transposição de grandes artérias; tipo III (raro), TGAs congenitamente corrigidas. Esses tipos são ainda subclassificados de acordo com o grau de obstrução ao fluxo pulmonar, que estão presentes em 45 a 75% dos pacientes. As estenoses da valva aórtica (10%) e do arco aórtico (25%) também podem estar presentes. Os pacientes com atresia tricúspide apresentam risco aumentado para síndrome de Wolff–Parkinson–White, em função de feixes congenitamente ou cirurgicamente comprometidos.

B. Manifestações clínicas

As manifestações clínicas dependem da conexão com os grandes vasos e do grau de restrição ao nível dos septos interatrial e interventricular. A maioria dos lactentes apresenta algum grau de cianose. O débito sistêmico geralmente não está comprometido. As prostaglandinas podem ser necessárias para manter a patência ductal nos lactentes com grave obstrução do fluxo sanguíneo pulmonar.

C. Tratamento

O tratamento paliativo inicial para a maioria dos pacientes é a colocação de um *shunt* de Blalock-Taussig modificado para manter um fluxo sanguíneo pulmonar adequado. Um tratamento paliativo inicial mais complexo, com procedimento de Norwood, pode ser necessário nos casos de transposição dos grandes vasos. Os tratamentos paliativos restantes envolvem os procedimentos de hemi-Fontan e Fontan (discutidos na seção de Síndrome de Hipoplasia do Coração Esquerdo).

D. Prognóstico

A sobrevida geral para atresia tricúspide é semelhante à relatada para outras lesões de ventrículo único tratadas com o procedimento paliativo de Fontan. A sobrevida é de 83% em 1 ano, 70% em 10 anos e 60% em 20 anos.

Abdul-Sater Z, Yehya A, Beresian J, et al: Two heterozygous mutations in NFATC1 in a patient with tricuspid atresia. *PLoS One* 2012;7:e49532.

Berg C, Lachmann R, Kaiser C, et al: Prenatal diagnosis of tricuspid atresia: intrauterine course and outcome. *Ultrasound Obstet Gynecol* 2010;35:183-190.

Ho PK, Lai CT, Wong SJ, et al: Three-dimensional mechanical dyssynchrony and myocardial deformation of the left ventricle in patients with tricuspid atresia after Fontan procedure. *J Am Soc Echocardiogr* 2012;25:393-400.

Wald RM et al: Outcome after prenatal diagnosis of tricuspid atresia: a multicenter experience. *Am Heart J* 2007;153:772.

▶ Síndrome de hipoplasia do coração esquerdo

A. Considerações gerais

Diversas malformações cardiovasculares congênitas podem resultar na anatomia de um ventrículo único funcional, mais frequentemente a atresia tricúspide, atresia pulmonar, DSAV não equilibrado e SHCE. A lesão mais comum é a SHCE. Cerca de 1.000 lactentes com SHCE nascem nos estados Unidos a cada ano. Ela constitui o defeito cardíaco congênito mais grave, compreendendo 7 a 9% de todas as anomalias diagnosticadas no primeiro ano de vida. As lesões de ventrículo único apresentam uma fisiologia comum de apenas um único ventrículo ser capaz de suportar o débito cardíaco. A SHCE se refere a uma constelação de anomalias cardíacas congênitas caracterizadas por acentuada hipoplasia ou ausência do ventrículo esquerdo e grave hipoplasia da aorta ascendente. A circulação sistêmica depende do ventrículo direito, por meio de um PCA e de uma mistura obrigatória de sangue venoso pulmonar e sistêmico no átrio direito. Há uma estenose ou atresia da valva aórtica ou uma estenose ou atresia da valva mitral associadas. A aorta descendente é essencialmente uma continuação do canal arterial, e a aorta ascendente e o arco aórtico representam um ramo diminuto desse vaso. O tratamento inicial inclui uma infusão de prostaglandinas para manter a patência do canal arterial e correção da acidose metabólica. O paciente pode exigir intubação e ajustes no ventilador para reduzir o suplemento de oxigênio e manter uma PCO_2 de aproximadamente 40 mmHg para evitar o fluxo pulmonar excessivo.

B. Tratamento

As abordagens cirúrgicas para o tratamento deste problema incluem o transplante cardíaco e a reconstrução em etapas. No contexto de melhores resultados para a reconstrução em etapas, os riscos da imunossupressão e disponibilidade limitada de doadores, a análise comparativa de riscos favorece o reparo em etapas, e a maioria dos centros utiliza essa opção como tratamento primário para SHCE. O transplante é geralmente reservado para pacientes de risco muito elevado, como aqueles com função deprimida do VD, regurgitação tricúspide ou coronárias significativamente sinusoidais.

O primeiro tratamento paliativo bem-sucedido de SHCE foi relatado por Norwood com uma série de lactentes operados entre 1979 e 1981. Esse procedimento foi tecnicamente aprimorado ao longo dos anos, mas três componentes essenciais permanecem: septectomia atrial, anastomose da artéria pulmonar proximal à aorta homoenxerto para aumentar o arco aórtico e *shunt* aortopulmonar. Um procedimento de "Norwood híbrido" é uma alternativa para o tratamento paliativo na fase I. Esse procedimento envolve bandar as artérias pulmonares bilateralmente e colocação de stent no PCA com ou sem septostomia atrial simultânea por balão. O objetivo final do tratamento cirúrgico paliativo em pacientes com coração univentricular é drenagem total do sangue das veias cavas diretamente nas artérias pulmonares. O procedimento de Fontan foi realizado pela primeira vez com sucesso em um paciente com atresia tricúspide, mas tem evoluído como uma excelente via para estabelecer um reparo fisiológico para pacientes com formas mais complexas de coração univentricular. O sangue da veia cava superior retorna diretamente por anastomose terminolateral com a artéria pulmonar (Glenn bidirecional) ou por uma anastomose do átrio direito à artéria pulmonar (hemi-Fontan), realizada aos 4 a 6 meses de idade. O fluxo sanguíneo da veia cava inferior é direcionado para a artéria pulmonar com um enxerto intra-atrial (técnica do túnel lateral) ou um conduto extracardíaco, com 2 a 4 anos de idade. Todo o fluxo venoso pulmonar oxigenado passa para a câmara ventricular, pelas valvas AV, para ser ejetado na circulação sistêmica, enquanto o fluxo sanguíneo das veias cavas superior e inferior segue diretamente para os pulmões para serem oxigenados antes de retornar ao coração. Para que o procedimento de Fontan possa ser realizado com baixa mortalidade operatória e resultados funcionais aceitáveis, alguns critérios devem ser obedecidos. A pressão normal na artéria pulmonar (< 20 mmHg) e a RVP (< 2 unidades Woods/m^2) são os pré-requisitos mais importantes. Além disso, é essencial que a função ventricular e o funcionamento da valva AV sejam normais. Embora o procedimento de Fontan não possa ser considerado uma cirurgia corretiva verdadeira, ele oferece benefícios que não podem ser comparados a quaisquer outros procedimentos paliativos. As principais vantagens incluem o restabelecimento da saturação normal de oxigênio sistêmica e a redução da sobrecarga de volume ventricular.

C. Prognóstico

Há três décadas, a SHCE era universalmente fatal. Hoje, grandes avanços foram feitos na melhora dos resultados para pacientes com SHCE. Das três etapas, a etapa com risco mais elevado no reparo continua sendo a cirurgia de Norwood. Na década de 1990, a sobrevida hospitalar para o procedimento de Norwood, nos Estados Unidos, era de aproximadamente 40%. Um estudo recente do Banco de Dados de Cirurgia Cardíaca Congênita da Sociedade de Cirurgiões Torácicos (Society of Thoracic Surgeons Congenital Heart Surgery Database) relatou 81% de taxa de sobrevida hospitalar para mais de 2.000 cirurgias de Norwood realizadas em 2009. Atualmente, a mortalidade entre as fases (tempo entre as cirurgias de Norwood e hemi-Fontan) é de aproximadamente 12%. Relatos de excelente sobrevida de 98% com os procedimentos de hemi-Fontan e Fontan têm sido publicados.

No geral, 75% dos pacientes diagnosticados com SHCE irão sobreviver ao procedimento de Fontan.

Os resultados atuais para o procedimento de Fontan são excelentes, com a mortalidade hospitalar variando de 2 a 9%. A condição dos sobreviventes é geralmente boa, e a maioria atinge um estado funcional classe I ou II da Associação do Coração de Nova York (New York Heart Association). Os resultados no longo prazo foram relatados com uma sobrevida de 93% em 5 anos e de 91% em 10 anos. Embora os resultados de longo prazo sejam encorajadores, complicações tardias podem ser observadas. Permanece importante a vigilância constante para arritmias, insuficiência cardíaca congestiva, enteropatia perdedora de proteínas e disfunção hepática.

> Ghanayem NS, Allen KR, Tabbutt S, et al: Interstage mortality after the Norwood procedure: results of the multicenter single ventricle reconstruction trial. *J Thorac Cardiovasc Surg* 2012;144:896-906.
> Hornik CP, He X, Jacobs JP, et al: Complications after the Norwood operation: an analysis of The Society of Thoracic Surgeons Congenital Heart Surgery Database. *Ann Thorac Surg* 2011;92:1734-1740.
> Lee TM, Aiyagari R, Hirsch JC, et al: Risk factor analysis for second-stage palliation of single ventricle anatomy. *Ann Thorac Surg* 2012;93:614-618.
> Lowry AW: Resuscitation and perioperative management of the high-risk single ventricle patient: first-stage palliation. *Congenital Heart Disease* 2012;7:466-478.
> Tabbutt S, Ghanayem N, Ravishankar C, et al: Risk factors for hospital morbidity and mortality after the Norwood procedure: a report from the Pediatric Heart Network Single Ventricle Reconstruction trial. *J Thorac Cardiovasc Surg* 2012;144:882-895.

DEFEITOS CARDÍACOS ACIANÓTICOS

1. *Shunt* da esquerda para a direita

▶ **Comunicação interatrial**

A. Considerações gerais

A septação cardíaca ocorre entre a terceira e sexta semanas do desenvolvimento fetal. O septo *primum*, que surge do teto do átrio comum e desce inferiormente, divide inicialmente o átrio comum. O óstio *primum* é a abertura abaixo da borda inferior do septo *primum*, que é fechado quando o septo *primum* se funde aos coxins endocárdicos. O óstio *secundum* se forma na porção média do septo *primum*, antes do fechamento do óstio *primum*. O septo *secundum* também surge do teto do átrio e desce ao longo do lado direito do septo *primum* e cobre o óstio *secundum*. Isso cria uma válvula, por onde o sangue da veia cava inferior pode seguir preferencialmente por baixo da borda do septo *secundum* e através do óstio *secundum* para o interior do átrio esquerdo. Após o nascimento, o aumento da pressão atrial esquerda normalmente fecha esta via.

Uma comunicação interatrial (CIA) é um orifício no septo atrial (Fig. 19-31). As CIAs são a terceira causa mais comum de defeitos cardíacos, ocorrendo em 1 de cada 1.000 nascidos vivos e representam 10% dos defeitos cardíacos congênitos. A CIA mais comum é o defeito tipo óstio *secundum*, que ocorre quando o óstio *secundum* é muito grande para a completa cobertura pelo septo *secundum*. Os defeitos do óstio *secundum* são responsáveis por aproximadamente 80% das CIAs. Um DAS do óstio *primum*, representando 10% das CIAs, ocorre com resultado da falha na fusão do septo *primum* aos coxins endocárdicos (o defeito do óstio *primum* será discutido posteriormente na seção de Defeitos do septo atrioventricular [DSAV]). Um terceiro tipo de CIA é o defeito do tipo seio venoso observado em aproximadamente 10% dos casos. As CIAs do seio venoso resultam da fusão anormal das vias venosas com o átrio e são caracterizados por defeitos altos no septo atrial, próximos ao orifício da veia cava superior ou, menos comumente, baixos, no septo atrial, próximos da veia cava inferior. Os defeitos do seio venoso são frequentemente associados à drenagem anômala parcial das veias pulmonares, geralmente com a veia pulmonar superior direita drenando na veia cava superior, próximo à junção cavoatrial. O tipo mais raro de CIA é o defeito tipo seio coronário. Ele ocorre quando há uma perda da parede comum entre o seio coronário e o átrio esquerdo adjacente ao septo atrial. Este seio coronário sem teto leva à comunicação entre os átrios direito e esquerdo, no orifício do seio coronário.

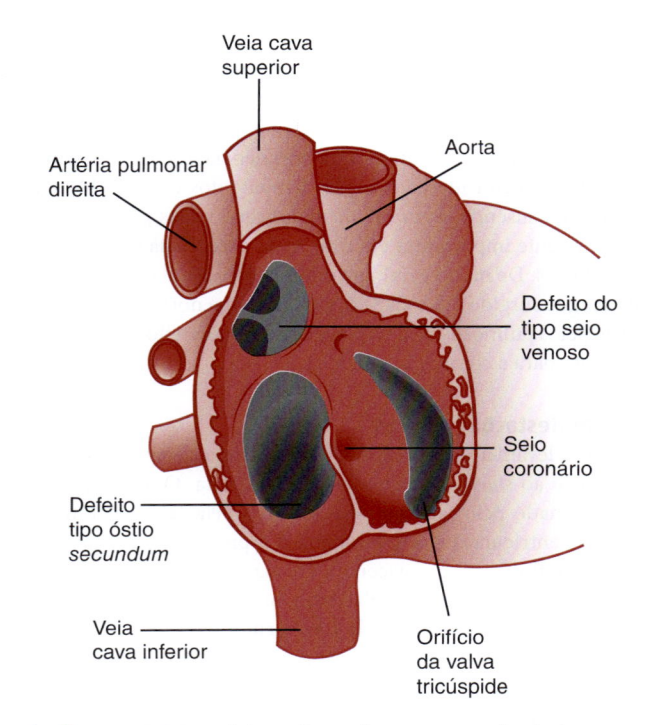

▲ **Figura 19-31** Defeitos tipo seio venoso e do óstium *secundum* no septo atrial, conforme observados com o átrio direito aberto.

A falha na fusão pós-natal do septo *secundum* ao septo *primum* resulta em uma comunicação persistente, semelhante a uma fenda, conhecida como FOP (forame oval patente). Os FOPs são extremamente comuns na população em geral, e estudos de necropsia mostraram uma prevalência de 27%. Em geral, os FOPs são considerados separadamente dos outras CIAs em função da ausência de um *shunt* significativo, mas permanecem clinicamente importantes em função da ocorrência de embolias paradoxais. De modo geral, um êmbolo paradoxal é um coágulo de sangue surgido em uma veia sistêmica que normalmente passaria pelos pulmões, mas, na presença de um defeito septal, pode ir direto para a circulação sistêmica.

B. Manifestações clínicas

As CIAs levam a um aumento do fluxo sanguíneo pulmonar secundário ao *shunt* da esquerda para a direita. O *shunt* atrial é determinado pelo tamanho do defeito e pela relativa complacência ventricular (isto é, o sangue flui preferencialmente para o ventrículo mais complacente). No nascimento, ambas as câmaras são igualmente complacentes, mas, com a queda da RVP, o ventrículo direito remodela e se torna mais complacente. O *shunt* através do septo atrial leva a um aumento de volume no coração direito. A sobrecarga de volume é criada pelo retorno venoso adicional para a câmara durante a sístole.

Em geral, a sobrecarga de volume de uma CIA é bem tolerada, e os pacientes são frequentemente assintomáticos. Os sintomas começam a se desenvolver quando a relação do fluxo sanguíneo pulmonar/sistêmico (Q_p/Q_s) excede a dois. Os sintomas mais comuns são fadiga, dispneia, intolerância aos exercícios físicos e infecções respiratórias recorrentes. Os pacientes mais velhos com CIAs não tratadas podem desenvolver arritmias, e os adultos podem desenvolver insuficiência cardíaca congestiva e disfunção de VD. A doença obstrutiva vascular pulmonar pode se desenvolver raramente como complicação tardia de uma CIA não tratada. A embolização paradoxal é também uma complicação potencial importante da CIA.

Os achados físicos clássicos de um paciente com DSAs incluem o desdobramento fixo da segunda bulha e um sopro de ejeção sistólico na borda esternal superior esquerda devido ao aumento do fluxo na valva pulmonar normal. O sopro diastólico na valva tricúspide é ocasionalmente audível. Uma elevação proeminente de VD e uma intensidade aumentada do componente pulmonar da segunda bulha cardíaca podem ocorrer com a hipertensão pulmonar. A radiografia de tórax mostra cardiomegalia, com aumento do átrio direito, ventrículo direito e artéria pulmonar. O ECG frequentemente mostra desvio do eixo para direita e um bloqueio de ramo direito incompleto. Quando o bloqueio de ramo direito ocorre com um eixo superior ou à esquerda, o diagnóstico de DSAV deve ser considerado. O ecocardiograma confirma o diagnóstico de CIA e define a anatomia. O cateterismo cardíaco é importante em casos selecionados para avaliar a RVP em pacientes mais velhos; porém, é mais frequentemente utilizado com intenções terapêuticas para o fechamento de CIAs.

C. Tratamento

Em função das complicações de longo prazo associadas à CIA, o reparo é recomendado para todos os pacientes com defeitos sintomáticos e em pacientes assintomáticos, nos quais a relação Q_p/Q_s seja maior do que 1,5. O reparo é geralmente realizado em crianças antes da idade escolar. O fechamento de CIA pode ser realizado cirurgicamente ou percutaneamente, utilizando-se uma prótese oclusora.

O reparo cirúrgico é geralmente recomendado para grandes defeitos do septo *secundum* e para a maioria dos outros tipos de DSAs. O coração é geralmente exposto por meio de esternotomia mediana. Outras abordagens cirúrgicas já foram propostas, incluindo técnicas minimamente invasivas, mas existem inconvenientes técnicos associados a cada abordagem alternativa. Na maioria dos casos, uma incisão limitada na linha média, com separação esternal inferior parcial é capaz de fornecer a exposição adequada e uma cicatriz cosmeticamente aceitável. O septo atrial é exposto por meio de uma atriotomia direita. Pequenos defeitos do septo *secundum* ou FOPs podem, algumas vezes, ser fechados primariamente por meio de suturas nas bordas do septo *primum* até as bordas do septo *secundum*. Mais comumente, defeitos maiores são fechados utilizando um enxerto (politetrafluoroetileno ou pericárdio autólogo) e uma sutura continua de polipropileno. Quando está presente uma drenagem anômala da veia pulmonar, é utilizado um enxerto para direcionar o fluxo através da CIA. Em todos os casos, cuidados devem ser tomados para retirar o ar do átrio esquerdo a fim de evitar complicações de embolização gasosa.

O primeiro fechamento de CIA com um dispositivo percutâneo foi realizado em 1976. Uma série de dispositivos está atualmente disponível para o fechamento percutâneo de uma CIA *secundum*, e as taxas de sucesso para a implantação do dispositivo são maiores do que 90%. O fechamento com dispositivo tem as vantagens de menores taxas de complicações e uma internação mais curta. O fechamento com dispositivo de pequenos e moderados DSAs do óstio *secundum* e de FOPs se tornou o padrão de atendimento na maioria dos grandes centros.

Ocasionalmente, os adultos irão apresentar com uma CIA recém-diagnosticada. Muitos estudos confirmaram que o fechamento de uma CIA em adultos com mais de 40 anos de idade aumenta a sobrevida e limita o desenvolvimento de insuficiência cardíaca. Quando a relação Qp/Qs é inferior a 1,5 e a razão entre a resistência vascular pulmonar/sistêmica (RP/RS) é maior do que 0,7, a doença obstrutiva vascular pulmonar significativa é normalmente presente. A RVP acima de 10 a 12 unidades Woods/m² representa uma contraindicação para o fechamento da CIA.

D. Prognóstico

A mortalidade operatória para correção de uma CIA está próxima de 0%. Arritmias atriais (1,2%) e síndrome pós-pericardiotomia (4,7%) são as complicações pós-operatórias mais comuns. A sobrevida no longo prazo de pacientes submetidos ao reparo de uma CIA na infância é normal. A principal complicação no longo prazo após o fechamento cirúrgico de uma CIA é o desenvolvimento de arritmias supraventriculares, embora o risco seja menor quando a CIA é fechada na infância. A persistência desse risco, apesar do alívio da sobrecarga de volume do lado direito, pode estar relacionada à remodelação atrial incompleta ou devido à presença de cicatriz de atriotomia. Um acompanhamento mais longo é necessário para determinar se o fechamento com dispositivo altera o risco de arritmias atriais.

> Butera G, Biondi-Zoccai G, Sangiorgi G, et al: Percutaneous versus surgical closure of secundum atrial septal defects: a systematic review and meta-analysis of currently available clinical evidence. *EuroIntervention* 2011;7:377-385.
>
> Butera G, Romagnoli E, Carminati M, et al: Treatment of isolated secundum atrial septal defects: impact of age and defect morphology in 1,013 consecutive patients. *Am Heart J* 2008;156:706-712.
>
> Irwin B, Ray S: Patent foramen ovale—assessment and treatment. *Cardiovasc Ther* 2012;30:e128-e135.
>
> Nyboe C, Fenger-Grøn M, Nielsen-Kudsk JE, et al: Closure of secundum atrial septal defects in the adult and elderly patients. *Eur J Cardiothorac Surg* 2012. [epub ahead of print]
>
> Saito T, Ohta K, Nakayama Y, et al: Natural history of medium-sized atrial septal defect in pediatric cases. *J Cardiol* 2012;60:248-251.
>
> Stewart RD, Bailliard F, Kelle AM, et al: Evolving surgical strategy for sinus venosus atrial septal defect: effect on sinus node function and late venous obstruction. *Ann Thorac Surg* 2007;84:1651-1655.

▶ Comunicação interventricular

A. Considerações gerais

A septação ventricular é um processo complexo que exige um desenvolvimento e alinhamento precisos de várias estruturas, incluindo o septo interventricular muscular, o septo AV (que surge dos coxins endocárdicos) e septo infundibular (que divide as vias de saída dos ventrículos direito e esquerdo). O septo membranoso é uma porção fibrosa do septo ventricular adjacente ao corpo fibroso central (no qual fazem contato os anéis das valvas mitral, tricúspide e aórtica).

As comunicações interventriculares (CIVs) são as anomalias cardíacas congênitas mais comuns (com exceção da valva aórtica bicúspide, que ocorre em aproximadamente 1,3% da população). As CIVS estão presentes em cerca de 4 a cada 1.000 nascidos vivos e representam aproximadamente 40% de todos os defeitos cardíacos congênitos. As CIVs são classificadas de acordo com sua localização no septo ventricular (Fig. 19-32). Os defeitos mais comuns são os perimembranosos (80%), localizados na área do septo membranoso. Os defeitos da via de entrada (5%) estão localizados abaixo do folheto septal da valva tricúspide e são, algumas vezes, chamados de defeitos do tipo canal atrioventricular (AV). Os defeitos altos localizados no septo ventricular são chamados de defeitos de via de saída (10%). As CIVs da via de saída são normalmente adjacentes às valvas aórtica e pulmonar. Outros defeitos são também conhecidos por vários outros nomes, incluindo supracristal, infundibular ou subarterial duplamente comunicado. Os defeitos da via de saída são mais comuns em populações asiáticas. As CIVs musculares (ou trabeculares) (5%) são completamente margeadas por músculo. As CIVs musculares são frequentemente múltiplas e podem estar associadas a outros defeitos perimembranosos ou de saída. O tamanho das CIVs é bastante variável. Por definição, uma CIV não é restritiva quando seu tamanho (ou o tamanho cumulativo de múltiplos defeitos) é maior ou igual ao tamanho do anel aórtico.

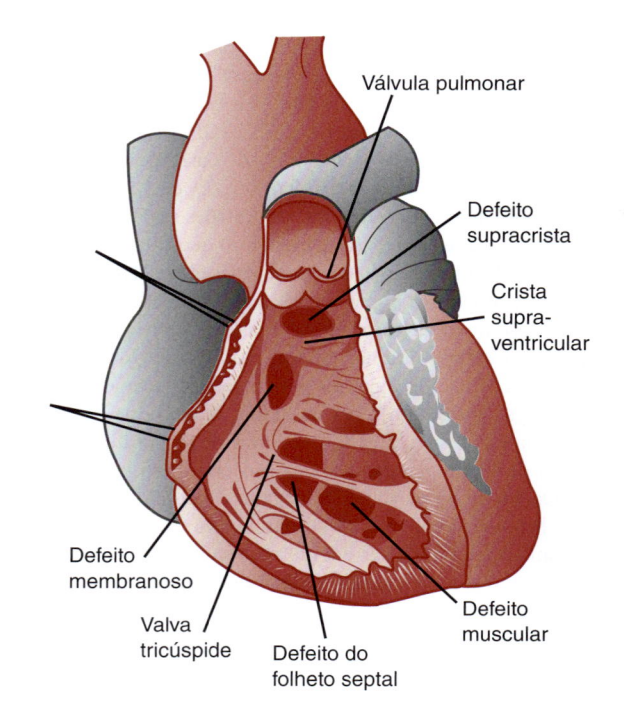

▲ **Figura 19-32** Localizações anatômicas de várias comunicações interventriculares. A parede do ventrículo direito foi retirada para exposição do septo ventricular.

B. Manifestações clínicas

Uma CIV leva a um aumento do fluxo sanguíneo pulmonar devido ao *shunt* da esquerda para a direita, principalmente durante a sístole. Isso cria uma sobrecarga de volume no coração esquerdo (o átrio e o ventrículo esquerdos recebem um retorno venoso aumentado durante a diástole). O ventrículo direito não é sobrecarregado de volume (o sangue é ejetado do ventrículo esquerdo, pela CIV, diretamente na circulação pulmonar), mas ele apresenta um aumento de pressão. O volume do fluxo no *shunt* é determinado pelo tamanho do defeito e pela relação de R_p/R_s. Após o nascimento, a RVP é ainda maior e o *shunt* através da CIV pode ser, algumas vezes, mínimo. Nas primeiras semanas de vida, o *shunt* tende a aumentar e a RVP normalmente diminui. Portanto, um paciente com uma grande CIV pode ser assintomático no nascimento, mas desenvolver, finalmente, uma grave insuficiência cardíaca congestiva.

A história natural dos pacientes com uma CIV isolada é muito variável. A maioria das CIVs é restritiva e tende a fechar espontaneamente no primeiro ano de vida. Grandes CIVs não são restritivas, resultando em pressões no VD e pulmonar semelhantes à pressão sistêmica e um alto fluxo sanguíneo pulmonar, com relações de Q_p/Q_s acima de 2,5–3,0. CIVs moderadas são restritivas, com pressões pulmonares que correspondem à metade da sistêmica (ou menos) e relações Q_p/Q_s de 1,5 a 2,5. CIVs pequenas são altamente restritivas; as pressões no VD permanecem normais, e a relação Q_p/Q_s é menor do que 1,0. Os pacientes com grandes CIVs tendem a desenvolver sintomas de insuficiência cardíaca congestiva por volta dos 2 meses de idade. Quando não tratado, o fluxo sanguíneo pulmonar excessivo leva à doença obstrutiva vascular pulmonar, em torno do segundo ano de vida. Os pacientes com CIVs menores podem permanecer assintomáticos. Em pacientes com CIVs da via de saída, pode ocorrer o prolapso da valva aórtica, produzindo insuficiência aórtica.

Sinais de insuficiência cardíaca em crianças com grandes CIVs incluem taquipneia, hepatomegalia, dificuldade de alimentação e hipodesenvolvimento somático. No exame físico, um sopro pansistólico pode ser ouvido na borda esternal esquerda. Geralmente, o sopro é menos audível nos defeitos menores. O precórdio é ativo. O componente pulmonar da segunda bulha é acentuado na presença de hipertensão pulmonar. A radiografia de tórax mostra acentuado aumento da vascularização pulmonar e cardiomegalia. O ECG mostra significativa hipertrofia de VD.

Os pacientes com CIVs pequenas apresentam um *shunt* pequeno e são geralmente assintomáticos, apresentando apenas um sopro pansistólico. Os pacientes com CIVs moderadas manifestam sinais e sintomas proporcionais ao grau do *shunt*.

Nos pacientes que desenvolvem doença obstrutiva vascular pulmonar significativa, o volume do *shunt* da esquerda para a direita é menor e o sopro pode desaparecer. A fisiologia de Eisenmenger ocorre quando o fluxo sanguíneo através do *shunt* é invertido, isto é, da direita para esquerda, resultando em cianose.

O diagnóstico de CIV é confirmado pelo ecocardiograma, que é capaz de definir com precisão a anatomia e excluir a presença de defeitos associados. O cateterismo cardíaco é utilizado em algumas crianças mais velhas e em adultos, quando há suspeita de RVP elevada. A resistência vascular pulmonar é calculada com a seguinte fórmula:

$$RVP = (AP_{média} - AE)/Q_p$$

onde $AP_{média}$ é a pressão média na artéria pulmonar e AE é a pressão no átrio esquerdo. A unidade de resistência desta fórmula (utilizando a pressão em milímetros de mercúrio e o fluxo pulmonar em litros por minuto) é a unidade Woods (que pode ser expressa como dines/s/cm^5 multiplicando-se por 80). A RVP pode ser fixa ou reativa e, no momento do cateterismo cardíaco, a resposta a vários vasodilatadores pulmonares pode ser avaliada.

C. Tratamento

O tratamento de um paciente com uma CIV depende do tamanho do defeito, do tipo de defeito, do volume do *shunt* e da RVP. Em geral, os pacientes com grandes defeitos e com insuficiência cardíaca intratável ou déficit de crescimento devem ser submetidos precocemente ao reparo cirúrgico. Quando os sintomas congestivos podem ser controlados com tratamento clínico, a cirurgia, então, pode ser adiada até os 6 meses de idade. Os pacientes com CIVs controladas podem ser acompanhados com segurança. Quando o fechamento não ocorre até a idade escolar, o fechamento cirúrgico é indicado. As CIVs pequenas, com relação de Q_p/Q_s menor do que 1,5 não exigem fechamento. Há um pequeno risco no longo prazo de endocardite nesses pacientes, mas isso pode ser minimizado com o uso adequado de antibióticos profiláticos. Os pacientes com CIVs da via de saída apresentam um risco significativo de desenvolvimento de insuficiência aórtica devido ao prolapso do folheto e, portanto, todos esses pacientes devem ser submetidos ao fechamento cirúrgico. As crianças mais velhas e os adultos devem ser submetidos ao cateterismo para avaliar a circulação pulmonar. Quando houver uma RVP fixa acima de 8 a 10 Woods unidades/m^2, a cirurgia está, então, contraindicada.

A exposição do septo ventricular é mais frequentemente alcançada com uma atriotomia direita e retração dos folhetos da valva tricúspide. Isso fornece um acesso às CIVs perimembranosas, de via de entrada e, na maioria dos trabeculares. As CIVs de via de saída são frequentemente expostas por meio de uma arteriotomia pulmonar, porque o defeito se encontra logo abaixo da válvula. As CIVs musculares localizadas próximo ao ápice ventricular podem ser difíceis de expor, sendo necessário nesses casos, uma ventriculotomia apical. Quando o defeito é exposto, ele é fechado com um enxerto de politetrafluoroetileno e uma sutura contínua de fio de polipropileno, embora alguns centros possam preferir outros materiais ou utilizar uma técnica de sutura com pontos separados. É importante compreender a anatomia do tecido de condução no fechamento de uma CIV. O nódulo AV é uma estrutura atrial localizado no ápice de um triângulo anatômico (conhecido como triângulo de Koch) formado pelo seio coronário, tendão de Todaro (uma banda proeminente que vai da veia cava inferior e se insere no septo atrial) e a inserção septal da valva tricúspide. O nódulo, então, origina o feixe de His, que penetra na junção AV, abaixo do septo membranoso. O feixe de His se bifurca, então, em seus ramos direito e esquerdo, que passam ao longo de cada lado do septo ventricular muscular. Na presença de uma CIV perimembranosa, o feixe de His passa ao longo das bordas posterior e inferior do defeito, geralmente no lado ventricular esquerdo. Nessa área crítica, as suturas devem ser colocadas superficialmente no lado do VD, a poucos milímetros da borda do defeito. O feixe de His também tende a seguir ao longo das margens posterior e inferior das CIVs de via de entrada. O tecido de condução se situa geralmente distante das CIVs da via de saída e dos trabeculares.

A bandagem da artéria pulmonar é uma cirurgia paliativa, utilizada para proteger a circulação pulmonar do fluxo sanguíneo excessivo. A bandagem da artéria pulmonar é atualmente realizada apenas nos pacientes com poucas condições para o fechamento cirúrgico da CIV, em função de doença associada ou complexidade anatômica, como CIVs musculares múltiplas (septo em "queijo suíço"). Uma banda é colocada ao redor da artéria pulmonar principal e ajustada para atingir uma pressão na artéria pulmonar distal de aproximadamente metade da sistêmica. A banda é fixa à adventícia da artéria pulmonar para evitar sua migração. A migração distal pode resultar em um estreitamento e dificultar o desenvolvimento de um ou de ambos os ramos das artérias pulmonares, enquanto a migração proximal pode levar à deformidade da valva pulmonar. Posteriormente, quando o paciente for um bom candidato para o fechamento da CIV, a banda deve ser removida. Em geral, o reparo da artéria pulmonar principal no local da banda é necessário e pode normalmente ser acompanhado pela ressecção da cicatriz e fechamento primário ou reparo com enxerto.

Os dispositivos percutâneos permitem o fechamento de algumas CIVs na sala de hemodinâmica. Para alguns tipos específicos de CIVs, como o tipo muscular, o fechamento com dispositivo pode ser preferível. As complicações do fechamento com dispositivo incluem o bloqueio cardíaco incompleto (3,8%), a embolização do dispositivo (0,01%) e a insuficiência aórtica (0,03%). Para as CIVs perimembranosas simples, o risco do fechamento com dispositivo é o maior do que do fechamento cirúrgico tradicional.

D. Prognóstico

O fechamento cirúrgico de uma CIV é associado a uma taxa de mortalidade de menos de 1%. As complicações potenciais incluem a lesão do tecido de condução e a lesão das valvas tricúspide ou aórtica. O bloqueio cardíaco transitório geralmente resulta do edema tecidual ou lesão pela retração, mas um bloqueio cardíaco permanente pode ocorrer em menos de 2% dos casos. Quando o bloqueio cardíaco se desenvolve após a cirurgia, os pacientes devem ser geralmente observados por um período de 7 a 10 dias, antes da implantação de um marcapasso permanente. A insuficiência tricúspide pode ser precipitada pela distorção anular ou restrição de cordas tendíneas pelo enxerto ou suturas da CIV. A valva aórtica também pode ser danificada por uma sutura imprecisa (especialmente nos defeitos perimembranosos e os defeitos de via de saída). Uma CIV residual é observada em cerca de 5% dos casos, e uma nova cirurgia é indicada quando persiste um *shunt* significativo ($Q_p/Q_s > 1,5$) ou quando o defeito residual for maior do que 2 mm. A relação Q_p/Q_s pode ser calculada com a ajuda da determinação das saturações de oxigênio e utilizando a fórmula derivada da equação de Fick:

$$Q_p/Q_s = (Ao - VCS)/(VP - AP)$$

em que Ao é a saturação aórtica (ou sistêmica), VCS é a saturação na veia cava superior, VP é a saturação nas veias pulmonares (que é geralmente estimada em 95-100%) e AP é a saturação nas artérias pulmonares. O ecocardiograma intraoperatório é utilizado como rotina para a identificação de defeitos residuais, que podem, então, ser reparados antes que o paciente deixe a sala de cirurgia.

Anderson JB, Czosek RJ, Knilans TK, et al: Postoperative heart block in children with common forms of congenital heart disease: results from the KID database. *J Cardiovasc Electrophysiol* 2012. [Epub ahead of print].

Liu S, Chen F, Ding X, et al: Comparison of results and economic analysis of surgical and transcatheter closure of perimembranous ventricular septal defect. *Eur J Cardiothoracic Surg* 2012;42:e157-e162.

Oses P, Hugues N, Dahdah N: Treatment of isolated ventricular septal defects in children: Amplatzer versus surgical closure. *Ann Thorac Surg* 2010;90:1593-1598.

Spicer DE, Anderson RH, Backer CL: Clarifying the surgical morphology of inlet ventricular septal defects. *Ann Thorac Surg* 2013;95(1):236-241.

Zuo J, Xie J, Yi W, et al: Results of transcatheter closure of perimembranous ventricular septal defect. *Am J Cardiol* 2010;106:1034-1037.

▶ Defeitos do septo atrioventricular

A. Considerações gerais

Os defeitos do septo atrioventricular (DSAVs) representam um grupo de anomalias congênitas ligadas a deficiências variáveis do septo atrioventricular imediatamente acima e abaixo das valvas AV. Outros termos comumente aplicados a um DSAV incluem defeitos do tipo canal AV, defeitos dos coxins endocárdico e tipo atrioventricular comum. Os DSAVs completos apresentam um único orifício da valva AV comum, resultando em uma única valva de cinco folhetos que recobre ambos os ventrículos direito e esquerdo. Os DSAVs incompletos apresentam dois orifícios separados das valvas AV (tricúspide e mitral) com a valva mitral invariavelmente apresentando uma fenda no folheto anterior. Embora a maioria dos DSAVs incompletos não apresente um *shunt* ventricular, a classificação dos DSAVs em completos e incompletos depende apenas da anatomia da valva e não da presença ou ausência de uma CIV. Os defeitos incompletos sem um *shunt* ventricular associado também são chamados de CIAs do tipo óstio *primum*, enquanto os defeitos com CIV foram descritos como DSAVs intermediários ou de transição. Os DSAVs representam aproximadamente 4% das anomalias congênitas cardíacas e são frequentemente associados a outras malformações cardíacas. Os DSAVs são responsáveis por 30 a 40% de todas as anomalias cardíacas observadas em pacientes com síndrome de Down.

Um DSAV completo é caracterizado por um orifício atrioventricular comum, ao contrário dos dois orifícios separados mitral e tricúspide, além de uma deficiência do tecido do coxim endocárdico, que resulta em uma CIA e uma CIV do tipo via de entrada (Fig. 19-33). Os DSAVs foram subclassificados por Rastelli em três tipos, de acordo com a morfologia do folheto anterior da valva AV comum:

Tipo A: O folheto anterior é dividido e se insere ao septo por múltiplas cordas.

Tipo B: O folheto anterior se insere ao músculo papilar no ventrículo direito.

Tipo C: O folheto anterior está livre, sem cordas de inserção, fixo apenas no anel valvar.

Quando ambas as valvas AV esquerda e direita compartilham igualmente o orifício comum da valva AV, o DSAV é denominado equilibrado. Ocasionalmente, o orifício pode favorecer a valva AV direita (dominância direita) ou a valva AV esquerda (dominância esquerda). Quando há dominância direita acentuada, a valva AV esquerda e o ventrículo esquerdo são hipoplásicos e frequentemente coexistem com outras anomalias

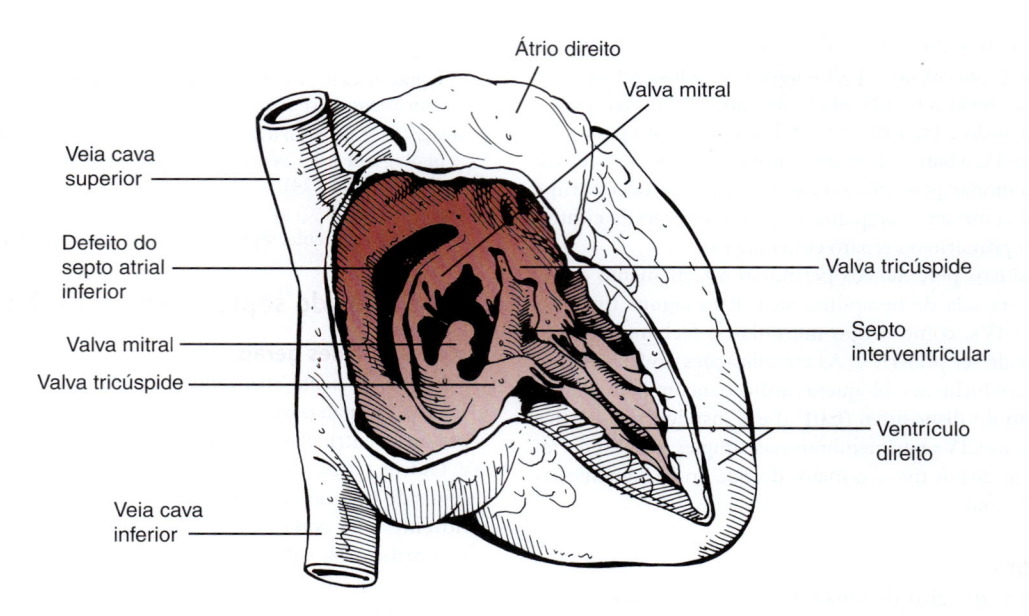

▲ **Figura 19-33** Canal atrioventricular completo. O tipo mais comum apresenta uma ligação de folheto anterior dividida. Os dois componentes valvares (esquerdo e direito) estão ligados ao septo interventricular por meio de cordas longas e não fusionadas. Os componentes esquerdo e direito da ligação do folheto posterior não estão separados.

do lado esquerdo, incluindo estenose aórtica, hipoplasia e coarctação da aorta. Por outro lado, a dominância esquerda acentuada resulta em uma valva AV direita deficiente, com hipoplasia associada do ventrículo direito, estenose ou atresia pulmonar e TOF. Os pacientes com grave desequilíbrio exigem uma reconstrução do ventrículo único em etapas.

Em um ASVD, o tecido de condução é deslocado e está em risco durante a correção cirúrgica. O nódulo AV é colocado posteriormente e inferiormente em relação a sua posição normal em direção ao seio coronário, no triângulo de Koch. Esse triângulo é delimitado pelo seio coronário, a inserção posterior do folheto e a margem da CIA. O feixe de His segue posteriormente e inferiormente ao longo da face esquerda da crista da CIV, emitindo o ramo esquerdo e continuando como o ramo direito.

As anomalias cardíacas associadas aos DSAVs incluem: PCA (10%) e TOF (10%). As anomalias importantes da valva AV esquerda incluem um músculo papilar único (valva mitral em paraquedas) (2-6%) e valva mitral com orifício duplo (8-14%). A veia cava superior esquerda persistente com ou sem um defeito tipo seio coronário é encontrado em 3% dos pacientes com DSAV. O ventrículo direito com dupla via de saída (2%) complica significativamente ou pode até mesmo impedir a correção cirúrgica completa. Como mencionado anteriormente, a obstrução da via de saída do ventrículo esquerdo com estenose subvalvar aórtica ou tecido da valva AV redundante ocorre em 4 a 7%.

B. Manifestações clínicas

As características hemodinâmicas predominantes de um DSAV são o resultado do *shunt* da esquerda para a direita nos níveis atriais e ventriculares. Na ausência de *shunt* ventricular, a hemodinâmica e apresentação clínica de um paciente com um DSAV incompleto se assemelham a de uma típica CIA tipo *secundum*, com sobrecarga de volume atrial e ventricular direitos. Os pacientes com DSAV completa com *shunt* atrial e ventricular geralmente apresentam início na infância sinais e sintomas de insuficiência cardíaca congestiva. Além disso, pode ocorrer moderada ou grave regurgitação da valva AV esquerda em aproximadamente 10% dos pacientes com um DSAV, agravando o quadro clínico. Ao exame físico, o precórdio é hiperativo, muitas vezes com frêmito proeminente. Os achados na ausculta incluem um sopro sistólico ao longo da borda esternal esquerda, um sopro agudo no ápice da regurgitação da valva AV esquerda e um sopro de fluxo mediodiastólico em toda a valva AV comum. Na presença de RVP elevada, pode haver uma divisão da primeira bulha. Cardiomegalia importante e hiperfluxo pulmonar podem ser encontrados na radiografia de tórax. O eletrocardiograma pode revelar hipertrofia biventricular, aumento atrial, intervalo PR prolongado, desvio do eixo para esquerda e um plano frontal com ciclo anti-horário. O ecocardiograma é diagnóstico, definindo o nível do *shunt* atrial e ventricular, a anatomia valvar e as anomalias associadas. Até 90% dos indivíduos não tratados com um DSAV completo desenvolvem doença vascular pulmonar por volta de 1 ano de idade, em função do grande *shunt* da esquerda para a direita potencialmente exacerbado pela associação à regurgitação da valva AV. Os pacientes com trissomia 21 podem desenvolver doença obstrutiva vascular pulmonar mais precocemente do que os lactentes com cromossomos normais, em função da doença de vias aéreas pequenas, hipoventilação crônica e elevação da PCO$_2$. O tratamento clínico agressivo inicial é realizado para aliviar os sintomas de insuficiência cardíaca congestiva. A correção cirúrgica eletiva deve ser realizada por volta dos 3 a 6 meses de idade. A intervenção precoce é indicada por falha do tratamento clínico.

O cateterismo cardíaco deve ser realizado nos pacientes com mais de 1 ano de idade, nos pacientes com sinais e sintomas de aumento da RVP ou, em alguns casos, para avaliar melhor outras anomalias cardíacas associadas. Quando a RVP está elevada, é importante determinar novamente os seus valores com a criança respirando oxigênio a 100%, com e sem óxido nítrico. Quando a resistência pulmonar cai, isso significa que parte da elevação da resistência se deve a um processo dinâmico e deve ser tratada no período perioperatório por meio da manipulação ventilatória, suplemento de oxigênio e óxido nítrico. Mais recentemente, demonstrou-se que a sildenafila reduziu a elevação da RVP em crianças com cardiopatia congênita. Uma elevação acentuada da RVP (> 10 Woods unidades/m^2), que não responde à administração de oxigênio, é geralmente considerada uma contraindicação para o reparo.

C. Tratamento

O tratamento cirúrgico é quase sempre necessário logo que os sintomas são observados para evitar uma piora clínica ainda maior. Mesmo na ausência de sintomas, a cirurgia deve ser realizada antes dos 6 meses de idade. A bandagem da artéria pulmonar, que permite retardar o reparo até que a criança esteja maior, não é mais utilizada atualmente, exceto em alguns casos complexos ou de ventrículo único, peso extremamente baixo ao nascer ou prematuridade e um estado clínico deteriorado. Essa abordagem expõe a criança a riscos de duas cirurgias, e a mortalidade geral excede a do reparo primário na infância. Os pacientes com DSAVs incompletos geralmente necessitam de reparação nos primeiros anos de vida.

Duas técnicas são amplamente utilizadas para o reparo de DSAVs completos: a técnica com 1 enxerto e a técnica com 2 enxertos. Os DSAVs incompletos são reparados com a técnica de enxerto único. Independentemente do tipo de abordagem selecionada, os objetivos são fechar as CIA e CIV e separar a valva AV comum em duas valvas não estenóticas e competentes. A fenda do folheto anterior da valva mitral é geralmente fechada para diminuir o risco de regurgitação mitral no longo prazo. Na técnica com 2 enxertos, os enxertos são utilizados separadamente para fechar a CIA e a CIV. Na técnica de 1 enxerto, a ligação dos folhetos superior e inferior é dividida ao longo de uma linha separando em componentes direito e esquerdo. Um enxerto único é utilizado para fechar ambos os defeitos ventricular e atrial. As bordas cortadas dos folhetos são, então, suspensas novamente com os enxertos. Com esse método, o enxerto único é suturado diretamente na borda da CIV, deixando as inserções dos folhetos entre o retalho e a crista da CIV.

O sucesso no curto prazo e no longo prazo da cirurgia é muito dependente da RVP e da habilidade do cirurgião para manter a competência da valva mitral. Nos países desenvolvidos, é pouco comum os pacientes se apresentarem tardiamente com DSAV e elevações refratárias da RVP. Embora os relatos iniciais recomendassem que as fendas da valva AV devessem ser fechadas e que a valva deveria ser tratada como uma estrutura de três folhetos, a maioria dos autores atualmente acredita que o fechamento da fenda é um mecanismo importante na prevenção da regurgitação da valva AV esquerda no pós-operatório. A regurgitação significativa da valva AV na conclusão da cirurgia, grave displasia da valva AV esquerda e fechamento deficiente da fenda da valva AV esquerda foram identificados como importantes fatores de risco para uma nova cirurgia. Uma regurgitação pós-operatória significativa da valva AV é também um fator de risco para reoperação e para mortalidade no longo prazo. A fenda não deve ser completamente fechada na presença de um músculo papilar único, para evitar a estenose da valva AV esquerda. Nos casos de uma valva com duplo orifício, o tecido de ligação não deve ser dividido para criar uma abertura única na valva.

D. Prognóstico

A mortalidade operatória está em grande parte relacionada às anomalias cardíacas associadas e à regurgitação da valva AV esquerda. A mortalidade para o reparo de DSAVs incompletos não complicados é de 0 a 1,6%, enquanto a adição da regurgitação da valva AV esquerda aumenta a mortalidade para 4 a 6%. Para DSAVs completos, a mortalidade sem a regurgitação da valva AV esquerda é de aproximadamente 4 a 5%, quando comparada a 13%, quando graus significativos de regurgitação estão presentes. A diferença na mortalidade operatória entre os pacientes com e sem regurgitação diminui a importância do tratamento criterioso da valva AV esquerda.

A maioria das reoperações após reparo de um DSAV ocorre por regurgitação da valva AV esquerda ou desenvolvimento de estenose subvalvar aórtica. A regurgitação pós-operatória significativa da valva AV esquerda ocorre em 6 a 26% dos pacientes, necessitando de uma nova cirurgia para reparo ou substituição da valva em 3 a 12%. A incidência do bloqueio cardíaco completo permanente é de aproximadamente 1 a 2%. O bloqueio cardíaco encontrado no período pós-operatório imediato pode ser transitório devido ao edema ou trauma do nódulo AV ou do feixe de His. Entretanto, o bloqueio de ramo do feixe direito é comum (22%).

Backer CL, Stewart RD, Mavroudis C: What is the best technique for repair of complete atrioventricular canal? *Semin Thorac Cardiovasc Surg* 2007;19:249.

Harmander B, Aydemir NA, Karaci AR, et al: Results for surgical correction of complete atrioventricular septal defect: associations with age, surgical era, and technique. *J Card Surg* 2012;27:745-753.

Kaza AK, Colan SD, Jaggers J, et al: Surgical interventions for atrioventricular septal defect subtypes: the pediatric heart network experience. *Ann Thorac Surg* 2011;92:1468-1475.

Shuhaiber JH, Ho Sy, Rigby M, et al: Current options and outcomes for the management of atrioventricular septal defect. *Eur J Cardiothorac Surg* 2009;35:891-900.

Stulak JM, Burkhart HM, Dearani JA, et al: Reoperations after repair of partial atrioventricular septal defect: a 45-year single-center experience. *Ann Thorac Surg* 2010:89:1352-1359.

Welke KF et al: Population-base perspective of long-term outcomes after surgical repair of partial atrioventricular septal defect. *Ann Thorac Surg* 2007;82:624.

▶ Persistência do canal arterial

A. Considerações gerais

O canal arterial é uma estrutura vascular fetal normal, a qual permite o sangue do ventrículo direito desviar a alta resistência do leito vascular pulmonar e passar diretamente para a circulação sistêmica. O canal conecta a artéria pulmonar (ou artéria pulmonar esquerda proximal) a aorta torácica descendente proximal. Histologicamente, a camada média do canal contém um predomínio de células musculares lisas, enquanto as camadas médias da aorta e da artéria pulmonar contêm fibras elásticas bem desenvolvidas. O vasocontrole do canal é mediado por dois mecanismos importantes: a tensão de oxigênio e os níveis de prostaglandinas. Durante o desenvolvimento fetal, a baixa tensão de oxigênio e altos níveis circulantes de prostaglandinas mantêm a permeabilidade do canal. No último trimestre, o canal se torna menos sensível às prostaglandinas e mais sensível aos efeitos da tensão de oxigênio. Após o nascimento, o aumento da tensão de oxigênio e a queda das prostaglandinas (que foram anteriormente fornecidas principalmente pela placenta) levam ao fechamento do canal, que é geralmente completo por volta de 12 a 24 horas de vida. Após o fechamento, o canal se torna um cordão fibroso conhecido como o ligamento arterial. A falha no fechamento do canal leva à condição conhecida como persistência do canal arterial (PCA) que ocorre em aproximadamente 1 de 1.200 nascidos vivos e é responsável por 7% dos defeitos cardíacos congênitos. A incidência é muito maior em prematuros (> 20%). Essa elevada incidência está relacionada à imaturidade da parede do canal, resultando na diminuição da sensibilidade à tensão de oxigênio.

O PCA pode ocorrer como defeito isolado ou associado a diversas outras anomalias. A patência canal arterial é desejável em alguns defeitos, nos quais há um fluxo sanguíneo pulmonar insuficiente (como atresia pulmonar) ou fluxo sanguíneo sistêmico inadequado (como na coarctação grave da aorta). A descoberta de que a administração extrínseca de prostaglandinas pode manter a patência ductal tem desempenhado um papel fundamental no aumento da sobrevida desses doentes.

B. Manifestações clínicas

As manifestações fisiológicas da PCA se correlacionam ao *shunt* de sangue pelo canal. O volume do *shunt* é determinado pelo tamanho do canal e pela relação entre resistência vascular pulmonar e sistêmica. No nascimento, a RVP cai muito rapidamente e continua a cair nas primeiras semanas de vida. Por conseguinte, o *shunt* através da PCA é da esquerda para a direita. O fluxo sanguíneo pulmonar excessivo pode levar à insuficiência cardíaca congestiva. Em casos extremos, pode resultar em hipotensão e má perfusão sistêmica. Os pacientes com grande PCA e que sobrevivem à infância, apresentam a tendência de desenvolver doença obstrutiva vascular pulmonar. A fisiologia de Eisenmenger ocorre quando a RVP excede a resistência vascular sistêmica, produzindo a inversão do *shunt* da direita para a esquerda. Isso leva à cianose e, finalmente, à insuficiência de VD. Pequenos PCAs podem persistir na vida adulta sem produzir sintomas ou alterações fisiológicas. Endocardite e endarterite foram relatadas em complicações de PCA de longo termo.

Nos pacientes com PCA, os sintomas são proporcionais ao volume do *shunt* e à presença de defeitos associados. O *shunt* da esquerda para a direita produz uma sobrecarga de volume no coração esquerdo. Os lactentes com insuficiência cardíaca congestiva apresentam sintomas de taquipneia, taquicardia e dificuldade para alimentação. As crianças mais velhas apresentam infecções respiratórias recorrentes, fadiga e dificuldade de crescimento. Os achados físicos incluem pressão de pulso ampla e sopro contínuo tipo "maquinaria/locomotiva", mais audível ao longo da borda esternal superior esquerda. A radiografia de tórax mostra uma vascularização pulmonar aumentada e um aumento do coração esquerdo. A hipertrofia ventricular esquerda e o aumento atrial esquerdo podem ser evidentes no eletrocardiograma. O ecocardiograma é o método diagnóstico preferencial. O cateterismo cardíaco diagnóstico é realizado apenas em pacientes mais velhos com suspeita de hipertensão pulmonar para avaliação de doença obstrutiva vascular pulmonar. Mais frequentemente, o cateterismo é utilizado para o fechamento percutâneo do canal.

C. Tratamento

O fechamento da PCA é realizado em todos os pacientes sintomáticos. O fechamento também é recomendado para pacientes assintomáticos em função dos riscos de insuficiência cardíaca, hipertensão pulmonar e endocardite. O fechamento do canal pode ser realizado por uma das três abordagens: farmacológica, cirúrgica e endovascular. A indometacina, que inibe as prostaglandinas, estimula o fechamento do PCA em recém-nascidos prematuros. Ela raramente é eficaz em recém-nascidos a termo. O esquema de doses é 0,1 a 0,2 mg/kg por via intravenosa em intervalos de 12 ou 24 horas, para um total de três doses. Esse esquema é eficaz em aproximadamente 80% dos recém-nascidos prematuros. Em função de seus efeitos colaterais, a indometacina é contraindicada em pacientes com sepse, insuficiência renal, hemorragia intracraniana e distúrbios de coagulação. A falha da indometacina, após dois cursos completos, resulta em encaminhamento para o fechamento cirúrgico.

A abordagem cirúrgica para o PCA consiste em toracotomia posterolateral esquerda, através do terceiro ou quarto espaço intercostal. A pleura é incisada sobre a aorta torácica descendente proximal, permitindo a retração medial do nervo vago. O nervo laríngeo recorrente se reflete atrás do canal e deve ser protegido durante o procedimento. A dissecção é, então realizada para mostrar a anatomia do canal. Em muitos casos, o canal é a maior estrutura vascular presente e não deve ser confundido com a aorta.

O tecido do canal é extremamente friável, de modo que a manipulação direta deve ser mínima. Em recém-nascidos prematuros, o canal é ligado com um único clip cirúrgico. Esse procedimento é comumente realizado em unidades de terapia intensiva neonatal, evitando, portanto, problemas associados à transferência do paciente. Em pacientes mais velhos, a oclusão do canal é alcançada com uma ligadura simples de seda ou, preferencialmente, pela divisão entre as ligaduras para minimizar a recorrência.

Recentemente, técnicas de toracoscopia foram desenvolvidas para a realização da ligadura do PCA. Essa abordagem apresenta benefícios potenciais de menor dor e recuperação mais rápida. As desvantagens incluem uma curva de aprendizado substancial e um tempo cirúrgico maior.

Vários dispositivos endovasculares foram desenvolvidos com o propósito de oclusão percutânea do PCA. Essa abordagem é muito bem-sucedida em lactentes mais velhos, crianças e adultos com PDAs de tamanho pequeno ou moderado e se tornou o tratamento preferencial na maioria dos centros. O tratamento cirúrgico é reservado para PDAs com um diâmetro maior ou comprimento muito curto.

Raramente, um adulto irá apresentar um PCA significativo. Esses pacientes devem ser cuidadosamente avaliados para a presença de doença obstrutiva vascular pulmonar, antes do fechamento ductal. Quando o paciente não for um candidato para fechamento com dispositivo, o fechamento cirúrgico pode ser problemático. A calcificação da parede ductal é comum em adultos, o que torna a ligação mais difícil. Em alguns casos, a circulação extracorpórea pode ser necessária para o fechamento ductal com enxerto a partir da artéria pulmonar.

D. Prognóstico

O fechamento do canal por meio de técnicas cirúrgicas ou percutâneo é conseguido com uma taxa de mortalidade que se aproxima de zero. As complicações potenciais incluem pneumotórax, lesão do nervo laríngeo recorrente, além de quilotórax (por lesão do ducto torácico). A sobrevida no longo prazo deve ser normal após a ligadura de PCA na maioria dos pacientes. A sobrevida em prematuros depende principalmente do grau de prematuridade e suas complicações concomitantes.

Drighil A, Al Jufan M, Al Omrane K, et al: Safety of transcatheter patent ductus arteriosus closure in small weight infants. *J Interv Cardiol* 2012;4:391-394.

Giroud JM, Jacobs JP: Evolution of strategies for management of the patent arterial duct. *Cardiol Young* 2007;17:68.

Malviya M, Ohlsson A, Shah S: Surgical versus medical treatment with cyclooxygenase inhibitors for symptomatic patent ductus arteriosus in preterm infants. *Cochrane Database Syst Rev* 2013;3:CD003951.

Mosalli R, Alfaleh K: Prophylactic surgical ligation of patent ductus arteriosus for prevention of mortality and morbidity in extremely low birth weight infants. *Cochrane Database Syst Rev* 2008;(1):CD006181.

Van der Linde D, Konings EEM, Slager MA, et al: Birth prevalence of congenital heart disease world-wide: a systematic review and meta-analysis. *J Am Coll Cardiol* 2011;58:2241-2247.

---

2. Anomalias do Lado Direito

▶ Estenose pulmonar

A. Considerações gerais

A estenose pulmonar isolada ocorre em 5 a 8% de todas as anomalias congênitas. A valva pulmonar é geralmente de três cusoides, com fusão das comissuras. A valva pode parecer espessada e em *domus* (abaulada) no ecocardiograma. A maioria dos pacientes apresenta um FOP ou comunicação interatrial (CIA) tipo óstio *secundum* associados. A estenose pulmonar pode ser valvar ou subvalvar, em função do estenose muscular do infundíbulo (Fig. 19-34).

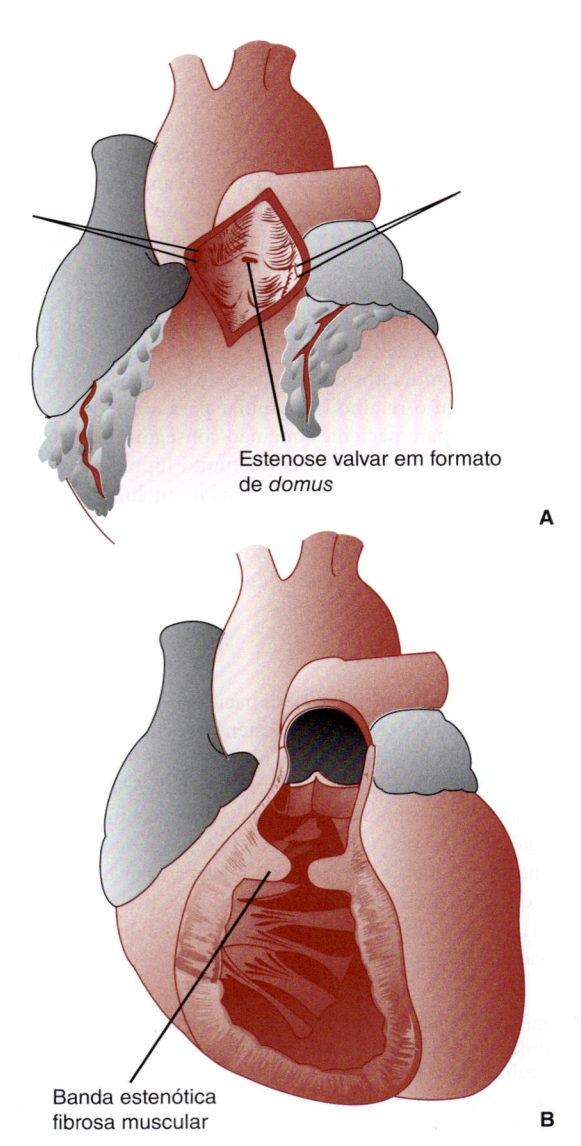

▲ **Figura 19-34** Estenose pulmonar. **A.** Estenose da valva pulmonar. **B.** Estenose infundibular pulmonar.

B. Manifestações clínicas

Os lactentes mais jovens, com estenose pulmonar grave apresentam dificuldade de crescimento, insuficiência cardíaca direita e, muitas vezes, crises hipóxicas. Crianças mais velhas tendem a apresentar estenose leve a moderada e são assintomáticas. Elas podem, entretanto, se queixar de dispneia com exercícios ou arritmias. O sopro da estenose pulmonar tende a ser proeminente e, portanto, não passa despercebido no exame físico. A presença de um sopro de ejeção sistólico deve levar imediatamente a uma avaliação adicional, incluindo um ecocardiograma, que é diagnóstico. Os pacientes com estenose pulmonar de leve a moderada podem ser acompanhados sintomaticamente. A intervenção cirúrgica ou percutânea deve ser considerada quando o gradiente for maior do que 50 mmHg, hipertrofia ventricular progressiva ou desenvolvem regurgitação tricúspide.

C. Tratamento

Os recém-nascidos que apresentam cianose profunda resultante de estenose pulmonar grave necessitam da administração de PGE_1 para manter a patência ductal. O canal irá manter um fluxo sanguíneo pulmonar adequado, até que o paciente possa ser estabilizado. Para a estenose pulmonar isolada, a valvoplastia por balão, feita por um cardiologista intervencionista, pode ser muito bem-sucedida e pode substituir a intervenção cirúrgica na maioria dos pacientes. Os lactentes assintomáticos com pressões de VD sistêmicas em função da estenose pulmonar também são excelentes candidatos para a dilatação por balão. A valvotomia cirúrgica ou o retalho transanular para a estenose aórtica são reservados para pacientes que não conseguiram a dilatação por balão, que possuam anel valvar muito hipoplásico ou que apresentem outras anomalias associadas, incluindo estenose infundibular muscular. Os pacientes mais velhos, com estenose pulmonar isolada progressiva, são excelentes candidatos para dilatação eletiva por balão, quando desenvolvem elevadas pressões de VD.

D. Prognóstico

A taxa de mortalidade inicial para pacientes com estenose pulmonar crítica é de 3 a 10%. A reestenose ocorre em 10 a 25% dos pacientes. Com a correção da obstrução ao fluxo de saída, a hipertrofia de VD e a insuficiência tricúspide regridem. Embora a sobrevida geral seja excelente para a estenose pulmonar isolada, mais de 50% dos pacientes irão necessitar de intervenções adicionais, incluindo a repetição da dilatação por balão, substituição da valva pulmonar e fechamento da CIA. Arritmias tardias atrial e ventricular podem ocorrer em 38% dos pacientes. A sobrevida de 25 anos é de 90 a 96%.

> Cuypers JA, Witsenburg M, van der Linde D, et al: Pulmonary stenosis: update on diagnosis and therapeutic options. *Heart* 2013. [epub ahead of print].
>
> Harrild DM, Powell AJ, Tran TX, et al: Long-term pulmonary regurgitation following balloon valvuloplasty for pulmonary stenosis risk factors and relationship to exercise capacity and ventricular volume and function. *J Am Coll Cardiol* 2010;55:1041-1047.
>
> Rigby ML: Severe aortic or pulmonary valve stenosis in premature infants. *Early Hum Dev* 2012;88:291-294.
>
> Voet A, Rega F, de Bruaene AV, et al: Long-term outcome after treatment of isolated pulmonary valve stenosis. *Int J Cardiol* 2012;156:11-15.

▶ Anomalia de Ebstein

A. Considerações gerais

A malformação de Ebstein foi descrita pela primeira vez por Wilhelm Ebstein em 1866, como uma constelação de manifestações clínicas resultantes de uma anomalia da valva tricúspide. Ao longo do tempo, se tornou evidente de que a malformação se tratava de uma doença do ventrículo direito e do desenvolvimento da valva tricúspide. Ela envolve várias anomalias anatômicas de diversos graus de gravidade, que incluem um deslocamento apical dos folhetos septais e murais da valva tricúspide, que não conseguiram se liberar (delaminar) do miocárdio subjacente; adelgaçamento ou atrialização da via de entrada do ventrículo direito, com dilatação variável; e malformação do folheto anterossuperior, com inserções anômalas, redundância e fenestrações. Diversas outras anomalias cardíacas são frequentemente associadas às alterações do VD, como CIAs e CIVs, obstrução da via de saída de VD e síndrome de Wolff–Parkinson–White. A malformação de Ebstein também pode comprometer a valva AV sistêmica do lado esquerdo, no caso de transposição corrigida congenitamente.

B. Manifestações clínicas

A malformação é rara, representando não mais do que 1% de todas as anomalias cardíacas congênitas. Em função da variabilidade anatômica significativa nas anomalias da valva tricúspide e do ventrículo direito, a idade de apresentação e a gravidade dos sintomas também podem ser muito variáveis. Os pacientes que apresentam manifestações na infância têm pior prognóstico. Há uma alta taxa de morte fetal, hidropsia e hipoplasia pulmonar, quando o diagnóstico é feito durante a vida fetal. A cianose é a apresentação mais comum na infância. Esses pacientes apresentam regurgitação tricúspide grave, com disfunção do ventrículo direito em face da resistência arterial pulmonar elevada. O resultado é um estado de baixo débito cardíaco dependente do *shunt* da direita para a esquerda através da fossa oval.

Com alterações menos graves da valva tricúspide e função ventricular preservada, os pacientes tendem a apresentar sintomas mais tarde na adolescência ou no início da idade adulta. Muitos pacientes são assintomáticos e apresentam um sopro observado no exame físico. Nos pacientes sintomáticos, uma apresentação comum envolve o aparecimento de arritmias atriais ou taquicardia de reentrada. A tolerância ao exercício pode ser diminuída, com cianose durante o esforço extremo, quando uma CIA está presente. Com frequência, os pacientes com septo atrial intacto podem progredir para insuficiência cardíaca congestiva com o aumento da cardiomegalia.

O ecocardiograma é geralmente suficiente para um diagnóstico preciso e avaliação anatômica. O grau de deslocamento, tracionamento e displasia dos folhetos valvares, bem como a quantidade de regurgitação, podem ser determinados. A função ventricular e a extensão da atrialização do ventrículo direito também podem ser avaliadas. Anomalias adicionais, incluindo a presença e direção de um fluxo no plano atrial, podem ser avaliadas. Os achados eletrocardiográficos incluem bloqueio incompleto de ramo direito, desvio do eixo para a direita, pré-excitação ventricular e arritmias atriais. A radiografia de tórax pode variar de normal, em pacientes com anomalias anatômicas leves, até o clássico coração "de parede a parede". O cateterismo cardíaco raramente é necessário.

C. Tratamento

Como observado anteriormente, os recém-nascidos muitas vezes apresentam cianose profunda e podem exigir a administração de prostaglandinas para manter o fluxo sanguíneo adequado durante o período neonatal inicial, quando a resistência pulmonar é alta. É importante separar a atresia pulmonar anatômica da funcional. Nos pacientes com atresia funcional, pode ser possível tratá-los com infusão de prostaglandinas, mantendo saturações de oxigênio adequadas, à medida que a resistência pulmonar diminui. Esses pacientes podem ser então acompanhados quanto ao desenvolvimento de outros sintomas.

Nos recém-nascidos que não podem prescindir das prostaglandinas, em função dos níveis inaceitáveis de hipoxemia, ou naqueles com atresia pulmonar anatômica, é necessário realizar um *shunt* sistêmico-pulmonar para manter o fluxo sanguíneo pulmonar adequado. Para recém-nascidos que também desenvolvem sintomas significativos de insuficiência cardíaca congestiva, mesmo em uso de prostaglandinas, é necessário tratar a doença valvar subjacente. As opções incluem o fechamento da valva tricúspide, com ou sem fenestração, juntamente com a realização de um *shunt* de Blalock-Taussig modificado, plastia da valva tricúspide quando a função ventricular for razoável, ou transplante cardíaco.

Nos pacientes mais velhos com sintomas progressivos, existem várias opções cirúrgicas para abordar a valva tricúspide malformada. A maioria se baseia em técnicas concebidas para mobilizar a borda anterior do folheto anterosuperior, com o objetivo de criar uma valva monocúspide competente, com ou sem a plicatura da porção atrializada do ventrículo direito. Há controvérsia sobre a necessidade de obliterar a parte atrializada do ventrículo direito. Historicamente, a plicatura dessa porção do ventrículo tem sido uma parte integrante da maior parte das reparações, ainda que nenhum benefício fisiológico claro, concernente à melhoria da função ventricular, tenha sido demonstrado. Além disso, existe o potencial para lesão da artéria coronária direita em decorrência da plicatura, o que pode afetar negativamente os resultados tardios e contribuir para arritmias ventriculares.

A substituição da valva tricúspide é uma opção final. A sobrevida tardia livre de reoperação, no entanto, tem sido equivalente a plastia valvar. Quando a substituição é necessária, heteroenxertos são preferidos à prótese valvar mecânica, em função dos riscos de trombose. Outras opções usando próteses biológicas incluem inserção de autoenxertos pulmonares, homoenxertos da valva mitral e técnica de "*top hat*" pulmonar ou homoenxerto aórtico. Na substituição da valva, as suturas devem ser feitas ao redor do seio coronário, deixando-a drenar para o ventrículo direito, de modo a minimizar a lesão potencial do nódulo AV. Um procedimento antiarrítmico aberto é frequentemente realizado de modo concomitante.

D. Prognóstico

A malformação de Ebstein é um defeito cardíaco raro, porém desafiador. O alto grau de variabilidade anatômica dificulta a padronização de uma abordagem para essas crianças. Os recém-nascidos sintomáticos apresentam um prognóstico muito grave. Com frequência, a presença de outras anomalias associadas cardíacas, além de outras anomalias congênitas, torna a sobrevida impossível. As opções cirúrgicas são limitadas nessa idade e, muitas vezes, ainda tem maus resultados tardios. O tratamento clínico, quando possível, é o melhor, uma vez que o sucesso cirúrgico aumenta com a idade. Quando a cirurgia é necessária, a conversão para uma atresia tricúspide funcional oferece a melhor sobrevida, uma vez que o ventrículo funciona muito mal em recém-nascidos gravemente sintomáticos. O transplante permanece como opção, mas a disponibilidade de órgãos limita sua utilidade.

Os pacientes assintomáticos no período neonatal geralmente permanecem livres de sintomas até a adolescência. Em geral, os sintomas eletrofisiológicos precedem os sintomas de insuficiência cardíaca congestiva. As indicações para correção nessa idade incluem a presença de sintomas, cianose e cardiomegalia progressiva.

Brown ML, Dearani JA, Danielson GK, et al: Functional status after operation for Ebstein anomaly: the Mayo Clinic experience. *J Am Coll Cardiol* 2008;52:460-466.

Dearani JA, Said SM, O'Leary PW, et al: Anatomic repair of Ebstein's malformation: lessons learned with cone reconstruction. *Ann Thorac Surg* 2013;95:220-228.

Malhotra SP, Petrossian E, Reddy VM, et al: Selective right ventricular unloading and novel technical concepts in Ebstein's anomaly. *Ann Thorac Surg* 2009;88:1975-1981.

Paranon S, Acar P: Ebstein's anomaly of the tricuspid valve: from fetus to adult: congenital heart disease. *Heart* 2008;94:237.

Shinkawa T, Polimenakos AC, Gomez-Fifer CA, et al: Management and long-term outcome of neonatal Ebstein anomaly. *J Thorac Cardiovasc Surg* 2010;139:354-358.

---

3. Anomalias do lado esquerdo

▶ Estenose aórtica

A. Considerações gerais

A estenose aórtica é uma forma de obstrução da via de saída do ventrículo esquerdo, que pode ocorrer em um nível supravalvar (5%), valvar (70%) ou subvalvar (25%). A estenose aórtica ocorre em aproximadamente 4% dos pacientes com doença cardíaca congênita. A gravidade da estenose aórtica pode ser classificada como leve (gradiente de pressão de pico < 50 mmHg), moderada (50 a 75 mmHg) ou grave (> 75 mmHg).

A estenose da valva aórtica ocorre secundariamente ao mau desenvolvimento da valva aórtica. Mais comumente, uma valva bicúspide está presente, embora valvas tricúspide e unicúspide também possam ser representadas. Na estenose da valva aórtica, as cúspides são espessadas e frequentemente dismórficas, e há um grau variável de fusão das cúspides nas comissuras. O anel aórtico pode ser hipoplásico. Em 20% dos casos, a estenose da valva aórtica está associada a outros defeitos cardíacos, mais comumente à coarctação da aorta, PCA, CIV ou estenose mitral. A estenose da valva aórtica é mais comum em homens do que em mulheres, em uma relação de 4:1. Há um amplo espectro de apresentações clínicas de estenose da valva aórtica, mas a maioria dos pacientes se apresenta em um dos dois grupos. Os recém-nascidos e lactentes com estenose aórtica grave desenvolvem sintomas de insuficiência cardíaca congestiva rapidamente progressiva, enquanto as crianças mais velhas geralmente apresentam uma obstrução menos grave e uma evolução de progressão mais lenta.

A estenose subvalvar aórtica ocorre abaixo da valva aórtica e pode ser discreta (80%) ou difusa (20%). A estenose subvalvar aórtica discreta (ou membranosa) é raramente observada em lactentes e tende a progredir com o tempo. Essa lesão consiste em uma membrana fibrosa ou fibromuscular em crescente ou circunferencial, que se projeta no trato da via de saída do ventrículo esquerdo. A patogênese da estenose subvalvar aórtica discreta é desconhecida, mas parece ser uma lesão adquirida, que se desenvolve secundariamente a uma anomalia congênita da via de saída do ventrículo esquerdo, no qual os padrões de fluxo anormais levam a uma lesão endocárdica e fibrose resultante. Embora os folhetos da valva aórtica sejam geralmente normais na estenose subvalvar aórtica discreta, a turbulência do fluxo criada pela obstrução pode levar ao espessamento das cúspides e insuficiência aórtica progressiva. A estenose subvalvar aórtica difusa é uma forma mais grave de estenose, criando uma longa obstrução, semelhante a um túnel. A estenose subvalvar aórtica difusa deve ser separada da miocardiopatia hipertrófica. Ambas as formas de estenose subvalvar aórtica estão associadas a um alto risco de endocardite.

A estenose aórtica supravalvar é caracterizada pelo espessamento da aorta ascendente. A lesão pode ser localizada (80%) na região da junção sinotubular (no nível das comissuras da valva), criando uma deformidade em ampulheta, ou pode ser mais difusa (20%), se estendendo ao arco aórtico e suas ramificações. Em ambos os tipos, as cúspides da valva da aorta podem ser anormais. As bordas livres das cúspides da valva da aorta podem aderir à parede da aorta, na região de espessamento intraluminal, e esse espessamento pode levar a uma diminuição do fluxo sanguíneo coronário durante a diástole. O espessamento da parede da aorta também pode se estender para o interior dos óstios coronários e prejudicar ainda mais o fluxo sanguíneo coronário. As lesões cardíacas associadas são comuns, especialmente a estenose de ramos da artéria pulmonar. Foi estabelecida uma base genética para a estenose supravalvar aórtica. Aproximadamente 50% dos casos de estenose supravalvar aórtica estão associados à síndrome de Williams, na qual uma deleção parcial do cromossomo 7 (incluindo o gene da elastina) leva à tríade de estenose supravalvar, retardo mental e uma fácies característica de "duende". Mutações isoladas no gene da elastina também podem produzir estenose supravalvar aórtica familiar, com um padrão de transmissão autossômico dominante. Há uma significativa incidência de endocardite nesses pacientes com estenose supravalvar aórtica. Com frequência, a morte súbita é relatada e, provavelmente, está relacionada à obstrução coronariana.

B. Manifestações clínicas

A estenose aórtica grave é geralmente bem tolerada durante o desenvolvimento fetal. Embora o débito cardíaco ventricular esquerdo e o fluxo anterógrado através da valva aórtica estejam diminuídos, o ventrículo direito é capaz de compensar o aumento do débito e a perfusão sistêmica é mantida pelo fluxo no canal arterial. Após o nascimento, há um aumento do retorno venoso para o coração esquerdo, aumentando a carga de pressão criada pela estenose da valva aórtica, levando à disfunção ventricular esquerda. Com o fechamento do canal arterial durante a vida pós-natal, a má perfusão sistêmica pode se desenvolver, resultando em hipotensão, acidose e oligúria. A perfusão coronariana também diminui em função da combinação de hipotensão sistêmica e aumento da pressão diastólica final ventricular esquerda. Os pacientes com estenose aórtica crítica normalmente exibem grave disfunção ventricular esquerda. Esses pacientes geralmente mostram sinais de desconforto logo após o nascimento. No exame físico, há uma diminuição da perfusão distal, com enchimento capilar deficiente e pulso filiforme. O sopro de ejeção sistólico pode estar ausente quando o débito cardíaco está gravemente diminuído. A cianose diferencial pode ser observada em função da perfusão da parte inferior do corpo com sangue pouco saturado do *shunt* através do canal arterial. O eletrocardiograma mostra hipertrofia ventricular esquerda e a radiografia de tórax mostra uma cardiomegalia e congestão pulmonar. O ecocardiograma estabelece o diagnóstico.

Ao contrário dos lactentes com estenose aórtica crítica, as crianças mais velhas com estenose da valva aórtica geralmente apresentam estenose menos grave (leve a moderada) e a maioria é assintomática. Os sintomas de angina, síncope e insuficiência cardíaca congestiva não são comumente relatados. Entretanto, a estenose congênita da valva aórtica é uma lesão progressiva, e a sobrevida depende da gravidade da estenose e de sua taxa de progressão. A morte súbita é a causa mais comum de morte. A endocardite pode ocorrer em menos de 1% dos pacientes. Muitas vezes, o diagnóstico de estenose da valva aórtica em crianças mais velhas pode ser realizado por meio do exame físico. Há um clássico sopro sistólico em crescendo-decrescendo na borda esternal superior, que se irradia para o pescoço. Um click de ejeção costuma estar presente. Um impulso apical visível é sugestivo de hipertrofia ventricular esquerda significativa. Em casos graves, o pulso pode ser fraco e tardio (pulso tardo e parvo). O eletrocardiograma mostra hipertrofia ventricular esquerda. A radiografia de tórax é geralmente normal. O ecocardiograma define com precisão o nível da estenose e sua gravidade. O Doppler pode estimar o gradiente de pressão na estenose valvar, utilizando a fórmula simplificada da equação de Bernoulli, em que $P = 4V^2$, onde P é o gradiente de pressão e V é a velocidade do fluxo de pico. O cateterismo cardíaco é geralmente reservado para intervenções terapêuticas.

As manifestações clínicas na estenose subvalvar aórtica são semelhantes àquelas da estenose valvar. Os sinais e sintomas da estenose supravalvar aórtica são semelhantes aqueles de outras formas de obstrução da via de saída ventricular esquerdo. O diagnóstico é feito pelo ecocardiograma, mas o cateterismo cardíaco ou a RM cardíaca são essenciais para definição da anatomia da aorta e das artérias coronárias e pulmonares antes da intervenção cirúrgica.

C. Tratamento

O recém-nascido ou lactente com estenose aórtica crítica representa uma verdadeira emergência. A intubação endotraqueal e o suporte inotrópico são medidas de rotina. A persistência do canal arterial é mantida com prostaglandinas e a acidose é corrigida. Todos os pacientes com estenose aórtica crítica exigem alguma forma de intervenção urgente. A abordagem é determinada pela morfologia da valva e pela presença de defeitos associados. Em suas formas mais extremas, a estenose aórtica crítica pode estar associada ao subdesenvolvimento das câmaras cardíacas do lado esquerdo e, portanto, representar uma forma de SHCE. Nesses casos, um tratamento paliativo para ventrículo único deve ser realizado. Para os pacientes com câmaras do lado esquerdo adequadas, o alívio da estenose aórtica pode ser alcançado por uma das três abordagens seguintes: valvoplastia percutânea por balão, valvotomia cirúrgica ou substituição da valva aórtica. A valvoplastia por balão é geralmente considerada o procedimento preferencial quando o anel da valva aórtica é adequado e não existem defeitos cardíacos associados. Como alternativa, a valvotomia cirúrgica pode ser acompanhada por técnicas abertas ou fechadas. A abordagem fechada é realizada utilizando a circulação extracorpórea, sem o clampeamento da aorta. Os dilatadores de aumento progressivo são passados por meio da ventriculotomia, no ápice do ventrículo esquerdo e avançados pela valva aórtica. Alguns centros preferem a valvotomia cirúrgica aberta, que permite uma valvotomia precisa com visão direta, embora seja necessário o clampeamento da aorta com utilização de cardioplegia. Em todos os casos, o objetivo do tratamento é o alívio da estenose, sem criar uma excessiva insuficiência aórtica. É esperada uma melhora clínica drástica após a valvotomia cirúrgica ou por balão e a sobrevida inicial acima de 80% tem sido relatada. A incidência da insuficiência aórtica é um pouco mais elevada com a valvotomia por balão. Na maioria dos casos, a estenose irá recorrer e uma nova valvotomia ou a substituição da valva aórtica são, por fim, necessárias. A substituição da valva aórtica é problemática em recém-nascidos, em função do pequeno tamanho do paciente. Nesses casos, muitos cirurgiões consideram que a melhor substituição da valva deva ser um autoenxerto pulmonar (procedimento de Ross), com aumento do anel aórtico (aortoventriculoplastia de Konno). O procedimento de Ross-Konno tem sido utilizado com sucesso em recém-nascidos com estenose aórtica crítica, nos quais o anel aórtico é hipoplásico, e para alguns pacientes selecionados, nos quais a valvoplastia não foi bem-sucedida. A sobrevida após o procedimento de Ross-Konno em lactentes se mostrou excelente. O crescimento do autoenxerto pulmonar tem sido documentado, tornando esse procedimento, portanto, uma substituição valvar ideal para crianças. Infelizmente, como parte do procedimento de Ross, a valva pulmonar deve ser substituída por um homoenxerto criopreservado, que não se desenvolve. Portanto, a substituição do homoenxerto deve ser programada à medida que a criança se desenvolve.

Todos os pacientes com estenose da valva aórtica grave devem ser submetidos à intervenção, assim como todos os pacientes sintomáticos com estenose moderada. Os pacientes assintomáticos, com estenose leve ou moderada, são geralmente observados. Como descrito para estenose aórtica crítica, as técnicas utilizadas para alívio da estenose aórtica em pacientes mais velhos incluem a valvoplastia percutânea por balão, a valvulotomia cirúrgica e a substituição da valva. A valvoplastia por balão é geralmente realizada como procedimento inicial e está associada a uma taxa de sucesso de cerca de 90% e uma taxa de mortalidade de menos de 1%. A valvotomia cirúrgica aberta é uma abordagem alternativa, com resultados semelhantes. Para valvas gravemente displásicas, para a restenose após a intervenção ou para valvas que se tornaram insuficientes após intervenção prévia, a substituição da valva pode ser necessária. Para crianças mais velhas, existem mais opções para substituição da valva. As escolhas incluem próteses mecânicas, próteses biológicas e substitutos biológicos, como os xenoenxertos suínos, aloenxertos humanos criopreservados e autoenxertos pulmonares (procedimento de Ross). As próteses mecânicas são as mais duráveis, mas necessitam de anticoagulação crônica. As próteses biológicas e ológicossubstitutos não necessitam de anticoagulação no longo prazo, mas tendem a deteriorar com o tempo (com exceção do autoenxerto pulmonar). O autoenxerto pulmonar apresenta uma vantagem potencial de crescimento, mas o homoenxerto utilizado para substituição da valva pulmonar irá exigir substituição. A seleção da prótese adequada é uma decisão complexa, que exige o envolvimento de todas as partes.

A intervenção para a estenose subvalvar discreta é geralmente realizada quando o gradiente excede 30-50 mmHg ou quando a insuficiência aórtica estiver presente. Nesses pacientes, a ressecção da membrana é facilmente realizada com uma abordagem transaórtica. Para reduzir a incidência de reestenose, muitos centros defendem a realização de uma miomectomia septal simultânea, a fim de alterar a geometria da via de saída do ventrículo esquerdo.

Quando estenose subvalvar aórtica está associada à hipoplasia do anel aórtico, o reparo pode ser realizado com uma aortoventriculoplastia de Konno, em que é feita uma incisão através do anel aórtico e do septo ventricular subjacente, a ampliação é realizada e uma prótese aórtica é implantada. Os pacientes com um anel aórtico adequado podem ser submetidos a uma septoplastia (Konno modificada), na qual a incisão do septo é restrita à área subvalvar imediata e um retalho é utilizado para aumentar a via de saída do ventrículo esquerdo, sem a substituição da valva aórtica.

A intervenção cirúrgica está indicada para pacientes com estenose supravar aórtica, nos quais o gradiente excede 50 mmHg. Diversos tipos de cirurgias já foram propostos para o tratamento da estenose supravalvar localizada. O reparo clássico envolve uma incisão longitudinal através da obstrução da aorta ascendente, que se estende para o interior do seio coronário. A crista espessada e hipertrófica é, então, removida por meio de endoarterectomia e a aortotomia é aumentada com um enxerto elíptico. Uma variação desse tipo de reparo envolve a criação de uma aortotomia em Y invertido, em que um braço do Y se estende para o interior do seio não coronário e o outro para o interior do seio coronário direito. Um enxerto em forma de Y é, então, utilizado para aumentar a aortotomia, finalmente, o reparo de Brom é realizado por meio da transecção da aorta ascendente, atrás da junção supravalvar. Incisões separadas são, então, realizadas através da junção supravalvar em cada seio de Valsalva. Enxertos triangulares são colocados para aumentar cada uma dessas incisões, aliviando, portanto, a obstrução supravalvar. A anastomose da raiz da aorta à aorta ascendente completa o reparo. A correção do tipo difuso da estenose supravalvar é realizada com parada circulatória, com grandes retalhos na aorta ascendente, arco transverso e artérias do arco envolvidas. As estenoses dos ramos pulmonares são tratadas com técnicas percutâneas.

D. Prognóstico

A mortalidade cirúrgica se aproxima de zero para ressecção da estenose subaórtica discreta. As taxas de recorrência da estenose discreta, após a ressecção da membrana e miomectomia foram relatadas como abaixo de 4%. Apesar da complexidade da técnica de reparo da estenose subvalvar aórtica difusa, excelentes resultados têm sido relatados com sobrevida elevada e livre de reoperação. Os resultados da cirurgia para estenose supravalvar aórtica localizada são geralmente bons, com baixa mortalidade operatória e excelente sobrevida no longo prazo. A forma difusa é mais difícil de tratamento e a recorrência é mais provável. Os resultados gerais são muito piores quando estão presentes estenoses bilaterais graves das artérias pulmonares. A mortalidade para substituição da valva aórtica, independente da escolha da prótese, é de 2 a 5%. A necessidade de reoperação é dependente da escolha da prótese e tamanho do paciente. Arritmias ventriculares precoces e tardias podem ocorrer comumente em pacientes com significativa hipertrofia ventricular esquerda.

Brown JW, Rodefeld MD, Ruzmetov M, et al: Surgical valvuloplasty versus balloon aortic dilation for congenital aortic stenosis: are evidence-based outcomes relevant? *Ann Thorac Surg* 2012;94:146-153.

Coskun KO, Popov AF, Tirilomis T, et al: Aortic valve surgery in congenital heart disease: a single-center experience. *Artif Organs* 2010;34:E85-E90.

Hickey EJ, Caldarone CA, Blackstone EH, et al: Biventricular strategies for neonatal critical aortic stenosis: high mortality associated with early reintervention. *J Thorac Cardiovasc Surg* 2012;144:409-417.

Maskatia SA, Ing FF, Justino H, et al: Twenty-five year experience with balloon aortic valvuloplasty for congenital aortic stenosis. *Am J Cardiol* 2011;108:1024-1028.

Piccardo A, Ghez O, Gariboldi V, et al: Ross and Ross-Konno procedures in infants, children, and adolescents: a 13-year experience. *J Heart Valve Dis* 2009;18(1):76-82.

▶ Coarctação da aorta

A. Considerações gerais

A coarctação da aorta é um estreitamento da aorta torácica descendente proximal, distal a origem da artéria subclávia esquerda, próximo à inserção do canal arterial (ou ligamento arterial). O grau de estreitamento luminal e o comprimento da aorta afetada são variáveis. A coarctação ocorre em razão de um tecido ectópico do canal arterial, que migra para a parede da aorta adjacente. Após o nascimento, com o fechamento do canal, o tecido ectópico na aorta também se retrai. Frequentemente, uma camada posterior de tecido está presente no ponto mais severo da obstrução A obstrução da aorta resultante da coarctação cria uma carga de pressão no ventrículo esquerdo.

A incidência da coarctação é de aproximadamente 0,5 por 1.000 nascidos vivos e sua prevalência é de aproximadamente 7% dos defeitos cardíacos congênitos. A coarctação é comumente associada a outros defeitos cardíacos, incluindo a valva aórtica bicúspide (em mais de 50% dos casos), PCA e CIV. Outras lesões obstrutivas do lado esquerdo também podem estar presentes, como hipoplasia do arco aórtico, estenose aórtica, estenose mitral e hipoplasia do ventrículo esquerdo. A coarctação também pode ocorrer em associação com a síndroma de Turner.

B. Manifestações clínicas

Os pacientes com coarctação grave apresentam sintomas no período neonatal. A obstrução da aorta é tão significativa que a perfusão da parte inferior do corpo é dependente de fluxo do canal arterial. Em geral, o fechamento espontâneo do canal piora a obstrução da aorta e pode levar a má perfusão de tecidos distais à coarctação. A carga de pressão no ventrículo esquerdo pode precipitar a insuficiência cardíaca congestiva. Os pacientes podem desenvolver choque com acidose grave, oligúria e diminuição dos pulsos periféricos. Os lactentes com coarctação grave geralmente não sobrevivem sem intervenção.

As crianças mais velhas com coarctação da aorta geralmente são assintomáticas. O diagnóstico é habitualmente realizado em virtude de hipertensão nas extremidades superiores e pulsos diminuídos nas extremidades inferiores. As determinações não invasivas da pressão arterial em todas as quatro extremidades podem ajudar a quantificar a gravidade da obstrução aórtica. Os pacientes mais velhos tendem a desenvolver amplas artérias colaterais que ignoram a obstrução. A expectativa de vida para esses pacientes é de 34 anos sem cirurgia, normalmente em função do desenvolvimento de insuficiência cardíaca. Outras complicações de longo prazo da coarctação incluem a dissecção da aorta (21%), endocardite (18%) (envolvendo frequentemente uma valva aórtica bicúspide), hemorragia intracraniana (12%) (a partir de aneurismas de Berry, que ocorrem mais comumente em pacientes com coarctação), endarterite (na área pós-estenótica da aorta no local do jato de fluxo turbulento) e aneurisma da aorta.

Em geral, o diagnóstico de coarctação da aorta pode ser feito clinicamente. A criança com coarctação significativa é frequentemente assintomática ao nascimento, mas após o fechamento do canal arterial desenvolve sinais de insuficiência cardíaca, como irritabilidade, taquipneia e dificuldade de alimentação. Os pulsos nas extremidades inferiores estão ausentes e os pulsos nas extremidades superiores podem ser fracos. A radiografia de tórax mostra cardiomegalia e congestão venosa pulmonar. Há um padrão de sobrecarga ventricular esquerda no eletrocardiograma. O ecocardiograma é geralmente diagnóstico, mostrando estreitamento da aorta no local da coarctação, com perda de pulsatilidade na aorta descendente.

Em crianças mais velhas e adultos com coarctação, um gradiente de pressão entre os braços e pernas geralmente pode ser demonstrado com a determinação da pressão em todas as quatro extremidades. Na radiografia de tórax, chanfraduras nas costelas podem ser evidentes, secundárias à erosão das bordas inferiores das costelas por desenvolvimento de grandes vasos colaterais intercostais. O ecocardiograma geralmente confirma o diagnóstico. Os detalhes anatômicos também podem ser esclarecidos com a ATC e RMC. O cateterismo cardíaco geralmente não é necessário.

C. Tratamento

Geralmente, todos os pacientes com coarctação da aorta devem ser submetidos a tratamento cirúrgico quando o gradiente for superior a 20 mmHg. Para os recém-nascidos, o tratamento clínico agudo inclui a administração de PGE_1, com o objetivo de reabrir o canal; essa manobra pode aliviar parcialmente a obstrução aórtica e aumentar a perfusão da parte inferior do corpo, em função do aumento do fluxo anterógrado através do arco, bem como do fluxo da direita para a esquerda, através do canal. As prostaglandinas são geralmente eficazes para a reabertura do canal quando iniciadas dentro de 3 a 7 dias de vida, mas são menos bem-sucedidas após esse período.

A correção cirúrgica da coarctação da aorta é normalmente realizada por meio de uma toracotomia esquerda, através do terceiro ou quarto espaço intercostal. A aorta torácica descendente, o canal arterial (ou ligamento arterial), o arco aórtico transverso e vasos braquiocefálicos são mobilizados. É preciso tomar cuidado para preservar o nervo vago e seu ramo laríngeo recorrente.

Em geral, a coarctação é evidente externamente pelo estreitamento ou indentação posterior; entretanto, o grau do estreitamento interno é geralmente muito mais grave. Uma dose de heparina (100 unidades/kg) pode ser administrada por via intravenosa para os pacientes abaixo de 2 anos de idade. Os controles proximal e distal da aorta são alcançados com o uso de pinças. Geralmente, o clampeamento proximal é realizado no arco aórtico, entre os vasos inominado e carótida esquerda, com oclusão concomitante da carótida e subclávia esquerdas. Nos lactentes e crianças maiores, a abordagem cirúrgica preferencial para a coarctação é a ressecção com reparo terminoterminal ampliado. Deve ser realizada uma ressecção generosa do segmento de coarctação. A aorta proximal é, então, espatulada ao longo da curvatura menor e a aorta distal ao longo da curvatura maior. Uma anastomose terminoterminal ampliada é, então, realizada.

Em crianças mais velhas e em adultos, talvez não seja possível realizar a ressecção com reparo primário, sem criar uma tensão excessiva na anastomose, o que poderia levar à hemorragia ou formação de cicatrizes, com recorrência da coarctação. Nesses casos, é necessária uma estratégia alternativa. A aortoplastia com enxerto pode ser realizada em crianças nas quais se prevê um maior crescimento. O reparo com *flap* da subclávia aumenta o diâmetro da aorta estenótica, com o uso de tecido arterial original. O fluxo sanguíneo para o braço esquerdo é mantido por vasos colaterais, embora estudos de longo prazo tenham demonstrado uma ligeira discrepância no comprimento dos membros em alguns pacientes. Também é possível a utilização de uma prótese. Ao evitar material prostético circunferencial, o potencial de crescimento da aorta original é preservado. A desvantagem do reparo com retalho é a formação de aneurisma. Em adultos, em que o crescimento não é mais uma preocupação, a ressecção da coarctação pode ser realizada com colocação subsequente de um enxerto prostético de interposição (Dacron ou politetrafluoroetileno).

Uma das principais preocupações durante o reparo da coarctação é a interrupção do fluxo sanguíneo na aorta distal, especialmente para a medula espinal. A artéria espinal anterior é alimentada por grandes ramos radiculares das artérias intercostais. Em pacientes sem colaterais bem formadas, a isquemia da medula espinal pode ser precipitada pelo clampeamento da aorta, que pode resultar em paraplegia. As medidas de proteção incluem a indução de hipotermia leve, manutenção de uma pressão aórtica proximal elevada e minimização do tempo de clampeamento. Em pacientes mais velhos, a perfusão aórtica distal pode ser mantida por meio da técnica de bypass do coração esquerdo, em que o sangue oxigenado é retirado do átrio esquerdo e liberado na artéria femoral ou na aorta distal, utilizando uma bomba centrífuga. Na média, a incidência de paraplegia após um reparo de coarctação é inferior a 1%.

O tratamento percutâneo foi proposto para a terapia primária da coarctação, mas essa abordagem é controversa devido à incidência de coarctação recorrente, necessidade de múltiplas intervenções, risco de lesão dos vasos femorais (utilizados para o acesso) e formação de aneurismas. Os melhores resultados foram alcançados com angioplastia por balão com colocação de stent simultânea em crianças mais velhas e em adultos, em quem o crescimento da aorta não é mais esperado. A angioplastia por balão é amplamente aceita para o tratamento de coarctação recorrente após cirurgia, com 88 a 94% dos pacientes alcançando um gradiente inferior a 20 mmHg.

D. Prognóstico

A mortalidade precoce após a correção da coarctação em recém-nascidos é de 1 a 3%, enquanto o risco em crianças mais velhas e em adultos é de aproximadamente 1 a 2%. A incidência de coarctação recorrente após ressecção e reparo terminoterminal é de aproximadamente 10%, enquanto as intervenções percutâneas estão associadas a taxas de reintervenção de 25% para angioplastia por balão e 5 a 40% para a colocação de stent. A sobrevida no longo prazo após a correção da coarctação é determinada pela presença de defeitos associados e pela persistência de hipertensão.

Após o reparo, os pacientes podem desenvolver hipertensão grave, que poderá ser tratada com o uso de β-bloqueadores intravenosos (p. ex., esmolol) ou vasodilatadores (p. ex., nitroprussiato de sódio). A hipertensão não controlada pode levar à complicação de arterite mesentérica. A hipertensão geralmente se resolve dentro de dias ou semanas após a correção, embora as crianças mais velhas e os adultos possam necessitar de terapia anti-hipertensiva por toda a vida. O reparo da coarctação durante a infância pode minimizar o risco de hipertensão tardia.

> Brown JW, Ruzmetov M, Hoyer MH, et al: Recurrent coarctation: is surgical repair of recurrent coarctation of the aorta safe and effective? *Ann Thorac Surg* 2009;88:1930-1931.
>
> Burch PT, Cowley CG, Holubkov R, et al: Coarctation repair in neonates and young infants: is small size or low weight still a risk factor? *J Thorac Cardiovasc Surg* 2009;138:547-552.
>
> Egan M, Holzer RJ: Comparing balloon angioplasty, stenting and surgery in the treatment of aortic coarctation. *Expert Rev Cardiovasc Ther* 2009;11:1401-1412.
>
> Reich O, Tax P, Bartakova H, et al: Long-term (up to 20 years) results of percutaneous balloon angioplasty of recurrent aortic coarctation without use of stents. *Eur Heart J* 2008;29:2042-2048.
>
> Thanopoulos BV, Eleftherakis N, Tzanos K, et al: Stent implantation for adult aortic coarctation. *J Am Coll Cardiol* 2008;52:1815-1816.

▶ Anéis vasculares

A. Considerações gerais

Os anéis vasculares compreendem um espectro de anomalias vasculares do arco aórtico, artéria pulmonar e vasos braquiocefálicos. A manifestação clínica significativa dessas lesões é um grau variável de compressão traqueoesofágica. Essas anomalias vasculares podem ser divididas em anéis vasculares completos e anéis vasculares parciais. Os anéis vasculares completos podem ser divididos em duplo arco aórtico e arco aórtico à direita com o ligamento arterial esquerda. Esses dois tipos podem ainda ser subdivididos com base na anatomia específica. Os anéis vasculares incompletos incluem a artéria subclávia direita aberrante, a compressão da artéria inominada e o sling da artéria pulmonar. Outras variações raras, que já foram descritas, incluem o arco aórtico à esquerda com a aorta descendente e o ligamento arterial à direita e o arco aórtico à esquerda com uma artéria subclávia direita aberrante e ligamento arterial à direita. A incidência de anéis vasculares clinicamente significativos é de 1 a 2% de todos os defeitos cardíacos congênitos.

Os anéis vasculares e os slings pulmonares têm sido descritos em conjunto com outros defeitos cardíacos, incluindo TOF, CIA, estenose de ramos da artéria pulmonar, coarctação da aorta, DSAV, CIV, interrupção do arco aórtico e janela aortopulmonar. As anomalias cardíacas associadas significativas ocorrem em 11 a 20% dos pacientes com um anel vascular. Um arco aórtico direito é geralmente associado a uma maior incidência de anomalias coexistentes.

No final da quarta semana de desenvolvimento embrionário, os seis arcos aórticos ou arcos branquiais já estão formados entre a aorta dorsal e as raízes ventrais. A involução subsequente e a migração dos arcos resultam no desenvolvimento anatomicamente normal ou anormal da aorta e seus ramos. A maioria dos primeiros, segundos e quintos arcos regride. O terceiro arco forma a artéria carótida comum e a artéria carótida interna proximal. O quarto arco direito forma a artéria subclávia direita proximal. O quarto arco esquerdo contribui para a parte do arco aórtico da artéria carótida esquerda até a artéria subclávia esquerda. A porção proximal do sexto arco direito torna-se a porção proximal da artéria pulmonar direita, enquanto o segmento distal involui. Da mesma forma, o sexto arco proximal esquerdo contribui para a artéria pulmonar esquerda proximal e o sexto arco distal torna-se o canal arterial.

A artéria pulmonar é formada a partir de dois precursores vasculares, bem como por meio de uma combinação de angiogênese, o desenvolvimento de novo de vasos sanguíneos novos e vasculogênese, o brotamento e a migração de vasos existentes. Como foi referido anteriormente, as artérias pulmonares proximais são baseadas no sexto arco, enquanto os brotos pulmonares primitivos inicialmente derivam sua irrigação sanguínea a partir do plexo esplânico. Em essência, esses dois segmentos de artéria pulmonar se juntam para formar a rede vascular do parênquima pulmonar.

B. Manifestações clínicas

As crianças com um anel vascular completo geralmente apresentam sintomas nas primeiras semanas a meses de vida. Normalmente, as crianças com um duplo arco aórtico apresentam sintomas mais cedo na vida do que aqueles com um arco à direita e um ligamento arterial retroesofágico à esquerda. No grupo etário mais jovem, os sintomas respiratórios predominam, uma vez que os líquidos são geralmente bem tolerados. Os sintomas respiratórios podem incluir estridor, tosse não produtiva, crises de apneia ou infecções respiratórias frequentes. A tosse é classicamente descrita como "latido de foca" ou "estridente". Esses sintomas podem mimetizar a asma, infecções respiratórias ou refluxo e as crianças com anéis vasculares não são muitas vezes inicialmente diagnosticadas. Com a transição para alimentos sólidos, a disfagia se torna mais evidente.

A apresentação de um paciente com anel vascular incompleto é variável. As crianças com compressão da artéria inominada geralmente apresentam sintomas respiratórios nos primeiros 1 a 2 anos de vida. Embora a artéria subclávia direita aberrante seja a anomalia do arco mais comum, ocorrendo em aproximadamente 0,5 a 1% da população, ela raramente causa sintomas. Classicamente, quando os sintomas ocorrem, eles se apresentam na sétima e na oitava décadas de vida, à medida que os vasos aberrantes se tornam ectásicos e calcificados, levando à disfagia ilusória por compressão da artéria no esôfago posterior. Uma artéria subclávia direita aberrante raramente causa sintomas, exceto quando tem um calibre anormalmente grande ou associado à traqueomalácia.

As crianças com slings da artéria pulmonar geralmente apresentam sintomas respiratórios nas primeiras semanas a meses de vida. Tal como acontece com os anéis completos, os sintomas respiratórios podem incluir estridor, tosse não produtiva, crises de apneia ou infecções respiratórias frequentes e podem mimetizar outras condições que levam a erros de diagnóstico. Os slings da artéria pulmonar estão associados aos anéis traqueais completos em 30 a 40% dos pacientes, levando a uma estenose traqueal focal ou difusa.

Os métodos para o diagnóstico de um anel vascular são múltiplos, em função da variabilidade na apresentação e do espectro de exames diagnósticos disponíveis. Uma criança com diagnóstico presuntivo de asma ou traqueomalácia pode ser encaminhada a um pneumologista, e o diagnóstico de um anel vascular pode ser feito ou suspeitado inicialmente em uma radiografia de tórax e broncoscopia. Em algumas situações, o diagnóstico é feito pelo ecocardiograma, durante a avaliação de defeitos cardíacos simultâneos. Apesar disso, o diagnóstico geralmente começa com a radiografia de tórax. Os exames complementares podem incluir uma esofagografia com bário, ATC, RMC e broncoscopia. Modalidades importantes para definir a anatomia da traqueia em um paciente com sling da artéria pulmonar incluem ATC, RMC ou broncoscopia. O ecocardiograma pode ser diagnóstico e pode ser utilizado para descartar outras anomalias cardíacas. A traqueografia e o cateterismo cardíaco, que já foram bastante utilizados no passado, hoje em dia são raramente indicados.

C. Tratamento

Um duplo arco aórtico ocorre quando a porção distal da aorta dorsal direita não regride. Os dois arcos formam um anel completo, circundando a traqueia e o esôfago. O arco direito é dominante na maioria dos casos, seguido pelo dominante esquerdo, com os arcos codominantes sendo a forma menos comum. As artérias carótidas e subclávias direita e esquerda geralmente surgem de seus respectivos arcos. O ligamento arterial e a aorta descendente geralmente permanecem à esquerda.

A abordagem do reparo de um duplo arco aórtico é realizada por meio de uma toracotomia posterolateral esquerda. O procedimento pode ser facilmente acompanhado por uma incisão que poupa o músculo, através do terceiro ou quarto espaço intercostal. É realizada incisão na pleura após identificação dos nervos vago e frênico. O ligamento ou canal arterial é dividido, enquanto no nervo laríngeo recorrente é preservado. O arco não dominante é, então, dividido entre duas pinças vasculares, no ponto em que o fluxo braquicefálico deva ser idealmente preservado. Se houver uma preocupação sobre a localização para divisão, os arcos podem ser temporariamente fechados em vários pontos, enquanto o pulso e a pressão arterial são monitorados em cada membro. Quando existe um segmento atrésico, a divisão é feita no ponto da atresia. A dissecção ao redor do esôfago e da traqueia, na região do ligamento/canal e do arco não dominante permite a retração das estruturas vasculares e a lise de todas as aderências obstrutivas residuais.

Existem três variações anatômicas para o arco direito com ligamento esquerdo, levando a um anel vascular completo. Quando o quarto arco esquerdo regride, entre a aorta e a subclávia esquerda, isso resulta em um arco direito e uma artéria subclávia esquerda aberrante. O ligamento arterial é retroesofágico, ligando a artéria pulmonar esquerda e a artéria subclávia esquerda aberrante, formando um anel vascular completo. Quando o quarto arco esquerdo regride após a origem da artéria subclávia esquerda, mas antes que o arco alcance a aorta dorsal para se comunicar com o sexto arco (que se torna o canal arterial), ocorre uma ramificação em espelho. O ligamento arterial surge diretamente da aorta descendente, formando o anel completo. Quando a comunicação é mantida entre o quarto e sexto arcos esquerdos, há uma ramificação em espelho com o ligamento arterial surgindo da subclávia esquerda anterior em espelho e, nesse caso, o anel não é formado.

A abordagem cirúrgica para um arco aórtico direito com ligamento arterial esquerdo retroesofágico é o mesmo que para o duplo arco. O ligamento é dividido, e quaisquer aderencias ao redor do esôfago e traqueia são liberadas. Raramente, o divertículo de Kommerell foi relatado como causa da compressão, mesmo após a divisão do ligamento. Assim, deve ser prudente ressecar ou suspender o divertículo posteriormente.

Na síndrome de compressão da artéria inominada, o arco aórtico e o ligamento estão em sua posição normal para a esquerda. No entanto, a artéria inominada surge parcialmente ou totalmente para a esquerda da linha média. Como a artéria segue da esquerda para a direita anterior à traqueia, isso provoca a compressão traqueal. Os sintomas de compressão da artéria inominada podem ser de leves a graves. Com sintomas leves e compressão traqueal mínima na broncoscopia, as crianças podem ser apenas observadas, pois os sintomas podem desaparecer com o crescimento. As indicações para a cirurgia incluem apneia, dificuldade respiratória grave, estridor significativo ou infecção recorrente do trato respiratório. Foram descritas várias abordagens para a correção da síndrome de compressão da artéria inominada. As abordagens incluem simples divisão, divisão com reimplante no lado direito da aorta ascendente e suspensão sobre o esterno.

Uma artéria subclávia direita aberrante ocorre quando há regressão do quarto arco direito, entre as artérias carótida comum direita e subclávia direita. A artéria subclávia direita, então, surge a partir da aorta descendente para a esquerda, ficando posterior ao esôfago à medida que ele cruza da esquerda para a direita. Embora a artéria possa comprimir o esôfago posteriormente, ela raramente é a causa dos sintomas em crianças. O tratamento cirúrgico envolve a divisão simples por meio de toracotomia posterolateral esquerda. Raramente, o reimplante ou enxerto da carótida direita ou arco aórtico podem ser necessários.

Normalmente, os sextos arcos aórticos direito e esquerdo contribuem para as porções proximais das respectivas artérias pulmonares. Quando o sexto arco esquerdo proximal involui e o broto do pulmão esquerdo migra para a direita para encontrar a artéria pulmonar direita, é formado um sling da artéria pulmonar. Os slings das artérias pulmonares estão associados aos anéis traqueais completos e à estenose traqueal em 30 a 40% dos pacientes. A origem do brônquio do lobo superior direito a partir da traqueia ("brônquio de porco" ou "brônquio suíno") tem sido relatada em associação frequente ao sling da artéria pulmonar.

As tentativas iniciais de reparo de um sling da artéria pulmonar envolviam o reimplante após a divisão da artéria pulmonar esquerda e translocação da traqueia, sem circulação extracorpórea. Esses relatos iniciais apresentavam alta incidência de trombose da artéria pulmonar esquerda. Isso levou alguns autores a defender a divisão da traqueia e a translocação da artéria pulmonar esquerda. Essa abordagem parecia funcionar quando a traqueia era dividida durante a reconstrução traqueal. No entanto, atualmente a maioria dos autores defende o reimplante da artéria pulmonar esquerda, o que alcançou excelentes resultados. O procedimento é feito por meio de uma esternotomia mediana, em circulação extracorpórea, para garantir a visualização ideal do reparo. O clampeamento da aorta não é necessário. A artéria pulmonar esquerda é desinserida da artéria pulmonar direita, translocada anteriormente à traqueia e reimplantada na artéria pulmonar principal.

Qualquer reconstrução necessária da traqueia para os anéis traqueais completos é feita simultaneamente com a assistência broncoscópica. Muitas técnicas de reconstrução traqueal foram descritas, com a ressecção e reanastomose primária e traqueoplastia deslizante oferecendo os resultados mais confiáveis.

Mais de 95% dos anéis vasculares sem defeitos cardíacos associados podem ser corrigidos por meio de uma toracotomia esquerda. Uma toracotomia direita é indicada para casos raros, quando há um ligamento arterial direito. O ligamento arterial ocorre no quadro de um arco aórtico esquerdo com aorta descendente direita, em que o ligamento se liga da aorta descendente para a artéria pulmonar direita, formando um anel completo. O ligamento arterial direito também foi descrito com um arco aórtico esquerdo e artéria subclávia direita aberrante. Nesse caso, o ligamento pode surgir da artéria subclávia aberrante, a partir de um divertículo fora do arco ou diretamente do arco aórtico para a artéria pulmonar direita. Além disso, um duplo arco aórtico, com um segmento atrésico proximal à artéria carótida direita é mais facilmente dividido por uma toracotomia direita. A abordagem dessa anomalia é a mesma da divisão do anel do lado esquerdo, com a ressalva de que o nervo laríngeo recorrente irá dar uma volta ao redor do ligamento direito.

O reparo dos anéis vasculares foi descrito por cirurgia torácica videoassistida (VATS), com ou sem assistência robótica. Os candidatos para divisão toracoscópica são limitados aos pacientes que necessitam apenas de divisão de estruturas vasculares não patentes. Em geral, a VATS é utilizada para pacientes com menos de 15 kg, em função das limitações de tamanho dos instrumentos atuais.

D. Prognóstico

A mortalidade hospitalar para o reparo de um anel vascular foi de 1,6%, em uma recente série de 183 pacientes estudados por Ruzmetov e colaboradores. A sobrevida total foi de 96% em 35 anos. Oito pacientes foram reparados utilizando a divisão da artéria pulmonar esquerda e reimplante do sling da artéria pulmonar, três dos quais também necessitaram de circulação extracorpórea para a reconstrução traqueal. Dos 183 pacientes não houve mortalidade operatória e foram registrados oito óbitos tardios. Todas as mortes foram em pacientes com outras anomalias cardíacas complexas. A principal fonte de morbidade, bem como de mortalidade, nessa e em outras séries, estava relacionada à reconstrução traqueal.

> Dillman JR, Attili AK, Agarwal PP, et al: Common and uncommon vascular rings and slings: a multi-modality review. *Pediatr Radiol* 2011;41:1440-1454.
>
> Kir M, Saylam GS, Karadas U, et al: Vascular rings: presentation, imaging strategies, treatment, and outcome. *Pediatr Cardiol* 2012;33:607-617.
>
> Phelan E, Ryan S, Rowley H: Vascular rings and slings: interesting vascular anomalies. *J Laryngol Otol* 2011;125:1158-1163.
>
> Russell HM, Backer CL: Pediatric thoracic problems: patent ductus arteriosus, vascular rings, congenital tracheal stenosis, and pectus deformities. *Surg Clin North Am* 2010;90:1091-1113.
>
> Ruzmetov M, Vijay P, Rodefeld MD, et al: Follow-up of surgical correction of aortic arch anomalies causing tracheoesophageal compression: a 38-year single institution experience. *J Pediatr Surg* 2009;44:1328-1332.

▶ Anomalias das coronárias

A. Considerações gerais

As anomalias das artérias coronárias ocorrem em 0,2 a 1,2% da população. Elas podem ser classificadas como menores, secundárias e maiores, com base em seu significado clínico. Os defeitos menores não apresentam significado funcional e geralmente são detectadas como achados acidentais no cateterismo cardíaco. Os defeitos secundários não apresentam significado intrínseco, mas podem alterar um tratamento cirúrgico quando estiverem presentes. Um exemplo de defeito secundário é a origem anômala da coronária descendente anterior esquerda a partir da artéria coronária direita, que cruza o infundíbulo hipoplásico em um paciente com TOF. A presença desse vaso pode impedir uma realização segura de uma incisão transanular e, portanto, exigir o uso de um conduto. Os defeitos maiores são as formas mais importantes de anomalias coronárias porque exercem um efeito adverso intrinsecamente no miocárdio. As anomalias maiores podem ser subdivididas com base em sua anatomia em: fístula arteriovenosa coronariana, origem pulmonar anômala de uma artéria coronária, origem aórtica anômala de uma artéria coronária, ponte de miocárdio ou aneurisma da artéria coronária.

As fístulas arteriovenosas coronárias são a anomalia coronária maior mais comum. Há uma ligação anormal entre a artéria coronária (geralmente a artéria direita) e outra estrutura vascular (geralmente uma das câmaras cardíacas direitas). A maioria das fístulas é isolada e solitária. As fístulas levam a *shunt* da esquerda para a direita, o que pode levar à insuficiência cardíaca congestiva. Outros sintomas incluem angina, endocardite, infarto do miocárdio, arritmias e morte súbita. O diagnóstico é sugerido pelo ecocardiograma e confirmado pelo cateterismo.

A segunda anomalia secundária mais comum é a origem da artéria coronária a partir da artéria pulmonar. A manifestação mais comum é a artéria coronária esquerda anômala surgindo da artéria pulmonar (ALCAPA). A artéria coronária direita (ou ambas as artérias coronárias) também pode surgir de forma anômala da artéria pulmonar, mas apenas em casos muito raros. A forma ALCAPA é geralmente bem tolerada durante o desenvolvimento fetal, mas após o nascimento, a pressão sistólica pulmonar cai (após o fechamento do canal arterial e diminuição da RVP) e a artéria coronária anômala passa, então, a ser perfundida com sangue pouco saturado com a baixa pressão. Os vasos colaterais se desenvolvem entre a artéria coronária direita e a artéria coronária esquerda anormal, mas o benefício não é possível em função do roubo da coronária, em que o sangue das colaterais desvia da esquerda para a direita pelo fluxo retrógrado na coronária anômala para a artéria pulmonar de baixa pressão. A maioria dos pacientes irá apresentar sintomas entre 6 semanas e 3 meses de idade. Os sintomas mais típicos incluem irritabilidade, dificuldade de amamentação e outros sinais de insuficiência cardíaca congestiva. Quando não tratada, a ALCAPA é quase sempre fatal. Raramente, os pacientes irão sobreviver até a vida adulta e irão apresentar sintomas de angina ou morte súbita. No exame físico, os pacientes com ALCAPA frequentemente apresentam um sopro holossistólico de regurgitação mitral isquêmica. O componente pulmonar da segunda bulha cardíaca pode ser mais pronunciado em função da hipertensão pulmonar. A radiografia de tórax mostra uma cardiomegalia e edema pulmonar significativos. Evidências eletrocardiográficas de isquemia e infarto estão geralmente presentes. O ecocardiograma é, em geral, diagnóstico e útil para avaliar o grau da disfunção ventricular esquerda e regurgitação mitral isquêmica, que estão comumente presentes. O cateterismo pode ser ocasionalmente necessário para esclarecer a anatomia, mas essa técnica é utilizada com menos frequência, em função do risco de indução de arritmias potencialmente fatais.

As origens aórticas anômalas das artérias coronárias são geralmente defeitos menores, mas existem anomalias potencialmente perigosas quando a artéria coronária esquerda principal surge do seio coronário direito e passa entre a artéria pulmonar e a aorta. Esse defeito tem sido associado a sintomas cardíacos e à morte súbita, uma vez que a artéria coronária direita se origina do seio coronário esquerdo (geralmente quando a coronária direita é dominante). A etiologia da isquemia em ambos os defeitos está relacionada ao ângulo agudo de origem e ao orifício semelhante a uma fenda do vaso anômalo, além da compressão extrínseca criada pelas paredes opostas da aorta e artéria pulmonar. Esses defeitos geralmente apresentam sintomas nos pacientes mais velhos. Os pacientes sintomáticos são tratados cirurgicamente com revascularização do miocárdio.

A ponte miocárdica ocorre quando um segmento de uma artéria coronária epicárdica (geralmente a artéria descendente anterior esquerda) segue no interior do miocárdio durante um curto segmento. Embora esse seja um achado acidental comum no cateterismo cardíaco, esse defeito tem sido associado, em alguns casos, à isquemia miocárdica. O tratamento envolve a divisão da ponte muscular para liberar a coronária, revascularização miocárdica ou implante percutâneo de um stent.

Os aneurismas coronários têm ocorrência rara, geralmente em conjunto com uma condição inflamatória, como a síndrome de Kawasaki, poliartrite nodosa, arterite de Takayasu ou sífilis. Os aneurismas coronários podem trombosar ou levar à estenose coronária distal ou embolização. A ruptura ocorre com pouca frequência. O tratamento varia de terapia antiplaquetária até revascularização do miocárdio e, por fim, transplante cardíaco.

B. Tratamento

Todas as fístulas sintomáticas devem ser fechadas, por abordagem cirúrgica ou percutânea. Em alguns casos, a cirurgia de revascularização pode ser necessária quando o fluxo distal for comprometido pelo fechamento da fístula. O tratamento das fístulas assintomáticas é controverso, mas a oclusão provavelmente deverá ser realizada quando houver um *shunt* significativo da esquerda para a direita.

A correção cirúrgica é indicada para todos os pacientes com ALCAPA. Historicamente, a abordagem cirúrgica inicial envolvia a ligadura da artéria coronária esquerda proximal. Isso serviu para eliminar o roubo da coronária e permitir a perfusão do sistema coronário esquerdo por colaterais da direita. Apesar da facilidade da ligadura simples, a maioria dos centros abandonou essa abordagem em favor do estabelecimento de um sistema de 2 coronárias, que oferece melhores resultados no longo prazo sem isquemia. Em pacientes mais idosos, isso pode ser conseguido pela ligadura proximal da artéria coronária esquerda associada à revascularização do miocárdio, de preferência com um enxerto da artéria mamária interna esquerda. A revascularização do miocárdio é tecnicamente difícil em recém-nascidos e, portanto, diversas outras cirurgias alternativas foram descritas para criar uma conexão direta entre a aorta e a artéria coronária anômala. Mais comumente, isso pode ser conseguido com a remoção da origem da artéria coronária esquerda (junto com um botão da artéria pulmonar adjacente) e reimplante do vaso diretamente do lado da aorta. Outra abordagem envolve a criação de uma anastomose laterolateral entre a aorta e a artéria pulmonar, com a colocação de um retalho intrapulmonar para direcionar o fluxo dessa conexão para o óstio da artéria coronária esquerda anômala.

C. Prognóstico

A sobrevida após reparo cirúrgico de ALCAPA aumentou ao longo dos anos. Relatos recentes têm sugerido uma mortalidade operatória de 0 a 6%. A função ventricular tende a se normalizar após a cirurgia. Na maioria dos pacientes, a função da valva mitral também melhora, mas para pacientes com insuficiência mitral grave, pode ser indicada o reparo simultâneo da valva mitral.

Attili A, Hensley AK, Jones FD, et al: Echocardiography and coronary CT angiography imaging of variations in coronary anatomy and coronary abnormalities in athletic children: detection of coronary abnormalities that create a risk for sudden death. *Echocardiography* 2013;30(2):225-233.

Bartoli CR, Wead WB, Giridharan GA: Mechanism of myocardial ischemia with an anomalous left coronary artery from the right sinus of valsalva. *J Thorac Cardiovasc Surg* 2012;144:402-408.

Camarda J, Berger S: Coronary artery abnormalities and sudden cardiac death. *Pediatr Cardiol* 2012;33:434-438.

Mavroudis C, Dodge-Khatami A, Steward RD, et al: An overview of surgery options for congenital coronary artery anomalies. *Future Cardiol* 2010;6:627-645.

Sundaram B, Kreml R, Patel S: Imaging of coronary anomalies. *Radiol Clin North Am* 2010;48:711-727.

QUESTÕES DE MÚLTIPLA ESCOLHA

1. Qual das seguintes afirmativas é *FALSA* em relação às comunicações interventriculares (CIVs)?
   A. O tipo mais comum de CIV é a perimembranosa.
   B. O *shunt* da esquerda para a direita, através da CIV, leva a uma sobrecarga de volume no ventrículo direito.
   C. Um paciente com grande CIV pode ser assintomático no nascimento, mas acabará desenvolvendo insuficiência cardíaca congestiva devido a uma queda na resistência vascular pulmonar.
   D. Na presença de uma CIV perimembranosa, o feixe de His passa ao longo das bordas posterior e inferior do defeito, geralmente no lado ventricular esquerdo.

2. Qual dos seguintes recém-nascidos poderia se beneficiar mais com a administração de PGE_1?
   A. Recém-nascido com diagnóstico pré-natal de coarctação da aorta, que desenvolve acidose, oligúria e diminuição do pulso pedioso 8 horas após o nascimento.
   B. Recém-nascido de dois dias de vida com diagnóstico pré-natal de defeito atrioventricular completo, com saturação de O_2 de 80% e baixa perfusão sistêmica.
   C. Lactente de seis semanas de vida apresentando irritabilidade, dificuldade para amamentação e taquipneia, com diagnóstico de ALCAPA e sem PCA observados no ecocardiograma.
   D. Recém-nascido com uma semana de vida, com duplo arco aórtico, apresentando dificuldade respiratória crescente.

3. Um recém-nascido com transposição de grandes artérias para direita (D-TGA) permanece gravemente cianótico, apesar do início da administração de PGE_1 para manter a patência ductal. Qual a próxima recomendação para esse tratamento?
   A. Iniciar terapia com inalação de óxido nítrico.
   B. Diurese com furosemida IV.
   C. Septostomia atrial por balão.
   D. Cirurgia de emergência de troca arterial.

4. Qual é a anomalia coronária mais comum?
   A. Artéria coronária esquerda surgindo da artéria pulmonar (ALCAPA).
   B. Artéria descendente anterior esquerda saindo da artéria coronária direita.
   C. Fístula AV coronária.
   D. Coronária única.

5. Para qual dos seguintes diagnósticos uma abordagem *primária* percutânea é mais recomendada do que a cirurgia convencional aberta?
   A. Coarctação da aorta isolada em um recém-nascido.
   B. Estenose pulmonar isolada em um recém-nascido.
   C. PCA em um recém-nascido prematuro de 1 kg, com sintomas de insuficiência cardíaca.
   D. CIV perimembranosa sintomática em um lactente de 6 meses de idade.

Esôfago e diafragma

Marco E. Allaix, MD
Marco G. Patti, MD

O ESÔFAGO

ANATOMIA

O esôfago (Fig. 20-1) é um tubo muscular que funciona como canal para a passagem do alimento e líquidos, a partir da faringe até ao estômago. Ele se origina no nível da sexta vértebra cervical, posterior à cartilagem cricoide. No tórax, o esôfago passa por trás do arco aórtico e do brônquio principal esquerdo, penetra no abdome pelo hiato esofágico do diafragma e termina no fundo do estômago. As suas fibras musculares surgem a partir da cartilagem cricoide e da faringe, na parte superior, e se interdigitam com as fibras do estômago, na parte inferior. Cerca de 2 a 4 cm do esôfago normalmente se localizam abaixo do diafragma. A junção entre o esôfago e o estômago é mantida na sua posição normal intra-abdominal pela reflexão peritoneal no estômago e pelo ligamento frenoesofágico no esôfago. O ligamento frenoesofágico é uma membrana fibroelástica que se encontra abaixo do peritônio, na superfície inferior do diafragma. Quando atinge o hiato esofágico, o ligamento é refletido em uma direção proximal para o esôfago inferior, onde se insere na camada muscular circular acima do esfíncter gastresofágico, 2 a 4 cm acima do diafragma.

Três áreas de estreitamento anatômico ocorrem no esôfago: (1) no nível da cartilagem cricoide (faringoesofágico ou esfíncter esofágico superior [EES]); (2) no terço médio do tórax, da compressão do arco aórtico e do brônquio principal esquerdo; e (3) no nível do hiato esofágico do diafragma (gastresofágico ou esfíncter esofágico inferior [EEI]).

No adulto, a distância medida a partir dos dentes incisivos superiores até o músculo cricofaríngeo é de 15 a 20 cm; ao arco aórtico, 20 a 25 cm; até a veia pulmonar inferior, 30 a 35 cm; e até a junção gastresofágica, em torno de 40 a 45 cm.

O revestimento da mucosa do esôfago consiste em epitélio escamoso estratificado, que contém glândulas mucosas dispersas por todo epitélio. A musculatura da faringe e o terço superior do esôfago é do tipo esquelético (músculo estriado); o restante é composto por músculo liso. Fisiologicamente, todo o órgão se comporta como uma única unidade funcional, de modo que nenhuma distinção pode ser feita entre o esôfago inferior e superior do ponto de vista da atividade propulsora. Assim como ocorre no trato intestinal, as fibras musculares são dispostas em camadas circulares longitudinais externas e circulares internas. O esôfago não tem uma camada serosa. A irrigação arterial para o esôfago é bastante consistente. A extremidade superior é irrigada por ramos das artérias tireoideias inferiores. A porção torácica recebe o sangue das artérias brônquicas e dos ramos esofágicos que se originam diretamente da aorta. As artérias intercostais também podem contribuir. Os segmentos diafragmáticos e abdominais são alimentados pela artéria frênica inferior esquerda e pelos ramos esofágicos da artéria gástrica esquerda. A drenagem venosa é mais complexa e variável. As veias mais importantes são aquelas que drenam o esôfago inferior. O sangue, a partir dessa região, passa para os ramos esofágicos da veia coronária, uma tributária da veia porta. Essa ligação constitui uma comunicação direta entre a circulação portal e a drenagem venosa do esôfago inferior e a porção superior do estômago. Quando há hipertensão porta, como na cirrose hepática, sangue é desviado para cima por meio da veia coronária e do plexo venoso esofágico para, finalmente, passar pela veia ázigos rumo à veia cava superior. As veias do esôfago podem, por fim, formar varizes, à medida que são distendidas em função da hipertensão porta.

FISIOLOGIA

As atividades coordenadas do EES do corpo esofágico e do EEI são responsáveis pela função motora do esôfago.

▲ **Figura 20-1** Anatomia do esôfago.

1. Esfíncter esofágico superior

O EES recebe inervação motora diretamente do cérebro (núcleo ambíguo). O esfíncter se mantém em um estado contínuo de contração tônica, com uma pressão de repouso de aproximadamente 100 mmHg (eixo anteroposterior). O esfíncter impede a passagem de ar a partir da faringe para o esôfago e o refluxo do conteúdo esofágico para a faringe. Durante a deglutição, o bolo alimentar é movido pela língua para a faringe, que se contrai quando o EES relaxa. Depois que o bolo alimentar atinge o esôfago, o EES recupera o seu tônus de repouso (Fig. 20-2).

2. Corpo do esôfago

Quando o alimento passa pelo do EES, inicia a contração no esôfago superior, que avança distalmente em direção ao estômago. A onda iniciada pela deglutição é chamada de peristaltismo primário (Fig. 20-2). Ela se desloca a uma velocidade de 3 a 4 cm/s e

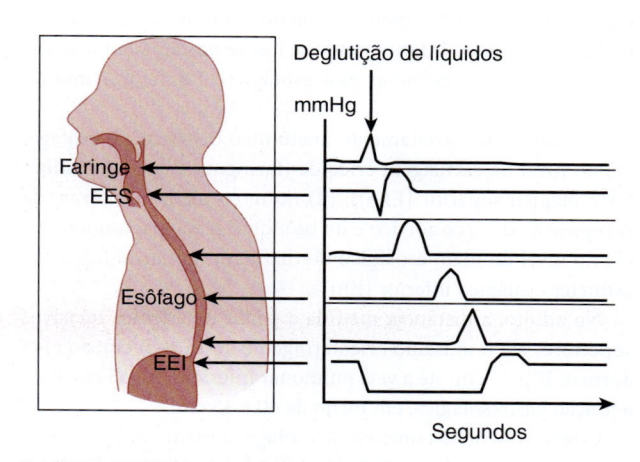

▲ **Figura 20-2** Processo de deglutição. Esfíncter esofágico superior, peristaltismo esofágico e esfíncter esofágico inferior em resposta à deglutição.

atinge amplitudes de 60 a 140 mm de Hg no esôfago distal. O estímulo local, pela distensão em qualquer ponto no corpo do esôfago irá produzir uma onda peristáltica, a partir do ponto de estímulo. Isso é chamado peristaltismo secundário e auxilia no esvaziamento esofágico, quando a onda primária não conseguiu esvaziar completamente o lúmen do alimento ingerido, ou quando há um refluxo do conteúdo gástrico. As ondas terciárias são consideradas anormais, mas elas são observadas com frequência em indivíduos idosos, sem sintomas de doença esofágica.

3. Esfíncter esofágico inferior

O EEI mede 3 a 4 cm de comprimento, e sua pressão de repouso varia de 15 a 24 mmHg. No momento da deglutição, o EEI relaxa por 5 a 10 segundos para permitir que o bolo alimentar penetre o estômago e, em seguida, retorna ao seu tônus de repouso (Fig. 20-2). O relaxamento do EEI é mediado pelo polipeptídeo vasoativo intestinal e pelo óxido nítrico, ambos neurotransmissores não adrenérgicos e não colinérgicos. O tônus de repouso depende principalmente da atividade miogênica intrínseca. O EEI apresenta uma tendência para relaxar periodicamente, algumas vezes independente da deglutição. Esses relaxamentos periódicos são chamados de relaxamentos transitórios do esfíncter esofágico inferior, para distingui-los dos relaxamentos desencadeados pela deglutição. A causa desse relaxamento transitório não é conhecida, mas a distensão gástrica, provavelmente, desempenha um papel. O relaxamento transitório do EEI explica a pequena quantidade de refluxo gastresofágico fisiológico presente em qualquer indivíduo e é também a causa mais comum de refluxo em pacientes com doença do refluxo gastresofágico (DRGE). A diminuição do comprimento ou da pressão do EEI (ou ambos) é responsável por refluxo anormal nos demais pacientes. Em geral, acredita-se que, embora o relaxamento transitório do EEI seja o mecanismo mais comum de refluxo em voluntários e pacientes com esofagite ausente ou leve, a prevalência de um esfíncter mecanicamente defeituoso (hipotenso e curto) aumenta em pacientes com esofagite grave, particularmente na presença de metaplasia de Barrett. Os pilares do hiato esofágico do diafragma contribuem para a pressão de repouso do EEI. Essa ação de estrangulamento do diafragma é particularmente importante porque protege contra o refluxo causado por aumentos repentinos da pressão intra-abdominal, tal como tossir ou com a flexão do corpo. Essa ação sinérgica do diafragma é perdida quando uma hérnia hiatal deslizante está presente, uma vez que a junção gastresofágica é deslocada acima do diafragma (Fig. 20-3).

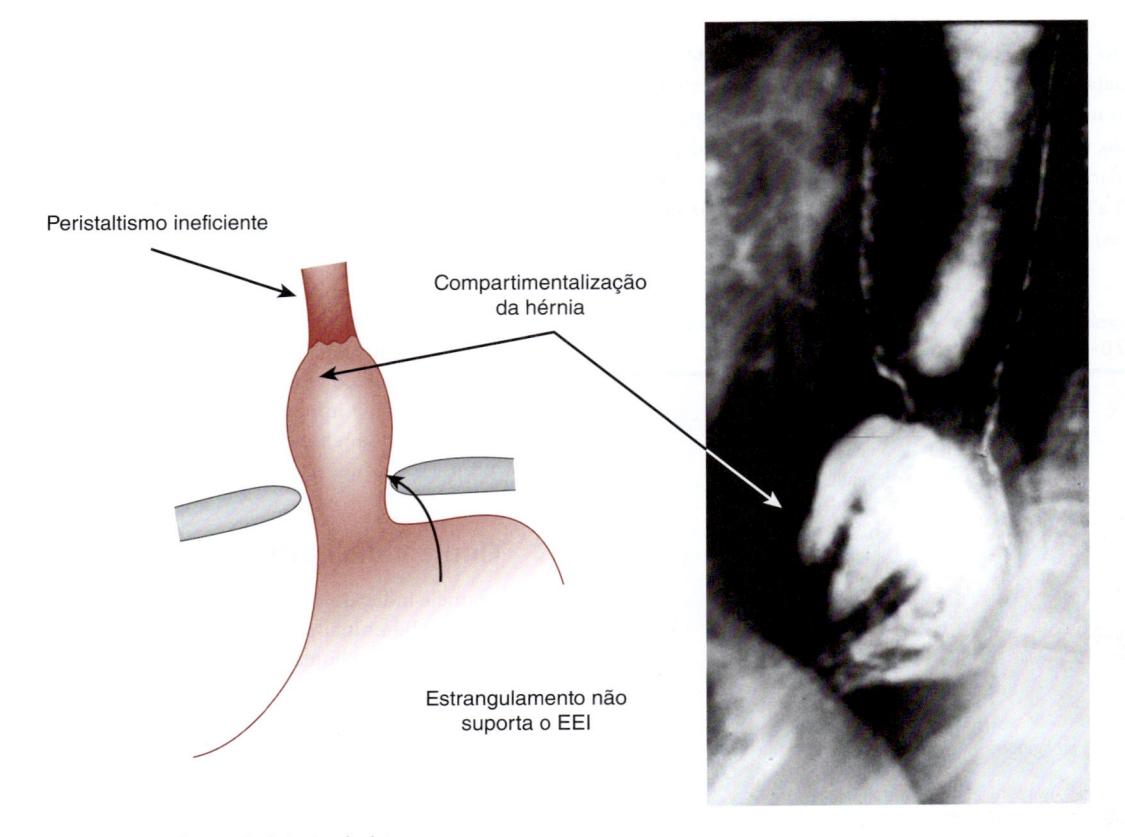

▲ **Figura 20-3** Fisiopatologia da hérnia de hiato.

ABORDAGEM DIAGNÓSTICA DAS DOENÇAS DO ESÔFAGO

▶ Avaliação sintomática

Os sintomas esofágicos podem ser divididos em dois grupos: (1) típicos, como disfagia, pirose e regurgitação e (2) atípicos, como dor torácica, tosse e rouquidão (Tab. 20-1). A disfagia é um sintoma importante, pois aponta para um distúrbio do esôfago, seja funcional (secundário a anomalias do peristaltismo esofágico ou à falta de coordenação entre as diferentes partes do esôfago) ou mecânico (secundário a uma estenose péptica ou maligna, ou uma massa intraluminal). A pirose pode também resultar de distúrbios não esofágicos, como a doença biliar, síndrome do intestino irritável, doença arterial coronariana e as doenças psiquiátricas.

▶ Estudo radiológico contrastado do trato digestivo superior

O estudo radiológico contrastado do trato digestivo superior é com a administração de bário por via oral ao paciente. Posteriormente, enquanto o paciente engole o bário, várias imagens são tomadas, incluindo o esôfago, a junção gastresofágica, estômago e duodeno (a deglutição de bário se concentra apenas no esôfago e a junção gastresofágica). Este exame pode caracterizar uma hérnia hiatal, um estreitamento do esôfago, um divertículo esofágico ou uma massa intraluminal. A cine-esofagografia é, por outro lado, uma avaliação dinâmica do processo de deglutição e é particularmente útil nos pacientes com disfagia funcional (secundária a um distúrbio da motilidade, na ausência de causas mecânicas).

Tabela 20-1 Apresentação clínica da DRGE

Esofágica	Pirose Regurgitação Disfagia
Gástrica	Plenitude Saciedade precoce Eructações Náuseas
Pulmonares	Aspiração Asma Sibilos Tosse Dispneia Fibrose
Orelha, nariz, orofaringe	*Globus* faríngeo Ptialismo Rouquidão
Cardíaca	Dor torácica

▶ Endoscopia superior

Este exame permite a visualização da superfície da mucosa do esôfago, do estômago e do duodeno. Podem ser determinados a presença e o grau de esofagite e a presença de uma massa intraluminal, além de permitir a colheita de biópsias.

▶ Ultrassonografia endoscópica

Este exame é utilizado em pacientes com câncer de esôfago para definir a profundidade de penetração do tumor na parede esofágica (T) e a presença de linfonodos paraesofágicos aumentados (N). Pode ser realizada a aspiração com agulha fina desses nódulos e a análise citológica do aspirado.

▶ Manometria esofágica

A manometria esofágica permite a determinação de: (1) localização, comprimento, pressão e relaxamento em resposta à deglutição do EEI; (2) pressão, duração e velocidade de propagação das ondas peristálticas; e (3) localização, pressão, relaxamento do EES e coordenação com a contração da faringe.

▶ Monitoramento ambulatorial do pH por 24 horas

Este exame mede o refluxo do ácido do estômago para o esôfago e é considerado o padrão-ouro para o diagnóstico de DRGE. Por convenção, o cateter é colocado 5 cm acima da borda superior do EEI manometricamente determinado e é mantido neste local por 24 horas, período no qual o paciente não deve alterar suas atividades e dieta diárias. Além de definir o grau de RGE patológico, quando presente, o exame é capaz de determinar se existe uma correlação temporal entre episódios de refluxo e os sintomas (Fig. 20-4). A impedância esofágica é uma técnica que mede o fluxo de líquidos e gases na junção gastresofágica, independentemente do pH do refluxo gástrico. Em associação ao monitoramento do pH, a impedância é indicada para pacientes com sintomas típicos de refluxo resistentes aos inibidores da bomba de prótons (IBP) e nos pacientes com tosse crônica inexplicável.

▶ Cintilografia gástrica

Este exame é indicado para pacientes que apresentam plenitude e distensão abdominal pós-prandial, medindo o esvaziamento gástrico de sólidos e líquidos.

▶ Tomografia axial computadorizada

A tomografia computadorizada (TC) é utilizada para avaliar a presença de metástases (pulmão, fígado e suprarrenais) em pacientes com câncer esofágico (M).

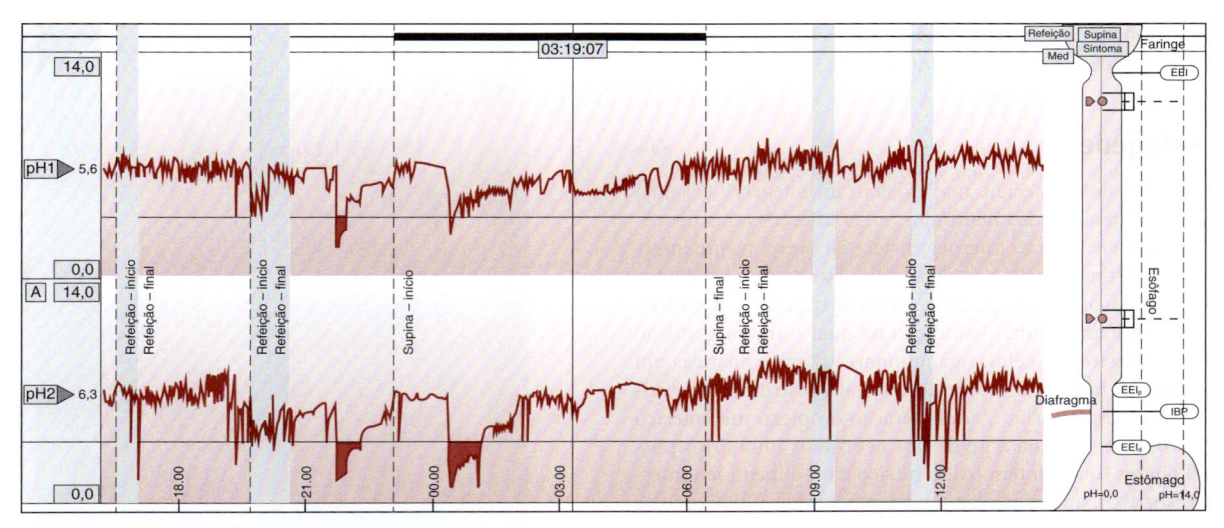

▲ **Figura 20-4** Monitoramento ambulatorial do pH. O ponto superior representa o registro do pH em 24 horas no esôfago proximal 20 cm acima da borda superior do EEI determinado por manometria. O gráfico inferior relata o registro do pH de 24 horas no esôfago distal, 5 cm acima da borda superior do EEI determinado por manometria. Um episódio de refluxo ocorre quando o pH cai abaixo do pH = 4 e termina quando o pH volta a ser superior a 4.

▶ Tomografia por emissão de pósitrons

A tomografia por emissão de pósitrons (PET) é utilizada para avaliar a disseminação metastática do câncer de esôfago (M). Além disso, ela pode auxiliar na resposta preditiva ao tratamento neoadjuvante do câncer de esôfago.

▶ Laparoscopia/toracoscopia

A laparoscopia ou toracoscopia podem ser utilizadas para o estadiamento do câncer de esôfago, especialmente na presença de suspeita de metástases hepáticas ou linfadenopatias extensas.

> Fisichella PM et al: The evolution of esophageal function testing and its clinical applications in the management of patients with esophageal disorders. *Dig Liver Dis* 2009;41:626-629.
>
> Low DE: Update on staging and surgical treatment options for esophageal cancer. *J Gastrointest Surg* 2011;15:719-729.
>
> Pech O et al: Accuracy of endoscopic ultrasound in preoperative staging of esophageal cancer: results from a referral center for early esophageal cancer. *Endoscopy* 2010;42:456-461.
>
> van Heijl M et al: Accuracy and reproducibility of 3D-CT measurements for early response assessment of chemoradiotherapy in patients with oesophageal cancer. *Eur J Surg Oncol* 2011;37:1064-1071.
>
> Weber C et al: Current applications of evolving methodologies in gastroesophageal reflux disease testing. *Dig Liver Dis* 2011;43:353-357.
>
> Yoon HH et al: The role of FDG-PET and staging laparoscopy in the management of patients with cancer of the esophagus or gastroesophageal junction. *Gastroenterol Clin North Am* 2009;38:105-120.

DISTÚRBIOS DA MOTILIDADE ESOFÁGICA

Os denominados distúrbios primários da motilidade esofágica são acalásia, espasmo esofágico difuso, esôfago em quebra-nozes e hipertensão do EEI. Eles ocorrem na ausência de qualquer outro distúrbio esofágico, como o refluxo, e suas causas são desconhecidas. Esses distúrbios apresentam uma combinação de disfagia, regurgitação, dor torácica e pirose. A manometria esofágica é o exame fundamental que diferencia esses distúrbios.

ACALÁSIA

FUNDAMENTOS DO DIAGNÓSTICO

▶ Disfagia.

▶ Regurgitação.

▶ Ausência de peristaltismo esofágico na manometria esofágica.

▶ Evidências radiológicas de estreitamento esofágica distal.

▶ Considerações gerais

A acalásia esofágica é caracterizada pela ausência de peristaltismo esofágico. Na maioria dos pacientes, o EEI é hipertenso e tem inadequado relaxamento em resposta à deglutição. Essas anomalias levam ao esvaziamento deficiente dos alimentos, com consequente estase no esôfago. A incidência de acalásia é cerca de 1 em 100.000 pessoas. Ela afeta mais os homens do que as mulheres e pode ocorrer em qualquer idade.

▶ Patogênese

A etiologia é desconhecida, mas existem duas teorias: (1) uma doença degenerativa dos neurônios; e (2) infecções dos neurônios por um vírus (p. ex., herpes zoster) ou outro agente infeccioso. Esta última teoria é apoiada pelo fato de que resultados semelhantes ocorrem em pacientes com doença de Chagas (tripanossomíase americana), condição na qual o microrganismo infeccioso destrói as células ganglionares parassimpáticas em todo o corpo, incluindo o coração e o trato gastrintestinal, urinário e vias respiratórias. A degeneração do plexo mioentérico de Auerbach determina a perda dos neurônios inibitórios pós-ganglionares (que contêm óxido nítrico e o polipeptídeo intestinal vasoativo), que controlam o relaxamento do EEI. Como os neurônios colinérgicos pós-ganglionares são poupados, há uma estimulação colinérgica sem oposição, o que aumenta a pressão de repouso e diminui o relaxamento do EEI. Não há nenhuma propagação de ondas peristálticas, em resposta à deglutição e, sim, à presença de contrações simultâneas.

▶ Manifestações clínicas

A. Sinais e sintomas

A disfagia é o sintoma mais comum, apresentada por cerca de 95% dos pacientes. Ela está presente, muitas vezes, tanto para sólidos quanto líquidos. A maioria dos pacientes se adapta às alterações na sua dieta e é capaz de manter um peso estável, enquanto outros acabam experimentando alguma perda de peso. A regurgitação de alimento não digerido é o segundo sintoma mais comum e está presente em cerca de 60% dos pacientes. Ela ocorre mais frequentemente na posição supina e pode levar à aspiração. A pirose está presente em cerca de 40% dos pacientes. Ela não resulta do RGE, mas sim da estase e da fermentação dos alimentos não digeridos no esôfago distal. A dor torácica também ocorre em cerca de 40% dos pacientes, resultante da distensão esofágica e, em geral, se manifesta no momento de uma refeição.

B. Exames de imagem

A endoscopia é geralmente o primeiro exame realizado para descartar uma obstrução mecânica, como uma estenose péptica ou câncer. A deglutição de bário pode mostrar geralmente um estreitamento no nível da junção gastresofágica e um esvaziamento lento do contraste (Fig. 20-5). Um esôfago dilatado em alça sigmoide pode estar presente em pacientes com acalásia de longa duração.

C. Exames especiais

A manometria esofágica é o padrão-ouro para estabelecer o diagnóstico de acalásia esofágica. Os achados clássicos são: (1)

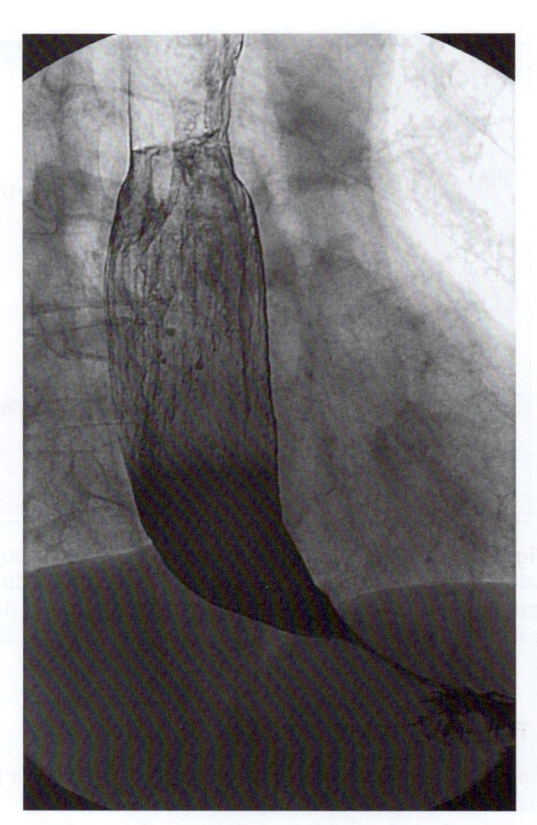

▲ **Figura 20-5** Acalásia do esôfago. Observe a dilatação do corpo esofágico, da retenção de bário e do estreitamento do esôfago distal (em bico de pássaro).

ausência de peristaltismo esofágico e (2) hipertensão do EEI (em aproximadamente 50% dos pacientes), que apresenta relaxamento apenas parcialmente em resposta à deglutição. Quando o esôfago se encontra dilatado e em forma de sigmoide, pode ser difícil passar um cateter pela junção gastresofágica até o estômago. Nesses casos, o cateter deve ser colocado com auxílio de endoscopia ou fluoroscopia. Recentemente, foi proposta uma nova classificação da acalásia do esôfago com base na manometria de alta resolução; tipo I, clássica, com pressão esofágica mínima; tipo II, acalásia com compressão esofágica; e tipo III, acalásia com espasmo.

▶ Diagnóstico diferencial

Estenoses benignas, resultantes de RGE, e carcinoma esofágico podem ter uma apresentação clínica semelhante à acalásia. Algumas vezes, um tumor infiltrante da junção gastresofágica pode mimetizar, não apenas a apresentação clínica e radiológica da acalásia, mas também um perfil manométrico. Essa condição é chamada de secundária ou pseudoacalásia, deve ser suspeitada em pacientes acima de 60 anos, com início recente de disfagia

(< 6 meses) e excessiva perda de peso. A ultrassonografia endoscópica ou a TC de cortes finos são recomendadas para descartar uma doença maligna subjacente.

▶ Complicações

A aspiração de alimentos retidos e não digeridos pode levar a episódios repetidos de pneumonia. A acalásia é também um fator de risco para o carcinoma espinocelular do esôfago, provavelmente em função da irritação contínua da mucosa pelo alimento retido e fermentado. O adenocarcinoma pode ocorrer em pacientes que desenvolvem RGE após dilatação pneumática ou miotomia.

▶ Tratamento

O tratamento é paliativo e é direcionado para o alívio dos sintomas, diminuindo a resistência ao fluxo de saída causada pelo EEI disfuncional. Como o peristaltismo está ausente e não retorna após qualquer tipo de tratamento, a gravidade se torna o principal fator, que irá permitir o esvaziamento do alimento do esôfago para o estômago.

▶ Tratamento clínico

Os bloqueadores do canal de cálcio são utilizados para diminuir a pressão no EEI. Entretanto, como apenas 10% dos pacientes mostram benefícios com esse tratamento, ele deve ser utilizado principalmente em pacientes com contraindicações para dilatação pneumática ou para cirurgia.

A. Tratamento endoscópico

A injeção de toxina botulínica no esfíncter é utilizada para bloquear a liberação de acetilcolina no EEI, restabelecendo, assim, o equilíbrio entre os neurotransmissores excitatórios e inibitórios. Esse tratamento, no entanto, apresenta valor limitado. Apenas 60% dos pacientes tratados ainda apresentarão algum alívio da disfagia 6 meses após o tratamento, e esse número irá diminuir ainda mais para 30% (mesmo após múltiplas injeções), 2,5 anos mais tarde. Além disso, ela muitas vezes provoca uma reação inflamatória no nível da junção gastresofágica, tornando uma miotomia subsequente mais difícil. Ela pode ser utilizada principalmente em pacientes que não sejam bons candidatos para dilatação ou cirurgia.

A dilatação pneumática do EEI é considerada o tratamento cirúrgico mais eficiente da acalásia e foi considerada a principal modalidade de tratamento por muitos anos até o advento da cirurgia minimamente invasiva, no início da década de 1990. Um balão é inflado no nível da junção gastresofágica a fim de romper as fibras musculares, mas preservando as células da mucosa. A taxa de sucesso inicial é de aproximadamente 90%, mas ela diminui, na maioria dos pacientes, para 50% em 10 anos, mesmo após múltiplas dilatações. A taxa de perfuração é de aproximadamente 2 a 5%. Quando ocorre uma perfuração livre, os pacientes devem ser encaminhados imediatamente à sala cirúrgica, onde são realizados o fechamento da perfuração e uma miotomia da parede contralateral do esôfago. A incidência de RGE pós-dilatação é de 25 a 35%. Os pacientes que voltam a apresentar sintomas após a dilatação pneumática devem ser tratados por miotomia de Heller por laparoscopia.

Uma nova abordagem para acalásia é a miotomia esofágica endoscópica peroral (POEM). Durante esse procedimento, as fibras musculares circulares do esôfago inferior e superior do estômago são cortadas, por meio de túnel na submucosa. O acompanhamento de longo prazo será necessário par avaliar os resultados de longo prazo desse procedimento.

B. Tratamento cirúrgico

A miotomia laparoscópica de Heller e a fundoplicatura parcial se tornaram progressivamente os procedimentos de escolha para megaesôfago nos últimos 20 anos. A cirurgia consiste em uma seção controlada das fibras musculares (miotomia) do esôfago inferior (6 cm) e da parede gástrica proximal (2-2,5 cm), seguida de uma ou um fundoplicatura parcial anterior ou posterior para evitar o refluxo. Os pacientes passam 24 a 48 horas no hospital e retornam às atividades normais em torno de 2 semanas. A cirurgia alivia efetivamente os sintomas em cerca de 90% dos pacientes e é efetiva mesmo para pacientes com baixa pressão no EEI após dilatação prévia ou quando o esôfago é dilatado. No entanto, deve ser preferida a dilatação pneumática sempre que não houver a *expertise* cirúrgica disponível. A incidência de refluxo pós-operatório é de aproximadamente 25 a 35% e, em geral, é controlada por medicamentos redutores da acidez. A disfagia persistente ou recorrente após miotomia pode ser tratada com dilatação pneumática ou outra miotomia. A esofagectomia é reservada para pacientes com disfagia grave que falharam tanto com a dilatação quanto com a miotomia.

ESPASMOS ESOFÁGICOS DIFUSOS

FUNDAMENTOS DO DIAGNÓSTICO

- ▶ Disfagia.
- ▶ Dor torácica.
- ▶ Sintomas intermitentes.
- ▶ Evidência radiológica de contrações terciárias (esôfago em saca-rolhas).
- ▶ Ondas peristálticas intermitentes e ausentes na manometria (> 10%, < 100%).
- ▶ Monitoramento ambulatorial de 24 horas do pH normal.

▶ Considerações gerais

A causa dos espasmos esofágicos difusos é desconhecida. O estresse provavelmente desempenha um papel. É documentada a progressão dos espasmos difusos para acalásia.

▶ Manifestações clínicas

A. Sinais e sintomas

O sintoma mais comum é dor torácica intermitente, que pode variar de um leve desconforto à dor espasmódica grave que simula a dor da doença arterial coronariana. A maioria dos pacientes se queixa de disfagia, mas a perda de peso é rara.

B. Exames de imagem

A deglutição de bário é anormal em aproximadamente 70% dos pacientes. Os exames de fluoroscopia mostram espasmos segmentares, áreas de estreitamento e peristaltismo descoordenado irregular (esôfago em saca-rolhas) em aproximadamente 30% dos pacientes. Um divertículo epifrênico pode estar presente.

C. Manometria

A manometria esofágica é o principal exame para estabelecer o diagnóstico de espasmo esofágico difuso. Os achados manométricos clássicos são: (1) alternância de peristaltismo e contrações esofágicas simultâneas (> 10% e <100%) e (2) função normal ou anormalidades semelhantes às observadas na acalásia no EEI.

D. Monitoramento ambulatorial de 24 horas do pH esofágico

Este exame é essencial, uma vez que os sintomas e a imagem manométrica dos espasmos esofágicos difusos podem resultar de DRGE. Nesses casos, o tratamento deve ser dirigido para o refluxo, porque a dismotilidade é secundária ao refluxo. Portanto, é crucial ter certeza sobre o diagnóstico, uma vez que o tratamento do DRGE (medicamentos redutores da acidez ou uma fundoplicatura) é completamente diferente do tratamento de um distúrbio da motilidade primária do esôfago (dilatação pneumática ou miotomia).

▶ Diagnóstico diferencial

Quando a dor torácica é o sintoma predominante, é necessária uma avaliação cardíaca completa, para excluir as causas cardíacas da dor. Quando as cardiopatias são descartadas, o monitoramento ambulatorial do pH deve ser realizado para afastar um RGE anormal, que é a causa mais comum de dor torácica não cardíaca. A manometria esofágica é o único exame capaz de diferenciar os espasmos esofágicos difusos de outros distúrbios primários do esôfago. Uma endoscopia deve ser realizada para confirmar a ausência de lesões intraluminais.

▶ Complicações

Podem ocorrer regurgitação e aspiração, levando possivelmente a episódios recorrentes de pneumonia. Um divertículo epifrênico pode estar presente, secundário a um distúrbio motor.

▶ Tratamento

A abordagem terapêutica para os espasmos esofágicos difusos é semelhante ao da abordagem para acalásia. As duas doenças podem ser conceituadas como diferentes pontos em um espectro de motilidade do esôfago, em que o peristaltismo é progressivamente perdido. Nos pacientes com espasmos esofágicos difusos, a disfagia é secundária a anormalidades do peristaltismo e do EEI, enquanto a dor torácica, provavelmente, resulta de distensão esofágica do esvaziamento deficiente. O tratamento clínico (nitratos de longa duração, agentes bloqueadores dos canais de cálcio) é relativamente ineficaz. A dilatação pneumática melhora a disfagia em aproximadamente 25% dos pacientes. A injeção interesfincteriana de toxina botulínica também apresenta maus resultados. Em contraste, uma miotomia laparoscópica de Heller e fundoplicatura parcial (como para os pacientes com acalásia) melhora tanto a disfagia quanto dor torácica em aproximadamente 80% dos pacientes.

A hipertensão do esfíncter esofágico inferior é uma doença rara que se manifesta com disfagia e é caracterizada na manometria por um EEI hipertenso (pressão de repouso > 45 mmHg), o qual relaxa em resposta à deglutição e ao peristaltismo esofágico normal. O tratamento é semelhante àquele da acalásia esofágica.

ESÔFAGO EM QUEBRA-NOZES

FUNDAMENTOS DO DIAGNÓSTICO

▶ Dor torácica.
▶ Disfagia.
▶ Sintomas intermitentes.
▶ Ondas peristálticas que se propagam normalmente, porém com grande amplitude e longa duração.
▶ Monitoramento ambulatorial de 24 horas do pH normal.

▶ Considerações gerais

A causa desse distúrbio é desconhecida.

▶ Manifestações clínicas

A. Sinais e sintomas

A dor torácica é o sintoma mais comum. Os pacientes muitas vezes procuram um gastroenterologista somente após a realização de um exame cardíaco completo. Aproximadamente metade dos pacientes se queixa de disfagia, além da dor torácica.

B. Exames de imagem

A deglutição de bário é geralmente normal. Um divertículo epifrênico pode estar presente, ocasionalmente.

C. Manometria

A manometria esofágica é o principal exame para estabelecer o diagnóstico de esôfago em quebra-nozes. Os achados manométricos clássicos são os seguintes: (1) propagação normal das ondas peristálticas (não há contrações simultâneas) – as ondas peristálticas no esôfago distal, no entanto, apresentam uma amplitude (> 180 mmHg) e duração (> 6 s) muito elevadas e (2) função normal do EEI ou anormalidades semelhantes às observadas na acalásia, além de espasmos esofágicos difuso.

D. Monitoramento ambulatorial de 24 horas do pH esofágico

Este exame é essencial, pois os sintomas e a imagem manométrica do esôfago em quebra-nozes podem resultar de DRGE. Nesses casos, o tratamento deve ser direcionado para o refluxo, porque a dismotilidade é secundária.

▶ Diagnóstico diferencial

Quando a dor torácica é o sintoma predominante, uma avaliação cardíaca completa é necessária para excluir uma causa cardíaca para a dor. Com as causas cardíacas excluídas como causa dos sintomas, o monitoramento ambulatorial do pH deve ser realizado para descartar um RGE anormal, que é a causa mais comum de dor torácica não cardíaca. A manometria esofágica é o único exame que separa o esôfago em quebra-nozes de outros distúrbios motores primários do esôfago.

▶ Complicações

A regurgitação e a aspiração podem ocorrer, possivelmente levando a pneumonias de repetição. Um divertículo epifrênico pode estar presente, secundário ao distúrbio motor.

▶ Tratamento

O esôfago em quebra-nozes é uma condição tão bem definida quanto os outros distúrbios motores do esôfago, tanto em sua fisiopatologia quanto no tratamento. Inicialmente, acreditava-se que as altas pressões das contrações peristálticas eram a causa da dor torácica, de modo que o tratamento consistia na diminuição da alta amplitude das ondas peristálticas. Entretanto, os bloqueadores dos canais de cálcio são incapazes de aliviar a dor torácica, mesmo diminuindo a força das contrações. Do mesmo modo, os resultados da cirurgia foram desapontadores, com a persistência da dor torácica após a miotomia em aproximadamente 50% dos pacientes. A disfagia, no entanto, melhorou em 80% dos pacientes.

Bello B et al: Esophageal achalasia: a changing treatment algorithm. *World J Surg* 2011;35:1442-1446.

Boeckxstaens GE et al: Pneumatic dilation *versus* laparoscopic Heller's myotomy for idiopathic achalasia. *N Engl J Med* 2011;364:1807-1816.

Campos GM et al: Endoscopic and surgical treatments for achalasia: a systematic review and meta-analysis. *Ann Surg* 2009;249:45-57.

Inoue H et al: Peroral endoscopic myotomy (POEM) for esophageal achalasia. *Endoscopy* 2010;42:265-271.

Pandolfino JE et al: Achalasia: a new clinically relevant classification by high-resolution manometry. *Gastroenterology* 2008;135:1526-1533.

Patti MG et al: Achalasia and other esophageal motility disorders. *J Gastrointest Surg* 2011;15:703-707.

Patti MG et al: Esophageal achalasia 2011: pneumatic dilatation or laparoscopic myotomy? *J Gastrointest Surg* 2012 Apr;16:870-873.

Patti MG et al: Fundoplication after laparoscopic Heller myotomy for esophageal achalasia: what type? *J Gastrointest Surg* 2010;14:1453-1458.

Stefanidis D et al: SAGES guidelines for the surgical treatment of esophageal achalasia. *Surg Endosc* 2012;26:296-311.

DIVERTÍCULOS DO ESÔFAGO

Os divertículos de esôfago são raros. Eles estão localizados acima do EES (divertículo faringoesofágico ou divertículo de Zenker) ou do EEI (divertículo epifrênico). São considerados divertículos d e pulsão e são secundários a anormalidades dos esfíncteres em termos de pressão de repouso, relaxamento em resposta à deglutição e coordenação com o segmento acima do esfíncter. Por conseguinte, a mucosa e submucosa se projetam através das camadas musculares, formando uma protusão em forma de bolsa.

1. Divertículo faringoesofágico (divertículo de Zenker)

FUNDAMENTOS DO DIAGNÓSTICO

▶ Disfagia.
▶ Regurgitação de alimento não digerido (com risco de aspiração).
▶ Ruídos de gorgolejos no pescoço.
▶ Halitose.

▶ Considerações gerais

Este é o tipo mais comum de divertículos de esôfago e é três vezes mais frequente em homens do que em mulheres. A maioria dos pacientes tem mais de 60 anos de idade. A condição se origina a partir da parede posterior do esôfago, em uma área triangular de fraqueza (triângulo de Killian), limitada inferiormente pela borda superior do músculo cricofaríngeo e lateralmente pelas fibras oblíquas dos músculos constritores inferiores da faringe. À medida que o divertículo aumenta, ele tende a se desviar da linha média, principalmente para a esquerda.

▶ Patogênese

Um divertículo Zenker resulta da falta de coordenação entre a contração da faringe e do tempo de abertura do EES ou de um

EES hipertenso. Em função do aumento da pressão intraluminal, ocorre uma herniação progressiva da mucosa e submucosa, no triângulo de Killian. Ocasionalmente, a disfunção do EES pode ocorrer na ausência de um divertículo (acalásia cricofaríngea). A síndrome hereditária chamada distrofia muscular oculofaríngea, que consiste em ptose e disfagia, foi descrita em pacientes de ascendência francocanadense. A disfagia é o resultado de fraca musculatura da faringe com função normal do EES; é melhora consideravelmente com a miotomia do EES. Esta síndrome também se manifesta com disfagia cervical. A tosse crônica pode se desenvolver em alguns pacientes por aspiração de saliva e de alimentos ingeridos.

▶ Manifestações clínicas

A. Sintomas

A disfagia é o sintoma mais comum e ocorre em aproximadamente 80 a 90% dos pacientes. A regurgitação de alimentos não digeridos do divertículo ocorre frequentemente e pode levar à aspiração para a árvore traqueobrônquica e pneumonia. Com frequência, os pacientes apresentam halitose e podem ouvir ruídos de gorgolejos no pescoço. Aproximadamente 30% dos pacientes apresenta DRGE associada.

B. Exames de imagem

A deglutição de bário mostra claramente a posição e o tamanho do divertículo ou uma barra cricofaríngea proeminente, sem divertículo (Fig. 20-6).

C. Exames especiais

A manometria do esôfago mostra uma ausência de coordenação entre a faringe e o músculo cricofaríngeo e, frequentemente, um EES hipertenso. Além disso, ela também pode mostrar EEI hipotenso e peristaltismo anormal do esôfago. O monitoramento ambulatorial do pH pode determinar a presença de exposição ácida anormal no esôfago. A endoscopia pode ser perigosa porque o equipamento pode penetrar no divertículo além do lúmen esofágico, provocando uma perfuração.

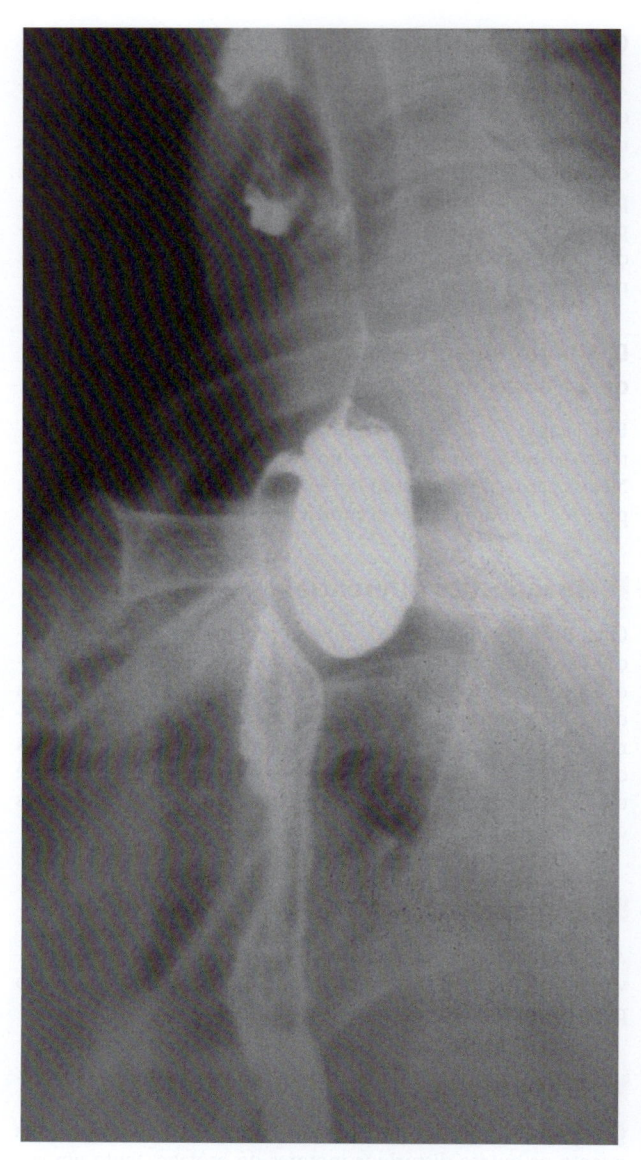

▲ **Figura 20-6** Divertículo faringoesofágico (divertículo de Zenker).

▶ Diagnóstico diferencial

O diagnóstico diferencial inclui estenose do esôfago, acalásia e câncer esofágico.

▶ Tratamento

O tratamento padrão consiste em eliminar a obstrução funcional no nível do EES (miotomia do músculo cricofaríngeo e dos 3 cm superiores da parede posterior do esôfago) e em uma excisão ou suspensão do divertículo. Para os divertículos pequenos (< 2 cm), a miotomia isolada é suficiente. Como alternativa ao tratamento cirúrgico convencional, uma abordagem endoscópica transoral (utilizando clipadores, *laser* ou coagulação pelo endoscópio, que sejam capazes de ablação do septo entre o divertículo e o esôfago cervical) pode ser utilizada para divertículos entre 3 e 6 cm de tamanho. Quando presente, o RGE deve ser corrigido antes da divisão do EES, de modo a evitar a aspiração. O prognóstico é excelente em aproximadamente 90% dos casos. Em geral, as complicações são raras, e os pacientes são capazes de comer no dia seguinte após o procedimento.

Al-Kadi AS et al: Endoscopic treatment of Zenker diverticulum: results of a 7-year experience. *J Am Coll Surg* 2010;211:239-243.

Herbella FA et al: Esophageal diverticula and cancer. *Dis Esophagus* 2012;25:153-158.

Herbella FAM et al: Modern pathophysiology and treatment of esophageal diverticula. *Langenbecks Arch Surg* 2012;397:29-35.

Koch M et al: Endoscopic laser-assisted diverticulotomy *versus* open surgical approach in the treatment of Zenker's diverticulum. *Laryngoscope* 2011;121:2090-2094.

2. Divertículo epifrênico

FUNDAMENTOS DO DIAGNÓSTICO

▶ Disfagia.
▶ Regurgitação.
▶ Evidências de divertículo na deglutição do bário.
▶ Distúrbios motores do esôfago comprovados por manometria esofágica.

▶ Considerações gerais

O divertículo epifrênico se localiza nos 10 cm distais do esôfago. Não é uma anormalidade anatômica primária, mas sim a consequência de um distúrbio da motilidade subjacente do esôfago, que provoca uma obstrução ao fluxo no nível da junção gastresofágica, com consequente aumento da pressão intraluminal e herniação progressiva da mucosa e da submucosa nas camadas de músculos esofágicos.

▶ Manifestações clínicas

A. Sintomas

Os sintomas apresentados pelo paciente são, em parte, devidos ao distúrbio da motilidade subjacente (disfagia, dor torácica) e, em parte, devido ao próprio divertículo (regurgitação com o risco de aspiração). Alguns divertículos, no entanto, podem ser assintomáticos.

B. Exames de imagem

A radiografia de tórax pode mostrar um nível líquido no mediastino posterior. A deglutição de bário mostra claramente a posição e o tamanho do divertículo (Fig. 20-7). A endoscopia é importante para descartar uma neoplasia de esôfago.

C. Exames especiais

Na maioria dos casos, a manometria esofágica mostra o distúrbio de motilidade subjacente. Por vezes, é difícil posicionar o cateter de manometria e a orientação endoscópica e fluoroscópica podem ser necessárias.

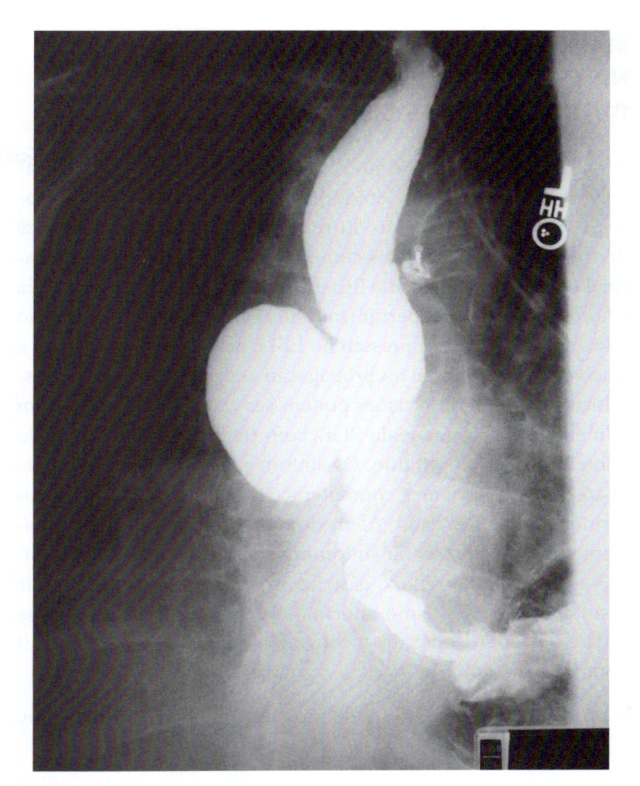

▲ **Figura 20-7** Divertículo epifrênico.

▶ Diagnóstico diferencial

Uma hérnia paraesofágica pode ser confundida com um divertículo epifrênico. A deglutição de bário e a endoscopia auxiliam no estabelecimento do diagnóstico.

▶ Tratamento

O tratamento é cirúrgico e a abordagem laparoscópica é a preferida. O tratamento consiste em: (1) ressecção do divertículo; (2) miotomia longa – que deve ser realizada no lado oposto do esôfago à localização do divertículo e deve se estender proximalmente à borda superior do colo do divertículo e distalmente por cerca de 2 cm na parede gástrica; e (3) fundoplicatura parcial para evitar GER. A diverticulectomia laparoscópica, com miotomia e fundoplicatura, é bem-sucedida em 80 a 90% dos casos.

Soares R et al: Epiphrenic diverticulum: from pathophysiology to treatment. *J Gastrointest Surg* 2010;14:2009-2015.

Soares RV et al: Laparoscopy as the initial approach for epiphrenic diverticula. *Surg Endosc* 2011;25:3740-3746.

Vicentine FP et al: High resolution manometry findings in patients with esophageal epiphrenic diverticula. *Am Surg* 2011;77:1661-1664.

Zaninotto G et al: Therapeutic strategies for epiphrenic diverticula: systematic review. *World J Surg* 2011;35:1447-1453.

MANIFESTAÇÕES ESOFÁGICAS NA ESCLERODERMIA & OUTRAS DOENÇAS SISTÊMICAS

A esclerodermia e várias outras doenças sistêmicas podem envolver o esôfago. Na esclerodermia ou esclerose sistêmica progressiva, há envolvimento do trato gastrintestinal em até 90% dos pacientes. O local mais comum de envolvimento gastrintestinal é a porção de músculo liso do esôfago, onde ocorrem atrofia e fibrose. O esôfago superior (músculo estriado) e os EES não são envolvidos. Por isso, a pressão no EEI é baixa e o peristaltismo é fraco (baixa amplitude ou propagação anormal das ondas peristálticas). Essas modificações podem ser acompanhadas por um aumento da quantidade de RGE, com retardo na eliminação do conteúdo gástrico refluído. Os sintomas de esôfago geralmente aparecem em pacientes com alterações cutâneas características e síndrome de Raynaud. Além de pirose e regurgitação, os pacientes podem apresentar sintomas respiratórios devido à extensão ascendente do refluxo gástrico e aspiração. A disfagia pode resultar do peristaltismo anormal ou da presença de estenose péptica. A abordagem diagnóstica é semelhante à de pacientes com DRGE:

- A deglutição de bário pode mostrar uma hérnia de hiato ou uma estenose;
- A endoscopia mostra esofagite em 50 a 60% dos pacientes. O esôfago de Barrett (EB) está presente em cerca de 10% dos pacientes;
- A manometria esofágica geralmente mostra hipotensão do EEI. A dismotilidade é frequente e pode progredir para perda completa do peristaltismo;
- O monitoramento ambulatorial do pH é fundamental para estabelecer o diagnóstico. Ele também pode determinar a presença de ácidos no esôfago proximal e na faringe de pacientes com tosse ou problemas nas pregas vocais;
- A cintilografia gástrica está indicada em pacientes que apresentam distensão e plenitude pós-prandial, para medir o esvaziamento gástrico de sólidos e líquidos.

Alterações esofágicas semelhantes também podem ocorrer na artrite reumatoide, síndrome de Sjögren, doença de Raynaud e lúpus eritematoso sistêmico. Anormalidades motoras semelhantes são observadas ocasionalmente em situações de alcoolismo, diabetes melito, mixedema, esclerose múltipla e amiloidose.

O tratamento clínico deve sempre ser tentado inicialmente. Os inibidores da bomba de prótons são os medicamentos preferidos. Quando a gastroparesia está presente, deve ser adicionado um medicamento pró-cinético como a metoclopramida. A fundoplicatura deve ser considerada particularmente em pacientes com regurgitação, tosse ou problemas nas pregas vocais.

> Ebert EC et al: Gastrintestinal and hepatic manifestations of systemic lupus erythematosus. *J Clin Gastroenterol* 2011;45:436-441.
>
> Gregersen H et al: Mechanical characteristics of distension-evoked peristaltic contractions in the esophagus of systemic sclerosis patients. *Dig Dis Sci* 2011;56:3559-3568.
>
> Lahcene M et al: Esophageal dysmotility in scleroderma: a prospective study of 183 cases. *Gastroenterol Clin Biol* 2009;33:466-469.

DOENÇA DO REFLUXO GASTRESOFÁGICO

FUNDAMENTOS DO DIAGNÓSTICO

- Pirose.
- Regurgitação.
- Hérnia de hiato deslizante na deglutição de bário.
- Esofagite na endoscopia.
- Motilidade anormal do esôfago na manometria.
- Exposição esofágica anormal no monitoramento ambulatorial do pH.

▶ Considerações gerais

A DRGE é o distúrbio gastrintestinal superior mais comum do mundo ocidental e é responsável por aproximadamente 75% das doenças esofágicas. A pirose, normalmente considerada sinônimo da presença de refluxo gastresofágico anormal, é observada em 20 a 40% da população adulta dos países ocidentais. No entanto, como muitos pacientes sintomáticos se automedicam com fármacos vendidos sem prescrição e sem consultar um médico, a prevalência da doença é provavelmente maior do que a relatada. A incidência dos sintomas de refluxo aumenta com a idade, e ambos os sexos parecem ser igualmente afetados. Os sintomas são mais comuns durante a gravidez, provavelmente devido a efeitos hormonais sobre o EEI e pelo aumento da pressão intra-abdominal, devido ao útero dilatado. Estudos recentes mostraram uma relação entre a obesidade e a DRGE, pela qual o índice de massa corporal apresenta um efeito direto sobre a gravidade de refluxo.

▶ Patogênese

A DRGE resulta do fluxo retrógrado anormal do conteúdo gástrico para o esôfago, levando a sintomas e danos na mucosa. Um EEI defeituoso é a causa mais comum de DRGE. Os relaxamentos transitórios do EEI representam a maioria dos episódios de refluxo em pacientes sem lesão da mucosa ou com esofagite leve, enquanto um EEI curto e hipotenso é mais frequentemente encontrado em pacientes com esofagite mais grave. Em 40 a 60% dos pacientes com DRGE, anormalidades do peristaltismo esofágico também estão presentes. Como o peristaltismo esofágico é o determinante principal do esvaziamento do esôfago (capacidade do esôfago de esvaziar os conteúdos gástricos refluídos pelo EEI), os pacientes com peristaltismo esofágico anormal apresentam refluxo mais grave e esvaziamento mais lento. Portanto, esses pacientes muitas vezes apresentam lesão da mucosa mais grave e sintomas atípicos mais frequentes, como tosse ou rouquidão. Uma hérnia de hiato também pode contribuir para a incompetência da junção gastresofágica, alterando a relação anatômica entre o pilar do esôfago e o EEI. À medida que a junção gastresofágica é deslocada para cima do diafragma, a ação de pinçamento esofágico é perdida. Em pacientes com grandes hérnias de hiato, o EEI é geralmente mais curto e mais fraco, e a quantidade do refluxo é maior.

▶ Manifestações clínicas

A. Sintomas

Pirose, regurgitação e disfagia são considerados sintomas típicos de DRGE; no entanto, o diagnóstico clínico de DRGE com base nesses sintomas está correto em apenas 70% dos pacientes (quando comparado com os resultados por monitoramento do pH). Uma boa resposta à terapia com IBP é um bom indicador da presença de refluxo anormal. A DRGE também pode causar sintomas atípicos, como tosse, sibilos, dor torácica, rouquidão e erosões dentárias. Dois mecanismos têm sido indicados para a presença de sintomas respiratórios induzidos pela DRGE: (1) um arco reflexo vagal, resultando em broncoconstrição e (2) microaspirações para o trato respiratório. Os sintomas de ouvido, nariz e garganta, como rouquidão ou erosões dentárias são, por outro lado, secundários à subida do ácido com dano direto das pregas vocais ou dentes.

B. Deglutição de bário

A ingestão de bário fornece informações sobre a presença e o tamanho de uma hérnia de hiato, presença e extensão de uma estenose e o comprimento do esôfago. Este exame, contudo, não é diagnóstico de DRGE, uma vez que uma hérnia de hiato ou um refluxo de bário podem estar presentes na ausência de refluxo anormal.

C. Endoscopia

Cinquenta por cento dos pacientes com refluxo anormal não apresentam esofagite à endoscopia. Portanto, a endoscopia é útil para o diagnóstico de complicações de DRGE, tais como esofagite, esôfago de Barret ou uma estenose. Além disso, há grande variação de interobservadores entre os endoscopistas para os graus mais baixos de esofagite (Tab. 20-2).

D. Manometria esofágica

Este exame fornece informações sobre o EEI (pressão de repouso, comprimento e relaxamento) e a qualidade do peristaltismo esofágico. Além disso, a manometria é essencial para a colocação

Tabela 20-2 Sistema de classificação endoscópica para esofagite

Grau 1	Hiperemia da mucosa sem ulceração
Grau 2	Ulcerações lineares com tecido de granulação, que sangra facilmente quando tocado
Grau 3	Ulcerações coalescentes, deixando ilhas de epitélio
Grau 4	Estenose

adequada do sensor de pH para sua monitoração ambulatorial (5 cm acima da borda superior do EEI).

E. Monitoramento ambulatorial do pH

Esse teste apresenta sensibilidade e especificidade de aproximadamente 92% e é considerado o padrão-ouro para o diagnóstico de DRGE (Tab. 20-3). Os medicamentos que afetam a produção de ácidos pelas células parietais devem ser interrompidos por 3 dias (agentes bloqueadores de H_2) até 14 dias (IBPs) antes do exame. Não há restrições de dieta e exercícios durante o exame, a fim de manter um dia típico na vida do paciente. Esse exame deve ser realizado em: (1) pacientes que não respondem ao tratamento clínico, (2) pacientes que apresentam recidiva após interrupção do tratamento clínico, (3) antes da cirurgia antirrefluxo ou (4) avaliação de sintomas clínicos atípicos, tais como tosse, rouquidão e dor torácica. Como menos de 50% desses pacientes com sintomas atípicos apresentam pirose ou esofagite na endoscopia, o monitoramento do pH se torna o único modo para determinar a presença de refluxo anormal, estabelecendo uma ligação temporal entre os episódios de refluxo e os sintomas. Uma sonda de pH com dois sensores, localizados 5 e 20 cm acima do EEI, permite a determinação da extensão do refluxo. Os traçados são analisados em uma correlação temporal entre os sintomas e os episódios de refluxo.

Tabela 20-3 Valores normais para o monitoramento ambulatorial de 24 horas do pH

Porcentagem do tempo total de pH < 4,0	4,5
Porcentagem do tempo em pé de pH < 4,0	8,4
Porcentagem do tempo deitado de pH < 4,0	3,5
Número de episódios de refluxo < 4,0	47
Número de episódios > 5 minutos	3,5
Episódio mais longo (minutos)	20
Pontuação composta[1]	14,7

[1] A pontuação composta indica a medida que os valores do paciente se desviam das médias normais das seis variáveis. Ela permite a expressão, em um único quadro, do grau de anormalidade do paciente.

Diagnóstico diferencial

A pirose pode ser o sintoma de apresentação da síndrome do intestino irritável, acalásia, colelitíase, doença arterial coronariana e transtornos psiquiátricos. A manometria esofágica e pHmetria são essenciais para determinar com certeza a presença de DRGE e se o refluxo é a causa dos sintomas.

Complicações

A esofagite é a complicação mais comum. A estenose péptica é rara, especialmente na era dos IBPs. O EB é encontrado em cerca de 10 a 15% dos pacientes com refluxo documentado por pHmetria. Alguns pacientes podem, por fim, progredir para displasia de alto grau (DAG) e adenocarcinoma. As complicações respiratórias variam de tosse crônica à asma, pneumonia por aspiração e até fibrose pulmonar. Danos nas pregas vocais e nos dentes também podem ocorrer.

Tratamento

A. Modificações de estilo de vida

Os pacientes devem comer pequenas refeições frequentes durante o dia (para evitar a distensão gástrica), evitando alimentos gordurosos, alimentos picantes e chocolate, uma vez que reduzem a pressão do EEI. A última refeição deve ser pelo menos 2 horas antes de deitar. A fim de aumentar o efeito da gravidade, a cabeceira da cama deve ser elevada com blocos de 10 a 15 cm.

B. Tratamento clínico

Os antiácidos são úteis para pacientes com pirose leve e intermitente. Os fármacos supressores de ácidos são a base do tratamento clínico. Os agentes bloqueadores de H_2 são geralmente prescritos para pacientes com sintomas leves ou com esofagite leve. Os IBPs são superiores aos agentes bloqueadores de H_2, porque determinam um controle mais profundo da secreção ácida, com cicatrização da esofagite em 80 a 90% dos pacientes. Entretanto, os sintomas e a esofagite tendem a recorrer na maioria dos pacientes após a interrupção do tratamento, de modo que os pacientes necessitam de uma manutenção crônica do tratamento. Além disso, aproximadamente 50% dos pacientes em manutenção com IBPs necessitam de doses crescentes para manter a cicatrização da esofagite. Os fármacos supressores de ácidos alteram apenas o pH do refluxo do conteúdo gástrico, embora o refluxo e a aspiração ainda possam ocorrer em função da incompetência do EEI e do peristaltismo esofágico ineficaz. Além disso, o tratamento clínico é ineficaz, em grande parte, para o tratamento das manifestações extraesofágicas da DRGE, em função da extensão acima do refluxo. Os IBPs podem interferir com a absorção de cálcio, levando à osteoporose e fraturas. Mais ainda, os IBPs podem facilitar a infecção por *Clostridium difficile*, retardar o esvaziamento gástrico e levar a uma atividade cardíaca anormal por diminuição dos níveis de magnésio.

C. Tratamento cirúrgico

O paciente ideal para cirurgia antirrefluxo é aquele que apresenta RGE anormal no exame de monitoramento ambulatorial do pH e o paciente com pirose bem controlada com IBPs. É obrigatória uma seleção cuidadosa dos pacientes para cirurgia. O procedimento cirúrgico está indicado para: (1) pacientes jovens que necessitam de tratamento crônico com IBPs para controle dos sintomas, (2) pacientes que persistem com regurgitação durante o tratamento, (3) pacientes com sintomas respiratórios (tosse, asma, pneumonia de aspiração e fibrose pulmonar), (4) pacientes com danos nas pregas vocais e (5) pacientes com EB. Evidências recentes sugerem que uma cirurgia antirrefluxo eficaz pode ser capaz de promover a regressão do epitélio colunar em até 50% dos pacientes, que apresentam um curto segmento de EB (< 3 cm). Além disso, ela pode interromper a progressão da metaplasia para displasia. Entretanto, como a resposta ao tratamento é imprevisível, é recomendado o acompanhamento endoscópico após a fundoplicatura laparoscópica nos pacientes com EB.

O objetivo do tratamento cirúrgico é restaurar a competência do EEI. Hoje, a fundoplicatura laparoscópica de Nissen (360 °) é considerada o procedimento preferencial (Fig. 20-8), porque aumenta a pressão de repouso e comprimento do EEI, diminui o número de relaxamentos transitórios do EEI e melhora a qualidade do peristaltismo esofágico. A cirurgia é igualmente segura e eficaz tanto em pacientes jovens como nos idosos.

O sucesso da cirurgia se baseia nos seguintes elementos técnicos:

1. Dissecção do esôfago no mediastino posterior para permitir que 3 a 4 cm do esôfago permaneçam sem tensão abaixo do diafragma. Com a manutenção de todo o estômago e a junção gastroesofágica abaixo do diafragma, a hérnia de hiato deslizante é reduzida;

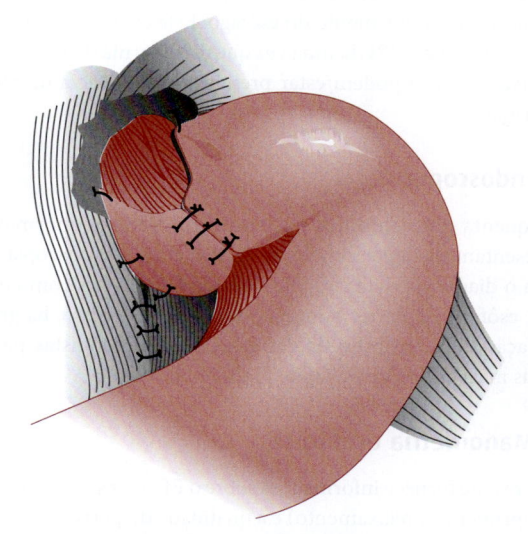

▲ **Figura 20-8** Fundoplicação de Nissen (360°).

2. Ligadura dos vasos gástricos curtos para criar uma fundoplicatura "frouxa";
3. Aproximação dos pilares esofágicos para diminuir o tamanho do hiato esofágico evitando, assim, a herniação da fundoplicatura;
4. Construção de uma fundoplicatura de 360° sobre uma vela 56 a 60 French.

A permanência hospitalar é curta (geralmente 1-2 dias) e o desconforto pós-operatório é mínimo. A maioria dos pacientes retorna ao trabalho em 2 a 3 semanas. O controle dos sintomas é obtido em aproximadamente 80 a 90% dos pacientes em 10 anos após a fundoplicatura. As recorrências dos sintomas são tratadas com medicamentos ou uma segunda cirurgia.

> Broeders JA et al: Laparoscopic anterior *versus* posterior fundoplication for gastroesophageal reflux disease: systematic review and meta-analysis of randomized clinical trials. *Ann Surg* 2011;254:39-34.
> Davis CS et al: The evolution and long-term results of laparoscopic antireflux surgery for the treatment of gastroesophageal reflux disease. *JSLS* 2010;14:332-341.
> Fisichella PM et al: Gastroesophageal reflux disease and morbid obesity: is there a relation? *World J Surg* 2009;33:2034-2038.
> Galmiche JP et al: LOTUS Trial Collaborators. Laparoscopic antireflux surgery vs esomeprazole treatment for chronic GERD: the LOTUS randomized clinical trial. *JAMA* 2011;305:1969-1977.
> Herbella FA et al: Gastroesophageal reflux disease: from pathophysiology to treatment. *World J Gastroenterol* 2010;16:3745-3749.
> Soares RV et al: Interstitial lung disease and gastroesophageal reflux disease: key role of esophageal function tests in the diagnosis and treatment. *Arq Gastroenterol* 2011;48:91-97.
> Sweet M et al: Gastroesophageal reflux disease and aspiration in patients with advanced lung disease. A review. *Thorax* 2009;64:167-173.
> Tutuian R et al: Characteristics of symptomatic reflux episodes on acid suppressive therapy. *Am J Gastroenterol* 2008;103:1090-1096.
> Symons NR et al: Laparoscopic revision of failed antireflux surgery: a systematic review. *Am J Surg* 2011;202:336-343.
> Thijssen AS et al: Cost-effectiveness of PPIs *versus* laparoscopic Nissen fundoplication for patients with gastroesophageal reflux disease: a systematic review of the literature. *Surg Endosc* 2011;25:3127-3134.

ESÔFAGO DE BARRETT

FUNDAMENTOS DO DIAGNÓSTICO

- Sintomas de DRGE (típicos e atípicos).
- Evidências endoscópicas de epitélio "rosa salmão" acima da junção gastresofágica.
- Epitélio colunar especializado na biópsia esofágica.

▶ Considerações gerais

O EB é definido como uma alteração da mucosa do esôfago, com substituição do epitélio escamoso por epitélio colunar. Aproximadamente 10 a 12% dos pacientes submetidos à endoscopia por sintomas de DRGE apresentam EB, classificado como de segmento curto (< 3 cm de comprimento) ou de segmento longo (3 cm ou mais). A metaplasia pode progredir para displasia de alto grau (DAG) e, finalmente, para adenocarcinoma. Assim, o adenocarcinoma representa a etapa final de uma sequência de eventos em que uma doença benigna (DRGE) evolui para uma doença pré-neoplásica e eventualmente, câncer.

▶ Patogênese

O EB resulta do refluxo de conteúdo gástrico (ácido e suco duodenal) para o esôfago. Quando comparado aos pacientes com DRGE, sem lesão da mucosa ou esofagite menos grave, os pacientes com EB apresentam um EEI menor e mais fraco e uma diminuição da amplitude do peristaltismo esofágico. Assim, a quantidade de refluxo é maior e o esvaziamento esofágico é mais lento. Além disso, a hérnia de hiato é mais comum em pacientes com metaplasia de Barrett.

▶ Manifestações clínicas

A. Sintomas

Os pacientes com EB normalmente apresentam uma longa história de DRGE. Enquanto a maioria dos pacientes apresenta sintomas típicos e atípicos de DRGE, outros podem se tornar assintomáticos ao longo do tempo, devido à diminuição da sensibilidade do epitélio metaplásico.

B. Exames de imagem

A deglutição de bário pode mostrar ulcerações, estenose ou uma hérnia de hiato. A endoscopia mostra presença de epitélio "rosa salmão" acima da junção gastresofágica, que substitui o epitélio escamoso esbranquiçado. O diagnóstico é confirmado por exame histopatológico da mucosa esofágica e requer a identificação de células caliciformes, típicos para o epitélio intestinal.

C. Exames especiais

A manometria esofágica muitas vezes mostra um EEI curto e hipotenso e um peristaltismo esofágico anormal (diminuição da amplitude das ondas peristálticas, ondas simultâneas). A pHmetria ambulatorial normalmente mostra um grave refluxo ácido. A exposição do esôfago ao suco duodenal pode ser quantificada por uma sonda de fibra óptica que mede a bilirrubina intraluminal como um marcador para o refluxo duodenal. Em pacientes com DRGE, a prevalência da exposição esofágica à bilirrubina é equivalente ao grau de lesão da mucosa, sendo maior em pacientes com EB. O refluxo não ácido pode ser medido por monitoração da impedância – pH.

Tratamento

A. Esôfago de Barrett: metaplasia

As opções de tratamento são semelhantes aos observados em pacientes com DRGE sem metaplasia e pode consistir no uso de IBPs ou de fundoplicatura. Uma abordagem cirúrgica pode oferecer uma vantagem sobre o tratamento clínico pelas seguintes razões:

1. A eliminação bem-sucedida dos sintomas de refluxo com os IBPs não garante o controle de um refluxo ácido. Quando o monitoramento do pH é realizado em pacientes com EB assintomáticos, tratados com esses medicamentos, até 80% deles ainda apresentam refluxo ácido anormal;
2. Os IBPs não eliminam o refluxo de bile, um dos principais contribuintes para a patogênese do EB. Em contraste, uma cirurgia antirrefluxo impede qualquer forma de refluxo, restaurando a competência da junção gastresofágica;
3. Uma fundoplicatura pode promover a regressão do epitélio colunar. Muitos estudos têm demonstrado que a regressão ocorre em 15 a 50% dos pacientes quando o comprimento do segmento do EB é inferior a 3 cm. Independentemente do efeito da fundoplicatura nos sintomas, o acompanhamento endoscópico deve ser realizado a cada 12 a 24 meses.

B. Esôfago de Barrett: displasia de baixo grau

Os pacientes com displasia de baixo grau (DBG) devem ser tratados durante 1 a 2 meses com altas doses de IBPs (3-4 comprimidos/dia) e, posteriormente, a endoscopia deve ser repetida com múltiplas biópsias. A razão para essa abordagem é para diminuir a inflamação da mucosa por bloqueio da secreção de ácido, permitindo ao patologista uma leitura mais precisa. Quando as biópsias repetidas mostram metaplasia ou (displasia de alto grau) DAG, o paciente deve ser tratado conforme essa situação. Quando a displasia de baixo grau é confirmada, o paciente pode continuar a terapia de medicamentos redutores da acidez ou ser submetido a uma fundoplicatura laparoscópica com a ablação do epitélio displásico. Embora haja evidência de que a regressão da metaplasia ou mesmo o desaparecimento do epitélio colunar possa ocorrer após uma fundoplicatura bem-sucedida, o acompanhamento endoscópico deve ser realizado a cada 6 a 12 meses, em função do maior risco de desenvolvimento de câncer de esôfago nesses pacientes, em comparação com pacientes com EB não displásico.

C. Esôfago de Barrett: displasia de alto grau

Quando uma DAG é encontrada e confirmada por dois patologistas experientes, existem duas opções de tratamento disponíveis:

1. Os pacientes podem ser incluídos em um programa de acompanhamento endoscópico estrito, com endoscopias realizadas a cada 3 meses e biópsias dos quatro quadrantes, obtidas de cada centímetro do EB. O objetivo é detectar o câncer no início de seu desenvolvimento e antes que se torne invasivo e se dissemine para os linfonodos: o risco de metástase para os linfonodos é de aproximadamente 20 a 30% em pacientes com carcinoma invasivo da submucosa (pT1b). A progressão de DAG para o câncer ocorre em aproximadamente 50% dos pacientes em até 5 anos após o diagnóstico inicial ser estabelecido. Essa abordagem é razoável quando o paciente prefere ser submetido a endoscopias a cada 3 meses, mas não deseja ser submetido a uma esofagectomia ou, quando apresenta comorbidades importantes;
2. Para pacientes jovens e clinicamente aptos, que não estão dispostos a se submeter a uma endoscopia a cada 3 meses, uma esofagectomia deve ser considerada. A base racional para a cirurgia é baseada nas seguintes considerações: (A) um câncer já é encontrado em cerca de 30% dos pacientes com suspeita de DAG; (B) o câncer se desenvolve em cerca de 50% dos pacientes durante o seguimento; (C) estudos recentes têm mostrado que em centros especializados a cirurgia pode ser realizada com o mínimo de morbidade e mortalidade e que a qualidade de vida pós-operatória é semelhante ao da população em geral; e (d) como o prognóstico depende do estadiamento histológico, a espera expõe o paciente ao risco de desenvolvimento de câncer invasivo, com metástases para os linfonodos.

A esofagectomia continua a ser o tratamento preferencial quando: (1) experiência endoscópica não está disponível; (2) estadiamento pré-operatório por ultrassom endoscópico é maior do que T1aN0; (3) há comprometimento de linfonodos; (4) os pacientes não podem ter um acompanhamento rígido; (5) várias displasias focais estão presentes em um segmento longo; (6) a erradicação completa não é possível.

D. Tipos de tratamento endoscópico

Como tanto os medicamentos antiácidos quanto a fundoplicatura podem determinar a regressão em alguns pacientes com um segmento curto somente, e como não há evidência de que eles bloqueiam a progressão para o câncer, foram desenvolvidas diferentes modalidades de tratamento endoscópico do EB. A ressecção endoscópica é a base da terapia endoscópica para o EB e tem sido defendido, ser útil não apenas como uma abordagem terapêutica, mas também como uma ferramenta para estadiamento. A principal vantagem da ressecção é a capacidade de fornecer amostras de tamanho e profundidade adequados para diagnóstico histopatológico. A ressecção endoscópica da mucosa (REM) é curativa para lesões de displasia alto grau e T1a, com taxas de sobrevida em 5 anos de 98 a 100%.

As terapias ablativas são capazes de destruir o epitélio do EB, permitindo a substituição por novo epitélio escamoso. A terapia fotodinâmica é baseada na administração de um fármaco de fotossensibilização, que é retido pelo esôfago de Barrett. Uma luz de comprimento de onda adequado é então introduzida por via endoscópica, produzindo uma reação oxidativa com a destruição completa da mucosa anormal em aproximadamente 50% dos pacientes. Essa técnica, no entanto, está associada ao desenvolvimento de estenose esofágica em cerca de 30% dos pacientes. Além disso, ilhas de epitélio colunar ainda podem estar presentes abaixo do epitélio escamoso regenerado. A ablação por radiofrequência (ARF) parece evitar esses problemas e é eficaz em aproximadamente 70% dos pacientes.

Feo C et al: Importance of a multidisciplinary approach in the treatment of Barrett's esophagus. *Updates Surg* 2011;63:5-9.

Konda VJ et al: Is the risk of concomitant invasive esophageal cancer in high-grade dysplasia in Barrett's esophagus overestimated? *Clin Gastroenterol Hepatol* 2008;6:159-164.

Patti MG et al: Role of minimally invasive surgery in the modern treatment of Barrett's esophagus. *Gastrointest Endosc Clin N Am* 2011;21:135-144.

Pech O et al: Comparison between endoscopic and surgical resection of mucosal esophageal adenocarcinoma in Barrett's esophagus at two high-volume centers. *Ann Surg* 2011;254:67-72.

Pech O et al: Endoscopic therapy of Barrett's esophagus. *Curr Opin Gastroenterol* 2009;25:405-411.

Pech O et al: Value of high-frequency miniprobes and conventional radial endoscopic ultrasound in the staging of early Barrett's carcinoma. *Endoscopy* 2010;42:98-103.

Rees JRE et al: Treatment for Barrett's oesophagus (Review). *Cochrane Database Syst Rev* Jan 20, 2010;(1):CD004060.

Shaheen NJ et al: Durability of radiofrequency ablation in Barrett's esophagus with dysplasia. *Gastroenterology* 2011;141:460-468.

HÉRNIA DE HIATO

FUNDAMENTOS DO DIAGNÓSTICO

▶ Pode ser assintomática.
▶ Sintomas secundários à obstrução mecânica: disfagia, desconforto epigástrico, anemia.
▶ Sintomas secundários ao refluxo gastresofágico: pirose, regurgitação.

▶ Considerações gerais

Obesidade, envelhecimento e enfraquecimento geral das estruturas musculofasciais definem o quadro de aumento do hiato esofágico e da herniação do estômago no mediastino posterior. As hérnias de hiato são divididas em hérnias de hiato deslizantes (tipo 1) (Figs. 20-9 e 20-10) e hérnias de hiato paraesofágicas (tipos 2, 3 ou 4) (Figs. 20-11 e 20-12). O tipo mais comum (95%) é a hérnia de hiato deslizante, na qual a junção gastresofágica se desloca para cima do diafragma, juntamente com parte do estômago. As hérnias tipo 2 são caracterizadas por herniação do fundo gástrico no mediastino, ao lado do esôfago, com a junção gastresofágica permanecendo em sua posição intra-abdominal. Como os mecanismos do esfíncter gastresofágico funciona normalmente na maioria dos casos, o refluxo de conteúdo gástrico é raro. As hérnias tipo 3, também chamadas de hérnias mistas, envolvem a herniação do estômago e junção gastresofágica no mediastino. Nas hérnias tipo 1 e 3, os sintomas resultantes do RGE podem ocorrer junto com os sintomas secundários à obstrução mecânica.

Finalmente, as raras hérnias tipo 4 são caracterizadas por um estômago intratorácico, juntamente com outros órgãos associados, como baço, colo do intestino, intestino delgado ou pâncreas.

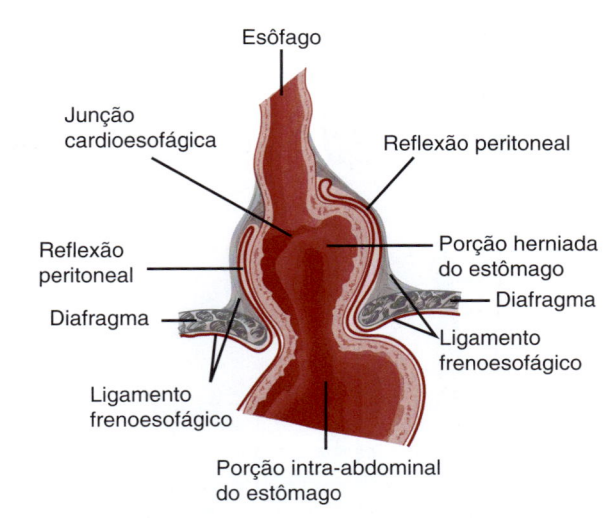

▲ **Figura 20-9** Hérnia de hiato deslizante do esôfago.

▶ Manifestações clínicas

As hérnias de hiato pequenas são, na maioria dos casos, assintomáticas, enquanto as grandes hérnias de hiato podem causar uma grande variedade de sintomas, como desconforto epigástrico, dor torácica, plenitude pós-prandial, disfagia ou problemas respiratórios (asma, tosse ou dispneia causada por aspiração crônica). A anemia é secundária a erosões gástricas, e pode ser o único sintoma apresentando. Além disso, os pacientes podem apresentar sintomas devido ao RGE.

▶ Diagnóstico

Uma deglutição de bário irá definir a anatomia e o tipo de hérnia de hiato. A endoscopia é importante para determinar se estão presentes inflamação gástrica ou esofágica e para excluir o câncer. Quando os sintomas de refluxo estão presentes, a manometria e pHmetria devem ser realizadas.

▶ Complicações

As complicações mais frequentes da hérnia paraesofágica são a hemorragia, o encarceramento, obstrução e estrangulamento. A porção herniada do estômago muitas vezes se torna congestionada, e a hemorragia pode ocorrer a partir de erosões da mucosa. A obstrução pode ocorrer, na maioria das vezes na junção esofagogástrica, em decorrência de torção e angulação neste ponto, especialmente se uma grande parte (ou a totalidade) do estômago encontra-se no tórax. Na hérnia de hiato paraesofágica – ao contrário do tipo deslizante – outros órgãos, como intestinos delgado e grosso e o baço também podem entrar no mediastino, junto com o estômago.

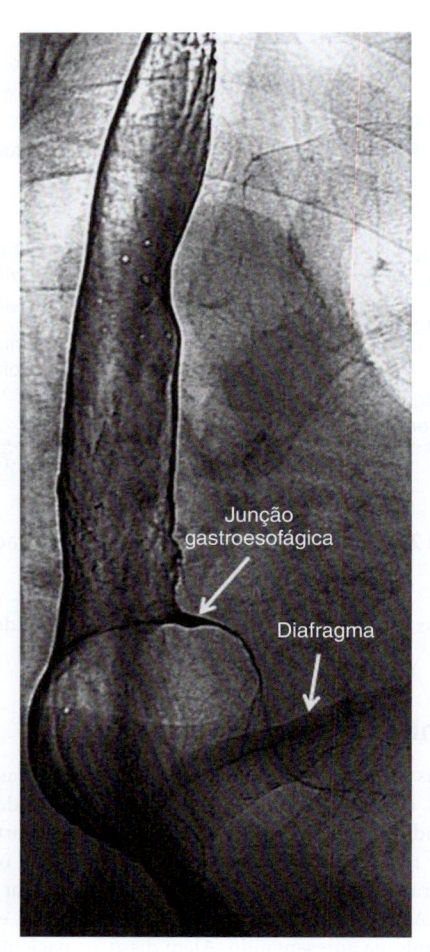

▲ **Figura 20-10** Grande hérnia de hiato deslizante. O hiato diafragmático está circulado.

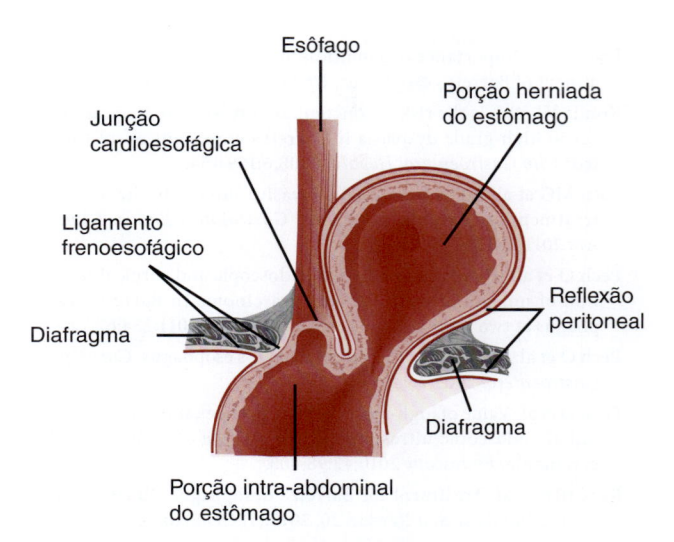

▲ **Figura 20-11** Hérnia paraesofágica.

▶ Tratamento

A correção cirúrgica é indicada para pacientes sintomáticos. O método usual é retornar o estômago herniado para abaixo do diafragma, no abdome, reparar o hiato esofágico alargado, e, em seguida, adicionar uma fundoplicatura. Na maioria dos casos, a cirurgia pode ser realizada por laparoscopia. Os resultados do tratamento cirúrgico são excelentes em aproximadamente 90% dos pacientes.

> Dallemagne B et al: Laparoscopic repair of paraesophageal hernia. Long-term follow-up reveals good clinical outcome despite high radiological recurrence rate. *Ann Surg* 2011;253:291-296.
> Herbella FAM, et al. Hiatal Mesh Repair—Current Status. *Surg Laparosc Endosc Percutan Tech* 2011;21:61-66.
> Oelschlager BK et al: Biologic prosthesis to prevent recurrence after laparoscopic paraesophageal hernia repair: long-term follow-up from a multicenter, prospective, randomized trial. *J Am Coll Surg* 2011;213:461-468.

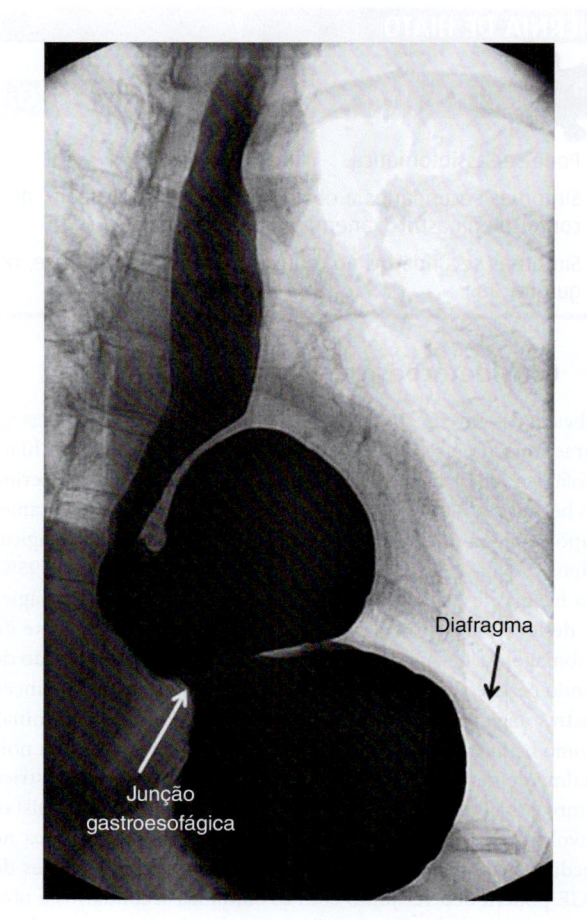

▲ **Figura 20-12** Hérnia paraesofágica. Observe que a junção cardioesofágica permanece na sua posição anatômica normal abaixo do diafragma.

TUMORES DO ESÔFAGO

1. Tumores benignos do esôfago

FUNDAMENTOS DO DIAGNÓSTICO

▶ Disfagia, desconforto epigástrico.
▶ Demonstração radiográfica de um defeito de enchimento leve no lúmen de esôfago.

▶ Considerações gerais

Os leiomiomas são os tumores benignos mais comuns do esôfago. Eles representam 10% de todos os leiomiomas gastrintestinais. Originam-se nas camadas musculares lisas, principalmente nos dois terços inferiores do esôfago, e levam ao estreitamento do lúmen do esôfago. Esses tumores são constituídos por células de músculo liso circundadas por uma cápsula de tecido fibroso. A mucosa que cobre o tumor é geralmente intacta, mas, ocasionalmente, pode se tornar ulcerada em razão da necrose de pressão pela lesão crescente. Os leiomiomas não estão associados ao desenvolvimento de câncer. Outros tumores (como fibromas, lipomas, fibromiomas e mixomas) são raros. Os cistos congênitos ou duplicações do esôfago (a segunda lesão benigna mais comum após os leiomiomas) podem ocorrer em qualquer nível, embora sejam mais comuns no esôfago inferior.

▶ Manifestações clínicas

Muitas lesões benignas são assintomáticas e são descobertas incidentalmente durante exames de imagem gastrintestinal superior. Os tumores benignos ou cistos crescem lentamente e se tornam sintomáticos apenas após atingir um tamanho de 5 cm ou mais. Na deglutição de bário, os leiomiomas aparecem como um defeito de enchimento leve no lúmen do esôfago (Fig. 20-13). Uma massa intraluminal coberta por mucosa normal pode ser facilmente reconhecida durante a endoscopia, mas biópsias não devem ser realizadas, pois podem tornar mais difícil a enucleação subsequente do tumor. A ultrassonografia endoscópica e TC de tórax ajudam na caracterização do tumor e no diagnóstico diferencial.

▶ Diagnóstico diferencial

Os leiomiomas, cistos e duplicações podem ser diferenciados do câncer por seus aspectos radiológicos clássicos. Os papilomas, pólipos ou granulomas intraluminais podem ser indistinguíveis radiologicamente do carcinoma inicial e, portanto, sua natureza exata deve ser confirmada pelo exame histopatológico.

▶ Tratamento

As pequenas lesões polipoides intraluminais podem ser removidas por meio da endoscopia. O tratamento preferencial para os leiomiomas sintomáticos é a enucleação. Embora no passado a toracotomia ou a laparotomia tenham sido utilizadas, atualmente a enucleação pode ser realizada por abordagem toracoscópica ou laparoscópica.

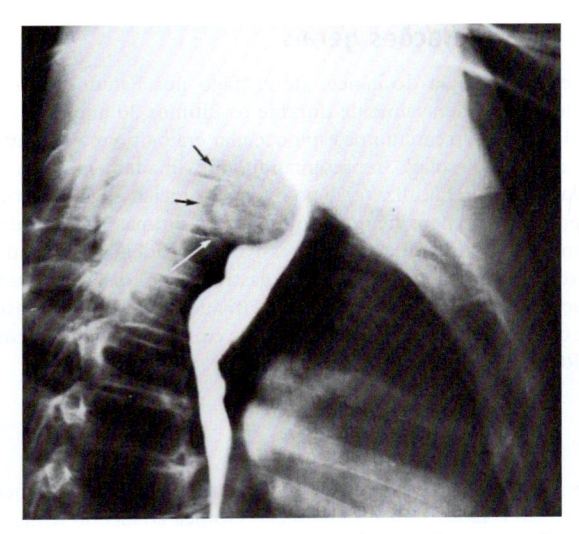

▲ **Figura 20-13** Leiomioma do esôfago. Observe a densidade lisa e arredondada provocando a compressão extrínseca do lúmen esofágico.

> Gullo R et al: Laparoscopic excision of esophageal leiomyoma. *Updates Surg* 2012;64(4):315-318.
> Linde EM et al: Solitary esophageal leiomyoma with eosinophilic infiltrate: case report and review of the literature. *Dis Esophagus* 2011;24(1):E5-E7.
> Watson TJ et al: Benign diseases of the esophagus. *Curr Probl Surg* 2009;46:195-259.

2. Carcinoma do esôfago

FUNDAMENTOS DO DIAGNÓSTICO

▶ Disfagia progressiva, inicialmente para sólidos e depois para líquidos.
▶ Perda de peso progressiva.
▶ Diagnóstico estabelecido por endoscopia e biópsias.
▶ Estadiamento estabelecido por ultrassonografia endoscópica, tomografia computadorizada de tórax e abdome e tomografia com emissão de pósitrons. A broncoscopia é indicada para câncer de esôfago localizado no terço médio do tórax.*

---

*N. de R.T. A broncoscopia também é indicada quando o câncer estiver localizado no terço inferior do esôfago e o tumor for do tipo histológico escamoso.

▶ Considerações gerais

A epidemiologia do câncer de esôfago nos Estados Unidos mudou consideravelmente durante os últimos 30 anos. Na década de 1970, o carcinoma espinocelular era o tipo mais comum de câncer de esôfago, representando aproximadamente 90% do total de casos. Localizava-se no esôfago torácico e afetava principalmente homens negros. Ao longo das últimas três décadas, tem havido um aumento progressivo na incidência de adenocarcinoma do esôfago e da junção gastresofágica distal, de modo que hoje, ele responde por mais de 70% de todos os novos casos de câncer de esôfago. É mais frequente em homens brancos com DRGE e está correlacionado ao EB.

▶ Patogênese

Os principais fatores contribuintes para o carcinoma espinocelular são o tabagismo e a exposição crônica ao álcool. A ingestão crônica de líquidos e alimentos muito quentes, a má higiene oral e as deficiências nutricionais também podem desempenhar um papel. Algumas condições clínicas, como a acalásia, lesões cáusticas do esôfago e síndrome de Plummer–Vinson, estão associadas ao aumento na incidência de carcinoma espinocelular. A DRGE é o fator predisponente mais comum associado ao adenocarcinoma do esôfago, e o adenocarcinoma representa o último evento na sequência que se inicia com a DRGE e progride para metaplasia, DAG e câncer. O câncer de esôfago surge na mucosa e, subsequentemente, invade a submucosa e as camadas musculares. Em última análise, as estruturas localizadas ao lado do esôfago podem ser infiltradas (árvore brônquica, aorta, nervo laríngeo recorrente). Ao mesmo tempo, o tumor tende a se disseminar para os linfonodos (do mediastino, celíacos, cervicais) e para o fígado, pulmões, glândulas suprarrenais, peritônio e ossos.

▶ Manifestações clínicas

A. Sintomas

O câncer de esôfago inicial pode ser assintomático. À medida que o câncer se desenvolve, a disfagia é o sintoma mais comum. A disfagia é inicialmente para sólidos, mas, por fim, ela progride para líquidos. A perda de peso ocorre em mais de 50% dos pacientes. Os pacientes também podem sentir dor ao engolir. A dor em torno de estruturas ósseas pode ser resultante de metástases. Rouquidão decorre geralmente da invasão dos nervos laríngeos recorrentes direito ou esquerdo, com paralisia da prega vocal ipsolateral. Os sintomas respiratórios podem ocorrer devido à regurgitação e à aspiração de alimentos não digeridos ou à invasão da árvore traqueobrônquica, com o desenvolvimento de uma fístula traqueoesofágica.

B. Exames de imagem

A deglutição de bário mostra a localização e a extensão do tumor. O câncer de esôfago geralmente se apresenta como uma massa intraluminal irregular ou uma estenose (Fig. 20-14). A endoscopia permite a visualização direta e biópsias do tumor. Para tumores do esôfago superior e médio, a broncoscopia é indicada para descartar invasão da árvore brônquica.

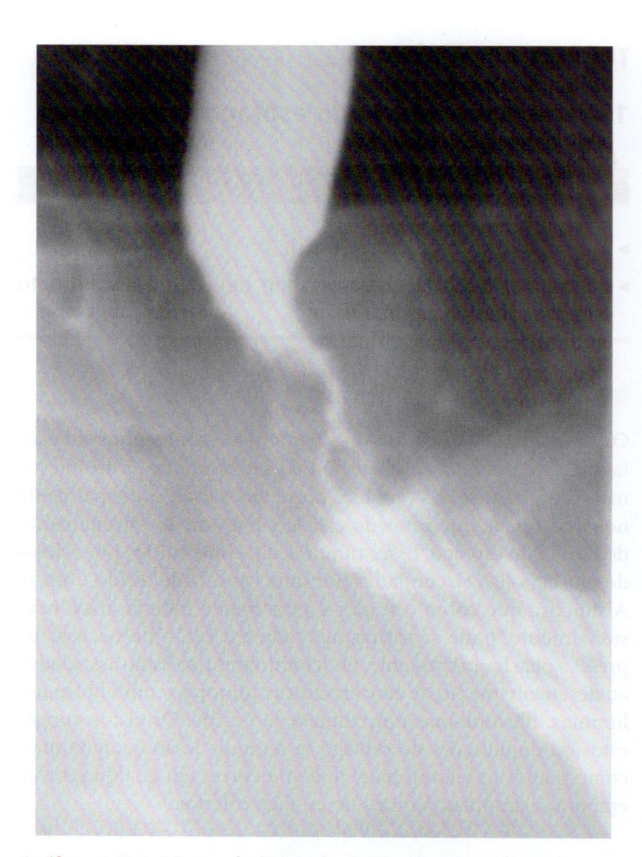

▲ **Figura 20-14** Deglutição de bário mostrando um carcinoma distal do esôfago.

C. Exames especiais

Após o estabelecimento do diagnóstico, é importante determinar o estadiamento do tumor (Tab. 20-4). A TC torácica e abdominal e a PET são úteis para detectar metástases a distância e invasão de estruturas próximas do esôfago. A ultrassonografia endoscópica é o exame mais sensível para determinar a profundidade de penetração do tumor, a presença de linfonodos paraesofágicos aumentados e a invasão de estruturas próximas ao esôfago. Além disso, ela permite uma aspiração com agulha fina dos linfonodos paraesofágicos aumentados. A cintilografia óssea é indicada para pacientes com dor óssea.

▶ Diagnóstico diferencial

O diagnóstico diferencial inclui estenoses pépticas devido ao refluxo, acalásia e tumores benignos do esôfago.

Tabela 20-4 Sistema de estadiamento da AAJCC (ptnm) para câncer de esôfago

Tumor Primário (T)	
Tx	Tumor primário não pode ser avaliado
T0	Sem evidências de tumor primário
Tis	Carcinoma *in situ*/displasia de alto grau
T1	Tumor invade lâmina própria, muscular da mucosa ou submucosa
T1a	Tumor invade lâmina própria ou muscular da mucosa
T1b	Tumor invade submucosa
T2	Tumor invade muscular própria
T3	Tumor invade a adventícia
T4	Tumor invade estruturas adjacentes
T4a	Tumor ressecável invadindo pleura, pericárdio ou diafragma
T4b	Tumor não ressecável invadindo outras estruturas adjacentes, p. ex., aorta, corpo vertebral, traqueia
Linfonodos Regionais (N)	
Nx	Linfonodos regionais não podem ser avaliados
N0	Sem metástase para linfonodos regionais
N1	1-2 linfonodos regionais envolvidos
N2	3-6 linfonodos regionais envolvidos
N3	7 ou mais linfonodos regionais envolvidos
Metástases Distantes (M)	
M0	Sem metástases distantes
M1	Com metástases distantes

Reproduzida, com permissão de American Joint Committee on Cancer (AJCC) Cancer Staging Manual, 7ª edição. Springer; 2011.

▶ Tratamento

O tratamento se baseia no estádio do tumor. Em pacientes com câncer do esôfago inicial (pT1a), uma esofagectomia pode ser evitada, em função do risco muito baixo de metástases para os linfonodos (0-3%), e REM e ARF são muito eficazes. No entanto, os pacientes precisam se submeter a um rigoroso acompanhamento endoscópico para detectar a eventual recidiva precoce.

Pacientes com câncer de esôfago invasivo (T1b e T2) são considerados candidatos para esofagectomia quando preenchem os seguintes critérios: (1) não há evidências de disseminação do tumor para estruturas próximas ao esôfago, tais como árvore traqueobrônquica, aorta ou nervo laríngeo recorrente; (2) não há evidências de metástases distantes; (3) o paciente está apto do ponto de vista cardíaco e respiratório. A esofagectomia pode ser realizada por meio de uma incisão abdominal e uma incisão cervical (com uma dissecção romba do esôfago torácico pelo hiato esofágico; *esofagectomia trans-hiatal*) ou por meio de uma incisão abdominal e torácica direita (*esofagectomia transtorácica*). Após a remoção do esôfago, a continuidade do trato gastrintestinal é restabelecida com o estômago ou intestino. A esofagectomia trans-hiatal oferece a vantagem de se evitar a incisão torácica, com diminuição do comprometimento a função pulmonar e diminuição do desconforto pós-operatório. A validade da esofagectomia trans-hiatal como uma cirurgia oncológica foi inicialmente questionada, porque parte do procedimento é não realizado por visão direta e porque poucos linfonodos podem ser ressecados. Entretanto, muitos estudos retrospectivos e muitos ensaios prospectivos randomizados não mostraram diferenças na sobrevida entre os tipos de cirurgia, sugerindo que não é o tipo de cirurgia que influencia a sobrevida e sim o estádio da doença no momento do procedimento. A taxa de morbidade da cirurgia é de aproximadamente 30% e decorre, em grande parte, de complicações cardíacas (arritmias), respiratórias (atelectasia, derrame pleural) e sépticas (extravasamento anastomótico, pneumonia). A taxa de mortalidade, em centros especializados e de "grandes volumes", é de menos de 5%. Esses resultados refletem a presença de uma equipe experiente composta de cirurgiões, anestesiologistas, cardiologistas, radiologista e enfermagem.

O melhor tratamento para pacientes com câncer avançado localmente (T3-4N0-3, T2-N1-3) inclui uma associação de radioterapia e quimioterapia, utilizadas a fim de melhorar o controle da doença local (radioterapia) e a distância (quimioterapia), seguido pela cirurgia. Em geral, parece que a combinação de terapia neoadjuvante, seguida de cirurgia, oferece o maior benefício na sobrevida. Isso é particularmente verdadeiro no subgrupo de pacientes (cerca de 20%) que apresenta uma "resposta histológica completa" (sem tumor encontrado na amostra).

O tratamento conservador é reservado para pacientes que não são candidatos à cirurgia em função da invasão local do tumor, metástases ou um mau estado funcional. O objetivo do tramento nestes pacientes é de ser paliativo da disfagia. As seguintes modalidades de tratamento estão disponíveis para atingir esse objetivo:

1. *Stents* expansíveis, revestidos, metálicos, que podem ser implantados por endoscopia com orientação fluoroscópica, a fim de manter o lúmen esofágico aberto. São particularmente úteis quando uma fístula traqueoesofágica está presente;
2. Terapia a *laser* (Nd:YAG *laser*) pode aliviar a disfagia em até 70% dos pacientes. Entretanto, geralmente são necessárias sessões múltiplas para manter o lúmen do esôfago aberto;
3. Radioterapia é bem-sucedida no alívio da disfagia em aproximadamente 50% dos pacientes.

O estádio da doença é o fator prognóstico mais importante. Uma sobrevida geral de 5 anos para o câncer esofágico permanece em torno de 25%.

Boshier PR et al: Transthoracic *versus* transhiatal esophagectomy for the treatment of esophagogastric cancer: a meta-analysis. *Ann Surg* 2011;254:894-906.

Butler N et al: Minimally invasive oesophagectomy: current status and future direction. *Surg Endosc* 2011;25:2071-2083.

Gasper WJ et al: Has recognition of the relationship between mortality rates and hospital volume for major cancer surgery in California made a difference? A follow-up analysis of another decade. *Ann Surg* 2009;250:472-483.

Raz DJ et al: Side-to-side stapled intrathoracic esophagogastric anastomosis reduces the incidence of leaks and stenosis. *Dis Esophagus* 2008;21:69-72.

Rice TW et al: 7th edition of the AJCC Cancer Staging Manual: esophagus and esophagogastric junction. *Ann Surg Oncol* 2010;17:1721-1724.

Scarpa M: Systematic review of health-related quality of life after esophagectomy for esophageal cancer. *World J Gastroenterol* 2011;17:4660-4674.

Wijnhoven BPL et al. Neoadjuvant chemoradiotherapy for esophageal cancer: a review of meta-analyses. *World J Surg* 2009;33:2606-2614.

Yoon HH et al: The role of FDG-PET and staging laparoscopy in the management of patients with cancer of the esophagus or gastroesophageal junction. *Gastroenterol Clin North Am* 2009;38:105-120.

OUTROS DISTÚRBIOS CIRÚRGICOS DO ESÔFAGO

PERFURAÇÕES DO ESÔFAGO

FUNDAMENTOS DO DIAGNÓSTICO

▶ História de instrumentação recente do esôfago ou vômitos graves.

▶ Dor na região cervical, torácica e no abdome superior.

▶ Sinais de sepse mediastinal ou torácica nas últimas 24 horas.

▶ Evidências radiológicas de extravasamento esofágico.

▶ Considerações gerais

As perfurações esofágicas podem resultar de instrumentação iatrogênica (p. ex., endoscopia, dilatação por balão), vômitos graves, traumatismo externo e outras causas raras. As manifestações clínicas subsequentes são influenciadas pelo local da perfuração (p. ex., cervical ou torácico) e, nos casos das perfurações torácicas, se ocorreu perfuração da pleura mediastinal ou não. A morbidade resultante da perfuração esofágica resulta principalmente de infecção. Imediatamente após a lesão, os tecidos são contaminados por conteúdo esofágico, mas a infecção ainda não se estabeleceu; o fechamento cirúrgico do defeito geralmente evita o desenvolvimento de infecção grave. Após 24 horas da lesão, a contaminação grave já ocorreu. Nesse momento, o defeito esofágico irá romper se for fechado cirurgicamente e as medidas para tratamento da mediastinite e empiema podem não ser adequadas para evitar o desfecho fatal. Embora a infecção grave ocorra quando o reparo cirúrgico é tardio, poucos casos de perfuração iatrogênica pequena podem ser tratados com antimicrobianos e sem cirurgia.

A. Perfurações instrumentais

A instrumentação clínica é a causa mais comum de perfuração esofágica (endoscopia diagnóstica ou terapêutica). As perfurações instrumentais ocorrem com maior probabilidade no esôfago cervical. O endoscópio pode pressionar a parede posterior do esôfago contra as espículas ósseas da coluna cervical, levando à contusão ou laceração. A região cricofaríngea é o local mais comum de lesão. As perfurações do esôfago torácico podem ocorrer em qualquer nível, mas são mais comuns nos locais naturais de estreitamento, no nível do brônquio principal esquerdo e do hiato diafragmático. As perfurações durante a dilatação pneumática para acalásia (2-6%) ocorrem próximas à junção gastresofágica.

B. Perfurações espontâneas (pós-eméticas) (síndrome de Boerhaave)

A perfuração espontânea normalmente ocorre na ausência da doença esofágica preexistente, mas 10% dos pacientes apresentam esofagite de refluxo, divertículo esofágico ou carcinoma. A maioria dos casos ocorre após a ingestão excessiva de alimentos e bebidas alcoólicas. A perfuração ocorre mais frequentemente na parede posterolateral esquerda, 3 a 5 cm acima da junção gastresofágico. As lacerações resultam do aumento da pressão intraluminal, geralmente decorrentes de náuseas e vômitos violentos. Alguns casos também têm sido associados a circunstâncias como parto, defecação, convulsões, trabalhos pesados e deglutição forçada. A pleura sobrejacente também pode ser lesionada, de modo que tanto o mediastino quanto a cavidade pleural podem ser contaminados com o conteúdo esofágico. O segundo local mais comum da perfuração se localiza no esôfago torácico médio, no lado direito, no nível da veia ázigos.

▶ Manifestações clínicas

A. Sinais e sintomas

A principal manifestação inicial é a dor, que é sentida no pescoço com perfurações cervicais e no tórax ou abdome superior, com perfurações no esôfago torácico. A dor pode irradiar para a região dorsal. Nas perfurações cervicais, a dor é acompanhada por crepitação no pescoço, disfagia e sinais de infecção. As perfurações do esôfago torácico, que se comunicam com a cavidade pleural em cerca de 75% dos casos, são geralmente acompanhadas de taquicardia, dispneia e desenvolvimento rápido de hipotensão. Nas perfurações torácicas, é produzido um pneumotórax, seguido de hidrotórax e, se não for imediatamente tratada, de empiema. A região torácica esquerda é envolvida em 70% e a região torácica direita em 20%; o envolvimento bilateral ocorre em 10%. A fuga de ar no mediastino pode resultar em "crepitação do mediastino", que é produzida pelos batimentos cardíacos contra os tecidos preenchidos com ar (sinal de Hamman). Quando a pleura permanece intacta, o enfisema mediastinal surge com mais rapidez, e o derrame pleural se desenvolve com mais lentidão.

B. Exames de imagem

As radiografias são importantes para evidenciar a perfuração e para localizar a lesão. Nas perfurações do esôfago cervical, as radiografias mostram ar nos tecidos moles, especialmente ao longo da coluna cervical. A traqueia pode estar deslocada anteriormente por ar e líquido. Mais tardiamente, o alargamento do mediastino superior pode ser observado. Nas perfurações torácicas, o alargamento do mediastino e o derrame pleural, com ou sem pneumotórax, são os achados habituais. Um esofagograma utilizando meio de contraste hidrossolúvel deve ser realizado imediatamente em todos os pacientes com suspeita de perfuração do esôfago (Fig. 20-15). Quando o extravasamento não pode ser observado, o exame deve ser repetido utilizando bário. A tomografia computadorizada do tórax também pode ser útil para localizar a perfuração e, por fim, para drenar coleções líquidas do mediastino.

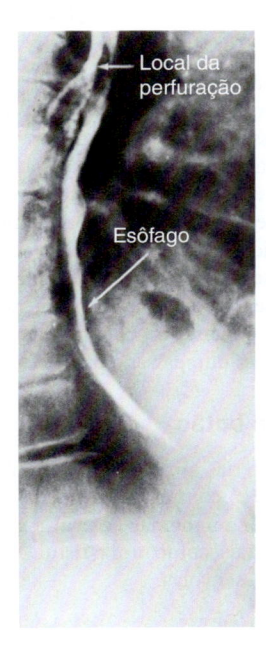

▲ **Figura 20-15** Extravasamento de material de contraste por meio de perfuração instrumental do esôfago torácico superior. Observe os lóculos de ar e líquido anterior ao esôfago, indicando que a mediastinite já se desenvolveu.

C. Exames especiais

A toracocentese irá revelar a presença de líquido turvo ou purulento, dependendo do espaço de tempo desde a perfuração. O teor de amilase do líquido é elevado, e os níveis de amilase no soro também podem estar aumentados, em decorrência da absorção de amilase da cavidade pleural.

▶ **Tratamento**

Os antimicrobianos de largo espectro devem ser administrados imediatamente. A infecção é normalmente polimicrobiana com *Staphylococcus*, *Streptococcus*, *Pseudomonas* e *Bacteroides*. A cirurgia inicial é adequada para todos os casos, com raras exceções, e todos os esforços devem ser feitos para que o procedimento seja realizado nas primeiras 24 horas da perfuração. Para lesões tratadas dentro desse prazo, a cirurgia deve consistir no fechamento da perfuração e drenagem externa. A drenagem externa isolada pode ser suficiente para pequenas perfurações cervicais, que podem ser difíceis de localizar. Pacientes com acalásia, nos quais a perfuração resultou da dilatação por balão, devem ter a laceração esofágica reparada e uma miotomia de Heller deve ser realizada no lado oposto do esôfago. O tratamento definitivo (p. ex., a ressecção) também deve ser realizado nos pacientes com outras condições cirúrgicas, tais como o carcinoma do esôfago.

O reparo primário apresenta uma taxa de insucesso elevada quando perfuração ocorreu há mais de 24 horas. A recomendação clássica, nessas situações, é o isolamento da perfuração (isto é, minimizar futuras contaminações) pela realização de uma esofagostomia cervical temporária, ligando o esôfago logo acima da junção gastresofágica e realizando uma jejunostomia para nutrição enteral. Como alternativa, o segmento do esôfago com a perfuração pode ser removido, ligando a extremidade proximal no pescoço e fechando a extremidade distal. O mediastino deve ser drenado, e a jejunostomia para alimentação deve ser realizada. Posteriormente, a esofagostomia deve ser desfeita, e o estômago ou colo do intestino devem ser interpostos para refazer o trânsito digestivo. Uma esofagectomia transiatal pode ser viável como tratamento de emergência de perfuração instrumental em um paciente com estenose cáustica.

O tratamento clínico, consistindo na administração de antimicrobianos apenas, pode ser suficiente em alguns poucos casos selecionados de perfuração instrumental. Essa abordagem deve estar restrita a pacientes sem comprometimento torácico (p. ex., pneumotórax ou hidrotórax), nos quais a esofagografia mostra apenas um pequeno seio extraluminal, sem grande disseminação mediastinal (isto é, a contaminação é limitada) e sem apresentar sinais sistêmicos de sepse (p. ex., hipotensão e taquipneia). Recentemente, os *stents* esofágicos têm sido utilizados para o tratamento de perfurações esofágicas intratorácicas iatrogênicas.

A taxa de sobrevida é de 90% quando o tratamento cirúrgico é realizado em 24 horas. Essa taxa cai para aproximadamente 50% quando o tratamento é tardio.

Carrott PW Jr et al: Advances in the management of esophageal perforation. *Thorac Surg Clin* 2011;21:541-545.

Dua KS: Expandable stents for benign esophageal disease. *Gastrointest Endosc Clin N Am* 2011;21:359-376.

Søreide JA et al: Esophageal perforation: diagnostic work-up and clinical decision-making in the first 24 hours. *Scand J Trauma Resusc Emerg Med* 2011;19:66.

INGESTÃO DE OBJETOS ESTRANHOS

A maioria dos casos de ingestão de objetos estranhos ocorre em crianças que engoliram moedas ou outros pequenos objetos. Em adultos, o problema mais frequente consiste em impactação de alimentos ou, menos comumente, de ossos ou próteses dentárias no esôfago. Dentaduras ou doenças do esôfago, tais como estenoses benignas, são os principais fatores predisponentes em adultos. Prisioneiros ou pacientes com doenças mentais podem, às vezes, deglutir corpos estranhos intencionalmente.

Aproximadamente 90% dos objetos estranhos ingeridos passam para o estômago e deste para o intestino e, por fim, passam sem problemas. Dez por cento impactam no esôfago. Quando atravessam o esôfago, os objetos com dimensões acima de 2 a 5 cm tendem a permanecer no estômago. Dez por cento dos objetos ingeridos exigem remoção endoscópica e 1% exige remoção cirúrgica. Aproximadamente 10% dos objetos estranhos ingeridos atingem a árvore traqueobrônquica.

Em geral, a história do paciente define o problema adequadamente. O paciente com um objeto estranho no esôfago pode ou não apresentar disfagia ou dor torácica.

▶ Tipos específicos de objetos estranhos ingeridos

A. Moedas

Moedas pequenas geralmente passam para o estômago, porém, moedas maiores podem se alojar no esôfago, próximo ou na cricofaringe. É importante saber se a moeda deglutida permaneceu no esôfago e se os sintomas apresentados pelo paciente podem ser uma base confiável para sua determinação. Portanto, devem ser realizadas radiografias de tórax anteroposterior e lateral, para determinar se a moeda está no esôfago ou na traqueia. Crianças pequenas devem ser radiografadas da base do crânio até o ânus, em busca de outras moedas no intestino.

As moedas no esôfago devem ser removidas imediatamente, uma vez que complicações podem ocorrer quando o tratamento ocorre após 24 horas. O melhor procedimento para retirada da moeda é realizado com pinça por meio de endoscopia flexível. A sedação é adequada para crianças maiores e adultos, mas geralmente a anestesia geral endotraqueal é necessária para proteger as vias aéreas de lactentes e crianças menores. Um corpo estranho liso e muito grande para ser retirado só com uma pinça, poderá ser removido com a passagem prévia de um balão de dilatação e logo retirado, com o balão e o endoscópio de uma só vez. Quando o corpo estranho for pequeno (< 20 mm), ele poderá ser empurrado para o estômago.

Quando a moeda já atingiu o estômago, ela poderá ser observada por radiografias seriadas por um mês até a conclusão de que a eliminação espontânea será pouco provável e a remoção endoscópica é, portanto, indicada.

B. Impactação de carne

A carne é o corpo estranho mais comum a se alojar no esôfago dos adultos, e muitos pacientes afetados apresentam uma doença esofágica subjacente. O local de impactação da carne é geralmente no músculo cricofaríngeo ou no esôfago distal em pacientes com acalásia, espasmo esofágico difuso ou com uma estenose.

As radiografias (especialmente com bário) não são indicadas, pois dificultam o trabalho do endoscopista. Quando a obstrução é completa e o paciente não consegue engolir a saliva, a endoscopia deve ser realizada como emergência para evitar a aspiração. Quando os achados clínicos são menores, no entanto, a endoscopia pode ser adiada por até 12 horas para ver se o alimento irá passar espontaneamente.

A carne pode geralmente ser removida como uma peça única utilizando um laço para polipectomia, passado com a ajuda de um endoscópio flexível. Em alguns casos, o bolo de carne poderá ser empurrado para dentro do estômago, se for possível passar com o mínimo de pressão. Após o esôfago ter sido desobstruído, ele deve ser examinado por via endoscópica para doenças subjacentes. Uma estenose esofágica deve ser dilatada se a parede do esôfago não estiver agudamente inflamada, devido à impactação do bolo de carne.

C. Objetos cortantes e pontiagudos

Ossos, alfinetes de segurança, grampos de cabelo, lâminas de barbear, próteses dentárias, unhas e muitos outros objetos constituem esse grupo de corpos estranhos. Os princípios gerais do tratamento são: (1) remover esses objetos por via endoscópica, pinçando e puxando pela face sem corte (p. ex., pela dobradiça de um alfinete de segurança aberto) com uma pinça, (2) remover uma peça de vidro ou lâmina de barbear, empurrando-a para dentro do lúmen de um esofagoscópio rígido, ou (3) realizar cirurgia, se nenhum desses métodos parecer seguro. Os objetos cortantes ou pontiagudos no estômago devem ser removidos cirurgicamente, uma vez que 25% deles irão perfurar o intestino, geralmente próximo à válvula ileocecal, se conseguirem ultrapassar o piloro.

D. Baterias tipo botão

Essas pequenas baterias são ingeridas por crianças, assim como as moedas. Porém, ao contrário das moedas, elas são muito corrosivas e devem ser removidas com urgência, antes que complicações graves, tais como uma fístula traqueoesofágia ou aortoesofágica se desenvolva.

E. Pacotes de cocaína

Traficantes de cocaína podem engolir pacotes de cocaína em balões ou bexigas de látex ou preservativos. A ruptura de apenas um desses pacotes pode ser fatal e, portanto, as tentativas

LESÕES CÁUSTICAS DO ESÔFAGO

FUNDAMENTOS DO DIAGNÓSTICO

▶ História de ingestão de líquidos ou sólidos cáusticos.
▶ Queimadura dos lábios, boca, língua e orofaringe.
▶ Dor torácica e disfagia.

▶ Considerações gerais

A ingestão de soluções ácidas ou básicas fortes ou de substâncias sólidas de natureza semelhante é capaz de produzir extensas queimaduras químicas. A lesão geralmente representa uma tentativa de suicídio em adultos e ingestão acidental em crianças. As substâncias básicas fortes produzem uma "necrose de liquefação", que envolve a dissolução de proteínas e colágeno, saponificação de gorduras, desidratação de tecidos, trombose dos vasos sanguíneos e lesões penetrantes profundas. Os ácidos produzem uma "necrose de coagulação" envolvendo a formação de cicatrizes, que tendem a proteger os tecidos mais profundos da lesão. Dependendo da concentração e do período de tempo que a substância irritante permanece em contato com a mucosa, a descamação da mucosa, edema e inflamação da submucosa, infecção e perfuração poderão levar ao desenvolvimento de uma mediastinite.

A soda cáustica ingerida na forma sólida tende a aderir à mucosa da faringe e do esôfago proximal. A necrose esofágica aguda grave é rara, e os principais problemas clínicos são edema precoce e formação de estenose tardia, principalmente do esôfago proximal. Os cáusticos líquidos comumente produzem uma necrose esofágica muito mais extensa e, às vezes, até mesmo fístulas traqueoesofágicas e aortaesofágicas. Quando o paciente sobrevive à fase aguda, muitas vezes se desenvolve uma longa estenose, que não pode ser dilatada.

A ingestão de ácido forte caracteristicamente produz maior prejuízo para o estômago, com o esôfago permanecendo intacto em mais de 80% dos casos. O resultado pode ser a necrose gástrica imediata ou estenose antral tardia.

Quase todas as lesões graves resultam da ingestão de álcalis fortes. As substâncias ácidas e básicas fracas estão associadas a lesões menos extensas.

▶ Manifestações clínicas

A. Sinais e sintomas

Os sintomas sistêmicos acompanham em paralelo a gravidade da queimadura cáustica. O achado mais comum é o edema inflamatório de lábios, boca, língua e orofaringe; na ausência de lesões visíveis nessas áreas, danos esofágicos graves são raros. Os pacientes com queimaduras esofágicas graves muitas vezes apresentam dor torácica e disfagia, além de sialorreia. A dor na deglutição pode ser intensa. Quando o dano é grave, o paciente frequentemente parece tóxico, com febre alta, prostração e choque. A ausência de toxicidade não descarta ferimentos graves. A traqueobronquite, acompanhada por tosse e aumento da secreção brônquica, é frequentemente observada. O estridor pode estar presente e, em alguns pacientes, a obstrução respiratória pode progredir rapidamente, exigindo uma traqueostomia para alívio. A obstrução esofágica completa resultante do edema, inflamação e descamação da mucosa pode se desenvolver nos primeiros dias.

B. Esofagoscopia

A endoscopia é o principal exame para avaliação do trauma cáustico do esôfago. A determinação da extensão da lesão por meio da esofagoscopia contribuiu substancialmente para as decisões terapêuticas. A endoscopia deve ser realizada após a reanimação inicial, geralmente dentro de 24 horas de internação. O endoscópio deve ser inserido o mais profundamente possível para avaliar o grau mais grave da queimadura, que deve ser classificada como de primeiro, segundo ou terceiro grau, como definido na Tabela 20-5.

Tabela 20-5 Classificação endoscópica de queimaduras corrosivas de esôfago e estômago

Grau	Definição	Achados endoscópicos
Primeiro grau	Lesão superficial da mucosa	Hiperemia e edema da mucosa; descamação superficial da mucosa
Segundo grau	Comprometimento de espessura completa da mucosa. Lesão de espessura parcial muscular pode estar presente ou não	Descamação da mucosa. Hemorragia, exsudato, ulceração, formação de pseudomembrana e de tecido de granulação quando examinado tardiamente
Terceiro grau	Lesão de espessura completa do esôfago ou estômago, com extensão para tecidos adjacentes	Descamação de tecidos com ulceração profunda. Obliteração completa do lúmen esofágico por edema; carbonização e formação de cicatriz; necrose de espessura completa; perfuração

Reproduzida com permissão de Estrera A et al: Corrosive burns of the esophagus and stomach: a recommendation for an aggressive surgical approach. *Ann Thorac Surg* 1986;41:276.

C. Radiologia

A radiografia de tórax deve ser realizada em todos os pacientes. Ele pode mostrar sinais de perfuração do esôfago (enfisema subcutâneo, pneumomediastino, pneumotórax) ou aspiração (infiltrados pulmonares). Uma esofagografia é indicada na avaliação inicial de uma suspeita de perfuração e em fases posteriores para detectar a presença de uma estenose.

▶ Tratamento

Os pacientes devem ser hospitalizados e hidratação intravenosa e antimicrobianos devem ser administrados. O uso de esteroides ainda é controverso. Uma sonda nasogástrica colocada sob orientação fluoroscópica ou endoscópica, para permitir o implante de *stent* do esôfago, impedindo a obstrução completa da luz.

Os pacientes com queimaduras de primeiro grau não necessitam de terapia agressiva e podem receber alta hospitalar, após um curto período de observação. As lesões de segundo grau e lesões menores de terceiro grau são tratadas por meio da inserção de uma sonda nasogástrica. A nutrição pode ser administrada por meio da sonda nasogástrica ou por via parenteral. Esofagografias periódicas devem ser obtidas no acompanhamento de formação de estenose, que deve ser tratada no início de seu desenvolvimento por dilatações e, por fim, ressecção.

As queimaduras de terceiro grau, envolvendo extensa necrose gastresofágica, exigem esofagogastrectomia de emergência, esofagectomia e jejunostomia para alimentação. A esofagectomia deve ser realizada com dissecção romba transhiatal, utilizando laparotomia e incisão cervical. Às vezes, é necessária a ressecção de órgãos adjacentes (p. ex., colo transverso do intestino) que também foram danificados. A reconstrução pela interposição subesternal do cólon deve ser realizada 8 a 12 semanas após.

O tratamento precoce e adequado das queimaduras cáusticas fornece resultados satisfatórios na maioria dos casos. A ingestão de soluções ácidas ou alcalinas fortes, com extensa destruição imediata da mucosa, produz alterações histológicas profundas que podem resultar em estenose fibrosa, exigindo dilatações e, em alguns casos, esofagectomia e interposição do colo do intestino.

> Cabral C et al: Caustic injuries of the upper digestive tract: a population observational study. *Surg Endosc* 2012;26:214-221.
>
> Chirica M et al: Late morbidity after colon interposition for corrosive esophageal injury: risk factors, management, and outcome. A 20-years experience. *Ann Surg* 2010;252:271-280.

BANDAS, REDES OU ANÉIS ESOFÁGICOS

Um estreito anel na mucosa (anel de Schatzki) pode se desenvolver na extremidade inferior do esôfago. A maioria dos pacientes não apresenta sintomas. A disfagia poderá ocorrer quando o anel for menor do que 12 mm em diâmetro. Na maioria dos casos, o anel está localizado na junção escamocolunar e ocorre em pacientes com DRGE. Como está confinado à mucosa, ele se diferencia da estenose inflamatória (péptica), que compromete todas as camadas do esôfago. A deglutição de bário é capaz de identificar claramente o problema. O tratamento consiste em dilatação endoscópica do anel e tratamento do refluxo associado (medicamentos bloqueadores da produção de ácidos ou fundoplicatura).

> de Wijkerslooth LR et al: Endoscopic management of difficult or recurrent esophageal strictures. *Am J Gastroenterol* 2011;106:2080-2091; quiz 2092.
>
> Müller M et al: Is the Schatzki ring a unique esophageal entity? *World J Gastroenterol* 2011;21(17):2838-2843.

▼ O DIAFRAGMA

O diafragma (Fig. 20-16) é uma estrutura musculotendinosa, em forma de cúpula, ligada posteriormente às vértebras lombares (primeira, segunda e terceira), anteriormente ao esterno inferior e lateralmente aos arcos costais. Ele separa as cavidades torácica e abdominal. O diafragma permite a passagem de várias estruturas normais através do forame anatômico. O hiato aórtico se situa posteriormente, no nível da décima-segunda vértebra torácica e por esse forame passa a aorta, o ducto torácico e o sistema venoso ázigos. O hiato esofágico se situa imediatamente anterior e ligeiramente à esquerda, no nível da décima vértebra torácica e está separado do hiato aórtico pelo cruzamento do pilar direito do diafragma. Por esse hiato passa o esôfago e o nervo vago. No nível da nona vertebra torácica e ligeiramente à direita do hiato esofágico se situa o forame da veia cava, que permite a passagem da veia cava inferior e de pequenos ramos do nervo frênico. As artérias frênicas surgem diretamente da aorta e irrigam o diafragma, juntamente com as artérias intercostais inferiores e os ramos terminais das artérias mamarias internas.

HÉRNIA PARAESTERNAL OU RETROSTERNAL (FORAME DE MORGAGNI) & HÉRNIA PLEUROPERITONEAL (FORAME DE BOCHDALEK)

A falha na fusão das porções esternal e costal do diafragma anteriormente na linha média cria um defeito (forame de Morgagni), através do qual poderão ocorrer hérnias. Normalmente, o diafragma se funde, permitindo apenas que as artérias mamárias internas e seus ramos epigástricos superiores, juntamente com vasos linfáticos, passem pelo hiato. Posterolateralmente, a falha de fusão do canal pleuroperitoneal cria um defeito através do qual as vísceras podem herniar, produzindo uma hérnia do forame de Bochdalek (Fig. 20-17).

Embora ambos os tipos de hérnia sejam congênitos, os sintomas na hérnia de Morgagni geralmente não se desenvolvem até a vida adulta ou mais. Esse tipo de hérnia é mais frequente em mulheres. Essas hérnias são principalmente do lado direito e possuem um saco herniário. Os conteúdos mais comuns são o omento, o colo do intestino e o estômago. Por outro lado, a

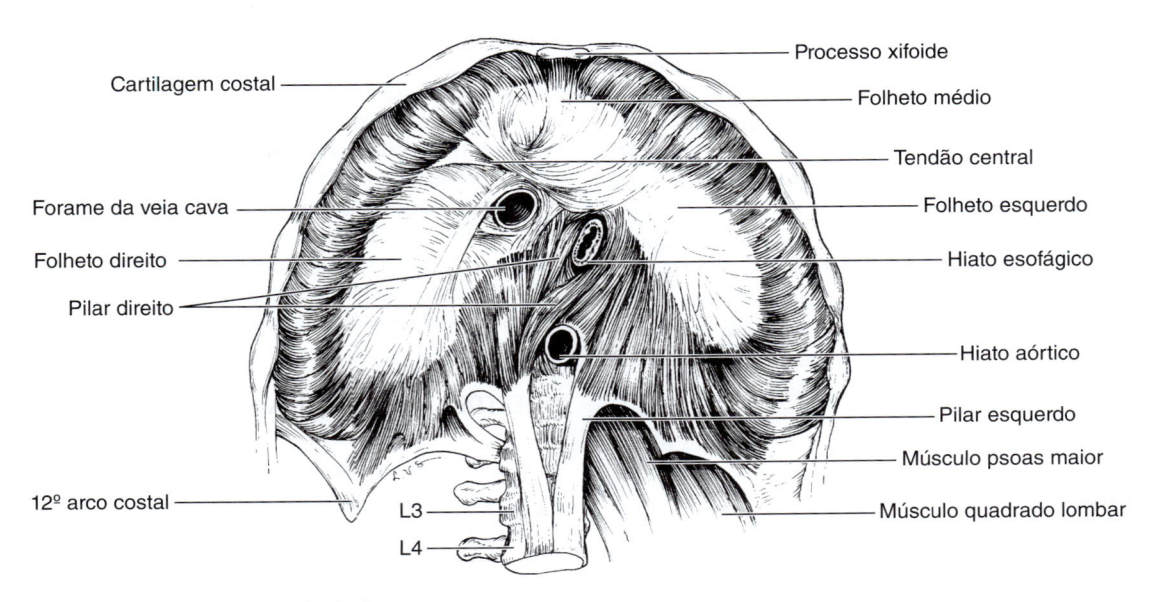

Figura 20-16 Superfície inferior do diafragma.

hérnia de Bochdalek ocorre mais frequentemente no lado esquerdo e pode causar grave desconforto respiratório no nascimento, exigindo uma cirurgia de emergência. As radiografias de rotina mostram uma massa retrosternal sólida, uma víscera repleta de ar retroesternal ou achados semelhantes no tórax posterolateral, quando uma hérnia de Bochdalek está presente. A TC confirma o diagnóstico e identifica o conteúdo da hérnia.

O reparo cirúrgico eletivo é indicado na maioria dos casos para evitar complicações. Uma cirurgia de emergência pode ser necessária nos recém-nascidos que desenvolvem insuficiência cardiorrespiratória progressiva. É preferível o reparo do defeito com a ajuda de uma abordagem transabdominal, com excelentes resultados. Uma abordagem minimamente invasiva (laparoscópica ou toracoscópica) também tem sido utilizada com sucesso.

> Laituri CA et al: Morgagni hernia repair in children: comparison of laparoscopic and open results. *J Laparoendosc Adv Surg Tech* 2011;21:89-91.
>
> Nasr A et al: Forame of Morgagni hernia: presentation and treatment. *Thorac Surg Clin* 2009;19:463-468.

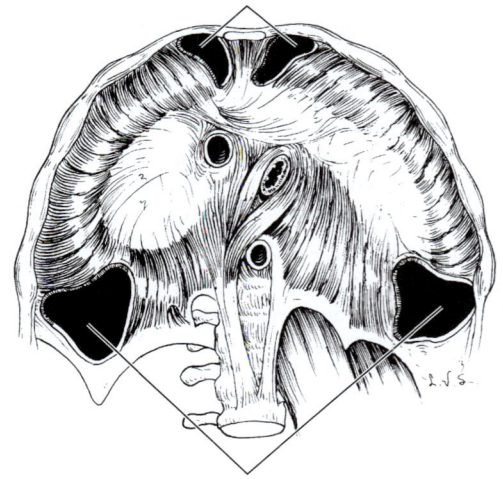

HÉRNIA DIAFRAGMÁTICA TRAUMÁTICA

A ruptura traumática do diafragma pode ocorrer em razão de feridas penetrantes ou de grave trauma externo fechado. As lacerações geralmente ocorrem na porção tendinosa do diafragma, mais frequentemente no lado esquerdo. O fígado fornece proteção para a lesão diafragmática no lado direito, exceto para feridas penetrantes. Órgãos abdominais podem herniar imediatamente através do defeito no diafragma na cavidade pleural ou podem gradualmente penetrar no tórax em meses ou anos.

Manifestações clínicas

As rupturas diafragmáticas se apresentam de dois modos. Na forma aguda, o paciente sofreu recentemente um traumatismo fechado ou uma ferida penetrante no tórax, abdome ou região dorsal. As manifestações clínicas são essencialmente aquelas das lesões associadas, mas ocasionalmente, uma grande herniação de órgãos abdominais pelo diafragma pode resultar em

Figura 20-17 Locais de hérnias diafragmáticas congênitas.

insuficiência respiratória. Na forma crônica, as lacerações diafragmáticas não são reconhecidas no momento da lesão. Posteriormente, os sintomas (p. ex., dor, obstrução intestinal) podem surgir pela herniação do órgão. Os sintomas respiratórios nesses casos são menos comuns.

As radiografias simples de tórax podem mostrar uma área rádio-opaca e, ocasionalmente, um nível hidroaéreo, quando existe a herniação de um órgão. Quando o estômago se encontra totalmente no tórax, o trajeto anormal de uma sonda nasogástrica pode ser diagnóstica. A ultrassonografia, TC e RM podem mostrar a fenda diafragmática. O exame com bário do colo do intestino pode mostrar preenchimentos irregulares do bário no colo acima do diafragma ou um contorno liso do colo quando este não contém fezes.

▶ Diagnóstico diferencial

A ruptura traumática do diafragma deve ser diferenciada da atelectasia, tumores ocupando o espaço pleural inferior, derrame pleural e obstrução intestinal resultante de outras causas.

▶ Complicações

A hemorragia e a obstrução podem ocorrer. Quando a herniação for muito grande, a insuficiência cardiorrespiratória progressiva pode ser potencialmente fatal. A complicação mais grave é a obstrução com estrangulamento do órgão herniado.

▶ Tratamento

Para as rupturas agudas, é utilizada uma via transabdominal (mais comumente) ou uma via transtorácica, dependendo do procedimento necessário para tratar as lesões secundárias. Quando a laceração diafragmática é uma lesão única, ela geralmente pode ser abordada por laparotomia. As lesões crônicas podem ser corrigidas por ambas as abordagens. As lacerações assintomáticas do diafragma, com herniação de vísceras, devem ser reparadas em função do alto risco de obstrução com estrangulamento. A laparoscopia é muito útil tanto para o diagnóstico quanto para o tratamento. O reparo cirúrgico da ruptura diafragmática é curativo e o prognóstico é excelente. O diafragma suporta bem as suturas, de modo que a recorrência é praticamente desconhecida.

> Fiscon V et al: Laparoscopic repair of intrathoracic liver herniation after traumatic rupture of the diaphragm. *Surg Endosc* 2011;25:3423-3425.
> Hanna WC et al: Acute traumatic diaphragmatic injury. *Thorac Surg Clin* 2009;19:485-489.

TUMORES DO DIAFRAGMA

Os tumores primários do diafragma não são comuns. A maioria são lipomas benignos. Os cistos pericárdicos se desenvolvem no espaço entre o coração e o diafragma e são geralmente uniloculados e no lado direito. O fibrossarcoma, o tumor diafragmático maligno primário mais comum, é extremamente raro.

Os tumores benignos são geralmente assintomáticos. Como sua natureza benigna não pode ser estabelecida, exceto por histologia, todas as lesões desse tipo devem ser retiradas por meio de uma toracotomia adequada ou abordagem toracoabdominal.

QUESTÕES DE MÚLTIPLA ESCOLHA

1. A acalásia do esôfago é caracterizada por:
   A. Ausência de peristaltismo esofágico.
   B. Pirose em mais de 50% dos pacientes.
   C. pH intraluminal baixo por DRGE.
   D. Todas as alternativas acima.

2. Qual das seguintes afirmativas sobre o divertículo de Zenker está errada?
   A. É o divertículo mais comum do esôfago.
   B. Ele é uma consequência de um distúrbio esofágico subjacente.
   C. Aspiração do conteúdo diverticular é frequente.
   D. O tratamento cirúrgico consiste em miotomia do EEI, ressecção do divertículo ou sua suspensão.

3. A avaliação correta de um paciente de 54 anos de idade com pirose deve incluir:
   A. Manometria do esôfago, monitoramento de 24 horas do pH e endoscopia alta.
   B. Endoscopia alta e monitoramento do de 24 horas do pH.
   C. Nada; o paciente apresenta refluxo gastresofágico e necessita de cirurgia.
   D. Nada; o paciente apresenta refluxo gastresofágico e necessita de tratamento com inibidores da bomba de prótons.

4. O esôfago de Barrett:
   A. Torna-se mais sintomático com tempo em função da inflamação da mucosa.
   B. Está ligado ao refluxo gastresofágico.
   C. É classificado como curto se for menor que 2 cm.
   D. É caracterizado pela presença de células fúndicas.

5. O tratamento do câncer de esôfago inclui:
   A. REM/ARF para uma lesão T1a.
   B. Terapia neoadjuvante seguida por cirurgia para câncer localmente avançado.
   C. Implantação de *stent* esofágico para pacientes com disfagia e metástases para órgãos sólidos.
   D. Todas as alternativas acima.

Abdome agudo

Elisha G. Brownson, MD
Katherine Mandell, MD

A expressão "abdome agudo" denota dor abdominal súbita, espontânea, não traumática e intensa, caracteristicamente com evolução inferior a 24 horas. O quadro de abdome agudo requer diagnóstico rápido e específico, uma vez que diversas etiologias demandam intervenção cirúrgica urgente. Como frequentemente há um distúrbio intra-abdominal progressivo subjacente, o atraso indevido no diagnóstico e no tratamento pode afetar a evolução de maneira negativa.

A abordagem ao paciente com abdome agudo deve ser sistemática e meticulosa. Deve-se pensar na possibilidade de abdome agudo mesmo em paciente com apresentação leve ou atípica. Cada vez mais, determinadas populações de pacientes apresentam-se com queixas atípicas, incluindo imunocomprometidos, idosos e pacientes portadores de derivação gástrica. A história e o exame físico frequentemente sugerem uma causa provável, permitem a formulação de diagnóstico diferencial e orientam a escolha dos exames diagnósticos iniciais. Então, o médico deve decidir se há necessidade de internação para observação ou de exames adicionais, se há indicação de cirurgia imediata ou se o tratamento não cirúrgico será mais adequado.

Todos os médicos devem estar familiarizados com o padrão de apresentação das causas mais comuns de abdome agudo (Tab. 21-1) e de suas apresentações atípicas em determinadas populações. Além disso, devem estar familiarizados com os padrões específicos de doenças regionais. Embora a causa mais comum de dor abdominal nos pacientes que se apresentam para atendimento de emergência seja desconforto inespecífico, não diagnosticar as causas tratáveis de dor abdominal pode ser desastroso para o paciente.

ANAMNESE

▶ Dor abdominal

A coleta da história por um médico experiente é determinante para a direção da investigação em paciente com abdome agudo. A anamnese de um paciente é um processo ativo por meio do qual um grande número de hipóteses diagnósticas é considerado ao mesmo tempo em que as menos prováveis são sistematicamente eliminadas.

A dor é o sintoma mais comum e predominante no quadro de abdome agudo. A avaliação cuidadosa de local, intensidade, forma de instalação e de progressão, além do caráter da dor, sugere uma lista preliminar de possíveis diagnósticos.

A. Localização da dor

A localização da dor serve apenas como guia geral para o diagnóstico; descrições "típicas" representam apenas dois terços dos casos. A variabilidade decorre de padrões atípicos de dor, deslocamento da intensidade máxima para longe do sítio primário, ou doença avançada ou grave. Em pacientes que se apresentam com peritonite difusa, a dor generalizada pode obscurecer totalmente o evento desencadeante. Felizmente, alguns padrões gerais aparecem e dão pistas para o diagnóstico, restringindo o diagnóstico diferencial do abdome agudo. A dor restrita ao quadrante superior pode ser avaliada anatomicamente em razão dos quadros agudos afetando órgãos subjacentes.

Devido às complexas redes de nervos sensitivos viscerais e parietais da região abdominal, a dor não tem localização tão precisa no abdome quanto nos membros. A sensibilidade visceral é mediada principalmente por fibras aferentes tipo C localizadas nas paredes das vísceras ocas e nas cápsulas dos órgãos sólidos. Diferentemente da dor cutânea, a dor visceral é desencadeada por distensão, inflamação ou isquemia estimulando os neurônios receptores, ou por envolvimento direto (p. ex., infiltração maligna) dos nervos sensitivos. A dor visceral é uma sensação percebida em nível central, geralmente com instalação lenta, de caráter surdo, mal localizada e prolongada. A dor pode ser causada por aumento da tensão da parede ou por distensão luminal ou contração potente da musculatura lisa (cólica), produzindo dor difusa e localizada profundamente. Na maioria das vezes, a dor visceral é referida à linha média em razão da inervação sensitiva bilateral da medula espinal. Como as diferentes estruturas viscerais estão associadas a níveis sensitivos distintos na coluna

Tabela 21-1 Causas comuns de abdome agudo[1]

Distúrbios do trato gastrintestinal
Dor abdominal inespecífica
Apendicite
Obstrução de intestino grosso e delgado
Úlcera péptica perfurada
Hérnia encarcerada
Perfuração intestinal
Divertículo de Meckel
Síndrome de Boerhaave
Diverticulite
Doenças inflamatórias intestinais
Síndrome de Mallory-Weiss
Gastrenterite
Gastrite aguda
Adenite mesentérica
Infecções parasitárias

Doenças de fígado, baço e trato biliar
Colecistite aguda
Colangite aguda
Abscesso hepático
Ruptura de tumor hepático
Ruptura espontânea do baço
Infarto esplênico
Cólica biliar
Hepatite aguda

Distúrbios pancreáticos
Pancreatite aguda

Distúrbios do trato urinário
Cólica ureteral ou renal
Pielonefrite aguda
Cistite aguda
Infarto renal

Distúrbios ginecológicos
Gravidez ectópica rota
Torção de tumor ovariano
Ruptura de folículo ovariano
Salpingite aguda
Dismenorreia
Endometriose

Doenças vasculares
Ruptura de aneurisma da aorta e de vasos viscerais
Colite isquêmica aguda
Trombose mesentérica

Doenças do peritônio
Abscessos intra-abdominais
Peritonite primária
Peritonite tuberculosa

Distúrbios retroperitoneais
Hemorragia retroperitoneal

[1]As causas mais comuns estão assinaladas com asterisco (*). Os quadros em itálico frequentemente requerem cirurgia urgente. Para tratamento, consultar os capítulos específicos.

Tabela 21-2 Níveis sensitivos associados às estruturas viscerais

Estruturas	Vias no sistema nervoso	Nível sensitivo
Fígado, baço e região central do diafragma	Nervo frênico	C3-5
Periferia do diafragma, estômago, pâncreas, vesícula biliar e intestino delgado	Plexo celíaco e nervo esplâncnico maior	T6-9
Apêndice, colo do intestino e vísceras pélvicas	Plexo mesentérico e nervo esplâncnico menor	T10-11
Sigmoide, reto, rins, ureteres e testículos	Nervo esplâncnico inferior	T11-L1
Bexiga e retossigmoide	Plexo hipogástrico	S2-4

vertebral (Tab. 21-2), a dor visceral pode ser referida às regiões epigástrica, periumbilical, abdominal inferior ou dos flancos (Fig. 21-1), dependendo do órgão envolvido.

Por outro lado, a dor parietal é mediada por fibras nervosas dos tipos C e A-δ, esta última responsável pela transmissão de sensação dolorosa mais aguda e mais bem localizada. A irritação direta do peritônio parietal somaticamente inervado por pus, bile, urina ou secreções gastrintestinais leva à dor mais precisamente localizada. A dor parietal é mais facilmente localizada que a visceral porque as fibras somáticas aferentes são dirigidas somente a um dos lados do sistema nervoso. A distribuição cutânea da dor parietal corresponde às áreas T6 a L1. A dor parietal abdominal é convencionalmente descrita como ocorrendo em um dos quatro quadrantes ou na área epigástrica ou central do abdome.

A dor abdominal pode ser referida ou estar deslocada para locais distantes dos órgãos principalmente afetados (Fig. 21-2). A expressão "dor referida" denota sensações nocivas (em geral, cutâneas) percebidas em local distante daquele do estímulo primário intenso. A distorção da percepção central de dor é explicada pela confluência de fibras nervosas aferentes de áreas díspares no interior do corno posterior da medula espinal. Por exemplo, a dor por irritação subdiafragmática por ar, líquido peritoneal, sangue ou lesão de massa pode ser referida ao ombro mediada pelo nervo da C4 (frênico). A dor também pode ser referida ao ombro por lesões supradiafragmáticas, como pleurisia ou pneumonia de lobo inferior. Embora mais frequentemente percebida na região escapular direita, a dor biliar referida pode ser confundida com angina de peito, caso seja percebida na face anterior do tórax ou na área do ombro esquerdo.

A disseminação ou o deslocamento da dor ocorre em paralelo ao curso da doença subjacente. O local da dor à instalação do sintoma deve ser diferenciado do local à apresentação do paciente. A cronologia da dor pode ser tão importante quanto a própria localização. Classicamente iniciada no epigástrio ou na

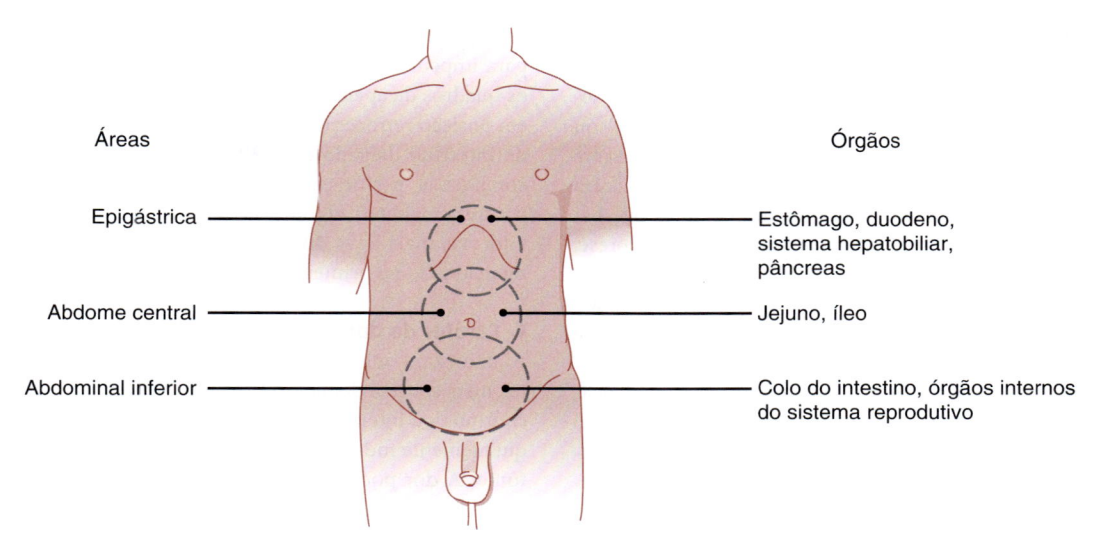

Figura 21-1 Locais de dor visceral.

região periumbilical, a dor visceral inicial da apendicite aguda desloca-se para se tornar uma dor parietal mais aguda e localizada no quadrante inferior direito quando o peritônio suprajacente se torna diretamente inflamado (Fig. 21-2). Na úlcera péptica perfurada, a dor quase sempre inicia no epigástrio, mas à medida que o extravasamento do conteúdo gástrico escorre pela goteira paracólica, a dor pode descer para o quadrante inferior direito.

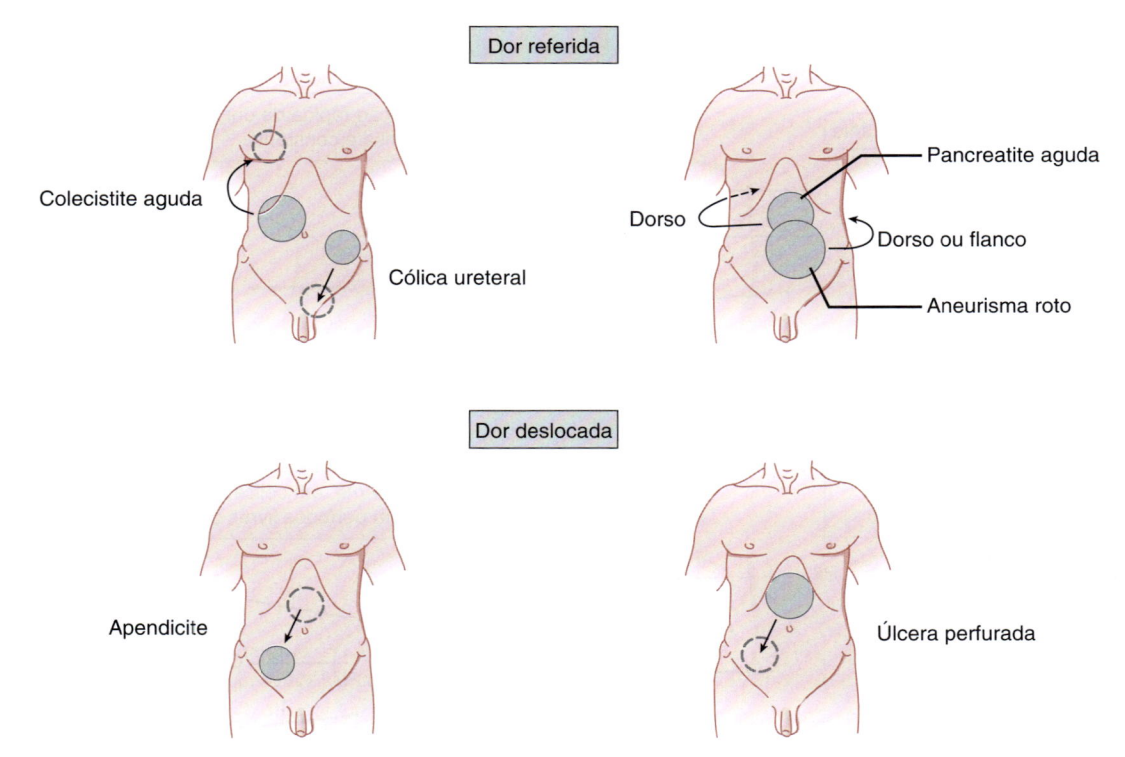

Figura 21-2 Dor referida e deslocamento da dor no abdome agudo. Os círculos sólidos indicam o local de dor máxima; os círculos tracejados indicam os locais com dor menor.

B. Forma de instalação e progressão da dor

A forma de instalação da dor reflete a natureza e a gravidade do processo subjacente. A instalação pode ser explosiva (em segundos), rapidamente progressiva (ao longo de 1-2 horas) ou gradual (ao longo de várias horas). Uma dor súbita, excruciante e generalizada sugere catástrofe intra-abdominal, como víscera perfurada ou ruptura de aneurisma, gravidez ectópica ou abscesso. Sinais sistêmicos acompanhantes (taquicardia, sudorese, taquipneia, choque) logo suplantam os distúrbios abdominais e enfatizam a necessidade de reanimação rápida e laparotomia.

Um quadro clínico menos drástico é o de dor constante e leve que se torna intensamente concentrada em uma região bem-definida ao longo de 1 a 2 horas. Qualquer uma das doenças anteriormente citadas pode se apresentar dessa maneira, mas o quadro é mais característico de colecistite, pancreatite aguda, intestino estrangulado, infarto mesentérico, cólica renal ou ureteral e obstrução proximal de intestino delgado.

Por fim, alguns pacientes apresentam, inicialmente, desconforto abdominal leve – às vezes, apenas vago – que está presente de maneira transitória e difusa em todo o abdome. Nesses casos, é possível que não esteja claro se esses pacientes apresentam, de fato, abdome agudo ou se o quadro deve ser acompanhado clinicamente em vez de cirurgicamente. No início, sintomas gastrintestinais associados são raros, e não há sintomas sistêmicos. Finalmente, a dor e os achados abdominais tornam-se mais evidentes, constantes e localizados em áreas menores. Essa instalação gradual conduzindo a uma dor mais localizada pode refletir doença de evolução lenta ou esforços de defesa do organismo para impedir um processo agudo. Nessa categoria ampla, estão os quadros de apendicite aguda (especialmente com o apêndice em posição retrocecal), hérnias encarceradas, obstruções distais de intestino delgado ou grosso, doença ulcerosa péptica não complicada, perfurações de parede de víscera (muitas vezes, de natureza maligna), algumas doenças urogenitais e ginecológicas, e formas mais leves do grupo de doenças de instalação rápida mencionado no primeiro parágrafo.

C. Caráter da dor

A natureza, a intensidade e a periodicidade da dor fornecem pistas úteis sobre a doença subjacente (Fig. 21-3). A dor pode ser contínua ou intermitente. A dor constante é mais comum e frequentemente indica um processo que causa inflamação do peritônio. A dor pode ter intensidade constante ou flutuante, mas estará sempre presente. A dor constante, aguda e superficial causada por irritação peritoneal é típica de úlcera perfurada ou de ruptura de apêndice, cisto ovariano ou gravidez ectópica. A dor intermitente tipo cólica pode ocorrer por períodos curtos ou longos, mas é pontuada por intervalos livres de dor e é característica de obstrução de víscera oca. Em geral, a dor em aperto crescente da obstrução de intestino delgado (e, ocasionalmente, da fase inicial da pancreatite) é intermitente, vaga, profundamente localizada e, no início, aumenta de maneira gradual, mas evoluindo para se tornar mais aguda, sem remissão e mais bem localizada. Diferentemente da dor inquietante, mas suportável,

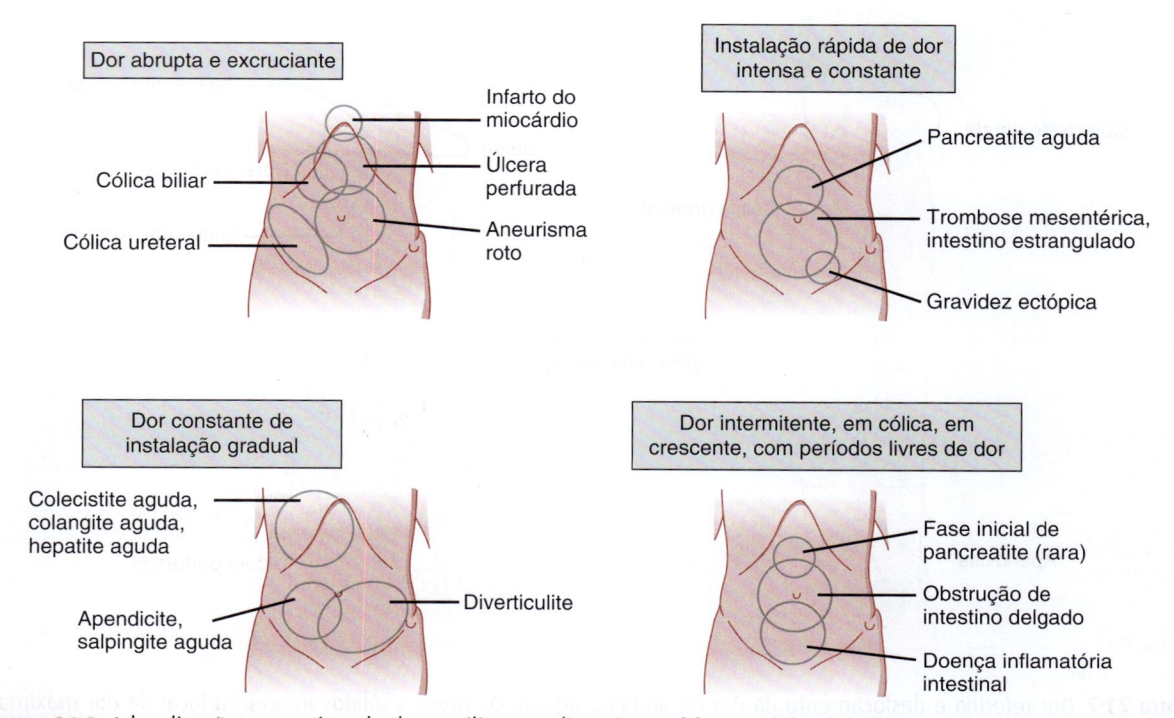

▲ **Figura 21-3** A localização e o caráter da dor auxiliam no diagnóstico diferencial do abdome agudo.

associada à obstrução intestinal, a dor causada por lesões obstruindo condutos menores (ductos biliares, tubas uterinas, ureteres) logo se torna insuportavelmente intensa. Os intervalos livres de dor refletem a intermitência das contrações da musculatura lisa. No sentido estrito, a denominação "cólica biliar" é equivocada porque a dor biliar não sofre remissão, já que os ductos biliares não possuem movimentos peristálticos.

Para qualificar o tipo de sensação dolorosa do paciente, são utilizados determinados descritores que podem ser característicos de certas doenças. O "dolorimento" da dor ulcerosa, a dor em "facada que suspende a respiração" da pancreatite aguda e do infarto mesentérico, a dor em "aperto" da obstrução intestinal e a dor "dilacerante" do aneurisma roto da aorta continuam sendo descrições adequadas. Apesar do uso desses termos descritivos, a qualidade da dor visceral não é um indicador confiável de sua causa.

A intensidade da dor mantém relação com a gravidade da lesão. A dor agonizante denota doença grave ou avançada. A dor em cólica geralmente é rapidamente aliviada por analgésicos. A dor isquêmica por intestino estrangulado ou por trombose mesentérica é apenas ligeiramente mitigada até mesmo por opioides. A dor abdominal inespecífica geralmente é leve, mas também é possível haver dor leve em quadros de úlcera perfurada que se tornou localizada e de pancreatite aguda leve. Ocasionalmente, um paciente negará dor, mas relatará queixa vaga de plenitude abdominal com a sensação de que poderia ser aliviada com a evacuação dos intestinos. Essa sensação visceral (sinal de bloqueio dos gases) é causada por íleo reflexo induzido por lesão inflamatória contida na cavidade peritoneal, como na apendicite retrocecal.

Episódios passados de dor e fatores que agravam ou aliviam a dor devem ser observados. A dor causada por peritonite localizada, especialmente quando afeta órgãos do abdome superior, tende a ser agravada por movimentos ou pela respiração profunda.

A localização, o caráter e a intensidade da dor em relação à duração de sua instalação e a presença de sintomas sistêmicos ajudam a distinguir os quadros cirúrgicos rapidamente progressivos (p. ex., isquemia intestinal) de outras causas mais indolentes ou de tratamento clínico (p. ex., ruptura de cisto ovariano) e permitem o diagnóstico diferencial.

▶ Outros sintomas associados à dor abdominal

Anorexia, febre, náusea e vômitos, constipação ou diarreia frequentemente acompanham a dor abdominal, mas são sintomas inespecíficos com pouco valor diagnóstico.

A. Vômitos

Quando suficientemente estimulados por fibras viscerais secundárias, os centros bulbares do vômito ativam fibras eferentes que induzem o reflexo do vômito. Assim, a dor no abdome agudo cirúrgico geralmente precede os vômitos, enquanto ocorre o oposto nas doenças clínicas. O vômito é um sinal proeminente nas doenças gastrintestinais altas, como síndrome de Boerhaave, síndrome de Mallory-Weiss, gastrite aguda e pancreatite aguda. Nas crises moderadas de pancreatite, as ânsias intensas e incontroláveis proporcionam alívio temporário da dor. A ausência de bile no vômito é uma característica de estenose pilórica ou de obstrução do trato de saída gástrico. Quando os achados associados sugerirem obstrução intestinal, a instalação e o caráter dos vômitos podem indicar o nível da lesão. Vômitos recorrentes de líquido com coloração biliar são típicos da obstrução proximal de intestino delgado. Na obstrução distal de intestino delgado ou grosso, a náusea prolongada precede os vômitos, que podem se tornar fecaloides tardiamente. Embora possam ocorrer em casos de apendicite aguda ou de dor abdominal inespecífica, náusea e anorexia coexistentes são mais sugestivas da primeira situação.

B. Constipação

O íleo reflexo frequentemente é induzido por fibras viscerais aferentes estimulando fibras eferentes do sistema nervoso autônomo simpático (nervos esplâncnicos) para redução da peristalse intestinal. Assim, o íleo paralítico questiona o valor da constipação no diagnóstico diferencial do abdome agudo. A constipação, por si só, dificilmente é um indicador absoluto de obstrução intestinal. Contudo, a constipação (ausência de evacuação de fezes e flatos) é fortemente sugestiva de obstrução intestinal mecânica se houver distensão abdominal progressivamente dolorosa ou vômitos repetidos.

C. Diarreia

Diarreia copiosa líquida é característica de gastrenterite e de outras causas não cirúrgicas de abdome agudo. Diarreia com sangue sugere colite ulcerativa, doença de Crohn ou disenteria bacilar ou amebiana. Também pode ser observada em caso de colite isquêmica, mas geralmente não ocorre no infarto intestinal causado por obstrução da artéria mesentérica superior.

D. Febre

A febre é um marcador de inflamação e pode estar presente em diversos quadros cirúrgicos no abdome, caso se permita que evoluam. A sensibilidade desse achado é baixa na medida em que a capacidade de muitas populações de pacientes produzirem febre está comprometida e, para muitas das doenças causadoras de abdome agudo, a febre tende a ser baixa ou a estar ausente.

E. Outros sintomas específicos

Tais sintomas são extremamente úteis quando presentes. Perda ponderal significativa sugere câncer ou isquemia mesentérica crônica; icterícia sugere doença hepatobiliar; hematoquezia ou hematêmese sugerem lesão gastroduodenal ou síndrome de Mallory-Weiss; melena sugere sangramento gastrintestinal mais baixo ou isquemia do colo do intestino; e hematúria sugere cólica ureteral ou cistite. A eliminação de coágulos ou de restos de mucosa necrótica pode ser a única evidência de isquemia intestinal avançada.

▶ Outros aspectos relevantes da anamnese

A. História patológica pregressa
Uma história patológica pregressa completa é essencial para identificar tanto doenças clínicas relacionadas com a apresentação do quadro de abdome agudo quanto doenças associadas dos sistemas pulmonar, renal e circulatório capazes de mimetizar o quadro de abdome agudo em suas apresentações. Muitas doenças clínicas crônicas complicam a apresentação do paciente e aumentam seu risco cirúrgico. Sempre se deve avaliar a condição cardiovascular e pulmonar antes de levar o paciente ao centro cirúrgico. A presença de doença hepática deve ser observada, uma vez que ela aumenta o risco de sangramento gastrintestinal e, nos casos graves, pode estar complicada por ascite e peritonite bacteriana espontânea. Nos pacientes com doença vascular ou com fibrilação atrial, a isquemia mesentérica deve ser incluída no diagnóstico diferencial. A doença inflamatória intestinal pode causar dor abdominal intensa muitas vezes tratada clinicamente, mas também pode ser complicada por processos que requerem intervenção emergencial, incluindo abscesso intra-abdominal, constrição, obstrução ou perfuração de intestino.

O paciente também deve ser indagado sobre história de traumatismo recente. O sangramento tardio do baço é um dos exemplos comuns de lesão traumática com apresentação tardia.

B. História cirúrgica
Qualquer história de cirurgia abdominal, inguinal, vascular ou torácica pode ser relevante para a doença atual. Deve-se dar atenção particular ao tipo de cirurgia (laparoscópica, aberta, endovascular), e alguma reconstrução anatômica pode esclarecer aspectos da queixa atual. Se for possível, em razão dos limites de tempo impostos pela urgência do caso, deve-se tentar obter informações e revisar os problemas existentes, o relatório de cirurgias prévias e os laudos patológicos.

C. História ginecológica
A história menstrual é essencial para os diagnósticos de gravidez ectópica, dor da ovulação (causada por ruptura de folículo ovariano) e endometriose. A história de corrimento vaginal ou de dismenorreia pode indicar doença inflamatória pélvica. Uma anamnese sexual completa deve ser realizada quando indicada, e todas as mulheres em idade fértil devem ser investigadas quanto à possibilidade de gravidez.

D. História medicamentosa
Os pacientes geralmente estarão fazendo uso de medicamentos, que podem ter impacto direto sobre a condução do caso. Anti-inflamatórios não esteroides (AINEs) ou ácido acetilsalicílico podem ser causas de úlcera gástrica ou duodenal. Anticoagulantes foram relacionados a hematomas retroperitoneais e intramurais no duodeno e no jejuno. Além disso, os pacientes em uso de anticoagulantes ou em terapia antiplaquetária requerem correção ou avaliação adicional antes do tratamento cirúrgico. Os contraceptivos orais podem causar a formação de adenomas hepáticos benignos e em infarto mesentérico venoso. Corticosteroides ou outros quimioterápicos e imunossupressores podem mascarar sinais clínicos de peritonite avançada.

O paciente deve ser questionado sobre consumo de bebidas alcoólicas, já que isso pode estar associado à doença hepática, úlcera, gastrite e pancreatite.

E. História familiar
Com frequência, a história familiar fornece ótimas informações sobre causas clínicas ou hereditárias de abdome agudo.

F. História de viagens
O relato de viagens recentes pode levantar a suspeita de abscesso amebiano hepático ou cisto hidático, baço malárico, tuberculose, infecção da região ileocecal por *Salmonella typhi*, ou disenteria.

▎ FORMULANDO UMA LISTA PARA O DIAGNÓSTICO DIFERENCIAL

Após a anamnese minuciosa, o examinador deve fazer uma lista inicial de possíveis diagnósticos diferenciais, e utilizar os achados do exame físico subsequente para testar as várias hipóteses diagnósticas. A faixa etária e o sexo do paciente ajudam a orientar as possibilidades diagnósticas. Nos jovens, a adenite mesentérica pode ser confundida com apendicite; problemas ginecológicos complicam a avaliação da dor abdominal nas pacientes em idade fértil; e doenças malignas e vasculares são mais comuns nos idosos. O conhecimento das causas comuns de dor abdominal e de sua incidência nas diversas populações também é útil. Colecistite aguda, apendicite, obstrução intestinal, câncer e doenças vasculares são as causas comuns de abdome agudo cirúrgico em pacientes em idade mais avançada. Nas crianças, a apendicite responde por um terço dos quadros de dor abdominal e a dor abdominal inespecífica, por boa parte dos demais. As causas de abdome agudo refletem os padrões de doença das populações nativas, e o conhecimento das causas mais comuns na população local aumenta a acurácia diagnóstica.

EXAME FÍSICO

A tendência a se concentrar no abdome deve ser deixada de lado em favor de um exame físico metódico e completo. Deve-se iniciar o exame com uma avaliação dos sinais vitais. O paciente com sinais sistêmicos de choque deve ser agressivamente reanimado concomitantemente com a avaliação em curso. A ausculta cardíaca e pulmonar deve ser realizada como parte da avaliação pré-operatória e para afastar a possibilidade de doenças torácicas (esofágicas, cardíacas, pulmonares) como origem da dor abdominal.

O exame do abdome deve ser feito com o paciente em posição supina. Uma abordagem sistemática ao exame do abdome (Tab. 21-3) é essencial para o sucesso. O exame físico permite ao médico procurar sinais específicos que confirmem ou descartem hipóteses diagnósticas (Tab. 21-4).

1. **Observação geral** – A observação geral dá uma ideia bastante confiável da gravidade da situação clínica. A maioria dos pacientes, embora com desconforto, se mantém calma. A inquietação dos pacientes com dor visceral (p. ex., cólica intestinal ou ureteral) contrasta com a rigidez e a imobilidade daqueles com dor parietal (p. ex., apendicite aguda, peritonite generalizada). A redução das respostas aos estímulos ou a alteração do nível de consciência sugerem doença mais avançada ou grave e podem anunciar colapso cardiopulmonar iminente.
2. **Sinais sistêmicos** – Os quadros rapidamente progressivos ou avançados de abdome agudo geralmente são acompanhados por sinais sistêmicos. Palidez extrema, hipotensão, hipotermia, taquicardia, taquipneia e diaforese sugerem grande hemorragia intra-abdominal (p. ex., ruptura de aneurisma da aorta ou gravidez tubária). Na presença desses achados, deve-se prosseguir rapidamente com o exame e com quaisquer exames para excluir causas extra-abdominais e iniciar o tratamento. Se houver sido excluída doença extra-abdominal, esses achados são marcadores de doença intra-abdominal grave ou rapidamente progressiva e indicadores de laparotomia de emergência.
3. **Febre** – Febre baixa constante é comum em quadros inflamatórios como diverticulite, colecistite aguda e apendicite. Febre alta com dor à palpação do abdome inferior em mulher jovem sem sinais de doença sistêmica sugere salpingite aguda. Desorientação ou letargia extrema combinada com febre muito alta (> 39 °C) ou febre com calafrios e tremores indica choque séptico iminente. As causas mais comuns são peritonite avançada, colangite aguda ou pielonefrite. Contudo, a febre frequentemente é baixa ou ausente em idosos, indivíduos cronicamente enfermos ou pacientes imunossuprimidos, mesmo em caso de abdome agudo grave.

Tabela 21-3 Etapas no exame físico do paciente com abdome agudo

1. Avaliação global, sinais vitais	7. Sinais específicos
2. Inspeção	8. Hérnias externas e órgãos genitais masculinos
3. Ausculta	
4. Dor com tosse	9. Exame do reto
5. Percussão	10. Exame da pelve
6. Palpação	
• Defesa ou rigidez	
• Palpação local	
• Dor de rebote	
• Dor à palpação profunda	
• Dor com trepidação	
• Massas	

Tabela 21-4 Achados físicos nas diversas causas de abdome agudo

Quadro	Sinais úteis
Víscera perfurada	Abdome escafoide, tenso; redução dos ruídos intestinais (tardio); perda da macicez hepática; defesa ou rigidez
Peritonite	Imobilidade; abolição dos ruídos intestinais (tardio); dor com tosse ou de rebote; defesa ou rigidez
Massa inflamatória ou abscesso	Massa de consistência mole (abdominal, retal ou pélvica); sensibilidade de impacto; sinais específicos (Murphy, psoas ou obturador)
Obstrução intestinal	Distensão; peristalse visível (tardia); hiperperistalse (inicial) ou silêncio abdominal (tardio); dor difusa sem rebote; hérnia ou massa retal (alguns)
Íleo paralítico	Distensão; sons intestinais mínimos; sem dor localizada
Intestino isquêmico ou estrangulado	Sem distensão (até tardiamente); sons intestinais variáveis; dor intensa, mas pouca sensibilidade à palpação; sangramento retal (alguns)
Sangramento	Palidez, choque; distensão; massa pulsátil (aneurisma) ou sensível à palpação (p. ex., gravidez ectópica); sangramento retal (alguns)

4. **Exame do abdome agudo**
   (a) **Inspeção** – O abdome deve ser minuciosamente inspecionado antes da palpação. Deve-se procurar por cicatrizes, hérnias, evidências de traumatismo, estigmas de doença hepática, massas evidentes, distensão e sinais de peritonite. Um abdome tenso e distendido com cicatriz antiga sugere a presença e a causa (aderências) de obstrução de intestino delgado. Um abdome escafoide e contraído é encontrado em casos de úlcera perfurada; em pacientes magros, é possível identificar peristalse visível em caso de obstrução intestinal avançada; e em casos de íleo paralítico inicial ou de trombose mesentérica, observa-se plenitude pastosa e mole.
   (b) **Ausculta** – A ausculta do abdome também deve preceder à palpação. Ondas peristálticas sincrônicas com a cólica são audíveis em caso de obstrução do intestino delgado e no início de pancreatite aguda. Elas diferem do som mais agudo do peristaltismo aumentado não relacionado com dor em cólica observado nos casos de gastrenterite, disenteria e colite ulcerativa fulminante. O abdome silencioso, exceto por guinchos raros, caracteriza obstrução intestinal tardia ou peritonite difusa. Exceto por esses

padrões mais extremos, as muitas variações nos quadros abdominais tornam a ausculta, em grande parte, inútil para um diagnóstico específico.

(c) **Tosse para despertar a dor** – Deve-se solicitar ao paciente que tussa e aponte para a área com dor máxima. A irritação peritoneal assim demonstrada pode ser confirmada posteriormente sem causar desconforto desnecessário com manobras para testar a presença de dor à descompressão súbita. Essa mesma localização pode ser obtida ao pedir que o paciente bata o pé no chão. Diferentemente da dor parietal da peritonite, a cólica é uma dor visceral e raramente se agrava com inspiração profunda ou com tosse.

(d) **Percussão** – A percussão tem vários objetivos. A dor à percussão é análoga à manobra de descompressão rápida: ambas refletem irritação peritoneal e dor parietal. Em caso de víscera perfurada, o ar livre acumulado sob o diafragma pode eliminar a macicez normal sobre o fígado. A presença de som timpânico próximo da linha média em abdome distendido indica sequestro de ar no interior de alças intestinais distendidas. A presença de líquido livre na cavidade peritoneal pode ser detectada por meio de macicez de decúbito.

(e) **Palpação** – A palpação deve ser realizada com o paciente confortável em decúbito dorsal. Deve-se observar se há hérnia incisional e periumbilical. A dor à palpação que indica inflamação localizada do peritônio é o achado mais importante em pacientes com abdome agudo. A extensão e a intensidade são determinadas primeiramente por meio de palpação com um ou dois dedos, com início longe da área apontada como dolorosa com a manobra de tosse para gradualmente avançar em sua direção. Em geral, a dor à palpação é bem demarcada nos casos de colecistite aguda, apendicite, diverticulite e salpingite aguda. Se houver sensibilidade dolorosa mal-localizada não acompanhada por defesa, deve-se suspeitar de gastrenterite ou outro processo inflamatório intestinal sem peritonite. Em relação ao grau de dor, a sensibilidade vagamente localizada ou inesperadamente fraca à palpação ocorre em casos de obstrução não complicada de víscera oca, perfurações de parede visceral localizadas profundamente (p. ex., apendicite retrocecal ou fleimão diverticular) e em pacientes muito obesos. A dor intensa desproporcional ao exame indica isquemia mesentérica.

A dor de rebote é desencadeada aplicando-se pressão suave à área preocupante para então descomprimi-la rapidamente. Trata-se de sinal de inflamação peritoneal, mas sua interpretação pode ser confundida se o paciente for sobressaltado pela liberação abrupta, o que pode ser confundido com dor.

A defesa é avaliada posicionando-se ambas as mãos sobre os músculos do abdome e aplicando pressão suave com os dedos. Quando apropriadamente realizada, a manobra é reconfortante para o paciente. Se houver espasmo voluntário, deve-se sentir o músculo relaxar quando o paciente inspirar profundamente pela boca. Com o verdadeiro espasmo involuntário, o músculo se manterá tenso e rígido (em tábua) por toda a respiração. Exceto para raros distúrbios neurológicos – e, por razões desconhecidas, na cólica renal –, apenas a inflamação peritoneal produz rigidez dos músculos retos do abdome. Diferentemente do que ocorre na peritonite, a cólica renal induz espasmo restrito ao músculo reto ipsolateral.

Quando o paciente levanta sua cabeça do leito, os músculos do abdome são tensionados. A dor persiste nos quadros da parede abdominal (p. ex., hematoma do músculo reto do abdome), enquanto a dor peritoneal profunda causada por doença intraperitoneal tende a diminuir (teste de Carnett). É possível encontrar hiperestesia nos distúrbios da parede abdominal ou em caso de peritonite localizada, mas o sintoma é mais evidente nos pacientes com herpes-zóster, compressão de raiz espinal e outros problemas neuromusculares. A presença de um ponto de gatilho da dor, a sensibilidade dolorosa no gradil costal e a dor agravada por movimento da coluna vertebral indicam problemas na parede do abdome que melhoram muito após infiltração de anestésico.

Massas abdominais geralmente são detectadas por palpação profunda. Lesões superficiais, como distensão de vesícula biliar ou abscesso de apêndice, frequentemente têm consistência macia e limites definidos. Massas mais profundas podem estar aderidas às paredes lateral e posterior do abdome e muitas vezes estão parcialmente cobertas e isoladas pelo omento e pelo intestino delgado sobrejacentes. Consequentemente, suas bordas são mal-definidas e a palpação produz apenas uma dor surda. Exemplos incluem o fleimão pancreático e o aneurisma aórtico roto.

(f) **Manobras** – Mesmo quando uma massa não for percebida diretamente, sua presença pode ser inferida por outras manobras. Um abscesso volumoso do psoas pode causar dor quando o quadril é passivamente estendido ou ativamente flexionado contra resistência (sinal do psoas ilíaco). A rotação interna e externa da coxa em flexão exerce pressão dolorosa (sinal do obturador) sobre uma alça de intestino delgado que esteja encarcerada dentro do canal do obturador (hérnia obturatória). A sensibilidade à percussão sobre o gradil costal inferior indica quadro inflamatório afetando diafragma, fígado, baço ou suas estruturas adjacentes. A dor referida ao ponto de McBurney a partir da palpação do quadrante inferior esquerdo (sinal de Rovsing) está associada à apendicite aguda. Quando houver suspeita de que a defesa possa estar mascarando a inflamação aguda da vesícula biliar, deve-se proceder à palpação da região subcostal direita enquanto o paciente inspira profundamente. A inspiração será suspensa abruptamente por dor (sinal de Murphy) ou será possível sentir o fundo da vesícula batendo contra os dedos do examinador durante o abaixamento do diafragma. A dor no ombro indica irritação do diafragma por líquidos como sangue, pus, conteúdo gástrico ou fezes. O sinal de Kehr é descrito como dor no ombro esquerdo associada ao hemoperitônio. Na pielonefrite aguda, a sensibilidade dolorosa no ângulo costovertebral é comum.

Como não estão invariavelmente presentes, esses sinais específicos são úteis junto com história compatível e achados físicos relacionados.

(g) **Anéis inguinais e femorais; órgãos genitais masculinos** – Os anéis inguinais e femorais em ambos os sexos e os órgãos genitais de pacientes do sexo masculino devem ser examinados.

(h) **Exame retal** – O exame retal deve ser realizado na maioria dos pacientes com abdome agudo. A sensibilidade dolorosa ao toque é inespecífica, mas a sensibilidade do lado direito do reto acompanhada por dor de rebote no abdome inferior indica irritação peritoneal causada por apendicite pélvica ou abscesso pélvico. Outros achados úteis incluem tumor retal, fezes manchadas de sangue ou sangue oculto nas fezes (detectado por teste do guaiacol).

(i) **Exame da pelve** – O diagnóstico equivocado de abdome agudo é mais frequente nas mulheres, particularmente nas mais jovens. O exame da pelve é essencial nas mulheres com leucorreia, dismenorreia, menorragia ou dor no quadrante inferior esquerdo. Um exame da pelve bem-realizado é inestimável para diferenciar entre doenças inflamatórias agudas da pelve que não requerem tratamento cirúrgico e apendicite aguda, torção de cisto ovariano ou abscesso tubo-ovariano.

EXAMES COMPLEMENTARES

Com a anamnese e o exame físico, chega-se ao diagnóstico em dois terços dos casos de abdome agudo. Exames laboratoriais e radiológicos complementares são indispensáveis para o diagnóstico de muitos dos quadros cirúrgicos, para exclusão de causas passíveis de tratamento clínico e para auxiliar no preparo pré-operatório. Mesmo na ausência de um diagnóstico específico, é possível que haja informações suficientes que sirvam de base para tomar decisões racionais sobre a conduta. Exames complementares são úteis quando provavelmente possam alterar de maneira significativa ou aprimorar as decisões terapêuticas. Justifica-se o uso mais liberal de exames diagnósticos em idosos ou em pacientes gravemente enfermos, nos quais os achados na história clínica e no exame físico possam ser menos confiáveis.

A disponibilidade e a confiabilidade de determinados exames varia entre os hospitais. Ao optar por um exame, devem ser considerados invasividade, riscos e custo-efetividade. Os resultados dos exames devem ser interpretados à luz do contexto clínico de cada caso. Exames básicos devem ser solicitados em todos os pacientes, exceto naqueles em estado críticos, enquanto outros exames menos vitais podem ser deixados para mais tarde de acordo com a necessidade.

▶ Exames laboratoriais

A. Exames de sangue

Hemoglobina, hematócrito e contagens global e diferencial de leucócitos realizadas à admissão são muito informativos. Leucocitoses crescente ou acentuada (> 13.000/μL), assim como leucopenia (< 5.000/μL), indicam infecção grave. As contagens diferenciais devem ser revisadas, uma vez que o aumento de neutrófilos (desvio à esquerda) pode sugerir infecção, mesmo com contagem global de leucócitos normal. Ademais, a presença de bastões pode indicar infecção grave.

As dosagens séricas de eletrólitos, nitrogênio ureico e creatinina são importantes, sobretudo quando há suspeita de hipovolemia (i.e., em caso de choque, vômitos ou diarreia abundantes, ou de apresentação tardia). Considera-se imperativa a dosagem de creatinina sérica antes de realizar exames radiológicos com contraste iodado, em razão da possibilidade de lesão renal. A gasometria arterial e a dosagem de lactato devem ser obtidas em pacientes com hipotensão, peritonite generalizada, pancreatite, suspeita de isquemia intestinal e septicemia. Níveis séricos elevados de lactato indicam isquemia intestinal devido à correlação com o metabolismo anaeróbio. Entretanto, o resultado não é específico, podendo haver aumento em outros quadros clínicos, como desidratação, uso de cocaína ou falência hepática. Acidose metabólica inesperada pode ser a primeira pista para a descoberta de uma doença grave.

O aumento da amilase ou, mais especificamente, da lipase sérica corrobora o diagnóstico clínico de pancreatite. Valores moderadamente aumentados de amilase devem ser interpretados com cautela, uma vez que níveis anormais frequentemente acompanham quadros de estrangulamento ou isquemia intestinal, torção de cisto de ovário ou úlcera perfurada. A lipase é mais específica para a pancreatite.

Nos pacientes em que se suspeita de doença hepatobiliar, os exames de função hepática (bilirrubina, fosfatase alcalina, aspartato aminotransferase, alanina aminotransferase, albumina e globulina séricas) são úteis para diferenciar entre distúrbios hepáticos cirúrgicos e clínicos e para avaliar a gravidade da doença parenquimatosa subjacente.

Os estudos da coagulação (contagem de plaquetas, tempo de protrombina e tempo parcial de tromboplastina) podem ser solicitados em determinados pacientes em antecipação ao procedimento cirúrgico. Eles devem ser avaliados em pacientes fazendo uso de anticoagulantes, como a varfarina, para assegurar níveis terapêuticos ou para alertar o clínico sobre a necessidade de correção antes da intervenção cirúrgica. O tempo de protrombina também é um marcador da função de síntese do fígado nas pacientes com doença hepática avançada. Deve-se considerar a possibilidade de realizar esfregaço de sangue periférico se a história indicar alguma anormalidade hematológica (cirrose, petéquias, etc.). A velocidade de hemossedimentação, muitas vezes inespecificamente elevada nos quadros de abdome agudo, tem valor diagnóstico duvidoso; valores normais não excluem quadros graves com indicação cirúrgica.

Uma amostra de sangue coagulado deve ser enviada para prova cruzada sempre que for antecipada uma cirurgia urgente ou quando houver suspeita de hemorragia. A dosagem sérica de β-hCG é rotineiramente realizada em muitas instituições em vez do exame de urina. A dosagem deve ser feita em todas as mulheres em idade fértil.

B. Exame de urina

O exame de urina é fácil de realizar e pode revelar dados úteis. Urina escura ou com aumento de densidade indica desidratação leve nos pacientes com função renal normal. A hiperbilirrubinemia pode fazer a urina ter cor de chá preto e espumar quando agitada. Hematúria ou piúria microscópicas ajudam a confirmar cólica ureteral ou infecção urinária e evitam uma cirurgia desnecessária. Exames com fita (para albumina, bilirrubina, glicose e cetonas) podem revelar uma causa clínica para o abdome agudo. Devem ser solicitados exames de gravidez em todas as pacientes em idade fértil caso não tenha sido realizada a dosagem sérica.

C. Exame de fezes
Sangramento gastrintestinal não é uma característica comum do quadro de abdome agudo. De qualquer forma, a pesquisa de sangue oculto nas fezes deve ser rotineiramente solicitada. O exame positivo indica lesão de mucosa que pode ser responsável por obstrução do intestino grosso ou por anemia crônica, ou carcinoma até então imprevisto.

Devem ser enviadas amostras de fezes para cultura nos pacientes sob suspeita de gastrenterite, disenteria ou cólera. A infecção por *Clostridium difficile* deve fazer parte do diagnóstico diferencial de qualquer paciente recentemente tratado com antimicrobiano.

▶ Exames de imagem

As imagens radiográficas tornaram-se uma ajuda inestimável para avaliação, diagnóstico e, até mesmo, tratamento do abdome agudo. É muito importante que o cirurgião, familiarizado com o quadro clínico do paciente, reveja todas as imagens. Deve ser lembrado que pacientes com suspeita de "catástrofe abdominal" podem ser levados ao centro cirúrgico sem qualquer imagem confirmatória.

A. Radiografias torácicas simples
Uma radiografia torácica com o paciente de pé é essencial em todos os casos de abdome agudo. Não apenas é vital para a avaliação pré-operatória, como também pode demonstrar doenças supradiafragmáticas capazes de simular abdome agudo (p. ex., pneumonia de lobo inferior ou ruptura de esôfago). A elevação de hemicúpula diafragmática ou a presença de derrame pleural chamam atenção para lesões inflamatórias subfrênicas. A presença de ar sob o diafragma sugere perfuração de víscera e talvez postergue a necessidade de imagens adicionais. Para detecção de ar livre na cavidade peritoneal, a radiografia torácica com o paciente de pé é mais sensível do que a radiografia simples do abdome.

B. Radiografias abdominais simples
As radiografias abdominais com o paciente em decúbito dorsal devem ser solicitadas apenas em casos específicos. Em geral, as imagens com o paciente de pé (ou em decúbito lateral) contribuem com poucas informações adicionais, exceto nos casos suspeitos de obstrução intestinal, e raramente eliminam a necessidade de outros exames de imagem. As radiografias simples estão indicadas em pacientes com sinais e sintomas de obstrução intestinal ou em pacientes com suspeita de ingestão de corpo estranho; não devem ser realizadas em gestantes, indivíduos instáveis nos quais já existam sinais físicos evidentes para indicar laparotomia, ou naqueles com dor leve e inespecífica. Ao examinar as radiografias simples, deve-se observar o padrão de distribuição dos gases nas vísceras ocas; um padrão anormal de gases intestinais sugere íleo paralítico, obstrução intestinal mecânica ou pseudo-obstrução. As obstruções intestinais geralmente são acompanhadas por achados de distensão gasosa, níveis hidroaéreos, distensão do ceco e escassez de ar no reto. A dilatação colônica é encontrada no megacolo tóxico ou no volvo (Fig. 30-15). As "impressões digitais" na parede colônica são observadas em metade dos pacientes com colite isquêmica. Densidades radiopacas podem ser encontradas em caso de cálculos biliares, renais ou ureterais, assim como em caso de corpo estranho. Embora os cálculos renais e biliares possam ser vistos em radiografias simples, quase sempre há indicação de outros exames de imagem, o que torna desnecessária a realização de radiografias.

A presença de gás livre sob o hemidiafragma sugere perfuração de víscera, embora não identifique a fonte. Sua presença em aproximadamente 80% das úlceras perfuradas corrobora o diagnóstico clínico. Nas perfurações de colo, observa-se pneumoperitônio massivo. A presença de ar na árvore biliar indica comunicação biliar-entérica, como no íleo biliar. O ar delineando o sistema venoso porta caracteriza a pileflebite.

C. Ultrassonografia
A ultrassonografia tem se tornado mais comum na avaliação inicial de dor abdominal e pode ser utilizada à beira do leito por médicos treinados. É um dos primeiros exames para dor no quadrante superior direito de natureza biliar. A ultrassonografia tem sensibilidade diagnóstica de cerca de 80% para apendicite aguda e é especialmente útil em gestantes devido à segurança e ao baixo custo. Torna-se tecnicamente mais difícil no terceiro trimestre em razão do tamanho do útero gravídico. A ultrassonografia também é importante na investigação de diversas causas ginecológicas de dor abdominal. Utilizando exames com Doppler colorido, pode-se distinguir cistos avasculares e massas torcidas de processos inflamatórios e infecciosos. A ultrassonografia com Doppler também pode ser usada para avaliar o fluxo nos vasos mesentéricos.

D. Tomografia computadorizada
Atualmente, a tomografia computadorizada (TC) do abdome em geral é rápida e facilmente disponível. Esse exame mostrou-se extremamente útil na investigação de queixas abdominais em pacientes que não tenham indicação bem-definida de laparotomia ou laparoscopia. A TC tem excelente acurácia diagnóstica. A opção pelo uso de contraste deve ser cuidadosamente ponderada a cada caso. A administração intravenosa (IV) de contraste pode ser limitada pela dosagem de creatinina. O contraste oral é útil para distinguir entre intestino e o restante do conteúdo abdominal. Ele pode ser administrado pelas vias oral ou retal; a administração oral implica aumento substancial no tempo para obtenção das imagens e talvez não seja apropriada nos pacientes em estado grave. Com os novos aparelhos, o uso de contraste oral frequentemente é desnecessário, exceto quando se suspeita de perfuração intestinal ou de vazamento de anastomose. Os novos aparelhos de TC de baixa dose estão se tornando disponíveis,

reduzem a exposição à radiação e são vantajosos na obtenção de imagens em pacientes pediátricos. Os exames de TC devem ser utilizados com prudência nas gestantes em razão do risco que a radiação impõe ao feto, especialmente no primeiro trimestre. Durante a gravidez, a ultrassonografia e a ressonância magnética (RM) são as técnicas de imagem preferenciais.

Com a TC, é possível identificar pequenos volumes de gás livre na cavidade peritoneal e sítios de doença inflamatória que indiquem cirurgia imediata (apendicite, abscesso tubo-ovariano) ou posterguem sua indicação (diverticulite não complicada, pancreatite, abscesso hepático). O exame não deve substituir ou atrasar a cirurgia em pacientes cujos achados não irão alterar a decisão de operar. A TC mostrou-se útil no diagnóstico de apendicite, especialmente quando o exame e os dados laboratoriais não estavam claros, e é recomendada nas mulheres, já que outras doenças pélvicas podem explicar a presença de dor no quadrante inferior direito.

E. Angiografia

A angio-TC (ATC), a angiografia invasiva ou a angiorressonância magnética (ARM) são exames indicados em caso de isquemia intestinal ou quando se suspeita de hemorragia em curso, e devem preceder qualquer estudo contrastado gastrintestinal que possa atrapalhar a interpretação das imagens. A angiografia seletiva é um método confiável para diagnóstico de infarto mesentérico. A angiografia de emergência pode confirmar a ruptura de adenoma ou carcinoma hepático ou de aneurisma de artéria esplênica ou outra artéria visceral. Além disso, ela pode ser terapêutica para instalação de mola ou para embolização de doença aneurismática. Nos pacientes com sangramento massivo do trato gastrintestinal inferior, a angiografia é capaz de identificar o sítio do sangramento, sugerir o provável diagnóstico (p. ex., ectasia vascular, poliarterite nodosa) e auxiliar na terapêutica, caso se opte por embolização. A angiografia tem pouco valor nos casos de ruptura de aneurisma aórtico ou quando há achados peritoneais francos (peritonite). Está contraindicada em pacientes instáveis em choque ou com sepse e raramente é indicada quando outros achados ou exames já tenham determinado a realização de laparotomia ou laparoscopia. A função renal do paciente deve ser avaliada antes de administrar contraste. A ARM é útil quando o paciente não puder usar contraste IV (em razão de disfunção renal ou de alergia ao agente de contraste). Também é utilizada como modalidade alternativa para obtenção de imagens em gestantes.

F. Estudos radiológicos contrastados do trato gastrintestinal

Os estudos radiológicos contrastados do trato gastrintestinal não devem ser solicitados rotineiramente como exames de rastreamento. Eles são úteis apenas se alguma doença específica a ser considerada puder ser confirmada ou tratada por meio de exame radiológico contrastado. Em caso suspeito de perfuração do esôfago ou da região gastroduodenal sem pneumoperitônio, dá-se preferência a um meio de contraste hidrossolúvel (p. ex., diatrizoato de meglumina). Se não houver evidência clínica de perfuração intestinal, com o enema baritado, pode-se identificar o nível da obstrução do intestino grosso e até reduzir o volvo ou a intussuscepção de sigmoide. Os exames contrastados no trato gastrintestinal superior também podem ser úteis para investigar extravasamento ou esvaziamento da bolsa gástrica.

G. Cintilografias

A utilização de cintilografias foi muito reduzida pela disponibilização rotineira de exames de TC em ambiente de urgência. As cintilografias de fígado-baço, com ácido iminodiacético hepatobiliar (HIDA, do inglês *Hepatobiliary iminodiacetic acid*) e com gálio podem ser usadas para localizar abscessos intra-abdominais em casos raros. Com radionuclídeos para avaliar *pool* de sangue ou com coloide de enxofre marcado com tecnécio, é possível identificar a origem de sangramentos intestinais lentos ou intermitentes. Os exames com pertecnetato de tecnécio podem revelar mucosa gástrica ectópica em pacientes com divertículo de Meckel.

▶ Endoscopia

A proctossigmoidoscopia está indicada em qualquer paciente sob suspeita de obstrução de intestino grosso, com sangue vivo evidente nas fezes ou massa no reto. Deve-se utilizar volume mínimo de ar para insuflação intestinal a fim de reduzir a chance de perfuração intestinal iatrogênica. Além de permitir a redução de volvo do sigmoide, a colonoscopia também pode localizar a fonte de sangramento em casos de hemorragia do trato gastrintestinal inferior que tenha cessado. A gastroduodenoscopia e a colangiopancreatografia endoscópica retrógrada (CPER) geralmente são realizadas de forma eletiva para avaliar quadros inflamatórios menos urgentes (p. ex., gastrite, doença péptica) em pacientes sem sinais de alarme abdominais. Entretanto, pode-se indicar CPER de urgência em casos suspeitos de colangite.

▶ Paracentese

Embora a paracentese esteja se tornando cada vez mais rara, é importante saber que, em pacientes com líquido livre na cavidade peritoneal, a aspiração de sangue, bile ou conteúdo intestinal indica enfaticamente a realização de laparotomia. Por outro lado, a obtenção de líquido ascítico infectado pode definir o diagnóstico de peritonite bacteriana espontânea, peritonite tuberculosa ou ascite quilosa, quadros que raramente requerem cirurgia.

▶ Laparoscopia

A laparoscopia é uma modalidade terapêutica e diagnóstica. A participação da laparoscopia foi ampliada para que se tornasse uma modalidade útil no tratamento das emergências abdominais. Em determinados casos, foi associada à redução na dor e ao menor tempo de recuperação. Seu uso depende da experiência do cirurgião e do equipamento e da equipe no centro cirúrgico.

Em casos de diagnóstico incerto, a laparoscopia ajuda a orientar o planejamento cirúrgico e evita laparotomias desnecessárias. Em mulheres jovens, a laparoscopia ajuda a distinguir entre problemas não cirúrgicos (ruptura de folículo de Graaf, doença inflamatória pélvica, doença tubo-ovariana) e apendicite.

Em pacientes obesos, permite incisão menor e menos agressiva. Em pacientes obnubilados, idosos ou em estado crítico, que frequentemente têm manifestações enganosas de abdome agudo, ela pode facilitar o tratamento mais precoce nos pacientes com achados positivos e evitar a morbidade adicional de uma laparotomia nos casos negativos. Todos os pacientes sendo submetidos à laparoscopia devem estar preparados e aptos à conversão para procedimento aberto, se necessário.

A laparoscopia tornou-se o padrão de atenção no tratamento cirúrgico da apendicite e da colecistite. Para a colecistite aguda, a laparoscopia, realizada nas primeiras 48 horas desde a instalação dos sintomas, reduz o risco de conversão para procedimento aberto, o que reforça a importância do diagnóstico precoce. A laparoscopia também pode ser utilizada para tratamento de obstruções de intestino delgado, podendo resultar em menor morbidade e retorno mais rápido à dieta normal.

INCERTEZA DIAGNÓSTICA

À medida que o cirurgião reúne dados, o diagnóstico diferencial é restringido e a condução do caso se esclarece. O plano de ação depende de o paciente ter indicação de:

- Ir diretamente para o centro cirúrgico;
- Ser admitido para observação com expectativa de intervenção cirúrgica;
- Ser admitido para observação cirúrgica ou para investigação diagnóstica complementar ou;
- Ser admitido para tratamento clínico em caso de dor abdominal não cirúrgica.

Diversas populações de pacientes podem não ter a apresentação esperada para o quadro de abdome agudo. O quadro clínico inicial frequentemente é pouco claro. As seguintes observações devem ser consideradas:

1. Dor abdominal aguda que persiste por mais de 6 horas deve ser considerada potencialmente cirúrgica e requer investigação em regime de internação. Dor bem-localizada e sensibilidade dolorosa à palpação geralmente indicam quadro cirúrgico. Hipoperfusão sistêmica com dor abdominal generalizada raramente é não cirúrgica;
2. Apendicite aguda e obstrução intestinal são os diagnósticos finais mais frequentes em casos inicialmente considerados erroneamente como não cirúrgicos. O diagnóstico de apendicite deve ser mantido como principal possibilidade em pacientes sob suspeita de sepse ou lesão inflamatória. É a causa mais comum dos achados peritoneais bizarros que causam íleo ou obstrução intestinal. A apendicite pélvica com dor abdominal leve, vômitos e diarreia com evacuações frequentes simula gastrenterite. Durante a gravidez, são encontradas apresentações atípicas de apendicite;
3. Salpingite, dismenorreia, lesões ovarianas e infecção do trato urinário complicam a investigação de abdome agudo em mulheres jovens. Erros de diagnóstico podem ser evitados com história ginecológica minuciosa, além de exame da pelve e análise da urina. A solicitação de um exame de gravidez sempre deve ser considerada;
4. Tipos incomuns ou manifestações atípicas de obstrução intestinal facilmente passam despercebidos. Vômitos, distensão abdominal e níveis hidroaéreos na radiografia podem ser desprezíveis na hérnia de Richter, nas obstruções proximais ou de alça fechada de intestino delgado e na fase inicial de volvo cecal. A ocorrência de obstrução intestinal em mulher idosa que não tenha sido previamente operada sugere hérnia femoral encarcerada ou, raramente, hérnia obturatória ou íleo biliar;
5. Pacientes idosos ou cardíacos com dor abdominal difusa que não cede, mas sem sinais peritoneais, podem estar tendo isquemia intestinal. Deve-se dosar o pH arterial e o lactato, e há indicação para realização rápida de angiografia ou de ATC das vísceras abdominais;
6. As causas clínicas de abdome agudo devem ser consideradas e excluídas antes de proceder à laparotomia exploratória (Tab. 21-5). Pode-se encontrar dor no abdome superior em casos de infarto do miocárdio, quadros pulmonares agudos, pancreatite e hepatite aguda. Em pacientes com febre reumática aguda, poliarterite nodosa e outras vasculopatias, pode-se encontrar desconforto abdominal generalizado ou migratório. Bursite aguda e doenças da articulação coxofemoral podem produzir dor irradiando para os quadrantes inferiores;
7. Deve-se ter atenção para a possibilidade de colecistite aguda, apendicite aguda e úlcera péptica perfurada em pacientes já hospitalizados em razão de uma doença que afete outro sistema de órgãos.

Tabela 21-5 Causas clínicas de abdome agudo sem indicação de cirurgia

Distúrbios endócrinos e metabólicos	Infecções e distúrbios inflamatórios
Uremia	Tabes dorsal
Crise de diabetes	Herpes-zóster
Crise addisoniana	Febre reumática aguda
Porfiria intermitente aguda	Púrpura de Henoch-Schönlein
Hiperlipoproteinemia aguda	Lúpus eritematoso sistêmico
Febre familiar do Mediterrâneo	Poliarterite nodosa
Doenças hematológicas	**Dor referida**
Crise falciforme	Região torácica
Leucemia aguda	Infarto do miocárdio
Outras discrasias	Pericardite aguda
Toxinas e drogas	Pneumonia
Intoxicação por chumbo e outros metais pesados	Pleurisia
	Embolia pulmonar
Abstinência de narcóticos	Pneumotórax
Envenenamento por toxina de aranha viúva-negra	Empiema
	Quadris e dorso

POPULAÇÕES ESPECÍFICAS

▶ Idosos

Considerando o crescimento da população de idosos, os médicos devem esperar encontrar mais pacientes dessa faixa etária. Os pacientes idosos que se apresentam com abdome agudo têm maior probabilidade de requerer intervenção cirúrgica. Esses pacientes com frequência apresentam uma ou mais comorbidades complicando sua apresentação. Por exemplo, os pacientes com doença cardiovascular, diagnosticada ou não, têm maior probabilidade de apresentar isquemia mesentérica como causa de dor abdominal. Uma das causas mais frequentes de dor abdominal aguda em idosos é a obstrução intestinal. A etiologia dessas obstruções intestinais difere daquela das populações mais jovens, com câncer e hérnias sendo mais prováveis no diagnóstico diferencial. Os pacientes idosos tendem a se apresentar mais tardiamente no curso da doença. Muitos terão história cirúrgica que dificultará tecnicamente a intervenção atual. Embora a intervenção cirúrgica para abdome agudo seja segura e necessária, as taxas de mortalidade e morbidade são mais altas, em grande parte pelas comorbidades clínicas e por terem menor reserva funcional.

▶ Bariátricos

A obesidade vem tendo prevalência crescente nos Estados Unidos, e a cirurgia bariátrica tornou-se relativamente comum. Essa população de pacientes apresenta diagnóstico diferencial específico para abdome agudo e dificuldades anatômicas peculiares para o cirurgião. Os achados do exame físico podem ser vagos em razão da compleição física do paciente. A taquicardia é um sinal nefasto que não deve ser negligenciado. Entre as causas comuns de abdome agudo na população bariátrica estão úlceras marginais, obstrução causada por hérnia interna ou por aderências e complicações da banda gástrica. Em razão da formação comum de cálculos biliares após perda ponderal rápida, a colecistite é outra causa frequente de abdome agudo em pacientes após derivação gástrica.

▶ Gestantes

As gestantes podem se apresentar com sintomas dúbios. A gestação normal pode estar associada à náusea e vômitos ou a uma leucocitose leve. O exame físico também pode causar confusão em razão do deslocamento de órgãos pelo útero aumentado. A causa mais comum de abdome agudo em gestantes é apendicite. Na gestante, a apendicite pode se apresentar com dor de localização atípica em razão do deslocamento produzido pelo útero. A dor pode estar localizada no quadrante superior direito ou, se o apêndice tiver sido empurrado no sentido posterior, a paciente pode não manifestar dor peritoneal. Uma vez diagnosticada, indica-se intervenção precoce, considerando que a ruptura do apêndice aumenta o risco de morte fetal.

Tabela 21-6 Indicações para cirurgia de urgência em pacientes com abdome agudo

Achados físicos
- Defesa ou rigidez involuntária, especialmente se estiver se estendendo
- Sensibilidade dolorosa localizada à palpação crescente ou intensa
- Distensão tensa ou progressiva
- Massa abdominal ou retal dolorosa com febre alta ou hipotensão
- Sangramento retal com choque ou acidose
- Achados abdominais ambíguos acompanhados por septicemia (febre alta, leucocitose intensa ou crescente, alteração no nível de consciência ou aumento da intolerância à glicose em paciente diabético)
  - Sangramento (choque ou acidose sem explicação, queda do hematócrito)
  - Suspeita de isquemia (acidose, febre, taquicardia)
  - Deterioração do estado com tratamento conservador

Achados radiológicos
- Pneumoperitônio
- Distensão abdominal de grande importância ou progressiva
- Extravasamento do meio de contraste na cavidade peritoneal
- Lesão de massa no exame de imagem, com febre
- Obstrução mesentérica na angiografia

Achados endoscópicos
- Perfuração ou lesão com sangramento incontrolável

▶ Imunocomprometidos

Os pacientes imunocomprometidos são únicos na medida em que sua resposta imune não determinará a mesma apresentação clínica de pacientes saudáveis. Essa população inclui pacientes com HIV/Aids, diabetes melito, pacientes em tratamento quimioterápico, pacientes transplantados e pacientes em tratamento com corticosteroides. Nos pacientes imunossuprimidos, o diagnóstico diferencial é mais amplo e inclui muitas etiologias clínicas obscuras, como diversas infecções oportunistas. Em razão da falta de reação inflamatória, o exame físico pode não parecer preocupante. O examinador deve estar ciente da possibilidade de um "exame inocente" em um cenário clínico, de resto, preocupante. Esses pacientes frequentemente não evoluem com a leucocitose esperada. O diagnóstico tardio pode ser devastador quando os pacientes se apresentam com doença avançada, em choque ou com peritonite, com reserva funcional reduzida.

INDICAÇÕES PARA INTERVENÇÃO CIRÚRGICA

A necessidade de cirurgia é evidente quando o diagnóstico é certo, mas, algumas vezes, a cirurgia é necessária antes que se chegue a um diagnóstico preciso. A Tabela 21-6 lista algumas indicações de laparotomia ou laparoscopia com urgência. Entre os pacientes com dor abdominal aguda, aqueles com mais de 65 anos requerem cirurgia com maior frequência (33%) do que os mais jovens (15%).

Sugere-se uma política liberal de exploração em pacientes com diagnóstico inconclusivo, mas com dor persistente no quadrante inferior direito. A dor no quadrante superior esquerdo raramente requer laparotomia urgente e, na maioria das vezes, sua causa pode esperar por exames eletivos confirmatórios.

CONDUTA PRÉ-OPERATÓRIA

Após a avaliação inicial, há indicação de uso de analgésicos por via parenteral para alívio da dor. Em doses moderadas, os analgésicos não obscurecem os achados físicos nem mascaram sua evolução subsequente. De fato, massas abdominais podem tornar-se evidentes uma vez que o espasmo dos músculos retos seja aliviado. A dor que persiste apesar de doses suficientes de opioides sugere quadro grave que muitas vezes requer intervenção cirúrgica.

A ressuscitação em pacientes agudamente enfermos deve ser feita com base no déficit de volume intravascular e no quadro sistêmico. Os medicamentos devem ser restritos às necessidades essenciais. Deve-se dar atenção especial a fármacos cardiovasculares e corticosteroides e ao controle do diabetes. Antimicrobianos estão indicados para algumas doenças infecciosas ou como profilaxia perioperatória.

Há indicação de colocação de sonda nasogástrica nos pacientes com hematêmese ou vômitos copiosos, naqueles sob suspeita de obstrução intestinal ou íleo paralítico. Essa precaução pode evitar aspiração em pacientes com superdosagem de drogas ou intoxicação alcoólica, nos comatosos ou muito debilitados, ou em pacientes idosos com redução do reflexo da tosse. Há indicação de instalação de cateter urinário nos pacientes com hipoperfusão sistêmica. Em alguns pacientes idosos, o cateter elimina a causa da dor (distensão aguda da bexiga) ou revela sinais abdominais importantes.

Talvez haja dificuldade de obter consentimento informado para a cirurgia quando o diagnóstico for incerto. É prudente discutir com o paciente e a família sobre possibilidades como múltiplas cirurgias, estomas intestinais temporários ou permanentes, impotência ou esterilidade e ventilação mecânica pós-operatória. Sempre que houver incerteza sobre o diagnóstico exato – especialmente em pacientes jovens ou muito fragilizados –, uma discussão pré-operatória franca sobre o dilema diagnóstico e sobre as razões para a indicação de laparotomia ou laparoscopia reduzem ansiedades e mal-entendidos no pós-operatório.

▶ Referências

Caruso C, La Torre M, Benini B, et al: Is laparoscopy safe and effective in nontraumatic acute abdomen? *J Laparoendosc Adv Surg Tech A* 2011;21(7):589-593. [Epub Jul 20, 2011].

Costamagna D, Pipitone Federico NS, Erra S et al: Acute abdomen in the elderly. A peripheral general hospital experience. *G Chir* 2009; 30(6/7):315-322.

Greenstein AJ, O'Rourke RW: Abdominal pain after gastric bypass: suspects and solutions. *Am J Surg* 2011;201:819-827.

Katz DS, Klein MA, Ganson G, Hines JJ: Imaging of abdominal pain in pregnancy. *Radiol Clin North Am* 2012;50(1):149-171.

Long SS, Long C, Lai H, Macura KJ: Imaging strategies for right lower quadrant pain in pregnancy. *Am J Roentgenol* 2011;196(1):4-12.

Van Randen A, Lameris W, van Es HW et al on behalf of the OPTIMA study group: The role of plain radiographs in patients with acute abdominal pain at the ED. *Am J of EM* 2011;29:582-589.e2.

QUESTÕES DE MÚLTIPLA ESCOLHA

1. Das seguintes causas de dor abdominal, qual ocorre com maior frequência em pacientes com menos de 50 anos em comparação com os mais idosos?
    A. Obstrução intestinal.
    B. Colecistite.
    C. Apendicite.
    D. Diverticulite.
    E. Isquemia mesentérica.

2. Qual das seguintes alternativas está correta em relação ao papel das radiografias simples do abdome na investigação do abdome agudo?
    A. Elas podem afastar a possibilidade de doença grave.
    B. São mais úteis quando a obstrução intestinal faz parte do diagnóstico diferencial.
    C. São parte importante da rotina de investigação nos pacientes que se apresentam para atendimento de emergência com dor abdominal.
    D. São os exames mais sensíveis para diagnóstico de víscera perfurada.
    E. São altamente sensíveis para detecção de doenças, incluindo apendicite, colecistite, litíase renal e sangramento gastrintestinal.

3. Um paciente de 65 anos é levado para atendimento de emergência com quadro de dor abdominal aguda de instalação abrupta. O paciente mostra-se desconfortável e está gemendo. Sinais vitais: PA 110/88 mmHg; FC 125 bpm e irregular; frequência respiratória 24 irm. O exame do abdome chama atenção pela ausência de distensão e ausência de sensibilidade dolorosa à palpação. Qual das seguintes alternativas seria a próxima etapa mais útil?
    A. Internação para observação.
    B. Teste de provocação oral.
    C. Exames laboratoriais básicos, incluindo hemograma, painel metabólico básico, amilase e lipase.
    D. Radiografia simples do abdome com o paciente de pé.
    E. Gasometria e dosagem de lactato.

4. Uma paciente de 32 anos, gestante de 30 semanas, chega ao setor de emergência com queixa de náusea, um episódio de vômito e dor no quadrante inferior direito. A ultrassonografia não foi capaz de visualizar o apêndice. A paciente está com 14.000 leucócitos no sangue periférico. A próxima etapa seria:
    A. Internação hospitalar para observação.

B. TC de abdome/pelve com contraste VO/IV.
   C. RM de abdome/pelve.
   D. Laparoscopia exploratória.
   E. Laparotomia exploratória.
5. Todas as seguintes alternativas são indicações de intervenção cirúrgica urgente, EXCETO:
   A. Paciente do sexo masculino, 49 anos, com dor no quadrante inferior direito com 12 horas de evolução, e 17.000 leucócitos.
   B. Paciente do sexo feminino, 45 anos, com diabetes melito, com 18 horas de evolução de dor no quadrante superior direito, 12.000 leucócitos e ultrassonografia revelando a presença de líquido pericolecístico, vesícula biliar com parede espessada e cálculos biliares.
   C. Paciente do sexo masculino, 52 anos, com 2 dias de evolução de dor no quadrante inferior bilateralmente e defesa abdominal ao exame físico, 18.000 leucócitos e TC de abdome/pelve revelando atenuação da gordura perirretal e gás extraluminal.
   D. Paciente do sexo masculino, 65 anos, com 1 dia de evolução de dor abdominal leve e relato de sangue vivo eliminado pelo reto. Pressão arterial normal, mas com hematócrito de 24% à admissão (contra hematócrito anterior de 42%).
   E. Paciente do sexo feminino, 78 anos, entubada, FC 110 bpm, PA 95/60 mmHg. A radiografia tor para confirmar o posicionamento da sonda endotraqueal revela a presença de ar subdiafragmático.

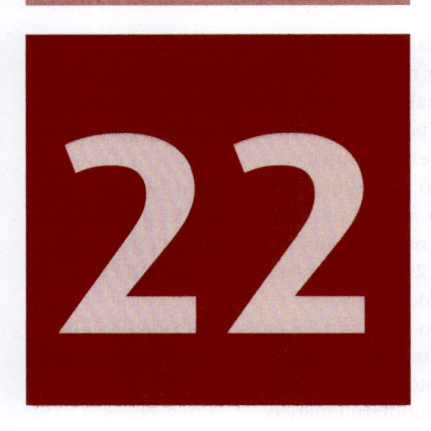

22 Cavidade peritoneal

Matthew Brady, MD
Eric Mahoney, MD

▼ O PERITÔNIO E SUAS FUNÇÕES

O peritônio é a membrana serosa delgada que reveste a cavidade peritoneal. Consiste na maior superfície serosa do corpo humano, com área semelhante à da pele. A estrutura é formada por uma única camada plana de células mesoteliais rica em microvilosidades. Sob o mesotélio, encontram-se a membrana basal e uma rede de colágeno frouxo contendo tecido conectivo vascularizado com fibroblastos e macrófagos dispersos. Normalmente há entre 5 e 20 mL de líquido peritoneal livre, o que pode variar nas mulheres, com nível máximo após a ovulação. O líquido peritoneal normal tem densidade inferior a 1,016, concentração de proteína abaixo de 3 g/dL, pH entre 7,5 e 8, e contagem de leucócitos inferior a 3.000/μL. O peritônio é anatomicamente dividido em parietal e visceral. O parietal forma a base das paredes anterior e posterior do abdome, assim como a superfície inferior do diafragma e da bacia pélvica. O peritônio visceral é refletido sobre as vísceras no interior da cavidade abdominal.

Antigamente considerado uma barreira passiva, hoje sabe-se que o peritônio tem diversas funções. As células mesoteliais secretam fosfatidilcolina, que fornece um ambiente quase sem atrito no interior do peritônio e permite que os órgãos intraperitoneais deslizem uns sobre os outros em razão da peristalse e dos movimentos. Com sua grande área de superfície e natureza semipermeável, ele participa da troca de líquido com o espaço extracelular em velocidade acima de 500 mL/h. A circulação do líquido peritoneal é dirigida aos linfáticos sobre a superfície inferior do diafragma onde as partículas com até 20 μm são eliminadas via estomas no mesotélio diafragmático e drenadas até o ducto torácico.

O peritônio reage intensamente à lesão e à inflamação. Normalmente estéril, o peritônio participa do reconhecimento e da eliminação de bactérias. As células mesoteliais secretam opsoninas que promovem a destruição de bactérias, expressam CD40 e auxiliam na apresentação de antígenos, além de expressar a molécula de adesão intercelular 1 (ICAM-1) e a molécula de adesão celular-vascular 1 (VCAM-1), que ajudam na fixação e ativação de linfócitos, granulócitos e monócitos em resposta aos agentes patogênicos infecciosos. Em condições normais, as células mesoteliais secretam o tPA que participa na adeliólise intraperitoneal. O peritônio tem participação importante na cicatrização de feridas, na secreção de vários mediadores da inflamação, incluindo fator de crescimento do endotélio vascular (VEGF), inibidor do ativador do plasminogênio (PAI) e monóxido de nitrogênio, TGF-β e TNF-α, em resposta a traumatismos. Após uma lesão, o peritônio reage com uma grande ação pró-inflamatória com depósito de fibrina e ativação das vias da coagulação. O desequilíbrio entre deposição de fibrina e fibrinólise após traumatismo do peritônio pode levar à organização dos depósitos de fibrina entre estruturas adjacentes, resultando nas aderências intraperitoneais, que serão discutidas oportunamente em seções adiante. Diferentemente do que ocorre com a cicatrização de feridas cutâneas, havendo lesão do mesotélio, há recriação uniforme da monocamada mesotelial em 5 a 10 dias.

Brochhausen C et al: Current strategies and future perspectives for intraperitoneal adhesion prevention. *J Gastrointest Surg* 2012;16:1256.

Brochhausen C et al: Intraperitoneal adhesions–an ongoing challenge between biomedical engineering and the life sciences. *J Biomed Mater Res A* 2011;98:143.

Dinarvand P et al: Novel approach to reduce postsurgical adhesions to a minimum: administration of losartan plus atorvastatin intraperitoneally. *J Surg Res* 2012.

DiZerega GS et al: *Peritoneal Surgery*. New York: Springer-Verlag, 2000.

Hellebrekers BW et al: Pathogenesis of postoperative adhesion formation. *Br J Surg* 2011;98(11):1503-1516.

Maciver AH et al: Intra-abdominal adhesions: cellular mechanisms and strategies for prevention. *Int J Surg* 2011;9:589.

PERITONITE PRIMÁRIA

A peritonite primária (espontânea), que ocorre na ausência de perfuração gastrintestinal, é causada, principalmente, por disseminação hematogênica, mas ocasionalmente ocorre por invasão bacteriana transluminal ou direta da cavidade peritoneal. A disfunção do sistema reticuloendotelial hepático e o comprometimento da destruição de bactérias por neutrófilos na periferia facilitam a bacteremia, levando à infecção rápida do líquido de ascite com menor capacidade bactericida. A peritonite primária está mais relacionada com cirrose e doença hepática avançada com líquido de ascite com baixa concentração de proteínas. Também é encontrada em pacientes com síndrome nefrótica ou lúpus eritematoso sistêmico, ou após esplenectomia na infância. A recorrência é comum em pacientes com cirrose e frequentemente se mostra fatal.

▶ Manifestações clínicas

A apresentação clínica é semelhante à da peritonite bacteriana secundária, com instalação abrupta de febre, distensão abdominal e dor à descompressão rápida. Contudo, 25% dos pacientes apresentam sintomas peritoneais leves ou ausentes. A maioria apresenta manifestações clínicas ou bioquímicas de cirrose ou nefrose avançada. Leucocitose, hipoalbuminemia e aumento do tempo de protrombina são achados característicos. O diagnóstico depende do exame do líquido de ascite, que revela contagem de leucócitos acima de 500/μL, sendo mais de 25% de polimorfonucleares. Gradiente de albumina entre sangue e líquido de ascite acima de 1,1 g/dL, aumento do nível sérico do ácido láctico, ou redução do pH do líquido ascítico (< 7,31) corroboram o diagnóstico. Encontram-se bactérias em esfregaços corados por Gram em apenas 25% dos casos. Em geral, a cultura do líquido de ascite inoculado imediatamente em meio para hemocultura à beira do leito revela um único microrganismo entérico, na maioria dos casos *Escherichia coli*, *Klebsiella*, ou estreptococos, mas houve relatos de *Listeria monocytogenes* em hospedeiros imunocomprometidos.

▶ Tratamento

A terapia antimicrobiana profilática não se mostrou efetiva. Assim que o diagnóstico é confirmado, inicia-se terapia antimicrobiana sistêmica com cefalosporinas de terceira geração (p. ex., cefotaxima) ou com associação de β-lactâmico-ácido clavulânico, além de tratamento de suporte.

PERITONITE TUBERCULOSA

▶ Fisiopatologia

A peritonite tuberculosa representa 0,5% dos novos casos de tuberculose. Ocorre como infecção primária sem envolvimento ativo pulmonar, intestinal, renal ou de tuba uterina. Sua causa é a reativação de um foco peritoneal latente derivado de disseminação hematogênica de origem remota ou de ruptura de linfonodos mesentéricos. Alguns casos ocorrem como manifestação sistêmica de infecção extra-abdominal. Os achados característicos são múltiplos pequenos tubérculos de consistência dura, elevados espalhados pelo peritônio, omento e mesentério. Tuberculoma cecal, aglomerado de linfonodos ou envolvimento do omento podem formar uma massa palpável.

A doença afeta indivíduos jovens, particularmente mulheres, tendo maior prevalência nos países em que a tuberculose ainda é endêmica. Os pacientes com Aids são especialmente suscetíveis ao desenvolvimento de tuberculose extrapulmonar.

▶ Manifestações clínicas

Entre os sintomas crônicos (que duram mais de uma semana) estão dor e distensão abdominais, febre, sudorese noturna, perda de peso e alteração do hábito intestinal. Há ascite em cerca de metade dos casos, especialmente se a doença for de longa duração, e ela pode ser a manifestação primária. Em um terço dos casos é possível palpar uma massa. O diagnóstico diferencial inclui doença de Crohn, carcinoma, cirrose hepática e linfoma intestinal. Cerca de 25% dos pacientes apresentam sintomas agudos sugestivos de obstrução intestinal ou peritonite aguda que podem ser confundidos com apendicite, colecistite ou úlcera perfurada.

A detecção de um sítio extra-abdominal de tuberculose, evidente na metade dos casos, é a indicação diagnóstica individualmente mais útil. Ocorre derrame pleural em até 50% dos pacientes. Paracentese, laparoscopia ou biópsia de peritônio aplicam-se apenas aos pacientes com ascite. O líquido peritoneal é caracterizado por concentração de proteínas acima de 3 g/dL, com diferença de albumina no soro e no líquido ascítico inferior a 1,1 g/dL e predominância de linfócitos. O diagnóstico definitivo é feito em 80% dos casos por cultura (frequentemente demorando várias semanas) e esfregaço direto. O exame de PPD (do inglês *purified protein derivative*) tem valor apenas quando positivo (cerca de 80% dos casos). Os exames hematológicos e bioquímicos raramente são úteis, e a leucocitose é incomum. A velocidade de hemossedimentação está aumentada em muitos casos. As presenças de líquido ascítico de alta densidade ou de massas de tecido mole na ultrassonografia ou na tomografia computadorizada (TC) corroboram o diagnóstico. Os pacientes jovens vindos de áreas endêmicas que apresentem os sintomas clássicos ou que tenham achados sugestivos nos exames de imagem devem ser submetidos à laparoscopia diagnóstica, o que pode evitar a laparotomia.

▶ Tratamento

Nos casos crônicos, dá-se preferência ao tratamento não cirúrgico se o diagnóstico puder ser confirmado. A maioria dos pacientes com sintomas agudos é diagnosticada apenas com laparotomia. Na ausência de obstrução ou de perfuração intestinal, deve-se realizar apenas biópsia de nódulo no peritônio ou no omento. A obstrução causada por estenose por lesão tuberculosa geralmente ocorre no íleo distal e no ceco, embora seja possível encontrar diversas áreas parciais ao longo do intestino delgado. Segmentos curtos de comprometimento intestinal localizado são melhor tratados com ressecção e anastomose primária. Em caso de múltiplas áreas de estenose, o tratamento pode ser feito com derivação laterolateral ou com reconstrução dos segmentos parcialmente estenosados.

A quimioterapia combinada antituberculose deve ser iniciada assim que o diagnóstico for confirmado ou assim que seja considerado provável. A resposta favorável é a regra, mas isoniazida e rifampicina devem ser mantidas por 18 meses após a cirurgia.

PERITONITE GRANULOMATOSA

▶ Fisiopatologia

Talco (silicato de magnésio), lubrificantes de luva feitos com amido de milho, resíduos de gaze e fibras de celulose de tecidos descartáveis utilizados na cirurgia podem estimular uma reação granulomatosa intensa (hipersensibilidade tardia) em alguns pacientes, 2 a 6 semanas após a laparotomia. O quadro é incomum desde que os cirurgiões limpem suas luvas antes de manusear vísceras abdominais. Mais raramente, a peritonite granulomatosa pode ocorrer como reação de hipersensibilidade a outros materiais estranhos (áscaris intestinais ou partículas de alimentos que tenham atravessado uma úlcera perfurada).

▶ Manifestações clínicas

Além da dor abdominal, que geralmente é desproporcional à febre baixa, é possível haver náusea e vômitos e outras queixas sistêmicas. A sensibilidade dolorosa à palpação do abdome geralmente é difusa, mas leve. A presença de líquido livre na cavidade abdominal, se detectada, deve ensejar coleta e exame para o padrão em cruz de Malta, diagnóstico das partículas de amido.

▶ Tratamento

A reoperação é pouco eficaz e deve ser evitada caso o diagnóstico possa ser feito. A maioria dos pacientes é submetida à reexploração em razão da falsa impressão de obstrução intestinal pós-operatória ou de sepse peritoneal. As massas granulomatosas duras, difusas, brancas, distribuídas pelo peritônio e omento, são facilmente confundidas com câncer ou com tuberculose, a não ser que se realize biópsia que demonstre granulomas de corpo estranho.

Se houver suspeita de peritonite bacteriana, a resposta ao tratamento com corticosteroide ou outros agentes anti-inflamatórios é tão impressionante que serve para confirmar o diagnóstico. Após melhora clínica, a metilprednisolona por via intravenosa pode ser substituída por prednisona por via oral mantida por 2 a 3 semanas. A doença é autolimitada e não predispõe à obstrução intestinal tardia.

Tabela 22-1 Causas comuns de peritonite

Gravidade	Causa	Taxa de mortalidade (%)
Leve	Apendicite Úlceras gastroduodenais perfuradas Salpingite aguda	< 10
Moderada	Diverticulite (perfurações localizadas) Perfuração não vascular de intestino delgado Colecistite gangrenosa Múltiplos traumatismos	< 20
Grave	Perfurações de intestino grosso Lesões isquêmicas de intestino delgado Pancreatite aguda necrosante Complicações pós-operatórias	20-80

PERITONITE BACTERIANA SECUNDÁRIA AGUDA

▶ Fisiopatologia

Denomina-se peritonite à reação inflamatória ou supurativa do revestimento peritoneal à irritação direta. A peritonite pode ocorrer após lesão perfurante, inflamatória, infecciosa ou isquêmica dos sistemas gastrintestinal ou geniturinário. Os exemplos mais comuns estão listados na Tabela 22-1. A peritonite secundária resulta de contaminação bacteriana com origem no interior de víscera ou de fonte externa (p. ex., lesão perfurante). Na maioria dos casos, segue-se à ruptura de víscera oca. A bile e a urina extravasadas, embora produzindo irritação apenas leve quando estéreis, são extremamente tóxicas quando infectadas e provocam uma intensa reação peritoneal. O suco gástrico de uma úlcera duodenal perfurada se mantém em grande parte estéril por várias horas, período em que provoca uma peritonite química com grande perda de líquido; mas, caso não haja tratamento, evolui em 6 a 12 horas para peritonite bacteriana. O líquido intraperitoneal dilui as proteínas opsoninas e prejudica a fagocitose. Além disso, a presença de hemoglobina na cavidade peritoneal facilita a produção de leucotoxinas por E. coli existentes na cavidade peritoneal, que reduzem a atividade bactericida. A infecção limitada e reduzida pode ser erradicada pelas defesas do hospedeiro, mas a contaminação persistente invariavelmente causa peritonite generalizada e, finalmente, septicemia com falência de múltiplos órgãos.

Entre os fatores que influenciam a gravidade da peritonite estão o tipo de bactéria ou de fungo contaminante, a natureza e a duração da lesão e o estado nutricional e imunológico do hospedeiro. O grau de peritonite varia com a causa. As contaminações limpas (p. ex., as perfurações do intestino proximal) ou bem localizadas (p. ex., ruptura de apêndice) evoluem para peritonite fulminante de forma relativamente lenta (p. ex., 12 a 24 horas). Por outro lado, as bactérias associadas ao intestino distal ou as perfurações em trato biliar infectado rapidamente vencem as defesas do hospedeiro. Esse grau de toxicidade também é característico da peritonite pós-operatória causada por vazamento de anastomose. As situações que normalmente causam peritonite leve podem produzir sepse potencialmente letal nos hospedeiros imunocomprometidos.

▶ Organismos causadores

A sepse sistêmica causada por peritonite ocorre em graus variáveis dependendo da virulência dos agentes patogêncios, carga bacteriana e duração da proliferação bacteriana e interação sinérgica. Exceto nos casos bacterianos espontâneos, a peritonite é quase invariavelmente polimicrobiana; nas culturas, geralmente, crescem mais de um aeróbio e mais de dois anaeróbios. O quadro microbiano reflete a flora bacteriana do órgão envolvido. Desde que a secreção gástrica e o esvaziamento gástrico sejam normais, as perfurações do trato digestório proximal (estômago e duodeno) serão geralmente estéreis ou associadas a um número relativamente pequeno de organismos gram-positivos. Lesões isquêmicas e as perfurações do intestino distal (p. ex., hérnia estrangulada) causam infecção por bactérias aeróbias em cerca de 30% dos casos e por organismos anaeróbios em cerca de 10%. A contaminação fecal, com carga bacteriana igual ou superior a 10^{12} microrganismos por grama, é extremamente tóxica.

As bactérias aeróbias respondem pela maioria das contaminações bacterianas e incluem espécies gram-negativas e gram-positivas. Os organismos gram-negativos mais frequentemente encontrados são *E. coli*, *Klebsiella*, *Enterobacter*, *Proteus mirabilis* e, raramente, *Pseudomonas aeruginosa*. Entre os organismos gram-positivos mais comuns estão *Enterococcus*, *Streptococcus* e, menos comumente, *Staphylococcus aureus* e *Staphylococcus* coagulase-negativos. *Bacteroides*, *Clostridium* e outros anaeróbios formam os agentes patogênicos anaeróbios mais encontrados. Os fungos raramente são isolados ainda que possam estar presentes em pacientes imunocomprometidos, predominando as espécies de *Candida*.

No passado, com frequência obtinham-se culturas intraoperatórias caso fosse encontrado pus no campo operatório. Levando em conta a natureza polimicrobiana da peritonite que se segue às perfurações intestinais, essas culturas agregam pouca informação com possibilidade de impactar o tratamento pós-operatório.

> Foo FJ et al: intraoperative culture swabs in acute appendicitis: a waste of resources. *Surgeon* 2008;6:278.
> Montravers P et al: Clinical and microbiological profiles of community-acquired and nosocomial intra-abdominal infections: results of the French prospective, observational EBIIA study. *J Antimicrob Chemother* 2009;63:785.
> Theunissen C et al: Management and outcome of high-risk peritonitis: a retrospective survey 2005-2009. *Int J Infect Dis* 2011;15:e769.

▶ Manifestações clínicas

Pode-se determinar a necessidade de cuidados de suporte para órgãos específicos e de cirurgia por meio da estimativa da gravidade da peritonite a partir de achados clínicos e laboratoriais.

Consulte mais detalhes sobre os aspectos radiológicos e outras investigações no Capítulo 21.

▶ Sinais e sintomas

As manifestações clínicas da peritonite refletem a gravidade e a duração da infecção além da faixa etária e do estado geral de saúde do paciente. Os achados físicos podem ser divididos em: (1) sinais abdominais com origem na lesão inicial e (2) manifestações da infecção sistêmica. A peritonite aguda frequentemente se apresenta com quadro de abdome agudo. Os achados locais são dor abdominal, sensibilidade à palpação, defesa ou rigidez, distensão, ar livre na cavidade e redução dos ruídos intestinais – sinais que refletem a irritação peritoneal e o íleo resultante. Entre os sinais sistêmicos estão febre, calafrios e tremores, sudorese, taquipneia, inquietação, desidratação, oligúria, desorientação e, finalmente, choque refratário. O choque é resultado dos efeitos combinados de hipovolemia e septicemia com disfunção de múltiplos órgãos. Choque recorrente inexplicável é altamente preditivo de sepse intraperitoneal grave.

Os achados na sepse abdominal variam de acordo com a faixa etária e o estado geral de saúde do paciente. Os sinais físicos de peritonite são sutis ou difíceis de interpretar nos muito jovens e nos muito idosos, assim como naqueles cronicamente debilitados, imunossuprimidos ou sendo tratados com corticosteroides, e em pacientes em pós-operatório. Nos casos duvidosos e nos pacientes senis ou idosos, a paracentese ou o lavado peritoneal com objetivo diagnóstico podem ser úteis. Uma contagem de leucócitos acima de 200 células/μL é indicativa de peritonite, com praticamente nenhuma possibilidade de resultados falso-positivos e chance mínima de falso-negativos. A identificação tardia de peritonite é a principal causa de sua alta taxa de mortalidade.

A febre familiar do Mediterrâneo (peritonite periódica, polisserosite paroxística familiar) é uma doença genética rara que afeta indivíduos com antecedentes genéticos mediterrâneos. Sua causa exata não está esclarecida. Os pacientes se apresentam com crises recorrentes de dor abdominal e sensibilidade dolorosa à palpação junto com dor articular e pleurítica. Febre e leucocitose são comuns. A colchicina é capaz de prevenir, mas não de tratar as crises agudas. O exame provocativo com infusão de metaraminol (10 mg) induz dor abdominal no prazo de 2 dias.

A laparoscopia tomou o lugar da laparotomia nos casos suspeitos. Observam-se líquido livre na cavidade e inflamação na superfície peritoneal, mas os esfregaços e as culturas são negativos. O apêndice deve ser retirado para simplificar o diagnóstico em episódios subsequentes. A amiloidose secundária com insuficiência renal é uma complicação tardia que pode ser prevenida com tratamento de longo prazo com colchicina.

▶ Tratamento

A. Cuidados pré-operatórios

O quadro de apresentação de pacientes com inflamação do peritônio após contaminação bacteriana varia de leve a potencialmente letal. É necessário abordar cada paciente com os mesmos objetivos de diagnosticar e de iniciar com rapidez o tratamento. A conduta inicial consiste em avaliar as necessidades de reposição do paciente e determinar a doença subjacente. Uma vez iniciada a reanimação, deve-se prosseguir com administração de antimicrobianos e outras medidas de suporte seguidas por exames de imagem e avaliação do tratamento.

1. Antimicrobianos — A administração de antimicrobianos deve ser iniciada assim que o diagnóstico for feito. A terapia antimicrobiana deve ser direcionada contra as fontes mais prováveis e abranger microrganismos aeróbios e anaeróbios comumente encontrados em caso de perfuração intestinal. A terapia antimicrobiana de primeira linha deve ser administrada por via intravenosa a fim de obter níveis séricos terapêuticos no curso inicial do tratamento, dada a probabilidade de íleo e a irregularidade da absorção oral.

Embora os antimicrobianos sejam a base do tratamento pré-operatório da peritonite secundária, seu papel no período pós-operatório não é tão claro. Cursos estendidos de terapia antimicrobiana pós-operatória parecem oferecer poucos benefícios quando comparados à suspensão nas primeiras 24 horas após a cirurgia, no que se refere à prevenção de abscessos ou de infecção da ferida operatória, e colocam o paciente em maior risco de complicações relacionadas com antimicrobianos além de contribuir para a resistência na comunidade.

Se for decidido continuar com a terapia antimicrobiana no pós-operatório, historicamente o tratamento é mantido até que o paciente esteja apirético com contagem normal de leucócitos no sangue e diferencial com menos de 3% de bastões. Desde que o paciente tolere a dieta, não há benefício adicional de se manter a terapia antimicrobiana por via intravenosa em comparação com a via oral.

> Fraser JD et al: A complete course of intravenous antibiotics vs a combination of intravenous and oral antibiotics for perforated appendicitis in children: a prospective, randomized trial. *J Pediatr Surg* 2010;45:1198.

2. Lavado peritoneal — Em caso de contaminação peritoneal difusa, a irrigação com volumes abundantes de solução cristaloide isotônica remove o material particulado mais grosseiro assim como sangue e coágulos de fibrina. A adição de antissépticos ou antimicrobianos à solução de irrigação é em geral inútil ou mesmo danosa em razão da indução de aderências (p. ex., tetraciclina, iodopovidona). Todo o líquido existente na cavidade peritoneal deve ser aspirado já que pode prejudicar os mecanismos locais de defesa, diluindo opsoninas e removendo as superfícies nas quais os fagócitos destroem bactérias.

Nos casos de contaminação peritoneal localizada, não se aconselha irrigação do peritônio. Publicações recentes desestimularam a irrigação do leito cirúrgico em favor do uso apenas de sucção ao encontrar coleção de pus ou derramamento intraoperatório em razão de taxas menores de abscesso intraperitoneal e de infecção no local da ferida cirúrgica no pós-operatório.

> Hartwich JE et al: The effects of irrigation on outcomes in cases of perforated appendicitis in children. *J Surg Res* 2013;180(2):222-225.
>
> Moore CB et al: Does use of intraoperative irrigation with open or laparoscopic appendectomy reduce post-operative intra-abdominal abscess? *Am Surg* 2011;77:78.

▶ Complicações

Complicações pós-operatórias são frequentes e podem ser divididas em problemas locais e sistêmicos. Infecções de feridas profundas, abscessos residuais e sepse intraperitoneal, colapso de anastomose e formação de fístula se tornam manifestos no final da primeira semana de pós-operatório. Febre persistente ou oscilante, dificuldade de suspender inotrópicos cardíacos, edema generalizado com necessidade inexplicável de repor grandes volumes, distensão abdominal crescente, apatia mental e debilidade prolongadas, além de ausência de melhora apesar do tratamento intensivo, podem ser indicadores isolados de infecção intra-abdominal residual. Nesses casos, há indicação de exame completo do paciente quanto a cateteres infectados e de realização de TC do abdome. Drenagem dos abscessos localizados por cateter via percutânea ou reexploração por cirurgia aberta devem ser realizados de acordo com a necessidade (ver a próxima seção).

▶ Prognóstico

A taxa de mortalidade global para peritonite generalizada é de cerca de 40% (Tab. 22-1). Entre os fatores que contribuem para a alta taxa de mortalidade estão tipo e duração da doença primária, associação de insuficiência de múltiplos órgãos e faixa etária e estado geral de saúde do paciente. As taxas de mortalidade ficam consistentemente abaixo de 10% nos pacientes com úlcera perfurada ou apendicite, nos pacientes jovens, naqueles que apresentam contaminação bacteriana menos extensiva e naqueles diagnosticados e operados precocemente. Os pacientes com perfurações distais no intestino delgado ou no colo ou com sepse pós-operatória tendem a ser mais idosos, a apresentar doenças clínicas concomitantes e maior contaminação bacteriana e a ter maior propensão à insuficiência renal ou respiratória; suas taxas de mortalidade estão ao redor de 50%. Índices fisiológicos acentuadamente baixos (p. ex., APACHE II ou Índice de Peritonite de Mannheim), déficit funcional cardíaco e níveis pré-operatórios baixos de albumina identificam os pacientes de alto risco a requerer tratamento intensivo para reduzir a assustadora taxa de mortalidade.

ABSCESSOS INTRAPERITONEAIS

▶ Fisiopatologia

Define-se abscesso intra-abdominal como uma coleção de líquido infectado no interior da cavidade abdominal. Perfurações gastrintestinais, complicações pós-operatórias e lesões

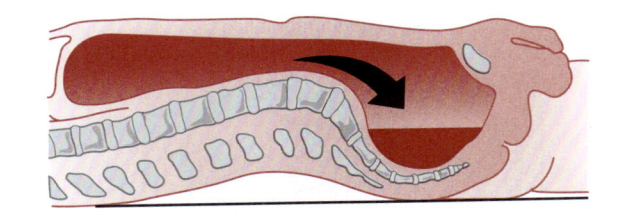

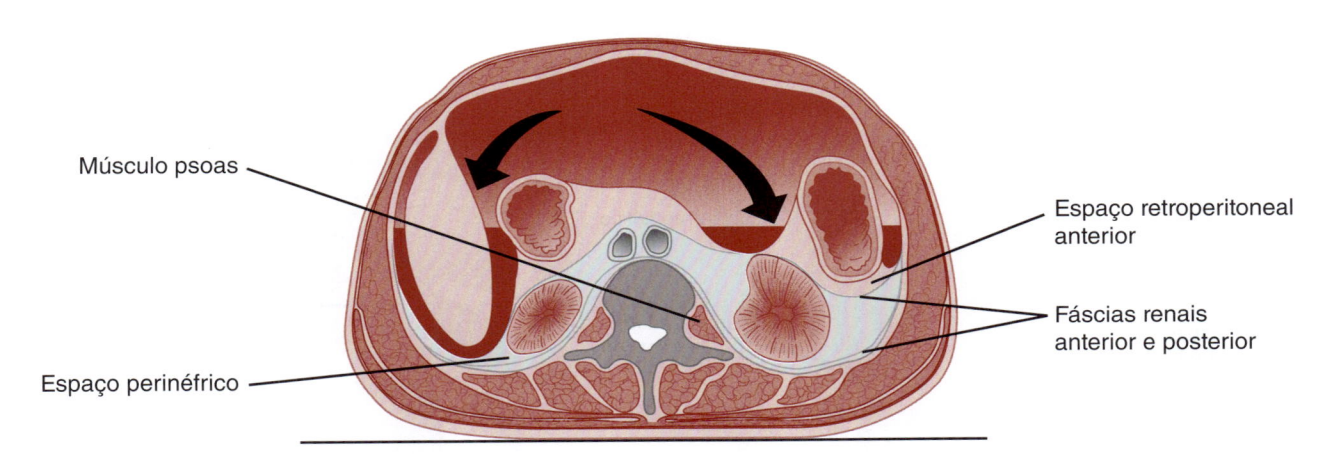

Figura 22-1 Visões em perfil (*alto*) e em corte transversal (*abaixo*) do abdome, revelando líquido deslocando-se para as áreas dependentes da cavidade peritoneal. Os compartimentos retroperitoneais também estão ilustrados.

perfurantes são as etiologias mais comuns. Um abscesso se forma por uma de duas maneiras: (1) adjacente a uma víscera doente (p. ex., apêndice perfurado, enterocolite de Crohn ou diverticulite), ou (2) em razão de contaminação externa (p. ex., abscesso subfrênico pós-operatório). Em um terço dos casos, o abscesso ocorre como sequela de peritonite generalizada. Os abscessos entre alças e pélvicos formam-se quando o líquido extravasado gravitando para uma área dependente ou localizada é secundariamente infectado (Fig. 22-1).

Coágulos de fibrina e sangue e neutrófilos portando bactérias contribuem para a formação de abscesso. Os organismos patogênicos são semelhantes àqueles responsáveis pela peritonite, mas os anaeróbios têm papel importante. De modo experimental, as infecções mistas por aeróbios (*E. coli*) e anaeróbios (*Bacteroides fragilis*), especialmente em conjunto com adjuvantes (p. ex., fezes ou bário), reduzem o O_2 e o pH intraperitoneais incentivando, assim, a proliferação de anaeróbios e a formação de abscesso.

▶ Locais dos abscessos

As áreas em que os abscessos mais comumente ocorrem são definidas pela configuração da cavidade peritoneal com suas bacias laterais e pélvicas dependentes (Fig. 22-1), além das divisões naturais criadas pelo mesocolo transverso e mesentério do intestino delgado. O compartimento supracólico, localizado acima do mesocolo transverso, define amplamente os espaços subfrênicos (Fig. 22-2A). No interior dessa área, distinguem-se as regiões subdiafragmática (supra-hepática) e sub-hepática do espaço subfrênico. O espaço subdiafragmático de cada lado ocupa a concavidade entre os hemidiafragmas e as cúpulas dos lobos hepáticos. Os limites inferiores de seu recesso posterior são as fixações dos ligamentos coronário e triangular sobre a face dorsal – e não superior – do diafragma. No plano anterior, os limites inferiores são definidos à direita pelo colo transverso e à esquerda por superfície anterior do estômago, omento, colo transverso, baço e ligamento frenocólico. Embora cada espaço subdiafragmático seja contínuo com a superfície convexa do fígado, as aderências inflamatórias podem delimitar um abscesso em posição anterior ou posterior (Fig. 22-2B). O ligamento falciforme separa as divisões subdiafragmática direita e esquerda.

A divisão sub-hepática direita (Fig. 22-2B) do espaço subfrênico está localizada, superiormente, entre as superfícies inferiores do fígado e da vesícula biliar e, inferiormente, ao rim direito e ao mesocolo. A saliência anterior do rim divide esse espaço nas seções anterior (fossa da vesícula biliar) e posterior (bolsa de Morison).

O espaço sub-hepático esquerdo também pode ser dividido em anterior e posterior (Fig. 22-2C). O espaço sub-hepático

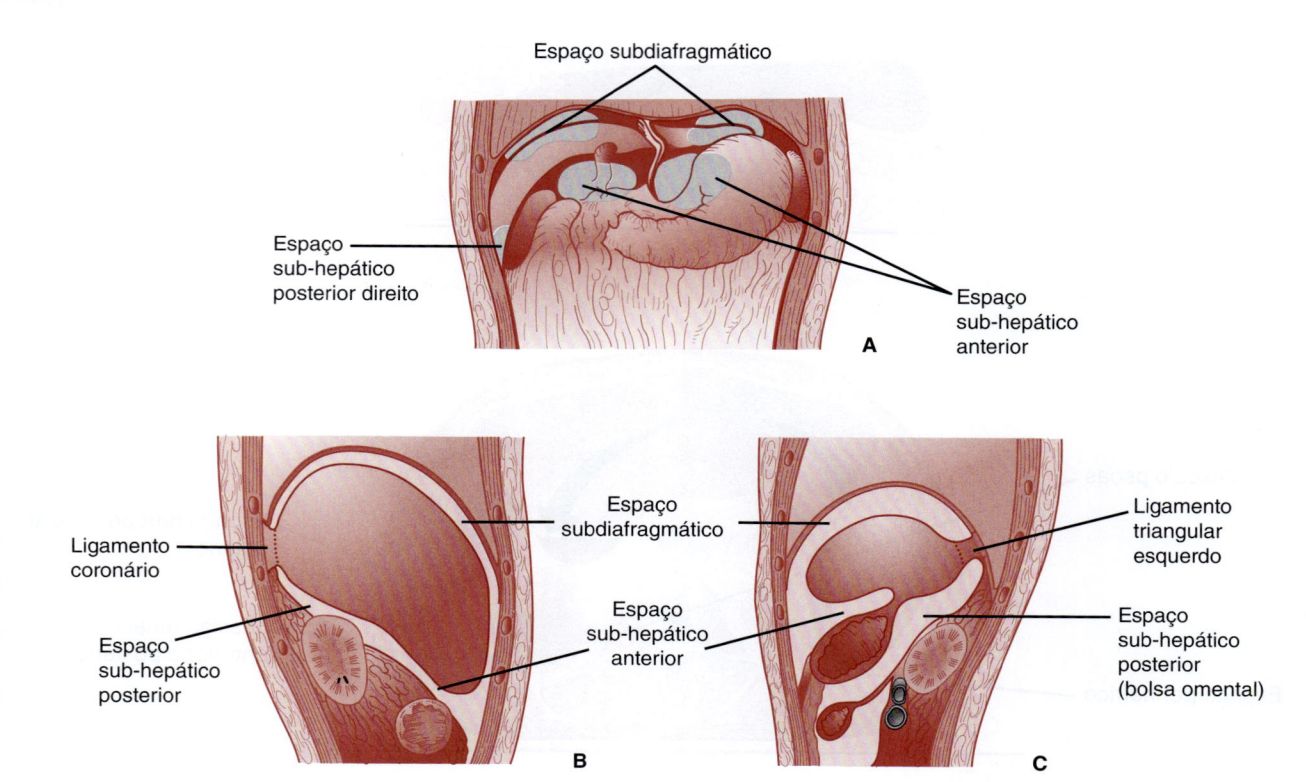

Figura 22-2 Espaços subfrênicos. **A.** Visão anterior. **B.** Visão lateral direita. **C.** Visão lateral esquerda.

anterior é menor e fica entre a superfície inferior do lobo esquerdo e a superfície anterior do estômago. Com frequência, coleções subdiafragmáticas do lado esquerdo se estendem para essa área sub-hepática anterior. O espaço sub-hepático posterior corresponde à retrocavidade dos epíplons, situado atrás do pequeno epíplon e do estômago e anterior ao pâncreas, duodeno, mesocolo transverso e rim esquerdo. Estende-se posteriormente até a ligação superior do ligamento triangular esquerdo no hemidiafragma. A retrocavidade dos epíplons comunica-se com ambos os espaços sub-hepático direito e paracólico direito por meio do forame omental (de Winslow).

O compartimento infracólico, abaixo do mesocolo transverso, inclui as áreas pericólica e pélvica (Fig. 22-3). A raiz diagonalmente alinhada do mesentério do intestino delgado divide a região média do abdome entre os cólons direito e esquerdo fixos em espaços infracólicos direito e esquerdo. Ambas as goteiras parietocólicas laterais e o quadrante inferior comunicam-se livremente com a cavidade pélvica. Entretanto, enquanto as coleções paracólicas direitas podem ser rastreadas superiormente até os espaços sub-hepático e subdiafragmático, o ligamento frenocólico impede a migração de líquido ao longo da goteira parietocólica esquerda para a região subdiafragmática esquerda.

Os locais mais comuns de abscessos estão nos quadrantes inferiores, seguidos pelos espaços pélvico, sub-hepático e subdiafragmático (Tab. 22-2).

Tabela 22-2 Localizações comuns e causas dos abscessos peritoneais

Locais	Causas
Quadrante inferior direito	Apendicite, úlcera perfurada, enterite regional
Quadrante inferior esquerdo	Perfuração colorretal (diverticulite, carcinoma, doença inflamatória intestinal)
Pelve	Apendicite, perfuração colorretal, sepse ginecológica, complicações pós-operatórias
Região subfrênica	Complicações pós-operatórias de cirurgia gástrica, hepatobiliar ou esplenectomia, úlcera perfurada, colecistite aguda, apendicite, pancreatite (bolsa omental)
Interalças	Perfuração intestinal pós-operatória

Manifestações clínicas

A. Sinais e sintomas

Deve-se suspeitar de abscesso intraperitoneal em qualquer paciente com doença predisponente. Febre, taquicardia e dor podem ser leves ou estar ausentes, especialmente em pacientes que estejam sendo tratados com antimicrobianos. É possível

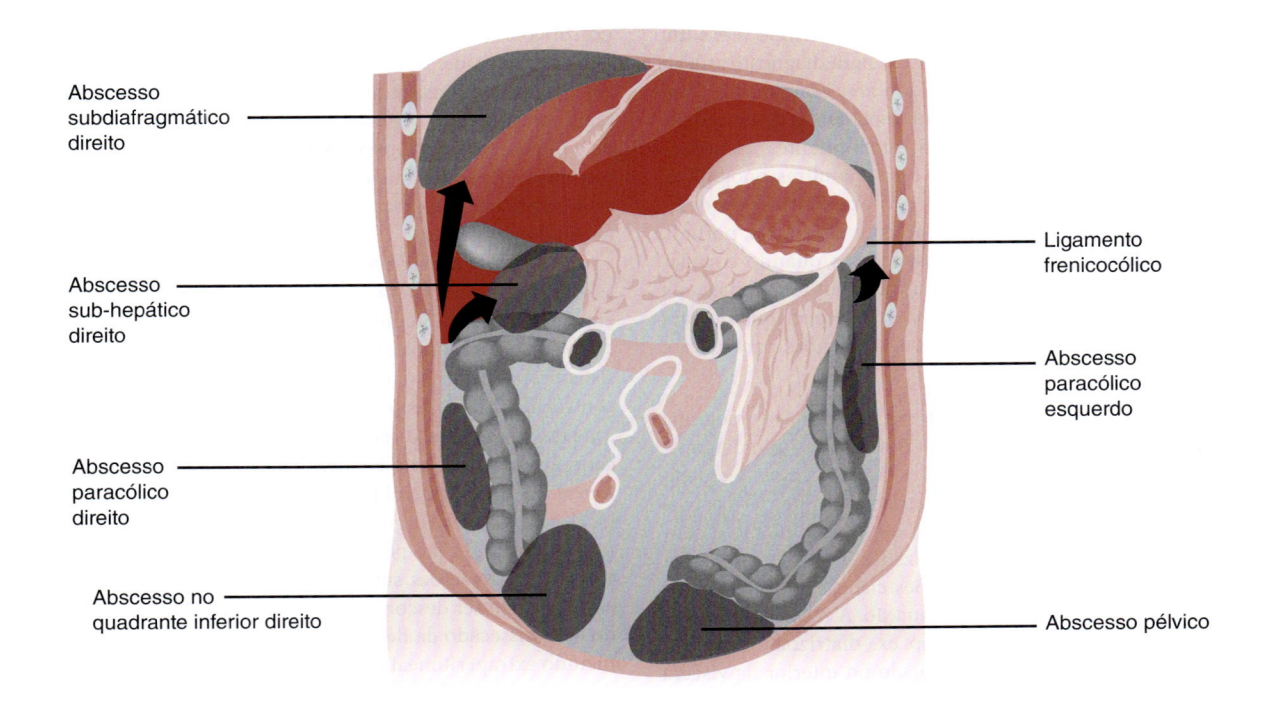

▲ **Figura 22-3** O compartimento peritoneal infracólico e localizações comuns de abscesso. Observe como o líquido paracólico do lado direito pode migrar para cima até os espaços subfrênicos, enquanto as coleções do lado esquerdo são impedidas de migrar pelo ligamento frenocócico.

haver um abscesso profundamente situado em indivíduos aparentando bom estado geral cujo único sintoma seja febre persistente. Não raro, a pista inicial é íleo prolongado ou recuperação arrastada de paciente recentemente submetido à cirurgia abdominal ou recuperando-se de sepse peritoneal, com leucocitose crescente ou alterações radiológicas inespecíficas. Raramente palpa-se uma massa, exceto em pacientes com lesão no quadrante inferior ou na pelve. A irritação de estruturas contíguas pode produzir dor no tórax inferior, dispneia, dor referida no ombro ou soluços, ou atelectasia ou derrame basilar em caso de abscesso subfrênico; ou diarreia ou aumento da frequência urinária nos abscessos pélvicos. O diagnóstico é mais difícil nos pacientes em pós-operatório, cronicamente enfermos, confusos ou diabéticos e naqueles sendo tratados com imunossupressores, um grupo particularmente suscetível a complicações sépticas.

A falência sequencial de múltiplos órgãos – principalmente insuficiência respiratória, renal ou hepática – ou o sangramento gastrintestinal induzido por estresse com coagulopatia intravascular disseminada são altamente sugestivos de infecção intra-abdominal.

B. Exames laboratoriais

Aumento no número de leucócitos, anormalidades nos exames de função hepática, hiperglicemia e alterações na gasometria arterial são sinais inespecíficos de infecção. A dosagem seriada de lisozima sérica (derivada de células fagocíticas) é um exame promissor, mas ainda não amplamente disponível que parece ser altamente específico para a presença de pus intra-abdominal. Hemoculturas persistentemente positivas apontam enfaticamente para um foco intra-abdominal. Um esfregaço de cérvice uterina revelando infecção gonocócica tem valor específico para o diagnóstico de abscesso tubo-ovariano.

C. Exames de Imagem

1. Radiografias — As radiografias simples podem sugerir a presença de abscesso em até metade dos casos. Nos abscessos subfrênicos, a radiografia do tórax pode revelar derrame pleural, elevação de hemicúpula diafragmática, infiltração basilar ou atelectasia. Entre as anormalidades que podem ser encontradas nas radiografias simples estão padrão de íleo, massa de tecido mole, níveis hidroaéreos ou bolsões de gás mosqueados, apagamento da linha do psoas e deslocamento das vísceras. Muitos desses achados são vagos ou inespecíficos, mas sugestivos da necessidade de TC. Os exames contrastados com bário interferem com outras técnicas que os substituíram na obtenção de imagens. Um estudo radiológico contrastado do trato gastrintestinal superior com contraste lipossolúvel pode revelar perfuração de víscera até então insuspeita ou delinear abscessos perigástricos ou na retrocavidade do epíplon.

2. Ultrassonografia — A ultrassonografia em tempo real é um exame sensível (cerca de 80% dos casos) para diagnosticar abscesso intra-abdominal. Os achados são área sonolucente com paredes bem definidas contendo líquido ou debris de densidade variável. Gases intestinais, vísceras intervenientes, cicatrizes cutâneas e estomas interferem com o exame ultrassonográfico, limitando sua eficácia em pacientes pós-operatórios. De qualquer forma, o procedimento é rapidamente disponível, portátil, de baixo custo e os achados são específicos quando correlacionados com o quadro clínico. A ultrassonografia é bastante útil quando há suspeita clínica de abscesso, especialmente para lesões no quadrante superior direito e nas regiões paracólica e pélvica.

3. Tomografia computadorizada — O exame de tomografia computadorizada (TC) do abdome é o melhor estudo diagnóstico, com alta sensibilidade (acima de 95% dos casos) e especificidade. A presença de gás e de cicatrizes não interfere com o exame em pacientes pós-operatórios, e o procedimento é confiável mesmo nas regiões mal visualizadas na ultrassonografia. Os abscessos aparecem como coleções císticas com densidade medida entre 0 e 15 unidades de atenuação. A resolução é maior quando se utiliza meio de contraste (p. ex., diatrizoato de sódio) injetado por via intravenosa ou instilado no interior da víscera oca adjacente ao abscesso. Um problema no exame de TC é a possível dificuldade de diagnóstico em áreas com múltiplas alças intestinais de paredes espessadas ou quando um derrame pleural se sobrepõe a um abscesso subfrênico, de modo que, às vezes, um abscesso muito volumoso passa despercebido. Nos casos duvidosos, durante o procedimento de aspiração com agulha direcionada por TC ou por ultrassonografia é possível distinguir entre coleções estéreis e infectadas.

4. Ressonância magnética — O tempo de escaneamento, a inacessibilidade do paciente durante a aquisição das imagens e os movimentos respiratórios limitam a utilidade da RM na investigação de abscessos no abdome superior. Em geral, dá-se preferência à TC.

▶ Tratamento

O tratamento consiste em drenagem rápida e completa do abscesso, controle da causa primária e uso adjunto de antimicrobianos efetivos. Dependendo do sítio do abscesso e do quadro do paciente, a drenagem pode ser feita por método cirúrgico ou não cirúrgico. A drenagem percutânea é o método preferencial para abscesso bacteriano único, bem localizado e superficial que não tenha trajeto fistuloso nem contenha debris sólidos. Após exame de TC ou definição ultrassonográfica, dirige-se uma agulha até a cavidade do abscesso, aspira-se material infectado e insere-se um cateter dreno de calibre suficiente.

A irrigação pós-operatória é vital para a remoção de debris e assegurar a patência do cateter. Essa técnica não é apropriada quando os abscessos são múltiplos ou profundos (especialmente pancreáticos) ou para pacientes com contaminação em curso, infecção por fungos ou material purulento espesso ou necrótico. A drenagem percutânea pode ser realizada em cerca de 75% dos casos. A taxa de sucesso é superior a 80% nos abscessos simples, mas frequentemente é inferior a 50% nos casos mais complexos. O sucesso depende muito da disponibilidade de equipamentos apropriados e da experiência do radiologista responsável pela drenagem. Entre as possíveis complicações estão septicemia, formação de fístula, sangramento e contaminação do peritônio.

A drenagem aberta é reservada para casos com abscesso considerado impróprio para drenagem percutânea ou para aqueles em que o procedimento não tenha sido bem-sucedido. Aqui estão incluídos muitos casos em que há um foco de infecção persistente (p. ex., diverticulite ou deiscência de anastomose) a ser controlado. Nos casos sem evidência de contaminação contínua, a via extraperitoneal direta tem a vantagem de estabelecer drenagem por gravidade sem contaminar o restante da cavidade peritoneal. A anestesia geral pode ser leve ou pode-se usar anestesia local, e o trauma cirúrgico é leve. Os abscessos subfrênicos anteriores do lado direito podem ser drenados por incisão subcostal (Fig. 22-4). As lesões subdiafragmáticas e sub-hepáticas posteriores podem ser descomprimidas por via posterior com a ajuda do leito dissecado da décima segunda costela (Fig. 22-4) ou por método extraperitoneal lateral. A maioria dos abscessos de quadrante inferior e flanco pode ser drenada via abordagem lateral extraperitoneal. Os abscessos pélvicos frequentemente são detectados ao exame retal ou da pelve na forma de massa flutuante a distorcer o contorno da vagina ou do reto. Se a aspiração com agulha diretamente pela vagina ou pelo reto recuperar pus, o abscesso deve ser drenado por meio de incisão naquela área. Em todos os casos, deve-se assegurar que todas as loculações tenham sido rompidas por toque digital ou exploração direta. Drenos de Penrose e do tipo *sump* são usados para permitir drenagem contínua pós-operatória até que a infecção tenha sido resolvida.

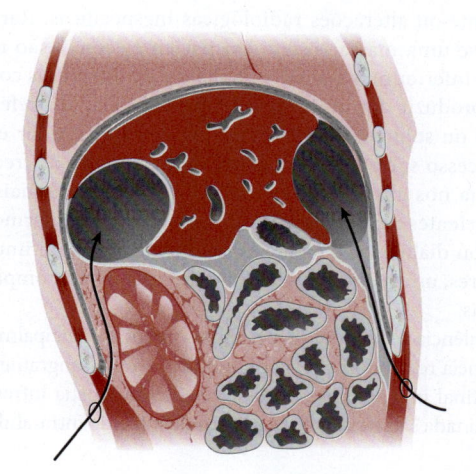

▲ **Figura 22-4** Abordagens extraperitoneais aos espaços subfrênicos direitos. Um abscesso no espaço sub-hepático anterior geralmente requer drenagem transperitoneal. Os abscessos posteriores também podem ser drenados lateralmente.

Exames ultrassonográficos ou outros de imagem realizados em sequência ajudam a comprovar a diminuição ou o desaparecimento da cavidade do abscesso.

Indica-se exploração transperitoneal se não for possível localizar o abscesso, se as lesões forem várias ou profundas, se houver fístula enterocutânea ou obstrução intestinal ou se as tentativas anteriores de drenagem tiverem sido malsucedidas. Isso é particularmente provável em pacientes pós-operatórios com múltiplos abscessos e contaminação peritoneal persistente. A necessidade de obter drenagem completa justifica plenamente o maior estresse relacionado com a laparotomia e a pequena possibilidade de que a infecção se espalhe a outras regiões ainda não envolvidas. Com frequência, a laparoscopia isolada é insuficiente, em especial nos pacientes em estado toxêmico crítico sem um foco localizado.

A drenagem satisfatória geralmente é evidenciada por melhora no quadro clínico nos 3 dias seguintes ao início do tratamento. A ausência de melhora indica drenagem insuficiente, outra fonte (ativa) de sepse, ou disfunção de órgão. Novos exames para localização e drenagens percutânea ou cirúrgica devem ser realizados com urgência (ou seja, em 24 a 48 horas, dependendo da gravidade do caso). O não reconhecimento da ausência de melhora atrasa a realização de exames essenciais e implica aumento da taxa de mortalidade.

▶ Prognóstico

A taxa de mortalidade nos casos graves de abscessos intra-abdominais está em torno de 30%. As mortes estão relacionadas com causa subjacente, atraso do diagnóstico, falência de múltiplos órgãos e drenagem incompleta. Os abscessos no quadrante inferior direito e na pelve geralmente são causados por úlcera perfurada e apendicite em indivíduos mais jovens. Costumam ser rapidamente diagnosticados e tratados, e a taxa de mortalidade é inferior a 5%. O diagnóstico com frequência é mais tardio em pacientes mais idosos; isso aumenta a probabilidade de insuficiência de múltiplos órgãos. A descompensação de dois sistemas orgânicos importantes está associada a uma taxa de mortalidade acima de 50%. Abscessos múltiplos, profundos e subfrênicos frequentemente requerem drenagem cirúrgica e estão associados a taxas de mortalidade acima de 40%. Um abscesso residual não tratado é quase sempre fatal. Os abscessos pós-operatórios, além de seus efeitos deletérios sobre a saúde do paciente, representam um aumento significativo nos custos em razão de aumento no período de internação, procedimentos diagnósticos e tratamento.

> Fike FB et al: The impact of postoperative abscess formation in perforated appendicitis. *J Surg Res* 2011;170:24.
> Kaplan M: Negative pressure wound therapy in the management of abdominal compartment syndrome. *Ostomy Wound Manage* 2004;50:20S.
> Kim S et al: The perihepatic space: comprehensive anatomy and CT features of pathologic conditions. *Radiographics* 2007;27:129.
> Lubner M et al: Blood in the belly: CT findings of hemoperitoneum. *Radiographics* 2007;27:109.
> Schimp VL et al: Vacuum-assisted closure in the treatment of gynecologic oncology wound failures. *Gynecol Oncol* 2004;92:586.

ABSCESSOS RETROPERITONEAIS E RETROFASCIAIS

▶ Fisiopatologia

O grande espaço retroperitoneal estende-se do diafragma até a pelve e é dividido nos compartimentos anterior e posterior (Fig. 22-1). O compartimento anterior inclui as estruturas contidas entre o peritônio posterior e a fáscia perinefrética (pâncreas, parte do duodeno e colos ascendente e descendente). O compartimento posterior contém suprarrenais, rins e espaço perinefrético. No compartimento posterior à fáscia transversal ocorrem os abscessos retrofasciais.

Os abscessos são menos comuns no retroperitônio em comparação com a cavidade peritoneal. Os abscessos retroperitoneais surgem principalmente de lesões ou infecções nas estruturas adjacentes: abscessos no trato gastrintestinal por apendicite, pancreatite, úlceras perfurantes posteriores, enterite regional, diverticulite ou traumatismos; abscessos no trato geniturinário causados por pielonefrite; e abscessos na coluna vertebral em razão de osteomielite ou infecção do espaço interdiscal.

Os abscessos do músculo psoas podem ser primários ou secundários. Os primários, que ocorrem sem doença associada em outros órgãos, são causados por disseminação hematogênica de *S. aureus* a partir de fonte oculta e são encontrados predominantemente em crianças e adultos jovens. São mais comuns em países subdesenvolvidos. Os abscessos secundários do músculo psoas resultam de disseminação de infecção de órgão adjacente, principalmente do intestino e, portanto, na maioria dos casos são polimicrobianos. A causa mais comum é a doença de Crohn.

As bactérias piogênicas (*E. coli, Bacteroides, Proteus, Klebsiella*) substituíram o *Mycobacterium tuberculosis* como principais organismos causadores. Surpreendentemente, apenas um microrganismo causador está envolvido em mais de metade dos casos. A hemocultura positiva – especialmente com isolamento de *Bacteroides* – é um achado nefasto.

▶ Manifestações clínicas

Embora possam ser assintomáticos, os abscessos retroperitoneais tendem a se desenvolver em pacientes com doença aguda evidente. Febre e dor abdominal ou no flanco são características que se destacam, algumas vezes acompanhadas por anorexia, perda de peso e náusea e vômitos. Os achados clínicos em pacientes com abscesso do músculo psoas são dor no quadril, flexão do quadril com dor à extensão e sinal do iliopsoas positivo. Também é possível haver dor em abdome, coxa e dorso. O diagnóstico talvez seja tardio quando a dor no quadril ao caminhar for a principal queixa. No diagnóstico diferencial devem ser incluídos tumores e hematomas retroperitoneais. A cintilografia com radionuclídeos, os exames contrastados do intestino e as urografias comumente são os procedimentos preliminares para investigação, mas a TC define com maior acurácia essas lesões. Bolhas de gás são diagnósticas de abscesso. A clareza do quadro clínico é essencial para que com o exame de TC seja possível diferenciar entre abscesso retroperitoneal e neoplasias ou hematomas. Os abscessos ficam restritos a compartimentos específicos, enquanto lesões malignas frequentemente violam as barreiras peritoneais e fasciais e podem invadir ossos.

▶ Tratamento

Os princípios terapêuticos de terapia antimicrobiana e drenagem se mantêm como as bases no tratamento desses abscessos. A drenagem com cateter tem taxa de sucesso menor nos abscessos retroperitoneais em comparação com os intraperitoneais, pelos seguintes motivos: (1) os abscessos retroperitoneais com frequência dissecam planos e apresentam um formato estrelado e não globular; (2) frequentemente contêm debris necróticos que não passam pelos cateteres; e (3) em geral invadem músculo adjacente (p. ex., abscesso do psoas). Indica-se cirurgia caso não haja melhora clínica após drenagem percutânea. Dá-se preferência à abordagem extraperitoneal via flanco para os abscessos retroperitoneais e perinéfricos – e, para as lesões pélvicas, abordagem pré-sacral entre o ânus e o cóccix. A exploração transperitoneal pode ser inevitável em caso de abscesso retroperitoneal anterior profundo. Devem-se obter ressecção de órgão necrótico ou doente, desbridamento do compartimento afetado e drenagem completa.

A taxa de mortalidade cirúrgica está em cerca de 25%. A persistência da febre além de 3 dias indica drenagem insuficiente e sepse persistente que se mostrarão fatais caso não sejam corrigidas rapidamente.

▶ Aderências

As aderências peritoneais são um problema frequente e complexo após cirurgias intra-abdominais ou pélvicas. Elas são fonte de morbidade importante e de gastos substanciais na atenção à saúde, estimados em mais de um bilhão de dólares por ano. Formam-se aderências peritoneais pós-operatórias em mais de 90% das cirurgias abertas do abdome. As aderências pélvicas respondem por 12% dos casos de infertilidade em mulheres. Elas podem causar dor e obstrução intestinal. Atrapalham a exposição operatória em futuras cirurgias, aumentam o tempo de cirurgia assim como as complicações intraoperatórias. O traumatismo e a isquemia peritoneal causam um desequilíbrio entre depósito de fibrina e capacidade fibrinolítica normal no interior da cavidade peritoneal, em favor da primeira. Após lesão e isquemia, o peritônio secreta um exsudato serossanguíneo rico em fibrina, proteoglicanos, glicosaminoglicanos e ácido hialurônico. As células mesoteliais lesionadas expressam fator tecidual ativando a cascata da coagulação, o que aumenta o depósito de fibrina no exsudato secretado. Diversas quimiocinas e citocinas atraem células inflamatórias ao peritônio. A hipóxia causa expressão do fenótipo fibroblasto que tem menor capacidade fibrinolítica do que no estado normal. Esses fibroblastos infiltram-se na área de depósito de fibrina e formam colágeno, produzindo bandas adesivas mais organizadas. O fator transformador de crescimento β_1 (TGF-β_1) encontra-se suprarregulado na inflamação peritoneal e tem participação importante na formação de aderências por meio da redução da fibrinólise.

O inibidor do ativador do plasminogênio (PAI) é secretado pelo mesotélio após lesão e isquemia do peritônio; ele atua promovendo o depósito de fibrina ligando-se na proporção de 1:1 com o ativador do plasminogênio tecidual (tPA) e com o ativador do plasminogênio tipo uroquinase (uPA). A ligação do PAI ao uPA e ao tPA inibe a conversão do plasminogênio a plasmina, etapa essencial para a fibrinólise. A suprarregulação do fator de necrose tumoral alfa (TNF-α) causa redução na produção de tPA e aumento simultâneo na produção de PAI-1 pelas células mesoteliais. O VEGF é o fator angiogênico responsável pela neovascularização das aderências peritoneais, transformando aderências simples em bandas fibrosas densas vascularizadas que não estão sujeitas à fibrinólise. A substância P, um peptídeo pró-inflamatório, encontra-se suprarregulado no peritônio após agressão peritoneal; sua interação com o receptor de neurocinina-1 causa infrarregulação das metaloproteinases, que são parte integrante na fibrinólise no peritônio, assim como alterações na expressão de tPA e PAI-1.

▶ Prevenção e tratamento

As estratégias atualmente utilizadas para minimizar as aderências incluem a técnica cirúrgica cuidadosa e os métodos de barreira. Técnica cirúrgica precisa e manuseio gentil dos tecidos são essenciais para reduzir o dano ao peritônio e às serosas e limitar a reação inflamatória responsável pela formação de aderências. Há necessidade de reduzir o sangramento e obter hemostasia completa, uma vez que a ativação da cascata da coagulação causa aumento do depósito de fibrina no interior da cavidade peritoneal, o que potencializa a formação de aderências. Também é importante evitar a contaminação do peritônio com materiais estranhos, como partículas de luvas com talco, fibras de gorros, gaze, campo cirúrgico e compressas, todos capazes de induzir reação de corpo estranho e inflamação. Os fios de sutura devem ser minimamente reativos também para reduzir as reações a corpo estranho. A laparoscopia tem sido associada à redução na formação de aderências por meio de diversos mecanismos propostos, inclusive o efeito hemostático do tamponamento intraperitoneal durante a insuflação da cavidade abdominal com dióxido de carbono e a menor manipulação de tecidos levando a menos desnudamento do mesotélio.

No momento, as únicas ferramentas comercialmente disponíveis para prevenção de aderências pós-operatórias são os métodos de barreira. Há barreiras sólidas, líquidas e em forma de spray. Elas inibem a formação pós-operatória de aderências por meio da separação física das áreas inflamadas e de peritônio lesionado durante as fases iniciais mais ativas da adesiogênese. Barreiras como ácido hialurônico, carboximetilcelulose e Seprafilm Genzyme são dissolúveis e normalmente se mantêm presentes na cavidade peritoneal por até duas semanas. Uma grande desvantagem desses métodos de barreira é serem efetivos apenas no local onde são aplicados, além da dificuldade no seu uso e manuseio na laparoscopia. Essas barreiras estão associadas a risco de vazamento de anastomose caso envolvam uma anastomose intestinal recente, assim como o pequeno aumento nas taxas de fístula e de peritonite. As barreiras líquidas têm o benefício adicional de hidroflutuação entre as alças intestinais, o que auxilia na prevenção de aderências, embora esse efeito tenha curta duração e dependa da taxa de absorção do líquido pelo peritônio.

Há pesquisas em curso usando agentes farmacológicos, sistêmicos e por injeção intraperitoneal, para prevenção de aderências. Os inibidores da HMG-CoA redutase foram pesquisados em razão de sua participação na acentuação do ambiente pró-fibrinólise no peritônio. Os agentes bloqueadores do receptor de angiotensina se mostraram capazes de infrarregular a expressão de TGF-β e reduzir a formação de aderências intraperitoneais. Os antagonistas do receptor da neurocinina-1 reduziram a formação de aderências em modelos animais bloqueando a ação da substância P, aumentando a concentração das metaloproteinases da matriz e alterando os níveis de tPA e PAI-1 no peritônio.

> Esposito AJ et al: Substance P is an early mediator of peritoneal fibrinolytic pathway genes and promotes intra-abdominal adhesion formation. *J Surg Res* 2012.
> Brochhausen C et al: Current strategies and future perspectives for intraperitoneal adhesion prevention. *J Gastrointest Surg* 2012;16:1256.
> Brochhausen C et al: Intraperitoneal adhesions–an ongoing challenge between biomedical engineering and the life sciences. *J Biomed Mater Res A* 2011;98:143.
> Dinarvand P et al: Novel approach to reduce postsurgical adhesions to a minimum: administration of losartan plus atorvastatin intraperitoneally. *J Surg Res* 2012.
> Esposito AJ et al: Substance P is an early mediator of peritoneal fibrinolytic pathway genes and promotes intra-abdominal adhesion formation. *J Surg Res* 2012.
> Hellebrekers BW et al: Pathogenesis of postoperative adhesion formation. *Br J Surg* 2011;98:1503.
> Lim R et al: Practical limitations of bioresorbable membranes in the prevention of intra-abdominal adhesions. *J Gastrointest Surg* 2009;13:35.
> Lim R et al: The efficacy of a hyaluronate-carboxymethylcellulose bioresorbable membrane that reduces postoperative adhesions is increased by the intraoperative coadministration of a neurokinin 1 receptor antagonist in a rat model. *Surgery* 2010;148:991.
> Maciver AH et al: Intra-abdominal adhesions: cellular mechanisms and strategies for prevention. *Int J Surg* 2011;9:589.

TUMORES DO PERITÔNIO E DO RETROPERITÔNIO

Os tumores que afetam o peritônio podem ser primários, porém, mais comumente, são implantes secundários de câncer intraperitoneal. Entre os cânceres primários estão os tumores mesoteliais, epiteliais e de musculatura lisa. Os tumores peritoneais secundários podem ser lesões metastáticas, ter origem infecciosa ou outra não maligna, como a endometriose.

▶ Mesotelioma peritoneal

O mesotelioma peritoneal é uma das poucas neoplasias primárias do peritônio. Surge do mesotélio que reveste a cavidade peritoneal. O mesotelioma do peritônio pode ser difuso ou localizado, e o localizado tem prognóstico mais favorável. Há quatro subtipos, epitelioide, sarcomatoide, misto ou bifásico e papilar bem diferenciado. O tipo papilar bem diferenciado geralmente é encontrado em mulheres em idade reprodutiva, tem alta taxa de cura com tratamento apenas com ressecção o que o distingue dos demais. Os subtipos epitelioide têm prognóstico mais favorável em comparação com o sarcomatoide, que é mais raro e mais agressivo. Os subtipos mistos, ou bifásicos, são aqueles que apresentam os componentes epitelioide e sarcomatoide. Sua incidência é de aproximadamente 300 a 500 novos casos diagnosticados nos Estados Unidos por ano. Assim como ocorre no mesotelioma pleural, há associação definida com exposição ao asbesto. A cavidade peritoneal é o segundo local mais comum para ocorrência de mesotelioma maligno, respondendo por aproximadamente 10 a 15% dos novos casos. A média de idade à apresentação é na quinta década de vida. Os homens são mais afetados, ainda que a divisão seja menos gritante do que com o mesotelioma pleural.

▶ Manifestações clínicas

Os sintomas de apresentação são vagos e inespecíficos, o que frequentemente causa atraso no diagnóstico, já que os profissionais de saúde e os pacientes buscam rotinas diagnósticas e tratamento para doenças mais benignas do trato gastrintestinal. Os pacientes, na maioria dos casos, apresentam dor abdominal e, posteriormente, aumento da circunferência abdominal. Outros sinais e sintomas de apresentação são hérnia recente, massa abdominal, anorexia, náusea, constipação e diarreia. A obstrução intestinal é um achado tardio na evolução do mesotelioma peritoneal.

O diagnóstico pode ser difícil não apenas em razão dos sintomas vagos de apresentação, mas também pela possibilidade de confusão com outras neoplasias malignas peritoneais. Os exames laboratoriais frequentemente não são esclarecedores. O CA125 e peptídeos solúveis relacionados com a mesotelina estão ambos comumente elevados, embora com baixa especificidade. Outros marcadores tumorais não são úteis para diagnóstico. A TC com contraste intravenoso caracteristicamente irá revelar espessamento em placa do peritônio com nódulos peritoneais nos casos difusos, e massas individualizadas em salpicado peritoneal nos subtipos localizados. Nos pacientes que não possam receber contraste iodado para imagem de TC, pode-se indicar RM. A presença de ascite na TC é variável, desde mínima a volumosa. A laparoscopia com biópsia tecidual guiada por TC com coloração imuno-histoquímica para calretinina, citoqueratina 5/6, mesotelina e antígeno 1 do tumor de Wilms continua sendo o padrão-ouro para o diagnóstico. Se houver suspeita de mesotelioma, os acessos parietais da laparoscopia deverão ser excisados quando da cirurgia, dada a propensão a implante nos locais das portas de acesso. A citologia tem pouca utilidade diagnóstica.

▶ **Tratamento**

O mesotelioma peritoneal é altamente maligno; o período médio entre diagnóstico e morte é inferior a 1 ano. Com a evolução no tratamento ocorrida na última década, com cirurgia citorredutora e quimioterapia intraperitoneal, obteve-se extensão da sobrevida em muitos pacientes, ainda que esses tratamentos ainda não tenham sido padronizados. Na laparotomia, o objetivo é citorredução com excisão de todos os depósitos tumorais com mais de 2,5 mm. Utiliza-se laparotomia na linha média para exposição adequada do abdome e da pelve. Os quadrantes superiores direito e esquerdo do peritônio, esplenectomia, antrectomia, ressecção do grande epíplon, esvaziamento do pequeno epíplon, colecistectomia, colectomia do sigmoide e ressecção do peritônio pélvico são realizados, de acordo com a necessidade, para remover todos os depósitos tumorais com mais de 2,5 mm. A completude da citorredução é o fator mais importante a influenciar a sobrevida.

A quimioterapia intraperitoneal com hipertermia (40,5-43 °C) (HIPEC) vem sendo usada como terapia adjuvante e foi associada à sobrevida média de 54 meses. Embora ainda não padronizado, o esquema comum é formado por mitocina c, doxorrubicina e cisplatina por via intraperitoneal. Não há ensaios prospectivos disponíveis comparando citorredução com e sem HIPEC. Entre os fatores que contraindicam citorredução e HIPEC estão impossibilidade de realizar citorredução suficiente, idade avançada, baixo estado funcional, metástases extra-abdominais, metástase hepática e doença retroperitoneal volumosa.

> Chua TC et al: Surgical biology for the clinician: peritoneal mesothelioma: current understanding and management. *Can J Surg* 2009;52:59.
> Levy AD et al: From the archives of the AFIP: primary peritoneal tumors: imaging features with pathologic correlation. *Radiographics* 2008;28:583.
> Mirarabshahii P et al: Diffuse malignant peritoneal mesothelioma—an update on treatment. *Cancer Treat Rev* 2012;38:605.

TUMOR DESMOPLÁSICO DE PEQUENAS CÉLULAS REDONDAS

Os tumores desmoplásicos de pequenas células redondas são tumores peritoneais primários altamente agressivos com prognóstico sombrio quando do diagnóstico. Afetam predominantemente homens jovens em mais de 90% dos casos na terceira ou quarta década de vida. Assim como ocorre com outras neoplasias malignas peritoneais, os sinais e sintomas de apresentação são inespecíficos, o que causa atraso no diagnóstico. A TC é a principal modalidade diagnóstica, e os achados característicos são espessamento peritoneal, nódulos, massas intraperitoneais heterogêneas, frequentemente com calcificações e focos centrais de baixa atenuação, que representam necrose no interior das massas. Frequentemente há linfadenopatia mesentérica. Dada a raridade da doença, há poucas diretrizes de consenso para seu tratamento e a sobrevida, mesmo com ressecção, continua abaixo de 20% em 5 anos.

> Koniari K et al: Intraabdominal desmoplastic small round cell tumor: report of a case and literature review. *Int J Surg Case Rep* 2011;2:293.

PSEUDOMIXOMA DO PERITÔNIO

Esta doença rara é causada por um cistoadenocarcinoma mucinoso de baixo grau do apêndice ou do ovário que secreta grande quantidade de muco contendo células epiteliais. O diagnóstico diferencial deve ser feito com mucocele benigna do apêndice, que pode ser acompanhada por depósito local de mucina, mas com prognóstico favorável. Os pacientes raramente se queixam até os estágios mais avançados da doença, quando passam a apresentar distensão e dor abdominal e, em muitos casos, obstrução intermitente ou parcial crônica de intestino delgado. Perda de peso e outras características dos casos de câncer são incomuns. As células neoplásicas disseminam-se livremente e principalmente para duas áreas: os sítios peritoneais de reabsorção de líquido no abdome superior (superfície inferior do diafragma e epíplon) e as regiões dependentes do peritônio (pelve e goteiras laterais do abdome). Metástases à distância e envolvimento visceral são raros. O exame de TC revela lobulações distintas da borda hepática pelo peritônio, placas calcificadas, ascite e massas de baixa densidade. As características ultrassonográficas incluem áreas anecoicas no peritônio, aspecto de explosão de estrela e lobulações do fígado e focos ecogênicos móveis na pelve.

▶ **Tratamento**

Na laparotomia, o cirurgião deve remover o máximo possível da lesão primária e do material gelatinoso. O epíplon deve ser removido. Para isso, frequentemente há necessidade de hemicolectomia direita. Se não houver um tumor primário evidente, o apêndice e, nas mulheres, ambos os ovários, devem ser removidos. Alguns cirurgiões defendem peritonectomia radical (incluindo esplenectomia, colecistectomia, apendicectomia, colectomia do sigmoide e histerectomia) para eliminar possíveis áreas de disseminação microscópica. Permanece um tema de debate se a alta morbidade é justificável.

Hoje, a conduta inclui quimioterapia adjuvante intraperitoneal muito precoce com base em fluorouracila. A quimioterapia sistêmica é geralmente inútil. Também há defensores da radioterapia intracavitária adjuvante, especialmente para pacientes com doença residual. A reexploração é indicada, seja de forma planejada como laparotomia de revisão, seja para citorredução de tumor residual responsável por obstrução recorrente ou ascite mucosa debilitante. Estudos recentes citam taxas de sobrevida de 63 e 59% respectivamente por 10 e 15 anos com a combinação de cirurgia citorredutora e HIPEC.

Chua TC et al: Early- and long-term outcome data of patients with pseudomyxoma peritonei from appendiceal origin treated by a strategy of cytoreductive surgery and hyperthermic intraperitoneal chemotherapy. *J Clin Oncol* 2012;30:2449.

Que Y et al: Pseudomyxoma peritonei: some different sonographic findings. *Abdom Imaging* 2012.

FIBROSE RETROPERITONEAL

Esta doença incomum é caracterizada por envolvimento fibrótico de tecidos retroperitoneais. Mais de dois terços dos casos são idiopáticos e o restante é secundário a medicamentos (p. ex., metisergida, β-bloqueadores), hemorragia retroperitoneal, inflamação perianeurisma, irradiação, extravasamento urinário ou câncer. A fibrose representa uma reação alérgica a lipídeo insolúvel (ceroide) que tenha se desprendido de placas ateromatosas, especialmente aquelas da aorta. O trato urinário pode estar envolvido na tríade diagnóstica formada por hidronefrose e hidrouréter (geralmente bilaterais), desvio medial dos ureteres e compressão ureteral extrínseca próxima da altura de L4-5. O envolvimento desmoplásico dos intestinos delgado e grosso pode dar origem a sintomas obstrutivos. Em sua maioria, os pacientes são homens acima de 50 anos de idade que se apresentam com insuficiência renal ou uropatia obstrutiva. É comum haver dor lombar baixa ou no flanco. A maioria dos pacientes apresenta piúria. O diagnóstico é sugerido por TC, que revela o processo fibrótico e qualquer aneurisma presente da aorta. Com a RM é possível distinguir entre fibrose e linfoma ou carcinoma metastático. A suspensão dos medicamentos suspeitos geralmente é seguida por melhora gradual.

Em caso de obstrução urinária grave há indicação de descompressão com o uso de *stents* ureterais ou de nefrostomia. Foram feitas tentativas de tratamento com prednisona (30-60 mg por dia) e imunossupressores, mas com benefícios mal definidos. Esses agentes devem ser iniciados no pós-operatório imediato antes que ocorra fibrose acentuada. O tamoxifeno produziu regressão de tumores desmoides. Se houver necessidade de cirurgia, na exploração será encontrada uma placa espessa elástica ou fibrótica contendo células inflamatórias crônicas. Devem ser colhidas múltiplas amostras de biópsia para excluir câncer. Pode-se tentar ureterólise e talvez haja alguma vantagem em envolver com omento os ureteres liberados, a fim de reduzir o risco de aprisionamento subsequente. A ureterólise laparoscópica ocasionalmente será viável. O prognóstico é bom desde que não haja câncer subjacente.

O OMENTO

O omento é um órgão altamente vascularizado contendo principalmente tecido adiposo e algum tecido linfoide, descrito como placas leitosas, entre dobras de peritônio. É flexível, móvel e concentra-se em áreas de inflamação no interior da cavidade peritoneal. Anatomicamente, divide-se nos componentes maiores e menores. O omento maior inicia-se na grande curvatura do estômago no sentido anterior, desce para cobrir o intestino delgado e se volta sobre si mesmo para se inserir no colo transverso posteriormente, englobando quatro camadas de peritônio quando unificado. Embriologicamente, é derivado do mesogástrio dorsal na quarta semana de gestação. Seu suprimento sanguíneo vem das artérias gastroepiploicas direita e esquerda que têm origem, respectivamente, nas artérias gastroduodenal e esplênica e sua drenagem venosa é feita via sistema porta. O omento menor é uma estrutura muito mais delgada que se estende do *porta-hepatis* até a curvatura inferior do estômago. Embriologicamente, o omento menor deriva do septo transverso. Contém principalmente gordura e linfócitos e tem participação ativa na função imune, no processo inflamatório e no controle de infecções na cavidade peritoneal. Seu papel na manutenção da cavidade peritoneal é uma função há muito conhecida do omento, órgão descrito por Rutherford Morrison no início do século 20 como o "policial do abdome", já que esse autor observou sua presença frequente em áreas de infecção e de perfuração na cavidade peritoneal. O conhecimento sobre seu papel na função imune e no processo de inflamação aumentou consideravelmente desde então. Quando há um corpo estranho na cavidade peritoneal, o omento aumenta de tamanho e massa com expansão de células estromais, abundantes no tecido, e de fatores de crescimento vascular, assim como células-tronco pluripotentes. Essas funções permitem que o omento participe da regeneração e revascularização de tecidos nas áreas de lesão, infecção e inflamação intraperitoneais.

Shah S et al: Cellular basis of tissue regeneration by omentum. *PLoS One* 2012;7:e38368.

▶ Torção e infarto

É possível haver torção primária (espontânea) do omento quando uma porção livre é fixada por uma aderência ou encarcerada em uma hérnia. A rotação sobre o pedículo obstrui o suprimento de sangue causando necrose isquêmica.

Clinicamente, o paciente com torção se apresenta com dor abdominal, náusea e vômitos. A sensibilidade dolorosa à palpação é restrita à região envolvida, geralmente do lado direito longe do ponto de McBurney. Palpa-se uma massa móvel e de consistência mole em um terço dos casos. Essas características podem sugerir apendicite aguda ou colecistite, mas não são típicas dessas doenças. Os achados clínicos geralmente determinam exploração cirúrgica, que revela líquido serossanguíneo, apêndice normal e o segmento necrótico e hemorrágico do omento. A ressecção da porção afetada é curativa.

▶ Tumores e cistos

Em geral, o omento é envolvido secundariamente por tumores malignos intra-abdominais, em especial, pelos adenocarcinomas gastrintestinal e ovariano. Eventuais cistos primários ou anomalias vasculares incidentalmente descobertas durante laparotomia devem ser removidos.

QUESTÕES DE MÚLTIPLA ESCOLHA

1. A cavidade peritoneal:
   A. É revestida por uma superfície epitelial.
   B. Normalmente contém 100 a 200 mL de líquido seroso.
   C. Tem líquido com pH de 6,5 a 6,9.
   D. É anatomicamente dividida nos componentes parietais e viscerais.
   E. Inclui o peritônio parietal que recobre os intestinos delgado e grosso.

2. A peritonite bacteriana primária:
   A. É comum durante a gravidez.
   B. Caracteristicamente afeta o líquido peritoneal contendo alta concentração de albumina.
   C. É uma complicação do hipotireoidismo.
   D. Está mais frequentemente associada à cirrose com ascite.
   E. Nenhuma das respostas anteriores.

3. A peritonite secundária implica contaminação bacteriana:
   A. Que geralmente terá sido disseminada por via hematogênica.
   B. Que frequentemente teve origem gastrintestinal.
   C. Que geralmente pode ser tratada apenas com antimicrobianos.
   D. Que geralmente é monomicrobiana.
   E. Dos tecidos adjacentes à cavidade peritoneal (bexiga, rins) com disseminação pelos canais linfáticos até o peritônio.

Estômago e duodeno

23

Gerard M. Doherty, MD

▼ I. ESTÔMAGO

O estômago recebe os alimentos do esôfago e tem quatro funções: (1) atuar como reservatório que permite ingerir quantidades razoavelmente grandes de alimentos em intervalos de várias horas; (2) misturar os alimentos e passá-los ao duodeno em quantidades reguladas por sua natureza química e textura; (3) iniciar a digestão de proteínas e carboidratos; e (4) absorver algumas poucas substâncias pela mucosa gástrica.

ANATOMIA

A anatomia do estômago ilustrada nas Figuras 23-1, 23-2 e 23-3 mostra as estruturas responsáveis por suas funções.

A cárdia localiza-se na junção gastresofágica. O fundo é a parte do estômago em posição cefálica à junção gastresofágica. O corpo é a parte central de maior capacidade; a divisão entre corpo e antro pilórico é assinalada aproximadamente pela incisura angular, uma prega sobre a curvatura menor em posição imediatamente proximal às terminações em "pata de corvo" do nervo de Latarjet (Fig. 23-3). O piloro é o limite entre o estômago e o duodeno.

A área glandular da cárdia é um pequeno segmento localizado na junção gastresofágica. Do ponto de vista histológico, contém principalmente células secretoras de muco, embora algumas vezes sejam encontradas algumas células parietais. A área das glândulas oxínticas é uma parte que contém células parietais (oxínticas) e células principais (Fig. 23-2). O limite entre essa região e a área de glândulas pilóricas adjacente é razoavelmente bem definido, já que a zona de transição é formada por um segmento de apenas 1 a 1,5 cm. A área das glândulas pilóricas é formada pelos 30% distais do estômago e contém as células G produtoras de gastrina. Células mucosas são comuns nas áreas de glândulas oxínticas e pilóricas.

Assim como durante o repouso do trato gastrintestinal, a parede muscular do estômago é composta por uma camada externa longitudinal e uma camada interna circular. Uma camada interna adicional incompleta de fibras com direção oblíqua é mais evidente na curvatura menor, mas é menos substancial que as outras duas camadas.

▶ Suprimento sanguíneo

O suprimento sanguíneo do estômago e do duodeno está ilustrado na Figura 23-3. A artéria gástrica esquerda nutre a curvatura menor e conecta-se à artéria gástrica direita, ramo da artéria hepática comum. Em 60% dos indivíduos, encontra-se uma artéria gástrica posterior saindo do terço médio da artéria esplênica e terminando nos ramos sobre a superfície posterior do corpo e do fundo. A curvatura maior é nutrida pela artéria gastroepiploica direita (ramo da artéria gastroduodenal) e pela artéria epiploica esquerda (ramo da artéria esplênica). A porção média da curvatura maior corresponde ao ponto em que os ramos gástricos dessa arcada vascular mudam de direção. O fundo do estômago, assim como a curvatura maior, recebe sangue das artérias gástricas curtas, ramos das artérias esplênica e gastroepiploical esquerda.

O suprimento sanguíneo do duodeno é feito pelas artérias pancreaticoduodenais superior e inferior, que são ramos das artérias gastroduodenal e mesentérica superior, respectivamente. O estômago contém um plexo vascular submucoso rico. O sangue venoso do estômago é drenado para as veias coronárias, gastromentais e esplênicas antes de entrar na veia porta. A drenagem linfática do estômago, em grande parte cursando em paralelo às artérias, determina parcialmente a direção de disseminação das neoplasias gástricas.

▶ Inervação

Os nervos parassimpáticos do estômago estão ilustrados na Figura 23-3. Como regra, dois troncos vagais principais passam pelo hiato esofágico, junto à camada muscular do esôfago. Durante o desenvolvimento embrionário, os nervos originalmente localizam-se à direita e à esquerda do esôfago e do estômago.

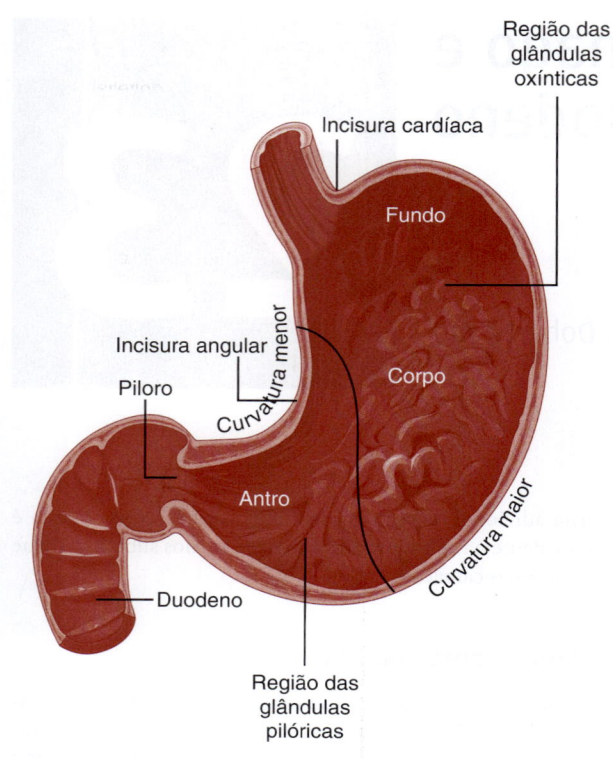

Figura 23-1 Denominação das partes do estômago. A linha traçada entre as curvaturas menor e maior delimita a fronteira aproximada entre a região das glândulas oxínticas e a região das glândulas pilóricas. Não há nenhuma referência destacada para distinguir entre antro e corpo. O fundo é a porção cranial à junção gastresofágica.

Quando há a rotação do intestino proximal, a curvatura menor é girada para a direita e a curvatura maior, para a esquerda, com o correspondente deslocamento dos troncos vagais. Assim, o vago direito inerva a superfície gástrica posterior e o esquerdo, a anterior. Cerca de 90% das fibras vagais são aferentes sensitivas; as demais (10%) são eferentes.

Na região da junção gastresofágica, cada tronco se bifurca. O tronco anterior manda uma divisão ao fígado passando pelo omento menor. A bifurcação do tronco posterior dá origem a fibras que penetram no plexo celíaco e suprem, com inervação parassimpática, o restante do trato gastrintestinal até o segmento médio do colo transverso. Ambos os troncos, após darem origem as suas divisões extragástricas, enviam algumas fibras diretamente para a superfície do estômago, além de outras ao longo da curvatura menor (nervos anterior e posterior de Latarjet) para a inervação da parte distal do órgão. Como mostrado na Figura 23-3, uma quantidade variável de fibras vagais ascende junto com a artéria gástrica esquerda após passar pelo plexo celíaco.

Fibras motoras pré-ganglionares dos troncos vagais fazem sinapse com células ganglionares no plexo de Auerbach (plexo mioentérico) entre as camadas musculares longitudinal e circular. Fibras colinérgicas pós-ganglionares são distribuídas às células das camadas musculares lisas e à mucosa.

A inervação adrenérgica do estômago é feita por fibras pós-ganglionares que passam junto com os vasos arteriais a partir do plexo celíaco.

FISIOLOGIA

Motilidade

Armazenamento, mistura, trituração e esvaziamento regulado são funções do aparelho muscular do estômago. Ondas peristálticas originam-se no corpo e evoluem em direção ao piloro. A espessura da musculatura lisa é maior no antro onde ocorrem as contrações mais fortes que podem ser medidas no estômago distal. O piloro se comporta como um esfíncter, embora normalmente permita um pequeno movimento de entrada e saída de quimo pela junção.

Um marcapasso elétrico situado na musculatura do fundo, próximo da grande curvatura, dá origem a impulsos elétricos regulares (3/min) (potencial determinador do ritmo, ritmo elétrico básico) que caminham na direção do piloro na camada longitudinal externa. Nem todo impulso é seguido por contração muscular peristáltica, mas os impulsos determinam a taxa máxima de peristalse. A frequência de peristalse é determinada por diversos estímulos mencionados adiante. Cada contração resulta da despolarização sequencial da musculatura circular subjacente que ocorre a partir da chegada do potencial determinador do ritmo.

As contrações peristálticas são mais intensas no antro do que no corpo e cursam mais rapidamente à medida que evoluem distalmente. O quimo gástrico é forçado para o interior da câmara antral em formato de funil pela força da peristalse; o volume de conteúdo passado ao duodeno a cada onda peristáltica depende da força da onda de frente e do grau de fechamento do piloro. A maior parte do conteúdo gástrico empurrado para o túnel antral é propelida para trás quando o piloro se fecha, e há aumento da pressão no lúmen antral. De 5 a 15 mL penetram no duodeno a cada onda peristáltica gástrica.

A capacidade do lúmen gástrico vazio é de apenas 50 mL. Por meio de um processo denominado relaxamento receptivo, o estômago é capaz de acomodar cerca de 1.000 mL antes que a pressão intraluminal comece a aumentar. O relaxamento receptivo é um processo ativo mediado por reflexos vagais e abolido com a vagotomia. A peristalse é iniciada pelo estímulo da distensão do estômago com a alimentação. Vários outros fatores têm influência positiva ou negativa sobre a frequência e a força das contrações e sobre a velocidade do esvaziamento gástrico. Reflexos vagais com origem no estômago têm ação facilitadora sobre a peristalse. A textura e o volume dos alimentos têm participação na regulação do esvaziamento; partículas menores são esvaziadas mais rapidamente do que as maiores, que o órgão tentará reduzir

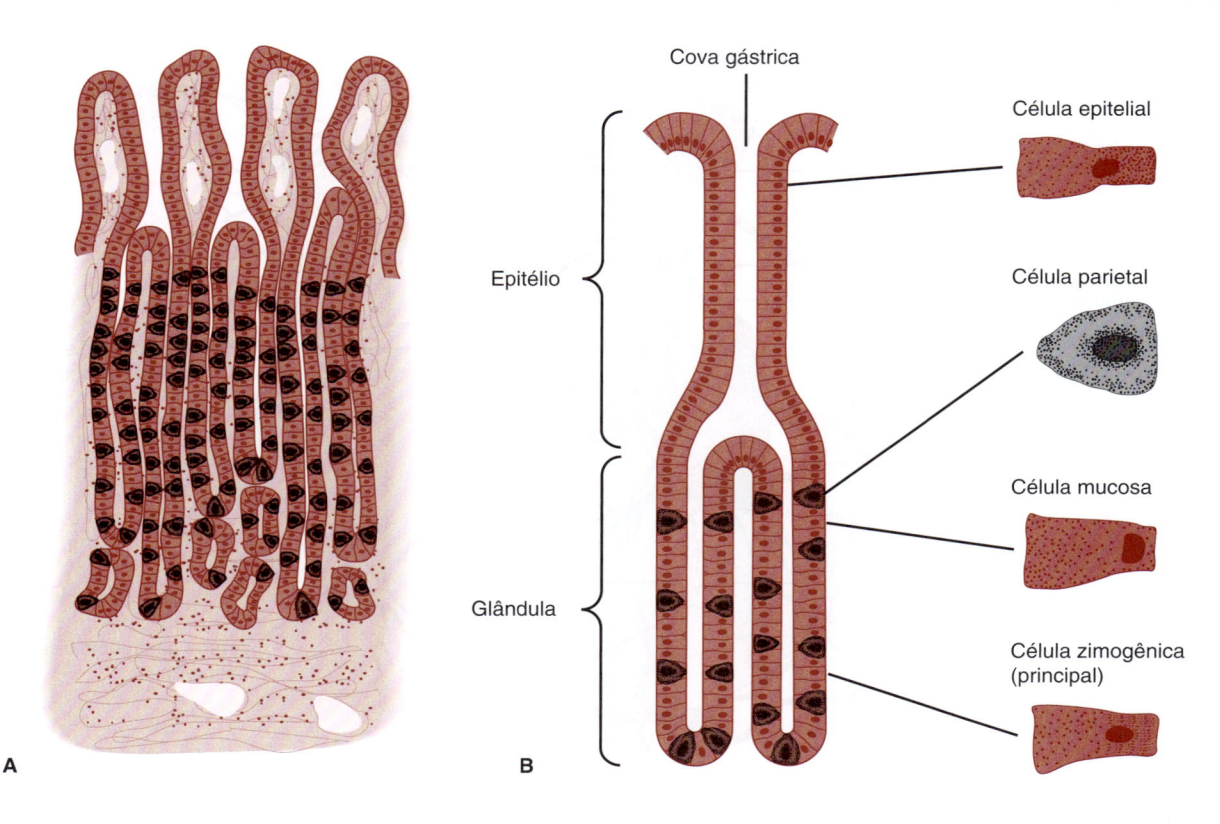

▲ **Figura 23-2** Características histológicas da mucosa na região das glândulas oxínticas. Cada cova gástrica drena 3 a 7 glândulas tubulares gástricas. **A.** O colo da glândula contém muitas células mucosas. As células oxínticas (parietais) são mais numerosas na porção média das glândulas; as células pépticas (principais) predominam na porção basal. **B.** Ilustração reproduzindo uma fotomicrografia da mucosa gástrica.

de tamanho (trituração). A osmolalidade do quimo gástrico e sua constituição química são monitoradas por receptores duodenais. Se a osmolalidade for superior a 200 mOsm/L, ativa-se um longo reflexo vagal (enterogástrico), retardando o esvaziamento. A gastrina retarda o esvaziamento, além de ser o único hormônio gastrintestinal circulante com efeito fisiológico sobre o esvaziamento.

▶ Suco gástrico

A produção de suco gástrico em um indivíduo em jejum varia entre 500 e 1.500 mL/dia. Após cada refeição, cerca de 1.000 mL são secretados pelo estômago.

Os componentes do suco gástrico são os que seguem.

A. Muco

O muco é uma mistura heterogênea de glicoproteínas produzidas pelas células mucosas das áreas glandulares oxínticas e pilóricas. O muco representa uma barreira fraca à difusão do H^+ e provavelmente protege a mucosa. Também atua como lubrificante e impede a difusão da pepsina.

B. Pepsinogênio

Os pepsinogênios são sintetizados nas células principais da área glandular oxíntica (e, em menor extensão, na área pilórica) e são armazenados na forma de grânulos visíveis. A estimulação colinérgica, vagal ou intramural, é o pepsigogo mais potente, embora a gastrina e a secretina também sejam efetivas. O precursor zimogênio é ativado quando o pH cai abaixo de 5, em um processo que produz a separação de fragmentos polipeptídicos a partir de uma molécula maior. A pepsina induz a clivagem de ligações peptídicas, especialmente aquelas contendo fenilalanina, tirosina ou leucina. Seu pH ideal é cerca de 2. A atividade da pepsina é bloqueada quando o pH está acima de 5, e a molécula é irreversivelmente desnaturada com pH acima de 8.

C. Fator intrínseco

O fator intrínseco, é uma mucoproteína secretada pelas células parietais, liga-se à vitamina B_{12} da dieta e aumenta muito a absorção da vitamina. A absorção ocorre em um processo ativo no íleo terminal.

A secreção do fator intrínseco é aumentada por estímulos que promovem a liberação de H^+ pelas células parietais. A anemia

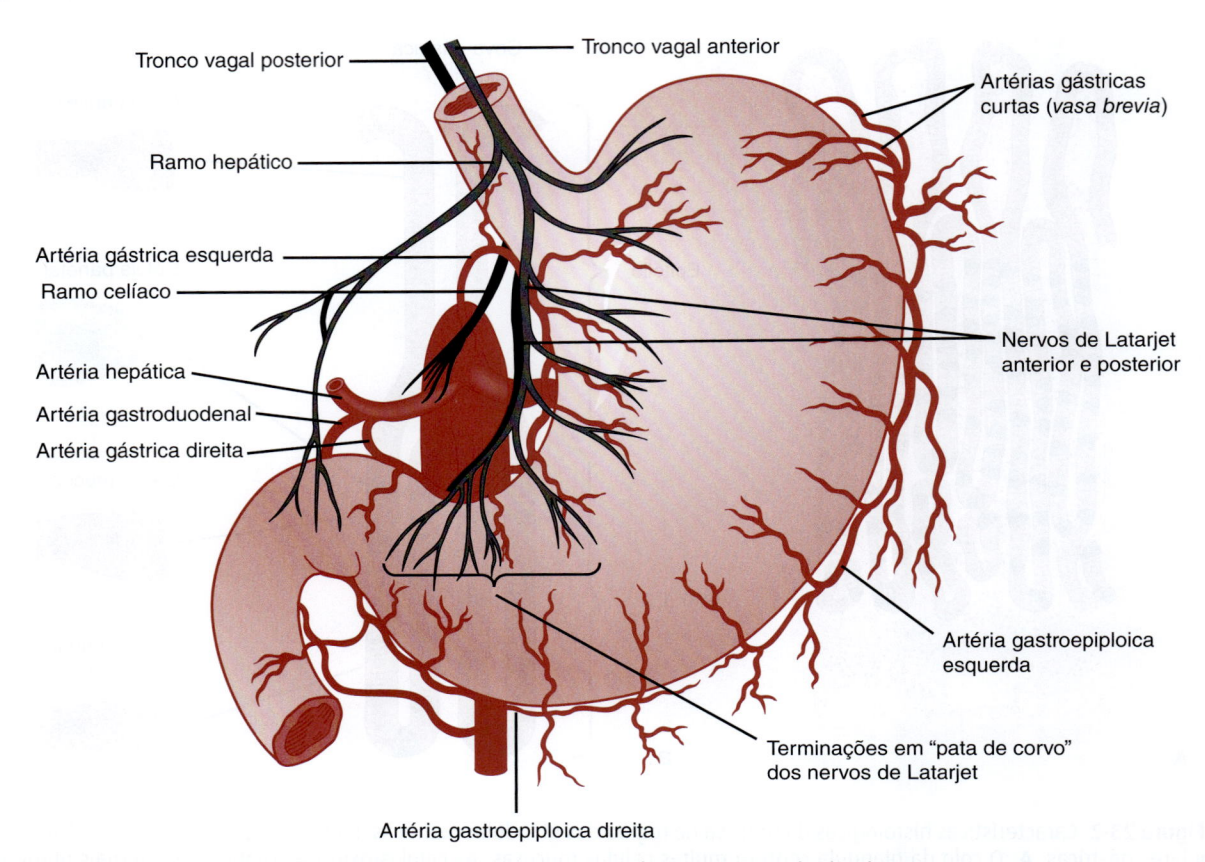

Figura 23-3 Suprimento sanguíneo e inervação parassimpática do estômago e do duodeno.

perniciosa caracteriza-se por atrofia das células parietais da mucosa, deficiência de fator intrínseco e anemia. Deficiências subclínicas de vitamina B_{12} foram descritas após cirurgias para redução da secreção ácida gástrica, e testes de Schilling anormais nesses pacientes foram corrigidos com a administração de fator intrínseco. A gastrectomia total induz dependência de administração parenteral de vitamina B_{12}.

D. Eletrólitos

A característica peculiar da secreção gástrica é a alta concentração de ácido clorídrico, um produto das células parietais. À medida que aumenta a secreção de H^+, cai reciprocamente a de Na^+. O K^+ mantém-se relativamente constante em 5 a 10 mEq/L. A concentração de cloreto mantém-se próxima de 150 mEq/L, e o suco gástrico mantém sua isotonicidade em diversos volumes de secreção.

▶ Célula parietal e secreção de ácido

Muitos dos eventos essenciais na secreção de ácido pelas células parietais estão ilustrados na Figura 23-4. O início da secreção é acompanhado por alterações morfológicas nas membranas apicais. EM repouso, as células parietais são caracterizadas por uma dobra da membrana apical, denominada canalículo secretor, que é revestida por pequenas microvilosidades. Estão presentes no citoplasma muitas tubulovesículas ligadas à membrana e mitocôndrias. Com a estimulação, o canalículo secretor se expande, as microvilosidades se alongam e afinam e se tornam repletas de microfilamentos, e as tubulovesículas citoplasmáticas desaparecem. O mecanismo de bomba de prótons para secreção ácida está localizado nas tubulovesículas no estado de repouso e nos canalículos secretores no estado estimulado.

A membrana basal lateral contém os receptores para estimulação da secreção e transfere HCO_3^- para fora da célula a fim de equilibrar a saída de H^+ na membrana apical. Captação ativa de Cl^- e condução de K^+ também ocorrem na membrana basal lateral. Há receptores diferentes ligados à membrana para histamina (receptor H_2), gastrina e acetilcolina. Os mensageiros intracelulares secundários são o monofosfato cíclico de adenosina (AMPc) para a histamina e o Ca^{2+} para gastrina e acetilcolina.

A secreção de ácido na membrana apical é realizada por uma H^+/K^+-ATPase ligada à membrana (a bomba de prótons); o H^+ é secretado para o lúmen na troca por K^+.

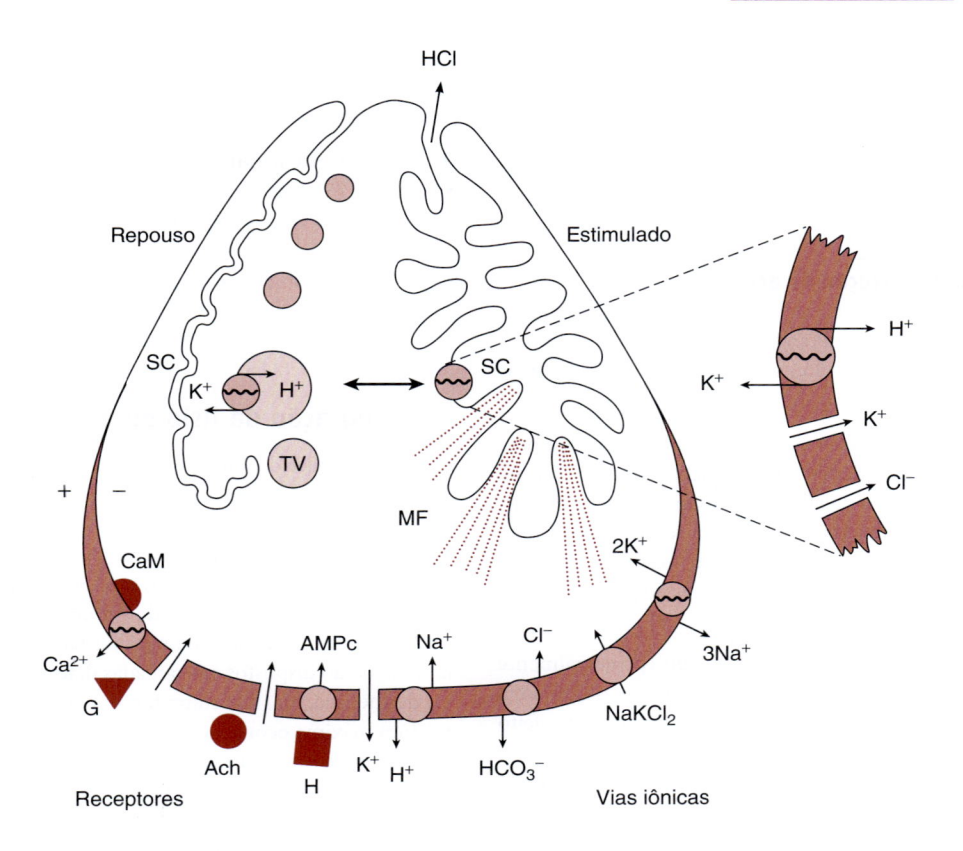

Figura 23-4 Diagrama da célula parietal, mostrando os sistemas receptores e as vias iônicas na membrana basal lateral e a transição na membrana apical do estado de repouso para o estado de estimulação.
Ach, acetilcolina; CaM, calmodulina; G, gastrina; H, histamina; MF, microfilamentos; SC, canalículos secretores; TV, tubulovesículas. (Redesenhada com permissão de Malinowska DH, Sachs G: Cellular mechanisms of acid secretion. *Clin Gastroenterol.* 1984;13(2):309-326.)

▶ Resistência da mucosa do estômago e do duodeno

A mucosa saudável do estômago e do duodeno possui mecanismos que permitem que ela suporte os efeitos potencialmente lesivos das altas concentrações de ácido no seu lúmen. A ruptura desses mecanismos pode contribuir para a formação de ulceração aguda ou crônica.

A superfície da mucosa gástrica é revestida por muco e secreta HCO_3^- além de H^+. Com a proteção conferida pela cobertura de muco, o pH na superfície é muito mais alto do que no lúmen. A secreção de HCO_3^- é estimulada por AMPc, prostaglandinas, colinomiméticos, glucagon, colecistoquinina e por hormônios parácrinos ainda não identificados. Os inibidores da secreção de HCO_3^- são os agentes anti-inflamatórios não esteroides, os agonistas α-adrenérgicos, os ácidos biliares, o etanol e a acetazolamida. O aumento no H^+ no lúmen resulta em aumento da secreção de HCO_3^-, provavelmente mediado por prostaglandinas teciduais.

O muco gástrico é um gel composto por glicoproteínas de alto peso molecular e 95% de água. Como forma uma camada que não se mistura, o muco ajuda a mucosa subjacente a manter-se com pH mais alto do que aquele do suco gástrico, e também atua como barreira contra a difusão da pepsina. Superficialmente, a digestão péptica degrada continuamente a camada de muco, enquanto por baixo ocorre a reposição pelas células mucosas. Supõe-se que o ácido gástrico ganhe a luz através de pequenos pontos no muco sobrejacente às glândulas gástricas. A secreção de muco é estimulada pelo ácido luminal e, talvez, por estimulação colinérgica. A camada de muco é danificada por exposição a anti-inflamatórios não esteroides e recuperada pela prostaglandina E_2 tópica.

Defeitos mucosos produzidos por traumatismo mecânico ou químico são rapidamente reparados por células normais adjacentes que cobrem a falha, um processo que pode ser acentuado experimentalmente adicionando-se HCO_3^- ao lado nutriente da mucosa.

A mucosa duodenal possui defesas semelhantes às do estômago: a capacidade de secretar HCO_3^- e muco e de reparar rapidamente lesões mucosas.

Regulação da secreção ácida

A regulação da secreção ácida é mais bem descrita considerando-se separadamente os fatores que estimulam a produção ácida gástrica e os que a deprimem. A interação dessas forças determina o nível de secreção observado durante o jejum e após as refeições.

A. Estimulação da secreção de ácido

A produção de ácido geralmente é descrita como o resultado de três fases estimuladas simultaneamente após uma refeição. A separação em fases tem seu valor, principalmente com objetivos descritivos.

1. Fase cefálica — Estímulos que atuam sobre o encéfalo produzem aumento da atividade eferente vagal e da secreção de ácido. A visão, o cheiro, o paladar e, até mesmo, pensar em alimentos apetitosos podem desencadear essa resposta. O efeito é mediado pelo vago e abolido por vagotomia. A estimulação vagal atua diretamente sobre as células parietais, levando ao aumento da secreção de ácido.

2. Fase gástrica — Alimentos no estômago (principalmente hidrolisados proteicos e aminoácidos hidrofóbicos) estimulam a liberação de gastrina pelo antro. A distensão gástrica tem efeito semelhante, mas menos intenso.

A presença de alimentos no estômago desencadeia reflexos vagais longos, impulsos que são levados ao sistema nervoso central via aferentes vagais e retornam para estimular as células parietais.

Um terceiro aspecto da fase gástrica envolve o efeito de sensibilização que a distensão da área de células parietais tem sobre a gastrina, efeito este provavelmente mediado por reflexos colinérgicos intramurais.

3. Fase intestinal — A participação da fase intestinal na estimulação da secreção de gastrina não está completamente elucidada. Diversos experimentos demonstraram que a presença de alimentos no intestino delgado libera um fator humoral, denominado enteroxintina, que estimula a secreção ácida no estômago.

B. Inibição da secreção de ácido

Se não houvesse sistemas para limitar a secreção, a produção irrestrita de ácido se tornaria um grave problema clínico. Há exemplos em que a produção de ácido aumentou após procedimentos cirúrgicos (gastrectomia à Billroth II com preservação do antro) que interferiram nesses mecanismos inibidores.

1. Inibição antral — O pH abaixo de 2,5 no antro inibe a liberação de gastrina independentemente de estimulação. Quando o pH alcança 1,2, a liberação de gastrina é quase inteiramente bloqueada. Se a relação normal entre mucosa de célula parietal e mucosa do antro gástrico for alterada de forma que o ácido deixe de passar pelo sítio de produção de gastrina, o nível sérico de gastrina pode chegar a níveis elevados, com grande estimulação de secreção ácida. A somatostatina nas células antrais gástricas tem participação fisiológica como inibidora da liberação de gastrina (uma função parácrina).

2. Inibição intestinal — O intestino participa do controle da secreção ácida, liberando hormônios que inibem a liberação de gastrina e seus efeitos sobre as células parietais. A secretina bloqueia a secreção de ácido em condições experimentais, mas não como ação fisiológica. A presença de gordura no intestino é o método mais potente de inibição, afetando a liberação de gastrina e a secreção de ácido.

Integração da fisiologia gástrica

O alimento ingerido é misturado à amilase salivar antes de chegar ao estômago. Os mecanismos estimuladores da secreção de ácido são ativados. Os níveis séricos de gastrina aumentam de uma concentração média de cerca de 50 pg/mL para 200 pg/mL, com o pico ocorrendo cerca de 30 minutos após uma refeição. O alimento no lúmen do estômago fica exposto a altas concentrações de ácido e de pepsina na superfície mucosa. Os alimentos são dispostos em camadas determinadas pela sequência de chegada, mas a gordura tende a flutuar e ficar por cima. A mistura máxima ocorre no antro. Portanto, o conteúdo do antro torna-se mais uniformemente acidificado em comparação com o conteúdo do corpo do estômago, onde a parte central do alimento tende a ficar alcalina por um período considerável, permitindo a ação continuada da amilase.

A digestão péptica das proteínas no estômago atinge apenas cerca de 5 a 10% do total. A digestão de carboidratos pode chegar a 30 a 40%. A lipase com origem na língua inicia a lipólise no estômago.

O conteúdo gástrico chega ao duodeno com a velocidade determinada pelo volume e pela textura dos alimentos, por sua osmolalidade e acidez e por seu conteúdo de gordura. Uma refeição com carne magra, batatas e vegetais terá deixado o estômago em 3 horas. Uma refeição com alto teor de gordura pode permanecer no estômago por 6 a 12 horas.

ÚLCERA PÉPTICA

Úlceras pépticas resultam da ação corrosiva do suco gástrico ácido sobre o epitélio vulnerável. Dependendo das circunstâncias, as úlceras podem ocorrer no esôfago, no duodeno, no estômago, no jejuno após reconstrução cirúrgica com gastrojejunostomia ou no íleo, neste caso, relacionadas com a presença de mucosa gástrica ectópica em caso de divertículo de Meckel. Quando o termo úlcera péptica começou a ser utilizado, supunha-se que o fator mais importante fosse a atividade péptica do suco gástrico. Desde então, as evidências implicaram o ácido como o principal agente lesivo; de fato, é evidente que se o suco gástrico não contém ácido, não é possível haver úlcera péptica (benigna). A confirmação do papel do ácido levou à ênfase na terapia com antiácidos e agentes bloqueadores H$_2$ para tratamento clínico das úlceras e às cirurgias para redução da secreção ácida como principal abordagem cirúrgica. No caso de úlceras duodenais e gástricas, é necessário que haja colonização e debilitação da mucosa pela bactéria *Helicobacter pylori* antes que o ácido possa causar dano, e o tratamento direcionado contra esse microrganismo passou a ter efeito mais definitivo sobre a doença.

Estimou-se que cerca de 2% da população dos Estados Unidos sofre de doença ulcerosa péptica, e cerca de 10% da população terá a doença em algum momento de sua vida. Os homens são três vezes mais afetados. As úlceras duodenais são 10 vezes mais comuns que as gástricas em pacientes jovens, mas, nas faixas etárias mais elevadas, a frequência passa a ser aproximadamente a mesma. Provavelmente como resultado do declínio na prevalência de infecção por *H. pylori*, a incidência da doença foi reduzida a menos da metade da registrada há 30 anos.

Em termos gerais, o processo de ulceração pode causar quatro tipos de incapacidade: (1) a dor é a mais comum; (2) pode ocorrer sangramento como resultado da erosão da submucosa ou de vasos extraintestinais à medida que a úlcera se aprofunda; (3) a penetração da úlcera por todas as camadas do órgão afetado resulta em perfuração, caso outra víscera não sele a úlcera; (4) a obstrução pode resultar de edema inflamatório e do processo de cicatrização, o que é mais comum nas úlceras localizadas no piloro ou na junção gastresofágica, onde a luz é mais estreita.

As características clínicas e o prognóstico das úlceras duodenais e gástricas são suficientemente diferentes para que sejam discutidas separadamente.

ÚLCERA DUODENAL

FUNDAMENTOS DO DIAGNÓSTICO

- Dor epigástrica frequentemente aliviada por alimentos ou antiácidos.
- Dor à palpação do epigástrio.
- Secreção gástrica ácida normal ou aumentada.
- Sinais de doença ulcerosa nas radiografias ou na endoscopia do trato gastrintestinal superior.
- Evidência de infecção por *H. pylori*.

Considerações gerais

As úlceras duodenais podem ocorrer em qualquer faixa etária, mas são mais comuns em pessoas jovens e de meia-idade (20-45 anos); são mais frequentes nos homens. Cerca de 95% das úlceras duodenais situam-se a até 2 cm do piloro, no bulbo duodenal.

Muitas evidências implicam o *H. pylori* como principal causa de doença ulcerosa duodenal. Esse bacilo curvo gram-negativo microaerofílico pode ser encontrado colonizando placas de metaplasia gástrica no interior do duodeno em 90% dos pacientes com essa doença. Os bacilos mantêm-se sobre a superfície da mucosa sem invadi-la; supõe-se que deixem o duodeno mais vulnerável aos efeitos deletérios do ácido e da pepsina por meio da liberação de urease ou outras toxinas.

A epidemiologia da doença ulcerosa péptica reflete a prevalência da infecção por *H. pylori* nas diferentes populações. Nas áreas do planeta em que a úlcera péptica é incomum (p. ex., África rural), a infecção de humanos é rara. A doença ulcerosa duodenal passou a ter importância clínica na sociedade ocidental apenas desde o fim do século XIX. A incidência chegou ao pico há 35 anos e então declinou para atingir o platô mais baixo há poucos anos. Supõe-se que essas alterações sejam explicadas por variações na infecção por *H. pylori* resultantes de fatores de saúde pública. Em países como os Estados Unidos, a distribuição do *H. pylori* se explica pela teoria da transmissão fecal-oral. A prevalência da infecção é maior entre grupos socioeconômicos menos favorecidos. É interessante observar que apenas a minoria dos indivíduos infectados desenvolve úlcera. O *H. pylori* também tem papel importante na etiologia das úlceras gástricas, do câncer gástrico e da gastrite. Os 10% das úlceras que não estão associadas à infecção por helicobacter são causados por anti-inflamatórios não esteroides e outros agentes.

Na comparação com indivíduos normais, os pacientes com úlcera duodenal caracteristicamente apresentam maior secreção gástrica de ácido, mas apenas um sexto da população com úlcera duodenal tem níveis secretores acima da variação normal (i.e., a secreção de ácido em indivíduos normais e naqueles com úlcera duodenal mantém sobreposição considerável), e, portanto, a doença não pode ser explicada apenas como manifestação do aumento da produção de ácido. Há dúvidas sobre se a secreção de ácido aumentaria em resposta à infecção por helicobacter. Existe a possibilidade de que as placas de epitélio metaplásico gástrico no duodeno sobre as quais o helicobacter é encontrado resultem da ação do ácido. Então, as placas colonizadas sofreriam ulceração.

Doença hepática crônica, doença pulmonar crônica, pancreatite crônica têm sido relacionadas com o aumento da incidência de ulceração duodenal.

Manifestações clínicas

A. Sinais e sintomas

Na maioria dos pacientes, a dor é o sintoma de apresentação e, em geral, está localizada no epigástrio, variavelmente descrita como queimação ou dor corrosiva. Contudo, ensaios radiológicos indicam que alguns pacientes com úlcera duodenal ativa não têm qualquer queixa gastrintestinal.

O ciclo diário da dor com frequência é característico. Em geral, o paciente não tem dor de manhã até 1 hora ou mais após o desjejum. A dor é aliviada após o almoço, para recidivar posteriormente à tarde. A dor pode aparecer novamente à noite e, em cerca da metade dos casos, desperta o paciente de madrugada. Alimentos, leite ou preparações de antiácido dão alívio temporário.

Quando a úlcera penetra na cabeça do pâncreas posteriormente, observa-se dor no dorso; concomitantemente, o ciclo de dor pode ser alterado para um desconforto mais constante, com menos alívio com alimentos ou antiácidos.

Graus variáveis de náusea e vômitos são comuns. Os vômitos podem ser um sinal importante, mesmo não havendo obstrução.

O exame do abdome pode revelar sensibilidade dolorosa localizada à palpação do epigástrio à direita da linha média, mas, em muitos casos, a palpação não provoca dor.

B. Endoscopia

A gastroduodenoscopia é útil para a avaliação de pacientes com diagnóstico incerto, com sangramento do trato superior e com obstrução do segmento gastroduodenal, além do seu papel na avaliação da resposta ao tratamento.

C. Exames diagnósticos

1. Análise gástrica — Está indicada em determinados casos. A análise gástrica padrão consiste em: (a) dosagem da produção de ácido pelo estômago não estimulado em condições basais de jejum – o resultado é expresso como secreção de H+ em mEq/h e o exame é denominado débito ácido basal (BAO, do inglês *basal acid output*); (b) dosagem da produção de ácido com estimulação por histamina ou pentagastrina em dose máxima para esse efeito – o resultado é expresso como secreção de H+ em mEq/h e é denominado débito ácido máximo (MAO, do inglês *maximal acid output*).

A interpretação dos resultados encontra-se na Tabela 23-1.

2. Gastrina sérica — Dependendo do laboratório, os níveis basais de gastrina variam de 50 a 100 pg/mL, e níveis acima de 200 pg/mL quase sempre são considerados elevados.

Os níveis de gastrina podem aumentar nos estados hipossecretores e hipersecretores. No primeiro (p. ex., gastrite atrófica, anemia perniciosa, medicamentos supressores da secreção de ácido), a causa é o aumento do pH no antro gástrico com perda da inibição antral da liberação de gastrina. O quadro clinicamente mais importante é a elevação da gastrina com hipersecreção concomitante, quando o alto nível de gastrina é responsável por aumento da secreção ácida e consequente úlcera péptica. O quadro clínico mais bem definido nessa categoria é a síndrome de Zollinger-Ellison (gastrinoma). O antro ligado ao duodeno, mas sem continuidade com o fluxo alimentar gástrico após gastrectomia (com antro preservado), é outra causa de elevação da gastrina, causando excesso de secreção ácida.

A dosagem da gastrina sérica deve ser feita em jejum nos pacientes com doença ulcerosa péptica anormalmente grave ou que se tenha mostrado refratária ao tratamento.

D. Exames radiográficos

No estudo radiológico do trato digestivo superior ou no exame de tomografia computadorizada (TC) gastrintestinal com contraste, as alterações encontradas induzidas pela úlcera duodenal são as deformidades duodenais e o nicho da úlcera. Edema inflamatório e fibrose podem distorcer o bulbo duodenal, causar deslocamento excêntrico do canal pilórico ou induzir a formação de pseudodivertículo. A úlcera propriamente dita é visualizada em perfil ou, mais comumente, na incidência *en face*.

▶ Diagnóstico diferencial

As doenças mais comuns que podem ser confundidas com úlcera péptica são: (1) colecistite crônica, na qual as colecistografias revelam vesícula não funcional ou cálculos em vesícula funcional; (2) pancreatite aguda, na qual a amilase sérica está elevada; (3) pancreatite crônica, na qual a colangiopancreatografia endoscópica retrógrada (CPER) demonstra ducto pancreático anormal; (4) indigestão funcional, na qual as radiografias são normais; e (5) esofagite de refluxo.

▶ Complicações

As complicações mais comuns da úlcera duodenal são hemorragia, perfuração e obstrução duodenal; todas serão discutidas em seção específica. As complicações menos comuns são pancreatite e obstrução biliar.

▶ Prevenção

A prevenção da doença ulcerosa péptica implica na eliminação da infecção por *H. pylori*.

▶ Tratamento

Na maioria dos casos, a úlcera duodenal aguda pode ser controlada por meio da supressão da secreção ácida, mas a evolução em longo prazo da doença (i.e., frequência de recidivas e de complicações) não é alterada, a não ser que a infecção por *H. pylori* seja erradicada. Recomenda-se tratamento cirúrgico em caso de complicações como sangramento, perfuração ou obstrução.

A. Tratamento clínico

Os objetivos do tratamento clínico são: (1) cicatrização da úlcera e (2) cura da doença. O tratamento voltado ao primeiro objetivos visa à redução da secreção de ácido ou à neutralização do ácido.

Tabela 23-1 Valores médios para débito de ácido na análise gástrica de indivíduos normais e de pacientes com úlcera; os limites superiores da normalidade são: basal, 5 mEq/h; máximo, 30 mEq/h

		Débito ácido médio (mEq/h)	
	Sexo	Normal	Úlcera duodenal
Basal	Masculino	2,5	5,5
	Feminino	1,5	3
Máximo (pentagastrina)	Masculino	30	40
	Feminino	20	30

Os principais medicamentos são os antagonistas do receptor H_2 (p. ex., cimetidina, ranitidina) e os bloqueadores da bomba de prótons (p. ex., omeprazol, pantoprazol).

Após a cicatrização da úlcera, a suspensão do tratamento é seguida por recidiva em até 1 ano em 80% dos casos, o que pode ser evitado pela administração crônica noturna de dose única de agente supressor de ácido. Uma abordagem melhor é tratar a infecção por *H. pylori* junto com o tratamento da úlcera, uma vez que, com a erradicação da bactéria, reduz-se a taxa de recorrência da úlcera, a não ser que haja recidiva da infecção – o que é raro. A seguinte combinação é considerada um esquema efetivo: lansoprazol, 30 mg, 2 vezes ao dia durante 14 dias; amoxicilina, 1 g, 2 vezes ao dia durante 14 dias; e claritromicina, 500 mg, 2 vezes ao dia durante 14 dias.

B. Tratamento cirúrgico

Se o tratamento medicamentoso tiver sido o ideal preconizado, uma úlcera persistente pode ser considerada intratável, e é indicado o tratamento cirúrgico. Isso, no entanto, é incomum atualmente.

Os procedimentos cirúrgicos capazes de curar a úlcera péptica visam à redução da secreção ácida gástrica. A excisão da úlcera não é suficiente em caso de úlcera duodenal ou gástrica; a recorrência da úlcera seria praticamente inevitável.

Os métodos cirúrgicos para tratamento de úlcera duodenal são vagotomia (diversas variações) e antrectomia mais vagotomia. Todos esses procedimentos podem ser realizados por via laparoscópica. Com raras exceções, uma das formas de vagotomia é suficiente (Fig. 23-5).

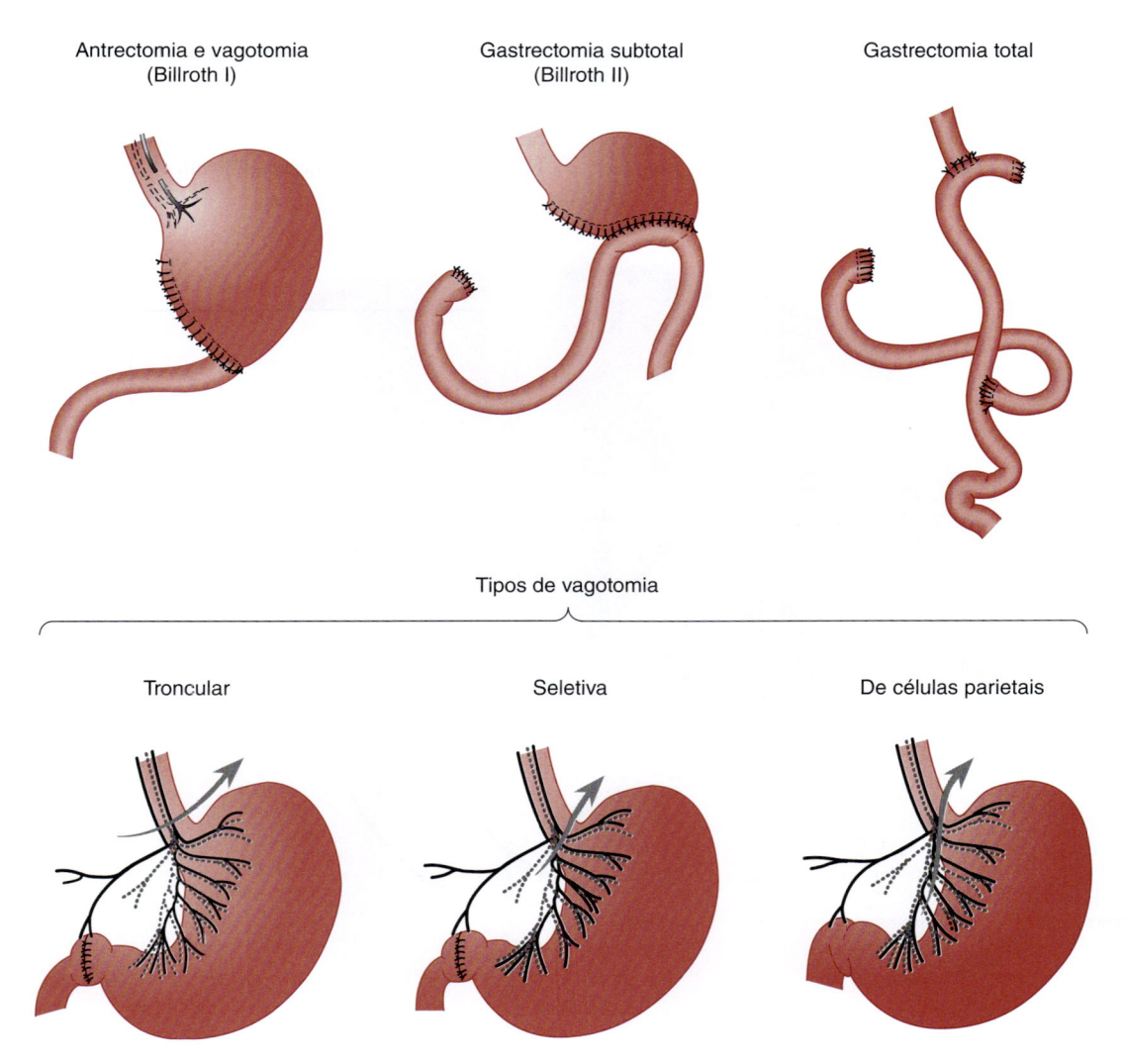

▲ **Figura 23-5** Diversos tipos de cirurgias atualmente utilizadas para tratamento de úlcera duodenal. A gastrectomia total fica reservada para os casos de síndrome de Zollinger-Ellison. A escolha entre os outros procedimentos deve ser individualizada de acordo com os princípios discutidos no texto.

1. Vagotomia — A vagotomia troncular consiste na ressecção de um segmento de 1 ou 2 cm de cada tronco vagal na sua entrada no abdome sobre o esôfago distal. Em muitos pacientes, a consequente denervação vagal da musculatura gástrica produz atraso no esvaziamento do estômago, a não ser que se realize um procedimento de drenagem. O método de drenagem mais frequentemente escolhido é a piloroplastia (técnica de Heineke-Mikulicz, Fig. 23-6); a gastrojejunostomia é utilizada com menos frequência. Não há superioridade na comparação dos resultados desses dois procedimentos, e a piloroplastia é mais rápida.

A denervação vagal apenas da área das células parietais no estômago é denominada vagotomia de células parietais ou vagotomia gástrica proximal. Com a técnica, preservam-se os principais nervos de Latarjet (Figs. 23-3 e 23-5), mas todos os ramos vagais que terminam nos dois terços proximais do estômago são seccionados. Como a inervação antral é preservada, o esvaziamento gástrico é relativamente normal, e o procedimento de drenagem deixa de ser necessário. De qualquer forma, a vagotomia de células parietais associada à piloroplastia produz resultados melhores (i.e., menos recidivas) do que a vagotomia de células parietais isoladamente. A vagotomia de células parietais parece ter a mesma efetividade da vagotomia troncular ou seletiva, mas diarreia e *dumping* são muito menos frequentes.

Os procedimentos de vagotomia têm as vantagens de simplicidade da técnica e preservação de toda a capacidade gástrica. A principal desvantagem é recidiva de úlcera em cerca de 10% dos pacientes. A taxa de recidiva após vagotomia de células parietais é duas vezes maior nos pacientes com úlcera pré-pilórica, e a maioria dos cirurgiões utiliza outra cirurgia para as úlceras nessa localização.

2. Antrectomia e vagotomia — Essa cirurgia implica gastrectomia distal de 50% do estômago, com a linha de transecção traçada alta sobre a curvatura menor para estar em conformidade com o limite da mucosa produtora de gastrina.

Os termos antrectomia e hemigastrectomia são sinônimos. O remanescente proximal deve ser reanastomosado ao duodeno (ressecção à Billroth I) ou à lateral do jejuno proximal (ressecção à Billroth II). A técnica de Billroth I é a mais utilizada, mas não há evidências conclusivas de que os resultados sejam superiores. Na criação da reconstrução à Billroth II (gastrojejunostomia),

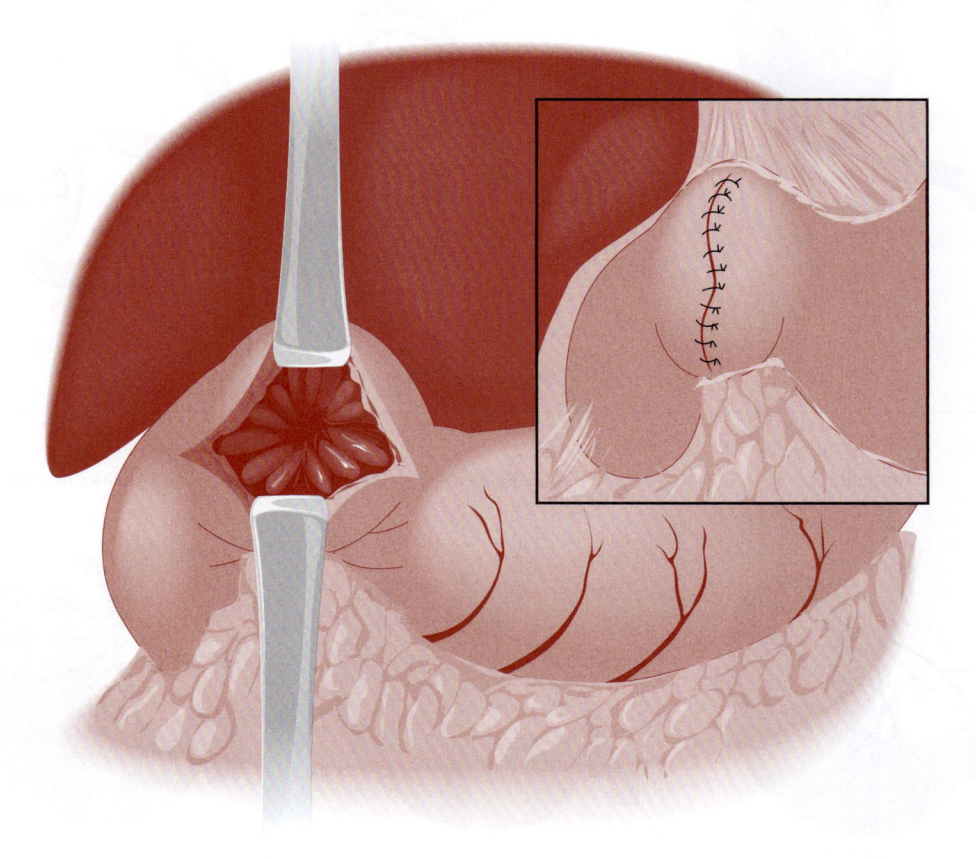

▲ **Figura 23-6** Piloroplastia (técnica de Heineke-Mikulicz). Uma incisão longitudinal é feita atravessando o piloro, revelando a úlcera ativa no bulbo duodenal. O detalhe mostra o fechamento transversal da incisão que amplia o trato de saída gástrico. A vagotomia que acompanha não está ilustrada.

o cirurgião pode trazer a alça jejunal para cima até o remanescente gástrico, em posição anterior ao colo transverso, ou posterior, através de um orifício no mesocolo transverso. Como ambos os métodos são satisfatórios, na maioria dos casos opta-se por anastomose antecólica, por ser mais simples. A vagotomia troncular é realizada como descrito em seções anteriores; a antrectomia por si só não previne uma alta taxa de recorrência. Na maioria dos casos, o cirurgião será capaz de remover a porção ulcerada do duodeno durante a ressecção.

O procedimento de vagotomia com antrectomia está associado à baixa incidência de ulceração marginal (2%) e à evolução satisfatória na maioria dos casos, mas o risco de complicações é maior do que com a vagotomia sem ressecção.

3. Gastrectomia subtotal — Essa cirurgia consiste na ressecção de dois terços a três quartos do estômago distal. Após gastrectomia subtotal para úlcera duodenal, dá-se preferência à reconstrução à Billroth II. O interesse pela gastrectomia subtotal é histórico.

▶ Complicações da cirurgia para úlcera péptica

A. Complicações precoces
Formação de fístula pelo coto duodenal, retenção gástrica (esvaziamento gástrico insuficiente) e hemorragia são complicações possíveis no pós-operatório imediato.

B. Complicações tardias
4. Úlcera recorrente (úlcera marginal, úlcera estomal, úlcera na anastomose) — Úlceras recorrentes formam-se em cerca de 10% dos pacientes com úlcera duodenal tratados com vagotomia e piloroplastia ou com vagotomia de células parietais, e em 2 a 3% dos pacientes tratados com vagotomia e antrectomia ou gastrectomia subtotal sem supressão ácida crônica. Úlceras recorrentes quase sempre se localizam imediatamente adjacentes à anastomose, no seu lado intestinal.

A queixa mais comum é dor no abdome superior, frequentemente agravada ao comer e melhorada com o uso de antiácidos. Em alguns pacientes, a dor é sentida mais à esquerda no epigástrio, e ocasionalmente há relato de dor na axila ou no ombro do lado esquerdo. Cerca de um terço dos pacientes com úlcera estomal apresenta hemorragia gastrintestinal importante. A perfuração é menos comum (5%).

O diagnóstico e o tratamento são essencialmente idênticos aos da úlcera original.

5. Fístulas gastrojejunocólica e gastrocólica — Uma úlcera com erosão profunda ocasionalmente irá produzir fístula entre o estômago e o colo. A maioria dos casos descritos resultou de úlcera péptica após cirurgia que tenha incluído anastomose gastrojejunal.

Os sintomas de apresentação em mais de 90% dos casos são diarreia intensa e perda de peso. Muitas vezes, a dor abdominal típica da úlcera péptica recorrente precede o início da diarreia. As evacuações chegam a 8 a 12 ou mais por dia; elas são líquidas e frequentemente contêm partículas de alimentos não digeridos.

O grau de desnutrição varia de leve a muito grave. Os exames laboratoriais revelam redução das proteínas séricas e manifestações de depleção hidreletrolítica. As dosagens podem revelar deficiências das vitaminas hidrossolúveis e lipossolúveis.

Um estudo radiológico contrastado do trato digestivo alto, revela úlcera marginal em apenas 50% dos pacientes, e a fístula é identificada em apenas 15%. O enema baritado revela infalivelmente o trato fistuloso.

O tratamento inicial é feito com reposição hidreletrolítica. O colo envolvido e o segmento gastrojejunal ulcerado devem ser excisados e a continuidade do colo, restabelecida. Há necessidade de vagotomia, gastrectomia parcial ou ambas para tratar a diátese ulcerosa e prevenir outra úlcera recorrente. Os resultados são excelentes na doença benigna. Em geral, a evolução de pacientes com fístula maligna é ruim.

6. Síndrome de *dumping* — A maioria dos pacientes submetidos a uma cirurgia que impacte a capacidade de o estômago regular seu esvaziamento apresenta sintomas da síndrome de *dumping* em algum grau. Contudo, após alguns meses, o *dumping* continua sendo um problema para apenas 1 a 2% dos pacientes. Os sintomas podem ser divididos em duas categorias: cardiovasculares e gastrintestinais. Logo após a refeição, o paciente pode apresentar palpitações, sudorese, sensação de fraqueza, dispneia, rubor, náusea, cólicas abdominais, soluços, vômitos, diarreia e, raramente, síncope. A intensidade dos sintomas varia amplamente, e nem todos são relatados por todos os pacientes. Nos casos mais graves, o paciente necessita deitar por 30 a 40 minutos até que o desconforto passe.

A dietoterapia para redução da osmolalidade jejunal é bem-sucedida em quase todos os casos. A dieta deve ser pobre em carboidratos e rica em gorduras e proteínas. Os açúcares e os carboidratos em geral são mal tolerados; alguns pacientes são especialmente sensíveis ao leite. Os alimentos devem ser consumidos secos, os líquidos devem ser tomados apenas entre as refeições. Em geral, esse regime dietético é suficiente, mas medicamentos anticolinérgicos podem ser úteis em alguns pacientes; há relatos de melhora com suplementos de pectina na dieta ou com o uso de análogos da somatostatina.

7. Gastrite alcalina — O refluxo de sucos duodenais para o estômago após cirurgias que interferem na função pilórica é usualmente inócuo, mas, em alguns pacientes, é possível que venham a causar gastrite acentuada. O principal sintoma é dor pós-prandial, e o diagnóstico é feito por endoscopia com biópsia e visualização de mucosa gástrica edemaciada e inflamada. Um pequeno grau de gastrite é encontrado na maioria dos pacientes após gastrectomia à Billroth II, os achados endoscópicos são, em certo grau, inespecíficos. Dor intensa persistente é uma indicação para reconstrução cirúrgica. A gastrojejunostomia em Y de Roux com 40 cm de alça jejunal eferente é o tratamento preferencial.

8. Anemia — Ocorre deficiência de ferro em cerca de 30% dos pacientes nos 5 anos seguintes à gastrectomia parcial. A deficiência é causada por insuficiência na absorção do ferro ingerido ligado a uma molécula orgânica. Antes de firmar esse diagnóstico, o paciente deve ser investigado para perda de sangue, úlcera marginal ou algum tumor oculto. O tratamento indicado é administração de ferro inorgânico – sulfato ferroso ou gluconato ferroso –, já que, nessa forma, o ferro é normalmente absorvido após gastrectomia.

Deficiência de vitamina B_{12} e anemia megaloblástica ocorrem em poucos casos após gastrectomia.

9. Diarreia pós-vagotomia — cerca de 5 a 10% dos pacientes submetidos à vagotomia troncular requerem tratamento com agentes antidiarreicos por algum tempo, e possivelmente 1% sofra mais intensamente com essa complicação. A diarreia pode ser episódica, situação em que sua ocorrência é imprevisível após um intervalo de semanas a meses livre dos sintomas. A crise pode consistir em apenas uma ou duas evacuações líquidas ou, nos casos graves, pode durar alguns dias. Outros pacientes podem produzir 3 a 5 episódios de diarreia por dia continuamente.

A maioria dos casos de diarreia pós-vagotomia pode ser tratada satisfatoriamente com agentes constipantes.

10. Gastroparesia crônica — o retardo crônico no esvaziamento gástrico é ocasionalmente encontrado após cirurgia gástrica. Os agentes pró-cinéticos (p. ex., metoclopramida) frequentemente são úteis, mas alguns casos são refratários a qualquer tratamento, necessitando ampliação para uma gastrectomia total com esofagojejunostomia em Y de Roux.

> Costa F, D'Elios MM. Management of Helicobacter pylori infection. *Expert Rev Anti Infect Ther* 2010 Aug;8(8):887-892.
>
> Schubert ML, Peura DA. Control of gastric acid secretion in health and disease. *Gastroenterology* 2008;134:1842.

SÍNDROME DE ZOLLINGER-ELLISON (GASTRINOMA)

FUNDAMENTOS DO DIAGNÓSTICO

- Doença ulcerosa péptica (frequentemente grave) em 95%.
- Hipersecreção gástrica.
- Aumento da gastrina sérica.
- Tumor não células B das ilhotas do pâncreas ou do duodeno.

▶ Considerações gerais

A síndrome de Zollinger-Ellison manifesta-se por hipersecreção gástrica ácida causada por tumor produtor de gastrina (gastrinoma). O pâncreas normal não contém quantidades relevantes de gastrina. A maioria dos gastrinomas ocorre na submucosa do duodeno; outros são encontrados no pâncreas e raramente como tumor primário de fígado ou de ovário. Cerca de um terço dos pacientes têm síndrome da neoplasia endócrina múltipla tipo 1 (MEN 1), caracterizada por história familiar de endocrinopatia e tumor presente em outras glândulas, especialmente paratireoides e hipófise. Os pacientes com MEN 1 geralmente apresentam múltiplos gastrinomas. Pacientes não acometidos por MEN 1 geralmente apresentam gastrinomas solitários, frequentemente malignos. Os tumores podem ter apenas 2 a 3 mm e são difíceis de encontrar.

O diagnóstico de câncer pode ser feito apenas com o achado de metástase ou pela invasão vascular, uma vez que o padrão histológico é semelhante para tumores benignos e malignos.

▶ Manifestações clínicas

A. Sinais e sintomas

Os sintomas associados ao gastrinoma resultam principalmente da hipersecreção ácida – geralmente pela doença ulcerosa péptica. Alguns pacientes com gastrinoma apresentam diarreia intensa em razão da grande quantidade de ácido que entra no duodeno, que pode destruir a lipase pancreática e produzir esteatorreia, lesão da mucosa do intestino delgado e sobrecarga no intestino com secreções gástricas e pancreáticas. Cerca de 5% dos pacientes apresentam apenas diarreia.

Os sintomas da úlcera frequentemente são refratários a doses altas de antiácidos e às doses usuais de agentes bloqueadores H_2. Hemorragia, perfuração e obstrução são complicações comuns. Úlceras marginais surgem após procedimentos cirúrgicos que seriam curativos em caso de doença ulcerosa comum.

B. Exames laboratoriais

Para firmar o diagnóstico de gastrinoma, é necessário haver hipergastrinemia na vigência de hipersecreção ácida. Os níveis de gastrina são inversamente proporcionais ao débito de ácido gástrico; portanto, doenças que resultam em aumento do pH gástrico podem estimular o aumento da concentração sérica de gastrina (p. ex., anemia perniciosa, gastrite atrófica, úlcera gástrica, estado pós-vagotomia e medicamentos para supressão de ácidos). Os níveis séricos de gastrina devem ser dosados em todos os pacientes sob suspeita de gastrinoma ou com doença ulcerosa suficientemente grave para que se considere tratamento cirúrgico. O uso de medicamentos bloqueadores do receptor H_2, omeprazol ou antiácidos costuma aumentar a concentração sérica de gastrina, e esses agentes devem ser evitados por vários dias antes da dosagem da gastrina. Considera-se útil medir a secreção ácida gástrica para excluir hipossecreção de H^+ como causa da hipergastrinemia.

São normais os níveis de gastrina inferiores a 200 pg/mL. Os pacientes com gastrinoma geralmente apresentam níveis acima de 500 pg/mL, podendo chegar a 10.000 pg/mL ou mais. Os pacientes com valores limítrofes (p. ex., 200 a 500 pg/mL) e secreção ácida no intervalo associado à doença ulcerosa duodenal comum devem ser submetidos ao exame de provocação com secretina. Após administração intravenosa de secretina

(2 unidades/kg em bólus), considera-se diagnóstica a elevação no nível da gastrina > 150 pg/mL no período de 15 minutos.

Ocorre hipersecreção ácida basal acentuada (> 15 mEq H^+ por hora) na maioria dos pacientes com Zollinger-Ellison que tenham estômago intacto. Em pacientes que tenham sido submetidos à cirurgia para redução de ácido, BAOs iguais ou superiores a 5 mEq/h são sugestivos. Como as células parietais já estão próximas do nível máximo de estimulação pela hipergastrinemia, há pouco aumento na secreção de ácido após a injeção de pentagastrina, e a relação entre débito ácido basal/débito ácido máximo (BAO/MAO) é caracteristicamente superior a 0,6.

O quadro de hipergastrinemia e hipersecreção ácida gástrica pode ocorrer em pacientes com obstrução do esvaziamento gástrico, com preservação do antro na gastrojejunostomia à Billroth II e hiperatividade das células antrais produtoras de gastrina (hiperplasia). Nesses casos, a distinção do gastrinoma é feita com o exame da secretina. Como a associação ao hiperparatireoidismo é muito comum, há indicação de dosagem do cálcio sérico em todos os pacientes com gastrinoma.

Os níveis séricos de enolase neurônio-específica, β-hCG, e cromogranina-A com frequência estão elevados nos pacientes com tumor neuroendócrino funcional. Embora provavelmente não tenham qualquer importância fisiológica, os níveis altos desses peptídeos são úteis no acompanhamento dos resultados do tratamento.

C. Exames de imagem

Os tumores pancreáticos são muitas vezes demonstrados com a TC e a ressonância magnética (RM). A cintilografia de receptores de somatostatina é um exame extremamente sensível para detecção do gastrinoma primário e dos sítios de metástase. A coleta trans-hepática de sangue da veia porta para identificar gradientes diferentes de gastrina foi suplantada pelo exame de secretina intra-arterial. A infusão de secretina na artéria que alimenta o gastrinoma funcional causa aumento nos níveis de gastrina na veia hepática. Esse exame invasivo geralmente fica reservado às situações mais difíceis.

Embora seja atualmente menos utilizada em razão da disponibilização da endoscopia, o estudo radiológico contrastado do trato digestivo superior revela a presença de úlcera no bulbo duodenal, mas, algumas vezes, as úlceras podem aparecer no duodeno distal ou no jejuno proximal. A presença de úlceras nessas localizações distais ("ectópicas") é praticamente diagnóstica de gastrinoma. O estômago contém pregas proeminentes, e há secreção na luz mesmo após uma noite de jejum. O duodeno pode estar dilatado e apresentar peristalse hiperativa. É possível detectar edema na mucosa do intestino delgado. O bário sofre floculação no intestino, e o trânsito é acelerado.

▶ Tratamento

A. Tratamento clínico

O tratamento inicial é feito com inibidor da bomba de prótons (p. ex., omeprazol, 20 a 40 mg, 1 ou 2 vezes ao dia) ou com agente bloqueador H_2 (p. ex., cimetidina, 300 a 600 mg, 4 vezes ao dia; ranitidina, 300 a 450 mg, 4 vezes ao dia). A posologia deve ser ajustada de forma a manter o débito de H^+ no estômago abaixo de 5 mEq na hora precedente à dose seguinte.

B. Tratamento cirúrgico

A ressecção é o tratamento ideal para gastrinoma e é adequado em todos os pacientes com doença aparentemente localizada e sem outras limitações significativas à sobrevida. A cura cirúrgica pode ser possível mesmo nos casos com metástases operáveis em linfonodos peripancreáticos ou no fígado. Em geral, cerca de 70% dos pacientes apresentam cura bioquímica imediata e aproximadamente 30% dos pacientes se mantêm livres da doença após 5 anos.

Os pacientes com síndrome de Zollinger-Ellison esporádica devem ser considerados candidatos à ressecção tumoral. A rotina pré-operatória deve incluir TC ou RM do pâncreas e cintilografia do receptor de somatostatina. Independentemente de outros achados, recomenda-se laparotomia exploradora se não houver evidências de doença metastática inoperável. Se o tumor estiver no pâncreas, deve ser enucleado quando possível. A ultrassonografia intraoperatória pode auxiliar no exame do pâncreas. A maioria das lesões será encontrada na cabeça do pâncreas ou no duodeno. Todos os pacientes devem sofrer duodenotomia longitudinal com palpação da mucosa duodenal para identificar o tumor primário que frequentemente se localiza nesse local.

▶ Prognóstico

Como os agentes bloqueadores H_2 se tornam menos efetivos com o tempo, eventualmente o omeprazol será necessário nos pacientes tratados clinicamente. Como na maioria das vezes é multifocal, a doença raramente pode ser curada por meio de cirurgia nos pacientes com MEN 1. Os gastrinomas malignos causam morte por crescimento de metástases.

Ito T, Igarashi H, Jensen RT. Zollinger-Ellison syndrome: recent advances and controversies. *Curr Opin Gastroenterol* 2013 Nov;29(6):650-661.

Norton JA, Fraker DL, Alexander HR, Jensen RT. Value of surgery in patients with negative imaging and sporadic Zollinger-Ellison syndrome. *Ann Surg* 2012 Sep;256(3):509-517.

ÚLCERA GÁSTRICA

FUNDAMENTOS DO DIAGNÓSTICO

- ▶ Epigastralgia.
- ▶ Úlcera demonstrada na radiografia.
- ▶ Presença de ácido na análise gástrica.

Considerações gerais

O pico de incidência de úlcera gástrica ocorre em pacientes entre 40 e 60 anos de idade, ou cerca de 10 anos mais do que a média de idade daqueles com úlcera duodenal. Cerca de 95% das úlceras gástricas estão localizadas na pequena curvatura, e 60% dessas, com até 6 cm de distância do piloro. Os sintomas e as complicações da úlcera gástrica são semelhantes aos da úlcera duodenal.

As úlceras gástricas podem ser divididas em três tipos com causas e tratamentos diversos. As úlceras tipo I, a variedade mais comum, são encontradas em pacientes em média com 10 anos a mais do que aqueles com úlcera duodenal e que não têm evidências clínicas ou radiográficas de doença ulcerosa duodenal prévia; o débito ácido gástrico é normal ou baixo. As úlceras geralmente estão localizadas a até 2 cm do limite entre as mucosas de células parietais e pilórica, mas sempre dentro da última. Conforme assinalado anteriormente, 95% encontram-se na curvatura menor, geralmente perto da incisura angular.

A gastrite antral está sempre presente, sendo mais intensa próximo do piloro e com redução gradual. Na maioria dos casos, há associação com a presença de *H. pylori* sob a camada de muco, sobre a superfície luminal das células epiteliais, e a doença ulcerosa péptica provavelmente resulta de infecção por esse organismo.

As úlceras tipo II estão localizadas na proximidade do piloro (úlceras pré-pilóricas) e ocorrem em associação a (na maioria dos casos, após) uma úlcera duodenal. O risco de câncer é muito baixo nessas úlceras gástricas. A secreção ácida medida por análise gástrica encontra-se no mesmo nível associado às úlceras duodenais.

As úlceras tipo III ocorrem no antro como resultado do uso crônico de agentes anti-inflamatórios não esteroides.

Uma úlcera identificada por radiografia ou por endoscopia pode ser um tumor maligno ulcerado, e não uma úlcera benigna simples. Todos os esforços devem ser despendidos na fase *inicial* da rotina de investigação para estabelecer essa distinção. Apesar dos resultados em geral decepcionantes das cirurgias para tratamento dos adenocarcinomas gástricos, aqueles cujos tumores são difíceis de distinguir de uma úlcera benigna têm chance de 50 a 75% de cura com gastrectomia.

Manifestações clínicas

A. Sinais e sintomas

Assim como na úlcera duodenal, o principal sintoma é a dor epigástrica aliviada por alimentos ou por antiácidos. A sensibilidade dolorosa à palpação do epigástrio é um achado variável. Comparada com a dor da úlcera duodenal, a dor da úlcera gástrica tende a aparecer mais cedo após a refeição, frequentemente no prazo de 30 minutos. Vômitos, anorexia e agravamento da dor durante a refeição também são mais comuns na úlcera gástrica.

Define-se a*cloridria* como ausência de ácido (pH > 6) após estimulação com pentagastrina. A acloridria é incompatível com o diagnóstico de úlcera péptica benigna e sugere úlcera gástrica maligna. Cerca de 5% das úlceras gástricas malignas estão associadas a esse achado.

B. Endoscopia digestiva alta e biópsia

A endoscopia digestiva alta faz parte da rotina inicial de investigação para localizar lesões malignas. As margens elevadas que produzem o sinal do menisco no exame radiográfico frequentemente são distinguíveis das bordas planas características da úlcera benigna. Múltiplas amostras (preferencialmente, 6) de biópsia, além de biópsia do escovado, devem ser obtidas das bordas da lesão. Resultados falso-positivos são raros; resultados falso-negativos ocorrem em 5 a 10% das úlceras malignas.

C. Exames de imagem

As radiografias do trato gastrintestinal superior mostram a úlcera, geralmente na curvatura menor na área do piloro. Quando não há massa tumoral, as seguintes características sugerem que a úlcera é maligna: (1) a maior profundidade da úlcera não vai além da parede gástrica; (2) presença do sinal do menisco (borda radiolucente evidente ao redor da úlcera), causada pela borda tumoral e (3) o câncer é mais comum – 10% – nas úlceras com diâmetro acima de 2 cm. A coexistência de deformidade ou de úlcera no duodeno favorece o diagnóstico de úlcera benigna no estômago.

Diagnóstico diferencial

Os sintomas característicos da úlcera gástrica frequentemente estão encobertos por queixas inespecíficas. Hérnia hiatal não complicada, gastrite atrófica, colecistite crônica, síndrome do colo irritável e problemas funcionais indiferenciados algumas vezes são distinguíveis da úlcera péptica apenas após exames radiológicos apropriados e, algumas vezes, nem depois de fazê-los.

Gastroscopia e biópsia da úlcera devem ser realizadas para excluir a possibilidade de úlcera gástrica maligna.

Complicações

Sangramento, obstrução e perfuração são as principais complicações da úlcera gástrica. Elas serão discutidas separadamente em outras seções deste capítulo.

Tratamento

A. Tratamento clínico

O tratamento clínico para úlcera gástrica é o mesmo descrito para a úlcera duodenal. O paciente deve ser questionado sobre o uso de agentes ulcerogênicos, que devem ser suspensos assim que possível.

A endoscopia deve ser repetida para documentar o grau de cicatrização. Após 4 a 16 semanas (dependendo do tamanho inicial da lesão e de outros fatores), o processo de cicatrização terá atingido um platô. Para a cura da doença e para evitar recidivas, o *H. pylori* deve ser erradicado. O sucesso do tratamento pode ser confirmado por exames sorológicos para anticorpos contra *H. pylori*.

B. Tratamento cirúrgico

Antes da descoberta da importância do *H. pylori* na etiologia da úlcera gástrica, o tratamento cirúrgico mais efetivo era a hemigastrectomia distal (incluindo a úlcera); um pouco menos efetivas, mas ainda úteis em pacientes de alto risco, eram a vagotomia e a piloroplastia. A vagotomia de células parietais para as úlceras pré-pilóricas foi seguida por alta taxa de recidivas (30%), mas a vagotomia de células parietais combinada com piloroplastia funcionou bem.

Atualmente, a intratabilidade da úlcera por meios clínicos tornou-se indicação rara para cirurgia na doença ulcerosa gástrica, considerando que os antagonistas do receptor H_2 ou o omeprazol podem manter a doença sob controle, e o tratamento da infecção por *H. pylori* praticamente eliminou o problema da recidiva. Consequentemente, a cirurgia é necessária principalmente na abordagem de complicações da doença: sangramento, perfuração ou obstrução.

Lee CW, Sarosi GA Jr. Emergency ulcer surgery. *Surg Clin North Am* 2011 Oct;91(5):1001-1013.

HEMORRAGIA DO TRATO GASTRINTESTINAL SUPERIOR

A hemorragia do trato gastrintestinal superior pode ser leve ou grave, mas sempre deve ser considerada um sinal que merece investigação meticulosa. O sangramento é a complicação grave mais comum de úlcera péptica, hipertensão porta e gastrite, e esses quadros considerados em conjunto respondem pela maioria dos episódios de sangramento de úlcera do trato gastrintestinal superior na população média de pacientes hospitalizados.

Os principais fatores determinantes do diagnóstico e da abordagem terapêutica são o volume e a intensidade do sangramento. Ambos devem ser estimados rapidamente, e o paciente deve ser monitorado com as estimativas revisadas constantemente até que o episódio tenha sido resolvido. É importante lembrar, à apresentação, que em 75% dos casos o sangramento cessa espontaneamente; os demais casos incluem os que irão necessitar de cirurgia, apresentar complicações ou evoluir para óbito.

Hematêmese ou melena está presente, exceto quando a taxa de perda sanguínea for mínima. A hematêmese com sangue vermelho-vivo ou escuro indica que a origem é proximal ao ligamento de Treitz; isso é mais comum nos sangramentos com origem no estômago ou no esôfago. Em geral, a hematêmese denota lesão de sangramento mais rápido, e alta porcentagem dos pacientes que vomita sangue requer cirurgia. O vômito em borra de café significa sangue que se manteve por tempo suficiente no estômago para que a hemoglobina fosse convertida a meta-hemoglobina.

A maioria dos pacientes com melena (evacuação de fezes negras como piche) tem sangramento no trato gastrintestinal superior, mas é possível haver melena por sangue entrando no sistema em qualquer ponto desde a boca até o ceco. A conversão de sangue vivo para negro depende mais do tempo de permanência no intestino do que do sítio de origem. A cor negra da melena provavelmente é causada pela hematina, produto da oxidação da heme por enzimas intestinais e bacterianas. Pode-se produzir melena com volumes de sangue de apenas 50 ou 100 mL no estômago. Quando 1 L de sangue foi instilado no intestino proximal de indivíduos em laboratório, a melena persistiu por 3 a 5 dias, o que mostra que a mudança no aspecto das fezes é um indicador pouco fiel do momento em que o sangramento cessa após um episódio de hemorragia.

Define-se *hematoquezia* como eliminação de sangue vivo pelo reto. Sangue vivo retal pode ser causado por sangramento no colo, no reto ou no ânus. Entretanto, se o trânsito intestinal for acelerado durante sangramento brusco no intestino proximal, o sangue vivo pode ser eliminado inalterado nas fezes.

▶ Pesquisa de sangue oculto

Indivíduos normais perdem cerca de 2,5 mL de sangue por dia nas fezes, presumivelmente em razão de pequenas abrasões no epitélio intestinal. Entre 50 e 100 mL de sangue por dia produzirão melena. A pesquisa de sangue oculto nas fezes deve ser capaz de detectar volumes entre 10 e 50 mL/dia. Resultados falso-positivos podem ser causados por ingestão com os alimentos de hemoglobina, mioglobina ou peroxidases de origem vegetal. A ingestão de ferro não produz reação positiva. A sensibilidade do teste de resina de guáiaco está dentro dos limites desejados, e este é o melhor exame disponível no momento.

▶ Abordagem inicial

Nos pacientes aparentemente saudáveis, a melena com 1 semana ou mais de duração sugere que o sangramento é lento. Nesse tipo de paciente, a admissão hospitalar deve ser seguida por uma rotina ponderada não emergencial. Contudo, os pacientes que se apresentam com hematêmese ou melena com menos de 12 horas de duração devem ser conduzidos como se a exsanguinação fosse iminente. A abordagem implica diversas medidas diagnósticas e terapêuticas com os seguintes objetivos iniciais: (1) avaliar a situação do sistema circulatório e repor sangue caso necessário; (2) determinar o volume e a velocidade do sangramento; (3) reduzir a velocidade ou reduzir o sangramento lavando o estômago com água gelada; e (4) descobrir a lesão responsável pelo episódio. A última etapa pode levar ao tratamento mais específico da doença subjacente.

O paciente deve ser internado com anamnese e exame físico completos. Mesmo os médicos experientes são capazes de fazer o diagnóstico correto da causa do sangramento a partir dos achados clínicos em apenas 60% dos casos. Úlcera péptica, gastrite aguda, varizes esofágicas, esofagite e laceração de Mallory-Weiss respondem por mais de 90% dos casos (Tab. 23-2). O médico deve perguntar sobre os sintomas e os fatores predisponentes. O paciente deve ser questionado sobre o uso de salicilatos e sobre história de tendência a sangramento.

Das doenças comumente responsáveis por sangramento agudo gastrintestinal superior, apenas a hipertensão porta está

Tabela 23-2 Causas de hemorragia massiva do trato gastrintestinal superior; note-se que o câncer raramente é a causa

	Incidência relativa (%)
Causas comuns	
Úlcera péptica	45
Úlcera duodenal	25
Úlcera gástrica	20
Varizes esofágicas	20
Gastrite	20
Síndrome de Mallory-Weiss	10
Causas incomuns	5
Carcinoma gástrico	
Esofagite	
Pancreatite	
Hemobilia	
Divertículo duodenal	

associada a pistas diagnósticas ao exame físico. Entretanto, o sangramento gastrintestinal não deve ser automaticamente atribuído a varizes esofágicas nos pacientes com icterícia, ascite, esplenomegalia, aranhas vasculares ou hepatomegalia; mais da metade dos pacientes cirróticos que se apresentam com hemorragia aguda tem a gastrite ou a úlcera péptica como causa do sangramento.

Deve-se colher sangue para prova cruzada, hematócrito, hemoglobina, creatinina e exames da função hepática. Há indicação para iniciar infusão intravenosa e, em caso de hemorragia massiva, para passar uma sonda nasogástrica de grande calibre. Nos pacientes com melena, o aspirado gástrico deve ser examinado para determinar se a origem é gastroduodenal, mas cerca de 25% dos pacientes com úlcera duodenal sangrando apresentam exame do aspirado negativo para sangue. A sonda deve ser maior que o padrão (16F) para que o estômago possa ser lavado até ficar livre de sangue e coágulos. Após a retirada do conteúdo, o estômago deve ser irrigado com volumes copiosos de água ou solução sfisiológica geladas até que não retorne mais sangue. Se o paciente estiver sangrando no momento da inserção da sonda nasogástrica, a irrigação com soro gelado geralmente é suficiente para interromper o sangramento. A sonda de grande calibre pode ser trocada por outra de tamanho-padrão ligada para sucção contínua para que se possa medir sangramentos adicionais.

É comum administrar antagonista do receptor H_2 ou omeprazol, embora os ensaios controlados não tenham demonstrado qualquer benefício. Se o sangramento persistir ou se houver taquicardia ou hipotensão, o paciente deve ser monitorado e tratado com protocolo de choque hemorrágico.

Na hemorragia aguda rápida, o hematócrito pode estar normal ou apenas ligeiramente baixo. Um hematócrito muito baixo sem sinais evidentes de choque indica perda de sangue mais gradual.

Todos os exames e procedimentos citados podem ser realizados no prazo de 1 ou 2 horas desde a admissão. Após esse período, na maioria dos casos, o sangramento estará sob controle, o volume sanguíneo terá sido restaurado ao normal e o paciente estará sendo monitorado de forma que qualquer sangramento recorrente seja prontamente detectado. Quando esse estágio é atingido, devem ser realizados exames diagnósticos complementares.

▶ Diagnóstico da causa de sangramento

Uma vez estabilizado o paciente, a endoscopia deve ser o primeiro exame realizado. Em geral, a endoscopia pode ser realizada nas primeiras 24 horas desde a admissão, e nessa condição a origem do sangramento é demonstrada em cerca de 80% dos casos. Exames mais tardios têm menor poder diagnóstico. Em cerca de 15% dos pacientes, observam-se duas lesões. Se a endoscopia não estiver disponível ou for duvidosa, deve-se realizar estudo radiológico contrastado. Embora as informações diagnósticas obtidas com a endoscopia não se tenham mostrado capazes de reduzir a perda de sangue ou de melhorar os resultados, o contrário ocorreu com o tratamento por via endoscópica, na forma de esclerose de varizes ou de infiltração na úlcera com sangramento. O diagnóstico ajuda a planejar o tratamento subsequente, incluindo abordagem cirúrgica caso a cirurgia seja necessária.

Raramente, a angiografia seletiva terá utilidade diagnóstica ou terapêutica. Para o diagnóstico, será mais útil quando outros exames não tiverem demonstrado a causa do sangramento. A infusão de vasoconstritores (p. ex., vasopressina) pelo cateter angiográfico e a embolização do vaso com Gelfoam são medidas capazes de interromper o sangramento em casos específicos.

▶ Abordagem tardia

Embora o diagnóstico preciso da causa do sangramento possa ser útil na condução tardia, o paciente não deve deixar o controle clínico durante a busca pelo diagnóstico definitivo. A decisão de cirurgia de emergência depende mais da velocidade e da duração do sangramento do que da causa específica.

A necessidade de transfusão deve ser avaliada de forma contínua, e o volume de sangue deve ser mantido. Pressão arterial, pulso, pressão venosa central, hematócrito, débito urinário horário e quantidade de sangue obtido pela sonda gástrica ou pelo reto são parâmetros a serem considerados na avaliação. Muitos estudos demonstraram que há tendência a subestimar a perda sanguínea e a transfundir insuficientemente pacientes com sangramento que necessitam de terapia agressiva. O sangramento lento continuado é mais bem monitorado com determinações sucessivas do hematócrito.

Diversos fatores estão associados ao pior prognóstico com o acompanhamento médico contínuo de um episódio de sangramento. Esses fatores não são indicações absolutas de laparotomia, mas devem alertar o médico sobre a possível necessidade de cirurgia de emergência.

Sangramentos de grande volume ou de grande velocidade predizem taxas altas de insucesso com o tratamento clínico. A hematêmese geralmente está associada a sangramento mais rápido e a maior déficit de volume do que a melena. A presença de hipotensão à admissão ou a necessidade de mais de 4 unidades de sangue para obter estabilidade circulatória implicam pior prognóstico; se o sangramento persistir e a necessidade subsequente exceder 1 unidade a cada 8 horas, manter o tratamento clínico é imprudente na maioria das vezes.

A necessidade de transfusão de sangue total também mantém correlação com a taxa de mortalidade. A morte é incomum quando menos de 7 unidades de sangue são utilizadas, e a taxa de mortalidade aumenta progressivamente daí em diante.

Em geral, o sangramento de úlcera gástrica é mais perigoso do que o de gastrite ou úlcera duodenal, e os pacientes com úlcera gástrica sempre devem ser considerados para cirurgia precoce. Independentemente da causa, se o sangramento recidivar após ter cessado, as chances de sucesso sem cirurgia diminuem. A maioria dos pacientes que voltam a sangrar no hospital deve ser avaliada para cirurgia.

Os pacientes com mais de 60 anos toleram menos perda contínua de sangue do que os mais jovens, e seu sangramento deve ser interrompido antes que ocorram complicações secundárias cardiovasculares ou renais.

Em 85% dos pacientes, o sangramento cessa poucas horas após a admissão. Cerca de 25% dos pacientes voltam a sangrar. Os episódios de ressangramento ficam concentrados nos primeiros 2 dias de hospitalização, e, se o paciente não tiver tido qualquer sangramento adicional no período de 5 dias, a probabilidade de ressangramento passa a ser baixa. O ressangramento é mais comum em pacientes com varizes esofágicas, úlcera péptica, anemia ou choque. Cerca de 10% dos pacientes necessitam de cirurgia para controlar o sangramento, e a maioria destes tem úlcera ou, mais raramente, varizes esofágicas. A taxa de mortalidade é de 30% para pacientes com sangramento e de 3% para os pacientes sem sangramento. A taxa de mortalidade também é alta em idosos e em pacientes que já estavam hospitalizados quando o sangramento iniciou.

Cheung FK, Lau JY. Management of massive peptic ulcer bleeding. *Gastroenterol Clin North Am* 2009 Jun;38(2):231-243.

Greenspoon J, Barkun A. The pharmacological therapy of non-variceal upper gastrointestinal bleeding. *Gastroenterol Clin North Am* 2010 Sep;39(3):419-432.

HEMORRAGIA DE ÚLCERA PÉPTICA

Cerca de 20% dos pacientes com úlcera péptica apresentam um episódio de sangramento, e essa complicação é responsável por cerca de 40% das mortes relacionadas com úlcera péptica. A úlcera péptica é a causa mais comum de hemorragia massiva do trato gastrintestinal superior, respondendo por mais de metade dos casos. Gastrite crônica e úlcera duodenal têm aproximadamente a mesma tendência a sangrar, mas a primeira produz episódios mais graves.

As úlceras duodenais que sangram geralmente estão localizadas na superfície posterior do bulbo duodenal. À medida que a úlcera penetra mais profundamente, a artéria fica exposta e pode sofrer erosão. Como não há qualquer vaso importante na superfície anterior do bulbo duodenal, as ulcerações nessa localização não tendem a sangrar. Os pacientes com sangramento e perfuração concomitantes em geral têm duas úlceras: uma posterior que sangra e uma anterior que perfura. Úlceras pós-bulbares (na segunda porção do duodeno) sangram frequentemente, embora sejam muito menos comuns nesse local do que próximo do piloro.

Em alguns pacientes, o sangramento é súbito e massivo, manifestado por hematêmese e choque. Em outros, anemia crônica e sensação de fraqueza causadas pela perda lenta de sangue são os únicos achados clínicos. O diagnóstico não é confiável quando baseado nos achados clínicos e, então, a endoscopia deve ser realizada precocemente (i.e., nas primeiras 24 horas) na maioria dos casos.

Na seção anterior, foram discutidos a condução de pacientes com hemorragia do trato gastrintestinal superior, a escolha dos exames diagnósticos e os fatores que sugerem a necessidade de cirurgia. A maioria dos pacientes (75%) com úlcera péptica e sangramento pode ser conduzida satisfatoriamente apenas com tratamento clínico. Os esforços terapêuticos iniciais geralmente cessam o sangramento. Os bloqueadores H_2 e os inibidores da bomba de prótons reduzem o risco de sangramento, mas não têm qualquer efeito sobre o sangramento ativo.

Passadas 12 a 24 horas desde a cessação evidente do sangramento, os pacientes que tiverem fome poderão ser alimentados. Devem ser solicitadas avaliações do hematócrito 2 vezes ao dia como forma de detectar perda sanguínea lenta e contínua. As fezes devem ser testadas diariamente para presença de sangue; elas devem se manter positivas na pesquisa de sangue oculto por vários dias após a suspensão do sangramento.

O ressangramento no hospital tem sido acompanhado por taxa de mortalidade de cerca de 30%. A indicação cirúrgica precoce para os pacientes que voltarem a sangrar pode melhorar esses números. Os pacientes com mais de 60 anos de idade que apresentarem hematêmese, tiverem sangramento ativo à endoscopia ou estiverem com hemoglobina abaixo de 8 g/dL à admissão têm risco maior de ressangramento. Cerca de três vezes mais pacientes com úlcera gástrica (30%) sofrem ressangramento em comparação com aqueles com úlcera duodenal. A maioria dos casos de ressangramento ocorre nos 2 dias seguintes à cessação do primeiro episódio. Em um estudo, apenas 3% dos pacientes cujo sangramento cessou além desse período sangraram novamente.

▶ Tratamentos por via endoscópica

Os tratamentos administrados por via endoscópica podem interromper o sangramento ativo ou evitar ressangramento. Entre os métodos efetivos, estão injeção de adrenalina, de adrenalina mais polidocanol a 1% (um agente esclerosante) ou de etanol na úlcera; aplicação de clipes nas regiões que estejam sangrando; ou cauterização utilizando sonda aquecida, eletrocautério monopolar ou *laser* Nd:YAG. Pelo menos duas modalidades devem estar disponíveis para o endoscopista na eventualidade de uma delas ser incompatível para o caso em questão. Todas têm baixo custo, com exceção do *laser*. As indicações para o tratamento são: (1) sangramento ativo no momento da endoscopia e (2) presença de vaso visível na base da úlcera. Quando o tratamento não é bem-sucedido na primeira tentativa, pode ser repetido com boa chance de sucesso. Entretanto, é importante não permitir que haja deterioração do estado do paciente durante as tentativas não cirúrgicas de interromper o sangramento.

Cirurgia de emergência

Menos de 10% dos pacientes com sangramento de úlcera péptica requerem cirurgia de emergência. A seleção daqueles com maior chance de sobreviver com tratamento cirúrgico em comparação com o clínico deve ser feita com base na velocidade de perda sanguínea e em outros fatores associados a prognóstico ruim.

A taxa global de morte é significativamente menor após vagotomia e piloroplastia do que após gastrectomia para tratamento de úlcera com sangramento, e o ressangramento ocorre com frequência aproximadamente igual para ambos os procedimentos.

Na laparotomia, a primeira etapa é realizar a incisão de piloroplastia caso o diagnóstico endoscópico tenha sido sangramento de úlcera duodenal. Quando é encontrada uma úlcera duodenal sangrando, o vaso em questão deve ser ligado com fio e o duodeno e o antro devem ser inspecionados, buscando por úlceras adicionais. Então, a incisão da piloroplastia deve ser fechada e a vagotomia troncular é realizada. Se a parede posterior do bulbo duodenal tiver sido destruída por uma úlcera duodenal gigante, pode-se optar por gastrectomia com gastrojejunostomia à Billroth II, já que essa úlcera relativamente incomum tem tendência especial de sangrar novamente quando deixada em continuidade com o estômago. As úlceras gástricas podem ser abordadas com gastrectomia ou com vagotomia e piloroplastia. Sempre se deve proceder a uma busca minuciosa por outras úlceras e por outras causas de sangramento.

Prognóstico

A taxa de mortalidade para hemorragia aguda massiva gira em torno de 15%. Estudos minuciosos sobre as causas das mortes sugerem que esses números poderiam ser melhorados com: (1) reposição mais precisa de sangue, já que a transfusão insuficiente é causa de algumas complicações e mortes; e (2) cirurgia mais precoce em pacientes selecionados que estejam enquadrados em categorias de alto risco, uma vez que a tendência tem sido realizar cirurgia em pouquíssimos pacientes e muito tardiamente na doença. Os pacientes que tiverem o sangramento interrompido devem ser tratados como descrito na seção sobre úlcera duodenal.

> Cappell MS, Friedel D. Initial management of acute upper gastrointestinal bleeding: from initial evaluation up to gastrointestinal endoscopy. *Med Clin North Am* 2008;92:491.
>
> Cheung FK, Lau JY. Management of massive peptic ulcer bleeding. *Gastroenterol Clin North Am* 2009 Jun;38(2):231-243.

SÍNDROME DE MALLORY-WEISS

A síndrome de Mallory-Weiss é responsável por cerca de 10% dos casos de hemorragia aguda do trato gastrintestinal superior. A lesão é uma laceração longitudinal de 1 a 4 cm na mucosa gástrica próximo da junção gastresofágica; em geral, ocorre após vômitos intensos. A ruptura estende-se por mucosa e submucosa, mas geralmente não chega à muscular da mucosa. Cerca de 75% dessas lesões são restritas ao estômago, 20% atingem a junção gastresofágica, e 5% ficam inteiramente no esôfago distal. Dois terços dos pacientes têm hérnia de hiato.

A maioria dos pacientes é alcoolista, mas a laceração pode aparecer após ânsias intensas por qualquer motivo. Alguns casos foram relatados após massagem cardíaca fechada.

Manifestações clínicas

Em geral, primeiramente o paciente vomita alimentos e conteúdo gástrico. Esses episódios são seguidos por ânsias intensas e vômito de sangue. O aumento rápido na pressão gástrica, algumas vezes agravado por hérnia de hiato, causa a laceração. A ruptura real do esôfago distal também pode ser produzida por vômitos (síndrome de Boerhaave), mas a diferença parece ser entre vômitos alimentares na ruptura e ânsias não produtivas na laceração da mucosa gástrica.

A esofagogastroscopia é o meio mais prático de fazer o diagnóstico.

Tratamento e prognóstico

Inicialmente, o paciente é conduzido de acordo com as medidas gerais preconizadas para hemorragia gastrintestinal alta. Em cerca de 90% dos casos, o sangramento cessa espontaneamente após lavagem estomacal com água gelada. Os pacientes que continuarem a sangrar intensamente durante a realização da endoscopia são candidatos à cirurgia. Algumas vezes, o sangramento pode ser controlado com tratamento por via endoscópica (p. ex., eletrocautério). Se o sangramento persistir, será necessário reparo cirúrgico da laceração.

Se o diagnóstico tiver sido feito antes da laparotomia, o cirurgião deve proceder a uma gastrostomia alta e longa após a abertura do abdome. Pode ser difícil expor adequadamente a laceração. A busca deve ser minuciosa, uma vez que cerca de 25% dos pacientes apresentam duas lacerações. Deve-se usar sutura contínua com fio não absorvível para fechar a lesão. A recidiva pós-operatória é rara.

OBSTRUÇÃO PILÓRICA CAUSADA POR ÚLCERA PÉPTICA

Os ciclos de inflamação e reparo na doença ulcerosa péptica podem causar obstrução da junção gastroduodenal como resultado de edema, espasmo muscular e cicatrização. Caso os dois primeiros fatores estejam envolvidos, a obstrução pode ser revertida com tratamento clínico. A obstrução geralmente é causada por úlcera duodenal e é menos comum do que sangramento ou perfuração. As poucas úlceras gástricas que causam obstrução estão localizadas próximo do piloro. A obstrução causada por úlcera péptica deve ser diferenciada da causada por tumor maligno do antro ou do pâncreas. O câncer está se tornando a causa mais comum e pode ser de difícil identificação.

Manifestações clínicas

A. Sinais e sintomas

A maioria dos pacientes com obstrução tem longa história de úlcera péptica sintomática e até 30% deles foram tratados para perfuração ou obstrução no passado. O paciente frequentemente relata aumento gradual da dor da úlcera por semanas ou meses, com eventual anorexia, vômitos e dificuldade de melhorar a dor com antiácidos. Os vômitos frequentemente contêm alimentos ingeridos várias horas antes e a ausência de bile reflete o local do bloqueio. A perda de peso pode ser acentuada caso o paciente demore a buscar atendimento médico.

Desidratação e desnutrição podem ser evidentes ao exame físico, mas nem sempre estarão presentes. Algumas vezes, há dificuldade à sucção do conteúdo gástrico em razão do alimento retido no estômago. A peristalse do estômago distendido pode estar visível à inspeção do abdome, mas esse sinal é relativamente raro. A maioria dos pacientes apresenta sensibilidade dolorosa à palpação do abdome superior. É possível haver tetania nos casos com alcalose avançada.

B. Exames laboratoriais

Anemia está presente em cerca de 25% dos pacientes. Vômitos prolongados causam alcalose metabólica com desidratação. A dosagem dos eletrólitos séricos revela hipocloremia, hipopotassemia, hiponatremia e aumento do bicarbonato. Os vômitos causam depleção de Na^+, K^+ e Cl^-; este último é perdido mais do que o Na^+ e o K^+ na forma de HCl. A perda de HCl gástrico causa elevação do HCO_3^- extracelular e aumento de sua excreção renal na tentativa de manter o pH. Grandes quantidades de Na^+ são excretadas na urina com o HCO_3^-. O déficit crescente de Na^+ estimula a secreção de aldosterona que, por sua vez, induz a conservação de Na^+ nos rins à custa de mais perda renal de K^+ e H^+. A taxa de filtração glomerular pode cair, produzindo azotemia pré-renal. Esse resultado final do processo é assinalado por déficit de Na^+, Cl^-, K^+ e H_2O. O tratamento requer reposição de água e NaCl até que se tenha restabelecido um fluxo urinário satisfatório. A partir de então, deve-se iniciar a reposição de KCl.

C. Exame de sobrecarga salina

Trata-se de um meio simples de avaliar o grau de obstrução pilórica, é útil no acompanhamento da evolução de pacientes nos primeiros dias de aspiração nasogástrica.

Através de sonda nasogástrica, são infundidos 700 ml de solução fisiológica (em temperatura ambiente) durante 3 a 5 minutos, e, então, a sonda é fechada. Depois de 30 minutos, o estômago é aspirado e o volume de soro é registrado. A recuperação de mais de 350 ml indica obstrução. Deve-se reconhecer que os resultados do exame de sobrecarga salina não predizem como o estômago irá lidar com alimentos sólidos. O esvaziamento de sólidos deve ser avaliado por meio de cintilografia com fígado de galinha marcado com tecnécio-99m.

D. Exames de imagem

A radiografia simples do abdome pode revelar grande nível líquido no estômago. Não é possível realizar estudo radiológico contrastado antes que o estômago tenha sido esvaziado, já que a diluição do bário pelas secreções retidas torna impossível um exame conclusivo.

E. Endoscopia

A endoscopia alta geralmente é indicada para afastar a possibilidade de neoplasia obstrutiva.

Tratamento

A. Tratamento clínico

Deve-se passar uma sonda de grosso calibre (32F) para esvaziamento do estômago e lavagem até que o líquido recuperado esteja claro. Após a descompressão total do estômago, uma sonda mais fina deve ser inserida e colocada em aspiração por vários dias a fim de permitir a resolução do edema e do espasmo e recuperação do tônus da musculatura gástrica. Pode-se realizar exame de sobrecarga salina nesse momento para que se tenha um resultado basal que será útil para comparações futuras. Se a obstrução crônica tiver produzido desnutrição grave, há indicação para instituir nutrição parenteral total.

Após descompressão do estômago por 48 a 72 horas, repete-se o exame de sobrecarga salina. Se o exame indicar melhora suficiente, a sonda deve ser removida e a dieta líquida, iniciada. A retomada gradual de alimentos sólidos é permitida de acordo com a tolerância.

B. Tratamento cirúrgico

Se 5 a 7 dias de aspiração gástrica não resultarem em alívio da obstrução, o paciente deve ser tratado cirurgicamente. A persistência de tentativas não cirúrgicas além desse ponto, sem que tenha havido progresso, raramente é bem-sucedida. A impossibilidade de resolver completamente a obstrução (p. ex., o paciente só é capaz de ingerir líquidos) e a recidiva de qualquer grau de obstrução são indicações para cirurgia.

O tratamento cirúrgico pode consistir em vagotomia troncular ou de células parietais com procedimento de drenagem (Fig. 23-5). A vagotomia troncular com gastrojejunostomia é a técnica mais fácil de realizar por via laparoscópica.

Prognóstico

Cerca de dois terços dos pacientes com obstrução aguda não melhoram suficientemente com tratamento clínico e requerem cirurgia para resolver o bloqueio. Os pacientes que respondem ao tratamento clínico devem ser acompanhados com o protocolo descrito na seção sobre úlcera duodenal.

ÚLCERA PÉPTICA PERFURADA

A perfuração complica os casos de úlcera péptica e metade desses apresentam hemorragia concomitante. A maioria das úlceras perfuradas localiza-se em posição anterior, embora úlceras gástricas algumas vezes perfurem para o interior da bolsa omental. A taxa de mortalidade de 15% mantém correlação direta com idade avançada, sexo feminino e perfurações gástricas. O diagnóstico não é feito em cerca de 5% dos pacientes, e a maioria deles não sobrevive.

As úlceras anteriores tendem a perfurar em vez de sangrar devido à ausência de vísceras protetoras e de grandes vasos sanguíneos nessa superfície. Em menos de 10% dos casos, o sangramento agudo de uma úlcera da superfície posterior complica uma perfuração anterior, o que está associado a uma alta taxa de mortalidade. Imediatamente após a perfuração, a cavidade peritoneal é inundada por secreções gastroduodenais que produzem peritonite química. Nas culturas iniciais, não há crescimento ou há crescimento pequeno de estreptococos ou bacilos entéricos. Gradualmente, em 12 a 24 horas, o processo evolui para peritonite bacteriana. A gravidade do quadro e a ocorrência de morte estão diretamente relacionadas com o intervalo entre perfuração e fechamento cirúrgico.

Em uma porcentagem desconhecida de casos, a perfuração é selada por aderência à superfície inferior do fígado. Nesses pacientes, o processo pode ser autolimitado, mas muitos evoluem com abscesso intraperitoneal.

▶ Manifestações clínicas

A. Sinais e sintomas

Em geral, a perfuração provoca dor súbita e intensa no abdome superior, cuja instalação pode ser relembrada com precisão. O paciente pode ou não ter tido sintomas crônicos de úlcera péptica. Raramente, a perfuração é anunciada por náuseas ou vômitos, e ocorre caracteristicamente algumas horas após a última refeição. A dor no ombro, quando presente, reflete irritação diafragmática. Dor nas costas é incomum.

A reação inicial consiste em peritonite química causada por ácido gástrico, ou bile e enzimas pancreáticas. A reação peritoneal dilui esses irritantes com o exsudato fino e, como resultado, é possível que os sintomas melhorem temporariamente antes que ocorra a peritonite bacteriana. O médico que examina o paciente pela primeira vez com esses sintomas não deve se deixar enganar ao interpretar essa ocorrência como sinal de melhora.

O paciente tem aspecto de grande sofrimento e fica deitado quieto, com os joelhos flexionados e respirando superficialmente para minimizar o movimento do abdome. Inicialmente, não há febre. Há rigidez dos músculos do abdome em razão de espasmo involuntário. A sensibilidade à palpação do epigástrio pode não ser tão acentuada quanto seria esperado porque a rigidez em tábua protege as vísceras abdominais da mão que palpa. O ar que escapa do estômago pode entrar no espaço entre o fígado e a parede abdominal e, à percussão, deixa de haver a macicez normal sobre o fígado, com o som passando a timpânico. O peristaltismo pode estar reduzido ou ausente. Se o atraso no tratamento permitir o escape contínuo de ar para o interior da cavidade peritoneal, o resultado pode ser distensão do abdome com timpanismo difuso.

A descrição aplica-se ao caso típico de perfuração com achados clássicos. Em até um terço dos pacientes, a apresentação é menos drástica, o diagnóstico é menos óbvio, e a desconsideração dessa hipótese diagnóstica e a não solicitação da radiografia do abdome apropriada podem levar ao atraso no tratamento. Muitas dessas perfurações atípicas ocorrem em pacientes já hospitalizados por doenças não relacionadas, e o significado do novo sintoma de dor abdominal não é percebido.

Graus menores de choque com achados abdominais mínimos ocorrem quando o extravasamento é pequeno ou rapidamente tamponado. Uma pequena perfuração duodenal pode apresentar vazamento líquido que desce pela goteira peritoneal lateral, produzindo dor e rigidez muscular no quadrante inferior direito e, assim, gerando confusão com a hipótese de apendicite aguda.

As perfurações podem ser tamponadas pelo omento ou pelo fígado, com desenvolvimento tardio de abscesso sub-hepático ou subdiafragmático.

B. Exames laboratoriais

Na fase inicial, é comum encontrar leucocitose leve na faixa de 12.000/μL. Após 12 a 24 horas, esse número pode subir para 20.000/μL ou mais caso o tratamento tenha sido inadequado. O pequeno aumento na amilase observado em muitos pacientes provavelmente é causado por absorção da enzima a partir de secreções duodenais no interior da cavidade peritoneal. A dosagem direta no líquido obtido por paracentese pode mostrar níveis muito altos de amilase.

C. Exames de imagem

A radiografia simples ou a TC do abdome revelam a presença de gás livre abaixo do diafragma em 85% dos pacientes.

Se não houver gás livre e o quadro clínico for sugestivo de úlcera perfurada, devem ser realizadas TC de emergência com contraste gastrintestinal ou estudo radiológico de esôfago, estômago e duodeno. Se a perfuração não estiver tamponada, o diagnóstico é firmado pela observação de escape do contraste para fora da luz.

▶ Diagnóstico diferencial

No diagnóstico diferencial, devem ser incluídas pancreatite aguda e colecistite aguda. A primeira não tem instalação explosiva e súbita como a úlcera perfurada e, em geral, é acompanhada por níveis séricos elevados de lipase e amilase. A colecistite aguda com perfuração da vesícula pode ter quadro muito semelhante ao da úlcera perfurada, mas sem que haja gás livre na cavidade. A obstrução intestinal tem instalação mais gradual e é caracterizada por dor menos intensa, em cólica e acompanhada por vômitos.

A instalação simultânea de dor e gás livre no abdome na ausência de traumatismo geralmente significa úlcera péptica perfurada. A perfuração livre de divertículo colônico e de apendicite aguda são outras causas raras.

▶ Tratamento

Com frequência, há suspeita do diagnóstico antes de o paciente ser enviado para confirmação por imagem. Sempre que se considera a hipótese de úlcera perfurada, a primeira etapa deve ser a instalação de sonda nasogástrica para esvaziamento do estômago a fim de limitar a contaminação adicional da cavidade peritoneal. Deve ser enviada amostra de sangue para exames laboratoriais e iniciada terapia antimicrobiana (p. ex., cefazolina, cefoxitina) intravenosa. Se o estado geral do paciente for precário em razão de atraso no tratamento, a reposição de volume deve preceder as medidas diagnósticas. As imagens devem ser obtidas assim que o quadro clínico permitir.

O tratamento cirúrgico mais simples, laparoscopia (ou laparotomia) com sutura da perfuração, soluciona o problema imediato. O fechamento consiste em tamponamento seguro do orifício com sutura do omento (fechamento de Graham-Steele) no local em vez de aproximar as duas bordas com pontos. Todo o líquido deve ser aspirado da cavidade peritoneal, mas não há indicação de dreno. A recidiva da perfuração é rara no período pós-operatório imediato.

Cerca de três quartos dos pacientes cuja perfuração é o ápice de uma história de sintomas crônicos continuam a apresentar doença ulcerosa clinicamente grave após fechamento simples. Isso determinou tratamento mais agressivo envolvendo cirurgia definitiva para úlcera na maioria dos casos de perfuração aguda (p. ex., vagotomia de células parietais mais fechamento da perfuração, ou vagotomia troncular e piloroplastia). Agora que a doença ulcerosa é passível de cura com a erradicação do *H. pylori*, o valor de qualquer procedimento além do simples fechamento é limitado.

Na maioria dos casos, a hemorragia e a perfuração concomitantes são causadas por duas úlceras: uma anterior perfurada e outra posterior que sangra. Úlceras perfuradas que também causam obstrução não podem ser tratadas apenas com sutura de fechamento da perfuração. Há indicação de vagotomia mais gastrenterostomia ou piloroplastia. As úlceras perfuradas em anastomoses requerem vagotomia ou gastrectomia, uma vez que, no longo prazo, o fechamento isolado é quase sempre insuficiente.

O tratamento não cirúrgico da úlcera perfurada consiste em aspiração gástrica contínua e administração de terapia antimicrobiana em altas doses. Embora esse tratamento tenha se mostrado efetiva, com baixa taxa de mortalidade, ela ocasionalmente é acompanhada por abscesso peritoneal e subfrênico, e os efeitos colaterais são maiores do que os do fechamento laparoscópico.

▶ Prognóstico

Cerca de 15% dos pacientes com úlcera perfurada morrem, e aproximadamente um terço destes não é diagnosticado antes da cirurgia. A taxa de morte para úlceras perfuradas diagnosticadas precocemente é baixa. Atraso no tratamento, idade avançada e doenças sistêmicas associadas respondem pela maioria dos óbitos.

GASTRODUODENITE DE ESTRESSE, ÚLCERA DE ESTRESSE E GASTRITE HEMORRÁGICA AGUDA

O termo úlcera de estresse tem sido utilizado referindo-se a um grupo heterogêneo de úlceras agudas gástricas ou duodenais que ocorrem acompanhando doenças fisiologicamente estressantes. Há quatro fatores etiológicos principais associados a essas lesões: (1) choque, (2) sepse, (3) queimaduras, e (4) tumores ou traumatismos no sistema nervoso central.

▶ Etiologia

A. Úlcera de estresse

Úlceras agudas que acompanham cirurgias de grande porte, ventilação mecânica, choque, sepse e queimaduras (úlceras de Curling) têm características em comum suficientes para que se suponha que tenham mecanismo patogenético semelhante.

A hemorragia é o principal problema clínico, embora perfuração ocorra em cerca de 10% dos casos. Apesar de as úlceras de estresse ocorrerem predominantemente na mucosa de células parietais, em cerca de 30% dos pacientes o duodeno é afetado e, algumas vezes, estômago e duodeno estão envolvidos. Morfologicamente, as úlceras são lesões rasas e isoladas com congestão e edema, mas pouca reação inflamatória em suas bordas. A endoscopia gastroduodenal realizada precocemente em pacientes traumatizados ou queimados demonstra erosões gástricas agudas na maioria dos casos nas primeiras 72 horas após a lesão. Tais estudos ilustram quão frequentemente o processo de doença se mantém subclínico; ocorrem úlceras clinicamente evidentes em cerca de 20% dos pacientes suscetíveis. Na maioria das vezes, o sangramento clinicamente evidente é identificado 3 a 5 dias após a lesão, e o sangramento massivo não ocorre antes de 4 a 5 dias.

A perda de resistência da mucosa é a primeira etapa, que pode envolver efeitos da isquemia (com produção de superóxido e radicais hidroxila tóxicos) e de toxinas circulantes, além de redução da renovação na mucosa, redução na produção de prostanoides endógenos e adelgaçamento da camada de muco na superfície. A redução do fluxo sanguíneo na mucosa gástrica também tem participação na redução do suprimento de tampões sanguíneos disponíveis para neutralizar os íons hidrogênio que estão em difusão pela mucosa debilitada. Algumas evidências experimentais implicaram o fator ativador de plaquetas, liberado por endotoxinas, como possível mediador da ulceração intestinal na sepse. A mucosa fica mais vulnerável à ação de ácido-pepsina e enzimas lisossomais. A hipersecreção de ácido pode estar envolvida até certo ponto, uma vez que os pacientes que apresentam sangramento grave também têm maior débito ácido gástrico do que aqueles com evolução mais benigna. A ruptura da barreira mucosa gástrica contra a difusão retrógrada de ácido foi encontrada em menos da metade dos pacientes, e atualmente se supõe que seja uma manifestação, e não uma causa da doença.

B. Úlceras de Cushing

As úlceras agudas associadas a tumores ou lesão no sistema nervoso central diferem das úlceras de estresse na medida em que estão associadas ao aumento nos níveis séricos de gastrina e ao aumento na secreção ácida. Morfologicamente, elas são semelhantes a qualquer úlcera péptica gastroduodenal comum. As úlceras de Cushing têm mais tendência a perfurar do que os outros tipos de úlcera.

C. Gastrite hemorrágica aguda

Esse quadro pode compartilhar alguns fatores causais com as condições anteriormente descritas, mas sua história natural é diferente e a resposta ao tratamento é consideravelmente melhor. A maioria dos casos pode ser controlada clinicamente. Quando há necessidade de cirurgia para gastrite alcoólica, alta proporção dos pacientes é curada com piloroplastia e vagotomia.

▶ Manifestações clínicas

A hemorragia é quase sempre a primeira manifestação. Raramente há dor. O exame físico não revela nada relevante, exceto sangue oculto ou evidente nas fezes ou sinais de choque.

▶ Prevenção

A administração profilática de medicamentos supressores da secreção ácida aos pacientes em estado crítico reduz a incidência de erosões de estresse e de sangramento franco. O sucralfato também é efetivo. Os pacientes que recebem nutrição parenteral total parecem protegidos por esse tratamento e não são beneficiados pelo uso de antagonistas H_2.

▶ Tratamento

A abordagem inicial consiste em lavagem gástrica com soluções resfriadas e medidas para combater a sepse, se estiver presente. Os bloqueadores do receptor H_2 não são úteis para o paciente com sangramento ativo, mas provavelmente reduzem a taxa de ressangramento, uma vez que se tenha conseguido parar a hemorragia.

Indica-se laparotomia quando o tratamento clínico é malsucedido para deter o sangramento. O tratamento cirúrgico deve consistir em vagotomia e piloroplastia, com sutura dos pontos de sangramento, ou vagotomia e gastrectomia subtotal. Há tendência em favor da primeira opção, particularmente nos pacientes mais doentes. O ressangramento, quando ocorre, quase sempre tem origem em uma úlcera deixada para trás no procedimento inicial. Raramente, houve necessidade de gastrectomia total em razão da extensão da ulceração e da gravidade do sangramento ou, ainda, em razão de ressangramento após uma cirurgia de menor porte.

Ali T, Harty RF. Stress-induced ulcer bleeding in critically ill patients. *Gastroenterol Clin North Am* 2009 Jun;38(2):245-265.

CARCINOMA GÁSTRICO

Há cerca de 21 mil novos casos de carcinoma do estômago todos os anos nos Estados Unidos. A incidência caiu para um terço da registrada há 40 anos. Isso talvez reflita alterações na prevalência da infecção por *H. pylori*, que tem papel definido na etiologia da doença. Sabe-se que *H. pylori* causa gastrite atrófica crônica, que foi reconhecida como precursora do adenocarcinoma gástrico. Estudos epidemiológicos associaram a infecção por *H. pylori* com risco entre 3,6 e 18 vezes (todos os pacientes vs. pacientes do sexo feminino) maior de desenvolvimento de carcinoma do corpo ou do antro (não da cárdia), e o risco é proporcional aos níveis séricos de anticorpos anti-*H. pylori*.

A atual incidência nos homens norte-americanos é de 10 novos casos a cada 100.000 indivíduos por ano. A taxa mais alta, 63 a cada 100.000 homens, é observada na Costa Rica; nos países da Europa Central e do Leste Europeu, a incidência anual é cerca de 35 a cada 100.000. Estudos epidemiológicos sugerem que a incidência do carcinoma gástrico esteja relacionada com baixo consumo de vegetais e frutas na dieta e alto consumo de amidos. O carcinoma do estômago é raro antes de 40 anos, idade a partir da qual o risco aumenta gradualmente. A idade média ao diagnóstico é 63 anos. É duas vezes mais comum nos homens.

Os cânceres epiteliais gástricos são quase sempre adenocarcinomas. Tumores espinocelulares do segmento proximal envolvem o estômago secundariamente a partir do esôfago. As cinco subdivisões morfológicas mantêm correlação débil com a história natural e a evolução.

1. Carcinoma ulcerado (25%) — Tumor ulcerado profundo e penetrante que se estende por todas as camadas do estômago. Pode envolver órgãos adjacentes no processo. As bordas são rasas em contrapartida às bordas elevadas e ressaltadas observadas nas úlceras benignas.

2. Carcinomas polipoides (25%) — Tumores grandes e volumosos que tendem a metastatizar tardiamente.

3. Carcinoma superficial disseminante (15%) — Também conhecido como câncer gástrico inicial, o carcinoma disseminante é restrito à mucosa e à submucosa. Há metástase em apenas 30% dos casos. Mesmo quando há metástase, o prognóstico após gastrectomia é muito melhor do que com lesões mais profundas invasivas do câncer gástrico avançado. No Japão, os programas de rastreamento foram tão bem-sucedidos que atualmente o câncer gástrico inicial é responsável por 30% dos casos cirúrgicos, e as taxas de sobrevida aumentaram coerentemente.

4. Linite plástica (10%) — Essa variedade de tumor disseminante envolve todas as camadas com reação desmoplástica acentuada na qual pode ser difícil identificar células malignas. O estômago perde sua flexibilidade. A cura é rara em razão da disseminação precoce.

5. Carcinoma avançado (35%) — Nessa categoria maior, estão os grandes tumores encontrados, uma parte, dentro e, outra parte, fora do estômago. É possível que originalmente fizessem parte de algum dos grupos anteriores, mas ultrapassaram o estágio inicial.

Os adenocarcinomas gástricos também podem ser classificados em função do grau de diferenciação de suas células. Em geral, a velocidade e a extensão da disseminação mantêm relação direta com a falta de diferenciação. Alguns tumores desencadeiam reação inflamatória celular histologicamente identificável em suas bordas, e isso indica prognóstico relativamente bom. Os tumores cujas células formam estruturas glandulares (tipo intestinal) têm prognóstico um pouco melhor do que os demais (tipo difuso); o tipo difuso frequentemente está associado a um componente estromal substancial. O tumor tipo intestinal representa uma proporção muito maior de casos em países como Japão e Finlândia, onde o câncer gástrico é particularmente comum. A queda gradual da incidência nessas regiões está relacionada com queda principalmente da ocorrência dos tumores tipo intestinal. Os carcinomas com padrão em anel de sinete, que contêm mais de 50% de células em anel de sinete, tornaram-se crescentemente mais comuns e hoje representam um terço de todos os casos. Eles se comportam como o câncer tipo difuso e ocorrem com maior frequência em mulheres, em pacientes jovens e na parte distal do estômago. A infecção prévia por *H. pylori* não está associada ao desenvolvimento de qualquer tipo histológico específico de câncer gástrico.

A extensão ocorre por disseminação intramural, crescimento extraluminal direto e metástase linfática. O estadiamento patológico, que mantém correlação próxima com a sobrevida, está ilustrado na Figura 23-7. A porcentagem de pacientes que já apresentam metástase quando diagnosticados é de 75%. No estômago, a disseminação proximal é maior que a distal. O piloro atua como barreira parcial, mas o tumor é encontrado em 25% dos casos nos primeiros centímetros do bulbo.

O câncer gástrico inicial, definido como lesão primária restrita à mucosa e à submucosa com ou sem metástase para linfonodos, está associado a prognóstico excelente (taxa de sobrevida em 5 anos de 90%) após ressecção. No Japão, programas de rastreamento em massa detectaram cerca de 30% dos pacientes com esse grau de lesão, enquanto, nos Estados Unidos, apenas 10% dos pacientes apresentam câncer gástrico em estágio inicial.

Cerca de 40% dos tumores encontram-se no antro, predominantemente na curvatura menor; 30% surgem no corpo e no fundo, 25% na cárdia, e 5% envolvem todo o órgão. A frequência da localização está mudando gradualmente, de forma que as lesões proximais são mais comuns agora do que há 10 a 20 anos. Úlceras benignas ocorrem com menor frequência que as

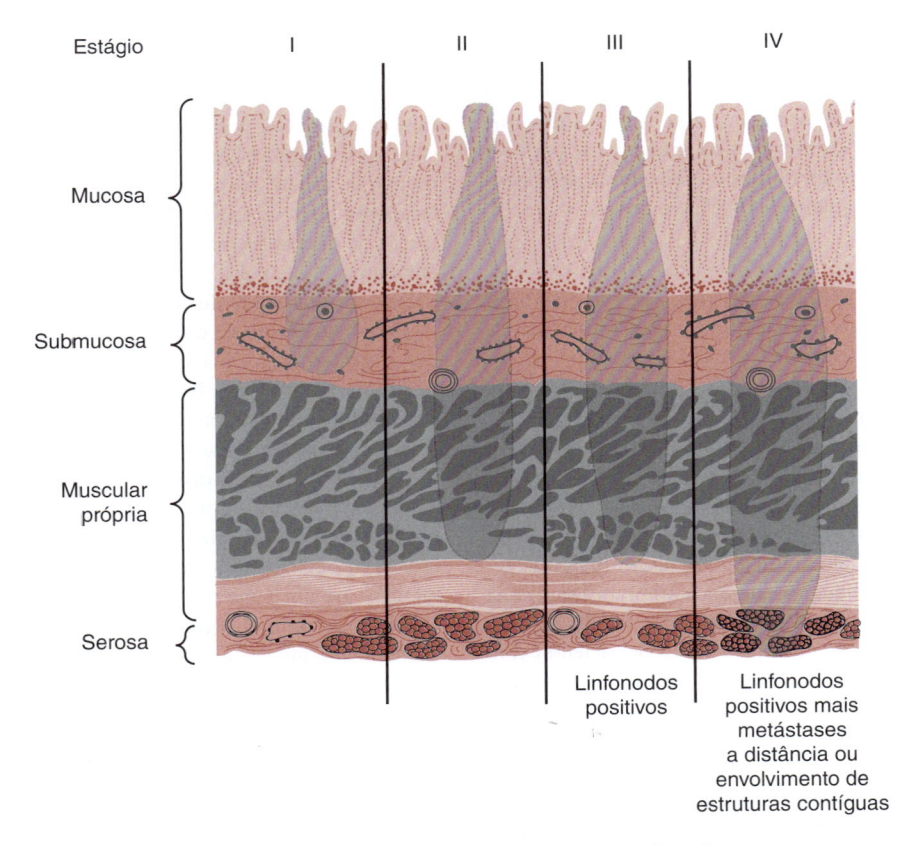

▲ **Figura 23-7** Sistema de estadiamento para carcinoma gástrico. As áreas sombreadas escuras representam cânceres com diferentes profundidades de penetração na mucosa.

malignas na grande curvatura e na cárdia. Nesses locais, as úlceras são particularmente suspeitas de neoplasia.

▶ Manifestações clínicas

A. Sinais e sintomas

O sintoma mais precoce geralmente é sensação vaga de peso abdominal pós-prandial que o paciente não identifica como dor. Algumas vezes, o desconforto não é diferente de outros sintomas dispépticos vagos, intermitentemente presentes por anos, mas a frequência e a persistência são novas.

A anorexia ocorre precocemente e pode ser mais acentuada para carnes. A perda de peso, sintoma mais comum, é de cerca de 6 kg. A dor verdadeiramente pós-prandial sugerindo quadro de úlcera benigna é relativamente incomum, mas, se presente, o diagnóstico pode ser confundido quando as radiografias subsequentes revelam úlcera. Os vômitos podem estar presentes e tornam-se importantes caso ocorra obstrução pilórica; podem ter aspecto de borra de café em razão de sangramento do tumor. A disfagia pode ser o sintoma de apresentação das lesões na cárdia.

Em 25% dos casos, é possível palpar uma massa epigástrica. Há hepatomegalia em 10% dos casos. As fezes são positivas para sangue oculto em 50% dos pacientes e observa-se melena em poucos. De resto, os achados anormais ao exame físico restringem-se aos sinais de disseminação à distância. Metástases até o pescoço passando pelo ducto torácico podem produzir o linfonodo de Virchow. O exame do reto pode revelar a chamada prateleira de Blumer, um depósito peritoneal sólido anterior ao reto. O aumento dos ovários (tumores de Krukenberg) pode ser causado por metástases intraperitoneais. A disseminação adicional pode envolver fígado, pulmões, encéfalo ou ossos.

B. Exames laboratoriais

Anemia está presente em 40% dos pacientes. Os níveis dos antígenos carcinoembrionários estão elevados em 65% dos casos, e geralmente indicam disseminação extensiva do tumor.

C. Exames de imagem

O estudo radiológico contrastado do trato digestivo superior é diagnóstico para muitos tumores, mas a taxa global de resultados falso-negativos gira em torno de 20%. Os principais problemas para o diagnóstico são os tumores ulcerados, poucos dos quais não são distinguíveis radiologicamente das úlceras pépticas benignas. As características que os diferenciam foram listadas na seção sobre úlcera gástrica, mas as radiografias simples não definem o diagnóstico de úlcera benigna. Todos os pacientes com úlcera gástrica recém-descoberta devem ser examinados com endoscopia e biópsia gástrica.

D. Gastroscopia e biópsia

Os grandes carcinomas gástricos podem ser identificados por seu aspecto macroscópico na endoscopia. Todas as lesões gástricas, sejam polipoides ou ulcerantes, devem ser examinadas por meio da coleta de múltiplas biópsias, além de amostras por escova de citologia. Resultados falso-negativos ocasionalmente encontrados resultam de erro de amostragem e, para maior acurácia, são necessários no mínimo 6 fragmentos.

▶ Tratamento

A ressecção cirúrgica é o único tratamento curativo. Cerca de 85% dos pacientes são operáveis, e em 50% as lesões são acessíveis à ressecção; das lesões passíveis de ressecção, metade é potencialmente curável (i.e., sem sinais de disseminação além dos limites da ressecção). Recomenda-se quimioterapia pré-operatória com regime multifármacos para a maioria dos pacientes.

O objetivo da cirurgia é remover o tumor – mantendo uma margem adjacente livre da doença de estômago e duodeno –, os linfonodos regionais e, se necessário, as porções envolvidas dos órgãos adjacentes. A margem proximal deve ter no mínimo 6 cm a partir do tumor principal. Se o tumor estiver localizado no antro, a ressecção curativa implica gastrectomia distal com remoção em bloco do omento, de um segmento de 3 a 4 cm do duodeno e dos linfonodos subpilóricos e, em alguns casos, excisão da artéria gástrica esquerda e dos linfonodos próximos. A reconstrução após gastrectomia pode ser feita com técnica de Billroth I ou Billroth II, mas a última é a preferida, considerando que o crescimento de tumor residual próximo do piloro poderia obstruir precocemente a anastomose gastroduodenal.

A gastrectomia total com esplenectomia é necessária para os tumores na metade proximal do estômago e para tumores extensivos (p. ex., linite plástica). A remoção do baço nesses casos é motivo de debate. A continuidade do trato alimentar é restabelecida por meio de esofagojejunostomia em Y de Roux. A construção de uma bolsa intestinal para servir como reservatório de alimentos (p. ex., bolsa de Hunt-Lawrence) não tem valor nutritivo e aumenta o risco de complicações imediatas.

Para os tumores da cárdia, a cirurgia geralmente realizada é a esofagogastrectomia mais esplenectomia com esofagogastrostomia intratorácica. Na maioria dos casos, o procedimento é realizado com duas incisões independentes: a primeira, uma laparotomia para a parte gástrica e a segunda, uma toracotomia posterolateral direita para a anastomose.

A tendência à disseminação proximal pela submucosa deve ser abordada na cirurgia. Com frequência, preconiza-se a realização de cortes histológicos com técnica de congelamento na margem proximal antes de realizar a anastomose. Se for encontrado tecido tumoral, a gastrectomia deve ser estendida.

Em geral, indica-se ressecção paliativa se o estômago ainda for móvel e a expectativa de vida for estimada em mais de 1 a 2 meses. A gastrectomia paliativa é realizada com remoção da lesão no antro para prevenção de obstrução, mas, em casos selecionados, a gastrectomia total é considerada adequada como tratamento paliativo desde que a cirurgia possa ser realizada com segurança e a quantidade de tumor extragástrico seja mínima. Sempre que tecnicamente viável, a gastrectomia paliativa é preferível à gastrojejunostomia paliativa.

Recomenda-se quimioterapia adjuvante após as cirurgias curativas, particularmente para pacientes que tenham sido submetidos à quimioterapia pré-operatória e tenham respondido.

▶ Prognóstico

Nos Estados Unidos, a taxa global de sobrevida em 5 anos é cerca de 12%. A sobrevida em 5 anos dos pacientes com câncer gástrico inicial é cerca de 90%. A sobrevida em 5 anos com relação à extensão da disseminação é de 70% para o estágio I; 30% para estágio II; 10% para o estágio III e 0% para o estágio IV.

A morte pelo tumor pode se seguir à disseminação para outros órgãos ou resultar de obstrução gástrica progressiva e desnutrição.

Ajani JA, Bentrem DJ, Besh S, et al: Gastric cancer, version 2.2013: featured updates to the NCCN Guidelines. *J Natl Compr Canc Netw* May 1, 2013;11(5):531-546.

PÓLIPOS GÁSTRICOS

Os pólipos gástricos são tumores únicos ou múltiplos que ocorrem predominantemente em idosos; os pólipos localizados no estômago distal causam mais sintomas. Sempre que se descobrem pólipos gástricos, a possibilidade de câncer deve ser afastada.

Os pólipos gástricos podem ser classificados histologicamente como hiperplásicos, adenomatosos ou inflamatórios. Outras lesões polipoides, como leiomiomas e tumores carcinoides, serão discutidas em outra seção. Os pólipos hiperplásicos representam 80% dos casos e consistem em crescimento excessivo do epitélio normal; não são neoplasias verdadeiras e não têm qualquer relação com câncer gástrico. Cerca de 30% dos pólipos adenomatosos contêm foco de adenocarcinoma, e o adenocarcinoma pode ser encontrado em outro local do estômago em 20% dos pacientes que apresentem pólipo adenomatoso benigno. A incidência de câncer em pólipo adenomatoso aumenta com o tamanho da lesão. As lesões com pedículo e aquelas com menos de 2 cm de diâmetro geralmente não são malignas. Cerca de 10% dos pólipos adenomatosos benignos sofrem transformação maligna ao longo de acompanhamento prolongado.

É possível haver anemia em razão de perda crônica de sangue ou deficiência na absorção do ferro. Mais de 90% dos pacientes demonstram acloridria após estimulação máxima. A absorção de vitamina B_{12} é deficiente em 25% dos casos, embora poucos evoluam com anemia megaloblástica.

A excisão em laço passado pelo endoscópio é segura na maioria dos casos de pólipo. Já para pólipos com diâmetro superior a 1 cm ou quando houver suspeita de câncer, indica-se excisão cirúrgica. Os pólipos isolados podem ser excisados por gastrostomia com cortes histológicos por congelamento. Se o diagnóstico for carcinoma, indica-se a gastrectomia apropriada. Para pólipos múltiplos do estômago distal, indica-se gastrectomia parcial. Se 10 a 20 pólipos estiverem distribuídos pelo estômago, o antro deve ser retirado e os pólipos fúndicos, excisados. A gastrectomia total pode ser necessária para polipose múltipla difusa sintomática.

Esses pacientes devem ser acompanhados, já que têm risco aumentado de desenvolvimento tardio de anemia perniciosa ou de câncer gástrico. A recidiva de pólipos é incomum.

LINFOMA E PSEUDOLINFOMA GÁSTRICOS

O linfoma é o segundo câncer primário mais comum no estômago, mas representa apenas 2% do número total, com 95% sendo adenocarcinomas. Quase todos são linfomas não Hodgkin e geralmente classificados como linfomas de células B tipo MALT (do inglês *mucosa-associated lymphoid tissue* [tecido linfoide associado à mucosa]); além disso, são subclassificados como de baixo ou de alto grau com base no padrão nuclear. Cerca de 20% dos pacientes manifestam um segundo câncer primário em outro órgão.

Os principais sintomas são dor epigástrica e perda de peso, semelhantes aos do carcinoma. Caracteristicamente, o tumor já terá atingido proporções volumosas ao momento do diagnóstico; em comparação com o adenocarcinoma do estômago, os sintomas do linfoma gástrico geralmente são leves, considerando o tamanho da lesão. Em 50% desses pacientes, é possível palpar uma massa epigástrica. Os exames de imagem revelam a lesão, embora geralmente seja confundida com adenocarcinoma ou com úlcera gástrica benigna. A gastroscopia com biópsia e citologia de escova proporciona diagnóstico pré-operatório correto em cerca de 75% dos casos. Se não tiver sido feito diagnóstico patológico, o cirurgião pode incorretamente julgar a lesão como carcinoma inoperável em razão de sua dimensão. O estadiamento pré-operatório deve incluir TC e biópsia de medula óssea.

O tratamento do linfoma gástrico de baixo grau e extensão limitada consiste em terapia antimicrobiana para *H. pylori*, se presente. A doença mais extensa requer terapia com radiação de feixe externo ou com rituximabe.

O pseudolinfoma gástrico é uma massa de tecido linfoide na parede gástrica, frequentemente associado a uma úlcera na mucosa sobrejacente. Supõe-se que represente uma resposta à inflamação crônica. A lesão não é maligna, embora, com base na apresentação clínica, que inclui dor, perda de peso e massa na imagem, não seja possível a distinção de lesão maligna.

O tratamento do pseudolinfoma gástrico é feito com sua ressecção. A distinção de linfoma é feita com o exame histológico da peça, que revela centros germinais maduros em caso de pseudolinfoma. Não há necessidade de outros tratamentos após a cirurgia.

Zelenetz AD, Wierda WG, Abramson JS, et al. for the National Comprehensive Cancer Network. Non-Hodgkin's lymphomas, version 1.2013. *J Natl Compr Canc Netw* 2013 Mar 1;11(3):257-272.

LEIOMIOMAS GÁSTRICOS E TUMOR ESTROMAL GASTRINTESTINAL

Leiomiomas são tumores submucosos comuns e geralmente assintomáticos, mas causadores de sangramento intestinal. O tumor estromal gastrintestinal (GIST, do inglês *gastrointestinal stromal tumor*) (anteriormente denominado leiomiossarcoma) pode crescer bastante e, na maioria dos casos, apresenta-se com sangramento. Do ponto de vista radiológico, o tumor geralmente contém uma ulceração central causada por necrose em razão do crescimento periférico do seu suprimento sanguíneo. Na maioria dos casos, o tumor surge no estômago proximal. Ele pode crescer para a luz do estômago, permanecer inteiramente na superfície serosa ou, até mesmo, tornar-se pedunculado no interior da cavidade abdominal. A disseminação ocorre por invasão direta ou metástase sanguínea. A TC fornece informações úteis sobre o grau de extensão extragástrica. Os leiomiomas devem ser removidos por enucleação ou ressecção em cunha. Após ressecções mais radicais necessárias para leiomiossarcomas, a taxa de sobrevida em 5 anos é 20%. Se for tecnicamente possível, a ressecção total das metástases (p. ex., peritoneais, hepáticas) e do tumor primário pode melhorar o resultado. A evolução é influenciada por tamanho do tumor, padrão de ploidia do DNA e grau do tumor. As lesões com 10 ou mais figuras de mitoses por campo de alta potência raramente são curadas. O mesilato de imatinibe é um agente sistêmico efetivo utilizado em caso de doença disseminada e como terapia adjuvante após ressecção total.

DOENÇA DE MÉNÉTRIER

A doença de Ménétrier, uma forma de gastrite hipertrófica, caracteriza-se por hipertrofia gigante das pregas gástricas; secreção ácida aumentada, normal ou reduzida; e perda excessiva de proteínas da mucosa espessada para o intestino, resultando em hiponatremia. Entre as manifestações clínicas estão edema, diarreia, anorexia, perda de peso e exantema cutâneo. A perda de sangue crônica também pode ser um problema. A indigestão talvez responda aos antiácidos, mas esse tratamento não interfere no processo patológico gástrico ou na hipoproteinemia secundária. As rugas hipertróficas apresentam-se como imensas falhas de enchimento nos exames de imagem gastrintestinal superior, o que, muitas vezes, é equivocadamente interpretado como carcinoma. A perda de proteínas a partir da mucosa gástrica talvez responda ao uso de atropina (e outros agentes anticolinérgicos), ao brometo de hexametônio, à erradicação do *H. pylori* ou a agentes bloqueadores H_2 ou omeprazol. Raramente, indica-se gastrectomia total em caso de hipoproteinemia grave intratável, anemia ou impossibilidade de excluir câncer. Para a maioria dos pacientes, o tratamento clínico é a melhor opção, embora as anormalidades gástricas e a hipoproteinemia possam persistir. Alguns casos evoluem gradualmente para gastrite atrófica. Nas crianças, a doença é caracteristicamente autolimitada e benigna. Os adultos com doença de Ménétrier têm risco aumentado de adenocarcinoma gástrico.

PROLAPSO DA MUCOSA GÁSTRICA

Essa lesão rara ocasionalmente acompanha pequenas úlceras gástricas pré-pilóricas. Episódios de vômito e dor abdominal simulam o quadro de úlcera péptica. Os exames radiológicos revelam prolapso de pregas antrais para o duodeno. Deve-se estar atento à possibilidade de úlcera duodenal ou gástrica como causa subjacente.

Ocasionalmente, há necessidade de antrectomia com anastomose à Billroth I. Em geral, o tratamento conservador é suficiente.

VOLVO GÁSTRICO

O estômago pode girar sobre seu eixo longitudinal (volvo organoaxial) ou sobre uma linha traçada do meio da curvatura menor ao meio da curvatura maior (volvo mesenteroaxial). O primeiro é mais comum e frequentemente associado à hérnia de hiato paraesofágica. Em outros pacientes, a eventração do diafragma do lado esquerdo permite que o colo suba e gire o estômago, tracionando o ligamento gastrocólico.

O quadro agudo de volvo gástrico produz dor abdominal intensa acompanhada pela tríade diagnóstica (tríade de Borchardt): (1) vômitos seguidos por ânsias e incapacidade de vomitar, (2) distensão epigástrica, e (3) impossibilidade de passar sonda nasogástrica. A situação requer laparotomia imediata para evitar a morte por necrose gástrica e choque. As imagens de emergência mostram bloqueio no ponto do volvo. A taxa de mortalidade é alta.

O volvo crônico é mais comum que o agudo, e pode ser assintomático ou causar dor em cólica intermitente. Os casos associados à hérnia hiatal paraesofágica devem ser tratados com reparo da hérnia e gastropexia anterior. Quando os casos são causados por eventração do diafragma, o ligamento gastrocólico deve ser seccionado em toda a extensão da curvatura maior. O colo sobe para preencher o espaço produzido pela eventração, e o estômago volta à sua posição normal, o que é assegurado com uma gastropexia.

DIVERTÍCULOS GÁSTRICOS

Os divertículos gástricos são raros e geralmente assintomáticos. Em sua maioria, são divertículos de pulsão formados apenas por mucosa e submucosa, localizados na curvatura menor a poucos centímetros da junção gastresofágica. Os divertículos localizados na região pré-pilórica geralmente apresentam todas as camadas e têm maior probabilidade de produzir sintomas. Poucos pacientes apresentam sintomas secundários à hemorragia ou à inflamação no interior de divertículo gástrico, e, em sua maior parte, essas lesões são achados incidentais de exame de imagem ou endoscopia. Radiologicamente, podem ser confundidas com úlcera gástrica.

BEZOAR

Bezoar é a impactação de material no estômago. O tricobezoar é composto por pelos e geralmente é encontrado em meninas jovens que arrancam o cabelo e o engolem. O fitobezoar é formado pela aglomeração de fibras vegetais. A pressão pela massa pode criar uma úlcera gástrica com tendência a sangrar ou perfurar.

A situação pós-gastrectomia predispõe à formação do bezoar porque a pepsina e a secreção ácida ficam reduzidas e a função de trituração do antro é perdida. As laranjas e outras frutas que contêm grande quantidade de celulose foram implicadas em muitos casos. A mastigação insuficiente dos alimentos é um fator contribuinte que algumas vezes pode ser mitigado provendo ao paciente dentaduras apropriadamente adaptadas. A fruta pode permanecer no estômago ou passar para o intestino delgado e causar obstrução.

Também há relatos de bezoar semissólido de *Candida albicans* encontrado em pacientes após gastrectomia. Alguns podem ser fragmentados com gastroscópio. O paciente também deve ser tratado com nistatina oral.

Os pacientes com bezoar gástrico sintomático podem se queixar de dor abdominal. Úlcera e sangramento foram associados a uma taxa de mortalidade de 20%.

Quase todos os bezoares gástricos podem ser fragmentados e dispersos com endoscopia. As lesões associadas com complicações (i.e., sangramento ou perfuração) requerem gastrectomia.

▼ II. DUODENO

DIVERTÍCULOS DUODENAIS

Divertículos de duodeno são encontrados em 20% das necropsias e em 5 a 10% das imagens gastrintestinais superiores. Os sintomas são incomuns e apenas 1% daqueles encontrados em exame de radiografia requer cirurgia.

Os divertículos de pulsão no duodeno são bolsas externas adquiridas em mucosa e submucosa, 90% delas na face medial do duodeno. São raros antes dos 40 anos. A maioria é solitária e localizada até 2,5 cm da ampola de Vater. Há alta incidência de litíase biliar em pacientes com divertículos justapapilares. Não ocorrem divertículos na primeira porção do duodeno, as configurações diverticulares são causadas por cicatrização de úlcera péptica ou colecistite.

Alguns poucos pacientes apresentam dor abdominal pós-prandial ou dispepsia causadas por divertículo duodenal. O tratamento é feito com antiácidos e anticolinérgicos.

As complicações graves são hemorragia ou perfuração por inflamação, pancreatite e obstrução biliar. Ocasionalmente, formam-se enterólitos de ácido biliar-bilirrubinato em razão de estase de bile no divertículo. Os enterólitos podem desencadear inflamação ou obstruir a via biliar e, raramente, causam obstrução intestinal após penetrar no lúmen intestinal.

O tratamento cirúrgico é necessário para complicações e, raramente, para sintomas persistentes. Em geral, é possível realizar a excisão com fechamento em duas camadas após mobilização do duodeno e dissecção do divertículo do pâncreas. A retirada do divertículo e o fechamento da falha produzem resultados melhores do que a simples drenagem em caso de perfuração. Se houver obstrução biliar em um paciente cujo ducto colédoco se esvazie em um divertículo, a excisão talvez seja mais perigosa do que a coledocoduodenostomia laterolateral.

O tipo raro de divertículo intraluminal com aspecto de funil geralmente se apresenta com dor epigástrica vaga e plenitude pós-prandial, embora sangramento intestinal ou pancreatite sejam observados ocasionalmente. O diagnóstico pode ser feito por exames de imagem. O divertículo pode ser excisado por meio de duodenotomia próxima. Em alguns casos, a saída estreita do divertículo pode ser alargada por via endoscópica.

TUMORES DUODENAIS

Tumores do duodeno são raros. O carcinoma da ampola de Vater será discutido no Capítulo 26.

1. Tumores duodenais malignos

Em sua maioria, os tumores duodenais malignos são adenocarcinomas, leiomiossarcomas ou linfomas. Eles surgem no duodeno descendente mais frequentemente do que em qualquer outro local. Dor, obstrução, sangramento, icterícia obstrutiva e massa abdominal são os modos de apresentação. Os carcinomas duodenais, em especial aqueles na terceira e quarta porções do duodeno, frequentemente passam despercebidos nos estudos radiológicos com bário. O diagnóstico pode ser feito com endoscopia e biópsia se o examinador for suficientemente meticuloso e alcançar a lesão.

Se possível, adenocarcinomas e leiomiossarcomas devem ser removidos. Geralmente, a pancreatoduodenectomia é necessária se o tumor estiver localizado. As lesões inoperáveis devem ser tratadas com radioterapia. Nos casos de linfoma, recomendam-se biópsia e radioterapia.

Após ressecções com intenção curativa, a taxa de sobrevida em 5 anos é de 30%. A taxa global de sobrevida em 5 anos é de 18%.

2. Tumores duodenais benignos

Os adenomas de Brunner são pequenos nódulos submucosos com predileção pela parede posterior do duodeno na junção entre a primeira e a segunda porções. Há variantes sésseis e pedunculadas. Os sintomas são causados por sangramento ou obstrução. Também é possível haver leiomiomas no duodeno que normalmente são assintomáticos.

Os tumores neuroendócrinos do duodeno muitas vezes são endocrinologicamente ativos, produzindo gastrina, somatostatina ou serotonina. A excisão simples é o tratamento preferencial.

A mucosa gástrica heterotópica, na forma de múltiplos pequenos nódulos mucosos, é um achado endoscópico ocasional sem relevância clínica.

Os adenomas vilosos do duodeno podem causar sangramento intestinal ou obstruir a papila de Vater e causar icterícia. Assim como no colo, o risco de transformação maligna é alto – cerca de 50%. Os adenomas vilosos pedunculados pequenos podem ser laçados durante a endoscopia, mas os tumores sésseis devem ser localmente excisados via laparotomia. Os tumores que contêm tecido maligno devem ser tratados com a técnica de Whipple.

OBSTRUÇÃO DO DUODENO PELA ARTÉRIA MESENTÉRICA SUPERIOR

Raramente, ocorre obstrução da terceira porção do duodeno por compressão entre os vasos mesentéricos superiores e a aorta. Isso é mais comum após perda de peso rápida que se segue a uma lesão, incluindo queimaduras. Os pacientes com aparelho gessado de tronco são particularmente sensíveis.

A artéria mesentérica superior normalmente deixa a aorta formando com ela um ângulo de 50 a 60 graus, e a distância entre os dois vasos no local por onde passa o duodeno é de 10 a 20 mm. Esses valores em pacientes com síndrome da artéria mesentérica superior são, em média, 18 graus e 2,5 mm. Supõe-se que a perda de gordura mesentérica permita que a artéria tombe posteriormente, aprisionando o intestino como se fosse uma tesoura.

Há bastante ceticismo quanto à frequência desse quadro em adultos que não tenham tido perda ponderal aguda. Na maioria das vezes, o paciente em questão é alguém magro e agitado, cujas queixas de dispepsia e êmese ocasional são mais apropriadamente explicadas com argumento funcional. Quando se encontra um exemplo claro, o quadro talvez represente, de fato, uma forma de má rotação intestinal com banda duodenal.

O paciente queixa-se de distensão epigástrica e dor em cólica aliviada por vômito. Os sintomas podem sofrer remissão em posição prona. Anorexia e dor pós-prandial causam desnutrição e perda de peso adicionais.

As imagens do trato gastrintestinal superior revelam duodeno alargado em posição proximal a um ponto agudo de obstrução onde a artéria cruza a terceira porção do duodeno. Quando o paciente é movido para a posição de prece maometana, a passagem do contraste gastrintestinal é subitamente desimpedida.

Muitos indivíduos cuja artéria mesentérica superior produz impressão evidente sobre o duodeno são assintomáticos, e, em pacientes ambulatoriais, deve-se hesitar antes de atribuir eventuais queixas vagas crônicas a esse achado.

O envolvimento do duodeno na esclerodermia causa dilatação e hipomotilidade, e a radiografia mais o quadro clínico são muito sugestivos da síndrome da artéria mesentérica superior. Neste último caso, o aumento do peristaltismo duodenal deve ser demonstrado em posição proximal ao bloqueio arterial, enquanto a esclerodermia é caracterizada por redução do peristaltismo. Os pacientes com esclerodermia duodenal geralmente apresentam disfagia em razão de envolvimento concomitante do esôfago.

A má rotação com obstrução duodenal por bandas congênitas pode ser confundida com essa síndrome.

A terapia postural pode ser suficiente. O paciente deve ser colocado em posição prona quando sintomático ou em antecipação às dificuldades pós-prandiais. Os pacientes ambulatoriais devem ser instruídos a assumir a posição de prece maometana, que permite que as vísceras e a artéria sofram rotação para a frente, afastando-se do duodeno.

A obstrução crônica talvez requeira secção do ligamento suspensor e mobilização do duodeno, ou duodenojejunostomia para desviar da obstrução. Pacientes com diversas formas de má rotação devem ser tratados com mobilização da flexura duodenojejunal, que libera o duodeno da constrição pelas bandas congênitas.

ENTERITE REGIONAL DE ESTÔMAGO E DUODENO

Intestino proximal e estômago raramente estão envolvidos na enterite regional, embora essa doença tenha sido relatada em todos os segmentos do trato gastrintestinal, desde os lábios até o ânus. A maioria dos pacientes com doença de Crohn no estômago ou no duodeno também tem envolvimento ileal.

Em muitas situações, a dor pode ser aliviada com antiácidos. Vômitos intermitentes por estenose duodenal ou por obstrução pilórica são frequentes. O achado radiográfico de mucosa de aspecto pavimentoso ou de estenose é sugestivo quando associado às alterações características no íleo. O aspecto endoscópico é razoavelmente característico, e com o procedimento de biópsia usando dispositivo de aspiração por via oral geralmente são obtidas amostras suficientes para confirmação histológica do diagnóstico.

O tratamento clínico é inespecífico e consiste principalmente em corticosteroides nas fases de crise. Cirurgia é indicada para dor ou obstrução que sejam incapacitantes. Se a doença for localizada no estômago, pode-se indicar gastrectomia parcial. Na maioria das vezes, o envolvimento duodenal requer gastrojejunostomia para desvio da obstrução. Também há indicação de vagotomia para prevenir o desenvolvimento de úlcera marginal. A recorrência de doença de Crohn envolvendo a anastomose é uma complicação tardia ocasional, mas que geralmente pode ser conduzida com sucesso por meio de reoperação.

Fístulas internas envolvendo estômago ou duodeno geralmente representam extensões da doença primária no íleo ou no colo. O tratamento cirúrgico consiste em ressecção do íleo ou colo enfermo e fechamento da abertura fistulosa no intestino superior.

Ajani JA, Bentrem DJ, Besh S, et al. Gastric cancer, version 2.2013: featured updates to the NCCN Guidelines. *J Natl Compr Canc Netw* 2013;11(5):531-546.

Ali T, Harty RF. Stress-induced ulcer bleeding in critically ill patients. *Gastroenterol Clin North Am* 2009;38(2):245-265.

Cappell MS, Friedel D. Initial management of acute upper gastrointestinal bleeding: from initial evaluation up to gastrointestinal endoscopy. *Med Clin North Am* 2008;92:491.

Cheung FK, Lau JY. Management of massive peptic ulcer bleeding. *Gastroenterol Clin North Am* 2009;38(2):231-243.

Costa F, D'Elios MM. Management of Helicobacter pylori infection. *Expert Rev Anti Infect Ther* 2010;8(8):887-892.

Greenspoon J, Barkun A. The pharmacological therapy of non-variceal upper gastrointestinal bleeding. *Gastroenterol Clin North Am* 2010;39(3):419-432.

Ito T, Igarashi H, Jensen RT. Zollinger-Ellison syndrome: recent advances and controversies. *Curr Opin Gastroenterol* 2013;29(6):650-661.

Lee CW, Sarosi GA Jr. Emergency ulcer surgery. *Surg Clin North Am* 2011;91(5):1001-1013.

Norton JA, Fraker DL, Alexander HR, Jensen RT. Value of surgery in patients with negative imaging and sporadic Zollinger-Ellison syndrome. *Ann Surg* 2012;256(3):509-517.

Schubert ML, Peura DA. Control of gastric acid secretion in health and disease. *Gastroenterology* 2008;134:1842.

Zelenetz AD, Wierda WG, Abramson JS, et al. The National Comprehensive Cancer Network. Non-Hodgkin's lymphomas, version 1.2013. *J Natl Compr Canc Netw* 2013;11(3):257-272.

QUESTÕES DE MÚLTIPLA ESCOLHA

1. O suprimento de sangue para o estômago:
   A. Inclui em geral ramos saídos diretamente do tronco celíaco e da artéria mesentérica superior.
   B. Inclui suprimento predominante para a grande curvatura do estômago pela artéria gástrica esquerda.
   C. Inclui a artéria gastroepiploica direita, que é geralmente um ramo da artéria esplênica.
   D. Pode incluir uma artéria gástrica posterior, que em geral é um ramo da artéria esplênica.
   E. É anatomicamente separado do suprimento sanguíneo para o baço.

2. As quatro funções do estômago são as seguintes, exceto:
   A. Mistura os alimentos e controla sua passagem para o duodeno.
   B. É o local onde ocorre a fase inicial da digestão de proteínas e carboidratos.
   C. Atua como reservatório de alimentos.
   D. É o local da formação de micelas para absorção de nutrientes.
   E. Poucas substâncias são absorvidas pela mucosa gástrica.

3. A reconstrução da continuidade gastrintestinal após resseção de porções do estômago:
   A. Geralmente inclui reconstrução em Y de Roux após gastrectomia distal.
   B. Não pode ser feita com reconstrução à Billroth I após gastrectomia total.
   C. Inclui gastroduodenostomia para reconstrução à Billroth II.
   D. Há risco de fístula do coto duodenal após reconstrução à Billroth I.
   E. Pode requerer conversão para reconstrução à Billroth II se o paciente evoluir com gastrite biliar após abordagem à Billroth I.

4. A vagotomia:
   A. Pode prejudicar o relaxamento apropriado do piloro.
   B. Tem muitas variações, mas em todas há denervação do piloro.
   C. Passou a ser mais amplamente aplicada desde a introdução dos medicamentos supressores da secreção ácida (bloqueadores H_2 e inibidores da bomba de prótons).
   D. Prejudica o esvaziamento da vesícula biliar.
   E. Pode incluir divisão nos troncos vagais esquerdo (posterior) e direito (anterior).

5. O tratamento da obstrução do esvaziamento gástrico:
   A. Em geral é necessário para complicações causadas por divertículos ou pólipos gástricos distais.
   B. Inclui cirurgia urgente na maioria dos casos.
   C. Inicialmente inclui descompressão gástrica e supressão da secreção ácida.
   D. Comumente é necessário na condução de pacientes com doença ulcerosa duodenal.
   E. É melhor tratado cirurgicamente, com gastrectomia distal e reconstrução à Billroth I.

24

Fígado e sistema venoso portal

Simon Turcotte, MD, MSc
William R. Jarnagin, MD

ANATOMIA CIRÚRGICA

▶ Setores e segmentos

O fígado desenvolve-se como uma bolsa embrionária a partir do duodeno. O fígado é um dos últimos órgãos a ser formado e representa pouco mais de 2% do peso corporal total. Sua relação com outros órgãos abdominais é mostrada na Figura 24-1. Nas descrições clássicas, o fígado era caracterizado como tendo quatro lobos: direito, esquerdo, caudado e quadrado; entretanto, essa é uma visão muito simplista que deixa de considerar a anatomia segmentar mais complexa, ilustrada na Figura 24-2.

Os hemifígados anatômicos direito e esquerdo são separados por uma linha imaginária traçada desde a face medial da fossa da vesícula biliar até a veia cava inferior, correndo paralelamente à fissura do ligamento redondo (Fig. 24-3). A divisão é conhecida como linha de Cantlie ou plano principal e assinala o curso da veia hepática média. O fígado é dividido em 4 setores e 8 segmentos com base na ramificação da tríade porta e das veias hepáticas. As estruturas da tríade porta (artéria hepática, veia porta e ducto colédoco) são separadas em seus cursos extra-hepáticos, mas penetram no hilo hepático embainhadas por uma camada espessa da cápsula de Glisson.

As três veias hepáticas principais dividem o fígado em 4 setores, cada um alimentado por um pedículo portal: o setor posterior direito (segmentos VI e VII), o setor anterior direito (segmentos V e VIII), o setor medial esquerdo (segmento IV) e o setor lateral esquerdo (segmentos II e III) (Fig. 24-2). O lobo caudado (segmento I) é uma exceção porque sua drenagem venosa é feita diretamente para a veia cava e, assim, independe das veias hepáticas principais. Os 4 setores delimitados pelas veias supra-hepáticas são denominados setores portais, e essas partes do parênquima são alimentadas por pedículos portais independentes com origem nos pedículos principais direito ou esquerdo. As divisões que separam os setores são denominadas cisuras portais, e, ao longo de cada uma, há a presença de uma veia hepática. As ramificações subsequentes dos pedículos portais subdividem os setores em segmentos. O fígado é, então, dividido em 8 segmentos, sendo o lobo caudado designado como segmento I. Os segmentos I a IV formam o fígado esquerdo, e os segmentos V a VIII, o direito. Cada segmento é suprido por um pedículo portal independente, sendo esta a base das ressecções segmentares.

▶ Circulação portal

A veia porta é formada pela confluência das veias esplênica e mesentérica superior ao nível da segunda vértebra lombar e atrás da cabeça do pâncreas (Fig. 24-4). Ela cursa por aproximadamente 6 a 9 cm até o hilo hepático, onde se divide nos ramos principais direito e esquerdo. A veia gástrica esquerda geralmente drena para a veia porta na sua porção anteromedial, em posição imediatamente cefálica à borda do pâncreas, situação que determina sua ligação durante a construção cirúrgica do *shunt* porta-cava; em 25% dos casos, a veia gástrica esquerda une-se à veia esplênica. Outros ramos venosos tributários menores provenientes do pâncreas e do duodeno são menos constantes, mas devem ser identificados durante a mobilização cirúrgica da veia porta.

A veia mesentérica inferior frequentemente drena para a veia esplênica à esquerda da sua junção com a veia mesentérica superior; alternativamente, ela pode entrar diretamente na veia mesentérica superior.

No ligamento hepatoduodenal, a veia porta cursa em posição dorsal e ligeiramente medial ao ducto colédoco. Os linfonodos porta-cava são encontrados ao longo da face lateral direita da veia porta, entre a altura do duodeno e a base do fígado, estendendo-se posteriormente até a artéria hepática comum e o tronco celíaco. Esses linfonodos são rotineiramente removidos nas ressecções de determinados cânceres e devem ser dissecados antes da criação de *shunt* porta-cava.

FÍGADO E SISTEMA VENOSO PORTAL   CAPÍTULO 24   543

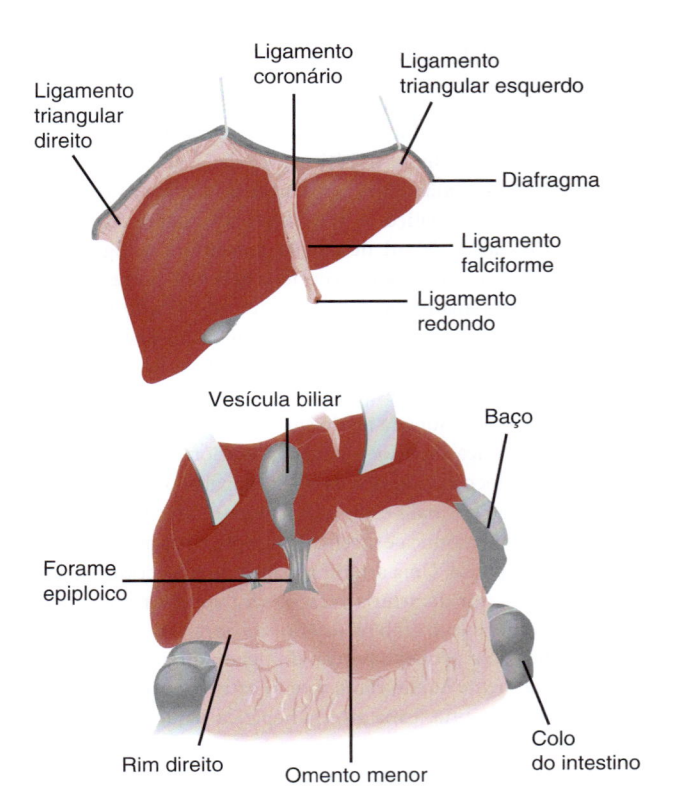

▲ Figura 24-1 Relações anatômicas entre fígado e órgãos abdominais adjacentes. O fígado é recoberto por peritônio, exceto em sua superfície posterior, onde o peritônio é rebatido sobre o diafragma, formando os ligamentos triangulares direito e esquerdo.

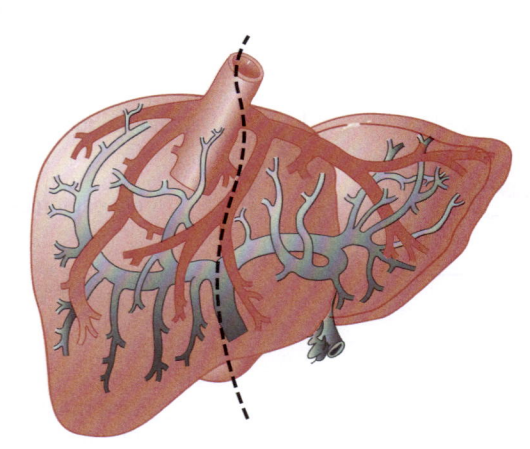

▲ Figura 24-3 Anatomia das veias do fígado. A fissura lobar principal, também denominada plano principal ou linha de Cantlie, está representada pela linha tracejada e divide, anatomicamente, os fígados direito e esquerdo. Os ramos da artéria hepática e dos ductos biliares acompanham aqueles da veia porta. Os vasos mais escuros representam as veias supra-hepáticas e a veia cava; o sistema mais claro representa a veia porta e seus ramos.

▶ Drenagem venosa

A anatomia da drenagem venosa está ilustrada na Figura 24-2. Os sistemas venosos porta e hepático não possuem válvulas. A veia porta principal termina ao nível do porta-hepatis onde se dividem nos ramos direito e esquerdo. O ramo direito normalmente tem curso extra-hepático mais curto antes de se dividir subsequentemente nos setores anterior e posterior, frequentemente em um ponto alto ainda dentro do porta-hepatis ou

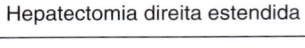

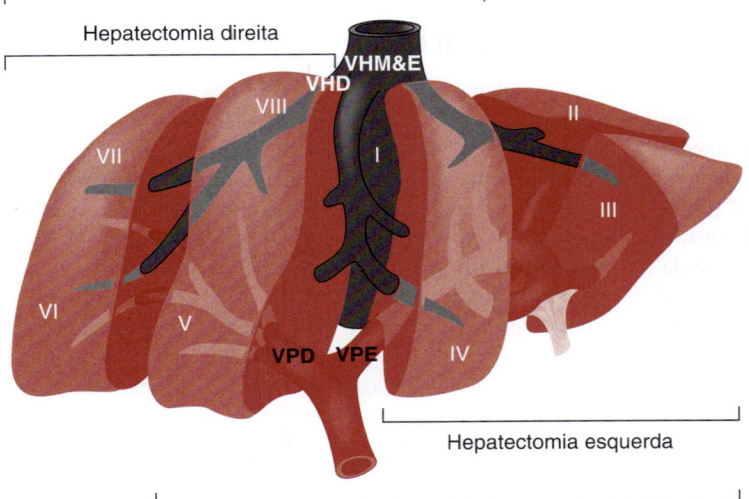

▲ Figura 24-2 Anatomia segmentar do fígado. Os 8 segmentos estão numerados. O segmento I (caudado) não está ilustrado, mas é indicado na parte de trás do fígado, posterior à veia hepática média. Os segmentos I a IV formam o fígado anatômico esquerdo, e os segmentos V a VIII, o direito. Estão indicados as principais ressecções hepáticas realizadas e os segmentos removidos com cada uma. VPE, veia porta esquerda; VHD, veia supra-hepática direita; VHM&E, veias supra-hepáticas média e esquerda com origem em um tronco comum; VPD, veia porta direita.

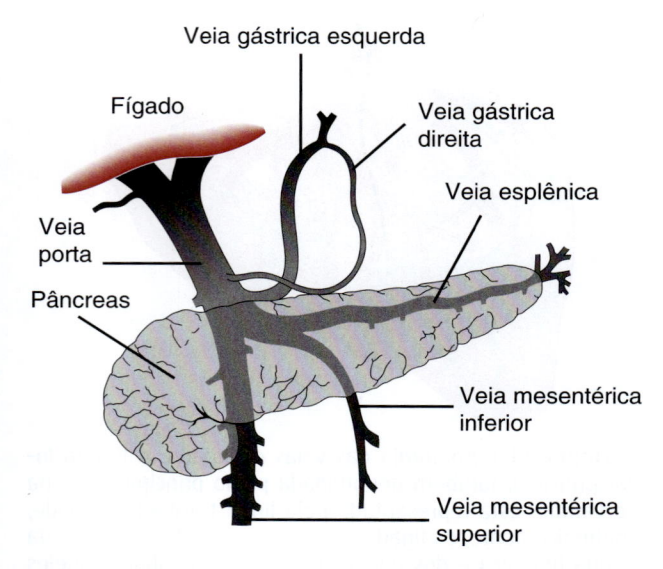

Figura 24-4 Relações anatômicas da veia porta e ramos.

já no interior do fígado. O ramo esquerdo tem curso extra-hepático mais longo, cursando primeiro ao longo da base do segmento IV para então penetrar na fissura umbilical, onde dá origem aos ramos dos segmentos II, III e IV; um grande ramo para o lobo caudado geralmente surge na veia porta esquerda antes de sua entrada na fissura umbilical. Há variações na anatomia do sistema venoso portal normal, mas elas são menos comuns do que as encontradas no suprimento arterial ou na drenagem biliar. A variação anatômica mais frequentemente encontrada no sistema venoso portal é a origem independente dos ramos dos setores direitos anterior e posterior. A veia porta esquerda pode drenar principalmente para o pedículo anterior direito.

As veias supra-hepáticas representam a via final comum de drenagem dos llóbulos hepáticos. Há 3 veias supra-hepáticas principais: esquerda, direita e média. A veia supra-hepática direita drena para a veia cava de forma independente, enquanto as veias supra-hepáticas média e esquerda caracteristicamente se unem logo ao sair do fígado, formando um tronco comum. A veia supra-hepática média cursa no plano principal (linha de Cantlie) e drena o segmento IV e o setor anterior do fígado direito (segmentos V e VIII). A veia supra-hepática esquerda drena os segmentos II e III, enquanto a veia supra-hepática direita drena o setor posterior (segmentos VI e VII) e proporciona drenagem adicional ao setor anterior. Uma pequena tributária cursa no interior da fissura umbilical, provendo drenagem acessória aos segmentos III e IV com esvaziamento na veia supra-hepática esquerda. Diversas pequenas veias acessórias drenam diretamente na veia cava inferior a partir do aspecto posterior do lobo direito e devem ser cuidadosamente ligadas durante a mobilização e a ressecção do lado direito do fígado.

▶ Suprimento venoso arterial

A artéria hepática comum tem origem no tronco celíaco, ascende pelo ligamento hepatoduodenal e dá origem às artérias gástrica direita, gastroduodenal e hepática própria; a artéria hepática própria divide-se então nos ramos arteriais hepáticos direito e esquerdo no hilo hepático. A artéria hepática supre aproximadamente 25% dos 1.500 mL de sangue que entram no fígado por minuto; os 75% restantes são fornecidos pela veia porta.

Variações na anatomia arterial padrão do fígado são relativamente comuns, encontradas em até 40% dos pacientes. As variantes mais comuns envolvem origens diferentes para as artérias hepáticas direita e esquerda. A artéria hepática pode ser inteiramente reposicionada tendo sua origem como um ramo da artéria mesentérica superior e cursar posteriormente e à direita do ducto colédocp no interior da porta-hepatis, o que contrasta com sua posição normal à esquerda do ducto. O reconhecimento dessa variação anatômica é essencial durante cirurgias na árvore biliar extra-hepática. Uma artéria hepática direita acessória também pode emergir da artéria mesentérica superior e é encontrada na mesma localização no interior da porta-hepatis, mas ela nutre apenas uma pequena porção do fígado direito; nessa situação, normalmente há um ramo direito extra proveniente da artéria hepática própria. Uma artéria hepática esquerda acessória ou reposicionada pode ter origem na artéria gástrica esquerda e entra no fígado pelo ligamento gastro-hepático. Em até 25% dos pacientes pode haver uma artéria hepática direita substituta ou acessória, e uma proporção semelhante apresenta uma artéria hepática esquerda reposicionada ou acessória. No interior do fígado, os ramos arteriais hepáticos cursam com os ductos biliares segmentares e com os ramos da veia porta e, assim, se mantêm como tríades portais subsegmentando o parênquima, sendo encontrados um em cada ângulo do formato hexagonal dos lóbulos hepáticos.

▶ Drenagem biliar

A árvore biliar tem origem no fígado nos canalículos biliares, formados a partir de segmentos especializados da membrana dos hepatócitos. Os canalículos biliares unem-se para formar canalículos cada vez maiores, resultando em ductos biliares segmentares que drenam cada segmento. Os ductos setoriais anterior direito e posterior direito se unem para formar o ducto hepático direito principal, enquanto que a união dos ductos que drenam os segmentos II, III e IV forma o ducto hepático esquerdo principal. O ducto hepático esquerdo normalmente é mais longo e tem curso extra-hepático maior do que o ducto hepático direito. A drenagem do segmento I (lobo caudado) é feita principalmente para o ducto hepático esquerdo, mas ductos adicionais menores entram no ducto hepático direito ou drenam diretamente para a confluência do ducto hepático principal, que é formado pela união dos ductos principais lobares para formar o ducto hepático comum. O ducto hepático comum desce no interior do ligamento hepatoduodenal por uma distância variável até o ponto de inserção do ducto cístico da vesícula biliar para dar origem ao ducto colédoco.

Variações anatômicas na anatomia dos ductos biliares são encontradas em aproximadamente 30% dos pacientes, e a maior parte envolve o ducto hepático direito. Em cerca de 25% dos pacientes, o ducto do setor posterior direito une-se ao ducto hepático comum ou ao ducto hepático esquerdo de forma independente. Para o cirurgião que estiver realizando hepatectomia esquerda, a identificação dessa variação é essencial, a fim de evitar lesão da drenagem biliar posterior direita. As variações são muito menos comuns do lado esquerdo.

▶ Linfáticos

Os linfáticos que drenam os lóbulos superficiais do fígado seguem curso subcapsular até o diafragma, até os ligamentos suspensores do fígado ou até o mediastino posterior, enquanto outros entram pelo porta-hepatis. Os linfáticos com origem nos lóbulos profundos no interior do fígado cursam junto com as veias hepáticas ao longo da veia cava ou com as veias portais em direção ao porta-hepatis. A maior parte da drenagem linfática do fígado é para o ligamento hepatoduodenal.

NERVOS

Fígado e árvore biliar são inervados por fibras simpáticas com origem em T7 a T10 e por fibras parassimpáticas com origem nos nervos vagos direito e esquerdo. Os nervos simpáticos pós-ganglionares têm origem nos gânglios celíacos. Fibras derivadas dos gânglios celíacos e do nervo vago formam um plexo nervoso que cursa posterior e anteriormente a artéria hepática.

FISIOLOGIA

O fluxo sanguíneo hepático total (cerca de 1.500 mL/min; 30 mL/min por kg de peso corporal) representa 25% do débito cardíaco, embora o fígado represente apenas 2% do peso corporal. Cerca de 30% do volume do fígado são sangue (12% do volume sanguíneo total). Dois terços do fluxo entram pela veia porta e o terço restante, pela artéria hepática. A pressão na veia porta normalmente é baixa (10 a 15 cm H_2O [7 a 11 mmHg]). O fígado retira metade do seu oxigênio do sangue arterial e metade do sangue venoso pela veia porta.

O fluxo de sangue no interior do fígado é uniforme, como demonstrado pela distribuição uniforme de microesferas injetadas na artéria hepática ou na veia porta. O fluxo de sangue hepático até o fígado é regulado por diversos fatores. Os esfíncteres musculares presentes na entrada e na saída dos sinusoides representam os principais pontos de controle e respondem a alguns estímulos diferentes, incluindo sistema nervoso autônomo, hormônios circulantes, sais biliares e metabólitos. As células que revestem os sinusoides hepáticos (células endoteliais, células de Kupffer e células estelares) também podem regular o fluxo em algum grau.

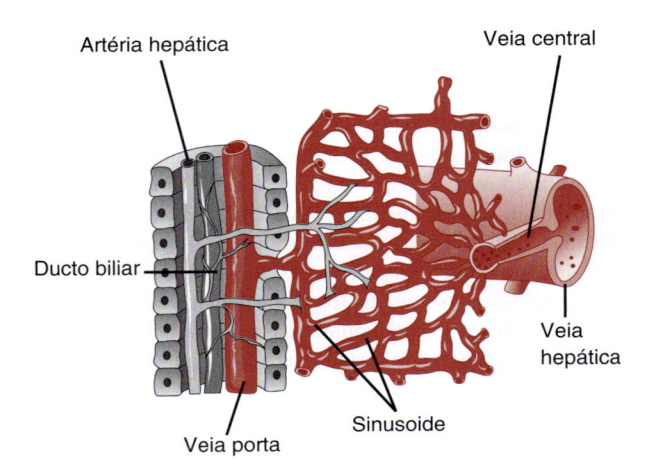

▲ **Figura 24-5** Anatomia vascular do lóbulo hepático.

Os sangues venoso portal e arterial hepático juntam-se após a entrada na periferia dos sinusoides hepáticos (Fig. 24-5). O fluxo arterial hepático aumenta ou diminui reciprocamente com alterações no fluxo portal; entretanto, o fluxo venoso portal não aumenta quando há redução no fluxo arterial. Essa resposta arterial compensatória é, em grande parte, controlada pela adenosina, que é liberada no espaço de Mall – que envolve os vasos da arteriais que regulam a resistência hepática. Concentrações aumentadas de adenosina induzem dilatação dos vasos, o que aumenta o fluxo e leva a adenosina do parênquima.

A obstrução aguda da veia porta resulta em aumento imediato de 60% do fluxo arterial hepático. O fluxo total então retorna gradualmente ao normal. Por outro lado, reduções súbitas no suprimento da artéria hepática não são imediatamente compensadas por aumento significativo no fluxo pela veia porta. Em indivíduos normais ou com cirrose, o fluxo hepático total e a pressão portal caem após a oclusão da artéria hepática. Há formação de colaterais arteriais, e a perfusão hepática finalmente é restaurada.

Por esse motivo, a interrupção do fluxo arterial hepático para os lados direito ou esquerdo do fígado tem pouco impacto sobre a função hepática. A única exceção notável ocorre no cenário de obstrução biliar. A redução do fluxo arterial hepático para porções do fígado com drenagem biliar prejudicada implica risco elevado de necrose hepática. Do ponto de vista clínico, essa é uma consideração importante nos pacientes submetidos à embolização arterial de tumores hepáticos e nos pacientes candidatos à ressecção de tumores periampulares, situações em que a icterícia é comum e a dissecção no interior do porta-hepatis coloca a artéria hepática em risco potencial. Por outro lado, o fluxo venoso portal tem papel essencial na manutenção da arquitetura e da função hepática normal. Esse ponto é ressaltado pela observação de que a oclusão dos ramos venosos portais direito ou esquerdo resulta em atrofia hepática ipsilateral profunda e hipertrofia contralateral. A oclusão da veia porta é clinicamente relevante em diversos processos de doença, sobretudo no carcinoma que se localiza na confluência dos ductos hepáticos (colangiocarcinoma hilar), no qual o envolvimento venoso portal é comum e, quando presente, tem implicações terapêuticas importantes. Ademais, a oclusão intencional de um ramo principal da veia porta (geralmente do lado direito) é um procedimento que tem sido utilizado com muita frequência antes de uma grande ressecção hepática, principalmente quando há dúvidas quanto à capacidade de recuperação do futuro remanescente hepático (a parte do fígado que é mantida após a ressecção) em razão de preocupações com o tamanho (pequeno demais) ou com alguma doença subjacente do parênquima (esteato-hepatite, cirrose). Ao causar atrofia da parte do fígado a ser seccionada e, consequentemente, hipertrofia da parte que irá permanecer, o risco de insuficiência hepática pós-operatória pode ser reduzido.

RESSECÇÃO HEPÁTICA

A ressecção do fígado é comumente indicada em casos de tumores malignos primários ou secundários, ou de tumores benignos sintomáticos; as indicações menos comuns incluem as lesão traumática, infecção/abscesso e transplante de doador vivo. Pode-se remover até 80% do fígado normal com a expectativa de que o remanescente irá se regenerar suficientemente para que o paciente sobreviva. Entretanto, deve-se enfatizar que as ressecções extensas somente devem ser consideradas em pacientes com função hepática normal; aqueles com cirrose, fibrose ou esteatose (infiltração gordurosa do fígado) significativas têm menos chance de suportar uma grande ressecção hepática. A função hepática pode permanecer prejudicada durante várias semanas após uma ressecção extensa, mas a extraordinária capacidade de regeneração do fígado rapidamente garante novos hepatócitos funcionais. Nas primeiras 24 horas após uma hepatectomia parcial, a replicação celular torna-se ativa e mantém-se até que o volume original de tecido hepático tenha sido restaurado.

Ocorre considerável regeneração nos primeiros 10 dias, e o processo completa-se em 4 a 5 semanas. As porções excisadas do fígado formam-se novamente; o crescimento consiste em formação de novos lóbulos e expansão dos lóbulos residuais. Supõe-se que os estímulos para a regeneração hepática incluam: fator de crescimento de hepatócitos, fator de crescimento tumoral alfa (TGF-α, do inglês *tumor growth factor*), fator de crescimento ligado à heparina, hepatopoietina B, e desinibição pelo TGF-$β_1$ (i.e., redução nos níveis desse inibidor do crescimento hepático).

▶ Avaliação pré-operatória

Diversos fatores relacionados à doença e ao paciente devem ser avaliados antes de decidir pela ressecção hepática. Entre os mais importantes, está a avaliação do estado funcional hepático pré-operatório. Cirrose é uma contraindicação relativa para hepatectomia parcial, considerando que a pouca reserva funcional do fígado residual cirrótico talvez seja insuficiente para responder às demandas metabólicas e que o fígado cirrótico tem menor capacidade de regeneração. A cirrose é particularmente preocupante nos pacientes com carcinoma hepatocelular, que surge com frequência em cenário de doença crônica do parênquima hepático. Uma preocupação crescentemente relevante em pacientes com metástase hepática de câncer colorretal é a lesão hepática induzida por quimioterapia, que também pode prejudicar a regeneração do fígado remanescente.

Há vários exames disponíveis para avaliar a função hepática antes da cirurgia, mas nenhum deles é perfeito. A classificação de Child-Pugh é a mais antiga e a mais empregada e continua a ser o instrumento de avaliação mais útil. Esse sistema classifica a função hepática com base em volume de ascite, grau de encefalopatia, níveis de albumina e de bilirrubina total, e tempo de protrombina (INR) (Tab. 24-1). Originalmente utilizada para avaliar a mortalidade relacionada com *shunts* portossistêmicos,

Tabela 24-1 Classificação de Child-Pugh para o estado funcional da doença hepática

	Pontos		
	1	2	3
Ascite	Ausente	Leve a moderada	Tensa, refratária
Encefalopatia[a]	Ausente	Graus I e II	Graus III e IV
Albumina sérica (g/dL)	> 3,5	3,0-3,5	< 3,0
Bilirrubina sérica (mg/dL)	< 2,0	2,0-3,0	> 3,0
Tempo de protrombina (segundos acima do controle)/INR	< 4,0/< 1,7	4,0-6,0/1,7-2,3	> 6,0/> 2,3
Child-Pugh Classificação A (baixo risco) B (risco moderado) C (alto risco)	Pontos 5 e 6 7 a 9 10 a 15		

[a]Grau I, humor alterado; grau II, comportamento inapropriado, sonolência; grau III, muito confuso, estuporoso, mas pode ser despertado; grau IV, não responde. Para converter os valores da bilirrubina a μmol/L, multiplicar por 17,1.

a classificação de Child-Pugh também prediz a mortalidade em pacientes com cirrose após ressecção hepática. Em geral, apenas os pacientes classificados como Child-Pugh A e alguns altamente selecionados Child-Pugh B podem ser considerados candidatos à ressecção. Recentemente nos Estados Unidos, com o objetivo de aprimorar a alocação de fígados cadavéricos para transplante em pacientes cirróticos com alto risco de morte, foi validado o escore MELD (*Model for End-Stage Liver Disease*). De forma semelhante ao que ocorre na classificação de Child-Pugh, a dosagem de bilirrubina total e o INR são considerados combinados ao nível sérico de creatinina. O escore MELD foi originalmente desenvolvido para predição de mortalidade em pacientes aguardando transplante de fígado, mas também se mostrou efetivo para avaliação da função hepática em pacientes a serem submetidos à ressecção. O exame de depuração da indocianina verde é comumente utilizado em outros centros fora da América do Norte, mas não se mostrou superior ao sistema de classificação de Child-Pugh.

▶ Extensão da ressecção hepática

As ressecções hepáticas são classificadas como anatômicas (com base na anatomia segmentar do fígado) ou não anatômicas. Ressecções em cunha, enucleações e desbridamento de tecidos desvitalizados são exemplos das não anatômicas. Em geral, as ressecções anatômicas são preferidas por estarem associadas à menor perda de sangue e, quando realizadas para tratamento de câncer, à menor incidência de margens positivas.

Ressecções maiores devem ser realizadas de acordo com a anatomia segmentar (Fig. 24-2). Essas grandes ressecções (hepatectomia direita ou esquerda ou hepatectomia estendida) são muito realizadas; entretanto, a anatomia segmentar do fígado permite ressecções menores ou bilaterais, a serem realizadas quando necessário e se apropriadas. Por exemplo, em situações específicas, a ressecção de setores anteriores (segmentos V e VIII) ou posteriores (segmentos VI e VII) pode ser realizada em vez de sacrificar todo o lado direito do fígado. As ressecções com preservação de parênquima de um lado permitem a ressecção de parte do lobo contralateral, se necessário. A hepatectomia sequencial em dois estágios mostrou-se benéfica em pacientes com metástases hepáticas múltiplas ou bilaterais de câncer colorretal primário, permitindo que o fígado remanescente se regenere e haja compensação para a segunda ressecção.

A terminologia e a extensão dos tipos comuns de ressecções maiores estão na Figura 24-2. A cirurgia implica remoção de um lobo ou segmento com seus vasos aferentes e eferentes, evitando lesão dos vasos e ductos biliares do tecido remanescente.

Em sua maioria, as ressecções hepáticas eletivas podem ser realizadas por meio de incisão abdominal, embora em situações específicas (tumores muito volumosos no lobo direito) a cirurgia provavelmente deva ser feita com abordagem toracoabdominal. Ressecções laparoscópicas vêm sendo realizadas com maior frequência, embora a abordagem aberta seja mais comum e continue sendo considerada padrão. Os melhores resultados perioperatórios são obtidos com controle do sangramento, o que se obtém com: (1) controle do influxo e do efluxo vascular antes de secção do parênquima; (2) divisão meticulosa do fígado com controle preciso das estruturas vasculares intra-hepáticas; e (3) anestesia com baixa pressão venosa central, para reduzir a perda sanguínea venosa hepática. O pinçamento do pedículo de influxo portal (manobra de Pringle), por períodos de 10 a 15 minutos, é utilizado para reduzir a perda de sangue via ramos arteriais intra-hepáticos e venosos portais, embora o sangramento proveniente das veias supra-hepáticas não seja afetado.

▶ Embolização pré-operatória da veia porta

Como discutido anteriormente, a embolização pré-operatória da veia porta é uma técnica que pode ser utilizada para aumentar a segurança das ressecções hepáticas maiores. Ao induzir a hipertrofia do futuro remanescente hepático antes da cirurgia, o risco de insuficiência hepática é bastante reduzido. O risco dessas complicações aumenta significativamente com ressecções que deixem menos de 25% de fígado normal remanescente ou menos de 40% nos pacientes com doença hepática.

▶ Evolução pós-operatória

Os pacientes submetidos a ressecções maiores requerem monitoramento cuidadoso nos primeiros dias de pós-operatório; entretanto, na maioria dos casos, não há necessidade de permanência prolongada em unidade de terapia intensiva. A principal preocupação no pós-operatório imediato é a hemorragia, embora na prática seja raro haver necessidade de reoperação por sangramento. Os pacientes sem cirrose geralmente apresentam alguma alteração metabólica consistente com leve insuficiência hepática, mas esses sinais rapidamente normalizam, e, com frequência, esses pacientes podem ter alta no sétimo ou no oitavo dia de pós-operatório. Se houver doença significativa do parênquima hepático (i.e., cirrose, fibrose, esteatose) ou complicações sépticas, a função hepática pós-operatória pode ser significativamente afetada.

Muitas anormalidades pós-operatórias podem ser preditas com base na função normal do fígado. A bilirrubina sérica com frequência aumenta após ressecções maiores, mas a dosagem volta ao normal à medida que a regeneração ocorre. O aumento persistente ou crescente da bilirrubina é preocupante, podendo indicar coleção de líquido peri-hepático (biloma) ou insuficiência hepática (especialmente se outros indicadores da função hepática também estiverem se deteriorando). O nível sérico de albumina geralmente cai, e o tempo de protrombina aumenta; o tratamento deste último com plasma fresco congelado geralmente só é necessário quando o INR estiver acentuadamente elevado (> 2). Alguns pacientes podem evoluir com ascite, que pode ser tratada com diuréticos. Embora o glicogênio armazenado necessariamente esteja reduzido após hepatectomia parcial maior, a hipoglicemia quase nunca é um problema no pós-operatório; a normoglicemia pode ser facilmente mantida com solução de glicose a 5%, e a ocorrência de hipoglicemia grave deve levantar suspeita de insuficiência hepática. Os níveis séricos de fósforo, magnésio e potássio frequentemente caem nos primeiros dias de pós-operatório e há indicação de reposição. As enzimas hepáticas (aspartato aminotransferase [AST], alanina aminotransferase [ALT]) geralmente aumentam nos primeiros dias após a cirurgia para então voltar ao normal. Por outro lado, a fosfatase alcalina inicialmente está normal para depois aumentar e assim permanecer por vários dias a semanas após a cirurgia.

▶ Complicações

Ocorrem complicações em até 40% dos pacientes após ressecções maiores do fígado (≥ 3 segmentos), mas muitas são relativamente sem importância, e a imensa maioria é facilmente conduzida e resolvida sem deixar sequelas. As complicações relacionadas com o fígado são as mais frequentes; coleções de líquidos que requerem drenagem ocorrem em cerca de 10 a 15% dos pacientes. A insuficiência hepática relativa (hiperbilirrubinemia, ascite, coagulopatia) é comum, mas na maioria dos casos se resolve à medida que o fígado se regenera; entretanto, a insuficiência hepática é muito incomum nos centros de grande volume. Complicações pulmonares também são encontradas com alguma frequência, ressaltando a necessidade de cuidados pulmonares intensivos no pós-operatório. Os problemas pulmonares mais comuns são derrame pleural sintomático ou atelectasia; pneumonia é rara. Apesar das possíveis complicações associadas às grandes ressecções hepáticas, as taxas de mortalidade são baixas, normalmente na ordem de 1 a 3% nos centros com grande volume de casos. As ressecções menos extensas (< 3 segmentos) estão associadas a taxas de morbidade e de mortalidade ainda menores.

Abdalla EK: Portal vein embolization (prior to major hepatectomy) effects on regeneration, resectability, and outcome. *J Surg Oncol* 2010;102:960.

Chun YS, Laurent A, Mary D, Vauthey JN: Management of chemotherapy-associated hepatotoxicity in colorectal liver metastases. *Lancet Oncol* 2009;10:278.

Covey AM, Brown KT, Jarnagin WR, et al: Combined portal vein embolization and neoadjuvant chemotherapy as a treatment strategy for resectable hepatic colorectal metastases. *Ann Surg* 2008;247:451.

Gold JS, Are C, Kornprat P, et al: Increased use of parenchymal-sparing surgery for bilateral liver metastases from colorectal cancer is associated with improved mortality without change in oncologic outcome: trends in treatment over time in 440 patients. *Ann Surg* 2008;247:109.

Kim WR, Biggins SW, Kremers WK, et al: Hyponatremia and mortality among patients on the liver-transplant waiting list. *N Engl J Med* 2008;359:1018.

Riehle KJ et al: New concepts in liver regeneration. *J Gastroenterol Hepatol* 2011;26-S1:203.

Strasberg SM: Nomenclature of hepatic anatomy and resections: a review of the Brisbane 2000 system. *J Hepatobiliary Pancreat Surg* 2005;12:351-355.

Wicherts DA, Miller R, de Hass RJ, et al: Long-term results of two-stage hepatectomy for irresectable colorectal cancer liver metastases. *Ann Surg* 2008;248:994.

▼ DOENÇAS E DISTÚRBIOS DO FÍGADO

TRAUMATISMO HEPÁTICO

O fígado sofre lesão em aproximadamente 5% das admissões por traumatismo. Com base nos mecanismos de lesão, o traumatismo hepático é classificado como penetrante ou fechado. As feridas penetrantes, que constituem mais de metade dos casos, em geral são causadas por projéteis (como de arma de fogo ou estilhaços) ou por faca. Na prática civil, a maioria tende a ser de feridas limpas, que são perigosas em razão de sangramento intra-abdominal, mas sem resultar em desvitalização importante de tecidos vivos. Por outro lado, os projéteis de alta velocidade associados às armas militares estão associados à maior energia transferida às vísceras abdominais, podendo causar ruptura do parênquima, mesmo quando o projétil não penetra diretamente no fígado.

O traumatismo fechado pode ser causado por golpe direto no abdome superior ou na parte inferior direita do gradil costal, ou pode se seguir a uma desaceleração súbita, como ocorre nos casos em que há queda de grande altura. Na maioria dos casos resultantes de acidente automobilístico, o traumatismo por golpe direto tende a produzir ruptura explosiva ou lacerações lineares na superfície hepática, frequentemente com destruição considerável de parênquima. O tipo de lesão estelar explosiva tende a afetar as faces posterior e superior do lado direito do fígado (segmentos VI, VII e VIII) em razão de sua localização relativamente vulnerável, superfície convexa, posição fixa e concentração de massa hepática. Danos ao lado esquerdo do fígado são menos comuns do que ao lado direito. As lesões que envolvem forças de cisalhamento podem produzir laceração de veias hepáticas em sua entrada na substância hepática, produzindo lesão retro-hepática exsanguinante em região de difícil acesso para reparo cirúrgico.

A evolução na qualidade dos exames de imagem e a rapidez na execução da tomografia computadorizada (TC) transformaram a conduta inicial dos pacientes vítimas de traumatismo nas últimas décadas. Nos pacientes em que se atinge uma estabilidade hemodinâmica com uma ressuscitação inicial, a TC permite estagiar a lesão hepática, além de todas as demais estruturas do pescoço até a pelve. O sistema de estadiamento descrito na Tabela 24-2 é utilizado para classificar as lesões hepáticas e proporcionar uma terminologia comum que permita comparações dos resultados do tratamento nas diferentes instituições. Os pacientes que não puderem ser estabilizados devem ir diretamente para o centro cirúrgico.

Há duas abordagens principais para a condução de pacientes com lesão traumática do fígado: não cirúrgica, que pode ser combinada com angiografia e embolização seletiva, ou cirúrgica. Quando se utiliza embolização angiográfica como adjuvante ao tratamento não cirúrgico, aproximadamente 85% dos pacientes com traumatismo fechado do fígado evoluem com sucesso. A principal limitação da embolização arterial é a impossibilidade de controlar sangramento com origem nas veias maiores. Entretanto, o traumatismo penetrante requer intervenção cirúrgica na

Tabela 24-2 Escala de lesão hepática[1]

Grau	Tipo	Descrição
I	Hematoma	Subcapsular, não expansivo < 10% da área de superfície da cápsula hepática
	Laceração	Laceração capsular, sem sangramento; < 1 cm de profundidade no parênquima
II	Hematoma	Subcapsular, ligamento triangular, 10 a 50% da área de superfície; intraparenquimatoso, não expansivo, < 2 cm de diâmetro
	Laceração	Laceração capsular, sangramento ativo; 1-3 cm de profundidade no interior do parênquima, < 10 cm de extensão
III	Hematoma	Subcapsular, > 50% da área de superfície ou em expansão; hematoma subcapsular roto com sangramento ativo; hematoma intraparenquimatoso > 2 cm ou em expansão
	Laceração	> 3 cm de profundidade no parênquima
IV	Hematoma	Hematoma intraparenquimatoso roto com sangramento ativo
	Laceração	Ruptura de parênquima envolvendo > 50% do lobo hepático
V	Laceração	Ruptura de parênquima envolvendo > 50% do lobo hepático
	Vascular	Lesões venosas justa-hepáticas; isto é, veia cava retro-hepática ou veias supra-hepáticas principais
VI	Vascular	Avulsão hepática

[1]Aumento de um grau quando há 2 ou mais lesões no fígado. A graduação é aplicada com base nas melhores evidências disponíveis, seja por radiografias, achados cirúrgicos ou achados em necropsia.

B. Exames laboratoriais

Nas lesões maiores, principalmente as com ruptura de veias hepáticas, a velocidade da perda sanguínea geralmente é tão rápida que não há tempo para o desenvolvimento de anemia. Após ruptura causada por traumatismo fechado, é comum haver leucocitose acima de 15.000/μL. Os pacientes politraumatizados evoluem com acidose e coagulopatia na maioria dos casos.

C. Exames de Imagem

O protocolo FAST (*focused abdominal sonography for trauma* [avaliação ultrassonográfica focada para o trauma]) para exame ultrassonográfico em pacientes vítimas de trauma tem sensibilidade de 97% para detecção de hemoperitônio acima de 1 L, e é capaz de orientar a intervenção cirúrgica dos pacientes encaminhados diretamente ao centro cirúrgico. A localização exata da lesão não pode ser identificada de forma confiável com o FAST. Não há papel definido para o FAST nos pacientes estáveis.

A TC de alta resolução com contraste intravenoso deve ser realizada em todos os pacientes estáveis em que haja suspeita de lesão hepática. A TC fornece avaliação detalhada da lesão hepática e de sua extensão, além de estimar o volume de sangue perdido e poder revelar extravasamento de contraste proveniente de uma lesão no parênquima hepático. Os achados são úteis para a triagem, já que lesões menores raramente requerem tratamento cirúrgico, enquanto as extensas necessitam. Deve-se ter cautela ao utilizar as estimativas da TC para o grau de lesão, já que elas mantêm baixa correlação (i.e., tanto superestimam quanto subestimam) com o que é encontrado na cirurgia. A TC também é útil para identificar lesões em outros órgãos, que não são incomuns, particularmente no cenário de traumatismo fechado em alta velocidade.

Em geral, a angiografia não é útil no cenário agudo para diagnosticar lesão hepática, mas pode ser utilizada como intervenção adjunta em pacientes potencialmente candidatos à conduta não cirúrgica.

▶ Tratamento

Independentemente do grau de lesão fechada no fígado, é a estabilidade hemodinâmica do paciente que determina se o traumatismo hepático deve ou não ser conduzido cirurgicamente. Por outro lado, naqueles pacientes em que há traumatismo penetrante, apenas alguns muito selecionados podem ser tratados clinicamente. Não havendo lesão de baço ou de rim, os achados de TC mais frequentemente associados a um tratamento não operatório bem-sucedido são hemoperitônio pequeno, hematoma subcapsular ou intra-hepático contido, fratura unilobar, ausência de tecido hepático desvitalizado, mínimo volume de sangue intraperitoneal e ausência de lesão em outros órgãos da cavidade abdominal. A taxa de insucesso da abordagem não operatória aumenta de acordo com o grau de lesão hepática, chegando a 1 em cada 4 pacientes com lesão fechada de grau V. Por outro lado, deve-se manter em mente que as lesões de baixo grau podem sangrar significativamente. A queda do hematócrito em pacientes estáveis deve determinar a realização de TC para verificar se

maioria dos casos. Os principais objetivos da cirurgia são interromper o sangramento e desbridar tecidos hepáticos desvitalizados. Como é comum haver algum grau de insuficiência hepática após a cirurgia, todos os esforços devem ser aplicados a cada etapa para manter oxigenação e perfusão suficientes para o fígado. Além disso, quando se está desbridando o tecido hepático, deve-se ter atenção para evitar lesão do suprimento vascular do parênquima viável adjacente.

▶ Manifestações clínicas

A. Sinais e sintomas

As manifestações clínicas da lesão hepática são as do choque hipovolêmico: hipotensão, redução do débito urinário, redução da pressão venosa central e, em alguns casos, distensão abdominal. Os pacientes tratados clinicamente devem ser admitidos em um ambiente que se possa monitorar e seguir de perto os pacientes por meio de exames e avaliações seriados do hematócrito. Uma evolução clínica com sinais de irritação peritoneal ao exame físico ou com instabilidade hemodinâmica denota fracasso do tratamento clínico, com indicação de intervenção cirúrgica.

a lesão está estável e não sofreu expansão, e se houver mancha de contraste intravenoso associada à lesão com frequência o sangramento poderá ser abordado com embolização angiográfica.

Entretanto, a maioria dos pacientes com evidências clínicas ou tomográficas de sangramento ativo ou de lesão maior requer exploração imediata. Em sua maioria, as lacerações parenquimatosas menores já terão parado de sangrar quando a cirurgia for realizada. Se não houver hemorragia ativa, essas feridas não devem ser suturadas. O sangramento ativo deve ser conduzido, se possível, com grampeamento ou sutura direta dos vasos identificáveis e não por ligadura em massa. O hematoma subcapsular frequente é sobrejacente a um sítio de sangramento ou ao parênquima com necessidade de desbridamento, e deve ser explorado mesmo quando a lesão parecer tamponada e de pouca gravidade. Os traumatismos fechados associados à destruição substancial de parênquima podem ser particularmente difíceis de manejar. Raramente, ocorre lesão pulverizante muito grave que requer hepatectomia parcial.

Pode-se proceder rapidamente à oclusão temporária da artéria hepática e da veia porta aplicando-se uma pinça vascular ao redor de todo o ligamento hepatoduodenal (manobra de Pringle). A manobra pode ser mantida por períodos de 15 a 20 minutos e reduz a hemorragia o suficiente para permitir a ligadura mais acurada dos vasos que estejam sangrando. Contudo, nos casos com grandes lesões venosas hepáticas, a manobra de Pringle produz pouco efeito, e talvez não seja possível o reparo preciso da lesão. Algumas vezes, uma malha de tecido absorvível (p. ex., ácido poliglicólico) pode ser envolta e suturada no lobo lesionado de forma a manter a pressão e tamponar o sangramento; entretanto, isso é difícil de fazer sem deixar o fígado isquêmico, e essa abordagem raramente é aplicável. Em alguns casos, o controle da hemorragia arterial requer a ligação da artéria hepática ou de um de seus ramos principais acessíveis (i.e., anterior direito ou posterior direito) no hilo.

Os problemas mais difíceis envolvem lacerações das veias hepáticas principais atrás do fígado. Com essas lesões, o pinçamento temporário dos vasos de influxo não produzem qualquer impacto sobre o sangramento com origem na veia cava inferior e não permitem inspeção adequada e reparo dos vasos lesionados. Em caso de sangramento persistente, a incisão abdominal pode ser estendida em esternotomia mediana para aumentar a exposição. Uma técnica auxiliar, raramente utilizada e associada a altas taxas de mortalidade, consiste em passar um tubo pelo átrio até a veia cava inferior além da origem das veias hepáticas. A aplicação de ligaduras ao redor dos segmentos supra e infra-hepáticos da veia cava, combinada com a manobra de Pringle, permite o isolamento total da circulação hepática. A ressecção do lado direito do fígado melhora a exposição da veia cava retro-hepática, mas é difícil de se realizar quando há hemorragia abundante.

Em muitos casos, em que há dificuldade de se controlar o sangramento e especialmente quando outras lesões tiverem que ser abordadas, o controle de danos é a melhor estratégia e envolve tamponamento do fígado para obtenção da hemostasia. Em geral, os tampões são deixados no local por 48 a 72 horas, período durante o qual o paciente é mantido sedado e entubado em unidade de terapia intensiva, onde medidas adequadas de reanimação serão tomadas para correção de hipotermia, acidose e coagulopatia. Os tampões devem ser removidos no centro cirúrgico; e se o sangramento persistir, o reparo definitivo da lesão poderá ser feito de forma mais controlada.

A maioria dos pacientes que chegam para cirurgia necessita pouco em termos de manobras técnicas para controle do sangramento; é justificável a drenagem de lacerações hepáticas extensas e outras lesões, considerando a possibilidade de haver vazamento de bile. Para as lesões superficiais do fígado, o sangramento frequentemente pode ser controlado com compressão direta, agentes tópicos, eletrocautério ou coagulação com feixe de argônio. A ligadura com sutura de vasos hepáticos que estejam sangrando e o desbridamento de tecidos desvitalizados são indicados, respectivamente, em cerca de 30 e 10% dos casos. Procedimentos mais extensos são indicados com frequência ainda menor.

Nas lesões penetrantes que também comprometem o intestino delgado ou o colo, é possível haver contaminação do líquido peri-hepático ou dos tecidos desvitalizados, causando abscesso sub-hepático. A instalação de drenos pode ajudar a prevenir esse problema, mas deve-se manter alto índice de suspeição durante o período pós-operatório.

▶ Complicações pós-operatórias

Com as atuais técnicas, raramente a hemorragia não é controlável durante a laparotomia, exceto nas lesões venosas retro-hepáticas. Os pacientes com ressangramento precoce de feridas hepáticas que inicialmente foram tratadas com sutura e ligadura dos vasos devem ser submetidos a reoperação e tratados com tamponamento na maioria dos casos; em raros casos, há necessidade de uma ressecção hepática maior. Angiografia e TC podem proporcionar informações diagnósticas úteis no pré-operatório desses pacientes.

Vazamento de bile pode ocorrer tanto nas lesões fechadas quanto nas penetrantes quando o sistema biliar sofrer ruptura. Em sua maioria, os bilomas podem ser tratados com drenagem percutânea guiada por imagem. A colangiopancreatografia endoscópica retrógrada pode auxiliar na identificação do local da lesão e ainda ser terapêutica em alguns casos, uma vez que é possível instalar *stents* em ductos biliares específicos e proceder à incisão do esfíncter de Oddi para aliviar a pressão no sistema biliar. Entretanto, é preciso observar que essas manobras não se mostraram capazes de acelerar a resolução das lesões biliares, desde que tenham sido instalados drenos adequados no biloma.

Sepse sub-hepática ocorre em cerca de 20% dos casos; e ela é mais frequente nos casos submetidos a uma grande hepatectomia. É possível haver formação de abscesso com traumatismo fechado, especialmente quando há lesão entérica concomitante. A maioria dos abscessos podem ser conduzidos com drenagem percutânea e terapia antimicrobiana.

A hemobilia pode ser responsável por sangramento gastrintestinal no período pós-operatório e ser diagnosticada por angiografia seletiva. O tratamento consiste em embolização por meio de cateter de angiografia.

▶ Prognóstico

A taxa de mortalidade de 10 a 15% que se segue aos traumatismos hepáticos depende, em grande parte, do tipo de lesão e da extensão da lesão associada em outros órgãos. Cerca de um terço dos pacientes admitidos em choque no setor de emergência não é salvo. Apenas 1% das feridas penetrantes civis é letal, enquanto que o traumatismo fechado tem uma taxa de mortalidade de 20%. Quando apenas o fígado é lesionado, a taxa de morte por traumatismo fechado é de 10%. Se 3 ou mais órgãos forem atingidos, a taxa de mortalidade aproxima-se de 70%. O sangramento causa mais de metade dos óbitos associados a traumatismo do fígado.

> Navsaria PH, Nicol AJ, Krige JE, Edu S. Selective nonoperative management of liver gunshot injuries. *Ann Surg* 2009;249:653.
>
> Saltzherr TP, van der Vlies CH, van Lienden KP, et al. Improved outcomes in the non-operative management of liver injuries. *HPB* 2011;13:350.
>
> Yanar H et al. Nonoperative treatment of multiple intra-abdominal solid organ injury after blunt abdominal trauma. *J Trauma* 2008;64:943.

RUPTURA HEPÁTICA ESPONTÂNEA

A ruptura espontânea do fígado não é comum. A maioria dos casos de ruptura está associada a tumores hepáticos. Aproximadamente 5% dos carcinomas hepatocelulares podem sofrer ruptura e manifestar-se na forma de hemoperitônio. Adenomas hepáticos com mais de 5 cm correm risco de 20 a 40% de sangramento espontâneo.

Muitos casos de ruptura de fígado normal ocorrem durante ou após a gravidez e estão relacionados com pré-eclâmpsia ou eclâmpsia e/ou síndrome HELLP (*h*emólise, *e*levação de enzimas hepáticas [*e*levated *l*iver *e*nzymes], baixa contagem de plaquetas [*l*ow *p*latelet count]). Deve-se suspeitar de ruptura hepática em qualquer gestante ou parturiente (especialmente se hipertensa) que se queixe de desconforto agudo no abdome superior.

A ruptura espontânea também tem sido relatada quando associada a diversos outros quadros, incluindo hemangioma hepático, febre tifoide, malária, tuberculose, sífilis, poliarterite nodosa e diabetes melito. A ruptura do fígado no recém-nascido está relacionada com tocotraumatismo que pode ocorrer em bebês grandes após um trabalho de parto difícil. A progressão típica é hemorragia intra-hepática com evolução para hematoma subcapsular e, por fim, ruptura da cápsula com hemorragia livre na cavidade abdominal.

O diagnóstico deve ser feito com TC. A arteriografia com embolização da artéria hepática pode ser muito efetiva para controlar a hemorragia em quadros de ruptura espontânea. A laparotomia de emergência com controle intraoperatório (assim como para os casos de lesão traumática do fígado) fica reservada aos casos em que a embolização arterial tenha fracassado ou sejam inadequados para esse procedimento. Os pacientes com hemoperitônio causado por ruptura espontânea secundário ao carcinoma hepatocelular parecem ter maior risco de disseminação peritoneal do tumor.

> Battula N et al. Spontaneous rupture of hepatocellular carcinoma: a Western experience. *Am J Surg* 2009;197:164.
>
> Deneve et al. Liver cell adenoma: a multicenter analysis of risk factors for rupture and malignancy. *Ann Surg Oncol* 2009;16:640.
>
> Stoot JH et al. Life-saving therapy for haemorrhaging liver adenomas using selective arterial embolization. *Br J Surg* 2007;94:1249.
>
> Zeirideen R, Kadir RA. Spontaneous postpartum hepatic rupture. *J Obstet Gynecol* 2009;29:155.

CÂNCER PRIMÁRIO DO FÍGADO

Os cânceres hepáticos podem ter origem em hepatócitos (carcinoma hepatocelular [CHC], o mais comum) ou em células epiteliais biliares (colangiocarcinoma intra-hepático). Também foram descritos tumores com origem em ambos os tipos celulares (carcinoma hepatocelular/colangiocarcinoma misto). Os neonatos podem desenvolver uma variante do carcinoma hepatocelular denominada hepatoblastoma, por ser morfologicamente semelhante ao fígado fetal e pela presença ocasional de hematopoiese. Cânceres primários surgidos de outros tipos celulares (células endoteliais, células estelares, células neuroendócrinas ou linfócitos) são extremamente raros.

Nos Estados Unidos, o câncer primário do fígado é relativamente incomum, com uma incidência estimada de 28.720 novos casos em 2012. A incidência de CHC triplicou nas últimas duas décadas, em grande parte devido ao surto de hepatite C. A taxa de sobrevida em 5 anos nos pacientes com CHC permanece inferior a 16%, o que faz desse tumor uma das 10 principais causas de morte relacionada com câncer em ambos os sexos nos Estados Unidos. Na Ásia e na África, o câncer primário de fígado é extremamente comum, e, em algumas áreas, representa o tumor abdominal mais frequente e a principal causa de morte relacionada com câncer. Os fatores etiológicos nessas áreas de alto risco são ambientais ou culturais, considerando que os indivíduos com as mesmas origens étnicas, nos Estados Unidos, têm risco apenas levemente superior ao encontrado em brancos de origem caucasiana.

▶ Carcinoma hepatocelular

As hepatites crônicas B e C (HBV e HCV) são os principais fatores etiológicos para o CHC em todo o mundo. Os pacientes cronicamente soropositivos para HBsAg formam um grupo de alto risco para o desenvolvimento de carcinoma hepatocelular. O DNA do vírus da hepatite B foi encontrado integrado ao genoma de hepatócitos e de células do hepatoma dos hospedeiros e tem efeito oncogênico direto. Os pacientes com hepatite B crônica podem, portanto, desenvolver carcinoma hepatocelular mesmo sem cirrose; por outro lado, o CHC surgido no contexto de hepatite C crônica está em geral associado a alterações cirróticas. Cirrose decorrente de diversas causas (p. ex., alcoolismo, hemocromatose, deficiência de α_1-antitripsina ou cirrose biliar primária) está associada a maior risco de carcinoma hepatocelular, e a grande maioria desses tumores surge no contexto de doença hepática crônica subjacente. Com o aumento da obesidade nos Estados Unidos, a doença hepática gordurosa não alcoólica (DHGNA) tornou-se uma das causas mais comuns de doença hepática crônica; um subgrupo desses pacientes com esteato-hepatite não alcoólica (NASH, do inglês – *alcoholic steatohepatitis*) tem risco aumentado de cirrose e de transformação maligna. Demonstrou-se experimentalmente que determinados metabólitos de fungos, as denominadas aflatoxinas, são capazes de produzir tumores hepáticos. Essas substâncias estão presentes em alguns alimentos (p. ex., amendoim e grãos) em algumas regiões da África onde há alta incidência de carcinoma hepatocelular.

O CHC representa 85 a 95% dos cânceres primários do fígado. Anteriormente, utilizavam-se diferenças morfológicas para dividir os tumores em três tipos: formadores de massa, caracterizados por uma massa unitária predominante que é claramente demarcada pelo fígado circundante, às vezes com pequenos nódulos-satélites; tipo nodular, compostos por múltiplos nódulos frequentemente distribuídos em todo o fígado; e difusos, caracterizados por infiltração do tumor em todo o parênquima remanescente. Diversas classificações de estadiamento têm sido utilizadas para o carcinoma hepatocelular com o objetivo de nortear as opções de tratamento: Barcelona Clinic Liver Cancer (BCLC), Cancer of the Liver Italian Program (CLIP), Okuda, Chinese University Prognostic Index (CUPI) e Japan Integrated Staging (JIS); essas classificações diferem em suas avaliações sobre o volume tumoral, os sintomas relacionados e a disfunção hepática subjacente, e a maioria não é capaz de predizer a sobrevida dos pacientes com CHC avançado. A sétima versão do sistema TNM (American Joint Commission on Cancer) pode ser utilizada para determinar o prognóstico dos pacientes após transplante, depois sa realização do exame anatomopatológico do transplante hepático. Cerca de 50% dos tumores operáveis estão cercados por uma cápsula fibrosa, que se desenvolve como resultado da compressão do estroma hepático adjacente. Os tumores encapsulados apresentam baixa incidência de microssatélites tumorais e permeação venosa em comparação com os não encapsulados, e esse achado é considerado um sinal favorável. Uma variante incomum, o carcinoma hepatocelular fibrolamelar, contém numerosos septos fibrosos e pode ser confundido com hiperplasia nodular focal (HNF). O hepatoma fibrolamelar ocorre em indivíduos mais jovens (média de 25 anos) e não está associado a cirrose ou hepatite viral.

Uma grande proporção de pacientes apresenta-se com metástases intra ou extra-hepáticas. Múltiplos tumores intra-hepáticos podem surgir como resultado de infiltração do sistema venoso portal com subsequente disseminação de células tumorais. A invasão vascular é mais comum nos tumores maiores (> 5 cm). Os sítios extra-hepáticos mais comumente envolvidos são os linfonodos hilares, celíacos e os pulmões; as metástases para ossos e o encéfalo são menos comuns, e a doença peritoneal (i.e., carcinomatose) é especialmente rara. As principais veias hepáticas ou do sistema porta frequentemente são invadidas por tumor, o que pode resultar em obstrução venosa.

Microscopicamente, em geral há pouco estroma entre as células malignas, e o tumor apresenta consistência mole. O tumor pode ser altamente vascularizado, uma característica que raramente resulta em hemorragia intraperitoneal massiva que se segue à ruptura espontânea.

▶ Colangiocarcinoma intra-hepático

O colangiocarcinoma representa uma pequena fração dos cânceres primários do fígado, embora diversos trabalhos tenham documentado grande aumento na incidência em todo o mundo. Diferentemente do carcinoma hepatocelular, o colangiocarcinoma intra-hepático está associado à cirrose com menos frequência. A colangite esclerosante primária é a condição predisponente em uma pequena minoria de pacientes. A infecção disseminada por fascíola hepática (*Clonorchis sinensis*) é, pelo menos, parcialmente responsável pela maior incidência desses tumores em algumas regiões da Ásia. Evidências recentes implicaram hepatite C crônica, obesidade, diabetes melito, doença hepática crônica e tabagismo como fatores de risco para colangiocarcinoma intra-hepático. Nos países ocidentais, a grande maioria dos casos do tipo colangiocarcinoma intra-hepático é de natureza esporádica. Na maioria dos casos, o colangiocarcinoma intra-hepático apresenta-se com massa volumosa no interior do fígado e, portanto, é clinicamente distinto do colangiocarcinoma com origem na árvore biliar extra-hepática.

Histologicamente, esses tumores são adenocarcinomas invasivos na maioria das vezes, embora variantes raras tenham sido relatadas. Não é raro que, por ocasião da detecção do tumor, já haja disseminação intra ou extra-hepática. Esses tumores raramente causam sintomas nos estágios iniciais e, assim, frequentemente atingem grande volume antes de se tornarem evidentes, muitas vezes devido à dor. Em poucos casos, esses tumores podem conter células de origem colangiocelular e hepatocelular. Esses tumores mistos são semelhantes ao colangiocarcinoma intra-hepático na medida em que raramente estão associados à doença hepática crônica.

O angiossarcoma do fígado, um tumor raro e fatal, tem sido encontrado em trabalhadores intensivamente expostos por períodos prolongados ao cloreto de vinila, substância usada em plantas industriais de polimerização. Os hepatoblastomas são os tumores hepáticos primários mais comumente encontrados na infância. Estima-se que afetem, por ano, uma criança com menos de 15 anos a cada 1 milhão, e aproximadamente 50 a 70 novos casos são relatados anualmente nos Estados Unidos.

▶ Manifestações clínicas

A. Sinais e sintomas

Muitas vezes, o diagnóstico precoce em estágios mais iniciais de doença é difícil, já que geralmente não há sintomas. Recomendam-se rastreamento e vigilância dos pacientes de alto risco (com cirrose, hepatite crônica, etc.) com ultrassonografia do fígado. Os pacientes com tumores mais avançados podem apresentar dor epigástrica ou no quadrante superior direito, por vezes associada à dor referida no ombro direito. É possível haver perda de peso. Icterícia é rara em pacientes com tumores pequenos e boa função hepática; a presença de icterícia sugere câncer avançado, deterioração da função hepática, ou ambos.

Muitos pacientes apresentam hepatomegalia ou massa palpável. É possível que haja sopro arterial ou ruído de atrito sobre o fígado. Febre intermitente pode ser sinal de apresentação. Ascite ou sangramento gastrintestinal de varizes indicam doença avançada, e a presença de sangue no líquido ascítico deve sempre sugerir carcinoma hepatocelular. A descompensação aguda de paciente cirrótico que encontrava-se anteriormente estável deve levantar suspeita de carcinoma hepatocelular.

Assim, os quadros de apresentação são extremamente variáveis, incluindo: (1) dor com ou sem hepatomegalia; (2) descompensação súbita do quadro de cirrose com aparecimento de insuficiência hepática, sangramento de varizes, ou ascite; (3) hemorragia intraperitoneal massiva súbita; (4) quadro agudo com febre e dor abdominal; (5) sintomas relacionados com metástases à distância; e (6) nenhum sinal ou sintoma clinicamente evidente.

B. Exames laboratoriais

Dependendo da extensão da doença e da função hepática subjacente, os valores laboratoriais variam de normais a sugestivos de insuficiência hepática iminente. Os níveis das transaminases séricas (AST e ALT) e da fosfatase alcalina podem estar elevados, mas são inespecíficos e frequentemente encontrados em pacientes com doença hepática crônica sem carcinoma hepatocelular. A presença de tumor moderado a grande no fígado pode produzir aumento da fosfatase alcalina sérica sem que haja doença hepática subjacente. O aumento da bilirrubina sérica é um sinal mais nefasto e reflete algum grau de disfunção hepática, seja em razão da doença hepática crônica subjacente ou em função de um câncer volumoso no interior do fígado. A extensão do tumor pelo sistema venoso portal não é rara, e o envolvimento dos troncos portais direito e esquerdo ou da veia porta principal pode resultar em icterícia causada por comprometimento do influxo venoso portal. Mais raramente, a icterícia resulta de envolvimento tumoral da confluência biliar por compressão direta ou por extensão intrabiliar do tumor. Outros sinais de comprometimento da função hepática incluem hipoalbuminemia, coagulopatia e trombocitopenia. Muitos pacientes podem testar positivos para HBsAg ou para anticorpos anti-HCV; as proporções de cada sorologia variam de acordo com a região geográfica.

C. Exames de imagem

Ultrassonografia, TC e ressonância magnética (RM) do fígado revelam a lesão principal em quase todos os casos. A TC helicoidal trifásica (sem contraste, com contraste na fase arterial e na fase venosa portal), de tórax, abdome e pelve geralmente proporciona as melhores imagens para avaliar a extensão da doença no fígado e determinar se há disseminação extra-hepática. Os carcinomas hepatocelulares são nutridos principalmente pela artéria hepática e, assim, a grande maioria dos tumores aparece com realce tumoral de contraste na fase arterial quando comparado ao parênquima hepático adjacente (padrão hipervascular). Em alguns casos, o centro do tumor terá se tornado necrótico e apenas as regiões periféricas aparecerão com padrão hipervascular. Os ramos arteriais que nutrem o tumor têm aspecto irregular em comparação com a vascularização hepática nativa, e é possível visualizar *shuntings* arteriovenosos. Na fase venosa, o contraste arterial já terá sido lavado e o CHC apresenta densidade semelhante à densidade do parênquima adjacente (isodenso). Diferentemente do CHC, o colangiocarcinoma geralmente é menos vascularizado do que o parênquima hepático adjacente em todas as fases de contraste. Como exames adjuntos à TC, a RM com angiorressonância magnética ou angiotomografia computadorizada podem proporcionar imagens mais detalhadas em relação ao envolvimento vascular e, assim, elucidar se o tumor pode ser removido cirurgicamente.

D. Angiografia

A angiografia diagnóstica já foi muito utilizada para investigação de tumores hepáticos, mas hoje raramente é necessária com esse objetivo; fica reservada principalmente para tratamento (i.e., quimioembolização transarterial). A angiografia pode produzir resultados duvidosos no CHC pequeno; o que pode ser esclarecido com injeção seletiva de óleo iodado (Lipiodol) seguida por TC 1 a 2 semanas após o procedimento. No fígado normal, o meio de contraste é rapidamente eliminado, mas o CHC o retém o contraste e permanece radiopaco.

E. Biópsia hepática

O diagnóstico pode ser confirmado por meio de biópsia percutânea com agulha grossa ou com biópsia por aspiração. A biópsia com agulha fina está associada a uma taxa aproximada de 30% de resultados falso-negativos. Portanto, um resultado negativo não exclui a possibilidade de doença maligna, e deve-se proceder uma biópsia com agulha grossa, caso o índice de suspeita seja alto. A biópsia percutânea implica risco de sangramento, embora isso seja raro em mãos experientes; a disseminação tumoral decorrente de implantes secundários ao procedimento de biópsia ocorre em 2 a 4% dos casos. Nos pacientes com cirrose, a presença de massa hipervascular com mais de 1 cm e imagem característica na TC com contraste ou na RM tem especificidade e valor preditivo positivo de quase 100% e, nessas condições, geralmente não é necessário solicitar biópsia. Em outros cenários clínicos, frequentemente há necessidade de biópsia diagnóstica para candidatos à abordagem não cirúrgica, a fim de definir se o tratamento será sistêmico ou direto no tumor hepático.

F. Vigilância

Nos pacientes com cirrose ou hepatite B crônica, recomenda-se vigilância com ultrassonografia hepática 2 vezes por ano, uma vez que diagnóstico e tratamento precoces constituem a melhor estratégia para se obter sobrevida em longo prazo. O tipo e a periodicidade ideais para os exames de imagem são motivos de debate, mas esses programas se mostraram úteis nas regiões com alta incidência de hepatite crônica, como na Ásia, onde uma grande proporção de pacientes estão sendo atualmente já é identificada com tumores de diâmetro igual ou inferior a 2 cm; outros exames em pacientes de alto risco também se mostraram valiosos.

G. Marcadores tumorais

A alfafetoproteína (AFP), uma glicoproteína normalmente presente apenas na circulação fetal, está presente em alta concentração no soro de muitos pacientes com carcinoma hepatocelular, tumores testiculares e hepatoblastoma. Raramente, encontram-se níveis aumentados como produto de outros tumores, como os de pulmão, estômago, pâncreas e das vias biliares.

O limite superior normal no soro é 20 ng/mL; valores acima de 200 ng/mL são sugestivos de CHC, enquanto níveis acima de 400 ng/mL, em pacientes cirróticos com massa hepática hipervascular com diâmetro superior a 2 cm, são considerados diagnósticos. Níveis na faixa intermediária são inespecíficos e podem ocorrer em doenças hepáticas benignas, como cirrose ou hepatite crônica, uma vez que representam manifestação de proliferação das células hepáticas. Com a evolução das técnicas de obtenção de imagens, o diagnóstico de câncer do fígado tem sido mais precoce, quando os níveis da AFP podem estar normais ou minimamente elevados. Além disso, alguns pacientes podem apresentar níveis normais de AFP a despeito da presença da doença em estágio avançado. Em geral, os níveis de AFP mantêm correlação com o tamanho do tumor e com a invasão vascular, e diversos trabalhos demonstraram correlação entre níveis altos de AFP e recidiva do câncer após ressecção. A dosagem da AFP também serve como indicador da resposta do tumor em pacientes tratados clinicamente.

▶ Diagnóstico diferencial

O quadro clínico geralmente é inespecífico, e os sintomas de apresentação produzem poucas pistas diagnósticas. O câncer primário de fígado pode ser confundido inicialmente com metástase originada de outros locais no abdome. A presença de cirrose e de achados consistentes com doença hepática crônica fazem do carcinoma hepatocelular a principal hipótese diagnóstica, o que frequentemente é confirmado com exames complementares. Nos pacientes sem cirrose ou com níveis normais de AFP (ou ambos), uma massa hipervascular no fígado deve levantar outras possibilidades diagnósticas, como adenoma hepático, que podem ser difíceis de distinguir do carcinoma hepatocelular apenas com base nas imagens. Outros tipos de câncer podem dar origem a metástases hipervasculares no fígado, incluindo melanoma, carcinoma neuroendócrino e carcinoma de células renais.

Quando há descompensação súbita de paciente cirrótico, a possibilidade de CHC sempre deve ser considerada. Raramente, o CHC estará associado a anormalidades metabólicas ou endócrinas como eritrocitose, hipercalcemia, crises de hipoglicemia, síndrome de Cushing ou virilização.

▶ Complicações

Hemorragia intra-abdominal súbita pode ocorrer em razão de sangramento espontâneo. A obstrução da veia porta produz hipertensão portal, e a obstrução das veias hepáticas pode causar a síndrome de Budd-Chiari. A insuficiência hepática é uma causa comum de morte nessas situações.

▶ Tratamento

A. Hepatectomia parcial

A ressecção é o tratamento preferencial em pacientes selecionados sem cirrose ou nos cirróticos com função hepática preservada. Numa laparoscopia diagnóstica inicial, imediatamente antes da laparotomia planejada, pode-se identificar disseminação do tumor previamente não detectada tanto no interior do fígado como na cavidade abdominal, o que impede a ressecção; contudo, com a evolução das técnicas de imagem, o papel da laparoscopia foi reduzido. Os critérios mínimos para permitir a ressecção são: (1) doença restrita ao fígado e (2) doença passível de ressecção total. Tumores múltiplos no fígado e invasão tumoral de veias portais ou hepáticas principais implicam prognóstico reservado, mesmo quando a ressecção é tecnicamente viável; esses pacientes geralmente não são candidatos à ressecção. Para lesões pequenas e periféricas, particularmente em cirróticos, dá-se preferência às ressecções segmentares e sublobares quando tecnicamente possível. As segmentectomias anatômicas são preferidas às ressecções não anatômicas. Tumores maiores ou mais centrais requerem ressecções mais amplas. Nos países ocidentais, 25 a 30% dos pacientes com carcinoma hepatocelular mostram-se bons candidatos à ressecção; no Japão, em razão da existência de programas amplos de vigilância, essa proporção supera 60%.

Quando parte do tumor é deixada para trás ou quando as margens de ressecção estão microscopicamente comprometidas, a regra é a progressão da doença. Após ressecção total, o prognóstico é melhor para os pacientes com tumor solitário, pequeno (< 3 cm) e assintomático, e com função hepática preservada. Foram identificados diversos indicadores preditivos de uma evolução adversa, que variam entre os diversos trabalhos. Contudo, a presença de invasão vascular (mesmo se microscópica) é identificada em quase todos os estudos como indicador de recidiva e de evolução insatisfatória. Tumor grande (> 5 cm), presença de tumores-satélites e aumento acentuado da AFP (> 2.000 ng/mL) também foram associados a pior prognóstico, em parte devido à sua correlação com invasão vascular. Adicionalmente, os pacientes com doença hepatocelular coexistente (p. ex., cirrose) têm pior evolução, e isso é especialmente verdadeiro na presença de disfunção hepatocelular ou hipertensão portal significativas.

Em geral, a cirrose é o principal obstáculo à ressecção em pacientes com carcinoma hepatocelular. A seleção cuidadosa dos pacientes (Child-Pugh A, sem hipertensão portal) é essencial para evitar insuficiência hepática aguda e proporcionar benefícios à sobrevida dos pacientes. Além dessa preocupação perioperatória imediata, os pacientes cirróticos correm risco tardio de morte em razão da evolução da doença hepática subjacente (sangramento de varizes de esôfago ou insuficiência hepática), e um alto índice (> 75%) de novos tumores que podem se desenvolver no fígado residual. Por essas razões, alguns pacientes altamente selecionados podem ser mais bem tratados com transplante de fígado, em vez de ressecção.

A taxa de recidiva do tumor é de cerca de 70% em 5 anos (embora seja mais alta, como mencionado anteriormente, nos pacientes com cirrose). Alguns pacientes podem ser candidatos a uma nova ressecção ou a procedimentos ablativos. A taxa de sobrevida em 5 anos varia de 40 a 70%, mas é mais baixa nos pacientes com cirrose.

Após a cirurgia, os pacientes devem ser acompanhados com exame físico e exames de sangue periódicos para avaliar a função hepática. Exames de imagem e dosagens de AFP (se elevada antes da ressecção) em intervalos regulares ajudam a identificar precocemente recorrências localizadas passíveis de ressecção ou de terapia paliativa.

Para o colangiocarcinoma intra-hepático, a ressecção é o tratamento preferencial, quando possível.

B. Transplante de fígado

O carcinoma hepatocelular é a única neoplasia sólida em que o transplante tem papel significativo. O transplante de fígado tem a vantagem de tratar não apenas a doença maligna, mas também a cirrose subjacente. Anteriormente, os critérios de seleção dos pacientes com hepatoma para transplante eram amplos e incluíam pacientes com doença muito avançada. Consequentemente, a taxa de sobrevida em 5 anos era menor que 40%, muito baixa para justificar o uso de recurso tão escasso. As lições aprendidas com a experiência inicial permitiram identificar os pacientes com maior chance de serem beneficiados, especificamente, aqueles com tumor menor que 5 cm de diâmetro ou até 3 tumores cujo diâmetro de nenhum deles exceda 3 cm e sem invasão vascular importante. Utilizando esses critérios estritos (critérios de Milão), a taxa de sobrevida em 5 anos passou a ser 70%, um benefício de sobrevida semelhante ao de pacientes transplantados devido à cirrose avançada, mas sem CHC.

Deve-se enfatizar que o benefício do transplante só é obtido quando o tempo de espera do novo enxerto é inferior a 6 meses. Como o tempo de espera pode exceder 12 meses em muitos centros, até 50% dos pacientes apresentam progressão do câncer ou se tornam de outra forma inelegíveis ao procedimento. Esse problema levou alguns centros a adotarem o transplante entre vivos como meio de aumentar o número de doadores, uma abordagem que permanece controversa em razão da morbidade e da mortalidade relacionadas ao doador. Outra abordagem a esse problema, tem sido aumentar o número de pontos MELD para os pacientes com doença que pode ser tratada com transplante, o que efetivamente coloca os pacientes elegíveis em posição mais favorável na lista de prioridade.

Uma grande preocupação relacionada com o transplante em pacientes com câncer é a necessidade de terapia imunossupressora para manter o enxerto, o que suprime um mecanismo de defesa importante contra a progressão de doença microscópica residual. De fato, demonstrou-se que o tempo calculado necessário para que um tumor dobre de tamanho nas lesões em pacientes transplantados é maior em comparação com os pacientes que não usam agentes imunossupressores. Apesar dessa possibilidade, e embora os problemas logísticos e as despesas sejam enormes, o transplante é uma opção justificável em pacientes com cirrose que não sejam candidatos à ressecção e que tenham um volume limitado de doença maligna, como especificado nos critérios de seleção.

No momento, o transplante não tem participação no tratamento de pacientes com colangiocarcinoma intra-hepático para além dos ensaios clínicos controlados, considerando que os resultados foram insatisfatórios até agora.

C. Tratamentos direcionados ao fígado

Os tratamentos direcionados ao fígado têm sido objeto de muitas pesquisas para tratamento de carcinoma hepatocelular. A efetividade dessas abordagens para os casos inoperáveis de colangiocarcinoma intra-hepático está sendo investigada.

D. Injeção de etanol

As técnicas percutâneas de ablação são opções justificáveis em pacientes com carcinoma hepatocelular pequeno e inoperável e, dentre elas, a injeção de etanol é a de menor custo, mais fácil de realizar e está associada a menos morbidade. Utilizando orientação por ultrassonografia ou por TC, injeta-se etanol a 95% (5 a 20 mL) com agulha calibre 22 diretamente no interior do tumor. Com essa abordagem, obtém-se necrose total de 90 a 100% dos tumores com menos de 2 cm, mas sua eficácia declina rapidamente à medida que o tamanho do tumor aumenta. O paciente é acompanhado e submetido a retratamento para tumores novos ou residuais. Em uma série multicêntrica na Itália, a sobrevida em 1, 2 e 3 anos após o tratamento para pacientes com tumor solitário e pequeno foi de 90, 80 e 63%, respectivamente.

E. Ablação por radiofrequência

A ablação por radiofrequência (RFA, do inglês *radiofrequency ablation*) é outra abordagem percutânea utilizada no tratamento de pacientes selecionados com tumores pequenos que não sejam candidatos à cirurgia ou ao transplante hepático. Em geral, a RFA suplantou a injeção de etanol como tratamento percutâneo preferencial. Sob direcionamento com ultrassonografia ou TC, utiliza-se uma agulha para acessar a lesão; a agulha é conectada a um gerador de alta frequência que produz energia térmica para destruir o tumor. A RFA pode ser utilizada por via percutânea, por laparoscopia ou na laparotomia.

O objetivo da RFA é o mesmo da injeção de etanol: obter necrose total do tumor. A eficácia da RFA é limitada pelo tamanho do tumor e pode ser um pouco superior à da injeção de etanol; a RFA é menos efetiva para tumores adjacentes a grandes estruturas vasculares. Em um grande ensaio clínico comparando as duas modalidades, não foram encontradas diferenças na sobrevida, embora com a RFA talvez tenham sido obtidas melhores taxas de controle do tumor. Em pacientes cuidadosamente selecionados, as taxas publicadas de sobrevida em 5 anos variam de 30 a 40%. A RFA foi comparada com ressecção em pacientes com CHC em estágio inicial em ensaios randomizados controlados, mas os resultados foram inconstantes. Em geral, a RFA pareceu ser tão efetiva quanto a ressecção para lesões menores que 2 cm. As técnicas de ablação, incluindo RFA, foram estudadas no contexto de controle da progressão da doença em pacientes aguardando transplante, e os resultados foram sugestivos de benefício.

A ablação por micro-ondas e a eletroporação irreversível são duas técnicas emergentes de ablação que podem ser alternativas à RFA.

F. Embolização arterial

A embolização da artéria hepática é outra técnica ablativa mais amplamente aplicável do que a RFA e a injeção de etanol. Essa abordagem tira vantagem do fato de os cânceres primários do fígado serem desproporcionalmente nutridos pela circulação arterial hepática em comparação com o fígado circundante. A estratégia é combinar injeções seletivas de quimioterápicos na artéria hepática associadas à embolização arterial, esta última para produzir necrose do tumor e reduzir a eliminação dos fármacos. A embolização pode ser usada em pacientes com tumores muito maiores que possam ser efetivamente tratados com procedimentos percutâneos, e o procedimento pode ser realizado em etapas para tratar doença bilobar. Os pacientes devem ter função hepática adequada; aqueles com cirrose Child-Pugh C ou com trombose da veia porta não são candidatos adequados.

Diversas técnicas têm sido utilizadas. A embolização frequentemente é realizada com Gelfoam, que é dissolvido após algumas semanas, mas outros agentes inertes também são usados e provavelmente são mais efetivos para oclusão de vasos. Alguns centros utilizam partículas inertes sem quimioterapia (i.e., embolização vascular isolada), mas a maioria emprega o componente quimioterápico (i.e., quimioembolização transarterial [TACE, do inglês *transarterial chemoembolization*]). Doxorrubicina, mitomicina e cisplatina em diversas combinações são os medicamentos mais frequentemente usados. O lipiodol, que se aloja no tumor, tem sido utilizado como carreador para os medicamentos. Não foi esclarecido se a adição de agentes quimioterápicos produz mais benefícios do que a necrose obtida apenas com a oclusão do suprimento pela artéria hepática. Muitos pacientes necessitam de várias sessões de tratamento, embora o esquema ideal não seja bem definido. Com a embolização, obtém-se resposta parcial em até 55% dos pacientes. Em ensaios randomizados controlados, foi relatado benefício de aproximadamente 10 meses na sobrevida com quimioembolização em comparação com o melhor cuidado de suporte, e 30 a 50% dos pacientes sobreviveram 3 anos. Cabe salientar que exames histológicos de tumores removidos logo após o tratamento revelaram células neoplásicas viáveis na cápsula tumoral que, por sua vez, recebe sangue tanto da veia porta assim como da artéria hepática. Recentemente, um ensaio prospectivo randomizado demonstrou que com a combinação de RFA e quimioembolização foram obtidas taxas maiores de controle da doença do que com cada técnica isoladamente.

G. Terapia sistêmica

Até recentemente, nenhum tratamento sistêmico tinha sido capaz de prolongar a sobrevida de pacientes com metástase de carcinoma hepatocelular. Entretanto, em dois ensaios clínicos de fase 3, multicêntricos, randomizados, duplo-cegos e controlados com placebo, demonstrou-se uma eficácia antitumoral do sorafenibe, um inibidor multicinase que bloqueia principalmente RAF, VEGF, PDGF e o sinalizador c-Kit. O sorafenibe aumentou em 2 a 3 meses a sobrevida de pacientes com CHC avançado e função hepática compensada. A eficácia da combinação do sorafenibe com outros agentes biológicos e quimioterápicos está sendo avaliada, assim como seu uso em doenças menos avançadas e como adjuvante na tentativa de reduzir ou retardar a recidiva do câncer.

A quimioterapia com base em gencitabina, particularmente na combinação com cisplatina, mostrou-se capaz de prolongar a sobrevida em pacientes com câncer metastático do trato biliar.

Cheng AL et al. Efficacy and safety of sorafenib in patients in the Asia-Pacific region with advanced hepatocellular carcinoma: a phase III randomized, double-blind, placebo-controlled trial. *Lancet Oncol* 2009;10:25.

Cheng BQ et al. Chemoembolization combined with radiofrequency ablation for patients with hepatocellular carcinoma larger than 3 cm: a randomized controlled trial. *JAMA* 2008;299:1669.

Clavien PA et al. Recommendation for liver transplantation for hepatocellular carcinoma: an international consensus conference report. *Lancet Oncol* 2012;13:e11-22.

De Jong MC et al. Intrahepatic cholangiocarcinoma: an international multi-institutional analysis of prognostic factors and lymph node assessment. *J Clin Oncol* 2011;29:3140.

El-Serag HB. Hepatocellular carcinoma. *N Engl J Med* 2011;365:1118.

Endo I et al. Intrahepatic cholangiocarcinoma: rising frequency, improved survival, and determinants of survival after resection. *Ann Surg* 2008;247:994.

Forner A, Llovet JM, Bruix J. Hepatocellular carcinoma. *Lancet* 201231;379(9822):1245-1255.

Forner A et al. Diagnosis of hepatic nodules 20 mm or smaller in cirrhosis: prospective validation of the noninvasive diagnostic criteria for hepatocellular carcinoma. *Hepatology* 2008;47:97.

Huitzil-Melendez FD et al. Advanced hepatocellular carcinoma: which staging systems best predict prognosis? *J Clin Oncol* 2010;28:2889.

Llovet JM et al. Sorafenib in advanced hepatocellular carcinoma. *N Engl J Med* 2008;359:378.

Mazzaferro V et al. Liver transplantation for the treatment of small hepatocellular carcinomas in patients with cirrhosis. *N Engl J Med* 1996;334:693.

Park SY et al. Transarterial chemoembolization versus supportive therapy in the palliative treatment of unresectable intrahepatic cholangiocarcinoma. *Clin Radiol* 2011;66:322.

Poustchi H et al. Feasibility of conducting a randomized control trial for liver cancer screening: is a randomized controlled trial for liver cancer screening feasible or still needed? *Hepatology* 2011;54:1998.

Silva MA et al. Needle track seeding following biopsy of liver lesions in the diagnosis of hepatocellular cancer: a systematic review and meta-analysis. *Gut* 2008;57:1592.

Valle J et al. Cisplatin plus gemcitabine versus gemcitabine for biliary tract cancer. *N Engl J Med* 2010;362:1273.

NEOPLASIAS METASTÁTICAS DO FÍGADO

Nos países ocidentais, o câncer metastático é muito mais comum do que os tumores primários do fígado. Quase todos os tumores sólidos potencialmente dão origem a metástases; os cânceres primários de trato gastrintestinal (colo do intestino, pâncreas, esôfago, estômago, neuroendócrino), mama, pulmão, sistema urogenital (rim, suprarrenal), ovário e útero, melanoma e sarcomas respondem pela grande maioria dos casos. A disseminação para o fígado pode ocorrer via circulação sistêmica ou venosa porta. O fígado cirrótico, que frequentemente dá origem aos tumores hepáticos primários, parece ser menos suscetível do que o fígado normal a implantes de metástases.

Cada tipo de tumor tem um padrão característico de disseminação. Por exemplo, o câncer colorretal dissemina-se para o fígado como primeiro sítio de doença metastática em uma proporção muito alta de pacientes; o pulmão é o segundo local mais comum, mas ossos, encéfalo ou suprarrenal são destinos especialmente incomuns de metástase. Por outro lado, a metástase de câncer pulmonar para o fígado ocorre caracteristicamente com a disseminação para outros locais, com encéfalo, ossos e suprarrenal sendo os mais comuns. Em geral, a grande maioria dos pacientes com metástases para o fígado também apresentam a doença em outros locais. Uma exceção notável é o câncer colorretal que, em muitos casos, envolve apenas o fígado por um longo período. No passado, cerca de 20% dos pacientes com metástase hepática apresentavam implantes adicionais no fígado que não haviam sido detectados nos exames pré-operatórios. Com a evolução da tecnologia relacionada aos exames de imagem, essa proporção vem sendo progressivamente reduzida.

▶ Manifestações clínicas

A. Sinais e sintomas

Os sinais e sintomas variam com o cenário clínico, a extensão da doença no fígado e a presença ou ausência de doença metastática para outros locais. Os pacientes com tumor primário não diagnosticado podem chamar atenção pelos sintomas causados pela doença metastática. Perda de peso, fadiga, dor e anorexia são queixas gerais de apresentação em muitos desses pacientes. Sinais de insuficiência hepática, como ascite e icterícia, são incomuns e sugerem câncer em estágio avançado. Febre sem sinais de infecção está presente em 15% dos casos. Por outro lado, os pacientes com história de câncer em rotina de vigilância frequentemente evoluem com metástases hepáticas que não produzem sintomas; em uma pequena proporção dos casos, as metástases hepáticas são encontradas em exames realizados por outras razões.

O exame físico frequentemente não é revelador. É possível haver hepatomegalia ou tumor palpável no abdome superior, e ambos podem ter consistência macia. A hipertensão portal pode manifestar-se por colaterais venosas no abdome ou esplenomegalia. Algumas vezes, é possível auscultar atrito sobre o fígado.

B. Exames laboratoriais

Os dados laboratoriais podem ser totalmente normais ou, no máximo, refletir alterações inespecíficas menores. Os pacientes com câncer avançado podem apresentar anemia e hipoalbuminemia. A fosfatase alcalina está aumentada na maioria dos casos. Distúrbios mais significativos na função hepática ocorrem em pacientes com doença hepática de maior volume, embora isso seja raro na apresentação inicial. Os níveis dos marcadores tumorais (antígeno carcinoembrionário [CEA, do inglês *carcinoembryonic antigen*], antígeno carboidrato [CA, do inglês *carbohydrate antigen*] 19-9, CA-125) com frequência estão aumentados, dependendo do tipo de tumor, e podem ser úteis no acompanhamento do tratamento.

Na maioria dos casos, o diagnóstico pode ser confirmado por biópsia hepática percutânea guiada por TC ou por ultrassonografia ou com aspiração com agulha fina buscando por células malignas.

C. Exames de imagem

A detecção de metástase hepática é feita com TC e/ou RM; a ultrassonografia identifica tumores no fígado e distingue lesões sólidas de císticas, mas não proporciona o mesmo grau de detalhamento anatômico. A RM garante informações adicionais úteis e ajuda a distinguir entre doença maligna e benigna. Contudo, a TC trifásica de alta resolução com contraste intravenoso e oral garante avaliação excelente da extensão da doença no fígado e em outros locais do abdome. No passado, a portografia por TC era considerada superior à TC convencional com contraste e era rotineiramente realizada nos pacientes avaliados para ressecção hepática, mas isso não ocorre mais. A tomografia por emissão de pósitrons com 18F-fluorodesoxiglicose (FDG-PET, do inglês *18F-fluorodeoxyglucose positron emission tomography*) é um exame comumente utilizado para estadiamento e que pode ajudar a identificar doença extra-hepática, um achado que modifica as recomendações de tratamento. Durante a cirurgia, utiliza-se ultrassonografia para investigar no fígado doença que não foi identificada nos exames de imagem.

▶ Tratamento

Para a maioria dos pacientes com doença hepática metastática, a quimioterapia é a única opção de tratamento, particularmente naqueles com metástases também fora do fígado. Esse tratamento geralmente não é curativo, mas, sim, paliativo. Uma exceção notável é a metástase de câncer colorretal, para a qual a ressecção ou outras modalidades de tratamento da doença hepática são efetivas e potencialmente curativas; principalmente com o recente advento de vários quimioterápicos ativos contra a doença, os resultados do tratamento têm sido cada vez melhores. Pacientes cuidadosamente selecionados com metástases de outros tumores primários (sarcoma, mama, ovário, pulmão, neuroendócrino) também podem ser beneficiados pela ressecção hepática, mas representam uma pequena minoria dos casos.

A. Ressecção hepática

A ressecção hepática costuma ser indicada nos pacientes com metástase de câncer colorretal. Dos cerca de 130 mil pacientes diagnosticados anualmente com câncer colorretal nos Estados Unidos, cerca de 50% apresentam metástase hepática ao diagnóstico ou evoluem com metástase hepática em algum momento do acompanhamento. Em 40% dos casos, neste último grupo, o fígado é o único local onde a doença é demonstrada. Assim, as metástases hepáticas de câncer colorretal afetam aproximadamente 20 mil pacientes por ano, o que é comparável à incidência anual de carcinoma de pâncreas ou de esôfago.

Após ressecção total, a taxa de sobrevida em 5 anos tem variado historicamente entre 25 e 40%; quimioterapia sistêmica ou regional, ou ambas, é frequentemente utilizada após ressecção e parece melhorar o resultado da cirurgia, sendo que as séries de casos mais recentes têm relatado taxas de sobrevida em 5 anos próximos de 50%. A presença de metástases extra-hepáticas e a impossibilidade de realizar ressecção total são contraindicações à ressecção na maioria dos casos. Entretanto, com o surgimento de agentes quimioterápicos mais efetivos, as indicações de ressecção foram expandidas para incluir pacientes bem-selecionados com tumores múltiplos bilobares e, até mesmo, para alguns casos com metástases extra-hepáticas. O uso extensivo de quimioterapia antes da cirurgia pode produzir alterações no fígado, particularmente esteatose e esteato-hepatite, o que pode prejudicar a capacidade normal de regeneração do fígado. Portanto, é necessário ter cautela ao avaliar esses pacientes para grandes ressecções do fígado, uma vez que a morbidade e a mortalidade operatórias podem ser aumentadas; a embolização da veia porta antes da cirurgia pode reduzir a incidência de complicações pós-operatórias graves.

As seguintes variáveis estão associadas a pior prognóstico após ressecção: (1) tumor original com comprometimento de linfonodos (estágio III ou Dukes C); (2) múltiplas lesões hepáticas; (3) menos de 1 ano de intervalo entre a ressecção do câncer primário do colo e o diagnóstico de doença hepática (intervalo livre da doença); and (4) níveis séricoso de CEA maiores que 200 ng/mL. Variáveis que não influenciam no prognóstico incluem: (1) grau histológico do tumor; (2) doença bilateral em vez de unilateral; (3) localização do tumor primário no intestino grosso; e (4) sexo do paciente. A taxa de mortalidade para ressecção de metástase hepática é de 1 a 2% nos hospitais onde essa cirurgia é realizada com frequência.

O fígado é o local mais comum de recidiva de câncer após ressecção total. Uma pequena proporção de pacientes com recorrência hepática pode ser tratada com uma segunda ressecção. O uso de quimioterapia arterial hepática adjuvante parece reduzir o risco de recorrência intra-hepática.

A eficácia da ressecção hepática para câncer colorretal está claramente estabelecida e é a indicação mais comum para esse procedimento. Por outro lado, para a maioria dos demais tipos de tumor, sobretudo para aqueles com origem no trato gastrintestinal, exceto colo do intestino ou reto, o benefício da ressecção de fígado é muito menor. Poucos pacientes com metástases com origem em carcinoma de células renais, câncer de ovário, carcinoma de suprarrenal ou sarcomas parecem obter benefícios; por outro lado, a ressecção de hepática das metástases secundárias aos carcinomas de esôfago, estômago ou pâncreas quase nunca é indicada. Na seleção de pacientes com metástase hepática não colorretal para ressecção, os fatores mais importantes são: (1) intervalo longo livre de doença; (2) tumor hepático solitário operável; e (3) ausência de metástase extra-hepática.

Os carcinomas neuroendócrinos (tumores de células da ilhota pancreática, carcinoides) formam uma classe peculiar de tumores que frequentemente produzem metástases hepáticas. Diferentemente dos pacientes com outros tipos de tumores metastáticos, com frequência pacientes com tumores neuroendócrinos sobrevivem por muitos anos. A regra nesses casos é a presença de múltiplas metástases hepáticas e, assim, a ressecção total geralmente não é possível. Entretanto, algumas vezes são indicadas ressecções hepáticas citorredutoras para paliação da dor ou de sintomas hormonais relacionados com o tumor. Em alguns casos, indica-se hepatectomia parcial para extirpar um tumor que apresente uma invasão direta de um órgão adjacente.

B. Ablação por radiofrequência (RFA)

A RFA tem sido utilizada para tratar metástases no fígado de diversos tipos de tumores. As indicações para esse procedimento não estão bem definidas. Os melhores candidatos são os pacientes com número limitado de pequenas lesões hepáticas sem evidências de câncer extra-hepático.

C. Quimioterapia

Em uma grande proporção dos pacientes com metástase de câncer colorretal, o fígado é o único sítio evidente da doença. Se não for possível retirar as lesões, pode-se administrar quimioterapia intra-hepática regional por meio de cateter introduzido na artéria gastroduodenal (em sua origem na artéria hepática comum) conectado a uma bomba de infusão implantável no subcutâneo, que permite a administração de concentrações muito mais altas de medicamento no tumor, o que seria impossível com a administração sistêmica. Esse regime geralmente não é usado para metástases de outros tipos de tumor. A bomba é preparada com floxuridina, que é administrada em infusão contínua (0,1 a 0,2 mg/kg/dia) durante 14 dias, alternados com 14 dias de descanso. Na maioria dos casos, a quimioterapia sistêmica é administrada de maneira concomitante. A descoberta de lesões extra-hepáticas na laparotomia é uma contraindicação relativa para instalação dessa bomba de infusão. O tratamento é mantido até que se observe progressão da doença ou toxicidade excessiva ou, raramente, até que a resposta seja completa. Os efeitos tóxicos consistem principalmente em erosões gastroduodenais (causadas por perfusão não intencional dessas áreas), hepatite química ou colangite química esclerosante. A sobrevida está relacionada principalmente com a quantidade de tecido hepático envolvido pelo tumor no início, a resposta objetiva ao tratamento (observada em cerca de 60% dos pacientes) e a extensão da quimioterapia prévia. A sobrevida média dos pacientes com menos de 30% do fígado comprometido pelo tumor é de 24 meses, comparados com 10 meses quando a extensão do comprometimento excede 30%. Até 47% dos pacientes com doença inicialmente inoperável respondem o suficiente para tornar o tumor operável e serem potencialmente beneficiados com a cirurgia. Há uma percepção geral de que o tratamento com infusão pela artéria hepática aumenta a sobrevida, mas as evidências objetivas são inconclusivas.

A quimioterapia com infusão pela artéria hepática é uma terapia adjunta útil após ressecção total do tumor ou RFA. Há estudos em andamento que avaliam essa opção. A quimioterapia sistêmica (p. ex., com fluoruracila, irinotecano ou oxaliplatina) após a ressecção total das metástases hepáticas não mostrou ser capaz de aumentar a sobrevida, embora seja prescrita com frequência.

D. Outros tratamentos

Em alguns poucos pacientes com metástase hepática de tipos tumorais específicos, particularmente tumores neuroendócrinos, a ligadura da artéria hepática ou embolização angiográfica do tumor se mostrou benéfica.

▶ Prognóstico

As taxas de sobrevida variam com o sítio do tumor primário e com a extensão da doença metastática. Os pacientes com substituição extensa de tecido hepático por múltiplas lesões têm prognóstico sombrio, com sobrevida medida em meses, comparada a uma expectativa de vida que talvez possa alcançar 2 a 3 anos nos pacientes com lesões pequenas e solitárias. A variedade de opções terapêuticas e de agentes quimioterápicos efetivos é maior para as metástases de câncer colorretal em comparação com a maior parte dos demais tipos de tumor, e a sobrevida geralmente é maior nesse grupo.

> Brouquet A et al. High survival rate after two-stage resection of advanced colorectal liver metastases: response-based selection and complete resection define outcome. *J Clin Oncol* 2011;29:1083.
>
> Cho CS et al. Histologic grade is correlated with outcome after resection of hepatic neuroendocrine neoplasms. *Cancer* 2008;113:126.
>
> Kemeny NE et al. Conversion to resectability using hepatic artery infusion plus sustemic chemotherapy for the treatment of unresectable liver metastases from colorectal carcinoma. *J Clin Oncol* 2009;27:3465.
>
> Nordlinger B et al. Perioperative chemotherapy with FOLFOX4 and surgery versus surgery alone for resectable liver metastases from colon cancer (EORTC Intergroup trial 40983): a randomized controlled trial. *Lancet* 2008;371:1007.
>
> Strasberg SM, Dehdashti F. Role of FDG-PET staging in selecting the optimum patient for hepatic resection of metastatic colorectal cancer. *J Surg Oncol* 2010;102:955.
>
> Tomlinson JS et al. Actual 10-year survival after resection of colorectal liver metastases defines cure. *J Clin Oncol* 2007;25:4575.
>
> Wong SL et al. American Society of Clinical Oncology 2009 clinical evidence review on radiofrequency ablation of hepatic metastases from colorectal cancer. *J Clin Oncol* 2010;28:493.

TUMORES E CISTOS BENIGNOS DO FÍGADO

▶ Hemangiomas

O hemangioma é o mais comum dos tumores hepáticos benignos, com incidência de cerca de 7%. Com exceção da pele e das superfícies mucosas, o fígado é o sítio de origem mais comum. As mulheres são mais comumente afetadas – em algumas séries, até 75% dos pacientes são do sexo feminino. Histologicamente, os hemangiomas hepáticos são do tipo cavernoso e não do tipo capilar. A maioria é de tumores pequenos, solitários e subcapsulares encontrados incidentalmente durante laparotomia, necropsia ou exames de imagem. Raramente, os hemangiomas chegam a atingir grande volume (hemangioma gigante) e causar dor abdominal ou massa palpável. Em sua maioria, são tumores de tamanho pequeno a moderado; a dor é rara nos tumores com diâmetro inferior a 8 a 10 cm.

Entre as raras complicações do hemangioma, estão choque hemorrágico – causado por ruptura espontânea – e síndrome de Kasabach-Merritt, geralmente em crianças e está associada à trombocitopenia e à coagulopatia de consumo; ambas as complicações são extremamente incomuns. Os grandes hemangiomas do fígado podem estar associados a outros na pele. Os grandes hemangiomas podem dar origem a *shunts* arteriovenosos, resultando em hipertrofia do coração e insuficiência cardíaca congestiva.

A biópsia com agulha grossa é perigosa devido ao risco de sangramento; a biópsia com aspiração por agulha fina é segura, mas poucas vezes é útil. Felizmente, em raros casos há indicação de biópsia, uma vez que, na maioria dos casos, o diagnóstico pode ser feito com TC com contraste ou RM. As características peculiares dos hemangiomas são realce nodular periférico na fase arterial com acentuação central progressiva nas imagens mais tardias. A RM é um exame particularmente interessante para o diagnóstico de hemangioma, que aparece muito brilhante nas imagens ponderadas em T2 e, combinada com contraste intravenoso dinâmico, sua sensibilidade e sua especificidade chegam a 98%. A angiografia não é necessária, e os exames de medicina nuclear não têm sensibilidade e especificidade suficientes.

Independentemente do seu tamanho, as únicas razões para indicar a ressecção de hemangioma são seus sintomas, mais comumente dor, ou incerteza (rara) quanto ao diagnóstico. Os hemangiomas sintomáticos devem ser retirados por lobectomia ou enucleação. Mesmo as lesões maiores podem ser removidas com segurança. Pode-se tentar radioterapia ou embolização via cateter posicionado na artéria hepática nos pacientes que não sejam candidatos adequados à cirurgia, mas a eficácia dessas abordagens é limitada. A história natural dos hemangiomas assintomáticos, grandes ou pequenos, é benigna. A grande maioria dos hemangiomas incidentalmente encontrados permanecem estáveis durante o seguimento, não produzem sintomas e, portanto, não necessitam de ressecção. O crescimento progressivo de um hemangioma assintomático em período relativamente curto, sobretudo em pacientes jovens, é considerado como indicação relativa para ressecção.

> Concejero AM et al. Giant cavernous hemangioma of the liver with coagulopathy: adult Kasabach-Merritt syndrome. *Surgery* 2009;145:245.
>
> Duxbury MS, Garden OJ. Giant haemangioma of the liver: observation or resection? *Dig Surg* 2010;27:7.
>
> Van den Bos IC et al. Magnetic resonance imaging of liver lesions: exceptions and atypical lesions. *Curr Probl Diagn Radiol* 2008;37:95.

▶ Cistos

Diversas lesões císticas podem afetar o fígado. O mais comum, o cisto hepático simples, consiste em lesões uniloculares repletas de líquido que geralmente não produzem sintomas. Um cisto suficientemente grande às vezes pode se apresentar na forma de massa ou desconforto abdominal. Cistos simples e pequenos podem ser difíceis de diagnosticar na TC e podem ser confundidos com doença metastática; a ultrassonografia e a RM são modalidades melhores para avaliar o caráter de lesão cística. Muitos pacientes apresentam múltiplos cistos, o que não deve ser confundido com doença policística hepática, um quadro progressivo caracterizado por substituição de praticamente todo o tecido hepático por cistos. Em cerca de metade dos casos, a doença policística hepática está associada à doença policística renal. A possibilidade de hidatidose deve ser considerada nos pacientes com lesões císticas no fígado e história compatível de exposição, embora seus aspectos radiológicos sejam muito diferentes.

A maioria dos cistos tem revestimento seroso e parede lisa e delgada. É possível haver hemorragia dentro do cisto, o que pode confundir o aspecto radiográfico. Cistos solitários revestidos com epitélio cuboide são classificados como cistadenomas e devem ser retirados, já que são lesões pré-malignas. Os cistadenomas caracterizam-se radiograficamente por serem complexos, com septos internos, revestimento irregular e projeções papilares. Cistos complexos multiloculares (septados), se não forem hidatidose, frequentemente serão neoplásicos e devem ser removidos. Contudo, cistadenomas e cistadenocarcinomas são raros, enquanto a hemorragia interna em um cisto simples é mais comum e se apresenta com aspecto semelhante. No entanto, cistos complexos no fígado devem ser abordados com cautela a fim de evitar intervenções inapropriadas. Há poucas indicações para aspiração de cistos hepáticos – cistos simples reacumulam líquido rapidamente, cistos neoplásicos devem ser removidos e cistos parasitários poderiam se romper, permitindo a disseminação do parasita. É possível eliminar cistos pequenos aspirando seu conteúdo, para a seguir injetar 20 a 100 mL de álcool absoluto na luz; entretanto, cistos pequenos quase nunca produzem sintomas e geralmente não requerem tratamento.

Cistos volumosos sintomáticos são difíceis de erradicar com injeção de álcool, podendo ocorrer grave superinfecção da cavidade do cisto. O método mais simples de tratamento consiste na fenestração do cisto (excisão ampla da parede do cisto) por via laparoscópica. Uma língua de omento pode ser fixada a ela para que ocupe a cavidade residual do cisto como medida auxiliar para prevenir que as bordas coaptem. A cirurgia é curativa em quase todos os pacientes.

Múltiplos cistos pequenos geralmente não requerem tratamento, mas fígados com muitos cistos volumosos, que causam desconforto ou icterícia obstrutiva, podem ser abordados com ressecção parcial ou destelhamento cirúrgico dos cistos sobre a superfície hepática e criação de janelas entre os cistos superficiais e os cistos adjacentes profundos. Os cistos abertos drenam para a cavidade abdominal. O resultado da cirurgia para a doença policística hepática frequentemente é decepcionante, com recidiva rápida dos sintomas em muitos pacientes.

> Choi HK et al. Differential diagnosis for intrahepatic biliary cytadenoma and hepatic simple cyst: significance of cystic fluid analysis and radiologic findings. *J Clin Gastroenterol* 2010;44:289.
> Del Poggio P, Buonacore M. Cystic tumors of the liver: a practical approach. *World J Gastroenterol* 2008;14:3616.
> Fukunaga N et al. Hepatobiliary cystadenoma exhibiting morphologic changes from simple hepatic cyst shown by 11-year follow-up imagins. *World J Surg Onc* 2008;6:129.

▶ Adenoma hepático

Os adenomas hepáticos ocorrem predominantemente em mulheres em idade fértil e parecem estar relacionados com o uso de contraceptivos orais. Os compostos contendo mestranol foram associados a um número desproporcional de casos, mas o mestranol vem sendo utilizado há mais tempo do que outros agentes.

Os tumores são massas de consistência macia, tom amarelado e bem-delimitadas que geralmente têm tamanho moderado (variam de 2-15 cm de diâmetro). A maioria dos que causam sintomas tem tamanho entre 8 a 15 cm. Dois terços dos adenomas hepáticos são solitários; outros tumores benignos (como a HNF, na seção seguinte) estarão presentes em alguns casos. Estima-se que a transformação de adenoma hepático benigno em carcinoma hepatocelular ocorra em 5% dos casos, com a displasia de células hepáticas sendo a etapa intermediária. Histologicamente, os adenomas hepáticos consistem em uma massa homogênea e encapsulada de hepatócitos de aparência normal sem ductos biliares ou veia central. É possível haver hemorragia intratumoral ou necrose central.

Cerca de metade dos pacientes é assintomática. A maioria dos pacientes com sintomas apresenta-se com dor no quadrante superior direito. Uma possível complicação bem-conhecida dos adenomas, que provavelmente ocorre em 20 a 40% dos casos não tratados, é a hemorragia espontânea na substância do tumor com subsequente ruptura e sangramento intraperitoneal. Entretanto, o risco real de hemorragia espontânea é difícil de ser estabelecido com certeza, uma vez que a incidência geral dos adenomas é desconhecida. Esse risco aumenta com o tamanho, e parece haver associação robusta entre episódios de sangramento agudo de adenoma e gravidez. Os pacientes com quadro potencialmente letal apresentam-se com dor aguda ou, até mesmo, choque hemorrágico.

Em geral, os exames de função hepática e os níveis de AFP são normais ou minimamente alterados. Os adenomas caracteristicamente parecem hipervasculares em comparação com o parênquima hepático circundante, um sinal evidente na TC com contraste, na RM ou na angiografia. Talvez haja dificuldade na diferenciação de adenomas e HNF, outro tumor benigno frequentemente encontrado em mulheres jovens. É possível demonstrar diferenças na vascularização do tumor com a angiografia; contudo, a RM provavelmente é a melhor modalidade para diferenciar essas lesões. Com frequência, não é possível diferenciar adenomas de carcinoma hepatocelular bem-diferenciado somente por meio de exames de imagem e, até mesmo, com exame de biópsia. Na maioria dos casos, a biópsia com agulha é segura, mas é muitas vezes inconclusiva e associada a pequeno risco de sangramento.

A recomendação geral é retirar os adenomas, considerando o risco de transformação maligna e de hemorragia espontânea. Infelizmente, é difícil estimar a probabilidade real de esses episódios ocorrerem, uma vez que na maioria das séries publicadas foram incluídos apenas pacientes tratados. As lesões com menos de 5 cm podem ser mantidas em observação com exames de imagens seriadas, já que o risco de transformação maligna ou de sangramento nas lesões desse tamanho parece mínimo. Os adenomas sintomáticos e maiores devem ser removidos. Nos pacientes com evidências de hemorragia, deve-se proceder à ressecção ou à embolização da artéria hepática com urgência. As pequenas lesões periféricas podem ser removidas com excisão em cunha, mas os tumores maiores requerem ressecções mais extensas. Os adenomas pequenos podem regredir quando os contraceptivos orais são suspensos, e justifica-se o acompanhamento próximo com exames de imagem nesses casos; entretanto, qualquer alteração nos sintomas ou nas imagens (crescimento, hemorragia) indica ressecção imediata. Deve-se sempre manter em mente a possibilidade de um adenoma presumido ser, na realidade, um carcinoma hepatocelular bem-diferenciado ou conter um foco de malignidade; não há meio totalmente confiável de diferenciação que não seja por meio do exame patológico da peça removida.

A maioria dos pacientes recupera-se sem sequelas após remoção cirúrgica; a recidiva é rara. Os contraceptivos orais devem ser proscritos permanentemente em todos esses casos. Não há indicação para radioterapia ou quimioterapia, mas a embolização eletiva da artéria hepática pode ser útil em pacientes que não sejam candidatos à cirurgia. A embolização pode ser particularmente útil num grupo raro de pacientes com múltiplos adenomas hepáticos (adenomatose hepática), considerando que nesses casos a ressecção geralmente não é possível.

▶ Hiperplasia nodular focal (HNF)

A HNF é o segundo processo benigno hepático mais comum depois do hemangioma. Assim como ocorre com o adenoma hepático, a HNF é muito mais comum nas mulheres. A média de idade gira em torno de 40 anos, mas o tumor pode ocorrer em qualquer idade. Contudo, diferentemente do adenoma hepático, o uso de contraceptivos orais não parece predispor ao desenvolvimento da HNF, embora tenha sido sugerido que esses agentes estimulam seu crescimento.

Macroscopicamente, o tumor é uma massa de limites bem-definidos, consistência firme, de tom acastanhado, geralmente subcapsular com diâmetro entre 2 e 3 cm. Nos pacientes sintomáticos, as lesões são muito maiores, geralmente cerca de 10 cm. É possível haver múltiplos tumores; 80% são solitários. O aspecto macroscópico ao corte é bastante característico, formado por fibrose estelar central (geralmente, um agregado de vasos sanguíneos) com septos fibrosos irradiando que compartimentalizam a lesão em lóbulos. Histologicamente, há agregação nodular de hepatócitos de aspecto normal sem veia central ou tríade portal. Há proliferação de ductos biliares nos nódulos.

Em sua maioria, os pacientes com HNF são assintomáticos. Os poucos com sintomas apresentam-se com desconforto no quadrante superior direito. Diferentemente do que ocorre com os adenomas hepáticos, essas lesões sangram em poucos casos, ou nunca, e a história natural das lesões assintomáticas é benigna. Muito raramente, pacientes com HNF difusa evoluem com hipertensão portal.

Os exames de função hepática e a dosagem de AFP geralmente são normais. A cintilografia hepática geralmente não revela falhas de enchimento, mas tem pouco valor prático. A TC revela o tumor e também pode mostrar a cicatriz estelar central. O padrão arteriográfico é de hipervascularidade. Na maioria dos casos, o diagnóstico de HNF pode ser feito com exames não invasivos, embora a diferenciação de adenomas hepáticos possa ser difícil, mesmo com análise de radiologistas experientes. A RM é a melhor modalidade, mas as características das imagens de ambos os tumores se sobrepõem até certo ponto, e eles ocorrem em populações semelhantes. A biópsia por aspiração com agulha fina geralmente não é útil.

As lesões sintomáticas devem ser removidas, enquanto que os tumores assintomáticos (a maioria) devem ser deixados intocados, desde que o diagnóstico tenha sido feito com certeza. Nesta última situação, recomenda-se período de observação com exames de imagem para confirmar a estabilidade. A impossibilidade de distinguir entre HNF, adenoma ou doença maligna é uma indicação para ressecção em alguns pacientes. A suspensão dos contraceptivos orais provavelmente não tem qualquer impacto. O exame de congelação é confiável para se confirmar o diagnóstico de HNF.

> Cho SW et al. Surgical management of hepatocellular adenoma: take it or leave it. *Ann Surg Oncol* 2008;15:2795.
>
> Dokmak S et al. A single-center surgical experience of 122 patients with single and multiple hepatocellular adenomas. *Gastroenterology* 2009;137:1698.
>
> Grazioli L et al. Hepatocellular adenoma and focal nodular hyperplasia: value of gadoxetic acid-enhanced MR imaging in differential diagnosis. *Radiology* 2012;262:520.
>
> Kim YI, Chung JW, Park JH. Feasibility of transcatheter arterial chemoembolization for hepatic adenoma. *J Vasc Interv Radiol* 2007;18:862.

CIRROSE

A cirrose hepática continua a ser um grande problema de saúde pública em todo o mundo, com mortalidade anual de aproximadamente 23 mil ao ano apenas nos Estados Unidos. A incidência de cirrose está crescendo em grande parte em razão da hepatite C, e atualmente é a terceira causa mais comum de mortes em homens na quinta década de vida. Outro fator contribuinte é a epidemia de obesidade, associada à DHGNA com progressão para cirrose em muitos pacientes.

O alcoolismo continua a ser a principal causa de cirrose na maioria dos países ocidentais. O álcool produz efeitos tóxicos diretos sobre o fígado que são acentuados quando há deficiência de proteínas e outros nutrientes, o que é frequente nesses pacientes.

Mesmo assim, a cirrose ocorre em uma minoria de indivíduos alcoolistas. O álcool induz o complexo enzimático do citocromo P450 no fígado (i.e., P450 2E1) que participa do metabolismo a acetaldeído, com diversos efeitos deletérios, incluindo formação de anticorpos, redução do reparo do DNA, inativação de enzimas e alterações em microtúbulos, mitocôndrias e membranas plasmáticas. O acetaldeído também estimula a depleção de glutationa, a toxicidade mediada por radicais livres, a peroxidação de lipídeos e a síntese de colágeno hepático. A esteatose hepática e a hepatite alcoólica são fases da lesão da hepática que precedem a cirrose. A hialina alcoólica, uma glicoproteína, acumula-se nos hepatócitos centrolobulares dos pacientes com hepatite alcoólica. Há algumas evidências de que a resposta imunológica à hialina alcoólica talvez seja importante na patogênese da cirrose.

Independentemente da causa (Tab. 24-3), o depósito de colágeno na cirrose resulta de aumento na atividade fibroblástica, assim como do reparo que se segue à lesão hepatocelular e à necrose. O resultado final é um fígado contendo nódulos regenerativos e septos de tecido conectivo ligando espaços portal com região central, o que possibilita determinar a gravidade da fibrose por meio de avaliação anatomopatológica de amostras de biópsia hepática.

A história natural da cirrose é difícil de predizer. Uma vez firmado o diagnóstico, até 30% dos pacientes morrem no prazo de 1 ano com resultado da insuficiência hepática ou de complicações relacionadas à hipertensão portal, das quais o sangramento de varizes de esôfago é a mais temida. Nos cirróticos recém-diagnosticados, a probabilidade de morte nos 2 a 3 anos subsequentes é influenciada pelo estado da função hepática (definida pela classificação de Child-Pugh [Tab. 24-1]), pela presença de varizes esofágicas e pela pressão portal. Em um grupo de cirróticos com varizes esofágicas acompanhado pelo Boston Interhospital Liver Group, a taxa de mortalidade em 1 ano foi de 66%. Os cirróticos sem varizes são muito beneficiados pela abstenção do álcool. Episódios de sangramento ocorrem em até 40% dos pacientes com cirrose, e o episódio inicial de hemorragia por varizes é fatal em 50% ou mais das vezes. No mínimo dois terços dos que sobrevivem à hemorragia inicial voltam a sangrar, e o risco de morrer num segundo episódio é igualmente alto. Os procedimentos de descompressão portal são especialmente recomendados para esses pacientes.

Outras complicações importantes da cirrose são síndrome hepatorrenal com hiponatremia e insuficiência renal, coagulopatia e encefalopatia. Esses quadros são conduzidos clinicamente para manter um estado de compensação fisiológica relativa. Para candidatos apropriados, o transplante de fígado é a opção de efetiva de tratamento para se obter um aumento da sobrevida.

Ginès P, Schrier RW. Renal failure in cirrhosis. *N Engl J Med* 2009;361:1279.

Rahimi RS, Rockey DC. Complications of cirrhosis. *Curr Opin Gastroenterol* 2012;28:223.

Reuben A. Alcohol and the liver. *Curr Opin Gastroenterol* 2008; 24:328.

Schuppan D, Afdhal NH. Liver cirrhosis. *Lancet* 2008;371:838.

Tripodi A, Mannucci PM. The coagulopathy of chronic liver disease. *N Engl J Med* 2011;365:147.

Wong F. Management of ascites in cirrhosis. *J Gastroenterol Hepatol* 2012;27:11.

▶ HIPERTENSÃO PORTAL

▶ Etiologia

As principais causas de hipertensão portal estão listadas na Tabela 24-4. Na maioria dos casos, o mecanismo básico é o aumento da resistência na circulação portal. Aqueles pacientes em que há aumento da resistência podem ser subclassificados de acordo com a localização onde há elevação da resistência, como na situação pré-hepática, hepática ou pós-hepática; as causas hepáticas da hipertensão portal são classificadas em pré-sinusoidais, sinusoidais e pós-sinusoidais. A cirrose responde por cerca de 85% dos casos de hipertensão portal nos Estados Unidos, a maioria relacionada ao consumo excessivo de álcool. Em relação à frequência, a cirrose pós-necrótica vem a seguir, seguida por cirrose biliar. As outras causas intra-hepáticas de hipertensão portal são relativamente raras nos países ocidentais, embora em algumas regiões do planeta a esquistossomose hepática constitua o principal grupo de pacientes. A hipertensão portal idiopática ocorre com maior frequência no Sudeste Asiático.

Depois da cirrose, a trombose ou obstrução venosa portal extra-hepática é a causa mais comum de hipertensão portal nos Estados Unidos. Os pacientes com esse quadro geralmente são mais jovens do que os cirróticos, e muitos são crianças. A obstrução pós-hepática causada pela síndrome de Budd-Chiari (SBC) ou pela pericardite constritiva é rara.

Tabela 24-3 Causas de cirrose

I. Medicamentos e toxinas
Álcool, metotrexato, isoniazida, metildopa, amiodarona

II. Infecções
Hepatite viral, esquistossomose

III. Doenças autoimunes
Hepatite autoimune, cirrose biliar primária, colangite esclerosante primária

IV. Erros inatos do metabolismo
Hemocromatose, doença de Wilson, deficiência de α_1-antitripsina, galactosemia, tirosinemia, doença do armazenamento de glicogênio, intolerância hereditária à frutose, distúrbios do ciclo da ureia, α/β-lipoproteinemia, colestase intra-hepática progressiva familiar, fibrose cística

V. Doenças adquiridas dos ductos biliares
Atresia biliar, obstrução por cálculo biliar, estenose benigna do ducto colédoco

VI. Distúrbios vasculares
Síndrome de Budd-Chiari, doença veno-oclusiva, insuficiência cardíaca congestiva, telangiectasia hemorrágica hereditária

VII. Outras
Esteato-hepatite não alcoólica (NASH), nutrição parenteral total, cirrose indiana da infância, cirurgia de *bypass* intestinal, hipervitaminose A, sarcoidose, criptogênica

Modificada de Jarnagin WR et al: *Blumgart's Surgery of the Liver, Biliary Tract, and Pancreas*, 5th ed. Philadelphia, PA: Elsevier Saunders, 2012.

Tabela 24-4 Causas de hipertensão portal

I. Aumento da resistência ao fluxo
  A. Pré-hepática (obstrução da veia porta)
    1. Atresia ou estenose congênita
    2. Trombose da veia porta
    3. Trombose da veia esplênica
    4. Compressão extrínseca (p. ex., tumores)
  B. Hepática
    1. Cirrose
       a. Cirrose portal (nutricional, alcoólica, Laënnec)
       b. Cirrose pós-necrótica
       c. Cirrose biliar
       d. Outras (doença de Wilson, hemocromatose)
    2. Doença hepática alcoólica aguda
    3. Hepatite crônica ativa
    4. Fibrose hepática congênita
    5. Hipertensão porta idiopática (esclerose hepatoportal)
    6. Esquistossomose
    7. Sarcoidose
  C. Pós-hepática
    1. Síndrome de Budd-Chiari (trombose da veia hepática)
    2. Doença veno-oclusiva
    3. Cardiopatia
       a. Pericardite constritiva
       b. Doença valvar cardíaca
       c. Insuficiência cardíaca direita
II. Aumento do fluxo sanguíneo portal
  A. Fístula arteriovenosa portal
  B. Aumento do fluxo esplênico
    1. Síndrome de Banti
    2. Esplenomegalia (p. ex., esplenomegalia tropical, metaplasia mieloide)

▶ Fisiopatologia

Define-se *hipertensão portal* a partir de um gradiente de pressão venosa hepática (HVPG, do inglês *hepatic venous pressure gradient*) (a diferença entre a pressão na veia porta e a pressão na veia hepática) acima de 5 mmHg, mas geralmente o quadro se torna clinicamente significativo quando esse gradiente chega a 10 mmHg. A pressão venosa portal normalmente varia entre 7 e 10 mmHg. Na hipertensão portal, a pressão excede 10 mmHg, ficando em média ao redor de 20 mmHg e, ocasionalmente, alcançando 50 a 60 mmHg. Com essas pressões na veia porta, considerando que a pressão venosa no átrio direito fica em média em torno de 5 mmHg, o HVPG facilmente supera os 5 mmHg.

Como a pressão no sistema venoso portal é determinada pela relação Pressão = Fluxo × Resistência, a hipertensão portal pode resultar tanto de um aumento do volume do fluxo sanguíneo portal quanto de um aumento da resistência ao fluxo. A hipertensão portal pode ser classificada em função dos processos fisiopatológicos, conforme resumido na Tabela 24-4.

Entretanto, na prática, o fígado tem uma imensa reserva para acomodar aumentos no fluxo sanguíneo, e a hipertensão portal causada por esse mecanismo é extremamente incomum. O aumento no fluxo pode contribuir para a hipertensão portal em pacientes com fístula arterioportal (traumática, congênita).

Quando ocorre uma fístula arteriovenosa, a hipertensão portal e seus sinais e sintomas clínicos não se manifestam por vários meses, pois a capacidade dos sinusoides é tão grande que o aumento imediato na pressão portal é apenas moderado. Contudo, com o passar do tempo, ocorre esclerose sinusoidal, a resistência aumenta e a pressão portal gradualmente atinge níveis elevados, levando à formação das varizes.

Quase todos os casos clinicamente relevantes de hipertensão portal resultam de aumento da resistência, ela própria sendo causada por distorção estrutural da arquitetura vascular hepática em razão de fibrose e aumento dinâmico do tônus vascular hepático. Além do aumento da resistência vascular no fígado, a resistência no leito vascular esplâncnico é reduzida, como consequência da produção local de vasodilatadores (p. ex., óxido nítrico) e da angiogênese mesentérica, o que paradoxalmente agrava a hipertensão portal, aumentando o fluxo sanguíneo esplâncnico para o fígado.

O fluxo portal médio nos pacientes cirróticos com as complicações relacionadas à hipertensão portal é, não obstante, cerca de 30% do normal, variando entre 0 a 700 mL/min. O fluxo arterial hepático geralmente é reduzido na mesma proporção. A variação na velocidade do fluxo portal entre os pacientes pode ser muito grande; em alguns, o sangue move-se lentamente pela veia porta ou a direção do fluxo pode ser revertida (hepatofugal), de forma que a veia porta passa a funcionar como trato de saída de sangue do fígado. Esses estados de baixo fluxo predispõem à trombose espontânea da veia porta, uma complicação da cirrose encontrada, anualmente, em 16% dos pacientes com doença hepática avançada. A trombose da veia porta geralmente é associada à deterioração clínica aguda, e essa condição torna imprópria à instalação de *shunt* para descompressão do sistema venoso portal.

Podem ocorrer flutuações no nível da hipertensão portal junto com alterações no volume de sangue. Isso quase nunca é um problema nos pacientes com fígado normal. Entretanto, a administração de soluções coloidais ao paciente com doença hepática subjacente e o volume sanguíneo normal ou expandido teoricamente podem agravar as manifestações clínicas da hipertensão portal.

A. Fisiopatologia específica para cada doença

Na doença hepática alcoólica, a resistência anormal é predominantemente hepática e pós-sinusoidal, como indicam os resultados dos estudos da pressão venosa hepática por encravamento de cateter.* Supõe-se que as causas de aumento da resistência nessa doença sejam: (1) distorção das veias hepáticas pelos nódulos regenerativos e (2) fibrose do tecido perivascular ao redor das veias hepáticas e dos sinusoides.

---

* Um cateter em posição encravada em uma tributária da veia hepática permite estimar a pressão nas veias aferentes aos sinusoides. O gradiente entre a pressão de encravamento e a pressão na veia hepática reflete a resistência em qualquer ponto entre a posição encravada e a periferia do sinusoide. Na visão atual, o local de maior resistência em indivíduos normais ocorre nas veias hepáticas razoavelmente calibrosas. Na cirrose, provavelmente ocorre nos sinusoides e nas veias hepáticas.

Mesmo na ausência de cirrose, a hepatite alcoólica aguda pode aumentar a pressão porta por meio de edema e fibrose centrolobular. A resistência sinusoidal ao fluxo também é aumentada por ingurgitamento dos hepatócitos adjacentes com gordura e distorção e estreitamento resultantes dos canais vasculares. Há casos documentados de normalização ou redução da pressão porta com resolução das alterações patológicas.

A esquistossomose produz uma forma peculiar de obstrução pré-sinusoidal do fluxo sanguíneo por depósito de ovos do parasita nas pequenas vênulas portais. A subsequente inflamação crônica causa fibrose e cirrose. Muitos pacientes com esquistossomose também correm risco de ter hepatite crônica, que pode agravar a lesão hepática.

A SBC (trombose de veias supra-hepáticas) resulta de obstrução do fluxo pelas veias hepáticas. A hipertensão sinusoidal resultante produz ascite e hepatomegalia proeminentes. As doenças (doença veno-oclusiva, obstrução da veia cava inferior por tumor ou por membrana congênita, insuficiência cardíaca direita) que reduzem o fluxo pelas veias hepáticas resultam em quadros clínicos semelhantes.

A *síndrome de Banti* foi definida como doença hepática secundária a uma doença primária esplênica e foi equivocadamente considerada como causa da hipertensão portal; atualmente, sabe-se que resulta de cirrose e outros distúrbios hepáticos, e não dessa condição. A hipertensão portal decorrente de esplenomegalia e aumento do fluxo pela veia esplênica foi descrita em pacientes com doenças hematológicas ou esplenomegalia tropical e função hepática aparentemente normal. Entretanto, isso é extremamente raro e, dada a grande reserva do fígado para lidar com aumentos no fluxo portal, muitos desses pacientes provavelmente têm algum componente de doença hepática. Na cirrose, o aumento do fluxo sanguíneo esplênico que acompanha a esplenomegalia "congestiva" pode, algumas vezes, ser suficientemente grande para determinar a indicação de ligadura da artéria esplênica ou de esplenectomia para reduzir a pressão da veia porta e melhorar os sintomas, mas essa situação é rara.

B. Desenvolvimento de colaterais portossistêmicas e varizes

O obstáculo ao fluxo pelo fígado estimula a expansão de canais colaterais entre os sistemas venosos porta e sistêmico. À medida que o processo patológico evolui, aumenta a pressão portal até o nível aproximado de 40 cm H_2O (30 mmHg). Nesse ponto, o aumento da resistência hepática, até o ponto de oclusão da veia porta, desvia grande fração do fluxo portal para colaterais sem aumento significativo na pressão porta.

O tipo de colaterais portossistêmicas que se desenvolvem depende em parte da causa da hipertensão portal. Na trombose extra-hepática da veia porta (sem doença hepática), as colaterais no diafragma e nos ligamentos hepatocólico, hepatoduodenal e gastro-hepático transportam sangue para o fígado ao redor da veia obstruída (hepatopetal). Na cirrose, os vasos colaterais circundam o fígado e dirigem o sangue portal diretamente para a circulação sistêmica (hepatofugal); esses colaterais dão origem às varizes esofágicas e gástricas. Outras colaterais espontâneas comuns são as formadas pela recanalização da veia umbilical para a parede abdominal, da veia hemorroidária superior para as veias hemorroidárias média e inferior, e por numerosas pequenas veias (de Retzius) que ligam as vísceras retroperitoneais à parede posterior do abdome.

A trombose isolada da veia esplênica causa hipertensão venosa esplênica localizada e dá origem a grandes colaterais do baço para o fundo gástrico (hipertensão portal sinistra ou esquerda). Dali, o sangue retorna para o sistema porta principal pela veia coronária. Nesse caso, frequentemente há varizes gástricas sem que haja varizes esofágicas.

Das muitas grandes colaterais que se formam como resultado de hipertensão portal, o sangramento espontâneo é relativamente incomum, exceto daquelas localizadas na junção gastresofágica; o sangramento espontâneo de varizes gástricas ocorre algumas vezes, com taxa de mortalidade superior se comparado com sangramentos por varizes gastresofágicas. Comparada com as áreas adjacentes do esôfago e do estômago, a junção gastresofágica é particularmente rica em veias na submucosa, que aumentam de maneira desproporcional nos pacientes com hipertensão portal. A provável causa do sangramento de varizes é a ruptura, em razão de aumento súbito na pressão hidrostática. A esofagite geralmente é leve ou inexistente.

Garcia-Pagan JC, Valla DC. Portal vein thrombosis: a predictable milestone in cirrhosis? *J Hepatol* 2009;51:632.

Merkel C, Montagese S. Hepatic venous pressure gradient measurement in clinical hepatology. *Dig Liver Dis* 2011;43:762.

Sanyal AJ et al. Portal hypertension and its complications. *Gastroenterology* 2008;134:1715.

Thabut D, Moreau R, Lebrec D. Noninvasive assessment of portal hypertension in patients with cirrhosis. *Hepatology* 2011;53:683.

SANGRAMENTO AGUDO DE VARIZES

Varizes ocorrem em 5 a 15% dos pacientes cirróticos por ano. A maioria dos pacientes com cirrose desenvolve varizes, mas apenas um terço evolui com hemorragia dessas varizes. Cada episódio de sangramento está associado a uma taxa de mortalidade acima de 25%, e 70% dos pacientes não tratados morrem no período de 1 ano desde o primeiro episódio. Essa alta taxa de mortalidade resulta não apenas da hemorragia massiva, mas também da presença frequente de comprometimento grave da função hepática e de outras doenças sistêmicas que podem ou não estar relacionadas com o alcoolismo. Desnutrição, aspiração pulmonar, infecções e doença arterial coronariana são quadros concomitantes frequentes. Outros fatores complicadores nessa população de pacientes são a falta de cooperação com o tratamento e reação aguda de abstinência ao álcool que, em sua manifestação mais grave (*delirium tremens*), contribui muito para a taxa de mortalidade já tão alta.

Manifestações clínicas

A. Sinais e sintomas

Se cirrose ou varizes esofágicas tiverem sido comprovadas em exames prévios, a ocorrência de hematêmese sugere enfaticamente sangramento de varizes. O paciente com hemorragia significativa apresenta-se com alteração do sensório, hipotensão e taquicardia, muitas vezes em choque hipovolêmico. Deve-se enfatizar que o sangramento de varizes não pode ser diagnosticado com precisão apenas por meios clínicos, mesmo que a história ou o aspecto geral do paciente sugiram veementemente cirrose ou hipertensão portal. A maioria dos pacientes com sangramento de varizes apresenta cirrose alcoólica, e o diagnóstico pode parecer evidente em alguém com hepatomegalia, icterícia e aranhas vasculares que admita consumo abusivo recente de álcool. A esplenomegalia, o sinal mais constante ao exame físico, está presente em 80% dos pacientes com hipertensão portal independentemente da causa. Ascite está presente com frequência. Ascite e hepatoesplenomegalia massivas em indivíduo não alcoolista sugerem um diagnóstico menos comum como a SBC.

B. Exames laboratoriais

A maioria dos pacientes com doença hepática e sangramento agudo do trato gastrintestinal superior tem sua função hepática comprometida. Em geral, a bilirrubina está aumentada e a albumina sérica frequentemente está abaixo de 3 g/dL. A contagem de leucócitos pode estar aumentada. A anemia é sinal de doença hepática alcoólica crônica ou hiperesplenismo, assim como de hemorragia aguda. É possível que um hepatoma em paciente cirrótico se manifeste inicialmente por hemorragia de varizes; TC e elevação acentuada da AFP sérica firmam o diagnóstico. Trombocitopenia e coagulopatia são comuns.

Tabela 24-5 Primeira linha de tratamento de sangramento agudo de varizes esofágicas

1. **Clínico-vasoconstritor**
   Análogos da somatostatina
   Vasopressina, terlipressina
2. **Clínico-antibioticoterapia profilática**
   Norfloxacino, ciprofloxacino
   Ceftriaxona (se houver suspeita de resistência às quinolonas)
3. **Intervencionista, não cirúrgico**
   Ligadura das varizes por via endoscópica
   Derivação portossistêmica transjugular intra-hepática (TIPS)
4. **Mecânico**
   Tamponamento com balão (Sengstaken-Blakemore)
5. **Cirúrgico**
   Derivação portossistêmica de emergência
   Transecção e reanastomose do esôfago
   Desvascularização esofagogástrica
   Ligadura das varizes com sutura

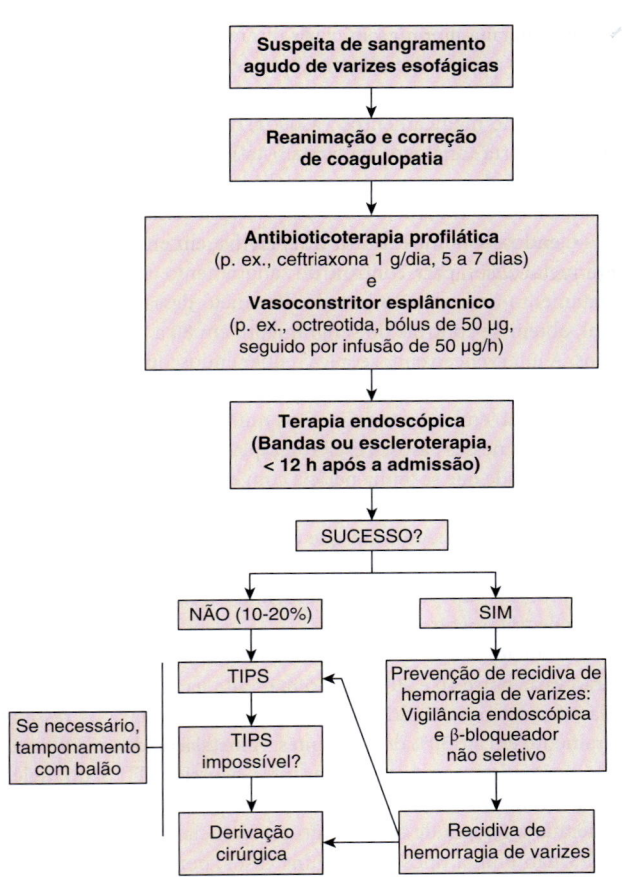

▲ **Figura 24-6** Algoritmo para tratamento de sangramento agudo de varizes.

Tratamento do sangramento agudo

O objetivo geral do tratamento é controlar o sangramento o mais rápido possível utilizando métodos com mínimos efeitos adversos. Os métodos em uso para sangramento agudo de varizes estão listados na Tabela 24-5 e são apresentados na forma de um algoritmo atual de tratamento na Figura 24-6. Nas últimas décadas, a evolução nas técnicas clínicas, endoscópicas e endovasculares estudadas com ensaios clínicos randomizados e controlados reduziu a necessidade de intervenções cirúrgicas.

A conduta inicial no paciente com hemorragia gastrintestinal massiva foi discutida no Capítulo 23. As etapas críticas iniciais são proteção das vias aéreas, particularmente nos pacientes com alteração do nível de consciência ou com instabilidade hemodinâmica, e reposição de líquidos e hemoderivados. Nos cirróticos, deve-se iniciar a correção da coagulopatia e da trombocitopenia precocemente. Muitas vezes, os pacientes admitidos com hemorragia de varizes encontram-se com bacteriemia em razão de processo infeccioso concomitante (peritonite bacteriana espontânea, infecção do trato urinário ou pneumonia). Os ensaios clínicos demonstraram resultados melhores com terapia antimicrobiana empírica iniciada durante episódios de sangramento de varizes, e geralmente opta-se por uma cefalosporina de terceira geração, como a ceftriaxona.

O uso de medicamentos vasoconstritores para redução da pressão porta (análogos da somatostatina e da vasopressina) e a ablação endoscópica das varizes (ligação e escleroterapia) formam a base do tratamento inicial. A terapia combinando fármacos e endoscopia mostrou-se mais efetiva em ensaios clínicos e em metanálises, para controle do sangramento agudo, do que o tratamento endoscópico isolado. Por meio dessa estratégia inicial, obtém-se controle do sangramento em 80 a 85% dos episódios. A intervenção endoscópica requer endoscopista experiente; o uso de bandas mostrou-se efetivo e é considerado o tratamento preferencial, embora sangramentos muito profusos dificultem a ligadura, e, nesses casos, a escleroterapia com cianoacrilato pode ser útil, desde que se tenha perícia com essa técnica. O tamponamento com balão não é mais utilizado rotineiramente, mas, sim, reservado para os casos em que a terapia farmacológica/endoscópica tiver falhado em paciente hemodinamicamente instável e quando não for possível implementar rapidamente a próxima linha de tratamento.

No início, a taxa de insucesso da terapia medicamentosa-padrão varia entre 10 e 20%, sendo mais alta naqueles com doença classificada como Child-Pugh C, e há relatos de taxa de ressangramento em até 30% dos pacientes. A instalação de uma derivação portossistêmica transjugular intra-hepática (TIPS, do inglês *transjugular intrahepatic portosystemic shunt*) é atualmente considerada a terapia de salvamento preferencial nessa situação. A TIPS não é uma opção em alguns casos, por exemplo, na presença de trombose porta, e, nessas situações, indica-se derivação cirúrgica ou procedimentos de desvascularização.

A taxa de mortalidade aumenta rapidamente nos pacientes que requerem mais de 10 unidades de sangue, e, em geral, os que continuam sangrando após 6 unidades – ou cujo sangramento não tenha sido interrompido em até 24 horas após a admissão – devem ser avaliados para procedimentos de descompressão portal. Mesmo quando o sangramento for controlado pela intervenção inicial, a taxa de mortalidade mantém-se alta (cerca de 35%) como resultado de insuficiência hepática e outras complicações.

▶ Medidas específicas

1. Escleroterapia ou ligação por via endoscópica — A esofagogastroscopia de emergência é o procedimento mais utilizado para diagnóstico e tratamento do sangramento de varizes e deve ser realizado assim que o estado geral do paciente for estabilizado com transfusão de sangue, correção da coagulopatia e administração de vasoconstritores e antimicrobiano. Em geral, há necessidade de intubação endotraqueal para controle das vias aéreas. As varizes aparecem como três ou quatro grandes vasos tortuosos e azulados na submucosa cursando no sentido longitudinal no esôfago distal. O local de sangramento pode ser identificado, mas em alguns casos a luz do esôfago se enche de sangue tão rapidamente que a lesão é obscurecida. Utilizando endoscópio de fibra óptica, 13 mL de solução esclerosante são injetados na luz de cada variz, provocando sua trombose. Variações no tipo de endoscópio ou de solução esclerosante ou o fato de as varizes serem ou não comprimidas fisicamente parecem ter pouca influência no resultado. Na maioria dos casos, a endoscopia é repetida em 48 horas e novamente mais 1 ou 2 vezes com intervalos semanais, momento em que se injeta solução em eventuais varizes residuais.

A escleroterapia controla o sangramento agudo em 80 a 85% dos pacientes, e a taxa de ressangramento durante a mesma internação representa metade (25 *vs*. 50%) da taxa de ressangramento encontrada em pacientes tratados com a combinação de vasopressina e tamponamento com balão. Ainda que os ensaios controlados tenham demonstrado melhora no controle do sangramento com escleroterapia, as evidências sobre aumento na sobrevida dos pacientes são conflitantes.

Um efeito semelhante é obtido com ligadura endoscópica das varizes. A variz é levantada com uma ponta de sucção, e uma pequena banda elástica é deslizada sob sua base. A variz sofre necrose e deixa uma úlcera superficial. Vários ensaios controlados relataram que a ligadura por banda elástica é mais efetiva no controle em longo prazo dos episódios de sangramento em comparação com a escleroterapia, embora comparações no cenário agudo ainda sejam insuficientes. A ligadura com banda elástica está associada a menos complicações, e menos procedimentos são necessários para erradicação e, assim, tornou-se o tratamento endoscópico inicial preferencial.

2. Somatostatina e análogos — A octreotida é um octapeptídeo farmacologicamente semelhante ao hormônio somatostatina. A somatostatina purificada não está disponível nos Estados Unidos. A infusão de somatostatina reduz a pressão no sistema porta sem causar impacto na hemodinâmica sistêmica; esse efeito pode ser menos pronunciado com a octreotida. Em um ensaio prospectivo randomizado, demonstrou-se que a somatostatina é efetiva no controle de sangramento agudo, embora outros ensaios tenham tido resultados ambíguos. Uma metanálise incluindo todos os estudos utilizando somatostatina ou seus análogos, demonstrou redução significativa do risco de uma nova hemorragia. A eficácia da octreotida permanece incerta, mas o medicamento parece reduzir a taxa de ressangramento quando utilizado com a terapia endoscópica. Deve-se enfatizar que nenhum ensaio com somatostatina ou octreotida demonstrou aumento da sobrevida após episódio de sangramento agudo. A octreotida é administrada em um bólus inicial de 50 μg seguido por infusão contínua de 50 μg/h durante 2 a 5 dias.

3. Vasopressina e análogos — A vasopressina e seu análogo terlipressina (triglicil-lisina vasopressina) reduzem o fluxo sanguíneo portal e a pressão portal via constrição direta de arteríolas esplâncnicas, reduzindo o influxo. Vasopressina ou terlipressina isoladamente controlam o sangramento agudo em cerca de 80 a 85% dos pacientes, e essa taxa aumenta quando o medicamento é combinado com terapia endoscópica ou com tamponamento por balão. Débito cardíaco, aporte de oxigênio aos tecidos, fluxo sanguíneo hepático e fluxo sanguíneo renal também são reduzidos – efeitos que ocasionalmente produzem complicações como infarto do miocárdio, arritmias cardíacas e necrose intestinal. Esses efeitos colaterais indesejados algumas vezes podem ser prevenidos sem interferência na redução na pressão portal, com a administração simultânea de nitroglicerina ou de isoproterenol. A terlipressina produz menos efeitos colaterais cardiovasculares indesejados em comparação com a vasopressina.

Embora os resultados sejam contraditórios, os ensaios controlados geralmente indicam que a combinação vasopressina e nitroglicerina é superior ao uso isolado da vasopressina, e que a vasopressina isolada é superior ao placebo no controle de sangramento ativo de varizes. Entretanto, não se observou aumento na sobrevida. De fato, embora diversos agentes vasoativos interrompam o sangramento efetivamente, apenas a terlipressina se mostrou capaz de aumentar a sobrevida após um episódio agudo. A vasopressina é administrada em infusão intravenosa periférica (cerca de 0,4 unidade/min), o que é mais seguro do que injeções em bólus. A nitroglicerina pode ser administrada pelas vias intravenosa ou sublingual. A terlipressina sofre conversão gradual a vasopressina no organismo, sendo segura a administração em bólus intravenoso (2 mg IV a cada 6 horas); entretanto, esse medicamento não está disponível nos Estados Unidos.

4. Tamponamento com balão — Os tubos projetados para tamponamento têm 2 balões que podem ser inflados na luz do esôfago para compressão das varizes que estejam sangrando. O tubo contém 3 ou 4 lúmens, dependendo do tipo: 2 são para enchimento dos balões no interior do estômago e do esôfago, e o terceiro permite aspiração do conteúdo gástrico. O quarto lúmen no tubo Minnesota é utilizado para aspiração do esôfago ao redor do balão esofágico. O principal efeito é obtido por tração aplicada ao tubo, que força o balão gástrico, geralmente inflado primeiro e com 200 mL de ar, a comprimir as veias colaterais na cárdia do estômago. O enchimento do balão esofágico provavelmente contribui pouco, uma vez que radiografias com bário sugerem que ele de fato não comprime as varizes (Fig. 24-7).

A complicação grave mais comum é a aspiração das secreções faríngeas e pneumonite. Outra ameaça grave é a ruptura ocasional do esôfago causada pelo enchimento do balão esofágico. Portanto, o balão esofágico não é utilizado com frequência.

Cerca de 75% dos pacientes com sangramento ativo podem ser controlados com tamponamento com balão, geralmente aplicado durante 6 a 12 horas. Quando o sangramento termina, os balões são deixados inflados por mais 24 horas. Então, são descomprimidos, deixando a sonda no local. Se não houver ressangramento, a sonda deve ser removida. A eficácia de outras terapias, combinada com o potencial de complicações dos cateteres-balão levou à redução acentuada no uso desta última abordagem, atualmente reservada para tratamento de salvamento ou como ponte temporária nos pacientes cuja terapia medicamentosa e endoscópica tenha fracassado.

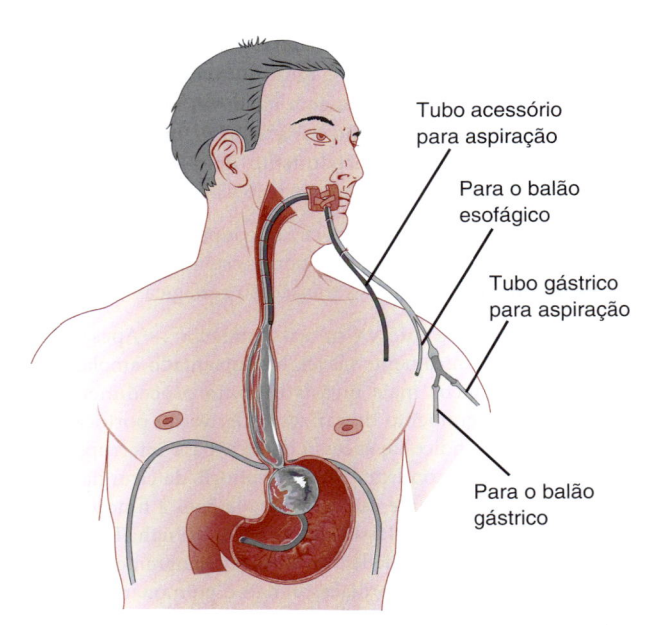

▲ **Figura 24-7** Sonda de Sengstaken-Blakemore com os balões gástrico e esofágico inflados.

5. Derivação portossistêmica transjugular intra-hepática — A TIPS é um procedimento minimamente invasivo para criação de *shunt* portossistêmico por meio da comunicação direta entre os sistemas venosos porta e hepático no interior do parênquima hepático. Introduz-se um cateter pela veia jugular, o qual é posicionado na veia hepática sob controle radiológico. A partir desse ponto, a veia porta é acessada pelo fígado, o trato é dilatado e o canal é mantido aberto por meio da inserção de um *stent* metálico expansível, que é deixado no local. Essa técnica tem grande valor para o controle da hipertensão portal e do sangramento de varizes, sendo a terapia de salvamento mais comumente utilizada para interromper sangramento agudo nos 10 a 20% dos pacientes em que a terapia medicamentosa e endoscópica é mal-sucedida. A TIPS também é indicada para prevenção de ressangramento nos pacientes com doença hepática avançada e alto risco de recidiva de sangramento de varizes. Nesta última categoria de pacientes, ensaios clínicos randomizados e controlados demonstraram aumento da sobrevida com o uso precoce de TIPS. Na maioria dos pacientes, o *shunt* mantém-se aberto por até 1 ano, quando o crescimento da íntima causa trombose e obstrução em muitos casos. O uso de *stents* cobertos com politetrafluoretileno (PTFE) parece ter aumentado a taxa de patência.

Contudo, a TIPS não deve ser considerado uma terapia definitiva, mesmo que a derivação permaneça patente por muitos meses. Os pacientes com doença hepática avançada são os principais candidatos à TIPS, que se mostrou mais útil como ponte até o transplante. Os pacientes com cirrose menos grave geralmente são considerados candidatos à terapia com β-bloqueador e, em alguns casos, ao procedimento de desvascularização, quando o transplante não for uma opção viável.

6. Cirurgia — os procedimentos cirúrgicos para controle de sangramento ativo são as derivações portossistêmicas de emergência e a ligadura de varizes ou a transecção esofágica.

A. **Derivação portocava de emergência** — Apesar de a TIPS, quando tecnicamente viável, ter suplantado amplamente os *shunts* cirúrgicos mais invasivos como procedimento de resgate para sangramento de varizes, a derivação portocava de emergência tem índice de sucesso de 95% para interrupção de sangramento nesse contexto. A taxa de morte da cirurgia não é significativa e geralmente está relacionada com a função hepática do paciente (p. ex., classificação de Child-Pugh; Tab. 24-1), assim como com a velocidade e o volume de sangramento e seus efeitos sobre as funções cardíacas, renais e pulmonares. Alguns pacientes com doença hepática avançada, sobretudo aqueles com encefalopatia grave e ascite, têm sobrevida extraordinariamente baixa, independentemente do tratamento. Nesses pacientes, a cirurgia não é indicada na maioria dos casos, mesmo na presença de sangramento persistente. Por outro lado, os pacientes com boa função hepática geralmente se recuperam após uma cirurgia de derivação. Em um ensaio controlado, demonstrou-se que a taxa de mortalidade para sangramento agudo em pacientes com Child-Pugh C foi insignificantemente mais baixa com a escleroterapia endoscópica (44%) do que com a derivação portocava de emergência (50%).

Para sangramento ativo, o procedimento mais realizado é a derivação portocava laterolateral não seletiva (Fig. 24-8C). A derivação portocava laterolateral pode ser preferível nos pacientes com sangramento ativo e ascite grave (Fig. 24-8B), e essa abordagem (ou uma variante, como a derivação mesocava em H) poderia ser necessária em alguém com SBC.

A derivação esplenorrenal central, na qual a veia porta é descomprimida via veia esplênica para a veia renal esquerda, é mais complicada do que a portocava e não tem vantagens específicas. As derivações seletivas – como a esplenorrenal distal (Warren), na qual colaterais gastroesplênicas são descomprimidas via veia esplênica para a veia renal esquerda, deixando intacta a veia porta – geralmente são muito demoradas para serem realizadas em cirurgias de emergência.

Embora o risco de ressangramento de varizes seja baixo, aproximadamente 40% dos pacientes evoluem com encefalopatia após cirurgia de derivação portocava. A insuficiência hepática é acelerada, e a falência hepática é a causa da morte em cerca de dois terços dos que morrem após realização de derivação portocava de emergência. As derivações portocavas também dificultam o transplante de fígado. A insuficiência renal, que frequentemente é acompanhada por ascite, é outro problema potencialmente letal. Alcalose metabólica e *delirium tremens* não são raros no pós-operatório de etilistas

B. **Transecção esofágica** — As varizes podem ser obliteradas com o disparo de grampeador terminoterminal no esôfago distal. Isso se obtém após o posicionamento de um anel de tecido esofágico, contendo toda a espessura da parede do órgão, dentro do recipiente que armazena a carga de grampos por meio de uma ligadura circunferencial. Esse procedimento ganhou popularidade na última década e, em muitos serviços de cirurgia, é considerado como último recurso terapêutico quando os métodos não cirúrgicos fracassam.

Quando se opta pela transecção, ela deve ser realizada assim que se identifica que uma segunda tentativa de escleroterapia ou de ligação com banda elástica fracassou. Os resultados (p. ex., sobrevida) são melhores nos pacientes com cirrose não alcoólica. A transecção com grampos substituiu a antiga técnica de ligadura com sutura direta das varizes. A transecção deve ser vista como medida de emergência para interromper sangramento persistente – e não como tratamento definitivo –, uma vez que a hipertensão portal subjacente não é corrigida e o sangramento de varizes recidiva em muitos pacientes meses depois.

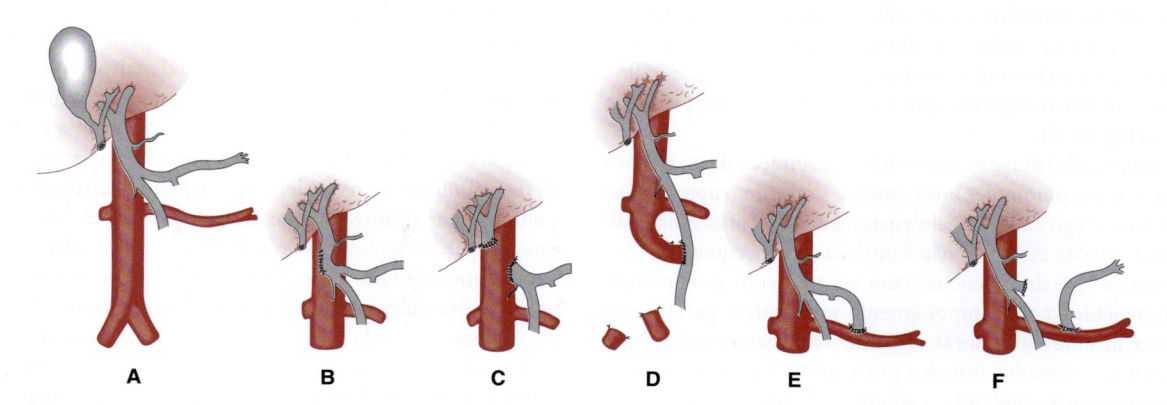

▲ **Figura 24-8** Tipos de anastomose portocava. **A.** Normal. **B.** Laterolateral. **C.** Terminolateral. **D.** Mesocaval. **E.** Esplenorrenal central. **F.** Esplenorrenal distal (Warren). A derivação mesocaval em H não está ilustrada.

Bambha K et al. Predictors of early rebleeding and mortality after acute variceal hemorrhage in patients with cirrhosis. *Gut* 2008;57:814.

Bendtsen F, Krag A, Moller S. Treatment of acute variceal bleeding. *Dig Liver Dis* 2008;40:328.

Bosch J et al. Recombinant factor VIIa for variceal bleeding in patients with advanced cirrhosis: a randomized, controlled trial. *Hepatology* 2008;47:1604.

Garcia-Pagan JC et al. Early use of TIPS in patients with cirrhosis and variceal bleeding. *N Engl J Med* 2010;362:2370-2379.

Gonzalez R et al. Combination endoscopic and drug therapy to prevent variceal rebleeding in cirrhosis. *Ann Intern Med* 2008;149:109.

Mercado MA et al. Comparative study of 2 variants of a modified esophageal transection in the Sugiura-Futagawa operation. *Arch Surg* 1998;133:1046.

VARIZES SEM SANGRAMENTO

Varizes gastresofágicas estão presentes em quase metade dos pacientes com cirrose ao diagnóstico. O desenvolvimento e o crescimento das varizes de esôfago ocorrem na taxa de 7% ao ano. Os pacientes com varizes que não tenham sangrado têm probabilidade de 30% de sofrer sangramento em algum momento; dos que sangram, 50% morrem. Para os pacientes que não tenham sangrado durante o primeiro ano desde o diagnóstico de varizes, o risco de sangramento subsequente cai pela metade e continua a cair daí em diante. Os pacientes que tenham tido sangramento de varizes do esôfago uma vez têm probabilidade de 60 a 70% de sangrar novamente, e cerca de dois terços dos episódios de sangramento repetido são fatais.

▶ Avaliação

A. Medições do fluxo e da pressão portais

As medições de pressão e fluxo na vasculatura esplâncnica têm sido utilizadas para diagnóstico e como orientação do tratamento e da avaliação prognóstica dos casos com hipertensão portal. A pressão na veia porta pode ser medida diretamente na cirurgia ou no pré-operatório por qualquer uma das seguintes técnicas:

1. A pressão venosa hepática por encravamento (WHVP, do inglês *wedged hepatic venous pressure*) reflete, de forma precisa, a pressão portal livre quando a hipertensão for causada por resistência pós-sinusoidal (ou sinusoidal), como na cirrose. A pressão portal pode ser determinada com o cateter na posição encravada, corrigida subtraindo-se a pressão venosa hepática livre; o HVPG (gradiente de pressão entre os sistemas venosos portal e das veias supra-hepáticas) também pode ser determinado. Essa é a técnica mais utilizada;
2. Medição direta da pressão esplênica obtida com agulha posicionada por via percutânea;
3. O cateterismo trans-hepático percutâneo de ramos intra-hepáticos da veia porta é o método preferencial em pacientes que possivelmente têm bloqueio pré-sinusoidal ou SBC;
4. O cateterismo da veia umbilical é feito por meio de uma pequena incisão, e o cateter é inserido no sistema porta. Como todos esses métodos, é possível obter também informações sobre a anatomia por meio da realização de angiografia pelo cateter.

O HVPG é um parâmetro que permite predizer descompensação e morte. A redução do HVPG, seja espontânea ou após terapia, ajuda a predizer o risco de ressangramento em alguns pacientes. Portanto, sugeriu-se que o HVPG seja usado para orientar o tratamento. Contudo, atualmente seu valor tem sido demonstrado principalmente em casos de doença hepática alcoólica. Além disso, trata-se de exame invasivo que requer conhecimento específico nem sempre imediatamente disponível. A ultrassonografia com Doppler é um meio não invasivo e preciso de avaliação do volume e da direção do fluxo na veia porta. Antes da cirurgia, a ultrassonografia com Doppler é útil para determinar a patência da veia porta e a direção do fluxo. Em razão da possibilidade de trombose espontânea, cerca de 10% dos pacientes com cirrose têm veia porta inadequada à derivação portocava. Se o fluxo na veia porta estiver revertido (hepatofugal), não se recomenda realizar derivação seletiva (p. ex., esplenorrenal, distal), porque comprometeria a capacidade de as tributárias da veia porta servirem como via de saída do fluxo de sangue do fígado. A ultrassonografia com Doppler também pode ser utilizada para acompanhar as mudanças na perfusão portal após cirurgia de *shunt*.

B. Angiografia portal

A anatomia venosa do sistema porta é estudada frequentemente antes de cirurgia por meio de técnicas angiográficas. Os objetivos são determinar patência, localização e dimensão das veias a serem escolhidas para o *shunt*, comprovar a presença de varizes e estimar o grau de fluxo anterógrado portal. Atualmente, algumas dessas informações podem ser obtidas de maneira menos invasiva com ultrassonografia com Doppler. Quando se está avaliando a indicação de *shunt* esplenorrenal, a veia renal esquerda deve ser contrastada por injeção, seja na artéria renal ou na veia renal.

▶ Tratamento

As opções de tratamento são conduta expectante, escleroterapia endoscópica, administração de β-bloqueador não seletivo (p. ex., propranolol, nadolol), *shunts* portossistêmicos, desvascularização da junção gastresofágica e outras operações raramente utilizadas. O tratamento de pacientes com varizes que jamais tenham sangrado geralmente é referido como profilático (p. ex., ligadura de varizes por via endoscópica (LVE) profilática ou propranolol profilático). Por convenção, os procedimentos realizados em pacientes que já tenham tido sangramento são referidos como terapêuticos (p. ex., *shunt* terapêutico).

A. Terapia profilática

A terapia profilática é valiosa, considerando que a taxa de mortalidade para sangramento de varizes é alta (25%), o risco de sangramento em pacientes com varizes é relativamente alto

(30%) e, com frequência, é possível diagnosticar as varizes antes do episódio inicial de sangramento. Em pacientes que ainda não tenham tido episódio de sangramento, demonstrou-se que os seguintes fatores estão relacionados com risco de hemorragia: classificação de Child-Pugh, tamanho das varizes e presença de sinais vermelhos (vênulas longitudinais dilatadas que lembram marcas de chicotadas) sobre as varizes. Essa informação pode ser usada para identificar pacientes de alto risco (até 65% de risco de sangramento em 1 ano) que provavelmente se beneficiarão com tratamento profilático.

Nos pacientes cirróticos sem varizes, o tratamento com β-bloqueadores não seletivos não é recomendado porque não previne o desenvolvimento de varizes, e esses medicamentos estão associados a efeitos colaterais. Em pacientes com varizes de baixo risco (pequenas, sem sinal vermelho, sem disfunção renal grave), os β-bloqueadores não seletivos podem retardar o crescimento das varizes e, assim, prevenir hemorragia. A alternativa é agendar rastreamento periódico com endoscopia para detecção do crescimento de varizes, momento em que se deve iniciar o tratamento medicamentoso.

Nos pacientes que nunca tenham sangrado, mas cujo risco seja alto (varizes médias a grandes ou varizes pequenas com sinal vermelho e/ou cirrose descompensada), LVE ou β-bloqueadores não seletivos são considerados igualmente adequados, uma vez que em ensaios randomizados e controlados de alta qualidade concluiu-se que a sobrevida dos pacientes foi similar com ambas as abordagens. Sugeriu-se que a terapia com β-bloqueador formasse a primeira linha de tratamento, com a LVE sendo utilizada nos pacientes que não tolerem bem ou que tenham contraindicações ao uso desses medicamentos. A escleroterapia endoscópica não é mais usada rotineiramente para profilaxia primária. Recentemente, com o uso de doses baixas de carvedilol, foram obtidas taxas mais baixas de primeira hemorragia de varizes em comparação com LVE (10 vs. 23%), mas esses resultados devem ser validados por outros ensaios.

B. Tratamento dos pacientes com sangramento prévio

Como observado anteriormente, os pacientes que se recuperam de um episódio de sangramento de varizes têm probabilidade de 60 a 70% de novo sangramento. Muito esforço foi direcionado para determinação do melhor tratamento para esses pacientes. Os métodos de maior interesse são terapia com β-bloqueadores não seletivos, ligadura por banda elástica por via endoscópica e *shunts* portossistêmicos.

1. Terapia com β-bloqueadores não seletivos — Assim como ocorre com os pacientes portadores de varizes esofágicas que nunca tenham sangrado, com o uso de agentes bloqueadores β-adrenérgicos não seletivos (propranolol, nadolol) é possível reduzir efetivamente o risco de episódio de sangramento recorrente. Esses agentes atuam reduzindo o débito cardíaco e o fluxo sanguíneo esplâncnico e, consequentemente, a pressão no sistema porta. A terapia crônica com propranolol, 20 a 160 mg 2 vezes por dia (a dose que reduz a frequência cardíaca em 25%), reduz em 40% a frequência de ressangramento de varizes do esôfago ou do estômago, as mortes por ressangramento e a mortalidade geral. Os benefícios são maiores nos cirróticos Child-Pugh A e B em comparação com os cirróticos Child-Pugh C. A terapia com β-bloqueadores não seletivos foi comparada com escleroterapia endoscópica, sem qualquer diferença no ressangramento ou na mortalidade, mas com mais complicações no grupo da escleroterapia. Por outro lado, ensaios randomizados controlados demonstraram que o uso combinado de LVE e terapia com β-bloqueadores não seletivos reduziria mais o risco de ressangramento. A associação de nitratos à terapia com β-bloqueador parece resultar em maior redução da pressão porta comparada ao uso isolado de β-bloqueador. Essa abordagem é escolhida nos pacientes que não sejam candidatos à LVE. A abstinência de álcool sempre deve ser enfatizada e ajuda a prevenir sangramentos, mas não necessariamente reduz a mortalidade especificamente relacionada com hemorragia de varizes, como se supunha antes.

2. Ligadura endoscópica com banda elástica — Como descrito anteriormente, a ligadura endoscópica com banda elástica é um meio efetivo de prevenção de sangramento recorrente que se mostrou superior à escleroterapia para esse objetivo. A ligadura com banda elástica e a terapia com β-bloqueador parecem ter efetividade semelhante para prevenção de ressangramento. Contudo, demonstrou-se que a combinação de ambas as terapias reduz significativamente não apenas o risco de ressangramento, mas também a recorrência das varizes. Assim, essa combinação parece ser o tratamento mais efetivo após o primeiro episódio de sangramento.

3. Escleroterapia endoscópica — A técnica de escleroterapia endoscópica foi descrita anteriormente neste capítulo. Essa técnica era utilizada rotineiramente para reduzir o risco de ressangramento, mas foi substituída pela ligadura com banda elástica.

4. Derivação portossistêmica transjugular intra-hepática — A técnica de TIPS foi descrita na seção precedente. A TIPS é efetiva para prevenção de episódios de ressangramento, mais do que as terapias endoscópica ou farmacológica isoladamente. Contudo, essa vantagem é compensada por suas maiores taxas de morbidade e mortalidade em razão da evolução com encefalopatia e insuficiência hepática. Por essa razão, assim como pela ausência de vantagens claras na sobrevida ou na relação custo-benefício, a TIPS é usada principalmente como terapia de resgate nos pacientes que não tenham tido sucesso com tratamento endoscópico e/ou farmacológico.

Em geral, a TIPS suplantou a cirurgia de *shunt* na maioria dos pacientes que não têm sucesso com a terapia de primeira linha. Em um grande ensaio randomizado multicêntrico recente, demonstrou-se que TIPS e *shunts* cirúrgicos tinham taxas semelhantes de ressangramento, encefalopatia e mortalidade em pacientes cirróticos com Child-Pugh A e B. Os pacientes tratados com TIPS tiveram maior incidência de disfunção de *shunt*, provavelmente em razão do tipo de *stent* utilizado, a primeira geração não tendo cobertura de PTFE. O uso de TIPS com cobertura de PTFE reduziu significativamente a taxa de obstrução. Portanto, a escolha entre TIPS e *shunt* cirúrgico depende da perícia do cirurgião, das considerações sobre a anatomia e da preferência do paciente.

C. Abordagens cirúrgicas

O objetivo dos procedimentos cirúrgicos realizados para tratamento de hipertensão portal é obstruir as varizes ou reduzir o fluxo e a pressão no seu interior (Tab. 24-6). Com uma terceira opção, o transplante de fígado, é possível tratar tanto a disfunção hepática subjacente quanto a hipertensão portal.

1. Transplante de fígado — Qualquer paciente relativamente jovem com cirrose que tenha sobrevivido a um episódio de hemorragia de varizes deve ser considerado candidato a transplante de fígado, uma vez que qualquer outra forma de tratamento tem taxa de mortalidade muito mais alta (cerca de 80%) nos 1 a 2 anos subsequentes, como resultado de ressangramento ou das complicações da insuficiência hepática. Obviamente, a perpetuação do alcoolismo contraindica o transplante. Entretanto, um bom candidato para transplante não deve ser submetido a *shunt* portossistêmico ou outros procedimentos caso o transplante de fígado seja uma opção num futuro próximo. Em geral, os pacientes classificados como Child-Pugh A são candidatos à descompressão portal; os pacientes Child-Pugh C são candidatos ao transplante. A TIPS (ver seção anterior) é um meio excelente de controlar o sangramento enquanto o paciente está sendo preparado para o transplante.

2. *Shunts* portossistêmicos — Com o advento da TIPS, houve grande redução no número de cirurgias realizadas para instalação de *shunt*. Entretanto, as cirurgias de *shunt* são duráveis e os pacientes com avaliação de risco favorável parecem ser beneficiados com esses procedimentos.

Os *shunts* portossistêmicos podem ser agrupados naqueles que fazem desvio de todo o sistema venoso portal (*shunts* totais) e naqueles que desviam sangue seletivamente da região gastroesplênica preservando as relações pressão-fluxo no restante do leito portal (*shunts* seletivos). Hoje, todas as cirurgias de *shunt* comumente utilizadas reduzem a incidência de ressangramento para menos de 10%, em comparação com a taxa de 75% nos pacientes sem *shunt* instalado. Infelizmente, o preço a ser pago é uma taxa de mortalidade entre 5 e 20% (dependendo da classificação de Child-Pugh), o prejuízo adicional da função hepática e o aumento na frequência de encefalopatia (maior com os *shunts* totais). Portanto, como os *shunts* têm esses problemas intrínsecos, há necessidade de ensaios clínicos para que possam ser posicionados na estratégia geral de tratamento.

Em um ensaio bem-delineado, pacientes com episódio anterior de sangramento foram randomizados para escleroterapia crônica ou *shunt* esplenorrenal distal (*shunt* de Warren, Fig. 24-8F). Os pacientes randomizados para escleroterapia crônica que tiveram episódios recorrentes de sangramento durante o tratamento (i.e., fracasso terapêutico, que chegou a 30% no grupo da escleroterapia) foram tratados com cirurgia (i.e., com *shunt*). Os resultados mostraram que a sobrevida em 2 anos foi maior nos originalmente randomizados para escleroterapia (90%) em comparação aos originalmente designados para o grupo de *shunt* (60%). Esse ensaio corrobora o plano geral de tratamento que consiste inicialmente em terapia endoscópica, ficando os *shunts* portossistêmicos reservados aos pacientes em que esse tratamento não é bem-sucedido para controle adequado do sangramento (Fig. 24-6).

A escolha do *shunt* tem sido objeto de muitos debates e de diversos ensaios randomizados. A principal questão nos últimos anos tem sido se o *shunt* seletivo (p. ex., *shunt* esplenorrenal distal, Fig. 24-8F) produz menos encefalopatia e maior sobrevida do que o *shunt* total (p. ex., *shunt* mesocaval ou portocava laterolateral, Figs. 24-8C e 24-8D). Os resultados são conflitantes, mas, de forma geral, apoiam o argumento de que nos shunts seletivos a incidência de encefalopatia é metade quando comparados com não seletivos. Nenhum ensaio publicado demonstrou maior sobrevida associada a qualquer *shunt* em particular.

3. Gravidade da doença hepática e risco cirúrgico — A taxa de mortalidade imediata de procedimento eletivo de *shunt* pode ser predita a partir da função hepática do paciente,

Tabela 24-6 Procedimentos cirúrgicos para varizes esofágicas

A. Obliteração direta das varizes
1. Ligadura das varizes com sutura
    a. Transtorácica
    b. Transabdominal
2. Transecção e reanastomose do esôfago
    a. Técnica com sutura
    b. Técnica com grampeamento
3. Esclerose de varizes
    a. Esofagoscopia
    b. Trans-hepática
4. Ressecção das varizes
    a. Esofagogastrectomia
    b. Esofagectomia subtotal

B. Redução do fluxo e da pressão nas varizes
1. Derivações portossistêmicas
    a. Terminolateral
    b. Laterolateral
        1. Portocava laterolateral
        2. Mesocaval
        3. Esplenorrenal central
        4. Renoesplênica
2. Derivações seletivas
    a. Esplenorrenal distal (Warren)
    b. Veia gástrica esquerda e veia cava (Inokuchi)
3. Redução do fluxo portal
    a. Esplenectomia
    b. Ligadura da artéria esplênica
4. Redução do fluxo gástrico proximal
    a. Desvascularização esofagogástrica
    b. Transecção e reanastomose gástrica (Tanner)
5. Estimulação de colaterais portossistêmicas
    a. Omentopexia
    b. Transposição esplênica

C. Medidas para preservar o fluxo sanguíneo hepático após derivação portocava
1. Arterialização do coto da veia porta

que é refletida pela classificação de Child-Pugh (Tab. 24-1). Além da taxa de mortalidade operatória, esses números também mantêm correlação com a taxa de mortalidade no primeiro ano após o *shunt*. Daí em diante, as curvas de sobrevida para as diferentes classes de risco tornam-se razoavelmente paralelas.

A gravidade das alterações histopatológicas nas biópsias hepáticas mantém correlação com a taxa de mortalidade cirúrgica imediata, sendo que os achados mais nefastos são necrose hepatocelular, infiltração de polimorfonucleares e presença de corpúsculos de Mallory. A extensão das alterações histológicas também mantém correlação com os dados mais facilmente obtidos na classificação de Child-Pugh (i.e., alterações graves ocorrem nos pacientes da classe C) e, assim, o resultado da biópsia não tem valor preditivo independente.

A. Tipos de *shunt* portossistêmico — A Figura 24-8 revela os diversos *shunts* utilizados atualmente. Embora sejam diferentes tecnicamente, do ponto de vista fisiológico só há três tipos distintos: terminolateral, laterolateral e seletivo.

1. Shunts totais — O *shunt* terminolateral desconecta totalmente o fígado do sistema porta. A veia porta é seccionada próximo de sua bifurcação no hilo hepático e anastomosada à lateral da veia cava inferior. O coto hepático da veia é suturado. No pós-operatório, a WHVP (pressão sinusoidal) cai ligeiramente, o que reflete a incapacidade de a artéria hepática compensar totalmente a perda de influxo portal. Os *shunts* laterolaterais portocaval, mesocaval, mesorrenal e esplenorrenal central são fisiologicamente semelhantes, uma vez que preservam a continuidade entre o ramo hepático da veia porta, o sistema porta e a anastomose. O fluxo pelo ramo hepático do *shunt* laterolateral padrão quase sempre se afasta do fígado na direção da anastomose. Não se sabe a extensão em que o fluxo hepatofugal é produzido pelos outros tipos de *shunt* laterolateral previamente listados.

O *shunt* portocava terminolateral confere proteção imediata e permanente contra sangramento de varizes e é, até certo ponto, mais fácil de realizar do que o *shunt* portocava laterolateral ou do que o *shunt* esplenorrenal central. A encefalopatia talvez seja um pouco mais comum após *shunt* portocava laterolateral em comparação com o terminolateral. *Shunts* laterolaterais são necessários nos pacientes com SBC ou com ascite refratária (sendo esta última tratada com *shunt* portossistêmico).

Na derivação mesocaval, um segmento de enxerto de prótese ou de veia jugular interna é interposto entre a veia cava inferior e a veia mesentérica superior onde esta última passa em frente ao processo uncinado do pâncreas. A derivação mesocaval é particularmente útil na presença de fibrose intensa no quadrante superior direito ou de trombose da veia porta e, em alguns casos, ela é tecnicamente mais fácil de realizar do que a derivação portocava laterolateral convencional, se houver necessidade de instalar *shunt* tipo laterolateral. Na maioria dos casos, o fluxo portal ao fígado é perdido após essa derivação. No entanto, foram apresentadas evidências de que, ao limitar o diâmetro da prótese enxertada a 8 mm (em comparação com enxertos de 12 a 20 mm), o fluxo anterógrado é preservado na veia porta, o que reduz a incidência de encefalopatia pós-operatória ao mesmo tempo em que previne hemorragia de varizes.

2. Derivações seletivas — Com as derivações seletivas, reduz-se a pressão no plexo venoso gastresofágico ao mesmo tempo em que se preserva o fluxo sanguíneo ao fígado via veia porta.

A derivação esplenorrenal distal (Warren) envolve a anastomose da extremidade distal (esplênica) da veia esplênica seccionada à lateral da veia renal esquerda, além da ligadura das principais colaterais entre o sistema porta remanescente e o sistema venoso gastroesplênico isolado. Esta última etapa envolve a divisão da veia gástrica, da veia gastroepiploica direita e dos vasos do ligamento esplenocólico. A cirurgia é mais difícil e demorada do que a das derivações convencionais e, exceto para o cirurgião experiente, provavelmente é muito complexa para ser realizada em cenário de descompressão portal de emergência. Se a mobilização da veia esplênica for arriscada, a veia renal pode ser seccionada e sua extremidade caval, unida à lateral da veia esplênica intocada. O segmento da veia esplênica entre a anastomose e a veia porta é, então, ligado. Surpreendentemente, isso parece ter pouco efeito permanente sobre a função renal, desde que as tributárias remanescentes sejam preservadas na sutura do coto da veia renal.

Diferentemente das derivações totais, a de Warren não melhora a ascite e não deve ser realizada nos pacientes cuja ascite seja de difícil controle. Há indicação de angiografia pré-operatória para determinar se a veia esplênica e a veia renal esquerda são suficientemente calibrosas e próximas para realizar o *shunt*. A ocorrência recente de pancreatite impede a dissecção segura da veia esplênica da face inferior do pâncreas.

Outro tipo de derivação seletiva (de Inokuchi) consiste na união da veia gástrica esquerda à veia cava inferior por um pequeno segmento de veia safena autógena. O procedimento não é muito realizado, talvez em razão de sua complexidade técnica.

As derivações seletivas tendem a se tornar menos seletivas ao longo de vários anos à medida que novas colaterais se desenvolvem entre as regiões de alta e baixa pressões no sistema porta. Isso é acompanhado por redução gradual da pressão porta (medida por WHVP) e evolução do procedimento para uma versão da derivação total laterolateral. O aumento pós-operatório no tamanho das pequenas tributárias para a veia esplênica distal vindas do pâncreas sugere que esta seja a via pela qual ocorre a perda de seletividade. É possível que isso possa ser evitado mobilizando-se a veia esplênica em todo o trajeto até o hilo (e seccionando esses pequenos vasos) antes de realizar a anastomose esplenorrenal.

B. Escolha da derivação — A seguir, uma abordagem racional para a seleção da derivação.

A derivação esplenorrenal distal é a primeira opção para descompressão portal eletiva. Se houver ascite ou se a anatomia não for favorável, dá-se preferência à derivação portocava terminolateral. As derivações laterolaterais são indicadas para pacientes com ascite grave ou SBC. As derivações mesocaval em H e esplenorrenal central ficam reservadas para situações anatômicas específicas nas quais as cirurgias citadas sejam inadequadas. Derivação terminolateral ou mesocaval em H é indicada para descompressão de emergência.

As derivações portocaval e esplenorrenal distal frequentemente são seguidas por aumento na contagem de plaquetas nos pacientes com hiperesplenismo secundário. Contudo, a resposta é imprevisível e a presença de hiperesplenismo não necessariamente determina o tipo de derivação, já que raramente produz manifestações clínicas. A derivação esplenorrenal central, na qual é realizada esplenectomia, não deve ser preferida a outros tipos de *shunt* somente porque o paciente apresenta baixa contagem de plaquetas.

C. Resultados das derivações portossistêmicas — Mais de 90% das derivações portossistêmicas mantêm-se patentes, e a incidência de recidiva de sangramento de varizes é menor que 10%. A sobrevida média em 5 anos após derivação portocava em pacientes com doença hepática alcoólica é de 45%. Algum grau de encefalopatia ocorre em 15 a 25% dos pacientes. Encefalopatia grave é observada em cerca de 20% dos etilistas após derivação total; sua ocorrência não está relacionada com a gravidade da encefalopatia pré-derivação.

D. Cirurgias de desvascularização

O objetivo da desvascularização é destruir as colaterais venosas que transportam sangue do sistema porta de alta pressão para as veias na submucosa do esôfago.

A cirurgia de Sugiura-Futagawa foi inicialmente descrita em 1973 para ser realizada em dois estágios. No primeiro, procedia-se à toracotomia com secção das colaterais venosas dilatadas entre esôfago e estruturas adjacentes, à secção do esôfago ao nível do diafragma e à reanastomose. No segundo estágio, procedia-se à laparotomia, imediatamente após a toracotomia se o paciente estivesse sangrando ativamente ou 4 a 6 semanas mais tarde nos casos eletivos. Os dois terços superiores do estômago eram desvascularizados e eram realizadas vagotomia seletiva, piloroplastia e esplenectomia nesse segundo estágio da cirurgia.

Mais recentemente, descreveu-se uma cirurgia análoga em um único estágio em muitas séries, realizada por meio de laparotomia e consistindo em esplenectomia, desvascularização de 8 a 10 cm do esôfago distal, desvascularização das curvaturas maior e menor com ligadura das veias gástrica esquerda e gastroepiploica, secção e anastomose terminoterminal do esôfago distal 4 a 5 cm acima da junção gastresofágica (grampeador EEA), piloroplastia e inserção de jejunostomia para nutrição.

Nas séries de casos orientais e ocidentais publicadas entre 1980 e 1999, a mortalidade operatória variou de 0 a 36%, até 80% nos pacientes classificados como Child C, com taxa de ressangramento de varizes variando entre 0 e 37%, de encefalopatia, entre 0 e 22% e de estenose esofágica, entre 2 e 37%. Para pacientes com cirrose e trombose extensa de veia porta, nos quais não é possível realizar derivações portossistêmicas, as cirurgias de desvascularização são alternativas consideráveis.

E. Outras cirurgias

Também foram feitas tentativas de reduzir a pressão porta, reduzindo o influxo esplâncnico por meio de esplenectomia ou ligadura da artéria esplênica. Doenças caracterizadas por esplenomegalia acentuada raramente estão associadas à hipertensão portal como consequência de aumento no fluxo sanguíneo esplênico, que pode atingir níveis de até 1.000 mL/min. Nos pacientes com cirrose, o fluxo sanguíneo esplênico algumas vezes pode aumentar suficientemente a ponto de contribuir de forma significativa para a hipertensão portal. Contudo, na maioria dos casos, esplenectomia ou ligadura da artéria esplênica na cirrose possibilita redução apenas transitória na pressão porta, e mais de metade dos pacientes submetidos a essas cirurgias volta a sangrar. Em alguns trabalhos, sugeriu-se que o tamanho absoluto da artéria esplênica (um índice grosseiro do fluxo esplênico) manteria correlação direta com a efetividade clínica da ligadura desta artéria, sendo predito bom resultado quando o diâmetro da artéria fosse igual ou superior a 1 cm.

Berzigotti A, Garcia-Pagan JC. Prevention of recurrent variceal bleeding. *Dig Liv Dis* 2008;40:337.

Garcia-Tsao G, Bosch J. Management of varices and variceal hemorrhage in cirrhosis. *N Engl J Med* 2010;362:823.

Garcia-Tsao G, Bosch J, Groszmann RJ. Portal hypertension and variceal bleeding: unresolved issues. Summary of an AASLD and EASLD single topic conference. *Hepatology* 2008;47:1764.

Gluud LL et al. Banding ligation versus beta-blockers as primary prophylaxis in esophageal varices: systematic review of randomized trials. *Am J Gastroenterol* 2007;102:2842.

Gonzalez R et al. Combination endoscopic and drug therapy to prevent variceal rebleeding in cirrhosis. *Ann Intern Med* 2008;149:109.

Henderson JM et al. Distal splenorenal shunt versus TIPS for refractory variceal bleeding: a prospective randomized controlled trial. *Gastroenterology* 2006;130:1643.

Masson S et al. Hepatic encephalopathy after transjugular intrahepatic portosystemic shunt insertion: a decade of experience. *QJM* 2008;101:493.

Tripathi D et al. Randomized controlled trial of carvediol versus variceal band ligation for the prevention of the first variceal bleed. *Hepatology* 2009;50:825.

Voros D et al. Long-term results with the modified Sugiura procedure for the management of variceal bleeding: standing the test of time in the treatment of bleeding esophageal varices. *Word J Surg* 2012;36:659.

OBSTRUÇÃO EXTRA-HEPÁTICA DA VEIA PORTA

A obstrução extra-hepática da veia porta é uma das várias causas de hipertensão portal não cirrótica, sendo a fibrose porta não cirrótica uma outra causa comum. Esses quadros são distintos, mas parecem compartilhar diversas características etiológicas e patogênicas, a mais notável sendo a manifestação clínica de hipertensão portal na ausência de disfunção significativa do parênquima hepático.

A trombose idiopática da veia porta (sem doença hepática) é uma causa relativamente comum de hipertensão portal nos países em desenvolvimento, mas é menos prevalente no ocidente. Esse diagnóstico responde pela maioria dos casos de hipertensão portal na infância (80-90%) e por uma proporção menor de casos em adultos. Septicemia neonatal, onfalite, cateterização de veia umbilical para exsanguinotransfusão e desidratação foram referidas como possíveis causas, mas estão implicadas coletivamente em menos de metade dos casos. Entre as causas de trombose da veia porta em adultos, estão tumores hepáticos, cirrose, traumatismo, pancreatite, pseudocisto pancreático, mielofibrose, estados de hipercoagulabilidade (p. ex., deficiência de proteína C) e sepse; em particular, cirrose e/ou carcinoma hepatocelular devem ser considerados em pacientes adultos. Nos adultos, a anticoagulação sistêmica resulta em recanalização portal total em cerca de 38,3% dos casos e em recanalização parcial em 15%.

Embora as manifestações clínicas possam ser retardadas até a vida adulta, 80% dos pacientes com trombose idiopática da veia porta apresentam-se na faixa entre 1 e 6 anos de idade com sangramento de varizes, embora a hemorragia por varizes ectópicas em outros locais no trato gastrintestinal não seja incomum. Cerca de 70% das hemorragias são precedidas por infecção recente na via aérea superior. Algumas dessas crianças são levadas para atendimento médico em razão de esplenomegalia e pancitopenia. A falta de identificação do problema subjacente algumas vezes leva à esplenectomia, resultando em impedimento do uso da veia esplênica para descompressão portal. A ascite é rara, exceto transitoriamente após sangramento. A função hepática está normal ou ligeiramente prejudicada, o que provavelmente explica a baixa incidência de encefalopatia franca. Há aumento da frequência de problemas neuropsiquiátricos, o que pode ser uma forma sutil de encefalopatia.

A denominação biliopatia portal refere-se às anormalidades nos ductos biliares extra-hepáticos, geralmente resultantes de compressão desses ductos por grandes colaterais venosas dilatadas no interior da porta do fígado. Essas alterações resultam em irregularidades acentuadas na parede biliar que podem evoluir para constrição, chegando a icterícia obstrutiva e colangite em alguns casos; há relatos de cirrose biliar secundária. A biliopatia é comumente encontrada em exames de imagem, mas a maioria dos pacientes se mantém livre dos sintomas relacionados.

Como o quadro geral e a função hepática do paciente são bons, a taxa de mortalidade para sangramento massivo súbito é menor do que para outros tipos de hipertensão portal. O diagnóstico pode ser confirmado por imagens em corte transversal ou por angiografia mesentérica direta. A WHVP está normal ou ligeiramente aumentada; a biópsia hepática é normal ou revela fibrose periportal leve a moderada.

Episódios de sangramento em crianças com menos de 8 anos de idade geralmente são autolimitados e muitas vezes não requerem escleroterapia endoscópica, administração de vasopressina ou tamponamento com balão. Não obstante, mesmo quando essas intervenções são necessárias, os episódios de sangramento são autolimitados e raramente fatais e, em consequência, poucas vezes há indicação de cirurgia de emergência.

A veia porta trombosada não serve para procedimentos de derivação. As derivações cavomesentéricas são ideais para crianças menores cujos vasos são pequenos. Nas maiores, o tratamento deve ser iniciado com escleroterapia; se não houver controle do sangramento, dá-se preferência à derivação esplenorrenal distal. A esplenectomia isolada não tem efeito permanente e sacrifica a veia esplênica, que pode ser necessária mais tarde em cirurgia de derivação. Em crianças menores, as derivações têm taxa elevada de trombose espontânea e devem ser evitadas até os 8 a 10 anos de idade, quando os vasos já têm calibre maior. Mesmo assim, utilizando técnica precisa, alguns cirurgiões obtiveram altas taxas de patência da anastomose em crianças muito pequenas. Encefalopatia e disfunção hepática muitos anos após derivação total podem ser melhoradas com a conversão a derivação seletiva.

Para essa doença, nunca se indica esplenectomia isolada, seja para hiperesplenismo ou na tentativa de reduzir a pressão porta, porque a taxa de ressangramento é de 90% e a sepse fatal pós-esplenectomia não é incomum. Se não for possível instalar uma derivação adequada, a melhor estratégia é a conduta expectante. Episódios repetidos de sangramento intenso devem ser tratados com esclerose transendoscópica. A esofagogastrectomia com interposição de colo pode ser efetiva, mas deve ser considerada como último recurso.

> Hall TC et al. Management of acute non-cirrhotic and non-malignant portal vein thrombosis: a systematic review. *World J Surg* 2011;35:2510.
> Madhu K et al. Non-cirrhotic intrahepatic portal hypertension. *Gut* 2008;57:1529.

TROMBOSE DA VEIA ESPLÊNICA

A trombose isolada da veia esplênica é uma causa rara de sangramento de varizes que pode ser curada com esplenectomia. O sangue venoso esplênico, bloqueado no seu curso normal, flui pelos vasos gástricos curtos até o fundo gástrico e desse local para a veia gástrica esquerda e para o fígado. Esse fenômeno é denominado hipertensão portal esquerda (ou sinistra). À medida que o sangue atravessa o estômago, são produzidas grandes varizes que podem se romper e sangrar. Caracteristicamente, o padrão de colaterais não envolve o esôfago, e, portanto, as varizes esofágicas são raras.

As principais causas dessa síndrome são pancreatite, pseudocisto pancreático, neoplasia e traumatismo. A incidência média de trombose de veia esplênica associada à pancreatite crônica e aguda foi estimada em 12,4 e 22,6%, respectivamente, com taxa global de sangramento de 12,3%. Há esplenomegalia em dois terços dos pacientes. O diagnóstico pode ser feito com arteriografia seletiva esplênica com contraste da fase venosa, mas hoje é mais comumente feito com exame de TC com imageamento de fase portal. A esplenectomia é curativa. Muitos casos de trombose de veia esplênica não são acompanhados por sangramento de varizes e, nesses casos, não há necessidade de tratamento. O tratamento de sangramento agudo de varizes gástricas geralmente é endoscópico, e a obturação de varizes com cola tecidual por via endoscópica parece ser superior à ligadura por banda elástica ou à escleroterapia.

> Butler JR et al. Natural history of pancreatitis-induced splenic vein thrombosis: a systematic review and meta-analysis of its incidence and rate of gastrintestinal bleeding. *HPB* 2011;13:1477.
>
> Strasberg SM et al. Pattern of venous collateral development after splenic vein occlusion in an extended Whipple procedure: comparison with collateral vein pattern in cases of sinistral portal hypertension. *J Gastrointest Surg* 2011;15:2070.

SÍNDROME DE BUDD-CHIARI

A SBC é um distúrbio raro causado por obstrução do fluxo venoso de saída do fígado, que pode ocorrer em diversos níveis, desde as pequenas tributárias hepáticas no interior do parênquima, passando pelos grandes troncos venosos hepáticos para a veia cava inferior, até o nível do átrio direito. A prevalência da SBC foi estimada em 1:100.000, e a maior série de casos publicada refere-se a 237 pacientes tratados em 4 centros nos Estados Unidos, na Holanda e na França, entre 1984 e 2001. A maioria dos casos é causada por trombose espontânea das veias supra-hepáticas, frequentemente associada a distúrbios mieloproliferativos (policitemia vera, trombocitose essencial) ou ao uso de contraceptivos orais. Outros quadros frequentemente associados são as mutações para fator V de Leiden e do gene do fator II. Outros fatores predisponentes são deficiências das proteínas C e S, síndrome do anticorpo antifosfolipídeo, deficiência de antitrombina III, hemoglobinúria paroxística noturna, síndrome de Behçet e traumatismo. Alguns pacientes apresentam-se com estenose membranosa idiopática da veia cava inferior entre as veias hepáticas e o átrio direito, geralmente associada à trombose secundária das veias hepáticas; esse quadro parece ser mais comum na Ásia do que nos países ocidentais. Muitos pacientes com SBC são HBsAg-positivos, e outros apresentam câncer (p. ex., carcinoma hepatocelular). Já se supôs que membranas na veia cava fossem congênitas, mas evidências mais recentes sugerem que sejam consequência da formação do trombo. A SBC primária tem origem na luz de veias ou vênulas hepáticas e a obstrução é causada por trombose, membranas ou endoflebite. Por outro lado, a SBC secundária é causada por compressão extrínseca do fluxo venoso de saída, geralmente relacionada com neoplasia ou com abscesso.

Doença veno-oclusiva e hepatopatia congestiva são duas condições que podem causar obstrução do efluxo venoso hepático e, embora o quadro clínico de ambas possa ser indistinguível do quadro da SBC, elas diferem no nível de obstrução e nos fatores predisponentes. A doença veno-oclusiva é um problema que afeta os sinusoides e as vênulas terminais, enquanto a hepatopatia congestiva reflete um problema cardíaco.

A obstrução pós-hepática (pós-sinusoidal) eleva a pressão sinusoidal, que é transmitida no sentido proximal e causa hipertensão portal. Como o parênquima se encontra relativamente livre de fibrose, a filtração pelos sinusoides e a formação de linfa hepática aumentam muito, produzindo ascite acentuada.

Os sintomas geralmente se instalam com pródromo discreto consistindo em dor vaga no quadrante superior direito do abdome, distensão pós-prandial e anorexia. Após semanas ou meses, o quadro passa a ser mais florido com ascite evidente, hepatomegalia e insuficiência hepática. Nessa fase, a AST geralmente está muito aumentada, a bilirrubina sérica, ligeiramente elevada e a fosfatase alcalina, inconsistentemente anormal.

Exceto em pacientes com obstrução da veia cava por membrana, os exames de imagem do fígado (TC ou RM) geralmente revelam evidente anormalidade de perfusão em grande parte do fígado, exceto por uma pequena área central que representa o lobo caudado, cujo fluxo venoso de saída é poupado (drena diretamente para a veia cava por meio de múltiplas pequenas tributárias). A TC revela concentração do meio de contraste intravenoso na periferia do fígado; veias hepáticas patentes não podem ser visualizadas na ultrassonografia. Na radiografia do tórax de pacientes com obstrução caval, é possível visualizar uma veia ázigo aumentada de tamanho. A biópsia hepática revela veias centrais e sinusoides grosseiramente dilatados, necrose pericentral e substituição de hepatócitos por hemácias. A fibrose centrolobular ocorre tardiamente. O diagnóstico clínico deve ser confirmado por flebografia, que irá mostrar as veias hepáticas obstruídas, em geral com deformidade de seus orifícios em formato de bico. A veia cava inferior deve ser contrastada para verificar sua patência, pré-requisito para o sucesso da derivação portocava. Antigamente, utilizava-se flebografia direta, mas hoje as informações necessárias podem ser obtidas com métodos não invasivos, como angio-TC ou angio-RM. As radiografias podem mostrar compressão da cava intra-hepática pelo fígado congesto.

O tratamento da SBC é baseado em consenso de especialistas, dada sua baixa incidência. Recomenda-se anticoagulação se houver trombose recente ou de longa duração a fim de permitir a recanalização dos vasos ou de evitar a propagação do trombo venoso. Para a condução da ascite e o tratamento ou prevenção da hipertensão portal e de hemorragia de varizes, empregam-se os mesmos algoritmos utilizados para os pacientes cirróticos. Sugeriu-se o uso de abordagens cirúrgicas ou radiológicas para reduzir a pressão sinusoidal que atualmente são consideradas apropriadas apenas para pacientes sintomáticos que não melhoram com tratamento clínico. Nos últimos anos, com o desenvolvimento das técnicas de radiologia intervencionista utilizando trombólise e angioplastia, passou a ser possível inserir TIPS em pacientes selecionados com trombose recente ou com estenose de curta extensão da veia cava inferior ou de veias hepáticas com bons resultados. As derivações portossistêmicas cirúrgicas são consideradas efetivas para alívio de hipertensão sinusoidal com potencial para reverter necrose hepática e prevenir a ocorrência de cirrose.

A obstrução focal da cava supra-hepática por membrana pode ser tratada com excisão da lesão com ou sem angioplastia com *patch*. Alguns casos podem ser conduzidos sem cirurgia, por meio de dilatação da estenose com balão transluminal percutâneo. A obstrução da veia cava inferior por trombose ou por compressão pelo fígado requer derivação mesoatrial utilizando enxerto de prótese vascular. Como a incidência de trombose do enxerto é relativamente alta, é aconselhável realizar derivação portocava laterolateral em segundo estágio alguns meses após a descompressão hepática obtida com o *shunt* mesoatrial nos pacientes com trombose de veia hepática cuja veia cava tenha sido originalmente bloqueada pelo fígado congesto. É comum o desenvolvimento de carcinoma hepatocelular nos pacientes com obstrução de veia cava por membrana. Os resultados pós-operatórios são excelentes nos pacientes sem neoplasia maligna.

Há indicação de transplante de fígado quando o tratamento clínico e as derivações portossistêmicas fracassarem em pacientes com insuficiência hepática progressiva, seja por cirrose ou como parte de síndrome aguda. As taxas de sobrevida em 1, 5 e 10 anos com transplante são 76, 71 e 68%, respectivamente, e o risco de carcinoma hepatocelular tardio é eliminado.

> Bittencourt PL et al. Portal vein thrombosis and Budd-Chiari syndrome. *Hematol Oncol Clin North Am* 2011;25:1049.
> Garcia-Pagan JC et al. TIPS for Budd-Chiari syndrome: long-term results and prognostic factors in 124 patients. *Gastroenterology* 2008;135:808.
> Horton JD, San Miguel FL, Ortiz JA. Budd-Chiari syndrome: illustrated review of current management. *Liver Int* 2008;28:455.
> Patil P et al. Spectrum of imaging in Budd-Chiari syndrome. *J Med Imaging Radiat Oncol* 2012;569:75.

ASCITE

A ascite é uma manifestação comum de doença hepática crônica e resulta de hipertensão sinusoidal como alteração fisiopatológica específica. Na doença hepática, a ascite resulta de: (1) aumento na formação de linfa hepática (em razão da hipertensão sinusoidal); (2) aumento na formação de linfa esplâncnica (por vasodilatação esplâncnica); (3) hipoalbuminemia; e (4) retenção de sal e água pelos rins. Antes de iniciar o tratamento, deve-se realizar paracentese e avaliação de líquidos para os seguintes exames. (1) Cultura e contagem de leucócitos – a peritonite bacteriana espontânea é comum e pode ser clinicamente silenciosa. Uma contagem de leucócitos acima de 250/μL é altamente sugestiva de infecção. (2) Dosagem de lactato desidrogenase (LDH) – relação entre LDH no líquido ascítico e no soro acima de 0,6 sugere câncer ou infecção. (3) Amilase sérica – nível alto sugere doença pancreática. (4) Albumina – a relação entre albumina sérica e no líquido ascítico deve estar acima de 1,1 na doença hepática e abaixo de 1,1 na ascite maligna. (5) Citologia – pertinente apenas nos pacientes com diagnóstico ou suspeita de câncer.

A ascite de origem não hepática ocorre em caso de insuficiência cardíaca congestiva, extravasamento quiloso, carcinomatose peritoneal, infecções como tuberculose, coccidioidomicose e clamídia, e algumas doenças autoimunes envolvendo tecido conectivo, como o lúpus eritematoso sistêmico. O tratamento da ascite nesses contextos específicos depende da causa subjacente e não será discutido neste capítulo.

▶ Tratamento clínico

De forma geral, a intensidade do tratamento clínico necessário para controlar a ascite pode ser estimada pelo débito urinário de Na^+ pré-tratamento em 24 horas, como segue: débito de Na^+ abaixo de 5 mEq/24 h requer diuréticos fortes; 5 a 25 mEq/24 h, diuréticos leves; e acima de 25 mEq/24 h, não há indicação de diurético. O tratamento inicial geralmente é feito com espironolactona, 200 mg/dia. O objetivo é produzir perda ponderal de 0,5 a 0,75 kg/dia, exceto nos pacientes com edema periférico que são capazes de mobilizar volume com maior rapidez. Se a espironolactona não for suficiente, outro medicamento, como a furosemida, deve ser adicionado. Um diurético de alça (p. ex., furosemida, ácido etacrínico) só deve ser administrado em associação a um diurético com ação distal (p. ex., espironolactona, trianereno). Alternativamente, as ascites massivas podem ser tratadas com uma ou mais paracenteses de grande volume (p. ex., 5 litros); essa conduta frequentemente é acompanhada por infusão intravenosa de albumina, embora seus benefícios continuem sendo controversos. Deve-se ter cautela nos pacientes com evidências de disfunção renal, uma vez que a retirada agressiva de volume pode resultar em insuficiência renal. Deve-se manter monitoramento dos eletrólitos séricos. Como a evolução com ascite na cirrose é resultado da retenção de sódio, a dieta com restrição de sal é um dos alicerces do tratamento. Uma dieta típica norte-americana contém 4 a 6 g de sódio por dia. Os pacientes devem ser orientados a consumir no máximo 2 g de sódio por dia. A restrição hídrica só está indicada nos pacientes com hiponatremia grave, mas todos devem evitar consumir líquidos em excesso.

▶ Tratamento cirúrgico

A. Derivação portocava

A história de ascite que tenha sido fácil de controlar não influencia a escolha de cirurgia de derivação com o objetivo de tratar sangramento de varizes. Contudo, em casos nos quais a ascite tenha sido grave, deve-se considerar a indicação de derivação laterolateral (p. ex., portocava, mesocaval em H, esplenorrenal central laterolaterais), já que esse tipo reduz a pressão sinusoidal, assim como a pressão venosa esplâncnica. Raramente, indica-se derivação portocava laterolateral apenas para tratar ascite (p. ex., nos pacientes em que diversos *shunts* de LeVeen tenham sofrido trombose), embora a incidência de encefalopatia pós-operatória grave seja alta nessas circunstâncias. A TIPS é outra intervenção efetiva para casos de ascite refratária e, provavelmente, é uma opção melhor do que paracenteses repetidas nos pacientes com avaliação de risco favorável, embora haja risco associado de encefalopatia hepática.

B. Derivação peritônio-jugular (*shunt* de LeVeen, *shunt* Denver)

A ascite refratária pode ser tratada com *shunt* de LeVeen – um cateter de Silastic subcutâneo que transporta líquido ascítico da cavidade peritoneal para a veia jugular. Uma pequena válvula unidirecional sensível ao gradiente de pressão de 3 a 5 cm H_2O evita fluxo retrógrado de sangue. Uma modificação denominada *shunt* Denver contém uma pequena câmara que pode ser utilizada como bomba para limpar o acesso por meio de pressão externa. Na prática, os *shunts* Denver obstruem mais frequentemente do que os *shunts* de LeVeen.

Nos pacientes com ascite causada por cirrose, o uso do *shunt* de LeVeen deve ser restrito aos que não tenham respondido a altas doses de diuréticos (p. ex., 400 mg de espironolactona e 400 mg de furosemida por dia) ou que repetidamente tenham desenvolvido encefalopatia ou azotemia durante o tratamento com diurético.

Derivações peritônio-venosas também podem ser utilizadas para a ascite associada ao câncer. Os melhores resultados são obtidos nos pacientes cuja ascite não contenha células malignas. O *shunt* de LeVeen é benéfico na SBC, mas ineficaz para ascite quilosa. Como a incidência de complicações e de trombose precoce do *shunt* é alta, o *shunt* de LeVeen é relativamente contraindicado quando o líquido ascítico evidentemente contém sangue, muitas células malignas ou concentração alta de proteínas (> 4,5 g/dL). A incidência de embolização tumoral é baixa (5%).

O líquido ascítico deve ser cultivado poucos dias antes da inserção do *shunt*. Deve-se administrar cobertura antimicrobiana para o procedimento. A cirurgia pode ser feita com anestesia local.

No pós-operatório, o paciente deve usar faixa abdominal e ser instruído a realizar exercícios respiratórios contra uma leve pressão, a fim de aumentar a pressão abdominal e o fluxo pelo *shunt*. Não deve ser feita restrição de sal. O *shunt* de LeVeen funcional isoladamente não é capaz de eliminar a ascite em sua totalidade, mas melhora os sintomas relacionados com a distensão e torna o paciente muito mais responsivo aos diuréticos. Portanto, há indicação para administrar furosemida no pós-operatório.

Em média, o paciente deve perder 10 kg nos primeiros 10 dias após a cirurgia e, por fim, o abdome deve voltar à sua configuração normal. O estado nutritivo e o nível sérico de albumina frequentemente melhoram após a cirurgia. A excreção urinária de sódio aumenta rapidamente e a função renal melhora nos pacientes com síndrome hepatorrenal. Complicações graves e óbitos são mais comuns nos pacientes com síndrome hepatorrenal avançada ou com nível sérico de bilirrubina acima de 4 mg/dL. Embora alguns pacientes eventualmente sangrem por suas varizes após a inserção do *shunt* de LeVeen, o *shunt*, por si, não aumenta o risco de sangramento e, na verdade, reduz a pressão porta. Assim, um episódio prévio de sangramento de varizes não contraindica esse procedimento. A coagulação intravascular disseminada (manifestada por aumento dos produtos da lise de fibrina, redução na contagem de plaquetas, etc.) ocorre em mais de metade dos casos, mas é clinicamente relevante em poucos. A frequência e a gravidade da coagulação intravascular disseminada podem ser reduzidas com esvaziamento da maior parte do líquido ascítico abdominal durante a cirurgia e sua substituição parcial por solução de Ringer lactato. É possível haver septicemia letal se o líquido ascítico estiver infectado durante a inserção do *shunt*. Em cerca de 10% dos casos, a válvula sofre trombose e deve ser substituída.

Nos pacientes com cirrose e ascite, é possível haver hidrotórax, geralmente do lado direito. O líquido chega ao tórax através de aberturas diminutas na porção membranosa do diafragma, uma via que pode ser demonstrada aspirando-se o líquido torácico, injetando-se coloide marcado com tecnécio ^{99m}Tc no líquido ascítico e observando-se o rápido acúmulo do marcador no tórax. O tratamento consiste em derivação peritônio-venosa e injeção de agente esclerosante na cavidade pleural depois de seca. Se o derrame persistir, é possível o fechamento cirúrgico com toracotomia.

> Fede G et al. Renal failure and cirrhosis: a systematic review of mortality and prognosis. *J Hepatol* 2012;56:810.
> Gines P et al. Management of critically-ill cirrhotic patients. *J Hepatol* 2012;56 suppl 1:S13-S24.
> Gordon FD. Ascites. *Clin Liver Dis* 2012;16:285.
> White MA et al. Denver peritoneovenous shunts for the management of malignant ascites: a review of the literature in the post LeVeen era. *Am Surg* 2011;77:1070.

ENCEFALOPATIA HEPÁTICA

Anormalidades do sistema nervoso central podem ser encontradas nos pacientes com doença hepática crônica e são especialmente prováveis após derivações portocava. Encefalopatia portossistêmica, intoxicação por amônia, coma hepático e intoxicação por carne são termos mais antigos utilizados para fazer referência a esse quadro. As manifestações variam de letargia até coma – de alterações mínimas na personalidade até psicose – com asterixe até paraplegia. Hipotermia e hiperventilação podem preceder o coma. As alterações podem ser muito sutis e detectáveis apenas com o uso de testes neuropsicológicos ou neurofisiológicos.

▶ Patogênese

A encefalopatia hepática é uma neuropatia metabólica reversível que resulta da ação de substâncias químicas absorvidas pelo trato digestivo sobre o encéfalo. A maior exposição do encéfalo a esses agentes é resultado da redução do metabolismo hepático em razão de cirrose ou de *shunts*, espontâneos ou cirúrgicos, de sangue venoso portal, que deixa de passar pelo fígado, ou de aumento da permeabilidade da barreira hematencefálica. Os agentes químicos responsáveis pela encefalopatia formam-se a partir da ação de colônias de bactérias sobre proteínas do intestino. Entre os possíveis fatores agravantes estão hemorragia gastrintestinal, constipação, azotemia, alcalose hipopotassêmica, infecção, excesso de proteínas na dieta e sedativos (Tab. 24-7).

Tabela 24-7 Fatores que contribuem para a encefalopatia

A. Aumento nos níveis sistêmicos de toxinas
1. Extensão da derivação portossistêmica
2. Disfunção hepática
3. Carga proteica intestinal
4. Flora intestinal
5. Azotemia
6. Constipação

B. Aumento da sensibilidade do sistema nervoso central
1. Idade do paciente
2. Hipopotassemia
3. Alcalose
4. Diuréticos
5. Sedativos, narcóticos, tranquilizantes
6. Infecção
7. Hipóxia, hipoglicemia, mixedema

Quatro mediadores químicos dessa síndrome têm atraído mais atenção atualmente. O edema cerebral de baixo grau parece ser um componente importante no processo fisiopatológico.

A. Neurotransmissores de aminoácidos

O ácido γ-aminobutírico (GABA, do inglês *gamma-aminobutyric acid*), o principal neurotransmissor inibidor no encéfalo, produz um estado semelhante ao observado na encefalopatia hepática quando administrado de maneira experimental. Normalmente, é sintetizado no encéfalo e por bactérias no interior do colo; o GABA do trato gastrintestinal normalmente é degradado no fígado e encontrado em níveis aumentados no soro dos pacientes com encefalopatia hepática. A passagem do GABA pela barreira hematencefálica é maior na encefalopatia hepática. Experimentos também indicam maior número de receptores do GABA na encefalopatia e aumento do tônus GABAérgico, talvez em razão de um ligante agonista do receptor benzodiazepínico sobre o complexo receptor (receptor GABA/benzodiazepínico), e o medicamento flumazenil mostrou-se promissor em ensaios preliminares.

B. Amônia

A amônia é produzida no colo do intestino por bactérias e absorvida e transportada pelo sistema venoso portal ao fígado, onde é extraída e convertida à glutamina. A concentração de amônia está aumentada no sangue arterial e no líquido cerebrospinal dos pacientes com encefalopatia hepática, e a administração experimental de amônia produz sintomas no sistema nervoso central.

C. Neurotransmissores falsos

De acordo com essa teoria, os neurônios cerebrais ficariam depletados dos seus neurotransmissores normais (noradrenalina e dopamina), que seriam parcialmente substituídos por neurotransmissores falsos (octopamina e feniletanolamina). O resultado seria a inibição da função neural. Os níveis séricos dos aminoácidos de cadeia ramificada (leucina, isoleucina e valina) estão reduzidos, e os dos aminoácidos aromáticos (triptofano, fenilalanina e tirosina) estão aumentados nos pacientes com encefalopatia hepática. Como essas duas classes de aminoácidos competem pelo transporte através da barreira hematencefálica, os aminoácidos aromáticos passam a ter maior acesso ao sistema nervoso central, onde servem como precursores dos neurotransmissores falsos. Os ensaios com suplementos de aminoácidos de cadeia ramificada produziram resultados conflitantes.

D. Neurotoxinas sinérgicas

Essa teoria postula que amônia, mercaptanos e ácidos graxos – nenhum dos quais acumula-se no encéfalo em quantidade capaz de produzir encefalopatia – teriam efeitos sinérgicos que seriam responsáveis por toda a síndrome nos pacientes com doença hepática.

▶ Prevenção

A encefalopatia é um dos principais efeitos colaterais das derivações portocava e, até certo ponto, é previsível. Os idosos são consideravelmente mais suscetíveis. Os pacientes com doença hepática alcoólica evoluem melhor do que aqueles com cirrose pós-necrótica ou criptogênica, aparentemente pela progressão invariável da disfunção hepática na última. A função hepática preservada protege contra a encefalopatia. Se o fígado tiver se adaptado ao desvio total ou quase total do sangue portal antes da cirurgia, o *shunt* cirúrgico terá menos probabilidade de deprimir a função hepática. Por exemplo, os pacientes com trombose da veia porta (desvio total e função hepática normal) raramente apresentam encefalopatia após derivação portossistêmica. A encefalopatia é menos comum após *shunt* esplenorrenal distal (Warren) do que após outros tipos de *shunt*.

O aumento das proteínas no intestino, seja de origem na dieta ou por sangramento intestinal, agrava a encefalopatia por prover mais substrato às bactérias intestinais. A constipação dá mais tempo para a ação das bactérias colônicas sobre o conteúdo intestinal. A azotemia resulta em maiores concentrações de ureia no sangue, que se difunde aos intestinos, é convertida a amônia, e é reabsorvida. Hipopotassemia e alcalose metabólica agravam a encefalopatia, com desvio da amônia do compartimento extracelular para o intracelular, onde ocorre sua ação tóxica.

▶ Exames laboratoriais

Os níveis arteriais de amônia geralmente estão altos, embora certamente a encefalopatia possa estar presente com níveis normais de amônia. Níveis altos de glutamina no líquido cerebrospinal ajudam a distinguir a encefalopatia de outras causas de coma. O eletrencefalograma é mais sensível do que a avaliação clínica para detecção de um quadro clínico menos evidente. As alterações são inespecíficas e consistem em frequências médias mais lentas. Exames relacionados em momentos diferentes podem ser comparados para avaliar os efeitos do tratamento.

▶ Tratamento

A encefalopatia aguda é tratada com controle dos fatores desencadeantes, suspensão da ingestão de proteínas com a dieta, limpeza intestinal com purgativos e enemas, e administração de antimicrobiano (neomicina ou ampicilina) ou de lactulose. A neomicina pode ser administrada por via oral ou por sonda gástrica (2 a 4 vezes ao dia) ou na forma de enema (solução a 1%, 1 a 2 vezes ao dia). No mínimo 1.600 kcal de carboidratos devem ser fornecidas diariamente, junto com quantidades terapêuticas de vitaminas. O volume sanguíneo deve ser mantido para evitar azotemia pré-renal. Depois que o paciente tiver respondido ao tratamento inicial, pode-se reiniciar o aporte de proteínas com a dieta, na ordem de 20 g/dia com aumento de 10 a 20 g a cada 2 a 5 dias, de acordo com a tolerância.

A encefalopatia crônica é tratada com dieta restritiva de proteínas, medidas para evitar constipação, e eliminação de sedativos, diuréticos e tranquilizantes. Para evitar depleção de proteínas, a ingesta não deve ser cronicamente reduzida abaixo de 50 g/dia. As proteínas vegetais são mais bem toleradas que as proteínas animais. A lactulose, um dissacarídeo não modificado pelas enzimas intestinais, é o medicamento preferencial para controle em longo prazo. Quando administrada por via oral (20-30 g, 3 ou 4 vezes ao dia), alcança o colo, onde estimula o anabolismo bacteriano (o que aumenta o consumo de amônia) e inibe as enzimas bacterianas (o que reduz a produção de toxinas nitrogenadas). Seus efeitos independem do pH do colo. Um composto comercializado fora dos Estados Unidos, o lactitol (β-galactosídeo sorbitol), também é efetivo e parece agir mais rapidamente. Na forma de pó, é mais fácil de usar do que a lactulose líquida. Cursos intermitentes de neomicina ou de metronidazol podem ser administrados, caso a terapia com lactulose e as medidas preventivas sejam insuficientes.

> Haussinger D, Schliess F. Pathogenetic mechanisms of hepatic encephalopathy. *Gut* 2008;57:1156.
> Khungar V, Poordad F. Hepatic encephalopathy 2012. *Clin Liver Dis* 2012;16:301.

ABSCESSO HEPÁTICO

O abscesso hepático pode ser bacteriano, parasitário ou fúngico. Nos Estados Unidos, os abscessos hepáticos piogênicos são os mais comuns, seguidos pelos amebianos (ver Cap. 8). Exceto quando indicado, as observações desta seção farão referência aos abscessos bacterianos.

Os casos estão divididos quase igualmente entre abscesso único e múltiplos abscessos. Cerca de 90% dos abscessos do lobo direito são solitários, contra apenas 10% dos abscessos do lobo esquerdo.

Na maioria dos casos, o abscesso hepático segue-se a um processo supurativo no organismo. Muitos são causados por disseminação direta a partir de infecção biliar, como empiema da vesícula biliar ou colangite prolongada. Infecções abdominais, como apendicite ou diverticulite, podem disseminar pela veia porta e envolver o fígado com formação de abscesso. Cerca de 40% dos pacientes apresentam câncer subjacente. Outros casos desenvolvem-se após sepse generalizada por endocardite bacteriana, infecção renal ou pneumonite. Em 25% dos casos, não é possível comprovar infecção antecedente (abscesso criptogênico). Entre as causas mais raras, estão infecção bacteriana secundária de abscesso amebiano, cisto hidático ou cisto hepático congênito.

Na maioria dos casos, o microrganismo tem origem entérica. *Escherichia coli*, *Klebsiella pneumoniae*, bacteroides, enterococos (p. ex., *Streptococcus faecalis*), estreptococos anaeróbios (p. ex., *Peptostreptococcus*) e estreptococos microaerofílicos são os mais comuns. Estafilococos, estreptococos hemolíticos ou outros microrganismos gram-positivos geralmente são encontrados quando a infecção primária é endocardite bacteriana ou pneumonia.

▶ Manifestações clínicas

A. Sinais e sintomas

Quando o abscesso hepático ocorre no curso de outra infecção intra-abdominal, como a diverticulite, ele é acompanhado por toxemia crescente, febre alta, icterícia e quadro geral de deterioração clínica. Podem ocorrer dor no quadrante superior direito e calafrios.

Nos demais casos, o diagnóstico é menos evidente, já que a doença evolui de forma insidiosa em indivíduo previamente sadio. Nestes, os primeiros sintomas geralmente são mal-estar e fadiga, seguidos por febre após algumas semanas. Em cerca de metade dos casos, o paciente queixa-se de dor epigástrica ou no quadrante superior direito. A dor pode agravar-se com movimentos ou ser referida ao ombro direito.

A evolução da febre frequentemente é errática, e picos de 40 a 41°C são comuns. O fígado geralmente está aumentado e pode estar doloroso à palpação. Se a sensibilidade dolorosa for intensa, o quadro pode ser confundido com colecistite.

Nos abscessos solitários, não é comum haver icterícia, a não ser que o estado do paciente esteja piorando. A icterícia é frequente nos pacientes com abscessos múltiplos e doença primária da árvore biliar e, geralmente, é sinal de mau prognóstico.

B. Exames laboratoriais

Na maioria dos casos, encontra-se leucocitose geralmente acima de 15.000/μL. Pode-se não ser observada leucocitose em uma pequena porcentagem dos pacientes, em geral os mais gravemente enfermos. A maioria tem anemia. O hematócrito médio é 33%.

A bilirrubina sérica geralmente está normal, exceto nos pacientes com abscessos múltiplos ou obstrução biliar ou, ainda, nos casos que evoluem com insuficiência hepática. A fosfatase alcalina frequentemente está aumentada, mesmo quando a bilirrubina está normal.

C. Exames de imagem

Alterações radiográficas no pulmão direito estão presentes em cerca de um terço dos casos e consistem em atelectasia basal ou derrame pleural. O diafragma do lado direito pode estar elevado e com sua mobilidade comprometida em relação ao lado esquerdo.

As radiografias simples do abdome geralmente são normais ou revelam apenas hepatomegalia. Em alguns poucos pacientes, observa-se nível hidroaéreo na região do fígado, o que revela a presença e a localização do abscesso. Nos abscessos volumosos envolvendo o lobo esquerdo, é possível identificar distorção do contorno do estômago nas imagens seriadas do trato gastrintestinal superior.

A ultrassonografia e a TC são os exames mais úteis para o diagnóstico, fornecendo informações precisas sobre presença, dimensões e localização dos abscessos no fígado. A TC tem como vantagem adicional ser capaz de demonstrar abscessos ou neoplasias em outros locais do abdome. A cintilografia hepática é capaz de demonstrar a maioria dos abscessos hepáticos, mas é inespecífica, fornece poucas informações úteis adicionais e, portanto, não é recomendada.

▶ Diagnóstico diferencial

Em muitos casos, os achados iniciais podem ser tão vagos que a possibilidade de abscesso hepático nem chega a ser considerada. As outras causas de mal-estar, perda de peso e anemia entram no diagnóstico diferencial. Em caso de picos febris, devem ser consideradas todas as causas de febre de origem obscura. A desconsideração da hipótese de abscesso hepático e a não solicitação dos exames necessários causam a maioria dos erros no diagnóstico.

Uma vez que os exames de imagem tenham comprovado o abscesso, o agente responsável deve ser identificado. A possibilidade de amebíase deve ser considerada nos abscessos solitários. Em comparação com os abscessos amebianos, os abscessos piogênicos hepáticos são encontrados com maior frequência em pacientes com mais de 50 anos de idade e estão associados a icterícia, prurido, sepse, massa palpável e elevação da bilirrubina e da fosfatase alcalina. Os pacientes com abscesso amebiano com frequência estiveram em área endêmica e apresentam-se com dor e sensibilidade à palpação do abdome, diarreia, hepatomegalia e exames sorológicos positivos para amebíase.

▶ Complicações

A disseminação intra-hepática de infecção pode criar múltiplos abscessos adicionais, o que é responsável por alguns fracassos terapêuticos de abscesso aparentemente solitário. À medida que o abscesso não tratado se expande, é possível que haja ruptura para a pleura ou para a cavidade abdominal, geralmente com resultados catastróficos. Septicemia e choque séptico são complicações terminais comuns da infecção hepática difusa. Além de sepse não controlada, é possível haver insuficiência hepática que pode predominar sobre os sinais da infecção.

A hemobilia pode seguir-se ao sangramento de uma parede vascular para o interior da cavidade do abscesso. Nesse caso, talvez haja necessidade de embolização ou ligadura para controlar o sangramento.

▶ Tratamento

A terapia antimicrobiana deve ser iniciada imediatamente. A cobertura inicial, antes que estejam disponíveis os resultados da cultura, deve incluir *E. coli*, *K. pneumoniae*, bacteroides, enterococos e estreptococos anaeróbios e, consequentemente, em geral inclui aminoglicosídeo, clindamicina ou metronidazol, e ampicilina. O esquema pode ser modificado mais tarde de acordo com o resultado das culturas.

Cerca de 80% ou mais dos pacientes com abscesso hepático são adequadamente tratados com drenagem por cateter percutâneo sob direcionamento com ultrassonografia ou TC. Independentemente de o paciente ter abscesso único ou múltiplos abscessos, em geral esse é o procedimento terapêutico inicial mais indicado. Os cateteres podem ser retirados em 1 a 2 semanas, depois que o débito reduzir e deixar de ser purulento.

Em cerca de 40% dos casos, os cateteres deixam de drenar suficientemente após a instalação inicial e devem ser reposicionados. A principal vantagem da drenagem percutânea em comparação com a drenagem aberta é morbidade mais baixa, mas não necessariamente mortalidade mais baixa. É mais fácil intervir pela drenagem cirúrgica, e, assim, quando houver dificuldades com a drenagem percutânea, deve-se proceder imediatamente à laparotomia. A intervenção cirúrgica costuma ser mais necessária nos casos de coleções múltiplas e loculadas ou quando a cavidade do abscesso contém grande quantidade de debris necróticos. Nesses casos, o desbridamento aberto deve ser considerado precocemente. De modo semelhante, indica-se intervenção cirúrgica nos pacientes que estejam gravemente enfermos (escore APACHE II ≥ 15). Raramente, os abscessos múltiplos ficam restritos a um único lobo para que possam ser curados com lobectomia. A obstrução biliar ou outras causas de sepse também dever ser corrigidas.

▶ Prognóstico

A taxa de mortalidade global de 15% está mais relacionada com a doença subjacente do que com qualquer outro fator. A taxa de mortalidade chega a 40% nos pacientes com doença maligna. Derrame pleural, leucocitose acima de 20.000/μL, hipoalbuminemia e infecção polimicrobiana mantêm correlação com mau prognóstico. Nos Estados Unidos, a variável abscesso único ou múltiplos abscessos não interfere mais na sobrevida, mas em locais onde a doença biliar benigna continua a ser uma das principais causas dessa doença, a ocorrência de múltiplos abscessos hepáticos está associada a pior prognóstico. A morte é rara nos pacientes com abscesso hepático criptogênico.

Alasaif HS et al. CT appearance of pyogenic abscesses caused by Klebsiella pneumonia. *Radiology* 2011;260:129.
Reid-Lombardo KM et al. Hepatic cysts and liver abscess. *Surg Clin North Am* 2010;90:679.

QUESTÕES DE MÚLTIPLA ESCOLHA

1. Sobre o suprimento sanguíneo do fígado, todas as alternativas estão corretas, exceto:
   A. A veia porta é formada pela confluência das veias esplênica e mesentérica superior, ao nível da segunda vértebra lombar, atrás da cabeça do pâncreas.

B. A artéria hepática comum tem origem no tronco celíaco, ascende pelo ligamento hepatoduodenal e dá origem às artérias gástrica direita, gastroduodenal e hepática própria.
C. No ligamento hepatoduodenal, a veia porta cursa em plano dorsal e levemente medial ao ducto colédoco.
D. Uma artéria hepática direita reposicionada normalmente tem origem na artéria mesentérica inferior e cursa posteriormente e à direita do ducto colédoco no interior da porta do fígado.
E. Uma artéria hepática esquerda reposicionada normalmente tem origem na artéria gástrica esquerda.

2. A classificação de Child-Pugh para avaliar o estado funcional em pacientes com doença hepática não inclui:
   A. Tempo de protrombina.
   B. Albumina sérica.
   C. Encefalopatia.
   D. Sódio sérico.
   E. Bilirrubina sérica.

3. O traumatismo fechado do fígado:
   A. Requer tratamento cirúrgico em 85% dos casos.
   B. Com laceração de 4 cm de profundidade, mas sem afetar a vasculatura principal, é uma lesão de grau III.
   C. Está presente em aproximadamente 20% das admissões por traumatismo.
   D. É mais comum do lado esquerdo do fígado.
   E. No quadro agudo deve ser avaliado com RM para definir a anatomia ductal.

4. A hipertensão portal:
   A. Nos Estados Unidos é causada principalmente por cirrose.
   B. É definida por gradiente de pressão venosa hepática (diferença entre a pressão na veia porta e na veia hepática) acima de 25 mmHg.
   C. É causada pela síndrome de Budd-Chiari em cerca de 25% dos casos nos Estados Unidos.
   D. Quando causada por trombose venosa hepática produz hipertensão venosa esplênica isolada (hipertensão portal sinistra ou do lado esquerdo).
   E. Implica tratamento cirúrgico na maioria dos casos.

5. A condução do quadro agudo de sangramento de varizes esofágicas:
   A. Pode incluir secção e anastomose no segmento médio do esôfago com grampeador terminoterminal.
   B. Inclui cirurgia de urgência na maioria dos casos.
   C. Deve incluir controle da hemorragia da forma mais rápida e simples possível.
   D. É comumente necessária no acompanhamento de pacientes com pancreatite crônica.
   E. Deve reservar os procedimentos invasivos aos pacientes que necessitem de mais de 15 unidades de transfusão.

25 Trato biliar

Gerard M. Doherty, MD

EMBRIOLOGIA E ANATOMIA

Os ductos biliares originam-se de um divertículo que surge na face ventral do intestino primitivo nos embriões de 3 mm. A parte cranial se desenvolverá no fígado; o broto caudal formará o pâncreas ventral e o broto intermediário formará a vesícula biliar. Originalmente oco, o divertículo hepático se tornará uma massa sólida de células que mais tarde irá se recanalizar para formar os ductos. Os ductos menores – os canalículos biliares – surgem como uma rede basal entre os hepatócitos primitivos que finalmente se expande por todo o fígado (Fig. 25-1). Numerosas microvilosidades aumentam a área de superfície canalicular. A bile secretada nesse local passa pelos ductos interlobulares (canais de Hering) e pelos ductos lobares para entrar no ducto hepático no hilo. Na maioria dos casos, o ducto hepático comum é formado pela união dos ductos direito e esquerdo, mas em 25% dos indivíduos, os ramos anterior e posterior do ducto direito unem-se ao esquerdo separadamente. A origem do ducto hepático comum é próxima do fígado, mas sempre fora de sua substância. Cursa cerca de 4 cm antes de unir-se ao ducto cístico para formar o ducto colédoco (ducto biliar comum). O colédoco tem seu início no ligamento hepatoduodenal, passa atrás da primeira porção do duodeno e corre por um sulco na superfície posterior do pâncreas antes de penetrar no duodeno. Seu último 1 cm é intimamente aderente à parede duodenal. O comprimento total do colédoco é de cerca de 9 cm.

Em 80 a 90% dos indivíduos, o ducto pancreático une-se ao colédoco para formar um canal comum com cerca de 1 cm de comprimento. O segmento intraduodenal desse ducto é denominado ampola hepatopancreática ou ampola de Vater.

A vesícula biliar é um órgão em formato de pera aderente à superfície inferior do fígado no sulco que separa os lobos direito e esquerdo. O fundo projeta-se 1 a 2 cm abaixo da borda hepática e frequentemente pode ser palpado quando o ducto cístico ou o colédoco está obstruído. Em poucos casos é totalmente coberta por peritônio, mas, quando essa variação ocorre, a vesícula fica predisposta a infarto ou torção. A vesícula biliar contém cerca de 50 mL de bile quando totalmente distendida. O colo da vesícula afunila-se para o ducto cístico estreito, que se conecta com o ducto colédoco. O lúmen do ducto cístico contém um septo delgado formado por mucosa, a válvula espiral de Heister, que oferece leve resistência ao fluxo de bile. Em 75% dos indivíduos, o ducto cístico penetra no ducto colédoco, formando um ângulo. Nos demais, ele corre paralelo ao ducto hepático ou gira ao seu redor antes de unir-se ao ducto colédoco (Fig. 25-2).

No ligamento hepatoduodenal, a artéria hepática fica à esquerda do ducto colédoco e a veia porta, posterior e medialmente. Em geral, a artéria hepática direita passa atrás do ducto hepático para, então, dar origem à artéria cística antes de penetrar no lobo direito do fígado, mas variações são comuns.

O epitélio da mucosa dos ductos biliares varia de cuboide, nos dúctulos, a colunar, nos ductos principais. A mucosa da vesícula biliar forma sulcos destacados quando o órgão colaba e volta a ficar plana quando há distensão. As células colunares longas da mucosa da vesícula biliar são cobertas por microvilosidades na sua superfície luminal. Canais amplos, com papel importante na absorção de água e eletrólitos, separam as células.

As paredes dos ductos biliares contêm pequenas quantidades de musculatura lisa, mas a extremidade do ducto colédoco é envolvida por um esfíncter muscular complexo. A musculatura da vesícula biliar é composta por feixes entrelaçados de fibras dispostas em espiral e no sentido longitudinal.

A árvore biliar recebe inervação parassimpática e simpática. A primeira contém fibras motoras para a vesícula biliar e fibras secretoras para o epitélio ductal. As fibras aferentes nos nervos simpáticos transmitem a dor da cólica biliar.

FISIOLOGIA

▶ Fluxo biliar

A bile é produzida na velocidade de 500 a 1.500 mL/dia por hepatócitos e células dos ductos. A secreção ativa de sais biliares nos canalículos biliares é responsável por grande parte do

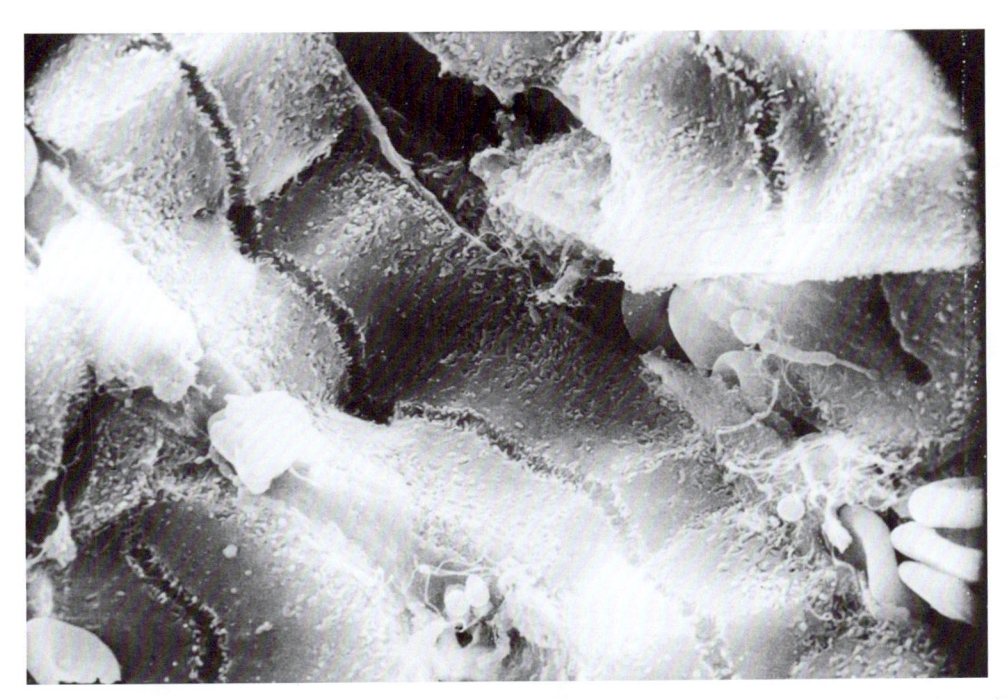

▲ **Figura 25-1** Fotomicrografia eletrônica de lâmina hepática com sinusoides e microvilosidades sinusoidais adjacentes e um canalículo biliar cursando no centro das células hepáticas. Embora seus limites não estejam bem definidos, cerca de quatro hepatócitos formam o corte da lâmina no centro da fotografia. Hemácias ocasionais estão presentes no interior dos sinusoides. (Reduzida de um aumento de 2.000X.) (Cortesia do Dr. James Boyer.)

volume de bile e suas flutuações. Na^+ e água acompanham passivamente e mantêm um ambiente isosmolar e eletricamente neutro. Lecitina e colesterol entram nos canalículos em taxas correlacionadas com as variações no débito de sais biliares. A bilirrubina e alguns ânions orgânicos – estrogênios, sulfobromoftaleína, etc. – são ativamente secretados por hepatócitos por meio de um sistema de transporte diferente do utilizado para os sais biliares.

As células colunares dos ductos agregam um líquido rico em HCO_3^- àquele produzido pelos canalículos. Isso envolve secreção ativa de Na^+ e HCO_3^- por uma bomba celular estimulada por secretina, peptídeo intestinal vasoativo (VIP, do inglês *vasoactive intestinal peptide*) e colecistoquinina (CCK, do inglês *cholecystokinin*). K^+ e água são distribuídos passivamente através dos ductos (Fig. 25-3).

Entre as refeições, a bile é armazenada na vesícula biliar, onde é concentrada na taxa de até 20% por hora. Na^+ e HCO_3^- ou Cl^- são ativamente transportados de seu lúmen durante a absorção. As alterações na composição que ocorrem em função da concentração estão ilustradas na Figura 25-4.

Três fatores regulam o fluxo de bile: secreção hepática, contração da vesícula biliar e resistência do esfíncter do colédoco. No estado de jejum, a pressão no ducto colédoco encontra-se na ordem de 5 a 10 cm H_2O, e a bile produzida no fígado é desviada para a vesícula biliar. Após a refeição, a vesícula biliar contrai-se, o esfíncter relaxa e a bile é forçada para o duodeno em esguichos, à medida que a pressão ductal supera a resistência do esfíncter de maneira intermitente. Durante a contração, a pressão no interior da vesícula biliar chega a 25 cm H_2O e no ducto colédoco, a 15 a 20 cm H_2O.

A CCK é o principal estimulador fisiológico da contração pós-prandial da vesícula biliar e relaxamento do esfíncter, mas o impulso vagal facilita sua ação. A CCK é liberada na corrente sanguínea a partir da mucosa do intestino delgado pela presença de gordura ou de produtos lipolíticos no lúmen. Aminoácidos e polipeptídeos de cadeia curta são estimulantes menores, e carboidratos não estimulam. Durante a refeição, o fluxo de bile aumenta com a renovação de sais biliares na circulação êntero-hepática e por estimulação da secreção ductal por secretina, VIP e CCK. A motilina estimula o esvaziamento parcial episódico da vesícula biliar na fase interdigestiva.

▶ Sais biliares e circulação êntero-hepática

Sais biliares, lecitina e colesterol formam cerca de 90% dos sólidos na bile, sendo o restante bilirrubina, ácidos graxos e sais inorgânicos. A bile na vesícula biliar contém cerca de 10% de sólidos e concentração de sais biliares entre 200 e 300 mmol/L (Fig. 25-4).

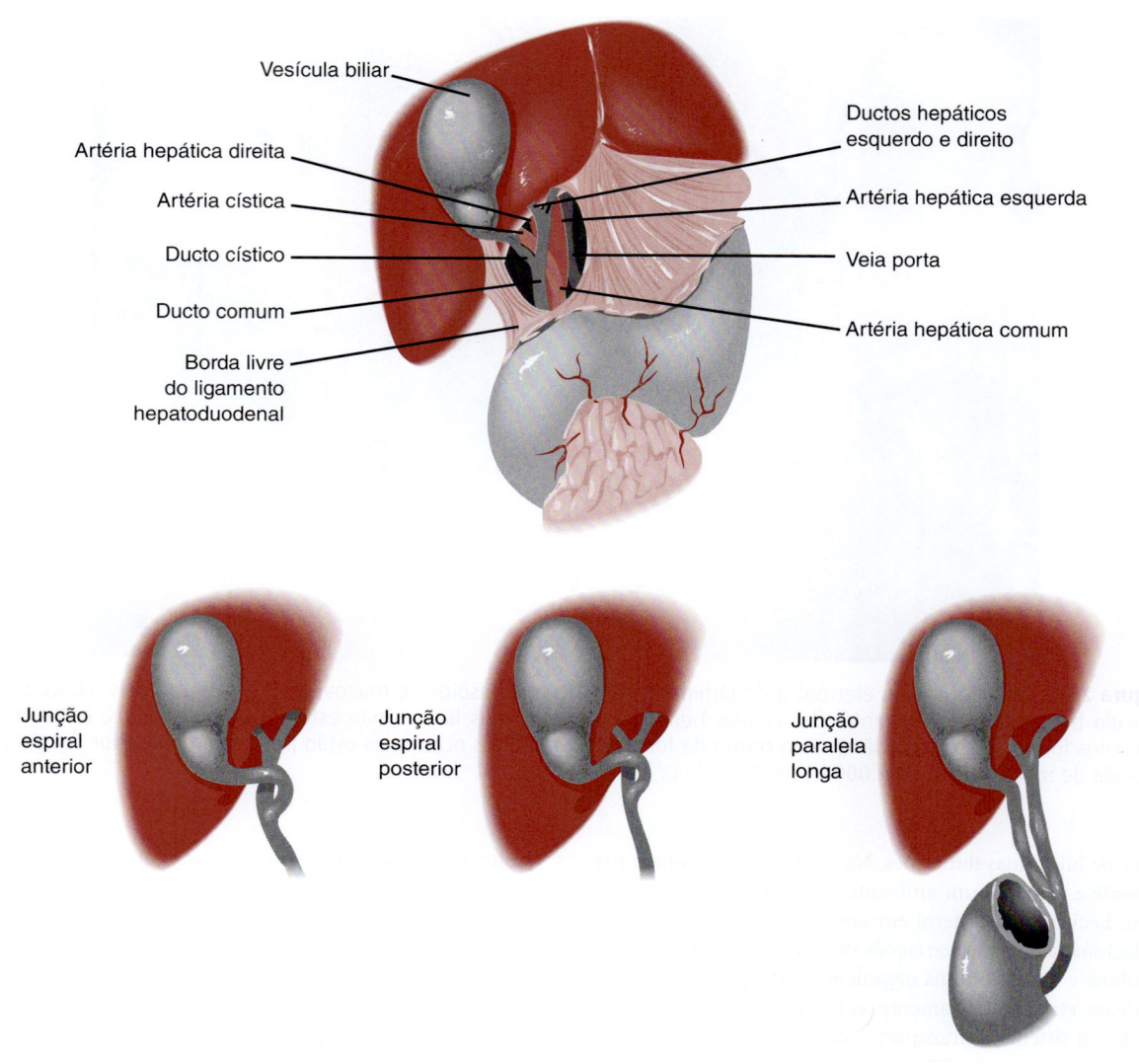

▲ **Figura 25-2** Anatomia da vesícula biliar e variações anatômicas.

Os sais biliares são moléculas esteroides formadas a partir do colesterol nos hepatócitos. Sua taxa de síntese é controlada por retroalimentação (*feedback*) e pode aumentar, no máximo, cerca de 20 vezes. Dois sais biliares primários – colato e quenodesoxicolato – são produzidos pelo fígado. Antes de sua excreção na bile, são conjugados à glicina ou à taurina, o que aumenta sua solubilidade. Bactérias intestinais alteram esses compostos para produzir sais biliares secundários, desoxicolato e litocolato. O primeiro é reabsorvido e entra na bile, mas o litocolato é insolúvel e excretado nas fezes. A bile é formada por 40% de colato, 40% de quenodesoxicolato e 20% de desoxicolato, conjugados à glicina ou à taurina na razão de 3:1.

As funções dos sais biliares são: (1) induzir o fluxo da bile, (2) transportar lipídeos e (3) ligar íons cálcio na bile. A importância desta última não está esclarecida. As moléculas de ácidos biliares são anfipáticas – ou seja, elas possuem polos hidrófilos e hidrofóbicos. Na bile, formam agregados multimoleculares, denominados micelas, nos quais os polos hidrofílicos são alinhados para ficar de frente para o meio aquoso. Os lipídeos insolúveis em água, como o colesterol, podem ser dissolvidos nos centros hidrofóbicos das micelas dos sais biliares. Moléculas de lecitina, um lipídeo insolúvel em água, mas polar, são agregadas em bicamadas lipídicas planas hidratadas que formam vesículas na bile, e que também são incorporadas às micelas de ácido biliar para formar as micelas mistas. As micelas mistas têm maior capacidade de transportar lipídeos em comparação com as micelas puras de ácido biliar. Na bile, o colesterol é transportado no interior de vesículas de fosfolipídeos e nas micelas de sais biliares.

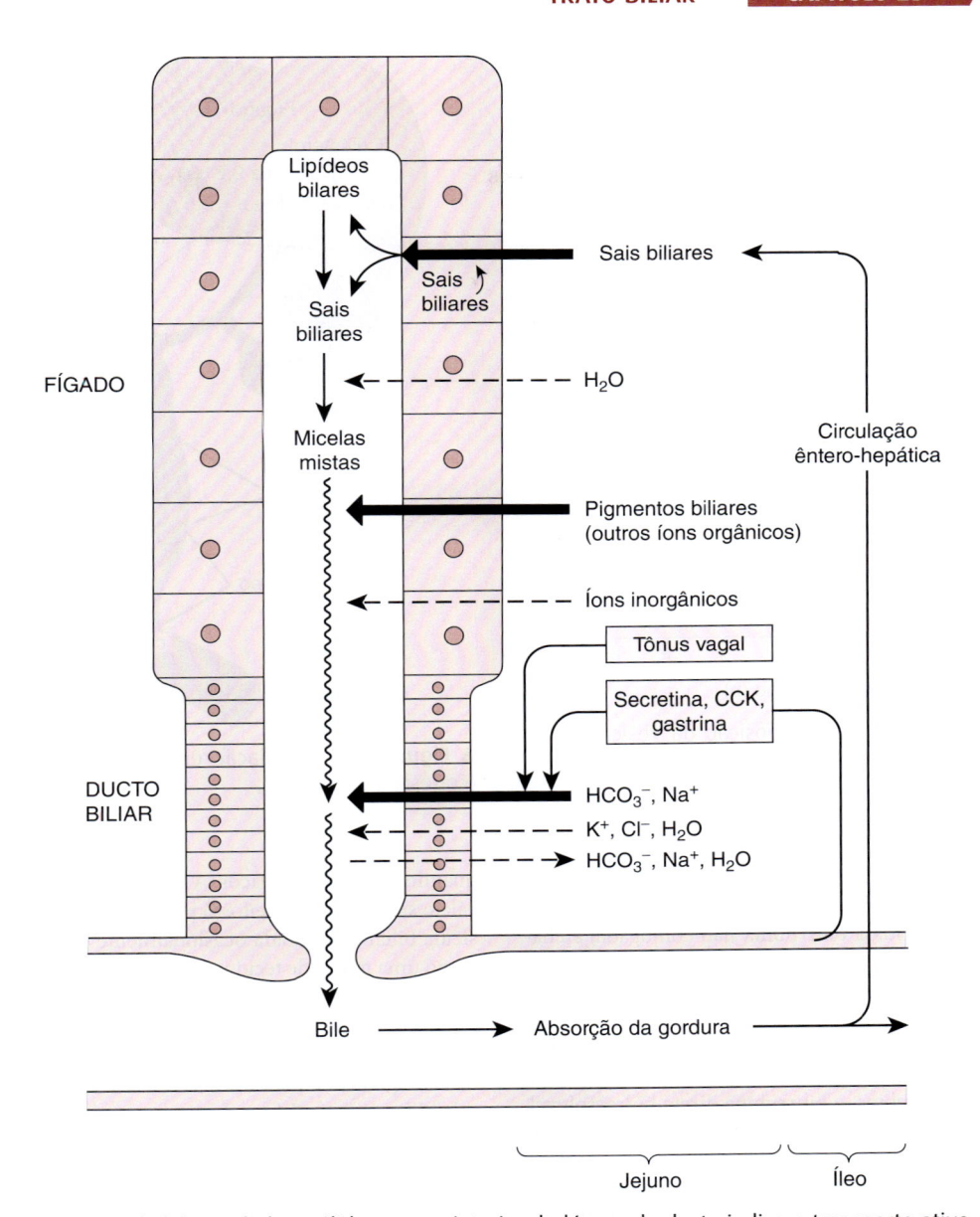

▲ **Figura 25-3** Formação da bile. As linhas sólidas para o interior do lúmen do ducto indicam transporte ativo; as linhas pontilhadas representam difusão passiva.

Os sais biliares permanecem no lúmen intestinal em todo o jejuno, onde participam da digestão e da absorção das gorduras (Fig. 25-5). Ao alcançar o segmento distal do intestino, eles são reabsorvidos por um sistema de transporte ativo localizado nos 200 cm finais do íleo. Mais de 95% dos sais biliares que chegam ao jejuno são transferidos por esse processo para a circulação porta; o restante vai para o colo, onde é convertido em sais biliares secundários. Todo o conjunto de 2,5 a 4 g de sais biliares circula 2 vezes pela circulação êntero-hepática a cada refeição, e 6 a 8 ciclos são realizados a cada dia. A perda diária de sais biliares nas fezes chega a 10 a 20% e é reposta pela síntese hepática.

▶ **Bilirrubina**

Cerca de 250 a 300 mg de bilirrubina são excretados diariamente na bile, 75% dos quais originados da decomposição de hemácias no sistema reticuloendotelial e 25% da renovação de heme hepático e hemoproteínas. Primeiro, o heme é liberado da

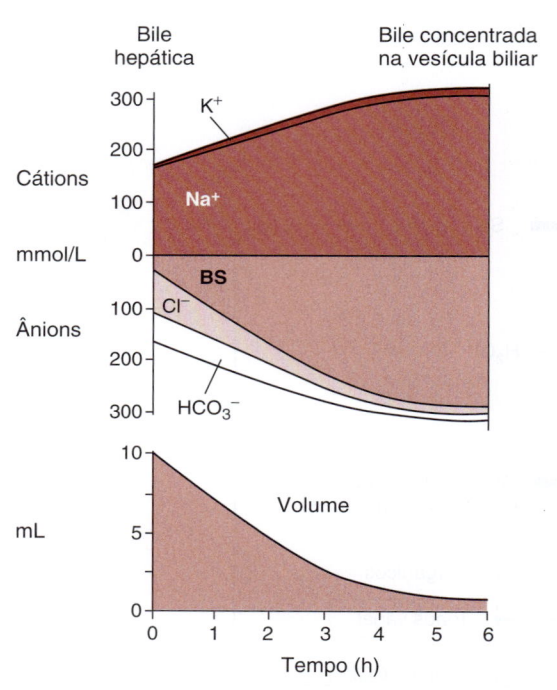

▲ **Figura 25-4** Alterações na composição da vesícula biliar com o tempo. (Cortesia de J. Dietschy.)
BS, sais biliares.

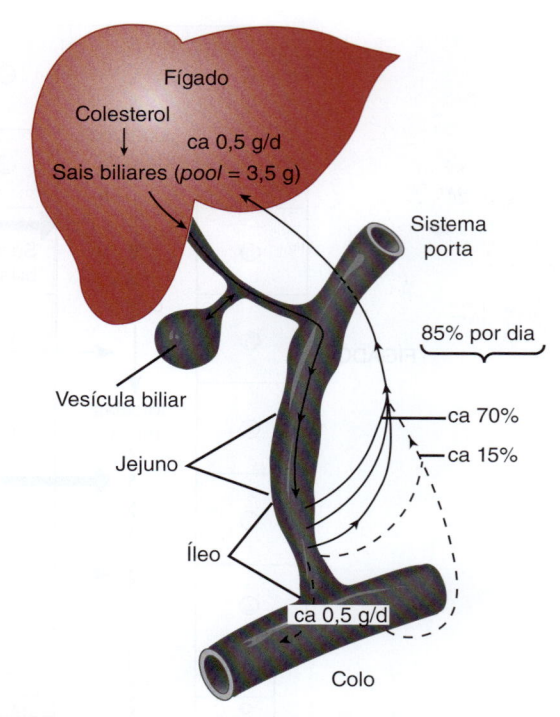

▲ **Figura 25-5** Circulação êntero-hepática de sais biliares. (Cortesia de M. Tyor.)

hemoglobina, e ferro e globina são retirados para reutilização pelo organismo. A biliverdina, o primeiro pigmento formado a partir do heme, é reduzida à bilirrubina não conjugada, a chamada bilirrubina de reação indireta no teste de van den Bergh. A bilirrubina não conjugada é insolúvel em água e transportada no plasma ligada à albumina.

A bilirrubina não conjugada é extraída do sangue pelos hepatócitos, onde é conjugada ao ácido glicurônico para formar o diglicuronídeo de bilirrubina, a bilirrubina direta hidrossolúvel. A conjugação é catalisada pela glicuroniltransferase, uma enzima do retículo endoplasmático. A bilirrubina é transportada no interior dos hepatócitos por proteínas citosólicas ligantes, que rapidamente transportam a molécula à membrana canalicular para secreção ativa na bile. Na bile, a bilirrubina conjugada é, em grande parte, transportada associada às micelas lipídicas mistas.

Após sua entrada no intestino, a bilirrubina é reduzida por bactérias intestinais a diversos compostos, como os urobilinogênios, que são subsequentemente oxidados e convertidos a urobilinas pigmentadas. O termo urobilinogênio frequentemente é utilizado referindo-se à urobilina e ao urobilinogênio.

EXAMES DIAGNÓSTICOS DA ÁRVORE BILIAR

▶ Radiografia simples do abdome

A incidência posteroanterior do abdome, com paciente em decúbito ventral, revelará cálculos biliares em 10 a 15% dos casos quando eles são radiopacos. A bile, por si, algumas vezes contém cálcio suficiente (bile leitosa) para que seja visualizada. Uma vesícula biliar aumentada ocasionalmente poderá ser identificada como uma massa de tecidos moles no quadrante superior direito entalhada em uma flexura hepática repleta de ar.

Em diversos tipos de doença biliar, o diagnóstico pode ser sugerido pela presença de ar nos ductos biliares, identificada na radiografia simples. Isso geralmente implica presença de fístula biliar-intestinal (por doença ou por cirurgia), mas também ocorre raramente em casos de colangite grave, colecistite enfisematosa e ascaridíase biliar.

▶ Colangiografia percutânea trans-hepática

A colangiografia percutânea trans-hepática (CPT) é realizada introduzindo-se uma agulha fina pelo gradil costal inferior direito no parênquima hepático até o lúmen de um ducto biliar. Injeta-se meio de contraste hidrossolúvel e obtêm-se imagens radiográficas.

O sucesso técnico está relacionado com o grau de dilatação dos ductos biliares intra-hepáticos. A CPT é especialmente útil para demonstração da anatomia biliar em pacientes com estenose biliar benigna, lesões malignas do ducto biliar proximal ou nos casos em que a colangiopancreatografia endoscópica retrógrada (CPER) (ver adiante) tenha sido mal-sucedida. O fato de o contraste não opacificar o ducto não prova que não há obstrução.

Praticamente todos os pacientes devem ser pré-medicados com antimicrobiano, independentemente de terem colangite – há relatos de choque séptico produzido por inoculação súbita de organismos a partir da bile na circulação sistêmica. As contraindicações são as mesmas para biópsia hepática percutânea.

▸ Colangiopancreatografia endoscópica retrógrada

A CPER envolve a canulação do esfíncter de Oddi sob visão direta, mediante o uso de duodenoscópio de visão lateral. Requer treinamento especial, envolvendo mais do que familiaridade com o uso de endoscópios de fibra óptica. Geralmente, é possível contrastar os ductos pancreáticos e os biliares. Trata-se do método preferencial para exame da árvore biliar nos pacientes com hipótese diagnóstica de coledocolitíase ou de lesões obstrutivas da região da ampola, e que, ademais, prové acesso para intervenção terapêutica.

▸ Ultrassonografia

A ultrassonografia é sensível e específica para detecção de cálculos na vesícula biliar e de dilatação de ductos biliares. Na investigação de doença da vesícula biliar, são raros os resultados falso-positivos para litíase, e falso-negativos em razão de cálculos pequenos ou de vesícula biliar contraída ocorrem em apenas 5% dos pacientes examinados com ultrassonografia em tempo real. A ultrassonografia geralmente não visualiza cálculos no ducto colédoco.

A dilatação de ductos biliares em paciente ictérico indica obstrução biliar, mas é razoavelmente comum que os ductos estejam normais na presença de obstrução. Quando a ultrassonografia revela ductos dilatados, a CPT quase sempre será tecnicamente bem-sucedida.

Algumas vezes, o ultrassonografista irá relatar que a vesícula contém "lama". Esse material é sonograficamente opaco, não produz sombra acústica e forma uma camada dependente na vesícula biliar. Na análise clínica, trata-se de um precipitado fino de bilirrubinato de cálcio. A lama pode acompanhar a litíase biliar ou pode ser um achado isolado. É observada em diversos cenários clínicos, muitos dos quais caracterizados por estase na vesícula biliar (p. ex., jejum prolongado). Por si só, a lama não é indicação de colecistectomia.

▸ Exame com radionuclídeo (HIDA)

Os derivados do ácido iminodiacético (IDA, do inglês *iminodiacetic acid*) marcados com tecnécio 99m são excretados em alta concentração na bile e produzem imagens excelentes em câmera gama. Após a injeção intravenosa do radionuclídeo, obtêm-se imagens dos ductos biliares e da vesícula biliar em 15 a 30 minutos e do intestino em 60 minutos. Nos pacientes com dor e sensibilidade dolorosa à palpação no quadrante superior direito, uma imagem clara do ducto biliar acompanhada por falha de captação da vesícula biliar indica obstrução do ducto cístico e corrobora enfaticamente o diagnóstico de colecistite aguda.

O exame é facilmente realizado e algumas vezes será um método útil para confirmar o diagnóstico.

ICTERÍCIA

A icterícia é classificada como pré-hepática, hepática ou pós-hepática, dependendo da localização da doença subjacente. A hemólise, causa mais comum de icterícia pré-hepática, envolve aumento na produção de bilirrubina. Entre as causas menos comuns de icterícia pré-hepática estão as síndromes de Gilbert e de Crigler-Najjar.

A icterícia parenquimatosa hepática é subdividida nos tipos hepatocelular e colestática. No primeiro tipo, estão as hepatites agudas virais e a cirrose alcoólica crônica. Alguns casos de colestase intra-hepática podem ser clínica e bioquimicamente indistinguíveis da colestase causada por obstrução do ducto biliar. Cirrose biliar primária, icterícia tóxica, icterícia colestática da gravidez e icterícia colestástica pós-operatória são as formas mais comuns.

Na maioria das vezes, a icterícia extra-hepática resulta de obstrução biliar por tumor maligno, coledocolitíase ou estenose biliar. Pseudocisto pancreático, pancreatite crônica, colangite esclerosante, câncer metastático e diverticulite duodenal são causas menos comuns.

A causa de icterícia pode ser determinada apenas em função dos achados clínicos e laboratoriais na maioria dos pacientes. Nos demais casos, CPT ou CPER e ultrassonografia ou tomografia computadorizada (TC) serão necessários. As indicações para esses exames serão discutidas em seções posteriores.

▸ História

Idade, sexo e número de gestações devem ser observados, além de hábitos deletérios. A maioria dos casos de hepatite infecciosa ocorre em pacientes com menos de 30 anos de idade. A história de dependência de drogas sugere hepatite transmitida por agulhas hipodérmicas compartilhadas. O alcoolismo crônico geralmente pode ser comprovado nos pacientes com cirrose, e icterícia aguda em pacientes alcoolistas geralmente ocorre após libação alcoólica. Cálculos ou tumores obstrutivos são mais comuns em indivíduos idosos.

Os pacientes com icterícia causada por coledocolitíase podem apresentar cólica biliar, febre e calafrios e relatar crises semelhantes anteriores. A dor, em caso de obstrução maligna, é surda e localizada profundamente e pode ser alterada por mudanças de posição. A dor na região do fígado frequentemente é relatada nas fases iniciais de hepatite viral e de lesão hepática aguda. O paciente com obstrução extra-hepática pode relatar fezes de coloração clara e urina de cor escura.

As doenças colestáticas frequentemente são acompanhadas por prurido – o que provoca muito desconforto em alguns casos. O prurido pode preceder a icterícia, mas geralmente surge mais ou menos ao mesmo tempo. O prurido é mais intenso nos membros e é agravado por tempo quente e úmido. Sua causa não está esclarecida; ao contrário do que já se supôs, o prurido não mantém relação direta com os níveis dos sais biliares.

Exame físico

Hepatomegalia é comum nos casos de icterícia hepática e pós-hepática. Em alguns casos, a palpação do fígado sugere cirrose ou metástase de câncer, mas essas impressões não são confiáveis. Os estigmas secundários de cirrose geralmente acompanham a icterícia alcoólica aguda; palmas hepáticas (eritema palmar), aranhas vasculares, ascite, veias colaterais na parede do abdome e esplenomegalia sugerem cirrose. A presença de vesícula biliar palpável indolor em paciente ictérico sugere obstrução maligna do ducto colédoco (sinal de Courvoisier), mas a ausência de vesícula palpável tem pouco valor para afastar a hipótese de câncer.

Exames laboratoriais

Na doença hemolítica, o aumento da bilirrubina é principalmente da fração indireta. Como a bilirrubina não conjugada é insolúvel em água, a icterícia hemolítica é acolúrica. Nos casos de hemólise, a bilirrubina total raramente excede 4 a 5 mg/dL, porque a taxa de excreção aumenta à medida que aumenta a concentração de bilirrubina, e um platô é rapidamente alcançado. Valores acima desses sugerem doença concomitante do parênquima hepático.

A icterícia causada por doença do parênquima hepático caracteriza-se por elevação sérica das bilirrubinas conjugadas e não conjugadas. O aumento da fração conjugada sempre implica doença no interior do sistema hepatobiliar. A bilirrubina direta predomina em cerca de metade dos casos de doença do parênquima hepático.

A colestase intra-hepática e a obstrução extra-hepática aumentam a fração direta de bilirrubina, embora a fração indireta também aumente um pouco. Como a bilirrubina direta é hidrossolúvel, ocorre bilirrubinúria. Quando há obstrução extra-hepática total, a bilirrubina total aumenta até o platô de 25 a 30 mg/dL, ponto em que a perda na urina se iguala à produção adicional diária. Valores maiores sugerem hemólise concomitante ou redução da função renal. A obstrução de um único ducto hepático geralmente não causa icterícia.

Na obstrução extra-hepática causada por neoplasia, a bilirrubina sérica geralmente excede 10 mg/dL, e a concentração média fica em torno de 18 mg/dL. A icterícia obstrutiva por cálculo no ducto colédoco frequentemente produz aumento transitório da bilirrubina na faixa de 2 a 4 mg/dL, e a dosagem raramente excede 15 mg/dL. Os valores da bilirrubina sérica em pacientes com cirrose alcoólica e hepatite viral aguda variam amplamente em função da gravidade do dano parenquimatoso.

Na obstrução extra-hepática, aumentos discretos nos níveis da aspartato aminotransferase (AST) são comuns, mas dosagens que chegam a 1.000 unidades/L podem ser encontradas (embora raramente) nos pacientes com cálculo no ducto colédoco e colangite. Nestes últimos, os valores altos duram poucos dias e estão associados ao aumento na concentração de lactato desidrogenase (LDH). Em geral, dosagens de AST acima de 1.000 unidades/L sugerem hepatite viral.

A fosfatase alcalina sérica vem de três locais: fígado, ossos e intestinos. Nos indivíduos normais, fígado e ossos contribuem mais ou menos igualmente e a contribuição intestinal é pequena. A fosfatase alcalina hepática é um produto das células epiteliais dos canalículos biliares, e o aumento no nível da fosfatase alcalina associado à doença hepática resulta de aumento na produção da enzima. Os níveis de fosfatase alcalina aumentam nos casos de colestase intra-hepática, colangite ou obstrução extra-hepática. Como o aumento se dá em razão de superprodução, é possível que ocorra com lesões hepáticas focais, sem que haja icterícia. Por exemplo, uma metástase hepática solitária ou um abscesso piogênico em um lobo ou um tumor que esteja obstruindo apenas um ducto hepático podem não obstruir parênquima hepático suficiente para causar icterícia, mas geralmente produzem aumento da fosfatase alcalina. Na colangite com obstrução extra-hepática incompleta, os níveis séricos de bilirrubina podem estar normais ou levemente aumentados, mas a fosfatase alcalina sérica deve estar muito alta.

A presença de doença óssea complica a interpretação dos níveis alterados de fosfatase alcalina (Fig. 25-6). Se houver suspeita de que o aumento sérico da enzima possa ter origem nos ossos, devem ser solicitadas as dosagens séricas de cálcio, fósforo e 5′-nucleotidase ou leucina aminopeptidase. Essas últimas duas enzimas também são produzidas pelos canalículos biliares e estão elevadas na colestase, mas suas concentrações séricas não se alteram em caso de doença óssea.

Alterações nos níveis séricos de proteínas podem refletir disfunção do parênquima hepático. Na cirrose, a albumina sérica cai e as globulinas aumentam. As globulinas séricas alcançam

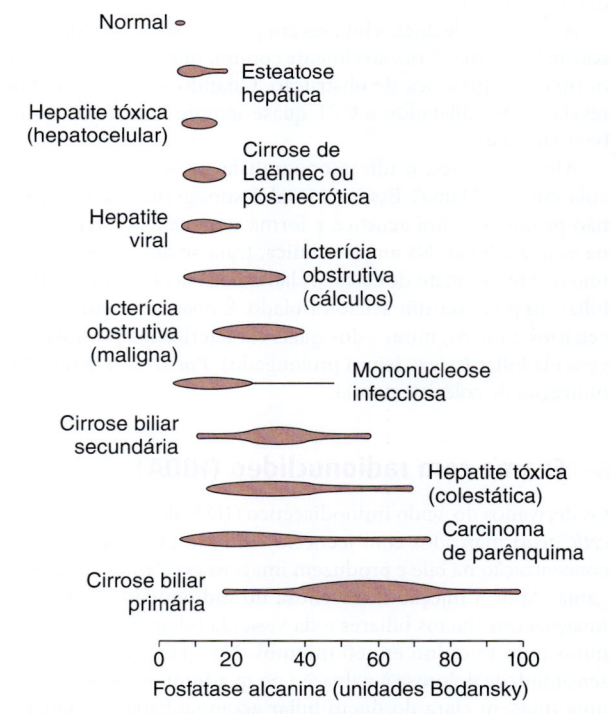

▲ **Figura 25-6** Variação da fosfatase alcalina nos diversos distúrbios hepatobiliares.

valores altos em alguns pacientes com cirrose biliar primária. A obstrução biliar geralmente não produz essas alterações, exceto se houver cirrose biliar secundária.

▶ Diagnóstico

O principal objetivo do diagnóstico é distinguir entre icterícia cirúrgica (obstrutiva) e não cirúrgica. História, exame físico e dados laboratoriais básicos permitem diagnóstico preciso na maioria dos casos, sem necessidade de exames invasivos (p. ex., biópsia hepática, colangiografias).

Como a maioria dos pacientes ictéricos não está em estado crítico quando inicialmente examinados, o diagnóstico e o tratamento são conduzidos em etapas, com cada exame sendo escolhido de acordo com a informação disponível até então. Apenas a colangite grave ou com piora evidente requer intervenção urgente. Se a icterícia for leve e recente, frequentemente terão passado 24 a 48 horas e já será possível solicitar ultrassonografia para confirmar cálculos biliares.

Nos pacientes com icterícia persistente, o primeiro exame solicitado geralmente é a ultrassonografia, capaz de revelar dilatação dos ductos intra-hepáticos (indicando obstrução ductal) ou cálculos na vesícula biliar. A lesão pode ser complementarmente definida com CPER ou com CPT. Dá-se preferência ao CPER quando se acredita que o segmento inferior do ducto esteja obstruído (p. ex., suspeita de carcinoma do pâncreas ou de outros tumores periampulares). A CPT geralmente é a melhor opção nas lesões proximais (p. ex., estenose biliar, neoplasia na bifurcação dos ductos hepáticos), porque produz melhor contraste dos ductos proximais à obstrução e, portanto, produz mais informações que podem ser utilizadas no planejamento cirúrgico. Se a apresentação clínica sugerir obstrução neoplásica, deve-se optar por TC em vez da ultrassonografia, já que a TC garante melhor definição das lesões de massa, ao mesmo tempo em que demonstra a presença e a localização de obstrução do ducto biliar.

Se a ultrassonografia ou a TC sugerirem obstrução biliar, deve-se decidir se há indicação de colangiografia. Em geral, os pacientes com cálculo biliar não requerem colangiografias pré-operatórias, que são parte da rotina naqueles com obstrução neoplásica, estenose biliar benigna ou causas raras ou desconhecidas de icterícia obstrutiva.

PATOGÊNESE DO CÁLCULO BILIAR

Mais de 20 milhões de pessoas nos Estados Unidos são portadoras de cálculos em suas vesículas biliares; cerca de 300 mil cirurgias são realizadas anualmente para tratamento da doença e pelo menos 6 mil óbitos ocorrem em razão de complicações ou do tratamento. A incidência de cálculos biliares aumenta com a idade, de forma que entre os 50 e os 65 anos de idade, cerca de 20% das mulheres e 5% dos homens são afetados (Fig. 25-7).

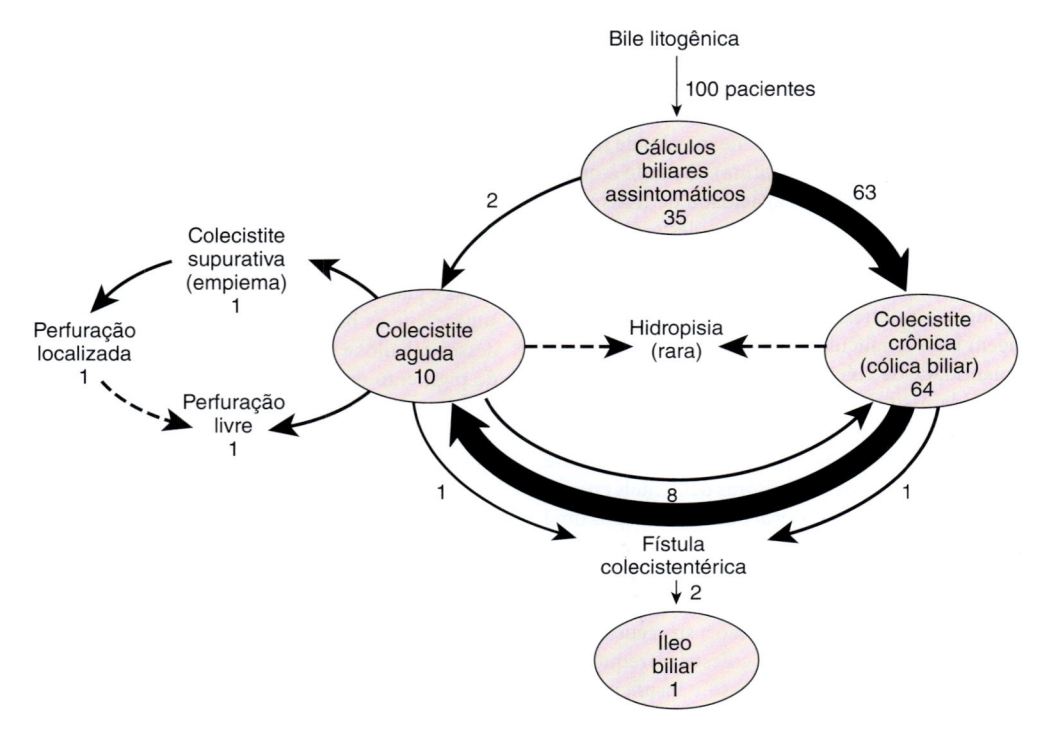

▲ **Figura 25-7** História natural dos cálculos da vesícula biliar. Os números representam as porcentagens aproximadas de pacientes em cada categoria. Observe que a maioria dos pacientes com colecistite aguda teve cólica biliar anteriormente.

Em 75% dos pacientes, os cálculos biliares são compostos predominantemente (70-95%) por colesterol, e são denominados cálculos de colesterol. Os 25% restantes são cálculos de pigmento. Independentemente da composição, os cálculos biliares produzem sequelas clínicas semelhantes.

Cálculos de colesterol

Os cálculos biliares de colesterol resultam da secreção de bile supersaturada de colesterol pelo fígado. Sob a influência de diversos fatores presentes na bile, o colesterol sofre precipitação na solução e os cristais recém-formados crescem para produzir cálculos macroscópicos. Exceto nos casos com dilatação ou obstrução parcial do ducto colédoco, os cálculos nessa doença formam-se quase exclusivamente no interior da vesícula biliar. Os cálculos encontrados nos ductos geralmente chegam a essa localização após terem passado pelo ducto cístico.

A incidência de cálculos biliares de colesterol é máxima nos indígenas norte-americanos, menor em brancos e mínima nos negros, com diferença de 2 vezes entre um grupo e o seguinte. Mais de 75% das mulheres indígenas norte-americanas com mais de 40 anos são afetadas. Antes da puberdade, a doença é rara, mas com igual frequência entre os sexos. Daí em diante, as mulheres são mais comumente afetadas até após a menopausa, quando a discrepância é reduzida. Os efeitos hormonais também se refletem no aumento da incidência de cálculos biliares em multíparas e no aumento da saturação de colesterol na bile e maior incidência de cálculos com o uso de contraceptivos orais. A obesidade é outro grande fator de risco. O risco relativo aumenta proporcionalmente ao grau de sobrepeso em razão de débito progressivamente crescente de colesterol na bile.

Conforme observado anteriormente, o colesterol é insolúvel e, na bile, deve ser transportado no interior de micelas de sais biliares e em vesículas de fosfolipídeos (lecitina). Quando a quantidade de colesterol na bile excede a capacidade de transporte, começa a ocorrer precipitação de cristais de colesterol a partir das vesículas de fosfolipídeo.

A secreção de sais biliares na bile está ligada à de colesterol. Os sais biliares eluem o colesterol da membrana do hepatócito durante a passagem pelo canalículo biliar. Com maior débito de sais biliares, a quantidade de colesterol relativa à de sais biliares que entram é reduzida. Isso significa que nos períodos de baixo fluxo biliar (p. ex., em jejum), a capacidade de transporte de colesterol fica mais saturada do que nos períodos de alto fluxo. De fato, quase metade dos indivíduos nas culturas ocidentais encontra-se com bile supersaturada de colesterol pela manhã após uma noite de jejum. A quantidade de sais biliares em pacientes com cálculos biliares de colesterol é cerca de metade da quantidade de indivíduos normais, mas isso é resultado da litíase biliar (p. ex., os cálculos biliares ocupam o lugar da bile) e não a sua causa.

A ocorrência de cálculos biliares de colesterol requer supersaturação de colesterol na bile, mas só isso é insuficiente. O colesterol na bile supersaturada de indivíduos sem cálculo biliar sofre precipitação espontânea com velocidade muito menor do que o colesterol em bile semelhante dos indivíduos que não formam cálculos. Além disso, entre os indivíduos com bile supersaturada, apenas aqueles com cálculos biliares demonstram formação de cristais de colesterol *in vivo*. Esses fatos decorrem de proteínas específicas na bile que estabilizam ou desestabilizam as vesículas de fosfolipídeo repletas de colesterol. Para a formação de cálculos biliares, os fatores pró-nucleação (p. ex., imunoglobulina, mucoglicoproteína, fibronectina, orosomucoide) parecem ser mais importantes do que os fatores antinucleação (p. ex., glicoproteína, apolipoproteína, citoqueratina). Variações nessas proteínas podem ser o fator essencial para determinar quais dos muitos indivíduos com bile saturada irão desenvolver cálculos biliares.

O fato de os cálculos biliares se formarem quase exclusivamente na vesícula biliar, mesmo quando a composição da bile hepática é anormal, enfatiza o papel importante desse órgão na patogênese da doença. Além de servir como área de estase para a formação e o crescimento dos cálculos, a vesícula participa provendo um nicho (p. ex., pequenos grãos de pigmento) para a cristalização do colesterol e contribuindo com mucoproteína para unir os cálculos.

Cálculos de pigmento

Os cálculos de pigmento respondem por 25% dos casos nos Estados Unidos e por 60% no Japão. Esses cálculos são negros ou castanho-escuros, com 2 a 5 mm de diâmetro e amorfos. São compostos por uma mistura de bilirrubinato de cálcio, polímeros complexos de bilirrubina, ácidos biliares e outras substâncias não identificadas. Cerca de 50% são radiopacos e, nos Estados Unidos, representam dois terços dos cálculos radiopacos. A incidência é semelhante em ambos os sexos e em negros e brancos. Os cálculos de pigmento são raros nos ameríndios.

Os fatores predisponentes são cirrose, estase biliar (p. ex., ducto colédoco estenosado ou muito dilatado) e hemólise crônica. Alguns pacientes com cálculos de pigmento apresentam maior concentração de bilirrubina não conjugada na bile. O exame de microscopia eletrônica revela que cerca de 90% dos cálculos de pigmento são compostos por misturas densas de bactérias e glicocálice bacteriano junto com pigmentos sólidos. Isso sugere que as bactérias tenham papel primordial na formação desses cálculos e ajuda a explicar por que pacientes com cálculos de pigmento evoluem com sepse mais frequentemente do que aqueles com cálculo de colesterol. Parece provável que a {b}-gliculuronidase bacteriana seja responsável por desconjugar o diglicuronídeo de bilirrubina solúvel em bilirrubina não conjugada insolúvel, que subsequentemente é aglomerada pelo glicocálice, formando cálculos macroscópicos.

DOENÇAS DA VESÍCULA BILIAR E DOS DUCTOS BILIARES

CÁLCULOS BILIARES ASSINTOMÁTICOS

Dados sobre a prevalência de cálculos biliares nos Estados Unidos indicam que apenas cerca de 30% dos indivíduos com colelitíase são operados. Na maioria dos casos, os sintomas da doença não mudam de intensidade. A cada ano, cerca de 2% dos pacientes com cálculos biliares assintomáticos desenvolvem sintomas, geralmente mais cólica biliar do que alguma das complicações da doença. Os pacientes com cólica biliar crônica apresentam sintomas com o mesmo nível de intensidade e mesma frequência. A prática atual de operar apenas os pacientes sintomáticos, deixando os milhões de assintomáticos em observação, parece apropriada. Com frequência, questiona-se como orientar o paciente que encontra cálculos biliares ao realizar exames por outros motivos. A presença de qualquer um dos seguintes achados implica risco de evolução grave e provavelmente serve como razão para colescistectomia profilática: (1) cálculos grandes (> 2 cm de diâmetro), porque produzem colecistite aguda com maior frequência do que os menores; e (2) vesícula biliar calcificada, em razão da associação frequente com carcinoma. Entretanto, a maioria dos pacientes assintomáticos não apresenta nenhuma característica especial. Se houver problemas cardiopulmonares ou outros problemas que aumentem o risco cirúrgico, a cirurgia não deve ser indicada. Para o paciente médio assintomático, não se justifica recomendar enfaticamente colecistectomia. Entretanto, a tendência tem sido operar os mais jovens e protelar nos idosos.

CÁLCULOS BILIARES E COLECISTITE CRÔNICA (CÓLICA BILIAR)

FUNDAMENTOS DO DIAGNÓSTICO

▶ Dor abdominal episódica.
▶ Dispepsia.
▶ Cálculos biliares na colecistografia ou na ultrassonografia.

Considerações gerais

A colecistite crônica é a forma mais comum de doença sintomática da vesícula biliar e está associada a cálculos biliares em quase todos os casos. Em geral, o termo colecistite aplica-se sempre que estejam presentes cálculos biliares, independentemente do aspecto histológico da vesícula biliar. Episódios menores repetidos de obstrução do ducto cístico causam a cólica biliar intermitente e contribuem para inflamação e subsequente formação de fibrose. A vesícula biliar de pacientes sintomáticos com cálculos biliares que nunca tenham tido crise de colecistite aguda pode ser de dois tipos: (1) algumas têm a mucosa ligeiramente aplanada, mas suas paredes são finas e sem fibrose e, exceto pelos cálculos, têm aspecto normal; (2) outras apresentam sinais evidentes de inflamação crônica, com espessamento, infiltração celular, perda de elasticidade e fibrose. A história clínica nesses dois grupos nem sempre é diferente, e alterações inflamatórias também são encontradas em pacientes assintomáticos com cálculos biliares.

Manifestações clínicas

A. Sinais e sintomas

A cólica biliar, sintoma mais característico, é causada por obstrução transitória do ducto cístico por cálculo. Em geral, a dor inicia de maneira abrupta e desaparece gradualmente, durando poucos minutos a algumas horas. A dor da cólica biliar geralmente é constante – e não intermitente como a da cólica intestinal. Em alguns pacientes, as crises são pós-prandiais; em outros, não há relação com as refeições. A frequência das crises é muito variável, desde um problema praticamente contínuo até episódios com intervalos de muitos anos. Náusea e vômitos podem acompanhar a dor.

A cólica biliar geralmente é sentida no quadrante superior direito, mas a dor epigástrica e no lado esquerdo do abdome é comum, e alguns pacientes podem queixar-se de dor precordial. A dor pode irradiar-se ao redor da borda costal para as costas ou pode ser referida à região da escápula. A dor no alto do ombro não é comum e sugere irritação direta do diafragma. Em uma crise intensa, o paciente geralmente se contorce na cama e muda frequentemente de posição, tentando se sentir mais confortável.

Durante a crise, é possível haver sensibilidade dolorosa à palpação do quadrante superior direito, e raramente a vesícula biliar será palpável.

Intolerância a alimentos gordurosos, dispepsia, indigestão, azia, flatulência, náusea e eructações são outros sintomas associados aos cálculos biliares. Como também são frequentes na população geral, sua presença em qualquer paciente pode ter relação incidental com os cálculos biliares.

B. Exames laboratoriais

O primeiro exame complementar deve ser a ultrassonografia da vesícula biliar. É possível demonstrar a presença de cálculos biliares em cerca de 95% dos casos, e resultados positivos para cálculos biliares quase nunca estão errados.

Cerca de 2% dos pacientes com cálculos biliares têm exame ultrassonográfico normal. Portanto, se houver suspeita clínica fundamentada de doença da vesícula biliar e dois exames forem negativos, o paciente deve ser examinado com CPER (para contrastar a vesícula biliar na busca por cálculos) ou com intubação do duodeno para exame da bile duodenal para identificação de cristais de colesterol ou de grânulos de bilirrubinato.

Diagnóstico diferencial

O diagnóstico de cólica biliar é fortemente sugerido pela história, mas a impressão clínica deve sempre ser confirmada por exame de ultrassonografia. A cólica biliar pode simular a dor de úlcera duodenal, hérnia de hiato, pancreatite e infarto do miocárdio.

Eletrocardiograma (ECG) e radiografia do tórax são indicados para investigar doença cardiopulmonar. Sugeriu-se que a cólica biliar algumas vezes agrava a cardiopatia, mas angina de peito ou ECG anormal raramente são indicações para colecistectomia.

A dor radicular do lado direito nos dermátomos T6 a T10 pode ser confundida com cólica biliar. Osteofitos, lesões vertebrais ou tumores podem ser demonstrados em radiografias da coluna vertebral ou sugeridos por hiperestesia na pele do abdome.

Pode-se indicar estudo radiológico contrastado do trato gastrintestinal para afastar espasmo de esôfago, hérnia de hiato, úlcera péptica ou tumor gástrico. Em alguns pacientes, a síndrome do colo irritável pode ser confundida com desconforto da vesícula biliar. Os carcinomas de ceco ou do colo ascendente podem passar sem diagnóstico, presumindo-se que a dor pós-prandial desses tumores seja causada por cálculo biliar.

▶ Complicações

A colecistite crônica predispõe a colecistite aguda, cálculo no ducto colédoco e adenocarcinoma da vesícula biliar. Quanto maior for o período de permanência dos cálculos, maior será a incidência dessas complicações. Contudo, as complicações são raras e a presença de cálculos biliares não é razão suficiente para colecistectomia profilática em indivíduos assintomáticos ou levemente sintomáticos.

▶ Tratamento

A. Tratamento clínico

Evitar alimentos agressivos pode ajudar.

1. Dissolução — Em alguns casos, os cálculos de colesterol na vesícula biliar podem ser dissolvidos com tratamento crônico com ursodiol, que reduz a saturação de colesterol na bile, inibindo a secreção de colesterol. A bile subsaturada resultante lentamente irá dissolver o colesterol sólido nos cálculos.

Infelizmente, a terapia com sais biliares tem eficácia marginal. Os cálculos devem ser pequenos (p. ex., < 5 mm) e não podem conter cálcio (i.e., não opacos nos exames de TC), e a vesícula biliar deve ser opacificada no colecistograma oral (uma indicação de fluxo não obstruído entre o ducto biliar e a vesícula biliar). Cerca de 15% dos pacientes são candidatos adequados ao tratamento. Obtém-se dissolução em 2 anos em cerca de 50% dos pacientes rigorosamente selecionados. Entretanto, há recidiva dos cálculos em 50% dos casos no prazo de 5 anos. Na prática, a terapia de dissolução – isoladamente ou associada à litotripsia – é usada muito raramente, exceto para prevenção de cálculo biliar em populações suscetíveis, como pacientes submetidos à cirurgia para perda de peso.

B. Tratamento cirúrgico

A colecistectomia é indicada na maioria dos pacientes com sintomas. O procedimento pode ser agendado de acordo com a conveniência do paciente, semanas ou meses após o diagnóstico. Doenças concomitantes em atividades que aumentem o risco cirúrgico devem ser tratadas antes da cirurgia. Em alguns pacientes cronicamente enfermos, a cirurgia pode ser postergada indefinidamente.

A colecistectomia é realizada com mais frequência por via laparoscópica, mas quando essa abordagem está contraindicada (p. ex., excesso de aderências) ou não é bem-sucedida, o procedimento pode ser realizado via laparotômica. Quando realizado por laparoscopia, a diferença consiste em 4 dias a menos de hospitalização e menos semanas de afastamento do trabalho. Independentemente de como é feito o procedimento, é possível incluir a colangiografia para avaliar os ductos comuns quanto à presença de cálculos. Se houver cálculos, a exploração do ducto colédoco pode ser realizada (ver seção sobre coledocolitíase).

▶ Prognóstico

Complicações graves e óbitos relacionados com a cirurgia propriamente dita são raros. A taxa de mortalidade operatória é de 0,1% nos pacientes com menos de 50 anos e de cerca de 0,5% naqueles com mais de 50. A maioria das mortes ocorre em pacientes com maior risco pré-operatório. A cirurgia alivia os sintomas em 95% dos casos.

> Gurusamy KS, Koti R, Fusai G, Davidson BR. Early versus delayed laparoscopic cholecystectomy for uncomplicated biliary colic. *Cochrane Database Syst Rev* 2013 Jun 30;6:CD007196.

COLECISTITE AGUDA

FUNDAMENTOS DO DIAGNÓSTICO

▶ Dor aguda e sensibilidade à palpação no quadrante superior direito.

▶ Febre e leucocitose.

▶ Vesícula palpável em um terço dos casos.

▶ Vesícula biliar não aparece no exame de secreção de radionuclídeo.

▶ Sinal de Murphy na ultrassonografia.

▶ Considerações gerais

Em 80% dos casos, a colecistite aguda é causada por obstrução do ducto cístico por impactação de cálculo no fundo de saco de Hartmann. A vesícula biliar torna-se inflamada e distendida, produzindo dor abdominal e sensibilidade dolorosa à palpação. A história natural da colecistite aguda varia em função de alívio da obstrução, extensão da invasão bacteriana secundária, idade do paciente e presença de fatores agravantes, como diabetes melito. A maioria das crises resolve-se espontaneamente sem cirurgia ou outro tratamento específico, mas algumas evoluem com formação de abscesso ou perfuração com peritonite generalizada.

As alterações patológicas na vesícula biliar evoluem com padrão característico. As primeiras alterações são edema e hemorragia subserosos e necrose desigual da mucosa. Posteriormente, polimorfonucleares (PMNs) aparecem. O estágio final envolve o desenvolvimento de fibrose. Gangrena e perfuração podem ocorrer apenas 3 dias após a instalação, mas a maioria das perfurações ocorre durante a segunda semana. Em alguns casos com resolução espontânea, a inflamação aguda terá sido em grande parte resolvida em 4 semanas, mas alguns resquícios de inflamação podem persistir por vários meses. Cerca de 90% das vesículas biliares removidas durante uma crise aguda apresentam fibrose crônica, embora muitos desses pacientes neguem ter tido sintomas prévios.

A causa da colecistite aguda ainda é parcialmente conjectural. Na maioria dos casos, há obstrução do ducto cístico, mas, em experimentos com animais, a obstrução do ducto cístico não resulta em colecistite aguda, a não ser que a vesícula biliar esteja repleta de bile concentrada ou bile saturada com colesterol. Também há evidências de que o traumatismo pelos cálculos biliares libere fosfolipase das células da mucosa da vesícula biliar. Isso é seguido por conversão de lecitina em lisolecitina na bile, que é um componente tóxico que talvez cause inflamação. As bactérias parecem ter participação menor nas fases iniciais da colecistite aguda, ainda que a maioria das complicações da doença envolva supuração.

Cerca de 20% dos casos de colecistite aguda ocorrem sem que haja colelitíase (colecistite aguda acalculosa). Alguns desses casos são causados por obstrução do ducto cístico por outro processo, como tumor maligno. Raramente, a colecistite aguda acalculosa resulta de obstrução arterial ou por infecção primária por *Escherichia coli*, clostrídio ou, às vezes, *Salmonella typhi*. A maioria desses casos ocorre em pacientes hospitalizados por outra doença; a colecistite aguda acalculosa é particularmente comum nas vítimas de traumatismo (civis ou militares) e em pacientes tratados com nutrição parenteral total. A obstrução de pequenos vasos ocorre cedo na evolução e, se não houver tratamento imediato, a doença irá evoluir rapidamente para colecistite gangrenosa com complicações sépticas, situação em que a taxa de mortalidade é alta.

▶ Manifestações clínicas

A. Sinais e sintomas

O primeiro sintoma é dor abdominal do quadrante superior direito, algumas vezes associada à dor referida na região escapular direita. Em 75% dos casos, o paciente terá tido crises anteriores de cólica biliar, inicialmente indistinguível do quadro atual. Contudo, na colecistite aguda, a dor persiste e torna-se associada à sensibilidade dolorosa à palpação. Náusea e vômitos estão presentes em metade dos pacientes, mas os vômitos raramente são intensos. Em 10% dos casos, observa-se icterícia leve. A temperatura geralmente varia entre 38 e 38,5 °C. Febre alta e calafrios são raros e sugerem complicações ou diagnóstico incorreto.

Há dor à palpação no quadrante superior direito, e, em cerca de um terço dos pacientes, a vesícula é palpável (frequentemente em posição mais lateral à normal). A defesa voluntária durante o exame pode evitar a detecção de vesícula biliar aumentada. Em outros, a vesícula biliar não está aumentada em razão da fibrose de suas paredes que restringe a distensão. Se orientado a respirar fundo durante a palpação da região subcostal direita, o paciente poderá relatar aumento acentuado da dor com interrupção súbita da respiração (sinal de Murphy).

B. Exames laboratoriais

A contagem de leucócitos geralmente está aumentada, entre 12.000 e 15.000/mL. Contagens normais são comuns, mas se a contagem estiver muito acima de 15.000, deve-se suspeitar de complicação. Aumento leve da bilirrubina sérica (entre 2 e 4 mg/dL) é comum, presumivelmente em razão da inflamação secundária do ducto colédoco a partir da vesícula biliar contígua. Valores da bilirrubina acima desses limites indicam a possibilidade de cálculos associados no ducto colédoco. As crises podem ser acompanhadas por aumento leve da fosfatase alcalina. Às vezes, a amilase sérica chega ou supera transitoriamente 1.000 unidades/dL.

C. Exames de imagem

A radiografia simples do abdome ocasionalmente revela a sombra da vesícula biliar aumentada. Em 15% dos pacientes, os cálculos biliares contêm cálcio suficiente para que sejam visualizados nas radiografias simples.

A ultrassonografia revela cálculos biliares, lama biliar e espessamento da parede da vesícula biliar, e o ultrassonografista pode determinar melhor do que o clínico se o ponto máximo de dor se encontra sobre a vesícula biliar (sinal de Murphy ultrassonográfico). Contudo, esse último achado frequentemente está ausente quando a vesícula biliar já se encontra com necrose. Em geral, a ultrassonografia é o único exame necessário para o diagnóstico de colecistite aguda.

Se houver necessidade de informações diagnósticas adicionais (p. ex., se a ultrassonografia for inconclusiva ou negativa) pode-se solicitar exame de excreção de radionuclídeos (p. ex., HIDA). Com esse exame, não é possível demonstrar a presença de cálculos, mas, se a vesícula biliar for visualizada, a possibilidade de colecistite aguda pode ser afastada, exceto para os casos raros de colecistite acalculosa (o exame é positivo na maioria dos casos de colecistite aguda acalculosa). O aparecimento da imagem no ducto, mas não da vesícula biliar, corrobora o diagnóstico de colecistite aguda. Alguns poucos resultados falso-positivos são encontrados em casos de litíase biliar avançada sem inflamação aguda e na pancreatite biliar aguda.

▶ Diagnóstico diferencial

No diagnóstico diferencial, devem ser incluídas outras causas de dor aguda e dor à palpação no abdome superior. Uma úlcera péptica aguda com ou sem perfuração pode ser sugerida por história de dor epigástrica aliviada por alimentos ou por antiácidos. Na maioria dos casos de úlcera perfurada é possível demonstrar a presença de ar livre sob o diafragma na radiografia. Um estudo radiológico contrastado do trato gastrintestinal superior de emergência pode ser útil.

A pancreatite aguda pode ser confundida com colecistite aguda, especialmente se esta for acompanhada por elevação da amilase sérica. Além disso, o exame de HIDA não delineia a vesícula biliar na maioria dos casos de pancreatite biliar aguda. Algumas vezes, as duas doenças coexistem, mas a pancreatite não deve ser aceita como segundo diagnóstico sem que haja achados específicos.

A apendicite aguda em pacientes com ceco de localização alta pode simular colecistite aguda.

Na peri-hepatite gonocócica (síndrome de Fitz-Hugh-Curtis), é possível haver dor intensa no quadrante superior direito e sensibilidade local à palpação. As pistas para o diagnóstico correto são dor à palpação dos anexos, leucorreia vaginal com esfregaço positivo para Gonococo quando corado pelo gram e disparidade entre a febre alta do paciente e a ausência de toxemia.

▶ Complicações

As principais complicações da colecistite aguda são empiema, gangrena e perfuração.

A. Empiema

No empiema (colecistite supurativa), a vesícula biliar está francamente purulenta e o paciente está toxêmico, com picos de febre alta entre 39 e 40 °C, calafrios e leucocitose acima 15.000/mL. Há indicação de terapia antimicrobiana parenteral e de colecistostomia percutânea ou colecistectomia.

B. Perfuração

A perfuração pode assumir uma de três formas: (1) perfuração localizada com abscesso pericolecístico; (2) perfuração livre com peritonite generalizada e (3) perfuração para víscera oca adjacente, com formação de fístula. A perfuração pode ocorrer precocemente até o terceiro dia após o início da colecistite aguda, ou tardiamente na segunda semana. A incidência total de perfuração gira em torno de 10%.

1. Abscesso pericolecístico — Deve-se suspeitar de abscesso pericolecístico, a forma mais comum de perfuração, quando os sinais e sintomas progridem, especialmente se acompanhados pelo surgimento de massa palpável. Com frequência, o paciente torna-se toxêmico, com febre de 39 °C e contagem de leucócitos acima de 15.000/mL, mas, algumas vezes, não há correlação entre sinais clínicos e desenvolvimento de abscesso local. Colecistectomia e drenagem do abscesso podem ser realizadas com segurança em muitos desses pacientes, mas, se a condição clínica for instável, dá-se preferência à colecistostomia percutânea.

2. Perfuração livre — A perfuração livre ocorre em apenas 1 a 2% dos pacientes, na maioria das vezes, no início da doença, quando há gangrena antes de haver aderências isolando a parede da vesícula biliar. O diagnóstico é feito antes da cirurgia em menos da metade dos casos. Em alguns pacientes com dor localizada, a disseminação súbita da dor e da sensibilidade à palpação a outras regiões do abdome sugere o diagnóstico. Sempre que houver suspeita, a perfuração livre deve ser tratada com laparotomia de emergência. A paracentese abdominal pode ser enganosa e demonstrou ter pouco valor diagnóstico. A colecistectomia deve ser realizada se as condições do paciente permitirem, caso contrário, procede-se à colecistostomia. A taxa de mortalidade depende, em parte, de o ducto cístico estar obstruído ou de os cálculos terem sido desalojados com a perfuração. A primeira possibilidade causa peritonite purulenta, que é letal em 20% dos casos. A última acarreta peritonite biliar verdadeira, e mais de 50% dos pacientes chegam ao óbito. Quanto mais cedo a cirurgia é realizada, melhor será o prognóstico.

3. Fístula colecistentérica — Se a vesícula agudamente inflamada adere ao estômago, ao duodeno ou ao colo adjacentes, e ocorre necrose no local de uma dessas aderências, é possível haver perfuração para o lúmen da víscera. A descompressão resultante com frequência permite a resolução do quadro. Se os cálculos biliares forem liberados pela fístula e se forem suficientemente grandes, é possível que haja obstrução do intestino delgado (íleo biliar; ver adiante). Raramente, algum paciente vomita cálculos biliares que tenham penetrado no estômago por fístula colecistogástrica. Na maioria dos casos, a crise aguda resolve-se e a fístula colecistentérica não é descoberta clinicamente.

As fístulas colecistentéricas geralmente não causam sintomas, a não ser que a vesícula biliar ainda esteja parcialmente obstruída por cálculos ou por fibrose. As colangiografias oral e intravenosa não opacificam a vesícula biliar, mas o órgão pode ser visualizado no estudo radiológico contrastado do trato gastrintestinal, quando deve ser diferenciada de fístula causada por úlcera péptica perfurada. Há relatos de má absorção e esteatorreia em casos isolados de fístula colecistocolônica. Nessa situação, a esteatorreia pode ser causada por ausência de bile no intestino proximal seguindo-se ao desvio para o colo ou, mais raramente, pelo excesso de bactérias no intestino proximal.

As fístulas colecistentéricas sintomáticas devem ser tratadas com colecistectomia e fechamento da fístula. A maioria é descoberta incidentalmente durante colecistectomia para tratamento de doença da vesícula biliar sintomática.

▶ Tratamento

Devem ser administradas soluções intravenosas para correção de desidratação e desequilíbrio eletrolítico, além da instalação de sonda nasogástrica. Em caso de colecistite aguda de gravidade média, há indicação para administrar cefazolina (2-4 g por dia) por via parenteral. Nos casos graves, devem ser administrados penicilina (20 milhões de unidades por dia), clindamicina e um aminoglicosídeo por via parenteral. O tratamento apenas com imipenem é uma boa alternativa.

Há opções para o tratamento imediato da colecistite aguda. Como a doença se resolve com terapia antimicrobiana e cuidados de suporte em cerca de 60% dos casos, uma abordagem é a conduta expectante, com plano de realizar colecistectomia eletiva após a recuperação, ficando a cirurgia durante a crise aguda reservada para os casos graves ou que se agravem. Essa abordagem é injustificável na colecistite acalculosa aguda.

O plano preferencial é realizar colecistectomia em todos os pacientes, exceto quando houver contraindicações específicas à cirurgia (p. ex., doença concomitante grave). Quatro ensaios randomizados corroboram essa abordagem com os seguintes dados: (1) a incidência de complicações técnicas não é maior com a cirurgia precoce; (2) a cirurgia precoce reduz a duração total da doença em aproximadamente 30 dias, o período de hospitalização em 5 a 7 dias e os custos diretos em milhares de dólares; e (3) a taxa de mortalidade é ligeiramente inferior com a cirurgia precoce em razão de tratamento anterior para alguns pacientes cuja condição teria se agravado com a conduta expectante.

Estes são os principais fatores que influenciam a decisão (Fig. 25-8): (1) a definição do diagnóstico; (2) o estado geral de saúde do paciente, considerando doenças concomitantes ou o atual quadro agudo e (3) os sinais de complicações locais da colecistite aguda. O diagnóstico deve estar claro e o paciente, otimamente preparado; se houver suspeita de perfuração ou de empiema, indica-se cirurgia de emergência.

Em cerca de 30% dos casos, o diagnóstico de colecistite aguda está definido, mas o estado geral do paciente não é satisfatório. Se possível, a cirurgia deve ser postergada nesses casos até que a doença concomitante esteja controlada. Contudo, não se pode aderir rigidamente à conduta expectante caso haja piora das manifestações da colecistite.

Cerca de 10% dos pacientes requerem tratamento de emergência. Em geral, são quadros clínicos em que a doença parece ter complicado ou estar prestes a complicar. Febre alta (39 °C), leucocitose importante (> 15.000/mL) ou calafrios sugerem progressão supurativa. A colecistite acalculosa aguda deve ser colocada nessa categoria automaticamente. Quando o quadro geral do paciente for insatisfatório, o tratamento preferencial é a colecistostomia percutânea. Os pacientes com melhor estado geral devem ser tratados com colecistectomia.

O surgimento súbito de dor abdominal generalizada pode indicar perfuração livre. O aparecimento de massa em paciente em observação pode ser sinal de perfuração localizada e formação de abscesso. Modificações desse tipo indicam cirurgia de emergência.

A colecistectomia é a cirurgia preferencial nos casos de colecistite aguda e pode ser realizada por via laparoscópica em cerca de 50% dos pacientes. A colangiografia operatória deve ser realizada na maioria dos casos, e o ducto colédoco deve ser explorado se houver as indicações apropriadas (ver seção sobre coledocolitíase). Os pacientes com colecistite aguda grave que estejam em mau estado de saúde para colecistectomia de emergência devem ser tratados com colecistostomia percutânea. A colecistostomia percutânea também pode ser o tratamento preferencial para os casos de colecistite acalculosa aguda. Insere-se um cateter sob orientação ultrassonográfica ou tomográfica para drenagem de bile ou pus da vesícula biliar. A descompressão controla o quadro agudo, inclusive eventual infecção local, mas os cálculos biliares não podem ser removidos. Portanto, a colecistectomia deve ser realizada após a recuperação do paciente, a fim de evitar outras crises. A colecistectomia é o tratamento definitivo no paciente com colecistite acalculosa.

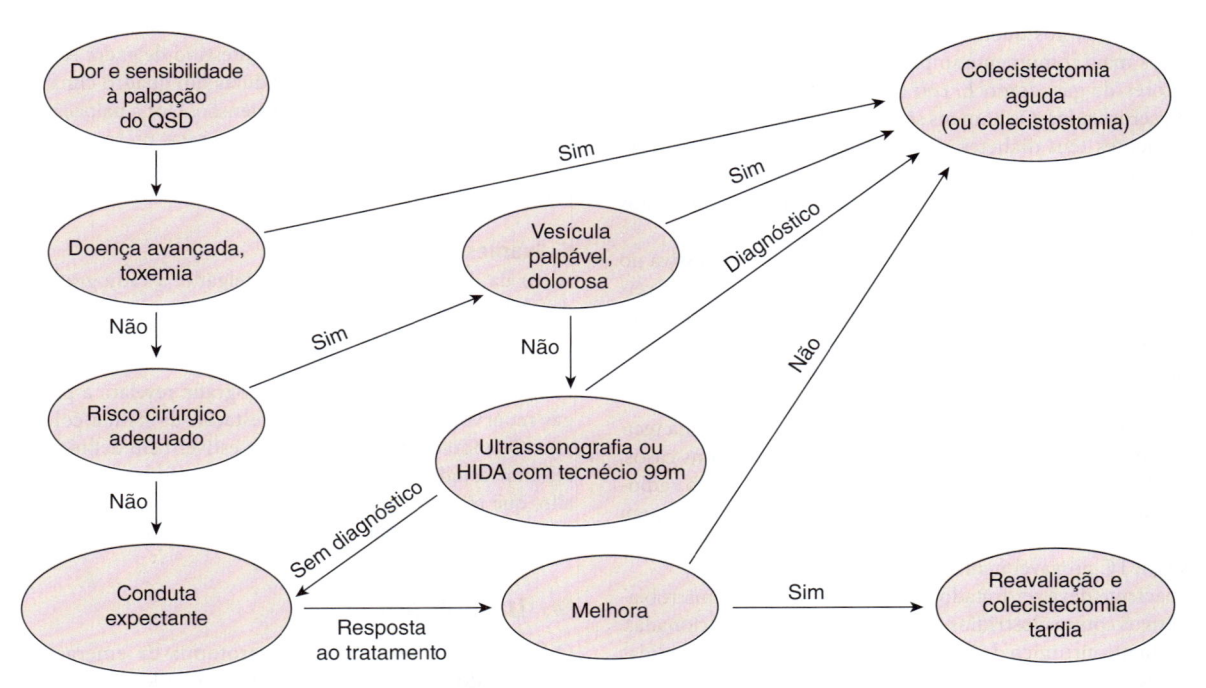

▲ **Figura 25-8** Esquema de tratamento de colecistite aguda.

Prognóstico

A taxa global de mortalidade da colecistite aguda é de cerca de 5%. Quase todas as mortes ocorrem em pacientes com mais de 60 anos de idade ou em pacientes com diabetes melito. Nas faixas etárias de idade mais avançada, as complicações secundárias cardiovasculares ou pulmonares contribuem substancialmente para a taxa de mortalidade. A sepse não controlada com peritonite e abscessos intra-hepáticos são os quadros locais mais importantes responsáveis pelos óbitos.

Cálculos no ducto colédoco estão presentes em cerca de 15% dos pacientes com colecistite aguda, e alguns dos pacientes com quadros mais graves apresentam colangite simultânea por obstrução biliar. A pancreatite aguda também pode complicar a colecistite aguda, e a combinação das duas implica grande risco.

Os pacientes que evoluem com as formas supurativas da doença da vesícula biliar, como empiema ou perfuração, têm menos chance de recuperação. A admissão precoce em hospital e a colecistectomia precoce reduzem a probabilidade dessas complicações.

> Gurusamy KS, Koti R, Fusai G, Davidson BR. Early versus delayed laparoscopic cholecystectomy for uncomplicated biliary colic. *Cochrane Database Syst Rev* 2013 Jun 30;6:CD007196.
>
> Gurusamy KS, Rossi M, Davidson BR. Percutaneous cholecystotomy for high-risk surgical patients with acute calculous cholecystitis. *Cochrane Database Syst Rev* 2013 Aug 12;8:CD007088.

COLECISTITE ENFISEMATOSA

A colecistite enfisematosa é um quadro raro no qual bolhas de gás produzidas por infecção por anaeróbios surgem no lúmen da vesícula biliar, em sua parede, no espaço pericolecístico e, ocasionalmente, nos ductos biliares. Clostrídios são os microrganismos mais comumente implicados, mas outros anaeróbios produtores de gás, como *E. coli* ou estreptococos anaeróbios, podem ser isolados. Os homens são 3 vezes mais afetados, e 20% dos pacientes têm diabetes melito. Diferentemente da forma comum de colecistite aguda, é provável que essa doença seja uma infecção bacteriana desde o primeiro momento. Em muitos casos, a vesícula biliar não contém cálculos.

A doença inicia com dor súbita e rapidamente progressiva no quadrante superior direito. Febre e leucocitose atingem níveis altos rapidamente, e o paciente encontra-se em estado consideravelmente mais toxêmico do que o normalmente encontrado nos casos de colecistite aguda. Ao exame, geralmente é possível palpar uma massa no quadrante superior direito.

As radiografias simples do abdome mostram o enfisema tecidual definindo o contorno da vesícula biliar e, em alguns casos, nível hidroaéreo no lúmen. O quadro clínico e o aspecto radiográfico são suficientemente característicos e o diagnóstico, em geral, é evidente. Se as alterações radiográficas não forem conclusivas, a TC provavelmente será esclarecedora.

O paciente deve ser tratado com altas doses de antimicrobianos efetivos contra clostrídios e as demais espécies mencionadas. O tratamento cirúrgico de emergência deve se seguir às medidas iniciais de reanimação. A colecistectomia pode ser realizada com segurança na maioria dos casos, mas pacientes em estado crítico devem ser abordados com colecistostomia. As complicações são as mesmas das outras formas de colecistite aguda, mas os quadros são mais graves e a taxa de mortalidade é mais alta.

> Gurusamy KS, Rossi M, Davidson BR. Percutaneous cholecystotomy for high-risk surgical patients with acute calculous cholecystitis. *Cochrane Database Syst Rev* 2013 Aug 12;8:CD007088.

ÍLEO BILIAR

O íleo biliar é a obstrução mecânica do intestino causada por um grande cálculo biliar alojado no lúmen. Ocorre mais frequentemente nas mulheres, e a média de idade dos pacientes é cerca de 70 anos.

Manifestações clínicas

A. Sintomas

Em geral, o paciente apresenta-se com obstrução evidente do intestino delgado, parcial ou total. O cálculo que obstrui entra no intestino através de fístula colecistentérica localizada no duodeno, no colo ou, raramente, no estômago ou no jejuno. A vesícula biliar pode conter um ou vários cálculos, mas os que causam o íleo biliar quase sempre têm diâmetro igual ou superior a 2,5 cm. O lúmen do intestino proximal permite que a maioria desses cálculos evolua no sentido caudal até alcançar o íleo. A obstrução do intestino grosso pode se seguir à passagem de um cálculo biliar por fístula na flexura hepática ou pode ocorrer após o cálculo ter atravessado todo o intestino delgado.

B. Sinais

Na maioria dos pacientes, os achados do exame físico são característicos de obstrução distal do intestino delgado. A obstrução de duodeno ou jejuno pode produzir um quadro clínico intrincado em razão da ausência de distensão. Dor à palpação e massa no quadrante superior direito podem estar presentes em alguns casos, mas talvez haja dificuldade de examinar com precisão o abdome distendido.

C. Exames de imagem

Além da dilatação do intestino delgado, a radiografia simples do abdome pode revelar cálculo radiopaco e, a não ser que o médico esteja alerta para a possibilidade de íleo biliar, o cálculo ectópico pode ser um achado intrigante. Em cerca de 40% dos casos, o exame cuidadoso da radiografia revelará a presença de gás na árvore biliar, uma manifestação da fístula colecistentérica. Quando o quadro clínico não estiver bem definido, deve-se solicitar estudo radiológico contrastado do trato gastrintestinal alto, que irá demonstrar a fístula colecistoduodenal e confirmar a obstrução intestinal.

Tratamento

O tratamento apropriado é laparotomia de emergência com remoção do cálculo obstrutivo por meio de uma pequena enterotomia. O intestino proximal deve ser meticulosamente inspecionado para a presença de um segundo cálculo que possa causar recidiva pós-operatória. A vesícula biliar deve ser deixada intocada na cirurgia original.

Após a recuperação, há indicação para colecistectomia eletiva caso o paciente tenha sintomas crônicos relacionados com a vesícula biliar. Com esse critério, haverá indicação de colecistectomia eletiva em cerca de 30% dos pacientes. A fístula propriamente dita raramente é fonte de problemas e se fecha de maneira espontânea na maioria dos pacientes.

▶ **Prognóstico**

A taxa de mortalidade por íleo biliar está em torno de 20%, em grande parte explicada pelo estado geral dos pacientes idosos à laparotomia. Em muitos casos, o paciente desenvolve complicações cardíacas ou pulmonares na fase de investigação pré-operatória, quando o diagnóstico era incerto.

COLANGITE (COLANGITE BACTERIANA)

A infecção bacteriana dos ductos biliares sempre implica obstrução biliar, já que, sem ela, a contaminação dos ductos por bactérias, mesmo intensa, não produz sintomas ou alterações patológicas. O bloqueio do fluxo pode ser parcial ou, com menos frequência, total. As principais causas são coledocolitíase, estenose biliar e neoplasia. Entre as causas menos comuns estão pancreatite crônica, estenose ampular, pseudocisto pancreático, divertículo de duodeno, cisto congênito e invasão parasitária. A colangite iatrogênica pode complicar uma colangiografia trans-hepática ou pelo dreno em T. Contudo, nem todas as lesões obstrutivas evoluem com colangite. Por exemplo, ocorre infecção biliar em apenas 15% dos pacientes com obstrução neoplásica. A probabilidade de colangite é máxima quando a obstrução ocorre após o ducto ter adquirido população bacteriana residente.

Com a obstrução, a pressão ductal aumenta e as bactérias proliferam-se e escapam para a circulação sistêmica via sinusoides hepáticos. Experimentalmente, a incidência de hemoculturas positivas com infecção ductal é diretamente proporcional ao aumento absoluto na pressão ductal.

Os sintomas da colangite (também denominados tríade de Charcot) são cólica biliar, icterícia e febre com calafrios, embora a tríade completa esteja presente em apenas 70% dos casos. Os achados laboratoriais incluem leucocitose e aumento de bilirrubina e fosfatase alcalina séricas. Os microrganismos predominantes na bile (em ordem de frequência aproximadamente decrescente) são *E. coli*, *Klebsiella*, pseudomonas, enterococos e *Proteus*. *Bacteroides fragilis* e outros anaeróbios (p. ex., *Clostridium perfringens*) são isolados em cerca de 25% dos casos, e sua presença mantém correlação com múltiplas cirurgias biliares prévias (muitas vezes, incluindo anastomose bilioentérica), sintomas mais intensos e alta incidência de complicações supurativas pós-operatórias. Quase sempre os anaeróbios são isolados na companhia de aeróbios. Em cerca de 50% dos casos, são isoladas duas espécies. É provável que ocorra bacteriemia na maioria dos casos, e nas hemoculturas colhidas oportunamente serão isolados os mesmos microrganismos presentes na bile. No início da crise, a ultrassonografia frequentemente produzirá informações úteis para o diagnóstico. Outros exames (CPT, CPER, etc.) poderão ser solicitados mais tarde, após terem sido controladas as manifestações agudas. A colangiografia é perigosa durante colangite ativa.

O termo colangite supurativa tem sido utilizado para as formas mais graves da doença, quando as manifestações de sepse ofuscam as da doença hepatobiliar. A pêntade diagnóstica da colangite supurativa é formada por dor abdominal, icterícia, febre e calafrios, confusão mental ou letargia, e choque. O diagnóstico muitas vezes não é feito porque os sinais de doença biliar não são percebidos.

A maioria dos casos de colangite pode ser controlada com terapia antimicrobiana intravenosa. Nos casos com gravidade leve a moderada, o medicamento preferencial é uma cefalosporina (p. ex., cefazolina, cefoxitina). Se a doença for grave ou piorar progressivamente, devem ser adicionados aminoglicosídeo mais clindamicina ou metronidazol.

Para os pacientes com colangite grave ou que não estejam respondendo à terapia antimicrobiana, o ducto biliar deve ser imediatamente descomprimido. A maioria dos casos de colangite aguda grave está associada à coledocolitíase, cujo melhor tratamento é esfincterotomia endoscópica de emergência. Nos raros casos em que essa intervenção não é bem-sucedida, indica-se laparotomia para descompressão do ducto biliar. A colangite que acompanha obstrução neoplásica pode ser conduzida com inserção de cateter de drenagem por via trans-hepática no ducto biliar. Não deve ser realizada colangiografia, uma vez que o procedimento pode agravar a sepse.

Intervenção urgente (p. ex., esfincterotomia endoscópica, drenagem trans-hepática percutânea ou descompressão cirúrgica) é necessária em cerca de 10% dos pacientes com colangite aguda. Os outros 90% são finalmente tratados com cirurgia eletiva ou esfincterotomia endoscópica após terapia antimicrobiana e investigação diagnóstica completa.

> Takada T, Strasberg SM, the Tokyo Guidelines Revision Committee. TG13: updated Tokyo guidelines for the management of acute cholangitis and cholecystitis. *J Hepatobiliary Pancreat Sci* 2013 Jan;20(1):1-7.

COLEDOCOLITÍASE

FUNDAMENTOS DO DIAGNÓSTICO

▶ Dor biliar.
▶ Icterícia.
▶ Colangite episódica.
▶ Cálculos na vesícula biliar ou colecistectomia prévia.

▶ Considerações gerais

Cerca de 15% dos pacientes com cálculos na vesícula biliar abrigam cálculos também nos ductos biliares. Os cálculos no ducto colédoco geralmente são acompanhados por outros na vesícula biliar, mas em 5% dos casos a vesícula está vazia. O número de cálculos ductais varia de 1 a mais de 100.

Há duas origens possíveis para os cálculos no ducto colédoco. As evidências sugerem que a maior parte dos cálculos de colesterol tenha origem na vesícula biliar, alcançando o ducto após passar pelo ducto cístico. Estes são denominados cálculos secundários. Os cálculos de pigmento podem ter origem semelhante ou, o que é mais frequente, originar-se *de novo* dentro do ducto colédoco. Estes são denominados cálculos primários do ducto comum. Cerca de 60% dos cálculos do ducto colédoco são de colesterol e 40% são de pigmento. Os últimos estão, na média, associados a manifestações clínicas mais graves.

Os pacientes podem apresentar uma ou mais das manifestações clínicas principais que se seguem, todas causadas por obstrução do fluxo biliar ou do suco pancreático: cólica biliar, colangite, icterícia e pancreatite (Fig. 25-9). Contudo, é provável que até 50% dos pacientes com coledocolitíase permaneçam assintomáticos.

O ducto colédoco pode sofrer dilatação nos 2 a 3 cm proximais à obstrução, e ductos verdadeiramente enormes ocorrem em pacientes com tumores biliares. Nos casos de coledocolitíase ou de estenose biliar, a reação inflamatória restringe a dilatação que é, então, menos evidente. A dilatação do sistema de ductos no interior do fígado também pode ser limitada por cirrose.

A cólica biliar resulta do aumento rápido na pressão biliar, independentemente de o bloqueio ocorrer no ducto colédoco ou no colo da vesícula biliar. A obstrução gradual do ducto – como no câncer – raramente produz o mesmo tipo de dor encontrada na litíase biliar.

▶ Manifestações clínicas

A. Sintomas

A coledocolitíase pode ser assintomática ou produzir colangite toxêmica súbita, levando rapidamente à morte. A gravidade do quadro é proporcional ao grau de obstrução, ao período de evolução e à extensão da infecção bacteriana secundária (ver seção sobre colangite, anteriormente). Cólica biliar, icterícia ou pancreatite podem ser achados isolados ou ocorrem em combinação junto com os sinais de infecção (colangite).

A cólica biliar causada por obstrução do ducto colédoco não pode ser diferenciada da causada por cálculos na vesícula biliar. A dor pode ser localizada na região subcostal direita, no epigástrio ou, até mesmo, na região retroesternal. A dor referida à região escapular direita é comum.

A possibilidade de coledocolitíase deve ser cogitada em caso de calafrios intermitentes, febre ou icterícia acompanhando a cólica biliar. Alguns pacientes observam escurecimento transitório da urina durante as crises, mesmo quando não há icterícia evidente.

O prurido geralmente resulta de obstrução persistente por longo prazo. É mais intenso no clima quente, quando o paciente transpira, e geralmente é pior nos membros do que no tronco. É muito mais comum com obstrução neoplásica do que naquela produzida por cálculos biliares.

B. Sinais

O paciente pode estar ictérico e toxêmico, com febre alta e calafrios, ou pode aparentar ótima saúde. É raro que a vesícula biliar esteja palpável nos pacientes com icterícia obstrutiva do ducto colédoco, uma vez que a obstrução é transitória e parcial e a fibrose da vesícula biliar a torna inelástica e não distensível. É possível que haja sensibilidade dolorosa à palpação do quadrante superior direito, mas geralmente não é tão evidente quanto nos quadros de colecistite aguda, úlcera péptica perfurada ou pancreatite aguda. É possível haver aumento doloroso do fígado.

C. Exames laboratoriais

Na colangite, é comum haver leucocitose de 15.000/mL e valores acima de 20.000/mL são comuns. Com frequência, ocorre elevação da bilirrubina sérica nas 24 horas após o início dos sintomas. O nível absoluto mantém-se abaixo de 10 mg/dL e, na maioria

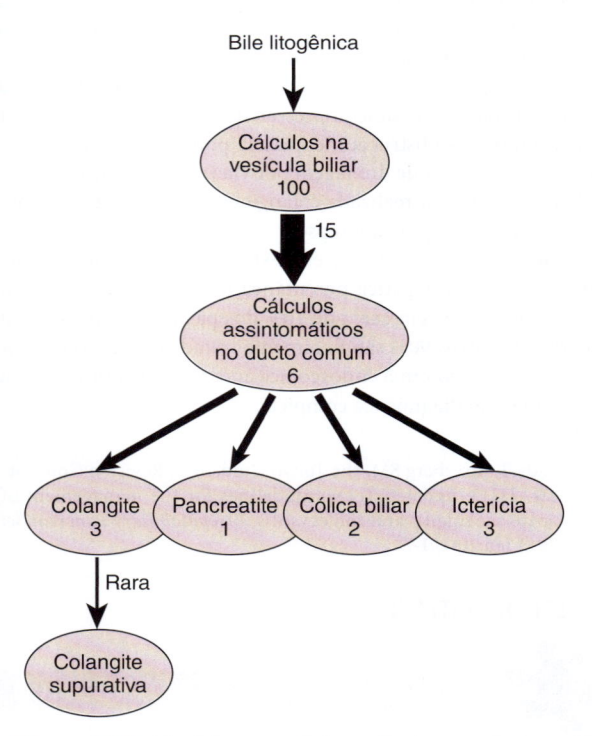

▲ **Figura 25-9** História natural dos cálculos no ducto colédoco. A cada 100 pacientes com cálculos de vesícula biliar, 15 apresentarão cálculos no ducto colédoco, que produzirão o espectro sindrômico ilustrado. Observa-se interposição das síndromes, o que indica que podem aparecer juntas em diversas combinações.

dos casos, varia entre 2 e 4 mg/dL. A fração direta é maior que a indireta, mas esta última está aumentada na maioria dos casos. A dosagem de bilirrubina geralmente não atinge os valores encontrados nos tumores malignos, já que a obstrução costuma ser parcial e transitória. De fato, a icterícia flutuante é tão característica da coledocolitíase que serve, com razoável confiabilidade, para diferenciar obstrução benigna de obstrução maligna.

O nível sérico da fosfatase alcalina geralmente está elevado e talvez seja a única alteração bioquímica nos pacientes sem icterícia. Quando a obstrução é aliviada, a fosfatase alcalina e a bilirrubina voltam aos seus níveis normais em 1 a 2 semanas, exceto se a obstrução tiver sido prolongada, situação em que a primeira pode manter-se elevada por mais tempo.

Observam-se aumentos discretos na AST e na alanina aminotransferase (ALT) com obstrução extra-hepática dos ductos; em poucos casos, a dosagem de AST alcança 1.000 unidades transitoriamente.

D. Exames de imagem

Os cálculos radiopacos podem ser vistos nas radiografias simples do abdome ou nos exames de TC. Os exames de ultrassonografia geralmente revelam cálculos na vesícula biliar e, dependendo do grau de obstrução, dilatação do ducto biliar. A ultrassonografia e a TC são pouco sensíveis para encontrar cálculos no ducto colédoco. A CPER está indicada se o paciente tiver sido previamente submetido à colecistectomia. Se não tiver havido colecistectomia, a colangiografia deve fazer parte do procedimento cirúrgico. Alguns médicos optam por realizar CPER pré-operatória nos pacientes com colecistectomia agendada a fim de liberar o ducto biliar comum. Se a CPER não for tecnicamente bem-sucedida, o cirurgião será forçado a converter o procedimento para exploração do ducto colédoco a fim remover os cálculos.

Valores de bilirrubina acima de 10 mg/dL são tão incomuns em pacientes com coledocolitíase que, quando presentes, há indicação de colangiografia para afastar a possibilidade de obstrução por neoplasia.

▶ Diagnóstico diferencial

Na rotina diagnóstica, devem ser consideradas as mesmas hipóteses descritas no diagnóstico diferencial de colecistite.

Níveis séricos de amilase acima de 500 unidades/dL podem ser causados por pancreatite aguda, colecistite aguda ou coledocolitíase. Outras manifestações de doença pancreática devem ser comprovadas antes que seja aceito o diagnóstico de pancreatite.

O paciente com cirrose ou hepatite alcoólica aguda pode apresentar-se com icterícia, dor do quadrante superior direito e leucocitose. A diferenciação da colangite pode ser impossível apenas com os dados clínicos. A história recente de libação sugere doença hepática aguda. A biópsia hepática percutânea pode ser específica.

A colestase intra-hepática por medicamentos, gravidez, hepatite crônica ativa ou cirrose biliar primária pode ser difícil de distinguir de obstrução extra-hepática. A CPER é um exame apropriado para a distinção, particularmente quando outros (p. ex., ultrassonografia) não tiverem sido capazes de evidenciar cálculos biliares. Se a icterícia persistir por 4 a 6 semanas, é provável que uma obstrução mecânica seja a causa. Como a maioria dos pacientes melhora nesse intervalo, a icterícia persistente jamais deve ser considerada resultado de doença parenquimatosa, exceto se uma colangiografia normal tiver afastado a possibilidade de obstrução dos ductos principais.

Icterícia intermitente e colangite após colecistectomia são compatíveis com estenose biliar e, para a distinção, há necessidade de CPER.

Os tumores biliares geralmente produzem icterícia intensa sem cólica biliar ou febre, e, uma vez instalada, a icterícia raramente sofre remissão.

▶ Complicações

A infecção duradoura dos ductos pode produzir abscessos intra-hepáticos. Insuficiência hepática ou cirrose biliar secundária podem ocorrer caso a obstrução não seja aliviada e dure muito tempo. Como a obstrução geralmente é parcial e intermitente, a cirrose ocorre apenas após vários anos de doença sem tratamento. A pancreatite aguda, uma complicação razoavelmente comum da litíase biliar, será discutida no Capítulo 26. Raramente, um cálculo no ducto colédoco produz erosão da ampola resultando em íleo biliar. A hemorragia (hemobilia) também é uma complicação rara.

▶ Tratamento

Os pacientes com colangite aguda devem ser tratados com terapia antimicrobiana sistêmica e outras medidas, conforme descrito nas seções precedentes; essa conduta geralmente controla a crise em 24 a 48 horas. Se o quadro do paciente se agravar, ou quando não for observada melhora em 2 a 4 dias, há indicação para esfincterotomia endoscópica ou cirurgia para exploração do ducto colédoco.

O paciente típico apresenta-se com colangite leve e evidência ultrassonográfica de cálculos na vesícula biliar. A colecistectomia laparoscópica está indicada e, dependendo da experiência do cirurgião, exploração laparoscópica do ducto colédoco se a colangiografia operatória ou a ultrassonografia laparoscópica demonstrar os esperados cálculos no ducto colédoco. A exploração laparoscópica do ducto colédoco geralmente é feita através do ducto cístico (que deve ser dilatado), mas, quando o ducto colédoco está alargado (> 1,5 cm), ela pode ser feita por coledocotomia, exatamente como na cirurgia aberta. No futuro quase todos os casos de cálculo no ducto colédoco deverão ser conduzidos com técnicas laparoscópicas, mas nesse momento a habilitação para essas técnicas não está disponível na maioria dos hospitais. Se o cirurgião considerar que os cálculos no ducto colédoco não podem ser removidos por laparoscopia, provavelmente será melhor retirar a vesícula biliar por laparoscopia e os cálculos no ducto colédoco por meio de esfincterotomia endoscópica. Se os cálculos não puderem ser removidos por esfincterotomia, haverá necessidade de um segundo tempo cirúrgico (aberto).

Também não há consenso acerca da importância da colangiografia operatória ou da ultrassonografia durante colecistectomia quando não há pistas que sugerem cálculos no ducto. Nesses casos, as chances de encontrar um cálculo são de apenas 3 a 5%, e há quem considere o esforço injustificável. Por outro lado, a colangiografia operatória também confirma a anatomia biliar, o que contribui para evitar lesões do ducto biliar, e a história natural dos poucos cálculos não identificados é preocupante. Assim, ficamos do lado dos que realizam colangiografia operatória nesses casos.

Quando o ducto colédoco é explorado através do ducto cístico e são removidos cálculos, o ducto cístico deve ser ligado, mas geralmente não se deixa um cateter de drenagem no interior do ducto colédoco. Quando o ducto colédoco é explorado por meio de coledocotomia (seja por via laparoscópica ou por cirurgia aberta), na maioria dos casos um dreno em T é deixado no ducto, e procede-se à colangiografia mais ou menos 1 semana após a cirurgia. Quaisquer cálculos descobertos nesses exames pós-operatórios poderão ser extraídos 4 a 6 semanas depois por meio do trajeto do dreno em T.

Os pacientes com cálculos no ducto colédoco que tenham sido previamente submetidos à colecistectomia devem ser tratados por esfincterotomia endoscópica. Utilizando um duodenoscópio de visão lateral, a ampola é canulada, e procede-se a uma incisão de 1 cm no esfíncter com eletrocautério. A abertura criada no esfíncter permite a passagem do cálculo do ducto para o duodeno. Não é provável que a esfincterotomia endoscópica seja bem-sucedida nos pacientes com cálculos grandes (p. ex., > 2 cm), e o procedimento é contraindicado quando houver estenose do ducto biliar proximal ao esfíncter. Em alguns poucos casos, há indicação de laparotomia e exploração do ducto colédoco.

Os cálculos nos ramos intra-hepáticos do ducto biliar geralmente podem ser removidos sem dificuldade durante a exploração do ducto colédoco. Entretanto, em alguns casos, um ou mais ductos intra-hepáticos estão impactados com cálculos, e a inflamação crônica associada produz estenose do ducto próximo de sua junção com o ducto hepático comum. Nesses casos, com frequência é impossível remover os cálculos dos ductos, e, se a doença envolver apenas um lobo (em geral, o esquerdo), indica-se lobectomia hepática.

SÍNDROME PÓS-COLECISTECTOMIA

Esse termo é utilizado para se referir a um grupo heterogêneo de distúrbios que afetam pacientes que continuam a se queixar de sintomas após colecistectomia. Na verdade, não se trata de uma síndrome, e o termo causa confusão.

Em geral, a razão de a cura ser incompleta após colecistectomia é o diagnóstico pré-operatório incorreto. O único sintoma realmente característico de colecistite crônica é a cólica biliar. Quando uma vesícula biliar com cálculos é removida na esperança de que o paciente se cure de dispepsia, intolerância a alimentos gordurosos, eructações, etc., a cirurgia pode deixar os sintomas inalterados.

O sintoma de apresentação pode ser dispepsia ou dor. É mais provável que se descubra uma causa orgânica para os sintomas nos pacientes com episódios de dor intensa do que naqueles com outras queixas. Provas de função hepática anormais, icterícia e colangite são outras manifestações que indicam doença biliar residual. Os pacientes com achados suspeitos devem ser investigados com CPER ou CTP. Coledocolitíase, estenose biliar e pancreatite crônica são as causas mais comuns de sintomas. Ocasionalmente, as evidências são suficientes para implicar dismotilidade do esfíncter de Oddi como causa da dor. A dor pode ser aliviada com esfincterotomia endoscópica. Estenose da ampola hepatobiliar, um remanescente longo do ducto cístico, e neuromas foram implicados com sintomas persistentes.

CARCINOMA DA VESÍCULA BILIAR

O carcinoma da vesícula biliar é uma neoplasia rara que ocorre em pacientes idosos. Está associada a cálculos biliares em 70% dos casos, e o risco de degeneração maligna mantém correlação com o tempo de permanência dos cálculos. O tumor é 2 vezes mais comum nas mulheres, como esperado em razão da associação com os cálculos biliares.

Em sua maioria, os tumores primários da vesícula biliar são adenocarcinomas que histologicamente são definidos como esquirrosos (60%), papilares (25%) ou mucoides (15%). A disseminação do tumor ocorre precocemente por invasão direta do fígado e das estruturas hilares, além de metástases para os linfonodos do ducto colédoco, do fígado e dos pulmões. Em algumas ocasiões, nas quais o tumor é um achado incidental de colecistectomia indicada por litíase biliar, o tumor encontra-se restrito à vesícula biliar como carcinoma in situ ou como lesão invasiva em estágio inicial. Entretanto, a maioria dos carcinomas invasivos já terá se disseminado à cirurgia, e a disseminação é quase certa se o tumor tiver avançado a ponto de causar sintomas.

▶ Manifestações clínicas

A. Sinais e sintomas
O sintoma de apresentação mais comum é dor no quadrante superior direito, semelhante a episódios prévios de cólica biliar, porém, mais persistente. A obstrução do ducto cístico pelo tumor algumas vezes dá início à crise de colecistite aguda. Outros casos apresentam-se com icterícia obstrutiva e, ocasionalmente, colangite por envolvimento secundário do ducto colédoco.

O exame geralmente revela uma massa na região da vesícula biliar, que pode não ser reconhecida como neoplasia se o paciente apresentar colecistite aguda. Se a colangite for o principal problema, a presença de vesícula palpável seria um achado incomum em paciente apenas com coledocolitíase e deve então sugerir carcinoma da vesícula biliar.

B. Exames de imagem
TC e ultrassonografia podem revelar a extensão da doença, mas tendem a demonstrar apenas os cálculos biliares.

O diagnóstico correto é feito antes da cirurgia em apenas 10% dos casos.

▶ Complicações

A obstrução do ducto colédoco pode produzir múltiplos abscessos intra-hepáticos. Os abscessos na ou próximos da vesícula biliar com tumor são frequentes.

▶ Prevenção

A incidência de câncer da vesícula biliar foi reduzida nos últimos anos, à medida que aumentou a frequência de colecistectomias. Estimou-se que 1 caso de câncer da vesícula biliar é evitado a cada 100 colecistectomias realizadas para tratamento de litíase biliar.

▶ Tratamento

Se um carcinoma da vesícula biliar for identificado na laparotomia, há indicação de colecistectomia junto com ressecção em bloco em cunha de 3 a 5 cm adjacentes de fígado normal, além de dissecção dos linfonodos no ligamento hepatoduodenal. Se um pequeno carcinoma invasivo despercebido à colecistectomia for descoberto posteriormente no exame patológico, indica-se reoperação para ressecção em cunha do leito hepático, além de linfadenectomia regional. Alguns cirurgiões recomendam que o ducto colédoco seja rotineiramente incluído (i.e., mesmo quando não houver invasão macroscópica) na dissecção dos linfonodos em qualquer lesão que envolva toda a espessura da parede da vesícula biliar. Nos poucos casos em que o câncer não tiver penetrado na muscular da mucosa, a colecistectomia isoladamente deve ser suficiente. Hepatectomias mais extensas (p. ex., lobectomia direita) não são indicadas. As lesões que tenham invadido o ducto biliar e produzido icterícia devem ser removidas, se possível. Caso contrário, deve-se instalar um *stent* por via endoscópica ou percutânea. A cirurgia pouco pode fazer nos casos com metástases hepáticas ou à distância.

▶ Prognóstico

Radioterapia e quimioterapia não são medidas paliativas efetivas. Cerca de 85% dos pacientes morrem no prazo de 1 ano após o diagnóstico.

Os 10% que atualmente sobrevivem mais de 5 anos são aqueles cujo carcinoma tenha sido um achado incidental durante colecistectomia para tratamento de litíase biliar sintomática e aqueles nos quais uma ressecção agressiva tenha removido todo o tumor.

Mayo SC, Shore AD, Nathan H, et al. National trends in the management and survival of surgically managed gallbladder adenocarcinoma over 15 years: a population-based analysis. *J Gastrointest Surg* 2010 Oct;14(10):1578-1591.

Wu LM, Jiang XX, Gu HY, et al. Endoscopic ultrasound-guided fine-needle aspiration biopsy in the evaluation of bile duct strictures and gallbladder masses: a systematic review and meta-analysis. *Eur J Gastroenterol Hepatol* 2011 Feb;23(2):113-120.

TUMORES MALIGNOS DO DUCTO BILIAR

FUNDAMENTOS DO DIAGNÓSTICO

- ▶ Icterícia colestática e prurido intensos.
- ▶ Anorexia e dor surda no quadrante superior direito.
- ▶ Ductos intra-hepáticos dilatados na ultrassonografia ou na tomografia computadorizada.
- ▶ Estenose focal na colangiografia trans-hepática ou endoscópica retrógrada.

▶ Considerações gerais

Os tumores primários do ducto biliar não são comuns em pacientes com colelitíase, e homens e mulheres são afetados com a mesma frequência. O tumor surge em pacientes com média de idade de 60 anos, mas pode ocorrer entre os 20 e os 80 anos de idade. Nos últimos anos, a doença tem sido observada em indivíduos mais jovens. A colite ulcerativa é uma doença comumente associada e, ocasionalmente, ocorrem casos de câncer de ducto biliar em pacientes com colite ulcerativa que evoluíram com colangite crônica durante muitos anos. No Oriente, a infecção parasitária crônica dos ductos biliares talvez seja responsável pela maior incidência desses tumores nessa parte do mundo.

Em sua maioria, os tumores biliares malignos são adenocarcinomas localizados nos ductos hepático ou colédoco. O padrão histológico varia desde adenocarcinoma típico até tumores compostos principalmente por estroma fibroso e poucas células. Os tumores acelulares podem ser confundidos com estenose benigna ou com colangite esclerosante, caso as biópsias não sejam adequadamente obtidas. Cerca de 10% são tumores papilares volumosos que tendem a ser menos invasivos e com menor capacidade de metastizar.

Na apresentação, as metástases são incomuns, mas o tumor frequentemente terá invadido a via porta ou a artéria hepática.

▶ Manifestações clínicas

A. Sinais e sintomas

O paciente apresenta icterícia ou prurido de instalação gradual. Calafrios, febre e cólica biliar geralmente não estão presentes e, exceto pelo desconforto profundo no quadrante superior direito, o paciente sente-se bem. Há bilirrubinúria desde o início, e fezes claras são comuns. Anorexia e perda de peso ocorrem insidiosamente com o tempo.

A icterícia é o sinal físico mais evidente. Se o tumor estiver localizado no ducto colédoco, a vesícula biliar pode estar distendida e tornar-se palpável no quadrante superior direito. O tumor propriamente dito jamais será palpável. Os pacientes com tumores do ducto hepático não evoluem com vesícula biliar palpável. A hepatomegalia é comum. Se a obstrução não se resolver, o fígado pode finalmente tornar-se cirrótico, e esplenomegalia, ascite e sangramento de varizes passam a ser manifestações secundárias.

B. Exames laboratoriais

Como o ducto frequentemente se encontra totalmente obstruído, a bilirrubina sérica geralmente está acima de 15 mg/dL. A fosfatase alcalina também se encontra elevada. Febre e leucocitose não são comuns, uma vez que a bile é estéril na maioria dos casos. As fezes podem ter sangue oculto, mas esse sinal é mais comum nos tumores do pâncreas ou da ampola hepatopancreática em comparação com os dos ductos biliares.

C. Exames de imagem

Ultrassonografia ou TC geralmente detectam a dilatação dos ductos intra-hepáticos. CPT ou CPER definem claramente a lesão, e ambos estão indicados na maioria dos casos. A CPT tem maior valor, já que é mais eficaz ao demonstrar a anatomia do ducto colédoco do lado da lesão. Nos tumores que envolvam a bifurcação do ducto hepático comum (tumores Klatskin), é importante determinar a extensão da lesão no sentido proximal (i.e., se os primeiros ramos dos ductos lobares também estiverem envolvidos). A CPER tem valor nos tumores proximais, já que, se mostrar obstrução concomitante do ducto cístico, o diagnóstico mais provável passa a ser câncer da vesícula biliar com invasão do ducto colédoco (e não neoplasia ductal primária). O padrão típico dos cânceres do ducto biliar distal é estenose do ducto biliar poupando o ducto pancreático. A estenose adjacente de ambos os ductos (o sinal do ducto duplo) indica câncer primário do pâncreas. A colangiopancreatorressonância magnética pode ser útil se houver disponibilidade de exames de alta qualidade.

Ocasionalmente, amostras de bile obtidas à CPT revelarão a presença de células malignas na avaliação citológica, mas não é um exame particularmente útil, considerando que o diagnóstico de câncer terá sido presumido a partir dos achados da colangiografia e um exame citológico negativo não é confiável. A angiografia sugere invasão da veia porta ou aprisionamento da artéria hepática. Entretanto, podem ocorrer resultados falso-positivos.

▶ Diagnóstico diferencial

No diagnóstico diferencial, devem ser consideradas outras causas de icterícias colestáticas extra e intra-hepáticas. A coledocolitíase é caracterizada por episódios de obstrução parcial, dor e colangite, que se distinguem da icterícia contínua de obstrução maligna. As concentrações de bilirrubina raramente ultrapassam 15 mg/dL e geralmente ficam abaixo de 10 mg/dL na obstrução por cálculo biliar, enquanto na obstrução neoplásica os níveis de bilirrubina quase sempre excedem 10 mg/dL e geralmente estão acima de 15 mg/dL. O aumento rápido nos níveis de bilirrubina para mais de 15 mg/dL em um paciente com colangite esclerosante sugere neoplasia superposta. É possível que a vesícula biliar esteja dilatada nos tumores distais ao ducto colédoco, mas é raro que ocorra na obstrução por cálculo.

A combinação de vesícula biliar aumentada e icterícia obstrutiva é em geral reconhecida como causada por tumor. Se não for possível palpar a vesícula biliar, cirrose biliar primária, icterícia causada por medicamento, hepatite crônica ativa, metástase hepática e cálculo no ducto colédoco são as hipóteses a serem afastadas. Em geral, qualquer paciente com icterícia colestática com mais de 2 semanas de duração e cujo diagnóstico seja incerto deve ser investigado com CPT ou CPER. O achado de estenose focal de ducto biliar sem que tenha havido cirurgia biliar é quase patognomônico de neoplasia.

▶ Tratamento

Os pacientes sem evidências de metástase ou outros sinais de câncer avançado (p. ex., ascite) são candidatos à laparotomia. Cerca de 30% dos casos não se qualificam e podem ser tratados com inserção de *stent* no ducto biliar, por via trans-hepática sob controle radiológico, ou a partir do duodeno, sob controle endoscópico. O tubo deve ser posicionado de forma que os orifícios acima e abaixo do tumor restabeleçam o fluxo biliar para o duodeno. Se ambos os ductos lobares estiverem bloqueados por um tumor na bifurcação do ducto hepático comum, geralmente é necessário instalar um tubo trans-hepático em apenas um dos ductos lobares. Se a lesão bloquear a saída dos ductos segmentares, os *stents* raramente são benéficos.

Entretanto, a laparotomia está indicada na maioria dos casos com o objetivo de retirar o tumor. A descompressão pré-operatória do ducto biliar com cateter percutâneo para aliviar a icterícia não reduz a incidência de complicações pós-operatórias. Na cirurgia, que deve ser imediatamente precedida por laparoscopia diagnóstica, deve-se determinar a extensão do tumor por meio de exame externo do ducto biliar e da veia porta e artéria hepática adjacentes.

Os tumores do ducto distal comum devem ser tratados com pancreatoduodenectomia radical (procedimento de Whipple), se parecer que o tumor pode ser removido. O envolvimento secundário da veia porta é a razão comum para considerar o tumor inoperável nessa localização. Os tumores no segmento médio do ducto colédoco ou no segmento inferior no ducto hepático devem ser removidos se possível. Se o tumor não puder ser removido, o fluxo de bile deve ser restabelecido para o intestino por colecistojejunostomia ou coledocojejunostomia em Y de Roux. A escolha é baseada em considerações técnicas.

Se possível, os tumores no hilo hepático devem ser removidos, e hepatojejunostomia em Y de Roux deve ser realizada. A anastomose geralmente está entre o hilo e o intestino e não entre ductos biliares específicos e o intestino. Para uma cirurgia curativa, quase sempre é necessária a ressecção do lobo direito ou do lobo esquerdo do fígado e, em todos os casos, do lobo caudado. A extensão para os ductos segmentares e lobares e o envolvimento secundário da artéria hepática e da veia porta são as razões mais comuns para a impossibilidade de retirar o tumor. Ressecções subtotais oferecem pouco em termos de paliação.

Geralmente, recomenda-se radioterapia pós-operatória.

▶ Prognóstico

Em média, o paciente com adenocarcinoma de ducto biliar sobrevive menos de 1 ano. A taxa de sobrevida global em 5 anos é de 15%. Após cirurgia radical, a sobrevida em 5 anos é de cerca de 40%. Cirrose biliar, infecção intra-hepática e debilidade geral com pneumonia terminal são as causas mais comuns de morte.

As ressecções paliativas com *stents* podem aumentar o tempo e melhorar a qualidade da sobrevida, ainda que a cura cirúrgica seja incomum. A pouca experiência com transplante de fígado para essa doença foi decepcionante: o tumor recidivou após a cirurgia na maioria dos pacientes.

> American Society for Gastrointestinal Endoscopy (ASGE) Standards of Practice Committee. The role of endoscopy in the evaluation and treatment of patients with biliary neoplasia. *Gastrointest Endosc* 2013 Feb;77(2):167-174.
>
> Kondo S for the Japanese Association of Biliary Surgery; Japanese Society of Hepato-Biliary-Pancreatic Surgery; Japan Society of Clinical Oncology. Guidelines for the management of biliary tract and ampullary carcinomas: surgical treatment. *J Hepatobiliary Pancreat Surg* 2008;15(1):41-54.

TUMORES BENIGNOS E PSEUDOTUMORES DA VESÍCULA BILIAR

Diversas lesões não relacionadas aparecem na ultrassonografia na forma de projeções a partir da parede da vesícula biliar. A diferenciação com o quadro de cálculos biliares é baseada na mudança de posição dessas projeções quando se altera a postura do paciente, uma vez que os cálculos não são fixos. Deve-se suspeitar de câncer se houver qualquer lesão polipoide com diâmetro acima de 1 cm.

▶ Pólipos

Em sua maioria, não são neoplasias verdadeiras, mas, sim, pólipos de colesterol, uma forma local de colesterolose. Histologicamente, são formados por concentrações de macrófagos repletos de lipídeos na submucosa. Eles facilmente se desprendem da parede quando a vesícula biliar é manuseada durante a cirurgia. Não se sabe se os pólipos de colesterol são importantes na gênese dos cálculos biliares. Alguns pacientes apresentam dor na vesícula biliar, mas não está definido se isso está relacionado à presença dos pólipos por si só ou se é uma manifestação de doença funcional da vesícula biliar.

Também há relatos de pólipos inflamatórios, mas são muito raros.

▶ Adenomiomatose

Na colecistografia, essas lesões apresentam-se na forma de pequenas convexidades intraluminais frequentemente caracterizadas por umbilicação central. Em geral, são encontradas no fundo, mas podem ocorrer em outros locais. Não está claro se a adenomiomatose é uma lesão degenerativa adquirida ou uma alteração no desenvolvimento (i.e., hamartoma). Os seguintes sinônimos aparecem na literatura designando essas lesões: hiperplasia adenomatosa, colecistite glandular proliferativa e diverticulose da vesícula biliar. Embora a doença provavelmente seja assintomática em muitos casos, a adenomiomatose pode causar dor abdominal. Nesses pacientes, há indicação de colecistectomia.

▶ Adenomas

Essas lesões são pólipos adenomatosos pedunculados, neoplasias verdadeiras que, histologicamente, podem ser papilares ou não papilares. Em poucos casos, as lesões foram associadas a carcinoma *in situ* da vesícula biliar.

TUMORES BENIGNOS DOS DUCTOS BILIARES

Papilonas e adenomas benignos podem surgir do epitélio ductal. Até o momento, foram publicados apenas 90 casos. A propensão neoplásica do epitélio ductal é extensa e, assim, frequentemente os tumores são múltiplos e é comum haver recidiva após excisão. O ducto afetado deve ser radicalmente excisado para que se obtenha cura permanente.

LESÕES E ESTENOSE DE DUCTOS BILIARES

FUNDAMENTOS DO DIAGNÓSTICO

▶ Colangite episódica.
▶ Cirurgia biliar prévia.
▶ Colangiografia trans-hepática frequentemente diagnóstica.

▶ Considerações gerais

Lesões e estenoses biliares benignas são causadas por traumatismo cirúrgico em cerca de 95% dos casos. Os demais casos resultam de traumatismo abdominal externo ou, raramente, de erosão do ducto pelos cálculos. A prevenção da lesão do ducto depende da combinação de habilidade técnica, experiência e conhecimento profundo da anatomia normal e suas variações no hilo hepático. O número de lesões ductais aumentou muito nos últimos anos junto com a mudança de colecistectomia aberta para laparoscópica.

A lesão mais comum consiste em excisão de um segmento do ducto colédoco como resultado de confundi-lo com o ducto cístico. Transecção parcial, obstrução com clipe metálico, lesão do ducto hepático direito e derrame do ducto cístico são outros exemplos. Uma discussão completa sobre como essas lesões ocorrem e como podem ser evitadas está além do escopo deste capítulo.

A incisão do ducto sem danos adicionais deve ser tratada com acesso aberto ao abdome e sutura da incisão com fio fino absorvível.

▶ Manifestações clínicas

A. Sintomas

As manifestações da lesão do ducto podem ou não ser evidentes no período pós-operatório. Após cirurgia laparoscópica, ascite biliar, que se manifesta por distensão abdominal, gases e dor mais icterícia leve, é a apresentação comum, uma vez que o ducto incisado geralmente drena para o abdome. Os sintomas são relativamente leves e, durante algum tempo, podem ser confundidos com íleo até que a piora do quadro exija investigação complementar.

As lesões após colecistectomia aberta com maior frequência se apresentam com colangite ou icterícia intermitentes como consequência de estenose biliar. Os primeiros sintomas podem não ser evidentes nas semanas a meses após a cirurgia.

B. Sinais

Os achados não são específicos. A ascite biliar produz distensão abdominal e íleo e, raramente, peritonite biliar verdadeira com toxemia. O quadrante superior direito pode estar sensível à palpação, mas geralmente isso não ocorre. Frequentemente, há icterícia durante os episódios de colangite.

C. Exames laboratoriais

A fosfatase alcalina sérica está aumentada nos casos de estenose. A bilirrubina sérica varia em relação aos sintomas, mas geralmente se mantém bem acima de 10 mg/dL.

As hemoculturas geralmente são positivas durante a colangite aguda.

D. Exames de imagem

Pode-se suspeitar de ascite biliar a partir das imagens de ultrassonografia ou de TC. O líquido deve ser aspirado, e, se for composto por bile, o diagnóstico é certo. Há indicação de CPT e CPER para revelar a anatomia. Após colecistectomia laparoscópica, o padrão mais comum é bloqueio do ducto inferior (por clipe metálico) e um ducto superior drenando livremente para o interior do abdome. Com a estenose, os achados mais frequentes são estreitamento focal do ducto hepático comum nos 2 cm próximos da bifurcação e dilatação leve a moderada dos ductos intra-hepáticos.

▶ Diagnóstico diferencial

A coledocolitíase é o principal diagnóstico diferencial da estenose biliar, uma vez que os achados clínicos e laboratoriais podem ser idênticos. A história de traumatismo do ducto aponta para estenose como diagnóstico mais provável. A distinção final frequentemente é feita com exames radiológicos ou a partir dos achados cirúrgicos. CPT e CPER são os exames definitivos.

Em alguns casos, outras causas de icterícia colestática devem ser afastadas.

▶ Complicações

Se o vazamento não for controlado, complicações podem ocorrer rapidamente. É possível haver peritonite biliar e abscessos. Com a estenose, a colangite persistente pode evoluir com abscessos intra-hepáticos múltiplos e óbito por sepse.

▶ Tratamento

As lesões do ducto biliar devem ser reparadas cirurgicamente em quase todos os pacientes, exceto em poucos que melhoram com abordagem clínica. A excisão do ducto danificado com hepatojejunostomia em Y de Roux está indicada para a maioria das lesões agudas e crônicas. Toda a árvore biliar deve ser definida com colangiografia pré-operatória. A chave do sucesso é a perfeição da dissecção e a capacidade de finalmente suturar o ducto saudável com o intestino saudável. Isso, por sua vez, depende da experiência do cirurgião com essa cirurgia em particular.

Quando o reparo definitivo é tecnicamente impossível, a estenose pode ser dilatada com cateter trans-hepático com ponta em balão. Isso é particularmente aplicável aos pacientes com hipertensão porta, cujo hilo hepático contenha numerosas colaterais venosas que tornam a cirurgia perigosa.

▶ Prognóstico

A taxa de mortalidade das lesões biliares gira em torno de 5%, e quadros graves são frequentes. Se a estenose não for reparada, episódios de colangite e doença hepática secundária são inevitáveis.

A correção cirúrgica da estenose deve ser bem-sucedida em cerca de 90% dos casos. A experiência nos centros com interesse específico nesse problema indica que são obtidos bons resultados mesmo quando diversas tentativas anteriores não tiverem aliviado a obstrução. Não há possibilidade para transplante hepático para essa doença.

> Strasberg SM. A teaching program for the "culture of safety in cholecystectomy" and avoidance of bile duct injury. *J Am Coll Surg* 2013;217(4):751.

CAUSAS RARAS DE OBSTRUÇÃO DO DUCTO BILIAR

▶ Cisto congênito do colédoco

Cerca de 30% dos cistos coledocianos congênitos produzem seus primeiros sintomas na vida adulta e, geralmente, os pacientes apresentam-se com icterícia, colangite e massa no quadrante superior direito. O diagnóstico pode ser feito com CPT ou CPER. O procedimento cirúrgico ideal é excisão do cisto e construção de hepatojejunostomia em Y de Roux. Se isso não for tecnicamente possível, ou se o quadro do paciente não permitir cirurgia prolongada, o cisto deve ser esvaziado da lama biliar precipitada, e uma anastomose cistoentérica deve ser construída. Cistos congênitos da árvore biliar têm alta incidência de transformação maligna, outro argumento que favorece a excisão em vez da drenagem.

▶ Doença de Caroli

A doença de Caroli, outra forma de doença cística congênita, consiste em dilatação sacular intra-hepática dos ductos. Em alguns casos, a anormalidade biliar é um achado isolado, mas, na maioria dos casos, há associação com fibrose hepática congênita ou com rim em esponja medular. Estes últimos pacientes frequentemente se apresentam na infância ou como adultos jovens com complicações relacionadas com hipertensão porta. Outros apresentam colangite e icterícia obstrutiva como manifestações iniciais. Não há soluções cirúrgicas definitivas para o problema, exceto para os casos raros de envolvimento isolado de um lobo hepático, para os quais a lobectomia é curativa. A terapia antimicrobiana intermitente para colangite é o esquema comum.

▶ Hemobilia

Os pacientes com hemobilia apresentam-se com a tríade formada por cólica biliar, icterícia obstrutiva e sangramento intestinal oculto ou evidente. No Ocidente, a maioria dos casos ocorre algumas semanas após traumatismo com sangramento de algum ramo da artéria intra-hepática para o interior de um ducto. Atualmente, o quadro é menos frequente, porque os princípios gerais do tratamento do traumatismo hepático estão mais claros. No Oriente, a hemobilia geralmente ocorre com parasitismo ductal (*Ascaris lumbricoides*) ou colangio-hepatite oriental. Outras causas são neoplasias hepáticas, ruptura de aneurisma da artéria hepática, abscesso hepático e coledocolitíase. O diagnóstico pode ser presumido com cintilografia com hemácias marcadas com tecnécio 99m, mas geralmente há necessidade de arteriografia para diagnosticar e planejar o tratamento. Algumas vezes, o sangramento pode ser interrompido com embolização da lesão com molas de aço inoxidável, Gelfoam ou coágulo de sangue autólogo infundido por cateter seletivamente posicionado na artéria hepática. Se o procedimento não for bem-sucedido, é necessária a ligadura direta do ponto de sangramento no fígado ou a ligadura proximal de um ramo a montante da artéria hepática no hilo.

▶ Pancreatite

A pancreatite pode causar obstrução do segmento intrapancreático do ducto biliar por edema inflamatório, aprisionamento por fibrose ou compressão por pseudocisto. O paciente pode apresentar-se com icterícia indolor ou com colangite. Ocasionalmente, será possível palpar a vesícula biliar distendida no exame do abdome. O diagnóstico diferencial com coledocolitíase e pancreatite secundária depende de exames radiográficos da árvore biliar ou de exploração cirúrgica caso a icterícia persista. A icterícia causada apenas por inflamação raramente dura mais de 2 semanas; a persistência de icterícia após crise de pancreatite aguda sugere o desenvolvimento de pseudocisto, pancreatite crônica subjacente com obstrução por fibrose ou neoplasia obstrutiva.

A obstrução biliar por pancreatite crônica pode produzir pouca ou nenhuma manifestação clínica. A icterícia geralmente está presente, mas o nível máximo médio de bilirrubina é de apenas 4 a 5 mg/dL. Alguns pacientes com estenose funcionalmente significativa apresentam níveis elevados de fosfatase alcalina como única anormalidade; quando não é realizada descompressão cirúrgica do ducto biliar, muitas vezes esses pacientes desenvolvem estenose longa do segmento intrapancreático do ducto, dilatação proximal e afunilamento gradual ou abrupto do lúmen na borda pancreática, ocasionalmente acompanhado por angulação ductal. Se a colangiografia revelar estenose e se os níveis de fosfatase alcanina ou de bilirrubina permanecerem 2 vezes acima do normal por mais de 2 meses, a estenose é funcionalmente significativa, sendo improvável que se resolva, e, então, é indicada correção cirúrgica. A coledocoduodenostomia é realizada na maioria dos casos. A colecistoduodenostomia não é confiável porque o ducto cístico frequentemente é estreito demais para garantir descompressão biliar permanente.

Os pacientes com icterícia obstrutiva e pseudocisto geralmente respondem à drenagem cirúrgica do pseudocisto. Entretanto, ocasionalmente não respondem, porque a fibrose crônica – e não o cisto – é a causa da obstrução. Os procedimentos para drenar o ducto biliar e o pseudocisto estão indicados se as colangiografias operatórias demonstrarem obstrução do ducto biliar depois que o cisto tiver sido descomprimido.

▶ Disfunção e estenose ampular

A estenose da ampola hepatopancreática (estenose ampular) foi implicada como causa de dor e de outras manifestações de obstrução da ampola e frequentemente é considerada causa de queixas pós-colecistectomia. Alguns casos são idiopáticos, enquanto outros podem resultar de traumatismo por cálculos biliares. Se o paciente tiver manifestações secundárias de obstrução biliar (p. ex., icterícia, aumento da fosfatase alcalina e colangite) sem que haja cálculos ou outra lesão obstrutiva, e a colangiografia revelar dilatação do ducto colédoco, a estenose ampular será uma explicação plausível. Contudo, o diagnóstico é mais frequentemente proposto como razão para dor em abdome superior sem esses achados mais objetivos. Nesses casos, postula-se disfunção ampular.

A disfunção do esfíncter de Oddi pode ser a causa de dor de tipo biliar, e essa possibilidade frequentemente é considerada nos pacientes que se mantêm desconfortáveis após colecistectomia. Supõe-se que a patogênese dos sintomas seja semelhante às da dismotilidade esofágica e da síndrome do intestino irritável. Caracteristicamente, os pacientes queixam-se de dor intensa e intermitente no abdome superior que dura por 1 a 3 horas, algumas vezes após refeição.

Em primeiro lugar, deve-se eliminar as possibilidades de cálculo residual e de doença pancreática. Após isso, a disfunção ampular pode ser diagnosticada com manometria do esfíncter de Oddi. Os pacientes são classificados em um de três grupos dependendo da presença de três manifestações objetivas de obstrução biliar: testes de função hepática alterados; retardo (> 45 minutos) na eliminação do meio de contraste do ducto ducto biliar comum após CPER e diâmetro do ducto colédoco acima de 12 mm de diâmetro. Os pacientes no grupo I apresentam todos os três achados; os do grupo II, um ou dois achados; e os do grupo III não apresentam qualquer achado. Considera-se que os pacientes do grupo I têm evidências suficientes da doença e indicação de esfincterotomia sem necessidade de manometria. Esses pacientes têm motilidade anormal e, assim, em geral haverá indicação para esfincterotomia. Portanto, os exames de motilidade têm mais valor para determinar quais pacientes do grupo II irão melhorar com esfincterotomia.

As anormalidades buscadas nos exames de motilidade são pressão basal do esfíncter elevada (> 40 mmHg) e aumento paradoxal na pressão do esfíncter em resposta à CCK. A primeira é a mais confiável. Cerca de 50% dos pacientes do grupo II têm pressão esfincteriana elevada, e estes são os que se beneficiam com a esfincterotomia.

A cintilografia é um exame igualmente acurado. O paciente recebe CCK administrada em bólus seguida por ácido di-isopropil iminoacético (DISIDA) com tecnécio 99m. Obtêm-se imagens do fígado e das vias biliares com câmera gama durante 60 minutos. O sistema de pontuação (com escore de 0 a 12) é baseado na taxa de passagem do agente por diversos pontos relevantes (p. ex., aparecimento e eliminação no fígado, no ducto biliar e no intestino). A taxa normal varia de 0 a 5; considera-se anormal entre 6 e 12.

A disfunção do esfíncter de Oddi é uma explicação incomum para dor abdominal, e o médico deve manter-se cético, a não ser que sejam encontrados sinais claros e objetivos de obstrução biliar. Entretanto, em casos bem-selecionados, a esfincterotomia endoscópica é benéfica.

> Heetun ZS, Zeb F, Cullen G, Courtney G, Aftab AR. Biliary sphincter of Oddi dysfunction: response rates after ERCP and sphincterotomy in a 5-year ERCP series and proposal for new practical guidelines. *Eur J Gastroenterol Hepatol* 2011;23(4):327-333.

▶ Divertículos duodenais

Os divertículos duodenais geralmente surgem no segmento medial do duodeno a até 2 cm do orifício do ducto biliar e, em alguns indivíduos, o ducto drena diretamente para o interior de um divertículo. Mesmo neste último caso, os divertículos duodenais geralmente são inócuos. Ocasionalmente, a distorção da entrada do ducto ou a obstrução por enterólito no divertículo produzem sintomas. Coledocoduodenostomia ou coledocojejunostomia em Y de Roux são métodos mais seguros de restabelecer a drenagem biliar do que a excisão do divertículo com reimplante do ducto.

▶ Ascaridíase

Quando áscaris invadem o ducto a partir do duodeno, é possível haver sintomas de obstrução ductal. Nas radiografias simples, algumas vezes é possível visualizar ar no interior dos ductos. Há indicação de terapai antimicrobiana até que a colangite esteja controlada, quando, então, inicia-se o tratamento com anti-helmíntico (mebendazol, albendazol ou pamoato de pirantel). Os sintomas agudos geralmente cedem com a terapia antimicrobiana, mas se isso não ocorrer, deve-se proceder à esficterotomia endoscópica como tentativa de remover os vermes. Em caso de insucesso e se o paciente se mantiver agudamente enfermo, o ducto deve ser esvaziado cirurgicamente.

▶ Colangite piogênica recorrente (colangio-hepatite oriental)

A colangio-hepatite oriental é um tipo de colangite recorrente prevalente nas regiões costeiras do Japão até o Sudeste Asiático. Em Hong Kong, é a terceira indicação mais frequente de laparotomia de emergência e o tipo mais comum de doença biliar. Atualmente, supõe-se que a doença resulte de bacteriemia portal crônica, com flebite portal precedendo a doença biliar. *E. coli* causa infecção secundária dos ductos biliares, que dá início à formação de cálculos de pigmento no interior dos ductos.

A obstrução biliar pelos cálculos causa colangite recorrente, que, diferentemente dos cálculos biliares nos países ocidentais, pode não ser acompanhada de cálculos na vesícula biliar. A vesícula biliar geralmente se encontra distendida durante a crise e pode conter pus.

As infecções recorrentes crônicas frequentemente causam estenose biliar e formação de abscesso hepático. As estenoses geralmente estão localizadas nos ductos biliares intra-hepáticos e, por alguma razão desconhecida, o lobo esquerdo do fígado é mais gravemente envolvido. Os cálculos biliares intra-hepáticos são comuns e sua remoção cirúrgica pode ser difícil ou impossível. Dor abdominal aguda, calafrios e febre alta geralmente estão presentes e ocorre icterícia em cerca da metade dos casos. A sensibilidade à palpação do quadrante superior direito geralmente é acentuada e, em cerca de 80% dos casos, a vesícula biliar é palpável. CPER ou CPT são as modalidades mais adequadas para investigar a árvore biliar e podem ajudar a determinar a necessidade de cirurgia e o tipo de procedimento.

Há indicação de terapia antimicrobiana sistêmica para a colangite aguda. O tratamento cirúrgico consiste em colecistectomia, exploração do ducto colédoco e retirada dos cálculos. A esfincteroplastia também deve ser realizada para permitir que qualquer cálculo residual ou recorrente escape no ducto. A coledocojejunostomia em Y de Roux está indicada nos pacientes com estenose, ductos acentuadamente dilatados (p. ex., > 3 cm) ou doença recorrente após esfincteroplastia. Os resultados da cirurgia são bons em 80% dos pacientes. Para o tratamento de cálculos e infecção intra-hepáticos crônicos, frequentemente envolvendo apenas um lobo, pode haver necessidade de lobectomia hepática.

Embora muitos pacientes sejam curados, quadros prolongados por infecção repetida são quase inevitáveis, uma vez que haja estenoses ou quando os ductos intra-hepáticos forem bloqueados por cálculos.

▶ Colangite esclerosante

A colangite esclerosante é uma doença crônica rara de causa desconhecida caracterizada por estreitamento inflamatório não bacteriano dos ductos biliares. Cerca de 60% dos casos ocorrem em pacientes com colite ulcerativa, e a colangite esclerosante desenvolve-se em cerca de 5% dos pacientes com essa doença. Outras doenças associadas com menor frequência são tireoidite, fibrose retroperitoneal e fibrose do mediastino.

A doença afeta principalmente homens entre 20 e 50 anos de idade. Na maioria dos casos, toda a árvore biliar está afetada pelo processo inflamatório, que causa obstrução parcial irregular no lúmen dos ductos. Entretanto, o estreitamento pode ficar restrito aos ductos intra-hepáticos ou extra-hepáticos, embora quase nunca é tão curto a ponto de ser confundido com estenose pós-traumática ou focal maligna. As paredes endurecidas do ducto contêm mais colágeno e elementos linfoides e estão espessadas às custas do lúmen.

O quadro clínico de apresentação geralmente consiste em surgimento gradual de ictérica leve e prurido. Sintomas de colangite bacteriana (p. ex., febre, calafrios) são incomuns nos casos sem cirurgia biliar prévia. Os achados laboratoriais são os típicos de colestase. A bilirrubina sérica total em média gira em torno de 4 mg/dL e raramente supera 10 mg/dL. A CPER geralmente é diagnóstica, revelando estenose e irregularidade nos ductos, muitas vezes com aspecto de colar de contas. A biópsia hepática pode revelar pericolangite e estase biliar, mas essas alterações são inespecíficas.

Entre as complicações da colangite esclerosante estão cálculos biliares e adenocarcinoma do ducto biliar. Além disso, os pacientes com colite ulcerativa e colangite esclerosante parecem correr mais risco de displasia da mucosa colônica e câncer de colo em comparação com os pacientes com colite ulcerativa não associada à colangite esclerosante.

A administração de ursodiol (ácido ursodesoxicólico), 10 mg/kg/dia, melhora os exames de função hepática e os sintomas. A colestiramina produz melhora do prurido. A dilatação com balão trans-hepático por via percutânea tem seu valor no tratamento das estenoses dominantes. Nos casos em que a doença esteja, em grande parte, restrita ao segmento distal do ducto extra-hepático e os ductos proximais estiverem dilatados, pode-se indicar hepatojejunostomia em Y de Roux. Para os pacientes com envolvimento intra-hepático grave, deve-se considerar a possibilidade de transplante de fígado.

A história natural da colangite esclerosante é a de paciente crônico de gravidade imprevisível. Alguns pacientes parecem obter remissão quase completa após o tratamento, mas isso não é comum. É possível a evolução com colangite bacteriana após a cirurgia, caso não tenha sido obtida drenagem adequada. Nesses casos, haverá necessidade de terapia antimicrobiana intervalada. A maioria dos pacientes evolui com cirrose biliar secundária gradual após muitos anos de icterícia e prurido leves a moderados. Há indicação de transplante de fígado quando a doença estiver avançada. Os resultados são bons.

QUESTÕES DE MÚLTIPLA ESCOLHA

1. Todas as alternativas seguintes são modalidades de exames de imagem atualmente utilizadas para a árvore biliar e a vesícula biliar, exceto:
   A. Ultrassonografia do abdome.
   B. Colangiopancreatografia endoscópica retrógrada.
   C. TC do abdome.
   D. Colecistograma oral.
   E. Colangiografia trans-hepática.

2. A fosfatase alcalina sérica tem origem em:
   A. Pulmão.
   B. Músculo.
   C. Pele.
   D. Intestino.
   E. Hemácias.

3. Os cálculos biliares:
   A. São sintomáticos em mais de 50% dos indivíduos.
   B. Quase sempre estão presentes nos indivíduos com colecistite crônica.
   C. Na vesícula biliar, não são detectados por ultrassonografia em cerca de 50% dos casos (falso-negativos).
   D. Geralmente são detectados por ultrassonografia quando presentes no ducto biliar comum.
   E. São formados por pigmentos biliares na maioria dos casos nos Estados Unidos.

4. A colecistite aguda pode ser confundida com todas as alternativas seguintes, exceto:
   A. Diverticulite.
   B. Pancreatite.
   C. Doença ulcerosa péptica.
   D. Apendicite aguda.
   E. Síndrome de Fitz-Hugh-Curtis.

5. O tratamento da colangite aguda:
   A. Normalmente requer cirurgia de emergência.
   B. Não deve incluir antimicrobianos enquanto as culturas de bile estiverem pendentes.
   C. Geralmente deve incluir drenagem da árvore biliar.
   D. É comumente necessário no tratamento da pancreatite crônica.
   E. Deve reservar os procedimentos invasivos aos pacientes que tenham requerido mais de 3 dias de terapia antimicrobiana.

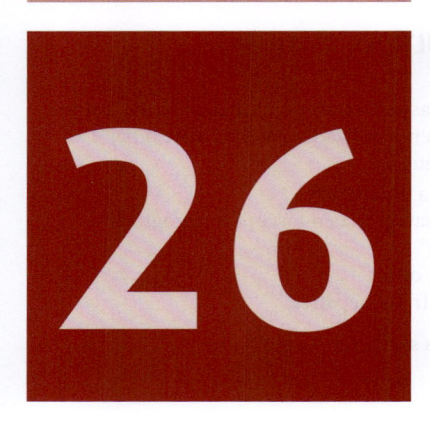

Pâncreas

26

Gerard M. Doherty, MD

EMBRIOLOGIA

O pâncreas desenvolve-se a partir da quarta semana de vida fetal da parte caudal do intestino primitivo na forma dos brotos pancreáticos dorsal e ventral. Ambos giram para a direita e sofrem fusão próximo do ponto de origem do pâncreas ventral. Mais tarde, à medida que o duodeno sofre rotação, o pâncreas migra para a esquerda. Nos adultos, apenas a porção caudal da cabeça e o processo uncinado têm origem no pâncreas ventral. A porção cefálica cranial e todo o corpo e a cauda derivam do pâncreas dorsal. A maior parte do ducto pancreático dorsal se une ao ducto do pâncreas ventral para formar o ducto pancreático principal (ducto de Wirsung); uma pequena parte persiste como ducto acessório (ducto de Santorini). Em 5 a 10% dos indivíduos, os ductos pancreáticos ventral e dorsal não se fundem, e a maior parte da secreção pancreática drena pelo ducto de Santorini e pelo orifício da papila menor. Nesse caso, apenas o pequeno pâncreas ventral drena para o colédoco por meio da papila de Vater.

ANATOMIA

O pâncreas é um órgão de formato elíptico que se encontra na região retroperitoneal no abdome superior (Figs. 26-1 e 26-2). Em adultos, ele tem 12 a 15 cm de comprimento e pesa entre 70 e 100 g. A glândula pode ser dividida em 3 porções – cabeça, corpo e cauda. A cabeça do pâncreas possui íntimo contato com a porção medial do duodeno e encontra-se anteriormente à veia cava inferior e aos vasos mesentéricos superiores. Uma pequena lingueta de tecido, o processo uncinado, situa-se atrás dos vasos mesentéricos próximos à sua emergência no retroperitônio. No plano anterior, o estômago e a primeira porção do duodeno recobrem parcialmente o pâncreas. O colédoco passa por um sulco posterior na cabeça do pâncreas adjacente ao duodeno. O corpo do pâncreas mantém contato posterior com a aorta, o pilar esquerdo do diafragma, a suprarrenal esquerda e o rim esquerdo. A cauda do pâncreas encontra-se no hilo esplênico. O ducto pancreático principal (ducto de Wirsung) se estende ao longo da glândula desde a cauda até a cabeça e une-se ao colédoco, imediatamente antes de entrar no duodeno pela ampola de Vater. O ducto pancreático acessório (ducto de Santorini) penetra o duodeno a 2 ou 2,5 cm superior à ampola de Vater (Fig. 26-1).

O suprimento sanguíneo para o pâncreas deriva de ramos das artérias celíaca e mesentérica superior (Fig. 26-2). A artéria pancreaticoduodenal superior tem origem na artéria gastroduodenal, segue paralela ao duodeno e, por fim, encontra a artéria pancreaticoduodenal inferior, ramo da artéria mesentérica superior, para formar uma arcada. A artéria esplênica emite ramos que nutrem o corpo e a cauda do pâncreas. Os ramos principais são denominados artérias pancreáticas dorsal, magna e inferior. A drenagem venosa da glândula é feita por ramos paralelos ao suprimento arterial. A drenagem linfática distribui-se para os linfonodos peripancreáticos localizados ao longo das veias.

A inervação do pâncreas é feita pelos nervos vagal e esplâncnico. As fibras eferentes passam pelo plexo celíaco desde o ramo celíaco do nervo vago direito e terminam nos gânglios localizados no septo interlobular do pâncreas. Fibras pós-ganglionares a partir dessas sinapses inervam os ácinos, as ilhotas e os ductos. As fibras viscerais aferentes vindas do pâncreas também cursam pelos nervos vago e esplâncnico, mas aquelas responsáveis pela transmissão da dor ficam restritas ao último. As fibras simpáticas para o pâncreas cursam dos nervos esplâncnicos passando pelo plexo celíaco para inervar a vasculatura pancreática.

FISIOLOGIA

▶ Função exócrina

A secreção exócrina do pâncreas é formada por 1 a 2 L/dia de solução clara e alcalina (pH 7,0-8,3) contendo enzimas digestivas. A secreção é estimulada pelos hormônios secretina e colecistoquinina (CCK) e por descarga parassimpática vagal. A secretina e a CCK são sintetizadas, armazenadas e liberadas por células da

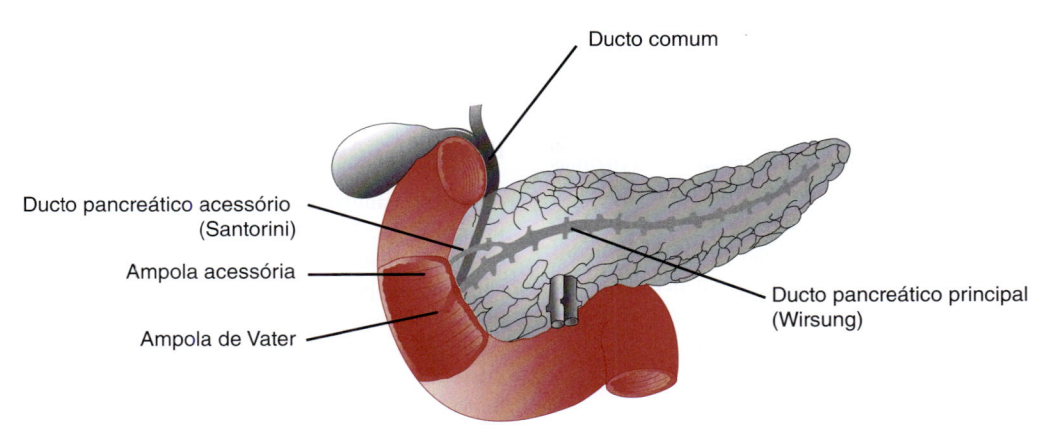

Figura 26-1 Configuração anatômica do sistema ductal pancreático. (Cortesia de W. Silen.)

mucosa duodenal em resposta a estímulos específicos. O ácido presente na luz do duodeno estimula a liberação de secretina, e produtos da digestão luminal de gordura estimulam a liberação da CCK.

A secreção de água e eletrólitos é formada por células centroacinares e ductais intercaladas, principalmente em resposta à estimulação pela secretina. A secreção é modificada por processos de troca e secreção ativa no sistema coletor ductal. Os cátions sódio e potássio estão presentes nas mesmas concentrações apresentadas no plasma. Os ânions bicarbonato e cloro variam suas concentrações em função da taxa de secreção: quanto maior a taxa de secreção, maior a concentração de bicarbonato e menor a de cloro, de forma que a resultante para os dois é a mesma ao longo de toda a secreção. O suco pancreático ajuda a neutralizar o ácido gástrico no duodeno e ajusta o pH luminal ao nível ideal para a atividade das enzimas pancreáticas.

As enzimas pancreáticas são sintetizadas, armazenadas (na forma de grânulos de zimogênio) e liberadas pelas células acinares da glândula, principalmente em resposta à estimulação por CCK e vagal. As enzimas pancreáticas são proteolíticas, lipolíticas e amilolíticas. A lipase e a amilase são armazenadas e secretadas nas suas formas ativas. As enzimas proteolíticas são secretadas como precursores inativos e ativados pela enzima duodenal enteroquinase. Ribonuclease e fosfolipase A são outras enzimas secretadas pelo pâncreas. A fosfolipase A é secretada na forma de uma pró-enzima inativa que é ativada no duodeno pela tripsina. Ela catalisa a conversão da lecitina biliar em lisolecitina.

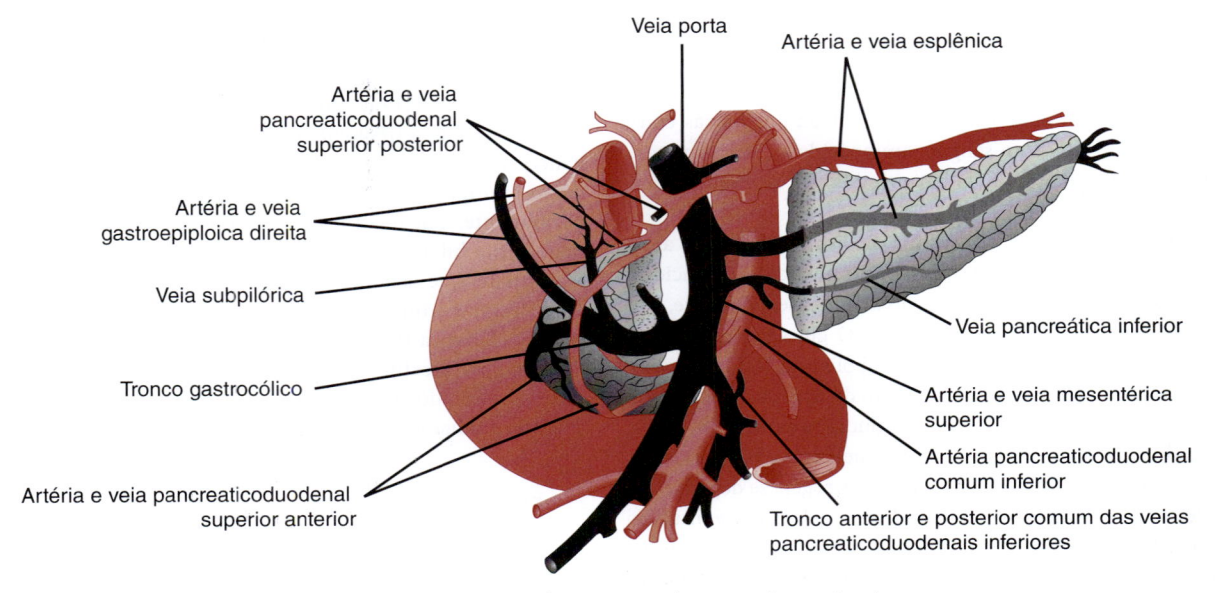

Figura 26-2 Suprimento arterial e drenagem venosa do pâncreas. (Cortesia de W. Silen.)

A renovação proteica no pâncreas é maior do que em qualquer outro órgão. Os aminoácidos injetados no sangue são incorporados em proteínas enzimáticas e podem aparecer no suco pancreático em uma hora. Três mecanismos impedem a autodigestão no pâncreas por suas enzimas proteolíticas: (1) as enzimas são armazenadas em células acinares na forma de grânulos de zimogênio, onde ficam separadas de outras proteínas celulares; (2) as enzimas são secretadas na forma inativa; e (3) há inibidores das enzimas proteolíticas presentes no suco pancreático e no tecido do pâncreas.

▶ Função endócrina

A função do pâncreas endócrino é facilitar o armazenamento de alimentos por meio da liberação de insulina após as refeições e prover um mecanismo para sua mobilização por meio da liberação de glucagon nos períodos de jejum. Insulina e glucagon, assim como o polipeptídio pancreático e a somatostatina, são produzidos pelas ilhotas de Langerhans.

A insulina, um polipeptídio (MW 5734) formado por 51 resíduos de aminoácidos, é sintetizada nas células β (beta) do pâncreas a partir do seu precursor, a pró-insulina. A secreção de insulina é estimulada por concentrações séricas crescentes de substratos metabólicos, como glicose, aminoácidos e, talvez, ácidos graxos de cadeia curta. Normalmente, o principal estímulo para a liberação de insulina parece ser a glicose. Liberação e síntese de insulina são estimulados pela ativação de glicorreceptores específicos localizados na membrana celular das células β. A liberação de insulina também é estimulada por cálcio, glucagon, secretina, CCK, polipeptídio intestinal vasoativo (VIP) e gastrina, os quais sensibilizam os receptores nas células β para a glicose. Epinefrina, tolbutamida e clorpropamida liberam insulina atuando sobre o sistema da adenilciclase.

O glucagon, um polipeptídio (MW 3485) formado por 29 resíduos de aminoácidos, é sintetizado pelas células α do pâncreas. A liberação de glucagon é estimulada por baixas concentrações de glicose no sangue, aminoácidos, catecolaminas, descarga simpática e CCK. E é suprimida por hiperglicemia e insulina.

As principais funções da insulina são estimular reações anabólicas envolvendo carboidratos, gorduras, proteínas e ácidos nucleicos. A insulina reduz glicogenólise, lipólise, proteólise, gliconeogênese, ureagênese e cetogênese. O glucagon estimula a glicogenólise no fígado e proteólise e lipólise no tecido adiposo assim como no fígado. Com o aumento da lipólise, há aumento na cetogênese e na gliconeogênese. O glucagon aumenta o AMPc no fígado, no coração, nos músculos esqueléticos e no tecido adiposo. A regulação de curto prazo da gliconeogênese depende do equilíbrio entre insulina e glucagon. As pesquisas sobre insulina e glucagon sugerem que os hormônios exercem seus efeitos via receptores sobre a membrana celular. Antes de entrar na circulação sistêmica, o sangue drenado das ilhotas de Langerhans passa pelos ácinos pancreáticos, e supõe-se que essa exposição a níveis elevados dos hormônios influencie a função acinar.

PÂNCREAS ANULAR

O pâncreas anular é uma malformação congênita rara na qual um anel de tecido pancreático com origem na cabeça do pâncreas envolve o duodeno descendente. A malformação geralmente se apresenta na primeira infância com quadro de obstrução duodenal com vômitos pós-prandiais. Há bile no vômito caso a constrição seja distal à entrada no colédoco. A radiografia revela dilatação do estômago e do duodeno proximal (sinal da bolha dupla) e pouco ou nenhum ar no restante do intestino delgado.

Após a correção do desequilíbrio hidreletrolítico, o segmento obstruído deve ser desviado por meio de duodenojejunostomia ou outro procedimento semelhante. Não devem ser feitas tentativas de remover o pâncreas obstrutivo, porque com frequência esse procedimento causa a formação de fístula pancreática ou pancreatite aguda.

Ocasionalmente, os pacientes com pâncreas anular se apresentam na vida adulta com sintomas semelhantes.

PANCREATITE

A pancreatite é uma doença inflamatória não bacteriana comum causada por ativação, liberação intersticial e autodigestão do pâncreas por suas próprias enzimas. O processo pode ou não ser acompanhado por alterações morfológicas e funcionais permanentes na glândula. Muito se sabe sobre as causas da pancreatite, mas apesar do acúmulo de muitos dados experimentais, ainda não se conhece inteiramente a patogênese da doença.

Na pancreatite aguda, há dor súbita no abdome superior, náusea e vômitos e aumento da amilase sérica. A pancreatite crônica caracteriza-se por dor crônica, calcificação pancreática identificada no exame radiográfico e insuficiência exócrina (esteatorreia) ou endócrina (diabetes melito). Crises de pancreatite aguda frequentemente ocorrem em pacientes com pancreatite crônica. A *pancreatite aguda recidivante* é definida como múltiplas crises de pancreatite sem fibrose pancreática permanente, um quadro na maioria das vezes associado à pancreatite biliar. O termo insatisfatório pancreatite crônica recidivante, que denota crises agudas recorrentes superpostas à pancreatite crônica, não será usado neste capítulo. A pancreatite alcoólica frequentemente se comporta dessa maneira. O termo pancreatite subaguda também tem sido usado por alguns, referindo-se às crises agudas menores que costumam aparecer tardiamente na pancreatite alcoólica.

▶ Etiologia

Em sua maioria, os casos de pancreatite são causados por cálculos biliares ou por alcoolismo; poucos são causados por hipercalcemia, traumatismo, hiperlipidemia e predisposição genética;

e os restantes são considerados idiopáticos. Há diferenças importantes nas manifestações clínicas e na história natural da doença produzida por esses diversos fatores.

A. Pancreatite biliar
Cerca de 40% dos casos de pancreatite estão associados à litíase biliar, que, se não tratada, geralmente causará outras crises agudas. Por razões desconhecidas, mesmo crises repetidas de pancreatite biliar aguda raramente produzem pancreatite crônica. A erradicação da doença biliar quase sempre previne pancreatite recorrente. O mecanismo etiológico provavelmente é obstrução transitória da ampola de Vater e do ducto pancreático por cálculo. A coledocolitíase é encontrada em apenas 25% dos casos, mas como cerca de 90% dos pacientes excretam um cálculo nas fezes nos 10 dias seguintes a uma crise aguda, presume-se que a maioria das crises seja causada por cálculo ou lama biliar passando pelo ducto comum e pela ampola de Vater. Outras possíveis etapas na patogênese iniciada pela passagem de cálculo serão discutidas adiante.

B. Pancreatite alcoólica
Nos Estados Unidos, o alcoolismo responde por cerca de 40% dos casos de pancreatite. Caracteristicamente, os pacientes são grandes consumidores de bebidas com alto teor de álcool ou de vinho; o quadro é relativamente infrequente nos países em que a cerveja é a bebida mais popular. O mais comum é que 6 anos ou mais de consumo excessivo de álcool precedam a crise inicial de pancreatite e, mesmo nas primeiras manifestações clínicas, é possível detectar sinais de pancreatite crônica, caso a glândula seja examinada ao microscópio. Assim, com frequência, a pancreatite alcoólica é considerada sinônimo de pancreatite crônica, independentemente das manifestações clínicas.

A administração aguda de álcool estimula a secreção pancreática e induz espasmo do esfíncter de Oddi. Essa situação foi comparada com experimentos nos quais se produziu pancreatite aguda combinando obstrução ductal parcial com estimulação da secreção. Se o paciente puder ser convencido a parar de beber, as crises agudas poderão ser evitadas, mas o dano ao parênquima continuará ocorrendo em razão da persistência de obstrução e fibrose ductais.

C. Hipercalcemia
Hiperparatireoidismo e outras doenças acompanhadas por hipercalcemia ocasionalmente são complicadas por pancreatite aguda. Com o passar do tempo, surgem pancreatite crônica e cálculos ductais. O aumento na concentração de cálcio no suco pancreático resultante da hipercalcemia pode ativar prematuramente as proteases. Também pode facilitar a precipitação dos cálculos nos ductos.

D. Hiperlipidemia
Em alguns pacientes – especialmente nos alcoolistas – a hiperlipidemia ocorre transitoriamente durante crises de pancreatite aguda; em outros, com hiperlipidemia primária (especialmente naqueles com elevação de quilomicra e das lipoproteínas de densidade muito baixa), a pancreatite parece ser consequência direta de anormalidades metabólicas. Em geral, a hiperlipidemia durante a crise de pancreatite aguda está associada a níveis séricos normais de amilase, porque o lipídio interfere com a determinação química dessa enzima; o débito urinário da amilase ainda pode estar alto. Deve-se sempre inspecionar o soro de todos os pacientes com dor abdominal aguda, porque, se estiver leitoso, a pancreatite quase sempre será o diagnóstico correto. Se houver uma anormalidade lipídica primária, o controle da dieta reduz a chance de crises adicionais de pancreatite assim como de outras complicações.

E. Pancreatite familiar
Neste quadro, as crises de dor abdominal geralmente se iniciam na infância. Algumas famílias afetadas também apresentam aminoacidúria, mas esse não é um achado universal. Diabetes melito e esteatorreia são incomuns. Finalmente ocorre pancreatite calcificada crônica na maioria dos pacientes e muitos passam a ser candidatos a tratamento cirúrgico de dor crônica. O carcinoma pancreático é mais frequente nos pacientes com pancreatite familiar.

F. Deficiência de proteínas
Em determinadas populações em que a ingestão de proteínas na dieta é muito deficiente, a incidência de pancreatite é alta. A razão para essa associação é obscura, especialmente em vista da observação de que a pancreatite aflige mais os alcoolistas com maior ingestão de proteínas e gorduras na dieta do que aqueles que consomem menos proteínas e gorduras.

G. Pancreatite pós-operatória (iatrogênica)
A maioria dos casos de pancreatite pós-operatória segue-se à exploração do colédoco, especialmente se tiver sido realizada papiloesfincterotomia. Em geral, duas condutas, hoje em grande parte abandonadas, eram responsáveis: (1) uso de dreno em T no ducto comum com ramo longo passando pelo esfíncter de Oddi e (2) dilatação do esfíncter até o diâmetro de 5 a 7 mm durante a exploração do ducto comum. As cirurgias no pâncreas, incluindo biópsia pancreática, também são causas. Poucos casos seguem-se a cirurgias gástricas ou, até mesmo, cirurgias remotas ao pâncreas. A pancreatite é particularmente comum após cirurgia cardíaca com bypass cardiopulmonar e, nesses casos, os fatores de risco são insuficiência renal pré-operatória, cirurgia de valva, hipotensão pós-operatória e (particularmente) administração perioperatória de cloreto de cálcio (> 800 mg de cloreto de cálcio por metro quadrado de superfície corporal). A pancreatite também pode ser complicação da pancreatografia endoscópica retrógrada com ou sem esfincterotomia associada.

Raramente ocorre pancreatite após a gastrectomia Billroth II, causada por obstrução aguda da alça aferente e refluxo de secreções duodenais sob alta pressão para os ductos pancreáticos. O quadro foi reproduzido experimentalmente em cães (preparação em alça duodenal fechada de Pfeffer).

H. Pancreatite induzida por medicamentos

Provavelmente, medicamentos são responsáveis por mais casos de pancreatite aguda do que, em geral, se suspeita. Os medicamentos mais comumente responsabilizados são corticosteroides, contraceptivos contendo estrógeno, azatioprina, diuréticos tiazídicos e tetraciclinas. A pancreatite associada ao uso de estrógenos geralmente é resultado de hipertrigliceridemia induzida pelo medicamento. Os mecanismos envolvidos nos demais medicamentos são desconhecidos.

I. Pancreatite obstrutiva

A obstrução parcial crônica do ducto pancreático pode ser congênita ou se seguir à fibrose consequente de lesão ou inflamação. Com o tempo, o parênquima drenado pelo ducto obstruído é substituído por tecido fibroso e o paciente evolui para pancreatite crônica. Algumas vezes também há episódios de pancreatite aguda.

O pâncreas divisum predispõe a um tipo de pancreatite obstrutiva. Se essa anomalia estiver presente e ocorrer estreitamento adicional da abertura da papila menor (p. ex., por processo inflamatório), o orifício talvez se torne insuficiente para o fluxo do suco pancreático. O diagnóstico de pâncreas divisum pode ser feito por colangiopancreatografia endoscópica retrógrada (CPER). Se um paciente com a anomalia se apresenta com episódios comprovados de pancreatite aguda e nenhuma outra causa for encontrada, justifica-se presumir que a anomalia seja a causa.

A esfincteroplastia cirúrgica da papila menor ou inserção de stent, tem sido proposta como tratamento, mas os resultados têm sido subótimos. A provável explicação para este fato é a presença de alterações irreversíveis no parênquima com persistência da inflamação crônica. Nos pacientes com sinais evidentes de pancreatite crônica, o tratamento cirúrgico deve consistir em ressecção ou drenagem pancreática.

J. Pancreatite idiopática e outras causas

Em cerca de 15% dos pacientes, o que representa o terceiro maior grupo depois das pancreatites biliar e alcoólica, não se encontra qualquer causa para a doença. Quando se investiga além dos detalhes habituais (p. ex., exame do material drenado do duodeno buscando por cristais de colesterol), verifica-se que muitos desses pacientes são portadores de cálculos biliares ou de lama biliar não detectados por ultrassonografia. Dados recentes associaram mutações no gene da fibrose cística à pancreatite idiopática.

Infecções virais e picadas de escorpião podem causar pancreatite.

▶ Patogênese

O conceito de que a pancreatite é causada por digestão enzimática da glândula é corroborado pela presença de enzimas proteolíticas no líquido ascítico e de maiores quantidades de fosfolipase A e lisolecitina no tecido pancreático de pacientes com pancreatite aguda. Experimentalmente, é possível produzir pancreatite facilmente, injetando-se sob pressão enzimas ativadas no ducto pancreático. A tripsina não foi encontrada em quantidades excessivas no tecido pancreático de seres humanos afetados, possivelmente em razão de sua inativação por seus inibidores. De qualquer forma, embora as evidências disponíveis não sejam conclusivas, a autodigestão é quase universalmente aceita. Outros fatores propostos são insuficiência vascular, congestão linfática e ativação do sistema calicreína-cinina.

Durante muitos anos, a tripsina e outras proteases foram consideradas os principais agentes agressores, mas evidências recentes enfatizaram a fosfolipase A, a lipase e a elastase como provavelmente mais importantes. A tripsina normalmente não ataca células vivas e, mesmo quando forçada a entrar no espaço intersticial, a pancreatite resultante não inclui necrose de coagulação, uma característica proeminente na pancreatite humana.

A fosfolipase A, na presença de pequenas quantidades de sais biliares, ataca fosfolipídios livres (p. ex., lecitina) e aqueles ligados à membrana celular para produzir liso-compostos extremamente potentes. A lisolecitina, que resultaria da ação da fosfolipase A sobre a lecitina biliar, ou da própria fosfolipase A sobre os sais biliares, é capaz de produzir pancreatite grave com necrose. A tripsina é importante nesse contexto, porque pequenas quantidades são necessárias para ativar a fosfolipase A, a partir de seu precursor inativo.

A elastase, que é elastolítica e proteolítica, é secretada na forma inativa. Como é capaz de digerir as paredes dos vasos sanguíneos, supõe-se que a elastase seja importante na patogênese da pancreatite hemorrágica.

Se a autodigestão é a via final comum na pancreatite, as etapas iniciais devem explicar a presença de enzimas ativadas e seus produtos de reação nos ductos e seu escape para o interstício. As teorias mais populares que tentam ligar os fatores etiológicos conhecidos com a autodigestão são as seguintes.

A. Obstrução da secreção

Em animais, a ligação do ducto pancreático geralmente causa edema leve do pâncreas que se resolve em uma semana. Daí em diante, ocorre atrofia do aparelho secretor. De outro lado, a obstrução parcial ou intermitente do ducto, que se assemelha mais ao que parece ocorrer em humanos, pode produzir pancreatite franca se a glândula for simultaneamente estimulada a secretar. O principal problema desses experimentos tem sido a dificuldade encontrada ao tentar causar pancreatite grave. Contudo, como o pâncreas humano produz dez vezes mais fosfolipase A em comparação com o pâncreas de cães ou de ratos, as consequências da obstrução em humanos poderiam ser mais graves.

B. Teoria do canal comum

Para que haja fluxo entre os ductos biliar e pancreático é necessário um canal comum que ligue esses dois sistemas com o duodeno. Esses ductos convergem em 90% dos humanos, mas apenas 10% têm um canal comum suficientemente longo para permitir refluxo biliar ao pâncreas caso a ampola contenha um cálculo. Experimentalmente, a pancreatite produzida apenas por obstrução do ducto pancreático tem gravidade semelhante àquela que se segue à obstrução do canal comum e, assim, o refluxo biliar é afastado como fator etiológico para essa doença.

C. Refluxo duodenal

As teorias apresentadas não explicam a ativação das enzimas pancreáticas, um processo que normalmente ocorre pela ação das enteroquinases no duodeno. Em experimentos com animais, se o segmento do duodeno no qual o suco pancreático é drenado for cirurgicamente convertido em uma alça fechada (alça de Pfeffer), o refluxo do suco duodenal dá início a uma pancreatite grave. A pancreatite associada à obstrução aguda da alça aferente na gastrectomia Billroth II provavelmente resulta de fatores semelhantes. Além desse exemplo específico, não há outras evidências diretas favoráveis ao refluxo duodenal na patogênese da pancreatite em humanos.

D. Difusão retrógrada pelo ducto pancreático

Assim como a mucosa gástrica deve servir como barreira para manter altas concentrações de ácido, o epitélio do ducto pancreático deve evitar a difusão das enzimas contidas na luz para o interior do parênquima pancreático. Experimentos realizados em gatos demonstraram que a função de barreira do ducto pancreático é vulnerável a diversos agentes agressores, incluindo álcool e ácidos biliares. Além disso, os efeitos do álcool podem ocorrer mesmo após ingestão oral, já que ele é secretado no suco pancreático. A lesão da barreira torna o ducto permeável a moléculas de até 20.000 MW, e as enzimas na luz são capazes de penetrar na glândula e produzir pancreatite.

Alguns trabalhos demonstraram que um evento muito precoce em diversas formas de pancreatite experimental, incluindo aquela causada por obstrução do ducto pancreático, é a ativação do zimogênio nas células acinares por hidrolases lisossomais (p. ex., catepsina B). Talvez esse evento signifique a explicação unificadora há muito buscada. Outros fatores devem ser postulados, entretanto, para dar conta das variações na intensidade da doença. Na pancreatite biliar, a obstrução transitória da ampola de Vater por um cálculo é mais provavelmente o evento inicial. A pancreatite alcoólica provavelmente tem várias causas, incluindo obstrução ductal parcial, estimulação da secreção, efeitos agudos sobre a barreira ductal e ações tóxicas do álcool sobre células do parênquima.

E. Manifestações sistêmicas

A pancreatite aguda grave pode ser complicada por falência de múltiplos órgãos, principalmente insuficiência respiratória (síndrome do desconforto respiratório agudo), depressão do miocárdio, insuficiência renal e úlceras gástricas de estresse. A patogênese dessas complicações é semelhante em muitos aspectos à da falência de múltiplos órgãos da sepse e, de fato, a sepse causada por abscesso pancreático é um fator contribuinte para os casos mais graves de pancreatite aguda. Durante a pancreatite aguda, proteases pancreáticas, endotoxinas bacterianas e outros agentes ativos são liberados na circulação sistêmica. É provável que as endotoxinas tenham se originado em bactérias que se deslocam por uma mucosa intestinal anormalmente permeável. Na circulação, as proteases e as endotoxinas ativam o sistema complemento (especialmente C5) e cininas. A ativação do complemento estimula a agregação de granulócitos nos capilares pulmonares. Os granulócitos liberam elastase neutrofílica, ânion superóxido, peróxido de hidrogênio e radicais hidroxila que, em conjunto com as bradicinas, produzem efeitos tóxicos locais sobre o epitélio pulmonar que resultam em aumento da permeabilidade. Metabólitos do araquidonato (p. ex., PGE_2, PGI_2, leucotrieno B_4) também podem estar de alguma forma envolvidos. Supõe-se que eventos análogos ocorram em outros órgãos.

> Ceppa EP et al. Hereditary pancreatitis: endoscopic and surgical management. *J Gastrointest Surg* 2013;17(5):847-856.
> Spanier BW, Dijkgraaf MG, Bruno MJ. Epidemiology, aetiology and outcome of acute and chronic pancreatitis: an update. *Best Pract Res Clin Gastroenterol* 2008;22(1):45-63.
> Working Group IAP/APA Acute Pancreatitis Guidelines. IAP/APA evidence-based guidelines for the management of acute pancreatitis. *Pancreatology* 2013;13(4 suppl 2):e1-e15.

1. Pancreatite aguda

FUNDAMENTOS DO DIAGNÓSTICO

▸ Instalação aguda de dor epigástrica frequentemente acompanhada por dor nas costas.
▸ Náusea e vômitos.
▸ Aumento da amilase sérica ou urinária.
▸ Colelitíase ou alcoolismo (maioria dos pacientes).

▸ Considerações gerais

Embora as pancreatites edematosa e hemorrágica sejam manifestações dos mesmos processos patológicos e os princípios gerais de tratamento sejam os mesmos, a pancreatite hemorrágica evolui com mais complicações e maior taxa de mortalidade. Na pancreatite edematosa, o tecido glandular e as estruturas retroperitoneais circundantes encontram-se aumentados por líquido intersticial, e o pâncreas encontra-se infiltrado por células inflamatórias que circundam pequenos focos de parênquima necrótico. A pancreatite hemorrágica é caracterizada por sangramento no interior do parênquima e das estruturas retroperitoneais circundantes e por necrose extensa do pâncreas. Em ambas as formas, as superfícies peritoneais podem estar salpicadas por pequenos pontos de calcificação que representam áreas de necrose gordurosa.

▶ Manifestações clínicas

A. Sinais e sintomas

A crise aguda frequentemente se inicia com dor epigástrica intensa com irradiação para as costas. A dor é contínua e geralmente associada a vômitos e ânsias. Nos casos graves, o paciente pode sofrer síncope por choque.

Dependendo da gravidade da doença, é possível haver desidratação profunda, taquicardia e hipotensão postural. A função do miocárdio encontra-se deprimida na pancreatite grave, presumivelmente em razão de fatores circulantes que afetam o desempenho cardíaco. O exame do abdome revela redução ou ausência dos sons intestinais e dor à palpação que pode ser generalizada, mas geralmente é localizada no epigástrio. Em geral, a temperatura é normal ou ligeiramente aumentada na pancreatite não complicada. Podem estar presentes evidências clínicas de derrame pleural, especialmente do lado esquerdo. Quando se palpa uma massa abdominal provavelmente ela representa o pâncreas aumentado (flegmão) ou, mais tarde na evolução, um pseudocisto ou um abscesso. Em 1 a 2% dos casos, observa-se coloração azulada no flanco (sinal de Grey Turner) ou na região periumbilical (sinal de Cullen), indicando pancreatite hemorrágica com dissecção retroperitoneal do sangue para essas regiões.

B. Exames laboratoriais

O hematócrito pode estar elevado em consequência da desidratação, ou reduzido em razão da perda de sangue abdominal em caso de pancreatite hemorrágica. Geralmente há leucocitose moderada, mas contagens de leucócitos acima de 12.000/mL são incomuns quando não há complicações supurativas. Os exames de função hepática geralmente estão normais, mas pode haver um discreto aumento da bilirrubina sérica (em geral, < 2 mg/dL).

A amilase sérica aumenta para mais de três vezes o valor normal no prazo de seis horas desde o início do episódio agudo e, geralmente, se mantém elevada por vários dias. Valores acima de 1.000 UI/dL ocorrem precocemente na crise em 95% dos pacientes com pancreatite biliar e em 85% daqueles com pancreatite alcoólica aguda. Aqueles com doença mais grave tendem a ter níveis de amilase abaixo de 1.000 UI/dL.

Níveis séricos elevados de lipase são detectáveis precocemente e durante vários dias após a crise aguda. Como os níveis de lipase tendem a ser mais altos na pancreatite alcoólica e os da amilase na pancreatite por cálculo biliar, a relação lipase/amilase foi sugerida como um meio de ajudar a distinguir entre as duas.

O aumento nos níveis da amilase pode ocorrer em outros quadros abdominais agudos, como colecistite gangrenosa, obstrução de intestino delgado, infarto mesentérico e úlcera perfurada, embora com níveis que raramente ultrapassam 500 UI/dL. É possível haver episódios de pancreatite aguda sem aumento da amilase sérica; essa é a regra quando há hiperlipidemia. Além disso, os níveis altos podem voltar ao normal antes que o sangue seja colhido.

Os métodos mais comumente usados para dosar a amilase no soro detectam amilase pancreática, amilase salivar e macroamilase. Contudo, a hiperamilasemia algumas vezes está presente em pacientes com dor abdominal e, nesses casos, o aumento da amilase é inteiramente causado pela fração salivar ou por macroamilase e o pâncreas não está inflamado.

Na pancreatite grave, a concentração sérica de cálcio pode cair em decorrência da conjugação desse elemento com ácidos graxos (liberados da gordura retroperitoneal por ação da lipase) e pela obstrução da reabsorção óssea em razão da ação da calcitonina (liberada pelos níveis elevados do glucagon). Hipoparatireoidismo subclínico e hipoalbuminemia também foram implicados.

C. Exames de imagem

Em cerca de dois terços dos casos, a radiografia simples do abdome é normal. O achado mais frequente é dilatação isolada de um segmento do intestino (alça sentinela) formado por jejuno, colo transverso ou duodeno adjacentes ao pâncreas. A distensão por gás do colo direito do intestino que é abruptamente interrompida no segmento médio ou esquerdo do colo transverso do intestino (interrupção de gás no colo transverso do intestino) é causada por espasmo colônico adjacente à inflamação pancreática. Ambos os achados são relativamente inespecíficos. A calcificação da glândula pode ser evidente, o que implica pancreatite crônica. O estudo radiológico contrastado do trato digestivo superior (esôfago, estômago e duodeno) pode revelar alça duodenal aumentada, ampola de Vater edemaciada e, ocasionalmente, evidências de irritabilidade gástrica. Os exames radiográficos podem revelar derrame pleural do lado esquerdo. Ocasionalmente, cálculos rádio-opacos da vesícula biliar são evidentes nas radiografias simples do abdome.

O exame de ultrassom pode revelar cálculos precocemente na crise e podem ser usados como exame de base do pâncreas para controles sequenciais.

O exame de tomografia computadorizada (TC) do pâncreas com contraste intravenoso deve ser realizado por uma de três razões: (1) incerteza do diagnóstico, (2) confirmação/avaliação da gravidade com base em outros marcadores ou em suspeita clínica, ou (3) avaliação em cenário de deterioração clínica ou de insucesso com o tratamento. Os achados radiológicos podem ser consistentes com qualquer um dos seguintes: pâncreas de aspecto relativamente normal, flegmão pancreático, flegmão pancreático com extensão do processo inflamatório aos espaços peripancreáticos adjacentes, necrose pancreática, pseudocisto pancreático ou abscesso pancreático.

Várias semanas após o fim da pancreatite, a CPER ainda pode ter valor nos pacientes com diagnóstico presuntivo de pancreatite idiopática (ou seja, aqueles que não tenham história de alcoolismo e nenhuma evidência de cálculos biliares na ultrassonografia e no colecistograma oral). Esse exame revela cálculos biliares ou alterações de pancreatite crônica em cerca de 40% desses pacientes.

Diagnóstico diferencial

Em algumas circunstâncias, a pancreatite aguda é um diagnóstico de exclusão, já que outros quadros agudos do abdome superior, como colecistite aguda, úlcera duodenal penetrante ou perfurante, obstrução de intestino delgado proximal, apendicite aguda e infarto mesentérico devem sempre ser primariamente considerados. Na maioria dos casos, a distinção é possível com base no quadro clínico, achados laboratoriais e exame de TC. O ponto crítico é que as doenças com as quais a pancreatite aguda pode ser confundida com frequência são letais se não forem tratadas cirurgicamente.

A hiperamilasemia crônica raramente ocorre sem qualquer relação com doença pancreática. Alguns casos estão associados à insuficiência renal, sialoadenite crônica, tumores salivares, tumores ovarianos, ou doença hepática, mas frequentemente não se encontra qualquer explicação. O único modo de determinar se a amilase tem origem nas glândulas salivares ou no pâncreas é a análise das isoenzimas amilases no soro. A macroamilasemia é um tipo de hiperamilasemia na qual a amilase normal (geralmente salivar) fica ligada a uma grande molécula de glicoproteína ou de imunoglobulina no soro e, assim, não é excretada na urina. O diagnóstico baseia-se na combinação de hiperamilasemia e amilase baixa na urina. A macroamilasemia foi encontrada em pacientes com outras doenças como síndrome disabsortiva, alcoolismo e câncer. Muitos pacientes apresentam dor abdominal, mas a relação entre dor e macroamilasemia é incerta.

Complicações

As principais complicações da pancreatite aguda são abscesso e pseudocisto, que serão discutidos em seções específicas. É possível haver sangramento gastrintestinal por inflamação de estômago ou duodeno adjacentes, ruptura de pseudocisto ou úlcera péptica. O sangramento intraperitoneal pode ser espontâneo a partir das artérias celíaca ou esplênica ou a partir do baço seguindo-se à trombose venosa esplênica aguda. O envolvimento do colo transverso ou do duodeno pelo processo inflamatório pode resultar em obstrução parcial, hemorragia, necrose ou formação de fístula.

A identificação precoce dos pacientes com maior risco de complicações permite que eles recebam cuidados mais intensivos, o que parece reduzir a taxa de mortalidade. Os critérios de gravidade considerados confiáveis baseiam-se nas manifestações sistêmicas da doença refletidas nos achados clínicos e laboratoriais, ou nas alterações locais do pâncreas refletidas pelos achados na TC. Ranson utilizou a primeira abordagem para desenvolver os critérios de gravidade listados na Tabela 26-1. O achado isolado de sequestro de volume (ou seja, volume administrado menos o débito urinário) acima de 2 L/dia por mais de 2 dias é uma linha divisória bastante acurada entre doença grave (potencialmente letal) e leve a moderada. As alterações locais no pâncreas reveladas na TC podem ser ainda mais reveladoras. A presença de qualquer um dos seguintes indica alto risco de infecção local no leito pancreático: envolvimento dos espaços peripancreáticos no processo inflamatório, necrose pancreática (áreas do pâncreas não realçadas pelo meio de contraste venoso) e sinais precoces de formação de abscesso (p. ex., bolhas de gás no tecido).

Tabela 26-1 Critérios de Ranson para gravidade da pancreatite aguda[1]

Critérios Inicialmente Presentes
Idade > 55 anos
Contagem de leucócitos > 16.000/μL
Glicemia > 200 mg/dL
LDH sérica > 350 UI/L
AST (TGO) > 250 UI/dL
Critérios que se desenvolvem nas primeiras 24 horas
Queda do hematócrito > 10%
Aumento no BUN > 8 mg/dL
Ca^{2+} sérico < 8 mg/dL
P_{O_2} arterial < 60 mm Hg
Déficit de base > 4 meq/L
Estimativa do volume sequestrado > 600 mL

[1] As taxas de morbidade e mortalidade mantêm correlação com o número de critérios presentes. As taxas de mortalidade são as seguintes: 0 a 2 critérios presentes = 2%; 3 ou 4 = 15%; 5 ou 6 = 40%; 7 ou 8 = 100%.

Tratamento

A. Tratamento clínico

Os objetivos do tratamento clínico são redução dos estímulos à secreção pancreática e a correção do desequilíbrio hidreletrolítico.

1. Aspiração gástrica — A ingestão oral é suspensa. Instala-se uma sonda nasogástrica para aspiração das secreções, embora esta última não tenha qualquer efeito terapêutico específico. A alimentação por via oral deve ser retomada apenas após o paciente apresentar grande melhora, com retorno do apetite e níveis séricos de amilase normais. A retomada precoce da dieta oral pode resultar em agravação da doença.

2. Reposição de volume — Os pacientes com pancreatite aguda absorvem líquido no retroperitônio e nos intestinos e há necessidade de repor grandes volumes por via venosa para manter o volume sanguíneo circulante e a função renal. Nos casos de pancreatite hemorrágica grave, talvez haja necessidade de transfusão de sangue. A adequação da reposição de líquidos é o aspecto isolado mais importante do tratamento clínico. É verdadeiro que a reposição insuficiente de líquidos pode contribuir para a progressão da pancreatite. A reposição é avaliada de forma mais precisa com o monitoramento de volume e concentração de urina.

3. Antibióticos — Os antimicrobianos não têm indicação nos casos leves de pancreatite. Entretanto, alguns estudos demonstraram algum benefício da terapia antimicrobiana com penetração no tecido pancreático para os pacientes com pancreatite grave. O imipenem é o mais usado, embora sua utilização não seja universalmente respaldada mesmo nos pacientes com doença grave. A terapia antimicrobiana também é indicada nos casos com complicações operatórias específicas.

4. Cálcio e magnésio — Nas crises graves de pancreatite aguda, a hipocalcemia pode requerer reposição parenteral de cálcio nas quantidades determinadas pelas dosagens seriadas. A identificação da hipocalcemia é importante em razão do risco de arritmias cardíacas. A hipomagnesemia também é comum, especialmente em alcoolistas, e o magnésio também deve ser reposto conforme indicado pelos níveis séricos.

5. Oxigênio — Hipoxemia suficientemente grave para requerer tratamento ocorre em cerca de 30% dos pacientes com pancreatite aguda. Frequentemente é insidiosa, sem sinais clínicos ou radiográficos e desproporcional à gravidade da pancreatite. Os exemplos mais contundentes acompanham a pancreatite grave, frequentemente associada à hipocalcemia. A lesão básica, um tipo de síndrome do desconforto respiratório do adulto, não está esclarecida. Entre as alterações pulmonares, estão a redução da capacidade vital e a falha na difusão do oxigênio.

Deve-se suspeitar de hipoxemia em todos os pacientes, e a saturação de oxigênio deve ser periódica ou continuamente monitorada nos primeiros dias de internação. Ocasionalmente, um paciente irá necessitar de intubação endotraqueal e ventilação mecânica. Os diuréticos podem ser úteis para reduzir o edema pulmonar e aumentar a saturação de oxigênio.

6. Nutrição — Deve-se usar alimentação enteral para alcançar as exigências nutricionais durante o episódio agudo. A nutrição parenteral total evita a estimulação do pâncreas e deve ser usada para suporte nutricional apenas quando a alimentação enteral não for possível por 5 ou mais dias. Nenhuma das formas de nutrição afeta diretamente a recuperação do pâncreas.

7. Outros medicamentos — Octreotida, bloqueadores do receptor H2, anticolinérgicos, glucagon e aprotinina não produziram efeitos benéficos nos ensaios clínicos controlados.

B. Esfíncterotomia endoscópica

A pancreatite biliar é causada por um cálculo que impacta na ampola de Vater. Na maioria dos casos, o cálculo passa para o intestino, mas ocasionalmente persiste impactado na ampola, o que resulta em doença mais grave. Menos de 10% dos casos de pancreatite biliar são graves (ou seja, três ou mais critérios de Ranson), mas demonstrou-se que, nos casos graves, a esfíncterotomia endoscópica realizada até 72 horas após a instalação da doença reduz a incidência de sepse biliar concomitante e a taxa de mortalidade por pancreatite.

C. Tratamento cirúrgico

A cirurgia geralmente está contraindicada na pancreatite aguda não complicada. Contudo, quando o diagnóstico é incerto em um paciente com dor abdominal intensa, não parece que laparoscopia ou laparotomia diagnósticas agravem a pancreatite.

Quando um procedimento operatório é realizado para diagnóstico e é encontrada pancreatite leve a moderada, há indicação de colecistectomia se houver cálculos na vesícula, mas o pâncreas deve ser deixado intocado. Embora alguns cirurgiões instalem drenos e cateteres para lavagem na região do pâncreas, nós preferimos manter corpos estranhos fora dessa área.

O diagnóstico de pancreatite biliar geralmente é suspeitado com base em exames de ultrassonografia da vesícula biliar realizados precocemente na crise aguda. Há indicação de colecistectomia nesses pacientes ainda no período de hospitalização para tratamento da crise aguda tão logo essa crise se tenha resolvido. A postergação da cirurgia além disso (mesmo por poucas semanas) está associada a alta incidência (80%) de pancreatite recorrente. Como crises potencialmente letais são raras em caso de pancreatite biliar, raramente se justifica tratamento cirúrgico ou endoscópico no início do quadro. Entretanto, quando a crise for particularmente grave, a colecistectomia eletiva deve ser postergada por vários meses a fim de permitir a recuperação total da pancreatite.

Atualmente, considera-se que o desbridamento do tecido peripancreático necrótico, frequentemente (40% dos casos) colonizado por bactérias, reduza a taxa de mortalidade dos casos de pancreatite aguda grave com necrose. Os controles históricos indicam taxas de mortalidade entre 50 e 80% quando não se realiza tratamento cirúrgico, e entre 10 e 40% nos pacientes submetidos à necrosectomia. O diagnóstico de pancreatite com necrose é suspeitado a partir dos achados clínicos; os pacientes tratados cirurgicamente apresentam três ou mais critérios de Ranson, com média em torno de 4½ critérios. A TC com contraste realizada precocemente no curso da doença deve ser avaliada para a presença de áreas não realçadas por contraste, o que indica ausência de perfusão vascular e presença de necrose da gordura peripancreática ou do parênquima pancreático. Utiliza-se a aspiração com agulha dessas áreas para detectar colonização por bactérias. Deve-se distinguir entre esses casos de "pancreatite com necrose infectada" com os de "abscesso pancreático", que costuma surgir mais tarde no curso da doença. Os pacientes com pancreatite com necrose infectada e achados clínicos graves são os que se beneficiam com o tratamento cirúrgico, mas a laparotomia deve ser realizada apenas em razão de deterioração do quadro em pacientes com pancreatite com necrose sem que haja colonização bacteriana. Na cirurgia, todos os espaços peripancreáticos devem ser abertos e qualquer tecido necrótico removido por dissecção incruenta delicada. Isso pode ser feito com técnica videoendoscópica minimamente invasiva. Além das evidências tomográficas de necrose tecidual com ou sem infecção, não há atualmente uso de outros critérios para indicar cirurgia pancreática nos pacientes com pancreatite grave.

A cirurgia para tratamento das complicações da pancreatite aguda, como abscesso, pseudocisto e ascite pancreática, será discutida adiante.

Prognóstico

A taxa de mortalidade associada à pancreatite é cerca de 10%, e praticamente todas as mortes ocorrem na primeira crise e entre pacientes com três ou mais critérios de gravidade de Ranson. Insuficiência respiratória e hipocalcemia indicam prognóstico sombrio. A taxa de mortalidade associada à pancreatite grave com necrose é de 50% ou mais, mas o tratamento cirúrgico reduz esse número para cerca de 20%. Febre ou hiperamilasemia persistentes 3 semanas ou mais após uma crise de pancreatite geralmente indica a presença de abscesso ou de pseudocisto pancreáticos.

> Freeman ML et al. International Multidisciplinary Panel of Speakers and Moderators. Interventions for necrotizing pancreatitis: summary of a multidisciplinary consensus conference. *Pancreas* 2012;41(8):1176-1194.
>
> van Santvoort HC et al. Dutch Pancreatitis Study Group. A step-up approach or open necrosectomy for necrotizing pancreatitis. *N Engl J Med* 2010;362(16):1491-1502.
>
> Working Group IAP/APA Acute Pancreatitis Guidelines. IAP/APA evidence-based guidelines for the management of acute pancreatitis. *Pancreatology* 2013:13(4 suppl 2):e1-e15.

2. Pseudocisto pancreático

FUNDAMENTOS DO DIAGNÓSTICO

- Massa e dor epigástricas.
- Febre baixa e leucocitose.
- Aumento persistente da amilase sérica.
- Cisto pancreático demonstrado por ultrassonografia ou tomografia computadorizada.

Considerações gerais

Os pseudocistos pancreáticos são coleções encapsuladas de líquido com alta concentração de enzimas que surgem no pâncreas. Geralmente estão localizados no pâncreas ou adjacências na retrocavidade dos epíplons. As paredes dos pseudocistos são formadas por fibrose inflamatória de peritônio, mesentério e membranas serosas, que limitam a disseminação do suco pancreático à medida que a lesão se desenvolve. O termo pseudocisto denota ausência de revestimento epitelial, enquanto os cistos verdadeiros são revestidos por epitélio.

Há dois processos distintos envolvidos na patogênese dos pseudocistos pancreáticos. Muitos ocorrem como complicação de pancreatite aguda grave, quando o extravasamento de suco pancreático e a necrose glandular formam coleções líquidas que não são absorvidas após o fim do processo inflamatório. A superinfecção de tais coleções causa abscesso pancreático em vez de pseudocisto. Em outros pacientes, geralmente alcoolistas ou vítimas de traumatismo, os pseudocistos aparecem sem que haja pancreatite aguda precedente. Nesses casos, o mecanismo da lesão é obstrução ductal com formação de cisto de retenção que perde seu revestimento epitelial à medida que cresce além dos limites da glândula. No pseudocisto traumático, os sintomas geralmente só aparecem várias semanas após o trauma. Alguns são iatrogênicos, por exemplo, ocorrendo durante uma esplenectomia; outros ocorrem após um golpe externo no abdome.

Pseudocistos ocorrem em cerca de 2% dos casos de pancreatite aguda. Os cistos são únicos em 85% dos casos e múltiplos nos demais.

Manifestações clínicas

A. Sinais e sintomas

Deve-se suspeitar de pseudocisto quando um paciente com pancreatite aguda não se recuperar após uma semana de tratamento ou quando, após ter melhorado durante algum tempo, sofre recidiva dos sintomas. Como atualmente é relativamente rotineiro realizar exame de TC no início de uma crise de pancreatite aguda grave, os estágios iniciais da formação do pseudocisto, com frequência, documentados antes que ocorram manifestações clínicas específicas. A primeira manifestação clínica geralmente é uma massa dolorosa palpável no epigástrio, formada pelo pâncreas edemaciado e vísceras contíguas (o flegmão). Com o tempo, a massa talvez desapareça, mas, se persistir, provavelmente representa um pseudocisto.

Em outros casos, o pseudocisto ocorre insidiosamente sem uma crise evidente de pancreatite aguda.

Independentemente do tipo de fase prodrômica, a dor é o achado mais comum. Febre, perda de peso, sensibilidade à palpação e massa palpável estão presentes em metade dos pacientes. Poucos apresentam icterícia, uma manifestação de obstrução do segmento intrapancreático do colédoco.

B. Exames laboratoriais

Em cerca de metade dos pacientes há aumento da amilase sérica e leucocitose. Quando presente, o aumento da bilirrubina reflete obstrução biliar. Dos pacientes com pancreatite aguda cuja amilase sérica se mantenha elevada por 3 semanas, cerca da metade apresenta pseudocisto.

C. Exames de imagem

A TC (Fig. 26-3) é o exame diagnóstico preferencial. Pode-se definir o tamanho e a forma do cisto e sua relação com outras vísceras. Os pseudocistos agudos frequentemente têm formato irregular; os pseudocistos crônicos em sua maioria são circulares ou quase. A presença de colédoco dilatado sugere obstrução biliar, seja pelo cisto ou por pancreatite crônica subjacente.

A vesícula biliar deve ser estudada por ultrassonografia buscando-se cálculos, especialmente nos pacientes com pancreatite aguda. Embora a ultrassonografia também possa demonstrar

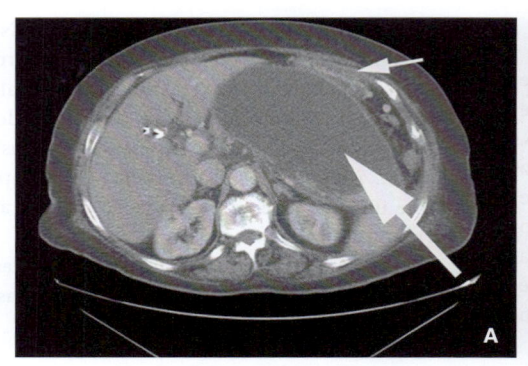

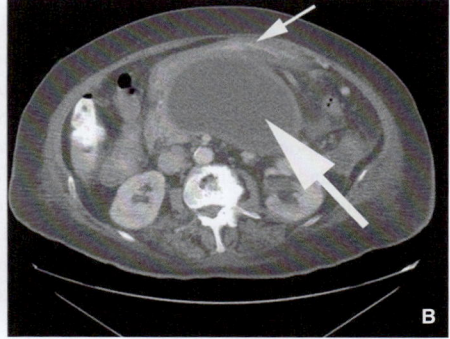

▲ **Figura 26-3** Exame de TC revelando um grande pseudocisto pancreático abaulando a parede posterior do estômago. A seta maior indica o pseudocisto; a menor indica o estômago. **A.** Em posição mais cefálica no abdome, o pseudocisto mantém contato com estômago e fígado. **B.** Em posição mais caudal no abdome, o pseudocisto encontra-se imediatamente posterior ao antro gástrico. O estômago está comprimido contra a parede anterior do abdome, e o duodeno está esticado sobre o pseudocisto, o que causa saciedade precoce. Em geral, um cisto nesta localização deve ser drenado para o estômago.

pseudocisto, a quantidade de detalhes importantes obtida é limitada em comparação com a TC e, por conseguinte, o principal papel da ultrassonografia é acompanhar as alterações no tamanho de pseudocistos já identificados com a TC, de forma a reduzir a exposição à radiação.

CPRM e/ou CPER devem ser realizadas se houver preocupação sobre anormalidades significativas nos ductos biliar ou pancreático sugeridas pelos exames de TC ou pelos resultados dos exames de função hepática. Qualquer desses ductos pode estar dilatado e necessitando de drenagem cirúrgica em conjunto com drenagem do pseudocisto. Em geral, a CPER também torna opaco o pseudocisto, mas as informações não têm maior valor para o plano de tratamento e, assim, a CPER não costuma ser realizada de modo rotineiro.

O estudo radiológico contrastado do trato digestivo superior com frequência revela a presença de uma massa na retrocavidade dos epíplons que distorce o estômago ou o duodeno, mas essa informação não é particularmente útil. A principal indicação para o estudo radiológico contrastado do trato digestivo superior é procurar por sítio de obstrução gástrica ou duodenal nos pacientes que estejam vomitando.

Com o uso disseminado de exames de imagem sensíveis no diagnóstico de doença pancreática, pseudocistos assintomáticos são frequentemente revelados. A história natural dessas lesões subclínicas é benigna, e não há indicação de tratamento cirúrgico profilático.

▶ Diagnóstico diferencial

Os pseudocistos pancreáticos devem ser distinguidos de abscesso pancreático e de flegmão pancreático agudo. Os pacientes com abscesso apresentam sinais de infecção.

Raramente, os pacientes com pseudocisto apresentam com perda de peso, icterícia e vesícula biliar indolor palpável e a hipótese inicial costuma ser de carcinoma pancreático. O exame de TC revela que a lesão tem conteúdo líquido, o que sugere o diagnóstico correto.

Cistos neoplásicos – cistadenoma ou cistadenocarcinoma – representam cerca de 5% dos casos de massas císticas do pâncreas e talvez sejam indistinguíveis de pseudocisto antes da cirurgia. O diagnóstico correto pode ser feito pelo aspecto macroscópico além do exame de biópsia realizada durante a cirurgia.

▶ Complicações

A. Infecção

A infecção é uma complicação rara que resulta em febra alta, calafrios e leucocitose. Há indicação de drenagem tão logo o diagnóstico seja feito. Algumas lesões podem ser drenadas externamente por meio de instalação de cateter por via percutânea utilizando orientação ultrassonográfica. A drenagem interna de pseudocistos infectados aderentes ao estômago deve ser feita cirurgicamente por cistogastrostomia; caso contrário, a drenagem deverá ser externa, uma vez que a linha de sutura de uma cistojejunostomia em Y de Roux pode não cicatrizar.

B. Ruptura

A perfuração súbita para a cavidade peritoneal livre causa peritonite química, com rigidez abdominal e dor intensa. Algumas vezes, identifica-se o crescimento rápido do pseudocisto antes da ruptura. O tratamento é cirúrgico de emergência com irrigação da cavidade peritoneal e procedimento de drenagem do pseudocisto. Em geral, a parede de um pseudocisto rompido é excessivamente frágil para manter as suturas com segurança e, assim, os cistos rotos devem ser drenados externamente. A ruptura ocorre em menos de 5% dos casos de pseudocisto e, mesmo com tratamento imediato, pode ser fatal.

C. Hemorragia

É possível haver sangramento para a cavidade do cisto ou para uma víscera adjacente para a qual o cisto tenha erodido. O paciente com esse tipo de sangramento pode se apresentar com uma massa abdominal crescente e anemia causada pela perda de sangue. Se o cisto tiver erodido para o estômago, é possível que haja hematêmese, melena e sangue no aspirado nasogástrico. A rapidez da perda sanguínea frequentemente produz choque hemorrágico que impede a realização de angiografia. Contudo, se houver tempo, deve-se realizar arteriografia em regime de emergência para definir o local de sangramento, geralmente um pseudoaneurisma de uma artéria na parede do cisto e, se possível, proceder à sua embolização. Se na embolização tiver sido possível obstruir o vaso em questão, deve-se aguardar algumas semanas para assegurar que o sangramento não recidive, momento em que o pseudocisto deverá ser drenado cirurgicamente da mesma forma que os não hemorrágicos. Se o sangramento não tiver sido interrompido com a embolização, haverá indicação de cirurgia de emergência. Geralmente, tudo o que pode ser feito é abrir o cisto e ligar o vaso sangrante com ponto de sutura e, a seguir, realizar drenagem externa ou interna. Algumas vezes será possível excisar o cisto, o que é desejável, pois assim evita-se o risco de hemorragia recorrente.

▶ Tratamento

As principais indicações para tratar pseudocisto pancreático são a resolução dos sintomas e a prevenção de complicações. Dados recentes indicam que a história natural dessas lesões é mais benigna do que se pensava inicialmente – na ausência de sintomas ou de evidências radiográficas de aumento de tamanho (e independentemente do tamanho inicial do cisto), justifica-se a conduta expectante e, além disso, alguns cistos não tratados evoluem com resolução espontânea após terem se mantido estáveis durante meses. A conduta expectante é especialmente importante nas primeiras 6 a 12 semanas de existência de cistos que tenham surgido durante um episódio de pancreatite aguda. A chance de resolução espontânea é cerca de 40%; nesse estágio, a drenagem com cateter é inoportuna; e a drenagem interna cirúrgica do cisto pode ser difícil ou até mesmo impossível. Daí em diante, para os cistos com mais de 5 cm, geralmente recomenda-se tratamento em detrimento da conduta expectante (não havendo contraindicações, como comorbidade grave), uma vez que a maioria dos cistos pode ser rapidamente eliminada por drenagem percutânea com cateter, ou com drenagem cirúrgica para estômago ou intestino. Com isso, evita-se a necessidade de acompanhamento prolongado com ultrassonografias ou TC repetidas e o risco, ainda que baixo, de complicações. Os pacientes que se apresentem com pseudocisto sintomático e sem história recente de pancreatite aguda podem aguardar 6 a 12 semanas antes de serem tratados, uma vez que a parede do cisto será suficientemente rígida (madura) para sustentar suturas, o que permite a anastomose com o intestino. A icterícia em paciente com pseudocisto geralmente é causada por pressão do próprio sobre o colédoco. Em geral, a drenagem do cisto resolve a obstrução, mas há indicação de colangiografia para confirmação.

A. Excisão

A excisão é o tratamento mais definitivo, mas geralmente só é feito nos pseudocistos crônicos localizados na cauda da glândula. Essa abordagem é recomendada especialmente para os cistos que se tenham seguido a traumatismo, nos quais a cabeça e o corpo estejam normais. Em sua maioria, os cistos devem ser drenados externa ou internamente para o intestino.

B. Drenagem externa

A drenagem externa é ideal nos pacientes em estado crítico ou quando a parede do cisto não esteja maturada suficientemente para que seja anastomosada a outros órgãos. Um tubo calibroso é suturado no interior do cisto, e sua extremidade trazida para fora da parede abdominal. Em um terço dos pacientes, a drenagem externa é complicada por fístula que algumas vezes requer drenagem, mas que, em geral, se fecha espontaneamente em alguns meses. A incidência de recidiva de pseudocisto é cerca de quatro vezes maior após drenagem externa em comparação com drenagem gastrintestinal.

C. Drenagem interna

O método de tratamento preferencial é drenagem interna, em que o cisto é anastomosado em Y de Roux a uma alça do jejuno (cistojejunostomia), à parede posterior do estômago (cistogastrostomia) ou ao duodeno (cistoduodenostomia). O interior do cisto deve ser inspecionado buscando-se por evidências de tumor e realizada biópsia apropriada. Dá-se preferência à cistogastrostomia em caso de cistos posteriores e fortemente aderidos ao estômago. No futuro, isso poderá ser feito por técnica laparoscópica*. Para que se obtenha uma drenagem livre e dependente a cistojejunostomia em Y de Roux é a melhor opção em diversas outras localizações. A cistoduodenostomia está indicada em caso de cisto profundo no interior da cabeça da glândula e adjacente à parede medial do duodeno – lesões que seriam difíceis de drenar por qualquer outra técnica. O procedimento consiste em duodenotomia lateral, abertura do cisto através da parede medial do duodeno e, a seguir, fechamento da duodenotomia lateral. Após a drenagem interna, a cavidade do cisto é obliterada em algumas semanas. Mesmo após cistogastrostomia pode-se permitir dieta livre uma semana após a cirurgia e as radiografias obtidas nessa ocasião geralmente revelam apenas uma pequena cavidade cística residual.

D. Drenagem não cirúrgica

A drenagem externa pode ser feita com instalação de cateter percutâneo no interior do cisto sob controle radiográfico ou ultrassonográfico. Este é o método preferencial em caso de pseudocisto infectado. Em alguns centros, o mesmo método também é utilizado para a maioria dos pseudocistos não complicados como modo primário de tratamento. Cerca de dois terços dos cistos assim tratados são permanentemente erradicados. O método também pode ser útil para reduzir pseudocistos volumosos

---

*N. de R.T. Atualmente essa técnica já é adotada.

(p. ex., ocupando metade da cavidade abdominal), uma vez que é tecnicamente difícil conseguir uma drenagem interna suficiente dessas lesões para o intestino. Ocasionalmente, um cisto estéril pode ser infectado quando um cateter pouco calibroso é inserido. Isso é mais provável quando a luz do cisto contém debris que não sejam drenados efetivamente com essa técnica. A fístula pancreática externa crônica é uma possível complicação deste método.

Duas outras técnicas de drenagem têm sido utilizadas. (1) Passagem de um cateter por via percutânea através da parede abdominal, passando pelas paredes anterior e posterior do estômago até o cisto; após algumas semanas, o cateter é removido, mantendo um trajeto crônico entre o cisto e o estômago. (2) Utilizando-se endoscopia digestiva alta, procede-se a uma pequena incisão na parede posterior do estômago até comunicá-lo com o cisto.

▶ Prognóstico

A taxa de recorrência dos pseudocistos pancreáticos é de cerca de 10%, sendo mais frequente após tratamento com drenagem externa. Raramente ocorre hemorragia pós-operatória grave no cisto – com maior frequência após cistogastrostomia. Entretanto, na maioria dos casos, o tratamento cirúrgico dos pseudocistos não produz complicações e resolve definitivamente o problema imediato. Muitos pacientes podem evoluir com dor crônica como manifestação de pancreatite crônica subjacente.

> Martin RF, Hein AR. Operative management of acute pancreatitis. *Surg Clin North Am* 2013;93(3):595-610.
> Varadarajulu S, Bang JY, Sutton BS, et al. Failure to comply with NCCN guidelines for the management of pancreatic cancer compromises outcomes. *HPB (Oxford)* 2012;14(8):539-547.

3. Abscesso pancreático

O abscesso pancreático, que complica cerca de 5% dos casos de pancreatite aguda, é invariavelmente fatal se não for tratado com cirurgia. Tende a ocorrer nos casos graves acompanhado por choque hipovolêmico e necrose pancreática, sendo uma complicação especialmente frequente de pancreatite pós-operatória. O abscesso se forma secundariamente à contaminação bacteriana de debris necróticos no pâncreas e de exsudato hemorrágico. Os microrganismos podem se disseminar ao pâncreas por via hematogênica, ou diretamente passando pela parede do colo transverso. Não está determinado se a terapia antimicrobiana profilática administrada cedo no curso de pancreatite aguda grave reduz a incidência de abscesso.

▶ Manifestações clínicas

Deve-se suspeitar de abscesso quando um paciente com pancreatite aguda grave não melhora e evolui com febre crescente ou quando os sintomas retornam após um período de recuperação. Na maioria dos casos, há melhora durante um tempo antes que surjam os sinais de infecção 2 a 4 semanas após o início da crise. Dor epigástrica, sensibilidade à palpação e massa dolorosa palpável são pistas ao diagnóstico. Em muitos casos, os achados não são especialmente contundentes – ou seja, a temperatura aumenta pouco e o paciente não parece séptico. É possível que haja vômitos ou icterícia, mas em alguns casos febre e leucocitose são os únicos sinais. A amilase sérica pode estar aumentada, mas geralmente está normal. Caracteristicamente, a albumina sérica está abaixo de 2,5 g/dL e a fosfatase alcalina aumentada. Derrame pleural e paralisia do diafragma podem ser evidentes no exame radiográfico. O estudo radiológico contrastado do trato digestivo pode revelar deformidade em estômago ou duodeno, mas geralmente não revela a massa e as alterações são inespecíficas em qualquer caso. A TC diagnóstica geralmente indica a presença de coleção líquida na região do pâncreas. A presença de gás na coleção na radiografia simples ou na TC é praticamente diagnóstica. A aspiração percutânea guiada por TC pode ser usada para auxiliar no diagnóstico e para obtenção de uma amostra para a coloração de Gram e cultura.

Em geral, o diagnóstico é difícil, o tratamento com frequência é iniciado tardiamente, o quadro é grave e as taxas de mortalidade são altas.

▶ Tratamento

A coleção infectada deve ser drenada. A drenagem com cateter percutâneo pode ajudar como primeira etapa, a fim de reduzir a toxemia ou para obter amostra para cultura. Em alguns casos, a drenagem com cateter se mostrará definitiva, mas na maioria das vezes o espaço retroperitoneal infectado contém debris necróticos que não passam pelo cateter e, assim, há necessidade de drenagem cirúrgica. É melhor considerar que a drenagem por cateter é uma etapa de preparação para a cirurgia, e não o tratamento curativo, uma vez que essa é a relação comum. Caso contrário, é possível que a cirurgia seja postergada por tempo demasiado em razão de esforços inúteis repetidos na tentativa de manipular os cateteres para posicioná-los melhor. De fato, as duas medidas – desbridamento cirúrgico e drenagem por cateter – são complementares.

Antes da cirurgia, o paciente deve ser tratado com antimicrobianos de amplo espectro, já que os microrganismos geralmente são uma flora mista, na maioria dos casos *Escherichia coli*, *Bacteroides*, *Staphylococcus*, *Klebsiella*, *Proteus*, *Candida albicans* etc. Os restos necróticos devem ser removidos e instituída drenagem externa.

Ocasionalmente, ocorre hemorragia pós-operatória (imediata ou tardia) da cavidade do abscesso.

▶ Prognóstico

A taxa de mortalidade é de cerca de 20%, como consequência de gravidade do quadro, drenagem cirúrgica incompleta e incapacidade de fazer o diagnóstico em alguns casos.

Martin RF, Hein AR. Operative management of acute pancreatitis. *Surg Clin North Am* 2013;93(3):595-610.

Martin RF, Hein AR. Operative management of acute pancreatitis. *Surg Clin North Am* 2003;93(3):595-610.

4. Ascite pancreática e derrame pleural pancreático

A ascite pancreática é o acúmulo de líquido pancreático no abdome sem que haja peritonite ou dor intensa. Como muitos desses pacientes são alcoolistas, a primeira hipótese frequentemente é cirrose hepática. A síndrome, na maioria dos casos, é causada por extravasamento crônico de um pseudocisto, mas alguns poucos casos são causados por ruptura do ducto pancreático. Os principais fatores causadores são pancreatite alcoólica em adultos, e pancreatite traumática em crianças. Perda acentuada de peso recente é uma manifestação clínica importante e a ausência de resposta da ascite ao tratamento com diuréticos é outra pista para o diagnóstico. O líquido ascítico, cuja aparência varia de cor de palha até tinto de sangue, contém níveis elevados de proteínas (> 2,9 g/dL) e de amilase. Havendo suspeita clínica, o diagnóstico definitivo é feito com base na análise química do líquido ascítico e por meio de CPER. Esse último procedimento frequentemente demonstra o ponto de vazamento do líquido e permite uma abordagem cirúrgica racional caso haja necessidade de cirurgia.

O tratamento inicial consiste em um período de superalimentação intravenosa e administração de somatostatina. Frequentemente, com essa conduta, o problema é curado. Caso não tenha havido melhora significativa em 2 a 3 semanas, indica-se tratamento cirúrgico. A CPER pré-operatória é essencial para revelar o local do vazamento. Caso a localização não seja evidente nas imagens obtidas durante a CPER, deve-se proceder à TC imediatamente depois enquanto o meio de contraste ainda se encontra no ducto pancreático. A maior sensibilidade do exame de TC será suficiente para revelar vazamentos sutis no ducto pancreático para o interior do abdome. A cirurgia envolve sutura em Y de Roux de alça jejunal no local do vazamento na superfície do pâncreas, ou no pseudocisto pancreático. Com tratamento apropriado, a evolução é excelente. A taxa de mortalidade é baixa nos pacientes tratados antes que a debilidade seja grave.

O derrame pleural crônico de origem pancreática é uma variante na qual ocorre uma fístula pancreática drenando para o tórax. O diagnóstico é feito com a determinação e alta concentração de amilase (geralmente > 3.000 UI/dL) no líquido pleural. Pode-se solicitar TC do pâncreas e pancreatografia endoscópica retrógrada. O tratamento consiste em drenagem do líquido com dreno de tórax, administração de somatostatina e nutrição parenteral total. Se após algumas semanas a fístula persistir, ou se houver recidiva após a remoção do dreno, a origem da fístula no pâncreas deve ser drenada por pancreatojejunostomia em Y de Roux, ou ressecada como parte de pancreatectomia distal.

5. Pancreatite crônica

FUNDAMENTOS DO DIAGNÓSTICO

- Dor abdominal persistente ou recorrente.
- Calcificação pancreática na radiografia em 50% dos casos.
- Insuficiência pancreática em 30%; disabsorção e diabetes melito.
- A maioria dos casos é causada por alcoolismo.

▶ Considerações gerais

O alcoolismo crônico causa a maior parte dos casos de pancreatite crônica, mas alguns poucos se devem a cálculos biliares, hipercalcemia, hiperlipidemia, obstrução do ducto por qualquer causa ou predisposição hereditária (pancreatite familiar). O traumatismo direto na glândula, seja por trauma ou por lesão cirúrgica, pode produzir pancreatite crônica caso ocorra estenose de ducto no processo de cicatrização. Nesses casos, a doença costuma ser localizada no segmento da glândula drenado pelo ducto obstruído. Embora a litíase biliar possa causar crises repetidas de pancreatite aguda, raramente ela causa pancreatite crônica.

Nos pacientes com pancreatite crônica a pressão intraductal está aumentada (cerca de 40 cm H_2O) em comparação com a dos indivíduos normais (cerca 15 cm H_2O). Isso ocorre em razão de aumento da viscosidade do suco pancreático, obstrução por cálculos e redução da distensibilidade da glândula em razão de fibrose difusa. A pressão no esfíncter se mantém nos limites normais. O aumento da pressão causa dilatação do ducto nos pacientes em que o pâncreas ainda não esteja rígido por fibrose. Também reduz o fluxo de sangue nutriente causando dano funcional adicional. As alterações patológicas na glândula são destruição de parênquima, fibrose, desdiferenciação acinar, cálculos e dilatação ductal.

▶ Manifestações clínicas

A. Sinais e sintomas

A pancreatite crônica pode ser assintomática ou causar dor abdominal, disabsorção, diabetes melito ou (geralmente) todas essas três manifestações. A dor tipicamente é sentida no abdome superior com irradiação para as costas, diminuindo e aumentando dia a dia. Cedo no curso da doença a dor é episódica, dura alguns dias a semanas para então desaparecer por vários meses antes de retornar. Podem ocorrer crises de pancreatite aguda superpostas à dor crônica padrão. Muitos pacientes se tornam dependentes de narcóticos prescritos para controle da dor.

B. Exames laboratoriais

As alterações nos dados laboratoriais podem resultar de: (1) inflamação pancreática, (2) insuficiência exócrina pancreática, (3) diabetes melito, (4) obstrução do colédoco ou (5) outras complicações como formação de pseudocisto ou trombose da veia esplênica.

1. Amilase — Nas crises agudas, os níveis séricos e urinários da amilase podem estar aumentados, mas frequentemente não estão, talvez em razão da perda de grande parte da capacidade de sintetizar enzimas causada por fibrose do parênquima.

2. Exames da função exócrina pancreática — As provas de estimulação da secretina e da CCK são os exames mais sensíveis para detecção de disfunção exócrina, mas são difíceis de realizar.

3. Diabetes melito — Cerca de 75% dos pacientes com pancreatite calcificada e 30% daqueles com pancreatite não calcificada apresentam diabetes insulinodependente. A maior parte dos demais apresenta teste de tolerância à glicose alterado ou nível sérico de insulina pós-prandial abaixo do normal. A margem de reserva é tão pequena que a pancreatectomia parcial provavelmente tornaria o paciente dependente de insulina após a cirurgia.

4. Obstrução biliar — É possível haver aumento dos níveis de bilirrubina ou de fosfatase alcalina em razão de compressão fibrótica na extremidade do colédoco. O diagnóstico diferencial com obstrução biliar nesses pacientes deve incluir inflamação pancreática aguda, pseudocisto e neoplasia pancreática.

5. Outros — A trombose da veia esplênica pode produzir hiperesplenismo secundário ou varizes gástricas.

A. Exames de imagem

A colangiopancreatografia por ressonância magnética (CPRM) ou colangiopancreatografia endoscópica retrógrada (CPER) é útil para definir o diagnóstico de pancreatite crônica, afastar a possibilidade de pseudocisto ou neoplasia e para o planejamento pré-operatório de pacientes candidatos a tratamento cirúrgico. Os achados típicos são cálculos e irregularidade ductais com dilatação e estenose e, ocasionalmente, obstrução. A descoberta de um pequeno pseudocisto insuspeito é comum. A colangiografia retrógrada deve ser realizada simultaneamente a fim de determinar se o colédoco está estreitado pela pancreatite, se há cálculos biliares presentes e para auxiliar o cirurgião a evitar lesão do colédoco durante a cirurgia.

▶ Complicações

As principais complicações da pancreatite crônica são pseudocisto pancreático, obstrução biliar, obstrução duodenal, má nutrição e diabetes melito. O adenocarcinoma do pâncreas ocorre com maior frequência nos pacientes com pancreatite crônica familiar do que na população geral.

▶ Tratamento

Tratamento clínico

Má absorção e esteatorreia são tratadas com medidas de suporte. Os ensaios clínicos controlados demonstraram que a administração de enzimas pancreáticas tem pouco efeito sobre a dor.

Os pacientes com pancreatite crônica devem ser instados a descontinuar o consumo de bebidas alcoólicas. A abstenção do álcool reduz a dor crônica ou episódica em mais da metade dos casos, embora o dano produzido no pâncreas seja irreversível. O tratamento psiquiátrico pode ser benéfico. Em geral, o diabetes melito nesses pacientes requer tratamento com insulina.

B. Tratamento cirúrgico

O procedimento cirúrgico é usado para alívio de dor crônica intratável. É essencial que todos os esforços sejam envidados para eliminar o consumo de álcool. Os melhores candidatos à cirurgia são aqueles cuja dor persista após o álcool ter sido abandonado.

Na maioria dos casos, a abordagem cirúrgica envolve um procedimento que facilite a drenagem do ducto pancreático, ou remova a porção do pâncreas acometida, ou que sirva a ambos os propósitos. A escolha do procedimento geralmente é feita antes da cirurgia com base nos achados obtidos com pancreatografia endoscópica retrógrada e tomografia computadorizada. É comum haver obstrução biliar concomitante que deve ser tratada com coledocoduodenostomia simultânea.

1. Procedimentos de drenagem — A dilatação do sistema ductal reflete obstrução e, quando presente, procedimentos realizados para melhorar a drenagem dos ductos geralmente produzem alívio da dor. A pancreatite crônica calcificada geralmente é incluída nessa categoria.

Os achados usuais são ducto irregular e amplamente dilatado (diâmetro de 1-2 cm) com pontos de estenose (aspecto em "cadeia de lagos") e cálculos ductais. Para tais pacientes, a pancreatojejunostomia longitudinal (procedimento de Puestow) é apropriada (Fig. 26-4). O ducto é aberto anteriormente desde a cauda até a cabeça da glândula e anastomosado laterolateralmente em Y de Roux a um segmento do jejuno proximal. Em cerca de 80% dos pacientes a dor melhora após a cirurgia, mas é raro haver melhora da insuficiência pancreática. Contudo, esse procedimento tem baixo índice de sucesso quando o ducto pancreático é estreito (ou seja, < 8 mm).

Outras técnicas de drenagem mais utilizadas no passado são a esfíncteroplastia e a pancreaticojejunostomia distal (caudal) (procedimento de DuVal). A última tem interesse apenas histórico, mas a esfíncteroplastia com extração dos cálculos no ducto

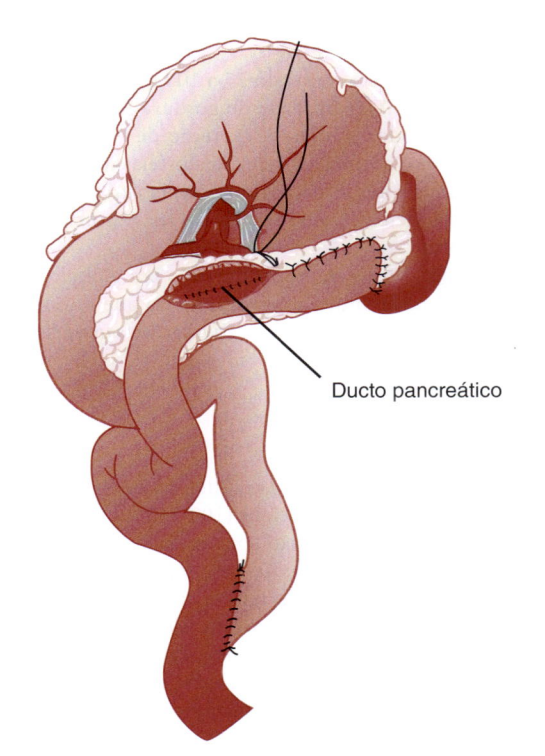

Figura 26-4 Pancreaticojejunostomia longitudinal (Puestow) para pancreatite crônica.

pancreático continua em uso, agora com mais frequência via acesso endoscópico ao ducto pancreático.

2. Pancreatectomia — Se não houver dilatação ductal, a pancreatectomia é o melhor procedimento, e a extensão da ressecção frequentemente pode ser determinada a partir de TC e pancreatografia endoscópica retrógrada. Nos pacientes com ductos pequenos, a doença mais grave geralmente está localizada na cabeça da glândula, e a duodenopancreatectomia (cirurgia de Whipple) é a cirurgia preferencial. Uma variação desse procedimento envolve ressecção da cabeça da glândula com preservação do duodeno. Uma alça jejunal em Y de Roux é anastomosada a ambas as superfícies de corte do pâncreas. Se o ducto também estiver dilatado no corpo e na cauda, a ressecção da cauda pode ser combinada com pancreaticojejunostomia longitudinal naquela parte da glândula. O alívio da dor é satisfatório em cerca de 80% dos pacientes tratados com essas cirurgias. A pancreatectomia total é indicada quando a duodenopancreatectomia ou a pancreatectomia distal realizada anteriormente tenha fracassado em proporcionar alívio satisfatório da dor. Os resultados publicados são contraditórios; os relatos do Reino Unido indicam alívio excelente da dor, mas nos Estados Unidos os resultados não são excelentes. Há dificuldade no controle do diabetes melito em 30 a 40% dos pacientes submetidos à pancreatectomia total, o que pode ocasionar óbito. Por essa razão, a pancreatectomia total é contraindicada nos pacientes que mantenham o alcoolismo.

Para os casos de pancreatite crônica alcoólica, as ressecções do lado esquerdo da glândula – por exemplo, pancreatectomia subtotal distal – têm índice de sucesso bem menor que o das ressecções da cabeça, e hoje em dia raramente são realizadas. A indicação mais comum é pancreatite crônica focal pós-traumática, na qual a cabeça pode estar normal.

3. Bloqueio do plexo celíaco — O bloqueio do plexo celíaco pode ser usado na tentativa de obter alívio da dor antes de se proceder à ressecção pancreática maior em caso de pancreatite com ducto de tamanho pequeno.

▶ Prognóstico

A pancreaticojejunostomia longitudinal alivia a dor em cerca de 80% dos pacientes com ducto dilatado. O ganho ponderal é comum, mas menos previsível. Os resultados da duodenopancreatectomia são bons em 80% dos pacientes, mas a remoção do pâncreas distal é menos bem-sucedida. A pancreatectomia total, reservada principalmente àqueles nos quais as demais cirurgias tenham sido malsucedidas, produz alívio satisfatório em 30 a 90% dos pacientes dependendo da série publicada. As razões para resultados tão díspares são desconhecidas. O bloqueio do plexo celíaco produz benefícios duradouros em não mais de 30% dos pacientes. Em alguns casos, a dor diminui com a evolução da insuficiência pancreática.

Exceto nos casos avançados com dor contínua, os pacientes alcoolistas que sejam convencidos a parar de beber apresentam, com frequência, alívio da dor e das crises recorrentes de pancreatite. Na pancreatite familiar, a evolução da doença é inexorável, e muitos desses pacientes requerem cirurgia. Os resultados da pancreaticojejunostomia longitudinal são excelentes na pancreatite familiar. Dependência de narcóticos, diabetes melito e má nutrição são problemas graves em muitos pacientes.

> Bachmann K et al. Is the Whipple procedure harmful for long-term outcome in treatment of chronic pancreatitis? 15-years follow-up comparing the outcome after pylorus-preserving pancreatoduodenectomy and Frey procedure in chronic pancreatitis. *Ann Surg* 2013;258(5):815-820.
>
> Familiari P, Boškoski I, Bove V, Costamagna G. ERCP for biliary strictures associated with chronic pancreatitis. *Gastrointest Endosc Clin N Am* 2013;23(4):833-845.
>
> Issa Y, van Santvoort HC, van Goor H, et al. Surgical and endoscopic treatment of pain in chronic pancreatitis: a multidisciplinary update. *Dig Surg* 2013;30(1):35-50.

INSUFICIÊNCIA PANCREÁTICA (ESTEATORREIA; MÁ ABSORÇÃO)

A insuficiência pancreática exócrina pode se seguir à pancreatectomia ou à doença pancreática, especialmente pancreatite crônica. Muitos pacientes com graus variados de insuficiência pancreática não apresentam sintomas e não necessitam de tratamento, enquanto outros se beneficiam muito com tratamentos medicamentosos racionais.

Má absorção e esteatorreia não aparecem até que mais de 90% da função exócrina pancreática esteja perdida; com 2 a 10% da função normal, a esteatorreia é leve a moderada; com menos de 2% da função normal a esteatorreia é grave. Com uma dieta contendo 100 g de gordura/dia, indivíduos normais excretam 5 a 7 g/dia, e a eficiência de assimilação é semelhante para uma gama ampla de ingestão de gordura. A pancreatectomia total causa má absorção de cerca de 70% da gordura. Se o remanescente pancreático for normal, as ressecções subtotais podem produzir pouco efeito sobre a absorção.

A insuficiência pancreática afeta mais a absorção de gordura do que a de proteínas ou de carboidratos, já que a digestão de proteínas é auxiliada pela pepsina gástrica e a dos carboidratos pelas amilases salivar e intestinal. A má absorção de vitaminas raramente é um problema significativo. As vitaminas hidrossolúveis do complexo B são absorvidas no intestino delgado e as lipossolúveis, embora dependentes da solubilização micelar por sais biliares, não requerem enzimas pancreáticas para sua absorção. A má absorção de vitamina B_{12} foi detectada em alguns pacientes com insuficiência pancreática, mas raramente isto implica problema clínico e não há necessidade de reposição.

Assim, o principal problema na insuficiência pancreática sem outras complicações é a má absorção de gordura e a má nutrição calórica que a acompanha.

▶ Exames para função exócrina pancreática

A. Exame de secretina ou colecistoquinina
Coleta-se suco pancreático por intubação duodenal perioral e a resposta à injeção intravenosa de secretina ou CCK é medida. Os resultados variam, dependendo da dose e da preparação hormonal usada. Ambos os exames (usando hormônios purificados ou o octapeptídeo sintético de CCK) parecem ser confiáveis. O líquido pancreático normalmente deve ter concentração de bicarbonato acima de 80 mEq/L e débito de bicarbonato acima de 15 mEq/30 min.

B. Teste do pancreolauril
O dilaurato de fluoresceína é administrado por via oral com o desjejum, e a excreção de fluoresceína é dosada. A liberação e absorção de fluoresceína dependem da ação da esterase pancreática. O teste é relativamente específico, mas há necessidade de um grau considerável de insuficiência exócrina para um resultado positivo. Atualmente é o exame mais utilizado para avaliar a função exócrina, por ser de baixo custo e fácil de realizar.

C. Exame da excreção de PABA (bentiromida)
O paciente ingere 1 g do peptídeo sintético Bentiromida (Bz-Ty--PABA) e procede-se à dosagem da excreção urinária das aminas aromáticas (PABA). A clivagem do peptídeo para liberação do PABA depende da atividade intraluminal de quimiotripsina. Os pacientes com pancreatite crônica excretam cerca de 50% da quantidade normal de PABA.

D. Balanço de gordura fecal
O paciente ingere dieta contendo 75 a 100 g de gordura diariamente por 5 dias. A quantidade de gordura na dieta deve ser medida e igual todos os dias. A excreção de menos de 7% da gordura ingerida é normal. Ocorre esteatorreia clinicamente significativa quando a má absorção de gordura é superior a cerca de 25%. A pancreatectomia total resulta em má absorção de cerca de 70% da gordura.

O exame de amostra de fezes buscando por glóbulos de gordura (evidentemente muito mais simples do que o teste de balanço de gordura) é específico e relativamente sensível para má absorção de gordura.

▶ Tratamento

A dieta deve ter de 3.000 a 6.000 kcal/dia, com ênfase em carboidratos (400 g ou mais) e proteínas (100-150 mg). Os pacientes com esteatorreia podem ou não apresentar diarreia, e é importante manter dieta com restrição de gordura para controle da diarreia. Os pacientes com diarreia inicialmente são mantidos com apenas 50 g de gordura, e a quantidade é aumentada até que surja diarreia. A quantidade de gordura permissível fica em torno de 100 g/dia distribuídos igualmente entre quatro refeições.

A reposição de lipase pancreática pode ser feita com extratos pancreáticos contendo 30.000 a 50.000 unidades de lipase distribuídas ao longo de todas as quatro refeições diárias. Quantidades menores são menos efetivas; o regime com administração horária não parece ser vantajoso.

Se com as enzimas não estiver sendo possível melhorar suficientemente a má absorção, o problema provavelmente estará sendo causado por destruição da lipase pelo ácido gástrico. O problema pode ser em grande parte resolvido com a adição de um bloqueador do receptor H_2 ao esquema enzimático. Uma apresentação das enzimas como microesferas com cobertura entérica (pancrease) é menos vulnerável ao baixo pH e talvez seja mais efetiva nos casos refratários.

Triglicerídeos de cadeia média (MCT), que podem ser apresentados em forma de pó ou de óleo, são usados como suplemento calórico. Esse produto é mais rapidamente hidrolisado e os ácidos graxos mais rapidamente absorvidos do que os triglicerídeos de cadeia longa, que representam até 98% da gordura na dieta normal. Infelizmente, o óleo de MCT é relativamente intragável e frequentemente associado à náusea e a vômitos, distensão e diarreia, o que limita sua aceitação.

ADENOCARCINOMA DO PÂNCREAS

Estima-se que 46.420 pacientes irão desenvolver câncer pancreático nos Estados Unidos em 2014 e 39.590 morrerão da doença. Esses números quase iguais ilustram o prognóstico sombrio geralmente associado ao carcinoma pancreático. A taxa de mortalidade por 100.000 indivíduos não se modificou desde meados dos anos 1960, e está em cerca de 10/100.000 entre os homens e 27/100.000 entre as mulheres. Depois dos tumores de pulmão, próstata e colo, o câncer pancreático é a quarta causa de morte por câncer nos homens, e fica atrás dos cânceres de pulmão, mama e colo do intestino nas mulheres. Os fatores associados a aumento do risco de câncer pancreático são tabagismo, consumo de carne (especialmente carne frita) e de gordura na dieta, gastrectomia prévia (> 20 anos antes) e raça.

O pico de incidência é na quinta e sexta décadas de vida. Em dois terços dos casos, o tumor está localizado na cabeça da glândula; no terço restante, o tumor ocorre no corpo ou na cauda. O adenocarcinoma ductal, principalmente de padrão celular pouco diferenciado, responde por 80% dos cânceres; os demais são tumores das células da ilhota e cistadenocarcinomas, tumores que serão descritos adiante, neste capítulo. O adenocarcinoma pancreático caracteriza-se por precocidade na extensão local a estruturas contíguas e na produção de metástases para linfonodos regionais e fígado. Metástases para pulmão, peritônio e linfonodos distantes ocorrem mais tarde.

▶ Manifestações clínicas

A. Sinais e sintomas

1. Carcinoma da cabeça do pâncreas — Cerca de 75% dos pacientes com carcinoma da cabeça do pâncreas se apresentam com perda de peso, icterícia obstrutiva e dor abdominal profundamente localizada. Dor nas costas ocorre em 25% dos pacientes e está associada a pior prognóstico. Em geral, tumores menores restritos ao pâncreas estão associados a menos dor. A perda média de peso é de 20 lb (9 kg). Metade dos pacientes apresenta hepatomegalia que não necessariamente indica disseminação ao fígado. Uma massa palpável, encontrada em 20% dos casos, quase sempre significa incurabilidade cirúrgica. A icterícia é permanente na maioria dos pacientes, mas flutuante em cerca de 10%. Ocorre colangite em apenas 10% dos pacientes com obstrução do colédoco. Uma vesícula palpável e indolor em paciente com icterícia sugere obstrução neoplásica da via biliar distal (sinal de Courvoisier), na maioria dos casos causada por câncer pancreático; esse achado está presente em cerca de metade dos casos. A icterícia frequentemente é acompanhada por prurido, especialmente nas mãos e nos pés.

2. Carcinoma do corpo e da cauda do pâncreas — Como os carcinomas de corpo e cauda estão distantes do colédoco, menos de 10% dos pacientes apresentam icterícia. Os sintomas iniciais são perda de peso e dor, que algumas vezes ocorre em paroxismos excruciantes. Nos poucos pacientes com icterícia ou hepatomegalia, geralmente já há envolvimento metastático. Tromboflebite migratória ocorre em 10% dos casos. Embora considerada relativamente específica como suspeita diagnóstica para câncer pancreático, sabe-se atualmente que essa complicação afeta pacientes com outros tipos de doença maligna.

O diagnóstico de carcinoma pancreático pode ser extremamente difícil. No paciente típico que apresenta dor abdominal, perda de peso e icterícia obstrutiva o diagnóstico raramente será um problema, mas aqueles com apenas perda de peso, dor abdominal vaga e radiografias inconclusivas ocasionalmente são taxados como psiconeuróticos até que a existência do câncer se torne evidente. Se a dor nas costas predominar, é possível que inicialmente sejam pesquisadas causas ortopédicas ou neurocirúrgicas. Uma característica indicativa é a tendência do paciente de buscar alívio assumindo a posição sentada com a coluna flexionada. O decúbito, por outro lado, agrava o desconforto e algumas vezes torna impossível dormir na cama. A instalação súbita de diabetes melito é uma manifestação precoce em 25% dos pacientes.

B. Exames laboratoriais

A elevação da fosfatase alcalina e da bilirrubina reflete obstrução do colédoco ou metástases hepáticas. O nível de bilirrubina em caso de obstrução neoplásica chega, em média, a 18 mg/dL, muito mais alto do que o geralmente encontrado nas doenças benignas dos ductos biliares. É raro os níveis séricos das aminotransferases se elevarem acentuadamente. A pesquisa repetida de sangue oculto nas fezes termina por se mostrar positiva em muitos casos.

Os níveis séricos do marcador tumoral CA 19-9 estão elevados na maioria dos pacientes com câncer pancreático, mas a sensibilidade nas lesões operáveis (< 4 cm) é muito baixa (50%) para que esse exame sirva como instrumento de rastreamento. Níveis elevados também ocorrem em casos de câncer gastrintestinal. A maior utilidade do CA 19-9 é no acompanhamento de pacientes tratados. Após a ressecção total de um tumor, os níveis devem voltar ao normal, mas eles voltam a aumentar em caso de recidiva.

C. Exame de imagem

Quase todos os pacientes têm exame de TC.

1. Tomografia computadorizada — A TC revela uma massa pancreática em 95% dos casos, geralmente com uma zona central de menor atenuação, e, em mais de 90% dos casos, além da massa, há sinais de extensão além dos limites do pâncreas. Observa-se que o ducto pancreático está dilatado a montante em 70% dos pacientes, e o colédoco está dilatado em 60% (principalmente naqueles com icterícia). A presença de dilatação de ambos os ductos biliar e pancreático é considerada evidência robusta de câncer pancreático, mesmo quando não há massa. Os achados sugerindo impossibilidade de ressecção incluem extensão local do tumor (p. ex., atrás do pâncreas; para o interior do hilo hepático), invasão de órgão contíguo (p. ex., duodeno, estômago), metástases a distância, envolvimento do mesentério superior ou de vasos portais, ou ascite. Em geral, as dimensões da massa mantêm pouca relação com possibilidade de ressecção. Para avaliação do envolvimento vascular os exames de TC usando técnicas modernas de escaneamento dinâmico são tão acurados quanto a angiografia.

2. CPER — Nos pacientes com história clínica típica e massa pancreática na TC, a CPER não é necessária. Na ausência de massa, indica-se CPER. Trata-se do exame de maior sensibilidade (95%) para detecção de câncer de pâncreas, embora sua especificidade para diferenciação entre câncer e pancreatite seja baixa. Consequentemente, nos casos em que houver suspeita de lesão pancreática sem confirmação, há indicação de realizar pancreatografia endoscópica retrógrada precocemente. Os achados são estenose ou obstrução do ducto pancreático. Lesões obstruindo o colédoco e o ducto pancreático (sinal do duplo ducto) são altamente sugestivas de doença neoplásica, especialmente se houver envolvimento biliar focal. Embora a CPER seja útil para distinguir entre os diversos tipos de tumores periampulares, essa informação raramente altera a conduta.

3. Estudo radiológico contrastado do esôfago, estômago e intestino delgado — O estudo radiológico contrastado não é sensível para detecção de câncer pancreático, mas fornece informações sobre patência do duodeno que podem ser úteis para decidir sobre a necessidade de realizar gastrojejunostomia. Os achados clássicos são alargamento da curva do duodeno, estreitamento da luz e "sinal do 3 invertido", em razão da configuração assumida pelo duodeno.

4. Outros exames — A angiografia não se mostrou confiável para detecção ou para estadiamento das neoplasias pancreáticas e a ultrassonografia é uma alternativa pouco efetiva à TC para obtenção de imagens.

D. Biópsia por aspiração

A biópsia percutânea de massas pancreáticas é positiva em 85% dos tumores malignos. O procedimento é relativamente seguro, mas há risco de disseminação de um tumor localizado (operável) e, assim, é contraindicada nos pacientes candidatos à cirurgia. A biópsia por aspiração percutânea tem valor principalmente para confirmar o diagnóstico presuntivo de adenocarcinoma do pâncreas em pacientes com evidência radiográfica de impossibilidade de ressecção. Nesses casos, a prova citológica é importante, já que as decisões de tratamento não devem ser tomadas somente com base em evidências indiretas obtidas com exames de TC e outros exames de imagem. Há risco excessivo de diagnóstico equivocado incomum, como linfoma ou sarcoma retroperitoneais, com administração de tratamento inapropriado.

▶ Diagnóstico diferencial

As outras neoplasias periampulares – carcinoma da ampola de Vater, colédoco distal, ou duodeno – também podem se apresentar com dor, perda de peso, icterícia obstrutiva e vesícula biliar palpável. A colangiografia pré-operatória e as radiografias gastrintestinais podem sugerir o diagnóstico correto, mas a laparotomia algumas vezes é necessária.

▶ Complicações

A obstrução da veia esplênica por tumor pode causar esplenomegalia e hipertensão pulmonar segmentar com sangramento gástrico ou de varizes esofágicas.

▶ Tratamento

A ressecção pancreática em caso de câncer pancreático é apropriada apenas se todo o tumor visível puder ser removido com ressecção padrão. A lesão é considerada removível se as seguintes áreas estiverem livres de tumor: (1) a artéria hepática próxima da origem da artéria gastroduodenal; (2) a artéria mesentérica superior no seu curso sob o corpo do pâncreas; e (3) o fígado e os linfonodos regionais. Como o pâncreas fica tão próximo da veia porta e dos vasos mesentéricos superiores, essas estruturas podem estar envolvidas precocemente. Cerca de 20% dos cânceres da cabeça do pâncreas podem ser retirados, mas em razão de disseminação local e a distância, isso raramente é possível nas lesões de corpo e de cauda.

O diagnóstico histológico geralmente pode ser feito na cirurgia por biópsia de aspiração. Com lesões pequenas da cabeça da glândula, pode ser difícil obter uma amostra para diagnóstico histológico porque boa parte da massa palpável pode ser formada por tecido pancreático inflamado. Ocasionalmente, o diagnóstico histológico é impossível, e as decisões clínicas devem ser tomadas com base em evidências indiretas.

Para as lesões curáveis da cabeça, há indicação de duodenopancreatectomia (cirurgia de Whipple) (Fig. 26-5). A ressecção envolve colédoco, vesícula biliar, duodeno e pâncreas até a transição da cabeça com o corpo (colo). Há tendência crescente a preservar o antro e o piloro. O envolvimento de um segmento menor (< 1,5 cm) da veia porta não é contraindicação à ressecção curativa. Nesses casos a conduta é ressecção circunferencial da área afetada.

Quando o procedimento é realizado por cirurgiões experientes, a mortalidade operatória é inferior a 5%. Quando realizado por cirurgiões menos experientes, a taxa de mortalidade chega a 20 a 30%. A mortalidade pós-operatória é causada por complicações como fístulas pancreáticas e biliares, hemorragia e infecção.

Para as lesões inoperáveis, obtém-se alívio da icterícia e do prurido com colecistojejunostomia ou coledocojejunostomia. A colangiografia deve ser obtida para verificar a patência entre os ductos cístico e via biliar principal, a não ser que seja obviamente evidente. Com stents biliares por via percutânea ou endoscópica também é possível obter paliação efetiva e eles são preferíveis à descompressão biliar cirúrgica se a lesão for reconhecidamente irressecável. A gastrojejunostomia é necessária se o tumor estiver obstruindo o duodeno. Se tiver sido realizada laparotomia, deve-se considerar gastrojejunostomia independentemente da presença de obstrução duodenal, porque com frequência isso acontece antes de outras complicações potencialmente letais.

A laparoscopia pode ser útil em pacientes candidatos à cirurgia de Whipple. Se forem encontradas metástases que contraindiquem ressecção curativa, podem ser realizadas gastrojejunostomia ou colecistojejunostomia (ou ambas). Caso contrário, há indicação de laparotomia. Cerca de 15% dos pacientes com doença presumivelmente localizada a partir dos exames pré-operatórios apresentam tumor irressecável na laparoscopia.

A quimioterapia com base em gencitabina produz benefícios claros nos pacientes com doença metastática. Sua utilidade em combinação com radioterapia e como terapia adjuvante está sendo definida.

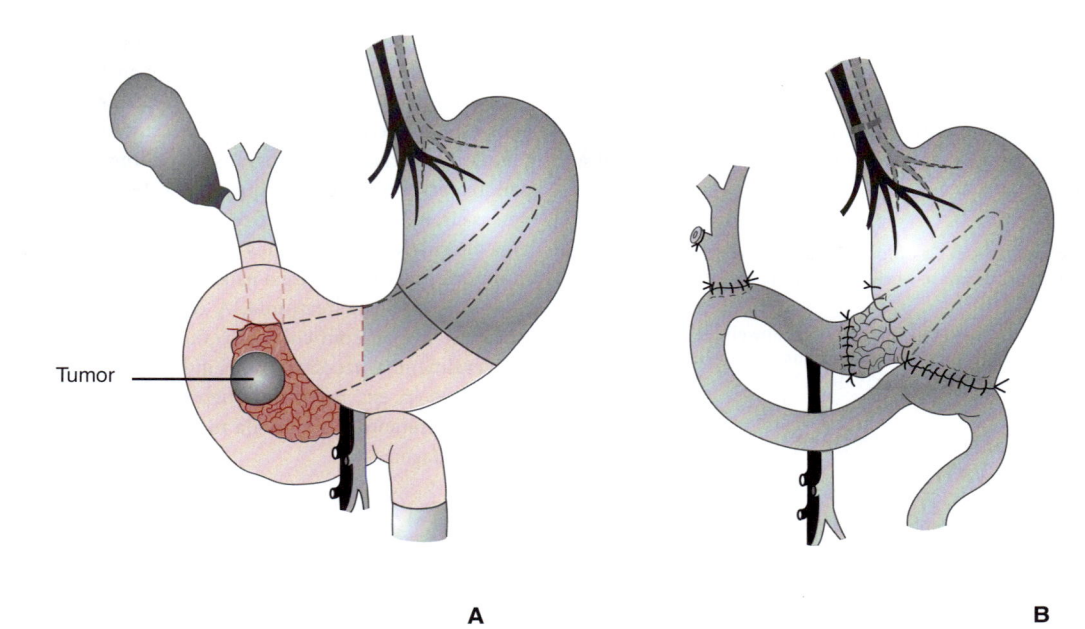

▲ **Figura 26-5** Duodenopancreatectomia (cirurgia de Whipple). **A.** Relações anatômicas pré-operatórias revelando um tumor na cabeça do pâncreas. **B.** Reconstrução pós-operatória mostrando as anastomoses pancreática, biliar e gástrica. Colecistectomia e vagotomia troncular bilateral também fazem parte do procedimento. Em muitos casos, o estômago distal e o piloro podem ser preservados, o que torna desnecessária a vagotomia.

▶ Prognóstico

A sobrevida média após tratamento paliativo é 7 meses. Após cirurgia de Whipple, a sobrevida média é de 18 meses. Os fatores associados à recorrência do tumor e com redução da sobrevida são envolvimento de linfonodos, tumor com mais de 2,5 cm, invasão de vasos sanguíneos e quantidade de sangue transfundido. Se as células tumorais se estenderem até as margens da amostra removida, a sobrevida em longo prazo é rara. Se as margens estiverem livres de doença, cerca de 20% dos pacientes vivem mais de 5 anos. Em geral, a sobrevida de 5 anos é cerca de 10%, mas apenas 60% desses pacientes realmente ficam livres de tumor.

> Tempero MA et al. National Comprehensive Cancer Networks. Pancreatic adenocarcinoma, version 2.2012: featured updates to the NCCN Guidelines. *J Natl Compr Canc Netw* 2012;10(6):703-713.
>
> Visser BC, Ma Y, Zak Y, et al. Failure to comply with NCCN guidelines for the management of pancreatic cancer compromises outcomes. *HPB (Oxford)* 2012;14(8):539-547.

NEOPLASIAS CÍSTICAS

As neoplasias císticas do pâncreas geralmente se apresentam com dor abdominal, massa ou icterícia e são diagnosticadas por achados nos exames de TC.

Os cistadenomas podem ser classificados como serosos ou mucinosos. Os cistadenomas serosos, que geralmente são adenomas microcísticos, são lesões com limites bem definidos ou múltiplos cistos menores variando de tamanho microscópico até cerca de 2 cm. A superfície de corte tem aspecto de esponja. A natureza multicística da lesão é geralmente – mas não sempre – evidente no exame de TC, que também pode revelar algumas poucas calcificações. O epitélio, que varia de plano a cuboide, não tem potencial maligno. O tratamento geralmente implica ressecção, mas nos casos raros de alto risco cirúrgico, a lesão pode ser deixada no local sabendo-se que as complicações são raras. Algumas vezes, um cistadenoma seroso consistirá em um ou mais cistos maiores (ou seja, macrocistos).

Os cistadenomas mucinosos (adenomas macrocísticos), muito mais comum nas mulheres, são lesões uniloculares ou, mais frequentemente, multiloculares com revestimento plano com projeções papilares. O aspecto septado no exame de TC é característico. Os espaços císticos medem 2 a 20 cm de diâmetro e contêm muco. O revestimento é formado por células colunares altas e células caliciformes, frequentemente organizadas em padrão papilar. Com o tempo, a maioria dos cistadenomas evolui para cistadenocarcinoma e, assim, a ressecção é o tratamento indicado.

Os cistadenocarcinomas invariavelmente se apresentam como um foco de malignidade em um cistadenoma mucinoso pré-existente. Os tumores frequentemente são bem volumosos (p. ex., 10-20 cm) quando do diagnóstico. Ocorrem metástases em cerca de 25% dos casos. A ressecção completa resulta em taxa de sobrevida em 5 anos de 70%.

Uma lesão incomum, chamada de neoplasia sólida e papilar ou neoplasia papilar sólido-cística do pâncreas, ocorre quase exclusivamente em mulheres jovens (com menos de 25 anos de idade). O tumor geralmente é volumoso. Pode ser localmente invasivo, mas metástases são incomuns e espera-se que haja cura com a ressecção.

> Farrell JJ, Fernández-del Castillo C. Pancreatic cystic neoplasms: management and unanswered questions. *Gastroenterology* 2013;144(6):1303-1315.
>
> Lee LS, Clancy T, Kadiyala V, Suleiman S, Conwell DL. Interdisciplinary management of cystic neoplasms of the pancreas. *Gastroenterol Res Pract* 2012; 2012:513163.

ADENOMA E ADENOCARCINOMA DA AMPOLA DE VATER

Adenoma e adenocarcinoma da ampola de Vater representam cerca de 10% das neoplasias que obstruem o colédoco distal. Um terço são adenomas e dois terços adenocarcinomas. Como resquícios de adenoma benigno são encontrados na maioria dos adenocarcinomas, suspeita-se que alterações malignas em adenomas deem origem à maioria dos carcinomas. O sintoma de apresentação na maioria dos casos é icterícia ou, ocasionalmente, sangramento gastrintestinal. Perda de peso e dor são mais comuns com o carcinoma do que com adenoma, mas as diferenças não são suficientes para que se faça distinção apenas com base nelas.

Os exames de TC e US revelam dilatação da árvore biliar e do ducto pancreático. Cálculos biliares são um achado incidental em 20% dos pacientes, e quando há cálculos no ducto comum, eles podem ser equivocadamente responsabilizados pela obstrução biliar. A CPER pode ser importante para o diagnóstico. Em 75% dos casos, o tumor é visível à duodenoscopia como uma lesão papilar exofítica, tumor ulcerado ou massa infiltrativa. Geralmente, é possível obter biópsia adequada dessas lesões. Em 25% dos casos, não há crescimento intraduodenal e há necessidade de esfincterotomia endoscópica para revelar o tumor. É melhor aguardar 10 a 14 dias para realizar a biópsia desses tumores em razão de artefatos transitórios causados pela esfincterotomia. A CPER também revela dilatação dos ductos biliar e pancreático. A esfincterotomia é realizada sempre que possível, não apenas para facilitar a biópsia, mas também para descomprimir a árvore biliar e reduzir a icterícia, antecipando-se ao subsequente tratamento cirúrgico. A importância dessa etapa ainda não foi definida.

Embora alguns adenomas tenham sido tratados com sucesso por meio de excisão com alça de polipectomia ou, preferencialmente, destruídos com *laser* de Nd:YAG, dá-se preferência à ressecção local ou à duodenopancreatectomia, em razão da probabilidade significativa de ressecção incompleta de um carcinoma invasivo no momento em que seria curável. Esses métodos não cirúrgicos devem ser reservados aos pacientes que não sejam candidatos adequados à ressecção.

O tratamento do adenocarcinoma, assim como para carcinoma pancreático, é feito com duodenopancreatectomia. A taxa de mortalidade operatória é inferior a 5%, e a sobrevida em 5 anos está em cerca de 50%. A presença de metástases nos linfonodos pancreáticos removidos não contraindica a duodenopancreatectomia, uma vez que a taxa de sobrevida em 5 anos nessas circunstâncias ainda é respeitável (25%). A excisão local é uma alternativa nos pacientes com adenocarcinoma papilar não infiltrante, mas essa cirurgia não tem o mesmo índice de sucesso da duodenopancreatectomia. A esfincterotomia endoscópica isoladamente ou com colocação de prótese biliar (a combinação geralmente é necessária) está indicada quando há evidências definitivas (p. ex., metástases hepáticas) de incurabilidade do tumor. Entretanto, a sobrevida média é inferior a um ano com essa abordagem.

> Tempero MA et al. National Comprehensive Cancer Networks. Pancreatic Adenocarcinoma, version 2.2012: featured updates to the NCCN Guidelines. *J Natl Compr Canc Netw* 2012;10(6):703-713.

TUMORES DE CÉLULAS DA ILHOTA PANCREÁTICA

Os tumores de células da ilhota podem ser funcionais (ou seja, produtores de hormônio) ou não funcionais, malignos ou não malignos. Mais da metade é funcional; menos da metade é maligno. O insulinoma, a neoplasia funcional mais comum de células da ilhota, surge de células β e produz insulina e sintomas de hipoglicemia. Os tumores das células δ ou α_1 produzem gastrina e síndrome de Zollinger-Ellison. As neoplasias das células α_2 produzem glucagon em excesso e hiperglicemia. Os tumores de células não β da ilhota podem secretar serotonina, ACTH, MSH e cininas (e causar síndrome carcinoide). Alguns produzem a cólera pancreática, uma doença diarreica grave.

1. Tumores não funcionais de células da ilhota

Em sua maioria, estas lesões são tumores malignos da cabeça da glândula, que se apresentam com dor abdominal e nas costas, perda de peso e, em muitos casos, massa abdominal palpável. Ocasionalmente encontra-se icterícia. O exame de TC revela uma massa pancreática, e a angiografia caracteristicamente mostra seu caráter hipervascular. O padrão histológico das amostras de biópsia é diagnóstico de tumor de célula da ilhota, mas a definição de malignidade da lesão baseia-se em evidências de invasividade ou de metástase, e não no aspecto das células. A coloração imuno-histoquímica dos tecidos é positiva para cromogranina e para enolase neurônio-específica (marcadores dos tumores APUD). Em 80% dos pacientes, já existem metástases presentes quando do diagnóstico. A ressecção de todo o tumor macroscópico (p. ex., com cirurgia de Whipple), o tratamento preferencial, é possível em menos de metade dos pacientes em razão de extensão local ou de metástases a distância. O regime quimioterápico mais efetivo é a combinação de estreptozocina e doxorrubicina. A sobrevida por 5 anos livre da doença está em cerca de 15%.

> Kulke MH et al. National Comprehensive Cancer Networks. Neuroendocrine tumors. *J Natl Compr Canc Netw* 2012;10(6):724-764.
>
> Oberstein PE, Remotti H, Saif MW, Libutti SK. Pancreatic neuroendocrine tumors: entering a new era. *JOP* 2012;13(2):169-173.

2. Insulinoma

Insulinomas podem ocorrer em todas as faixas etárias. Cerca de 75% deles são solitários e benignos. Cerca de 10% são malignos e, nesses casos, há metástases evidentes quando do diagnóstico. Os restantes 15% são manifestações de doença pancreática multifocal – adenomatose, nesidioblastose ou hiperplasia de células da ilhota.

Os sintomas (relacionados com privação cerebral de glicose) são comportamentos bizarros, lapsos de memória ou perda de consciência. Os pacientes podem ser erroneamente tratados como doentes psiquiátricos. É possível haver descarga simpática profusa com palpitações, sudorese e tremores. Os episódios de hipoglicemia geralmente são desencadeados por jejum e aliviados por alimentos e, assim, ganho de peso é comum. Os critérios diagnósticos clássicos (tríade de Whipple) estão presentes na maioria dos casos: (1) sintomas de hipoglicemia produzidos por jejum, (2) glicemia abaixo de 50 mg/dL durante os episódios sintomáticos, e (3) alívio dos sintomas com administração intravenosa de glicose.

O exame diagnóstico mais útil, e o único indicado em quase todos os pacientes, é a demonstração de hipoglicemia de jejum na presença de níveis inapropriadamente elevados de insulina. O paciente é mantido em jejum e amostras de sangue são colhidas a cada 6 horas para dosagem de glicose e insulina. O jejum é mantido até que surja a hipoglicemia ou sintomas até o máximo de 72 horas (alguns interrompem o exame em 48 horas). Embora os níveis de insulina nem sempre estejam elevados nos pacientes com insulinoma, eles estarão aumentados em relação ao nível de glicemia. Uma relação entre insulina plasmática e glicose sérica acima de 0,3 é diagnóstica. Essas razões devem ser calculadas antes e durante o período de jejum. A pró-insulina, que representa mais de 25% da insulina total (o limite superior normal) e que nos pacientes com insulinoma chega a algo em torno de 85%, deve ser dosada. Níveis de pró-insulina acima de 40% sugerem tumor maligno de células da ilhota.

Medicamentos que liberam insulina (tolbutamida, glucagon, leucina, arginina, cálcio) foram usados no passado para exames provocativos. Hoje em dia, não são usados exames provocativos.

A localização do tumor é importante, mas pode ser difícil. Em cerca de 10% dos casos, o tumor é tão pequeno ou localizado tão profundamente que é difícil ou impossível encontrá-lo na laparotomia. A TC de alta resolução e os exames de ressonância magnética revelam cerca de 40% dos tumores. Com o exame de ultrassonografia endoscópica do pâncreas talvez seja possível revelar uma porcentagem bem mais alta. O exame mais importante é a ultrassonografia intraoperatória, capaz de identificar um tumor pancreático em quase todos os casos. Ela é mais sensível que qualquer exame pré-operatório.

Nos pacientes que tenham tido ressecção ou cirurgia significativa em abdome superior prévia, a exploração com ultrassonografia intraoperatória pode ser difícil. Nesses casos, exames invasivos pré-operatórios podem ser úteis. A angiografia produz resultados positivos em cerca de 50% dos casos. As amostras de sangue venoso porta colhidas por via trans-hepática provaram ser um método pré-operatório acurado de localização, demonstrando a posição do tumor no pâncreas em 95% dos casos. Entretanto, esse exame é demorado e um tanto invasivo, envolvendo a penetração da veia porta com cateter percutâneo em todo o fígado com exames sanguíneos em vários locais no interior das veias porta, mesentérica superior e esplênica para dosagem de insulina. O ponto em que a concentração de insulina aumenta agudamente é o sítio do tumor. Um exame invasivo alternativo, utiliza-se da arteriografia com infusão seletiva de cálcio nas artérias que nutrem o pâncreas. Amostras de sangue colhidas nas veias hepáticas revelam aumento nos níveis de insulina quando o cálcio é infundido na artéria que nutre o tumor.

▶ Diagnóstico diferencial

A hipoglicemia em jejum pode ser uma manifestação de algum tumor não pancreático e não células da ilhota. Clinicamente, o quadro é idêntico daquele resultante de insulinoma, mas a causa raramente é secreção de insulina por tumores, uma vez que os níveis séricos de insulina estão normais. Em sua maioria, os tumores não originados de células da ilhota associados à hipoglicemia são volumosos e rapidamente detectados no exame físico. A maioria tem origem no mesenquimal (p. ex., hemangiopericitoma, fibrossarcoma, leiomiossarcoma) e está localizada no abdome ou no tórax, mas hepatoma, carcinoma adrenocortical e diversas outras lesões podem produzir hipoglicemia. Os principais meios usados por esses tumores para produzir hipoglicemia são os seguintes: (1) secreção do fator de crescimento semelhante à insulina tipo II (IGF-II), um peptídeo semelhante à insulina que normalmente faz a mediação dos efeitos do hormônio do crescimento; e (2) inibição da glicogenólise ou da gliconeogênese. A utilização rápida de glicose pelo tumor, substituição de tecido hepático por metástase e secreção de insulina são outros mecanismos postulados que provavelmente são incomuns.

Ocasionalmente encontra-se um caso de administração subreptícia de insulina, na maioria das vezes em indivíduos com acesso à insulina em razão de sua ocupação. Se injeções de insulina estiverem sendo administradas por até 2 meses, será possível detectar anticorpos anti-insulina no soro do paciente. Os níveis circulantes do peptídeo C serão normais nesses pacientes, mas elevados na maioria dos pacientes com insulinoma. A ingestão de sulfonilureia pode ser detectada com a dosagem do medicamento no plasma.

▶ **Tratamento**

Há indicação de cirurgia imediata, uma vez que crises repetidas de hipoglicemia podem causar lesão cerebral permanente e o paciente se torna progressivamente mais obeso. Além disso, o tumor pode ser maligno. O tratamento clínico é reservado para as lesões cirurgicamente incuráveis.

A. Tratamento clínico

Administra-se diazóxido para suprimir a liberação de insulina. Para os carcinomas incuráveis de células da ilhota a estreptozocina é o melhor quimioterápico. Sessenta por cento dos pacientes vivem mais 2 anos. A toxicidade é considerável; a estreptozocina não é recomendada como adjunto ao tratamento cirúrgico.

B. Tratamento cirúrgico

Durante a cirurgia, todo o pâncreas deve ser palpado meticulosamente porque, em geral, os tumores são pequenos e difíceis de encontrar. A glândula também deve ser examinada com ultrassonografia intraoperatória capaz de localizar os tumores que não são palpáveis, ou de demonstrar sinais de invasão (ou seja, bordas irregulares) que indicam malignidade – algo que não pode ser detectado pela palpação. Quando o tumor é encontrado, ele pode ser enucleado se for superficial, ou removido como parte de pancreatectomia parcial, se for profundo ou invasivo. Os insulinomas na cabeça do pâncreas quase sempre podem ser enucleados.

Os tumores que tenham sido localizados antes da cirurgia, e que estejam em localização anatômica favorável, algumas vezes podem ser removidos via abordagem laparoscópica. Os mesmos princípios de ressecção local completa devem ser seguidos. A ultrassonografia laparoscópica frequentemente é útil para orientar a exploração.

No passado, o tumor não era detectado em cerca de 5% dos casos com esses métodos. A recomendação tradicional era remover a metade distal do pâncreas e realizar exame patológico dos cortes histológicos buscando pelo tumor. Se o tumor fosse encontrado a cirurgia era concluída; se não, um segmento adicional do pâncreas era removido até que se tivesse realizado pancreatectomia distal de 80%. Como esses tumores estão distribuídos uniformemente, essa estratégia remove 80% dos tumores. O monitoramento intraoperatório da glicemia é realizado com frequência como meio de determinar se o tumor foi removido, mas não é um método confiável. Entretanto, com o uso da ultrassonografia operatória não mais de 1 a 2% dos insulinomas restam ocultos, e a pancreatectomia distal às cegas raramente é sequer considerada.

Os pacientes com insulinoma associado a MEN-1 geralmente apresentam múltiplas (em média três) lesões. Como a persistência da doença é muito mais provável com esse quadro usando a abordagem cirúrgica padrão, a cirurgia recomendada aqui é a pancreatectomia distal com enucleação de todas as lesões encontradas na cabeça do pâncreas.

Para os casos de hiperplasia de células da ilhota, nesidioblastose ou adenomas benignos múltiplos, a pancreatectomia subtotal distal geralmente reduz os níveis de insulina suficientemente para facilitar o tratamento clínico. Para os casos de carcinoma de células da ilhota indica-se ressecção da lesão primária e das metástases quando tecnicamente viável.

Os pacientes com insulinoma esporádico levam vida normal após a remoção do tumor. O resultado é menos previsível nos pacientes com MEN-1, que podem apresentar diversos tumores produtores de insulina.

> Kulke MH et al. National Comprehensive Cancer Networks. Neuroendocrine tumors. *J Natl Compr Canc Netw* 2012;10(6):724-64.

3. Cólera pancreática (síndrome WDHA: diarreia aquosa, hipopotassemia e acloridria)

A maioria dos casos de cólera pancreática é causada por tumor de célula β da ilhota do pâncreas secretora de VIP e de peptídeo histidina-isoleucina. A síndrome é caracterizada por diarreia aquosa copiosa, perda grande de potássio nas fezes, redução do potássio sérico e fraqueza extrema. A secreção ácida gástrica geralmente está reduzida ou ausente, mesmo após estimulação com betazol ou pentagastrina. Nos episódios agudos, o volume de fezes alcança em média 5 L/dia e contém mais de 300 mEq de potássio (20 vezes o normal). A perda de bicarbonato nas fezes frequentemente resulta em acidose metabólica grave. Muitos pacientes apresentam hipercalcemia, possivelmente em razão de secreção de substância semelhante ao paratormônio pelo tumor. A intolerância à glicose pode resultar da hipopotassemia e alteração da sensibilidade à insulina. Os pacientes com queixa de diarreia intensa devem ser investigados com cuidado procurando por outras causas antes que o diagnóstico de síndrome WDHA seja seriamente considerado. O uso crônico de laxantes é uma explicação frequente.

O melhor exame de imagem inicial é a TC; a cintilografia dos receptores de somatostatina também é muito útil para sua localização. Aproximadamente 80% dos tumores são solitários, localizados no corpo ou na cauda e podem ser facilmente removidos. Cerca da metade das lesões são malignas, e setenta e cinco por cento dessas já terão produzido metástase quando da exploração. Mesmo quando não é possível remover todos os tumores, a ressecção da maioria alivia os sintomas em 40% dos pacientes, mesmo com sobrevida média de apenas 1 ano. A estreptozocina produz remissão em alguns casos, mas sua nefrotoxicidade limita a efetividade. O tratamento com análogos da somatostatina de ação prolongada reduz os níveis de VIP, controla a diarreia e pode até reduzir o tamanho do tumor.

O efeito persiste indefinidamente na maioria dos casos, mas em alguns é transitório.

> Kulke MH et al. National Comprehensive Cancer Networks. Neuroendocrine tumors. *J Natl Compr Canc Netw* 2012;10(6):724-764.

4. Glucagonoma

A síndrome do glucagonoma é caracterizada por dermatite necrolítica migratória (geralmente envolvendo membros inferiores e períneo), perda de peso, estomatite, hipoaminoacidemia, anemia e diabetes melito leve a moderado. Foram relatados alguns casos com escotomas e alterações na acuidade visual. A faixa etária é de 20 a 70 anos de idade, e o quadro é mais comum nas mulheres. O diagnóstico é suspeito a partir da lesão específica da pele; de fato, a presença de uma erupção evidente em paciente com diabetes melito deve ser suficiente para iniciar a investigação. A suspeita de glucagonoma também deve ser levantada em qualquer paciente com início de diabetes melito após 60 anos de idade. A confirmação do diagnóstico depende de dosagem de níveis séricos aumentados de glucagon. A TC revela o tumor e os sítios de disseminação. A angiografia não é essencial, mas revela lesão hipervascular.

O glucagonoma tem origem nas células α_2 das ilhotas pancreáticas. Em geral, o tumor é volumoso quando do diagnóstico. Cerca de 25% são benignos e restritos ao pâncreas. Os demais já terão produzido metástases na ocasião do diagnóstico, na maioria das vezes para fígado, linfonodos, suprarrenal ou vértebras. Alguns poucos casos foram resultado de hiperplasia de células da ilhota.

A desnutrição grave deve ser corrigida antes da cirurgia com um período de nutrição parenteral total e tratamento com análogos da somatostatina. Quando tecnicamente viável, há indicação de retirada cirúrgica da lesão primária e das secundárias removíveis. Se o tumor estiver restrito ao pâncreas, é possível esperar cura. Mesmo se não for possível remover todos os implantes tumorais, obtém-se paliação considerável com a retirada subtotal e, portanto, há indicação de cirurgia em quase todos os casos. Deve-se administrar dose baixa de heparina antes e após a cirurgia em razão do alto risco de trombose venosa profunda e embolia pulmonar. Para as lesões inoperáveis, os quimioterápicos mais efetivos são estreptozocina e dacarbazina. O tratamento com somatostatina normaliza os níveis séricos do glucagon e dos aminoácidos, resolve a erupção e promove ganho ponderal. A evolução clínica geralmente ocorre em paralelo às alterações nos níveis séricos do glucagon em resposta ao tratamento.

> Kulke MH et al. National Comprehensive Cancer Networks. Neuroendocrine tumors. *J Natl Compr Canc Netw* 2012;10(6):724-764.

5. Somatostatinoma

Os somatostatinomas são caracterizados por diabetes melito (geralmente leve), diarreia e má absorção, e dilatação da vesícula biliar (geralmente com colelitíase). A calcitonina e a IgM sérica podem estar aumentadas. A síndrome resulta de secreção de somatostatina por tumor de célula da ilhota do pâncreas, metade sendo maligna e acompanhada por metástase hepática. Em geral, a lesão é volumosa e rapidamente demonstrável no exame de TC. O diagnóstico pode ser feito reconhecendo-se a síndrome clínica e medindo-se a concentração sérica da somatostatina. Contudo, frequentemente não se suspeita da síndrome antes que se obtenha evidências histológicas de metástase de carcinoma de células da ilhota. Quando a doença é localizada, é possível obter cura com ressecção em 50% dos casos. A enucleação é insuficiente para esses tumores. Para os tumores inoperáveis, a melhor opção é quimioterapia com estreptozocina, dacarbazina ou doxorrubicina. Também foram relatados pequenos tumores do duodeno ou da ampola de Vater ricos em somatostatina, mas nenhum desses foi associado a aumento nos níveis séricos de somatostatina ou com a síndrome clínica.

> Kulke MH et al. National Comprehensive Cancer Networks. Neuroendocrine tumors. *J Natl Compr Canc Netw* 2012;10(6):724-764.

QUESTÕES DE MÚLTIPLA ESCOLHA

1. Sobre a anatomia do pâncreas, todas as alternativas são corretas, exceto:
   A. A cabeça é aderida à segunda porção do duodeno.
   B. O corpo mantém contato posteriormente com o pilar esquerdo do diafragma e com a suprarrenal esquerda.
   C. O colédoco passa por um sulco na face posterior da cabeça.
   D. O processo uncinado encontra-se em posição anterior à artéria mesentérica superior.
   E. O ducto pancreático principal é conhecido como ducto de Wirsung.

2. A amilase sérica pode ter origem:
   A. Nos pulmões.
   B. No músculo.
   C. Na pele.
   D. Na parótida.
   E. Nas hemácias.

3. A pancreatite aguda:
   A. Geralmente é causada por colecistite aguda.
   B. Pode ser complicada por abscesso pancreático.
   C. Causa inflamação do pâncreas que geralmente não é discernível no exame de TC.

D. Está associada a cálculos no colédoco em mais de 80% dos casos.
E. Evolui para pancreatite crônica em cerca de 40% dos indivíduos afetados.

4. O adenocarcinoma pancreático:
   A. Na maioria dos casos, é inoperável por ocasião do diagnóstico.
   B. Por ocasião do diagnóstico, os tumores da cauda do pâncreas são, em média, menores do que os da cabeça.
   C. Os tumores restritos à cauda podem ser removidos por duodenopancreatectomia.
   D. Tem prognóstico semelhante ao do tumor neuroendócrino maligno pancreático.
   E. Em geral deve ser abordado por enucleação cirúrgica.

5. A abordagem do insulinoma:
   A. Normalmente requer cirurgia de emergência.
   B. Não inclui imagens pré-operatórias.
   C. Geralmente inclui ressecção do tumor primário.
   D. Normalmente é necessária no tratamento da pancreatite crônica.
   E. Na maioria dos casos, é paliativa para um problema incurável.

plenitude ou desconforto (às vezes intenso) no quadrante superior esquerdo ou saciedade fácil. Outros se apresentam com hematêmese, em razão de varizes gastresofágicas.

Púrpura, hematomas e sangramento difuso de mucosas são sinais incomuns, apesar da trombocitopenia. A anemia pode produzir fadiga importante, a qual talvez seja a queixa principal nessa população de pacientes. Infecções recorrentes podem ser encontradas nos pacientes com leucopenia grave.

B. Exames laboratoriais

Os pacientes com hiperesplenismo primário geralmente apresentam pancitopenia de grau moderado e hiperplasia generalizada da medula óssea. A anemia é mais destacada, refletindo a destruição de eritrócitos pela polpa vermelha hipertrofiada do baço. A trombocitopenia ocorre em razão do sequestro de plaquetas, mas também é possível em razão do aumento na reciclagem. Na maioria dos casos, tipos celulares mais imaturos, como os reticulócitos, estão presentes, refletindo a hiperatividade da medula óssea para compensar as pancitopenia. Uma exceção é a metaplasia mieloide, na qual a disfunção medular é o problema primário.

C. Avaliação do tamanho do baço

Antes de se tornar palpável, o baço aumentado pode causar macicez à percussão do espaço de Traube. A esplenomegalia pode ser identificada nas radiografias do abdome em posição supina observando-se o deslocamento medial do estômago e inferior do colo transverso do intestino e da flexura esplênica. A TC é útil para distinguir o baço de outras massas abdominais e para aumento do baço ou lesões intraesplênicas. Alguns dos baços mais volumosos (peso > 1.500g) ocorrem nesse tipo de doença. Com frequência, encontramos o limite do baço abaixo da espinha ilíaca e cruzando a linha média do abdome.

▶ Diagnóstico diferencial

Leucemia e linfoma são diagnosticados por punção da medula óssea, biópsia de linfonodo e exame do sangue periférico (contagem de leucócitos, total e diferencial). Na esferocitose hereditária, observam-se esferócitos, aumento da fragilidade osmótica com plaquetas e leucócitos normais. As hemoglobinopatias com esplenomegalia são diferenciadas com base na eletroforese de hemoglobina ou demonstração de um nível de hemoglobina instável. A talassemia maior se torna evidente cedo na infância, e a morfologia no esfregaço sanguíneo é característica. Na mielofibrose, a medula óssea revela proliferação de fibroblastos e substituição dos elementos normais. Na púrpura trombocitopênica idiopática (PTI), o baço está normal ou ligeiramente aumentado. Na anemia aplástica, o baço não está aumentado e a medula óssea está gordurosa.

▶ Tratamento e prognóstico

Curso, resposta ao tratamento e prognóstico das síndromes hiperesplênicas diferem amplamente, dependendo da doença subjacente e de sua resposta ao tratamento e serão discutidos adiante. As indicações de esplenectomia estão na Tabela 27-2.

Com a esplenectomia, é possível reduzir a necessidade de transfusões, reduzir a incidência e o número de infecções, prevenir hemorragia e reduzir a dor. A evolução da esplenomegalia congestiva causada por hipertensão porta depende do grau de obstrução venosa e de lesão hepática. O hiperesplenismo raramente é o principal problema e quase sempre é obscurecido por sangramento de varizes ou por disfunção hepática.

DOENÇA NEOPLÁSICA

As doenças neoplásicas nas quais a esplenectomia pode ser importante no tratamento do hiperesplenismo são leucemia

Tabela 27-2 Indicações para esplenectomia

Esplenectomia sempre indicada
Tumor primário do baço (raro)
Esferocitose hereditária (anemia hemolítica congênita)

Esplenectomia geralmente indicada
Hiperesplenismo primário
Púrpura trombocitopênica imune crônica
Trombose de veia esplênica a causar varizes gástricas
Abscesso esplênico (raro)

Esplenectomia algumas vezes indicada
Lesão esplênica
Doença hemolítica autoimune
Eliptocitose com hemólise
Anemias hemolíticas congênitas que não esferocitose
Doença de Hodgkin (para estadiamento)
Púrpura trombocitopênica trombótica
Mielofibrose idiopática
Aneurisma da artéria esplênica
Síndrome de Wiscott-Aldrich
Doença de Gaucher
Mastocitose agressiva

Esplenectomia raramente indicada
Leucemia crônica
Linfoma esplênico
Macroglobulinemia
Talassemia maior
Anemia falciforme
Esplenomegalia congestiva e hiperesplenismo causado por hipertensão porta
Síndrome de Felty
Leucemia de células pilosas
Síndrome de Chédiak-Higashi
Sarcoidose

Esplenectomia não indicada
Hiperesplenismo assintomático
Esplenomegalia com infecção
Esplenomegalia associada à elevação de IgM
Anemia hemolítica hereditária de grau moderado
Leucemia aguda
Agranulocitose

6. **Procedimentos diagnósticos.** Esta categoria de esplenectomia ocorre quando o baço é removido primariamente para que se faça um diagnóstico clínico quando não há nenhum disponível. Uma subcategoria seria a laparotomia para estadiamento da doença de Hodgkin, que vem sendo substituída por técnicas alternativas, utilizando exames de imagem, e pelos regimes atuais de tratamento;
7. **Esplenectomia iatrogênica.** A esplenectomia, que é realizada em razão de lesão incidental do baço durante cirurgia na cavidade abdominal em geral ou, especificamente, no quadrante superior esquerdo, pode ser classificada como iatrogênica. Esta categoria provavelmente é subnotificada e pode ser considerada uma subcategoria dos traumatismos;
8. **Esplenectomia incidental.** O baço pode ser removido como parte de cirurgia padrão para retirada, mais comumente, do pâncreas distal, mas também de câncer gástrico, carcinoma de células renais do lado esquerdo, câncer de suprarrenal e sarcoma retroperitoneal no quadrante superior esquerdo. O baço é removido nesses casos em razão de extensão direta do tumor, envolvimento vascular ou necessidade de ressecção dos linfonodos no hilo esplênico.

Com o aumento na frequência de preservação do baço nos casos de traumatismo, muitas séries publicadas listam as doenças clínicas como as principais indicações de esplenectomia. As séries mais recentemente publicadas relatam 40 a 50% de doenças hematológicas, 35 a 40% por traumatismo, e 20 a 30% por doença neoplásica. A púrpura trombocitopênica idiopática tem a maior incidência de esplenectomia. Cada uma dessas categorias de doença será discutida, incluindo etiologia e fisiopatologia, indicações específicas de esplenectomia, tratamentos alternativos e resultados da esplenectomia.

Bickenbach KA, Gonen M, Labow DM, et al. Indications for and efficacy of splenectomy for haematological disorders. *Br J Surg* 2013;100(6):794-800.

Harbrecht BG et al. Is splenectomy after trauma an endangered species? *Am Surg* 2008;74:410-412.

Musallam KM et al. Postoperative outcomes after laparoscopic splenectomy compared with open splenectomy. *Ann Surg* 2013;257(6):1116-1123.

HIPERESPLENISMO

No passado, o termo hiperesplenismo, ou aumento da função esplênica, era usado para se referir a uma síndrome caracterizada por aumento do baço, deficiência de uma ou mais linhagens celulares, celularidade normal ou hiperplásica na medula óssea das linhagens celulares deficientes e aumento na reciclagem das células afetadas. Com a melhor compreensão da fisiopatologia dos distúrbios específicos, demonstrou-se que o hiperesplenismo não é sinônimo de esplenomegalia. Algumas doenças em que há destruição de elementos sanguíneos pelo baço não manifestam todas as características clássicas do hiperesplenismo. Por exemplo, a esplenomegalia é rara na púrpura trombocitopênica imune e a esplenectomia nem sempre é curativa. Por outro lado, em outras doenças que resultam em aumento do baço não há destruição de elementos sanguíneos com citopenias resultantes. Nas doenças com patogênese conhecida, a tendência tem sido classificá-las como entidades independentes e não como doenças hiperesplênicas.

A falha encontrada no hiperesplenismo é a amplificação das funções esplênicas normais primordialmente associadas à polpa vermelha. A principal causa das citopenias no hiperesplenismo é aumento de sequestro e destruição de células sanguíneas no e pelo baço, que se encontra hipertrofiado ou com volume aumentado em diversas doenças. Entre os fatores etiológicos estão: (1) infiltração neoplásica, (2) doença de medula óssea em que o baço se torna local de hematopoiese extramedular, ou (3) distúrbio metabólico/genético como a doença de Gaucher. O baço hiperplásico não é seletivo na sua hiperfunção na maioria das doenças. A esplenomegalia pode levar ao aumento da reciclagem de eritrócitos e de plaquetas, com menor efeito sobre os leucócitos. Por exemplo, cerca de 60% dos pacientes com cirrose evoluem com esplenomegalia e 15% com hiperesplenismo. O hiperesplenismo da cirrose raramente tem relevância clínica; a anemia e a trombocitopenia geralmente são leves e raramente indicam esplenectomia.

▶ Manifestações clínicas

A. Sinais e sintomas

Os achados clínicos dependem em grande parte da doença subjacente ou são secundários à depleção dos elementos sanguíneos circulantes causada pelo hiperesplenismo (Tab. 27-1). Em geral, as manifestações do hiperesplenismo se desenvolvem de modo gradativo, e o diagnóstico frequentemente é feito após exame clínico ou laboratorial de rotina. Alguns pacientes manifestam

Tabela 27-1 Doenças associadas com hiperesplenismo secundário

Esplenomegalia congestiva (cirrose, obstrução das veias porta ou esplênica)
Neoplasia (leucemia, carcinoma metastático)
Doença inflamatória (sarcoidose, lúpus eritematoso, síndrome de Felty)
Infecções agudas com esplenomegalia
Infecção crônica (tuberculose, brucelose, malária)
Doenças de armazenamento (doença de Gaucher, doença de Letterer-Siwe, amiloidose)
Doenças hemolíticas crônicas (esferocitose, talassemia, deficiência de glicose-6-fosfato desidrogenase, eliptocitose)
Doenças mieloproliferativas (mielofibrose com metaplasia mieloide)

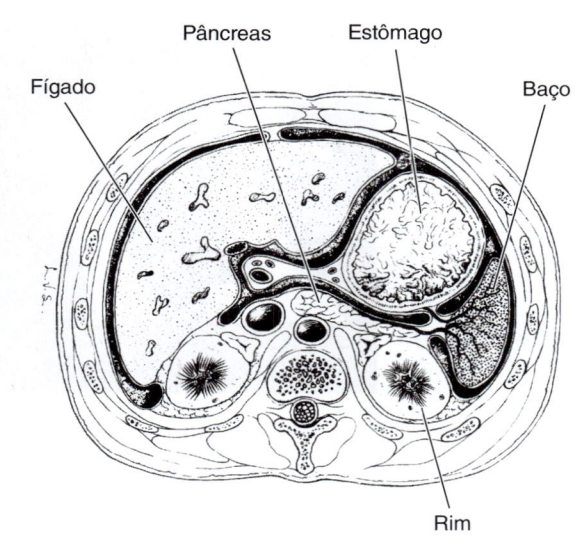

▲ **Figura 27-1** Relações anatômicas normais do baço.

passam rapidamente pelo órgão, enquanto as células senescentes são mais lentas e ficam retidas. À medida que passam pelos cordões e sinusoides esplênicos da polpa vermelha hipoxêmicos, acidóticos e privados de glicose, os eritrócitos senescentes entram nos espaços vasculares e são fagocitados por macrófagos em um processo denominado "separação" (*culling*). Parte da membrana dos eritrócitos pode ser removida pelos espaços entre as células endoteliais que revestem o espaço vascular em um processo semelhante denominado "descaroçamento" (*pitting*). Quando há esplenomegalia e outros estados patológicos, o padrão de fluxo no baço se torna mais sinuoso à medida que o volume da polpa vermelha se expande e, por conseguinte, até mesmo células normais podem ser retidas.

O baço é considerado um órgão secundário do sistema imune e representa a maior coleção individual de tecido linfoide no organismo. A polpa branca do baço contém os diversos componentes celulares necessários à geração da reação imune, com relações estruturais e funcionais semelhantes àquelas encontradas nos linfonodos. Linfócitos e células apresentadoras de antígenos entram na polpa branca via capilares da zona marginal e atravessam os PALS ricos em células T antes de passar por canais ponte para a polpa vermelha. Os folículos primários, ou centros germinativos, com folículos secundários na periferia da polpa branca são locais de expansão das células B e de produção de imunoglobulinas. O sangue que passa pelo baço é exposto a todos esses componentes celulares essenciais necessários às respostas imunes humoral e celular. Os macrófagos teciduais no baço são elementos essenciais na geração da reação imune, particularmente nos órgãos encapsulados. A concentração de macrófagos nos espaços vasculares da polpa vermelha também

facilita a opsonização das partículas revestidas por IgG, exercendo importante papel na filtração e na remoção dos eritrócitos senescentes nas doenças hematológicas autoimunes. Além disso, ajuda a explicar o aumento no risco de sepse após esplenectomia em crianças com menos de 2 anos de idade. Até mesmo em adultos, a esplenectomia causa uma pequena, mas bem definida, redução da função imune.

Normalmente, cerca de 30% do total das plaquetas ficam sequestrados no baço. Quando há esplenomegalia ocorre expansão da polpa vermelha, o que aumenta esse sequestro para algo entre 80 e 95% da massa de plaquetas. O armazenamento de eritrócitos e granulócitos no baço é limitado em humanos, mas os reticulócitos recém-formados liberados pela medula óssea se concentram no baço para passar por processo de maturação.

> Scandella JT et al. Form follows function: lymphoid tissue microarchitecture in antimicrobial immune defence. *Nature Reviews. Immunology* 2008;8:764-775.

▼ INDICAÇÕES PARA ESPLENECTOMIA

Para descrever e entender as indicações de cirurgia do baço, podemos classificar as indicações de esplenectomia e outros procedimentos no baço em oito áreas gerais:

1. O hiperesplenismo é caracterizado por aumento difuso do baço em razão de distúrbios neoplásicos, doenças hematopoiéticas da medula óssea e distúrbios metabólicos ou de armazenamento. Esses diversos processos patológicos resultam em aumento difuso do baço e amplificação de sua função normal de eliminação de células sanguíneas circulantes resultando em pancitopenia. Eritrócitos e plaquetas são mais comumente afetados. O hiperesplenismo também pode causar saciedade precoce em razão do tamanho do baço;

2. **Doenças autoimunes e dos eritrócitos.** Citopenias específicas estão relacionadas com anticorpos para plaquetas, eritrócitos ou neutrófilos. Uma segunda categoria de doenças está relacionada com alterações estruturais intrínsecas aos eritrócitos levando à redução na meia-vida dos glóbulos vermelhos, com aceleração da eliminação esplênica. Não há nada intrinsecamente errado com o baço e seu tamanho é normal;

3. Traumatismo ou lesão do baço;

4. **Doenças vasculares.** Trombose da veia esplênica e aneurisma da artéria esplênica podem requerer esplenectomia para o tratamento;

5. Cistos, abscessos e tumores primários do baço são lesões de massa. Aqui estão incluídos os tratamentos de cistos simples, cisto de equinococo, abscesso esplênico e diversas neoplasias benignas, como hamartomas, hemangiomas e linfangiomas, e algumas lesões malignas;

Baço

27

Gerard M. Doherty, MD

ANATOMIA

O baço é um órgão de cor púrpura escura, altamente vascularizado, com formato de grão de café, de origem mesodérmica, situado no quadrante superior esquerdo do abdome, na altura entre a oitava e a décima primeira costelas, entre o fundo do estômago, o diafragma, a flexura esplênica do colo do intestino e o rim esquerdo (Fig. 27-1). O baço de adultos pesa entre 100 e 150 g, mede 12 × 7 × 4 cm e, em geral, não é palpável. Está fixado a vísceras adjacentes, parede do abdome e diafragma por pregas ou "ligamentos" peritoneais. O ligamento gastroesplênico abriga os vasos gástricos curtos. Os demais ligamentos são avasculares, exceto nos pacientes com hipertensão porta ou mielofibrose.

A cápsula esplênica é formada por peritônio sobre uma camada fibroelástica de 1 a 2 mm contendo poucas células musculares lisas. A camada fibroelástica envia à polpa numerosas bandas fibrosas (trabéculas) que formam a estrutura do baço. Estudos anatômicos demonstraram que o baço é formado por segmentos específicos com base no suprimento arterial, em número que varia de dois a seis, separados por um plano avascular.

A artéria esplênica entra pelo hilo do baço, ramifica-se nas artérias trabeculares e, então, nas artérias centrais que atravessam a polpa branca circundante, enviando ramos radiais à zona marginal periférica e à polpa vermelha mais distante. A polpa branca é formada por tecido linfático, incluindo células T, adjacente à artéria central (lâminas linfoides periarteriolares [PALS]), e a área circundante contém folículos linfoides ricos em células B entremeados por células dendríticas e reticulares importantes para a apresentação de antígenos. Os espaços vasculares da zona marginal entre as polpas vermelha e branca levam sangue para os cordões esplênicos de Billroth e para fora aos sinusoides associados. As estruturas vasculares da polpa vermelha têm membrana basal não contígua que filtra células, como eritrócitos senescentes, para os sinusoides revestidos por macrófagos.

Baços acessórios são encontrados em 10 a 15% da população normal e estão localizados principalmente nos ligamentos gastroesplênico, gastrocólico e lienorrenal, mas também podem ser encontrados em qualquer local da cavidade peritoneal no omento, no mesentério intestinal e na pelve. Baços acessórios provavelmente resultam de falha na fusão dos tecidos esplênicos embrionários. Normalmente irrelevantes, eles talvez tenham participação na recidiva de algumas doenças hematológicas para as quais se indica a esplenectomia. A retirada dos baços acessórios pode levar à remissão da doença nesses pacientes. Os baços acessórios são mais difíceis de identificar nos procedimentos laparoscópicos, mas o uso de uma porta manual tem permitido a identificação e a ressecção dos baços acessórios com abordagem minimamente invasiva. Os pacientes que não respondam à esplenectomia inicial devem ser examinados com hemácias marcadas com tecnécio 99m ou com plaquetas marcadas com índio 111 para localizar baços acessórios, que também podem ser identificados durante a cirurgia com contador gama manual.

O baço ectópico (baço errante) é uma situação incomum, na qual um longo pedículo esplênico permite que o órgão se mova dentro da cavidade peritoneal. Com frequência, ele se encontra no abdome inferior ou na pelve, onde mesmo um baço de tamanho normal pode ser palpado como uma massa. O quadro é 13 vezes mais comum em mulheres. A cintilografia pode definir que a massa é o baço. Ocasionalmente, ocorre torção aguda do pedículo com indicação de esplenectomia de urgência, e recomenda-se a retirada eletiva dos baços errantes.

FISIOLOGIA

O baço tem dupla função: como órgão linfoide secundário importante para a imunidade do hospedeiro e como um grande filtro do sangue para a remoção de eritrócitos senescentes e reciclagem do ferro. A anatomia do baço provê o ambiente ideal para essas duas funções, com a atividade imune na polpa branca e a função hematológica na polpa vermelha.

O baço recebe 5% do débito cardíaco total, ou cerca de 150 a 300 mL/min, de forma que cada glóbulo vermelho passa em média 1.000 vezes pelo baço a cada dia. Os eritrócitos normais linfocítica crônica (LLC), leucemia de células pilosas e linfoma não Hodgkin. O linfoma será discutido em detalhes no Capítulo 44. Os distúrbios neoplásicos relacionados com mielofibrose idiopática e mastocitose também serão discutidos como precursores ou variantes de doenças neoplásicas nas quais a esplenectomia é ocasionalmente indicada.

1. Leucemia linfocítica crônica

A LLC é uma neoplasia de baixo grau da linhagem de células B caracterizada por acúmulo das populações de linfócitos morfologicamente maduros, mas funcionalmente incompetentes. Nos Estados Unidos, a LLC representa 25 a 30% das leucemias, com média de idade de 72 anos quando do diagnóstico. As manifestações clínicas e a história natural são variáveis, mas a doença tende a ser inicialmente indolente. Nos estágios mais avançados, a esplenomegalia, frequentemente massiva, é uma característica comum da LLC. A maioria dos sintomas relacionados com o baço é causada por trombocitopenia e por anemia em razão do hiperesplenismo secundário (80-90% dos sintomas esplênicos). Dez a 20% dos pacientes podem apresentar sintomas principalmente relacionados com o tamanho aumentado do baço.

As outras causas de citopenia na LLC estão relacionadas com a produção de células na medula óssea. A insuficiência da medula óssea pode ser causada por substituição por células leucêmicas ou por depleção da medula óssea por efeitos tóxicos de quimioterapia antitumoral prévia.

Nos pacientes com LLC, a esplenectomia corrige a trombocitopenia em 70 a 85% dos casos, a neutropenia em 60 a 70% e a anemia em 50 a 60%. A duração média do benefício para as populações de plaquetas e de glóbulos vermelhos supera 1 ano. Os pacientes, que antes da cirurgia tenham baços menores, contagens mais baixas de plaquetas e quimioterapia extensiva prévia, têm menos probabilidade de responder à esplenectomia. Entretanto, a biópsia de medula óssea positiva para células leucêmicas não contraindica a esplenectomia dos pacientes com LLC. Os indivíduos que não se apresentam em boas clínicas não devem ser submetidos à esplenectomia, considerando que os pacientes em estágio terminal apresentam morbidade cirúrgica inaceitável.

2. Leucemia de células pilosas

A leucemia de células pilosas é um distúrbio linfoproliferativo de baixo grau com as características "células pilosas" – ou seja, linfócitos B com protrusões citoplasmáticas irregulares positivas para reação fosfatase ácida com tartarato – com infiltração da medula óssea e do baço. Em geral, os pacientes são do sexo masculino, e a doença se instala na quinta ou sexta década de vida. Os sintomas relacionam-se à pancitopenia, com anemia que requer transfusões, e à neutropenia, caracterizada por aumento da suscetibilidade a infecções e aumento da tendência a sangramentos. Alguns pacientes podem apresentar sintomas de esplenomegalia, presente em 80% dos casos quando do diagnóstico de leucemia de células pilosas. As citopenias são causadas por uma combinação de substituição da medula óssea e hiperesplenismo secundário.

Entre 1960 e 1995, o tratamento padrão para a leucemia de células pilosas foi esplenectomia, mas evoluções recentes na farmacoterapia permitiram a substituição dessa abordagem cirúrgica. Hoje, a primeira linha de tratamento é composta por análogos de nucleosídeos de purina, principalmente a cladribina, com taxa de resposta completa de 80 a 90%. Jamais foi comprovado que a esplenectomia ofereça benefício de sobrevida nesta doença indolente, e a cirurgia deve ser reservada à paliação em caso de esplenomegalia em pacientes que não tenham tido sucesso com o tratamento com cladribina e com os agentes de segunda linha rituxamibe e α-interferona.

3. Síndrome mielodisplásica

As síndromes mielodisplásicas formam um grupo heterogêneo de distúrbios clínicos hematopoiéticos de células-tronco que se manifestam por pancitopenia e displasia da medula óssea. Entre as alterações patológicas encontradas estão fibrose da medula óssea, hematopoiese extramedular no baço e no fígado, além de reação leucoeritroblástica no sangue, a qual, com o tempo, pode evoluir para leucemia mieloide aguda.

Em geral, a medula óssea é quase completamente substituída por tecido fibroso, embora, em alguns casos, o que se encontra é hiperplasia com fibrose mínima. A hematopoiese extramedular ocorre principalmente no baço, no fígado e nos ossos longos. Os sintomas são atribuíveis à anemia (fraqueza, fadiga, dispneia) e à esplenomegalia (plenitude e dor abdominal, que pode ser intensa). É comum haver dor no baço causada por infartos esplênicos. Sangramento espontâneo, fadiga, infecção secundária, dor óssea e estado hipermetabólico são frequentes. A hipertensão porta ocorre em alguns casos como resultado de fibrose do fígado, grande aumento do fluxo sanguíneo esplênico, ou ambos.

A hepatomegalia está presente em 75% dos casos e esplenomegalia com baço firme e irregular em todos os casos. As alterações importantes no sangue periférico estão relacionadas com a combinação de hematopoiese extramedular e hiperesplenismo. Os pacientes são anêmicos e os glóbulos vermelhos variam muito em tamanho e forma, muitos estão distorcidos e fragmentados. A contagem de leucócitos geralmente é alta (20.000-50.000/mL). A contagem de plaquetas pode estar elevada, mas valores abaixo de 100.000/mL são encontrados em 30% dos casos, em razão de hiperesplenismo secundário. A punção da medula óssea frequentemente não aspira material por causa da substituição por fibrose. Já se supôs que o baço tivesse função essencial de hematopoiese extramedular nessa doença e que a esplenectomia seria letal. Na realidade, muitos pacientes com metaplasia mieloide se sentem aliviados com a retirada do baço massivamente aumentado e, com frequência, seu hiperesplenismo é corrigido.

Cerca de 30% dos pacientes são assintomáticos no momento do diagnóstico inicial e não requerem tratamento. Quando as citopenias e a esplenomegalia produzem sintomas, o tratamento é primariamente de suporte com transfusões, esteroides androgênicos, antimetabólitos e fatores de crescimento hematopoiético. Há novas terapias como administração de medicamentos imunomoduladores, como talidomida ou anticorpos anti-VEGF e anti-TNF. Um subgrupo de pacientes com metaplasia mieloide tem um componente de anemia hemolítica autoimune e, nesse grupo de pacientes, a terapia com imunossupressores pode ser benéfica. Indica-se esplenectomia nas seguintes situações: (1) hemólise importante que não responda ao tratamento medicamentoso; (2) sintomas intensos relacionados com esplenectomia e efeito de massa do baço; (3) trombocitopenia potencialmente letal; e (4) hipertensão porta com hemorragia de varizes. Essa é uma das raras ocasiões em que a hipertensão porta pode ser curada com esplenectomia.

Na metaplasia mieloide, a esplenectomia está associada a uma taxa de mortalidade entre 7 e 10%, e as complicações mais frequentes estão relacionadas à morbidade pós-esplenectomia. A esplenectomia melhora os sintomas relacionados com esplenomegalia e hipertensão porta, mas apenas cerca de 75% dos pacientes melhoram da anemia e da trombocitopenia. Os pacientes mais jovens com contagem normal de plaquetas e sintomáticos são os melhores candidatos à esplenectomia nos casos de mielofibrose idiopática.

4. Mastocitose sistêmica

A doença sistêmica de mastócitos, ou mastocitose, é um quadro raro caracterizado por infiltração de mastócitos em diversos tecidos, incluindo o baço. Há dois tipos: indolente e agressivo. Na mastocitose sistêmica indolente não há necessidade de considerar esplenectomia. O tipo agressivo está associado a doenças hematológicas com características de linfoma. Pode ocorrer esplenomegalia, com os sintomas predominantes resultando da trombocitopenia causada pelo hiperesplenismo. Nesse subgrupo de pacientes com doença agressiva, a esplenectomia aumenta a contagem de plaquetas e está associada à maior sobrevida média em comparação com aqueles com doença agressiva não submetidos à esplenectomia, embora a terapia sistêmica com α-interferona tenha se mostrado efetiva.

DISTÚRBIOS METABÓLICOS

Os distúrbios metabólicos tratáveis com esplenectomia são doenças hereditárias raras nas quais ocorre aumento do baço, causado por depósito patológico de material dentro do órgão. Na doença de Gaucher, há depósito de esfingolipídio no baço. Na sarcoidose, o baço é envolvido por granulomas não caseosos, assim como os linfonodos. Entre as doenças hereditárias, também estão aquelas em que há um alvo imunológico específico com destruição associada no baço.

1. Doença de Gaucher

A doença de Gaucher é uma doença autossômica recessiva caracterizada por deficiência da betaglicosidase, uma enzima lisossomal responsável pela degradação do esfingolipídio glicocerebrosídeo. Há maior incidência da doença nos judeus asquenazis. Há três tipos da doença, e a passível de esplenectomia é o tipo I, ou dos adultos. Sob o ponto de vista patológico, a doença de Gaucher resulta de acúmulo de lipídeos no interior da polpa branca do baço, no fígado ou na medula óssea. Os sintomas predominantes estão relacionados com a esplenomegalia massiva, seja em razão dos efeitos diretos do tamanho do baço, seja em razão das citopenias causadas pelo hiperesplenismo.

▶ Tratamento e prognóstico

O tratamento com esplenectomia total melhora os sintomas, mas acelera a doença hepática e óssea, além de determinar aumento significativo no risco de infecções pós-esplenectomia. O tratamento com esplenectomia parcial ou subtotal tem sido estudado nos últimos 10 anos, tanto para adultos quanto para crianças com doença de Gaucher. A remoção da maior parte do baço corrige os sintomas da esplenomegalia, mas a preservação de parte do órgão deixa um sítio para depósito de lipídeos, o que protege o fígado e os ossos. O principal problema com a esplenectomia parcial é a eventual recorrência e o aumento do baço remanescente acompanhado por recidiva de sintomas. Assim como ocorre na esferocitose hereditária, há aumento na incidência de cálculos biliares pigmentados ocorrendo em até dois terços dos pacientes do sexo feminino e em um terço dos masculinos. O objetivo da esplenectomia subtotal na doença de Gaucher é deixar um pequeno fragmento com o tamanho aproximado do punho fechado do paciente. Recentemente, foi disponibilizado o tratamento com uma enzima glicocerebrosidade recombinante, mas o custo do tratamento crônico é proibitivo.

2. Síndrome de Wiskott-Aldrich

A síndrome de Wiskott-Aldrich é uma doença ligada ao X caracterizada por trombocitopenia, imunodeficiência de células B e T associada, eczema e propensão a doenças malignas. A trombocitopenia é a principal característica desta doença rara, sendo que a maioria dos pacientes se apresenta com diarreia com sangue, epistaxe e petéquias em tenra idade. Em geral, a contagem de plaquetas varia entre 20.000/mL e 40.000/mL, e as plaquetas presentes têm entre um quarto e metade do tamanho normal. O baço sequestra e destrói plaquetas na doença, liberando "microplaquetas" de volta à circulação. A falha genética na doença talvez esteja relacionada a uma molécula de adesão anormal afetando a interação imune, assim como a interação das plaquetas entre si.

▶ Tratamento e prognóstico

Durante algum tempo evitou-se esplenectomia na síndrome de Wiskott-Aldrich, uma vez que a evolução pós-operatória era caracterizada por infecções graves e fatais em razão da deficiência imune subjacente à doença combinada com a perda da função imune do baço. Entretanto, a esplenectomia normaliza o formato, o número e o tamanho das plaquetas, e com o uso de terapia antimicrobiana profilática após esplenectomia logrou-se aumentar significativamente a taxa de sobrevida. O tratamento ideal da síndrome de Wiskott-Aldrich é o transplante de medula óssea de irmão HLA compatível. Contudo, a esplenectomia com terapia antimicrobiana resulta em aumento da sobrevida em comparação com transplante de medula óssea não compatível. Os pacientes que não são submetidos a transplante de medula óssea nem a esplenectomia normalmente não ultrapassam 5 anos de idade.

3. Síndrome de Chédiak-Higashi

A síndrome de Chédiak-Higashi é uma doença autossômica recessiva rara caracterizada por imunodeficiência que aumenta a suscetibilidade a infecções bacterianas e virais e que se manifesta por febre recorrente, nistagmo e fotofobia. A maioria dos pacientes apresenta infiltração disseminada dos tecidos por histiócitos, semelhante ao linfoma. Na fase acelerada da síndrome de Chédiak-Higashi, ocorrem hepatoesplenomegalia e linfadenopatia secundárias, leucopenia e complicações hemorrágicas. O tratamento padrão consiste em quimioterapia, corticosteroides e ácido ascórbico, mas esses pacientes têm prognóstico sombrio. A esplenectomia tem sido usada na fase acelerada com resultados benéficos.

4. Sarcoidose

A sarcoidose é uma doença granulomatosa de origem desconhecida que pode envolver praticamente qualquer órgão ou região do organismo. A doença pulmonar é a mais comum, mas estudos de necropsias demonstraram que o baço é o segundo local mais comum, com aumento de granulomas não caseosos em 50 a 60% dos pacientes. Entretanto, a maioria dos pacientes não apresenta esplenomegalia massiva. Quando isso ocorre, os pacientes podem apresentar citopenias significativas relacionadas com hiperesplenismo, assim como sintomas constitucionais e a hipercalcemia da sarcoidose. Nesse subgrupo de pacientes, a esplenectomia está indicada como procedimento potencialmente curativo para todos esses sintomas.

DISTÚRBIOS DOS ERITRÓCITOS

Nesta categoria de doença, em geral não há qualquer anormalidade intrínseca do baço, ao contrário do hiperesplenismo, no qual o baço é primariamente infiltrado por neoplasia ou por produtos armazenados e produz citopenias em razão do aumento no volume de tecido esplênico. Nas doenças autoimunes, há uma reação humoral com anticorpos contra proteínas das células no sangue circulante, resultando em depleção, principalmente no interior do baço. Os distúrbios envolvendo plaquetas, eritrócitos e neutrófilos estão listados em ordem decrescente de incidência. Os distúrbios dos eritrócitos são defeitos genéticos em componentes estruturais ou na hemoglobina, que aumentam a eliminação dos glóbulos vermelhos no baço, causando redução significativa da meia-vida dos eritrócitos.

1. Esferocitose hereditária

FUNDAMENTOS DO DIAGNÓSTICO

▶ Mal-estar, desconforto abdominal.
▶ Icterícia, anemia, esplenomegalia.
▶ Esferocitose, aumento da fragilidade osmótica dos glóbulos vermelhos, teste de Coombs negativo.

▶ Considerações gerais

A esferocitose hereditária (icterícia hemolítica congênita, anemia hemolítica familiar), a mais comum das anemias hemolíticas congênitas (afetando 1:5.000 indivíduos) é transmitida como traço autossômico dominante. É causada por uma variedade de defeitos genéticos relacionados com anomalias nas proteínas estruturais das células, principalmente a banda 3, a anquirina, as proteínas do espectro α e β e a proteína 4-2, todas as quais alteram a ligação do citoesqueleto à membrana celular, causando redução de plasticidade e perda da membrana. O formato normal dos eritrócitos é modificado, passando de disco bicôncavo para esfera, e a redução na relação entre membrana e volume celular causa perda de capacidade de deformação, o que retarda a passagem pelos canais na polpa vermelha do baço. Ocorre destruição significativa de células apenas nos pacientes que ainda têm baço. A hemólise é em grande parte reduzida com a esplenectomia.

A doença ocorre em todas as raças, porém é mais frequente em brancos do que em negros. Quando descoberto cedo na infância, o quadro se parece com o da doença hemolítica do recém-nascido causada por incompatibilidade ABO. Às vezes, o diagnóstico só é feito tardiamente na vida adulta, mas, em geral, a doença é descoberta nas primeiras três décadas de vida.

▶ Manifestações clínicas

A. Sinais e sintomas

As principais manifestações são esplenomegalia, anemia leve a moderada e icterícia. O paciente pode se queixar de fadiga fácil. O baço quase sempre está aumentado e pode causar plenitude e desconforto no quadrante superior esquerdo. Contudo, os pacientes, em sua maioria, são diagnosticados em investigação familiar quando assintomáticos.

Podem ocorrer crises periódicas de hemólise. As raras crises hipoplásicas, que frequentemente se seguem a doenças virais, podem estar associadas a anemia profunda, cefaleia, náusea, dor abdominal, pancitopenia e medula hipoativa.

B. Exames laboratoriais

A contagem de glóbulos vermelhos e a dosagem de hemoglobina estão moderadamente reduzidas. Alguns dos pacientes assintomáticos detectados nas investigações familiares apresentam contagem de eritrócitos normal quando examinados pela primeira vez. As hemácias geralmente são normocíticas, mas é possível haver microcitose. É possível haver macrocitose nos períodos com reticulocitose acentuada. Os esferócitos, variando em número, tamanho e forma, são vistos no esfregaço corado com Wright. A contagem de reticulócitos está aumentada entre 5 e 20%.

A bilirrubina indireta sérica e o urobilinogênio nas fezes geralmente estão elevados, e a haptoglobina sérica geralmente está reduzida ou ausente. O teste de Coombs é negativo. Há aumento da fragilidade osmótica; observa-se hemólise de 5 a 10% das células em solução fisiológica a 0,6%. Um identificador mais preciso da fragilidade é o exame de crio-hemólise, com sensibilidade e especificidade de quase 95% para esferocitose. Ocasionalmente, a fragilidade osmótica é normal, mas o exame de fragilidade incubada (sangue desfibrinado incubado em condições estéreis a 37 °C durante 24 horas) revelará aumento da hemólise. A auto-hemólise de sangue desfibrinado, incubado em condições estéreis por 48 horas, geralmente é muito aumentada (10-20% em comparação com os valores normais < 5%). A adição de glicose a 10% antes da incubação reduz a fragilidade osmótica anormal e a auto-hemólise. A infusão do sangue do próprio paciente marcado com ^{51}Cr revela meia-vida muito reduzida das hemácias e sequestro no baço. Hemácias normais marcadas com ^{51}Cr têm período de vida normal quando transfundidas a paciente com esferocitose, indicando função esplênica normal.

▶ Diagnóstico diferencial

No momento não há exame patognomônico para esferocitose hereditária. Os esferócitos podem ocorrer em grande número nas anemias hemolíticas autoimunes, nas quais a fragilidade osmótica e a auto-hemólise podem estar aumentadas, mas geralmente não são melhoradas com a incubação com glicose. Teste de Coombs positivo, história familiar negativa e redução aguda da sobrevida das hemácias doadas são diagnósticos de hemólise autoimune. Os esferócitos também são encontrados da doença da hemoglobina C, em alguns pacientes alcoolistas e em alguns casos de queimaduras severas.

▶ Complicações

Cálculos de pigmentos biliares ocorrem em cerca de 85% dos adultos com esferocitose, mas são raros antes dos 10 anos de idade. Por outro lado, cálculos biliares em crianças devem sugerir esferocitose congênita.

Úlceras crônicas em membro inferior não relacionadas com varizes são uma complicação rara, mas, quando presentes, cicatrizarão apenas com a retirada do baço.

▶ Tratamento

A esplenectomia é o único tratamento para a esferocitose hereditária e está indicada quando a anemia está plenamente compensada e o paciente está assintomático. Quanto mais tempo o processo hemolítico persiste, maior o risco potencial de complicações, como crise hipoplásica e colelitíase. Na cirurgia, a vesícula biliar deve ser inspecionada buscando por cálculos e deve-se investigar se há baço acessório. Quando há colelitíase associada, deve-se proceder à colecistectomia junto com a esplenectomia. Exceto quando as manifestações clínicas forem graves, a esplenectomia deve ser postergada nas crianças até 6 anos de idade, a fim de evitar o risco de infecção causada por perda da função reticuloendotelial. Para as crianças com menos de 5 anos com doença grave e necessidade de muitas transfusões, a esplenectomia parcial (80%) pode corrigir os sintomas ao mesmo tempo em que mantém as funções imunes normais do baço.

▶ Prognóstico

A esplenectomia cura a anemia e a icterícia em todos os pacientes. A anormalidade de membrana, esferocitose e fragilidade osmótica persistem, mas o tempo de vida das hemácias se torna quase normal. Um baço acessório despercebido é causa ocasional de fracasso da esplenectomia. A presença de corpúsculos de Howell-Jolly nas hemácias torna improvável a presença de baço acessório.

> Gallagher PG. Abnormalities of the erythrocyte membrane. *Pediatr Clin North Am* 2013;60(6):1349-1362.
> Perrotta S. Hereditary spherocytosis. *Lancet* 2008;372:1411-1426.

2. Eliptocitose hereditária

Esta doença genética autossômica dominante, também conhecida como ovalocitose, geralmente tem pouca relevância clínica. Normalmente, observam-se até 15% de hemácias ovais ou elípticas em esfregaço de sangue periférico. Na eliptocitose, no mínimo 25% e até 90% dos eritrócitos circulantes são elípticos. Assim como na esferocitose hereditária, esta doença é causada por diversos defeitos genéticos nas proteínas do citoesqueleto, como na espectrina. A anormalidade predominante é a existência desta proteína como um dímero, em vez de tetrâmero, causando mudança na forma do eritrócito, redução da plasticidade e do tempo de vida da célula.

A maioria dos indivíduos afetados é assintomática; cerca de 10% apresentam manifestações clínicas, como anemia moderada, icterícia leve e baço palpável.

Os pacientes sintomáticos são tratados com esplenectomia e, se houver colelitíase, colecistectomia. A alteração na forma dos eritrócitos persiste após esplenectomia, mas a hemólise e a anemia são curadas.

> Gallagher PG. Abnormalities of the erythrocyte membrane. *Pediatr Clin North Am* 2013;60(6):1349-1362.

3. Anemia hemolítica hereditária não esferocítica

Trata-se de um grupo heterogêneo de anemias hemolíticas raras causadas por defeitos intrínsecos hereditários nos eritrócitos que levam a hemólise oxidativa. Estão incluídas nesse grupo as deficiências de piruvato cinase e de glicose-6-fosfato desidrogenase (G6PD). Geralmente se manifestam cedo na infância com anemia, icterícia, reticulocitose, hiperplasia eritroide da medula óssea e fragilidade osmótica normal. Assim como ocorre com outras anemias hemolíticas, é possível haver colelitíase associada.

Geralmente são necessárias múltiplas transfusões. A esplenectomia, embora não seja curativa, pode produzir melhora de alguns desses quadros, particularmente da deficiência de piruvato cinase. Na deficiência de G6PD, a esplenectomia não é benéfica, e o tratamento consiste em evitar oxidantes na dieta.

4. Talassemia maior (anemia mediterrânea; anemia de Cooley)

Na forma mais comum de doença autossômica dominante, devido a um defeito na estrutura da cadeia da β-globulina, ocorre precipitação das cadeias α em excesso sobre a superfície interna da membrana do eritrócito produzindo glóbulos vermelhos anormais (células em alvo). Em geral, os heterozigotos têm anemia leve (talassemia menor); entretanto, desde cedo na infância, os homozigotos apresentam anemia grave acompanhada por icterícia, hepatoesplenomegalia (frequentemente massiva), retardo no crescimento e aumento do perímetro cefálico. O esfregaço do sangue periférico revela células em alvo, glóbulos vermelhos nucleados e anemia microcítica hipocrômica. Em cerca de 25% dos pacientes encontram-se cálculos biliares. Uma característica peculiar é a persistência da hemoglobina fetal (Hb F).

Como a anemia da talassemia ocorre em função tanto de destruição dos glóbulos vermelhos quanto de redução na produção de hemoglobina, a esplenectomia não cura a anemia, como na esferocitose, mas pode reduzir a necessidade de transfusões ao retirar o baço aumentado e incômodo. O tratamento é feito com quelação do ferro e transfusões.

DOENÇAS AUTOIMUNES

A produção de anticorpos IgG específicos para proteínas da membrana celular dos eritrócitos causa anemia hemolítica autoimune; nas plaquetas, causa PTI e pode causar neutropenia na síndrome de Felty. Os macrófagos expressam receptores Fc para IgG, e as células cobertas por anticorpos, que passam pelos sinusoides da polpa vermelha esplênica, entram em contato com essas células fagocitárias. Ademais, o microambiente da polpa vermelha com fluxo lento de sangue com alto conteúdo celular por espaços sinuosos facilita a opsonização das células no baço. A produção de autoanticorpos nos centros germinativos da polpa branca também amplifica a destruição de células, particularmente na PTI. É importante compreender o mecanismo fisiopatológico, pois a anemia hemolítica autoimune causada por autoanticorpos IgM (ou seja, anemia hemolítica por aglutinina fria) não responde à esplenectomia, já que os macrófagos não têm receptor Fc para IgM. Esse mecanismo também explica por que o tratamento com doses altas de imunoglobulina intravenosa é benéfico nessas doenças: a imunoglobulina bloqueia o receptor Fc dos macrófagos.

1. Anemia hemolítica adquirida

> **FUNDAMENTOS DO DIAGNÓSTICO**

▶ Fadiga, palidez, icterícia.
▶ Esplenomegalia.
▶ Anemia persistente e reticulocitose.

▶ Considerações gerais

As anemias hemolíticas autoimunes também foram classificadas de acordo com a temperatura ideal em que os autoanticorpos reagem com a superfície dos glóbulos vermelhos (anticorpos frios ou quentes). Essa classificação é particularmente útil, uma vez que os pacientes com anticorpos frios não são beneficiados por esplenectomia, mas aqueles com anticorpos quentes, sim.

Embora nos casos de uremia, cirrose hepática, câncer e em algumas infecções seja possível haver hemólise sem anticorpos demonstráveis (teste de Coombs negativo), na maioria desses pacientes as membranas das hemácias estão cobertas por imunoglobulinas ou por complemento (teste de Coombs positivo). Na anemia hemolítica autoimune, o anticorpo IgG é dirigido especificamente contra o lócus Rh nos eritrócitos. O início da doença é idiopático (40-50%) ou secundário à exposição a medicamento, doença do tecido conectivo ou distúrbios linfoproliferativos. A anemia hemolítica por anticorpos frios é menos comum e sempre uma resposta imune secundária. Em geral, a anemia hemolítica por aglutinina fria é causada por uma IgM direcionada contra o antígeno I do glóbulo vermelho, e a hemólise é intravascular por fixação do complemento e não no interior do baço, o que torna a esplenectomia inútil nos quadros de anticorpos frios.

Cerca de 20% dos casos de anemia hemolítica imune secundária são causados por uso de medicamentos, e a hemólise geralmente é mediada por anticorpos quentes. Penicilina, quinidina, hidralazina e metildopa são os medicamentos mais comumente implicados com esta síndrome (Tab. 27-3).

Tabela 27-3 Distúrbios associados à hemólise imune

Reação imune a medicamentos (penicilina, quinidina, hidralazina, metildopa, cimetidina)
Doença do colágeno vascular (lúpus eritematoso, artrite reumatoide)
Tumores (linfoma, mieloma, leucemia, cisto dermoide, teratoma de ovário)
Infecção (micoplasma, malária, sífilis, viremia)

▶ Manifestações clínicas

A. Sinais e sintomas

A anemia hemolítica autoimune pode ser encontrada em qualquer faixa etária, mas é mais comum após os 50 anos; é duas vezes mais comum nas mulheres. A instalação geralmente é aguda com quadro de anemia, icterícia leve e, algumas vezes, febre. O baço está aumentado e é palpável em mais de 50% dos casos; encontram-se cálculos de pigmentos biliares em cerca de 25%. Raramente um início súbito produz hemoglobinúria, necrose tubular renal com taxa de mortalidade entre 40 e 50%.

B. Exames laboratoriais

A anemia hemolítica é diagnosticada quando se demonstra anemia normocítica e normocrômica, reticulocitose (acima de 10%), hiperplasia eritroide na medula óssea e aumento da bilirrubina indireta. O urobilinogênio pode estar muito aumentado nas fezes, mas não há bile na urina. A haptoglobina sérica geralmente é baixa ou ausente. O teste de Coombs direto é positivo já que as hemácias estão cobertas por imunoglobulinas ou por complemento (ou ambos).

▶ Tratamento

As doenças associadas devem ser pesquisadas com cuidado e tratadas de modo apropriado. Para os casos de anemia hemolítica secundária induzida por medicamentos, a exposição adicional ao agente ofensivo deve ser impedida. O tratamento com corticosteroide produz remissão em cerca de 75% dos pacientes, mas apenas 25% das remissões são permanentes. Se possível, deve-se evitar transfusões, já que a reação cruzada pode ser extremamente difícil, requerendo hemácias lavadas e antissoro ativo. O rituximabe compõe a segunda linha de tratamento efetivo atualmente, produzindo respostas duradouras em 40% dos casos resistentes aos corticosteroides.

Indica-se esplenectomia para os pacientes com hemólise por anticorpos quentes que não respondam a 4 a 6 semanas de terapia com dose alta de corticosteroide, para os pacientes que sofram recidiva após resposta inicial quando o corticosteroide é suspenso e para os pacientes em que a terapia com corticosteroides esteja contraindicada (p. ex., aqueles com tuberculose pulmonar ativa). Os pacientes que requeiram tratamento crônico com dose alta de corticosteroide também devem ser considerados para esplenectomia, já que os riscos da administração desses medicamentos em longo prazo são substanciais.

A esplenectomia é efetiva porque retira o principal local de destruição dos glóbulos vermelhos. Ocasionalmente, com a esplenectomia, identifica-se alguma doença subjacente, como linfoma. Cerca de metade dos pacientes que não tenham respondido à esplenectomia responderão à azatioprina ou à ciclofosfamida. A plasmaferese tem sido empregada como tratamento de salvamento nos pacientes com anemia hemolítica refratária.

▶ Prognóstico

É possível haver recidivas após esplenectomia, mas são menos frequentes quando a resposta inicial tenha sido boa. O prognóstico final nos casos secundários depende da doença subjacente.

> Packman CH et al. Hemolytic anemia due to warm autoantibodies. *Blood Reviews* 2008;22:17-31.
>
> Valent P et al. Diagnosis and treatment of autoimmune haemolytic aneaemias in adults: a clinical review. *Wien Klin Wochenschr* 2008;120:136-151.

2. Púrpura trombocitopênica imune (púrpura trombocitopênica idiopática)

FUNDAMENTOS DO DIAGNÓSTICO

- ▶ Petéquias, equimoses, epistaxe e hematomas fáceis.
- ▶ Ausência de esplenomegalia.
- ▶ Redução no número de plaquetas, aumento do tempo de sangramento, deficiência na retração do coágulo, tempo de coagulação normal.

▶ Considerações gerais

A púrpura trombocitopênica imune é uma síndrome hemorrágica que ocorre de forma aguda ou crônica e é caracterizada por redução acentuada no número de plaquetas circulantes, megacariócitos abundantes na medula óssea e encurtamento na vida das plaquetas. Pode ser idiopática ou secundária a distúrbios linfoproliferativo, medicamentos ou toxinas, infecção bacteriana ou viral (especialmente em crianças), lúpus eritematoso sistêmico ou outras doenças. Embora a resposta ao tratamento com corticosteroide ou com esplenectomia desses pacientes seja comparável à resposta dos demais pacientes com púrpura trombocitopênica imune, a esplenectomia deve ser reservada àqueles com sinais de perda sanguínea, uma vez que as complicações cirúrgicas são muitas e a sobrevida pode ser curta. Entretanto, considerando a incidência de PTI, esta doença é geralmente a indicação mais comum de esplenectomia na maioria das séries publicadas.

A patogênese dos distúrbios tanto primários quanto secundários envolve autoanticorpos do tipo IgG antiplaquetas circulando geralmente com alvo em uma proteína de membrana que vem a ser o receptor de fibrinogênio (glicoproteína IIb/IIIa). Nesse distúrbio, o baço é o principal local de destruição das plaquetas e também pode ser uma fonte significativa de produção de autoanticorpos. A esplenomegalia, presente em apenas 2% dos casos, geralmente é uma manifestação de outra doença subjacente, como linfoma ou lúpus eritematoso. Cinco a 15% dos pacientes HIV positivos têm trombocitopenia, independente do estado imunológico de sua doença, que é clinicamente indistinguível da PTI crônica típica. O mecanismo fisiopatológico exato em relação à infecção pelo HIV não foi esclarecido.

Manifestações clínicas

A. Sinais e sintomas

A instalação pode ser aguda, com equimoses ou petéquias, acompanhada por sangramento gengival, sangramento vaginal, sangramento gastrintestinal e hematúria. Ocorre sangramento no sistema nervoso central em 3% dos pacientes. A forma aguda é mais comum em crianças geralmente com menos de 8 anos de idade e, frequentemente, se inicia uma a três semanas após infecção das vias aéreas superiores.

A forma crônica, que pode se iniciar em qualquer idade, é mais comum nas mulheres. O início é caracteristicamente insidioso, frequentemente com uma história longa de hematomas fáceis e menorragia. Petéquias podem ocorrer, especialmente, nas áreas sob pressão. Remissões e exacerbações cíclicas podem persistir por vários anos.

B. Exames laboratoriais

O número de plaquetas está de moderado a intensamente reduzido (sempre abaixo de 100.000/mL), e é possível que não se encontrem plaquetas nos esfregaços de sangue periférico. Embora os glóbulos vermelhos e brancos geralmente estejam normais, é possível haver anemia ferropriva devido a sangramento. O exame da medula óssea revela aumento no número de megacariócitos sem brotamento de plaquetas.

O tempo de sangramento está aumentado, a fragilidade capilar (teste de Rumpel-Leede) intensamente exacerbada e observa-se retração deficiente do coágulo. O tempo de tromboplastina parcial, o tempo de protrombina e o tempo de coagulação estão normais. Hoje em dia, é possível titular especificamente os anticorpos antiplaquetários para auxiliar no diagnóstico. É possível determinar o tempo de sobrevida dos glóbulos vermelhos e das plaquetas, marcando-se as células do paciente com ^{51}Cr ou as plaquetas com índio-111 e medindo-se a taxa de desaparecimento da radioatividade do sangue. O papel do baço na produção da anemia ou da trombocitopenia pode ser determinado medindo-se a relação entre a radioatividade acumulada no fígado e aquela acumulada no baço durante a destruição das células marcadas; uma relação baço/fígado acima de 2:1 indica concentração esplênica significativa e sugere que a esplenectomia seria benéfica.

Diagnóstico diferencial

Outras causas de trombocitopenia não imunes devem ser eliminadas, como leucemia, anemia aplástica e macroglobulinemia. Trombocitopenia e púrpura podem ser causadas por trombocitopoese ineficaz (p. ex., anemia perniciosa, estados pré-leucêmicos) ou por destruição de plaquetas sem interferência imune (p. ex., septicemia, coagulação intravascular disseminada, ou outras causas de hiperesplenismo).

Tratamento

O tratamento da púrpura trombocitopênica imune depende da idade do paciente, da gravidade da doença, da duração da trombocitopenia e sua variante clínica. As trombocitopenias secundárias devem ser conduzidas com tratamento da doença primária subjacente (p. ex., quando induzida por medicamento, este deve ser suspenso).

Os pacientes com sintomas leves ou ausentes não necessitam de tratamento específico, mas deve evitar esportes de contato, cirurgia eletiva e medicamentos que não sejam essenciais. Há indicação de corticosteroide naqueles com púrpura moderada a grave de curta duração. Geralmente, são necessários 60 mg de prednisona (ou equivalente) por dia; o regime deve ser mantido até que a contagem de plaquetas volte ao normal para, então, ser suspenso gradativamente em 4 a 6 semanas. Os corticosteroides produzem resposta em 70 a 80% dos casos, mas remissões sustentadas em apenas 20% dos adultos. A segunda linha de tratamento, com rituximabe, aumenta a contagem de plaquetas em 30 a 40% dos pacientes e induz resposta completa e sustentada em 10 a 20%. Novos agentes para estimular a produção de plaquetas, como trombopoetina (TPO), AMG531 e eltrombopag estão sendo estudados como terceira linha de tratamento.

A esplenectomia é a forma mais efetiva de tratamento e está indicada para os pacientes que não respondem aos corticosteroides, para os que têm recidiva após remissão inicial induzida por corticosteroide e para os dependentes de corticosteroides. A terapia com corticosteroide não é necessária no período pré-operatório imediato a não ser que haja sangramento intenso ou que o paciente esteja sendo tratado com corticosteroide antes da cirurgia. Se indicadas, as transfusões de plaquetas devem ser administradas durante a cirurgia e apenas após a ligadura da artéria esplênica ou a remoção do baço, uma vez que as plaquetas fornecidas pela transfusão antes disso seriam rapidamente sequestradas no baço. Para tratamento temporário da trombocitopenia, a imunoglobulina intravenosa não é efetiva.

A esplenectomia produz remissão mantida em cerca de 68% dos pacientes. Assim como ocorre com os corticosteroides, as taxas de sucesso são maiores nas formas agudas de púrpura trombocitopênica do que nas crônicas. Dois fatores associados à boa evolução são duração menor da doença e juventude. A contagem de plaquetas geralmente aumenta rapidamente após a esplenectomia (p. ex., pode dobrar em 24 horas) e alcança o máximo após uma a duas semanas. Se a contagem de plaquetas se mantiver normal após duas semanas, o paciente pode ser considerado curado. Quando corticosteroides e esplenectomia fracassarem, obtém-se remissão em 25% dos casos com medicamentos imunossupressores (azatioprina, vincristina).

O benefício da esplenectomia em casos de PTI associados ao HIV é menos evidente. O risco de infecção e a sobrevida em geral mais curta dessa população são argumentos contrários à esplenectomia. Entretanto, nos pacientes com HIV sem Aids, observa-se resposta completa em 70% dos casos com trombocitopenia clinicamente significativa e melhora parcial em 20% após esplenectomia. A esplenectomia não parece alterar a história atual da infecção por HIV.

Prognóstico

A púrpura trombocitopênica imune aguda nas crianças com menos de 16 anos tem prognóstico excelente; aproximadamente

80% dos pacientes apresentam remissão total, permanente e espontânea. Isso é raro nos adultos. Com a esplenectomia obtém-se sucesso em cerca de 80% dos pacientes, mais comumente nos casos idiopáticos em comparação com aqueles secundários a outra doença. A proporção de pacientes submetidos à esplenectomia em razão de PTI foi reduzida em razão do tratamento clínico eficaz com outros medicamentos que não corticosteroides, embora a incidência de PT crônica tenha aumentado. Os agentes estimuladores da TPO podem produzir benefícios significativos nos pacientes que não tenham obtido aumento na contagem de plaquetas após esplenectomia.

Auger S, Duny Y, Rossi JF, Quittet P. Rituximab before splenectomy in adults with primary idiopathic thrombocytopenic purpura: a meta-analysis. *Br J Haematol* 2012;158(3):386-398.

Dolan JP et al. Splenectomy for immune thrombocytopenic purpura. *Am J Hematol* 2008;83:93-96.

Kuter DJ et al. Efficacy of romiplostim in patients with chronic immune thrombocytopenic purpura: a double-blind randomized controlled trial. *Lancet* 2008;371:395-403.

Newland W et al. Emerging strategies to treat chronic immune thrombocytopenic purpura. *Eur J Haematol* 2008;69:27-33.

Rodeghiero F et al: First-line therapies for immune thrombocytopenic purpura: reevaluating the need to treat. *Eur J Haematol* 2008;69:19-26.

Shojaiefard A et al: Prediction of response to splenectomy in patients with idiopathic thrombocytopenic purpura. *World J Surg* 2008;32:488-493.

Stasi R et al: Idiopathic thrombocytopenic purpura: current concents in pathophysiology and management. *Thromb Haemost* 2008;99:4-13.

---

3. Síndrome de Felty

Cerca de 1% dos pacientes com artrite reumatoide apresenta esplenomegalia e neutropenia – tríade conhecida como síndrome de Felty. Foram identificados níveis altos de IgG sobre a superfície de neutrófilos com evidência de aumento da granulopoiese na medula óssea. O exame patológico do baço nos pacientes com síndrome de Felty revela um aumento proporcionalmente maior da polpa branca em comparação com as demais esplenomegalias. Há evidências de acúmulo excessivo de neutrófilos na zona de células T na polpa branca e nos cordões e sinusoides da polpa vermelha.

Os pacientes com neutropenia grave apresentam sintomas clínicos de infecções recorrentes na síndrome de Felty. Os pacientes sintomáticos, que tenham evidências de IgG sobre a superfície de neutrófilos, devem ser considerados para esplenectomia. A neutropenia irá melhorar 60 a 70% desses pacientes, mas é possível haver recidiva da neutropenia assim como infecções recorrentes na presença de contagem normal de neutrófilos, e essa evolução inesperada arrefeceu o entusiasmo em relação à esplenectomia para esta doença.

4. Púrpura trombocitopênica trombótica

A púrpura trombocitopênica trombótica é uma doença rara com uma pêntade de manifestações clínicas: (1) febre, (2) púrpura trombocitopênica, (3) anemia hemolítica, (4) manifestações neurológicas e (5) insuficiência renal. A causa é desconhecida, mas autoimunidade contra células endoteliais ou um defeito primário nas plaquetas foram implicados, e sua ocorrência foi relatada em pacientes com Aids. É mais comum na faixa etária entre 10 e 40 anos.

A trombocitopenia provavelmente é causada por encurtamento na vida das plaquetas. A anemia hemolítica microangiopática é produzida pela passagem de glóbulos vermelhos em pequenos vasos sanguíneos danificados contendo feixes de fibrina. Os eritrócitos rígidos ficam aprisionados e fragmentados no baço, enquanto aqueles que escapam do baço ficam mais vulneráveis à destruição na microvasculatura normal. Com frequência, a anemia é intensa e pode ser agravada por hemorragia secundária à trombocitopenia. Ocorrem hepatomegalia e esplenomegalia em 35% dos casos.

▶ Tratamento e prognóstico

Até recentemente, não havia tratamento efetivo para a doença e as taxas de mortalidade chegavam a 95%. A maioria dos pacientes morria em consequência de insuficiência renal ou hemorragia cerebral. A plasmaferese recentemente emergiu como forma efetiva de tratamento superior à simples infusão de plasma, com índice de resposta completa entre 55 e 65%. O paciente com insucesso com a troca de plasma pode ser submetido à esplenectomia de salvamento com 60%, apresentando resposta substancial e taxa de recidiva de 20 a 30%.

DISTÚRBIOS VASCULARES DO BAÇO

As doenças vasculares do baço tratadas com esplenectomia podem ocorrer tanto no influxo arterial quanto no efluxo venoso. A mais comum é a trombose da veia esplênica, que pode ser tratada de maneira direta com esplenectomia. A artéria esplênica é um dos locais mais comuns de aneurisma visceral e também pode requerer esplenectomia (discutida no Capítulo 34).

1. Trombose da veia esplênica

▶ Etiologia

A trombose da veia esplênica pode ocorrer como episódio isolado sem qualquer achado patológico no baço, em virtude de doenças que comprometem a veia em seu curso ao longo da borda superior do pâncreas. A causa mais comum é pancreatite aguda ou crônica ou pseudocisto no corpo/cauda do pâncreas, com reação inflamatória generalizada no pâncreas resultando em trombose da veia esplênica em 20% dos pacientes. Outra causa é reação inflamatória causada por úlcera gástrica de localização posterior. Extensão direta de carcinoma de pâncreas ou de estômago para o pequeno omento causa trombose da veia esplênica, mas o diagnóstico geralmente não é evidente em razão das demais manifestações dos cânceres. Uma causa alternativa de trombose da veia esplênica é fibrose retroperitoneal idiopática.

O paciente com trombose da veia esplênica se apresenta com hemorragia gastrintestinal alta causada por varizes gástricas isoladas. Com a obstrução da veia esplênica, o efluxo de sangue vindo do baço é deslocado para as pequenas veias gástricas que são as colaterais remanescentes. Essas veias sofrem dilatação e se tornam varizes principalmente no fundo gástrico, resultando em sangramento em 15 a 20% dos pacientes.

▶ Diagnóstico

Suspeita-se de trombose da veia esplênica quando há varizes isoladas no estômago, particularmente na parte proximal da curvatura maior sem que haja varizes esofágicas. Como não há hipertensão porta, não há sinais ou sintomas associados de cirrose. O diagnóstico definitivo é feito confirmando-se que não há fluxo de sangue na veia esplênica principal. Não há mais necessidade de flebografia invasiva já que o diagnóstico pode ser confirmado por TC ou por RM com contraste, ou por ultrassonografia de alta resolução. Dá-se preferência à TC ou à RM porque a visualização da veia esplênica na ultrassonografia pode ser prejudicada por gases intestinais e a TC e a RM permitem caracterizar as estruturas circundantes (pâncreas, estômago) para investigação das possíveis etiologias.

▶ Tratamento e prognóstico

A esplenectomia é curativa nos pacientes com trombose da veia esplênica. Todos os sintomas estão relacionados com aumento do fluxo sanguíneo esplênico pelos vasos colaterais; a eliminação do fluxo de sangue é curativa. Se a trombose da veia esplênica for diagnosticada – mesmo se o paciente não tiver tido episódio de hemorragia gastrintestinal superior –, indica-se esplenectomia eletiva ou profilática, se o paciente for de resto saudável. Nos pacientes com trombose da veia porta, a gravidade da doença e dos problemas associados é muito amplificada, e a esplenectomia quase nunca é indicada porque deixa de ser curativa.

Agarwal AK et al. Significance of splenic vein thrombosis in chronic pancreatitis. *Am J Surg* 2008;196:149-154.

2. Cistos e tumores do baço

Os cistos parasitários quase sempre são de equinococo (ver Capítulo 8). Eles podem ser assintomáticos, mas geralmente o paciente percebe esplenomegalia. É possível visualizar calcificação do cisto no exame radiográfico. Também é possível haver eosinofilia e os exames sorológicos confirmam o diagnóstico. O tratamento preferencial é esplenectomia.

Outros cistos são dermoide, epidermoide, endotelial e pseudocisto. Supõe-se que o último seja resultado tardio de infarto ou traumatismo. A esplenectomia pode estar indicada para exclusão de tumor; entretanto, tem-se defendido esplenectomia parcial ou conduta expectante.

Entre os raros tumores primários do baço estão linfoma, sarcoma, hemangioma e hamartomas. Os hamartomas podem ser confundidos macroscopicamente com linfoma durante a laparotomia. Essas lesões geralmente são assintomáticas até que a esplenomegalia passe a causar desconforto abdominal ou massa palpável. Os tumores vasculares benignos do baço (angiomas) podem causar hiperesplenismo. Ruptura espontânea com hemorragia maciça pode ocorrer. Indica-se esplenectomia quando o tumor parece estar limitado ao baço. Os pseudotumores inflamatórios são lesões benignas compostas por uma mistura de células inflamatórias e reação granulomatosa que podem ocorrer em diversos órgãos, incluindo o baço. Sintomas constitucionais como letargia, perda de peso e fadiga ocorrem e podem ser aliviados com esplenectomia.

O baço é um destino comum de metástases de cânceres avançados, especialmente do pulmão e da mama, e de melanoma. Metástases esplênicas são achados comuns em necropsias, mas raramente são clinicamente significativas.

INFECÇÕES DO BAÇO (ABSCESSO ESPLÊNICO)

Os abscessos esplênicos são raros, mas importantes, porque a taxa de mortalidade varia entre 40 e 100%. Podem ser causados por implante hematogênico de bactérias de sepse remota, como na endocardite, por disseminação direta de estruturas adjacentes infectadas, ou por traumatismo esplênico resultando em hematoma secundariamente infectado. O abscesso esplênico é uma complicação possível do uso de drogas por via intravenosa. Em 80% dos casos, há um ou mais abscessos em outros órgãos além do baço, e o abscesso esplênico ocorre como manifestação terminal de sepse não controlada em outros órgãos. Microrganismos entéricos são isolados em mais de dois terços dos abscessos esplênicos, com estafilococos e estreptococos não entéricos formando a maioria dos demais. Em alguns pacientes, sepse inexplicada, aumento progressivo do baço e dor abdominal são as manifestações de apresentação. O baço talvez não seja palpável em razão de dor e defesa no quadrante superior esquerdo. Derrame pleural esquerdo combinado com leucocitose sem outra explicação em paciente séptico sugere abscesso esplênico. O achado de gás no baço na radiografia do abdome é patognomônico de abscesso esplênico, mas a TC é o exame ideal para definir o diagnóstico.

Em sua maioria, os abscessos esplênicos se mantêm localizados lançando periodicamente bactérias na corrente sanguínea, mas é possível haver ruptura espontânea com peritonite. A esplenectomia é essencial para a cura, se a sepse estiver restrita ao baço. A drenagem percutânea de abscesso volumoso, solitário e justamedular ocasionalmente é viável, mas é associada à taxa de mortalidade extremamente alta e deve ser reservada aos pacientes incapazes de suportar uma cirurgia.

ESPLENECTOMIA DIAGNÓSTICA

Uma das indicações de esplenectomia é diagnóstico de paciente de resto assintomático. A esplenectomia pode ser necessária para firmar o diagnóstico quando uma lesão de massa assintomática é encontrada no baço na TC, na ultrassonografia ou na RM, sem possibilidade de diagnóstico definitivo pela imagem. Outro exemplo é quando um paciente se apresenta com baço palpável ao exame físico ou com baço aumentado em exame de imagem, sem apresentar qualquer causa evidente.

▶ Lesões de massa do baço

Nos pacientes com massa esplênica isolada, 60% terminam sendo lesões malignas e 40%, lesões benignas. Em sua maioria, as lesões malignas são linfomas; a próxima opção em frequência são os carcinomas metastáticos, incluindo alguns em que o diagnóstico primário não foi feito. Nos pacientes com lesão benigna, mais de metade são cistos, mas já foram diagnosticados hamartomas e hemangiomas esplênicos.

No processo diagnóstico de uma massa esplênica isolada, a maioria dessas lesões pode ser definida por meio de biópsia por aspiração com agulha fina. Determinadas lesões – como as císticas ou o hemangioma – apresentam aspecto característico na RM com gadolínio, e esse exame é outro método de imagem que pode ser usado para classificar as lesões de massa sem necessidade de biópsia de tecido. A PET *scan* identifica de forma confiável linfomas de alto grau e tumores metastáticos, mas pode não identificar linfoma da zona do manto ou de baixo grau. O risco de sangramento é significativo nos pacientes com hemangiomas. Esses tumores benignos de células endoteliais podem ser definitivamente diagnosticados com RM com gadolínio, sendo este exame de imagem ideal para caracterizar massas esplênicas isoladas.

▶ Esplenomegalia sem diagnóstico

A segunda indicação diagnóstica para esplenectomia é esplenomegalia inexplicada. A maioria dos casos de baço aumentado será diagnosticada como linfoma. A minoria terá diagnóstico benigno incluindo proliferação linfoide benigna, lesão vascular benigna e doença granulomatosa, assim como infarto e hemorragia esplênica. O papel da aspiração com agulha fina e de outras formas de biópsia percutânea para esplenomegalia sem diagnóstico é bastante limitado quando não há massa distinta a ser submetida à biópsia; os resultados positivos seriam muito baixos no sentido da capacidade de obter diagnóstico com essa forma de biópsia.

▶ Laparotomia para estadiamento de doença de Hodgkin

Outro tipo de procedimento diagnóstico seria a laparotomia para estadiamento em caso de doença de Hodgkin. A discussão sobre este procedimento tem interesse histórico, já que sua utilidade é limitada na prática atual para o tratamento dessa forma de linfoma.

A laparotomia de estadiamento era uma prática padrão para estadiamento patológico dos pacientes com doença de Hodgkin entre 1960 e 1990. A razão para a realização do procedimento invasivo tinha como base relatos de que a laparotomia alterava o estadiamento clínico da doença em aproximadamente 35% dos pacientes. Vários motivos explicam a queda na incidência de realização de laparotomia para estadiamento ao longo dos últimos 10 a 15 anos. O principal é o fato de não alterar o tratamento da doença de Hodgkin com base nas séries de casos mais recentemente publicadas. Como a quimioterapia sistêmica trata o paciente como um todo, o estadiamento patológico não produz qualquer impacto sobre os resultados do tratamento ou sobre as decisões terapêuticas.

ESPLENECTOMIA IATROGÊNICA

Nos procedimentos em que há mobilização do quadrante superior esquerdo (como o afastamento do baço e do pâncreas no sentido medial para expor tecidos retroperitoneais, suprarrenalectomia esquerda e nefrectomia esquerda), o baço corre risco de lesão durante a dissecção. A mobilização simples da flexura esplênica do colo do intestino pode levar a sangramento do polo inferior do baço, que pode ser difícil de controlar. Os ligamentos que vão diretamente do omento esplênico para a cápsula do baço podem ser a causa mais comum de lesão iatrogênica do baço, já que é prática comum afastar agressivamente o omento conforme necessário para a exposição. Se houver ramos diretos, que algumas vezes são calibrosos, entre o omento e a cápsula esplênica, é possível haver ruptura da cápsula com sangramento significativo. A análise do banco de dados nacional sobre procedimentos para tratamento de refluxo, contando com 86.411 pacientes, revelou incidência de esplenectomia iatrogênica de 2,3%, que se traduziu em 1.987 esplenectomias iatrogênicas com esta indicação em período de 6 anos. O estudo de acompanhamento de 42.000 pacientes com câncer de colo do intestino relatou menos de 1% de esplenectomias iatrogênicas, mas 6% nos cânceres de colo do intestino da flexura esplênica. As esplenectomias determinaram aumento significativo na permanência hospitalar e aumento de 40% na morbidade.

Em uma série recentemente publicada foram listadas 73 esplenectomias ao longo de um período de 10 anos, com média de 7 por ano. Isso representa 8,1% das esplenectomias realizadas nesse intervalo. Provavelmente há um número várias vezes maior de lesões menores ou moderadas do baço em cirurgias não relacionadas nas quais o baço não foi removido, mas sim reparado e salvo. Assim como ocorre nos traumatismos do baço, as técnicas de esplenorrafia podem ser empregadas para preservar o baço. Em um trabalho recente foi indicado que o uso de esplenorrafia com envelopamento com malha, mesmo no cenário de cirurgia intestinal, não aumenta a incidência de infecção. Para as rupturas menores da cápsula, o uso de coagulador com feixe de argônio para cauterização da superfície é uma técnica útil.

A primeira lição a ser aprendida sobre as lesões iatrogênicas é que a melhor maneira de preservar o baço é, primeiramente, não o danificar. Isso requer cautela na mobilização dos tecidos no e ao redor do baço, assim como inspeção visual dos ligamentos esplênicos antes da mobilização incruenta. Sempre que possível, o baço deve ser preservado para reduzir o risco de sepse pós-esplenectomia.

> Masoomi H, Carmichael JC, Mills S, et al. Predictive factors of splenic injury in colorectal surgery: data from the Nationwide Inpatient Sample, 2006-2008. *Arch Surg* 2012;147(4):324-329.

ESPLENECTOMIA INCIDENTAL

Em uma grande série de casos em que foram avaliadas as razões das esplenectomias em instituições de atenção terciária, a indicação mais comum de esplenectomia foi um procedimento incidental durante cirurgias em órgãos adjacentes. Nessa situação, o baço precisa ser removido, seja para completar a ressecção, seja em razão da secção da vasculatura esplênica. Os tratamentos primários de diversas dessas doenças em órgãos adjacentes são discutidos em outros capítulos desta obra, mas alguns comentários têm que ser feitos acerca das razões para a esplenectomia e quando é possível preservar o baço.

Uma indicação comum para esplenectomia incidental é remoção de tumores localizados no pâncreas distal. Durante décadas, a prática padrão foi remoção do baço quando da retirada do corpo e da cauda do pâncreas, já que a veia esplênica mantém relação íntima com o pâncreas distal. Em razão do interesse na preservação do baço considerando a incidência de infecção pós-esplenectomia, foram desenvolvidas técnicas cirúrgicas que permitem remover o pâncreas distal sem retirar o baço. A cirurgia tecnicamente mais difícil é a pancreatectomia distal com preservação da artéria e da veia esplênicas. Uma segunda pancreatectomia distal com preservação do baço envolve a ligadura da artéria e da veia esplênicas com preservação dos vasos gástricos curtos e sua utilização para influxo e efluxo colaterais para preservar a viabilidade esplênica. A remoção do pâncreas distal com preservação esplênica também foi recentemente relatada em procedimento laparoscópico. Para pacientes com tumor que demande remoção de linfonodos do hilo esplênico, ou com associação direta do tumor no parênquima esplênico, certamente é mais apropriado realizar a cirurgia com base nos princípios do tratamento das neoplasias e proceder à pancreatectomia distal/esplenectomia. Para outras indicações, se a anatomia for apropriada e não houver comprometimento da remoção total do tumor, a preservação do baço certamente é possível.

Outros casos em que é comum realizar esplenectomia incluem os cânceres gástricos proximais. A importância da dissecção total dos linfonodos para os resultados de longo prazo das ressecções gástricas por câncer tem sido objeto de debate por muitos anos. Os linfonodos de nível 10 estão localizados no hilo esplênico, e em 20 a 25% dos cânceres gástricos proximais esses linfonodos apresentam metástases que demandam remoção. Em um ensaio randomizado, demonstrou-se aumento da morbidade relacionada com esplenectomia e melhora marginal na sobrevida. Outros tumores do quadrante superior esquerdo e do retroperitônio podem requerer esplenectomia, incluindo grandes carcinomas de células renais, tumores da suprarrenal esquerda e sarcomas retroperitoneais que podem infiltrar o baço. Embora a asplenia torne os pacientes suscetíveis a infecções (ver Hipoesplenismo, adiante), o baço deve ser encarado como um órgão dispensável, caso necessário para ressecção total de neoplasias malignas, e não deve haver hesitação para retirar o baço nessas situações para realizar cirurgia oncologicamente adequada.

ESPLENOSE (AUTOTRANSPLANTE ESPLÊNICO)

Na esplenose, múltiplos pequenos implantes de tecido esplênico crescem dispersos em áreas sobre a superfície peritoneal no abdome. Eles surgem por disseminação e autotransplante de fragmentos esplênicos após ruptura traumática do baço. Implantes esplênicos ou autotransplantes intencionais são capazes de separar células, e algumas funções imunológicas parecem ter surgido em casos de autotransplante intencional. Não há indicação de tentativas agressivas de excisão cirúrgica. A esplenose geralmente é um achado incidental que ocorre muito mais tarde durante laparotomia por um problema não relacionado. Entretanto, os implantes estimulam a formação de aderências e podem causar obstrução intestinal. Eles devem ser distinguidos de nódulos metastáticos peritoneais de carcinoma e dos baços acessórios. Histologicamente, diferem dos baços acessórios pela ausência de fibras elásticas ou musculares lisas na cápsula delicada.

ESPLENECTOMIA

No preparo pré-operatório dos pacientes a serem submetidos à esplenectomia eletiva devem ser corrigidas anormalidades na coagulação e déficits na massa de glóbulos vermelhos, as infecções devem ser tratadas e reações imunes, controladas. Como são removidas rapidamente da circulação, em geral, as plaquetas não são administradas em caso de trombocitopenia até que a artéria esplênica tenha sido ligada. Os anticorpos no soro do paciente podem complicar a reação cruzada no sangue. Muitos pacientes com doença autoimune necessitam de cobertura com corticosteroide no período perioperatório. Em casos de esplenectomia de emergência, a hipovolemia deve ser corrigida com transfusão de sangue total. Nos casos eletivos, recomenda-se imunização profilática com vacina polivalente antipneumocócica capaz de conferir proteção contra os microrganismos encapsulados mais comumente isolados nas infecções pós-esplenectomia. A esplenectomia eletiva atualmente costuma ser realizada por laparoscopia, com melhor tolerância do procedimento e diminuição do tempo de recuperação.

O detalhamento da técnica cirúrgica está além do escopo deste capítulo, mas devemos ressaltar que há duas abordagens na esplenectomia aberta (Fig. 27-2). Na primeira, utilizada

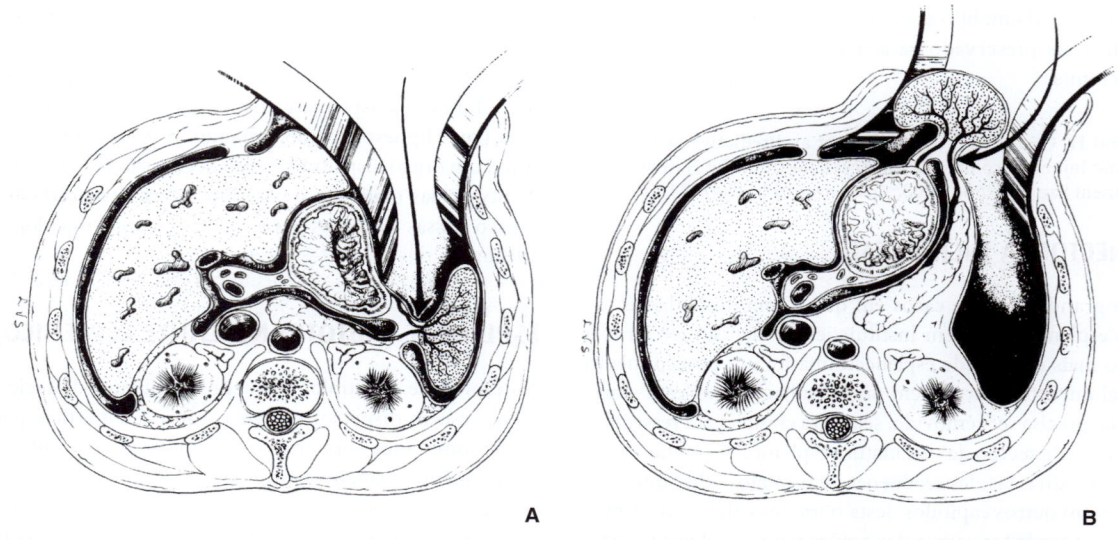

▲ **Figura 27-2 A.** Abordagem anterior à artéria esplênica. **B.** Mobilização do baço com exposição posterior da artéria esplênica.

principalmente em casos de ruptura traumática do baço, o órgão é imediatamente mobilizado e a artéria esplênica é controlada por trás na sua entrada pelo hilo. Na segunda, essencial para remoção de baços massivamente aumentados, o órgão é deixado *in situ*. O ligamento gastrocólico é aberto e a artéria esplênica é ligada no seu curso ao longo da borda superior do pâncreas. Isso permite que o sangue deixe o baço pela veia esplênica enquanto todos os demais ligamentos (ou seja, vasos gástricos curtos e fixações ao colo do intestino) são ligados antes que o baço seja removido. Esse método permite a remoção de baços muito aumentados com praticamente nenhuma perda de sangue.

A esplenorrafia é o reparo cirúrgico do baço após traumatismo. Os princípios da esplenorrafia são desbridar os tecidos desvitalizados e tentar aproximar as bordas normais do baço por meio de sutura capsular ou de materiais de envolvimento externo. Ressecções parciais do baço podem ser realizadas em casos de trauma ou de doenças para as quais haja indicação de citorredução do baço, mas com probabilidade de insucesso com maior taxa de complicações imediatas. Há relatos de esplenectomia parcial para doença de Gaucher, grandes cistos ou tumores benignos, utilizando grampeadores cirúrgicos automáticos, assim como coaguladores com micro-ondas. Por outro lado, para doenças autoimunes, é absolutamente essencial para a cura que todo o baço seja removido, incluindo eventuais baços acessórios. Há benefícios com a realização pré-operatória de cintilografia nuclear e identificação intraoperatória com contador gama manual.

Define-se *esplenomegalia massiva* como baços pesando mais de 1.500 g ou 8 a 10 vezes o tamanho normal. As doenças que causam esplenomegalia massiva são linfoma, leucemia e doenças metabólicas de armazenamento. As taxas de morbidade e de mortalidade para esplenectomia em casos de esplenomegalia massiva são maiores, principalmente em razão do risco de perda sanguínea intensa e rápida durante o procedimento. A abordagem cirúrgica nesses casos deve ser ligadura inicial da artéria esplênica por meio do saco omental menor na borda superior do pâncreas. Depois, ligadura dos vasos gástricos curtos ao longo da curvatura maior em todo o trajeto até a junção gastresofágica, permitindo que o estômago e o lobo esquerdo do fígado possam ser separados do baço. Apenas após ter-se reduzido o influxo arterial esplênico pelas manobras descritas, será possível mobilizar as fixações laterais e superiores, permitindo a retirada do baço massivo.

A esplenectomia laparoscópica é atualmente o padrão de cuidado na maioria dos grandes centros com alto volume de cirurgia esplênica. Praticamente qualquer indicação de esplenectomia eletiva comporta abordagem laparoscópica, incluindo pacientes com trombocitopenia grave, pacientes com esplenomegalia massiva, pacientes com indicação de esplenectomia parcial, bem como para retirada de baços acessórios e do baço errante. As contraindicações para esplenectomia laparoscópica são hipertensão porta e comorbidades graves. Com a evolução da técnica, há relatos de esplenectomia parcial por via laparoscópica em casos de lesão de massa focal e doenças hematológicas hereditárias.

A esplenectomia laparoscópica normalmente é realizada utilizando quatro portais. Os portais na linha média servem para introdução da câmera e para retração do estômago, afastando-o do hilo esplênico. Os portais subcostais esquerdos são utilizados para dissecção do hilo esplênico. Há necessidade de uma câmera laparoscópica angulada para visualização das fixações superiores e laterais do baço. Os vasos são seccionados com clipes, sutura ou grampeador. Dá-se preferência à visualização precisa do hilo com tração suave do baço para cima a fim de esticar e expor os vasos em detrimento do grampeamento às cegas do hilo. Quadros clínicos como PTI e esferocitose hereditária são as indicações mais comuns para esplenectomia laparoscópica, uma vez que nesses casos o baço tem tamanho normal. Para que haja sucesso nesses procedimentos é importante a busca, por via laparoscópica, de baços acessórios, o que pode ser facilitada pelo uso de acesso manual combinado para palpação.

EFEITOS HEMATOLÓGICOS DA ESPLENECTOMIA

A ausência do baço em adultos normais geralmente tem poucas consequências clínicas. A contagem de eritrócitos e os indicadores da série vermelha não se alteram, mas podem surgir hemácias com inclusões citoplasmáticas, como corpúsculos de Heinz, corpúsculos de Howell–Jolly e siderócitos. A granulocitose ocorre imediatamente após esplenectomia, substituída em algumas semanas por linfocitose e monocitose. Em geral, ocorre aumento no número de plaquetas, ocasionalmente atingindo níveis como 400.000 a 500.000/mL por mais de um ano. Também é possível haver trombocitose (p. ex., 200.000 a 300.000/mL) após esplenectomia por anemia hemolítica. Contagens de plaquetas acima de um milhão não implicam uso de anticoagulante, mas, sim, de agentes antiplaquetários, como o AAS, que podem ajudar a prevenir trombose.

> Davies JM et al. British Committee for Standards in Haematology. Review of guidelines for the prevention and treatment of infection in patients with an absent or dysfunctional spleen. *Br J Haematol* 2011;155(3):308-317.

SEPSE E OUTROS PROBLEMAS PÓS-ESPLENECTOMIA

As complicações relacionadas com a esplenectomia propriamente dita são relativamente poucas; as mais comuns são atelectasia, pancreatite e hemorragia pós-operatória. Se a esplenectomia for realizada para tratamento de trombocitopenia, é possível haver sangramento secundário mesmo considerando que a contagem de plaquetas aumenta rapidamente. Há indicação de transfusão de plaquetas quando a hemostasia primária não estiver normal (ou seja, quando ocorre porejamento) e quando a contagem de plaquetas se mantiver baixa. Complicações tromboembólicas são mais comuns após esplenectomia, mas sem correlação com o grau de trombocitose. O risco de trombose da veia porta é de 3%, sendo mais comum após esplenectomia indicada para anemia hemolítica com baço massivo, e não após traumatismo ou em caso de esplenectomia indicada para trombocitopenia. Os sintomas são febre, dor abdominal, diarreia e exames anormais de função hepática. O tratamento é feito com anticoagulantes e antimicrobianos.

Após esplenectomia os indivíduos se tornam mais suscetíveis à bacteremia fulminante que foram relatadas entre uma semana e mais de 20 anos após esplenectomia. A maior suscetibilidade resulta das seguintes alterações ocorridas com a esplenectomia: (1) redução da eliminação de bactérias do sangue, (2) níveis mais baixos de IgM e (3) redução da atividade de opsonização. O risco é máximo nas crianças pequenas, especialmente nos primeiros 2 anos após a cirurgia (80% dos casos) e quando o distúrbio que determinou a esplenectomia tenha sido uma doença do sistema reticuloendotelial. Em geral, quanto mais jovem for o paciente submetido à esplenectomia e quanto mais grave for a doença subjacente, maior será o risco de desenvolver infecção avassaladora pós-esplenectomia. Há risco baixo, ainda que significativo, de infecção mesmo em adultos de resto saudáveis após esplenectomia. Em sua maioria, essas infecções ocorrem após o primeiro ano e quase todas ocorrem mais de 5 anos após a esplenectomia. A sepse letal é muito rara em adultos. Há uma síndrome clínica distinta: sintomas leves e inespecíficos são seguidos por febre alta e choque séptico, que podem levar rapidamente à morte. *Streptococcus pneumoniae, Haemophilus influenzae* e meningococos são os agentes patogênicos mais comuns. A coagulação intravascular disseminada é uma complicação comum. A preocupação com essa complicação fatal levou a esforços para evitar a esplenectomia ou para realizar esplenectomia parcial ou reparo do baço em caso de ruptura (análoga à conduta cirúrgica no traumatismo hepático) para preservação da função esplênica. Com o autotransplante esplênico, também é possível obter restauração parcial da função do baço após esplenectomia.

O risco de sepse fatal é menor após esplenectomia por traumatismo do que nos casos de distúrbios hematológicos, provavelmente em razão do autotransplante esplênico. A imunização profilática contra pneumococos deve ser feita em todos os pacientes cirúrgica ou funcionalmente asplênicos. Como a função esplênica pode ser importante para a reação imune à vacina, preconiza-se a administração precoce de vacina polivalente antipneumocócica (Pneumovax). A vacina confere proteção em adultos e em crianças maiores durante 4 a 5 anos, sendo, posteriormente, indicada revacinação. Como a vacina só é efetiva contra cerca de 80% dos microrganismos, alguns autores recomendam curso de 2 anos, tratamento até os 16 anos de idade, ou profilaxia por toda a vida com penicilina após esplenectomia. Outros defendem o uso de ampicilina para cobertura de *Haemophilus influenzae*, além dos pneumococos. A profilaxia com antimicrobiano é essencial nas crianças com menos de 2 anos de idade e deve ser mantida no mínimo até os 6 anos. Em geral, a esplenectomia deve ser postergada até que a criança complete 6 anos, a não ser que o problema hematológico seja particularmente grave.

> Davies JM et al. British Committee for Standards in Haematology. Review of guidelines for the prevention and treatment of infection in patients with an absent or dysfunctional spleen. *Br J Haematol* 2011;155(3):308-317.
>
> Spelman D et al. Guidelines for the prevention of sepsis in asplenic and hyposplenic patients. *Intern Med J* 2008;38:349-356.

QUESTÕES DE MÚLTIPLA ESCOLHA

1. Sobre o baço, qual das seguintes alternativas é verdadeira?
   A. A polpa vermelha do baço normalmente contribui de forma significativa para a hematopoiese de glóbulos vermelhos.
   B. A drenagem venosa do baço é dividida igualmente entre a veia esplênica e tributárias diretas da veia renal esquerda.
   C. A cápsula externa do baço é uma lâmina contínua de musculatura lisa.
   D. O ligamento gastroesplênico contém os vasos gástricos curtos.
   E. Normalmente, 80% da massa de plaquetas fica sequestrada no baço.

2. Entre as indicações para esplenectomia, estão:
   A. Doença vascular.
   B. Esplenomegalia associada com infecção.
   C. Esferocitose hereditária.
   D. A e C.
   E. A, B e C.

3. Sobre a sepse pós-esplenectomia:
   A. Ocorre apenas até 1 ano após a cirurgia.
   B. O risco é máximo nas crianças menores.
   C. Está associada com baços acessórios residuais.
   D. É mais letal em adultos do que em crianças.
   E. É mais comum após esplenectomia por traumatismo do que por outras indicações.

Apêndice

28

Elliot C. Pennington, MD
Peter A. Burke, MD

ANATOMIA E FISIOLOGIA

Nos lactentes, o apêndice é um divertículo cônico no ápice do ceco, mas, com o crescimento diferenciado e a distensão do ceco, o apêndice finalmente sobe à esquerda e dorsalmente até cerca de 2,5 cm abaixo da válvula ileocecal. As tênias do colo convergem na base do apêndice, o que ajuda a localizar a estrutura durante a cirurgia. O apêndice é móvel na maioria dos indivíduos e tem fixação retrocecal em 16% dos adultos.

Nas crianças, o apêndice caracteriza-se por uma grande concentração de folículos linfoides que surgem 2 semanas após o nascimento e chegam a 200 ou mais aos 15 anos de idade. Daí em diante, ele progressivamente sofre atrofia do tecido linfoide com fibrose da parede e obstrução total ou parcial da luz. Se o apêndice tem alguma função fisiológica, ela provavelmente está relacionada com a presença dos folículos linfoides.

APENDICITE AGUDA

▶ Considerações gerais

Cerca de 7% dos indivíduos nos países ocidentais têm apendicite em algum momento em suas vidas. Com mais de 250 mil apendicectomias realizadas em razão de apendicite aguda anualmente nos Estados Unidos, é a cirurgia de emergência mais realizada pelo cirurgião geral, respondendo por cerca de 1% de todas as cirurgias.

A obstrução da luz proximal por bandas fibrosas, hiperplasia linfoide, fecalitos, cálculos ou parasitas há muito tempo vem sendo considerada a principal causa da apendicite aguda. Fecalitos e cálculos são encontrados em apenas 10% dos apêndices agudamente inflamados. Embora evidências de concentração geográfica e temporal de casos tenham sugerido a possibilidade de infecção como etiologia primária, essa hipótese ainda deve ser comprovada.

À medida que a apendicite evolui, o suprimento sanguíneo é prejudicado pela infecção bacteriana na parede e distensão da luz; gangrena e perfuração ocorrem em cerca de 24 horas, embora esse período seja muito variável. A gangrena implica perfurações microscópicas, contaminação bacteriana do peritônio e peritonite. Esse processo pode ser efetivamente restrito por aderências de vísceras próximas.

▶ Manifestações clínicas

A apendicite aguda pode simular quase qualquer outro quadro abdominal e, por sua vez, pode ser confundida com diversas doenças. A evolução dos sinais e sintomas é a regra – em contrapartida ao curso flutuante de algumas outras doenças.

A. Sinais e sintomas

Normalmente, o quadro inicia com desconforto vago no meio do abdome ou periumbilical, seguido por náusea, anorexia e indigestão. A dor é contínua, mas não intensa, com cólica leve ocasional. O paciente pode sentir-se constipado ou vomitar. É importante ressaltar que, algumas horas após o início dos sintomas, a dor desloca-se para o quadrante inferior direito, torna-se localizada e agrava-se quando o paciente se movimenta, caminha ou tosse.

O exame físico revela sensibilidade localizada à palpação e, talvez, algum grau de defesa abdominal. Dor à descompressão súbita ou sensibilidade dolorosa à percussão (esta última fornece a mesma informação de forma mais humana) podem ser provocadas no quadrante inferior direito. Os toques retal e vaginal tendem a ser negativos; quando positivos, apontam para outra etiologia. A temperatura aumenta pouco enquanto não houver perfuração. A administração de analgésicos opioides não afeta a acurácia do exame físico.

Uma concepção comum – no entanto, errada – é que a inflamação de um apêndice retrocecal produz uma síndrome atípica. Isso não é correto: as manifestações clínicas nesses casos são as mesmas da apendicite comum (antececal). A apendicite aguda pode ser confundida com outros quadros cirúrgicos quando o apêndice está localizado fora do quadrante inferior direito (i.e., diverticulite do sigmoide, colecistite aguda ou úlcera perfurada).

Contudo, mesmo quando o ceco está normalmente situado, um apêndice longo pode alcançar outras regiões do abdome.

Há três pontos gerais que devem ser repassados. (1) Os indivíduos na fase inicial da apendicite (não perfurada) não têm aparência enferma. A sensibilidade dolorosa localizada sobre o ponto de McBurney é a base do diagnóstico. (2) Uma regra que ajuda muito nos casos atípicos é nunca colocar a apendicite abaixo do segundo lugar no diagnóstico diferencial de dor abdominal aguda em indivíduo previamente saudável. (3) Na maioria dos casos, os pacientes com apendicite apresentam-se com história de desconforto abdominal generalizado que com o tempo se concentra no quadrante inferior direito.

B. Exames laboratoriais

A contagem média de leucócitos é 15.000/µL, e 90% dos pacientes têm contagem acima de 10.000/µL. Em três quartos dos pacientes, a contagem diferencial mostra mais de 75% de neutrófilos. Contudo, deve-se enfatizar que 1 a cada 10 pacientes com apendicite aguda apresentam contagem normal de leucócitos, e muitos têm contagem diferencial normal. Em indivíduos HIV-positivos, a apendicite, embora seja 3 vezes mais frequente, produz a mesma síndrome observada em adultos saudáveis, mas a contagem de leucócitos geralmente é normal.

Em geral, o exame de urina é normal, mas algumas vezes são observados poucos leucócitos e hemácias e ocasionalmente hematúria franca, sobretudo na apendicite retrocecal ou pélvica.

C. Exames de imagem

Nas radiografias simples, observam-se nível hidroaéreo localizado, íleo localizado ou aumento da densidade de tecidos moles no quadrante inferior direito em 50% dos pacientes na fase inicial de apendicite. Entre os achados menos comuns, estão cálculo, alteração na sombra do psoas direito, apagamento adiposo pré-peritoneal direito ou ar livre na cavidade peritoneal (na apendicite perfurada). Em geral, os achados nas radiografias simples raramente ajudam no diagnóstico.

A tomografia computadorizada (TC) do abdome ajuda no diagnóstico. Um apêndice aumentado com espessamento da parede e acentuação ou borramento da gordura adjacente ao apêndice são os achados mais úteis na apendicite aguda. Outros sinais podem estar presentes, incluindo espessamento focal do ceco, apendicolito, ar extraluminal ou intramural e abscesso pericecal, mas são menos confiáveis. A administração de contraste por via oral não é necessária. A TC tem valor máximo nos pacientes com quadro clínico e exames laboratoriais não característicos, quando uma TC positiva seria indicação para apendicectomia. Em adultos jovens, a TC de baixa dose não é inferior à de dose-padrão. Diante de quadro com evolução típica, dor no quadrante inferior direito, sensibilidade à palpação e sinais de inflamação (p. ex., febre e leucocitose), a TC seria supérflua e, se negativa, até mesmo enganadora. As imagens obtidas por ultrassonografia geralmente são menos confiáveis do que as da TC, embora possa tornar-se mais confiável quando realizada usando a combinação das abordagens transabdominal e transvaginal. Quando a apendicite é acompanhada por massa no quadrante inferior direito, pode-se solicitar ultrassonografia ou TC para diferenciar abscesso ou fleimão adjacente ao apêndice.

D. Apendicite durante a gravidez

A apendicite é o quadro cirúrgico não obstétrico do abdome mais comum durante a gestação, afetando entre 1 em 1.400 e 1 em 6.600 nascidos vivos, com os casos estando igualmente distribuídos nos três trimestres. A apresentação mais comum é dor e sensibilidade à palpação no quadrante inferior direito e leucocitose – a síndrome clássica –, mas o útero aumentado ocasionalmente terá empurrado o apêndice para o quadrante superior direito, o que dá origem à dor nessa localização. Alguns sintomas, como náusea e vômitos, ocorrem na gravidez normal, o que pode dificultar um diagnóstico preciso. A febre é menos comum do que no quadro de apendicite fora da gravidez. O principal problema é identificar a apendicite para realizar a apendicectomia rapidamente. Tanto a TC quanto a ressonância magnética RM) são altamente específicas para o diagnóstico de apendicite aguda durante a gravidez. O atraso na cirurgia implica risco mais alto que o comum de perfuração e peritonite difusa, já que o omento está menos disponível para isolar a infecção. A gestante corre grande perigo de infecção abdominal grave e o feto é mais vulnerável ao parto prematuro e suas complicações. A apendicectomia laparoscópica é bem tolerada tanto pela gestante quanto pelo feto, mas a frequência de complicações técnicas é mais alta do que com a abordagem aberta. A apendicectomia durante a gravidez frequentemente é seguida por trabalho de parto prematuro, mas raramente por nascimento prematuro. A apendicectomia precoce na gravidez reduziu a taxa de morte materna para menos de 0,5% e a taxa de morte fetal para menos de 10%. Em geral, a apendicectomia não aumenta o risco de infertilidade futura.

▶ Diagnóstico e diagnóstico diferencial

O diagnóstico clínico de apendicite é baseado na combinação de dor e sensibilidade localizadas acompanhadas por sinais de inflamação, como febre, leucocitose e aumento na dosagem da proteína C-reativa. A migração da dor da região periumbilical para o quadrante inferior direito também é significativa para o diagnóstico. Quando não há sinais de inflamação, o diagnóstico é mais incerto e, nessa situação, a TC pode ser útil. A melhor estratégia nos casos duvidosos é observar o paciente pelo período de 6 horas ou mais. Neste período, os pacientes com apendicite irão apresentar aumento da dor e sinais de inflamação, enquanto aqueles sem apendicite geralmente melhoram. Os diagnósticos falso-positivos frequentemente ocorrem nos casos em que o cirurgião deu mais importância à dor do paciente do que à presença de sinais de inflamação. Nos últimos 20 anos, a taxa global de diagnósticos falso-positivos de apendicite caiu de 15 para 10% sem aumento concomitante no número de perfurações. Assim, a acurácia diagnóstica parece estar aumentando. Alguns pacientes apresentam apendicite crônica, que envolve dor com duração igual ou superior a 3 semanas e, caracteristicamente, quadro agudo recente compatível com apendicite aguda que foi conduzida sem cirurgia.

O diagnóstico de apendicite aguda pode ser difícil em pacientes nos extremos etários da vida, e nesses grupos o diagnóstico frequentemente é tardio. Os lactentes apresentam apenas letargia, irritabilidade e anorexia nas fases iniciais, mas podem evoluir com vômitos, febre e dor à medida que a doença progride. Os idosos podem não apresentar qualquer um dos sintomas clássicos, embora a evolução da apendicite seja mais virulenta nessa faixa etária.

A maior incidência de diagnósticos falso-positivos (20%) ocorre em mulheres entre 20 e 40 anos, o que é atribuído a quadros ginecológicos como doença inflamatória pélvica. Em comparação com a apendicite, a doença inflamatória pélvica está mais frequentemente associada à dor bilateral nos quadrantes inferiores, sensibilidade no anexo esquerdo, início dos sintomas 5 dias após o último período menstrual e a uma história que não inclui náusea e vômitos.

Os sistemas de pontuação clínica podem ser efetivos para o diagnóstico de apendicite aguda. Por exemplo, o escore de Alvarado, que utiliza dados do exame físico (anorexia, migração da dor, náusea, sensibilidade à palpação do quadrante inferior direito, dor à descompressão súbita e aumento da temperatura) e achados laboratoriais (leucocitose, desvio à esquerda), tem excelente valor preditivo positivo, com sensibilidade de 99%.

▶ Complicações

Entre as complicações da apendicite aguda estão perfuração, peritonite, abscesso e pileflebite.

A. Perfuração

A perfuração faz parte da história natural da apendicite aguda, e provavelmente ocorre em razão da busca tardia por tratamento. A perfuração é acompanhada por dor mais intensa e febre mais alta (em média, 38,3 °C) em comparação com a apendicite simples. É raro que um apêndice agudamente inflamado perfure nas primeiras 12 horas. A apendicite terá evoluído com perfuração à apendicectomia em cerca de 50% dos pacientes com menos de 10 ou com mais de 50 anos de idade. Em mulheres jovens, a perfuração aumenta em cerca de 4 vezes o risco de infertilidade tubária.

B. Peritonite

A peritonite localizada resulta de perfuração microscópica de um apêndice gangrenoso, enquanto a peritonite generalizada na maioria dos casos implica perfuração macroscópica para o interior da cavidade peritoneal. Aumento da sensibilidade à palpação e da rigidez da parede, distensão abdominal e íleo adinâmico são evidentes nesses pacientes. Febre alta e toxemia grave assinalam a progressão desse quadro catastrófico.

C. Abscesso do apêndice

Ocorre perfuração localizada quando a infecção periapêndice é isolada pelo omento e vísceras adjacentes. A apresentação clínica consiste nos achados comuns da apendicite, e pode incluir a palpação de uma massa no quadrante inferior direito. Há indicação para ultrassonografia ou TC; se for encontrado um abscesso, o tratamento preconizado é aspiração percutânea guiada por imagem. Há opiniões divergentes sobre como conduzir o caso quando há abscessos e fleimões pequenos. Alguns cirurgiões preferem o regime composto por terapia antimicrobiana e conduta expectante seguido por apendicectomia eletiva após 6 semanas, a fim de evitar disseminação da infecção localizada e necessidade de cirurgia mais extensa. Essa estratégia está associada a taxas menores de complicações em geral, de formação de abscesso, obstrução intestinal e reoperação. Outros cirurgiões recomendam apendicectomia imediata, o que alguns consideram um fator que encurta a duração da doença.

Quando um abscesso não previsto é encontrado durante apendicectomia, geralmente é melhor prosseguir e remover o apêndice. Se o abscesso for volumoso e se considera que a dissecção complementar seria perigosa, a drenagem isolada será suficiente.

Há recidiva da apendicite em apenas 10% dos pacientes cujo tratamento inicial tenha sido feito com antimicrobianos, com ou sem drenagem de abscesso. Portanto, quando a presença de condições subordinadas aumentarem o risco cirúrgico, a apendicectomia pode ser postergada, a não ser que os sintomas se repitam.

D. Pileflebite

É a tromboflebite supurativa do sistema venoso porta. Calafrios, febre alta, icterícia de baixo grau e, tardiamente, abscesso hepático são os sinais característicos dessa grave, porém, felizmente, rara condição, que afeta menos de 1% dos pacientes. Indicam-se cirurgia imediata e terapia antimicrobiana.

▶ Prevenção

Não há estratégia preventiva efetiva para a apendicite. No passado, era comum realizar apendicectomia incidental em jovens no curso de uma cirurgia abdominal por outro motivo – desde que a exposição fosse adequada e não houvesse qualquer contraindicação específica. O declínio no risco de apendicite, considerando todo o período de vida, atualmente questiona essa prática. Uma questão relacionada diz respeito à conduta adequada quando se realiza laparoscopia por apendicite presumida e encontra-se apêndice de aspecto normal. Não há consenso nesses casos, com alguns cirurgiões preferindo remover o apêndice, enquanto outros optam por deixá-lo no local. Nas crianças, não há necessidade de retirar o apêndice quando há diagnóstico incidental de apendicolito.

▶ Tratamento

Com poucas exceções, o tratamento da apendicite é cirúrgico (i.e., apendicectomia). A cirurgia pode ser feita com técnica

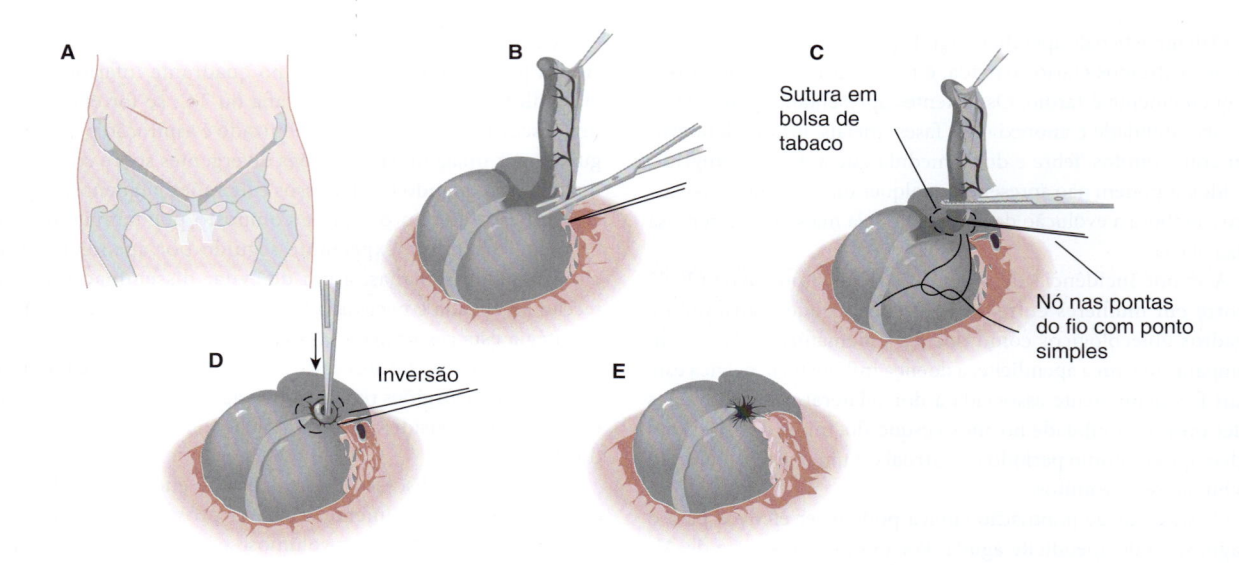

▲ **Figura 28-1** Técnica de apendicectomia aberta. **A.** Incisão. **B.** Após a liberação da ponta do ceco, o mesoapêndice é seccionado. **C.** A base é pinçada e ligada com um ponto simples de sutura. A próxima etapa – inversão do coto – é opcional. **D.** Aplica-se uma pinça para segurar o nó durante a inversão com sutura em bolsa de tabaco aplicada com fio de seda. **E.** O nó interno amarrado frouxamente sobre o coto assegura que não haja espaço para o desenvolvimento de abscesso do coto.

aberta (Fig. 28-1) ou por via laparoscópica. A abordagem laparoscópica é preferível quando o diagnóstico pré-operatório for duvidoso. Em pacientes selecionados, a apendicectomia laparoscópica pode ser realizada em regime ambulatorial.

Há indicação de terapia antimicrobiana profilática pré-operatória com esquema usando um único agente, geralmente cefalosporina. Não há indicação de cultura do líquido abdominal mesmo nos casos com perfuração do apêndice, já que os organismos isolados são os típicos da flora fecal. Há necessidade de drenos apenas para tratar abscessos estabelecidos.

Se o paciente com apendicite não puder ser transferido para um serviço moderno de cirurgia, o tratamento deve ser feito apenas com antimicrobianos. A taxa de sucesso livre de complicações dessa abordagem é superior a 93%, embora seja possível a recidiva da apendicite nessa população. Foram relatadas taxas de sucesso em 1 ano acima de 60%.

A. Apendicectomia laparoscópica *versus* aberta

A abordagem laparoscópica para apendicectomia foi descrita pela primeira vez por Kurt Semm em 1983. Desde a publicação inicial, houve muito debate acerca do papel apropriado da laparoscopia no tratamento da apendicite, sendo que a maioria dos casos é conduzida com cirurgia laparoscópica nos Estados Unidos. Em um grande estudo, os pacientes tratados por via laparoscópica tiveram morbidade geral mais baixa (exceto infecções do espaço cirúrgico naqueles com apendicite complicada), mas morbidade grave, mortalidade e período de internação semelhantes. Em geral, os pacientes submetidos à apendicectomia laparoscópica apresentam menos dor pós-operatória e 1 dia a menos de internação. Entretanto, a apendicectomia laparoscópica está associada ao aumento nos custos hospitalares globais e ao maior tempo de cirurgia. As taxas de conversão de abordagem laparoscópica para aberta variam de 0 a 27%, e essa conversão deve ser decidida com base em experiência, discernimento e habilidade do cirurgião para realizar o procedimento. Atualmente, a maioria dos pacientes nos Estados Unidos é tratada por via laparoscópica, e essa abordagem é segura tanto para a apendicite não complicada quanto para a complicada. Em pacientes selecionados, o apêndice pode ser removido utilizando técnica com uma única porta de acesso.

B. Resultados

Embora, teoricamente, seja possível obter taxa de mortalidade zero para apendicite aguda, mortes ainda ocorrem, algumas das quais são evitáveis. A taxa de mortalidade para os casos de apendicite aguda simples é de aproximadamente 0,1% e não se alterou significativamente desde 1930. A evolução na atenção pré-operatória e pós-operatória reduziu a mortalidade por perfuração para cerca de 5%. De qualquer forma, ainda ocorrem infecções pós-operatórias em 30% dos casos de apendicite gangrenosa ou perfurada. Embora seus casos possam ser tecnicamente mais difíceis, os pacientes obesos apresentam taxas semelhantes de complicação, estadia hospitalar e readmissão. O aumento substancial da infertilidade tubária que ocorre em caso de perfuração em jovens é evitável com apendicectomia precoce. Se o apêndice não for removido totalmente, é possível haver apendicite do coto residual.

C. Controvérsias

Há muitas controvérsias acerca do tratamento da apendicite aguda. Alguns cirurgiões rotineiramente procedem à irrigação dos quatro quadrantes em todos os casos de apendicectomia, enquanto outros não têm essa rotina. Demonstrou-se que a irrigação reduz a taxa de abscesso pós-operatório apenas nos casos de apendicite perfurada. Há evidências crescentes de que o uso isolado de antmicrobianos talvez seja o tratamento inicial preferencial para pacientes com apendicite aguda não complicada. Embora esteja claro que a terapia antimicrobiana pós-operatória não é benéfica após apendicectomia em casos de apendicite não perfurada, não há consenso sobre o regime ou a duração da terapia antimicrobiana para a apendicite perfurada.

Amoli HA et al. Morphine analgesia in patients with acute appendicitis: a randomised double-blind clinical trial. *Emerg Med J* 2008;25(9):586-589.

Basaran A, Basaran M. Diagnosis of acute appendicitis during pregnancy: a systematic review. *Obstet Gynecol Surv* 2009;64(7):481-488.

Bondi M et al. Improving the diagnostic accuracy of ultrasonography in suspected acute appendicitis by the combined transabdominal and transvaginal approach. *Am Surg* 2012;78(1):98-103.

Cardenas-Salomon CM et al. Hospitalization costs of open vs. laparoscopic appendectomy: 5-year experience. *Cir Cir* 2011;79(6):534-539.

Cash CL et al. A prospective treatment protocol for outpatient laparoscopic appendectomy for acute appendicitis. *J Am Coll Surg* 2012;215(1):101-105.

Coakley BA et al. Postoperative antibiotics correlate with worse outcomes after appendectomy for nonperforated appendicitis. *J Am Coll Surg* 2011;213(6):778-783.

Deugarte DA et al. Obesity does not impact outcomes for appendicitis. *Am Surg* 2012;78(2):254-257.

Gilo NB et al. Appendicitis and cholecystitis in pregnancy. *Clin Obstet Gynecol* 2009;52(4):586-596.

Hekimoglu K et al. Comparison of combined oral and i.v. contrast-enhanced versus single i.v. contrast-enhanced mdct for the detection of acute appendicitis. *JBR-BTR* 2011;94(5):278-282.

Hussain A et al. Prevention of intra-abdominal abscess following laparoscopic appendicectomy for perforated appendicitis: a prospective study. *Int J Surg* 6(5):374-377.

Ingraham AM et al. Comparison of outcomes after laparoscopic versus open appendectomy for acute appendicitis at 222 ACS NSQIP hospitals. *Surgery* 2010;148(4):625-635; discussion 635-627.

Kim K et al. Low-dose abdominal CT for evaluating suspected appendicitis. *N Engl J Med* 2012;366(17):1596-1605.

Klein DB et al. Increased rates of appendicitis in HIV-infected men: 1991-2005. *J Acquir Immune Defic Syndr* 2009;52(1):139-140.

Korndorffer JR et al. SAGES guideline for laparoscopic appendectomy. *Surg Endosc* 2010;24(4):757-761.

Liu K, Fogg L. Use of antibiotics alone for treatment of uncomplicated acute appendicitis: a systematic review and meta-analysis. *Surgery* 2011;150(4):673-683.

Ohle R et al. The Alvarado score for predicting acute appendicitis: a systematic review. *BMC Med* 2011;9:139.

Parks NA, Schroeppel TJ. Update on imaging for acute appendicitis. *Surg Clin North Am* 2011;91(1):141-154.

Rollins MD et al. Prophylactic appendectomy: unnecessary in children with incidental appendicoliths detected by computed tomographic scan. *J Pediatr Surg* 2010;45(12):2377-2380.

Sauerland S et al. Laparoscopic versus open surgery for suspected appendicitis. *Cochrane Database Syst Rev* 2010;(10):CD001546.

Sieren LM et al. The incidence of benign and malignant neoplasia presenting as acute appendicitis. *Am Surg* 2010;76(8):808-811.

Simillis C et al. A meta-analysis comparing conservative treatment versus acute appendectomy for complicated appendicitis (abscess or phlegmon). *Surgery* 2010;147(6):818-829.

St Peter SD et al. Single incision versus standard 3-port laparoscopic appendectomy: a prospective randomized trial. *Ann Surg* 2011;254(4):586-590.

Subramanian A, Liang MK. A 60-year literature review of stump appendicitis: the need for a critical view. *Am J Surg* 2012;203(4):503-507.

Varadhan KK et al. Safety and efficacy of antibiotics compared with appendicectomy for treatment of uncomplicated acute appendicitis: meta-analysis of randomised controlled trials. *BMJ* 2012;344:e2156.

TUMORES DO APÊNDICE

Tumores benignos, incluindo os carcinoides, foram encontrados em 4,6% de 71 mil amostras de apêndice humano examinadas microscopicamente, em geral como achados incidentais.

▶ Tumores malignos

Nessa mesma grande série de casos, foram encontrados tumores malignos primários em 1,4% dos apêndices. A maioria dos cânceres de apêndice é formada por carcinoides e tumores neuroendócrinos, e o apêndice é a localização mais comum dos tumores carcinoides no trato gastrintestinal. Os tumores carcinoides do apêndice são mais encontrados na sua extremidade e geralmente são benignos, mas aqueles com mais de 2 cm de diâmetro podem ter comportamento maligno. Cerca de metade desses tumores é descoberta durante apendicectomia para apendicite aguda, e os tumores restantes são identificados incidentalmente. As lesões com menos de 2 cm de diâmetro invadem a parede do apêndice em 25% dos casos, mas apenas 3% enviam metástase para os linfonodos. Metástase hepática e síndrome carcinoide são realmente raras. A apendicectomia isolada é suficiente, exceto quando há envolvimento evidente de linfonodos, o tumor tem mais de 2 cm de diâmetro, há elementos mucinosos no tumor (adenocarcinoide), ou o mesoapêndice ou a base do ceco estão invadidos; nesses casos, recomenda-se hemicolectomia direita. A taxa de recidiva após tratamento cirúrgico se aproxima de zero.

O adenocarcinoma colônico pode surgir no apêndice e rapidamente se disseminar aos linfonodos regionais ou se implantar em outras superfícies peritoneais. A maioria dos pacientes apresenta-se com a doença avançada. O adenocarcinoma quase nunca é diagnosticado antes da cirurgia, e cerca de metade dos casos apresenta-se com quadro compatível com apendicite aguda. Há indicação de hemicolectomia direita se a doença estiver localizada no apêndice e/ou nos linfonodos regionais. A taxa de sobrevida em 5 anos é de 60% após hemicolectomia direita e apenas de 20% após apenas apendicectomia, mas o último grupo inclui pacientes com metástase à distância no momento do diagnóstico.

▶ Mucocele e pseudomixoma do peritônio

A mucocele do apêndice consiste na dilatação cística do apêndice, com seu lúmen repleto de mucina. A mucocele simples não é uma neoplasia e resulta da obstrução crônica da luz proximal, geralmente por tecido fibroso. Em raras ocasiões, a mucocele é causada por uma neoplasia – cistadenoma, ou adenocarcinoma grau 1 na terminologia antiga, atualmente denominado neoplasia mucinosa do apêndice (MAN, do inglês *mucinous appendix neoplasm*). A lesão pode ser primária (*de novo*) ou (talvez) surgir em uma mucocele simples precedente. A apendicectomia é o tratamento adequado em ambos os casos. Se uma MAN sofrer ruptura, é possível ocorrer um quadro conhecido como pseudomixoma peritoneal, caracterizado por produção difusa de mucina em toda a cavidade peritoneal, com celularidade tumoral de graus variáveis. Os pacientes podem ser tratados com apendicectomia simples ou com hemicolectomia direita.

> Foster JM et al. Right hemicolectomy is not routinely indicated in pseudomyxoma peritonei. *Am Surg* 2012;78(2):171-177.
> Guraya SY, Almaramhy HH. Clinicopathological features and the outcome of surgical management for adenocarcinoma of the appendix. *World J Gastrointest Surg* 2011;3(1):7-12.
> Shapiro R et al. Appendiceal carcinoid at a large tertiary center: pathologic findings and long-term follow-up evaluation. *Am J Surg* 2011;201(6):805-808.

QUESTÕES DE MÚLTIPLA ESCOLHA

1. Sobre o apêndice, todas as alternativas seguintes são verdadeiras, exceto:
   A. Nas crianças, o apêndice caracteriza-se por uma grande concentração de folículos linfoides que surgem 2 semanas após o nascimento e chegam a 200 ou mais aos 15 anos de idade.
   B. As tênias do colo convergem na base do apêndice.
   C. Um fecalito ou cálculo é encontrado em apenas 10% dos apêndices agudamente inflamados.
   D. O apêndice é fixo em posição retrocecal em 65% dos adultos.
   E. A apendicite aguda pode simular praticamente qualquer outro quadro abdominal agudo.

2. Entre os exames úteis para o diagnóstico de apendicite aguda estão:
   A. TC abdominal.
   B. Ultrassonografia transvaginal.
   C. Ressonância magnética.
   D. As alternativas A, B, e C estão corretas.
   E. As alternativas A e C estão corretas.

3. Os tumores malignos primários do apêndice:
   A. Determinam colectomia direita imediata em quase todos os pacientes.
   B. Na sua maioria, são tumores neuroendócrinos (carcinoides).
   C. São a etiologia mais comum para apendicite.
   D. Têm pacientes que geralmente se apresentam em razão de metástase hepática.
   E. Geralmente são encontrados na base do apêndice.

Intestino delgado

29

Marco E. Allaix, MD
Mukta Krane, MD
Alessandro Fichera, MD

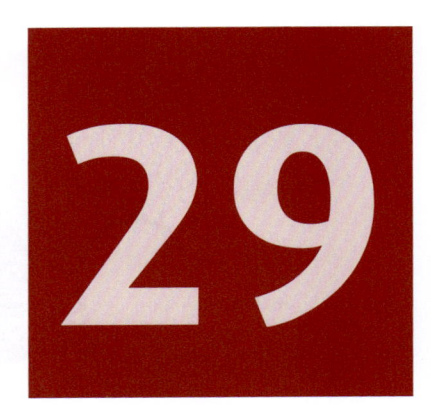

ANATOMIA

Anatomia macroscópica

O intestino delgado, a porção do trato digestório que se estende do piloro até a valva ileocecal, é formado por três segmentos – duodeno, jejuno (dois quintos superiores) e íleo (três quintos inferiores). A anatomia, a fisiologia e a patologia do duodeno foram discutidas no Capítulo 23.

O jejuno tem início no ligamento de Treitz. Jejuno e íleo ficam suspensos sobre o mesentério móvel coberto por um revestimento de peritônio visceral que se estende à superfície externa do intestino para formar a serosa. Não há uma demarcação definida entre jejuno e íleo; à medida que o intestino prossegue distalmente, a luz se estreita, a arcada vascular mesentérica se torna mais complexa e as dobras de mucosa circulares se tornam mais curtas e ocorrem em menor número.

O mesentério contém gordura, vasos sanguíneos, canais linfáticos e linfonodos e nervos. O jejuno e o íleo são supridos pela artéria mesentérica superior (AMS). No interior do mesentério, ramos sofrem anastomose para formar arcadas, e pequenas artérias retas com origem nessas arcadas penetram pela borda intestinal mesentérica. O sangue venoso é drenado pela veia mesentérica superior (VMS), que se une à veia esplênica atrás do pâncreas para formar a veia porta.

A drenagem linfática é abundante. Há agregados linfáticos de formato elíptico (placas de Peyer) na submucosa sobre a borda antimesentérica do íleo distal, e folículos menores são evidentes no restante do intestino delgado. Linfonodos regionais acompanham as arcadas vasculares e drenam para a cisterna do quilo.

A inervação do intestino delgado é simpática (fibras dos nervos esplâncnicos maior e menor) e parassimpática (do nervo vago direito). Embora os dois tipos de inervação autonômica contenham fibras eferentes e aferentes, apenas os aferentes simpáticos parecem mediar a dor intestinal.

Anatomia microscópica

A parede do intestino delgado é formada por quatro camadas – mucosa (a mais interna), submucosa, muscular e serosa (a mais externa).

A *mucosa* é caracterizada por pregas circulares com cerca de 10 mm de altura, denominadas válvulas coniventes, mais altas e mais numerosas no jejuno proximal, e que se projetam para a luz (Figura 29-1). Essas pregas, combinadas com a presença das vilosidades sobre a superfície da válvula conivente, aumentam a superfície de absorção em cerca de 8 vezes. Há cerca de 20 a 40 vilosidades/mm^2. Elas têm de 0,5 a 1 mm de comprimento, e sua parede é formada por células epiteliais com minúsculas projeções denominadas microvilosidades. As células epiteliais incluem um eixo central que contém uma arteríola circundada por capilares sanguíneos e linfáticos, conhecidos como *ductos lactíferos*, e fibras com origem na muscular da mucosa. As microvilosidades (altura de 1 μm) amplificam o potencial de área de superfície absortiva para até 200 a 500 m^2 (Figura 29-2).

A mucosa é subdividida microscopicamente em três camadas distintas: (1) a muscular da mucosa, a mais externa, é formada por uma lâmina fina de células musculares lisas; (2) a lâmina própria, um tecido conectivo que se estende desde a base das criptas até as vilosidades intestinais; e (3) o epitélio, que é a camada mais interna.

O epitélio intestinal é composto por múltiplos tipos celulares que se encontram sobre uma membrana basal delgada apoiada sobre a lâmina própria. Há dois compartimentos principais no epitélio intestinal, as criptas e as vilosidades, cada qual com funções e composição celular distintas. As criptas são formadas por células predominantemente secretoras e derivadas de células-tronco pluripotentes localizadas acima da base das criptas de Lieberkühn. As células de Paneth ficam na base das criptas; sua função não está esclarecida, mas talvez seja secretora, lembrando as células secretoras de zimogênio do pâncreas.

Em sua maioria, as células das criptas não são diferenciadas; algumas sofrem maturação para se tornarem células em taça

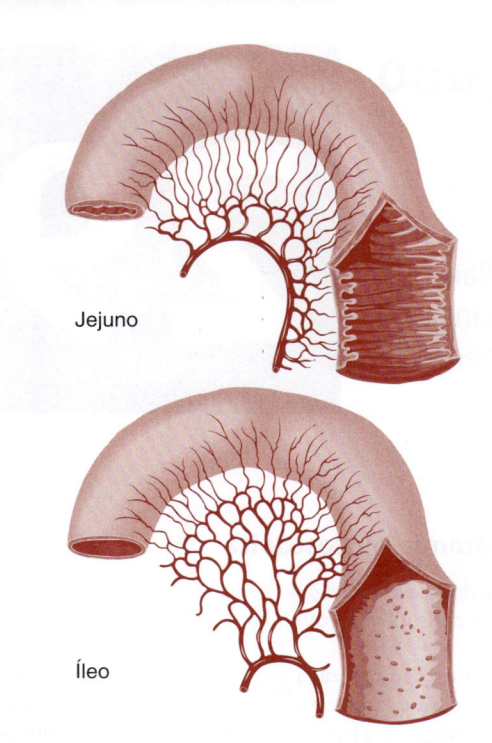

Figura 29-1 Suprimento sanguíneo e superfície luminal do intestino delgado. As arcadas arteriais do intestino delgado aumentam em número de uma ou duas no jejuno proximal para quatro ou cinco no íleo distal, um achado que ajuda a distinguir entre intestino proximal e distal durante procedimento cirúrgico. As pregas circulares são mais evidentes no jejuno.

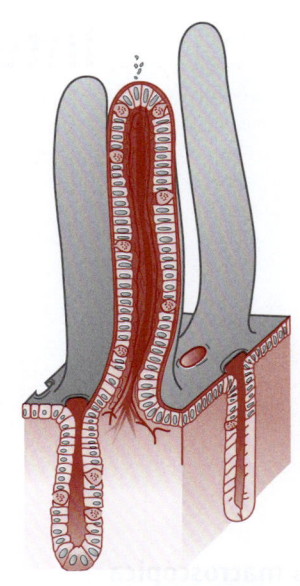

Figura 29-2 Representação esquemática de vilosidades e criptas de Lieberkühn.

secretoras de muco e células enteroendócrinas, mas majoritariamente se tornam enterócitos absortivos. Entre as enteroendócrinas estão células enterocromafins (as mais comuns), células N que contêm neurotensina, células L (glucagon) e células contendo motilina e colecistoquinina (CCK). Finalmente, células M e linfócitos T têm participação importante na imunidade mediada por células da mucosa.

O compartimento das vilosidades não é proliferativo. Os fatores que afetam a diferenciação dos enterócitos incluem fatores do crescimento, hormônios, proteínas da matriz e nutrientes na luz intestinal. O período de vida dos enterócitos varia de 3 a 6 dias.

A *submucosa* é uma camada de tecido conectivo denso, composta por diferentes tipos celulares, incluindo fibroblastos, mastócitos, linfócitos, macrófagos, eosinófilos e plasmócitos. Ela contém vasos sanguíneos, linfáticos e nervos. O plexo neural submucoso de Meissner se interconecta com o plexo de Auerbach. A submucosa é a camada mais resistente da parede do intestino delgado. A *muscular* é formada por duas camadas de músculo liso, uma interna circular mais espessa e outra externa longitudinal mais fina. Estruturas intercelulares de junções especializadas, denominadas junções comunicantes (*"gap junctions"*) acoplam eletricamente células musculares lisas adjacentes e permitem a propagação eficiente da peristalse. Células ganglionares e fibras nervosas de Auerbach do plexo mioentérico interpenetram as camadas e se comunicam com elementos neurais menores entre as células. A *serosa* é formada por uma camada simples de células mesoteliais planas que revestem o intestino delgado.

> Johansson ME et al. Composition and functional role of the mucus layers in the intestine. *Cell Mol Life Sci* 2011 Nov;68(22):3635-3641.
> Simons BD et al. Stem cell self-renewal in intestinal crypt. *Exp Cell Res* 2011 Nov 15;317(19):2719-2724.

FISIOLOGIA

Motilidade

A motilidade Intestinal nada mais é que a propulsão do conteúdo luminal (peristalse) combinada com a ação de mistura por meio da segmentação. Essas funções são realizadas por ambas as camadas musculares, a longitudinal externa e a circular interna da parede intestinal, sob controle direto principalmente do plexo nervoso mioentérico. O plexo nervoso submucoso está envolvido principalmente com a regulação da secreção e com a absorção. O *input* simpático extrínseco tem caráter excitatório e o *input* peptidérgico provavelmente é inibitório. A motilidade intestinal também está sob controle positivo de hormônios locais, como a motilina e a CCK. As células musculares lisas do intestino delgado sofrem oscilações espontâneas dos potenciais de membrana, conhecidas como potenciais marcapassos, com frequência progressivamente declinante do duodeno para o íleo. A frequência dos potenciais marcapassos para todo o intestino delgado é determinada pelo duodeno, onde se origina. Um tipo celular relacionado com nervo conhecido como célula intersticial de Cajal parece ter participação essencial na geração da atividade marcapasso. A motilidade do intestino delgado varia com a alimentação e o estado de jejum. No período interdigestivo, ou de jejum, observa-se um padrão cíclico de atividade motora formado por três fases. A fase I é de repouso e representa cerca de 80% do ciclo. A fase II, cerca de 15%, consiste em contrações aleatórias de amplitude moderada. A fase III, representando cerca de 5%, é formada por uma sequência de ondas breves de alta pressão. O ciclo de três fases resulta em um padrão denominado complexo motor migratório, abolido com a ingestão de alimentos. Durante a digestão, o padrão de contração é mais frequente e consistente ao longo do tempo. Em vez de se iniciarem em posição proximal e se propagarem distalmente, as contrações têm início em todos os níveis ao longo do intestino delgado e se propagam distalmente.

▶ Função de barreira

O epitélio intestinal limita, de modo seletivo, a permeabilidade de substâncias potencialmente danosas existentes na luz. A barreira anatômica é o complexo da junção intercelular, uma estrutura de três níveis que sela células adjacentes em toda a circunferência: a junção estreita fica de frente para a luz, a intermediária ocorre profundamente à estreita, e o desmossomo é o elemento mais interno desse complexo. Diversos quadros patológicos podem alterar a função de barreira. Algumas toxinas bacterianas, como a do *Clostridium difficile*, afetam diretamente a função de barreira, rompendo as interações juncionais do citoesqueleto, e diversas citocinas e mediadores pró-inflamatórios também são capazes de modular a permeabilidade intestinal.

▶ Digestão e absorção

A digestão se inicia no estômago com a ação do ácido gástrico e da pepsina. No duodeno proximal, o alimento ingerido é decomposto por enzimas pancreáticas, como tripsina, elastase, quimiotripsina e carboxipeptidases. A atividade das hidrolases e oligopeptidases intestinais completa a digestão de proteínas e carboidratos, e os resultantes monossacarídeos, aminoácidos e di- ou tripeptídeos servem como substrato para os transportadores acoplados ao Na^+ ou ao H^+ na membrana apical dos enterócitos absortivos. A digestão e a absorção das gorduras ocorrem no intestino delgado proximal, onde a lipase pancreática hidrolisa parcialmente os triglicerídeos em ácidos graxos e monoglicerídeos. Essas substâncias são solubilizadas por sais biliares formando micelas que são difusíveis aos enterócitos, liberando ácidos graxos e monoglicerídeos. Os triglicerídeos são transportados ao interior da célula e incorporados junto com proteínas celulares, fosfolipídeos e colesterol para formar os quilomícrons. Eles então deixam a célula para serem absorvidos pelo sistema linfático. Sais biliares são reabsorvidos pela circulação êntero-hepática no íleo distal por um transportador de ácido biliar acoplado ao Na^+.

O intestino delgado recebe cerca de 1 a 1,5 L/dia de líquido ingeridos e cerca de 8 L de secreções salivares, gástricas e pancreático-biliares. A maior parte desse volume é reabsorvida antes de chegar ao colo. O movimento hídrico é determinado por absorção transcelular ativa de Na^+ e Cl^- e pela absorção de nutrientes como glicose e aminoácidos. A energia de muitos desses processos é derivada da atividade da Na^+-K^+ ATPase, que mantém o ambiente interno com Na^+ baixo e determina a captação via trocadores iônicos (Na^+/H^+ e Cl^-/HCO_3^-) e transportadores de nutrientes com acoplamento de Na^+.

▶ Secreção

As células da cripta intestinal secretam um líquido isotônico por meio de transporte transcelular ativo de Cl^-. Esse processo lubrifica a superfície da mucosa e facilita a extrusão para a luz de outras substâncias. Quando a secreção excede a capacidade de absorção intestinal, ocorre diarreia.

▶ Função imune

O sistema imune da mucosa é extremamente importante na defesa contra ameaças tóxicas e patogênicas com origem no ambiente luminal. A lâmina própria contém várias células imunes, incluindo plasmócitos, mastócitos e linfócitos, que produzem imunoglobulinas e mediadores da citocina.

Os plasmócitos produzem IgA em resposta a antígenos e microrganismos contidos nos alimentos. IgA e IgM são secretadas na luz por um mecanismo que envolve transcitose nas células epiteliais após ligação ao receptor polimérico de imunoglobulina sobre a membrana basal lateral. A IgA secretora evita que agentes patogênicos microbianos penetrem a camada epitelial. As interações IgA-antígeno também ocorrem nos compartimentos intraepitelial e subepitelial. As próprias células epiteliais intestinais podem contribuir com a função imune do intestino. Essas células expressam moléculas do complexo principal de histocompatibilidade classe I e classe II sobre sua superfície e podem atuar com células apresentadoras de antígeno. A camada de células epiteliais pode transmitir importantes sinais reguladores da imunidade para a população de linfócitos subjacente.

Células especializadas, conhecidas como células M, são encontradas cobrindo as placas de Peyer e atuam como principal porta de entrada de corpos estranhos. Invaginações especializadas da membrana dessas células criam bolsos nos quais se juntam linfócitos e macrófagos. Substâncias luminais são imediatamente levadas a eles por células apresentadoras de antígenos, e essas informações são conduzidas diretamente aos folículos subjacentes. Os linfócitos intraepiteliais (LIE) são células T especializadas que residem no espaço paracelular entre os enterócitos absortivos. O papel preciso dos LIEs não está esclarecido, mas eles talvez sejam mediadores de informação entre as células epiteliais e as células imunes e não imunes subjacentes na lâmina própria. No interior da lâmina própria e da submucosa, células T, células B e macrófagos maduros realizam a reação imune tradicional mediada por células e contribuem para a resposta imune global, além de modularem muitas funções das células epiteliais.

Função neuroendócrina

O intestino delgado é uma fonte rica de peptídeos reguladores que controlam diversos aspectos da função digestiva. Essas substâncias, liberadas em resposta a estímulos luminais ou neurais, exercem suas ações biológicas local ou remotamente.

A secretina é um peptídeo com 27 aminoácidos liberados por células enteroendócrinas no intestino delgado proximal em resposta à presença de ácido, sais biliares e gorduras na luz. Sua função principal é estimular a secreção alcalina pelo ducto pancreático. A secretina inibe a secreção gástrica e a motilidade gastrintestinal. Além disso, estimula o fluxo de bile estimulando a secreção de líquido pelos colangiócitos. Outros membros da família da secretina apresentam homologia de sequência e interagem com receptores semelhantes, incluindo polipeptídeo vasoativo intestinal (VIP), glucagon, polipeptídeo inibidor gástrico (GIP) e enteroglucagon. O enteroglucagon e os peptídeos semelhantes ao glucagon são secretados por células neuroendócrinas no colo e no intestino delgado e talvez tenham papel importante na adaptação intestinal e na homeostasia da glicose.

A CCK é liberada por células enteroendócrinas especializadas, em resposta à presença na luz intestinal de aminoácidos e de ácidos graxos de cadeia média e longa. A liberação de CCK é inibida pela presença de tripsina e de sais biliares na luz. Os dois alvos principais da CCK são a vesícula biliar e o esfíncter de Oddi, onde causa, respectivamente, contração e relaxamento coordenados, para aumentar a mistura de bile na luz contendo alimentos ingeridos. Além disso, a CCK estimula a secreção de enzimas pancreáticas, o crescimento celular na mucosa intestinal e no pâncreas, a liberação de insulina e a motilidade intestinal.

A somatostatina é um peptídeo de 14 aminoácidos que tem uma ampla variedade de funções inibitórias no trato gastrintestinal. É liberada por células enteroendócrinas especializadas e atua de forma parácrina inibindo as secreções intestinal, gástrica e pancreático-biliar e o crescimento celular. Formas sintéticas de somatostatina são usadas na prática clínica em pacientes com fístulas enterocutânea e pancreático-biliar.

O peptídeo YY tem 36 aminoácidos, é secretado pelo intestino delgado distal, e inibe as secreções ácidas gástricas e pancreáticas, assim como diversos hormônios intestinais, além de reduzir a motilidade intestinal.

A motilina é secretada pelo duodeno e pelo jejuno proximal, onde atua para aumentar a contratilidade e acelerar o esvaziamento gástrico.

A neurotensina é produzida no íleo e em nervos entéricos; parece afetar diversas funções entéricas, incluindo a secreção ácida gástrica, o esvaziamento gástrico, a motilidade intestinal e a secreção.

Outros peptídeos (VIP, peptídeo relacionado com calcitonina, galanina, bombesina, neuropeptídeo Y e substância P) são liberados de nervos entéricos, mas sua participação exata não está totalmente esclarecida.

Crenn P, Messing B, Cynober L. Citrulline as a biomarker of intestinal failure due to enterocyte mass reduction. *Clin Nutr* 2008;27:328.

Edholm T et al. The incretin hormones GIP and GLP-1 in diabetic rats: effects on insulin secretion and small bowel motility. *Neurogastroenterol Motil* 2009 Mar;21(3):313-321.

Jones MP, Bratten JR. Small intestinal motility. *Curr Opin Gastroenterol* 2008;24:164.

OBSTRUÇÃO DO INTESTINO DELGADO

Considerações gerais

A obstrução de intestino delgado (OID) é um dos distúrbios mais comuns neste órgão. Caracteriza-se por impedimento do fluxo normal do conteúdo intraluminal e pode ser dividida em mecânica e íleo paralítico.

A obstrução mecânica implica um obstáculo extrínseco ou intrínseco que impeça, total ou parcialmente, a progressão do conteúdo intestinal. Na obstrução simples, há apenas obstrução da luz; na obstrução com estrangulamento, também há impedimento do suprimento sanguíneo, o que causa necrose da parede intestinal. O íleo paralítico (ou adinâmico) é causado por insuficiência da peristalse, de origem neurogênica, para propelir o conteúdo intestinal sem que haja obstrução mecânica.

A. ETIOLOGIA

As causas de obstrução mecânica podem ser divididas em três grupos, de acordo com a relação com a parede intestinal: (1) intraluminal; (2) intramural; e (3) extrínseca. As três etiologias mais comuns são aderências intra-abdominais, hérnias e neoplasias (Tabela 29-1).

Tabela 29-1 Causas de obstrução de intestino delgado em adultos

Causas	Incidência Relativa (%)
Aderências	60
Hérnia externa	10
Neoplasias	20
Intrínsecas	3
Extrínsecas	17
Outras	10

1. **Aderências** — Sessenta a 75% dos casos de OID mecânica são secundários a aderências relacionadas com cirurgia abdominal prévia. As cirurgias do abdome inferior e da pelve parecem estar associadas a uma incidência maior de aderências em comparação com as do abdome superior. Bandas congênitas em crianças são raramente observadas.
2. **Hérnia** — A causa mais comum de OID em pacientes sem história de cirurgia abdominal é hérnia. Deve-se proceder a uma busca meticulosa por hérnia inguinal, femoral ou umbilical durante o exame de pacientes que se apresentem com sintomas indicativos de obstrução. Também deve ser considerada a possibilidade de hérnias internas para o forame obturador, o forame de Winslow, ou de outros defeitos anatômicos. Em pacientes já submetidos à cirurgia, a hérnia incisional é outra causa possível de OID, especialmente após laparotomia, em pacientes com sobrepeso ou obesos, naqueles em tratamento com corticosteroide ou com infecção da ferida operatória.
3. **Neoplasias** — As neoplasias intrínsecas do intestino delgado podem obstruir progressivamente a luz ou servir como ponto de referência para intussuscepção. Os sintomas podem ser intermitentes, a instalação da obstrução é lenta podendo haver sinais de anemia crônica. A carcinomatose peritoneal por diversos tumores é uma causa extrínseca de OID em razão de aderências de alças intestinais aos nódulos neoplásicos.

Outras causas de OID são a doença de Crohn (DC), intussuscepção – mais encontrada em crianças sem lesão orgânica e raramente em adultos com neoplasia intraluminal; volvo, como consequência de má rotação intestinal em crianças, ou de aderências nos adultos; corpos estranhos, incluindo bezoares; corpos estranhos ingeridos; e cálculo biliar por meio de fístula colecistoduodenal. O íleo biliar foi discutido no Capítulo 25.

B. Fisiopatologia

Com a instalação da obstrução, acumulam-se gases e líquidos e há distensão das alças intestinais proximais ao local obstruído. Líquido com origem no espaço extracelular também preenche a luz proximal à obstrução, em razão do impedimento do fluxo bidirecional de água e sais e do aumento na secreção de volume por substâncias (endotoxinas, prostaglandinas) liberadas por bactérias na luz intestinal. Por conseguinte, as pressões intraluminal e intramural aumentam até que seja impedida a perfusão microvascular intestinal, levando à isquemia da parede intestinal e, finalmente, necrose.

A atividade da musculatura lisa do intestino delgado é aumentada na tentativa de propelir seu conteúdo e vencer a obstrução, o que consome todas as fontes de energia. Nesse momento, o intestino se torna atônico e aumenta ainda mais. Os vômitos podem ser fecaloides em razão de supercrescimento bacteriano – particularmente com obstrução distal –, à medida que o intestino progressivamente sofre dilatação no sentido proximal (Figura 29-3). Ocorre translocação de bactérias da luz para os linfonodos mesentéricos e para a corrente sanguínea, e a distensão abdominal eleva o diafragma e prejudica a respiração resultando em possíveis complicações pulmonares como pneumonia e atelectasia.

Quando ocorre necrose de toda a espessura na parede intestinal, conteúdo luminal com grande carga bacteriana entra na cavidade peritoneal e é absorvido pelo peritônio, causando choque séptico.

A evolução dos eventos fisiopatológicos quando o intestino sofre estrangulamento ocorre mais rapidamente do que nos casos com obstrução simples, sendo caracterizada inicialmente por impedimento agudo do retorno venoso seguido por obstrução do fluxo arterial e subsequentes isquemia, necrose e perfuração da parede intestinal.

▶ Manifestações clínicas

Na investigação diagnóstica deve-se distinguir entre obstrução intestinal mecânica e íleo, determinar a causa da obstrução e diferenciar entre obstrução simples e estrangulamento.

Para um diagnóstico preciso, é necessário obter uma história clínica detalhada com atenção particular a medicamentos que sabidamente afetem a fisiologia intestinal, histórico de câncer, doença inflamatória intestinal e cirurgia abdominal, além de exame físico meticuloso.

A. Sinais e sintomas

Em geral, os pacientes apresentam náusea, vômitos, dor abdominal em cólica e constipação, embora seja possível que o paciente evacue gases e fezes residuais distais à obstrução. Nos casos de OID proximal, os vômitos geralmente são copiosos, contendo alimentos não digeridos com associação temporal próxima à alimentação por via oral; a dor abdominal costuma ser descrita como um desconforto no abdome superior associado à distensão epigástrica. A OID distal é caracterizada por cólicas abdominais difusas mal localizadas. Há vômitos fecaloides nos casos de OID distal de longa duração e são consequência de supercrescimento bacteriano, além de patognomônico a uma obstrução mecânica total. Na presença de estrangulamento, é frequente haver febre, e a dor abdominal em cólica se transforma em peritonite.

Inicialmente, os sinais vitais podem estar normais, mas taquicardia e hipotensão costumam ocorrer em razão de desidratação progressiva. Quando há isquemia ou perfuração frequentemente há febre. A inspeção do abdome geralmente revela distensão que varia em função do local de obstrução, podendo estar ausente nos casos com obstrução proximal. A peristalse geralmente está muito aumentada nas fases iniciais da OID mecânica, em decorrência das intensas contrações musculares. Esse "aumento do peristaltismo" progressivamente é reduzido até desaparecer na fase tardia da obstrução. A presença de cicatriz cirúrgica ou de hérnia deve ser observada, e esses sinais indicam uma possível causa da OID. O toque retal é essencial para detectar lesões no reto e verificar se há presença de fezes.

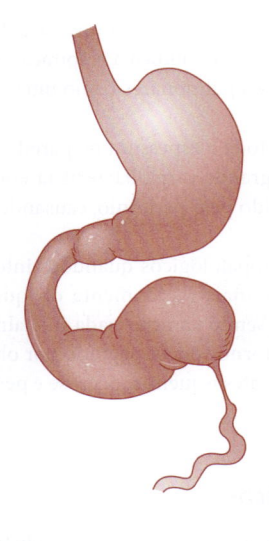

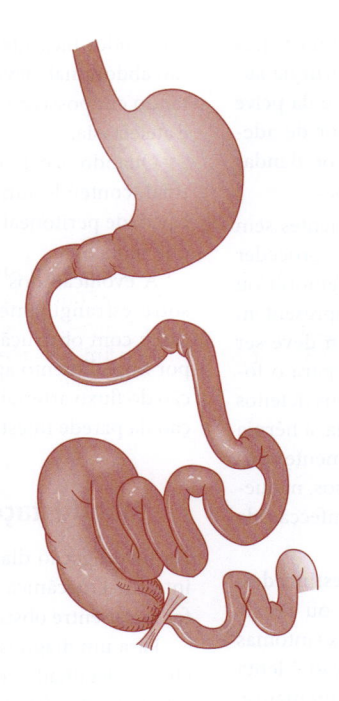

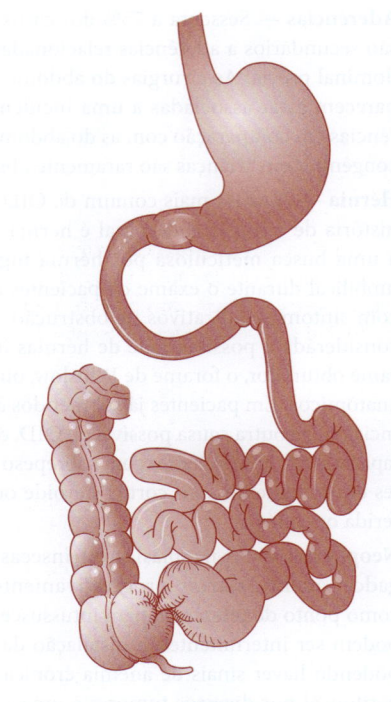

Alta	Média	Baixa
Vômitos frequentes	Vômitos moderados	Vômitos tardios, fecaloides
Sem distensão	Distensão moderada	Distensão evidente
Dor intermitente, mas não do tipo clássico em crescendo	Dor intermitente (em crescendo, em cólica) com intervalos sem dor	Dor variável que pode não ser do tipo clássico em crescendo

▲ **Figura 29-3** Obstrução de intestino delgado. As diversas manifestações de obstrução dependem do nível de bloqueio intestinal.

B. Exames laboratoriais

Os achados laboratoriais refletem a depleção do volume intravascular e a desidratação. A elevação do hematócrito indica hemoconcentração. Leucocitose frequentemente resulta da desidratação e da resposta aguda ao estresse e não de infecção subjacente. A bioquímica sanguínea pode revelar aumento da creatinina sérica, indicando hipovolemia e insuficiência pré-renal.

Entre as características da obstrução com estrangulamento ou perfuração estão leucocitose importante e acidose metabólica.

C. Exames de imagem

As radiografias simples do abdome com o paciente em decúbito e de pé confirmam o diagnóstico clínico de OID. Elas revelam dilatação de alças do intestino delgado e presença de nível hidroaéreo com aspecto de escada, além de redução do volume de gases no colo. Tais características podem ser mínimas ou estar ausentes nas obstruções em fase inicial ou de alto grau.

A tomografia computadorizada (TC) de abdome e pelve com contraste intravenoso e oral é amplamente usada. Com o exame de TC, é possível visualizar a localização específica da obstrução, revelando a discrepância de calibre entre as alças proximais distendidas e o intestino distal colapsado. Além disso, a TC pode revelar a etiologia da OID e demonstrar sinais de estrangulamento, incluindo espessamento da parede intestinal, presença de ar na parede intestinal ou no sistema porta, e captação deficiente do contraste intravenoso pela parede intestinal afetada. Com frequência, há relato de ascite entre as alças intestinais dilatadas e na pelve tanto na obstrução simples quanto na estrangulada. A presença de ar livre na cavidade peritoneal indica perfuração.

▶ **Diagnóstico diferencial**

Nos pacientes com íleo paralítico, a dor geralmente não é intensa, mas sim constante e difusa, e o abdome com frequência está distendido e é um pouco doloroso à palpação. Se o íleo tiver sido causado por algum processo inflamatório agudo intraperitoneal, existirão sinais e sintomas da doença primária assim como os do íleo. As radiografias do abdome revelam a presença de gás tanto no colo quanto no intestino delgado.

O íleo pós-operatório pode ser causado por diversos fatores, incluindo os medicamentos usados para anestesia e analgesia e a manipulação das alças intestinais e do mesentério durante a cirurgia. Em geral, é um quadro temporário, mas se persistir por mais de 3 a 5 dias, há indicação de investigação diagnóstica para afastar causas mecânicas de obstrução.

Em geral, a obstrução colônica é diagnosticada por radiografia do abdome, revelando dilatação do colo proximal à lesão obstrutiva. Se a válvula ileocecal estiver competente, haverá obstrução com alça fechada e maior risco de perfuração do colo. Se a válvula ileocecal estiver incompetente, o intestino delgado distal estará dilatado, e os pacientes apresentarão distensão abdominal, náusea e vômitos.

Gastrenterite aguda, apendicite aguda e pancreatite aguda podem ser confundidas com obstrução intestinal simples, enquanto a isquemia mesentérica aguda (IMA) deve ser considerada no diagnóstico diferencial da obstrução com estrangulamento de intestino delgado.

Sob a denominação pseudo-obstrução intestinal, encontram-se diversos distúrbios específicos associados à dismotilidade intestinal irreversível, nos quais há sintomas e sinais de obstrução intestinal sem evidências de lesão obstrutiva. A pseudo-obstrução aguda do colo traz consigo o risco de perfuração cecal e será discutida no Capítulo 30. A pseudo-obstrução crônica afetando o intestino delgado com ou sem envolvimento colônico pode ser idiopática ou secundária a diversas miopatias e neuropatias viscerais (esporádicas e familiares) que atingem a musculatura lisa intestinal, e o sistema nervoso intra e extraintestinal. Algumas doenças sistêmicas, como esclerodermia, mixedema, lúpus eritematoso, amiloidose, uso abusivo de medicamentos (fenotiazina), lesão por radiação ou esclerose sistêmica progressiva, podem ser complicadas por pseudo-obstrução intestinal crônica. Além disso, as infecções por citomegalovírus e pelo vírus de Epstein-Barr podem causar pseudo-obstrução intestinal crônica.

As manifestações clínicas da pseudo-obstrução intestinal crônica incluem episódios recorrentes de vômitos, dor abdominal em cólica e distensão abdominal. O diagnóstico é sugerido pelos sinais e sintomas e pela história clínica, e confirmado por exames radiológicos e manométricos. A biópsia por via laparoscópica de espessura total do intestino delgado pode ser necessária para definir a causa específica da doença. O tratamento visa à paliação dos sintomas e à resolução de problemas nutricionais.

▶ Tratamento

A OID está associada à depleção acentuada de líquidos causada por redução da ingestão oral, vômitos e sequestro de volume na luz intestinal. Portanto, a obrigatória reposição vigorosa de volume e a correção de distúrbios eletrolíticos (alcalose metabólica hipoclorêmica e hipopotassêmica). Deve-se instalar cateter urinário para monitorar o débito urinário. A descompressão gastrintestinal com sonda nasogástrica promove alívio de sintomas, previne acúmulo adicional de gases e líquido no intestino proximal e reduz o risco de aspiração. Em geral, a obstrução que ocorre no período pós-operatório inicial é parcial e raramente está associada a estrangulamento. Portanto, há indicação de um período longo de nutrição parenteral total e hidratação. Os pacientes que tenham sido submetidos a diversas cirurgias abdominais devem ser inicialmente abordados com conduta conservadora, utilizando procedimentos de descompressão, repouso intestinal e exames seriados do abdome na esperança de evitar nova entrada no abdome hostil. Os pacientes com DC raramente apresentam quadro de obstrução intestinal total, e esses pacientes costumam se beneficiar de tratamento com corticosteroides ou outra terapia imunossupressora. Contudo, se houver sinais sugestivos de isquemia, há indicação de cirurgia imediata.

Por fim, o tratamento de pacientes com carcinomatose difusa frequentemente é difícil e, na maioria dos casos, limita-se à condução conservadora e paliativa.

A. Cirurgia

O procedimento cirúrgico varia em função da etiologia da obstrução. Contudo, independentemente da causa da obstrução, todas as alças intestinais devem ser examinadas e os segmentos inviáveis, removidos. Os critérios que sugerem viabilidade incluem cor rosada normal, presença de peristalse e de pulso arterial.

A adesiólise laparoscópica pode ser realizada em pacientes cuidadosamente selecionados por cirurgiões habilitados nesse procedimento. Entretanto, geralmente opta-se por procedimento aberto com incisão parcialmente determinada pela localização de cicatrizes de cirurgias prévias.

Se a causa da obstrução não puder ser resolvida, como em caso de infiltração de estruturas vitais por câncer ou em caso de carcinomatose difusa, a instalação de anastomose (bypass) entre o intestino delgado proximal e o segmento intestinal delgado ou grosso distal à obstrução talvez seja a melhor opção. Em alguns pacientes, a instalação de estoma pode ser a única opção de tratamento.

▶ Prognóstico

A grande maioria (mais de 80%) dos pacientes com OID causada por aderências não necessita de cirurgia, já que melhora com tratamento clínico. Entre os pacientes que necessitam de cirurgia, a taxa de mortalidade perioperatória para obstrução sem estrangulamento é inferior a 5%; a maioria dessas mortes ocorre em idosos com comorbidades significativas. A obstrução com estrangulamento tem taxa de mortalidade de aproximadamente 8% caso a cirurgia seja realizada em até 36 horas desde o início dos sintomas, subindo para 25% se a cirurgia for realizada após essas 36 horas.

Arung W et al. Pathophysiology and prevention of postoperative peritoneal adhesions. *World J Gastroenterol* 2011 Nov 7;17(41):4545-4553.

Branco BC et al. Systematic review and meta-analysis of the diagnostic and therapeutic role of water-soluble contrast agent in adhesive small bowel obstruction. *Br J Surg* 2010 Apr;97(4):470-478.

Ezer A et al. Clinical outcomes of manual bowel decompression (milking) in the mechanical small bowel obstruction: a prospective randomized clinical trial. *Am J Surg* 2012 Jan;203(1):95-100.

Mullan CP et al. Small bowel obstruction. *AJR Am J Roentgenol* 2012 Feb;198(2):W105-W117.

O'Connor DB et al. The role of laparoscopy in the management of acute small-bowel obstruction: a review of over 2,000 cases. *Surg Endosc* 2012 Jan;26(1):12-17.

van der Wal JB et al. Adhesion prevention during laparotomy: long-term follow-up of a randomized clinical trial. *Ann Surg* 2011 Jun;253(6):1118-1121.

Xin L et al. Indications, detectability, positive findings, total enteroscopy, and complications of diagnostic double-balloon endoscopy: a systematic review of data over the first decade of use. *Gastrointest Endosc* 2011 Sep;74(3):563-570.

Zielinski MD et al. Small bowel obstruction-who needs an operation? A multivariate prediction model. *World J Surg* 2010 May;34(5):910-919.

ENTERITE REGIONAL (DOENÇA DE CROHN)

▶ Considerações gerais

A doença de Crohn (DC) é uma doença inflamatória crônica que comumente afeta intestino delgado, colo, reto e ânus, mas que também pode envolver estômago, esôfago e boca. A DC é um quadro panintestinal que pode afetar qualquer área desde a boca até o ânus. O local mais comumente afetado é o íleo terminal, e um quinto dos pacientes apresenta mais de um segmento intestinal afetado simultaneamente.

Estados Unidos, Canadá e Europa têm a maior incidência de DC. A incidência atual estimada nos EUA é de aproximadamente quatro novos casos a cada 100.000 indivíduos por ano, enquanto a prevalência é muito mais alta, entre 80 e 150 casos por 100.000 indivíduos.

A doença é muito menos comum na Ásia, na América do Sul e no Japão, e não há dados exatos sobre sua incidência na África. Quanto à faixa etária, o pico de início da doença é entre 15 e 25 anos de idade. Não são raras as famílias com concentração de casos, havendo aumento de seis a dez vezes do risco de DC nos parentes de primeiro grau de portadores de DC, ou de sua doença irmã, a colite ulcerativa. Embora concentrações familiares sejam comuns, a distribuição nas famílias não indica um padrão de herança mendeliano simples.

A. Etiologia

A etiologia da DC é desconhecida. Na DC ocorre alteração da reação imune que resulta em inflamação e destruição de tecidos intestinais. Não se sabe se essa resposta imune alterada resulta de uma disfunção primária no sistema imune relacionado com o intestino ou se algum desencadeante patológico desconhecido induz uma reação excessiva de um sistema imune de resto normal. A DC talvez ocorra em indivíduos com predisposição genética, enquanto gatilhos ambientais iniciem a sequência patológica que finalmente se manifesta na forma de DC.

Até o momento, embora se tenha demonstrado aumento na permeabilidade intestinal nos pacientes com DC e em seus parentes de primeiro grau assintomáticos, nenhuma falha primária foi detectada no sistema imune sistêmico ou da mucosa intestinal. Talvez esse aumento da permeabilidade cause alteração na função de barreira com interações anormais entre os inúmeros substratos antigênicos normalmente encontrados na luz intestinal e os tecidos imunocompetentes na submucosa.

No que se refere à predisposição genética, o gene *CARD15/NOD2* foi associado com a suscetibilidade à DC. O CARD15 é um produto gênico relacionado com imunidade inata e é expresso preferencialmente nas células de Paneth do íleo. De qualquer forma, as mutações conhecidas no gene CARD15 são desnecessárias e insuficientes para a manifestação da doença. Assim, parece que a relação genética entre *CARD15/NOD2* e DC é complexa e ainda mal compreendida.

A hipótese de que agentes infecciosos tenham participação, seja diretamente como causa primária da DC, seja indiretamente como desencadeante estimulador do sistema de defesa imunológica, sempre foi reforçada pela identificação de granulomas não caseosos como a lesão histopatológica característica encontrada nas amostras de Crohn, e pelo isolamento da *Mycobacterium paratuberculosis* em peças retiradas de pacientes com DC. Não obstante, os exames preliminares por reação de cadeia, mesmo sensíveis, não lograram obter evidências definitivas da presença de DNA específico do *Mycobacterium paratuberculosis* nos segmentos intestinais afetados pela DC. Outros agentes infecciosos, incluindo vírus do sarampo, espécies de *Helicobacter* não *pylori*, *Pseudomonas* e *Listeria monocytogenes* foram estudados, mas nenhum foi consistentemente associado à DC.

Embora seja possível obter melhora sintomática da DC com modificações na dieta, nenhum fator dietético foi identificado como causa de DC. Entretanto, o tabagismo foi associado ao desenvolvimento de DC. Além disso, sabe-se que o tabagismo agrava DC já existente e pode acelerar a recidiva da doença após ressecção.

B. Patologia

O exame histopatológico da DC revela caracteristicamente inflamação transmural caracterizada por múltiplos agregados linfoides em submucosa espessada e edemaciada que pode ser encontrada no interior da muscular própria. Outra característica microscópica típica da DC é o granuloma não caseoso. Contudo, o granuloma é demonstrado em apenas 50% das peças cirúrgicas e raramente é detectado nas biópsias endoscópicas. Além disso, a presença de granulomas não mantém correlação com atividade da doença.

Pequenas ulcerações na mucosa, denominadas *úlceras aftosas*, são as manifestações macroscópicas mais precoces da DC. Elas surgem como manchas vermelhas ou depressões focais na mucosa, normalmente diretamente sobre os agregados linfoides na submucosa. À medida que a inflamação evolui, as úlceras aftosas aumentam e se tornam estreladas. Elas então coalescem para formar ulcerações longitudinais na mucosa, sempre ao longo da face mesentérica na luz intestinal. A evolução progressiva leva a uma rede serpiginosa de úlceras lineares que cercam ilhas de mucosa edemaciada, produzindo o aspecto clássico em "pedra de pavimentação" (*cobblestone*). As úlceras na mucosa podem penetrar a submucosa para formar canais intramurais profundos na parede intestinal e criar trajetos sinuosos, abscessos ou fístulas.

A inflamação da DC também envolve os linfonodos mesentéricos e regionais e, por conseguinte, o mesentério pode estar bastante espessado. No início agudo do processo inflamatório intestinal, a parede encontra-se hiperemiada e edemaciada. À medida que a inflamação se torna crônica, ocorre fibrose, e a parede intestinal se torna espessada com textura coriácea.

Manifestações clínicas

A. Sinais e sintomas

A apresentação clínica e os sintomas de DC dependem do segmento envolvido, do padrão e da gravidade da doença e das complicações associadas. A instalação da DC frequentemente é insidiosa, e muitos pacientes apresentam alguns sintomas por meses, ou até anos, antes que o diagnóstico seja feito. As queixas mais comuns são dor abdominal intermitente, distensão abdominal, diarreia, náusea, vômitos, perda de peso e febre. Há dor abdominal em 90% dos casos: quando relacionada com obstrução parcial, tende a ser pós-prandial e em cólica, mas quando resulta de complicações sépticas, em geral, é constante e associada à febre. A perda de peso geralmente está relacionada com evitação de alimentos, mas, nos casos graves, pode resultar de má absorção. Os sintomas também podem estar relacionados a complicações como massa abdominal, pneumatúria, dor e edemas perianais, ou exantema cutâneo. Raramente alguns pacientes experimentam instalação mais súbita de dor no quadrante superior direito, que pode ser confundida com a da apendicite aguda.

Nos pacientes em que haja suspeita de DC, o exame físico completo deve incluir a avaliação completa do abdome. Nos casos de DC ileal, a dor à palpação está caracteristicamente presente no quadrante inferior direito e, às vezes, há uma massa palpável. A cavidade oral deve ser examinada para detectar úlceras aftosas, enquanto a presença de fístulas, abscessos ou pólipos fibroepiteliais (acrocórdons) aumentados deve ser avaliada na região perianal. Com o toque retal, avalia-se se há estenose anal, fissuras e úlceras na mucosa do reto. A pele nos membros deve ser examinada buscando-se por eritema nodoso e pioderma gangrenoso.

Padrões da doença

Ainda que a DC possa ser classificada de acordo com três formas gerais de manifestação, como estenosante, perfurante e inflamatória, essas três categorias não representam formas realmente distintas da doença. O mais comum é que um mesmo paciente apresente mais de um padrão, inclusive no mesmo segmento intestinal. De qualquer forma, na maioria dos casos, um desses padrões tende a predominar, determinando a apresentação clínica e influenciando as opções terapêuticas.

A. Padrão estenosante

O tecido cicatricial fibrótico resulta da inflamação crônica da DC e produz constrição da luz intestinal com estenose cicatricial, frequentemente chamada de "lesão fibroestenótica". Em geral, os pacientes com padrão estenosante da doença evoluem com obstrução intestinal parcial ou total e, assim, seus sintomas são de natureza principalmente obstrutiva. Sendo consequência do tecido cicatricial, essas estenoses não são reversíveis com tratamento clínico e frequentemente há indicação de intervenção cirúrgica.

B. Padrão perfurante

A DC perfurante é caracterizada pelo desenvolvimento de trajetos fistulosos, fístulas e abscessos. Os trajetos fistulosos penetram a muscular própria dando origem a abscessos ou fístulas, caso penetrem estruturas circundantes. Em geral, a resposta inflamatória ao redor do trato fistuloso em avanço resulta em aderências para as estruturas circundantes e, assim, é incomum que haja perfuração livre e extravasamento de conteúdo intestinal para a cavidade abdominal. Normalmente, a doença perfurante é acompanhada por algum grau de estenose, mas as fístulas ou abscessos formados pelo componente perfurante da doença predominam no quadro clínico.

C. Padrão inflamatório

O padrão inflamatório da DC é caracterizado por ulceração da mucosa e espessamento da parede intestinal. O edema resultante da inflamação pode causar adinamia do segmento intestinal e estreitamento da luz. Esse padrão frequentemente dá origem a sintomas obstrutivos. Dos três padrões de doença, o inflamatório é o que tem maior chance de responder ao tratamento clínico.

Outros sintomas e sinais comuns são anorexia e perda de peso. Os pacientes podem evoluir com massa palpável, geralmente localizada no quadrante inferior direito, relacionada com abscesso ou com fleimão, em caso de doença perfurante, ou com uma alça intestinal espessada, na doença obstrutiva. Evidências de fístulas para pele, bexiga urinária ou vagina podem ser obtidas com a história clínica e o exame físico.

Exames laboratoriais

Não há exames laboratoriais específicos que diagnostiquem DC. O diagnóstico é feito a partir da história clínica e do exame físico além de radiografias e endoscopia do intestino. Com exames de imagem avançados, como TC ou ressonância magnética (RM), é possível investigar e detectar algumas das complicações e manifestações da DC, mas tais exames geralmente não são úteis para o diagnóstico inicial da doença.

A. Exames de imagem

O estudo baritado ou a enteróclise são as melhores formas de investigar o intestino delgado para diagnosticar DC. As alterações radiográficas frequentemente são distintivas. É possível identificar granulações na mucosa com úlceras e nodulações nos estágios iniciais da doença. O espessamento das pregas da mucosa e o edema da parede intestinal são evidenciados com a progressão da doença. Nos casos mais avançados, o aspecto em pedra de pavimentação se torna evidente nas radiografias. Os estudos contrastados no intestino delgado também fornecem informações sobre o aumento do mesentério, assim como de formação de massa ou abscesso inflamatório, com a visualização do efeito de massa separando e deslocando alças de intestino delgado repletas de contraste. Ainda que com os estudos contrastados do intestino delgado seja possível demonstrar algumas das complicações da DC, incluindo estenose de alto grau e fístulas, nem todas essas lesões são identificadas, incluindo as fístulas ileossigmoideas e ileovesicais. Além disso, os estudos do intestino delgado não demonstram todas as áreas de doença com estenose significativa. As radiografias do intestino delgado também ajudam a avaliar a extensão da doença ao identificar a localização e o comprimento do segmento intestinal envolvido e não envolvido, e ao definir se a doença é contínua ou descontínua, com áreas de lesão separadas por áreas de intestino normal. Radiologistas experientes também podem avaliar as áreas com estreitamento da luz e determinar se resultam de edema inflamatório agudo ou de tecido fibroestenótico cicatricial. Essa distinção representa uma informação inestimável sobre o valor do tratamento clínico ponderado contra a indicação de intervenção cirúrgica, uma vez que as estenoses inflamatórias tendem a responder ao tratamento medicamentoso, enquanto as estenoses por fibrose devem ser tratadas com cirurgia.

Os achados da DC não complicada na TC são inespecíficos, e não se considera que esse exame seja necessário na rotina diagnóstica da DC. Entretanto, a TC é muito útil na identificação das complicações associadas à doença – alças intestinais espessadas e dilatadas, massas inflamatórias, abscessos e hidronefrose causada por fibrose retroperitoneal e estreitamento ureteral (Figura 29-4). A TC também é o indicador mais sensível para fístula enterovesical por meio da identificação de gás no interior da bexiga. Recentemente, as técnicas de obtenção de imagens com cortes transversais têm tido participação crescente em pacientes com DC. A enterografia por tomografia computadorizada (ETC) mostrou-se mais sensível do que o trânsito intestinal com bário. Com base nesses dados, a ETC é frequentemente usada em associação com a ileocolonoscopia como exame de primeira linha para o diagnóstico e estadiamento da DC. A ETC tem várias vantagens potenciais sobre os estudos baritados na identificação de fístulas. A ETC não é prejudicada pela sobreposição de alças intestinais e mostra o mesentério, o espaço retroperitoneal e a musculatura da parede do abdome, regiões geralmente envolvidas com fístulas. A ETC também identifica rapidamente tratos fistulosos e abscessos. Entretanto, preocupações recentes acerca de câncer induzido por radiação relacionado com TC em pacientes jovens com DC estimularam o uso da enterografia por ressonância magnética (ERM). A ERM tem as mesmas vantagens da ETC, mas não requer o uso de radiação ionizante.

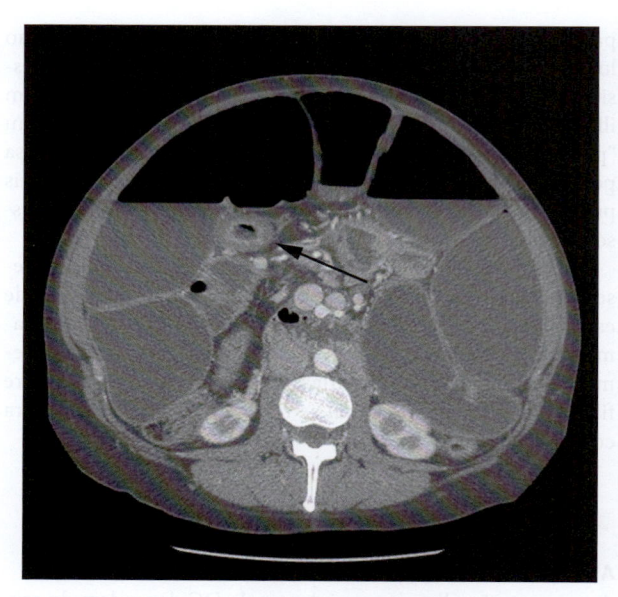

▲ **Figura 29-4** Exame de TC revelando alça muito espessada no íleo distal (seta) causando obstrução do intestino delgado mais proximal na enterite regional.

B. Endoscopia

Enquanto a endoscopia digestiva alta é útil para o diagnóstico de lesões na mucosa de esôfago, estômago e duodeno, a colonoscopia frequentemente permite avaliar o íleo terminal.

C. Cápsula endoscópica

Com a cápsula endoscópica é possível detectar lesões sutis na mucosa que talvez não sejam evidentes nos estudos radiológicos do intestino delgado. O valor da cápsula endoscópica para o diagnóstico da DC foi recentemente avaliado: a taxa de anormalidades detectadas com a cápsula endoscópica foi mais alta do que com a ETC apenas para o subgrupo de pacientes com DC já diagnosticada. A necessidade de um estudo contrastado preliminar do intestino delgado para detectar pequenas obstruções intestinais assintomáticas antes de usar a cápsula endoscópica e a ausência de uma vantagem evidente sobre outros exames de imagem tem limitado sua utilização como exame de primeira linha para DC, e esse estudo talvez deva ser reservado para aqueles casos em que haja grande incerteza sobre o diagnóstico.

Diagnóstico diferencial

No diagnóstico diferencial devem ser incluídas síndrome do intestino irritável, apendicite aguda, isquemia intestinal, doença inflamatória pélvica, endometriose e câncer ginecológico. Outros possíveis quadros são enterite por radiação, infecção por *Yersinia*, lesão intestinal causada por anti-inflamatórios não esteroides, tuberculose intestinal e tumor de intestino delgado.

Quando houver suspeita de câncer, deve-se proceder à ressecção para confirmar o diagnóstico. A exclusão de tuberculose intestinal pode ser difícil, uma vez que a inflamação e a estenose do íleo terminal podem ser muito semelhantes às da DC. Deve-se investigar se houve exposição ao bacilo da tuberculose e há indicação para o teste de PPD, além de radiografia do tórax. Mesmo quando o diagnóstico de DC for incerto, os pacientes que concomitantemente forem diagnosticados com tuberculose latente devem ser tratados de acordo com as diretrizes da *American Thoracic Society* antes de iniciar o tratamento com agentes imunossupressores para a DC.

A lesão intestinal causada por anti-inflamatórios não esteroides (AINEs) pode resultar em enterite focal com úlceras e estenoses. Tais manifestações podem ser muito difíceis de distinguir daquelas causadas por DC de intestino delgado e, frequentemente, há necessidade de ressecção ou biópsia para confirmar o diagnóstico.

Tratamento

A. Tratamento clínico

Alívio sintomático duradouro e prevenção de morbidade em excesso são os objetivos do tratamento clínico da DC. Ainda que não seja possível curar a DC com medicamentos, podem-se obter longos períodos de controle da doença e, assim, evitar a necessidade de cirurgia. O tratamento clínico deve ser individualizado em função de evolução, apresentação clínica e complicações associadas à doença.

Os corticosteroides são os agentes mais efetivos para controlar as exacerbações agudas da DC, mas seu uso é limitado pelo risco de efeitos colaterais graves, incluindo diabetes melito, osteoporose, catarata, osteonecrose, miopatias, psicose, infecções oportunistas e supressão das suprarrenais, relacionadas tanto com a dose quanto com a duração do tratamento. A maioria dos pacientes com DC ativa no intestino delgado evoluirá com remissão clínica com um curso breve de prednisona por via oral na dose entre 0,25 a 0,5 mg/kg/dia. Para aqueles pacientes que não possam fazer uso de medicamentos por via oral, pode-se administrar a metilprednisolona nos adultos na forma de infusão de 40 a 60 mg por dia.

Os *aminosalicilatos*, sulfasalazina e derivados do ácido 5-aminossalicílico (5-ASA), inibem a produção de leucotrieno, inibindo a atividade da 5-lipoxigenase e a produção da interleucina 1 e do fator de necrose tumoral (TNF). Os aminossalicilatos são efetivos no tratamento da DC leve a moderada. O 5-ASA também é efetivo quando administrado em apresentação de liberação controlada para tratamento de manutenção e prevenção de recidivas depois que a crise da doença tenha sido resolvida com medicamentos ou com cirurgia.

Há diversas apresentações dos aminossalicilatos, todas desenvolvidas para fornecer o medicamento de forma tópica aos segmentos intestinais afetados. Por exemplo, o Asacol é o ácido 5-aminossalicílico contido em resina pH-dependente que libera o medicamento no íleo terminal e no colo onde o pH é maior que 7,0. O Pentasa é o ácido 5-aminossalicílico contido em microgrânulos cobertos por etilcelulose que liberam lentamente o composto ativo ao longo de todo o intestino delgado e colo. A *azatioprina* e a *6-mercaptopurina* (6-MP) são agentes imunossupressores que inibem células T citotóxicas e células NK (*natural killers*). Esses agentes são efetivos para o tratamento de DC leve a moderada. A azatioprina, administrada na posologia de 2,0 a 2,5 mg/kg/dia ou a 6-MP na dose de 1,0 a 1,5 mg/kg/dia resultam em um índice de resposta de 50 a 60% em pacientes com DC ativa. Os dois medicamentos também são efetivos para manutenção de remissão após cirurgia ou após tratamento clínico bem-sucedido.

O *infliximabe* é um anticorpo monoclonal quimérico camundongo-humano contra o TNF que é uma citocina pró-inflamatória possivelmente relevante na fisiopatologia da DC. O infliximabe se liga ao TNF tanto livre quanto ligado à membrana, e previne sua ligação aos receptores na superfície celular. Nos ensaios clínicos, demonstrou-se índice de resposta de 80% com uma única dose de infliximabe. É importante observar que as doses e os intervalos de administração do infliximabe devem ser individualizados, mas um protocolo comum seria 5 mg/kg de infliximabe administrados por via IV nas semanas 0, 2, e 6, com doses de 5 mg/kg a cada 8 semanas daí em diante. Como o infliximabe é um imunossupressor potente, houve preocupação sobre os riscos de cicatrização deficiente e de complicações sépticas pós-operatórias. Não obstante, os dados hoje disponíveis sobre os riscos perioperatórios associados ao uso de infliximabe não parecem corroborar a hipótese.

Os outros agentes utilizados com sucesso variável no tratamento da DC são metotrexato, metronidazol, ciclosporina, tacrolimus e talidomida.

B. Tratamento cirúrgico

Assim como para o tratamento clínico, os objetivos do tratamento cirúrgico da DC são obter alívio sintomático duradouro e evitar morbidade excessiva. De forma semelhante ao tratamento clínico, a cirurgia deve ser considerada paliativa. Portanto, as principais objetivos do tratamento cirúrgico devem ser tratar as complicações e obter paliação dos sintomas, evitando ressecção excessiva de intestino delgado.

Para evitar perda excessiva de intestino delgado, talvez haja necessidade de empregar técnicas como a estenosoplastia. Ademais, o tratamento cirúrgico ideal é aquele em que se procede à ressecção apenas das regiões com DC grave e sintomática, deixando intactos os segmentos intestinais apenas levemente afetados e assintomáticos, mesmo considerando os riscos de recorrências e cirurgias repetidas.

C. Indicações de cirurgia

1. Fracasso do tratamento clínico — Ausência de resposta ao tratamento clínico e intolerância à terapia efetiva são as indicações mais comuns de tratamento cirúrgico para DC, assim como a ocorrência de complicações relacionadas com o tratamento medicamentoso ou a progressão da doença durante tratamento medicamentoso máximo. Alguns pacientes podem responder ao tratamento clínico inicial apenas para rapidamente sofrer recidiva quando da retirada progressiva do tratamento clínico. Por exemplo, alguns pacientes respondem bem ao tratamento com corticosteroide, mas se tornam dependentes do medicamento, já que sua retirada progressiva resulta em recorrência dos sintomas. Considerando as complicações graves praticamente inevitáveis do tratamento prolongado com corticosteroides, há indicação de cirurgia caso não se consiga retirar os sistêmicos em 3 a 6 meses.

2. Obstrução intestinal — A obstrução intestinal total ou parcial é uma indicação comum de cirurgia. A apresentação clínica de obstrução parcial crônica de intestino delgado é mais comum do que a obstrução total, sendo que os sintomas mais frequentes são cólicas pós-prandiais, distensão abdominal, borborigmos e perda de peso. Para evitá-los, muitos pacientes passam a restringir sua dieta a alimentos pastosos ou líquidos. Em caso de obstrução parcial principalmente causada por inflamação aguda e espessamento da parede intestinal, o tratamento pode ser inicialmente clínico. Se, contudo, os sintomas obstrutivos forem secundários a lesões fibroestenóticas de alto grau, indica-se cirurgia, já que com o tratamento clínico não será possível reverter essas lesões.

Quando ocorre obstrução intestinal total, o tratamento inicial conservador consiste em descompressão por meio de sonda nasogástrica e hidratação endovenosa junto com corticosteroides. Com esse tratamento, obtém-se descompressão do intestino agudamente distendido e edemaciado e, na maioria dos casos, resolução da obstrução total. Entretanto, mesmo aqueles pacientes com resolução completa da obstrução aguda após tratamento inicial conservador correm grande risco de recorrência e devem ser tratados com cirurgia eletiva, uma vez que se tenha obtido descompressão e reposição suficientes. Se a obstrução não responder ao tratamento conservador apropriado, a cirurgia estará indicada. Nessas situações, é obrigatório manter um alto índice de suspeição para câncer de intestino delgado como causa da obstrução, já que esse tipo de obstrução não responde ao tratamento com descompressão intestinal e corticosteroide.

3. Fístulas — Ocorrem fístulas intestinais em um terço dos pacientes com DC. Entretanto, por si só, a presença de fístula intestinal não é indicação para cirurgia. Em geral, essa é uma indicação primária de cirurgia se a fístula estiver ligada ao trato geniturinário, ou se sua drenagem estiver causando embaraço pessoal e desconforto (fístulas enterocutânea ou enterovaginais), ou se estiver criando um bypass causando má absorção.

As fístulas podem ser classificadas em função de sítio anatômico, características do trato (simples ou complexo) e volume de débito (alto ou baixo). Considera-se de baixo volume o débito com menos de 200 mL/24 h, e de alto volume aquele com mais de 500 mL/24 h.

4. Fístula ileossigmoidea — A fístula ileossigmoidea é uma complicação comum da DC perfurante do íleo terminal. Normalmente o íleo terminal inflamado adere ao sigmoide de resto saudável. Em sua maioria, as fístulas entre íleo e sigmoide são pequenas e assintomáticas. Essas fístulas, por si sós, não requerem conduta cirúrgica. Por outro lado, uma fístula ileossigmoidea grande pode causar bypass do conteúdo intestinal entre íleo terminal e colo distal, originando diarreia debilitante. Essas fístulas sintomáticas devem ser tratadas com cirurgia, já que frequentemente não respondem ao tratamento clínico.

Mais da metade das fístulas entre íleo e sigmoide da DC são identificadas durante a cirurgia. Essas fístulas podem ser abordadas com divisão simples das aderências e ressecção do segmento ileal afetado. A falha no sigmoide é então desbridada e submetida a fechamento simples. Em cerca de 25% dos casos há necessidade de ressecção do sigmoide, particularmente quando houver risco de cicatrização deficiente do fechamento da fístula. Isso acontece quando o sigmoide apresenta envolvimento pela DC, quando a abertura da fístula é particularmente ampla, ou quando há fibrose extensiva ao longo do sigmoide. Além disso, os trajetos fistulosos que entram no sigmoide, próximos ao mesentério, podem ser difíceis de fechar e, com frequência, requerem ressecção com anastomose primária.

5. Fístula ileovesical — Em aproximadamente 5% dos pacientes com DC, ocorre fístula ileovesical. Embora hematúria e fecalúria sejam praticamente diagnósticos de fístula ileovesical, esses sinais estão ausentes em quase 30% dos casos. Observa-se a presença de gás na bexiga no exame de TC, o que é a melhor evidência indireta de fístula enterovesical, enquanto as radiografias de intestino delgado, cistografia e cistoscopia com frequência não detectam a fístula. A fístula ileovesical é indicativa de doença fistulizante complexa, uma vez que, na maioria dos casos, essa fístula ocorre junto com outras fístulas entéricas.

A necessidade de cirurgia para tratamento da fístula ileovesical é um ponto de controvérsia. Embora não seja obrigatório operar todos os casos, a cirurgia está indicada para evitar deterioração da função renal por infecções recorrentes ou quando os sintomas persistam apesar do tratamento clínico apropriado.

O tratamento cirúrgico da fístula ileovesical requer ressecção do segmento ileal enfermo com fechamento do defeito na bexiga. Em sua maioria, as fístulas entre íleo e bexiga envolvem a cúpula do órgão e, assim, o desbridamento e o fechamento primário podem ser realizados sem risco de lesão do trígono. A descompressão da bexiga com cateter de permanência de Folley deve ser mantida após a cirurgia até que a bexiga tenha cicatrizado completamente sem vazamentos. A cistografia, realizada após a cirurgia, é útil para confirmar o selamento da sutura da bexiga, antes de retirar o cateter de Folley.

6. Fístulas enterovaginal e enterocutânea — São fístulas raras causadas por doença perfurante do intestino delgado drenando para o coto vaginal de paciente já submetido à histerectomia, ou para a parede abdominal, geralmente no local de cicatriz antiga. Essas fístulas com frequência requerem intervenção cirúrgica, já que causam desconforto físico e embaraço pessoal. O tratamento cirúrgico é feito com ressecção do segmento enfermo do intestino delgado. Não há necessidade de fechamento da cúpula vaginal; a infecção crônica ao longo do trato fistuloso na parede do abdome requer desbridamento e drenagem ampla a fim de permitir cicatrização por segunda intenção.

7. Abscesso — Na DC, os abscessos intra-abdominais tendem a ter curso indolente com febre baixa, dor abdominal e leucocitose. Em até 30% dos casos, não há sinais clínicos de infecção localizada antes da cirurgia e os abscessos são descobertos apenas durante a cirurgia. Quando há suspeita de abscesso ou quando uma massa abdominal é palpada, deve-se solicitar TC, já que 50% das massas intra-abdominais sensíveis à palpação apresentam coleção de pus no seu interior. O exame de TC detecta a maioria dos abscessos crônicos e também define seu tamanho e sua localização em relação a estruturas críticas como ureteres, duodeno e veia cava inferior.

Na maioria dos casos, os abscessos são coleções muito pequenas contidas na área do intestino enfermo e seu mesentério. No caso de pequenos abscessos no interior da alça ou do mesentério, com a ressecção do segmento intestinal envolvido e de seu mesentério frequentemente extirpa-se o abscesso tornando desnecessária a instalação de drenos, e a anastomose primária pode ser realizada sem risco.

Os grandes abscessos devem ser abordados com drenagem percutânea guiada por TC. Entretanto, os abscessos drenados por via percutânea têm alta probabilidade de recorrência ou de resultar em fístula enterocutânea. Assim, frequentemente preconiza-se ressecção cirúrgica, mesmo quando a drenagem é bem-sucedida. Essas fístulas podem fechar espontaneamente ou persistir e, nesses casos, o intestino continua sendo fonte de contaminação. Quando a drenagem é bem-sucedida, com frequência a infecção é suficientemente eliminada para que seja tentador conduzir a doença sem cirurgia subsequente. Não havendo sintomas e em pacientes cuidadosamente selecionados, pode-se tentar a conduta não cirúrgica inicial após drenagem percutânea bem-sucedida. Se a drenagem pela fístula persistir, tornar-se-á necessária a ressecção cirúrgica do segmento do intestino afetado.

8. Perfuração — A perfuração livre é uma complicação rara da DC que ocorre em menos de 1% desses pacientes, uma vez que a inflamação progressiva crônica da DC geralmente causa aderências às estruturas adjacentes, mas é uma indicação evidente de cirurgia urgente com ressecção do segmento afetado e exteriorização do intestino proximal na forma de ileostomia terminal. O diagnóstico de perfuração livre para a cavidade é feito detectando-se uma mudança súbita nos sintomas do paciente, ou o surgimento de sinais e sintomas de peritonite, ou, ainda, identificando-se a presença de gás livre na cavidade peritoneal por meio de radiografia simples ou TC. O uso de imunossupressores ou de glicocorticoides pode obscurecer muitos dos achados físicos da perfuração aguda e, portanto, o índice de suspeição para perfuração deve ser mais alto nos pacientes imunocomprometidos.

A criação de anastomose primária, mesmo com ileostomia de alça proximal como proteção, implica alto risco de colapso da anastomose e deve ser evitada. O fechamento primário da perfuração nunca deve ser tentado, uma vez que com a sutura não seria possível aproximar, de forma satisfatória e sem tensão, as bordas edemaciadas e afetadas pela doença do intestino perfurado, e a presença de estenose ou de obstrução intestinal distal produziria aumento da pressão intraluminal ao nível do reparo local com subsequente deiscência.

9. Hemorragia — A hemorragia é uma complicação incomum da DC do intestino delgado. Em caso de sangramento súbito a angiografia é capaz de localizar o sítio do sangramento. O sangramento de intestino delgado tende a ser indolente, e os sangramentos episódicos ou crônicos podem requerer transfusões intermitentes, mas raramente determinam cirurgia de emergência. Entretanto, como o risco de sangramentos recorrentes é alto, recomenda-se ressecção eletiva das áreas com DC. Por fim, nesses pacientes o risco de sangramento de úlcera péptica é maior, particularmente naqueles tratados com corticosteroide.

10. Câncer ou suspeita de câncer — A presença de DC aumenta o risco de adenocarcinoma do intestino delgado. O diagnóstico de adenocarcinoma do intestino delgado é difícil porque os sintomas e os achados radiográficos podem ser semelhantes àqueles da DC subjacente. Os pacientes do sexo masculino, aqueles com doença de longa duração e os pacientes com segmentos intestinais disfuncionais parecem correr mais risco de adenocarcinoma do intestino delgado. Por essa razão, deve-se evitar cirurgia de bypass para DC do intestino delgado, e cotos retais disfuncionais devem ter sua função restaurada ou serem excisados.

Deve-se suspeitar de adenocarcinoma do intestino delgado em qualquer paciente com doença de longa duração cujos sintomas obstrutivos tenham progredido após um período longo quiescente.

11. Atraso no crescimento — Ocorre atraso no crescimento em um quarto das crianças afetadas por DC. Embora o tratamento com corticosteroide possa retardar o crescimento nas crianças, a principal causa de atraso do crescimento é má nutrição associada à doença intestinal ativa.

D. Opções cirúrgicas

1. Ressecção intestinal — A ressecção intestinal com anastomose é o procedimento cirúrgico mais realizado para tratamento de DC de intestino delgado. Na maioria dos casos, são necessárias ressecções limitadas sem risco de síndrome do intestino curto. Apenas os segmentos evidentemente enfermos devem ser removidos, uma vez que ressecções mais amplas não melhoram o resultado cirúrgico. As ressecções com margens macroscopicamente livres da doença e evidências microscópicas de DC em atividade não estão associadas com recidiva precoce ou outras complicações. Portanto, não há necessidade de exame de cortes com técnica de congelamento intraoperatório.

A extensão da dissecção mesentérica não afeta os resultados em longo prazo. A secção do mesentério espessado do intestino delgado com DC talvez seja a parte mais difícil do procedimento, pois, muitas vezes, não é possível identificar e dissecar cada vaso mesentérico. Uma técnica comumente usada consiste na aplicação de pinças cobrindo ambos os lados da linha de transecção pretendida. O mesentério é então dividido entre as pinças, e o tecido contido nelas é ligado com fio de sutura. Nos casos graves, pode-se usar pinça vascular na raiz do mesentério do intestino delgado para obter controle proximal; talvez sejam necessárias suturas de colchoeiro na borda seccionada do mesentério para controlar o sangramento. Mesmo quando são usados dispositivos para união de tecidos, como o LigaSure, as suturas de colchoeiro no mesentério são comumente necessárias para a hemostasia.

2. Anastomose — Não há consenso sobre a técnica ideal para anastomose intestinal em casos de DC. A recidiva de DC após ressecção de íleo terminal é mais provável ocorrer na anastomose ileocolônica ou no íleo pré-anastomose. Propôs-se que as anastomoses de maior calibre teriam necessidade de maior período para estenosar a um diâmetro crítico que a tornasse sintomática. O argumento é que uma anastomose laterolateral mais longa seria mais benéfica do que as anastomoses terminoterminal ou terminolateral. Até o momento, entretanto, os dados clínicos não indicam benefício de uma configuração intestinal sobre as outras. A anastomose intestinal para os casos de DC podem ser moldadas com dispositivo grampeador ou suturadas a mão. Sob condições específicas, o índice de deiscência de anastomoses de intestino delgado é inferior a 1%. Quando há sepse, fibrose intensa, desnutrição ou tratamento recente com metotrexato ou infliximabe, sugere-se proteger a anastomose com um estoma de alça proximal, ou antecipar a anastomose e trazer para fora um estoma proximal no ponto de ressecção.

3. Procedimento de *bypass* — Concebido inicialmente para contornar uma área de estenose ou de obstrução, o uso de bypass finalmente se estendeu ao tratamento de DC complicada por sepse. A experiência acumulada com os procedimentos de bypass revela que os pacientes com doença persistente correm maior risco de sepse persistente e, finalmente, de transformação neoplásica. Portanto, os procedimentos de bypass foram suplantados por ressecção intestinal limitada como principal opção cirúrgica no final dos anos 1960 em todos os segmentos intestinais exceto o duodeno, onde uma simples gastrojejunostomia retrocólica laterolateral é suficiente para alívio dos sintomas obstrutivos. Com a crescente experiência na realização da estenosoplastia, a doença duodenal cada vez mais vem sendo tratada com este procedimento.

4. Estenosoplastia — A estenosoplastia deve ser realizada quando a ressecção resultaria em perda de um segmento longo do intestino com grande risco de síndrome do intestino curto, inclusive casos de doença estenótica incluindo segmentos intestinais longos e pacientes com múltiplas ressecções prévias. Também é indicada como alternativa mais simples à ressecção em caso de doença recorrente em anastomose ileocólica ou enterocólica.

Há evidências crescentes de que a acuidade da doença é reduzida no local da estenosoplastia e a doença se mantém quiescente, o que talvez seja explicado pela restauração simultânea da função absortiva.

A estenosoplastia mais comumente realizada é a de Heinecke-Mikulicz, apropriada às estenoses de segmentos curtos com 2 a 5 cm de comprimento. Uma incisão longitudinal é realizada na borda antimesentérica da estenose estendendo-se por 1 a 2 cm na direção do intestino elástico normal de ambos os lados da estenose. Uma vez realizada a enterotomia, a área de estenose deve ser examinada de perto para afastar a possibilidade de câncer. A enterotomia longitudinal da estenosoplastia de Heinecke-Mikulicz é então fechada transversalmente com sutura em uma ou duas camadas.

A estenosoplastia de Finney pode ser usada para estenoses de até 15 cm de comprimento. O segmento estenosado é dobrado sobre si próprio em forma de U, e uma fileira de pontos seromusculares é aplicada entre os dois braços do U. A seguir, procede-se a uma enterotomia em forma de U em paralelo à sequência de pontos. A superfície mucosa é examinada e biópsias são colhidas de acordo com a necessidade. Em essência, a técnica de Finney é uma pequena anastomose laterolateral funcional. Uma estenosoplastia de Finney muito longa pode resultar em bypass funcional com um grande divertículo lateral que, teoricamente, implicaria risco de supercrescimento bacteriano e síndrome da alça cega. Entretanto, a preocupação teórica não se confirmou na prática clínica.

Repetidas estenosoplastias de Heinecke-Mikulicz ou de Finney para tratar múltiplas estenoses devem estar separadas no mínimo por 5 cm, a fim de evitar tensão excessiva sobre as linhas de sutura.

Os pacientes com doença estenosante em segmento longo e múltiplas estenoses juntas devem ser tratados com estenosoplastia isoperistáltica laterolateral, também conhecida como estenosoplastia de Michelassi. O segmento da doença estenosante é dividido ao meio. As extremidades proximal e distal são tracionadas uma de encontro a outra com técnica laterolateral. A secção de parte das arcadas vasculares mesentéricas facilita o posicionamento dos dois segmentos um sobre o outro. As alças proximal e distal são então suturadas com uma fileira de pontos seromusculares interrompidos. Procede-se a uma enterotomia ao longo de ambas as alças. As extremidades intestinais são moldadas com espátula para obter uma aproximação suave e adequada para o fechamento final da estenosoplastia. A linha de sutura externa é reforçada com uma fileira interior de sutura interrompida ou contínua de espessura total. Essa linha de sutura interna é mantida no plano anterior. O fechamento anterior é então reforçado com uma camada externa de pontos seromusculares interrompidos para finalizar a estenosoplastia. Nos pacientes apropriadamente selecionados, a morbidade perioperatória parece semelhante àquela da ressecção com anastomose primária. Especificamente, a deiscência da linha de sutura intestinal parece ser incomum com qualquer das técnicas de estenosoplastia descritas. A complicação pós-operatória mais comum diretamente relacionada com a estenosoplastia é hemorragia do sítio da estenosoplastia, em até 9% dos casos. Geralmente, a hemorragia gastrintestinal após estenosoplastia é pequena e pode ser abordada de forma conservadora apenas com transfusões. Raramente há necessidade de reoperação para controlar hemorragia após estenosoplastia. Está bem estabelecido que as técnicas de estenosoplastia proporcionam alívio sintomático de longo prazo excelente comparável ao obtido com ressecção e anastomose.

5. Laparoscopia — A maioria dos pacientes com DC pode ser tratada com laparoscopia. Geralmente são jovens, de resto saudáveis e interessados em passar por cirurgia que envolva cicatrizes mínimas, uma vez que estão encarando o risco de múltiplas cirurgias abdominais de grande porte ao longo de suas vidas.

As indicações para cirurgia laparoscópica em casos de DC não são diferentes daquelas para cirurgia convencional descritas anteriormente. Algumas das contraindicações para a abordagem laparoscópica são: pacientes em estado crítico e incapazes de tolerar pneumoperitônio considerando a hipotensão ou a hipercarbia, pacientes com sepse abdominal extensa (abscesso, perfuração livre, ou fístula complexa) e dificuldade para identificar a anatomia (cirurgia prévia, obesidade ou aderências). A mesma variedade de procedimentos cirúrgicos descrita anteriormente pode ser realizada por via laparoscópica.

TRATAMENTO DA DOENÇA DE CROHN NO DUODENO

A DC primária do duodeno quase sempre se manifesta como doença estenosante que pode ser abordada com estenosoplastia ou com procedimento de bypass, enquanto a ressecção do duodeno para DC quase nunca é necessária. Quando há fístulas da DC envolvendo o duodeno, elas sempre resultam de doença em um segmento distal do intestino delgado, produzindo fístula para o duodeno de resto normal. A estenosoplastia de Heinecke-Mikulicz pode ser realizada com segurança na primeira, segunda ou terceira porção do duodeno, enquanto as estenoses da última porção do duodeno devem ser abordadas com estenosoplastia a Finney por meio de enteroenterostomia entre a quarta porção do duodeno e a primeira alça do jejuno.

Se a estenose duodenal for extensa ou se os tecidos ao seu redor estiverem muito rígidos ou inflexíveis, a estenosoplastia não deve ser realizada e em seu lugar deve-se optar por procedimento de bypass. O procedimento de bypass mais utilizado para DC duodenal é a gastrojejunostomia retrocólica laterolateral. Com esse procedimento, é possível aliviar efetivamente os sintomas de obstrução duodenal relacionados com estenose da DC, mas com risco alto de úlcera estomal. Para reduzir a probabilidade da formação de úlceras na anastomose, recomendou-se a realização da vagotomia seletiva junto com a gastrojejunostomia a fim de reduzir o risco de diarreia relacionada com vagotomia. Se apenas a terceira e a quarta porções do duodeno estiverem envolvidas com a DC estenosante, dá-se preferência à duodenojejunostomia em Y de Roux com o duodeno proximal em detrimento da gastrojejunostomia, tendo a primeira a vantagem de desviar da estenose e eliminar o risco de úlceras marginais induzidas por ácido e a necessidade de vagotomia.

Em sua maioria, essas fístulas duodenais têm calibre pequeno e são assintomáticas, mas fístulas maiores podem desviar o conteúdo duodenal para o intestino delgado distal resultando de má absorção e diarreia. Na maioria dos casos, as fístulas duodenoentéricas são identificadas na radiografia do intestino delgado pré-operatória; contudo, muitas só são descobertas durante a cirurgia. Em sua maioria, as fístulas duodenais estão localizadas fora da margem pancreático-duodenal e, assim, elas podem ser abordadas com ressecção da DC primária e fechamento primário da falha duodenal. Em caso de fístulas maiores ou que envolvam um grau maior de inflamação, talvez haja necessidade de fechamento com duodenojejunostomia em Y de Roux ou com remendo seroso jejunal.

▶ Prognóstico

O risco de recorrência após cirurgia é alto nos pacientes com DC. Entretanto, a maioria dos casos de recorrência detectados histológica ou endoscopicamente não produz sintomas de DC. Por essa razão, tais evidências costumam ser usadas para orientar a condução clínica.

O desenvolvimento de sintomas relacionados com atividade recorrente da DC é a definição mais aplicada para recidiva da doença, uma vez que são eles, os sintomas, que são relevantes para o paciente. A instalação dos sintomas de DC recorrente frequentemente é insidiosa, e a gravidade dos sintomas varia muito. Níveis do Índice de Atividade da DC (CDAI) acima de 150 geralmente são aceitos como definidores de recorrência da doença. Uma vez que tenham surgido sintomas sugestivos de doença recorrente, faz-se necessário realizar exames radiológicos e endoscópicos para confirmar se tais sintomas estão de fato relacionados com DC.

O desfecho mais claro como definição de recorrência é a necessidade de reoperação. Embora a reoperação seja a definição mais precisa de recorrência, mesmo esse padrão não permite comparações acuradas e reprodutíveis entre as séries, uma vez que em alguns centros pacientes são submetidos à reoperação antes do que em outros.

As taxas de recorrência brutas e cumulativas variam muito. Ocorre recorrência sintomática em cerca de 60% dos pacientes ao longo de 5 anos, e as recorrências aumentam com o tempo, de forma que em 20 anos ocorrem recorrências clínicas em 75 a 95% dos casos. Os relatos sobre taxas de recorrência cirúrgica variam entre 10 e 30% aos 5 anos, entre 20 e 45% aos 10 anos e entre 50 e 70% aos 20 anos. A DC recorrente tem maior probabilidade de ocorrer na proximidade da localização do segmento intestinal previamente removido, caracteristicamente na anastomose e no segmento intestinal pré-anastomose, particularmente no caso de doença no íleo terminal. Além disso, a extensão de intestino delgado envolvido com doença recorrente faz paralelo com a extensão da doença originalmente removida. Ademais, com menor grau de concordância, a doença estenótica tende a recorrer como doença estenótica e a doença perfurante como doença perfurante.

Não obstante, muitos fatores capazes de influenciar o risco de recorrência tenham sido estudados, a literatura validou muito poucos como verdadeiros fatores de risco. O tabagismo tem efeito significativo sobre a evolução clínica da DC. O tabagismo não apenas agrava a DC existente como também foi identificado como fator de risco para o desenvolvimento da DC, e para as recorrências endoscópicas, sintomáticas e cirúrgicas. Embora o mecanismo por trás do agravamento da DC por tabagismo não esteja esclarecido, o risco parece relacionado com a dose, com tabagistas habituais correndo mais risco, e reversível. Há preocupação com a possibilidade dos AINEs aumentarem a atividade da colite ulcerativa e da DC, mas não há dados conclusivos.

O risco de doença recorrente pode ser reduzido com tratamento de manutenção pós-operatória. Os agentes mais usados são ácido 5-aminossalicílico e 6-mercaptopurina de liberação controlada. O tratamento de manutenção com 5-ASA foi associado a menos efeitos colaterais, mas até dezesseis pílulas devem ser tomadas diariamente. A 6-mercaptopurina tem menor custo e é tomada uma vez ao dia. Além disso, a 6-MP talvez seja mais efetiva na redução do risco de recorrência. Entretanto, a 6-MP está associada à possível supressão da medula óssea e, assim, os pacientes tratados devem ser acompanhados com hemogramas periódicos.

> Al-Hawary M et al. A new look at Crohn's disease: novel imaging techniques. *Curr Opin Gastroenterol* 2012 Jul;28(4):334-340. Review.
> Campbell L et al. Comparison of conventional and nonconventional strictureplasties in Crohn's disease: a systematic review and meta-analysis. *Dis Colon Rectum* 2012 Jun;55(6):714-726. Review.
> Choy PY et al. Stapled *versus* handsewn methods for ileocolic anastomoses. *Cochrane Database Syst Rev* 2011 Sep 7;(9):CD004320. Review.
> Cunningham MF et al. Postsurgical recurrence of ileal Crohn's disease: an update on risk factors and intervention points to a central role for impaired host-microflora homeostasis. *World J Surg* 2010 Jul;34(7):1615-1626. Review.
> Danese S. New therapies for inflammatory bowel disease: from the bench to the bedside. *Gut* 2012 Jun;61(6):918-932. Epub 2011 Nov 23. Review.
> Fichera A. Crohn's disease: How modern is the management of fistulizing disease? *Nat Rev Gastroenterol Hepatol* 2009 Sep;6(9):511-512.
> Fichera A. Laparoscopic treatment of Crohn's disease. *World J Surg* 2011 Jul;35(7):1500-1504.
> Kopylov U et al. Anti-tumor necrosis factor and postoperative complications in Crohn's disease: systematic review and meta-analysis. *Inflamm Bowel Dis* 2012 Dec;18(12):2404-2413.
> Maggiori L et al. How i do it: side-to-side isoperistaltic strictureplasty for extensive Crohn's disease. *J Gastrointest Surg* 2012 Oct;16(10):1976-1980
> Turner D et al. Maintenance of remission in inflammatory bowel disease using omega-3 fatty acids (fish oil): a systematic review and meta-analyses. *Inflamm Bowel Dis* 2011 Jan;17(1):336-345.

FÍSTULAS DE INTESTINO DELGADO

▶ Considerações gerais

Definem-se fístulas como conexões anormais entre dois órgãos revestidos por epitélio e, enquanto as fístulas enterocutâneas (FEC) podem se formar espontaneamente como resultado de doença, cerca de 80% são complicações de procedimentos cirúrgicos (deiscência de anastomose ou lesão intestinal durante dissecção). As fístulas são particularmente tendentes a se desenvolver quando o cirurgião encontra aderências extensivas, inflamação intestinal, enterite por radiação, em paciente desnutrido ou em procedimentos de emergência.

▶ Manifestações clínicas

A. Sinais e sintomas

A formação de uma fístula pós-operatória é anunciada por febre, dor e distensão do abdome. Frequentemente uma infecção da ferida operatória é identificada e drenada 7 a 10 dias após a cirurgia, com subsequente descarga de conteúdo entérico pela incisão abdominal. Fístulas espontâneas de neoplasias ou de doenças inflamatórias geralmente evoluem de forma mais indolente. Muitas vezes, as FEC estão associadas a abscessos que drenam parcialmente com a fistulização e, por conseguinte, a infecção persistente é uma ocorrência comum. A perda de líquido intestinal pela fístula pode causar escoriação intensa na pele e nos tecidos da parede do abdome. A infecção persistente e a dificuldade de alimentar o paciente contribuem para a rápida perda de peso.

B. Exames laboratoriais

A rotina de laboratório reflete a gravidade nos déficits de massa eritrocitária, volume plasmático e eletrólitos. A hipopotassemia é a anormalidade mais comum. As perdas podem ser significativas, especialmente nas fístulas de alto débito, e determinam dosagens seriadas dos eletrólitos séricos. É comum haver leucocitose em razão da infecção e da hemoconcentração.

C. Exames de imagem

Os objetivos dos exames de imagem são detectar doenças abdominais concomitantes e caracterizar a fístula. Os exames com meio de contraste administrado pelas vias oral ou retal, ou pela fístula (fistulografia) definem a anatomia anormal, incluindo doença intestinal intrínseca, e revelam a localização e o número de fístulas, sua extensão e trajeto, cavidades de abscessos associadas, e presença de obstrução distal. Os radiologistas podem manipular os cateteres no interior dos trajetos fistulosos para prover informações diagnósticas detalhadas; este procedimento também pode ser terapêutico (ver adiante). Os exames de TC e outros estudos específicos podem ser indicados em alguns casos.

▶ Complicações

Perdas hidreletrolíticas, desnutrição e sepse contribuem para a ocorrência de falência de múltiplos órgãos e morte, a não ser que seja instituído tratamento efetivo imediatamente.

▶ Tratamento

O tratamento inicial de uma FEC envolve sua identificação, controle da infecção, medidas de reanimação, cuidados locais da ferida e otimização nutricional. Para a condução dos pacientes com fístulas é essencial uma abordagem sistemática, combinando procedimentos diagnósticos, de suporte e operatórios (Tabela 29-2). A intervenção oportuna é crucial como em poucos outros quadros.

A. Reposição hidreletrolítica

Muitos pacientes com fístulas se apresentam profundamente depletados de volume intravascular e intersticial, em especial se a fístula for grande, se for proximal ou se houver obstrução total ou parcial do intestino distal à fístula, e a correção da hipovolemia e do desequilíbrio hidreletrolítico é a primeira prioridade. Pressão venosa central, débito urinário e turgor de pele são os indicadores do progresso dos procedimentos de reposição. A reposição hidreletrolítica geralmente pode ser feita nos primeiros um a dois dias. A manutenção subsequente da homeostasia depende da mensuração acurada das perdas e sua reposição.

Tabela 29-2 Tratamento das fístulas

Primeiro
Restaurar o volume sanguíneo e iniciar correção do equilíbrio hidreletrolítico
Drenar os abscessos acessíveis
Controlar a fístula e de medir as perdas
Iniciar suporte nutricional

Segundo
Definir a anatomia das fístulas por meio de exames radiográficos

Terceiro
Manter aporte calórico de 2.000-3.000 kcal ou mais por dia, dependendo do estado nutricional e do gasto de energia
Drenar os abscessos tão logo sejam diagnosticados

Quarto
Executar cirurgia se a fístula não fechar

B. Controle da fístula

O líquido efluente da fístula deve ser coletado para evitar escoriação da pele e dos tecidos da parede do abdome. Um dispositivo de ostomia ou uma bolsa devem ser aplicados ao redor da fístula e devem ser adaptados de acordo com as suas características. Alternativamente, um radiologista pode inserir um cateter sob direcionamento radiológico. Em casos selecionados, pode-se usar um dispositivo para sucção a vácuo para controlar a drenagem da fístula e acelerar seu fechamento. A assistência de profissionais habilitados e experientes nos cuidados de feridas e/ou de enfermagem especializada em estomas enterais é indispensável.

C. Controle da sepse

Os abscessos devem ser drenados tão logo sejam diagnosticados. Embora a terapia antimicrobiana de amplo espectro seja necessária para controlar a infecção, ela não substitui a abordagem apropriada dos abscessos. Em sua maioria, os abscessos devem ser drenados por via percutânea com direcionamento por TC ou por US. Cateteres de drenagem devem ser mantidos no local até que a cavidade do abscesso tenha sido resolvida, o que pode ser confirmado com um exame realizado a partir do dreno, uma vez que a drenagem tenha cessado. Com o exame do dreno, é possível demonstrar se há comunicação persistente entre o intestino delgado e a fístula. A drenagem livre de conteúdo enteral para o interior da cavidade abdominal provavelmente irá causar peritonite implicando em laparotomia de emergência.

D. Delineação da fístula

Exames radiográficos com contraste (mencionados anteriormente) devem ser realizados assim que possível.

E. Nutrição

Nutrição adequada e controle da sepse fazem a diferença entre sobrevida e morte nesses pacientes. Uma regra geral útil é evitar nutrição oral na fase inicial do tratamento. Talvez haja necessidade de aspiração nasogástrica temporariamente. Assim que tenham sido corrigidas as anormalidades hidreletrolíticas e de vitaminas, deve-se instituir nutrição parenteral via cateter venoso central.

Para muitos pacientes, a nutrição parenteral total é a principal fonte exógena de calorias e nitrogênio até que a fístula cicatrize, ou seja, fechada cirurgicamente. Para os pacientes com fístulas de baixo débito ou distais, a via entérica é a preferencial para nutrição, e dietas elementares ou poliméricas podem ser administradas ao intestino distal de alguns pacientes com fístulas proximais.

F. Outras medidas

Os antagonistas do receptor H_2 e os inibidores da bomba de prótons são adjuntos úteis nos pacientes com fístulas proximais. Ao reduzir a secreção ácida pelo estômago, reduz-se o débito pela fístula e simplifica-se o equilíbrio eletrolítico. Os análogos da somatostatina reduzem o débito pela fístula e podem acelerar seu fechamento.

G. Cirurgia

Cerca de 30% das fístulas fecham espontaneamente com tratamento clínico apropriado. DC, intestino irradiado, câncer, corpo estranho, obstrução distal, rompimento extenso da continuidade intestinal e trato fistuloso curto (< 2 cm) estão associados a insucesso no fechamento da fístula. Colas de fibrina têm sido usadas com sucesso em algumas fístulas de intestino delgado; particularmente, elas podem ser consideradas nos pacientes complicados com história de abdome hostil. O tratamento pode ser bem-sucedido se a fístula for longa e o débito baixo. Quando fecham espontaneamente, as fístulas em geral cicatrizam em 5 a 6 semanas após a erradicação da infecção e a instituição de suporte nutricional adequado. Os pacientes que não evoluem satisfatoriamente após 6 semanas de tratamento não operatório, com frequência vão necessitar de intervenção cirúrgica. Os níveis séricos das proteínas de *turnover* curto, particularmente da transferrina, podem ser preditores úteis sobre quais pacientes têm menos chance de terem suas fístulas fechadas. Contudo, a cirurgia deve ser postergada até que se possa predizer que a fase de aderências densas associadas às FECs tenha sido resolvida e a nutrição tenha sido otimizada, normalmente no mínimo 3 meses após a última cirurgia. O segmento fistuloso deve ser removido, eventuais obstruções associadas devem ser resolvidas e a continuidade do intestino restabelecida com uma anastomose funcional terminoterminal.

▶ Prognóstico

O plano de tratamento descrito anteriormente resulta em taxas de sobrevida entre 80 e 95% nos pacientes com fístulas externas. A sepse não controlada é a principal causa de morte.

> Coughlin S et al. Somatostatin analogues for the treatment of enterocutaneous fístulas: a systematic review and meta-analysis. *World J Surg* 2012 May;36(5):1016-1029.
> Lee Jk et al. Radiographic and endoscopic diagnosis and treatment of enterocutaneous fístulas. *Clin Colon Rectal Surg* 2010 Sep;23(3):149-160.
> Martinez JL et al. Factors predictive of recurrence and mortality after surgical repair of enterocutaneous fistula. *J Gastrointest Surg* 2012 Jan;16(1):156-163.
> Visschers RG et al. Guided Treatment Improves Outcome of Patients with Enterocutaneous Fístulas. *World J Surg* 2012 Jun 6. [Epub ahead of print]

SÍNDROME DA ALÇA CEGA

A concentração normal de bactérias no intestino delgado é cerca de 105/mL. Os mecanismos que limitam a população de bactérias são fluxo contínuo do conteúdo luminal, acidez gástrica, efeitos locais das imunoglobulinas e prevenção do refluxo do conteúdo colônico pela válvula ileocecal. A alteração de qualquer desses mecanismos pode causar supercrescimento bacteriano e síndrome da alça cega. Estenoses, divertículos, fístulas e segmentos disfuncionais do intestino permitem a proliferação de bactérias.

A entidade é rara e suas manifestações clínicas incluem esteatorreia, diarreia, dor abdominal, deficiência de vitaminas, sintomas neurológicos, anemia e perda de peso. A esteatorreia é consequência de desconjugação e desidroxilação de sais biliares por bactérias no intestino delgado proximal. Os sais biliares não conjugados apresentam maior concentração micelar crítica, e a formação de micelas é insuficiente para solubilizar as gorduras ingeridas e prepará-las para absorção. A presença de triglicerídeos parcialmente digeridos no íleo distal inibe a motilidade jejunal; não obstante, os ácidos graxos não absorvidos penetram no colo, onde aumenta a secreção resultante de água e eletrólitos, o que resulta em diarreia. Ocorre hipocalcemia porque o cálcio encontra-se ligado aos ácidos graxos não absorvidos na luz intestinal. A anemia macrocítica é secundária a má absorção da vitamina B_{12}, principalmente porque ela é consumida pelas bactérias anaeróbias. A deficiência de vitamina B_{12} também causa sintomas neurológicos em razão de desmielinização das colunas posterior e lateral da medula. A má absorção de carboidratos e proteínas é em parte causada pelo catabolismo bacteriano e em parte pelo prejuízo na absorção desses nutrientes em razão de lesão direta da mucosa do intestino delgado. Todos esses mecanismos contribuem para a má nutrição.

A cultura quantitativa de aspirados do intestino proximal é um exame valioso se for apropriadamente realizado; contagens de bactérias acima de 10^5/mL geralmente são anormais. Biópsias endoscópicas do duodeno podem ajudar nos pacientes sob suspeita de serem portadores de má absorção intestinal. Os exames laboratoriais revelam deficiência de absorção da vitamina B_{12} administrada por via oral (teste de Schilling), D-xilose e trioleína marcada com ^{14}C.

O tratamento cirúrgico da doença subjacente deve ser realizado assim que possível. Se não houver uma causa cirúrgica para a síndrome da alça cega, o tratamento deve ser feito com antimicrobianos de amplo espectro e medicamentos que controlem a diarreia. Talvez haja necessidade de usar antimicrobianos diferentes em sequência, a partir dos resultados da cultura e da resposta ao tratamento. A lesão de enterócitos parece ser reversível com o tratamento. A octreotida (análogo da somatostatina) talvez reduza o supercrescimento bacteriano e melhore os sintomas abdominais nos pacientes com esclerodermia, de acordo com um trabalho recentemente publicado.

> Bures J et al. Small intestinal bacterial overgrowth syndrome. *World J Gastroenterol* 2010 Jun 28;16(24):2978-2990.
> Rana SV, Bhardwaj SB. Small intestinal bacterial overgrowth. *Scand J Gastroenterol* 2008;43:1030.

ISQUEMIA MESENTÉRICA AGUDA

▶ Considerações gerais

A isquemia mesentérica aguda (IMA) é um quadro clínico potencialmente letal se não for diagnosticado e tratado de modo rápido e adequado. Apesar da evolução nos meios diagnósticos e terapêuticos, as taxas de morbidade e de mortalidade associadas à IMA permanecem altas. É essencial manter um alto índice de suspeição para esta doença, já que a apresentação clínica é inespecífica. A IMA é resultado de quatro processos principais: (1) embolia arterial (50%) mais comum nos pacientes com infarto prévio do miocárdio e fibrilação atrial; (2) trombose arterial aguda (25%) em pacientes com aterosclerose difusa ou, com menor frequência, com doenças do tecido conectivo; (3) isquemia mesentérica não obstrutiva (20%); e (4) trombose venosa (5%) associada à hipertensão porta, sepse abdominal, estados de hipercoagulabilidade, ou traumatismo.

As consequências clínicas da isquemia mesentérica arterial ou venosa aguda dependem de diversos fatores, incluindo vaso envolvido, nível da obstrução, desenvolvimento de colaterais e reperfusão. A lesão tecidual causada pelo episódio isquêmico compromete as funções imunológicas e de barreira do intestino delgado, permitindo translocação de bactérias, degradação celular, formação de espécies reativas de oxigênio em caso de reperfusão e trombose intravascular. A liberação desses produtos no sistema porta e na circulação sistêmica dá início a uma cascata de eventos que leva a danos nos órgãos alvo, como pulmões e rins.

A. Sinais e sintomas

A apresentação clínica é inespecífica.

Os pacientes com embolia arterial apresentam inicialmente dor abdominal difusa de início súbito, desproporcional aos dados do exame clínico e que não responde aos opioides. A ausência de colaterais bem desenvolvidos causa isquemia, que finalmente se torna transmural. À medida que a isquemia se agrava, os pacientes evoluem com náusea e vômitos, diarreia com sangue e, finalmente, peritonite.

Os pacientes com obstrução mesentérica aguda por trombo também se apresentam com dor abdominal intensa, mas geralmente trata-se de dor pós-prandial crônica (angina intestinal) acompanhada por perda de peso.

Havendo choque cardiogênico ou hipovolêmico, o sangue é desviado da circulação mesentérica, processo que é agravado por vasoconstrição local subsequente. As dores nos pacientes com isquemia mesentérica não obstrutiva geralmente são menos repentinas do que aquelas das obstruções embólicas ou trombóticas. Além disso, é mais difícil avaliar a dor, porque muitos desses pacientes estão internados em unidade de tratamento intensivo em razão de quadros potencialmente letais.

Os pacientes com trombose venosa comumente se queixam de náusea, vômitos, diarreia e dor abdominal não localizada.

B. Exames laboratoriais

Não há exames laboratoriais que sejam diagnósticos de IMA. Na maioria dos casos, há aumento no número de leucócitos, assim como de ácido láctico, amilase (50% dos casos) e creatinocinase (isoenzimas BB) correlacionado com infarto intestinal. Geralmente há acidose metabólica significativa.

C. Exames de imagem

As radiografias do abdome não são diagnósticas, mas podem revelar sinais tardios consistentes com isquemia intestinal, como presença de gás na parede intestinal ou no sistema venoso porta, e presença de gás livre na cavidade peritoneal.

A ultrassonografia com Doppler tem papel restrito no diagnóstico de IMA, considerando o íleo com ar e as alças intestinais repletas de gases. Além disso, com este exame não é possível investigar o fluxo sanguíneo nos vasos distais e a etiologia não obstrutiva da isquemia.

A angiografia é considerada padrão-ouro para diagnosticar isquemia arterial mesentérica aguda embólica e trombótica. A angiografia deve incluir imagens nas incidências em AP e perfil da artéria celíaca, da AMS e da artéria mesentérica inferior. Por meio de injeção seletiva do contraste na AMS, é possível identificar êmbolos e trombos, enquanto os pacientes com isquemia mesentérica não obstrutiva caracteristicamente apresentam evidências de vasoespasmo da AMS. No mesmo procedimento, cateteres podem ser seletivamente posicionados para tratamento. A angiografia é significativamente menos útil para diagnosticar trombose mesentérica venosa em comparação com a TC.

Tanto a angioTC quanto a angiorressonância magnética (ARM) tiveram avanços significativos nos últimos 10 anos. O exame de TC espiral, com multicortes e resolução espacial tridimensional da anatomia vascular, permite avaliação rápida da aterosclerose da aorta e dos vasos mesentéricos, do estado da parede do intestino delgado, e a identificação de outras causas de dor abdominal, como pancreatite, perfuração intestinal, obstrução intestinal e ruptura de aneurisma da aorta abdominal. Não obstante, o exame ainda tem algumas limitações: embora as origens dos principais vasos abdominais sejam bem visualizadas, os ramos secundários, terciários e menores são menos bem definidos em comparação com a angiografia convencional. Por outro lado, a TC é diagnóstica para trombose venosa e é a modalidade de imagem preferencial nos pacientes suspeitos de serem portadores de trombose venosa mesentérica.

Uma das principais vantagens da ARM é o uso do gadolínio, significativamente menos nefrotóxico do que o contraste usado para o exame de TC. Entretanto, essa modalidade de imageamento diagnóstica não é amplamente usada em razão da dificuldade de acesso em muitas instituições.

▶ Diagnóstico diferencial

Pancreatite aguda, obstrução intestinal, dissecção da aorta e colecistite são as doenças mais frequente cujos quadros clínicos podem ser confundidos com o de pacientes que apresentam IMA.

▶ Tratamento

Feito o diagnóstico, deve-se iniciar reposição de volume, terapia antimicrobiana e anticoagulantes ou medicamentos inibidores da agregação plaquetária.

O tratamento consiste em opções não cirúrgicas e cirúrgicas dependendo da causa subjacente.

Os objetivos da cirurgia são restaurar o fluxo sanguíneo quando possível e remover os segmentos do intestino que não sejam viáveis. Como a aparência do intestino isquêmico pode melhorar drasticamente após a restauração do fluxo sanguíneo, o intestino delgado deve ser observado no mínimo durante 30 minutos após a reperfusão antes que se possa decidir pela ressecção.

Para os casos de embolia aguda da AMS, o tratamento padrão é laparotomia e embolectomia, com um cateter passado sob visão direta pelo segmento arterial, com o objetivo de desalojar e remover o êmbolo. Entre as modalidades não cirúrgicas destacamos a terapia trombolítica direcionada por cateter, em caso de obstrução aguda recente, em pacientes selecionados que apresentem êmbolo parcialmente obstrutivo na AMS e não tenham sinais peritoneais no exame físico.

O tratamento cirúrgico dos casos com obstrução trombótica mesentérica aguda consiste em bypass anterógrado ou retrógrado, porque a simples trombectomia geralmente leva à reobstrução. Quando não há peritonite, o procedimento mais realizado é revascularização com veia safena ou com enxerto de prótese. A angioplastia pode ser realizada durante angiografia diagnóstica para dilatação de lesões estenóticas; contudo, achados clínicos compatíveis com peritonite frequentemente tornam necessária a laparotomia.

Em caso de isquemia mesentérica não obstrutiva, o tratamento requer reversão das causas de hipoperfusão subjacentes. A infusão local de vasodilatadores por meio de cateterismo seletivo da AMS também tem seu papel.

O tratamento da trombose venosa mesentérica é clínico e se baseia no uso de anticoagulantes para reverter o estado de hipercoagulabilidade. Há necessidade de anticoagulação plena com heparina e monitoramento estrito de sangramento gastrintestinal. A seguir, inicia-se anticoagulação oral ou subcutânea de longo prazo. A laparotomia exploradora é obrigatória quando há deterioração do quadro clínico e suspeita de infarto intestinal.

Finalmente, a laparotomia de revisão (*second-look*) em 24 a 48 horas é um ponto chave na condução de pacientes com IMA que tenham requerido ressecção intestinal extensa na primeira cirurgia, ou que tenham áreas marginalmente viáveis após revascularização.

▶ Prognóstico

O prognóstico de pacientes com IMA é reservado porque diagnóstico e tratamento frequentemente são tardios, o infarto é extenso e a reconstrução arterial, difícil. As taxas de mortalidade perioperatória variam entre 32 e 69%, e a sobrevida em 5 anos varia entre 18 e 50%. A mortalidade varia substancialmente de acordo com a causa da IMA, sendo menor em casos de trombose venosa em comparação com os de origem arterial. O único modo de reduzir a morbidade e a mortalidade associadas à doença é diagnosticar e tratar precocemente, antes que ocorra necrose.

Block TA et al. Endovascular and open surgery for acute occlusion of the superior mesenteric artery. *J Vasc Surg* 2010 Oct;52(4):959-966.

Meng X et al. Indications and procedures for second-look surgery in acute mesenteric ischemia. *Surg Today* 2010 Aug;40(8):700-705.

Menke J. Diagnostic accuracy of multidetector CT in acute mesenteric ischemia: systematic review and meta-analysis. *Radiology* 2010 Jul;256(1):93-101.

Renner P et al. Intestinal ischemia: current treatment concepts. *Langenbecks Arch Surg* 2011 Jan;396(1):3-11.

SÍNDROME DO INTESTINO CURTO

▶ Considerações gerais

A manutenção de nutrição adequada depende de haver funções digestivas e absortivas normais na mucosa do intestino delgado. Um adulto normal saudável tem mucosa intestinal em excesso, o que permite ressecção limitada com boa tolerância. Entretanto, tudo depende da quantidade de intestino retirado e no nível específico da ressecção, de presença ou não de colo, da função absortiva do intestino remanescente, da adaptação do intestino restante e da natureza do processo de doença subjacente e suas complicações (Figura 29-5). É possível a ocorrência de sintomas após cirurgia que, em alguns casos, significam um quadro denominado "síndrome do intestino curto". Considerando a importância funcional do duodeno na absorção de ferro e cálcio, e do íleo distal no que se refere à vitamina B_{12} e aos sais biliares, a ressecção dessas regiões específicas tende a não ser bem tolerada. Por outro lado, até 40% da parte média do intestino delgado pode ser retirada com sequelas clínicas apenas moderadas. Como regra geral, a ressecção de 50% do intestino delgado produz má absorção significativa, e se 70% ou mais forem retirados, há ameaça à sobrevivência. Os resultados clínicos no tratamento da síndrome do intestino curto melhoraram nas últimas décadas em razão do esclarecimento de sua fisiopatologia, do aprimoramento das técnicas cirúrgicas e das melhoras ocorridas no suporte nutricional enteral e parenteral.

A etiologia mais comum da síndrome do intestino curto é ressecção massiva em quadro de IMA. Nas crianças, o volvo causado por má rotação congênita do intestino também pode resultar em grande ressecção. Menos comumente, pacientes com neoplasia, traumatismo ou doença de Crohn recorrente evoluem com síndrome do intestino curto.

A quantidade mínima de intestino delgado necessária para manter a vida é variável, mas, em geral, a sobrevida é ameaçada quando há menos de 60 cm de intestino além do duodeno. Os pacientes com síndrome do intestino curto apresentam deficiência na absorção de água e de eletrólitos, assim como de todos os nutrientes (gorduras, proteínas, carboidratos e vitaminas). O colo tem importância vital para prevenção de perda hídrica. Além disso, o colo tem participação importante na assimilação de nutrientes por absorver ácidos graxos de cadeia curta. A válvula ileocecal retarda o trânsito do conteúdo entérico vindo do intestino delgado para o colo, prolongando, assim, o tempo de contato dos nutrientes com a mucosa absortiva do intestino delgado.

Alterações adaptativas importantes ocorrem no intestino remanescente após ressecção massiva. Além da hiperplasia da mucosa, parece haver aumento do calibre do intestino delgado remanescente, o que talvez acrescente área absortiva. Sob o prisma funcional, a perda de líquidos e de eletrólitos após maioria funcionando idealmente em meio alcalino. A ausência de íleo terminal também resulta em deficiência na absorção de sais biliares conjugados e de gorduras. Nas ressecções limitadas de íleo, o aumento na carga de sais biliares para o colo pode causar lesão direta da mucosa e diarreia. Em caso de ressecção ileal acima de 100 cm, há perda gradual na concentração total de sais biliares, finalmente levando à deficiência na absorção de gorduras e esteatorreia. As ressecções de íleo também estão associadas à bile litogênica, de forma que a formação de cálculos biliares ocorre em cerca de 30% dos pacientes que tenham sido submetidos a esse tipo de cirurgia. Formam-se cálculos urinários de oxalato de cálcio em 7 a 10% dos pacientes que tenham tido ressecção extensiva de íleo e colo intacto, em razão da absorção excessiva de oxalato pelo colo.

▶ Tratamento

O tratamento inicial envolve manutenção do equilíbrio hidreletrolítico. A nutrição parenteral total frequentemente é indicada e, dependendo da extensão da ressecção, pode ser necessária por toda a vida do paciente. É provável que quantidades ainda que pequenas de nutrição enteral sejam benéficas, porque os nutrientes luminais parecem aumentar a resposta adaptativa do intestino remanescente. Diversos agentes antidiarreicos e formadores de bolo fecal também têm sido usados com alguns benefícios. A hipersecreção gástrica deve ser tratada com bloqueadores H2 ou com inibidores da bomba de prótons. A colestiramina pode ser benéfica em pacientes com ressecção limitada de íleo, mas se a concentração de sais biliares tiver sido reduzida, a colestiramina estará contraindicada. A eficácia de tratamentos clínicos intensivos, incluindo manutenção de hidratação oral junto com a combinação de dieta rica em fibras, hormônio do crescimento e glutamina, é controversa.

O tratamento cirúrgico de pacientes com síndrome do intestino curto tem tido resultados decepcionantes. Diversos procedimentos, incluindo alongamento intestinal, reversão dos segmentos curtos e aplicação de placas em intestino excessivamente dilatado foram tentados. Embora tenha sido observada certa evolução em casos isolados, algumas cirurgias não são amplamente empregadas. Os resultados dos transplantes de intestino delgado também foram decepcionantes em razão do alto índice de rejeição. Entretanto, experiências mais recentes com transplante de intestino delgado sugerem que essa pode ser uma alternativa cirúrgica viável em pacientes com síndrome do intestino curto.

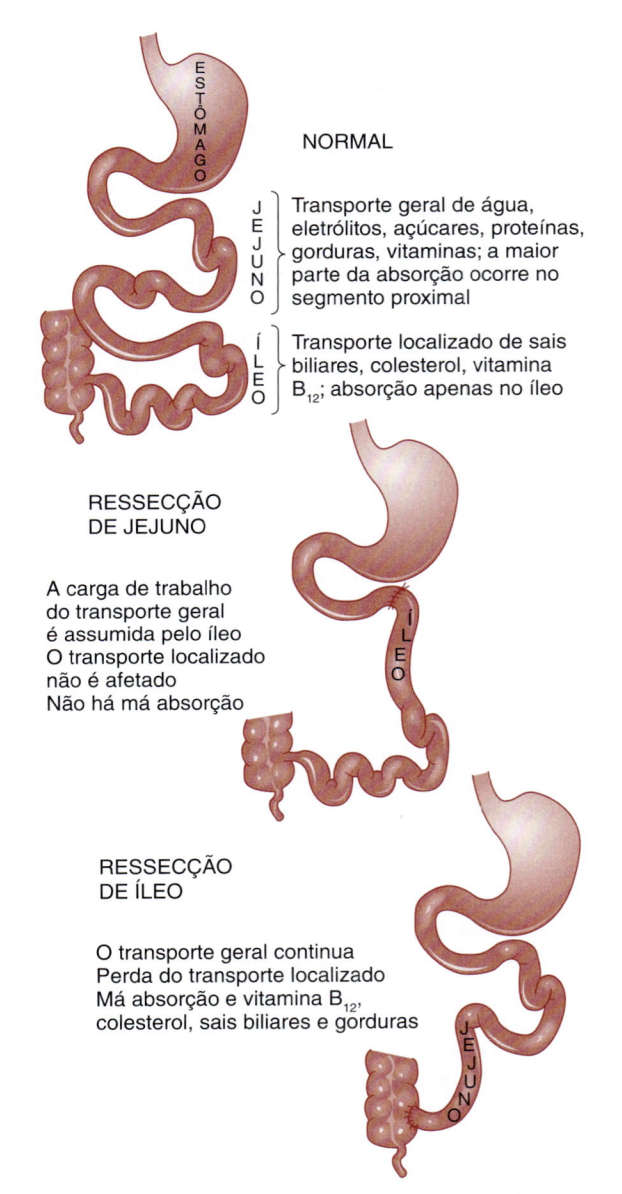

▲ **Figura 29-5** As consequências da ressecção total de jejuno ou íleo são previsíveis em parte a partir dos processos de transporte regionalizados.

ressecção massiva é reduzida ao longo tempo, enquanto aumenta a absorção de glicose.

A síndrome do intestino curto está associada à hipersecreção gástrica que persiste por 1 a 2 anos após a cirurgia, provavelmente relacionada com a perda da "pausa ileal", um mecanismo por meio do qual a gordura luminal no interior do intestino delgado distal inibe a secreção gástrica. O aumento da carga ácida que chega ao duodeno inibe a absorção por uma variedade de mecanismos, incluindo a inibição das enzimas digestivas, a

> Thompson JS et al. Current management of the short bowel syndrome. *Surg Clin North Am* 2011 Jun;91(3):493-510.
> Ueno T et al. Current status of intestinal transplantation. *Surg Today* 2010 Dec;40(12):1112-1122.
> Wales PW et al. Human growth hormone and glutamine for patients with short bowel syndrome. *Cochrane Database Syst Rev* 2010 Jun 16;(6):CD006321.

DIVERTÍCULOS INTESTINAIS

▶ Considerações gerais

A doença diverticular do intestino delgado é uma entidade clínica incomum. Entretanto, com o envelhecimento progressivo da população geral, os divertículos do intestino delgado têm sido encontrados com maior frequência. Em geral, a frequência relatada na literatura de divertículos de intestino delgado varia em função da localização anatômica da doença e do tipo de investigação usada para o diagnóstico. Claramente, as séries de necropsias relatam uma incidência mais alta, uma vez que os divertículos de intestino delgado geralmente são assintomáticos e são encontrados frequentemente apenas em exames *post mortem*.

A. Etiologia

A doença diverticular no intestino delgado geralmente é classificada em dois grupos: a forma adquirida, a mais comum; e a forma congênita, a mais rara, além do divertículo de Meckel no íleo distal. Os divertículos adquiridos primários do intestino delgado resultam de herniação de mucosa e submucosa atravessando a camada muscular da parede intestinal. Essas lesões são consideradas divertículos falsos, sem parede muscular a cobri-las. Os pacientes com divertículos de intestino delgado frequentemente apresentam doença diverticular do colo, divertículos do esôfago (2%), estômago (2%) ou bexiga urinária (12%).

Na patogênese da diverticulose de intestino delgado, supõe-se que anormalidades do plexo mioentérico, com as consequentes disfunções motoras do intestino delgado, tenham papel importante. Esses distúrbios da motilidade variam em gravidade e magnitude, desde dismotilidade localizada até discinesia jejunoileal universal que resulta em aumento da pressão intraluminal e, por fim, em herniação de mucosa e submucosa onde os vasos sanguíneos pareados penetram na parede do intestino delgado do lado do mesentério.

Por outro lado, os divertículos congênitos geralmente são considerados divertículos verdadeiros, envolvendo toda a espessura do intestino delgado. Os divertículos congênitos frequentemente se limitam ao duodeno (divertículo em biruta de vento) e íleo (divertículo de Meckel). Os divertículos congênitos e adquiridos geralmente são assintomáticos, entretanto, é possível haver sintomas causados por diverticulite, perfuração, obstrução ou hemorragia.

B. Divertículos duodenais

Os divertículos adquiridos são extraluminais e um achado incidental relativamente comum geralmente visualizado com esofagogastroduodenoscopia (EGD), colangiopancreatografia endoscópica retrógrada (CPER) ou trânsito intestinal baritado. As incidências variam significativamente na literatura dependendo da modalidade diagnóstica usada. Na literatura sobre CPER, foram relatadas incidências de até 23%, geralmente crescentes com o avanço da idade.

Em termos de localização, esses divertículos geralmente estão localizados a até 2 cm da ampola. Trata-se de área em que a mucosa da parede duodenal é mais débil, especialmente ao redor da papila de Vater, em razão da configuração e da orientação das fibras musculares lisas e do mecanismo de esfíncter de Oddi. Se a papila estiver envolvida ou incluída nesses divertículos, a disfunção do esfíncter pode causar discinesia biliar, formação de cálculos biliares, colangite e, até, pancreatite. Os divertículos adquiridos também ocorrem na terceira e quarta porções do duodeno com frequência decrescente.

Em geral, os divertículos são assintomáticos. Os sintomas, quando presentes, frequentemente são causados por disfunção do esfíncter de Oddi ou, quando os divertículos são suficientemente grandes, por obstrução dos ductos biliar e pancreático por compressão externa. Foram relatados episódios recorrentes de pancreatite com evolução para pancreatite crônica e formação de cálculos biliares em pacientes com grandes divertículos duodenais. Além disso, os grandes divertículos podem causar supercrescimento bacteriano resultando em má absorção e anemia. Houve relatos de diverticulite com possível perfuração e sangramento de divertículos duodenais.

O diagnóstico frequentemente é feito com EGD ou CPER. O radiograma contrastado de esôfago, estômago e duodeno (REED) e o trânsito de delgado baritado também são muito úteis para localizar os divertículos e definir seu tamanho. Quando houver suspeita de perfuração, a TC do abdome com contraste por vias oral e IV é capaz de definir com precisão a localização dos divertículos e a extensão da reação inflamatória a sua perfuração.

O tratamento cirúrgico dos divertículos duodenais é complicado por morbidade e mortalidade significativas e, portanto, não se recomenda ressecção profilática de divertículos duodenais assintomáticos. Se houver perfuração ou sangramento, deve-se proceder a uma generosa manobra de Kocher, a fim de identificar a face posterior do duodeno. Nessa fase do procedimento, é muito importante ter uma ideia clara da relação dos ductos biliar e pancreático com a ampola, a fim de evitar uma lesão que seria muito difícil de reparar nesse cenário e nessa localização. Se as estruturas pancreáticas e biliares não estiverem envolvidas pelo divertículo, e não havendo contaminação retroperitoneal significativa, indica-se excisão primária do divertículo. A falha resultante deve ser fechada em duas camadas com fio absorvível na camada interna e não absorvível na externa. Se o defeito duodenal for muito grande, preconiza-se como alternativa válida o uso de técnica com remendo seroso a partir de alça jejunal desfuncionalizada. Entretanto, se houver edema e contaminação significativos, o fechamento primário ao redor de um dreno em T para drenagem da área circundante talvez seja a única solução. Em casos extremos, pode ser necessária a diverticulização do duodeno por gastrojejunostomia com fechamento do piloro com grampos. Um divertículo grande localizado na terceira ou na quarta porção do duodeno requer mobilização do duodeno distal com excisão e fechamento primário. Nessa área, a relação com os ductos biliar e pancreático obviamente não é tão crucial e, portanto, pode-se proceder a uma abordagem mais agressiva.

C. Divertículos jejunoileais

As formas adquiridas de divertículos jejunoileais geralmente são mais comuns no jejuno proximal, com frequência reduzida ao longo do restante do intestino delgado. Foram relatadas formas extremas de diverticulose difusa do intestino delgado. Trata-se de doença de idade avançada prevalente na sétima década de vida. Esses divertículos estão localizados na borda antimesentérica do intestino delgado. Em razão de distúrbios principalmente da motilidade do intestino delgado, esses pacientes geralmente apresentam dor abdominal crônica, saciedade fácil e quadros gastrintestinais diversos como diarreia, má absorção, esteatorreia, deficiência de vitamina B_{12} e anemia. Esses pacientes podem apresentar quadro de abdome agudo quando há perfuração livre secundária à diverticulite. Sangramento é outra possível complicação, e a localização do divertículo sangrando em caso de diverticulose difusa pode ser um grande desafio diagnóstico.

Os divertículos jejunoileais geralmente são identificados com exame do trânsito do delgado ou enteróclise. O exame de TC ajuda no diagnóstico de divertículos grandes ou em caso de diverticulite aguda ou de perfuração. Recentemente, o uso de endoscopia com cápsula ou sem fio passou a ajudar o médico a diagnosticar pacientes com sintomas gastrintestinais incertos e, especialmente, pacientes com sangramento gastrintestinal significativo recorrente secundário à doença diverticular. Após a publicação dos primeiros trabalhos experimentais, em diversos estudos realizados em humanos nos quais foram analisados pacientes com sangramento gastrintestinal oculto, demonstrou-se que a cápsula endoscópica é significativamente superior à enteroscopia convencional e preferida pelos pacientes que passaram por ambos os procedimentos. Embora a doença diverticular do intestino delgado seja rara, ela pode ser a causa de sangramento GI baixo, resultando em um dilema diagnóstico. Havendo sangramento agudo significativo, deve-se tentar realizar angiografia para localizar o divertículo sangrando e, possivelmente, tratá-lo com injeção de vasopressina ou, em casos selecionados, por meio de embolização superseletiva. A injeção de azul de metileno para ajudar a identificar o divertículo em questão no momento da exploração é uma técnica muito útil quando o sangramento persiste apesar do tratamento clínico.

Os divertículos jejunoileais assintomáticos geralmente são tratados de forma conservadora. Na presença de segmentos localizados com múltiplos divertículos, sugeriu-se que a ressecção, mesmo em pacientes assintomáticos, poderia ser indicada, porque atualmente a morbidade relacionada com ressecção de intestino delgada é muito menor do que a potencial complicação de diverticulite aguda. Essa abordagem até o momento não foi validada por dados clínicos. Em caso de diverticulite e perfuração, obviamente que se indicam ressecção e anastomose primária. Em caso de sangramento, se for possível sua localização por angiografia ou por cápsula endoscópica, o sítio de origem deve ser removido e o intestino primariamente anastomosado. A laparoscopia tem sido extensivamente usada no tratamento desse problema incomum.

> Woods K et al. Acquired jejunoileal diverticulosis and its complications: a review of the literature. *Am Surg* 2008;74:849.

TUMORES DO INTESTINO DELGADO

▶ Considerações Gerais

Embora o intestino delgado responda por 75% do comprimento gastrintestinal e por 90% de sua superfície absortiva, as neoplasias desse órgão, tanto benignas quanto malignas, são relativamente raras. Elas representam menos de 10% dos tumores gastrintestinais, 1 a 3% dos cânceres gastrintestinais e 0,4% de todos os cânceres.

Nos últimos anos, a incidência de dois pequenos tumores intestinais, os linfomas e os tumores do estroma gastrintestinal (GIST), aumentou substancialmente. No caso de linfoma primário de intestino delgado, a incidência nos Estados Unidos quase dobrou nas duas últimas décadas, em razão do aumento no número de pacientes imunocomprometidos e de imigrantes de países em desenvolvimento. No caso dos GIST, a identificação da proteína KIT (CD117) alterou o modo como são classificados os tumores espinocelulares do trato gastrintestinal e levou ao aumento na atenção e na identificação desses tumores.

Foram identificados diversos fatores predisponentes associados a cânceres de intestino delgado: DC, polipose adenomatosa familiar, câncer colorretal hereditário sem polipose, síndrome da alça cega, síndrome de Peutz-Jeghers, doença celíaca, neurofibromatose e deficiência de IgA.

A desproporção entre a baixa incidência de tumores malignos de intestino delgado e a dimensão de sua área de superfície sugere que o órgão seja preservado ou tenha resistência ao desenvolvimento de cânceres. Diversas hipóteses, com base em modelos experimentais com animais, foram postuladas, como a de que os carcinógenos no conteúdo entérico permaneceriam pouco tempo em contato com a mucosa do intestino delgado considerando o trânsito relativamente rápido, ou estariam em uma forma diluída menos carcinogênica. A preponderância de adenocarcinomas de intestino delgado no duodeno sugere um papel para a bile ou para o suco pancreático como carcinógenos primários do intestino delgado ou, mesmo, como simples vetores de carcinógenos desconhecidos.

Outras características microscópicas e do ambiente químico do intestino delgado podem ser responsáveis pela observada resistência ao câncer. A flora bacteriana limitada e metabolicamente inativa do intestino delgado provavelmente é incapaz de transformar pró-carcinógenos em seus metabólitos ativos em um meio alcalino. Ademais, o intestino delgado proximal secreta algumas enzimas que eliminam carcinógenos.

Finalmente, a presença de alta concentração de células B e linfócitos e a grande quantidade de IgA secretória no intestino delgado distal talvez constituam um sistema de imunovigilância local efetivo na prevenção da carcinogênese. Essa teoria parece ser corroborada pela observação de que pacientes imunocomprometidos têm incidência aumentada de linfoma e sarcoma de Kaposi do intestino delgado distal.

Em grandes estudos de base populacional, demonstrou-se que fatores de risco relacionados com a dieta, como alto índice calórico em geral e, mais especificamente, consumo de carne vermelha, de gorduras e de alimentos defumados e curados em sal, aumentam a incidência de carcinoma de intestino delgado. Essa semelhança nos fatores de risco explica o risco relativamente mais alto de câncer colorretal sincrônico ou metacrônico nos pacientes com diagnóstico de câncer de intestino delgado.

▶ Patologia

Aproximadamente um terço das neoplasias primárias de intestino delgado é benigno e dois terços são malignos. Os tumores benignos mais comuns são os leiomiomas e os adenomas; as lesões menos comuns abrangem pólipos inflamatórios, hemangiomas, lipomas, hamartomas (síndrome de Peutz-Jeghers) e fibromas. Esses tumores podem ocorrer em qualquer parte do intestino delgado, mas tendem a ser mais frequentes no sentido proximal-distal, com exceção dos adenomas que ocorrem com frequência máxima no duodeno.

Os *adenomas* são os tumores benignos mais comuns no intestino delgado. O duodeno é a localização mais comum, e a lesão costuma ser notada como um adenoma viloso. Tais lesões tendem a envolver a região da ampola de Vater. Os pacientes podem apresentar icterícia obstrutiva e são facilmente diagnosticados com endoscopia alta e biópsia. Até 30% desses tumores podem sofrer degeneração maligna. O risco de degeneração maligna representa um desafio ao planejamento terapêutico em uma grande proporção de pacientes.

Os *leiomiomas* surgem de músculo liso e podem crescer para dentro e para fora da luz. Eles podem crescer muito antes de causar sintomas. Na inspeção macroscópica, algumas vezes é difícil diferenciá-los de suas contrapartes malignas. Essa distinção é feita por exame histológico com critérios padronizados incluindo pleomorfismo nuclear, aumento das figuras de mitose e presença de necrose, embora, algumas vezes, até mesmo com o exame histológico seja impossível distinguir inequivocamente as lesões benignas das malignas.

Os tumores malignos tendem a aumentar de frequência no sentido proximal-distal, com exceção dos adenocarcinomas que são mais frequentes no duodeno. O adenocarcinoma é o tipo histológico mais comum (45%) seguido por tumores carcinoides (30%), linfomas (15%), sarcomas e GISTs (10%). O estadiamento patológico é realizado de acordo com o sistema TNM (tumor, linfonodo, metástase) do AJCC (*American Joint Committee on Cancer*).

Em sua maioria, os *adenocarcinomas* de intestino delgado são tumores solitários e sésseis que frequentemente aparecem associados a adenomas. Em geral, são moderadamente a bem diferenciados e quase sempre são positivos para mucina ácida. A maioria ocorre no duodeno: dentro do duodeno, 15% desses tumores estão localizados na primeira porção, 40% na segunda e 45% no duodeno distal. A maioria desses tumores é esporádica, com exceção daqueles que surgem no contexto de polipose adenomatosa familiar. Os sintomas de apresentação são dor ou desconforto epigástrico e abdominal e, possivelmente, icterícia e obstrução do trato de saída do estômago, dependendo da localização do tumor. Esses sintomas e a acessibilidade do duodeno e do intestino delgado proximal às modalidades endoscópicas permitem uma taxa relativamente alta de diagnóstico de tumores operáveis.

Os *carcinoides* são os tumores endócrinos mais comuns do sistema gastrintestinal.

No intestino delgado propriamente dito os carcinoides são as neoplasias mais comuns do segmento distal. Essas neoplasias surgem de células enterocromafins e são caracterizadas por sua capacidade de secretar muitas substâncias biologicamente ativas, inclusive serotonina, bradicinina, dopamina, histamina e ácido 5-hidroxi-indolacético (5-HIAA). Tendem a ser pequenos (< 2 cm) e localizados na submucosa, com propensão a serem multicêntricos. A classificação mais usada para esses tumores é a baseada na sua derivação embrionária: intestino anterior primordial (estômago e pâncreas), intestino médio (intestino delgado em 90% ou mais) e intestino posterior (colo e reto). A apresentação dos pacientes depende em grande parte dos hormônios produzidos no sítio de origem. Até 40% dos carcinoides do intestino delgado estão associados a um segundo câncer gastrintestinal e 30% apresentam múltiplas lesões sincrônicas.

O trato gastrintestinal é o local mais frequente de *linfomas* extranodais: o estômago é o sítio mais comum seguido por intestino delgado e colo, respectivamente; no intestino delgado, os linfomas têm distribuição em paralelo com a dos folículos linfoides e, assim, o íleo é o local mais comum de envolvimento. Esses tumores podem ser manifestações primárias ou secundárias de envolvimento sistêmico generalizado por linfoma. Para o diagnóstico de linfomas primários de intestino delgado não deve haver qualquer linfadenopatia periférica ou mediastinal, a contagem global e diferencial de leucócitos deve ser normal, e o tumor deve estar localizado predominantemente no trato gastrintestinal. Quando primário, o linfoma pode ser multifocal em até 15% dos casos. Entre os fatores predisponentes estão quadros de imunodeficiência, DC e doença celíaca.

Há cinco subtipos clínicos patológicos distintos de linfoma primário de intestino delgado: o tipo ocidental dos adultos, o tipo pediátrico, o tipo imunoproliferativo ou mediterrâneo, o linfoma de célula T associado à enteropatia (doença celíaca) e o linfoma de Hodgkin. O mais comum é o tipo ocidental dos adultos, que ocorre na sexta e sétima décadas de vida com predomínio no sexo masculino.

Os *sarcomas* representam apenas 10% dos cânceres de intestino delgado. Em geral, esses tumores estão localizados no jejuno e no íleo, têm crescimento relativamente lento e são localmente invasivos. Seu padrão de crescimento é mais extramural e, portanto, raramente causam obstrução, mas algumas vezes os pacientes se apresentam com sangramento livre na cavidade abdominal. Considerando sua natureza insidiosa e seu padrão de crescimento, mais de 75% desses tumores apresentam mais de 5 cm de diâmetro quando do diagnóstico. Os subtipos histológicos mais comuns são GISTs, leiomiossarcoma, fibrossarcoma, lipossarcomas e schwannomas malignos e angiossarcomas. De forma semelhante aos sarcomas de outras regiões anatômicas, os sarcomas de intestino delgado raramente produzem metástase para os linfonodos regionais. A disseminação hematogênica tende a ser a rota preferencial com metástase a distância, principalmente para fígado, pulmões e ossos. A sarcomatose peritoneal é observada em estágios tardios da doença.

O *GIST* maligno atualmente é considerado o sarcoma mais comum do trato gastrintestinal sendo responsável por cerca de 5% dos cânceres de intestino delgado. Os achados clínicos histopatológicos, ultraestruturais e biológico-moleculares deixaram claro que o GIST é uma entidade totalmente distinta do leiomioma e do leiomiossarcoma. Atualmente se supõe que os GISTs tenham origem em células-tronco que se diferenciaram no sentido das células intersticiais de Cajal (ICCs). As ICCs originam-se de células precursoras do mesênquima e são células marcapasso do trato gastrintestinal. Tantos as ICCs quanto os GISTs expressam a proteína KIT, apresentam características ultraestruturais semelhantes e expressam a forma embrionária da cadeia pesada de miosina do músculo liso.

O exame imuno-histoquímico para KIT se tornou o padrão-ouro para o diagnóstico de GIST, e o termo "GIST" deve ser aplicado apenas aos tumores com imunopositividade para KIT. Raramente um GIST pode ser inerte no exame imuno-histoquímico, ou, após tratamento com mesilato de imatinibe, o exame imuno-histoquímico para KIT pode se tornar negativo. Ademais, uma pequena maioria de GISTs não demonstra as mutações KIT, mas ainda assim a KIT é intensamente ativada. Esses GISTs podem conter mutações KIT não imediatamente detectadas pelos métodos convencionais de rastreamento ou, de modo alternativo, a KIT pode ser ativada por mecanismos não mutacionais. Para aprimorar a caracterização desses tumores, outros marcadores foram estudados: cerca de 60 a 70% dos GISTs apresentam imunopositividade para CD34, 30 a 40% para actina de músculo liso (SMA) e cerca de 5% para a proteína S-100. Nenhum desses últimos antígenos é, portanto, específico para GIST, mas eles podem ajudar no diagnóstico diferencial dos tumores KIT negativos.

▶ Manifestações clínicas

A. Sinais e sintomas

A grande maioria dos pacientes com neoplasia benigna é assintomática, enquanto boa parte daqueles com doença maligna é sintomática antes do diagnóstico. O quadro clínico de apresentação mais comum nos pacientes com tumor benigno é de episódios intermitentes de dor abdominal aguda em cólica associada à intussuscepção, seguidos por sangramento crônico com deficiência de ferro em até 50% dos casos

Em geral, as lesões malignas estão associadas à perda de peso. Os sintomas, quando ocorrem, tendem a ser vagos e inespecíficos. Em geral, a maioria dos sintomas pode ser atribuída à localização do tumor, sua velocidade de crescimento e seu tamanho. Por exemplo, os tumores no duodeno tendem a ser sintomáticos em fase mais inicial, com os pacientes se apresentando com dor, obstrução do trato de saída gástrico ou icterícia obstrutiva, enquanto aqueles pacientes com tumores localizados no jejuno ou no íleo podem se apresentar em estágio mais tardio com sintomas de obstrução. A obstrução nesse cenário tende a ser progressiva, em comparação com as lesões benignas cujos sintomas obstrutivos tendem a ser intermitentes, já que estão relacionados com episódios de intussuscepção. Sangramento e perfuração (em até 10%) também podem ocorrer, predominantemente nas lesões linfomatosas, mas isso também pode ser um sinal de qualquer tumor maligno em razão de ulceração ou de necrose.

Os tumores carcinoides produzem sintomas secundários à produção de hormônios, incluindo fogachos, broncoespasmo e arritmias. Essa constelação de sintomas, em seu conjunto chamada de síndrome carcinoide, ocorre quando o fígado não é capaz de metabolizar as substâncias ativas produzidas pelo tumor carcinoide. Em geral, isso ocorre quando os tumores são volumosos ou quando sua drenagem venosa não passa pelo fígado.

B. Exames laboratoriais

É necessário manter um alto índice de suspeição para os sinais e sintomas desses tumores. Um diagnóstico pré-operatório correto é feito apenas em até 50% dos pacientes. Exames bioquímicos e hematológicos frequentemente não são úteis. A anemia por deficiência de ferro pode ser detectada em caso de perda crônica de sangue; nas lesões periampulares ou em caso de metástase hepática é possível encontrar aumento das enzimas hepáticas; em mais de 50% dos pacientes com tumor carcinoide é possível detectar aumento do ácido 5-hidroxi-indolacético na urina de 24 horas.

C. Exames de imagem

As modalidades radiográficas com imagens contrastadas tendem a ser as mais úteis para firmar o diagnóstico. As radiografias simples do abdome geralmente não são úteis e, no máximo, demonstram sinais inespecíficos de obstrução ou efeito de massa. Exceto para duodeno e para o jejuno mais proximal, que podem ser avaliados por meio de endoscopia, o diagnóstico de neoplasia de intestino delgado depende de exames com contraste como trânsito delgado ou, preferencialmente, enteróclise. O trânsito de delgado ainda é o método mais usado para investigação de distúrbio no intestino delgado embora a enteróclise seja uma modalidade de exames de imagem com resultados superiores.

Tomografia computadorizada, ultrassonografia e RM são complementares aos estudos baritados para detecção de neoplasias do intestino delgado. A TC abdominal tem sensibilidade de 50 a 80% para detecção de tumores primários pequenos do intestino delgado e, ocasionalmente, tem participação importante na diferenciação entre tumores malignos e benignos. Adicionalmente, a TC é usada para estadiamento dos tumores malignos (presença ou não de metástase hepática) e na obtenção de informações relevantes sobre extensão local (presença ou não de invasão local, implantes mesentéricos e metástases para linfonodos). Recentemente, a associação de TC multidetectores e RM com distensão da luz do intestino delgado (ETC e ERM) levou a um aprimoramento considerável no diagnóstico das pequenas neoplasias de intestino delgado. Na ETC, os adenocarcinomas de intestino delgado se manifestam como massa tumoral isolada, estreitamento circunferencial com bordas abruptas ou irregulares, ou como lesão ulcerativa com aumento dos linfonodos adjacentes. A ulceração da mucosa é um sinal sugestivo que é bem definido com a ETC. As lesões jejunais tendem a ser anelares. Geralmente apenas um pequeno segmento do intestino delgado está envolvido. A massa propriamente dita apresenta realce moderado e heterogêneo após administração intravenosa de contraste iodado. Raramente o adenocarcinoma pode se apresentar como uma dilatação aneurismática de um pequeno segmento do intestino delgado semelhante ao que se observa em caso de linfoma. Na imagem por RM os adenocarcinomas de intestino delgado apresentam características morfológicas semelhantes às observadas na TC.

Em geral, na ETC, os pequenos GISTs se apresentam como massas regulares, redondas ou lobuladas, com realce relativamente acentuado após administração intravenosa de contraste, enquanto os tumores maiores são heterogêneos com necrose central e tendência a crescimento extraluminal. Considerando a excelente resolução espacial da TC de multidetectores, a origem submucosa do tumor pode ser suspeitada em caso de tumores menores. O potencial maligno dessas lesões não pode ser afirmado com certeza nas imagens com corte transversal, a não ser que haja metástases. Em algumas situações, os GISTs podem apresentar um padrão aneurismático semelhante ao observado nos casos de linfoma e, assim, a diferenciação entre essas duas doenças pode ser difícil. Na RM, os pequenos tumores mesentéricos de intestino delgado geralmente apresentam hipersinal nas imagens ponderadas em T2, com graus variáveis de acentuação após a administração intravenosa de gadolínio. Em razão da menor resolução espacial obtida com a RM em comparação com a TC, a origem submucosa do tumor pode ser difícil de estabelecer.

A angiografia raramente é útil para estabelecer ou esclarecer o diagnóstico de câncer de intestino delgado. Raramente, a demonstração via angiografia de neovascularização de tumor sem extravasamento do agente de contraste pode ter importância diagnóstica em pacientes com sangramento crônico oculto quando outros exames diagnósticos, como endoscopia e estudos baritados, tenham sido negativos. Por outro lado, esse exame raramente é benéfico na localização de tumores com sangramento considerando que a grande maioria sangra com velocidade consideravelmente abaixo do limite de detecção da técnica. Com o exame nuclear utilizando hemácias marcadas com tecnécio é possível identificar sítios de sangramento com perda sanguínea em velocidades tão baixas quanto 0,1 mL/min.

Demonstrou-se que a tomografia por emissão de pósitrons com fluorodeoxiglicose (marcada com flúor-18) (FDG-PET) tem alta sensibilidade na avaliação do estado da doença em pacientes com GISTs. A FDG-PET é usada no estadiamento pré-operatório, mas é especialmente importante para avaliar a resposta ao tratamento.

D. Endoscopia

Atualmente é possível realizar enteroscopia com fibra óptica, utilizando endoscópios convencionais, ou em modalidade sem fio. A enteroscopia convencional é o método endoscópico mais usado para exame do intestino delgado. O endoscópio é introduzido por via oral. Após passar pela curva da segunda porção do duodeno, o enteroscópio é retificado para reduzir qualquer laço que se tenha formado no estômago. O enteroscópio é então introduzido até a extensão máxima de inserção. Os enteroscópios têm 2 a 2,5 m de comprimento e oferecem a oportunidade de colher amostras de biópsia quando uma lesão neoplásica é identificada.

O sistema para enteroscopia de duplo balão consiste em um vídeo-endoscópio com imagem de alta resolução e alcance de 200 cm, e um overtube flexível com 145 cm de extensão. O balão inflado sobre o overtube é usado para manter estável a posição enquanto o enteroscópio é avançado. O balão do overtube é desinflado enquanto o balão do enteroscópio é inflado, e o overtube é avançado ao longo da extremidade distal do enteroscópio (procedimento de avanço – *push*). Segue-se o "procedimento de retrocesso" – *"pull procedure"*. O enteroscópio e o overtube são puxados sob direcionamento do endoscópio, com ambos os balões inflados. O procedimento é repetido diversas vezes para visualizar todo o intestino delgado. Poucas complicações foram relatadas: dor abdominal pós-procedimento em até 20% dos pacientes, pancreatite, sangramento e perfuração do intestino delgado, que é mais comum em caso de polipectomia de grandes pólipos (> 3 cm).

A cápsula endoscópica é uma cápsula que contém uma câmera alimentada por bateria, uma antena transmissora e quatro diodos emissores de luz. A câmera obtém duas imagens por segundo através do plástico transparente que recobre a cápsula. A cápsula é engolida e propelida ao intestino pela peristalse. As imagens obtidas pela cápsula são transmitidas a um gravador alimentado por bateria acoplado a um cisto. O equipamento é removido após 8 horas, período necessário para que a cápsula chegue ao ceco na maioria dos casos. Os dados registrados são então baixados para um computador, permitindo que cerca de 50.000 imagens sejam visualizadas como vídeo. O tempo médio para leitura das imagens em vídeo varia entre 40 e 60 minutos, dependendo da experiência do endoscopista. Esta técnica pode ser afetada por dois problemas: primeiro, a presença de conteúdos escuros no intestino delgado capazes de prejudicar a visualização da mucosa e, segundo, a velocidade de esvaziamento gástrico e do trânsito intestinal, que pode levar à exaustão das baterias da cápsula antes que alcance a válvula ileocecal. O exame é incompleto em 10 a 25% dos casos.

O principal risco é retenção da cápsula. Portanto, este procedimento é contraindicado em pacientes sabidamente com estenoses ou distúrbios da deglutição.

E. Laparoscopia

Há poucas informações sobre a eficácia da laparoscopia para diagnóstico na rotina de investigação das neoplasias de intestino delgado. Até o momento, sua utilidade reside na obtenção de informações para estadiamento e para determinar a possibilidade de ressecção antes da laparotomia formal em caso de tumores do duodeno, e na obtenção de imagens e potencialmente de tecidos para diagnóstico quando outros exames de imagem tenham fracassado na sugestão da etiologia. Entretanto, está claro que, apesar da tecnologia atualmente disponível, o diagnóstico desses tumores é difícil de fazer antes da cirurgia em um grupo significativo de pacientes. Às vezes, há necessidade de laparotomia para o diagnóstico definitivo.

Estadiamento

O estadiamento radiológico é baseado principalmente na TC e na RM. A avaliação intraoperatória tem participação no estadiamento clínico. A presença de metástase hepática pode ser complementarmente avaliada com ultrassonografia intraoperatória. Quanto ao estadiamento patológico, o sistema TNM foi recentemente revisado pela AJCC, mas não foram feitas alterações maiores para as neoplasias de intestino delgado. O estadiamento do tumor primário é feito em função da profundidade de penetração e do envolvimento de estruturas adjacentes ou em locais distantes. Não há subdivisão na categoria N com base no número de linfonodos envolvidos pelo tumor. Metástases hematogênicas ou peritoneais são codificadas como M1. Os cânceres de intestino delgado podem metastizar para a maioria dos órgãos, especialmente para o fígado, ou para as superfícies peritoneais. O envolvimento dos linfonodos celíacos é considerado doença Ml.

Para o linfoma de intestino delgado o sistema de estadiamento mais usado é o de Ann Arbor, com base em envolvimento linfático ou extralinfático dos dois lados do diafragma.

Tratamento

O tratamento do *adenocarcinoma* de intestino delgado com doença localizada é feito com base nos princípios oncológicos e anatômicos. Para as lesões duodenais a disponibilidade de ultrassonografia endoscópica permitiu o aprimoramento do estadiamento pré-operatório, e a disponibilização de técnicas endoscópicas de ressecção implicou novas opções terapêuticas. Os adenomas duodenais ou da ampola comprovadamente benignos por ultrassonografia podem ser retirados por via endoscópica com resultados excelentes. As lesões invasivas na primeira e na segunda porção do duodeno, sem envolvimento de vasos principais e sem disseminação a distância, devem ser tratadas com duodenopancreatectomia (cirurgia de Whipple). Para os tumores na terceira ou na quarta porção do duodeno, indica-se ressecção segmentar com linfadenectomia regional. Ainda se tem debatido acerca da melhor conduta cirúrgica para o câncer duodenal inicial. Embora os relatos iniciais sugiram que a abordagem endoscópica seja justificável nas lesões iniciais favoráveis, ainda não há dados disponíveis sobre acompanhamento em longo prazo, e a ressecção cirúrgica deve ser a opção preferida nos pacientes com risco favorável. Algumas das opções paliativas nos casos de carcinoma duodenal inoperável ou metastático são gastrojejunostomia e/ou bypass biliar entérico, ou instalação de stent por via endoscópica/intervencionista para alívio de obstrução intestinal e/ou biliar.

O adenocarcinoma de jejuno e íleo é tratado com excisão ampla, incluindo as áreas de disseminação contíguas e o mesentério associado, com margens cirúrgicas negativas.

Embora tenham sido publicadas apenas pequenas séries de casos, esses tumores não parecem responder a quimioterapia convencional com base em 5-FU e há limites para a dose de radiação considerando a toxicidade do intestino delgado. Contudo, para paliação de perda sanguínea crônica em pacientes com carcinoma duodenal localmente avançado inoperável, com radioterapia é possível obter benefícios em curto prazo.

O alicerce do tratamento dos tumores *carcinoides* é a excisão cirúrgica radical. No preparo para a cirurgia, há indicação para avaliação completa de todo o trato gastrintestinal, uma vez que em até 40% dos casos de carcinoide no intestino médio há associação com um segundo câncer gastrintestinal, e em 30% ocorrem múltiplas lesões sincrônicas. Ademais, há indicação de tratamento preventivo com octreotida para evitar crise carcinoide quando da cirurgia. Durante a cirurgia, a abordagem padrão é ressecção em bloco, incluindo o mesentério drenador. Isso é particularmente verdadeiro para o carcinoide de intestino delgado, porque essas lesões têm propensão à produção de metástases mesmo quando muito pequenas. As lesões maiores localizadas próximas da ampola podem requerer duodenopancreatectomia para a cura, enquanto as menores podem ser tratadas com excisão local ou com ressecção endoscópica, com acompanhamento próximo com endoscopias. De forma semelhante, as lesões no íleo terminal ou os tumores carcinoides no apêndice com mais de 2 cm requerem hemicolectomia direita formal para eliminação da doença.

O tratamento de doença locorregional avançada e com disseminação a distância inclui modalidades clínicas e cirúrgicas. A cirurgia está indicada nos pacientes com doença metastática operável com potencial de cura ou, pelo menos, paliação relevante. Foi realizado transplante ortotópico de fígado para tratamento de tumores neuroendócrinos metastáticos para o fígado, com resultados decepcionantes.

O papel das multimodalidades, incluindo interferona-α 2b e octreotida, no tratamento para carcinoide metastático continua sendo restrito. A adição da quimioembolização no fígado não produziu efeito significativo na sobrevida de pacientes com doença metastática no fígado, mas pode ser participação no controle ou na redução dos sintomas da crise carcinoide. A octreotida tem-se mostrado efetiva no tratamento de pacientes com síndrome carcinoide, com melhora da diarreia em até 83% dos pacientes e abolição do rubor e dos sibilos, mas sem efeito quanto à sobrevida. Considerando a baixa velocidade de crescimento de muitos tumores carcinoides, os pacientes com metástases a distância podem ser submetidos à ressecção para citorredução ou paliação de sintomas. Para aqueles pacientes com doença extensa inoperável, as indicações para intervenção cirúrgica ficam limitadas à ocorrência de obstrução, perfuração e sangramento. A radioterapia não se comprovou efetiva como terapia adjuvante ou paliativa.

O tratamento do *linfoma* de intestino delgado requer ressecções conservadoras e estadiamento por meio de amostras de linfonodos para-aórticos e mesentéricos e biópsias de fígado e de medula óssea. As lesões localizadas e de baixo grau são tratadas apenas com ressecção, enquanto para as lesões de grau intermediário e alto, recomendam-se ressecção e quimioterapia. A radioterapia é usada apenas para paliação em pacientes com baixo desempenho. Essa modalidade está associada a efeitos colaterais significativos, como necrose, sangramento e perfuração intestinais, e deve ser oferecida para paliação apenas aos pacientes que não tenham indicação para cirurgia e quimioterapia.

O tratamento cirúrgico para os *sarcomas* de intestino delgado consiste em ressecção em bloco com margens livres de tumor. Não há indicação para linfadenectomia estendida nesses tumores. A disseminação hematogênica é a via preferencial para metástase para fígado, pulmões e ossos. Observa-se carcinomatose nos estágios tardios da doença. Havendo doença metastática, pode-se indicar excisão local ou bypass paliativo a fim de prevenir ou amenizar sangramento e obstrução. Além disso, não há benefício com o uso de quimioterapia associada à radioterapia adjuvante, já que as doses de radiação são limitadas pela toxicidade intestinal. Em casos de doença recorrente ou metastática, houve relatos de resposta parcial na ordem de 10 a 20%, após quimioterapia associada à radioterapia paliativa, na melhor das hipóteses, com aumento mínimo na sobrevida.

O tratamento dos GISTs localizados baseia-se na ressecção cirúrgica: o tumor deve ser removido em bloco junto com sua pseudocápsula e mantendo margens de tecido mole ou intestino normais. Na presença de lesões volumosas envolvendo outros órgãos, em que a ressecção em bloco implicaria morbidade significativa, o uso de terapia neoadjuvante pré-operatória com mesilato de imatinibe pode ser considerada.

Um avanço significativo no tratamento dos tumores de intestino delgado, e especificamente dos GISTs, veio do conhecimento sobre algumas características moleculares e genéticas dessas lesões. Após a descoberta de que os GISTs caracteristicamente expressam a proteína KIT, um receptor transmembrana da tirosinocinase de um fator de célula-tronco, um inibidor específico da tirosinocinase, o mesilato de imatinibe (Gleevec, Novartis), foi introduzido na prática clínica com redução do risco de recorrência.

O papel da cirurgia nos casos de doença recorrente ou metastática foi questionado desde a introdução do mesilato de imatinibe. O tratamento cirúrgico ainda deve ser considerado em pacientes com doença obstrutiva ou com sangramento e após obter-se resposta parcial com o mesilato de imatinibe caso se considere que a doença residual é operável.

Prognóstico

O prognóstico para o *adenocarcinoma* de intestino delgado é baseado em variáveis semelhantes àquelas do câncer colorretal, incluindo estadiamento, invasão perineural e vascular, grau da lesão, ressecabilidade e margens cirúrgicas. A maioria dos tumores apresenta disseminação regional quando do diagnóstico, e até 25% dos pacientes já têm a doença em órgão distante. Em geral, a taxa de sobrevida em 5 anos varia entre 20 e 30%. Para a doença operável do duodeno, a taxa de sobrevida em 5 anos se aproxima de 50%.

O prognóstico para os tumores *carcinoides* com doença localizada é excelente, com taxa de sobrevida em 5 anos próxima de 100% após a ressecção. Mais de 90% dos pacientes sintomáticos têm doença metastática por ocasião da exploração cirúrgica. A probabilidade de doença a distância mantém correlação próxima com o tamanho da lesão primária e com a profundidade da invasão. Para os tumores com menos de 1 cm, o risco de metástases para linfonodos está na ordem de 2%; para as lesões entre 1 e 2 cm, a incidência de envolvimento de linfonodos é de 50%; e 80% dos tumores com mais de 2 cm apresentam linfonodos positivos. Foram relatadas taxas de sobrevida em 5 anos de até 68%, quando todas as metástases evidentes, incluindo as hepáticas, são removidas. Nos casos com doença extensiva e inoperável, demonstrou-se que a citorredução produz algum benefício em termos de paliação sintomática. A taxa de sobrevida em 5 anos para doença inoperável é de aproximadamente 35 a 40%, o que reflete o crescimento relativamente indolente desses tumores.

Os fatores prognósticos para os *linfomas* primários de intestino delgado incluem grau histológico, profundidade de penetração do tumor, envolvimento de linfonodos, doença peritoneal e metástase a distância. Em geral, a taxa de sobrevida em 5 anos varia entre 20 e 40% para todos os estágios. Há relato de sobrevida em 5 anos de até 60% para os pacientes com tumores localizados de baixo grau removidos.

Os *sarcomas* tendem a ter um padrão de crescimento insidioso, e mais de 75% desses tumores já têm mais de 5 cm quando do diagnóstico, e até 50% deles não estão mais aptos a serem removidos com objetivo de cura quando o diagnóstico é firmado. O prognóstico mantém correlação mais próxima com o grau da lesão e, em seguida, com o estágio. A sobrevida em 5 anos após ressecção curativa varia entre 60 e 80% para os tumores de baixo grau e não chega a 20% das lesões de alto grau.

A avaliação do potencial de malignidade do GIST primário é difícil em muitos casos a não ser que a disseminação do tumor possa ser comprovada além do órgão de origem quando do diagnóstico. Historicamente, o tamanho do tumor era usado para avaliar seu comportamento. Embora quase todos os GISTs pequenos (<1 cm) sejam clinicamente benignos e os tumores com diâmetro acima de 5 cm sejam geralmente malignos, os GISTs de tamanho intermediário têm potencial de malignidade incerto, e não há um valor de corte para o diâmetro capaz de predizer com certeza se o tumor terá comportamento maligno.

Outros fatores que mostraram ter valor prognóstico são: índice de mitose, presença de necrose tumoral, alta celularidade e pleomorfismo acentuado; uma alta fração de fase S e aneuploidia de DNA na citometria de fluxo ou de imagem; escore Ki-67 alto; expressão de antígeno nuclear de proliferação celular; presença de atividade de telomerase; ressecção cirúrgica incompleta, ruptura do tumor durante a cirurgia e invasão de estruturas adjacentes.

Recentemente, as mutações *KIT* se mostraram fatores prognósticos independentes para os pacientes com GISTs.

A sobrevida média específica da doença é cerca de 5 anos para doença primária, e 10 a 20 meses para doença recorrente ou metastática. A maioria das recorrências ocorre em 5 anos desde o diagnóstico primário, mas no subgrupo de GISTs com proliferação lenta e, especialmente, após terapia com mesilato de imatinibe, as metástases podem ocorrer mais de 10 anos após o diagnóstico primário.

A evolução dos pacientes com *câncer metastático* para o intestino delgado (mais comumente dos cânceres de ovário, colo e pulmões, carcinoma de células renais e melanoma) é sombria, apesar das intervenções paliativas.

▶ **Acompanhamento**

O acompanhamento dos pacientes com câncer de intestino delgado é feito com endoscopia e exames de imagem. A única exceção é o GIST. Como já discutimos, utiliza-se PET scan para acompanhar a resposta do tumor ao mesilato de imatinibe; para detecção de recorrência após resposta completa ao mesilato de imatinibe ou após cirurgia curativa; para identificar resistência secundária ao mesilato de imatinibe antes de progressão do tumor em tratamento.

Appelman HD. Morphology of gastrintestinal stromal tumors: historical perspectives. *J Surg Oncol* 2011 Dec;104(8):874-881.

Bilimoria KY et al. Small bowel cancer in the United States: changes in epidemiology, treatment, and survival over the last 20 years. *Ann Surg* 2009; 249:63-71.

Boudreaux JP et al. The NANETS consensus guideline for the diagnosis and management of neuroendocrine tumors: well-differentiated neuroendocrine tumors of the Jejunum, Ileum, Appendix, and Cecum. *Pancreas* 2010 Aug;39(6):753-766.

Culver EL et al. Sporadic duodenal polyps: classification, investigation, and management. *Endoscopy* 2011 Feb;43(2):144-155.

Fry LC et al. Small-bowel endoscopy. *Endoscopy* 2011 Nov;43(11):978-984.

Ghimire P et al. Primary gastrointestinal lymphoma. *World J Gastroenterol* 2011 Feb 14; 17(6):697-707.

Kamaoui I et al. Value of CT enteroclysis in suspected small-bowel carcinoid tumors. *AJR Am J Roentgenol* 2010 Mar;194(3):629-633.

Kingham TP et al. Multidisciplinary treatment of gastrintestinal stromal tumors. *Surg Clin North Am* 2009;89:217-233.

Learn PA et al. Randomized clinical trials in gastrintestinal stromal tumors. *Surg Oncol Clin N Am* 2010 Jan;19(1):101-113.

Parc Y et al. Surgical management of the duodenal manifestations of familial adenomatous polyposis. *Br J Surg* 2011 Apr;98(4):480-484.

Poncet G et al. Recent trends in the treatment of well-differentiated endocrine carcinoma of the small bowel. *World J Gastroenterol* 2010 Apr 14;16(14):1696-1706.

Soyer P et al. Imaging of malignant neoplasms of the mesenteric small bowel: new trends and perspectives. *Crit Rev Oncol Hematol* 2011 Oct;80(1):10-30.

Speranza G et al. Adenocarcinoma of the small bowel: changes in the landscape? *Curr Opin Oncol* 2010 Jul; 22(4):387-393.

QUESTÕES DE MÚLTIPLA ESCOLHA

1. A causa mais comum de obstrução de intestino delgado é:
   A. Presença de aderências intra-abdominais.
   B. Neoplasias.
   C. Intussuscepção.
   D. Doença de Crohn.

2. O tratamento da obstrução de intestino delgado inclui:
   A. Aspiração nasogástrica.
   B. Reposição hidreletrolítica.
   C. Adesiólise laparoscópica em casos altamente selecionados.
   D. Todas as respostas anteriores.

3. Sobre isquemia mesentérica aguda, uma das seguintes frases é incorreta:
   A. A causa mais comum é embolia arterial.
   B. A trombose da veia mesentérica frequentemente está associada à hipertensão porta.
   C. A trombose venosa profunda pode ser uma causa.
   D. Dor abdominal é o principal achado clínico.

4. Sobre os tumores de intestino delgado, qual das seguintes afirmativas está correta?
   A. Adenomas são mais comuns no íleo distal.
   B. A neoplasia mais comum é o GIST.
   C. A síndrome de Peutz-Jeghers tem alto potencial de malignidade.
   D. A síndrome carcinoide ocorre na presença de metástases hepáticas.

5. Qual das seguintes é a fístula intestinal mais comum na doença de Crohn?
   A. Ileossigmoide.
   B. Ileovesical.
   C. Ileocutânea.
   D. Ileovaginal.

30 Intestino grosso

Jessica Cohan, MD
Madhulika G. Varma, MD

ANATOMIA

O colo do intestino inicia na válvula ileocecal e termina no reto, abrangendo, aproximadamente, 140 cm de comprimento. O colo tem componentes intraperitoneais e retroperitoneais. Ceco, colo ascendente e colo descendente são retroperitoneais, ao passo que colo transverso e sigmoide são intraperitoneais (Fig. 30-1). O diâmetro da luz é máximo no ceco (~ 7 cm) e reduz distalmente. Consequentemente, lesões de massa no ceco têm menor probabilidade de causar obstrução, e a parede fina nessa localização é mais vulnerável à necrose isquêmica e à perfuração causadas por obstrução do intestino grosso. Há quatro camadas na parede intestinal: mucosa, submucosa, muscular própria e serosa (Fig. 30-2). A mucosa é composta por três camadas: epitélio colunar simples, organizado para formar criptas, lâmina própria e muscular da mucosa. A submucosa é a camada resistente do colo, por ter a maior concentração de colágeno. Portanto, é importante que essa camada seja incorporada nas anastomoses. A muscular própria é composta por uma camada circular interna e outra longitudinal externa, que se torna espessa em três bandas ao redor da circunferência para formar as tênias do colo. O apêndice pode ser encontrado em um ponto do ceco para o qual convergem as tênias. No retossigmoide, essas bandas se espalham para formar uma camada uniforme que assinala o final do colo e o início do reto. Os vetores desses componentes musculares da parede produzem encurtamento do colo para formar segmentações denominadas haustros (Fig. 30-3), que se movem longitudinalmente. Os apêndices epiploicos são apêndices de gordura sobre a superfície serosa.

O reto tem início do promontório do sacro e termina no anel anorretal. Localiza-se entre o colo e o ânus e tem de 12 a 16 cm de comprimento. Não possui tênias, uma vez que a musculatura longitudinal se espalha em forma de leque e engloba a circunferência da parede. O reto ainda pode ser diferenciado do colo pela ausência de apêndices epiploicos e de haustros. Tem segmento intraperitoneal e extraperitoneal. Posteriormente, o reto é intraperitoneal apenas no nível da junção retossigmoide. Entretanto, as paredes anterior e lateral do segmento superior do reto são intraperitoneais. Há uma dobra peritoneal anterior que se estende para o interior da pelve, aproximadamente de 5 a 8 cm acima da borda anal, entre o reto e a bexiga nos homens, e entre o reto e o útero nas mulheres (o fundo de saco de Douglas). Tumores ou abscessos nessa localização podem ser palpados com toque retal ou vaginal. A fáscia de Denonvilliers recobre a parede anterior do reto. Além da dobra peritoneal anterior, encontram-se as vesículas seminais e a próstata nos homens. Nas mulheres, a cérvice uterina e o septo retovaginal encontram-se anteriormente, e os anexos, anterolateralmente. O reto possui três dobras de mucosa principais, denominadas válvulas de Houston. Elas têm localização variável, mas classicamente ocorrem a cada 3 ou 4 cm. As dobras superior e inferior ficam do lado esquerdo, e a dobra média, à direita. A dobra média assinala a extensão distal do reto intraperitoneal.

O assoalho pélvico é formado por três músculos coletivamente conhecidos como *elevador do ânus*: pubococcígeo, iliococcígeo e puborretal. O puborretal forma uma alça na junção anorretal e é um componente importante da continência e do mecanismo de defecação.

▶ Suprimento sanguíneo e drenagem linfática

O suprimento arterial do colo é determinado por sua origem embrionária. O intestino proximal, que se estende até o colo transverso, é nutrido pela artéria mesentérica superior (AMS) por meio das artérias ileocólica, cólica direita e cólica média. O intestino distal, que vai desde o segmento distal do colo transverso até o reto, é nutrido pela artéria mesentérica inferior (AMI). Essa artéria dá origem à cólica esquerda e entre 2 a 6 ramos sigmoideanos, terminando como artéria retal (hemorroidária) superior. As artérias retais (hemorroidárias) média e

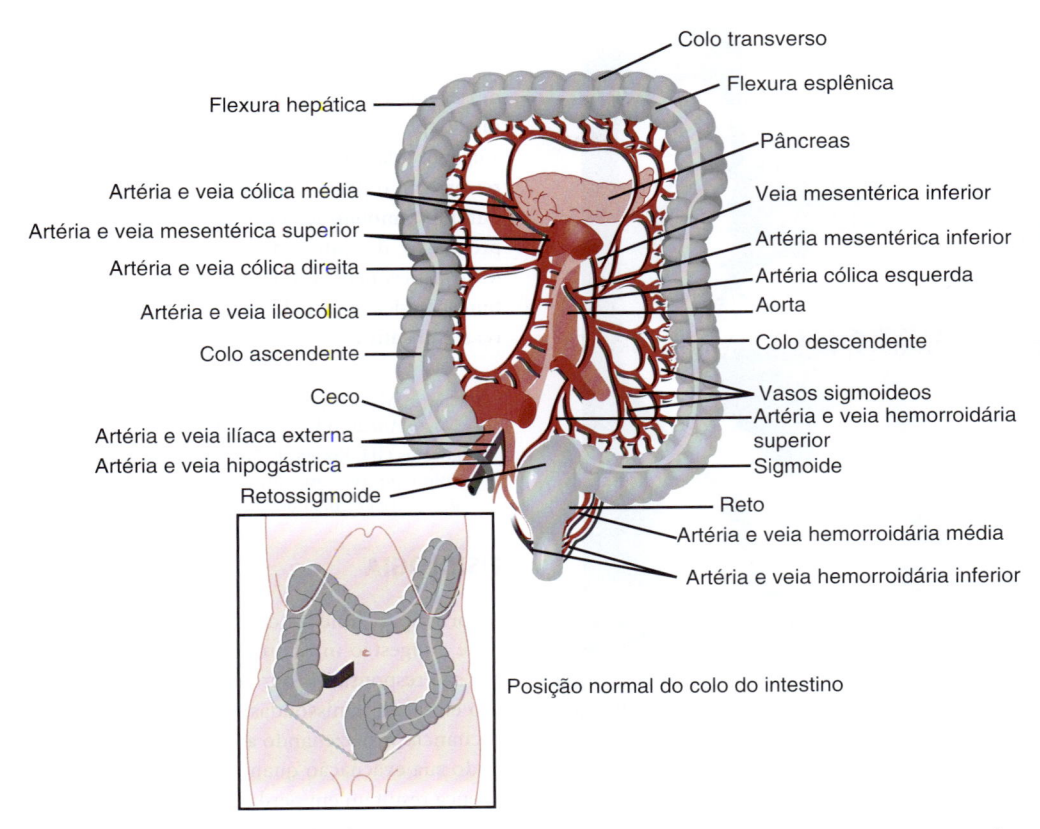

Figura 30-1 O intestino grosso: divisões anatômicas e suprimento sanguíneo. As veias estão representadas na cor preta. Em destaque, a configuração comum do colo do intestino.

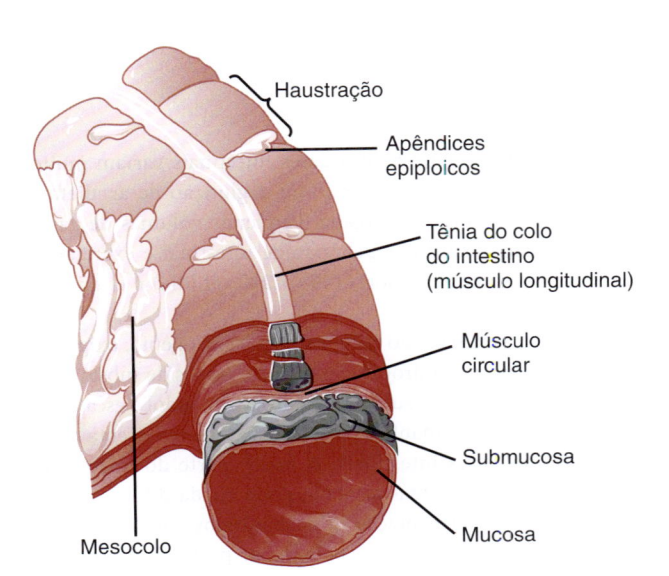

Figura 30-2 Corte transversal do colo do intestino. A musculatura longitudinal envolve o colo, mas é mais espessa na região das tênias colônicas.

inferior têm origem na artéria ilíaca interna. Há anastomoses na circulação arterial por meio da arcada de Riolan, assim como da artéria marginal de Drummond, uma rede de ramos arteriais que cursa pelo comprimento do colo a aproximadamente 2,5 cm da parede intestinal. A vasa reta é formada pelas artérias terminais com origem na artéria marginal. Elas penetram na parede do colo em múltiplas áreas do lado mesentérico, criando áreas focais de debilidade com potencial para a formação de falsos divertículos. Os ramos cólico esquerdo, sigmoideanos e retal superior também têm origem na AMI, com padrão variável. Em geral, a drenagem venosa acompanha o suprimento arterial, com exceção da veia mesentérica inferior, que corre lateralmente ao ligamento de Treitz para drenar na veia esplênica. O suprimento vascular é muito variável, e a anatomia "habitual" é encontrada em apenas 15% dos indivíduos.

Os linfáticos drenam via plexos nas camadas submucosa e subserosa da parede intestinal. Eles prosseguem para os canais linfáticos e linfonodos mesentéricos que acompanham os vasos sanguíneos; por isso, o planejamento das ressecções oncológicas do colo e do reto é baseado no suprimento vascular.

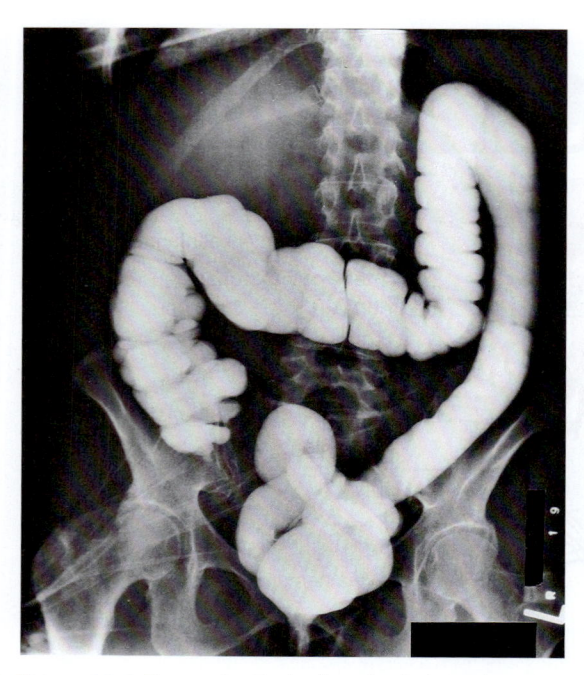

Figura 30-3 Enema baritado de colo do intestino normal. Observe o aspecto dos haustros e a localização das flexuras esplênica e hepática.

▶ Inervação

A inervação do colo do intestino e do reto é autônomica e, como o suprimento sanguíneo, é dividida de acordo com o desenvolvimento embrionário. Os nervos simpáticos para o intestino médio, incluindo o colo direito e o segmento proximal do transverso, têm origem em T6-12. Eles fazem sinapse no plexo mesentérico superior e, a seguir, acompanham a AMS e seus ramos até o colo direito. A inervação parassimpática do intestino médio é suprida por fibras do nervo vago. A inervação simpática para o intestino distal (segmento distal do colo transverso até o reto) emerge de L1-3. Essas fibras simpáticas fazem sinapse no plexo pré-aórtico e, então, acompanham a AMI até a parede intestinal. Os impulsos nervosos para a parede intestinal fazem sinapse no plexo mioentérico (Auerbach) e no plexo submucoso (Meissner). O plexo mioentérico está localizado entre as camadas circular e longitudinal do músculo liso e é responsável por coordenar a motilidade. O plexo submucoso está localizado na submucosa e regula secreções, fluxo sanguíneo e absorção.

O reto distal e o ânus são inervados pelos nervos hipogástricos e erigentes. Os nervos hipogástricos contêm fibras simpáticas originadas em L1-3. Essas fibras cursam sobre o promontório do sacro para o plexo hipogástrico e formam os nervos hipogástricos pareados próximos da raiz da AMI. As fibras parassimpáticas correm nos nervos erigentes, que emergem de S2-4 e se unem aos nervos hipogástricos na proximidade dos ligamentos laterais do reto. As fibras continuam anterior e lateralmente para inervar reto, músculos do assoalho pélvico e bexiga, assim como a próstata e as vesículas seminais nos homens. A localização desses nervos os coloca sob risco de lesão durante prostatectomia. O plexo hipogástrico superior corre risco de lesão durante a ligadura da AMI; os nervos hipogástricos, durante a dissecção retrorretal; o plexo hipogástrico inferior e os nervos erigentes, durante a mobilização dos ligamentos laterais; e o plexo periprostático, durante a dissecção da fáscia de Denonvilliers. A lesão desses nervos durante a prostatectomia pode causar disfunção vesical e sexual, caracterizando morbidade pós-operatória significativa.

Bleier JI, Maykel JA. Outcomes following proctectomy. *Surg Clin North Am* 2013 Feb;93(1):89-106.

Sakorafas GH, Zouros E, Peros G. Applied vascular anatomy of the colon and rectum: clinical implications for the surgical oncologist. *Surg Oncol* 2006 Dec;15(4):243-255.

FISIOLOGIA

As principais funções do colo são absorção, secreção, motilidade e digestão intraluminal. Esses processos inter-relacionados são responsáveis por converter o conteúdo proveniente do íleo em fezes semissólidas. O reto funciona como órgão de capacitância, armazenando as fezes produzidas pelo colo e permitindo sua evacuação quando conveniente. Quando cirurgia ou doença resultam em perda da função colônica, ocorre aumento significativo nas perdas intestinais de água e eletrólitos. Se o reto for sobrecarregado por grande volume de fezes líquidas, ou se sua capacidade de distensão for prejudicada por cirurgia ou por doença, pode ocorrer urgência e aumento da frequência evacuatória.

▶ Gases intestinais

A composição e o volume dos gases intestinais variam muito entre os indivíduos, dependendo de deglutição de ar, dieta e composição da flora microbiana. Pequenos volumes de gases intestinais são absorvidos pela parede intestinal e excretados pelos pulmões, mas a maioria (400-1.200 mL/dia) é eliminada na forma de flatos.

Os gases intestinais são compostos por nitrogênio, oxigênio, dióxido de carbono, hidrogênio, metano e traços de substâncias como sulfato de metila, sulfato de hidrogênio, indol e escatol. O componente predominante é o nitrogênio, que representa entre 30 e 90% dos gases intestinais. A maior parte do nitrogênio vem do ar deglutido, mas também pode vir da difusão a partir do plasma. A fermentação de carboidratos não absorvidos, como as fibras, é responsável pela maior parte do hidrogênio e do dióxido de carbono. Nos indivíduos com deficiência de lactase, a fermentação da lactose também contribui. O metano é produzido por bactérias específicas redutoras de hidrogênio (*Methanobrevibacter smithii*) e está presente em apenas 30% dos indivíduos. O metano e o hidrogênio são gases potencialmente explosivos, o que implica cautela no uso de cautério elétrico na luz intestinal.

Os pacientes que se queixam de cólica e distensão abdominal e de aumento no volume dos flatos podem estar sofrendo de incremento na produção de gases. A produção excessiva pode resultar de um estado de má absorção, e a eliminação de lactose, legumes e/ou carnes da dieta pode sanar essa condição.

▶ Absorção e secreção

O colo do intestino é, principalmente, um órgão de absorção. A capacidade de absorção é máxima no ceco e no colo ascendente e é reduzida no sentido distal. A maioria dos nutrientes é absorvida no intestino delgado, mas, quando o conteúdo entérico atinge o colo, ele ainda é rico em água, eletrólitos e alguns nutrientes. Cerca de 1 a 2 L do efluente ileal contendo 250 mEq de sódio alcançam o ceco a cada 24 horas. A absorção passiva de água e o transporte ativo de sódio permitem a recuperação de 90% da água e do sódio. A cada 24 horas, em torno de 100 a 200 mL de água e de 2 a 5 mEq de sódio são excretados nas fezes. A Tabela 30-1 apresenta os valores médios da composição do efluente ileal e das fezes. As fezes normais são compostas por 70% de água e 30% de sólidos. As bactérias constituem cerca de metade da composição sólida, sendo o restante composto por resíduos alimentares e epitélio descamado. Embora a capacidade de absorção do colo tenha participação importante na manutenção da homeostasia, ela não é essencial à vida.

O efluente ileal também contém pequenas quantidades de nutrientes que são absorvidos pelo colo, incluindo ácidos graxos, aminoácidos e vitamina K. Por volta de 10% do amido não digerido chega ao colo, onde a fermentação por bactérias colônicas produz ácidos graxos de cadeia curta, importantes tanto sistemicamente quanto como fonte de nutrição para os colonócitos.

Além disso, o colo faz parte da circulação êntero-hepática. Os ácidos biliares não absorvidos no íleo terminal são passivamente absorvidos pelo colo. Quando essa capacidade é ultrapassada, os ácidos biliares restantes são metabolizados por bactérias colônicas em urobilina e estercobilina. A urobilina, a estercobilina e seus metabólitos são responsáveis por conferir às fezes sua coloração marrom.

O colo também tem uma importante função secretora. Ele secreta íons hidrogênio, bicarbonato, cloro e potássio. O colo mantém comunicação com a circulação e tem grande capacidade de adaptação de acordo com a necessidade. Estados patológicos como doença inflamatória intestinal (DII), shigelose, fibrose cística e colite colagenosa causam distúrbios hidreletrolíticos e acidobásicos, alterando a secreção colônica.

▶ Motilidade

A motilidade colônica serve para maximizar a absorção e mover as fezes distalmente em preparação para a excreção. Diversos tipos de motilidade ocorrem com grande variação ao longo da extensão do colo. Os movimentos normais são lentos, variáveis e complexos, e resultam em fluxo fecal não organizado. Nos pacientes com função intestinal normal, o conteúdo entérico alcança o ceco 4 horas após uma refeição, e o retossigmoide em 24 horas. Entretanto, partes do fluxo fecal são mescladas de forma que o efluente mais recente pode ultrapassar o mais antigo, e resíduos de uma refeição podem levar de 3 a 4 dias para serem eliminados.

O sistema nervoso entérico coordena a motilidade, que é aumentada por atividade física, estresse e dietas ricas em fibra. Além disso, o ato de comer estimula o trânsito colônico. Reflexo gastrocólico é o estímulo da atividade motora colônica em resposta a uma refeição. Seu grau é determinado pela composição de gordura e de calorias. Essa atividade aumentada acelera o esvaziamento ileal e colônico, causando desejo de evacuar.

O colo do intestino tem três padrões distintos de atividade que estão sob controle do sistema nervoso entérico e por um marca-passo postulado no colo transverso. A peristalse retrógrada consiste em contrações anelares que ocorrem principalmente no colo direito. Essas contrações atuam para manter as fezes no colo direito e, assim, facilitar a absorção. À medida que o efluente ileal continua a chegar ao ceco, parte das fezes líquidas flui para os

Tabela 30-1 Valores médios para equilíbrio hidreletrolítico no colo do intestino normal. O sinal de mais (+) indica absorção a partir da luz colônica; o sinal de menos (−) indica secreção para a luz

	Efluente ileal		Fezes		Absorção líquida no colo do intestino (em 24 h)	
	Concentração (mEq/L)	Quantidade (em 24 h)	Concentração (mEq/L)	Quantidade (em 24 h)	Normal	Capacidade máxima
Na^+	120	180 mEq	30	2 mEq	+178 mEq	+400 mEq
K^+	6	10 mEq	67	5 mEq	−5 mEq	±45 mEq
Cl^-	67	100 mEq	20	1,5 mEq	+98 mEq	+500 mEq
HCO_3	40	60 mEq	50	4 mEq	+56 mEq	
H_2O		1500 mL		100 mL	+1400 mL	+5000 mL

colos transverso e descendente, onde predomina a segmentação. Essa ação consiste em contrações anelares aleatórias e não coordenadas sobre segmentos curtos, o que propele as fezes tanto proximal quanto distalmente. Por fim, ocorre movimento do bolo na forma de contrações intensas e coordenadas iniciadas no segmento proximal e que impulsionam o conteúdo colônico no sentido distal em harmonia com o reflexo gastrocólico.

▶ Hábito intestinal

Há uma ampla variação de hábitos intestinais considerados normais nas diferentes culturas. Em um estudo transversal com 20.000 indivíduos de ambos os sexos e de todas as faixas etárias realizado na Grã-Bretanha, demonstrou-se uma média entre 1 e 1,5 evacuação por dia, com aumento em função do consumo de fibras e líquidos e de atividade física crescente.

▶ Evacuação

O desejo de evacuar é estimulado pelo estiramento do reto em resposta à presença de fezes. Isso desencadeia o reflexo inibitório retoanal, caracterizado pelo relaxamento do esfíncter interno anal, permitindo que o conteúdo do reto seja "analisado" pela mucosa da zona de transição anorretal. Essa mucosa contém fibras sensitivas capazes de diferenciar entre flatos, fezes sólidas e fezes líquidas. Imediatamente após esse processo sensitivo, o esfíncter externo se contrai, e o conteúdo é movido no sentido proximal para o reto. Flatos e fezes podem ser eliminados, se for apropriado. Caso contrário, o reto relaxa, e o desejo evacuatório cessa. Para ser considerada normal, a evacuação requer função colônica normal, especificamente no que se refere à consistência das fezes. Além de motilidade colônica coordenada, há necessidade de sensibilidade retal, função esfincteriana e relaxamento do assoalho pélvico. Quando o reto percebe a presença de fezes e o indivíduo decide evacuar, há aumento da pressão intra-abdominal e relaxamento do assoalho pélvico e do esfíncter anal, permitindo que o reto seja retificado. Após a eliminação do bolo fecal, os esfíncteres e o assoalho pélvico recuperam seu tônus.

▶ Diarreia

Define-se diarreia como a perda de mais de 300 mL de líquidos por dia, o que afeta cronicamente cerca de 5% da população dos Estados Unidos. Ela pode resultar em distúrbios eletrolíticos graves e desidratação. Há quatro etiologias principais de diarreia: invasiva, secretória, osmótica e disabsortiva. A *diarreia invasiva* ocorre quando os enterócitos são destruídos por agentes patogênicos, como *Shigella, Campylobacter* e *Entamoeba histolytica*, resultando em evacuações líquido-pastosas de baixo volume, com sangue e leucócitos. A *diarreia secretória* resulta de secreção excessiva por colonócitos ou por enterócitos. A consequência é uma diarreia isotônica de alto volume com baixo *gap* osmótico. As causas primárias são as enterotoxinas produzidas por Escherichia *coli* e *Vibrio cholera*, e secreção excessiva de serotonina na síndrome carcinoide. A *diarreia osmótica* ocorre quando substâncias osmoticamente ativas retiram líquido hipotônico da circulação para a luz intestinal. É caracterizada por alto débito de volume, alto *gap* osmótico e ausência de leucócitos. Geralmente ocorre em pacientes com deficiência de dissacaridase, como na intolerância à lactose. A *diarreia disabsortiva* é causada por falta de processos digestivos ou absortivos normais. A insuficiência pancreática resulta em perda de atividade proteolítica e da lipase, causando esteatorreia. A doença de Whipple (causada pela infecção por *Tropheryma whippelii*) e a doença celíaca (autoanticorpos antiglúten) caracterizam-se por alterações inflamatórias com perda de capacidade absortiva do intestino delgado. Cirurgias também podem causar má absorção. As ressecções extensas do intestino delgado ou do colo comprometem a capacidade de absorção e podem resultar em diarreia. Alguns pacientes submetidos à colecistectomia também apresentam diarreia transitória por ácidos graxos em razão da perda da capacidade de reservatório de bile da vesícula biliar e subsequente esteatorreia.

CONSTIPAÇÃO

▶ Epidemiologia

Com base na revisão epidemiológica da literatura, a constipação afeta de 7 a 79% da população dos Estados Unidos, com média de 16%. Essa ampla variação nos trabalhos provavelmente se deve a definições imprecisas de constipação, entre as quais estão evacuações infrequentes ou difíceis, esforço excessivo para evacuar, ou evacuações incompletas. A incidência está diretamente associada a baixo extrato socioeconômico, etnia não caucasiana, sexo feminino e idade crescente. O baixo consumo de fibras é uma causa importante, pois as fibras normalmente formam o bolo fecal, despertando a motilidade colônica.

▶ Etiologia

Embora seja possível haver constipação idiopática, a mudança no hábito intestinal deve ensejar investigação da causa. Diversos medicamentos causam constipação, como opioides, antieméticos (ondansetrona), antipsicóticos (clorpromazina, haloperidol, risperidona, clozapina), anti-hipertensivos (bloqueadores do canal de cálcio, atenolol, furosemida, clonidina), assim como medicamentos de venda livre, como ibuprofeno, cálcio e suplementos de ferro. Os pacientes devem ser indagados sobre uso prévio de laxantes, uma vez que é possível haver constipação de rebote nos pacientes com história de uso excessivo de laxativos. A constipação pode ser sintoma de doença sistêmica, como hipotiroidismo, hiperparatiroidismo, diabetes melito e distúrbio eletrolítico, ou de doença do tecido conectivo. Pode ser causada por algum distúrbio primário do colo, como doença de Hirschsprung, endometriose e estenoses benignas ou malignas. Doenças ou lesões neurológicas, doenças psiquiátricas e agressão física ou sexual podem ser fatores contribuintes.

Se nenhum desses fatores estiver presente, os pacientes podem estar sofrendo de uma síndrome de constipação funcional, como inércia colônica, síndrome do intestino irritável ou disfunção do assoalho pélvico. Os pacientes com inércia colônica relatam constipação crônica com dependência ao uso de laxantes. A síndrome do intestino irritável (subtipo com constipação) causa hábito intestinal irregular, distensão e dor abdominal que classicamente é aliviada com a evacuação. Os pacientes com disfunção do assoalho pélvico ou síndrome do bloqueio evacuatório relatam evacuação incompleta e esforço excessivo que frequentemente é aliviado com manipulação digital. Podem apresentar disfunção urinária concomitante, prolapso de órgão pélvico e disfunção sexual.

▶ Diagnóstico

A investigação da constipação inclui anamnese e exame físico, com revisão dos medicamentos utilizados, toque retal e avaliação por anuscopia. Etiologias metabólicas podem ser afastadas com exames laboratoriais, como hormônio estimulante da tireoide (TSH, do inglês *thyroid-stimulating hormone*), cálcio, eletrólitos e glicemia nos pacientes que tenham indicação. Lesões anatômicas podem ser identificadas por colonoscopia, que deve ser considerada em qualquer paciente com sintomas de alarme (hematoquezia, anemia ou perda de peso), constipação refratária e naqueles na faixa etária apropriada para rastreamento de câncer de colo. Inicialmente, deve-se tentar tratamento clínico com suplementação de fibras e laxantes. Os pacientes devem ser instruídos a manter um registro escrito de seus hábitos intestinais. Nos casos refratários e naqueles em que houver suspeita de distúrbio funcional, há indicação de exames complementares.

A manometria anorretal e o exame de expulsão de balão devem ser considerados nos casos de constipação grave e refratária em que a etiologia não seja clara e naqueles com sintomas de disfunção do assoalho pélvico. A manometria permite avaliar o reflexo de inibição retoanal, o tônus esfincteriano, a sensibilidade retal e a coordenação. Os pacientes com constipação tendem a apresentar esfíncter anal hipertônico com baixa pressão de contração. A eletromiografia pode revelar ausência de relaxamento ou contração paradoxal do músculo puborretal. O teste de expulsão do balão pode ser realizado como exame adjunto. Envolve a inserção de um balão no reto e seu posterior enchimento até que o paciente tenha desejo de evacuar. Solicita-se ao paciente que evacue o balão. A capacidade de evacuar um balão de 50 a 100 mL em menos de 1 minuto indica função normal. Esse exame simples demonstrou sensibilidade de 88% e especificidade de 89% para diagnosticar distúrbios defecatórios em comparação com a defecografia. A defecografia (com bário, cintilografia ou ressonância magnética [RM]) é útil quando os resultados do exame manométrico são inconclusivos para o diagnóstico.

O trânsito colônico pode ser avaliado com estudos usando marcador radiopaco. O paciente ingere 24 marcadores e evita usar laxantes. No quinto dia, realiza-se radiografia do abdome, anotando-se o número e a distribuição dos marcadores retidos.

Nos pacientes normais, serão encontrados menos do que cinco marcadores. De fato, 80% dos pacientes normais terão evacuado todos os marcadores no quinto dia. A inércia colônica, um distúrbio primário da motilidade do colo, é diagnosticada quando mais de cinco marcadores permanecem retidos e se encontram espalhados por todo o colo. O diagnóstico de evacuação obstruída é sugerido se os marcadores estiverem acumulados no reto. O exame mais detalhado envolve a ingestão diária de marcadores radiopacos durante três dias consecutivos e a realização de radiografias do abdome no quarto e no sétimo dias. O número e a distribuição dos marcadores retidos são comparados com aqueles definidos nos controles normais.

▶ Tratamento

O tratamento inicial da constipação deve se concentrar em modificações no estilo de vida e na dieta. Atividade física, ingestão de líquidos e consumo de frutas, vegetais e grãos integrais devem ser estimulados. Inicia-se um suplemento de fibras na tentativa de amolecer as fezes e produzir volume fecal. Recomenda-se iniciar com dose baixa a ser aumentada lentamente até que se obtenha o efeito desejado, a fim de reduzir a ocorrência de distensão e flatulência.

Laxantes, estimulantes e enemas devem ser usados por períodos curtos no tratamento de eventos agudos. Os laxantes osmóticos, como lactulose, hidróxido de magnésio, fosfato de sódio e polietilenoglicol, atuam aumentando a osmolaridade intraluminal, criando um gradiente que reduz a reabsorção de líquidos. O hidróxido de magnésio deve ser evitado em pacientes com insuficiência renal. O polietilenoglicol é um dos laxantes mais comumente recomendados por ser seguro e efetivo, mesmo quando usado por longo prazo. Os irritantes colônicos atuam aumentando a motilidade. Como exemplos, citam-se sena, cáscara-sagrada e bisacodil. Esses medicamentos podem ter seu uso limitado pela ocorrência de cólica abdominal. O uso por longo prazo da sena e da cáscara causa melanose colônica (coloração marrom da mucosa). Os emolientes fecais, como óleo mineral e docusato, atuam aumentando a retenção de líquidos. Os enemas estimulam os movimentos intestinais causando estiramento direto e irrigação do reto (solução fisiológica), ou amolecimento das fezes (glicerina). Os irritantes colônicos e os enemas podem causar redução da motilidade colônica e retal e não devem ser usados por períodos prolongados. Lubiprostona, linaclotide e prucaloprida são novos agentes indicados para tratamento de constipação idiopática refratária e de síndrome do intestino irritável com predomínio de constipação. Causam aumento da secreção via ativação dos canais de cloro (lubiprostona e linaclotide) e dos receptores 5-HT4 (prucaloprida).

Os distúrbios defecatórios, diagnosticados por manometria anorretal, devem ser tratados com técnicas de *biofeedback* e treinamento do assoalho pélvico. Os pacientes podem aprender a relaxar e fortalecer os músculos do assoalho pélvico e a desenvolver a consciência sobre as sensações retais. Essas técnicas foram estudadas com metodologia usando randomização e se mostraram superiores aos tratamentos medicamentosos.

Alguns pacientes com constipação podem ser beneficiados por tratamento cirúrgico se todos os aspectos funcionais da defecação foram abordados. Se houver disfunção do assoalho pélvico, a primeira abordagem a ser tentada é o *biofeedback*. O tratamento cirúrgico deve ser considerado em pacientes com defecação obstruída por razões mecânicas, como prolapso de reto, retocele, enterocele ou sigmoidocele, que podem ser beneficiados com procedimentos para abordar o quadro específico. Os pacientes com inércia colônica sem disfunção do assoalho pélvico, síndrome do intestino irritável ou envolvimento gastrintestinal (GI) superior difuso são tratados com colectomia total e anastomose ileorretal. Outras abordagens, incluindo colectomia segmentar com preservação do ceco, tiveram resultados conflitantes, mas, em geral, negativos. As complicações foram reduzidas com o uso de técnicas laparoscópicas, que se mostraram seguras e efetivas. O procedimento de enema colônico anterógrado é mais usado em pacientes pediátricos. Ele envolve o pinçamento de um pequeno segmento do intestino (foram descritos apêndice, íleo, ceco e colo esquerdo) que é trazido para a parede abdominal para permitir sua cateterização intermitente com irrigação do colo. Esta técnica foi relatada em adultos diagnosticados com defecação obstruída e déficit neurológico com sucesso. Novas terapias, como estimulação neural sacral, estão sendo investigadas.

MICROBIOLOGIA

O colo do intestino do feto é estéril, mas o processo de colonização se inicia imediatamente após o nascimento. Há uma grande variação na composição da flora microbiana entre os indivíduos, provavelmente relacionada a fatores genéticos, ambientais e dietéticos. Os humanos têm em seu corpo 10 vezes mais células bacterianas do que células humanas. De fato, as bactérias representam 50% do peso seco das fezes. Há microrganismos em todo o trato GI, com concentração crescente no sentido proximal para distal, e concentração máxima no colo e no reto. Em sua maioria, as bactérias colônicas são anaeróbias, mas há uma população substancial de anaeróbios facultativos. Os *Bacteroides* spp. representam de 60 a 70% da flora bacteriana. Outros microrganismos predominantes são *E. coli*, *Lactobacillus bifidus*, *Klebsiella*, *Proteus*, *Clostridium*, *Enterobacter* e *Enterococcus*. O *M. smithii* é responsável pela produção de metano.

Essas populações bacterianas são necessárias para a saúde do colo. Elas atuam como barreira e mantêm a integridade epitelial. A fermentação de polissacarídeos não digeridos produz ácidos graxos de cadeia curta que são fonte importante de energia para os colonócitos. Além disso, as bactérias têm participação importante na função imunológica intestinal, pois populações bacterianas saudáveis dificultam que agentes patogênicos estabeleçam infecção. Ademais, a flora microbiana normal também tem papel relevante em diversos processos fisiológicos. Ela decompõe ácidos biliares não absorvidos, formando os pigmentos que dão às fezes sua coloração característica; sintetizam vitamina K para absorção sistêmica; e reciclam o nitrogênio colônico na forma de ureia.

Tabela 30-2 Causas de obstrução colônica em adultos

Causa	Incidência relativa (%)[1]
Carcinoma do colo do intestino	65
Diverticulite	20
Volvo	5
Outras	10

[1] A obstrução causada por diverticulite geralmente não é total; o volvo é a segunda causa de obstrução completa, após o carcinoma.

Bharucha AE, Pemberton JH, Locke GR 3rd: American Gastroenterological Association technical review on constipation. *Gastroenterology* 2013 Jan;144(1):218-238.

Mugie SM, Benninga MA, Di Lorenzo C: Epidemiology of constipation in children and adults: a systematic review. *Best Pract Res Clin Gastroenterol* 2011 Feb;25(1):3-18.

Neish AS: Microbes in gastrintestinal health and disease. *Gastroenterology* 2009 Jan;136(1):65-80.

Vadlamudi HC, Yalavarthi PR, Balambhaigari RY, Vulava J: Receptors and ligands role in colon physiology and pathology. *J Recept Signal Transduct Res* 2013;33(1):1-9.

DOENÇAS DO COLO E DO RETO

OBSTRUÇÃO DO INTESTINO GROSSO

▶ **Considerações gerais**

Nos adultos, 15% das obstruções intestinais ocorrem no intestino grosso, e a incidência aumenta com a idade. A obstrução pode resultar de doenças da parede intestinal, incluindo câncer e estenose; problemas mecânicos, como volvo, hérnia encarcerada e intussuscepção; ou fatores intraluminais, como impactação fecal ou corpo estranho (Tab. 30-2). As estenoses benignas comumente estão associadas a diverticulite ou DII, mas podem ocorrer em decorrência de isquemia, radiação ou anastomose cirúrgica. A obstrução funcional aguda do colo (síndrome de Ogilvie) pode causar a mesma gama de sintomas clínicos. É importante diferenciar entre pseudo-obstrução e obstrução mecânica, já que o tratamento é diferente. Em contraste à obstrução de intestino delgado, as aderências de intestino grosso raramente causam obstrução.

Um fator primordial para a evolução clínica da obstrução do intestino grosso é a competência da válvula ileocecal. De 10 a 12% dos pacientes apresentam válvula ileocecal incompetente, o que permite a descompressão do conteúdo colônico para o íleo. Entretanto, na maioria dos casos, a válvula ileocecal não permite que haja refluxo, o que determina obstrução em alça fechada, com aumento crescente da pressão intraluminal (Fig. 30-4).

A constipação é uma característica universal da obstrução completa, embora o paciente possa evacuar fezes e gases que estejam distais à obstrução após a instalação dos sintomas. Classicamente, o exame de toque retal revelará ampola retal vazia, exceto nos casos de impactação distal de fezes. Os vômitos são achados tardios e talvez não ocorram quando a válvula ileocecal impede o refluxo. Se o refluxo descomprimir o ceco para o intestino delgado, o paciente pode apresentar sintomas de obstrução do intestino delgado.

A instalação dos sintomas pode ser aguda ou gradual, dependendo da localização e da etiologia da obstrução. O paciente pode relatar história de constipação durante meses precedente a qualquer sintoma agudo de obstrução. Dor profunda e visceral em cólica causada por obstrução do colo geralmente é referida no hipogástrio. As lesões do lado direito tendem a atingir um grande volume antes de causar obstrução, o que se explica pelo maior diâmetro da luz e pela consistência líquida das fezes. Portanto, em muitas situações, essas lesões podem ser palpadas no exame do abdome. Se o paciente relatar episódios repetidos de febre e dor abdominal, deve-se suspeitar de estenose por doença diverticular. A história de hematoquezia e perda de peso sugere câncer colorretal (CCR). Alternativamente, quando os sintomas ocorrem agudamente, é mais provável que haja volvo, hérnia encarcerada ou intussuscepção. O paciente com febre, leucocitose e peritonite provavelmente terá desenvolvido isquemia e/ou perfuração intestinal.

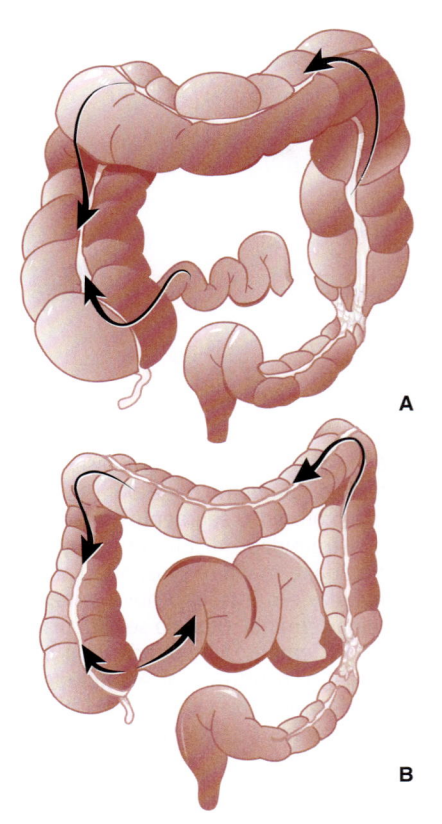

▲ **Figura 30-4** Papel da válvula ileocecal na obstrução do colo do intestino. A obstrução está no sigmoide superior. **A.** A válvula ileocecal é competente, criando uma alça fechada entre a obstrução e a válvula. A pressão aumenta ainda mais na alça fechada em razão da passagem de gás e líquido do íleo para o colón. **B.** A válvula ileocecal é incompetente. Ocorre refluxo para o íleo. O colo do intestino é aliviado de parte de sua distensão, e ocorre distensão do intestino delgado.

Com isso, há interrupção da circulação capilar, isquemia da mucosa e subsequente translocação de bactérias e toxicidade sistêmica. Esse processo finalmente evolui para gangrena e perfuração. O mesmo processo ocorre no volvo, que, por definição, é uma obstrução em alça fechada. O ceco é o segmento de maior diâmetro e, portanto, respeitando a lei de LaPlace, é a região com maior risco de perfuração. O diâmetro normal é de aproximadamente 7 cm. O risco de perfuração é alto quando o diâmetro aumenta agudamente ou atinge mais de 10 a 12 cm.

▶ **Manifestações clínicas**

A. Sinais e sintomas

A história e o exame físico ajudam a distinguir entre obstrução de intestino grosso e outras causas de abdome agudo, e a identificar aqueles pacientes que requerem tratamento urgente.

B. Exames de imagem

A radiografia abdominal frequentemente revela dilatação do colo na cavidade abdominal. O colo pode ser diferenciado do intestino delgado pelas marcas dos haustros, que não preenchem toda a luz do colo distendido. Pode-se identificar o volvo do sigmoide pelo aspecto característico em "grão de café", que representa uma alça dilatada do colo com início no quadrante inferior esquerdo e extensão medial. Esse achado ocorre em 60% dos pacientes. O volvo cecal costuma manifestar-se como uma alça dilatada com origem no quadrante inferior direito e extensão medial. Nos pacientes com outras formas de obstrução, a extensão da distensão depende da competência da válvula ileocecal e de sua relação com o local da obstrução. Um ponto de transição sem gás no colo distal indica obstrução total. Se houver gás no reto distal, ele pode representar material residual presente antes da obstrução ou obstrução parcial. Em caso de pseudo-obstrução aguda, o colo encontra-se difusamente dilatado com fezes e gás em sua extensão (Fig. 30-5). A tomografia computadorizada (TC) com contraste retal é o exame isoladamente mais útil para identificar obstrução do intestino grosso, já que fornece informações sobre a localização e a etiologia da oclusão. Esse exame substituiu o enema baritado. Um meio de contraste hidrossolúvel, como a gastrografina, deve ser usado se houver suspeita de estrangulamento ou de perfuração. Não se deve administrar bário por via oral em caso de suspeita de obstrução colônica.

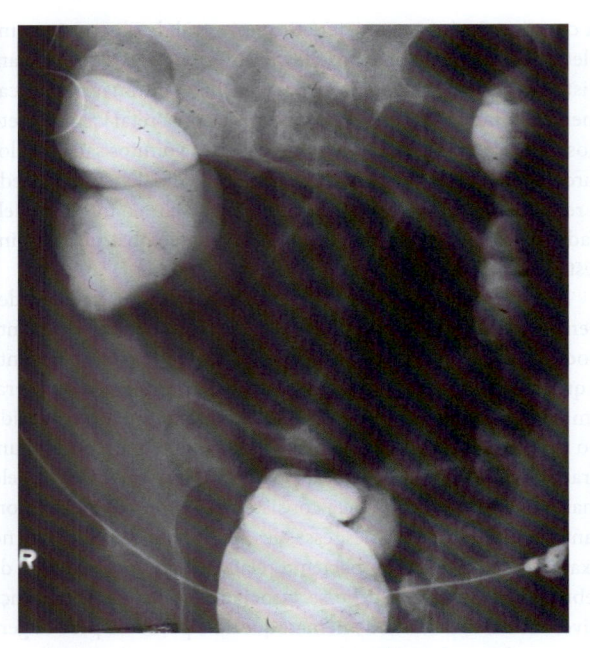

▲ **Figura 30-5** Radiografia simples revelando colo do intestino dilatado com pseudo-obstrução (síndrome de Ogilvie). (Cortesia do Dr. Santhat Nivatvongs)

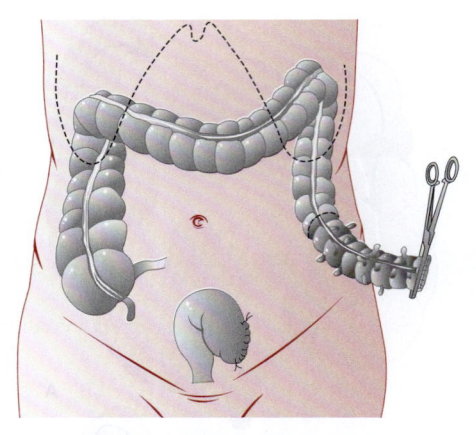

▲ **Figura 30-6** Ressecção primária em caso de diverticulite do colo do intestino, também usada para tratar obstruções agudas de intestino grosso. O segmento afetado (sombreado) foi dividido na extremidade distal. Se a opção for realizar anastomose primária, a margem proximal (linha pontilhada) deve ser seccionada, e o intestino deve ser anastomosado no sentido término-terminal. Quando se está planejando procedimento em dois tempos, é realizada uma colostomia no segmento proximal, e o coto distal é suturado (cirurgia de Hartmann, como ilustrado) ou exteriorizado na forma de fístula mucosa. No segundo estágio, a colostomia é desfeita, e procede-se à anastomose.

▶ **Tratamento**

A. Obstrução

Nem sempre há necessidade de cirurgia em caso de obstrução mecânica do intestino grosso. A extensão da cirurgia depende do estado agudo do paciente e da etiologia da obstrução. Os objetivos primários do tratamento são ressecção de todos os segmentos necrosados do intestino e descompressão da parte obstruída. A retirada da lesão obstrutiva é um objetivo secundário, mas, sempre que possível, dá-se preferência a um único procedimento para conquistar ambos os objetivos. As opções são ressecção com anastomose primária, ressecção com estoma de derivação, apenas estoma e instalação de stent por via endoscópica.

Os stents endoscópicos estão sendo usados como procedimento de ponte até a cirurgia e como tratamento paliativo. Em pacientes agudamente enfermos com câncer, não se comprovou vantagem evidente do procedimento de stent endoscópico como ponte até a cirurgia em termos de mortalidade ou complicações. Entretanto, esse procedimento permite descomprimir a obstrução e ganhar tempo para otimização fisiológica. Com isso, aumentam-se as chances de ressecção com anastomose primária e reduz-se a chance da necessidade de estoma. Contudo, há risco de perfuração. Os stents podem ser considerados para paliação em pacientes de alto risco, cujo câncer obstrutivo não seja ressecável. Entretanto, a colostomia permanente é uma opção mais duradoura.

Em termos gerais, as lesões obstrutivas do colo direito podem ser removidas em um único estágio, se o paciente estiver estabilizado. Se o quadro do paciente for precário ou se o colo estiver perfurado, o intestino deve ser removido e uma ileostomia deve ser confeccionada. O trânsito intestinal pode ser restaurado em um segundo tempo cirúrgico. Algumas vezes utiliza-se um *bypass* intestinal para as lesões inoperáveis, embora o procedimento nem sempre seja efetivo para aliviar a obstrução.

Nas lesões obstrutivas do colo esquerdo é mais comum haver necessidade de estoma. Idealmente, a lesão é removida na cirurgia inicial. Após a ressecção, a anastomose pode ser postergada com a confecção de colostomia terminal temporária à Hartmann (Fig. 30-6). Se o quadro clínico do paciente permitir, pode-se proceder à anastomose primária com ileostomia em alça para proteção da anastomose. Se a ressecção não for possível, o intestino pode ser descomprimido proximal e distalmente com colostomia em alça ou dupla-boca. Esses estomas estão associados a uma taxa mais alta de prolapso e devem ser evitados sempre que possível.

O prognóstico depende dos seguintes fatores: idade e estado geral do paciente, extensão da interrupção vascular intestinal, presença ou ausência de perfuração, causa da obstrução e rapidez do tratamento cirúrgico. A taxa de mortalidade global está em cerca de 20%. A perfuração do ceco implica taxa de mortalidade de 40%. O câncer de colo com obstrução implica prognóstico mais sombrio do que o câncer sem obstrução, já que tem maior chance de ser localmente invasivo ou de ter produzido metástases para linfonodos ou à distância.

B. Pseudo-obstrução

O paciente com pseudo-obstrução aguda do colo do intestino (síndrome de Ogilvie) se apresenta com distensão massiva do colo sem que haja obstrução mecânica (Fig. 30-5). Trata-se de uma forma grave de íleo paralítico que ocorre com maior frequência em pacientes com doença sistêmica e que resulta do desequilíbrio no tônus autonômico e subsequente ausência de peristalse. Distúrbios eletrolíticos e medicamentos são fatores contribuintes. Esses pacientes geralmente estão em processo de recuperação de uma cirurgia de grande porte ou estão hospitalizados por outras causas, principalmente doença cardíaca, traumatismo ou infecção. A taxa de mortalidade geral é de 15%, mas aumenta para 30% nos pacientes que evoluem com isquemia ou perfuração.

Nos pacientes em estado crítico, é possível que não se perceba o quadro de apresentação. A distensão abdominal é a manifestação mais precoce, mas os sintomas tardios incluem dor abdominal, vômitos e constipação, podendo haver confusão com obstrução verdadeira. Cerca de 40% dos pacientes apresentam diarreia. O diagnóstico diferencial inclui megacolo tóxico (nos pacientes com colite ulcerativa e colite por *Clostridium difficile*) e obstrução mecânica do intestino grosso. A radiografia simples do abdome revela distensão acentuada do colo, frequentemente maior no colo direito e transverso. O enema contrastado comprova a ausência de obstrução, mas a instilação de material radiopaco deve ser interrompida tão logo se alcance o colo dilatado. Em oposição à obstrução mecânica do colo, a abordagem cirúrgica nos casos de síndrome de Ogilvie fica reservada às complicações, que incluem perfuração e isquemia.

Se o paciente não apresentar sinais de obstrução ou de perfuração, as medidas iniciais devem incluir aspiração com sonda nasogástrica, instalação de sonda retal, reposição de volume e correção dos desequilíbrios eletrolíticos. A doença sistêmica contribui e deve ser tratada apropriadamente (insuficiência respiratória, cardiopatia e sepse). Todos os medicamentos anticolinérgicos e opioides devem ser suspensos. Essas medidas serão efetivas em 75 a 87% dos casos. O paciente deve ser acompanhado com imagens seriadas. O risco de perfuração está relacionado ao diâmetro do ceco. Os pacientes com risco máximo são aqueles com diâmetro superior a 10 cm, que devem ser monitorados intensivamente. Se houver qualquer sinal de deterioração clínica ou se não houver qualquer melhora em 48 horas, há indicação de tratamento mais agressivo.

A neostigmina, um inibidor da acetilcolinesterase, é um tratamento efetivo para pseudo-obstrução colônica aguda nos pacientes que não respondem às medidas conservadoras. Ela atua aumentando agudamente os níveis de acetilcolina no organismo, que induz contração imediata do intestino e descompressão. Os pacientes requerem monitoramento telemétrico durante e após a administração, uma vez que em 10% deles ocorre bradicardia que necessita de reversão com atropina. Os efeitos colaterais mais comuns são cólica abdominal e salivação excessiva. O tratamento é bem-sucedido em 90% dos casos, com taxa de recorrência de 7%. Se esse tratamento não for bem-sucedido ou se a neostigmina estiver contraindicada (insuficiência renal, gravidez, broncoespasmo, bradicardia), a descompressão via colonoscopia é a próxima indicação no manejo. A descompressão endoscópica implica risco de perfuração, mas, quando é realizada por equipe experiente, esse risco é reduzido para 2%. Esse procedimento tem como benefício adicional a possibilidade de visualizar a mucosa do colo, buscando evidências de isquemia. O procedimento é inicialmente bem-sucedido em 80% dos casos, mas as recidivas são comuns. Idealmente uma sonda é instalada no colo direito, sob direcionamento fluoroscópico, para manter a descompressão.

Nos pacientes com doença refratária, há necessidade de intervenção cirúrgica. É possível realizar cecostomia percutânea nos pacientes com alto risco cirúrgico. Se houver evidências de isquemia ou perfuração, os pacientes podem ser tratados com colectomia segmentar ou subtotal, dependendo da distribuição da doença. Essa cirurgia implica alta morbidade e mortalidade, provavelmente relacionadas com a doença subjacente. A anastomose primária pode ser considerada com base no estado clínico geral do paciente, mas frequentemente é confeccionado um estoma, e o trânsito intestinal é restabelecido em um segundo procedimento meses após a resolução da doença.

ASGE Standards of Practice Committee, Harrison ME, Anderson MA, et al: The role of endoscopy in the management of patients with known and suspected colonic obstruction and pseudo-obstruction. *Gastrointest Endosc* 2010 Apr;71(4):669-679.

De Giorgio R, Knowles CH: Acute colonic pseudo-obstruction. *Br J Surg* 2009 Mar;96(3):229-239.

Godfrey EM, Addley HC, Shaw AS: The use of computed tomography in the detection and characterization of large bowel obstruction. *N Z Med J* 2009 Oct 30;122(1305):57-73.

Schwenter F, Morel P, Gervaz P: Management of obstructive and perforated colorectal cancer. *Expert Rev Anticancer Ther* 2010 Oct;10(10):1613-1619.

Tan CJ, Dasari BV, Gardiner K: Systematic review and meta-analysis of randomized clinical trials of self-expanding metallic stents as a bridge to surgery *versus* emergency surgery for malignant left-sided large bowel obstruction. *Br J Surg* 2012 Apr;99(4):469-476.

CÂNCER E PÓLIPOS DO COLO DO INTESTINO

▶ Considerações gerais

Nos Estados Unidos, o CCR está em terceiro lugar tanto em incidência quanto em mortalidade, atrás dos cânceres de próstata e de pulmão nos homens, e de mama e pulmão nas mulheres. A *American Cancer Society* estimou que, em 2012, mais de 143.000 pacientes seriam diagnosticados e 51.000 morreriam devido à doença. Os homens têm maior incidência e mortalidade do que as mulheres, e os norte-americanos negros têm maior incidência e mortalidade do que outros grupos étnicos. A incidência e a mortalidade gerais por CCR têm se reduzido desde o início dos anos 1980, provavelmente em razão de incremento no rastreamento. A frequência de CCR por localização no colo é apresentada na Figura 30-7. A média de idade quando do diagnóstico é 68 anos nos homens e 72 anos nas mulheres.

A incidência média em toda a vida para CCR nos Estados Unidos está acima de 5%. Foram identificados diversos fatores de risco para CCR. Os mais importantes são considerados não passíveis de modificação, como a existência de parente em primeiro grau com diagnóstico de CCR, que aumenta 2,2 vezes o risco em toda a vida. Se o parente for diagnosticado em idade jovem, o risco aumenta 3,9 vezes; se houver mais de um parente, o risco aumenta 4 vezes. Os fatores de risco pessoais mais significativos são DII, especialmente com pancolite; história de pólipos adenomatosos; diabetes melito; e obesidade. Os fatores de risco modificáveis incluem consumo de carne vermelha e de carne processada, tabagismo e alcoolismo. Estudos de coorte e caso-controle sugeriram que seriam fatores de proteção dieta com alto teor de fibras, suplementação de cálcio e de vitamina D e atividade física. Ensaios randomizados controlados de intervenção não foram capazes de demonstrar redução significativa do risco de CCR. Esses estudos, entretanto, foram limitados pela idade avançada da população estudada quando da intervenção, pela baixa adesão e pelo acompanhamento relativamente curto. Em um estudo de grande porte na Dinamarca, concluiu-se que 25% dos cânceres podem ser prevenidos por meio de mudanças no modo de vida.

Além do estilo de vida, sugeriu-se quimioprevenção para câncer de colo como modo de reduzir a incidência da doença. Demonstrou-se que celecoxibe e ácido acetilsalicílico (AAS) em dose baixa reduzem a taxa de adenomas metacrônicos em pacientes com risco padrão diagnosticados com adenomas na colonoscopia preventiva. Entretanto, os efeitos adversos desses medicamentos, incluindo eventos cardiovasculares com celecoxibe e úlcera péptica com o AAS, provavelmente superam as vantagens e, portanto, seu uso é limitado nos pacientes com risco padrão. Já nos pacientes com polipose adenomatosa familiar (PAF) e síndrome do CCR hereditário, os benefícios do celecoxibe provavelmente superam o risco, recebendo aprovação do Food and Drug Administration (FDA) para uso nessas circunstâncias.

▶ Genética

O CCR se desenvolve por acúmulo progressivo de mutações que permitem a evolução da mucosa normal para adenoma e para carcinoma em uma via conhecida como perda da heterozigosidade. O episódio desencadeante em 85% dos casos de CCR esporádico é o desenvolvimento de instabilidade cromossômica. Isso permite que a célula acumule mutações inativadoras nos supressores tumorais, como polipose adenomatosa colônica (APC), P53, DCC e SMAD-4, e também mutações ativadoras em oncogenes, como K-ras, c-src e BRAF de forma gradual. Uma via menos comum envolve o desenvolvimento de mutações nos genes responsáveis por reparo de DNA e subsequente instabilidade de microssatélites. Um terceiro mecanismo envolve o silenciamento epigenético de genes supressores tumorais por meio de metilação anormal. As síndromes cancerígenas familiares são causadas por mutações da linhagem germinativa nesses genes, como a APC na PAF e genes de reparo na síndrome de Lynch, também conhecida como câncer colorretal hereditário não polipose (HNPCC, do inglês *hereditary nonpolyposis colorectal cancer*). Aproximadamente 5% dos casos de CCR ocorrem em pacientes com uma síndrome hereditária.

CÂNCER COLORRETAL HEREDITÁRIO NÃO POLIPOSE

A síndrome genética de câncer colônico mais comum é a de Lynch, anteriormente conhecida como HNPCC. O nome foi alterado para síndrome de Lynch, uma vez que esses pacientes podem apresentar pólipos, além do câncer. Trata-se de doença autossômica dominante com 80% de penetrância cuja base é uma mutação no sistema de reparo do DNA localizada no cromossomo 2p. Noventa por cento dos pacientes apresentam mutação em *MLH1* ou em *MSH2*, que resulta em instabilidade de microssatélites (MSI, do inglês *microsatellite instability*). Outras mutações conhecidas são *MSH6*, *PMS2* e *PMS1*. O risco de CCR em toda vida é de 66% nos homens e 43% nas mulheres, com média de idade entre 42 e 47 anos quando do diagnóstico, mas com variações entre famílias dependendo da mutação. Esses cânceres tendem a ocorrer no colo ascendente. Uma marca desta doença é a associação com outros cânceres, incluindo endométrio, ovário, estômago, trato urinário superior, trato biliar, intestino delgado e cérebro.

Em geral, o diagnóstico é suspeito com base no quadro clínico, utilizando a história médica e familiar do paciente. Quatro conjuntos de critérios foram desenvolvidos para auxiliar no diagnóstico. Os critérios de Amsterdã foram inicialmente desenvolvidos em 1990 e baseiam-se em história familiar estendida e precisa de câncer de colo. Esses critérios demonstraram sensibilidade de 61% e especificidade de 67% para o diagnóstico.

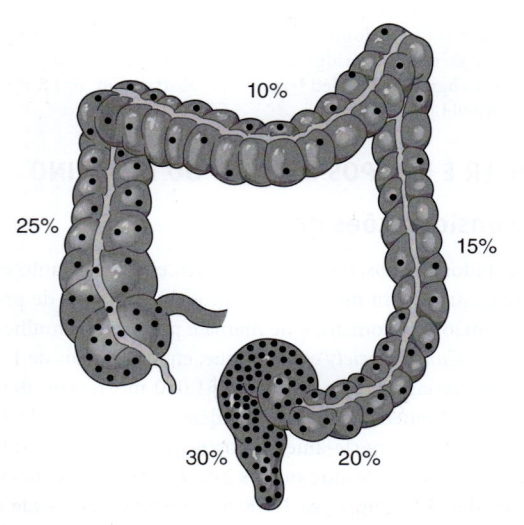

▲ **Figura 30-7** Distribuição percentual do câncer colorretal.

Tabela 30-3a Critérios de Amsterdã I e II

Critérios de Amsterdã I

No mínimo três parentes com câncer colorretal histologicamente confirmado	(1) Um deve ser parente em primeiro grau dos outros dois (2) Pelo menos duas gerações sucessivas afetadas (3) Pelo menos um dos parentes com câncer colorretal diagnosticado antes dos 50 anos

Critérios de Amsterdã II

Pelo menos três parentes devem ter um câncer associado ao câncer colorretal hereditário não polipose (HNPCC) (colo e reto, endométrio, estômago, ovário, ureter ou pelve renal, cérebro, intestino delgado, trato hepatobiliar, pele [tumor sebáceo])	(1) Um deve ser parente em primeiro grau dos outros dois (2) Pelo menos duas gerações sucessivas afetadas (3) Pelo menos um dos parentes com câncer associado a HNPCC diagnosticado antes dos 50 anos

Em 1999, foram publicados os critérios de Amsterdã II, com aumento da sensibilidade ao incluir cânceres extracolônicos (Tab. 30-3a). Aos pacientes que satisfaçam quaisquer desses critérios, devem-se oferecer exames genéticos que possam produzir informações diagnósticas e prognósticas para o paciente e sua família. Um outro conjunto de critérios, conhecido como diretrizes de Bethesda, foi publicado em 1997 (Tab. 30-3b). Esses critérios foram criados para aumentar a sensibilidade (94%) à custa de menos especificidade (49%), e são usados para selecionar amostras tumorais apropriadas para exames de MSI. Se esse exame for positivo, ele é seguido por exame genético confirmatório para mutações HNPCC, porque 15% dos CCR esporádicos apresentam MSI.

Uma vez que se tenha feito o diagnóstico, inicia-se um esquema agressivo de rastreamento, incluindo colonoscopia a cada 1 ou 2 anos com início entre 20 e 25 anos. As mulheres são orientadas a realizar rastreamento para câncer de endométrio ou histerectomia, caso não desejem mais ter filhos. Nas famílias com história de câncer do trato urinário superior ou gástrico, o rastreamento para câncer renal e ureteral se inicia entre 30 e 35 anos de idade. A partir de um modelo de análise para tomada de decisões, sugeriu-se que a colectomia total aos 25 anos de idade ofereceria um benefício muito pequeno na sobrevida (1,8 ano) com redução na qualidade de vida em comparação com vigilância colonoscópica. Em geral, portanto, a intervenção cirúrgica fica reservada aos pacientes que desenvolvem câncer ou pólipo que não possa ser removido endoscopicamente. Como ocorrem tumores metacrônicos em 40% dos pacientes após 10 anos, há indicação para abordagem cirúrgica agressiva. Se um paciente se apresenta com câncer de colo, uma das opções é colectomia total com anastomose ileorretal. Entretanto, mesmo com essa abordagem agressiva, o risco de desenvolver um câncer retal no futuro varia de 6 a 20%. Como qualquer reto remanescente representa um risco de câncer no futuro, há indicação de abordagem agressiva. Contudo, a decisão sobre qualquer intervenção específica é multifatorial e depende da continência pré-operatória do paciente, de sua capacidade de lidar com a mudança do hábito intestinal que ocorre após uma anastomose baixa, e de seu entendimento em participar da vigilância pós-operatória. Se o paciente preferir proctectomia ou se apresentar câncer do reto, pode-se oferecer proctocolectomia restauradora com bolsa ileal e anastomose anal (IPAA, do inglês *ileal pouch anal anastomosis*) (bolsa em J), desde que se considere seguro do ponto de vista oncológico. Entretanto, se o tumor não permitir a preservação do esfíncter ou se o paciente não for candidato adequado para bolsa em J, o tratamento indicado é a proctocolectomia total com ileostomia terminal.

POLIPOSE ADENOMATOSA FAMILIAR E POLIPOSE ASSOCIADA AO MYH

A segunda síndrome de CCR mais comum é a PAF. Esta síndrome é responsável por menos de 1% de todos os CCR. Assim como o HNPCC, trata-se de uma síndrome autossômica dominante com penetrância de quase 100%. Por outro lado, esses pacientes têm maior probabilidade de desenvolver CCR do lado esquerdo e em idade mais jovem (> 90% até 40 anos de idade). Vinte por cento dos casos de PAF são esporádicos. A maioria resulta de uma mutação no gene de reparo do DNA APC, localizado no cromossomo 5q21. Dependendo da localização e do tipo de mutação, o fenótipo pode variar de leve a grave. Os indivíduos com PAF clássica caracteristicamente apresentam mais de 100 adenomas colônicos, mas é possível haver mais de 1.000. Costumam surgir precocemente na vida, e em 50% dos pacientes estão presentes aos 15 anos de idade. Por outro lado, os pacientes com PAF atenuada (PAFa) têm em média 30 pólipos que surgem após os 25 anos de idade. Não obstante, a maioria dos pacientes com a forma atenuada evolui para câncer de colo aos 59 anos de idade média.

A polipose associada ao *MYH* (PAM) é clinicamente semelhante à PAF e à PAFa. A maioria dos pacientes desenvolve, em média, 50 pólipos, embora tenha havido casos comprovados com 5 a 750. O quadro pode ser diferenciado pela história

Tabela 30-3b Critérios de Bethesda modificados

1. Câncer colorretal (CCR) diagnosticado em indivíduo com menos de 50 anos de idade
2. Presença de tumor colorretal sincrônico, metacrônico ou de outros tumores associados a HNPCC, independentemente da idade
3. CCR com instabilidade de microssatélites de alto grau (MSI-H) (infiltração de linfócitos no tumor, reação linfocítica tipo Crohn, diferenciação mucinosa com células em anel de sinete, ou padrão de crescimento medular) em paciente com 60 anos ou mais
4. CCR em um ou mais parentes em primeiro grau com tumor relacionado a HNPCC, sendo ao menos um dos cânceres diagnosticado antes dos 50 anos de idade
5. CCR diagnosticado em dois ou mais parentes em primeiro ou segundo graus com tumor relacionado a HNPCC independentemente da idade

familiar, já que se trata de doença autossômica recessiva causada por mutações no gene de reparo MYH.

Há diversas manifestações extracolônicas descritas nos pacientes afetados pelas síndromes de polipose. Neoplasias duodenais e tumores desmoides ocorrem, respectivamente, em 85 e 15% dos pacientes. Essas duas manifestações são importantes, porque contribuem para aumentar a morbidade e a mortalidade nos pacientes com PAF. Recomenda-se esofagogastroduodenoscopia (EGD) para rastreamento duodenal nesses pacientes a partir dos 20 anos de idade. Em geral, os tumores desmoides são intra-abdominais nos pacientes com PAF. Com frequência, são encontrados incidentalmente durante cirurgia, mas podem ser agressivos e produzir sintomas GI significativos. Outras manifestações extracolônicas são hipertrofia do epitélio pigmentar da retina, osteomas e cistos sebáceos. A denominação "síndrome de Gardner" aplica-se às famílias com polipose, osteoma, anormalidades dentárias e tumores de tecidos moles; "síndrome de Turcot" refere-se aos pacientes acometidos de polipose e meduloblastoma.

O tratamento envolve aconselhamento genético, rastreamento agressivo e colectomia profilática. Os pacientes com risco de PAF devem ser submetidos a colonoscopia inicial aos 12 anos ou aos 20, caso a suspeita seja de PAFa. Considerando a predominância de doença do lado esquerdo nos casos de PAF, sugeriu-se que esses pacientes possam ser acompanhados com sigmoidoscopia flexível anual ou bianualmente. Há indicação de colectomia profilática em todos os pacientes, especialmente naqueles com polipose grave, displasia, sintomas expressivos ou adenomas volumosos. O procedimento pode ser postergado se a apresentação for leve, mas, caso contrário, a indicação é de que seja realizado assim que possível. As opções são as mesmas descritas para HNPCC e incluem proctocolectomia total com ileostomia terminal, proctocolectomia restauradora com IPAA, além de colectomia abdominal total com anastomose ileorretal, dependendo da função intestinal pré-operatória e da preferência do paciente. A colectomia abdominal fica reservada aos pacientes com doença atenuada e sem pólipos retais, que, na maioria dos casos, ocorre na presença de uma mutação específica em c1250. Contudo, o reto preservado ainda corre risco, e há indicação de proctoscopia para vigilância com ressecção ou destruição de pólipos a cada 6 meses. Habitualmente, os pacientes optam por proctocolectomia restauradora com IPAA. Os pacientes com anastomose grampeada manterão cerca de 1 cm da zona de transição anal (ZTA), e, em razão da predileção por pólipos ileais, os pacientes submetidos a esse procedimento necessitam de vigilância por toda a vida. Alguns cirurgiões são favoráveis à mucosectomia para reduzir o risco de pólipos na ZTA, mas os pólipos ileais não são afetados, e os resultados funcionais de uma mucosectomia com anastomose manual são menos favoráveis do que os obtidos com anastomose grampeada. O celecoxibe está aprovado pelo FDA para quimioprevenção e pode ser um adjuvante útil nesses pacientes. Mesmo com vigilância perfeita e tratamento cirúrgico apropriado, os pacientes com PAF têm mortalidade relacionada a doenças extracolônicas, incluindo câncer e tumores desmoides no trato GI superior.

POLIPOSE JUVENIL

A polipose juvenil é uma síndrome rara caracterizada pelo desenvolvimento em excesso de pólipos não adenomatosos. Trata-se de quadro autossômico dominante, na maioria das vezes associado a mutações da linhagem germinativa nos genes SMAD4 ou BMPR1A. Os pólipos são de um tipo histológico específico denominado "juvenil", semelhantes aos hamartomas com lâmina própria edemaciada e alterações inflamatórias. Embora a via até o carcinoma não tenha sido totalmente esclarecida nesses pacientes, há aumento do risco de evolução para CCR entre 39 e 68% em toda a vida. Acredita-se que o desenvolvimento de carcinoma resulte de alterações neoplásicas epiteliais em cenário de exposição a ambiente de inflamação no estroma. A síndrome é diagnosticada com a presença de cinco ou mais pólipos juvenis no trato GI ou pela presença de qualquer número de pólipos juvenis com história familiar de polipose juvenil. Há três síndromes associadas: síndrome de Cronkhite-Canada (polipose juvenil e lesões ectodérmicas), síndrome de Bannayan-Riley-Ruvalcaba (polipose juvenil, macrocefalia e hiperpigmentação genital) e doença de Cowden (polipose juvenil, triquilemomas faciais, câncer de tireoide e câncer de mama).

Esses pacientes devem ser acompanhados com vigilância de todo o trato GI buscando-se por pólipos, com início no diagnóstico ou após a instalação de sintomas. A vigilância deve ser feita com exames anuais quando houver pólipos; se o paciente não apresentar pólipo, o intervalo pode ser estendido para 2 ou 3 anos. A cirurgia fica reservada aos pacientes com diarreia intensa, sangramento ou intussuscepção, àqueles que não fazem o acompanhamento endoscópico de seus pólipos, apresentam alterações displásicas ou história familiar importante de CCR.

SÍNDROME DE PEUTZ-JEGHERS

A síndrome de Peutz-Jeghers é uma doença autossômica dominante (1/200.000 indivíduos) causada por uma mutação do gene STK11 no cromossomo 19. A síndrome é definida por múltiplos hamartomas no trato GI (do estômago ao reto), pigmentação mucocutânea e aumento no risco de câncer GI, mamário, pancreático, da cérvice uterina, ovariano e testicular. O risco de CCR em toda a vida é de 39%. O diagnóstico é feito em pacientes com dois ou mais pólipos de Peutz-Jeghers ou com combinação de pólipos, pigmentação mucocutânea, ou história familiar. As evidências são insuficientes para sugerir que os pólipos, eles próprios, sejam lesões pré-malignas; entretanto, eles se tornam sintomáticos em 50% dos pacientes em torno dos 20 anos de idade. Os sintomas vão desde anemia secundária a sangramento e dor abdominal causada por infarto, intussuscepção ou obstrução. Em razão da raridade do quadro, o tratamento não está bem definido. Preconiza-se vigilância endoscópica regular (incluindo cápsula endoscópica do intestino delgado) para detecção precoce de câncer e ressecção de lesões sintomáticas. A recomendação é iniciar aos 8 anos de idade, com frequência determinada pela carga de hamartomas. Quando não for possível a remoção endoscópica, recomenda-se exploração cirúrgica com ressecção e endoscopia intraoperatória do intestino delgado. Esses pacientes também devem ser submetidos a rastreamento apropriado para cânceres extraintestinais. Protocolos ideais estão sendo estudados.

RASTREAMENTO DE CÂNCER COLORRETAL

O rastreamento de CCR é importante por dois motivos. O primeiro é a detecção precoce de carcinoma colorretal, e o segundo é a prevenção do CCR por meio da identificação e da retirada dos adenomas colorretais, que são lesões precursoras de câncer. Os ensaios demonstram que a detecção precoce de CCR por meio de vigilância reduz a mortalidade. De forma semelhante, os pacientes submetidos à remoção endoscópica de adenomas apresentam redução de 53% na mortalidade específica para CCR aos 16 anos. O benefício aumenta nos pacientes com risco de CCR acima da média.

As diretrizes mais recentes sobre rastreamento de CCR foram publicadas em 2008. Nelas estão incluídos três protocolos independentes do *American College of Gastroenterology* (ACG), da *American Cancer Society* e da *United States Preventative Services Task Force* (USPSTF), e uma diretriz conjunta da *US Multi-Society Task Force on Colorectal Cancer* (que inclui a American Society of Colon and Rectal Surgeons) e o *American College of Radiology* (Tab. 30-4). Conquanto variem em algumas recomendações, todas concordam que o rastreamento de pacientes de risco padrão deve ser iniciado aos 50 anos de idade e ocorrer a intervalos regulares, que dependem do método. Os métodos incluem pesquisa de sangue oculto nas fezes (PSOF), teste imuno-histoquímico fecal (FIT, do inglês *fecal immunochemical test*), DNA nas fezes, colonografia por TC, sigmoidoscopia com tubo flexível e colonoscopia. Todas as anormalidades detectadas nos exames de rastreamento requerem colonoscopia para

Tabela 30-4 Diretrizes da American Society of Colon and Rectal Surgeons para rastreamento do câncer colorretal[1]

Risco	Procedimento	Início (anos de idade)	Frequência
I. Baixo risco			
A. Assintomático – Nenhum fator de risco	Pesquisa de sangue oculto nas fezes e sig-flex	50	PSOF anual; sig-flex a cada 5 anos
B. Não há câncer colorretal em qualquer parente em primeiro grau	Exame de todo o colo do intestino (colonoscopia ou enema baritado) e retossigmoidoscopia	50	A cada 5-10 anos
II. Risco moderado (20-30% das pessoas)			
A. Câncer colorretal em parente em primeiro grau com 55 anos ou menos, ou em dois ou mais parentes em primeiro grau de qualquer idade	Colonoscopia	40, ou 10 anos antes do caso mais jovem da família, o que vier antes	A cada 5 anos
B. Câncer colorretal em parente em primeiro grau com mais de 55 anos de idade	Colonoscopia	50, ou 10 anos antes do caso mais jovem da família, o que vier antes	A cada 5-10 anos
C. História pessoal de pólipo grande (> 1 cm) ou de múltiplos pólipos colorretais de qualquer tamanho	Colonoscopia	1 ano após a polipectomia	Se houver pólipos recorrentes: 1 ano Se normal: 5 anos
D. História pessoal de câncer colorretal – Vigilância após ressecção com intenção curativa	Colonoscopia	1 ano após a ressecção	Se normal: 3 anos Se ainda normal: 5 anos Se anormal: como acima
III. Alto risco (6-8% das pessoas)			
A. História familiar de polipose adenomatosa hereditária	Sig-flex; considerar aconselhamento genético e testes genéticos	12-14 (puberdade)	A cada 1-2 anos
B. História familiar de câncer colorretal hereditário não polipose	Colonoscopia; considerar aconselhamento genético e testes genéticos	21-40	A cada 2 anos
C. Doença inflamatória intestinal		40	Anualmente
1. Colite do lado esquerdo	Colonoscopia	15	A cada 1-2 anos
2. Pancolite	Colonoscopia	8	A cada 1-2 anos

[1]Sig-flex, sigmoidoscopia flexível; PSOF, pesquisa de sangue oculto nas fezes

diagnóstico e tratamento. A decisão sobre que método deve ser usado tem de ser individualizada, considerando diversos fatores, incluindo sensibilidade e especificidade, riscos, custos, adesão do paciente e disponibilidade. As diretrizes do ACG sugerem que indivíduos negros do sexo masculino devam iniciar o rastreamento aos 45 anos. As diretrizes da USPSTF recomendam realizar rastreamento seletivo em pacientes entre 75 e 85 anos de idade, e não realizar após 85 anos. A USPSTF não recomenda o recente exame de DNA nas fezes nem colonografia por TC até que haja mais dados de desempenho disponíveis. Todas as diretrizes concordam que a prevenção do câncer de colo é o objetivo primário e que a decisão deve ser tomada individualmente para maximizar a efetividade.

Todos os métodos têm vantagens e desvantagens. Os exames de fezes, como FIT, PSOF e DNA fecal, não são invasivos e, essencialmente, não implicam qualquer risco. São mais indicados como modalidade de rastreamento, mas há pouca adesão aos ensaios clínicos tanto por parte de médicos quanto de pacientes, com exames não sendo realizados nos intervalos apropriados ou com pacientes não realizando colonoscopia quando o teste é positivo. A sensibilidade do PSOF é deficiente (33-40%), mas aumentou para taxas de 50 a 75% com o desenvolvimento do SENSA-PSOF, que, atualmente, é o padrão. A sensibilidade e a taxa de falso-positivos foram visadas com o desenvolvimento do exame de DNA nas fezes e do FIT, embora ambas tenham custo substancialmente maior e, conforme mencionado, o exame de DNA nas fezes ainda passa por ensaios clínicos. É importante observar que esses exames não são projetados para prevenção, mas para detecção precoce, já que a maioria dos adenomas avançados não é detectada por esses exames.

As opções radiográficas, incluindo enema baritado e colonografia por TC, são mais sensíveis para detecção de lesões malignas e pré-malignas. Ambos requerem preparo completo do intestino e têm contra si a exposição à radiação. Entretanto, o risco do procedimento é baixo. O enema baritado perdeu terreno como exame de rastreamento, já que não é capaz de detectar lesões pequenas, não proporciona informações anatomopatológicas e é desconfortável para o paciente. A colonografia por TC ainda está em desenvolvimento, e seu desempenho e seu intervalo apropriado de exame não foram definidos. Tem sensibilidade de 90% e especificidade de 86% para pólipos com mais de 1 cm de tamanho. Para pólipos com mais de 6 mm, a sensibilidade foi de 78%, e a especificidade, de 88%. Provavelmente é um exame insuficiente para detectar adenomas sésseis. Utilizando 6 mm como valor de corte para encaminhamento à colonoscopia, de 15 a 25% dos pacientes seriam encaminhados, requerendo novo preparo intestinal e o custo de outro procedimento. Ademais, de 5 a 16% dos pacientes terão achados extracolônicos incidentais que necessitarão de investigação complementar.

A sigmoidoscopia flexível não é muito usada nos Estados Unidos com objetivo de rastreamento. Sua utilidade na prevenção de CCR é limitada pelo fato de não avaliar o colo proximal. Portanto, o exame é combinado com exame de rastreamento fecal, e está indicada a colonoscopia caso o exame fecal seja positivo. Os estudos com colonoscopia demonstraram que 30% dos pacientes com adenoma avançado não apresentam lesões distais e, portanto, teriam exame normal até a flexura esplênica. Isso é mais comum em mulheres e em pacientes com mais de 60 anos de idade. Além disso, a necessidade de preparo intestinal, o desconforto do paciente e a dificuldade de reembolso tornaram raro o uso desse exame com objetivo de rastreamento.

A colonoscopia com intervalos de 10 anos é o exame de rastreamento preferencial nas diretrizes do ACG e a etapa final comum em todos os programas de rastreamento para CCR. O maior problema é a baixa adesão, provavelmente relacionada com a necessidade de preparo do intestino e de sedação, o que normalmente requer um acompanhante e um dia de afastamento do trabalho. É o exame de rastreamento de maior custo e está relacionado a um risco pequeno, mas real, de complicações (3-5/1.000). A preocupação com lesões não detectadas levou ao desenvolvimento de ferramentas para medir a qualidade do exame. Apesar disso, é um procedimento de rastreamento em geral seguro e efetivo.

O rastreamento de pacientes de alto risco deve ser individualizado. Crianças com possibilidade de PAF devem iniciar os exames na puberdade; pacientes de família com HNPCC devem iniciar aos 21 anos; aqueles com colite ulcerativa por mais de 10 anos devem realizar colonoscopia anual com biópsias aleatórias; pacientes com história de CCR precoce (< 60 anos) em parente de primeiro grau devem começar a fazer colonoscopia aos 40 anos, ou 10 anos antes da idade em que foi feito o diagnóstico no familiar. As recomendações mais recentes do ACG determinam que os pacientes com história familiar de CCR ocorrendo em familiar com mais de 60 anos podem fazer rastreamento da mesma forma que aqueles com risco padrão.

PÓLIPOS COLORRETAIS ESPORÁDICOS

O termo "pólipo" tem conotação morfológica e é usado para designar o tecido que se projeta para a luz do trato GI. Portanto, é um termo genérico que engloba muitas doenças, benignas e malignas. Os pólipos não neoplásicos representam 90% dos pólipos colônicos. Entre os subtipos estão os pólipos juvenis, hiperplásicos e inflamatórios, assim como os hamartomas (Tab. 30-5). Houve raros relatos de carcinoma ocorridos em associação a hamartomas, mas, em geral, esses pólipos não implicam risco aumentado de câncer. Os pólipos neoplásicos, ou adenomas, são lesões precursoras da maioria dos adenocarcinomas colorretais, em uma sequência bem estudada de "pólipo a carcinoma", na qual a mucosa do colo se transforma em pequenos adenomas tubulares que aumentam de tamanho e se desenvolvem com características de alto risco antes do carcinoma invasor. Os mecanismos genéticos por trás desse processo estão bem caracterizados e foram discutidos anteriormente. Uma exceção é o recém-identificado adenoma serrilhado, que pode ser difícil de distinguir dos pólipos hiperplásicos. É encontrado com maior frequência no colo direito, e acredita-se que evolua para carcinoma via MSI.

Tabela 30-5 Pólipos de intestino grosso

Tipo	Diagnóstico histológico
Neoplásicos	Adenoma 　Adenoma tubular (pólipo adenomatoso) 　Adenoma tuboviloso (adenoma viloglandular) 　Adenoma viloso (papiloma viloso) Carcinoma
Hamartomas	Pólipo juvenil Pólipo de Peutz-Jeghers
Inflamatórios	Pólipo inflamatório (pseudopólipo) Pólipo linfoide benigno
Não classificado	Pólipo hiperplásico
Outros	Lipoma, leiomioma, carcinoide

Embora representem apenas 10% dos pólipos, os adenomas são comuns. A colonoscopia de rastreamento em pacientes assintomáticos detecta adenomas em 25% dos homens e 15% das mulheres. Nas séries de necropsias, eles foram detectados em até 60% dos casos. São mais comuns em idades mais avançadas, com prevalência de 30% aos 50 anos de idade e de 55% aos 80. Cerca de 50% dos pacientes com adenoma apresentam mais de uma lesão, e 15% apresentam mais de duas. Os adenomas são encontrados predominantemente em posição distal ao colo transverso, e cerca de metade ocorre na região do retossigmoide.

A presença de um adenoma indica risco aumentado de CCR. Além disso, os adenomas podem, eles próprios, abrigar lesão maligna. As características do adenoma, incluindo histologia, localização, formato e tamanho, influenciam significativamente o risco. Os adenomas são subdivididos em tubulares, tubovilosos e vilosos, e esses tipos estão distribuídos em um espectro. Se forem acompanhados no tempo, 5% dos adenomas tubulares, 22% dos tubovilosos e 40% dos vilosos evoluirão para doença maligna. Além disso, o risco aumenta em função do tamanho. Os adenomas com menos de 1 cm contêm carcinoma em apenas 1% dos casos. Esse risco aumenta para 10% nos adenomas entre 1 e 2 cm, e para 45% naqueles com mais de 2 cm. Outros fatores associados ao risco de câncer são pólipos sésseis (em oposição aos pedunculados), localização no colo ascendente, sexo masculino, idade acima de 60 anos e história familiar. Em geral, os maiores fatores de risco, tanto para a presença de carcinoma em pólipo quanto para o desenvolvimento futuro de CCR, são tamanho acima de 1 cm e histologia tubovilosa ou vilosa. Estes foram denominados "adenomas avançados". Observe-se que esses pólipos, na maioria das vezes, devem ser removidos cirurgicamente, já que essas características os deixam menos propícios à ressecção por métodos endoscópicos.

Mesmo não havendo malignidade, os adenomas estão associados a maior risco de CCR. Os pacientes diagnosticados com adenomas apresentam risco duas a cinco vezes maior de câncer metacrônico em comparação com aqueles sem adenomas. O risco foi estimado em 5 a 10% ao ano. Por essas razões, as diretrizes consensuais recomendam excisão total dos adenomas e aumento na frequência da vigilância colonoscópica. Em casos de 1 a 2 adenomas de baixo risco, a colonoscopia deve ser repetida em intervalos de 5 a 10 anos; em casos de 3 a 10 adenomas de baixo risco ou quaisquer adenomas de alto risco, a cada 3 anos; e, se houver mais de 10 adenomas, em intervalos inferiores a 3 anos. A colonoscopia deve ser repetida mais cedo se houver dúvida quanto à totalidade da polipectomia.

Embora as técnicas para polipectomia endoscópica estejam sendo aprimoradas, a cirurgia ainda se mantém como uma opção importante na condução de pacientes com pólipos colorretais. A cirurgia está indicada quando não for possível ressecção completa por via endoscópica. Pólipos volumosos, pólipos sésseis e aqueles encontrados no reto distal são os mais difíceis de conduzir por via endoscópica e resultam em maior probabilidade de margens positivas ou remoção incompleta. Como até 20% desses adenomas desenvolverão carcinoma, há indicação de ressecção cirúrgica. A cirurgia também está indicada em casos de pólipos totalmente removidos nos quais seja encontrado adenocarcinoma invasivo.

Encontra-se carcinoma em 5% dos pólipos com aspecto benigno removidos por via endoscópica. Em 1985, Haggitt relatou que a profundidade da invasão seria o indicador mais importante de metástase e desenvolveu um sistema de classificação com base nesse parâmetro (Tab. 30-6). As lesões de nível 1 até nível 4 (limitada até os dois terços mais superficiais da submucosa) com histologia favorável têm risco inferior a 1% de metástase para linfonodos, e o tratamento com ressecção endoscópica e margem superior a 2 mm é suficiente. Entretanto, os carcinomas com evidência de invasão vascular ou linfática, margens indeterminadas, margem inferior a 2 mm ou de nível 4 com invasão do terço distal da submucosa têm probabilidade entre 12 e 25% de envolvimento de linfonodos e requerem ressecção oncológica formal.

Manifestações clínicas

A. Sinais e sintomas

Em sua maioria, os pacientes com CCR são assintomáticos. Com base no tempo médio de 130 dias para dobrar de tamanho, são

Tabela 30-6 Classificação de Haggitt[1]

Nível	Profundidade
0	Carcinoma *in situ* ou carcinoma intramucoso
1	Carcinoma invadindo a muscular da mucosa e chegando à submucosa, mas limitado à cabeça do pólipo
2	Carcinoma invadindo o colo do pólipo
3	Carcinoma invadindo qualquer parte do pedículo
4	Carcinoma invadindo a submucosa da parede intestinal abaixo do pedículo do pólipo, mas acima da muscular própria (T1)
Séssil	Por definição, equivalente ao nível 4

[1]De Haggitt RC et al: Prognostic factors in colorectal carcinomas arising in adenomas: implications for lesions removed by endoscopic polypectomy. *Gastroenterology* 1985;89:328.

necessários no mínimo 5 anos, e frequentemente de 10 a 15 anos, antes que um câncer cause sintomas. Quando os sintomas surgem, eles são variáveis, inespecíficos e frequentemente indicam lesão avançada ou complicações. Os CCRs podem causar sangramento subclínico, resultando em anemia por deficiência de ferro assintomática. Por esse motivo, qualquer deficiência de ferro em homens ou em mulheres que não menstruem deve ensejar rotina de investigação de sangramento do trato GI. Entretanto, um terço dos pacientes com CCR apresentam hemoglobina normal quando do diagnóstico. Uma minoria de pacientes se apresenta com quadro urgente de obstrução aguda, perfuração ou sangramento importante com anemia sintomática.

Em comparação com os do colo esquerdo, os tumores do colo direito alcançam estágios mais avançados antes de causarem sintomas. A obstrução é rara porque o colo direito tem diâmetro maior e fezes líquidas. Se esses tumores sangrarem, haverá melena ou, mais comumente, sangue oculto nas fezes. É possível que o paciente se queixe de dor abdominal vaga. Dez por cento dos pacientes se apresentam com massa abdominal palpável.

Por outro lado, o colo esquerdo tem diâmetro menor e fezes semissólidas. Os tumores aqui localizados podem causar estenose da luz, resultando em fezes estreitas, constipação e aumento na frequência das evacuações. O câncer de reto pode produzir tenesmo. Quando ocorre sangramento, ele tende a ser de escuro a vermelho vivo e pode ocorrer em estrias ou misturado às fezes. Qualquer paciente com hematoquezia em curso, mesmo quando há outra explicação clínica, como hemorroidas, deve ser investigado para CCR.

O exame físico pode auxiliar na localização e determinar a extensão da doença. O abdome deve ser palpado na busca de massas, e o fígado deve ser examinado para afastar hepatomegalia. A ausculta dos pulmões é pouco sensível para doença metastática. O toque retal pode detectar um câncer no reto distal. Sua localização, seu tamanho e sua mobilidade devem ser anotados. Linfonodos retrorretais ou implantes no fundo de saco de Douglas (prateleira de Blumer) podem ser palpados. A retossigmoidoscopia com tubo rígido permite localizar o tumor com precisão, o que é importante para planejar o tratamento. O exame de linfonodos pode revelar metástase na cadeia supraclavicular.

Com a rotina pré-operatória para CCR define-se o estadiamento clínico, que permite um prognóstico inicial e, além disso, a coleta de informações para planejamento terapêutico. Essa rotina consiste em exames laboratoriais, imagens radiográficas e endoscopia com biópsias.

B. Exames laboratoriais

Os exames laboratoriais incluem hemograma completo, bioquímica sérica e exame de urina, além de exames da função hepática, de acordo com a indicação clínica. Esses exames irão detectar anemia e outras alterações que devem ser abordadas antes de se iniciar o tratamento. O marcador sérico para o CCR é o antígeno carcinoembrionário (CEA, do inglês *carcinoembryonic antigen*). Trata-se de uma glicoproteína encontrada em todo o trato GI e em outros tecidos. Não é sensível nem específica para pacientes com CCR, especificamente para pacientes sem doença metastática. Portanto, não é um exame recomendado como exame de rastreamento. Contudo, demonstrou ser um adjunto útil para monitoramento pós-operatório de recidivas, especialmente nos pacientes com CEA elevado antes da cirurgia que tenham atingido níveis normais após o procedimento.

C. Colonoscopia

A colonoscopia é o padrão-ouro para o diagnóstico de CCR. Indica-se colonoscopia completa a todos os pacientes com suspeita ou diagnóstico de CCR. Ela permite diagnóstico histopatológico, localização da lesão com tatuagem e investigação de neoplasias sincrônicas. Nos pacientes com lesão obstrutiva, o restante do colo deve ser avaliado com enema contrastado ou exame de TC. Esses pacientes devem ser acompanhados com vigilância pós-operatória assim que possível após a cirurgia.

D. Mecanismos de disseminação

Em geral, o CCR tem crescimento circunferencial, e leva cerca de 1 ano para que o tumor circunde três quartos da circunferência do lúmen intestinal. Isso é especialmente verdadeiro para o colo esquerdo, cujo diâmetro é menor. A extensão na submucosa por meio da rede linfática raramente se estende além de 2 cm do tumor. À medida que o tumor cresce no sentido radial, ele pode penetrar na parede e avançar sobre estruturas vizinhas, incluindo fígado, curvatura maior do estômago, duodeno, intestino delgado, pâncreas, baço, bexiga, rim, ureter e parede do abdome. Os tumores do reto, em particular, podem invadir a parede da vagina, da bexiga, da próstata, do sacro ou dos elevadores do ânus, considerando o pouco espaço da pelve. A reação inflamatória desencadeada pela extensão do tumor é indistinguível da invasão franca durante o exame macroscópico por ocasião da cirurgia.

As metástases, na maioria dos casos, ocorrem por meio dos linfáticos, embora se saiba que também podem ocorrer por meio de implantes, disseminação intraluminal ou por via hematogênica. O câncer do reto produz metástase proximalmente para os linfonodos mesorretais, ilíacos e mesentéricos inferiores, assim como, no sentido radial, ao longo das paredes laterais da pelve, onde os linfonodos obturadores podem ser envolvidos. O câncer distal do reto também pode se disseminar aos linfonodos inguinais. O câncer de colo dissemina-se para os linfonodos mesentéricos superiores e inferiores (Fig. 30-8). Em torno da metade dos pacientes submetidos à cirurgia para tratamento de CCR apresenta envolvimento de linfonodos. Metástases hepáticas e pulmonares ocorrem por invasão hematogênica. No câncer de colo, a invasão pode ocorrer via sistema porta para o fígado e, mais raramente, via veias lombares e vertebrais para os pulmões e outros órgãos. As metástases para os ovários são, principalmente, hematogênicas e são encontradas em 1 a 10,3% das mulheres com CCR. O câncer retal se espalha por meio da circulação sistêmica via veias hipogástricas.

A técnica "*no touch*", embora sem comprovação definitiva de redução da probabilidade de metástases ou aumento da sobrevida, é um dos dogmas básicos do tratamento cirúrgico do

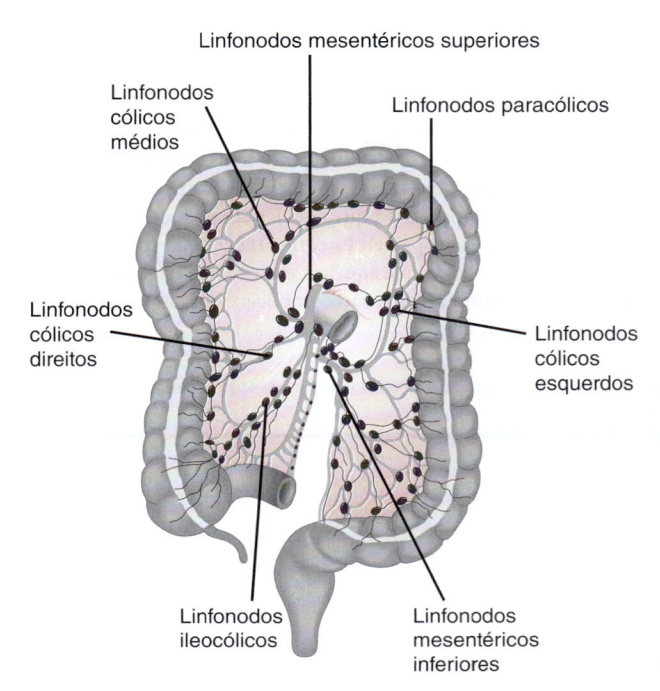

Figura 30-8 Drenagem linfática do colo do intestino. Os linfonodos (em negro) estão distribuídos ao longo dos vasos sanguíneos do intestino.

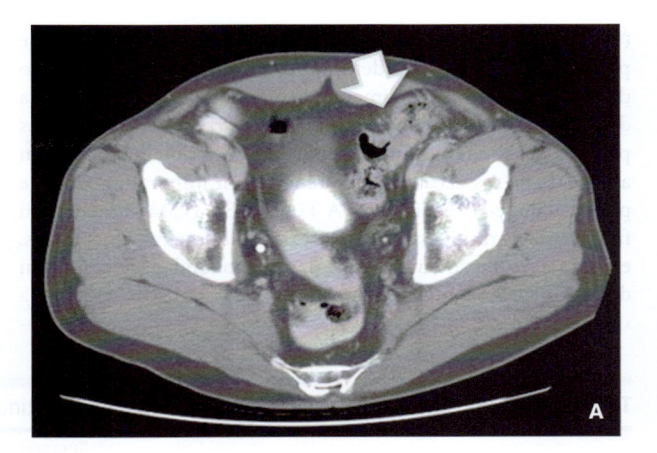

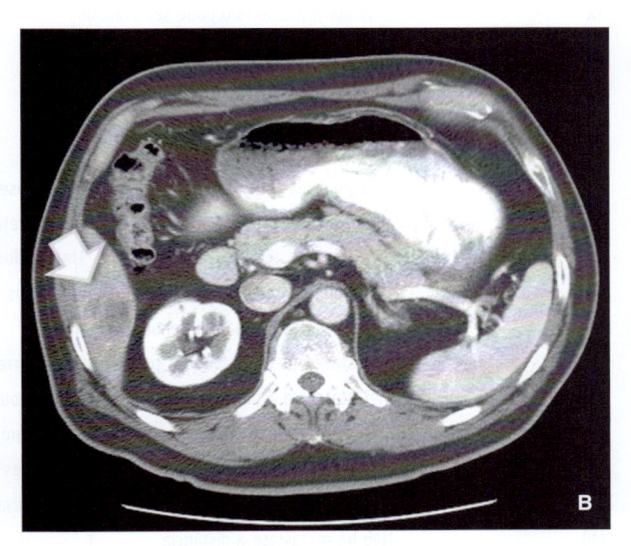

Figura 30-9 Imagens de TC. **A.** Carcinoma primário circunferencial do sigmoide (seta). **B.** Metástase hepática (seta).

câncer de colo. O conceito é reduzir a manipulação do tumor antes da ligadura do pedículo vascular, a fim de evitar êmbolos tumorais e subsequente metástase. É possível que haja metástase transperitoneal ou "implantes" peritoneais quando o tumor estende-se pela serosa, causando implantes peritoneais ou carcinomatose generalizada. Quando encontrados no fundo de saco de Douglas, esses implantes podem ser palpados no exame de toque retal e são denominados prateleira de Blumer.

E. Estadiamento

O estadiamento acurado dos pacientes com CCR é importante, já que permite planejamento terapêutico adequado e definição do prognóstico. O estadiamento clínico é feito por meio de imagens pré-operatórias. O estadiamento patológico é baseado em imagens e informações obtidas após a ressecção do tumor.

A definição inicial necessária para planejar o tratamento de paciente com câncer de colo é a operabilidade do tumor. Isso pode ser determinado buscando-se doença metastática e determinando-se a invasão local. A TC do abdome e da pelve é usada rotineiramente com esse objetivo. Com ela, é possível revelar linfadenopatia e metástase hepática, além de evidências de obstrução, perfuração ou invasão direta (Fig. 30-9). Sua sensibilidade é de cerca de 78% para doença metastática. A existência de metástase pulmonar frequentemente é investigada com radiografia de tórax na rotina pré-operatória. A TC pode ser utilizada para avaliação complementar em caso de alterações. Entretanto, não é utilizada como exame inicial, uma vez que esses pacientes geralmente não desenvolvem metástases pulmonares sem antes apresentar doença hepática. Isso ocorre porque a drenagem linfática do colo acompanha a circulação porta. O exame com emissão de pósitrons (PET, do inglês *positron emission scanning*) não é recomendado como rotina, mas está indicado para pacientes com anormalidades suspeitas na TC que requeiram avaliação complementar para o planejamento adequado do tratamento.

O planejamento cirúrgico em caso de câncer retal requer avaliação detalhada da profundidade da invasão da parede retal, assim como de envolvimento de linfonodos e possível invasão de estruturas pélvicas próximas, incluindo os elevadores, o complexo esfincteriano e o trato urogenital. Essas informações são usadas para tomada de decisões sobre terapia neoadjuvante, procedimentos com preservação de esfíncter e excisão local (EL). A ultrassonografia endorretal (USER) e a ressonância magnética

(RM) da pelve são exames comumente realizados. A USER é particularmente útil para determinar a profundidade de invasão da parede retal e o envolvimento de linfonodos. A RM auxilia na detecção de envolvimento da fáscia mesorretal e de estruturas pélvicas próximas, a fim de definir a probabilidade de margem adequada de ressecção circunferencial, um importante fator de predição de recorrência local. A TC e a PET TC são usadas com frequência para investigar metástases pulmonares e hepáticas, embora a definição da utilidade dessas modalidades de imagem demande mais estudos.

O sistema de estadiamento padrão nos Estados Unidos é o TNM (tumor, linfonodos, metástases) do *American Joint Committee on Cancer* (AJCC). Esse sistema substituiu a classificação de Dukes. Os sistemas são apresentados na Tabela 30-7. O estágio clinicopatológico é o determinante mais importante para a sobrevida. Estágio por estágio, os pacientes com câncer de colo têm melhor prognóstico do que aqueles com câncer do reto. De forma semelhante, os pacientes com câncer retal proximal têm melhor prognóstico do que aqueles com câncer distal. Alguns dos fatores de mau prognóstico são complicações como obstrução e

Tabela 30-7 Classificação TNM para câncer de colo do intestino e reto[1]

Tumores primários (T)					
TX	O tumor primário não pode ser avaliado				
T0	Não há evidência do tumor primário				
Tis	Carcinoma *in situ*				
T1	Tumor invade a submucosa				
T2	Tumor invade a muscular própria				
T3	Tumor invade a muscular própria e atinge a subserosa ou os tecidos pericólicos não peritonizados ou perirretais				
T4	Tumor perfura o peritônio visceral ou invade diretamente outros órgãos e estruturas				
Linfonodos regionais (N)					
NX	Os linfonodos regionais não podem ser avaliados				
N0	Não há metástase para linfonodos regionais				
N1	Metástase em 1-3 linfonodos pericólicos ou perirretais				
N2	Metástase em 4 ou mais linfonodos pericólicos ou perirretais				
N3	Metástase em linfonodo ao longo do curso de um tronco vascular nomeado				
Metástases à distância (M)					
MX	Não é possível avaliar se há metástase à distância				
M0	Não há metástase à distância				
M1	Há metástase à distância				
Estadiamento agrupado					
				Dukes	**Astler-Coller modificado**
Estágio 0	Tis	N0	M0		
Estágio I	T1	N0	M0	A	A
	T2	N0	M0	A	B1
Estágio IIA	T3	N0	M0	B	B2
Estágio IIB	T4	N0	M0	B	B3
IIIA	T1-2	N1	M0	C	C1
IIIB	T3-4	N1	M0		C2/C3
IIIC	Any T	N2	M0		C1/C2/C3
Estágio IV	Any T	Any N	M1		

[1] Utilizado com autorização do American Joint Committee on Cancer (AJCC), Chicago, IL. A fonte original deste material é *AJCC Cancer Staging Manual*, 6ª ed. Lippincott-Raven, Philadelphia, 2002.*

---

*N. de R.T. O *AJCC Cancer Stagin Manual* já está disponível em sua oitava edição. Mais informações podem ser obtidas em https://cancerstaging.org.

perfuração, assim como características histológicas como baixo grau de diferenciação e invasão linfovascular ou perineural.

TRATAMENTO DO CÂNCER DE COLO DO INTESTINO

▶ Cirurgia

A ressecção cirúrgica dos tumores de colo do intestino geralmente é realizada nos pacientes com intenção curativa. Os pacientes classificados nos estágios I a III ou no estágio IV com doença metastática operável em fígado e/ou pulmão são candidatos a tratamento cirúrgico. Contudo, é possível que haja necessidade de intervenção cirúrgica nos pacientes com doença metastática que não possa ser totalmente removida, para tratamento de complicações do tumor primário, como obstrução, perfuração ou sangramento. As opções incluem ressecção, derivação e instalação de *stent* por via endoscópica. A cirurgia de emergência foi associada a morbidade e mortalidade significativas, respectivamente 30 e 10%. Especificamente para os pacientes com obstrução, uma metanálise não demonstrou qualquer vantagem clara com a instalação de *stent* endoscópico como ponte até a cirurgia em termos de mortalidade ou complicações. Nos pacientes com doença inoperável, não há evidências de que a ressecção profilática do tumor primário melhore o prognóstico ou a evolução em comparação com quimioterapia primária.

Quando possível, dá-se preferência à abordagem laparoscópica para ressecção do colo do intestino na maioria dos pacientes, uma vez que tal abordagem está associada a períodos menores de internação, menos dor pós-operatória e melhoria na função pulmonar e na qualidade de vida pós-operatórias. Os resultados oncológicos em longo prazo para as abordagens aberta e laparoscópica foram investigados em diversos ensaios randomizados e controlados e se mostraram equivalentes. A abordagem videolaparoscópica nem sempre é apropriada para pacientes com lesões obstrutivas ou com perfuração e deve ser evitada naqueles com aderências proibitivas.

Ao acessar a cavidade abdominal, a primeira etapa é explorá-la em busca de doença metastática não identificada nas imagens pré-operatórias. Na ausência de achados que impeçam a colectomia, a atenção do cirurgião se volta à ressecção. O princípio do "*no touch*" implica reduzir a manipulação do tumor antes da ligadura de seu suprimento sanguíneo, a fim de reduzir a possibilidade de embolização do tumor e o risco teórico de causar metástases. Embora a extensão da ressecção dependa da linfadenectomia necessária, uma margem de 5 cm proximal e distal à lesão na parede intestinal geralmente é considerada suficiente para evitar a disseminação intramural. Se houver invasão de estruturas adjacentes, elas devem ser removidas em bloco para que se obtenham margens negativas.

Um aspecto importante do tratamento cirúrgico do câncer de colo é a remoção da cadeia linfática regional, já que isso permite estadiamento e tratamento acurados. A situação dos linfonodos é o fator preditivo mais sensível de sobrevida, e a quimioterapia adjuvante aumenta a sobrevida. O mapeamento do linfonodo sentinela foi avaliado em ensaios, mas se mostrou pouco sensível e pouco específico tanto com coloide de enxofre marcado com tecnécio quanto com azul de isossulfano (linfazurina). Portanto, a ressecção dos linfonodos mesocólicos continua a ser o padrão de tratamento, o que frequentemente implica ressecção de segmento maior do que o exigido para obtenção das margens cirúrgicas adequadas. Para ser suficiente, a linfadenectomia deve conter 12 ou mais linfonodos. A extensão da ressecção de colo e mesocolo para os tumores nas diversas localizações é mostrada na Figura 30-10.

Procede-se à hemicolectomia direita para os tumores do ceco e do colo ascendente. Para tanto, faz-se necessária a ligadura alta dos ramos ileocólico, cólico direito e direito da artéria cólica média. Se o tumor estiver localizado na flexura hepática ou proximal ao colo transverso, procede-se à hemicolectomia direita estendida com ligadura adicional da artéria cólica média. Durante a mobilização do colo ascendente e da flexura hepática, o cirurgião deve identificar e preservar o ureter direito, os vasos mesentéricos superiores e o duodeno.

Indica-se colectomia transversa com ligadura da artéria cólica média em caso de tumor no colo transverso. Se o tumor estiver na flexura esplênica ou no colo descendente, procede-se à hemicolectomia esquerda com ligadura da AMI na sua origem e ressecção dos colos transverso distal, descendente e sigmoide proximal. Os tumores no sigmoide são tratados com colectomia sigmoide, incluindo parte do colo descendente e do reto proximal. Os tumores do retossigmoide e do terço superior do reto são removidos com ressecção anterior e ligadura das artérias sigmoideas, assim como das artérias retal superior e retais médias. O reto extraperitoneal é mobilizado, e, se necessário, a flexura esplênica também pode ser mobilizada para assegurar uma anastomose sem tensão. Em todas essas ressecções deve-se ter atenção à identificação e à preservação de ureteres, rins e baço. As anastomoses ileocólicas realizadas com grampeador estão associadas a redução no índice de deiscências em comparação com aquelas feitas com sutura manual. Entretanto, não parece haver um método superior de sutura nas anastomoses colocolônicas ou colorretais. Assim, após a ressecção de câncer de colo que não seja do lado direito, o tipo de anastomose a ser realizado depende da avaliação do cirurgião.

▶ Quimioterapia

A quimioterapia adjuvante é considerada padrão de tratamento para os pacientes com doença em estágio III (linfonodo positivo), estando associada a aumento da sobrevida em 33% e redução da taxa de recorrência em 40%. Os esquemas quimioterápicos são baseados em 5-fluorouracil (5-FU) com leucovorin e oxaliplatina (FOLFOX) ou capecitabina. A presença de mutações KRAS determina o tratamento, já que as pesquisas demonstram que dois medicamentos usados para CCR, cetuximabe e panitumumabe, não são efetivos para os tumores que portam a mutação KRAS. Ainda se debate a utilidade da quimioterapia para a doença no estágio II. Sem quimioterapia, os pacientes no estágio IIb apresentam menor sobrevida em 5 anos do que aqueles no estágio III, provavelmente em razão da terapia adjuvante rotineiramente usada nos pacientes no estágio III. Entretanto, diversos ensaios e estudos de resultados

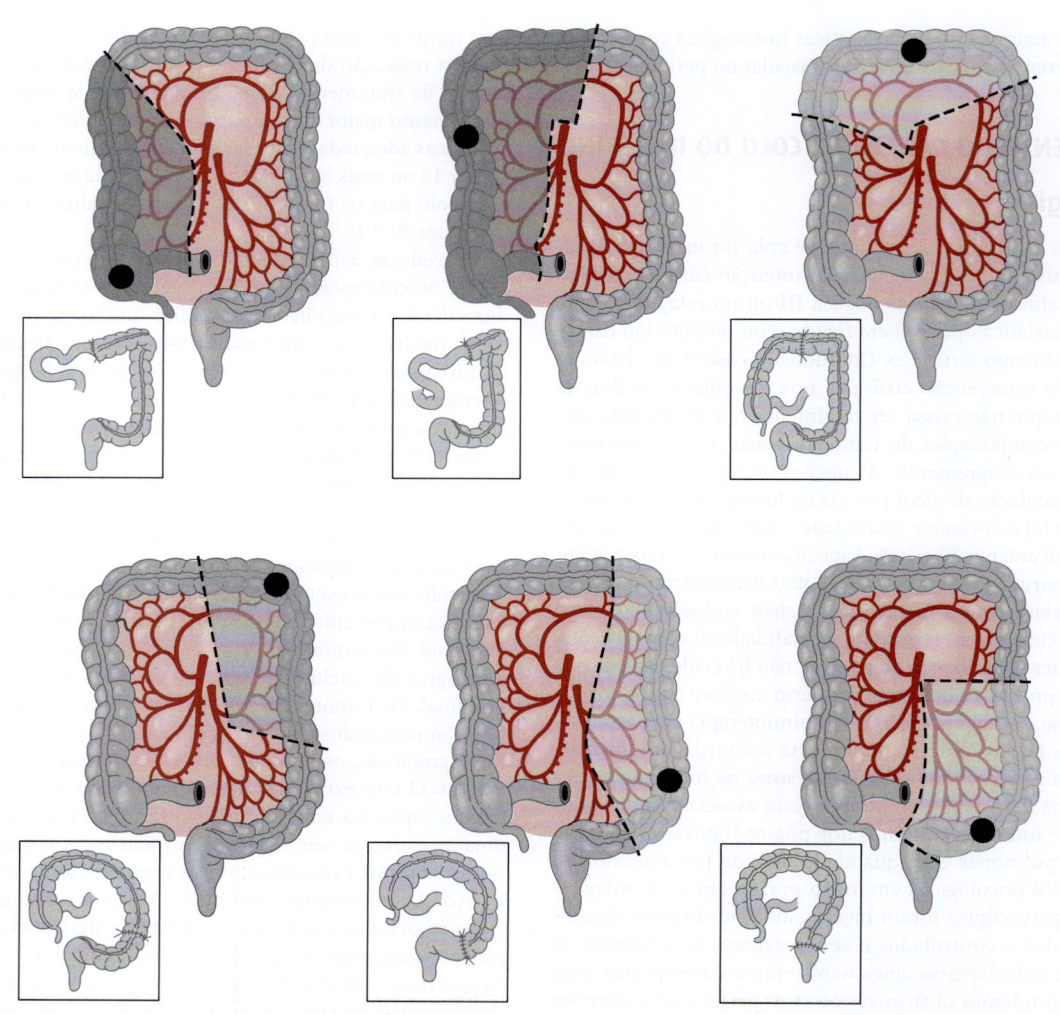

▲ **Figura 30-10** Extensão da ressecção cirúrgica para tratamento de câncer do colo do intestino em diversas localizações. O câncer está representado por um disco negro. A anastomose intestinal após a ressecção é apresentada nos destaques. A extensão da ressecção é determinada pela distribuição dos linfonodos regionais ao longo do suprimento sanguíneo. Os linfonodos podem conter metástase.

de grandes bancos de dados não foram capazes de demonstrar aumento na sobrevida dos pacientes no estágio II tratados com quimioterapia adjuvante, exceto o estudo QUASAR, um ensaio randomizado europeu de 2007, que demonstrou melhora modesta na sobrevida. Uma revisão Cochrane incluindo todos esses pacientes demonstrou aumento da sobrevida livre da doença, mas nenhuma diferença na sobrevida global. O conceito atual é que haveria um subgrupo de pacientes que seria beneficiado com o tratamento. As diretrizes NCCN recomendam quimioterapia adjuvante para os pacientes com doença no estágio II de alto risco (incluindo os tumores T4, pouco diferenciados, de alto grau, com invasão perineural ou linfovascular, obstrução, perfuração, com margens exíguas ou positivas, ou com linfadenectomia insuficiente) e avaliação de tratamento limitado para pacientes de baixo risco. Além disso, há evidência de que os pacientes com MSI tenham melhor prognóstico global e sejam resistentes às quimioterapias com base em 5-FU. Há vários ensaios em curso abordando essas áreas de incerteza.

A quimioterapia é a base do tratamento de pacientes com doença no estágio IV ou câncer de colo inoperáveis. Embora uma minoria dos pacientes com doença metastática seja candidata à ressecção cirúrgica, a quimioterapia é usada no período perioperatório para tratar os focos microscópicos da doença, ou na tentativa de converter uma doença inoperável em operável. Também há dados sugestivos de que a resposta à quimioterapia possa ser usada para identificar os pacientes que se beneficiarão da remoção cirúrgica das metástases. Esses pacientes são tratados com regime quimioterápico semelhante ao usado naqueles com doença no estágio III, com o possível acréscimo do irinotecano e/ou de um inibidor do VEG-F, como bevacizumabe.

TRATAMENTO DO CÂNCER RETAL

▶ Cirurgia

A escolha da cirurgia para câncer de reto depende de muitos fatores, como localização da lesão, profundidade da penetração e da invasão local, características histológicas como grau de diferenciação e presença de invasão linfovascular, além de anatomia, quadro geral e função esfincteriana pré-operatória do paciente.

A. Excisão local

O tratamento cirúrgico do câncer de reto difere daquele do câncer de colo por vários fatores, a maioria relacionada com sua anatomia peculiar. Um dos aspectos é a acessibilidade. Os cânceres de reto em estágio muito inicial podem ser tratados com excisão local (EL). Isso envolve ressecção de segmento de espessura total da parede retal por via transanal em caso de lesão distal alcançável. A microcirurgia endoscópica transanal é usada para as lesões no reto mais proximal. Para isso, utiliza-se um proctoscópio específico que permite a passagem de instrumentos de dissecção e a insuflação com dióxido de carbono. A ressecção deve envolver margens de no mínimo 1 cm ao redor de toda a circunferência do tumor, e a margem profunda deve estar livre de doença. Com essa técnica não se colhem amostras nem se trata doença linfonodal; assim, sua indicação é restrita a um grupo selecionado de pacientes com baixo risco de metástase para linfonodos. São considerados apropriados os pacientes com tumores móveis com menos de 3 cm de diâmetro e que se estendam por menos de um terço da circunferência do reto. Devem ter baixo grau histológico, alcançar apenas mucosa ou submucosa (Tis, T1) e não devem apresentar evidências radiográficas ou clínicas de metástase para linfonodos.

O T do estadiamento é um fator preditivo importante da evolução após EL. Inicialmente, a EL era oferecida a todos os pacientes com doença no estágio I. Entretanto, as taxas de recidiva local se mostraram inaceitavelmente altas (até 47%) nos pacientes com lesão T2. Assim, esse tipo de tratamento geralmente fica reservado aos pacientes com doença T1, em que a taxa de recidiva varia entre 5 e 18%. Evidências recentes sugerem que os pacientes com lesão T1 invadindo o terço mais externo da submucosa teriam maior risco de recidiva. Se o exame patológico revelar lesão T2, margens positivas ou características de alto risco, deve-se considerar a possibilidade de ressecção radial (ressecção anterior baixa [RAB] ou ressecção abdominoperineal [RAP]) ou radioterapia associada a quimioterapia adjuvantes em razão do maior risco de metástase a linfonodos. Dados preliminares sugerem que os pacientes cujo estadiamento seja reduzido por terapia neoadjuvante devam ser considerados apropriados para esse procedimento, mas isso ainda não é padrão de tratamento.

A escolha inicial da cirurgia é importante porque os pacientes que desenvolvem recorrência tendem a se apresentar com doença avançada. Apenas 50% dos pacientes com doença recorrente após EL serão candidatos à ressecção radical, e sua sobrevida geral é inferior à de pacientes que inicialmente foram tratados com ressecção radical. As vantagens da EL incluem menores morbidade e mortalidade, menor tempo de recuperação e, em alguns casos, a oportunidade de evitar colostomia.

B. Excisão radical

Quando se está considerando a indicação de excisão radical, deve-se incluir a avaliação da ressecção para obter margens suficientes, a função esfincteriana pré-operatória e a preferência do paciente, ao mesmo tempo em que se busca minimizar a morbidade. Esses procedimentos têm mortalidade perioperatória de 2%. As opções são RAB ou RAP, o que inclui colostomia permanente. Para cânceres no terço distal do reto, a possibilidade de obter margem distal de 1 a 2 cm e margens radiais negativas com excisão total do mesorreto (ETM) é considerada o mínimo necessário para indicar RAB. Portanto, os tumores na linha denteada com disseminação extramural e envolvimento do complexo esfincteriano, ou com extensão direta para estruturas pélvicas, requerem RAP. A restauração do trânsito intestinal geralmente é considerada quando possível sob o ponto de vista oncológico. Entretanto, quanto mais distal for a anastomose, mais afetada será a função esfincteriana após a ressecção do reto. Assim, a avaliação cuidadosa da função esfincteriana pré-operatória e uma discussão franca com o paciente sobre alterações no estilo de vida são aspectos importantes no planejamento da cirurgia.

Historicamente, as taxas de recorrência eram altas e a sobrevida era baixa para os cânceres de reto, embora tenha havido melhoras importantes com a técnica de ETM e o uso de radioterapia e quimioterapia neoadjuvantes. Com a ETM, reduziu-se drasticamente a taxa de recidiva local de 15 a 40% para 4 a 11%, além do aumento da sobrevida nos pacientes sem doença metastática. Em geral, há necessidade de mobilização plena do reto com remoção em bloco do mesorreto e da parede intestinal até 5 cm no sentido distal ao tumor (ETM tumor-específica), caso o tumor esteja localizado no segmento superior do reto, ou totalmente, caso ele esteja no reto medial a distal. Há necessidade de dissecção no sentido posterior no plano avascular entre a fáscia de Waldeyer e a fáscia pré-sacral, no sentido lateral para incluir a dobra peritoneal, porém mantendo-se medial ao plexo hipogástrico, e no sentido anterior para incluir a fáscia de Denonvilliers (Fig. 30-11). A ETM é finalizada estendendo-se a dissecção no sentido inferior até os elevadores. Isso permite a retirada do mesorreto *em bloco* com o reto e assegura a remoção adequada dos linfonodos. Além disso, o procedimento remove qualquer lesão tumoral com disseminação perineural ou extensão direta para fora do reto. Esse é um dos princípios mais importantes tanto da RAB quanto da RAP.

A abordagem laparoscópica aos tumores do reto é interessante sob o ponto de vista da maior exposição da pelve e da redução da morbidade e do período de internação. Essa abordagem está associada à recuperação precoce da função intestinal e à

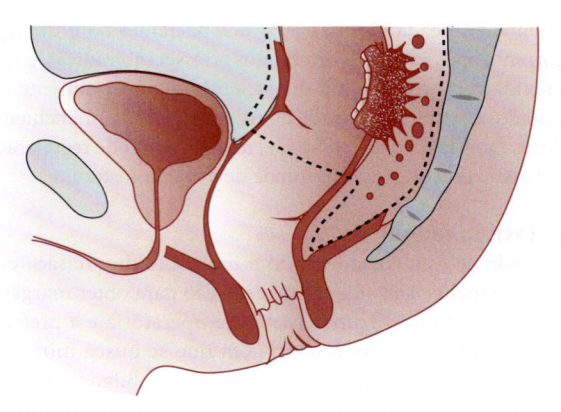

▲ **Figura 30-11** Excisão total do mesorreto conforme retratada na publicação original de Heald.

necessidade menor de analgesia, embora a duração da cirurgia geralmente seja maior. Diversos ensaios demonstraram não haver diferença na sobrevida geral ou nas taxas de recorrência local com acompanhamento além de 5 anos.

Como RAB e RAP são cirurgias de grande porte, com dissecção extensa da pelve frequentemente em campo irradiado, a morbidade é maior do que nas cirurgias para câncer de colo. Além disso, a RAB inclui uma anastomose baixa tecnicamente difícil. Possíveis problemas são deiscência de anastomose, síndrome da ressecção anterior (disfunção intestinal e esfincteriana), disfunção urinária e sexual, infecção da ferida operatória, estenose da anastomose e lesão de ureter. Nos casos em que se espera que a identificação dos ureteres seja difícil, isto é, em pacientes obesos, com cirurgia pélvica prévia e naqueles que tenham sido submetidos a radioterapia e quimioterapia neoadjuvantes, a instalação pré-operatória de cateteres pode auxiliar na identificação e na preservação intraoperatórias dos ureteres.

1. Ressecção anterior baixa — A RAB está indicada quando se toma a decisão de restaurar o trânsito intestinal em pacientes com tumor no reto médio a distal que tenham boa função esfincteriana e nos quais se possam obter margens adequadas. O procedimento envolve a ressecção de colo sigmoide e do reto com o ponto de transecção distal sendo determinado pela ETM, respeitando-se a necessidade de margem distal de 1 a 2 cm. A cirurgia é iniciada com exploração do abdome para avaliar se há doença metastática. A artéria retal superior é ligada em sua origem. Ligadura mais alta pode ser necessária se houver evidência de envolvimento linfonodal. O reto é mobilizado conforme descrito no procedimento para ETM. Após a mobilização, o reto torna-se alongado, o que potencialmente agrega comprimento à margem distal. O sigmoide geralmente é removido porque seu mesocolo é ressecado em virtude da ligadura vascular. Além disso, trata-se de segmento usualmente com hipertrofia da camada muscular, tornando-se, assim, um reservatório insuficiente para a função intestinal. Nos pacientes que tenham recebido quimioterapia e radioterapia neoadjuvantes, esse segmento pode ter sido irradiado, e sua utilização para anastomose aumentaria o risco de complicações, como deiscência e estenose. A anastomose geralmente é término-terminal, realizada com grampeador introduzido via transanal. Eventualmente, pode haver necessidade de anastomose coloanal manual para a obtenção de margem distal suficiente. Existem diversas variações para a anastomose colorretal baixa. As opções mais usadas são bolsa colônica em J, anastomose látero-terminal e coloplastia transversa. A escolha está relacionada à tentativa de aumentar o reservatório colônico sem obstruir a evacuação. Em uma metanálise de 16 ensaios, foi demonstrada melhoria da função intestinal com a bolsa colônica em J quando comparada com anastomose coloanal direta. Contudo, deve-se ter atenção para limitar o tamanho do reservatório, a fim de evitar dificuldades para a evacuação completa.

Utiliza-se derivação temporária do fluxo fecal para proteção da anastomose colorretal na RAB. Isso é particularmente importante nos pacientes considerados de alto risco, incluindo aqueles submetidos a quimioterapia e radioterapia neoadjuvante ou que tenham anastomose muito baixa. A derivação reduz significativamente o risco de deiscência de anastomose e a necessidade de reoperação. Tanto ileostomia quanto colostomia em alça são utilizadas. A ileostomia em alça é preferível, já que resulta em menos complicações do estoma, incluindo prolapso e sepse, embora esse método esteja associado a maior risco de desidratação e de estenose da anastomose após o fechamento.

Ocorre deiscência da anastomose em 11% dos pacientes submetidos à RAB. Os pacientes com maior risco são os indivíduos idosos com anastomose baixa e quimioterapia associada à radioterapia neoadjuvantes que não tenham realizado deirvação intestinal. Alguns trabalhos citam fatores ligados ao paciente, como sexo masculino, idade avançada, tabagismo e comorbidades clínicas como insuficiência renal. O tipo de anastomose não parece afetar a taxa de vazamento. A drenagem profilática não se mostrou capaz de alterar a mortalidade pós-operatória, as taxas de deiscência identificadas clínica ou radiologicamente, a taxa de infecção da ferida operatória ou a necessidade de reintervenção.

A síndrome da ressecção anterior ocorre em 10 a 30% dos pacientes após cirurgias com preservação do esfíncter para tratamento de câncer retal, sendo mais evidente quanto mais distal for a anastomose. Os sintomas são evacuações frequentes em curto período, urgência e incontinência de gases, fezes ou ambos. Esses sintomas podem ter impacto significativo na qualidade de vida e provavelmente estão relacionados com dismotilidade colônica, disfunção do neorreservatório retal, lesão do complexo esfincteriano e sensibilidade alterada no canal anal. É pior nos pacientes com história de radiação da pelve, prolapso retal ou cirurgia anorretal. A maioria dos pacientes tem melhora dos sintomas com o tempo e, de 6 a 9 meses após a cirurgia, apresenta um número de evacuações aceitável por dia. Loperamida, suplementação de fibras e *biofeedback* são terapias adjuvantes úteis. A loperamida tem o benefício de aumentar o tônus do esfíncter e retardar o trânsito intestinal. Nos pacientes com incontinência intratável pode haver necessidade de estoma permanente.

2. Ressecção abdominoperineal — A RAP é a cirurgia preferencial para os pacientes com tumor no terço distal do reto nos quais a obtenção de margens negativas resultaria em comprometimento do esfíncter, assim como para os pacientes que não tolerariam anastomose baixa sob o ponto de vista funcional. A ressecção inclui colo distal, reto e ânus, com confecção de colostomia terminal. Para a RAP, a dissecção abdominal inicial é semelhante àquela descrita para a RAB. Na maioria dos casos, a dissecção perineal é realizada com o paciente em posição de litotomia e pode ser feita por uma segunda equipe ou após ter-se completado a dissecção abdominal. Para os tumores com localização anterior, ou para facilitar a visualização, alguns cirurgiões preconizam o posicionamento do paciente em decúbito ventral, após completado o tempo abdominal da cirurgia. É realizada uma incisão em forma de elipse ao redor do ânus seguida por dissecção circunferencial no plano da gordura isquiorretal até que se obtenham margens negativas, com cuidado no plano anterior entre ânus e vagina ou próstata. A dissecção é estendida passando pelos elevadores até alcançar a dissecção abdominal. A peça é removida por via transperineal. A ferida perineal é lavada e fechada em camadas. Um dreno é colocado para prevenção de complicações na ferida. As estruturas intra-abdominais devem ser mantidas fora da pelve por meio do fechamento peritoneal pélvico e interposição de omento.

Como RAB e RAP envolvem dissecção ampla da pelve, as complicações pós-operatórias incluem todas aquelas associadas à ruptura de nervos pélvicos. Disfunção urinária, especificamente retenção urinária, é relatada em 3 a 15% dos pacientes, mas geralmente é transitória. A disfunção sexual tende a se agravar progressivamente com o tempo. Em uma grande pesquisa recente, mais de metade dos homens teve disfunção erétil, e dois terços tiveram problemas com a ejaculação. Um terço das mulheres relatou dispareunia. Esses fatores provavelmente também estão relacionados com radiação da pelve.

▶ Procedimentos paliativos

Se o câncer de reto for inoperável após terapia neoadjuvante, talvez haja indicação de cirurgia paliativa para melhora de sintomas como obstrução, sangramento ou tenesmo. Os cânceres obstrutivos podem ser tratados com derivação ou colocação de *stent* endoluminal. Entretanto, há risco alto de obstrução do stent e perfuração. Sangramento e tenesmo podem responder à fulguração ou à fotocoagulação, embora os resultados tenham sido decepcionantes.

▶ Quimioterapia e radioterapia

Os cânceres de reto no estágio I são adequadamente tratados com excisão cirúrgica. Contudo, os cânceres nos estágios II e III apresentam índices altos de recorrência local. Foi demonstrado que, com tratamentos combinados, como quimioterapia e radioterapia pré-operatórias, cirurgia e quimioterapia adjuvante, é possível aumentar a sobrevida desses pacientes. Para o tratamento neoadjuvante padrão, utiliza-se a 5-FU como radiossensibilizador.

Em comparação com a quimioterapia e a radioterapia pós-operatórias, a terapia neoadjuvante mostrou-se capaz de reduzir a recorrência local e a toxicidade, e aumentar a chance de preservação esfincteriana. Entretanto, não foi demonstrado aumento da sobrevida geral. Vinte por cento dos pacientes apresentarão resposta patológica completa, o que está associado a aumento da sobrevida. A cirurgia é planejada para 4 a 10 semanas após o término do tratamento. Após a ressecção, o protocolo inclui terapia adjuvante com FOLFOX ou capecitabina, embora haja ensaios em curso para determinar a duração ideal de tratamento.

DOENÇA METASTÁTICA

Há relatos de doença metastática em 20% dos pacientes com CCR quando da apresentação, e entre 30 e 70% a desenvolverão em algum momento da sua evolução. Os dois locais mais comuns são fígado e pulmão. Se não forem tratados, esses pacientes têm taxa sobrevida em 5 anos de 5%. Entretanto, alguns pacientes selecionados são candidatos à ressecção cirúrgica com intenção curativa. A cirurgia produz aumento da sobrevida em 5 anos entre 22 e 49% nos pacientes com metástase no fígado, e entre 14 e 78% naqueles com metástase pulmonar. Se tanto fígado quanto pulmão forem tratados cirurgicamente, a sobrevida em 5 anos é de 30%. Após a cirurgia para doença metastática, de 50 a 70% dos pacientes apresentam recorrência subsequente.

As metástases de fígado e de pulmão são consideradas operáveis se elas, e todos os demais sítios da doença, incluindo o tumor primário, estiverem sujeitos à ressecção R0. Essa decisão é tomada considerando a localização anatômica e a possibilidade de deixar uma quantidade de tecido normal suficiente para manter a função. Entre as opções para os pacientes com doença extensa estão a embolização pré-operatória da veia porta ou a ressecção em etapas. Há relatos de pacientes sendo tratados com terapia ablativa (micro-ondas, radiofrequência) ou com radioterapia. Contudo, não há dados de longo prazo disponíveis sobre esses procedimentos. Se a metástase hepática inicialmente parecer inoperável, a quimioterapia indutiva poderá determinar resposta clínica suficiente para permitir a ressecção em 16% dos pacientes. Se a doença metastática recidivar após o tratamento, é possível considerar a possibilidade de nova ressecção em pacientes selecionados.

A metástase peritoneal geralmente resulta em desfechos desfavoráveis, com sobrevida média entre 5 e 24 meses. As diretrizes atuais recomendam quimioterapia como tratamento primário. A cirurgia de citorredução e a quimioterapia intraperitoneal se mostram promissoras para aumento da sobrevida. Entretanto, esses tratamentos estão associados a morbidade e mortalidade significativas e não são considerados padrão terapêutico.

VIGILÂNCIA PÓS-OPERATÓRIA

O objetivo da vigilância pós-operatória é medir a eficácia do tratamento e diagnosticar recorrências, metástases e lesões metacrônicas. Após tratamento apropriado para CCR, entre um terço e metade dos pacientes sofrerão recorrência. A maioria desses

(60-80%) ocorrerá nos primeiros 2 anos, e 90% ocorrerão nos primeiros 5 anos após a cirurgia. Três por cento desenvolverão um novo tumor metacrônico até 6 anos depois.

Dos pacientes com CCR recorrente, 75% terão aumento do CEA. Utilizando 6 UI/L como ponto de corte, o exame tem sensibilidade de 80% e especificidade de 42%. O CEA é mais sensível para detecção de metástase hepática, e a elevação ocorre meses antes do surgimento de sintomas. Embora menos sensível, a TC do abdome tem benefício semelhante. A detecção precoce aumenta a ressecabilidade e a sobrevida. Se o CEA estiver aumentado, a PET é um exame adjunto útil na investigação, já que se demonstrou ter maior sensibilidade e especificidade para doença recorrente em comparação com a TC.

Após diversos ensaios randomizados bem delineados, ainda não há consenso sobre qual seria o protocolo ideal de acompanhamento de pacientes tratados para CCR. As diretrizes NCCN de 2012 sugerem anamnese, exame físico e dosagem do CEA a intervalos de 3 a 6 meses. Além disso, os pacientes com características de alto risco, como com invasão linfovascular ou tumor indiferenciado, devem realizar TC de abdome, tórax e pelve anualmente durante um período de 3 a 5 anos. Há indicação de colonoscopia após 1 ano a ser repetida, em caso de exame normal, em 3 anos e, depois, a cada 5 anos. Os pacientes com câncer retal submetidos a RAB devem realizar proctoscopia a cada 6 meses durante 5 anos. Embora haja dados sugestivos de boa relação custo-efetividade e benefício para a sobrevida com essa estratégia, ainda não há comprovação definitiva. Contudo, ela aumenta a possibilidade de tratar a recorrência com intenção curativa.

▶ Tratamento da doença recorrente

O CCR recidiva em até 50% dos pacientes. Daqueles com câncer retal, 35% terão recorrência local comparados aos 15% dos pacientes com câncer de colo. Os locais mais comuns são fígado, pulmão e linfonodos regionais. Se for possível ressecção R0, ela deve ser tentada nos pacientes que sejam candidatos adequados à cirurgia em combinação com quimioterapia adjuvante. Nos pacientes que se apresentem com doença inoperável, administra-se uma combinação paliativa de quimioterapia e radioterapia (desde que possível com base na localização), embora com pouca chance de aumentar a sobrevida. O prognóstico geral de pacientes com CCR recorrente é sombrio. A sobrevida em 5 anos é de 35% nos pacientes que sejam candidatos à ressecção cirúrgica curativa.

American Cancer Society: *Colorectal Cancer Facts and Figures 2011-2013.* Atlanta, GA: American Cancer Society, 2011.

Beggs AD, Latchford AR, Vasen HF, et al: Peutz-Jeghers syndrome: a systematic review and recommendations for management. *Gut* 2010 Jul;59(7):975-986.

Brosens LA, Langeveld D, van Hattem WA, Giardiello FM, Offerhaus GJ: Juvenile polyposis syndrome. *World J Gastroenterol* 2011 Nov 28;17(44):4839-4844.

Brown CJ, Fenech DS, McLeod RS: Reconstructive techniques after rectal resection for rectal cancer. *Cochrane Database Syst Rev* 2008 Apr 16 (2).

Chen J, Wang DR, Yu HF, et al: Defunctioning stoma in low anterior resection for rectal cancer: a meta-analysis of five recent studies. *Hepatogastroenterology* 2011 Dec 22;59:118.

Den Oudsten BL, Traa MJ, Thong MS, et al: Higher prevalence of sexual dysfunction in colon and rectal cancer survivors compared with the normative population: a population-based study. *Eur J Cancer.* 2012;48(17):3161-3170.

Dominic OG, McGarrity T, Dignan M, Lengerich EJ: American College of Gastroenterology Guidelines for Colorectal Cancer Screening 2008. *Am J Gastroenterol* 2009 Oct;104(10): 2626-2627.

Figueredo A, Coombes ME, Mukherjee S: Adjuvant therapy for completely resected stage II colon cancer. *Cochrane Database of Systematic Reviews* 2008 Jul 16;(3):CD005390

Issa N, Murninkas A, Powsner E, Dreznick Z: Long-term outcome of local excision after complete pathological response to neoadjuvant chemoradiation therapy for rectal cancer. *World J Surg* 2012 Oct;36(10):2481-2487.

Kwak JY, Kim JS, Kim HJ, et al: Diagnostic value of FDG-PET/CT for lymph node metastasis of colorectal cancer. *World J Surg* 2012 Aug;36(8):1898-1905.

Levin B, Lieberman DA, McFarland B, et al: Screening and surveillance for the early detection of colorectal cancer and adenomatous polyps, 2008: a joint guideline from the American Cancer Society, the US Multi-Society Task Force on Colorectal Cancer, and the American College of Radiology. *Gastroenterology* 2008;134:1570.

Lieberman DA, Rex DK, Winawer SJ, et al: Guidelines for colonoscopy surveillance after screening and polypectomy: a consensus update by the US Multi-Society Task Force on Colorectal Cancer. *Gastroenterology* 2012 Sep;143(3):844-857.

Markowitz S, Bertagnolli M: Molecular basis of colorectal cancer. *NEJM* 2009; 361(25):2449-2460.

Marshall JR: Prevention of colorectal cancer: diet, chemoprevention, and lifestyle. *Gastroenterol Clin North Am* 2008;37:73.

Neutzling CB, Lustosa SAS, Proenca IM, da Silva EMK, Matos D: Stapled *versus* handsewn methods for colorectal anastomosis surgery. *Cochrane Database Syst Rev* 2012 Feb 15;2:CD003144.

Paun BC, Cassie S, MacLean AR, Dixon E, Buie WD: Postoperative complications following surgery for rectal cancer. *Ann Surg* 2010 May;251(5):807-818.

QUASAR Collaborative Group: Adjuvant chemotherapy *versus* observation in patients with colorectal cancer: a randomized study. *Lancet* 2007;370(9604): 2020-2029.

Sagar J: Colorectal stents for the management of malignant colonic obstructions. *Cochrane Database Syst Rev* 2011 Nov 9;(11):CD007378

Zauber AG, Winawer SJ, O'Brien MJ, et al: Colonoscopic polypectomy and long-term prevention of colorectal-cancer deaths. *NEJM* 2012;366(8):687-696.

OUTROS TUMORES COLORRETAIS

▶ Tumores neuroendócrinos

Os tumores neuroendócrinos (TNEs), ou carcinoides, de colo e de reto respondem por aproximadamente 6% de todos os TNEs do trato GI. São raros, embora a incidência esteja aumentando. Mais da metade é encontrada no reto. A incidência tem aumentado nos pacientes com DII. Raramente são sintomáticos, e na maioria dos casos o diagnóstico é feito durante colonoscopia de rastreamento ou incidentalmente durante laparotomia ou exame de imagem por outro motivo.

Embora o prognóstico para esses tumores não tenha sido definido, em razão de sua raridade, os fatores relevantes incluem subtipo histológico, tamanho do tumor, profundidade da invasão e localização. Eles são classificados como benignos (anteriormente denominados carcinoides típicos), com baixo grau de malignidade (carcinoides atípicos) ou com alto grau de malignidade (carcinomas de pequenas e grandes células) e são estagiados de acordo com o sistema TNM. A sobrevida é maior para pacientes com carcinoide retal do que para aqueles com carcinoide de colo, que tende a estar associado ao adenocarcinoma colônico. Os tumores benignos e com baixo grau de malignidade devem ser tratados cirurgicamente. Há controvérsia quanto à extensão necessária da cirurgia, mas se sugeriu que tumores com mais de 1 a 2 cm, ou com características histológicas de alto risco, devam ser tratados com ressecção oncológica padrão, ao passo que lesões menores poderiam ser conduzidas com EL. Os carcinoides com alto grau de malignidade do intestino grosso são extremamente agressivos, e seus portadores têm prognóstico sombrio, mesmo quando diagnosticados em estágio inicial. Estes devem ser abordados com quimioterapia.

▶ Linfomas

O sítio extranodal mais comum para ocorrência de linfoma não Hodgkin é o sistema GI. Contudo, colo e reto raramente são afetados. Esta doença é mais comum em homens de meia-idade e em pacientes imunossuprimidos. Os sintomas geralmente são inespecíficos, e mais da metade dos pacientes se apresenta com uma massa abdominal palpável. No exame de imagem, observa-se lesão infiltrante na submucosa com linfadenopatia mesentérica associada, dificultando a diferenciação com adenocarcinoma. Outra forma de apresentação, a polipose linfomatosa, pode assemelhar-se à polipose familiar colônica. A colonoscopia com biópsia é importante porque, dependendo do subtipo de linfoma, quimioterapia e/ou radioterapia formarão a primeira linha de tratamento. Como o diagnóstico costuma ser tardio, os pacientes talvez necessitem de cirurgia de urgência ou de emergência para lesões agudas sintomáticas.

▶ Lipomas

O colo do intestino é o sítio mais frequente de lipomas GI. Trata-se de tumores gordurosos benignos da submucosa com incidência entre 1 e 4%. São mais comuns em mulheres e no colo direito. Os lipomas geralmente são assintomáticos, ainda que possam causar dor abdominal vaga ou intussuscepção, especialmente quando são volumosos. Embora por vezes seja difícil diferenciá-los do câncer de colo, o diagnóstico pode ser feito a partir dos achados característicos na ultrassonografia endoscópica (lesão hiperecoica na submucosa). Indica-se ressecção para os lipomas sintomáticos ou se o diagnóstico não for evidente pelos achados radiográficos ou endoscópicos.

TUMORES DO ESTROMA GASTRINTESTINAL

Os tumores do estroma gastrintestinal (GISTs, do inglês *gastrointestinal stromal tumors*) são derivados das células pluripotenciais intersticiais de Cajal e estão associados a mutações ativadoras em uma tirosinocinase específica, encontrada no intestino grosso, denominada KIT ou CD-117. Assim como em muitas neoplasias já mencionadas, esses são tumores da submucosa que podem atingir grande volume antes que causem sintomas. Em geral, são diagnosticados radiograficamente, embora às vezes haja necessidade de biópsia percutânea ou endoscópica para confirmação ou para afastar a hipótese de metástase, com vistas ao planejamento terapêutico. O tratamento padrão é cirúrgico para os pacientes com tumores localizados com mais de 2 cm, tumores com características de alto risco, ou tumores sintomáticos. Como os GISTs disseminam-se por via hematogênica, a ressecção local com margens negativas é suficiente. Deve-se ter atenção para evitar a ruptura intraoperatória da pseudocápsula do tumor, que está associada a uma alta taxa de reincidência. O tratamento medicamentoso com mesilato de imatinibe, que inibe seletivamente a KIT, é usado nos pacientes com tumor inoperável, doença metastática ou fatores de mau prognóstico. O malato de sunitinibe foi lançado como terapia de resgate de pacientes com doença resistente ao imatinibe. Entre os fatores prognósticos estão localização no trato GI (sendo o estômago a localização mais favorável), índice de mitose e tamanho. Esses tumores em geral estão associados a uma boa taxa de sobrevida, mas é comum a recidiva.

ENDOMETRIOMAS

O termo "endometriose" refere-se à presença de tecido endometrial na forma de implante na pelve e no abdome. A endometriose infiltrativa profunda refere-se a um subtipo com implantes localmente invasivos na parede intestinal. Os sintomas são dor abdominal, hematoquezia e dor evacuatória. Em sua maioria, as pacientes apresentam nódulos palpáveis e dolorosos ao toque retal ou vaginal. O diagnóstico é feito via endoscopia na maioria dos casos. O tratamento clínico com anti-inflamatórios não esteroides (AINEs), contraceptivos orais e agonistas do hormônio liberador da gonadotrofina (GnRH, do inglês *gonadotropin-releasing hormone*) geralmente é limitado por efeitos colaterais e não parece evitar a progressão da doença. Há indicação cirúrgica em caso de persistência dos sintomas ou quando não for possível excluir a possibilidade de câncer. Os implantes são tratados com excisão superficial, excisão de espessura total com rafia primária, e ressecção segmentar com anastomose. Embora nos trabalhos iniciais tenham sido citados problemas como deiscência da anastomose e fístula retovaginal, tais complicações se mostraram raras. Não obstante a maioria das pacientes evolua com melhora sintomática, a taxa de recidiva supera 10%, e não há dados de acompanhamento de longo prazo.

OUTROS TUMORES

Há relatos de outros tumores raros de intestino grosso, incluindo neurofibromas, teratomas, cisto de duplicação retal, linfangiomas e hemangioma cavernoso. Os cânceres raros incluem carcinoma adenoescamoso, carcinoma espinocelular primário e melanoma.

Casali PG, Blay JY, ESMO/CONTICANET/EUROBONET Consensus Panel of Experts: gastrintestinal stromal tumours: ESMO Clinical Practice Guidelines for diagnosis, treatment and follow-up. *Ann Oncol* 2010 May;21(suppl 5):v98-102. Erratum in *Ann Oncol* 2011 Jan;22(1):243.

Konishi T, Watanabe T, Nagawa H, et al: Treatment of colorectal carcinoids: a new paradigm. *World J Gastrointest Surg* 2010 May 27;2(5):153-156.

Meuleman C, Tomassetti C, D'Hoore A, et al: Surgical treatment of deeply infiltrating endometriosis with colorectal involvement. *Hum Reprod Update* 2011 May-Jun;17(3):311-326.

Nallamothu G, Adler DG: Large colonic lipomas. *Gastroenterol Hepatol* 2011 Jul;7(7):490-492.

Ni SJ, Sheng WQ, Du X: Pathologic research update of colorectal neuroendocrine tumors. *World J Gastroenterol* 2010 Apr 14;16(14):1713-1719.

Stanojevic GZ, Nestorovic MD, Brankovic BR, et al: Primary colorectal lymphoma: an overview. *World J Gastrointest Oncol* 2011 Jan 15;3(1):14-18.

DOENÇA DIVERTICULAR DO COLO DO INTESTINO

DIVERTICULOSE

▶ Considerações gerais

Os divertículos são mais comuns no colo do intestino do que em qualquer outra parte do trato GI. Sua presença é referida sob a denominação "diverticulose". Em sua maioria, os divertículos colônicos são falsos, ou seja, são formados por mucosa e submucosa herniada pela camada muscular da parede do colo. Os divertículos verdadeiros, aqueles que contêm todas as camadas da parede intestinal, são raros no colo. Nos Estados Unidos, a localização mais comum dos divertículos é o sigmoide. Os segmentos descendente, transverso e ascendente do colo estão envolvidos em ordem decrescente de frequência. Os divertículos são formados em razão do aumento na pressão intraluminal atuando em áreas relativamente debilitadas da parede intestinal devido ao suprimento sanguíneo. A *vasa recta* estende-se sobre a parede do colo e penetra na camada muscular entre as tênias para nutrir a mucosa. Assim, os divertículos se localizam mais comumente na área entre as tênias mesocólicas e antimesocólica com uma área livre na borda antimesocólica (Fig. 30-12).

▶ Epidemiologia

Nos países ocidentais, de 30 a 60% dos indivíduos desenvolvem divertículos. Não há predileção por sexo. A prevalência aumenta com a idade, embora, recentemente, tenha havido aumento na população mais jovem. Dez por cento dos pacientes são afetados aos 40 anos, e 65% aos 80 anos. A doença diverticular é mais comum nas nações ocidentais. Nos países asiáticos, há predominância de divertículos do lado direito. As diferenças geográficas na incidência da doença diverticular sugerem que fatores culturais podem ter participação na etiologia. A contribuição de dietas pobres em fibra e ricas em carne vermelha é um fator de risco comumente citado, mas que ainda não foi comprovado definitivamente. Outros fatores relatados são inatividade física,

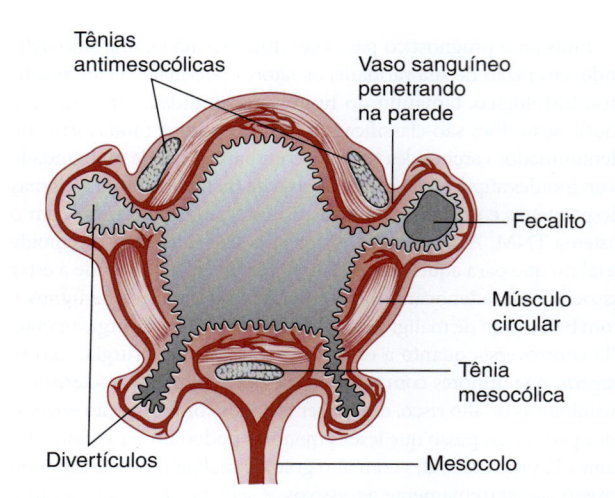

▲ **Figura 30-12** Corte transversal do colo do intestino revelando os locais de formação dos divertículos. Observe que a parte antimesocólica é poupada. A camada muscular longitudinal envolve totalmente o intestino e não se limita às tênias, como aqui representado.

constipação, idade crescente, tabagismo, obesidade, alcoolismo e uso de AINEs. Os pacientes com síndrome de Ehlers-Danlos ou de Marfan, ambas relacionadas com anormalidades no tecido conectivo, têm risco aumentado.

▶ Sinais e sintomas

A diverticulose é assintomática em até 80% dos casos e, em geral, é detectada incidentalmente em exame de enema baritado, TC ou colonoscopia. Com frequência, há história de constipação. O exame do abdome pode revelar sensibilidade dolorosa leve no quadrante inferior esquerdo, e o colo esquerdo algumas vezes é palpável como uma estrutura tubular de consistência firme.

▶ Tratamento

Aos pacientes assintomáticos com diverticulose pode ser recomendada dieta rica em fibras, embora seu papel não tenha sido esclarecido exceto como tratamento para constipação. Não há evidências sugestivas de que evitar o consumo de nozes, sementes ou pipoca tenha efeito protetor. De fato, não está demonstrado de forma conclusiva que qualquer mudança na dieta trate a diverticulose ou previna suas complicações, embora perda ponderal, abandono do tabagismo e dieta pobre em carne vermelha tenham sido sugeridas como possibilidades. Não há indicação cirúrgica para a diverticulose não complicada.

▶ Prognóstico

A história natural da diverticulose não está definida. Complicações como diverticulite, hemorragia, estenose e fístula ocorrem em cerca de 20% dos pacientes com diverticulose. Como essas estimativas foram feitas a partir de pacientes sabidamente com diverticulose, talvez a incidência dessas complicações na população geral (de portadores assintomáticos e sem diagnóstico de diverticulose) seja muito menor. Cerca de 75% dos pacientes que se apresentam com complicações da doença diverticular não apresentaram qualquer sintoma colônico prévio.

DIVERTICULITE

Considerações gerais

A diverticulite aguda decorre de perfuração micro ou macroscópica de um divertículo, resultando em reação inflamatória. O sigmoide é a localização mais comum dos divertículos e, portanto, também é o local mais comum de diverticulite. A gravidade da doença varia desde inflamação leve restrita a um segmento da parede intestinal (microperfuração) até peritonite fecal (macroperfuração). A maioria (75%) dos pacientes se apresenta com diverticulite não complicada. Isso ocorre quando a microperfuração é imediatamente bloqueada, resultando em inflamação localizada. A diverticulite complicada ocorre em 25% dos pacientes e corresponde à perfuração macroscópica com evolução para abscesso, peritonite, estenose ou fístula.

Manifestações clínicas

A. Sinais e sintomas

Os pacientes com diverticulite aguda classicamente se apresentam com dor e plenitude localizadas no quadrante inferior esquerdo. A média de idade à apresentação é 62 anos. A intensidade da dor abdominal varia de leve a grave, frequentemente descrita como dor constante ou cólica. Com frequência, o quadro lembra o da apendicite aguda, exceto por estar situado no quadrante inferior esquerdo. Ocasionalmente, a dor pode ser suprapúbica, no quadrante inferior direito ou em todo o abdome inferior, dependendo da localização do sigmoide e da distribuição da doença. Mudanças no hábito intestinal, incluindo constipação, diarreia ou ambas, são comuns. A disúria indica inflamação adjacente à bexiga. Náuseas e vômitos podem ocorrer dependendo da localização e intensidade da inflamação. Alguns dos sinais físicos característicos são febre baixa, distensão abdominal leve e sensibilidade dolorosa à palpação do quadrante inferior esquerdo. É possível haver massa palpável. Leucocitose é comum.

O paciente com diverticulite aguda também pode se apresentar com outros sintomas atípicos. É possível haver obstrução de intestino delgado se uma alça intestinal ficar presa no processo inflamatório. A perfuração livre de um divertículo pode resultar em peritonite generalizada. Episódios recorrentes de diverticulite podem produzir sintomas leves até que ocorra uma complicação, como estenose ou fístula, que obrigue o paciente a procurar atenção médica. A evolução da diverticulite pode ser insidiosa, particularmente em idosos. Os pacientes podem se apresentar com dor abdominal vaga associada a abscesso, ou com infecções urinárias recorrentes em razão de fístula colovesical. Em alguns casos, a dor e os sinais inflamatórios não são evidentes, mas, se houver massa palpável e sinais de obstrução do intestino grosso, o diagnóstico diferencial com carcinoma do colo esquerdo deve ser lembrado. Entretanto, o diagnóstico de câncer pode ser difícil no cenário de inflamação.

B. Exames de imagem

Em geral, as radiografias simples do abdome não são úteis, a não ser que revelem a presença de gás livre no abdome em razão de divertículo perfurado. Outros achados inespecíficos seriam íleo adinâmico, obstrução do colo ou massa no quadrante inferior esquerdo.

O exame de TC de abdome e pelve com contraste intravenoso é a modalidade inicial preferencial. Na maioria dos trabalhos publicados, a TC demonstrou sensibilidade, especificidade e acurácia acima de 90%, embora 5% dos pacientes terão diagnosticado um câncer como causa subjacente. Também é útil afastar outras doenças intra-abdominais que podem se apresentar de forma semelhante. Os achados incluem espessamento da parede, gordura peritoneal espessada e divertículos. Complicações como abscesso ou fístula podem ser evidentes (Fig. 30-13). Os sinais da TC também podem ser preditivos da necessidade de intervenção cirúrgica ou do sucesso da conduta expectante conservadora. A classificação de Hinchey foi desenvolvida em 1978 como auxiliar na tomada de decisões clínicas para pacientes com doença complicada e para padronização de laudos radiológicos. A classificação foi atualizada para refletir o aprimoramento na resolução dos exames de TC e hoje inclui os seguintes estágios: (0) diverticulite clínica leve; (Ia) inflamação pericólica ou flegmão; (Ib) abscesso pericólico ou mesocólico; (II) abscesso pélvico, intra-abdominal ou retroperitoneal resultante da extensão de abscesso pericólico; (III) peritonite purulenta; e (IV) peritonite fecal.

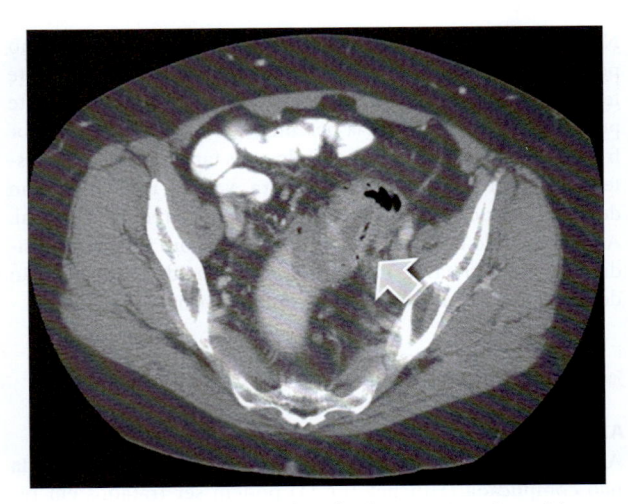

▲ **Figura 30-13** TC revelando colo do intestino sigmoide com diverticulite. Observe o espessamento da gordura pericolônica e da parede intestinal e o abscesso intramural.

Não há indicação de colonoscopia para avaliação de paciente que se apresente com sinais e sintomas e imagens sugestivas. Entretanto, a diferenciação entre diverticulite aguda e outras doenças, como intestino irritável, carcinoma e colite isquêmica, pode ser difícil. Se for decidido que a endoscopia se faz necessária para a condução adequada do caso, deve-se dar preferência a exame tardio, após a atenuação do processo inflamatório. Se houver urgência, recomenda-se sigmoidoscopia com baixa insuflação em detrimento da colonoscopia para reduzir o risco de perfuração.

▶ Diagnóstico diferencial

As apresentações da diverticulite aguda são tão variadas que o diagnóstico diferencial é amplo. O quadro pode simular apendicite, carcinoma colônico perfurado, obstrução com estrangulamento, isquemia do colo, doença de Crohn (DC), cistite, colite infecciosa e doenças ginecológicas, como doença inflamatória pélvica, gravidez tubária e abscesso tubo-ovariano. O diagnóstico diferencial com apendicite é especialmente difícil quando um sigmoide redundante jaz no quadrante inferior direito. A perfuração livre com peritonite generalizada é difícil de distinguir das outras causas de perfuração. Uma anamnese minuciosa com exame físico completo e exames de imagem ajudam a diferenciar esses quadros. A colonoscopia geralmente não está indicada quando da apresentação inicial de paciente com suspeita de diverticulite, mas pode ser útil nos casos com alto grau de suspeição de carcinoma, insuficiência vascular ou doença inflamatória do colo. Em alguns casos, pode ser difícil afastar o carcinoma do colo, particularmente nas formas mais silenciosas de diverticulite que se apresentem com massa ou fístula. Ocasionalmente, o diagnóstico pode se manter indefinido até que a peça cirúrgica seja examinada por patologista.

▶ Complicações

No espectro clínico da diverticulite estão complicações como perfuração livre, abscesso, fístula e obstrução. A peritonite fecal requer cirurgia imediata. Os abscessos frequentemente podem ser drenados por via percutânea. As fístulas com maior frequência envolvem bexiga ou colo, mas também podem se estender comprometendo ureter, uretra, vagina, útero, intestino delgado, ovário, tubas uterinas, períneo e parede abdominal. A obstrução do colo geralmente é parcial e com instalação insidiosa. É possível haver obstrução de intestino delgado em razão do seu envolvimento no processo inflamatório.

▶ Tratamento

A. Clínico

Aproximadamente 80% dos pacientes com diverticulite aguda não complicada (Hinchey 0 e Ia) podem ser tratados em regime ambulatorial. Entretanto, deve-se considerar a possibilidade de hospitalização nos pacientes idosos, imunossuprimidos ou com comorbidades importantes, como diabetes melito ou insuficiência renal. Qualquer paciente necessitará de tratamento hospitalar se houver dor significativa, impossibilidade de alimentação por via oral ou evidência de doença sistêmica grave. Os pacientes sem indicação de internação hospitalar geralmente são tratados com dieta líquida clara, antimicrobianos de amplo espectro (ciprofloxacino e metronidazol ou amoxicilina-ácido clavulânico) e acompanhamento meticuloso, embora essa estratégia de condução tenha caráter histórico e esteja sendo questionada. Há evidências de que os pacientes com diverticulite não complicada não requeiram terapia antimicrobiana. Em um ensaio recente, concluiu-se não ter havido diferenças em permanência hospitalar, evolução com complicações ou recorrência em 1 ano. Pacientes gestantes, imunossuprimidos ou em sepse foram excluídos.

Para os pacientes com indicação de internação, o tratamento dependerá da gravidade do quadro de apresentação. Em geral, os pacientes são conduzidos com repouso intestinal, líquidos intravenosos e terapia antimicrobiana sistêmica de amplo espectro. Os esquemas comuns cobrem a flora colônica e são escolhidos considerando-se alergias do paciente e exposição prévia aos antimicrobianos. Os regimes mais comuns incluem um betalactâmico/inibidor da betalactamase, carbapenêmico, ou a combinação de fluoroquinolona e metronidazol. À medida que as manifestações clínicas cedem, a dieta oral é reiniciada de modo gradual, inicialmente com dieta pobre em resíduos. Após a recuperação, prescreve-se dieta rica em fibras desde que não haja estenose, embora não se tenha comprovado definitivamente que essa intervenção reduza recorrências. O tratamento conservador é bem-sucedido em até 85% dos pacientes. Há indicação de repetir a TC ou de intervir quando os pacientes não melhoram ou apresentam deterioração do quadro clínico após 48 horas do início do tratamento clínico. Essa evolução frequentemente indica progressão para doença complicada e possibilidade de indicação cirúrgica.

Na última década, mais pacientes vêm sendo conduzidos de forma conservadora, o que determinou a realização de pesquisas sobre estratégias para prevenção de episódios subsequentes. Pequenos ensaios randomizados foram conduzidos em pacientes que desenvolveram diverticulite duas vezes em 1 ano. A administração de mesalazina e rifaximina com intervalos de uma semana todos os meses reduziu os sintomas e a recorrência, em comparação com a rifamixina como medicamento único. Dois pequenos ensaios clínicos com probióticos não demonstraram melhora significativa. Entretanto, foi demonstrado que evitar nozes, pipoca e sementes não reduz o risco de diverticulite e, portanto, não há necessidade de orientar os pacientes nesse sentido.

▶ Conduta intervencionista

Os pacientes com diverticulite complicada por flegmão ou pequenos abscessos sem peritonite (Hinchey Ib) são candidatos a tratamento conservador. Contudo, abscessos maiores (> 3 cm) têm menor probabilidade de responderem ao tratamento conservador e devem ser drenados, se possível por via percutânea. Com isso, obtém-se controle da fonte de infecção, e geralmente o resultado é melhora clínica em alguns dias. O tratamento percutâneo de abscesso intra-abdominal permite realizar intervenção cirúrgica definitiva de forma eletiva, o que significa redução no risco de complicações e aumento na chance de procedimento em estágio único sem necessidade de estoma.

▶ Cirurgia

A. Cirurgia eletiva

Em trabalhos recentes, nos quais foi examinada a história natural da diverticulite, demonstrou-se que é possível esperar recidiva da diverticulite ao longo de um período de 10 anos em 10 a 30% dos pacientes tratados sem cirurgia. Entre os pacientes com recidiva, uma proporção semelhante terá um terceiro episódio. As recidivas tendem a ocorrer com gravidade semelhante à do episódio anterior, e os pacientes com necessidade de cirurgia urgente geralmente já apresentam essa indicação no primeiro episódio. Em outras palavras, é raro que um paciente com recidiva requeira cirurgia urgente. Isso indica uma evolução geralmente benigna para os casos de diverticulite não complicada e coloca em questão os possíveis benefícios da cirurgia eletiva profilática em pacientes com história de diverticulite aguda.

Ademais, a colectomia eletiva não é isenta de riscos. Em uma revisão retrospectiva verificou-se que 20% dos pacientes apresentam incontinência fecal, urgência ou evacuação incompleta após ressecção do sigmoide por diverticulite. As indicações cirúrgicas formais estão por ser definidas, mas, em geral, houve redução nas ressecções eletivas de colo por diverticulite nos últimos 10 anos. As diretrizes da *American Society of Colon and Rectal Surgeons* (ASCRS) recomendam que as indicações de cirurgia sejam determinadas individualmente. Devem ser considerados episódios prévios, debilidade, confiabilidade e acesso a recursos médicos de cada paciente. A cirurgia geralmente é reservada aos pacientes com doença complicada, com abscesso, perfuração, estenose ou fístula, ou para aqueles imunossuprimidos. Também deve ser considerada nos pacientes em que a possibilidade de câncer subjacente não tenha sido excluída.

Quando for indicada, a colectomia deve ser retardada, se possível, em 6 a 8 semanas, para permitir a resolução da inflamação aguda, que agregaria dificuldade à cirurgia. Há evidências de que o retardo na cirurgia aumenta a taxa de sucesso da ressecção laparoscópica com anastomose primária, possível em mais de 90% dos casos. Contudo, o retardo na cirurgia implica risco pequeno, mas não desprezível (2%), de diverticulite recorrente grave nesse intervalo, com a possibilidade de requerer cirurgia de emergência com alta morbidade. Estudos complementares são necessários para determinar o momento ideal do procedimento cirúrgico.

A ressecção definitiva em caso de diverticulite do sigmoide deve incluir o colo sigmoide distalmente até o reto não envolvido. A extensão proximal da ressecção deve ser até o ponto em que o intestino estiver macio e com aspecto saudável, o que geralmente inclui todo o sigmoide. Não há necessidade de remoção adicional de intestino no sentido proximal, mesmo se estiver envolvido com divertículos, uma vez que é improvável que se tornem sintomáticos (Fig. 30-6). Em ensaios randomizados, foi demonstrado que a abordagem laparoscópica reduz a permanência hospitalar e a dor pós-operatória sem aumentar a taxa de complicações. Contudo, trata-se de cirurgia tecnicamente difícil que só deve ser realizada por cirurgiões que dominem a técnica. Em alguns casos, a laparoscopia pode não ser possível, mesmo em centros com larga experiência, em razão da persistência e da intensidade do processo inflamatório.

Um subgrupo de pacientes se apresenta com estenose colônica decorrente de inflamação crônica e fibrose. Esse quadro geralmente causa sintomas de obstrução parcial. Se for confirmado diagnóstico radiográfico e endoscópico de estenose inflamatória, recomenda-se ressecção eletiva. A extensão distal da ressecção deve sempre incluir a junção retossigmoide e a anastomose do colo com o segmento proximal saudável do reto.

B. Cirurgia de urgência

Menos de 10% dos pacientes se apresentarão com complicações que requeiram cirurgia urgente. As indicações incluem sepse não controlada e ausência de melhora com tratamento clínico ou drenagem percutânea. Nos pacientes imunocomprometidos, a indicação cirúrgica costuma ser mais premente, dado seu maior risco de morbidade e mortalidade com o tratamento clínico. Essas são características geralmente encontradas nos pacientes classificados como Hinchey III ou IV.

Na laparotomia para diverticulite aguda grave, a exploração da cavidade abdominal pode revelar uma massa inflamatória envolvendo intestino grosso, mesocolo, mesentério, omento e, algumas vezes, intestino delgado. Exceto nos casos de perfuração livre com peritonite fecal, o divertículo enfermo raramente é visível. O tipo de cirurgia realizada depende dos seguintes fatores: extensão do processo inflamatório colônico, grau de peritonite, estado geral e nutricional do paciente, comorbidades, extensão da perda sanguínea, e experiência e preferência do cirurgião.

Idealmente, a ressecção com anastomose primária é realizada em um único tempo cirúrgico. Talvez não seja possível realizar uma anastomose primária se houver contaminação ou infecção evidentes do campo cirúrgico, em razão do grande risco de deiscência da anastomose. Nos pacientes que possam ser eleitos aptos à anastomose, mas que ainda sejam considerados de alto risco, a melhor opção é a realização da anastomose com derivação protetora por meio de ileostomia ou colostomia em alça.

Mas, se o risco da anastomose for considerado alto demais, há duas opções disponíveis. O padrão é a cirurgia de Hartmann, realizada em dois tempos. Na cirurgia inicial, o intestino comprometido é removido, a extremidade proximal do colo é exteriorizada na forma de colostomia terminal temporária, e o coto colônico distal é fechado (Fig. 30-6). O trânsito intestinal é restaurado em um segundo tempo cirúrgico, após a resolução da inflamação. Houve relatos na literatura de pacientes Hinchey III sendo tratados com lavagem com solução fisiológica por via laparoscópica e drenagem sem ressecção como alternativa à colectomia. Essa abordagem não foi amplamente adotada, e hoje está em curso um ensaio randomizado comparando-a com a cirurgia de Hartmann. Cada vez mais, a drenagem percutânea de abscessos tem evitado a necessidade de procedimentos em múltiplos estágios e permitido a ressecção primária com anastomose uma vez resolvida a inflamação. Entretanto, se a drenagem percutânea não for bem-sucedida, há indicação de drenagem cirúrgica.

Não se aconselha realizar o procedimento em três estágios, que consiste em derivação e lavagem com drenagem intestinal seguidas, em um segundo tempo cirúrgico, por ressecção do intestino comprometido e, finalmente, restauração do trânsito intestinal, em razão da inflamação em curso no intestino comprometido e da morbidade associada. Entretanto, se o paciente não for capaz de tolerar uma ressecção, ou se as condições hospitalares locais não forem seguras, esta pode ser uma opção.

▶ Acompanhamento

Recomenda-se realizar colonoscopia de 6 a 8 semanas após a resolução dos sintomas e antes de ressecção cirúrgica eletiva para afastar outra doença subjacente, como intestino irritável e câncer. Embora ocorra câncer em menos de 5% dos pacientes com diagnóstico radiológico de diverticulite aguda, é particularmente importante excluir essa possibilidade quando houver sangramento retal, estenose ou massa. Todo o colo deve ser avaliado antes de ressecção eletiva indicada por doença diverticular presumida.

▶ Prognóstico

A mortalidade para diverticulite pode ser dividida em função do estágio de Hinchey. Os pacientes nos estágios I ou II da doença têm mortalidade inferior a 5%; no estágio III, de 13%; e, no estágio IV, de 43%. Cerca de 25% dos pacientes hospitalizados com diverticulite aguda requerem tratamento cirúrgico. Nos trabalhos recentes, a taxa de mortalidade operatória está em torno de 5%, em comparação com 25% no passado. Parte dessa melhora é atribuída ao maior uso de drenagem percutânea.

Ocorre recidiva de diverticulite em um terço dos pacientes tratados de forma conservadora, e em 2 a 10% dos pacientes após ressecção cirúrgica. Essas recorrências, em sua maioria, ocorrem nos primeiros 5 anos e são mais comuns na junção retossigmoide, em razão de ressecção insuficiente. Há necessidade de mais estudos antes de se indicar o uso rotineiro de mesalazina e probióticos para reduzir esse risco.

Bachmann K, Krause G, Rawnaq T, et al: Impact of early or delayed elective resection in complicated diverticulitis. *World J Gastroenterol* 2011 Dec 28;17(48):5274-5279.

Chabok A, Påhlman L, Hjern F, et al: Randomized clinical trial of antibiotics in acute uncomplicated diverticulitis. *Br J Surg* 2012 Apr;99(4):532-539.

Klarenbeek BR, de Korte N, van der Peet DL, Cuesta MA: Review of current classifications for diverticular disease and a translation into clinical practice. *Int J Colorectal Dis* 2012 Feb;27(2):207-214.

Levack MM, Savitt LR, Berger DL, et al: Sigmoidectomy syndrome? Patients' perspectives on the functional outcomes following surgery for diverticulitis. *Dis Colon Rectum* 2012 Jan;55(1):10-17.

Peery AF, Barrett PR, Park D, et al: A high-fiber diet does not protect against asymptomatic diverticulosis. *Gastroenterology* 2012 Feb;142(2):266-272.e1.

Rafferty J, Shellito P, Hyman NH, Buie WD: Practice parameters for sigmoid diverticulitis. *Dis Colon Rectum* Jul 2006;49(7):939-944.

Sai VF, Velayos F, Neuhaus J, Westphalen AC: Colonoscopy after CT diagnosis of diverticulitis to exclude colon cancer: a systematic literature review. *Radiology* 2012 May;263(2):383-390.

Strate LL: Lifestyle factors and the course of diverticular disease. *Dig Dis* 2012;30(1):35-45.

Unlü C, Daniels L, Vrouenraets BC, Boermeester MA: Systematic review of medical therapy to prevent recurrent diverticulitis. *Int J Colorectal Dis* 2012 Sep;27(9):1131-1136.

FÍSTULA DE INTESTINO GROSSO

▶ Fístula colovesical

A diverticulite é a etiologia de mais da metade das fístulas colovesicais. Esta complicação ocorre em 2 a 4% dos casos. Outras causas são câncer de colo, câncer de bexiga, DC, exposição à radiação, traumatismo e iatrogenias. É três vezes mais frequente nos homens, provavelmente por questões anatômicas: nas mulheres, útero e anexos estão localizados entre o colo e a bexiga.

A apresentação clínica mais comum é infecção recorrente do trato urinário. Setenta por cento dos pacientes relatam pneumatúria e 50% se queixam de fecalúria, dependendo do tamanho da fístula. Não há achados específicos no exame físico, embora alguns pacientes possam apresentar massa pélvica palpável. Geralmente, não há leucocitose. O exame de urina frequentemente indica infecção urinária, e as culturas isolam várias bactérias. A TC da pelve com contraste retal é o exame de imagem com maior sensibilidade e frequentemente irá demonstrar um segmento inflamado de colo e parede vesical e a presença de ar na bexiga. A conexão fistulosa raramente é vista. A endoscopia e a cistoscopia podem revelar a presença de inflamação no local da fístula, mas a fístula propriamente dita tem visualização rara. Esses exames são úteis para afastar a possibilidade de câncer antes da intervenção cirúrgica. Se o diagnóstico for incerto, a ingestão de carvão vegetal ou de sementes de papoula com eliminação na urina é diagnóstica.

O tratamento em caso de fístula colovesical sintomática é cirurgia eletiva. A cirurgia deve ser postergada até que se tenha resolvido qualquer inflamação ativa (ou seja, a diverticulite). Até 50% das fístulas colovesicais evoluem com fechamento espontâneo. Nesses pacientes, a decisão de proceder à cirurgia dependerá da causa subjacente. Na maioria dos casos, a cirurgia envolve ressecção do segmento envolvido do colo com anastomose primária. As grandes fístulas vesicais são fechadas primariamente, e recomenda-se a interposição de omento entre a anastomose intestinal e a bexiga. O momento ideal para remoção do cateter ou para realizar urinocultura ou cistografia não foi validado prospectivamente.

Nos pacientes pouco sintomáticos com alto risco cirúrgico, o tratamento conservador com terapia antimicrobiana intermitente pode ser bem-sucedido. Também se indica prova terapêutica com medicamentos em casos de DC, nos quais é possível haver fechamento espontâneo.

O prognóstico para fístula colovesical está relacionado com a etiologia e com o estado geral de saúde do paciente. A taxa de recorrência relatada é de 4 a 5% em geral, mas é mais alta nos pacientes com fístulas secundárias à radioterapia e à DC.

> Fiocchi C: Closing fistulas in Crohn's disease–should the accent be on maintenance or safety? *N Engl J Med* Feb 26 2004;350(9):934-936.
> Leicht W, Thomas C, Thüroff J, Roos F: Colovesical fistula caused by diverticulitis of the sigmoid colon: diagnosis and treatment. *Urologe A* 2012 Jul;51(7):971-974. [Translated to English]
> Lynn ET, Ranasinghe NE, Dallas KB, Divino CM: Management and outcomes of colovesical fistula repair. *Am Surg* 2012 May;78(5):514-518.

FÍSTULA RETOVAGINAL E COLOVAGINAL

Com frequência, a fístula colovaginal é uma complicação da diverticulite, especialmente nas mulheres com história de histerectomia, mas a causa mais comum é lesão obstétrica, seguida por DC, causas iatrogênicas, câncer, radiação e traumatismo. A fístula localizada entre o terço inferior do reto e a metade inferior da vagina é classificada como fístula retovaginal baixa, ao passo que se define a fístula como alta quando se encontra entre o terço meio e superior do reto e o fórnice posterior da vagina. A apresentação clínica mais comum é secreção vaginal fecal, que pode ser confundida com incontinência fecal. As pacientes também podem relatar flatos vaginais, infecções urogenitais recorrentes e dispareunia. Há impacto negativo significativo na qualidade de vida. Em 85% dos casos, a fístula pode ser visualizada mediante anuscopia, sigmoidoscopia rígida e/ou exame vaginal com espéculo. Ultrassonografia transretal, TC com contraste retal ou enema baritado são exames que confirmam o diagnóstico.

O tratamento para as fístulas reto e colovaginais é cirúrgico. As fístulas colovaginais são tratadas com sucesso frequente por meio da ressecção do segmento colônico envolvido. O orifício vaginal pode ser suturado, mas, em geral, irá fechar espontaneamente, caso haja dificuldades técnicas. Por outro lado, o tratamento cirúrgico ideal para as fístulas retovaginais não está tão bem definido. O tratamento é feito com base na etiologia, nos fatores específicos da paciente e na experiência do cirurgião. Diversos procedimentos foram relatados, incluindo reparo direto, cola de fibrina, avanço de retalho endorretal, avanço de retalho vaginal, tela biológica, interposição de tecido e ressecção retal. A escolha do reparo depende da etiologia, do tamanho e da localização da fístula. Entretanto, a taxa de recidiva é muito alta, especialmente nas pacientes com DC, que apresentam uma fonte permanente de inflamação. A abordagem ideal consiste em tratamento clínico agressivo da colite e controle da infecção pélvica seguidos por cirurgia. Entretanto, as taxas de recidiva variam entre 25 e 50%. Nas pacientes com múltiplas recidivas, foram relatados bons resultados com derivação do trânsito fecal e reparo com interposição de retalho de grácil ou de omento ou, até mesmo, proctectomia com estoma permanente.

> Ruffolo C, Scarpa M, Bassi N, Angriman I: A systematic review on advancement flaps for rectovaginal fistula in Crohn's disease: transrectal vs transvaginal approach. *Colorectal Dis* 2010 Dec;12(12):1183-1191.
> van der Hagen SJ, Soeters PB, Baeten CG, van Gemert WG: Laparoscopic fistula excision and omentoplasty for high rectovaginal fistulas: a prospective study of 40 patients. *Int J Colorectal Dis* 2011 Nov;26(11):1463-1467.
> Zhu YF, Tao GQ, Zhou N, Xiang C: Current treatment of rectovaginal fistula in Crohn's disease. *World J Gastroenterol* 2011 Feb 28;17(8):963-967.

SANGRAMENTO GASTRINTESTINAL BAIXO AGUDO

▶ Considerações gerais

Diz-se que o sangramento GI é baixo quando tem origem distal ao ligamento de Treitz e envolve intestino delgado, colo ou reto. Diferentemente do sangramento GI alto, tem ocorrência predominante em idosos. Corresponde a 20% dos sangramentos GI e resulta em mais de 300.000 internações a cada ano nos EUA. A incidência parece estar aumentando com o tempo. Denomina-se hematoquezia a evacuação de sangue vivo, sangue castanho-avermelhado ou coágulos pelo reto. Classicamente, a hematoquezia indicaria o trato GI inferior como fonte do sangramento, embora a cor varie em função do tempo despendido no trato GI. A cor preta da melena é resultado da oxidação do ferro na hemoglobina. O sangue vivo pode ter origem em sangramento súbito de varizes de esôfago, e a melena pode ser causada por trânsito lento de sangue oriundo de um câncer do colo direito.

▶ Etiologia

O sangramento GI inferior pode ter várias origens. Em idosos, as causas mais comuns são divertículos, angiodisplasia, câncer e isquemia. Os pacientes mais jovens são mais comumente afetados por DII, úlcera retal solitária e infecção. Em alguns pacientes, o sangramento pode estar relacionado com coagulopatia, lesão por radiação, quimioterapia ou procedimento recente, como polipectomia. Sangramento crônico de pequeno volume é encontrado nos pacientes com câncer, pólipos, hemorroidas e fissuras. O intestino delgado é a fonte de sangramento em 5% dos pacientes. Outras causas comuns são divertículo de Meckel (especialmente com úlcera de mucosa gástrica ectópica) e fístula aortoentérica.

A diverticulose é a causa mais comum de sangramento GI baixo agudo. Embora ocorra sangramento em apenas 5%

dos pacientes com diverticulose, esta apresentação clínica é comum em razão da alta prevalência de doença diverticular na população geral. Os divertículos se formam nas áreas de maior debilidade em que a *vasa recta* penetra na parede intestinal. Alterações estruturais na parede intestinal causam lesão arterial, o que pode levar à ruptura. O paciente com sangramento de divertículo frequentemente se apresenta com hemorragia indolor, massiva, mas autolimitada. Há aumento do risco, relacionado à dose, com o uso de AINEs. A taxa de recidiva em longo prazo após o primeiro episódio é de 25%, mas com aumento para 50% após o segundo episódio. Portanto, geralmente se indica cirurgia eletiva após o paciente apresentar sangramento recorrente.

A angiodisplasia, ou ectasia vascular, é encontrada em 2% dos pacientes assintomáticos durante colonoscopia de rastreamento. Geralmente está localizada no colo direito dos pacientes idosos e no jejuno dos mais jovens. Essas lesões são compostas por dilatação de vasos na submucosa com uma veia central propensa a sangrar espontaneamente. O sangramento é caracteristicamente intermitente e de pequeno volume. Esses pacientes frequentemente se apresentam em ambiente ambulatorial com anemia por deficiência de ferro e PSOF positivo. O diagnóstico é feito em alguns casos por colonoscopia, e a terapia endoscópica costuma ser bem-sucedida. Não há necessidade de tratar ectasias identificadas incidentalmente, já que se estima que apenas 15% causarão sangramento de significância clínica. Raramente há indicação de cirurgia.

A colite, resultante de DII, isquemia, radiação ou infecção, é a terceira causa de hematoquezia. Nesses casos, a colite tende a causar perda sanguínea discreta que raramente requer transfusão. O diagnóstico deve ser cogitado nos pacientes com dor abdominal e diarreia. Isquemia aguda pode ser causada por redução aguda no suprimento de sangue em razão de embolia, hipotensão ou espasmo arterial. As áreas irrigadas, incluindo flexura esplênica e junção retossigmoide, são as mais comumente afetadas. A colite infecciosa pode ser diagnosticada com coprocultura. Os microrganismos mais frequentemente isolados são *E. coli* 0157-H7, *Campylobacter* e *Shigella*. Colite ulcerativa e DC também causam hematoquezia nos períodos de inflamação aguda. A colite ulcerativa está mais associada a sangramento, embora algumas vezes seja difícil diferenciar entre essas duas doenças com a colonoscopia inicial. Entretanto, a conduta costuma ser semelhante. O tratamento com corticosteroides e imunomoduladores depende da gravidade do quadro. Essa discussão será aprofundada na seção sobre colite.

▶ Tratamento

O sangramento retal crônico, como encontrado nos pacientes com pólipos ou CCR, e os quadros anorretais podem ser investigados de forma eletiva. É importante incluir a colonoscopia na investigação, mesmo quando o sangramento for sugestivo de uma doença benigna, como hemorroidas. Isso é especialmente verdadeiro nos pacientes com mais de 50 anos de idade e história familiar de CCR, pois assegura a inexistência de lesão mais proximal que deva ser abordada.

Contudo, a hemorragia aguda grave é potencialmente letal, e a investigação e o tratamento rápidos são essenciais. A primeira etapa na condução desses pacientes é avaliar e controlar via aérea, ventilação e circulação (*airway, breathing, circulation* – ABC). Uma parte significativa desses pacientes se apresenta em choque hemorrágico. A reanimação com volume intravenoso e hemoderivados é prioritária em detrimento de procedimentos diagnósticos. Deve-se obter acesso venoso profundo e realizar esforços para manter o paciente aquecido. A possibilidade de transferência do paciente para uma unidade de terapia intensiva, ou outro ambiente com monitoramento, deve ser considerada. O perfil de coagulação, a contagem de plaquetas e a bioquímica sanguínea devem ser avaliados. Eventuais anormalidades na coagulação devem ser corrigidas. Os pacientes devem ser indagados sobre uso recente de agentes antiplaquetários ou anticoagulantes. Quadros clínicos associados devem ser identificados e tratados assim que possível. Inicialmente, procede-se ao exame de toque retal e à anuscopia, buscando-se a origem evidente do sangramento, sempre considerando a possibilidade de uma origem mais alta. O aspirado nasogástrico deve ser examinado para afastar a possibilidade de origem alta. Embora não seja um teste perfeito, ele provê informações rápidas e úteis nos pacientes com sangramento GI alto potencialmente letal. Se o aspirado contiver sangue, confirma-se uma fonte superior e indica-se a realização de EGD. Se houver aspiração de bile, é mais provável que a origem esteja no trato GI inferior, e a rotina diagnóstica deve prosseguir. A etapa seguinte é determinada pela estabilidade do paciente e pela disponibilidade dos exames.

Na Figura 30-14, é apresentado um plano de tratamento para hemorragia GI baixa aguda. Muitas decisões dependem da velocidade do sangramento, o que é difícil de incluir em um algoritmo. O sangramento cessa espontaneamente em 90% dos pacientes antes que sejam necessárias mais de duas unidades de transfusão, mas não há métodos confiáveis para predizer quais são esses pacientes ou quais terão sangramento recorrente. Portanto, todos os sangramentos GI intensos devem ser considerados com seriedade.

Há uma gama ampla de procedimentos que podem ser usados para diagnosticar e tratar os pacientes no cenário agudo. São eles a endoscopia, a angiografia e as técnicas radiográficas, incluindo cintilografia e angiotomografia computadorizada. Atualmente, não há um padrão-ouro, e há carência de ensaios clínicos prospectivos.

A colonoscopia pode ser muito útil como primeiro exame para localizar o sangramento em pacientes que estejam estáveis e nos quais se suspeita do colo como origem. Ela tem a vantagem de permitir a visualização de todo o colo e das lesões potencialmente causadoras de sangramento, mesmo após a hemorragia ter cessado. Sua sensibilidade varia entre 74 e 100%, mas é limitada pelo fato de frequentemente já não haver hemorragia ativa quando do exame, e os estigmas de sangramento recente são visualizados em apenas 8 a 43% dos casos. Isso limita a utilidade do tratamento preventivo nos casos com múltiplas fontes possíveis, como no sangramento de divertículos. Dependendo da lesão, clipes vasculares, eletrocautério e/ou escleroterapia podem ser usados. Se houver lesão neoplásica, ela pode

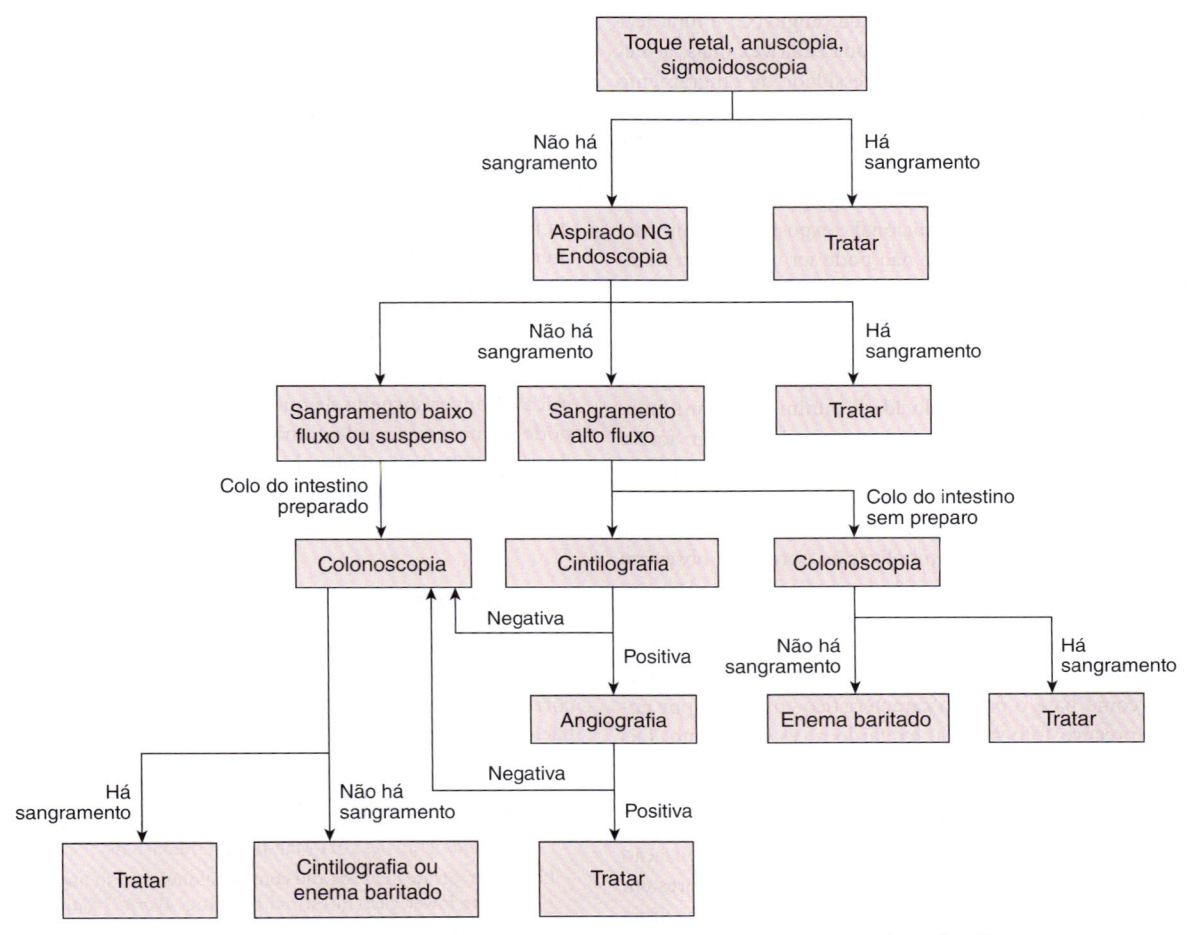

Figura 30-14 Plano para diagnóstico e tratamento de quadro agudo de hemorragia gastrintestinal baixa. NG, nasogástrico.

ser submetida à biópsia ou removida. Considerando sua eficiência, a colonoscopia faz sentido como primeira etapa, já que será necessária em algum momento nos pacientes com hematoquezia. Suas desvantagens, como disponibilidade do procedimento, necessidade de sedação e de preparação do intestino, frequentemente impedem seu uso. Trata-se de procedimento em geral seguro, com taxa de complicação entre 0 e 2%. Estudos prospectivos demonstraram que a identificação de lesão é mais comum quando a colonoscopia é realizada em cenário de urgência *versus* eletivo (42% contra 22%), o que facilita o uso de métodos diretos de controle e prevenção de hemorragia recorrente. Ademais, a colonoscopia precoce reduz o período de internação e o custo geral. Ainda que não se tenham comprovado suas vantagens para outros desfechos, o poder estatístico desses ensaios é reduzido em razão do tamanho das amostras. Se o paciente estiver estável e se a EGD e a colonoscopia forem ambas normais, a cápsula endoscópica ou a enteroscopia com duplo balão podem ser indicadas para avaliar o intestino delgado como possível fonte do sangramento.

Em casos de hemorragia ativa, pode-se considerar a cintilografia. Esse exame é usado como rastreamento para identificar os pacientes para os quais a angiografia pode ser útil. No exame, utilizam-se hemácias marcadas com 99mTc. Sua acurácia aumenta com a intensidade do sangramento, mas há relatos de detecção de hemorragias tão reduzidas quanto 0,1 mL/min. A cintilografia é particularmente útil nos pacientes com sangramento intermitente, considerando a longa meia-vida do traçador. Isso permite que os pacientes sejam escaneados em diversas ocasiões nos períodos sintomáticos. Nos pacientes com sangramento ativo, o exame é sensível e específico para identificar a presença de hemorragia no trato GI, embora não seja preciso para localizar a fonte do sangramento na maioria das situações. Uma vez confirmado o sangramento, realiza-se angiografia para localização e possível tratamento. Esse método foi criticado por retardar a intervenção terapêutica, embora possa evitar a realização de angiografia em pacientes que provavelmente não seriam beneficiados.

A angiotomografia computadorizada (angioTC) é uma técnica mais recente que vem sendo usada cada vez mais, à medida que a tecnologia evolui. Há necessidade de sangramento ativo, mas é possível localizar aqueles com velocidade de fluxo tão baixa quanto 0,3 mL/min. Diferentemente da cintilografia, a angioTC é capaz de localizar o sangramento, tornando mais precisa e oportuna a intervenção com angiografia convencional. As desvantagens são radiação adicional e exposição ao contraste para um exame diagnóstico que não pode ser usado para tratamento de qualquer lesão que venha a ser identificada.

Se a cintilografia ou a angioTC forem positivas, elas podem ser seguidas por angiografia mesentérica seletiva, especialmente quando a origem provável for o intestino delgado. A angiografia requer hemorragia ativa com velocidade mínima de 0,5 mL/min, e provavelmente não será útil se os exames de imagem forem negativos. Durante a angiografia, se o sítio de sangramento for demonstrado, o que ocorre em 40 a 86% dos casos, pode-se usar vasopressina ou embolização para tratar o vaso em questão. Se possível, dá-se preferência à embolização, porque se observou sangramento recorrente em até 50% dos pacientes tratados apenas com vasopressina, ao passo que a embolização mostrou-se bem-sucedida em 80 a 90% dos pacientes acompanhados por 30 dias. É possível diagnosticar ectasias vasculares com a angiografia tendo como base o padrão característico composto por enchimento precoce, tufo vascular e retardo no esvaziamento. Tais lesões não devem ser tratadas caso não tenha sido demonstrado sangramento, considerando que têm alta prevalência e geralmente são assintomáticas. Os riscos relacionados com a angiografia foram reduzidos com o desenvolvimento da embolização superseletiva. Ainda assim, ocorrem complicações menores em 26% e complicações maiores (incluindo necessidade de cirurgia e morte) em 17% dos casos. É necessária especial cautela em relação aos pacientes com insuficiência renal ou diabetes melito preexistentes, nos quais a combinação de hipovolemia e grande carga de contraste aumenta muito o risco de falência renal. Ademais, a angiografia raramente informa detalhes sobre a causa do sangramento, o que implica investigação complementar após ter-se obtido sucesso com o tratamento.

Nos pacientes com hemorragia ativa e cintilografia negativa, deve-se considerar a possibilidade de colonoscopia. Algumas vezes esse exame pode ser realizado com sucesso em pacientes com sangramento ativo sem preparo intestinal, já que os coágulos de sangue têm efeito catártico. Ainda assim, nessa situação, a colonoscopia é difícil de realizar. Contudo, é possível exame completo até o ceco em 55 a 70% dos casos, e não foi sugerido que o risco de perfuração aumente. É possível aplicar medidas terapêuticas endoscópicas em até 40% dos pacientes, com sucesso em metade deles. Alguns gastrenterologistas preconizam realizar preparo intestinal em situação de urgência. Há diversos regimes, mas, em geral, todos consistem em preparo com grande volume (6-8 L) em curto período (4 horas), o que aumenta o risco de distúrbio eletrolítico e aspiração, e resultam em preparo de ruim a razoável em mais da metade dos casos.

Na maioria dos casos, o sangramento GI cessa espontaneamente ou é controlado por colonoscopia ou angiografia. Contudo, de 10 a 25% dos pacientes apresentam sangramento contínuo ou recorrente e evoluem para choque. Deve-se considerar a cirurgia após transfusão de mais de seis unidades de transfusão. Contudo, a localização do sangramento é um fator crítico para o sucesso do procedimento e para redução da morbidade e da mortalidade. É raro que o local de sangramento tenha sido localizado conclusivamente e que o procedimento seja limitado à ressecção de segmento do colo. A taxa de mortalidade é inferior a 10%. Quando a origem é incerta, pode-se realizar endoscopia intraoperatória para tentar localizá-la. Se o paciente persistir com instabilidade hemodinâmica e houver suspeita de que o sangramento ocorra no colo, pode ser necessária colectomia total, que implica mortalidade de 10 a 30%. Felizmente, hoje essa é uma ocorrência rara, tendo em vista a evolução nas técnicas de imagem, endoscopia e intervenção.

▶ Prognóstico

Até 90% dos sangramentos GI baixos cessam espontaneamente. Entretanto, 25% dos pacientes apresentarão sangramento recorrente. A taxa de mortalidade publicada chega a 3,6% dos pacientes.

Geffroy Y, Rodallec MH, Boulay-Coletta I, et al: Multidetector CT angiography in acute gastrintestinal bleeding: why, when, and how. *Radiographics* 2011 May-Jun;31(3):E35-E46.

Lhewa DY, Strate LL: Pros and cons of colonoscopy in management of acute lower gastrintestinal bleeding. *World J Gastroenterol* 2012 Mar 21;18(11):1185-1190.

Strate LL, Liu YL, Huang ES, Giovannucci EL, Chan AT: Use of aspirin or nonsteroidal anti-inflammatory drugs increases risk for diverticulitis and diverticular bleeding. *Gastroenterology* 2011 May;140(5):1427-1433.

VOLVO

▶ Considerações gerais

O volvo consiste na rotação de um segmento do intestino sobre o eixo formado por seu mesentério (Fig. 30-15). Com isso, ocorre obstrução em alça fechada, e, portanto, trata-se de uma emergência cirúrgica. Ocorre obstrução da luz quando o intestino sofre rotação de 180 graus. Se a rotação atingir 360 graus, ocorre interrupção no fluxo arterial e venoso, resultando em isquemia seguida por necrose e perfuração, caso não seja instituído tratamento imediato. O volvo de sigmoide pode ser complicado por perfuração cecal nos pacientes com válvula ileocecal competente. Fisiologicamente, forma-se uma segunda obstrução em alça fechada, uma vez que o colo proximal torna-se incapaz de aliviar a compressão para o intestino delgado. Nessa situação, considerando a lei de LaPlace, o ceco é que corre o risco máximo de perfuração, tendo em vista seu maior diâmetro.

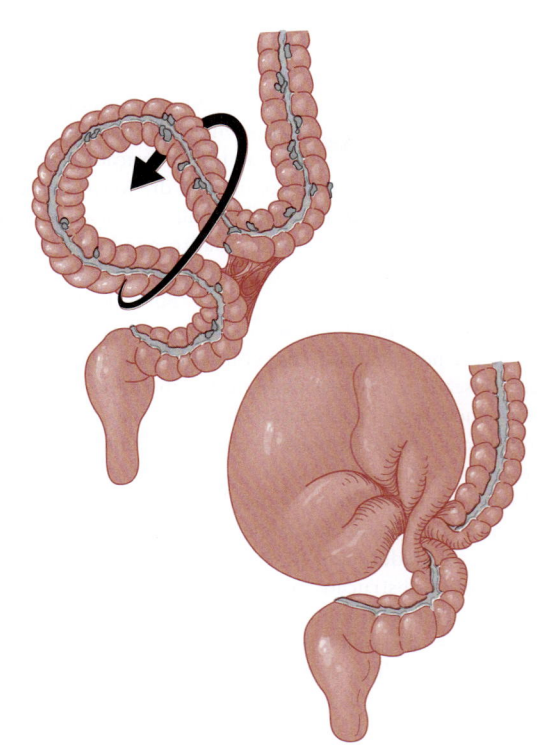

▲ Figura 30-15 Volvo de sigmoide. Na maioria dos casos de volvo de sigmoide, a torção é no sentido anti-horário.

houver tratamento, esses pacientes correm risco de gangrena e de perfuração em decorrência da obstrução em alça fechada.

▶ Manifestações clínicas

A. Volvo cecal
Ceco e íleo terminal estão envolvidos na rotação e, portanto, os sintomas geralmente incluem aqueles típicos da obstrução de intestino delgado terminal. A dor em cólica intensa e intermitente se inicia do lado direito do abdome. Por fim, a dor se torna contínua, e o paciente experimenta os sintomas clássicos de obstrução: vômitos, distensão e constipação. Os pacientes podem relatar história de crises semelhantes, porém mais leves.

Os exames de imagem são essenciais para o diagnóstico. Nos estágios iniciais, a radiografia simples do abdome revela a presença de nível líquido que pode ser confundido com dilatação gástrica. Nos estágios mais tardios, é possível visualizar um ceco ovoide e dilatado na direção do epigástrio ou do quadrante superior esquerdo. Trata-se do classicamente denominado sinal do "grão de café". No volvo cecal, a alça dilatada aponta para o quadrante superior direito do abdome. Se a radiografia for realizada mais tarde na evolução do quadro, talvez mostre os sinais clássicos de obstrução do intestino delgado superpostos ao volvo cecal. O colo distal estará descomprimido. A taxa de sucesso no diagnóstico com base nas radiografias simples do abdome é extremamente variável, entre 5 e 90%. Muitas vezes, a TC revela ceco distendido, com sinal de redemoinho, indicando rotação do mesentério. Isquemia e necrose são identificadas por ausência de realce da parede intestinal.

B. Volvo do sigmoide
Os pacientes com volvo de sigmoide têm apresentação semelhante à daqueles com volvo do ceco. Os sintomas são cólica abdominal, náuseas e constipação. A distensão tende a ser mais evidente no volvo do sigmoide. É possível que haja história de constipação e dismotilidade crônicas ou crises transitórias em que tenha havido redução espontânea do volvo. A radiografia do abdome revela alça intestinal intensamente dilatada, com perda dos haustros e extensão para fora da pelve em direção ao diafragma. O enema baritado revela o sinal patognomônico do "bico de ave" com estreitamento espiral da extremidade superior do segmento inferior (Fig. 30-16). Há indicação de TC nos casos em que o diagnóstico for incerto. O exame revelará sigmoide dilatado com o sinal de redemoinho do mesocolo indicativo de torção. Assim como ocorre no volvo cecal, o padrão de realce da parede intestinal ajuda a identificar os pacientes com isquemia e necrose.

Nos Estados Unidos, a maioria dos casos de volvo envolve ceco ou sigmoide. Raramente há volvo de colo transverso ou na flexura esplênica. O volvo responde por 3% dos casos de obstrução de intestino grosso nos Estados Unidos. Nas gestantes, é responsável por 25% das obstruções intestinais, com maior frequência no terceiro trimestre. Isso talvez seja explicado pelo deslocamento do colo do intestino em função do útero aumentado.

O volvo do ceco ocorre com frequência nos pacientes com ceco hipermóvel em razão de fixação embriológica incompleta. A média de idade à apresentação é 53 anos. Essa faixa de idade é diferente daquela do volvo de sigmoide, que tende a ocorrer em pacientes mantidos em instituição, idosos e portadores de constipação e distúrbios da motilidade. Supõe-se que um sigmoide longo com base mesentérica estreita seja um fator de risco. Em regiões da África e do Oriente Médio, o volvo do sigmoide responde por cerca de 50% das obstruções intestinais e tende a afetar indivíduos mais jovens e saudáveis do sexo masculino. Na América do Sul, o volvo está associado ao megacolo em pacientes com doença de Chagas.

A báscula cecal responde por 10% dos casos de volvo do ceco. Envolve o movimento anterossuperior do ceco, causando obstrução no local de angulação transversa no colo ascendente. Os pacientes podem apresentar distensão, dor e sintomas de obstrução intermitentes que melhoram quando deitados e com massagem do abdome. O fluxo sanguíneo mesentérico não é comprometido porque não há torção do mesentério. Entretanto, se não

▶ Diagnóstico diferencial
O volvo de ceco deve ser diferenciado da pseudo-obstrução do colo e das demais causas de obstrução de intestino delgado e colo do intestino. O volvo do sigmoide pode ser confundido com outros tipos de obstrução do intestino grosso. Embora as

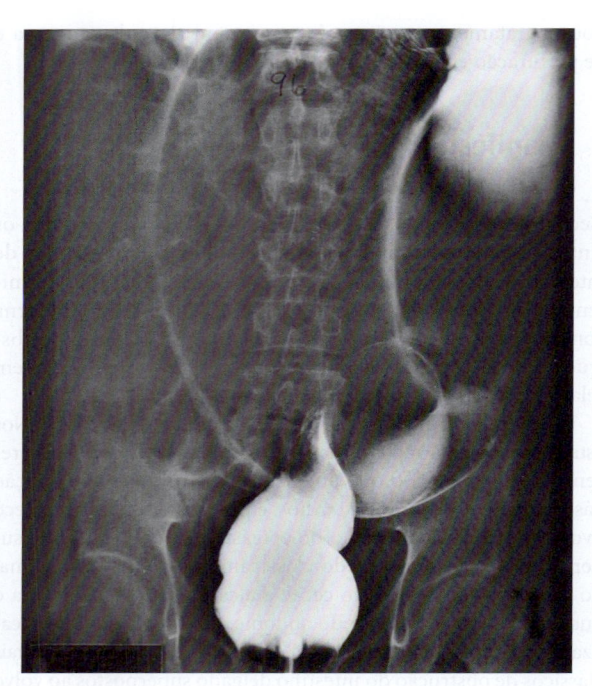

▲ **Figura 30-16** Volvo do sigmoide. Enema baritado realizado com o paciente em posição supina. Observe o sigmoide massivamente dilatado. A dobra vertical evidente, que representa a justaposição das paredes adjacentes na alça dilatada, aponta na direção do sítio da torção. A coluna de bário lembra um "bico de pássaro" ou "ás de espadas" em razão da forma como a luz se afunila em direção ao volvo.

radiografias possam ser úteis, com frequência não são definitivas para o diagnóstico, e a TC muitas vezes é realizada para excluir outras causas de dor abdominal e prover informações adicionais sobre a presença de complicações.

▶ Tratamento

Diagnóstico e tratamento precoces são imperativos, porque o segmento envolvido do colo corre risco de necrose e perfuração. A primeira etapa na condução desses pacientes é reposição de volume e correção de desequilíbrios eletrolíticos. Os sinais vitais e o débito urinário devem ser monitorados, e há indicação de instalação de sonda nasogástrica. Se houver evidência de isquemia, necrose ou perfuração, inicia-se a administração de antimicrobianos, e o paciente é preparado para cirurgia de emergência.

Muitas técnicas foram descritas para o manejo de pacientes com volvo cecal e báscula cecal, mas o tratamento recomendado é a ileocolectomia. O procedimento pode ser realizado por via laparoscópica ou a céu aberto, dependendo do quadro clínico e da preferência do cirurgião. Se houver necrose intestinal, o suprimento sanguíneo deve ser controlado antes da liberação do volvo, na tentativa de reduzir a liberação sistêmica de líquido potencialmente infectado, acidótico e hipercalêmico capaz de causar parada cardíaca. Em pacientes instáveis, o intestino pode ser derivado, sendo realizada a anastomose em uma segunda cirurgia de revisão. Contudo, a anastomose ileocólica primária é quase sempre possível. Essa abordagem está associada à mortalidade inferior a 5%. A cecopexia (sutura de fixação do intestino ao peritônio parietal) e a cecostomia com dreno (instalação de dreno de descompressão transabdominal) foram usadas para evitar ressecção e anastomose no quadro agudo. Entretanto, essas técnicas foram abandonadas em razão dos altos índices de recorrência (30%) e de complicações (50%). Pode-se tentar descompressão colonoscópica se houver especialista disponível, especialmente nos pacientes com comorbidades graves que tornariam arriscada a cirurgia. Entretanto, obtém-se sucesso em menos da metade dos pacientes. Esse tratamento é contraindicado nos pacientes sob suspeita de estrangulamento, que ocorre em cerca de 20% dos casos.

Em contraste, o volvo de sigmoide sem estrangulamento é mais comumente tratado inicialmente com endoscopia de urgência. Um sigmoidoscópio flexível ou um colonoscópio é introduzido até a obstrução. Sob visualização direta, o colo é insuflado, e a ponta do tubo é usada para aplicar uma pressão suave. Obtém-se descompressão em 70 a 90% dos casos, ocorrendo liberação imediata de gases e fezes. A mucosa pode então ser inspecionada buscando-se sinais de isquemia. Se não houver evidência de isquemia, o paciente deve ter agendada a ressecção do intestino afetado com anastomose primária ao longo desta mesma internação. Metade dos pacientes tratados apenas com descompressão apresentará recorrência no primeiro ano. Contudo, nos pacientes com comorbidades graves, talvez haja necessidade de postergar a cirurgia, ou esta talvez nem seja uma opção viável. Há indicação de cirurgia urgente em caso de suspeita de estrangulamento ou de perfuração ou caso a descompressão endoscópica não seja bem-sucedida. Nesses casos, a anastomose primária geralmente não é possível, e indica-se cirurgia de Hartmann.

▶ Prognóstico

A evolução dos pacientes com volvo depende de comorbidades, urgência da cirurgia e presença de estrangulamento ou perfuração. A taxa de mortalidade para pacientes com volvo cecal e de sigmoide é inferior a 10%, mas aumenta para 30 a 50% em casos de estrangulamento ou perfuração. Os pacientes submetidos à ressecção semieletiva, após descompressão endoscópica, têm taxa de mortalidade inferior a 10%.

Akinkuotu A, Samuel JC, Msiska N, Mvula C, Charles AG: The role of the anatomy of the sigmoid colon in developing sigmoid volvulus: a case-control study. *Clin Anat* 2011;24:634-637.

Swenson BR, Kwaan MR, Burkart NE, et al: Colonic volvulus: presentation and management in metropolitan Minnesota, United States. *Dis Colon Rectum* 2012;55:444-449.

Yassaie O, Thompson-Fawcett M, Rossaak J: Management of sigmoid volvulus: is early surgery justifiable? *ANZ J Surg* 2013 Jan;83(1-2):74-78.

DOENÇA INFLAMATÓRIA INTESTINAL

Sob a denominação de doença inflamatória intestinal (DII) estão a colite ulcerativa, a DC e a colite indeterminada. A causa da DII não está esclarecida. Provavelmente resulta da combinação de fatores genéticos, ambientais e imunológicos do hospedeiro.

Em 15 a 40% dos pacientes com DII, há história familiar positiva. A DC parece ter uma ligação genética mais forte do que a colite ulcerativa. Os estudos de associação genômica identificaram variantes normais de múltiplos *loci* associados ao desenvolvimento de DII. Contudo, tais associações ainda não estão bem esclarecidas, pois são heterogêneas e não foram desenvolvidos exames de rastreamento utilizáveis.

Postulou-se que a interface entre sistema imune, microflora normal e epitélio colônico seria um fator para o desenvolvimento de DII, mas essa hipótese ainda está sendo investigada. Pacientes com colite ulcerativa apresentam aumento na concentração da flora bacteriana normal em comparação com controles saudáveis, mas não se sabe se isso contribui para o processo de doença. O sistema imune da mucosa foi implicado pelo fato de os pacientes com DC apresentarem predomínio da população de Th1 na mucosa, ao passo que os pacientes com colite ulcerativa têm predomínio de Th2. Um componente autoimune é sugerido pela presença na circulação de anticorpos anticitoplasmáticos de neutrófilos de padrão perinuclear (pANCA, do inglês *perinuclear antineutrophil cytoplasmic antibody*) e por níveis acima do normal de autoanticorpos anti-IgG1. Esses anticorpos fazem reação cruzada com o epitélio do colo, do trato biliar, da pele, dos olhos e das cartilagens, e supõe-se que contribuam para as manifestações extraintestinais da doença.

Os fatores ambientais também são importantes. O uso de AINEs foi associado a crises em pacientes com DC. Comprovou-se que o tabagismo é um fator de proteção contra colite ulcerativa. Os tabagistas têm probabilidade menor de desenvolver a doença, e a interrupção do tabagismo causa agravamento da doença nos fumantes com colite ulcerativa. Por razões não esclarecidas, essa doença também é menos comum nos pacientes submetidos à apendicectomia.

COLITE ULCERATIVA

▶ Considerações gerais

A colite ulcerativa tem distribuição bimodal nas faixas etárias, com o primeiro pico ocorrendo entre 15 e 30 anos de idade e o segundo, menor, entre a sexta e oitava décadas de vida. A incidência anual varia de 1 a 20 casos por 100.000, e a prevalência é de 8 a 246 casos por 100.000. A colite ulcerativa é mais comum do que a DC em adultos, e menos comum em crianças. Encontrada em todo o mundo, a doença é mais frequente nos países ocidentais, e sua incidência está aumentando na Ásia. Esse fato corrobora a teoria de que a flora bacteriana contribui para o desenvolvimento da doença.

A colite ulcerativa é uma doença inflamatória difusa, mas contígua da mucosa. Formam-se abscessos nas criptas de Lieberkühn que alcançam a submucosa. Há predomínio de neutrófilos no quadro agudo, ao passo que, no cenário crônico, o infiltrado é em grande parte composto por linfócitos e plasmócitos. Não há granulomas. A mucosa sobrejacente sofre descolamento à medida que a inflamação progride. Congestão vascular e hemorragia se destacam e, com frequência, ocorre espessamento difuso da muscular da mucosa. Os tecidos normais que circundam as áreas ulceradas aparecem protuberantes à endoscopia e, por isso, são chamados pseudopólipos. Exceto nas formas mais graves, as camadas musculares são poupadas. Na doença fulminante, toda a espessura da parede do colo do intestino pode estar envolvida, o que leva a dilatação e, finalmente, perfuração. Nos pacientes com doença de longa duração ou com doença grave, o colo é encurtado e perde as marcas de haustros normais.

Classicamente, a colite ulcerativa inicia no reto e se estende no sentido proximal de forma contínua. Em pelo menos metade dos pacientes, a doença fica restrita ao reto (proctite) ou chega à região do retossigmoide (proctossigmoidite). É definida como colite esquerda quando envolve o colo descendente; colite extensiva, quando apresenta extensão proximal à flexura esplênica; e pancolite, se o ceco estiver envolvido. Nos pacientes com pancolite, alguns poucos centímetros do íleo terminal podem estar envolvidos por proximidade naqueles indivíduos com válvula ileocecal incompetente. Essa ocorrência recebe o nome de ileíte de refluxo e pode dificultar a diferenciação entre colite ulcerativa e DC. Não há critérios diagnósticos estritos, mas em geral o quadro clínico e histológico de colite ulcerativa sem evidências de DC é suficiente para definir o diagnóstico e iniciar o tratamento.

▶ Manifestações clínicas

A. Sinais e sintomas

Os pacientes costumam relatar evacuações frequentes, de fezes líquidas em pequeno volume contendo sangue, pus e muco, acompanhadas por tenesmo, urgência fecal e, até mesmo, incontinência fecal. Muitos pacientes reportam dor abdominal em cólica e graus variados de febre, vômitos, perda de peso, mal-estar e desidratação. Os sintomas podem ser episódicos com períodos de melhora espontânea, ou intensos e contínuos. A doença leve pode se manifestar apenas por evacuações frequentes e pastosas, ou, ocasionalmente, por constipação. Em casos isolados, os únicos sintomas são manifestações extraintestinais como artropatia e pioderma.

Se a doença for leve, o exame físico talvez seja normal, mas na doença grave o abdome é sensível à palpação e distendido. A inflamação intensa do reto pode resultar em dor considerável e espasticidade do ânus durante o toque retal, que pode detectar sangue, muco ou pus. A doença perianal pode ocorrer em pacientes com colite ulcerativa assim como na população geral, mas sinais de enfermidade no ânus devem determinar investigação imediata para DC.

Truelove e Witt desenvolveram, em 1955, uma classificação simples sobre a gravidade da crise. A avaliação da gravidade da doença é feita com base em seis sinais clínicos simples: número de evacuações, hematoquezia, frequência cardíaca, temperatura

Tabela 30-8 Atividade da colite ulcerativa (com base na classificação de Truelove e Witt)

Sintomas	Leve	Grave	Fulminante
Evacuações (por dia)	< 4	> 6	> 10
Hematoquezia	Intermitente	Frequente	Contínua
Temperatura	Normal	> 37,5 °C	
Frequência cardíaca (batimentos/min)	Normal	> 90	
Hemoglobina	Normal	< 75% do normal	Necessidade de transfusão
Velocidade de hemossedimentação	< 30 mm/h	> 30 mm/h	

corporal, dosagem de hemoglobina e velocidade de hemossedimentação (Tab. 30-8).

B. Exames laboratoriais

Não há um exame diagnóstico definitivo para colite ulcerativa, embora, nos casos incertos, os testes de anticorpos séricos possam ajudar na distinção entre colite ulcerativa e DC. Detecta-se pANCA no soro de 60 a 70% dos pacientes com colite ulcerativa, mas também em até 40% daqueles com DC. Nos pacientes com DII em que a diferenciação entre colite ulcerativa e DC não esteja clara, a combinação de resultados positivos para pANCA e negativos para anticorpos anti-*Saccharomyces cerevisiae* (ASCA, do inglês *anti-Saccharomyces cerevisiae antibodies*) apresenta especificidade de 97%, sensibilidade de 48% e valor preditivo positivo de 75% para colite ulcerativa. Resultados negativos para pANCA e positivos para ASCA têm valor preditivo positivo de 86% para DC. Assim, os exames sorológicos em pacientes com DII podem ser úteis quando considerados no contexto de outros fatores clínicos.

Durante uma crise aguda, os exames laboratoriais básicos são usados como auxiliares para determinar a gravidade da doença. Anemia, leucocitose e aumento na velocidade de hemossedimentação ou na proteína C reativa geralmente estão presentes. A doença grave causa hipoalbuminemia, desidratação e alterações eletrolíticas. Com frequência, há evidências de esteatorreia. Na busca por superinfecção, devem ser enviadas amostras de fezes para exame parasitológico, cultura (*E. coli* 0157:H7 e *Campylobacter*) e pesquisa de toxina do *C. difficile*.

C. Exames de imagem

No quadro agudo, colonoscopia e enema baritado devem ser evitados em razão do risco de perfuração. Se forem necessárias ao diagnóstico, as biópsias com proctoscopia devem ser suficientes. As radiografias do abdome revelam dilatação do colo e podem ser usadas para detectar ar livre na cavidade abdominal quando se suspeita de perfuração. O exame de TC se tornou a modalidade mais utilizada nos episódios agudos. A TC revela espessamento de reto e colo com alterações inflamatórias associadas, mas não acrescenta muito à condução clínica desses pacientes.

O enema baritado, que atualmente não é usado com frequência, mostra irregularidades na mucosa que variam desde serrilhado fino até úlceras extensas e pseudopólipos. À medida que a doença evolui, os haustros sofrem apagamento gradual, e o colo apresenta estreitamento e encurtamento em razão do enrijecimento da camada muscular (Fig. 30-17). O alargamento do espaço entre o sacro e o reto é causado por periproctite ou encurtamento do intestino. Na presença de estenose, sempre se deve suspeitar de câncer ou DC.

Nos casos em que o diagnóstico estiver incerto, pode-se realizar trânsito de intestino delgado ou enterografia por TC em busca de envolvimento sugestivo de DC.

D. Achados colonoscópicos

A colonoscopia é parte essencial do processo de diagnóstico e vigilância. As alterações características da mucosa são perda do

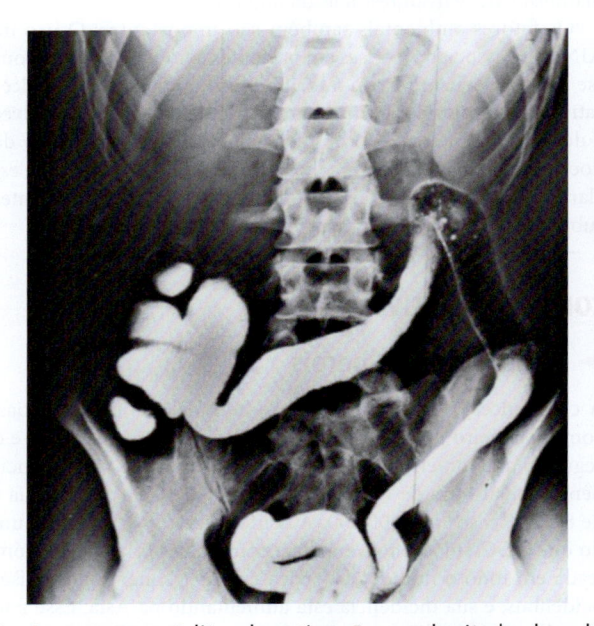

▲ **Figura 30-17** Colite ulcerativa. Enema baritado do colo do intestino. Observe o encurtamento do colo do intestino, a perda das haustrações (aspecto em "cano de espingarda") e o serrilhado fino nas bordas da parede intestinal, que representam múltiplas pequenas úlceras.

padrão vascular, granularidade, friabilidade, hiperemia e ulceração. Os pseudopólipos são ilhas de mucosa normal contra um fundo de parede intestinal inflamada e descoberta. Esses sinais iniciam no segmento distal do reto e avançam no sentido proximal de forma contínua. Na doença mais avançada, a mucosa apresenta coloração vermelho-púrpura, tem aspecto aveludado e é extremamente friável. A mistura de sangue e muco é evidente na luz. Se a mucosa não estiver evidentemente comprometida, a biópsia ajuda a confirmar o diagnóstico. Na fase de recuperação, a hiperemia e o edema da mucosa cedem. Em geral, a mucosa em processo de cicatrização é embaçada e granular e apresenta padrão de neovascularização com telangiectasia, o que a distingue da mucosa normal rosada. Os pacientes com doença distal à flexura esplênica podem apresentar a chamada "placa cecal", uma lesão inflamatória do orifício do apêndice, que pode ser confundida com o processo inflamatório salteado da DC. No quadro agudo, a colonoscopia é importante para determinar a gravidade da doença e sua resposta ao tratamento. Esses pacientes têm risco aumentado de CCR. A colonoscopia de rastreamento deve ser iniciada entre 8 e 10 anos após o diagnóstico inicial de pancolite, e 12 anos após o de colite do lado esquerdo. A vigilância para displasia deve ser feita a cada 1 ou 2 anos. No mínimo, 30 biópsias aleatórias devem ser colhidas ao longo do colo para detecção de displasia.

▶ Diagnóstico diferencial

O diagnóstico diferencial dos pacientes que se apresentam com colite ulcerativa recente é extremamente amplo e deve incluir todas as formas de colite. Câncer e diverticulite também devem ser considerados. A colite infecciosa pode ser confundida com colite ulcerativa, mas também pode estar superposta em pacientes com colite ulcerativa subjacente. A salmonelose e outras disenterias bacilares são diagnosticadas por coproculturas. A shigelose pode ser suspeitada com base em exame positivo para leucócitos fecais com corante azul de metileno. O *Campylobacter jejuni* é uma causa comum de diarreia com sangue. Os microrganismos podem ser cultivados nas fezes, e os títulos de anticorpos no soro aumentam durante a doença. A colite hemorrágica – síndrome de diarreia com sangue e cólica abdominal, sem febre – está associada à infecção por *E. coli* O157:H7. A infecção por *Legionella* pode ser confundida com colite ulcerativa. A proctite gonocócica é detectada por meio de cultura de *swabs* anais. O vírus do herpes simples é a causa mais comum de proctite não gonocócica em homossexuais masculinos. Nos pacientes em que houver suspeita de amebíase, o uso de corticosteroides deve ser postergado até que o diagnóstico seja excluído por exame microscópico das fezes, *swab* retal, biópsia de reto ou exames sorológicos.

Os casos de histoplasmose, tuberculose, citomegalovírus, esquistossomose, amiloidose ou doença de Behçet podem ser muito difíceis de diagnosticar. É possível suspeitar de colite induzida por medicamento com base na história clínica do paciente. Os AINEs podem causar inflamação da mucosa e, até mesmo, estenose do intestino grosso. A colite colagenosa pode ou não estar relacionada com o uso de AINEs. A diarreia líquida é o principal sinal dessa síndrome; a endoscopia é macroscopicamente normal, e as biópsias revelam uma banda de colágeno espessa imediatamente abaixo da mucosa. A colite isquêmica apresenta um padrão segmentar de envolvimento muito diferente da distribuição contígua da colite ulcerativa. O quadro de diarreia funcional pode ser semelhante ao da colite, mas há necessidade de excluir qualquer doença orgânica antes de concluir que a diarreia é funcional. A denominação "colite de derivação" refere-se à inflamação de um segmento previamente normal do colo ou do reto após a confecção de colostomia temporária. A deficiência de nutrientes para a mucosa talvez seja a responsável, e a inflamação pode ser tratada com aplicação tópica de ácidos graxos de cadeia curta ou com restauração do trânsito intestinal.

O diagnóstico diferencial mais difícil é entre colite ulcerativa e DC (Tab. 30-9). Nenhuma das características é específica para qualquer das duas doenças e, frequentemente, a diferenciação só pode ser feita após a coleta de todos os dados. Felizmente, na fase aguda, o tratamento clínico é semelhante. Não obstante, a diferenciação é importante, porque pode determinar o tratamento cirúrgico apropriado. Cerca de 10% dos casos ficam sem classificação (colite indeterminada).

▶ Complicações

A. Manifestações extraintestinais

Ocorrem manifestações extraintestinais (ME) em cerca de 21% dos pacientes com colite ulcerativa. Elas são mais comuns nas mulheres e nos pacientes com pancolite. A patogênese é desconhecida, mas se acredita que possa resultar de um processo autoimune sistêmico. Um componente genético é sugerido pela tendência à concentração de casos em famílias. Quase 80% dos pacientes que evoluem com MEs o fazem após o desenvolvimento de sintomas colônicos, mas uma minoria se apresenta com MEs antes de haver manifestação da doença intestinal sintomática que possa levar ao diagnóstico de colite ulcerativa. As MEs mais comuns são musculosqueléticas (artralgia, artrite, espondilite anquilosante), inflamação da câmara anterior ocular (uveíte, irite, esclerite e conjuntivite), pele (eritema nodoso, pioderma gangrenoso) e colangite esclerosante primária (CEP), em ordem decrescente de frequência. A CEP pode causar cirrose com necessidade de transplante de fígado e coloca o paciente em maior risco de colangiossarcoma. Por razões não esclarecidas, os pacientes com CEP também têm taxa maior de CCR. A CEP não melhora com o tratamento da doença colônica e pode se desenvolver ou evoluir após proctocolectomia curativa. Entretanto, artrite, doença ocular e manifestações cutâneas são conhecidas por manter paralelismo com a atividade da doença intestinal. A maioria dos pacientes evolui apenas com uma ME, mas um subgrupo desenvolve múltiplas.

Os pacientes com colite ulcerativa também desenvolvem sintomas decorrentes do processo de doença no colo do intestino, inclusive anemia por deficiência de ferro e desnutrição. Também correm risco de trombose, especialmente durante as crises, e risco de complicações do tratamento medicamentoso com corticosteroides em longo prazo, tais como diabetes melito, osteoporose, catarata e insuficiência suprarrenal.

Tabela 30-9 Comparação das características da colite ulcerativa com colite por Crohn

	Colite ulcerativa (mucosa)	Colite por Crohn
Sinais e sintomas		
Diarreia	Acentuada	Presente, menos intensa
Sangramento visível	Característico	Infrequente
Lesões perianais	Infrequentes, leves	Frequentes, complexas; podem preceder o diagnóstico de doença intestinal
Dilatação tóxica	Sim (3-10%)	Sim (2-5%)
Perfuração	Livre	Localizada
Manifestações sistêmicas (artrite, uveíte, pioderma, hepatite)	Comuns	Comuns
Radiografias	Confluente, difusa	Áreas sem lesão; úlceras longitudinais, sulcos transversais, aspecto de "pedra de calçamento"
	Serrilhado minúsculo, mucosa áspera, ondulações na mucosa	
	Envolvimento concêntrico	Envolvimento excêntrico
	Fístulas internas muito raras	Fístulas internas comuns
	Apenas no colo do intestino, exceto na ileíte de refluxo; pode estar limitada ao lado esquerdo	Qualquer segmento do trato intestinal pode estar envolvido; pode estar limitada ao íleo e ao colo do intestino direito
Morfologia		
Macroscópica	Envolvimento confluente	Envolvimento segmentar com ou sem salteamento das lesões
	Reto geralmente envolvido	Reto frequentemente poupado
	Mesocolo não envolvido; linfonodos aumentados	Mesocolo espessado; aumento acentuado dos linfonodos
	Úlceras disseminadas, superficiais e irregulares	Úlceras grande e longitudinais ou fissuras transversais
	Pólipos inflamatórios (pseudopólipos) comuns	Pólipos inflamatórios não se destacam
	Não há espessamento da parede intestinal	Espessamento da parede intestinal
Microscópica	Reação inflamatória geralmente restrita a mucosa e submucosa; apenas na doença grave há envolvimento da cobertura muscular; não há fibrose	Inflamação crônica de todas as camadas da parede intestinal; lesão da camada muscular é comum; fibrose da submucosa
	Granulomas raros	Granulomas frequentes
História natural	Crises, remissões; pode ser explosiva, letal	Indolente, recorrente
Tratamento		
Resposta ao tratamento clínico	Boa resposta em 85% dos casos	Difícil de avaliar; controle menos efetivo em longo prazo
Tipo de tratamento cirúrgico e resposta	Colectomia com anastomose ileoanal; proctocolectomia com ileostomia	Colectomia segmentar; colectomia total com anastomose ileorretal; proctocolectomia se o reto estiver gravemente comprometido
	Não há recidiva	Recidiva comum

B. Hemorragia

Hematoquezia evidente é comum durante as crises agudas de colite ulcerativa. No cenário crônico, os pacientes frequentemente evoluem com anemia por deficiência crônica de ferro. Dez por cento dos pacientes requerem transfusão de sangue em razão de sangramento durante a crise. A hemorragia massiva é uma complicação potencialmente letal que ocorre em até 5% dos pacientes. É indicação de colectomia de urgência, sendo responsável por aproximadamente 10% das colectomias de urgência realizadas em pacientes com colite ulcerativa.

C. Colite fulminante

Ocorre colite fulminante em menos de 10% dos pacientes com colite ulcerativa, mas, em até 50% desses casos, ocorre na apresentação inicial. Trata-se da forma aguda mais grave da doença. Os pacientes apresentam doença sistêmica e evoluem com inflamação que se estende à camada muscular do intestino. Distúrbios eletrolíticos, especialmente hipopotassemia, contribuem para a toxicidade e devem ser tratados agressivamente. Opioides e anticolinérgicos devem ser evitados. Esses pacientes devem ser reanimados e tratados com antimicrobianos de amplo espectro.

Os distúrbios eletrolíticos devem ser corrigidos. Instala-se sonda nasogástrica nos pacientes com sinais significativos de distensão. A TC pode detectar perfuração ou isquemia, assim como outras causas de sepse abdominal. Radiografias seriadas do abdome podem acompanhar a distensão do colo do intestino. Entretanto, se houver deterioração clínica ou nenhuma melhora com tratamento medicamentoso ao longo de 48 a 72 horas, a possibilidade de cirurgia deve ser considerada. Embora não se use mais o enema baritado para o diagnóstico de colo do intestino tóxico, é possível ver os achados clássicos na Figura 30-18. São eles espessamento da parede intestinal e distensão da luz acima de 6 cm. É possível identificar ar definindo pseudopólipos nodulares irregulares. Entretanto, os pacientes não necessariamente devem ter dilatação colônica para serem diagnosticados com colite tóxica.

D. Perfuração

A perfuração do colo é a complicação mais temida nos quadros agudos de colite ulcerativa, e ocorre em 3% dos pacientes hospitalizados. Ela é responsável por mais mortes do que qualquer outra complicação. O risco de perfuração é máximo durante a crise inicial da doença e mantém boa correlação com sua extensão e gravidade. Também pode ocorrer como complicação de endoscopia ou de enema baritado em pacientes agudamente enfermos. Os pacientes com colite tóxica são particularmente vulneráveis. A perfuração é mais comum no sigmoide ou na flexura esplênica e pode resultar em abscesso localizado ou em peritonite fecal generalizada. A terapia sistêmica (corticosteroides e antimicrobianos) talvez mascare a evolução para essa complicação. Portanto, exames seriados do abdome, testes laboratoriais e exames de imagem do abdome são importantes para a detecção dessa complicação.

E. Câncer

O risco de CCR aumenta acima daquele da população geral 10 anos após a instalação da colite ulcerativa, embora as taxas variem muito entre os estudos. O risco aumenta com a duração e a gravidade da doença e é mais alto nos pacientes com história familiar de CCR, colite extensiva e CEP. A redução do risco em trabalhos recentes talvez esteja associada ao aprimoramento do tratamento clínico da colite. Os cânceres na colite ulcerativa tendem a ser multicêntricos e infiltrativos. São difíceis de identificar endoscopicamente porque surgem a partir de pequenas áreas planas de displasia localizadas no fundo de úlceras ou de inflamação. Eles não seguem a sequência típica adenoma-carcinoma encontrada no CCR esporádico na população geral. Novas técnicas, incluindo imagens em banda estreita e cromoendoscopia, talvez aumentem a capacidade de detecção.

Recomenda-se vigilância com colonoscopia a partir de 8 a 12 anos após o início da colite, mantida com intervalos de 1 a 2 anos. Idealmente, 48 biópsias aleatórias são colhidas por todo o colo e o reto para rastreamento de displasia. Encontra-se CCR sincrônico em 20% dos pacientes submetidos a proctocolectomia indicada por displasia de baixo grau, em 40 a 60% dos pacientes com displasia de alto grau, e em 40 a 85% daqueles com lesão ou massa associada à displasia (DALM, do inglês *dysplasia-associated lesion or mass*), independentemente do grau de displasia. A displasia de baixo grau impõe ao paciente risco nove vezes maior de desenvolver CCR em comparação com os pacientes portadores de colite ulcerativa sem displasia. Ademais, foi descrito que a displasia de baixo grau pode evoluir para carcinoma sem passar antes por displasia de alto grau. Os cânceres associados à DII representam de 1 a 2% dos CCRs, mas ocorrem em pacientes mais jovens e têm prognóstico sombrio. Displasia de alto grau e DALM são indicações seguras de proctocolectomia, e os pacientes com displasia de baixo grau devem ser avaliados. Há estudos intensivos em andamento para identificar métodos mais sensíveis de rastreamento.

▶ Tratamento

A. Clínico

Os objetivos do tratamento clínico são interromper a crise aguda tão rapidamente quanto possível e manter a remissão da inflamação da mucosa. Tradicionalmente, o tratamento medicamentoso era abordado de forma progressiva "crescente", dependendo da intensidade da doença (classificada como leve, moderada, grave ou fulminante), extensão do envolvimento colônico e história de resposta prévia ao tratamento. Entretanto, um novo paradigma de tratamento "decrescente" surgiu para os pacientes com doença grave, já que as pesquisas mostraram melhores resultados com tratamento mais agressivo. Os desfechos esperados para o tratamento passaram de melhora sintomática para cicatrização objetiva da mucosa e remissão livre de corticosteroide. A doença leve ou moderada geralmente pode ser tratada em regime

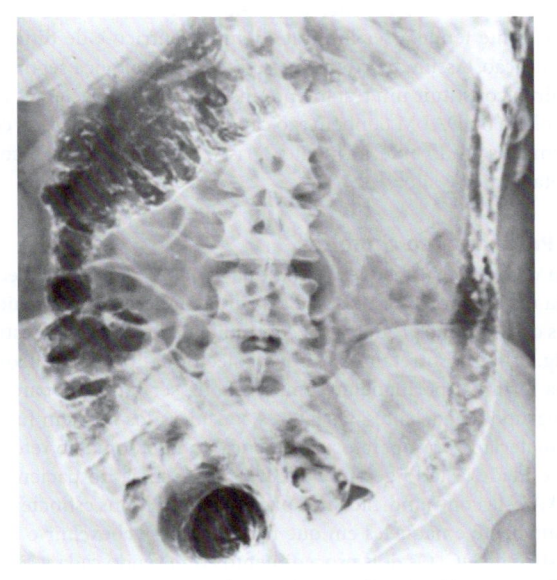

▲ **Figura 30-18** Enema baritado revelando dilatação colônica aguda na colite ulcerativa. Observe a dilatação do colo do intestino transverso, as diversas densidades irregulares na luz que representam pseudopólipos e a ausência dos haustros.

ambulatorial. Se a crise for refratária ou progressiva, há necessidade de hospitalização. Os pacientes com doença grave ou fulminante devem ser tratados em regime hospitalar com terapia de suporte (hidratação intravenosa, antimicrobianos, transfusão de sangue e monitoramento).

A doença leve ou moderada é tratada com sulfassalazina ou com 5-aminossalicilatos, como mesalazina, olsalazina* ou balsalazida.* A sulfassalazina tem menor custo, mas está associada a mais efeitos colaterais e não deve ser administrada a pacientes alérgicos à sulfa. Esses medicamentos podem ser administrados por via oral ou tópica na forma de supositório ou de enema em pacientes com doença restrita ao reto ou ao sigmoide. Setenta por cento dos pacientes responderão a esse regime em 1 mês. Os demais 30% devem ser tratados com prednisona, de 40 a 60 mg/dia. Nos pacientes que não apresentem evidências objetivas de resposta ou que se mantenham dependentes de corticosteroide, opções para induzir e manter a remissão são azatioprina, 6-mercaptopurina, infliximabe e adalimumabe.

Nos pacientes com doença grave, essas etapas iniciais são suprimidas, e o tratamento é iniciado com glicocorticoides por via intravenosa. Além disso, são acrescentados agentes biológicos ou imunomoduladores. Em ensaios randomizados e controlados, o infliximabe, um anticorpo anti-TNF, o tacrolimo e a ciclosporina se mostraram efetivos no tratamento de crises graves.

Se esses regimes não forem bem-sucedidos, devem-se considerar outros fármacos ou tratamento cirúrgico. Diversos novos medicamentos se mostraram promissores no tratamento de pacientes com doença refratária. Novos agentes biológicos, como certolizumabe e natilizumabe, assim como o tofacitinibe,* um inibidor da Janus quinase administrado por via oral, se mostraram efetivos para indução de remissão em pacientes com colite ulcerativa moderada ou grave refratária aos esteroides. Outros tratamentos, como transplante de células-tronco e transplante fecal, estão sendo investigados.

Uma vez que se tenha obtido a remissão, há necessidade de um regime de manutenção para prevenir recidiva. Esse regime deve ser individualizado com base na resposta ao tratamento indutivo e revisado de acordo com a evolução clínica. Para os casos de doença leve, a mesalazina é muito usada. Os pacientes dependentes de corticosteroide requerem tratamento intensificado. Para suspensão do corticosteroide, pode-se tentar o tratamento com azatioprina, 6-mercaptopurina, metotrexato, infliximabe, adalimumabe ou com imunomoduladores mais recentes.

B. Cirurgia

1. Indicações — As indicações para cirurgia incluem três categorias de pacientes: os que requerem cirurgia de urgência ou de emergência em razão de doença grave ou complicações durante uma crise; pacientes com doença crônica intratável ou intolerantes aos medicamentos; e aqueles que necessitam de tratamento para displasia ou carcinoma. Vinte por cento dos pacientes que se apresentam com colite fulminante requerem cirurgia. Não há ensaios comparando tratamento medicamentoso e cirúrgico para qualquer dessas indicações. A possibilidade de DC deve ser afastada em qualquer paciente que esteja em avaliação para cirurgia, já que a proctocolectomia, especialmente a restauradora com bolsa em J, é inapropriada para esses casos.

No cenário agudo, a cirurgia de emergência é indicada em caso de perfuração de colo. Outras complicações, como megacolo tóxico, colite fulminante ou hemorragia incontrolável, primeiro são conduzidas clinicamente. Contudo, se não houver melhora com tratamento clínico agressivo, indica-se cirurgia. Não há diretrizes bem definidas sobre por quanto tempo os pacientes devem ser tratados clinicamente antes que se indique cirurgia. Esses pacientes devem ser monitorados meticulosamente durante 48 a 72 horas. Se houver deterioração ou se não houver melhora do estado clínico, indica-se cirurgia.

Outro grupo em que a cirurgia é indicada é aquele formado por pacientes com doença refratária, apesar do tratamento clínico máximo, ou por aqueles que não suportem a suspensão dos corticosteroides em razão de agravamento dos sintomas. Nas crianças, é possível haver atraso no crescimento. Os adultos podem se tornar fisicamente debilitados, psicologicamente limitados e com perda de qualidade de vida. É possível haver intolerância aos medicamentos, em especial naqueles pacientes dependentes de corticosteroide. A cirurgia também deve ser considerada nos pacientes com manifestações extraintestinais graves que tenham se desenvolvido paralelamente às crises de colite ulcerativa, como artrite periférica, pioderma gangrenoso e manifestações oculares. Essas manifestações podem responder à colectomia.

Os pacientes que tenham carcinoma comprovado por biópsia são tratados com proctocolectomia em detrimento da ressecção oncológica segmentar padrão, já que assim são tratados tanto o câncer quanto a colite ulcerativa. Ademais, o CCR relacionado com colite tende a ser infiltrativo, multicêntrico e de difícil visualização. Assim, há risco de a ressecção oncológica segmentar padrão constituir um tratamento insuficiente. Os pacientes com displasia ou DALM também são candidatos a cirurgia, pois, conforme discutido anteriormente, o risco de câncer sincrônico ou metacrônico é alto.

C. Procedimento cirúrgicos

Em caso de cirurgia eletiva, há duas opções. A proctocolectomia restauradora com IPAA é a cirurgia preferencial na maioria dos casos, já que proporciona continuidade do trânsito intestinal (Fig. 30-19). Entretanto, a proctocolectomia total com ileostomia terminal permanente também pode ser indicada para um subgrupo de pacientes. Os fatores considerados incluem função esfincteriana pré-operatória, presença de carcinoma no reto distal e idade, estado geral de saúde e preferência do paciente. A IPAA está contraindicada nos pacientes com tônus esfincteriano insuficiente e naqueles em que não seja possível excluir o diagnóstico de DC. Os dois procedimentos vêm sendo cada vez mais realizados por via laparoscópica com resultados funcionais equivalentes e evolução mais satisfatória em curto prazo.

A ileostomia terminal permanente pode ser a opção desejada por pacientes que tenham preocupação acerca de complicações

---

*N. de R.T. Estes medicamentos não se encontram disponíveis no Brasil.

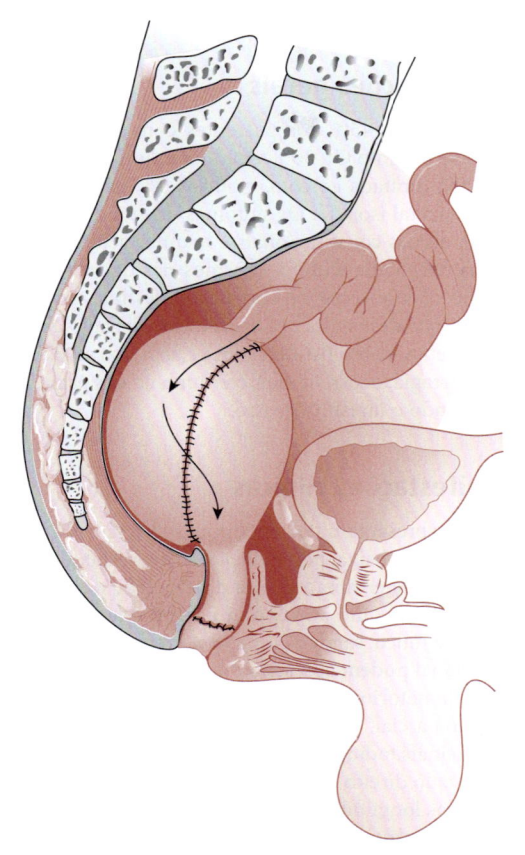

▲ **Figura 30-19** Ilustração da pelve após colectomia e anastomose ileoanal em pacientes do sexo masculino. A bolsa em J, aqui representada, é um dos vários tipos de reservatório e o mais comumente utilizado. A bolsa é anastomosada ao canal anal logo acima da linha denteada.

pós-operatórias ou que antecipem dificuldades para se adaptar às mudanças na função intestinal associadas à bolsa ileal. Os pacientes frequentemente evoluem com mais de 10 evacuações por dia nos primeiros 3 meses. Esse ritmo finalmente é reduzido para algo em torno de 5 a 7 evacuações por dia. Vinte por cento dos pacientes apresentam perda de fezes ou incontinência durante a noite um ano após a cirurgia. As complicações mais comuns após a cirurgia são obstrução de intestino delgado, infertilidade, disfunção sexual e sepse pélvica decorrente de deiscência da anastomose ou pela bolsa. Ocorre sepse pélvica em 25% dos pacientes, sendo essa a causa mais comum de insucesso da bolsa. A bursite afeta 40% dos pacientes nos primeiros 10 anos após a cirurgia. Trata-se de inflamação idiopática da bolsa ileal que causa dor abdominal, aumento do número de evacuações e sangramento. O tratamento é com antimicrobianos.

A proctocolectomia com IPAA pode ser realizada como procedimento em um, dois ou três estágios. Em caso de cirurgia eletiva, o mais comum é o procedimento em dois estágios, sendo a primeira cirurgia composta por proctocolectomia com IPAA e derivação protetora por ileostomia em alça, seguida por fechamento da ileostomia no segundo tempo cirúrgico. A cirurgia em um único estágio (sem ileostomia derivativa) é realizada apenas nos candidatos ideais. Essa abordagem elimina as complicações associadas à ileostomia e evita a necessidade da segunda cirurgia, mas há aumento no risco de consequências potencialmente significativas da sepse pélvica por vazamento da anastomose não protegida pela derivação. A cirurgia em três estágios é reservada aos pacientes em estado grave incapazes de suportar a IPAA no primeiro estágio em razão de má nutrição ou doença ativa grave. Também é útil nos pacientes com colite indeterminada nos quais a confirmação do diagnóstico de colite ulcerativa pode ser feita com o exame anatomopatológico da peça cirúrgica, permitindo a formação segura da IPAA. O primeiro procedimento é colectomia subtotal com ileostomia terminal, seguida por proctectomia total e IPAA. Por ocasião desse procedimento, é possível evitar a ileostomia em pacientes selecionados, caso contrário ela deverá ser revertida em uma terceira cirurgia. No intervalo entre a colectomia subtotal e a proctectomia, a doença residual no remanescente do reto deve melhorar com o desvio fecal; se os sintomas persistirem, o quadro pode ser tratado localmente com supositório ou enema.

A proctocolectomia implica mobilização e ressecção de todo o colo e do reto. Quando se estiver planejando IPAA, o complexo esfincteriano anal deve ser preservado. Utiliza-se o íleo para forjar um reservatório, geralmente em forma de "J" (embora muitas configurações tenham sido descritas), e cria-se uma anastomose imediatamente acima da linha denteada (Fig. 30-19). Se houver alguma indicação intraoperatória preocupante quanto à anastomose, ou se o paciente apresentar fatores de risco para problemas de cicatrização, como exposição a corticosteroides, anemia, diabetes melito ou má nutrição, utiliza-se ileostomia em alça para desvio como proteção da anastomose. A maioria desses pacientes terá sido tratada com imunossupressores ou com imunomoduladores no período pré-operatório. Embora esses medicamentos teoricamente prejudiquem a cicatrização, não há evidências claras sugestivas de que eles aumentem o risco de complicações cirúrgicas nos casos com derivação fecal.

A ileostomia continente, relatada inicialmente por Koch em 1969, é prejudicada por complicações que determinam reoperação em 50% dos casos. Essa cirurgia foi em grande parte substituída pela IPAA e é mencionada unicamente por interesse histórico.

D. Prognóstico

A taxa de mortalidade da colite ulcerativa caiu significativamente nas duas últimas décadas. As crises iniciais raramente são fatais quando tratadas por especialistas. Em uma grande série de casos publicada, houve necessidade de colectomia de emergência em 25% dos pacientes com crise inicial grave. Sessenta por cento responderam rapidamente ao tratamento clínico, e 15% melhoraram lentamente apenas com medicamentos. Em geral, a taxa de mortalidade relacionada com colite ao longo do ano que se segue à instalação da doença é cerca de 1%. A colectomia de emergência tem taxa de mortalidade de 6%, e a maioria dessas mortes ocorre em pacientes com perfuração pré-operatória, complicação fatal em 40% dos casos.

Em comparação com a pancolite, o prognóstico em longo prazo da proctite ulcerativa é excelente. Apenas 10% dos pacientes evoluirão com doença colônica em 10 anos, e a taxa de mortalidade é muito baixa. Nos pacientes com pancolite, a probabilidade de cirurgia durante o primeiro ano é de 25%, e a taxa de mortalidade é de 5% em 10 anos. Na colite ulcerativa, o CCR é frequentemente diagnosticado em estágio mais avançado do que o câncer esporádico, mas o estágio para prognóstico é o mesmo. O rastreamento com colonoscopia e biópsias parece ter reduzido a taxa de mortalidade por câncer, mas ainda há muitos pacientes que só têm o câncer detectado em estágio mais avançado. Para colectomia eletiva, a taxa de mortalidade cirúrgica está abaixo de 1%.

Ahluwalia JP: Immunotherapy in inflammatory bowel disease. *Med Clin North Am* 2012 May;96(3):525-544.

Andersen V, Halfvarson J, Vogel U: Colorectal cancer in patients with inflammatory bowel disease: can we predict risk? *World J Gastroenterol* 2012 Aug 21;18(31):4091-4094.

Causey MW, Stoddard D, Johnson EK, et al: Laparoscopy impacts outcomes favorably following colectomy for ulcerative colitis: a critical analysis of the ACS-NSQIP database. *Surg Endosc* 2013 Feb;27(2):603-609.

Danese S, Fiocchi C: Ulcerative colitis. *N Engl J Med* 2011 Nov 3;365(18):1713-1725.

Devlin SM, Panaccione R: Evolving inflammatory bowel disease treatment paradigms: top-down *versus* step-up. *Gastroenterol Clin North Am* 2009 Dec;38(4):577-594.

Kornbluth A, Sachar DB, Practice Parameters Committee of the American College of Gastroenterology: Ulcerative colitis practice guidelines in adults: American College Of Gastroenterology, Practice Parameters Committee. *Am J Gastroenterol* 2010 Mar;105(3):501-523.

Ogata H, Kato J, Hirai F, et al: Double-blind, placebo-controlled trial of oral tacrolimus (FK506) in the management of hospitalized patients with steroid-refractory ulcerative colitis. *Inflamm Bowel Dis* 2012 May;18(5):803-808.

Ordás I, Eckmann L, Talamini M, Baumgart DC, Sandborn WJ: Ulcerative colitis. *Lancet* 2012 Nov 3;380(9853):1606-1619.

Pardi DS, D'Haens G, Shen B, Campbell S, Gionchetti P: Clinical guidelines for the management of pouchitis. *Inflamm Bowel Dis* 2009 Sep;15(9):1424-1431.

Reinisch, W, Sandborn WJ, Hommes DW, et al: Adalimumab for induction of clinical remission in moderately to severely active ulcerative colitis: results of a randomised controlled trial. *Gut* 2011;Jun;60(6):780-787.

Sagar PM, Pemberton JH: Intraoperative, postoperative and reoperative problems with ileoanal pouches. *Br J Surg* 2012 Apr;99(4):454-468.

Sandborn WJ, Ghosh S, Panes J, et al: Study A3921063 investigators. Tofacitinib, an oral Janus kinase inhibitor, in active ulcerative colitis. *N Engl J Med* Aug 2012;367(7):616-624.

Sandborn WJ, van Assche G, Reinisch W, et al: Adalimumab induces and maintains clinical remission in patients with moderate-to-severe ulcerative colitis. *Gastroenterology* 2012 Feb;142(2):257-65.e1-3.

Subramanian V, Pollok RC, Kang JY, Kumar D: Systematic review of postoperative complications in patients with inflammatory bowel disease treated with immunomodulators. *Br J Surg* 2006 Jul;93(7):793-799.

DOENÇA DE CROHN

▶ Considerações gerais

Aproximadamente 45% dos pacientes com DC têm envolvimento difuso do trato GI, 30% têm doença limitada ao intestino delgado, 20% limitada ao colo, e outros 5% apresentam envolvimento anorretal isolado. Os sintomas, incluindo diarreia, dor abdominal, efeitos constitucionais e manifestações extraintestinais, são aproximadamente os mesmos nas doenças entérica e colônica. Fístulas, abscessos e obstrução intestinal são complicações mais frequentes na doença de intestino delgado. As complicações anorretais, como fístula, fissura e abscesso anais, estenose retal e hemorragia, ocorrem mais comumente nos pacientes com doença afetando o intestino grosso.

▶ Manifestações clínicas

Os pacientes apresentam dor abdominal, diarreia e sinais sistêmicos, como febre baixa, perda de peso e mal-estar. Os sintomas geralmente são determinados pela distribuição da doença, mas os pacientes com colite por Crohn podem relatar urgência ou eliminação de muco, sangue ou pus pelo reto. Os pacientes com doença perianal podem apresentar dor e secreção perianal. Se o processo inflamatório causar estenose, é possível haver sintomas de obstrução parcial.

Entre os sinais radiográficos estão preservação do reto, envolvimento do colo direito e do íleo, áreas sem lesão, fissuras transversais, úlceras longitudinais e fístulas. As lesões anais típicas da DC são fissuras, abscessos ou fístulas. Grandes plicomas também são comuns. O diagnóstico diferencial é amplo e inclui todas as formas de colite, como a ulcerativa, a infecciosa e a isquêmica. As características que diferenciam DC de colite ulcerativa estão resumidas na Tabela 30-9.

▶ Colonoscopia

A colonoscopia está indicada para diagnóstico, avaliação da gravidade da doença, determinação da resposta ao tratamento e rastreamento de CCR. A colonoscopia com biópsia é a base do diagnóstico. Os pacientes com colite por Crohn têm o reto preservado em 50% dos casos. É comum haver lesões salteadas, com úlceras irregulares separadas por mucosa edemaciada ou de aspecto normal. Os pacientes com pancolite parecem ter perfil de risco para câncer semelhante ao de seus congêneres com colite ulcerativa. O risco de CCR nos pacientes com colite por Crohn é 4 a 20 vezes maior do que na população geral. O risco de displasia em 25 anos nos pacientes com colite por Crohn é de 12 a 25%. Os dados para corroborar a indicação de vigilância e as estratégias de manejo dos pacientes com colite por Crohn são limitados e frequentemente extrapolados daqueles obtidos nos pacientes com colite ulcerativa. Recomenda-se colonoscopia anual com biópsias aleatórias iniciando 8 anos após o diagnóstico. A vigilância deve incluir as áreas de alto risco, como os segmentos intestinais excluídos do fluxo fecal, estenoses e fístulas, sendo as biópsias concentradas de acordo com a necessidade.

Tratamento

A. Clínico

Nas crises agudas, os corticosteroides são efetivos em mais de 70% dos pacientes, mas não são indicados para terapia de manutenção em razão dos efeitos colaterais e das complicações associadas. Até 45% dos pacientes que inicialmente melhoram com a administração de esteroides sofrerão recidiva após a retirada progressiva do medicamento. O tratamento por via oral com 5-aminossalicilatos (sulfasalazina, 4 g/dia, ou mesalazina, 2-5 g/dia) é efetivo para colite por Crohn. O uso tópico de 5-aminossalicilatos é efetivo para doença de reto e sigmoide e é uma opção frequente para os pacientes em fase de suspensão do corticosteroide. Abscessos e fístulas anais requerem drenagem cirúrgica e colocação de sedenho para tratar a infecção local, mas a cicatrização é facilitada com agentes biológicos.

Os agentes imunossupressores (azatioprina, 6-mercaptopurina, metotrexato) são medicamentos que dispensam os corticosteroides e parecem controlar suficientemente bem as crises de colite por Crohn para postergar ou evitar a necessidade de cirurgia. Agentes biológicos, como infliximabe e outras terapias anti-TNF, são efetivos para a DC inflamatória e também são especificamente indicados em caso de fístulas ou de doença refratária. Os pacientes que respondem à indução com infliximabe devem receber tratamento de manutenção. O adalimumabe é efetivo para pacientes refratários ou intolerantes ao infliximabe. Anticorpos monoclonais humanos mais recentes, como o anti-TNF natilizumabe, e o anti-interleucina usterquinumabe,* apresentaram resultados promissores nos ensaios clínicos preliminares e hoje estão sendo usados com maior frequência em pacientes que inicialmente tenham respondido a outros agentes.

B. Cirurgia

Insucesso com o tratamento clínico, neoplasia e complicações da DC são indicações de cirurgia. Para pacientes cujos sintomas não respondam ao tratamento clínico, não obtenham remissão, apresentem perda ponderal ou efeitos colaterais intratáveis também deve ser considerada essa indicação. A escolha da cirurgia depende da gravidade e da distribuição da doença, mas o princípio geral é a preservação do intestino, com ressecção apenas das áreas comprometidas e ativamente sintomáticas. Diferentemente do que ocorre com a colite ulcerativa, a DC não é curada cirurgicamente, e os procedimentos são realizados com intenção paliativa. Entretanto, os pacientes com doença em colo distal e reto ou em múltiplos segmentos frequentemente têm evolução melhor com proctocolectomia. A doença tende a recidivar, especialmente nas áreas de anastomose intestinal, e a síndrome do intestino curto é uma grande preocupação. O tabagismo é um fator de risco independente para recidiva de DC após ressecção.

As estenoses são mais comuns nos pacientes com doença de longa duração. A enterografia por TC ou RM é útil para localizar a lesão. Se a lesão for sintomática e não responder ao tratamento clínico, indica-se ressecção. Se a lesão for assintomática, deve-se afastar a possibilidade de câncer por meio de biópsia ou escovação. As lesões que não puderem ser vigiadas devem ser consideradas para ressecção, uma vez que 7% são malignas.

Os abscessos intra-abdominais podem ser abordados com drenagem percutânea e terapia antimicrobiana. Aqueles que não respondam ao tratamento conservador devem ser tratados cirurgicamente. Os pacientes com DC correm risco de evoluir com fístulas enterocutâneas ou enteroentéricas, espontaneamente ou após intervenção cirúrgica; se estas forem diagnosticadas, a otimização nutricional e o controle da infecção são extremamente importantes.

Cinco por cento dos pacientes evoluirão com colite grave ou fulminante. Esses pacientes devem ser tratados de forma semelhante àqueles com colite ulcerativa, incluindo repouso intestinal, reposição intravenosa de volume, terapia antimicrobiana de amplo espectro e terapia agressiva para a DC. Eles devem ser monitorados meticulosamente com exames abdominais e exames de laboratório e de imagem seriados, de acordo com a necessidade. Quando há indicação de cirurgia, a colectomia total com ileostomia terminal é o procedimento mais realizado no cenário agudo. Porém, se durante a inspeção cirúrgica verificar-se que a doença está restrita a um determinado segmento do intestino grosso, esse segmento poderá ser removido com confecção de colostomia terminal à Hartmann ou fístula mucosa. A perfuração isolada sem megacolo tóxico é preferencialmente tratada com ressecção segmentar, já que a rafia simples está associada a aumento na taxa de mortalidade. O desvio do fluxo fecal é comumente realizado em caso de perfuração colônica e, ocasionalmente, de perfuração de intestino delgado, dependendo do quadro clínico do paciente e dos achados intraoperatórios.

As complicações perianais abrangem abscesso, fístula, úlcera e fissura. Esses processos são tratados com os mesmos métodos usados naqueles pacientes sem DII, embora, nesses casos, tais problemas tendam a ser mais complicados e crônicos, exigindo acompanhamento cirúrgico próximo. Os elementos-chave para o tratamento são eliminação da infecção e proteção do esfíncter anal.

Em caso de displasia ou câncer de colo, há indicação de tratamento cirúrgico. Dependendo da localização e da extensão da doença, opta-se por proctocolectomia ou por ressecção segmentar em caso de displasia de alto grau ou DALM. Vinte por cento dos pacientes com displasia de alto grau apresentam carcinoma na peça cirúrgica, e metade dos pacientes com diagnóstico pré-operatório de câncer apresentam displasia leve na revisão anatomopatológica. Por esses motivos, a proctocolectomia total com ileostomia terminal deve ser considerada nos pacientes com câncer ou com displasia de alto grau na colonoscopia de vigilância.

Prognóstico

Nos pacientes com DC, os procedimentos cirúrgicos, assim como o tratamento clínico, devem ser considerados paliativos, e não curativos. Embora as taxas de recidiva sejam altas e a doença crônica seja comum, geralmente é possível que o paciente tenha uma vida produtiva com a ajuda da combinação dos tratamentos clínico e cirúrgico. A taxa de mortalidade fica em torno de 15% ao longo de 30 anos.

---

*N. de R.T. Estes medicamentos não se encontram disponíveis no Brasil.

Kiran RP, Nisar PJ, Goldblum JR, et al: Dysplasia associated with Crohn's colitis: segmental colectomy or more extended resection? *Ann Surg* 2012 Aug;256(2):221-226.

Masselli G, Gualdi G: MR imaging of the small bowel. *Radiology* 2012 Aug;264(2):333-348.

Sandborn WJ, Gasink C, Gao LL, et al: Ustekinumab induction and maintenance therapy in refractory Crohn's disease. *N Engl J Med* 2012 Oct 18;367(16):1519-1528.

Strong SA et al: Practice parameters for the surgical management of Crohn's disease. *Dis Colon Rectum* 2007;50:1735.

COLITE PSEUDOMEMBRANOSA

A colite pseudomembranosa é causada por *C. difficile* e foi relatada inicialmente em 1978, mas a incidência e a gravidade da infecção estão aumentando com o tempo. Particularmente preocupante é a crescente virulência, com relatos de resistência aos antimicrobianos e de cepas mutantes com produção descontrolada de toxina. A infecção causa desde um quadro leve de diarreia até colite fulminante potencialmente letal, sendo particularmente perigosa nos pacientes imunocomprometidos.

▶ Microbiologia

O *C. difficile* é um microrganismo formador de esporos onipresente no ambiente. Trata-se de comensal intestinal que existe em 5 a 15% da população geral e em até 57% dos pacientes que vivem em instituições. Os esporos ficam latentes e são extremamente resistentes a desinfetantes e ambientes extremos. A contaminação por profissionais de saúde é significativamente reduzida com o uso de precauções de contato, como roupas e luvas descartáveis, e com lavagem das mãos com água e sabão. Desinfetantes à base de álcool não são efetivos. Uma vez ingeridos, os esporos são reativados pelo contato com sais biliares no intestino delgado.

A bactéria existe nas formas produtora e não produtora de toxina. Apenas a forma produtora de toxina é capaz de causar colite. As toxinas A, B e binária induzem apoptose e provocam inflamação. Supõe-se que a epidêmica cepa 027 tenha uma mutação relacionada com o aumento na produção das toxinas A e B, assim como maior capacidade de formar esporos, o que a torna particularmente virulenta e transmissível. Essas toxinas, assim como diversos fatores de virulência não relacionados com toxinas, causam a colite pseudomembranosa.

Embora o *C. difficile* seja um comensal e os esporos sejam facilmente transmitidos, a presença de flora colônica normal geralmente é suficiente para prevenir a infecção. Em geral, surgem sintomas quando a flora é desequilibrada. Portanto, a colite pseudomembranosa, na maioria das vezes, ocorre em pacientes em uso de antimicrobianos. A clindamicina é historicamente a causa mais comum, mas todos os antimicrobianos capazes de alterar a flora intestinal têm potencial de causar essa infecção. A colite pseudomembranosa pode surgir tão cedo quanto dois dias após o início do tratamento com antimicrobiano, mas há relatos de ocorrência semanas após sua suspensão. Outros fatores de risco são cirurgia no trato GI, imunossupressão e uso de inibidores da bomba de prótons e de bloqueadores H2.

▶ Sinais e sintomas

O sintoma mais comum é diarreia, que geralmente é líquida, ocasionalmente contém sangue e apresenta um odor pútrido característico. Outros sintomas são cólica abdominal, vômitos e febre. A infecção por *C. difficile* também pode causar íleo paralítico; portanto, é possível que o paciente se apresente sem diarreia. Dependendo da gravidade, os pacientes apresentam distensão abdominal, sensibilidade dolorosa à palpação, desidratação e sepse. As fezes geralmente são positivas para leucócitos. As imagens radiográficas revelam espessamento da parede do colo em razão de edema da submucosa. Nas radiografias do abdome, esse espessamento aparece como o "sinal em alvo". O exame de TC fica reservado aos pacientes com doença complicada. Ele pode revelar espessamento da parede do colo, ascite, dilatação ou perfuração.

As alterações na mucosa colônica dependem da gravidade da infecção. A endoscopia realizada nos casos leves e moderados revela eritema e edema da mucosa, com hemorragia ocasional. Nos casos graves, os achados incluem placas elevadas de cor branco-esverdeada ou amarelada, como "pseudomembranas" sobre a mucosa inflamada. A pseudomembrana é formada por leucócitos, células epiteliais necróticas e fibrina. O reto é poupado em cerca de 25% dos casos.

▶ Diagnóstico

O padrão-ouro para o diagnóstico de colite por *C. difficile* era um ensaio de neutralização. Esse exame foi em grande parte abandonado considerando a dificuldade técnica e o tempo necessário à obtenção do resultado (24-48 horas). Em seu lugar, as diretrizes de 2013 do ACG recomendam a amplificação por PCR dos genes das toxinas A e B em amostra de fezes. Esse exame tem altas sensibilidade (87%) e especificidade (97%) e boa relação custo-benefício. Pode ser usado como único exame diagnóstico ou como parte da abordagem em duas etapas usando inicialmente um exame de rastreamento com ensaio da glutamato desidrogenase (GDH) que, se for positivo, enseja a realização da PCR como exame de confirmação. As diretrizes não recomendam o uso do popular imunoensaio ligado à enzima para as toxinas A e B, em razão da insuficiência de sensibilidade (75-95%) e especificidade (83-98%). Entretanto, esse exame ainda é amplamente utilizado em razão da facilidade de realização e do baixo custo, e alguns estudos apontam efetividade semelhante. O uso de coproculturas é limitado aos estudos epidemiológicos. Por fim, não se recomenda realizar controle de cura nas fezes em razão do alto índice de exames positivos após cura clínica, o que poderia levar a tratamento prolongado e desnecessário.

▶ Tratamento

A. Clínico

Após a suspensão do antimicrobiano desencadeante, que é a primeira etapa no tratamento de qualquer paciente, o manejo será determinado pela gravidade da doença. Nos Estados Unidos, vancomicina e metronidazol são os medicamentos preferenciais. As diretrizes do ACG recomendam tratar as infecções leves e moderadas com metronidazol na dose de 500 mg, três vezes ao dia, durante 10 dias. Se não houver melhora clínica no quinto dia, inicia-se vancomicina, 125 mg por via oral, quatro vezes ao dia, durante 10 dias. Os dois antimicrobianos têm eficácia semelhante nos pacientes com doença leve e moderada, mas o metronidazol tem custo menor. Um terceiro agente, a fidaxomicina,* foi aprovado pelo FDA para tratamento em 2011, depois que ensaios de fase III demonstraram efetividade semelhante para cura clínica e taxas menores de recidiva em comparação com a vancomicina para doença leve e moderada. Contudo, esse medicamento tem custo ainda mais alto que a vancomicina, e os ensaios clínicos posteriores à sua comercialização ainda estão em curso. Há algumas evidências de que a teicoplanina, um antibiótico bactericida, seria mais efetiva que a vancomicina. Entretanto, seu uso é limitado por seu custo extremamente elevado e por não estar disponível nos Estados Unidos.

As infecções graves (albumina sérica > 3 com leucócitos > 15.000 ou com sensibilidade dolorosa à palpação do abdome) são tratadas inicialmente com vancomicina, na dose de 125 mg por via oral, quatro vezes ao dia, durante 10 dias, esquema que se mostrou mais efetivo nos pacientes com doença grave. Os pacientes com doença complicada (admissão em unidade de terapia intensiva [UTI], hipotensão, febre > 38,5 °C, distensão abdominal, alteração do nível de consciência, leucócitos > 35.000 ou < 2.000, lactato > 2,2 ou falência de órgão) são tratados com terapia combinando vancomicina, 500 mg por via oral, quatro vezes ao dia; enemas contendo vancomicina; e metronidazol, 500 mg por via intravenosa, de 8 em 8 horas.

A doença recorrente é menos estudada. Entretanto, as diretrizes do ACG recomendam tratamento padrão se os sintomas forem leves ou moderados. Se o quadro for mais grave, o tratamento deve ser intensificado de acordo com a indicação. A vancomicina por via oral deve ser administrada na primeira linha de tratamento, e há algumas evidências sugestivas de que o tratamento em pulso com vancomicina pode ser útil nos pacientes com múltiplas recidivas. Há evidências acumuladas, incluindo um pequeno ensaio clínico randomizado, mostrando eficácia clínica superior nos pacientes tratados com vancomicina mais transplante fecal em comparação com vancomicina isoladamente.

B. Cirurgia

Embora a maioria dos pacientes responda ao tratamento clínico inicial, um subgrupo evoluirá para colite complicada ou fulminante. Os fatores de risco incluem pacientes com DII, cirurgia GI recente e contagem de leucócitos acima de 16.000. Esses pacientes apresentam quadro crítico e têm taxa de mortalidade entre 35 e 80%. Há indicação de TC do abdome para avaliar complicações da colite por *C. difficile*, como megacolo tóxico e perfuração, e para excluir outra doença intra-abdominal. Recomenda-se avaliação cirúrgica para os pacientes em choque (alteração do nível de consciência, disfunção de órgão, acidose lática), peritonite, leucocitose significativa ou ausência de melhora com o tratamento clínico após cinco dias. Embora não haja controles randomizados, a intervenção cirúrgica oportuna nesses pacientes reduz substancialmente a mortalidade. Dado o envolvimento difuso do colo e a gravidade da doença, recomenda-se colectomia subtotal com ileostomia terminal. A doença retal residual pode ser tratada com enemas de vancomicina, se necessário. A continuidade do trânsito intestinal é restaurada em cirurgia posterior.

Bartlett JG, Gerding DN: Clinical recognition and diagnosis of *Clostridium difficile* infection. *Clin Infect Dis* 2008;46(suppl 1):S12.

Butala P, Divino CM: Surgical aspects of fulminant *Clostridium difficile* colitis. *Am J Surg* 2010 Jul;200(1):131-135.

Hall JF, Berger D: Outcome of colectomy for *Clostridium difficile* colitis: a plea for early surgical management. *Am J Surg* 2008;196:384.

Nelson RL, Kelsey P, Leeman H, et al: Antibiotic treatment for Clostridium difficile-associated diarrhea in adults. *Cochrane Database Syst Rev* 2011 Sep 7;(9):CD004610.

Surawicz CM, Brandt LJ, Binion DG, et al: Guidelines for diagnosis, treatment, and prevention of Clostridium difficile infections. *Am J Gastroenterol* 2013 Apr;108(4):478-498.

van Nood E, Vrieze A, Nieuwdorp M: Duodenal infusion of donor feces for recurrent Clostridium difficile. *N Engl J Med* 2013 Jan 31;368(5):407-415.

Vedantam G, Clark A, Chu M, et al: Clostridium difficile infection: toxins and non-toxin virulence factors, and their contributions to disease establishment and host response. *Gut Microbes* 2012 Mar-Apr;3(2):121-134.

COLITE ISQUÊMICA

Denomina-se colite isquêmica a inflamação do colo causada por perfusão insuficiente. É mais comum em pacientes idosos e apresenta mortalidade de 13%. Ocorre por lesão obstrutiva ou não obstrutiva. São exemplos de colite isquêmica obstrutiva embolia, trombose (arterial ou venosa), aterosclerose, traumatismo e causas pós-cirúrgicas, como em pacientes com perda do suprimento sanguíneo da AMI após reparo de aneurisma da aorta e naqueles com perfusão insuficiente de anastomose colônica. Lesões não obstrutivas podem ocorrer por choque, uso de vasopressores, vasoespasmo, obstrução mecânica do lúmen intestinal ou vasculite sistêmica.

Uma importante distinção clínica que deve ser feita ao avaliar pacientes é entre as formas gangrenosa e não gangrenosa de colite isquêmica. Os pacientes com a forma gangrenosa apresentam lesão transmural irreversível e rapidamente fatal se não for tratada com cirurgia. A forma não gangrenosa ainda é dividida em transitória reversível e crônica. A forma crônica envolve a muscular própria e tende à evolução para estenose. A isquemia transitória reversível envolve a submucosa e cicatriza sem deixar sequelas. A maioria dos casos de colite isquêmica é idiopática e atribuída a estado não obstrutivo.

---

*N. de R.T. Estes medicamentos não se encontram disponíveis no Brasil.

Os pacientes com colite isquêmica apresentam diarreia (90%), hematoquezia (65%) e dor abdominal (58%). Deve-se investigar história de fibrilação atrial, trombofilia, doença arterial aterosclerótica, traumatismo recente ou vasculite sistêmica. Uma doença sistêmica grave recente acompanhada por choque é uma causa suspeita comum. É possível haver peritonite localizada ou difusa. Os exames laboratoriais podem revelar leucocitose, hiperamilasemia e acidose, assim como distúrbios eletrolíticos. A localização mais comum é no colo sigmoide (40%) seguido por colo transverso (17%), flexura esplênica (11%), colo ascendente (12%) e reto (6%).

Os exames diagnósticos mais úteis são endoscopia e TC do abdome. A colonoscopia é a modalidade diagnóstica preferencial (embora contraindicada nos pacientes em estado crítico com peritonite), já que permite confirmação diagnóstica, determinação da gravidade e afastamento de outros tipos de colite. A mucosa do segmento envolvido é edemaciada, hemorrágica, friável e, algumas vezes, ulcerada. É possível encontrar uma membrana acinzentada, lembrando a colite pseudomembranosa, mas a presença de lâmina própria hialinizada e hemorrágica na biópsia serve para diferenciar entre isquemia colônica e colite por *C. difficile*. Pode-se recorrer à endoscopia seriada para identificar os pacientes com progressão das lesões da mucosa que requeiram indicação cirúrgica. A TC do abdome com contraste revela parede colônica espessada, redução do realce da parede, pneumatose e, ocasionalmente, interrupção na circulação arterial. Também é útil para excluir outras condições.

O tratamento inicial de pacientes sem gangrena, mas sob suspeita de colite isquêmica reversível, consiste em reposição intravenosa de volume, repouso intestinal, antimicrobianos de amplo espectro e observação com exames seriados do abdome. Aproximadamente 20% dos pacientes apresentarão doença irreversível, ou gangrena desde o início, com agravamento crescente ao longo dos dias, ou apenas sem apresentar melhora com o tratamento. Esses pacientes têm indicação de cirurgia. A extensão da ressecção depende da quantidade de colo necrótico ou gravemente afetado. Na maioria dos casos, há necessidade de ressecção segmentar, embora colectomia subtotal ou total seja realizada em 20% dos casos. Dependendo da etiologia da isquemia e do aspecto do restante do intestino, pode-se planejar laparotomia de revisão em 12 a 24 horas. Raramente se opta por anastomose primária, e o trânsito do intestino é restaurado em cirurgia subsequente.

> O'Neill S, Yalamarthi S: Systematic review of the management of ischaemic colitis. *Colorectal Dis* 2012 Nov;14(11):e751-e763.

COLITE NEUTROPÊNICA

A colite neutropênica, também denominada enterocolite neutropênica, enteropatia necrotisante, síndrome ileocecal e tiflite, é uma síndrome de necrose colônica que ocorre em pacientes com neutropenia. A causa não está bem esclarecida, mas, provavelmente, envolve lesão e translocação livre de bactérias em razão de imunossupressão profunda. A colite neutropênica deve fazer parte do diagnóstico diferencial de qualquer paciente imunossuprimido com dor abdominal. Entretanto, é mais comum em pacientes neutropênicos em vigência de quimioterapia com agentes citotóxicos, como alcaloides da vinca e doxorrubicina. Há relatos em pacientes com síndrome de imunodeficiência adquirida (Aids), anemia aplásica, neutropenia cíclica e naqueles em tratamento com uma variedade de imunossupressores para outras doenças.

A apresentação clínica varia desde quadros leves até potencialmente letais, e a taxa global de mortalidade está entre 30 e 50%. Os sintomas são febre, náusea, dor e distensão abdominal, e diarreia líquida ou sanguinolenta. Com frequência, os pacientes se apresentam tardiamente com achados enganosos no exame físico em razão da incapacidade de produzir uma reação inflamatória normal. O ceco e o colo direito são afetados com mais frequência, mas qualquer parte do intestino delgado ou grosso, incluindo o apêndice, pode estar envolvida. Muitas vezes, os pacientes apresentam bacteremia e/ou fungemia. Entre os organismos causadores estão bastonetes gram-negativos, cocos gram-positivos e Candida.

O diagnóstico é confirmado com TC do abdome que demonstra espessamento da parede do intestino, distensão e, talvez, pneumatose ou perfuração. O manejo inicial é com repouso intestinal, reposição intravenosa de volume e antibióticos de amplo espectro. Se houver evidência de fungemia ou febre que persista apesar da terapia antimicrobiana, iniciam-se antifúngicos. A resolução da neutropenia é um fator prognóstico importante; portanto, deve-se considerar a suspensão de imunossupressores e quimioterápicos e indicar a administração do fator estimulador de granulócitos (G-CSF, do inglês *granulocyte colony stimulating factor*). Recomenda-se cirurgia para os pacientes com perfuração, sangramento persistente ou que não melhorem com o tratamento clínico. A maioria dos pacientes é tratada com ressecção segmentar e derivação proximal.

> Badgwell BD et al: Challenges in surgical management of abdominal pain in the neutropenic cancer patient. *Ann Surg* 2008;248:104.
> Morgan C, Tillett T, Braybrooke J, Ajithkumar T: Management of uncommon chemotherapy-induced emergencies. *Lancet Oncol* 2011 Aug;12(8):806-814.
> Ullery BW, Pieracci FM, Rodney JR, Barie PS: Neutropenic enterocolitis. *Surg Infect* 2009 Jun;10(3):307-314.

ESTOMAS INTESTINAIS: ILEOSTOMIA E COLOSTOMIA

A criação de um estoma intestinal envolve a exteriorização de uma parte da parede intestinal sobre a superfície do abdome. Esta seção concentrará os dois estomas mais comumente realizados nas cirurgias de colo e reto: aqueles feitos com o íleo (ileostomia) e com o colo (colostomia).

▶ Indicações

Em geral, os estomas são realizados para proteger temporariamente uma anastomose distal ou como via permanente para o conteúdo entérico quando há ressecção do colo do intestino e/ou reto. Há duas configurações para um estoma. A ileostomia ou a colostomia terminais são criadas suturando a extremidade do íleo ou do colo à parede do abdome. A ileostomia ou a colostomia em alça são feitas trazendo um segmento de íleo ou de colo até a parede abdominal e abrindo a parede lateral do intestino, deixando uma abertura proximal e outra distal. Em geral, quando o estoma é bem feito, pouca ou nenhuma quantidade de fezes passa pelo segmento distal do estoma. Isso permite descompressão retrógrada do intestino distal, com a vantagem de ser mais fácil de reconstruir, na medida em que ambos os segmentos se encontram na parede do abdome.

Nas cirurgias eletivas, as ileostomias em alça são muito usadas para proteção de anastomoses ileoanais e anastomoses pélvicas baixas colorretais ou coloanais. Essas ileostomias são temporárias e desviam grande parte do fluxo fecal da anastomose. As ileostomias terminais (Fig. 30-20) são usadas nas cirurgias eletivas de pacientes com indicação de proctocolectomia e que não desejem a reconstrução com IPAA ou não sejam candidatos a esta técnica. Também são muito usadas nos pacientes com indicação de colectomia subtotal em regime de emergência que não tenham condições de tolerar uma anastomose em razão do quadro muito grave.

A bolsa de Kock, ou ileostomia continente, envolvia a formação de um reservatório ileal com uma válvula no nível da pele para permitir que o paciente realizasse a cateterização do estoma várias vezes ao dia. Assim, o paciente não necessitava de um dispositivo no estoma e era capaz de controlar o momento da evacuação das fezes. Contudo, esse procedimento foi associado a uma alta taxa de complicações e de insucesso, e foi em grande parte substituído pela IPAA.

As colostomias (Fig. 30-21) são usadas em pacientes com câncer retal baixo com indicação de RAP ou de RAB que não sejam candidatos à anastomose baixa. Ademais, são usadas em pacientes que necessitem de derivação fecal para tratar fístula crônica ou, em quadro de emergência, em pacientes com obstrução do intestino grosso, perfuração ou traumatismo, quando se considerar improvável a cicatrização da anastomose ou quando o paciente estiver muito doente para tolerar o procedimento. As colostomias em alça são menos usadas, uma vez que estão associadas a taxas mais altas de complicações, particularmente prolapso, embora sejam mais fáceis de reverter.

▶ **Aspectos técnicos**

Quando possível, o paciente deve se encontrar com o profissional especialista em enterostoma ou com o cirurgião antes da cirurgia, para ser informado e orientado, e para a marcação do estoma. Demonstrou-se que a marcação pré-operatória do

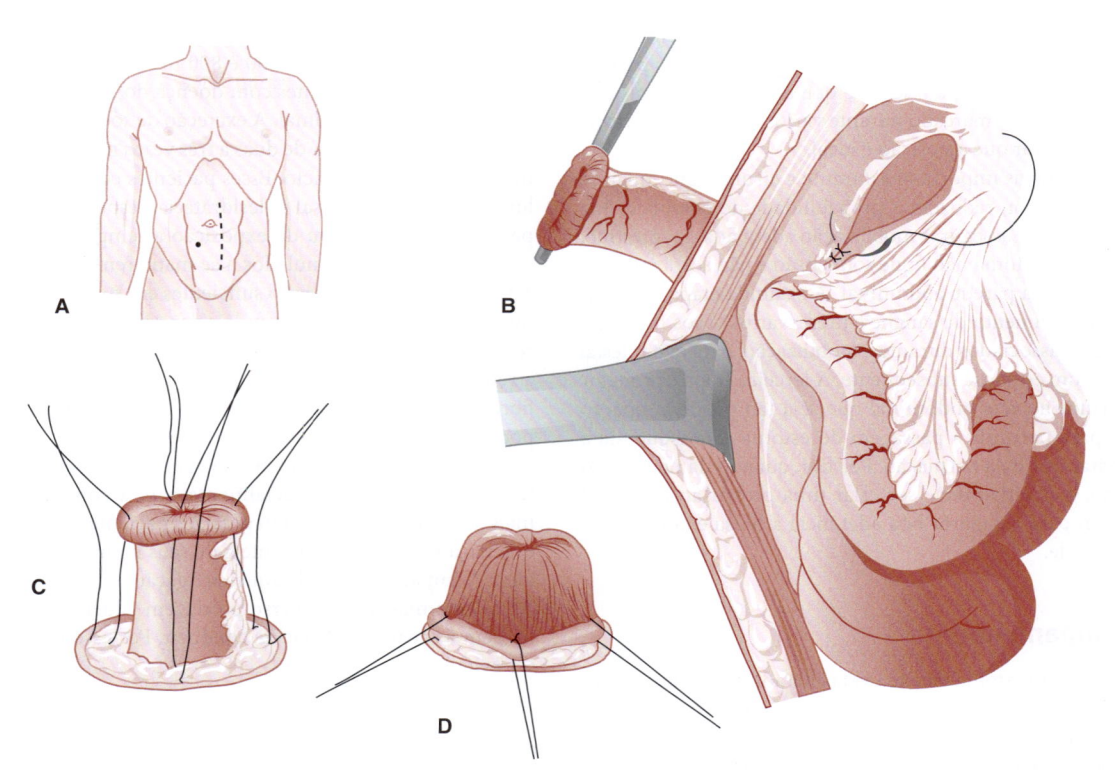

▲ **Figura 30-20** Ileostomia após colectomia. **A.** Incisão na linha média para colectomia indicada pela linha pontilhada, e sítio da ileostomia indicado pelo ponto negro. **B.** Íleo exteriorizado pela parede abdominal. **C-D.** Parede do íleo evertido e suas bordas suturadas à ferida.

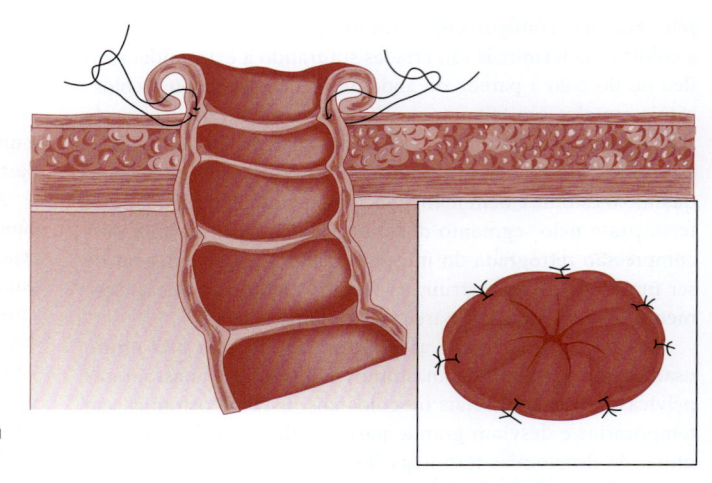

▲ **Figura 30-21** Colostomia terminal. Bordas do estoma suturadas na pele.

estoma reduz complicações e melhora a qualidade de vida pós-operatória. As ileostomias normalmente são posicionadas no quadrante inferior direito, e as colostomias, no quadrante inferior esquerdo. No posicionamento devem ser evitadas rugas, dobras, cicatrizes e hérnias da parede abdominal. Deve-se manter uma distância mínima de 5 cm para a cicatriz cirúrgica e uma área limpa de 5 a 7,5 cm ao seu redor. O estoma deve ser visível para o paciente. Idealmente deve estar situado abaixo da linha de cintura, no reto lateral. O paciente deve ser avaliado sentado, de pé e deitado, com e sem roupa. A marcação é feita com a participação ativa do paciente, e o ideal é que este use uma bolsa de estoma sobre o local marcado durante vários dias antes da cirurgia, para assegurar que a posição é ideal.

Há várias etapas importantes durante a cirurgia que, quando seguidas com rigor, reduzem a probabilidade de complicações. A primeira etapa é assegurar mobilização adequada do intestino, de forma que o estoma não fique sob tensão e não sofra retração para o interior da parede abdominal. A segunda etapa é prestar atenção ao suprimento de sangue e preservar os vasos mesentéricos e outros associados durante a mobilização, para evitar lesão isquêmica com estenose subsequente. A terceira etapa é produzir uma abertura no reto abdominal que seja tão pequena quanto possível, para permitir a passagem do estoma sem isquemia a fim de evitar que haja herniação. Por fim, quando da maturação do estoma, o objetivo deve ser criar uma protrusão intestinal de 2 a 3 cm para assegurar boa aderência à bolsa e aumentar a proteção à pele.

▶ Acompanhamento

Os pacientes com estoma têm sua vida alterada em muitos aspectos; além disso, sua realização está associada a uma taxa de complicações que varia entre 20 e 70%. Por esses motivos, esses pacientes, especialmente aqueles com estomas recém-criados e aqueles que estejam sofrendo complicações, requerem acompanhamento.

A ileostomia apresenta um fluxo quase contínuo de material líquido e semissólido, ao passo que a colostomia tende a eliminar fezes mais formadas. Em geral, ambos requerem o uso de uma bolsa todo o tempo. Alguns pacientes optam por irrigar sua colostomia para evitar saída de fezes durante o dia. O som e o momento da saída de flatos não podem ser controlados pelo paciente.

Após a criação da ileostomia, ocorrem alterações significativas da absorção hidreletrolítica em razão da exclusão do colo (Tab. 30-1). O intestino delgado se adapta ao longo dos dois primeiros meses após a cirurgia. O débito aumenta na primeira semana para até 1 a 2 L por dia para, então, ser reduzido até um estado de equilíbrio entre 500 e 800 mL por dia. O débito pode ser mais alto nos pacientes com doença do intestino delgado ou com estoma mais proximal. A excreção de sódio fica na média de 60 mEq por dia, o que é de duas a três vezes maior do que nos indivíduos com colo intacto. Esses pacientes correm risco de evoluir para depleção de sal e desidratação, especialmente durante períodos de doença ou de exposição a temperaturas elevadas. Assim, devem ser estimulados a se manterem bem hidratados e a consumirem sal e potássio suficientes em sua dieta. Em geral, a mudança para uma dieta branda e constipante, rica em pães, cereais, laticínios, manteiga de amendoim, bananas e arroz, ajuda a reduzir o débito e as perdas hidreletrolíticas. Suplementos de fibras e agentes antidiarreicos, como loperamida ou difenoxilato, podem ser usados de acordo com a necessidade.

Os pacientes com colostomia têm menor tendência a distúrbios metabólicos, especialmente com a configuração distal mais comum (sigmoide). Em geral, os pacientes continuam a ter evacuação de fezes semelhante à de seus hábitos intestinais prévios. A impactação fecal requer irrigação em alguns pacientes. As colostomias no transverso produzem efluente semilíquido e tendem a ser mais difíceis de conduzir. Por esse motivo, devem ser evitadas.

▶ Complicações

Os estomas estão associados a taxas de complicações entre 20 e 70%. As ileostomias e as colostomias estão associadas a taxas de complicações semelhantes. As colostomias em alça e no transverso estão associadas a taxas mais altas de complicações, mas os estudos realizados não apresentaram metodologia randomizada, e os dados são conflitantes. As complicações encontradas nas ileostomias são diferentes daquelas observadas nas colostomias. As ileostomias têm maior probabilidade de causar alto débito e dermatite, ao passo que as colostomias estão mais associadas ao desenvolvimento de hérnias e problemas com odor.

Denomina-se hérnia paraestomal a herniação de conteúdo intra-abdominal pelo orifício produzido na aponeurose para o estoma. No cenário crônico, as hérnias paraestomais causam dor, dificuldade na adaptação da bolsa, obstrução e alterações no padrão de evacuação. No cenário agudo, há risco de encarceramento e estrangulamento. A herniação é mais comum nos pacientes com estoma terminal em comparação com estoma em alça, e mais frequente nas colostomias do que nas ileostomias. O risco é reduzido criando-se um orifício na aponeurose que seja largo o suficiente para acomodar o intestino sem causar isquemia. Alguns trabalhos demonstraram redução no risco de hérnia nos estomas posicionados no músculo reto, com fixação na aponeurose, e quando as marcações pré-operatórias são realizadas por especialista em enterostoma. Outros fatores de risco para hérnia são obesidade, doença pulmonar obstrutiva crônica (DPOC), má nutrição e imunossupressão. Também há aumento do risco de hérnia com o passar do tempo. A condução conservadora é bem-sucedida em 70% dos pacientes e inclui faixa abdominal e restrição para carregar peso. O uso de bolsas de ostomia flexíveis reduz a possibilidade de vazamento. Até 30% dos pacientes terão necessidade de cirurgia de revisão em razão de fracasso do tratamento conservador ou por quadro de encarceramento ou estrangulamento da hérnia. O tratamento cirúrgico varia em função de fatores específicos de cada paciente. Entre as opções estão reposicionamento do estoma e reparo com tela. O reparo com tela pode ser local ou intraperitoneal, por via aberta ou laparoscópica. O reparo intraperitoneal com tela sintética é o que apresenta menor taxa de recorrência, embora essa abordagem envolva maior risco cirúrgico, como erosão ou infecção da tela. Alguns estudos de pequeno porte demonstraram que a colocação profilática de tela reduz a incidência de hérnia paraestomal sem aumentar a morbidade cirúrgica, embora não se tenha esclarecido se a abordagem tem boa relação custo/efetividade ou se o efeito é duradouro.

Ocorre prolapso de estoma em até 42% dos pacientes com fatores de risco semelhantes aos da hérnia paraestomal. De fato, essas duas complicações frequentemente coexistem. É mais comum nas colostomias, especificamente no segmento distal das colostomias em alça, em razão de desfuncionalização e atrofia por desuso. Os sintomas são dor e dificuldade de adaptação da bolsa, e o paciente pode evoluir com obstrução, encarceramento ou estrangulamento. Entre as indicações para reparo estão sintomas intratáveis ou apresentação aguda com comprometimento intestinal iminente. Os estomas prolapsados e encarcerados frequentemente podem ser reduzidos com açúcar tópico, que drena líquido do edema da parede intestinal, permitindo a redução. O tratamento cirúrgico depende de fatores específicos do paciente, e as opções são ressecção, revisão e reposicionamento.

Diz-se que o *estoma é de alto débito* quando o efluente tem volume superior a 2 L ou qualquer volume que cause desidratação. Trata-se da causa mais comum de readmissão hospitalar de pacientes com ileostomia. Os pacientes com doença intrínseca do intestino delgado (como DC) ou com estoma proximal correm risco particularmente alto. Os sintomas são urina escura, fadiga, irritabilidade, cãibras musculares e cefaleia. Os pacientes desenvolvem desidratação e hiponatremia, o que pode resultar em hiperaldosteronismo secundário e perda de potássio e magnésio pela urina. O tratamento é feito com reidratação, correção de desequilíbrios eletrolíticos e medicamentos antidiarreicos. Nos quadros agudos, utiliza-se reposição intravenosa de volume e eletrólitos, e alguns pacientes necessitam de nutrição parenteral total por algum tempo. Para pacientes marginalmente desidratados, a reidratação oral com glicose isotônica e sódio é suficiente. Em longo prazo, os pacientes podem usar dietas elementares ricas em carboidratos e pobres em gorduras para reduzir o débito. Os alimentos recomendados incluem pães, cereais, manteiga de amendoim, bananas e arroz. Medicamentos como loperamida, difenoxilato e tintura de ópio (elixir paregórico) podem ser usados como terapia adjuvante. Nos casos refratários, antagonistas H2, inibidores da bomba de prótons e octreotida se mostraram efetivos.

Complicações cutâneas são comuns nos pacientes com ileostomia. Elas estão associadas a hérnias paraestomais, retração e prolapso, que contribuem com aderência deficiente da bolsa, e com alto volume de débito, que aumenta o vazamento. Pacientes obesos e diabéticos são mais comumente afetados. Na maioria dos casos, essas complicações são dermatites químicas, mas também podem ser causadas por infecção por *Candida* ou, até mesmo, por pioderma gangrenoso nos pacientes com DII. A irritação cutânea pode ser evitada com cuidados específicos à pele, redução no número de trocas de bolsas tanto quanto possível (com objetivo de uma ou duas vezes por semana) e correção cirúrgica de fatores contribuintes, como hérnia ou prolapso. As infecções por *Candida* são tratadas com antifúngicos tópicos. O pioderma gangrenoso é um quadro sabidamente difícil de tratar, mas que pode responder a cuidados locais da ferida, pomada de tacrolimo e injeção intralesional de corticosteroide. Ocasionalmente, haverá necessidade de tratamento sistêmico com tacrolimo ou corticosteroide.

A retração do estoma afeta de 1 a 6% dos pacientes com colostomia e de 3 a 17% daqueles com ileostomia. Isso geralmente ocorre no período pós-operatório imediato por causa da tensão sobre o intestino ou de cicatrização deficiente e é mais frequente em pacientes obesos. A retração dificulta a adaptação da bolsa ao estoma e pode produzir irritação intensa na pele. Alguns pacientes podem ser tratados com bolsas convexas, mas muitos necessitarão de cirurgia. A revisão local é uma primeira etapa razoável. Entretanto, como isso não resolve a tensão sobre o intestino, alguns pacientes evoluem com indicação de revisão laparoscópica ou aberta.

A estenose é rara e afeta de 1 a 10% dos casos. Os pacientes se apresentam com sintomas de obstrução, ou com períodos intermitentes sem débito pelo estoma e dor abdominal em cólica seguida por descarga súbita de grande volume. O mais comum é que a estenose resulte de lesão isquêmica, embora, em casos mais raros, possa ser causada por erro técnico (aponeurose ou pele excessivamente tensa) ou por doença subjacente do intestino delgado, como DC ou câncer. O diagnóstico deve ser feito por inspeção e exploração digital. A dilatação com vela de Hegar em múltiplas sessões talvez seja efetiva, mas os pacientes frequentemente necessitam de revisão do estoma, local ou com abordagem intra-abdominal laparoscópica ou aberta.

ASCRS: Stoma siting Procedure. Disponível em http://www.fascrs.org/physicians/position_statements/stoma_siting/. Acessado em 26 de abril de 2013.

Bafford AC, Irani JL: Management and complications of stomas. Surg Clin North Am 2013 Feb;93(1):145-166.

Hansson BM, Slater NJ, van der Velden AS, et al: Surgical techniques for parastomal hernia repair: a systematic review of the literature. Ann Surg 2012;255(4):685-695.

Person B, Ifargan R, Lachter J, et al: The impact of preoperative stoma site marking on the incidence of complications, quality of life, and patient's independence. Dis Colon Rectum 2012 Jul;55(7):783-787.

Rondelli F, Reboldi P, Rulli A, et al: Loop ileostomy versus loop colostomy for fecal diversion after colorectal or coloanal anastomosis: a meta-analysis. Int J Colorectal Dis 2009 May;24(5):479-488.

MANEJO PERIOPERATÓRIO

PREPARO INTESTINAL

Considerando a alta carga de bactérias do intestino grosso, a cirurgia colorretal eletiva sem profilaxia implica em risco de 40% de infecção da ferida operatória. Também há relatos de deiscência da anastomose por esse motivo. Já se supôs que a lavagem mecânica (preparo intestinal) do trato GI preveniria essas complicações ao remover resíduos fecais e a flora bacteriana associada. Esse preparo envolve a administração de grandes volumes de líquido inabsorvível, como polietileno glicol ou, alternativamente, de pequeno volume de fosfato de sódio, capaz de induzir diarreia osmótica. Enemas retrógrados foram usados para cirurgias no colo distal e no reto. Os pacientes saudáveis geralmente toleram bem essa preparação. Contudo, os agentes osmóticos podem causar desidratação e distúrbios eletrolíticos nos pacientes mais fragilizados.

Embora o preparo mecânico do intestino seja realizado como rotina no pré-operatório de cirurgia colorretal, há dúvidas em termos da sua utilidade e segurança. Muitos ensaios clínicos randomizados e controlados foram concluídos, com poucos indícios de resultados adversos em pacientes com e sem preparo intestinal. As metanálises não mostraram diferenças nos resultados. Especificamente, as taxas de deiscência na anastomose (colocolônica e colorretal) e de infecção da ferida operatória foram semelhantes nos dois grupos. Nos casos em que ocorreu deiscência, a gravidade clínica também não foi influenciada pelo preparo do intestino. Também não houve diferença entre os pacientes tratados com enema no pré-operatório em comparação com o preparo intestinal completo. Esses dados sugerem que o preparo mecânico do intestino pode ser omitido com segurança, especialmente nos pacientes com risco de complicações associadas ao seu uso.

ANTIMICROBIANOS PERIOPERATÓRIOS

O uso de terapia antimicrobiana parenteral pré-operatória reduz significativamente (em 75%) a taxa de infecção da ferida operatória e deve ser prescrito rotineiramente. Não há evidências sugerindo que as taxas de infecção sejam complementarmente reduzidas com a manutenção dos antimicrobianos após a cirurgia. Em um grande ensaio clínico randomizado e controlado com 1.002 pacientes submetidos à cirurgia colorretal eletiva, o ertapenem mostrou-se superior ao cefotetan* para prevenção de infecções no sítio cirúrgico. A terapia antimicrobiana parenteral é superior à oral na prevenção de infecções da ferida operatória, embora haja evidências de que, nos pacientes submetidos a preparo intestinal, aqueles tratados com antimicrobianos por via oral combinados com antimicrobianos parenterais tiveram menos complicações infecciosas em comparação com aqueles tratados apenas com antimicrobianos parenterais. Entretanto, os esquemas de antimicrobianos por via oral não são bem tolerados, e seu uso tende a ser menos importante à medida que diminui a prática de preparo intestinal.

PROFILAXIA DE TROMBOSE VENOSA PROFUNDA

Os pacientes submetidos à cirurgia colorretal apresentam risco aumentado de tromboembolismo perioperatório em comparação com os pacientes cirúrgicos em geral. Nas séries históricas, diagnosticou-se trombose venosa profunda em 20% dos pacientes cirúrgicos em geral, e em 30% dos pacientes de cirurgia colorretal sem profilaxia. A taxa de embolia pulmonar sintomática é quatro vezes mais alta (0,8 contra 3,1%). Esse fato está relacionado a diversos fatores, incluindo prevalência de DII e câncer nessa população de pacientes. Cirurgia demorada, dissecção na pelve e litotomia modificada talvez sejam fatores contribuintes. O uso subcutâneo de heparina e de heparina de baixo peso molecular tem efeito equivalente. A heparina de baixo peso molecular tem esquema de administração mais simples e menor incidência de trombocitopenia induzida por heparina, mas, por outro lado, tem maior custo e parece haver aumento do risco, relacionado à dose, de complicações hemorrágicas. O fondaparinux é um novo inibidor Xa com eficácia comprovada como agente profilático. As evidências até o momento são insuficientes para recomendar um medicamento em detrimento dos demais. Os dispositivos de compressão sequencial são adjuntos úteis.

CONTROLE DA DOR

Tem-se debatido sobre a melhor analgesia pós-operatória para os pacientes submetidos à cirurgia colorretal. Os três métodos mais usados são analgesias epidural, espinal e controlada pelo paciente. Muitos trabalhos demonstraram redução da dor subjetiva em pacientes conduzidos com analgesia epidural, embora

---

*N. de R.T. Estes medicamentos não se encontram disponíveis no Brasil.

isso não seja traduzido em melhores resultados e, de fato, pode levar a aumento no período de internação. Talvez esteja relacionado com o incremento no uso de laparoscopia na cirurgia colorretal. Contudo, programas de aceleração para redução do período de internação nos casos de cirurgia colorretal usaram analgesia epidural de curto prazo durante 24 a 48 horas com algum sucesso. São necessários estudos complementares para definir o impacto desses regimes no retorno da função intestinal, nas complicações pulmonares e na mortalidade.

NUTRIÇÃO PÓS-OPERATÓRIA

O reinício precoce da nutrição no pós-operatório se tornou o padrão de manejo para pacientes submetidos a cirurgia colorretal. O regime mais estudado recomenda a introdução de dieta líquida nas 24 horas seguintes ao procedimento com aumento progressivo de acordo com a tolerância até retornar à dieta regular, em oposição aos protocolos mais antigos, que demandavam jejum até que houvesse evidência de movimentação intestinal na forma de eliminação de flatos ou evacuação. O reinício precoce da alimentação leva à redução no período de internação e não parece impactar outros indicadores clínicos. Contudo, a alimentação precoce deve ser iniciada com outras intervenções, como redução na hidratação e estímulo à deambulação precoce.

> Bretagnol F, Panis Y, Rullier E, et al: Rectal cancer surgery with or without bowel preparation: the French GRECCAR III multicenter single-blinded randomized trial. *Ann Surg* 2010 Nov;252(5):863-868.
>
> Cao F, Li J, Li F: Mechanical bowel preparation for elective colorectal surgery: updated systematic review and meta-analysis. *Int J Colorectal Dis.* 2012 Jun;27(6):803-810.
>
> Dag A, Colak T, Turkmenoglu O, Gundogdu R, Aydin S: A randomized controlled trial evaluating early *versus* traditional oral feeding after colorectal surgery. *Clinics (Sao Paulo)* 2011;66(12):2001-2005.
>
> Lassen K, Soop M, Nygren J, et al: Consensus review of optimal perioperative care in colorectal surgery: Enhanced Recovery After Surgery (ERAS) Group recommendations. *Arch Surg* 2009;144(10):961-969.
>
> Levy BF, Scott MJ, Fawcett W, Fry C, Rockall TA: Randomized clinical trial of epidural, spinal or patient-controlled analgesia for patients undergoing laparoscopic colorectal surgery. *Br J Surg* 2011 Aug;98(8):1068-1078.
>
> Lewis SJ, Andersen HK, Thomas S: Early enteral nutrition within 24 h of intestinal surgery *versus* later commencement of feeding: a systematic review and meta-analysis. *J Gastrointest Surg* 2009 Mar;13(3):569-575.
>
> McNally MP, Burns CJ: Venous thromboembolic disease in colorectal patients. *Clin Colon Rectal Surg* 2009 Feb;22(1):34-40.
>
> Nelson RL, Gladman E, Barbateskovic M: Antimicrobial prophylaxis for colorectal surgery. *Cochrane Database Syst Rev* 2014 May 9;5:CD001181.

QUESTÕES DE MÚLTIPLA ESCOLHA

1. A proctectomia requer dissecção pélvica com potencial de lesão dos nervos responsáveis pela inervação de reto, assoalho pélvico e bexiga, assim como da próstata e das vesículas seminais nos homens. Qual das seguintes associações está incorreta acerca dos nervos em risco nos diferentes momentos da cirurgia?
   A. Plexo hipogástrico superior próximo da raiz da AMI.
   B. Nervos hipogástricos no espaço retrorretal.
   C. Nervos erigentes próximos das hastes laterais.
   D. Plexo hipogástrico inferior próximo da fáscia de Denonvilliers.

2. Paciente masculino com 60 anos de idade apresenta-se com dor abdominal, febre e náusea. O paciente encontra-se febril, com abdome doloroso à palpação do QIE e com 18.000 leucócitos. A TC revela diverticulite no sigmoide e abscesso pericolônico de 4 cm. Qual é a conduta ideal para esse paciente?
   A. Repouso intestinal e reposição intravenosa de volume.
   B. Repouso intestinal, reposição intravenosa de volume e antimicrobianos de amplo espectro.
   C. Repouso intestinal, reposição intravenosa de volume, antimicrobianos de amplo espectro e drenagem percutânea.
   D. Laparotomia exploradora urgente.

3. Um paciente, aparentemente saudável, com 60 anos de idade se apresenta com dor abdominal. Sua TC revela massa obstrutiva no sigmoide com dilatação do ceco até 13 cm. Após reposição de volume, qual seria a próxima etapa na condução do caso?
   A. Descompressão nasogástrica e observação.
   B. Dieta zero, antimicrobianos e observação.
   C. Sigmoidoscopia flexível com biópsias para avaliar melhor a massa.
   D. Laparotomia exploradora.

4. Em uma paciente assintomática de 65 anos de idade, é encontrado pólipo séssil de 3 cm no colo ascendente durante colonoscopia de rastreamento. Realizou-se biópsia do pólipo, mas não foi possível sua ressecção. O exame anatomopatológico revelou adenoma tubuviloso. Qual seria o próximo passo na condução do caso?
   A. Colonoscopia em 1 ano.
   B. Colonoscopia em 3 anos.
   C. Excisão local.
   D. Hemicolectomia direita.

5. Qual é a consequência mais comum em pacientes que têm o colo do intestino removido?
   A. Deficiência de vitamina K.
   B. Cálculos renais.
   C. Desidratação.
   D. Hiponatremia.
   E. Deficiência de ácidos graxos de cadeia curta.

31 Anorreto

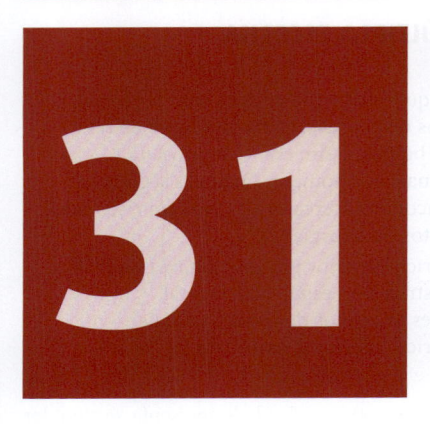

Cary B. Aarons, MD
Stephen M. Sentovich, MD

ANATOMIA ANORRETAL

A anatomia do ânus e do reto determina a avaliação clínica e o tratamento de pacientes com distúrbios anorretais (Fig. 31-1).

De externo para interno, a anatomia de superfície do anorreto compreende a pele das regiões perianal e glútea, a anoderma, a zona de transição anal e, proximalmente, a mucosa retal. A pele perianal inclui pelos, glândulas sebáceas e glândulas sudoríparas. Essa área, particularmente 3 a 15 cm de pele da margem anal, circunferencialmente ao redor do ânus, pode comumente tornar-se infectada com o papilomavírus humano, resultando em condiloma anal. O condiloma anal também pode afetar tecidos mais proximais na anoderme e na mucosa retal inferior. A hidradenite perianal também é relativamente comum e ocorre nas glândulas sudoríparas apócrinas da pele perianal. Diferentemente do condiloma anal, a hidradenite perianal só pode ocorrer na pele perianal e glútea, pois não há glândulas sudoríparas na anoderma.

A anoderma inicia na margem anal e termina na linha denteada. Ao contrário da pele perianal e glútea, a anoderma não tem pelos nem glândulas sudoríparas. As fissuras anais ocorrem na anoderme e podem estar associadas a um plicoma sentinela externamente e a uma papila anal hipertrofiada internamente (Fig. 31-2). A excisão cirúrgica muito extensa de anoderma durante a hemorroidectomia ou outra cirurgia anorretal pode resultar em estenose anal.

A zona de transição anal se encontra entre a anoderme escamosa e a mucosa retal. Nessa zona, há epitélios escamoso, cuboide, transicional e colunar com cristas longitudinais, chamadas de colunas de Morgagni. Entre as colunas de Morgagni estão as criptas anais. Nas bases das criptas anais está a abertura das glândulas anais. Clinicamente, a zona de transição anal é importante por duas razões principais. Primeiro, pela transição da inervação somática para visceral e pela drenagem linfática dos linfonodos inguinais para os pélvicos. Os linfáticos do canal anal, acima da linha denteada, drenam por meio dos linfáticos retais superiores para os linfonodos mesentéricos inferiores e, lateralmente, para os linfonodos ilíacos internos. Abaixo da linha denteada, ocorre drenagem para os linfonodos inguinais, mas ela pode ocorrer também para os linfonodos retais inferiores ou superiores. Segundo, as glândulas anais são o local de abscessos anorretais e fístulas anais. Anatomicamente, as glândulas anais se estendem até uma profundidade variável, resultando em abscessos perianais, interesfincterianos ou isquiorretais, quando a drenagem dessas glândulas é bloqueada.

Proximalmente à zona de transição anal está a mucosa retal. Acima da linha denteada e subjacente à mucosa retal estão os vasos que, quando anormalmente ingurgitados, se manifestam como hemorroidas internas. As hemorroidas não são veias, mas anastomoses arteriovenosas que possuem fluxo pulsátil. Os pacientes com hemorragia por hemorroidas podem ter perda sanguínea significativa. As hemorroidas internas são recobertas por mucosa e, como estão acima da linha denteada, têm inervação visceral. Por este motivo a ligadura elástica de hemorroidas internas pode ser realizada sem anestesia. Por outro lado, as hemorroidas externas estão abaixo da linha denteada, recobertas por anoderma e pele. Qualquer intervenção cirúrgica nas hemorroidas externas, portanto, exige algum tipo de anestesia.

Os coxins hemorroidários são ancorados pelo músculo de Treitz. Quando ocorre flacidez e distensão dos ligamentos do músculo de Treitz, as hemorroidas internas e externas podem prolapsar, sangrar e causar desconforto e irritação perianal. As hemorroidas internas com prolapso podem ser confundidas com prolapso retal. Em geral, as hemorroidas internas prolapsam em colunas nos quadrantes anterior direito, posterior direito e lateral esquerdo do ânus. Quando o ânus é examinado, essas colunas aparecem como pregas radiais, diferentemente das pregas circunferenciais no prolapso retal.

O reto se estende 12 a 15 cm proximalmente à linha denteada. Tem três curvas que formam pregas chamadas válvulas de Houston. Ele é sustentado pelos músculos puborretal e elevador do ânus, também chamados de assoalho pélvico. Além disso, o reto é fixado posteriormente pela fáscia pressacral (Waldeyer),

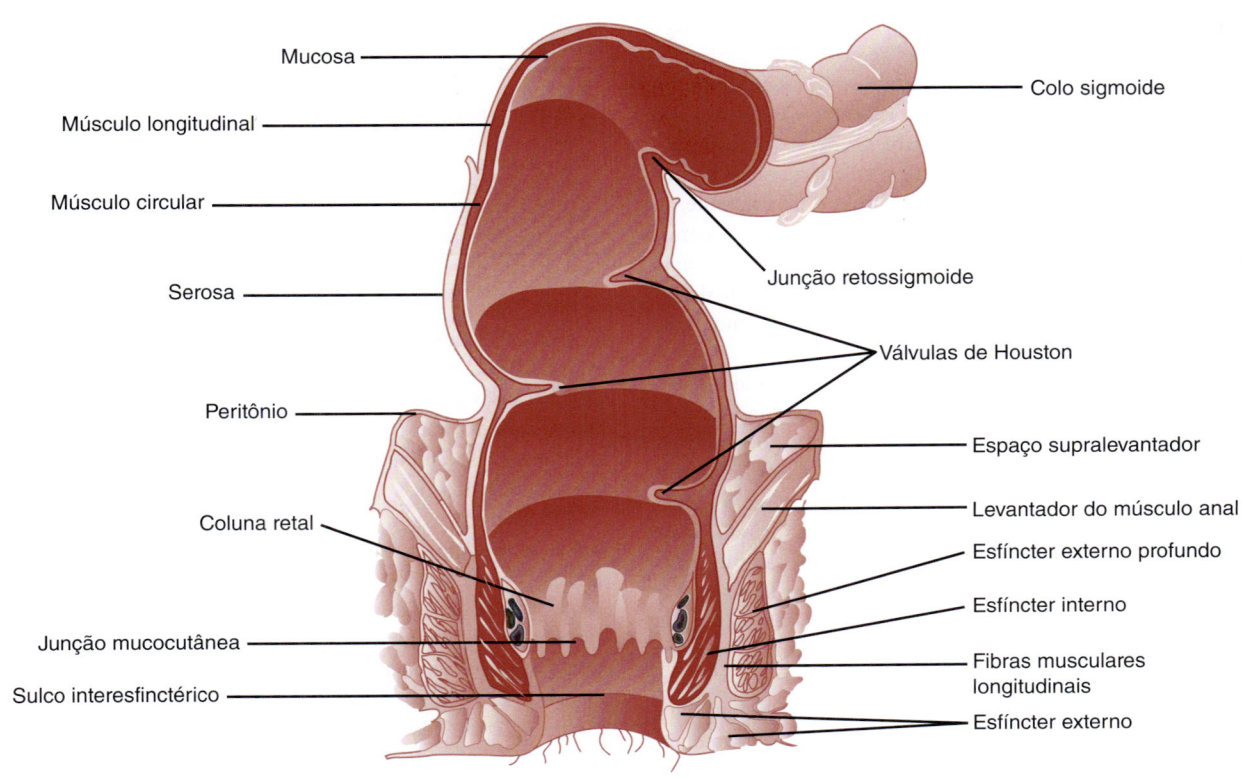

Figura 31-1 Anatomia do canal anorretal.

lateralmente pelos ligamentos laterais e anteriormente pela fáscia de Denonvilliers. O suprimento arterial do anorreto é fornecido pelas artérias retais superior, média e inferior. A artéria retal superior é o ramo terminal da artéria mesentérica inferior e desce pelo mesorreto para irrigar o reto superior e médio. As artérias retais médias ascendem a partir das artérias ilíacas internas e penetram no reto anterolateralmente ao nível da musculatura do assoalho pélvico para irrigar os dois terços inferiores do reto. Há colaterais entre as artérias retais médias e superiores. As artérias retais inferiores – ramos das artérias pudendas internas – entram posterolateralmente, não fazem anastomose com o suprimento sanguíneo do reto médio e irrigam os esfíncteres e epitélio anal.

A drenagem venosa do anorreto é realizada pelas veias retais superior, média e inferior que drenam para os sistemas porta e sistêmico. As veias retais superiores drenam os terços superior e médio do reto e desembocam no sistema porta por meio da veia mesentérica inferior. As veias retais médias drenam o reto inferior, e o canal anal superior drena para o sistema sistêmico por meio das veias ilíacas internas. As veias retais inferiores drenam o canal anal inferior, se comunicam com as veias pudendas e drenam para as veias ilíacas internas. A comunicação entre os sistemas venosos permite que os cânceres do reto inferior se disseminem por meio dos sistemas porta e sistêmico. A drenagem linfática do reto superior e médio ocorre para os linfonodos mesentéricos inferiores. A linfa do reto inferior pode drenar para o sistema mesentérico inferior ou para os linfáticos ao redor do reto inferior, que drenam para linfonodos inguinais e, posteriormente, para os linfonodos periaórticos. Abaixo da linha denteada, a drenagem linfática ocorre para os linfonodos inguinais, mas também pode haver drenagem para os linfonodos mesentéricos inferiores.

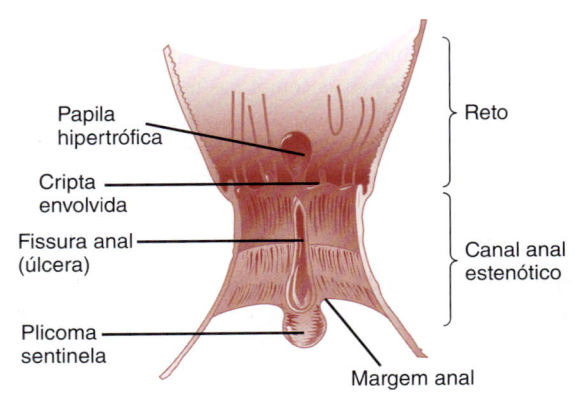

Figura 31-2 Diagrama do anorreto mostrando a tríade da fissura ou úlcera.

A inervação do reto é feita pelo sistema nervoso simpático e parassimpático. Os nervos simpáticos se originam a partir dos segmentos lombares L1-L3, formam o plexo mesentérico inferior, passam pelo plexo hipogástrico superior e descem como nervos hipogástricos até o plexo pélvico. Os nervos parassimpáticos surgem a partir da segunda, terceira e quarta raízes sacrais e se juntam aos nervos hipogástricos anterior e, lateralmente, ao reto para formar o plexo pélvico. As fibras simpáticas e parassimpáticas partem do plexo pélvico até o reto e o esfíncter anal interno (EAI), bem como outras vísceras pélvicas. A lesão desses nervos pode causar disfunção sexual e vesical, bem como perda dos mecanismos defecatórios normais.

Sob a superfície do ânus e do reto estão os músculos esfíncteres anais. O músculo EAI é involuntário e é responsável pelo tônus de repouso do canal anal. O EAI é inervado por fibras simpáticas e parassimpáticas. Ambas são inibitórias e mantêm o esfíncter em um estado de contração basal. O músculo esfíncter anal externo (EAE) é voluntário e responsável pelo tônus de contração do canal anal. Os esfíncteres externos são músculos esqueléticos inervados pelo nervo pudendo com fibras que se originam de S2-4. O músculo EAE se funde com os músculos do assoalho pélvico para criar um suporte muscular com formato de funil para o reto inferior.

Embora doenças sistêmicas, como diabetes, esclerodermia e esclerose múltipla, possam afetar os músculos esfíncteres anais, é mais comum a lesão direta dos esfíncteres causada por parto vaginal ou cirurgia. Com o uso de ultrassonografia transanal para a avaliação dos esfíncteres anais antes e depois do parto vaginal, foi demonstrado que cerca de um terço das mulheres sofre lesão esfincteriana no momento do parto. Aproximadamente um terço dessas mulheres desenvolve incontinência fecal.

A intervenção cirúrgica para hemorroidas, fissura anal e fístula anal pode resultar em lesão do esfíncter anal. A lesão muscular não deve ocorrer durante a cirurgia para hemorroidas, pois os-coxins hemorroidários são superficiais aos esfíncteres anais. A secção parcial do esfíncter anal interno ou externo pode ser necessária para o tratamento cirúrgico da fissura anal e fístula anal. Embora a esfincterotomia lateral interna para fissura anal tenha uma taxa de incontinência fecal de menos de 0,5%, a fistulotomia para fístulas anais complexas tem uma taxa de mais de 50%. Por esse motivo, as abordagens poupadoras de esfíncter para as fístulas anais são, atualmente, o padrão de cuidados em pacientes com fístulas anais que comprometam uma quantidade significativa de esfíncter.

SINTOMAS COMUNS E SEU DIAGNÓSTICO DIFERENCIAL

▶ Dor anorretal

A dor é um dos sintomas de apresentação mais comuns nos distúrbios anorretais. As causas comuns de dor anorretal são

Tabela 31-1 Causas de dor anorretal

Trombose de hemorroidas externas
Abscesso anorretal
Fissura anal
Massa anal: câncer anal, condiloma anal
Trauma: lesão direta, corpo estranho
Infecções: HSV, HIV, cMV e outras
Funcional: espasmo do elevador, proctalgia fugaz

mostradas na Tabela 31-1. A maioria dos pacientes tem hemorroidas externas trombosadas, fissura anal ou abscesso anorretal. Outras causas de dor anorretal são relativamente incomuns. A etiologia da dor anorretal geralmente pode ser determinada por uma anamnese detalhada que, posteriormente, é confirmada pelo exame físico.

Para pacientes com dor anorretal, os aspectos mais importantes da história são a natureza e o início da dor e quaisquer sintomas associados. Se a dor tiver início agudo (< 1-3 d) e estiver associada com uma nodulação no ânus, é provável um diagnóstico de hemorroida externa trombosada. Se a dor for aguda e estiver associada com febre e edema no ânus, deve-se suspeitar de abscesso anorretal. Por fim, se a dor for descrita como um "corte", "laceração" ou "aguda como faca" e estiver associada com as evacuações, então a causa provável é uma fissura anal. A inspeção isoladamente costuma confirmar o diagnóstico suspeitado quando houver hemorroida externa, abscesso ou celulite ou fissura anal. É importante expor o ânus afastando lateralmente os glúteos para identificar uma fissura anal anterior ou posterior presente no canal anal. Muitos pacientes com dor anorretal não toleram o exame de toque retal e anoscopia. Se, após a obtenção da anamnese e de uma cuidadosa inspeção do ânus, o diagnóstico ainda não estiver claro, pode ser indicado um exame proctológico sob anestesia, pois alguns pacientes podem ter um abscesso interesfincteriano ou supralevantador, que geralmente não podem ser diagnosticados apenas com a inspeção.

▶ Hemorragia anorretal

A hemorragia é o sintoma de apresentação mais comum em pacientes com distúrbios anorretais. As causas comuns de hemorragia anorretal são exibidas na Tabela 31-2. Embora uma anamnese cuidadosa possa sugerir a etiologia da hemorragia, é recomendável a realização de um exame físico completo, bem como de anoscopia e endoscopia inferior. Mesmo se for identificada doença anorretal no exame físico ou na anoscopia, a avaliação endoscópica é necessária para descartar doença proximal, como pólipos ou câncer.

Em pacientes com hemorragia anorretal, a anamnese pode ajudar a identificar a fonte do sangramento por meio da caracterização da quantidade, momento e localização do sangramento.

Tabela 31-2 Causas de sangramento retal

Hemorroidas
Fissura anal
Proctite
Fístula anal
Câncer
Ulceração/infecção
Prolapso retal/úlcera retal solitária

Tabela 31-4 Causas de secreção anorretal

Prolapso de hemorroidas internas
Fístula anal
Proctite
Pólipo retal (adenoma viloso)
Câncer anal ou retal
Verrugas anais
Prolapso de mucosa/reto
Incontinência/vazamento fecal (múltiplas etiologias)
Pós-operatório: deformidade em buraco de fechadura

Sangue observado apenas no papel higiênico sugere enfermidade do canal anal, enquanto o sangue visto misturado com as fezes sugere uma fonte de hemorragia mais proximal. A inspeção do ânus pode revelar prolapso de hemorroidas, fissura anal, fístula anal ou úlcera anal. A anoscopia é necessária para a avaliação de hemorroidas internas e proctite distal. A sigmoidoscopia flexível costuma ser recomendada para pacientes mais jovens (< 40 anos de idade) sem histórico familiar de câncer de colo do intestino. A colonoscopia é recomendada para pacientes acima de 40 anos de idade com hemorragia anorretal ou para pacientes com menos de 40 anos de idade com histórico familiar de câncer de colo do intestino. Embora essas diretrizes gerais sejam apropriadas para a maioria dos pacientes, a escolha entre sigmoidoscopia flexível e colonoscopia é individualizada para a situação clínica de cada paciente.

▶ Massa anorretal

A maioria das lesões de massa anorretal é de pólipos cutâneos anais, hemorroida externa trombosada ou plicoma sentinela associado a uma fissura anal (Tab. 31-3). Além da anamnese, exame físico e anoscopia, a maioria dos pacientes com lesões de massa necessita de sigmoidoscopia flexível ou colonoscopia, dependendo da idade, diagnóstico e se há ou não histórico familiar de câncer de colo do intestino. Os tumores incomuns, como lipoma e GIST, que ocorrem profundamente à pele, anoderma e mucosa retal são difíceis de diagnosticar antes da cirurgia. Esses tumores costumam necessitar de avaliação pré-operatória adicional com ultrassonografia transanal e/ou ressonância magnética (RM) pélvica para determinar sua extensão e relação com os esfíncteres anais.

▶ Secreção anorretal

A secreção anal é uma queixa relativamente comum e tem uma ampla gama de possíveis etiologias (Tab. 31-4). As causas mais comuns de secreção anorretal são prolapso de mucosa, fístula anal e vazamento fecal. Os pacientes com fístula anal costumam ter histórico de abscesso anorretal. Ao exame, deve-se solicitar ao paciente que faça esforço evacuatório para se tentar identificar prolapso mucoso e retal. O tônus do esfincteriano deve ser avaliado durante o exame de toque. Em pacientes com cirurgia anorretal prévia, é importante a inspeção cuidadosa do ânus para identificar qualquer anormalidade do contorno anal (deformidades em buraco de fechadura). Além da anoscopia, a maioria dos pacientes necessitará de endoscopia baixa. Os pacientes com vazamento ou incontinência fecal costumam necessitar de exames funcionais e anatômicos adicionais.

HEMORROIDAS

As hemorroidas são anastomoses arteriovenosas localizadas no canal anal. As hemorroidas externas estão localizadas abaixo da linha denteada e são anatomicamente identificadas pela presença de anoderma ou pele sobre o coxim hemorroidário. Devido a diarreia, constipação ou esforço, um mamilo hemorroidário pode trombosar, resultando em uma nodulação dolorosa e, possivelmente, algum sangramento se houver ruptura para a anoderma. Normalmente, as hemorroidas externas causam sintomas devido a trombose, prolapso ou irritação/dificuldades de higiene. As hemorroidas internas se originam acima da linha denteada e estão recobertas por mucosa. Podem aumentar/ingurgitar (p. ex., gestação) e/ou seu músculo de ancoragem, o músculo de Treitz, pode ficar enfraquecido (p. ex., esforço, constipação). Nestas circunstâncias, as hemorroidas podem prolapsar para a luz do canal anal ou para o exterior, provocando hemorragia, irritação e dor.

As hemorroidas internas podem ser classificadas como grau I-IV de acordo com o prolapso. Nas hemorroidas de grau

Tabela 31-3 Causas de massa anorretal

Trombose de hemorroidas externas
Plicoma sentinela
Pólipo cutâneo anal
Condiloma anal
Abscesso anorretal
Hipertrofia de papila anal
Hemorroidas internas
Pólipo retal
Câncer anal ou retal
Tumores incomuns: GIST, lipoma, endometriose

I há proeminência, mas não prolapso. Nas hemorroidas de grau II há prolapso, mas com redução espontânea. Nas hemorroidas de grau III há prolapso, mas com necessidade de redução manual. Nas hemorroidas de grau IV o prolapso é irredutível. Esta classificação orienta as opções de tratamento das hemorroidas.

▶ Sinais e sintomas

Os pacientes com hemorroidas externas trombosadas apresentam dor aguda e tumefação ou nodulação no ânus. Os pacientes com saliências cutâneas por hemorroidas externas terão sintomas mais crônicos de prolapso, "excesso de pele", irritação e dificuldade com a higiene após as evacuações. Os pacientes com hemorroidas internas apresentam hemorragia, desconforto e prolapso. Os pacientes com sangramento por hemorroidas internas podem ter perda de sangue significativa e desenvolver, aguda ou cronicamente, anemia. Além das hemorroidas externas trombosadas, os pacientes com hemorroidas não se queixam de dor aguda, mas de sangramento, prolapso, irritação e, algumas vezes, desconforto devido ao prolapso. As hemorroidas externas e internas podem permanecer encarceradas e sofrer necrose de pele e mucosa, bem como sangramento.

O exame do paciente com hemorroida externa trombosada revela uma tumefação púrpura no ânus, consistente, com um coágulo em um mamilo hemorroidário externo. Os pacientes com prolapso externo e plicomas mostram protrusão crônica e nódulos sem dor aguda e descoloração. Os pacientes com hemorroidas internas podem não apresentar alteração externa, a menos que as hemorroidas internas sofram prolapso. O toque retal pode descartar qualquer lesão de massa ou câncer, mas as hemorroidas internas não podem ser avaliadas adequadamente com o toque retal, sendo necessária a realização de anoscopia. O examinador solicita que o paciente faça um esforço enquanto visualiza cada uma das três hemorroidas principais nas posições anterior direita, posterior direita e lateral esquerda no canal anal. As hemorroidas internas estão presentes se ocorrer prolapso ou sangramento em qualquer uma das localizações visualizadas durante a anoscopia. O exame físico isoladamente estabelece o diagnóstico. A avaliação adicional com exames laboratoriais ou de imagem não é necessária a menos que haja hemorragia significativa. Todos os pacientes também devem ser submetidos a uma avaliação endoscópica complementar com sigmoidoscopia flexível ou colonoscopia, conforme a indicação.

▶ Diagnóstico diferencial

Como os pacientes e muitos profissionais da atenção primária identificam qualquer sintoma anorretal como causado por hemorroidas, quase todos os pacientes se queixam de "hemorroidas" ou terão ouvido que têm "hemorroidas".

Os pacientes com hemorragia retal devem ser cuidadosamente avaliados não apenas com anoscopia, mas também com endoscopia flexível para descartar doença proximal, como colite, pólipos ou câncer. Os pacientes com hemorragia retal, com menos de 40 anos de idade e sem histórico familiar de câncer de colo do intestino, podem ser submetidos à anoscopia e sigmoidoscopia flexível. Os pacientes com hemorragia retal entre 40 e 50 anos de idade devem ser avaliados com anoscopia e sigmoidoscopia flexível ou colonoscopia, sendo esta última preferível na maioria dos pacientes. Os pacientes com mais de 50 anos de idade com hemorragia devem ser avaliados com anoscopia e colonoscopia. Por fim, todos os pacientes com histórico familiar significativo de câncer de colo do intestino devem ser submetidos a anoscopia e colonoscopia, independentemente da idade. Assim, é muito importante que, na maioria dos casos, se avalie todo o colo do intestino em pacientes com hemorragia retal, para descartar malignidade.

Em pacientes com sintomas de prolapso, o cirurgião deve diferenciar prolapso hemorroidário de prolapso retal verdadeiro. Os pacientes com prolapso hemorroidário apresentam hemorroidas prolapsadas em uma ou mais das localizações comuns de hemorroidas – posição anterior direita, posterior direita e/ou lateral esquerda. Como as hemorroidas sofrem prolapso nessas localizações específicas, o examinador observa o prolapso da mucosa e mamilos hemorroidários subjacentes com pregas radiais entre as diversas hemorroidas com prolapso. Os pacientes com prolapso retal verdadeiro apresentam prolapso circunferencial de mucosa e de toda a espessura da parede retal, que resulta em pregas concêntricas. Os pacientes com prolapso retal de toda a espessura apresentam tônus anal diminuído, enquanto os pacientes com prolapso hemorroidário normalmente têm tônus esfincteriano normal ou aumentado.

▶ Tratamento de hemorroidas externas

Os pacientes com plicomas e hemorroidas externas devem apenas ser orientados sobre o caráter dos achados, especialmente se forem pequenos e minimamente sintomáticos. Se houver sintomas de irritação, creme tópico de hidrocortisona pode ser útil. Se as hemorroidas externas estiverem causando sintomas recorrentes de irritação, desconforto e dificuldade com a higiene anal, a excisão cirúrgica pode ser indicada. Se um paciente com uma hemorroida externa trombosada for avaliado em até 3 dias do início dos sintomas, a excisão do coágulo pode ser benéfica, pois permite a resolução mais rápida de seus sintomas. A incisão simples do coágulo está associada a uma maior taxa de recorrência, de modo que, quando a intervenção cirúrgica é realizada, deve ser realizada a excisão completa do mamilo hemorroidário. Nos pacientes que recusarem a cirurgia ou naqueles avaliados após 3 dias do início dos sintomas o tratamento pode incluir analgésicos tópicos e orais e emolientes fecais. O coágulo costuma desaparecer entre 2 semanas e 2 meses. Após a resolução, alguns pacientes podem permanecer com um plicoma residual. A doença hemorroidária é comum durante a gravidez e pode ser tratada no pós-parto se os sintomas persistirem.

Tratamento de hemorroidas internas

Os pacientes com hemorroidas internas graus I a II e constipação são tratados com fibras, líquidos e, se necessário, laxantes para melhorar seus hábitos intestinais. Para a maioria dos casos, esse tratamento clínico, para melhorar a função intestinal, resolverá os sintomas hemorroidários. Para pacientes com hemorroidas e evacuações múltiplas, o tratamento deve ser direcionado para a causa da diarreia/evacuações múltiplas. Esses pacientes não devem ser submetidos à cirurgia. Os pacientes com hábitos intestinais regulares e sintomas hemorroidários persistentes são candidatos para uma abordagem cirúrgica.

Tratamento ambulatorial de hemorroidas

A maioria dos pacientes com hemorroidas internas grau I a III pode ser tratada com sucesso por meio de procedimentos ambulatoriais, como ligadura elástica, escleroterapia e coagulação com infravermelho. Dentre eles, a ligadura elástica costuma ser a opção mais eficaz.

A. Ligadura elástica de hemorroidas

Esse tratamento ambulatorial envolve a colocação de um anoscópio, preensão da hemorroida acima da linha denteada com uma pinça e aplicação de anel elástico na base da hemorroida, com um aparelho de ligadura elástica. Como a ligadura é realizada acima da linha denteada, os pacientes costumam tolerar esse procedimento sem anestesia. Após a ligadura, os pacientes podem não apresentar sintomas ou manifestar uma sensação leve a moderada de pressão que melhora em até 2 dias. A ligadura elástica provoca o estrangulamento da hemorroida que evoluirá para necrose e queda do mamilo hemorroidário juntamente com o anel elástico dentro de 5 a 10 dias, resultando em uma cicatriz que reduz o tamanho da hemorroida e o grau de prolapso. Quando ocorre a eliminação da hemorroida e da ligadura elástica, o paciente pode ter hemorragia que, algumas vezes, é suficientemente intensa para necessitar de uma consulta de emergência. Não há indicação do uso de antimicrobianos, pois sepse é excepcionalmente incomum após a ligadura. Entretanto, manifestações como retenção urinária, febre e dor intensa podem estar associadas a infecção, e pacientes com estes sintomas devem ser avaliados com urgência. O tratamento da sepse pós-ligadura necessita de antimicrobianos intravenosos, remoção da ligadura, desbridamento do tecido necrótico e cuidados de suporte em unidade de terapia intensiva. A ligadura costuma ser realizada em um mamilo por sessão, mas também é possível a aplicação de múltiplas ligaduras de uma só vez. As instruções após a ligadura incluem manter as fezes amolecidas, uso de analgésicos conforme a necessidade e retorno para reavaliação urgente se houver sinais e sintomas de sepse.

B. Escleroterapia

A escleroterapia envolve o uso de anoscopia para a injeção de um agente esclerosante no ápice de hemorroidas internas de graus I a II. Diversos agentes esclerosantes têm sido usados, sendo a opção mais comum o fenol em meio oleoso. Habitualmente injeta-se 3 a 5 mL de solução esclerosante. Embora a taxa de sucesso inicial se aproxime daquela da ligadura elástica, as recorrências são comuns. As complicações são incomuns, mas foram relatadas necrose, perfuração retal e sepse.

C. Coagulação com infravermelho

A coagulação com infravermelho envolve a aplicação de energia infravermelha diretamente nas hemorroidas internas com uma sonda de coagulação infravermelha. Com o uso de anoscopia, a sonda é colocada sobre a hemorroida por 1 a 2 segundos, o que resulta em coagulação do mamilo hemorroidário, com redução no tamanho e no fluxo de sangue. Estudos recentes mostraram que a coagulação com infravermelho é tão boa quanto a ligadura elástica para pacientes com hemorroidas internas de graus I a II. As complicações são incomuns, mas incluem hemorragia, necrose e sepse.

Tratamento cirúrgico de hemorroidas internas

Os pacientes com sintomas persistentes, apesar do tratamento ambulatorial, são candidatos para cirurgia em bloco cirúrgico. A cirurgia só costuma ser realizada em pacientes com hemorroidas internas de graus III a IV. O tratamento cirúrgico pode ser a excisão cirúrgica, a hemorroidopexia com grampos ou a ligadura orientada por Doppler.

A. Hemorroidectomia excisional

A hemorroidectomia excisional clássica é realizada na posição de litotomia ou decúbito ventral. Após a indução anestésica, as hemorroidas são excisadas com tesoura, cautério ou bisturi harmônico. As incisões cirúrgicas resultantes são fechadas, parcialmente fechadas ou deixadas abertas conforme a preferência do cirurgião. Toma-se o cuidado de fazer a excisão apenas de mucosa, submucosa e hemorroidas, evitando lesionar o músculo esfíncter anal subjacente. Além disso, toma-se cuidado para não excisar mucosa e anoderme em demasia, pois pode resultar em estenose anal. Como as incisões iniciam externamente e se estendem para o canal anal/reto inferior, os pacientes podem apresentar desconforto significativo no pós-operatório. Analgesia adequada, manutenção de fezes amolecidas e evitar constipação são importantes no pós-operatório. As complicações iniciais após a hemorroidectomia excisional incluem hemorragia, infecção e retenção urinária. A taxa de retenção urinária pode ser reduzida limitando-se a quantidade de líquido intravenoso durante a cirurgia. As complicações tardias incluem estenose anal, ectrópio mucoso e deformidade de Whitehead (ectrópio mucoso circunferencial). Considerando-se sua elevada taxa de sucesso e baixa taxa de recorrência, todas as demais intervenções cirúrgicas são comparadas com a hemorroidectomia excisional para determinar sua eficácia.

B. Hemorroidopexia com grampos

A hemorroidopexia com grampos pode ser útil para pacientes com hemorroidas circunferenciais de graus II a III que não responderam ao tratamento ambulatorial. A técnica envolve a realização de uma sutura em bolsa de tabaco 3 a 4 cm acima da linha denteada no plano submucoso. A bigorna do grampeador circular é colocada proximal à sutura em bolsa de tabaco e a sutura é amarrada aproximando as hemorroidas internas do grampeador circular. Posteriormente, o grampeador é fechado e acionado, removendo um segmento circunferencial de hemorroidas internas. A linha de grampos, 1 a 2 cm acima da linha denteada, é inspecionada e qualquer hemorragia é manejada com sutura. Assim, o procedimento provoca uma hemorroidopexia na linha de grampos que reduz o prolapso hemorroidário. O procedimento não trata hemorroidas externas e, portanto, não seria útil para pacientes com doença hemorroidária externa significativa. Como a incisão do procedimento (na linha de grampos) está acima da linha denteada, a hemorroidopexia grampeada está associada a menos dor e desconforto em relação à hemorroidectomia excisional tradicional. Os resultados da hemorroidopexia com grampos têm sido bons e são comparáveis aos da hemorroidectomia excisional. As complicações da hemorroidopexia grampeada são semelhantes às da hemorroidectomia excisional com a inclusão de alguns eventos adversos mais graves, como fístula retovaginal e obstrução retal. A seleção apropriada dos pacientes e a técnica cirúrgica meticulosa são necessárias para se obter os melhores resultados com a hemorroidopexia com grampos.

C. Hemorroidectomia guiada por Doppler

A hemorroidectomia orientada por Doppler envolve o uso de um anoscópio especialmente projetado com uma sonda Doppler, que permite a identificação precisa e a ligadura dos pedículos hemorroidários. Seis a oito pedículos hemorroidários são identificados e ligados com suturas usando-se a sonda Doppler para identificar os vasos e confirmar a interrupção do fluxo sanguíneo após a ligadura. Os resultados iniciais demonstraram que essa técnica é comparável à hemorroidectomia excisional para hemorroidas internas de graus II a III. O perfil de complicações também é favorável. Há necessidade de maior experiência com a hemorroidectomia orientada por Doppler para avaliar adequadamente a efetividade do procedimento a longo prazo.

▶ Prognóstico

O tratamento bem-sucedido de hemorroidas externas e internas está relacionado com mudanças no hábito intestinal do paciente. O aumento de fibras na dieta, a redução de alimentos constipantes, a introdução de exercícios físicos e a redução no tempo gasto no banheiro reduzem o tempo de esforço evacuatório. Essas modificações comportamentais são os passos mais importantes na prevenção de recorrências.

El Nakeeb AM, Fikry AA, Omar WH, et al: Rubber band ligation for 750 cases of symptomatic hemorrhoids out of 2200 cases. *World J Gastroenterol* 2008;14:6525-6530.

Giordano P, Overton J, Madeddu F, Zaman S, Gravante G: Transanal hemorrhoidal dearterialization: a systematic review. *Dis Colon Rectum* 2009;52:1665-1671.

Ratto C, Donisi L, Parello A, Litta F, Doglietto GB: Evaluation of transanal hemorrhoidal dearterialization as a minimally invasive therapeutic approach to hemorrhoids. *Dis Colon Rectum* 2010;53:803-811.

Rivadeneira DE, Steele SR, Ternent C, Chalasani S, Buie WD, Rafferty JL, Standards Practice Task Force of The American Society of Colon and Rectal Surgeons: Practice parameters for the management of hemorrhoids (revised 2010). *Dis Colon Rectum* 2011 Sep;54(9):1059-1064.

Sim HL, Tan KY, Poon PL, Chen A, Mak K: Life-threatening perineal sepsis after rubber band ligation of haemorrhoids. *Tech Coloproctol* 2009;13:161-164.

Wong JC, Chung CC, Yau KK, et al: Stapled technique for acute thrombosed hemorrhoids: a randomized, controlled trial with long-term results. *Dis Colon Rectum* 2008;51:397-403.

FISSURA ANAL

A fissura anal é uma laceração na anoderma, comumente localizada na linha média posterior ou anterior do canal anal. Pode estar associada a um plicoma sentinela localizado na borda distal da fissura (margem anal) e/ou uma papila anal hipertrofiada na borda proximal. Acredita-se que o evento causador da fissura anal seja um trauma do canal anal por uma evacuação difícil ou outra causa. Esse trauma resulta em laceração que leva a dor e espasmo do músculo esfíncter anal interno, particularmente durante e após as evacuações. O espasmo resulta em elevação das pressões anais de repouso, que podem determinar um ciclo vicioso de mais espasmo e dor. Com a elevação das pressões de repouso, o fluxo sanguíneo para a linha média posterior e anterior é reduzido, inibindo a cicatrização da fissura anal. As fissuras costumam ser classificadas como agudas, quando os sintomas ocorrem apenas no último mês, ou crônicas com sintomas presentes por mais de 2 a 3 meses. Mais de 90% das fissuras estão localizadas na linha média posterior, com o restante localizado na linha média anterior. Dada a sua etiologia de espasmo e pressões de repouso elevadas resultando em redução do fluxo sanguíneo, as fissuras anais crônicas podem ser consideradas "úlceras isquêmicas" do canal anal.

▶ Achados clínicos

Os pacientes com fissura anal se queixam de dor aguda durante ou imediatamente após as evacuações. Eles também podem se queixar de hemorragia retal e de uma "hemorroida" ou saliência. Os pacientes costumam descrever dor moderada ou severa tipo "faca" ou "lâmina" durante a evacuação. Devido à dor, os pacientes temem ir ao banheiro, o que pode retardar a defecação, endurecer as fezes e causar mais dor. Na inspeção anal, pode haver um plicoma sentinela na linha média posterior ou anterior. Para visualizar a fissura, o examinador deve fazer a eversão do ânus, solicitando que o paciente realize esforço evacuatório, ou tracionando lateralmente as margens. À medida que o ânus é evertido, o examinador pode inspecionar a anoderma, na linha média posterior e anterior, em busca da laceração na anoderma. Devido à dor, o exame de toque retal e a anoscopia não são realizados imediatamente, sendo reservados para quando os sintomas melhorarem ou se o paciente estiver anestesiado. Exames laboratoriais e de imagem não são necessários, mas a endoscopia flexível deve ser agendada.

▶ Diagnóstico diferencial

As fissuras anais clássicas ocorrem na linha média posterior (90% +) ou anterior (1-10%). Nem todas as lacerações posteriores e anteriores do canal anal são fissuras anais. As úlceras de canal anal podem ocorrer por doença de Crohn, leucemia, HIV, câncer e infecções, como herpes, sífilis, citomegalovírus e tuberculose. Essas úlceras de canal anal simulam fissuras anais. Um histórico cuidadoso pode ajudar na identificação de possíveis etiologias de uma úlcera anal. Por outro lado, fissuras anais típicas estão associadas com aumento do tônus esfincteriano, de modo que qualquer paciente com tônus esfincteriano reduzido deve ser suspeito de ter uma úlcera de canal anal em vez de uma fissura. Além disso, sempre que uma "fissura" estiver localizada lateralmente, deve-se suspeitar de úlcera do canal anal. Deve haver um baixo limiar para suspeita de úlcera anal em vez de fissura. Nesses pacientes, há necessidade de um exame com anestesia com biópsia da úlcera para descartar uma etiologia infecciosa ou maligna.

▶ Complicações

Além de causar dor e hemorragia, as fissuras anais podem ficar infectadas e desenvolver uma complexa fissura-fístula. Essa complicação relativamente incomum é facilmente tratada com uma fistulotomia interesfincteriana posterior.

▶ Tratamento clínico

A patogênese da fissura anal é dor e espasmo resultando em aumento das pressões do esfíncter anal interno (EAI), redução do fluxo sanguíneo e uma fissura anal que não cicatriza na anoderma do canal anal. O tratamento visa quebrar esse ciclo de dor e espasmo para relaxar o esfíncter interno, aumentar o fluxo sanguíneo e permitir a cicatrização da fissura. Para isso, os pacientes devem manter as fezes amolecidas com emolientes e laxantes a fim de evitar novo trauma do canal anal. Além disso, recomenda-se banhos quentes para relaxar o esfíncter e permitir a cicatrização da fissura. Emolientes, fibras e banhos de assento cicatrizarão 90% das fissuras anais. Pode-se prescrever preparados tópicos para reduzir a pressão do esfíncter, como pomada de nitroglicerina (0,2 ou 0,4%) ou pomada de bloqueador dos canais de cálcio (gel de diltiazem a 0,2%) para relaxar quimicamente o EAI. Os efeitos colaterais incluem cefaleia, mais frequentemente com a pomada de nitroglicerina. Os pacientes que não melhoram com esse regime medicamentoso e apresentam fissura persistente são candidatos à cirurgia ou tratamento com toxina botulínica. A injeção de toxina botulínica no esfíncter anal pode ser bem-sucedida, mas tem custo elevado e taxa de recorrência maior que a cirurgia. Assim, o tratamento clínico das fissuras anais inclui emolientes fecais, fibras, banhos mornos, uso tópico de pomada de nitroglicerina ou gel de diltiazem e, possivelmente, injeção de toxina botulínica. A maioria dos pacientes com fissuras anais agudas e mais de 50% dos pacientes com fissuras anais crônicas têm sucesso com tratamento não cirúrgico. Os pacientes que não melhoram com o tratamento clínico de suas fissuras anais devem ser submetidos à intervenção cirúrgica.

▶ Tratamento cirúrgico

O tratamento cirúrgico da fissura anal envolve a realização de uma esfincterotomia lateral interna. Embora a fissura possa ser biopsiada e o plicoma sentinela e/ou a papila anal hipertrofiada possam ser excisados, o aspecto mais importante da cirurgia é a secção parcial do EAI. Uma incisão é feita no sulco interesfincteriano, entre os músculos EAE e EAI, seguida pela dissecção submucosa e interesfincteriana para a identificação clara do EAI. O músculo EAI é, então, cortado na extensão aproximada do comprimento da fissura, a fim de promover o relaxamento permanente do canal anal. Após a esfincterotomia, o relaxamento do canal anal é avaliado pelo cirurgião. Essa cirurgia curta e ambulatorial tem uma taxa de sucesso de mais de 90% e uma taxa de recorrência de menos de 10%. Os pacientes costumam ter menos dor após a cirurgia. As complicações incluem hemorragia, infecção e, raramente, incontinência fecal (< 0,5%).

Os pacientes com vazamento fecal preexistente ou sem aumento das pressões do músculo esfíncter anal não são candidatos para a esfincterotomia lateral interna, que poderia resultar em piora do controle intestinal. Esses pacientes são melhor tratados por meio de um procedimento com avanço de retalho cutâneo sobre a fissura, sem o envolvimento de divisão de nenhum músculo esfincteriano. Para uma descrição do avanço de retalho anal, consulte a seção sobre estenose anal.

Baraza W, Boereboom C, Shorthouse A, et al: The long-term efficacy of fissurectomy and botulinum toxin injection for chronic anal fissure in females. *Dis Colon Rectum* 2008;51:236-243.

Lindsey I: To cut or to daub? An algorithmic approach to anal fissure. *Colorectal Dis* 2012 Jun;14(6):657.

Mentes BB, Guner MK, Leventoglu S, et al: Fine-tuning of the extent of lateral internal sphincterotomy: spasm-controlled vs. up to the fissure apex. *Dis Colon Rectum* 2008;51:128-133.

Nelson RL, Thomas K, Morgan J, Jones A: Non-surgical therapy for anal fissure. *Cochrane Database Syst Rev* 2012 Feb 15;2:CD003431.

Pérez-Legaz J, Arroyo A, Moya P, et al: Perianal *versus* endoanal application of glyceryl trinitrate 0.4% ointment in the treatment of chronic anal fissure: results of a randomized controlled trial. Is this the solution to the headaches? *Dis Colon Rectum* 2012 Aug;55(8):893-899.

Perry WB, Dykes SL, Buie WD, Rafferty JF, Standards Practice Task Force of the American Society of Colon and Rectal Surgeons: Practice parameters for the management of anal fissures (3rd revision). *Dis Colon Rectum* 2010 Aug;53(8): 1110-1115.

ABSCESSO E FÍSTULA ANORRETAL

O abscesso anorretal é uma das três causas comuns de dor anorretal e é a única que costuma necessitar de tratamento cirúrgico urgente. A maioria dos abscessos anorretais tem etiologia criptoglandular. Quando as glândulas anais que desbocam nas criptas da linha denteada são bloqueadas, pode haver desenvolvimento de abscesso anorretal. Como essas glândulas se estendem a uma profundidade variável, o abscesso que se desenvolve pode atingir vários planos anatômicos. Os abscessos são classificados pela sua localização anatômica em perianal, isquiorretal, interesfincteriano e supraelevador (Fig. 31-3). A maioria dos abscessos é perianal ou isquiorretal e pode ser relativamente fácil identificá-los no exame físico. Os abscessos interesfincterianos e supraelevadores são menos comuns, sendo que os supraelevadores podem necessitar de exames de imagem, como RM ou TC, ou exame sob anestesia para sua clara identificação. A maioria dos abscessos tem etiologia criptoglandular, mas alguns pacientes desenvolvem abscessos relacionados a outra doença, como Crohn, tuberculose e câncer. Embora muitos abscessos cicatrizem com incisão e drenagem, cerca de 30 a 60% dos pacientes permanecerão com drenagem persistente e inflamação recorrente relacionada a uma fístula anal. Nesses pacientes, a origem criptoglandular e o local de drenagem cirúrgica externa permanecem conectados, permitindo a passagem de muco e fezes por esse trato. A localização do abscesso, portanto, determina a localização e o trajeto da fístula anal resultante. As fístulas anais são classificadas, segundo sua relação com os esfíncteres anais, em interesfincteriana, transesfincteriana, supraesfincteriana e extraesfincteriana. Devido à frequência dos abscessos que as originam, as fístulas interesfincterianas e transesfincterianas são as mais comuns. As fístulas supraesfincterianas e extraesfincterianas são incomuns. Devido a sua relação com o músculo esfíncter anal, o tratamento das fístulas anais deve ser avaliado e tratado por cirurgiões especializados e familiarizados com técnicas poupadoras de esfíncteres para evitar complicações como a incontinência fecal. Como as fístulas ocorrem em 30 a 60% dos pacientes após a drenagem de abscesso anorretal, os pacientes submetidos a uma drenagem de abscesso devem ser alertados sobre a possibilidade de uma fístula e devem receber acompanhamento adequado para assegurar a cicatrização e a ausência de um trato fistuloso persistente.

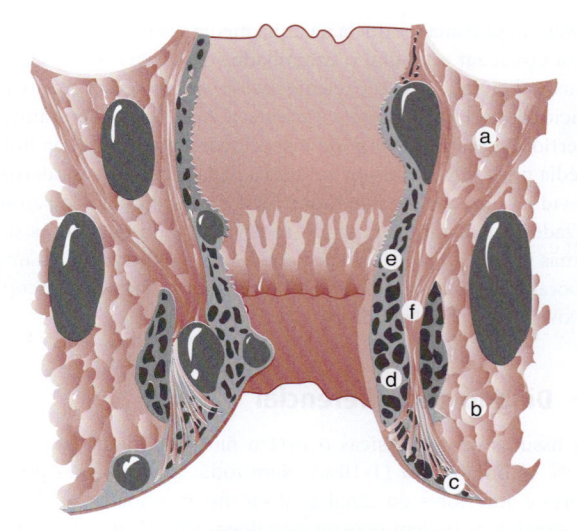

▲ **Figura 31-3** Diagrama composto de abscessos anorretais agudos e espaços. **(a)** Espaço pelvirretal (supralevantador). **(b)** Espaço isquiorretal. **(c)** Espaço perianal (subcutâneo). **(d)** Espaço marginal (mucocutâneo). **(e)** Espaço submucoso. **(f)** Espaço intermuscular.

▶ Achados clínicos

Os pacientes com abscesso anorretal apresentam dor aguda, tumefação e, eventualmente, febre. Alguns pacientes podem apresentar vazamento de muco e pus relacionado à drenagem espontânea do abscesso. Em pacientes com abscessos perianais e isquiorretais, o exame físico costuma revelar eritema, flutuação e assimetria entre os tecidos perianais direito e esquerdo. Alguns pacientes apresentarão uma cavidade de abscesso simétrica em forma de ferradura ao redor da metade ou mais da circunferência, podendo não haver assimetria contralateral. Nos casos de abscesso anorretal interesfincteriano ou supraelevador, não costuma haver os achados anteriores no exame físico. Assim, os pacientes com suspeita de abscesso, mas sem achados evidentes no exame físico, podem realizar RM ou TC, ou serem levados para o bloco cirúrgico para um exame sob anestesia. Exames laboratoriais não costumam ser úteis em pacientes com abscesso anorretal, embora seja frequente que esses pacientes apresentem elevação da contagem de leucócitos. Exames radiológicos também não são necessários, uma vez que a grande maioria dos abscessos anorretais são óbvios com base no histórico e no exame físico isoladamente. Alguns pacientes com sintomas de abscesso e sem achados no exame físico podem se beneficiar de exames de imagem, bem como pacientes com abscessos recorrentes ou complexos, como alguns pacientes com doença de Crohn. Os potenciais exames de imagem incluem TC, RM e ultrassonografia anorretal. A ultrassonografia anorretal não é bem tolerada em pacientes com abscesso agudo, e a

RM é superior à TC na identificação de abscessos complexos e suas extensões anatômicas.

Os pacientes com fístula anorretal apresentam drenagem crônica de muco e sangue, irritação e, em geral, histórico prévio de abscesso anorretal. Se um paciente apresentar drenagem persistente 6 a 8 semanas após drenagem de abscesso, deve-se suspeitar de fístula anal e iniciar avaliação para o seu tratamento. Alguns pacientes com fístulas anais apresentarão histórico de abscesso relativamente remoto ou ausente. O exame físico revela a abertura externa e costuma haver um trajeto subcutâneo palpável entre a abertura externa e o ânus. É importante lembrar que qualquer ferida que não cicatrize ou abertura ao redor do ânus deve ser considerada uma fístula até que se prove o contrário. Os exames laboratoriais não são necessários em pacientes com fístulas anais, mas exames de imagem podem ser úteis para fístulas recorrentes e complexas. A RM é o procedimento de imagem preferido para identificar trajetos de fístulas anais, trajetos laterais e a relação dos trajetos com o músculo esfíncter anal. A ultrassonografia transanal também pode ser útil e pode ser realizada intraoperatoriamente com o uso de peróxido de hidrogênio para realçar a fístula.

▶ Diagnóstico diferencial

O diagnóstico diferencial para pacientes com abscesso ou fístula anorretal inclui hidradenite perianal, doença pilonidal e, raramente, cisto de glândula de Bartholin. No exame físico, pode ser difícil diferenciar um abscesso/fístula anorretal de hidradenite complexa ou doença pilonidal. Além disso, hidradenite ou doença pilonidal podem ocorrer simultaneamente com um abscesso ou fístula anorretal. A avaliação cuidadosa no bloco cirúrgico é necessária para determinar se um abscesso se comunica apenas com a pele (hidradenite), apenas com a fenda glútea da linha média (doença pilonidal) ou com o ânus (fístula). As causas raras de abscessos e fístulas anorretais incluem tuberculose, actinomicose, câncer e diverticulite.

▶ Complicações

Os abscessos podem aumentar de tamanho e se disseminar por diversos planos anatômicos ao redor do ânus. Podem formar uma base em ferradura, posterior ao redor do ânus em geral poupando apenas o espaço perirretal anterior. Os abscessos podem também formar trajeto ao redor de apenas um lado do ânus (1/2 ferradura). Embora seja incomum que um único abscesso destrua uma quantidade significativa de tecido anorretal e diminua a função anorretal, múltiplos abscessos recorrentes podem resultar em destruição da anatomia anorretal e da função muscular, resultando em deterioração da função anorretal.

Em raras circunstâncias, um abscesso anorretal pode resultar em sepse sistêmica. O tratamento deve incluir drenagem adequada do abscesso, antimicrobianos intravenosos e cuidados de suporte em unidade de tratamento intensivo.

Os abscessos anorretais podem recorrer após o tratamento. Os motivos para a recorrência incluem drenagem inicial inadequada (em geral por falta de drenagem do espaço pós-anal profundo), presença de uma fístula e doença de Crohn. Quase todos os pacientes com abscessos recorrentes ou complexos devem ser avaliados para doença de Crohn.

As fístulas anais devem ser tratadas quando identificadas, pois, embora possam ser minimamente sintomáticas, elas podem evoluir para um abscesso anorretal agudo. As fístulas também podem recorrer após o tratamento devido a trajetos laterais não diagnosticados ou doença de Crohn. A doença de Crohn deve ser descartada em todos os pacientes com fístulas anais complicadas ou recorrentes.

▶ Tratamento de abscessos anorretais

Os abscessos anorretais são tratados com incisão e drenagem. Para os abscessos comuns perianais e isquiorretais, é feita uma incisão em cruz sobre a área de flutuação o mais próximo possível da margem anal para reduzir a extensão de um trajeto fistuloso, se ele surgir. Com frequência, é útil excisar as pontas de pele da incisão em cruz para permitir a drenagem adequada e garantir que o abscesso cicatrize adequadamente, pois o fechamento prematuro da pele poderia resultar em um abscesso recorrente. Ao drenar um abscesso agudo, é muito improvável que se identifique uma abertura interna e o curso do trajeto fistuloso, quando houver. Assim, ao drenar um abscesso no consultório ou no bloco cirúrgico, é importante concentrar esforços para garantir que o abscesso seja adequadamente drenado, preocupando-se mais tarde com o possível desenvolvimento de uma fístula. Para o abscesso interesfincteriano é realizada drenagem transanal. No bloco cirúrgico, o abscesso interesfincteriano é palpado dentro do canal anal, sendo feita uma incisão longitudinal por meio do anoscópio para drenar o abscesso internamente para o reto. Os abscessos supraelevadores também podem ser tratados dessa maneira. De modo alternativo, os abscessos supraelevadores podem ser drenados em ambiente de radiologia intervencionista com o uso de orientação por TC, mas isso pode resultar em uma fístula extraesfincteriana se a etiologia do abscesso for criptoglandular.

Após a drenagem cirúrgica, apenas os pacientes imunocomprometidos ou os pacientes com sepse associada são tratados com antimicrobianos. Para abscessos grandes, a colocação de um dreno de penrose ou cateter pode ser necessária para garantir a drenagem adequada. Após a drenagem posterior de um abscesso em ferradura, é útil fazer contraincisões na extensão anterior do abscesso em ambos os lados do ânus, colocando-se dreno penrose em alça a partir da abertura posterior até a abertura anterior. Esses drenos permanecem por pelo menos

2 a 3 semanas e permitem uma melhor drenagem de toda a cavidade do abscesso. Por fim, o seguimento de pacientes após a drenagem do abscesso é importante para garantir que o abscesso cicatrize completamente e não evolua para um trajeto fistuloso com drenagem persistente.

▶ Tratamento de fístula anorretal

Tradicionalmente, as fístulas anorretais têm sido tratadas por fistulotomia. A fistulotomia mais simples é um procedimento em uma única etapa que deixa aberto o trajeto da fístula. Uma abordagem em duas etapas é usada para fístulas que envolvam uma quantidade significativa de músculo esfincteriano. A abordagem em duas etapas utiliza o sedenho, que é um fio ou dreno em alça amarrado em si mesmo após a passagem pelo trajeto da fístula. Na abordagem em duas etapas, a primeira etapa consiste em uma fistulotomia parcial e a colocação do sedenho. Após a cicatrização dessa primeira etapa, a segunda etapa é uma fistulotomia completa. Um último método de fistulotomia envolve a colocação de um sedenho cortante que determina a divisão gradual do trajeto fistuloso e do músculo esfíncter envolvido, ajustando-se o sedenho cortante ao longo do tempo. Embora a fistulotomia possa ainda ser utilizada para fístulas subcutâneas, interesfincterianas e transesfincterianas baixas (todas têm pouco ou nenhum envolvimento muscular), a fistulotomia tem sido cada vez menos favorecida porque a divisão do músculo esfíncter durante a fistulotomia, bem como as deformidades cicatriciais associadas com a fistulotomia, podem resultar em vazamento e incontinência fecal. Assim, embora a fistulotomia seja uma maneira bem-sucedida de tratar fístulas subcutâneas e interesfincterianas que envolvam pouco ou nenhum músculo esfíncter, as fístulas transesfincterianas são melhor tratadas com uma abordagem poupadora de esfíncter para evitar a incontinência fecal.

As abordagens de tratamento poupadoras de esfíncter para fístulas anais transesfincterianas incluem cola de fibrina, plugue de colágeno, procedimento de ligadura interesfincteriana do trajeto fistuloso (LIFT) e avanço de retalho retal. Antes da realização de qualquer um desses procedimentos poupadores de esfíncter, um sedenho é colocado no trajeto fistuloso para que o processo cicatricial seja orientado ao redor do sedenho durante 3 meses. Embora essa etapa do procedimento de colocação do sedenho possa ser omitida, estudos mostraram que a taxa de sucesso do subsequente procedimento definitivo poupador de esfíncter é maior após a colocação do sedenho. No procedimento da cola de fibrina, o sedenho é removido, a abertura interna é suturada e a cola de fibrina é instilada por meio da abertura externa para selar o trajeto. O procedimento do plugue de colágeno é feito de modo semelhante, usando apenas o plugue em vez da cola. Não são feitas incisões em qualquer um desses procedimentos, o que tende a ser muito bem tolerado pelos pacientes. Infelizmente, a taxa de sucesso é de apenas 60 a 70% para a cola de fibrina e, provavelmente, ainda menor para o plugue de fístula anal. Assim, vários pacientes (30-40%) não responderão à cola ou ao plugue e deverão fazer novo tratamento, repetindo a cola ou o plugue ou optando pelos procedimentos mais invasivos de LIFT ou de avanço de retalho retal. As principais complicações da cola-plugue são recorrência e abscesso (raro).

O procedimento relativamente novo é chamado de LIFT, pois envolve a ligadura do trajeto fistuloso interesfincteriano. Durante essa cirurgia ambulatorial, após a remoção do sedenho (se previamente colocado), é feita uma incisão no sulco interesfincteriano, identificado e dissecado o trajeto fistuloso no espaço interesfincteriano, ligadura do trajeto com fio de sutura proximal e distal e a divisão do trajeto fistuloso dentro do espaço interesfincteriano. Esse procedimento é bem tolerado, preserva o músculo esfíncter e tem sucesso em 80% das vezes. As complicações incluem recorrência de uma fístula interesfincteriana e, raramente, formação de abscesso.

Se as técnicas poupadoras de esfíncter previamente mencionadas não resultarem em sucesso na cura da fístula anal, a opção a seguir pode ser o avanço de retalho retal, que é considerado um procedimento mais complexo do que as opções anteriores. No bloco cirúrgico, os pacientes são colocados em posição de decúbito ventral se o orifício interno da fístula for anterior ou colocados em posição de litotomia se o orifício interno for posterior. Um retalho em forma de U de mucosa, submucosa e músculo subjacente é dissecado proximalmente com a base do "U" distal ao orifício interno. Quando o retalho estiver completamente mobilizado, a abertura interna no esfíncter subjacente é fechada com uma ou duas suturas em forma de oito. O ápice do retalho é, então, excisada, e o retalho é avançado distalmente até cobrir a síntese da abertura interna do esfíncter e suturado, determinando um fechamento com dupla camada da abertura interna. O orifício externo é ampliado para drenagem. Os pacientes submetidos ao avanço de retalho anorretal costumam permanecer em observação durante uma noite para analgesia e monitoramento de sangramento anorretal. A taxa de sucesso para o procedimento de avanço do retalho retal é de 85 a 95%, estando os melhores resultados associados à drenagem com sedenho pré-operatório.

▶ Prognóstico

À exceção dos pacientes com doença de Crohn, que podem desenvolver abscessos e fístulas anais recorrentes, o prognóstico para abscessos e fístulas anorretais é excelente. As novas técnicas poupadoras de esfíncter para fístulas anais incluem vários procedimentos a fim de minimizar a ocorrência de incontinência fecal, que pode ser de mais de 50% nos pacientes submetidos à fistulotomia tradicional.

Bleier JL, Moloo H, Goldberg SM: Ligation of the intersphincteric fistula tract: an effective new technique for complex fistulas. *Dis Colon Rectum* 2010;53:43-46.

Christoforidis D, Etzioni DA, Goldberg SM, Madoff RD, Mellgren A: Treatment of complex anal fistulas with the collagen fistula plug. *Dis Colon Rectum* 2008;51:1482-1487.

Guidi L, Ratto C, Semeraro S, et al: Combined therapy with infliximab and seton drainage for perianal fistulizing Crohn's disease with anal endosonographic monitoring: a single-centre experience. *Tech Coloproctol* 2008;12:1111-1117.

Malik AI, Nelson RL, Tou S: Incision and drainage of perianal abscess with or without treatment of anal fistula. *Cochrane Database Syst Rev* 2010 Jul 7.

O'Riordan JM, Datta I, Johnston C, Baxter NN: A systematic review of the anal fistula plug for patients with Crohn's and non-Crohn's related fistula-in-ano. *Dis Colon Rectum* 2012 Mar;55(3):351-358.

Siddiqui MR, Ashrafian H, Tozer P, et al: A diagnostic accuracy meta-analysis of endoanal ultrasound and MRI for perianal fistula assessment. *Dis Colon Rectum* 2012 May;55(5):576-585.

Steele SR, Kumar R, Feingold DL, Rafferty JL, Buie WD, Standards Practice Task Force of the American Society of Colon and Rectal Surgeons: Practice parameters for the management of perianal abscess and fistula-in-ano. *Dis Colon Rectum* 2011 Dec;54(12):1465-1474.

Subhas G, Singh Bhullar J, Al-Omari A, Unawane A, Mittal VK, Pearlman R: Setons in the treatment of anal fistula: review of variations in materials and techniques. *Dig Surg* 2012 Aug 31;29(4):292-300.

CONDILOMA ACUMINADO

O condiloma acuminado é causado pelo papilomavírus humano (HPV) e é transmitido primariamente por contato sexual. Nos Estados Unidos, o condiloma acuminado é a doença sexualmente transmissível viral mais comum. É a infecção anorretal mais comum em homens que fazem sexo com homens (HSH), sendo particularmente prevalente em pacientes HIV positivos. A doença não se limita a homens ou mulheres que praticam coito anorreceptivo. Nas mulheres, o vírus pode estender-se da vagina e nos homens, a partir da base do escroto. Um estudo recente concluiu que 16% dos homens heterossexuais assintomáticos tinham exame positivo para HPV anal. Além de causar verrugas anais, a infecção pelo HPV é a principal causa de displasia anal e de câncer anal de células escamosas. Enquanto as cepas de HPV-6 e HPV-11 causam verrugas benignas, as cepas HPV-16 e HPV-18 determinam maior risco de câncer anal. Apesar da elevada prevalência de infecção pelo HPV, a maioria dos indivíduos infectados pelo HPV não desenvolverá câncer devido à resposta do sistema imune contra o vírus. Os indivíduos imunocomprometidos, como pacientes com HIV ou transplantados, têm risco aumentado de câncer relacionado ao HPV. Uma vacina foi recentemente desenvolvida para prevenção de câncer, lesões precursoras e a maioria dos tipos de verrugas.

▶ Achados clínicos

Os pacientes com condiloma acuminado apresentam lesões verrucosas ao redor do ânus e no canal anal. A presença de verrugas está associada a desconforto, irritação e, possivelmente, algum sangramento retal ocasional. Devido à alta prevalência do HPV em HSH e o seu risco de causar câncer, médicos da atenção primária, clínicas de doenças infecciosas e clínicas de HIV costumam fazer rastreamento para o HPV com esfregaço anal. Os pacientes com esfregaço anal positivo são encaminhados para avaliação adicional. O aspecto do condiloma acuminado e da doença pelo HPV pode ser muito variável. As lesões semelhantes a verrugas são típicas, mas placas planas verrucosas também podem ser vistas. Outras alterações pelo HPV não podem ser vistas sem o auxílio da anoscopia de alta resolução (AAR). A AAR envolve a aplicação de ácido acético no canal anal e o uso de um colposcópio para pesquisar alterações relacionadas ao HPV na anoderma e na mucosa retal. Exames laboratoriais e radiológicos raramente são utilizados na avaliação de pacientes com condiloma acuminado. Assim, a avaliação de pacientes com condiloma acuminado relacionado ao HPV requer exame externo cuidadoso, anoscopia e, possivelmente, AAR para determinar a extensão da doença.

▶ Diagnóstico diferencial

Devido ao aspecto variável do condiloma acuminado, hemorroidas, saliências cutâneas e pólipos fibroepiteliais, entre outras condições cutâneas anais, podem simular o condiloma acuminado. Devido ao grande diagnóstico diferencial para alterações cutâneas perianais e do canal anal, é importante que uma biópsia seja realizada em todas as lesões do canal anal para determinar um diagnóstico preciso.

▶ Prevenção

Recentemente, foi desenvolvida uma vacina quadrivalente contra o HPV-6, 11, 16 e 18 para a prevenção do câncer, lesões precursoras e a maioria dos tipos de verrugas. É recomendável administrar a vacina antes de iniciar a atividade sexual, mas ela também demonstrou eficácia após o início da atividade sexual. Em indivíduos não infectados, a eficácia da vacina contra o desenvolvimento de displasia anal e câncer anal foi de 75%, enquanto, em pacientes com infecção conhecida pelo HPV, a eficácia foi de 50%.

▶ Tratamento

O condiloma acuminado pode ser tratado no consultório, em casos de doença externa isolada, ou no bloco cirúrgico, em casos de doença externa significativa ou qualquer doença interna do canal anal. O condiloma acuminado pode ser tratado usando-se uma variedade de métodos excisionais e destrutivos. No consultório, as verrugas anais podem ser excisadas após injeção de anestésico local ou destruídas com ácido bicloroacético, podofilina, nitrogênio líquido, coagulação com infravermelho ou eletrocautério. No bloco cirúrgico, é comum utilizar-se a excisão e a cauterização com eletrocautério. As amostras excisadas devem ser enviadas para análise patológica. Se forem excisadas lesões altamente suspeitas durante uma cirurgia, sua localização deve ser especificada. Em caso de resultado anatomopatológico desfavorável, pode ser necessária reintervenção. A menos que o paciente tenha uma carga de doença significativa, todas as lesões devem excisadas ou destruídas. Alguns cirurgiões usarão a AAR no consultório ou bloco cirúrgico para identificar e tratar todas as alterações relacionadas ao HPV. Analgésicos e emolientes fecais devem ser prescritos após a cirurgia e os pacientes orientados para acompanhamento apropriado.

Complicações e prognóstico

Embora possa ocorrer sangramento, dor e, raramente, infecção após a excisão de condilomas, a complicação mais comum é a recorrência. Antes da cirurgia os pacientes devem ser informados de que a taxa de recorrência é alta (30-80%), mas que geralmente as pequenas áreas de recorrência podem ser tratadas no consultório. Os pacientes também devem compreender a necessidade de acompanhamento rigoroso para a detecção precoce de recorrências e evitar reintervecões extensas e o desenvolvimento de malignidade.

Uma variante relativamente rara do condiloma acuminado é o condiloma acuminado gigante localmente agressivo, mas benigno, conhecido como tumor de Buschke–Lowenstein. O tratamento é a excisão radical para paliação ou cura. Em alguns pacientes, a cirurgia é combinada com quimioterapia e radioterapia adjuvantes com sucesso.

Após a excisão do condiloma acuminado, os pacientes devem ser informados dos resultados patológicos. Se uma área de câncer de células escamosas tiver sido excisada na margem anal, pode haver necessidade de repetir a excisão dessa área se as margens forem positivas. Se o câncer de células escamosas for identificado no canal anal ou a partir de uma localização desconhecida ao redor do ânus, o paciente deve ser tratado com quimioterapia e radioterapia combinadas (protocolo de Nigro). Por outro lado, a análise patológica pode não revelar câncer, mas neoplasia intraepitelial anal (NIA). A neoplasia intraepitelial anal é classificada em grau I (mais benigna) até III (mais ominosa e próxima do câncer). Muitos cirurgiões retornariam ao bloco cirúrgico para reavaliar e excisar áreas de NIA III se houvesse dúvidas sobre a integralidade da excisão inicial. Em pacientes HIV positivos, algum grau de NIA é um achado muito comum. A maioria dos cirurgiões acompanharia os pacientes com graus mais elevados de NIA a intervalos mais frequentes.

O prognóstico de pacientes com condiloma acuminado é excelente, pois apesar da presença de verrugas anais e HPV, o câncer anal ainda é muito raro. Além disso, o prognóstico do câncer anal é excelente se for localizado na margem anal e completamente excisado. O prognóstico do câncer de células escamosas do canal anal também é bom, pois o tratamento com quimioterapia e radioterapia é bem-sucedido para a maioria dos casos. É incomum a ressecção abdominoperineal de resgate para a recorrência do câncer de células escamosas após a quimioterapia e radioterapia.

> Centers for Disease Control and Prevention (CDC): Recommendations on the use of quadrivalent human papillomavirus vaccine in males—Advisory Committee on Immunization Practices (ACIP), 2011. *MMWR Morb Mortal Wkly Rep* 2011 Dec 23;60(50):1705-1708.
>
> Giuliano AR, Palefsky JM, Goldstone S, et al: Efficacy of quadrivalent HPV vaccine against HPV Infection and disease in males. *N Engl J Med* 2011 Feb 3;364(5):401-411. Erratum in: *N Engl J Med* 2011 Apr 14;364(15):1481.
>
> Goldstone SE, Moshier E: Detection of oncogenic human papillomavirus impacts anal screening guidelines in men who have sex with men. *Dis Colon Rectum* 2010 Aug;53(8):1135-1142.
>
> Marks DK, Goldstone SE: Electrocautery ablation of high-grade anal squamous intraepithelial lesions in HIV-negative and HIV-positive men who have sex with men. *J Acquir Immune Defic Syndr* 2012 Mar 1;59(3):259-265.
>
> Salit IE, Lytwyn A, Raboud J, et al: The role of cytology (Pap tests) and human papillomavirus testing in anal cancer screening. *AIDS* 2010 Jun 1;24(9):1307-1313.
>
> Swedish KA, Lee EQ, Goldstone SE: The changing picture of high-grade anal intraepithelial neoplasia in men who have sex with men: the effects of 10 years of experience performing high-resolution anoscopy. *Dis Colon Rectum* 2011 Aug;54(8):1003-1007.
>
> Weis SE, Vecino I, Pogoda JM, et al: Prevalence of anal intraepithelial neoplasia defined by anal cytology screening and high-resolution anoscopy in a primary care population of HIV-infected men and women. *Dis Colon Rectum* 2011 Apr;54(4):433-441.

DOENÇA PILONIDAL

A doença pilonidal é uma infecção glandular crônica na profundidade da fenda glútea. Embora as glândulas e as depressões resultantes possam ocorrer em qualquer local ao longo da fenda glútea, elas ocorrem mais comumente na fenda glútea superior sobre o sacro. Acredita-se que a patogênese da doença pilonidal seja um processo em que os folículos na linha média da fenda glútea fiquem bloqueados, infectados e, então, drenem deixando abertas pequenas cavidades na linha média. Nas profundidades da fenda glútea essas pequenas cavidades têm um efeito de vácuo sobre pelos soltos, e esses pelos são literalmente sugados para dentro das cavidades. Durante a cirurgia, podem ser encontrados tufos de pelos nessas depressões e uma cavidade de abscesso crônico. Assim, embora os pelos não causem a doença pilonidal, a presença deles nas cavidades e nas glândulas age como corpo estranho e causa persistência da infecção e drenagem. A doença pilonidal costuma ocorrer em homens (relação homem para mulher de 3:1) entre as idades de 15 e 40 anos com o pico de incidência entre 16 e 20 anos. Embora a doença pilonidal seja comumente crônica, com drenagem e inflamação recorrentes, ela costuma regredir com o tempo, sendo rara após os 40 anos de idade. É importante lembrar a patogênese e a história natural da doença pilonidal ao se recomendar o tratamento. Considerando-se sua história natural, que envolve a regressão da doença com passar do tempo, o tratamento conservador e a cirurgia mínima são recomendados para a maioria dos pacientes.

▶ Achados clínicos

Os pacientes com doença pilonidal apresentam-se de três formas principais: abscesso agudo, cavidades ou complexos de drenagem crônica e doença recorrente após cirurgia prévia. Os pacientes com abscesso pilonidal agudo apresentam dor e aumento de volume na fenda glútea ou ao longo dela. Dada a natureza relativamente fixa dos tecidos nessa região e a localização mais profunda de um abscesso pilonidal típico, não costuma haver edema e celulite, e o exame físico pode subestimar o tamanho do abscesso. Os pacientes com drenagem crônica de cavidades na linha média apresentam uma ou mais cavidades na linha média com drenagem e inflamação recorrentes. É comum a visualização de pelos fazendo protrusão pelas cavidades. Os pacientes com doença complexa após ressecção prévia têm feridas crônicas e que não cicatrizam na linha média da fenda glútea. História e exame físico são suficientes para fazer o diagnóstico de doença pilonidal independentemente do tipo de apresentação. Não há necessidade de exames laboratoriais e de imagem na avaliação de pacientes com doença pilonidal.

▶ Diagnóstico diferencial

A doença pilonidal ocorre na fenda glútea superior e costuma ser de diagnóstico relativamente fácil. A doença pilonidal que ocorre inferiormente na fenda glútea e próximo do ânus pode ser difícil de diferenciar de uma fístula anal. Pode haver necessidade de exame sob anestesia para diferenciar uma cavidade e cisto pilonidal de uma fístula anal. Além disso, a doença pilonidal fora da linha média pode simular a hidradenite. Em geral, a hidradenite ocorre em outros locais e não está limitada apenas à fenda glútea, como a doença pilonidal.

▶ Tratamento

Os pacientes com abscesso agudo relacionado à doença pilonidal devem ser submetidos à incisão e drenagem do abscesso. Não há necessidade de antimicrobianos, a menos que o paciente tenha infecção significativa, sepse, ou seja, imunocomprometido. O abscesso está quase sempre localizado profundamente na linha média da fenda glútea. Como as incisões na linha média têm cicatrização deficiente, o abscesso agudo deve ser drenado por meio de uma incisão lateral, pelo menos 2 cm fora da linha média. Uma incisão lateral ampla permite a drenagem adequada de pus e pelos do cisto pilonidal. É importante depilar uma ampla área ao redor da fenda glútea para evitar novo acúmulo de pelos no cisto. Após a drenagem do abscesso, o paciente deve ser acompanhado para avaliação da cicatrização, e novos procedimentos cirúrgicos podem não ser necessários.

Os pacientes com drenagem crônica de cavidades pilonidais devem ser tratados de forma conservadora. Toda a fenda glútea e a pele glútea circundante devem ser depiladas e todos os pelos nas cavidades devem ser removidos. Os pacientes são orientados a inclinar-se para frente no banho, permitindo que a água caia na fenda glútea e evite o acúmulo de pelos nas cavidades. Os pacientes devem repetir a depilação e a remoção de pelos das cavidades a cada 1 a 2 semanas até o desaparecimento dos sintomas. Se os sintomas recorrerem, o tratamento conservador com depilação e remoção dos pelos das cavidades deve recomeçar. Os pacientes com drenagem e inflamação persistentes após 2 a 3 meses de tratamento conservador são candidatos para a cirurgia. Tradicionalmente, o tratamento cirúrgico da doença pilonidal envolvia a remoção completa da cavidade crônica do abscesso na linha média. Esse procedimento está associado com ruptura da ferida e possível desenvolvimento de uma ferida que não cicatriza na linha média que pode, de fato, ser mais debilitante que a doença anterior à cirurgia. Dada essa possibilidade, as incisões na linha média são absolutamente evitadas. Em vez disso, é realizada uma cirurgia minimamente invasiva chamada incisão lateral e fechamento de cavidade. A cavidade do abscesso na linha média é alcançada por meio dessa incisão lateral para a remoção de todo o pus, pelos e tecido de granulação. Depois disso, as cavidades na linha média são excisadas e são fechadas as feridas menores, de 2 a 3 mm, com fio de náilon. A incisão lateral permanece aberta para drenagem. Se as feridas excisadas das cavidades na linha média cicatrizarem, a doença pilonidal é eliminada e a incisão lateral cicatrizará ao longo de 2 a 4 semanas.

Os pacientes com doença pilonidal recorrente complexa e com grandes feridas na linha média que não cicatrizam necessitam de cirurgia complexa com retalho para tratar os sintomas. Muitos tipos de retalhos têm sido usados para o fechamento dessas feridas e todos os retalhos envolvendo incisões na linha média ou que cruzam a linha média são evitados devido à má cicatrização na linha média. Devido à má cicatrização da linha média, o procedimento de Bascom, de retalho para fechamento da fenda, que não só evita a linha média, mas também elimina a fenda glútea, é uma opção para esses pacientes. Nesse procedimento, a ferida aberta é ressecada e a excisão é estendida lateralmente para fora da linha média de um lado, deixando uma ferida assimétrica. A pele e os tecidos subcutâneos da fenda glútea e da nádega oposta são mobilizados e avançados por meio da linha média até o lado contralateral. Esse retalho alcança dois objetivos importantes: a incisão de fechamento do retalho fica fora da linha média facilitando a cicatrização (e não há porção da incisão na linha média) e a fenda glútea é eliminada à medida que a fenda é mobilizada e avançada até o lado oposto. Sem a fenda glútea, não há mais doença pilonidal.

Complicações e prognóstico

Os pacientes com doença pilonidal são adultos ativos jovens e costumam desejar uma rápida resolução de seus sintomas. É importante aconselhar os pacientes em relação à história natural da doença. Eles devem compreender a natureza crônica da doença, mas também que ela regride naturalmente com o passar do tempo. Com essa compreensão, os pacientes participarão mais prontamente do tratamento conservador e compreenderão os objetivos de cirurgias minimamente invasivas, como a incisão lateral e o fechamento de cavidades. Em geral, o prognóstico de pacientes com doença pilonidal é excelente.

Al-Khamis A, McCallum I, King PM, Bruce J: Healing by primary *versus* secondary intention after surgical treatment for pilonidal sinus. *Cochrane Database Syst Rev* 2010 Jan;20.

Humphries AE, Duncan JE: Evaluation and management of pilonidal disease. *Surg Clin North Am* 2010 Feb;90(1):113-124.

Loganathan A, Arsalani Zadeh R, Hartley J: Pilonidal disease: time to reevaluate a common pain in the rear! *Dis Colon Rectum* 2012 Apr;55(4):491-493.

Maghsoudi H, Nezami N, Ghamari AA: Ambulatory treatment of chronic pilonidal sinuses with lateral incision and primary suture. *Can J Surg* 2011 Apr;54(2):78-82.

Nordon IM, Senapati A, Cripps NP: A prospective randomized controlled trial of simple Bascom's technique *versus* Bascom's cleft closure for the treatment of chronic pilonidal disease. *Am J Surg* 2009 Feb;197(2):189-192. [Epub 2008 Jul 17.]

Thompson MR, Senapati A, Kitchen P: Simple day-case surgery for pilonidal sinus disease. *Br J Surg* 2011 Feb;98(2):198-209.

ESTENOSE ANAL

A estenose anal é uma condição relativamente incomum que está mais frequentemente associada com cirurgia prévia, câncer ou doença de Crohn. Os pacientes costumam ter sucesso no tratamento de sua estenose mantendo suas fezes amolecidas com emolientes fecais e laxantes. A obstrução completa do canal anal é rara. A identificação e a etiologia da estenose anal são fundamentais para um tratamento bem-sucedido.

Achados clínicos

Os pacientes com estenose anal se queixam de evacuação difícil e hemorragia retal. O histórico é importante para determinar a etiologia de seus sintomas. A causa mais comum de estenose anal é a cirurgia anorretal prévia, particularmente a cirurgia para hemorroidas. Como a estenose costuma ocorrer anos ou décadas após a cirurgia das hemorroidas, os pacientes devem ser especificamente questionados em relação a cirurgia anorretal prévia. Os pacientes com estenose anal relacionada com doença de Crohn costumam ter um histórico relativamente longo de doença de Crohn anorretal. Isso pode incluir o tratamento de abscessos, fístulas e úlceras do canal anal. Os pacientes com câncer podem ter histórico de condiloma anal. O exame físico revela um canal anal estreitado. O toque retal ainda é possível em pacientes com estenose anal leve. A estenose moderada a grave do canal anal não permite o toque retal. Devido à gravidade da estenose, pode ser difícil determinar se esta se deve a uma massa ou tumor. Não há lugar para exames laboratoriais e de imagem na avaliação de pacientes com estenose anal. A endoscopia flexível é importante em todos os pacientes. Naqueles pacientes com estenose moderada a grave, a avaliação com endoscopia flexível pode ser impossível antes do tratamento e ela é feita após a correção da estenose.

Tratamento

A estenose anal leve pode ser tratada com emolientes fecais e laxantes com bons resultados. Os pacientes com sintomas persistentes apesar do tratamento e aqueles com estenose moderada a grave necessitam de intervenção endoscópica ou cirúrgica. Como malignidade é sempre uma possibilidade, mesmo após cirurgia de hemorroidas ou em pacientes com doença de Crohn, é obrigatória a realização de uma biópsia da estenose do canal anal. Está claro que qualquer paciente diagnosticado com câncer precisa de tratamento específico para a malignidade, o que costuma envolver quimioterapia e radioterapia (câncer anal) e, possivelmente, cirurgia (se houver câncer retal). Para pacientes sem malignidade, a escolha de um procedimento cirúrgico é ditada pela etiologia da estenose anal.

Os pacientes com doença de Crohn podem ser submetidos à dilatação endoscópica por balão de seu estreitamento anal ou estenoplastia anal cirúrgica. Durante a estenoplastia anal, são feitas incisões longitudinais por meio da estenose em uma a três localizações ao redor do canal anal. A estenose recorrente pode ser tratada com repetição da dilatação por balão ou por estenoplastia anal cirúrgica.

Os pacientes com estenose anal pós-cirúrgica têm uma deficiência de anoderme relacionada com a cirurgia prévia e subsequente fibrose. Devido a essa deficiência de anoderme, esses pacientes não são candidatos adequados para a estenoplastia e são melhor tratados com avanço de retalho local para dentro do canal anal para corrigir a deficiência da anoderma. Muitos avanços de retalhos locais foram descritos e usados com sucesso, como o V-Y, Y-V e o retalho anal em formato de casa. Durante a cirurgia de retalho anal em formato de casa o paciente é colocado na posição de decúbito ventral e o canal anal é visualizado. Os anoscópios cirúrgicos de tamanho padrão não são adequados para o canal anal de pacientes com estenose moderada a grave e o uso de um espéculo nasal pode ser necessário. Com a visualização do canal anal, a anoderma é dividida longitudinalmente pela extensão do canal anal estenosado. São feitas incisões transversas nos segmentos proximal e distal dessa incisão, convertendo a ferida da incisão em um defeito retangular. Um retalho de pele em formato de casa, da margem anal e de tecido subcutâneo, é confeccionado, avançado para dentro do canal anal e suturado. O local doador é fechado. Em alguns casos, são necessários dois ou três retalhos em formato de casa ao redor do ânus para corrigir de forma adequada a estenose anal. Assim, o avanço de pele da margem anal para dentro do canal corrige a deficiência de anoderma e a estenose anal.

Os resultados após o tratamento com avanço de retalho anal para a estenose do canal anal são muito bons. As potenciais complicações incluem hemorragia, infecção, necrose do retalho e retração do retalho. Se um avanço de retalho falhar, ele pode ser repetido em outro quadrante do ânus.

> Brisinda G, Vanella S, Cadeddu F, et al: Surgical treatment of anal stenosis. *World J Gastroenterol* 2009 Apr 28;15(16):1921-1928.
> Farid M, Youssef M, El Nakeeb A, Fikry A, El Awady S, Morshed M: Comparative study of the house advancement flap, rhomboid flap, and y-v anoplasty in treatment of anal stenosis: a prospective randomized study. *Dis Colon Rectum* 2010 May;53(5):790-797.
> Katdare MV, Ricciardi R: Anal stenosis. *Surg Clin North Am* 2010 Feb;90(1):137-145.

PRURIDO ANAL

O prurido anal é um distúrbio dermatológico desafiador caracterizado por coceira intensa na pele perianal. O diagnóstico não costuma ser fácil e, em consequência, os pacientes são vistos por vários especialistas, incluindo gastrenterologistas, dermatologistas e coloproctologistas. A incidência de prurido anal varia de 1 a 5% em adultos e costuma predominar no sexo masculino (proporção 4:1).

O prurido anal é classificado como primário (idiopático) ou secundário. Até 90% dos casos são considerados idiopáticos, enquanto os casos secundários são causados por diversas condições locais e sistêmicas.

▶ Achados clínicos

Os pacientes costumam se queixar de queimação perianal desagradável que costuma iniciar de forma insidiosa. À medida que a condição torna-se crônica, a queimação é substituída por graus variáveis de prurido, o qual pode ficar insuportável, marcadamente à noite.

Os achados clínicos do exame físico podem variar. Nos estágios iniciais a pele pode parecer normal. À medida que o paciente segue a escoriar a pele, a inflamação local piora, resultando em uma pele eritematosa, escoriada e macerada. No estágio crônico, a pele costuma estar liquenificada com sulcos grosseiros e ulcerações.

▶ Diagnóstico diferencial

A identificação da etiologia primária do prurido anal pode ser muito difícil. Há necessidade de anamnese e exame físico cuidadosos. Informações sobre dieta, medicamentos, problemas de pele concomitantes, distúrbios anorretais, função intestinal e consistência das fezes, bem como procedimentos anorretais prévios, devem ser verificados. Um exame completo da pele perianal e anoscopia são fundamentais. Raspados de pele, culturas e biópsia de lesões suspeitas são auxiliares importantes para esclarecer a etiologia subjacente. O uso rotineiro de endoscopia e exames radiológicos é desnecessário a menos que haja suspeita de uma causa colorretal. Algumas das causas estabelecidas de prurido anal secundário estão resumidas na Tabela 31-5.

▶ Tratamento

O objetivo do tratamento deve ser o estabelecimento de uma pele perianal limpa, seca e livre de ulcerações. Se o prurido for secundário, o tratamento deve ser direcionado para a doença específica. O tratamento do prurido idiopático é mais difícil, em geral exige educação intensiva do paciente e modificação comportamental. Dieta rica em fibras deve ser estimulada, eliminando alimentos que possam precipitar o prurido. Se os sintomas melhorarem, esses alimentos podem ser lentamente reintroduzidos para identificar o produto causador.

Higiene perianal meticulosa deve ser reforçada como primeira etapa do tratamento. Os pacientes devem suspender o uso de todos os medicamentos tópicos e devem higienizar o períneo apenas com água, evitando sabões e outros irritantes potenciais. Em casos com escoriação mais grave da pele, cremes de barreira de pele podem oferecer alívio sintomático. Um teste breve com esteroides tópicos (hidrocortisona 0,5-1%) também costuma ser um auxiliar útil, mas não deve ser usado por períodos prolongados, pois pode resultar em atrofia da pele perianal. Um estudo randomizado duplo-cego e controlado com placebo demonstrou que a hidrocortisona a 1% tópica reduz a Escala visual analógica (EVA) diária para intensidade do prurido em 68% e os escores semanais do Índice de qualidade de vida para dermatologia (DLQI) em 75%.

Tabela 31-5 Causas comuns de prurido anal secundário

Dieta	Condições dermatológicas
Café, chá, bebidas cafeinadas, álcool, chocolate, alimentos condimentados, tomates (*ketchup*), laticínios	Psoríase, dermatite de contato, líquen escleroso/plano
Irritantes locais	**Cânceres locais**
Medicamentos tópicos, sabões, detergentes, tecidos	Doença de Bowen, doença de Paget, câncer epidermoide
Doenças anorretais	**Infecções perianais**
Hemorroidas, fístula, prolapso retal, incontinência/vazamento fecal, pólipos cutâneos	Bacterianas (*Staphylococcus* ou *Streptococcus*), fúngicas, virais (p. ex., herpes simples, HPV), parasitárias
Doenças sistêmicas	**Psicológicas**
Diabetes melito, doença hepática, distúrbio tireoidiano, doença renal, leucemia	Ansiedade, depressão, estresse

Em pacientes com sintomas refratários, a capsaicina tópica pode ser considerada. Um estudo randomizado e controlado com placebo, comparando capsaicina tópica (0,006%) com placebo (mentol a 1%) em pacientes com prurido anal crônico, concluiu que de 44 pacientes, 31 (70%) obtiveram alívio dos sintomas. A injeção intradérmica de azul de metileno (1%) também foi descrita com sucesso limitado. A necrose de pele por infiltração inadequada tem sido descrita.

▶ Prognóstico

A identificação correta e o tratamento de causas secundárias de prurido anal costumam dar bons resultados. Porém, recaídas podem ser comuns no prurido idiopático. Deve-se sempre continuar reforçando a educação do paciente.

> Asgeirsson T, Nunoo R, Luchtefeld MA: Hidradenitis suppurativa and pruritus ani. *Clin Colon Rectal Surg* 2011;24 (1):71-80.
>
> Gooding SM, Canter PH, Coelho HF, Boddy K, Ernst E: Systematic review of topical capsaicin in the treatment of pruritus. *Int J Dermatol* 2010;49 (8):858-865.
>
> Lacy BE, Weiser K: Common anorectal disorders: diagnosis and treatment. *Curr Gastroenterol Rep* 2009;11 (5):413-419.
>
> Markell KW, Billingham RP: Pruritus ani: etiology and management. *Surg Clin North Am* 2010;90 (1):125-135.
>
> Samalavicius NE, Poskus T, Gupta RK, Lunevicius R: Long-term results of single intradermal 1% methylene blue injection for intractable idiopathic pruritus ani: a prospective study. *Tech Coloproctol* 2012;16 (4):295-299.
>
> Schubert MC: What every gastroenterologist needs to know about common anorectal disorders. *WJG* 2009;15 (26):3201.
>
> Siddiqi S, Vijay V, Ward M, Mahendran R, Warren S: Pruritus ani. *Ann R Coll Surg Engl* 2008;90(6):457-463.
>
> Sutherland AD, Faragher IG, Frizelle FA: Intradermal injection of methylene blue for the treatment of refractory pruritus ani. *Colorectal Dis* 2009;11(3):282-287.

PROCTITE E ANUSITE

Proctite e anusite são termos gerais que se referem à inflamação do canal anal ou reto, secundária a agentes patogênicos infecciosos ou causas inflamatórias. As doenças sexualmente transmissíveis são uma causa comum de proctite, com uma incidência de mais de 15 milhões de novos casos anualmente nos Estados Unidos. O diagnóstico diferencial pode ser muito amplo com uma variedade de bactérias e vírus; assim, é importante uma abordagem sistemática. O diagnóstico e tratamento dessas condições dependem primariamente da etiologia subjacente.

1. Proctite herpética — O herpes-vírus simples (HSV) é um vírus de DNA que provoca a DST mais prevalente nos Estados Unidos. A maioria das infecções anogenitais (80-90%) é causada pelo sorotipo HSV-2. As infecções anorretais costumam resultar da autoinoculação ou do contato direto com parceiros infectados. O vírus transita ao longo de nervos periféricos e tem um período de incubação variável (dias a semanas). Os sintomas prodrômicos podem consistir em queimação, irritação, febre e mialgias, que geralmente pioram até o estabelecimento de uma proctite mais intensa e dolorosa, com tenesmo. As lesões características são pequenas vesículas com eritema circundante que se aglutinam e rompem, formando ulcerações dolorosas. Além disso, os pacientes podem desenvolver adenopatia inguinal dolorosa.

A avaliação do reto com um proctoscópio demonstrará mucosa eritematosa e friável com ulcerações e secreção mucopurulenta. O teste de Tzank da secreção revela as células gigantes multinucleadas características com corpúsculos de inclusão intranucleares. As culturas virais da secreção dessas vesículas também são altamente positivas nas infecções agudas.

As infecções por HSV costumam ser autolimitadas na ausência de infecções bacterianas sobrepostas; assim, os tratamentos iniciais, como banhos de assento e analgésicos orais visam controlar os sintomas. Não há cura para infecções ativas, mas Aciclovir, Valaciclovir e Fanciclovir encurtarão a duração dos sintomas e podem ser usados como terapia supressiva em pacientes com recorrências frequentes.

2. Sífilis anorretal — A sífilis é causada pela espiroqueta *Treponema pallidum*, que costuma ter um período de incubação de 2 a 6 semanas. Essa doença já foi quase eliminada, mas a incidência tem aumentado continuamente, especialmente entre homens jovens negros.

A infecção anorretal aguda se caracteriza por uma pequena pápula (cancro) na margem anal ou no canal anal, que ulcera e pode ser confundida com uma fissura anal rotineira. Isso acaba regredindo espontaneamente em 3 a 4 semanas, sendo seguido por um estágio secundário 2 a 10 semanas depois. A sífilis secundária pode consistir em febre, mal-estar, artralgia, erupção maculopapular em palmas e solas dos pés, tenesmo, secreção mucoide, dor retal e adenopatia inguinal.

Há vários métodos para o diagnóstico. A microscopia em campo escuro revelará espiroquetas, que têm aspecto de saca-rolhas. A biópsia demonstra espiroquetas em uma coloração de prata de Warthin–Starry. Também há dois exames sorológicos: RPR e VDRL.

O tratamento consiste em uma dose única de penicilina intramuscular na fase inicial. Se for identificada depois, são administradas 3 doses com intervalo de 2 semanas.

3. Proctite gonocócica — A proctite gonocócica é causada pelo microrganismo *Neisseria gonorrhoeae*, que é um diplococo gram-negativo intracelular. Estima-se que haja cerca de 3 milhões de pessoas infectadas anualmente no mundo todo; porém, há uma grande população de portadores assintomáticos. A infecção anorretal resulta da disseminação contígua a partir da região genital em mulheres e do coito anal receptivo em homens.

O período de incubação varia, mas pode durar até 2 semanas. Os sintomas incluem prurido, tenesmo e secreção purulenta espessa. A proctite do reto médio e distal pode ser identificada na proctoscopia. A coloração padrão de Gram da secreção não costuma ser confiável, porém culturas em meio de Thayer–Martin aumentam as chances de exame positivo.

O tratamento de primeira linha para gonorreia anorretal inclui uma única dose intramuscular de ceftriaxona. A penicilina não é mais recomendada devido à elevada taxa de resistência. Os pacientes e parceiros infectados devem também ser tratados para infecção concomitante por clamídia, que é muito comum.

4. Proctite por clamídia e linfogranuloma venéreo — A *Chlamydia trachomatis* é a infecção sexualmente transmissível mais comum no mundo todo e a DST mais frequentemente notificada nos Estados Unidos. Essa bactéria intracelular tem vários sorotipos com período de incubação de até 2 semanas. Os sorotipos D-K são responsáveis por proctite e infecções genitais, enquanto os sorotipos L1-L3 são responsáveis pelo linfogranuloma venéreo (LGV).

Grande parte dos pacientes será assintomática. Quando presentes, os sintomas de uma infecção anorretal ativa incluem dor retal, tenesmo e febre. Queixas anorretais semelhantes estão presentes em pacientes com LGV, mas a adenopatia inguinal costuma ser mais proeminente com grandes agregados de linfonodos e eritema sobrejacente.

O diagnóstico de infecções ativas pode ser difícil com as culturas de rotina devido à localização intracelular das bactérias. Em geral, considera-se que os pacientes com sintomas sugestivos de proctite e que têm uma coloração de Gram demonstrando leucócitos sem gonococos detectáveis apresentam infecção por clamídia e devem ser tratados para tal. A cultura celular também é possível usando um meio de sacarose. O tratamento consiste em Azitromicina em uma dose oral única ou Doxiciclina 2 vezes ao dia por 7 dias. O tratamento com Doxiciclina é estendido para 21 dias no caso de LGV. Os parceiros sexuais também devem ser tratados para evitar a reinfecção.

5. Condiloma acuminado — O condiloma acuminado, causado pelo papilomavírus humano, tem um aspecto elevado semelhante a couve-flor e se localiza na margem anal, canal anal ou genitália. É uma das DSTs mais comuns nos Estados Unidos e para a qual se busca consulta com um coloproctologista. Há mais de 60 subtipos desse vírus latente com os tipos 6 e 11 produzindo lesões exofíticas benignas. Observa-se que os tipos 16 e 18 são mais agressivos, em geral causando lesões com displasia de alto grau que podem progredir para câncer se não forem tratadas.

Os pacientes costumam ser assintomáticos, mas podem apresentar queixas de hemorragia, prurido ou desconforto anal devido às lesões expansivas. Quando presente, não há como erradicar a infecção cirurgicamente. O objetivo do tratamento é remover a carga macroscópica da doença com biópsias excisionais e eletrocautério. As recorrências são comuns e, portanto, a vigilância desses pacientes é extremamente importante. Ácido bicloroacético, ácido tricloroacético e Imiquimod são agentes tópicos que têm sido usados com sucesso razoável.

6. Cancroide — O cancroide é uma doença sexualmente transmissível rara nos Estados Unidos e causada pela bactéria gram-negativa *Haemophilus ducreyi*. Globalmente, a incidência é maior nos países em desenvolvimento.

A infecção se manifesta dias após a transmissão com adenopatia inguinal dolorosa e pápulas eritematosas ao redor da genitália e que acabam ulcerando. O diagnóstico costuma ser feito com culturas de rotina do líquido das úlceras. O tratamento consiste em doses únicas de Azitromicina (oral) ou Ceftriaxona (intramuscular).

7. Proctite inflamatória — A proctite inflamatória se refere a uma inflamação leve a moderada geral do reto que não está relacionada a uma infecção subjacente ou doença sexualmente transmissível. Os sintomas incluem hemorragia retal, urgência, tenesmo e, muitas vezes, diarreia. O exame do reto se caracteriza por uma mucosa friável e eritematosa contínua. Se aplicáveis, as culturas devem ser coletadas para elucidar qualquer etiologia infecciosa e devem ser feitas biópsias para descartar doença de Crohn.

Essa condição pode ser autolimitada, mas casos persistentes costumam responder a ciclos curtos de enemas com esteroides ou enemas de mesalamina. Se não houver melhora após algumas semanas de tratamento, o paciente deve ser reavaliado.

8. Proctite por radiação — A proctite por radiação é uma consequência da radiação pélvica e que normalmente ocorre em duas fases. A lesão aguda ocorre durante ou logo após a administração de radiação pélvica. Ela se caracteriza por congestão vascular e friabilidade da mucosa. Os sintomas incluem sangramento retal, urgência, tenesmo e diarreia. A fase tardia da lesão ocorre meses a anos após o término do tratamento e se caracteriza histologicamente por fibrose, que pode se manifestar clinicamente como estenoses, fístulas para o trato urinário ou vagina e telangiectasias. Os sintomas incluem sangramento, mudança de hábito intestinal, infecções recorrentes do trato urinário e corrimento vaginal. A avaliação deve incluir sigmoidoscopia flexível ou colonoscopia e biópsias para fazer o diagnóstico e descartar malignidade.

O tratamento inicial da proctite aguda por radiação incorpora medicamentos que controlam os sintomas, incluindo agentes que aumentam o bolo fecal, antidiarreicos e antiespasmódicos. Foi demonstrado que enemas de esteroides, mesalamina ou ácidos graxos de cadeia curta também melhoram a proctite. Casos refratários podem ser tratados com a aplicação tópica de formalina a 4% na mucosa retal. A proctite por radiação complicada por fístulas é tratada cirurgicamente, com a interposição de tecidos saudáveis e normais.

Bennett MH, Feldmeier J, Hampson N, Smee R, Milross C: Hyperbaric oxygen therapy for late radiation tissue injury. *Cochrane Database Syst Rev* 2012;5:CD005005.

Felt-Bersma RJ, Bartelsman JF: Haemorrhoids, rectal prolapse, anal fissure, peri-anal fistulae and sexually transmitted diseases. *Best Pract Res Clin Gastroenterol* 2009;23(4):575-592.

Fleshner PR, Chalasani S, Chang GJ, Levien DH, Hyman NH, Buie WD: Practice parameters for anal squamous neoplasms. *Dis Colon Rectum* 2008;51(1):2-9.

Lee PK, Wilkins KB: Condyloma and other infections including human immunodeficiency virus. *Surg Clin North Am* 2010;90(1):99-112.

Mansour M, Weston LA: Perianal infections: a primer for nonsurgeons. *Curr Gastroenterol Rep* 2010;12(4):270-279.

Workowski KA, Berman SM: Centers for Disease Control and Prevention Sexually Transmitted Disease Treatment Guidelines. *Clin Infect Dis* 2011;53(Suppl 3):S59-S63.

FÍSTULA RETOVAGINAL

Fístulas retovaginais podem ser congênitas ou adquiridas e geralmente se caracterizam por sua conexão anormal entre superfícies mucosas epitelizadas do reto e da vagina. As fístulas distais que surgem a partir do canal anal são apropriadamente chamadas de fístulas anovaginais. As fístulas retovaginais adquiridas são geralmente causadas por lesões obstétricas, doença inflamatória intestinal, trauma ou infecção.

▶ Achados clínicos

A. Sinais e sintomas

O diagnóstico de uma fístula retovaginal costuma ser fácil com base em uma anamnese precisa. Entretanto, em algumas situações, as pacientes podem ser assintomáticas. É comum que as pacientes apresentem queixas de eliminação de ar ou fezes pela vagina. O grau de desconforto costuma depender do tamanho da abertura da fístula. Nas fístulas menores, queixas mais sutis de secreção vaginal fétida, vaginite recorrente ou dispareunia podem ser mais comuns, enquanto a drenagem fecaloide a partir de fístulas maiores pode ser confundida com incontinência fecal. Se a etiologia da fístula for devido a doença inflamatória intestinal, queixas retais, como tenesmo ou diarreia sanguinolenta, podem predominar.

Ao exame de toque retal, a fístula costuma ser identificada como uma depressão ou cavidade na mucosa da parede retal anterior, que pode ser confirmada pela anoscopia. A inspeção da vagina revelará tingimento da mucosa por fezes e hiperemia na abertura da fístula, contrastando com a coloração rosada de base da mucosa vaginal. Algumas vezes, a identificação da fístula pode ser mais difícil apesar de sintomas muito sugestivos. Nessas situações, um exame sob anestesia pode estar indicado. Com a vagina cheia de solução fisiológica, pode-se instilar ar pelo reto por meio de um proctoscópio. Bolhas de ar podem ajudar na identificação de fístulas que não sejam prontamente aparentes. De modo alternativo, pode-se instilar azul de metileno diluído pelo reto com um tampão colocado na vagina. O tingimento do tampão por azul de metileno confirmará a presença de uma fístula.

B. Exames laboratoriais e de imagem

Exames complementares são, algumas vezes, necessários para identificar a localização da fístula e determinar a qualidade do tecido circundante. Enemas contrastados retrógrados e TC com contraste retal podem identificar o extravasamento de contraste para a vagina. As TCs ainda têm o benefício de identificar qualquer alteração inflamatória associada. RM e ultrassonografia endorretal também têm sido usadas com resultados variáveis. A endoscopia é uma ferramenta diagnóstica valiosa para determinar quaisquer problemas inflamatórios subjacentes, como doença de Crohn, e para excluir doença maligna subjacente. Devem ser realizadas biópsias em qualquer mucosa anormal no reto ou ao redor do orifício da fístula.

▶ Diagnóstico diferencial

A causa mais comum de fístulas retovaginais é trauma obstétrico, sendo responsável por 70 a 80% dos casos. Essas fístulas podem apresentarem-se imediatamente, ou, com mais frequência, manifestarem-se semanas após o parto, normalmente após lacerações de terceiro ou quarto graus. No hemisfério ocidental, a incidência tem sido estimada em até 0,1% de todos os partos vaginais. Outras etiologias incluem doença inflamatória intestinal (primariamente a doença de Crohn), trauma pós-operatório, radiação, malignidade e infecção.

▶ Tratamento

O manejo de fístulas retovaginais depende principalmente de sua complexidade, conforme determinado pela localização, etiologia e qualidade dos tecidos circundantes. As fístulas simples costumam ser de diâmetro pequeno, distais no septo retovaginal e secundárias a lesão traumática ou infecção. Por outro lado, as fístulas complexas têm diâmetro maior, são mais proximais no septo retovaginal e estão associadas com doença inflamatória intestinal subjacente, radiação, neoplasia ou reparos prévios insuficientes. Há várias abordagens cirúrgicas bem descritas que podem geralmente ser divididas em reparos transanais, transvaginais, transperineais e transabdominais.

Os reparos transanais comuns incluem a excisão da fístula com fechamento em camadas, o avanço de retalho endorretal e o abaixamento retal. O retalho de avanço de mucosa é adequado para fístulas baixas simples. Durante esse procedimento, um retalho composto por mucosa, submucosa e uma porção do músculo esfíncter interno é mobilizado proximalmente e usado para cobrir o defeito da fístula. A base do retalho deve ser maior que seu ápice para permitir a adequada perfusão do retalho. O músculo é reaproximado na linha média, ocluindo a fístula. Depois, o retalho é avançado para dentro do canal anal e fixado com pontos absorvíveis. A taxa de sucesso varia na literatura entre 50 e 100%.

O abaixamento retal é uma abordagem razoável para fístulas retovaginais com estenose e ulcerações anais extensas por doença de Crohn. Iniciando na linha denteada, é feita uma incisão circunferencial, que se estende no sentido cefálico. A dissecção torna-se de espessura completa acima do anel anorretal e é estendida até que o reto distal seja adequadamente mobilizado. O reto é, então, puxado para baixo por meio do canal anal, sendo feita a transecção do reto acometido. A abertura da fístula na vagina é fechada, e o reto é suturado à linha denteada. Este reparo costuma ser feito com uma ostomia de derivação protetora.

A perineoproctectomia é uma técnica perineal que, essencialmente, converte uma FRV em uma laceração de quarto grau. A mucosa vaginal, esfíncteres e o reto são divididos entre as aberturas da fístula e reaproximados em camadas, terminando por obliterar o trato da fístula.

As interposições de tecidos também costumam ser realizadas por abordagem perineal e incluem retalho de músculo grácil e retalho de Martius (músculo bulbocavernoso). O conceito fundamental nesses procedimentos é que se coloca tecido normal, saudável, entre as aberturas da fístula, após a dissecção do plano entre o reto e a vagina. O fechamento bem-sucedido com esses procedimentos foi relatado em até 80% dos casos, sendo um reparo ideal para FRV que não tenha cicatrizado com reparos prévios ou com tecidos circundantes anormais.

As fístulas retovaginais mais altas no septo retovaginal costumam ser abordadas por via abdominal. Há diversos procedimentos potenciais, variando de simples divisão e fechamento da fístula com interposição de omento pediculado até a proctectomia com anastomose colorretal ou coloanal. A escolha do procedimento depende da qualidade dos tecidos circundantes, da localização e da etiologia da fístula.

Por fim, a última década testemunhou o crescente uso de bioproteses em forma de plugues e luvas no tratamento das FRVs. Pequenas séries de casos mostraram resultados promissores, mas ainda há uma escassez de dados de longo prazo.

▶ Prognóstico

O prognóstico de fístulas retovaginais se relaciona a sua complexidade geral. As fístulas baixas e simples podem ser abordadas com técnicas transanais ou perineais relativamente simples, com bons resultados. As fístulas mais altas ou associadas com doença inflamatória intestinal, radiação ou neoplasias são compreensivelmente mais difíceis, em geral necessitando de múltiplos reparos.

Champagne BJ, McGee MF: Rectovaginal fistula. *Surg Clin North Am* 2010;90(1):69-82.

Debeche-Adams TH, Bohl JL: Rectovaginal fistulas. *Clin Colon Rectal Surg* 2010;23(2):99-103.

Ellis CN: Outcomes after repair of rectovaginal fistulas using bioprosthetics. *Dis Colon Rectum* 2008;51(7):1084-1088.

Gosselink MP, Oom DM, Zimmerman DD, Schouten RW: Martius flap: an adjunct for repair of complex, low rectovaginal fistula. *Am J Surg* 2009;197(6):833-834.

Hannaway CD, Hull TL: Current considerations in the management of rectovaginal fistula from Crohn's disease. *Colorectal Dis* 2008;10(8):747-55; discussion 755-756.

Schwandner O, Fuerst A, Kunstreich K, Scherer R: Innovative technique for the closure of rectovaginal fistula using Surgisis mesh. *Tech Coloproctol* 2009;13(2):135-140.

Zhu YF, Tao GQ, Zhou N, Xiang C: Current treatment of rectovaginal fistula in Crohn's disease. *World J Gastroenterol* 2011;17(8):963-967.

Zimmermann MS, Hoffmann M, Hildebrand P, et al: Surgical repair of rectovaginal fistulas—a challenge. *Int J Colorectal Dis* 2011;26(6):817-819.

NEOPLASIAS ANAIS E PERIANAIS

▶ Considerações gerais

As neoplasias do ânus e da pele circundante são incomuns, responsáveis por apenas cerca de 3% de todas as malignidades colorretais. Aproximadamente 5.200 casos são diagnosticados anualmente nos Estados Unidos, resultando em mais de 700 mortes. O tratamento geral dessas lesões depende, principalmente, da histologia, do tamanho e da sua localização. Embora as definições possam causar confusão, o canal anal é comumente definido pelos cirurgiões como a região que se estende da margem anal até o anel anorretal, no topo do complexo esfincteriano. A drenagem linfática nessa área é variável, mas clinicamente importante. Proximalmente à linha denteada, o sistema linfático drena para os linfonodos ilíacos internos e mesentéricos inferiores, enquanto distalmente à linha pectínea, a drenagem costuma ocorrer para linfonodos inguinais. É importante lembrar que as lesões nessa área podem não ser completamente visualizadas na inspeção de rotina do períneo. A margem anal é geralmente definida como a pele perianal que se estende circunferencialmente até 5 cm da margem anal. As lesões nessa área são facilmente visíveis ao exame.

▶ Tumores da margem anal

A. Carcinoma espinocelular

A maioria das neoplasias malignas da margem anal é de câncer de células escamosas (CCE). Têm apresentação semelhante aos casos de CCEs que ocorrem em outros locais da pele e são subsequentemente estagiadas da mesma forma, com base no tamanho, que demonstrou correlação com a positividade de linfonodos. O sistema de classificação do American Joint Committee on Cancer (AJCC) está resumido na Tabela 31-6. A incidência global de cânceres da margem anal é baixa, e o prognóstico costuma ser mais favorável que o carcinoma espinocelular do canal anal. Essas lesões normalmente são bem diferenciadas, indolentes e raramente estão associadas com metástases distantes.

As lesões nessa localização podem causar dor, hemorragia, prurido, tenesmo ou incontinência, se forem localmente avançadas. Ao exame, geralmente apresenta-se como lesão ulcerada com margens elevadas. Os linfonodos palpáveis podem ser identificados na região inguinal.

O tratamento do CCE da margem anal consiste em excisão local ampla para lesões T1 e T2 iniciais que possam ser ressecadas com margem de 1 cm sem comprometimento da função esfincteriana. Os tumores pouco diferenciados, lesões T3 ou T4

Tabela 31-6 Estadiamento TNM do câncer de células escamosas do American Joint Committee on Cancer (AJCC)

	Margem anal	Canal anal
Tumor (T)		
Tis	Carcinoma *in situ*	Carcinoma *in situ*
T1	Tumor ≤ 2 cm na maior dimensão	Tumor ≤ 2 cm na maior dimensão
T2	Tumor 2-5 cm na maior dimensão	Tumor 2-5 cm na maior dimensão
T3	Tumor > 5 cm na maior dimensão	Tumor > 5 cm na maior dimensão
T4	Tumor invade estruturas profundas	Tumor invade estruturas profundas (não incluindo os esfíncteres)
Estado dos linfonodos (N)		
N0	Ausência de metástases em linfonodos regionais	Ausência de metástases em linfonodos regionais
N1	Presença de metástases em linfonodos regionais	Presença de metástases em linfonodos perirretais
N2		Presença de metástases em linfonodos ilíacos internos ou inguinais unilaterais
N3		N1 e N2 e/ou presença de metástases em linfonodos ilíacos internos ou inguinais bilaterais
Metástase distante (M)		
M0	Ausência de metástase distante	Ausência de metástase distante
M1	Presença de metástase distante	Presença de metástase distante

devem ser tratados com radioterapia e quimioterapia, incluindo os linfonodos inguinais e pélvicos no campo de tratamento. A ressecção abdominoperineal (RAP) deve ser reservada para doença recorrente, carcinoma residual após radioterapia ou tumores volumosos que invadem o complexo esfincteriano.

B. Carcinoma de células basais

O carcinoma de células basais (CCB) da margem anal é extremamente raro, sendo responsável por 0,2% dos casos de câncer anorretal. Ele costuma apresentar-se em homens mais velhos e cerca de um terço dos pacientes terá histórico de CCB ou lesão sincrônica em outra localização. O aspecto dessas lesões é semelhante ao de outras áreas, com margens peroladas, irregulares e elevadas e placas ou úlceras superficiais. A invasão local e o potencial para metástases costumam ser baixos.

A ampla excisão local com margem adequada é o tratamento de escolha para lesões pequenas. A recorrência local é incomum e geralmente pode ser ressecada. As lesões maiores e volumosas podem ser tratadas com ressecção abdominoperineal ou radioterapia.

C. Doença de Bowen

Historicamente, o termo doença de Bowen se referia ao carcinoma espinocelular *in situ*. Esse termo, assim como neoplasia intraepitelial anal (NIA) II e III, foi substituído pela classificação de lesão intraepitelial escamosa de alto grau (HSIL), que tem características histológicas semelhantes. A infecção pelo papilomavírus humano é comum. Os pacientes podem apresentar prurido ou dor, e o exame revela lesões eritematosas e escamosas, algumas vezes pigmentadas.

Tradicionalmente, essas lesões eram tratadas com excisão local ampla, geralmente com reconstruções complexas para as lesões maiores. Essa abordagem foi desencorajada devido às elevadas taxas de recorrência e pela alta morbidade. Dados mais recentes sugerem que a HSIL pode ser adequadamente tratada com biópsia direcionada com anoscopia de alta resolução, ablação e vigilância cuidadosa a cada 3 a 6 meses. A aplicação tópica de Imiquimod (Aldara) ou de 5-FU foi proposta para minimizar a recorrência, mas ela é geralmente limitada devido à irritação cutânea local.

D. Carcinoma verrucoso

O carcinoma verrucoso perianal costuma ser chamado de tumor de Buschke-Lowenstein ou Condiloma Gigante, dado seu aspecto exofítico parecido com couve-flor. Essas lesões podem ter tamanho variado, mas geralmente são de crescimento lento e localmente invasivas. Histologicamente, são consideradas benignas, mas as lesões maiores podem certamente apresentar malignidade subjacente, em geral carcinoma espinocelular invasivo. Os pacientes frequentemente apresentam queixas de uma massa anal, mas podem também manifestar dor, fístulas ou abscessos. A excisão local ampla é recomendada para a maioria das lesões e, quando grandes, os defeitos resultantes podem necessitar de fechamento mais complexo com cirurgia plástica. Os casos mais avançados, com invasão do complexo esfincteriano, podem necessitar de RAP.

E. Doença de Paget

A doença de Paget é uma condição rara caracterizada por adenocarcinoma intraepitelial da pele perianal. A queixa de apresentação mais comum é o prurido intolerável, e o exame normalmente revela uma erupção eritematosa e eczematosa bem demarcada. O diagnóstico é feito após biópsia de toda a espessura da lesão, que demonstra a célula patognomônica de Paget, com citoplasma vacuolizado pálido e núcleo periférico. Essas lesões costumam estar associadas com malignidades gastrintestinais sincrônicas, de modo que uma avaliação completa do trato gastrintestinal deve ser realizada.

Na ausência de doença invasiva, a excisão local ampla é o tratamento de escolha. É importante obter secções congeladas intraoperatórias para assegurar margens negativas. Os defeitos grandes podem ser recobertos com enxertos cutâneos ou retalhos de tecidos adjacentes. Os pacientes com doença invasiva têm prognóstico ruim e devem ser considerados para RAP. A linfadenectomia inguinal deve ser acrescentada em caso de envolvimento clinicamente positivo de linfonodos. O papel da radioterapia e quimioterapia não está bem definido, mas elas têm sido utilizadas como adjuvantes na doença invasiva e recorrente.

> Edge SBB, Byrd DR, Compton CC, Fritz AG, Greene FL, Trotti A, ed. AJCC Cancer Staging Manual. Springer, New York, 2010.
> Fleshner PR, Chalasani S, Chang GJ, Levien DH, Hyman NH, Buie WD: Practice parameters for anal squamous neoplasms. Dis Colon Rectum 2008;51(1):2-9.
> Garrett K, Kalady MF: Anal neoplasms. Surg Clin North Am 2010;90(1):147-161.
> Jiang Y, Ajani JA: Anal margin cancer: current situation and ongoing trials. Curr Opin Oncol 2012;24(4):448-453.
> Kyriazanos ID, Stamos NP, Miliadis L, Noussis G, Stoidis CN: extramammary Paget's disease of the perianal region: a review of the literature emphasizing the operative management technique. Surg Oncol 2011;20(2):e61-e71.
> Minicozzi A, Borzellino G, Momo R, Steccanella F, Pitoni F, de Manzoni G: Perianal Paget's disease: presentation of six cases and literature review. Int J Colorectal Dis 2010;25(1):1-7.

TUMORES DO CANAL ANAL

1. Carcinoma epidermoide

▶ **Achados clínicos**

Os tumores do canal anal são raros, sendo responsáveis por cerca de 2% de todas as doenças malignas colorretais. Entre esses casos, os carcinomas epidermoides são os mais comuns. O termo carcinoma epidermoide abrange diversos subtipos histológicos, incluindo células escamosas, basaloide, mucoepidermoide e transicionais.

A manifestação clínica dos tumores do canal anal pode ser muito variável e muitos pacientes são inicialmente diagnosticados com problemas anorretais benignos. Costumam ter crescimento lento e a massa resultante pode causar dor e sangramento. O exame de toque retal e a anoscopia são ferramentas importantes para um diagnóstico preciso, devendo-se observar tamanho, localização, consistência e grau de fixação. Além disso, a presença de qualquer adenopatia inguinal palpável deve ser documentada. Uma biópsia da lesão confirma o diagnóstico e fornece o subtipo específico. O estadiamento dos tumores anais está resumido na Tabela 31-6. Ultrassonografia endoanal, RM e PET-TC são complementos importantes para auxiliar na definição do grau de disseminação à distância, invasão local e adenopatia circundante.

▶ **Tratamento**

Desde sua introdução em 1974, a radioterpia e a quimioterapia com 5-FU e mitomicina C (Protocolo de Nigro) substituem, em grande parte, a cirurgia no tratamento do câncer anal. Há muitos dados demonstrando equivalência de controle local e taxas de sobrevida com preservação da função esfincteriana. Cerca de 30% dos pacientes têm doença persistente ou recorrente após radioterapia e quimioterapia para CCE anal. A RAP de resgate é reservada para doença pélvica recorrente ou residual após a radioterapia e quimioterapia.

O tratamento da doença em linfonodos inguinais varia. Devido à alta taxa de morbidade, não é recomendada a dissecção profilática da virilha. A adenopatia inguinal clinicamente significativa pode ser incluída no campo de radiação.

A resposta global à radioterapia e quimioterapia deve ser avaliada clinicamente cerca de 8 semanas após o término do tratamento. Nesse momento, até 85% dos pacientes apresentarão resposta clínica completa. Aqueles com resposta parcial boa podem ser observados cuidadosamente para verificar se ocorre a resposta completa. Qualquer lesão suspeita de doença residual ou progressão da doença deve ser biopsiada nesse momento. Para aqueles pacientes com resposta clínica completa, a vigilância compreende TR e exame de linfonodos inguinais a cada 3 a 6 meses, nos primeiros 2 anos, e anualmente depois disso, até 5 anos. Não há consenso sobre o uso rotineiro de exames de imagem na vigilância, mas eles costumam ser realizados.

▶ **Prognóstico**

As taxas de resposta completa se aproximam de 90% para tumores menores, com sobrevida de 5 anos que varia entre 70 e 90%. A doença residual ou recorrente confere um prognóstico pior, com taxas de sobrevida em 5 anos entre 24 e 58% após RAP de resgate.

2. Melanoma do canal anal

O anorreto é o terceiro local mais comum para melanomas, mas é o local mais comum de melanoma primário do trato gastrintestinal, que o torna uma condição extremamente rara. Ele é responsável por até 2% de todos os melanomas e 2 a 4% de todos os tumores anorretais.

▶ **Achados clínicos**

Dor, hemorragia e massa palpável são os achados clínicos mais consistentes com melanoma do canal anal. Os pacientes também podem apresentar tenesmo, mudança no calibre das fezes e perda de peso. Como nos casos cutâneos, o melanoma anal é elevado e pigmentado, mas é importante observar que essas lesões podem, por vezes, ser amelanóticas, o que pode simular doença benigna.

▶ **Tratamento**

Para a doença localizada, a cirurgia oferece a única chance de cura, pois não há benefício comprovado para a quimioterapia ou radioterapia. A ressecção radical com RAP e a excisão local ampla têm sido defendidas. A RAP não confere vantagem de sobrevida e está associada a elevadas taxas de morbidade. Assim, a excisão local ampla é recomendada como abordagem cirúrgica inicial para a doença localizada. Os tumores grandes e volumosos que envolvem o complexo esfincteriano necessitarão de ressecção radical.

▶ Prognóstico

O prognóstico para melanoma anorretal é universalmente ruim, pois muitos pacientes apresentam doença avançada. As taxas de sobrevida geralmente variam entre 6 a 28% na literatura. A taxa de sobrevida global de 5 anos para a doença avançada, com invasão profunda ou metastática é de menos de 10% com uma sobrevida média de 12 a 18 meses.

> Fleshner PR, Chalasani S, Chang GJ, Levien DH, Hyman NH, Buie WD: Practice parameters for anal squamous neoplasms. Dis Colon Rectum 2008;51(1):2-9.
> Glynne-Jones R, Northover J, Oliveira J: Anal cancer: ESMO clinical recommendations for diagnosis, treatment and follow-up. Ann Oncol 2009;20(Suppl 4):57-60.
> Heeney A, Mulsow J, Hyland JM: Treatment and outcomes of anorectal melanoma. Surgeon 2011;9(1):27-32.
> Meguerditchian AN, Meterissian SH, Dunn KB: Anorectal melanoma: diagnosis and treatment. Dis Colon Rectum 2011;54(5):638-644.
> Meyer J, Willett C, Czito B: Current and emerging treatment strategies for anal cancer. Curr Oncol Rep 2010;12(3):168-174.

FUNÇÃO NORMAL DO ANORRETO

A fisiologia anorretal é muito complexa. Ela exige a coordenação entre nervos pélvicos, músculos do assoalho pélvico, reto e complexo esfincteriano, resultando na eliminação normal e controlada dos resíduos intestinais.

Como o colo do intestino, o reto compreende duas camadas de músculo liso, uma camada interna circular e uma camada externa longitudinal. Ele varia em comprimento entre 12 e 18 cm e está predominantemente confinado dentro da pelve óssea. O peritônio recobre os dois terços superiores do reto anteriormente, o terço superior lateralmente e o terço inferior do reto é extraperitoneal. O reto é muito distensível e tem a capacidade de conter grandes volumes, o que caracteriza sua função de reservatório para as fezes antes da defecação. As alterações na sensibilidade ou complacência retais causadas por infecção, inflamação ou fibrose podem resultar em urgência evacuatória.

O canal anal inicia na margem anal, estende-se no sentido cefálico até o anel anorretal e está circundado pelos músculos elevadores do ânus, bem como pelo complexo esfincteriano interno e externo. O músculo esfíncter anal interno (EAI), que é responsável por cerca de 85% da pressão anal em repouso, é um músculo involuntário, continuação inferior da musculatura lisa circular do reto. O EAI tem comprimento de aproximado de 3 cm e é suprido por nervos simpáticos e parassimpáticos (S2-4). Está em estado constante de contração devido a impulsos intrínsecos de ondas lentas. O EAI está circundado pelos músculos estriados do esfíncter anal externo (EAE), que é voluntário, mas também contribui para o tônus geral em repouso. O EAE é suprido pelos nervos pudendos.

O assoalho pélvico (músculos elevadores do ânus) é composto por três lâminas simétricas de músculos estriados com uma conexão ligamentosa central: o pubococcígeo, o iliococcígeo e o puborretal. Esses músculos circundam e sustentam o reto, a vagina e a uretra à medida que passam até o períneo. O puborretal, que envolve a junção anorretal posteriormente e se insere no ramo púbico anteriormente, é particularmente importante para a continência geral por meio do aumento do ângulo agudo entre o reto e o canal anal, conhecido como ângulo anorretal.

A defecação normal é uma sequência intrincada de eventos que dependem do relaxamento adequado desses músculos e de alguns reflexos anorretais fundamentais. O estímulo para o início da defecação é a distensão do reto, que estimula receptores de pressão nos músculos do assoalho pélvico, o que também é conhecido como acomodação. Isso, por sua vez, desencadeia dois reflexos fundamentais: (1) relaxamento do esfíncter interno, o reflexo inibitório retoanal (RIRA) e (2) contração do esfíncter externo, o reflexo excitatório retoanal. Esse processo permite o reconhecimento do conteúdo retal que entra em contato com o canal anal superior, seja gás, fezes líquidas ou sólidas. No processo de evacuação do reto, o músculo puborretal relaxa, permitindo a redução do ângulo anorretal. A pressão intra-abdominal aumenta e o EAE relaxa, permitindo a passagem do conteúdo pelo ânus.

Além de uma anamnese cuidadosa, há várias modalidades úteis que são utilizadas para investigar a disfunção evacuatória. Manometria anal, defecografia, ultrassonografia endorretal e exame de latência motora terminal de nervos pudendos podem fazer parte da avaliação diagnóstica de incontinência fecal, dissinergia pélvica, constipação, retocele e intussuscepção, entre outros. Uma compreensão completa da anatomia e das modalidades diagnósticas disponíveis é imperativa para o diagnóstico e tratamento.

> Bajwa A, Emmanuel A: The physiology of continence and evacuation. *Best Pract Res Clin Gastroenterol* 2009;23(4):477-485.
> Barleben A, Mills S: Anorectal anatomy and physiology. *Surg Clin North Am* 2010;90(1):1-15.
> Cho HM: Anorectal physiology: test and clinical application. *J Korean Soc Coloproctol* 2010;26(5):311-315.
> Raizada V, Mittal RK: Pelvic floor anatomy and applied physiology. *Gastroenterol Clin North Am* 2008;37(3):493-509, vii.
> Stoker J: Anorectal and pelvic floor anatomy. *Best Pract Res Clin Gastroenterol* 2009;23(4):463-475.

INCONTINÊNCIA FECAL

▶ Considerações gerais

A continência anal resulta de interações complexas entre consistência das fezes, capacidade e complacência retal, o complexo esfincteriano e a função neurológica subjacente. Comprometimento de um ou todos esses componentes resulta em graus variados de incontinência fecal, o que costuma ser definido como a perda involuntária recorrente de fezes ou gás por meio do ânus.

A real incidência de incontinência fecal é difícil de ser determinada devido à ausência de definições padronizadas e à subnotificação. Taxas de até 20% foram relatadas na literatura, dependendo da população estudada. Pacientes femininas predominam na maioria das séries de incontinência importante, mas homens e mulheres são igualmente acometidos pela incontinência menor. Taxas mais altas foram relatadas em idosos e em pacientes com determinados distúrbios neurológicos.

Há inúmeras causas de incontinência fecal, mas a mais comum se relaciona com a lesão obstétrica. A incidência de lacerações obstétricas com o parto vaginal tem sido relatada em até 10% dos casos. Além disso, lesões ocultas foram identificadas por ultrassonografia em até 35% dos casos e, nessa circunstância, a apresentação dos sintomas de incontinência ou vazamento pode ser retardada. Outras causas incluem anomalias congênitas, distúrbios neurológicos (p. ex., lesão de medula espinal), denervação do assoalho pélvico (lesão induzida por estiramento dos nervos pudendos), condições que causam perda de complacência retal (p. ex., doença de Crohn, colite ulcerativa, proctite por radiação), distúrbios funcionais do intestino (diarreia ou impactação fecal com incontinência por transbordamento) e lesões iatrogênicas (p. ex., cirurgias anorretais).

▶ Achados clínicos

A. Sinais e sintomas

É necessário um histórico detalhado dos sintomas de apresentação para diferenciar a capacidade do paciente para controlar gás, fezes líquidas e fezes sólidas. A incontinência evidente deve ser diferenciada da urgência fecal ou do vazamento, que pode estar associado a outros distúrbios anorretais tratáveis. Informações sobre dieta, atividade, medicamentos, histórico de cirurgia obstétrica e anorretal também devem ser coletadas para uma avaliação mais completa. Este é um distúrbio compreensível e potencialmente devastador, de modo que também se deve tentar definir o nível de impacto geral desses sintomas nas atividades diárias do paciente. Para auxiliar nessa caracterização, há diversos sistemas de escores validados, incluindo o escore do Índice de gravidade da incontinência fecal, o escore de Incontinência da Cleveland Clinic Florida e o escore de Qualidade de vida na incontinência fecal, que fornecem uma base objetiva para esses sintomas e podem ser usados para acompanhar a progressão ao longo do tratamento.

A avaliação física deve começar com a inspeção do ânus e do períneo a fim de documentar quaisquer cicatrizes de procedimentos obstétricos ou anorretais prévios. Condições anorretais benignas, como fístulas, prolapso e hemorroidas devem ser excluídas. A descida do períneo durante o esforço é outro achado importante que indica frouxidão anormal dos músculos do assoalho pélvico. Por fim, o exame de toque retal fornece informações iniciais úteis sobre o tônus esfincteriano em repouso e a pressão máxima de contração.

B. Exames de imagem

Outros exames para incontinência fecal costumam necessitar de uma abordagem integrada. Manometria anal, ultrassonografia endoanal, RM, defecografia e estudos de latência dos nervos pudendos têm sido utilizados na avaliação do paciente com incontinência fecal.

A manometria anal fornece uma avaliação objetiva da pressão esfincteriana em repouso, da pressão de contração máxima, dos reflexos anorretais inerentes, bem como da sensibilidade e complacência anorretais. A pressão de repouso é, em grande parte, reflexo da função do músculo esfíncter interno, enquanto a pressão de contração máxima reflete a função do esfíncter externo.

Embora possa estar limitada ao operador, a ultrassonografia endoanal é uma ferramenta extremamente útil na avaliação desses pacientes. É um procedimento ambulatorial de baixo custo que permite a visualização da extensão e da largura do complexo esfincteriano, bem como de qualquer defeito que possa estar presente.

A defecografia tem um papel mais limitado na avaliação da incontinência. O estudo permite a visualização do processo de defecação, incluindo o ângulo anorretal, descida do assoalho pélvico e intussuscepção interna.

O exame de latência motora dos nervos pudendos fornece informações sobre potenciais danos neurais do assoalho pélvico. Ele mede o tempo desde a estimulação nervosa até o início da resposta dos músculos do assoalho pélvico. Tempos prolongados indicam neuropatia. O grau de denervação não influencia a gravidade da incontinência, mas parece fornecer alguma informação prognóstica sobre os resultados de reparos cirúrgicos.

▶ Tratamento

O tratamento inicial de pacientes com incontinência fecal deve incluir medidas não cirúrgicas. Isso contempla modificação da dieta, suplementação de fibras e treinamento de *biofeedback*. Se essas medidas falharem, pode-se considerar o reparo cirúrgico. As opções incluem esfincteroplastia, estimulação de nervos sacrais, injeção de agentes para aumento de volume, esfíncter intestinal artificial e derivação fecal.

A esfincteroplastia envolve o reparo direto do músculo esfíncter externo, por sobreposição ou de uma extremidade a outra, se um defeito segmentar for identificado na avaliação pré-operatória. Essa técnica tem bons resultados a curto prazo com até 80% dos pacientes vivenciando melhora da função. Porém, no acompanhamento de 5 a 10 anos, a função tende a deteriorar. Na literatura, as taxas menores de sucesso têm sido associadas com idade, duração dos sintomas e neuropatia pudenda.

A estimulação de nervos sacrais (ENS) foi recentemente aprovada para o tratamento da incontinência fecal e tem se demonstrado segura e eficaz. Ela fornece a vantagem exclusiva de uma fase de avaliação temporária antes do implante permanente.

Um eletrodo temporário é colocado com o auxílio de fluoroscopia no forame sacral (em geral no terceiro) e o paciente é subsequentemente estimulado por 2 a 3 semanas. Se houver redução de pelo menos 50% nos sintomas, é implantado um estimulador permanente. O exato mecanismo de ação da ENS ainda não é conhecido, mas os resultados de curto prazo têm sido promissores. Em muitas séries de casos, mais de 75% dos participantes dos estudos relataram mais de 50% de melhora nos episódios de continência e 41 a 75% dos pacientes relataram continência completa para fezes líquidas e sólidas. Um estudo randomizado recente demonstrou que a ENS era significativamente melhor que as melhores medidas de suporte, incluindo exercícios para o assoalho pélvico, agentes aumentadores de volume e manipulação da dieta. Os dados de acompanhamento a longo prazo ainda não estão disponíveis.

O esfíncter intestinal artificial é outra modalidade aprovada para o tratamento da incontinência, mas não é amplamente usado. O dispositivo é cirurgicamente colocado ao redor do complexo esfincteriano e conectado a um reservatório e bomba que infla e desinfla o manguito para permitir o controle da defecação. Esse procedimento é limitado por complicações infecciosas e erosão do dispositivo, sendo normalmente reservado para a incontinência em estágio terminal nos pacientes sem alternativas, exceto a colostomia.

Foi demonstrado que a incontinência fecal passiva causada por disfunção do esfíncter interno responde de maneira favorável à injeção de agentes para aumento de volume. Pequenas séries de casos relataram que a injeção de biomaterial de silicone no plano interesfincteriano ou na submucosa leva à melhora da continência no curto prazo.

Se as opções conservadoras e as outras modalidades cirúrgicas falharem, uma derivação por colostomia se torna uma solução razoável que pode restaurar a qualidade de vida do paciente.

▶ Prognóstico

A incontinência fecal é uma condição tratável, mas o tratamento apropriado exige avaliação cuidadosa e seleção adequada dos pacientes. A intervenção cirúrgica deve ser precedida de uma tentativa inicial de medidas conservadoras, quando indicado. A esfincteroplastia tem bons resultados a curto prazo com taxas de sucesso inicial de cerca de 75%, mas o sucesso diminui ao longo do tempo. A estimulação do nervo sacral é uma novidade cirúrgica interessante para a incontinência fecal, com mais de 80% dos pacientes mantendo mais de 50% de redução nos sintomas após 1 a 2 anos do implante permanente. As complicações exigindo a retirada do dispositivo são incomuns.

> Brown SR, Wadhawan H, Nelson RL: Surgery for faecal incontinence in adults. Cochrane Database Syst Rev 2013 Jul 2;7:CD001757.
> Farrell SA: Overlapping compared with end-to-end repair of third and fourth degree obstetric anal sphincter tears. Curr Opin Obstet Gynecol 2011;23(5):386-390.
> Glasgow SC, Lowry AC: Long-term outcomes of anal sphincter repair for fecal incontinence: a systematic review. Dis Colon Rectum 2012;55(4):482-490.
> Halland M, Talley NJ: Fecal incontinence: mechanisms and management. Curr Opin Gastroenterol 2012;28(1):57-62.
> Hannaway CD, Hull TL: Fecal incontinence. Obstet Gynecol Clin North Am 2008;35(2):249-69, viii.
> Leung FW, Rao SS: Fecal incontinence in the elderly. Gastroenterol Clin North Am 2009;38(3):503-511.
> Luo C, Samaranayake CB, Plank LD, Bissett IP: Systematic review on the efficacy and safety of injectable bulking agents for passive faecal incontinence. Colorectal Dis 2010;12(4):296-303.
> Maeda Y, Laurberg S, Norton C: Perianal injectable bulking agents as treatment for faecal incontinence in adults. Cochrane Database Syst Rev 2013 Feb 28;2:CD007959.
> Mathis KL, Cima RR, Pemberton JH: New developments in colorectal surgery. Curr Opin Gastroenterol 2011;27(1):48-53.
> Mellgren A: Fecal incontinence. Surg Clin North Am 2010;90(1):185-194.
> Mowatt G, Glazener C, Jarrett M: Sacral nerve stimulation for fecal incontinence and constipation in adults: a short version Cochrane review. Neurourol Urodyn 2008;27(3):155-161.
> Norton C, Cody JD: Biofeedback and/or sphincter exercises for the treatment of faecal incontinence in adults. Cochrane Database Syst Rev 2012;7:CD002111.
> Tjandra JJ, Chan MK, Yeh CH, Murray-Green C: Sacral nerve stimulation is more effective than optimal medical therapy for severe fecal incontinence: a randomized, controlled study. Dis Colon Rectum 2008;51(5):494-502.

DISFUNÇÃO DO ASSOALHO PÉLVICO

▶ Considerações gerais

A disfunção do assoalho pélvico é um termo geral que pode englobar diversas apresentações clínicas, incluindo sintomas de disfunção evacuatória urinária e intestinal, disfunção sexual e síndromes de dor. Termos alternativos, como dissinergia pélvica, obstrução da defecação e contração paradoxal do puborretal, têm sido usados para confundir ainda mais a compreensão do assunto. Os distúrbios funcionais do assoalho pélvico são marcados por sintomas de obstrução da defecação sem uma anormalidade anatômica nos músculos circundantes. Conforme descrito anteriormente, o processo de defecação é complexo. Ele exige coordenação de nervos pélvico, reto e músculos circundantes, incluindo o puborretal e os demais músculos elevadores do ânus. Durante a defecação normal esses músculos relaxam, permitindo que o reto seja esvaziado. Pacientes com disfunção do assoalho pélvico têm atividade descoordenada, prejudicando a evacuação do conteúdo intestinal.

É compreensível que esse possa ser um problema debilitante que afeta um grande número de pacientes, predominantemente mulheres. Nos Estados Unidos, cerca de 24% das mulheres relatam pelo menos um distúrbio do assoalho pélvico, o que parece aumentar conforme a idade, paridade e obesidade.

Achados clínicos

A. Sinais e sintomas

Os sintomas de disfunção do assoalho pélvico tendem a se desenvolver de forma lenta e insidiosa. Uma anamnese cuidadosa é fundamental para estabelecer um diagnóstico operacional e desenvolver uma estratégia para exames diagnósticos. Os pacientes comumente descrevem constipação, esforço evacuatório ou sensação de evacuação incompleta. As fezes amolecidas residuais na ampola retal podem extravasar para a anoderma desencadeando uma sensação de incontinência. Deve-se atentar para a dieta e para o histórico obstétrico, urológico e cirúrgico. Embora esses sintomas não representem risco à saúde do paciente, eles interferem com a qualidade de vida global. No momento da apresentação clínica os pacientes já tentaram diversos medicamentos e laxativos.

Um exame físico focado deve começar com a inspeção do ânus e do períneo. A descida do períneo ao esforço é um indicador de frouxidão do assoalho pélvico, que é comum com o envelhecimento e a multiparidade. O exame de toque retal é importante e deve ser realizado para descartar massas retais, avaliar dor à palpação do puborretal, avaliar o tônus esfincteriano e contração/relaxamento dos músculos elevadores. Especificamente, a contração paradoxal do puborretal com o esforço simulado deve ser avaliada.

B. Exames laboratoriais e de imagem

Geralmente, colonoscopia e estudo de trânsito intestinal devem ser realizados para excluir doença maligna subjacente e constipação por trânsito lento, respectivamente. Outros exames incluem manometria anal com exame de expulsão do balão e defecografia. A manometria anal deve avaliar as pressões em repouso e de contração máxima, bem como a presença do RIRA. Normalmente, os pacientes com disfunção do assoalho pélvico não conseguem expelir um balão inserido no reto.

A defecografia oferece uma visão mais dinâmica do reto, músculos do assoalho pélvico e esfíncteres anais. Durante esse exame, o reto é preenchido com contraste e pede-se para o paciente simular a defecação. Materiais de contraste vaginais e orais também costumam ser administrados para fornecer informação adicional sobre as estruturas adjacentes. A defecografia é útil na identificação de retocele, prolapso retal interno e externo, enterocele, bem como falta de relaxamento do assoalho pélvico.

Diagnóstico diferencial

Os sintomas de constipação e problemas de defecação são muito comuns e podem ser causados por diversos motivos. Distúrbios anatômicos, como câncer anal ou retal, retocele, prolapso retal, intussuscepção interna e enterocele, devem ser diferenciados de problemas funcionais, como um puborretal que não relaxa.

Tratamento

A. Clínico

Os pacientes com disfunção do assoalho pélvico causada por um puborretal que não relaxa devem ser encaminhados para treinamento do assoalho pélvico, também conhecido como *biofeedback*, que se tornou parte integral do tratamento. Durante essas sessões com o fisioterapeuta, os pacientes são instruídos sobre como relaxar adequadamente os músculos pélvicos com o auxílio de resposta visual. Esse programa de treinamento neuromuscular baseia-se em instrumentos com o uso de manometria ou *biofeedback* baseado em eletromiografia.

B. Cirurgia

Os pacientes com defecação obstruída por causas anatômicas são candidatos a cirurgia se não tiverem respondido ao tratamento conservador inicial com suplementação de fibras e laxantes.

O reparo da retocele está indicado para retoceles grandes com incapacidade demonstrada de esvaziar na defecografia. Várias abordagens têm sido utilizadas com sucesso variável, incluindo a transvaginal, a transretal e transperineal. Uma técnica mais recente que tem demonstrado algum sucesso inicial a curto prazo é o procedimento de ressecção transanal do reto por grampeamento (STARR), que utiliza dois grampeadores circulares para produzir uma ressecção transanal circunferencial de toda a espessura do reto inferior. Seu uso disseminado está limitado pela ausência de dados sobre resultados a longo prazo e o potencial para complicações devastadoras, como fístulas e infecções pélvicas.

O prolapso retal interno (intussuscepção) pode estar presente em até 50% das pessoas assintomáticas. Sendo assim, o tratamento cirúrgico do prolapso interno associado com sintomas de defecação obstruída permanece controverso. A retopexia sem ressecção concomitante tem sido defendida por alguns, e o procedimento STARR tem sido usado por outros. Os resultados são variáveis na literatura.

Prognóstico

O *biofeedback* tem sido a base do tratamento para a disfunção do assoalho pélvico por ausência de relaxamento. Ele é minimamente invasivo e pode ser repetido com bons resultados para aqueles que completam o programa. A melhora nos sintomas tem variado entre 40 e 90% nos vários estudos.

Bove A, Pucciani F, Bellini M et al: Consensus statement AIGO/SICCR: diagnosis and treatment of chronic constipation and obstructed defecation (part I: diagnosis). *World J Gastroenterol* 2012;18(14):1555-1564.

Faubion SS, Shuster LT, Bharucha AE: Recognition and management of nonrelaxing pelvic floor dysfunction. *Mayo Clin Proc* 2012;87(2):187-193.

McNevin MS: Overview of pelvic floor disorders. *Surg Clin North Am* 2010;90(1):195-205.

Nygaard I, Barber MD, Burgio KL, et al: Prevalence of symptomatic pelvic floor disorders in US women. *JAMA* 2008;300(11):1311-1316.

Rao SS: Dyssynergic defecation and biofeedback therapy. *Gastroenterol Clin North Am* 2008;37(3):569-86, viii.

FIXAÇÃO RETAL ANORMAL

▶ Considerações gerais

A fixação retal anormal é uma nomenclatura geral para um grupo de doenças em que a ligação do reto a suas estruturas adjacentes desenvolveu mais frouxidão, permitindo que o reto faça protrusão completa ou incompleta por meio do canal anal. A fisiopatologia exata é desconhecida, mas, em grande parte, está relacionada ao esforço crônico de defecação. As variações anatômicas comuns podem incluir ânus patuloso, colo sigmoide redundante, diástase dos músculos levantadores do ânus e fundo de saco de Douglas profundo.

O prolapso retal se caracteriza por intussuscepção do reto. Há três categorias gerais que terminam por influenciar os sintomas e o tratamento geral: (1) prolapso interno (intussuscepção), que não se estende além do canal anal; (2) prolapso de mucosa e (3) prolapso completo, que envolve protrusão de toda a espessura do reto por meio do ânus.

Em adultos, as mulheres mais velhas têm chance seis vezes maior de desenvolver prolapso retal, sendo responsáveis por 80 a 90% dos pacientes. O pico de incidência se dá após a quinta década.

▶ Achados clínicos

A. Sinais e sintomas

Os sintomas podem variar conforme o grau de prolapso retal, mas as queixas típicas incluem uma massa perianal que faz protrusão com o esforço, drenagem mucoide ou sanguinolenta, evacuação incompleta, incontinência e dor, se o reto ficar encarcerado.

Ao exame, as indicações iniciais para o diagnóstico podem ser ânus patuloso ou uma descida exagerada do períneo se o reto prolapsado não for evidente. O toque retal pode revelar tônus diminuído ou ausente com prolapso completo, mas pode sugerir uma massa ao esforço na intussuscepção interna. O diagnóstico é mais facilmente realizado com o paciente fazendo esforço na posição sentada, o que deve reproduzir o prolapso retal, identificado pelas pregas concêntricas de mucosa.

B. Exames laboratoriais e de imagem

Se o diagnóstico permanecer em dúvida, a defecografia deve ser capaz de demonstrar claramente o prolapso interno ou completo, bem como outras anormalidades associadas, como cistocele, enterocele e retocele. Em pacientes que também apresentam queixas de constipação crônica, a manometria anorretal e os estudos de trânsito colônico são fundamentais. Antes de qualquer intervenção cirúrgica, esses pacientes também devem ser submetidos à colonoscopia.

▶ Diagnóstico diferencial

O prolapso retal completo costuma ser confundido com prolapso de hemorroidas internas, porém os dois podem ser facilmente diferenciados pelo exame cuidadoso da mucosa. O prolapso de hemorroidas internas produz pregas radiais na mucosa retal visível, o que contrasta com as pregas concêntricas vistas no prolapso retal.

▶ Complicações

A complicação mais temida no prolapso retal é o encarceramento, que pode levar à isquemia tecidual e necrose. O prolapso retal crônico redutível também pode prejudicar a continência fecal devido ao estiramento repetido dos esfíncteres.

▶ Tratamento

A. Clínico

Uma tentativa com suplementação de fibras e modificação dietética pode ser benéfica para casos leves de intussuscepção interna. *Biofeedback*, retopexia e o procedimento STARR foram relatados em casos refratários, mas seu uso permanece controverso.

B. Cirurgia

O tratamento cirúrgico está indicado em pacientes com prolapso de toda a espessura retal. O tratamento cirúrgico é dividido em abordagens abdominal e perineal, sendo ditado tanto pela idade e comorbidades do paciente, quanto pela preferência e experiência do cirurgião. As abordagens perineais geralmente resultam em menor permanência hospitalar e menos morbidade e dor no perioperatório, mas parecem ter maior taxa de recorrências.

Retopexia, retopexia com ressecção e retopexia com tela são os três procedimentos abdominais mais usados na prática. O principal componente de cada um desses procedimentos é a mobilização posterior do reto até o nível dos músculos elevadores. O reto é elevado a partir da pelve profunda e suturado na fáscia pressacral ao nível do promontório sacral. Os ligamentos laterais são preservados, pois foi demonstrado que isso reduz a constipação no pós-operatório. A ressecção do sigmoide com anastomose livre de tensão com o reto é realizada se for encontrada redundância excessiva ou se houver histórico antigo de constipação. A tela também tem sido usada para fixar o reto na fáscia pressacral, e isso deve ser realizado sem ressecção concomitante. As complicações incluem obstrução intestinal, erosão da tela e fístulas. Todos esses procedimentos abdominais têm sido feitos por laparoscopia com resultados semelhantes e mantendo os benefícios de uma técnica minimamente invasiva.

A proctossigmoidectomia perineal, também conhecida como procedimento de Altemeier, combina uma proctossigmoidectomia perineal com aproximação anterior dos elevadores. Uma incisão circunferencial de toda a espessura da parede retal é feita 1 cm proximalmente à linha denteada. O meso do reto e do colo sigmoide é sequencialmente dividido até que não haja intestino redundante. É feita a transecção do colo do intestino nesse nível e criada uma anastomose entre o colo do intestino e o canal anal com suturas ou grampeador circular. Uma sutura de aproximação anterior dos elevadores costuma ser acrescentada para corrigir a frouxidão nos músculos elevadores do ânus, que está comumente associada a essa condição.

O procedimento de Delorme é uma opção para prolapso de segmento curto, pois compreende uma dissecção mucosa circunferencial que inicia na linha denteada e se estende até o ápice do prolapso. O excesso de mucosa é ressecado, e as margens proximal e distal remanescentes são aproximadas após o pregueamento da camada muscular com suturas interrompidas dispostas em sentido radial por toda a circunferência do reto.

▶ Prognóstico

Foi demonstrado que as abordagens abdominais descritas são seguras e eficazes com cerca de 10% de taxa de recorrência. As abordagens perineais também são bem toleradas, mas estão associadas a taxas de recorrência de 20 a 30%.

Cadeddu F, Sileri P, Grande M, De Luca E, Franceschilli L, Milito G: Focus on abdominal rectopexy for full-thickness rectal prolapse: meta-analysis of literature. *Tech Coloproctol* 2012;16(1):37-53.

Felt-Bersma RJ, Tiersma ES, Cuesta MA: Rectal prolapse, rectal intussusception, rectocele, solitary rectal ulcer syndrome, and enterocele. *Gastroenterol Clin North Am* 2008;37(3):645-668, ix.

Goldstein SD, Maxwell PJt: Rectal prolapse. *Clin Colon Rectal Surg* 2011;24(1):39-45.

Jones OM, Cunningham C, Lindsey I: The assessment and management of rectal prolapse, rectal intussusception, rectocoele, and enterocoele in adults. *BMJ* 2011 Feb 1;342:c7099.

Sajid MS, Siddiqui MR, Baig MK: Open vs laparoscopic repair of full-thickness rectal prolapse: a remeta-analysis. *Colorectal Dis* 2010;12(6):515-525.

Tou S, Brown SR, Malik AI, Nelson RL: Surgery for complete rectal prolapse in adults. *Cochrane Database Syst Rev* 2008(4):CD001758.

Varma M, Rafferty J, Buie WD: Practice parameters for the management of rectal prolapse. *Dis Colon Rectum* 2011;54(11):1339-1346.

QUESTÕES DE MÚLTIPLA ESCOLHA

1. Todos os seguintes são locais de abscessos perirretais, exceto:
   A. Isquiorretal.
   B. Perianal.
   C. Intermuscular.
   D. Infralevantador.
   E. Submucoso.

2. O sangramento anal pode ser comumente causado por:
   A. Diverticulite.
   B. Condiloma anal.
   C. Abscesso anorretal (não drenado).
   D. Fissura anal.
   E. Trombose de hemorroidas externas.

3. O prolapso retal:
   A. Pode ser diferenciado de prolapso hemorroidário com base em exames de imagem.
   B. É uma intussuscepção do reto.
   C. Não pode envolver as camadas musculares do reto devido à fixação nas paredes laterais da pelve.
   D. É mais bem avaliado por IM.
   E. É mais comum em homens do que em mulheres.

4. Os tumores epidermoides do canal anal:
   A. Costumam ser tratados com um regime de quimioterapia e radioterapia após o diagnóstico.
   B. São tão comuns quanto os cânceres retais.
   C. Têm taxa de resposta de 25% com os regimes terapêuticos iniciais.
   D. Normalmente, exigem ressecção abdominoperineal para tratamento completo.
   E. Raramente sofrem metástase para linfonodos regionais.

5. Manejo do condiloma acuminado:
   A. Raramente é transmitido por contato sexual.
   B. Costuma ser tratado com terapia antiviral como tratamento de primeira linha.
   C. Pode incluir paliação de lesões macroscópicas com cirurgia.
   D. Não tem nenhum risco de displasia.
   E. É assintomático.

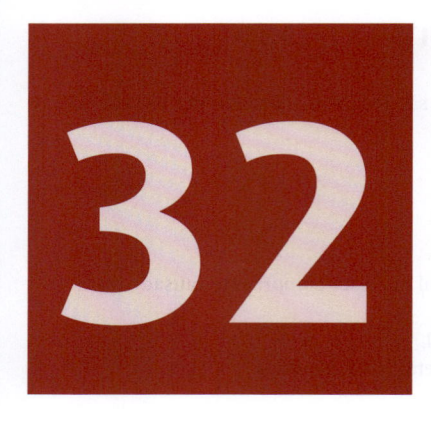

32 Hérnias e outras lesões da parede abdominal*

Karen E. Deveney, MD

I. HÉRNIAS

Uma hérnia externa é uma protrusão anormal de tecido intra-abdominal por meio de um defeito na parede abdominal. Embora a maioria das hérnias (75%) ocorra na região ínguino-crural, as hérnias incisionais representam uma proporção crescente (15-20%), com as umbilicais e outras hérnias ventrais sendo responsáveis pelas restantes. Em geral, uma tumoração herniária é composta de tecidos de cobertura (pele, tecidos subcutâneos, etc.), saco peritoneal e qualquer víscera contida. Em particular, quando o colo do saco é estreito onde emerge do abdome, a protrusão intestinal para dentro da hérnia pode ser obstruída ou estrangulada. Se a hérnia não for corrigida precocemente, o defeito pode aumentar e o reparo cirúrgico pode ficar mais complicado. O tratamento definitivo da hérnia é o reparo cirúrgico.

Uma *hérnia redutível* é aquela em que o conteúdo do saco retorna para o abdome espontaneamente ou com pressão manual quando o paciente está deitado.

Uma *hérnia irredutível (encarcerada)* é aquela cujo conteúdo não pode retornar para o abdome, em geral, porque está preso por um colo estreito. O termo "encarceramento" não implica obstrução, inflamação ou isquemia dos órgãos herniados, embora o encarceramento seja necessário para que ocorra obstrução ou estrangulamento.

Embora a luz de um segmento intestinal dentro do saco herniário possa ficar obstruída, inicialmente pode não haver interferência no suprimento de sangue. O comprometimento do suprimento sanguíneo do conteúdo do saco (p. ex., omento ou intestino) resulta em uma *hérnia estrangulada*, na qual ocorreu a gangrena do conteúdo do saco. A incidência de estrangulamento é maior nas hérnias femorais do que nas inguinais, mas o estrangulamento pode ocorrer em qualquer hérnia.

Um tipo de hérnia incomum e perigosa, a *hérnia de Richter*, ocorre quando apenas parte da circunferência do intestino fica encarcerada ou estrangulada no defeito da fáscia. Uma hérnia de Richter estrangulada pode sofrer redução espontânea e a porção intestinal com gangrena pode não ser identificada na cirurgia. O intestino pode, subsequentemente, perfurar e resultar em peritonite.

HÉRNIAS DA REGIÃO ÍNGUINO-CRURAL

▶ **Anatomia**

Todas as hérnias da região ínguino-crural fazem protrusão por meio do orifício miopectíneo de Fruchaud, uma fraqueza ou defeito na fáscia transversalis, uma camada de tecido conjuntivo localizada logo fora do peritônio. Externamente à fáscia transversalis se encontram os músculos transverso do abdome, oblíquo interno e oblíquo externo, que são carnosos lateralmente e aponeuróticos medialmente. Suas aponeuroses formam camadas que reforçam os poderosos músculos retos abdominais acima da linha semilunar. Abaixo dessa linha, a aponeurose fica inteiramente à frente do músculo. Entre os dois músculos retos verticais, as aponeuroses se encontram novamente para formar a linha alba, que é bem definida apenas acima do umbigo. A gordura subcutânea contém a fáscia de Scarpa – um nome errôneo, pois é apenas uma condensação de tecido conjuntivo sem força substancial.

Na região ínguino-crural, uma hérnia inguinal indireta resulta quando não ocorre a obliteração do processo vaginal que é uma extensão peritoneal que acompanha os testículos em sua descida até o escroto. O saco herniário resultante passa pelo anel inguinal interno, um defeito na fáscia transversalis na metade do caminho entre a espinha ilíaca anterossuperior e o tubérculo púbico. O saco está localizado anteromedialmente dentro do cordão espermático e pode se estender parcialmente ao longo do canal inguinal ou acompanhar o cordão para fora, por meio do anel inguinal subcutâneo (externo), um defeito medialmente no músculo oblíquo externo logo acima do tubérculo púbico. Uma hérnia que passa completamente para o escroto é chamada de *hérnia completa*. O saco e o cordão espermático são reforçados pelo músculo cremaster, uma extensão de fibras do músculo oblíquo interno.

---

*Consulte o Capítulo 43 para informações adicionais sobre hérnias na faixa etária pediátrica e o Capítulo 21 para informações sobre hérnias internas.

Outras estruturas anatômicas da região ínguino-crural que são importantes para compreender a formação das hérnias e os tipos de reparos de hérnias incluem o *tendão conjunto*, uma fusão dos músculos transverso do abdome e oblíquo interno que passa ao longo da borda inferolateral do músculo reto abdominal e se liga ao tubérculo púbico. Entre o tubérculo púbico e a espinha ilíaca anterossuperior passa o ligamento inguinal (de Poupart), formado pela borda mais inferior da aponeurose do oblíquo externo à medida que ela dobra sobre si mesma e forma um cordão espesso.

Logo, profunda e paralelamente ao ligamento inguinal, passa o trato iliopúbico, uma faixa de tecido conjuntivo que se estende a partir da fáscia do iliopsoas, cruza abaixo do anel inguinal profundo, forma a borda superior da bainha femoral e se insere no ramo púbico superior para formar o ligamento lacunar (de Gimbernat). O ligamento lacunar tem comprimento de cerca de 1,25 cm e tem formato triangular. A borda lateral aguda e cupuliforme desse ligamento é o ponto relacionado ao estrangulamento das hérnias femorais.

O ligamento pectíneo (ou de Cooper) é uma faixa forte e fibrosa que se estende lateralmente por cerca de 2,5 cm ao longo da linha iliopectínea sobre o aspecto superior do ramo púbico superior, iniciando na base lateral do ligamento lacunar.

O triângulo de Hesselbach é delimitado pelo ligamento inguinal, os vasos epigástricos inferiores e a borda lateral do músculo reto. Uma fraqueza ou defeito na fáscia transversalis, que forma o assoalho desse triângulo, resulta em uma hérnia inguinal direta. Na maioria das hérnias diretas, a fáscia transversalis está difusamente atenuada, embora um defeito discreto na fáscia possa ocorrer algumas vezes. Esse tipo funicular de hérnia inguinal direta tem mais chance de encarceramento, pois tem bordas distintas.

Uma hérnia femoral passa abaixo do trato iliopúbico e do ligamento inguinal na parte superior da coxa. A característica anatômica predisponente para hérnias femorais é um pequeno espaço vazio entre o ligamento lacunar, medialmente e a veia femoral, lateralmente – o canal femoral. Como suas bordas são distintas e resistentes, uma hérnia femoral tem o maior risco de encarceramento e estrangulamento entre as hérnias da região ínguino-crural.

Os cirurgiões devem estar familiarizados com os trajetos de nervos e vasos sanguíneos na região inguinal para evitar lesioná-los durante o reparo das hérnias da região ínguino-crural. O nervo ilio-hipogástrico (T12, L1) emerge a partir da borda lateral do músculo psoas e passa por dentro do músculo oblíquo externo, emergindo medialmente ao anel inguinal externo para inervar a pele suprapúbica. O nervo ilioinguinal (L1) é paralelo ao nervo ilio-hipogástrico e passa sobre a superfície do cordão espermático para inervar a base do pênis (ou monte púbico), o escroto (ou grandes lábios) e a coxa medial. Esse nervo é o mais lesionado em reparos de hérnia inguinal com abertura anterior. Os nervos genitofemoral (L1, L2) e cutâneo femoral lateral (L2, L3) passam sobre o músculo psoas e lateralmente a ele, e fornecem a sensibilidade para o escroto e a porção anteromedial da coxa e para a coxa lateral, respectivamente. Esses nervos estão sujeitos à lesão durante reparos laparoscópicos de hérnia. O ervo femoral (L2-L4) passa a partir da margem lateral do psoas e se estende lateralmente aos vasos femorais. Ele pode ser lesionado durante reparos de hérnias femorais ou laparoscópicas.

A artéria ilíaca externa passa ao longo do aspecto medial do músculo psoas e abaixo do ligamento inguinal, originando a artéria epigástrica inferior, que faz fronteira com o aspecto medial do anel inguinal interno. As veias correspondentes acompanham as artérias. Esses vasos podem ser lesionados durante todos os tipos de reparos de hérnias.

▶ Causas

Quase todas as hérnias inguinais em lactentes, crianças e adultos jovens são hérnias inguinais indiretas. Embora essas hérnias "congênitas" mais comumente se apresentem durante o primeiro ano de vida, a primeira evidência clínica da hérnia pode não aparecer até a meia-idade ou velhice, quando o aumento da pressão intra-abdominal e a dilatação do anel inguinal interno permitem que o conteúdo abdominal entre no divertículo peritoneal previamente vazio. Uma hérnia indireta não tratada irá, inevitavelmente, dilatar o anel interno e deslocar ou atenuar o assoalho inguinal. O peritônio pode fazer protrusão em qualquer lado dos vasos epigástricos inferiores para gerar uma hérnia combinada direta e indireta, chamada de hérnia em pantalona (*pantaloon hernia*).

Em contraste, as hérnias inguinais diretas são adquiridas como resultado de uma fraqueza desenvolvida da fáscia transversalis na área de Hesselbach. Há alguma evidência de que as hérnias inguinais diretas podem estar relacionadas com defeitos hereditários ou adquiridos na síntese ou renovação do colágeno. As hérnias femorais envolvem uma protrusão adquirida de um saco peritoneal por meio do anel femoral. Em mulheres, o anel pode dilatar por causa de mudanças físicas e bioquímicas durante a gestação.

Qualquer condição que aumente cronicamente a pressão intra-abdominal pode contribuir para o surgimento e progressão de uma hérnia. Obesidade, esforço abdominal por exercícios ou levantamento de peso, tosse, constipação com esforço evacuatório e prostatismo com esforço miccional costumam estar implicados. Cirrose com ascite, gestação, diálise peritoneal ambulatorial crônica e tumores pélvicos ou órgãos pélvicos cronicamente aumentados também podem contribuir. A perda do turgor tecidual na área de Hesselbach, em associação com enfraquecimento da fáscia transversalis, ocorre com o envelhecimento e em doenças crônicas debilitantes.

HÉRNIAS INGUINAIS INDIRETAS E DIRETAS

▶ Achados clínicos

A. Sintomas

A maioria das hérnias não produz sintomas até que o paciente observa um nódulo ou tumefação na virilha, embora alguns pacientes possam descrever uma dor súbita e o aumento de volume ocorrendo ao levantar peso ou fazer esforço. Com frequência, as hérnias são detectadas no exame físico de rotina, como em exames admissionais. Alguns pacientes se queixam de uma sensação de "fisgada" e, particularmente no caso de hérnias inguinais indiretas, irradiação da dor para o escroto. À medida que a hérnia aumenta, ela pode produzir uma sensação de desconforto ou dor constante, e o paciente pode ter que deitar para reduzir a hérnia.

Em geral, as hérnias diretas produzem menos sintomas que as hérnias inguinais indiretas e têm menos chance de ficar encarceradas ou estranguladas.

B. Sinais

O exame da região ínguino-crural revela uma tumoração que pode ou não ser redutível. O paciente deve ser examinado em decúbito dorsal e de pé, e também tossindo e fazendo esforço abdominal, pois as hérnias pequenas podem ser de difícil demonstração. O anel externo pode ser identificado pela invaginação do escroto e palpação com o dedo indicador logo acima e lateralmente ao tubérculo púbico (Fig. 32-1). Se o anel externo for muito pequeno, o dedo do examinador pode não penetrar no canal inguinal, podendo ser difícil ter certeza de que uma protrusão sentida durante a tosse é realmente uma hérnia. No outro extremo, um anel externo amplamente patente por si só não constitui uma hérnia. Deve ser sentida a protrusão do tecido pelo canal inguinal durante a tosse para se diagnosticar uma hérnia.

A diferenciação entre hérnia inguinal direta e indireta no exame físico é difícil e de pouca importância, pois a maioria das hérnias da região ínguino-crural deve ser corrigida independentemente do tipo. Contudo, cada tipo de hérnia inguinal tem características específicas mais comuns a ela. Uma hérnia que desce para o escroto, quase certamente, é indireta. Ao exame com o paciente ereto e fazendo esforço, uma hérnia direta mais comumente aparece como uma tumefação circular e simétrica no anel externo; a tumefação desaparece quando o paciente deita. Uma hérnia indireta aparece como uma tumefação elíptica que pode não reduzir facilmente.

À palpação, a parede posterior do canal inguinal é firme e resistente em uma hérnia indireta, mas é relaxada ou ausente em uma hérnia direta. Se o paciente tossir ou fizer esforço enquanto o dedo do examinador é direcionado lateralmente e para cima no canal inguinal, uma hérnia direta faz protrusão contra a lateral do dedo, enquanto uma hérnia indireta é sentida na ponta do dedo.

A compressão sobre o anel interno quando o paciente faz esforço também pode ajudar a diferenciar entre hérnias indiretas e diretas. Uma hérnia direta faz protrusão para frente, por meio do triângulo de Hesselbach, mas a mão oposta pode manter a redução de uma hérnia indireta no anel interno.

Essas distinções são diminuídas quando a hérnia aumenta de tamanho e distorce as relações anatômicas do canal e dos anéis inguinais. Na maioria dos pacientes, o tipo de hérnia inguinal não pode ser estabelecido de maneira precisa antes da cirurgia.

▶ Diagnóstico diferencial

A dor na região ínguino-crural de origem musculoesquelética ou obscura ocorre primariamente com exercícios físicos vigorosos (a chamada "hérnia do esporte") e pode ser difícil de diferenciar de uma hérnia verdadeira, mesmo com exame físico abrangente. A ressonância magnética (RM) pode ser útil na identificação do problema como inflamação, edema ou laceração/estiramento de músculo ou tendão.

A herniação de gordura pré-peritoneal por meio do anel inguinal até o cordão espermático (lipoma do cordão) é comumente mal interpretada como saco herniário. Sua real natureza pode só ser confirmada na cirurgia. Algumas vezes, uma hérnia femoral que se estendeu acima do ligamento inguinal após passar pela fossa oval femoral pode ser confundida com uma hérnia inguinal. Se o dedo do examinador for colocado sobre o tubérculo púbico, o colo do saco de uma hérnia femoral fica lateralmente e abaixo, enquanto aquele de uma hérnia inguinal fica acima.

A hérnia inguinal deve ser diferenciada de hidrocele do cordão espermático, linfadenopatias ou abscessos da virilha, varicocele e hematoma residual após trauma ou hemorragia espontânea em pacientes que usam anticoagulantes. Um testículo criptorquídico no canal inguinal também deve ser considerado quando o testículo não pode ser sentido no escroto.

A presença de um abaulamento na tumefação durante a tosse, ruídos intestinais na tumefação e impossibilidade de fazer a transiluminação são características que indicam que uma tumefação ou abaulamento irredutível na região ínguino-crural é uma hérnia.

▶ Tratamento

Embora as hérnias inguinais tenham sido tradicionalmente corrigidas de maneira eletiva para evitar os riscos de encarceramento, obstrução e estrangulamento, as hérnias assintomáticas ou pouco sintomáticas podem ser seguramente observadas em idosos, pacientes sedentários ou naqueles com elevada morbidade

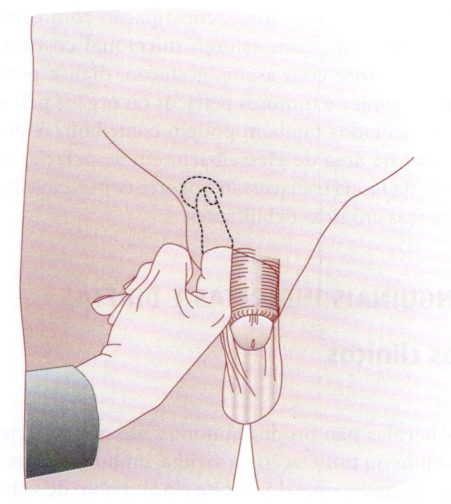

▲ **Figura 32-1** Inserção do dedo por meio da parte superior do escroto até o anel inguinal externo.

cirúrgica. O risco anual de encarceramento da hérnia não é exatamente conhecido, mas tem sido estimado em menos de 2/1.000 pacientes por ano. Porém, uma elevada porcentagem de pacientes se torna sintomática durante o período de observação. Todas as hérnias sintomáticas na virilha devem ser corrigidas se o paciente puder tolerar a cirurgia.

Mesmo pacientes idosos toleram muito bem a correção eletiva de uma hérnia da região ínguino-crural quando outros problemas clínicos estão otimamente controlados e se usa anestesia local. A cirurgia de emergência traz um risco muito maior para os idosos do que a cirurgia eletiva cuidadosamente planejada.

Se o paciente tiver hiperplasia prostática significativa, é prudente resolver primeiro esse problema, pois os riscos de retenção urinária e de infecção do trato urinário são altos após o reparo da hérnia em pacientes com obstrução prostática significativa.

Embora a maioria das hérnias diretas não tenha risco tão alto de encarceramento como as hérnias indiretas, a dificuldade em diferenciá-las confiavelmente das hérnias indiretas torna aconselhável o reparo de todas as hérnias inguinais sintomáticas. As hérnias diretas do tipo funicular, que são particularmente propensas a encarcerar, devem sempre ser corrigidas.

Devido à possibilidade de estrangulamento, uma hérnia encarcerada, dolorosa ou sensível geralmente necessita de uma cirurgia de emergência. A redução não cirúrgica de uma hérnia encarcerada pode ser tentada primeiro. O paciente é colocado com os quadris elevados e recebe analgésicos e sedativos suficientes para promover o relaxamento muscular. O reparo da hérnia pode ser postergado se a tumefação herniária for reduzida com a manipulação delicada e se não houver evidência clínica de intestino estrangulado. Embora o estrangulamento costume ser clinicamente evidente, algumas vezes, o tecido com gangrena pode ser reduzido para dentro do abdome por redução manual ou espontânea. Assim, é mais seguro fazer o reparo da hérnia reduzida o mais cedo possível. Na cirurgia, deve-se decidir sobre a exploração do abdome para ter certeza de que o intestino é viável. Se o paciente apresentar leucocitose ou sinais clínicos de peritonite ou se o saco herniário contiver líquido escuro ou sanguinolento, o abdome deve ser explorado.

A. Princípios do tratamento cirúrgico

1. Um reparo durável exige que qualquer fator agravante corrigível seja identificado e tratado (tosse crônica, obstrução prostática, tumor colônico, ascite, etc.) e que o defeito seja reconstruído sem tensão.

2. Um saco de hérnia indireta deve ser anatomicamente isolado, dissecado até sua origem a partir do peritônio e ligado (Fig. 32-2). Em lactentes e adultos jovens onde a anatomia inguinal é normal, geralmente o reparo pode ser limitado à ligadura alta, remoção do saco e redução do anel interno para um tamanho apropriado. Na maioria das hérnias em adultos, o assoalho inguinal também deve ser reconstruído. O anel interno deve ser reduzido até um tamanho mínimo adequado para permitir a saída das estruturas do cordão. Nas mulheres, o anel interno pode ser totalmente fechado para evitar a recorrência nesse local.

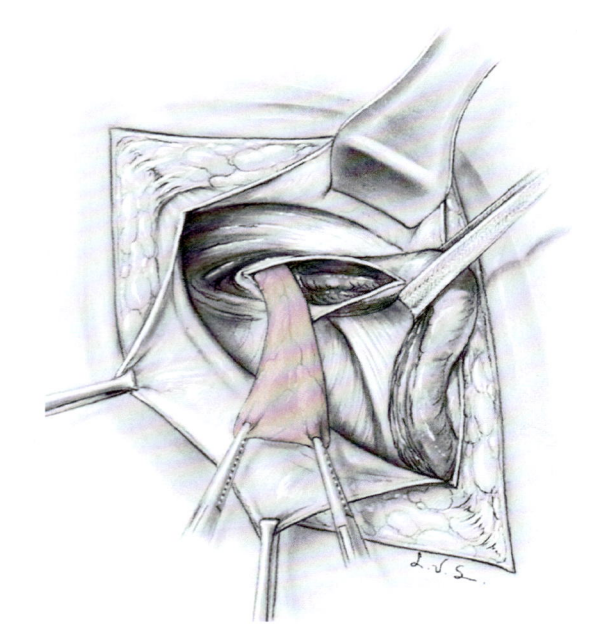

▲ **Figura 32-2** Hérnia inguinal indireta. Canal inguinal aberto mostrando o cordão espermático retraído medialmente e o saco peritoneal da hérnia indireta dissecado livre acima do nível do anel inguinal interno.

3. Na hérnia inguinal direta (Fig. 32-3), o assoalho inguinal costuma ser tão fraco que um reparo primário usando os próprios tecidos do paciente ficaria sob tensão. Embora uma incisão vertical de relaxamento na bainha do reto abdominal anterior fosse tradicionalmente usada, a maioria dos reparos de hérnia é, atualmente, realizada com uso de uma tela de modo que possa ser feito um reparo livre de tensão.

4. Mesmo que seja encontrada uma hérnia direta, deve-se sempre explorar o cordão em busca de uma possível hérnia indireta.

5. Em pacientes com hérnias grandes, o reparo bilateral tem sido tradicionalmente desestimulado sob o pressuposto de que isso resultaria em maior tensão no reparo e, assim, aumentaria a taxa de recorrência e as complicações cirúrgicas. Porém, se forem usados métodos de reparo aberto com tela ou laparoscópico, os reparos bilaterais podem ser feitos com baixo risco de recorrência. Em crianças e adultos jovens com hérnias pequenas, o reparo de hérnia bilateral costuma ser recomendado, pois isso poupa o paciente de uma segunda anestesia.

6. A hérnia recorrente dentro de alguns meses ou um ano após a cirurgia geralmente indica um reparo inadequado, como não perceber um saco indireto, não notar uma hérnia femoral ou não corrigir de maneira adequada o defeito da fáscia. Qualquer reparo feito sob tensão está sujeito à recorrência precoce. As recorrências dois ou mais anos após o reparo têm mais chances de serem causadas por enfraquecimento

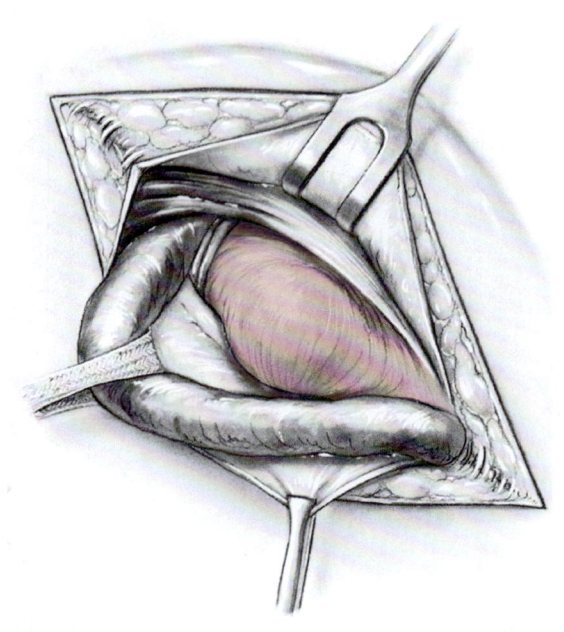

▲ **Figura 32-3** Hérnia inguinal direta. Canal inguinal aberto e cordão espermático retraído inferior a lateralmente para revelar o abaulamento da hérnia por meio do assoalho do triângulo de Hesselbach.

progressivo da fáscia do paciente. A recorrência repetida após reparo cuidadoso por um cirurgião experiente sugere um defeito na síntese de colágeno. Como o defeito da fáscia costuma ser pequeno, firme e inflexível, as hérnias recorrentes têm muito mais chance que as hérnias inguinais não operadas de desenvolver encarceramento ou estrangulamento, e elas devem quase sempre ser reparadas novamente.

Se a recorrência for causada por um saco indireto não percebido, a parede posterior costuma ser sólida e a remoção do saco é tudo o que se necessita fazer. Algumas vezes, uma recorrência é descoberta como um pequeno defeito bem circunscrito na hernioplastia prévia, nesse caso, o fechamento do defeito é suficiente.

B. Tipos de cirurgia

O objetivo de todos os reparos de hérnia é a redução do conteúdo da hérnia para dentro do abdome e o fechamento do defeito da fáscia no assoalho inguinal. Os reparos tradicionais aproximavam os tecidos nativos usando suturas permanentes. Mais recentemente, a tela sintética substituiu os reparos com tecido, pois múltiplos estudos randomizados prospectivos demonstraram menor recorrência com reparos com tela livres de tensão em comparação com o reparo tradicional com tecidos primários.

Nos últimos 20 anos, aumentou a experiência com técnicas minimamente invasivas para reparo de hérnias. As abordagens laparoscópicas oferecem menos dor e um retorno mais rápido ao trabalho ou atividades normais. Múltiplos ensaios clínicos randomizados compararam reparos de hérnia por técnica aberta ou laparoscópica. Embora os detalhes de estudos específicos variem, as taxas de recorrência a longo prazo para reparos abertos e laparoscópicos são semelhantes. O sucesso das abordagens laparoscópicas depende da experiência do cirurgião, o mesmo também é verdadeiro para o reparo aberto.

Embora os reparos de hoje, em sua maioria esmagadora, utilizem material protético, a presença de infecção ou a necessidade de ressecção de intestino gangrenoso pode desaconselhar o uso de telas não biológicas. Nessas situações, os reparos com tecidos primários podem ainda ser uma opção melhor. Por essa razão, os cirurgiões devem conhecer as técnicas tradicionais, mesmo que elas raramente sejam usadas hoje.

Entre os reparos tradicionais com tecido autólogo, o reparo de Bassini é o método mais amplamente usado. Nesse reparo, o tendão conjunto é aproximado ao ligamento de Poupart e o cordão espermático permanece em sua posição anatômica normal sob a aponeurose do oblíquo externo. O reparo de Halsted coloca o oblíquo externo abaixo do cordão, mas em outros aspectos se assemelha ao reparo de Bassini. O reparo do ligamento de Cooper (Lotheissen–McVay) traz o tendão conjunto mais posterior e inferiormente em relação ao ligamento de Cooper. Diferentemente dos métodos de Bassini e Halsted, o reparo de McVay é eficaz para hérnias femorais, mas sempre exige uma incisão de relaxamento para alívio da tensão. As taxas de recorrência após esses reparos abertos sem tela variam muito de acordo com a habilidade e experiência do cirurgião, mas estudos na população mostram que elas variam desde 5 a 10% a até 33%. Embora o reparo de Shouldice tenha menor taxa de recorrência relatada, ela não é amplamente usada, talvez por causa da necessidade de dissecção mais extensa e pela crença de que a habilidade do cirurgião pode ser tão importante quanto o próprio método. No reparo de Shouldice, a fáscia transversal é primeiro dividida e, depois, sobreposta ao ligamento de Poupart. Por fim, o tendão conjunto e o músculo oblíquo interno também são aproximados em camadas até o ligamento inguinal.

A abordagem pré-peritoneal aberta expõe a virilha desde a fáscia transversalis e o peritônio por meio de uma incisão abdominal baixa para efetuar o fechamento do defeito na fáscia. Como ela exige uma dissecção mais inicial e está associada com maior morbidade e taxas de recorrência em mãos menos experientes, ela não tem sido amplamente usada. Para hérnias recorrentes ou bilaterais grandes, uma abordagem pré-peritoneal com o uso de uma grande tela para abranger todas as potenciais áreas de herniação foi descrita por Stoppa.

Um desejo de reduzir a taxa de recorrência de hérnias levou ao maior uso de materiais protéticos no reparo de hérnias recorrentes e primárias. Os métodos incluem "plugues" de tela inseridos no anel interno e lâminas de tela que criam um reparo livre de tensão. A técnica mais amplamente usada é a de Lichtenstein, um reparo aberto com tela que permite um retorno precoce às atividades normais e uma baixa taxa de complicações e de recorrência.

Praticamente todas as abordagens laparoscópicas utilizam tela no reparo. Vários métodos foram explorados, com dois métodos sendo usados com mais frequência – a técnica com tela transabdominal pré-peritoneal (TAPP) e a colocação de tela totalmente extraperitoneal (pré-peritoneal) (TEP). A elevada incidência de complicações ocorridas em estudos iniciais levou a revisões na técnica cirúrgica para evitar a lesão dos nervos laterais. Vários estudos randomizados prospectivos foram subsequentemente conduzidos comparando técnicas abertas com técnicas minimamente invasivas. Esses estudos relataram menos dor e retorno mais rápido ao trabalho com as técnicas minimamente invasivas, mas com aumento do tempo cirúrgico e dos custos. Os procedimentos laparoscópicos também exigem anestesia geral e, assim, não são adequados para todos os pacientes. A recorrência de hérnias a longo prazo é equivalente, em aproximadamente 4%, a reparos por tela de técnica aberta ou laparoscópica. Situações específicas em que os procedimentos laparoscópicos costumam diminuir a recorrência incluem o reparo de hérnias recorrentes após reparo aberto prévio, o reparo simultâneo de hérnias bilaterais e o reparo em pacientes que devem retornar rapidamente ao trabalho. Embora a porcentagem de hérnias corrigidas por via laparoscópica tenha aumentado, seu uso varia consideravelmente em diferentes locais e ainda representa uma minoria dos reparos de hérnias da região ínguino-crural. O sucesso do reparo aberto e laparoscópico para hérnias na região ínguino-crural é altamente dependente da habilidade e experiência do cirurgião com a técnica.

C. Tratamento não cirúrgico (uso de uma funda)

Algumas vezes, o cirurgião é levado a prescrever uma funda quando um paciente se recusa a fazer o reparo cirúrgico ou quando há contraindicações absolutas à cirurgia. Uma funda deve ser ajustada para oferecer compressão externa adequada sobre o defeito na parede abdominal. Ela deve ser retirada à noite e colocada pela manhã antes de o paciente levantar. O uso de uma funda não evita o reparo posterior da hérnia, embora ela possa causar fibrose das estruturas anatômicas, de modo que o reparo subsequente pode ser mais difícil.

▶ Ciclo pré-operatório e pós-operatório

Embora o reparo de hérnia da região ínguino-crural seja geralmente um procedimento ambulatorial, deve ser feita uma avaliação pré-operatória abrangente antes do dia da cirurgia. A anestesia pode ser geral, espinal ou local. A anestesia local é eficaz na maioria dos pacientes e a incidência de retenção urinária e complicações pulmonares é a mais baixa com anestesia local. As hérnias recorrentes são mais facilmente corrigidas com o paciente sob raquianestesia ou geral, pois o anestésico local não se difunde facilmente por tecidos cicatriciais. Um trabalhador sedentário pode retornar ao trabalho dentro de poucos dias; um paciente que faça trabalho manual pesado tradicionalmente deve esperar 4 a 6 semanas após o reparo da hérnia, embora estudos recentes não tenham documentado aumento da recorrência quando a atividade completa é retomada apenas 2 semanas após a cirurgia, particularmente quando foi usada uma tela no reparo.

▶ Prognóstico

Além de tosse crônica, prostatismo e constipação, má qualidade dos tecidos e técnica cirúrgica ruim pode contribuir para a recorrência de hérnias inguinais. Como o tecido costuma estar mais atenuado nas hérnias diretas, as taxas de recorrência são um pouco maiores do que para as hérnias indiretas. A colocação de reparo sob tensão leva à recorrência. A incapacidade de encontrar uma hérnia indireta, para fazer a dissecção suficientemente alta do saco ou para fechar adequadamente o anel interno, pode levar à recorrência de hérnias indiretas. A infecção da ferida no pós-operatório está associada com aumento da recorrência. A taxa de recorrência é consideravelmente maior em pacientes que recebem diálise peritoneal crônica, cirróticos com ascite, tabagistas e pacientes que usam esteroides ou que estão desnutridos.

A atual taxa de recorrência após reparo de hérnia em adultos é, na melhor das hipóteses, de 4%. Motivos para recorrência incluem incapacidade de identificar uma hérnia femoral ou indireta.

Uma sequela subestimada do reparo de hérnia inguinal é a dor crônica na região ínguino-crural, que pode ocorrer em até 10% dos pacientes e costuma ser atribuída a encarceramento de nervo ou a um neuroma. Foi demonstrado que o reparo laparoscópico ou a divisão profilática do nervo ilioinguinal nos reparos abertos diminui a incidência de dor crônica na virilha.

Dedemadi G et al: Laparoscopic *versus* open mesh repair for recurrent inguinal hernia: a meta-analysis of outcomes. *Am J Surg* 2010;200:291-297.

Eker H et al: Randomized clinical trial of total extraperitoneal inguinal hernioplasty vs Lichtenstein repair. *Arch Surg* 2012;147:256-260.

Franz M: The biology of hernia formation. *Surg Clin N Am* 2008;88:1-15.

Gass M et al: Bilateral total extraperitoneal inguinal hernia repair (TEP) has outcomes similar to those for unilateral TEP: population-based analysis of prospective data of 6,505 patients. *Surg Endosc* 2012;26:1364-1368.

Hallén M et al: Laparoscopic extraperitoneal inguinal hernia repair *versus* open mesh repair: long-term follow-up of a randomized controlled trial. *Surgery* 2008;143:313-317.

Itani K et al: Management of recurrent inguinal hernias. *J Am Coll Surg* 2009;209:653-658.

Matthews RD et al: Inguinal hernia in the 21st century: an evidence-based review. *Curr Probl Surg* 2008;45:261-312.

Mizrahi H et al: Management of asymptomatic inguinal hernia. *Arch Surg* 2012;147:277-281.

Nam A et al: Management and therapy for sports hernia. *J Am Coll Surg* 2008;206:154-164.

O'Reilly E et al: A meta-analysis of surgical morbidity and recurrence after laparoscopic and open repair of primary unilateral inguinal hernia. *Ann Surg* 2012;255:846-853.

Stylianidis G et al: Management of the hernia sac in inguinal hernia repair. *Brit J Surg* 2010;97:415-419.

Zendejas B et al: Simulation-based mastery learning improves patient outcomes in laparoscopic inguinal hernia repair. *Ann Surg* 2011;254:502-511.

HÉRNIA INGUINAL POR DESLIZAMENTO

Uma hérnia inguinal por deslizamento (Fig. 32-4) é uma hérnia inguinal indireta em que a parede de uma víscera forma uma porção da parede do saco herniário. No lado direito, o ceco é mais comumente envolvido enquanto, à esquerda, é o colo sigmoide. O desenvolvimento de uma hérnia por deslizamento se relaciona ao grau variável de fixação posterior do intestino grosso ou de outros componentes deslizantes (p. ex., bexiga, ovários) e sua proximidade com o anel inguinal interno.

▶ Achados clínicos

Embora as hérnias por deslizamento não tenham sinais especiais que as diferenciem de outras hérnias inguinais, elas devem ser suspeitadas em qualquer hérnia grande que não possa ser completamente reduzida. O achado de um segmento do colo no escroto, na radiografia contrastada, sugere fortemente uma hérnia por deslizamento. O reconhecimento dessa variação é de grande importância na cirurgia, pois se isso não for percebido, pode haver entrada inadvertida na luz do intestino ou na bexiga.

▶ Tratamento

É fundamental reconhecer a entidade em uma fase inicial da cirurgia. Como é verdade para todas as hérnias inguinais indiretas, o saco ficará anteriormente, mas a parede posterior do saco será formada por colo, bexiga ou íleo retroperitoneal.

Após o cordão ser dissecado livre do saco herniário, a maioria das hérnias por deslizamento pode ser reduzida por uma série de suturas invertidas (técnica de Bevan) e um dos tipos padrão de reparo inguinal é realizado. As hérnias por deslizamento muito grandes podem ter de ser reduzidas entrando-se na cavidade peritoneal através de uma incisão em separado (técnica de La Roque), puxando-se o intestino de volta para o abdome e fixando-o à parede abdominal posterior. A hérnia é, então, corrigida da maneira habitual. As hérnias por deslizamento também podem ser corrigidas com sucesso por técnicas laparoscópicas (TAPP ou TEP) em mãos experientes.

▶ Prognóstico

As hérnias por deslizamento têm maior taxa de recorrência em comparação com hérnias inguinais não complicadas.

A complicação cirúrgica mais comumente encontrada durante o reparo de uma hérnia por deslizamento é a entrada no intestino ou bexiga, em geral por incapacidade de reconhecer que a hérnia é uma hérnia por deslizamento.

Adams R et al: Outcome of sliding inguinal hernia repair. *Hernia* 2010;14:47-49.

Freundlich R et al: Laparoscopic repair of an incarcerated right indirect sliding inguinal hernia involving a retroperitoneal ileum. *Hernia* 2011;15:225-227.

HÉRNIA FEMORAL

Uma hérnia femoral desce pelo canal femoral abaixo do ligamento inguinal. Devido ao seu colo estreito, ela está propensa a encarceramento e estrangulamento. A hérnia femoral é muito mais comum em mulheres que em homens, mas em ambos os sexos a hérnia femoral é menos comum que a hérnia inguinal. As hérnias femorais compreendem cerca de um terço das hérnias da virilha em mulheres e cerca de 2% das hérnias da virilha em homens.

▶ Achados clínicos

A. Sintomas

As hérnias femorais costumam ser assintomáticas até que ocorra encarceramento ou estrangulamento. Mesmo com obstrução ou estrangulamento, o paciente pode ter mais desconforto no abdome que na região femoral. Assim, dor abdominal de cólica e sinais de obstrução intestinal costumam ser as manifestações iniciais de uma hérnia femoral estrangulada, sem desconforto, dor ou sensibilidade na região femoral. O paciente costuma ter um histórico de reparo prévio de uma hérnia inguinal, dando crença ao conceito de que uma hérnia femoral possa não ser

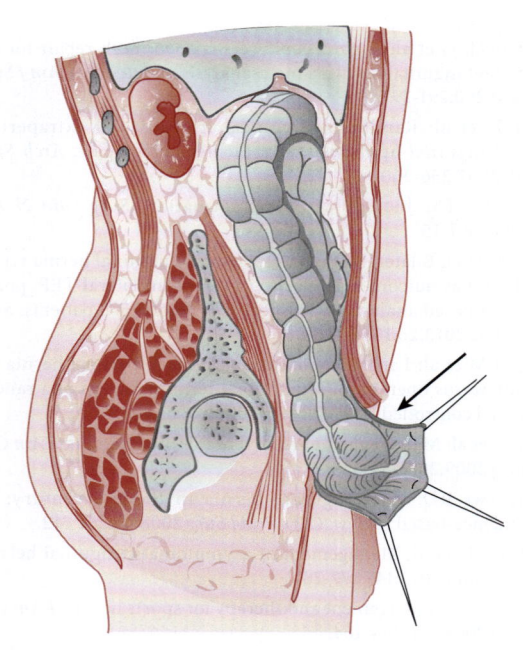

▲ **Figura 32-4** Hérnia por deslizamento do lado direito vista em corte sagital. Na seta, a parede do ceco forma uma porção do saco herniário.

percebida se uma busca abrangente pela hérnia femoral não for conduzida durante uma cirurgia para uma hérnia inguinal.

B. Sinais

Uma hérnia femoral pode apresentar-se de várias maneiras. Se for pequena e não complicada, ela geralmente aparece como um pequeno abaulamento na porção superior medial da coxa, logo abaixo do nível do ligamento inguinal. Como ela pode fazer deflexão anteriormente por meio da fossa oval apresentando-se como tumoração visível ou palpável no ligamento inguinal ou acima dele, ela pode ser confundida com uma hérnia inguinal.

▶ Diagnóstico diferencial

A hérnia femoral deve ser diferenciada de uma hérnia inguinal, uma variz de safena e uma adenopatia femoral. Uma variz safena transmite uma vibração distinta quando o paciente tosse e ela aparece e desaparece instantaneamente quando o paciente fica em pé ou deitado – em contraste com as hérnias femorais, que são irredutíveis ou sofrem redução gradual sob pressão.

▶ Tratamento

Uma hérnia femoral pode ser corrigida por meio de uma abordagem aberta ou laparoscópica, com tela ou com reparo primário dos tecidos. O reparo primário tradicional era o reparo de McVay (ligamento de Cooper) que empregava uma incisão de relaxamento na bainha do reto anterior. Mais recentemente, o reparo aberto com tela ou o reparo laparoscópico pré-peritoneal (TEP) tem sido usado. Independentemente da abordagem usada, a hérnia costuma ser de difícil redução. A redução pode ser facilitada pela incisão cuidadosa do trato iliopúbico, do ligamento de Gimbernat ou mesmo do ligamento inguinal. Algumas vezes há necessidade de uma contraincisão na coxa para liberar os ligamentos abaixo do ligamento inguinal. Independentemente da abordagem usada, o reparo bem-sucedido da hérnia femoral deve fechar o canal femoral.

Se a tumoração e o saco herniário reduzirem quando o paciente recebe opioides ou anestesia e se aparecer líquido sanguinolento no saco herniário quando ele for exposto e aberto, deve-se suspeitar fortemente da possibilidade de intestino não viável na cavidade peritoneal. Em tais casos, é mandatório explorar o abdome, uma vantagem da abordagem laparoscópica.

▶ Prognóstico

As taxas de recorrência são equivalentes àquelas da hérnia inguinal de 4 a 5%.

> Chan G: Longterm results of a prospective study of 225 femoral hernia repairs: indications for tissue and mesh repair. *J Am Coll Surg* 2008;207:360-367.
>
> Putnis S: Synchronous femoral hernias diagnosed during endoscopic inguinal hernia repair. *Surg Endosc* 2011;25: 3752-3754.

OUTROS TIPOS DE HÉRNIAS

HÉRNIAS UMBILICAIS EM ADULTOS

A hérnia umbilical em adultos ocorre muito tempo depois do fechamento do anel umbilical e se deve a um enfraquecimento gradual do tecido cicatricial que fecha o anel. Ela é mais comum nas mulheres que nos homens.

Os fatores predisponentes são: (1) múltiplas gestações com trabalho de parto prolongado, (2) ascite, (3) obesidade e (4) grandes tumores intra-abdominais.

▶ Achados clínicos

Em adultos, a hérnia umbilical não costuma fechar de maneira espontânea como nas crianças, mas, em vez disso, aumenta continuamente de tamanho. O saco herniário pode ter várias loculações. As hérnias umbilicais geralmente contêm omento, mas pode haver intestino delgado ou grosso. O reparo de emergência costuma ser necessário, pois o colo da hérnia é geralmente muito estreito em comparação com o tamanho da tumoração herniada, sendo comum haver encarceramento e estrangulamento.

As hérnias umbilicais com anéis rígidos costumam estar associadas com dor aguda ao tossir ou fazer força. As hérnias umbilicais muito grandes costumam produzir uma sensação de "fisgada" ou dor.

▶ Tratamento

A hérnia umbilical em um adulto deve ser rapidamente corrigida para evitar encarceramento e estrangulamento. Os reparos que utilizam tela resultam nas menores taxas de recorrência. A abordagem laparoscópica está associada com menos dor pós-operatória e recuperação mais rápida que as técnicas abertas. A tela deve ser usada em todas as hérnias umbilicais com exceção das menores.

A presença de cirrose e ascite não contraindica o reparo de uma hérnia umbilical, pois encarceramento, estrangulamento e ruptura são particularmente perigosos em pacientes com esses distúrbios. Porém, se houver ascite significativa ela deve, primeiro, ser controlada clinicamente ou por derivação intra-hepática portossistêmica transjugular (TIPS), quando necessário, pois a mortalidade, a morbidade e a recorrência são maiores após reparo de hérnia em pacientes com ascite, quando o procedimento deve ser realizado como emergência. A correção pré-operatória de desequilíbrios de líquidos e eletrólitos e a melhora da nutrição também melhoram o desfecho desses pacientes.

▶ Prognóstico

Os fatores que levam a uma elevada taxa de complicações e recorrência após o reparo cirúrgico incluem hérnia de tamanho grande, paciente idoso ou debilitado, obesidade e presença de doença intra-abdominal relacionada. Em indivíduos saudáveis, o reparo cirúrgico de defeitos umbilicais dá bons resultados e com uma baixa taxa de recorrência.

Aslani N et al: Does mesh offer an advantage over tissue in the open repair of umbilical hernias? A systematic review and meta-analysis. *Hernia* 2010;14:455-462.

Farrow B et al: More than 150 consecutive open umbilical hernia repairs in a major Veterans Administration Medical Center. *Am J Surg* 2008;196:647-651.

Gray S et al: Umbilical herniorrhapy in cirrhosis: improved outcomes with elective repair. *J Gastrointest Surg* 2008;12: 675-681.

McKay A et al: Umbilical hernia repair in the presence of cirrhosis and ascites: results of a survey and review of the literature. *Hernia* 2009;13:461-468.

HÉRNIA EPIGÁSTRICA

Uma hérnia epigástrica (Fig. 32-5) faz protrusão por meio da linha alba acima do nível do umbigo. A hérnia pode se desenvolver por um dos forames de saída dos nervos e vasos paralelos à linha média ou por uma área de fraqueza congênita na linha alba.

Cerca de 3 a 5% da população apresenta hérnias epigástricas. Elas são mais comuns em homens do que em mulheres e mais comuns entre as idades de 20 e 50 anos. Cerca de 20% das hérnias epigástricas são múltiplas e cerca de 80% delas ocorrem fora da linha média.

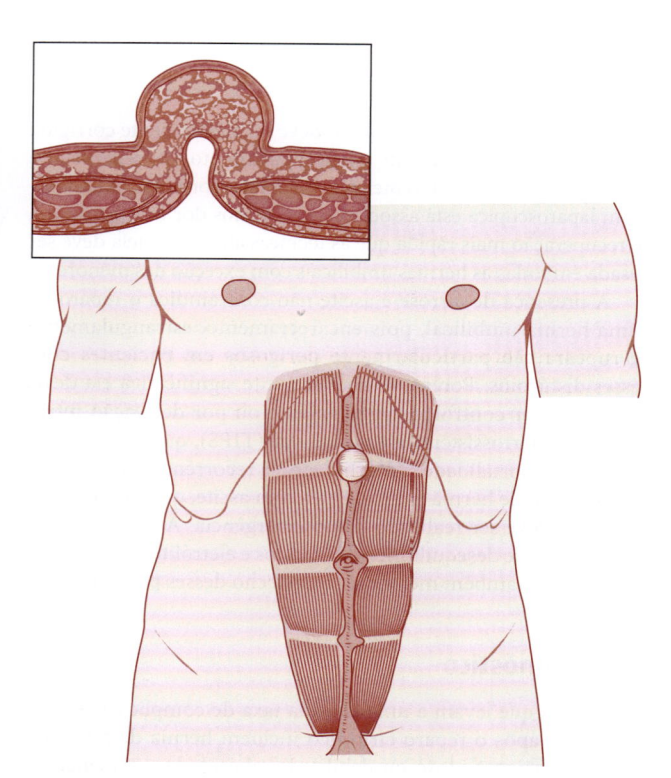

▲ **Figura 32-5** Hérnia epigástrica. Observar a proximidade da linha média e a presença no abdome superior. A herniação se dá por meio da linha alba.

▶ Achados clínicos

A. Sintomas

A maioria das hérnias epigástricas é indolor e elas são encontradas no exame de rotina do abdome. Se forem sintomáticas, sua apresentação varia desde dor ou sensibilidade epigástrica leve até dor epigástrica profunda em queimação com irradiação para o dorso ou quadrantes abdominais inferiores. A dor pode ser acompanhada por distensão abdominal, náuseas ou vômitos. Os sintomas costumam ocorrer após uma refeição volumosa e, algumas vezes, são aliviados quando o paciente reclina-se, provavelmente porque a posição supina afasta a tumoração herniária da parede abdominal anterior. As tumorações menores, com mais frequência, contêm apenas gordura pré-peritoneal e são especialmente propensas ao encarceramento e estrangulamento. Essas hérnias menores costumam ser sensíveis. As hérnias maiores raramente causam estrangulamento e podem conter, além de gordura pré-peritoneal, uma porção de omento adjacente e, algumas vezes, uma alça de intestino delgado ou grosso.

B. Sinais

Se houver uma tumoração palpável, o diagnóstico geralmente pode ser confirmado por qualquer manobra que aumentará a pressão intra-abdominal e, assim, faça com que a tumoração cause abaulamento anteriormente. O diagnóstico é difícil de ser feito quando o paciente é obeso, pois é difícil de palpar a tumoração; ultrassonografia, TC ou radiografias tangenciais podem ser necessárias no paciente muito obeso.

▶ Diagnóstico diferencial

O diagnóstico diferencial inclui úlcera péptica, doença da vesícula biliar, hérnia hiatal, pancreatite e obstrução do intestino delgado superior. Algumas vezes, pode ser impossível diferenciar a tumoração herniária de um lipoma, fibroma ou neurofibroma subcutâneo.

Outra condição que deve ser diferenciada de uma hérnia epigástrica é a diástase de retos, um alargamento difuso e atenuação da linha alba sem um defeito da fáscia. Ao exame, essa condição aparece como um abaulamento linear fusiforme entre os dois músculos retos abdominais sem um defeito definido na fáscia. Embora essa condição tenha aspecto indesejável para o paciente, o reparo deve ser evitado, pois não há risco de encarceramento, a camada da fáscia é fraca e a taxa de recorrência é elevada. Se ela for dolorosa, o melhor reparo para a diástase é feito com o uso de uma técnica de plicatura laparoscópica.

▶ Tratamento

A maioria das hérnias epigástricas deve ser corrigida, pois as pequenas tendem ao encarceramento e as grandes costumam ser sintomáticas e de aspecto indesejável. Em geral, os defeitos pequenos podem ser primariamente fechados, enquanto uma tela deve ser usada no caso de hérnias grandes. Os conteúdos de gordura herniada geralmente são dissecados e removidos.

As estruturas intraperitoneais herniadas são reduzidas, mas não é feita nenhuma tentativa para fechar o saco peritoneal.

▶ Prognóstico

A taxa de recorrência é de 10 a 20%, uma incidência maior do que aquela do reparo de hérnia inguinal ou femoral de rotina. Essa alta taxa de recorrência pode ocorrer, em parte, devido à falha em reconhecer e reparar múltiplos defeitos pequenos.

> Palanivelu C et al: Laparoscopic repair of diastasis recti using the "Venetian blinds" technique of plication with prosthetic reinforcement: a retrospective study. *Hernia* 2009;13:287-292.

HÉRNIA INCISIONAL (HÉRNIA VENTRAL)

Cerca de 10% das cirurgias abdominais resultam em hérnias incisionais. A incidência desse tipo iatrogênico de hérnia não está diminuindo apesar do reconhecimento dos vários fatores causadores.

▶ Etiologia

Os fatores mais comumente responsáveis por hérnias incisionais estão listados adiante. Quando mais de um fator coexistir no mesmo paciente, a probabilidade de falência da ferida pós-operatória está grandemente aumentada.

1. Técnica cirúrgica ruim. Passagens inadequadas pela fáscia, tensão nas margens da fáscia ou fechamento muito apertado são mais frequentemente responsáveis pela falha incisional.
2. Infecção da ferida no pós-operatório. Uma infecção na ferida aumenta o risco de formação de hérnia em até 80%, o fator de risco isolado mais importante.
3. Idade. A cicatrização da ferida costuma ser mais lenta e o fechamento menos firme em pacientes idosos.
4. Debilidade geral. Cirrose, carcinoma e doenças debilitantes crônicas são fatores que afetam adversamente a cicatrização da ferida. Qualquer condição que comprometa a nutrição aumenta a probabilidade de rompimento da incisão.
5. Obesidade. Os pacientes obesos frequentemente têm aumento da pressão intra-abdominal. A presença de gordura na ferida abdominal mascara as camadas de tecido e aumenta a incidência de seromas e hematomas nas feridas.
6. Complicações pulmonares pós-operatórias que tencionam o reparo como resultado de tosse vigorosa. Tabagistas e pacientes com doença pulmonar crônica estão, portanto, sob risco aumentado de rompimento da fáscia.
7. Colocação de drenos ou estomas por meio do defeito cirúrgico primário na fáscia.
8. Perda sanguínea intraoperatória maior que 1.000 mL.
9. Falha em fechar a fáscia dos locais de trocarte laparoscópico com tamanho maior que 10 mm.
10. Defeitos no colágeno ou na matriz de metaloproteases.

▶ Tratamento

As hérnias incisionais pequenas devem ser tratadas por reparo precoce, pois elas podem causar obstrução intestinal. Se o paciente não quiser se submeter à cirurgia ou for um candidato cirúrgico ruim, os sintomas podem ser controlados com uma cinta elástica.

Os defeitos grandes demais para serem facilmente fechados podem ser deixados sem reparo cirúrgico se forem assintomáticos, pois eles têm menos chances de causar encarceramento do intestino que os defeitos menores.

Apenas para as hérnias incisionais muito pequenas (diâmetro < 2 cm) é que deve ser considerado um reparo direto de fáscia com fáscia. Podem ser usadas suturas interrompidas ou contínuas, mas os fios devem ser não absorvíveis. Suturas apertadas demais ou sob tensão no reparo irão predispor à recorrência.

Embora nenhum diâmetro específico diferencie entre hérnia pequena e grande, uma hérnia pode ser considerada grande quando as margens da fáscia não podem ser aproximadas sem tensão. O fechamento primário de um defeito grande não é aconselhável, pois a tensão no fechamento aumenta o risco de recorrência da hérnia. Cada vez mais o reparo de defeitos grandes ou recorrentes é realizado com o uso de tela não absorvível. Embora exista uma variedade de técnicas para a colocação de tela, uma posição retrorretal (*underlay*) obtém uma taxa de recorrência menor do que uma colocação de uma borda a outra (*inlay*) ou na camada superior (*onlay*). Se houver um grande espaço morto, costuma ser utilizado um sistema de drenagem fechada no espaço acima da fáscia. A menor taxa de recorrência é obtida se os tecidos nativos puderem ser aproximados sobre o reforço com tela.

As técnicas laparoscópicas estão sendo cada vez mais usadas no reparo de hérnias incisionais e durante a realização eletiva de adesiólise. Uma tela de material sintético é fixada à parede abdominal como um enxerto de reforço ou substituição; a colocação intraperitoneal do enxerto aumenta a durabilidade do reparo, embora também aumente o risco de aderências intestinais ou formação de fístulas.

Os métodos alternativos para o reparo de hérnias muito grandes, que fecham o defeito na fáscia, com o uso de tecidos nativos do paciente incluem técnicas de separação de componentes que permitem o fechamento primário na linha média (Fig. 32-6). Essas técnicas estão especialmente indicadas quando o procedimento é infectado ou contaminado, o que torna a tela sintética uma escolha ruim. Em um campo contaminado ou infectado, telas biológicas de origem humana ou animal são cada vez mais usadas como revestimento *underlay*, pois o risco de infecção é alto com a tela sintética. Os melhores resultados são vistos quando os tecidos nativos podem ser aproximados acima da tela biológica.

▶ Prognóstico

Os resultados de ensaios clínicos randomizados mostram que o reparo com tela é superior ao reparo primário com sutura, mesmo para hérnias incisionais pequenas. Apesar do uso crescente de reparos abertos e laparoscópicos com tela, porém, estudos baseados em populações mostram que as hérnias incisionais

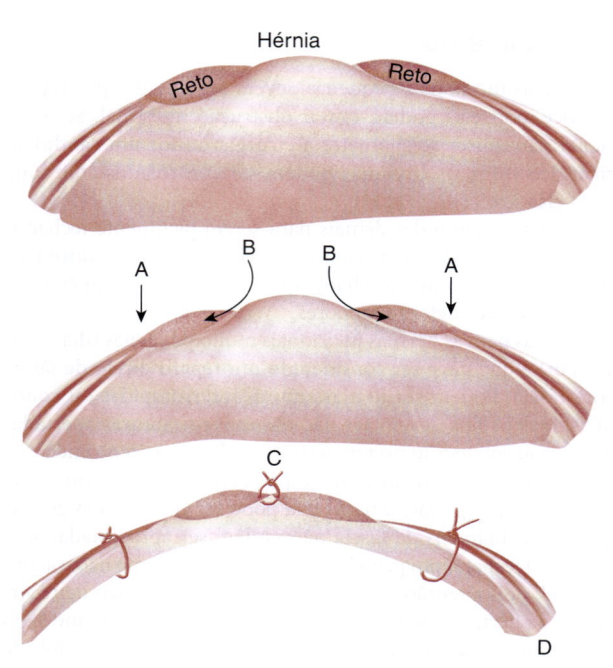

▲ **Figura 32-6** Técnica de separação dos componentes para permitir o fechamento primário na linha média, em geral sobre um revestimento *underlay* com tela. **A.** Divisão da aponeurose do oblíquo externo. **B.** Liberação do reto da bainha do reto posterior. **C.** Fechamento do reto na linha media. **D.** Revestimento *underlay* com tela.

continuam a recorrer a uma taxa elevada após o reparo e a taxa de recorrência aumenta com cada reoperação subsequente para recorrência, alcançando quase 40%, em média, após a terceira recorrência. Os fatores que aumentam o risco de recorrência da hérnia incluem infecção da ferida, presença de aneurismas abdominais, tabagismo e má nutrição. As taxas de recorrência são tão elevadas em tabagistas que muitos cirurgiões exigem que os pacientes parem de fumar um mês antes da cirurgia. Se os pacientes conseguirem parar de fumar, as complicações e recorrências diminuem pela metade. Em todas as técnicas que utilizam tela, a técnica de revestimento *underlay* com pelo menos 3 a 4 cm de excesso de tela lateralmente ao defeito leva às menores taxas de recorrência. Além de uma alta taxa de recorrência após as cirurgias, as complicações como tela infectada, hemorragia, seroma e erosão da tela para o intestino causando fístula, ocorrem em uma pequena porcentagem de casos. A infecção da tela é mais provável após o reparo de uma hérnia que ocorre em uma ferida com infecção prévia.

Albright E et al: The component separation technique for hernia repair: a comparison of open and endoscopic techniques. *Am Surg* 2011;77:839-843.

Breuing K et al: Incisional ventral hernias: review of the literature and recommendations regarding the grading and technique of repair. *Surgery* 2010;148:544-558.

den Hartog D et al: Open surgical procedures for incisional hernias. *Cochrane Database Syst Rev* 2008 Jul 16;(3):CD006438

Itani KMF et al: Comparison of laparoscopic and open repair with mesh for the treatment of ventral incisional hernia. *Arch Surg* 2010;145:322-328.

Jin J et al: Laparoscopic *versus* open ventral hernia repair. *Surg Clin N Am* 2008;88:1083-1100.

Lindström D et al: Effects of a perioperative smoking cessation intervention on postoperative complications. *Ann Surg* 2008;248:739-745.

Melvin WS et al: Laparoscopic ventral hernia repair. *World J Surg* 2011;35:1496-1499.

Sauerland S et al: Laparoscopic *versus* open surgical techniques for ventral or incisional hernia repair. *Cochrane Database of Systematic Reviews* 2011 Mar 16;(3):CD007781.

HÉRNIA PARAESTOMAL

Uma hérnia paraestomal é uma hérnia particularmente difícil de ser corrigida com sucesso, pois o trajeto do estoma pela parede abdominal é, por sua própria natureza, uma hérnia. Os estudos citam uma incidência de até 50% para esse tipo de hérnia. A técnica tradicional aconselha que um estoma seja colocado por meio do músculo reto em vez de mais lateralmente, porém mesmo uma colocação perfeita do estoma pode resultar em formação de hérnia quando há estiramento da abertura na fáscia, permitindo que outras alças intestinais façam protrusão. As causas incluem defeitos do colágeno e qualquer coisa que aumente a pressão intra-abdominal, como esforço abdominal, levantamento de peso ou obesidade.

As hérnias paraestomais devem ser corrigidas se interferirem com a função do estoma ou forem difíceis de reduzir, pois podem causar encarceramento e estrangulamento. Se a hérnia for assintomática ou muito grande, o reparo não é mandatório. Foram descritas diversas opções para o reparo de hérnias paraestomais. O reparo primário e a mudança do estoma têm resultados particularmente ruins. A menor recorrência é encontrada com o reparo com tela por abordagem aberta ou laparoscópica, colocando-se a tela abaixo do reto ou intraperitonealmente em forma de "buraco de fechadura" (*keyhole*). Devido ao alto risco de ocorrência da hérnia, alguns defendem o uso profilático de tela quando o estoma é colocado, embora essa prática não tenha ganhado ampla aceitação.

Israelsson L: Parastomal hernias. *Surg Clin N Am* 2008;88:113-125.

Tam KW: Systematic review of the use of a mesh to prevent parastomal hernia. *World J Surg* 2010;34:2723-2729.

OUTRAS HERNIAÇÕES RARAS ATRAVÉS DA PAREDE ABDOMINAL

▶ Hérnia de Littre

Uma hérnia de Littre é uma hérnia que contém um divertículo de Meckel no saco herniário. Embora Littre tenha, primeiramente, descrito a condição em relação a uma hérnia femoral, a distribuição relativa das hérnias de Littre é a seguinte – inguinal, 50%; femoral, 20%; umbilical, 20%; e variadas 10%. As hérnias de Littre da virilha são mais comuns em homens e do lado direito. Os achados clínicos são semelhantes aos da hérnia de Richter; quando há estrangulamento, a ocorrência de dor, febre e manifestações de obstrução do intestino delgado é tardia.

O tratamento consiste no reparo da hérnia mais, se possível, excisão do divertículo. Se houver diverticulite aguda de Meckel, a tumoração inflamatória aguda pode ter que ser tratada por meio de uma incisão abdominal separada.

▶ Hérnia de Amyand

Uma hérnia de Amyand é uma hérnia de região ínguino-crural que contém o apêndice. Se o apêndice estiver inflamado, ele deve ser removido e a hérnia corrigida usando tecidos nativos ou material biológico. Se o apêndice for normal e apenas um achado incidental da hérnia, ele deve ser colocado novamente no abdome, sendo utilizado um reparo com tela.

Sharma H et al: Amyand's hernia: a report of 18 consecutive patients over a 15-year period. *Hernia* 2007;11:31-35.

▶ Hérnia de Spigel

A hérnia de Spigel é uma hérnia ventral adquirida por meio da linha semilunar, a linha onde as bainhas dos músculos abdominais laterais se fundem para formar lateralmente a bainha do reto. As hérnias de Spigel são quase sempre encontradas acima do nível dos vasos epigástricos inferiores. Elas mais comumente ocorrem onde a linha semicircular (prega de Douglas) cruza a linha semilunar.

O sintoma de apresentação é dor, que costuma estar localizada na região da hérnia e pode ser agravada por qualquer manobra que aumente a pressão intra-abdominal. Com o tempo, a dor pode ficar mais constante e difusa, dificultando o diagnóstico.

Se uma tumoração puder ser demonstrada, o diagnóstico apresenta pouca dificuldade. O diagnóstico é mais facilmente feito com o paciente de pé e fazendo esforço; aparece uma saliência na região abdominal inferior e ela desaparece com um som de borborigmo sob pressão. Após a redução da tumoração, o orifício da hérnia pode ser palpado.

O diagnóstico costuma ser dificultado porque o defeito herniário pode ficar abaixo de uma camada intacta do oblíquo externo e, assim, não ser palpável. A hérnia costuma dissecar dentro das camadas da parede abdominal e pode não apresentar uma tumoração distinta ou a tumoração pode estar localizada a uma certa distância da linha semilunar. Os pacientes com hérnias de Spigel devem ter um ponto sensível acima do orifício da hérnia, embora a sensibilidade isoladamente não seja suficiente para fazer o diagnóstico. Ultrassonografia e TC podem ajudar na confirmação do diagnóstico.

As hérnias de Spigel têm uma elevada incidência de encarceramento e devem ser corrigidas. As hérnias pequenas podem ser corrigidas por fechamento aponeurótico primário, enquanto defeitos na fáscia maiores que 2 a 3 cm devem ser corrigidos com uso de tela, preferivelmente por técnica de revestimento com tela na posição *underlay*, pré-peritoneal. Pode-se usar abordagem aberta ou laparoscópica conforme a experiência do cirurgião, com a abordagem laparoscópica oferecendo a vantagem de permitir a avaliação e tratamento de hérnias bilaterais.

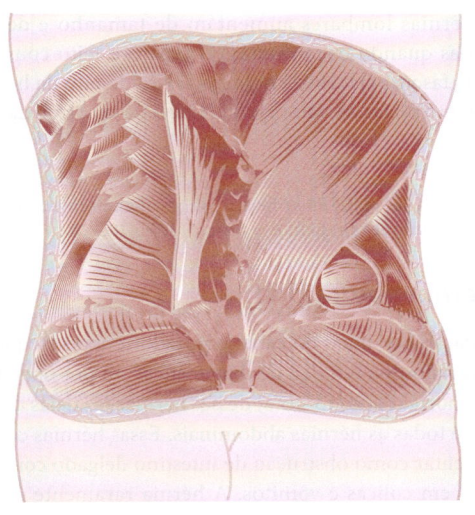

▲ **Figura 32-7** Relações anatômicas de hérnia lombar ou dorsal. À esquerda, hérnia lombar ou dorsal no espaço de Grynfeltt. À direita, hérnia no triângulo de Petit (espaço lombar inferior).

Bittner J et al: Mesh-free laparoscopic spigelian hernia repair. *Am Surg* 2008;74:713-720.
Saber A et al: Laparoscopic spigelian hernia repair: the scroll technique. *Am Surg* 2008;74:108-112.

▶ Hérnia lombar ou dorsal

As hérnias lombares ou dorsais (Fig. 32-7) são hérnias da parede abdominal posterior em algum nível na região lombar. Os locais mais comuns (95%) são os triângulos lombares superior (Grynfeltt) e inferior (Petit). Um "nódulo no flanco" é a queixa comum, associada a uma sensação de peso ou "fisgada". Com o paciente em posição ereta, a presença de uma tumoração redutível frequentemente timpânica à percussão no flanco costuma dar o diagnóstico. Encarceramento e estrangulamento ocorrem em cerca de 10% dos casos. As hérnias no triângulo lombar inferior costumam ser pequenas e ocorrem em mulheres jovens e atléticas. Elas se apresentam como tumorações dolorosas que causam dor nas costas e costumam conter gordura. A hérnia lombar deve ser diferenciada de abscessos, hematomas, tumores de tecidos moles, tumores renais e distensão muscular.

As hérnias adquiridas podem ser traumáticas ou não traumáticas. Trauma direto grave, ferimentos penetrantes, abscessos e má cicatrização de incisões no flanco são as causas habituais. As hérnias congênitas ocorrem em lactentes e costumam ser defeitos congênitos unilaterais isolados.

As hérnias lombares aumentam de tamanho e devem ser corrigidas quando encontradas. O reparo é feito com mobilização da fáscia adjacente e obliteração do defeito da hérnia por fechamento de fáscia com fáscia. A taxa de recorrência é muito baixa.

> Stamatiou D et al: Lumbar hernia: surgical anatomy, embryology, and technique of repair. *Am Surg* 2009;75:202-207.

▶ Hérnia obturatória

A herniação por meio do canal obturador é mais frequente em mulheres idosas e é difícil de diagnosticar no pré-operatório. A taxa de mortalidade (13-40%) dessas hérnias faz delas as mais letais entre todas as hérnias abdominais. Essas hérnias costumam se apresentar como obstrução de intestino delgado com dor abdominal em cólicas e vômitos. A hérnia raramente é palpável na virilha, embora uma tumoração possa ser sentida no exame pélvico ou retal. O achado mais específico é um sinal positivo de Howship–Romberg, onde a dor se estende pelo aspecto medial da coxa com a abdução, extensão ou rotação interna do joelho. Como esse sinal está presente em menos da metade dos casos, o diagnóstico deve ser suspeitado em qualquer mulher idosa debilitada sem cirurgia abdominal prévia que apresente obstrução do intestino delgado. Embora o diagnóstico possa ser confirmado com TC, a cirurgia não deve ser postergada indevidamente se houver obstrução intestinal completa.

A abordagem abdominal consegue a melhor exposição; essas hérnias não devem ser corrigidas pela abordagem da coxa. A abordagem de Cheatle–Henry (retropúbica) também pode ser usada. O reparo simples costuma ser possível, embora a parede da bexiga, o músculo pectíneo, o peritônio ou a tela tenham sido usados quando o defeito não pode ser originalmente aproximado.

> Petrie A et al: Obturator hernia: anatomy, embryology, diagnosis, and treatment. *Clin Anat* 2011;24:562-569.
>
> Stamatiou D et al: Obturator hernia revisited: surgical anatomy, embryology, diagnosis, and technique of repair. *Am Surg* 2011;77:1147-1157.

▶ Hérnia perineal

Uma hérnia perineal faz protrusão por meio dos músculos e da fáscia do assoalho perineal. Ela pode ser primária, mas costuma ser adquirida após prostatectomia perineal, ressecção abdominoperineal do reto ou exenteração pélvica.

Essas hérnias se apresentam como abaulamentos perineais facilmente redutíveis e costumam ser assintomáticas, mas podem apresentar-se com dor, disúria, obstrução intestinal ou ruptura da pele perineal.

O reparo é, geralmente, realizado por abordagem abdominal, com um reparo perineal adequado da fáscia e músculos. Algumas vezes pode ser necessário usar uma tela de polipropileno (Marlex) ou retalhos usando o grácil, reto abdominal ou glúteo, quando os tecidos disponíveis estiverem muito atenuados para o reparo primário adequado.

▶ Hérnia interparietal

As hérnias interparietais, onde o saco se insinua entre as camadas da parede abdominal, costumam ser do tipo inguinal indireto, mas, raramente, podem ser hérnias diretas ou ventrais. Embora as hérnias interparietais sejam raras, é fundamental reconhecê-las, pois o estrangulamento é comum e a tumoração é facilmente confundida com um tumor verdadeiro ou abscesso. Geralmente, a lesão pode ser suspeitada com base no exame físico, desde que seja lembrada. Na maioria dos casos, exames extensos para tumores intra-abdominais precedem o diagnóstico. Uma radiografia lateral do abdome, geralmente, mostrará intestino dentro das camadas da parede abdominal em casos com encarceramento ou estrangulamento intestinal e uma ultrassonografia ou TC podem confirmar o diagnóstico.

Assim que o diagnóstico for estabelecido, a cirurgia deve ser realizada, em geral, por meio da abordagem inguinal padrão.

▶ Hérnia ciática

A hérnia ciática é a mais rara das hérnias abdominais e consiste da saída de uma "bolsa" com conteúdo intestinal por meio do forame ciático maior. O diagnóstico é feito após a ocorrência de encarceramento ou estrangulamento do intestino. O reparo costuma ser feito por meio da abordagem abdominal. O saco herniário e seu conteúdo são reduzidos e a área fraca é fechada fazendo-se um retalho de fáscia a partir da fáscia superficial do músculo piriforme.

HÉRNIA TRAUMÁTICA

As hérnias da parede abdominal ocorrem raramente como consequência direta de trauma abdominal fechado direto. O paciente apresenta-se com dor abdominal. Ao exame, costuma haver equimose da parede abdominal e um abaulamento. Contudo, a existência de hérnia pode não ser evidente e o paciente pode necessitar de uma TC para confirmá-la. Devido à elevada incidência de lesões intra-abdominais associadas, a laparotomia costuma ser necessária. O defeito deve ser corrigido primariamente, quando possível.

▼ II. OUTRAS LESÕES DA PAREDE ABDOMINAL

DEFEITOS CONGÊNITOS

Os defeitos congênitos da parede abdominal, além de hérnias ou lesões do úraco e do umbigo, são raros. Aqueles importantes que envolvem o úraco e o umbigo são discutidos no Capítulo 43.

TRAUMA DA PAREDE ABDOMINAL

▶ Hematoma da bainha do músculo reto do abdome

Esta é uma entidade rara, porém importante, que pode ocorrer após traumatismo leve da parede abdominal ou pode ocorrer de maneira espontânea em pacientes com distúrbios da coagulação, discrasias sanguíneas ou doenças vasculares degenerativas.

A dor abdominal localizada no músculo reto é o sintoma de apresentação. A dor pode ser súbita e intensa no início ou progredir lentamente. O segredo para o diagnóstico é o exame físico. A palpação cuidadosa revelará uma tumoração dolorosa dentro da parede abdominal. Quando o paciente contrai os músculos retos elevando a cabeça ou o corpo, a tumefação fica mais dolorosa e definida à palpação, em contraste com uma tumoração ou sensibilidade intra-abdominal, que desaparece quando os músculos retos são contraídos (sinal de Fothergill). Além disso, pode haver alteração detectável na coloração ou equimose. Se os sinais físicos não forem diagnósticos, a ultrassonografia ou a TC demonstrarão o hematoma na parede abdominal.

A condição comumente não necessita de cirurgia. As anormalidades da coagulação devem ser corrigidas, se possível. A dor e desconforto agudos costumam desaparecer dentro de 2 a 3 dias, embora uma tumoração residual possa persistir por várias semanas. Raramente, a hemorragia persiste, exigindo embolização por radiologia intervencionista.

DOR NA PAREDE ABDOMINAL

Várias condições se caracterizam por dor na parede abdominal sem uma lesão orgânica demonstrável. A dor a partir de uma lesão diafragmática, supradiafragmática ou da medula espinal pode ser referida para o abdome. O herpes zoster (cobreiro) pode apresentar-se como dor abdominal, quando terá uma distribuição no dermátomo.

As cicatrizes podem ser sensíveis ou dolorosas, particularmente nos primeiros 6 meses após a cirurgia.

O encarceramento de um nervo por uma sutura não absorvível pode causar dor incisional persistente, algumas vezes bastante intensa. A hiperestesia da pele sobre o dermátomo envolvido pode fornecer uma indicação para a causa. Se o bloqueio do nervo com anestésico local aliviar a dor, pode ser realizado o bloqueio do nervo com álcool ou excisão do nervo.

Em todos os casos de dor localizada na parede abdominal, deve ser feita uma busca cuidadosa por uma pequena hérnia – RM ou TC podem ser úteis para descartar uma hérnia.

TUMORES DA PAREDE ABDOMINAL

Os tumores da parede abdominal não são incomuns, mas a maioria deles é benigna, por exemplo, lipomas, hemangiomas e fibromas. As fibromatoses musculoaponeuróticas (tumores desmoides), que costumam ocorrer em cicatrizes da parede abdominal ou após o parto em mulheres, são discutidas com mais detalhes no Capítulo 44.

Os endometriomas também podem ocorrer na parede abdominal, particularmente nas cicatrizes de procedimentos ginecológicos e incisões de cesariana. A maioria dos tumores malignos da parede abdominal é metastática. As metástases podem aparecer por invasão direta a partir de lesões intra-abdominais ou por disseminação vascular. O aparecimento súbito de um nódulo sensível em qualquer lugar da parede abdominal que claramente não seja uma hérnia deve levantar a suspeita de um câncer oculto, com os pulmões e o pâncreas sendo os locais primários mais prováveis.

QUESTÕES DE MÚLTIPLA ESCOLHA

1. O princípio mais importante para um reparo bem-sucedido de uma hérnia da região ínguino-crural em adultos é:
   A. Aproximação do tendão conjunto e ligamento inguinal.
   B. Ligação alta do saco herniário.
   C. Uma incisão vertical de relaxamento na bainha do reto anterior.
   D. Um reparo livre de tensão.
   E. Redução no tamanho do anel inguinal interno.

2. Todas as opções a seguir são características de um reparo de hérnia femoral, *exceto*:
   A. Excisão completa do saco herniário.
   B. Uso de uma incisão de relaxamento na bainha do reto anterior quando é feito um reparo do tecido.
   C. Eliminação do defeito na fáscia transversal.
   D. Uso do ligamento de Cooper ou trato iliopúbico.
   E. Uso do ligamento inguinal no reparo.

3. Estudos randomizados do reparo de hérnias da região ínguino-crural mostram:
   A. Taxa de recorrência equivalente dos reparos abertos e laparoscópicos da hérnia com tela nas mãos de cirurgiões experientes.
   B. Taxa menor de complicações cirúrgicas com um reparo laparoscópico extraperitoneal.
   C. Uma taxa maior de recorrência com reparos com tela aberta em comparação com reparos laparoscópicos.
   D. Menos dor crônica e formigamento nos reparos com tela aberta em comparação com reparos laparoscópicos.
   E. O reparo laparoscópico extraperitoneal teve a menor taxa de recorrência.

4. Entre os seguintes, o maior risco para hérnia incisional após uma cirurgia abdominal é encontrado em pacientes que:
   A. Têm mais de 65 anos de idade.
   B. Têm doença arterial coronariana.
   C. Desenvolvem uma infecção da ferida.
   D. Têm diabetes.
   E. Têm doença pulmonar obstrutiva crônica (DPOC).

5. Entre os seguintes, o método mais durável para reparo de uma grande hérnia incisional encarcerada contendo intestino estrangulado é:
   A. Reparo aberto primário.
   B. Tela sintética *inlay* aberta.
   C. Tela biológica *inlay* aberta.
   D. Tela sintética laparoscópica.
   E. Revestimento *underlay* de tela biológica com o tecido primário trazido até a linha média.

33 Suprarrenais

Quan-Yang Duh, MD
Chienying Liu, MD
J. Blake Tyrrell, MD

As cirurgias nas glândulas suprarrenais são realizadas por hiperaldosteronismo primário, feocromocitoma, hipercortisolismo (doença de Cushing ou síndrome de Cushing) e carcinoma adrenocortical. Essas condições costumam se caracterizar por hipersecreção de um ou mais dos hormônios suprarrenais. Menos comumente, a cirurgia pode também ser realizada por tumores não funcionantes ou metástases.

ANATOMIA E PRINCÍPIOS CIRÚRGICOS

O peso combinado normal das suprarrenais é de 7 a 12 g. A glândula direita encontra-se posterior e lateralmente à veia cava e superiormente ao rim (Fig. 33-1). A glândula esquerda encontra-se medialmente ao polo superior do rim, logo lateral à aorta e imediatamente posterior à borda superior do pâncreas. Uma característica cirúrgica importante é a notável constância das veias suprarrenais. A veia suprarrenal direita, com 2 a 5 cm de comprimento e vários milímetros de largura, emerge na parte anteromedial da glândula suprarrenal e conecta-se com a porção posterolateral da veia cava. A veia suprarrenal esquerda tem vários centímetros de comprimento e atravessa inferiormente a partir do polo inferior da glândula, unindo-se à veia renal esquerda após receber a veia frênica inferior. A drenagem venosa variante (veias múltiplas ou anômalas) ocorre em cerca de 5% das glândulas, sendo mais comum em feocromocitomas e tumores grandes. As artérias suprarrenais são pequenas, múltiplas e inconstantes. Elas costumam se originar da artéria frênica inferior, da aorta e do ramo polar superior da artéria renal.

Com exceção de raros cânceres não secretores, as indicações para cirurgia suprarrenal resultam de estados de hipersecreção. O diagnóstico e o tratamento começam com a confirmação de um estado hipersecretor (i.e., medida por excesso de cortisol, aldosterona ou catecolaminas no sangue ou urina). Para determinar se o problema se origina na suprarrenal, os níveis do hormônio trófico em questão (i.e., hormônio adrenocorticotrófico [ACTH] ou renina) devem ser medidos. Se os níveis dos hormônios tróficos estiverem suprimidos e a secreção hormonal for excessiva, a secreção autônoma está comprovada. A próxima etapa, com exceção do feocromocitoma, é determinar o grau de autonomia, um processo que costuma diferenciar entre hiperplasias (que respondem à maioria, mas não a todos os mecanismos de controle) e adenomas e entre adenomas e cânceres. Em geral, os cânceres estão sob pouco ou nenhum controle por retroalimentação. Se o problema primário não estiver na suprarrenal, como na doença de Cushing, o tratamento deve ser dirigido para outros locais, quando possível.

Os princípios fundamentais da cirurgia suprarrenal são os seguintes:

- Sempre que possível, o cirurgião deve ter certeza do diagnóstico e da localização da lesão antes de realizar a cirurgia;
- O paciente deve estar completamente preparado para tolerar quaisquer problemas metabólicos causados pela doença ou pela cirurgia;
- O cirurgião e a equipe multidisciplinar devem ser capazes de detectar e tratar qualquer crise metabólica que ocorra durante ou após a cirurgia.

ABORDAGENS CIRÚRGICAS

Atualmente, quase todos os tumores suprarrenais são identificados no pré-operatório por estudos de localização por tomografia computadorizada (TC) e ressonância magnética (RM), de forma que muito poucas cirurgias exigem a exploração geral do abdome. Isso permite uma cirurgia minimamente invasiva. Quase todos os tumores suprarrenais podem ser removidos por laparoscopia. A suprarrenalectomia aberta tradicional é necessária apenas quando o tumor é especialmente grande (p. ex., > 8-10 cm, e depende da experiência do cirurgião) ou para câncer adrenocortical localmente invasivo em que a ressecção de linfonodos ou órgãos adjacentes pode ser necessária.

A suprarrenalectomia laparoscópica pode ser realizada com o uso de uma abordagem transabdominal ou retroperitoneal. A suprarrenalectomia laparoscópica transabdominal envolve a rotação medial do baço e do pâncreas (à esquerda) ou do fígado

SUPRARRENAIS — CAPÍTULO 33

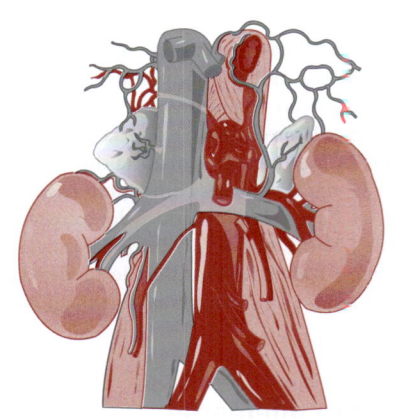

Figura 33-1 Anatomia das suprarrenais, mostrando o retorno venoso.

(à direita), usando a gravidade para afastar as vísceras da suprarrenal. A suprarrenalectomia retroperitoneal envolve o uso de alta pressão de insuflação para manter o espaço para a dissecção e para reduzir o sangramento durante a dissecção. Embora a abordagem transabdominal seja mais adequada para tumores grandes e a abordagem retroperitoneal seja mais adequada para suprarrenalectomia bilateral e para pacientes com aderências abdominais, a preferência do cirurgião geralmente determina a escolha da abordagem cirúrgica.

A abordagem cirúrgica aberta tradicional é usada quando não há experiência laparoscópica disponível ou quando ela é necessária pelo tamanho e grau de invasão do tumor. As vantagens da cirurgia laparoscópica são tão grandes que a tornam preferível em relação à abordagem aberta tradicional.

A abordagem aberta anterior (linha média, subcostal ou incisão em "L") permite a ampla exposição para tumores grandes, mas causa mais dor e complicações na incisão cirúrgica, exigindo hospitalização mais prolongada. A abordagem aberta posterior por meio do leito da 11ª ou 12ª costela foi substituída pela abordagem laparoscópica. A incisão toracoabdominal pode ser usada para tumores grandes ou invasivos.

DOENÇAS DAS SUPRARRENAIS

ALDOSTERONISMO PRIMÁRIO

FUNDAMENTOS DO DIAGNÓSTICO

- Hipertensão com ou sem hipopotassemia.
- Elevação da secreção de aldosterona e supressão da atividade da renina plasmática.
- Alcalose metabólica, hipernatremia relativa.
- Fraqueza, poliúria, parestesias, tetania, cãibras por hipopotassemia.

Considerações gerais

A aldosterona, o mineralocorticoide mais potente secretado pelo córtex suprarrenal, regula a composição eletrolítica do corpo, o volume de líquidos e a pressão arterial. A aldosterona em excesso aumenta o sódio corporal total, reduz os níveis de potássio, aumenta o volume de líquido extracelular (sem edema) e aumenta a pressão arterial. Sob condições normais, a secreção de aldosterona é regulada pelo sistema renina-angiotensina, em forma de retroalimentação, sendo também transitoriamente estimulada pelo ACTH.

No aldosteronismo primário, os níveis de aldosterona estão elevados e os níveis de renina estão suprimidos. No hiperaldosteronismo secundário, o aumento de aldosterona se deve a um aumento na secreção de renina. Exemplos de hiperaldosteronismo secundário incluem doença renovascular, tumores secretores de renina e cirrose com volume intravascular baixo ou uso de diuréticos. Entre os subtipos de aldosteronismo primário, o adenoma produtor de aldosterona (APA, aldosteronoma) e o hiperaldosteronismo idiopático (HAI) por hiperplasia suprarrenal são os tipos mais comuns. A hiperplasia suprarrenal primária unilateral, o carcinoma adrenocortical produtor de aldosterona e o hiperaldosteronismo familiar (HF) (p. ex., HF tipo I-hiperaldosteronismo remediável com glicocorticoides e o HF tipo II) são raros. A cirurgia só é benéfica em pacientes com APAs e em pacientes com hiperplasia suprarrenal unilateral primária.

O aldosteronismo primário em sua forma clássica se caracteriza por hipertensão, hipopotassemia, aumento da secreção de aldosterona e supressão da atividade da renina plasmática (ARP). Porém, a hipopotassemia não é diagnóstica; estudos recentes demonstraram que muitos pacientes apresentam nível de potássio normal. Acreditava-se que o aldosteronismo primário era de cerca de 1% nos pacientes com hipertensão, mas sua prevalência aumentou para 5 a 13% com base em vários estudos que usaram a relação entre a concentração de aldosterona no plasma (CAP) e ARP para testar hiperaldosteronismo em pacientes com hipertensão que não tinham hipopotassemia. Embora seja raro, o aldosteronismo primário normotenso já foi descrito.

Os aldosteronomas costumam ser solitários e pequenos (0,5-2 cm). Eles apresentam uma coloração característica amarelo-dourado quando seccionados. As células tumorais costumam ter citomorfologia heterogênea, lembrando aquelas de todas as três zonas do córtex suprarrenal, incluindo células híbridas com características citológicas da zona glomerulosa e da zona fasciculada. Hiperplasia também costuma ser vista em glândulas com adenomas.

Achados clínicos

A aldosterona facilita a troca de sódio por potássio e íons de hidrogênio no néfron distal. Assim, quando a secreção de aldosterona está cronicamente aumentada, as concentrações séricas de potássio e de íons de hidrogênio caem (hipopotassemia e alcalose), o sódio corporal total aumenta e há hipertensão resultante.

A. Sinais e sintomas

Os sintomas, quando presentes, costumam ser aqueles de hipopotassemia e dependem da intensidade da depleção de potássio. Os pacientes se queixam de sensação de mal-estar, fraqueza muscular, poliúria, polidipsia, cãibras e parestesias. Raramente há ocorrência de tetania e paralisia hipopotassêmica. É comum haver cefaleia. A hipertensão costuma ser de moderada a grave e pode ser refratária ao tratamento clínico, mas é raro haver retinopatia hipertensiva avançada. Embora o volume de líquido extracelular esteja aumentado, não é visto edema a menos que haja insuficiência renal.

B. Exames laboratoriais

1. Exames de rastreamento — O aldosteronismo primário deve ser suspeitado em pacientes com hipertensão e hipopotassemia – espontânea ou após a administração de diuréticos – e em pacientes com hipertensão refratária. A avaliação hipertensiva diagnóstica deve começar com exames de rastreamento. Um exame ambulatorial simples determina a relação entre CAP, em nanogramas por decilitro, e ARP, em nanogramas por mililitro por hora, que é realizado pela manhã com o paciente sentado após ter deambulado por 30 minutos. Uma relação CAP/ARP maior que 20 e CAP maior que 15 ng/dL sugere aldosteronismo primário e exige a realização de exames bioquímicos confirmatórios. Os pacientes hipertensos sem aldosteronismo primário costumam apresentar relação de menos de 20. Se o paciente estiver tomando um antagonista do receptor de aldosterona, como espironolactona ou eplerenona, os dados são impossíveis de serem interpretados, e os estrogênios aumentam as CAPs por meio do aumento da angiotensina. Esses agentes devem ser suspensos seis semanas antes da avaliação.

Muitos medicamentos afetam a CAP e a ARP. Por exemplo, a CAP é reduzida por inibidores da enzima conversora de angiotensina (inibidores da ECA), bloqueadores do receptor de angiotensina (BRAs), agonistas α_2 centrais, como a clonidina, antagonistas dos canais de cálcio di-hidropiridínicos (DHP), como a anlodipina, e β-bloqueadores. A ARP é aumentada por inibidores da ECA, BRAs e antagonistas dos canais de cálcio DHPs. Esses medicamentos devem ser suspensos por duas semanas, se possível. Bloqueadores α-adrenérgicos periféricos, como doxazosina, terazosina, prazosina, hidralazina e bloqueadores dos canais de cálcio não DHP, como o verapamil, são os agentes anti-hipertensivos preferidos durante a avaliação. Em muitos pacientes, não é aconselhável suspender os medicamentos anti-hipertensivos, devendo-se contentar com dados imperfeitos.

2. Exames confirmatórios — Se o exame de rastreamento for positivo, a falha na supressão da secreção de aldosterona com carga de sódio confirmará o diagnóstico de aldosteronismo primário na maioria dos pacientes. Normalmente, a aldosterona pode ser suprimida pela carga oral de sódio ou pela infusão intravenosa de cloreto de sódio. O paciente deve consumir uma dieta rica em sódio (5.000 mg de sódio por 3 dias) ou ser suplementado com comprimidos de NaCl (2-3 g com cada refeição), se necessário. Uma coleta de urina de 24 horas é feita para aldosterona e sódio no terceiro dia. O potássio sérico deve ser monitorado, pois a dieta rica em sal aumenta a diurese de potássio e o cloreto de potássio deve ser suplementado para evitar hipopotassemia, o que interfere com os resultados do exame pela diminuição de secreção de aldosterona, além de poder causar arritmias cardíacas. Uma excreção urinária de aldosterona maior que 12 a 14 µg/24 h diferencia a maioria dos pacientes com aldosteronismo primário daqueles com hipertensão essencial com dieta rica em sal, isso é confirmado pela excreção urinária de sódio acima de 200 mEq/24 h. De modo alternativo, uma CAP maior que 10 ng/mL após uma infusão de 2 L de solução fisiológica em 4 horas também é consistente para diagnóstico de aldosteronismo primário.

▶ Diagnóstico diferencial

Após o estabelecimento do diagnóstico, as formas cirurgicamente corrigíveis – APA (aldosteronoma), constituem cerca de 35% dos casos de aldosteronismo primário, e a hiperplasia suprarrenal primária unilateral – devem ser diferenciadas do HAI, que compreende cerca de 65% dos casos de aldosteronismo primário que é situação rara, devido à hiperplasia suprarrenal bilateral, devem ser separados e o melhor tratamento é o clínico. Aldosteronoma e HAI são as situações mais comuns. Em comparação com aqueles casos de HAI, os pacientes com aldosteronoma têm hipertensão mais grave, hipopotassemia mais grave, maior secreção de aldosterona (> 20 ng/dL), maiores concentrações de 18-hidroxicorticosterona (> 100 ng/dL) e são pacientes mais jovens. É interessante observar que mais de um terço dos aldosteronomas apresentam uma mutação somática no gene *KCNJ5*.

O hiperaldosteronismo remediável com glicocorticoide (HF tipo I) é herdado de maneira autossômica dominante. O defeito genético resulta em um gene quimérico. O gene com a mutação justapõe o promotor para a expressão do gene da 11-hidroxilase, que responde à infusão de ACTH, com a sequência de codificação do gene da aldosterona sintase. Isso leva à produção de aldosterona sob estimulação do ACTH na zona fasciculada. O tratamento com glicocorticoide reverte esse tipo de hiperaldosteronismo. Esses pacientes têm histórico familiar de início de hipertensão em idade precoce. O diagnóstico pode ser estabelecido por exame genético. A medida dos níveis de 18-hidroxicortisol e de 18-oxocortisol em urina de 24 horas é menos confiável. A base molecular para HF tipo II não está clara, embora também seja hereditário de maneira autossômica dominante.

O carcinoma adrenocortical secretor de aldosterona é raro e deve ser suspeito se o tumor tiver mais do que 4 cm, especialmente se também secretar cortisol e metabólitos intermediários.

▶ Localização do tumor

Um APA pode frequentemente ser demonstrado por RM ou TC de alta resolução. Aldosteronomas pequenos podem não ser percebidos e, nesses casos, um paciente com um aldosteronoma pequeno não visualizado na TC pode ser erroneamente diagnosticado como tendo hiperplasia suprarrenal. Os aldosteronomas que coexistem com adenomas não funcionais podem ser erroneamente rotulados de hiperplasia suprarrenal devido à multinodularidade ou a massas bilaterais na TC. As anormalidades pequenas na TC podem representar hiperplasia em vez de aldosteronomas verdadeiros. Assim, a menos que um tumor unilateral inequívoco, preferivelmente maior que 1 cm, esteja presente na TC e a glândula contralateral seja normal, o diagnóstico e a localização do aldosteronoma estão confirmados. Quando houver dúvidas, deve ser feita a amostragem relativa da veia renal. O sangue é coletado das veias suprarrenais e da veia cava inferior para dosagem dos níveis de aldosterona e de cortisol em situação basal e após infusão de ACTH. O posicionamento adequado do cateter é confirmado pelo achado de altos níveis de cortisol no sangue venoso suprarrenal em comparação com a veia cava inferior. Os níveis corrigidos de aldosterona são calculados a partir da relação entre aldosterona e cortisol em cada amostra venosa. A razão entre os níveis corrigidos de aldosterona > 4 indica secreção unilateral de aldosterona, confirmando, assim, um diagnóstico de aldosteronoma na maioria dos pacientes. A amostragem de veia renal é invasiva e requer habilidade e experiência consideráveis. A taxa de sucesso da canulação de ambas as veias suprarrenais é de cerca de 90% (60-95%, dependendo da experiência dos radiologistas). As complicações da amostragem venosa, como a hemorragia suprarrenal, podem ocorrer em 1% dos pacientes. Alguns recomendam que a amostragem de veia suprarrenal seja feita rotineiramente independentemente dos achados da TC, enquanto outros defendem seu uso seletivo quando os achados da TC são duvidosos (ausência de tumor, tumores bilaterais ou tumor pequeno < 1 cm de diâmetro).

▶ Complicações

A hipertensão não controlada pode levar à insuficiência renal, acidente vascular encefálico e infarto do miocárdio. A hipopotassemia grave pode causar fraqueza, paralisia e arritmia, especialmente em pacientes que usam digitálicos.

▶ Tratamento

O objetivo do tratamento é evitar as complicações da hipertensão e da hipopotassemia. A suprarrenalectomia unilateral é recomendada para pacientes com aldosteronoma e o tratamento clínico para aqueles com HAI ou aqueles com aldosteronoma que são candidatos ruins para a cirurgia.

A. Tratamento cirúrgico

1. Preparo pré-operatório — A pressão arterial e a hipopotassemia devem ser controladas antes da cirurgia. A espironolactona, um antagonista competitivo da aldosterona, tem sido o fármaco de escolha. Ela bloqueia o receptor de mineralocorticoide, promove a retenção de potássio, restaura as concentrações normais de potássio e reduz o volume de líquido extracelular, controlando, assim, a pressão arterial. Além disso, ela reativa o sistema renina-angiotensina-aldosterona suprimido na glândula suprarrenal contralateral, reduzindo o risco de hipoaldosteronismo no pós-operatório. O medicamento deve ser continuado até o dia da cirurgia. Para informações adicionais e regimes de tratamento para preparo pré-operatório, consulte a seção Tratamento Clínico.

2. Cirurgia — Como os aldosteronomas são quase sempre pequenos e benignos, a suprarrenalectomia laparoscópica é o procedimento de escolha. Ela pode ser realizada com segurança e com resultados igualmente bons por diversas abordagens. A abordagem transabdominal lateral utiliza a gravidade para ajudar a fazer rotação medial das vísceras (fígado à direita e baço e pâncreas à esquerda) e expõe a glândula suprarrenal. Ela é a abordagem mais versátil, pois a anatomia é familiar para a maioria dos cirurgiões abdominais. A abordagem retroperitoneal posterior é melhor para pacientes com cirurgias prévias no abdome superior, mas o espaço de trabalho é mais limitado. Embora alguns cirurgiões realizem uma ressecção subtotal para aldosteronoma, a maioria faz a excisão de toda a glândula suprarrenal com o tumor. O tecido suprarrenal circundante frequentemente aparece hiperplásico. Pequenos aldosteronomas podem não ser visíveis no intraoperatório. A suprarrenalectomia bilateral não está indicada, pois o hipocortisolismo necessitará da terapia de reposição com esteroides. Os pacientes com HAI devem ser tratados clinicamente.

3. Cuidados pós-operatórios — Alguns pacientes podem desenvolver deficiência transitória de aldosterona devido à supressão da glândula suprarrenal contralateral pelo adenoma com hiperfuncionamento. Isso é raro em pacientes tratados com espironolactona no pré-operatório. Os sintomas incluem hipotensão postural e hiperpotassemia. A ingesta adequada de sódio costuma ser suficiente para o tratamento; raras vezes há necessidade de reposição a curto prazo de fludrocortisona (0,1 mg/dia por via oral).

B. Tratamento clínico

O objetivo é controlar a hipertensão e a hipopotassemia. A espironolactona, um antagonista competitivo da aldosterona, tem sido o fármaco de escolha. Pode haver necessidade de doses iniciais de 200 a 400 mg/dia para controle da hipopotassemia e da hipertensão. Quando a pressão arterial estiver normalizada e a hipopotassemia corrigida, a dose pode ser reduzida gradativamente e mantida em cerca de 100 a 150 mg/dia. A espironolactona pode ter efeitos colaterais antiandrogênicos, como impotência, ginecomastia, irregularidade menstrual e distúrbios gastrintestinais. Esses potenciais efeitos colaterais podem tornar este medicamento menos desejável para alguns pacientes. Diferentemente da espironolactona, que também bloqueia receptores de andrógenos e progesterona, a eplerenona é um antagonista seletivo do receptor de mineralocorticoides e tem menos efeitos colaterais endócrinos. Ela foi aprovada para tratamento de hipertensão e para a insuficiência cardíaca após infarto do miocárdio. A eplerenona pode se tornar o tratamento de escolha para o aldosteronismo primário devido aos efeitos colaterais reduzidos se ela se comprovar tão eficaz quanto a espironolactona, apesar de seu custo maior. A amilorida, 20 a 40 mg/dia, um diurético poupador de potássio, pode ser usada de modo alternativo ou como suplemento da espironolactona. Outros medicamentos, como inibidores da ECA, bloqueadores dos canais de cálcio e diuréticos, podem ser necessários para o controle da hipertensão.

▶ Prognóstico

O aldosteronismo primário costuma seguir um ciclo prolongado e de mudanças sutis. A hipertensão não tratada pode causar acidente vascular encefálico, infarto do miocárdio ou insuficiência renal.

A remoção de um aldosteronoma normaliza os níveis de potássio em quase 100% dos pacientes, mas a hipertensão é curada em cerca de 50% dos pacientes. A hipertensão persistente após a cirurgia é mais comum em homens acima do peso com necessidade pré-operatória de mais de três medicamentos anti-hipertensivos por mais de seis anos, mas a hipertensão residual costuma ser mais fácil de controlar do que antes da cirurgia. Hipertensão essencial e aterosclerose devido à hipertensão crônica são fatores que contribuem para manutenção da hipertensão. Embora os pacientes com HAI devam ser tratados clinicamente, a suprarrenalectomia é indicada para aqueles com aldosteronoma, pois os efeitos colaterais dos medicamentos e a adesão tornam incontrolável o tratamento clínico a longo prazo. A baixa morbidade, a hospitalização curta e a alta taxa de sucesso, da suprarrenalectomia laparoscópica, fizeram com que a cirurgia seja preferível ao tratamento clínico a longo prazo.

> Funder JW et al: Case detection, diagnosis, and treatment of patients with primary aldosteronism: an endocrine society clinical practice guideline. *J Clin Endocrinol Metab* 2008;93:3266.
>
> Monticone S et al: Effect of KCNJ5 mutations on gene expression in aldosterone-producing adenomas and adrenocortical cells. *J Clin Endocrin Metab* 2012;97:1567.
>
> Rossi GP et al: The suprarrenal vein sampling international study (AVIS) for identifying the major subtypes of primary aldosteronism. *J Clin Endocrin Metab* 2012;97:1606.
>
> Stowasser M et al: Update in primary aldosteronism. *J Clin Endocrin Metab* 2009;94:3623.
>
> Walz MK et al: Retroperitoneoscopic adrenalectomy in Conn's syndrome caused by suprarrenal adenomas or nodular hyperplasia. *World J Surg* 2008;32:847.
>
> Zarnegar R et al: The aldosteronoma resolution score: predicting complete resolution of hypertension after adrenalectomy for aldosteronoma. *Ann Surg* 2008;247:511.

FEOCROMOCITOMA

FUNDAMENTOS DO DIAGNÓSTICO

- ▶ Hipertensão frequentemente sustentada com ou sem paroxismos.
- ▶ Cefaleia episódica, sudorese excessiva, palpitação e visão turva.
- ▶ Taquicardia e hipotensão postural.
- ▶ Elevação de catecolaminas urinárias ou de seus metabólitos, hipermetabolismo, hiperglicemia.

▶ Considerações gerais

Os feocromocitomas são tumores da medula suprarrenal e tecidos cromafins relacionados em outros locais do corpo (paragangliomas) que secretam epinefrina ou norepinefrina, resultando em hipertensão sustentada ou episódica e outros sintomas de excesso de catecolaminas.

Os feocromocitomas são encontrados em menos de 0,1% dos pacientes com hipertensão e são responsáveis por cerca de 5% dos tumores suprarrenais descobertos acidentalmente por TC. A maioria dos feocromocitomas ocorre de maneira esporádica sem outras doenças, mas cerca de um terço deles estão associados com várias síndromes familiares, como NEM2, NF1, VHL e de paraganglioma familiar. Os pacientes com neoplasia endócrina múltipla (NEM)2A podem apresentar carcinoma medular de tireoide, feocromocitoma e hiperparatireoidismo. Aqueles com NEM2B apresentam carcinoma medular da tireoide, feocromocitoma, neuromas mucosos, aspecto marfanoide e ganglioneuromatose. Os pacientes com neurofibromatose tipo I apresentam manchas café com leite, neurofibromatose e feocromocitoma. Os pacientes com doença de von Hippel-Lindau podem apresentar hemangioma de retina, hemangioblastoma do sistema nervoso central, cistos e carcinomas renais, feocromocitoma, cistos ou tumores neuroendócrinos pancreáticos e cistoadenoma de epidídimo. As síndromes de paraganglioma familiar são causadas por mutações dos genes da succinato desidrogenase *SDHx* (*SDHB, SDHD, SDHC, SDHA* e *SDHAF2*). Todas elas estão associadas com paragangliomas extrassuprarrenais. *SDHB* está particularmente associada com feocromocitomas malignos. Essas síndromes devem ser consideradas, especialmente, em pacientes jovens e em pacientes com tumores multifocais, extrassuprarrenais, malignos ou recorrentes. Outras mutações genéticas associadas com feocromocitomas são *TMEM127* e *MAX*. Devido à prevalência maior do que previamente esperada de feocromocitoma hereditário, todos os pacientes com feocromocitoma devem ser considerados para aconselhamento e testagem genética. Os exames genéticos específicos dependem dos achados clínicos e bioquímicos e do histórico familiar. Os familiares de pacientes diagnosticados com essas síndromes também precisam passar por rastreamento para determinar se eles são portadores do gene e se apresentam risco de desenvolver os diversos tumores, incluindo feocromocitomas.

Ao exame patológico, o feocromocitoma aparece cinza-avermelhado e frequentemente tem áreas de necrose, hemorragia e, algumas vezes, cistos. O tamanho habitual é de cerca de 100 g ou de 5 cm de diâmetro, mas eles podem ter apenas 2 a 3 cm ou até 12 a 16 cm. As células são pleomórficas e mostram nucléolos proeminentes e mitoses frequentes. Os achados citológicos não podem ser usados para determinar se um feocromocitoma é maligno ou benigno. As veias e cápsulas também podem estar invadidas mesmo em tumores clinicamente benignos. A malignidade só pode ser diagnosticada na presença de metástases em tecidos que não apresentam células cromafins ou em caso de invasão de tecidos adjacentes.

▶ Achados clínicos

A. Sinais e sintomas

Os achados clínicos de feocromocitoma variam e quase metade deles se apresenta devido a um achado incidental de tumor suprarrenal (incidentaloma) na TC ou RM realizadas para a avaliação de outras doenças. Classicamente, o paciente tem hipertensão episódica associada com a tríade de palpitações, cefaleia e sudorese. O paciente também pode apresentar ansiedade, tremores, perda ponderal, tontura, náuseas e vômitos, desconforto abdominal, constipação e visão turva. Raramente, os feocromocitomas podem secretar VIP, causando diarreia grave, ou ACTH, causando a síndrome de Cushing. O exame físico pode ser normal exceto durante um ataque, quando pode se observar palidez e sudorese excessiva. Taquicardia, hipotensão postural e retinopatia hipertensiva são outros sinais.

A hipertensão, a característica mais comum do feocromocitoma, ocorre em 90% dos pacientes. Mais da metade apresenta hipertensão sustentada, que pode ser leve a moderada, com ou sem outros sinais e sintomas de excesso de catecolaminas e o diagnóstico pode não ser percebido. Em alguns casos, a pressão arterial basal pode não estar elevada e a hipertensão grave ocorre apenas com o paciente sob estresse, como anestesia geral ou trauma. Os pacientes com hipertensão diastólica e hipotensão postural que não estejam recebendo medicamentos anti-hipertensivos podem ter feocromocitoma. A hiperglicemia pode ocorrer porque a epinefrina eleva a glicemia e a norepinefrina diminui a secreção de insulina.

Em crianças, a hipertensão é menos proeminente e cerca de 50% apresenta tumores múltiplos ou extrassuprarrenais. Os paragangliomas causados por mutações *SDHB* têm mais chances de sofrer metástase. Os feocromocitomas ocorrem em 40 a 50% dos pacientes com NEM2; eles tendem a ser bilaterais e múltiplos, mas raramente são extrassuprarrenais ou malignos. O rastreamento bioquímico dos portadores de genes do feocromocitoma hereditário deve ser realizado rotineiramente. A medida das metanefrinas livres no plasma (metanefrina e normetanefrina) é o exame mais sensível para feocromocitoma em síndromes familiares.

B. Exames laboratoriais

O diagnóstico de feocromocitoma é bem confirmado pelas metanefrinas e catecolaminas fracionadas em urina de 24 horas medidas na mesma coleta ou por metanefrinas livres no plasma. Ambos os exames têm alta sensibilidade e especificidade para o diagnóstico (Fig. 33-2). O exame de metanefrinas livres no plasma é mais sensível que o exame de urina, mas tem uma maior taxa de falso-positivos, especialmente nos pacientes idosos. O débito urinário de metanefrinas e/ou catecolaminas livres está elevado em mais de 95% dos pacientes com feocromocitoma. Em 80% dos pacientes, o nível excede o dobro do normal. A medida urinária de ácido vanilmandélico (AVM) é menos sensível e esse exame não deve mais ser usado. Exames que utilizam a cromatografia líquida de alta eficiência (HPLC) reduzem a interferência por fármacos e dieta, mas os exames de HPLC diferem entre os diversos laboratórios de análises e muitos fármacos e dietas podem potencialmente interferir com alguns exames de HPLC ou afetar a secreção e o metabolismo das catecolaminas. Os exemplos incluem acetaminofen, labetalol, vasodilatadores (nitroglicerina e nitroprussiato), nifedipina, teofilina, estimulantes (anfetaminas, cafeína, nicotina, metilfenidato), muitos antipsicóticos, antidepressivos (especialmente antidepressivos tricíclicos), buspirona, proclorperazina e metildopa. A interpretação do exame também pode ser afetada

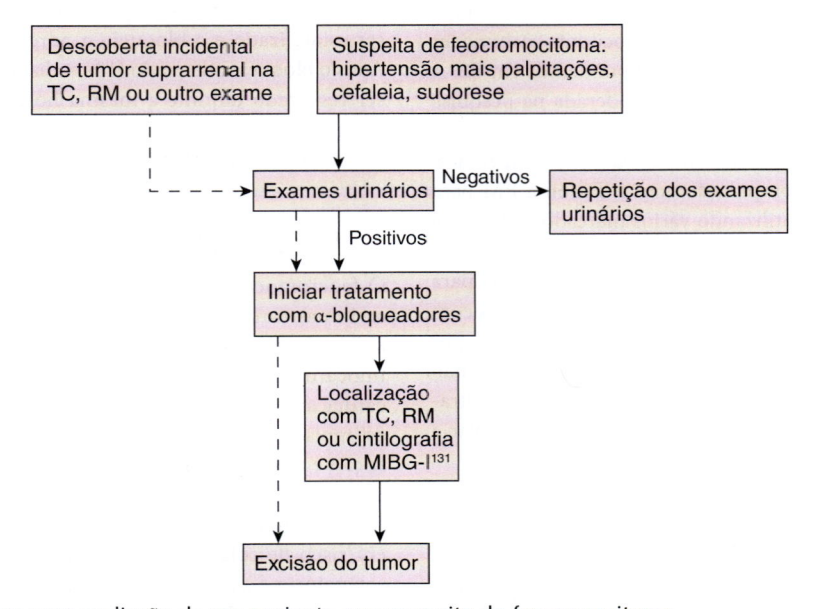

▲ **Figura 33-2** Esquema para avaliação de um paciente com suspeita de feocromocitoma.

por café, etanol, bananas, contrastes radiológicos, fármacos contendo catecolaminas e pela suspensão da clonidina. Esses agentes devem ser suspensos duas semanas antes da medida de metanefrinas e catecolaminas urinárias. As substâncias que interferem variam conforme os exames específicos usados, de modo que uma lista e protocolo para o preparo do paciente devem ser obtidos com o laboratório específico. A espectrometria de massa com cromatografia líquida é um exame novo que demonstrou minimizar as interferências por fármacos na mensuração de metanefrinas plasmáticas e urinárias, podendo melhorar a precisão diagnóstica.

Também têm sido usados a coleta urinária noturna e períodos curtos de coleta após um paroxismo, indexados à creatinina. A medida das metanefrinas plasmáticas livres tem sensibilidade de 96 a 100% e especificidade de 85 a 89%. Dependendo do exame em particular, o ácido cafeico encontrado no café, paracetamol, fenoxibenzamina e antidepressivos tricíclicos, pode causar resultados falso-positivos. Os exames de provocação – com uso de glucagon, histamina ou tiramina – não são precisos e são potencialmente perigosos; eles não são mais usados. Os exames de supressão com clonidina raramente são usados.

C. Localização do tumor

Os estudos de localização devem ser realizados apenas após a confirmação por exames bioquímicos do diagnóstico de um tumor secretor de catecolaminas. Noventa por cento dos feocromocitomas são encontrados nas glândulas suprarrenais e a maioria tem mais de 3 cm de diâmetro. Entre os feocromocitomas extrassuprarrenais (também chamados paragangliomas), 75% estão no abdome, 10% na bexiga, 10% no tórax, 2% na pelve e 3% na cabeça e pescoço. A TC e a RM podem localizar a maioria dos feocromocitomas. A TC é menos dispendiosa e fornece melhores detalhes anatômicos para os cirurgiões, mas a RM evita a exposição à radiação. O feocromocitoma costuma ter um aspecto brilhante característico na RM ponderada em T2. A cintilografia com MIBG-I^{123} deve ser considerada na pesquisa por feocromocitomas extrassuprarrenais, múltiplos, malignos ou metastáticos. A cintilografia com MIBG é mais específica, mas menos sensível em comparação com a TC ou a RM para a localização. A PET-TC, utilizando vários marcadores PET, foi estudada. Em comparação com TC, RM e MIBG, a PET-TC com 18F-fluoro-2-desoxi-D-glicose (18F-FDG) é mais sensível para a localização de paragangliomas metastáticos em pacientes com mutações *SDHB*. A arteriografia e a biópsia com aspiração por agulha fina podem precipitar uma crise hipertensiva. Elas não contribuem para o diagnóstico e não são indicadas. A amostragem venosa para catecolaminas não é indicada e pode levar a resultados errôneos.

▶ Diagnóstico diferencial

O diagnóstico diferencial inclui todas as causas de hipertensão. Hipertireoidismo e feocromocitoma têm muitas características em comum (perda de peso, tremor e taquicardia). O diagnóstico de feocromocitoma é mais fácil se houver hipertensão episódica. Ataques de ansiedade aguda simulam os sintomas e podem precipitar episódios hipertensivos, mas a ansiedade de forma isolada raramente produz hipertensão grave. A síndrome carcinoide causando episódios de rubor também pode ser confundida com feocromocitoma. Os níveis urinários de 5-HIAA costumam estar evidentemente elevados e a TC pode mostrar metástases hepáticas em pacientes com síndrome carcinoide. A hipertensão essencial lábil não está associada com elevação dos níveis de catecolaminas.

O feocromocitoma na gestação, se não for reconhecido, matará metade dos fetos e quase metade das mães. A hipertensão na gestação costuma ser atribuída à pré-eclâmpsia ou eclâmpsia. O diagnóstico de feocromocitoma exige os mesmos exames bioquímicos; a RM é indicada para localizar o tumor quando um diagnóstico bioquímico é estabelecido. TC ou MIBG não é usada para evitar a exposição à radiação. Os bloqueadores α-adrenérgicos e β-adrenérgicos são bem tolerados. O momento da cirurgia é individualizado. Se reconhecido precocemente, o tumor deve ser removido logo no início do segundo trimestre da gestação. Caso contrário, o bloqueio α-adrenérgico é continuado. Uma cesariana planejada a termo é seguida por suprarrenalectomia laparoscópica algumas semanas após o parto.

A crise de feocromocitoma pode ocorrer em pacientes com feocromocitoma, sendo geralmente precipitada por trauma, determinados medicamentos, cirurgia ou outros procedimentos. Ela também pode ser desencadeada por glicocorticoides. A crise costuma ocorrer quando o bloqueio α-adrenérgico não foi instituído. Esses pacientes podem desenvolver falência de múltiplos órgãos, especialmente complicações cardiovasculares. Se a crise de feocromocitoma não for reconhecida, o resultado costuma ser a morte. Após o diagnóstico de feocromocitoma, o paciente deve ser estabilizado e o bloqueio α-adrenérgico deve ser iniciado. Após o bloqueio adequado (10-14 dias), o feocromocitoma pode ser ressecado durante a mesma hospitalização ou o paciente pode ser estabilizado, receber alta e internar novamente de forma eletiva. Raramente é necessária a cirurgia de emergência.

▶ Complicações

O feocromocitoma causa complicações devido à hipertensão, arritmias cardíacas e hipovolemia. As sequelas da hipertensão são acidente vascular encefálico, insuficiência renal, infarto do miocárdio e insuficiência cardíaca congestiva. A morte súbita cardíaca pode resultar de taquicardia ou fibrilação ventricular. A estimulação α-adrenérgica pelas catecolaminas causa vasoconstrição e um baixo volume sanguíneo total. O paciente, assim, é incapaz de compensar uma perda súbita de volume sanguíneo (hemorragia) ou de catecolaminas (remoção do tumor), estando em risco de colapso vascular. O bloqueio α-adrenérgico pré-operatório e a restauração do volume de sangue podem evitar essas complicações.

Tratamento

A. Tratamento clínico

O tratamento com agentes bloqueadores α-adrenérgicos deve ser iniciado assim que o diagnóstico bioquímico for estabelecido. Os objetivos do tratamento pré-operatório são (1) restaurar o volume sanguíneo, que foi esgotado pelo excesso de catecolaminas; (2) evitar uma crise grave com suas potenciais complicações; e (3) permitir que o paciente se recupere da miocardiopatia. O controle rigoroso da hipertensão é necessário para manter um volume sanguíneo normal.

A fenoxibenzamina, um antagonista α-adrenérgico não seletivo, tem uma duração de ação longa e é o fármaco preferido. Ela deve ser iniciada com uma dose de 10 mg/12 h, e a dose deve ser aumentada em 10 a 20 mg a cada 2 a 3 dias – conforme a hipotensão postural permitir. As doses habituais são de 100 a 160 mg/dia; porém, doses de até 300 mg/dia podem ser necessárias. A maioria dos pacientes necessita de 10 a 14 dias de tratamento, conforme avaliado pela estabilização da pressão arterial e redução dos sintomas. A obstrução nasal costuma estar presente quando o bloqueio α está bem estabelecido. Bloqueadores dos canais de cálcio e agentes bloqueadores α-adrenérgicos seletivos competitivos, como doxazosina e prazosina, também podem ser eficazes. A metirosina inibe a tirosina hidroxilase e reduz a síntese de catecolaminas, podendo ser acrescentada à fenoxibenzamina como tratamento pré-operatório.

Os agentes bloqueadores β-adrenérgicos costumam ser usados para tratar arritmias e taquicardia, mas só devem ser administrados após ter sido alcançado o bloqueio α. Caso contrário, uma crise hipertensiva pode ser precipitada devido ao efeito α-adrenérgico sem oposição das catecolaminas. Os opioides devem ser evitados, pois eles podem estimular a liberação de histamina e precipitar uma crise.

B. Tratamento cirúrgico

O tratamento definitivo do feocromocitoma é a excisão após a localização pré-operatória e bloqueio α-adrenérgico.

Os feocromocitomas suprarrenais menores (< 5-6 cm) podem ser ressecados com segurança por suprarrenalectomia laparoscópica. Os tumores maiores (> 8-10 cm), localmente invasivos e extrassuprarrenais são, tecnicamente, mais difíceis e podem necessitar de ressecção aberta.

Durante a cirurgia, um acesso arterial é necessário para o monitoramento contínuo da pressão arterial. O monitoramento da pressão na artéria pulmonar não costuma ser necessário em pacientes adequadamente bloqueados.

Nitroprussiato deve estar disponível para tratamento de hipertensão súbita, assim como os β-bloqueadores para tratamento de arritmias cardíacas que podem ocorrer quando o tumor é manipulado. A manipulação da glândula é menor com a suprarrenalectomia laparoscópica, o que minimiza as flutuações nos níveis de catecolaminas no plasma.

Os tumores malignos muito grandes podem necessitar de uma incisão toracoabdominal. Os feocromocitomas malignos podem invadir a veia suprarrenal ou a veia cava. Os feocromocitomas extrassuprarrenais (paragangliomas) costumam ser encontrados ao longo da aorta abdominal e no órgão de Zuckerlandl, próximo da bifurcação aórtica ao redor da artéria mesentérica inferior. Porém, já foram encontrados tumores em lugares tão variados como bexiga, vagina, mediastino, pescoço e até na base do crânio e pericárdio. Em geral, os tumores extrassuprarrenais devem ser localizados por MIBG, TC, RM ou PET-TC no pré-operatório para evitar uma exploração às cegas.

Em pacientes com NEM2 ou VHL e feocromocitomas bilaterais, uma suprarrenalectomia subtotal com preservação do córtex no lado do tumor menor pode evitar a insuficiência suprarrenal no pós-operatório, embora isso aumente o risco de recorrência. Em pacientes com uma síndrome conhecida de feocromocitoma hereditário e um feocromocitoma unilateral, a ressecção profilática da glândula suprarrenal contralateral de aspecto normal não é indicada, pois a suprarrenalectomia bilateral causa hipoadrenalismo vitalício que exige reposição de cortisol. Esses pacientes devem ser acompanhados com avaliações bioquímicas e a glândula suprarrenal contralateral deve ser ressecada apenas se houver desenvolvimento de feocromocitoma.

Os pacientes submetidos à ressecção de feocromocitoma, sem preparo adequado no pré-operatório, podem apresentar crises hipertensivas, arritmia cardíaca, infarto do miocárdio ou edema pulmonar agudo. Além disso, esses pacientes podem experimentar hipotensão intratável e morrer de choque após a remoção do tumor. Se o paciente tiver sido adequadamente preparado com α-loqueadores, as alterações na pressão arterial não serão graves. Caso contrário, a infusão intravenosa de grandes quantidades de solução fisiológica e vasopressores pode ser necessária para manter a pressão arterial após a remoção do tumor. Pode haver hipoglicemia após a remoção do tumor de modo que a glicemia deve ser monitorada até que o paciente volte a se alimentar.

Prognóstico

Os pacientes com feocromocitoma não tratado têm risco elevado de complicações por crise hipertensiva e doença cardiovascular, enquanto a taxa de mortalidade operatória é de 0 a 3%. A hipertensão essencial leve a moderada pode persistir após a cirurgia. Podem ocorrer segundos tumores na suprarrenal remanescente ou tumores metastáticos anos após a excisão do feocromocitoma primário; o acompanhamento a longo prazo é obrigatório. Os pacientes com feocromocitoma devem receber aconselhamento genético e, quando apropriado, testados para causas hereditárias de feocromocitoma. O prognóstico a longo prazo pode depender da mutação presente (p. ex., risco de feocromocitoma maligno em portadores de gene mutante *SDHB*). O feocromocitoma metastático ou recorrente deve ser ressecado, se possível, para reduzir a carga de catecolaminas. O tratamento com dose elevada de MIBG-I[131] pode ser útil nesses pacientes.

Biggar MA et al: Systematic review of phaeochromocytoma in pregnancy. *Br J Surg* 2013;100:182.

Gimenez-Roqueplo AP et al: An update on the genetics of paraganglioma, pheochromocytoma, and associated hereditary syndromes. *Horm Metab Res* 2012;44:328.

Scholten A et al: Pheochromocytoma crisis is not a surgical emergency. *J Clin Endocrinol Metab* 2013;98:581-91.

Shen WT et al: One hundred two patients with pheochromocytoma treated at a single institution since the introduction of laparoscopic adrenalectomy. *Arch Surg* 2010;145:893.

Walz MK et al: Laparoscopic and retroperitoneoscopic treatment of pheochromocytomas and retroperitoneal paragangliomas: results of 161 tumors in 126 patients. *World J Surg* 2006;30:899.

Wiseman GA et al: Usefulness of 123I-MIBG scintigraphy in the evaluation of patients with known or suspected primary or metastatic pheochromocytoma or paraganglioma: results from a prospective multicenter trial. *J Nucl Med* 2009;50:1448.

HIPERCORTISOLISMO (DOENÇA DE CUSHING E SÍNDROME DE CUSHING)

FUNDAMENTOS DO DIAGNÓSTICO

▶ Pletora facial, coxim gorduroso dorsocervical, coxim gorduroso supraclavicular, obesidade no tronco, tendência à formação de hematomas na pele, estrias violáceas, acne, hirsutismo, impotência ou amenorreia, fraqueza muscular e psicose.

▶ Hipertensão, hiperglicemia e osteopenia ou osteoporose.

Tabela 33-1 Frequência das manifestações de hipercortisolismo

	Porcentagem (%)
Obesidade	95
Hipertensão	70
Intolerância à glicose	80
Distribuição centrípeta da gordura	80
Fraqueza	20
Atrofia muscular em extremidades superiores e inferiores	70
Hirsutismo	80
Distúrbios menstruais ou impotência	75
Estrias violáceas	50
Face pletórica	85
Contusão de fácil aparecimento	35
Acne	40
Sintomas psicológicos	40
Edema	20
Cefaleia	15
Dor nas costas	60

▶ Considerações gerais

A síndrome de Cushing deve-se ao excesso crônico de glicocorticoides. Ela pode ser causada por estimulação excessiva do ACTH ou por tumores adrenocorticais que secretam glicocorticoides independentemente da estimulação pelo ACTH. O excesso de ACTH pode ser produzido por adenomas hipofisários (doença de Cushing) ou por tumores extra-hipofisários produtores de ACTH (síndrome do ACTH ectópico). A síndrome de Cushing não dependente do ACTH é geralmente causada por doenças suprarrenais primárias, como adenoma adrenocortical e hiperplasia micronodular ou macronodular ou carcinoma.

A história natural da síndrome de Cushing depende da doença subjacente e varia desde a doença leve e indolente até a progressão rápida e morte.

▶ Achados clínicos

A. Sinais e sintomas

Ver a Tabela 33-1. A descrição clássica da síndrome de Cushing inclui obesidade do tronco, hirsutismo, fácies de lua cheia, acne, giba de búfalo, estrias violáceas, hipertensão e diabetes, mas outros sinais e sintomas são comuns. Fraqueza e depressão são características marcantes. A fraqueza e outros achados também são vistos após a administração exógena prolongada e excessiva de esteroides adrenocorticais.

Em crianças, a síndrome de Cushing é mais comumente causada por cânceres suprarrenais, mas adenomas e hiperplasia nodular já foram descritos. A síndrome de Cushing em crianças também causa retardo ou parada do crescimento.

B. Exame patológico

As características patológicas da glândula suprarrenal dependem da doença subjacente. As glândulas suprarrenais normais pesam 7 a 12 g em conjunto. As glândulas suprarrenais hiperplásicas em pacientes com doença de Cushing pesam pelo menos 25 g juntas. Na síndrome do ACTH ectópico, o peso suprarrenal combinado é maior – 25 a 100 g.

Os adenomas suprarrenais na síndrome de Cushing variam em peso desde uns poucos gramas a até mais de 100 g, em geral têm mais de 3 cm de diâmetro e são maiores que os APAs. As células típicas costumam se assemelhar as da zona fasciculada. Graus variáveis de anaplasia são vistos e a diferenciação entre tumores benignos e malignos costuma ser difícil com base apenas na citologia. Esses adenomas suprarrenais ocorrem com mais frequência em mulheres. Os cânceres suprarrenais costumam ser muito grandes – quase sempre acima de 5 cm de diâmetro. Eles são indiferenciados, invadem tecidos adjacentes e sofrem metástase por meio da corrente sanguínea.

Formas raras de síndrome de Cushing independente de ACTH incluem hiperplasia suprarrenal macronodular independente de

ACTH, que, em alguns casos, se deve à expressão aberrante de receptores nas suprarrenais que respondem a outros estímulos que não o ACTH. Nesses casos, as glândulas suprarrenais podem estar bastante aumentadas. A doença nodular pigmentada primária da suprarrenal ou hiperplasia micronodular está associada com o complexo da síndrome de Carney, que também inclui mixoma cardíaco e lentigos.

Raramente, o tecido suprarrenal ectópico pode ser a fonte da secreção excessiva de cortisol. É encontrado em diversas localizações, mais comumente próximo da aorta abdominal.

A doença de Cushing é causada por adenomas hipofisários.

A síndrome do ACTH ectópico costuma ser causada por câncer de pulmão de pequenas células e tumores neuroendócrinos (tumores carcinoides), tumores de pâncreas, timo, tireoide, próstata, esôfago, colo e ovários. Feocromocitoma e melanoma maligno também podem secretar ACTH.

C. Exames laboratoriais

Como nenhum exame individual é específico, deve-se usar uma combinação de exames.

As pessoas normais têm um ritmo circadiano de secreção do ACTH, a qual é paralelo à secreção de cortisol. Os níveis são maiores no início da manhã e diminuem ao longo do dia até seu nível mais baixo no final da tarde. Na síndrome de Cushing, o ritmo circadiano é abolido e a secreção total de cortisol é aumentada. Nos casos leves, os níveis plasmáticos de cortisol e ACTH podem estar dentro da faixa normal, durante a maior parte do dia, mas estão anormalmente altos à noite.

Quando há suspeita de síndrome de Cushing, o primeiro objetivo é estabelecer o diagnóstico; o segundo é estabelecer a causa. Um algoritmo para o diagnóstico é apresentado na Figura 33-3. Quando há suspeita de hipercortisolismo, há três exames disponíveis que podem ser utilizados inicialmente para estabelecer o diagnóstico: exame de supressão noturna com dexametasona, medida do cortisol urinário em urina de 24 horas e amostra de cortisol salivar noturno. A dexametasona, 1 mg por via oral, irá suprimir a secreção de ACTH e interromper a produção de cortisol na maioria das pessoas saudáveis. Essa dose baixa de dexametasona, porém, não irá suprimir a produção excessiva de cortisol a partir de tumores adrenocorticais autônomos ou suprarrenais que estão sendo estimuladas pelo excesso de ACTH. Como a dexametasona não faz reação cruzada, no exame do cortisol plasmático, a supressão do cortisol endógeno circulante é facilmente demonstrada. O exame é feito da seguinte maneira: às 23 horas o paciente recebe 1 mg de dexametasona por via oral. Cortisol plasmático, em jejum, é medido na manhã seguinte entre 8 e 9 horas. A supressão do cortisol plasmático para 1,8 μg dL (50 nmol/L) ou menos exclui a síndrome de Cushing. Níveis limites mais altos têm sido recomendados, mas alguns pacientes com síndrome de Cushing leve dependente de ACTH podem ser facilmente suprimidos; assim, a resposta é falsamente negativa e o diagnóstico da síndrome de Cushing deixa de ser feito. Por outro lado, esse nível limite baixo aumenta as chances de um resultado falso-positivo. Os resultados falso-positivos são mais comuns em pacientes com depressão, alcoolismo, estresse fisiológico, obesidade evidente, apneia obstrutiva do sono ou insuficiência renal e naqueles que usam estrogênios ou fármacos que aceleram o metabolismo da dexametasona, como fenitoína, rifampicina e fenobarbital. Os estrogênios aumentam a globulina de ligação do cortisol e elevam as concentrações plasmáticas totais de cortisol. Nessas situações, a medida do cortisol livre em urina de 24 horas ou do cortisol salivar é preferida. O cortisol em urina de 24 horas mede diretamente a forma fisiologicamente ativa do cortisol circulante, integra as variações diurnas na produção do cortisol e é muito sensível e específica para o diagnóstico da síndrome de Cushing.

A amostra de cortisol salivar noturno também pode ajudar a estabelecer o diagnóstico da síndrome de Cushing. O procedimento envolve mastigar um tubo de algodão por 2 a 3 minutos entre 23 horas e meia-noite. Os níveis salivares de cortisol se correlacionam muito bem com os níveis de cortisol livre plasmáticos e séricos. Um exame inicial de rastreamento positivo deve ser confirmado por um segundo exame de rastreamento para estabelecer o diagnóstico. *Quando o diagnóstico de síndrome de Cushing for estabelecido*, a próxima etapa é determinar a causa. A medida do ACTH plasmático por ensaio imunorradiométrico é o método mais direto. Um nível de ACTH, normal a elevado, é diagnóstico de hipercortisolismo por adenoma hipofisário ou por secreção ectópica de ACTH. Níveis de ACTH suprimidos são diagnósticos de hipercortisolismo por uma causa suprarrenal primária, como adenoma, carcinoma ou hiperplasia nodular.

O diagnóstico diferencial de síndrome de Cushing, dependente de ACTH, pode ser difícil. Nenhum exame é perfeito e uma combinação de exames pode ser necessária. Como 90% dos pacientes têm doença de Cushing, a RM da hipófise, é o primeiro exame para identificar a fonte da secreção de ACTH. Porém, 10% dos adultos normais apresentam lesões hipofisárias incidentais, com diâmetro de 3 a 6 mm, na RM e muitos pacientes com doença de Cushing não têm lesões detectáveis. Lesões menores que 3 a 4 mm têm mais chance de representar variação normal, artefatos, volume proporcional, adenomas incidentais não funcionantes ou cistos. Uma lesão hipofisária inequívoca (i.e., diâmetro > 4-5 mm com redução da intensidade do sinal com gadolínio) sugere fortemente doença de Cushing.

Se a RM da hipófise não mostrar uma lesão definida, a próxima etapa é a amostragem de seio petroso inferior com estimulação do hormônio liberador de corticotropina (CRH). Em comparação com outros exames bioquímicos, como a supressão com alta dose de dexametasona ou a estimulação com CRH, a amostragem de seio petroso é a forma mais precisa de identificar um adenoma hipofisário secretor de ACTH; a precisão diagnóstica é próxima de 100%. O exame exige a amostragem venosa bilateral simultânea dos seios petrosos inferiores. O seio petroso inferior conecta o seio cavernoso ao bulbo jugular e drena a hipófise. Uma relação de ACTH central/periférico de 2 ou mais, sem estimulação de CRH, é diagnóstica de doença de Cushing. O CRH, 100 μg administrado por via intravenosa como injeção em bólus, pode aumentar a sensibilidade diagnóstica para 100%; um pico na relação ACTH central/periférico de 3 ou mais é diagnóstico de doença de Cushing. A ausência de um gradiente de

SUPRARRENAIS

```
                    Suspeita clínica
                           │
                           ▼
        ┌──────────────────────────────────────────┐
        │ Realizar supressão noturna do cortisol   │
        │ plasmático com dexametasona (1 mg) ou    │
        │ medir cortisol livre em urina de 24 horas│
        └──────────────────────────────────────────┘
                           │
                           ├──────► Supressão = normal
                           ▼
                  Ausência de supressão por
                   1 mg de dexametasona:
                    confirmar com cortisol
                      livre urinário elevado
                           │
                           ▼
                  **Síndrome de Cushing**
                           │
                           ▼
        ┌──────────────────────────────────────────┐
        │      Medir ACTH e cortisol no plasma     │
        └──────────────────────────────────────────┘
                  │                    │
                  ▼                    ▼
         ACTH plasmático        ACTH plasmático não suprimido
         baixo ou suprimido     por cortisol elevado
                  │                    │
                  ▼                    ▼
         **Tumor suprarrenal**  **Síndrome de Cushing dependente de ACTH**
                                       │
                                       ▼
                                 RM da hipófise
                                 │          │
                                 ▼          ▼
                    Adenoma definitivo      Ausência de adenoma ou
                    (tamanho > 4-5 mm,      lesões pequenas (< 4 mm)
                    hipointenso após                │
                    gadolínio)                     ▼
                          │                 Amostra de seio petroso
                          ▼                      com CRH
                    Doença de Cushing        │              │
                                             ▼              ▼
                                  Ausência de gradiente   Presença de um gradiente
                                  central-periférico de ACTH  central-periférico de ACTH
                                             │              │
                                             ▼              ▼
                                  Síndrome de Cushing dependente   Doença de Cushing
                                     de ACTH ectópico
```

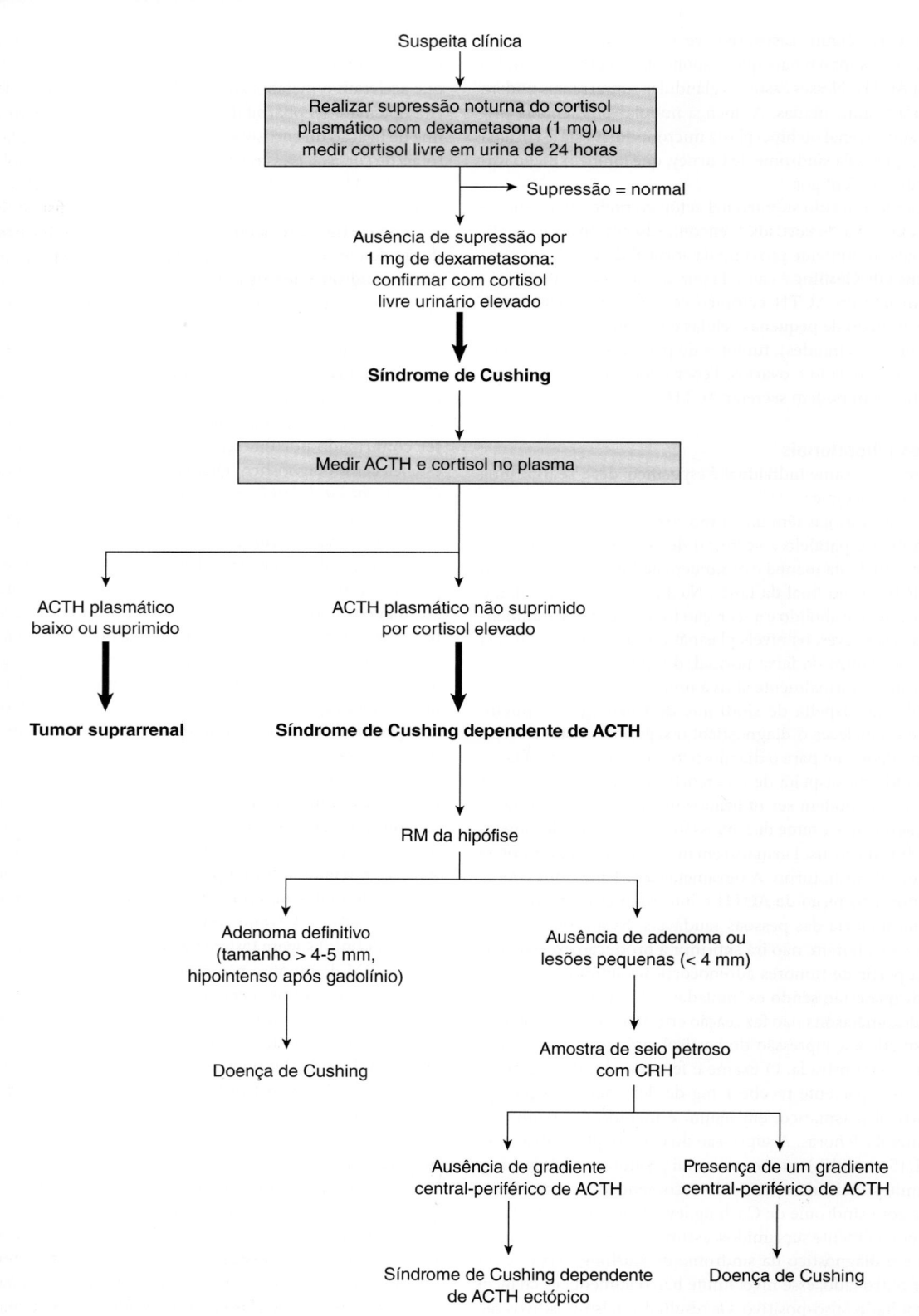

▲ **Figura 33-3** Síndrome de Cushing: diagnóstico e diagnóstico diferencial.

ACTH central/periférico é diagnóstico de um tumor ectópico secretor de ACTH.

Na síndrome de Cushing causada por doenças suprarrenais primárias, o nível plasmático de ACTH é suprimido. Os adenomas costumam ter diâmetro de 3 a 5 cm e secretam apenas cortisol. Em geral, os carcinomas suprarrenais são maiores que 5 cm de diâmetro, costumam ser rapidamente progressivos e podem também secretar outros hormônios, como andrógenos suprarrenais, desoxicorticosterona, aldosterona e estrogênios.

D. Exames de imagem

Para a síndrome de Cushing, causada por doenças suprarrenais primárias, os cortes finos na TC ou RM conseguem detectar praticamente todas as hiperplasias e tumores suprarrenais. A RM da sela é o exame de imagem escolhido para adenomas hipofisários. Se um adenoma definitivo não for visto, a amostragem de seio petroso inferior com estimulação de CRH pode diferenciar entre doença de Cushing e síndrome de Cushing ectópica. Para a síndrome de Cushing ectópica, TC ou RM do tórax e abdome podem detectar tumores secretores de ACTH. Os carcinoides brônquicos podem ser muito pequenos e difíceis de serem visualizados; a TC de tórax de alta resolução com cortes finos está indicada. Algumas vezes, a fonte de um tumor secretor de ACTH ectópico não pode ser determinada (síndrome do ACTH ectópico oculto).

▶ Complicações

As complicações graves ou letais podem resultar do hipercortisolismo sustentado, incluindo hipertensão, doença cardiovascular, acidente vascular encefálico, tromboembolismo, infecção, atrofia muscular grave debilitante e fraqueza. É comum haver psicose. A morte também pode ser causada pelos tumores subjacentes, como carcinoma suprarrenal, câncer de pulmão de pequenas células e outros que causem a síndrome do ACTH ectópico.

A obesidade no tronco e a fraqueza muscular em pacientes com síndrome de Cushing predispõem esses pacientes a complicações pulmonares pós-operatórias. A pele atrófica e o fácil aparecimento de hematomas também predizem uma cicatrização ruim das feridas.

A **síndrome de Nelson**, a progressão de um adenoma hipofisário, secretor de ACTH, após suprarrenalectomia bilateral para a doença de Cushing, ocorreu em até 30% dos pacientes na época em que suprarrenalectomia bilateral era usada como tratamento primário. Porém, desde que a ressecção transesfenoidal se tornou o procedimento inicial de escolha para a doença de Cushing e como a RM atualmente permite o diagnóstico preciso de adenomas com mais de 5 mm, a síndrome de Nelson ocorre em menos de 5% dos pacientes.

Esses tumores, em pacientes com síndrome de Nelson, estão entre os tumores hipofisários mais agressivos, causando aumento de volume da sela e extensão extrasselar. Os níveis plasmáticos de ACTH estão marcadamente elevados. Com frequências, os pacientes são hiperpigmentados e com hipopituitarismo, com sintomas de efeito de massa incluindo cefaleia, defeitos do campo visual e até cegueira por compressão dos nervos ópticos. A remoção do controle por retroalimentação, pelo hipercortisolismo, em nível hipofisário provavelmente explica a agressividade desses tumores.

▶ Tratamento

A ressecção é o melhor tratamento para tumores suprarrenais produtores de cortisol ou para tumores produtores de ACTH. Outras opções de tratamento podem ser necessárias para controlar temporariamente o hipercortisolismo ou para pacientes não curados pela ressecção ou quando a ressecção completa é impossível.

A. Excisão de adenoma hipofisário

Os pacientes com doença de Cushing costumam ser tratados por excisão microcirúrgica transesfenoidal dos adenomas hipofisários. O alívio dos sintomas é rápido e o prognóstico para uma função residual adequada da hipófise-suprarrenal é bom. A hipofisectomia total ou subtotal pode ser realizada em pacientes mais velhos se um tumor bem definido não for encontrado. Os procedimentos cirúrgicos hipofisários falham em cerca de 15 a 25% dos pacientes devido a uma incapacidade de encontrar um adenoma, por hiperplasia hipofisária ou por recorrência do adenoma. Quando a cirurgia hipofisária falha, a doença pode responder à radiação da hipófise. Em alguns pacientes, o tratamento clínico ou a suprarrenalectomia total serão necessários. Devido à eficácia da microcirurgia hipofisária, a radioterapia não costuma ser recomendada como tratamento primário da doença de Cushing.

B. Suprarrenalectomia

Em comparação com pacientes com outros tumores suprarrenais, aqueles com síndrome de Cushing grave têm maior risco de complicações pós-operatórias, como infecções de ferida, hemorragias, ulceração péptica e embolia pulmonar. Porém, a suprarrenalectomia costuma ser bem-sucedida na reversão dos efeitos devastadores do hipercortisolismo.

A suprarrenalectomia laparoscópica causa menos morbidade do que a suprarrenalectomia aberta, sendo preferida para adenomas ou hiperplasias benignas. A suprarrenalectomia laparoscópica para carcinoma adrenocortical é tecnicamente difícil. Se necessário, a cirurgia deve ser convertida em laparotomia para obter a completa ressecção do tumor sem a ruptura da cápsula. A recorrência local pode ser comum, após a ressecção laparoscópica, para cânceres grandes e invasivos, especialmente se a cápsula for rompida durante a dissecção.

A suprarrenalectomia unilateral é indicada para adenomas ou carcinomas suprarrenais que secretam cortisol. A glândula suprarrenal contralateral e o eixo hipotálamo-hipófise-suprarrenal geralmente irão se recuperar da supressão 1 a 2 anos após a cirurgia. A ressecção subtotal não é indicada, pois os adenomas e carcinomas podem não ser prontamente identificáveis.

A suprarrenalectomia bilateral total é indicada para pacientes selecionados com doença de Cushing ou síndrome do ACTH ectópico, onde o tumor secretor de ACTH não pode ser encontrado ou ressecado. Ela também é indicada para pacientes com doença suprarrenal primária bilateral, como a hiperplasia micronodular pigmentada ou a hiperplasia macronodular maciça.

A suprarrenalectomia bilateral pode quase sempre ser realizada pela abordagem laparoscópica.

A ressecção subtotal não é recomendada para pacientes com síndrome de Cushing, pois ela costuma deixar, inicialmente, uma reserva adrenocortical inadequada e a doença frequentemente recorre com a estimulação contínua do ACTH. A suprarrenalectomia bilateral total com autotransplante de glândula suprarrenal raramente é bem-sucedida e oferece pouca vantagem em relação à reposição farmacológica.

C. Tratamento clínico

Os fármacos são usados principalmente como terapia adjuvante. O hipercortisolismo pode ser controlado com cetoconazol, metirapona ou aminoglutetimida, todos eles inibem a biossíntese de esteroides. O cetoconazol costuma ser a primeira escolha. Uma combinação de fármacos pode ser necessária para controlar o hipercortisolismo e para diminuir os efeitos colaterais relacionados à dose.

A mifepristona (RU 486), um antagonista dos receptores de progesterona e glicocorticoides, também é eficaz, mas aumenta os níveis de cortisol e ACTH, tornando difícil o monitoramento do paciente. A experiência com o medicamento ainda é limitada.

O mitotano é um derivado diclorodifeniltricloroetano, que é tóxico para o córtex suprarrenal, tem sido usado, com sucesso moderado, no tratamento de estados de hipersecreção suprarrenal, especialmente carcinoma suprarrenal. Infelizmente, os efeitos colaterais graves são comuns em doses eficazes.

O pasireotide, um análogo da somatostatina, e a cabergolina, um agonista do receptor de dopamina (tipo 2), podem ser eficazes no controle do hipercortisolismo em pequenos subgrupos de pacientes com doença de Cushing. Frequentemente, uma combinação de fármacos é necessária.

D. Tratamento de manutenção pós-operatória

Para pacientes que necessitam de suprarrenalectomia total, o tratamento de manutenção vitalícia com corticosteroide se torna necessário após a suprarrenalectomia total. O esquema a seguir é comumente usado: nenhum cortisol é administrado até que as suprarrenais sejam removidas durante a cirurgia. No primeiro dia, administrar 50 mg de hidrocortisona por via intravenosa a cada 6 a 8 horas. No segundo dia, administrar 25 mg a cada 6 a 8 horas. Depois disso, a dose deve ser reduzida gradualmente conforme a tolerância. O mesmo processo de redução gradual é usado após a excisão de um adenoma unilateral secretor de cortisol, pois a suprarrenal restante pode não funcionar normalmente durante meses.

À medida que a dose de hidrocortisona é reduzida abaixo de 50 mg/dia, costuma ser necessário acrescentar fludrocortisona (um mineralocorticoide), 0,1 mg por dia por via oral se os pacientes tiverem se submetido à suprarrenalectomia bilateral. As doses habituais de manutenção são de cerca de 15 a 20 mg de hidrocortisona e de 0,1 mg de fludrocortisona diariamente.

Mais da metade da dose de hidrocortisona é administrada pela manhã.

Os pacientes submetidos à suprarrenalectomia bilateral total e que recebem tratamento de manutenção podem desenvolver crise addisoniana quando estão sob estresse, como em anestesia geral ou infecções. A insuficiência suprarrenal causa febre, hiperpotassemia, dor abdominal e hipotensão, devendo ser prontamente reconhecida e tratada com infusão de solução fisiológica e cortisol.

▶ Prognóstico

O prognóstico é bom após a ressecção de adenomas suprarrenais benignos, adenomas hipofisários ou tumores benignos secretores de ACTH. Os pacientes com doença de Cushing em remissão após a cirurgia hipofisária têm reversão de maior mortalidade. Os sinais e sintomas do hipercortisolismo desaparecem, geralmente ao longo de meses. A insuficiência suprarrenal a curto prazo após a cirurgia exige a reposição de cortisol. A doença de Cushing pode voltar após a excisão de um adenoma hipofisário. Um tumor oculto secretor de ACTH pode ficar aparente e necessitar a sua remoção.

Tecido suprarrenal residual ou restos embrionários estão presentes em até 10% dos pacientes após a suprarrenalectomia total. A síndrome de Cushing pode, então, voltar se a estimulação com ACTH continuar.

O prognóstico é extremamente ruim em pacientes com carcinoma adrenocortical e naqueles com tumores malignos causando a síndrome do ACTH ectópico.

Biller BMK et al: Treatment of ACTH dependent Cushing's syndrome: a consensus statement. *J Clin Endocrin Metab* 2008;93:2454.

Feelders RA et al: Stepwise medical treatment of Cushing's disease with pasireotide mono- or combination therapy with cabergoline and low-dose ketoconazole. *N Engl J Med* 2010;362:1846.

Nieman LK et al: The diagnosis of Cushing's syndrome: an Endocrine Society Clinical Practice Guideline. *J Clin Endocrinol Metab* 2008;93:1526.

Sippel RS et al: Waiting for change: symptom resolution after adrenalectomy for Cushing's syndrome. *Surgery* 2008;144:1054.

Toniato A et al: Surgical *versus* conservative management for subclinical Cushing syndrome in suprarrenal incidentalomas: a prospective randomized study. *Ann Surg* 2009;249:388.

Tsinberg M et al. Subclinical Cushing's syndrome. *J Surg Oncol* 2012;106:572.

▼ TUMORES SUPRARRENAIS VIRILIZANTES

Em adultos, os adenomas suprarrenais benignos, hormonalmente ativos, costumam secretar aldosterona ou cortisol. Os tumores virilizantes, em mulheres, têm mais chances de serem causados por tumores ovarianos. Os tumores suprarrenais virilizantes são raros e a virilização costuma se dar por hipersecreção de andrógenos suprarrenais, principalmente deidroepiandrosterona (DHEA), seu derivado sulfato (DHEAS) e androstenediona, todos os quais são convertidos perifericamente em testosterona e 5-di-hidrotestosterona. Muito raramente, os tumores suprarrenais virilizantes secretam apenas testosterona.

A diferenciação entre tumores adrenocorticais benignos e malignos pode ser difícil se forem consideradas apenas as características histológicas; alguns pacientes com tumores histologicamente benignos podem desenvolver metástases e outros, com tumores histologicamente malignos, podem nunca ter doença recorrente. A malignidade, só é definitivamente diagnosticada a partir da disseminação local ou distante. Setenta por cento dos tumores suprarrenais virilizantes exibem comportamento maligno. Os carcinomas adrenocorticais costumam ser tumores grandes com disseminação local ou metástases distante. Eles costumam secretar múltiplos esteroides, mais comumente cortisol e andrógenos, levando à síndrome de Cushing e virilização.

Em crianças, os tumores adrenocorticais são raros, mas a virilização com ou sem hipercortisolismo é a característica mais frequente. Os tumores suprarrenais virilizantes têm menos chances de serem malignos em crianças do que em adultos. As características histológicas de malignidade nem sempre predizem o comportamento maligno. Os tumores grandes (> 100 g) têm o pior prognóstico.

Os sinais e sintomas de virilização incluem hirsutismo, alopecia de padrão masculino, acne, voz grave, musculatura masculina, irregularidade menstrual ou amenorreia, clitoromegalia e aumento de libido. O crescimento linear rápido, com idade óssea avançada, é comum em crianças.

TC e RM são usadas para fornecer imagem de tumores suprarrenais virilizantes. A ressecção é o único tratamento bem-sucedido.

A virilização também pode ser causada por hiperplasia suprarrenal congênita, um distúrbio autossômico recessivo. Os genes com mutação codificam enzimas essenciais para a síntese de cortisol e mineralocorticoides. A deficiência de 21-hidroxilase é responsável por 90% dos casos. A inibição da síntese de cortisol leva à secreção estimulada de ACTH, acúmulo dos precursores e produção excessiva de andrógenos. A administração de glicocorticoides é a base do tratamento em pacientes com hiperplasia suprarrenal congênita clássica. A reposição de mineralocorticoide também é necessária. Pode haver necessidade de cirurgia corretiva em lactentes do sexo feminino nascidas com genitália ambígua. A combinação de antiandrógenos, inibidores da aromatase e reposição com dose baixa de glicocorticoide para minimizar os efeitos do excesso de andrógenos está sendo investigada. A suprarrenalectomia com reposição vitalícia de esteroides é outra abordagem nos pacientes com acometimento mais grave.

TUMORES SUPRARRENAIS FEMINILIZANTES

Os estrogênios não costumam ser sintetizados pelo córtex suprarrenal. Os tumores suprarrenais feminilizantes são extremamente raros e quase sempre são carcinomas. Eles costumam ser vistos em homens com feminização ou em meninas com puberdade precoce. O sangramento vaginal pode ser o sintoma de apresentação nas mulheres adultas. Os carcinomas suprarrenais feminilizantes costumam secretar em excesso outros hormônios. O diagnóstico se baseia no achado de aumento dos estrogênios no plasma. Tumores ovarianos e a administração de estrogênios exógenos devem ser descartados.

O tratamento definitivo é a excisão do tumor. O prognóstico é reservado.

Cavlan D et al: Androgen- and estrogen-secreting suprarrenal cancers. *Semin Oncol* 2010;37:638.

CARCINOMA ADRENOCORTICAL

Os carcinomas adrenocorticais são raros. Mais da metade dos pacientes apresenta sintomas relacionados com a hipersecreção de hormônios, mais comumente síndrome de Cushing e virilização. Os carcinomas feminilizantes e puramente secretores de aldosterona são raros. Em alguns casos, a hipersecreção hormonal é subclínica e encontrada apenas em exames bioquímicos. A massa suprarrenal pode ser palpável. O diâmetro médio do carcinoma suprarrenal é de 12 cm (variação, 3-30 cm). O carcinoma adrenocortical invade os tecidos adjacentes e cerca de metade dos pacientes apresenta metástases (para pulmões, fígado e outros lugares), no momento do diagnóstico. Naqueles pacientes sem disseminação local, ou metástases distante, um diagnóstico de carcinoma com base em características citológicas pode estar errado.

A sobrevida média é de 25 meses e a sobrevida atuarial em 5 anos é de 25%. O estágio do tumor na cirurgia inicial prediz o prognóstico. A cirurgia é o único tratamento que potencialmente oferece uma cura; porém, os resultados benéficos estão restritos aos pacientes com doença localizada. Quando a ressecção macroscopicamente completa é possível, a sobrevida de 5 anos é de 50%. Assim, a recorrência é comum, apesar da aparente ressecção completa devido a micrometástases na apresentação inicial. A suprarrenalectomia laparoscópica é tecnicamente mais difícil para carcinomas adrenocorticais em relação a outros tumores suprarrenais, pois o tumor é frágil e os órgãos adjacentes podem necessitar de remoção. Quando o tumor suprarrenal é pequeno, o potencial maligno não está claro e quando o cirurgião é tecnicamente capacitado, é possível iniciar a cirurgia por via laparoscópica. Porém, o cirurgião deve ter um baixo limiar para a conversão em cirurgia aberta ou em suprarrenalectomia com assistência manual se isso for necessário, para obter melhor resultado cirúrgico. Para a doença local recorrente, a reoperação é indicada e pode prolongar a vida. Os pacientes com metástases distantes na apresentação inicial, geralmente morrem dentro de um ano. A ressecção do tumor suprarrenal nesses pacientes não melhora a sobrevida.

O mitotano, um agente adrenolítico, tem sido usado como adjuvante à cirurgia em pacientes com carcinoma adrenocortical avançado. Ele controla os sintomas endócrinos em 50% dos pacientes e o tumor regride em alguns casos. Alguns casos de remissão prolongada foram relatados.

Em pacientes submetidos à ressecção primária completa, os relatos mais antigos sobre o uso rotineiro de mitotano adjuvante no pós-operatório não conferiam benefícios definitivos. Porém, um grande estudo retrospectivo recente mostrou que o mitotano melhorou a sobrevida livre de recorrência. Os efeitos colaterais relacionados à dose (p. ex., sintomas gastrintestinais, fraqueza, tontura e sonolência) podem limitar seu uso. Vários outros agentes quimioterapêuticos foram experimentados com sucesso limitado. Um estudo randomizado prospectivo multicêntrico internacional recentemente concluído mostrou que a quimioterapia combinada com etoposide, doxorrubicina e cisplatina mais mitotano melhorava as taxas de resposta e de sobrevida livre de progressão em relação ao mitotano mais estreptozocina.

O papel da radiação é limitado e ela costuma ser usada para tratamento paliativo, especialmente para metástases ósseas.

> Fassnacht M et al: Combination chemotherapy in advanced adrenocortical carcinoma. *N Engl J Med* 2012;366:2189.
>
> Gaujoux S et al: Recommendation for standardized surgical management of primary adrenocortical carcinoma. *Surgery* 2012;152:123.
>
> Milgrom SA et al: The role of radiation therapy in the management of suprarrenal carcinoma and suprarrenal metastases. *J Surg Oncol* 2012;106:647.
>
> Miller BS et al: Resection of adrenocortical carcinoma is less complete and local recurrence occurs sooner and more often after laparoscopic adrenalectomy than after open adrenalectomy. *Surgery* 2012;152:1150.
>
> Terzolo M et al: Adjuvant mitotane treatment for adrenocortical carcinoma. *N Engl J Med* 2007;356:2372.

INCIDENTALOMAS

Os tumores suprarrenais têm sido, tradicionalmente, diagnosticados após a apresentação com sintomas clínicos de excesso de secreção hormonal. Porém, o maior uso de ultrassonografia, TC e RM para várias doenças no abdome levou à descoberta do que se costuma chamar de incidentaloma de suprarrenal. A maioria se constitui de pequenos adenomas corticais suprarrenais não funcionantes; alguns são adenomas funcionantes ou feocromocitomas com secreção subclínica de hormônios; e alguns são carcinomas adrenocorticais ou metástases.

Os incidentalomas são encontrados em 4% das TCs e em 6% das autópsias aleatórias. A incidência aumenta com a idade. Com base em uma revisão de 10 estudos, síndrome de Cushing subclínica e síndrome de Cushing são responsáveis por 6,4% dos incidentalomas; feocromocitomas, 3,1%; carcinomas adrenocorticais, 1,8%; carcinoma metastático, 0,7%; e aldosteronoma, 0,6% (Tab. 33-2). Assim, 90% dos pacientes com incidentalomas presumivelmente apresentam adenomas corticais não funcionantes. Cistos suprarrenais simples, mielolipomas e hemorragias suprarrenais podem ser identificados apenas pelas características na TC. Os cistos suprarrenais podem ser grandes, mas raramente são malignos. Pode haver hemorragia suprarrenal em tumores suprarrenais preexistentes.

O principal problema no tratamento de um paciente com incidentaloma é determinar se o tumor está hormonalmente ativo ou se é um câncer; qualquer um deles seria indicação para ressecção. Todos os tumores funcionantes devem ser excisados. Os tumores grandes não funcionantes também devem ser excisados devido ao risco aumentado de câncer. Pequenos tumores não funcionantes são quase sempre adenomas benignos; eles podem ser acompanhados com TCs em série para verificar alterações no tamanho. Como a maioria dos incidentalomas é formada por adenomas não funcionantes a avaliação diagnóstica deve ser seletiva para evitar gastos e procedimentos desnecessários.

A avaliação deve incluir uma anamnese e exame físico completos, com referência específica a um histórico de câncer prévio ou sinais e sintomas de síndrome de Cushing ou feocromocitoma. Hiperaldosteronismo, feocromocitoma e carcinomas adrenocorticais virilizantes ou feminilizantes devem ser investigados. Outros exames laboratoriais podem ser indicados dependendo da apresentação clínica.

Todos os pacientes – mesmo aqueles sem hipertensão – devem fazer uma coleta de urina de 24 horas para metanefrinas e catecolaminas fracionadas ou metanefrinas plasmáticas livres para a pesquisa de feocromocitoma; o risco de feocromocitoma não reconhecido é alto e a hipertensão pode estar ausente ou ser episódica. A maioria dos feocromocitomas tem mais de 2 cm de diâmetro e são caracteristicamente brilhantes na RM ponderada em T2. *Quase metade dos feocromocitomas é encontrada de forma incidental em TCs ou RMs obtidas com outras indicações.*

A síndrome de Cushing subclínica se refere à secreção autônoma de cortisol em pacientes sem sinais e sintomas típicos de síndrome de Cushing. A secreção autônoma de cortisol é mais bem avaliada pelo teste de supressão noturna com 1 mg de dexametasona.

Os pacientes com síndrome de Cushing subclínica podem vivenciar uma crise addisoniana se o tumor for ressecado e a reposição de glicocorticoide não for adequada.

Os pacientes hipertensos devem também realizar a medida plasmática de aldosterona e ARP para fazer o rastreamento de hiperaldosteronismo primário.

Se os exames anteriores mostrarem que o tumor não é funcional, o tamanho e as características do tumor nos exames de imagem, bem como a condição clínica geral do paciente, devem determinar o tratamento apropriado. Tumores suprarrenais não funcionantes maiores que 5 cm de diâmetro devem sempre ser removidos devido ao maior risco de câncer. Tumores suprarrenais não funcionantes menores que 3 cm e que são homogêneos e com baixa densidade na TC ou RM têm poucas chances de serem cânceres e podem ser acompanhados com segurança. Em geral, a idade e a condição clínica global do paciente, bem como os achados na TC determinarão se um tumor com tamanho de 3 a 5 cm deve ser ressecado. Densidade elevada, eliminação tardia do contraste,

Tabela 33-2 Incidentalomas suprarrenais[1]

Tipos de tumor	Porcentagem (%)
Cushing subclínico/Cushing	6,4
Feocromocitoma	3,1
Carcinoma adrenocortical	1,9
Carcinoma metastático	0,7
Adenoma produtor de aldosterona	0,6
Suposto adenoma não funcionante	89,9
Total	100

[1]Baseado nos dados relatados em Eur J Endocrinol 2009;161:513.

bordas irregulares e heterogeneidade aumentam as chances de feocromocitoma, carcinoma adrenocortical e metástases.

Em pacientes com neoplasia maligna previamente tratada, como câncer de pulmão ou mama, a chance de um tumor suprarrenal ser metastático é maior que 50% e é ainda maior se a massa suprarrenal tiver mais do que 3 cm. A biópsia por aspiração com agulha fina orientada por TC raramente é necessária, mas ela pode ser usada para diagnosticar câncer com metástase se isso for alterar o tratamento do paciente. A aspiração com agulha fina de um câncer adrenocortical pode não ser diagnóstica e a ruptura da cápsula traz risco de disseminação local do câncer. A biópsia por agulha de um feocromocitoma inesperado pode precipitar uma crise de feocromocitoma. O rastreamento bioquímico para feocromocitoma deve ser realizado antes da biópsia. A ressecção de uma metástase suprarrenal solitária, a partir de um câncer primário de pulmão, pode melhorar a sobrevida a longo prazo (para cerca de 25% em 5 anos) se não houver outras metástases clinicamente aparentes. Os pacientes com uma metástase suprarrenal solitária metacrônica têm mais chances de se beneficiar com suprarrenalectomia do que aqueles com metástase sincrônica. Os pacientes com metástases suprarrenais por melanoma ou carcinoma de células renais também se beneficiam da ressecção mesmo quando houver outros focos de metástases. As metástases suprarrenais podem ser ressecadas por laparoscopia com risco mínimo de recorrência local.

Cawood TJ et al: Recommended evaluation of suprarrenal incidentalomas is costly, has high false-positive rates and confers a risk of fatal cancer that is similar to the risk of the suprarrenal lesion becoming malignant; time for a rethink? *Eur J Endocrinol* 2009;161:513.

Iacobone M et al: Adrenalectomy may improve cardiovascular and metabolic impairment and ameliorate quality of life in patients with suprarrenal incidentalomas and subclinical Cushing's syndrome. *Surgery* 2012;152:991.

Lee JA et al: suprarrenal incidentaloma, borderline elevations of urine or plasma metanephrine levels, and the "subclinical" pheochromocytoma. *Arch Surg* 2007;142:870.

Taffel M et al: suprarrenal imaging: a comprehensive review. *Radiol Clin North Am* 2012;50:219.

Wang TS et al: A cost-effectiveness analysis of adrenalectomy for nonfunctional suprarrenal incidentalomas: Is there a size threshold for resection? *Surgery* 2012;152:1125.

QUESTÕES DE MÚLTIPLA ESCOLHA

1. A abordagem mais comum para a ressecção de um tumor suprarrenal funcionante com 3 cm é por meio de:
   A. Laparoscopia.
   B. Laparotomia.
   C. Incisão no flanco.
   D. Incisão posterior.
   E. Incisão toracoabdominal.

2. O exame mais sensível e específico para o diagnóstico de feocromocitoma é:
   A. Catecolaminas plasmáticas livres.
   B. AVM em urina de 24 horas.
   C. Catecolaminas em urina de 24 horas.
   D. Metanefrinas plasmáticas livres.
   E. AVM plasmático livre.

3. A avaliação diagnóstica de um incidentaloma suprarrenal inclui os seguintes, exceto:
   A. Medida de metanefrinas fracionadas em urina de 24 horas.
   B. Medida de cortisol e creatinina em urina de 24 horas.
   C. Biópsia por agulha fina do tumor suprarrenal.
   D. Nível de aldosterona e atividade de renina no plasma.
   E. Obter histórico familiar de doença suprarrenal.

4. A suprarrenalectomia laparoscópica geralmente NÃO é indicada para:
   A. Um aldosteronoma.
   B. Um tumor feminilizante.
   C. Um feocromocitoma.
   D. Uma metástase a partir de melanoma.
   E. Um mielolipoma sintomático.

5. Os tumores suprarrenais podem secretar as seguintes substâncias, exceto:
   A. Normetanefrina.
   B. Aldosterona.
   C. Cortisol.
   D. DHEAS.
   E. 5-HIAA.

34 Artérias

Joseph H. Rapp, MD
Warren Gasper, MD

A doença arterial pode ser genericamente classificada em duas categorias: oclusiva e aneurismática. As principais sequelas da obstrução arterial são a isquemia e necrose teciduais, enquanto aquelas da doença aneurismática são ruptura e hemorragia (quando envolvem a aorta) e trombose e embolização nas artérias periféricas.

DOENÇA ARTERIAL OCLUSIVA

Embora a aterosclerose seja a causa dominante de doença arterial oclusiva nos países do ocidente, outras etiologias, como anomalias congênitas e anatômicas, doenças autoimunes e tromboembolismo remoto, também podem resultar em obstrução arterial. Os sintomas de doença vascular oclusiva são, principalmente, a disfunção de órgãos-alvo e, nos leitos musculares, a dor desencadeada pelo exercício do membro e a necrose tecidual.

ATEROSCLEROSE

A aterosclerose pode ocorrer em qualquer artéria, com as placas mais comumente se desenvolvendo em áreas de baixo estresse de cisalhamento, como em pontos de ramificação arterial. As lesões costumam ter distribuição simétrica, embora a taxa de progressão possa variar de um membro para outro. As lesões iniciais estão confinadas à íntima. Nas lesões avançadas há envolvimento da íntima e da média, mas a adventícia geralmente é poupada. A preservação da adventícia é fundamental para a integridade estrutural do vaso e é a base de todas as intervenções cardiovasculares.

Quando a doença hemodinamicamente significativa afeta uma artéria grande, um sistema paralelo de vasos colaterais pode preservar o fluxo para os leitos periféricos. Os vasos colaterais são menores, mais sinuosos e sempre têm maior resistência do que a artéria original não obstruída. Os estímulos para o desenvolvimento de colaterais incluem gradientes de pressão anormal por meio do sistema colateral e aumento da velocidade de fluxo por meio de canais intramusculares, que se conectam aos vasos de reentrada. Vasos colaterais adequados demoram para se desenvolver, mas costumam manter a viabilidade tecidual em pacientes com oclusões crônicas de grandes artérias.

Em geral, a insuficiência arterial ocorre em artérias de calibre médio e grande com pelo menos 50% de redução do diâmetro da luz arterial. Isso se relaciona com um estreitamento de 75% na área de secção transversa e com uma resistência suficiente para reduzir o fluxo e a pressão adiante da obstrução. No início do processo, a dilatação compensatória da parede vascular pode preservar o diâmetro da luz à medida que a lesão aterosclerótica se desenvolve, mas com o crescimento continuado, as lesões superam essa adaptação e resultam em estenoses com limitação do fluxo. Se houver fluxo colateral adequado, estenoses ou até oclusões isoladas são relativamente bem toleradas. A isquemia grave ocorre quando há colaterais inadequadas ou vários níveis de doença.

Davì G, Patrono C: Platelet activation and atherothrombosis. N Engl J Med 2008;358:1638.
Libby P, Ridker PM, Hansson GK: Inflammation in atherosclerosis: from pathophysiology to practice. J Am Coll Cardiol 2009;54:2129.

DOENÇA OCLUSIVA CRÔNICA DE EXTREMIDADES INFERIORES

► Considerações gerais

A insuficiência arterial periférica é, predominantemente, uma doença das extremidades inferiores. Lesões arteriais de extremidades superiores são incomuns e confinadas principalmente às artérias subclávias. Mesmo quando presente, a aterosclerose de extremidades superiores raramente produz sintomas devido às vias colaterais abundantes. Porém, nas extremidades inferiores, as lesões obstrutivas são amplamente distribuídas, com lesões das artérias femoral superficial e ilíaca sendo as mais comuns (Fig. 34-1). Os sintomas estão relacionados com a localização e a quantidade de obstruções.

A doença arterial periférica acomete pelo menos 20% das pessoas com mais de 70 anos de idade, sendo que essa incidência

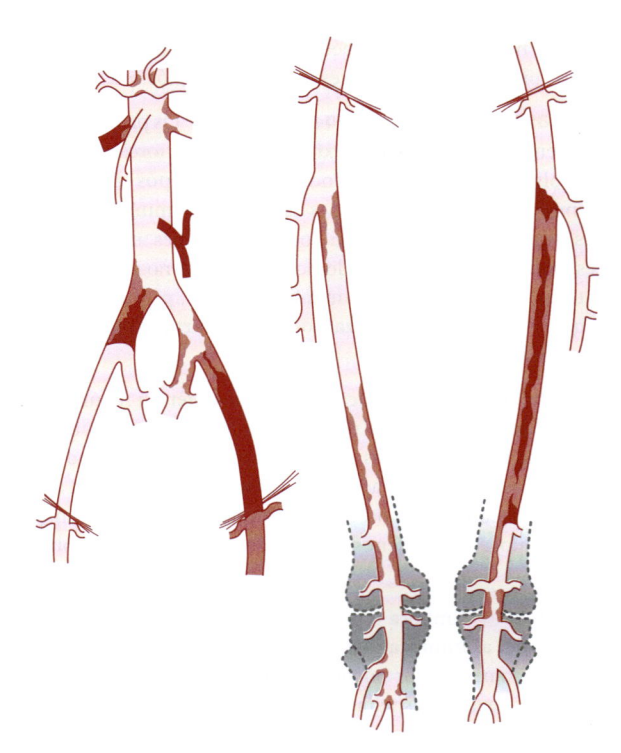

▲ **Figura 34-1** Locais comuns de estenose e oclusão dos sistemas arteriais viscerais e periféricos.

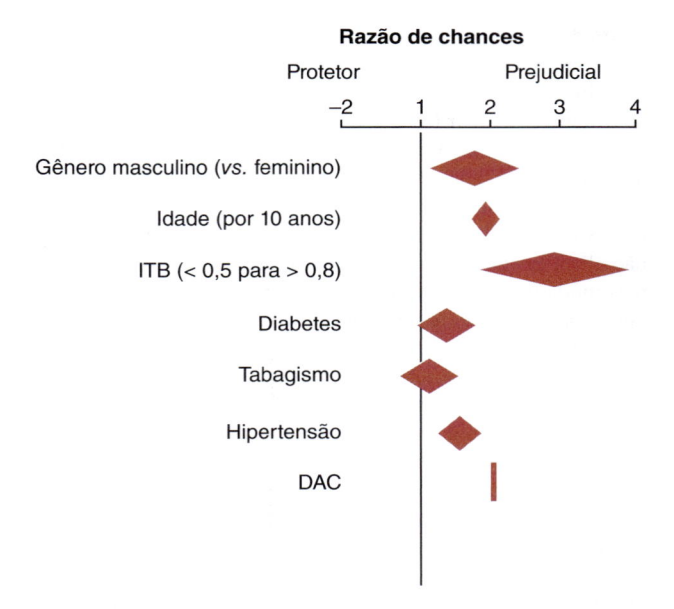

▲ **Figura 34-2** Razões de chances de fatores de risco para a mortalidade por todas as causas. ITB, índice tornozelo-braquial; DAC, doença arterial coronariana. (Reproduzida com permissão de TASC Working Group: Dormandy JA et al. Management of peripheral arterial disease: epidemiology, natural history, risk factors. *J Vasc Surg.* 2000 Jan;31[1 Pt 2]:S1-S296.)

aumenta nos pacientes diabéticos. Embora a maioria dos pacientes com esse distúrbio não desenvolva gangrena nem necessite de amputações, os desfechos adversos da aterosclerose sistêmica, incluindo infarto do miocárdio e/ou acidente vascular encefálico são comuns. Mesmo após o ajuste para fatores de risco conhecidos, as pessoas com doença arterial periférica exibem um risco várias vezes aumentado de mortalidade em relação à população não acometida. Um baixo índice tornozelo-braquial (ITB) é um dos fatores de risco mais fortes para a mortalidade por todas as causas. A doença arterial periférica é mais um marcador de uma forma mais virulenta de aterosclerose e morte precoce por doença cardiovascular ou cerebrovascular do que um indicador de perda iminente do membro; assim, identificar e tratar os fatores de risco ateroscleróticos associados é fundamental (Fig. 34-2).

▶ **Achados clínicos**

A. Sintomas

1. Claudicação intermitente — A claudicação intermitente se refere à dor muscular nas extremidades inferiores associada com o caminhar e aliviada pelo repouso. Como a perfusão tecidual é adequada em repouso, não há perda tecidual e o risco de amputação é baixo, a menos que haja progressão da doença. A claudicação deriva da palavra em latim que significa "mancar"; assim, o termo deve ser usado apenas para sintomas das extremidades inferiores. A dor é profunda e costuma ocorrer na panturrilha e progride gradualmente até que o paciente seja obrigado a parar de caminhar. Algumas vezes, os pacientes descrevem "cãibras" ou "cansaço" nos músculos. Normalmente, os sintomas são completamente aliviados após 2 a 5 minutos de inatividade. A claudicação diferencia-se de outros tipos de dor nas extremidades pelo fato de não ocorrer em repouso, e um período de esforço é sempre necessário antes que ela apareça; ela geralmente ocorre após uma distância percorrida relativamente constante e é aliviada pela cessação da caminhada. O alívio dos sintomas não depende de sentar ou de outra mudança de posição. A intensidade da claudicação é tradicionalmente expressa em termos de quarteirões.

Independentemente do segmento arterial envolvido, a claudicação costuma envolver os músculos da panturrilha devido à sua alta carga de trabalho com a mecânica da caminhada normal. As oclusões proximais à origem da femoral profunda podem estender a dor e envolver a coxa. A dor glútea indica lesões nas artérias hipogástricas ou proximais a elas, e isso costuma estar acompanhado por impotência. A **síndrome de Leriche** ocorre em homens com doença aortoilíaca e inclui claudicação de músculos da panturrilha, coxa e nádegas; disfunção erétil; e pulsos femorais diminuídos ou ausentes. Algumas vezes, os pacientes descrevem dormência transitória na extremidade acompanhando a dor e a fadiga da claudicação à medida que nervos e músculos sofrem isquemia.

As duas condições que mais comumente simulam a claudicação são osteoartrite de quadril ou joelho e compressão neuroespinal por estreitamento congênito ou osteofítico do canal neuroespinal lombar (estenose espinal). A osteoartrite pode ser diferenciada da claudicação porque a dor ocorre predominantemente nas articulações, a quantidade de exercício necessário para causar os sintomas varia, os sintomas são caracteristicamente piores pela manhã e ao iniciar as atividades, o repouso não alivia imediatamente os sintomas, a intensidade dos sintomas muda de um dia para o outro e agentes anti-inflamatórios podem aliviar a dor. A compressão no canal medular ou da raiz nervosa produz sintomas de compressão neuroespinal; assim, normalmente, a dor é referida como "em queimação" e os sintomas podem ocorrer ao sentar ou ficar de pé. A dor neuroespinal costuma ter distribuição em dermátomo, um fator fundamental na diferenciação entre ela e a claudicação.

Condições incomuns como coarctação de aorta, síndrome compartimental crônica, compressão de artéria poplítea e vasculites podem simular os sintomas de insuficiência arterial aterosclerótica. A idade na apresentação e os achados associados podem ajudar no diagnóstico diferencial dessas condições.

O diagnóstico correto de claudicação vascular deve ser facilmente estabelecido pela determinação da localização da dor com o exercício (panturrilha), a qualidade da dor (dolorida ou em cãibra), o período de tempo necessário para alívio dos sintomas após cessar o exercício (imediato), a reprodutibilidade da distância percorrida antes de iniciarem os sintomas (distância da claudicação inicial) e, mais importante, a redução ou ausência de pulsos com o exercício.

2. Isquemia crítica de membro — Com doença extensa, os pacientes desenvolvem dor isquêmica em repouso e/ou ulceração. A dor isquêmica em repouso, um sintoma grave causado por neurite isquêmica, indica insuficiência arterial avançada que traz um risco de gangrena e amputação, se a reconstrução arterial não puder ser realizada. A dor é intensa e em queimação, geralmente restrita ao antepé distalmente aos metatarsos. Ela pode se localizar em uma úlcera isquêmica ou dedo do pé em situação de pré-gangrena. Ela é agravada pela elevação da extremidade ou por elevar a perna até a posição horizontal. Assim, ela aparece em repouso (por isso o nome) e pode impedir o sono. Como a gravidade ajuda na distribuição do sangue arterial, classicamente, o paciente com dor em repouso pode obter alívio simplesmente deixando as pernas pendentes ao lado da cama. Essa manobra simples irá diferenciar entre dor isquêmica em repouso e neuropatia periférica, que está associada com diabetes e é a causa mais comum de dor nos pés em repouso. Em pacientes que precisam manter as pernas constantemente pendentes para alívio da dor, a perna e o pé podem apresentar edema, causando confusão ao diagnóstico. A neurite isquêmica da dor em repouso é intensa e resistente ao alívio com opioides.

Os pacientes com dor em repouso podem ter histórico de claudicação, mas a dor em repouso também pode ocorrer em diabéticos com doença tibial distal, oclusão embólica das artérias tibiais distais e em pacientes cuja caminhada está limitada por outras condições. A diferenciação entre dor isquêmica em repouso e neuropatia em diabéticos é fundamental e pode exigir exames complementares para esclarecer o diagnóstico.

3. Feridas ou úlceras que não cicatrizam — Os pacientes com insuficiência arterial grave de extremidades inferiores costumam desenvolver úlceras ou feridas nos pés mesmo após trauma aparentemente mínimo. Essas lesões estão mais comumente localizadas na parte distal dos pés ou nos dedos dos pés, mas, algumas vezes, podem se localizar no dorso do pé ou tornozelo. Normalmente, as feridas são extremamente dolorosas, profundas e sem qualquer evidência de cicatrização, como contração ou formação de tecido de granulação.

4. Disfunção erétil — A incapacidade de obter ou manter uma ereção pode ser produzida por lesões que obstruem o fluxo de sangue por meio de ambas as artérias hipogástricas, sendo comumente encontrada em associação com estreitamento da aorta terminal, ilíaca comum ou artérias hipogástricas. A disfunção erétil vasculogênica é menos comum que aquela devida a outras causas.

5. Sensação — Embora o paciente possa relatar dormência na extremidade, as anormalidades sensitivas costumam estar ausentes no exame. Se for encontrada uma redução de sensibilidade no pé, deve-se suspeitar de neuropatia periférica.

B. Sinais

O exame físico tem importância fundamental na avaliação da presença e da gravidade da doença vascular. Os achados físicos de aterosclerose periférica se relacionam com mudanças nas artérias periféricas e com isquemia tecidual.

1. Palpação arterial — A redução de amplitude do pulso denota obstruções proximais do fluxo. O exame do pulso pode ajudar a localizar a doença. Por exemplo, um pulso femoral ausente geralmente significa doença aortoilíaca. É incomum que o fluxo colateral seja suficiente para produzir um pulso distal a uma artéria ocluída.

2. Sopros e frêmitos — Um sopro é o som produzido pela dissipação de energia à medida que o sangue flui por meio de um segmento arterial estenótico. Com fluxos extremamente elevados, a energia pode fazer a artéria vibrar, criando um "frêmito" à palpação. O sopro ou frêmito é transmitido distalmente ao longo do trajeto da artéria. Assim, quando um sopro é auscultado com um estetoscópio sobre uma artéria periférica, estenose está presente naquele nível ou proximal a ele. O sopro fica mais agudo à medida que a estenose fica mais intensa, até que seja alcançada uma estenose crítica ou a oclusão do vaso, quando o sopro, então, pode desaparecer. Assim, a ausência de um sopro não indica doença insignificante.

3. Resposta ao exercício — O exercício em um indivíduo normal aumenta a frequência do pulso sem produzir ruídos arteriais ou redução na amplitude do pulso. Em um indivíduo com queixas de claudicação, pode haver poucos achados em repouso, mas o exercício produzirá redução na intensidade do pulso, diminuição na pressão arterial distal e, possivelmente, um sopro audível indicando uma estenose significativa. O exercício é mais bem utilizado em conjunto com exames vasculares não invasivos.

4. Alterações cutâneas — A isquemia crônica comumente produz perda de pelos sobre o dorso dos dedos dos pés e dos pés e pode estar associada com espessamento das unhas dos dedos dos pés devido a uma renovação mais lenta da queratina. Com a isquemia mais avançada, há atrofia da pele e tecido subcutâneo de modo que o pé fica brilhante, escamoso e esquelético.

5. Palidez — A palidez do pé, na elevação da extremidade até cerca de 40 cm, com ausência completa de enchimento capilar, indica isquemia avançada. A palidez à elevação não ocorre a menos que haja isquemia avançada. Ela está sempre presente com dor isquêmica em repouso.

6. Hiperemia reativa — Quando a palidez é produzida na elevação, a isquemia resulta em vasodilatação cutânea máxima. Quando a extremidade volta a uma posição pendente, o sangue que retorna ao leito vascular dilatado produz uma coloração vermelha intensa ou possivelmente um rubor no pé, chamado de hiperemia reativa e que denota doença avançada. O retardo no aparecimento da cor quando a extremidade retorna para uma posição pendente é proporcional ao déficit de circulação.

7. Rubor — Na doença aterosclerótica avançada, a pele do pé apresenta uma cor vermelho-escuro/cianótica ao ficar pendente. Devido ao baixo fluxo de chegada, o sangue nos capilares do pé é relativamente estagnado, a extração de oxigênio é alta e o sangue capilar fica da cor do sangue venoso. A vasodilatação concomitante devido à isquemia causa a estagnação do sangue no plexo cutâneo, deixando a pele com cor púrpura. A coloração púrpura devido à insuficiência venosa crônica grave não se transforma em palidez com a elevação do membro.

8. Temperatura da pele — Com a isquemia crônica, a temperatura da pele do pé diminui. A pele fria pode ser mais facilmente detectada pela palpação com dorso da mão do examinador em comparação com o pé contralateral.

9. Ulceração — As úlceras isquêmicas costumam ser muito dolorosas e acompanhadas por dor no pé em repouso. Elas ocorrem nos dedos dos pés ou em locais onde o trauma mínimo pode iniciar a lesão. A margem da úlcera é bem demarcada (bordos a pique) ou apresenta necrose e a base não tem tecido de granulação A pele circundante é pálida e moteada, e os sinais de isquemia crônica estão invariavelmente presentes.

10. Atrofia — Graus moderados a graves de isquemia crônica produzem atrofia gradual de tecidos moles e músculos além da perda de força. A mobilidade articular e a marcha podem estar alteradas pela atrofia muscular. Alterações subsequentes na estrutura do pé e na marcha aumentam a possibilidade de desenvolver ulceração do pé.

11. Necrose — A isquemia tecidual grave pode progredir para necrose com trauma, infecção ou edema mínimos. A necrose progride proximalmente até uma linha onde o suprimento de sangue é suficiente para manter a viabilidade e resulta em gangrena seca. Se a porção necrótica for infectada (gangrena úmida), a necrose pode comprometer tecidos proximais que ainda estavam viáveis.

C. Exames laboratoriais vasculares não invasivos

A avaliação não invasiva é útil para determinar a intensidade da hipoperfusão e os locais de estenoses hemodinamicamente significativas ou oclusões.

O **índice tornozelo-braquial** é um exame de rastreamento rápido e é a base do diagnóstico da doença arterial periférica. O ITB é determinado dividindo-se a pressão sistólica obtida pelo exame com Doppler na artéria tibial posterior ou pediosa no tornozelo pela pressão arterial braquial. A artéria do tornozelo com maior pressão deve ser considerada no índice. Normalmente, o ITB é de 1,0 ou mais; um valor abaixo de 1,0 indica doença oclusiva proximal ao ponto da medida. O ITB se correlaciona grosseiramente com o grau de isquemia (p. ex., a claudicação ocorre com um valor menor que 0,7, e a dor em repouso aparece quando a relação é de 0,3 ou menos). Os pacientes idosos ou os pacientes com doença vascular diabética podem ter valores de ITB artificialmente elevados devido a artérias calcificadas e não compressíveis, podendo-se em vez disso usar a relação entre pressão de artelhos e a pressão braquial.

As pressões arteriais podem ser medidas em repouso e após exercício, e o efeito do exercício pode ser monitorado. O **teste do exercício** confirma e quantifica o diagnóstico de claudicação. Para realizar o teste do exercício, o paciente caminha em uma esteira a uma velocidade e elevação padronizadas até apresentar a dor da claudicação ou até alcançar um limite de tempo. Com doença arterial oclusiva significativa, haverá uma redução no ITB com o exercício, geralmente medido 1 minuto após a cessação da caminhada. Se a dor não for causada por estenose arterial, não ocorrerá queda na pressão. Esse teste é particularmente útil para diferenciar entre dor neurogênica e claudicação.

D. Exames de imagem

A **ultrassonografia com Doppler colorido** é a base do exame de imagem vascular. Ela é indolor, relativamente barata e (em mãos experientes) um método preciso para a obtenção de informações anatômicas e funcionais (p. ex., gradiente de velocidade por meio de estenoses). Embora a precisão desse exame dependa do operador, ele pode fornecer informações suficientes para permitir a intervenção em casos selecionados.

A **angiografia por TC (ATC)** é útil para a obtenção de imagens e tem a vantagem de visualizar cortes transversais da luz do vaso. Em muitas situações, isso permite uma determinação mais precisa do diâmetro vascular e da gravidade da estenose do que a angiografia convencional. Ela exige a administração de contraste radiológico nefrotóxico, é menos útil para a doença tibial e suas imagens podem ser obscurecidas pela presença de calcificação ou implantes metálicos. A **angiografia por RM (ARM)** também pode ser usada para a obtenção de imagens semelhantes às da angiografia em termos de qualidade, na maioria dos casos. A ARM não mostra calcificações e visualiza melhor os vasos tibiais que a ATC. A ARM também pode revelar detalhes da composição da placa aterosclerótica. A fibrose nefrogênica sistêmica associada ao gadolínio limita seu uso em pacientes com insuficiência renal. O uso integrado de estações computadorizadas com dados de imagem de TC e RM pode fornecer imagens tridimensionais (3D) que podem ser úteis na visualização da anatomia do paciente e para o planejamento de procedimentos intervencionistas.

A **arteriografia convencional** fornece informações anatômicas detalhadas sobre a doença arterial periférica. Ela é reservada para os pacientes que necessitam de intervenções invasivas, como a angioplastia transluminal percutânea (geralmente abreviada para ATP) ou cirurgia vascular. As complicações da arteriografia estão relacionadas com a técnica e o meio de contraste. As complicações técnicas, como hematoma no local da punção, fístulas arteriovenosas e falsos aneurismas, são raras (1%). Os agentes de contraste iodado mais recentes raramente desencadeiam reações alérgicas graves (0,1%). Os pacientes com insuficiência renal, proteinúria, diabetes e desidratação têm risco aumentado de insuficiência renal induzida por contraste. A adequada hidratação dos pacientes antes e depois da angiografia, a acetilcisteína via oral e as infusões periprocedurais de bicarbonato de sódio podem reduzir a incidência dessa complicação.

▶ Tratamento e prognóstico

Os objetivos do tratamento de doença oclusiva das extremidades inferiores é o alívio dos sintomas, a prevenção da perda do membro e a manutenção da marcha.

A. Tratamento não cirúrgico

Em geral, os pacientes com doença vascular periférica têm encurtamento da expectativa de vida devido a sua doença aterosclerótica generalizada. Os pacientes não diabéticos com doença isquêmica de extremidades inferiores apresentam taxa de sobrevida em 5 anos de 70%. A taxa de sobrevida é de 60% em pacientes com cardiopatia isquêmica ou insuficiência cerebrovascular associada. Os pacientes com doença vascular periférica e insuficiência renal apresentam taxa de sobrevida em 2 anos de menos de 50%. A maioria das mortes se deve a infartos do miocárdio e acidentes vasculares encefálicos. Apenas 20% das mortes ocorrem por causas não ateroscleróticas.

O tratamento não cirúrgico consiste em (1) tratamento clínico de fatores de risco cardiovascular, (2) exercícios de reabilitação, (3) cuidados com os pés e (4) farmacoterapia.

1. Redução dos fatores de risco cardiovascular — Ver a Tabela 34-1. O tabagismo é o fator de risco individual mais importante para a doença vascular periférica e todos os pacientes devem parar de fumar. Com altos níveis de consumo (2-3 carteiras por dia) os pacientes com claudicação apresentarão melhora imediata na distância da caminhada com a cessação do tabagismo.

No passado, a elevação de lipídeos não costumava ser associada à doença vascular periférica. Entretanto, a hiperlipidemia costuma estar presente, especialmente em pacientes com doença

Tabela 34-1 Resumo da modificação de fatores de risco na doença vascular periférica

Fator de Risco	Tratamento	Efeito clínico
Tabagismo	Aconselhamento psicológico Farmacoterapia Reposição de nicotina Bupropiona, vareniclina	Redução de mortalidade global Redução de eventos cardiovasculares
Antiplaquetários	Ácido acetilsalicílico Clopidogrel	A terapia antiplaquetária reduz em > 20% IAM, AVE e morte vascular
Hiperlipidemia	Estatina Metas lipídicas em pacientes com DAP: LDL < 100 mg/dL	20-30% de redução na mortalidade cardiovascular e por todas as causas em pacientes com DAC
Hipertensão	PA alvo < 140/90 em pacientes com DAP Betabloqueador Inibidor da ECA	Betabloqueadores e inibidores da ECA estão associados cada um com redução > 20% na mortalidade cardiovascular
Diabetes	Alvo de hemoglobina A1c < 7%	Benefícios na doença vascular não estão comprovados
Estilo de vida	Exercícios aeróbicos diários Perda de peso Dieta saudável pobre em gordura	Redução dos níveis de lipídeos Redução de eventos cardiovasculares

ECA, enzima conversora de angiotensina; PA, pressão arterial; DAC, doença arterial coronariana; LDL, lipoproteína de baixa densidade; IM, infarto do miocárdio; DAP, doença arterial periférica.

de início precoce. Níveis elevados de triglicerídeos e redução dos níveis de colesterol de lipoproteína de alta densidade (HDL) são mais prevalentes do que níveis elevados de colesterol de lipoproteína de baixa densidade (LDL). A redução dos níveis elevados de lipídeos está associada à estabilização ou mesmo regressão das placas arteriais. As estatinas são extremamente eficazes na redução do colesterol LDL, e os objetivos do tratamento para pacientes com doença vascular periférica são a manutenção de níveis de colesterol LDL de menos de 100 mg/dL (2,6 mmol/L). As estatinas têm outros efeitos pleiotrópicos que podem reduzir a inflamação, estabilizar as placas e aumentar de forma independente a distância caminhada em pacientes com claudicação. Outros medicamentos anti-hiperlipidêmicos, incluindo niacina e fibratos (genfibrozil), podem ser usados para a redução da hipertrigliceridemia, o que pode aumentar o colesterol HDL.

Os diabetes tipo 1 e tipo 2 aumentam a prevalência e a gravidade da doença cardiovascular. O controle glicêmico intenso reduz a incidência de nefropatia, neuropatia e retinopatia no diabetes, mas não se correlaciona com a gravidade ou a progressão da doença arterial periférica. Para reduzir a mortalidade por todas as causas, contudo, recomenda-se que as glicemias de jejum devam ser controladas com níveis de hemoglobina A_{1c} de menos de 7%.

2. Exercícios de reabilitação — Para pacientes com claudicação, os exercícios que variam desde a caminhada sem supervisão até o exercício supervisionado formal em uma esteira aumentam de maneira significativa a capacidade de caminhar. Uma metanálise de 21 estudos sobre programas de exercícios mostrou uma média de aumento de 180% na distância até a claudicação inicial e um aumento de 120% na distância máxima de caminhada obtida por meio de exercício. O mecanismo exato por trás dessa melhora não está bem estabelecido. O desenvolvimento colateral parece improvável, pois as pressões no tornozelo e o fluxo no membro não aumentam de forma substancial. Possíveis explicações incluem melhora da capacidade metabólica e condicionamento dos músculos.

Como os pacientes com claudicação têm aumento de duas a quatro vezes no risco de morte por complicações da aterosclerose generalizada em relação às pessoas sem claudicação, um benefício adicional dos exercícios nesses pacientes é que uma melhora na distância percorrida, como parte de um regime agressivo de modificação de fatores de risco, resulta em redução global no risco cardiovascular.

3. Cuidado com os pés — Os pés dos pacientes com neuropatia ou isquemia crítica de membro devem ser inspecionados, lavados diariamente e mantidos secos. O trauma mecânico e térmico dos pés deve ser evitado. As unhas dos dedos devem ser cortadas com cuidado e os cornos cutâneos e calosidades devem ser tratados prontamente. Mesmo infecções ou traumas mínimos nos pés devem ser agressivamente tratados. Educar o paciente para compreender a neuropatia, a insuficiência vascular periférica e a importância do cuidado com os pés é um aspecto central do tratamento.

4. Farmacoterapia — A análise dos pesquisadores de estudo prospectivo sobre o uso de antiplaquetários em pacientes com doença arterial periférica encontrou uma redução global de 25% em infarto fatal e não fatal do miocárdio, acidentes vasculares encefálicos e mortes vasculares nos pacientes tratados com agentes antiplaquetários. O ácido acetilsalicílico em doses que variam de 75 a 350 mg/dia é o agente antiplaquetário recomendado como primeira linha, embora o clopidogrel, que bloqueia a ativação das plaquetas pelo difosfato de adenosina (ADP), pode ser útil nos pacientes que não toleram o ácido acetilsalicílico. O clopidogrel também é uma terapia adjunta importante na redução da trombogenicidade em locais de tratamento arterial endovascular. Todos os pacientes com doença cardiovascular, sejam eles sintomáticos ou assintomáticos, devem ser considerados para a terapia antiplaquetária para a redução do risco de morbidade e mortalidade cardiovascular.

Dois fármacos foram aprovados pelo FDA para o tratamento de claudicação intermitente. A pentoxifilina produz uma pequena melhora na distância até a claudicação inicial (cerca de 20%) e na distância até a claudicação absoluta (cerca de 10%). O cilostazol é um inibidor da fosfodiesterase III com atividade vasodilatadora, antiplaquetária e antilipídica. Ensaios clínicos randomizados, cegos e controlados com placebo mostraram um aumento de cerca de 50% na distância até a claudicação absoluta em pacientes tratados com cilostazol. As avaliações da qualidade de vida também apresentaram melhora significativa. A terapia genética para a doença cardiovascular está sendo investigada, mas as conclusões em relação a sua segurança e eficácia são prematuras.

Aboyans V, Criqui MH, Abraham P, Allison MA, Creager MA, et al: Measurement and interpretation of the ankle-brachial index: a scientific statement from the American Heart Association. Circulation 2012;126:2890.

Alonso Coello P, Bellmunt S, McGorrian C, Anand S, Guzman R, et al: Antithrombotic therapy in peripheral artery disease: Antithrombotic Therapy and Prevention of Thrombosis, 9th ed: American College of Chest Physicians Evidence-Based Clinical Practice Guidelines. Chest 2012;141(2 Suppl):e669S.

Critchley JA, Capewell S: Mortality risk reduction associated with smoking cessation in patients with coronary heart disease: a systematic review. JAMA 2003;290:86.

Dormandy JA, Murray GD: The fate of the claudicant—a prospective study of 1969 claudicants. Eur J Vasc Surg 1991;5:131.

Hamburg NM, Balady GJ: Exercise rehabilitation in peripheral artery disease: functional impact and mechanisms of benefits. Circulation 2011;123:87-97.

McCullough PA: Contrast-induced acute kidney injury. J Am Coll Cardiol 2008;51:1419.

Mills EJ, Wu P, Chong G, Ghement I, Singh S, et al: Efficacy and safety of statin treatment for cardiovascular disease: a network meta-analysis of 170,255 patients from 76 randomized trials. QJM 2011;104:109.

Momsen AH, Jensen MB, Norager CB, Madsen MR, Vestersgaard Andersen T, et al: Drug therapy for improving walking distance in intermittent claudication: a systematic review and meta-analysis of robust randomised controlled studies. Eur J Vasc Endovasc Surg 2009;38:463.

Murphy TP, Cutlip DE, Regensteiner JG, Mohler ER, Cohen DJ, et al: Supervised exercise *versus* primary stenting for claudication resulting from aortoiliac peripheral artery disease: six-month outcomes from the claudication: exercise *versus* endoluminal revascularization (CLEVER) study. Circulation 2012;125:130.

Rehring TF, Stolcpart RS, Hollis HW Jr: Pharmacologic risk factor management in peripheral arterial disease: a vade mecum for vascular surgeons. Society for Vascular Surgery. J Vasc Surg 2008;47:1108.

B. Tratamento cirúrgico

Os procedimentos intervencionistas, abertos ou endovasculares, são realizados para salvar o membro e para a claudicação incapacitante. A escolha do procedimento cirúrgico depende da localização e da distribuição das lesões arteriais e das comorbidades do paciente. O reconhecimento de doença pulmonar coexistente é especialmente relevante, pois muitos pacientes com doença vascular periférica também apresentam cardiopatia isquêmica e/ou doença pulmonar crônica em associação com o tabagismo. A avaliação pré-operatória da função cardíaca é, algumas vezes, necessária, mas a revascularização miocárdica pré-operatória não é benéfica em pacientes com reserva cardíaca razoável.

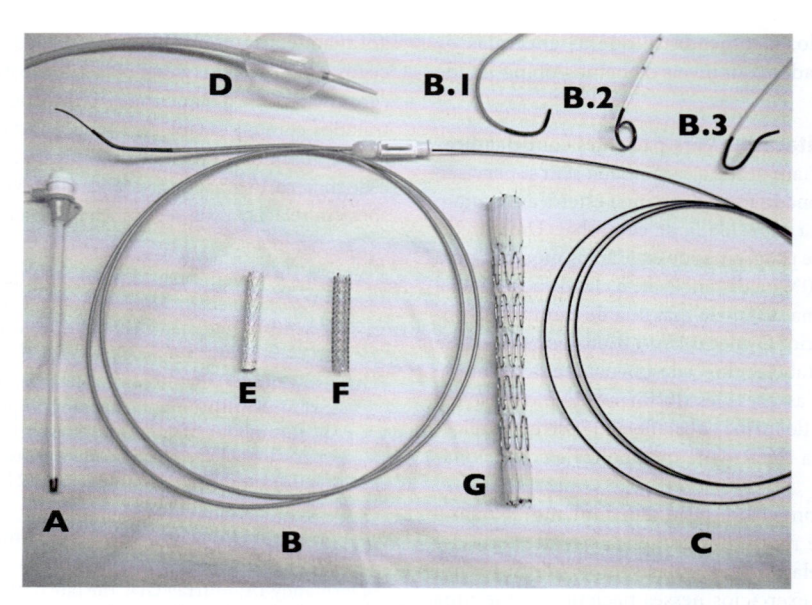

▲ **Figura 34-3** Equipamento endovascular. **A.** Bainha. Inserida com uso da técnica de Seldinger no acesso vascular. Guias, cateteres e dispositivos passam por meio da bainha. A bainha fornece pontos de acesso estáveis para o trabalho e protege a artéria. **B.** Cateter. Comprimento, rigidez, cobertura e formato variáveis (exemplos: B.1, cobra; B.2, *pigtail*; B.3, mesentérico seletivo). Os cateteres ajudam a direcionar as guias para o ponto desejado do vaso e também mantêm o acesso ao vaso. **C.** Fio-guia. Diâmetro, comprimento, rigidez e formato variáveis. Usado para obter acesso aos vasos, atravessar as lesões e liberar os dispositivos. **D.** Cateter com balão. **E.** *Stent* periférico. **F.** *Stent* autoexpansível periférico de nitinol. **G.** *Stent* aortoilíaco de aço inoxidável/Dacron.

Todos os pacientes submetidos à cirurgia vascular devem ter a avaliação de risco no pré-operatório. Ensaios clínicos randomizados mostraram que o uso perioperatório de β-bloqueadores, inibidores da ECA e estatinas podem reduzir a morbidade cardíaca em pacientes submetidos à cirurgia vascular. Também há novas evidências demonstrando a importância da manutenção da terapia com estatina ao longo do período perioperatório.

1. Terapia endovascular — A terapia endovascular consiste em técnicas orientadas por imagem para o tratamento de segmentos arteriais doentes a partir da intervenção intraluminal do vaso. O acesso ao sistema arterial é estabelecido pela inserção de bainhas com válvulas, em geral por via percutânea, no vaso de acesso, que costuma ser a artéria femoral comum. Cateteres e guias direcionáveis são, então, introduzidos na luz do vaso sob orientação fluoroscópica até a lesão-alvo (Fig. 34-3). Quando a lesão-alvo é alcançada, manobras terapêuticas, como angioplastia, ou dispositivos, como *stents*, podem ser implantados. Em muitos leitos arteriais, a terapia endovascular é mais comumente utilizada do que o tratamento cirúrgico aberto devido a sua natureza minimamente invasiva e à redução da morbidade e mortalidade a curto prazo. Porém, muitas dúvidas ainda existem em relação à durabilidade dos reparos endovasculares a longo prazo, e a cirurgia aberta ainda é muito utilizada no tratamento de pacientes com doença arterial.

2. Angioplastia transluminal percutânea — Com ou sem a colocação de um *stent* intravascular, costuma ser o tratamento de escolha quando as estenoses ou mesmo oclusões são relativamente curtas e localizadas. À medida que o balão da angioplastia é expandido, ele estira a adventícia, fraturando e comprimindo a placa, expandindo a artéria para ampliar a luz. As perdas de energia associadas com uma estenose são inversamente proporcionais à quarta potência do raio; assim, mesmo aumentos pequenos no raio podem resultar em elevações substanciais no fluxo sanguíneo, embora a durabilidade do procedimento seja maior com o restabelecimento de uma luz normal. O implante concomitante de *stent* costuma ser feito para melhorar a expansão da luz, o aspecto arteriográfico da lesão e evitar a retração elástica negativa (redução parcial da luz após a dilatação). Os *stents* recobertos por tecido (dacron ou politetrafluoretileno) também podem ser usados eletivamente ou para o reparo da ruptura inadvertida de uma artéria durante a angioplastia (Fig. 34-4).

Os *stents* recobertos ou não por tecido podem ser usados desde a bifurcação aórtica até a artéria poplítea distal. O implante de *stent* é raramente realizado em artérias menores como as tibiais e fibular e o procedimento se limita ao uso de guias, cateteres e balões de baixo perfil. Os *stents* e, principalmente, os balões farmacológicos podem aumentar de forma significativa as taxas de perviedade nestas artérias de menor calibre. A aterectomia percutânea mecânica e com *laser* é outra opção para a remoção de lesões obstrutivas na doença oclusiva aterosclerótica das extremidades inferiores.

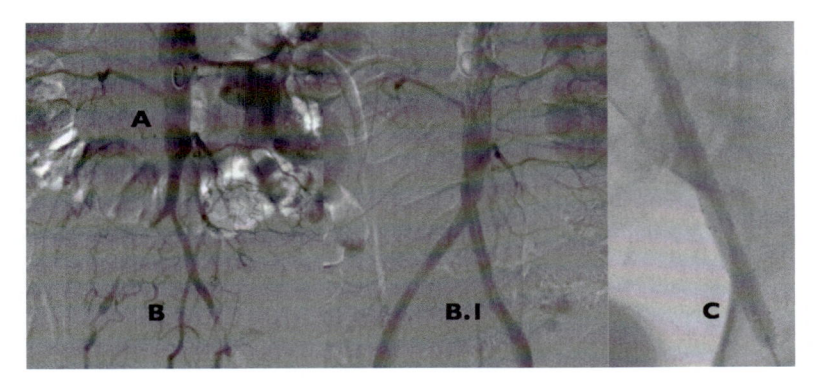

▲ **Figura 34-4** Doença oclusiva aortoilíaca. **A.** Aorta. **B.** Artérias ilíacas com oclusão/estenose grave. **B.1.** Artérias ilíacas amplamente patentes após angioplastia com balão e colocação de *stent* (**C**).

Para os segmentos estenóticos curtos de vasos maiores e mais proximais, os resultados das terapias endovasculares são bons com taxas de sucesso em 1 ano de 85% na doença da ilíaca comum e de 70% na doença da ilíaca externa. Os resultados com lesões poplíteas e femorais superficiais são piores (Fig. 34-5). O sucesso da terapia endovascular para a doença oclusiva de extremidades inferiores está inversamente relacionado com a complexidade da lesão, definida pelo número e comprimento das estenoses tratadas.

O seguimento cuidadoso de pacientes após a terapia endovascular é necessário, pois a doença pode recorrer com mais frequência após a angioplastia do que após cirurgia de *bypass*. O paciente deve ser cuidadosamente acompanhado com o uso de exames não invasivos. A repetição da angioplastia ou da colocação de *stent* pode ser indicada para a doença recorrente, mas a melhora na morbidade e na mortalidade das intervenções endovasculares pode ser reduzida pela necessidade de múltiplos procedimentos repetidos. Em geral, o tratamento percutâneo minimamente invasivo da doença oclusiva de extremidades inferiores é mais bem utilizado em pacientes de alto risco cirúrgico e isquemia grave que ameace a viabilidade do membro (Fig. 34-6).

C. Tratamento cirúrgico

1. Reconstrução aortoilíaca — As cirurgias abertas estão indicadas para a doença oclusiva aortoilíaca em pacientes mais

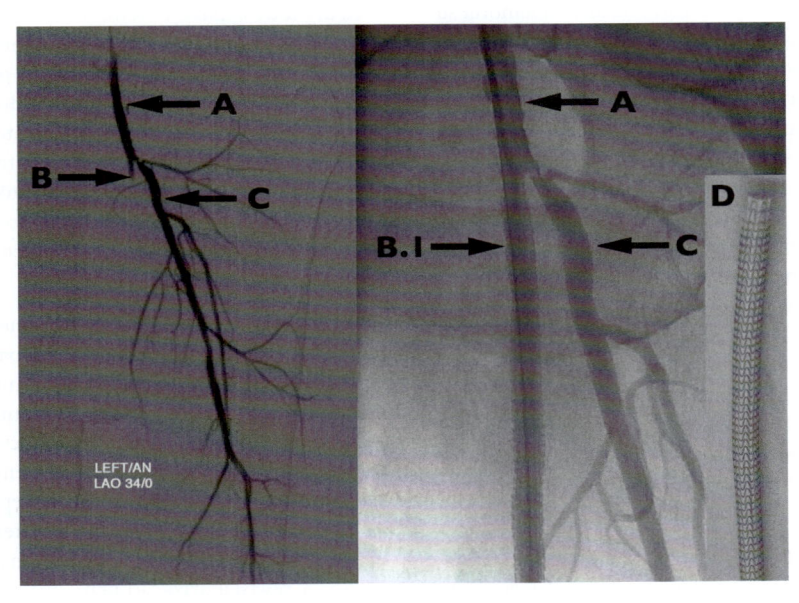

▲ **Figura 34-5** Oclusão de artéria femoral superficial, angioplastia e implante de *stent*. **A.** Artéria femoral comum. **B.** Artéria femoral superficial ocluída. **B1.** Artéria femoral superficial recanalizada com *stent*. **C.** Artéria femoral profunda. **D.** *Stent*.

Aortoilíaca
(patência em 5 anos)

Bypass	>90%
Angioplastia/*stent*	80%

Femoropoplítea
(Claudicação – perviedade em 5 anos)

Bypass	
Veia autógena	80%
Prótese	
Acima do joelho	75%
Abaixo do joelho	65%
Angioplastia/*stent*	40-50%

Tibial
(Isquemia crítica de membro – resgate de membro em 2 anos)

Bypass	>80%
Angioplastia/*stent*	70%

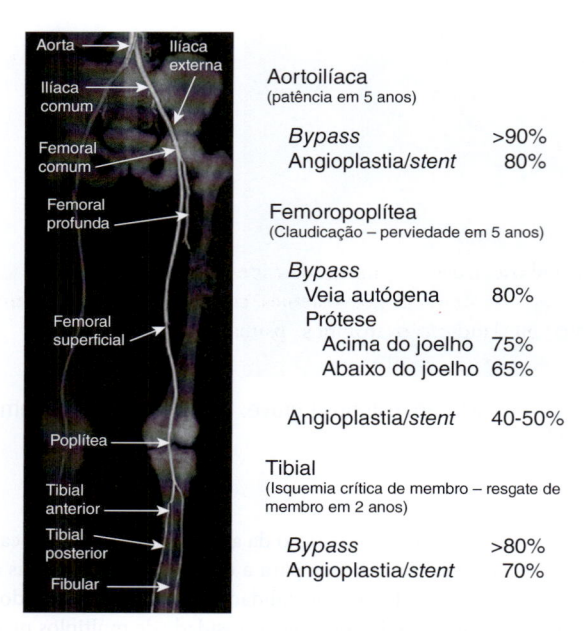

▲ **Figura 34-6** Comparação de resultados para intervenção cirúrgica e endovascular na doença oclusiva de extremidades inferiores.

jovens com baixo risco cirúrgico ou em pacientes com doença grave que não é adequada para a terapia endovascular. Para fazer o *bypass* completo do segmento aortoilíaco é interposta uma prótese em forma de Y invertido entre a aorta abdominal infrarrenal e as artérias femorais, criando um *bypass* **aortofemoral**. O objetivo da cirurgia é restaurar o fluxo de sangue da artéria femoral comum (quando a doença oclusiva da artéria femoral superficial está presente) ou da artéria femoral profunda. Os resultados clínicos da reconstrução aortofemoral são excelentes, embora a mortalidade e a morbidade sejam maiores do que na terapia endovascular. A taxa de morte cirúrgica é de 5%; a taxa de perviedade inicial é de 95%; e a taxa de perviedade tardia (5 a 10 anos após a cirurgia) é de cerca de 80%. As complicações tardias podem ser de até 10% e incluem a formação de fístulas entre enxerto e intestino, a formação de aneurismas anastomóticos, insuficiência renal e disfunção erétil.

Os procedimentos com menor risco podem ser preferíveis em pacientes de alto risco. Se as lesões clinicamente importantes estiverem restritas a um lado, pode-se usar um enxerto de *bypass* femoral-femoral ou iliacofemoral. Um enxerto desde a artéria axilar até a artéria femoral (i.e., enxerto axilofemoral) pode ser usado para doença bilateral. Infelizmente, esses métodos "extra-anatômicos" de reconstrução arterial são mais propensos a oclusão tardia do que as reconstruções diretas.

2. Reconstrução femoropoplítea — Quando a doença está restrita ao segmento femoropoplíteo da AFS, utiliza-se um *bypass* **femoropoplíteo**. A principal indicação para essas cirurgias é o salvamento do membro. Em pacientes com claudicação isolada, as indicações para *bypass* femoropoplíteo são mais difíceis de definir, mas a maioria inclui a incapacidade substancial devido à claudicação. Para lesões limitadas da artéria femoral superficial, a terapia endovascular costuma ser tentada primeiro, com a cirurgia sendo reservada para a doença extensa ou falha da angioplastia.

O melhor conduto para o *bypass* femoropoplíteo é um enxerto autólogo de veia safena magna. A veia safena pode ser deixada *in situ* ou ser removida e invertida. Os enxêrtos de politetrafluoroetileno (PTFE) expandido ou o dacron também pode ser usado como conduto, particularmente para o *bypass* para a artéria poplítea supragenicular. Abaixo do joelho, os condutos de PTFE tem perviedade muito menor do que as veias safenas. As taxas de morte cirúrgica são baixas (2%), e as taxas de perviedade em 5 anos variam entre 60 e 80%. As taxas de salvamento do membro são maiores que as taxas de desobstrução do enxerto.

A artéria femoral profunda irriga a coxa e representa uma fonte importante de fluxo colateral quando a artéria femoral superficial está doente. Quando há uma estenose da profunda, a **profundoplastia** isolada pode ser realizada para salvamento do membro com taxas de sucesso de 80% quando a artéria poplítea supragenicular está desobstruída e 40 a 50% quando a artéria poplítea está ocluída. A profundoplastia isolada raramente é útil para tratamento da claudicação.

3. Reconstrução arterial tibiofibular — A reconstrução das artérias tibiais (i.e., *bypass* **distal** para vasos tibiais, fibular ou podálicos) é realizada apenas para salvamento do membro. Os recentes avanços tecnológicos permitem melhores resultados com a terapia endovascular nos vasos tibiais que se associa com redução da morbidade e mortalidade a curto prazo e ganhos semelhantes em salvamento do membro em comparação com a cirurgia de *bypass*. Porém, o *bypass* ainda é uma alternativa importante de terapia para esses pacientes. As veias safenas autógenas são preferidas, pois os condutos protéticos têm altas taxas de falha. Devido ao menor tamanho dos vasos, doença extensa e, provavelmente, o longo comprimento do conduto de *bypass*, esses enxertos não duram tanto quanto o *bypass* femoropoplíteo, de modo que a taxa de salvamento do membro é substancialmente menor com estas reconstruções cirúrgicas. A taxa de morte operatória para esse procedimento é de cerca de 5% devido às comorbidades.

4. Amputação — A amputação do membro é necessária dentro de 5 a 10 anos em apenas 5% dos pacientes que apresentam claudicação. A amputação é mais comum se os pacientes continuarem a fumar. Os pacientes com múltiplos fatores de risco para aterosclerose e claudicação para curtas distâncias também têm risco aumentado de perda do membro. Entre os pacientes que apresentam dor isquêmica em repouso ou ulceração, 5 a 10% necessitam de amputação como terapia inicial e a maioria acaba necessitando de amputação se não houver a revascularização. A revascularização bem-sucedida resulta em menores custos do que a amputação primária e em uma infinita melhora na qualidade de vida. Algumas vezes, a amputação primária pode ser preferível à revascularização se a probabilidade de sucesso do *bypass* for baixa, se houver infecção extensa do pé ou se o paciente já não apresentar condições de caminhar. As opções, níveis de amputação e as necessidades especiais dos amputados estão cobertos na seção de Amputação de extremidade inferior.

> Bradbury AW, Adam DJ, Bell J, et al: Bypass versus Angioplasty in Severe Ischaemia of the Leg (BASIL) trial: an intention-to-treat analysis of amputation-free and overall survival in patients randomized to a bypass surgery-first or a balloon angioplasty-first revascularization strategy. J Vasc Surg 2010,51:5S-17S.
>
> Hirsch AT, Haskal ZJ, Hertzer NR, et al: ACC/AHA 2005 guidelines for the management of patients with peripheral arterial disease (lower extremity, renal, mesenteric, and abdominal aortic): a collaborative report from the American Association for Vascular Surgery/Society for Vascular Surgery, Society for Cardiovascular Angiography and Interventions, Society for Vascular Medicine and Biology, Society of Interventional Radiology, and the ACC/AHA Task Force on Practice Guidelines (Writing Committee to Develop Guidelines for the Management of Patients with Peripheral Arterial Disease) endorsed by the American Association of Cardiovascular and Pulmonary Rehabilitation; National Heart, Lung, and Blood Institute; Society for Vascular Nursing; TransAtlantic intersociety Consensus; and Vascular Disease Foundation. J Am Coll Cardiol 2006;47:1239.
>
> Norgren L, Hiatt WR, Dormandy JA, et al: intersociety consensus for the management of peripheral arterial disease (TASC II). TASC II Working Group. J Vasc Surg 2007;45(Suppl S):S5.
>
> Rooke TW, Hirsch AT, Misra S, et al: 2011 ACCF/AHA Focused Update of the Guideline for the Management of Patients With Peripheral Artery Disease (Updating the 2005 Guideline): A Report of the American College of Cardiology Foundation/American Heart Association Task Force on Practice Guidelines. Circulation 2011,124:2020-2045.

DOENÇA OCLUSIVA AGUDA DE EXTREMIDADE INFERIOR

▶ Considerações gerais

A súbita oclusão de uma artéria previamente pérvia é um evento dramático que se caracteriza pelo início abrupto de dor intensa e ausência de pulsos na extremidade envolvida. A viabilidade tecidual depende da extensão com que o fluxo é mantido por circuitos colaterais. Quando a isquemia persiste, a paralisia motora e sensitiva e o infarto muscular se tornam irreversíveis em questão de horas.

A oclusão aguda de uma grande artéria pode ser causada por um êmbolo, trombose arterial primária, trauma ou dissecção. O coração é a fonte de êmbolos em 80 a 90% dos casos, com o restante vindo de lesões arteriais proximais. Aneurismas aórticos costumam conter trombos, mas esse material raramente causa embolia sintomática. Em contraste, os aneurismas femorais e particularmente poplíteos formam êmbolos com frequência. A ulceração em placas ateroscleróticas também pode levar à formação de trombos, que podem fragmentar. As fontes variadas e infrequentes de êmbolos incluem tumores cardíacos (incluindo mixoma cardíaco) e embolia paradoxal (trombos venosos migrando por meio de um forame oval patente). Até 5 a 10% dos êmbolos espontâneos se originam de uma fonte que não é identificada apesar de extensa investigação diagnóstica.

Pode ser difícil diferenciar entre trombose súbita de uma artéria periférica aterosclerótica e uma oclusão embólica. Os primeiros pacientes geralmente têm estenose aterosclerótica preexistente e fluxo sanguíneo baixo, o que predispõe à estagnação e trombose. Deve-se também considerar o cenário clínico e um histórico de sintomas preexistentes, como fibrilação atrial (embolia) ou claudicação (trombose primária).

▶ Achados clínicos

Os cinco Ps:
- Dor (*Pain*)
- Palidez
- Pulso ausente
- Parestesias
- Paralisia

A oclusão arterial aguda se caracteriza pelos cinco Ps: dor (*pain*), palidez, pulso ausente, parestesia e paralisia. A dor súbita intensa está presente em 80% dos pacientes e seu começo geralmente indica o momento da oclusão vascular. A dor está ausente em alguns pacientes devido ao início imediato da anestesia e da paralisia, o que se associa a pior prognóstico.

Ao exame, o achado principal é falta de pulso palpável em uma extremidade difusamente dolorosa. É importante determinar se a sensibilidade ao toque leve está mantida. As fibras nervosas sensitivas são altamente suscetíveis à isquemia e sua disfunção indica o início de alterações isquêmicas irreversíveis. O início de paralisia motora implica em gangrena iminente. A intervenção precoce é fundamental. Tumefação com sensibilidade aguda de um grupo muscular – na loja tibial anterior ou na panturrilha após a oclusão aguda de artéria femoral – geralmente denota infarto muscular irreversível. A pele e os tecidos subcutâneos têm uma resistência maior à hipóxia do que nervos e músculos, que podem demonstrar alterações histológicas irreversíveis após 3 horas ou menos de isquemia.

▶ Tratamento e prognóstico

A. Embolia e trombose

A anticoagulação imediata com heparina intravenosa reduz a propagação do trombo e permite tempo para a avaliação do fluxo colateral e a preparação para a cirurgia. Se o tato suave estiver intacto, pode ser realizada a arteriografia para definir a anatomia e ajudar no planejamento da cirurgia. O diagnóstico de oclusão embólica aguda se baseia em um bloqueio abrupto da artéria anteriormente livre de doença aterosclerótica significativa; por outro lado, a trombose aguda *in situ* está associada com aterosclerose extensa e com uma rede colateral bem estabelecida.

O tratamento cirúrgico de um êmbolo – a embolectomia – difere daquele da aterosclerose preexistente, que pode necessitar de *bypass*. O tratamento não cirúrgico raramente é indicado, exceto em pacientes debilitados e em pacientes com êmbolos em artérias maiores nas extremidades superiores, que geralmente têm boa circulação colateral.

As opções terapêuticas incluem trombólise dirigida por cateter, trombectomia mecânica percutânea e embolectomia cirúrgica. Para pacientes com isquemia aguda grave, o tratamento cirúrgico é preferível, pois ela costuma estar associada com menor atraso no restabelecimento da perfusão. A embolectomia cirúrgica pode ser realizada por meio de uma arteriotomia no local da oclusão embólica ou, mais comumente, por extração do coágulo com um cateter com balão (Fogarty) inserido por meio de uma arteriotomia remota. A embolectomia bem-sucedida exige a remoção do êmbolo e da "cauda" de trombo que se estende distal ou proximalmente a partir do sítio inicial da embolia. Se a cirurgia não for realizada dentro de poucas horas, o coágulo pode ficar aderido e a revascularização subsequente tem pior resultado. A infusão intraoperatória de agentes trombolíticos costuma ser um adjunto útil da embolectomia.

Em pacientes podem tolerar um atraso na revascularização (i.e., aqueles que não têm alterações neurais ao exame), deve-se considerar a trombólise intra-arterial. O regime habitual envolve a infusão intra-arterial seletiva de doses baixas de agente trombolítico (p. ex., ativador do plasminogênio tecidual) diretamente no coágulo. Isso ativa o plasminogênio do trombo de maneira mais eficiente, permite altas concentrações do fármaco no coágulo enquanto limita os efeitos sistêmicos e tem taxas de complicações aceitáveis. Em casos de trombose em lesões ateroscleróticas preexistentes, a trombólise revela as lesões subjacentes preexistentes que necessitarão de tratamento para evitar a trombose recorrente.

Se a revascularização for bem-sucedida, pode haver o desenvolvimento de uma lesão de reperfusão com tumefação significativa de grupos musculares que exige fasciotomia para descompressão e, assim, minimizar as consequências da síndrome compartimental, que pode acompanhar a reperfusão. Deve-se ainda prevenir a insuficiência renal, causada pela liberação de mioglobina pelos músculos isquêmicos e subsequente obstrução dos túbulos renais, após a reperfusão. O tratamento consiste em hidratação vigorosa e alcalinização da urina. A administração de sequestradores de radicais livres, como o Manitol, pode ser útil nesse distúrbio.

Os pacientes com isquemia de membro claramente irreversível devem ser submetidos à amputação sem tentativa de revascularização, pois a revascularização pode expor o paciente a riscos graves da reperfusão, causados pela liberação do sangue venoso com acidemia e hiperpotassemia.

▶ B. Oclusão arterial traumática

A oclusão arterial traumática deve ser corrigida dentro de poucas horas para evitar o desenvolvimento de gangrena. O reparo da lesão arterial costuma ser realizado em conjunto com o reparo de outras lesões. Algumas vezes, pontes temporárias (cateterismo proximal e distal da lesão) são usadas para restaurar o fluxo para a extremidade envolvida enquanto outras lesões são abordadas e reparadas.

▼ MICROÊMBOLOS PERIFÉRICOS

Os microêmbolos são mais dramáticos quando ocluem uma artéria digital que cobre um dedo da mão ou do pé. Isso causa dor súbita, cianose e frio ou dormência no dedo acometido. Essas alterações caracteristicamente melhoram ao longo de vários dias. Se houver múltiplos êmbolos, esses sintomas podem reaparecer em uma área diferente da mão ou do pé. Na extremidade inferior, essa entidade clínica tem sido chamada de síndrome do dedo (trash foot). O início súbito de dor e a coloração púrpura de um dedo do pé na presença de pulsos palpáveis é reconhecido como um problema arterial com potencial ameaça ao membro. Com cada episódio subsequente, a recuperação é mais lenta e menos completa.

A fonte mais comum de microembolização é a doença valvar cardíaca. Porém, se não houver lesão valvar cardíaca, um exame cuidadoso da árvore arterial proximal deve ser feito para identificar uma fonte arterial como trombos parietais na aorta.

O início súbito pode diferenciar microembolias periféricas de outras causas de dedos dos pés azuis, como vasculite, tromboangeíte obliterante, trauma ou isquemia crônica. Se for acometido um único dedo do pé, é mais provável que isso resulte de embolia, enquanto múltiplos artelhos cianóticos têm mais chances de resultarem de vasculite ou isquemia crônica. É importante lembrar que uma artéria proximal permeável é necessária para servir de canal para o êmbolo, de modo que os pulsos fiquem intactos. Além disso, um suprimento sanguíneo normal está presente nos segmentos teciduais adjacentes. O surgimento de um pé normalmente perfundido com um dedo cianótico é característico. Porém, os sintomas intermitentes de embolias repetidas podem dificultar o diagnóstico. A menos que a síndrome seja reconhecida, os diagnósticos alternativos investigados e a lesão de origem corrigida, a sobrevida do pé ou da mão pode estar em perigo.

Dean SM: Atypical ischemic lower extremity ulcerations: a differential diagnosis. Vasc Med 2008;13:47.

▼ DOENÇA VASCULAR DIABÉTICA

A doença arterial aterosclerótica em pacientes com diabetes melito é mais difusa e mais grave do que em não diabéticos. Nos pacientes diabéticos, os vasos tibiofibulares costumam conter alterações ateroscleróticas e os vasos geralmente são muito calcificados. O grau de isquemia pode ser grave e extenso, e exames não invasivos, como o ITB, podem estar falsamente elevados. Felizmente, em muitos diabéticos, as artérias pequenas do pé são relativamente preservadas, possibilitando o tratamento endovascular ou o *bypass* distal para essas artérias, permitindo assim a recuperação do pé em casos com ameaça de perda do membro.

Os pacientes diabéticos também têm uma elevada incidência de neuropatia e são mais propensos a não perceber traumas mínimos no pé, o que pode evoluir para ulcerações. A inspeção diária do pé é fundamental para evitar a progressão de lesões menores para lesões que ameacem o membro. A neuropatia também é responsável pela perda de tônus dos músculos intrínsecos do pé, levando à subluxação das articulações metatarsofalangianas e resultando em um pé em "mata-borrão" e, por fim, produzindo a destruição articular completa chamada de pé de Charcot. Essas alterações estruturais também aumentam as chances de ruptura da pele, necessitando de encaminhamento para atendimento especializado em pé e tornozelo.

Conte MS: Diabetic revascularization: endovascular *versus* open bypass—do we have the answer? Semin Vasc Surg 2012;25:108.
Gibbons GW, Shaw PM: Diabetic vascular disease: characteristics of vascular disease unique to the diabetic patient. Semin Vasc Surg 2012;25:89.
Nehler MR, Whitehill TA, Bowers SP, et al: Intermediate-term outcome of primary digit amputations in patients with diabetes melito who have forefoot sepsis requiring hospitalization and presumed adequate circulatory status. J Vasc Surg 1999;30:509.
Prompers L, Schaper N, Apelqvist J, et al: Predictors of outcome in individuals with diabetic foot ulcers. Diabetologia 2008;51:747.

DISTÚRBIOS NÃO ATEROSCLERÓTICOS CAUSANDO ISQUEMIA DE MEMBROS INFERIORES

▶ Tromboangeíte obliterante

A tromboangeíte obliterante (doença de Buerger) caracteriza-se por oclusões obliterantes de múltiplos segmentos em artérias tibiais e pediosas. As artérias mais distais são acometidas, o que impossibilita o *bypass*. Pode haver flebite migratória prévia ou concomitante com os sintomas isquêmicos. Em contraste com a aterosclerose, a qual envolve a íntima e a média, a tromboangeíte obliterante se manifesta pela infiltração de células arredondadas em todas as três camadas da parede arterial (panarterite). A doença ocorre quase exclusivamente em homens jovens e tabagistas. Felizmente, a incidência parece estar diminuindo. É fundamental que o paciente pare de fumar para evitar a progressão da doença. Os pacientes com doença de Buerger podem ter imunidade celular específica contra antígenos arteriais, anticorpos antiarteriais humorais específicos e elevação de complexos imunes circulatórios, mas um diagnóstico preciso só pode ser feito por histologia tecidual. Os achados arteriográficos são característicos, mas não são patognomônicos. A simpatectomia reduz o espasmo arterial e é útil em alguns pacientes. A amputação está indicada quando há dor persistente e intratável ou gangrena e pode ser realizada adjacente à linha de demarcação com cicatrização primária satisfatória.

A doença pode ficar latente se o paciente conseguir parar de fumar. Infelizmente, a cessação do tabagismo parece ser particularmente difícil nesses pacientes e muitos terminam necessitando de múltiplas amputações.

▶ Síndrome de encarceramento da artéria poplítea

Essa causa rara de estenose ou oclusão da artéria poplítea ocorre como resultado de um percurso anômalo da artéria poplítea. A artéria poplítea normalmente passa entre as duas cabeças do músculo gastrocnêmico à medida que ela continua na parte inferior da perna. Na síndrome de encarceramento, a artéria passa medialmente a ambas as cabeças do gastrocnêmio, causando a compressão da artéria poplítea quando o joelho é estendido. Há cinco variantes anatômicas de encarceramento da artéria poplítea, mas todas produzem efeitos clínicos semelhantes. Ocorre espessamento fibroso da íntima no local de compressão e isso progride gradualmente para a oclusão total. Os sintomas variam desde claudicação da panturrilha até aqueles de isquemia mais intensa dependendo da gravidade da lesão e da embolização. O encarceramento da artéria poplítea deve ser considerado quando um paciente jovem e saudável em outros aspectos apresenta claudicação da panturrilha. Até a oclusão da artéria, o único achado é uma diminuição na intensidade dos pulsos pediosos, mais evidente ao se usar manobras de provocação, como a dorsiflexão do pé e a flexão plantar. Os exames de RM e TC são os mais úteis na confirmação do diagnóstico. As alterações ateroscleróticas estão notavelmente ausentes. O tratamento consiste em levar a artéria poplítea até seu curso anatômico normal ou em *bypass* com veia safena.

▶ Degeneração cística da artéria poplítea

A estenose arterial é produzida por um cisto mucoide na adventícia, geralmente localizado no terço médio da artéria. A claudicação da panturrilha é o sintoma mais comum, e o único achado é uma redução na intensidade dos pulsos periféricos. Raramente, pode ser palpada uma massa. A arteriografia mostra uma zona bem localizada de estenose poplítea com uma atenuação concêntrica suave. Pode-se usar ultrassonografia ou TC para demonstrar o cisto dentro da parede do vaso. A estenose pode não ser percebida nas radiografias anteroposteriores convencionais e pode aparecer apenas nas exposições laterais. O cisto e a artéria acometida devem ser excisados devido à recorrência se for feita apenas a evacuação do cisto.

▶ Coarctação da aorta abdominal

As coarctações da aorta torácica ou abdominal são raras. Elas podem ser congênitas ou resultar de uma arterite inflamatória de grandes vasos, como a doença de Kawasaki ou de Takayasu. Esses distúrbios raros podem produzir sintomas isquêmicos de extremidades inferiores, mesentéricos ou renais dependendo da localização da constrição. A variante congênita da condição é melhor tratada cirurgicamente quando reconhecida; o reparo autógeno pode ser preferível ao uso de enxertos protéticos. O reparo cirúrgico na presença de inflamação continuada não é recomendado, pois esses pacientes costumam ter pior evolução. Quando a doença for quiescente e acompanhada de velocidade de sedimentação globular normal, as cirurgias padronizadas parecem produzir resultados satisfatórios.

AMPUTAÇÃO DE EXTREMIDADE INFERIOR

Considerações gerais

Mais de 90% das 110.000 amputações realizadas anualmente nos Estados Unidos são feitas para doença isquêmica ou gangrena infecciosa. Mais da metade das amputações de extremidades inferiores são realizadas por complicações do diabetes melito e 15 a 50% dos diabéticos amputados perderão a outra perna dentro de 5 anos. Esse risco é cerca de duas vezes maior em homens do que em mulheres. Outras indicações para amputações são infecção não relacionada ao diabetes com isquemia (15-25%); isquemia sem infecção (5-10%); osteomielite (3-5%); trauma (2-5%); congelamento do membro, tumores, neuromas e outras causas variadas (5-10%).

Muitos pacientes que necessitam de amputação estão no final da vida devido à doença cardiovascular sistêmica. Cerca de 20 a 30% dos pacientes submetidos a amputações maiores (abaixo do joelho ou acima do joelho) estarão mortos dentro de 2 anos. A prevalência de muitas comorbidades nessa população é também refletida nas taxas de mortalidade perioperatória para amputações maiores, variando de 5 a 10% para as amputações abaixo do joelho até 10% ou mais para as amputações acima do joelho.

O nível da amputação é determinado pela avaliação da probabilidade de cicatrização do membro em associação com o potencial funcional do paciente. Em comparação com a caminhada normal, o gasto energético aumenta 10 a 40% com uma prótese abaixo do joelho, 50 a 70% com uma prótese acima do joelho e 60% com muletas. O problema clínico em pacientes com isquemia de membro é duplo: (1) determinar os membros que têm suprimento sanguíneo adequado para cicatrização no nível abaixo do joelho e (2) determinar quais pacientes com doença vascular têm potencial razoável para a reabilitação. Os melhores prognósticos se baseiam na avaliação clínica feita por um cirurgião experiente com assistência de uma ou várias técnicas como *laser* Doppler ou medida transcutânea da tensão de oxigênio.

Níveis de amputação da extremidade inferior

As amputações de extremidade inferior são mais comumente feitas em um dos seguintes níveis: dedo do pé (chamada de amputação digital, que pode ser estendida para incluir a ressecção do metatarso e ser chamada de amputação em raio), transmetatarsiana, abaixo do joelho e acima do joelho. As amputações em outros níveis (amputação de Syme, amputação de Chopart, desarticulação de joelho e desarticulação de quadril) são pouco realizadas, em geral, para tratamento de outras condições, que não a doença vascular.

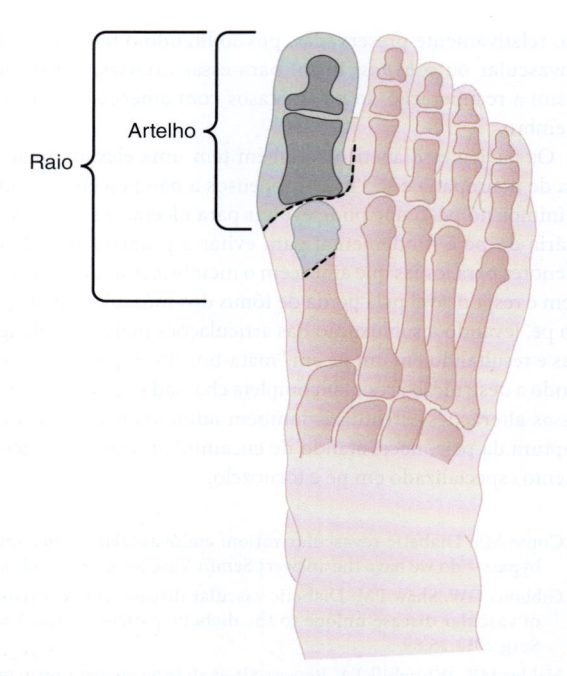

▲ **Figura 34-7** Amputação do hálux em raio.

1. Amputações de dedo do pé e em raio — As amputações de dedos dos pés são o tipo de amputação mais frequentemente realizada (Fig. 34-7). Mais de dois terços das amputações em diabéticos envolvem os dedos dos pés e o antepé. Um princípio que guia a amputação é a ressecção da falange média ou metatarso para garantir que todas as superfícies articulares cartilaginosas sejam removidas, pois esse material não tem suprimento sanguíneo. As indicações incluem gangrena, infecção, ulceração neuropática, lesões de congelamento e osteomielite limitada à falange média ou distal. Há necessidade de um bom fluxo de sangue. As contraindicações para a amputação digital incluem demarcação indefinida, infecção ao nível do metatarso, palidez à elevação ou rubor com o membro pendente indicando isquemia do antepé.

Para a gangrena seca não infectada de um ou mais artelhos, pode-se deixar que ocorra a autoamputação. Durante esse processo, ocorre a epitelização abaixo da escara e o dedo do pé se desprende espontaneamente, deixando um membro residual limpo no ponto mais distal. Embora isso seja preferível em muitos pacientes (especialmente nos pacientes com lesão de congelamento), às vezes, a autoamputação demora meses para ser completa.

A amputação em raio ou em cunha inclui a remoção do dedo do pé e da cabeça do metatarso; algumas vezes, dois dedos adjacentes podem ser amputados por esse método. Como na amputação de dedo do pé, há uma deformidade estética modesta, não havendo necessidade de prótese. A amputação em raio do dedão leva a uma instabilidade no suporte de peso e alguma dificuldade de locomoção, o que resulta da perda da cabeça do primeiro metatarso.

As complicações que podem necessitar de amputação em níveis mais altos incluem infecção, osteomielite do osso remanescente e falha na cicatrização da incisão. Essas complicações foram relatadas em até um terço dos pacientes diabéticos.

2. Amputação transmetatarsiana — As amputações transmetatarsianas do antepé preservam o suporte normal de peso. A principal indicação é gangrena de vários dedos do pé ou do dedão, com ou sem infecção de tecidos moles ou osteomielite. Um bom suprimento de sangue é necessário, pois a incisão cria um retalho plantar generoso. Não há retalho dorsal. Na superfície plantar, a incisão é continuada da parte medial para a lateral, proximalmente à prega metatarsofalangiana. Os ossos do metatarso são divididos com as hastes mediais e laterais cortadas mais curtas do que aquelas no meio para preservar a arquitetura normal do pé e auxiliar na adaptação da órtese no pós-operatório, e os tendões são puxados para baixo e é feita sua transecção o mais alto possível.

A amputação transmetatarsiana produz um excelente resultado funcional. A deambulação não exige aumento no gasto energético, e a marcha costuma ser suave. O uso de uma prótese não é obrigatório, mas para obter uma marcha ideal, os sapatos devem ser modificados.

3. Amputações maiores da perna — Uma tentativa de realizar uma amputação abaixo do joelho é necessária em quase qualquer paciente que pareça ser um potencial candidato para reabilitação. Isso pode explicar porque até um terço dos pacientes submetidos a amputações abaixo do joelho necessitam de reamputações.

A. Amputação abaixo do joelho — O procedimento mais comum para amputação abaixo do joelho é a técnica de Burgess, que utiliza um retalho posterior longo (Fig. 34-8). O suprimento sanguíneo para um retalho posterior costuma ser melhor do que o suprimento para um retalho anterior ou retalhos sagitais, pois as artérias surais (que nutrem os músculos gastrocnêmio e solear) surgem na parte mais alta da artéria poplítea, uma área que não costuma estar doente. O uso de curativos rígidos e de próteses no pós-operatório imediato se mostrou vantajoso. A aplicação de uma bandagem rígida tem muitas vantagens potenciais: (1) controla o edema no pós-operatório, o que pode reduzir a dor; (2) protege o coto de trauma, particularmente quando o paciente cai durante tentativas de mobilização; e (3) permite que o paciente caminhe com uma prótese temporária muito mais cedo.

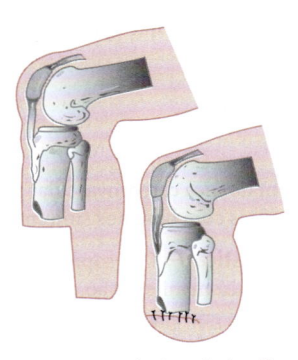

B. Amputação acima do joelho — As indicações absolutas para amputação primária acima do joelho incluem contratura na articulação do joelho (observada em pacientes debilitados com dor antiga na extremidade que ficaram em postura retraída prolongada com o joelho flexionado) e falta de viabilidade da musculatura ou pele da panturrilha para criação de retalho abaixo do joelho. A frequente falha de cicatrização na amputação abaixo do joelho, a maior morbidade e mortalidade no pós-operatório nessa população (tornando mais perigosas as cirurgias secundárias) e o modesto benefício funcional da preservação da articulação do joelho são os principais argumentos a favor de procedimentos primários acima do joelho em pacientes que não caminham.

A amputação acima do joelho pode ser realizada em vários níveis, incluindo a desarticulação do joelho. Embora seja vantajoso preservar um braço de alavanca o mais longo possível, a desarticulação do joelho é, tecnicamente, mais exigente que a amputação transfemoral em um nível mais alto. A técnica é simples. Podem-se usar retalhos curtos anteriores e posteriores, retalhos sagitais ou uma incisão circular. O osso é dividido muito mais alto que a pele e tecidos moles para evitar tensão quando a ferida é fechada e, mais tarde, quando os músculos da coxa atrofiam. Um curativo simples é aplicado.

PROBLEMAS ESPECIAIS DE AMPUTADOS

Tromboembolismo

O amputado tem risco elevado de trombose venosa profunda (15%) e de embolia pulmonar (2%) no pós-operatório, pois (1) a amputação costuma ocorrer após imobilização prolongada durante o tratamento da doença primária e (2) a cirurgia envolve a ligação de veias grandes, causando a estagnação de sangue, uma situação que predispõe à trombose. Se não forem utilizadas técnicas com próteses de adaptação imediata, há um período adicional de inatividade após a cirurgia, aumentando ainda mais o risco de tromboembolismo.

Reabilitação após a amputação

Os objetivos da reabilitação após a amputação variam. Os pacientes mais jovens, sem exceção, querem reconquistar a capacidade de caminhar e frequentemente retornam ao trabalho. Os pacientes mais velhos com comorbidades significativas podem permanecer restritos a cadeiras de rodas, e muito da sua reabilitação é focada em obter acesso para cadeira de rodas em suas situações de vida diária e trabalhar para permitir o transporte de forma independente. É importante compreender que a amputação em um paciente idoso é, muitas vezes, um evento que ocorre perto do final da vida. Para essas pessoas, o alívio da dor e a provisão para uma função modesta podem ser os resultados mais apropriados na quantidade limitada de tempo de vida que ainda têm.

O comprimento do coto residual se correlaciona bem com a reconquista da capacidade de caminhar. Doença cardiopulmonar

▲ **Figura 34-8** Amputação abaixo do joelho.

e fraqueza física tornam a caminhada um esforço enorme para alguns pacientes; isso enfatiza a importância de preservar uma amputação abaixo do joelho quando possível, de modo que a caminhada exija a menor quantidade de energia possível.

▶ Dor e contratura de flexão

A avaliação com fisioterapia é um complemento importante para evitar que as contraturas de flexão do joelho ou quadril ocorram rapidamente no membro doloroso, devido à tendência natural de assumir uma postura em flexão. As medidas para evitar a contratura são indicadas no pré-operatório e a aplicação de curativo rígido no pós-operatório reduz a incidência dessa complicação.

▶ Dor fantasma

A sensibilidade persistente em um membro residual é quase universal. Infelizmente, a dor no membro fantasma também é comum. O tratamento é difícil; tem sido relatada melhora com o uso de antidepressivos tricíclicos, estimulação elétrica nervosa transcutânea (TENS) e calcitonina. A incidência e a intensidade da dor no membro fantasma estão aumentadas se houver isquemia prolongada antes da amputação e são reduzidas se a reabilitação pós-operatória for rápida.

▶ Isquemia no membro residual

A doença vascular progressiva resulta em isquemia de cerca de 8% das amputações acima do joelho e em 1% das amputações abaixo do joelho. As cirurgias costumam ser necessárias para melhorar o fluxo arterial quando a gangrena se desenvolve em um membro residual. A taxa de mortalidade dessa condição é alta.

> Brown BJ, Crone CG, Attinger CE: Amputation in the diabetic to maximize function. Semin Vasc Surg 2012;25:115.
> Fleury AM, Salih SA, Peel NM: Rehabilitation of the older vascular amputee: a review of the literature. Geriatr Gerontol Int 2013;13:264.
> Jones WS, Patel MR, Dai D, Subherwal S, Stafford J, et al: Temporal trends and geographic variation of lower-extremity amputation in patients with peripheral artery disease: results from US Medicare 2000–2008. J Am Coll Cardiol 2012;60:2230.
> Landry GJ, Silverman DA, Liem TK, Mitchell EL, Moneta GL: Predictors of healing and functional outcome following transmetatarsal amputations. Arch Surg 2011;146:1005.
> van Eijk MS, van der Linde H, Buijck B, Geurts A, Zuidema S, et al: Predicting prosthetic use in elderly patients after major lower limb amputation. Prosthet Orthot Int 2012;36:45.

▼ DOENÇA CEREBROVASCULAR

▶ Considerações gerais

Diferentemente de outros leitos vasculares, os sintomas da doença carotídea extracraniana costumam ser causados por embolização. As embolias arteriais são responsáveis por cerca de um quarto dos acidentes vasculares encefálicos (AVEs) na Europa e na América do Norte e 80% delas se originam em lesões ateroscleróticas em uma artéria cirurgicamente acessível no pescoço. A lesão mais comum fica na bifurcação da artéria carótida. Os estudos com Doppler transcraniano têm mostrado êmbolos em cerca de 20% dos pacientes com lesões moderadas (estenose > 50%) na bifurcação da carótida e taxas ainda maiores com estenoses de mais de 70%. A incidência e a frequência de embolia estão aumentadas em pacientes recentemente sintomáticos. Parece que déficits transitórios e AVEs causados por êmbolos não são eventos isolados, mas, sim, o resultado de múltiplos êmbolos pequenos que eliminam a reserva colateral do córtex cerebral de maneira temporária ou permanente.

A disfunção neurológica associada com microembolias pode aparecer como sintomas neurológicos súbitos de curta duração ou transitórios, que podem incluir perda motora ou sensitiva unilateral, afasia (dificuldade para encontrar as palavras) ou disartria (dificuldade para falar devido à disfunção motora). Isso é chamado de **ataque isquêmico transitório** (AIT). A maioria dos AITs é breve (minutos). Por convenção, 24 horas é o limite arbitrário de um AIT. Se os sintomas persistirem, trata-se de um **AVE**. Um êmbolo para a artéria oftálmica, o primeiro ramo da artéria carótida interna, produz um déficit monocular transitório chamado de amaurose fugaz ou cegueira transitória. Êmbolos ateroscleróticos podem ser visíveis como pequenas manchas brilhantes (placas de Hollenhorst) alojadas nas bifurcações arteriais da retina.

Caracteristicamente, as lesões de aterosclerose na artéria carótida interna ocorrem ao longo da parede do bulbo carotídeo oposta à origem da artéria carótida externa (Fig. 34-9). O alargamento do bulbo distalmente a esse ponto importante de ramificação cria uma área de baixo estresse de cisalhamento na parede, separação do fluxo e perda do fluxo unidirecional. Presumivelmente, isso permite uma maior interação de partículas aterogênicas com as paredes do vaso nesse local, sendo responsável pela localização das placas na bifurcação carotídea.

O acesso cirúrgico a este ateroma localizado permite a remoção eficaz da placa e uma dramática redução no risco de AVE. Sem tratamento, 26% dos pacientes com AITs e mais de 70% de estenose carotídea desenvolverão déficit neurológico permanente (AVE) por embolização continuada em 2 anos. O risco de AVE pode ser reduzido para 9% com a remoção da placa. O risco de AVE é menor em pacientes que apresentam amaurose fugaz.

▶ Achados clínicos

A. Sintomas

Os pacientes com doença cerebrovascular podem ser agrupados em cinco categorias com base nos sintomas de apresentação.

1. Doença assintomática — Um sopro audível auscultado no pescoço pode ser a única manifestação de doença cerebrovascular. A estenose carotídea grave também pode ocorrer na ausência de um sopro quando há fluxo sanguíneo extremamente reduzido. A ultrassonografia também pode identificar esses pacientes.

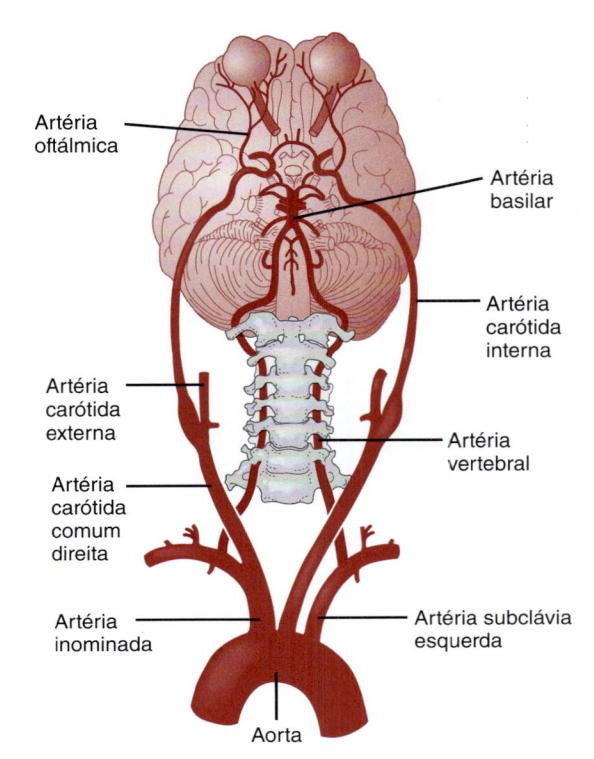

Figura 34-9 Anatomia da circulação cerebrovascular.

de déficit neurológico adicional é maior que em pacientes após AIT.

5. Doença vertebral — Na circulação posterior, os êmbolos são menos comuns e a hipoperfusão é o distúrbio dominante. A redução do fluxo nas artérias vertebral e basilar pode causar queda súbita, incoordenação motora e uma variedade de fenômenos sensitivos. Com frequência, os sintomas são bilaterais. Vertigem, diplopia ou desequilíbrio ocorrendo de forma individual raramente se devem à doença vertebrobasilar, mas quando esses sintomas ocorrem em combinação, o diagnóstico fica mais provável. É incomum que a tontura isoladamente seja causada por doença cerebrovascular.

B. Sinais

A ausculta das artérias carótida e subclávia pode representar os locais de doença hemodinamicamente significativa. Porém, os sopros são achados inespecíficos que se correlacionam mais com o risco global de doença cardiovascular do que com AVE.

C. Exames de imagem

1. Ultrassonografia com Doppler — O teste mais útil para o diagnóstico de doença arterial carotídea extracraniana é a ultrassonografia com Doppler. À medida que a estenose progride na luz do vaso, a velocidade do fluxo de sangue aumenta na área da estenose para manter o fluxo distal. A análise da velocidade espectral do Doppler determina a velocidade de fluxo de maneira rápida e com precisão razoável, gerando assim uma estimativa do grau de estenose. A ultrassonografia também pode mostrar a morfologia da placa, mas com reprodutividade menor do que para a estenose.

2. ATC e ARM — A ATC e a ARM costumam ser usadas para a confirmação dos achados da ultrassonografia com Doppler e para o planejamento de procedimentos intervencionistas (Fig. 34-10). Ambos os tipos de angiografia podem avaliar o grau de estenose na bifurcação carotídea, fornecendo informações sobre a configuração do arco aórtico e identificando doença adicional no tronco supra-aórtico proximal e nos vasos intracerebrais. Esses exames também identificam regiões cerebrais com dano isquêmico. A RM cerebral ponderada de difusão é particularmente sensível e definirá áreas de lesão, bem como áreas de infarto.

3. Arteriografia — Algumas vezes, a arteriografia cerebral é realizada em pacientes com doença cerebrovascular sintomática ou assintomática. Ela é mais útil para casos em que os exames não invasivos estão em desacordo ou naqueles pacientes que são candidatos para angioplastia ou colocação de stent na carótida. A arteriografia cerebral diagnóstica é invasiva e tem um risco baixo, porém significativo, de AVE (0,5-1,0%).

▶ **Tratamento**

O risco de AVE é mais alto imediatamente após um AIT, retornando para valores basais em aproximadamente 6 meses. Consequentemente, em pacientes sintomáticos com estenose carotídea, a intervenção precoce é obrigatória. A terapia antiplaquetária,

2. Episódios neurológicos transitórios — O início súbito de um déficit neurológico na distribuição das artérias cerebral anterior ou média exige a investigação das artérias carótidas. Os sintomas dependem da área cerebral isquêmica, do tamanho do êmbolo e da condição das colaterais para a região acometida. A hipoperfusão raramente causa ataques neurológicos e visuais transitórios. Em pacientes sintomáticos, o risco de AVE após um AIT se correlaciona com a gravidade da estenose na artéria carótida interna.

3. Déficits neurológicos agudos instáveis — Os pacientes nessa categoria apresentam múltiplos AITs (crescendo), AVE em evolução ou déficits neurológicos que aumentam e diminuem junto com estenoses de alto grau. Esses pacientes devem ser tratados com urgência, pois, mesmo com a anticoagulação, seus déficits podem ficar permanentes em questão de horas.

4. Acidente vascular encefálico (AVE) — A intervenção é indicada para pacientes após AVE e que apresentam recuperação completa ou déficits leves a moderados, pois até metade sofrerá outro AVE com perda adicional da função neural. O momento da intervenção é controverso. Se o infarto for grande e a estenose for grave, pode ser aconselhável permitir um período de cicatrização antes da revascularização para evitar a hemorragia dentro da área necrótica com a restauração da pressão sistêmica. Quando o déficit é pequeno, os pacientes devem ser operados precocemente. Nos pacientes com AVE, o risco perioperatório

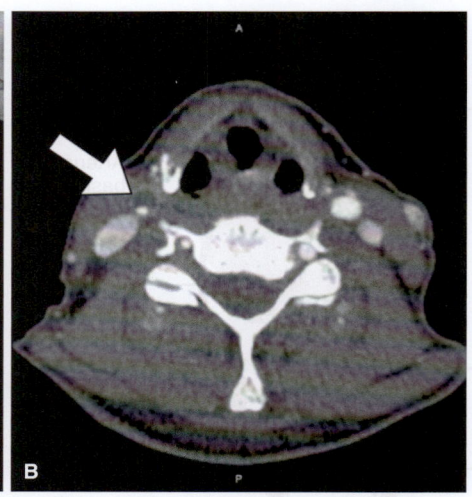

▲ **Figura 34-10** Doença oclusiva da bifurcação carotídea. **A.** Angiografia por TC 3D do pescoço demonstrando estenose da bifurcação carotídea. **B.** Incidência axial da TC demonstrando a lesão.

geralmente na forma de ácido acetilsalicílico ou clopidogrel, é particularmente importante em pacientes com doença cerebrovascular, embora o clopidogrel não deva ser iniciado em um paciente com previsão de realizar endoarterectomia carotídea devido ao risco aumentado de hemorragia. A modificação de fatores de risco cardiovascular também é imperativa para a redução de AVE e mortalidade global. Após um AVE completo, deve-se ter cuidado ao planejar uma intervenção.

A. Endoarterectomia carotídea

A endoarterectomia carotídea, a remoção da lesão aterosclerótica na bifurcação carotídea, é a cirurgia primária realizada (Fig. 34-11).

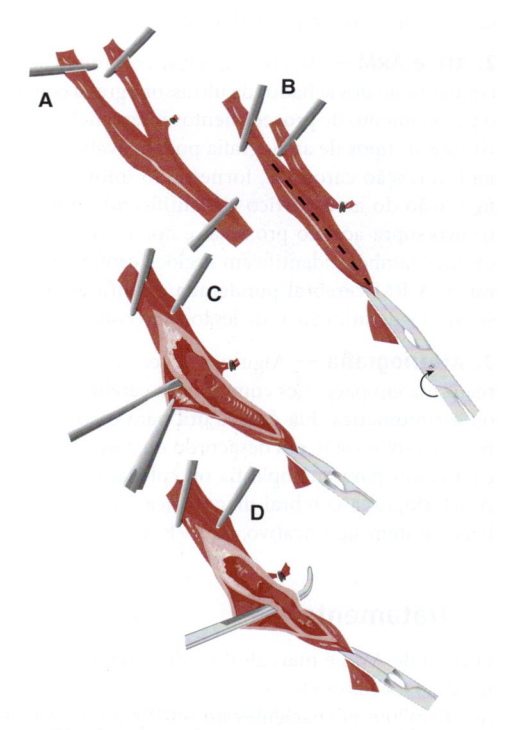

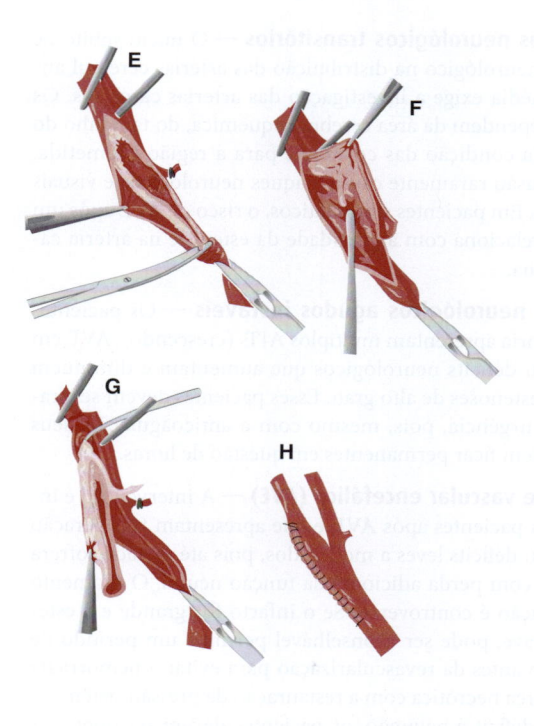

▲ **Figura 34-11** Técnica de endoarterectomia carotídea.

No North American Symptomatic Carotid Endarterectomy Trial (NASCET), a endoarterectomia carotídea demonstrou reduzir a incidência de AVE ipsolateral de 26 para 9% em 2 anos, nos pacientes que apresentavam AIT ou AVE e com lesões carotídeas com estenose de 70% ou mais. Os resultados também favoreceram a cirurgia em pacientes com estenose moderada de carótida (50-69%), mas de maneira menos dramática. O risco em 5 anos de AVE ipsolateral foi de 15,7% entre pacientes tratados cirurgicamente ($n = 1.108$) e de 22,2% entre aqueles tratados clinicamente ($n = 1.118$; $P = 0,045$). Os pacientes com estenoses de menos de 50% não se beneficiaram de forma significativa com a cirurgia.

Ensaios clínicos grandes também demonstraram um benefício com a cirurgia na estenose carotídea assintomática. Tanto o Estudo de Aterosclerose Carotídea Assintomática (ACAS), na América do Norte, como o Asymptomatic Carotid Surgery Trial (ACST), na Europa, demonstraram que a incidência de AVE cai pela metade (12-6%) com a endoarterectomia *versus* o melhor tratamento clínic, que incluiu agentes antiplaquetários e estatinas no estudo ACST, em pacientes com estreitamento carotídeo substancial em 5 anos de acompanhamento. Embora o ACAS não tenha demonstrado um benefício com a endoarterectomia em mulheres, o estudo europeu maior o fez.

A endoarterectomia carotídea não pode ser realizada quando a artéria carótida interna está completamente ocluída, pois a trombectomia completa é difícil e pode haver embolização de trombos residuais, criando lesões adicionais.

B. Angioplastia e colocação de *stent* em carótidas

Os estudos iniciais com angioplastia e colocação de *stent* em carótidas (ACSC) (Fig. 34-12) sugeriram taxas semelhantes de morbidade e mortalidade em relação à endoarterectomia carotídea. Devido à maior taxa de êmbolos com a colocação de *stents*, os dispositivos de proteção cerebral, filtros colocados na carótida interna ou dispositivos que permitem a lavagem de resíduos ateroscleróticos, devem sempre ser usados. Após a colocação de *stent*, o clopidogrel é prescrito em associação com o ácido acetilsalicílico por pelo menos 6 semanas para limitar a formação de novos trombos no local do *stent*.

Dois grandes estudos randomizados encontraram mais AVEs após ACSC do que após a endoarterectomia, o International Carotid Stent Study (ICSS) e o Teste de Revascularização de Carótida versus Colocação de Stent (CREST). De modo inverso, houve mais infartos do miocárdio após a endoarterectomia. Todas as mulheres e homens com mais de 70 anos evoluíram de forma pior com a ACSC. Os homens mais jovens evoluíram bem com a ACSC. A prática atual reserva a ACSC para lesões obstrutivas das origens dos vasos do arco e para estenose recorrente após o tratamento. Ela também é preferível em relação à endoarterectomia em pacientes com anatomia cervical hostil devido à radiação cervical prévia ou lesões "altas" não acessíveis por meio de incisão cervical, bem como em pacientes no pré-operatório de cirurgia de revascularização miocárdica, pois seu risco cirúrgico é proibitivo.

C. Resultados do tratamento

A principal complicação das intervenções cerebrovasculares é o AVE, que ocorre em 2 a 7% dos pacientes dependendo das

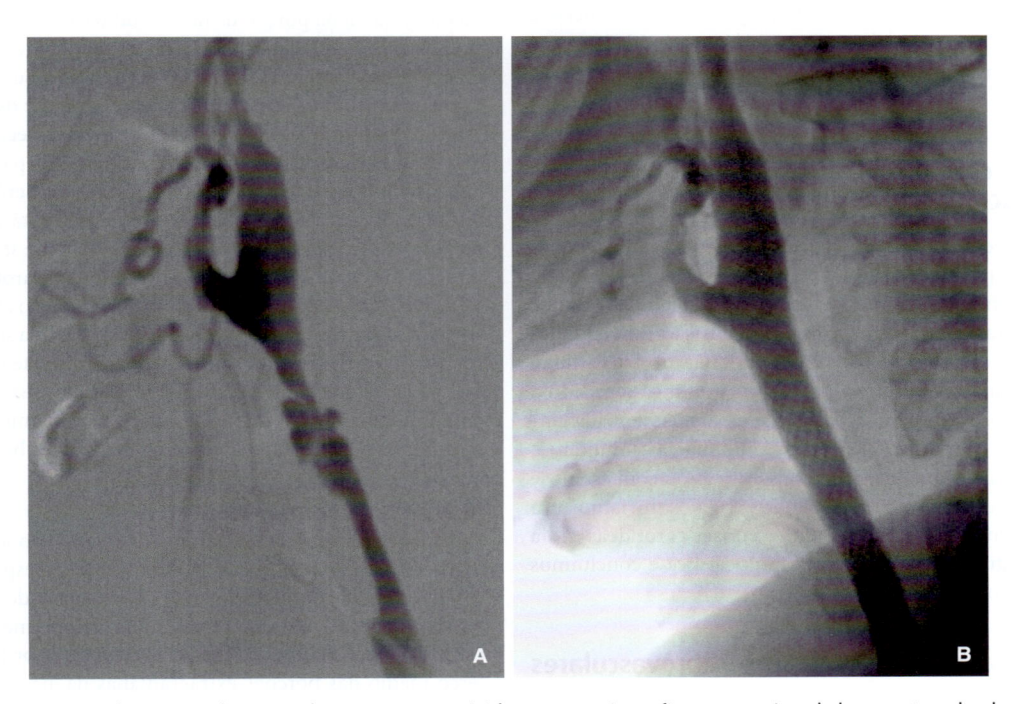

▲ **Figura 34-12** Angioplastia e colocação de *stent* em carótida. **A.** Arteriografia convencional demonstrando doença oclusiva difusa das artérias carótidas comum e interna. **B.** Arteriografia após finalização de angioplastia e colocação de *stent* nas lesões.

indicações cirúrgicas e da anatomia cerebrovascular. Taxas maiores de AVE ocorrem em casos de estenose sintomática ou oclusão da carótida contralateral. Taxas menores de AVE ocorrem com estenose assintomática. A taxa de morte operatória para todas as intervenções cerebrovasculares extracranianas é de menos de 1%.

A lesão transitória de nervo craniano ocorre em 10% dos casos após endoarterectomia e pode causar fraqueza da língua, rouquidão, assimetria da boca, dormência no lóbulo da orelha e disfagia. Menos de 2% dos déficits de nervos periféricos são permanentes, embora esse número aumente com a cirurgia para doença recorrente, o que torna atraente a colocação de stent para essa indicação.

A reestenose ou oclusão é incomum após endoarterectomia carotídea (5-10% em 5 anos) e isso parece ser igualmente incomum após colocação de stent carotídeo. No caso da endoarterectomia, o uso de um retalho protético para o fechamento da arteriotomia pode reduzir a taxa de reestenose.

▶ Síndrome do roubo da subclávia

A síndrome do roubo da subclávia se caracteriza pela reversão do fluxo na artéria vertebral devido a uma oclusão ou estenose mais proximal da artéria subclávia (i.e., a artéria vertebral serve como uma colateral para irrigar sangue para o braço). Embora esse arranjo anatômico costume ser demonstrado em angiografias, as sequelas clínicas são raras. Os sintomas de fadiga ao esforço na extremidade envolvida são mais comuns do que as queixas neurológicas. Quando necessário, o tratamento consiste em enxerto de *bypass* da carótida comum para a artéria subclávia distal à lesão, transposição da artéria subclávia além da lesão até o lado da artéria carótida comum nas proximidades ou implante de *stent*.

▶ Doença coronária e cerebrovascular concomitante

Quando os pacientes têm aterosclerose grave coexistente coronária e carotídea que exige tratamento, há controvérsias sobre qual lesão deve ser abordada primeiro. Como a maioria dos AVEs que acontecem durante procedimentos cardíacos são provenientes de êmbolos ateromatosos do arco aórtico, não do baixo fluxo por meio de uma estenose carotídea, nossa política tem sido a realização de procedimentos combinados apenas em pacientes com doença carotídea e coronária sintomáticas simultânea, com estenoses assintomáticas bilaterais críticas ou com estenose unilateral de grau extremamente alto (99%). Nós iniciamos um programa de colocação de *stent* em estenoses carotídeas 1 dia antes da cirurgia de revascularização miocárdica e concluímos que isso é muito satisfatório.

▶ Outras causas de sintomas cerebrovasculares

Além da aterosclerose, a doença primária das artérias extracranianas é rara.

A. Arterite de Takayasu (células gigantes)

A arterite de Takayasu é uma arteriopatia obliterativa que envolve, principalmente, os vasos do arco aórtico e que costuma acometer mulheres jovens. A aorta abdominal pararrenal e as artérias pulmonares também podem ser acometidas. Doses altas de corticosteroides e ciclofosfamida demonstraram interromper e, em alguns casos, reverter a progressão da doença. O tratamento cirúrgico da arterite não específica deve ser evitado quando a arterite está ativa, mas ele pode ser bem-sucedido na doença quiescente.

B. Dissecção da aorta

As dissecções da aorta podem se estender até os ramos do arco, produzindo obstrução e sintomas cerebrais. Isso é discutido no Capítulo 19, Parte I.

C. Dissecção da carótida interna

Ocorrendo classicamente em adultos jovens que se exercitam, a dissecção se originada na artéria carótida interna e, localizada em seu segmento extracraniano, ocorre como um evento agudo que pode estreitar ou obliterar a luz da carótida interna. A lesão primária é uma laceração da íntima na extremidade distal do bulbo carotídeo. Isso também pode ocorrer após vários tipos de trauma no pescoço ou hipertensão grave.

Os sintomas cerebrais resultam da isquemia no hemisfério ipsolateral. A dor aguda no pescoço e em associação com a sensibilidade cervical localizada adjacente ao ângulo da mandíbula é um achado frequente.

A arteriografia mostra um padrão característico de estreitamento gradual na porção distal do bulbo carotídeo ou logo além dele. A luz adiante dessa porção pode estar obliterada ou persistir como uma sombra estreita quase invisível. Se a luz persistir, ela reassume um calibre normal além do forame ósseo.

Como o trombo tende se formar no vaso dissecado e ao redor dele, a anticoagulação é o tratamento de escolha para esse distúrbio. Em muitos pacientes, o trombo intramural será reabsorvido, restaurando uma luz normal. A intervenção está indicada para pacientes com AITs recorrentes. A colocação de *stent* é o procedimento de escolha e irá restaurar o contorno carotídeo normal. Se a colocação de *stent* não for bem-sucedida e os sintomas persistirem, pode ser realizada a ligadura da carótida se a pressão reversa carotídea for maior que 65 mmHg, mas este procedimento está quase completamente abandonado. O *bypass* extracraniano para intracraniano (temporossilviano) é o tratamento que pode ser indicado quando a esta pressão retrógrada é baixa.

D. Displasia fibromuscular

A displasia fibromuscular é uma angiopatia não aterosclerótica de causa desconhecida que acomete artérias específicas principalmente em mulheres jovens. Os sintomas de doença cerebrovascular podem ocorrer quando há acometimento da artéria carotídea. Ela costuma ser bilateral e envolver primariamente o terço médio das porções extracranianas da artéria carótida interna. Diversas variantes patológicas da doença foram descritas, mas na maioria delas, a lesão primária é o crescimento excessivo da média em distribuição segmentar, produzindo zonas irregulares de estreitamento arterial. O resultado mais comum é uma série de anéis concêntricos, produzindo o aspecto radiológico de colar de contas em uma artéria carótida interna longa. Cerca de um terço dos pacientes também são hipertensos devido ao envolvimento da artéria renal.

A prevalência de displasia fibromuscular e a proporção de pacientes que desenvolvem sintomas não são conhecidas. Após o desenvolvimento dos sintomas, os eventos neurológicos transitórios são a manifestação mais comum. Porém, mais de 20% dos pacientes já apresentaram um AVE no momento da primeira consulta. Devido à elevada incidência de incapacidade neurológica, a lesão deve ser corrigida por angioplastia com proteção distal com filtro quando os pacientes desenvolvem os sintomas. A cirurgia com dilatação da carótida por dilatadores graduados ou com dilatação por balão tem dado resultados excelentes.

Brott TG, Hobson RW, Howard G, Roubin GS, Clark WM, et al: Stenting *versus* endarterectomy for treatment of carotid-artery stenosis. N Engl J Med 2010;363:11.

Ederle J, Dobson J, Featherstone RL, Bonati LH, van der Worp H B, et al: Carotid artery stenting compared with endarterectomy in patients with symptomatic carotid stenosis (International Carotid Stenting Study): an interim analysis of a randomised controlled trial. Lancet 2010;375:985.

Executive Committee for the Asymptomatic Carotid Atherosclerosis Study (ACAS): Endarterectomy for asymptomatic carotid artery stenosis. JAMA 1995;273:1421.

Fairman R, Gray WA, Scicli AP, Wilburn O, Verta P, et al: The CAPTURE registry: analysis of strokes resulting from carotid artery stenting in the post approval setting: timing, location, severity, and type. Ann Surg 2007;246:551-6.

Ferguson GG, Eliasziw M, Barr HW, et al: The North American Symptomatic Carotid Endarterectomy Trial: surgical results in 1415 patients. Stroke 1999;30:1751.

Fusco MR, Harrigan MR: Cerebrovascular dissections—a review part I: spontaneous dissections. Neurosurgery 2011;68(1):242-57.

Halliday A, et al: Prevention of disabling and fatal strokes by successful carotid endarterectomy in patients without recent neurological symptoms: randomized controlled trial. Lancet 2004;363:1491.

Rothwell PM, Mansfield A, Marro J, et al: Prediction and prevention of stroke in patients with carotid stenosis. Eur J Vasc Endovasc Surg 2008;35:255.

Yadav JS, Wholey MH, Kuntz RE, et al: Stenting and angioplasty with protection in patients at high risk for endarterectomy investigators. Protected carotid-artery stenting *versus* endarterectomy in high-risk patients. N Engl J Med 2004;351:1493.

HIPERTENSÃO RENOVASCULAR

Considerações gerais

Mais de 23 milhões de pessoas nos Estados Unidos têm hipertensão e a doença renovascular é um fator causal em 2 a 7% dos casos. A aterosclerose da aorta e da artéria renal (dois terços dos casos) e a displasia fibromuscular são as duas causas primárias de hipertensão renovascular. As causas menos comuns de hipertensão incluem embolia de artéria renal, aneurismas de artéria renal, dissecção de artéria renal, hipoplasia das artérias renais e estenose da aorta suprarrenal.

Caracteristicamente, a aterosclerose produz estenose do orifício da artéria renal principal. A lesão costuma consistir em ateroma aórtico que faz protrusão no orifício da artéria renal. Menos comumente, o ateroma surge na própria artéria renal. A estenose da artéria renal é mais comum em homens com mais de 45 anos de idade e é bilateral em cerca de 95% dos casos.

A displasia fibromuscular geralmente envolve os terços médio e distal da artéria renal principal e pode se estender para os ramos. A fibroplasia da média é a variedade mais comum da displasia fibromuscular, sendo responsável por 85% dessas lesões. Ela é bilateral em 50% dos casos. Os anéis concêntricos de hiperplasia que se projetam para dentro da luz arterial causam as estenoses arteriais. É frequente a coexistência de aneurismas da artéria renal. A displasia fibromuscular ocorre principalmente em mulheres jovens, com um início de hipertensão ocorrendo geralmente antes dos 45 anos de idade. Ela é o distúrbio causador em 10% das crianças com hipertensão. Hipoplasia do desenvolvimento da artéria renal, coarctação da aorta e aortite de Takayasu são outras causas vasculares de hipertensão na infância.

A hipertensão causada por estenose da artéria renal resulta da resposta do rim a um fluxo sanguíneo reduzido. As células do complexo justaglomerular secretam renina, que age sobre o angiotensinogênio circulante para formar a angiotensina I, que é rapidamente convertida em angiotensina II pela ECA. Esse octapeptídeo faz constrição das arteríolas, aumenta a secreção de aldosterona e promove a retenção de sódio. Devido ao excesso de aldosterona, a hipertensão se torna dependente de volume. Com o tempo, ocorrem alterações patológicas no rim não envolvido e a hipertensão pode não ser sensível à inibição da ECA. Com restrição de sódio e redução de volume (diuréticos), a hipertensão pode novamente ficar sensível à inibição da ECA. Se ambos os rins apresentarem estenoses de artérias renais ou se a doença existir em rim solitário, pode ocorrer insuficiência renal com a administração de inibidor da ECA com perda de pressão glomerular devido a uma redução na constrição da arteríola eferente pela angiotensina II.

Achados clínicos

A. Sinais e sintomas

A maioria dos pacientes é assintomática, mas irritabilidade, cefaleia e depressão emocional são observadas em alguns casos. A elevação persistente da pressão diastólica costuma ser o único achado anormal no exame físico. Um sopro é frequentemente audível em um ou ambos os lados da linha média no flanco ou abdome superior. Outros sinais de aterosclerose podem estar presentes quando essa for a causa da doença da artéria renal.

Outras pistas para a presença de hipertensão renovascular incluem a ausência de histórico familiar de hipertensão, o início precoce de hipertensão (particularmente durante a infância ou durante o início da vida adulta), a aceleração marcada do grau de hipertensão, a resistência ao controle com fármacos anti-hipertensivos e a rápida deterioração da função renal. Deve-se suspeitar de hipertensão renovascular se a pressão diastólica inicial for maior que 115 mmHg ou se a função renal sofrer deterioração enquanto o paciente recebe inibidores da ECA. O início súbito de edema pulmonar com hipertensão grave também é altamente sugestivo de hipertensão renovascular.

B. Exames diagnósticos

No passado, diversos exames eram realizados para diagnosticar hipertensão renovascular. Exames de excreção urinária fracionada, determinações seletivas de renina de amostras de veias renais e cintilografia renal com captopril são agora raramente usadas.

Os exames de imagem não invasivos ou minimamente invasivos das artérias renais se justificam quando o paciente apresenta queda abrupta na pressão arterial, redução da função renal com um inibidor da ECA, hipertensão de difícil controle ou deterioração inexplicável da função renal.

C. Exames de imagem

Em mãos experientes, a ultrassonografia com Doppler tem concordância geral com a angiografia em mais de 90% dos casos. A estenose de artéria renal se caracteriza por velocidades sistólicas de pico na faixa de 180 a 200 cm/s, e a relação dessas velocidades com aquelas na aorta é maior de 3,5. ATC ou ARM podem fornecer imagens de alta resolução das artérias renais doentes, embora devam ser usadas com cautela em pacientes com insuficiência renal. O contraste necessário para a ATC é nefrotóxico, e o gadolínio tem sido associado com fibrose nefrogênica sistêmica em pacientes com depuração renal reduzida.

A arteriografia renal é o método mais aceito para o delineamento da lesão obstrutiva. Como a doença aterosclerótica costuma envolver as origens das artérias renais, uma aortografia deve ser obtida além da cateterização seletiva das artérias renais. A presença de vasos colaterais circundando uma estenose de artéria renal sugere uma lesão hemodinamicamente significativa na artéria renal.

Agentes de contraste não iônicos devem ser usados e o paciente deve estar preparado com hidratação durante a noite anterior. A administração de N-acetilcisteína e a infusão de bicarbonato de sódio no período periprocedimento podem dar proteção adicional, mas a hidratação vigorosa permanece sendo o tratamento primário mais eficaz para reduzir a incidência de necrose tubular aguda com o uso de contraste.

▶ Tratamento

A. Tratamento clínico

Os pacientes com hipertensão renovascular exigem tratamento agressivo dos fatores de risco modificáveis. Se a hipertensão responder bem ao tratamento clínico e a função renal estiver estável, não há necessidade de intervenção na estenose da artéria renal.

B. Angioplastia transluminal percutânea e colocação de *stent*

A angioplastia transluminal percutânea (ATP) e implante de *stent* são os procedimentos preferenciais para a maioria dos pacientes (Fig. 34-13). Embora seja claramente útil para alguns pacientes, os resultados globais das intervenções percutâneas para a estenose de artéria renal têm sido mistos e grandes ensaios clínicos randomizados sugerem que o tratamento clínico com bloqueadores do receptor de angiotensina pode ser tão eficaz quanto a colocação de *stent* na maioria dos casos. Os pacientes com displasia fibromuscular costumam responder bem à angioplastia isoladamente.

C. Tratamento cirúrgico

Nos pacientes muito jovens, a cirurgia ainda é o modo primário de tratamento devido a preocupações em relação à durabilidade a longo prazo da angioplastia e da colocação de *stent*. O reparo cirúrgico também é necessário quando há falha da angioplastia e colocação de *stent*, revascularização renal durante um procedimento na aorta e lesões que ocorrem nos ramos dos vasos. Como em qualquer cirurgia, as indicações para a reconstrução arterial são influenciadas pela extensão da doença, a expectativa de vida do paciente e a morbidade prevista associada com a cirurgia. A nefrectomia pode ser considerada quando o reparo arterial é impossível ou especialmente perigoso e a doença é unilateral.

As opções incluem endoarterectomia, que é mais facilmente feita por meio de uma incisão na aorta adjacente, ou *bypass* com uso de condutos protéticos ou autógenos. Uma alternativa é um *bypass* "não anatômico" como o procedimento hepatorrenal ou esplenorrenal. As artérias celíacas e esplênicas costumam ter doença aterosclerótica oclusiva coexistente que demanda avaliação arteriográfica pré-operatória desses vasos.

As técnicas extracorpóreas foram desenvolvidas para displasia fibromuscular extensa ou aneurismas de ramos distais. Isso exige a remoção do rim do abdome (reconstrução arterial *ex vivo*), perfusão fria contínua de sua árvore vascular e técnicas microvasculares para a substituição arterial. Depois, o rim é recolocado em um lugar próximo de sua posição original ou transplantado para a fossa ilíaca ipsolateral.

▶ Prognóstico

Os procedimentos de revascularização da artéria renal são bem-sucedidos na redução da pressão arterial em 90% dos pacientes com hiperplasia fibromuscular. A cirurgia para a estenose aterosclerótica resulta em melhora ou cura da hipertensão em cerca de 60% dos casos. Os resultados para a angioplastia e colocação de *stent* não são tão bons, talvez devido à ateroembolização para o rim durante a angioplastia.

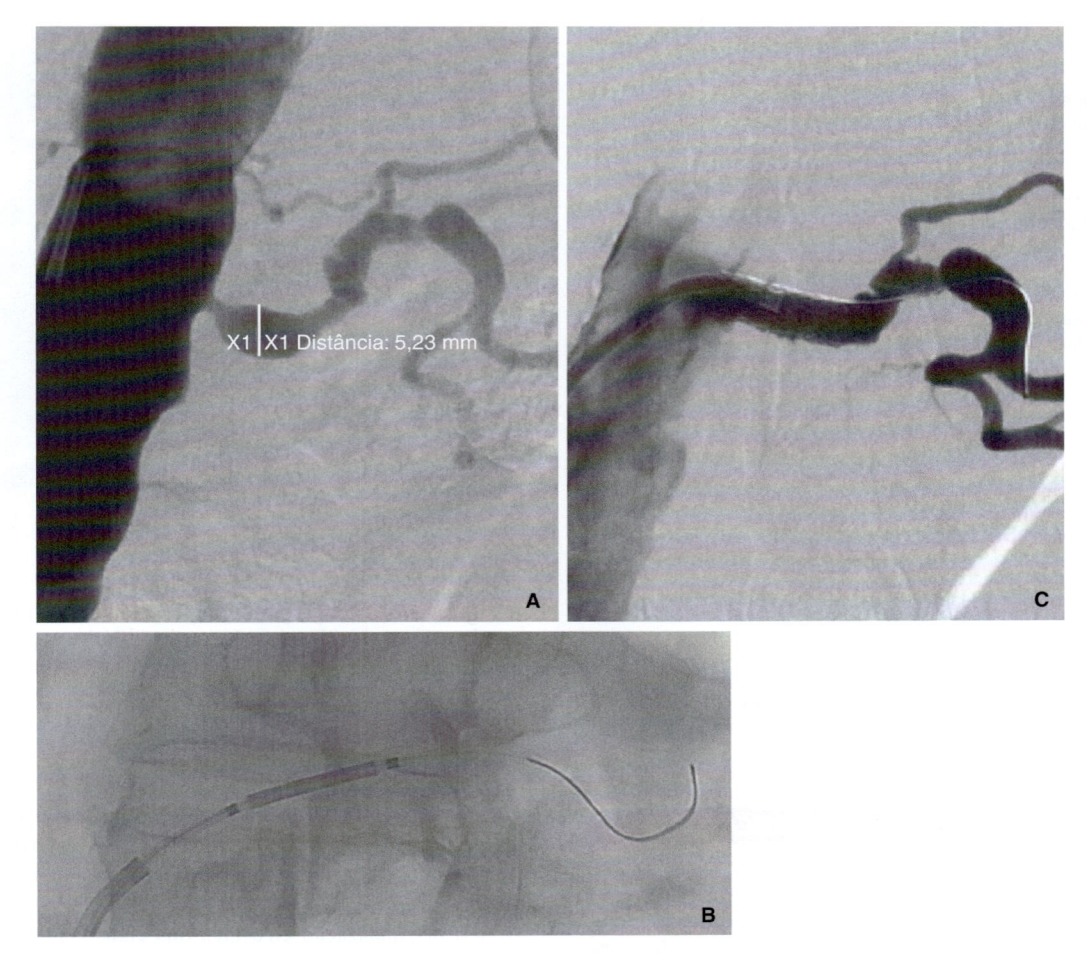

▲ **Figura 34-13** Doença oclusiva de artéria renal. **A.** Aortografia demonstrando lesão no óstio da artéria renal esquerda. **B.** *Stent* renal contraído no cateter de liberação sobre fio-guia posicionado por meio da lesão. **C.** Arteriografia demonstrando artéria renal amplamente patente após angioplastia com balão e colocação de *stent*.

Os resultados da intervenção para resgate da função renal são melhores do que aqueles para tratamento da hipertensão. A taxa de mortalidade do procedimento para a cirurgia renovascular em crianças é quase nula, considerando que aumenta para 2 a 8% em adultos com aterosclerose difusa. A colocação de *stent* em artérias renais também é muito bem tolerada.

> Herrmann SM, Textor SC: Diagnostic criteria for renovascular disease: where are we now? Nephrol Dial Transplant 2012;27:2657.
>
> Mousa AY, Campbell JE, Stone PA, Broce M, Bates MC, et al: Short- and long-term outcomes of percutaneous transluminal angioplasty/stenting of renal fibromuscular dysplasia over a ten-year period. J Vasc Surg 2012;55:421.
>
> Wheatley K, Ives N, Gray R, Kalra PA, Moss JG, et al: Revascularization *versus* medical therapy for renal-artery stenosis. N Engl J Med 2009;361:1953.

SÍNDROMES DA ISQUEMIA MESENTÉRICA

Considerações gerais

O tronco celíaco e as artérias mesentéricas superior e inferior são as principais fontes de suprimento sanguíneo para o estômago e intestinos, com a artéria mesentérica inferior e as artérias ilíacas internas irrigando o colo distal do intestino (Fig. 34-14). As interconexões colaterais anatômicas entre essas artérias são numerosas. Lesões únicas ou até múltiplas de artérias viscerais costumam ser bem toleradas, pois o fluxo colateral está prontamente disponível (Fig. 34-15).

A aterosclerose é a causa de lesões obstrutivas nas artérias viscerais na grande maioria dos casos. Vasculite (p. ex., lúpus eritematoso, doença de Takayasu) é muito menos comum. Quando a aterosclerose é a causa, a lesão habitual é um colarinho de placa que se inicia na aorta e cria uma estenose ou oclusão proximal. É comum haver aterosclerose associada na aorta e em seus outros ramos.

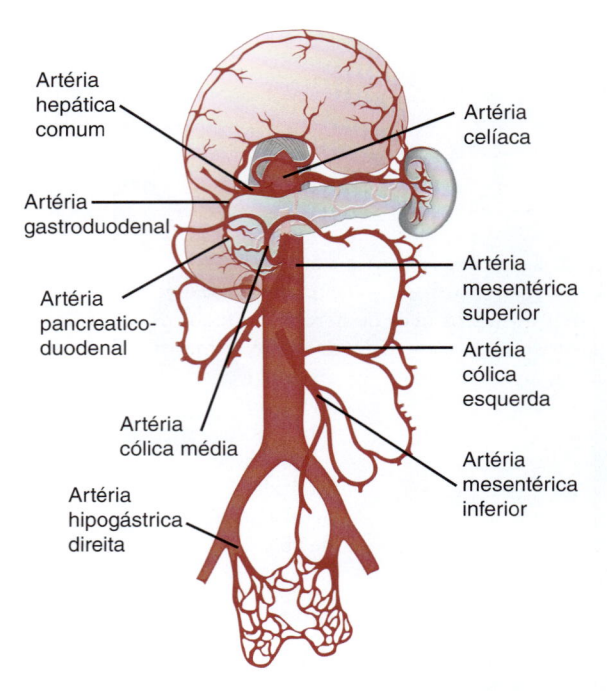

▲ **Figura 34-14** Circulação arterial visceral e interconexões.

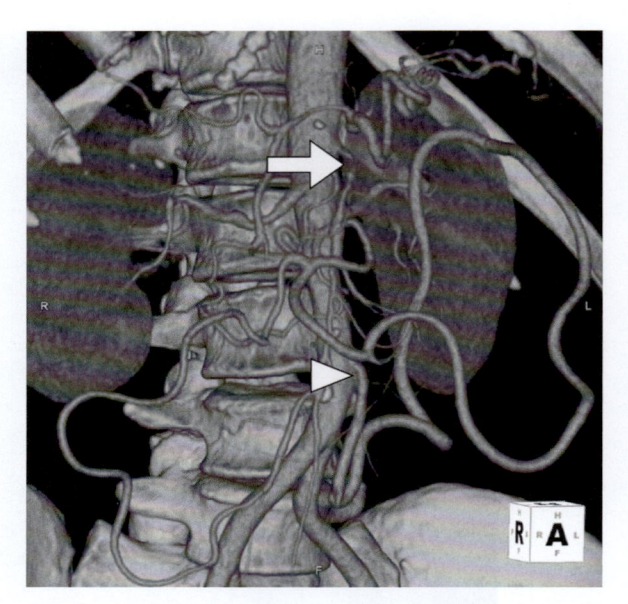

▲ **Figura 34-15** Angiografia por TC tridimensional demonstrando estenose crítica da artéria mesentérica superior (seta) e aumento de vasos colaterais originados da artéria mesentérica inferior (ponta de seta).

ISQUEMIA MESENTÉRICA CRÔNICA

▶ Achados clínicos

A principal queixa é de dor abdominal pós-prandial, que tem sido rotulada de angina abdominal ou visceral. A dor caracteristicamente aparece 15 a 30 minutos após o início de uma refeição e dura por uma hora ou mais. A dor algumas vezes é tão intensa e prolongada que há necessidade de opioides para o alívio. A dor ocorre como uma dor constante e profunda no epigástrio, algumas vezes com irradiação para o quadrante superior direito ou esquerdo. A perda de peso resulta da relutância em comer. Embora ocorram graus leves de má absorção, os exames de absorção gastrintestinal não são úteis. Diarreia e vômitos são relatados por alguns pacientes. Um sopro pode ser audível no abdome superior.

A ultrassonografia pode ser diagnóstica em mãos experientes, mas a ATC ou a arteriografia nas projeções anteroposterior e, especialmente, lateral, demonstram a lesão arterial e os padrões de fluxo colateral de sangue. Os pacientes devem ser bem hidratados antes desses procedimentos, pois eles podem precipitar hipercoagulabilidade e diurese osmótica com desidratação, oclusão vascular e infarto intestinal.

▶ Tratamento

A angioplastia transluminal percutânea (ATP) e a colocação de *stent* ganharam aceitação como terapia de primeira linha para a isquemia mesentérica. Os resultados são melhores para estenoses focais que não estão em orifícios. A embolização do intestino é uma complicação rara e potencialmente fatal da instrumentação dessas lesões.

A revascularização cirúrgica dos eixos celíaco e mesentérico superior pode ser realizada por endoarterectomia ou substituição por enxerto. Durante a endoarterectomia, uma manga da íntima aórtica e as lesões de orifício nas artérias celíaca ou mesentérica superior são removidas. A cirurgia é realizada por abordagem retroperitoneal da aorta por meio de incisão toracoabdominal esquerda. De modo alternativo, enxertos de Dacron podem ser trazidos de maneira anterógrada a partir da aorta torácica inferior ou de maneira retrógrada a partir das artérias ilíacas até o eixo celíaco ou artéria mesentérica superior.

A cirurgia deve ser evitada em pacientes com vasculite aguda como causa subjacente da isquemia mesentérica; em vez disso, são indicadas altas doses de esteroides e agentes imunossupressores.

▶ Prognóstico

O restabelecimento do fluxo para o leito vascular mesentérico quase sempre resulta em alívio dos sintomas. A durabilidade da terapia endovascular ainda não está bem definida e necessita de acompanhamento cuidadoso e reintervenção se os sintomas recorrerem.

ISQUEMIA MESENTÉRICA AGUDA

A isquemia mesentérica aguda se acompanha de alta morbidade/mortalidade e pode ser causada por embolia ou trombose. Classicamente, os pacientes com embolia apresentam dor abdominal difusa excruciante com uma ausência surpreendente de achados físicos como dor à palpação abdominal ou distensão – a menos que uma perfuração intestinal produza um abdome cirúrgico. Os êmbolos têm origem cardíaca na maioria dos casos e a condição causal mais comum é a fibrilação atrial. Nos casos de trombose os sintomas de isquemia mesentérica crônica podem preceder esse evento catastrófico ou o início pode ser súbito se a causa for uma oclusão embólica da artéria mesentérica superior. A trombose resulta na maioria dos casos de lesões ateroscleróticas múltiplas dos ramos viscerais. O diagnóstico pode ser difícil e o seu reconhecimento costuma ser tardio, resultando em isquemia intestinal irreversível. A taxa de mortalidade da isquemia mesentérica aguda permanece alta. Os pacientes que necessitam de ressecção intestinal extensa raramente sobrevivem ou, quando sobrevivem, podem desenvolver a incapacitante síndrome do intestino curto. O prognóstico melhora de forma dramática se a revascularização puder ser feita antes do infarto intestinal. Isso obviamente exige o diagnóstico precoce, o que só ocorrerá se o profissional tiver um elevado índice de suspeita.

COMPRESSÃO DO TRONCO CELÍACO

A compressão externa do tronco celíaco, ou síndrome do ligamento arqueado mediano, é uma causa incomum de isquemia visceral. Ela geralmente acomete adultos jovens, com as mulheres sendo mais comumente afetadas que os homens, estando muitas vezes associada com rápida perda de peso. O sinal clássico é um sopro epigástrico intenso na expiração quando o pilar diafragmático desce e comprime a artéria. A artéria é fibrótica e deve ser reparada em conjunto com a liberação da compressão pelo ligamento. O diagnóstico é difícil de ser feito com certeza, pois alguma compressão do tronco celíaco pelo ligamento arqueado é comum. A cirurgia deve ser aconselhada apenas após uma busca sem sucesso por outras causas de dor pós-prandial.

Os pacientes com compressão pelo ligamento arqueado mediano respondem favoravelmente à cirurgia na maioria dos casos; porém, alguns desses pacientes não melhoram mesmo quando a cirurgia é realizada com técnica adequada.

Aburahma AF, Campbell JE, Stone PA, Hass SM, Mousa AY, et al: Perioperative and late clinical outcomes of percutaneous transluminal stentings of the celiac and superior mesenteric arteries over the past decade. J Vasc Surg 2013;57:1052.

Tallarita T, Oderich GS, Gloviczki P, Duncan A, Kalra M, et al: Patient survival after open and endovascular mesenteric revascularization for chronic mesenteric ischemia. J Vasc Surg 2013;57:747.

ANEURISMAS ARTERIAIS

▶ Considerações gerais

Um aneurisma é definido como uma dilatação localizada de uma artéria para pelo menos 1,5 vezes o seu diâmetro normal. O vaso em expansão também se alonga ao mesmo tempo em que se dilata. Um aneurisma verdadeiro envolve dilatação primária da artéria, incluindo todas as camadas da parede vascular (íntima, média e adventícia). Um falso aneurisma, também chamado de pseudoaneurisma, se caracteriza por uma falha na parede arterial, não inclui todas as camadas da parede e pode, na verdade, ser um hematoma pulsátil não contido pela parede arterial, mas por uma cápsula fibrosa. Um falso aneurisma causado por infecção é chamado de aneurisma micótico.

Os falsos aneurismas da artéria femoral secundários ao cateterismo são os mais numerosos de todos os aneurismas. Os aneurismas de aorta abdominal (AAA) infrarrenal são os mais comuns entre todos os aneurismas verdadeiros. Em ordem descendente, as outras artérias acometidas são as artérias ilíacas, a artéria poplítea, o arco e as porções descendentes da aorta torácica (incluindo a dilatação após dissecção aórtica), a artéria femoral comum, as artérias carótidas e outras artérias periféricas. Outras causas raras de aneurismas verdadeiros incluem síndrome de Marfan, síndrome de Ehlers-Danlos, doença de Behçet e necrose cística da média.

ANEURISMAS DA AORTA ABDOMINAL

Os AAAs são encontrados em 2% da população de homens idosos e a incidência pode estar aumentando. Em grupos selecionados, a incidência é maior – 5% dos pacientes com doença arterial coronariana e até 50% dos pacientes com aneurismas femorais ou poplíteos apresentam aneurismas aórticos. Os homens têm quatro vezes mais chances de serem acometidos que as mulheres. Os aneurismas aórticos rotos são uma causa de morte em homens com idade de mais de 65 anos nos Estados Unidos, resultando em 15 mil mortes por ano.

Diversos mecanismos foram propostos como causa do AAA. Problemas estruturais podem contribuir; reduções no número de lamelas elásticas e ausência virtual de *vasa vasorum* na média da aorta abdominal distal em comparação com a aorta torácica podem favorecer a degeneração aneurismática. A atividade excessiva de proteases ou reduções locais na concentração de inibidores da protease foram implicadas na formação de aneurismas, permitindo a destruição enzimática dos dois principais elementos estruturais da aorta: elastina e colágeno. Também pode haver fatores hemodinâmicos, devido às grandes forças pulsáteis causadas pela geometria de afilamento, aumento da rigidez e ondas de pressão refletidas a partir de ramos na aorta infrarrenal. Os fatores genéticos que influenciam o metabolismo e a estrutura do tecido conectivo também foram associados com o desenvolvimento de AAA. De fato, uma história familiar positiva de aneurismas aórticos infere uma chance de 20% de que um parente de primeiro grau venha a ter um aneurisma.

Em termos de fatores de risco, o tabagismo tem forte influência no desenvolvimento de um aneurisma aórtico, com uma preponderância de 8:1 de AAA nos tabagistas em comparação com não tabagistas. A associação com o tabagismo foi responsável por 78% de todos os AAAs com 4 cm ou mais na amostra do estudo do Veterans Administration ADAM. A hipertensão está presente em 40% dos pacientes com AAA, mas não se correlacionou com o aumento de volume no estudo ADAM. De modo surpreendente, os diabéticos parecem ter uma baixa incidência de formação de aneurismas aórticos.

Noventa por cento dos aneurismas da aorta abdominal ocorrem entre a saída das artérias renais e a bifurcação aórtica, mas isso pode incluir porções variáveis das artérias ilíacas comuns. A ruptura com choque hipovolêmico é a principal complicação do AAA. Infelizmente, nem a velocidade de expansão e nem o risco de ruptura são previsíveis. A tensão sobre a parede do aneurisma é governada pela lei de Laplace. Assim, o risco de ruptura se relaciona ao diâmetro. Embora a relação do diâmetro com o risco de ruptura não possa ser estabelecido individualmente para um paciente, já foram estabelecidos riscos baseados na população. Como a maioria dos aneurismas não causa sintomas antes da ruptura, o número de mortes por ruptura de AAA não mudou significativamente nos últimos 20 anos. Isso levou à recomendação de rastreamento com ultrassonografia em homens tabagistas com mais de 65 anos.

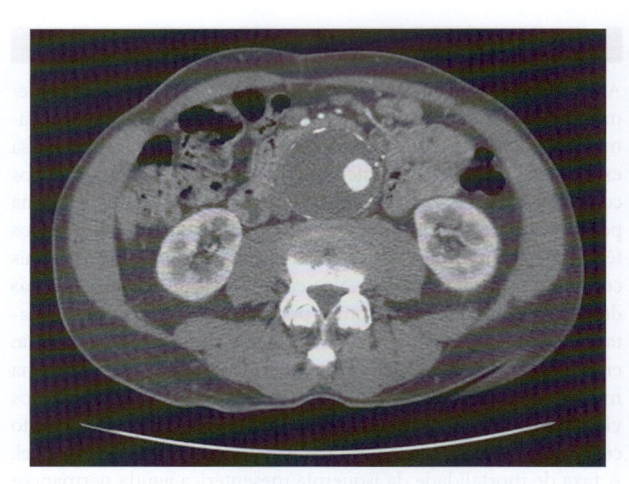

▲ **Figura 34-16** TC mostrando a posição típica de um aneurisma de aorta abdominal com 5,5 cm e sua proximidade com a parede abdominal.

▶ Achados clínicos

A. Sinais e sintomas

A grande maioria dos aneurismas sem ruptura é assintomática. Raramente, AAAs intactos produzem dor nas costas devido à pressão sobre nervos ou erosão de corpos vertebrais. A dor intensa na ausência de ruptura caracteriza o raro aneurisma inflamatório, que está cercado por 2 a 4 cm de reação inflamatória retroperitoneal perianeurismática.

Oitenta por cento dos AAAs de 5 cm ou mais são palpáveis como uma **massa abdominal pulsátil** no abdome médio logo acima e à esquerda do umbigo. O exame físico de um AAA é menos confiável em pacientes obesos. O aneurisma pode ser discretamente doloroso à palpação. A sensibilidade extrema sugere um "aneurisma sintomático" e é encontrada em aneurismas inflamatórios ou quando o aneurisma sofreu expansão recente. Um aneurisma não inflamatório sintomático (sensível) verdadeiro tem indicação de cirurgia de urgência.

B. Exames de imagem

As radiografias simples do abdome revelam calcificação nas camadas externas de apenas 20% dos aneurismas abdominais.

A ultrassonografia é o método mais barato para medir o tamanho de aneurismas aórticos infrarrenais. Os exames repetidos de ultrassonografia possuem boa relação custo-benefício para a observação de AAAs pequenos e podem ser usados para acompanhar o desaparecimento do aneurisma após reparo endovascular. Porém, os exames de ultrassonografia não delineiam as estruturas adjacentes tão bem como a TC ou a RM e são menos confiáveis em pacientes obesos.

A TC ou a RM com reconstruções 3D são métodos precisos para a avaliação do diâmetro de aneurismas, embora o estudo ADAM tenha mostrado que pode haver variação substancial entre os profissionais que fazem a determinação do tamanho (Fig. 34-16). Uma importante fonte de erros ocorre quando o curso da aorta aneurismática é diagonal em relação ao corte transversal da imagem. Isso cria uma imagem elíptica do AAA e um diâmetro falsamente elevado na dimensão maior. A TC oferece informações valiosas sobre localização e tamanho do aneurisma, bem como de estruturas adjacentes importantes que afetam o reparo do AAA, como rins em ferradura ou outras anormalidades renais e as anomalias venosas, incluindo veias renais retroaórticas, veias renais circum-aórticas e veia cava do lado esquerdo ou duplicada, o que pode ter importantes implicações cirúrgicas. Se o paciente realizar uma TC multiplanar, não há necessidade de realizar aortografia, um exame que era rotineiramente usado no planejamento do tratamento cirúrgico de AAAs.

C. História natural

A maioria dos aneurismas continua a aumentar de tamanho e acabará se rompendo se não for tratada. A taxa de expansão média de um AAA é de 0,4 cm por ano. A taxa de expansão se correlaciona com continuação do tabagismo, diâmetro inicial do aneurisma e grau de doença pulmonar obstrutiva. Uma expansão de 0,5 cm em 6 meses ou de 1 cm em 12 meses é classificada como crescimento rápido e sugere que o aneurisma é instável e deve ser corrigido.

Atualmente, o tamanho do aneurisma é o melhor determinante do risco de ruptura. Cerca de 40% dos aneurismas de 5,5 a 6 cm, ou mais, de diâmetro irão romper dentro de 5 anos se não forem tratados e a sobrevida média de um paciente não tratado é de 17 meses. Em contraste, o estudo ADAM encontrou um risco de ruptura de 0,5% ao ano em AAAs com 4 a 5,4 cm, uma taxa global bastante semelhante a um estudo comparável realizado no Reino Unido. Assim, *a cirurgia é recomendada para aneurismas com tamanho de 5,5 cm ou mais*, mas os aneurismas aórticos pequenos podem ser acompanhados com relativa segurança. Independentemente do tamanho, o reparo é obrigatório para um aneurisma que é sintomático ou que esteja crescendo rapidamente.

D. Tratamento

1. Reparo endovascular — O reparo endovascular, introduzido em 1991, é feito com um enxerto sintético ao qual são fixados *stents* metálicos (Fig. 34-17). O reparo endovascular exige que a aorta proximal ao aneurisma tenha uma configuração cilíndrica idealmente de pelo menos 1,5 cm de comprimento (colo do aneurisma), para permitir a fixação adequada do dispositivo, e artérias ilíacas de tamanho suficiente e tortuosidade limitada de modo que o dispositivo possa ser introduzido a partir das artérias femorais. Os dispositivos para reparo endovascular de AAAs são colocados com uso de um sistema de fios-guias e sistemas de implantação com bainhas de grosso calibre. Vários dispositivos estão disponíveis com características de projeto únicas. Em séries de pacientes comparáveis, os pacientes com reparo endovascular tiveram menor perda de sangue na cirurgia, internação mais curta e redução da morbidade cirúrgica em comparação com aqueles submetidos ao reparo convencional.

O mais importante desfecho adverso a médio ou de longo prazo no reparo endovascular é a perfusão persistente do aneurisma ("vazamento interno"). Isso se divide em tipos denotando a importância clínica. Um vazamento interno tipo 1 denota a inadequada fixação proximal ou distal com pressurização do saco aneurismático e deve ser corrigido imediatamente. Um vazamento interno tipo 2 resulta em fluxo retrógrado persistente do aneurisma por meio dos ramos da aorta, geralmente a partir da artéria mesentérica inferior ou artéria lombar pérvias. O vazamento tipo 2 transmite pressões relativamente baixas e, a menos que o aneurisma esteja aumentando de tamanho, não é tratado. A pressurização do aneurisma por meio das malhas do próprio enxerto é um vazamento interno tipo 3. O enxerto deve ser corrigido ou substituído se o aneurisma continuar a aumentar de tamanho com o passar do tempo devido a um vazamento tipo 2 ou tipo 3.

A ruptura pode ocorrer após o reparo endovascular de aneurisma aórtico. A taxa de rupturas tardias é baixa, mas demonstra que os pacientes necessitam de acompanhamento prolongado para assegurar a durabilidade do reparo endovascular do aneurisma. O reparo endovascular por meio destas endoprótese é mais caro que o reparo aberto, mas tem menor morbidade periprocedimento e menor permanência hospitalar. Os dispositivos são caros (10.000-15.000 dólares) e há custos adicionais devido ao acompanhamento prolongado com exames de imagem para identificar movimentação ou vazamento interno do enxerto.

2. Reparo aberto — O reparo cirúrgico aberto convencional para AAAs consiste na substituição do segmento aneurismático por um enxerto de tecido sintético (Fig. 34-18). Os enxertos tubulares ou bifurcados de Dacron ou PTFE são os preferidos. A anastomose proximal é feita na aorta acima do aneurisma.

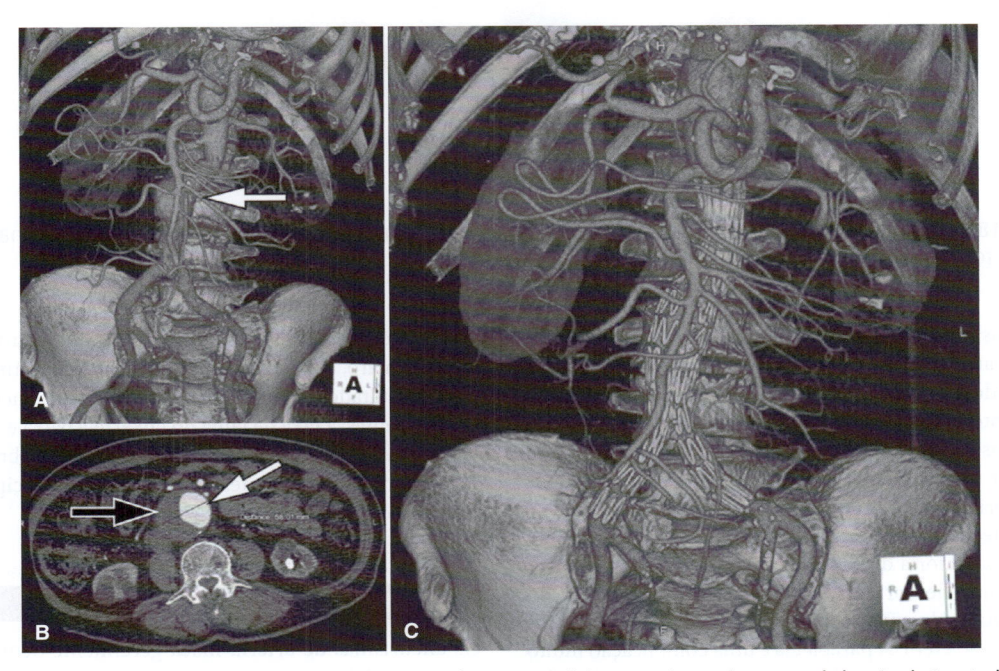

▲ **Figura 34-17 A.** Angiografia por TC com reconstrução tridimensional de aneurisma de aorta abdominal. A seta branca aponta para a luz do fluxo aórtico ao mesmo nível que no painel B. **B.** Incidência de TC axial. A seta branca aponta a luz do fluxo, a seta preta aponta o trombo dentro do saco aneurismático. Observe apenas a luz do fluxo aórtico visualizado na angiografia por TC, assim como na angiografia convencional. O diâmetro total da aorta, incluindo a área que contém o trombo, é usado para predizer o risco de ruptura e determinar a necessidade de intervenção. **C.** Angiografia por TC tridimensional após reparo com enxerto de *stent* aórtico.

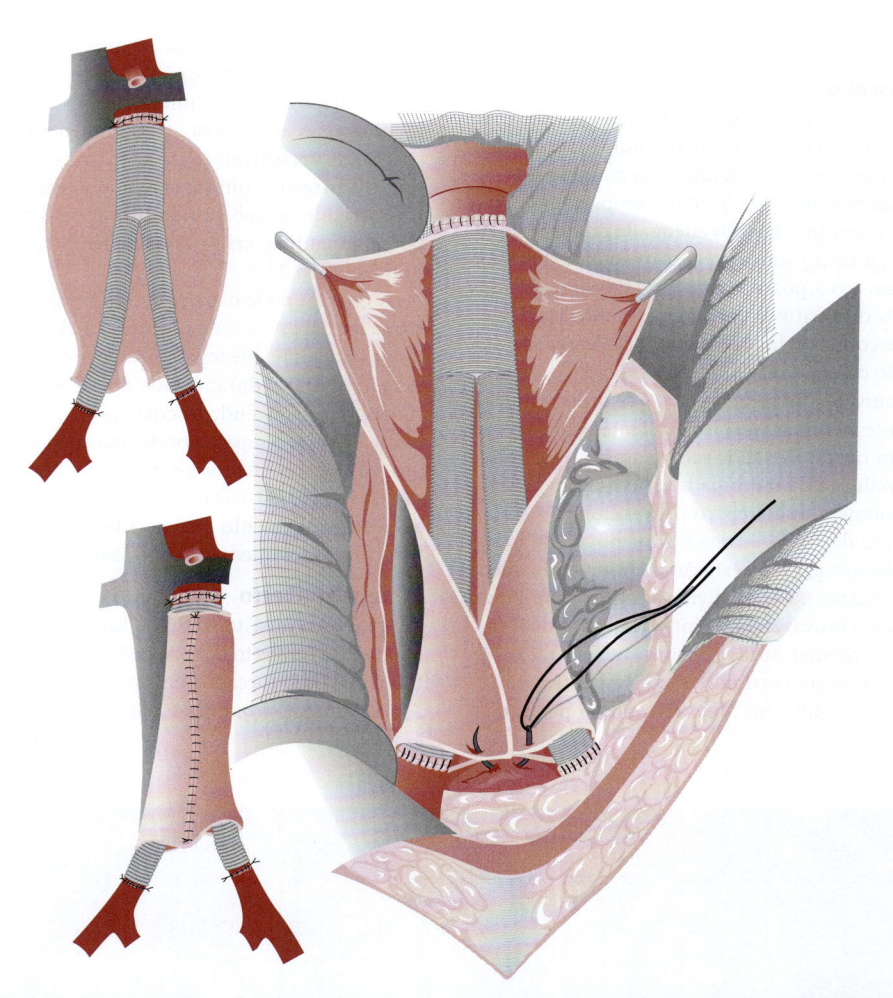

▲ **Figura 34-18** Substituição de um aneurisma aórtico por um enxerto sintético na bifurcação. O coágulo laminado dentro do aneurisma foi removido e a parede externa é fechada sobre o enxerto.

O local da anastomose distal é determinado pela extensão do envolvimento aneurismático das artérias ilíacas. Tradicionalmente, tem sido usada uma abordagem transperitoneal por meio de laparotomia pela linha média para o reparo do AAA, mas as cirurgias retroperitoneais por meio de incisão no flanco podem reduzir as complicações pulmonares e gastrintestinais no perioperatório.

A aneurismectomia abdominal infrarrenal eletiva tem uma taxa de morte operatória de 2 a 4% e uma taxa de complicações de 5 a 10%, como hemorragia, insuficiência renal, infarto do miocárdio, infecção do enxerto, perda de membro, isquemia intestinal e disfunção erétil. A paraplegia é uma complicação muito rara devido ao envolvimento de uma artéria de Adamkiewicz anormalmente baixa, uma colateral importante da artéria espinal anterior. Os tumores malignos são encontrados de maneira inesperada em cerca de 4% dos casos, embora essa taxa esteja atualmente diminuindo devido ao uso rotineiro de TC multiplanar. Se for encontrada uma lesão maligna gastrintestinal durante uma ressecção de aneurisma, o reparo do aneurisma deve ser feito primeiro, a menos que haja obstrução intestinal iminente.

Os resultados a longo prazo para a aneurismectomia aberta são excelentes: a taxa de falha do enxerto é baixa e a formação de falsos aneurismas nas anastomoses é rara. A sobrevida a longo prazo para esses pacientes é determinada principalmente pela extensão de sua doença arterial coronariana.

ANEURISMAS ILÍACOS

Os aneurismas de artéria ilíaca geralmente ocorrem em conjunto com AAAs. Os aneurismas ilíacos isolados são incomuns, mas em alguns casos, o segmento ilíaco da artéria aneurismática pode crescer a uma velocidade maior que o segmento aórtico, sendo a razão primária para o reparo. Como ocorre nos aneurismas aórticos, a maioria dos aneurismas ilíacos é assintomática. Porém, eles podem apresentar sintomas relacionados à compressão ou erosão de estruturas adjacentes, como uropatia obstrutiva com obstrução ureteral, neuropatia por compressão de nervos locais e edema de perna unilateral por compressão da veia ilíaca adjacente.

O exame físico pode sugerir o diagnóstico de aneurismas grandes (> 4 cm) da artéria ilíaca se o médico estiver atento a essa possibilidade. A maioria dos aneurismas ilíacos sintomáticos pode ser identificada como massas pulsáteis no exame abdominal ou retal. Porém, os aneurismas ilíacos costumam ser um achado acidental em ultrassonografias ou TCs.

De maneira semelhante aos aneurismas aórticos, os aneurismas ilíacos tendem a crescer e romper de forma imprevisível, mas o tamanho é o determinante mais importante para o risco de ruptura. Os aneurismas ilíacos com menos de 3,5 cm de tamanho devem ser acompanhados com exames de imagem em série. Aqueles que aumentam para 4 cm devem ser corrigidos em pacientes sem fatores de risco cirúrgico graves.

O desafio no reparo de aneurismas ilíacos está em preservar o fluxo para a pelve por meio de pelo menos uma artéria ilíaca interna para evitar isquemia pélvica, que pode se apresentar como claudicação de nádega, impotência ou isquemia do colo distal. O reparo aberto de artérias ilíacas isoladas é bem tolerado e pode ser feito por meio de uma abordagem retroperitoneal. Se a artéria hipogástrica ipsilateral também for aneurismática, o reparo exigirá a abertura do saco aneurismático e ligadura dos ramos a partir do seu interior, tomando o cuidado para não causar lesão às veias ilíacas ao redor do aneurisma.

ANEURISMA AÓRTICO SUPRARRENAL

Os aneurismas do segmento da aorta entre o diafragma e as artérias renais são responsáveis por apenas 10% dos AAAs, com 6% deles sendo pararrenais e 4% envolvendo os vasos viscerais. A ressecção e substituição por enxerto da aorta abdominal superior é uma cirurgia de magnitude e riscos muito maiores do que as cirurgias na aorta infrarrenal. O envolvimento das artérias renais duplica a mortalidade operatória com risco adicional substancial de envolvimento dos vasos viscerais. Insuficiência renal e isquemia intestinal são muito mais comuns após o reparo desses aneurismas do que após reparo de aneurismas aórticos infrarrenais. Também há um risco de paraplegia se o fluxo para a artéria de Adamkiewicz for interrompido. Uma incisão estendida costuma ser necessária e deve-se ter o cuidado de revascularizar o eixo celíaco e as artérias mesentérica superior e renais. O uso de cateteres de perfusão para as artérias viscerais e renais melhorou os resultados e o *bypass* do coração esquerdo é usado nos aneurismas toracoabdominais verdadeiros.

Devido à mortalidade e morbidade do reparo de aneurismas suprarrenais, tem havido considerável interesse no reparo endovascular desses aneurismas com o uso de sistemas ramificados. A experiência inicial de centros selecionados, incluindo o nosso, mostrou redução dramática na morbidade e na mortalidade com esses procedimentos endovasculares tecnicamente difíceis. Em pacientes considerados de alto risco para o reparo aberto, o reparo com enxerto ramificado conseguiu igualar os melhores resultados da cirurgia aberta.

ANEURISMA AÓRTICO ROTO

▶ Considerações gerais

Com o aumento no tamanho do aneurisma, a pressão lateral dentro do aneurisma acabará levando à ruptura espontânea da parede do aneurisma. Embora possa ocorrer exsanguinação imediata, costuma haver um intervalo de várias horas entre o primeiro episódio de hemorragia e a morte, quando a hemorragia inicial é contida nos tecidos retroperitoneais, ("ruptura contida"). Quando os tecidos periaórticos não conseguem mais conter o hematoma em expansão, ocorre a "ruptura livre" com extravasamento de sangue na cavidade peritoneal livre.

▶ Achados clínicos

O paciente apresenta dor abdominal súbita e intensa que costuma se irradiar para as costas e, algumas vezes, para a região inguinal. A perda de sangue resulta em tontura ou síncope. A dor pode diminuir e a tontura desaparecer após a primeira hemorragia, reaparecendo e progredindo para choque se o sangramento continuar. Quando a hemorragia permanece contida nos tecidos periaórticos, pode ser sentida uma massa abdominal pulsátil discreta. Em contraste com um aneurisma intacto, o aneurisma roto, nesse estágio, é doloroso à palpação. Pode haver sinais de abdome agudo. À medida que o sangramento continua, em geral no retroperitônio, a massa discreta é substituída por um volume pouco definido no abdome médio, muitas vezes estendendo-se para o flanco esquerdo.

O choque pode ser profundo, manifestado por vasoconstrição periférica, hipotensão e anúria. Infelizmente, a tríade clássica de dor, massa abdominal pulsátil e hipotensão nem sempre está presente, podendo-se perder um tempo precioso na confirmação do diagnóstico. Uma ultrassonografia abdominal realizada no setor de emergência confirmará a presença de um aneurisma aórtico, mas dificilmente demonstrará a hemorragia. A TC confirma de maneira confiável a hemorragia retroperitonial, mas, nos pacientes instáveis, o atraso na progressão até a sala de cirurgia impede o seu uso. É melhor seguir o adágio de que um paciente com um AAA, sinais de abdome agudo e hipotensão pertencem ao bloco cirúrgico.

▶ Tratamento e prognóstico

O reparo deve ser realizado assim que for iniciada a reposição de líquidos intravenosos, a via aérea estiver garantida e o sangue tiver sido enviado para reação cruzada. O controle cirúrgico da aorta proximal e distal ao aneurisma deve ser obtido imediatamente, devendo ser tentado a partir do abdome. As tentativas de controlar a aorta proximal por meio do tórax têm sido associadas com resultados ruins. Um resultado cirúrgico bem-sucedido está relacionado com a condição do paciente na chegada, a rapidez do diagnóstico e a velocidade do controle cirúrgico da hemorragia e da reposição de sangue. A taxa de morte cirúrgica está entre 30 e 80%, com uma média de cerca de 50%. Como muitos pacientes com aneurismas rotos morrem antes de chegar ao hospital, a taxa de mortalidade geral se aproxima de 80%. Sem a cirurgia, o desfecho é uniformemente fatal. Atualmente, muitos centros estão tratando o AAA roto com o uso de endopróteses; mas a morbidade e a mortalidade permanecem altas e a síndrome compartimental abdominal tem sido uma complicação que exige a evacuação do hematoma retroperitoneal.

ANEURISMAS INFLAMATÓRIOS

Os aneurismas inflamatórios são aneurismas degenerativos que se associam a uma reação inflamatória periaórtica. Embora seja semelhante à fibrose retroperitoneal, a inflamação costuma estar confinada à parede anterior da aorta e artérias ilíacas. O aneurisma pode ser responsável por dor abdominal crônica e é doloroso à palpação. Um quarto dos pacientes têm algum grau de obstrução ureteral. A TC demonstra de forma confiável a parede caracteristicamente espessada e confirma o diagnóstico. As alterações patológicas características incluem infiltração da parede aórtica por linfócitos, plasmócitos e algumas células gigantes multinucleadas, além de folículos linfoides com centros germinativos. A inflamação melhora na maioria dos casos após o reparo bem-sucedido. Os aneurismas inflamatórios são facilmente reconhecidos na cirurgia pelo material fibrótico branco, brilhante e denso que envolve as vísceras adjacentes, em especial o duodeno, a veia renal esquerda e a veia cava inferior. Assim, aquelas estruturas são especialmente vulneráveis à lesão cirúrgica. O reparo endovascular é ideal, sendo o procedimento de escolha para os aneurismas inflamatórios. Após o reparo, o tecido inflamatório geralmente regride.

ANEURISMAS INFECTADOS (MICÓTICOS)

O confuso termo "aneurisma micótico" é comumente usado para denotar aneurismas infectados em geral, que raramente são fúngicos. O aneurisma é secundário a uma aortite microbiana em que bactérias virulentas infectam a aorta e destroem a parede aórtica. Historicamente, a infecção por salmonela era a causa mais comum. Na era atual, a infecção por *Staphylococcus* é a infecção mais comum devido ao uso de drogas injetáveis. Esses microrganismos podem envolver todas as principais artérias, mas o envolvimento aórtico predomina.

O paciente típico apresenta-se com uma massa pulsátil dolorosa e de crescimento rápido que pode ser sentida como quente, quando palpável. Há febre e metade dos pacientes apresenta hemoculturas positivas. De modo alternativo, o aneurisma pode ser descoberto tardiamente, após o tratamento bem-sucedido da infecção. A angiografia desses pacientes pode mostrar um falso aneurisma sacular. O tratamento consiste em excisão e enxerto de *bypass* remoto, quando possível. A aplicação liberal de técnicas de cobertura com retalho muscular facilita a cicatrização. O reparo direto tem sido bem-sucedido quando feito após um ciclo de antimicrobianos. Um ciclo prolongado de antimicrobianos deve ser administrado para prevenir contra a recorrência.

ANEURISMAS ARTERIAIS PERIFÉRICOS

▶ Considerações gerais

Os aneurismas de artéria poplítea são responsáveis por 70% dos aneurismas arteriais periféricos. Como os aneurismas aórticos, eles são silenciosos até que desenvolvam sintomas críticos. Porém, diferentemente dos aneurismas aórticos, eles raramente sofrem ruptura. As manifestações de apresentação se devem a embolização periférica e trombose, possivelmente devido ao movimento da artéria com a flexão do joelho. Os aneurismas poplíteos podem embolizar de maneira repetitiva ao longo do tempo e ocluir as artérias distais. Devido ao suprimento arterial paralelo redundante do pé, não ocorre isquemia até que um êmbolo final oclua o fluxo para a artéria tibial/fibular remanescente. A isquemia aguda causada por aneurismas poplíteos tem um prognóstico ruim por causa da cronicidade do processo. Os resultados da trombólise química e mecânica podem ser decepcionantes devido à idade do coágulo e à adesão nas paredes arteriais. Após a apresentação com isquemia aguda cerca de um terço dos pacientes necessitarão de amputação. Para evitar embolização e trombose, os aneurismas de artéria poplítea devem ser corrigidos de modo eletivo se forem maiores que 2 cm de diâmetro ou de qualquer tamanho se estiverem recobertos por um trombo.

Os aneurismas primários da artéria femoral são muito menos comuns do que os aneurismas da artéria poplítea. Porém, os pseudoaneurismas da artéria femoral após punções arteriais para arteriografia e cateterismo cardíaco ocorrem com uma incidência que varia de 0,05 a 6%. Trombose e embolização são os principais riscos dos aneurismas femorais verdadeiros ou falsos e, como os aneurismas poplíteos, devem ser corrigidos quando forem maiores que 2 cm de diâmetro.

▶ Achados clínicos

A. Sinais e sintomas

Até que ocorra trombose ou embolização progressiva, os aneurismas de artérias periféricas costumam ser assintomáticos. O paciente pode estar ciente de uma massa pulsátil quando o aneurisma está na virilha, mas os aneurismas poplíteos costumam não ser detectados pelos pacientes e médicos. Os aneurismas periféricos podem produzir sintomas por compressão local de veia ou nervo, mas isso não é comum. Na maioria dos pacientes, o primeiro sintoma se deve à isquemia da oclusão arterial aguda. Os achados patológicos variam desde gangrena de instalação rápida até isquemia moderada que lentamente diminui à medida que se desenvolve a circulação colateral. Os sintomas de embolização recorrente para a perna costumam ser transitórios, quando ocorrem. A isquemia súbita pode aparecer em um dedo do pé ou parte do pé, seguida por resolução lenta e o diagnóstico verdadeiro pode ser indefinido. O início de episódios recorrentes de dor no pé, particularmente se acompanhados de cianose, sugere embolização e necessita de investigação do coração e da árvore arterial proximal.

Como os pulsos poplíteos são um pouco difíceis de palpar mesmo em indivíduos normais, um pulso particularmente proeminente ou facilmente percebido é sugestivo de dilatação aneurismática e deve ser investigado por ultrassonografia. Como os aneurismas poplíteos são bilaterais em 60% dos casos, o diagnóstico de trombose de um aneurisma poplíteo costuma ser facilitado pela palpação de um aneurisma pulsátil no espaço poplíteo contralateral. Cerca de 50% dos pacientes com aneurismas poplíteos têm uma aorta abdominal aneurismática.

B. Exames de imagem

A ultrassonografia com Doppler colorido é o exame de imagem mais eficiente para confirmar o diagnóstico de aneurisma periférico, para medir seu tamanho e configuração e para demonstrar trombos murais.

A arteriografia pode não demonstrar os aneurismas de maneira precisa, pois o trombo mural reduz o diâmetro aparente da luz. Há necessidade de imagens tridimensionais por ATC ou ARM – especialmente quando se considera a cirurgia – para definir a anatomia e planejar a intervenção.

C. Tratamento

A cirurgia precoce é indicada para um aneurisma com mais de 2 cm de tamanho, associado com qualquer embolização periférica ou quando há trombo mural. A cirurgia urgente está indicada quando a trombose ou embolização tenha causado isquemia aguda. A trombólise intra-arterial pode ser feita em casos de isquemia aguda se o exame clínico sugerir que a cirurgia imediata não é imperativa para a prevenção de perda tecidual. O *bypass* com veia safena pode incluir excisão ou exclusão, dependendo da localização. Se for realizada a exclusão em vez de ressecção, as artérias geniculares "alimentadoras" dentro do aneurisma devem ser ligadas, caso contrário ainda pode ocorrer crescimento progressivo.

O reparo endovascular com *stent* recoberto pode ser usado, mas é menos durável que o reparo aberto e deve ser reservado para pacientes com risco cirúrgico elevado.

Os pseudoaneurismas agudos da artéria femoral devido a punções arteriais podem ser adequadamente tratados com uso de compressão guiada por ultrassonografia e injeções de trombina se o aneurisma não for grande.

D. Prognóstico

A perviedade a longo prazo do *bypass* para aneurismas femorais e poplíteos costuma ser excelente, mas depende de um leito arterial distal adequado. A oclusão tardia do enxerto é menos comum do que em cirurgias semelhantes para doença oclusiva.

ANEURISMAS DE EXTREMIDADE SUPERIOR

▶ Aneurismas de artéria subclávia

Os aneurismas de artéria subclávia são menos comuns do que os aneurismas da extremidade inferior e a maioria das massas pulsáteis supraclaviculares representa vasos tortuosos, não aneurismas. Os pseudoaneurismas que ocorrem devido a injeções em usuários de drogas estão se tornando cada vez mais frequentes. Uma anomalia, a artéria subclávia direita aberrante (incidência de 0,5%), surge da aorta distal à subclávia esquerda e passa atrás do esôfago. Como em outras artérias aberrantes, o crescimento é comum e pode comprimir o esôfago contra a traqueia, causando dificuldade para deglutir (chamada de disfagia lusória). Essa anomalia também é a causa mais comum de um nervo laríngeo não recorrente.

Um aneurisma verdadeiro de artéria subclávia geralmente se deve a uma dilatação pós-estenótica em um paciente com síndrome do desfiladeiro torácico ou com um grande calo ósseo por uma fratura de clavícula. Como nos aneurismas poplíteos, a manifestação mais comum é embolização com isquemia episódica da mão e fenômeno de Raynaud. O diagnóstico costuma não ser percebido. O início súbito de fenômeno de Raynaud, particularmente com um histórico de aumento e diminuição da isquemia digital, é uma indicação para exames de imagem arteriais. O tratamento consiste na ressecção das estruturas limitantes no momento da substituição arterial.

▶ Aneurismas falsos de artéria radial

A incidência de aneurismas falsos de artéria radial aumentou como resultado do crescente uso de cateteres em artéria radial. Algumas vezes, o aneurisma está infectado. Se o teste de Allen for normal e for confirmada uma circulação colateral adequada com exames de imagem, o tratamento consiste em excisão e ligadura. Se as colaterais ulnares forem insuficientes para preservar a viabilidade da mão, deve ser realizada a excisão com substituição por uma veia.

Os pequenos aneurismas do arco palmar podem ser causados por trauma repetitivo. Esses aneurismas podem ser responsáveis por embolias nas artérias digitais. O adágio de que a isquemia na mão exige angiografia deve ser aplicado para garantir que todas as causas potencialmente reversíveis de isquemia da mão, incluindo esses aneurismas incomuns, sejam identificadas.

Baxter BT, Terrin MC, Dalman RL: Medical management of small abdominal aortic aneurysms. Circulation 2008;117:1883. Review.

Chuter TA, et al: Endovascular treatment of thoracoabdominal aortic aneurysms. J Vasc Surg 2008;47:6.

Lederle FA, Freischlag JA, Kyriakides TC, Matsumura JS, Padberg FT, et al: Long-term comparison of endovascular and open repair of abdominal aortic aneurysm. N Engl J Med 2012;367:1988.

Lindholt JS, Norman P: Screening for abdominal aortic aneurysm reduces overall mortality in men. A meta-analysis of the mid- and long-term effects of screening for abdominal aortic aneurysms. Eur J Vasc Endovasc Surg 2008;36:167.

Mehta M, Byrne J, Darling RC, Paty PS, Roddy SP, et al: Endovascular repair of ruptured infrarenal abdominal aortic aneurysm is associated with lower 30-day mortality and better 5-year survival rates than open surgical repair. J Vasc Surg 2013;57:368.

Paravastu SC, Ghosh J, Murray D, Farquharson FG, Serracino Inglott F, et al: A systematic review of open *versus* endovascular repair of inflammatory abdominal aortic aneurysms. Eur J Vasc Endovasc Surg 2009;38:291.

Tsilimparis N, Dayama A, Ricotta J: Open and endovascular repair of popliteal artery aneurysms: tabular review of the literature. Ann Vasc Surg 2013;27:259.

ANEURISMAS DE ARTÉRIAS VISCERAIS

► Considerações gerais

A etiologia desse interessante grupo de aneurismas costuma não ser conhecida. Mais comumente eles ocorrem como lesões isoladas em pacientes mais jovens do que aqueles sob risco de aneurismas de aorta. A ruptura é o principal perigo e é uma das causas de "apoplexia abdominal".

► Aneurismas de artéria esplênica

Os aneurismas de artéria esplênica são responsáveis por mais de 60% dos aneurismas de artérias esplâncnicas. As mulheres são acometidas com frequência quatro vezes maior do que os homens e geralmente durante seus anos férteis. Fibrodisplasia arterial e hipertensão portal predispõem à formação de aneurismas de artéria esplênica. A ruptura, principal complicação, tem sido relatada em menos de 2% dos aneurismas esplênicos; ela raramente ocorre com lesões menores que 2 a 3 cm de diâmetro. A ruptura durante a gestação tende a ocorrer no terceiro trimestre e está associada com uma taxa de mortalidade materna de 75% e uma taxa de morte fetal de 90%. O diagnóstico costuma ser feito em radiografias simples de abdome, mostrando calcificação concêntrica no quadrante superior esquerdo.

A intervenção está indicada para pacientes com aneurismas sintomáticos, para aneurismas em gestantes e pacientes com baixo perfil de risco cirúrgico e aneurismas com mais de 3 cm de diâmetro. O reparo endovascular com enxertos com *stents* recobertos é ideal com o uso de microcatéteres desenvolvidos para procedimentos intracranianos, melhorando a capacidade de lidar com a artéria esplênica que costuma ser tortuosa. A ligadura laparoscópica da artéria também pode ser feita.

► Aneurismas de artéria hepática

Os aneurismas de artéria hepática são responsáveis por 20% dos aneurismas de artérias esplâncnicas. Há uma relação entre homens e mulheres de 2:1, e a frequência de ruptura relatada é de cerca de 20%. A ruptura do aneurisma está associada com uma taxa de mortalidade de 35%. A ruptura para dentro da árvore biliar produzindo hemobilia é tão frequente quanto a ruptura intraperitoneal. A tríade de sintomas de dor abdominal intermitente, hemorragia gastrintestinal e icterícia sugere fortemente o diagnóstico, estando presente em cerca de um terço dos pacientes. A cirurgia costuma ser necessária para controle da hemorragia. Se a artéria hepática comum for envolvida, a artéria pode ser ligada com segurança se for demonstrado fluxo colateral por meio da artéria gastroduodenal. Os aneurismas em outras porções da artéria geralmente exigem reconstrução vascular. A colocação endovascular de um *stent* recoberto é preferida se a anatomia permitir.

► Aneurismas de artéria mesentérica superior

Os aneurismas de artéria mesentérica superior são responsáveis por 5% de todos os aneurismas de artérias esplâncnicas. Diferentemente dos aneurismas esplênicos ou hepáticos, 60% dos aneurismas de artéria mesentérica superior são micóticos. Os aneurismas podem envolver a origem ou ramos da artéria. Os sintomas incluem dor abdominal inespecífica. O diagnóstico pode ser feito pela TC.

O tratamento cirúrgico para aneurismas micóticos da artéria mesentérica superior inclui a ligadura se houver colaterais adequadas ou a substituição por um segmento de vaso autógeno. A colocação endovascular de *stent* não é aconselhável na infecção aguda. Porém, ela é útil para aneurismas verdadeiros desde que ramos críticos possam ser evitados. Para os aneurismas de ramos distais, pode haver necessidade de ressecção intestinal.

ANEURISMAS DE ARTÉRIA RENAL

Este aneurisma incomum ocorre em menos de 0,1% da população e costuma estar associado com hipertensão. O aneurisma costuma ser sacular e se localizar em uma bifurcação primária ou secundária das artérias renais. As mulheres são acometidas com frequência um pouco maior que os homens. Há três categorias principais: (1) idiopáticos, (2) aneurismas associados com doença fibrodisplásica da média e (3) microaneurismas relacionados com arterite.

Pode ocorrer hipertensão renovascular devido à distorção dos vasos envolvidos ou adjacentes pelo aneurisma. A ruptura espontânea de aneurismas de artéria renal é rara com exceção das que ocorrem durante a gestação. A TC ou a angiografia com subtração digital devem ser realizadas para monitorar o crescimento. A cirurgia está indicada em mulheres de idade fértil ou em pacientes com doença associada de artéria renal, hipertensão não controlada ou aneurismas grandes. A maioria dos aneurismas de artéria renal pode ser corrigida *in situ*, mas algumas vezes é necessária a correção *ex vivo*. As opções endovasculares costumam estar limitadas devido ao tamanho do vaso envolvido e à proximidade do aneurisma dos pontos de ramificação arterial.

DISTÚRBIOS VASOESPÁSTICOS

► Considerações gerais

Os distúrbios vasoespásticos se caracterizam pela atividade anormal do sistema nervoso simpático, que reduz o fluxo de sangue periférico, causando isquemia tecidual.

► Doença/fenômeno de Raynaud

A doença/fenômeno de Raynaud consiste em uma sequência de palidez, cianose e rubor dos dedos da mão ou pé, após a exposição ao frio. Vasoconstrição excessiva, fluxo lento e vasodilatação reflexa produzem as características alterações de cor branco--azul-vermelho. Na doença de Raynaud, essa resposta, causada por espasmo isolado e sem lesões arteriais subjacentes, é muito comum e benigna.

O início súbito ou a progressão dos sintomas sugere lesões arteriais subjacentes que exageram a redução normal no fluxo de sangue causada pela vasoconstrição. Isso é chamado de fenômeno de Raynaud, uma entidade mais virulenta associada primariamente com distúrbios imunológicos e do tecido conectivo (p. ex., esclerodermia, lúpus eritematoso sistêmico, poliomiosite ou vasculite induzida por fármacos). Porém, embolização repetida, trauma ocupacional (lesão por vibração, lesão pelo frio) e outros distúrbios (crioaglutininas, insuficiência renal crônica e neoplasias) também foram relatados.

A hiper-reatividade ao estímulo do frio pode ser a apresentação inicial da doença arterial. Em casos de início recente ou graves de sintomas tipo Raynaud, há necessidade de uma busca por uma doença subjacente. Todos os pacientes com síndrome de Raynaud devem evitar exposição ao frio, tabagismo, contraceptivos orais, agentes bloqueadores β-adrenérgicos e preparações de ergotamina. Os bloqueadores dos canais de cálcio costumam ser prescritos, mas podem causar hipotensão. Prostaglandinas transdérmicas, cetanserina e cilostazol também têm sido usados, com alívio dos sintomas em alguns pacientes. Em casos raros, os sintomas progridem até a perda tecidual. A amputação de dedos é necessária após o desenvolvimento de gangrena.

▶ Acrocianose

A acrocianose é um distúrbio vasoconstritivo comum, crônico e benigno relacionado à síndrome de Raynaud e que está, em grande parte, restrito a mulheres jovens. Ela se caracteriza por cianose persistente das mãos e pés. As alterações desaparecem com a exposição a um ambiente aquecido. O exame em uma sala fria mostra cianose simétrica difusa, frieza e, algumas vezes, hiperidrose das mãos e pés. A cianose da pele da panturrilha, coxa ou antebraço costuma demonstrar um padrão reticulado e tem sido chamada de livedo reticular e cútis marmórea. Os pulsos periféricos podem diminuir no frio, mas retornam ao normal com o reaquecimento.

SÍNDROME DO DESFILADEIRO TORÁCICO

▶ Considerações gerais

A síndrome do desfiladeiro torácico refere-se a uma variedade de distúrbios causados pela compressão anormal de estruturas arteriais, venosas ou neurais na base do pescoço. Foram descritos diversos mecanismos para a compressão, incluindo costela cervical, ligamentos anômalos, hipertrofia do músculo escaleno anterior e alterações posicionais que mudam a relação normal da primeira costela com as estruturas que passam acima dela. Os pacientes podem descrever uma história de trauma cervical.

Os sintomas raramente se desenvolvem antes da idade adulta. Por essa razão, foi presumido que uma alteração das relações estruturais normais que ocorre com o passar dos anos seja o fator primário. Mesmo as costelas cervicais anômalas costumam ser bem toleradas durante a infância e adolescência.

Podem ocorrer alterações circulatórias transitórias, mas a causa primária dos sintomas na maioria dos pacientes é a compressão intermitente de um ou mais troncos do plexo braquial. Assim, os sintomas neurológicos predominam em relação àqueles de isquemia ou compressão venosa. Quando presente, a compressão de artéria e veia subclávias na síndrome do desfiladeiro torácico também pode produzir sequelas graves. A compressão da artéria subclávia pode produzir estenose e dilatação pós--estenótica da artéria, levando a oclusão ou embolia arterial, conforme discutido anteriormente. A compressão da veia entre o escaleno anterior, a clavícula e a primeira costela pode produzir trombose, que pode resultar em tumefação e dor intensa na extremidade superior. A compressão pode ser exagerada pelo exercício e precipitar uma oclusão. Essa síndrome é chamada de trombose venosa de esforço ou **síndrome de Paget-Schroetter**.

▶ Achados clínicos

A. Sinais e sintomas

Os sintomas neurais consistem em dor, parestesias ou dormência na distribuição de um ou mais troncos do plexo braquial (geralmente na distribuição ulnar). A maioria dos pacientes associa seus sintomas com determinadas posições da cintura escapular. Isso pode ocorrer por hiperabdução prolongada, como acontece com pintores de paredes, cabeleireiros e motoristas de caminhão. Outros podem relacionar seus sintomas a uma tração para baixo da cintura escapular ao levantar objetos pesados. A dormência das mãos muitas vezes acorda o paciente à noite. No exame físico, déficits motores são raros e geralmente indicam compressão grave de longa duração. Pode haver atrofia muscular na mão. Os pulsos podem ficar mais fracos com a abdução do braço com a cabeça girada para o lado oposto (teste de Adson), embora a redução de pulsos com essa manobra geralmente ocorra em pessoas completamente assintomáticas. A percussão leve sobre o plexo braquial na fossa supraclavicular pode reproduzir os sintomas em pacientes com compressão neurológica crônica.

Os sintomas arteriais são menos comuns e costumam resultar de embolias. Pode ser auscultado um ruído sobre a artéria subclávia com a abdução do braço, mas isso não é um achado específico. A oclusão venosa resulta em edema unilateral do braço. Há boas colaterais ao redor da cintura escapular, mas os sintomas podem ser incapacitantes em pacientes jovens e ativos, os pacientes em que isso tem mais chance de ocorrer.

B. Diagnóstico

A compressão neurogênica da síndrome do desfiladeiro torácico deve ser diferenciada de outros distúrbios que simulam essa condição (p. ex., síndrome do túnel do carpo e doença de disco cervical). As radiografias cervicais e os exames de condução de nervos periféricos não fazem o diagnóstico, mas são úteis para eliminar outras possibilidades. Infelizmente, não há exame objetivo reconhecido para confirmar com certeza o diagnóstico de síndrome neurogênica do desfiladeiro torácico. As arteriografias podem demonstrar estenose de artéria subclávia ou axilar quando o braço está em abdução. Esse achado não é diagnóstico, mas a dilatação pós-estenótica da artéria é distintamente anormal e indica uma lesão definitiva.

▶ Tratamento

A maioria dos pacientes com síndrome do desfiladeiro torácico neurogênico se beneficia com a correção postural e um programa de fisioterapia direcionado para a restauração da relação e força normais das estruturas da cintura escapular. As técnicas cirúrgicas para a descompressão do desfiladeiro torácico são reservadas para os pacientes que não respondem após 3 a 6 meses de tratamento conservador. Alguns cirurgiões preferem a ressecção transaxilar da primeira costela, enquanto outros preferem uma abordagem supraclavicular. Com ambas as cirurgias, o músculo escaleno anterior e qualquer banda fibrótica associada devem ser excisados. Até 90% dos pacientes relatam cura ou melhora significativa.

As estenoses arteriais sintomáticas necessitam de descompressão do desfiladeiro torácico em combinação com a reconstrução arterial. A trombose de esforço da veia subclávia costuma ser mais bem tratada com trombólise direcionada por cateter da oclusão venosa, seguida por descompressão do desfiladeiro torácico com ou sem reconstrução venosa cirúrgica ou angioplastia. Os resultados para esses pacientes com sintomas de SDT vascular são excelentes com 80 a 90% deles estando assintomáticos em 6 meses.

Sanders RJ, Hammond SL, Rao NM: Diagnosis of thoracic outlet syndrome. J Vasc Surg 2007;46:601. Review.

Schneider DB, Dimuzio PJ, Martin ND, et al: Combination treatment of venous thoracic outlet syndrome: open surgical decompression and intraoperative angioplasty. J Vasc Surg 2004;40:599.

FÍSTULAS ARTERIOVENOSAS

As fístulas arteriovenosas podem ser congênitas, as chamadas "malformações", ou adquiridas. Comunicações anormais entre artérias e veias ocorrem em muitas doenças, acometendo vasos de todos os tamanhos e em muitas localizações. Nas fístulas congênitas, o efeito sistêmico costuma não ser grande, pois, embora as comunicações sejam múltiplas, elas são pequenas. Quando há envolvimento de um membro, podem existir comunicações arteriovenosas extensas com aumento de fluxo e aumento de massa muscular e comprimento ósseo. A correção cirúrgica raramente é bem-sucedida devido ao grande número de conexões A-V. A tumefação volumosa pode ser tratada com terapia ablativa, mas isso raramente leva a uma cura.

As fístulas adquiridas costumam resultar de trauma violento ou iatrogênico. Essas comunicações podem ter um fluxo considerável, podendo ocorrer insuficiência cardíaca de alto débito. A terceira classe de fístulas são as fístulas cirurgicamente criadas para acesso de hemodiálise.

Malformações arteriovenosas no trato gastrintestinal podem causar hemorragia. A doença ou síndrome de Osler-Weber-Rendu (também chamada de telangiectasia hemorrágica hereditária) é um distúrbio autossômico dominante caracterizado por hemorragia gastrintestinal e epistaxe devido a grandes anomalias arteriovenosas no trato gastrintestinal e pulmões. As lesões pulmonares levam à recirculação com Po_2 baixa, policitemia, baqueteamento digital e cianose.

As lesões penetrantes por trauma ou iatrogênicas em punções arteriais são as causas mais comuns de fístulas adquiridas. Trauma rombo, erosão de um aneurisma arterial aterosclerótico ou micótico em veias adjacentes, comunicação com uma prótese arterial enxertada ou invasão neoplásica também podem causar fístulas arteriovenosas. Quando vasos grandes estão envolvidos, a apresentação pode ser dramática. Por exemplo, se um aneurisma de aorta romper para dentro da veia cava inferior, a fístula cresce rapidamente e pode resultar em dilatação e insuficiência cardíaca.

FÍSTULA ARTERIOVENOSA PARA HEMODIÁLISE
▶ Considerações gerais

Uma fístula arteriovenosa bem-sucedida para acesso de hemodiálise exige uma veia grande (> 5 mm) que fique próxima da pele por pelo menos 20 cm. A veia cefálica é ideal para esse propósito. Uma veia de 3 mm geralmente será capaz de dilatar até 5 a 6 mm após as arterializações. A fístula arteriovenosa de artéria radial para veia cefálica (fístula de Cimino) é a fístula clássica para acesso de hemodiálise. Se não houver veia adequada disponível para uma fístula autógena, são usados enxertos protéticos, mais comumente de PTFE. Estes são mais comumente colocados em uma configuração de alça. As baixas taxas de perviedade desses enxertos (40% em 2 anos) e o potencial para infecção levaram à publicação de diretrizes nacionais para estimular uma maior taxa de formação de fístula autógena. Para maximizar a utilização de veia autógena, a prática atual inclui a transposição de veias profundas, como a veia basílica na parte superior do braço até o tecido subcutâneo. Todas as veias usadas para acesso necessitam de dilatação e "arterialização" da parede, o que demora pelo menos 6 semanas antes que se permita a sua canulação para diálise. As veias transpostas podem demorar ainda mais para ficarem maduras.

Taxas de fluxo de pelo menos 300 cc/min são necessárias para uma diálise eficiente. Os pacientes com um acesso arteriovenoso recém-criado devem ser observados com atenção quanto à possibilidade de roubo arterial e isquemia de extremidade distal. Os diabéticos são mais vulneráveis a essa complicação devido a artérias proximais calcificadas ou lesões arteriais intrínsecas do braço. A insuficiência cardíaca de alto débito ocorre apenas raramente.

▶ Achados clínicos

A. Sinais e sintomas
Um típico sopro contínuo de maquinaria pode ser auscultado sobre a fístula arteriovenosa e isso costuma estar associado com um frêmito palpável e aumento da temperatura da pele localmente. Proximalmente, as artérias e veias dilatam e os pulsos distais à lesão diminuem. Pode haver sinais de insuficiência venosa,

frieza e hipertrofia distalmente à comunicação na extremidade envolvida. A taquicardia ocorre em alguns pacientes como uma característica de débito cardíaco aumentado. A velocidade de pulso diminui (sinal de Branham) quando a fístula é ocluída por compressão.

No contraste, as malformações venosas raramente produzem efeitos hemodinâmicos. Nesse distúrbio, a presença de uma massa, que pode ser sensível ou não, é o achado principal. Como as taxas de fluxo são baixas, os ruídos e frêmitos estão ausentes.

B. Exames de imagem
A RM se tornou o exame de imagem de escolha para a avaliação e acompanhamento de malformações arteriovenosas periféricas, mas a ATC também dá excelente informação anatômica. O delineamento preciso das fístulas arteriovenosas pode ser feito com a angiografia seletiva.

▶ Tratamento

Nem todas as conexões arteriovenosas exigem tratamento. A maioria das malformações venosas deve ser tratada de forma conservadora. Além disso, as fístulas periféricas pequenas podem ser observadas e geralmente permanecerão assintomáticas. Algumas são cirurgicamente inacessíveis.

As indicações para intervenção incluem hemorragia, expansão local, insuficiência venosa ou arterial grave, deformidade cosmética e, raramente, insuficiência cardíaca. Atualmente, a maioria das fístulas é tratada por embolização sob controle radiográfico. O material embólico usado inclui coágulo de sangue, contas de vidro, partículas de derivados do petróleo, Gelfoam, cola biológica e Onix. As malformações arteriovenosas da cabeça, do pescoço e da pelve parecem ser particularmente adequadas para essa forma de terapia. A injeção direta de compostos esclerosantes dentro das malformações arteriovenosas sob controle de fluoroscopia também tem sido bem-sucedida pelo menos temporariamente na redução do fluxo e do edema.

As opções cirúrgicas estão geralmente reservadas para as grandes fístulas adquiridas. Quando as conexões fistulosas envolvem porções substanciais de uma extremidade, a ligadura local é invariavelmente seguida por recorrência, podendo-se esperar apenas uma paliação temporária. Os *stents* recobertos estão atualmente sendo usados para uma variedade de fístulas traumáticas.

▶ Prognóstico

Os resultados do tratamento variam conforme a extensão, localização e tipo de fístula. Em geral, as fístulas traumáticas têm o prognóstico mais favorável. As fístulas congênitas são mais difíceis de erradicar devido à presença de numerosas conexões arteriovenosas.

> Sidawy AN, Spergel LM, Besarab A, Allon M, Jennings WC, et al: The Society for Vascular Surgery: clinical practice guidelines for the surgical placement and maintenance of arteriovenous hemodialysis access. J Vasc Surg 2008;48:2S.

QUESTÕES DE MÚLTIPLA ESCOLHA

1. A doença oclusiva arterial:
   A. Ocorre predominantemente por anormalidades congênitas ou anomalias anatômicas.
   B. Inclui a doença causada por placas ateroscleróticas, que normalmente surgem em pontos de ramificação arterial ou de elevadas forças de cisalhamento.
   C. É mascarada por circulação arterial colateral que costuma ter menor resistência do que a artéria original não obstruída.
   D. Normalmente, ocorre com uma redução de pelo menos 50% no diâmetro arterial, o que se correlaciona com um estreitamento de 75% na área de corte transversal.
   E. Causa sintomas devido à elevada pressão proximal à estenose.

2. Os sintomas de claudicação intermitente incluem todos exceto:
   A. "Cãibra" em um músculo.
   B. Dor profunda na panturrilha.
   C. Pode estar associada com o caminhar.
   D. A dor ocorre em repouso.
   E. "Cansaço" em um músculo.

3. A isquemia aguda de membro inferior:
   A. Geralmente é causada por demanda muscular aumentada por fluxo sanguíneo na distribuição de uma artéria ocluída.
   B. Pode ser causada por uma dissecção de artéria grande.
   C. Causas: Dor, petéquias, pulso ausente, parestesias, paralisia.
   D. Costuma ser mais bem tratada com observação inicial para permitir o recrutamento de colaterais.
   E. Ameaça a perda de pele antes de lesão em músculo ou nervo.

4. A endoarterectomia carotídea:
   A. Não pode ser realizada quando a artéria carótida está completamente obstruída.
   B. Não se mostrou benéfica em nenhum paciente na prevenção de AVE ipsolateral.
   C. É realizada por meio de um cateter colocado na artéria femoral ipsolateral.
   D. Tem risco de 30% de lesão transitória de nervo craniano.
   E. Tem taxa de reestenose de 35% em 5 anos.

5. Aneurisma arterial:
   A. O tratamento exige intervenção cirúrgica ou por cateter em quase todos os pacientes.
   B. O tratamento deve incluir cirurgia urgente na maioria dos pacientes.
   C. É definido como uma dilatação localizada de uma artéria para pelo menos 1,5 vezes o seu diâmetro normal.
   D. É causado por ruptura da parede arterial e não inclui todas as camadas da parede.
   E. É mais comumente um aneurisma micótico.

35

Veias e linfáticos

Huiting Chen, MD
John R. Rectenwald, MD, MS
Thomas W. Wakefield, MD

I. VEIAS

ANATOMIA VENOSA

As veias das extremidades inferiores (Fig. 35-1) são divididas em sistemas superficial e profundo. O sistema superficial se comunica com o profundo nas junções da safena magna com a veia femoral comum, da safena parva com a veia poplítea e por meio das veias comunicantes perfurantes. As veias safenas magna e parva são veias superficiais; o nome "safena" deriva da palavra grega para "manifesta, clara" ou "visível". Elas contêm muitas valvas e mostram considerável variação em sua localização e pontos de ramificação. A veia safena magna pode estar duplicada em até 10% dos pacientes. Normalmente, ela se origina do arco superficial do pé e é encontrada anteriormente ao maléolo medial no tornozelo. À medida que ela sobe na panturrilha, logo abaixo da fáscia superficial, ela se junta a duas tributárias importantes: uma veia anterior, que cruza a tíbia; e uma veia do arco posterior, que surge posterior ao maléolo medial ao lado da artéria tibial posterior. Então, a veia safena magna penetra na fossa oval na região inguinal para desembocar na veia femoral profunda.

A junção safenofemoral recebe quatro ou cinco ramos: a veia ilíaca circunflexa superficial, a veia pudenda externa, a veia epigástrica superficial e as veias safenas acessórias medial e lateral. Outro ponto de referência anatômico importante é a relação da veia safena magna com o ramo safeno do nervo femoral; à medida que ele emerge do espaço poplíteo, segue um trajeto paralelo ao da veia. A lesão durante a ressecção da veia safena para procedimentos de *bypass* produz dor neuropática ou dormência ao longo da panturrilha medial e do pé. A veia safena parva se origina do arco venoso dorsal superficial atrás do maléolo lateral no tornozelo e faz uma curva em direção à linha média da panturrilha posterior, subindo para unir-se com a veia poplítea atrás do joelho.

As veias profundas da perna têm trajeto paralelo ao das artérias. Duas ou três veias comitantes acompanham cada artéria tibial e fibular. No joelho, essas veias pareadas e de alta capacitância se unem para formar a veia poplítea, que continua proximalmente como veia femoral. No ligamento inguinal, as veias femorais superficial e profunda se unem medialmente à artéria femoral para formar a veia femoral comum. Proximalmente ao ligamento inguinal, a veia femoral comum se continua na veia ilíaca externa. Na pelve, as veias ilíacas externa e interna se juntam para formar as veias ilíacas comuns que se unem formando a veia cava inferior (VCI). A veia ilíaca comum direita sobe quase verticalmente em relação à VCI, enquanto a veia ilíaca comum esquerda tem um trajeto mais transverso. Por essa razão, a veia ilíaca comum esquerda pode ser comprimida entre a artéria ilíaca comum direita e a coluna lombossacral, uma condição conhecida como síndrome de May-Thurner e que pode resultar em trombose da veia ilíaca esquerda.

Os sinusoides musculares representam outro componente das veias profundas da perna. Esses lagos venosos de paredes finas e sem válvulas correm longitudinalmente dentro dos ventres do músculo solear e depois coalescem para unirem-se às veias tibial posterior e fibular. O sangue sai por esses sinusoides durante a contração muscular; a inatividade leva à estase nestes vasos e pode contribuir para o desenvolvimento de trombose venosa profunda (TVP).

O fluxo sanguíneo é direcionado das veias superficiais para as profundas da perna por meio de veias comunicantes que perfuram a aponeurose muscular e apresentam válvulas que direcionam o fluxo em direção ao sistema profundo. As perfurantes se localizam abaixo do maléolo medial (perfurante inframaleolar), na panturrilha medial (perfurantes de Cockett), ao nível do canal adutor (perfurante de Hunterian) e logo acima (perfurante de Dodd) e abaixo (perfurante de Boyd) do joelho.

Delicadas válvulas venosas bicúspides evitam o refluxo e direcionam o fluxo sanguíneo do pé e da perna em direção ao coração e, geralmente, contra a gravidade. As válvulas são mais numerosas na parte distal da extremidade, diminuem em número proximalmente e são praticamente ausentes na VCI.

A VCI sobe no abdome e termina no átrio direito. Ela se localiza à direita da linha média, lateralmente à aorta, e recebe várias veias lombares que se conectam com os plexos venosos vertebrais e paravertebrais. A VCI e suas tributárias surgem entre a 6ª e a 10ª semanas de vida pela fusão e obliteração de várias veias embrionárias pareadas: as veias cardinais anterior e posterior, as veias subcardinais, as veias supracardinais e as veias sacrocardinais. Devido a esse desenvolvimento embrionário complexo, as anomalias do sistema venoso não são incomuns. A anormalidade mais comum é a veia renal esquerda circum-aórtica (incidência de 1,5-8,7%), seguida por uma veia renal esquerda retroaórtica (incidência de 1,2-3,4%), duplicação da VCI (incidência de 1-3%), continuação da VCI na veia ázigos ou hemiázigos (0,6%) e VCI do lado esquerdo (incidência de 0,2-0,5%). Uma veia renal retroaórtica ou circum-aórtica não suspeitada pode ser inadvertidamente lesionada durante o clampeamento da aorta. Mais incomum é a ausência congênita da VCI suprarrenal, o que resulta da falha dos ramos da veia subcardinal direita em unir-se com as veias do fígado embrionário. Isso termina fazendo com que o segmento infrarrenal da VCI se una às veias ázigos-hemiázigos para desembocar na veia cava superior. As veias hepáticas desembocam diretamente no átrio direito em pacientes com essa anomalia incomum.

As veias da extremidade superior também são divididas em grupos superficial e profundo, embora a direção do fluxo, a partir do superficial para o profundo, não seja tão definida como nas extremidades inferiores. As veias dorsais da mão desembocam na veia cefálica ("veia interna") sobre o aspecto radial e na veia basílica sobre o aspecto ulnar do antebraço. A veia cefálica sobe lateralmente ao músculo bíceps no sulco deltopeitoral, onde ela passa por meio da fáscia clavipeitoral para unir-se à veia axilar. A veia cefálica é frequentemente utilizada nos procedimentos de fístulas arteriovenosas (tanto no punho como na parte superior do braço), pois ela é superficial e lateral no braço, permitindo o acesso fácil para as agulhas de hemodiálise. A veia basílica, que atravessa medialmente no braço para se tornar a veia axilar, é mais profunda e com parede mais espessa do que a veia cefálica. Seus muitos ramos dificultam o seu isolamento cirúrgico, mas ela pode ser usada para *bypass* ou para uma fístula de diálise na parte superior do braço quando é superficializada e posicionada mais lateralmente (transposição de veia basílica). A veia cubital mediana liga as veias cefálica e basílica no espaço antecubital.

Pares de veias braquiais formam o sistema venoso profundo. Elas acompanham a artéria braquial e se unem à veia basílica quando ela se torna a veia axilar. A veia axilar continua medialmente como veia subclávia, que atravessa um espaço estreito anteriormente à primeira costela e ao músculo escaleno anterior e posteriormente à clavícula. A veia subclávia e a veia jugular interna se unem atrás da cabeça da clavícula para formar a veia braquiocefálica, que desemboca na veia cava superior.

Malaki M et al: Congenital anomalies of the inferior vena cava. *Clin Radiol* 2012;67(2):165-171.

Reich-Schupke S, Stücker M: Nomenclature of the veins of the lower limbs—current standards. *J Dtsch Dermatol Ges* 2011;9(3):189-194.

FISIOLOGIA VENOSA

O conhecimento da anatomia venosa da extremidade inferior é fundamental para compreender a fisiologia do fluxo venoso.

O volume de sangue nas extremidades inferiores pode aumentar em meio litro quando a pessoa muda da posição deitada para uma posição ereta (Fig. 35-2). O volume de sangue aumentado é acomodado pelo aumento da capacidade venosa, que é regulada pela contratilidade dos músculos lisos nas paredes venosas. A postura ereta cria uma coluna vertical de sangue, exercendo uma pressão hidrostática igual à distância dos dedos dos pés até o átrio direito (cerca de 100-120 mmHg). A pressão hidrostática deve ser superada para evitar o acúmulo de sangue nas pernas e para prover o retorno venoso até o coração. Vários aspectos do sistema venoso possibilitam mover o sangue contra a força da gravidade. Como a circulação é um sistema fechado, o retorno venoso é auxiliado pelo fluxo arterial transmitido através dos capilares ("vis a tergo") e pela pressão intratorácica negativa criada durante a inspiração. As válvulas venosas completam o fluxo ascendente de sangue pelo movimento unidirecional de sangue do sistema

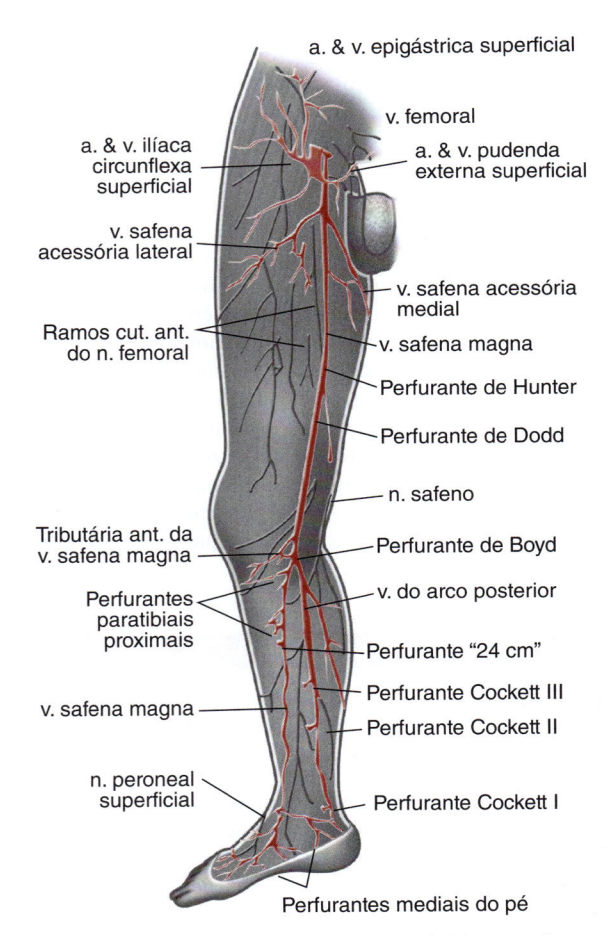

▲ **Figura 35-1** Anatomia das veias superficiais e perfurantes da extremidade inferior. (Reproduzida com permissão de Mozes G, Gloviczki P et al: Surgical anatomy for endoscopic subfascial division of perforating veins, *J Vasc Surg*. Nov;24(5):800–808, 1996.)

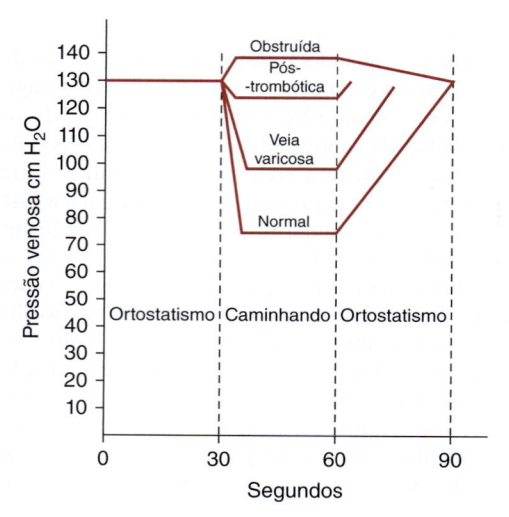

▲ **Figura 35-2** Medidas de pressão venosa pediosa com o exercício. A queda normal na pressão em associação com a caminhada está prejudicada por incompetência venosa profunda e obstrução venosa proximal. (Reproduzida com permissão de DeWeese JA: Venous and lymphatic disease. In: Schwartz S, ed. *Principles of Surgery*, 4th ed. McGraw-Hill, 1983.)

superficial para o profundo e deste de volta até o coração. A pressão hidrostática é dissipada pela ausência de abertura simultânea das válvulas venosas que funcionam como um sistema de comportas. Os sinusoides venosos soleares são outro componente central do sistema. Quando o músculo se contrai durante exercícios, o sangue deixa os sinusoides em direção às veias profundas da panturrilha e da perna. Esse fluxo de alta velocidade leva o sangue das veias profundas do pé para cima até a panturrilha, de maneira análoga à fumaça sendo sugada por uma chaminé pelo vento que sopra por meio dela (efeito de Venturi).

DOENÇAS DO SISTEMA VENOSO

VEIAS VARICOSAS

▶ **Considerações gerais**

As veias varicosas são muito comuns, acometendo 10 a 20% da população mundial. Veias anormalmente dilatadas ocorrem em vários locais do corpo: cordão espermático (varicocele), esôfago (varizes esofágicas) e na região anorretal (hemorroidas). As varicosidades das pernas foram descritas já no ano de 1550 a.C. e no século XVII elas já eram relacionadas com trauma, gestação e "ficar muito tempo de pé perante a realeza". Os estudos modernos identificaram sexo feminino, gestação, histórico familiar, ortostatismo prolongado e histórico de flebite como fatores de risco para veias varicosas. No Framingham Study, a maior incidência foi encontrada nas mulheres com idades entre 40 e 49 anos.

As veias varicosas são classificadas como primárias ou secundárias. Acredita-se que as veias varicosas primárias sejam causadas por defeitos genéticos ou do desenvolvimento nas paredes venosas que diminuem a elasticidade e causam incompetência valvular. A maioria dos casos de insuficiência venosa superficial isolada é de veias varicosas primárias. As veias varicosas secundárias surgem da destruição ou disfunção das válvulas causadas por trauma, TVP, fístula arteriovenosa ou obstrução venosa proximal não traumática (gestação, tumor pélvico). Quando as válvulas das veias profundas e perfurantes são danificadas, a estase venosa crônica pode piorar as varicosidades superficiais. É importante reconhecer que a disfunção venosa duradoura e sem tratamento por veias varicosas primárias ou secundárias pode causar alterações cutâneas crônicas que levam a infecções, ulcerações venosas que não cicatrizam e incapacidade crônica. Para definir o método ideal de tratamento, os fatores etiológicos e a distribuição da doença devem ser claramente identificados.

▶ **Achados clínicos**

A apresentação clínica de pacientes com veias varicosas pode variar muito. Muitas veias varicosas são assintomáticas e os pacientes consultam devido a questões estéticas. Se houver sintomas, as veias varicosas podem estar associadas com dor localizada, uma sensação de queimação sobre a veia, uma dor difusa ou "sensação de peso" na panturrilha (particularmente após ortostatismo prolongado) ou varicoflebite. Pode haver edema leve no tornozelo. Os sintomas geralmente melhoram com a elevação das pernas.

As varicosidades aparecem como veias dilatadas, tortuosas e alongadas predominantemente no aspecto medial da extremidade inferior ao longo do trajeto da veia safena magna. Alterações na pele sobrejacente podem estar ausentes mesmo na presença de varizes volumosas. Veias reticulares planas e menores de coloração azul-esverdeado, telangiectasias e veias araciniformes podem acompanhar as veias varicosas e são uma evidência adicional de disfunção venosa. Um aglomerado de telangiectasias abaixo da perfurante inframaleolar é chamado de coroa flebectásica paraplantar. As veias varicosas secundárias podem causar sintomas característicos de insuficiência venosa crônica (IVC), incluindo edema, hiperpigmentação, dermatite de estase e, até mesmo, ulcerações venosas.

O exame físico inicia com a inspeção de toda a extremidade para determinar a distribuição e a intensidade das varicosidades. A palpação circunferencial bimanual das coxas e panturrilhas é útil. A palpação de um frêmito ou a ausculta de um sopro indica a presença de uma fístula arteriovenosa como possível fator etiológico. Atualmente, o exame do torniquete foi virtualmente substituído pela ultrassonografia com Doppler que, agora, é usada como método primário para mapear a localização e a extensão do refluxo.

Diagnóstico diferencial

Ulceração, induração acastanhada e hiperpigmentação costumam indicar concomitante insuficiência venosa crônica. Isso é importante de ser reconhecido, pois as alterações geralmente não melhoram apenas com a extração da veia safena.

A síndrome de Klippel-Trenaunay (SKT) deve ser considerada se houver muitas veias varicosas em um paciente jovem, especialmente se forem unilaterais e com distribuição atípica (porção lateral da perna). A tríade clássica da SKT é veias varicosas, hipertrofia do membro e uma marca de nascença cutânea (mancha em vinho do porto ou malformação venosa). Como as veias profundas costumam ser anômalas ou ausentes, a extração da veia safena pode ser perigosa. O tratamento padrão para pacientes com a SKT é o uso de meias de compressão graduada e um bom programa de elevação intermitente das pernas e exercícios. Também pode haver indicação para a avulsão limitada de varizes sintomáticas após mapeamento completo por ultrassonografia com Doppler e para uma eventual cirurgia ortopédica l para a correção da discrepância no comprimento do membro.

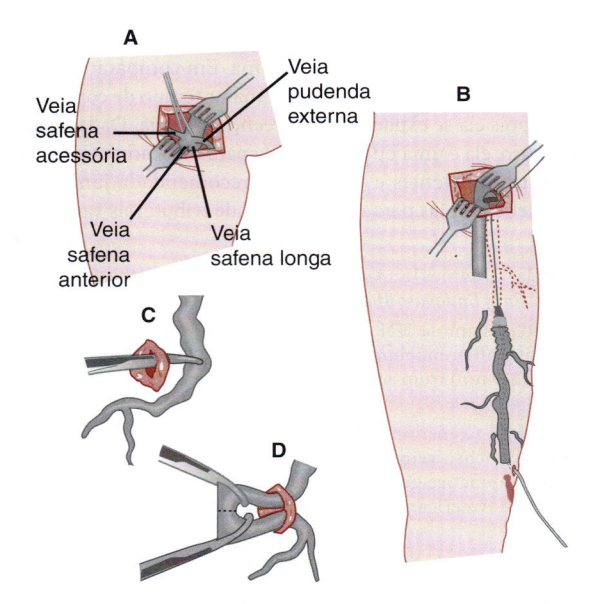

▲ **Figura 35-3** Técnica de extração de veia varicosa. (Reproduzida com permissão de Bergan JJ, Kistner RL: *Atlas of Venous Surgery*. Saunders, 1992.)

Tratamento

A. Tratamento não cirúrgico

O tratamento não cirúrgico de veias varicosas primárias e secundárias inicialmente envolve um programa direcionado ao tratamento da insuficiência venosa, incluindo uso de meias elásticas, elevação periódica das pernas e exercícios regulares. Deve-se desestimular a permanência prolongada em posição sentada ou de pé. Para a maioria dos pacientes, as meias de compressão até o joelho ou até a coxa com gradiente de 20 a 30 mmHg são suficientes, embora alguns pacientes necessitem de uma pressão de 30 a 40 mmHg. As meias de compressão são usadas durante todo o dia para diminuir a distensão venosa durante o período de ortostatismo e são removidas à noite.

B. Tratamento cirúrgico

Tradicionalmente, as abordagens cirúrgicas abertas são a base do tratamento para a doença de veias safenas. A opção cirúrgica preferida para as veias safenas permanece sendo a ligadura alta da veia safena magna com ou sem fleboextração parcial ou total (Fig. 35-3). A ligadura alta com extração do sistema safeno é realizada em pacientes com uma válvula incompetente na junção safeno-femoral e varicosidades por toda a extensão da veia safena magna. Isso é tradicionalmente realizado pela ligadura da junção safeno-femoral e ramos da veia safena magna proximal por meio de uma pequena incisão na virilha. Depois, a veia safena é removida até o ponto de aglomerados de varicosidades. Para a veia safena parva, a ligadura alta isolada com flebectomia curta sob anestesia local costuma ser realizada para minimizar a lesão do nervo sural. As veias da epifáscia também podem ser tratadas de modo ambulatorial, com flebectomia realizada sob anestesia local. Atualmente, boa parte das abordagens cirúrgicas abertas foram substituída por técnicas endovasculares (ver o próximo parágrafo, C). Uma nova estratégia de tratamento chamada ASVAL (ablação seletiva de varizes ambulatorial sob anestesia local) engloba o tratamento cirúrgico de veias epifasciais ao mesmo tempo que preserva a veia safena com refluxo, minimizando a necessidade de tratar a veia safena na maioria dos casos. Embora seja controverso, sob o princípio do refluxo anterógrado de forma que o refluxo vai das veias da epifáscia para as veias safenas, considera-se que o tratamento isolado das veias epifasciais pode corrigir em parte o refluxo safeno. Pesquisas continuadas demonstraram que os pacientes com veias varicosas primárias ou com doença menos grave tiveram boa evolução com essa abordagem.

C. Tratamento endovascular

Nos últimos anos, foram feitos grandes avanços em técnicas endovasculares para tratamento de veias varicosas. As técnicas ablativas incluem a ablação térmica (radiofrequência ou *laser*) e química. A ablação térmica leva ao colapso das veias varicosas devido à fibrose da parede e da luz da veia. Ocorre a reabsorção da veia ao longo de vários meses. Tanto a ablação por radiofrequência como aquela por *laser* são consideradas seguras e eficazes no tratamento de incompetência das veias safenas magnas (VSMs). A opinião de consenso mais recente de 2011 recomenda a ablação térmica em vez de ablação cirúrgica ou química para as VSMs. Seu uso também tem sido relatado no tratamento bem-sucedido de veias perfurantes, embora as diretrizes recentes não recomendem o tratamento seletivo de veias perfurantes incompetentes em pacientes com veias varicosas simples. Porém, nos pacientes com veias perfurantes "patológicas", a cirurgia de veia perfurante endoscópica subfascial, a escleroterapia guiada por ultrassonografia e as ablações térmicas ainda são opções viáveis.

Por fim, foram feitos avanços em técnicas de ablação química na forma de escleroterapia com espuma. Em comparação com a escleroterapia líquida, a espuma tem maior tempo de contato endotelial, pois ela se expande para preencher a veia. Dada a facilidade de uso, ela é uma opção sugerida para o tratamento de veias safenas incompetentes e uma opção recomendada juntamente com as flebectomias para o tratamento de tributárias varicosas.

> Almeida, JI, Raines JK: Ambulatory phlebectomy in the office. *Pers Vasc Surg Endovasc Ther* 2008;20:348-355.
>
> Bush RG, Shamma HN, Hammond K: Histological changes occurring after endoluminal ablation with two diode lasers (940 and 1319 nm) from acute changes to 4 months. *Lasers Surg Med* 2008;40:676-679.
>
> Gloviczki P, Comerota AJ, Dalsing MC, et al: The care of patients with varicose veins and associated chronic venous diseases: clinical practice guidelines of the Society for Vascular Surgery and the American Venous Forum. *J Vasc Surg* 2011;53(suppl):25-485.
>
> Mowatt-Larssen E, Shortell C: Truncal vein ablation for laser: radial firing at high wavelength is the key? *J Vasc Endovasc Surg* 2010;17:217-223.
>
> Mowatt-Larssen E, Shortell CK: Treatment of primary varicose veins has changed with the introduction of new techniques. *Semin Vasc Surg* 2012;25(1):18-24.
>
> Pittaluga P, Chastanet S, Rea B, et al: Midterm results of the surgical treatment of varices by phlebectomy with conservation of a refluxing saphenous vein. *J Vasc Surg* 2009;50:107-118.

TROMBOSE VENOSA PROFUNDA

▶ Considerações gerais

TVP e embolia pulmonar (EP) acometem até 900 mil pessoas por ano nos Estados Unidos e a sua incidência aumenta conforme a idade. Estima-se que o tratamento custe bilhões de dólares ao ano, isso sem incluir os gastos associados com as sequelas a longo prazo da doença.

A tríade de Virchow (estase, lesão da parede vascular e hipercoagulabilidade) deve ser a base para a avaliação de fatores de risco para TVP. Na maioria dos casos, a causa é multifatorial.

Os fatores de risco adquiridos incluem idade avançada, câncer, cirurgia, trauma, imobilização, terapia de reposição hormonal, uso de contraceptivos orais, gestação, doença neurológica, doença cardíaca e anticorpos antifosfolipídeos. Foi constatado que cerca de 30 a 40% dos pacientes com uma nova TVP (de extremidade superior e inferior) apresentam doença maligna dentro de 5 anos. Em homens, o câncer de pâncreas e colorretal estão mais frequentemente associados a risco trombótico, enquanto as doenças malignas hematológicas têm menor risco. Os cânceres de pâncreas, ovários e cérebro estão particularmente associados a complicações trombóticas. O câncer de mama, especialmente durante seu tratamento com quimioterapia, também é um fator de risco. A maioria dessas neoplasias malignas está associada com aumento de fibrinogênio ou trombocitose.

A lesão endotelial pode resultar de trauma direto (trauma contuso, canulação venosa ou marcapasso transvenoso) ou irritação local secundária à infusão de quimioterapia, TVP prévia ou flebite. O endotélio danificado leva à agregação plaquetária, degranulação e formação de trombo, bem como vasoconstrição e ativação da cascata de coagulação. A ativação da trombina pela liberação de fator tecidual e a diminuição da fibrinólise mediada pela inibição do ativador do plasminogênio são eventos intraoperatórios que podem estar relacionados à lesão endotelial.

Os estados de hipercoagulação também podem ser hereditários. As causas genéticas incluem deficiências de inibidores naturais da coagulação (antitrombina III, proteína C, proteína S), fator V de Leiden, variante do gene da protrombina 20210A, grupo sanguíneo não O, níveis elevados de homocisteína, anormalidades do plasminogênio, níveis elevados de fatores da coagulação (como o fator VIII) e redução de atividade do cofator II da heparina. Os distúrbios hematológicos associados com TVP incluem coagulação intravascular disseminada, trombocitopenia induzida pela heparina, síndrome de anticorpo antifosfolipídeo, púrpura trombocitopênica trombótica, síndrome hemolíticourêmica, policitemia vera e trombocitemia essencial. Doença inflamatória intestinal, lúpus eritematoso sistêmico e obesidade são outros fatores de risco associados com TVP.

A TVP ocorre com maior frequência nas veias da panturrilha, embora possa surgir nas veias femorais ou ilíacas. Os trombos se originam mais comumente nos sinusoides soleares ou em seios valvares, onde há fluxo turbulento. O tratamento da trombose isolada de veias da panturrilha é controverso, pois está associado com baixo risco de EP. Porém, uma metanálise de 2011 de estudos feitos durante um período de quase 25 anos demonstrou redução significativa na progressão para EP e na propagação proximal do trombo em pacientes tratados com anticoagulação em comparação com aqueles que não receberam anticoagulação. Embora os estudos fossem heterogêneos, o resumo dos dados não indicou risco estatisticamente aumentado de hemorragia em pacientes que receberam anticoagulação em comparação com os braços de controle. Essas observações e o perfil de segurança aperfeiçoado da heparina de baixo peso molecular (HBPM) estão levando os profissionais a tratar agressivamente TVPs isoladas da panturrilha. Nas mais recentes diretrizes da ACCP de 2012, foi recomendado que "em pacientes com TVP distal isolada aguda da perna e sem sintomas graves ou fatores de risco para a extensão, devem ser realizados exames de imagem em série das veias profundas, durante 2 semanas, em lugar da anticoagulação inicial", enquanto "em pacientes com TVP distal isolada aguda da perna e sintomas graves ou fatores de risco para extensão, sugerimos a anticoagulação inicial em lugar dos exames de imagem seriados das veias profundas". A duração da anticoagulação recomendada é de 3 meses.

▶ Achados clínicos

A. Sinais e sintomas

O diagnóstico de TVP não pode ser feito somente baseado em sinais e sintomas da apresentação, pois até metade dos pacientes com trombose aguda não tem anormalidades detectáveis na extremidade envolvida. O sinal de Homans (dor à dorsiflexão passiva do tornozelo) é inespecífico e positivo em apenas metade dos casos, não sendo confiável. Alguns pacientes apresentam EP aguda sem dor ou edema na perna.

Os pacientes sintomáticos costumam apresentar incômodo ou dor na panturrilha ou na perna em associação com edema leve. Na TVP proximal extensa, pode haver edema importante, cianose e veias colaterais superficiais dilatadas. Algumas vezes há febre baixa e taquicardia. A trombose do segmento iliacofemoral pode resultar, nos casos mais graves, em flegmasia. Na flegmasia alba dolens, a perna não tem pulso, está pálida e fria, podendo progredir para a flegmasia cerúlea dolens, caracterizada por cianose do membro e sendo um precursor da gangrena.

B. Exames de imagem

Como a TVP é difícil de diagnosticar com base em sinais ou sintomas físicos, há necessidade de algum exame diagnóstico objetivo antes de se iniciar o tratamento. Historicamente, o padrão para o diagnóstico era a flebografia ascendente, obtida por imagem fluoroscópica durante a injeção de contraste em um acesso venoso no dorso do pé. O paciente fica de pé, mas não apoia o peso na extremidade examinada. Um ponto de corte abrupto na coluna de contraste ou defeitos de enchimento indica TVP. As complicações desse procedimento incluem risco de alergia ao contraste, nefropatia induzida pelo contraste e flebite.

Atualmente, a ultrassonografia com Doppler é o melhor exame inicial para a detecção da presença de TVP. É um exame não invasivo, não expõe o paciente à radiação, é facilmente reprodutível e tem especificidade e sensibilidade maiores que 95%. Nesse método, o transdutor produz uma imagem bidimensional da veia examinada e dos tecidos circundantes. Normalmente, as veias sofrem colapso completo quando comprimidas. A impossibilidade de comprimir a veia é o critério diagnóstico ultrassonográfico primário para a TVP aguda de membro inferior. Os critérios diagnósticos secundários incluem distensão da veia, trombo ecogênico dentro da luz da veia, ausência de sinal espectral ou no Doppler colorido na luz da veia e perda da plasticidade do fluxo venoso e/ou ausência de resposta à manobra de Valsalva. Além disso, espera-se um aumento de sinal nas veias normais e compressíveis. Quando se aplica pressão na extremidade inferior distalmente à área da avaliação, normalmente há aumento do fluxo de sangue por meio da veia com a compressão. A ausência desse aumento de sinal sugere uma oclusão no segmento venoso entre o local da compressão e o transdutor. É importante notar que a visualização direta do trombo usando a imagem em modo B é variável dependendo da idade do coágulo: o trombo fresco é anecoico e, portanto, não é visível. Por fim, embora a ultrassonografia com Doppler tenha elevada precisão para a TVP proximal, ela é menos precisa na trombose distal e é altamente dependente do operador. A venografia por ressonância magnética se mostra promissora como exame diagnóstico para esse distúrbio. A sensibilidade e a especificidade da venografia por ressonância magnética são respectivamente de 100 e 96%. A injeção de gadolínio é útil para determinar a idade do trombo. Avanços na visualização do trombo por ressonância magnética com uso de meta-hemoglobina como contraste endógeno permitem o diagnóstico preciso de TVP femoropoplítea com sensibilidade e especificidade de mais de 100%. Este método permite que as propriedades paramagnéticas da meta-hemoglobina forneçam um sinal aumentado nas imagens ponderadas em T1 contra uma base de sangue fluindo e gordura. O trombo pode ser diretamente visualizado sem a administração de contraste, tornando essa uma opção viável para pacientes com insuficiência renal. A TC, especialmente como parte de um protocolo de exame de imagem para EP, também pode ser uma boa alternativa para estabelecer o diagnóstico.

A medida dos níveis de D-dímeros é muito inespecífica para uso isolado e, quando combinada com uma avaliação de risco negativa, pode ser útil para descartar TVP, mas não para a confirmação do diagnóstico de TVP. O fibrinogênio radiomarcado é muito sensível na pelve para uso no cenário clínico agudo e tem o risco de transmitir doenças infecciosas. Ele não é mais utilizado. Exames mais antigos, como a pletismografia de impedância e as medidas da pressão venosa não alcançam a mesma precisão da ultrassonografia com Doppler, tendo sido grandemente abandonados. Estudos recentes demonstraram o potencial do uso da selectina-P solúvel como marcador para o diagnóstico de TVP. A selectina-P é uma molécula de adesão celular que é a primeira glicoproteína com regulação ascendente em células endoteliais e plaquetas ativadas. Como trombose e inflamação estão inter-relacionadas, níveis elevados de selectina-P solúvel atuam como um indicador ou biomarcador de inflamação. Consequentemente, foi demonstrado que uma combinação de selectina-P solúvel com um escore de Wells tem um valor preditivo positivo de aproximadamente 90% com valor preditivo negativo maior que 95% para estabelecer o diagnóstico de TVP.

▶ Diagnóstico diferencial

Diversas doenças podem simular os sintomas de TVP. Problemas linfáticos, como adenopatias ou linfangite podem apresentar-se com dor e edema em extremidades inferiores, mas sem os achados nas imagens com Doppler colorido visto com TVPs. As lesões vasculares, como hematomas e pseudoaneurismas secundários ao cateterismo da artéria femoral comum podem simular TVPs. Isso pode ser diferenciado de TVPs na avaliação por imagens em escala de cinza demonstrando um delineamento do pseudoaneurisma ou hematoma, ou pela imagem com Doppler colorido, que ilustrará o típico sinal de "yin-yang" do fluxo bidirecional. As lesões musculares da coxa, como estiramentos, lacerações e contusões musculares podem resultar em dor, rigidez, edema e uma massa. A celulite pode causar edema, dor localizada e eritema. O edema unilateral da perna também pode resultar de linfedema, obstrução da veia poplítea por cisto de Baker ou obstrução da veia ilíaca por massa retroperitoneal ou fibrose idiopática. O edema de perna bilateral sugere insuficiência cardíaca, hepática ou renal, ou obstrução da VCI por tumor ou gestação.

O tratamento visa reduzir a incidência de complicações associadas com a TVP. As complicações a curto prazo incluem TVP recorrente ou tromboembolismo pulmonar, enquanto as complicações a longo prazo incluem o desenvolvimento de veias varicosas e insuficiência venosa crônica. O tratamento primário da TVP é a anticoagulação sistêmica. Isso reduz o risco de EP e a extensão da trombose venosa, diminuindo também a taxa de TVP recorrente em 80%. A anticoagulação sistêmica não faz a lise direta do trombo, mas interrompe a sua propagação e permite que ocorra a fibrinólise natural. A heparina é iniciada imediatamente e a dose é ajustada para um tempo de tromboplastina parcial (TTP) de 1,5 a 2,5 vezes o normal ou, mais atualmente, o tratamento é feito com HBPM com dose baseada no peso sem monitoramento. Foi demonstrado que a obtenção de heparinização terapêutica dentro de 24 horas reduz a taxa de TVP recorrente.

A varfarina é iniciada após a heparinização terapêutica. As duas terapias devem se sobrepor para diminuir a possibilidade de um estado de hipercoagulação, que pode ocorrer durante os primeiros dias de administração da varfarina, pois a varfarina também inibe a síntese dos anticoagulantes naturais, proteínas C e S. Para TVP aguda de extremidade inferior e EP aguda, as diretrizes recomendam o início da varfarina no mesmo dia do começo da anticoagulação parenteral em vez de iniciá-la tardiamente, continuando a anticoagulação parenteral por um mínimo de 5 dias até que o INR fique entre 2 e 3 por mais de 24 horas. Especificamente, em pacientes com EP ou TVP proximal da perna detectada no pós-operatório, o tratamento é recomendado por 3 meses em comparação com períodos de tratamento mais longos ou curtos. Também são recomendados 3 meses de anticoagulação para pacientes com (i) EP/TVP proximal da perna acometida por um fator de risco transitório não cirúrgico, (ii) em pacientes com EP/TVP distal isolada da perna acometida por cirurgia ou por fator de risco transitório não cirúrgico. Em pacientes com EP ou TVP da perna proximal ou distal não provocada, o tratamento recomendado é um mínimo de 3 meses de tratamento seguidos por reavaliação da relação de risco/benefício para tratamento prolongado. Após um segundo episódio de TVP, a recomendação habitual é de tratamento prolongado ou vitalício com varfarina em pacientes com risco baixo ou moderado de hemorragia. Em pacientes com alto risco de hemorragia, as diretrizes recomendam 3 meses de anticoagulação em lugar de tratamento prolongado. O risco de trombose venosa recorrente está marcadamente aumentado na presença de mutações homozigóticas do fator V de Leiden, anticorpo antifosfolípideo, antitrombina III e deficiências de proteína C ou proteína S, de modo que a anticoagulação vitalícia costuma ser recomendada também para essas condições.

Foi demonstrado que a HBPM é tão segura e eficaz quanto a heparina não fracionada (HNF) padrão no tratamento da TVP. Ela é administrada uma ou duas vezes ao dia por injeção subcutânea. A HBPM não exige o monitoramento de seu efeito anticoagulante devido a sua previsível relação entre dose e resposta, sendo que essa característica do fármaco possibilitou o tratamento ambulatorial da TVP. A HNF padrão inibe a trombina, pois ela é suficientemente grande para formar um complexo de três vias entre trombina, antitrombina e ela própria. As moléculas das HBPMs são muito menores do que as da heparina não fracionada e não inibem a trombina; seu principal efeito terapêutico vem da inibição da atividade do fator Xa. Em pacientes com TVP aguda da perna ou EP aguda, as diretrizes mais recentes da ACCP de 2012 sugerem a HBPM no lugar das formas IV e SC da HNF. A HBPM é sugerida no lugar da terapia com antagonistas da vitamina K para pacientes com EP ou TVP da perna e câncer. As vantagens da HBPM em relação às preparações da heparina padrão incluem menor risco de complicações hemorrágicas e trombocitopenia, menor risco de trombocitopenia induzida pela heparina, menor recorrência de TEV, redução de mortalidade, menor interferência com as proteínas C e S, menor ativação do complemento e menor risco de osteoporose. Além disso, estudos randomizados recentes mostraram regressão do trombo com a HBPM. Uma desvantagem que deve ser notada é que a HBPM se acumula em pacientes com insuficiência renal.

Estudos recentes que avaliaram os inibidores específicos do fator Xa e os inibidores diretos da trombina demonstraram resultados promissores. O fondaparinux é um pentassacarídeo sintético que se liga à antitrombina e catalisa a inibição do fator Xa. Ele tem atividade antiXa mais específica que a heparina de baixo peso molecular (HBPM) e tem meia-vida mais longa que a HBPM. Ele é rápido e quase completamente biodisponível após injeção subcutânea, não necessitando de monitoramento da coagulação. Porém, devido a sua dependência da eliminação renal, seu uso está contraindicado em pacientes com insuficiência renal. Para o tratamento de TEV, o fondaparinux é administrado em dose fixa de 7,5 mg para pacientes com peso de 50 a 100 kg, com a dose sendo ajustada para 5 mg em pacientes que pesam menos de 50 kg e de 10 mg para aqueles que pesam mais de 100 kg. Em pacientes ortopédicos submetidos à artroplastia total de quadril ou joelho ou à cirurgia por fratura de quadril (CFQ), o fondaparinux está entre os agentes recomendados para a profilaxia pelas diretrizes atuais da ACCP de 2012 (grau 1C). Em pacientes com TEV agudo, as diretrizes da ACCP recomendam o tratamento inicial com agentes anticoagulantes parenterais, entre eles o fondaparinux subcutâneo (grau 1B). Para o tratamento de TEV, foi concluído que o fondaparinux é igual à HBPM para o tratamento de TVP e, para a EP, foi concluído que ele é tão eficaz quanto a HNF.

O etexilato de dabigatrana (Pradaxa) usado por via oral é um inibidor direto da trombina. Ele foi aprovado para a profilaxia em prótese total de quadril e de joelho na Europa Ocidental e no Canadá. Ele demonstra baixo risco de hemorragia, oferece dosagem oral fixa sem monitoramento da anticoagulação e não causa aumento das enzimas hepáticas. Quando testado contra a HBPM, administrada duas vezes ao dia na profilaxia de TVP, não alcançou o alvo de não inferioridade que foi alcançado quando comparado com HBPM uma vez ao dia. Recentemente, descobriu-se que a dabigatrana é tão eficaz quanto a varfarina para o tratamento de TVP, sendo, atualmente, aprovada pelo FDA como um anticoagulante oral para o tratamento da fibrilação atrial não valvular. Outro agente oral que inibe diretamente o fator Xa, a rivaroxabana, foi estudado como monoterapia para o tratamento de TVP, sendo considerado não inferior à terapia padrão no desfecho primário de TVP recorrente sintomática e EP fatal ou não fatal, sem aumento no risco de hemorragia. Por fim, outro inibidor direto do fator Xa, a apixabana pode ser usado nos casos de TVP e se mostrou superior à varfarina no tratamento da fibrilação atrial em pacientes com esse diagnóstico e um fator de risco adicional para acidente vascular encefálico (AVE).

A prevenção de IVC após TVP pode ser dividida naquelas medidas que são úteis com o tratamento anticoagulante tradicional de TVP e as medidas que envolvem intervenções mais agressivas para fazer a lise do trombo. Algumas HBPMs reduzem os índices de IVC em comparação com a terapia padrão quando usadas por períodos de tempo prolongados. Em associação com essa terapia tradicional, a taxa e a gravidade da síndrome pós-trombótica (SPT) após TVP podem ser reduzidas em cerca de 50% com o uso de meias de compressão cirúrgicas e deambulação sem aumento no risco de EP.

Pode-se considerar o desfecho clínico após TVP como resultando em refluxo valvular, obstrução venosa persistente ou uma combinação desses. Os pacientes com obstrução e refluxo valvular costumam apresentar os sintomas pós-trombóticos mais intensos. Para limitar essas consequências, a remoção do trombo deve ser a melhor solução. Quanto mais tempo um trombo ficar em contato com uma válvula venosa, maior é a chance de disfunção da válvula. Além disso, o trombo inicia uma resposta inflamatória na parede da veia, o que pode levar à disfunção valvular e da parede venosa. As diretrizes mais recentes recomendam a remoção precoce do trombo em pacientes com trombose venosa com risco de perda do membro (grau 1A), embora recomendem que os pacientes com TVPs femoropoplíteas isoladas sejam tratados apenas com terapia anticoagulante convencional (grau 1C).

As técnicas para a remoção precoce do trombo incluem terapia trombolítica direcionada por cateter e a trombectomia aberta. No tratamento da TVP iliacofemoral aguda, uma revisão sistemática e metanálise de Casey e colaboradores relata que a trombectomia resulta em risco significativamente diminuído de desenvolvimento de SPT, refluxo venoso e uma tendência para redução da obstrução venosa em comparação com a anticoagulação sistêmica. A trombólise direcionada por cateter alcançou resultados semelhantes em comparação com a anticoagulação sistêmica, embora não houvesse dados suficientes para comparar diretamente os desfechos entre trombólise direcionada por cateter e trombectomia. Após cada terapia, é atualmente recomendado que os pacientes usem meias de compressão até o joelho (30-40 mmHg) por, pelo menos, 2 anos após o procedimento.

▶ Prevenção do TEV

A cirurgia aumenta o risco de TVP em 21 vezes. Esse distúrbio é uma complicação relatada em aproximadamente 20 a 25% dos pacientes internados para um procedimento cirúrgico geral, 20 a 30% daqueles submetidos a procedimento neurocirúrgico eletivo e 50 a 60% daqueles submetidos a artroplastia de quadril ou joelho. Essas estatísticas enfatizam a necessidade do uso rotineiro de profilaxia para TVP no paciente cirúrgico. As medidas mais comumente usadas são meias elásticas, dispositivos de compressão pneumática sequencial, HNF em baixa dose (5.000 unidades administradas por injeção subcutânea) ou HBPM administrada em dose profilática por via subcutânea (uma ou duas vezes ao dia).

Para os pacientes de cirurgia geral, a incidência de TVP é alta sem profilaxia e o risco de EP é de 1,6%, 0,9% deles sendo fatais. Os pacientes foram classificados conforme o nível de risco nas diretrizes atuais da Chest com base em seu escore de risco, por meio do sistema de escore de risco de Rogers ou Caprini, colocando um risco muito baixo para TEV como mais de 0,5%, risco baixo em cerca de 1,5%, risco moderado em cerca de 3% e risco alto em cerca de 6%. Em pacientes de cirurgia geral e risco muito baixo de TEV, a profilaxia recomendada é simplesmente a deambulação precoce, sem recomendação de profilaxia farmacológica ou mecânica. Para pacientes de risco baixo, as diretrizes sugerem profilaxia mecânica, preferivelmente com a compressão pneumática intermitente (CPI). Para os pacientes com risco moderado de TEV e sem risco elevado de complicações hemorrágicas maiores, é sugerido o uso de HBPM, heparina não fracionada em dose baixa (HNFDB) ou profilaxia mecânica. Naqueles com risco moderado de TEV, mas com alto risco de hemorragia, as diretrizes sugerem a profilaxia mecânica. Para os pacientes com alto risco de TEV e sem risco alto de hemorragia significativa, a recomendação é a profilaxia farmacológica com HBPM ou HNFDB, com a sugestão adicional de profilaxia mecânica. No caso especial de pacientes de alto risco de TEV com câncer, mas sem risco alto de complicações hemorrágicas, as diretrizes recomendam CPI com HBPM para a profilaxia farmacológica de duração prolongada (4 semanas) no lugar da terapia mais curta.

Para os pacientes ortopédicos submetidos à cirurgia maior, incluindo cirurgia para fratura de quadril (CFQ), artroplastia total de quadril (ATQ) ou artroplastia total de joelho (ATJ), uma avaliação do risco pós-operatório prolongado de TEV (0-35 dias de pós-operatório) que comparou nenhuma profilaxia com HBPM concluiu que a taxa total de TEV sintomático diminuiu de 4,3 para 1,8%, uma redução de mais de 60%. Esses valores representam uma diminuição nas taxas de EP de 1,5 para 0,55% e uma redução nas taxas de TVP de 2,8 para 1,25%. Assim, as diretrizes atuais sugerem a extensão da tromboprofilaxia para até 35 dias de pós-operatório (grau 2B). Para os pacientes submetidos à ATQ ou ATJ, o uso de HBPM é sugerido no lugar de fondaparinux, apixabana, dabigatrana, rivaroxabana, HNFDB, AVK com dose ajustada ou ácido acetilsalicílico. Em pacientes submetidos à CFQ, a HBPM também é o agente sugerido, independentemente do uso concomitante de profilaxia mecânica. Se for iniciada no pré-operatório, é sugerido que a HBPM seja administrada ≥ 12 horas antes da cirurgia. Nos pacientes com risco aumentado de hemorragia ou contraindicações para a tromboprofilaxia farmacológica e mecânica, as diretrizes fazem sugestão contrária ao uso de filtro na VCI em comparação com a ausência de tromboprofilaxia.

Para os pacientes de trauma, não há evidências havendo necessidade de estudos randomizados. Os fatores de risco no trauma incluem fratura pélvica ou de extremidade inferior, procedimentos cirúrgicos, idade avançada, acesso venoso em veia femoral ou reparo de veia de grande calibre, imobilização prolongada, lesão de medula espinal e permanência hospitalar prolongada. Nos pacientes com trauma maior, as diretrizes sugerem o uso de HNFDB, HBPM ou profilaxia mecânica. Para esses pacientes com alto risco de TEV, como aqueles com lesão aguda de medula espinal ou lesão cerebral traumática, a profilaxia mecânica é sugerida em adição à profilaxia farmacológica. Como a detecção por ultrassonografia de compressão venosa com subsequente tratamento da TVP assintomática nessa população não reduz o risco de EP ou de EP fatal, as diretrizes não sugerem a vigilância periódica com essa modalidade de exame. Os filtros em VCI são recomendados em pacientes com contraindicações à anticoagulação, mas não são recomendados para uso como prevenção primária.

Em neurocirurgia, TVP e EP ocorrem com taxas equivalentes àquelas de pacientes da cirurgia geral e os fatores de risco incluem cirurgia intracraniana, cirurgia prolongada, tumores malignos, presença de fraqueza na perna e idade avançada. As recomendações diferem entre pacientes de craniotomia ou de cirurgia espinal. Nos pacientes de craniotomia, a profilaxia sugerida é mecânica ou farmacológica ou ainda a não profilaxia. Porém, naqueles pacientes de craniotomia com risco muito alto de TEV, como aqueles com doença maligna, as diretrizes sugerem a terapia farmacológica em adição à profilaxia mecânica quando isso é seguro. Para os pacientes de cirurgia espinal, a profilaxia mecânica é preferida em comparação com a não profilaxia, a HNF ou a HBPM. Da mesma forma que os pacientes de craniotomia, é sugerido que os pacientes de cirurgia espinal com risco muito alto de TEV recebam profilaxia farmacológica e mecânica quando isso for clinicamente seguro.

Bauersachs R et al: EINSTEIN investigators (2010) oral rivaroxaban for symptomatic venous thromboembolism. *N Engl J Med* 363(26):2499-2510.

Bozzato S et al: Thromboprophylaxis in surgical and medical patients. *Semin Resp Crit Care Med* 2012;33(2):163-175.

Casey ET et al: Treatment of acute iliofemoral deep vein thrombosis. *J Vasc Surg* 2012;55(5):1463-1473.

De Martino RR et al: A meta-analysis of anticoagulation for calf deep venous thrombosis. *J Vasc Surg* 2012 Jul;56(1):228-37.e1

Falck-Ytter Y et al: Prevention of VTE in orthopedic surgery patients: antithrombotic therapy and prevention of thrombosis, 9th ed: American College of Chest Physicians evidence-based clinical practice guidelines. *Chest* 2012;141(2 Suppl):e278S-e325S.

Gould MK et al: Prevention of VTE in nonorthopedic surgical patients: antithrombotic therapy and prevention of thrombosis, 9th ed: American College of Chese Physicians evidence-based clinical practice guidelines. *Chest* 2012;141(2 Suppl):e227S-e277S.

Guanella R, Righini M: Serial Limited *versus* single complete compression ultrasonography for the diagnosis of lower extremity deep vein thrombosis. *Semin Respir Crit Care Med* 2012;33(2):144-150.

Kearon C et al: Antithrombotic therapy for VTE disease: antithrombotic therapy and prevention of thrombosis, 9th ed: American college of chest physicians evidence-based clinical practice guidelines. *Chest* 2012;141(2 Suppl):e419S-e494S.

Meissner MH et al: Early thrombus removal strategies for acute deep venous thrombosis: clinical practice guidelines of the Society for Vascular Surgery and the American Venous Forum. *J Vasc Surg* 2012;55(5):1449-1462.

Ramacciotti E et al: Evaluation of soluble P-selectin as a marker for the diagnosis of deep venous thrombosis. *Clin Appl Thromb Hemost* 2011;17(4):425-431.

Schulman S et al: Dabigatran *versus* warfarin in the treatment of acute venous thromboembolism. *N Engl J Med* 2009;361(24):2342-2352.

Useche JA et al: Use of US in the evaluation of patients with symptoms of deep venous thrombosis of the lower extremities. *Radiographics* 2008;28(6):1785-1797.

van Langevelde K et al: Magnetic resonance imaging and computed tomography developments in imaging of venous thromboembolism. *J Magn Reson Imaging* 2010;32(6):1302-1312.

TROMBOSE VENOSA AXILO-SUBCLÁVIA

▶ Considerações gerais

A trombose da veia axilar ou subclávia é um evento relativamente incomum, sendo responsável por menos de 5% de todos os casos de TVP. Apenas 12% dessas tromboses resultam em tromboembolismo pulmonar clinicamente aparente, mas a incidência é maior se todos os pacientes forem submetidos a exames diagnósticos. Além da EP, a consequência mais comum da trombose de veia axilar-subclávia é o edema crônico e a incapacidade resultante. Os efeitos de síndrome pós-trombótica (SPT) e de trombose recorrente não são incomuns.

Há duas etiologias principais. A trombose axilo-subclávia primária, também conhecida como síndrome de Paget-Schroetter ou "trombose de esforço", ocorre como resultado de obstrução transitória intermitente da veia no espaço costoclavicular durante atividades repetitivas ou extenuantes envolvendo a extremidade superior (Fig. 35-4). Essa condição foi primeiramente descrita em relatos independentes de Paget e von Schroetter no final do século XIX. Durante movimentos repetitivos extenuantes da extremidade superior, a veia subclávia é comprimida entre a primeira costela e o músculo escaleno anterior, posteriormente, e a clavícula – com o músculo subclávio e ligamento costocoracoide fibroso subjacentes – anteriormente. Em muitos casos, o ligamento costoclavicular se insere congenitamente mais lateral que o normal, sujeitando ainda mais o espaço anatomicamente estreito à compressão da veia subclávia. A trombose primária de veia subclávia também pode ocorrer em pacientes com estados de hipercoagulação, como a síndrome do anticorpo antifosfolipídeo ou a mutação do fator V de Leiden. A trombose secundária de veia subclávia, que tem incidência crescente, resulta de lesão venosa por cateteres venosos centrais de longa permanência, trauma externo ou cabos de marcapassos. Esses pacientes têm menos chances de serem sintomáticos do que os pacientes com trombose primária de veia subclávia.

Achados clínicos

A. Sinais e sintomas

A trombose primária de veia subclávia geralmente ocorre em atletas jovens e saudáveis ou em pessoas que realizam atividades repetitivas que envolvem hiperabdução das extremidades superiores. A maioria dos pacientes apresenta edema da extremidade acometida, dor difusa e cianose da extremidade superior. À medida que se desenvolvem colaterais venosas, aparecem veias dilatadas na parede torácica e região do ombro. Em apresentações menos pronunciadas, os pacientes ficam sintomáticos apenas quando a extremidade acometida é posicionada de forma que predisponha à oclusão vascular.

A síndrome de Paget-Schroetter também pode estar acompanhada de sintomas de síndrome neurogênica do desfiladeiro torácico, geralmente causando formigamento, dormência e dor na mão e no braço, algumas vezes em uma distribuição ulnar que indica compressão das raízes de C-8/T-1 do plexo braquial entre os músculos escalenos anterior hipertrofiado ou anômalo e médio.

B. Exames de imagem

A ultrassonografia com Doppler venosa da extremidade superior é uma modalidade sensível e confiável para o diagnóstico de trombose do segmento axilo-subclávio.

A venografia por ressonância magnética demonstrou resultados promissores com sensibilidade e especificidade de mais de 97% para o diagnóstico, mas seu custo e disponibilidade limitada reduzem seu uso mais amplo. Embora a venografia por tomografia computadorizada seja amplamente disponível, seu uso expõe o paciente ao contraste radiológico. A venografia, embora seja invasiva, permanece sendo a próxima etapa comum para o diagnóstico, com uma venografia positiva indicando compressão de veia subclávia com o aparecimento de veias colaterais proeminentes. A obtenção dessas imagens permite a administração de trombólise direcionada por cateter e planejamento adicional da cirurgia para descompressão do desfiladeiro torácico.

A radiografia de tórax deve ser obtida em todos os pacientes para excluir a presença de costela cervical, que também pode contribuir para a compressão da veia subclávia.

Tratamento

Para pacientes com trombose secundária axilo-subclávia, qualquer acesso venoso central de longa permanência ou cabo de marcapasso na veia trombosada deve ser removido quando possível. Se não houver contraindicação, a anticoagulação deve ser considerada, bem como a elevação do braço e controle da dor.

Os pacientes com trombose venosa primária causada por compressão no desfiladeiro torácico devem ser considerados para a descompressão, pois, se não forem tratados, os pacientes têm risco de 35 a 65% de SPT caracterizada por episódios recorrentes de dor, edema e insuficiência venosa crônica (IVC) secundária à hipertensão venosa e dano valvular.

O padrão de cuidados atual é a trombólise direcionada por cateter seguida por descompressão cirúrgica do desfiladeiro

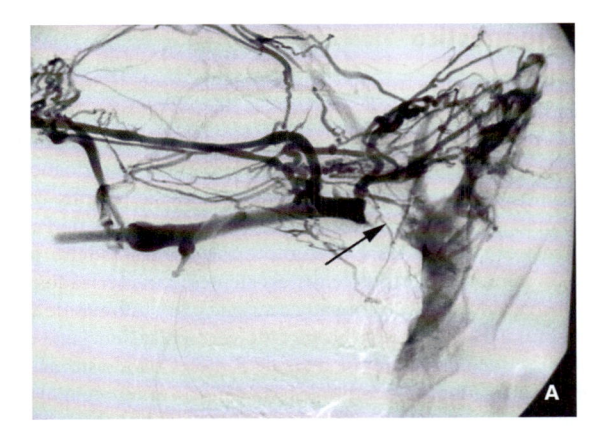

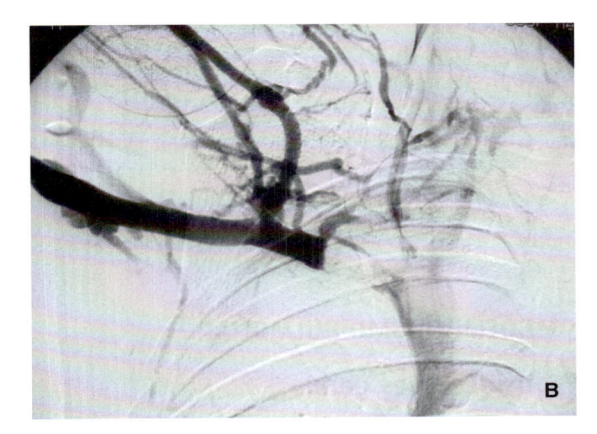

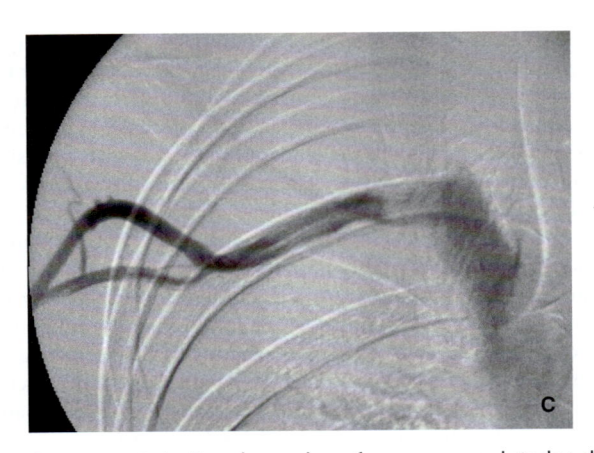

▲ **Figura 35-4 A.** Trombose de esforço em um lutador de 13 anos. A seta aponta a trombose de veia subclávia refratária à trombólise com rt-PA. **B.** Braço em abdução. Observe o desaparecimento de colaterais venosas proeminentes. **C.** Venografia do pós-operatório imediato após escalenectomia, ressecção de primeira costela e trombectomia.

torácico na maioria dos casos. A trombólise direcionada por cateter é benéfica para pacientes que se apresentam precocemente e oferece valor terapêutico sem as elevadas taxas de complicações hemorrágicas vistas na fibrinólise sistêmica. Como o sucesso da trombólise diminui conforme o aumento no prazo desde o início dos sintomas, é fundamental que se inicie o tratamento precocemente. Alguns autores defenderam uma janela de tratamento de duas semanas, pois há fibrose progressiva da veia e risco de extensão distal do trombo até o braço com menor chance de recuperação. Em pacientes com mais de seis semanas desde a apresentação inicial dos sintomas, os agentes trombolíticos não costumam ser efetivos na remoção completa do coágulo. O fluxo de retorno costuma ser inadequado no momento em que os pacientes apresentam obstrução crônica.

Como a etiologia da síndrome do desfiladeiro torácico venosa é a compressão da veia entre a primeira costela-origem do músculo escaleno anterior e a clavícula, a cirurgia consiste na escalenectomia anterior, ressecção de primeira costela e venólise (liberação da veia de qualquer fibrose constritiva externa). É especialmente importante ressecar toda a porção média da costela à junção com o esterno quando se usa uma abordagem anterior ou subclavicular. Alguns autores preferem isso à abordagem transaxilar, pois a abordagem transaxilar impede a ressecção completa da costela medial e deixa intactos os tendões subclávios e ligamentos costoclaviculares, resultando em acotovelamento da veia em qualquer dessas estruturas residuais. Porém, outros autores consideram que a dissecção transaxilar minimiza a exposição das estruturas neurovasculares, minimizando o seu trauma. Em ambos os casos, para os pacientes que apresentam oclusão aguda, a ressecção cirúrgica do escaleno anterior e da primeira costela com venólise é preferida em relação à trombectomia, venoplastia com balão e colocação de *stent*.

Para os pacientes com obstrução crônica, Molina e colaboradores relatam abordagens bem-sucedidas baseadas no comprimento do segmento obstruído. Para os pacientes com obstrução crônica de segmento curto, eles têm sido tratados com sucesso por meio de remendo de veia safena para a veia subclávia. Nos pacientes com obstrução crônica de segmento longo, eles são tratados com remendo longo de veia com veia safena da parte superior da coxa ou implante de homoenxertos de aorta torácica com subsequente dilatação com balão e implante de *stent* para a reobstrução. O *bypass* venoso também tem sido usado com sucesso em pacientes com estenose residual após descompressão do desfiladeiro torácico.

A necessidade e a duração da anticoagulação em pacientes tratados com trombólise direcionada por cateter após a descompressão ainda não estão claras. Alguns autores afirmam que não há necessidade de anticoagulação quando se obtém bons resultados cirúrgicos, enquanto outros usam a anticoagulação por dois a três meses. Todos os pacientes que apresentam trombose venosa primária devem ser submetidos a uma avaliação para um estado de hipercoagulação, o mais comum sendo mutações no fator V da coagulação, deficiências de proteínas C e S e antitrombina III. Devido a uma taxa de 40 a 60% de trombose recorrente, esses pacientes são mantidos indefinidamente sob uso de varfarina.

Prognóstico

O prognóstico após trombose de veia axilar e subclávia depende da causa da condição. A maioria dos pacientes vivencia um desaparecimento muito rápido dos sintomas de apresentação inicial. Para os pacientes com as formas secundárias dessa doença, o desfecho depende da resolução da condição subjacente, como uma malignidade. Para os pacientes com a síndrome de Paget-Schroetter submetidos à descompressão do desfiladeiro torácico, é comum haver desfechos excelentes, caracterizados por desobstrução venosa continuada e ausência de sintomas de IVC. Em contraste, a trombose crônica de veia axilar-subclávia com sintomas que persistem por mais de 3 meses não costuma responder à trombólise, trombólise mecânica ou anticoagulação prolongada, podendo haver incapacidade significativa a longo prazo.

> Alla VM et al: Paget-Schroetter syndrome: review of pathogenesis and treatment of effort thrombosis. *West J Emerg Med* 2010;11(4):358-362.
> Molina JE et al: Protocols for Paget-Schroetter syndrome and late treatment of chronic subclavian vein obstruction. *Ann Thorac Surg* 2009;87(2):416-422.
> Urschel HC Jr, AN Patel: Surgery remains the most effective treatment for Paget-Schroetter syndrome: 50 years' experience. *Ann Thorac Surg* 2008;86(1):254-260; discussion 260.

TROMBOEMBOLISMO PULMONAR

Considerações gerais

O tromboembolismo pulmonar é responsável por até 50 mil mortes todos os anos nos Estados Unidos. Ele é a terceira principal causa de morte entre pacientes hospitalizados, ainda que apenas 30 a 40% daqueles com tromboembolismo pulmonar tenham suspeita de TVP no momento do diagnóstico. Os esforços direcionados para a redução na taxa de mortalidade por tromboembolismo pulmonar demandam uma abordagem agressiva para a prevenção de TVP e o diagnóstico de tromboembolismo pulmonar em pacientes identificados como de alto risco.

O tromboembolismo pulmonar surge de diversas fontes. Pode ocorrer embolia aérea durante a colocação ou remoção de cateteres venosos centrais intraoperatoriamente durante a cirurgia em grandes vasos venosos. A embolia por líquido amniótico pode ocorrer durante o trabalho de parto ativo. A embolia gordurosa por fratura de ossos longos causa uma síndrome caracterizada por insuficiência respiratória, coagulopatia, encefalopatia e erupção de petéquias na parte superior do corpo. Outras causas menos comuns de embolia pulmonar incluem êmbolos sépticos, embolia tumoral por mixoma atrial ou extensão de carcinoma de células renais para a VCI e embolia parasitária. Porém, a TVP permanece sendo a fonte mais comum de tromboembolismo pulmonar. Até 60% dos pacientes com TVP proximal não tratada em membros inferiores podem desenvolver tromboembolismo pulmonar.

Menos de 10% dos episódios de tromboembolismo pulmonar produzirão infarto pulmonar. A fisiopatologia da EP depende do tamanho e da frequência dos êmbolos, bem como da condição do pulmão subjacente. A obstrução de grandes artérias pulmonares resulta em aumento na pressão de artéria pulmonar e insuficiência aguda do ventrículo direito, mas muitas das manifestações clínicas do tromboembolismo pulmonar resultam da liberação de aminas vasoativas que causam vasoconstrição pulmonar intensa. A vasoconstrição leva ao aumento do espaço morto fisiológico e hipóxia sistêmica por um *shunt* da direita para a esquerda. A vasoconstrição brônquica reflexa também é comum.

▶ Achados clínicos

A. Sinais e sintomas

Os sinais e sintomas associados com a EP são notoriamente vagos. Dispneia e dor torácica estão presentes em até 75% dos pacientes com tromboembolismo pulmonar. Porém, esses sintomas não são específicos, especialmente em pacientes com doença cardiopulmonar subjacente. Taquicardia, taquipneia e alteração do sensório são achados altamente sugestivos em uma população em risco. A tríade clássica de dispneia, dor torácica e hemoptise está presente em apenas 15% dos pacientes com tromboembolismo pulmonar. O atrito pleural e a morfologia S1Q3T3 no eletrocardiograma são achados ainda menos comuns.

B. Exames de imagem e outros exames diagnósticos

A radiografia de tórax costuma ser normal, mas pode mostrar derrame pleural. O eletrocardiograma pode revelar fibrilação atrial de início recente, evidências de sobrecarga ventricular direita ou alterações isquêmicas, mas, na maioria dos casos, são identificados apenas taquicardia sinusal aguda e alterações inespecíficas de ondas ST e T. A gasometria arterial revela hipóxia e, muitas vezes, alcalose respiratória ou aumento do gradiente arterial-alveolar de oxigênio. Os níveis de D-dímeros plasmáticos estão elevados na presença de tromboembolismo pulmonar e de TVP aguda, mas esse exame não tem especificidade específica para ter valor no diagnóstico primário. Na EP maciça ou submaciça resultando em instabilidade hemodinâmica (pressão arterial sistólica < 90 mmHg) e sobrecarga ventricular direita levando à isquemia miocárdica, as troponinas cardíacas podem estar elevadas. O peptídeo natriurético tipo B plasmático também pode estar elevado na sobrecarga ventricular direita, embora isso também não seja suficientemente específico para ser usado de forma isolada no diagnóstico de EP.

Atualmente, a angiografia por TC é a modalidade de imagem preferida para o diagnóstico de EP devido a sua ampla disponibilidade, sensibilidade e especificidade, caracterização de estruturas vasculares e não vasculares e velocidade excepcional (Fig. 35-5). A angiografia por TC (ATC) é mais precisa que a cintilografia de ventilação-perfusão anteriormente usada e, quando comparada com a angiografia pulmonar, a ATC é menos invasiva, mais rápida e menos dispendiosa. No caso da ATC, a apresentação clínica do paciente deve combinar com os resultados da ATC para a determinação mais precisa do diagnóstico de EP. Para os pacientes em que há suspeita de EP maciça, mas a administração de agente de contraste é indesejável, pode ser realizada uma ecocardiografia à beira do leito para avaliar a disfunção do ventrículo direito como uma indicação de EP hemodinamicamente significativa. A ultrassonografia intravascular (USIV) também tem sido usada para avaliação à beira do leito.

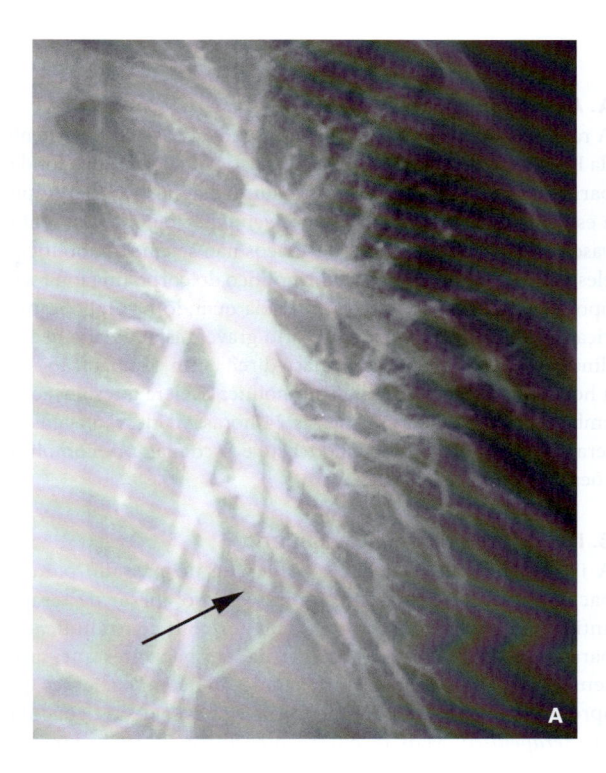

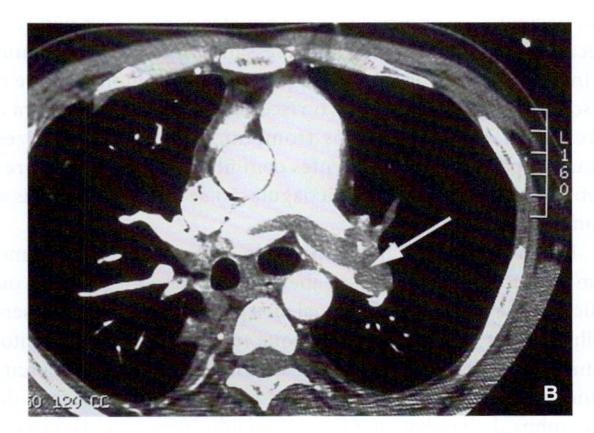

▲ **Figura 35-5** Embolia pulmonar. **A.** Angiografia pulmonar. A seta aponta a localização da embolia no lobo inferior esquerdo. **B.** TC helicoidal. A seta aponta a localização de um grande êmbolo na artéria pulmonar principal esquerda.

Tratamento

A. Anticoagulação

A rápida anticoagulação permanece sendo a base do tratamento da EP. A anticoagulação com heparina, o pentassacarídeo fondaparinux ou HBPM é iniciada assim que o diagnóstico é feito após a estabilização inicial com suporte ventilatório e medicamentos vasopressores. Embora esses fármacos não sejam trombolíticos, eles permitem que o sistema fibrinolítico do corpo funcione sem oposição. A trombólise é considerada quando há embolia maciça, comprometimento respiratório grave, instabilidade hemodinâmica ou insuficiência cardíaca direita. Em comparação com a heparina isolada, a terapia trombolítica acelera a resolução da embolia pulmonar nas primeiras 24 horas. As desvantagens da terapia lítica incluem seu maior custo e risco maior de complicações hemorrágicas significativas.

B. Interrupção de veia cava inferior

A interrupção de VCI era considerada no passado para os pacientes com extensão de trombo venoso apesar de terapia anticoagulante adequada, em pacientes com contraindicação para a anticoagulação com heparina, em pacientes que apresentaram complicação da anticoagulação ou em pacientes que apresentaram TVP ou EP recorrentes apesar de anticoagulação *terapêutica*. Mais recentemente, filtros de VCI temporários ou permanentes têm sido colocados de forma profilática em pacientes de alto risco, como aqueles com câncer não ressecável ou trauma maior. É interessante observar que, como a inserção de um filtro de VCI não elimina completamente o risco de EP, pode aumentar o risco de TVP e não atua para a prevenção da síndrome pós-trombótica (SPT), as diretrizes atuais sugerem que os pacientes com filtros de VCI devem receber o ciclo padrão de anticoagulação se não houver mais a contraindicação.

Historicamente, a interrupção da VCI era realizada como um procedimento cirúrgico aberto envolvendo a ligadura ou plicatura da veia cava infrarrenal ou a colocação de um clipe serrilhado para "limpar" o sangue que retornava ao átrio direito. Atualmente, há múltiplos dispositivos para colocação percutânea guiada por fluoroscopia por meio de uma variedade de tamanhos de bainhas de 6F a 12F, sendo introduzidos na veia femoral comum ou, em casos de trombose femoral, na veia jugular interna. A venocavografia inferior diagnóstica é fundamental antes da colocação do filtro para excluir a presença de uma VCI duplicada, pois a TVP de extremidade inferior ainda poderia servir como fonte de êmbolos. A presença de trombo dentro da VCI, o diâmetro da VCI e a identificação do nível das veias renais também são importantes de serem avaliados.

O desenvolvimento e o uso aumentado de filtros recuperáveis de VCI para profilaxia e terapia de TEV foram estimulados, em grande parte, pelos resultados do estudo PREPIC. Este estudo continua sendo o único ensaio clínico randomizado prospectivo comparando filtros de VCI com anticoagulação isolada. Em 8 anos, o estudo sugeriu uma maior incidência de TVP recorrente em pacientes randomizados para o braço do estudo do filtro removível em VCI em comparação com o grupo que recebeu apenas anticoagulação. Esse estudo sugeriu que os pacientes com filtro em VCI instalado tinham risco significativamente maior de TVP recorrente do que os pacientes tratados apenas com anticoagulação. Não houve diferença na incidência de SPT entre os dois grupos do estudo, mas os pacientes com filtros de VCI instalados tinham taxas significativamente menores de EP ao longo do estudo em comparação com o grupo da anticoagulação. Embora existam inúmeros dispositivos disponíveis e muitos pequenos estudos observacionais que sugeriram que os filtros removíveis sejam seguros e eficazes, ainda não foi realizado nenhum outro estudo prospectivo de comparação.

Além disso, as modalidades de imagem alternativas (que não a venografia) estão sendo usadas com sucesso para a implantação dos filtros. Especificamente, os dispositivos que estão sendo instalados de maneira bem-sucedida e segura sob orientação de ultrassonografia, tanto intravascular quanto transabdominal. Recentemente, Kassavin e colaboradores descreveram a transição do uso combinado de orientação por USIV e técnicas tradicionais (como a venografia) para a colocação do filtro de VCI para o uso de USIV como ferramenta primária de direção com uma curva de aprendizado de apenas 20 casos. Em comparação com a colocação tradicional, o uso de USIV para a instalação do filtro de VCI não apresenta o risco de exposição prolongada à radiação e aos contrastes radiológicos, além de diminuir a duração do procedimento e o seu custo global.

C. Tratamento cirúrgico

Os pacientes hemodinamicamente instáveis em que a terapia trombolítica falhou ou não pôde ser instituída necessitam de extração do trombo por via percutânea ou cirúrgica aberta. A embolectomia pulmonar cirúrgica aberta está reservada para pacientes que desenvolvem hipotensão intratável, aqueles que não respondem à embolectomia pulmonar transcateter e aqueles com embolização tumoral ou por corpo estranho. As técnicas por cateter envolvem trombólise mecânica ou remoção dos êmbolos pulmonares intactos com o uso de dispositivo para embolectomia por sucção.

Prognóstico

A EP é uma das causas mais frequentes de morte hospitalar prevenível. A prevenção com o uso de profilaxia para TVP e o diagnóstico precoce por exames seletivos em pacientes de alto risco são etapas fundamentais para a redução da morbidade por essa doença. A colocação de filtros de VCI em pacientes selecionados pode ajudar na prevenção de embolia pulmonar, mas não trata o processo patológico subjacente (doença tromboembólica venosa) nem evita as sequelas da TVP a longo prazo (SPT).

> Kassavin DS, Constantinopoulos G: The transition to IVUS-guided IVC filter deployment in the nontrauma patient. *Vasc Endovascular Surg* 2011;45(2):142-145.

Kearon C et al: Antithrombotic therapy for VTE disease: antithrombotic therapy and prevention of thrombosis, 9th ed: American College of Chest Physicians evidence-based clinical practice guidelines. *Chest* 2012;141(2 Suppl):e419S-e4194S.

Kuo WT: Endovascular therapy for acute pulmonary embolism. *J Vasc Interv Radiol* 2012;23(2):167-179.e4; quiz 179.

Tapson VF: Acute pulmonary embolism. *N Engl J Med* 2008;358(10);1037-1052.

The PREPIC study group: Eight-year follow-up of patients with permanent vena cava filters in the prevention of pulmonary embolism. *Circulation* 2005;112:416.

TROMBOFLEBITE SUPERFICIAL

▶ Considerações gerais

A tromboflebite superficial (TS) pode aparecer de forma espontânea em pacientes com veias varicosas, em gestantes ou no pós-parto ou em pacientes com tromboangeíte obliterante ou doença de Behçet. Ela também pode ocorrer após terapia intravenosa ou em área de trauma localizado. A presença de flebite superficial, particularmente se ela ocorrer de forma migratória, sugere a presença de um câncer abdominal, como carcinoma de pâncreas (tromboflebite de Trousseau). A veia mais comumente acometida é a veia safena magna e seus ramos. Em até 40% dos casos há uma TVP simultânea e o exame com Doppler é fundamental nessas situações. Os casos de embolia pulmonar são raros a menos que ocorra extensão para o sistema venoso profundo.

▶ Achados clínicos

O paciente costuma apresentar queixas de dor e vermelhidão localizadas na extremidade. Áreas de enduração, eritema e sensibilidade correspondem às veias superficiais dilatadas e, muitas vezes, trombosadas. Com o passar do tempo, pode haver o desenvolvimento de um cordão mais firme. O edema generalizado está ausente a menos que as veias profundas estejam envolvidas. A presença de febre e calafrios sugere flebite séptica ou supurativa, que ocorre mais comumente como uma complicação da canulação intravenosa.

▶ Diagnóstico diferencial

A tromboflebite superficial deve ser diferenciada de linfangite ascendente, celulite, eritema nodoso, eritema indurado e paniculite. Diferentemente desses outros distúrbios, a flebite superficial tende a estar bem localizada sobre uma veia superficial.

▶ Tratamento

O tratamento primário da tromboflebite venosa superficial é a administração de anti-inflamatórios não esteroides, calor local, elevação e meias elásticas ou ataduras elásticas. Estimula-se a deambulação. Na maioria dos casos, os sintomas melhoram dentro de 7 a 10 dias. A excisão da veia envolvida é recomendada para sintomas que persistem por mais de 2 semanas apesar de tratamento ou para flebite recorrente no mesmo segmento venoso. Se houver extensão proximal progressiva com envolvimento da junção safenofemoral ou da junção cefálica-subclávia, deve ser realizada ligadura e ressecção da veia ao nível da junção. Mais recentemente, foram relatados casos em que a ablação térmica endovenosa foi usada no tratamento de TS, mas geralmente não durante a fase aguda do processo da doença. De modo alternativo, a HBPM tem sido estudada no tratamento de TS, considerando seus efeitos anti-inflamatórios e antitrombóticos. Em um ensaio clínico randomizado de Rathbun e colaboradores comparando dalteparina diária *versus* ibuprofeno 3 vezes ao dia por até 14 dias, descobriu-se que a dalteparina era superior na prevenção da extensão da TS em 14 dias com alívio semelhante da dor.

A abordagem de tratamento da TS é variável, pois não há consenso geral sobre o tratamento ideal. Relatos de menos de 10% até aproximadamente 40% dos casos de TS também apresentam TVP aguda. A ocorrência de EP concomitante foi relatada entre 0,5 a 4% em pacientes sintomáticos. Cerca de 60 a 80% dos casos de TS envolvem a veia safena magna e 10 a 20% dos casos envolvem a veia safena parva, com o envolvimento de veias da extremidade superior vindo logo a seguir. A associação entre TS e TVPs ou EPs aumenta conforme a flebite se estende em direção à junção safenofemoral. Assim, a abordagem de tratamento depende da localização, presença de TVP concomitante e presença de fatores de risco adicionais, como distúrbios de hipercoagulação. O envolvimento da junção justifica tratamento agressivo com HBPM para evitar a extensão adicional para o sistema venoso profundo. Uma revisão recente da Cochrane envolvendo 26 estudos e 5.521 participantes avaliou a abordagem atual dos pacientes com TS das pernas. O fondaparinux em dose profilática por 45 dias foi associado com taxas menores de recorrência e de extensão da TS em comparação com placebo. Tanto AINEs quanto a HBPM reduziram a extensão ou a recorrência em comparação com placebo. Ao comparar a HBPM com a intervenção cirúrgica (desconexão safenofemoral), ambas foram comparáveis na redução de eventos de TEV, embora a cirurgia estivesse associada com um risco menor estatisticamente não significativo de extensão ou recorrência. De modo alternativo, a extração da veia mais uso de meias elásticas demonstrou uma incidência menor não significativa de TEV em comparação com o uso de meias elásticas de forma isolada. Em geral, o tratamento cirúrgico com ligadura da veia safena magna na junção safenofemoral permite um maior alívio da dor, enquanto o tratamento clínico com anticoagulantes parece ser superior para minimizar as complicações e evitar TVP/EP subsequentes.

A tromboflebite séptica necessita de tratamento com antimicrobianos intravenosos de amplo espectro. Se ocorrer a rápida resolução da celulite, não há necessidade de nenhum tratamento adicional além de um curso breve de antimicrobianos. Porém, se o paciente desenvolver sepse, há necessidade de excisão de toda a veia infectada. Há necessidade de remoção do cateter em casos que envolvam infecção de cateter venoso central. Nos pacientes refratários ao tratamento clínico padrão, mas que não sejam bons candidatos para o tratamento cirúrgico invasivo, foi relatado o tratamento endovascular com dispositivos de trombectomia, angioplastia por balão e infusão intraluminal local de antimicrobianos. A terapia trombolítica e a trombectomia mecânica permanecem sendo opções para o tratamento do segmento de veia trombosada.

Prognóstico

A maioria dos episódios de TS superficial sem complicações responde ao tratamento conservador. Casos em que ocorre extensão para o sistema venoso profundo podem estar associados a tromboembolismo.

Di Nisio M et al: Treatment for superficial thrombophlebitis of the leg. *Cochrane Database Syst Rev* 2012;3:CD004982.

Enzler MA et al: Thermal ablation in the management of superficial thrombophlebitis. *Eur J Vasc Endovasc Surg* 2012;43(6):726-728.

Kar S and Webel R: Septic thrombophlebitis: percutaneous mechanical thrombectomy and thrombolytic therapies. *Am J Ther* 2014 Mar-Apr;21(2):131-136.

Rathbun SW et al: A randomized trial of dalteparin compared with ibuprofen for the treatment of superficial thrombophlebitis. *J Thromb Haemost* 2012;10:833-839.

INSUFICIÊNCIA VENOSA CRÔNICA

A IVC pode ser resultante de insuficiência valvular venosa congênita ou de trombose venosa prévia. Na primeira situação, ela é chamada de IVC, enquanto na última, ela é chamada de SPT. Veias varicosas (também uma manifestação de insuficiência venosa), IVC e SPT ocorrem em 76/100 mil pessoas/ano e estima-se que 6 a 7 milhões de norte-americanos sofram de alterações da pigmentação cutânea por estase nas pernas, enquanto outros 400 mil a 500 mil pacientes apresentem ulceração cutânea. Os custos do tratamento estão na faixa de bilhões de dólares. A anormalidade fisiológica básica em pacientes com IVC é a elevação crônica da pressão venosa. A capacidade venosa normal pode acomodar as mudanças de grande volume que ocorrem durante exercícios apenas com alterações mínimas na pressão venosa. Porém, com a disfunção da bomba muscular da panturrilha e o refluxo valvular, o sangue se acumula nas extremidades inferiores, ocorrendo a hipertensão venosa. A obstrução ao fluxo de saída por obstrução proximal também pode produzir hipertensão venosa, resultando em "claudicação venosa" à medida que o sistema venoso profundo se enche de sangue durante o exercício. A perna fica dolorosa, edemaciada e pesada (especialmente com o exercício), simulando a insuficiência arterial. A intensidade da doença venosa crônica foi associada com idade avançada e maior índice de massa corporal.

A incompetência valvular das veias profundas pode ser congênita ou resultar de dano após flebite, veias varicosas ou TVP. A melhor estimativa para a incidência de IVC é de cerca de 30% após 8 anos de acompanhamento. As alterações por estase venosa crônica estão centradas ao redor dos tornozelos. Essa é a localização das veias perfurantes comumente afetadas e é uma região com pouco suporte de tecido mole para suportar as pressões venosas elevadas. O edema sem cacifo é produzido pelo extravasamento de fluido plasmático, hemácias e proteínas plasmáticas. A lise de hemácias resulta no depósito de hemossiderina, que cria uma mancha acastanhada. Os leucócitos são sequestrados na microcirculação, levando à oclusão capilar e liberação de radicais de superóxido, enzimas proteolíticas e fatores de crescimento. Macrófagos e linfócitos T são os principais mediadores dessa resposta inflamatória, que resulta em ativação de fibroblastos e cicatrização e fibrose dos tecidos subcutâneos. Por fim, essa fibrose resulta em comprometimento da perfusão cutânea e ulceração.

▶ Achados clínicos

A. Sinais e sintomas

A insuficiência isolada de veia safena e a insuficiência venosa profunda podem levar a varicosidades venosas e alterações de estase venosa crônica. Um dos primeiros sintomas a surgir costuma ser edema de tornozelo e panturrilha. O envolvimento do pé e dos dedos do pé sugere linfedema. Normalmente, o edema é o pior resultado e melhora com a elevação da perna. Outros sintomas podem incluir dor, formigamento, queimação, cãibras musculares, sensação de peso, sensação de fincada e fadiga das pernas. A doença de longa evolução se caracteriza por dermatite de estase, hiperpigmentação, induração espessada e ulceração. As úlceras de estase venosa são grandes, dolorosas e de contorno irregular. Elas possuem um leito raso e com granulação úmida e exuberante, ocorrem na área da marcha sobre os aspectos medial ou lateral do tornozelo e costumam vir acompanhadas de dermatite de estase e alterações de pigmentação por estase.

B. Exames de imagem e outros exames diagnósticos

A ultrassonografia com Doppler pode identificar a presença e a localização de insuficiência nas veias superficiais e profundas e nas veias perfurantes, sendo usada para avaliar a função de válvulas venosas individuais. As diretrizes atuais recomendam o rastreamento seletivo de veias perfurantes em pacientes com IVC. A ultrassonografia com Doppler se tornou o exame atual mais importante para a fisiopatologia venosa e deve ser realizada em todos os pacientes com IVC e SPT. Porém, ela não avalia com facilidade a função da bomba muscular da panturrilha nem a presença de obstrução proximal. Esses problemas são abordados com o uso de outros exames, como a pletismografia a ar, que fornece uma avaliação quantitativa do refluxo venoso (pelo índice de preenchimento venoso), função da bomba muscular da panturrilha (pela fração de ejeção) e da função venosa global (pela função de volume residual). Essas medidas ajudam a estratificar os pacientes em grupos de tratamento.

A determinação da obstrução funcional ao fluxo de saída necessita de venografia com ou sem medida de pressão, embora a ultrassonografia intravascular (USIV) também seja muito útil para determinar a presença ou ausência de obstrução venosa. A flebografia descendente é realizada pela injeção de meio de contraste na veia femoral comum para testar as válvulas durante a respiração normal e com uma manobra de Valsalva forçada. Usando essa técnica, o refluxo patológico pode ser identificado em pacientes com dano pós-trombótico. Esse teste é reservado para quando há previsão de correção cirúrgica da doença venosa e a ultrassonografia com Doppler não fornecer informação definitiva sobre a fisiopatologia.

▶ **Diagnóstico diferencial**

Insuficiência cardíaca congestiva e doença hepática ou renal crônica devem ser consideradas no diagnóstico diferencial de edema bilateral de extremidades inferiores. O linfedema se caracteriza por edema sem formação de cacifo no dorso e nos dedos do pé, bem como na panturrilha, e geralmente não está associado com alterações da pigmentação cutânea, dermatite ou ulceração. A insuficiência arterial grave produz úlceras dolorosas, bem definidas e localizadas sobre pontos de pressão na extremidade distal do membro e no pé. As úlceras causadas por doenças autoimunes, eritema nodoso e infecções fúngicas são diferenciadas pelo aspecto e distribuição.

▶ **Tratamento**

A insuficiência venosa é um problema incurável, mas tratável. A maioria dos pacientes responde bem a um programa conservador composto por elevação intermitente das pernas, exercícios regulares para melhorar a função de bomba muscular da panturrilha e o uso de meias de compressão elásticas graduadas cirúrgicas. Embora o mecanismo pelo qual a compressão elástica melhora os sintomas de IVC não esteja claramente estabelecido, trabalhos recentes sugerem que a compressão externa possa restaurar a competência de cúspides valvares dilatadas e influir no reflexo veno-arterial. A maior parte dos casos de ulceração venosa irá melhorar com elevação da perna, compressão externa e cuidados locais com a ferida. A compressão pode ser obtida por meio de uma bandagem inelástica como a bota de Unna, um curativo oclusivo coberto por uma atadura elástica ou meias de suporte cirúrgico.

A cirurgia é indicada para uma pequena porcentagem de pacientes com úlceras que não cicatrizam ou sintomas incapacitantes refratários ao tratamento conservador. As três categorias principais de procedimentos incluem aqueles ablativos sobre o sistema venoso superficial em casos de refluxo venoso superficial, procedimentos antirrefluxo e cirurgias de *bypass* para obstrução. Se o refluxo venoso superficial for um componente significativo do refluxo venoso total presente, então, a ablação superficial é apropriada. Tal ablação tem sido bem-sucedida na prevenção de ulceração venosa recorrente e também tem demonstrado melhora nos sintomas em pacientes com veias varicosas e refluxo venoso. A ablação pode ser realizada com a cirurgia aberta tradicional de ligadura e extração da veia ou com os procedimentos endovenosos mais recentes, como a ablação por radiofrequência ou o tratamento com *laser* endovenoso. A doença deve ser precisamente caracterizada de forma que se possa desenvolver uma estratégia cirúrgica apropriada. A anormalidade mais comum em pacientes com IVC é a incompetência das veias poplítea e tibial; 50 a 60% dos pacientes têm perfurantes incompetentes.

As intervenções em veias perfurantes costumam ser realizadas em pacientes com úlceras venosas recorrentes ou com incompetência comprovada das veias perfurantes sob a área de ulceração. Desde a sua introdução na década de 1980 até o final da década de 2000, a cirurgia endoscópica subfascial de veia perfurante (SEPS) era a técnica de escolha para a ablação de perfurante, pois os estudos revelaram que ela resultava em uma taxa significativamente menor de infecções de ferida e úlceras recorrentes em comparação com o procedimento aberto de Linton. Porém, avanços contínuos nas técnicas de ablação de perfurantes nos últimos anos levaram ao uso aumentado da ablação percutânea de perfurantes (PAPS), ablação por radiofrequência (ARF), ablação com *laser* endovenoso e escleroterapia, além da SEPS. As diretrizes atuais fazem recomendação contrária ao tratamento seletivo de veias perfurantes incompetentes em pacientes com veias varicosas simples. Porém, para veias perfurantes que preenchem os critérios "patológicos" (fluxo de saída com duração ≥500, diâmetro ≥3,5 mm, localização abaixo de úlcera venosa cicatrizada ou aberta), é sugerido o uso de SEPS, escleroterapia orientada por ultrassonografia ou ablações térmicas.

Apesar do avanço de técnicas minimamente invasivas abordando o refluxo superficial e de perfurantes, o tratamento do refluxo profundo permanece sendo um desafio. Há etiologias não trombóticas e pós-trombóticas, ambas contribuindo para o componente obstrutivo do refluxo profundo. As opções cirúrgicas prévias incluíam *bypass* venoso e procedimentos de reconstrução, venoplastia com retalho e, especificamente no caso de pacientes com a confirmação de estenose ilíacofemoral por meio de venografia e ultrassonografia intravenosa (USIV), a colocação de *stent* venoso tem sido uma opção de tratamento endovascular bem-sucedida. Alhalbouni e colaboradores relataram que a maioria de seus pacientes tiveram cicatrização de suas úlceras de estase venosa crônica após a colocação de *stent* em lesões estenóticas encontradas na USIV. Raju et al. descreveram taxas próximas de 90% para a ausência continuada da úlcera venosa 5 anos após a colocação de *stent* ilíaco, ressaltando tanto o papel da obstrução na fisiopatologia como a eficácia do alívio dessa obstrução.

Alhalbouni S et al: Iliac-femoral venous stenting for lower extremity venous stasis symptoms. *Ann Vasc Surg* 2012;26(2):185-189.

Gloviczki P et al: The care of patients with varicose veins and associated chronic venous diseases: clinical practice guidelines of the Society for Vascular Surgery and the American Venous Forum. *J Vasc Surg* 2011;53(5 Suppl):2S-48S.

Luebke T et al: Meta-analysis of subfascial endocscopic perforator vein surgery (SEPS) for chronic venous insufficiency. *Phlebology* 2008;24(1):8-16.

Musil D et al: Age, body mass index and severity of primary chronic venous disease. *Biomed Pap Med Fac Univ Palacky Olomouc Czech Repub* 2011;155(4):367-371.

Raju S et al: Unexpected major role for venous stenting in deep reflux disease. *J Vasc Surg* 2010;51(2):401-408; discussion 408.

II. LINFÁTICOS

LINFEDEMA

▶ Considerações gerais

Sabe-se muito menos sobre a dinâmica de fluidos no sistema linfático do que no sistema venoso ou arterial. A maior parte da energia para a propulsão da linfa vem das contrações do músculo liso intrínseco dos linfáticos, que ocorrem de maneira rítmica. As pressões luminais linfáticas costumam ser de 30 a 50 mmHg e podem exceder a pressão arterial em condições especiais. O sistema linfático carrega o fluido intersticial e proteínas macromoleculares perdidas por capilares, bem como agentes infecciosos e material estranho, de volta para a circulação. Dois a quatro litros de linfa são drenados diariamente para a veia subclávia.

O mecanismo fundamental responsável pela formação de linfedema é o déficit do fluxo ascendente de linfa. O linfedema primário inclui tipos idiopáticos de linfedema sem uma etiologia identificável e o tipo mais comumente reconhecido devido ao desenvolvimento anormal dos linfáticos, em geral por hipoplasia, resultando em redução grave no número e no diâmetro de linfáticos. Ele é classificado pela idade de início da doença. O linfedema congênito se desenvolve antes de 1 ano de idade, costuma ser bilateral e acomete os homens mais do que as mulheres; se for familiar, é conhecido como doença de Milroy. Mais comumente, o linfedema se desenvolve durante a adolescência (linfedema precoce) e é unilateral; há predominância de 10:1 em mulheres. O linfedema que ocorre após os 35 anos de idade é chamado de linfedema tardio.

O linfedema secundário resulta de uma ampla variedade de processos patológicos que causam obstrução do sistema linfático. O mais comum desses é a excisão cirúrgica e a radioterapia de linfonodos axilares ou inguinais como parte do tratamento do câncer de mama, câncer de colo do útero, câncer de próstata, melanoma e tumores de tecidos moles. Muitas dessas neoplasias tendem a desenvolver metástases em linfáticos regionais antes de progredir para a doença metastática à distância e seu tratamento comumente envolve a dissecção completa de linfonodos do território envolvido. É importante observar que o linfedema secundário pode surgir a qualquer momento no pós-operatório, incluindo anos ou décadas após a cirurgia. As causas menos comuns de linfedema secundário são infecções bacterianas e fúngicas, trauma e doenças linfoproliferativas. Em muitos países em desenvolvimento, a obstrução linfática causada por filariose é causada por três diferentes parasitas: *Wuchereria bancrofti*, *Brugia malayi* e *Brugia timori*.

MANIFESTAÇÕES CLÍNICAS

A. Sinais, sintomas e avaliação

Em geral, a história do processo patológico definirá a causa do linfedema. O desenvolvimento de edema indolor em uma adolescente com histórico familiar de linfedema indicaria linfedema primário como diagnóstico. Um histórico de linfadenectomia, radiação ou a presença de uma infecção parasitária sugere linfedema secundário.

O desenvolvimento de linfedema costuma ser indolor e de progressão lenta. Nos estágios iniciais o edema forma cacifo, mas conforme a doença progride, ocorre fibrose crônica e o edema deixa de formar cacifo. A distribuição do edema também é característica. Ele costuma estar centrado sobre o tornozelo (Fig. 35-6) e é mais saliente no dorso do pé, produzindo um aspecto de giba de búfalo. Diferentemente do edema da estase venosa, o linfedema também costuma envolver os dedos dos pés. Nos estágios iniciais, a pele é normal, porém espessa, e ocorre hiperceratose com a doença de longa duração. Pode surgir uma dermatite eczematosa crônica.

A avaliação objetiva é mais comumente realizada pela medida da circunferência das extremidades, com um limiar de diferença maior que 2 cm definindo linfedema. Além disso, o deslocamento de água é usado para avaliar o volume do membro. Uma diferença entre os dois braços, antes e depois da cirurgia, de mais de 200 mL tem sido usada para identificar linfedema secundário.

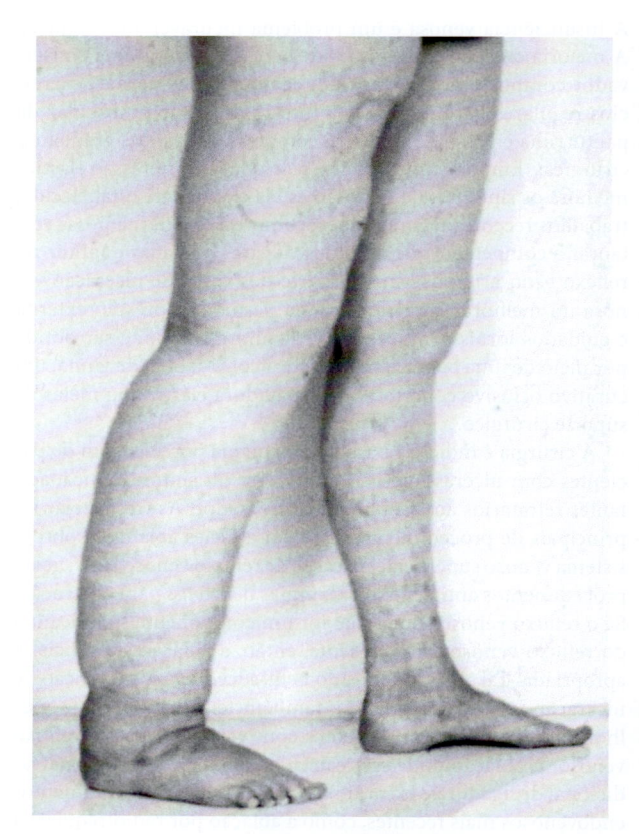

▲ **Figura 35-6** Linfedema adquirido. O edema está centrado no tornozelo e envolve o pé e os dedos do pé.

Raramente, pode haver o desenvolvimento de linfangiossarcoma ou de angiossarcoma como uma complicação do linfedema crônico. Essa transformação neoplásica dos vasos sanguíneos e linfáticos é chamada de síndrome de Stewart-Treves.

B. Exames de imagem

Ultrassonografias venosas com Doppler são realizadas para descartar insuficiência venosa e excluir obstrução venosa. TC e RM são exames úteis em pacientes com suspeita de linfedema secundário por doença maligna desconhecida. A linfangiografia foi, em grande parte, substituída pela linfocintilografia com radionuclídeos, o padrão-ouro para a avaliação da função linfática. Uma injeção subcutânea de uma substância marcada com 99mTc é feita no primeiro e segundo espaços interdigitais dos dedos das mãos ou dos pés e seu movimento, tempo de transição e atividade são interpretados. A linfocintilografia tem um risco mínimo e o seu uso em conjunto com a ultrassonografia com Doppler possibilita a detecção de disfunção linfática e dos linfonodos, fornecendo informações sobre o transporte e refluxo da linfa.

▶ Diagnóstico diferencial

Várias doenças podem resultar em edema bilateral de extremidades inferiores. Isso inclui insuficiência cardíaca congestiva, hipertensão pulmonar, insuficiência renal ou hepática crônica e hipoproteinemia. Em pacientes com edema de perna unilateral, o diagnóstico diferencial inclui malformações vasculares congênitas, insuficiência venosa crônica e distrofia simpática reflexa.

▶ Tratamento

O linfedema é uma doença crônica para a qual não há cura completa. Porém, uma variedade de medidas conservadoras pode reduzir muito o risco de complicações adicionais e incapacidade.

Não há terapia farmacológica eficaz. O uso de benzopironas (para aumentar o transporte linfático pelos macrófagos) demonstrou algum benefício. Os diuréticos podem ser úteis para a exacerbação aguda do edema secundário à infecção ou para a doença por estase venosa coexistente, mas esses agentes não são recomendados para o uso a longo prazo no linfedema.

A base do tratamento é a compressão externa e o cuidado meticuloso com a pele. A redução mecânica do linfedema pode ser mais bem alcançada com um programa de elevação frequente das pernas, massagem com drenagem linfática manual, técnicas de bandagem de baixa compressão e a compressão pneumática intermitente (CPI). A terapia de descongestão linfática (TDL) costuma ser a primeira linha de tratamento, independentemente da etiologia primária ou secundária. A TDL é composta de drenagem linfática manual, terapia de compressão com bandagens e CPI e exercícios de movimento. Muitos dispositivos diferentes estão disponíveis para uso nas pernas e mangas podem ser feitas sob medida para pacientes com linfedema do braço pós-mastectomia. As meias de compressão graduada mantêm o membro após redução por meio de compressão pneumática. Um bom cuidado com a pele é imperativo para evitar infecções. Loções hidratantes devem ser aplicadas regularmente, especialmente após o banho. A pele seca e quebradiça pode criar portas de entrada para bactérias. A infecção é difícil de erradicar devido à drenagem linfática alterada, podendo ameaçar a viabilidade do membro.

O impacto psicológico do linfedema crônico é enorme. Porém, com educação adequada do paciente, resultando na prevenção de infecção crônica ou de edema maciço, esse problema pode ser remediável.

A cirurgia pode ser considerada em casos raros de déficit funcional grave e linfangite recorrente. As abordagens são de natureza redutora para minimizar o volume ou são reconstrutoras para refazer os canais linfáticos. As indicações para as terapias redutoras incluem extremidades muito grandes e incapacitantes e a falha do tratamento conservador. O procedimento de Charles envolve a excisão de toda a pele e tecido subcutâneo da tuberosidade tibial até a cabeça lateral da fíbula e a cobertura da ferida com um enxerto de pele de espessura parcial. Devido aos resultados cosméticos imprevisíveis e às complicações associadas, como celulite e sepse, atualmente existem muitas variações desse procedimento com relatos de redução da morbidade. Mais recentemente, a lipectomia assistida por lipossucção-circunferencial tem obtido sucesso no tratamento do linfedema de extremidade superior secundário à terapia do câncer de mama. Nesse cenário, a gordura é a causa principal do edema e não o líquido, assim, a reconstrução linfática e as medidas conservadoras são ineficazes.

A aplicação de técnicas de reconstrução é mais bem-sucedida na doença inicial, quando os linfáticos estão relativamente saudáveis. Os canais linfáticos são reconstruídos por meio de métodos microcirúrgicos de anastomose por *bypass* linfo-venoso ou linfo-venoso-linfático, interposição segmentar linfo-linfática ou transplante de linfonodo livre. Campisi e colaboradores apresentam a maior série até o momento avaliando a reconstrução linfática, com 1.800 pacientes com linfedema primário e secundário tratados ao longo de 30 anos com anastomoses linfo-venosas. Seu estudo demonstra que 87% de seus pacientes relataram melhora subjetiva e 83% mostraram redução significativa do volume. É importante observar que mais de 90% desses pacientes tinham linfedema em estágio II e III de Campisi com edema persistente, mas ainda estavam em fase relativamente inicial antes do início de fibrose ou de deformação importante do membro. À medida que a doença progride com resultante dano irreversível, há pouco sucesso com a restauração do fluxo ou redução do tecido fibroesclerótico.

Campisi C et al: Microsurgery for lymphedema: clinical research and long-term results. *Microsurgery* 2010;30(4):256-260.

Doscher ME et al: Surgical management of inoperable lymphedema: the reemergence of abandoned techniques. *J Am Coll Surg* 2012;215(2):278-283.

Murdaca G et al: Current views on diagnostic approach and treatment of lymphedema. *Am J Med* 2012;125(2):134-140.

LINFANGITE Considerações gerais

A linfangite costuma ser causada por uma infecção por *Streptococcus* hemolítico ou *Staphylococcus* que surge em uma área de celulite próxima de uma ferida aberta. Podem ser vistas múltiplas estrias vermelhas longas nos trajetos em direção aos linfonodos regionais. As manifestações sistêmicas graves incluem taquicardia, febre, calafrios e mal estar, que, se não forem tratadas, podem levar à sepse e morte.

Achados clínicos

A. Sinais e sintomas

Há dor no local da ferida inicial. A febre alta aparece rapidamente. Inicialmente, as estrias podem ter aparência tênue, em especial nos pacientes de pele escura. Os linfonodos regionais costumam estar aumentados de volume e dolorosos.

B. Exames laboratoriais

Uma leucocitose associada com desvio para a esquerda está quase sempre presente. Deve-se obter rotineiramente culturas de sangue e da ferida.

Diagnóstico diferencial

A linfangite deve ser diferenciada de tromboflebite superficial, que costuma estar localizada em um único segmento venoso geralmente com um cordão palpável. Os pacientes com tromboflebite não costumam parecer tóxicos como os pacientes com linfangite. A febre da arranhadura do gato deve sempre ser considerada quando há linfangite. Também é importante diferenciar a linfangite de celulite e de infecções graves do tecido subcutâneo. Em geral, a linfangite se caracteriza por sua localização superficial e pelo padrão linear de eritema.

Tratamento

A extremidade deve ser elevada com aplicação de compressas aquecidas. Analgésicos e antimicrobianos intravenosos devem ser instituídos imediatamente. O exame da ferida deve ser feito para determinar a necessidade de desbridamento ou de incisão com drenagem de abscesso.

Prognóstico

O tratamento tardio ou inadequado pode levar à sepse grave e morte. A instituição agressiva de terapia antimicrobiana apropriada e cuidados com a ferida geralmente controlam a infecção dentro de 48 a 72 horas.

QUESTÕES DE MÚLTIPLA ESCOLHA

1. Qual afirmação é verdadeira em relação ao tratamento de veias varicosas e perfurantes?
   A. Ablações cirúrgica e química são preferidas em comparação com a ablação térmica da VSM.
   B. O tratamento seletivo de veias varicosas incompetentes é recomendado em pacientes com veias varicosas simples.
   C. A ablação térmica é uma abordagem eficaz para o tratamento de veias safenas.
   D. Ocorre a reabsorção da veia após a ablação térmica após alguns dias.

2. Recomendam-se três meses de anticoagulação para qual dos seguintes?
   A. Em pacientes com EP/TVP isolada distal da perna provocada por cirurgia.
   B. Em pacientes com EP/TVP proximal da perna provocada por fator de risco transitório não cirúrgico.
   C. Todos os pacientes com TVP.
   D. A e B.

3. Qual exame de imagem é uma avaliação inicial apropriada em pacientes com suspeita de trombose venosa axilo-subclávia?
   A. Angiografia por TC.
   B. Venografia por TC.
   C. Radiografia de tórax.
   D. Ultrassonografia venosa com Doppler de extremidade inferior.

4. Qual dos seguintes é verdadeiro em relação à tromboflebite superficial?
   A. Edema generalizado está quase sempre presente.
   B. Até 40% dos casos têm TVP aguda associada.
   C. A deambulação é desestimulada devido ao processo inflamatório doloroso.
   D. A maioria dos episódios de tromboflebite séptica necessita de excisão cirúrgica.

5. O linfedema é uma condição crônica para a qual não há cura definitiva atualmente disponível. Qual dos seguintes é verdadeiro?
   A. A distribuição do edema é exatamente a mesma da doença por estase venosa.
   B. O padrão-ouro para a avaliação da função linfática é a TC.
   C. A ultrassonografia venosa com Doppler ajuda a descartar insuficiência venosa e obstrução venosa.
   D. Diuréticos são a base do tratamento para minimizar o edema.

Neurocirurgia

36

Aditya S. Pandey, MD
B. Gregory Thompson, MD

DIAGNÓSTICO E TRATAMENTO DE ALTERAÇÕES DA CONSCIÊNCIA

Kyle Sheehan, MD; George A. Mashour, MD, PhD

As alterações da consciência e as condições relacionadas de delírio, estado confusional agudo e encefalopatia aguda estão entre os distúrbios mentais mais comuns em pacientes cirúrgicos ou clínicos. A prevalência de alteração do sensório em pacientes hospitalizados é alta, com taxas relatadas de até 50%. Essas condições estão associadas com aumento das taxas de mortalidade, variando de 10 a 65%, e com excesso de gastos anuais em cuidados de saúde na faixa dos bilhões. Considerando a elevada incidência de alterações do sensório, há necessidade de uma compreensão, pelo menos básica, de fisiopatologia, diagnóstico e tratamento das etiologias comuns por todos os médicos.

DEFINIÇÕES

A consciência costuma ser definida como a experiência subjetiva do ambiente e da própria pessoa. Ela compreende dois componentes: alerta, que é o estado de vigília, e estado consciente, que é o estado de percepção dos fenômenos. Essa distinção é útil, pois os dois processos são dissociáveis. Por exemplo, um estado vegetativo se caracteriza por um paciente que está acordado (i.e., o córtex está alerta), mas que não está necessariamente acordado.

O **alerta** é gerado pela atividade do sistema reticular ativador ascendente, que é composto por neurônios do tronco encefálico, porção central do mesencéfalo, hipotálamo lateral e porções do tálamo. As projeções disseminadas desses núcleos fazem sinapses com neurônios no córtex cerebral e geram uma resposta de alerta. As respostas de alerta definem o *nível* de consciência (p. ex., estar acordado, sonolento *ou* comatoso). Acredita-se que o **estado consciente** seja gerado por meio de redes que envolvem o tálamo e regiões corticais de associação nos lobos frontal, parietal, temporal e occipital. Os processos relacionados com o estado consciente definem o *conteúdo* da consciência (p. ex., ver um círculo azul *ou* um triângulo vermelho).

Muitos termos são usados para descrever os níveis de consciência, variando de alerta a comatoso. O paciente alerta está acordado e responde imediatamente a todos os estímulos. O estupor é uma condição em que o paciente está menos alerta, mas ainda responde a estímulos. Um paciente embotado parece estar dormindo a maior parte do tempo, mas ainda responde ao estímulo doloroso. Um estado vegetativo é um estado de alerta sem consciência em que o paciente pode abrir os olhos, acompanhar objetos, mastigar e engolir, mas não responde a estímulos sonoros nem parece sentir dor (embora se saiba agora que o processo de dor ocorre no estado vegetativo). O paciente comatoso parece dormir e não responde a estímulos. Muitas vezes, os termos usados para a descrição dos estados da consciência não têm definições consistentes, e uma descrição clara do estado de alerta e de consciência de um paciente resulta em uma comunicação mais precisa.

FISIOPATOLOGIA DA ALTERAÇÃO DA CONSCIÊNCIA

Em geral, as alterações da consciência podem surgir por causas fisiológicas, farmacológicas ou patológicas. Antes de abordar as causas patológicas (que podem ter etiologias estruturais ou não estruturais), devem ser avaliadas as alterações fisiológicas, como hipoglicemia, hipóxia, hipercarbia, hiponatremia e hipotermia. As etiologias farmacológicas, como intoxicação aguda, overdose e anestesia residual de cirurgia, também devem ser consideradas e revertidas sempre que possível.

▶ Patologia estrutural

O sistema reticular ativador ascendente é excitado por uma grande variedade de estímulos, particularmente os estímulos somatossensoriais. Como os seus núcleos estão altamente concentrados no mesencéfalo, ele pode ser danificado por lesões no mesencéfalo central, o que pode resultar em perda do despertar e em coma.

A disfunção menos intensa do sistema de ativação reticular resulta em um estado confusional agudo. Os sinais cardinais de um estado confusional agudo são sonolência, desatenção e desorientação. Além disso, as percepções podem estar distorcidas, causando alucinações, e o paciente pode não ser capaz de organizar e interpretar estímulos complexos. A percepção alterada resulta em disfunção do aprendizado, da memória e da resolução de problemas. Os processos do pensamento podem ser desorganizados e tangenciais, e o paciente confuso pode desenvolver delírios. Em alguns casos, o estado confusional agudo se apresenta como delírio, que pode, em sua forma hiperativa, se caracterizar por alerta intensificado, percepção alterada, agitação, delírios, alucinações e hiperatividade autonômica (diaforese, taquicardia, hipertensão e midríase). Porém, é importante observar que o delírio hipoativo é o tipo mais comumente manifestado no pós-operatório.

Os neurônios da ponte, do mesencéfalo e do hipotálamo são necessários para a regulação do ciclo de sono-vigília. Assim, lesões que envolvem a ponte podem preservar a consciência, mas alterar o sono. Isso contrasta com o estado vegetativo típico que resulta de destruição ou lesão difusa do córtex cerebral bilateral, secundária a isquemia cerebral global ou anóxia com preservação do sistema de ativação reticular e dos centros de sono do tronco encefálico. Isso deixa o paciente com os ciclos de sono-vigília preservados, sem a capacidade de interagir com o ambiente.

Os estados confusionais agudos e o coma podem resultar de causas estruturais ou metabólicas. As lesões estruturais dos hemisférios cerebrais, como hemorragia (intracerebral, subdural ou epidural), grandes áreas de infarto isquêmico, abscessos ou neoplasias podem se expandir em minutos ou em poucas horas, resultando em elevação significativa da pressão intracraniana (PIC).

▶ **Patologia não estrutural**

Vários distúrbios não estruturais que alteram difusamente a função cerebral podem produzir um estado de confusão ou, se forem graves, coma (Tab. 36-1). A encefalopatia toxicometabólica (ETM) aguda, que compreende o delírio e o estado confusional agudo, é uma condição aguda de disfunção cerebral global na ausência de doença cerebral estrutural primária. Normalmente, a ETM é uma consequência de doença sistêmica ou secundária a fármacos ou toxinas metabólicas que é reversível, o que torna fundamental o seu pronto reconhecimento e tratamento.

Além disso, a ETM é comum entre pacientes gravemente enfermos e é, provavelmente, subdiagnosticada, em especial quando ocorre em pacientes que necessitam de ventilação mecânica. Os fatores de risco para o desenvolvimento de ETM incluem internação em unidade de terapia intensiva (UTI), idade avançada, doença neurodegenerativa primária preexistente (demência), deficiência nutricional, infecção, desregulação da temperatura e falência de múltiplos órgãos e sistemas.

Tabela 36-1 Etiologia da alteração de consciência

Fisiológica	Patológica	Farmacológica
Isquemia cerebral global	Hematoma subdural ou epidural associado a traumatismo	Sedativos
Encefalopatia hepática	Tumor	Opioides
Hipóxia/hipercarbia	Infecção — meningite ou encefalite	Álcool/substâncias ilícitas
Estado hiperosmolar	Vascular (AVE)	Intoxicação
Hipotensão	AVE isquêmico (i.e., trombose de artéria basilar)	
Hipo/hipercalcemia		
Hipo/hipertermia		
Hipo/hiperglicemia	Hemorragia subaracnoide	
Hipo/hipernatremia	Hemorragia intracerebral	
Hipotiroidismo	Convulsões	
Tireotoxicose	Estado de mal epiléptico subclínico	
Uremia	Estado pós-ictal prolongado	

FISIOPATOLOGIA DA PRESSÃO INTRACRANIANA ELEVADA

O crânio contém três componentes principais: parênquima cerebral, líquido cerebrospinal (LCS) (líquido cefalorraquidiano) e sangue. A soma volumétrica desses componentes é mantida de maneira constante. Como a calota craniana não é distensível e esses três elementos não são compressíveis, um aumento em um componente deve ser compensado por uma redução em outro; caso contrário, haverá aumento da pressão. Essa compensação costuma ser obtida pelo deslocamento do LCS para o espaço subaracnoide contíguo da medula espinal, a chamada "compensação espacial". Esse equilíbrio delicado, porém, tem limites fisiológicos. Quando esses limites compensatórios são superados, um aumento no volume de qualquer componente levará a um aumento exponencial na PIC, conforme ilustrado pela curva de elastância intracraniana (Fig. 36-1).

A PIC normal em adultos é em torno de 10 a 15 mmHg. A presença de tumor ou hemorragia, a alteração da circulação de LCS

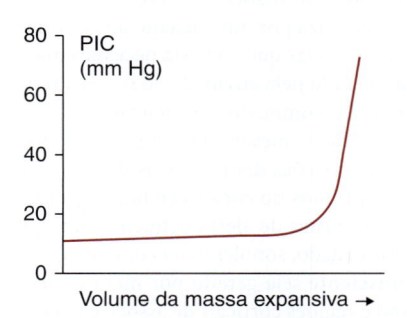

▲ **Figura 36-1** Curva de complacência intracraniana demonstrando a relação aproximada entre a pressão intracraniana e uma lesão expansiva intracraniana.

(hidrocefalia), o edema cerebral e o aumento do fluxo sanguíneo cerebral (hiperemia como resposta a traumatismo craniano ou hipoventilação causando hipercarbia e vasodilatação) podem elevar a PIC a níveis perigosos. A PIC elevada pode levar a redução da perfusão cerebral e isquemia, com efeito expansivo que pode progredir com desvios do parênquima cerebral e herniação grave.

SINAIS E SINTOMAS DE PRESSÃO INTRACRANIANA ELEVADA

A PIC elevada costuma estar acompanhada por alteração do sensório, cefaleia, vômitos (sem náuseas) e papiledema no exame de fundo de olho. A tríade de Cushing pode ser vista em pacientes com aumento grave da PIC e consiste em hipertensão, bradicardia e irregularidade respiratória. Obnubilação, achados neurológicos focais incluindo dilatação pupilar unilateral por compressão ou tração exercida sobre o terceiro nervo craniano (i.e., pupila "explodida") e instabilidade hemodinâmica são achados tardios e indicam herniação uncal iminente.

▶ Síndromes de herniação cerebral

A herniação cerebral ocorre quando a PIC elevada provoca desvio de uma porção do cérebro de um compartimento para outro. Esses desvios podem levar a comprometimento vascular e infarto de porções do cérebro, ruptura de conexões na substância branca e compressão direta sobre estruturas como o nervo craniano III.

Herniação subfalcial
Ocorre em pacientes com lesão em lobo frontal à medida que o giro do cíngulo sofre herniação por baixo da foice; os sintomas costumam estar relacionados com a lesão ou com a PIC elevada.

Herniação lateral
Ocorre em pacientes com uma lesão expansiva lateral. Os sintomas incluem hemiparesia contralateral, diminuição da consciência e paralisia ipsilateral de nervo craniano III. A compressão de fibras pupilares também causa dilatação da pupila e, à medida que o deslocamento lateral do mesencéfalo continua, pode ocorrer hemiplegia ipsilateral. Mais tarde, no processo, o úncus e o hipocampo podem sofrer herniação transtentorial.

Herniação tonsilar cerebelar
As lesões de fossa posterior causam sintomas por compressão do tronco encefálico e obstrução do fluxo de LCS (hidrocefalia). À medida que a pressão aumenta, as tonsilas cerebelares podem ser empurradas para dentro ou através do forame magno. Ocorrendo compressão bulbar, pode ocorrer apneia por disfunção do centro respiratório bulbar.

Herniação transtentorial superior
As lesões de fossa posterior podem causar hidrocefalia obstrutiva. Se esses pacientes forem submetidos a uma ventriculostomia, com altura inadequada do sistema de drenagem, existe a possibilidade de herniação superior do conteúdo da fossa posterior para a região do tálamo e do hipotálamo.

AVALIAÇÃO DIAGNÓSTICA DA ALTERAÇÃO DA CONSCIÊNCIA

O diagnóstico das alterações de consciência é fornecido por exame físico geral, exames de neuroimagem, testes medicamentosos e alguns exames laboratoriais.

▶ Exame neurológico

O exame neurológico inclui a avaliação do nível de consciência, os reflexos do tronco encefálico e a atividade motora. A avaliação rápida padronizada do nível de consciência é útil para a tomada de decisão clínica e a comunicação. O nível de alerta reflete a gravidade da condição subjacente: os pacientes gravemente afetados estão comatosos. Em geral, a Escala de Coma de Glasgow (GSC, do inglês *Glasgow Coma Scale*) (Tab. 36-2) é usada para avaliar o nível de consciência em pacientes com traumatismo craniano, mas também é amplamente usada como avaliação do nível de consciência independentemente da etiologia. Um paciente com um escore de 8 ou menos na GCS costuma ser considerado comatoso. O achado cardinal de confusão e delírio é atenção prejudicada. Tarefas simples à beira do leito, como realizar subtrações em série ou listar os meses do ano de trás para a frente, podem testar a atenção. Flutuações importantes no sensório ao longo do tempo são características. Outros achados comuns incluem alteração do ciclo de sono-vigília, diminuição do nível de alerta, hipervigilância, alucinações, alterações da percepção sensitiva, déficit de memória e desorientação. O processo de pensamento costuma estar desorganizado, e isso é manifestado por conversação confusa ou desconexa.

Tabela 36-2 Escala de Coma de Glasgow

Abertura ocular:	
Espontânea	4
Ao chamado	3
À dor	2
Nenhuma	1
Resposta verbal:	
Orientada	5
Confusa, desorientada	4
Palavras inapropriadas	3
Sons incompreensíveis	2
Nenhuma	1
Melhor resposta motora:	
Obedece	6
Localiza	5
Retira (flexão)	4
Postura em flexão anormal	3
Postura em extensão	2
Nenhuma	1

Os nervos cranianos e seus correspondentes reflexos no tronco encefálico, incluindo a resposta pupilar à luz, os reflexos corneanos, o reflexo oculocefálico (olhos de boneca), o reflexo vestíbulo-ocular (calórico), os padrões respiratórios, a tosse e o reflexo faríngeo, também são usados para descrever de forma precisa o estado neurológico e localizar o nível da disfunção do tronco encefálico. Em geral, os reflexos do tronco encefálico só são afetados na ETM grave. Padrões respiratórios anormais, particularmente a respiração de Cheyne-Stokes, também podem ocorrer com disfunção significativa do tronco encefálico.

As respostas motoras podem ser retratadas como espontâneas ou induzidas por estímulos nocivos, propositais ou não, unilaterais ou bilaterais e de extremidade superior ou inferior. O paciente pode apresentar supressão a partir de um estímulo, flexão anormal (postura patológica em flexão), extensão anormal (postura em extensão patológica) ou ausência de atividade motora. Diversas anormalidades motoras também estão associadas com ETM: tremor, asterixe, mioclonia multifocal (fasciculação muscular grosseira, repentina e não rítmica), paratonia (aumento de tônus com resistência variável), reflexos tendinosos acentuados e profundos difusamente ou respostas plantares extensoras bilaterais.

▶ Exames laboratoriais

A investigação laboratorial da redução do nível de consciência inclui hematimetria completa, estudos da coagulação, painel de eletrólitos e exames de cálcio, magnésio, fosfato, glicose, nitrogênio-ureia no sangue, creatinina, bilirrubina, enzimas hepáticas, amônia, osmolaridade sérica e gasometria arterial. O rastreamento toxicológico deve ser realizado em casos suspeitos de intoxicação. Culturas de sangue e LCS devem ser obtidas se parecer haver infecção. Análises adicionais do LCS com contagem de células, proteínas, glicose e exames específicos para microrganismos, como PCR para vírus do herpes simples e sorologia para fungos podem revelar meningite, células neoplásicas ou hemorragia subaracnoide (HSA). Exames de função da tireoide e concentrações de vitamina B_{12} e cortisol sérico devem ser avaliados se houver suspeita de endocrinopatia.

▶ Exames neurorradiológicos

A tomografia computadorizada (TC) de emergência para a avaliação de lesões estruturais (hemorragia intracerebral, acidente vascular encefálico [AVE] isquêmico extenso, hidrocefalia, neoplasia e edema cerebral difuso) é fortemente recomendada para pacientes que apresentam déficits neurológicos focais ou declínio grave no nível de consciência. O AVE isquêmico agudo dentro das primeiras 3 a 4 horas pode estar clinicamente oculto na TC. A ressonância magnética (RM) de crânio costuma ser reservada para avaliação adicional de AVE isquêmico agudo, bem como para caracterização adicional de lesões neoplásicas. Não se deve contar com a RM para um diagnóstico de emergência devido à duração do exame.

▶ Eletrencefalograma

O eletrencefalograma (EEG) pode confirmar a disfunção cerebral global e excluir o estado de mal epilético subclínico com maior sensibilidade do que o exame clínico isoladamente. Após a exclusão de lesões estruturais, o EEG deve ser realizado na maioria dos pacientes com alteração da consciência em algum momento durante o curso de seu tratamento. O grau de lentificação difuso do padrão de base normal, associado com ritmos anormais no EEG, se correlaciona com a intensidade da ETM. A lentificação pode ser classificada da seguinte forma: leve, com uma redução nas frequências α normais (8-13 Hz); moderada, com frequências teta (4-8 Hz); grave, com frequências δ (< 4 Hz).

▶ Monitoramento da pressão intracraniana

A quantificação da PIC é fundamental no tratamento de pacientes com grandes lesões intracerebrais que resultam em efeito expansivo e desvio das estruturas da linha média, edema cerebral difuso ou hidrocefalia. A PIC não pode ser estimada de forma precisa com base em achados clínicos ou exames de imagem. Há vários métodos para a medida direta da PIC, mas os dois mais comumente utilizados na prática clínica são cateteres ventriculares e sistemas de microtransdutores parenquimatosos. Outros métodos, como dispositivos subaracnoides e epidurais, têm precisão muito menor.

O padrão-ouro de monitoramento da PIC é por meio de um cateter intraventricular conectado a um transdutor de pressão padronizado. Esses cateteres costumam ser colocados no ventrículo lateral por um pequeno orifício frontal. As vantagens dos cateteres intraventriculares são que eles medem a PIC global, permitem a drenagem terapêutica de LCS e são passíveis de calibração externa. As desvantagens são o risco de infecção e de hematoma e as dificuldades de inserção.

Os monitores de PIC com microtransdutores na ponta são colocados no parênquima cerebral ou no espaço subdural por meio de um tipo de parafuso colocado no crânio, um orifício feito com broca ou durante um procedimento cirúrgico. Eles são quase tão precisos quanto os cateteres intraventriculares e têm a vantagem de causar menos infecções e menores taxas de complicações, e não necessitarem de calibração. As maiores desvantagens são a impossibilidade de drenar LCS e de calibrar *in vivo*, além de uma menor tendência para zero ao longo do tempo.

TRATAMENTO DA ALTERAÇÃO DA CONSCIÊNCIA

O tratamento inicial de um paciente com alteração da consciência deve contemplar a avaliação de via aérea, respiração e circulação (ABC, do inglês *airway, breathing and circulation*). Os pacientes que não estão suficientemente responsivos para proteger sua via aérea devem ser intubados, para reduzir o risco de aspiração de conteúdo gástrico. Durante a intubação, deve-se evitar a hipóxia e a hipotensão nos pacientes com lesão cerebral, devendo-se ainda manter um alto nível de suspeição para lesão da coluna cervical. Um paciente que apresenta escore de 8 ou menos na GCS deve ser intubado. A ventilação mecânica deve ser usada quando necessária para fornecer oxigenação e ventilação adequadas, orientada por gasometrias arteriais. Os pacientes que apresentam hipotensão e choque devem ser tratados intensivamente com fluidos e vasopressores para manter a perfusão adequada. As fontes de choque (séptico, cardiogênico, hipovolêmico) devem ser investigadas e tratadas de maneira apropriada.

Independentemente da causa do declínio agudo do sensório, várias medidas gerais devem ser instituídas. Devem ser suspensos, quando possível, todos os fármacos com potencial toxicidade para o sistema nervoso central (SNC). Medicamentos antipsicóticos, como haloperidol ou quetiapina, podem ser usados para o tratamento da agitação grave. A tiamina deve ser administrada em pacientes com histórico de alcoolismo, desnutrição, câncer, hiperêmese gravídica ou insuficiência renal em hemodiálise, para evitar o desenvolvimento da encefalopatia de Wernicke.

No caso de paciente que apresente histórico ou exame físico sugestivo de PIC elevada, pode haver necessidade de medidas salvadoras imediatas antes de uma avaliação mais detalhada com exames de neuroimagem ou monitoramento da PIC. Essas situações costumam se basear no julgamento clínico, e a avaliação com neurocirurgião ou neurologista é fortemente recomendada. Um exame compatível com PIC gravemente elevada (coma com escore < 8 na GCS, pupila(s) fixa(s) e dilatada(s) uni ou bilateralmente, postura de flexão patológica ou extensão patológica e tríade de Cushing com bradicardia, hipertensão e depressão respiratória) necessita de intervenção imediata, enquanto se aguardam exames diagnósticos adicionais. Além das medidas padrão de ressuscitação, a elevação da cabeceira da cama acima do coração (geralmente 30 graus) para aumentar o retorno venoso intracraniano, a hiperventilação temporária até uma pressão parcial de gás carbônico (PCO_2) de 26 a 30 e a administração de terapia hiperosmolar intravenosa (infusão de manitol 1-1,5 g/kg ou infusão salina hipertônica) estão indicadas. Imediatamente após essas medidas, deve ser buscada a rápida avaliação do diagnóstico subjacente pelo histórico do paciente, exame neurológico detalhado e exames de neuroimagem. A avaliação neurocirúrgica deve ser considerada para a potencial colocação de uma ventriculostomia como meio de avaliar a PIC e potencialmente tratar a PIC com drenagem de LCS.

Se houver PIC elevada, a terapia deve ser direcionada para a manutenção da PIC abaixo de 20 mmHg, devendo-se fazer intervenções apenas quando a PIC estiver elevada acima de 20 mmHg por mais de 5 minutos. Elevações fisiológicas transitórias na PIC podem ser observadas em casos de tosse, movimentação, aspiração ou assincronia com o ventilador, e isso não deve ser tratado. Durante os períodos de PIC elevada, é importante manter a pressão arterial média adequada para garantir uma adequada pressão de perfusão cerebral (que é a pressão arterial média – PIC).

TRATAMENTO GERAL DA PRESSÃO INTRACRANIANA ELEVADA

1. Controle da pressão arterial — A terapia com vasopressores deve visar à manutenção de uma pressão de perfusão cerebral (PPC = PAM – PIC) adequada, geralmente maior que 60 mmHg. Normalmente, a hipertensão só deve ser tratada quando a PPC for maior que 120 mmHg, podendo uma PPC menor que 50 mmHg estar associada com isquemia cerebral.

2. Posição — Os pacientes com PIC elevada devem ser posicionados com a cabeceira elevada 30 graus acima do coração, mantendo o pescoço em posição neutra, sem flexão ou rotação excessivas, para maximizar o retorno venoso intracraniano.

3. Remoção de LCS — Quando é diagnosticada hidrocefalia (obstrutiva ou comunicante), pode-se utilizar uma ventriculostomia para reduzir o volume de LCS intracraniano e, secundariamente, a PIC. Recomenda-se a drenagem controlada de LCS a uma taxa de cerca de 1 a 2 mL/min em intervalos de alguns minutos até se alcançar uma PIC inferior a 20 mmHg ou até que o LCS não seja mais facilmente obtido. A drenagem de LCS por meio de um dreno lombar intratecal é contraindicada em casos de PIC elevada devido ao risco de herniação transtentorial.

4. Hiperventilação — O uso de ventilação mecânica para reduzir a PCO_2 até 26 a 30 mmHg induz vasoconstrição cerebral, reduzindo o volume sanguíneo cerebral e reduzindo rapidamente a PIC. O efeito da hiperventilação sobre a PIC costuma durar um período de horas antes da compensação metabólica. A hiperventilação terapêutica deve ser utilizada apenas como medida emergencial para o controle temporário da PIC, sendo depois substituída por outras modalidades terapêuticas.

TERAPIA HIPEROSMÓTICA

1. Manitol — Os diuréticos osmóticos reduzem o volume cerebral pela criação de um gradiente osmótico entre o parênquima cerebral e o espaço intravascular, tirando água livre do parênquima. O manitol, preparado em uma solução a 20%, pode ser administrado como bólus de 1 a 1,5 g/kg. O manitol pode ser usado em doses seriadas a intervalos de 6 a 8 horas* com dosagem reduzida de 0,25 a 0,5 g/kg conforme a necessidade para a PIC continuamente elevada. O início da ação é dentro de minutos, e a duração do efeito varia muito entre 4 e 24 horas. Medições seriadas de sódio sérico, osmolaridade sérica e função renal são necessárias para evitar a superdosagem. As contraindicações para o uso de manitol incluem sódio sérico de mais de 150 mEq, osmolaridade sérica de mais de 320 mOsm ou evidências de necrose tubular aguda em evolução. Além disso, o manitol pode frequentemente induzir hipotensão e subsequentemente reduzir a perfusão cerebral. O manitol não deve ser usado em pacientes com doença renal aguda ou crônica.

2. Solução salina hipertônica — A administração em bólus de salina hipertônica (tonicidade de 1,8-23,4%) pode reduzir agudamente a PIC. O volume típico de salina hipertônica varia muito

---

*N. de R.T. De acordo com a experiência do revisor técnico deste capítulo, o manitol deve ser utilizado de 3 em 3 horas ou, no máximo, de 4 em 4 horas.

dependendo da tonicidade, de 30 mL a 23,4% até 1 L a 1,8%. A infusão contínua de salina hipertônica (1,8-3%) para manter hipernatremia pode também ser eficaz no controle da PIC. Uma metanálise de múltiplos ensaios clínicos comparando a eficácia do manitol com a salina hipertônica para o tratamento de PIC elevada de diversas causas (lesão cerebral traumática, AVE, tumores) concluiu que a salina hipertônica parece ter maior eficácia na redução da PIC elevada, mas os desfechos clínicos não foram examinados. Em geral, a salina hipertônica não deve ser administrada por meio de cateter intravenoso periférico.

3. Tratamento de fluidos — Normalmente, os pacientes com PIC elevada devem ser mantidos euvolêmicos e normo ou hiperosmolares. A administração de água livre e de soluções hipotônicas deve ser estritamente evitada e, em vez disso, devem-se usar fluidos isotônicos em todos os líquidos de manutenção e infusões. Os níveis séricos de sódio devem ser cuidadosamente monitorados, e a hiponatremia deve ser apropriadamente corrigida.

4. Sedação — A manutenção de sedação adequada pode reduzir a PIC por meio de diminuição da demanda metabólica cerebral, assincronia com o ventilador e respostas simpáticas de hipertensão e taquicardia. A sedação adequada costuma exigir o estabelecimento de uma via aérea segura. A infusão de propofol costuma ser o fármaco de escolha para a sedação, pois ele pode ser rapidamente titulado, permitindo avaliações neurológicas frequentes.

5. Febre — A febre aumenta o metabolismo cerebral, o que aumenta o fluxo sanguíneo cerebral e, assim, eleva a PIC. Além disso, foi demonstrado que a febre piora a lesão cerebral em modelos animais. Dessa forma, o tratamento intensivo da febre, incluindo paracetamol e, eventualmente resfriamento, é recomendado em pacientes com PIC elevada.

6. Terapia antiepilética — As crises epiléticas, convulsivas ou não, aumentam o metabolismo cerebral e resultam em elevação da PIC. Há necessidade de tratamento rigoroso das crises epiléticas com terapia antiepilética ou infusão de anestésicos, bem como monitoramento contínuo do EEG. Não há evidências claras de que a terapia antiepilética profilática tenha qualquer benefício clínico, mas a utilização profilática de anticonvulsivantes é razoável quando há lesão expansiva de localização cortical supratentorial ou lesões adjacentes ao córtex, como hematoma subdural ou HSA.

7. Glicocorticoides — Os glicocorticoides, normalmente a dexametasona, são reservados para o tratamento da PIC elevada por edema vasogênico secundário a neoplasia intracraniana e infecções. Em geral, a dexametasona é administrada a intervalos de 6 a 12 horas com ampla variação de dosagem. O uso de glicocorticoides foi associado a piores desfechos em um grande ensaio clínico randomizado em lesão cerebral traumática, não sendo mais recomendado. Os glicocorticoides não são considerados úteis no tratamento de infarto cerebral ou hemorragia intracraniana.

8. Barbitúricos — O uso de barbitúricos para o controle da PIC se baseia na capacidade do fármaco para reduzir dramaticamente o metabolismo cerebral e, de maneira secundária, o fluxo sanguíneo cerebral. O pentobarbital é mais comumente usado, com uma dose inicial de 5 a 20 mg/kg em bólus, seguida por 1 a 4 mg/kg/hora. A infusão de barbitúrico é titulada com base na avaliação da PIC, da PPC e da tolerância aos efeitos colaterais. Costuma ser feito o monitoramento contínuo do EEG, com titulação até um padrão de supressão de descargas localizadas no EEG, indicando supressão apropriada do metabolismo cerebral. A terapia com barbitúricos é complicada e pode apresentar complicações, particularmente hipotensão arterial, íleo adinâmico, redução do mecanismo de varredura mucociliar na via aérea e alto risco de infecções. Em geral, o uso de barbitúricos está reservado para a PIC elevada refratária a todas as outras modalidades terapêuticas.

9. Hipotermia terapêutica — O uso de hipotermia para tratar PIC elevada é controverso há décadas, e seu uso não é recomendado como padrão de tratamento para a PIC elevada. A hipotermia reduz o metabolismo cerebral e, de forma secundária, diminui o volume sanguíneo cerebral e a PIC. Quando usada, a hipotermia é obtida por resfriamento corporal total por meio de dispositivos de resfriamento de superfície ou intravascular até um alvo de 32 a 34 °C. Os estudos demonstraram efeitos colaterais significativos, incluindo arritmias cardíacas e coagulopatia grave. Considerando as múltiplas incertezas em relação ao uso apropriado da hipotermia terapêutica em pacientes com PIC elevada, esse tratamento deve estar limitado a pacientes com hipertensão intracraniana refratária a outros tratamentos.

10. Craniectomia descompressiva — A craniectomia descompressiva é a remoção cirúrgica de uma grande porção da calota craniana para permitir que o conteúdo cerebral edematoso se expanda e, subsequentemente, reduza a PIC. No momento do procedimento, qualquer lesão expansiva (neoplasia ou hematoma) também é removida. A craniectomia descompressiva tem sido considerada um último recurso; algumas evidências sugerem que ela melhora os resultados, especialmente no AVE isquêmico maligno.

Bhatia A, Gupta AK: Neuromonitoring in the intensive care unit. I. Intracranial pressure and cerebral blood flow monitoring. *Intensive Care Med* 2007;33:1263-1271.

Diedler J, Sykora M, Blatow M, et al: Decompressive surgery for severe brain edema. *J Intensive Care Med* 2009;24:168.

Edwards P, Arango M, Balica L, et al: Final results of MRC CRASH, a randomised placebo-controlled trial of intravenous corticosteroid in adults with head injury-outcomes at 6 months. *Lancet* 2005;365:1957.

Kamel H, Navi BB, Nakagawa K, et al: Hypertonic saline *versus* mannitol for the treatment of elevated intracranial pressure: a meta-analysis of randomized clinical trials. *Crit Care Med* 2011;39:554.

The Brain Trauma Foundation; American Association of Neurological Surgeons; Congress of Neurological Surgeons; Joint Section on Neurotrauma and Critical Care: Guidelines for the management of severe traumatic brain injury. VI. Indications for intracranial pressure monitoring. *J Neurotrauma* 2007;24:S37-S44.

EXAMES DE IMAGEM DO SISTEMA NERVOSO CENTRAL

Douglas J. Quint Shawn L.A. Hervey-Jumper

CONSIDERAÇÕES GERAIS

Os exames de imagem se tornaram centrais no cuidado médico nos últimos 25 anos, sendo um dos componentes de gastos com cuidados médicos de crescimento mais rápido nos Estados Unidos. Em nenhum outro campo da medicina os exames de imagem tiveram mais impacto que nas neurociências. Nossa capacidade de demonstrar a anatomia e a doença de forma não invasiva e de tratar muitos processos patológicos do SNC utilizando técnicas minimamente invasivas cresceu muito com as melhoras nas tecnologias de imagem nos últimos anos.

Há 40 anos, a única forma de realizar imagens do SNC era substituindo o LCS por material de contraste positivo ou ar por meio de uma punção lombar e realizando radiografias – uma técnica dolorosa chamada pneumoencefalografia –, podendo as estruturas normais e anormais do SNC ser grosseiramente delineadas dessa maneira. A pneumoencefalografia foi abandonada no final da década de 1970 com o desenvolvimento da TC. A injeção de contraste em grandes vasos sanguíneos do pescoço (angiografia cerebral) está disponível há três quartos de século e permite o excelente delineamento de doença vascular intrínseca, mas ainda não permite a boa visualização direta do cérebro ou da medula espinal. Embora a angiografia ainda seja realizada com propósitos diagnósticos e terapêuticos, agora o cateter é colocado por meio de canulação da artéria femoral em vez de diretamente em um vaso sanguíneo do pescoço.

Com o advento da TC no início da década de 1970, a visualização direta do cérebro foi finalmente possível, embora a resolução de diferentes estruturas cerebrais normais e de alguns processos patológicos permaneça difícil. A RM se tornou disponível para uso clínico no início da década de 1980 e tem sido o padrão para a avaliação da maioria dos processos no SNC desde a metade dessa década.

A TC e a RM continuaram amadurecendo ao longo da década de 1990 e no século XXI. Além da introdução de aparelhos com menor dose de radiação nos equipamentos mais recentes de geração de TC, técnicas de escaneamento rápido nesses aparelhos (aparelhos de TC multislice ou multidetector) permitem a coleta de dados que refletem a perfusão sanguínea cerebral, que podem ser coletados durante um exame de 5 minutos. Da mesma forma, esses aparelhos de última geração podem ser usados para a geração de modelos dos grandes vasos sanguíneos cerebrais (angiografia por TC [ATC]), reduzindo a necessidade do cateterismo intravascular mais invasivo em alguns pacientes.

Os avanços da RM foram ainda mais dramáticos, em especial com o surgimento dos equipamentos de RM de maior poder de campo (3,0 T) para uso clínico em 2005. Por exemplo, a sensibilidade de algumas das novas técnicas de RM permite a identificação de mudanças fisiológicas no cérebro minutos após ocorrer a isquemia, uma janela de tempo que pode potencialmente permitir intervenções farmacológicas que podem afetar os desfechos clínicos (p. ex., AVE). A RM funcional pode avaliar áreas eloquentes do cérebro próximas de lesões patológicas (p. ex., tumores) que, idealmente, devem ser evitadas durante a cirurgia. A espectroscopia por RM (ERM) pode identificar metabólitos de lesões que podem ajudar a diferenciar entre processos patológicos (p. ex., tumor, necrose, isquemia, inflamação *ou* infecções). A ERM pode também identificar metabólitos que são acumulados no cérebro de pacientes com distúrbios metabólicos congênitos. A RM também pode ser usada para a geração de imagens angiográficas (angiografia por RM [ARM]) para a avaliação de vasos sanguíneos sem a injeção de contraste ou o uso de radiação ionizante.

A angiografia por cateter (endovascular) está disponível em várias formas há mais de 80 anos e também tem evoluído de forma contínua na última década. A cirurgia endovascular – tratando anormalidades de vasos sanguíneos como aneurismas ou malformações arteriovenosas (MAVs) por meio de um cateter em vez de cirurgia aberta – é, atualmente, realizada e se tornou o tratamento de escolha para muitas lesões. Mais da metade dos aneurismas tratados nos Estados Unidos são, atualmente, abordados por via endovascular, evitando a necessidade de craniotomia na maioria desses pacientes. Da mesma forma, no caso de um AVE agudo devido a um tromboêmbolo obstrutivo, em uma tentativa de reabrir o vaso envolvido, pode-se colocar um cateter na região da lesão obstrutiva e fazer a remoção mecânica do coágulo por meio do cateter ou dissolver o coágulo com a injeção de agentes (p. ex., trombolíticos).

TÉCNICAS DE IMAGEM BÁSICAS DO SISTEMA NERVOSO CENTRAL

1. As radiografias simples (raios X) são relativamente baratas, universalmente disponíveis e podem demonstrar anormalidades ósseas, como fraturas ou lesões destrutivas grosseiras (Fig. 36-2). A principal desvantagem das radiografias simples é que, essencialmente, nenhum tecido mole normal (p. ex., todas as estruturas intracranianas e do canal medular) ou processo patológico (p. ex., hemorragia, infartos, tumores, abscessos, discos herniados, etc.) pode ser detectado. Mesmo muitas lesões ósseas intrínsecas são difíceis de delinear. De fato, até que 30 a 50% das trabéculas da medula óssea tenham sido substituídas por um processo patológico (p. ex., tumor, infecção), não é vista nenhuma anormalidade óssea em uma radiografia simples.

    a. Outra limitação das radiografias simples é que todas as estruturas estão sobrepostas em uma imagem única, pois o feixe de raios X passa por meio de toda a cabeça ou coluna (diferentemente das "fatias" geradas em TC ou RM).
    b. Há pouco valor para as radiografias simples na avaliação de doenças do SNC, pois o interior da crânio ou da coluna não aparece nas imagens. Uma exceção é feita para pacientes com suspeita de abuso infantil. Nesses pacientes, além de outras imagens transversais (como TC ou

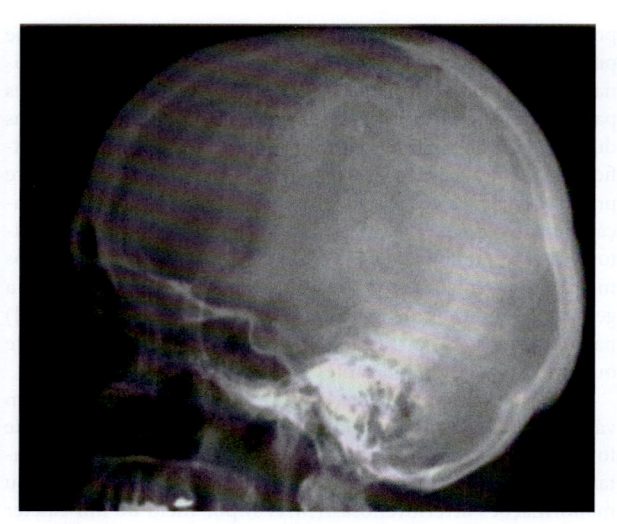

Figura 36-2 Radiografia simples lateral do crânio (radiação ionizante). Observe o excelente delineamento das estruturas ósseas, mas o delineamento ruim de tecidos moles; especificamente, não aparece nenhuma porção do cérebro nas imagens. Além disso, o exame não é tomográfico (i.e., não é uma fatia) e, assim, os lados direito e esquerdo da cabeça estão sobrepostos.

RM, que são realizadas para avaliar lesões intracranianas), as radiografias simples devem também ser obtidas, pois podem mostrar fraturas sutis sem deslocamento que não são prontamente identificadas em outros exames de imagem.

c. Outras funções das radiografias simples incluem a avaliação da movimentação espinal (i.e., radiografia lateral em flexão/extensão da coluna cervical ou lombossacral para a avaliação da estabilidade), da localização de corpo estranho e das estruturas intracranianas ou espinais quando há material de fixação interna e/ou material estranho radiodenso/ferromagnético (o que pode limitar o uso de TC ou RM).

2. A ultrassonografia do SNC, além do período neonatal, é predominantemente usada no período intraoperatório para a avaliação da morfologia ventricular e da doença do parênquima subjacente. A ultrassonografia intraoperatória pode ser usada para ajudar a posicionar cateteres ventriculares durante a colocação de derivações. Ela também pode ser usada para guiar a ressecção de tumores intracranianos ou intraespinais.

   a. Fora da cirurgia, a ultrassonografia tem aplicações crescentes por ser não invasiva, ser portátil e não envolver radiação. Porém, há necessidade de uma "janela acústica" para a visualização dos tecidos intracranianos/intraespinais, ou seja, as estruturas ósseas sobrejacentes devem geralmente ser removidas antes da realização do exame (i.e., porções do crânio ou elementos posteriores devem ser removidos antes de se poder avaliar, respectivamente, o cérebro ou a medula espinal).

   b. A ultrassonografia tem várias aplicações em lactentes (geralmente eles ainda têm fontanelas abertas, de modo que não há necessidade de criar uma "janela acústica" adicional). Ela se tornou o exame de imagem de escolha para a avaliação de lactentes prematuros a fim de avaliar hemorragia intraventricular e/ou hidrocefalia. Em adultos, os exames com Doppler intracraniano podem ser realizados com o escaneamento das estruturas. Por exemplo, o escaneamento da sutura temporal permite o acesso ao polígono de Willis. Esses exames podem ser realizados à beira do leito para a avaliação de vasoespasmo arterial (p. ex., em casos de HSA subaguda). A ultrassonografia pode também ser usada em crianças menores para a identificação do cone medular.

3. A TC sem ou com a administração intravenosa de material de contraste iodado é realizada com a utilização de um feixe fino em forma de leque de raios X (radiação ionizante) gerado por um tubo de raios X que literalmente se move ao redor do paciente em cerca de 1 segundo. A imagem resultante, que representa uma "fatia" de tecido, pode ser obtida com espessura tão fina quanto 1 mm. Também podem ser geradas imagens submilimétricas "reformatadas" pelo computador a partir dos dados de TC obtidos primariamente por imagem axial em qualquer plano (sagital, coronal, fora de eixo, etc.). Imagens tridimensionais também podem ser criadas dessa maneira.

   a. A TC demonstra a maioria das anormalidades ósseas melhor do que qualquer outro exame de imagem, com a possível exceção de fraturas sem deslocamento e não desalinhadas, que ainda são mais bem vistas por radiografias simples (Fig. 36-3). As lesões de tecidos moles também podem ser detectadas com sensibilidade muito maior do que pelas radiografias simples. Porém, a diferenciação entre tecidos moles normais semelhantes mas não idênticos, o delineamento entre tecido mole normal e patológico e a avaliação de determinadas áreas do cérebro limitadas por artefatos de escaneamento ainda podem ser difíceis com a TC, sendo o motivo pelo qual a TC permanece sendo inferior à RM para a avaliação da maioria das anormalidades cerebrais e do canal medular.

   b. Ao discutir exames de TC, os termos "densidade" e "atenuação" referem-se ao mesmo processo: a absorção do feixe de raios X. As áreas de "densidade" aumentada têm maior "atenuação" do feixe de raios X, resultando em áreas mais esbranquiçadas na imagem da TC (p. ex., ossos, matéria de contraste iodado, sangue agudo, áreas de calcificação e alguns tipos de corpo estranho). As áreas de densidade mais baixa têm menor "atenuação", pois absorvem menos do feixe de raios X à medida que ele passa pelo paciente, resultando em áreas mais escuras na imagem da TC (p. ex., fluido nos ventrículos, gás e gordura).

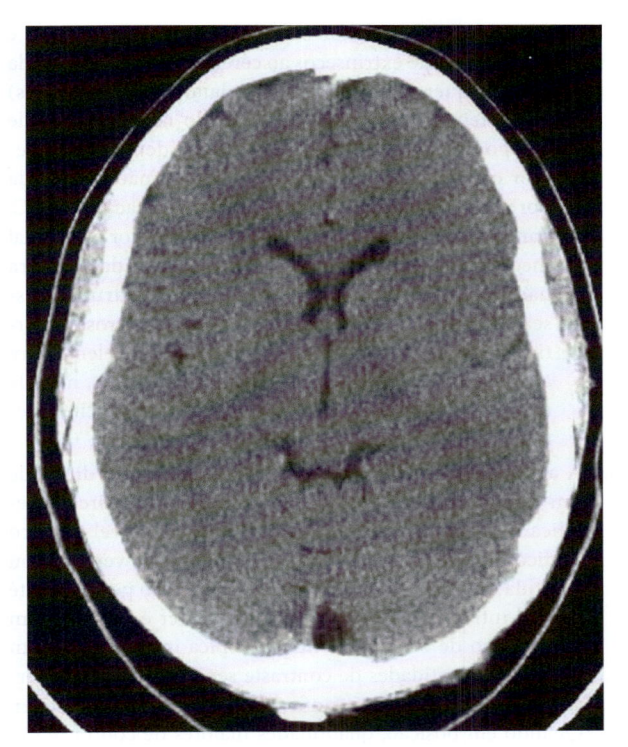

▲ **Figura 36-3** TC (radiação ionizante). Essa imagem representa uma seção fina ("fatia") da cabeça (i.e., é uma imagem tomográfica; os lados esquerdo e direito da cabeça podem ser delineados separadamente). O cérebro é diretamente representado nas imagens, embora possa haver dificuldade na resolução entre diferentes estruturas intracranianas (p. ex., diferença entre estruturas das substâncias cinzenta e branca).

    c. O contraste na imagem de TC pode ser ajustado no equipamento após a obtenção das imagens a fim de ressaltar diferenças nas densidades de diferentes tecidos.

    d. Por fim, o recente desenvolvimento de novos métodos de reconstrução dos dados da TC resultou em redução significativa na dose de radiação a que o paciente é exposto durante muitas TCs.

4. A mielografia envolve a realização de uma punção subaracnoide lombar (ou uma punção subaracnoide lateral em C1-C2) e a instilação de menos de 30 mL de material de contraste iodado para opacificar o espaço subaracnoide do canal medular, resultando no delineamento das raízes nervosas da cauda equina, da medula e de qualquer processo que cause compressão (ou que esteja dentro) intrínseca ou extrínseca no espaço subaracnoide. Tais processos incluem tumores extradurais, infecções, material de discos herniados, alterações degenerativas da coluna e também processos que envolvem diretamente as estruturas intradurais (tumores medulares, malformações vasculares, metástases, etc.).

    a. A mielografia não é mais uma técnica de imagem primária para a avaliação do canal medular, tendo sido substituída pela RM. Atualmente, ela está reservada para a "solução de problemas", como quando os resultados de uma RM não estão claros ou quando a RM não pode ser feita (contraindicações para RM, material de fixação interna limitando a avaliação por RM, etc.).

    b. A mielografia é, essencialmente, sempre seguida imediatamente (dentro de horas) por TC para delinear melhor as relações entre os processos patológicos e o espaço subaracnoide.

5. A RM é uma técnica de imagem que não utiliza radiação ionizante.

    a. A física da criação de uma RM é bastante complexa. De maneira resumida, um paciente é colocado em um forte campo magnético (30 mil vezes o campo magnético da Terra). Pulsos de radiofrequência são transitoriamente (milissegundos) aplicados no paciente para perturbar brevemente suas moléculas de água, elevando-as a um estado de energia um pouco maior (modelo da mecânica quântica). Após o desligamento do pulso de radiofrequência, essas moléculas de água retornam rapidamente a seus respectivos estados basais, liberando a energia absorvida recentemente. A taxa em que essas moléculas de água alteradas retornam a seu estado basal pode ser medida com o uso de bobinas receptoras extremamente sensíveis no aparelho de RM. Como as taxas com que essas moléculas retornam a seus respectivos estados basais variam conforme o ambiente magnético local (p. ex., o ambiente magnético local é diferente no sistema ventricular em relação ao núcleo lentiforme, à substância branca, ao globo ocular, aos músculos, aos tumores, etc.), essas diferenças detectáveis entre os tecidos podem ser localizadas em um espaço tridimensional e usadas para a criação de uma imagem.

    b. As imagens de RM são obtidas ressaltando os diferentes tipos de campos magnéticos entre os tecidos. Em geral, a maioria dos exames de RM inclui fases ponderada em T1 e ponderada em T2 como parte da avaliação global do paciente. A realização da RM é mais demorada que a da TC, em parte porque as fases ponderada em T1 e ponderada em T2 e muitas vezes fases adicionais devem ser obtidas separadamente. As imagens ponderadas em T1 são diferenciáveis pelo aspecto preto ("ausência de sinal na RM") do LCS sobre a superfície do cérebro e nos ventrículos. Por outro lado, na fase ponderada em T2, o LCS sobre a superfície cerebral e nos ventrículos é branco (Fig. 36-4).

    c. Em geral, a imagem ponderada em T1 é melhor para delinear a anatomia e as áreas de reforço do contraste. As imagens ponderadas em T2 são muito sensíveis para alterações sutis em concentrações de água (em tecidos

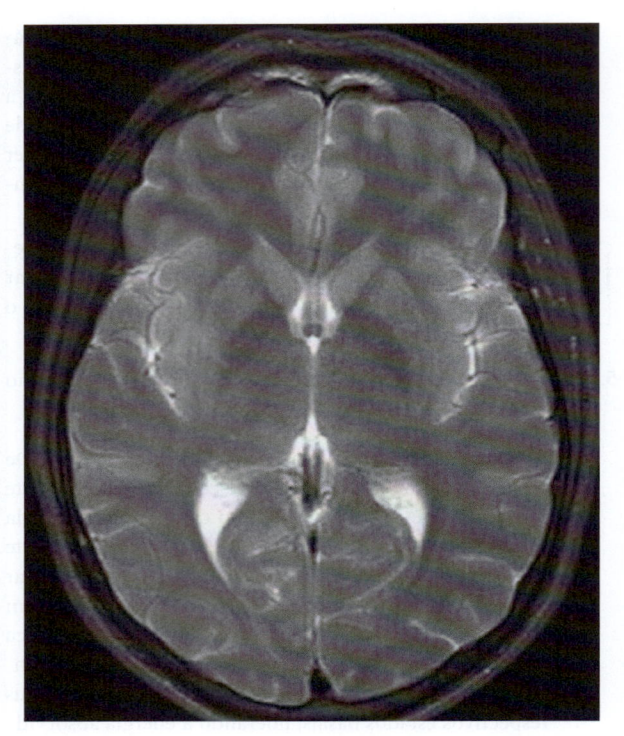

▲ **Figura 36-4** RM (sem radiação ionizante). Do mesmo modo que a TC, essa imagem representa uma única seção ("fatia") da cabeça. As estruturas das substâncias branca e cinzenta são mais facilmente diferenciadas do que na TC, podendo até haver alguma distinção entre as estruturas da substância cinzenta (p. ex., putame e globo pálido).

f. A RM delineia melhor os tecidos moles intrínsecos e imediatamente extrínsecos ao cérebro, pode ser realizada em qualquer plano (incluindo planos não ortogonais) e não tem efeito colateral conhecido nas potências de campo usadas clinicamente. Além de demonstrar melhor os tecidos em relação à TC, a RM não é limitada por muitos dos artefatos que limitam a avaliação pela TC, particularmente nas regiões da fossa posterior e do canal medular, onde a TC pode ser muito limitada. Embora não seja ideal para a visualização direta de estruturas ósseas densas (onde podem ocorrer fraturas, erosões corticais e alterações degenerativas), a RM é excelente para a detecção de anormalidades intrínsecas (p. ex., medula óssea) nos ossos (p. ex., doença metastática, discite/osteomielite, etc.).

6. A angiografia cerebral é realizada pela colocação direta de um cateter na artéria femoral, passando-o em direção cefálica de maneira retrógrada pela aorta no nível do arco aórtico, manipulando-o para dentro da artéria vertebral ou carótida e, depois, mais em direção cefálica no pescoço e até o nível intracraniano (Fig. 36-5). O cateter é movido com a utilização de orientação fluoroscópica intermitente com pequenas quantidades de contraste sendo injetadas a intervalos selecionados para confirmar a localização do cateter. Quando em posição, quantidades maiores de contraste são injetadas, e radiografias digitais seriadas são rapidamente expostas à medida que o contraste passa por meio dos vasos intracranianos na distribuição do vaso sanguíneo injetado. Mais de 100 imagens podem ser obtidas durante uma única injeção de 8 segundos de material de contraste. Esse procedimento está associado com uma chance de 0,1 a 0,5% de causar um AVE.

   a. Essa técnica delineia melhor as doenças intrínsecas dos vasos sanguíneos, como aterosclerose, aneurismas, MAVs, fístulas, vasculite, obstruções vasculares e outros distúrbios vasculares intrínsecos. Ela pode ser usada para a injeção de medicamentos em territórios de vasos sanguíneos específicos com propósitos diagnósticos ou terapêuticos. Os cateteres podem ser colocados diretamente em aneurismas, malformações vasculares e vasos recentemente ocluídos para a terapia definitiva.

   b. O procedimento endovascular na angiografia (cateter) é arriscado, caro, exige equipamento complexo e é realizado por pessoal altamente treinado. Há atualmente diversas alternativas à angiografia por cateter para a avaliação de lesões vasculares, como estenose vascular aterosclerótica e aneurismas. A ultrassonografia (cervical), a ATC e a ARM são alternativas úteis na maioria das situações (Fig. 36-6).

7. A imagem por radionuclídeos (cintilografia) inclui a tomografia por emissão de pósitrons (PET, do inglês *positron emission tomography*) e a TC com emissão de fóton único (SPECT, do inglês *single photon emission CT*), que são

normais e patológicos). Essas alterações são vistas na maioria dos processos patológicos (p. ex., AVE, tumores, infecções). Essas alterações sutis se manifestam como aumento de sinal (mais branco) nas imagens ponderadas em T2.

d. Nos últimos 10 anos, a maioria dos exames de RM inclui imagens em recuperação de inversão com atenuação do líquido (FLAIR, do inglês *fluid attenuated inversion recovery*). Em geral, as imagens em FLAIR podem ser consideradas superimagens ponderadas em T2 em que o líquido normal (p. ex., nos ventrículos e no espaço subaracnoide) não tem sinal (i.e., preto); assim, processos patológicos sutis (que ainda aparecem brancos nas imagens em FLAIR, da mesma forma que são vistos em imagens ponderadas em T2 padrão) são mais facilmente identificados.

e. Um agente de contraste à base de gadolínio pode ser injetado por via intravenosa para salientar o aspecto de alguns processos patológicos, como aqueles que produzam rotura da barreira hematencefálica (BHE) ou que são intra-axiais, mas não têm uma BHE funcionante.

NEUROCIRURGIA   **CAPÍTULO 36**   **861**

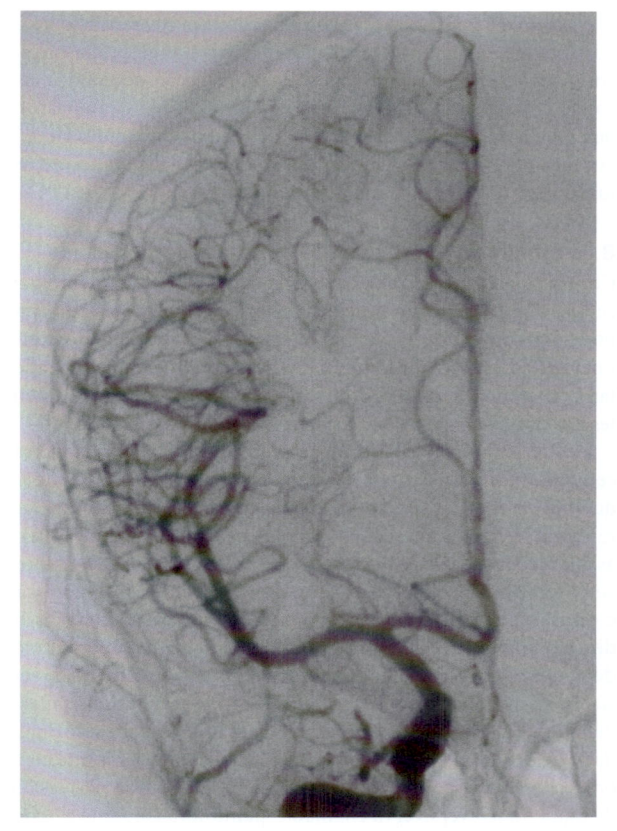

▲ **Figura 36-5** Angiografia (radiação ionizante). A punção da artéria femoral permite a colocação de um cateter na artéria carótida direita na altura do pescoço, e foi injetado contraste enquanto se realizavam as imagens em projeção anteroposterior do lado direito da cabeça. Depois disso, os ossos são digitalmente "subtraídos" das imagens. O excelente delineamento dos vasos sanguíneos do território carotídeo direito é demonstrado, mas não as estruturas intra-axiais (i.e., tecidos moles cerebrais).

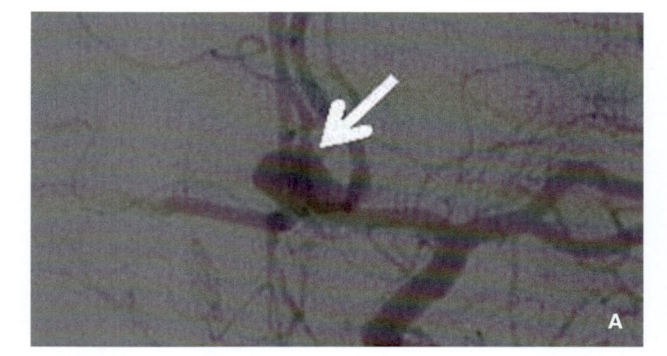

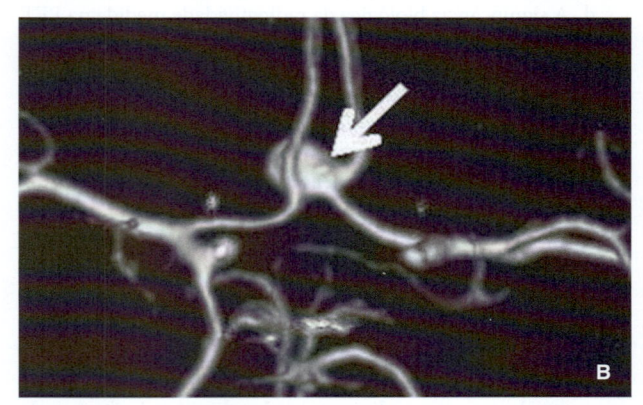

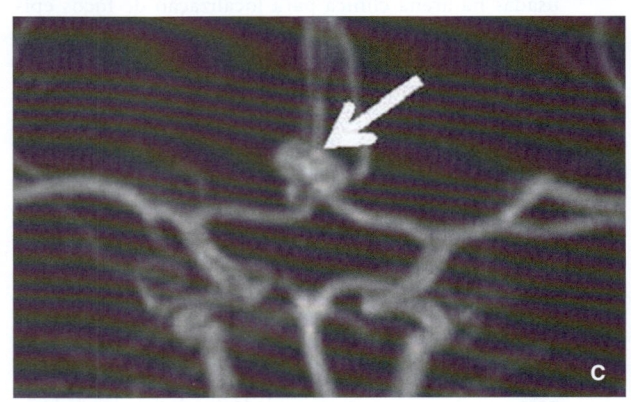

▲ **Figura 36-6** Aneurisma demonstrado por múltiplas técnicas de imagem. **A**. Angiografia por cateter (radiação ionizante). **B**. Angiografia por TC (radiação ionizante). **C**. Angiografia por RM (sem radiação ionizante). Observe que a angiografia por cateter (A), uma modalidade de imagem que está associada com um risco de causar AVE, define mais bem esse aneurisma da região da artéria comunicante anterior (seta). Porém, o aneurisma ainda é bem visualizado na angiografia por TC (B), uma técnica de imagem que não está associada com qualquer risco de causar AVE, sendo também bem visualizado na angiografia por RM (C), uma técnica de imagem que não está associada com qualquer risco de causar AVE e que não utiliza radiação ionizante.

técnicas moleculares de imagem. Diferentemente de outras técnicas de imagem, essas modalidades de imagem fornecem informações além da aparência estrutural de tecidos normais e patológicos. Essas técnicas podem oferecer informações fisiológicas que refletem o estado funcional dos tecidos.

a. Doses baixas de radiomarcadores (emissores de pósitrons para PET e isótopos emissores de fóton único para SPECT) são usadas para marcar moléculas ou agentes farmacológicos para a imagem de interações moleculares de processos biológicos *in vivo*. A concentração nanomolar do radiomarcador permite a avaliação *in vivo* de processos biológicos sem interferir com o processo em si.

b. Câmaras de PET e SPECT conseguem detectar, localizar e quantificar a distribuição regional da radioatividade dentro do cérebro. Técnicas de reconstrução semelhantes àquelas usadas na TC (p. ex., "retroprojeção filtrada" e "reconstrução iterativa") geram imagens bi e tridimensionais do cérebro.

c. A principal vantagem de uma PET em relação a uma SPECT é que a PET utiliza detecção de "coincidência", que é a capacidade de detectar a emissão simultânea de dois raios γ gerados quando os pósitrons são destruídos ao encontrarem elétrons negativos. Na prática, isso resulta na maior resolução espacial da PET em comparação com a SPECT. Ambas as técnicas podem ser usadas para estudar os mesmos processos biológicos.

d. A significância biológica da radioatividade medida na PET e na SPECT depende da função biológica da molécula que está ligada ao radioisótopo. Por exemplo, há radioligantes disponíveis para medir o fluxo sanguíneo cerebral, a permeabilidade da BHE, a síntese de neurotransmissores, a atividade enzimática, a densidade de receptores, as taxas metabólicas da glicose e a expressão de genes, entre outros processos fisiológicos. A análise de funções cerebrais regionais pode ser mais específica com a realização de imagens antes e depois de intervenções farmacológicas específicas, tarefas especializadas motoras ou mentais (os chamados estudos de "ativação") ou de intervenções terapêuticas, como a terapia com células-tronco ou genética.

e. As imagens com PET ou SPECT também podem ser usadas na arena clínica para localização de focos epileptogênicos, diagnóstico de demências, distinção entre recorrência tumoral e radionecrose e fornecimento de registro cronológico de progressão da doença (ou resposta ao tratamento).

f. Por fim, os mesmos radioligantes do SPECT que são usados para a imagem do fluxo sanguíneo cerebral (como o Tc-99m HMPAO) podem também ser usados à beira do leito para exames de morte encefálica com o uso de gamacâmara planar padrão. Os radioligantes como o In-111 DTPA podem ser usados por via intratecal para cisternografias com radioisótopos para a avaliação clínica de pacientes com hidrocefalia ou suspeita de fístula liquórica. Os exames com radioisótopos podem também ser realizados para a avaliação da permeabilidade das derivações de LCS.

APLICAÇÕES AVANÇADAS DE RESSONÂNCIA MAGNÉTICA, TOMOGRAFIA COMPUTADORIZADA E ANGIOGRAFIA NO SISTEMA NERVOSO CENTRAL

▶ Ressonância magnética

A. Ressonância magnética
Os dados da RM podem ser coletados com o uso de um *software* de forma que só apareçam imagens de tecidos em movimento (i.e., o tecido mole extravascular estacionário não gera nenhum sinal de RM nesses estudos, ao passo que o sangue ou o LCS em movimento geram sinal). Com o uso dessas técnicas, podem ser criadas imagens de vasos sanguíneos com um nível suficiente de detalhe que, em muitos casos, pode evitar a angiografia formal com cateter endovascular (p. ex., demonstração de doença aterosclerótica significativa na região da bifurcação arterial carotídea, imagem de vigilância de um aneurisma conhecido, etc.). A avaliação do fluxo de LCS também pode ser realizada (p. ex., na junção craniovertebral em pacientes com Chiari).

B. Ressonância magnética de difusão e de perfusão
Com o uso de gradientes de campos magnéticos rapidamente aplicados, o movimento molecular aleatório das moléculas de água pode ser convertido em imagens e pode ser apresentado como imagens de RM em "difusão". Os gradientes rapidamente aplicados também podem ser usados sem ou com a administração de agentes de contraste para avaliar a perfusão sanguínea cerebral.

A RM de difusão é sensível às alterações iniciais da isquemia cerebral, muitas vezes em questão de minutos. Em casos de isquemia cerebral aguda, as alterações na RM de difusão (que geralmente refletem alterações isquêmicas agudas irreversíveis) e as alterações na RM de perfusão (que refletem o fluxo sanguíneo cerebral) podem ser avaliadas. As imagens da RM de perfusão e difusão podem, então, ser comparadas. Como as imagens de difusão costumam representar lesão permanente (infarto) e os déficits de perfusão (fluxo sanguíneo) são potencialmente reversíveis, se um déficit na RM de perfusão for mais extenso que o déficit na RM de difusão, é possível que uma área de anormalidade de perfusão sem anormalidade de difusão represente cérebro viável em risco de lesão permanente, mas ainda não lesado de maneira irreversível (a chamada "penumbra isquêmica"), podendo se beneficiar com a terapia agressiva. De modo alternativo, se um déficit de difusão (representando uma região de lesão cerebral irreversível) tiver extensão semelhante a um déficit de perfusão, é possível que as alterações isquêmicas sejam permanentes e não haja cérebro remanescente em risco, não havendo necessidade de terapia agressiva.

C. Espectroscopia por ressonância magnética
Com o uso de equipamento padrão de RM, a ERM pode ser realizada para a avaliação de metabólitos cerebrais. O tecido cerebral normal inclui muitos metabólitos, os mais importantes sendo o *N*-acetil-aspartato (NAA) (que é encontrado em neurônios de funcionamento normal e diminui com a lesão cerebral), a colina (Cho) (um componente das membranas celulares que aumenta em qualquer processo que aumente a renovação celular, como tumores, infecções agudas, etc.) e a creatina (Cr) (um marcador de energia celular). O ácido lático também pode ser visto em células isquêmicas (como derivado da glicólise anaeróbica), mas não está presente em quantidades detectáveis na ERM de tecido cerebral normal.

▶ Tomografia computadorizada

A. Biópsia
A TC pode ser usada para orientação de biópsia percutânea de muitas lesões que antes necessitavam de procedimento cirúrgico aberto.

B. Tomografia computadorizada com perfusão
Com a infusão rápida de material de contraste por meio de uma veia periférica e o uso de aparelho de TC multidetector de alta velocidade, podem-se coletar dados que reflitam como porções diferentes do cérebro estão sendo perfundidas. Em alguns pacientes, essas são áreas de menor perfusão cerebral que podem se manifestar clinicamente com sintomas transitórios (p. ex., ataque isquêmico transitório); essas regiões podem se beneficiar com a revascularização antes que o paciente sofra lesão irreversível (i.e., AVE). Também podem ser realizadas avaliações semelhantes à RM cerebral com difusão/perfusão para a avaliação de cérebro com penumbra (ver anteriormente).

C. Angiografia por tomografia computadorizada
Com a infusão rápida de material de contraste por meio da veia periférica e o uso de aparelho de TC multidetector de alta velocidade, podem-se coletar dados que possam ser "reconstruídos" com dados de base, de modo que imagens semelhantes a angiografias por cateter podem ser criadas sem risco de AVE. Embora os detalhes vasculares intrínsecos não sejam tão bons quanto na angiografia por cateter endovascular, em muitos pacientes eles são adequados para a avaliação do problema clínico relevante.

▶ Angiografia

A. Implante endovascular de micromolas em aneurismas
Pequenos fios podem ser passados por meio de um cateter endovascular (i.e., dentro de um vaso sanguíneo) e ser diretamente introduzidos em um aneurisma sacular para formar espirais após a liberação do cateter; um aneurisma pode ser preenchido com esses espirais de metal resultando em completa obliteração da luz do aneurisma, eliminando a chance de ruptura desse aneurisma e evitando a necessidade de craniotomia para a colocação de um clipe no aneurisma.

B. Colocação de *stent*
Em lugar da cirurgia aberta para abordar artérias com estenose significativa ou com dissecção, tais artérias podem ser tratadas por meio de um cateter endovascular que utiliza, primeiramente, um balão para dilatar a porção estreitada do vaso sanguíneo e, depois, libera um *stent* com malha para manter a desobstrução do vaso recém-dilatado. Também podem ser colocados *stents* na base de aneurisma de colo amplo, permitindo a colocação endovascular de espirais que, de outro modo, não poderiam ser colocados por questões técnicas.

C. Tratamento de trombo intraluminal (trombólise)
Um trombo (coágulo) ou tromboêmbolo obstrutivo intraluminal agudo (dentro de 6-8 horas do início dos sintomas) pode, muitas vezes, ser tratado com a colocação de cateter intra-arterial dentro do coágulo sanguíneo com injeção (método ainda não aprovado pelos órgãos competentes [até 2013]) de um agente que faça a lise do coágulo (p. ex., ativador do plasminogênio tecidual [t-PA]) para restabelecer o fluxo sanguíneo para um território vascular afetado antes que ocorra dano cerebral permanente. De modo alternativo, alguns coágulos intravasculares podem ser capturados e removidos do sistema vascular com cateteres especializados [10].

Brinjikji W, Rabinstein AA, Nasr DM, Lanzino G, Kallmes DF, Cloft HJ: Better outcomes with treatment by coiling relative to clippinf of unruptures intracranial aneurysms in the United States. *AJNR Am J Neuroradiol* 2011;32:1071-1075.

Fleischmann D, Boas FE: Computed tomography—old ideas and new technology. *Eur Rad* 2011;21:510517.

Hacke W, Kaste M, Bluhmki E, et al: thrombolysis with alteplase 3 to 4.5 hours after acute ischemic stroke. *N Eng J Med* 2008;359:1317-1329.

Hopyan J, Ciarallo A, Dowlatshahi D, et al: Certainty of stroke diagnosis: incremental benefit with CT perfusion over non-contrast CT and CT angiography. *Radiology* 2010;255:142-153.(

McKinney AM, Palmer CS, Truwit CL, et al: Detection of aneurysms by 64-section multidetector CT angiography in patients acutely suspected of having an intracranial aneurysm and comparison with digital subtraction and 3D rotational angiography. *AJNR* 2008;29:594-602.

Schellinger PD, Bryan RN, Caplan LR, et al: Evidence-based guideline: The role of diffusion and perfusion MRI for the diagnosis of acute ischemic stroke: Report of the Therapeutics and Technology Assessment Subcommittee of the American Academy of Neurology. *Neurology* 2010;75:177-185.

▼ TRAUMATISMO CRANIENCEFÁLICO

Hugh J. L. Garton, MD, MHSC Emily Lehmann, MD

CONSIDERAÇÕES GERAIS E EPIDEMIOLOGIA

O traumatismo craniano (lesão cerebral traumática [LCT]) é uma das principais causas de morbidade e mortalidade. A incidência de hospitalização por LCT é de 75 a 200/100.000 habitantes. A LCT ocorre em todas as idades, com pico em homens de 15 a 24 anos. A lesão craniana é muito frequente em pacientes politraumatizados tratados por cirurgiões traumatologistas ou médicos da emergência. Assim, é altamente desejável que haja uma completa familiaridade com os conceitos básicos dos cuidados.

Os acidentes com veículos automotivos são a causa mais frequente de LCT nos países desenvolvidos, sendo responsáveis por 30 a 50% de todas as lesões cranianas graves. As quedas e lesões decorrentes de práticas esportivas ou de lazer são responsáveis por cerca de 10 a 15% dos casos de LCT. A lesão infligida (agressão) é responsável por cerca de 10 a 20% das lesões em pacientes adultos. A idade e o mecanismo ou lesão estão relacionados, pois as agressões ocorrem principalmente em crianças muito pequenas (abuso infantil) e em adultos jovens com idades entre 18 e 24 anos. As quedas são a fonte mais comum de lesão craniana em pacientes com mais de 80 anos. A resposta à lesão também parece depender da idade. As pessoas jovens, particularmente os homens jovens, têm mais chances de sofrer uma lesão craniana, mas as chances de morrer por causa da lesão são muito maiores nos idosos. O traumatismo craniano é a principal causa de morte entre todos os pacientes que sofrem lesão traumática.

O traumatismo craniano pode ser dividido clinicamente em formas leve, moderada e grave. Cerca de 80% das lesões são leves, incluindo a maioria das concussões. Muitos pacientes com essas lesões não necessitam de hospitalização. As lesões moderadas e graves, cada tipo responsável por cerca de 10% das lesões, implicam hospitalização de todos esses pacientes. A taxa de mortalidade por traumatismo craniano é estimada em 20 a 30/100.000.

Como a recuperação das lesões moderada e grave costuma ser incompleta, os sobreviventes de traumatismo craniano e seus provedores de cuidados geralmente costumam envolver incapacidade vitalícia.

FISIOPATOLOGIA

▶ Classificações e definições

A literatura sobre traumatismo craniano agrupa a lesão de várias formas e não relacionadas, o que pode causar confusão. Primeiro, a lesão pode ser dividida nos tipos primário e secundário. A lesão primária ocorre no momento do traumatismo ou imediatamente depois, o que inclui as forças imediatas de deformação ou concussão aplicadas sobre o cérebro. Clinicamente, as lesões *primárias* incluem fraturas cranianas, lacerações cerebrais e hemorragia dentro e ao redor do cérebro (o que pode demorar um tempo até o acúmulo completo). Em contraste com a lesão cerebral *primária*, a lesão cerebral *secundária* denota a resposta cerebral à lesão, incluindo, por exemplo, a perda de regulação do fluxo sanguíneo cerebral, a lesão celular isquêmica e o edema cerebral. A maior parte da pesquisa sobre lesão craniana envolve a identificação e a interrupção dessas vias de lesão secundária. As lesões primárias podem ser induzidas pela aplicação de força *focal* ou *difusa* e por alterações *lineares* ou *angulares* no momento da lesão. O cérebro é muito mais sensível a uma aplicação de força difusa angular do que a uma força linear focal. De modo experimental, as concussões ocorrem com aceleração total muito menor quando uma força angular é aplicada em comparação com uma força linear.

A lesão cerebral penetrante resulta em traumatismo pela ruptura direta do cérebro causada pelo projétil e pela lesão de compressão/descompressão devido à passagem do projétil ou outro dispositivo. Assim, a velocidade costuma ser o maior determinante da extensão da lesão por projétil, e a distinção entre lesões de baixa e alta velocidade é importante.

A lesão cerebral secundária descreve os processos que ocorrem no cérebro em resposta à lesão cerebral primária, ocorrendo desde o nível subcelular até o macroscópico. Mecanismos dependentes de cálcio, estresse oxidativo por radicais livres e mecanismos apoptóticos estão provavelmente envolvidos. Claramente ocorre isquemia tecidual após LCT grave e, na maioria dos casos, o fluxo sanguíneo cerebral (um marcador de perfusão tecidual) cai consideravelmente nas fases iniciais após LCT grave. A consequência da cascata de lesão microscópica em um nível mais macroscópico é um aumento no conteúdo cerebral de água: edema cerebral. Isso ocorre por mecanismos citotóxicos (lesão celular e edema celular) e vasogênicos (incompetência vascular), embora sendo provável que o primeiro mecanismo seja o mais importante. O edema cerebral age como uma lesão adicional dentro da calota craniana que deve ser acomodada no tratamento da PIC. O crânio forma uma cobertura protetora rígida para o cérebro. Qualquer aumento na quantidade de material dentro do crânio, como hematoma ou edema, deve ser acomodado dentro do volume fixo do conteúdo craniano, provocando, geralmente, aumento da PIC (Fig. 36-1). O compartimento intracraniano é subdividido em compartimentos pelas pregas na dura-máter. O tentório divide a calota craniana em compartimentos supra e infratentorial, ao passo que a foice cerebral divide o compartimento supratentorial nas metades direita e esquerda. Essa compartimentalização é benéfica após traumatismo, evitando que as consequências da lesão atinjam outros compartimentos. Contudo, a compartimentalização e as proteções decorrentes são incompletas e, nas lesões graves, o tecido cerebral irá sofrer herniação para fora de seu compartimento de origem, muitas vezes produzindo síndromes clínicas específicas de herniação.

▶ Avaliação clínica

As noções básicas do tratamento de pacientes com traumatismo craniano podem ser divididas em ressuscitação inicial, avaliação neurológica primária, busca por lesões que necessitam de intervenção cirúrgica imediata e, por fim, identificação e tratamento do edema cerebral e do aumento na PIC. Essas etapas costumam ser aplicadas repetidamente, pois a condição do paciente pode mudar com frequência durante a evolução da lesão. Os processos necessários para ressuscitação, rastreamento e tratamento de uma concussão estão menos envolvidos do que em uma lesão cerebral grave, mas as etapas básicas são semelhantes.

A ressuscitação inicial de pacientes com traumatismo craniano é semelhante àquela de todas as vítimas de traumatismo. O manejo da via aérea, respiração e circulação (ABC) é fundamental. Embora os pacientes com LCT leve isolada geralmente mantenham essas funções, os pacientes com lesões múltiplas ou aqueles com lesões cerebrais graves muitas vezes não conseguem manter essas funções críticas sem assistência. Por exemplo, ocorre hipóxia em 30% dos pacientes com LCT grave que, muitas vezes, devido à sua lesão, não conseguem proteger a via aérea. Além de seu evidente efeito deletério sobre o cérebro, a hipóxia também é um forte estímulo para o aumento do fluxo sanguíneo cerebral por meio de vasodilatação da vasculatura cerebral. O volume adicional de sangue na vasculatura cerebral aumenta de forma considerável a PIC após a lesão. A intubação endotraqueal precoce para proteger a via aérea e fornecer ventilação adequada é fundamental. Todos os pacientes com traumatismo cerebral grave e muitos pacientes com lesões cerebrais moderadas mais importantes podem necessitar de intubação, puramente com base em uma capacidade reduzida de proteger a via aérea e manter a ventilação. A intubação de um paciente com lesão cerebral deve ser realizada com agentes farmacológicos de ação curta, sendo melhor evitar o uso de medicamentos sedativos de ação longa e mesmo o uso repetitivo de agentes de ação mais curta no ambiente pré-hospitalar e de traumatismo. A resultante perda da

Tabela 36-3 Reflexos comuns do tronco encefálico avaliados em pacientes com lesão cerebral traumática

Reflexo	Aferente	Nível do tronco encefálico	Eferente	Como é testado
Pupilar	NC II	Mesencéfalo	NC III	Luz focada no olho, observação de constrição pupilar
Corneano	NC V	Ponte	NC VII	Solução salina pingada no olho, observação de piscada
Vômito	NC IX	Bulbo	NC XI	Faringe estimulada com tubo ET ou sonda, observação de deglutição/tosse ou aversão

avaliação do exame neurológico pode prejudicar ou retardar decisões importantes de tratamento. Analgesia e sedação adequadas são necessárias para muitos pacientes com traumatismo na intubação e durante a ressuscitação inicial, mas o objetivo deve ser o uso do mínimo necessário com doses repetidas baseadas na reavaliação da condição do paciente.

A restauração e a manutenção de uma pressão arterial adequada também crítica é crucial. Isso deve ser feito com o uso de líquidos e sangue por via intravenosa, conforme a necessidade, para a restauração de um volume de sangue circulante normal e pelo controle da hemorragia ativa. O uso de agentes vasopressores para sustentar a pressão arterial também pode ser apropriado, se a hipotensão persistir apesar de um volume de sangue circulante adequado. A lesão traumática, a menos que tenha progredido para uma herniação, raramente é causa de hipotensão, de modo que uma busca padronizada pela fonte de hemorragia deve acompanhar a ressuscitação, como em qualquer lesão traumática. As lesões do couro cabeludo, que muitas vezes acompanham a LCT, podem ser uma fonte significativa de perda sanguínea, especialmente em crianças. Pesquisas em bancos de dados demonstram que um único episódio de hipotensão após lesão cerebral duplica o risco de morte em comparação com pacientes sem nenhum episódio de hipotensão.

▶ Escala de Coma de Glasgow

Após a avaliação de via aérea, respiração e circulação, o objetivo da avaliação neurológica primária é uma classificação rápida e precisa da gravidade da lesão cerebral e uma busca por evidências clínicas de grandes hematomas intracerebrais que poderiam necessitar de remoção imediata. A Escala de Coma de Glasgow (GCS) é um sistema de escore de três componentes que é a principal ferramenta da avaliação neurológica primária (Tab. 36-2). Para aplicar a escala, pede-se para o paciente dizer seu nome ou descrever o que aconteceu e obedecer a um comando simples. Os pacientes que não respondem a ordens verbais devem receber um estímulo doloroso firme e breve. Uma abordagem eficaz é aplicar pressão com o dedo no músculo trapézio, observando a resposta. Pode haver necessidade de estímulos adicionais em outros locais para confirmar a resposta motora. Um paciente pode localizar quando suas ações são propositais e atendem especificamente a um estímulo doloroso em uma tentativa de removê-lo. Um paciente está fazendo retirada quando não atende a estímulos, mas age de forma a mover-se para longe do estímulo doloroso de maneira não estereotipada. As posturas em decorticação e descerebração são movimentos estereotipados. Os escores possíveis variam entre 3 e 15. Os pacientes recebem o melhor escore quando os lados direito e esquerdo são diferentes. Os pacientes intubados podem receber um escore de T, ou seu escore verbal pode ser estimado a partir de outros esforços de comunicação feitos. O poder desse esquema de graduação é que ele é rápido e preciso em termos de prognóstico de longo prazo, presumindo que o exame não esteja obscurecido por sedativos ou outros fatores de confusão. Os pacientes com escore entre 3 e 8 têm LCT grave, entre 9 e 12 são classificados como moderados; e entre 13 e 15 como traumatismo craniano leve.

Além da determinação da GCS, a avaliação neurológica primária inclui uma análise das pupilas e da função motora grosseira para avaliar a presença de sinais de lateralização por uma grande hemorragia intracraniana. Esses exames também podem alertar para a potencial presença de uma lesão medular concomitante. O volume do hematoma, dependendo do tamanho e da localização, pode produzir herniação uncal com dilatação pupilar unilateral e hemiparesia contralateral. Esses achados indicam a presença de uma hemorragia intracraniana potencialmente fatal, que requer remoção de urgência. Dependendo da situação, pode ser apropriado avaliar outras respostas do tronco encefálico durante a avaliação primária, mas com mais frequência isso é postergado até a obtenção de uma TC inicial de crânio. Esses reflexos do tronco encefálico podem ajudar a localizar as lesões (Tab. 36-3). Dois outros reflexos do tronco encefálico, o oculocefálico ("olhos de boneca") e o oculovestibular (teste calórico), não costumam ser testados inicialmente em situações de traumatismo devido ao potencial para exacerbação de lesões da medula espinal ("olhos de boneca") ou de fraturas da base do crânio (teste calórico).

▶ Exames de imagem

Após a via aérea, a respiração e a circulação estarem seguras, a gravidade da lesão cerebral estar determinada e a avaliação neurológica primária estar completa, todos os pacientes com lesão cerebral moderada e grave devem ser submetidos a uma TC de crânio. O uso rápido da TC de crânio também é apropriado em muitos casos de lesão cerebral fechada leve, especialmente quando outros fatores de risco, como o uso de anticoagulantes, estiverem presentes. Embora a presença de uma fratura de crânio aumente de forma significativa as chances de encontrar uma lesão na TC de crânio, não se aconselha a realização de radiografias simples de crânio como substituta da TC de crânio. A RM

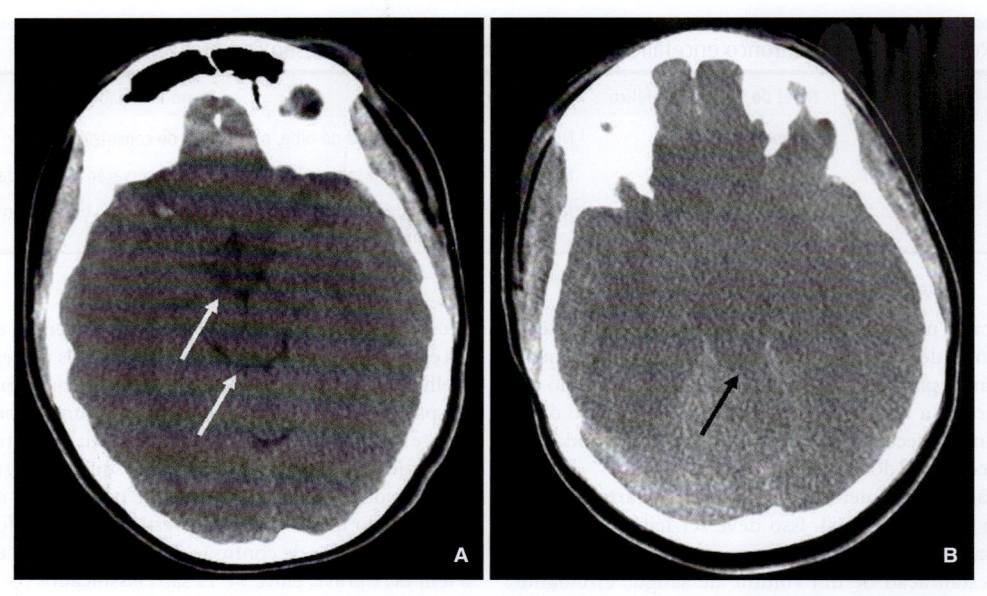

▲ **Figura 36-7 A.** TC de crânio normal demonstrando cisternas basais normais (setas brancas). **B.** TC de crânio demonstrando apagamento das cisternas basais (seta negra) e edema global após traumatismo craniano.

poderá, em algum momento, substituir a TC como ferramenta de imagem primária para a LCT, mas isso ainda não ocorreu. A TC é mais rápida e mais segura para o tratamento de pacientes não colaborativos e é mais segura para questões ambientais de materiais ferromagnéticos soltos próximos, sobre ou dentro do paciente. A RM pode ser útil na avaliação da vasculatura cervical e intracraniana e na realização de um prognóstico mais preciso do desfecho da lesão.

A TC de crânio deve ser analisada quanto à presença de hemorragia intracraniana cirurgicamente significativa. Além disso, há marcadores radiológicos específicos que predizem aumento da PIC (Fig. 36-7). Isso inclui indefinição de espaços subaracnoides basais e da convexidade (a chamada "indefinição da cisterna"), efeito expansivo (compressão/deformação de estruturas cerebrais adjacentes) e desvio do parênquima cerebral de um lado para o outro causando "desvio da linha média". Os pacientes com determinadas fraturas faciais, da base do crânio e cervicais correm o risco de lesão vascular intracraniana cervical, podendo estar indicados exames de imagem vasculares: angiografia convencional, ATC e ARM são considerações potenciais nessas situações. A angiografia convencional é o padrão-ouro para a detecção de lesão e oferece a opção de tratamento endovascular; porém, é demorada e pode tirar o paciente do ambiente ideal para cuidados críticos por um período longo. A ATC é conveniente e rápida, mas pode não detectar algumas lesões. A ARM pode ser mais sensível, mas tem os mesmos problemas da RM em outras situações de traumatismo. Não existe ferramenta altamente preditiva, mas fatores de risco que devem levar à imediata consideração de uma lesão vascular

e o subsequente exame de imagem incluem déficit neurológico inexplicável, hemorragia facial maciça ou epistaxe, fratura envolvendo o forame rasgado da base do crânio ou o forame transverso da coluna vertebral.

Na conclusão da TC de crânio, a informação clínica e radiológica deve ser sintetizada para a formulação de um plano para realizar a remoção de uma lesão intracraniana, para avaliar hipertensão intracraniana com tecnologia de monitoramento e exame clínico ou para observar clinicamente quanto à piora do estado neurológico apenas com exame clínico. As avaliações radiológicas, da mesma forma que as avaliações clínicas, costumam ser feitas repetidamente com os exames de imagem usados regularmente para a avaliação de uma alteração no estado e para o planejamento do tratamento ideal.

PADRÕES CLÍNICOS DE LESÕES E SÍNDROMES DE HERNIAÇÃO

Há várias síndromes clínicas importantes que anunciam eventos de herniação dentro do cérebro. Cada uma delas tem correlatos clínicos e de imagem. O reconhecimento e o tratamento imediatos dessas síndromes é fundamental para a sobrevivência do paciente. A herniação é a resposta descompensada a uma lesão intracraniana cada vez maior ou ao edema cerebral não identificado. Quando a PIC ou a pressão em um compartimento regional alcança um nível suficientemente elevado, o tecido cerebral é deslocado para fora, desse compartimento para os adjacentes. Se todos os compartimentos intracranianos estiverem sob pressão igualmente elevada, o cérebro tende a ser deslocado através do forame magno. A **herniação subfalcial** ocorre quando parte do cérebro é forçada de um lado para o outro sob a foice cerebral. Isso fica evidente radiologicamente pelo grau de *desvio da linha média* presente na TC ou na RM de crânio. Em geral, a própria foice é desviada em algum grau com o cérebro. No traumatismo, há uma correlação geral entre o grau de desvio da linha média, a depressão no nível de consciência e a gravidade da lesão. Raramente, a artéria cerebral anterior pode ser pinçada pela foice quando há herniação subfalcial. A **herniação uncal** ocorre quando o úncus (latim para "gancho") do lobo temporal é desviado medialmente por uma lesão ou tumefação no hemisfério ipsolateral. Isso tem mais chance de ocorrer com processos expansivos no lobo temporal devido à proximidade com o úncus. Anatomicamente, o úncus comprime o espaço subaracnoide adjacente, onde se encontra o nervo craniano III (oculomotor), resultando em perda da função de suas fibras parassimpáticas para o olho ipsolateral, com dilatação pupilar por tônus simpático sem oposição. Com a compressão mais grave ou prolongada, a função da musculatura extraocular do nervo craniano III também é perdida, fazendo o olho ser desviado inferior e lateralmente (falta de oposição à função do reto lateral e oblíquo superior). Se o úncus for ainda mais forçado medialmente, ele comprime o pedúnculo cerebral e produz hemiparesia contralateral. Assim, a síndrome clínica associada a esses eventos é de inquietação inicial e, depois, sonolência seguida por uma pupila dilatada ipsolateral e, mais tarde, hemiparesia contralateral. Uma variação que pode confundir um pouco é o *fenômeno da incisura de Kernohan*, em que o tronco encefálico inteiro é desviado pelo úncus e o pedúnculo contralateral entra em contato com a borda tentorial oposta, causando déficit motor que aparece clinicamente no mesmo lado da dilatação pupilar. Isso é clinicamente relevante, pois, em casos de contradição clínica de dilatação pupilar esquerda e hemiparesia esquerda, a dilatação pupilar esquerda é um fator prognóstico mais importante da natureza ipsolateral do problema craniano do que a hemiparesia esquerda que, de outra forma, prognosticaria um problema no lado direito. A herniação uncal pode apresentar a complicação secundária de compressão da artéria cerebral posterior, que passa próxima do nervo craniano III. Os pacientes correm risco de AVE na distribuição da ACP. A **herniação tonsilar** ocorre quando o conteúdo intracraniano, em especial o conteúdo da fossa posterior, é forçado para fora pelo forame magno na base do crânio. As tonsilas do cerebelo são empurradas para baixo e comprimem o bulbo raquidiano, causando depressão respiratória e morte. Radiologicamente, isso é identificado pela perda de espaços de LCS ao redor do tronco encefálico e do forame magno, à medida que o tecido cerebral é empurrado para esses espaços.

A **tríade de Cushing** é a constelação de bradicardia, hipertensão e irregularidade respiratória que costuma acompanhar clinicamente um evento de herniação, e provavelmente ocorre pela compressão do tronco encefálico. A hipertensão pode ser conceitualizada como uma tentativa de proteger a PPC contra a PIC elevada. A intubação e a ventilação mecânica muitas vezes obscurecem a parte respiratória da tríade, mas as outras duas são regularmente observadas.

LESÕES ESPECÍFICAS E TRATAMENTO CIRÚRGICO

As **fraturas de crânio** costumam resultar da aplicação local de força no crânio e costumam ser classificadas como abertas ou fechadas, com ou sem afundamento, e ainda da base do crânio ou da convexidade. As fraturas com afundamento podem lacerar a dura-máter ou o córtex cerebral. Fraturas com afundamento maiores que a espessura do osso costumam ser consideradas para tratamento cirúrgico, particularmente se houver laceração associada da pele. As fraturas de crânio em afundamento não costumam necessitar de tratamento. As *fraturas da base do crânio* (aquelas fraturas envolvendo os ossos da base do crânio, partes dos ossos esfenoide, temporal e occipital e o clivo) podem danificar a vasculatura e os nervos cranianos e podem causar fístula de LCS e meningite. Clinicamente, pode-se suspeitar de fratura da base do crânio na presença do sinal de Battle, que é equimose retroauricular ou "olhos de guaxinim", que são equimoses periorbitais bilaterais. As fraturas da base e da convexidade sem afundamento costumam ser tratadas de maneira conservadora, embora sua presença deva levar em consideração lesão vascular e dos nervos cranianos. Há controvérsia sobre o melhor tratamento das fraturas que envolvem a tábua interna do seio frontal ou que se estendem da base do crânio até o etmoide ou outro seio da base do crânio. Há potencial para a disseminação de infecção por meio de comunicação do seio com o espaço epidural, mas muitas dessas fraturas cicatrizam espontaneamente sem complicações, e seu tratamento deve ser individualizado.

Um **hematoma epidural (HED)** pode ocorrer por uma fratura de crânio que cause laceração de uma artéria na dura-máter (Fig. 36-8). O exemplo clássico é a laceração da artéria meníngea média pelo osso temporal. A hemorragia ocorre fora da dura-máter e acumula-se, expandindo o espaço epidural potencial entre o osso e a dura-máter. Como a fonte da hemorragia é uma artéria, o hematoma pode comprimir o cérebro adjacente até o ponto em que ocorra lesão grave ou morte. Nem todos os HEDs são causados por lesão arterial na dura-máter: a hemorragia por uma fratura de crânio ou de seio venoso dural pode, algumas vezes, acumular-se no espaço epidural. Esses "HEDs venosos" têm muito menos chances de produzir compressão cerebral fatal. A distinção entre os dois tipos é, em grande parte, uma questão de localização (temporal *ou* não temporal), tamanho (pequeno *ou* grande) e velocidade de mudança (lenta *ou* rápida). Como a lesão primária em um HED isolado não envolve o cérebro, o desfecho neurológico é excelente se o diagnóstico e o tratamento forem rápidos. A apresentação clássica de um HED temporal é de um paciente que sofre um traumatismo na têmpora e uma breve perda de consciência. Isso é seguido por um intervalo lúcido durante o qual o paciente parece estar neurologicamente bem, pois houve pouca lesão cerebral primária. Durante esse período, o HED se expande lentamente, de forma suficiente para

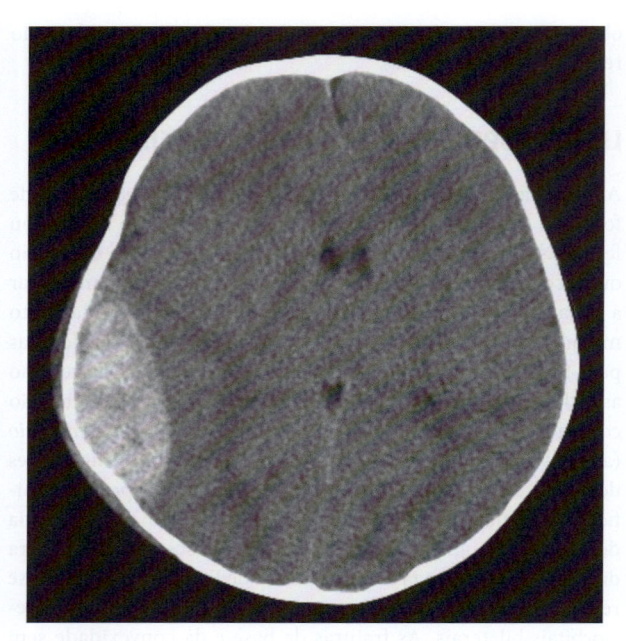

Figura 36-8 Hematoma epidural agudo após traumatismo craniano em paciente de 5 anos de idade.

que os mecanismos compensatórios do cérebro mantenham a consciência ou para que a hemorragia cesse temporariamente. Subsequentemente, por ressangramento ou por exaustão dos mecanismos compensatórios, há um rápido declínio no nível de consciência pelo efeito expansivo do hematoma, associado a outros elementos de herniação uncal, incluindo paralisia ipsolateral do nervo craniano III e hemiparesia contralateral. Porém, essa sequência clássica só está presente em cerca de 25% dos pacientes com HED. Muitos pacientes não têm perda de consciência com a lesão, embora, por outro lado, cerca de 20% dos pacientes piorem logo após a lesão sem o intervalo lúcido. Os HEDs costumam ser diagnosticados por TC e têm aspecto de lente (lentiforme), pois a dura-máter está firmemente ligada ao crânio nas suturas próximas, afilando cada extremidade do hematoma. A TC também é útil para avaliar o impacto do hematoma sobre o cérebro, como o grau de desvio da linha média ou a compressão de estruturas adjacentes. O tratamento do HED é determinado pelo tipo de lesão, por sua localização e pelo tempo desde a lesão até o diagnóstico. Em geral, um HED com mais de 1 cm de espessura é considerado para remoção cirúrgica, bem como lesões na fossa temporal, onde há menos espaço para expansão antes que ocorra lesão cerebral. Em alguns casos, um HED é diagnosticado dois ou mais dias após a lesão causadora. Como a maior parte da expansão do hematoma ocorre dentro das primeiras 24 a 36 horas, considera-se seguro observar os pacientes com HED de tamanho moderado (cerca de 1 cm de espessura) quando o diagnóstico é feito tardiamente. Os hematomas em muitos desses casos sofrerão reabsorção espontânea. Por outro lado, um paciente com HED temporal, com espessura de 1 cm apenas 30 minutos após a lesão, deve ser fortemente considerado para remoção cirúrgica de emergência, antes do cuidado de outras lesões que não ameacem imediatamente a via aérea, a respiração e a circulação. A abordagem cirúrgica envolve o posicionamento do paciente para obter acesso ao local do hematoma. Para um HED temporal, é feita uma incisão cutânea desde a raiz do zigoma até a região frontal ipsolateral no formato de ponto de interrogação reverso. Conforme as circunstâncias, pode ser feito um orifício na região temporal, após a incisão do músculo temporal e antes de completar a incisão cutânea, para permitir a saída de sangue do espaço epidural. Porém, na maioria dos casos, o sangue está coagulado, devendo ocorrer a rápida conclusão da craniotomia. O músculo temporal é levantado e retraído anteriormente. Outros orifícios são colocados conforme a necessidade, o retalho ósseo é elevado, e o hematoma é removido. Os vasos lacerados na dura-máter podem ser controlados com cautério bipolar ou sutura, dependendo do tamanho. A superfície da dura-máter é inspecionada para hematoma subdural associado, e ultrassonografia intraoperatória pode ser útil, conforme a necessidade. Então, a dura-máter é suturada às margens ósseas da craniotomia para evitar o reacúmulo de sangue. Quando um hematoma se acumula nas proximidades de um seio venoso dural importante, como o transverso ou o sigmoide, o próprio seio pode ser lacerado, e a hemorragia resultante é muito difícil de ser controlada. O desfecho pós-operatório para um paciente que sofre um HED grande pode ser muito bom, se for prontamente tratado.

O **hematoma subdural agudo (HSDA)** resulta de traumatismo cerebral que causa ruptura de veias, sobre a superfície do cérebro, que transitam da superfície cortical até a superfície interna da dura-máter para alcançar os seios durais. Quando esses vasos são lesados, o sangue acumula-se entre a dura-máter e a membrana aracnoide, no espaço subdural potencial. A força necessária para lacerar os vasos dessa forma pode ocorrer com um golpe focal na cabeça, mas, provavelmente, é mais comum com a aplicação de força rotacional difusa no cérebro, como costuma ocorrer em acidentes com veículos automotores. Com exceção dos idosos, o HSDA geralmente ocorre em conjunto com lesão cerebral associada grave, e costuma haver hematoma cerebral abaixo do hematoma subdural. A maioria dos pacientes apresenta nível de consciência significativamente deprimido e pode ter outros achados relacionados com o efeito compressivo do hematoma. Um hematoma subdural tem um formato mais crescente nos exames de imagem, pois não há barreiras para ele se espalhar sobre a superfície dos hemisférios cerebrais. Costumam ser evidentes hemorragia cerebral e edema associados abaixo do HSDA (Fig. 36-9).

O tratamento do HSDA envolve a remoção cirúrgica de emergência por craniotomia para lesões com espessura de mais de 1 cm. Costuma ser necessária uma craniotomia grande, e deve-se esperar tumefação cerebral aguda durante o procedimento cirúrgico. Diferentemente da situação em um HED, a

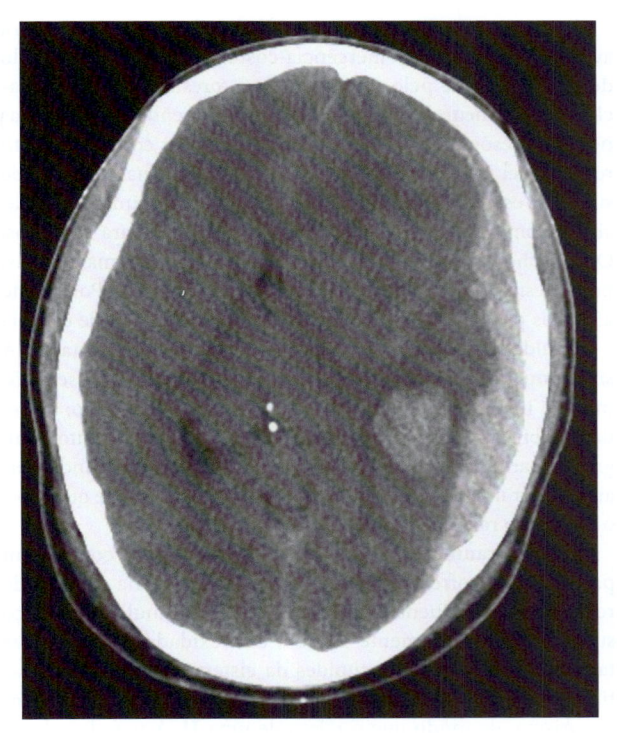

▲ **Figura 36-9** Hematoma subdural agudo com hemorragia parenquimatosa associada após traumatismo craniano em paciente de 25 anos de idade.

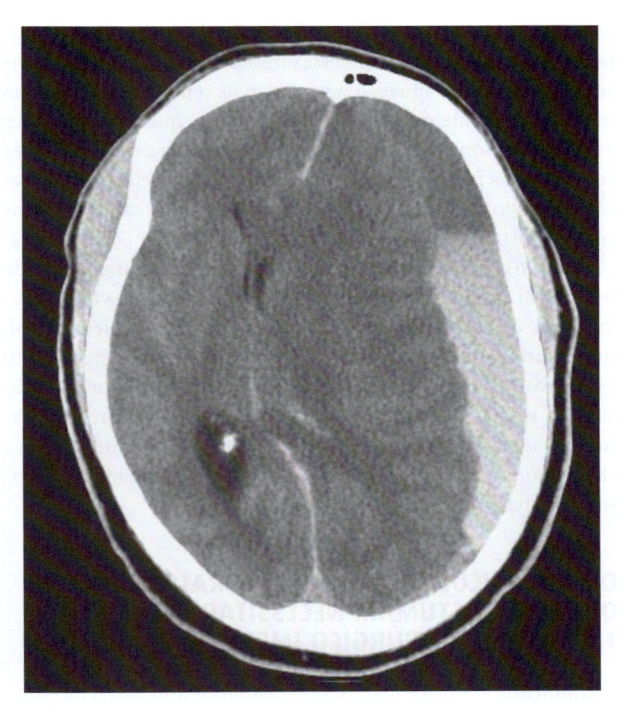

▲ **Figura 36-10** Hematoma subdural crônico com sangue presente na coleção subdural em paciente de 55 anos de idade.

fonte de hemorragia em um HSDA costuma ser difícil de definir. A hemorragia difusa que surge sob as margens do retalho ósseo adjacente aos seios venosos durais costuma ser mais bem tratada com colocação de material hemostático delicadamente, em vez da exploração agressiva. O tratamento clínico da PIC elevada e da lesão cerebral subjacente (ver adiante) é uma parte essencial do cuidado do paciente. Os desfechos costumam ser ruins, com uma mortalidade de 50 a 90%, e os sobreviventes costumam ter incapacidade significativa. Os desfechos podem ser previstos pelo escore da GCS na admissão e, em certos casos, é provável que o cuidado clínico seja fútil e oferecido apenas com reservas.

Nos idosos, a atrofia cerebral coloca as veias locais sob estiramento, e a lesão pode ocorrer com força muito menor. Os hematomas subdurais podem apresentar-se de maneira mais crônica nesses pacientes idosos, mesmo meses após a lesão, com um acúmulo com espessura de vários centímetros. Esses **hematomas subdurais crônicos** devem ser considerados uma lesão diferente do HSDA (Fig. 36-10).

Em casos de hematoma subdural crônico, está indicada a drenagem do hematoma por um orifício no crânio ou por craniotomia. Os desfechos são muito melhores do que no HSDA, embora a recorrência e as reoperações sejam comuns.

A coagulopatia, seja por uso de anticoagulantes ou como complicação do traumatismo grave, apresenta um risco especial para os pacientes com LCT que são propensos à deterioração súbita por expansão do hematoma. A correção imediata e intensiva da coagulopatia está indicada em tais pacientes, e até condição *sine qua non* para o tratamento cirúrgico.

As **contusões parenquimatosas** são comuns após traumatismos, sendo um misto de hemorragia e tecido cerebral contundido, e costumam ocorrer no local de um golpe direto na cabeça ou no local oposto ao ponto de impacto. Este último fenômeno é chamado de lesão por *contragolpe* e resulta da onda de pressão movendo-se pelo cérebro que impacta no lado oposto ao local de impacto. As contusões costumam ocorrer na ponta dos lobos temporais após impacto frontal, na medida em que o lobo temporal seja deslocado anteriormente, contra a asa do esfenoide. A base dos lobos frontal e temporal também é um local comum de contusões causadas pelo cérebro movendo-se sobre superfícies ósseas irregulares das fossas anterior e média. Posteriormente isso não costuma ocorrer, pois o cérebro se move sobre o tentório, mais liso. A apresentação clínica dessas contusões é específica de sua localização no cérebro, mas elas também podem produzir sintomas mais disseminados por seu efeito expansivo, conforme discutido adiante em lesão cerebral secundária. As contusões parenquimatosas devem ser diferenciadas de hemorragias menores associadas com a **lesão axonal difusa (LAD),** discutida adiante. Há, certamente, uma sobreposição em termos de tamanho e localização, mas as hemorragias parenquimatosas típicas têm mais de 0,5 cm de diâmetro e se relacionam com a anatomia óssea ou com vetores de força, conforme descrito anteriormente. O tratamento dessas lesões é, geralmente, tão conservador quanto a situação permitir, pois o hematoma costuma estar intimamente misturado com o cérebro, que ainda pode ter porções funcionais. As lesões com mais de 25 cc costumam ser consideradas para ressecção, mas a eloquência relativa do cérebro e a resposta à tentativa de tratamento clínico são considerações importantes.

A **lesão cerebral penetrante** costuma produzir um padrão de lesão focal específico do local de penetração. As lesões de alta velocidade, como aquelas por tiro, produzem, além da lesão focal, uma grande área de cavitação e lesão hemorrágica pelo efeito explosivo. As feridas por arma de fogo que passam por meio do sistema ventricular, como marcador do "meio" do cérebro, costumam ser fatais. A abordagem de lesão penetrante menos grave envolve o tratamento de complicações potencialmente infecciosas e o reparo da abertura até o crânio.

DIAGNÓSTICOS DE LESÃO CEREBRAL DIFUSA QUE NÃO COSTUMAM NECESSITAR DE TRATAMENTO CIRÚRGICO IMEDIATO

A **comoção cerebral** é uma perda imediata e transitória da consciência ou dos processos mentais normais após traumatismo craniano, geralmente associada com um período de amnésia. É uma lesão bastante comum. As lesões esportivas são uma fonte comum de comoção cerebral, e os pacientes jovens parecem estar em maior risco, sendo mais facilmente induzidas pela rotação súbita da cabeça. Presume-se que o córtex cerebral faça rotação ao redor do mesencéfalo e do diencéfalo, mais fixos, produzindo a ruptura dos estímulos de entrada e saída do sistema de ativação reticular. A apresentação clínica pode ser surpreendentemente variada, com alguns pacientes não demonstrando perda de consciência, mas, em vez disso, confusão e amnésia. A gravidade do quadro parece ser proporcional à duração da amnésia, particularmente a amnésia anterógrada (a partir da lesão). Com base na opinião de consenso/especialistas, foram propostos vários critérios para o diagnóstico e sistemas de graduação da intensidade. Esses sistemas usam a duração da confusão ou amnésia e a presença ou ausência de uma perda de consciência para formar uma escala de três níveis para a gravidade, visando primariamente ajudar na decisão sobre o retorno às atividades para os atletas. Para o cirurgião, a preocupação mais típica é decidir se um paciente com uma comoção cerebral necessita ser submetido a uma TC de crânio. As regras validadas de decisão clínica reforçam que todos os pacientes com um escore menor que 15 na GCS, aqueles que apresentam vômitos e aqueles com mais de 60 a 65 anos têm risco suficientemente alto para justificar uma TC. Outros fatores que justificam uma TC nesses casos são cefaleia intensa, intoxicação, amnésia anterógrada persistente, episódio convulsivo, evidência de traumatismo ósseo ou de tecidos moles acima da clavícula e mecanismo de lesão grave, como lesão por atropelamento ou ejeção.

O tratamento de comoção cerebral isolada que chega para avaliação no setor de emergência costuma incluir um período de observação de pelo menos 2 horas, presumindo que o paciente esteja neurologicamente normal. Dependendo de outras possíveis lesões, o paciente pode ser liberado com um adulto responsável com instruções por escrito de retornar em caso de sintomas específicos listados para a realização de uma TC. O paciente com TC anormal costuma ser internado para cuidados. O desfecho em longo prazo costuma ser bom, e a maioria dos pacientes não experimenta sequelas de longo prazo. Porém, até 25% dos pacientes relata uma incidência aumentada de cefaleia e dificuldades de memória, mesmo alguns meses mais tarde. A **síndrome pós-comocional** é uma versão mais grave desse fenômeno e inclui esses e outros sintomas, como depressão, ansiedade, labilidade emocional, insônia e fadiga. O tratamento é, em grande parte, tranquilização e tratamento de sintomas individuais. Por ser um evento comum em atletas, questiona-se quando é o momento razoável para o retorno às atividades.

A **HSA traumática** é um achado relativamente comum em pacientes que sofrem LCT grave. Após a lesão, uma quantidade relativamente pequena de sangue pode se acumular no espaço subaracnoide, geralmente sobre a convexidade cerebral, mas também nos espaços aracnoides da cisterna basal. O traumatismo é a causa mais comum de HSA, e não a ruptura de um aneurisma, de modo que o relato de uma HSA não deve levar automaticamente a uma busca por um aneurisma rompido. Um histórico de colapso neurológico antes do traumatismo ou o acúmulo de sangue mais denso nas cisternas basais ou ao redor da vasculatura intracraniana maior deve aumentar a preocupação com um aneurisma cerebral.

A **lesão axonal difusa (LAD)** ocorre quando os axônios são lesionados na região entre a substância branca e a cinzenta, em decorrência de aceleração ou desaceleração rápida do cérebro. A substância do córtex cerebral é organizada em uma série de camadas alternadas de substância branca e cinzenta (manto cortical cinzento, substância branca subcortical, núcleos de substância cinzenta profunda dos núcleos da base e substância branca da cápsula interna). Essas camadas têm diferentes densidades teciduais e, quando sujeitas à força no traumatismo, se comportam de modo diferente. O limite entre esses dois tecidos costuma ser um local de lesão, à medida que essas duas camadas aceleram ou desaceleram em velocidades de acordo com suas propriedades teciduais. A LAD é um achado comum no traumatismo grave, ocorrendo em até 50% dos pacientes, podendo ter graus variados de intensidade. Nos casos mínimos, pode ocorrer um estado levemente concussivo prolongado de confusão e perda de memória. Nos casos mais graves, a apresentação é de depressão do nível de consciência. Podem ocorrer achados focais se houver hemorragias por LAD em locais específicos, como a cápsula interna ou o tronco encefálico. O aspecto na TC de crânio é de múltiplas hemorragias pequenas (< 1 cm) espalhadas por todo o cérebro na junção entre substância branca e a cinzenta. Há esquemas de graduação que relacionam a intensidade dos achados na TC com o desfecho neurológico. O apagamento das cisternas basais e o desvio da linha média são exemplos de achados radiológicos que prognosticam desfecho ruim após LAD. O tratamento de pacientes que sofrem LAD é, primariamente, clínico e se concentra na prevenção e no tratamento da lesão cerebral secundária descrita adiante.

TRATAMENTO CLÍNICO PARA LESÃO CEREBRAL TRAUMÁTICA

O tratamento clínico é, em grande parte, direcionado para a detecção e a prevenção de lesão cerebral secundária por convulsões, fenômenos sistêmicos como hipotensão e hipóxia, além da hipertensão intracraniana.

▶ Tratamento das crises epiléticas

Estima-se que a incidência de crises epiléticas após LCT seja de 5 a 15%, e a maioria desses eventos ocorre dentro dos primeiros 7 dias após o traumatismo. Uma crise epilética tem a possibilidade de aumentar a demanda cerebral de oxigênio e nutrientes até um ponto em que a lesão pode limitar a capacidade do cérebro para responder dessa maneira. Os anticonvulsivantes profiláticos, geralmente fenitoína ou, mais recentemente, levetiracetam, são normalmente usados para prevenir crises epiléticas após LCT moderada e grave, quando há evidências de lesão cerebral não trivial na TC. Porém, as evidências experimentais sustentam o seu uso nos primeiros 7 dias após uma LCT e não parece haver benefício com a continuação da profilaxia além de 7 dias. Os pacientes que experimentam crises epiléticas fora do momento imediato do impacto são candidatos para o uso terapêutico de anticonvulsivantes além do período de 7 dias, em geral por vários meses ou mais, dependendo da recorrência das crises.

▶ Homeostasia

Assim como na ressuscitação inicial, o cuidado continuado do traumatismo cerebral agudo exige proteção cuidadosa contra hipóxia, hipotensão e hipertermia. Cada um desses tem o potencial para aumentar a PIC ou reduzir ainda mais a disponibilidade de glicose ou oxigênio, ou ambos, para o cérebro.

▶ Fisiologia da pressão intracraniana aumentada

Além de seu impacto no exame neurológico, a lesão cerebral secundária se manifesta clinicamente como edema cerebral e aumento da PIC. A **doutrina de Monroe-Kelly** afirma que, em um volume intracraniano fixo que consiste em cérebro, LCS e sangue arterial e venoso, qualquer material adicional deve ser acomodado por uma redução proporcional na quantidade dos outros, ou por uma elevação na pressão devido ao aumento do conteúdo intracraniano total (Fig. 36-1). Quando uma lesão ocorre dentro da calota craniana, o LCS e, mais tarde, o sangue venoso são deslocados para o espaço extracraniano, permitindo inicialmente uma PIC relativamente normal. Porém, esses mecanismos podem se esgotar e, por fim, a elevação na pressão com o volume crescente se torna exponencial. A fase compensatória é muito importante clinicamente, pois o paciente pode ter uma lesão clinicamente significativa e demonstrar apenas sintomas modestos de aumento na pressão cerebral. Este modelo funciona bem no traumatismo, mas é demasiadamente simplista e não explica os fenômenos clínicos que ocorrem em um prazo maior, como poderia ocorrer na hidrocefalia crônica ou com um tumor cerebral. Em tais casos, a compressibilidade do cérebro, geralmente descrita como sua complacência (mudança no volume para uma determinada mudança na pressão) é muito importante, e as pressões cerebrais podem ser normais mesmo no caso de uma lesão que, se surgisse agudamente, sobrepujaria os mecanismos compensatórios mencionados anteriormente. Apesar dessas limitações, o modelo de compartimento é muito útil no tratamento do edema cerebral e da PIC elevada. Se não forem abordadas, essas consequências da lesão secundária levam a aumento no edema cerebral, PIC elevada, compressão e, por fim, lesão do cérebro adjacente e de sua vasculatura, produzindo mais isquemia cerebral e lesão tecidual, ciclicamente gerando mais edema cerebral e mais aumento da PIC. A PIC é uma medida da presença de edema cerebral e também um elemento primário na possível lesão cerebral secundária em andamento. A PIC elevada, como a hipóxia e a hipotensão, é um forte fator prognóstico de mortalidade e morbidade após a lesão craniana.

O conceito de **pressão de perfusão cerebral (PPC)** ressalta a capacidade das elevações da PIC para reduzir a perfusão tecidual.

$$PPC = PAM - PIC,$$

onde PAM é a pressão arterial média.

Em pacientes adultos, uma PPC abaixo de 70 mmHg está associada com piora dos desfechos. A equação também ilustra a importância de manter uma pressão arterial adequada no tratamento da LCT. A hipotensão arterial está entre os fatores prognósticos mais fortes de desfecho neurológico ruim após LCT.

A **detecção** de edema cerebral e de hipertensão intracraniana se baseia na suspeita, nos achados radiológicos e na medida direta da PIC. Na lesão craniana grave, conforme medido pelo escore na GCS, a incidência de PIC elevada é de 50 a 60%. Os achados radiológicos preocupantes incluem a presença de efeito expansivo, desvio da linha média, perda do evidente padrão de sulcos e giros por deslocamento de LCS, perda da definição da junção entre substância cinzenta/branca e indefinição das cisternas basais. Pode haver PIC elevada na ausência de qualquer desses achados, de modo que, em pacientes com lesão craniana grave, a medida direta da PIC pode ainda estar indicada sem achados radiológicos preocupantes. No momento, não está comprovado se o tratamento guiado pela PIC é preferível àquele baseado na TC e no exame clínico. Contudo, as diretrizes atuais da

Brain Trauma Foundation recomendam a monitorização da PIC nos seguintes em casos:

1. Todos os pacientes com GCS de 3 a 8 e TC de crânio anormal;
2. Pacientes com GCS de 3 a 8 e TC de crânio normal, mas com hipotensão ou mais de 40 anos de idade;
3. Pacientes nos quais o exame neurológico não pode ser avaliado devido à sedação ou à necessidade de anestesia geral, se a suspeita de PIC elevada for alta.

A PIC é medida no traumatismo pela introdução de um transdutor no parênquima cerebral ou pela colocação de um cateter nos ventrículos para medir a pressão do LCS, em um procedimento cirúrgico pequeno. As taxas de complicação com hemorragia intracraniana (2 vs. < 1%) e infecção (10 vs. 2%) são maiores para os sistemas de medida baseados em cateter em relação aos transdutores no parênquima, mas apenas um sistema baseado em cateter pode drenar LCS, uma vantagem terapêutica distinta. Os monitores de parênquima estão sujeitos a variações de precisão e podem errar em 3 a 4 mmHg após 4 a 5 dias. Os sistemas baseados em cateter podem ocluir ou não ser confiáveis no caso de ventrículos muito comprimidos. No traumatismo, a PIC não pode ser medida por punção lombar, pois há risco de herniação cerebral pela pressão craniana ser maior do que a lombar. A PIC normal varia entre 5 e 15 mmHg em repouso e varia conforme a posição e a atividade. Os limiares de tratamento após lesão cerebral costumam ser de mais de 20 mmHg em pacientes adultos, enquanto crianças e lactentes provavelmente necessitam de tratamento com uma PIC inferior, embora os valores precisos ainda não estejam estabelecidos. A medida da PIC permite o cálculo da PPC. O tratamento dos pacientes com lesão cerebral com base na PPC em vez da PIC é interessante, pois uma pressão arterial suficientemente alta deve ser capaz de perfundir o cérebro apesar da PIC. Porém, a pesquisa clínica sugere que, embora uma PCC menor que 70 mmHg em pacientes adultos esteja associada com desfechos ruins, as elevações artificiais na pressão arterial para níveis suprafisiológicos para tentar superar um aumento da PIC piora os desfechos, em vez de melhorá-los. Atualmente, as medidas da PPC se concentram em evitar a hipotensão relativa durante o tratamento.

As opções terapêuticas para a hipertensão intracraniana e o edema cerebral são mais facilmente compreendidas com referência ao modelo de quatro compartimentos do cérebro observado anteriormente (cérebro, sangue venoso, sangue arterial e LCS). Quando os pacientes apresentam PIC elevada, os tratamentos disponíveis manipulam o volume de um desses compartimentos. No momento, a seleção e o estilo do tratamento da hipertensão intracraniana são tanto arte quanto ciência, havendo poucos estudos bem delineados para comparar diretamente as diferentes estratégias de tratamento. Cada uma tem riscos associados ao seu uso. As estratégias gerais incluem o emprego de estratégias menos arriscadas primeiramente e que são escalonadas conforme a necessidade, e a aplicação de métodos dirigidos para cada um desses compartimentos antes de se aplicar vários métodos para o mesmo compartimento, embora muitas terapias funcionem em múltiplas partes do modelo. A próxima seção aborda as opções de tratamento em ordem geral, mas não rígida, de preferência. Uma terapia do final da lista é muito raramente usada antes de uma no início, mas itens adjacentes na lista podem ser intercambiáveis.

A. Melhora da drenagem venosa

Se houver restrição à saída de sangue do sistema nervosa central, a PIC aumenta, já que o tamanho do compartimento venoso fica maior. Nos pacientes submetidos a traumatismos, colares cervicais apertados, posição corporal em decúbito dorsal baixo e competição com o ventilador aumentam as pressões venosas. O afrouxamento do colar, a elevação da cabeceira da cama em 30 graus e a correção das pressões do ventilador melhoram a drenagem venosa e reduzem a PIC. Essas medidas têm risco muito baixo e podem ser amplamente utilizadas.

B. Drenagem de líquido cerebrospinal

A redução do volume de LCS pode aumentar o espaço para o edema cerebral preexistente e, com isso, reduzir a PIC, e isso é feito pela drenagem de LCS pelo mesmo cateter ventricular usado para medir a PIC. Os riscos desse tratamento são infecção e hemorragia, devendo haver um cirurgião capacitado para a colocação do cateter.

Sedação/paralisia

Além de proporcionar conforto ao paciente vítima de traumatismo, a sedação e/ou paralisia química são importantes para reduzir o metabolismo cerebral excessivo que pode acompanhar a eventual agitação. O metabolismo aumentado pode ser tóxico em um cérebro com lesão, levando a um volume aumentado de sangue arterial e venoso para suprir o tecido com nutrientes. Além disso, os agentes sedativos/paralisantes reduzem a competição com o ventilador, diminuindo a congestão venosa. Porém, esses agentes diminuem a possibilidade de avaliação do exame neurológico, tendo ainda o possível efeito colateral de hipotensão arterial, quando administrados em excesso. Normalmente, agentes como a morfina e o lorazepam são usados para analgesia e sedação, enquanto paralisantes musculares como o vecurônio são usados para facilitar a ventilação, mas há poucas evidências sustentando o uso de regimes específicos, com a exceção de propofol, que não deve ser usado em crianças. Em geral, os agentes de ação mais curta são preferíveis em relação aos de longa ação, devido à necessidade de examinar periodicamente o paciente sem a sua influência.

Agentes osmóticos e diuréticos

Na teoria, a água cerebral excessiva pode ser removida diretamente em alguns casos com o estabelecimento de um gradiente osmótico favorável para a difusão de líquidos de volta para a corrente sanguínea. O manitol, um açúcar, e soluções fisiológicas concentradas (NaCl a 3%) não atravessam a BHE e, assim, permitem esse gradiente. Seu efeito parece necessitar de uma BHE intacta. Experimentalmente, eles retiram água de regiões cerebrais menos lesadas, em vez das áreas mais lesadas. Isso reduz o volume cerebral total e pode reduzir a PIC no modelo de quatro compartimentos. Além disso, evidências experimentais sugerem que uma parte significativa do efeito redutor da PIC, no caso dos agentes osmóticos, vem da redução na viscosidade do sangue por alterarem a morfologia das hemácias. Isso permite a oferta de mais sangue por meio de canais menores, permitindo a redução segura no calibre dos vasos e, dessa forma, no volume sanguíneo intracraniano total. Os efeitos adversos dessas terapias incluem desidratação (e hipotensão), no caso do manitol, e nefrotoxicidade por aumento da osmolaridade para todos os agentes. Além disso, algumas das partículas osmolares atravessam a BHE e podem puxar a água de volta para o cérebro, se a terapia for suspensa muito rapidamente. Os regimes posológicos desses agentes são variáveis, mas o manitol costuma ser usado como 0,5 a 1 g/kg por dose até a cada 2 a 3 horas. A dose de 1 g/kg é administrada para a herniação iminente. O NaCl a 3% pode ser administrado continuamente a 1 a 3 mL/kg/h ou em bólus de quantidades semelhantes. Deve-se avaliar com frequência as medidas séricas de sódio e de osmolaridade. No caso do manitol, uma osmolaridade sérica de mais de 320 mOsm/L parece ameaçar a toxicidade e limitar a eficácia, ao passo que, para a salina hipertônica, osmolaridades séricas de 360 mOsm/L ou mais foram relatadas sem lesão renal. Nessa área, a literatura médica é limitada.

Hiperventilação

Os mecanismos autorreguladores do cérebro se baseiam em parte nas concentrações de CO_2 (ou talvez do pH) no sangue. Uma taxa metabólica elevada leva à produção aumentada de CO_2 e acidose. A resposta natural a isso é a vasodilatação, removendo produtos residuais e aumentando o suprimento de metabólitos. Clinicamente, a elevação artificial da frequência respiratória (e a redução do CO_2) reduz de maneira significativa o volume sanguíneo intracraniano por vasoconstrição. O risco disso é que, se for feita em excesso, a vasoconstrição produz isquemia. Embora a hiperventilação tenha sido amplamente praticada, atualmente ela está reservada para situações em que a lesão cerebral tenha produzido um fluxo sanguíneo excessivo, em vez de reduzido, o que é relativamente raro. Porém, é importante gerenciar os parâmetros do ventilador para evitar níveis elevados de CO_2 (e níveis reduzidos de O_2). Isso evita a vasodilatação desnecessária e o aumento resultante na PIC. Níveis arteriais de CO_2 de 35 mmHg e níveis de O_2 de 100 mmHg são os alvos terapêuticos comuns.

Barbitúricos

Doses elevadas de barbitúricos reduzem o metabolismo cerebral e, experimentalmente, protegem contra a lesão cerebral por isquemia regional que é comum na lesão cerebral secundária ("coma induzido"). Essa demanda reduzida por metabólitos diminui as necessidades de fluxo sanguíneo para uma nutrição celular adequada e, assim, pode reduzir a PIC. Porém, nenhum experimento clínico demonstrou claramente que os barbitúricos melhoram os desfechos. O risco é que esses agentes possam reduzir acentuadamente a pressão arterial; se forem utilizados, isso deve ser feito com muita cautela.

Hipotermia

Em experimentos clínicos, a hipotermia parece tornar mais lenta as vias de lesão secundária destrutiva em nível celular, reduzindo o edema causado por morte celular. Porém, ensaios clínicos randomizados em traumatismo craniano de adultos não demonstraram benefícios, embora haja ensaios clínicos pediátricos em andamento. Nos protocolos dos ensaios clínicos publicados, o resfriamento é, em geral, iniciado precocemente na internação hospitalar ou imediatamente, com alvo de temperaturas de 32 a 33 °C, e sendo mantidas por vários dias após a lesão inicial. As complicações associadas com a terapia em ensaios clínicos de adultos foram um aumento na taxa de infecções e graves distúrbios eletrolíticos, em especial a hiperpotassemia.

Descompressão cirúrgica

O tratamento cirúrgico do edema cerebral envolve o aumento do espaço disponível para o edema por meio da remoção de uma porção da calota craniana. A técnica cirúrgica é a remoção de uma grande porção do crânio sobre o lado mais acometido (hemicraniectomia) ou a remoção de grandes porções de ambos os ossos frontais (craniectomia bifrontal). Geralmente, a dura-máter é aberta, e é colocado um aloenxerto ou periósteo nativo. Os estudos clínicos sugerem que a descompressão cirúrgica é eficaz na redução da PIC, mas os dados referentes aos desfechos neurológicos são variados.

DESFECHOS APÓS LESÃO CEREBRAL TRAUMÁTICA

Embora muitos pacientes com lesão traumática leve retornem ao seu nível funcional de antes da lesão, um número significativo desenvolve sintomas crônicos de fadiga, déficit de memória, cefaleia e dificuldade de concentração. Em um estudo de vítimas de traumatismo acompanhadas prospectivamente, Thornhill, Teasdale e colaboradores relataram que mais de 50% apresentavam alguma incapacidade identificável um ano após a lesão, incluindo problemas físicos e mentais. Isso era suficientemente importante para ter impacto nas atividades diárias em cerca de um terço a um quarto dos pacientes. Os fatores prognósticos para um desfecho ruim incluíram idade menor que 40 anos e incapacidade prévia à lesão. A literatura médica é mista em relação aos desfechos de longo prazo. Em um outro estudo de Whitnall e coautores, as taxas globais de incapacidade pela lesão foram semelhantes em 1 ano e em 5 anos, mas cerca de 25% dos pacientes tinham trocado de categoria, de bem para incapaz, e vice-versa. Alterações do tipo depressão, ansiedade e estresse relatado pareceram se relacionar fortemente com a mudança de categoria, e apenas 7% relataram o uso de serviços de reabilitação 5 anos após a lesão. Os pacientes com traumatismo craniano fechado moderado tiveram desfechos mais variados: a maioria se recuperou a ponto de manter suas atividades diárias e mesmo retornar ao trabalho ou aos estudos. Porém, os testes neurocognitivos detalhados costumam revelar problemas na função executiva e na memória. Há relatos mais consistentes de fadiga crônica e cefaleia. A LCT grave costuma ser um evento que altera a vida de pacientes e familiares. As implicações prognósticas da lesão costumam ter importância vital para familiares que tomam decisões sobre o grau de cuidados que deve ser fornecido. Em média, talvez 15 a 20% de todos os pacientes com lesão grave apresentarão uma boa recuperação, e mais de 50% irão morrer ou ficar gravemente incapacitados. Infelizmente, para alguns pacientes, o grau de lesão e a pouca chance de recuperação significativa tornam a provisão de cuidados um exercício de futilidade. Os pacientes idosos – aqueles com mais de 80 anos de idade – com lesões cranianas graves têm prognóstico muito ruim. Para pacientes com as piores características prognósticas, como idade avançada, GCS muito baixa ou de 3 a 5 e sem melhora com a ressuscitação, ausência de resposta pupilar à luz e lesões associadas no tórax ou no abdome com hipotensão, o prognóstico para uma recuperação significativa é muito ruim. Após a confirmação do diagnóstico e da intensidade da lesão por exame clínico e de imagem sem mudança apesar de ressuscitação e suspensão de todos os agentes farmacológicos que possam afetar o exame, é necessária e apropriada uma discussão delicada e franca da situação. Porém, em geral, quanto mais jovem o paciente e quanto maior o escore na GCS na apresentação, particularmente para os escores motores da GCS, mesmo dentro do grupo com lesão grave, maiores são as chances de algum grau de recuperação. O médico deve lembrar que a informação prognóstica representa uma probabilidade de desfecho e não a certeza disso. Embora alguns familiares apreciem o conhecimento desses detalhes, outros gostarão mais de qualquer fio de esperança que possa ser dada sob essas circunstâncias.

Bullock MR, et al: Surgical management of traumatic parenchymal lesions. *Neurosurgery* 2006;58(3 Suppl):S25-S46; discussion Si-iv.

Guidelines for the management of severe traumatic brain injury. *J Neurotrauma* 2007;24(Suppl):1.

Thornhill S, Teasdale GM, Murray GD, McEwen J, Roy CW, Penny KI: Disability in young people and adults one year after head injury: prospective cohort study. *BMJ* 2000;320(7250):1631-1635.

Timofeev I, Czosnyka M, Nortje J, Smielewski P, Kirkpatrick P, Gupta A, Hutchinson P: Effect of decompressive craniectomy on intracranial pressure and cerebrospinal compensation following traumatic brain injury. *J Neurosurg* 2008;108(1):66-73.

Wakai A, McCabe A, Roberts I, Schierhout G: Mannitol for acute traumatic brain injury. *Cochrane Database Syst Rev* 2013 Aug 5;8:CD001049.

Whitnall L, McMillan TM, Murray GD, Teasdale GM: Disability in young people and adults after head injury: 5-7 year follow up of a prospective cohort study. *J Neurol Neurosurg Psychiatry* 2006;77(5):640-645.

Wood RL: Long-term outcome of serious traumatic brain injury. *Eur J Anaesthesiol* 2008;42(Suppl):115-122.

LESÃO DA MEDULA ESPINAL

John Ziewacz, Frank La Marca

Considerações gerais

A lesão da medula espinal (LME) traumática é devastadora. Ela afeta primariamente pessoas jovens e costuma resultar em incapacidade significativa ou morte. A média de idade ao diagnóstico de LME é de 37,6 anos. As principais causas, em ordem de incidência, são colisão de veículo automotivo, queda, violência e lesões esportivas. Apesar da terapia máxima clínica e cirúrgica, o prognóstico para uma recuperação significativa de uma lesão completa é ruim. Pesquisas recentes com tecnologia de células-tronco e outras modalidades novas de tratamento ainda não foram eficazes nos ensaios clínicos em humanos.

O custo para o sistema de saúde e a sociedade é significativo. Uma pessoa de 25 anos com uma lesão alta de coluna cervical (C1-C4) pode gastar até 741.425 dólares em custos médicos no primeiro ano após a LME e 132.807 dólares para cada ano sobrevivido depois disso. Além disso, a perda de renda e produtividade para os pacientes com LME chega a uma média de 57.000 dólares anuais. Com 12.000 a 14.000 norte-americanos sofrendo LME anualmente, os custos sociais e econômicos são significativos.

A demografia da LME mudou nos últimos 30 anos. A média de idade de 36,7 anos aumentou dos 28,7 anos vistos na década de 1970: isso se deve em grande parte a um aumento na incidência de quedas que causam LME em pacientes com mais de 60 anos de idade. Embora a incidência relativa de lesões esportivas e lesões por violência tenha diminuído nos últimos 30 anos, a maior redução nas lesões esportivas colocou esse tipo de lesão abaixo das lesões por violência como causa de LME.

O tratamento da LME consiste em tratamento agudo e crônico. Agudamente, deve-se proteger a via aérea, a respiração e a circulação, e a coluna deve ser imobilizada para evitar a extensão das lesões. Lesões compressivas devem ser identificadas, e a necessidade de tratamento cirúrgico urgente deve ser determinada. Atualmente, a metilprednisolona* é uma opção terapêutica amplamente usada nas fases iniciais da LME, embora esteja associada com efeitos colaterais que podem, algumas vezes, superar os potenciais benefícios de seu uso. Outras opções de tratamento agudo não cirúrgico que visam primariamente minimizar a lesão secundária são a modesta hipotermia e a terapia hiperbárica. A primeira estaria baseada nas propriedades neuroprotetoras da hipotermia na lesão cerebral, mas ainda não demonstrou efeitos benéficos comprovados em humanos com LME traumática. A segunda tem demonstrado acelerar a recuperação neurológica, mas não demonstrou melhora geral no desfecho final. O tratamento crônico inclui fisioterapia e terapia ocupacional projetadas para maximizar a função. A terapia específica e a melhora dependem do nível e da extensão da lesão.

Achados clínicos

Os achados clínicos da LME dependem do nível, do mecanismo e da intensidade da lesão. As lesões podem ser classificadas como

---

*N. de R.T. O Guidelines for the Management of Acute Cervical Spine and Spinal Cord Injuries, publicado em 2013 pela American Association of Neurological Surgeons e pelo Congress of Neurological Surgeons, não recomenda o uso deste medicamento para o tratamento da lesão da medula espinal em razão da falta de evidências quanto aos seus benefícios clínicos e do consequente aumento no risco de infecção. Para mais informações, ver Hurlbert RJ, Hadley MN, Walters BC, Aarabi B, Dhall SS, Gelb DE, et al. Pharmacological therapy for acute spinal cord injury. Neurosurgery. 2013;72 Suppl 2:93-105 [capturado em 28 jun. 2016]. Disponível em: https://www.cns.org/sites/default/files/guideline-chapter-pdf/Pharmacological_Therapy_for_Acute_Spinal_Cord.12.pdf

Tabela 36-4 Classificação ASIA para lesão de medula espinal[1]

A = Completa – Ausência de função sensitiva ou motora preservada nos segmentos sacrais mais baixos (S4-S5)

B = Sensitiva incompleta – Função sensitiva, mas não motora, preservada abaixo do nível neurológico, incluindo os segmentos sacrais S4-S5

C = Motora incompleta – Função motora preservada abaixo do nível neurológico e mais da metade dos principais músculos abaixo do nível neurológico com força de grau menor que 3. Deve haver alguma preservação da função sensitiva e/ou motora nos segmentos S4-S5

D = Motora incompleta – Função motora preservada abaixo do nível neurológico e mais da metade dos principais músculos abaixo do nível neurológico com graduação muscular maior ou igual a 3. Deve haver alguma preservação da função sensitiva e/ou motora nos segmentos S4-S5

E = Normal – As funções sensitivas e motoras são normais. O paciente pode ter alterações no exame dos reflexos

[1]Adaptada de: American Spinal Injury Association. Standards for neurological classification of spinal cord injury (revised 2000). Chicago: ASIA; 2002.

completas ou incompletas. Uma LME completa se refere à ausência de função motora e sensitiva abaixo do nível da lesão. Lesões incompletas costumam resultar em síndromes reconhecidas de LME baseadas na região acometida da medula espinal. A Associação Norte Americana de Lesão Medular publica uma escala para classificar ainda mais a intensidade da LME (Tab. 36-4).

Os achados clínicos iniciais incluem déficit motor, déficit sensitivo e hiporreflexia. Inicialmente, todos os reflexos abaixo da lesão são perdidos, incluindo o bulbocavernoso, o cremastérico e o cutâneo-abdominal. Com o passar do tempo, esses reflexos podem retornar, e os reflexos tendinosos profundos ficam hiperativos devido a uma perda da inibição tônica descendente do arco reflexo. Inicialmente, a paralisia é flácida, mas acaba havendo sinais de neurônio motor superior, resultando em paralisia espástica. Se a lesão for na coluna cervical alta (C1-C5), o esforço respiratório pode ser comprometido devido à perda da inervação para o nervo frênico. Costuma ocorrer a perda de função intestinal e vesical e a perda de tônus e sensibilidade retal, bem como pode haver priapismo. A perda do controle vesical se manifesta como retenção urinária, e o desenvolvimento de incontinência urinária costuma ser por transbordamento. A perda do tônus e da sensibilidade do esfíncter anal resulta em incontinência de fezes e ausência de percepção para as evacuações.

Um achado inicial importante que pode ocorrer na LME é o "choque medular". Isso se refere a uma queda na pressão arterial sistólica (PAS) com bradicardia concomitante, muitas vezes para um nível de 80 mmHg de pressão sistólica após LME. Isso se deve à perda de tônus simpático para as regiões abaixo da lesão, causando acúmulo de sangue nas veias e retorno venoso reduzido para o coração.

Os achados clínicos crônicos na LME se relacionam com a necessidade por longo prazo de suporte ventilatório, imobilização e cateterismo. Pneumonia, infecções do trato urinário e úlceras por pressão são achados comuns e costumam ser a causa de morte nos pacientes com LME.

A LME incompleta pode demonstrar um padrão variável de preservação sensitiva ou motora, embora possam geralmente ser classificadas em síndromes clínicas reconhecíveis, dependendo do mecanismo de lesão e da porção acometida da medula.

A. Síndrome medular central

A síndrome medular central (SMC) se refere a um padrão de lesão que afeta a força motora nas extremidades superiores mais intensamente do que nas extremidades inferiores. A função sensitiva é variável abaixo do nível da lesão, e o controle esfincteriano costuma ser afetado. Isso costuma ocorrer em pacientes mais velhos com estenose de canal medular após lesão por hiperdistensão. A medula cervical central é um território vascular fronteiriço que se acredita ser afetado nessa síndrome. A medula espinal é somatotopicamente organizada de modo que as fibras cervicais são mais mediais em comparação com as fibras que vão para as extremidades inferiores, resultando em acometimento mais grave das extremidades superiores.

B. Síndrome medular anterior

A síndrome medular anterior (SMA) resulta de compressão da porção anterior da medula por um disco herniado, fragmento ósseo ou oclusão da artéria espinal anterior. Os tratos corticoespinais e tratos espinotalâmicos são preferencialmente afetados devido a sua localização mais anterior, sendo as colunas posteriores relativamente preservadas. Isso resulta em perda da função motora e da sensação de dor e de temperatura abaixo do nível da lesão, com preservação da propriocepção, da vibração e da sensação de pressão. É importante diferenciar entre etiologias cirúrgicas e não cirúrgicas (i.e., oclusão de artéria espinal anterior) nessa condição.

C. Síndrome de Brown-Séquard

A síndrome de Brown-Séquard ocorre após hemissecção da medula espinal. Ela costuma resultar de traumatismo penetrante e ocorre em 2 a 4% das LMEs. A função motora e a função da coluna posterior (propriocepção, vibração) são perdidas do lado da lesão. A sensação de dor e temperatura está diminuída no lado contralateral, devido ao cruzamento do trato espinotalâmico na medula espinal no nível da entrada das fibras na medula ou um ou dois níveis acima.

D. Síndrome do cone medular

A síndrome do cone medular (SCM) resulta de lesão da medula espinal sacral. Os sintomas incluem anestesia em sela, perda de função intestinal/vesical e fraqueza de extremidades inferiores, inlcuindo uma combinação de sinais de neurônio superior e motor.

E. Síndrome da cauda equina

A síndrome da cauda equina se refere a compressão e disfunção das raízes nervosas lombossacrais. Ela não é uma LME verdadeira, pois afeta apenas as raízes nervosas, e não a própria medula. A síndrome clínica é semelhante à SCM com anestesia em sela, perda de função intestinal/vesical e fraqueza de extremidades inferiores, mas os achados são todos de neurônio motor inferior.

Exame físico

O exame físico inicial na LME se concentra em via aérea, respiração e circulação. A coluna deve ser imobilizada para evitar lesão adicional. Deve-se ter atenção especial na via aérea em caso de lesão cervical alta, pois os pacientes podem necessitar de intubação endotraqueal devido à lesão do suprimento nervoso para o diafragma. A pressão arterial deve ser cuidadosamente monitorada devido à possibilidade de choque medular. Isso se manifesta como uma queda na PAS e deve ser avaliado imediatamente para evitar isquemia medular adicional.

No paciente acordado e após a verificação de via aérea, respiração e circulação, é feita uma anamnese concentrada no mecanismo da lesão e um exame neurológico detalhado para determinar o nível e a extensão da lesão. A força motora deve ser testada em todos os grupos musculares, e a sensibilidade deve ser testada com ponta de agulha e propriocepção. O tônus e a sensibilidade retais devem ser testados com toque retal. Os reflexos devem ser examinados, incluindo o bulbocavernoso, o cremastérico e o cutâneo-abdominal. A palpação cuidadosa da coluna é importante para avaliar evidências de desníveis ou dor à palpação em todos os níveis. O exame deve ser cuidadosamente documentado, sendo determinado o nível neurológico e a integralidade da lesão.

No paciente comatoso, um exame neurológico completo costuma ser difícil. Nessa situação, a observação de movimentos espontâneos ou de movimentos por estímulos dolorosos é importante. Os reflexos tendinosos profundos devem ser examinados, e a palpação da coluna deve ser realizada para a observação de evidências de desníveis. Costuma haver necessidade de exames de imagem para a determinação adequada do nível da lesão e de sua etiologia.

Diagnóstico diferencial

Após a realização de anamnese e exame físico completos, com a adição de exames radiológicos, o diagnóstico de LME costuma ficar claro. Os exames radiológicos podem ajudar a determinar o mecanismo da lesão, que costuma ser causada por fratura ou subluxação dos elementos ósseos espinais.

Algumas lesões de nervos periféricos podem simular uma LME, mas estas geralmente podem ser diferenciadas após exame cuidadoso e conhecimento da anatomia da medula espinal e do sistema nervoso periférico. As lesões periféricas costumam ser unilaterais e afetam apenas neurônios motores inferiores. Algumas vezes, a simulação ou transtornos conversivos podem simular LME. Exames seriados e inconsistências nos exames, em casos de exames de imagem sem alterações, permitem essa diferenciação.

Exame radiológico

No paciente assintomático sem hipersensibilidade local, sem fratura de osso longo e sem evidências de alteração da consciência ou intoxicação, não há necessidade de exames de imagem. Os pacientes com dor espinal, dormência, formigamento ou sinais evidentes de LME (p. ex., déficit motor, perda de controle intestinal/vesical) necessitam de exames radiológicos. O padrão da avaliação radiológica tem sido as radiografias da coluna cervical em três incidências com radiografias em AP/lateral da coluna torácica e lombar. As recomendações atuais da American Association of Neurological Surgeons/Congress of Neurological Surgeons (AANS/CNS) indicam as radiografias da coluna cervical com três incidências em conjunto com TC da coluna cervical nos pacientes com suspeita de LME. Com o advento da TC com reconstruções detalhadas coronal e sagital, a TC de modo isolado tem substituído a radiografia como exame diagnóstico inicial de escolha em muitos centros (Fig. 36-11). Isso evita a necessidade

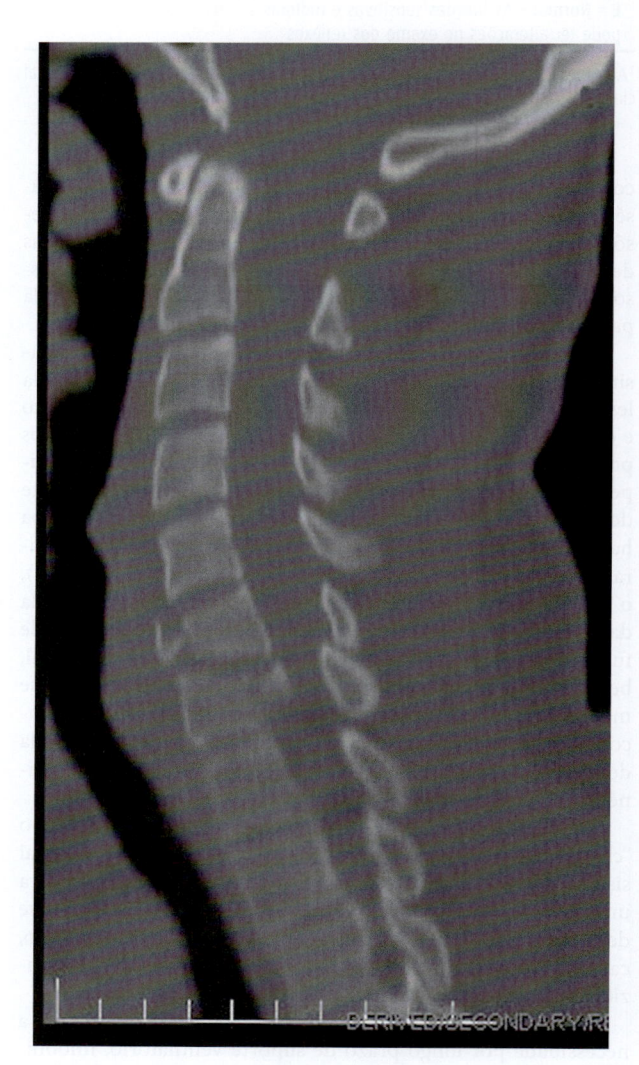

▲ **Figura 36-11** Reconstrução sagital de uma tomografia computadorizada cervical demonstrando uma fratura traumática de C6-C7.

de múltiplas radiografias e retardo do diagnóstico e do tratamento no caso de radiografias simples inadequadas. A RM é listada como uma opção no diagnóstico de LME pela AANS/CNS, pois pode ser melhor para a detecção de lesão de ligamentos e tecidos moles, embora ela comumente demonstre lesões que não causam instabilidade e pode levar à imobilização prolongada e desnecessária. A RM costuma ser reservada para pacientes em que os sinais e sintomas de LME estão presentes, mas não há evidência nas radiografias ou na TC, ou quando há suspeita de hérnia de disco ou outra anormalidade de tecidos moles. A RM (particularmente as sequências ponderadas em T2) também demonstra claramente compressão e/ou alteração de sinal dentro da medula espinal (Fig. 36-12).

Nos pacientes acordados, a exclusão de lesão da coluna cervical é feita com exames normais de radiografias (ou TC com reconstrução), TC e incidências de flexão/extensão ou com RM obtida até 48 horas após a lesão. Nesse momento, a imobilização cervical pode ser interrompida.

Conforme as recomendações atuais em pacientes obnubilados, a exclusão de lesão da coluna cervical pode ser feita após exames normais de raios X, TC e radiografias dinâmicas em flexão/extensão realizados sob fluoroscopia, RM normal obtida até 48 horas após a lesão, ou conforme o critério do médico. Porém, com o advento da TC com reconstrução sagital e coronal fornecendo maior sensibilidade para a detecção de lesão e a propensão da RM para "exagerar" as lesões, alguns centros excluem lesão de coluna cervical em pacientes obnubilados com radiografias e TC normais. A exclusão de lesão cervical nessa população ainda é motivo de debate, e as recomendações ainda variam. Estudos adicionais irão elucidar os exames necessários e suficientes para excluir definitivamente a lesão cervical nessa população.

No paciente com LME, a combinação de radiografias e TC tem alta sensibilidade e identifica a grande maioria das lesões que causam esse tipo de lesão.

▶ Tratamento

O tratamento inicial da LME consiste em proteger via área, respiração e circulação e imobilizar a coluna. No caso de lesão da coluna cervical alta, a necessidade de intubação endotraqueal deve ser identificada e, se ela não for imediatamente necessária, deve-se monitorar a gasometria arterial de maneira seriada para avaliar hipocapnia e insuficiência ventilatória progressiva. O choque medular e a resultante diminuição na pressão arterial devem ser tratados intensivamente, caso ocorram. A expansão de volume deve ser iniciada imediatamente, e a redução na PAS refratária à expansão de volume deve ser tratada com terapia vasopressora. A escolha dos vasopressores não está definida de maneira conclusiva, mas, em geral, um β-agonista é seguido por um α-agonista, dada a possibilidade de bradicardia no choque medular.

Os pacientes devem ser colocados em um colar cervical rígido, e a imobilização cervical deve ser garantida até a exclusão de lesão cervical ou até que ocorra o tratamento definitivo. Os pacientes devem ser colocados em uma prancha para transferências e movidos em bloco até a exclusão de lesão em coluna torácica e lombar.

Outras considerações do tratamento inicial incluem a colocação de um acesso arterial para monitorar a pressão arterial constantemente e a colocação de uma sonda de Foley para esvaziamento da bexiga.

A metilprednisolona tem sido usada na fase aguda da LME com base em estudos que demonstraram melhora motora em grupos de pacientes que receberam esse fármaco no período inicial da LME. Porém, devido à ausência de significância clínica da melhora e a estudos que demonstraram efeitos colaterais com doses elevadas de metilprednisolona, ela é oferecida como uma

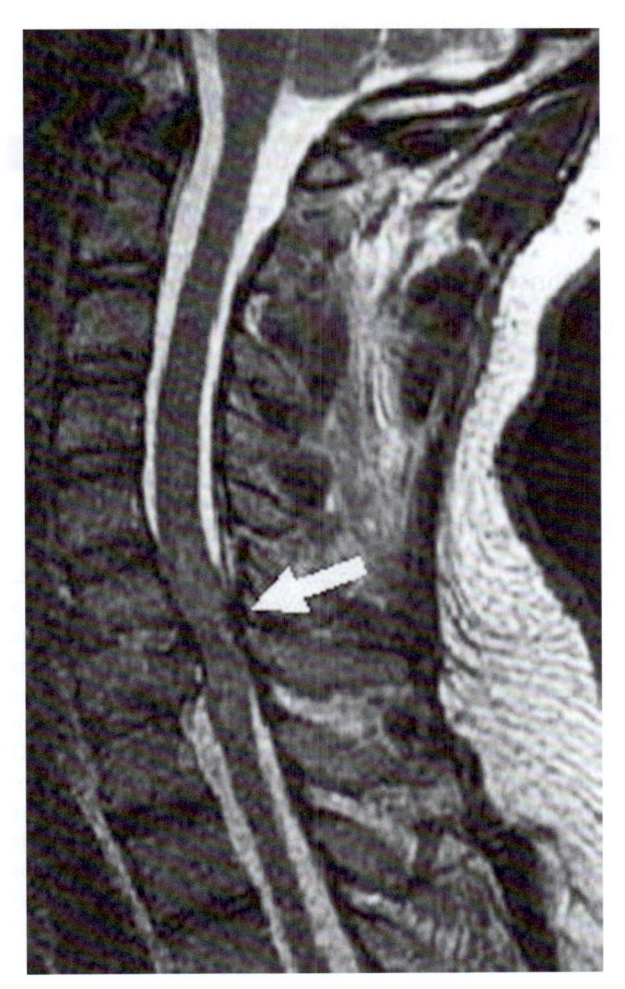

▲ **Figura 36-12** Ressonância magnética sagital ponderada em T2 de uma fratura traumática de C6-C7, demonstrando compressão medular e alteração de sinal dentro da medula espinal (seta).

opção pelas diretrizes atuais da AANS/CNS, reconhecendo que "as evidências sugerindo efeitos colaterais prejudiciais são mais consistentes que qualquer sugestão de benefício clínico".

Após a estabilização inicial e os exames de imagem, avalia-se a necessidade de intervenção cirúrgica. A cirurgia tem dois objetivos principais: descompressão e estabilização. A cirurgia é utilizada em regime de emergência para lesões incompletas na esperança de preservar ou melhorar a função neurológica, e em regime de não emergência para lesões completas, pois não há demonstração de melhora na função neurológica com a cirurgia de emergência nesses casos. Os objetivos da cirurgia nesse cenário são a prevenção da extensão cranial da lesão e a prevenção de deformidade progressiva. A escolha da abordagem cirúrgica para a LME não é padronizada e depende da localização da afecção. Os procedimentos atuais de estabilização costumam envolver técnicas de fusão com instrumentos e podem ser feitos por abordagem anterior, posterior ou combinada.

Pode ser utilizada a tração cervical isolada ou como adjunto do tratamento cirúrgico para tentar realinhar a coluna espinal. Isso é feito pela fixação de um halo ou dispositivo especializado (i.e., arco de Gardner-Wells) na cabeça, conectando-o a um sistema de cabos e polias, acrescentando peso para ajustar a coluna no vetor desejado.

O tratamento crônico da LME se concentra em reabilitação e adaptação para a lesão permanente. A reabilitação pode, muitas vezes, resultar em melhora da função neurológica nas lesões incompletas e pode ajudar os pacientes com lesões completas a terem o máximo de funcionalidade possível. Os pacientes podem necessitar de suporte ventilatório, traqueostomia, cateterismo intermitente, mudança frequente de decúbito (para evitar úlceras por pressão) e acomodações funcionais, como cadeira de rodas e outros dispositivos que visam melhorar a funcionalidade. A atenção aos cuidados de longo prazo pode prolongar a vida e a produtividade dos pacientes com LME.

▶ Prognóstico e desfecho

Apesar de instigantes pesquisas sobre novos tratamentos, a LME permanece uma lesão devastadora. A morte no cenário de traumatismo agudo por LME é de 20%. Lesões completas que permanecem dessa maneira após 72 horas têm poucas chances de melhorar além de um nível acima da lesão em longo prazo. Os pacientes com quadriplegia e com dependência inicial do ventilador têm taxas de sobrevida em 5 anos de cerca de 33%. As lesões incompletas têm prognóstico mais favorável. Entre as síndromes de LME reconhecidas, a SMC e a SBS têm os desfechos mais favoráveis, com até 90% dos pacientes conseguindo caminhar de forma independente em 1 ano. Os pacientes com SMA têm o pior prognóstico, com 10 a 20% recuperando o controle motor funcional. As causas de morte em longo prazo para pacientes com LME costumam ser cardíacas, respiratórias ou infecciosas – em geral relacionadas com as sequelas da LME.

As atuais abordagens multidisciplinares para a LME, incluindo o setor de emergência e as equipes clínica, cirúrgica e de reabilitação, oferecem a melhor terapia para pacientes com LME. Apesar disso, esta ainda é uma lesão devastadora com altas taxas de mortalidade e de incapacidade permanente. Espera-se que novas pesquisas e inovações ofereçam melhores desfechos para a LME no futuro.

American Spinal Injury Association: Standards for neurological classification of spinal cord injury (revised 2000). Chicago: ASIA; 2002.

Kwon BK, Mann C, Sohn HM, et al: Hypothermia for spinal cord injury. *Spine J* 2008 Nov-Dec;8(6):859-874.

Ho CH, Wuermser LA, Priebe MM, Chiodo AE, Scelza WM, Kirshblum SC: Spinal cord injury medicine. 1. Epidemiology and classification. *Arch Phys Med Rehabil* 2007;88(Suppl 1):S49-S54.

McKinley W, Santos K, Meade M, Brooke K: Incidence and outcomes of spinal cord injury clinical syndromes. *J Spinal Cord Med* 2007;30:215-224.

Priebe MM, Chiodo AE, Scelza WM, Kirshblum SC, Wuermser LA, Ho CH: Spinal cord injury medicine 6. Economic and societal issues in spinal cord injury. *Arch Phys Med Rehabil* 2007;88(Suppl 1):S84-S88.

▌LESÕES DE NERVOS PERIFÉRICOS

Cheerag Upadhyaya, MD Linda Yang, MD John McGillicuddy, MD

▶ Considerações gerais

A familiaridade com os aspectos pertinentes da anatomia e da fisiologia de nervos periféricos combinada com anamnese e exame físico focados auxilia no tratamento das lesões de nervos periféricos. A anamnese e o exame físico podem ser complementados por exames de eletrodiagnóstico e radiológicos.

▶ Anatomia microscópica

Os nervos periféricos são compostos de combinações variadas de axônios sensitivos e motores. Um axônio é uma projeção longa, a partir do corpo de uma célula nervosa, que está limitada por uma membrana celular, bem como por uma membrana basal. Alguns axônios são circundados por bainhas de mielina, uma substância gordurosa secretada pelas células de Schwann. A mielina isola o axônio, aumentando assim a velocidade de neurotransmissão. O axônio, por sua vez, está circundado por uma camada de tecido conectivo chamado endoneuro. Os axônios viajam juntos em feixes chamados fascículos, cada um deles coberto por outra camada de tecido conectivo chamada perineuro. Os fascículos são agrupados para formar um nervo periférico, que está circundado por uma camada final de tecido conectivo chamada epineuro.

▶ Anatomia macroscópica

Um nervo periférico compreende fibras de mais de uma raiz nervosa espinal, e cada raiz nervosa espinal contribui com fibras para mais de um nervo periférico. As lesões de nervos espinais se manifestam como radiculopatias com distúrbios sensitivos pouco definidos, ao passo que as lesões de nervos periféricos demonstram distúrbios sensitivos bem demarcados. As lesões de nervos espinais resultam em déficit motor leve ou moderado nos músculos supridos por um nervo espinal, mas por mais de um nervo periférico. As lesões de nervos periféricos manifestam atrofia e fraqueza muscular mais graves nos músculos supridos somente pelo nervo periférico.

LESÕES AGUDAS DE NERVOS PERIFÉRICOS

▶ Considerações gerais

As etiologias comuns de lesão aguda de nervo periférico incluem traumatismo penetrante, traumatismo fechado, tração, fraturas ósseas ou compressão por hematomas. As lesões de nervos periféricos menores surgem por traumatismo fechado que temporariamente comprime ou estira um nervo, mas deixa seus axônios intactos (neuropraxia). Em tais casos, o transporte axonal pode ser temporariamente prejudicado, mas não ocorre a degeneração walleriana ou a morte dos axônios distais ao ponto da lesão. Essas lesões geralmente têm recuperação espontânea ao longo de dias ou semanas. As lesões um pouco mais graves podem interromper os axônios e as bainhas de mielina, deixando o endoneuro intacto (axonotmese). Nesses casos, ocorre, inevitavelmente, a degeneração walleriana. A regeneração axonal pode ocorrer espontaneamente, porém guiada para áreas de inervação prévia por tubos endoneurais intactos. Com esse tipo de lesão, há um bom prognóstico para a recuperação funcional espontânea, com a regeneração axonal ocorrendo a uma taxa de cerca de 1 mm por dia ou 2,5 cm por mês.

Os nervos periféricos podem ser diretamente cortados (neurotmese), como é o caso das lesões iatrogênicas, com bisturi durante a cirurgia. Se as extremidades divididas do nervo permanecerem próximas, pode ocorrer regeneração por brotamento axonal a partir do coto proximal. Esses brotamentos axonais podem preencher o espaço até o coto distal, propagando-se por meio de tubos endoneurais preservados a uma velocidade de 1 mm por dia. As lesões graves por esmagamento podem criar danos internos a um nervo periférico sem fazer a sua transecção completa. Tais lesões rompem axônios e seu endoneuro e alteram a organização de fascículos dentro do nervo. Nesses casos, pode haver a formação de cicatrizes fibrosas dentro do nervo macerado, o que pode bloquear a regeneração de brotos axonais. Um emaranhado de brotos axonais contidos em tecido fibroso é chamado de neuroma, e sua formação atua como uma barreira para a regeneração espontânea do nervo periférico.

▶ Achados clínicos

Uma anamnese cuidadosa e um exame neurológico meticuloso são fundamentais na determinação de qual nervo periférico foi lesado e do tipo de lesão presente. Em geral, o tipo de traumatismo sugere se o nervo tem continuidade. Uma lesão penetrante com objeto afiado, como uma faca, sugere transecção completa, que é possível de sofrer reparo cirúrgico imediato. O traumatismo não penetrante ou a lesão por estiramento são mais sugestivos de continuidade do nervo.

A determinação do momento do déficit motor e sensitivo também pode ajudar na avaliação da lesão do nervo. Por exemplo, em casos de lesão penetrante com objeto afiado, um déficit imediato no momento da lesão sugeriria envolvimento direto do nervo periférico. Porém, um déficit tardio sugeriria uma lesão adjacente em crescimento, como hematoma ou pseudoaneurisma.

O exame físico inclui inspeção, observação, avaliação da vasculatura relevante, avaliação da amplitude de movimentos e exame neurológico. Uma laceração, fratura ou hemorragia/abrasão pode sugerir o local de uma lesão subjacente no nervo. Um sinal de Horner (ptose, miose, anidrose) é sugestivo de uma lesão proximal de T1/tronco inferior do plexo braquial. Uma redução na amplitude de movimentos pode dificultar a avaliação precisa da força. Uma elevação do hemidiafragma sugere lesão do nervo frênico.

Os achados sensitivos e motores associados com lesão aguda de nervo periférico variam muito, dependendo do nervo acometido. A dor também pode ser um sintoma, mas costuma ocorrer tardiamente, podendo ser resultado da formação de neuroma, em geral associada com uma tumoração dolorosa na região da lesão. A dor neurogênica também pode ocorrer devido a um distúrbio no processamento dos sinais álgicos. Esse tipo de dor, quando associada com hiperfunção autonômica, é chamada de síndrome da dor regional complexa (anteriormente conhecida como causalgia ou distrofia simpática reflexa), sabidamente de difícil de tratamento. Quando a dor neurogênica está associada com avulsão de raiz nervosa, ela é conhecida como dor por deaferentação. A dor por deaferentação costuma responder bem à intervenção cirúrgica por meio de ablação da zona de entrada da raiz dorsal.

No diagnóstico de lesão aguda de nervo periférico, a EMG e os estudos da condução não costumam ser úteis até, pelo menos, três semanas após o traumatismo. Contudo, é importante obter exames eletrodiagnósticos basais, pois eles são importantes para o monitoramento da recuperação. No caso de lesão do plexo braquial, é útil obter uma RM ou mielografia por TC para pesquisar pseudomeningoceles na vizinhança de raízes nervosas, o que indicaria avulsão de raiz nervosa.

Algumas lesões de nervos periféricos estão associadas com fraturas traumáticas de ossos específicos. Por exemplo, o nervo radial é particularmente vulnerável a lesão por fraturas do úmero: classicamente ocorrem com fraturas da diáfise do úmero, no nível do sulco espiral. Essas lesões resultam em fraqueza da extensão do punho, da extensão do dedo e da extensão do polegar, bem como dormência sobre o aspecto radial da superfície dorsal da mão. Nesse tipo de lesão, a extensão do cotovelo não é acometida, pois os ramos musculares para o tríceps surgem proximalmente ao sulco espiral.

O traumatismo do plexo braquial pode causar uma ampla gama de sinais e sintomas neurológicos. As manifestações clínicas são determinadas pela localização da lesão dentro do plexo braquial, bem como pela gravidade da lesão. A paralisia de Erb-Duchenne é uma condição bem descrita que envolve lesão primariamente do tronco superior do plexo braquial (derivado das raízes nervosas de C5 e C6). Normalmente, resulta de uma lesão por estiramento, como a tração do braço no momento do parto ou a queda que faz a separação forçada entre cabeça e ombro. O déficit resultante em deltoide, bíceps, romboide, braquiorradial, supraespinhoso e infraespinhoso deixa o braço pendente para o lado, com rotação interna e estendido no nível do cotovelo. Essa postura costuma ser chamada de "posição da gorjeta do garçom".

▶ Diagnóstico diferencial

No traumatismo agudo, quando há achados unilaterais em um membro, é importante diferenciar entre radiculopatia aguda e lesão de nervo periférico. Um exame neurológico abrangente é fundamental. Vários princípios gerais devem ser considerados: a radiculopatia costuma vir acompanhada de dor cervical ou dorsal, que tende a se irradiar para braço ou perna. Além disso, os déficits sensitivos da radiculopatia tendem a ser pouco definidos, refletindo a natureza de sobreposição dos dermátomos, enquanto os achados sensitivos nas lesões de nervos periféricos são bem demarcados. O déficit motor da radiculopatia ocorre em músculos inervados por um nervo espinal, mas em mais de um nervo periférico. Assim, costuma haver apenas déficit motor parcial, pois quase todos os músculos são inervados por mais de um nervo espinal.

Uma tarefa crucial no diagnóstico de traumatismo agudo de nervo periférico é descartar compressão nervosa em andamento. O traumatismo agudo a um nervo periférico geralmente resulta em déficit máximo no momento da lesão. Um déficit progressivo de nervo periférico deve levantar suspeita e requer uma avaliação adicional. A exploração cirúrgica imediata deve ser considerada para avaliar a possibilidade de lesões compressivas, como hematomas em expansão ou pseudoaneurismas traumáticos em crescimento. As fontes de compressão neurológica em andamento devem ser removidas assim que possível.

▶ Tratamento e prognóstico

As transecções completas de nervos com extremidades limpas (ferimentos por faca, por exemplo) devem ser reparadas dentro de três dias. O reparo deve ser realizado de maneira terminoterminal, sem tensão no local do reparo. As transecções por traumatismo penetrante, que não tenha margens limpas ou em que há perda significativa de tecido, devem ser reparadas tardiamente. Durante a exploração da ferida, os cotos do nervo devem ser identificados e rotulados. Os nervos rotulados devem ser fixados à fáscia para reduzir a possibilidade de retração. Após três semanas, a lesão deve ser reexplorada e o nervo lesado deve ser reparado. Nesse momento, as áreas de dano axonal e formação de neuroma são mais facilmente visualizadas. A melhor visualização dos axônios lesados reduz a possibilidade de formação subsequente de neuroma no local do reparo.

No caso de lesão não penetrante, em que é provável que a etiologia do problema seja estiramento ou compressão temporária, costuma haver recuperação espontânea sem a necessidade de cirurgia. Nesses casos, o tratamento não cirúrgico com exames neurológicos seriados, incluindo exames eletrofisiológicos, deve ser a modalidade de tratamento inicial. Se após três meses não houver sinal de recuperação clínica, o nervo lesado deve ser explorado. O mapeamento eletrofisiológico intraoperatório do nervo deve ser realizado para determinar se há condução por meio do local da lesão. Se não houver condução de potenciais evocados, o neuroma deve ser ressecado. Os cotos devem ser aparados e aproximados primariamente, se isso puder ser feito sem criar tensão. Se a anastomose primária das duas extremidades nervosas resultar em tensão no reparo, então deve ser utilizado um enxerto de nervo (em geral o nervo sural). Se a estimulação intraoperatória revelar condução por meio de uma área de lesão, então o nervo deve permanecer intacto, permitindo que se regenere por conta própria. Um mnemônico bem conhecido para lembrar o momento adequado para o reparo cirúrgico de lesões traumáticas de nervos é a "regra de três": três dias para uma transecção por objeto cortante, três semanas para uma transecção aberta irregular, e três meses para uma lesão fechada por estiramento.

Em geral, o reparo de nervo periférico é realizado sob microscopia com a utilização de fios de sutura 8-0 ou 9-0 para a coaptação. Muitos cirurgiões atualmente usam cola de tecido em vez de fio de sutura para a coaptação das extremidades do nervo. No caso de avulsões de raiz nervosa, que não podem ser diretamente reparadas, procedimentos de transferência de nervos podem ser utilizados, como a coaptação de um fascículo de nervo ulnar intacto a um nervo musculocutâneo não funcionante a fim de restaurar a flexão do cotovelo.

O prognóstico para a recuperação depende do tipo de lesão e do tratamento. A regeneração axonal ocorre a uma velocidade de 2,5 cm por mês, no sentido proximal para distal. Assim, a recuperação clínica pode ser lenta, com a recuperação máxima ocorrendo ao longo de um ou dois anos. Reabilitação e fisioterapia são importantes para evitar o desenvolvimento de contraturas musculares que possam limitar a mobilidade quando a função nervosa retornar. As transferências de tendões podem ser úteis se a função neural não se recuperar completamente.

NEUROPATIAS POR COMPRESSÃO PERIFÉRICA
▶ Considerações gerais

Os nervos periféricos estão sujeitos a forças mecânicas crônicas, como compressão, estiramento e fricção. Essas forças, quando aplicadas ao longo do tempo, podem causar síndrome de compressão de nervo periférico, como síndrome do túnel do carpo ou compressão de nervo ulnar. Fatores estáticos e dinâmicos podem contribuir para a lesão crônica de nervos periféricos. Os fatores estáticos incluem anomalias musculotendíneas ou túneis anatômicos não flexíveis que comprimem os nervos periféricos. Os fatores dinâmicos incluem articulações móveis, contração muscular ou mobilidade do nervo levando a estiramento de um nervo periférico ou fricção ao longo de seu trajeto durante o movimento. As neuropatias periféricas compressivas ocorrem com mais frequência nos membros superiores que nos inferiores, provavelmente devido à maior mobilidade dos braços.

▶ Achados clínicos

As neuropatias compressivas se caracterizam por enfraquecimento muscular, bem como por distúrbios sensitivos na distribuição de um único nervo periférico. Em geral, qualquer músculo individual é suprido por um nervo periférico. Assim, a compressão de um nervo pode levar a achados motores graves no músculo inervado. Atrofia muscular e fasciculações não são incomuns na compressão de nervo periférico. A atrofia marcada no exame físico deve levantar a suspeita do cirurgião para a presença de uma lesão de nervo periférico. Queixas sensitivas associadas com neuropatia compressiva geralmente incluem parestesias, em vez de dor, na distribuição do nervo periférico envolvido. A percussão sobre o nervo pode resultar em uma sensação elétrica que se irradia ao longo do nervo e de seu território, o que na clínica é conhecido como sinal de Tinel. O estudo eletrodiagnóstico também é útil no diagnóstico de compressão de nervo periférico: o achado de retardo na condução nervosa no local da compressão, nos estudos de condução nervosa, é comum a todas as neuropatias compressivas.

A síndrome mais comum de compressão de nervo periférico é a compressão do nervo mediano no punho. Essa condição costuma surgir a partir da compressão do nervo mediano pelo ligamento transverso do carpo e é, por isso, chamada de síndrome do túnel do carpo. Essa síndrome ocorre com maior frequência em pacientes com condições que levam a espessamento de tecido conectivo: artrite reumatoide, acromegalia, hipotiroidismo ou gestação, podendo estar relacionada a movimentos repetitivos da mão ou do punho. Os sintomas comuns de apresentação incluem disestesia nas mãos que piora à noite, geralmente acordando o paciente. Isso ocorre porque muitas pessoas dormem com os punhos fletidos, uma posição que exacerba a compressão do nervo mediano no punho. A dor, algumas vezes, irradia para cima, no antebraço. Os pacientes também se queixam de dormência na palma da mão, bem como nos primeiros três ou três e meio dedos, incluindo o polegar. Quando há envolvimento do anelar, o distúrbio sensitivo "divide" o dedo, envolvendo apenas o aspecto radial do dedo. Os músculos intrínsecos das mãos inervados pelo nervo mediano são, algumas vezes, chamados de músculos "LOAF", derivando de um mnemônico comumente usado: **L**umbricais (primeiro e segundo apenas), **O**positor do polegar, **A**bdutor curto do polegar e **F**lexor curto do polegar. Os pacientes com síndrome do túnel do carpo podem se queixar de redução na força de pinça ou de dificuldade para agarrar objetos pequenos. A atrofia do abdutor curto do polegar, na base lateral do polegar, pode estar presente. Costuma haver sinal de Tinel positivo no punho. O teste de Phalen é uma manobra clínica que é, algumas vezes, usada no diagnóstico da síndrome do túnel do carpo. Os punhos do paciente são mantidos em flexão forçada por pelo menos 30 segundos. O teste é considerado positivo se essa manobra produzir sintomas de neuropatia mediana na mão.

A compressão de nervo ulnar é a segunda síndrome compressiva de nervo periférico mais comum, atrás apenas do túnel do carpo. O local mais comum de compressão do nervo ulnar é o cotovelo. Normalmente, os pacientes apresentam dor na extremidade superior que se localiza no aspecto medial do cotovelo. Também é comum haver parestesias e dormência do dedo mínimo e da metade ulnar do dedo anelar. Um sinal de Tinel costuma estar presente no aspecto medial do cotovelo: a percussão sobre essa área manda sensações elétricas para o quarto e quinto dedos. O nervo ulnar inerva a maior parte dos músculos intrínsecos da mão, incluindo o adutor do polegar, o primeiro interósseo dorsal e os músculos hipotenares. Os pacientes se queixam de fraqueza da mão, levando a uma redução na força de garra e de pinça. Os pacientes deixam cair coisas ou têm dificuldades para abrir potes. A atrofia dos músculos intrínsecos da mão pode ser evidente, particularmente o primeiro interósseo dorsal e os músculos da eminência hipotenar. Quando a disfunção do nervo é grave, a mão pode ter um aspecto de "mão em garra". O paciente pode também exibir o sinal de Froment: quando o paciente é solicitado a segurar um pedaço de papel entre o polegar e o indicador, a articulação interfalangiana distal fará flexão, pois o paciente ativa o músculo flexor longo do polegar, inervado pelo nervo mediano, para compensar a perda de função do abdutor do polegar.

▶ Diagnóstico diferencial

O diagnóstico diferencial da disfunção de nervo periférico inclui neuropatias de origem infecciosa (bacterianas e virais), condições hereditárias (como a doença de Charcot-Marie-Tooth), neuropatias associada com deficiências nutricionais (como a deficiência de vitamina B_{12}), condições metabólicas ou endócrinas (como o diabetes), condições inflamatórias ou imunomediadas (como a poliarterite nodosa) e condições tóxicas (como a intoxicação por chumbo). Quando há envolvimento de mais de um nervo periférico, o cirurgião deve considerar o diagnóstico de neuropatia generalizada, a qual costuma ser simétrica e bilateral. A redução de amplitude nos estudos eletrodiagnósticos (sugerindo perda axonal) é característica de neuropatia de origem hereditária ou metabólica. Por outro lado, a compressão de nervo periférico causa dano à mielina que circunda o axônio, reduzindo a velocidade de condução sem afetar a sua amplitude.

A radiculopatia crônica cervical ou lombar também deve ser descartada. Vários achados que distinguem a radiculopatia da disfunção de nervo periférico foram descritos na seção sobre lesões agudas de nervos periféricos. É importante reconhecer que as alterações sensitivas que "dividem" o dedo anelar sugerem disfunção de nervo ulnar, em vez de radiculopatia de C8.

▶ Tratamento e prognóstico

O tratamento cirúrgico da compressão de nervo periférico geralmente envolve a descompressão do nervo envolvido. No caso da síndrome do túnel do carpo, o ligamento transverso do carpo é dividido, aliviando, dessa forma, a compressão sobre o nervo mediano na medida em que ele passa do punho para a mão. No caso de neuropatia ulnar, a simples liberação do nervo de tecido fibroso circundante ou de tecido conectivo hipertrofiado (neurólise externa) costuma ser suficiente.

O tratamento cirúrgico da compressão de nervo periférico deve ser fortemente considerado em pacientes com fraqueza motora significativa ou atrofia muscular. A intervenção cirúrgica deve também ser considerada quando os pacientes não melhoram com tratamento clínico. As estratégias de tratamento não cirúrgico incluem evitar atividades repetitivas que precipitem os sintomas ou o uso de dispositivos de imobilização para manter as articulações em posições que evitem a compressão.

A liberação do túnel do carpo resulta em excelente alívio dos sintomas em 80% dos pacientes e em alívio parcial em outros 10%. Resultados semelhantes são observados com o tratamento cirúrgico da neuropatia ulnar.

TUMORES DE NERVOS PERIFÉRICOS

▶ Considerações gerais

Os tumores de nervos periféricos podem ser divididos em lesões não neoplásicas, lesões benignas e lesões malignas. As lesões não neoplásicas incluem neuromas traumáticos, neuromas de Morton e cistos ganglionares de bainha nervosa. Os tumores benignos incluem neurofibromas, schwannomas (também conhecidos como neurilemomas), perineuromas, hamartomas lipofibromatosos (também chamados de fibrolipomas neurais), mixomas de bainha neural e, por fim, tumores de células granulares. Os tumores malignos incluem o tumor maligno da bainha do nervo periférico (TMBNP).

Os neurofibromas podem ser subdivididos nas variedades solitário, difuso e plexiforme. O neurofibroma solitário é o tumor benigno de nervo periférico mais comum. Os axônios são incorporados dentro do neurofibroma junto das células de Schwann, matriz de colágeno, células perineurais e fibroblastos. Como os axônios estão misturados ao tumor, este não pode ser excisado sem a ressecção de uma porção do nervo envolvido. Os neurofibromas difusos e os neurofibromas plexiformes são menos comuns que a variedade solitária. Normalmente, o neurofibroma difuso envolve pele e tecido subcutâneo. Os neurofibromas plexiformes são crescimentos grandes e irregulares nos nervos que variam desde pequenos nervos cutâneos até grandes troncos. Os neurofibromas são comumente encontrados em pacientes portadores de neurofibromatose tipo 1 (NF1), ou doença de von Recklinghausen.

Os schwannomas são lesões de crescimento lento originadas nas células de Schwann em uma matriz de colágeno. Nos schwannomas os fascículos nervosos correm lateralmente ao tumor, em vez de através dele, como nos neurofibromas. Em geral, ocorrem apenas déficits neurológicos leves, e a ressecção cirúrgica pode ser considerada em casos de dor, parestesias ou déficit motor na distribuição do nervo.

O TMBNP é o tumor maligno de nervo periférico mais comum. Quase dois terços surgem a partir de neurofibromas em casos de NF1. O restante surge *de novo* ou em pacientes com história de irradiação prévia por feixe externo.

▶ Achados clínicos

Os sintomas dos tumores de nervos periféricos geralmente se relacionam com o nervo envolvido e incluem déficit motor, dormência, parestesias e dor. A RM com gadolínio pode ser útil como exame de imagem para os tumores.

▶ Diagnóstico diferencial

O diagnóstico diferencial dos tumores de nervos periféricos inclui neuropatias compressivas, lesões não neoplásicas, radiculopatias e neuropatias associadas com infecção, desnutrição e condições metabólicas, endócrinas, inflamatórias, imunomediadas e tóxicas. Em geral, um tumor de nervo periférico sintomático é palpável. Além disso, o tumor de nervo periférico pode ocorrer em qualquer lugar ao longo do trajeto do nervo, ao passo que as neuropatias compressivas normalmente ocorrem em locais definidos, e as diversas outras neuropatias listadas costumam ser processos difusos. Por fim, uma radiculopatia é sintomática na distribuição da raiz nervosa, provavelmente envolvendo vários nervos periféricos.

▶ Tratamento e prognóstico

Geralmente, os schwannomas podem ser ressecados sem qualquer déficit neurológico, pois os fascículos nervosos passam lateralmente ao tumor: os fascículos podem geralmente ser dissecados, e a ressecção cirúrgica é curativa. Em geral, os neurofibromas não podem ser ressecados sem déficit neurológico, pois os axônios passam por dentro da substância do tumor. As indicações para a ressecção cirúrgica de neurofibromas solitários são massa tumoral grande, crescimento acelerado, déficit neurológico e dor. Os neurofibromas plexiformes (excluindo os superficiais) raramente podem ser totalmente ressecados e, em geral, devem ser acompanhados.

Em geral, o prognóstico dos tumores benignos das bainhas de nervos periféricos é muito bom, com melhora da dor, do déficit motor e das parestesias observada após a ressecção de lesões solitárias. O TMBNP exige tratamento cirúrgico. A sobrevida esperada de 5 anos é de 15 a 20% em pacientes com NF1 e de 56% na doença *de novo*.

O'Brien M on behalf of the Guarantors of Brain: Aids to the Examination of the Peripheral Nervous System. 5th Ed. Edinburgh: Saunders Elsevier; 2010.

Song JW, Waljee JF, Burns PB, et al: An outcome study for ulnar neuropathy at the elbow: a multicenter study by the surgery for ulnar nerve (SUN) study group. *Neurosurgery* 2013;72(6):971-981.

TUMORES CEREBRAIS

Daniel Orringer, MD Shawn Hervey-Jumper, MD

▶ Apresentação clínica

Sempre que possível, a avaliação de um tumor cerebral começa com uma anamnese detalhada focando nos sintomas mais comuns observados em pacientes com lesões expansivas intracranianas. Cefaleia é o sintoma mais comum nos pacientes com tumor cerebral, ocorrendo em pelo menos 50% dos pacientes em algum momento. Classicamente, os pacientes com tumor cerebral apresentam cefaleia que é pior ao acordar pela manhã e pode, muitas vezes, ser suficientemente intensa para despertar o paciente. Acredita-se que esse tipo de cefaleia ocorra como consequência de elevação temporária na PIC causada por elevações fisiológicas na PCO_2 que são comuns durante o sono. Normalmente, elevações transitórias na PCO_2 que ocorrem durante o sono não resultam em cefaleia. Porém, no paciente com tumor cerebral, durante o sono, a combinação de PIC elevada devido ao efeito expansivo pela presença do tumor e vasodilatação cerebral devido ao aumento na PCO_2 causa elevação adicional na PIC e, por fim, resulta em cefaleia. A cefaleia relacionada à PIC elevada também pode ocorrer durante o dia como consequência de manobras que elevam a PIC, como esforço evacuatório, tosse ou inclinação para a frente.

Mais comumente, a cefaleia vista nos pacientes com tumor cerebral não se deve a elevações na PIC; ela ocorre à medida que o processo neoplásico envolve estruturas intracranianas contendo fibras álgicas. Diferentemente do parênquima cerebral, a dura-máter é ricamente inervada por fibras álgicas, sendo provavelmente a fonte mais comum de cefaleia em pacientes com tumor cerebral. A irritação da dura-máter também está envolvida na patogênese de outros tipos de cefaleia. Essa sobreposição fisiopatológica pode explicar a observação clínica de que a cefaleia associada a tumor cerebral pode não apresentar qualquer característica distintiva. Os pacientes com tumor cerebral costumam descrever sua cefaleia como profunda e dolorosa, mas essas características são altamente variáveis, podendo mesmo ter sido previamente atribuídas a dor sinusal, tensão ou enxaqueca. A cefaleia nos pacientes com tumor cerebral pode também dever-se a dificuldades visuais em casos de efeito direto ou indireto (por meio da PIC elevada) do tumor sobre as vias ópticas e nervos oculomotores.

Vários atributos da cefaleia associada a tumores cerebrais podem oferecer informações diagnósticas úteis. Primeiramente, é mais provável que os tumores cerebrais em pacientes com cefaleia sejam encontrados em áreas não eloquentes ou funcionalmente silenciosas do SNC. Segundo, a cefaleia ocorre mais frequentemente em pacientes com tumores cerebrais de crescimento rápido. Esses tumores comumente causam cefaleia intensa por irritação meníngea, hemorragia dentro do tumor e/ou hidrocefalia obstrutiva. A hidrocefalia obstrutiva é uma emergência neurocirúrgica que deve ser considerada em qualquer paciente com tumor cerebral que apresente início agudo de cefaleia intensa. Além disso, a localização da cefaleia nos pacientes com tumor cerebral comumente fornece informações sobre sua localização. Os tumores cerebrais costumam se localizar no mesmo lado da dor mais intensa.

As crises convulsivas são outro achado de apresentação comum em pacientes com tumor cerebral. É interessante observar que as crises convulsivas são mais comuns com gliomas de baixo grau do que com gliomas de alto grau. A incidência de convulsões em pacientes com glioma de baixo grau é estimada em até 85%. As convulsões são o sintoma de apresentação inicial em 9% dos pacientes com tumores cerebrais metastáticos e em 18% dos pacientes com glioma de alto grau. Além disso, de 25 a 50% de todos os pacientes com tumores cerebrais vivenciam convulsões em algum momento de sua doença. Embora as crises convulsivas associadas com tumores cerebrais possam ser incapacitantes, elas também podem levar ao diagnóstico precoce e, assim, ao tratamento precoce.

A natureza da atividade convulsiva pode ter significância diagnóstica. Os tumores subcorticais e corticais têm mais chances de causar convulsões do que aqueles de estruturas mais profundas. As convulsões focais primariamente com fenômenos motores, como as convulsões tônico-clônicas, costumam ocorrer como resultado do envolvimento do tumor com o córtex motor primário dentro do lobo frontal. Os tumores temporais que resultam em crises epiléticas do lobo temporal costumam ter manifestações variáveis que podem dificultar a localização. As convulsões focais devido a lesões parietais podem se apresentar com distúrbios da linguagem, anormalidades somatossensitivas ou sintomas vestibulares. As convulsões focais causadas por tumores cerebrais podem ser secundariamente generalizadas e acabar acometendo múltiplas regiões corticais, causando sintomatologia variável. O estado de mal convulsivo também pode ocorrer como apresentação dos tumores cerebrais.

A síncope, outra apresentação comum de tumor cerebral, deve ser diferenciada de crise epilética. Há múltiplos mecanismos fisiopatológicos sobrejacentes à síncope nos pacientes com tumor cerebral. Em pacientes com tumor cerebral que resulta em elevação crônica da PIC e redução da complacência cerebral, uma elevação adicional súbita na PIC compromete o fluxo sanguíneo cerebral, resultando em síncope. Elevações transitórias na PIC que podem resultar de espirro, tosse, vômito ou esforço evacuatório são toleradas em pacientes com fisiologia normal, mas podem causar síncope em pacientes com tumor cerebral. A síncope causada por elevações transitórias na PIC pode representar herniação iminente, exigindo atenção neurocirúrgica urgente.

Além disso, há vários sintomas que são comumente apresentados em associação com cefaleia, convulsões ou síncope.

Náuseas e vômitos estão presentes na consulta inicial em pelo menos 40% dos pacientes com tumores cerebrais. As náuseas e os vômitos podem ser causados por elevação na PIC e/ou envolvimento tumoral direto da área postrema na superfície dorsal do quarto ventrículo.

O declínio cognitivo é comum especialmente no paciente idoso e costuma ser confundido com doença de Alzheimer. Também pode ser facilmente confundido com depressão, e acredita-se que resulte de fadiga generalizada e de falta de apetite e de interesse nas atividades diárias. Os tumores frontais estão comumente associados com declínio cognitivo, e especialmente aqueles que acometem ambos os lobos frontais podem também resultar em apraxia e retenção urinária.

Um componente importante da entrevista do paciente com tumor cerebral é o histórico clínico pregresso e familiar. A incidência de metástases no SNC está aumentada devido à maior sobrevida dos pacientes portadores dos tipos mais comuns de câncer de órgãos sólidos. Um histórico familiar de tumores cerebrais pode sugerir uma síndrome de câncer familiar. Entre as síndromes familiares mais comuns, predispondo à ocorrência de tumor intracraniano, estão a síndrome de von Hippel-Lindau, a esclerose tuberosa, as neurofibromatoses 1 e 2, a síndrome de Turcot (polipose adenomatosa familiar) e a síndrome de Lynch (câncer colorretal hereditário não polipoide).

▶ Achados físicos

Os achados físicos são altamente variáveis, dependendo da localização do tumor e da extensão da doença. Achados físicos inespecíficos podem ocorrer na PIC elevada, incluindo papiledema (edema da cabeça do nervo óptico associada a ingurgitamento das veias da retina) e paralisia de nervo oculomotor (devido a herniação uncal). Porém, os achados físicos mais úteis são aqueles que auxiliam na localização da lesão (Tab. 36-5). Os sinais neurológicos focais, como o déficit motor, são comuns e, quando causados por edema peritumoral, podem ser rapidamente reversíveis com a administração de esteroides.

A afasia sugere envolvimento dos centros corticais da linguagem localizados no lobo frontal ou parietal dominante. Os pacientes com afasia podem ser erroneamente diagnosticados com demência ou transtornos psiquiátricos. O diagnóstico de tumor cerebral deve ser considerado em pacientes sem histórico psiquiátrico e que desenvolvem um transtorno psiquiátrico.

▶ Exames de imagem

O diagnóstico clínico de tumor cerebral pode ser confirmado com exames radiológicos de imagem, que oferecem informações relacionadas à localização, ao tipo de tumor e ao efeito da lesão sobre as estruturas circundantes. Devido a sua ampla disponibilidade, rapidez e baixo custo, a TC sem contraste costuma ser o exame de rastreamento inicial para pacientes com tumor cerebral. A TC também é o exame de escolha para avaliar a extensão da invasão tumoral nas estruturas ósseas adjacentes.

Tabela 36-5 Sinais e sintomas localizadores de tumor cerebral

Localização	Sinal(is)
Lobo frontal[a]	Déficit da função intelectual Déficit de linguagem,[b] especificamente abulia Alteração de marcha Alterações de personalidade Hemiparesia[c]
Lobo temporal dominante	Afasia Déficit da discriminação auditiva Perda de memória Quadrantanopsia superior contralateral
Lobo temporal não dominante	Convulsões Alucinações visuais, auditivas, olfatórias Quadrantopsia superior contralateral
Úncus Lobo parietal	Paralisia de nervo craniano III Déficit da percepção sensitiva Quadrantopsia inferior contralateral Afasia Anosognosia[d]
Lobo occipital	Déficits visuais
Fossa posterior	Cefaleia posterior Rigidez de nuca Opistótono
Tronco encefálico	Paralisias de nervos cranianos Sinais de tratos longos
Ângulo ponto-cerebelar	Perda auditiva unilateral Zumbido Vertigem Paralisia facial Anestesia facial Sinais cerebelares
Região selar	Anormalidades endócrinas Hemianopsia bitemporal Paralisia de nervo craniano III
Região pineal	Síndrome de Parinaud: Paralisia do olhar para cima Ptose palpebral Perda do reflexo pupilar à luz Nistagmo de retração-convergência
Infiltração meníngea	Paralisias de nervos cranianos Cefaleia difusa Reação meníngea

[a]Geralmente ocorre apenas se ambos os lobos frontais estiverem envolvidos.
[b]Ocorre apenas quando o hemisfério dominante está envolvido.
[c]Quando o córtex motor está envolvido.
[d]Quando o lobo temporal não dominante está envolvido.

A ATC pode ser útil na avaliação do suprimento sanguíneo para os tumores ou para avaliar a relação dos vasos sanguíneos com o tumor.

Sempre que possível, a RM do crânio sem e com contraste à base de gadolínio é realizada no paciente com tumor cerebral para avaliar a localização do tumor, seu tamanho, celularidade, componentes císticos associados, edema ou hemorragia associados, necrose, margens e invasão de estruturas adjacentes, vascularização e reforço por contraste. Os dados morfológicos podem ser usados para estimar o grau segundo a classificação da Organização Mundial da Saúde (OMS) e sugerem o diagnóstico tecidual de uma lesão. Porém, o padrão-ouro para o diagnóstico de tumor cerebral ainda é a histologia tecidual. As imagens de alta qualidade da RM com contraste são vitais para definir a relação do tecido tumoral com áreas corticais eloquentes e, consequentemente, para o planejamento cirúrgico. Além disso, as imagens da RM podem ser reconstruídas para criar modelos tridimensionais que podem ser usados durante a cirurgia.

A RM metabólica ou a ERM podem ser usadas para suplementar a informação obtida pela RM morfológica tradicional. A ERM é usada para comparar o conteúdo de pequenas moléculas do tecido tumoral e do tecido cerebral normal adjacente. A ERM melhora a precisão do diagnóstico de tumor cerebral por diferenciar tumores cerebrais de lesões que parecem semelhantes na RM de rotina, como os abscessos. Além disso, a ERM detecta alterações sutis no conteúdo de pequenas moléculas que se correlacionam com o grau de diferenciação do tumor. Nos tumores cerebrais tratados, a ERM pode permitir a diferenciação entre necrose induzida pela radiação e tumor residual.

Várias técnicas alternativas de RM têm aplicação clínica como exame de imagem para tumores cerebrais. Isso pode permitir que os médicos façam diagnósticos pré-operatórios mais precisos e forneçam informações sobre a interação do tecido tumoral com estruturas corticais funcionais adjacentes. A RM com difusão caracteriza os tumores cerebrais com base na medida da mobilidade molecular e é útil na diferenciação entre tumores e lesões de aspecto semelhante, estimando a celularidade e medindo a resposta ao tratamento. A RM com perfusão é útil para avaliar a angiogênese tumoral, a permeabilidade endotelial e a resposta ao tratamento. A RM funcional mapeia áreas corticais funcionais e pode ser usada para criar um plano ou acesso cirúrgico para a ressecção que minimize o risco para estruturas vizinhas eloquentes. Da mesma forma, as imagens com tensor de difusão definem a integridade dos tratos na substância branca adjacente ao tumor e são comumente usadas no planejamento do tratamento cirúrgico e da radioterapia.

A angiografia cerebral por cateterismo tem significância histórica e contemporânea como exame de imagem para tumores. A angiografia cerebral era usada para inferir a localização e a morfologia do tumor por meio da medida do deslocamento de vasos sanguíneos pelo tumor. Atualmente, é usada no contexto de lesões altamente vascularizadas, incluindo alguns meningiomas e hemangiomas, para possível embolização pré-operatória, o que pode reduzir o risco e a dificuldade da cirurgia.

▶ Tipos de tumor

A. Gliomas

Cinquenta por cento dos tumores cerebrais recém-diagnosticados são tumores primários de origem glial (astrócitos e oligodendrócitos). Os tumores gliais são classificados em uma escala de agressividade crescente. Os graus 1 e 2 são classificados como gliomas de baixo grau, enquanto os graus 3 e 4 são de alto grau, os quais, pelo seu rápido crescimento, têm pior prognóstico que os gliomas de baixo grau.

Gliomas de baixo grau: astrocitomas, oligodendrogliomas e gliomas mistos — Aproximadamente 26% dos tumores gliais recém-diagnosticados são astrocitomas, e 2% são oligodendrogliomas. Entre 1.500 e 1.800 novos gliomas de baixo grau são diagnosticados anualmente nos Estados Unidos. Os gliomas grau I da OMS são reservados para tumores pilocíticos. Os astrocitomas pilocíticos representam 5,2% de todos os tumores primários intracranianos em adultos e 20% de todos os tumores cerebrais em crianças com menos de 15 anos. As lesões de grau II da OMS são diagnosticadas com base em sua infiltração e tendência a progredir para lesões de maior grau ao longo do tempo. Os subtipos mais comuns de gliomas de baixo grau incluem astrocitomas juvenis, astrocitomas mistos, oligodendrogliomas (representando 6,5%) e gliomas mistos.

A etiologia dos gliomas de baixo grau é desconhecida. Estudos genéticos sugerem que a mutação ou deleção do gene de supressão tumoral *TP53* é importante para a gênese tumoral dos gliomas de baixo grau. Vias de sinalização oncogênicas conhecidas têm consequências sobre o metabolismo tumoral, promovendo uma mudança celular para a glicólise aeróbica. A isocitrato desidrogenase 1 e 2 (IDH1 e IDH2) catalisa a descarboxilação do isocitrato em α-cetoglutarato. Mutações em IDH1 e IDH2 são encontradas em 40% dos gliomas (70% de baixo grau, 50% de grau 3 e 5-10% de glioblastomas primários). O impacto dessas mutações sobre os gliomas difusos de baixo grau permanece incerto; porém, elas oferecem um benefício significativo e independente de sobrevida em todos os graus tumorais.

Os astrocitomas de baixo grau ocorrem com pico de incidência na população de adultos jovens (mais comumente 20-40 anos de idade). Eles se originam em regiões de substância branca do SNC, crescem lentamente e distorcem estruturas cerebrais adjacentes. Histologicamente, há modesto aumento na celularidade, rompimento do padrão ordenado normal das células gliais e núcleos alongados. Não há proliferação endotelial ou necrose tecidual. Três subtipos histológicos de astrocitomas de baixo grau incluem fibrilar, gemistocítico e protoplásmico.

Os oligodendrogliomas ocorrem, predominantemente, dentro da substância cinzenta dos hemisférios cerebrais, são bem definidos, calcificados e têm uma leve predominância nos lobos

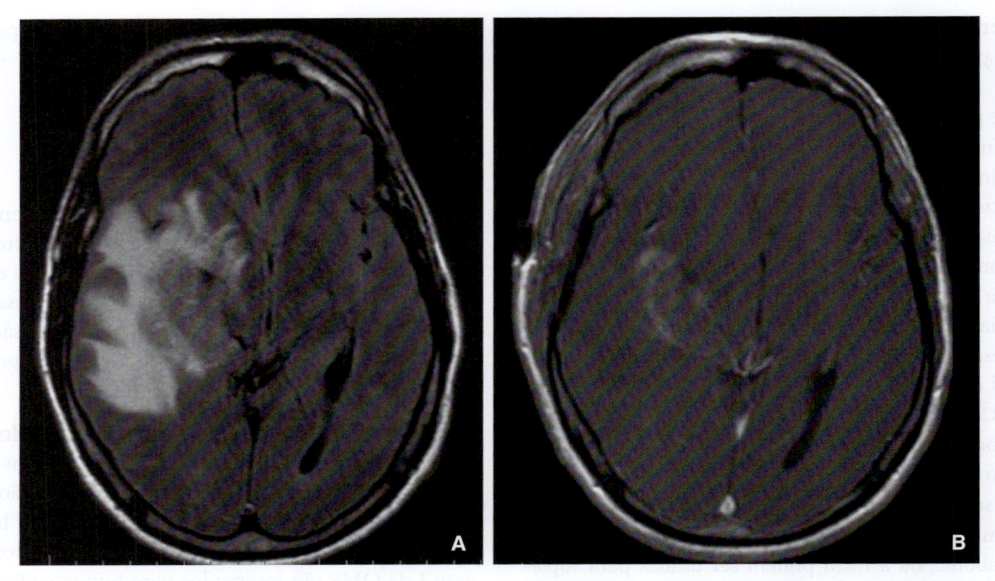

Figura 36-13 Ressonância magnética de um glioma de alto grau temporal direito profundo. **A.** Imagem em FLAIR demonstra uma lesão com edema significativo de substância branca circundante. **B.** Imagem ponderada em T1 com realce por contraste demonstrando porções menores realçadas na lesão.

frontais. Como os astrocitomas, eles ocorrem mais em pacientes jovens, com o diagnóstico ocorrendo principalmente na terceira década de vida. Histologicamente, os oligodendrogliomas são caracterizados por densidade celular uniforme e núcleos arredondados com halos perinucleares aparecendo com aspecto clássico de "ovo frito". Os oligodendrogliomas raramente mostram uma mutação *TP53*. Em 1994, foi demonstrado que uma codeleção no braço longo do cromossomo 1p36 e no braço curto do cromossomo 19q13 prediria a quimiossensibilidade e um prognóstico mais favorável.

Radiologicamente, os gliomas de baixo grau são iso ou hipodensos em relação ao cérebro na TC e não são realçados por contraste. Calcificações são comuns nos oligodendrogliomas. Na RM, os gliomas de baixo grau são iso ou hipointensos nas imagens ponderadas em T1, normalmente são hiperintensos nas imagens ponderadas em T2 e não são realçados por contraste.

Gliomas de alto grau — O termo "glioma maligno" inclui astrocitoma anaplásico (AA), glioblastoma multiforme (GBM), gliossarcoma e oligodendroglioma maligno (Fig. 36-13). Há uma ampla diferença no prognóstico, na agressividade e na resposta ao tratamento entre os diferentes tumores do grupo.

O astrocitoma maligno, o tipo mais comum de tumor cerebral em adultos, é responsável por 15% de todos os tumores intracranianos e por 50 a 60% dos tumores cerebrais primários. Embora seja relativamente raro, o astrocitoma maligno é a quarta causa mais comum de morte relacionada a câncer. A incidência de AA e GBM aumenta conforme a idade. Há poucas diferenças na incidência entre países; porém, nos Estados Unidos, esses tumores são menos comuns entre africanos e afro-americanos.

A maioria dos gliomas malignos ocorre de forma esporádica. Porém, os pacientes com a síndrome de Turcot de herança autossômica recessiva têm uma elevada taxa de glioma maligno (em geral meduloblastomas e astrocitomas) em combinação com a polipose adenomatosa familiar. Da mesma forma, os pacientes com esclerose tuberosa e neurofibromatose tipos 1 e 2 desenvolvem tumores cerebrais, incluindo os gliomas.

As mutações genéticas mais significativas no glioblastoma incluem *TP53* (42% dos pacientes), PTEN (33%), NF1 (21%), EGFR (18%), PIK3R1 (10%) e PIK3CA (7%). As mutações de *TP53* foram identificadas na síndrome Li-Fraumeni de herança autossômica dominante, que resulta em gliomas malignos, além de tumores envolvendo mamas, sangue, ossos e córtex suprarrenal. Recentemente, foi sugerido que uma subpopulação de células com propriedades do tipo células-tronco (células-tronco cancerosas) está presente no glioblastoma, oferecendo resistência a quimioterapia e radiação.

Uma característica importante dos gliomas malignos é a propensão para invadir e migrar ao longo dos tratos da substância branca. A intensidade da invasão aumenta conforme o grau do tumor, e fatores de crescimento como o fator de crescimento epitelial aumentam essa propensão. Estudos de autópsias mostram que as células de gliomas malignos se disseminam por meio do LCS e se estendem além das áreas de alteração de sinal em T2 na RM. Histologicamente, os gliomas de grau 3 mostram atividade mitótica e atipia nuclear, mas não necrose, ao passo que os tumores de grau 4 têm atipia nuclear, mitoses, proliferação endotelial e áreas de necrose. As características radiológicas do GBM são realce em anel e áreas de necrose central detectadas em TC e RM.

Gangliogliomas — Os gangliogliomas são tumores raros, mais comumente encontrados em pacientes com idade entre 15 e 20 anos e histórico de crises convulsivas. Eles representam 1% de todas as neoplasias de SNC em adultos, 7,6% em crianças: eles podem ser encontrados em qualquer região do SNC, mas parecem ocorrer de forma predominante nos lobos temporais. Os gangliogliomas são diferenciados histologicamente dos gliomas puros por sua mistura de elementos neuronais e gliais. As calcificações são comuns. Macroscopicamente, eles podem parecer sólidos ou císticos: neste caso, costumam ser bem definidos, demonstrando um nódulo mural que se projeta dentro da cavidade cística. As características de imagem variam quanto ao reforço por contraste e qualidade do sinal na RM. As lesões podem exibir componentes císticos ou sólidos ou uma combinação de ambos, sendo comum a calcificação. Os gangliogliomas costumam ser tumores benignos, OMS I ou II, com comportamento indolente, propiciando sobrevida de 5 anos de 93 a 98%. Porém, 5% dos gangliogliomas são malignos ou anaplásicos, grau III-IV da OMS, com base na presença de celularidade aumentada, proliferação microvascular e áreas de necrose.

Gliomas do tronco encefálico — Os gliomas do tronco encefálico representam de 10 a 20% de todos os tumores do SNC em crianças, constituindo um grupo heterogêneo com apresentação clínica, prognóstico e padrões de crescimento diversos. Eles são descritos como focais, difusos, cervicomedulares e dorsalmente exofíticos. Os tumores focais têm menos de 2 cm de tamanho com um aspecto bem definido na RM e sem edema circundante; eles são mais prevalentes no mesencéfalo e no bulbo, mas podem ocorrer em qualquer nível do tronco encefálico. As crianças com esses tumores normalmente apresentam déficits focais em nervos cranianos e hemiparesia contralateral. Os tumores difusos (gliomas pontinos intrínsecos difusos) são responsáveis pela maioria dos gliomas de tronco encefálico (80%) e costumam surgir na ponte. Em geral, esses pacientes apresentam déficits bilaterais em nervos cranianos, ataxia e sinais de tratos longos. Os gliomas de tronco encefálico cervicomedulares se originam na medula cervical superior e se estendem rostralmente até a junção cervicomedular, costumam causar déficits de nervos cranianos inferiores e sinais de tratos longos. Os tumores exofíticos dorsais são responsáveis por 20% dos gliomas do tronco encefálico e surgem a partir do assoalho do quarto ventrículo. Normalmente, eles são bem delineados em relação às estruturas adjacentes. Esses pacientes apresentam déficits de nervos cranianos, PIC elevada e dificuldade de ganhar peso.

A RM permite o reconhecimento das quatro classes de gliomas do tronco encefálico. Mesmo que o sinal do contraste da RM se correlacione pouco com o grau histológico, a RM oferece uma visualização anatômica adequada. Os tumores focais são classicamente bem definidos e pequenos, sem infiltração ou quantidade significativa de edema circundante. Os tumores exofíticos dorsais surgem a partir do assoalho do quarto ventrículo e costumam ser hipointensos nas imagens ponderadas em T1, hiperintensos nas imagens ponderadas em T2 e têm reforço homogêneo pelo contraste de gadolínio. Os tumores difusos do tronco encefálico são hipointensos nas imagens ponderadas em T1 e hiperintensos nas sequências em T2. Como as características da RM para os tumores difusos são altamente específicas, pode ser feito um diagnóstico preciso na maioria dos casos. A literatura recente mostrou que a mortalidade associada com a biópsia de tumores do tronco encefálico pode ter sido minimizada, razão pela qual deva ser considerada em casos de apresentação clínica ou exames de imagem incomuns.

B. Tumores neuroectodérmicos primitivos

Acredita-se que os tumores neuroectodérmicos primitivos (TNEPs) se originem de células da crista neural primitiva. Os TNEPs incluem meduloblastomas, pinealoblastomas, ependimoblastomas, estesioneuroblastomas e neuroblastomas. Os TNEPs são mais comuns em crianças do que em adultos. Os meduloblastomas são TNEPs dentro da fossa posterior, sendo responsáveis por 20% dos tumores cerebrais em crianças e por 1% de todos os tumores em adultos. Os meduloblastomas são o tumor primário do SNC mais comum em indivíduos com menos de 18 anos de idade.

Diversas síndromes resultam em incidência aumentada de meduloblastomas, incluindo esclerose tuberosa, neurofibromatose, síndrome de Gorlin e síndrome de Turcot. A perda de porções do cromossomo 17 por meio de deleções ou por translocações desequilibradas está associada com mais de 50% dos meduloblastomas. Na última década, o mapeamento do perfil de transcrições dos meduloblastomas revelou a existência de quatro subgrupos distintos: WNT, SHH, grupo 3 e grupo 4. Os meduloblastomas WNT têm histologia clássica, assinatura da expressão do gene WNT e o prognóstico mais favorável, com mais de 95% em 5 anos. Esses tumores tendem a ser os menos comuns (10% dos casos) e raramente apresentam metástases. Os meduloblastomas desencadeados por SHH exibem uma histologia desmoplásica (embora, ocasionalmente, sejam vistas células grandes ou anaplásicas). Os pacientes com tumores SHH representam um grupo de prognóstico intermediário, com sobrevida variando entre 60 e 80%. Os meduloblastomas do grupo 3 têm o pior prognóstico, com 50% apresentando metástases no momento do diagnóstico. Esses tumores exibem expressão aberrante de MYC com amplificações focais de alto nível. Os meduloblastomas do grupo 4 são responsáveis por 40% dos casos, com um prognóstico intermediário semelhante ao subgrupo SHH. Os tumores do grupo 4 são desencadeados pelos oncogenes MYCN e CDK6 (cinase 6 dependente de ciclina). Diferentemente de outros subgrupos, o meduloblastoma do grupo 4 afeta predominantemente homens, e são vistas metástases em 30% dos casos. Esses subgrupos reestabeleceram o que era antes considerado uma única entidade tumoral, mas que agora exige diferentes abordagens de tratamento.

Macroscopicamente, os meduloblastomas costumam ocorrer dentro do verme cerebelar e são pouco demarcados, de cor púrpura, macios e friáveis. Histologicamente, esses tumores são altamente celulares, compostos de campos homogêneos de tumores de células pequenas, arredondadas e azuis com núcleos hipercromáticos, citoplasma mínimo e calcificações ocasionais. Outras características histológicas desses tumores costumam estar presentes, incluindo graus variados de diferenciação neuronal e glial e rosetas de Homer Wright (núcleos circundando uma área central clara de processos celulares indicativos de diferenciação neuroblástica), e as figuras mitóticas são numerosas.

Os meduloblastomas são TNEPs dentro da fossa posterior. Tumores histologicamente semelhantes dentro da glândula pineal são pinealoblastomas; dentro do espaço supratentorial, são neuroblastomas. Os retinoblastomas são tumores histologicamente semelhantes dentro do olho; TNEPs que se originam do epitélio olfativo são chamados de *estesioneuroblastomas;* e TNEPs intraventriculares são ependimoblastomas.

Na TC, os meduloblastomas costumam ser hiperdensos, com reforço homogêneo e, algumas vezes, císticos. Áreas pequenas de calcificação podem ser apreciadas na TC, podendo ocorrer áreas esparsas de hemorragia, necrose e calcificação. Na RM, os meduloblastomas são isointensos ou hipointensos em relação ao cérebro nas imagens ponderadas em T1, hiperintensos em relação ao cérebro nas imagens ponderadas em T2 com intenso realce por contraste. Havendo suspeita de meduloblastoma, a RM de neuroeixo é obtida para descartar metástases. A punção lombar deve ser realizada com extrema cautela, pois a maioria das crianças tem hidrocefalia obstrutiva associada.

C. Tumores da glândula pineal

A glândula pineal é limitada ventralmente pela placa quadrigeminal e pelo teto do mesencéfalo, dorsalmente pelo esplênio do corpo caloso, rostralmente pela porção posterior do terceiro ventrículo e caudalmente pelo verme cerebelar. Os tumores nessa região costumam ser encontrados de forma acidental na RM e são mais comuns em crianças, sendo responsáveis por até 3 a 8% dos tumores cerebrais pediátricos. A região pineal tem diversos tipos de células, incluindo células gliais, células aracnoides, tecido glandular pineal, revestimento ependimário, nervos simpáticos, células germinativas e remanescentes do ectoderma. Os tumores dentro dessa área podem, assim, ser agrupados em quatro categorias: tumores de células germinativas, tumores de células parenquimatosas pineais, tumores de células gliais e outros tumores variados e cistos. Na população pediátrica, germinomas e astrocitomas são os tipos de tumor mais comuns. Os tumores de células germinativas e os tumores de células pineais ocorrem primariamente durante a infância. Na população adulta, os tumores da região da pineal são mais comumente gliomas e meningiomas.

Tumores de células germinativas, ependimomas e tumores de células pineais podem sofrer metástase por meio do LCS, causando sintomas de mielopatia ou radiculopatia. Normalmente, os tumores na região pineal apresentam sintomas de PIC elevada por hidrocefalia obstrutiva, compressão direta de tronco encefálico e de cerebelo e disfunção endócrina. Além disso, os tumores da região pineal estão associados à síndrome de Parinaud (paralisia do olhar para cima, nistagmo de convergência-retração, pseudopupilas de Argyll-Robertson, retração da pálpebra e olhar para baixo conjugado na posição primária).

A RM é a modalidade primária para diagnóstico por imagem nos tumores na região pineal, mas não prediz de forma confiável a histologia tumoral. Por outro lado, marcadores tumorais podem ser úteis no processo diagnóstico para determinar a resposta ao tratamento ou como indicador de recorrência precoce. Elevações da α-fetoproteína (AFP) ou da gonadotrofina coriônica humana (hCG, do inglês *human chorionic gonadotropin*) no soro ou no LCS sugerem um tumor de células germinativas. Uma AFP levemente elevada sugere a presença de um tumor do saco vitelino fetal. Elevações marcadas da AFP sugerem tumores de seio endodérmico, e as elevações menores sugerem carcinoma de células embrionárias ou teratoma imaturo. A hCG costuma estar marcadamente elevada no caso de coriocarcinomas.

D. Ependimomas

Acreditava-se que os ependimomas surgiam de células ependimárias que revestem os ventrículos e o canal central da medula espinal; porém, recentemente foi demonstrado que as células de origem são as células gliais radiais. Eles se desenvolvem em crianças e adultos, e 65% deles ocorrem dentro da fossa posterior (mais comumente em crianças). Os ependimomas são muito raros, representando apenas 6% de todos os gliomas em adultos, mas são o terceiro tipo de tumor cerebral mais comum em crianças (atrás de astrocitomas pilocíticos e meduloblastomas). Três em cada 100.000 crianças menores de 15 anos são diagnosticadas anualmente com esse tipo de tumor.

A etiologia dos ependimomas de fossa posterior é desconhecida, apesar de terem sido feitos avanços significativos na última década em relação a seu perfil biológico, permitindo a identificação de diferentes subgrupos moleculares. Os pacientes do grupo A têm tumores localizados lateralmente; esses pacientes são mais jovens, com mais de 50% de taxa de recorrência (independentemente da extensão da ressecção cirúrgica). Os pacientes do grupo B têm prognóstico um pouco mais favorável e idade mais avançada no diagnóstico. Casos familiares também foram identificados. Como em muitos outros tumores primários do SNC, esses tumores, muitas vezes, têm perda da heterozigosidade do cromossomo 22q, que contém o gene da neurofibromatose 2 (*NF2*). Os pacientes com neurofibromatose têm incidência aumentada de gliomas, incluindo ependimomas.

Um sistema de graduação histológica que se correlaciona com a agressividade do tumor é usado para classificar os ependimomas. Histologicamente, os ependimomas costumam ser caracterizados por células do tipo epitélio, em um padrão de roseta formado por um anel de células poligonais circundando uma cavidade central. Os tumores podem também exibir pseudorrosetas perivasculares, inclusões intranucleares, calcificações e agregados papilares.

As características dos ependimomas em exames de imagem são variáveis, mas eles normalmente são isodensos em relação ao córtex cerebral na TC de crânio sem contraste. Calcificações e componentes císticos dentro do tumor são frequentes. Na RM, a porção sólida costuma ser isointensa em relação à substância cinzenta nas imagens ponderadas em T1 e isointensa a hiperintensa nas imagens ponderadas em T2.

E. Linfoma cerebral

Linfomas envolvendo cérebro, medula espinal ou estruturas oculares podem ocorrer primariamente ou como metástases.

A fonte dos linfócitos pré-malignos é controversa, pois o SNC não apresenta tecido linfoide. O linfoma do SNC ocorre mais comumente em pacientes com imunocomprometimento grave, quando costuma estar associado com infecções pelo vírus Epstein-Barr. O linfoma do SNC representa 1% dos tumores intracranianos com uma elevação sustentada de prevalência nos últimos 20 anos; é provável que o aumento desses linfomas seja secundário ao número aumentado e à maior sobrevida de pacientes portadores da síndrome da imunodeficiência adquirida (Aids) ou com imunossupressão após transplante de órgãos. É interessante observar que a incidência de linfoma do SNC tem aumentado de maneira constante em pacientes imunocompetentes, com uma elevação de 2,5 para 30 casos por 10 milhões. Deleções em *DKN2A* são frequentemente relatadas no linfoma de SNC.

Macroscopicamente, os linfomas primários do SNC ocorrem dentro do parênquima, do subepêndima ou das meninges, podendo ser definidos ou irregulares. Microscopicamente, eles exibem distribuição perivascular difusa e infiltram as paredes dos vasos sanguíneos (abaulamento perivascular). As células tumorais são semelhantes em histologia às células do linfoma não Hodgkin sistêmico. Os linfomas primários do SNC são linfomas monoclonais de células B, de células grandes difusas ou da variante de células grandes imunoblásticas. A coloração pelo anticorpo antiCD45 diferencia o linfoma do SNC de outros tipos de tumor.

Na TC, os linfomas do SNC costumam ser hiper ou isodensos em relação ao cérebro, com forte reforço pelo contraste. Na RM, esses tumores são geralmente isointensos ou hipointensos nas imagens ponderadas em T1, hiperintensos nas imagens ponderadas em T2, e demonstram graus variáveis de reforço pelo gadolínio. A punção lombar realizada durante a avaliação do linfoma do SNC pode revelar pleocitose com proteínas elevadas e glicose baixa. Embora a citologia do LCS possa ser diagnóstica, a biópsia cerebral estereotáxica costuma ser necessária para o diagnóstico definitivo.

F. Tumores do plexo coroide

Os tumores mais comuns do plexo coroide incluem os papilomas do plexo coroide, sendo raros os carcinomas do plexo coroide. Os papilomas do plexo coroide são mais prevalentes em pacientes com menos de 2 anos de idade e responsáveis por menos de 1% de todos os tumores intracranianos. Os sintomas de apresentação resultam de PIC elevada devido a hidrocefalia e efeito expansivo pelo crescimento tumoral.

G. Meningiomas

Normalmente, os meningiomas são tumores benignos extra-axiais de crescimento lento que surgem a partir das células da camada externa aracnoide nas meninges (Fig. 36-14). Eles podem surgir em qualquer lugar que tenha aracnoide. Eles se caracterizam por sua localização ou histopatologia e estão comumente localizados ao longo da foice, da convexidade cerebral e do osso esfenoide.

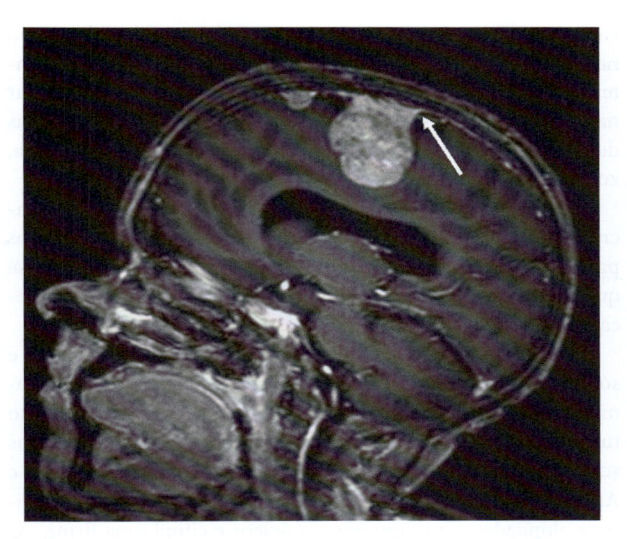

▲ **Figura 36-14** Ressonância magnética sagital demonstrando uma lesão com base dural (seta) que mostrou ser um meningioma no momento da ressecção.

Os meningiomas constituem de 15 a 19% dos tumores cerebrais primários, e até 3% da população com mais de 60 anos tem um meningioma intracraniano na autópsia. Sua incidência aumenta com a idade, atingindo um pico aos 45 anos. Há uma proporção de 2:1 entre mulheres e homens.

A inativação do gene NF2 encontrado no braço longo do cromossomo 22 (22q12.3) é o principal evento genético associado com o desenvolvimento dos meningiomas. Ocorre perda de uma cópia, truncamento ou mutações na extremidade 5' do gene NF2 em até 80% dos meningiomas esporádicos e em todos os pacientes com NF2. Consequentemente, os pacientes com *NF2* têm mais chances de desenvolver meningiomas intracranianos de vários tipos. O cromossomo 22q contém o gene supressor tumoral *NF2*, Merlin.

Há múltiplos subtipos histológicos de meningioma, mas eles costumam ser caracterizados pela presença de lâminas densas de células (semelhante ao aspecto das células normais da aracnoide), corpos psamomatosos (espirais de cálcio e colágeno), pseudoinclusões citoplásmicas intranucleares e núcleos de Orphan-Annie (núcleos com clareamento central por migração periférica de cromatina). Radiologicamente, os meningiomas são hiperdensos em relação ao cérebro e, muitas vezes, uma ampla fixação à dura pode ser identificada. Na RM ponderada em T2, a maioria dos meningiomas é hiperintensa, e normalmente são realçados por contraste na TC e na RM.

H. Tumores da bainha nervosa e schwanomas vestibulares

Tumores da bainha nervosa são tumores benignos com origem nas células de Schwann e que envolvem, predominantemente, o quinto, o sétimo, o oitavo e o décimo nervos cranianos. Os mais comuns – schwannomas vestibulares, também conhecidos como neuromas acústicos (NAs) – se originam no canal auditivo interno a partir da porção inferior ou superior do nervo vestibular na junção entre mielina central e periférica. Os três sintomas de apresentação mais comuns incluem perda auditiva insidiosa, zumbido de alta frequência e desequilíbrio.

O NA é responsável por 8 a 10% de todos os tumores intracranianos em adultos. A maioria dos NAs é unilateral, mas os pacientes com NF2 comumente têm NA bilateral. Acredita-se que o NA resulte da perda de um gene de supressão tumoral localizado no braço longo do cromossomo 22.

Macroscopicamente, os NAs são lobulares, encapsulados e sólidos com material de coloração acinzentada. Os nervos cranianos adjacentes costumam ser estirados sobre a cápsula do tumor. Microscopicamente, esses tumores são idênticos aos schwannomas periféricos, e são formados por fibras Antoni A e Antoni B. As fibras Antoni A são células bipolares densas, estreitas e alongadas com numerosos núcleos e citoplasma firme. As fibras Antoni B são um arranjo reticulado frouxo em semipaliçada de células de Schwann.

A TC é útil para distinguir a extensão do tumor para o canal auditivo interno. Na RM, os NAs são isointensos nas imagens em T1 sem contraste. Com o reforço de gadolínio, eles costumam ter realce homogêneo. A falta de uma cauda dural diferencia o NA dos meningiomas do ângulo cerebelopontino.

I. Tumores hipofisários

Os adenomas hipofisários são tumores benignos que se originam na hipófise anterior e representam 10% dos tumores intracranianos diagnosticados, com predomínio na faixa etária entre 40 e 50 anos de idade. São classificados de acordo com sua função endócrina ou coloração histológica. Os tumores secretores liberam níveis suprafisiológicos de hormônios que resultam em síndromes clínicas distintas. A hipersecreção de prolactina causa a síndrome de amenorreia-galactorreia em mulheres e impotência em homens. A hipersecreção de hormônio adrenocorticotrófico (ACTH) causa a doença de Cushing. A hipersecreção de hormônio do crescimento (GH) causa acromegalia em adultos e gigantismo em crianças. Os adenomas hipofisários podem hipersecretar tireotrofina (TSH), produzindo hipertiroidismo, ou gonadotrofinas (hormônio luteinizante [LH] e hormônio folículo-estimulante [FSH]).

Os tumores hipofisários podem exercer efeito expansivo em estruturas adjacentes. A compressão do quiasma óptico resulta em hemianopsia bitemporal. A compressão da própria glândula hipófise resulta em graus variados de hipo-hipofisarismo. A compressão do seio cavernoso pode causar ptose, dor facial e diplopia por pressão sobre os nervos cranianos III, IV, V1, V2 e VI, bem como proptose e quemose ocular por oclusão do seio cavernoso.

J. Tumores cerebrais metastáticos

Os tumores cerebrais metastáticos se originam de neoplasias malignas fora do SNC e que se disseminam para o cérebro ou para a medula espinal (Fig. 36-15). Eles são o tumor cerebral mais comum, com uma incidência anual de 100.000 a 200.000 casos nos Estados Unidos. Estudos de autópsias mostram que de 20 a 25% dos pacientes com câncer têm metástases cerebrais. As metástases ocorrem mais frequentemente em adultos entre a quinta e a sétima décadas de vida. Os tumores primários mais comuns em adultos a gerarem metástases no SNC são pulmão, mama, pele, rim e colo do intestino. Nas crianças, leucemia e linfoma, sarcoma osteogênico e rabdomiossarcoma são os tumores primários mais comuns a se disseminar para o SNC.

A histopatologia das metástases espelha aquela do tumor primário. A RM é mais sensível do que a TC para a detecção de metástases. As metástases costumam ser vistas na junção entre substâncias cinzenta e branca, mostrando graus variados de reforço por contraste.

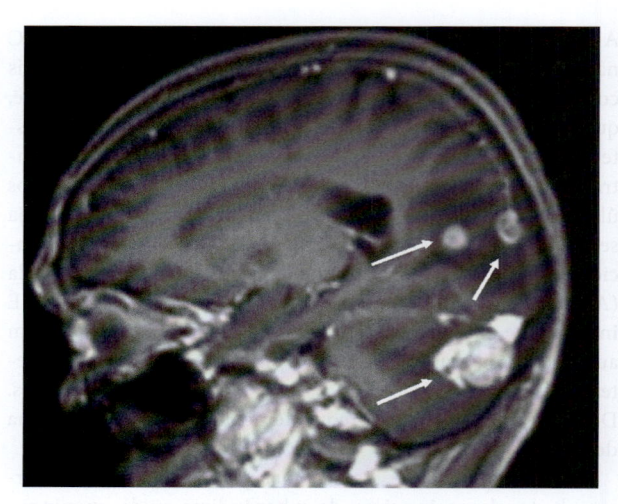

▲ **Figura 36-15** RM sagital demonstrando múltiplas lesões com realce por contraste (setas) nos espaços infra e supratentoriais. A biópsia demonstrou adenocarcinoma metastático.

▶ Diagnóstico diferencial

O diagnóstico diferencial de processos expansivos intracranianos é facilitado por uma anamnese e um exame físico detalhados. Considerações importantes incluem a demografia do paciente, a cronologia dos sintomas, o histórico médico pregresso e déficits neurológicos específicos. Após a obtenção de exames de imagem, a lista de possíveis diagnósticos pode ser refinada ainda mais, pois a localização da lesão pode sugerir a sua natureza. Por exemplo, os três tumores mais comuns na fossa posterior em crianças incluem astrocitoma, meduloblastoma e ependimoma. Os tumores mais comuns do ângulo ponto-cerebelar incluem meningioma, neuroma acústico e cisto epidermoide. Além disso, o padrão de reforço pelo contraste e se a lesão parece surgir de dentro do parênquima cerebral ou das meninges são considerações importantes para um diagnóstico diferencial preciso.

Tratamento

A. Manejo clínico pré-operatório

Com poucas exceções, a cirurgia é a base do tratamento atual dos tumores cerebrais. O sucesso da intervenção cirúrgica depende do tratamento clínico pré-operatório adequado e do planejamento cirúrgico. Esteroides são comumente usados no pré-operatório para reduzir os sintomas do efeito expansivo e o edema causado pelo tumor. O momento e a dose administrada variam conforme a preferência do cirurgião: um regime comum para adultos é a dexametasona 6 mg intravenosa ou oral a cada 6 horas. Havendo sianis graves de hipertensão intracraniana, doses de até 20 mg a cada 4 horas podem ser consideradas. Alguns cirurgiões acreditam ser mais fácil ressecar um tumor quando o edema peritumoral é minimizado pela administração pré-operatória de dexametasona.

O uso de anticonvulsivantes em pacientes com tumor cerebral na apresentação, no pré-operatório e no pós-operatório é um pouco controverso. Sem dúvida, os pacientes que apresentam convulsões atribuídas a um tumor cerebral devem começar a receber um anticonvulsivante. Porém, com poucas exceções, não há dados que sugiram que o uso profilático de anticonvulsivantes reduz o risco de convulsões de início recente em pacientes com tumor cerebral. Entre as exceções, estão (1) envolvimento tumoral de áreas altamente epileptogênicas como o córtex motor, (2) gliomas de baixo grau, que têm um elevado risco de convulsões, (3) pacientes com lesões metastáticas que comumente invadem o córtex e (4) pacientes com metástases e disseminação leptomeníngea.

Devido ao perfil de toxicidade favorável e ao seu custo, a fenitoína é o agente antiepilético de primeira linha. A fenitoína pode causar desconforto gastrintestinal e deve ser administrada com um bloqueador H_2 ou inibidor da bomba de prótons. Os níveis de fenitoína devem ser monitorados para garantir uma concentração sérica terapêutica do fármaco. O levetiracetam é uma alternativa usada em pacientes se houver potencial para interações medicamentosas relacionadas com a indução do sistema P450 pela fenitoína. Em contraste com a fenitoína, os níveis de levetiracetam não precisam ser monitorados.

B. Considerações cirúrgicas

O cirurgião deve decidir se o objetivo da intervenção é apenas a obtenção de uma biópsia, a ressecção subtotal ou a tentativa de ressecção macroscópica total. Com poucas exceções, a ressecção macroscópica total oferece a melhor chance de sobrevida e é o tratamento preferido. A ressecção tumoral exige considerações cuidadosas de vários fatores importantes, incluindo (1) tamanho do tumor, (2) localização, (3) características macroscópicas, radiológicas e patológicas, (4) sensibilidade à radiação e, mais importante, (5) a condição clínica e neurológica do paciente.

O momento da cirurgia é importante no planejamento cirúrgico. Os pacientes que apresentam deterioração rápida devido à PIC elevada normalmente necessitam de intervenção imediata. O crescimento tumoral pode ser muito rápido em pacientes com tumores grandes e de alto grau, e pequenos aumentos no volume tumoral podem causar uma elevação profunda na PIC. A intervenção rápida pode também ser necessária em casos de hidrocefalia obstrutiva. A derivação liquórica (normalmente por meio de ventriculostomia) é uma alternativa à ressecção urgente do tumor em pacientes com hidrocefalia obstrutiva secundária ao crescimento tumoral. Em casos em que o processo expansivo não esteja causando déficit neurológico significativo nem PIC elevada, a ressecção pode ser programada como procedimento semieletivo.

Para a resecção do tumor cerebral, vários princípios importantes de posicionamento são vitais para uma ressecção bem-sucedida no centro cirúrgico. A maioria das ressecções tumorais exige a imobilização da cabeça do paciente com um dispositivo de Mayfield. A posição deve ser selecionada para permitir o acesso mais direto à lesão, evitando o risco para outras estruturas. O posicionamento deve facilitar a drenagem venosa a partir da lesão e do compartimento craniano, assegurando que as veias jugulares não sejam comprimidas e que a cabeça esteja elevada. Na maioria dos casos, os cirurgiões preferem posicionar o paciente com o acesso cirúrgico perpendicular ao chão. Geralmente, essa abordagem minimiza a retração cerebral e é mais ergonômica para o cirurgião. Os pontos de pressão em outras partes do paciente devem ser protegidos, especialmente considerando a natureza demorada de alguns procedimentos.

O formato da incisão cutânea e do retalho ósseo dependem da abordagem desejada, do tamanho da lesão e da preferência do cirurgião. Tumores pequenos podem ser adequadamente expostos e ressecados por meio de incisões lineares ou curvilíneas com um retalho ósseo pequeno. A ressecção de lesões profundas, especialmente aquelas que envolvem a base do crânio, costuma necessitar da criação de um retalho de couro cabeludo de tamanho adequado e da remoção de uma grande janela óssea. Sempre que possível, as incisões devem ser planejadas atrás da linha do cabelo, minimizando a quantidade de remoção de cabelos devido a questões cosméticas. A colocação da incisão é, em grande parte, determinada pela localização da lesão. A estereotaxia sem fixação, uma tecnologia baseada na avaliação tridimensional da RM pré-operatória do paciente, pode permitir a localização precisa do tumor com base nos exames de imagem pré-operatórios e pode ser útil para minimizar o tamanho da incisão. As abordagens padrão para as lesões intracranianas minimizam a morbidade da exposição por meio da limitação do risco a estruturas importantes neurais e vasculares.

O objetivo central de uma cirurgia para um tumor cerebral é maximizar a remoção do tecido neoplásico e, ao mesmo tempo, minimizar o dano colateral ao cérebro normal e estruturas vasculares adjacentes. Os padrões para alcançar esse objetivo variam conforme o tipo de tumor. Por exemplo, o objetivo da ressecção de um glioma de alto grau é remover todas as porções do tumor com realce, em contraste com o objetivo da ressecção de um glioma de baixo grau, que é remover o tecido que parece anormal na RM ponderada em T2. Vários grandes estudos retrospectivos publicados na última década sugerem que a duração da sobrevida está diretamente relacionada com a extensão da ressecção ou da proporção do tumor removido no momento da cirurgia. O objetivo da ressecção de um meningioma é remover o tumor e sua origem na dura-máter. Os tumores metastáticos costumam ser bem demarcados e encapsulados, e o objetivo é a remoção de todo o tumor.

Um dos desafios principais na cirurgia para tumor cerebral é que o tecido neoplásico que é facilmente detectado na RM costuma ser praticamente indistinguível do tecido normal. Vários estudos que avaliaram a extensão da ressecção do tumor cerebral salientaram o fato de que, em muitos casos, especialmente nos tumores cerebrais difusamente invasivos, uma quantidade significativa de tumor residual permanece mesmo após a ressecção macroscópica total. Além disso, os cirurgiões têm capacidade limitada para predizer quando todo o tumor ressecável foi realmente removido. Consequentemente, diversas tecnologias foram desenvolvidas para melhorar os resultados da cirurgia. A navegação estereotáxica é utilizada para melhorar a extensão da ressecção, mas há poucas evidências de que ela possa melhorar a extensão da ressecção. Análises retrospectivas sugerem que a RM intraoperatória, uma abordagem em que a ressecção do tumor cerebral é realizada em um ambiente cirúrgico altamente especializado contendo um aparelho de RM, melhora a extensão da ressecção. Contrastes fluorescentes e visíveis foram propostos como meio de identificar as margens tumorais intraoperatoriamente por mais de 60 anos. Recentemente, um ensaio clínico de fase III demonstrou que o contraste fluorescente 5-ALA pode melhorar a extensão da ressecção e a sobrevida livre de progressão em 6 meses nos pacientes com glioblastoma. Vários esforços estão sendo feitos para o uso de microscopia intraoperatória baseada em contraste e sem marcação para melhorar a capacidade do cirurgião para diferenciar entre cérebro infiltrado por tumor e tecido não infiltrado.

O monitoramento eletrofisiológico intraoperatório da atividade cerebral costuma ser usado em tumores dentro do córtex eloquente para determinar uma rota segura para a exposição do tumor e os limites seguros para a extensão da ressecção. O mapeamento motor eletrofisiológico pode ser realizado com o paciente sob anestesia geral ou acordado. No mapeamento motor com paciente adormecido, regiões específicas do córtex motor ou do trato corticoespinal são estimuladas com corrente elétrica, enquanto se registra a resposta eletromiográfica em músculos-alvo. No mapeamento motor com o paciente acordado, realiza-se a estimulação elétrica direta do córtex motor ou dos tratos corticoespinais enquanto se pede para o paciente realizar tarefas específicas. Uma parada da atividade motora com a estimulação elétrica direta sugere que a porção cerebral sendo estimulada está envolvida na função motora. Da mesma forma, no mapeamento da linguagem com paciente alerta, regiões específicas do cérebro, comumente os lobos frontal e temporal dominantes, são estimuladas em busca de limitação na fala. O mapeamento da linguagem com o paciente alerta em casos de tumor cerebral ampliou nossa compreensão sobre a organização do córtex e dos circuitos da linguagem humana.

Após a ressecção, deve-se ter muita atenção com a hemostasia na via de acesso operatório para minimizar o risco de hemorragia pós-operatória. Sempre que possível, para diminuir o risco de fístula liquórica, é realizado um rigoroso fechamento da dura-máter. O retalho ósseo é recolocado e a gálea é reaproximada. O fechamento do couro cabeludo sem fechamento da gálea oferece pouca resistência e aumenta o risco de deiscência.

C. Tratamento pós-operatório

Após a ressecção, os pacientes são cuidadosamente observados em ambiente de UTI, normalmente durante uma noite, quando são realizados exames neurológicos seriados. Dependendo da extensão da lesão, os esteroides podem ser reduzidos gradualmente ao longo de dias após a cirurgia. Os anticonvulsivantes são continuados em pacientes com história de convulsões e, quando houver dissecção cerebral extensa, eles podem ser continuados por 1 a 4 semanas após a cirurgia. Considerando o significado prognóstico da extensão da ressecção em pacientes com glioma e a dificuldade na detecção de tumor residual durante a cirurgia, tornou-se prática padrão para os cirurgiões a obtenção de uma RM pós-operatória com contraste em até 24 horas, para avaliar tumor residual após a ressecção. Quando houver baixa suspeita de tumor residual ou quando a eventual cirurgia adicional não for possível, o exame de imagem pós-operatório pode ser postergado.

D. Terapias adjuvantes

A ressecção cirúrgica é a base da terapia para tumores cerebrais, mas ela raramente consegue erradicar todas as células tumorais. Além disso, a ressecção pode não ser a melhor opção quando estruturas eloquentes têm mais chances de ser danificadas. Regimes adjuvantes de radioterapia e quimioterapia foram desenvolvidos como alternativa para a impossibilidade das técnicas cirúrgicas atuais em erradicar de modo confiável tumores residuais ou irressecáveis.

1. Radiação — A radiação mata as células tumorais por dano direto a estruturas celulares, induzindo mutações letais no DNA celular, e por meio da ativação de vias para a morte celular programada. A radiação pode ser administrada em tumores cerebrais de maneira fracionada, o que permite a recuperação do tecido normal entre os tratamentos, aumentando a toxicidade da radiação no tecido tumoral.

Os regimes da radioterapia para tumores cerebrais variam conforme o tipo de tumor. A dose e o momento ideais para a radioterapia adjuvante no glioma de baixo grau são controversos. Normalmente, a irradiação é reservada para o glioma de baixo grau até que exista evidência de progressão tumoral ou deterioração neurológica. A radioterapia precoce é sugerida nos pacientes idosos, para tumores que atravessaram a linha média e para casos de convulsões intratáveis. Devido às alterações cognitivas da radioterapia, ela pode ser postergada nos pacientes mais jovens até que haja suspeita de recorrência.

Para os gliomas de alto grau, os achados de um estudo conduzido pelo Brain Tumor Cooperative Group (BTCG) demonstraram um aumento na sobrevida dos pacientes com glioma de alto grau submetidos a radioterapia mais cirurgia em comparação com a cirurgia isoladamente, de 14 para 31 semanas. Um estudo muito importante sobre o uso da radioterapia em conjunto com a temozolomida definiu o padrão atual para a radioterapia nos pacientes com glioblastoma: 2 Gy administrados 5 dias por semana por 6 semanas, totalizando 60 Gy.

Dois ensaios clínicos importantes estabeleceram a terapia padrão para lesões metastáticas. Atualmente, o cuidado aceitável de pacientes portadores de metástases cerebrais consiste em ressecção seguida por radioterapia de cérebro total ou radiocirurgia estereotáxica (RCE), em que uma alta dose de radiação é administrada no leito tumoral, além da radioterapia de cérebro total. O uso da radioterapia foi extensivamente investigado. Atualmente, a radioterapia está indicada em casos de meningioma recorrente ou de ressecção subtotal. Algumas vezes, em pacientes de alto risco anestésico ou quando o meningioma está em uma localização de alto risco cirúrgico, a radioterapia pode ser usada isoladamente.

2. Quimioterapia — Os ensaios clínicos da quimioterapia para glioma de baixo grau foram limitados, e o uso da quimioterapia para isso permanece experimental. A exceção são os gliomas de baixo grau, normalmente aqueles com deleção 1p e linhagem oligodendroglial, que são particularmente sensíveis a procarbazina, carmustina e vincristina (PCV) ou a temozolomida. Em contraste, um ensaio clínico recente em pacientes com GBM comprovado e que comparou a radioterapia isolada com a radioterapia em combinação com o agente alquilante oral temozolomida demonstrou um aumento modesto, mas significativo, na sobrevida: de 12,1 para 14,6 meses. O padrão atual de cuidados para pacientes com GBM combina a radioterapia com a temozolomida oral. A quimioterapia não mostrou qualquer benefício no tratamento de metástases cerebrais e meningiomas. Os esforços futuros no desenvolvimento de novos agentes quimioterápicos se concentram em desenvolver novos inibidores das vias de sinalização que são ativas apenas nas células do tumor cerebral. O desenvolvimento de novos métodos para a administração de agentes quimioterápicos tradicionais também é uma área de pesquisa ativa.

▶ Complicações

Os pacientes com tumores cerebrais primários e metastáticos têm risco de desenvolver complicações pós-operatórias clínicas e cirúrgicas. Sawaya propôs o esquema de classificação mais comum para as complicações associadas com a cirurgia para tumor cerebral em 1998. Em uma série de casos de 400 craniotomias para tratamento de tumor cerebral, as complicações foram classificadas como neurológicas, regionais e sistêmicas. As complicações neurológicas são os desfechos que produzem déficits de campo visual, motores, sensitivos ou de linguagem. As complicações neurológicas resultam de lesão das estruturas cerebrais normais, edema cerebral, hematoma ou lesão vascular. Na maioria das séries, o risco de um déficit neurológico novo após a craniotomia para a ressecção de um tumor cerebral intrínseco varia de 10 a 25%. Os fatores de risco para desfechos neurológicos adversos incluem idade avançada (> 60 anos), localização tumoral profunda, proximidade tumoral com regiões eloquentes e baixo escore de desempenho funcional (escore Karnofsky < 60%). As complicações neurológicas podem ser minimizadas por meio de individualização da abordagem cirúrgica para cada paciente, técnicas de mapeamento cortical, minimização de retração cerebral excessiva, hemostasia meticulosa e identificação precoce das principais estruturas venosas.

As complicações regionais são aquelas relacionadas com incisão cirúrgica ou parênquima cerebral, sem déficit neurológico. Elas ocorrem em 1 a 15% dos pacientes submetidos a craniotomia para ressecção de um tumor cerebral intrínseco. As complicações regionais incluem infecções de ferida, pneumoencéfalo, fístula de LCS, hidrocefalia, convulsões, abscesso cerebral/cerebrite, meningite e pseudomeningocele. Essas complicações ocorrem mais em idosos. A localização na fossa posterior e as reoperações estão associadas com maiores taxas de pseudomeningocele, fístula de LCS, hidrocefalia e infecções de ferida. Ocorrem infecções de ferida e celulite no pós-operatório em 1 a 2% dos pacientes após craniotomia supratentorial. Normalmente, elas resultam de contaminação bacteriana da pele (*Staphylococcus aureus* e *Staphylococcus epidermidis*). O risco de convulsões pós-operatórias após craniotomia supratentorial é de 0,5 a 5%. Fármacos antiepilépticos profiláticos podem ser rotineiramente usados no período pós-operatório, mas sua dose e duração de uso são controversos.

As complicações sistêmicas incluem todos os eventos adversos generalizados, incluindo trombose venosa profunda (TVP), embolia pulmonar, pneumonia, infecções do trato urinário, infarto do miocárdio e sepse. Essas complicações clínicas ocorrem em 5 a 10% dos pacientes submetidos a craniotomia para a remoção de um tumor cerebral intrínseco e são mais prevalentes em pacientes idosos (> 60 anos) e em pacientes com déficit neurológico (escore Karnofsky < 60%). A TVP é a complicação mais comum, ocorrendo em 1 a 10% dos pacientes dentro do primeiro mês após uma craniotomia. Os pacientes com câncer sistêmico, GBM, meningioma, paralisia de membro inferior, restrição no leito e cirurgia prolongada estão sob risco particularmente alto de desenvolver TVP ou embolia pulmonar. A mobilização pós-operatória precoce, os dispositivos de compressão intermitente e a anticoagulação pós-operatória com heparina de baixo peso molecular reduziram a incidência de TVP pós-operatória.

A craniotomia para a ressecção de tumor cerebral pode ser realizada com segurança, e a maioria das complicações pode ser evitada com planejamento pré-operatório cuidadoso, técnica cirúrgica meticulosa e cuidado pós-operatório atencioso.

▶ Prognóstico

O prognóstico dos pacientes com tumor cerebral varia com base em diversos fatores, incluindo estado funcional geral no momento do diagnóstico, tipo de tumor, localização e idade, mas não se limitando a esses fatores.

A. Glioma

O prognóstico dos pacientes com glioma é determinado por grau do tumor, idade, extensão da ressecção, índice Karnofsky de desempenho e resposta ao tratamento. A melhora na sobrevida quando a ressecção radiologicamente completa é obtida é maior nos pacientes com lesões de baixo grau. Embora de maneira mais modesta, os pacientes com glioma de alto grau e com ressecção radiologicamente completa também apresentam melhor sobrevida em comparação com a ressecção incompleta. A obtenção de ressecção macroscópica total melhora a sobrevida por meio da redução no risco de recorrência e na carga de células tumorais para níveis que podem ser erradicados ou controlados pela terapia adjuvante.

B. Meningioma

Em geral, o prognóstico dos pacientes portadores de meningioma é mais favorável do que aquele de pacientes com glioma, sendo determinado pela extensão da ressecção e pelo grau histológico do tumor. O sistema de classificação de Simpson estratifica os pacientes com meningioma em grupos de desfechos com base na extensão da ressecção. Idade do paciente, extensão da invasão em estruturas adjacentes, sexo, fatores genéticos e grau do tumor estão entre os fatores ligados ao prognóstico. Estima-se que ocorra recorrência em cerca de 20% dos pacientes com meningiomas benignos, mas isso é muito mais comum nas lesões de alto grau.

C. Metástases

A sobrevida de pacientes com metástases cerebrais não tratadas é muito ruim (1-2 meses), mas pode ser prolongada em 4 meses ou mais com terapias ideais de cirurgia e radioterapia. A extensão da doença extracraniana é um fator prognóstico importante em pacientes com metástases cerebrais. A idade e o índice Karnofsky de desempenho têm importante impacto sobre a sobrevida geral.

> Kool M, Korshunov A, Remke M, et al: Molecular subgroups of medulloblastoma: an international meta-analysis of transptome, genetic aberrations, and clinical data of WNT, SHH, Group 3, nad Group 4 medulloblastomas. *Acta Neuropathol* 2012;123:473-484.
>
> Prabhu VC, Khaldi A, Barton KP, Melian E, Schneck MJ, Primeau MJ, Lee JM: Management of diffuse low-grade cerebral gliomas. *Neurol Clin* 2010 Nov;28(4):1037-1959.
>
> Taylor MD, et al: Molecular subgroups of medulloblastoma: the current consensus. *Acta Neuropathol* 2012;123:465-472.

▼ TUMORES DA COLUNA E DA MEDULA ESPINAL

Anthony C. Wang, MD Khoi D. Than, MD Paul Park, MD

CONSIDERAÇÕES GERAIS

A doença neoplásica que acomete a medula espinal é incomum na população geral, mas é uma consideração importante na avaliação de pacientes com dor cervical e/ou dorsal com ou sem sintomas radiculares associados, déficits sensitivos e motores e disfunção intestinal ou vesical. Estima-se que 15% dos tumores primários do SNC sejam intramedulares, e a maioria deles é benigna. Desde o primeiro relato de ressecção de um tumor de medula espinal, em 1888, a cirurgia permanece como a base do tratamento na maioria dos casos, embora a radioterapia e a quimioterapia tenham demonstrado benefício em um número crescente de situações.

Os tumores espinais são diferenciados com base em sua localização em relação a três compartimentos anatômicos. Os tumores extradurais se localizam fora do saco tecal e surgem na coluna óssea ou no espaço epidural. Os tumores intradurais extramedulares ocorrem dentro do saco dural, mas fora dos tecidos neurais da medula espinal. Esses tumores mais comumente se desenvolvem a partir de leptomeninges ou raízes nervosas. Os tumores intramedulares são encontrados dentro da medula espinal e se originam do parênquima medular ou da pia-máter.

Além de sexo e idade na apresentação, a localização da lesão na coluna cervical, torácica, lombar ou sacrococcígea ajuda a refinar o diagnóstico diferencial, pois determinados tumores demonstram predileção por regiões específicas da coluna vertebral.

▶ Apresentação clínica

Os sintomas vivenciados por pacientes com tumores espinais são mais comumente produzidos por compressão do que por invasão direta da medula espinal ou raízes nervosas. Classicamente, a dor associada a neoplasias é incessante, piora em posição de decúbito dorsal e é mais intensa em repouso ou na cama. Assim, o paciente pode acordar à noite por causa da dor. Embora a progressão dos sintomas possa ser insidiosa, dor radicular, déficit motor, parestesias ou anestesia podem frequentemente ocorrer como consequência de compressão nervosa. Achados mielopáticos de trato longo, como ataxia, hiper-reflexia, espasticidade, fasciculações, déficit sensitivo e motor ou disfunção esfincteriana podem ser causados por compressão medular. Os achados incomuns reconhecidos incluem atrofia muscular ou hiporreflexia, dor referida, alterações autonômicas como síndrome de Horner e síndrome de Brown-Séquard. Fraturas e deformidades causando dor axial também costumam ocorrer e podem ser a queixa de apresentação inicial.

Os tumores extradurais frequentemente envolvem a coluna óssea e, assim, costumam se apresentar com dor axial, muitas vezes aumentada por movimentos ou manobra de Valsalva. Os sinais e sintomas de compressão medular ocorrem secundariamente. Os tumores intradurais extramedulares apresentam mais comumente déficits motores e outros distúrbios de tratos longos. Os tumores intramedulares podem demonstrar uma sucessão insidiosa de sintomas, incluindo dor neurálgica que pode progredir para mielopatia.

▶ Diagnóstico

A. Avaliação radiológica

Atualmente, a RM é o modo principal de avaliação dos tumores espinais (Fig. 36-16). As sequências realçadas por contraste, ponderadas em T1, são a modalidade inicial de imagem padrão

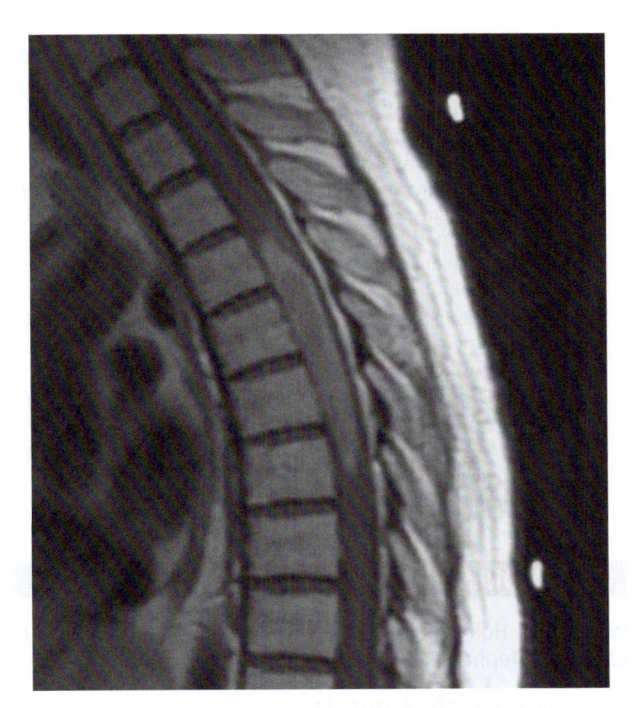

▲ **Figura 36-16** Imagem sagital ponderada em T1 contrastada da medula espinal torácica posterior, demonstrando uma lesão intradural intramedular que mostrou na biópsia ser um glioma de alto grau.

para a avaliação da suspeita de lesão extradural, intradural extramedular e intramedular. Quase todas as lesões intramedulares demonstram captação do contraste, e a resolução fornecida pela RM costuma ser suficiente para determinar as margens e a infiltração. A adição de angiografia está indicada para a suspeita de uma doença vascular.

Se não for possível obter uma RM, são utilizados métodos mais invasivos. A mielografia, que era a modalidade de escolha para exame de imagem do canal medular, oferece excelente detalhamento estrutural. O alargamento fusiforme da medula, uma deformidade em forma de haltere ou o bloqueio completo são achados clássicos que sugerem a presença de uma lesão expansiva. A TC simples, com contraste e pós-mielografia pode ajudar na avaliação anatômica da coluna óssea. A cintilografia nuclear é usada principalmente na identificação de metástases ósseas. A angiografia por cateter pode ser usada na avaliação da suspeita de lesões vasculares. As radiografias simples da coluna têm utilidade limitada na avaliação inicial dos tumores espinais: achados como alargamento de forames intervertebrais e de espaços interpediculares ou erosões ósseas com margens escalopadas sugerem a presença de uma lesão expansiva.

B. Avaliação laboratorial

A punção lombar pode fornecer informações adicionais sobre a presença de um tumor raquidiano. Há elevação de proteínas no LCS em cerca de 95% dos casos, embora a glicose no LCS seja normal. Xantocromia e presença de fibrinogênio causando coagulação também podem ocorrer. Exames imunocitoquímicos específicos séricos e no LCS podem auxiliar no diagnóstico de neoplasias específicas.

C. Diagnóstico diferencial

Entre todos os tumores raquidianos, as lesões extradurais são descobertas com maior frequência, sendo responsáveis por 55 a 60% dos casos. Uma grande maioria delas é de lesões metastáticas por meio de disseminação hematogênica ao longo do plexo venoso de Batson. As fontes primárias mais comuns de metástases vertebrais são pulmão, mama e próstata.

Os tumores espinais benignos da coluna óssea são muito raros; podem ser um achado acidental ou causar dor, radiculopatia, mielopatia, instabilidade ou deformidade da coluna. A biópsia é utilizada algumas vezes, e o tratamento apropriado pode ser a observação, como é o caso do granuloma eosinofílico, ou a remoção, como pode ser feito no osteoma osteoide. Os tumores espinais primários benignos podem ser classificados utilizando-se o sistema de Enneking.

Aproximadamente 5% das doenças ósseas malignas envolvem a coluna, sendo osteossarcoma, condrossarcoma, sarcoma de Ewing e cordoma as quatro mais comuns. A sobrevida varia de forma significativa conforme a doença. As elevadas taxas de recorrência, a sobrevida limitada e a morbidade funcional associadas a esses tumores sustentam as estratégias multimodais agressivas normalmente empregadas no tratamento desses tumores. Em alguns casos, é possível fazer a ressecção completa com margens negativas ou mesmo a ressecção em bloco. Em outros casos, a ressecção cirúrgica pode servir para reduzir o volume tumoral, melhorando, assim, a eficácia de tratamentos adjuvantes como a quimioterapia e a radioterapia. Algumas vezes, a intervenção cirúrgica é necessária por indicações funcionais, em casos de necessidade de descompressão neural ou estabilização da coluna.

Apenas 0,5% dos tumores que envolvem a coluna espinal são neoplasias primárias. Entre os tumores intradurais, estima-se que 70% sejam extramedulares. Schwannoma, neurofibroma e meningioma são responsáveis pela maior parte dos casos. Os tumores de bainhas de nervos, schwannomas e neurofibromas costumam ser benignos e podem demonstrar um aspecto típico de haltere, causado pelo neuroforame por meio do qual eles, algumas vezes, passam. Tais tumores devem ser considerados quando um desvio da deflexão pleural na radiografia sugere uma lesão mediastinal posterior. Os schwannomas são bem diferenciados e costumam ser macroscopicamente ressecáveis, mas os neurofibromas usualmente não podem ser ressecados completamente de seu nervo de origem. No caso de NF1, a suspeita de múltiplos neurofibromas, meningiomas e ependimomas é bastante aumentada; a multiplicidade de schwannomas, neurofibromas e meningiomas está associada à NF2. Os meningiomas são vistos mais comumente na coluna torácica em mulheres de meia-idade e surgem a partir de células persistentes da cobertura externa aracnoide.

Os tumores intramedulares são responsáveis por apenas cerca de 10% de todos os tumores espinais e surgem mais comumente no segmento cervical da medula espinal. Os tumores gliais são o tipo mais comum, com os ependimomas ocorrendo com o dobro da frequência dos astrocitomas em adultos. Nas crianças, a relação é inversa, com os astrocitomas tendo o dobro da frequência dos ependimomas. Os ependimomas mixopapilares surgem no cone medular e no filo terminal, sendo um tumor muito raramente encontrado nessa localização.

▶ Tratamento

As opções de tratamento são ajustadas ao paciente: alguns apresentam dor axial sem radiculopatia, enquanto outros apresentam evidências leves ou estáveis de compressão medular causando mielopatia. Outros ainda apresentam evolução rapidamente progressiva de deterioração neurológica.

Em geral, os tumores primários da coluna são mais bem tratados pela ressecção completa, quando possível. Na coluna vertebral, a ressecção em bloco é frequentemente o objetivo da cirurgia, enquanto, no caso de qualquer envolvimento da medula espinal, a ressecção macroscopicamente total é o tratamento desejado. A deformidade sintomática ou a instabilidade espinal merecem consideração quanto à fixação cirúrgica, pois a deterioração funcional afeta de maneira profunda a sobrevida.

As metástases extradurais são os tumores mais frequentemente vistos na coluna, e seu tratamento é complicado por vários fatores. A descompressão medular é a consideração cirúrgica inicial. A ressecção seguida por radioterapia adjuvante demonstra desfechos oncológicos promissores, devendo a estabilidade da coluna ser avaliada dependendo do prognóstico global do paciente.

Em 2007, a OMS atualizou uma abrangente classificação das neoplasias que acometem o SNC, com base no tipo celular específico que origina cada tumor, o que orienta a terapia e o prognóstico na maioria dos casos dos tumores intramedulares. Em geral, o resultado funcional depende muito da intensidade e da duração dos sintomas neurológicos no momento da apresentação, enquanto os desfechos de sobrevida dependem em grande parte da doença em questão e menos da capacidade de alcançar uma ressecção cirúrgica adequada.

Os tumores intradurais extramedulares geralmente são mais bem tratados por ressecção cirúrgica; os desfechos parecem depender muito da extensão da ressecção, embora a preservação da função neurológica preexistente permanece sendo o objetivo principal da cirurgia. A determinação de um plano de dissecção entre o tumor e a medula espinal é o objetivo inicial de qualquer procedimento de ressecção. Em geral, o prognóstico é excelente em quase todos os casos de neoplasias intradurais extramedulares, a menos que a paraplegia seja a condição de apresentação. Em contraste, a recorrência de neoplasias infiltrativas é muito comum, e a progressão para a paralisia é comum. A deterioração neurológica progressiva demanda foco particular na facilitação da terapia cirúrgica apropriada.

Binning M, Klimo P Jr, Gluf W, Goumnerova L: Spinal tumors in children. *Neurosurg Clin N Am* 2007;18(4):631-658.

Louis DN, Ohgaki H, Wiestler OD: The 2007 WHO classification of tumours of the central nervous system. *Acta Neuropathol* 2007;114(2):97-109.

Mukherjee D, Chaichana KL, Parker SL, Gokaslan ZL, McGirt MJ: Association of surgical resection and survival in patients with malignant primary osseous spinal neoplasms from the Surveillance, Epidemiology, and End Results (SEER) database. *Eur Spine J* 2013 Jun;22(6):1375-82.

Ozawa H, Kokubun S, Aizawa T, Hoshikawa T, Kawahara C: Spinal dumbbell tumors: an analysis of a series of 118 cases. *J Neurosurg Spine* 2007;7(6):587-593.

Thakur NA, Daniels AH, Schiller J, Valdes MA: Benign tumors of the spine. *J Am Acad Orthop Surg* 2012;20(11):715-724.

Zadnik PL, Gokaslan ZL, Burger PC, Bettegowda C: Spinal cord tumours: advances in genetics and their implications for treatment. *Nat Rev Neurol* 2013 May;9(5):257-266.

▼ TUMORES HIPOFISÁRIOS

Wajd N. Al-Holou, John E. Ziewacz, Ariel Barkan, William F. Chandler, Stephen E. Sullivan

▶ Considerações gerais

A glândula hiófise, envolvida na regulação dos principais eixos hormonais do corpo, se localiza na sela turca do osso esfenoide e é formada pela hipófise anterior (adeno-hipófise), hipófise posterior (neuro-hipófise) e a pars intermedia, funcionalmente insignificante, que separa os dois lobos. A hipófise anterior secreta prolactina, ACTH, TSH, LH, FSH e GH. O lobo posterior é um repositório dos hormônios hipotalâmicos ocitocina e hormônio antidiurético (ADH, vasopressina).

Os tumores hipofisários costumam ser adenomas benignos que surgem no lobo anterior da glândula. Eles são responsáveis por cerca de 10% de todos os tumores do SNC. Com o uso crescente da RM de crânio, houve um aumento no diagnóstico de adenomas hipofisários descobertos de forma acidental, conhecidos como incidentalomas, com prevalência de até 23% em exames de imagem. Os adenomas hipofisários são classificados por seu carater secretor (secretor *ou* não secretor) e seu tamanho. Os microadenomas têm diâmetros de até 1 cm, e os tumores com mais de 1 cm são chamados de macroadenomas (Fig. 36-17). Os tumores secretores (com atividade endócrina) são ainda classificados conforme o hormônio hipersecretado e a síndrome clínica resultante.

▶ Achados clínicos

Os achados clínicos em pacientes com adenomas hipofisários são causados por compressão das estruturas adjacentes, redução na função hipofisária, hipersecreção de hormônios hipofisários e, raramente, falência hipofisária aguda (apoplexia). Os tumores hipofisários também podem ser assintomáticos, sendo descobertos de forma incidental.

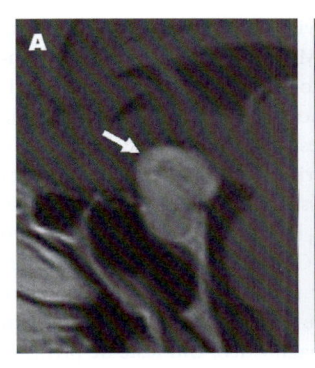

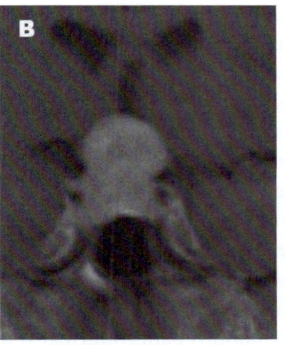

▲ **Figura 36-17** Ressonância magnética. **A.** Plano sagital. **B.** Plano coronal de um macroadenoma hipofisário.

A. Compressão

A compressão causada por adenomas de expansão lenta causa uma variedade de achados incluindo cefaleia, hemianopsia bitemporal (percepção reduzida dos campos visuais laterais), diplopia e hipo-hipofisarismo (secreção reduzida de hormônios hipofisários).

A hemianopsia bitemporal resulta da extensão superior do tumor com compressão associada das fibras nasais que fazem decussação no quiasma óptico, que fica diretamente acima da glândula hipófise. Isso pode ser detectado no exame como dessaturação da cor vermelha nos campos visuais temporais. Sem o tratamento, os achados visuais podem progredir para a perda de acuidade visual e, por fim, cegueira.

O hipo-hipofisarismo resulta de compressão e lesão das células hipofisárias normais pela lesão expansiva. A secreção diminuída de GH, LH e FSH ocorre precocemente, ao passo que a redução da secreção de TSH e ACTH ocorre mais tardiamente.

Os sintomas relacionados com produção reduzida de LH e FSH se manifestam como hipogonadismo: perda de libido e ereção em homens e amenorreia em mulheres. Nos homens, isso costuma passar despercebido, só sendo reconhecido retrospectivamente. A produção reduzida de LH e FSH pode ser devida à compressão direta da glândula ou à compressão da haste, o que libera a inibição tônica da secreção de prolactina pela dopamina pelo hipotálamo. Isso resulta em elevação discreta de prolactina (geralmente < 150 ng/mL), o que inibe a liberação de *gonadotrofinas*. Isso pode causar também galactorreia e é o mecanismo da síndrome de amenorreia-galactorreia.

A produção reduzida de TSH causa os achados clássicos de hipotiroidismo, incluindo intolerância ao frio, ganho de peso, fadiga, pelos grosseiros e mixedema. A produção diminuída de ACTH causa hipocortisolismo, resultando em fadiga, recuperação lenta da saúde após doença mínima e hipotensão ortostática. À medida que a resposta intrínseca do corpo ao estresse é diminuída com a perda da produção de ACTH, em raras situações isso pode resultar em colapso cardiovascular quando o indivíduo está sob estresse extremo.

B. Hipersecreção

Os adenomas funcionantes produzem sintomas relacionados com a hipersecreção de um hormônio específico. Eles também podem produzir achados relacionados com compressão, mas isso é menos comum do que nos tumores não funcionantes, pois eles são mais comumente descobertos em estágio mais precoce, devido aos achados clínicos causados por hipersecreção.

O prolactinoma, tumor hipofisário funcionante mais comum, é responsável por quase 30 a 40% dos tumores da glândula, e causam aumento da secreção de prolactina. A interrupção da haste hipofisária também pode causar hiperprolactinemia, mas os níveis costumam ser mais modestos ($\leq$ 150 ng/mL). Níveis maiores que 300 ng/mL estão quase sempre associados com tumores secretores de prolactina. Os sintomas de hiperprolactinemia são dependentes de sexo e podem incluir galactorreia, amenorreia (por supressão de gonadotrofinas), diminuição de libido e infertilidade.

Os tumores que secretam GH são os tumores com atividade endócrina mais comuns, depois dos prolactinomas. Eles causam gigantismo em crianças e acromegalia em adultos. A acromegalia se caracteriza pelas alterações físicas clássicas, como crescimento excessivo de tecidos moles e esqueleto, prognatismo, dentes com espaçamento amplo, macroglossia, bem como síndromes de compressão de nervos e artropatia. Ela também resulta em condições associadas a aumento de morbidade e mortalidade, incluindo cardiomiopatia, apneia do sono e intolerância à glicose. A acromegalia tem início insidioso e costuma não ser notada por amigos e familiares do paciente. Os pacientes costumam observar uma mudança no tamanho dos sapatos em adultos, incapacidade de usar a aliança de casamento ou o reconhecimento de uma alteração física importante ao comparar uma fotografia recente com uma antiga.

Os tumores que secretam ACTH são a causa da doença de Cushing, que se refere especificamente ao hipercortisolismo causado por um tumor hipofisário funcionante produtor de ACTH. Os sinais e sintomas resultantes do hipercortisolismo de qualquer etiologia são chamados de síndrome de Cushing. Os achados característicos incluem ganho de peso (com distribuição centrípeta de gordura), "giba de búfalo" (redistribuição da gordura na parte posterior do pescoço), estrias purpúricas abdominais, pele fina com formação fácil de hematomas, face de "lua cheia", intolerância à glicose, hipertensão arterial, osteoporose, má cicatrização de feridas, distúrbios psiquiátricos (depressão, labilidade emocional), amenorreia, impotência e hiperpigmentação (apenas no caso de ACTH elevado). Esses pacientes têm aumento significativo em morbidade e mortalidade se não houver tratamento, com relatos de aumento de quatro a cinco vezes na mortalidade em alguns estudos. Os tumores produtores de gonadotrofinas são raros e resultam na hipersecreção de LH e FSH. Eles costumam ser clinicamente silenciosos e, geralmente, se comportam como tumores não funcionantes. Nas mulheres, eles podem produzir amenorreia e infertilidade.

Os tumores produtores de TSH são muito raros, sendo responsáveis por menos de 1% dos tumores secretores. Os achados clínicos são aqueles do hipertiroidismo clássico, incluindo perda de peso, taquicardia, intolerância ao calor, ansiedade e tremor. Diferentemente da tireotoxicose clássica (bócio multinodular, doença de Graves e causas iatrogênicas), em que as concentrações plasmáticas de TSH estão indetectavelmente baixas, nos pacientes com tireotrofinomas os níveis de TSH são "normais" ou francamente elevados, apesar de concentrações altas de T_4 e T_3.

C. Insuficiência hipofisária aguda (apoplexia)

A insuficiência hipofisária aguda costuma ser o resultado de hemorragia e/ou necrose em um adenoma preexistente. Os sintomas são abruptos e podem resultar em cefaleia grave, distúrbios visuais, oftalmoplegia e alteração do sensório. A apoplexia hipofisária costuma ser considerada uma emergência neurocirúrgica, especialmente em casos de perda visual. A descompressão urgente é necessária para o declínio neurológico agudo ou continuado, a fim de evitar consequências neurológicas indesejadas, especialmente cegueira. A insuficiência hormonal hipofisária quase sempre acompanha um evento de apoplexia, e a rápida administração de corticosteroides é necessária para evitar colapso cardiovascular.

D. Compressão da haste hipofisária

Os sintomas relacionados à compressão da haste são raros em casos de adenoma hipofisário e consistem em elevação da prolactina e redução de ADH. O diabetes insípido resulta de redução da estimulação hipotalâmica e da resultante liberação diminuída de ADH. Isso causa uma incapacidade de concentrar a urina, resultando em desidratação e hipernatremia. Os sintomas incluem diurese frequente e volumosa e sede excessiva. Isso pode ser muito perigoso no caso de um paciente com mecanismo de sede prejudicado. A compressão da haste hipofisária é mais comum com tumores que envolvem diretamente a haste, como craniofaringioma e histiocitose de células de Langerhans.

A elevação discreta da prolactina resulta do bloqueio de acesso da dopamina hipotalâmica para as células produtoras de prolactina na hipófise. Essa liberação da inibição tônica resulta em elevação modesta da prolactina (geralmente < 150 ng/mL). Isso é chamado de "efeito da haste hipofisária" e pode resultar em amenorreia e galactorreia.

▶ Diagnóstico diferencial

O diagnóstico diferencial para lesões selares e parasselares é amplo. Os principais pontos na diferenciação entre as múltiplas possibilidades são anamnese e exame físico detalhados, RM e testes dos hormônios hipofisários. A anamnese e o exame físico devem avaliar os sintomas relacionados a hiper ou hipossecreção hormonal e a compressão de estruturas adjacentes. Um exame detalhado do campo visual deve ser incluído na avaliação de qualquer potencial lesão hipofisária. Muitas vezes, há necessidade de teste de campo visual formal com oftalmologista (altamente recomendado). A RM deve ser obtida com e sem contraste, com cortes finos na região selar nos planos coronal e sagital; isso irá identificar o tamanho, a configuração e a extensão da invasão de um tumor. Os exames laboratoriais incluem avaliação dos hormônios da hipófise anterior direta ou indiretamente para definir possível hiper ou hipossecreção. Isso inclui prolactina, cortisol às 8 horas da manhã, T_4 livre, TSH, fator de crescimento semelhante à insulina tipo 1 (IGF-1), GH, LH, FSH e testosterona (em homens). Se houver sintomas de diabetes insípido, sódio e osmolaridade séricos e osmolaridade urinária devem ser obtidos para confirmar o diagnóstico. Um teste de privação noturna de água pode ser necessário para avaliar se o paciente é capaz de concentrar a urina de forma adequada.

Se não for detectado um estado hipersecretor no exame laboratorial detalhado, é provável que a lesão seja um adenoma hipofisário não funcionante, ou outra entidade. Outras possibilidades incluem craniofaringioma, cisto da fenda de Rathke ou meningioma. Várias outras lesões menos comuns estão no diagnóstico diferencial, incluindo metástases, epidermoide, dermoide, germinoma, abscesso, histiocitose de Langerhans, coristoma, condrossarcoma e cordoma. Raramente, um aneurisma gigante pode simular um tumor hipofisário.

Sendo diagnosticado um estado hipersecretor, o diagnóstico depende do hormônio que está sendo produzido em excesso. É importante diferenciar uma lesão primária da hipófise que causa hipersecreção de uma lesão em outra localização, como um tumor carcinoide de pulmão que secreta ACTH.

Níveis de prolactina maiores que 200 ng/mL indicam a presença de um prolactinoma. Elevações modestas na prolactina, menores que 150 ng/mL, podem ser causadas por compressão da haste hipofisária, fármacos antidopaminérgicos, excesso de estrogênios (geralmente por contraceptivos orais), lesões da parede torácica, hipotiroidismo primário e dano hipotalâmico. Na avaliação da prolactina em pacientes com adenomas gigantes (> 3,5 cm) é importante incluir diluições seriadas de até 1:1.000 além do valor sérico não diluído. O propósito disso é evitar um valor falso-negativo em casos de níveis extremamente elevados de prolactina, causado pelo chamado "efeito gancho". Isso resulta do excesso de prolactina se ligando a anticorpos do ensaio laboratorial, levando a uma falta de formação dos complexos identificados nos ensaios atuais. Se o nível diluído ainda for elevado, pode-se concluir que há um nível verdadeiramente elevado de prolactina.

Havendo possibilidade de hipercortisolismo, deve-se obter cortisol livre em urina de 24 horas, o que deve sempre ser repetido para confirmação da elevação anormal. Se esse valor estiver claramente elevado, o hipercortisolismo é definido, iniciando-se uma busca da sua etiologia. Se o nível for duvidoso, e a suspeita de hipercortisolismo ainda for grande, pode-se usar um exame de supressão com dexametasona em doses baixa e alta.

Após a confirmação do hipercortisolismo, a localização da doença deve ser identificada. A identificação de um adenoma na RM evitará a necessidade de exames endócrinos adicionais.

O hipercortisolismo endógeno é dependente de ACTH, mais comumente por um adenoma hipofisário ou por ACTH ectópico de um câncer pulmonar, ou independente de ACTH, resultando de uma fonte suprarrenal (adenoma ou carcinoma suprarrenal). Exames úteis na confirmação de um tumor dependente de ACTH incluem o ACTH sérico às 16 horas. Se o nível de ACTH estiver elevado, sua fonte deve ser identificada. O exame de supressão com dexametasona em doses baixa e alta (teste de Liddle) também pode ajudar a confirmar a etiologia hipofisária. Na doença de Cushing, o cortisol sérico não é suprimido pela dose baixa (0,5 mg) de dexametasona a cada 6 horas por 2 dias, mas é suprimido com a dose maior (2 mg) a cada 6 horas por 2 dias. Em pacientes com fontes ectópicas de produção de ACTH, o nível de cortisol não é suprimido mesmo com o exame de supressão com alta dose de dexametasona. Em casos comprovados de hipercortisolismo dependente de ACTH em que um tumor hipofisário não é visto na RM, há necessidade de dosagem do seio petroso inferior para confirmar a etiologia, bem como para ajudar a localizar o lado do tumor. A dosagem do seio petroso inferior pode identificar uma fonte hipofisária de hipercortisolismo em 98% dos casos, mas não é muito eficaz na identificação da lateralidade, estando correta em não mais do que 69% dos casos.

O diagnóstico laboratorial de tumores secretores de GH costuma ser indireto. Isso ocorre porque a secreção de GH é pulsátil, e os níveis em pacientes sem um tumor hipersecretor podem, muitas vezes, estar elevados em determinados momentos do dia. Os pacientes com acromegalia ativa podem ter níveis aleatórios de GH completamente normais. O IGF-1 (somatomedina-C) é o padrão-ouro para o diagnóstico de tumores secretores de GH. O IGF-1 é produzido no fígado e em outros órgãos e é dependente do GH para a sua produção. Os níveis séricos de IGF-1 são relativamente estáveis e fornecem um melhor exame confirmatório do que o mais volátil GH.

Os tumores secretores de LH e FSH são diagnosticados pelos níveis séricos elevados em casos de uma lesão da hipófise diagnosticada pela RM.

Os tumores secretores de TSH são raros e devem ser diferenciados de outras entidades patológicas no eixo hipotálamo-hipófise-tireoide. O hipertiroidismo secundário (aquele produzido por um tumor hipofisário) é diagnosticado por um nível elevado de TSH, bem como por um nível elevado de T_4 livre. No hipertiroidismo primário, o T_4 livre estaria elevado, e o TSH estaria suprimido por um mecanismo negativo de retroalimentação.

▶ Tratamento

O tratamento dos tumores da hipófise depende de seu tamanho, características hormonais e nível de invasão. Os micro ou macroadenomas não secretores e que não estão causando sintomas de compressão podem ser tratados de forma conservadora e acompanhados com exames de imagem. A história natural dos microadenomas não secretores costuma ser benigna.

Os macroadenomas não secretores que causam sinais de compressão são, atualmente, tratados com cirurgia. A abordagem cirúrgica típica é transesfenoidal, normalmente por via transnasal, com o uso de microscópio cirúrgico e/ou endoscópio. Avanços recentes na orientação estereotáxica sem fixação e em técnicas endoscópicas permitiram uma maior capacidade de localizar lesões intraoperatoriamente e oferecer uma abordagem menos invasiva para o tratamento desses adenomas. O uso de abordagens endoscópicas endonasais aumentou nos últimos anos e oferece uma visualização intraoperatória mais ampla, mas pode estar associado com aumento da morbidade nasal. Contudo, as abordagens endoscópicas e endonasais microscópicas são modalidades efetivas de tratamento cirúrgico, e a escolha da técnica costuma depender do cirurgião.

Algumas vezes, se um adenoma tem uma grande extensão suprasselar ou lateral, pode haver necessidade de craniotomia. Em alguns casos, as lesões que invadem o seio cavernoso ou que têm uma quantidade significativa de extensão extrasselar não são cirurgicamente ressecáveis por qualquer abordagem, e a radioterapia costuma ser necessária para oferecer o controle do tumor.

Os pacientes com hipo-hipofisarismo por compressão e que não apresentam retorno da função hipofisária após a cirurgia necessitam de reposição hormonal crônica. Se houver necessidade de reposição crônica de esteroides, é importante que os pacientes recebam um bracelete de alerta médico em caso de traumatismo ou doença. Esses pacientes têm uma ausência de produção intrínseca de cortisol e podem sofrer colapso cardiovascular se a sua deficiência de cortisol não for reconhecida e suplementada com esteroides em dose de estresse.

O tratamento dos tumores hipersecretores depende do hormônio sendo secretado. Por essa razão, é muito importante estabelecer o perfil hormonal de um tumor antes do tratamento. Atualmente, os prolactinomas são tratados primeiro com um agonista da dopamina. Os medicamentos mais comumente usados para tratar os prolactinomas são cabergolina e bromocriptina. A cabergolina é um agonista seletivo do receptor D-2 de dopamina. É amplamente considerada como primeira linha de tratamento para os prolactinomas; é preferida em relação à bromocriptina devido a sua seletividade, administração duas vezes por semana, melhor controle tumoral, redução eficaz dos níveis de prolactina, maior retorno da função gonadal/ciclos menstruais e possibilidade de evitar a necessidade de terapêutica definitiva. Dois ensaios clínicos randomizados mostraram melhor normalização da prolactina com a cabergolina em comparação com a bromocriptina. Recentemente, a associação de cabergolina com doença valvar cardíaca levou à reavaliação do tratamento inicial do prolactinoma, mas o tratamento clínico atual ainda é preferido como primeira linha. As complicações cardíacas são geralmente vistas com doses muito maiores do que as necessárias para tratar o prolactinoma. A maioria dos prolactinomas responde bem ao tratamento clínico, mas de 10 a 20% dos pacientes não respondem. Se o tratamento clínico falhar na redução do volume tumoral, no seu efeito expansivo ou na ausência de redução apreciável dos níveis de prolactina, pode ser oferecida cirurgia por abordagem transesfenoidal. O tratamento cirúrgico pode, algumas vezes, ser indicado em pacientes com piora rápida visual e pode ser considerado em pacientes que desejem engravidar, embora a cabergolina ainda seja a intervenção de primeira linha nesses pacientes.

Outros tumores hipersecretores são tratados por abordagem transesfenoidal, como os adenomas não secretores. Os exames laboratoriais pós-operatórios confirmam a eficácia da terapia. Como em outros tumores não secretores, a craniotomia e/ou radioterapia são, algumas vezes, necessárias, dependendo da extensão e localização do crescimento tumoral. A reposição de hormônios hipofisários também pode ser necessária no pós-operatório.

No caso de apoplexia hipofisária, o tratamento geralmente consiste em descompressão transesfenoidal urgente, para evitar piora do déficit visual e início imediato de reposição com doses de estresse de esteroides para evitar uma crise hipofisária aguda.

▶ **Resumo**

Os adenomas da hipófise são, em grande parte, tumores benignos secretores ou não secretores. O diagnóstico é estabelecido por anamnese, exame físico, RM e exames hormonais. O tratamento consiste em terapia conservadora para micro e macroadenomas não secretores sem sintomas de compressão, tratamento clínico para prolactinomas e cirurgia transesfenoidal para macroadenomas sintomáticos e outros tumores hipersecretores. Algumas vezes, a craniotomia e/ou a radioterapia podem ser necessárias para controle adicional do tumor. Dependendo do estado hormonal, a reposição hormonal é necessária no pós-operatório. Geralmente, o tratamento bem-sucedido dos tumores hipofisários pode ser obtido com o esforço combinado de um endocrinologista clínico e um neurocirurgião especializado.

Chandler WF: Treatment of disorders of the pituitary gland: pearls and pitfalls from 30 years of experience. *Clin Neurosurg* 2009;56:18-22.

Fernández-Balsells MM, Murad MH, Barwise A, Gallegos-Orozco JF, Paul A, Lane MA, Lampropulos JF, Natividad I, Perestelo-Pérez L, Ponce de León-Lovatón PG, Erwin PJ, Carey J, Montori VM: Natural history of nonfunctioning pituitary adenomas and incidentalomas: a systematic review and metaanalysis. *J Clin Endocrinol Metab* 2011 Apr;96(4):905-912.

Lania A, Beck-Peccoz P: Pituitary incidentalomas. *Best Pract Res Clin Endocrinol Metab* 2012 Aug;26(4):395-403.

Lucas JW, Zada G: Endoscopic surgery for pituitary tumors. *Neurosurg Clin N Am* 2012 Oct;23(4):555-569.

Oh MC, Kunwar S, Blevins L, Aghi MK: Medical *versus* surgical management of prolactinomas. *Neurosurg Clin N Am* 2012 Oct;23(4):669-678.

Sarwar K, Huda M, Van de Velde V, Hopkins L, Luck S, Preston R, McGowan B, Carroll P, Powrie J: The prevalence and natural history of pituitary haemorrhage in prolactinoma. *J Clin Endocrinol Metab* 2013 Jun;98(6):2362-2367.

Sheth SA, Bourne SK, Tritos NA, Swearingen B: Neurosurgical treatment of Cushing disease. *Neurosurg Clin N Am* 2012 Oct;23(4):639-651.

Steffensen C, Maegbaek ML, Laurberg P, Andersen M, Kistorp CM, Norrelund H, Sørensen HT, Jorgensen JO: Heart valve disease among patients with hyperprolactinemia: a nationwide population-based cohort study. *J Clin Endocrinol Metab* 2012 May;97(5):1629-1634.

Wind JJ, Lonser RR, Nieman LK, Devroom HL, Chang R, Oldfield EH: The lateralization accuracy of inferior petrosal sinus sampling in 501 patients with Cushing's disease. *J Clin Endocrinol Metab* 2013 Jun;98(6):2285-2293.

▼ **NEUROCIRURGIA PEDIÁTRICA**

Debbie K Song, MD Cormac O. Maher, MD Karin M. Muraszko, MD

MALFORMAÇÕES CONGÊNITAS

▶ **Disrafismo craniespinal**

O disrafismo craniespinal resulta da formação e do fechamento inadequados do tubo neural durante o desenvolvimento, podendo ser classificado conforme os defeitos do tubo neural em aberto ou fechado, conforme a localização da lesão ou conforme a base embriológica para a malformação. Os defeitos abertos do tubo neural são aqueles em que os elementos neurais estão expostos ou cobertos por uma membrana displásica, ao passo que os defeitos fechados do tubo neural estão recobertos por pele.

A mielomeningocele, o tipo mais comum de disrafismo espinal compatível com a vida, ocorre com uma incidência de 1 em cada 1.200 a 1.400 nascidos vivos, devendo-se a uma falha local no fechamento do tubo neural durante a neurulação primária. A fusão do ectoderma cutâneo lateral e o processo de disjunção também mostram falhas na mielomeningocele, resultando em um defeito cutâneo na linha média sobre o tecido neural exposto, chamado de placódio neural. Assim, as mielomeningoceles são consideradas defeitos abertos do tubo neural, ocorrendo mais comumente na coluna lombar, e o nível anatômico da lesão na medula espinal se aproxima do déficit neurológico do paciente. O diagnóstico de um defeito do tubo neural pode ser suspeitado no pré-natal por um nível sérico materno aumentado de AFP e confirmado por exames de imagem intrauterina, como RM materno-fetal ou ultrassonografia. As gestantes com ingestão inadequada de ácido fólico ou com outros filhos que apresentem defeitos do tubo neural têm risco aumentado de dar à luz a um filho com mielomeningocele. A malformação de Chiari II é encontrada na maioria dos pacientes com mielomeningocele, e 80% dos pacientes com mielomeningocele têm hidrocefalia associada. Outras anormalidades do SNC que podem ser encontradas com incidência aumentada entre pacientes portadores de mielomeningocele incluem lipomas, siringomielia e diastematomielia. Os pacientes com mielomeningocele comumente apresentam problemas ortopédicos que incluem escoliose, luxação de quadril e de joelho e deformidades dos pés. Além de bexiga neurogênica, os pacientes com mielomeningocele têm risco aumentado de anormalidades urogenitais, bem como intestinais, cardíacas, esofágicas e renais. A avaliação do recém-nascido com mielomeningocele inclui ultrassonografia do crânio e do LCS, bem como avaliço com ortopedista e urologista. O neonato deve ser posicionado em decúbito ventral, aliviando a pressão sobre a mielomeningocele, que deve ser coberta para manter a umidade. O fechamento cirúrgico da mielomeningocele é realizado logo após o nascimento. O Management of Myelomeningocele Study é um estudo que está em andamento e que examina a utilidade do reparo intrauterino da mielomeningocele.

Os defeitos fechados do tubo neural, também chamados de disrafismos espinais ocultos, podem surgir de problemas na disjunção, neurulação secundária ou eventos pós-neurulação. Os tipos de defeitos fechados do tubo neural incluem tratos de seios dérmicos, lipomas espinais, cistos neurentéricos, disgenesia sacral e diastematomielia. A espinha bífida oculta, que se caracteriza por um defeito nos elementos posteriores da coluna, costuma ser um local para um defeito fechado do tubo neural subjacente. Essas malformações podem prender a medula espinal em uma posição anormalmente baixa, produzindo tensão excessiva sobre os elementos neurais. Pode haver disfunção neuronal com sintomas de uma síndrome clínica de restrição da medula, como dor nas costas ou nas pernas, piora da função motora ou sensitiva de extremidade inferior, declínio na função vesical ou intestinal, piora de deformidades ortopédicas em extremidades inferiores e escoliose progressiva. O reparo cirúrgico precoce dos disrafismos espinais ocultos é recomendado no momento do diagnóstico, para evitar o início ou impedir a progressão de sintomas neurológicos.

Os tratos de seios dérmicos são tratos com revestimento epitelial que se originam na pele da linha média, geralmente na região lombossacral caudal acima do nível de S2. O trato sinusal se estende a partir de uma abertura puntiforme na pele, por meio de processos espinais bífidos, e se estende até a dura-máter, podendo comunicar-se com a medula espinal. O revestimento do trato do seio dérmico contém apêndices cutâneos normais que podem se comunicar com o espaço intradural, podendo gerar episódios recorrentes de meningite e aracnoidite. Eles aparecem como pequenas cavidades acima da prega glútea e devem ser diferenciados dos cistos pilonidais, que ficam mais próximos do ânus. Ambas as entidades podem drenar a partir da pele. A pele ao redor do óstio de um trato de seio dérmico pode ter alteração de cor ou um tufo de pelos. Os seios dérmicos podem estar associados com lipomas, tumores dermoides ou cistos epidermoides em qualquer ponto ao longo do trato ou dentro do canal medular. O exame da criança com suspeita de trato de seio dérmico deve incluir a avaliação da função esfincteriana, dos reflexos das extremidades inferiores e das funções motora e sensitiva. O tratamento deve ser realizado de maneira rápida após o diagnóstico, para reduzir o risco de infecção do SNC e evitar o desenvolvimento de déficit neurológico. Menos frequentemente, os tratos de seios dérmicos podem ocorrer na região craniana. As localizações cranianas mais comuns são as regiões occipital ou nasal. As crianças podem apresentar uma pequena cavidade na linha média na ponta do nariz ou na região occipital e um histórico de meningite recorrente. Os tratos de seios dérmicos cranianos podem estar associados com cistos dermoides intracranianos.

Os lipomas espinais são os defeitos fechados do tubo neural mais comuns e incluem três entidades distintas: lipomas intradurais, lipomielomeningoceles e lipomas derivados da massa de células caudais incluindo fibrolipomas do filo terminal. Uma lipomielomeningocele consiste em um lipoma intradural ligado à medula espinal e que se estende por meio de defeitos na dura-máter, na coluna óssea e na fáscia, até tornar-se contínuo com a gordura subcutânea. Setenta por cento das lipomielomeningoceles estão associadas com lesões de gordura subcutânea e se apresentam como massas lombossacras cobertas de pele acima da prega glútea. A pele sobrejacente pode ter alteração de cor tipo "mancha em vinho do Porto" ou hemangioma, pode ter um tufo de pelos ou conter um óstio de um trato de seio dérmico. A extremidade caudal da medula espinal costuma estar presa em uma posição mais baixa nos casos de lipomielomeningoceles, com o cone medular posicionado abaixo do nível normal de L1-L2. Os fibrolipomas do filo terminal e os lipomas do cone distal, em contraste com as lipomielomeningoceles, são malformações da neurulação secundária. Lipomas intradurais, lipomielomeningoceles e lipomas do filo terminal podem estar presos à medula espinal. O exame neurológico nessas crianças pode ser normal, ou os pacientes podem apresentar sintomas de uma síndrome clínica de medula presa. Os sintomas podem ser mais proeminentes e os déficits neurológicos podem piorar durante saltos de crescimento. À medida que a criança ganha peso, os lipomas intraespinais também sofrem deposição de gordura, o que pode comprimir ou causar fixação de elementos neurais. O tratamento das lipomielomeningoceles inclui a liberação da medula com ressecção ou redução do volume do lipoma intraespinal.

A diastematomielia, também conhecida como malformação da medula dividida, ocorre quando a medula espinal é dividida em duas hemimedulas. As hemimedulas podem estar contidas dentro de pregas durais separadas por um septo ósseo, ou ambas podem estar contidas dentro de um único saco dural e separadas por um septo fibroso. As duas hemimedulas se unem abaixo do nível da lesão. A diastematomielia é mais comumente encontrada na coluna lombar e tem predileção pelas mulheres. As crianças com diastematomielia costumam apresentar estigmas cutâneos como nevo ou tufo de pelos (hipertricose) no nível da malformação. Anomalias ósseas, incluindo espinha bífida oculta, hemivértebras, vértebras em borboleta, esporões ósseos no nível da lesão, escoliose e deformidades ortopédicas nos pés, estão associadas com as malformações de medula dividida. Clinicamente, a diastematomielia se apresenta com sintomas de medula presa. O tratamento cirúrgico envolve ressecção de qualquer esporão e/ou septo ósseo, liberação da medula espinal e reconstituição de um saco dural único.

As encefaloceles ocorrem quando há herniação de tecido cerebral e meninges por meio de defeitos na calota craniana. O tecido contido dentro de uma encefalocele consiste em tecido neural displásico e não funcional, com quantidades variáveis de vasos sanguíneos, plexo coroide, dura e tecido ventricular. O prognóstico das crianças com encefaloceles depende da quantidade de tecido neural contida na encefalocele. As encefaloceles podem ser classificadas como malformações da fossa craniana posterior ou anterior, dependendo de sua localização; são também classificadas conforme o osso por meio do qual ocorre a herniação de tecido. As encefaloceles posteriores estão associadas com outras anomalias congênitas da linha média, incluindo mielomeningoceles, malformação de Dandy-Walker, anomalia de Klippel-Feil, cistos inter-hemisféricos dorsais, anormalidades do corpo caloso e distúrbios da migração neuronal. Nas encefaloceles occipitais e parietais, é importante delinear a relação da lesão com os seios venosos adjacentes. Os objetivos do reparo cirúrgico incluem a remoção do saco da encefalocele, a preservação de qualquer possível tecido neuronal funcional e o fechamento da dura-máter de modo hermético e da ferida com pele não displásica. Até 50% dos lactentes desenvolverão hidrocefalia dentro de 1 mês após o reparo da encefalocele, havendo, assim, necessidade de vigilância com ultrassonografias seriadas nesse grupo.

▶ Cistos aracnoides

Os cistos aracnoides são anomalias do desenvolvimento que se formam entre camadas distintas da membrana aracnoide. As paredes de um cisto aracnoide podem ficar espessadas com a deposição de colágeno ao longo do tempo ou por hemorragia. Esses cistos ocorrem mais comumente na fossa craniana média e na fossa posterior. O parênquima cerebral pode ser desviado pelo cisto aracnoide, mas o volume cerebral global costuma estar próximo do normal. Os cistos aracnoides são usualmente assintomáticos, sendo achados acidentais na grande maioria dos casos. Algumas vezes, eles podem se apresentar com sintomas específicos conforme a localização da lesão, e sua história natural costuma ser benigna. A maioria dos cistos permanece do mesmo tamanho, embora alguns possam aumentar, diminuir ou mesmo desaparecer completamente. O tratamento raramente é indicado, e apenas se o cisto aracnoide for claramente sintomático. Há várias opções de tratamento cirúrgico disponíveis, incluindo fenestração endoscópica ou aberta do cisto, bem como derivação cistoperitoneal.

▶ Malformações de Chiari

As malformações de Chiari consistem em quatro tipos de anormalidades congênitas do rombencéfalo, mas apenas as malformações tipos I e II são comumente vistas. As malformações de Chiari I são definidas nos exames de imagem quando as tonsilas cerebelares se estendem pelo menos 5 mm abaixo do forame magno (Fig. 36-18). As tonsilas podem assumir um formato de ponta ou pino, em vez de seu formato arredondado normal, causando aumento de volume no forame magno, o que limita o fluxo de LCS na junção craniovertebral. Outras anormalidades do SNC associadas com a malformação de Chiari I incluem siringomielia (cavitação dentro da medula espinal), invaginação basilar, platibasia e anomalia de Klippel-Feil. As crianças com malformações de Chiari I costumam ser assintomáticas, mas podem também apresentar cefaleia occipital exacerbada por esforço evacuatório ou tosse. Outros sintomas incluem déficit motor, dormência, escoliose progressiva, sinais de tratos longos, apneia do sono ou hidrocefalia. A avaliação deve incluir exames de imagem do cérebro e coluna

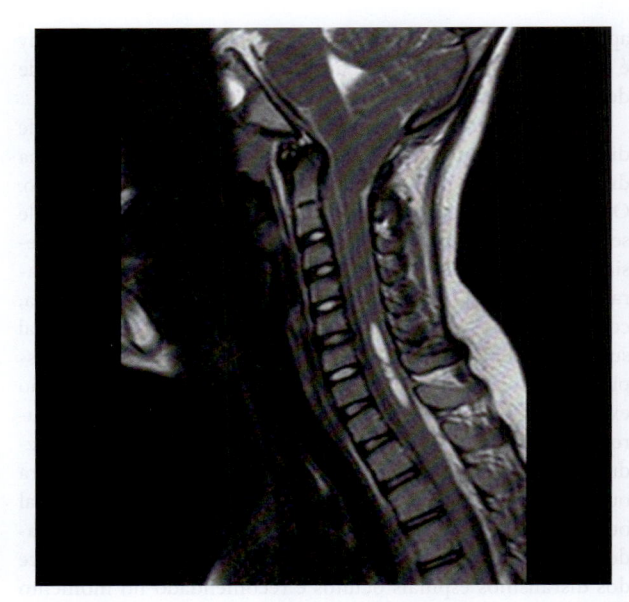

▲ **Figura 36-18** Ressonância magnética sagital ponderada em T2 de um Chiari, mostrando aspecto de prolapso das tonsilas cerebelares e siringomielia associada.

para buscar a presença de siringomielia e exames do fluxo de LCS no nível do forame magno. O tratamento cirúrgico é recomendado para crianças sintomáticas com malformação de Chiari I e siringomielia, mas não é indicada para aquelas assintomáticas sem siringomielia. A decisão de realizar o procedimento cirúrgico em uma criança com diagnóstico de malformação de Chiari I nos exames de imagem e cefaleia mas sem siringomielia deve ser feita com cuidado, devido à ocorrência comum de cefaleia, bem como de malformação de Chiari I acidental na população neurologicamente normal. O tratamento cirúrgico engloba alguma combinação de craniectomia suboccipital, laminectomia em C1 e plastia da dura-máter. A siringomielia associada com a malformação de Chiari I geralmente desaparece ou melhora de forma significativa após a descompressão da fossa posterior.

As malformações de Chiari II são encontradas em pacientes com mielomeningocele. Nos exames de imagem, esses pacientes exibem uma posição mais baixa do verme cerebelar e das tonsilas abaixo do forame magno; alongamento, torções e deslocamento do bulbo abaixo do forame magno e ao redor da medula cervical; laminação anormal do córtex cerebral; e, muitas vezes, deslocamento ascendente do cerebelo rostral por meio de um tentório mais baixo. Características adicionais das malformações de Chiari II na RM incluem hidrocefalia, fusão do colículos inferiores do tronco encefálico, uma grande massa intermédia talâmica, um terceiro ventrículo alto, um quarto ventrículo alongado e uma fossa posterior desproporcionalmente pequena, com folias cerebelares assimétricas e planas. Os pacientes sintomáticos podem apresentar apneia e outras anormalidades respiratórias secundárias à compressão do centro respiratório bulbar. Sinais de tratos longos, cefaleia, ataxia e instabilidade da marcha também podem ser evidentes. Além de mielomeningocele, outras anormalidades do SNC associadas com as malformações de Chiari II incluem impressão basilar, anomalias do corpo caloso e malformações corticais. Para os pacientes sintomáticos, o tratamento cirúrgico consiste em uma descompressão da fossa posterior. As malformações de Chiari III e IV são muito raras. As malformações de Chiari III incluem características das malformações de Chiari II, bem como uma encefalocele occipital. As malformações de Chiari IV se caracterizam por hipoplasia cerebelar grave sem encefalocele.

▶ Craniossinostose

A craniossinostose se refere à fusão prematura de uma ou mais suturas cranianas. Quando isso ocorre, o crescimento ósseo é restringido em uma direção perpendicular à sutura fusionada, havendo crescimento compensatório em outros locais. O resultado é uma cabeça deformada que pode assumir vários formatos, dependendo da sutura craniana envolvida, podendo ocorrer acometimento de uma ou várias suturas. A incidência de craniossinostose é de cerca de 5 por 10.000 nascidos vivos, e os homens são mais acometidos que as mulheres.

A sinostose sagital, o tipo mais comum de sinostose de uma única sutura, resulta em crânio alongado em forma de barco, chamado de escafocefalia. Na escafocefalia, o diâmetro biparietal está reduzido, enquanto o diâmetro anteroposterior (AP) está aumentado. É comum haver formação de bossa frontal nessa condição. Os pacientes com sinostose sagital têm uma proeminência palpável tipo quilha sobre a sutura sagital com a fusão.

A sinostose coronal pode ser unilateral ou bilateral. A sinostose coronal unilateral produz uma cabeça de formato assimétrico conhecida como plagiocefalia. A fronte do lado afetado é plana, e a fronte do lado não afetado parece ter um abaulamento anormal. A sinostose coronal bilateral resulta em braquicefalia, caracterizada por uma fronte ampla e plana. O diâmetro AP está reduzido, ao passo que os diâmetros bitemporal e biparietal estão aumentados. Quando ocorre sinostose coronal bilateral em combinação com sinostose sagital, há turricefalia resultante, que se caracteriza por uma cabeça de formato alto tipo torre com fronte vertical.

A sinostose metópica está associada com trigonocefalia, um formato de cabeça que se caracteriza por fronte de formato triangular e hipotelorismo. O diâmetro bitemporal está reduzido, e costuma haver um cume ósseo na linha média da fronte, sobre a sutura metópica fundida.

A craniossinostose lambdoide unilateral verdadeira é rara, com incidência de 1 em 300.000 nascidos vivos, e deve ser diferenciada da plagiocefalia posterior posicional, um diagnóstico cada vez mais comum. Na sinostose lambdoide unilateral, pode haver discreta proeminência da fronte no lado não afetado, tendo a orelha do lado afetado deslocamento posterior e inferior em relação à orelha contralateral do lado não afetado. O formato da cabeça é trapezoidal quando visto de cima.

Embora a maioria dos casos de craniossinostose seja esporádica e envolva apenas uma única sutura, a craniossinostose de múltiplas suturas ocorre em determinadas síndromes genéticas.

A síndrome de Crouzon é um distúrbio autossômico dominante caracterizado pela fusão prematura das suturas coronal bilateral, frontoesfenoide e frontoetmoide. Clinicamente, a condição se caracteriza por braquicefalia, hipoplasia maxilar, órbitas rasas, proptose e nariz em forma de bico. A síndrome de Apert é uma condição autossômica dominante que se caracteriza por pansinostose. Clinicamente, os pacientes têm hipertelorismo, hipoplasia da porção média da face e órbitas rasas, além de sua craniossinostose. Sindactilia simétrica e polegares curtos também são característicos da síndrome de Apert. A hidrocefalia é comum nessa condição.

O tratamento cirúrgico da craniossinostose costuma melhorar o aspecto cosmético, e as abordagens variam desde craniectomias com abertura endoscópica da sutura envolvida até a reconstrução mais extensa da calota craniana.

HIDROCEFALIA

Alterações na circulação ou absorção do LCS podem resultar em hidrocefalia, que pode ser classificada em dois tipos: obstrutiva ou comunicante. Na hidrocefalia obstrutiva, a circulação de LCS está bloqueada dentro do sistema ventricular, havendo aumento de volume nos ventrículos proximalmente à obstrução. Na hidrocefalia comunicante, a absorção de LCS está comprometida no nível das granulações aracnoides. Raramente, a hidrocefalia pode ser causada por produção excessiva de LCS, como em determinados tumores do plexo coroide.

A incidência de hidrocefalia congênita varia de 0,9 a 1,8 por 1.000 nascimentos. Hemorragias neonatais da matriz germinativa e do plexo coroide, bem como infecções, podem causar aderências no aqueduto cerebral ou no forame de Magendie e Luschka, interferindo na absorção de LCS.

A hidrocefalia pode causar elevação da PIC, o que pode se manifestar de diferentes maneiras, dependendo da idade da criança. Em neonatos e lactentes nos quais a fontanela anterior ainda está aberta, a hidrocefalia não tratada se apresentará como uma fontanela tensa ou abaulada, episódios de apneia e bradicardia, ingurgitamento de veias do couro cabeludo, paralisia do olhar para cima, diástase das suturas cranianas, aumentos rápidos no perímetro cefálico, irritabilidade, má sustentação da cabeça e ingesta oral ruim. Nas crianças com calota craniana com fontanelas já fechadas, a hidrocefalia não tratada se apresentará com sintomas de hipertensão intracraniana, incluindo letargia ou sonolência excessiva, papiledema, cefaleia, náuseas, vômitos, distúrbios da marcha, inquietação excessiva ou paralisia do olhar para cima ou lateral.

Diversas opções cirúrgicas podem ser consideradas no tratamento da hidrocefalia. O procedimento de derivação liquórica mais comum é a derivação ventriculoperitoneal, criando uma comunicação entre os ventrículos cerebrais e a cavidade peritoneal. Outros tipos de derivação podem fazer a drenagem para outras localizações, incluindo o átrio direito (derivação ventriculoatrial) ou a cavidade pleural (derivação ventriculopleural). Em crianças com determinados tipos de hidrocefalia obstrutiva, pode ser considerada uma ventriculostomia endoscópica do terceiro ventrículo, que envolve a fenestração do assoalho do terceiro ventrículo, criando uma via alternativa para o LCS.

A falha ou infecção da derivação podem se manifestar com sinais e sintomas de hipertensão intracraniana aguda. O aumento de volume ventricular pode ou não estar presente na falha da derivação. O tratamento imediato da hidrocefalia aguda e/ou falha da derivação está indicado para evitar lesão neurológica irreversível, incluindo herniação, cegueira ou morte.

TUMORES PEDIÁTRICOS DO SISTEMA NERVOSO CENTRAL

Os tumores cerebrais são os tumores sólidos mais comuns na infância. As localizações e os tipos de tumores na população pediátrica diferem dos adultos. Aproximadamente dois terços dos tumores cerebrais em crianças entre 2 e 12 anos de idade ocorrem no espaço infratentorial. Os tumores cerebrais se apresentam de várias maneiras nos diferentes grupos etários. Em neonatos e lactentes, os tumores cerebrais podem se manifestar com achados inespecíficos, e o efeito expansivo causado pelo tumor pode não ser evidente clinicamente no início do quadro, devido à complacência craniana e às fontanelas abertas. Nas crianças menores, um tumor cerebral primário pode se apresentar com sintomas relacionados à hipertensão intracraniana, como cefaleia, náuseas e vômitos. O papiledema pode ser evidente no exame de fundo de olho. Frequentemente, as crianças maiores apresentam sinais e sintomas neurológicos focais. Os tumores cerebrais pediátricos mais comuns na fossa posterior são meduloblastoma, astrocitoma pilocítico juvenil e ependimoma. Quando é feito um diagnóstico de tumor cerebral de fossa posterior, sempre que possível, deve ser realizado exame de imagem de todo o neuroeixo para avaliar a presença de metástases no canal medular.

▶ Meduloblastoma

Os meduloblastomas são responsáveis por cerca de 20% de todos os tumores cerebrais pediátricos e 30% de todos os tumores de fossa posterior em crianças. Eles aparecem como lesões hiperdensas na região do quarto ventrículo na TC e são realçados após a administração de contraste (Fig. 36-19). A ressecção cirúrgica completa ou quase completa é o objetivo, pois a extensão do tumor residual está ligada ao prognóstico. Os pacientes com meduloblastomas são estratificados em grupo padrão ou de alto risco. Aquelas crianças com menos de 3 anos de idade, com tumor residual maior que 1,5 cm² na imagem pós-operatória ou com disseminação do tumor para fora do sítio primário, demonstrado por exames de imagem ou citologia positiva no LCS, têm pior prognóstico e são classificados como de alto risco. A irradiação craniespinal pós-operatória com reforço da fossa posterior é indicada nas crianças com mais de 3 anos. Aqueles pacientes classificados como de alto risco costumam também ser tratados com quimioterapia. Devido ao aumento de morbidade da radiação em crianças com menos de 3 anos de idade, a

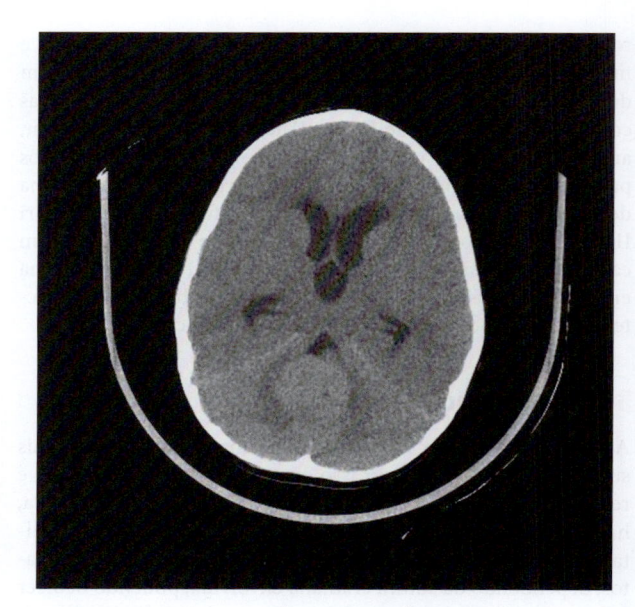

▲ **Figura 36-19** Tomografia computadorizada de crânio demonstrando uma grande lesão (meduloblastoma) dentro do quarto ventrículo causando dilatação ventricular.

quimioterapia é usada para retardar a aplicação de radiação nessas crianças menores. As recorrências, quando ocorrem, normalmente o fazem dentro de 3 anos. A sobrevida em 5 anos em pacientes de risco padrão é de 70%; nos pacientes de alto risco, é de cerca de 40%. Até 25% dos pacientes com meduloblastoma de fossa posterior podem necessitar de procedimento de derivação liquórica devido à persistência de hidrocefalia no pós-operatório.

▶ Astrocitoma cerebelar

Os astrocitomas cerebelares são responsáveis por cerca de 20% de todos os tumores cerebrais em pediatria. O pico de idade da apresentação é aos 10 anos. O aspecto característico nos exames de imagem é de um nódulo mural com realce de contraste com um cisto circundante. O objetivo do tratamento é a ressecção cirúrgica completa, pois os pacientes com ressecção macroscópica total têm sobrevida de longo prazo de 90% sem qualquer terapia adjuvante adicional.

▶ Ependimoma

Os ependimomas podem surgir em qualquer lugar do neuroeixo com relação a uma superfície ependimária. Na população pediátrica, 90% dos ependimomas são intracranianos e, entre esses, dois terços estão localizados na fossa posterior. Os ependimomas comumente surgem no assoalho do quarto ventrículo muito próximos do tronco encefálico. Quando se localizam no quarto ventrículo, os ependimomas se estendem através dos forames de Luschka e Magendie para as cisternas subaracnoides adjacentes.

A disseminação no LCS das células tumorais do ependimoma pode ocorrer em até 10% dos casos, ressaltando a importância de realizar exames de todo o neuroeixo para o estadiamento adequado da doença. O tratamento geralmente consiste em ressecção do tumor e irradiação focal pós-operatória.

▶ Glioma do tronco encefálico

Os gliomas do tronco encfálico são um grupo heterogêneo de tumores com histologia, comportamento e prognóstico variados. Os gliomas do tronco encefálico costumam ser subdivididos em quatro grupos com base nas características dos exames de imagem: gliomas difusos do tronco encefálico, gliomas focais do tronco encefálico, gliomas dorsalmente exofíticos do tronco encefálico e gliomas cervicomedulares. Os gliomas difusos do tronco encefálico representam até 80% de todos os gliomas do tronco encefálico e têm o pior prognóstico; ocorrem mais comumente na ponte e podem se estender até o bulbo ou o mesencéfalo. A maioria das crianças afetadas tem entre 6 e 10 anos de idade e apresenta um histórico clínico relativamente curto de neuropatias cranianas unilaterais ou bilaterais, ataxia progressiva, anormalidade da marcha e sinais de tratos longos. Na RM, os gliomas difusos do tronco encefálico aparecem como lesões hipointensas sem realce de contraste que expandem a ponte (Fig. 36-20). Nas sequências ponderadas em T2, são hiperintensos, e com a progressão da doença o tumor pode envolver completamente a artéria basilar. Histologicamente, eles são astrocitomas malignos (OMS graus III ou IV). O diagnóstico de um tumor difuso do tronco encefálico pode ser feito com base apenas nos exames de imagem, e a biópsia não costuma ser recomendada. Radioterapia e esteroides podem melhorar os sintomas, mas não foi demonstrado que prolonguem a sobrevida. Esses tumores são universalmente fatais, com uma sobrevida média de 8 a 10 meses.

Outros tipos de gliomas do tronco encefálico estão associados com um prognóstico favorável. Os tumores dorsalmente exofíticos do tronco encefálico crescem a partir da superfície ependimária no quarto ventrículo, para fora do tronco encefálico. Eles se caracterizam por crescimento lento e início gradual dos sintomas. Podem chegar a obstruir o fluxo de saída do LCS a partir do quarto ventrículo, resultando em hidrocefalia. A excisão cirúrgica deve ser realizada quando a morbidade prevista não for proibitiva. Histologicamente, os gliomas intrínsecos focais e os gliomas dorsalmente exofíticos do tronco encefálico costumam ser lesões de baixo grau (OMS graus I ou II). Os gliomas cervicomedulares do tronco encefálico têm comportamento e histologia semelhantes aos dos gliomas intramedulares, podendo causar sintomas como déficit motor e neuropatias de nervos cranianos inferiores. O tramento recomendado é a ressecção cirúrgica.

▶ Tumores de lactentes

Os tumores cerebrais estão presentes em 1,1 de cada 100.000 nascidos. Os tumores em lactentes incluem meduloblastoma, neuroblastoma central, tumor neuroectodérmico primitivo (TNEP) supratentorial, pineoblastoma e tumor teratoide/rabdoide atípico (TT/RA). Todos estes são tumores de alto grau com propensão para se disseminar por meio do LCS. Meduloblastoma, neuroblastoma central, TNEP supratentorial e pineoblastoma são todos considerados TNEPs com histologias semelhantes. A combinação de retinoblastomas bilaterais e um pineoblastoma na linha média é chamada de neuroblastoma trilateral e tem prognóstico reservado. Os TT/RAs costumam ser encontrados na fossa posterior e estão associados com deleções no cromossomo 22 em mais de 90% dos casos; seu prognóstico é ruim, e a maioria das crianças morre dentro de 1 ano após o diagnóstico.

▶ Tumores da região pineal

Os tumores da região da glândula pineal são responsáveis por 3 a 8% dos tumores cerebrais pediátricos. Histologicamente, os tumores da região pineal costumam ser tumores de células germinativas, como germinomas, teratomas (maduros e imaturos), carcinomas de células embrionárias, coriocarcinomas e tumores do seio endodérmico. Os germinomas são os tumores mais comuns dessa região e demonstram predileção pelo sexo masculino. Os tumores do parênquima pineal, como pineocitoma ou pineoblastoma, ocorrem com menor frequência. Os tumores da região da pineal podem comprimir o aqueduto cerebral e causar hidrocefalia. Os pacientes podem apresentar a síndrome de Parinaud, que consiste em déficit do olhar para cima, nistagmo de convergência-retração, retração palpebral, paralisia da convergência, dilatação pupilar e dissociação do reflexo pupilar à luz/convergência. Deve-se realizar exame de imagem de todo o neuroeixo, já que pode ocorrer disseminação liquórica. Marcadores tumorais que podem ser secretados por tumores de células germinativas, incluindo fosfatase alcalina placentária, AFP e

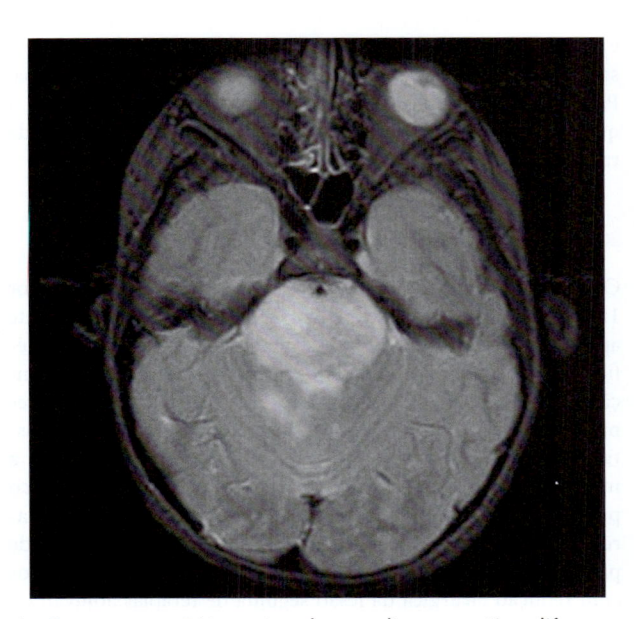

▲ **Figura 36-20** RM mostrando um glioma pontino difuso.

β-hCG, devem ser dosados no sangue e no LCS. A radioterapia com ou sem quimioterapia formam a base do tratamento dos tumores de células germinativas.

▶ Tumor neuroepitelial disembrioplásico

O tumor neuroepitelial disembrioplásico (TNED) é um tumor cortical de baixo grau com idade média de apresentação aos 7 anos, aparecendo como tumores císticos superficiais nos lobos temporais ou frontais. Na RM, eles são hipointensos nas sequências ponderadas em T1, hiperintensos nas sequências ponderadas em T2 e não sofrem realce por contraste. O giro cortical afetado geralmente tem aspecto bolhoso, não havendo edema nem efeito expansivo pelo tumor. Os pacientes com esses tumores costumam apresentar um longo histórico de convulsões parciais complexas intratáveis e têm exame neurológico normal. A ressecção macroscópica total do tumor é curativa e costuma eliminar as convulsões.

▶ Tumores selares

Os tumores que surgem na região da sela túrcica e da glândula hipófise em crianças incluem adenomas hipofisários e craniofaringiomas. Os adenomas hipofisários são relativamente raros entre crianças, mas os craniofaringiomas representam de 6 a 9% de todos os tumores cerebrais pediátricos e são as lesões não gliais mais comuns em crianças. Nos exames de imagem, os craniofaringiomas aparecem como tumores císticos de localização suprasselar, sendo comuns as calcificações. Os craniofaringiomas são hiperintensos nas sequências ponderadas em T1 e T2 devido ao conteúdo de gordura, colesterol e proteínas dentro do cisto. Os craniofaringiomas podem causar sintomas atribuíveis à hipertensão intracraniana e à hidrocefalia ou podem se apresentar com distúrbios visuais. Além disso, podem causar distúrbios endócrinos, como retardo de crescimento, diabetes insípido, hipotiroidismo ou disfunção menstrual. Há necessidade de avaliação endócrina abrangente nos pacientes com suspeita de craniofaringioma. A abordagem cirúrgica depende da localização e da extensão do craniofaringioma, e as potenciais complicações cirúrgicas incluem diabetes insípido ou insuficiência hipotalâmica.

▶ Gliomas ópticos hipotalâmicos

Os gliomas das vias ópticas são mais comuns na população pediátrica. Nessa categoria estão incluídos gliomas do nervo óptico e os astrocitomas quiasmáticos/hipotalâmicos. Histologicamente, costumam ser astrocitomas pilocíticos. Os gliomas do nervo óptico cotumam estar associados com NF1. Os gliomas do quiasma óptico e do hipotálamo são tumores císticos e globulares que sofrem realce por contraste e raramente calcificam, podendo causar hidrocefalia devido à compressão no forame de Monro. Os lactentes com gliomas hipotalâmicos/quiasmáticos apresentam perda visual, macrocefalia e uma síndrome diencefálica que consiste em dificuldade em ganhar peso, caquexia, hiperatividade motora e hiperativação. As crianças de 2 a 5 anos de idade podem apresentar perda visual e disfunção endócrina, incluindo estatura baixa ou puberdade precoce. Os sintomas em crianças maiores incluem perda visual e hipo-hipofisarismo. Os objetivos do tratamento cirúrgico para os tumores quiasmáticos/hipotalâmicos são a obtenção de um diagnóstico tecidual e o restabelecimento da circulação do LCS. A radioterapia tem um benefício claro na extensão da sobrevida livre de progressão. A taxa de ausência de recidiva em 10 anos é de cerca de 55% com a radioterapia, e de 14% apenas com a biópsia. A quimioterapia está reservada para pacientes com menos de 5 anos de idade para retardar a utilização da radioterapia. A sobrevida em 10 anos após biópsia cirúrgica e radioterapia para os gliomas quiasmáticos/hipotalâmicos varia de 48 a 55%. Esses tumores e seus tratamentos estão associados com morbidade significativa, incluindo alterações visuais, disfunção endócrina, obesidade e declínio neurocognitivo.

▶ Tumores do plexo coroide

Os tumores do plexo coroide incluem papilomas do plexo coroide e carcinomas do plexo coroide, e representam de 2 a 4% de todos os tumores cerebrais pediátricos. Os papilomas do plexo coroide ocorrem no átrio do ventrículo lateral em crianças e estão aderidos ao plexo coroide. Esses tumores são muito realçados por contraste e podem ter calcificações. Se for obtida uma ressecção macroscópica total do tumor, não há necessidade de terapia adjuvante, pois são tumores de graus I ou II OMS e com bom prognóstico. Os carcinomas do plexo coroide são tumores malignos para os quais a média de idade do diagnóstico é de 2 anos. Como os papilomas do plexo coroide, esses tumores costumam se localizar nos ventrículos laterais. Quarenta e cinco por cento dos carcinomas do plexo coroide demonstram disseminação no momento do diagnóstico. Esses tumores contêm necrose e podem apresentar hemorragia. O tratamento consiste em ressecção cirúrgica, radioterapia e, possivelmente, quimioterapia. Para as crianças com menos de 3 anos de idade, é utilizada a quimioterapia com múltiplos agentes para retardar o início da radioterapia, sendo ruim o prognóstico.

▶ Tumores medulares

Os tumores da medula espinal em crianças são responsáveis por 15% de todos os tumores pediátricos do SNC. Normalmente apresentam-se com dor progressiva nas costas e nas pernas, déficit neurológico, instabilidade da marcha, torcicolo ou disfunção intestinal ou vesical. Os tumores intradurais intramedulares mais comuns são tumores gliais de baixo grau, incluindo os astrocitomas. O tratamento consiste em cirurgia precoce, pois a morbidade pós-operatória é pior se houver déficit neurológico pré-operatório. As ressecções quase totais de gliomas medulares de baixo grau em crianças podem conferir sobrevida livre de progressão em longo prazo. Os gliomas de alto grau são tratados com redução cirúrgica da lesão seguida de terapias adjuvantes. Os tumores intradurais extramedulares em crianças incluem cistos dermoides, teratomas e neurofibromas. Os tumores extradurais raquidianos primários que ocorrem na infância podem apresentar-se com mielopatia e compressão medular; tais tumores incluem cistos ósseos aneurismáticos, osteomas osteoides, osteoblastomas, granulomas eosinofílicos e, raramente, doença metastática.

Facomatoses

As facomatoses são síndromes neurocutâneas que se manifestam com lesões cutâneas e tumores do SNC, sendo a maioria hereditária. A NF1 é uma condição hereditária autossômica dominante causada por uma mutação no cromossomo 17. Os gliomas do nervo óptico estão associados com NF1 e, nas crianças acometidas, isso geralmente ocorre antes de 6 anos de idade. A NF2 é uma síndrome autossômica dominante que resulta de uma mutação no cromossomo 22. Os tumores característicos do SNC associados com a NF2 incluem neurilemomas acústicos bilaterais, meningiomas, schwannomas e ependimomas medulares.

A esclerose tuberosa (ET) é uma síndrome autossômica dominante que surge de mutações nos cromossomos 9, 11 ou 16. As crianças portadoras de ET podem apresentar hamartomas periventriculares conhecidos como nódulos subependimários próximos do forame de Monro e adjacentes ao núcleo caudado. Em 15% dos pacientes com ET, os nódulos subependimários podem se transformar em astrocitomas de células gigantes subependimários, uma lesão de grau I OMS. Essas lesões são tumores benignos que sofrem realce pelo contraste e que surgem no forame de Monro e causam hidrocefalia obstrutiva. Esses tumores costumam ocorrer antes do final da segunda década de vida, podem aumentar de tamanho ao longo do tempo, e a ressecção macroscópica total do astrocitoma de células gigantes subependimário é considerada curativa. As lesões do SNC na ET frequentemente causam convulsões.

A doença de von Hippel-Lindau (VHL) é uma doença autossômica dominante devido a uma mutação no cromossomo 3. Os pacientes com VHL podem apresentar hemangioblastomas, mais comumente na fossa posterior e na medula espinal. Embora os hemangioblastomas sejam considerados tumores benignos, eles podem recorrer em múltiplas localizações nos pacientes com VHL.

DOENÇAS CEREBROVASCULARES EM CRIANÇAS

Aneurismas e malformações vasculares

As crianças podem apresentar uma variedade de malformações vasculares intracranianas, como malformações arteriovenosas (MAVs), angiomas venosos, telangiectasias capilares e malformações cavernosas. As MAVs podem se apresentar com convulsões ou déficits focais decorrentes de uma hemorragia, que pode ser recorrente sem tratamento. As MAVs nos pacientes pediátricos costumam ser tratadas com ressecção cirúrgica, mas algumas vezes podem ser tratadas com radioterapia estereotáxica ou técnicas de embolização. Em pacientes portadores de síndrome de malformações cavernosas hereditária autossômica dominante, as malformações cavernosas podem ser múltiplas, havendo hemorragia em idade precoce. Os cavernomas são tratados com ressecção cirúrgica. A ruptura de aneurismas saculares intracranianos é rara na população pediátrica. Dependendo do tamanho e da configuração do aneurisma, essas lesões podem ser tratadas por clipagem cirúrgica, colocação endovascular de molas ou tratamento conservador.

Malformações da veia de Galeno

As malformações da veia de Galeno são malformações vasculares congênitas caracterizadas por extensos vasos alimentadores arteriais drenando para uma veia de Galeno aumentada de tamanho. Embora essas malformações sejam também conhecidas como aneurismas da veia de Galeno, elas representam fístulas arteriovenosas. Os recém-nascidos podem apresentar insuficiência cardíaca de alto débito devido à comunicação arteriovenosa. A hidrocefalia é comum por compressão do aqueduto cerebral pela malformação. As convulsões também estão associadas com essas lesões. A presença de extensa comunicação arteriovenosa pode produzir um efeito de roubo e resultar em isquemia e infarto cerebral. O prognóstico pode ser ruim para pacientes diagnosticados precocemente com insuficiência cardíaca na infância. O prognóstico é favorável para os pacientes diagnosticados mais tardiamente. O tratamento geralmente envolve a embolização endovascular das artérias alimentadoras.

Doença Moyamoya

A doença Moyamoya é uma vasculopatia idiopática que leva à oclusão progressiva de uma ou ambas as artérias carótidas internas com formação secundária de uma rede de capilares colaterais na base do cérebro. A doença também pode envolver as artérias cerebrais média proximal e anterior. Na angiografia, os vasos colaterais têm um aspecto característico de "nuvem de fumaça". As crianças com doença Moyamoya apresentam eventos isquêmicos que podem ser provocados por esforço evacuatório ou hiperventilação. Cefaleia refratária, convulsões e hemiplegia alternante também estão associadas com a doença Moyamoya. A doença Moyamoya é tratada com revascularização cirúrgica para melhorar o fluxo sanguíneo por meio de procedimentos de *bypass* direto ou indireto.

ESPASTICIDADE

A espasticidade em crianças é mais comumente causada por paralisia cerebral, e há várias opções cirúrgicas disponíveis para o tratamento. Para determinar se uma criança com hipertonia irá se beneficiar com a intervenção cirúrgica, é importante avaliar se a distonia está presente e qual sua contribuição para a hipertonia, o potencial da criança para caminhar e em que extensão a espasticidade subjacente é útil para a criança em termos de fornecer resistência e permitir que ela sustente o próprio peso. Além de medicamentos, procedimentos ortopédicos e injeções periódicas que são usadas para tratar a espasticidade, os tratamentos neurocirúrgicos para a espasticidade incluem a colocação de uma bomba intratecal de baclofeno e a rizotomia dorsal seletiva (RDS). A bomba intratecal de baclofeno envolve a inserção de um cateter no espaço intratecal e sua conexão a uma bomba subcutânea, de modo que o fármaco antiespasticidade baclofeno possa ser administrado continuamente. Dependendo do nível medular em que o cateter é colocado, pode-se tratar a espasticidade de membros superiores e inferiores. As bombas intratecais de baclofeno são úteis se as extremidades superiores forem afetadas por hipertonia grave, se o tônus conferido pela espasticidade for necessário para o paciente ficar de pé ou caminhar, ou se a espasticidade de extremidades inferiores em pacientes que não caminham for incapacitante e dificultar o cuidado dos pacientes. Aqueles pacientes que caminham e cuja espasticidade afeta, principalmente, suas extremidades inferiores podem ser candidatos para uma RDS. Acredita-se que impulsos que entram na medula espinal por meio das raízes dorsais tenham efeito final excitatório sobre as raízes anteriores, contribuindo para a espasticidade. A premissa de uma RDS é estimular intraoperatoriamente as raízes de nervos dorsais lombossacros e registrar as respostas a partir de raízes nervosas anteriores e músculos. Isso permite a identificação daquelas raízes que estão relativamente mais envolvidas na manutenção da hipertonia, sendo as raízes nervosas então seccionadas. Foi demonstrado que a RDS melhora a capacidade de caminhar, mas o procedimento não confere essa capacidade aos pacientes que não o faziam anteiormente.

TRAUMATISMO PEDIÁTRICO E LESÕES DE PARTO

▶ Princípios gerais

A lesão craniana e seu tratamento são discutidos em outros trechos deste capítulo, e os princípios terapêuticos usados no tratamento do traumatismo em adultos também se aplicam ao paciente pediátrico. Determinados aspectos do traumatismo que são exclusivos da população pediátrica são destacados a seguir. As lesões cranianas são 30 vezes mais comuns em crianças do que as lesões de medula espinal, representando a causa mais comum de mortalidade e morbidade em crianças. Em lactentes e crianças menores, o cérebro e a cabeça são desproporcionalmente grandes em comparação com o tronco e o torso, e o pescoço e a musculatura paravertebral têm desenvolvimento incompleto. Nas crianças com menos de 4 anos, o crânio é mole, unilaminar e sem díploe; em razão disso, ele é mais propenso a fraturas e oferece menos proteção ao cérebro para a absorção de um impacto traumático. As fraturas de crânio em crianças podem ser lineares, deprimidas ou fraturas "em bola de pingue-pongue". Essas fraturas ocorrem em recém-nascidos e aparecem como uma área focal de afundamento no crânio, que lembra uma bola de pingue-pongue quebrada. Quando ocorrem na região temporoparietal não requerem intervenção cirúrgica, pois o crânio em crescimento irá corrigir a deformidade; a elevação cirúrgica de uma fratura frontal em bola de pingue-pongue pode ser considerada por questões cosméticas.

▶ Traumatismo não acidental

O traumatismo craniano não acidental é a principal causa de morte e morbidade em crianças com menos de 2 anos de idade. Na síndrome do bebê sacudido, pode haver poucos sinais externos de traumatismo e lesão neurológica significativa. De outro modo, a criança pode apresentar letargia, irritabilidade, dificuldade de alimentação, episódios de apneia ou convulsões. Fraturas múltiplas de crânio que estejam associadas com lesão cerebral subjacente, hematomas subdurais crônicos bilaterais ou hematomas subdurais de várias idades, HSA e hemorragias retinianas aumentam a suspeita de abuso infantil. As hemorragias subdurais comumente ocorrem ao longo das convexidades bilaterais ou na fissura inter-hemisférica posterior. A RM é o exame de imagem mais adequado para avaliar hematomas subdurais de várias idades, bem como a extensão da LAD que ocorre com as forças de aceleração-desaceleração e rotacionais na síndrome do bebê sacudido. A avaliação deve incluir exames de imagem cerebrais e possivelmente da coluna, uma avaliação de todo o esqueleto para fraturas de ossos longos ou costelas, um exame de fundo de olho para avaliar hemorragias retinianas e um exame externo abrangente para avaliar a presença de hematomas. A morte em casos de traumatismo não acidental costuma ocorrer por hipertensão intracraniana refratária.

▶ Traumatismo espinal

O traumatismo da medula espinal é relativamente raro na população pediátrica, sendo responsável por 5% de todas as lesões medulares. A coluna dos pacientes pediátricos continua a se desenvolver durante as primeiras 2 décadas de vida. A lesão ligamentar é mais comum que a lesão óssea, devido à frouxidão ligamentar e à imaturidade da musculatura de sustentação e das articulações da coluna em fase de desenvolvimento. A coluna cervical é mais comumente lesada em crianças; naquelas com menos de 9 anos de idade, dois terços das lesões ocorrem na coluna cervical, entre os níveis C1 e C3.

Al-Holou WN, Yew AY, Boomsaad ZE, Garton HJ, Muraszko KM, Maher CO: Prevalence and natural history of arachnoid cysts in children. *J Neurosurg Pediatr* 2010;5(6):578-585.

Cunningham ML, Heike CL: Evaluation of the infant with an abnormal skull shape. *Curr Opin Pediatr* 2007;19:645-651.

Lew SM, Kothbauer KF: Tethered cord syndrome: an updated review. *Pediatr Neurosurg* 2007;43:236-248.

Nield LS, Brunner MD, Kamat D: The infant with a misshapen head. *Clin Pediatr* 2007;46:292-298.

Shu HG, Sall WF, Maity A, et al: Childhood intracranial ependymomas. Twenty-year experience from a single institution. *Cancer* 2007;110:432-441.

Strahle J, Muraszko KM, Kapurch J, Bapuraj JR, Garton HJ, Maher CO: Chiari malformation Type I and syrinx in children undergoing magnetic resonance imaging. *J Neurosurg Pediatr* 2011;8(2):205-213.

Strahle J, Muraszko KM, Kapurch J, Bapuraj JR, Garton HJ, Maher CO: Natural history of Chiari malformation type I following decision for conservative treatment. *J Neurosurg Pediatr* 2011:8(2):214-221.

ANEURISMAS INTRACRANIANOS E MALFORMAÇÕES ARTERIOVENOSAS

Aditya S. Pandey, MD Tristram Horton, MD John A Cowan, Jr, MD Neeraj Chaudhary, MD Joseph G. Gemmete, MD B. Gregory Thompson, MD

ANEURISMAS INTRACRANIANOS

Considerações gerais

Os aneurismas intracranianos (AIs) representam dilatação ou expansão anormais de uma artéria dentro da calota craniana. Estudos de autópsias sugerem que os AIs estão presentes em 1 a 5% da população. A maioria dos estudos epidemiológicos sugere que esses aneurismas são mais comuns em mulheres (3:2) e resultam na apresentação clínica em cerca de 30.000 a 35.000 pessoas anualmente nos Estados Unidos. Os aneurismas são classificados como saculares, fusiformes ou micóticos, podendo ser rotos, não rotos ou em expansão. Os aneurismas podem estar localizados em qualquer lugar dentro da rede arterial cerebral, mas estão mais comumente localizados no polígono de Willis. O tipo específico, o estado e a localização de um AI pode afetar drasticamente a apresentação clínica de um paciente, suas opções de tratamento e o desfecho. Os AIs podem ser detectados por diversos exames de imagem, incluindo angiografia cerebral (Fig. 36-21), ATC ou ARM. Os pacientes com AI devem ser encaminhados para um neurocirurgião especializado no tratamento de doenças neurovasculares.

Tabela 36-6 Escala de Hunt-Hess[1]

Grau	Achados
I	Cefaleia leve ou rigidez de nuca
II	Cefaleia grave, rigidez de nuca, possível déficit de nervo craniano
III	Letargia, confusão, déficit focal leve
IV	Estupor, hemiparesia moderada ou grave, postura em descerebração precoce
V	Coma profundo, postura em descerebração, paciente moribundo

[1]Adaptada de: Hunt WE, Hess RM: Surgical repair as related to time of intervention in the repair of intracranial aneurysms. *J Neurosurg* 1968;28:14.

Achados clínicos

Um AI roto normalmente se apresenta como cefaleia súbita intensa associada a rigidez de nuca e letargia. Os pacientes costumam descrever a cefaleia como "a pior cefaleia da minha vida", mas hemorragias sentinelas (ou menores) podem não se apresentar com a mesma intensidade. Outros achados na apresentação podem incluir vômitos, convulsões, déficit neurológico focal (p. ex., hemiparesia, paralisia oculomotora, etc.) ou coma. A escala de graduação de Hunt-Hess é comumente usada para comunicar a intensidade dos sintomas e costuma ser utilizada para estratificar o risco dos pacientes (Tab. 36-6). As escalas de Fisher e World Federation of Neurological Surgeons também são usadas para classificar os pacientes que apresentam HSA espontânea, respectivamente com base radiológica e clínica. Cerca de 10 a 20% dos pacientes morrem antes de chegar ao hospital, e a mortalidade global se aproxima de 30 a 50%. O pico de idade da ruptura é entre 45 e 55 anos, sendo a taxa de ressangramento de cerca de 25% em duas semanas e de 50% em 6 meses. A mortalidade de um ressangramento se aproxima de 80%.

Como as artérias cerebrais se situam no espaço subaracnoide, a ruptura de um aneurisma resulta em HSA. As HSAs têm aspecto clássico na TC, quando o sangue preenche o espaço liquórico ao redor do córtex, do tronco encefálico e do cerebelo (Fig. 36-22). O diagnóstico diferencial da HSA inclui ruptura de aneurisma, traumatismo, coagulopatia, sangramento venoso pré-tronco (perimesencefálico), MAV craniana/espinal ou trombose de seio venoso dural. A ruptura de AI pode causar hemorragia intracerebral, hemorragia subdural e hemorragia intraventricular.

Os AIs em expansão podem apresentar sintomas de HSA. Os pacientes com um AI em expansão podem exibir sintomas neurológicos consistentes com a compressão focal. Embora a apresentação não costume ser tão dramática quanto na ruptura, os

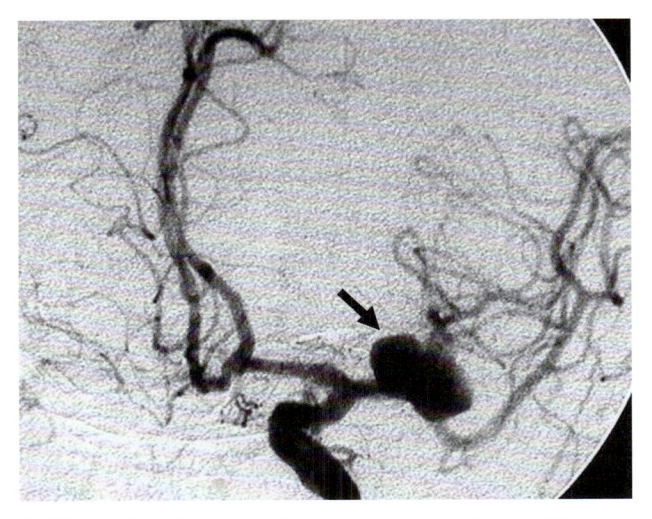

▲ **Figura 36-21** Angiografia cerebral da artéria carótida esquerda (AP) demonstrando um grande aneurisma (seta) na bifurcação da artéria cerebral média.

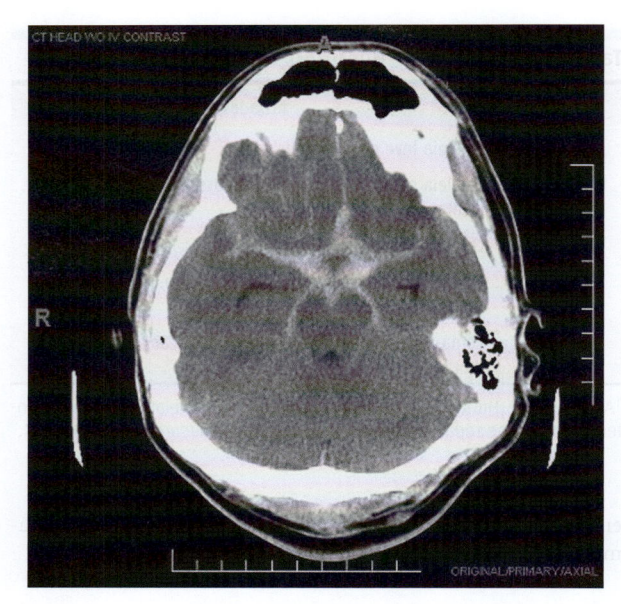

▲ **Figura 36-22** Aspecto clássico de uma grande hemorragia subaracnoide. Observe que o padrão hemorrágico preenche os espaços do líquido cerebrospinal na base do crânio e ao redor do tronco encefálico.

AACs em expansão devem ser tratados como emergências. O déficit específico na apresentação depende da localização do aneurisma. Os aneurismas ao longo da artéria comunicante posterior (ComP) classicamente apresentam-se como uma paralisia de terceiro nervo (dilatação pupilar, abdução do olho em posição de olhar para fora). Os aneurismas ao longo da artéria cerebral posterior, embora mais raros, podem ter essa apresentação. Os aneurismas da artéria comunicante anterior (ComA) podem apresentar-se com sinais de compressão das vias ópticas. Os aneurismas cavernosos da artéria carótida interna podem produzir paralisias oculomotoras com dor retro-orbitária. Os aneurismas da artéria oftálmica podem causar perda de visão unilateral. Os aneurismas gigantes (> 2,5 cm) podem causar sintomas mais pronunciados, incluindo hemiparesia, hidrocefalia obstrutiva, disfunção hipotalâmica, convulsões e compressão do tronco encefálico devido ao efeito expansivo.

Com a disponibilidade e a resolução crescentes das modalidades de neuroimagem, a detecção de aneurismas não rotos (e, geralmente, assintomáticos) é cada vez maior. Embora haja controvérsia, a taxa estimada de ruptura de um AI não roto é de 0,1 a 2% ao ano, sendo o risco de ruptura dependente de diversos fatores, incluindo tamanho, formato e localização. Outros fatores, incluindo hipertensão e história de tabagismo, bem como a predisposição genética (sexo feminino, histórico familiar de HSA, determinadas arteriopatias), também são importantes para estimar o risco de crescimento e ruptura do aneurisma. Considerando as consequências potencialmente devastadoras da ruptura de um AI, o tratamento de um AI não roto deve ser considerado na maioria dos casos.

▶ **Tratamento**

A. Tratamento inicial

Uma anamnese e um exame físico rápidos, incluindo a determinação de via aérea, respiração e circulação, devem ser realizados em pacientes com suspeita de AIs rotos. Os pacientes com via aérea instável ou não protegida ou com pouco esforço respiratório devem ser intubados e colocados em ventilação mecânica. A manutenção de valores de PCO_2 entre 28 e 32 mmHg, faixa na qual ocorre perfusão adequada, pode ajudar a reduzir agudamente a PIC. A pressão arterial deve ser controlada com um nível máximo de 160/90 mmHg, mantida com o uso eventual de medicamentos intravenosos. Anticonvulsivantes e agentes gastrintestinais (bloqueador H_2 ou inibidor da bomba de prótons) profiláticos devem também ser usados. Um acesso arterial e um acesso venoso central devem ser instalados para auxiliar o tratamento. Os exames laboratoriais básicos devem incluir gasometria arterial, hemograma completo, coagulação, nível de sódio, ureia e creatinina. Também se devem obter eletrocardiograma e radiografia de tórax. Algumas vezes, os pacientes que apresentam HSA podem exibir sinais e sintomas de edema pulmonar e/ou insuficiência cardíaca, necessitando de intervenção adicional. A determinação do tipo e estado do AAC, por meio de exame de imagem cerebral, é fundamental para ditar o restante do algoritmo de tratamento. A demonstração de HSA na TC inicial nos pacientes com suspeita de AAC deve ser imediatamente seguida por uma avaliação circulatória cerebral (angiografia convencional, ATC, etc.). Se a TC de crânio não demonstrar HSA e a suspeita for alta, uma punção lombar pode ser realizada. Normalmente, nos casos de HSA com TC negativa, a punção lombar irá revelar xantocromia ou contagem de eritrócitos que não diminuem (ou "desaparecem") ao longo de amostras seriadas de LCS. A derivação liquórica, comumente por ventriculostomia, deve ser realizada se o paciente apresentar hidrocefalia ou houver risco de PIC elevada.

B. Tratamento cirúrgico

Atualmente, existem duas (três) modalidades principais para tratamento de AACs: oclusão com clipe cirúrgico, embolização endovascular e, mais recentemente, derivação do fluxo endovascular. A oclusão com clipe cirúrgico necessita de craniotomia aberta e dissecção microcirúrgica até a base de um AAC para aplicar um clipe cirúrgico ao redor do colo do aneurisma. Em alguns casos, o aneurisma pode necessitar de isolamento e derivação (cirúrgica ou endovascular) para o tratamento. A embolização endovascular utiliza uma abordagem semelhante à da angiografia convencional, sendo, portanto, menos invasiva. O cirurgião endovascular conduz um microcateter até o defeito aneurismático e insere micromolas destacáveis dentro da cúpula do aneurisma. Essas micromolas promovem a formação de trombo, excluindo dessa forma o aneurisma da circulação.

A decisão entre clipagem e microembolização de um AAC é complexa e está além do escopo deste texto. Os fatores considerados nessa decisão incluem a idade do paciente, sua condição clínica global e a preferência, bem como o tamanho do aneurisma, sua localização e morfologia e o estado de roto *ou* não roto. Até o momento, um ensaio clínico tentou comparar as duas abordagens em um grupo muito seleto de pacientes com AACs rotos. O estudo concluiu que a embolização endovascular resultava em morbidade e mortalidade pouco menores em 1 ano de acompanhamento. Os três estudos randomizados prospectivos que compararam clipagem e embolização concluíram que a embolização tinha menor risco de desfecho desfavorável em comparação com a clipagem no tratamento de AIs rotos. Um estudo concluiu que a clipagem era superior à microembolização, com um risco significativamente maior de morte ou reinternação por ressangramento em pacientes tratados por via endovascular, mas esse estudo era limitado por seu delineamento de coorte retrospectiva. As séries de casos com acompanhamento de longo prazo demonstraram algum aumento no ressangramento e/ou na necessidade de tratamento adicional com a embolização endovascular em comparação com a oclusão por clipe, embora os estudos mais recentes mostrem redução nas taxas de recorrência e ressangramento após o tratamento endovascular de AIs. Outro estudo concluiu que a taxa de ressangramento era em função do grau de oclusão do aneurisma no tratamento inicial, e não da própria modalidade de tratamento.

C. Tratamento clínico

O tratamento clínico de pacientes submetidos a oclusão por clipe cirúrgico ou embolização endovascular de um AAC roto é particularmente difícil. Os pacientes necessitam de recuperação em UTI especializada em problemas neurológicos. Após o aneurisma estar tratado, os parâmetros de pressão arterial são relaxados, permitindo-se uma hipertensão "permissiva" (normalmente não se trata a menos que a PAS seja > 200 mmHg). Sondas de traqueostomia e alimentação enteral são precocemente colocadas em pacientes com déficits neurológicos que afetam a função respiratória ou de deglutição. Os pacientes costumam receber nimodipina, que demonstrou reduzir um pouco o vasoespasmo no pós-operatório. Infusões de sulfato de magnésio são usadas em alguns centros para a prevenção de vasoespasmo, embora os dados referentes a isso, apesar de promissores, sejam iniciais.

O vasoespasmo é uma resposta idiopática dos vasos sanguíneos cerebrais à presença de sangue subaracnoide, ocorrendo vasoconstrição e limitando o fluxo sanguíneo distal. O pico de tempo para o vasoespasmo ocorre entre 4 e 14 dias após o sangramento. Cerca de 20 a 40% dos pacientes têm vasoespasmo sintomático, e 30% desses sofrem déficit neurológico permanente. O vasoespasmo pode ocorrer em qualquer local ao longo de um vaso e em vasos distantes do aneurisma tratado. Os pacientes podem exibir sequelas neurológicas significativas pelo vasoespasmo, como hemiparesia, afasia, distúrbios visuais, etc., dependendo do vaso acometido; achados sutis, incluindo elevação na temperatura e alterações no sensório, podem indicar o surgimento do vasoespasmo. O vasoespasmo costuma ser tratado com o uso de um regime chamado de terapia do "triplo H". Essa terapia envolve hipertensão arterial (com o uso de vasopressores quando necessário para obter PAS > 180), hemodiluição (obter hematócrito de cerca de 30%) e hipervolemia (com o uso de albumina ou soluções hipertônicas para obter pressão venosa central [PVC] de 8-14 mmHg). A angioplastia cerebral é uma medida eficaz para o tratamento da constrição proximal e é um tratamento de primeira linha para pacientes sintomáticos. O espasmo distal ou difuso pode responder a injeções de bloqueadores dos canais de cálcio (p. ex., verapamil e nicardipina), papaverina ou milrinona (um inibidor da fosfodiesterase 3) por meio de um microcateter superseletivo.

▶ Desfechos e prognóstico

Nos casos eletivos de oclusão com clipe cirúrgico ou embolização endovascular, as taxas de mortalidade (1-2%) e de morbidade (5-10%) são relativamente baixas. Os fatores de risco para um desfecho ruim incluem a localização do aneurisma, seu tamanho e a presença de ruptura intraoperatória, bem como outras comorbidades (p. ex., doença arterial coronariana, diabetes, idade, etc.). Em pacientes que apresentam HSA, a idade, as comorbidades e o grau de Hunt-Hess são os fatores prognósticos mais fortes do desfecho. Em geral, para pacientes suficientemente estáveis para a intervenção cirúrgica, as taxas de mortalidade variam entre 10 e 20%, com taxas de morbidade de 20 a 40%.

Amenta PS, Dalyai RT, Kung D, et al: Stent-assisted coiling of wide-necked aneurysms in the setting of acute subarachnoid hemorrhage: experience in 65 patients. *Neurosurgery* 2012;70(6):1415-1429.

International Subarachnoid Hemorrhage Aneurysm Trial (ISAT) of Neurosurgical Clipping *versus* Endovascular Coiling in 2143 Patients with Ruptured Intracranial Aneurysms: a randomised trial. *Lancet* 2002;360:1267-1274.

Johnston SC: Rates of delayed rebleeding from intracranial aneurysms are low after surgical and endovascular treatment. *Stroke* 2006;37:1437-1442.

Johnston SC, Dowd CF, Higashida RT, et al: Predictors of rehemorrhage after treatment of ruptured intracranial aneurysms. The Cerebral Aneurysm Rerupture after Treatment (CARAT) Study. *Stroke* 2008;39:120-125.

Molyneux AJ, Kerr RS, Yu L, et al: International Subarachnoid Aneurysm Trial (ISAT) of Neurosurgical Clipping *versus* Endovascular Coiling in 2143 Patients with Ruptured Intracranial Aneurysms: a randomised comparison of effects on survival, dependency, seizures, rebleeding, subgroups, and aneurysm occlusion. *Lancet* 2005;366:809-817.

McDougall CG, Spetzler RF, Zabramski JM, et al: The barrow ruptured aneurysm trial. *J Neurosurg* 2012;116:135-144.

O'Kelly, CJ, Kulkarni AV, Austin PC, et al: The impact of therapeutic modality on outcomes following repair of ruptured intracranial aneurysms: an Administrative Data Analysis. *J Neurosurgery* 2010;113:795-801.

MALFORMAÇÕES ARTERIOVENOSAS

Conceitos principais:

1. Conexões anormais congênitas de artérias e veias sem capilares entre eles;
2. O risco anual de ruptura das MAVs cerebrais é de 2 a 4% ao ano;
3. O tratamento pode ser cirúrgico, endovascular ou com radiocirurgia, com o objetivo de hemorragia intracraniana;
4. Em algumas situações, pode ser apropriado o tratamento expectante.

▶ Considerações gerais

As MAVs são emaranhados de conexões anormais congênitas entre artérias e veias sem a interposição normal de leitos capilares. Noventa por cento das MAVs são encontradas no espaço supratentorial, e o restante no tronco encefálico e medula. As MAVs podem apresentar-se em qualquer idade, mas são mais comuns em pacientes jovens. As malformações vasculares são comumente vistas na prática neurocirúrgica e, com as técnicas modernas de imagem, são cada vez mais diagnosticadas em pacientes assintomáticos, quando avaliados por cefaleia ou após traumatismo craniano menor. Por isso, além de seu risco de ruptura e da elevada morbidade associada com a hemorragia intracraniana, é importante que todos os médicos que trabalham em cuidados agudos conheçam a apresentação, a abordagem inicial e o tratamento dessas lesões.

▶ Epidemiologia e apresentação

Como muitas MAVs são assintomáticas, é difícil determinar com certeza a sua prevalência. Dados de necrópsia estimam que as MAVs ocorrem em menos de 1 a 4% da população. Um número limitado de exames baseados na população foi conduzido para avaliar a história natural e o risco de hemorragia em pacientes com MAVs. Ao aconselhar os pacientes, a seguinte fórmula tem sido usada para estimar o risco vitalício de hemorragia intracraniana devido à ruptura de MAV:

Risco vitalício (%) = 105 – idade do paciente em anos

A hemorragia é a apresentação mais comum, ocorrendo em mais de 50% dos pacientes. Por isso, muitos pacientes com MAVs são inicialmente avaliados no setor de emergência. Convulsões e cefaleia também são frequentes, especialmente nas lesões maiores. As MAVs medulares podem causar dor radicular ou nas costas, déficit motor em extremidades inferiores, distúrbios da marcha ou incontinência. As MAVs grandes com drenagem venosa de grande volume podem causar fenômenos de roubo; pode haver déficit neurológico focal por redução da perfusão tecidual no cérebro adjacente. Cada vez mais, os pacientes são encaminhados após as MAVs terem sido encontradas acidentalmente por TC ou RM.

▶ Avaliação inicial e cuidados

A avaliação inicial das MAVs depende da apresentação clínica do paciente. Muitos pacientes que apresentam ruptura são estáveis clínica e neurologicamente. A maioria das hemorragias intracranianas por ruptura de MAV é parenquimatosa; embora possa ocorrer HSA, é raro vê-la isoladamente em casos de ruptura de MAV. Em contraste com a HSA aneurismática, em que a presença de sangue no espaço subaracnoide costuma ser imediatamente devastadora, as hemorragias por MAV têm menos chances de causar morte. Além disso, em contraste com a HSA aneurismática, o vasoespasmo é um evento relativamente raro na hemorragia associada com MAV. Isso não significa que uma MAV rota seja um problema menor – a mortalidade associada com uma única hemorragia é estimada em 10%, e a morbidade é de 30%. A natureza heterogênea das queixas de apresentação em pacientes com MAV ajuda a explicar por que a abordagem inicial dos pacientes com MAV varia em relação àquela de pacientes com aneurismas, principalmente no cenário agudo.

Nos pacientes com ruptura, após assegurar os fundamentos do cuidado de emergência – via aérea, respiração e circulação –, deve ser realizada uma avaliação neurocirúrgica completa. A avaliação neurocirúrgica é indicada. A pressão arterial deve ser mantida na faixa normal. Em qualquer paciente com suspeita de hemorragia intracraniana, deve ser obtida uma TC de crânio sem contraste assim que possível. Dependendo das preferências do médico e da instituição, a ATC ou a angiografia diagnóstica convencional (Fig. 36-23) devem ser realizadas para avaliar a arquitetura angiográfica da MAV e para orientar o tratamento. A ARM é mais demorada do que a ATC, e a qualidade da imagem radiológica, em nossa opinião, é subótima em comparação com a ATC, não sendo rotineiramente usada no cenário agudo.

Com uma TC inicial que pareça consistente com ruptura de MAV, uma abordagem padronizada inclui a angiografia convencional; ela oferece à equipe neuroendovascular a possibilidade de realizar a embolização da MAV durante o mesmo procedimento da angiografia diagnóstica. De modo alternativo, para MAVs pequenas ou profundas, a ATC pode ser apropriada, pois esses tipos de lesões costumam ser tratadas com radiocirurgia, e os riscos da angiografia diagnóstica podem ser evitados. Em algumas situações, a ATC pode não oferecer um quadro suficientemente claro da MAV, devendo ser realizada a angiografia convencional. Nesses casos, é importante monitorar cuidadosamente a função renal devido à múltipla carga de contraste. A hidratação adequada com líquidos intravenosos é importante e, nos pacientes com insuficiência renal, a infusão de bicarbonato e a acetilcisteína são úteis para a proteção renal. Qualquer paciente com hemorragia intracraniana, mesmo aqueles neurologicamente intactos, devem, inicialmente, ser internados na UTI neurocirúrgica para monitoramento cuidadoso com exames neurológicos a cada 1 hora.

Em pacientes que apresentam convulsões ou naqueles com hemorragia grande e efeito expansivo, indica-se o tratamento com medicação anticonvulsivante; fenitoína ou levetiracetam são eficazes no cenário agudo para a profilaxia de convulsões.

Tabela 36-7 Escala de graduação de AVM de Spetzler-Martin

Característica graduada	Pontos atribuídos
Tamanho da AVM	
< 3 cm	1
3-6 cm	2
> 6 cm	3
Eloquência[1] do cérebro adjacente	
Não eloquente	0
Eloquente	1
Drenagem venosa	
Superficial	0
Profunda	1

[1]Áreas eloquentes incluem córtex visual, de linguagem e sensorimotor; o tálamo e hipotálamo; a cápsula interna; o tronco encefálico; os pedúnculos cerebelares; e os núcleos cerebelares profundos.

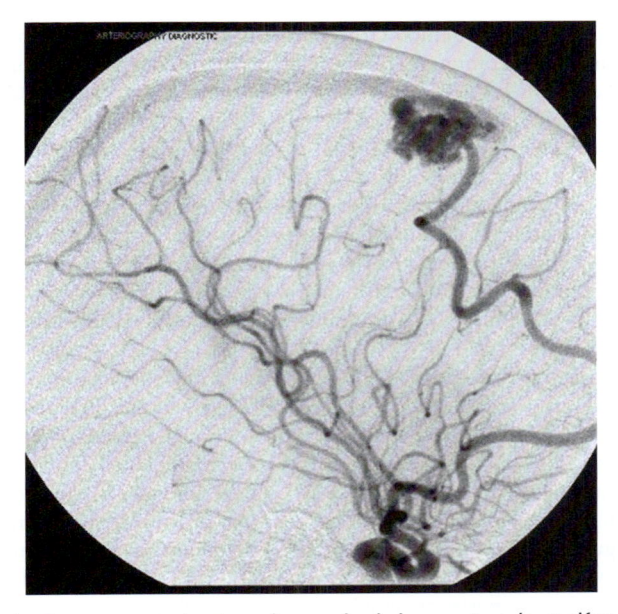

▲ **Figura 36-23** Angiografia cerebral demonstrando malformação arteriovenosa frontal, com enchimento a partir da artéria cerebral anterior esquerda.

Um conceito importante ao discutir as opções de tratamento e o prognóstico das MAVs cerebrais com os pacientes e com os médicos que tratem do caso é o grau da MAV. A graduação costuma ser realizada usando-se a escala de Spetzler-Martin (Tab. 36-7). São dados pontos de acordo com o tamanho (< 3 cm, 1 ponto; 3-6 cm, 2 pontos; > 6 cm, 3 pontos), a drenagem venosa (superficial, 0 ponto; profunda, 1 ponto) e a eloquência (ausente, 0 ponto; presente, 1 ponto) do cérebro adjacente, chegando-se aos graus de I a V. As categorias de tamanho e drenagem venosa são simples; as áreas de eloquência são definidas como o córtex sensitivo-motor, da linguagem e visual; o tálamo e o hipotálamo; a cápsula interna; o tronco encefálico; os pedúnculos cerebelares; e os núcleos cerebelares profundos. O grau da MAV se correlaciona com os resultados da cirurgia.

▶ Tratamento

Atualmente há quatro opções para o tratamento das MAVs: a embolização endovascular, a ressecção microcirúrgica, a RCE e o tratamento expectante, havendo com frequência uma combinação dessas abordagens. As MAVs devem ser tratadas em centros de referência com experiência significativa, e não há algoritmo de tratamento para essas lesões complexas. Múltiplas variáveis intrínsecas das MAVs ou dos pacientes são implicadas no risco de hemorragia em determinadas lesões, e a maioria delas é controversa. É importante avaliar cada paciente individualmente, de preferência com uma equipe multidisciplinar de neurocirurgia vascular, neurorradiologia intervencionista e oncologia radioterápica. Múltiplos fatores devem ser considerados antes de recomendar o tratamento, incluindo o grau e a localização da MAV (para a segurança da cirurgia), a arquitetura angiográfica e a presença de pedículos arteriais acessíveis (para a segurança endovascular) e a capacidade do paciente para tolerar com segurança um procedimento invasivo. A preferência do paciente também é importante, especialmente ao considerar a radiocirurgia. O tratamento é primariamente realizado devido à hemorragia intracraniana – para evitar uma hemorragia inicial ou recorrente ou para remover um hematoma intracraniano que ocorre após a ruptura da MAV. Os objetivos secundários do tratamento incluem o alívio do efeito expansivo que cause cefaleia ou convulsões.

A. Embolização endovascular

O objetivo da embolização endovascular para a MAV costuma ser a redução do tamanho do ninho e do risco de hemorragia antes da ressecção microcirúrgica ou a redução do tamanho da MAV antes da radiocirurgia. A cura completa obtida apenas com a embolização ocorre em 10 a 20% dos casos. É importante informar adequadamente os pacientes antes da embolização da MAV de que, se a oclusão completa da MAV não for obtida, há necessidade de tratamento adicional com cirurgia ou radiocirurgia, pois as MAVs incompletamente embolizadas podem ter um maior risco de hemorragia.

B. Ressecção microcirúrgica

Como a obliteração completa é a única maneira de curar uma MAV, a ressecção cirúrgica para as lesões pequenas e superficiais é o padrão-ouro, com a qual todas as outras modalidades de tratamento são comparadas. A maioria dos neurocirurgiões concorda que as MAVs graus I a III de Spetzler-Martin na convexidade cerebral devem ser ressecadas cirurgicamente. As taxas de complicações associadas com essas lesões são baixas quando elas são operadas por neurocirurgiões com experiência significativa. Spetzler e Martin, retrospectivamente, relataram o risco de déficit neurológico menor e maior e de morte em uma série de 100 pacientes com MAVs de graus I a V. Para os pacientes de grau I, o risco de déficit menor e maior foi de 0%; as MAVs de grau II tinham risco de 5% para déficit menor e de 0% para déficit maior; as lesões de grau III tinham um risco de 12% de déficit menor e de 4% de déficit maior. Não houve mortes. As taxas de complicações são maiores para as MAVs de graus IV e V. As MAVs de grau IV tinham risco de 20% de déficit menor e de 7% de déficit maior. Com as lesões de grau V, o risco de déficit menor e maior foi, respectivamente, de 19 e 12%. A aplicação prospectiva da escala de Spetzler-Martin em 120 pacientes revelou déficits neurológicos maiores permanentes em 0% dos pacientes com graus de I a III, em 21,9% dos pacientes de grau IV e em 16,7% dos pacientes de grau V. O risco relativamente elevado de déficit neurológico nos pacientes de graus IV e V fazem com que a recomendação de cirurgia para essas lesões seja uma decisão difícil. Porém, à medida que a tecnologia endovascular melhora, algumas dessas lesões podem ser abordadas primeiro por via endovascular, com o objetivo de tentar reduzir o tamanho da MAV antes da ressecção cirúrgica.

C. Radiocirurgia estereotáxica

A radiocirurgia é uma excelente modalidade de tratamento para muitas MAVs, especialmente aquelas de localização profunda no córtex ou aquelas lesões em gânglios da base, tálamo ou tronco encefálico que não são facilmente abordadas com microcirurgia ou técnica endovascular. A RCE também está indicada para pacientes com comorbidades clínicas significativas e pode ser usada se houver ressecção subtotal de uma MAV. Em geral, a RCE funciona melhor em MAVs com menos de 3 cm de tamanho. Em pacientes com MAVs maiores que 3 cm, pode ser usada a embolização antes da radiocirurgia para reduzir o tamanho da lesão. A taxa de obliteração completa após a RCE é de 90% com MAVs pequenas. A principal desvantagem da RCE é a demora de 2 a 3 anos até a involução da MAV. Durante esse período, o paciente permanece com seu risco basal de hemorragia (cerca de 4%) por ruptura de MAV.

D. Tratamento expectante

Embora não seja a opinião da grande maioria dos neurocirurgiões e neurointervencionistas, há situações em que o tratamento conservador está indicado. Os pacientes idosos com comorbidades podem não se beneficiar com esse tratamento; devido ao risco de complicações durante os procedimentos abertos ou endovasculares em MAVs de graus IV e V e devido à taxa reduzida de obliteração completa após a radiocirurgia para lesões grandes, alguns cirurgiões defendem o tratamento conservador nessas situações.

▶ Cuidado pós-operatório

Os pacientes submetidos a procedimentos endovasculares ou abertos devem ser acompanhados em uma UTI no pós-operatório, até se ter certeza de que estão neurologicamente estáveis. Normalmente, os pacientes são encaminhados para a enfermaria no primeiro dia de pós-operatório após ressecção microcirúrgica. Os pacientes submetidos a embolização costumam ser liberados para casa após o pernoite. As complicações após a ressecção microcirúrgica incluem as dificuldades habituais após craniotomia, como hemorragia e convulsões. Também pode haver hidrocefalia, especialmente em pacientes que apresentam sangue intraventricular como parte de uma hemorragia intracraniana inicial. As complicações a serem lembradas após a embolização incluem AVE, insuficiência renal e hematoma na virilha, devendo-se monitorar a creatinina e o hematócrito. Qualquer paciente com sinais vitais instáveis ou redução do hematócrito após embolização deve ser considerado como tendo um hematoma retroperitoneal: deve ser realizada uma TC de abdome e considerado eventual tratamento cirúrgico.

Após a ressecção da MAV, pode ocorrer um fenômeno conhecido como ruptura com pressão de perfusão normal. Quando o desvio patológico de sangue por meio do nicho da MAV é removido, ocorre aumento relativo no fluxo sanguíneo em vasos sanguíneos adjacentes e cérebro. Como esses vasos sanguíneos têm desregulação crônica pela ausência relativa de fluxo sanguíneo causada pela MAV, pode haver hemorragia resultante, quando o fluxo sanguíneo retorna ao normal. Uma potencial e igualmente perigosa complicação após a embolização parcial é a ruptura da MAV. Em geral, os neurocirurgiões endovasculares e intervencionistas não embolizam mais de um terço de uma MAV em cada procedimento, porque nas embolizações mais extensas pode haver alterações dramáticas no fluxo de sangue para a MAV, efetivamente superando a capacidade dos vasos patológicos remanescentes e causando hemorragia. Por essas razões, em ambas as situações, os pacientes devem ser cuidadosamente observados no pós-operatório, sendo fundamental que a pressão arterial permaneça na faixa de normotensão por, pelo menos, 24 horas após o tratamento.

▶ Malformações arteriovenosas medulares

As MAVs arteriovenosas medulares se dividem em quatro tipos: (1) fístulas arteriovenosas durais; (2) MAVs glômicas; (3) MAVs intradurais juvenis; e (4) fístulas arteriovenosas intradurais extramedulares. Os tipos 1 e 4 têm fluxo sanguíneo elevado, mas pressão baixa; os tipos 2 e 3 têm fluxo sanguíneo elevado, pressão elevada e mais chances de causar hemorragia. As fístulas arteriovenosas durais (tipo 1) são as malformações vasculares espinais mais comumente vistas. Elas costumam ocorrer próximo da junção toracolombar e consistem em um único vaso alimentador arterial transdural que se conecta diretamente a uma veia intradural arterializada. A embolização da artéria alimentadora ou a clipagem cirúrgica são curativas. Os sintomas das MAVs espinais podem ocorrer devido à hemorragia ou à congestão venosa; pode haver déficit neurológico agudo ou subagudo de extremidade inferior, dificuldades na marcha, mielopatia ou perda do controle vesical ou intestinal. A avaliação diagnóstica inicial deve incluir RM e ARM medular. Os pacientes portadores de malformações vasculares medulares também devem ser submetidos a exames de imagem do crânio para garantir que não existam anormalidades vasculares no cérebro. Em pacientes com exames de imagem negativos, deve ser realizada a angiografia medular por cateterismo.

Resumo

As MAVs no SNC são raras. Porém, com os avanços nos exames de imagem, um número crescente dessas lesões está sendo diagnosticado. As MAVs são emaranhados congênitos de conexões diretas arteriais-venosas que colocam o paciente em risco de hemorragia de cerca de 2 a 4% ao ano. A morbidade e a mortalidade associadas com a hemorragia intracraniana são elevadas, e a maioria dos pacientes com MAVs é jovem. Por isso, o tratamento costuma ser recomendado para evitar a hemorragia intracraniana ou para aliviar o efeito expansivo que cause convulsões, cefaleia ou outros déficits neurológicos. As opções de tratamento incluem embolização endovascular, ressecção cirúrgica, RCE ou uma combinação desses. Com uma equipe experiente de neurocirurgiões, intervencionistas e oncologistas radioterápicos, o tratamento pode ser feito com risco mínimo. Em uma minoria de casos, o tratamento expectante pode ser apropriado.

> Spetzler RF, Hamilton MG: The prospective application of a grading system for arteriovenous malformations. *Neurosurgery* 1994;34:2-7.

TRATAMENTO CIRÚRGICO DA EPILEPSIA REFRATÁRIA CLINICAMENTE INTRATÁVEL

J. Nicole Bentley Oren Sagher

CONCEITOS PRINCIPAIS

► Compreender a prevalência, as etiologias variadas e a classificação ampla da epilepsia.
► Descrever as diversas modalidades diagnósticas da epilepsia.
► Reconhecer que a epilepsia focal e lateralizante é mais adequada para a cirurgia.
► Reconhecer que a esclerose mesial temporal é altamente epileptogênica com desfechos muito favoráveis após a ressecção cirúrgica.
► Avaliar os tratamentos cirúrgicos paliativos e curativos da epilepsia.

CONSIDERAÇÕES GERAIS

A epilepsia é uma doença que afeta 1% da população mundial e se caracteriza por uma ampla gama de fenótipos e manifestações clínicas. A doença subjacente que dá origem à epilepsia é igualmente variada, resultando em uma afecção que é difícil de classificar e de tratar.

A epilepsia é uma síndrome de convulsões recorrentes cujo início se deve ao sincronismo neuronal anormal. O local da descarga errática caracteriza a semiologia de uma crise ou os sinais externos, podendo propagar-se para áreas adjacentes. O tratamento clínico envolve farmacoterapias e, algumas vezes, terapias alternativas, como restrições dietéticas, para reduzir a frequência das convulsões. Porém, um terço dos pacientes são refratários a essas terapias. Muitos estudos demonstraram a eficácia da cirurgia em casos de falha do tratamento clínico e mostraram repetidamente que a cirurgia precoce em candidatos apropriados oferece o maior benefício. Este capítulo se concentrará na avaliação e nas opções cirúrgicas para esses pacientes.

CLASSIFICAÇÃO

As convulsões são classificadas conforme sua associação com alterações da consciência; as convulsões "simples" são definidas como aquelas que ocorrem em casos de manutenção do estado de alerta, e as convulsões "complexas" resultam em perda do estado de alerta. Outras classificações se referem ao local de início da convulsão. Se forem focais, a convulsão é considerada "parcial" e pode se caracterizar por um movimento estereotipado, como movimentos labiais tipo "beijo" ou desvio do olhar. Considera-se que as convulsões generalizadas primárias, por outro lado, afetam todo o cérebro *desde o início*. A epilepsia generalizada primária costuma ser secundária a um distúrbio genético na função da membrana celular. Um grupo localizado de neurônios que disparam de forma errada também pode dar origem a *auras* ou alertas sensoriais, anunciando uma convulsão que está por vir. Exemplos de auras incluem uma percepção de gosto ou luz ou parestesias. Uma convulsão parcial pode se espalhar dentro do cérebro, processo conhecido como generalização secundária.

DIAGNÓSTICO

Várias modalidades são utilizadas no diagnóstico de epilepsia, incluindo exame clínico, neurofisiologia, exames de imagem e avaliações neuropsicológicas.

► Exame clínico e avaliação laboratorial

A sintomatologia clínica associada com a epilepsia é um componente importante do diagnóstico de epilepsia, sendo chamada de semiologia. Os sintomas durante o momento da convulsão podem oferecer indicações sobre a localização da região de início. Por exemplo, é provável que as convulsões que iniciam com fasciculações motoras da extremidade superior sejam causadas por uma lesão na vizinhança do córtex motor primário. O histórico médico pregresso de convulsões febris ou encefalite está associado ao risco de epilepsia. Além disso, histórico familiar de epilepsia parece ser um fator de risco forte no desenvolvimento da epilepsia. Por fim, exames séricos metabólicos devem ser realizados para descartar entidades potencialmente reversíveis. Esses exames incluem glicemia de jejum, painel de eletrólitos séricos, hemograma completo e velocidade de sedimentação globular, além de exames de função renal e hepática. Em pacientes cujos dados da anamnese e exame clínico apontam para uma intoxicação como entidade, devem ser obtidos os exames aplicáveis de urina e toxicologia sérica.

Eletrofisiologia

A modalidade padrão para o registro da atividade cerebral é o EEG de couro cabeludo. Os registros de EEG são geralmente obtidos entre e durante as convulsões. Em algumas situações, os pacientes são submetidos a um monitoramento de longo prazo com vídeo-EEG, quando a semiologia da convulsão pode ser avaliada juntamente com o padrão do EEG. Em geral, a presença de convulsões lateralizadas ou localizadas sugere um foco que pode ser tratado com ressecção cirúrgica. Em pacientes cuja localização da convulsão não pode ser demonstrada de maneira convincente pelo EEG de couro cabeludo, podem ser colocados eletrodos intracranianos de EEG. Esses eletrodos podem ser colocados na superfície cerebral (eletrodos subdurais) ou dentro da substância cerebral (eletrodos profundos): os eletrodos subdurais registram a atividade cortical superficial, ao passo que os eletrodos profundos podem fornecer informações relacionadas a estruturas profundas, como o hipocampo.

Exames de imagem

A RM costuma ser o exame de imagem de escolha para a avaliação de pacientes portadores de epilepsia. Lesões estruturais como tumores, malformações vasculares ou córtex displásico podem ser facilmente identificadas na RM. Entidades altamente epileptogênicas, como a esclerose temporal medial com atrofia do hipocampo, também podem ser detectadas com RM de alta resolução, conforme demonstrado na Figura 36-24.

Exames de medicina nuclear, como PET e SPECT, podem servir como exames diagnósticos complementares. Esses exames são especialmente úteis quando não há correlação entre RM e EEG. Exames de PET demonstram a atividade metabólica dentro do cérebro, e os exames de SPECT refletem os padrões de fluxo sanguíneo regionais no momento da injeção do marcador. Os exames de SPECT realizados no início de uma convulsão costumam demonstrar fluxo aumentado para as áreas envolvidas no início da convulsão. De modo alternativo, os exames com PET realizados entre as convulsões têm mais chances de demonstrar hipometabolismo dentro de focos epileptogênicos. Ambos os estudos são úteis para pacientes com epilepsia focal com RMs normais ou naqueles em que o local de origem das convulsões é incerto.

A magnetoencefalografia (MEG) é uma técnica de imagem funcional que pode fornecer, de forma precisa, informações sobre a atividade elétrica sincronizada no cérebro. A MEG detecta equivalentes de corrente elétrica em dipolos magnéticos e, além disso, tem a vantagem de fornecer a localização tridimensional da atividade neuronal. Por fim, há dados crescentes sugerindo uma alta correlação entre a MEG e a localização intracraniana das convulsões.

Exame neuropsicológico

A avaliação neuropsicológica é um componente importante da avaliação da epilepsia. Os pacientes devem ser submetidos a uma bateria de testes neuropsicológicos padronizados, avaliando a inteligência verbal e não verbal, a memória, as funções executivas e as funções comportamentais. Esses testes costumam indicar deficiências sutis que acompanham a presença de um foco epilético. Além desses testes, os pacientes podem ser submetidos a testes neuropsicológicos mais invasivos, como o **teste de Wada**. Esse teste envolve a injeção seletiva de um barbitúrico de ação rápida, como o amobarbital, em cada hemisfério através da artéria carótida enquanto se testam as funções de memória e linguagem. O objetivo do teste de Wada é avaliar a dominância da linguagem e da memória. Se o teste de Wada sugerir que uma quantidade significativa da função da linguagem é dada pelo hemisfério doente, a ressecção cirúrgica pode resultar em déficits significativos.

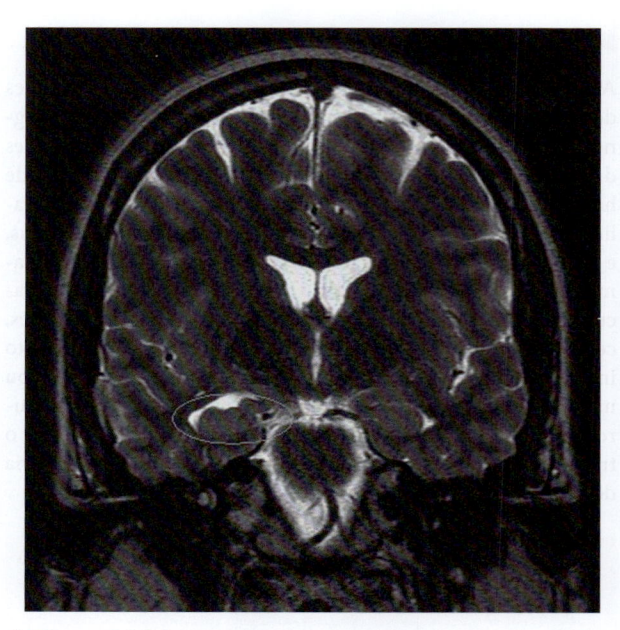

▲ **Figura 36-24** Ressonância magnética coronal do cérebro demonstrando esclerose temporal mesial direita com atrofia associada do hipocampo direito e proeminência do corno temporal do ventrículo lateral direito.

SELEÇÃO CIRÚRGICA

Em geral, os pacientes com lesões estruturais como tumores e malformações vasculares devem ser tratados, principalmente, com ressecção cirúrgica. Além disso, os pacientes em que os tratamentos clínicos falharam em produzir uma resposta adequada devem ser considerados para cirurgia. Uma definição de consenso para a falha clínica foi recentemente publicada, sendo definida como a falha de dois ou mais fármacos antiepiléticos em reduzir as convulsões para um nível clinicamente significativo, presumindo que tenham sido usadas doses e regimes adequados. Foi demonstrado que a probabilidade de conseguir ficar livre de convulsões com farmacoterapia após a falha de dois medicamentos é consistentemente baixa, de menos de 5%.

As evidências sugerem que a intervenção cirúrgica precoce melhora os desfechos. Retardos na cirurgia podem resultar em encefalopatia, anormalidades psicossociais, dificuldades de aprendizado e risco de lesões relacionadas às convulsões. Além disso, uma condição conhecida como SUDEP (do inglês *sudden unexpected death in epilepsy*), ou morte súbita e inesperada na epilepsia, acomete um número significativo de pacientes que sofrem de epilepsia, presumivelmente ocorrendo secundariamente ao comprometimento cardiorrespiratório. Com o sucesso da cirurgia, os anticonvulsivantes podem ser progressivamente reduzidos, poupando os pacientes dos efeitos deletérios de longo prazo desses medicamentos. Porém, em pacientes com focos epileptogênicos no córtex eloquente, o risco de déficits pós-operatórios deve ser ponderado contra a probabilidade de deixar o paciente livre das convulsões. Por fim, a decisão de recomendar a cirurgia é feita por uma equipe multidisciplinar que consiste em epileptologistas, neurocirurgiões, radiologistas, neuropsicólogos e serviço social.

OBJETIVOS DA CIRURGIA

Os procedimentos cirúrgicos podem ser vistos como curativos ou paliativos. Os procedimentos curativos são projetados para pacientes com convulsões localizadas claramente em uma região cortical específica, que possa ser removida com segurança. O objetivo da cirurgia curativa é, dessa forma, a ressecção completa do córtex afetado, e os procedimentos incluem a lobectomia temporal anterior, a amigdaloipocampectomia seletiva, as ressecções neocorticais e a hemisferectomia. A cirurgia paliativa é usada em situações em que um foco de convulsões não está identificado ou não pode ser removido com segurança. Por exemplo, os pacientes com as epilepsias sindrômicas congênitas, como a síndrome de Lennox-Gastaut, vivenciam convulsões generalizadas fatais para as quais não há foco identificável. Assim, o objetivo da cirurgia paliativa é a redução na frequência e na intensidade das convulsões. Os procedimentos paliativos comuns incluem a colocação de um estimulador do nervo vago e a calosotomia.

TÉCNICAS CIRÚRGICAS

▶ Lobectomia temporal

A causa mais comum de epilepsia resistente aos fármacos é a esclerose temporal medial. Entre as suas várias características radiográficas, essa entidade se caracteriza por atrofia do hipocampo na RM; porém, a relação entre a presença e o momento das anormalidades na RM e a fisiopatologia ainda não é bem compreendida. Embora as anormalidades na RM não sejam uma necessidade absoluta para o sucesso da lobectomia temporal, as taxas de ausência de convulsões são menores. As diretrizes de consenso recomendam que os pacientes clinicamente refratários ao tratamento medicamentoso e que tiveram falha de dois ou mais anticonvulsivantes adequadamente prescritos devem ser avaliados por um centro multidisciplinar de cirurgia para epilepsia.

A técnica cirúrgica envolve uma craniotomia temporal com uma ressecção em bloco de 3,5 cm (dominante) ou 4 cm (não dominante) do lobo temporal. Também é realizada a ressecção em bloco da amígdala, do giro para-hipocampal e do hipocampo. As taxas de ausência de convulsões em longo prazo estão em torno de 60 a 80%, com forte tendência para melhora na qualidade de vida nos grupos cirúrgicos. Embora os estudos sejam limitados pelas amostras pequenas, há vários ensaios clínicos bem delineados que continuam a sustentar a cirurgia para os candidatos apropriados com um perfil de segurança semelhante ao de grupos tratados clinicamente.

As potenciais complicações incluem déficits de campos visuais menores e déficits na memória de curto prazo.

▶ Amigdaloipocampectomia seletiva

Conforme citado anteriormente, a extensão da ressecção cirúrgica está limitada na esclerose temporal medial no hemisfério dominante de linguagem. Porém, as técnicas minimamente invasivas foram desenvolvidas para preservar uma maior parte do córtex temporal sobrejacente, minimizando o dano às vias da linguagem. Este procedimento "seletivo" envolve a ressecção da amígdala e do hipocampo por meio de uma craniotomia temporal. A abordagem dessas estruturas varia, podendo ser feita por meio de uma fenda no córtex do lobo temporal ou através da fissura silviana. Uma comparação entre a lobectomia temporal anterior padronizada e a amigdaloipocampectomia seletiva concluiu que a ausência de convulsões era comparável entre os dois grupos, com 85,2 e 93,1% dos pacientes sem convulsões em 3 anos, respectivamente. As potenciais complicações são semelhantes às das lobectomias não seletivas.

▶ Ressecções extratemporais

Esses procedimentos são realizados em pacientes com epilepsia focal que se origina fora do lobo temporal. O lobo frontal é a localização mais comum para essas ressecções. Considerando a potencial sobreposição de áreas funcionais, a ressecção costuma ser limitada, e a taxa de ausência de convulsões não é tão favorável como aquela vista na epilepsia do lobo temporal, com uma média de cerca de 50%. A cirurgia envolve uma craniotomia com ressecção do córtex, algumas vezes orientada pelos registros de EEG intraoperatórios. As complicações estão condicionadas ao envolvimento de áreas eloquentes.

▶ Hemisferectomia

A hemisferectomia ou hemisferotomia funcional envolve a ressecção ou desconexão cirúrgica entre os hemisférios. O procedimento é usado em pacientes com convulsões hemisféricas unilaterais difusas que normalmente resultam em um hemisfério neurologicamente devastado ou não funcional. A hemisferectomia pode controlar as convulsões em cerca de 70 a 90% dos pacientes, com os melhores resultados sendo relatados na síndrome de Sturge-Weber, na encefalite de Rasmussen e na porencefalia. Em casos adequadamente selecionados, a função é preservada com melhora associada nos domínios cognitivos, comportamentais e motores.

Conforme originalmente descrito, a hemisferectomia envolvia a remoção completa de metade do cérebro. Isso resultava em déficits neurológicos pós-operatórios progressivos secundários à deposição de ferro sobre o cérebro (hemossiderose cerebral superficial). Devido a esses problemas, a hemisferectomia anatômica foi substituída por uma hemisferectomia funcional modificada, que envolve a desconexão do corpo caloso e das várias comissuras inter-hemisféricas. Os principais riscos incluem hemorragia, dano ao córtex funcionante, convulsões persistentes, coagulação intravascular disseminada e redução transitória no tônus muscular contralateral.

▶ Calosotomia

Este procedimento é paliativo e é utilizado em situações em que os pacientes têm focos epileptogênicos difusos envolvendo ambos os hemisférios. A secção do corpo caloso evita a propagação inter-hemisférica das convulsões e é usada em pacientes pediátricos e adultos, com extensão variável da secção com base na idade do paciente e no EEG. O procedimento costuma envolver a ressecção dos dois terços anteriores do corpo caloso, com a opção de mais ressecções se as convulsões persistirem. A eficácia do procedimento é maior nas crises de queda que causam crises de atonia súbita, com relatos de 88% de resposta. Os tipos de convulsões que menos respondem incluem as tônico-clônicas generalizadas, ausência, parciais complexas e parciais simples, com o sucesso variando entre 14 e 40%.

▶ Transecções subpiais múltiplas

Este procedimento está indicado para pacientes com focos de convulsões dentro de córtex funcionalmente importante, como o córtex motor primário. O procedimento é paliativo, com eficácia relatada variando entre 33 e 46%. São criadas transecções verticais rasas por meio dos giros corticais, rompendo as conexões horizontais que se acredita que façam a propagação das convulsões entre as colunas verticais de células. O procedimento costuma ser realizado com ressecções corticais, o que limita a capacidade de definir de maneira conclusiva os desfechos em muitos estudos.

▶ Estimulação do nervo vago

A estimulação do nervo vago é um procedimento cirúrgico de risco relativamente baixo que diminui a frequência das convulsões em pacientes cuja doença não pode ser tratada de forma segura com a ressecção. O mecanismo exato pelo qual a técnica trata a epilepsia não é conhecido, mas pode ser por inervação do núcleo solitário, que envia fibras para regiões hemisféricas envolvidas no início das convulsões. O eletrodo estimulador é colocado ao longo do nervo vago no pescoço, sendo, então, conectado a um gerador implantado na parede torácica anterior. Em ensaios clínicos controlados randomizados, duplo-cegos e de múltiplas instituições, foi relatada uma taxa de redução na frequência das convulsões em 24 a 31%. Uma resposta maior foi vista na população pediátrica, com uma taxa de redução das convulsões de 50 a 90%. Embora não seja considerada uma intervenção curativa, 2% dos pacientes ficam livres das convulsões. Os principais riscos do procedimento incluem lesão do nervo vago, da artéria carótida e da veia jugular; porém, é uma intervenção de baixo risco em comparação com outras modalidades cirúrgicas.

▶ Radiocirurgia estereotática

A aplicação de radiação altamente focada em regiões cerebrais específicas, conhecida como radiocirurgia, tem sido usada para tratar uma ampla variedade de lesões cerebrais, como tumores e lesões vasculares, e seu papel no controle das convulsões tem sido bastante limitado. Porém, ela foi proposta como um tratamento potencial para focos epiléticos profundos, como os hamartomas hipotalâmicos, que são malformações benignas no hipotálamo associadas com epilepsia gelástica. A ressecção cirúrgica nessa localização é arriscada, e parece que a radiocirurgia pode ser usada com mais segurança nesse subgrupo de pacientes.

POSSIBILIDADES FUTURAS

Estão sendo desenvolvidas muitas possibilidades de tratamento cirúrgico para a epilepsia refratária em resposta a avanços na tecnologia. Um exemplo é um sistema de alça fechada implantado no cérebro que detecta o início da convulsão, automaticamente respondendo com a liberação de estimulação pulsada até o foco. Os estudos preliminares relataram reduções de 50 a 75% nas convulsões. Também foi demonstrado que a estimulação do núcleo anterior do tálamo resulta em diminuição das convulsões, embora o mecanismo não esteja bem compreendido. As terapias com células-tronco, as terapias genéticas e os avanços na visualização neuronal também estão fornecendo ferramentas que aumentam a compreensão e o tratamento bem-sucedido da epilepsia refratária.

Anderson WS, Kossoff EH, Bergey GK, Jallo GI: Implantation of a responsive neurostimulator device in patients with refractory epilepsy. *Neurosurg Focus* 2008;25:E12.

Berg AT, Mathern GW, Bronen RA, Fulbright RK, DiMario F, Testa FM, et al: Frequency, prognosis and surgical treatment of structural abnormalities seen with magnetic resonance imaging in childhood epilepsy. *Brain* 2009;132:2785-2797.

Engel J, Jr., McDermott MP, Wiebe S, Langfitt JT, Stern JM, Dewar S, et al: Early surgical therapy for drug-resistant temporal lobe epilepsy: a randomized trial. *JAMA* 2012;307:922-930.

Iida K, et al: Characterizing magnetic spike sources by using magnetoencephalography-guided neuronavigation in epilepsy surgery in pediatric patients. *J Neurosurg* 2005;102(2 Suppl):S187-S196.

Immonen A, Jutila L, Muraja-Murro A, Mervaala E, Lamusuo S, Kuikka J, et al: Long-term epilepsy surgery outcomes in patients with MRI-negative temporal lobe epilepsy. *Epilepsia* 2010;51(11):2260-2269.

Lee KJ, Shon YM, Cho CB: Long-term outcome of anterior thalamic nucleus stimulation for intractable epilepsy. Stereotactic and functional neurosurgery 2012;90:379-385.

Milby AH, Halpern CH, Baltuch GH: Vagus nerve stimulation in the treatment of refractory epilepsy. *Neurotherapeutics* 2009;6:228-237.

Sagher O, Thawani JP, Etame AB, Gomez-Hassan DM: Seizure outcomes and mesial resection volumes following selective. *Neurosurg Focus* 2012 Mar;32(3):E8.

Schachter SC, Guttag J, Schiff SJ, Schomer DL: Advances in the application of technology to epilepsy: the CIMIT/NIO Epilepsy Innovation Summit. Epilepsy Behav: E&B 2009;16:3-46.

Schramm J, Kuczaty S, Sassen R, Elger CE, von Lehe M: Pediatric functional hemispherectomy: outcome in 92 patients. *Acta Neurochir (Wien)* 2012;154:2017-2028.

Sunaga S, Shimizu H, Sugano H: Long-term follow-up of seizure outcomes after corpus callosotomy. *Seizure* 2009;18:124-128.

TRATAMENTO CIRÚRGICO DA DOR

Arnold Etame Parag G. Patil

Os componentes subjetivos, emocionais e físicos da dor tornam complexo o seu tratamento. Assim, o tratamento da dor é uma tarefa multidisciplinar que abrange modalidades de tratamento clínicas, cirúrgicas e psicológicas. A cirurgia para a dor deve ser reservada para pacientes que não responderam às terapias direcionadas para o processo desencadeante e aos analgésicos orais.

A dor pode ser classificada como *nociceptiva* ou *neuropática*. A dor nociceptiva resulta de lesão tecidual, e suas características comuns incluem dor constante ou caráter latejante e resposta aos opioides. A dor neuropática é iniciada ou causada por uma lesão primária ou disfunção no sistema nervoso, sendo queimação, alodinia e parestesias suas características comuns. A dor neuropática responde mal aos medicamentos opioides. Os cirurgiões da dor devem estar familiarizados com esses conceitos, para avaliar a limitação do tratamento clínico.

O objetivo da cirurgia é a interrupção das vias de sinalização da dor. As técnicas cirúrgicas ablativas envolvem a interrupção física por meio de destruição do tecido neural. Os procedimentos não ablativos envolvem a interrupção funcional por meio de modulação dos mecanismos de transdução da dor.

PROCEDIMENTOS ABLATIVOS PARA INTERROMPER AS VIAS AFERENTES DA DOR

Os procedimentos neurocirúrgicos para a interrupção física da sinalização da dor têm sido direcionados para nervos (neurectomia), raízes espinais (rizotomia), gânglios de raízes dorsais (ganglionectomia), zona de entrada da raiz dorsal (DREZ), medula espinal (cordotomia, mielotomia) e córtex cerebral (cingulotomia). A cirurgia ablativa para a dor é mais comumente utilizada no tratamento da dor nociceptiva relacionada ao câncer, pois a analgesia de longo prazo é menos comumente observada com esses procedimentos.

▶ Neurectomia

A neurectomia envolve o secção de um nervo lesado ou do nervo para uma região dolorosa. Os nervos-alvo são identificados com base no bloqueio com anestésico local. A cirurgia de denervação de articulações, nervos sensitivos distais e neuroma são exemplos de neurectomia periférica. A neurectomia não costuma ser utilizada para a dor relacionada ao câncer, pois há mudança na distribuição da dor com o crescimento tumoral. As taxas de sucesso relatadas para o controle da dor com neurectomia variam muito (entre 40-90%).

▶ Rizotomia e ganglionectomia

A rizotomia e a ganglionectomia visam respectivamente as raízes e os gânglios sensitivos dorsais. Os segmentos da medula espinal são identificados por meio de bloqueio paraespinal com anestésico local e controles com placebo. Os procedimentos são mais comumente utilizados para dor regional relacionada ao câncer ou neuralgia occipital. Esses procedimentos são raramente utilizados no tratamento de dor em extremidades, devido ao déficit funcional resultante pela perda da propriocepção. O controle bem-sucedido da dor em longo prazo é relatado em 40 a 70% dos pacientes.

▶ Lesão da zona de entrada da raiz dorsal

A cirurgia da DREZ visa a região do corno dorsal superficial, onde as fibras sensitivas entram na medula espinal. Normalmente é feita a ablação dos níveis referidos e vizinhos à região de interesse, conforme definido por exames de imagem e pela distribuição da dor. Utiliza-se um bisturi ou calor por radiofrequência para causar a lesão. A cirurgia na DREZ é mais eficaz no tratamento do dor neuropática que ocorre após a avulsão de raiz nervosa e da dor por lesão medular. Os riscos da cirurgia incluem lesão das vias motoras descendentes e redução da função sensitiva no território da região onde foi feita a ablação. Em pacientes cuidadosamente selecionados, as taxas de sucesso no controle da dor variam entre 70 e 90%.

▶ Cordotomia e mielotomia

A cordotomia é um procedimento medular que visa interromper a transmissão da dor ao longo do trato espinotalâmico lateral, sendo mais comumente realizada em pacientes com dor nociceptiva unilateral intratável e relacionada ao câncer no nível do tórax ou abaixo dele. O procedimento pode ser realizado com bisturi ou por radiofrequência. Os riscos da cirurgia incluem déficit motor de extremidade inferior, ataxia e disfunção respiratória ou urinária. Esses riscos são significativamente maiores quando a cordotomia é realizada bilateralmente.

A mielotomia mediana envolve a destruição das colunas dorsais mediais em um único nível da medula espinal para tratar dor na linha média, bilateral ou visceral. O procedimento costuma preservar a coluna dorsal e a transmissão de sinal do feixe espinotalâmico, e seus riscos incluem parestesias e déficit motor transitórios de extremidades inferiores.

As taxas de sucesso no controle da dor com cordotomia e mielotomia são inicialmente elevadas (> 80%), mas diminuem com o passar do tempo (40% em 2 anos).

▶ Cingulotomia

Diferentemente dos procedimentos direcionados para as vias de transmissão da dor, a cingulotomia visa alterar a experiência de dor. Como o giro do cíngulo é parte do sistema límbico, a ablação por radiofrequência do giro do cíngulo anterior reduz os aspectos afetivos e desagradáveis da dor, particularmente em pacientes com componentes obsessivos e afetivos para a dor. A cingulotomia é realizada em relativamente poucos centros e apenas em pacientes cuidadosamente selecionados. Após a cingulotomia para a dor intratável relacionada a câncer, mais de 50% dos pacientes relatam alívio moderado ou completo da dor.

PROCEDIMENTOS PARA MODULAR AS VIAS AFERENTES DA DOR

▶ Bombas intratecais para administração de analgésicos

Em comparação com os opioides orais, a administração intratecal de morfina oferece analgesia mais potente com efeitos colaterais reduzidos, como náuseas, constipação e sedação. Para se beneficiarem da administração intratecal, os pacientes devem ter redução significativa no nível da dor com os opioides orais, limitada por efeitos colaterais intoleráveis.

Analgésicos como a morfina são administrados por meio de um cateter colocado no LCS torácico ou lombar, sendo o cateter conectado a uma bomba externa ou cirurgicamente implantada. As bombas externas são utilizadas em pacientes com dor relacionada ao câncer e expectativa de vida menor que 3 meses. As principais complicações da administração intratecal de fármacos incluem efeitos colaterais do medicamento, falhas mecânicas do sistema e infecção.

A administração intratecal de fármacos pode ser eficaz nas síndromes de dor nociceptiva ou neuropática; porém, como na administração oral de opioides, pode haver tolerância aos medicamentos em longo prazo. Assim, esses dispositivos são mais benéficos em pacientes com síndromes de dor relacionada ao câncer e expectativa de vida limitada.

▶ Estimulação de nervo periférico e medula espinal

Os estimuladores de nervos periféricos e medula espinal aplicam pulsos de eletricidade em nervos ou nas colunas dorsais da medula lesionados, respectivamente. Conforme a teoria das comportas, essa estimulação bloqueia o fluxo de sinais álgicos da periferia para o cérebro.

A estimulação de nervo periférico é mais eficaz nas síndromes de nervos periféricos neuropáticas, como a nevralgia occipital e a síndrome da dor regional complexa, sendo mais recentemente usada para tratar cefaleias e fibromialgia. A estimulação medular é mais eficaz em pacientes com radiculopatia lombossacral devido à formação de tecido fibroso após cirurgia lombar, bem como em pacientes com a síndrome da dor regional complexa.

Os pacientes candidatos ao tratamento normalmente são submetidos a um teste inicial com um eletrodo temporário aplicado na medula espinal ou no nervo. Após teste de 1 semana, a colocação permanente é feita se for demonstrado benefício. O benefício é medido como redução na dor, bem como aumento das atividades diárias. As complicações da terapia são, mais comumente, migração, ruptura e infecção do eletrodo estimulador.

▶ Estimulação cerebral profunda

A estimulação cerebral profunda envolve a colocação cirúrgica precisa de eletrodos nos núcleos cerebrais profundos. Os principais alvos para a estimulação cerebral profunda incluem o tálamo, que é o receptor sensitivo do cérebro, e a região cinzenta periaquedutal, que resulta na suprarregulação dos opioides endógenos. Após a implantação dos eletrodos, é realizado um teste de estimulação por 1 a 2 semanas. Um teste bem-sucedido se caracteriza pela experiência de alívio da dor e parestesias toleráveis na região tratada durante a estimulação talâmica, uma sensação de calor e movimentação ocular durante a estimulação periaquedutal, um efeito de alívio da dor após a estimulação e a ausência de um efeito analgésico durante a estimulação simulada. Após o teste, um gerador de pulso é conectado aos fios e implantado na parede torácica. Os resultados em longo prazo em pacientes com um teste bem-sucedido são variáveis, entre 19 e 79%.

▶ Estimulação do córtex motor

A estimulação elétrica do córtex motor resulta em analgesia nas síndromes de dor neuropática, como a dor em hemicorpo pós-AVE e a dor por desaferentação trigeminal, sendo desconhecido seu mecanismo da estimulação.

O procedimento cirúrgico envolve a colocação de um eletrodo estimulador intracraniano, na região do córtex motor. Os pacientes são submetidos a um teste de estimulação: a intensidade do estímulo costuma ser ajustada em 80% do nível necessário para produzir respostas motoras corticais. Após um teste bem-sucedido, os eletrodos são conectados a um gerador de pulso implantável na parede torácica. A estimulação do córtex motor tem uma taxa de sucesso de 70% nas síndromes de dor facial e de 50% na dor neuropática central.

TRATAMENTO CIRÚRGICO DOS DISTÚRBIOS DOS MOVIMENTOS

Arnold Etame Parag G. Patil

Os procedimentos neurocirúrgicos para os distúrbios do movimento evoluíram de maneira considerável nos últimos anos.

Os anteriormente populares procedimentos estereotáticos destruidores de tecidos, como a palidotomia e a talamotomia, foram substituídos pela não destrutiva estimulação cerebral profunda (ECP). Estudos cuidadosos prospectivos e bem controlados demonstraram benefícios significativos da ECP no tratamento da doença de Parkinson (DP), no tremor essencial (TE) e na distonia.

DOENÇA DE PARKINSON

▶ Considerações gerais e fisiopatologia

James Parkinson foi o primeiro a descrever a "paralisia trêmula", em 1817. Os sinais clínicos da DP são tremor, bradicinesia (lentidão de movimentos), rigidez (aumento do tônus muscular) e instabilidade postural. O tremor da DP ocorre em repouso, tem uma característica de "rolar comprimido" e, normalmente, diminui com o movimento voluntário. A rigidez da DP tem uma característica de "roda denteada" durante a movimentação passiva. A instabilidade postural resulta de uma perda de reflexos que leva a uma falta de equilíbrio. Outros sinais da DP incluem marcha festinante, diminuição do volume da voz, tempo de reação mais lento e demência. Uma escala popular para a medida do parkinsonismo é a Escala Unificada de Avaliação da Doença de Parkinson (UPDRS).

A DP vem acompanhada de uma perda de neurônios dopaminérgicos na *pars compacta* da substância negra. De acordo com um modelo bem aceito de função dos gânglios da base, a perda de dopamina resulta em ativação do núcleo subtalâmico e da *pars interna* do globo pálido (GPi). A GPi inibe as regiões motoras do tálamo, resultando em redução da excitação cortical e em sintomas da DP. O controle central da GPi e do núcleo subtalâmico nesse esquema fornece o ímpeto para as terapias cirúrgicas na DP.

A DP idiopática deve ser diferenciada de outras síndromes de parkinsonismo que têm sinais e sintomas semelhantes. Essas síndromes incluem atrofia de múltiplos sitemas, paralisia supranuclear progressiva, degeneração corticobasal e demência com corpos de Lewy. Não há exames laboratoriais ou de sangue para auxiliar no diagnóstico de DP. A TC e a RM de pacientes com DP costumam ser normais. Em cada paciente o diagnóstico se baseia inteiramente na anamnese e no exame físico, bem como na resposta aos medicamentos. Assim, apenas 75% dos pacientes com um diagnóstico clínico de DP são confirmados na necrópsia.

▶ Tratamento clínico

As estratégias de tratamento clínico para DP se concentram na manipulação do sistema dopaminérgico. A L-dopa, que foi introduzida em 1967, atravessa a BHE e é convertida pelos neurônios dopaminérgicos em dopamina. A L-dopa costuma ser combinada com a carbidopa, um inibidor do metabolismo da dopamina na corrente sanguínea, para aumentar a eficiência da oferta de L-dopa para o cérebro. Outros medicamentos que são úteis no tratamento da DP incluem inibidores das enzimas COMT e MAO, que metabolizam a dopamina, bem como os agonistas diretos dos receptores de dopamina no cérebro. Os pacientes com as síndromes de parkinsonismo atípico não DP não respondem bem à terapia com L-dopa.

Após um período de 5 a 10 anos, os pacientes com DP desenvolvem diversos efeitos colaterais decorrentes da L-dopa. As discinesias são movimentos de contorção involuntária da face e das extremidades que ocorrem no pico dos níveis de dopamina. Além disso, após a terapia crônica, os pacientes podem desenvolver flutuações do tipo "liga-desliga", em que seus sintomas de parkinsonismo oscilam de maneira imprevisível. Por fim, os pacientes podem desenvolver congelamento involuntário durante o movimento. A presença desses efeitos colaterais da L-dopa deve levar a uma avaliação para possível tratamento cirúrgico.

▶ Tratamento cirúrgico

A cirurgia estereotática lesional para a DP tem sido realizada desde a década de 1950. Os principais alvos para a ablação incluem o tálamo (talamotomia) e a GPi (palidotomia). Com a introdução da L-dopa, essas terapias cirúrgicas destrutivas diminuíram; porém, com o aparecimento dos efeitos colaterais da L-dopa na década de 1980 e com o desenvolvimento das técnicas de ECP na década de 1990, a cirurgia para a DP aumentou de maneira significativa. Atualmente, a ECP do núcleo subtalâmico ou GPi tem preferência em relação à cirurgia lesional, devido à maior segurança e à reversibilidade. Desde a aprovação pelo Food and Drug Administration (FDA) em 1997, mais de 10.000 pacientes com DP foram tratados com ECP.

As indicações cirúrgicas para o tratamento da DP estão bem estabelecidas. As diretrizes definidas pelo Core *Assessment Program for Surgical Interventional Therapies in PD* (CAPSIT-PD) incluem as seguintes:

- Diagnóstico de DP idiopática por um período de 5 anos;
- Exclusão de parkinsonismo atípico por anamnese e RM;
- Resposta dopaminérgica (redução de 33% no escore motor UPDRS com L-dopa);
- Ausência de deterioração cognitiva significativa ou depressão.

O objetivo da cirurgia para a DP é uma melhora nos sintomas motores. A ECP resulta em melhora significativa em tremor, rigidez, bradicinesia, estabilidade postural, "congelamento" e marcha, em comparação com o estado "desligado" da L-dopa. Não se espera que a ECP ofereça melhora aos pacientes com DP além de seu estado "ligado" mais favorável. Porém, como as doses de L-dopa são geralmente reduzidas após a cirurgia para ECP, essa estimulação oferece alívio das discinesias e das flutuações liga-desliga associadas com a terapia crônica com L-dopa.

Um estudo recente determinou que a ECP resulta em melhora significativa na qualidade de vida em pacientes portadores de DP. Em comparação com a medicação isoladamente, a ECP oferece maior capacidade de realizar as atividades da vida diária, melhoria do bem-estar emocional, redução do estigma da doença e diminuição do desconforto corporal. É provável que os benefícios sejam menores em pacientes com mais de 70 anos ou com déficits cognitivos significativos, nos quais a melhora motora isoladamente tem pouca chance de alterar de forma significativa a qualidade de vida.

TREMOR ESSENCIAL

Considerações gerais e fisiopatologia

O TE é o distúrbio dos movimentos mais comum, afetando um número estimado de 2 a 4% da população. O TE pode estar presente na adolescência, mas com maior frequência aparece na meia-idade ou mais tarde, sendo lentamente progressivo. Há um forte componente genético, com 25 a 60% dos pacientes relatando um histórico familiar de tremor, geralmente com um padrão de herança autossômico dominante.

O tremor do TE ocorre durante a manutenção da postura contra a gravidade e com a ação. O TE pode ocorrer em qualquer parte do corpo, mas é mais comumente observado em mãos (90-100%), cabeça (40-60%) e voz (25-35%). O tremor do TE é diferenciado dos tremores de repouso, que ocorrem quando um membro é completamente sustentado contra a gravidade, e dos tremores de intenção, que ocorrem durante movimentos visualmente guiados, à medida que o membro se aproxima do alvo. Porém, nos casos graves, os pacientes com TE podem vivenciar tremor em repouso ou intencional, além do tremor de ação.

A fisiopatologia do TE não é bem compreendida, embora a função cerebelar pareça estar envolvida. Além do tremor, os pacientes com TE podem apresentar marcha levemente atáxica ou dismétrica, déficits oculomotores e distúrbios dos movimentos olhos-mãos, lembrando a disfunção cerebelar. Além disso, os estudos com PET demonstraram aumento da atividade cerebelar em pacientes com TE; assim, acredita-se que a perda da ritmicidade olivocerebelar possa ser essencial para o desenvolvimento do TE.

O TE deve ser diferenciado de outros tipos de tremores. Os processos de doença que resultam em tremor de ação podem incluir DP, aumento do tremor fisiológico, distonia e doença de Wilson. Outros tipos de tremores podem incluir tremores cerebelares (intenção), tremor de Holmes (rubral), distúrbios toxicometabólicos e distúrbios psicogênicos.

Tratamento clínico

Em muitos casos, o TE começa tardiamente, progride lentamente e não é fisicamente incapacitante nem psicologicamente problemático. Alguns pacientes podem vivenciar uma redução do tremor com a restrição ou eliminação da ingesta de cafeína na dieta ou com o uso de pequenos pesos em seus punhos; outros podem vivenciar redução do tremor com o consumo moderado de álcool. Porém, o álcool não costuma ser recomendado como tratamento devido aos riscos de dependência química resultantes em indivíduos suscetíveis.

Para pacientes com tremor incapacitante, as terapias de primeira linha incluem β-bloqueadores, como o propranolol, e o antiepilético primidona. Cerca de 50 a 70% dos pacientes obtêm benefício com os β-bloqueadores. A primidona é um medicamento relacionado ao fenobarbital, com eficácia semelhante à dos β-bloqueadores no tratamento do TE. Em alguns pacientes, as duas terapias podem ser combinadas para um efeito aditivo. Outros agentes farmacológicos para o TE incluem gabapentina, topiramato e benzodiazepínicos de longa ação, como o clonazepam. Por fim, um subgrupo de pacientes com TE pode ser tratado com injeção local de toxina botulínica.

Tratamento cirúrgico

Como no tratamento da DP, a cirurgia lesional para o TE foi, em grande parte, substituída pela ECP. O alvo da ablação e do ECP é o mesmo: o núcleo intermediário ventral do tálamo. Esse núcleo recebe impulsos dos núcleos cerebelares profundos, incluindo o núcleo dentado, o que pode ser responsável por sua importância no tratamento do TE. Um procedimento unilateral é indicado para pacientes com tremor incapacitante unilateral de extremidade, ao passo que um procedimento bilateral pode ser necessário para controlar tremores bilaterais ou axiais.

A talamotomia do núcleo intermediário ventral é altamente eficaz no tratamento de TE, com mais de 80% dos pacientes vivenciando supressão efetiva do tremor em longo prazo. As complicações da talamotomia ocorrem em cerca de 25% dos pacientes e incluem primariamente hemorragia, déficit motor, disartria e ataxia.

A ECP do núcleo intermediário ventral substituiu, em grande parte, a talamotomia no tratamento cirúrgico do TE. Em um estudo randomizado prospectivo comparando ECP com talamotomia, ambas as terapias obtiveram controle semelhante do tremor, mas a ECP resulta em menos efeitos adversos. A ECP pode ter efeitos mais favoráveis no estado funcional do paciente, incluindo as atividades da vida diária. As complicações da talamotomia e da ECP são mais pronunciadas em pacientes submetidos a procedimento bilateral.

DISTONIA PRIMÁRIA

Considerações gerais e fisiopatologia

A distonia é uma contração concomitante sustentada de grupos musculares opostos. Os pacientes portadores de distonia exibem posturas anormais e bizarras, realizam movimentos repetitivos e, muitas vezes, vivenciam dor significativa. A distonia pode afetar os músculos de todo o corpo (p. ex., distonia generalizada) ou os músculos de uma região (p. ex., torcicolo), ou pode haver um foco específico (p. ex., blefaroespasmo). Assim como o tremor, a distonia pode ser um achado isolado ou uma manifestação de uma condição neurológica mais generalizada.

A fisiopatologia da distonia não é conhecida. Foi demonstrado que alguns casos de distonia resultam de deficiência de dopamina ou de distúrbios na função dos receptores de dopamina nos gânglios da base. Um modelo sugere que a atividade reduzida ou desregulada no GPi resulta em desinibição de áreas motoras corticais.

Muitas vezes, a distonia ocorre como uma condição idiopática sem etiologia clara. De modo alternativo, a distonia pode ocorrer como uma condição secundária, resultando de lesão no parto, AVE, toxicidade por fármacos ou condição neurológica degenerativa hereditária. Recentemente, mais de uma dúzia de formas hereditárias de distonia previamente idiopática foram identificadas, incluindo mutações no gene *DYT1* no cromossomo 9. A distinção entre distonia primária e secundária é importante, pois as distonias secundárias respondem menos bem às intervenções cirúrgicas.

▶ Tratamento clínico

A distonia primária pode ser tratada com fármacos anticolinérgicos como o triexifenidil, relaxantes musculares benzodiazepínicos como o diazepam, ou injeção de toxina botulínica nos grupos musculares afetados. Além disso, alguns medicamentos que bloqueiam a dopamina têm sido usados no tratamento da distonia, embora o uso de tais medicamentos também possa piorar algumas formas de distonia. A fisioterapia também é um componente importante do tratamento da distonia para evitar a formação de contraturas musculares fixas.

▶ Tratamento cirúrgico

Os pacientes que não respondem aos medicamentos orais e que não obtêm alívio adequado com injeções de toxina botulínica devem ser encaminhados para tratamento cirúrgico. A distonia tem sido tratada com ablação ou estimulação do GPi. A palidotomia melhora a distonia em 60 a 70% quando mensurado por escalas de graduação padronizadas. A ECP palidal bilateral também é altamente eficaz no tratamento da distonia primária. Em comparação com a estimulação simulada, a ECP melhorou significativamente os sintomas motores, a dor e a qualidade de vida. O efeito colateral mais comum da ECP palidal é a disartria.

TÉCNICAS DE NEUROCIRURGIA ESTEREOTÁTICA

A neurocirurgia estereotática envolve a ablação de tecido ou a colocação de eletrodos na parte profunda do cérebro. A eficácia clínica e os riscos da cirurgia dependem de precisão em submilímetros, havendo necessidade de técnicas especializadas. Os pacientes costumam ser colocados em um arco estereotático fixado ao crânio sob anestesia local e, então, submetidos a RM ou TC. A realização do exame, dessa maneira, permite a definição de um sistema de coordenadas exatas dentro do cérebro.

No centro cirúrgico, é feito um pequeno orifício no crânio, permitindo a introdução de microeletrodos em uma trajetória que leva ao alvo. Os microeletrodos registram a atividade neuronal extracelular, tendo cada região do cérebro uma assinatura eletrofisiológica específica. Dependendo da cirurgia, o paciente pode ser examinado quanto à resposta motora ou sensitiva da atividade celular.

Após a monitorização eletrofisiológica ter confirmado o alvo para a cirurgia, os eletrodos de ECP são colocados na mesma localização ao longo da mesma trajetória. Com o eletrodo em posição, a estimulação é aplicada e o paciente é examinado quanto a efeitos clínicos indesejáveis. Após a confirmação de um efeito desejável, os eletrodos são fixados. Em uma segunda etapa, os eletrodos são tunelizados sob a pele até um gerador de estimulação implantável colocado sob a pele, logo abaixo da clavícula. Esse gerador pode ser precisamente ajustado conforme as necessidades de cada paciente.

Na cirurgia lesional, é aplicada a radiofrequência ou a criossonda na localização após o registro de microeletrodos, criando-se uma lesão temporária. Quando a ausência de efeitos indesejáveis é confirmada, é criada uma lesão permanente.

DOENÇA DE DISCO INTERVERTEBRAL

D. Andrew Wilkinson Khoi Than Paul Park

▶ Considerações gerais

A coluna é composta de 33 segmentos ósseos longitudinalmente dispostos e chamados de vértebras: 7 cervicais, 12 torácicas, 5 lombares, 5 sacrais (fusionadas) e de 2 a 4 coccígeas (fusionadas). Uma vértebra típica é composta de um corpo arredondado anteriormente e um arco ósseo protetor posteriormente, que, juntos, formam um canal por onde passa a medula espinal. Os corpos vertebrais articulam-se anteriormente por meio de discos intervertebrais e posteriormente por meio de articulações sinoviais formadas pelas facetas articulares de vértebras adjacentes. Elas também são conectadas por vários ligamentos: os ligamentos longitudinais anterior e posterior, que correm ao longo dos corpos vertebrais de cima para baixo; os ligamentos supraespinhosos e interespinhosos, que passam entre os processos espinhosos da projeção posterior de cada vértebra; e o ligamento amarelo, que conecta a lâmina (parte do arco posterior) em cada nível vertebral.

Em um adulto normal, a medula espinal se estende da junção craniocervical até o nível lombar, onde começa a afilar e termina em L1-L2 como cone medular. Oito conjuntos de raízes nervosas saem da coluna na região cervical, embora existam apenas sete vértebras cervicais. A raiz nervosa C1 sai acima da vértebra C1, e a raiz nervosa C2 sai entre as vértebras C1 e C2. A raiz nervosa C8 sai entre os corpos vertebrais C7 e T1, e a raiz nervosa T1 sai entre os corpos vertebrais T1 e T2. Essa relação continua para baixo até o nível do sacro. Assim, a raiz nervosa que emerge entre L5 e S1 é a raiz nervosa L5. No caso de hérnia de disco lombar, a raiz nervosa acometida costuma ser a raiz que está passando para sair no próximo nível. Como exemplo, uma hérnia de disco no nível de L4 e L5 normalmente causa compressão da raiz nervosa L5. De modo inverso, na coluna cervical, o nervo acometido está no nível da hérnia de disco. Uma hérnia de disco em C5 e C6 iria, dessa forma, ter impacto sobre a raiz nervosa C6.

Os discos intervertebrais atuam com coxins que separam os corpos vertebrais da coluna: eles também funcionam como absorvedores de impacto, ajudando a absorver e distribuir para baixo as forças na coluna. Além disso, os discos intervertebrais permitem uma quantidade limitada de movimentos entre diferentes níveis espinais, de modo que a coluna possa inclinar-se e girar. O disco intervertebral é composto por um núcleo central fibrocartilaginoso tipo gel (núcleo pulposo) circundado por um anel fibroso externo (anel fibroso) composto de 15 a 25 camadas concêntricas de fibras paralelas. As superfícies dos corpos vertebrais com menos de 1 mm de espessura e compostas de cartilagem hialina formam uma interface entre o osso dos corpos vertebrais e o disco, englobando o núcleo pulposo superior e inferiormente.

Os discos intervertebrais sofrem degeneração com o passar do tempo. Junto com a degeneração das facetas, esse processo é chamado de espondilose. Ao nascer, o núcleo pulposo contém 80% de água, mas o disco gradualmente perde água e elasticidade, ficando parecido com um gel. O processo de degeneração discal é comum e pode até mesmo ser "normal" à medida que a pessoa envelhece. Cerca de 20% dos adolescentes têm sinais de degeneração discal leve, enquanto, aos 70 anos de idade, cerca de 60% dos discos apresentam degeneração grave. Os discos degenerados não distribuem a carga da mesma maneira que os discos saudáveis e bem hidratados. Eles não mantêm sua altura em condições de suporte de peso e, como consequência, é colocada uma carga maior sobre os corpos vertebrais e as facetas articulares adjacentes, promovendo a formação de osteófitos. Se houver a formação de osteófitos no canal raquidiano, dentro de forames neurais ou no recesso lateral, pode haver o desenvolvimento de compressão neurológica com o tempo. Com a perda da altura do disco, as forças de tensão sobre o ligamento amarelo são reduzidas, causando o remodelamento do ligamento, seu espessamento e abaulamento para dentro do canal (hipertrofia ligamentar). A degeneração pode também levar a espondilolistese ou subluxação de um corpo vertebral sobre outro. A doença discal degenerativa ocorre em todos os níveis da coluna; porém, como a coluna lombar e a coluna cervical têm maior mobilidade, o comprometimento é mais comum nessas regiões.

COLUNA CERVICAL

▶ Considerações gerais

A degeneração da coluna cervical é um processo que leva ao abaulamento dos discos intervertebrais, à hipertrofia das facetas articulares e à formação de osteófitos. A degeneração crônica inicialmente se manifesta como dor cervical. À medida que os osteófitos aumentam de tamanho e a hipertrofia ligamentar progride, pode haver o desenvolvimento de sintomas neurológicos. A compressão de raízes nervosas leva à radiculopatia, ao passo que a compressão da própria medula espinal leva à mielopatia. De modo alternativo, a degeneração discal pode ocorrer agudamente quando o núcleo pulposo de um disco sofre extrusão por meio de uma laceração no ânulo. Se uma herniação aguda de disco ocorrer centralmente, a medula pode ser comprimida, causando lesão neurológica grave, resultando em paraplegia ou quadriplegia, dependendo do nível e da intensidade da herniação. Porém, mais comumente, a ruptura do disco resulta em compressão de uma raiz nervosa pela extrusão de um fragmento discal e por alterações inflamatórias locais, causando radiculopatia.

Normalmente, isso se manifesta como dor que se irradia até o braço, distúrbios sensitivos e, algumas vezes, déficit motor na distribuição da raiz nervosa envolvida.

▶ Achados clínicos

A. Sinais e sintomas

A doença degenerativa da coluna cervical costuma se apresentar com um histórico de dor cervical que pode ser abrupta, no caso de ruptura de disco, ou lentamente progressiva. Costuma haver perda da lordose cervical (a curvatura posterior normal em forma de C no pescoço), que pode estar relacionada a contratura muscular ou a deformidade pela degeneração crônica. Além da dor cervical, que costuma melhorar com o passar do tempo, a compressão de uma única raiz nervosa por um osteófito ou fragmento discal (radiculopatia) costuma causar dor ao longo da borda medial da escápula do lado da lesão. Essa dor escapular tende a durar mais do que a dor cervical. O achado característico na radiculopatia é uma dor aguda em queimação que se irradia até o braço, seguindo a distribuição do nervo espinal envolvido. Essa dor pode ser exacerbada quando o paciente inclina a cabeça para o lado da dor, comprimindo o forame neural no lado afetado (manobra de Spurling). De fato, o paciente pode, habitualmente, inclinar a cabeça para o lado oposto para reduzir a dor, e a hipedistensão cervical (com ou sem compressão da cabeça) pode piorar a dor. Distúrbios sensitivos (parestesias, dormências ou sensibilidade reduzida) tendem a ocorrer na distribuição terminal do dermátomo envolvido, isto é, nos dedos em vez da porção proximal do braço. A hipersensibilidade da pele na distribuição distal do dermátomo também é comum. Redução ou perda dos reflexos tendinosos profundos é um achado frequente e precoce na radiculopatia por hérnia discal ou osteófito cervical compressivo. O déficit motor pela radiculopatia ocorre nos músculos inervados por um nervo espinal (mas por mais de um nervo periférico), isto é, baseando-se em miótomos. Assim, o déficit motor por radiculopatia costuma ser parcial ou incompleto, pois quase todos os músculos são inervados por mais de um nervo espinal. Déficit motor grave, atrofia e fasciculações musculares são raras na radiculopatia, exceto em casos de evolução muito longa. A presença desses achados deve levantar a suspeita de uma lesão de nervo periférico.

A radiculopatia de C5 (normalmente resultante de afecção no nível de C4-C5) envolve a dor irradiada para o ombro com distúrbios sensitivos cruzando sobre o ombro e se estendendo até a porção média da parte superior do braço (seguindo a distribuição do dermátomo C5). Os pacientes podem exibir fraqueza da abdução do ombro (deltoide) e da flexão do antebraço. O reflexo bicipital pode estar diminuído. A radiculopatia de C6 (como por hérnia de disco em C5-C6) normalmente envolve dor irradiada do pescoço até o aspecto lateral do braço, com distúrbios sensitivos no dorso da mão e, em particular, no polegar. Os pacientes podem apresentar fraqueza da flexão do antebraço (bíceps). Os reflexos bicipital e braquiorradial podem estar diminuídos. A compressão da raiz nervosa C7 (por doença em C6-C7) costuma envolver dor irradiada do pescoço até a parte posterior do ombro, o tríceps e a superfície dorsolateral do antebraço. Os distúrbios sensitivos normalmente envolvem os dedos indicador e médio. Em geral, a fraqueza da extensão do antebraço (tríceps) é observada tardiamente, talvez porque a extensão do antebraço no dia a dia ocorra com auxílio da gravidade. O reflexo tricipital costuma estar atenuado.

Em casos avançados de doença discal degenerativa da coluna cervical, pode haver sinais de mielopatia, incluindo hiper-reflexia e espasticidade, levando a alteração da marcha e distúrbios sensitivos nas extremidades superiores e inferiores. Os pacientes com mielopatia por estenose cervical costumam se queixar de dificuldade para manipular objetos com as mãos (p. ex., problemas para abotoar a camisa).

B. Exames diagnósticos

As radiografias simples são úteis para determinar o grau de alteração degenerativa presente na coluna cervical. Em casos de deformidade cervical, as radiografias simples são usadas para avaliar o alinhamento da coluna cervical. As radiografias simples em flexão-extensão são importantes quando houver suspeita de instabilidade da coluna cervical (p. ex., quando um paciente apresenta sintomas posicionais). Da mesma forma, a TC pode oferecer visualização detalhada da anatomia óssea e costuma ser útil para o planejamento pré-operatório, especialmente nos casos de deformidade grave. A TC também oferece boa resolução da anatomia óssea quando há suspeita de esporões ósseos como causa de compressão neural. A principal desvantagem da TC é a falta de resolução das estruturas de tecidos moles: é difícil detectar compressão por hérnia discal em uma TC normal. A mielografia por TC resolve o problema de visualização de lesões compressivas dos tecidos moles, mas sua principal desvantagem é ser invasiva. A punção do saco dural (necessária para a injeção de contraste) traz um pequeno risco de lesão neurológica. Na era da RM, a mielografia por TC costuma ser reservada para casos em que a coluna sofreu instrumentação prévia, o que pode causar artefatos na RM, ou para quando o paciente é portador de outros dispositivos metálicos que impedem a RM (p. ex., marca-passo cardíaco).

A RM permite a observação de estruturas neurais de forma não invasiva e se tornou o método de imagem mais comum para a avaliação de doença potencialmente compressiva da coluna cervical. Esta técnica pode detectar hérnia discal mole e compressão de raiz nervosa, sendo também útil na detecção de alterações crônicas ou agudas na medula que podem estar associadas com mielopatia. Os achados na RM devem ser cuidadosamente correlacionados com os achados clínicos, pois é frequente haver falso-positivos. A RM revela doença discal degenerativa da coluna cervical em 25% das pessoas assintomáticas com menos de 40 anos de idade e em 60% das pessoas com mais de 40 (Fig. 36-25).

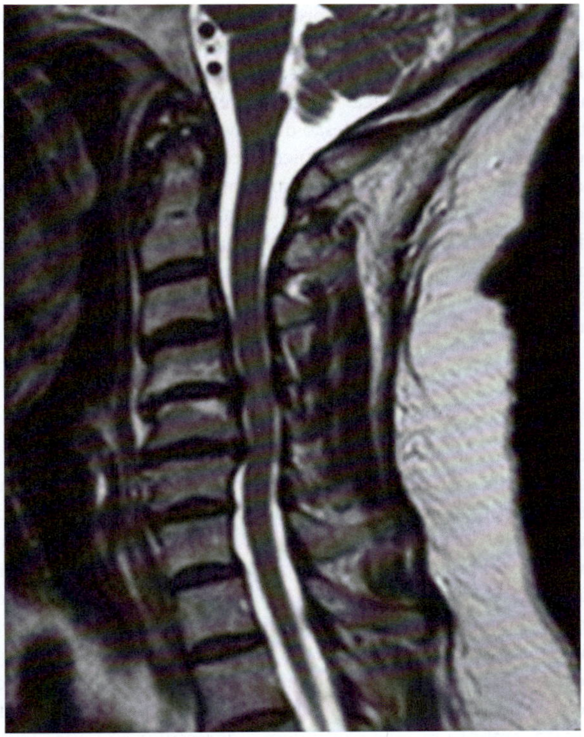

Os exames eletrodiagnósticos, particularmente a EMG, podem ser úteis no diagnóstico de radiculopatia. Os estudos de condução nervosa isoladamente têm pouco valor na identificação de radiculopatia e, geralmente, são normais, mesmo com compressão grave de uma raiz nervosa. Por outro lado, a EMG é mais sensível. Os achados clássicos da radiculopatia na EMG são fibrilação em repouso nos músculos inervados por uma única raiz nervosa (i.e., um miótomo) juntamente com denervação nos músculos paraespinais correspondentes. Infelizmente, a EMG não detecta de forma confiável fibrilações nos músculos até pelo menos 3 a 4 semanas após o início da radiculopatia, o que pode levar a exames falso-negativos se for realizada muito precocemente. Mesmo quando realizada após um intervalo de tempo apropriado, os achados na EMG podem ser normais em mais de 50% dos casos de compressão de nervo espinal em pacientes com sintomas radiculares, mas sem sinais de déficit motor, parestesias ou reflexos diminuídos.

▲ **Figura 36-25** RM sagital ponderada em T2 da coluna cervical mostrando protrusões discais de múltiplos níveis causando estenose central do canal e alterações de sinal na medula.

▶ Diagnóstico diferencial

A dor cervical associada a um histórico de malignidade, perda de peso inexplicada, dor que não alivia com repouso no leito ou idade de mais de 50 anos, com fatores de risco para câncer, deve levantar a suspeita de um tumor metastático invadindo a coluna cervical. Da mesma forma, etiologias infecciosas, como discite, osteomielite ou abscesso, devem ser consideradas quando houver histórico de febre, imunossupressão ou infecção recente. As síndromes de compressão de nervos periféricos, como a síndrome do túnel do carpo ou a compressão de nervo ulnar, podem simular a radiculopatia cervical. Em geral, déficit motor significativo e atrofia muscular sugerem lesão de nervo periférico, ao passo que perda precoce de um reflexo (bíceps, tríceps) sugere radiculopatia. Outras condições que podem simular doença degenerativa de disco cervical incluem infarto do miocárdio, plexite braquial idiopática (síndrome de Parsonage-Turner) ou condições inflamatórias como espondilite anquilosante ou sarcoidose. As condições locais que afetam o ombro (lacerações do manguito rotador, bursite acromial, etc.) também devem ser descartadas.

▶ Tratamento e prognóstico

A maioria das condições que causam dor na coluna cervical (como exacerbações de artrite degenerativa, espasmo muscular ou traumatismo menor) é autolimitada e não necessita de cirurgia. A dor cervical aguda pode ser tratada com exercícios leves ou um programa de mobilização, calor úmido ou um colar macio para auxiliar no relaxamento muscular. Os medicamentos anti-inflamatórios também são úteis nesses casos. Para a dor cervical persistente, a tração intermitente é algumas vezes útil, seja por fisioterapia ou com um conjunto de tração domiciliar. Cerca de 80 a 90% dos pacientes melhoram apenas com o tratamento clínico, embora muitos continuem a apresentar sintomas leves, que eles acabam aprendendo a manejar.

A própria dor cervical responde mal ao tratamento cirúrgico. Mesmo em casos de radiculopatia em que os exames de imagem revelam uma evidente hérnia de disco comprimindo uma raiz nervosa, o tratamento cirúrgico tem mais chances de melhorar apenas a dor no braço, e não a dor cervical. O tratamento cirúrgico da doença discal degenerativa cervical deve ser reservado para casos de falha do tratamento clínico e para quando há compressão neurológica (causando mielopatia ou radiculopatia). O tratamento cirúrgico da coluna cervical envolve a descompressão medular espinal ou das raízes nervosas, com ou sem fusão, e pode ser realizado por via anterior ou posterior. A escolha depende de muitos fatores, incluindo a idade do paciente, o número de níveis envolvidos, o fato de a lesão compressiva ser predominantemente anterior ou posterior, e qualquer deformidade concomitante da coluna cervical. Tanto a abordagem anterior como a posterior podem ser usadas para a descompressão de raízes nervosas e/ou da medula. Para os casos complicados envolvendo alterações degenerativas extensas, particularmente com deformidade grave, pode ser usada uma abordagem combinada anterior e posterior.

Hérnias discais e osteófitos podem ser abordados anteriormente, seja apenas pela remoção do disco (discectomia cervical anterior com ou sem fusão) ou por remoção do corpo vertebral (procedimento conhecido como corpectomia). A laminectomia cervical posterior é útil para a descompressão de múltiplos níveis, como no caso de estenose cervical em múltiplos níveis secundária a hipertrofia ligamentar. Como há risco de deformidade subsequente (cifose progressiva relacionada à perda da faixa de tensão posterior após a cirurgia), alguns pacientes abordados por via posterior podem necessitar de fusão. A decisão de fazer a fusão deve ser individualizada. A colocação de disco artificial (artroplastia) em lugar da fusão demonstrou manter a mobilidade segmentar e parece ser uma alternativa viável à fusão, embora os resultados de longo prazo ainda não estejam disponíveis. A foraminotomia posterior em "buraco de fechadura" é ideal para hérnias de discos moles que ocorrem lateralmente (ela não pode ser usada para abaulamentos discais centrais) e pode ser feita de maneira minimamente invasiva usando retratores tubulares.

No caso de radiculopatia cervical, os sintomas melhoram em cerca de 80% dos pacientes após o tratamento cirúrgico. Quando a descompressão cirúrgica é realizada por mielopatia, a melhora neurológica ocorre em cerca de 70% dos casos.

DOENÇA DISCAL TORÁCICA

As hérnias de disco torácicas são raras, com uma incidência entre 0,25 e 0,75% de todas as hérnias discais. A maioria das hérnias de disco torácicas ocorre abaixo do nível da coluna torácica média. Costuma haver um retardo no diagnóstico, pois os sintomas pouco definidos e há ausência de sinais objetivos no exame físico. Se a hérnia de disco for secundária a traumatismo e resultar em compressão grave da medula, pode haver resultante paralisia. Se a hérnia de disco for secundária à doença degenerativa, a compressão medular ocorre mais lentamente e está associada a uma variedade de apresentações.

Os pacientes podem apresentar sintomas de dor axial, radiculopatia, mielopatia ou alguma combinação das três. A dor axial pode ser descrita como constante, dolorida, em queimação, lancinante ou tipo cãibra. Sustentação de peso, atividade ou manobra de Valsalva geralmente exacerbam a dor. Os sintomas radiculares geralmente se apresentam na faixa de dermátomo correspondente. A mielopatia pode se apresentar como paraparesia, mas, com maior frequência, apresenta-se com uma história vaga de fraqueza, sensação de peso, rigidez ou dormência em membros inferiores. Pode haver queixas intestinais e vesicais.

O tratamento é cirúrgico e visa aliviar a dor ou evitar a progressão do déficit neurológico. Há uma variedade de opções cirúrgicas, incluindo laminectomia para estenose, bem com uma diversidade de abordagens (toracotomia, costotransversectomia, lateral extracavitária, transpedicular) para afecção na coluna anterior, como a hérnia de disco. Em casos de hérnia discal torácica, uma abordagem estritamente dorsal na linha média (laminectomia) oferece pouca exposição do disco e tem alto risco de lesão neurológica.

COLUNA LOMBAR

▶ Considerações gerais

Deve-se compreender a anatomia das raízes lombossacras para apreciar as síndromes clínicas associadas com o deslocamento de um disco intervertebral lombar. A extrusão de um disco intervertebral lombar pode causar perda de reflexos (reflexo aquileu, reflexo patelar), déficit motor, déficit sensitivo e dor na distribuição de um dermátomo. Uma hérnia de disco central pode causar uma variedade de apresentações, até a paralisia abaixo do nível da lesão juntamente com sintomas urinários. Uma hérnia de disco típica preserva a raiz nervosa que sai naquela altura, mas causará compressão sobre a raiz nervosa que atravessa o nível inferior. Uma rara hérnia de disco mais lateral, porém, fará compressão sobre a raiz nervosa que sai desse nível.

Com a idade, o disco sofrerá degeneração. Exames de necrópsia observaram que a degeneração discal começa desde a segunda década de vida, e quase todas as pessoas têm algum grau de degeneração pela sexta década de vida. Pode haver a formação de osteófitos ao redor do espaço discal causando estenose do canal raquidiano e dos forames neurais.

Noventa e cinco por cento das hérnias de disco lombares ocorrem nos níveis de L5-S1 e L4-L5. Apenas 4% das hérnias de disco lombares ocorrem nos níveis L3-L4, e são infrequentes nos níveis lombares superiores.

▶ Achados clínicos

A. Sinais e sintomas

Os sinais e sintomas de hérnia de disco lombar variam. Uma grande hérnia de disco central pode apresentar-se com a síndrome da cauda equina. Nesses casos, os pacientes podem apresentar anestesia em sela, disfunção urinária, diminuição do tônus retal e déficit motor nos membros inferiores. Em geral, porém, os pacientes se queixam de dor que se irradia para a perna com um componente variável de dor lombar. A manobra de Valsalva (tossir, espirrar, etc.) ou os movimentos geralmente exacerbam a dor. De modo alternativo, o repouso comumente melhora a dor. A dor por si só pode ser descrita como queimação constante, dor constante com agudizações intermitentes, dor penetrante que se irradia para baixo até as pernas. A elevação da perna estendida e a elevação da perna estendida cruzada podem sustentar o diagnóstico de hérnia de disco lombar. A elevação da perna estendida é positiva se essa elevação até um ângulo de 30 graus causa dor ciática na perna ipsolateral. Esse teste tem 80% de sensibilidade, mas apenas 40% de especificidade. A elevação da perna estendida cruzada é positiva se a elevação da perna em 30 graus causa dor ciática na perna contralateral e, embora esse teste tenha apenas 25% de sensibilidade, ele tem 90% de especificidade. Deve ser observado que os pacientes com uma hérnia de disco lombar alta ou com uma hérnia de disco mais lateral podem não apresentar esses sinais. O exame da musculatura paravertebral pode revelar dor à palpação e/ou contratura muscular.

Os achados motores podem ser úteis na predição do nível lombar envolvido. A compressão da raiz nervosa L4 (hérnia em L3-L4) pode causar déficit da extensão do joelho (quadríceps). A compressão da raiz nervosa L5 (hérnia em L4-L5) pode provocar fraqueza do extensor longo do hálux e da dorsiflexão do tornozelo (tibial anterior). Por fim, a compressão da raiz nervosa S1 (hérnia em L5-S1) pode causar redução da flexão plantar do tornozelo (gastrocnêmio). Os reflexos também podem estar diminuídos. O reflexo aquileu está diminuído na compressão da raiz nervosa S1, e o reflexo patelar está diminuído na compressão da raiz nervosa L4.

O exame da sensibilidade costuma variar e é pouco útil na predição do nível lombar envolvido. A compressão da raiz nervosa L4 pode estar associada com achados sensitivos da porção anterior da coxa até a porção medial do tornozelo. A compressão da raiz nervosa L5 pode apresentar-se com achados ao longo do dorso do pé e no primeiro espaço interdigital. Por fim, a compressão da raiz nervosa S1 pode se apresentar com achados sensitivos ao longo das regiões lateral e plantar do pé.

B. Exames de imagem

Se os sintomas se limitarem à dor e o paciente não apresentar fatores de risco para outras doenças, é razoável postergar os exames de imagem por 4 semanas, pois a melhora da dor nesse prazo não é incomum. A persistência dos sintomas, porém, é uma indicação para os exames de imagem. As radiografias simples têm utilidade limitada no diagnóstico de hérnia discal, mas são úteis na avaliação de traumatismo, infecção ou processo neoplásico. A mielografia pode identificar defeitos no preenchimento extradural e pode ser particularmente útil quando combinada com a TC. De fato, a mielografia por TC permanece sendo útil nos casos em que não é possível realizar a RM.

A RM se tornou o padrão-ouro para o diagnóstico de hérnias discais (Fig. 36-26). É um procedimento não invasivo e não envolve exposição à radiação. Ela oferece imagens detalhadas dos espaços discais, dos tecidos moles adjacentes e do saco tecal. A RM pode ajudar a excluir tumores, cistos e fibrose pós-operatória como etiologia dos sintomas do paciente. É importante correlacionar os sintomas do paciente com os exames de imagem com precisão, pois a RM pode gerar um número significativo de falso-positivos. Por exemplo, quase 20% das pessoas normais com menos de 40 anos de idade e mais de 50% das pessoas com mais de 40 anos de idade apresentam anormalidades lombossacras nos exames de imagem.

C. Exames especiais

A EMG pode ser útil no diagnóstico de radiculopatia, mas a sua utilidade é limitada. Classicamente, a EMG tem achados de fibrilações em repouso nos músculos inervados por uma única raiz nervosa e de denervação dos músculos paraespinais correspondentes. Infelizmente, são necessárias pelo menos 3 a 4 semanas desde o início dos sintomas da radiculopatia para que as fasciculações sejam evidentes na EMG. Os exames da condução nervosa (ECNs) têm utilidade mínima no diagnóstico de radiculopatia.

▶ Diagnóstico diferencial

É importante obter anamnese e exame físico completos, pois o diagnóstico diferencial dos pacientes com dor nas costas e

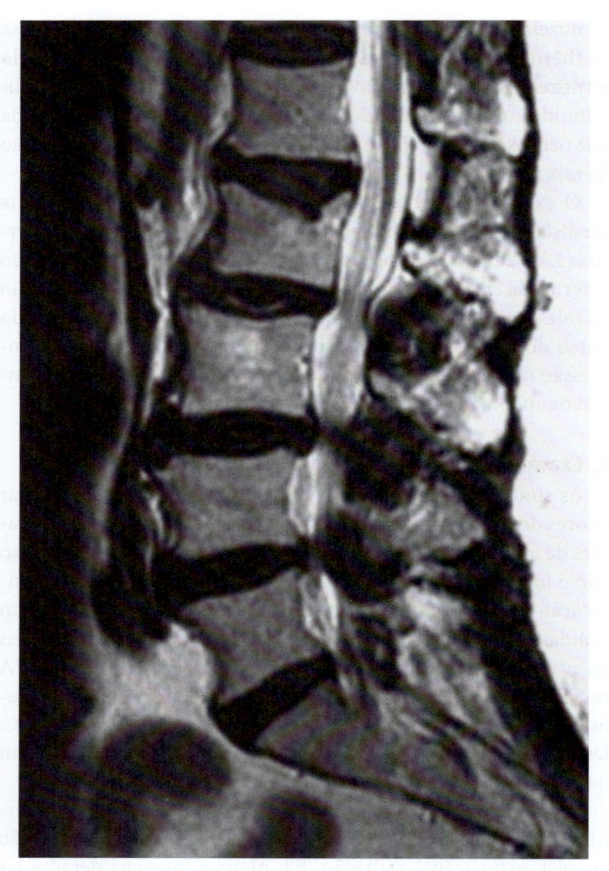

Figura 36-26 RM sagital ponderada em T2 da coluna lombar mostrando abaulamentos discais em múltiplos níveis, hipertrofia do ligamento amarelo e retrolistese em L2-L3.

sintomas radiculares é amplo. Um histórico de traumatismo pode indicar fraturas, especialmente em casos de osteoporose e/ou uso de esteroides. Os tumores que costumam gerar metástases na coluna incluem próstata, mama, rim, tireoide e pulmão. Os pacientes com doença metastática costumam apresentar dor noturna e dor que persiste mesmo em repouso e em decúbito dorsal. Distúrbios inflamatórios, infecções, anormalidades ósseas (espondilolistese), neuropatias periféricas, lesões degenerativas medulares, doença vascular periférica oclusiva e lesões de nervos periféricos devem todos ser considerados no diagnóstico diferencial.

▶ Tratamento

A. Medidas clínicas

A história natural da dor radicular associada com doença discal lombar é de melhora ao longo do tempo. Assim, medidas conservadoras são recomendadas para pacientes que apresentam uma radiculopatia nova sem déficit neurológico. As medidas conservadoras visam, inicialmente, limitar a atividade física, incluindo um breve período de repouso no leito seguido de um programa de exercícios graduais. Também é importante que os pacientes modifiquem seus tipos de movimentos – por exemplo, limitando o levantamento de peso, as torções ou as inclinações. A fisioterapia pode ser útil após o período agudo para a instrução de exercícios de reforço da musculatura abdominal e lombar.

O cerne do tratamento clínico é o uso de anti-inflamatórios não esteroides (AINEs). Os esteroides orais (i.e., esteroides com redução gradual da dose) também podem ser úteis na fase aguda, e as injeções epidurais de esteroides e opioides podem ser úteis para o alívio da dor.

B. Tratamento cirúrgico

Os pacientes que apresentam deterioração neurológica motora aguda necessitam de atenção cirúrgica imediata. A cirurgia também está indicada em pacientes que não respondem às medidas conservadoras descritas anteriormente e continuam a apresentar dor incapacitante.

A microdiscectomia é a intervenção cirúrgica "padrão-ouro" para pacientes com hérnia de disco lombar. Uma microdiscectomia envolve uma laminotomia para obter acesso ao espaço discal. A raiz nervosa e o saco dural são protegidos enquanto o fragmento discal é identificado e removido. Algumas vezes, uma fusão pode ser recomendada em casos de hérnias discais recorrentes no mesmo nível ou de dor associada com instabilidade articular.

▶ Prognóstico

Em geral, os pacientes com sintomas de dor radicular e sem deterioração neurológica têm prognóstico excelente, com melhora dos sintomas ao longo do tempo. Porém, ocorrendo déficit motor, é menos provável que ela retorne, mesmo após correção cirúrgica.

Boselie TF, Willems PC, van Mameren H, de Bie R, Benzel EC, van Santbrink H: Arthroplasty *versus* fusion in single-level cervical degenerative disc disease. *Cochrane Database Syst Rev* 2012;9:CD009173.

Jacobs W, Van der Gaag NA, Tuschel A, et al: Total disc replacement for chronic back pain in the presence of disc degeneration. *Cochrane Database Syst Rev* 2012;9:CD008326.

Kovacs FM, Urrutia G, Alarcon JD: Surgery *versus* conservative treatment for symptomatic lumbar spinal stenosis: a systematic review of randomized controlled trials. *Spine* 2011;36:E1335-E1351.

Matz PG, Anderson PA, Holly LT, et al: The natural history of cervical spondylotic myelopathy. *J Neurosurg Spine* 2009;11:104-111.

DERIVAÇÃO DE LÍQUIDO CEREBROSPINAL PARA HIDROCEFALIA

Hugh J. L. Garton, Jason Sack

CONSIDERAÇÕES GERAIS, EPIDEMIOLOGIA E FISIOPATOLOGIA

A hidrocefalia é um diagnóstico comum em pacientes adultos e pediátricos. Mais comumente essa doença é cronicamente tratada com um sistema de cateter implantado para fazer a derivação liquórica da cavidade craniana para um espaço de absorção alternativo, como o espaço pleural ou peritoneal. Crianças e adultos com derivações de LCS podem necessitar de tratamento cirúrgico para outros problemas associados. A presença da derivação pode, assim, complicar o tratamento cirúrgico de vários processos intra-abdominais. Por exemplo, uma criança com a porção distal de sua derivação no peritônio pode desenvolver apendicite. Que etapas de tratamento devem ser seguidas em relação ao tratamento do cateter de derivação liquórica potencialmente contaminado? Além disso, a falha na derivação liquórica é comum, ocorrendo em até 30 a 35% das pessoas dentro de 1 ano da colocação inicial da derivação. Cerca de 1% das falhas de derivação são fatais. A familiaridade com o diagnóstico e o tratamento da falha de derivação é, assim, desejável para os profissionais que cuidam de pacientes portadores de uma derivação liquórica.

Em pacientes pediátricos, a hidrocefalia é comumente vista em pacientes com histórico de nascimento prematuro, hemorragia intraventricular, após meningite, em pacientes com mielomeningocele ou outras malformações cranianas congênitas e em pacientes com tumores cerebrais. Em adultos, os pacientes que sofrem HSA ou traumatismo craniano, ou mesmo portadores de tumores cerebrais podem desenvolver hidrocefalia. Em adultos mais velhos, a hidrocefalia de "pressão normal" é uma causa de demência potencialmente tratável. O tratamento com derivação liquórica também é usado no tratamento da hipertensão intracraniana idiopática (HII), também chamada de pseudotumor cerebral.

Entre as crianças, a prevalência de hidrocefalia é estimada em cerca de 1 a 2 casos por 1.000 crianças. Entre os pacientes adultos, a incidência de HII e o seu tratamento com derivação liquórica parecem estar aumentando, de acordo com a elevação nas taxas de obesidade.

Sob o ponto de vista fisiopatológico, a hidrocefalia resulta de uma interrupção na circulação de LCS. O plexo coroide do sistema ventricular cerebral gera cerca de 80% da produção total de LCS em adultos, que é de cerca de 20 mL/h, por meio de um processo ativo dependente de bomba de íons. Acredita-se que o restante seja gerado por processos metabólicos mais gerais do cérebro e do aracnoide. É importante observar que a produção de LCS independe da PIC em uma ampla gama de valores fisiológicos. Assim, o aumento na PIC que normalmente resulta de volumes aumentados de LCS dentro do sistema nervoso não atua para controlar a produção adicional de líquido espinal. Após ser produzido, o LCS se move de maneira oscilatória para fora do sistema ventricular e para o espaço subaracnoide ao redor do cérebro. A partir daí, ele é reabsorvido por mecanismos passivos e dependentes de pressão para dentro dos seios venosos cerebrais e, possivelmente, para os sistemas linfáticos adjacentes à dura-máter. A grande maioria dos casos de hidrocefalia resulta da interrupção da saída do LCS. Tradicionalmente, a hidrocefalia é classificada como **obstrutiva**, quando o bloqueio da saída do LCS impede que ele deixe o sistema ventricular, ou **comunicante**, quando a reabsorção é interrompida além do sistema ventricular, em locais de absorção venosa dural e/ou linfática. A determinação do local da obstrução costuma ser radiográfica e pode necessitar de exames invasivos. Para o não neurocirurgião, essa distinção é mais importante na determinação da segurança da punção lombar. Se um paciente tiver hidrocefalia obstrutiva, a punção lombar não é segura, devido ao potencial para criação de pressões diferenciais entre os espaços craniano e espinal após a punção. Radiologicamente, a hidrocefalia é, algumas vezes, considerada comunicante quando todos os quatro ventrículos estão dilatados, e não apenas os ventrículos de I a III. Porém, o bloqueio do fluxo de saída do quarto ventrículo para o espaço subaracnoide pode produzir o mesmo quadro na TC ou na RM apesar da fisiologia obstrutiva. A avaliação com um neurocirurgião ou neurologista é útil se houver dúvidas.

APRESENTAÇÃO CLÍNICA E AVALIAÇÃO

A diferença relativa entre o volume de LCS produzido e reabsorvido, juntamente com a relativa compressibilidade do cérebro, determina a gravidade e o tipo dos sinais e sintomas clínicos na apresentação. O acúmulo lento de LCS ou um cérebro mais complacente à compressão, como pode ocorrer em extremos de idade, produz uma evolução mais protraída dos sintomas, em comparação com o acúmulo rápido de LCS em um cérebro pouco compressível. Independentemente de haver apresentação inicial ou após falha terapêutica, os sintomas de hidrocefalia podem ser agrupados em três amplas categorias: aqueles relacionados à elevação aguda da PIC, geralmente vistos com um acúmulo mais rápido de LCS ou em cérebro menos complacente; aqueles relacionados à deformação mais crônica do parênquima nervoso pelo acúmulo mais lento de LCS; e aqueles sintomas que são específicos das complicações terapêuticas, incluindo a infecção da derivação liquórica.

A hidrocefalia aguda rapidamente progressiva apresenta-se com cefaleia, náuseas e vômitos e, à medida que progride, há deterioração no nível de consciência. A cefaleia associada com a hidrocefalia e/ou falha na derivação liquórica pode ter predominância pela manhã ou piorar com manobra de Valsalva. O paciente pode apresentar letargia ou dificuldade para acordar com estímulos habituais. Alguns pacientes podem apresentar paralisia do olhar para cima ou síndrome de Parinaud, e outros podem ter paralisia do sexto nervo por PIC aumentada. Em crianças menores com fontanela aberta, essa área pode estar tensa e elevada. A hidrocefalia de natureza mais lentamente progressiva pode apresentar-se com sinais mais sutis de déficit cognitivo. Nos idosos, a chamada **hidrocefalia de pressão normal** apresenta-se com a tríade de demência, alteração de marcha e incontinência esfincteriana. Outros sinais incluem papiledema e, em crianças menores, aumento progressivo do perímetro cefálico. Se o paciente já foi submetido a tratamento para a hidrocefalia com uma derivação liquórica, sinais e sintomas adicionais a serem considerados incluem aqueles de infecção do dispositivo, incluindo rigidez de nuca, febre e vermelhidão ao redor do dispositivo. Se o dispositivo estiver quebrado ou funcionando mal, então o LCS pode se acumular ao redor da derivação. Se a cavidade distal para onde a derivação é colocada falhar na absorção do LCS, pode haver sintomas relacionados a isso, como dor abdominal com grande volume de líquido intraperitoneal (chamado de pseudocisto). Alguns dispositivos de derivação liquórica possuem câmaras diagnósticas que podem ser manualmente comprimidas e observadas quanto à resposta. Porém, a utilidade desses testes é questionável, sendo mais adequado deixá-los com a neurocirurgia.

Os pacientes que apresentam os achados clínicos descritos anteriormente, em especial com histórico de colocação de derivação liquórica para tratamento prévio de hidrocefalia, devem ser prontamente avaliados com exames de imagem, em geral TC ou RM do cérebro. Em casos de possível falha da derivação, é fundamental ter exames de imagem anteriores disponíveis para comparação. Os pacientes com derivações funcionantes podem ter ventrículos menores que o normal; "ventrículos de tamanho normal" ou "sem evidências de falha da derivação" em um laudo radiológico têm pouca correlação com o diagnóstico final. Exames adicionais que podem ser úteis incluem radiografias simples da derivação e exames de imagem da cavidade para onde é drenado o LCS, como ultrassonografia abdominal. Outros exames diagnósticos invasivos podem ser necessários, em geral de acordo com a orientação de um neurocirurgião. Isso pode incluir a punção da câmara de derivação liquórica, em que uma porção da derivação que fica sob o couro cabeludo é acessada por via percutânea de modo semelhante ao acesso de reservatório de cateter vascular. É útil saber que uma alta porcentagem das falhas de derivações ocorre nos primeiros 2 anos após uma falha, com uma redução apreciável nas taxas depois disso. Em crianças, a idade menor na apresentação também parece ser um fator de risco para repetição da falha da derivação. Da mesma forma, a maioria das infecções de derivações ocorrem dentro de 1 ano após a colocação da derivação. Porém, apesar desses dados epidemiológicos, um algoritmo de decisão clínica perfeitamente preditivo ainda não existe, devendo-se manter um baixo limiar para a obtenção de exames de imagem e avaliação com especialista.

▶ Tratamento

A hidrocefalia progressiva deve ser adequadamente abordada para minimizar a deterioração neurológica. Conforme observado anteriormente, a taxa de acúmulo patológico do LCS pode variar e produzir sintomas clínicos diferentes. Porém, devido ao potencial para a deterioração aguda e fatal pela hidrocefalia, a presunção inicial deve ser de que há necessidade de intervenção rápida, sendo sujeita à reconsideração após todos os dados estarem disponíveis.

O **tratamento clínico** da hidrocefalia pode ser adequado no tratamento da HII (pseudotumor cerebral) e, em alguns pacientes, após a HSA. Ele é também usado no tratamento inicial da hidrocefalia em neonatos após hemorragia ventricular. Os diuréticos acetazolamida e furosemida são usados nesse contexto. Ambos reduzem a produção de LCS por meio da inibição da anidrase carbônica, ainda que por mecanismos levemente diferentes; assim, produzem um efeito aditivo quando usados em combinação. Porém, ensaios clínicos controlados randomizados da terapia diurética em recém-nascidos mostraram não haver redução na necessidade de subsequente colocação de derivação em pacientes que receberam diuréticos. Se os diuréticos forem utilizados, os pacientes devem ser cuidadosamente monitorados quanto a desequilíbrios eletrolíticos e toxicidade pela acetazolamida (gastrite aguda, parestesias, sonolência). Deve-se observar que, com exceção da HII, o uso protraído de diuréticos para tratar a hidrocefalia raramente é bem-sucedido e, na maioria dos casos, a terapia cirúrgica é indicada sem um teste com diuréticos.

A administração intraventricular de agentes fibrinolíticos (p. ex., estreptocinase) também tem sido investigada como um tratamento para recém-nascidos com hidrocefalia pós-hemorrágica. Porém, a revisão sistemática dos ensaios clínicos randomizados não mostrou qualquer benefício em termos de redução em necessidade de derivação ou morte. Além disso, a hemorragia intraventricular secundária é uma potencial complicação desse tratamento.

A **drenagem temporária** inclui punções lombares seriadas, punções ventriculares, colocação de um cateter de ventriculostomia externa ou de um reservatório implantado em comunicação com o sistema ventricular para aspiração periódica. Essas técnicas são usadas quando a história natural sugere possível resolução da hidrocefalia, como pode ocorrer no HIV do recém-nascido e na HSA. Além disso, a derivação temporária é adequada quando a condição do paciente impede o tratamento definitivo.

A terceiro **ventriculostomia endoscópica (TVE)** é uma alternativa à colocação da derivação liquórica para o tratamento de algumas formas de hidrocefalia. Durante o procedimento endoscópico, é feita uma perfuração no assoalho do terceiro ventrículo, comunicando-o com o espaço subaracnoide. Atualmente, a TVE é usada como tratamento inicial de escolha em casos de hidrocefalia obstrutiva, sendo curativa em 80% dos pacientes adequadamente selecionados, evitando a necessidade de colocação da derivação. Os pacientes com TVE podem sofrer hidrocefalia recorrente se a fenestração fechar. A grande maioria dessas falhas tem ocorrido dentro do primeiro ano após o procedimento, e as falhas depois de 5 anos são extremamente raras.

O **tratamento de derivação liquórica** está indicado na maioria dos casos de hidrocefalia progressiva, quando o tratamento conservador e a TVE não estão indicados ou tiverem falhado anteriormente. Esse procedimento envolve a colocação de uma derivação mecânica como forma de derivar o excesso de LCS dos ventrículos para outras cavidades corporais. As derivações de LCS têm um cateter ventricular, uma válvula que regula o fluxo unidirecional e uma tubulação distal que distribui o LCS até seu local de absorção. Muitas derivações também têm reservatórios que podem ser puncionados por via percutânea com propósitos diagnósticos ou como medida temporária em derivações nas quais o cateter distal ou as válvulas ficam bloqueadas. Com mais frequência, o cateter proximal do sistema da derivação é colocado em um dos ventrículos laterais, no corno frontal por meio da abordagem frontal, ou no átrio dos ventrículos laterais por meio de abordagem parietal. Os sistemas de derivação são usados para tratar uma variedade de outras condições, como cistos intracranianos ou higromas/hematomas subdurais crônicos. A colocação do cateter proximal nesses casos é determinada pela localização da doença a ser tratada. A mecânica valvular da derivação regula a quantidade de drenagem. A maioria é de sistemas de pressão diferencial que respondem ao aumento da pressão de líquidos permitindo que mais LCS passe pela válvula. Várias derivações são projetadas para abrir com diferentes faixas de pressão (p. ex., baixa: 4-7 cmH_2O; média: 8-12 cmH_2O; alta: 13-15 cmH_2O), e algumas válvulas podem ser externamente ajustadas para diferentes níveis de desempenho com o uso de um magneto. Essas válvulas ajustáveis ("programáveis") podem ser inadvertidamente reprogramadas por outros ímãs externos e, embora todos os sistemas aprovados para venda nos Estados Unidos no momento da escrita desse capítulo sejam compatíveis com RM em 1,5 Telsa, o paciente deve ter os parâmetros da válvula verificados e redefinidos conforme a necessidade, após uma RM. Sistemas alternativos são projetados para produzir um fluxo constante por meio da válvula em uma gama de pressões intracranianas fisiológicas. Os sistemas de válvulas podem incorporar dispositivos que evitam a drenagem excessiva em decorrência do efeito sifão de um cateter distal longo, que desce quando o paciente fica em posição ereta. A extremidade distal do sistema compreende um cateter que termina em uma cavidade corporal onde o fluido pode ser adequadamente absorvido. Uma derivação ventriculoperitoneal (DVP), em que o cateter termina dentro da cavidade abdominal e o líquido é absorvido pelo peritônio, é a derivação mais comumente usada na atualidade. Outros locais distais comuns incluem o espaço pleural (derivação V-pleural) e o átrio cardíaco (DVA). Esses dois locais são escolhidos quando a colocação peritoneal do cateter é impedida por fibrose extensa ou aderências, infecção abdominal recente, peritonite ou obesidade mórbida. Outras opções menos comuns para a colocação distal de uma derivação ventricular incluem vesícula biliar e ureter/bexiga. As complicações imediatas da colocação da derivação felizmente são raras, mas incluem o posicionamento errado do cateter ventricular com função de derivação inadequada. Muito mais raramente um paciente pode sofrer hemorragia intracraniana ou perfuração de víscera abdominal.

As complicações que não são encontradas no intraoperatório, mas que, contudo, podem se apresentar no período pós-operatório inicial incluem hérnia inguinal e/ou hidrocele; ascite; formação de pseudocisto; septicemia, tromboembolismo pulmonar e tamponamento cardíaco com a colocação VA; acúmulos e fístulas subcutâneas de LCS; hemorragia; obstrução/oclusão da derivação; e infecção (derivação e/ou incisão).

FALHA DA DERIVAÇÃO LIQUÓRICA

Embora o procedimento cirúrgico de colocação da derivação liquórica costume ser um processo não complicado, o tratamento de longo prazo da hidrocefalia com derivação é mais problemático. Múltiplos estudos clínicos em pacientes adultos e pediátricos atestam a elevada taxa de falha do dispositivo, desde obstrução do cateter, fratura do cateter, infecção, drenagem excessiva e compartimentalização do sistema ventricular (com um cateter drenando parte do sistema ventricular, mas com outra parte expandindo devido à falta de comunicação). Em crianças menores submetidas à primeira colocação de derivação, cerca de um terço das derivações necessitarão de reoperação no primeiro ano após a cirurgia. As taxas de infecção da derivação nessas crianças são de até 10 a 12%. Os pacientes adultos se saem um pouco melhor, mas 20% ainda necessitarão de reoperação dentro do primeiro ano após a falha da derivação. A análise das curvas de "sobrevida da derivação" mostra que as taxas de falha dos dispositivos caem consideravelmente após os primeiros um ou dois anos da cirurgia, mas a ameaça de falha permanece presente em alguma extensão enquanto o dispositivo permanecer no local.

Ao avaliar um paciente quanto ao potencial de falha na derivação liquórica, os dados epidemiológicos anteriores oferecem uma estimativa basal da probabilidade do diagnóstico. Outros fatores de risco para a falha da derivação incluem pouca idade na colocação da derivação e cirurgia prévia recente para derivação. Anamnese e exame físico, juntamente com exames de imagem em comparação com achados anteriores, conforme descrito anteriormente, devem permitir um diagnóstico razoavelmente preciso. Porém, vários problemas merecem ser citados. Primeiro, conforme já observado, nem todos os pacientes com falha na derivação liquórica terão expansão significativa do sistema ventricular. Alguns pacientes, particularmente aqueles com um longo histórico de hidrocefalia e derivação, podem apresentar a chamada síndrome do "ventrículo em fenda". O achado radiológico de ventrículos em fenda é relativamente comum em pacientes com derivação funcionante. A síndrome clínica do ventrículo em fenda apresenta-se como cefaleias episódicas graves que parecem ser devidas à oclusão intermitente da derivação em um sistema ventricular pequeno que não se dilata apesar de um aumento nas pressões do LCS, pois a mudança no sistema ventricular é muito pequena para ser observada nos exames radiológicos padrão. O diagnóstico costuma ser confirmado pela medida direta da PIC obtida por um monitor de PIC em posição distinta.

Um segundo grupo que merece atenção especial é o de crianças e adultos com mielomeningocele. Considerando a frequente necessidade de cuidados cirúrgicos urológicos e plásticos, esses pacientes são frequentemente encontrados em serviços de cirurgia. Cerca de 70% dos pacientes com disrafismo espinal necessitarão de tratamento para a hidrocefalia, a maioria com uma derivação liquórica. A mielomeningocele está associada com várias anormalidades do tronco encefálico e do forame magno: essas anormalidades permitem que a falha na derivação liquórica produza uma gama muito maior de sintomas clínicos do que seria o caso. Como a quantidade de LCS e a PIC aumentam devido à falha da derivação, a pressão de cima para baixo sobre o tronco encefálico pode produzir paralisia de nervos cranianos inferiores, incluindo irregularidades de deglutição e respiração. A taxa de morte por falha de derivação pode ser maior nessa população e mais rápida, devido à suscetibilidade para a herniação do rombencéfalo. Além disso, a falha da derivação liquórica pode precipitar ou exacerbar uma siringomielia preexistente nesses pacientes, produzindo sintomas relacionados à disfunção da medula espinal.

A **contaminação da derivação** pode ocorrer durante procedimentos abdominais não relacionados, no caso de uma DVP, ou por bacteremias repetidas nas DVAs. As infecções desse tipo obviamente podem ocorrer a qualquer momento e não são temporalmente restritas a mais ou menos um ano após a cirurgia mais recente de derivação. Clinicamente, a apresentação da infecção pode não ter uma resposta inflamatória exuberante com febre e vermelhidão ao redor da derivação. Em vez disso, a apresentação pode ser mais insidiosa, com falha na absorção do LCS e desenvolvimento de pseudocisto. A presença de uma grande coleção intra-abdominal de líquido em um paciente com uma derivação VP deve levantar a suspeita de infecção na derivação, embora não seja incomum haver acúmulo de fluido estéril.

Os **procedimentos cirúrgicos abdominais** em pacientes com DVP levantam a dúvida sobre o tratamento mais adequado de um cateter distal de derivação peritoneal durante e após o procedimento. Embora não existam diretrizes validadas, a literatura e a experiência do autor sugerem que o risco de infecção é baixo durante os casos de cirurgia limpa e contaminação limpa. Se uma enterotomia ou procedimento aberto de bexiga for realizado, é razoável recolocar a derivação longe dessa área quando o tubo for identificado intraperitonealmente e/ou protegê-lo com compressas durante o procedimento. Além do uso pré-operatório rotineiro de antimicrobianos, pode-se indicar o tratamento expectante para infecção e falha da derivação, podendo não ser necessária externalização. Em casos de franca contaminação do cateter peritoneal, indica-se a externalização da derivação. Foi demonstrado que os procedimentos laparoscópicos aumentam transitoriamente a PIC, mas não há literatura importante sugerindo que esse procedimento produza complicações identificáveis, talvez devido a sua natureza transitória. Foi sugerido que constipação e íleo, por outro lado, sejam fontes de disfunção pelo menos transitória da derivação, devido ao aumento da pressão abdominal.

A **externalização da derivação,** quando necessária, envolve a palpação da derivação proximalmente a sua entrada no peritônio, seguida por uma preparação estéril e, se o paciente estiver acordado, anestesia local. Se a derivação estiver no local há muitos anos, pode haver muita aderência aos tecidos adjacentes e, dessa forma, é mais adequado realizar o procedimento no centro cirúrgico, com anestesia. Para derivações recentemente colocadas, isso não costuma ser problema, e o procedimento pode ser realizado à beira do leito, desde que o paciente seja colaborativo. É feito um corte sobre o trajeto da derivação, evitando lacerar o tubo subjacente. O cateter costuma estar dentro de uma bainha espessa de fibrose que deve ser aberta para se ganhar acesso ao cateter. Se houver necessidade de uma amostra de líquido, o cateter é tracionado levemente e, depois, cortado e aspirado distalmente. Em um pseudocisto grande, pode-se drenar 1 litro ou mais de líquido. O cateter distal é, então, retirado da cavidade e descartado. O cateter remanescente deve ser observado quanto à drenagem de LCS e conectado a um sistema estéril de drenagem fechada. A avaliação neurocirúrgica é aconselhável antes da realização do procedimento. Os pacientes com derivações externalizadas estão drenando LCS isotônico e podem sofrer hiponatremia se não for feita a reposição adequada de líquidos e eletrólitos, particularmente em crianças menores.

CUIDADO CONTÍNUO

Os pacientes com DVPs ou derivações ventriculopleurais não necessitam de antimicrobianos profiláticos para procedimentos cirúrgicos ou dentários em que a derivação esteja fora do campo operatório. Os **antimicrobianos profiláticos** podem ser úteis quando a derivação está no campo cirúrgico, conforme descrito anteriormente, ou durante uma revisão planejada da derivação liquórica. Para pacientes portadores de DVA, pode-se indicar profilaxia antimicrobiana antes de procedimentos com chances de resultar em bacteremia, incluindo procedimentos dentários. As diretrizes da prática dentária também sugerem isso. As diretrizes da American Heart Association para a profilaxia de endocardite recomendam a amoxicilina 2 g de 30 a 60 minutos antes do procedimento para adultos e 50 mg/kg para pacientes pediátricos, ou clindamicina 600 mg para adultos e 20 mg/kg para pacientes pediátricos em caso de alergia à penicilina.

A **independência da derivação** foi relatada em crianças com histórico prévio de colocação de derivação. Nessa situação, uma criança previamente dependente de uma derivação liquórica se torna novamente capaz de drenar o LCS de maneira independente. Clinicamente, essa questão costuma ser levantada quando uma derivação liquórica fica sem revisão durante muitos anos ou até décadas, ou quando se descobre uma derivação liquórica desconectada na ausência de sintomas clínicos. Uma série relatou que 3% das crianças com hidrocefalia ficam tardiamente independentes da derivação. Porém, no caso de uma derivação descoberta fraturada na radiografia sem aumento ventricular ou sintomas clínicos de falha da derivação, a experiência clínica mostra que pode haver drenagem de LCS entre os segmentos fraturados de cateter por meio do tubo de tecido cicatricial que se forma ao redor do cateter após a colocação da derivação. Esse trajeto cicatricial pode, subsequentemente, fechar, mesmo muitos anos após a fratura do cateter e a separação das extremidades fraturadas do tubo. Assim, deve-se ter cuidado quanto à presunção de independência da derivação, a menos que isso seja verificado por exames invasivos. É razoável que os pacientes com achado acidental de fratura em cateter de derivação sejam encaminhados para avaliação com neurocirurgião.

A **hidrocefalia com derivação durante a gestação** muitas vezes causa preocupação quanto ao tratamento da cefaleia na gestação, o mecanismo de parto e o potencial impacto da hidrocefalia no desfecho da gestação. A gestação, particularmente no terceiro trimestre, aumenta a pressão intra-abdominal; nas pacientes portadoras de DVP, isso pode causar diminuição relativa na função da derivação liquórica. Em séries de casos de gestantes portadoras de hidrocefalia, não são incomuns os relatos de cefaleia, particularmente durante o terceiro trimestre. Isso pode indicar o início da falha da derivação, cuja avaliação pode ser complicada pelo desejo de evitar a administração de radiação durante a gestação. A RM pode ser uma opção útil nessas circunstâncias. Na ausência de manifestações radiológicas de falha da derivação ou de sintomas clínicos adicionais, a simples observação da cefaleia tem sido realizada com sucesso, mas as decisões de tratamento devem ser individualizadas, e outros diagnósticos, particularmente eclâmpsia e pré-eclâmpsia, devem ser considerados. Há poucas evidências que sugiram que a presença de uma derivação liquórica seja uma contraindicação para trabalho de parto e parto vaginal. Argumenta-se que pacientes com suspeita de hipertensão intracraniana podem se beneficiar, evitando-se o trabalho de parto prolongado, mas não há estudos comparativos para responder a isso com clareza. A hidrocefalia e a presença de uma derivação liquórica, por si só, não parecem ter impacto sobre os resultados da gestação; porém, como a hidrocefalia pode ocorrer associada a outros diagnósticos, como epilepsia e mielomeningocele, que têm impacto significativo sobre potenciais defeitos de nascimento, deve-se enfatizar a importância do cuidado pré-natal.

Whitelaw A and Odd DE: Intraventricular streptokinase after intraventricular hemorrhage in newborn infants. *Cochrane Database Syst Rev* 2007;(4):CD000498.

Li G, Dutta S.: Perioperative management of ventriculoperitoneal shunts during abdominal surgery. *Surg Neurol* 2008;70(5):492-495.

Wilson W, et al: Prevention of infective endocarditis: guidelines from the American Heart Association: a guideline from the American Heart Association Rheumatic Fever, Endocarditis, and Kawasaki Disease Committee, Council on Cardiovascular Disease in the Young, and the Council on Clinical Cardiology, Council on Cardiovascular Surgery and Anesthesia, and the Quality of Care and Outcomes Research Interdisciplinary Working Group.*Circulation* 2007;116(15):1736-1754.

Wu Y, et al: Ventriculoperitoneal shunt complications in California: 1990 to 2000. *Neurosurgery* 2007;61(3):557-562; discussion 562-563.

INFECÇÕES DO SISTEMA NERVOSO CENTRAL

Khoi D. Than Anthony C. Wang Jean-Christophe A. Leveque Stephen E. Sullivan

ABSCESSO CEREBRAL

Os abscessos cerebrais são uma entidade incomum, com cerca de 2.000 casos relatados anualmente nos Estados Unidos. Há uma maior incidência nos países em desenvolvimento, e os homens são um pouco mais acometidos que as mulheres. Classicamente, esses abscessos surgem localizadamente a partir de infecções otorrinolaringológicas ou por disseminação hematogênica, a partir de infecções distantes, embora as infecções oportunistas tenham se tornado uma consideração importante também na apresentação inicial. Os microrganismos patogênicos mais comumente implicados são da família *Streptococcus*; *Klebsiella*, *Staphylococcus aureus* e anaeróbios também são frequentes. Em pacientes imunocomprometidos, é importante incluir *Toxoplasma*, *Listeria* e *Nocardia* como possíveis agentes etiológicos, assim como agentes patogênicos fúngicos.

Um paciente portador de um abscesso cerebral pode se apresentar com sintomas inespecíficos. Cefaleia, náuseas, vômitos e alteração do sensório podem ocorrer devido a aumento da PIC, ao passo que cefaleia unilateral, convulsões e déficits neurológicos focais ocorrem devido à presença de uma lesão expansiva. Febre e rigidez de nuca também são vistos em muitos casos. Os achados adicionais no paciente recém-nascido podem incluir aumento de volume craniano, sinais meníngeos, irritabilidade e dificuldade de ganhar peso.

Os fatores de risco para abscesso cerebral incluem infecções de seios da face, otológicas ou dentárias. Essas fontes costumam levar à formação de abscessos no lobo frontal ou temporal por meio de disseminação direta. A disseminação hematogênica a partir de focos abdominais, pélvicos, pulmonares ou cardíacos ocorre mais comumente por meio da artéria cerebral média, levando a infartos microembólicos na junção entre substância cinzenta e branca. Os fatores de risco para esses tipos de abscessos incluem processos infecciosos pulmonares e cardiopatia congênita cianótica. Nessas condições, os pulmões têm redução da capacidade de filtração, e a hipóxia relativa associada promove a formação do abscesso. O traumatismo craniano – fechado, penetrante ou cirúrgico – pode permitir a infecção, com formação tardia de abscesso. As infecções parasitárias, como cisticercose, devem ser consideradas mais frequentemente em pessoas que viajaram recentemente para locais em que essa doença é mais comumente encontrada.

O diagnóstico diferencial de abscesso cerebral inclui empiema subdural, embolia séptica, trombose de seio dural, aneurisma micótico, meningite, encefalite necrosante focal (vírus do herpes simples) e tumores, pois todas essas condições podem se apresentar com cefaleia e alteração do sensório. Na avaliação inicial de abscesso cerebral, os exames de sangue a serem feitos incluem hemograma, exames culturais, velocidade de sedimentação globular (VSG) e proteína C reativa (PCR), mas exames normais não descartam o diagnóstico. A chave para o diagnóstico de abscesso cerebral é a correlação do quadro clínico com um exame de imagem, como a TC com contraste ou a RM. O achado clássico na TC ou na RM é uma lesão circular com uma borda de forte realce pelo contraste. O exame de TC costuma ser o primeiro a ser obtido na admissão, embora a RM seja a modalidade de escolha por conseguir maior detalhe anatômico. A avaliação do abscesso cerebral por RM deve sempre incluir imagens ponderadas na difusão (IPDs), que podem diferenciar entre lesões com realce em anel de origem infecciosa e neoplásicas, pois os abscessos costumam ser hiperintensos na IPD, ao passo que as lesões neoplásicas são hipointensas.

Um alerta geral é de evitar a punção lombar, pois os resultados do LCS não costumam ser diagnósticos, e esse procedimento está associado com um pior desfecho em pacientes com abscessos cerebrais. Menos de um quarto dos pacientes têm culturas positivas no LCS e, no caso de abscessos suficientemente grandes, há um risco real de herniação transtentorial ou do tronco encefálico. As amostras de LCS devem ser consideradas apenas se houver suspeita de agentes patogênicos parasitários, sendo o diagnóstico definitivo feito por amostra de biópsia do abscesso por meio de cirurgia.

O tratamento de abscessos cerebrais envolve terapias cirúrgicas e clínicas. O tratamento deve também ser direcionado para a correção da fonte primária de infecção (i.e., drenagem de empiema pulmonar ou reparo de um defeito cardíaco corrigível). O tratamento cirúrgico inicial consiste em aspiração do abscesso por agulha, sendo o abscesso monitorado de maneira seriada com exames de imagem, e o procedimento repetido se houver necessidade. Pode ser realizada uma excisão total, por meio de craniotomia, se o abscesso estiver em sua fase crônica encapsulada e se estiver localizado em uma região cerebral acessível pela cirurgia. É aconselhável a realização da cirurgia antes de iniciado o tratamento antimicrobiano, para confirmar o diagnóstico e identificar os microrganismos e sua sensibilidade aos antimicrobianos. A terapia antimicrobiana normalmente consiste em 6 a 8 semanas de tratamento intravenoso seguidas por 4 a 8 semanas de tratamento por via oral. Os pacientes devem receber acompanhamento de rotina com exames de imagem, e deve também ser iniciada medicação anticonvulsiva. Os glicocorticoides devem ser considerados para tratar a hipertensão intracraniana sintomática, embora seu papel seja menos importante do que no tratamento de tumores cerebrais.

Em determinadas situações, o tratamento clínico pode ser suficiente, sem necessidade de cirurgia. Essas situações incluem abscesso em sua fase inicial (i.e., sintomas por menos de 2 semanas), abscesso pequeno (< 2 cm) ou melhora clínica bem definida após 1 semana apenas com antimicrobianos. O tratamento clínico sem cirurgia deve também ser considerado em pacientes com poucas condições de se submeter à cirurgia, pacientes com múltiplos abscessos e/ou meningite concomitante, pacientes com abscessos em regiões eloquentes ou pacientes com hidrocefalia e derivações ventriculares.

Os pacientes com abscesso cerebral têm risco de mortalidade de 0 a 30%, dependendo da etiologia e da apresentação. Confere-se um risco geral de morbidade de 50% para déficits neurológicos permanentes, que depende muito da gravidade dos sintomas de apresentação.

EMPIEMA SUBDURAL

O empiema subdural é um acúmulo de pus que se forma no espaço subdural; é menos comum que o abscesso cerebral, mas, como os abscessos, é mais comumente encontrado em homens. O empiema subdural é uma condição de emergência, pois, diferentemente do parênquima cerebral no caso dos abscessos, o espaço subdural não impõe muita resistência à disseminação da infecção. Além disso, os antimicrobianos têm pouca penetração no espaço subdural.

A causa mais comum de empiema subdural (70%) é a sinusite paranasal, especialmente em casos envolvendo o seio frontal. A otite média crônica é responsável por outros 15% dos casos. Assim, os microrganismos normalmente isolados de empiema subdural incluem *Streptococcus* (aeróbicos e anaeróbicos) e *Staphylococcus*. Os sintomas presentes na maioria dos pacientes com empiema subdural incluem febre, cefaleia, rigidez de nuca, hemiparesia e alteração do sensório. Outros sintomas comuns incluem convulsões e hipersensibilidade nos seios da face.

Normalmente, TC ou RM irão permitir o diagnóstico de um empiema subdural. Três quartos dos empiemas se localizam sobre a convexidade, e 15% são parafalcinos (i.e., adjacentes à foice cerebral). Como nos abscessos cerebrais, a punção lombar deve ser evitada devido ao risco de herniação.

Quase todos os casos de empiema subdural irão necessitar de drenagem cirúrgica, preferivelmente de emergência. As duas opções cirúrgicas são drenagem por trepanação e craniotomia. Embora a drenagem por trepanação seja menos invasiva, é também menos eficaz: assim, a craniotomia é a opção cirúrgica preferida. Os antimicrobianos são usados durante 4 a 6 semanas, e os pacientes fazem o uso terapêutico ou profilático de medicamentos anticonvulsivantes. O tratamento clínico isoladamente pode ser eficaz se o empiema for pequeno, se houver envolvimento neurológico mínimo e se os antimicrobianos forem eficazes logo de início.

O empiema subdural tem uma taxa de mortalidade de 15%. Metade dos pacientes apresenta déficits neurológicos residuais no momento da alta hospitalar. Os fatores sabidamente associados com prognóstico ruim incluem idade acima dos 60 anos, obnubilação ou coma na apresentação inicial e formação de empiema secundário à cirurgia ou traumatismo.

OSTEOMIELITE

A osteomielite pode acometer o crânio ou as vértebras. A osteomielite do crânio geralmente resulta de disseminação contígua de uma infecção sinusal ou por traumatismo penetrante (i.e., pós-operatório). Geralmente, os agentes infecciosos são *S. aureus* ou *Staphylococcus epidermidis*, e o tratamento consiste em desbridamento cirúrgico seguido por 6 a 12 semanas de antimicrobianos (intravenoso nas primeiras 1-2 semanas). O tratamento cirúrgico visa remover todo o osso infectado. Cranioplastia ou outro tipo de implante não é realizado até vários meses mais tarde, para minimizar o risco de semear nova infecção.

A osteomielite vertebral (OV) representa 3% de todos os casos de osteomielite e é mais comum que a osteomielite de crânio, devido ao rico suprimento vascular da coluna. Tanto a disseminação arterial anterógrada quanto a disseminação retrógrada por meio do plexo venoso foram implicadas na OV, com o *S. aureus* como microrganismo mais comum. A OV causada pelo *Mycobacterium tuberculosis* é conhecida como doença de Pott. Os pacientes com maior risco de desenvolver OV incluem usuários de drogas intravenosas, diabéticos, pacientes com anemia falciforme, pacientes que fazem hemodiálise e idosos.

A apresentação mais comum em pacientes com OV é aquela com dor nas costas (> 90%), que não costuma ser afetada pela atividade. Outros sintomas de apresentação típicos incluem febre, perda de peso, dor radicular e mielopatia. Os sintomas neurológicos costumam resultar da destruição do corpo vertebral e subsequente retropulsão do osso para dentro do canal medular ou forame neural. O segmento da coluna mais comumente afetado é a região lombar, seguida, em ordem, por torácica, cervical e sacral. Qualquer fonte de infecção pode teoricamente apresentar risco de desenvolver OV, embora fontes importantes incluam as infecções de trato urinário, sistema respiratório e boca. A OV também pode ocorrer em sítios cirúrgicos no pós-operatório de cirurgia na coluna.

O diagnóstico definitivo de OV é feito por culturas positivas, seja por biópsia de tecido ou por hemoculturas, em casos com achados radiológicos sugestivos. Demonstrou-se que a RM tem excelente precisão diagnóstica em mais de 90% dos casos, sendo a modalidade diagnóstica de escolha. Quando não houver disponibilidade de RM, a cintilografia óssea com SPECT também demonstra excelente sensibilidade.

O tratamento da OV é não cirúrgico na grande maioria dos casos, com a resolução da doença sendo obtida apenas com a terapia antimicrobiana. Os objetivos da terapia devem ser a minimização do envolvimento neurológico e a manutenção da estabilidade estrutural da coluna. O tratamento cirúrgico está indicado para a obtenção de diagnóstico tecidual se a biópsia fechada por agulha não for possível. Em pacientes com piora do déficit neurológico, início de instabilidade estrutural ou falha do tratamento clínico, a cirurgia é necessária para drenagem do abscesso, alívio da compressão e estabilização.

ABSCESSO ESPINAL EPIDURAL

O abscesso espinal epidural (AEE) costuma estar associado com a OV, com a maioria dos casos sendo causada por *S. aureus*. As espécies de *Streptococcus* são o segundo tipo de microrganismo mais comumente implicado (Fig. 36-27). O AEE se localiza mais comumente na região torácica (50%), seguido pelas regiões lombar (35%) e cervical (15%). A grande maioria dos abscessos (80%) se localiza posteriormente à medula espinal.

A infecção primária que leva ao AEE pode ser a disseminação hematogênica ou a extensão direta. A disseminação hematogênica é mais comum com as infecções de pele como fonte habitual da infecção. Outros mecanismos de disseminação hematogênica incluem injeções intravenosas não estéreis, endocardite bacteriana, infecções do trato urinário, infecções respiratórias e abscessos orofaríngeos. O AEE causado por extensão direta pode ocorrer a partir de úlceras por pressão ou traumatismo penetrante, incluindo os casos de procedimentos espinais.

Normalmente, os pacientes portadores de AEE são de meia-idade, e os fatores de risco para o surgimento incluem diabetes, uso de drogas intravenosas, insuficiência renal crônica e alcoolismo. Os pacientes costumam apresentar dor nas costas, sensibilidade na coluna, febre, sudorese e calafrios. Quando há déficit motor, pode existir rápida progressão para a paraplegia; nesses casos, o diagnóstico e o tratamento do AEE devem ser feitos em regime de emergência.

A avaliação do AEE deve incluir hemograma completo, VSG, PCR e hemoculturas. A punção lombar está contraindicada devido ao potencial para disseminar a infecção a partir do espaço epidural para o intradural. A modalidade de imagem de escolha é a RM, embora a TC e a mielografia também possam ser usadas para obter o diagnóstico.

O tratamento do AEE, como na maioria das infecções do SNC, é a cirurgia associada com antimicrobianos. A cirurgia é usada para a drenagem de pus, desbridamento do tecido de granulação e garantia de estabilidade (geralmente em casos de destruição óssea secundária à OV). Os antimicrobianos são administrados por via intravenosa por 3 a 4 semanas e, depois, por via oral por mais 4 semanas. O tratamento não cirúrgico apenas com antimicrobianos é raro e reservado para pacientes com condições cirúrgicas muito ruins, abscessos muito extensos ou casos em que há déficit motor completo por pelo menos 3 dias com lesão neurológica irreversível.

O prognóstico geral para pacientes com AEE é relativamente ruim, com uma taxa de mortalidade de 20%; naqueles que sobrevivem, a recuperação completa da função neurológica é rara.

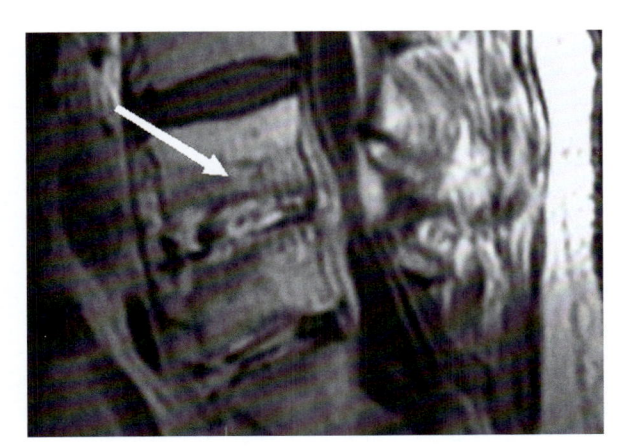

▲ **Figura 36-27** Ressonância magnética sagital ponderada em T1 com contraste da coluna lombar demonstrando discite/osteomielite associada com um abscesso espinal epidural.

QUESTÕES DE MÚLTIPLA ESCOLHA

1. A pressão intracraniana:
   A. É normal entre 30 e 40 torr.
   B. Está diretamente (linearmente) relacionada ao aumento da lesão intracraniana.
   C. Não pode ser diretamente mensurada.
   D. É normalmente mantida em um nível estável pelo deslocamento de LCS.
   E. Costuma ser afetada por alterações na forma do crânio após traumatismo.

2. As estratégias para a redução da pressão intracraniana podem incluir todas as seguintes, exceto:
   A. Drenagem de LCS.
   B. Hiperventilação.
   C. Tratamento com manitol.
   D. Posição de Trendelenburg.
   E. Sedação.

3. A lesão de medula espinal:
   A. Raramente inclui o uso da terapia com corticosteroides sistêmicos.
   B. Está acompanhada de hiperrreflexia inicial.
   C. É considerada completa se não houver função motora abaixo do nível da lesão.
   D. Está acompanhada de priapismo e aumento do tônus do esfíncter anal.
   E. Pode causar a síndrome de Brown-Séquard, com perda da função motora e perda da sensação de dor e temperatura abaixo do nível da lesão com preservação da propriocepção, vibração e sensação de pressão.

4. A recuperação da lesão de nervo periférico:
   A. Ocorre com regeneração axonal após degeneração waleriana a uma velocidade de 1 mm por dia.
   B. É mais bem tratada por reparo tardio (3 meses), no caso de lesão aguda por secção.
   C. Deve ser tratada com ressecção segmentar e enxerto de nervo em casos de aparente lesão por estiramento.
   D. Ocorre mais rapidamente com a terapia com corticosteroides sistêmicos.
   E. Deve ser funcionalmente bem-sucedida se houver formação de neuroma.

5. Os tumores da hipófise:
   A. Costumam ser adenocarcinomas.
   B. Devem ser tratados com cirurgia urgente na maioria dos pacientes.
   C. Podem causar sintomas relacionados com a compressão da haste hipofisária, causando aumento dos níveis de prolactina.
   D. Podem causar síndrome de Cushing pela produção excessiva de hormônio do crescimento.
   E. Causam sintomas visuais devido à liberação de hormônios.

Olho e anexos oculares

37

Linda M. Tsai, MD
Ian Pitha, MD, PhD
Stephen A. Kamenetzky, MD

A oftalmologia evoluiu substancialmente na última década. As inovações nas técnicas cirúrgicas e bancos de tecidos, bem como os avanços no desenvolvimento de implantes e dispositivos cirúrgicos oftálmicos, permitem uma abordagem cada vez mais sofisticada para a cirurgia oftálmica. O aprimoramento da qualidade das imagens de microanatomia do olho facilita o diagnóstico e orienta o tratamento. Contudo, a maioria dos diagnósticos em oftalmologia pode ser feita após uma anamnese dirigida e exame cuidadoso sem a necessidade de equipamentos sofisticados.

EXAME DO OLHO

A avaliação do olho e seus anexos exige uma boa anamnese, avaliação da função visual e exame físico dos olhos. Em algumas situações, exames especiais podem ser necessários para a identificação de distúrbios oculares específicos ou para estabelecer a presença de doença sistêmica associada.

O equipamento básico necessário para um exame ocular por um não oftalmologista inclui o seguinte: (1) uma tabela de acuidade visual, (2) uma lanterna, (3) um oftalmoscópio e (4) um tonômetro.

Os medicamentos básicos necessários para um exame ocular são (1) um anestésico local como a proparacaína a 0,5% ou tetracaína a 0,5%; (2) tiras de fluoresceína; e (3) colírio dilatador de pupila, como a fenilefrina a 2,5% ou tropicamida a 0,5 a 1%.

▶ Anamnese

Além de descobrir a queixa principal, é importante determinar se a perda visual é monocular ou binocular, central ou periférica e dolorosa ou indolor. A anamnese oftálmica prévia (incluindo problemas oftálmicos conhecidos, cirurgia ou trauma prévio, histórico de uso de lentes de contato e histórico familiar relevante) deve ser obtida. Também deve-se incluir uma revisão do histórico médico pregresso e os medicamentos usados.

▶ Exame de acuidade visual

A acuidade visual central com correção, isto é, usando os óculos, quando disponível, deve ser medida em todos os pacientes. A tabela de Snellen é a mais comumente utilizada. O paciente informa a acuidade visual olhando a tabela a uma distância de 6 metros (20 pés). Cada olho deve ser testado separadamente. A acuidade visual corresponde à menor linha que o paciente consegue ler. O paciente que não consegue ler as letras maiores na tabela (normalmente uma letra 20/200) deve ser colocado progressivamente mais perto até que aquelas letras possam ser lidas e essa distância é registrada no prontuário. Se nenhuma letra for reconhecível, o paciente deve ser testado quanto à capacidade de contar dedos, ver movimentos de mãos ou perceber a luz. Se não houver tabela de visão prontamente disponível, a capacidade de ler letras pequenas ou um nome no crachá pode fornecer informações úteis. Crianças em idade pré-escolar ou não alfabetizadas podem ser testadas com o cartão E ou o cartão de figuras de Allen.

▶ Exame de campo visual

A confrontação de campos visuais pode ser usada para detectar defeitos grosseiros no campo visual, como quadrantopsia, hemianopsia ou constrição grave do campo visual. Com um olho ocluído, pede-se para o paciente olhar fixamente para o rosto do examinador e detectar contagem de dedos ou movimentos das mãos em cada quadrante. O exame formal de campo visual (perimetria) é usado para examinar mais cuidadosamente os campos visuais central e periférico. A técnica é realizada separadamente em cada olho e mede a função da retina, nervo óptico e vias ópticas intracranianas. A perimetria se baseia em respostas subjetivas do paciente de modo que os resultados dependerão da atenção e cooperação do paciente. Diversos métodos são usados para avaliar as funções do campo visual, incluindo a tela tangente, a perimetria de Goldmann e a perimetria automatizada computadorizada.

▶ Movimentos oculares

A motilidade ocular deve ser avaliada em todas as posições do olhar. Deve-se também observar o paciente quanto aos movimentos aleatórios dos olhos, além de avaliar o alinhamento dos olhos na posição primária do olhar. A posição do reflexo de luz sobre a córnea fica no centro da pupila, em cada olho, quando os olhos estão adequadamente alinhados. O reflexo oculocefálico pode ser testado. A rotação superior da córnea em resposta à resistência a um fechamento forçado da pálpebra (fenômeno de Bell) deve ser observada quando clinicamente indicado.

▶ Avaliação das funções pupilares

O exame das pupilas deve ser realizado antes da instilação de colírio dilatador. Deve-se avaliar o reflexo direto e consensual em resposta à luz. As pupilas devem se contrair com a acomodação. O tamanho das pupilas deve ser observado em condições de luz e escuridão e qualquer diferença no tamanho (anisocoria) deve ser registrada. Pupilas irregulares podem indicar defeitos traumáticos, pós-cirúrgicos, neurológicos ou congênitos. Em pacientes hospitalizados e naqueles com distúrbios neurológicos que necessitam de monitoramento da reação pupilar para avaliação do estado clínico, as pupilas devem ser dilatadas com prudência e apenas com midriáticos de ação curta.

▶ Inspeção do segmento anterior e anexos

As pálpebras, conjuntiva, córnea, esclera e aparelho lacrimal devem ser avaliados. Proeminência incomum dos globos oculares (proptose), posição anormal das pálpebras e a incapacidade de fechar completamente as pálpebras são achados importantes que devem ser documentados. Quando indicada, deve ser feita a eversão da pálpebra superior para permitir a inspeção da conjuntiva tarsal. A conjuntiva é inspecionada quanto a defeitos anatômicos, corpos estranhos, lacerações, inflamação, secreção, lacrimejamento, ressecamento ou outras anormalidades. Em pacientes inconscientes, a presença ou ausência do fenômeno de Bell (rotação superior da córnea durante o sono) pode ser uma medida importante da função neurológica. A sensibilidade da córnea deve ser testada antes do uso de colírios anestésicos.

Um oftalmoscópio direto focado na superfície ocular pode oferecer boa magnificação para o exame. Pode-se usar uma lupa e uma lanterna para iluminar o olho, focando no limbo temporal. Observa-se, assim, a presença ou não de sombra na íris nasal para avaliar a profundidade da câmara anterior. A presença de sombra pode indicar um ângulo estreito na câmara anterior que necessita de atenção especial se forem usados colírios dilatadores.

▶ Oftalmoscopia

A oftalmoscopia é importante para o diagnóstico de condições oculares e sistêmicas e pode oferecer informações importantes nos contextos neurológico e neurocirúrgico. Na maioria das situações, a cabeça do nervo óptico, ou seja, a papila, pode ser claramente observada sem a dilatação da pupila. Ao descrever o nervo óptico, é importante observar a presença de edema de papila e a relação entre o tamanho da escavação e diâmetro do disco óptico. O calibre dos vasos, tortuosidade, cruzamentos arteriovenosos e a presença de hemorragias retinianas são outros achados que podem auxiliar no diagnóstico. Em pacientes hospitalizados com distúrbios neurológicos e neurocirúrgicos, a dilatação das pupilas deve ser realizada somente quando necessário.

▶ Tonometria

A tonometria é o exame que mede a pressão intraocular (PIO). Os instrumentos mais comumente usados são o Tono-Pen e o tonômetro de aplanação de Goldmann. A pressão intraocular normal varia entre 10 e 20 mmHg. As medidas da PIO podem variar um pouco conforme a espessura da córnea.

SINAIS E SINTOMAS DE DISTÚRBIOS OCULARES

▶ Redução da acuidade visual

Deve-se tentar determinar se a redução na acuidade visual é unilateral ou bilateral, dolorosa ou indolor, persistente ou transitória, recente ou crônica, isolada ou associada com outros sintomas. A perda visual dolorosa aguda unilateral pode ser causada por glaucoma agudo de ângulo fechado, endoftalmite ou uveíte. A perda visual indolor unilateral costuma ser causada por neuropatia óptica isquêmica, neurite óptica, oclusão de artéria ou veia central da retina, descolamento de retina, hemorragia vítrea ou hemorragia retiniana. A perda indolor unilateral transitória pode ser causada por enxaqueca retiniana ou amaurose fugaz. Os acidentes vasculares encefálicos (AVEs) hemisféricos costumam ser responsáveis por perda de campo visual com preservação da acuidade visual central.

▶ Distúrbios da visão

Os distúrbios da visão incluem distorção da imagem, sensibilidade à luz (fotofobia), alteração de cores, manchas diante dos olhos, defeitos do campo visual, cegueira noturna, perda momentânea da visão ou halos ao redor de luzes. A distorção da forma normal (metamorfopsia) é mais comumente causada por lesões maculares. A fotofobia pode ser causada por inflamação da córnea, irite, albinismo ocular ou aniridia. A toxicidade por medicamentos sistêmicos, como a digoxina e determinadas condições retinianas podem levar o paciente a se queixar de visão com coloração anormal (cromatopsia). Os pacientes com opacidades vítreas ou inflamação intraocular podem relatar manchas flutuando no campo visual, as chamadas moscas volantes. Deve-se afastar, contudo, a possibilidade de rotura ou descolamento de retina como causa. Os defeitos do campo visual podem ser causados por edema palpebral, lesões de nervo óptico e retina, lesões das vias ópticas ou anormalidades corticais. A cegueira noturna pode ser genética (como em pacientes com retinite pigmentosa) ou adquirida. Causas importantes de cegueira noturna adquirida incluem deficiência de vitamina A, glaucoma, atrofia óptica, catarata ou degeneração retiniana. A perda transitória da visão pode implicar em acidente vascular encefálico iminente ou oclusão parcial da artéria carótida interna. Halos coloridos ao redor de luzes podem ser causados por aumento da pressão intraocular, mais comumente por glaucoma agudo ou crônico de ângulo fechado. A catarata incipiente ou erro de refração não corrigido pode causar halos incolores ao redor de pontos de luz.

Visão dupla (diplopia)

A diplopia pode ser constante ou intermitente, súbita ou gradual, dolorosa ou indolor, horizontal ou vertical. Ela pode ocorrer apenas em certas posições do olhar. Primeiro, é importante determinar se a diplopia é monocular ou binocular. A diplopia binocular está presente quando ambos os olhos estão abertos e desaparece quando um dos olhos é fechado. A diplopia binocular se deve, mais comumente, ao desalinhamento dos olhos por disfunção de músculos extraoculares ou anormalidades neurológicas. Diplopia monocular pode ocorrer em erros refrativos, alterações do cristalino, lesões maculares, simulação ou reações de conversão.

Dor ocular e orbital

A dor ocular pode resultar de lesões da córnea, inflamação, aumento rápido da pressão intraocular, uveíte anterior ou esclerite. Outras causas de dor incluem inflamação do conteúdo orbital, tumores na órbita e dacriocistite (inflamação do saco lacrimal). Dor e irritação palpebrais também podem ocorrer por infecções das glândulas meibomianas e das glândulas de Zeis e Moll.

Olho vermelho

A vermelhidão aguda (injeção) ocular não associada a trauma é causada por conjuntivite, uveíte anterior aguda, glaucoma agudo de ângulo fechado, infecção da córnea ou abrasão da córnea (Tab. 37-1). A hemorragia subconjuntival também pode se apresentar como olho vermelho, mas costuma ser indolor e assintomática. A conjuntivite de causa bacteriana, por clamídia, viral ou alérgica é uma causa frequente de olho vermelho. A irritação inespecífica por agentes exógenos ou um corpo estranho também pode causar vermelhidão. Lesões químicas e térmicas causam achados semelhantes. Olho seco ou anomalias da superfície ocular podem causar vermelhidão, sensação de corpo estranho e graus variáveis de diminuição da visão.

Secreção

A secreção ocular pode ser descrita como aquosa, mucopurulenta, purulenta ou crostosa das margens palpebrais. Quando a secreção aquosa não está associada com vermelhidão ou dor, ela pode ser causada por produção lacrimal excessiva ou obstrução da via lacrimal. A secreção aquosa com fotofobia, dor ou irritação indica a possibilidade de ceratite ou ceratoconjuntivite. Secreção purulenta ou mucopurulenta é um sinal de infecção bacteriana, inflamação grave da superfície conjuntival ou infecção bacteriana do saco ou canalículo lacrimal. É comum o envolvimento de espécies de *Pseudomonas* ou *Haemophilus*. Quando a secreção forma estrias mucoides, ela é característica de distúrbios alérgicos envolvendo a conjuntiva, como por exemplo, a conjuntivite vernal, ou síndrome do olho seco.

Edema palpebral

No caso de edema unilateral, a causa costuma ser hordéolo ou calázio. O edema bilateral sugere blefarite ou dermatite alérgica. Doenças sistêmicas associadas com retenção de água,

Tabela 37-1 Diagnóstico diferencial de causas comuns de olho inflamado

	Conjuntivite aguda	Irite aguda[1]	Glaucoma agudo[2]	Trauma ou infecção da córnea
Incidência	Extremamente comum	Comum	Incomum	Comum
Secreção	Moderada a copiosa	Nenhuma	Nenhuma	Aquosa ou purulenta
Visão	Sem efeito na visão	Levemente turva	Marcadamente turva	Geralmente turva
Dor	Nenhuma	Moderada	Grave	Moderada a grave
Injeção conjuntival	Difusa; mais evidente nos fórnices	Principalmente ao redor da córnea	Difusa	Difusa
Córnea	Clara	Geralmente clara	Opaca	Mudança na transparência relacionada à causa
Tamanho pupilar	Normal	Pequeno	Moderadamente dilatado e fixo	Normal
Resposta pupilar à luz	Normal	Ruim	Nenhuma	Normal
Pressão intraocular	Normal	Normal	Elevada	Normal
Lâmina	Microrganismo causador	Nenhum microrganismo	Nenhum microrganismo	Microrganismos encontrados apenas em úlceras da córnea causadas por infecção

[1] Uveíte anterior aguda.
[2] Glaucoma de ângulo fechado.

hipertireoidismo ou hipotireoidismo também podem causar edema ou inchaço das pálpebras.

Deslocamento dos olhos

A causa mais comum de exoftalmia (proptose) unilateral e bilateral é o hipertireoidismo. Outras etiologias incluem tumores da órbita.

Estrabismo

O estrabismo resulta de desalinhamento dos olhos devido ao desequilíbrio muscular. Os desvios oculares podem ser laterais (exotropia), mediais (esotropia), superiores (hipertropia), ou inferiores (hipotropia). A diplopia binocular não é uma queixa no estrabismo congênito. A mobilidade ocular completa está intacta na maioria dos casos de estrabismo.

Leucocoria

Uma pupila branca em uma criança indica um distúrbio ocular grave. A causa mais frequente de leucocoria é a catarata congênita, que necessita de tratamento urgente para evitar a ambliopia. Outras causas incluem retinoblastoma, retinopatia da prematuridade, toxocaríase, vítreo primário hiperplásico persistente, hemorragia vítrea, descolamento de retina, displasia de retina, incontinência pigmentar, doença de Coats e doença de Norrie.

Outros sintomas

Os pacientes podem apresentar outros sintomas, como queimação, prurido, sensação de grão ou corpo estranho ou uma sensação de "areia". Em pacientes idosos, esses sintomas são sugestivos da síndrome do olho seco. O prurido também está frequentemente associado com distúrbios alérgicos.

DOENÇAS DO OLHO E ANEXOS OCULARES
DOENÇAS DOS ANEXOS OCULARES
HORDÉOLO AGUDO

O hordéolo agudo (terçol) é uma infecção comum das glândulas palpebrais. O hordéolo externo envolve as glândulas de Zeis ou Moll. O hordéolo interno é uma infecção das glândulas meibomianas. O agente causador habitual é o *Staphylococcus aureus*. O hordéolo agudo se caracteriza por dor, edema localizado e vermelhidão palpebral. Um hordéolo grande está ocasionalmente associado com um linfonodo pré-auricular.

Se não houver formação de abscesso, costuma ser suficiente o tratamento com compressas quentes três vezes ao dia e colírios antimicrobianos de amplo espectro, como tobramicina ou sulfacetamida a 10% três ou quatro vezes ao dia por 5 a 7 dias. As pomadas oftálmicas (eritromicina ou bacitracina) duas vezes ao dia por 5 a 7 dias também são eficazes. Os antimicrobianos orais, especialmente derivados da tetraciclina, podem ser úteis em pacientes com acne rosácea. Se a infecção não melhorar e for localizada, o tratamento consiste em fazer uma incisão local horizontal (pele) ou vertical (conjuntiva).

HERPES-ZÓSTER

A infecção pelo vírus herpes-zóster (HZV) é causada por reativação do vírus da varicela (catapora) que está em estado latente no gânglio da raiz dorsal. Cerca de 15% dos casos de herpes-zóster surgem na divisão oftálmica do nervo trigêmeo (herpes-zóster oftálmico [HZO]). O sinal de Hutchinson (envolvimento do nervo nasociliar que inerva a ponta do nariz) ocorre em cerca de um terço dos pacientes com HZO. Se presente, ele sugere envolvimento intraocular. A reativação está associada com redução da imunidade mediada por células e estão sob risco os pacientes com HIV, discrasias sanguíneas, neoplasias ou outras formas de imunossupressão.

Achados clínicos

O HZO pode envolver praticamente qualquer tecido ocular e de anexos. A reativação costuma começar com cefaleia, mal-estar, febre e dor ocular sem achados cutâneos. Em um período de 24 a 48 horas, as lesões vesiculares clássicas aparecem unilateralmente em uma distribuição do dermátomo. O envolvimento da córnea apresenta-se geralmente com o evento agudo, mas pode ocorrer após meses ou anos. É comum haver um padrão corneano de pseudodendritos. Também pode haver conjuntivite, ceratite, episclerite/esclerite e uveíte. Olho seco e importante redução da sensibilidade da córnea são comuns.

Tratamento

O tratamento das lesões cutâneas inclui compressas quentes e pomada de antimicrobianos topicamente. A lubrificação agressiva costuma ser necessária para a manutenção da superfície ocular. O padrão de cuidados é o uso de medicamentos antivirais orais. Foi demonstrado que o uso oral de aciclovir (800 mg – 5 vezes ao dia) ou valaciclovir (1.000 mg – 3 vezes ao dia) iniciado dentro de 72 horas do início dos sintomas acelera a resolução da erupção cutânea e a cicatrização das lesões cutâneas, reduz a formação de lesões e a disseminação viral e reduz a incidência de episclerite, ceratite e irite. Os antivirais orais parecem reduzir a dor aguda associada ao zóster e à neuralgia pós-herpética. Medicamentos antivirais tópicos e esteroides são usados em determinadas situações para tratar lesões corneanas ou uveíte. A vacina Zostavax foi aprovada para a prevenção de herpes-zóster em idosos. Em pacientes sem fatores de risco conhecidos para HZO (pacientes com menos de 50 anos sem imunossupressão crônica), deve-se considerar a testagem para o HIV.

Oxman MN et al: Vaccination against herpes zoster and postherpetic neuralgia. *J Infect Dis* 2008;197(Suppl 2):S228-S236.

DACRIOCISTITE

A dacriocistite é uma infecção comum do saco lacrimal. A forma aguda ocorre mais comumente em lactentes e a forma crônica em pessoas com mais de 40 anos de idade. Ela costuma ser unilateral e sempre secundária à obstrução do ducto nasolacrimal. Em raras situações, o ducto nasolacrimal pode estar obstruído por um tumor.

Em crianças, o ducto nasolacrimal abre espontaneamente durante o primeiro mês de vida. A falha na canalização leva à obstrução do saco lacrimal e a uma dacriocistite secundária. A causa da obstrução adquirida do ducto nasolacrimal não costuma ser clara, mas trauma ou infecção nasais podem ser responsáveis. Em lactentes, a dacriocistite levando à obstrução pode ser causada por *Haemophilus influenzae*, estafilococos ou estreptococos. Em pacientes com tracoma é comum haver obstrução nasolacrimal ou canalicular. A causa da dacriocistite aguda em adultos costuma ser *S. aureus* ou estreptococo β-hemolítico. Na dacriocistite crônica, o *Streptococcus pneumoniae* é um agente patogênico comum.

▶ Achados clínicos

A. Sinais e sintomas
A dacriocistite aguda se caracteriza por dor, edema, sensibilidade e vermelhidão na região do saco lacrimal. Na dacriocistite crônica, lacrimejamento e secreção são os principais sinais. O material purulento muitas vezes pode sair pelo ponto lacrimal por expressão do saco lacrimal.

B. Exames laboratoriais
Deve-se obter cultura e sensibilidade do microrganismo obtido do esfregaço.

▶ Tratamento

A. Adultos
A dacriocistite aguda responde bem à terapia antimicrobiana sistêmica, mas as recorrências são comuns se a obstrução não for aliviada com cirurgia.

B. Lactentes
Quando a obstrução ductal se deve à falha na canalização no primeiro mês de vida, está indicada a massagem diária vigorosa do saco lacrimal. Antimicrobianos tópicos devem ser instilados no saco conjuntival quatro ou cinco vezes ao dia. Se isso não for bem-sucedido, a sondagem do ducto nasolacrimal pode estar indicada. A maioria dos oftalmologistas posterga a sondagem até a idade de 6 a 9 meses para permitir tempo suficiente para que a passagem abra por conta própria. Deve ser sondado tanto o canalículo superior quanto o inferior. Em casos de falha prévia ou em crianças com mais de 2 anos de idade, a dacrioplastia com balão no momento da sondagem pode aumentar as chances de sucesso. Em casos recalcitrantes, a colocação de *stent* no sistema nasolacrimal ou a criação cirúrgica de uma nova drenagem lacrimal entre o olho e o nariz (dacriocistorrinostomia) é necessária.

CELULITE ORBITÁRIA

A celulite orbitária se caracteriza por início abrupto de edema e vermelhidão nas pálpebras, acompanhados de proptose, redução da visão, diplopia e febre. Costuma ser causada por estafilococos ou estreptococos. O tratamento imediato com antimicrobianos intravenosos está indicado para evitar a formação de abscesso e o rápido aumento na pressão orbital com comprometimento do suprimento sanguíneo do olho. A resposta aos antimicrobianos costuma ser excelente, mas pode haver necessidade de drenagem cirúrgica se houver formação de abscesso. Tomografia computadorizada (CT) é indicada para descartar formação de abcesso. A celulite pré-septal está limitada à região anterior ao septo orbital e é tratada com antimicrobianos orais e monitoramento cuidadoso quanto à possibilidade de progressão para infecção de toda a órbita.

▼ DOENÇAS DA SUPERFÍCIE OCULAR

CONJUNTIVITE

A conjuntivite aguda é uma causa comum de olho vermelho. As causas infecciosas incluem agentes bacterianos, virais, clamídia, fungos e parasitas. As causas não infecciosas incluem irritação química, alergia, hipersensibilidade a medicamentos tópicos, deficiência de vitamina A, síndrome do olho seco, síndrome da frouxidão das pálpebras associada com apneia obstrutiva do sono e trauma.

▶ Achados clínicos

A. Sinais e sintomas
Os pacientes com conjuntivite queixam-se de vermelhidão, irritação, sensação de corpo estranho e secreção conjuntival. Um ou ambos os olhos podem ser acometidos. As pálpebras costumam estar grudadas pela manhã. A conjuntivite bacteriana apresenta hiperemia conjuntival com secreção purulenta ou mucopurulenta e graus variáveis de edema palpebral. A conjuntivite gonocócica se caracteriza por início hiperagudo de secreção mucopurulenta copiosa e pode ser uma infecção que ameaça a visão. Na conjuntivite viral, há folículos no fórnice conjuntival inferior e os linfonodos pré-auriculares costumam estar envolvidos. O principal sintoma da conjuntivite alérgica é o prurido.

B. Exames laboratoriais
Se houver suspeita de conjuntivite bacteriana, deve-se realizar exames microbiológicos apropriados, incluindo culturas bacterianas em placas de sangue e ágar chocolate e colorações de Gram e Giemsa.

▶ Tratamento

Para pacientes com suspeita de conjuntivite bacteriana, devem ser prescritos agentes antibacterianos tópicos de amplo espectro

(p. ex., colírio de sulfacetamida a 10% ou colírio de ciprofloxacino a 0,3% 4 vezes ao dia), com a adição de eritromicina ou bacitracina em pomada oftálmica ao deitar, se houver indicação clínica.

A conjuntivite viral costuma ser autolimitada e não necessita de tratamento. Se o diagnóstico não estiver claro, os antimicrobianos tópicos costumam ser usados. As precauções de contato são necessárias em todas as situações com suspeita de conjuntivite bacteriana e viral, pois a disseminação da doença ocorre por meio de contato com lágrimas contaminadas.

O tratamento dos pacientes com conjuntivite alérgica consiste no uso de bloqueadores do receptor H_1 (levocabastina) ou um estabilizador de mastócitos (cromolin). A combinação de colírio de estabilizador de mastócitos e anti-histamínicos, como a olopatadina também está disponível. Em casos graves de conjuntivite alérgica, o uso tópico de corticosteroides ou ciclosporina pode ser necessário, mas deve ser iniciado apenas com a assistência de um oftalmologista.

ÚLCERAS DA CÓRNEA

As infecções da córnea que levam à ulceração podem ser causadas por bactérias, vírus, fungos ou protozoários.

▶ Achados clínicos

A. Sinais e sintomas

Os pacientes com úlceras da córnea se queixam de dor, fotofobia e turvamento da visão. Os pacientes desenvolvem hiperemia conjuntival e quemose com ulceração da córnea e infiltrado esbranquiçado ou amarelado. Pode haver hipópio (pus na câmara anterior) nos casos de infecções bacterianas ou fúngicas. Os usuários de lentes de contato e as pessoas com redução da sensibilidade da córnea ou fechamento palpebral incompleto têm risco aumentado de infecções da córnea.

B. Exames laboratoriais

Os exames laboratoriais incluem cultura e inspeção citológica de raspados da córnea.

▶ Tratamento

A ulceração da córnea é uma condição grave que necessita de tratamento cuidadoso para evitar a perda visual permanente. A infecção mais devastadora da córnea é causada pela *Pseudomonas aeruginosa*. Os antimicrobianos tópicos devem ser administrados empiricamente até que os resultados das culturas e exames de sensibilidade estejam disponíveis. O tratamento antimicrobiano para microrganismos específicos deve, então, ser iniciado. Os pacientes que usam corticosteroides tópicos devem interromper o seu uso. As úlceras corneanas centrais podem deixar cicatrizes na córnea, causando perda de visão. Os pacientes gravemente afetados podem necessitar de transplante de córnea.

Os pacientes que usam lentes de contato (especialmente as lentes gelatinosas de uso prolongado) têm maior risco de úlceras da córnea. Deve ser interrompido o uso das lentes de contato se houver suspeita de infecção da córnea.

HERPES-VÍRUS SIMPLES

O herpes-vírus simples (HSV) é um vírus de DNA que pode afetar o olho em uma reação ocular primária ou um estado de reativação em que o vírus latente passa pelo axônio do nervo sensitivo até seu alvo tecidual. O HSV é extremamente comum, com cerca de 90% da população sendo soropositiva para anticorpos contra o HSV. O HSV-1 costuma causar infecção acima da linha da cintura (face, lábios e olhos); as infecções pelo HSV-2 costumam ocorrer abaixo disso. Raras vezes, o HSV-2 é transmitido durante o parto para o olho do lactente por meio de secreções genitais infectadas (Tab. 37-2).

▶ Achados clínicos

A. Sinais e sintomas

As infecções primárias geralmente ocorrem em crianças com idades entre 6 meses e 5 anos, acompanhadas por sintomas generalizados de uma doença viral. O HSV ocular costuma ser autolimitado com os sintomas mais comuns sendo blefaroconjuntivite e uma ceratite dendrítica.

B. Exames laboratoriais

Um diagnóstico clínico pode ser feito se houver a apresentação dendrítica clássica. Porém, o diagnóstico definitivo é feito

Tabela 37-2 Herpes-vírus simples *vs.* vírus herpes-zóster

	Herpes-vírus simples	Vírus herpes-zóster
Erupção cutânea	Vesículas claras em base eritematosa; crostas	Erupção vesicular ao longo de distribuição em dermátomo sem cruzar a linha média; o sinal de Hutchinson (ramo nasociliar de V1) pode estar presente
Lesão epitelial	Lesões epiteliais dendríticas com bordas amontoadas	Pseudodendritos (placas mucosas sem bulbos terminais verdadeiros)
Coloração	Bordas coradas com rosa bengala; ulceração central corada com fluoresceína	Mínima coloração com fluoresceína
População de pacientes	Jovens	Mais velhos ou imunocomprometidos

usando cultura viral ou lâminas com coloração de Giemsa de raspados corneanos que revelam células mononucleares, leucócitos neutrófilos polimorfonucleares, células epiteliais gigantes multinucleadas e corpúsculos de inclusão eosinofílica de Lipschütz nos núcleos celulares. O imunoensaio enzimático (ELISA) pode ser usado para detectar partículas virais vivas.

Tratamento

A base do tratamento é formada por medicamentos antivirais tópicos e orais. Pode ser usada uma pomada de antimicrobianos à noite para ajudar a evitar a superinfecção bacteriana. A trifluorotimidina a 1% tópica (Viroptic) ou o gel oftálmico de ganciclovir a 0,15% (Zirgan) é usado para tratar a ceratite. O aciclovir (400 mg – 5 vezes ao dia) ou o valaciclovir (500 mg 2 vezes ao dia) oral costuma ser acrescentado. Os esteroides tópicos podem ser usados para tratar a fibrose da córnea ou a uveíte, mas apenas com o uso concomitante de antiviral tópico ou sistêmico. A relação custo/benefício da profilaxia com valaciclovir ou aciclovir foi analisada, mas, atualmente, eles são raramente usados a menos que haja perda visual significativa por episódios prévios de herpes.

> Kaufman HE et al: Ganciclovir ophthalmic gel 0.15%: safety and efficacy of a new treatment for herpes simplex keratitis. *Curr Eye Res* 2012;37(7):654-660.

OLHO SECO

O olho seco é um distúrbio do filme lacrimal devido à deficiência da produção ou excesso de evaporação das lágrimas. O filme lacrimal é composto de mucina, componentes aquosos e lipídicos. Anormalidades em qualquer camada podem causar uma ampla variedade de sintomas. O olho seco se tornou uma das razões mais comuns para as consultas oftalmológicas. Os sintomas costumam ser exacerbados pelo vento, clima, leitura e uso de computador (redução na frequência do piscar). As mulheres têm incidência muito maior de olho seco sintomático. A deficiência lacrimal primária por doenças como a síndrome de Riley-Day e a hipoplasia de glândula lacrimal são raras. A deficiência lacrimal secundária é mais comum e pode estar relacionada à radioterapia prévia, linfoma, sarcoidose, doença do enxerto *versus* hospedeiro, HIV, hemocromatose e amiloidose. Medicamentos sistêmicos, como anticolinérgicos (incluindo anti-histamínicos e antidepressivos), antiadrenérgicos e diuréticos podem causar redução na produção de lágrimas. O olho seco também tem sido associado com a menopausa (presumivelmente por redução de andrógenos). O olho seco por problemas de evaporação costuma estar associado com disfunção das glândulas meibomianas. As camadas protetoras de lipídeos e mucina que normalmente mantêm estável a camada aquosa de lágrimas estão reduzidas, levando a um filme lacrimal de má qualidade que se rompe facilmente. Esse problema costuma estar associado com acne rosácea e é tratado de maneira conservadora com compressas mornas e tetraciclina oral, conforme a necessidade. Pode ser útil a suplementação com óleo de linhaça ou de peixe.

Achados clínicos

Os sintomas da deficiência lacrimal costumam incluir sensação de corpo estranho, vermelhidão, visão reduzida e, até mesmo, lacrimejamento reflexo. Os sintomas costumam piorar no final do dia ou após tarefas visuais prolongadas.

Os sintomas de perda lacrimal por evaporação incluem vermelhidão, queimação e prurido da margem palpebral. Esses sintomas costumam ser piores pela manhã. A diminuição do tempo de ruptura do filme lacrimal pode causar dificuldade de leitura.

Os pacientes pós-LASIK (ceratomileuse *in situ* a *laser*) têm redução da sensibilidade da córnea, menor produção lacrimal e redução do reflexo de piscar, o que pode causar sintomas de olho seco por 6 a 18 meses ou mais no pós-operatório.

Tratamento

O tratamento para a deficiência aquosa inclui a suplementação lacrimal. A oclusão do ponto pode ser usada em olhos com redução na produção de lágrimas.

Na doença da glândula meibomiana, a higiene palpebral é extremamente importante. O uso de compressas quentes com massagem das pálpebras pode melhorar a qualidade da lágrima e evitar a perda por evaporação. Corticosteroides tópicos leves ou tetraciclina sistêmica também podem ser usados, especialmente se o paciente apresentar sinais associados de acne rosácea. Foi demonstrado que o uso tópico de ciclosporina A, devido a sua ação anti-inflamatória, melhora de forma dramática os sintomas de olho seco, embora isso possa demorar até 6 semanas para apresentar melhora.

PTERÍGIO

O pterígio é um crescimento de tecido conjuntival, de formato triangular, sobre a córnea e que está geralmente associado com exposição excessiva ao vento, sol, areia e poeira. Unilateral ou bilateral, ele costuma se localizar no lado nasal da córnea. Pode haver uma predisposição genética, mas não foi descrito nenhum padrão hereditário.

O tratamento é feito por excisão superficial. A excisão está indicada se o crescimento ameaçar a visão por aproximar-se do eixo visual. Após a excisão de pterígios grandes ou recorrentes, pode-se utilizar tecido conjuntival autólogo ou membrana amniótica para cobrir o defeito. A conjuntiva é obtida a partir da conjuntiva bulbar superior, sendo suturado na área desnudada. Isso leva à rápida restauração da integridade da superfície epitelial e pode evitar recorrências. Os pacientes devem ser aconselhados a usar proteção ultravioleta (UV) ao ar livre. Pode haver recorrências. O colírio de mitomicina tem sido usado para evitar recorrências da doença, mas complicações graves como afinamento da córnea e ceratite foram relatadas.

> Zheng K et al: Comparison of pterygium recurrence rates after limbal conjunctival autograft transplantation and other techniques: meta-analysis. *Cornea* 2012 Dec;31(12):1422-1427.

DOENÇAS INTRAOCULARES

CATARATA

A catarata é a opacidade do cristalino e é a principal causa de cegueira curável no mundo. Há três tipos de catarata: (1) congênita, (2) aquelas associadas com outras doenças e (3) relacionada à idade, que é a forma mais comum. Algumas cataratas são rapidamente progressivas, enquanto outras podem se desenvolver mais lentamente. A remoção cirúrgica do cristalino acompanhada de implante de lente intraocular está indicada quando os pacientes têm dificuldade nas atividades diárias ou quando o desenvolvimento da visão está ameaçado.

1. Catarata congênita

A catarata congênita pode ser geneticamente determinada ou pode ser causada por fatores intrauterinos que interferem no desenvolvimento normal do cristalino. As infecções virais intrauterinas (mais comumente rubéola) podem causar catarata congênita. A catarata congênita pode ser unilateral ou bilateral e completa ou incompleta. A catarata densa ao nascimento é uma indicação de tratamento cirúrgico urgente para garantir o desenvolvimento adequado da função visual.

Recomenda-se a facoemulsificação (retirada do cristalino com uso de ultrassonografia) ou a aspiração simples com capsulotomia posterior central e vitrectomia anterior limitada sob anestesia geral para a remoção da catarata congênita. A preservação da cápsula posterior periférica e das zônulas é importante para o futuro implante de lentes intraoculares. Se a catarata for aspirada, deixando a cápsula posterior intacta, a cápsula posterior fica opaca, necessitando de capsulotomia mais tarde. A correção com lentes de contato gelatinosas pode começar imediatamente após a cirurgia. As lentes intraoculares de câmara posterior podem ser implantadas quando a criança é maior, embora crianças a partir de 2 anos de idade sejam tratadas com implante primário de lente intraocular. A restauração da visão binocular verdadeira raramente é alcançada após a remoção da catarata congênita unilateral.

2. Cataratas associadas com outras doenças

Muitos problemas sistêmicos estão associados com cataratas, incluindo diabetes melito, galactosemia, hipocalcemia, distrofia miotônica, síndrome de Down e distúrbios cutâneos como a dermatite atópica. Determinados medicamentos sistêmicos e colírios contendo corticosteroides também podem causar catarata. Outros distúrbios oculares, como descolamento de retina e uveíte crônica, também podem estar associados com cataratas. Olhos submetidos a procedimentos cirúrgicos retinianos, particularmente vitrectomia, têm risco aumentado de desenvolvimento de catarata. O trauma físico do cristalino, bem como a lesão por radiação térmica ou ionizante, podem levar à formação de catarata.

3. Catarata relacionada à idade (senil)

Este é o tipo mais comum de catarata. A taxa de progressão é variável. O diagnóstico é feito por exame em lâmpada de fenda. As alterações nucleares no cristalino produzem coloração amarronzada e, muitas vezes, afetam a visão para longe. Nas cataratas corticais avançadas, pode ser vista uma opacidade branca na região pupilar na inspeção macroscópica. Pode ocorrer diplopia monocular. As cataratas subcapsulares posteriores costumam ocorrer em pacientes mais jovens, causando ofuscamento e afetando a leitura.

► Tratamento

Quando a catarata causar déficit visual, o tratamento é a remoção cirúrgica do cristalino. Os ensaios clínicos com agentes que podem retardar ou evitar a formação de catarata estão em andamento, mas nenhuma medida farmacológica de prevenção está atualmente disponível.

A facoemulsificação da catarata é o procedimento de escolha na maioria dos países desenvolvidos. O implante primário de lente intraocular é preferido a menos que haja contraindicação ao seu uso. Nessa situação, a correção óptica pode ser obtida com óculos ou lentes de contato.

A. Extração intracapsular do cristalino

A extração intracapsular, raramente usada hoje, remove completamente o cristalino com sua cápsula por meio de fórceps ou criossonda. Este procedimento não pode ser realizado em crianças ou adultos jovens devido a aderências entre o cristalino e o vítreo.

B. Extração extracapsular do cristalino

Na extração extracapsular padrão da catarata, a cápsula anterior do cristalino é removida, o núcleo do cristalino é retirado e o material cortical residual é aspirado do olho por meio de uma incisão de 9 a 11 mm. Estão disponíveis técnicas com incisões menores que envolvem a fratura manual do núcleo do cristalino antes de retirá-lo. A cápsula posterior é deixada intacta e uma lente intraocular é colocada no saco capsular. A incisão é, então, suturada com náilon 10-0. Em 25 a 35% dos pacientes submetidos à extração extracapsular de catarata, a cápsula posterior ficará opacificada. Isso é tratado por capsulotomia com *laser* Nd:YAG. Se esse *laser* não estiver disponível, é necessária a incisão cirúrgica da cápsula posterior opaca.

C. Facoemulsificação

Ver a Figura 37-1. A facoemulsificação é a forma mais comum de extração extracapsular de catarata e envolve uma tecnologia que fragmenta o núcleo do cristalino usando uma sonda de ultrassonografia de alta frequência enquanto faz a aspiração simultânea desses fragmentos oculares. A vantagem da facoemulsificação é que o tamanho da incisão é reduzido, menos astigmatismo é induzido e o paciente tem reabilitação visual mais rápida. O material cortical remanescente é removido por irrigação e aspiração e uma lente intraocular é implantada.

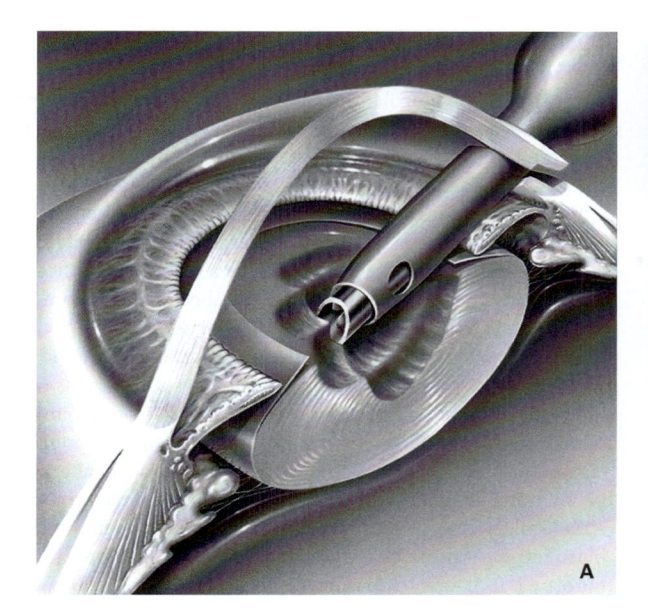

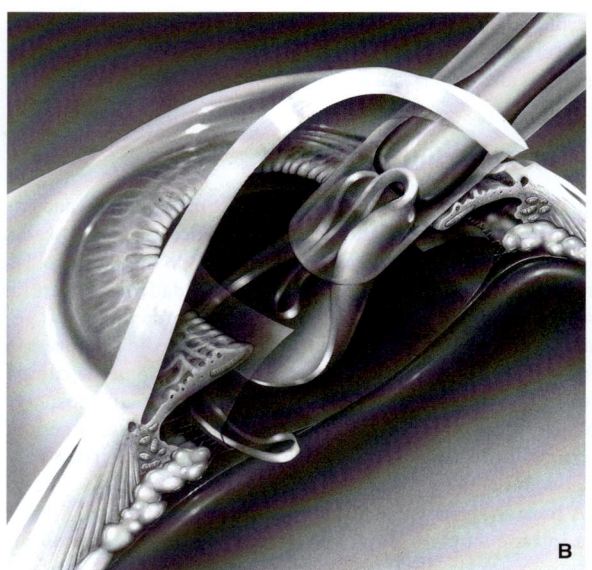

▲ **Figura 37-1** Facoemulsificação. **A.** Sonda de facoemulsificação removendo o núcleo do cristalino por meio de uma incisão limpa na córnea. **B.** Implante de uma lente intraocular injetável dentro do saco capsular por meio de uma incisão pequena. (Fotos, Cortesia de Alcon Laboratories, Inc.).

A inserção de lentes intraoculares dobráveis ou injetáveis por meio de incisões muito pequenas é atualmente possível e, muitas vezes, a incisão é autosselante. A anestesia local (por injeção ou tópica) é usada na maioria dos pacientes adultos.

D. Assistida por *laser*

Recentemente, o *laser* de femtosegundo tem sido utilizado para a realização de múltiplas etapas da cirurgia de catarata, incluindo a criação da incisão, a abertura da cápsula anterior do cristalino (capsulotomia) e a fragmentação do cristalino com catarata. O desenvolvimento dessa tecnologia para a cirurgia de catarata poderia ter um impacto significativo no futuro, mas, atualmente, não há evidências de que essa técnica (que é mais cara) melhore os resultados visuais.

> Friedman NJ et al: Femtosecond laser capsulotomy. *J Cataract Refract Surg* 2011 Jul;37(7):1189-1198.
> Nagy Z et al: Initial clinical evaluation of an intraocular femtosecond laser in cataract surgery. *J Refract Surg* 2009 Dec;25(12):1053-1060.
> Venkatesh R et al: Phacoemulsification *versus* manual small--incision cataract surgery for white cataract. *J Cataract Refract Surg* 2010 Nov;36(11):1849-1854.

GLAUCOMA DE ÂNGULO FECHADO

Cerca de 1% das pessoas com mais de 35 anos têm ângulos da câmara anterior anatomicamente estreitos. Nesses pacientes, se a pupila dilatar espontaneamente ou for dilatada com agente midriático ou cicloplégico, o ângulo pode fechar, precipitando um ataque de glaucoma agudo. Por essa razão, é aconselhável estimar a profundidade do ângulo da câmara anterior antes de instilar esses fármacos.

O glaucoma agudo de ângulo fechado se manifesta por dor de início súbito, cefaleia, turvamento da visão e halos coloridos ao redor das luzes. Alguns pacientes desenvolvem náuseas e vômitos. O olho está vermelho, a córnea está opaca e a pupila apresenta dilatação média e não reage à luz. A pressão intraocular está elevada.

O ataque pode ser cancelado pelo uso tópico de colírios de pilocarpina, β-bloqueadores, apraclonidina e latanoprost, acetazolamida sistêmica e, se necessário, um agente osmótico intravenoso como o manitol. O tratamento definitivo consiste em iridotomia periférica, que estabelece uma comunicação entre as câmaras posterior e anterior e reabre o ângulo. Geralmente, isso é feito com *laser* de argônio ou Nd:YAG. Raras vezes, há necessidade de iridectomia periférica cirúrgica.

GLAUCOMA DE ÂNGULO ABERTO

No glaucoma de ângulo aberto, a pressão intraocular está elevada, causando escavação gradual (atrofia segmentar) do nervo óptico. O dano do nervo óptico resulta em perda de visão, variando em intensidade desde constrição leve do campo visual periférico nasal superior até a cegueira completa (glaucoma absoluto). A causa da redução na taxa de saída do aquoso que caracteriza o glaucoma de ângulo aberto não foi completamente determinada. A doença é bilateral, mas pode ser assimétrica e é provável que tenha influência genética. O risco é maior especialmente em afro-americanos.

▶ Achados clínicos

O glaucoma de ângulo aberto é indolor, de modo que os pacientes não reconhecem o dano até que a doença esteja avançada. Ao exame, pode haver escavação aumentada do disco óptico. Há perda do campo visual periférico, mas a acuidade visual central costuma estar preservada mesmo quando a perda de campo periférico está bem avançada. A tonometria (medida da pressão intraocular), a avaliação do nervo óptico e o exame de campo visual são os três principais exames usados para o diagnóstico e avaliação clínica continuada do glaucoma. A espessura central da córnea deve ser avaliada e incluída no cálculo de risco para o glaucoma.

A pressão intraocular normal varia de 10 a 20 mmHg. Pressões intraoculares maiores que 21 são consideradas como hipertensão ocular, embora o diagnóstico nunca deva ser feito com base em uma única medida de tonometria. Elevações transitórias na pressão intraocular não constituem glaucoma pela mesma razão que elevações periódicas ou intermitentes na pressão arterial não constituem doença hipertensiva. Todas as pessoas com mais de 20 anos devem realizar exames de tonometria e oftalmoscopia a cada 3 a 5 anos. Se houver histórico familiar de glaucoma e outros fatores de risco, é indicado o exame anual. O glaucoma de baixa pressão é uma condição incomum que se caracteriza por alterações do campo visual e escavação do nervo óptico na presença de pressão intraocular que permanece na faixa normal.

▶ Tratamento

Ver a Tabela 37-3. A maioria dos pacientes pode ser controlada com medicamentos tópicos, incluindo β-bloqueadores (p. ex., maleato de timolol a 0,25-0,5%, 1 gota 2 vezes ao dia), agonistas α-adrenérgicos (p. ex., brimonidina a 0,2%, 1 gota 2 vezes ao dia), inibidores da anidrase carbônica (p. ex., dorzolamida a 2%, 1 gota 2 vezes ao dia) ou prostaglandinas (p. ex., latanoprost a 0,005%, 1 gota 1 vez ao dia). Os inibidores orais da anidrase carbônica (p. ex., acetazolamida) podem ser usados em pacientes com elevação persistente da pressão intraocular apesar do tratamento tópico. Os colírios mióticos (p. ex., pilocarpina a 1-4%, 1 gota 4 vezes ao dia) e de epinefrina, que dilata a pupila, (a 0,5-2,0%, 1 gota 2 vezes ao dia) são menos usados atualmente.

Na trabeculoplastia com *laser*, a energia do *laser* é aplicada na malha trabecular. Essa técnica pode levar a reduções significativas e sustentadas na pressão intraocular. A trabeculoplastia com *laser* de argônio (TLA) e a trabeculoplastia a *laser* seletiva (TLS) podem ser usadas no lugar ou juntamente com medicamentos tópicos. A TLS produz respostas de pressão semelhantes à TLA, mas os estudos sugerem que ela pode ser repetida múltiplas vezes em cada olho. Naqueles pacientes com elevação persistente da pressão, a cirurgia está indicada para criar uma via de drenagem alternativa para a saída de líquido do olho. O procedimento mais comum é a trabeculectomia. O sucesso desse procedimento melhorou com o uso intraoperatório de mitomicina e 5-fluorouracil para inibir a fibrose e o fechamento do canal de filtração recém-criado.

Dispositivos de drenagem também são usados para facilitar a drenagem de líquido do olho para reduzir a pressão intraocular. Atualmente, o mais amplamente usado é o dispositivo de filtração para glaucoma Ex-Press. Em determinados tipos de glaucoma (como o glaucoma neovascular, o glaucoma afácico ou aqueles que falharam com a cirurgia prévia), a inserção de um dispositivo de drenagem mais complexo é necessária, muitas vezes sendo chamado de válvula de glaucoma ou derivação por tubo. Uma abordagem alternativa que visa diminuir a produção de aquoso por meio da destruição de tecido do corpo ciliar (ciclofotocoagulação ou endofotocoagulação transescleral com diodo) também é utilizada em algumas situações.

> de Jong LA: The Ex-PRESS glaucoma shunt *versus* trabeculectomy in open-angle glaucoma: a prospective randomized study. *Adv Ther* 2009 Mar;26(3):336-345.
>
> de Jong LA et al: Five-year extension of a clinical trial comparing the EX-PRESS glaucoma filtration device and trabeculectomy in primary open-angle glaucoma. *Clin Ophthalmol* 2011;5:527-533.

Tabela 37-3 Tipos de medicamentos para glaucoma e efeitos colaterais

Classe	Mecanismo	Efeitos colaterais	Classe na gestação
β-bloqueadores (p. ex., timolol)	Reduz a produção de aquoso	Hipotensão, bradicardia, exacerbação de asma	C
Agonista α_2-adrenérgico (p. ex., brimonidina, dipivefrina)	Reduz a produção de aquoso	Alergia, taquifilaxia, depressão do SNC	B
Colinérgicos (p. ex., pilocarpina)	Aumenta o fluxo de saída	Dor na região da sobrancelha Brow, formação de catarata, descolamento de retina	C
Inibidores da anidrase carbônica (p. ex., acetazolamida, dorzolamida)	Reduz a produção de aquoso	Alergia a sulfa, acidose metabólica sistêmica, formigamento, anemia aplásica, gosto metálico	C
Análogos de prostaglandinas (p. ex., latanoprost)	Aumenta o fluxo de saída	Gosto amargo, alteração de cor da íris, olho vermelho	C

RETINOPATIA DIABÉTICA

O diabetes é a principal causa de novos casos de cegueira na maioria dos países industrializados. A retinopatia diabética acaba ocorrendo em quase metade de todos os diabéticos e é uma causa importante de cegueira. Há duas classificações clínicas: (1) **retinopatia diabética não proliferativa ou de fundo** e (2) **retinopatia diabética proliferativa**. A prevalência da retinopatia aumenta conforme a duração do diabetes. Os pacientes que apresentam diabetes tipo 1 por 5 anos ou menos têm baixo risco de retinopatia. Porém, 27% daqueles com diabetes por 5 a 10 anos e 71 a 90% daqueles com diabetes por mais de 10 anos têm alguma forma de retinopatia diabética. Após 20 a 30 anos, a prevalência de retinopatia aumenta para 95%, com 30 a 50% daqueles pacientes apresentando alterações proliferativas. O risco de retinopatia diabética também aumenta conforme a duração do diabetes tipo 2.

O diabetes pode ter outros efeitos sobre os olhos. Observou-se uma cicatrização ruim e uma redução na sensibilidade da córnea. O glaucoma neovascular causado por neovascularização da íris (bloqueando a passagem de saída no ângulo da câmara anterior) é visto em alguns pacientes com doença proliferativa. Também pode haver neuropatia óptica e neuropatias cranianas.

▶ Achados clínicos

Microaneurismas, hemorragias intrarretinianas, exsudatos algodonosos e depósitos lipídicos devido a vazamento vascular são as alterações retinianas vistas na retinopatia diabética inicial. Os estágios tardios incluem isquemia retiniana e neovascularização com subsequente hemorragia vítrea muitas vezes associada com descolamento de retina por tração ou regmatogênico. A retinopatia diabética pode ser assintomática até que a visão diminua, geralmente por edema macular ou hemorragia vítrea. A presença de doença microvascular renal se correlaciona bem com a presença de retinopatia diabética.

▶ Tratamento

O controle cuidadoso da glicemia e da pressão arterial parece reduzir a incidência e a intensidade da retinopatia diabética. Estudos epidemiológicos recentes mostram que muitos diabéticos não se submetem aos exames oculares anualmente recomendados. Se os pacientes forem acompanhados com atenção e a retinopatia inicial for detectada e tratada, conforme as diretrizes do Estudo do Tratamento Precoce da Retinopatia Diabética (ETDRS), o risco de perda visual grave é de menos de 5%. O tratamento consiste em fotocoagulação da mácula para reduzir o edema ou da periferia da retina para reduzir as alterações neovasculares isquêmicas. A injeção intravítrea adjunta de triancinolona com tratamento por *laser* foi sugerida para o edema macular e a retinopatia proliferativa. As injeções intravítreas de agentes que neutralizam o fator de crescimento do endotélio vascular (VEGF) agora desempenham um papel central no tratamento da doença proliferativa. Esses agentes antiVEGF também podem ser úteis para o tratamento de doença proliferativa. As raras complicações dessas injeções incluem endoftalmite e glaucoma induzido por esteroides.

> Kook D et al: Long-term effect of intravitreal bevacizumab (avastin) in patients with chronic diffuse diabetic macular edema. *Retina* 2008 Oct;28(8):1053-1060.
>
> Nguyen QD et al: Ranibizumab for diabetic macular edema: results from 2 phase III randomized trials: RISE and RIDE. *Ophthalmology* 2012 Apr;119(4):789-801.

DEGENERAÇÃO MACULAR RELACIONADA À IDADE

A degeneração macular relacionada à idade (DMRI) é a principal causa de perda visual central em pessoas com 65 anos de idade ou mais. A fisiopatologia não é completamente compreendida embora exista um forte componente genético que interage com o envelhecimento e influências ambientais, como o tabagismo. Independentemente do mecanismo, a doença parece afetar o epitélio pigmentar da retina ao nível da membrana de Bruch da coroide. As drusas (depósitos amarelados na retina causados por espessamento, hialinização e calcificação do epitélio pigmentar da retina) são características da DMRI.

1. Degeneração macular atrófica ("seca")

A degeneração macular atrófica ("seca") é a forma mais comum de DMRI, ocorrendo em cerca de 80% daqueles com a doença. Drusas, alterações pigmentares e atrofia estão presentes, mas não há vazamento de líquido para o espaço subretiniano. Em geral, há perda visual apenas mínima ou ausente, embora os pacientes possam se queixar de distorção da visão (metamorfopsia).

2. Degeneração macular exsudativa ("úmida")

A degeneração macular exsudativa ("úmida") se caracteriza pelo desenvolvimento de uma membrana neovascular coroidal que vaza líquido e sangue. Isso causa um descolamento seroso da fóvea central que pode levar a uma perda visual profunda.

▶ Achados clínicos

A perda visual é causada por atrofia geográfica, descolamento seroso do epitélio pigmentar da retina ou neovascularização coroidal. A acuidade visual central é primariamente afetada com a visão periférica permanecendo intacta. A metamorfopsia é uma queixa clássica dos pacientes. Os pacientes podem acompanhar a progressão de sua doença com uma tela de Amsler.

▶ Tratamento

O Age-Related Eye Disease Study (AREDS) é o primeiro grande ensaio clínico prospectivo a mostrar o benefício da suplementação com antioxidantes e zinco na progressão da DMRI atrófica e perda visual associada. Na avaliação da taxa de progressão para perda visual avançada, os suplementos nutricionais beneficiaram apenas os pacientes com doença moderada a grave. Os suplementos não evitaram o desenvolvimento de DMRI nem evitaram a progressão em pacientes com doença leve. O estudo AREDS2 iniciou em 2008 e está examinando o uso de micronutrientes alternativos, incluindo ácidos graxos ômega-3, na prevenção da progressão da DMRI.

O tratamento da DMRI exsudativa foi revolucionado com o uso de injeções intravítreas de agentes antiVEGF. As estratégias terapêuticas previamente estabelecidas, como a fotocoagulação padrão com *laser* ou a terapia fotodinâmica (TFD) reduziam a taxa de perda visual em comparação com os controles, mas não melhoravam a acuidade. Esses tratamentos permanecem sendo benéficos em determinadas situações específicas. A injeção intravítrea de agentes antiVEGF, como o ranibizumabe (Lucentis) e o bevacizumabe (Avastin) levou a melhoras reais na acuidade visual. A injeção intravítrea tem um pequeno risco de infecção e pode haver resistência ao tratamento.

A cessação do tabagismo é extremamente importante em pacientes com DMRI e deve ser reforçada. Exercícios e controle de outras doenças sistêmicas, como hipertensão e hipercolesterolemia, também podem ser úteis.

> Comparison of Age-related Macular Degeneration Treatments Trials (CATT) Research Group: Ranibizumab and bevacizumab for treatment of neovascular age-related macular degeneration: two-year results. *Ophthalmology* 2012 Jul;119(7):1388-1398.
>
> Dhoot DS et al: Ranibizumab for age-related macular degeneration. *Expert Opin Biol Ther* 2012 Mar;12(3):371-381.
>
> SanGiovanni JP et al: The relationship of dietary lipid intake and age-related macular degeneration in a case-control study: AREDS Report No. 20. *Arch Ophthalmol* 2007 May;125(5):671-679.
>
> Sparrow JR et al: Complement dysregulation in AMD: RPE-Bruch's membrane-choroid. *Mol Aspects Med* 2012 Aug;33(4):436-445 [Epub 2012 Apr 5].

DESCOLAMENTO DE RETINA

O descolamento de retina costuma ser espontâneo, mas pode ser secundário ao trauma. O descolamento espontâneo ocorre mais frequentemente em pessoas com mais de 50 anos de idade. Os descolamentos espontâneos costumam ser bilaterais em 20 a 25% dos casos.

▶ Achados clínicos

Roturas ou buracos retinianos são os fatores predisponentes mais importantes. O risco aumentado de descolamento de retina também está associado com cirurgia de catarata e miopia elevada. Na presença de uma rotura ou buraco na retina, o fluido da cavidade vítrea penetra no defeito e a transudação dos vasos coroidais descola a retina do epitélio pigmentar (regmatogênico). Esses pequenos buracos retinianos podem ser selados preventivamente com *laser* ou crioterapia para evitar o descolamento.

A retina temporal superior é o local mais comum de descolamento. A região do descolamento pode aumentar rapidamente causando perda visual progressiva. A visão central permanece intacta até que haja descolamento da mácula. Na oftalmoscopia, a retina descolada é vista como uma membrana cinzenta elevada.

▶ Tratamento

Todos os casos de descolamento de retina devem ser encaminhados imediatamente para um oftalmologista. Se for necessário o transporte do paciente por longa distância, a cabeça deve ser posicionada de maneira a tentar minimizar a progressão do descolamento. Se a retina superior estiver descolada, a cabeça deve ser mantida baixa. Os pacientes com um descolamento inferior devem ser mantidos em ortostatismo.

O descolamento de retina é uma verdadeira emergência oftalmológica se a mácula estiver ameaçada. Se a mácula estiver descolada, pode haver perda permanente da visão central mesmo se a retina for bem fixada novamente com cirurgia. O tratamento consiste em drenagem do líquido subretiniano e fechamento das roturas retinianas por criocirurgia, *laser* ou faixa escleral. Isso produz uma reação inflamatória que provoca adesão da retina na coroide. A criação de uma aderência inflamatória entre a coroide e a retina ajuda a evitar novos descolamentos no futuro.

No descolamento não complicado da retina com um buraco retiniano superior e um vítreo saudável, pode ser realizada uma pneumorretinopexia. O procedimento consiste em injeção de ar ou determinados gases dentro da cavidade vítrea por meio da *pars plana*, posicionando o paciente para permitir que a bolha de gás faça o selamento do buraco retiniano e permita a reabsorção espontânea do fluido subretiniano.

Cerca de 85% de casos não complicados podem ser novamente fixados com uma cirurgia. Cerca de 10% irão necessitar de mais um procedimento e o restante nunca será fixado novamente. O prognóstico é pior se houver descolamento da mácula, se o vítreo não for saudável ou se o descolamento tiver longa duração.

Sem tratamento, o descolamento de retina quase sempre se torna completo em 1 a 6 meses.

ESTRABISMO EM CRIANÇAS

Qualquer criança com menos de 7 anos e com estrabismo evidente deve ser avaliada sem demora para permitir o tratamento imediato e evitar a ambliopia. Cerca de 3% das crianças nascem com estrabismo ou o desenvolvem. Em ordem decrescente de frequência, os olhos podem desviar para dentro (esotropia), para fora (exotropia), para cima (hipertropia) ou para baixo (hipotropia).

▶ Achados clínicos

As crianças com estrabismo manifesto suprimem a imagem visual do olho que faz o desvio para evitar a diplopia e a visão naquele olho não se desenvolve normalmente. Este é o primeiro estágio da ambliopia. A maioria dos casos de estrabismo não é evidente, mas se o ângulo de desvio é pequeno ou se o estrabismo é intermitente, o diagnóstico pode passar despercebido.

Felizmente, a ambliopia devido ao estrabismo pode ser detectada pelo teste de rotina para a acuidade visual de todas as

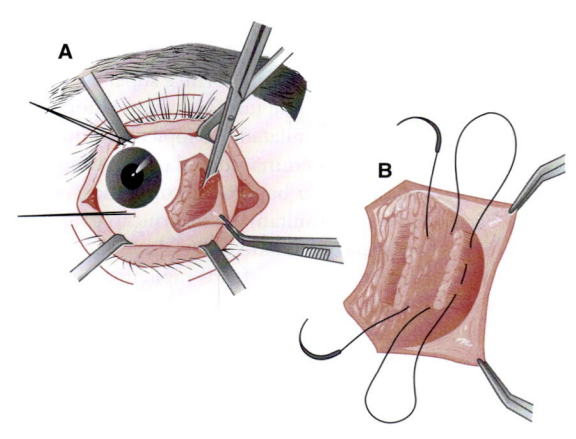

▲ **Figura 37-2 A.** Exposição de um músculo extraocular em cirurgia para estrabismo. **B.** Retrocesso do músculo para trás de sua inserção original seguido por sutura na esclera com fio absorvível.

crianças em idade pré-escolar. Aqueles que não podem ser testados com uma tabela ocular padrão podem usar exames de acuidade visual com uma tabela de "Es" ou uma tabela de figuras de Allen para pessoas não alfabetizadas.

▶ **Tratamento**

Os objetivos do tratamento cirúrgico do estrabismo em crianças (Fig. 37-2) são a obtenção de boa acuidade visual em ambos os olhos e o alinhamento dos olhos de modo que ocorra a visão binocular normal com fusão. A cirurgia pode ser realizada em lactentes e quanto mais cedo for detectado e corrigido, melhores são as chances de obter um bom resultado. A correção do problema em crianças com mais de 7 a 8 anos não costuma resultar em melhora visual.

Se a criança tiver menos de 6 anos de idade e apresentar ambliopia em um olho e estrabismo, a oclusão do olho bom deve ser instituída para a melhora da visão antes de realizar a cirurgia para estrabismo. Com 1 ano de idade, a oclusão pode obter sucesso dentro de 1 semana; com 6 anos de idade, pode demorar 1 ano para se alcançar o mesmo resultado. A cirurgia para o alinhamento dos olhos costuma ser realizada após a acuidade visual ser equilibrada.

A cirurgia para a correção de estrabismo consiste no enfraquecimento ou fortalecimento de músculos extraoculares. Para enfraquecer a ação de um músculo, ele é descolado de seu local de inserção e ressuturado em uma localização mais posterior na esclera. Para fortalecer a ação de um músculo, ele é separado no seu local de inserção no globo e uma porção sua é ressecada e, depois, ressuturada em seu local de inserção original. Os músculos não devem ser retrocedidos mais de 8 mm e nem ressecados em mais de 6 mm.

Para a correção de exotropia, os músculos retos laterais, em ambos os olhos, podem ser retrocedidos. De modo alternativo, o músculo reto lateral pode ser retrocedido e o músculo reto medial ressecado no mesmo olho. A quantidade do retrocesso e da ressecção e o número de músculos extraoculares escolhidos são determinados pelo grau de desvio ocular. A decisão de envolver um ou ambos os olhos é influenciada pela acuidade visual e potencial de cada olho. Em pacientes com esotropia, as opções são o retrocesso dos retos mediais de ambos os olhos ou o retrocesso do reto medial em combinação com a ressecção do reto lateral no mesmo olho.

Para o desvio vertical, os músculos verticais são retrocedidos, ressecados ou enfraquecidos por miomectomia.

ESTRABISMO EM ADULTOS

Em adultos com sistemas visuais maduros, o desenvolvimento de estrabismo geralmente produz visão dupla. O estrabismo pode surgir por traumatismo craniano, infartos microvasculares como no diabetes, hemorragia intracraniana, pressão intracraniana elevada, tumor cerebral ou doença orbital.

▶ **Tratamento**

O tratamento cirúrgico do estrabismo é o mesmo descrito para crianças. Como as vias ópticas já estão formadas, as indicações para cirurgia são por motivos estéticos ou diplopia. Deve-se ter cuidado para não induzir diplopia após a cirurgia.

ENXAQUECA OFTÁLMICA

A enxaqueca é um distúrbio com múltiplas apresentações clínicas. Cefaleias recorrentes são clássicas e costuma haver sintomas oculares associados. A fisiopatologia da enxaqueca é incerta e pode haver um componente genético. O diagnóstico diferencial da enxaqueca inclui cefaleia tensional, cefaleia em salvas, congestão/doença sinusal, pressão intracraniana elevada, inflamação orbital, neoplasia orbital e arterite temporal. Uma anamnese para cefaleia e exame físico abrangentes são ferramentas diagnósticas importantes.

Os pacientes com enxaqueca oftálmica apresentam-se com sintomas visuais; cefaleia e náuseas, quando presentes, ocorrem depois. Os sintomas oculares podem simular doença retiniana e há necessidade de um exame ocular sob dilatação para descartar doença retiniana quando os sintomas são atípicos. Os escotomas cintilantes da doença retiniana são, primariamente, unilaterais, enquanto a enxaqueca se apresenta com sintomas bilaterais. Solicitar ao paciente para cobrir cada olho e ver se os sintomas são unilaterais ou bilaterais pode esclarecer a situação. A profilaxia da enxaqueca com bloqueadores β-adrenérgicos, bloqueadores dos canais de cálcio e antidepressivos tricíclicos pode ser usada. Os triptanos, como o sumatriptano, costumam ser usados para tratar os episódios agudos. As injeções de toxina onabotulínica A são uma opção terapêutica eficaz para a enxaqueca debilitante que não é controlada com outros medicamentos. A enxaqueca acefálgica normalmente não é tratada com agentes sistêmicos devido à natureza autolimitada da doença.

Enxaqueca clássica

A enxaqueca clássica se caracteriza por cefaleia latejante precedida por auras visuais que duram cerca de 20 minutos. A aura pode consistir de manchas brilhantes ou escuras, linhas em zigue-zague, distorções do tipo causadas pelo calor, escotomas cintilantes e visão em túnel. Raramente, pode haver hemianopsia homônima ou altitudinal. As cefaleias seguintes podem variar em intensidade.

Enxaqueca retiniana

A enxaqueca retiniana se caracteriza por perda de visão aguda, transitória e unilateral que pode ser idêntica àquela vista na amaurose fugaz. As etiologias vasculares devem ser descartadas com exame ocular e clínico completo antes de se atribuir os sintomas à enxaqueca. A amaurose costuma ser mais breve e tem uma qualidade "tipo cortina".

Enxaqueca oftalmoplégica

A enxaqueca oftalmoplégica é muito rara e costuma iniciar antes dos 10 anos de idade. Ela se caracteriza por uma paralisia transitória recorrente do terceiro nervo associada com enxaqueca típica.

Enxaqueca complicada

A enxaqueca complicada está associada com déficits neurológicos como formigamentos das extremidades, distúrbios hemissensoriais e perda visual parcial. Raras vezes, o déficit persiste após a cefaleia ter melhorado. Costuma ser recomendada terapia antiplaquetária com ácido acetilsalicílico.

> Diener HC et al: OnabotulinumtoxinA for treatment of chronic migraine: results from the double-blind, randomized, placebo-controlled phase of the PREEMPT 2 trial. *Cephalalgia* 2010;30(7):804-814.

QUEIMADURAS OCULARES
QUEIMADURAS QUÍMICAS

Além da anamnese, o diagnóstico de queimadura química ocular geralmente se baseia na presença de edema palpebral com marcada hiperemia conjuntival e quemose. A região límbica pode mostrar áreas esparsas mais claras, denotando isquemia e descamação conjuntival, especialmente na região interpalpebral. Costuma haver opacidade estromal na córnea e edema difuso com amplas áreas de perda de células epiteliais e ulcerações da córnea. Os defeitos no epitélio da córnea podem ser mais bem visualizados com a instilação de corante de fluoresceína.

As queimaduras alcalinas do olho são particularmente graves, pois os agentes tendem a penetrar rapidamente para dentro do olho. Partículas retidas nos fórnices conjuntivais podem continuar a liberar material alcalino e devem ser imediatamente removidas. Os pacientes são tratados com a instilação de um agente anestésico tópico e, depois, recebem irrigação copiosa (pelo menos vários litros) com água corrente ou solução fisiológica. A eversão da pálpebra superior deve ser realizada para pesquisar e remover material alojado no fórnice superior. Isso pode ser facilmente feito com o uso de um fórceps ou cotonete umedecido. São instilados colírios dilatadores tópicos, como atropina a 1% ou homatropina a 5% e uma pomada de antimicrobiano tópico, como eritromicina ou bacitracina oftálmicas, deve ser aplicada. Várias lesões que resultam em destruição palpebral necessitam de hospitalização e cuidado especializado.

As queimaduras ácidas causam danos rapidamente, mas costumam ser menos graves que as queimaduras alcalinas devido à ausência de penetração intraocular. A irrigação é realizada conforme descrito anteriormente, o paciente recebe analgesia e o olho é coberto por um período curto. Há necessidade de acompanhamento cuidadoso. Também pode-se usar pomada tópica de antimicrobianos.

QUEIMADURAS TÉRMICAS

O tratamento de queimaduras térmicas dos olhos é semelhante ao tratamento de queimaduras em outros lugares do corpo. Deve ser fornecida uma analgesia sistêmica adequada. É usado um agente anestésico tópico como a proparacaína a 0,5% ou tetracaína a 0,5% para minimizar a dor durante a manipulação. Em casos de queimaduras envolvendo a córnea, são instilados colírios dilatadores como a atropina a 1% ou a homatropina a 5%. Colírios antimicrobianos costumam ser prescritos por 3 a 5 dias.

QUEIMADURAS POR RADIAÇÃO ULTRAVIOLETA

As lesões do epitélio da córnea por raios UV variam em intensidade. Elas são descritas como ceratite actínica, cegueira da neve, queimadura por solda elétrica ou queimadura do *flash*, dependendo da fonte da radiação ultravioleta. Os pacientes apresentam dor grave, lacrimejamento e fotofobia. O exame revela coloração puntiforme difusa da córnea, que é mais bem vista na coloração por fluoresceína, com ampliação adequada e com luz de azul cobalto.

Um antimicrobiano tópico, como a pomada oftálmica de eritromicina ou bacitracina, é instilado. Os colírios não esteroides tópicos, como diclofenaco ou cetorolaco de trometamina podem ser usados para a dor.

TRAUMA OCULAR

As lesões oculares são comuns apesar da proteção fornecida pelos ossos da órbita. O trauma contuso é a lesão mais comum, mas as lesões penetrantes do globo ocular, embora menos frequentes, costumam ser mais graves. O uso de óculos de proteção ajuda a evitar lesões ocupacionais mais graves.

Avaliação clínica

Deve ser obtida uma anamnese cuidadosa com o paciente ou alguém que saiba o que aconteceu. A acuidade visual deve ser verificada. As pálpebras, conjuntiva, córnea, câmara anterior, íris, cristalino, vítreo e fundo de olho devem ser avaliados. O dano da córnea (como abrasões) pode ser detectado pela instilação de colírio de fluoresceína e uso da luz de azul cobalto para o exame da superfície anterior. O exame por tomografia computadorizada (TC) ou radiografia é útil para a pesquisa de fraturas dos ossos orbitais ou corpo estranho. Os pacientes com lesões graves devem ser imediatamente avaliados pela oftalmologia.

LESÕES PENETRANTES OU PERFURANTES

As lesões oculares penetrantes ou perfurantes necessitam de tratamento e reparo cirúrgico imediatos para aumentar as chances de preservar a visão.

As lesões faciais – especialmente aquelas que ocorrem em acidentes automobilísticos podem estar associadas com trauma ocular penetrante. Algumas lesões podem não ser detectadas devido ao edema palpebral ou porque outras lesões do paciente demandaram atenção da equipe do setor de emergência. Deve-se obter registros precisos e uma descrição de como ocorreu a lesão. O olho e anexos oculares devem ser examinados, incluindo teste de visão e exame da motilidade ocular. *Não aplicar pressão sobre o globo.* Radiografias e TC são realizadas para descartar fraturas de ossos orbitais ou a presença de corpo estranho intraocular. Um olho com uma lesão penetrante deve ser protegido contra lesão adicional com um protetor ocular e curativo sem pressão. Antimicrobianos parenterais de amplo espectro como cefazolina ou gentamicina devem ser administrados. Antieméticos (p. ex., ondansetrona 4 mg intravenoso) devem ser administrados ao paciente conforme a necessidade para evitar vômitos, que podem causar extrusão do conteúdo intraocular.

O reparo cuidadoso e a sutura de ferimentos da córnea e esclerais devem ser realizados no bloco cirúrgico. Os corpos estranhos intraoculares metálicos magnéticos podem ser extraídos com um imã no bloco cirúrgico. Os principais objetivos no tratamento de lesões oculares penetrantes ou perfurantes são o alívio da dor, a preservação ou restauração da visão e a obtenção de bons resultados cosméticos. O alívio da dor pode ser obtido pela administração de morfina ou meperidina por via intravenosa ou subcutânea. Sedativos como diazepam 5 mg podem ser administrados por via oral conforme a necessidade.

LACERAÇÕES DE ANEXOS OCULARES

As lacerações das pálpebras e da pele periorbital devem ser cuidadosamente avaliadas. As lacerações lineares pequenas da pele podem ser facilmente corrigidas com fio de náilon 6-0. Geralmente, as suturas podem ser removidas em 3 a 5 dias. Em casos de lacerações palpebrais profundas, deve ser descartado o dano intraocular ou orbital antes da realização do reparo. A pele das pálpebras tem boa elasticidade e, nos adultos, costuma estar presente em quantidade de sobra. Isso facilita o desenvolvimento de retalhos e enxertos. Nas lacerações palpebrais profundas, se a ferida dividir o músculo orbicular paralelamente a suas fibras,

Tabela 37-4 Tipos de lesão ocular associadas com trauma contuso

Pálpebras	Equimose, edema, laceração, abrasões, hemorragias conjuntivais ou subconjuntivais
Córnea	Edema, lacerações
Câmara Anterior	Hifema, recessão de ângulo, glaucoma secundário
Íris	Iridodiálise, iridoplegia, ruptura do esfíncter da íris
Corpo ciliar	Hipossecreção de humos aquoso
Cristalino	Catarata, deslocamento
Vítreo	Hemorragia vítrea
Músculo Ciliar	Paralisia
Retina	Comoção da retina, edema de retina, rupturas coroidais na membrana de Brunch, hemorragia coroidal

em geral, só há necessidade de suturas na pele. Quando as fibras musculares são transversalmente divididas, elas devem ser aproximadas com fios sintéticos absorvíveis 6-0. A pele pode ser aproximada com fios de náilon. Em pacientes com lacerações que resultam em perdas de pele de forma arredondada ou oval, a pele é retirada e a laceração é aproximada. Para defeitos maiores, pode ser necessária a reconstrução com retalhos. Os retalhos usados na reconstrução palpebral são avanços de retalho, retalhos rotacionais, transposição de retalhos, ilhas de retalhos e plastia em Z com retalhos.

Quando os retalhos não podem ser usados, podem ser obtidos enxertos de pele livre da parte de trás da orelha ou da pele da parte interna e superior do braço. Deve-se ter cuidado especial com o reparo de lacerações da pálpebra inferior para ter certeza de que a pálpebra não é fechada sob tensão para evitar a eversão e distorção da margem palpebral.

TRAUMA CONTUSO DOS ANEXOS OCULARES E ÓRBITA

As contusões do globo ocular e dos anexos oculares podem resultar de trauma contuso (Tab. 37-4). A extensão do dano à visão pode não ser evidente no exame inicial. Um exame cuidadoso sob dilatação é necessário em todos os pacientes com esse tipo de lesão.

FRATURA *BLOWOUT* DO ASSOALHO DA ÓRBITA

A fratura *blowout* do assoalho da órbita pode estar associada com enoftalmo, visão dupla na posição primária ou no olhar para cima, restrição de movimentos oculares, hipotropia e redução ou ausência de sensibilidade sobre a região maxilar na distribuição do nervo infraorbital. A TC da órbita irá documentar a extensão da lesão orbital que pode envolver a parede medial assim como o assoalho. Pode haver ar nas cavidades sinusais.

A avaliação e tratamento de pacientes com fratura *blowout* podem envolver oftalmologistas e otorrinolaringologistas devido ao potencial para fraturas associadas da maxila e zigoma. Geralmente, os pacientes são tratados com um antimicrobiano sistêmico (cefalotina ou amoxicilina/clavulanato de potássio), são orientados a não assoar o nariz e reavaliados dentro de 1 semana por um oftalmologista. Muitas fraturas *blowout* não necessitam de correção cirúrgica. O tratamento cirúrgico é recomendado se houver enoftalmo significativo, diplopia continuada no olhar primário ou instabilidade significativa do assoalho orbital.

CORPO ESTRANHO DE CÓRNEA E CONJUNTIVA

Os pacientes geralmente têm histórico de trabalharem com ferramentas metálicas de alta velocidade, furadeiras ou uso de martelo contra um objeto duro. Pode não haver histórico de trauma ocular e o paciente pode não estar ciente de um corpo estranho. Na maioria dos casos, porém, o paciente se queixa de sensação de corpo estranho no olho ou sob a pálpebra associada com dor, lacrimejamento e fotofobia.

Um corpo estranho na córnea pode ser visto com auxílio de uma lupa e luz difusa. Os corpos estranhos conjuntivais costumam ficar presos na superfície interna da pálpebra superior, que deve ser evertida para facilitar a inspeção e a remoção. É aplicado um anestésico tópico como a proparacaína a 0,5% ou a tetracaína a 0,5%. Fluoresceína estéril deve ser instilada para ajudar na visualização de corpos estranhos pequenos. Alguns corpos estranhos soltos podem ser removidos com um cotonete umedecido; outros necessitam do uso da ponta de uma agulha hipodérmica. Deve ser colocada uma pomada de antimicrobiano tópico (p. ex., eritromicina ou bacitracina) e o olho é coberto por algumas horas se houver necessidade. Os pacientes que continuam com sensação de corpo estranho, dor ou redução da visão devem ser encaminhados para um oftalmologista para avaliar a possibilidade de ulceração da córnea.

O uso de anestésico tópico pelo paciente reduzirá a cicatrização e aumentará o risco de ulceração da córnea. Os anestésicos tópicos devem ser usados apenas para o exame e *nunca* para tratamento. Se houver qualquer suspeita de trauma penetrante ou histórico consistente com esse tipo de lesão, deve-se realizar os exames apropriados de ultrassonografia e radiologia.

TUMORES OCULARES

Os tumores das estruturas anexas oculares geralmente podem ser reconhecidos por serem visíveis e desfigurarem o local, interferirem com a visão ou deslocarem o globo. Os tumores intraoculares são mais difíceis de diagnosticar, mas, nas crianças, os tumores oculares como o retinoblastoma, que afeta a função visual, podem apresentar-se como estrabismo ou leucocoria. Os tumores oculares podem ser primários (afetando apenas os tecidos oculares ou anexos) ou secundários a tumores metastáticos. No olho, a coroide altamente vascular é o local mais frequente de metástases. Os tumores que frequentemente causam metástases oculares são carcinoma de mama e pulmão.

O histórico de crescimento da lesão é extremamente importante, assim como alterações recentes em seu tamanho ou aspecto. A biópsia excisional da lesão de pele ou conjuntiva está indicada se houver suspeita de câncer.

TUMORES PALPEBRAIS

▶ Tumores benignos das pálpebras

Os tumores benignos mais frequentes das pálpebras são os nevos melanocíticos. A excisão está indicada principalmente por razões estéticas (Fig. 37-3). Os xantelasmas representam depósitos lipídicos nos histiócitos na derme da pele palpebral. Nesses pacientes, está indicado realizar um perfil lipídico. O tratamento é indicado por razões estéticas e consiste na excisão simples. As lesões tendem a ser maiores do que o tamanho da superfície indicaria e as recorrências são comuns. Deve-se ter cuidado para não encurtar demais a pele palpebral e prejudicar o fechamento palpebral.

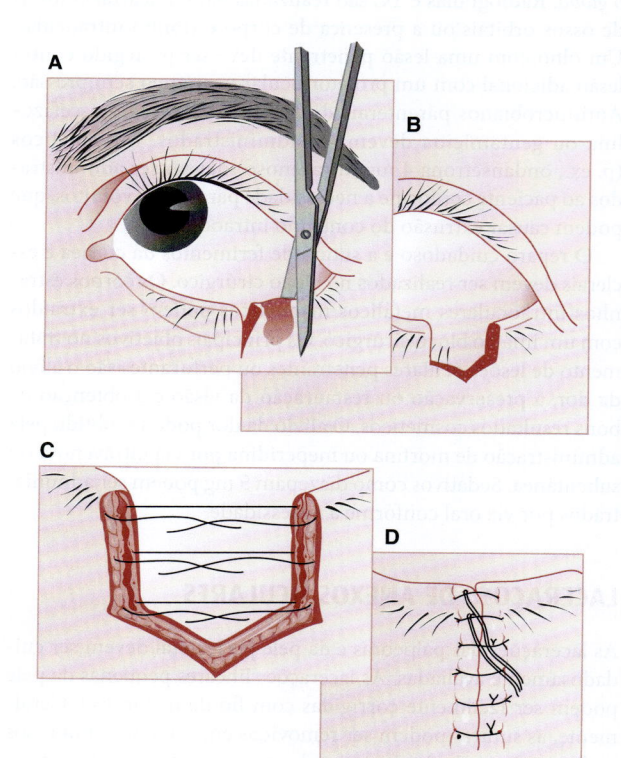

▲ **Figura 37-3** Tumor da pálpebra inferior esquerda envolvendo a margem palpebral. **A.** São feitas duas incisões verticais. **B.** Defeito após a remoção do tumor. **C.** Sutura do tarso e orbicular com fios absorvíveis. **D.** Aproximação da margem palpebral. A pele é aproximada com fios de seda 6-0.

Os hemangiomas das pálpebras consistem em dois tipos: capilares e cavernosos. Os hemangiomas capilares consistem em capilares dilatados e proliferação de células endoteliais. As lesões aparecem como pontos vermelhos brilhantes. Elas podem mostrar crescimento rápido no início da infância, mas costumam involuir mais tarde e desaparecer espontaneamente. O tratamento de hemangiomas em lactentes e no início da infância não está indicado a menos que causem interferência com a visão e possam levar a ambliopia. Esteroides orais em baixa dose, injeções locais de esteroides ou uso sistêmico de β-bloqueadores podem causar a rápida involução. Os hemangiomas cavernosos são canais venosos no tecido subcutâneo. Eles aparecem com cor azulada e estão distendidos. Pode haver necessidade de excisão cirúrgica. A radioterapia não está recomendada, pois isso leva à fibrose palpebral excessiva.

Outros tumores benignos das pálpebras incluem verrugas e molusco contagioso. Essas lesões são causadas por vírus.

> Missoi TG et al: Oral propranolol for treatment of periocular infantile hemangiomas. *Arch Ophthalmol* 2011 Jul;129(7):899-903.

▶ Tumores malignos das pálpebras

O **carcinoma de célula escamosa** tem uma tendência para crescimento lento e indolor. Ele começa como uma pequena lesão coberta por uma camada de queratina. A lesão pode sofrer erosão, levando à formação de uma úlcera com margens hiperemiadas. Ela pode aumentar de tamanho e formar uma massa expansiva que pode invadir a órbita. A excisão precoce pode resultar na cura. Se o tratamento precoce não for fornecido, o carcinoma epidermoide pode envolver o sistema linfático até os linfonodos pré-auriculares e submandibulares.

O **carcinoma basocelular** começa como um tumor de crescimento lento localmente invasivo e com bordas nodulares elevadas. Ele é o tumor palpebral maligno mais comum. O carcinoma basocelular do canto interno causa invasão local e pode se estender até a órbita. O tratamento deve incluir a excisão completa para evitar recorrências. O procedimento de Mohs costuma ser realizado para garantir margens livres antes da reconstrução palpebral. Muitas vezes, as lesões são mais extensas do que parecem visualmente. É raro haver metástases sistêmicas.

O **melanoma maligno** das pálpebras se comporta de maneira semelhante aos melanomas malignos da pele.

TUMORES CONJUNTIVAIS

Os tumores benignos da conjuntiva incluem nevos melanocíticos (pigmentados ou não pigmentados), papilomas, granulomas, dermoides e hiperplasia linfoide. Os tumores malignos da conjuntiva incluem carcinoma, melanoma maligno e linfoma. O carcinoma da conjuntiva surge, frequentemente, no limbo ou canto interno na área exposta da conjuntiva bulbar. No início da doença, e lesão pode lembrar um pterígio. O tumor é discretamente elevado, com uma superfície gelatinosa e pode se espalhar sobre a superfície da córnea. O crescimento é lento. O tratamento é feito com biópsia excisional ampla e crioterapia ou uso tópico de interferona-α.

> Shah SU et al: Topical interferon alfa-2b for management of ocular surface squamous neoplasia in 23 cases: outcomes based on American Joint Committee on Cancer classification. *Arch Ophthalmol* 2012 Feb;130(2):159-164.

TUMORES INTRAOCULARES

▶ Tumores intraoculares benignos

Nevos melanocíticos da íris, corpo ciliar ou coroide são comuns. Não há necessidade de tratamento. O angioma retiniano pode ser visto em pacientes com facomatoses (p. ex., doença de Bourneville). O hemangioma coroidal é outro tumor intraocular benigno menos frequentemente encontrado.

▶ Tumores intraoculares malignos

Os tumores intraoculares malignos incluem melanoma maligno da úvea, retinoblastoma e um tumor raro do corpo ciliar conhecido como dictioma ou meduloepitelioma.

O melanoma maligno da úvea é o tumor intraocular primário mais comum em adultos. Ele normalmente ocorre na quinta ou sexta décadas de vida, sendo quase sempre unilateral. O local mais frequente é a coroide, mas o melanoma maligno também pode ocorrer no corpo ciliar ou íris. Os melanomas malignos da coroide não costumam causar diminuição da visão. A necrose do tumor pode causar inflamação intraocular. O exame histopatológico mostra células fusiformes com ou sem núcleos proeminentes e grandes células tumorais epitelioides. Os melanomas malignos intraoculares podem se disseminar diretamente por meio da esclera por invasão local ou diretamente para o sistema nervoso central por extensão pelo nervo óptico.

Os melanomas malignos podem ser detectados por oftalmoscopia após dilatação pupilar.

O tratamento do melanoma maligno consiste em enucleação ou radioterapia com placas radioativas ou partículas carregadas. A extensão para fora do olho poderá necessitar de uma exenteração da órbita. Os pacientes com melanomas pequenos – menos de 10 mm de diâmetro – podem ser acompanhados com fotos seriadas do fundo de olho. Da mesma forma, melanomas pequenos da íris que não invadiram a raiz da íris podem ser acompanhados com segurança e observados até que seja documentado o seu crescimento. Se houver crescimento do tumor da íris, o tratamento é feito com iridectomia local. Se o melanoma maligno da íris invadir a raiz e o corpo ciliar, ele pode ser removido cirurgicamente por iridociclectomia.

O retinoblastoma é uma condição rara, porém fatal na infância. Ele é o tumor maligno intraocular mais frequente em crianças. Ele surge a partir de células do cone embrionário da camada fotorreceptora. A maioria dos pacientes com retinoblastoma apresenta-se no primeiro ou segundo ano de vida. Os pacientes apresentam leucocoria ou estrabismo. O retinoblastoma pode ser unilateral ou bilateral e costuma ser multifocal. Há formas esporádicas e hereditárias da doença. Ele pode crescer lentamente preenchendo o espaço intraocular e sofrer necrose, levando a depósitos calcificados. As células tumorais podem se disseminar para a íris e câmara anterior, causando exsudatos esbranquiçados.

Foi relatada a remissão espontânea do retinoblastoma. As opções de tratamento incluem radioterapia, crioterapia, quimioterapia, quimioterapia intra-arterial e enucleação.

> Abramson DH: Chemosurgery for retinoblastoma: what we know after 5 years. *Arch Ophthalmol* 2011 Nov;129(11):1492-1494.

TUMORES ORBITAIS

Os tumores orbitais são de dois tipos: primários e secundários. Os tumores orbitais primários benignos incluem cistos dermoides, hemangiomas, lipomas, fibromas, osteomas, condromas, neurofibromas e tumores de glândulas lacrimais. Os tumores malignos incluem rabdomiossarcoma, adenocarcinoma da glândula lacrimal e linfomas. Em crianças, o rabdomiossarcoma costuma se apresentar com proptose unilateral indolor aguda e necessita de avaliação urgente. Os tumores secundários incluem melanoma maligno e retinoblastoma de estruturas intraoculares e carcinomas da pele das pálpebras e conjuntiva. As lesões metastáticas são comumente provenientes do pulmão ou mama. O neuroblastoma também pode sofrer metástase para a órbita em crianças. Os meningiomas dos nervos cranianos podem invadir a órbita por meio do canal óptico.

O tratamento e o prognóstico em todos os casos dependem do tipo de tumor.

TRATAMENTOS COM *LASER* PARA DOENÇA OCULAR

O *laser* tem muitas aplicações úteis em oftalmologia. Com o uso de vários gases, um feixe de um único comprimento de onda pode ser produzido e absorvido por tecidos oculares específicos.

TRATAMENTO DA RETINOPATIA DIABÉTICA FOCAL

O edema macular ocorre no estágio pré-proliferativo da retinopatia diabética e se caracteriza por espessamento da retina (com ou sem exsudatos) dentro da área macular central. Esse procedimento é realizado com um sistema de aplicação de *laser* com lâmpada de fenda usando uma lente de contato e é auxiliado pela angiografia com fluoresceína. A melhora pode demorar vários meses. Os estudos de longo prazo do National Institutes of Health mostraram que o tratamento com *laser* de argônio pode melhorar os resultados visuais em até 50%.

FOTOCOAGULAÇÃO PANRETINIANA

A fotocoagulação panretiniana é indicada para tratamento da retinopatia diabética proliferativa. Com o uso de uma lente de contato e da lâmpada de fenda, a destruição extensa da retina periférica é realizada para diminuir a produção de fatores vasoproliferativos e aumentar a oxigenação retiniana, causando regressão dos vasos sanguíneos anormais.

CIRURGIA COM *LASER* PARA CORREÇÃO DE ERROS DE REFRAÇÃO

LASIK é um procedimento lamelar de cirurgia refrativa, que envolve a criação de um *flap* (retalho) de córnea de espessura parcial sob alta sucção. O retalho é, então, elevado e um feixe de ArF (argônio-fluoreto), o chamado excimer *laser*, é usado para fazer a ablação do tecido estromal com mínimo efeito térmico. Depois, o retalho é recolocado e deixado cicatrizar. A combinação de precisão, mínimo desconforto pós-operatório e rápida recuperação visual torna a técnica refrativa mais popular. Uma tecnologia mais nova de criação de retalho com *laser* femtosegundo, em vez de lâminas de microcerátomo, está se tornando mais popular.

QUESTÕES DE MÚLTIPLA ESCOLHA

1. Uma mulher branca de 61 anos de idade apresenta cefaleia súbita à direita, vermelhidão no olho direito e visão borrada. O exame do olho direito é difícil devido a náuseas e vômitos da paciente, mas revela acuidade visual de 20/400, pupila com dilatação média e não reativa, córnea opaca e pressão intraocular de 57. Qual é a ação mais adequada nesse momento?

   A. Obter uma TC de crânio imediata para descartar abscesso orbital.
   B. Programar acompanhamento com oftalmologista dentro das próximas 1 a 2 semanas.
   C. Tratar clinicamente a dor e náuseas da paciente e programar avaliação urgente com oftalmologista.
   D. Iniciar aciclovir oral por ser provável a uveíte induzida por herpes simples.

2. Um homem de 42 anos de idade com histórico de sinusite crônica apresenta edema palpebral esquerdo progressivo nos últimos 3 dias e diplopia intermitente nas últimas 8 horas. O exame revela pálpebras esquerdas edemaciadas, vermelhas e quentes. A acuidade visual é 20/20 em ambos os olhos e as reações pupilares são normais; porém, a motilidade extraocular é limitada no olhar lateral no olho esquerdo. Qual é a ação mais adequada nesse momento?

   A. Iniciar um ciclo de antimicrobianos orais.
   B. Programar uma TC ambulatorial e acompanhamento endocrinológico, pois se trata, provavelmente, de oftalmopatia tireóidea.

C. Obter uma TC maxilofacial e iniciar antimicrobianos IV.
D. Iniciar um ciclo de valaciclovir 1.000 mg 3 vezes ao dia.

3. Qual afirmação é VERDADEIRA em relação ao herpes-vírus simples?
   A. As infecções oculares são mais comumente causadas pelo vírus HSV-2.
   B. Se for observada uma lesão vesicular na ponta do nariz, isso sugere envolvimento intraocular pelo HSV.
   C. O uso precoce de antivirais pode ajudar a reduzir o risco de neuralgia pós-herpética.
   D. A ceratite pelo HSV classicamente apresenta-se com lesão dendrítica da córnea.

4. Qual das seguintes condições não é tratada com agentes-alvo ao VEGF (fator de crescimento do endotélio vascular)?
   A. Edema macular diabético.
   B. Degeneração macular exsudativa "úmida".
   C. Degeneração macular não exsudativa "seca".
   D. Glaucoma neovascular.

5. Um homem de 25 anos que trabalha com limpeza refere ter havido respingo de "amônia" em seu olho direito. Qual é a ação mais adequada nesse momento?
   A. Encaminhar para solução oftálmica especial, realizar exame completo sob dilatação e solicitar avaliação oftalmológica.
   B. Usar lágrimas artificiais para enxaguar a amônia remanescente.
   C. Instilar tetracaína a 0,5% e irrigar imediatamente com cerca de 2 litros de solução fisiológica (ou qualquer outro líquido imediatamente disponível).
   D. Instilar colírio dilatador tópico e pomada antimicrobiana.

38 Urologia

Christopher S. Cooper, MD
Fadi N. Joudi, MD
Mark H. Katz, MD

EMBRIOLOGIA DO TRATO GENITURINÁRIO

Uma compreensão básica da embriologia geniturinária facilita o aprendizado de muitos aspectos da urologia. Do ponto de vista embriológico, os sistemas genital e urinário estão intimamente relacionados. É comum encontrar anomalias dos dois sistemas em associação.

Rins

Os rins passam por três fases embriônicas (Fig. 38-1): (1) o **pronefro** é uma estrutura vestigial sem função em embriões humanos e que, exceto por seu ducto primário, desaparece completamente na quarta semana. (2) O ducto pronéfrico ganha conexão com os **túbulos mesonéfricos** e se transforma no ducto mesonéfrico. Embora a maior parte dos túbulos mesonéfricos sofra degeneração, o ducto mesonéfrico persiste bilateralmente; a partir de onde se inclina para abrir-se na cloaca, o broto ureteral cresce cranialmente e interage com o blastema metanéfrico. (3) Isso forma o **metanefro**, que é a fase final. O metanefro desenvolve-se até formar os rins. Durante a migração cefálica e a rotação, o tecido metanéfrico aumenta progressivamente de tamanho, com diferenciação interna rápida em néfrons e túbulos uriníferos. De maneira simultânea, a extremidade cefálica do broto ureteral se expande e se divide dentro dos metanefros para formar a pelve renal, os cálices e os túbulos coletores.

Bexiga e uretra

A subdivisão da cloaca (a extremidade cega do intestino posterior) em segmentos ventral (seio urogenital) e dorsal (reto) é completada durante a sétima semana e começa a diferenciação inicial da bexiga urinária e uretra. O seio urogenital recebe o ducto mesonéfrico e absorve sua extremidade caudal, de modo que, ao final da sétima semana, o broto uretral e o ducto mesonéfrico tenham aberturas independentes. O orifício uretral migra para cima e lateralmente. O orifício do ducto mesonéfrico se move para baixo e medialmente, e a estrutura intermediária (o trígono) é formada pelo tecido mesodérmico absorvido, que mantém continuidade direta entre os dois tubos (Fig. 38-2).

Os ductos müllerianos fundidos também encontram o seio urogenital no tubérculo de Müller. O seio urogenital acima do tubérculo de Müller se diferencia para formar a bexiga e a parte da uretra prostática proximal aos colículos seminais nos homens ou a bexiga e toda a uretra nas mulheres (Fig. 38-3). Abaixo do tubérculo de Müller, o seio urogenital se diferencia na parte distal da uretra prostática e na uretra membranosa nos homens ou na vagina distal e vestíbulo vaginal nas mulheres. O restante da uretra masculina é formado pela fusão das pregas uretrais na superfície ventral do tubérculo genital. Nas mulheres, as pregas genitais permanecem separadas e formam os lábios menores.

A próstata se desenvolve no final da 11ª semana, como diversos grupos de crescimentos externos do epitélio uretral, acima e abaixo da entrada do ducto ejaculatório (*vas deferens* distal). O elemento glandular em desenvolvimento (colículo seminal), incorpora as células mesenquimais de diferenciação ao redor dele para formar o estroma muscular e a cápsula da próstata. As vesículas seminais são formadas a partir da duplicação de brotos da extremidade distal do ducto mesonéfrico (*vas deferens*).

Gônadas

O potencial para a diferenciação em homem ou mulher está, inicialmente, presente em todos os embriões. O desenvolvimento de um conjunto de primórdios sexuais e a involução gradual do outro são determinados pelo sexo genético do embrião e pela secreção diferencial de numerosos hormônios. O gene *SRY* – ou fator determinante testicular – no cromossomo Y, impulsiona a gônada se diferenciar em testículo. A diferenciação gonadal começa durante a sétima semana (Fig. 38-3). Se a gônada evoluir para testículo, o epitélio germinal cresce progressivamente para formar túbulos seminíferos tipo cordão em um arranjo radial.

UROLOGIA   CAPÍTULO 38   957

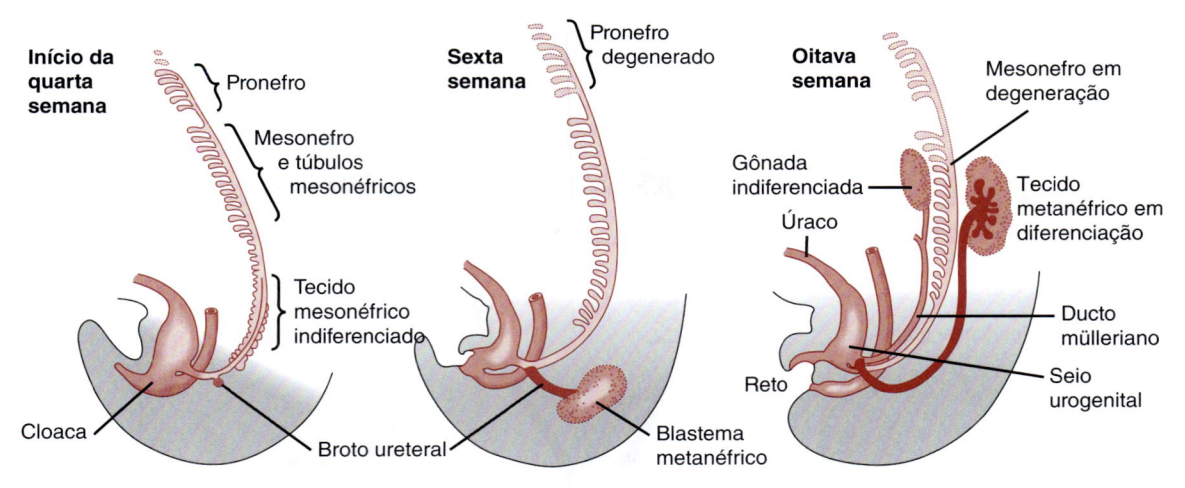

▲ **Figura 38-1** Esquema de desenvolvimento do sistema néfrico. Apenas alguns túbulos pronéfricos são vistos no início da quarta semana, enquanto o tecido mesonéfrico se diferencia em túbulos mesonéfricos que progressivamente se juntam aos ductos mesonéfricos. O primeiro sinal do broto ureteral, a partir do ducto mesonéfrico, é visto com 4 semanas. Com 6 semanas, o pronefro sofreu degeneração completa e os túbulos mesonéfricos começam a fazê-lo. O broto ureteral cresce dorsocranialmente e encontra o blastema metanéfrico. Na oitava semana, há migração cranial do metanefro em diferenciação. A extremidade cranial do broto ureteral se expande e começa a mostrar múltiplos crescimentos externos sucessivos (cálices renais).

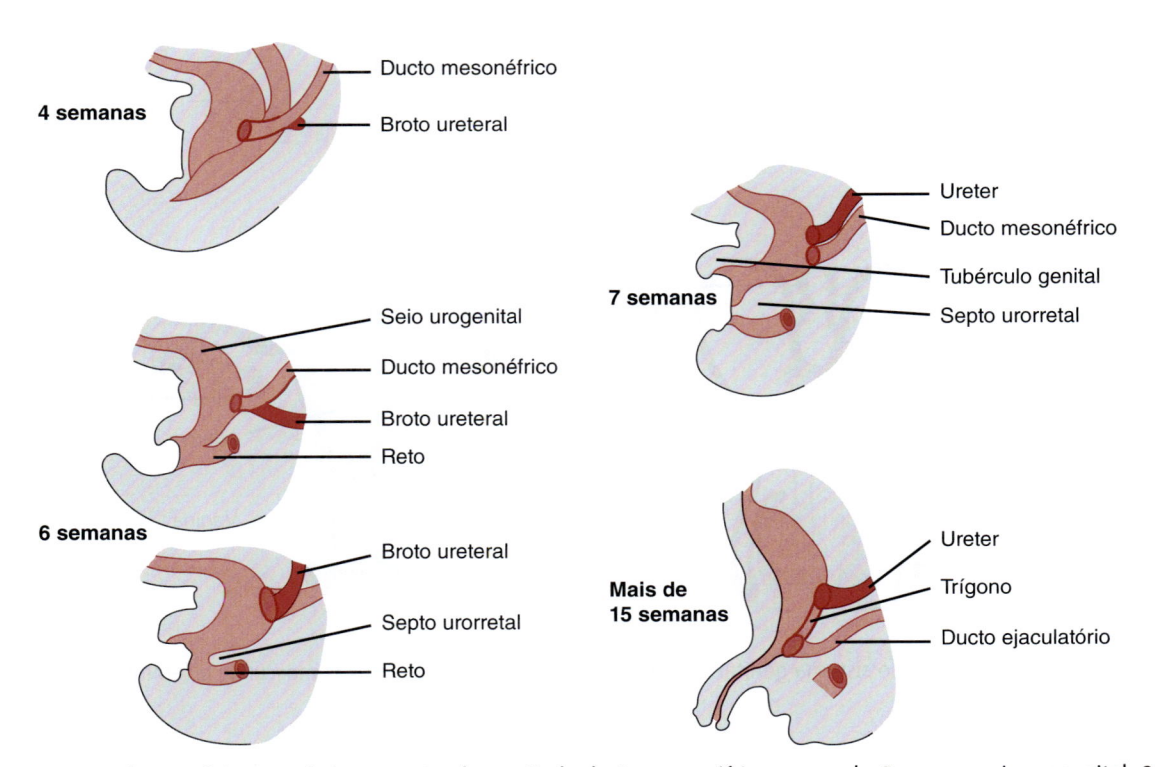

▲ **Figura 38-2** O desenvolvimento do broto ureteral a partir do ducto mesonéfrico e sua relação com o seio urogenital. O broto ureteral aparece na quarta semana. O ducto distal mesonéfrico desse broto ureteral é gradualmente absorvido no seio urogenital, resultando em terminações separadas para o ureter e o ducto mesonéfrico. O tecido mesonéfrico que é incorporado no seio urogenital se expande e forma o tecido do trígono. O ducto mesonéfrico forma o *vas deferens* no homem e o ducto de Gartner (se presente) nas mulheres.

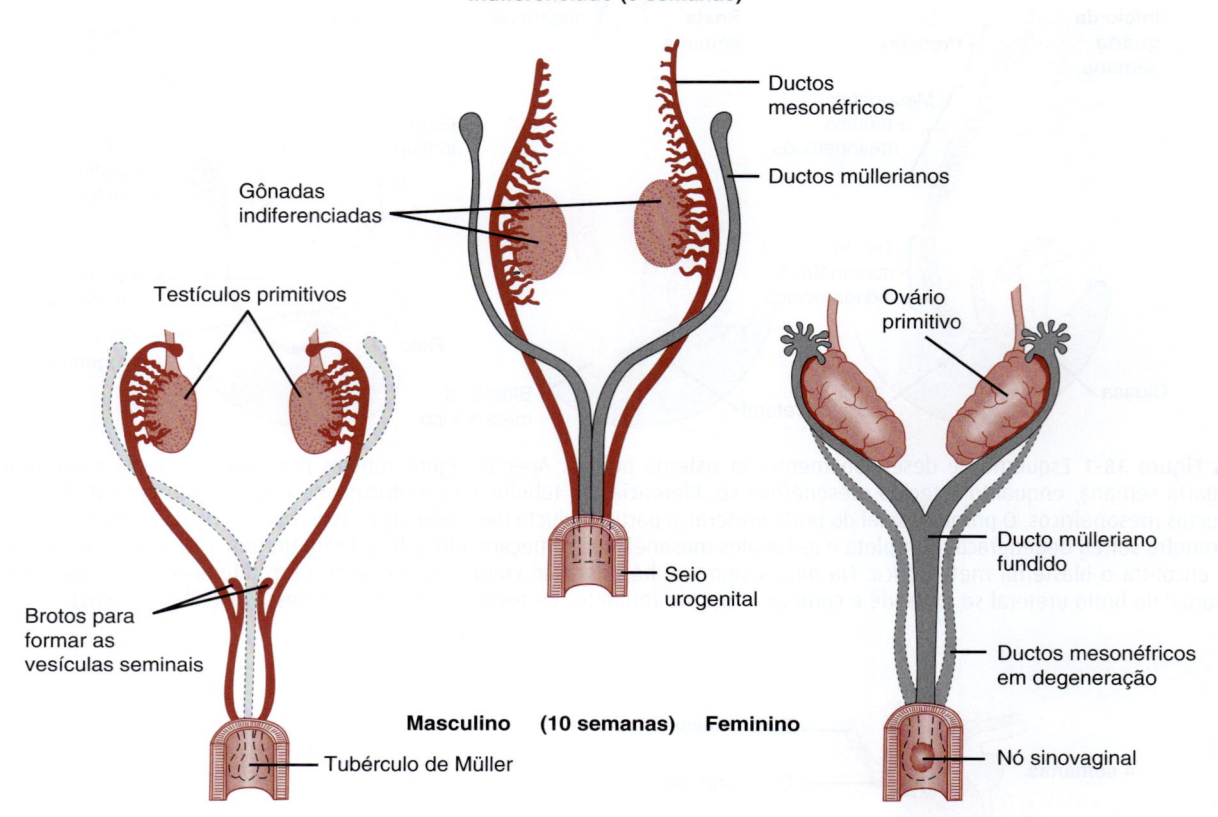

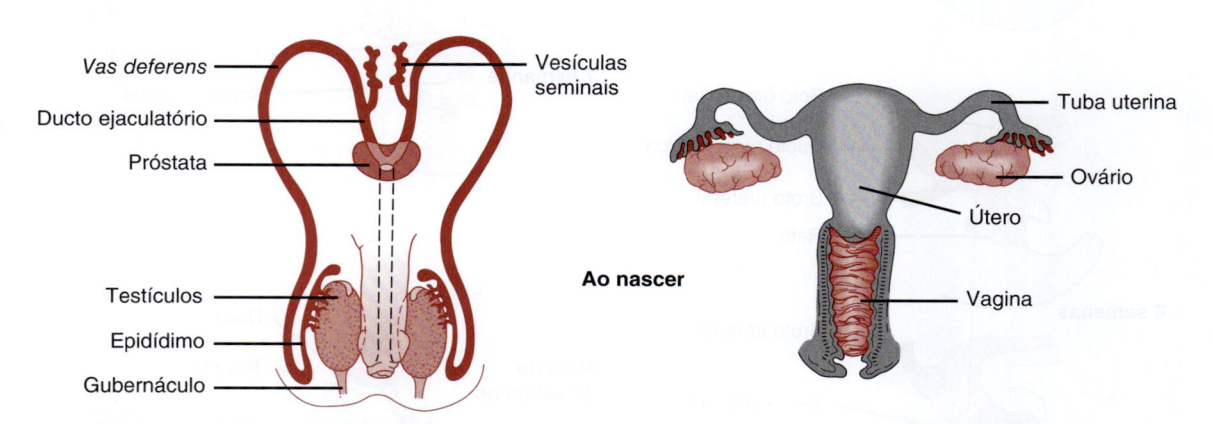

▲ **Figura 38-3** Transformação do sistema genital indiferenciado nos sistemas definitivos masculino e feminino.

A produção do fator inibidor mülleriano pelo testículo causa regressão do ducto mülleriano e atua de forma local (parácrina), de modo que apenas o ducto mülleriano ipsolateral é afetado. A produção subsequente de testosterona pelo testículo leva à masculinização das estruturas do ducto mesonéfrico (wolffiano) (i.e., epidídimos, *vas deferens*, vesículas seminais e ducto ejaculatório). Se a gônada evoluir para ovário, ela se diferencia em córtex e medula; o córtex mais tarde se diferencia em folículos ovarianos contendo óvulos. A ausência de testosterona leva ao desaparecimento do ducto mesonéfrico.

Os testículos permanecem no abdome até o sétimo mês e, depois, passam pelo canal inguinal até o escroto, seguindo o caminho do gubernáculo. O mecanismo de descida permanece incerto. A ausência de descida testicular completa é chamada de criptorquidismo; a descida para um local anormal além do anel inguinal externo é chamada de ectopia testicular.

O ovário, que está preso aos ligamentos, sofre uma descida interna para entrar na pelve.

Nas mulheres, o sistema de ductos genitais se desenvolve a partir de ductos müllerianos, que se fundem em suas extremidades caudais e se diferenciam em trompas uterinas, útero e os dois terços proximais da vagina.

A genitália externa começa a se diferenciar na oitava semana. O tubérculo genital e as eminências genitais se desenvolvem em pênis e escroto nos homens e em clitóris e lábios maiores nas mulheres. A genitália externa é masculinizada pela di-hidrotestosterona (DHT), que é derivada da testosterona sob a influência da enzima 5α-redutase.

Com a ruptura da membrana urogenital na sétima semana, o seio urogenital alcança uma abertura separada na superfície inferior do tubérculo genital. A expansão da porção infratubercular do seio urogenital forma o vestíbulo vaginal e o terço distal da vagina. As duas pregas sobre a superfície inferior do tubérculo genital se unem nos homens para formar a uretra peniana; nas mulheres, elas permanecem separadas para formar os lábios menores.

ANATOMIA DO TRATO GENITURINÁRIO: MACRO E MICROSCÓPICA

▶ Rins

Os rins ficam no retroperitônio, na parte posterior do abdome, e estão separados da fáscia renal circundante (fáscia de Gerota) pela gordura perinéfrica. O pedículo vascular renal penetra no seio renal; a veia renal é anterior à artéria e ambas são anteriores à pelve renal. A artéria renal se divide logo antes de entrar no seio renal nos ramos anterior e posterior que sofrem novas subdivisões com extensões variáveis de distribuição. Elas são artérias terminais e isso resulta em infarto segmentar quando são ocluídas. As tributárias venosas fazem anastomose livre e costumam drenar para uma veia renal.

▶ Parênquima renal

O parênquima renal consiste em mais de 1 milhão de unidades funcionantes (néfrons) e se divide em um córtex periférico contendo elementos secretores e em uma medula central contendo elementos excretores. O néfron começa na cápsula de Bowman, que circunda o glomérulo e leva a longos túbulos contorcidos proximais e distais com a alça de Henle entre eles, terminando em um ducto coletor que se abre para um cálice menor na ponta da papila.

▶ Pelve renal e cálices

A pelve renal e os cálices estão dentro do seio renal e funcionam como principal reservatório coletor. A pelve, que é parcialmente extrarrenal e parcialmente intrarrenal (mas, algumas vezes, é totalmente extrarrenal ou intrarrenal), se ramifica em três cálices principais que, por sua vez, se ramificam em vários cálices menores. Esses cálices se relacionam diretamente com as pontas das pirâmides medulares (papilas) e atuam como receptor para os túbulos coletores. O sistema pelvicalicinal é uma estrutura altamente muscular; as fibras correm em muitas direções e são diretamente contínuas dos cálices até a pelve, permitindo a sincronização da atividade contrátil.

▶ Ureter

O ureter conecta a pelve renal à bexiga urinária. Ele é um tubo muscularizado; suas fibras musculares têm um arranjo helicoidal irregular e funcionam principalmente em atividade peristáltica. As fibras musculares ureterais são diretamente contínuas desde a pelve renal, cranialmente, até o trígono vesical, distalmente.

O suprimento sanguíneo para a pelve renal e ureteres é segmentar, surgindo a partir de múltiplas fontes, incluindo as artérias renais, gonadais e vesicais, com ricas anastomoses subadventícias.

▶ Bexiga

A bexiga é, principalmente, um reservatório com uma malha de feixes musculares que não apenas mudam de um plano para outro, como também se ramificam e se unem para constituir um órgão sincronizado. Sua musculatura é diretamente contínua com a musculatura uretral e, assim, funciona como um mecanismo de esfíncter uretral interno apesar da ausência de um verdadeiro esfíncter circular.

Os ureteres penetram na bexiga posteroinferiormente por meio do hiato ureteral; após um curto trajeto submucoso intravesical, eles se abrem na bexiga e se tornam contínuos com o trígono, que é superposto à base da bexiga embora seja profundamente conectado a ela.

▶ Uretra

A uretra adulta feminina tem cerca de 4 cm de comprimento e é muscular em seus quatro-quintos proximais. Essa musculatura é disposta em uma camada longitudinal contínua com as fibras longitudinais internas da bexiga e uma camada circular externa contínua com a camada longitudinal externa da bexiga. Essas fibras circulares externas formam o mecanismo esfincteriano. O esfíncter externo estriado circunda o terço médio da uretra.

Nos homens, a uretra prostática é altamente muscular e com propriedades esfincterianas. A uretra membranosa está dentro do diafragma urogenital e está circundada pelo esfíncter externo estriado. A uretra peniana é pobremente muscularizada e atravessa o corpo esponjoso até a abertura na ponta da glande.

▶ Próstata

A próstata circunda a porção proximal da uretra masculina; ela é uma glândula fibromuscular em forma de cone, com cerca de 2,5 cm de comprimento e pesando, em geral, cerca de 20 g no adulto. Ela é atravessada da base até o ápice pela uretra e é perfurada, posterolateralmente, pelos ductos ejaculatórios das vesículas seminais e *vas deferens* que convergem para abrir no verumontano (colículo seminal) no assoalho da uretra.

Os elementos glandulares da próstata drenam por meio de cerca de 12 ductos excretórios pareados, que se abrem no assoalho da uretra acima do verumontano. A próstata está circundada por uma cápsula fina, derivada de seu estroma, que é rica em musculatura, e parte da musculatura uretral e do mecanismo esfincteriano. Um rico plexo venoso circunda a próstata, em especial anterior e lateralmente. Sua drenagem linfática é feita para linfonodos hipogástricos, sacrais, obturadores e ilíacos externos.

▶ Testículos, epidídimos e ductos

Os testículos são um par de órgãos circundados pela túnica albugínea e subdivididos em numerosos lóbulos por septos fibrosos. Os túbulos seminíferos extremamente contorcidos se abrem na *rete testis*, onde se juntam ao ducto eferente e drenam para o epidídimo. O epidídimo drena para o *vas deferens*, que atravessa o canal inguinal até a pelve e se junta ao ducto da vesícula seminal para formar o ducto ejaculatório, que se abre antes de exteriorizar-se na uretra prostática, em ambos os lados do verumontano.

O suprimento arterial é feito pelas artérias testiculares, do *vas deferens* e cremastérica externa. A drenagem venosa é feita pelo plexo pampiniforme, que drena para as veias testiculares internas; a veia testicular direita se junta à veia cava e a esquerda se junta à veia renal.

Os linfáticos testiculares drenam para linfonodos retroperitoneais; o direito primariamente para a região interaortocaval, o esquerdo para a região para-aórtica, ambas logo abaixo dos vasos renais.

FISIOLOGIA DO TRATO GENITURINÁRIO

▶ Rins

Os rins mantêm e regulam a homeostasia dos fluidos corporais por filtração glomerular, reabsorção tubular e secreção tubular.

A. Filtração glomerular

Este mecanismo depende da pressão arterial capilar glomerular menos a pressão coloidosmótica plasmática, mais a resistência da cápsula de Bowman. A pressão de filtração glomerular resultante (cerca de 8-12 mmHg) força o plasma livre de proteínas, por meio da superfície de filtração capilar, para dentro da cápsula de Bowman. Normalmente, cerca de 130 mL de plasma são filtrados a cada minuto por meio da circulação renal; o volume total de plasma recircula por meio dos rins e está sujeito ao processo de filtração a cada 27 minutos.

B. Reabsorção tubular

Cerca de 99% do volume filtrado é reabsorvido por meio dos túbulos, juntamente com todos os constituintes valiosos do filtrado (cloretos, glicose, sódio, potássio, cálcio e aminoácidos). Ureia, ácido úrico, fosfatos e sulfatos também são reabsorvidos em graus variados. O processo de reabsorção é uma combinação de mecanismos de transporte ativo e passivo. A reabsorção de água e eletrólitos está sob controle de hormônios suprarrenais, hipofisários e paratireóideos.

C. Secreção tubular

A secreção tubular ajuda (1) a eliminar determinadas substâncias e, assim, manter seus níveis plasmáticos e (2) trocar íons valiosos do filtrado por íons menos desejáveis no plasma (p. ex., íon sódio da urina por íon hidrogênio no plasma). A falha da função secretória adequada leva à acidose, comumente encontrada na doença renal crônica.

▶ Sistema ureteropelvicalicial

Este sistema é uma estrutura tubular contínua, com um tipo sincicial de musculatura lisa que tem movimento imperceptível de um segmento para outro. As ondas de contrações peristálticas iniciam a partir dos cálices e são propagadas ao longo de células musculares lisas até a pelve renal. Com taxas de fluxo de urina normais, muitas dessas ondas de contração terminam na junção ureteropélvica; porém, algumas são transmitidas para o ureter e para baixo, em direção à bexiga urinária. Essas ondas peristálticas ocorrem a uma taxa de cerca de 5 a 8/minuto, envolvem segmentos de 2 a 3 cm de cada vez e costumam ocorrer a uma velocidade de 3 cm/segundo. Frequência, amplitude e velocidade são influenciados pelo débito urinário e pela taxa de fluxo. Em um estado de diurese, pode haver uma relação 1:1 entre as contrações calicinais e as contrações ureterais. O enchimento ureteral é, primariamente, passivo e ocorre por recepção de um bólus de urina de uma contração da pelve renal. A junção ureteropélvica fecha após a passagem de um bólus de urina, evitando a pressão retrógrada e o refluxo de urina para dentro da pelve renal secundária à pressão elevada de contração ureteral. É formado um anel de contração no ureter proximal e, à medida que ele migra para baixo, empurra anterogradamente o bólus de urina. Em um estado de diurese, o tamanho do bólus aumenta e a pressão no bólus pode ser maior que a pressão no anel de contração acima dele. Nesse caso, as paredes ureterais não conseguem coaptar e a urina é transportada como uma coluna ininterrupta de líquido.

Junção ureterovesical

A junção ureterovesical permite o fluxo de urina do ureter para a bexiga e, ao mesmo tempo, evita o fluxo retrógrado. A continuidade e o arranjo muscular específico do ureter intravesical e trígono fornecem um mecanismo valvular muscularmente ativo que pode, de forma eficiente, adaptar-se às fases variáveis da atividade vesical durante o enchimento e a micção.

A pressão de repouso normal da junção ureterovesical (10-15 cm H_2O) é maior do que a pressão de repouso ureteral mais cefálica (0-5 cm H_2O). O enchimento vesical progressivo leva a uma oclusão firme do ureter intravesical contra o fluxo retrógrado de urina e a um aumento de resistência ao fluxo anterógrado, resultante de estiramento do trígono. Durante a micção, a contração do trígono sela completamente o ureter intravesical contra qualquer fluxo anterógrado ou retrógrado de urina.

Bexiga urinária

A bexiga urinária funciona, principalmente, como um reservatório que pode acomodar volumes variáveis sem aumento de sua pressão intraluminal. Quando a bexiga alcança sua capacidade total, o músculo detrusor se contrai voluntariamente após o relaxamento do esfíncter externo e mantém sua contração até o esvaziamento completo da bexiga. O afunilamento da via de saída vesical com progressiva movimentação para baixo no domo, garante o esvaziamento completo.

O mecanismo esfincteriano vesical é, primariamente, um esfíncter de músculo liso no colo vesical e uretra prostática nos homens e nos quatro-quintos proximais da uretra feminina. Não há uma estrutura esfincteriana puramente circular, mas há fibras musculares lisas abundantes com orientação circular, que são diretamente contínuas com a camada externa dos músculos detrusores. O esfíncter tem uma abundância de receptores α que respondem ao estímulo neural simpático da inervação pélvica para manter o fechamento uretral. Os estímulos parassimpáticos da inervação pélvica facilitam a contratura vesical e a micção.

Há um esfíncter de músculo estriado voluntário que é parte do diafragma urogenital e circunda a uretra média nas mulheres e a uretra membranosa nos homens. Ele responde a estímulos neurais somáticos do nervo pudendo. Ele é fundamental para a continência quando o esfíncter interno é não funcional. Sua irritabilidade ou espasticidade patológica pode levar a manifestações obstrutivas.

ANOMALIAS DO DESENVOLVIMENTO DO TRATO GENITURINÁRIO

As anomalias do trato geniturinário constituem cerca de um terço de todas as anormalidades congênitas e ocorrem em mais de 10% da população. A gravidade varia desde lesões incompatíveis com a vida até achados insignificantes detectados durante exames diagnósticos feitos por outras razões. As anormalidades anatômicas não costumam ser intrinsecamente prejudiciais, ainda que possam predispor a infecções, formação de cálculos ou insuficiência renal crônica.

ANOMALIAS RENAIS

A ausência bilateral dos rins é rara e está associada a oligoidrâmnio, fácies de Potter e hipoplasia pulmonar. Isso ocorre com mais frequência no sexo masculino e resulta em morte logo após o nascimento. A agenesia renal unilateral é vista com mais frequência, mas não costuma estar associada à doença. Acredita-se que a **agenesia renal** deva-se à ausência de um broto ureteral e à ausência de desenvolvimento subsequente do blastema metanéfrico. O trígono está ausente no lado afetado. Como o desenvolvimento da glândula suprarrenal não está relacionado ao desenvolvimento do rim, ambas as suprarrenais costumam estar presentes na posição normal. Raras vezes, são vistos mais de dois rins, uma condição claramente diferente da duplicação ureteral, conforme descrito adiante.

A subida anormal do metanefro leva a **rins ectópicos**, que podem ser unilaterais ou bilaterais. São vistas as variedades lombares, pélvicas e, com menos frequência, torácica e ectópica cruzada. Os rins ectópicos estão associados a anomalias genitais em 10 a 20% dos casos. Anormalidades de fusão também estão associadas à falha na subida normal e incluem rins pélvicos fundidos e **rins em ferradura** (mais comuns), que costumam ser fundidos nos polos inferiores. A urografia intravenosa normalmente estabelece o diagnóstico. A relação dos rins com o músculo psoas é anormal: em vez de uma orientação oblíqua com a borda medial do rim paralela ao músculo psoas, os rins são verticais e a borda medial faz a intersecção e cruzamento do músculo psoas. Os rins em ferradura têm incidência elevada de refluxo vesicoureteral e apresentam risco aumentado de estenose da junção ureteropélvica (JUP). Essa última pode estar relacionada a uma inserção ureteral alta na pelve renal, cruzamento do ureter sobre o istmo ou compressão por uma ou muitas artérias anômalas. A falha na rotação durante a subida resulta em rins "mal rotados", o que raramente é significativo.

Rins policísticos

As anomalias parenquimatosas incluem uma variedade de lesões císticas e displásicas. A doença renal policística é hereditária e bilateral. A doença renal policística autossômica recessiva (DRPAR), previamente chamada de DRP infantil, tem numerosos pequenos cistos que surgem apenas dos ductos coletores e resultam em aumento simétrico bilateral dos rins. A DRP autossômica dominante (DRPAD), anteriormente chamada de DRP do adulto, tem cistos que surgem de todas as regiões dos néfrons e que costumam ser maiores e de tamanho mais variável que os cistos da DRPAR. A DRPAR ocorre em 1 em cada 40.000 nascimentos e pode ser detectada *in utero* pela presença de rins hiperecogênicos de tamanho aumentado e oligoidrâmnio.

Os lactentes geralmente morrem por insuficiência respiratória em vez de problemas renais; porém, a probabilidade de sobrevida em 1 ano após o primeiro mês é de mais de 85%. Essas crianças têm função renal decrescente, bem como hipertensão grave e fibrose hepática periportal com hipertensão portal que leva a hiperesplenismo e varizes esofágicas.

Os genes que sofrem mutação na DRPAD podem incluir o gene *PKD1* (localizado no cromossomo 16p13.3), em 85% dos pacientes ou o gene *PKD2* (no cromossomo 4q21-23), em 12 a 15% dos pacientes. Esses genes codificam respectivamente as proteínas policistina 1 e policistina 2. A DRPAD ocorre em 1 em cada 1.000 pessoas e é uma causa importante de doença renal terminal em adultos. Os cistos também podem estar presentes no fígado, pâncreas e baço, podendo ocorrer aneurismas arteriais cerebrais. O aumento cístico dos rins exerce pressão sobre o parênquima normal, levando a sua destruição gradual e glomeruloesclerose.

O diagnóstico costuma ser feito durante uma avaliação para hipertensão ou uremia, descobertas entre a terceira e sexta décadas de vida. Hematúria, com ou sem dor no flanco, é um achado comum. Uma urografia intravenosa revela os rins de tamanho aumentado, com alongamento marcado dos cálices, que são comprimidos por cistos grandes. A ultrassonografia ou a TC podem fazer prontamente o diagnóstico.

É raro haver necessidade de cirurgia. O tratamento é clínico e acaba incluindo a diálise. A média de idade para alcançar a doença renal terminal é de 54 anos na PKD1 e 74 anos na PKD2. O transplante renal costuma estar indicado, embora os potenciais doadores familiares devam ser cuidadosamente triados para determinar se apresentam o mesmo distúrbio. A principal causa de morte na DRPAD é a doença cardiovascular, que pode se relacionar com a hipertensão precoce não tratada.

▶ Rim esponja medular

O rim esponja medular resulta de ectasia de ductos coletores (ver seção sobre Rins policísticos) e está associado à urolitíase recorrente e incidência aumentada de infecção em 50% dos pacientes. A lesão costuma ser bilateral e pode envolver todos os cálices. A urografia intravenosa revela túbulos coletores dilatados como um "rubor" na papila renal. É comum haver hematúria microscópica. Antimicrobianos específicos devem ser administrados para infecções documentadas, e a terapia profilática para cálculos renais deve ser recomendada com base na avaliação metabólica dos cálculos.

▶ Cistos renais simples

Os cistos renais simples são comuns (aproximadamente 50% após 50 anos de idade) e acredita-se que surjam a partir de dilatação tubular. Eles podem ser solitários ou bilaterais e múltiplos. Eles raramente têm significância patológica, exceto na diferenciação de massas sólidas renais. (Ver a seção sobre Adenocarcinoma renal).

▶ Rins displásicos multicísticos

Os rins displásicos multicísticos são uma anormalidade congênita que consiste em cistos macroscópicos, de tamanhos variáveis, que comprimem o parênquima renal displásico. Isso costuma estar associado à atresia do ureter proximal. O distúrbio ocorre em cerca de 1 em cada 3.000 nascidos vivos e é frequentemente observado na ultrassonografia pré-natal. Raramente, isso pode ocorrer bilateralmente e está associado ao oligoidrâmnio e à insuficiência renal. Isso pode ser diferenciado de outras causas de hidronefrose pela ausência de qualquer função renal na cintilografia renal. Há uma incidência aumentada de estenose da JUP (5-10%) e refluxo (18-43%), ambos aumentando o risco do paciente para subsequente insuficiência renal crônica.

A chance de desenvolver uma doença maligna em rins displásicos multicísticos parece não ser maior que 1 em 2.000. Também pode haver uma incidência aumentada de hipertensão. Esses dois fatores constituem uma razão para o tratamento com nefrectomia. Porém, o tratamento conservador com ultrassonografias de rotina, em intervalos de 6 a 12 meses, é uma prática razoável, pois há involução em metade dos casos dentro de 5 anos.

▶ Anormalidades vasculares renais

Artérias renais múltiplas ocorrem em 15 a 20% dos pacientes e são significativas apenas quando causam estenose da JUP. Os **aneurismas de artéria renal** congênitos são infrequentes; eles são diferenciados de lesões adquiridas por sua localização na bifurcação da artéria renal principal ou em um ponto de ramificação distal. As lesões costumam ser assintomáticas, mas podem causar hipertensão. Elas necessitam de tratamento cirúrgico apenas se a hipertensão não for controlada, se houver calcificação incompleta ou se tiverem diâmetro de mais de 2,5 cm. As **fístulas arteriovenosas congênitas** são raras, mas podem resultar em hematúria, hipertensão ou insuficiência cardíaca necessitando de tratamento cirúrgico.

▶ Anomalias da pelve renal

A estenose da JUP é a causa mais comum de hidronefrose antenatal. A condição pode estar associada à compressão por artérias renais anômalas ou estenose intrínseca da junção. O diagnóstico é comumente feito quando há hematúria macroscópica após trauma menor. Os sintomas incluem dor intermitente no flanco, particularmente, com diurese oralmente induzida. Há uma idade de apresentação bimodal, com um pico inicial em lactentes e uma apresentação secundária no início da vida adulta. A ultrassonografia renal oferece uma técnica de rastreamento segura em pacientes com suspeita de estenose da JUP. A cintilografia renal diurética pode confirmar o diagnóstico e sugerir a significância funcional. A pielografia intravenosa ou a pielografia retrógrada pode definir ainda mais a anatomia. Não é incomum ela ser bilateral e a condição necessita de reparo cirúrgico se for sintomática ou grave. Com o advento da cirurgia laparoscópica e robótica, o reparo minimamente invasivo da estenose da JUP com pieloplastia desmembrada se tornou a cirurgia-padrão. As taxas de sucesso com a pieloplastia são superiores à abordagens endoscópicas em ambientes primários. A incisão percutânea ou ureteroscópica da estenose, com colocação de *stent* por curto prazo, tem tido sucesso em adultos, mas a incisão endoscópica é mais útil em casos de estenose da JUP recorrente, quando a repetição da pieloplastia é muito mais difícil ou quando os pacientes não têm boas condições cirúrgicas devido a comorbidades.

> Buffi NM et al: Robot-assisted, single-site, dismembered pyeloplasty for ureteropelvic junction obstruction with the New da Vinci platform: A Stage 2a Study. *Eur Urol* 2014 Mar 13; pii:S0302--S2838(14)00210-00213. doi: 10.1016/j.eururo.2014.03.001.

ANOMALIAS URETERAIS

▶ Obstrução congênita do ureter

A obstrução congênita do ureter pode ocorrer devido a obstrução ureterovesical e estenose da JUP ou por déficits neurológicos, como agenesia sacral ou mielomeningocele. A obstrução ureteral funcional – também chamada de **megaureter obstrutivo primário** – não é incomum. Os sintomas são dores renais durante a diurese ou resultante de pielonefrite. A urografia excretora mostra dilatação acima da obstrução. O refluxo vesicoureteral está incomumente associado ao megaureter. As formas mais leves e sem sintomas ou hidronefrose significativa são a regra e não necessitam de tratamento se a função renal for normal. Quando o tratamento é necessário, ele consiste na divisão do ureter, proximalmente, à obstrução e reimplante de ureter na bexiga, em geral, envolvendo redução gradual ou plicatura ureteral.

▶ Duplicação de ureteres

A bifurcação do broto ureteral, antes da interação com o blastema metanéfrico, resulta em duplicação ureteral incompleta, comumente no ureter médio ou superior. Um segundo broto ureteral do ducto metanéfrico leva à duplicação ureteral completa, (Fig. 38-4; rim direito) drenando um rim. Isso representa a anomalia ureteral mais comum, ocorrendo em 1 a cada 125 pessoas. Isso ocorre com o dobro da frequência nas mulheres. A presença de mais de dois ureteres de cada lado não é incomum, mas a bilateralidade da duplicação ocorre em 40% dos casos. Em geral, todos os ureteres duplicados penetram na bexiga; o ureter que drena o polo superior do rim penetra mais próximo do colo vesical (devido a sua reabsorção mais tardia pela bexiga). Devido a essa relação, o ureter que drena o polo inferior costuma ter um túnel intramural curto e uma musculatura circundante inadequada, sendo propenso ao refluxo vesicoureteral. O ureter que drena o polo superior pode ser ectópico (devido a sua absorção tardia) e, assim, esvaziar-se no colo vesical, na uretra ou nas estruturas genitais (vagina ou vestíbulo nas mulheres e vesículas

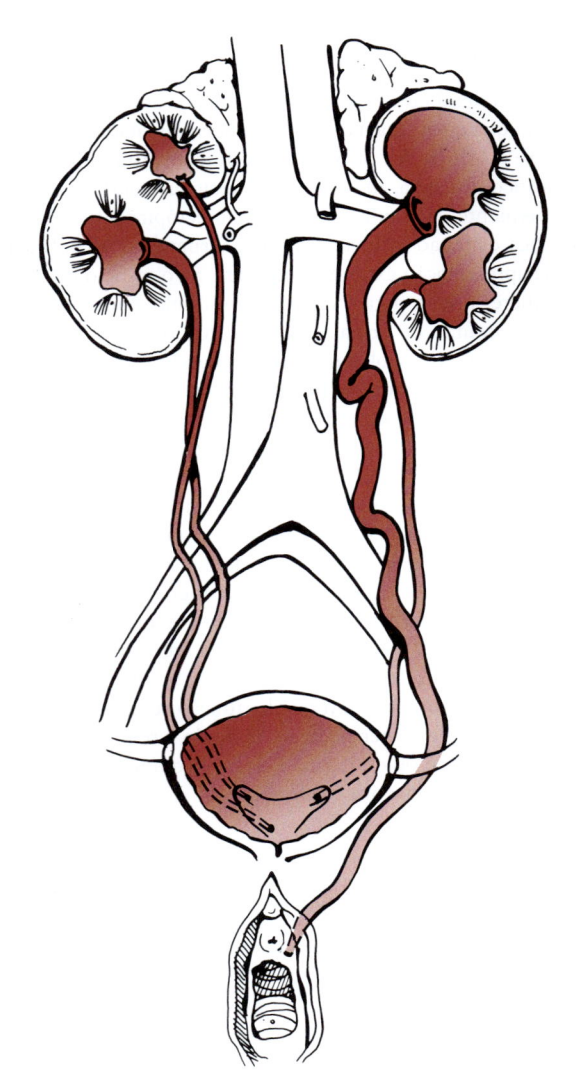

▲ **Figura 38-4** Duplicação dos ureteres e orifício ureteral ectópico. Duplicação completa com obstrução para um ureter com orifício ectópico à esquerda. O ureter com a abertura ectópica sempre drena o polo superior do rim.

seminais ou *vas deferens* nos homens [Fig. 38-4; rim esquerdo]). O ureter que drena o polo superior está propenso à obstrução e pode estar associado a uma ureterocele, que é uma causa comum de obstrução. A duplicação se torna significativa quando ocorre hidronefrose ou pielonefrite. O diagnóstico é feito por urografia intravenosa. O reimplante ureteral, para evitar infecções recorrentes, é necessário em alguns casos. Uma anastomose entre a pelve renal do polo superior e o ureter do polo inferior ou uma ureteroureterostomia baixa são alternativas em casos selecionados. O polo superior do rim e seu ureter podem precisar ser removidos se a obstrução for grave e a função renal desse segmento for ruim.

Orifício ureteral ectópico

A ectopia ureteral pode ocorrer na ausência de duplicação, drenando em qualquer uma das posições anormais citadas anteriormente. Se o orifício for proximal ao esfíncter urinário externo, não há incontinência, mas o refluxo vesicoureteral é comum. Diferentemente das mulheres, o orifício ectópico nos homens nunca fica distal ao esfíncter externo, tornando a incontinência uma apresentação extremamente rara. Se o orifício ectópico nas mulheres drenar para a vagina ou vestíbulo, pode haver vazamento contínuo de urina à parte da micção. A maioria dos orifícios ectópicos envolve o ureter drenando o polo superior de um sistema duplicado e a maioria dos casos é observada em mulheres. A hidroureteronefrose do segmento envolvido, frequentemente, ocorre devido a obstrução ureteral, à medida que atravessa o músculo do colo vesical.

Um orifício ectópico pode ser visto ao lado do orifício uretral ou no teto da vagina, na endoscopia. A ultrassonografia renal ou a urografia intravenosa costumam demonstrar hidroureteronefrose do segmento renal superior. A cistografia pode mostrar refluxo para o orifício ectópico, mas pode necessitar primeiro de esvaziamento cíclico para descomprimir o segmento obstruído com relaxamento do colo vesical e, subsequentemente, permitir o refluxo. Nos raros casos em que há função renal significativa no polo superior, o ureter pode ser dividido e reimplantado na bexiga ou ureter do polo inferior. Porém, é comum que seja necessária uma heminefroureterectomia.

Ureterocele

Uma ureterocele é um abaulamento do ureter submucoso distal, dentro da bexiga. Essa estrutura comumente tem um orifício puntiforme e, assim, leva a uma hidroureteronefrose. Se for suficientemente grande, ela pode obstruir o colo vesical ou o ureter contralateral. Ela é mais comum nas mulheres com duplicação ureteral e sempre envolve o ureter que drena o polo renal superior.

Atualmente, a maioria das ureteroceles é detectada por ultrassonografia pré-natal. Os sintomas costumam ser aqueles de pielonefrite ou obstrução. A urografia intravenosa pode mostrar uma sombra negativa na silhueta da bexiga, pela ureterocele. O ureter e os cálices renais podem ser normais ou podem revelar dilatação marcada ou ausência de função excretora. Uma cistografia pode mostrar refluxo para dentro do ureter do polo inferior ipsilateral.

O tratamento das ureteroceles depende de múltiplos fatores, incluindo a presença ou ausência de refluxo em qualquer ou todos os ureteres, assim como se a ureterocele está completamente contida na bexiga (intravesical/ortotópica) ou se uma porção está no colo vesical ou na uretra (extravesical/ectópica). Um método simples para estabelecer a drenagem envolve cistoscopia e punção da ureterocele. O refluxo associado, quando presente, pode ser tratado com antimicrobianos profiláticos até que a criança cresça, quando, então, um reimplante tecnicamente mais fácil do ureter pode ser realizado com um ureter descomprimido. Na situação, relativamente incomum, em que não há refluxo associado, considera-se uma heminefrectomia no polo superior. As ureteroceles, minimamente obstrutivas dentro da bexiga em adultos, não necessitam de tratamento.

> Patel MN et al: Robot-assisted management of congenital renal abnormalities in adult patients. *J Endourol* 2010 Apr;24(4):567-570. doi: 10.1089/end.2009.0313.

REFLUXO VESICOURETERAL

A principal função da junção ureterovesical é permitir a livre drenagem do ureter e, simultaneamente, evitar que a urina reflua a partir da bexiga. Anatomicamente, a junção ureterovesical está bem equipada para essa função, pois a musculatura ureteral continua de forma ininterrupta até a base da bexiga para formar o trígono superficial. Além disso, os 4 a 5 cm terminais do ureter estão circundados por uma bainha musculofascial (bainha de Waldeyer) que segue o ureter por meio do hiato ureteral e continua na base da bexiga como trígono profundo (Fig. 38-5).

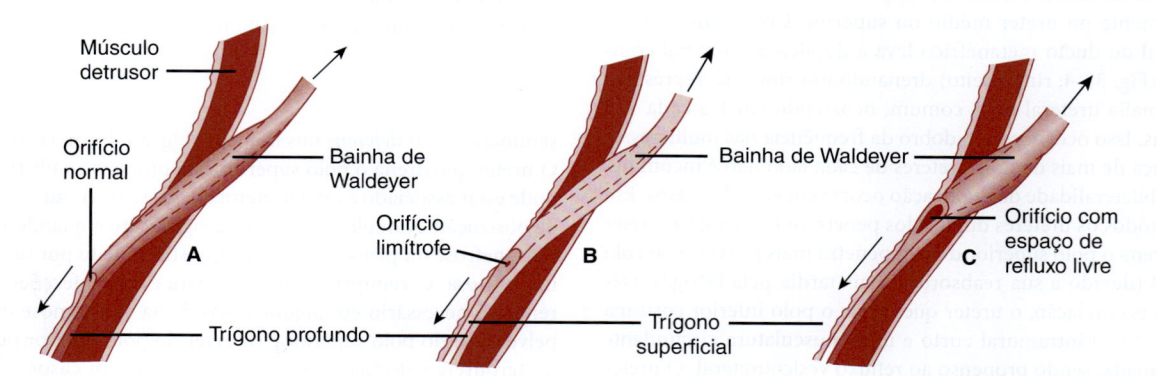

▲ **Figura 38-5** Refluxo vesicoureteral. O comprimento e a fixação do ureter intravesical e o aspecto do orifício ureteral dependem do desenvolvimento muscular e da eficiência do ureter inferior e seu trígono. **A.** Estruturas normais. **B.** Deficiência muscular moderada. **C.** A deficiência marcada resulta em uma distorção tipo buraco de golfe do ureter submucoso.

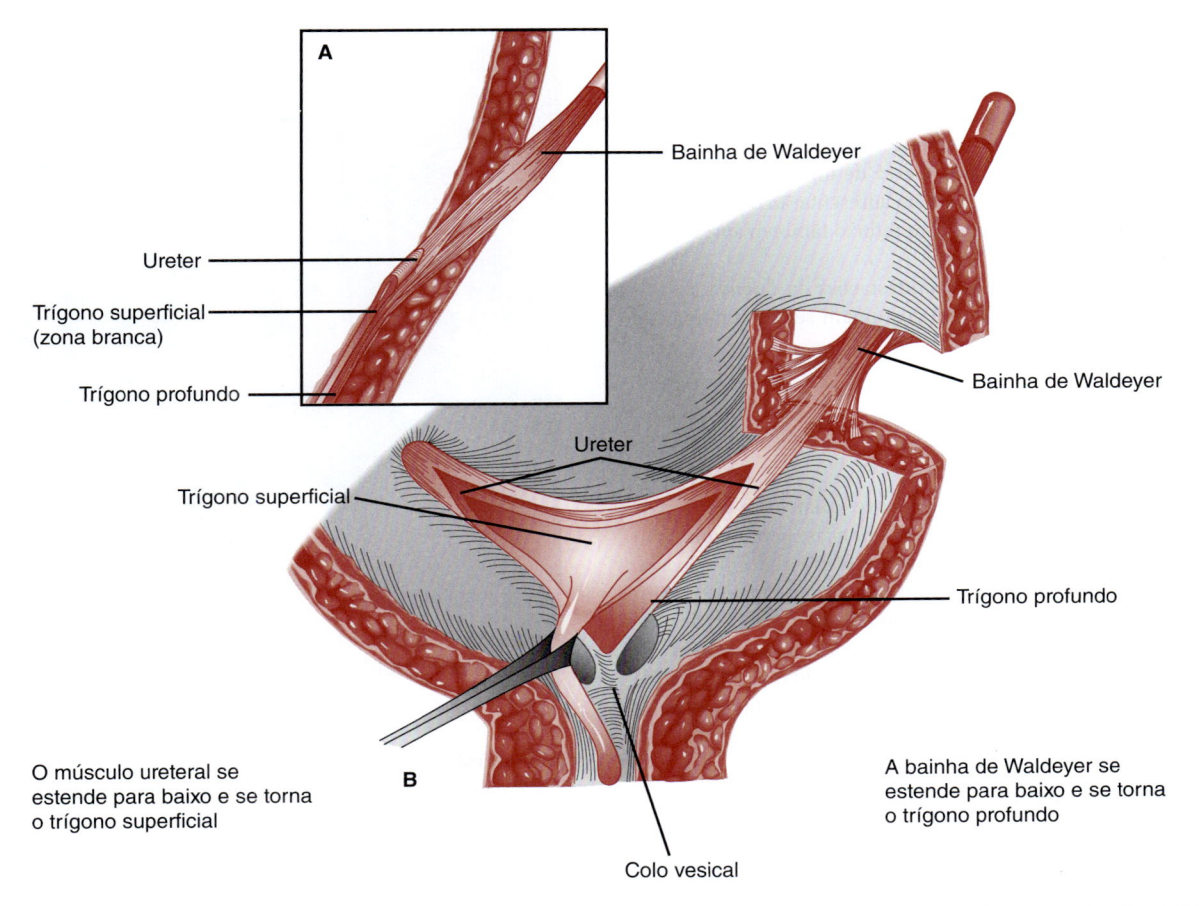

▲ **Figura 38-6** Complexo ureterotrigonal normal. **A.** Visão lateral da junção ureterovesical. A bainha muscular de Waldeyer reveste o ureter justavesical e continua para baixo como trígono profundo, que se estende até o colo vesical. A musculatura ureteral se transforma no trígono superficial, que se estende até o verumontano nos homens e cessa logo antes do meato externo nas mulheres. **B.** A bainha de Waldeyer está conectada, por algumas fibras, no músculo detrusor no hiato ureteral. Essa bainha muscular, inferior aos orifícios ureterais, se transforma no trígono profundo. A musculatura dos ureteres continua para baixo como o trígono superficial. (Adaptada, com permissão de Tanagho EA, Pugh RCB: The anatomy and function of the ureterovesical junction. *Br J Urol.* 1963 June;35(2):151–165.)

A continuidade direta, entre o ureter e o trígono, oferece uma função valvular eficiente e muscularmente ativa. Qualquer estiramento do trígono (com o enchimento vesical) ou qualquer contração do trígono (com a micção) leva à firme oclusão do ureter intravesical, aumentando, assim, a resistência ao fluxo de cima para baixo e selando o ureter intravesical contra o fluxo retrógrado (Fig. 38-6).

▶ **Etiologia e classificação**

O refluxo vesicoureteral pode ser classificado como refluxo primário devido à fraqueza no desenvolvimento ureterotrigonal ou como associado a anomalias ureterais, como orifício ectópico ou ureterocele ou como refluxo secundário devido à obstrução uretral ou infravesical, disfunção neuropática, causas iatrogênicas e inflamação, em especial infecções específicas (p. ex., tuberculose). O refluxo primário está associado a algum grau de deficiência muscular congênita no trígono e ureter terminal.

O refluxo está associado a uma incidência aumentada de pielonefrite e dano renal. Ele também permite que as bactérias tenham acesso livre da bexiga até o rim.

O refluxo é a causa mais comum de pielonefrite, sendo encontrado em 30% a 50% das crianças que apresentam infecção do trato urinário. Ele está presente em mais de 75% dos pacientes com evidências radiológicas de pielonefrite crônica, sendo responsável por doença renal terminal em uma grande porcentagem de pacientes que necessitam de diálise crônica ou transplante renal.

No refluxo primário, a criança (em média entre 2-3 anos de idade) costuma apresentar sintomas de pielonefrite ou cistite.

A dor abdominal vaga não é incomum. Dor renal e dor à micção são relativamente incomuns. Em raras situações, o paciente pode apresentar insuficiência renal avançada, com dano parenquimatoso renal bilateral. O refluxo significativo e as suas sequelas são mais comuns nas mulheres, sendo, geralmente, detectados após uma infecção do trato urinário. Cerca de um terço dos irmãos de uma criança com refluxo também apresentarão o problema, e metade dos filhos de uma mãe com refluxo também apresentará o problema.

No refluxo secundário, as manifestações da doença primária (neuropática, obstrutiva, etc) costumam ser os sintomas de apresentação.

▶ Achados clínicos

A. Sinais e sintomas
Na pielonefrite aguda pode haver febre, calafrios e dor à palpação do ângulo costovertebral. As crianças, geralmente, não apresentam dor, mas podem se queixar de dor abdominal vaga. Algumas vezes, a polaciúria, a incontinência ou a enurese podem ser causadas por infecção associada ao refluxo. Em casos de obstrução ou déficit neuropático, pode-se encontrar um rim hidronefrótico palpável ou uma bexiga distendida. O diagnóstico pode passar despercebido em lactentes que apresentam sintomas pouco definidos.

B. Exames laboratoriais
O exame comum de urina revela evidências de infecção (piúria e bacteriúria). As culturas de urina são mandatórias, quando há suspeita de infecção. Os exames de função renal podem ser anormais, se o refluxo e as infecções tiverem causado cicatrizes renais.

C. Exames de imagem
O exame de imagem mais útil para o diagnóstico conclusivo de refluxo continua sendo a uretrocistografia (Fig. 38-7). Esse exame demonstra o grau de refluxo, assim como a anatomia uretral. A cintilografia miccional é extremamente sensível na detecção de refluxo, mas não mostra detalhes anatômicos vistos na uretrocistografia. A cintilografia costuma ser realizada como acompanhamento após uma uretrocistografia inicial, pois oferece a vantagem de menor exposição à radiação.

A cintilografia renal com radioisótopos oferece dados diferenciais acurados sobre a função renal e a detecção de cicatriz renal. A ultrassonografia pode fornecer medida precisa de tamanho renal e pode demonstrar a presença de cicatriz renal e dilatação de ureter ou cálices. Em muitos casos, pode não haver anormalidade visível no trato urinário superior ou apenas leve dilatação ureteral distal pode ser vista.

D. Considerações urodinâmicas
Um número significativo de crianças com disfunção miccional apresenta infecções do trato urinário e são, subsequentemente, diagnosticadas com refluxo. Essas crianças contraem a bexiga contra um esfíncter externo fechado. As pressões de micção elevadas, em associação com a micção disfuncional, podem aumentar o dano renal com uma infecção do trato urinário associada, podendo também reduzir a chance de resolução espontânea ou cirúrgica do refluxo. Quando o histórico sugerir a possibilidade de disfunção miccional (incontinência, frequência, urgência), os exames urodinâmicos são realizados para avaliar a dinâmica miccional. O tratamento da disfunção miccional pode resultar na resolução do refluxo.

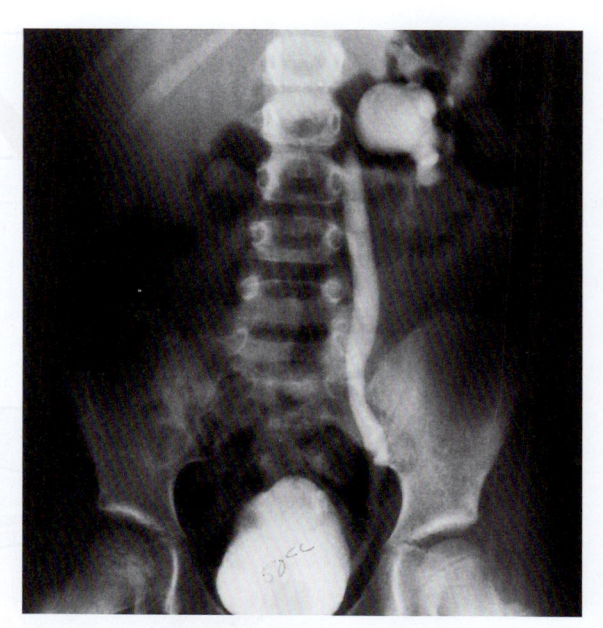

▲ **Figura 38-7** Uretrocistografia miccional mostrando refluxo vesicoureteral esquerdo total (grau IV).

▶ Tratamento

Embora algumas crianças, com graus menores de refluxo, possam não necessitar de antimicrobianos, tradicionalmente, qualquer criança com refluxo era mantida com antimicrobianos profiláticos para tentar reduzir a incidência de infecções do trato urinário. Vários estudos recentes sugerem que a prática de profilaxia antimicrobiana diária, em todas as crianças com refluxo, pode ter benefício limitado na prevenção de infecções do trato urinário. O tratamento imediato da pielonefrite evita a formação de cicatriz renal. Os fatores que causam refluxo secundário – como micção disfuncional ou obstrução – devem ser corrigidos.

Em muitas crianças, o refluxo melhora com o passar do tempo. O refluxo é classificado, conforme a uretrocistografia, da seguinte forma:

Grau I – O contraste penetra no ureter;

Grau II – O contraste penetra no sistema coletor renal;

Grau III – Leve dilatação dos cálices ou ureter;

Graus IV e V – Quantidades progressivamente aumentadas de dilatação calicinal e dilatação ou tortuosidade ureteral.

O refluxo que mais provavelmente melhora é o de menor grau ou o que é detectado em idade mais precoce. Mais de 70% das crianças com refluxo de graus I, II ou de grau III unilateral apresentarão resolução dentro de 5 anos. A resolução nas crianças com refluxo grau V ou de grau IV bilateral pode ser previsto em menos de 10% dos casos. Outros fatores que parecem afetar de maneira negativa a chance de resolução do refluxo, incluem refluxo precoce durante o enchimento vesical, apresentação com uma infecção do trato urinário febril, cicatrizes renais e disfunção miccional.

No refluxo secundário obstrutivo (p. ex., válvulas de uretra posterior), a liberação da obstrução pode curar o refluxo. Algumas vezes, o reimplante cirúrgico ainda é necessário. No refluxo neuropático, o cateterismo intermitente para controle da infecção pode permitir o retorno da competência valvular. Porém, muitos casos necessitam de aumento da bexiga em casos de bexiga não complacente e reimplante uretral. No refluxo associado a orifícios ectópicos, duplicação com ureterocele e outras malformações congênitas, o reimplante geralmente é necessário.

O objetivo da cirurgia é a correção do refluxo. Isso é obtido pela criação de um túnel submucoso mais longo para o ureter. Com o enchimento vesical e aumento da pressão, o ureter é comprimido entre a mucosa e o músculo detrusor subjacente. Esse tipo de válvula evita o refluxo de urina. O comprimento necessário de túnel para interromper o refluxo depende do diâmetro do ureter, com uma relação de 5:1 entre comprimento e diâmetro sendo a ideal. Um, de três métodos, é usado na maioria dos casos: (1) no reparo supra-hiatal (procedimento de Politano--Leadbetter), é desenvolvido um novo hiato ureteral, cerca de 2,5 cm acima do original e o ureter – após a passagem por meio de um túnel submucoso – é suturado à margem do trígono ao nível do orifício original. (2) No reparo cruzado do trígono (procedimento de Cohen), o hiato original é mantido e o ureter é avançado por meio de um túnel submucoso, estendendo-se por meio do trígono até a parede vesical contralateral. (3) Um procedimento de avanço ureteral totalmente extravesical (ureteroplastia extravesical) alcança resultados semelhantes àqueles obtidos com métodos intravesicais, com menor permanência hospitalar e período de convalescência mais curto.

Também têm sido usadas injeções subureterais de agentes para aumento de volume, a fim de aumentar o suporte submucoso do ureter. Com a colocação adequada abaixo do orifício ureteral sob visão endoscópica, essas injeções atuam de modo a recuperar o mecanismo antirrefluxo deficiente. As preocupações relacionadas com as sequelas tardias das injeções de Teflon (p. ex., migração de partículas) têm impedido o uso dessa abordagem nos Estados Unidos. Atualmente, o ácido hialurônico/dextranômero (NASHA/Dx), na forma de gel (Deflux), é o único material aprovado pelo FDA para injeção endoscópica no tratamento de refluxo vesicoureteral em crianças. O sucesso a curto prazo, na interrupção do refluxo com as técnicas injetáveis, parece estar ao redor de 75%, em geral, com a maior parte do sucesso no refluxo de graus I-III. As taxas de sucesso a longo prazo, ainda precisam ser avaliadas, pois muitos estudos têm apenas acompanhamento de curto prazo (i.e., 3 meses).

> Routh JC, Inman BA, Reinberg Y: Dextranomer/hyaluronic acid for pediatric vesicoureteral reflux: systematic review. *Pediatrics* 2010 May;125(5):1010-1019. doi: 10.1542/peds.2009-2225. Epub 2010 Apr 5. Review. PMID: 20368325.

▶ Prognóstico

O prognóstico a longo prazo é excelente para pacientes com refluxo leve a moderado tratados com sucesso com profilaxia antimicrobiana. Há poucas situações de infecção recorrente ou insuficiência renal. Os pacientes com refluxo mais significativo ou infecções persistentes do trato urinário podem se beneficiar da injeção subureteral ou reimplante cirúrgico; a taxa de sucesso é de cerca de 95%, com a técnica cirúrgica aberta (cessação do refluxo, eliminação da infecção renal e ausência de obstrução). Infelizmente, para pacientes com doença avançada (descompensação ureteral irreversível e fibrose bilateral grave), o prognóstico é menos favorável. Esses pacientes são responsáveis por uma proporção significativa de pacientes com doença renal terminal, que acabam necessitando de diálise crônica, transplante renal ou ambos.

ANOMALIAS VESICAIS

As anomalias da bexiga são infrequentes e incluem as seguintes: (1) **agenesia** ou ausência completa, o que resulta em uma cloaca persistente; (2) **duplicação** vesical, que pode ser completa, com aberturas ureterais distintas drenadas por uretras duplicadas, ou incompleta, com um septo ou deformidade em ampulheta; e (3) **anomalias do úraco**, que, nas formas mais graves, aparecem como uma abertura patente no umbigo e, geralmente, estão associadas a alguma forma de obstrução da via de saída da bexiga. Nas formas menos graves, um **divertículo de úraco** pode estar presente no domo da bexiga, ou um **cisto de úraco** ao longo do trajeto do úraco, parcialmente obliterado. Essas últimas condições podem causar dor abdominal ou infecções no umbigo ou bexiga, necessitando de tratamento cirúrgico. Algumas vezes, há desenvolvimento de adenocarcinoma em um remanescente de úraco (ver a seção sobre Tumores da Bexiga).

A falha na divisão da cloaca resulta em uma cloaca persistente. A divisão incompleta é mais frequente (embora ainda rara) e resulta em fístula retovesical, retouretral ou retovestibular (geralmente com ânus imperfurado ou atresia anal).

▶ Extrofia da bexiga

A extrofia da bexiga é a anomalia mais grave da bexiga – o resultado de um defeito ventral completo do seio urogenital e da musculatura e tegumento subjacente da parede abdominal inferior. A porção central inferior não tem pele ou músculo. A parede vesical anterior está ausente e a parede posterior é contígua com a pele circundante. A urina drena para a parede abdominal, os ramos dos ossos púbicos estão amplamente separados e o anel pélvico aberto pode afetar a marcha. Nos homens, o pênis é mais curto e a uretra apresenta epispádia. A mucosa vesical exposta tende a estar cronicamente inflamada.

Atualmente, o tratamento preferido é o resgate vesical, que inclui o fechamento da bexiga no período neonatal. O fechamento uretral e a reconstrução peniana também são recomendados no momento do fechamento vesical inicial. A obstrução ureteral ou o refluxo vesicoureteral podem ocorrer e necessitar de reimplante ureteral. A bexiga fechada pode ter uma capacidade pequena e costuma haver incontinência como complicação. Os pacientes frequentemente necessitam de múltiplas cirurgias, incluindo aumento da bexiga e reconstrução do colo vesical. Bons resultados têm sido observados em mais da metade dos pacientes tratados com preservação da função renal e da continência.

▶ Síndrome *Prune Belly*

A síndrome *Prune Belly* consiste em uma tríade de anormalidades: musculatura deficiente da parede abdominal, criptorquidismo bilateral e quantidades variáveis de dilatação do trato urogenital. A causa não é conhecida. Quase todas as crianças com a síndrome *Prune Belly* têm refluxo. A incidência de insuficiência renal é de 25 a 30%. Os fatores de risco para a insuficiência renal incluem rins anormais bilateralmente, na ultrassonografia ou cintilografia renal, creatinina sérica, que nunca cai abaixo de 0,7 mg/dL, e pielonefrite clínica. Essas crianças são tratadas com antimicrobianos profiláticos e culturas de urina frequentes, seguidas por tratamento imediato de qualquer infecção do trato urinário. A abdominoplastia pode ser realizada para ajudar a corrigir o defeito na parede abdominal.

▶ Disfunção neurovesical congênita

A disfunção neurovesical congênita, frequentemente, acompanha uma mielomeningocele posterior ou agenesia sacral, com anormalidades espinais associadas. Ambas as condições podem resultar em incontinência e infecções recorrentes do trato urinário, com sequelas tardias (refluxo ureteral, pielonefrite e insuficiência renal). Essas crianças necessitam de avaliação frequente de seus rins e da função renal, pois as elevadas pressões de armazenamento vesical podem ser prejudiciais aos rins.

ANOMALIAS PENIANAS E URETRAIS

▶ Hipospádia

A hipospadia resulta de falha na fusão das pregas uretrais na superfície inferior do tubérculo genital. O meato uretral está deslocado ventralmente na glande ou na haste peniana ou, mais proximalmente, ao nível do escroto ou períneo. Com o deslocamento mais proximal, é frequente haver *chordee* (curvatura

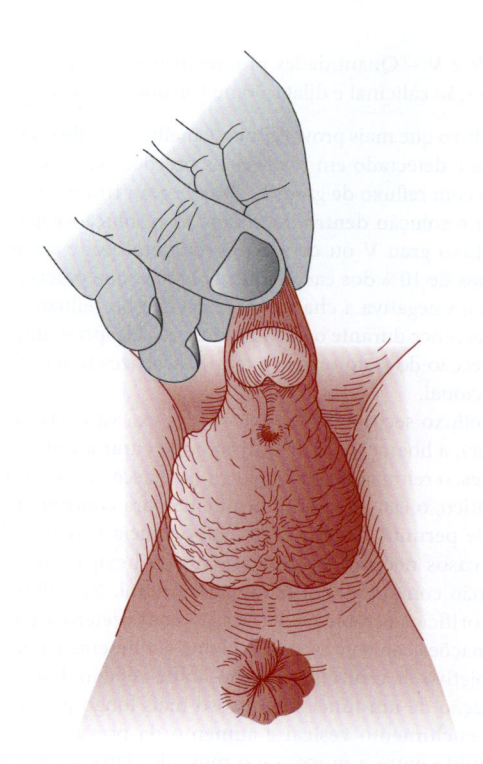

▲ **Figura 38-8** Hipospadia, tipo penoescrotal. Prepúcio dorsal redundante, que é deficiente ventralmente; *chordee* ventral.

ventral da haste peniana), necessitando de tratamento, ou isso pode dificultar as ereções e relações sexuais normais (Fig. 38-8). O pênis com hipospádia mesoescrotal pode lembrar a genitália externa feminina, com clitóris e lábios de tamanho aumentado. A definição sexual nesses lactentes requer a análise hormonal e cromossômica.

Na hipospadia, com o meato posicionado proximalmente à coroa da glande ou do pênis, o prepúcio é anormal – não formando um cilindro completo devido a um defeito ventral. A circuncisão não deve ser feita nesses pacientes, pois o prepúcio pode ser mais tarde usado no reparo cirúrgico.

O grau da hipospádia dita a necessidade de reparo. Se a abertura for glandular ou coronal (85% dos pacientes), o pênis costuma ser funcional para a micção e a procriação, sendo o reparo feito, primariamente, por razões estéticas. As aberturas que são mais proximais na haste necessitam de correção para permitir a micção em ortostatismo, ereções normais e adequada deposição de esperma durante as relações sexuais. Atualmente, o reparo cirúrgico plástico da hipospadia é feito por uma variedade de cirurgias altamente bem-sucedidas em uma etapa, sendo rotineiramente realizado entre 6 e 18 meses de idade. As complicações mais comuns da cirurgia de hipospadia incluem estenose do meato e formação de fístulas; porém, a melhora nas técnicas reduziu a incidência dessas complicações.

Epispadia

A epispadia é uma anomalia congênita rara, que está comumente associada à extrofia vesical. Quando ocorre de forma isolada, ela é considerada como um grau mais leve do complexo de extrofia.

A uretra se abre no dorso do pênis, com deficiência do corpo esponjoso e pouca fixação do corpo cavernoso. Se o defeito for extenso, ele pode ir até o colo vesical, causando incontinência devido a uma deficiência de músculos esfincterianos. Os ossos púbicos estão separados, como na extrofia. Costuma haver marcada dorsiflexão do pênis.

O tratamento consiste em correção da curvatura peniana, reconstrução da uretra e reconstrução do colo vesical nos pacientes com incontinência.

Estenoses uretrais

As estenoses uretrais congênitas são raras, mas, quando presentes, são mais comuns na fossa navicular (logo proximalmente ao meato) e na uretra bulbomembranosa. Comumente, essas estenoses são diafragmas finos que podem responder à dilatação simples ou à uretrotomia interna sob visão direta. É raro haver necessidade de reparo cirúrgico aberto. As estenoses uretrais congênitas em meninas e a estenose do meato em meninos são incomuns. Quando essa última ocorre, ela parece ser adquirida, pois é vista apenas em meninos submetidos à circuncisão.

Divertículo uretral

Em homens, os divertículos uretrais estão quase sempre na uretra pendular ou bulbar. Eles costumam estar associados a um retalho obstrutivo na mucosa uretral (válvula de uretra anterior), a qual se acredita que represente um fechamento incompleto das pregas uretrais. O tratamento por destelhamento endoscópico costuma ser bem-sucedido, embora a maioria dos divertículos seja de tamanho pequeno e não necessite de tratamento. Nas mulheres, eles ocorrem na vida adulta e costumam se manifestar por sintomas irritativos e infecções recorrentes. A causa é desconhecida, mas o distúrbio é, mais provavelmente, congênito. O tratamento costuma ser a excisão transvaginal. Os divertículos podem, algumas vezes, conter cálculos ou tumores.

Válvulas de uretra posteriores

As válvulas de uretra posteriores são a lesão uretral obstrutiva mais comum em recém-nascidos e lactentes do sexo masculino, sendo a causa mais comum de doença renal terminal em meninos. Elas consistem em pregas obstrutivas na mucosa, que se originam ou estão presas em algum ponto ao verumontano na uretra prostática. A derivação embriológica é indefinida. Elas são parcialmente obstrutivas e, assim, levam a graus variáveis de dano por pressão retrógrada sobre a bexiga e trato urinário superior. A dilatação e obstrução da uretra prostática sempre estão presentes. Nos neonatos costuma ser vista a ascite urinária espontânea a partir dos rins. Isso melhora quando a obstrução é aliviada.

Cerca de um terço das crianças, com válvulas de uretra posteriores, são atualmente diagnosticadas por ultrassonografia pré-natal. Outro um terço são diagnosticadas no primeiro ano de vida, com o terço remanescente se apresentando mais tarde. As manifestações clínicas consistem em dificuldade miccional, jato urinário fraco e massa na linha média do abdome inferior, representando uma bexiga distendida. Em alguns casos, os rins são palpáveis e a criança pode ter sinais e sintomas de uremia e acidose. Pode haver incontinência urinária e infecções do trato urinário. Os achados laboratoriais incluem elevação sérica de ureia e creatinina e evidências de infecção urinária. A ultrassonografia mostra evidências de espessamento e trabeculação da bexiga, hidroureter e hidronefrose. A demonstração de válvulas de uretra na uretrocistografia estabelece o diagnóstico, da mesma maneira que a identificação endoscópica das válvulas. Até 70% das crianças com válvulas podem apresentar refluxo vesicoureteral.

O tratamento consiste em destruição das válvulas por incisão endoscópica. Em lactentes prematuros, com uretras pequenas que impedem a ressecção transuretral, pode haver necessidade de uma vesicostomia cutânea temporária para fornecer drenagem e melhorar a função renal.

O prognóstico depende do grau original de dano renal e do sucesso dos esforços para evitar ou tratar as infecções. As taxas de insuficiência renal crônica ou doença renal terminal variam entre 25% e 67% entre os meninos com válvulas. Os fatores de pior prognóstico incluem a presença de refluxo bilateral ou de nadir elevado da creatinina sérica no primeiro ano de vida. Muitas dessas crianças têm atraso no desenvolvimento da continência urinária devido a alterações vesicais e déficit na concentração de urina.

ANOMALIAS ESCROTAIS E TESTICULARES

Torção testicular

A torção testicular neonatal (torção extravaginal) é uma condição extremamente rara. Há torção de todo o testículo e túnica vaginal. Não foi identificado o mecanismo desencadeante associado à torção. Embora a grande maioria apresente necrose e não possa ser resgatada, vários estudos relataram o resgate de tecido testicular quando a torção é detectada imediatamente após o nascimento. Qualquer edema escrotal no neonato necessita de acompanhamento cuidadoso. A torção testicular intravaginal em adolescentes é descrita mais adiante nesse capítulo.

Lesões escrotais

As lesões escrotais congênitas incluem hipoplasia do escroto (unilateral ou bilateral), em associação com criptorquidismo, e escroto bífido, com hipospadia extensa. Também podem ocorrer cistos de inclusão na linha média.

CRIPTORQUIDISMO

Etiologia e classificação

Os testículos, que realmente não desceram, param ao longo do trajeto de descida até o escroto. Eles podem permanecer na cavidade abdominal (menos comum), no canal inguinal (canalicular) ou logo fora do anel externo (supraescrotal, mais comum). Os testículos também podem passar por meio do anel externo e têm localização ectópica, mais comumente, em uma bolsa inguinal superficial. A incidência de testículos que não desceram aumenta de 3% a 5% em lactentes a termo, para 30% em lactentes prematuros. A maioria dos casos de testículos que não desceram, acabam fazendo isso nos primeiros 6 meses de vida e, com 1 ano de idade, a prevalência é de 1%. O testículo esquerdo é acometido com mais frequência e 1 a 2% das crianças com criptorquidismo apresentará ambos os testículos acometidos. Vinte por cento dos meninos que apresentam criptorquidismo têm um testículo não palpável. Entre os testículos não palpáveis, 20% são intra-abdominais; 40% são testículos canaliculares, escrotais ou ectópicos; e 40% são atróficos ou ausentes.

Achados clínicos

O diagnóstico de criptorquidismo se baseia no exame físico. A ausência de um testículo identificável na ultrassonografia, na tomografia computadorizada ou na ressonância magnética (RM) não comprova a agenesia testicular e, assim, não altera a necessidade de exploração cirúrgica. O exame testicular no lactente e na criança pequena, necessita de duas mãos, com a primeira fazendo o trajeto desde a espinha ilíaca anterior ao longo do canal inguinal, para fazer a expressão delicada de qualquer tecido testicular retido para dentro do escroto, que é palpado com a outra mão. Um testículo que realmente não desceu ou inguinal ectópico pode escapar dos dedos do examinador. Para diferenciar de um testículo retrátil, ele é levado até a posição escrotal, mantendo-o nesse local por um minuto para causar fadiga no músculo cremastérico. Após isso, um testículo retrátil permanece no escroto, enquanto um testículo ectópico ou que não desceu volta imediatamente para fora do escroto. Se o testículo não puder ser palpado no canal inguinal ou escroto, nem nos locais ectópicos típicos, deve ser feita a avaliação para testículos não palpáveis.

Uma criança com testículos não palpáveis bilateralmente, deve ser submetida a uma avaliação hormonal para ausência testicular. Elevações no hormônio luteinizante (LH) e no hormônio folículo-estimulante (FSH) e ausência de substância inibidora mülleriana detectável sugerem ausência testicular. A ausência testicular é confirmada por um exame negativo de estimulação com gonadotrofina coriônica humana (hCG). O exame de estimulação com hCG é realizado com a administração de hCG por via intramuscular (2.000 UI/dia por 3-4 dias). Um aumento nos níveis de gonadotrofinas (FSH e LH) e uma ausência de elevação da testosterona com a hCG indicam ausência bilateral de testículos, não havendo necessidade de exploração cirúrgica formal. Quando um ou ambos os componentes estão ausentes ou há níveis detectáveis da substância inibidora mülleriana, há necessidade de exploração cirúrgica.

Tratamento cirúrgico

O tratamento de testículos que não desceram oferece a possibilidade de melhorar a fertilidade, corrigir o processo vaginal patente, prevenir a torção testicular e melhorar a imagem corporal. Há controvérsias sobre a orquidopexia reduzir o risco de malignidade, mas a colocação de um testículo não descido no escroto ajuda no exame físico dos testículos. As alterações histológicas relacionadas com infertilidade ocorrem no testículo não descido mesmo com 1 ano de idade e a descida espontânea raramente ocorre após 6 meses de idade, o que torna este o momento ideal para a correção cirúrgica.

Quase 90% dos testículos não descidos têm um processo vaginal patente associado, que predispõe à formação de uma hidrocele ou hérnia. A hérnia inguinal oculta em pacientes com testículo não descido sem tratamento pode se apresentar a qualquer momento com os sintomas ou com as complicações típicas, incluindo o encarceramento.

Antes de qualquer intervenção cirúrgica, o paciente é reexaminado sob anestesia, pois, algumas vezes, um testículo retrátil pode descer sob anestesia ou um testículo previamente não palpável se torna palpável. No caso de testículo palpável, é realizada uma abordagem inguinal aberta. Em crianças com testículos não palpáveis, é preferida uma abordagem laparoscópica, mas pode ser realizada uma abordagem inguinal aberta.

Desfechos

As taxas de sucesso, após a orquidopexia, são de 74% para testículos abdominais, 87% para canaliculares e 92% para aqueles distais ao anel externo. A complicação mais significativa é a atrofia testicular, que ocorre em 1 a 2% dos casos de orquidopexia, embora seja rara a completa desvascularização do testículo. As taxas de paternidade foram relatadas como de 65%, 90% e 93% em homens com criptorquidismo bilateral, criptorquidismo unilateral e testículos com descida normal, respectivamente. Se apenas um testículo não tiver descido, a contagem espermática é subnormal em 25 a 33% dos pacientes e a concentração sérica de FSH está levemente elevada. Essas anormalidades sugerem que ambos os testículos são anormais, talvez de maneira congênita, embora apenas um deles não desça. Se ambos os testículos não tiverem descido, a contagem espermática costuma estar muito subnormal e a testosterona sérica pode estar reduzida.

Tratamento alternativo

A terapia hormonal é uma opção no tratamento do criptorquidismo, pois a condição pode estar relacionada com hipogonadismo hipogonadotrófico. O hCG é o único hormônio aprovado para uso no tratamento de criptorquidismo, nos Estados Unidos. Os efeitos colaterais do tratamento com hCG incluem aumento de volume do pênis, crescimento de pelos pubianos, aumento do tamanho testicular e comportamento agressivo durante a administração. A probabilidade de sucesso com a terapia hormonal é maior para testículos não descidos mais distais ou para testículos que tiveram descida prévia. Alguns autores sugerem que a terapia hormonal é eficaz apenas em testículos retráteis ou que não sejam verdadeiramente não descidos. Embora a terapia hormonal possa não ser eficaz para obter a descida testicular, ela pode melhorar a fertilidade em meninos com criptorquidismo.

LESÕES ADQUIRIDAS DO TRATO GENITURINÁRIO

UROPATIA OBSTRUTIVA

A obstrução é uma das anormalidades mais importantes do trato urinário, pois ela acaba levando à descompensação da musculatura de condutos e reservatórios, pressão retrógrada e atrofia do parênquima renal. Ela também facilita a infecção e a formação de cálculos, que causam dano adicional e podem acabar na destruição unilateral ou bilateral completa dos rins.

O nível e o grau da obstrução são importantes para uma compreensão das consequências patológicas. Qualquer obstrução no colo vesical, ou distal a ele, pode levar a uma pressão retrógrada que afeta ambos os rins. A obstrução no orifício ureteral, ou proximal a ele, leva a dano unilateral a menos que a lesão envolva ambos os ureteres simultaneamente. A obstrução completa leva à rápida descompensação do sistema proximal ao local da obstrução. A obstrução parcial leva à hipertrofia muscular progressiva gradual seguida por dilatação, descompensação e alterações hidronefróticas.

▶ Etiologia

A obstrução adquirida do trato urinário pode ser causada por estenoses uretrais inflamatórias ou traumáticas, obstrução da via de saída vesical (hiperplasia prostática benigna ou câncer de próstata), tumores vesicais, bexiga neuropática, compressão ureteral extrínseca (tumor, fibrose retroperitoneal ou aumento de linfonodos), cálculos ureterais ou pélvicos e tumores ureterais ou pélvicos.

▶ Patogênese

Independentemente da causa, a obstrução adquirida leva a alterações semelhantes no trato urinário, que variam dependendo da intensidade e duração da obstrução.

A. Alterações uretrais

Proximalmente à obstrução, a uretra sofre dilatação e abaulamento. Pode haver desenvolvimento de divertículo uretral e pode ocorrer dilatação e afastamento da uretra prostática e dos ductos ejaculatórios.

B. Alterações vesicais

O espessamento e a hipertrofia iniciais do detrusor e do trígono compensam a obstrução da via de saída, permitindo o esvaziamento vesical completo. Essa alteração leva ao desenvolvimento progressivo de trabeculação vesical, de células, de sáculos e, por fim, de divertículos. Subsequentemente, ocorre descompensação vesical, que se caracteriza pelas alterações anteriores, mais esvaziamento vesical incompleto (i.e., urina residual pós-miccional). A hipertrofia do trígono leva à obstrução ureteral secundária devido à resistência aumentada ao fluxo, por meio do ureter intravesical. Com a descompensação do detrusor e o acúmulo de urina residual, há estiramento do trígono hipertrofiado, o que aumenta bastante a obstrução ureteral. Este é o mecanismo de pressão retrógrada sobre os rins na presença de obstrução da via de saída vesical (enquanto a junção ureterovesical mantém sua competência). A sondagem vesical alivia o estiramento do trígono e melhora a drenagem do trato superior.

Uma alteração muito tardia com a obstrução persistente (mais frequentemente encontrada na disfunção neuropática) é a descompensação da junção ureterovesical, levando ao refluxo. O refluxo agrava o efeito da pressão retrógrada sobre o trato superior por transmitir as pressões intravesicais, anormalmente elevadas e favorecer o início ou persistência de infecções do trato urinário.

C. Alterações ureterais

A primeira alteração observada é um aumento gradual na distensão ureteral. Isso aumenta o calibre ureteral e estimula a contração ureteral hiperativa e a hipertrofia muscular ureteral. Como a musculatura ureteral é orientada em um padrão helicoidal irregular, o estiramento de seus elementos musculares leva ao aumento de comprimento e largura, fazendo com que o ureter dilatado assuma um trajeto tortuoso por trás e pela frente do trajeto, relativamente direto, dos vasos ureterais, que não são acometidos pela obstrução ureteral. Esse é o início da descompensação ureteral, quando a tortuosidade e dilatação se tornam aparentes. Essas alterações progridem até que o ureter apresente atonia, com peristalse infrequente, ineficaz ou completamente ausente.

D. Alterações pelvicaliciais

A pelve renal e os cálices, sujeitos a volumes aumentados de urina retida, sofrem distensão. A pelve mostra evidências, primeiro de hiperatividade e hipertrofia e, depois, de dilatação progressiva e atonia. Os cálices mostram alterações semelhantes, em graus variáveis, dependendo se a pelve renal é intrarrenal ou extrarrenal. No último caso, a dilatação calicinal pode ser mínima, apesar da dilatação pélvica marcada. Na pelve intrarrenal, a dilatação calicinal e o dano ao parênquima renal são máximos. As sucessivas fases vistas na obstrução são arredondamento de fórnices, seguido de achatamento das papilas e, por fim, indefinição de cálices menores.

E. Alterações parenquimatosas renais

Com a continuação da distensão pelvicalicial, há compressão do parênquima contra a cápsula renal e, mais importante, há compressão dos vasos arqueados, resultando em queda marcada no fluxo sanguíneo renal levando à atrofia isquêmica do parênquima. Com o aumento da pressão intrapélvica, há dilatação progressiva dos túbulos coletores e distais, com compressão e atrofia de células tubulares.

Achados clínicos

A. Sinais e sintomas

Os achados clínicos variam de acordo com o local da obstrução.

1. **Obstrução infravesical** – A obstrução infravesical (p. ex., devido à estenose uretral, à hipertrofia prostática benigna, à contratura do colo vesical) causa dificuldade para iniciar a micção, jato fraco e redução na taxa de fluxo com gotejamento terminal. Queimação e frequência são sintomas comumente associados. Uma parede vesical distendida ou espessada pode ser palpável. Pode-se observar induração uretral devido à estenose, à hipertrofia prostática benigna ou ao câncer da próstata no exame de toque retal. Estenose do meato e cálculos uretrais impactados são prontamente diagnosticados pelo exame físico.
2. **Obstrução supravesical** – Dor renal ou cólica renal e sintomas gastrintestinais estão comumente associados. A obstrução supravesical (p. ex., devido ao cálculo ureteral, à estenose da JUP) pode ser completamente assintomática quando ela se desenvolve gradualmente ao longo de meses. Um rim de tamanho aumentado pode ser palpável. Pode haver dor à palpação do ângulo costovertebral.

B. Exames laboratoriais

Pode haver evidência de infecção, de hematúria ou de cristalúria. Pode ser observado déficit de função renal em casos de obstrução bilateral. A azotemia pós-renal (alterações séricas refletindo déficit de função renal, primariamente devido à obstrução) é sugerida por elevação da ureia sérica e da creatinina sérica com uma relação maior que 10:1.

C. Exames de imagem

Os exames radiológicos costumam ser diagnósticos em casos de estase, de tumores e de estenoses. Dilatação e alterações anatômicas ocorrem acima do nível da obstrução, enquanto distalmente à obstrução, a configuração costuma ser normal. Isso ajuda a localizar o local de obstrução. Algumas vezes, a combinação de exames de imagem anterógrados, como urografias intravenosas e retrógrados, como ureteropielografias ou uretrocistografias, é necessária para demonstrar o segmento obstruído. Na obstrução supravesical, a demonstração de estase e retardo de esvaziamento é fundamental para estabelecer o diagnóstico e quantificar a intensidade da obstrução.

1. **Ultrassonografia** – A ultrassonografia revela o grau de dilatação da pelve e dos cálices renais, permitindo o diagnóstico de hidronefrose, mesmo no período pré-natal. A ultrassonografia com Doppler colorido pode revelar o fluxo sanguíneo e índices restritivos para ajudar a determinar o déficit funcional.
2. **Exames com isótopos** – Uma cintilografia com tecnécio-99m DTPA ou com MAG-3 demonstra o grau de hidronefrose, bem como a função renal. O uso de diuréticos, durante a cintilografia, pode fornecer dados específicos sobre a significância da obstrução e a necessidade de tratamento. Múltiplos estudos podem revelar alterações funcionais continuadas.
3. **TC** – A TC é de especial valor para revelar o grau e o local da obstrução, assim como a causa, em muitos casos. O uso de agentes de contraste (urotomografia) permite uma estimativa da função renal residual.
4. **Urorressonância** – A RM fornece imagens anatômicas e a identificação do local da obstrução. Na urorressonância dinâmica com contraste também são obtidas informações funcionais sem o uso de radiação ionizante.
5. **Urografia anterógrada** – A urografia anterógrada por nefrostomia percutânea, com agulha ou sonda, é útil quando o rim obstruído não excreta o material radiopaco na urografia excretora. O teste de Whitaker necessita do acesso por cateter percutâneo ao sistema coletor, acima do local suspeito de obstrução. Isso permite a introdução de fluido dentro da pelve renal e a medida simultânea do fluxo urinário e das pressões na bexiga e na pelve renal, fornecendo, dessa forma, uma avaliação quantitativa do grau e da intensidade da obstrução. O transporte de fluidos pode ser medido e o grau de obstrução estimado com o uso de um monitor de pressão.

Complicações

A complicação mais importante da obstrução do trato urinário é a atrofia do parênquima renal como resultado da pressão retrógrada. A obstrução também predispõe a infecção e formação de cálculos, e a infecção que ocorre em vigência de obstrução leva à rápida destruição renal.

Tratamento

O primeiro objetivo do tratamento é o alívio da obstrução (p. ex., cateterismo para alívio da retenção urinária aguda). O tratamento definitivo costuma necessitar de cirurgia, mas as técnicas minimamente invasivas são utilizadas cada vez mais. A estenose uretral simples pode ser tratada com dilatação ou uretrotomia interna (incisão da estenose sob visão direta, por meio de um ressectoscópio). Porém, a uretroplastia (cirúrgia aberta com enxerto ou retalho de pele ou mucosa bucal para substituir o diâmetro uretral) pode ser necessária e tem maior sucesso a longo prazo. A hiperplasia prostática benigna classicamente necessita de excisão, mas as técnicas com *laser* estão fornecendo resultados satisfatórios com menos morbidade. Cálculos ureterais impactados podem ser removidos ou pode ser feito um *bypass* com um cateter, a menos que se acredite que eles sejam eliminados espontaneamente.

A obstrução ureteral ou a estenose da JUP necessita de reparo cirúrgico; porém, as abordagens endoscópicas dentro do ureter ou por laparoscopia podem ser iguais ao reparo aberto. Os cálculos renais podem ser removidos com instrumentos, por abordagem percutânea retrógrada ou anterógrada, com extração direta, com cestas ou com litotripsia por ultrassom ou por *laser* ou com irrigação por meio de uma sonda colocada diretamente no rim.

Algumas vezes, há necessidade de drenagem preliminar acima da obstrução para melhorar a função renal. Ocasionalmente, há necessidade de derivação urinária intestinal ou nefrostomia permanente. Se o dano for avançado, pode ser indicada a nefrectomia.

▶ **Prognóstico**

O prognóstico depende da causa, local, duração e grau de dano renal e descompensação renal. Em geral, o alívio da obstrução leva à melhora na função renal, exceto em casos de dano renal grave, em especial aqueles com destruição por fibrose inflamatória.

Padmanabhan P, Nitti VW: Primary bladder neck obstruction in men, women, and children. *Curr Urol Rep* 2007;8:379.

ESTENOSE DA JUNÇÃO URETEROPÉLVICA

A estenose da via de saída da pelve renal comumente se deve a estreitamento congênito da junção ou compressão por vasos anômalos. Porém, a lesão pode ser adquirida. A apresentação em adultos costuma incluir o início abrupto de dor no flanco, em geral, após a ingestão de grandes quantidades de líquidos. Atualmente, a apresentação na infância é mais comum após o diagnóstico de hidronefrose em ultrassonografia pré-natal.

O diagnóstico pode ser confirmado com uma cintilografia renal, com estímulo diurético ou com urografia intravenosa, revelando hidronefrose com pelve renal dilatada e lenta drenagem do radiomarcador ou do meio de contraste. Algumas vezes, os pacientes apresentam hidronefrose intermitente e urografia normal, exceto durante os ataques de dor, quando as radiografias mostram a obstrução típica. Esses pacientes costumam ter parênquima renal normal. A ureteropielografia retrógrada costuma ser necessária em pacientes com obstrução crônica moderada a grave para determinar a extensão da lesão e garantir que o ureter distal seja normal. A obstrução marcada pode dificultar a determinação da função renal ser passível de resgate. Nesses casos, pode ser necessária a realização de (1) renografia diferencial com radioisótopos com uso de um diurético durante o exame ou (2) nefrostomia percutânea e depuração de creatinina em coleta de urina de 24 horas.

A obstrução grave, com função renal remanescente mínima, é mais bem tratada com nefrectomia unilateral. Se a função renal for adequada (> 10-15% da função renal total ou > 10 mL/min de depuração de creatinina), há necessidade de reparo cirúrgico da estenose por criação de um retalho na pelve renal ou por ressecção da área estenótica e reanastomose (reparo desmembrado). A pieloplastia laparoscópica e/ou robótica surgiu como padrão de cuidados em adultos para o reparo da estenose da JUP. O uso de ureteroscopia ou nefroscopia percutânea, com endopielotomia, fazendo a incisão da estenose na junção ureteropélvica, oferece um método alternativo de tratamento, sendo mais útil na estenose da JUP secundária, após falha do reparo primário. As abordagens endoscópicas têm menos sucesso na presença de um vaso anômalo, função renal ruim e hidronefrose significativa. Os resultados cirúrgicos de todos os métodos anteriores são excelentes em termos de preservação funcional, melhora do fluxo de urina e alívio dos sintomas, mas a dilatação dos cálices pode persistir.

Singh I, Hemal AK: Robot-assisted pyeloplasty: review of the current literature, technique and outcome. *Can J Urol* 2010 Apr;17(2):5099-5108.

ESTENOSE URETERAL

A estenose ureteral pode ser secundária a lesões congênitas ou adquiridas. As causas congênitas podem incluir compressão por um vaso anômalo, como uma artéria polar inferior na estenose da JUP, ou uma veia retroperitoneal ou megaureter primário, quando o ureter distal está parcialmente obstruído. Mais comumente, o ureter é secundariamente obstruído por uma condição adquirida, como inflamação por cálculos ureterais crônicos, trauma secundário a cirurgia ginecológica ou vascular ou trauma externo penetrante por ferimento de faca ou arma de fogo. Linfonodos pélvicos aumentados ou aneurisma de artéria ilíaca ou fibrose retroperitoneal podem obstruir o ureter, da mesma forma que câncer ureteral intrínseco ou câncer de bexiga que infiltra o ureter em sua inserção na bexiga. Por fim, infecções como a tuberculose urinária podem resultar em estenoses ureterais distais e pode haver obstrução ureteral bilateral por obstrução do colo vesical com retenção urinária secundária à hiperplasia prostática benigna.

Condições crônicas com desenvolvimento lento podem não causar sintomas, enquanto a obstrução aguda, como aquela causada por um cálculo, causará dor severa no flanco, que pode se irradiar para a virilha ou testículos/lábios. O diagnóstico costuma ser feito por uma urotomografia que irá mostrar função retardada e uma pelve renal e ureter dilatados até o local da obstrução. Isso costuma ser um achado incidental em uma TC realizada, por outras razões, em pacientes assintomáticos.

O tratamento depende completamente da causa. A estenose grave pode necessitar de ressecção da lesão e anastomose terminoterminal espatulada do ureter. A obstrução menos grave pode ser tratada com cistoscopia e dilatação ureteral com balão na região estreitada sob visão direta com um ureteroscópio. A colocação de um *stent* ureteral pode dilatar a estenose com o tempo e ser um tratamento útil, também em pacientes selecionados.

FIBROSE RETROPERITONEAL

Ver também o Capítulo 22.

Um ou ambos os ureteres podem ser comprimidos por um processo inflamatório crônico, geralmente de causa desconhecida, que envolve os tecidos retroperitoneais da região lombossacral. Quando a origem da fibrose não é conhecida, a entidade é chamada de fibrose retroperitoneal idiopática. Os pacientes tratados para enxaqueca com metissergida podem desenvolver essa fibrose. A doença de Hodgkin esclerosante e a fibrose por câncer metastático também foram implicadas. Os sintomas incluem dor no flanco, dor lombar baixa e dor abdominal (por obstrução ureteral) e aqueles associados à uremia. Alguns pacientes apresentam anúria completa. A infecção urinária é incomum. Se ambos os ureteres estiverem obstruídos, a creatinina sérica está elevada, mas a obstrução renal unilateral por fibrose pode apresentar níveis de creatinina normais ou discretamente elevados.

A urografia excretora mostra hidronefrose e um ureter dilatado até o ponto da obstrução. Os ureteres estão deslocados medialmente na região lombar. A uretrocistografia retrógrada mostra um segmento longo de estenose ureteral, embora o cateter costume passar facilmente por meio do ureter. A ultrassonografia não tem especificidade anatômica para fazer o diagnóstico, mas a obstrução proximal à massa fibrótica mostra hidronefrose e hidroureter. Grandes áreas de fibrose podem ser identificadas com a ultrassonografia. A TC ou a RM oferecem a maior parte da informação diagnóstica sobre a massa fibrótica e o grau e nível de obstrução. Se o paciente tiver piora significativa da função renal, devem ser colocados *stents* ureterais ou cateteres de nefrostomia percutânea. Após a melhora da condição do paciente, o tratamento definitivo pode ser feito. Se houver suspeita de metissergida como agente causador, a fibrose pode melhorar após a suspensão do fármaco. Quando neoplasia maligna está no diagnóstico diferencial, deve ser considerada uma biópsia percutânea ou laparoscópica antes do tratamento. Esses pacientes podem se beneficiar com a administração de corticosteroides e/ou outros agentes imunossupressores. Também têm sido usados, com sucesso, os *stents* ureterais crônicos de longa permanência. Se esses métodos falharem, deve ser realizada a ureterólise para liberar o ureter da placa fibrosa. O ureter acometido deve ser dissecado da placa, movido para uma posição lateral e envolvido com omento para evitar novo encarceramento. Isso tem sido feito com sucesso por meio de abordagens laparoscópicas e robóticas.

Keehn AY et al: Robotic ureterolysis for relief of ureteral obstruction from retroperitoneal fibrosis. *Urology* 2011 Jun;77(6):1370-1374.

HIPERPLASIA PROSTÁTICA BENIGNA

▶ Considerações gerais

A causa do aumento benigno da próstata não é conhecida, mas, provavelmente, está relacionada com fatores hormonais. O mecanismo de abertura e afunilamento do colo vesical no momento da micção está alterado pela hiperplasia da próstata, que causa aumento da resistência ao fluxo de saída. Consequentemente, uma maior pressão intravesical é necessária para obter a micção,

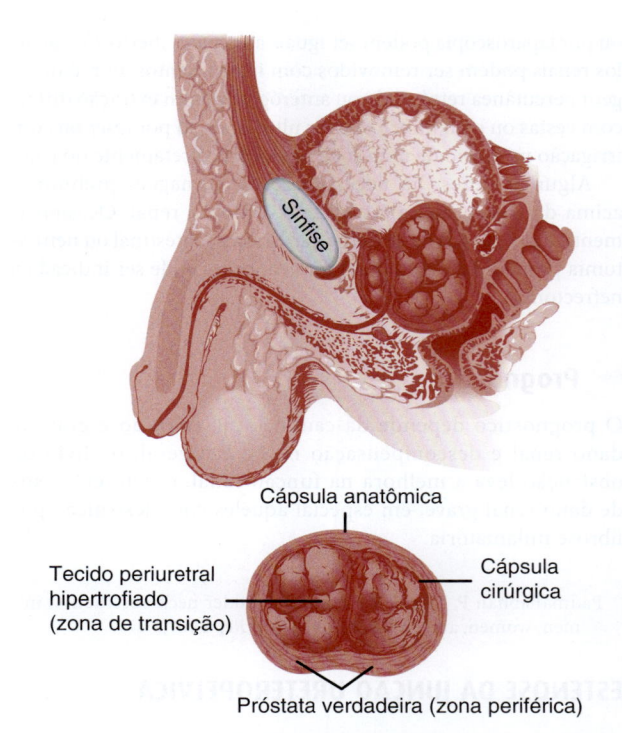

▲ **Figura 38-9** Hiperplasia prostática benigna. As glândulas periuretrais de tamanho aumentado estão cercadas pela cápsula cirúrgica. A próstata verdadeira foi comprimida.

causando hipertrofia dos músculos da bexiga e do trígono. Isso pode levar ao desenvolvimento de divertículos vesicais – bolsas externas de mucosa vesical entre feixes do músculo detrusor. A hipertrofia do trígono causa estresse excessivo no ureter intravesical, produzindo obstrução funcional e resultando em hidroureteronefrose em casos avançados. A estagnação de urina pode levar a infecção; o início de cistite exacerba os sintomas obstrutivos. O aumento periuretral e subtrigonal da próstata produz a obstrução mais significativa.

A próstata em homens jovens tem uma cápsula anatômica como uma casca de maçã. Em homens com aumento da próstata, há uma cápsula "cirúrgica" espessa, semelhante a uma casa de laranja, composta de tecido prostático verdadeiro, comprimido perifericamente ("zona periférica"). As glândulas periuretrais benignas hiperplásicas correspondem à "zona de transição" e são a causa da obstrução (Fig. 38-9).

▶ Achados clínicos

A. Sinais e sintomas

Normalmente, o paciente tem sintomas do trato urinário inferior e nota hesitação e falta de força e calibre do jato. A necessidade miccional urgente, quando a bexiga está quase cheia, pode ser um sinal inicial. O paciente também pode acordar com urgência miccional várias vezes durante a noite (noctúria). O gotejamento pós-miccional ("gotejamento terminal") é particularmente perturbador. A complicação de infecção aumenta o grau de sintomas obstrutivos e costuma estar associada à queimação ao urinar. Pode ocorrer retenção urinária aguda. Isso está associado à urgência grave, à dor suprapúbica e a uma bexiga distendida e palpável.

O tamanho da próstata por via retal, não tem importância diagnóstica primária, pois há pouca correlação entre o tamanho da glândula e o grau dos sintomas e quantidade de urina residual. A American Urological Association (AUA) desenvolveu um questionário autoadministrado de 7 itens (escore de sintomas AUA), que pode ajudar o paciente e o médico na avaliação dos sintomas do trato urinário inferior do paciente.

B. Exames laboratoriais

O exame comum de urina pode revelar evidências de infecção. A urina residual está comumente aumentada (> 50 mL) e a taxa de fluxo urinário por tempo está diminuída (< 10-15 mL/s). A creatinina sérica pode estar elevada em casos de obstrução prolongada grave.

C. Exames de imagem

A ultrassonografia pélvica pode facilmente identificar resíduo de urina pós-miccional, bem como estimar o tamanho e anatomia da próstata, em especial, a presença ou ausência de tecido do lobo mediano. A espessura, a trabeculação e os divertículos de paredes vesicais também podem ser identificados com a ultrassonografia. A ultrassonografia renal pode identificar hidronefrose em casos avançados de HPB. A ultrassonografia transretal da próstata fornece melhores imagens da próstata em relação à abordagem transabdominal, mas é mais invasiva e, em geral, desnecessária. Tomografia computadorizada (TC), RM e urografia excretora também oferecem informações anatômicas de uma próstata aumentada, mas são mais demoradas e caras, devendo ser utilizadas em situações incomuns (p. ex., descartar doença maligna).

D. Exame cistoscópico

A cistouretroscopia revela alterações vesicais secundárias (p. ex., trabeculação e divertículos) e aumento da uretra prostática. A hipertrofia do lobo lateral (chamada de "lobos que beijam"), bem como dos tecidos do lobo mediano, podem ser facilmente visualizados. Embora a cistoscopia não seja necessária para fazer o diagnóstico de HPB, ela pode identificar outras condições no diagnóstico diferencial (p. ex., estenose uretral, contratura do colo vesical, doença maligna), bem como complicações secundárias à HPB (p. ex., cálculos vesicais).

E. Exames urodinâmicos

O monitoramento fisiológico simultâneo do enchimento e esvaziamento vesical, a atividade do esfíncter uretral, a pressão abdominal e a atividade da musculatura do assoalho pélvico (eletromiografia) podem ser extremamente úteis para documentar se os sintomas urinários baixos são causados por obstrução da via de saída vesical, função vesical ruim ou outras causas. Embora os exames urodinâmicos não sejam necessários para o diagnóstico em todos os casos, eles são úteis em casos de grandes volumes residuais pós-miccionais ou com doença neurológica subjacente, para ajudar a determinar o tratamento apropriado.

▶ Diagnóstico diferencial

A bexiga neuropática pode produzir uma síndrome semelhante. Uma história sugestiva de etiologia neuropática, como diabetes melito, acidente vascular encefálico (AVE), doença de Parkinson ou lesão/compressão de medula espinal, pode ser obtida. O déficit neurológico envolvendo os nervos espinais S2-4 é particularmente significativo.

O câncer de próstata também causa sintomas de obstrução do colo vesical. O antígeno prostático específico (PSA) sérico pode estar elevado em pacientes com hipertrofia prostática benigna e o nível aumenta conforme o aumento do volume prostático. Assim, um valor absoluto não é diagnóstico, mas, em geral, se ele for acima de 10 ng/mL, a possibilidade de câncer deve ser avaliada.

A prostatite aguda pode causar sintomas de obstrução, mas o paciente está séptico e tem urina infectada. A próstata é muito dolorosa à palpação.

A estenose uretral diminui o calibre do jato urinário. Costuma haver um histórico de gonorreia ou trauma local. Uma uretrocistografia retrógrada ou cistoscopia mostram a área estenótica. Uma estenose bloqueia a passagem de um instrumento ou cateter.

▶ Complicações

A obstrução e o volume residual levam à infecção vesical e prostática e, algumas vezes, à pielonefrite; isso pode ser difícil de erradicar. A obstrução a longo prazo pode levar à insuficiência renal.

A obstrução pode levar ao desenvolvimento de divertículos vesicais. A urina residual infectada pode contribuir para a formação de cálculos.

A obstrução funcional do ureter intravesical, causada por hipertrofia do trígono, pode levar à hidroureteronefrose.

▶ Tratamento

As indicações de tratamento cirúrgico são prejuízo ou ameaça à função renal e ao incômodo relacionado aos sintomas. Como o grau de obstrução progride lentamente, na maioria dos pacientes, o tratamento conservador pode ser adequado. Fármacos que relaxam a cápsula prostática e o esfíncter interno (agentes bloqueadores α-adrenérgicos) ou que diminuem o volume da próstata (inibidores da 5α-redutase ou antiandrógenos) têm sido utilizados com sucesso considerável.

A. Medidas conservadoras

O tratamento da prostatite crônica pode reduzir os sintomas. A resolução de uma cistite costuma oferecer algum alívio. Para proteger o tônus vesical, o paciente deve ser orientado a urinar assim que surgir a urgência. A ingesta forçada de líquidos, em curto espaço de tempo, causa enchimento vesical rápido e reduz o tônus vesical; isso é uma causa comum de retenção urinária aguda súbita, devendo ser evitado. Os pacientes com sintomas urinários obstrutivos devem evitar o uso de medicamentos para resfriado, incluindo anti-histamínicos e α-agonistas, pois eles são uma causa comum de retenção urinária. Essas medidas conservadoras são apenas temporárias – se é que ajudam – em pacientes com HPB. Tem havido grande interesse recente, particularmente pelos pacientes, no uso da fitoterapia para tratamento de sintomas do trato urinário inferior, incluindo *saw palmetto* (serenoa repens), sementes de abóbora e outros extratos de plantas. Apesar de relatos prévios de eficácia, com base em pequenos estudos retrospectivos, um grande ensaio clínico randomizado multicêntrico recente com 369 homens, comparando placebo *versus saw palmetto*, não mostrou melhora no escore de sintomas da AUA ou em desfechos secundários (p. ex., pico de fluxo e RPM) no grupo do *saw palmetto*. Assim, o uso de extratos de *saw palmetto* para o tratamento da HPB não é recomendado.

> Barry MJ, et al: Effect of increasing doses of saw palmetto extract on lower urinary tract symptoms: a randomized trial. *JAMA* 2011 Sep 28;306(12):1344-1351.

Há controvérsias em relação às opções de tratamento da hiperplasia prostática benigna. A ausência de tratamento (observação vigilante) pode ser apropriada em pacientes com queixas leves a moderadas, com escores AUA baixos e urina residual de menos de 70 a 100 mL. Também há interesse no tratamento não cirúrgico para aqueles com sintomas mais significativos. Os agentes bloqueadores α-adrenérgicos relaxam o esfíncter interno (colo vesical) e a cápsula prostática. Os agentes seletivos com longa ação e que funcionam preferencialmente para esse propósito, incluem tansulosina e silodosina. Os inibidores da 5α-redutase bloqueiam a conversão de testosterona em DHT (o andrógeno ativo na promoção do crescimento prostático) e são úteis para glândulas maiores, particularmente em combinação com um α-bloqueador, o que demonstrou evitar melhor a retenção urinária e outros sintomas progressivos comuns da obstrução prostática. Mais recentemente, o uso diário de tadalafil, um inibidor da PDE-5 comumente usado no tratamento da disfunção erétil, demonstrou eficácia no tratamento de sintomas relacionados à HPB.

O cateterismo é mandatório na retenção urinária aguda. Pode haver retorno da micção espontânea, mas um cateter deve permanecer por pelo menos alguns dias e, preferivelmente por uma semana, até a volta do tônus do detrusor. Vários estudos documentaram melhora do sucesso de tentativas de micção após a retenção se α-bloqueadores forem iniciados pelo menos 48 horas antes da remoção do cateter. Se várias tentativas de micção falharem, há indicação de tratamento adicional.

> Zeif HJ et al: Alpha blockers prior to removal of a catheter for acute urinary retention in adult men. *Cochrane Database Syst Rev* 2009 Oct 7;(4):CD006744.

B. Cirurgia

A cirurgia para a HPB é oferecida para homens, nos quais o tratamento clínico tenha falhado em obter alívio adequado dos sintomas e/ou melhora de parâmetros objetivos, como o resíduo pós-miccional. Além disso, os homens podem necessitar de cirurgia devido à pouca adesão ao tratamento clínico ou desejo de suspender os medicamentos. As indicações absolutas para a cirurgia na HPB incluem infecções recorrentes, desenvolvimento de cálculos vesicais, insuficiência renal por HPB e retenção urinária persistente, devido à obstrução. Os homens com grandes quantidades de tecido no lobo mediano (protrusão intravesical) tendem a responder menos ao tratamento clínico, se beneficiando mais com a cirurgia precoce.

Há duas abordagens comumente usadas na cirurgia para HPB: transuretral e transabdominal (aberta *vs.* minimamente invasiva). A via transuretral é de longe a mais comum e preferida em pacientes com glândulas que pesam menos de 100 g, pois as taxas de mortalidade são menores e a hospitalização é mais curta. Com novas tecnologias, mesmo glândulas maiores podem ser tratadas com a abordagem transuretral. As glândulas maiores, porém, podem necessitar de cirurgia aberta (enucleação suprapúbica ou retropúbica), dependendo da preferência e experiência do urologista. A cirurgia aberta para HPB é a exceção, em vez de regra, devido à morbidade aumentada.

As abordagens transuretrais são as menos invasivas e necessitam da menor permanência hospitalar (normalmente ambulatorial ou uma noite). O padrão-ouro é a ressecção transuretral da próstata (RTUP) monopolar, na qual um ressectoscópio com eletrodo em alça monopolar é utilizado para remover o tecido obstrutivo da HPB. Há necessidade de solução de irrigação hipotônica e hiponatremia devido a um excesso de absorção sistêmica ("síndrome da RTUP") é uma complicação exclusiva dessa abordagem. Outras complicações da RTUP incluem hematúria, ITU, incontinência de esforço, impotência, ejaculação retrógrada, estenose uretral e esclerose do colo vesical. Incontinência e impotência são raras complicações nas mãos de cirurgiões experientes (< 5%). A RTUP tem demonstrado, de forma confiável, melhorar o escore de sintomas AUA, a taxa de fluxo e o RPM em ensaios clínicos controlados randomizados. O uso mais recente de energia bipolar permitiu o uso de solução fisiológica para a irrigação durante a RTUP, eliminando o risco de hiponatremia.

A vaporização da próstata com *laser* transuretral, com tecnologia de *laser* hólmio ou KTP (titanilfosfato de potássio) demonstrou eficácia semelhante à RTUP em pacientes bem selecionados com glândulas menores. A principal vantagem das abordagens com *laser* é o menor risco de hemorragia e, até mesmo, a capacidade de realizar o procedimento em pacientes que usam anticoagulantes. A enucleação da próstata com *laser* de hólmio (HOLEP) utiliza a energia do *laser* para enuclear o adenoma prostático (em vez de vaporizar os tecidos). O tecido deve ser morcelado para ser removido por meio do ressectoscópio. A HOLEP tem eficácia semelhante à RTUP e à vaporização com *laser*, mas pode ser tecnicamente mais difícil.

Uma abordagem transuretral alternativa para o tratamento da HPB é a incisão transuretral da próstata (ITUP). Esse procedimento consiste em uma incisão linear, começando no colo vesical e terminando distalmente no verumontano, permitindo a exposição de toda a uretra prostática. Normalmente, são feitas duas incisões com uma corrente de corte nas posições de 5 e 7 horas. A ITUP costuma ser reservada para homens com colo vesical íngreme/alto ou próstatas pequenas/obstrutivas de 30 g ou menos.

A enucleação aberta ou robótica da próstata para a HPB é reservada para glândulas maiores, quando as abordagens transuretrais não poderiam remover tecido suficiente para oferecer alívio duradouro da obstrução.

▶ Prognóstico

A maioria dos pacientes com sintomas evidentes obtém alívio considerável e melhora substancial no fluxo de urina após o tratamento cirúrgico; porém, aqueles com as formas mais leves podem se beneficiar da terapia farmacológica. A menos que existam indicações absolutas para a cirurgia (ver anteriormente), a maioria dos homens começa com tratamento clínico e progride para a intervenção cirúrgica se persistirem os sintomas substanciais.

> American Urological Association Guideline: Management Of Benign Prostatic Hyperplasia (BPH). Available at www.auanet.org. Accessed May 10, 2014.

ESTENOSE URETRAL

As estenoses uretrais adquiridas em homens podem ser causadas por trauma externo ou por instrumentação prévia (mais comum). As estenoses podem ser inflamatórias, devido à gonorreia, à uretrite tuberculosa ou à esquistossomose, ou podem, raramente, ser complicação de câncer. Os sintomas comuns na apresentação são disúria, jato fraco, desvio do jato urinário, retenção urinária e infecção do trato urinário. Podem ser vistas evidências de fibrose, devido a trauma ou à induração e fístula perineal. A uretroscopia revela o grau de estreitamento. Uma uretrocistografia retrógrada delineia o local e o grau da estenose.

A estenose uretral deve ser diferenciada da obstrução da via de saída vesical por HPB, cálculos uretrais impactados, corpo estranho uretral e tumores.

O tratamento inicial consiste em uretrotomia interna transuretral sob visão direta (incisão da estenose). São obtidos bons resultados em 75% dos pacientes. Para estenoses longas e densas ou naquelas que não respondem a uma uretrotomia interna inicial, está indicado o reparo cirúrgico aberto. Isso, provavelmente, é melhor obtido pela via transpúbica ou perineal se a lesão envolver a uretra membranosa. Se a uretra bulbar for envolvida, está indicada a abordagem perineal; se houver envolvimento da uretra distal/peniana, a abordagem peniana ventral é apropriada. A anastomose terminoterminal é satisfatória para estenoses de segmentos curtos, geralmente de 2 cm ou menos, com mais de 90% de taxa de sucesso. As estenoses mais longas costumam necessitar de retalhos de pedículos para estenoses uretrais distais ou enxertos (p. ex., mucosa bucal) para estenoses proximais.

> Lee YJ et al: Current management of urethral stricture. *Korean J Urol* 2013 Sep;54(9):561-569.

HEMATÚRIA

A hematúria, macro ou microscópica, é motivo de consulta urológica comum, pois ela pode ser o sinal de apresentação de doença maligna urológica subjacente. A urina de coloração vermelha não necessariamente inclui sangue e o exame microscópico à procura de hemácias é prudente. A hematúria microscópica é definida como três ou mais hemácias por campo de grande aumento na microscopia da urina, em duas de três amostras, adequadamente coletadas. O grau de hematúria não tem relação com a gravidade da causa subjacente. O exame com fita urinária é o método mais simples para a verificação de sangue e tem uma sensibilidade de 91 a 100% e uma especificidade de 65 a 99%. Deve-se ter cautela devido a falso-positivos (sangue menstrual, mioglobina e hemólise, entre outras causas) e falso-negativos (fita exposta à umidade e à presença de agentes redutores, como o ácido ascórbico), pois isso pode levar a resultados errôneos. Por essa razão, a avaliação adicional da hematúria microscópica é realizada apenas quando a análise microscópica confirma o diagnóstico. O conhecimento do histórico médico e dos medicamentos ajuda a descartar outras causas de cor alterada na urina. Beterrabas, rifampicina e fenazopiridina, entre outras substâncias, podem causar alteração na cor da urina. A anticoagulação em níveis terapêuticos normais não predispõe a hematúria e os pacientes devem ser avaliados para a hematúria, pois 13 a 45% desses pacientes podem ter doença urológica significativa.

Idealmente, deve ser coletada uma amostra limpa de jato médio. Se isso não for possível, está indicada uma amostra por cateterismo. É importante observar que a hematúria pode ser causada por doença urológica ou do parênquima renal. O diagnóstico diferencial inclui, assim, causas benignas como cálculos renais ou vesicais, necrose papilar, infecções do trato urinário, prostatite ou instrumentação, além de causas malignas como câncer de rim, de pelve renal, de bexiga, de próstata ou de uretra. As causas parenquimatosas renais de hematúria incluem doença renal glomerular e intersticial. Esses pacientes podem ter proteinúria e cilindros no exame de urina e as hemácias costumam ser dismórficas. A avaliação nefrológica é necessária para a hematúria associada à doença renal glomerular ou intersticial.

Os pacientes com hematúria encaminhados para a urologia são classificados em grupos de risco baixo e alto. O grupo de alto risco inclui tabagistas, idade maior que 40 anos, histórico de exposição à radioterapia pélvica ou ciclofosfamida, exposição ocupacional a agentes químicos ou corantes e histórico de infecções do trato urinário ou outros distúrbios urológicos. Recomenda-se que seja realizada uma avaliação completa em todos os pacientes com hematúria sintomática, em todos os pacientes com hematúria macroscópica e em pacientes de alto risco com hematúria microscópica. Essa avaliação inclui anamnese e exame físico, creatinina sérica, exame de imagem do trato superior (normalmente urotomografia), cistoscopia e citologia urinária. Os pacientes assintomáticos com menos de 40 anos de idade e com hematúria microscópica e sem fatores de risco podem ser avaliados com exame de imagem do trato superior e cistoscopia ou citologia urinária, pois o risco de doença significativa nessa população é muito baixo. Se a avaliação for negativa, recomenda-se que o paciente seja avaliado com exame de urina, citologia urinária e verificação da pressão arterial em 6, 12, 24 e 36 meses.

INFECÇÕES DO TRATO URINÁRIO

A infecção do trato urinário é o segundo tipo mais comum de infecção em humanos e é frequentemente encontrada por médicos da atenção primária e urologistas.

Essas infecções são causadas por uma variedade de bactérias piogênicas que, normalmente, produzem uma resposta tecidual inespecífica. Os microrganismos mais comuns são as bactérias gram-negativas, em especial a *Escherichia coli*. Menos comuns são *Enterobacter aerogenes*, *Proteus vulgaris*, *Proteus mirabilis*, *Pseudomonas aeruginosa* e *Enterococcus faecalis*.

Devido ao comprimento menor da uretra feminina e à colonização bacteriana do introito, a infecção ascendente é uma ocorrência comum em meninas e em mulheres sexualmente ativas. Nos homens, a infecção ascendente costuma ser consequência de instrumentação uretral.

Embora seja relativamente incomum, a infecção do trato urinário descendente ou hematogênica costuma estar associada a distúrbios locais do trato urinário – mais comumente obstrução e estase; menos comumente trauma, corpo estranho ou tumores.

Algumas vezes, a disseminação linfática ocorre a partir do intestino grosso ou do colo uterino e anexos nas mulheres por meio dos linfáticos perivesicais e periuretrais.

Pode haver extensão direta para a bexiga urinária de processos inflamatórios próximos (p. ex., abscesso de apêndice, fístula enterovesical ou abscesso pélvico).

Fatores predisponentes

As infecções costumam começar ou serem sustentadas por fatores predisponentes. Os fatores sistêmicos predisponentes incluem diabetes melito, imunossupressão e desnutrição; esses distúrbios provavelmente interferem com os mecanismos de defesa normais da bexiga e do corpo. Os fatores predisponentes locais incluem incontinência, constipação, obstrução orgânica ou funcional, estase (urina residual), corpo estranho (especialmente cateteres e cálculos), tumores ou tecido necrótico. O refluxo vesicoureteral facilita o transporte de bactérias da bexiga para os rins, o que, subsequentemente, predispõe à pielonefrite.

▶ Classificação da infecção do trato urinário

A infecção do trato urinário é classificada como (1) infecção do trato urinário superior (mais comumente pielonefrite aguda ou crônica ou infecção por abscesso renal), (2) infecção do trato urinário inferior (cistite ou uretrite) ou (3) infecção genital (prostatite, epididimite, vesiculite seminal ou orquite).

▶ Instrumentação ou cirurgia urológica e infecção do trato urinário

Na ausência de infecção do trato urinário, a cirurgia do trato urinário superior deve necessitar apenas de terapia antibacteriana profilática a curto prazo. Na presença de infecção, deve-se tentar esterilizar o sistema antes da cirurgia. Se houver necessidade de *stent* ou tubo de drenagem e não houver sintomas de infecção, a colonização não necessita de terapia antibacteriana até a troca ou remoção do *stent* ou tubo. A profilaxia antibacteriana de amplo espectro é iniciada nesse momento.

Na cirurgia do trato urinário inferior, a terapia antibacteriana é aconselhada antes de cirurgias que envolvam a uretra e a bexiga, especialmente em mulheres com probabilidade de contaminação com microrganismos vaginais. Os homens submetidos a prostatectomia para prostatismo obstrutivo costumam ter infecção do trato urinário, em especial quando é usada a drenagem com cateter antes da cirurgia. Nesses casos, a terapia antimicrobiana é necessária antes e depois da cirurgia para evitar bacteriemia.

Na presença de infecção do trato urinário, qualquer instrumentação uretral tem risco de bacteriemia e, possivelmente, de sepse – com mais chances de isso ocorrer em homens do que em mulheres. A cobertura antibacteriana adequada deve ser instituída antes da manipulação.

A. Princípios do cateterismo

Após um único cateterismo de curta duração, a taxa de infecção é de 1 a 5%. Porém, em determinados pacientes – gestantes, idosos ou pacientes debilitados – e na presença de doença urológica, o risco é muito maior. Um cateter de demora costuma levar à colonização bacteriana, especialmente nas mulheres. A incidência é proporcional à duração do cateterismo e chega a cerca de 95% após 5 dias.

A estrita técnica asséptica é de importância fundamental no cateterismo. A limpeza adequada da genitália é fundamental. As preparações de iodofor podem ser usadas para a limpeza do introito vaginal ou da glande peniana. Muitos agentes patogênicos comuns do trato urinário estão presentes na flora colônica normal e esses microrganismos, geralmente, ganham acesso ao trato urinário de pacientes cateterizados. A contaminação cruzada de cateteres urinários (transmissão passiva de bactérias entre pacientes pelas mãos da equipe hospitalar) é um modo frequente de transferência de microrganismos resistentes. As medidas direcionadas para a prevenção de contaminação cruzada de cateteres são fundamentais. A drenagem fechada por cateter é provavelmente a melhor maneira de reduzir a contaminação cruzada.

Com a técnica estéril durante o cateterismo e um sistema de drenagem fechado, a maioria dos cateteres pode se manter estéril por 48 a 72 horas. Em um sistema de drenagem fechada, a adição de uma válvula de vedação ou unidirecional evita o refluxo de urina da bolsa coletora para o tubo de drenagem e também ajuda a evitar infecções. Os princípios gerais são os seguintes: (1) Os cateteres de demora devem ser usados apenas quando forem absolutamente necessários. (2) Os cateteres devem ser inseridos com estrita técnica asséptica. (3) Um sistema de drenagem fechado, preferencialmente com uma válvula unidirecional, é aconselhável. (4) É fundamental uma drenagem por gravidade e sem obstruções. (5) A irrigação desnecessária do sistema deve ser evitada. (6) Se o cateter for necessário por um período prolongado, ele deve ser trocado a cada 2 a 4 semanas para minimizar a incrustação e formação de cálculos. (7) Os pacientes cateterizados com colonização assintomática do cateter devem receber antimicrobianos logo antes da troca ou remoção do cateter e não durante o período de duração do cateterismo, a menos que haja infecção sintomática.

B. Avaliação

Recomenda-se exames de imagem do trato urinário em todos os lactentes e crianças febris após a primeira infecção do trato urinário. Os exames de imagem incluem ultrassonografia renal e da bexiga e uma uretrocistografia. A ultrassonografia renal pode detectar hidronefrose, anomalias de duplicação, cálculos ou anormalidades da parede vesical, sendo que os exames devem ser obtidos assim que possível. Uma cistografia deve ser obtida pela instilação de meio de contraste com fluoroscopia ou por instilação de um radionuclídeo. A cistografia com radionuclídeos tem a vantagem de diminuir a quantidade de radiação, enquanto a uretrocistografia contrastada tem a vantagem de fornecer mais detalhes anatômicos, o que pode ajudar na detecção de anormalidades vesicais ou uretrais. Ambos os métodos devem incluir uma fase miccional, pois o refluxo é a anormalidade mais comumente detectada e pode ocorrer apenas durante a micção. A cistografia deve ser obtida assim que a criança eliminar a infecção.

As recomendações de exames de imagem nos adultos com uma infecção do trato urinário variam conforme o histórico prévio do paciente e os sintomas de apresentação. A ultrassonografia renal/vesical é um bom exame inicial para identificar fontes de infecção no trato superior (p. ex., hidronefrose, cálculos ou abscesso) e inferior (p. ex., retenção urinária ou cálculos vesicais). A TC com contraste intravenoso pode identificar estigmas de pielonefrite (ver adiante).

C. Terapia antibacteriana

A escolha de antimicrobianos depende do tipo de microrganismo e de sua sensibilidade, conforme determinado pelas culturas de urina. Nas infecções não complicadas, as concentrações urinárias adequadas do antimicrobiano determinam a sua eficácia, mas em casos de bacteremia e choque séptico, as concentrações séricas são fundamentais. Os medicamentos orais comumente usados são sulfonamidas, nitrofurantoína, ampicilina, sulfametoxazol-trimetoprim, fluoroquinolonas e oxitetraciclina. Para a terapia parenteral, aminoglicosídeos e cefalosporinas são eficazes contra os microrganismos mais comuns (i.e., *P. mirabilis*, *E. aerogenes* e *P. aeruginosa*).

PIELONEFRITE AGUDA

▶ Considerações gerais

Exceto na presença de estase, corpo estranho, trauma ou instrumentação, a pielonefrite é um tipo de infecção ascendente. Os microrganismos patogênicos geralmente alcançam o rim a partir da bexiga, muitas vezes por meio de uma junção ureterovesical incompetente.

▶ Achados clínicos

A. Sinais e sintomas

Nas crises agudas, a dor está presente em um ou ambos os flancos. O diagnóstico em lactentes exige um alto índice de desconfiança, pois eles podem se apresentar com sintomas inespecíficos como febre e dificuldade de ganhar peso. As crianças pequenas comumente apresentam dor abdominal mal localizada; pode haver sintomas irritativos do trato urinário inferior. Calafrios e febre são comuns. Infecções graves podem produzir hipotensão, vasoconstrição periférica e insuficiência renal aguda. Hematúria macroscópica não é comum, mas pode ser observada mais frequentemente em mulheres e em idosos.

B. Exames laboratoriais

Piúria e bacteriúria são achados consistentes. Leucocitose com desvio para a esquerda é comum. A cultura de urina identifica o microrganismo.

C. Exames de imagem

Nas crises agudas, apenas alterações mínimas, como atraso de visualização e pouca capacidade de concentração, são observadas na urografia intravenosa. A TC pode demonstrar zonas de redução do realce de contraste no parênquima renal, bem como formação de bandas na gordura perinéfrica. Cálculos renais ou ureterais podem ser vistos na radiografia simples de abdome ou na TC sem contraste. A radiografia de tórax pode mostrar um pequeno derrame pleural ipsolateral.

▶ Diagnóstico diferencial

Pneumonia, colecistite aguda ou infarto esplênico podem ser confundidos com pielonefrite. A apendicite aguda pode, algumas vezes, causar piúria e hematúria microscópica. Qualquer doença abdominal aguda, como pancreatite, diverticulite ou isquemia intestinal pode simular pielonefrite. Anamnese apropriada, exame físico, exame comum de urina e exames de imagem, geralmente, fazem a distinção.

▶ Complicações

Se o diagnóstico não for feito na fase aguda, a infecção pode ficar crônica. A pielonefrite aguda e crônica pode causar dano renal progressivo e formação de abscesso.

▶ Tratamento

A terapia antimicrobiana específica deve ser administrada por pelo menos 7 dias para erradicar o microrganismo infectante, após a adequada identificação e determinação da sensibilidade. O tratamento sintomático está indicado para a dor e para os sintomas irritativos miccionais. Há necessidade de uma ingesta adequada de líquidos para garantir um débito urinário ideal. A falha na identificação e tratamento simultâneos de fatores predisponentes (p. ex., obstrução) é a principal causa de falha na resposta ao tratamento, levando à infecção progressiva, à pielonefrite crônica e, possivelmente, à sepse. Os pacientes que não respondem a antimicrobianos sensíveis conforme os exames de cultura devem fazer exames de imagem, pesquisando obstrução intrínseca (p. ex., cálculos) e extrínseca ou abscesso renal.

▶ Prognóstico

O prognóstico é bom quando instituído tratamento adequado da infecção e dos fatores predisponentes, dependendo do grau de dano preexistente no parênquima renal.

PIELONEFRITE ENFISEMATOSA

A pielonefrite enfisematosa é uma forma de pielonefrite necrosante aguda secundária a uma bactéria produtora de gás (*E. coli* em 66% dos casos e *Klebsiella* em 26%). Ela é comumente vista em pacientes com diabetes mal controlado (mais de 90% dos casos) ou em pacientes com obstrução do trato urinário superior. O diagnóstico é feito pelos sinais habituais de pielonefrite aguda e pela presença de gás no sistema coletor renal e parênquima nas radiografias simples, ultrassonografia ou TC. A condição é potencialmente fatal com uma taxa de mortalidade de 40 a 80% com apenas o uso de antimicrobianos intravenosos. A obstrução necessita de drenagem percutânea ou colocação de *stent*. O tratamento cirúrgico, incluindo a nefrectomia e drenagem junto com antimicrobianos, diminui a taxa de mortalidade para menos de 20%.

PIELONEFRITE CRÔNICA

A pielonefrite crônica resulta de pielonefrite aguda recorrente ou com tratamento inadequado. O diagnóstico é primariamente feito por radiografia, pois os pacientes raramente têm sinais e sintomas até tarde na evolução da doença, quando desenvolvem dor crônica no flanco, hipertensão, anemia ou insuficiência renal. A piúria não é um achado consistente. Como a pielonefrite crônica pode ser uma resposta imune localizada e progressiva iniciada por bactérias há muito erradicadas, as culturas de urina costumam ser estéreis. Os casos iniciais podem não apresentar alterações na urografia intravenosa, enquanto os casos tardios podem revelar rins pequenos com deformidades calicinais típicas (achatamento) e evidências de fibrose periférica e córtex afilado. A uretrocistografia pode documentar refluxo vesicoureteral como a causa. As complicações incluem hipertensão, formação de cálculos e insuficiência renal crônica.

A terapia antimicrobiana não é útil nesses pacientes, a menos que possa ser documentada a infecção continuada. O prognóstico depende do estado da função renal, mas, geralmente, não é bom, em especial quando a doença é contraída na infância. Costuma haver deterioração progressiva da função renal.

A **pielonefrite xantogranulomatosa** é uma forma de pielonefrite crônica, vista com mais frequência em mulheres diabéticas na meia-idade e, raramente, em crianças. A doença costuma ser unilateral e está associada à obstrução prolongada por nefrolitíase. Os pacientes costumam apresentar sintomas inespecíficos semelhantes àqueles da pielonefrite aguda, mas apresentam rim de tamanho aumentado com cálculos e uma massa muitas vezes indistinguível de um tumor. As espécies de *Proteus* costumam ser o agente causador. A nefrectomia costuma ser o tratamento de escolha, embora uma nefrectomia parcial possa ser realizada para a doença local. O exame histológico confirma o diagnóstico após a nefrectomia pela demonstração de macrófagos espumosos cheios de lipídeos.

NECROSE PAPILAR

Esse distúrbio consiste em necrose isquêmica das papilas renais ou de toda a pirâmide. A ingestão excessiva de analgésicos, traço falciforme, diabetes, obstrução com infecção e condições sistêmicas que diminuem o fluxo sanguíneo renal são fatores predisponentes comuns.

Os sintomas costumam ser aqueles de cistite crônica com exacerbações recorrentes de pielonefrite. Pode haver dor renal e cólica renal. As manifestações de azotemia podem ser os sintomas de apresentação. Nas crises agudas, pode ocorrer dor localizada à palpação do flanco e a toxemia generalizada. Os achados laboratoriais consistem em piúria, hematúria, ocasionalmente, glicosúria e acidose. O déficit de função renal é demonstrado por elevação dos níveis séricos de creatinina e ureia. A urografia intravenosa geralmente mostra déficit de função renal e má visualização nos casos avançados. Pode-se observar ulceração, cavitação ou rupturas lineares na base das papilas e defeitos radiotransparentes devido à descamação de papilas; estes últimos podem calcificar. A urografia retrógrada pode ser necessária para obter exame de imagem adequado se a função renal estiver marcadamente reduzida.

As medidas preventivas consistem no tratamento adequado dos pacientes diabéticos com infecções recorrentes e evita-se o uso crônico de compostos analgésicos contendo fenacetina e ácido acetilsalicílico.

Pode haver necessidade de terapia antibacteriana intensiva, embora ela comumente não seja bem-sucedida na erradicação da infecção. Há pouco para ser feito cirurgicamente, exceto a remoção de papilas causadoras de obstrução e a correção de fatores predisponentes (p. ex., refluxo, obstrução), se isso for identificado.

Nos casos graves, o prognóstico é ruim. Pode haver necessidade de transplante renal.

ABSCESSO RENAL

Embora o abscesso renal algumas vezes se deva à disseminação hematogênica de uma infecção estafilocócica distante, a maioria dos abscessos é secundária a infecções inespecíficas crônicas dos rins, geralmente complicadas pela formação de cálculos. O início pode ser agudo com febre alta, mas, algumas vezes, febre baixa e mal estar são os sintomas de apresentação. A dor localizada à palpação do ângulo costovertebral e uma massa palpável no flanco podem estar presentes. Pode haver uma massa evidente na urografia intravenosa, na cintilografia com DTPA, na ultrassonografia, na TC ou na angiografia renal. Se o abscesso for causado por disseminação hematogênica, a urina não contém bactérias, a menos que o abscesso tenha rompido para dentro do sistema pelvicalicial. Com mais frequência, são encontrados microrganismos gram-negativos, como seria esperado pela preponderância de infecção ascendente.

Se a sensibilidade dos microrganismos puder ser estabelecida por exames apropriados (culturas de sangue e urina e exames de sensibilidade), terapia antimicrobiana adequada está indicada. Muitas infecções respondem à drenagem percutânea e irrigação com soluções antimicrobianas, especialmente nos casos de abscessos com uma única cavidade, conforme visualizado por ultrassonografia ou TC. Nos abscessos multiloculares ou com bacteriemia persistente apesar de drenagem percutânea, pode haver necessidade de drenagem cirúrgica ou até de heminefrectomia.

Quando o abscesso é secundário à infecção renal crônica, a nefrectomia costuma estar indicada devido à destruição avançada do rim.

ABSCESSO PERINÉFRICO

O abscesso entre a cápsula renal e a fáscia perirrenal mais frequentemente resulta da ruptura de um abscesso intrarrenal para dentro do espaço perinéfrico. *E. coli* é o microrganismo causador mais comum. A patogênese costuma iniciar com pionefrose grave, secundária à obstrução, como em casos de cálculo renal ou ureteral. Os achados clínicos são semelhantes àqueles do abscesso renal. É comum haver um derrame pleural no lado afetado e sinais de irritação do músculo psoas. As radiografias simples de abdome podem mostrar obliteração da sombra do músculo psoas e a urografia intravenosa pode mostrar pouca concentração do meio de contraste, além de hidronefrose. Atualmente, TC é o método de imagem de escolha para o diagnóstico.

O tratamento envolve a imediata drenagem do abscesso e o uso de antimicrobianos sistêmicos adequados, incluindo a cobertura de anaeróbios. A drenagem percutânea costuma ser bem-sucedida; porém, a drenagem cirúrgica aberta é necessária se a drenagem percutânea for incompleta.

CISTITE

A cistite é mais comum em mulheres e costuma ser uma infecção ascendente. Nos homens, ela geralmente ocorre em associação a obstrução uretral ou prostática, prostatite, corpo estranho ou tumores. A bexiga urinária costuma ser capaz de eliminar inoculação bacteriana, a menos que um processo patológico subjacente interfira com seus mecanismos de defesa.

Na fase aguda, os principais sintomas da cistite são disúria, frequência, urgência e hematúria; febre de baixo grau e dor suprapúbica, perineal e lombar baixa podem estar presentes. Na cistite crônica, os sintomas irritativos costumam ser mais leves.

Pode haver evidências de prostatite, uretrite ou vaginite. Os achados laboratoriais, além de hematúria, consistem em bacteriúria e piúria. A leucocitose não é comum. A cultura de urina identifica o microrganismo. A cistoscopia não é aconselhável na fase aguda. Na cistite crônica, pode haver evidências de irritação da mucosa.

Em qualquer infecção recorrente documentada do trato urinário inferior (particularmente em homens), está indicada uma avaliação urológica completa. A instrumentação é contraindicada na fase aguda, mas a cistoscopia é fundamental para identificar o fator predisponente na cistite bacteriana crônica ou recorrente. O trato superior deve ser investigado com ultrassonografia renal quando não for identificada uma fonte de infecção no trato inferior.

A terapia antibacteriana específica é administrada de acordo com os exames de sensibilidade dos microrganismos isolados (*E. coli* em > 80% dos casos). A esterilização da urina deve, geralmente, ser seguida por um período variável de terapia antimicrobiana contínua (dependendo do fator predisponente ou da cronicidade e recorrência da doença). O uso prolongado de medicamentos supressivos costuma estar indicado em casos associados à disfunção da micção.

Nas mulheres com cistite pós-coital recorrente, a pré-medicação (p. ex., sulfonamidas, nitrofurantoína) na noite da relação sexual e no dia seguinte, além da micção pós-coital imediata, causam redução das recorrências.

PROSTATITE

▶ Prostatite bacteriana aguda

A prostatite bacteriana aguda é uma doença febril aguda causada por bactérias coliformes ascendentes, que frequentemente colonizam a uretra masculina. Os sintomas incluem febre alta, calafrios, dor lombar baixa e perineal, além de frequência e urgência urinária com jato diminuído ou retenção. Ao exame, a próstata é extremamente dolorosa, edemaciada e quente à palpação. Pode haver um abscesso flutuante palpável. A próstata deve ser examinada com cuidado, pois a palpação vigorosa pode causar sepse aguda. Os achados laboratoriais incluem piúria, bacteriúria e leucocitose.

O manejo transuretral por cateter ou cistoscopia deve ser evitado, se possível; a retenção urinária deve ser tratada pela delicada introdução de um cateter uretral ou pela introdução de sonda percutânea suprapúbica. O tratamento com antimicrobianos sistêmicos (fluoroquinolonas ou aminoglicosídeos e ampicilina-cefalosporina) deve ser iniciado imediatamente e deve ser ajustado depois, quando os resultados das culturas de urina ou sangue (ou ambas) e os exames de sensibilidade forem conhecidos. E. coli é encontrada em 80% dos casos. O tratamento com antimicrobianos orais por várias semanas, após a fase inicial ter passado, é necessário para a erradicação completa das bactérias.

O **abscesso prostático** pode ocorrer após uma prostatite aguda (normalmente por bactérias gram-negativas) ou por disseminação hematogênica, em geral, por espécies gram-positivas de *Staphylococcus*. Os exames de imagem (TC, RM ou ultrassonografia) da pelve identificam uma coleção hipodensa de fluido dentro do parênquima prostático. O tratamento inclui um longo ciclo de antimicrobianos sensíveis à cultura e à drenagem do abscesso. A drenagem transretal com agulha e o destelhamento transuretral do abscesso são modalidades bem-sucedidas. A drenagem transretal com agulha guiada por ultrassonografia pode ser realizada sob anestesia local, com ou sem sedação intravenosa, enquanto o destelhamento transuretral do abscesso é realizada com um ressectoscópio no bloco cirúrgico, normalmente, sob anestesia geral. Assim, se for possível, parece razoável tentar primeiro a drenagem transretal e, se o abscesso recorrer ou persistir, então, deve-se realizar o detalhamento transuretral do abscesso.

▶ Prostatite crônica

A prostatite crônica é um problema comum e complexo. Com o diagnóstico diferencial incluindo uretrite, prostatite bacteriana e não bacteriana, prostatodinia (síndrome da dor pélvica crônica [SDPC]) e vesiculite seminal, a definição do diagnóstico correto pode ser difícil mesmo para o especialista. Os sintomas são variados e incluem dor suprapúbica, dor lombar baixa, orquialgia, disúria na ponta do pênis, além de frequência e urgência urinária. O exame de urina pode ser normal. Pode haver uma secreção uretral clara esbranquiçada. O exame da próstata pode ser normal ou revelar uma próstata mole e edemaciada.

As secreções prostáticas exprimidas podem conter numerosos leucócitos (> 10 por campo de grande aumento) em grupos, além de macrófagos. As culturas de urina costumam ser estéreis, mas as culturas das secreções prostáticas exprimidas e a urina obtida após massagem prostática, geralmente, são positivas na prostatite bacteriana. *Chlamydia* e *Ureaplasma* podem ser o microrganismo causador, especialmente em homens com menos de 35 anos de idade. A determinação do local da infecção pode necessitar de culturas diferenciais. A primeira parte do jato urinário expelido é coletada como amostra 1 e o material do jato médio como amostra 2. A próstata é, então, massageada para a obtenção de secreções prostáticas exprimidas e a urina pós-massagem é coletada como amostra 3. As contagens diferenciais de leucócitos e bactérias de cada uma dessas amostras podem ajudar a localizar a infecção. Se a amostra 1 tiver altos níveis de leucócitos e bactérias em relação às outras amostras, é provável haver uretrite; se a amostra 2 tiver níveis elevados, é provável haver infecção acima do colo vesical; e se as secreções prostáticas exprimidas, amostra 3 ou ambas, tiverem contagens elevadas, é provável haver prostatite.

Na prostatite bacteriana crônica, um ciclo de pelo menos 4 a 6 semanas de uma fluoroquinolona ou sulfametoxazol-trimetoprim costuma ser administrado. Tratamento cirúrgico para prostatite raramente é indicado ou é útil. Alguns pacientes melhoram após a suspensão de cafeína e álcool e alguns poucos respondem com massagens prostáticas repetidas. Os pacientes sem evidências de infecção bacteriana ou achados obstrutivos e aqueles com dor pélvica recorrente em associação a disfunção miccional (p. ex., jato urinário intermitente ou fraco) podem ser tratados com agentes bloqueadores α-adrenérgicos ou *biofeedback* para diminuir o tônus do esfíncter interno e externo. Os inibidores da 5α-redutase podem ser úteis.

EPIDIDIMITE AGUDA

A epididimite aguda é mais comumente uma doença de homens jovens, causada por infecção bacteriana ascendente a partir da uretra ou próstata. A doença é menos comum em homens mais velhos, mas quando ocorre, ela costuma ser causada por infecção secundária à obstrução do trato urinário ou instrumentação.

Os sintomas são dor escrotal súbita, rápido aumento de volume escrotal unilateral e sensibilidade marcada à palpação que se estende até o cordão espermático na virilha e pode ser aliviada pela elevação escrotal (**sinal de Prehn**). A febre está presente. Pode haver hidrocele aguda resultante e pode ocorrer orquite secundária com testículo edemaciado e doloroso. Os exames laboratoriais revelam piúria, bacteriúria e marcada leucocitose.

A epididimite deve ser diferenciada de torção testicular, de tumor testicular e de epididimite tuberculosa. A cintilografia com tecnécio-99m pertecnetato revela aumento de captação na epididimite, mas captação reduzida na torção. A ultrassonografia escrotal diferencia entre a massa sólida de um tumor de testículo e um epidídimo inflamado e aumentado de tamanho e pode também identificar abscesso de epidídimo ou testículo, o que necessita de tratamento cirúrgico. O fluxo sanguíneo aumentado na ultrassonografia com Doppler pode ajudar a diferenciar entre epididimite e torção, embora ela não seja completamente confiável.

A cultura de aspirados de epidídimos inflamados, em homens com menos de 35 anos de idade, tende a crescer gonococos e *Chlamydia*; em homens com mais de 35 anos de idade a *E. coli* é mais comum. Porém, a aspiração do epidídimo para a cultura não costuma ser necessária como rotina. Piúria e cultura de urina negativa sugerem a presença de infecção por *Chlamydia* na próstata e no epidídimo. (Ver também a seção sobre Tuberculose.)

O tratamento consiste em antimicrobianos, em geral, ceftriaxona e doxiciclina em homens com menos de 35 anos de idade e fluoroquinolonas naqueles com mais de 35 anos. Em alguns pacientes, a dor é aliviada com a hipotermia escrotal e deve-se considerar a infiltração do cordão espermático com bupivacaína a 1%. Os agentes anti-inflamatórios não esteroides são recomendados para ajudar no alívio da dor. Na maioria das situações, o tratamento imediato resulta em rápida resolução da dor, febre e edema. Os pacientes devem evitar esforços por 1 a 3 semanas.

As exacerbações podem ser controladas com o tratamento do fator predisponente. A epididimite crônica raramente melhora completamente; ela não tem consequências, exceto em alguns casos bilaterais, quando pode haver esterilidade devido à fibrose e à obstrução dos delicados túbulos do epidídimo. Raras vezes há necessidade de epididimectomia para a dor severa e refratária.

TUBERCULOSE

A tuberculose é uma infecção geniturinária que, frequentemente, passa despercebida e que deve ser considerada em qualquer caso de piúria sem bacteriúria ou em qualquer caso de infecção do trato urinário que não responde ao tratamento.

A tuberculose geniturinária é sempre secundária à infecção pulmonar, embora, em muitos casos, o foco primário tenha cicatrizado, ou seja, quiescente. A infecção ocorre por disseminação hematogênica. Os rins e (menos comumente) a próstata são os principais locais de envolvimento do trato urinário, embora qualquer parte do sistema geniturinário possa ser acometida.

▶ Patologia

A tuberculose renal geralmente começa como um tuberculoma que, gradualmente, aumenta de tamanho, forma cáseo e, por fim, sofre ulceração, drenando para o sistema pelvicalicial. A formação de cáseo e a fibrose são as principais características patológicas da tuberculose renal. No ureter, a tuberculose geralmente leva a estenoses distais, periureterite e à fibrose mural.

Na bexiga, a infecção se caracteriza por áreas de hiperemia e por um grupo coalescente de tubérculos, seguidos por ulcerações. A fibrose e contração da parede vesical são os resultados finais.

O envolvimento uretral no homem é incomum, mas, quando presente, leva à estenose uretral, em geral na porção bulbar. Abscessos e fístulas periuretrais são possíveis complicações.

A tuberculose genital pode envolver a próstata, as vesículas seminais e os epidídimos, de maneira separada ou em associação ao envolvimento renal. A formação de tubérculos com posterior formação de cáseo e fibrose é a característica patológica básica. A próstata aumenta de volume com nódulos palpáveis e uma consistência irregular. A vesícula seminal acometida é fibrótica e distendida. Induração e espessamento do epidídimo e formação de contas no *vas deferens* são achados característicos. Os testículos raramente estão envolvidos.

▶ Achados clínicos

A. Sinais e sintomas

O paciente comumente apresenta irritação do trato urinário inferior, geralmente com piúria. As manifestações menos comuns são hematúria, dor renal e cólica renal.

B. Exames laboratoriais

A piúria "estéril" é a regra, mas 15% dos casos têm infecção bacteriana secundária (p. ex., *E. coli*). Microbactérias podem ser identificadas na coloração de BAAR do sedimento centrifugado da primeira urina da manhã, coletada em três dias consecutivos (positiva em 90% dos casos). A cultura do sedimento deve identificar as micobactérias, que devem ser testadas com niacina e nitrato, ambos devem ser positivos para um diagnóstico de *Mycobacterium tuberculosis*.

C. Exames de imagem

Os achados radiológicos que sugerem tuberculose geniturinária incluem cavidades caseosas renais tipo "mordida de mariposa" ou cálices bizarros e irregulares. Estenoses em ureteres retos, rígidos e moderadamente dilatados e uma bexiga contraída com refluxo vesicoureteral são evidências sugestivas.

▶ Tratamento

A. Tratamento clínico

A tuberculose deve ser tratada como uma doença sistêmica. Após estabelecer o diagnóstico é indicado o tratamento clínico, independentemente da necessidade de cirurgia. Sempre que possível, o tratamento clínico deve ser continuado por pelo menos 3 meses antes de se considerar a cirurgia.

Os medicamentos ativos contra a tuberculose incluem rifampicina, isoniazida, pirazinamida, etambutol e estreptomicina. O tratamento inicial padrão é feito com rifampicina, isoniazida e pirazinamida por 8 semanas. A piridoxina, 100 mg/dia, é administrada em doses divididas para contra-atacar o efeito de depleção de vitamina B_6 da isoniazida. Em pacientes com infecções mais graves, etambutol e estreptomicina podem ser acrescentados ao tratamento inicial. Após as 8 semanas iniciais de tratamento, rifampicina e isoniazida são continuadas em combinação, três vezes por semana por mais 8 semanas. Os exames de função hepática devem ser acompanhados em vista da hepatotoxicidade da rifampicina, isoniazida e pirazinamida.

B. Medidas cirúrgicas

Se o tratamento clínico falhar na cura de uma infecção unilateral, pode haver necessidade de nefrectomia. Porém, isso é raro. Na doença bilateral que tenha danificado gravemente um rim e que esteja em estágio inicial no outro, pode ser considerada a nefrectomia unilateral; em lesões polares localizadas, pode ser feita a nefrectomia parcial.

No envolvimento unilateral do epidídimo, está indicada a epididimectomia e a vasectomia contralateral para evitar a descida da infecção para a próstata; a epididimectomia bilateral deve ser feita se ambos os lados estiverem envolvidos.

No caso de uma bexiga gravemente contraída, seu aumento por enterocistoplastia eleva a capacidade vesical após a erradicação da infecção.

▶ Prognóstico

Em uma elevada porcentagem de casos, a cura é obtida com medidas clínicas. As lesões renais unilaterais têm o prognóstico mais favorável.

Schneeberger C, Geerlings SE, Middleton P, Crowther CA: Interventions for preventing recurrent urinary tract infection during pregnancy. Cochrane Database Syst Rev 2012 Nov 14;11:CD009279. doi: 10.1002/14651858.CD009279.pub2. Review. PMID: 23152271.

Williams G, Craig JC: Long-term antibiotics for preventing recurrent urinary tract infection in children. Cochrane Database Syst Rev. 2011 Mar 16;(3):CD001534. doi: 10.1002/14651858.CD001534.pub3. Review. PMID: 21412872.

Widmer M, Gülmezoglu AM, Mignini L, Roganti A: Duration of treatment for asymptomatic bacteriuria during pregnancy. Cochrane Database Syst Rev 2011 Dec 7;(12):CD000491. doi: 10.1002/14651858.CD000491.pub2. Review. PMID: 22161364.

▼ CÁLCULOS

CÁLCULO RENAL

▶ Considerações gerais

A doença calculosa é comum, com um risco vitalício de formação de cálculos nos Estados Unidos acima de 12% em homens e de 6% nas mulheres. A prevalência de cálculos varia conforme a origem racial e localização geográfica dentro dos Estados Unidos, com os homens brancos mais velhos e os estados do sudeste tendo a maior prevalência. Setenta e cinco por cento da maioria dos cálculos é composta por sais de cálcio (oxalato e fosfato), enquanto cálculos de ácido úrico e estruvita (cálculos de fosfato de amônia-magnésio que se formam secundariamente a microrganismos que fazem a quebra da ureia) constituem 10% cada um deles. A formação de cálculos de cálcio pode dever-se a um ou vários fatores que incluem hipercalciúria, hipocitratúria, hiperoxalúria e hiperuricosúria. Em pacientes com hiperparatireoidismo ou aqueles que ingerem grandes quantidades de cálcio ou vitamina D ou nos pacientes desidratados ou imobilizados, a hipercalciúria promove a formação de cálculos.

Os cálculos de ácido úrico se formam em urina ácida. Os cálculos de cistina, que são até 1% de todos os cálculos, geralmente se formam secundariamente ao déficit na reabsorção renal de cistina. Devido à radiodensidade do enxofre, os cálculos de cistina são radiopacos (embora menos que os cálculos de cálcio), enquanto os cálculos de ácido úrico são radiotransparentes. Os cálculos que obstruem a junção ureteropélvica ou o ureter levam à hidronefrose e, possivelmente, à infecção.

▶ Achados clínicos

A. Sinais e sintomas

Se o cálculo agudamente obstruir a junção ureteropélvica ou um cálice, pode haver dor renal moderada a grave, em geral, acompanhada de náuseas, vômitos e íleo. A dor começa no dorso lateral superior e pode se irradiar anterior e inferiormente até a virilha. É comum haver hematúria macro ou microscópica. Os sintomas de infecção, caso presentes, estão exacerbados. Os cálculos que não causam obstrução costumam ser indolores. Isso inclui cálculos coraliformes, os quais podem formar um molde de todos os cálices e pelve. No paciente sintomático, pode haver dor à palpação do ângulo costovertebral e um abdome silencioso. A infecção secundária à obstrução pode causar febre alta e abdome rígido.

B. Exames laboratoriais

Na infecção aguda, espera-se haver leucocitose. O exame de urina pode revelar hemácias e leucócitos, além de bactérias. Um pH de 7,6 ou mais implica a presença de microrganismos que desdobram a ureia. Um pH consistentemente abaixo de 5,5 é compatível com a formação de cálculos de ácido úrico ou cistina. Se o pH estiver fixo entre 6,0 e 7,0, deve ser considerada a acidose tubular renal como causa de nefrocalcinose. Cristais de ácido úrico (romboides) ou de cistina (hexagonais) na urina são sugestivos. Uma coleta de urina de 24 horas pode ajudar a identificar o efeito metabólico que predispõe à formação de cálculos (hipercalciúria, hipocitratúria, hiperoxalúria). A hipercalciúria pode ocorrer por reabsorção (devido ao hiperparatireoidismo), absorção (aumento da absorção gastrintestinal) ou por alteração renal (aumento da perda urinária de cálcio). O citrato é um inibidor dos cálculos e a hipocitratúria predispõe à formação de cálculos.

O aumento de cálcio e fosfato na urina e a hipercalcemia (e hipofosfatemia) sugerem a presença de hiperparatireoidismo e a medida do nível sérico de hormônio da paratireoide é útil. O excesso de ácido úrico na urina é compatível com a formação de cálculos de ácido úrico.

Um exame qualitativo para a cistina urinária deve fazer parte da avaliação de rotina. Se os níveis estiverem elevados, uma medida quantitativa de 24 horas deve ser realizada. A acidose hiperclorêmica sugere acidose tubular distal renal com calcificações renais secundárias. A função renal total está prejudicada apenas se os cálculos forem bilaterais e, particularmente, se a infecção crônica complicar a apresentação clínica.

C. Exames de imagem

Cerca de 90% dos cálculos são radiopacos; a maioria são cálculos de cálcio e podem ser vistos na radiografia simples. Porém, cálculos menores de 5 mm podem ser difíceis de visualizar na radiografia simples e o gás intestinal pode também obscurecer a visualização dos cálculos.

A ultrassonografia renal pode ser uma excelente modalidade de exame de imagem inicial e para acompanhamento para a identificação de cálculos renais, embora os resultados dependam da qualidade do equipamento. Os cálculos são hiperecoicos e têm sombra acústica. Os cálculos pequenos podem não ser visualizados na ultrassonografia e as estimativas de tamanho podem não ser confiáveis. A hidronefrose implica uma obstrução mais abaixo no ureter, possivelmente, por cálculo obstrutivo, mas os cálculos ureterais são mal visualizados na ultrassonografia.

A TC helicoidal se tornou o exame de escolha, pois todo o trato urinário pode ser rapidamente examinado e sem a injeção de contraste (Fig. 38-10). Os cálculos podem ser prontamente identificados e diferenciados de coágulos ou tumores. Os cálculos são pontualmente medidos e localizados com a TC e o detalhamento anatômico é muito útil antes da intervenção cirúrgica. A TC aplica doses significativas de radiação ionizante, o que torna a ultrassonografia uma modalidade inicial mais atraente para a pesquisa de cálculos ou obstrução, seguida pela TC para a confirmação e para maior detalhamento anatômico.

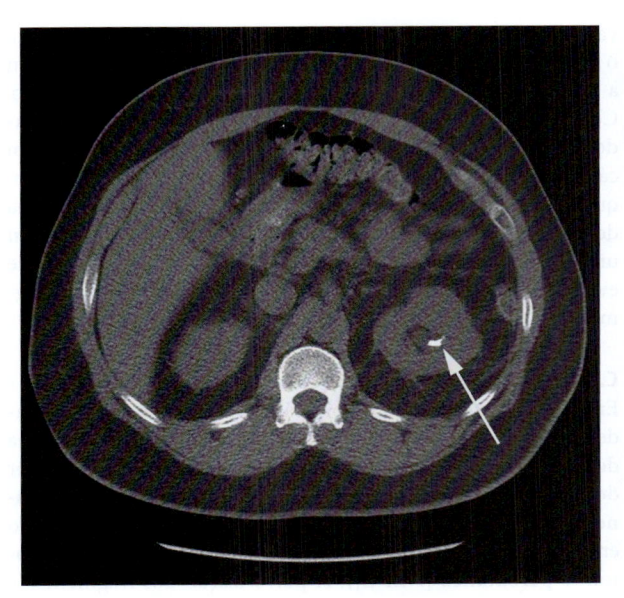

▲ **Figura 38-10** TC sem contraste intravenoso demonstrando um cálculo renal esquerdo (seta).

D. Análise do cálculo

Se um cálculo foi previamente eliminado ou se um foi recuperado, a sua composição química deve ser analisada. Essa informação pode ser útil ao planejar um programa preventivo.

▶ Diagnóstico diferencial

A pielonefrite aguda pode começar com dor renal aguda que simula a do cálculo renal. O exame de urina revela piúria e a urografia ou a TC não revelam cálculo.

O adenocarcinoma renal pode sangrar dentro do tumor causando dor aguda que simula aquela de um cálculo obstrutivo. Os exames de imagem podem fazer essa diferenciação.

Os tumores de células transicionais da pelve renal ou cálices simulam cálculos de ácido úrico; ambos são radiotransparentes. A TC sem contraste ou a ultrassonografia podem revelar o cálculo em função da densidade aumentada em comparação com os tecidos moles adjacentes.

A tuberculose renal é complicada pela formação de cálculos em 10% dos casos. Piúria sem bacteriúria é um achado sugestivo. A urografia revela os cálices tipo mordida de mariposa da tuberculose.

A necrose papilar pode causar cólica renal se uma papila descamada obstruir a junção ureteropélvica. Os exames de imagem, particularmente a TC, esclarecem a questão.

O infarto renal pode causar dor renal e hematúria. Evidências de uma lesão cardíaca, ausência de função renal na urografia e exclusão de um cálculo auxiliam na diferenciação. O infarto é confirmado pela angiografia, renografia com radioisótopos ou ultrassonografia com Doppler colorido.

Outras condições a serem consideradas no diagnóstico diferencial incluem estenose da JUP, obstrução devido a coágulos sanguíneos, estenoses ureterais ou bezoares fúngicos e abscesso renal.

▶ Complicações

Agindo como um corpo estranho, um cálculo aumenta a probabilidade de infecção. Porém, a infecção primária pode incitar a formação de cálculos. Um cálculo alojado na junção ureteropélvica leva à hidronefrose progressiva. Um cálculo coraliforme, à medida em que cresce, pode destruir os tecidos renais pela pressão e a infecção que costuma estar presente também contribui para o dano renal. A presença de uma unidade renal obstruída com infecção associada deve ser considerada como uma emergência urológica. A drenagem do rim deve ser realizada imediatamente com a inserção de um *stent* ureteral ou tubo de nefrostomia percutânea. A obstrução sem infecção pode ser tratada sem drenagem imediata se a função renal estiver preservada e a dor controlada (ver a seção de cálculos ureterais, adiante). A obstrução persistente por mais de 2 a 4 semanas exige intervenção devido à possibilidade de dano renal permanente.

▶ Prevenção

Um regime preventivo eficaz depende da análise do cálculo e de exames químicos do soro e da urina.

A. Medidas gerais

Deve-se garantir uma alta ingesta de líquidos (3-4 L/dia) para manter os solutos bem diluídos. Essa medida, isoladamente, pode diminuir o potencial para formação de cálculos em 50%. Deve-se tratar a infecção, aliviar a estase ou obstrução e aconselhar o paciente a evitar a imobilização prolongada.

B. Medidas específicas

1. Cálculos de cálcio — Remover o tumor da paratireoide, quando presente. Uma elevada quantidade de sódio na dieta promove a absorção de cálcio e a restrição para 100 mEq/dia pode ser útil. A limitação de proteínas e carboidratos também pode reduzir a hipercalciúria. Ensaios clínicos randomizados recentes mostraram que nos homens com cálculos recorrentes de oxalato de cálcio e hipercalciúria, a restrição da ingesta de proteínas animais e de sal, combinada com uma ingesta normal de cálcio, oferece maior proteção do que a tradicional dieta pobre em cálcio. O citrato de potássio pode reduzir a formação de cálculos pelo aumento dos níveis urinários de citrato, que é um inibidor de cálculos.

Os ortofosfatos orais são eficazes na redução do potencial para a formação de cálculos urinários por meio da redução do cálcio na urina e do aumento da atividade inibitória. Os diuréticos tiazídicos como a hidroclorotiazida 50 mg 2 x/dia, diminuem o conteúdo de cálcio na urina em 50%. Se houver hiperuricosúria coincidente com urolitíase de cálcio, o alopurinol e a alcalinização da urina podem reduzir a formação de cristais de urato, que podem funcionar como ninho para a cristalização de cálcio.

Para pacientes com hipercalciúria absortiva primária, a celulose fosfato de sódio pode ser administrada. Essa substância combina o cálcio no intestino para evitar a absorção.

2. Cálculos de oxalato (oxalato de cálcio) — Considerar um fosfato ou um diurético tiazídico (ver anteriormente). A eliminação do excesso de oxalato no café, chá, colas, vegetais de folhas verdes e chocolate também pode ser útil. O excesso de vitamina C pode ser metabolizado em oxalato e, assim, deve ser evitado.

3. Cálculos de magnésio-amônia-fosfato — Esses cálculos costumam ser secundários a infecções do trato urinário por bactérias que produzem urease (primariamente espécies de *Proteus*). A erradicação da infecção evita nova formação de cálculo, mas é impossível quando há cálculos presentes. O ácido acetoidroxâmico, um inibidor da urease, pode ser usado para a quemólise oral e pode potencializar a ação de antimicrobianos. Após a remoção de todos os cálculos, a prevenção do crescimento de cálculos é mais bem feita com a acidificação da urina e terapia antimicrobiana supressiva.

4. Cálculos metabólicos (ácido úrico, cistina) — Essas substâncias são mais solúveis em pH de 7,0 ou mais alto. Deve-se administrar citrato de potássio, 10 a 20 mEq por via oral, 3 vezes ao dia, monitorando o pH urinário com um indicador de papel *litmus* ou fita reagente urinária. Para formadores de cálculos de ácido úrico, deve-se limitar a ingesta de purinas na dieta e administrar alopurinol se houver hiperuricemia. Os pacientes com cistinúria leve podem necessitar apenas de alcalinização da urina, conforme descrito anteriormente. Para a cistinúria grave, a penicilamina 30 mg/kg/dia, por via oral, reduz a cistina urinária para níveis seguros. A penicilamina deve ser suplementada com piridoxina 50 mg/dia por via oral. A tiotropina, que tem menos efeitos colaterais que a D-penicilamina e o captopril, também pode ser usada.

▶ Tratamento

A. Medidas conservadoras

A intervenção não é necessária em casos de pequenos cálculos calicinais assintomáticos não obstrutivos. A hidratação e o tratamento dietético podem ser suficientes para evitar o crescimento de cálculos existentes ou novos e cálcio em pacientes sem anormalidades metabólicas. Aqueles com distúrbios metabólicos identificáveis podem se beneficiar das medidas específicas, descritas anteriormente. Os pacientes com cálculos de ácido úrico conhecidos podem ser tratados com hidratação e alcalinização da urina, que pode ajudar a dissolver o cálculo. Os pacientes com infecção ativa, obstrução ou náusea ou dor intratáveis podem necessitar de tratamento definitivo. Na situação aguda, pode-se inserir um *stent* ureteral ou um tubo de nefrostomia percutânea.

B. Intervenção ureteroscópica

Os pacientes com cálculos pequenos podem ser tratados com ureteronefroscopia e litotripsia a *laser* ou remoção com *basket* ou sonda de Dormia dos cálculos. A presença de um *stent* ureteral, vários dias antes, ajuda a dilatar passivamente o ureter e facilita o procedimento, mas os novos e menores ureteroscópios evitam a necessidade de colocação prévia de *stent* no pré-operatório. Conforme descrito anteriormente, os *stents* devem ser colocados em regime de emergência em casos de infecção/sepse com cálculos obstrutivos. Após a colocação do *stent* e um ciclo adequado de antimicrobianos (normalmente 10-14 dias), a cirurgia definitiva para o cálculo é realizada. No pós-operatório, um *stent* ureteral costuma ser deixado no local por vários dias a fim de evitar a obstrução aguda secundária, a edema ou pequenos fragmentos do cálculo.

C. Intervenção percutânea (endourologia)

Em pacientes selecionados com cálculos sintomáticos ou grandes do trato superior, pode ser indicada a remoção percutânea do cálculo. Um trajeto percutâneo penetra no sistema coletor do rim por meio de um cálice adequado (**nefrostomia percutânea**). O trajeto é, subsequentemente, dilatado e é feita a extração endoscópica dos cálculos (**nefroscopia percutânea** e **nefrolitotomia percutânea [NLPC]**). A pulverização dos fragmentos é feita por meio de sondas de ultrassom, eletro-hidráulicas ou por *laser* colocadas por meio do trajeto de nefrostomia. Para cálculos de cistina e ácido úrico, irrigantes alcalinos ou de outro tipo que aumentam a solubilidade específica do cristal (p. ex., *N*-acetil-L-lisina ou propionil glicina para cálculos de cistina) podem ser utilizados. A terapia antimicrobiana específica para a infecção deve ser administrada antes da irrigação para evitar sepse.

O sucesso dessas abordagens endourológicas se aproxima de 100%. As vantagens em relação aos procedimentos cirúrgicos incluem a ausência de incisões e a rápida recuperação e retorno à atividade completa. As desvantagens incluem a ocasional necessidade de múltiplos tratamentos para a remoção completa dos cálculos e a ocorrência incomum de hemorragia significativa, perfuração do sistema coletor ou estenose.

D. Litotripsia extracorpórea por ondas de choque

Com essa técnica, os pacientes são posicionados no caminho de ondas de choque, focadas nos cálculos renais com o auxílio de fluoroscopia ou ultrassom. Há necessidade de anestesia geral ou regional em pacientes selecionados, mas a sedação pode ser suficiente. As ondas de choque (mais de 1.500 costumam ser administradas) pulverizam os cálculos e as pequenas partículas são eliminadas espontaneamente no período pós-operatório. Com a seleção adequada de pacientes, os resultados são excelentes. Os cálculos de polo inferior do rim têm taxas de sucesso menores, pois os fragmentos pulverizados têm menos chances de serem completamente eliminados. Além disso, cálculos com mais de 1,5 cm podem produzir fragmentos demais para que sejam eliminados espontaneamente. A NLPC é o tratamento de escolha para cálculos com mais de 1,5 a 2,0 cm. Os cálculos de cálcio e os cálculos de magnésio-amônia-fosfato têm sido tratados com sucesso. Devido às propriedades físicas da estrutura do cristal, a litotripsia extracorpórea por ondas de choque (LEOC) não é tão eficaz na fragmentação de cálculos de cistina. Os cálculos radiotransparentes de ácido úrico, que podem ser visualizados com o uso de meios de contraste, são adequados para o tratamento com LEOC. Uma variedade de dispositivos de LEOC atualmente pulverizam, de maneira eficaz, os cálculos com o uso de menos energia e, assim, podem ser usados apenas com sedação intravenosa; há necessidade de um número aumentado de pulsos para obter os mesmos resultados dos dispositivos prévios de maior energia. Alguns instrumentos utilizam ultrassom em vez de raios X para a localização do cálculo. As complicações incluem fragmentação incompleta e necessidade de procedimentos secundários, obstrução ureteral por fragmentos de cálculos e hematoma perinéfrico.

E. Remoção cirúrgica aberta e laparoscópica dos cálculos

A intervenção endourológica e a LEOC diminuíram muito as indicações para cirurgia aberta. Raramente, há contraindicação para nefrolitotomia percutânea e LEOC, sendo que há necessidade de nefrolitotomia aberta. O objetivo de qualquer abordagem é a remoção de todos os fragmentos de cálculos e a abordagem escolhida deve permitir a localização intraoperatória por radiografia ou ultrassonografia. Pode haver necessidade de incisões na pelve renal (pielolitotomia) ou parênquima renal (nefrotomia radial ou nefrolitotomia anatrófica) para a remoção completa dos cálculos. A instilação de uma mistura de trombina e cálcio dentro do rim prende os fragmentos em um coágulo denso, que é removido por meio de uma incisão de pielotomia (pielolitotomia com coágulo). A nefroscopia cirúrgica permite a visualização completa de todos os cálices e a remoção de todos os fragmentos. Cirurgia de banco com autotransplante renal pode ser necessário em algumas poucas situações. Raras vezes, os rins com função ruim e contendo cálculos sintomáticos necessitam de nefrectomia, especialmente em casos de PXG. A pielolitotomia laparoscópica e robótica tem sido usada com excelentes resultados e morbidade reduzida em comparação com a cirurgia aberta. Isso é, especialmente o caso em pacientes submetidos à pieloplastia robótica, concomitante por obstrução da JUP.

▶ Prognóstico

A taxa de recorrência de cálculos renais pode ser de até 40% e pode ser reduzida com atenção suficiente a medidas para a prevenção da formação de cálculos. O perigo dos cálculos recorrentes é o dano renal progressivo devido à obstrução e à infecção.

CÁLCULOS URETERAIS

▶ Considerações gerais

Os cálculos ureterais se originam no rim. Quando há sintomas, a obstrução ureteral é implícita e a função renal está ameaçada. Pode haver infecção complicando o quadro. A maioria dos cálculos ureterais é eliminado espontaneamente ou com assistência do tratamento clínico de expulsão, em especial, se tiverem a maior dimensão inferior a 0,5 cm.

▶ Achados clínicos

A. Sinais e sintomas

O início da dor costuma ser abrupto. A dor é sentida no ângulo costovertebral e se irradia para o quadrante abdominal inferior ipsolateral. Náuseas, vômitos, distensão abdominal e hematúria macroscópica são comuns. Quando o cálculo chega à bexiga, os sintomas simulam cistite, com frequência e urgência. Se o rim for infectado, uma obstrução ureteral aguda exacerba a infecção.

O paciente costuma estar com tanta agonia que apenas opioides e AINEs parenterais darão alívio. Podem ser evidentes sensibilidade do ângulo costovertebral e a defesa. A ausência de ruídos abdominais e a distensão abdominal significam íleo. Pode haver febre como resultado de infecção renal complicando o quadro.

B. Exames laboratoriais

Os achados laboratoriais são semelhantes àqueles de cálculo renal. A obstrução unilateral secundária ao cálculo ureteral pode causar exacerbação aguda da função renal, mas não em todos os casos.

C. Exames de imagem

O protocolo de TC para cálculo é o padrão-ouro para confirmar o tamanho, a localização e o grau de obstrução do cálculo (Fig. 38-11). As radiografias simples podem revelar uma opacidade na região do ureter e a ultrassonografia demonstrará hidronefrose ipsolateral. A urografia excretora e a urografia retrógrada revelam um defeito de enchimento (ausência de contraste) no local do cálculo. Quase todos os cálculos são radiopacos na TC. A densidade (dureza) do cálculo pode ser estimada usando-se as Unidades Hounsfield (HU). Os cálculos baseados em cálcio

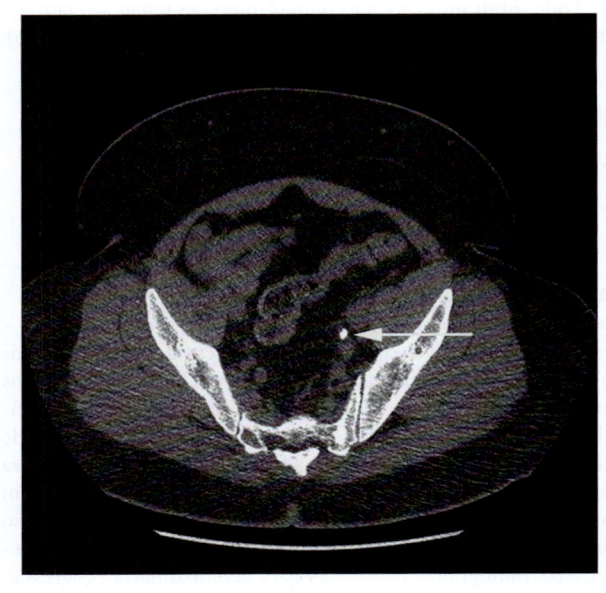

▲ **Figura 38-11** TC sem contraste intravenoso demonstrando um cálculo ureteral esquerdo (seta).

têm, em média, mais de 1.000 HU. Os cálculos de ácido úrico e estruvita (infecção) têm valores de HU mais baixos.

Diagnóstico diferencial

Um tumor renal ou da pelve renal pode sangrar e a eliminação de um coágulo de sangue pode causar cólica ureteral. A urografia pode revelar uma área radiotransparente no ureter circundada por urina radiopaca. Uma TC com e sem agentes de contraste não revela radiotransparência no ureter e ajuda a definir o tumor de pelve renal ou parênquima renal.

Um tumor primário do ureter pode causar dor obstrutiva e hematúria. A urografia revela o defeito de enchimento ureteral, muitas vezes com obstrução secundária. Uma TC pode diferenciar um cálculo de um tumor. A citologia urinária pode revelar células uroteliais malignas.

A pielonefrite aguda pode causar dor tão grave quanto aquela vista com cálculos. Piúria e bacteriúria são encontradas, mas não descartam cálculo. O cálculo está ausente na TC sem contraste ou na urografia.

Uma papila descamada (consequente a condições como diabetes melito) atravessando o ureter pode causar cólica e produzir uma urografia compatível com cálculo de ácido úrico. Porém, deve haver evidências da descamação da papila.

▶ Complicações

Se a obstrução por cálculo ureteral for prolongada, pode haver dano renal progressivo. Os cálculos bilaterais podem causar oligúria ou anúria, necessitando de drenagem imediata do sistema coletor proximal com *stents* ureterais de longa permanência ou nefrostomia percutânea. A obstrução unilateral por cálculo, em pacientes com um rim solitário exige drenagem imediata.

Pode surgir infecção, mas muitas infecções renais são iatrogênicas (i.e., introduzidas no momento da manipulação do cálculo).

▶ Prevenção

Ver Cálculo renal.

▶ Tratamento

A. Medidas gerais

A maioria dos cálculos ureterais é eliminada espontaneamente – em particular aqueles com menos de 0,5 cm de diâmetro. Após o estabelecimento do diagnóstico, devem ser administrados analgésicos e o paciente deve ser hidratado. Relatos recentes concluíram que a terapia com α-bloqueadores é útil na expulsão de cálculos ureterais distais devido ao relaxamento da musculatura lisa. Ensaios clínicos controlados randomizados confirmaram um período mais curto para a eliminação do cálculo com o uso de α-antagonistas, em comparação com placebo. Devem ser realizadas radiografias periódicas para acompanhar a progressão do cálculo e ultrassonografias renais seriadas devem ser obtidas para avaliar o grau de hidronefrose. A urina deve ser coada até a eliminação do cálculo para recuperá-lo para análise. No caso de cálculos maiores, a obstrução aguda pode ser temporariamente aliviada pela inserção de um *stent* ureteral de longa permanência.

B. Medidas específicas

Se o cálculo causar dor intratável, hidronefrose progressiva ou infecção aguda, ele deve ser removido. Os cálculos que causam obstrução nos dois terços superiores do ureter podem, muitas vezes, ser tratados com sucesso por meio de ureteroscopia ou LEOC, com ou sem a inserção de *stent* ureteral para ajudar a facilitar a eliminação do cálculo. A ureteroscopia permite a fragmentação com *laser* ou a remoção do cálculo com *basket* sob visão direta. A remoção cirúrgica aberta ou laparoscópica/robótica (ureterolitotomia) é, apenas muito raramente, necessária no caso de cálculos ureterais muito grandes. A LEOC tem sido aplicada em cálculos ureterais no ureter proximal, mas é mais problemática no ureter distal devido à interferência óssea pela pelve circundante, que interfere com a imagem e atenua a força da onda de choque. Os cálculos ureterais, que não foram eliminados espontaneamente com o tratamento clínico expulsivo após 4 semanas, devem ser considerados para remoção cirúrgica com as técnicas descritas anteriormente.

▶ Prognóstico

Cerca de 80% dos cálculos ureterais são eliminados espontaneamente. Os cálculos com mais de 1 cm raramente são eliminados espontaneamente. Deve-se realizar periodicamente avaliação clínica, radiografias simples e ultrassonografias renais para documentar a eliminação do cálculo ureteral e evitar o dano renal a longo prazo pela obstrução. Os pacientes, muitas vezes, não testemunham a eliminação de pequenos cálculos se não for usado um coador. Se ainda houver dúvidas sobre a eliminação definitiva do cálculo, deve-se obter uma nova TC com o problema da exposição adicional à radiação.

CÁLCULO VESICAL

Os cálculos vesicais primários são raros nos Estados Unidos, mas são comuns no Sudeste da Ásia e no Oriente Médio. É provável que a causa seja dietética. Cálculos secundários geralmente complicam a obstrução da via de saída vesical com urina residual e infecção; 90% dos pacientes afetados são homens. Outras causas de estase vesical, como bexiga neuropática e divertículos de bexiga, também promovem a formação de cálculos vesicais. Eles são comuns na esquistossomose vesical ou em associação à cistite por radiação. Um corpo estranho na bexiga pode agir como um ninho para a precipitação de sais urinários. A maioria dos cálculos contém ácido úrico ou estruvita (na urina infectada).

▶ Achados clínicos

A. Sinais e sintomas

Os sintomas de obstrução do colo vesical são evidenciados. Pode haver interrupção súbita do jato e dor uretral se o cálculo ocluir o colo vesical durante a micção. A hematúria é comum. A distensão vesical pode ser observada; costumam ser encontradas evidências de estenose uretral ou uma próstata de tamanho aumentado.

B. Exames laboratoriais
Piúria e hematúria estão quase sempre presentes.

C. Exames de imagem
Os cálculos vesicais podem passar despercebidos na radiografia simples devido ao elevado componente de ácido úrico radiotransparente. A urografia excretora revela um defeito de enchimento na bexiga e a ultrassonografia revela um grande foco de sombra ecogênica. A TC identifica facilmente o número e o tamanho dos cálculos. A cistoscopia visualiza diretamente o(s) cálculo(s) e também avalia toda a uretra em busca de estenoses e/ou hipertrofia da próstata.

▶ Diagnóstico diferencial

Um tumor vesical pedunculado pode, subitamente, ocluir o colo vesical durante a micção. A urografia excretora, a ultrassonografia pélvica, a TC ou a cistoscopia levam ao diagnóstico definitivo.

Opacificações extravesicais podem simular cálculos na radiografia simples.

▶ Complicações

Agindo como corpos estranhos, os cálculos vesicais exacerbam a infecção urinária e podem causar obstrução ao nível do colo vesical. A terapia antimicrobiana para ITU concomitante costuma não ser bem-sucedida, pois os cálculos apresentam bactérias persistentes.

▶ Prevenção

A prevenção exige o alívio da obstrução primária, a remoção dos cálculos e a esterilização da urina.

▶ Tratamento

A. Medidas gerais
Devem ser administrados analgésicos para a dor e antimicrobianos para o controle da infecção até que os cálculos possam ser removidos.

B. Medidas específicas
Os cálculos pequenos podem ser removidos ou esmagados por via transuretral (**cistolitolapaxia**). Os cálculos maiores costumam ser desintegrados por litotripsia eletro-hidráulica transuretral (sonda geradora de ondas de choque) ou destruição com *laser*, ou eles podem necessitar de remoção transvesical suprapúbica (vesicolitotomia). Se o ninho para a formação de cálculos for a estase urinária devido à HPB, deve ser realizada a RTUP concomitantemente ou a prostatectomia transvesical suprapúbica no momento da remoção do cálculo.

▶ Prognóstico

Cálculos vesicais recorrentes são incomuns se a obstrução e a infecção forem tratadas.

NEFROCALCINOSE

A nefrocalcinose é uma precipitação de cálcio nos túbulos, no parênquima e, algumas vezes, nos glomérulos. Isso sempre causa prejuízo da função renal, muitas vezes grave. Podem ser encontrados cálculos nos cálices e na pelve. As causas comuns são hiperparatireoidismo primário ou secundário, ingesta excessiva de leite-álcali ou vitamina D, ou isso pode ser encontrado com dano renal grave associado à acidose tubular renal ou à sarcoidose. Também podem ser vistas calcificações na pele, nos pulmões, no estômago, no baço e nas córneas, ou ao redor de articulações.

▶ Achados clínicos

A. Sinais e sintomas
Não há sintomas específicos. Na infância, o paciente pode simplesmente ter dificuldade em ganhar peso. Pode haver eliminação de cálculos ou areia. As queixas costumam ser aquelas da doença primária. O exame físico pode revelar uma glândula paratireoide aumentada, calcificações corneanas e pseudorraquitismo.

B. Exames laboratoriais
A urina pode estar infectada. Na acidose tubular renal, o pH está fixo entre 6,0 e 7,0. O cálcio urinário está elevado no hiperparatireoidismo, tanto primário quanto secundário. Os exames de função renal estão alterados; é comum haver uremia. Hipercalcemia e hipofosfatemia são vistas no hiperparatireoidismo primário; o hiperparatireoidismo secundário pode estar associado ao cálcio sérico baixo e ao fosfato sérico elevado. A acidose hiperclorêmica e a hipopotassemia acompanham a acidose tubular renal.

C. Exames de imagem
Uma radiografia simples revela calcificações puntiformes nas papilas renais. Podem ser observados cálculos calicinais ou pélvicos. O padrão de calcificação pode ter de ser diferenciado da tuberculose renal e do rim esponja medular.

▶ Complicações

As complicações incluem dano renal, causado pelas calcificações, e cálculos renais e ureterais. A infecção renal crônica pode complicar a doença primária.

▶ Tratamento e prognóstico

A causa primária deve ser tratada quando possível (p. ex., paratireoidectomia). A hidratação com solução fisiológica isotônica juntamente com furosemida pode ajudar a aumentar a excreção de cálcio. Suspender a ingesta de produtos com vitamina D e leite-álcali se a causa primária for a ingesta excessiva. Na acidose hiperclorêmica deve-se alcalinizar a urina com citrato de potássio. A osteomalácia exige a administração de vitamina D e cálcio, embora exista nefrocalcinose.

Se a nefrocalcinose for secundária à doença renal primária, o prognóstico é ruim. Se a causa for corrigível e a função renal for relativamente boa, o prognóstico é mais favorável.

> Aboumarzouk OM, Kata SG, Keeley FX, McClinton S, Nabi G: Extracorporeal shock wave lithotripsy (ESWL) *versus* ureteroscopic management for ureteric calculi. Cochrane Database Syst Rev 2012 May 16;5:CD006029. doi: 10.1002/14651858. CD006029.pub4. Review. PMID: 22592707.

TRAUMATISMO DO TRATO GENITURINÁRIO

LESÕES RENAIS

▶ Considerações gerais

A lesão renal é incomum, mas potencialmente grave e costuma acompanhar o traumatismo multissistêmico. As causas mais comuns são acidentes esportivos, industriais ou automotivos. O grau da lesão pode variar desde contusão até laceração do parênquima ou ruptura do pedículo renal.

▶ Achados clínicos

A. Sinais e sintomas

A hematúria macroscópica, após trauma, significa lesão do trato urinário. A dor e sensibilidade na região do rim pode ser significativa, mas pode ser causada por lesão musculoesquelética. O choque hemorrágico pode resultar de laceração renal e causar oligúria. Náuseas, vômitos e distensão abdominal (íleo) são a regra. O exame físico pode revelar equimose ou lesão penetrante no ângulo costovertebral ou flanco. O extravasamento de sangue ou urina pode produzir uma massa palpável no flanco. Devem ser pesquisadas outras lesões.

B. Exames laboratoriais

As determinações seriadas do hematócrito darão indícios sobre sangramento persistente. Espera-se haver hematúria, mas a ausência de hematúria não exclui a lesão renal (como na lesão vascular renal).

C. Exames de imagem

Uma radiografia simples pode revelar obliteração da sombra do psoas; isso sugere a presença de um hematoma retroperitoneal ou extravasamento de urina. O gás intestinal pode estar deslocado da região. Pode haver evidências de fratura do processo vertebral transverso ou das costelas. No passado, a urografia excretora era usada para a avaliação de trauma renal. A urografia excretora pode mostrar um rim normal, se houver contusão leve ou pode mostrar extravasamento do meio de contraste se houver laceração renal. A ausência de função sugere lesão do pedículo vascular. A urografia excretora deve demonstrar que o rim contralateral é normal. Atualmente, a TC com meio de contraste intravenoso é o método de escolha para o estadiamento do paciente com traumatismo renal hemodinamicamente estável. A TC pode não detectar extravasamento urinário se for realizada muito rapidamente após a administração do contraste intravenoso – antes que o contraste seja excretado para dentro do sistema coletor e ureter. Assim, o protocolo de TC para trauma deve incluir uma fase tardia de imagem, permitindo tempo para que o contraste seja excretado para o sistema coletor. Se houver suspeita de dano vascular renal e a condição do paciente for estável, a angiografia renal pré-operatória pode facilitar o planejamento da reconstrução renovascular ou permitir a colocação de *stent* arterial. Em situações especiais, a embolização seletiva da artéria renal pode controlar a hemorragia arterial segmentar. O exame de imagem renal é indicado para qualquer adulto com hematúria macro ou microscópica e choque. O exame de imagem também é necessário nas lesões por desaceleração e está indicado em crianças com hematúria macro ou microscópica em casos de trauma.

▶ Diagnóstico diferencial

As fraturas ósseas ou contusões de tecidos moles na região do rim podem causar confusão. A hematúria pode ser secundária à lesão ureteral ou vesical. A ausência de uma massa perirrenal (i.e., hematoma ou urinoma) ou de extravasamento de contraste na urografia ou TC descartaria traumatismo significativo.

▶ Complicações

A. Precoces

A complicação mais grave é a hemorragia perirrenal continuada, que pode ser fatal. Hematócrito, pressão arterial e determinações de pulso seriadas são fundamentais. A TC seriada também pode ser útil. Evidências de uma massa crescente no flanco implicam em hemorragia persistente. Na maioria dos casos, a hemorragia cessa de maneira espontânea, provavelmente, como resultado do tamponamento pela fáscia perirrenal. A hemorragia tardia, 1 ou 2 semanas mais tarde, é rara. Pode ocorrer infecção do hematoma perirrenal.

B. Tardias

Anamnese, exame físico e exames de imagem são recomendados de 1 a 3 meses após o tratamento do trauma renal para pesquisa de dano renal persistente por hematoma perinéfrico prolongado, obstrução e/ou extravasamento de urina. A ultrassonografia é uma boa modalidade de imagem para avaliar a integridade do rim e a presença de acúmulos líquidos perinéfricos residuais e/ou hidronefrose. A pressão arterial deve ser verificada em intervalos regulares, pois a hipertensão pode ser uma sequela tardia.

▶ Tratamento

Tratar o choque e a hemorragia com líquidos e transfusões. A maioria dos pacientes com trauma renal fechado tem a hemorragia interrompida e a cicatrização espontânea. O repouso no leito está indicado até a melhora da hematúria e a estabilização das contagens sanguíneas. Se a hemorragia persistir, a angiografia, com possível embolização arterial segmentar é uma opção se o paciente estiver hemodinamicamente estável. A instabilidade hemodinâmica persistente exige laparotomia com renorrafia ou nefrectomia.

O trauma renal penetrante geralmente exige exploração. As lacerações podem ser suturadas, o sistema coletor fechado e o extravasamento de urina drenado. Pode haver necessidade de nefrectomia ou nefrectomia parcial para a remoção de tecidos desvitalizados e a proteção do sistema coletor.

Podem ocorrer complicações tardias. O abscesso/hematoma infectado perinéfrico deve ser drenado. A hipertensão pode ser causada por isquemia renal e exige correção clínica ou cirúrgica.

▶ Prognóstico

A maioria das lesões renais cicatriza de forma espontânea, embora os pacientes devam ser examinados a intervalos determinados para a pesquisa de hipertensão devido à isquemia renal ou à hidronefrose progressiva devido à estenose ureteral secundária. Muitos pacientes com trauma geniturinário têm lesões associadas. Na maioria dos casos, a morte ocorre por lesões associadas em vez de lesão renal.

LESÕES DO URETER

▶ Considerações gerais

A maioria das lesões ureterais é iatrogênica no curso de cirurgia pélvica. A lesão ureteral pode ocorrer durante a ressecção transuretral de bexiga ou de próstata ou a manipulação ureteral por tumor ou cálculo. Raramente, a lesão ureteral é consequência de trauma penetrante. A ligadura inadvertida do ureter durante a cirurgia de órgãos adjacentes pode ser assintomática, embora resulte em hidronefrose e perda de função renal. A ruptura do ureter leva ao extravasamento e ao urinoma.

▶ Achados clínicos

A. Sintomas

Se a lesão ureteral não for reconhecida na cirurgia, o paciente pode se queixar de dor abdominal inferior ou no flanco, no lado acometido. Pode haver íleo e pielonefrite. Mais tarde, pode haver drenagem de urina pela ferida (ou por meio da vagina após cirurgia transvaginal) ou pode haver débito aumentado por meio de um dreno cirúrgico. A drenagem pela ferida pode ser avaliada comparando-se os níveis de creatinina encontrados no líquido de drenagem com os níveis séricos; a urina exibe níveis muito altos de creatinina em comparação com o soro. A administração intravenosa, de 5 mL de índigo carmim deixa a urina com coloração azul-esverdeada; assim, a drenagem de uma fístula ureterocutânea fica azul em comparação com a drenagem serosa. Anúria após cirurgia pélvica, que não responde a líquidos intravenosos pode, raramente, significar ligadura ou lesão ureteral bilateral. Pode haver sinais peritoneais de a urina vazar para dentro da cavidade peritoneal.

B. Exames laboratoriais

Hematúria microscópica é geralmente encontrada, mas pode estar ausente. Os exames de função renal podem ser normais a menos que ambos os ureteres estejam ocluídos. O líquido da drenagem apresentará níveis aumentados de creatinina em comparação com a creatinina sérica.

C. Exames de imagem

A urografia excretora pode mostrar evidências de oclusão ureteral. O extravasamento de líquido radiopaco pode ser visto na região do ureter. A ureteropielografia retrógrada demonstra o local e a natureza (oclusão ou corte) da lesão.

A ultrassonografia pode revelar hidroureter e hidronefrose ou uma massa líquida representando extravasamento de urina. A urotomografia (incluindo imagens em fase tardia) identifica o local da lesão ureteral, o extravasamento de urina circundante e o potencial urinoma ou fístula.

▶ Diagnóstico diferencial

A lesão ureteral pode simular peritonite se a urina vazar para dentro da cavidade peritoneal. A urografia excretora revela o envolvimento ureteral.

Oligúria pode ser causada por desidratação, reação transfusional ou lesão ureteral incompleta bilateral. Uma análise da ingesta e eliminação de líquidos e eletrólitos, incluindo peso corporal seriado, deve ser útil para delinear uma etiologia clínica *versus* cirúrgica para a etiologia. A avaliação com nefrologia deve ser considerada. A anúria total pode significar lesão ureteral bilateral e indica a necessidade de avaliação urológica imediata.

As fístulas vesicovaginal e ureterovaginal podem ser confundidas. A solução de azul de metileno instilada dentro da bexiga colore a drenagem vaginal no caso de fístula vesicovaginal. A cistoscopia pode mostrar o defeito vesical. A ureteropielografia retrógrada deve revelar uma fístula ureteral. A presença de ambas as lesões, ocorrendo de maneira simultânea deve também ser considerada e avaliada.

▶ Complicações

Isso inclui fístulas urinárias, obstrução ou estenose ureteral com hidronefrose, infecção renal, peritonite e uremia (com lesão bilateral).

▶ Prevenção

Antes da cirurgia de grandes massas pélvicas, que podem causar deslocamento dos ureteres, devem ser colocados cateteres nos ureteres para facilitar sua identificação na cirurgia. Embora os cateteres possam não impedir a lesão, eles facilitam o reconhecimento de uma lesão ureteral intraoperatoriamente, permitindo o reparo imediato.

Tratamento

A. Lesão reconhecida na cirurgia

1. Secção do ureter — O reparo de um ureter inadvertidamente cortado durante a cirurgia, consiste em anastomose das extremidades sobre um *stent* de longa permanência (ureteroureterostomia), reimplantando o ureter na bexiga se a lesão for justavesical (neoureterocistostomia) ou a anastomose do segmento proximal do ureter seccionado com o lado do ureter contralateral (transureteroureterostomia). A anastomose deve ficar livre de tensão e a região do reparo deve ser drenada. As lesões que resultam de cautério devem ser adequadamente desbridadas antes da reanastomose.

2. Ressecção ureteral — O reparo de um ureter, do qual um segmento substancial foi removido, exige a interposição de um substituto ureteral ou a mobilização do ureter proximal e distal para obter uma anastomose livre de tensão. Com a perda do ureter distal, a bexiga pode ser fixada cefalicamente ao músculo psoas ou pode ser criado um retalho de bexiga para facilitar um implante ureteral. Em casos extremos, pode ser necessário o autotransplante do rim na pelve ou a interposição de intestino.

B. Lesão descoberta após a cirurgia

A intervenção precoce é recomendada assim que for reconhecida a lesão ureteral. Dependendo dos achados, pode-se utilizar qualquer dos procedimentos descritos anteriormente. Se houver um longo segmento de ureter não viável, pode ser construído um ureter intestinal. Se a hidronefrose for avançada ou se houver sepse, uma nefrostomia percutânea deve preceder o reparo. Quando a condição do paciente for estável, pode ser feito o reparo definitivo. Se a lesão for parcial ou incompleta, uma tentativa de colocação de *stent* ureteral por 4 a 6 semanas seguida por repetição da avaliação pode evitar a necessidade de laparotomia e reparo aberto. Pode haver indicação de nefrectomia tardia se o reparo não obtiver sucesso e o rim contralateral for normal.

Prognóstico

Em casos de lesão iatrogênica, os resultados são melhores se a lesão for reconhecida no momento da cirurgia. O reparo tardio, se houver fibrose periureteral grave, tem menos chances de obter bons resultados.

LESÕES DA BEXIGA

Considerações gerais

A causa mais comum de lesão vesical é um golpe externo sobre uma bexiga cheia. A ruptura do órgão é vista em 15% dos pacientes com fratura pélvica. A bexiga pode ser inadvertidamente aberta durante cirurgia pélvica ou lesada por manobras cistoscópicas (p. ex., ressecção transuretral de tumor vesical). Se a lesão for intraperitoneal (40% de todas as rupturas vesicais), haverá extravasamento de sangue e urina para dentro da cavidade peritoneal, produzindo sinais de peritonite. Se a ruptura for extraperitoneal (54% de todas as rupturas vesicais), pode haver desenvolvimento de uma massa na pelve. Cerca de 6% de todas as rupturas vesicais tem uma combinação de extravasamento intra e extraperitoneal.

Achados clínicos

A. Sinais e sintomas

Costuma haver um histórico de trauma hipogástrico ou pélvico. É esperado haver hematúria, dor suprapúbica e possível incapacidade para a micção. A lesão associada pode causar choque hemorrágico. Há sensibilidade e defesa suprapúbica. O extravasamento intraperitoneal causa sinais peritoneais, enquanto o extravasamento extraperitoneal resulta na formação de um urinoma pélvico.

B. Exames laboratoriais

Um hematócrito em queda reflete hemorragia continuada. É esperado haver hematúria em pacientes com capacidade miccional. Um paciente sem capacidade miccional deve ser sondado, a menos que haja suspeita de fratura pélvica (e lesão uretral) ou que seja observado sangue no meato uretral.

C. Exames de imagem

Uma radiografia simples pode revelar fratura da pelve. Uma acúmulo extraperitoneal de sangue e de urina pode deslocar o gás intestinal lateralmente ou para fora da pelve. Se houver suspeita de trauma vesical, a cistografia deve preceder a urografia excretora. O extravasamento é mais confiavelmente demonstrado por uma cistografia pós-drenagem, que mostra contraste persistente fora da área da bexiga suspeita. Se houver suspeita de trauma uretral, uma uretrocistografia retrógrada deve preceder a inserção da sonda. A urografia excretora pode sugerir o diagnóstico de perfuração vesical, mas, por si só, ela não é suficiente para excluir lesão vesical. Uma cistografia por TC é diagnóstica no caso de lesão vesical e extravasamento de urina. Ela também diferencia, de maneira confiável, entre lesão intra e extraperitoneal. Deve ser colocado um cateter, a bexiga é preenchida pela gravidade com contraste diluído (350-400 mL) e, subsequentemente, é realizada a TC.

Diagnóstico diferencial

A lesão renal também está associada ao trauma vesical e costuma se apresentar hematúria. Os exames de imagem mostram alterações compatíveis com trauma renal; a cistografia é negativa.

A lesão da uretra membranosa pode simular a ruptura extraperitoneal da bexiga. A uretrocistografia revela o local da lesão. A ruptura uretral é uma contraindicação para o cateterismo uretral.

Complicações

O extravasamento extraperitoneal pode causar abscesso pélvico. O extravasamento intraperitoneal causa peritonite tardia, oligúria e azotemia.

▶ Tratamento

Tratar o choque, a hemorragia e outras lesões potencialmente fatais. O marcado extravasamento extraperitoneal deve ser drenado, a bexiga descomprimida por sonda suprapúbica ou uretral e antimicrobianos adequados são administrados. Pequenos extravasamentos extraperitoneais são tratados sem cirurgia com sonda uretral.

O extravasamento intraperitoneal da urina vesical exige laparotomia exploradora, cistotomia na linha média, fechamento vesical e drenagem da bexiga por sonda. As lesões penetrantes (p. ex., arma de fogo, facadas) exigem exploração, +/- desbridamento e fechamento da bexiga. Os ureteres devem também ser avaliados, em todos os casos de lesão vesical, por meio de imagens pré-operatórias ou avaliação intraoperatória, o que pode ser feito pela injeção de índigo carmim e pesquisa de extravasamento ureteral ou por passagem retrógrada de sonda de alimentação 5F por meio do orifício ureteral. Um dreno cirúrgico fechado é deixado no local.

▶ Prognóstico

O diagnóstico precoce minimiza as taxas de morbidade e mortalidade. O prognóstico depende, principalmente, da gravidade das lesões associadas.

LESÕES DA URETRA

▶ Uretra membranosa

A lesão da uretra membranosa costuma ser consequência de fratura pélvica e, assim, está associada à hemorragia e à lesão de múltiplos órgãos. O mecanismo de lesão é o trauma contuso e desaceleração, resultando em forças de cisalhamento aplicadas na próstata e diafragma urogenital. As lesões penetrantes resultam de projéteis externos ou de laceração por fragmentos ósseos, agindo como projéteis secundários.

Se a ruptura da uretra for incompleta, o paciente pode ser capaz de urinar espontaneamente e a hematúria seria inevitável. A lesão uretral é suspeitada se for espremido sangue do meato uretral. Em casos de avulsão completa, o extravasamento causa uma massa suprapúbica. O exame retal pode revelar uma próstata não palpável ou deslocada para cima.

As radiografias revelam fratura da pelve; a uretrocistografia delineia qualquer extravasamento e a cistografia identifica qualquer lesão vesical associada. Uma urografia excretora ou TC deve ser obtida imediatamente em todos os casos para avaliar a função renal e ureteral.

O tratamento deve ser coordenado com o cuidado das lesões associadas. Após a identificação de lesão da uretra membranosa com extravasamento de urina, deve ser realizada uma cistotomia suprapúbica no momento da laparotomia ou por via percutânea antes da colocação da fixação pélvica externa. O reparo uretral definitivo pode ser postergado até que o paciente esteja recuperado da lesão aguda e até que a fratura pélvica tenha cicatrizado. Algumas vezes, quando a ruptura uretral é incompleta, não há necessidade de reparo tardio. O reparo primário pode estar indicado em casos de deslocamento prostatomembranoso grave, laceração importante do colo vesical ou lesão pélvica concomitante vascular ou retal.

As sequelas tardias são estenose uretral, impotência e incontinência. A estenose uretral deve ser identificada por uretrocistografia retrógrada e pode ser tratada com incisão transuretral da estenose ou uretroplastia. A impotência causada por lesão de nervos do corpo cavernoso, que têm trajeto adjacente à uretra membranosa, pode melhorar sem tratamento durante o ano seguinte à lesão. A lesão vascular das artérias hipogástrica ou pudenda pode causar impotência após o trauma. A cavernosometria e a arteriografia confirmam o diagnóstico; o tratamento apropriado pode incluir reconstrução vascular. A incontinência depende do estado neurológico do paciente. O tratamento clínico ou cirúrgico é utilizado para aumentar a capacidade vesical e a resistência da via de saída vesical.

▶ Uretra bulbar

A uretra bulbar pode ser lesada como resultado de instrumentação ou, mais comumente, de queda com as pernas afastadas (lesão a cavaleiro). A contusão uretral pode causar um hematoma perineal sem lesão da parede uretral. A laceração leva ao extravasamento de urina.

É esperado que haja dor perineal e hemorragia uretral. Pode haver edema súbito no períneo após tentativa de urinar. O exame revela uma massa perineal; o edema, devido ao extravasamento de sangue e urina, envolve o pênis e o escroto e pode se espalhar para a parede abdominal.

Se o paciente puder urinar bem e o hematoma perineal for pequeno, não há necessidade de tratamento. Se a uretrocistografia revelar extravasamento significativo, deve ser realizada uma cistostomia suprapúbica. Lesões menores sem extravasamento (contusão, compressão por hematoma) podem ser tratadas pela inserção cuidadosa de uma sonda uretral.

A única complicação grave é a estenose, que requer, subsequente, uretrotomia interna ou reparo cirúrgico.

▶ Uretra pendular

A lesão externa dessa porção da uretra não é comum, uma vez que o pênis é tão móvel. Porém, o órgão ereto é vulnerável e a lesão da uretra pendular costuma ocorrer em conjunto com fratura peniana (ver adiante). A lesão durante instrumentação uretral (p. ex., cateter uretral e uretroscopia) é outra etiologia comum.

É esperado que haja hemorragia uretral e edema peniano. Uma uretrocistografia revela o local e a gravidade da lesão.

Se a micção for normal, não há necessidade de tratamento. Um hematoma grande pode necessitar de drenagem. Se houver lesão significativa, deve ser inserida uma sonda suprapúbica e deve ser realizado o reparo cirúrgico tardio após a melhora do edema e da inflamação.

LESÕES DO PÊNIS

Os mecanismos de lesão peniana incluem penetração, trauma contuso do pênis ereto durante atividade sexual (p. ex., fratura do corpo cavernoso), avulsão de pele e amputação.

A lesão por torniquete também é incomum; a compressão circunferencial pode ser causada por uma faixa elástica, um anel de aço, uma corda ou um pelo, podendo ser exacerbada por subsequente ereção. O torniquete pode ter sido aplicado involuntariamente, mas têm sido relatados casos de abuso infantil nos quais o pênis foi amarrado como forma de punição para enurese.

O tratamento inclui avaliação e cuidado da lesão uretral, quando presente. Os princípios do tratamento são a remoção do torniquete, enxertos de espessura parcial da pele para lesões com avulsão e fechamento primário de lacerações do corpo do pênis. A fratura peniana é considerada uma emergência urológica e o reparo imediato minimiza o risco inerente de futura impotência e curvatura peniana. O pênis pode ser agudamente reimplantado até 16 horas após a amputação, com o uso de técnicas de microcirurgia.

LESÕES DE ESCROTO E TESTÍCULOS

A avulsão da pele escrotal pode necessitar de enxerto cutâneo de espessura parcial em tela. Se a avulsão for grave, envolvendo a pele e o músculo dartos, então os testículos podem ser implantados no tecido subcutâneo da coxa e cobertos fora da ferida com gaze embebida em ácido acético a 0,25%. A reconstrução escrotal é realizada mais tarde, frequentemente, com o uso de enxertos de pele.

O trauma penetrante raramente causa lesão de testículos móveis. As lacerações devem ser exploradas, desbridadas e fechadas primariamente. Se for observada hemorragia na túnica vaginal, está indicada a drenagem.

O trauma contuso dos testículos pode causar contusão ou ruptura. A ruptura da túnica albugínea pode ser demonstrada por ultrassonografia como anormalidade da ecotextura do parênquima. Em casos de ruptura, a exploração escrotal é obrigatória e permite o desbridamento e fechamento da túnica albugínea. Os testículos podem sofrer atrofia apesar desses esforços.

TUMORES DO TRATO GENITURINÁRIO

Os tumores do trato geniturinário estão entre as doenças neoplásicas mais comumente encontradas em adultos. O câncer de próstata, por exemplo, é o câncer mais comum em homens (33%) e o câncer de rim e bexiga são responsáveis por quase 10% de todos os tumores malignos em homens, mas apenas cerca de 3% em mulheres. Mesmo que existam excelentes métodos diagnósticos disponíveis, um terço de todos os tumores geniturinários não são encontrados até que tenha ocorrido disseminação regional ou distante. Recentemente, ocorreram avanços no diagnóstico e tratamento de tumores do trato geniturinário e o prognóstico melhorou em condições como tumor de Wilms, câncer de testículo e câncer de bexiga. A base do diagnóstico segue sendo o exame físico, exame completo de urina, urotomografia e cistoscopia sempre que indicado. O tratamento curativo desses tumores continua sendo cirúrgico, na maioria dos casos.

ADENOCARCINOMA RENAL (CARCINOMA DE CÉLULAS RENAIS)

▶ Considerações gerais

Os tumores malignos do rim são responsáveis por cerca de 3% de todos os tumores em adultos. Muitas vezes, o diagnóstico é encontrado de forma incidental em ultrassonografia, TC ou RM. A avaliação de hematúria micro ou macroscópica também pode identificar o carcinoma de células renais (CCR). A doença avançada ou metastática pode se apresentar com massa no flanco, perda de peso ou fratura patológica. Os fatores de risco para CCR incluem tabagismo, obesidade e hipertensão. A doença ocorre com frequência três vezes maior nos homens do que em mulheres. Foi demonstrada a presença de um gene supressor no cromossomo 3p em casos de câncer renal, na doença de von Hippel-Lindau, assim como na maioria de casos esporádicos de CCR. O tipo celular mais comum é o de carcinoma de células claras (também chamado de convencional), sendo responsável por 70 a 80% dos carcinomas renais. A célula de origem é o túbulo contorcido proximal. Outros tipos celulares incluem papilar (10-15%), cromófobo (3-5%) e carcinoma renal de ductos coletores (1%). O tumor frequentemente produz metástase para os pulmões (50-60%), linfonodos adjacentes no hilo renal (25%), suprarrenal ipsolateral (12%), rim oposto (2%) e lesões líticas principalmente em ossos longos (30-40%).

Várias condições predispõem ao câncer de células renais, incluindo a síndrome de von Hippel-Lindau (hemangioblastomas cerebelares, angiomatose retiniana e CCR bilateral), esclerose tuberosa e doença cística renal adquirida, que se desenvolve em pacientes com doença renal terminal. As síndromes paraneoplásicas são comuns no CCR e costumam ser o que sugere o diagnóstico, ainda que raramente tenham significância prognóstica. Essas síndromes incluem hipercalcemia, eritrocitose, hipertensão, febre de origem obscura, anemia e elevação de enzimas hepáticas (**síndrome de Stauffer**). O CCR tem uma predileção por produzir trombos tumorais oclusivos na veia renal e na veia cava inferior (particularmente do rim direito), o que se manifesta com sinais de edema de extremidade inferior e varicocele escrotal aguda na oclusão de veia renal esquerda. Esse fenômeno de trombo na veia cava inferior ocorre em cerca de 5 a 10% dos pacientes. Algumas vezes, o trombo tumoral progride até o átrio direito.

▶ Achados clínicos

A. Sinais e sintomas

A hematúria indolor, macro ou microscópica, por todo o jato urinário ("hematúria total") ocorre em alguns pacientes.

O grau de hematúria não está necessariamente relacionado com o tamanho ou com o estágio do tumor. Embora uma tríade de hematúria, dor no flanco e massa palpável no flanco sugira o CCR, menos de 10% dos pacientes se apresentam assim. A dor e a massa palpável são eventos tardios que ocorrem apenas com tumores muito grandes ou que invadem estruturas adjacentes ou quando há hemorragia dentro do tumor. Os sintomas causados por metástases podem ser a queixa inicial (p. ex., dor óssea, sofrimento respiratório). A doença localizada costuma ser identificada de forma incidental em exames de imagem.

B. Exames laboratoriais

O exame microscópico da urina revela hematúria, na maioria dos pacientes. A velocidade de sedimentação globular pode estar elevada, mas é inespecífica. A elevação do hematócrito e dos níveis séricos de cálcio, de fosfatase alcalina e de aminotransferases ocorrem em menos de 10% dos pacientes. Esses achados quase sempre melhoram com a nefrectomia curativa e, assim, não costumam ser sinais de metástases. A anemia não relacionada com perda sanguínea ocorre em 20 a 40% dos pacientes, particularmente naqueles com doença avançada.

C. Exames de imagem

O diagnóstico de CCR costuma ser feito por TC (e, menos frequentemente, por urografia intravenosa), realizada como medida inicial na avaliação de hematúria, uma lesão metastática enigmática ou achados laboratoriais suspeitos (Fig. 38-12). A ultrassonografia e a TC costumam revelar massas renais incidentais, que, atualmente, são responsáveis por 50% dos diagnósticos iniciais de CCR em pacientes sem manifestações de doença renal. A radiografia simples pode revelar uma massa renal calcificada, mas apenas 20% das massas renais contêm calcificação demonstrável. (Vinte por cento das massas com calcificação periférica são malignas; mais de 80% com calcificação central são malignas). A técnica inicial para a avaliação de hematúria é, atualmente, a urotomografia, que pode identificar com precisão uma massa renal com realce de contraste, que é diagnóstica de CCR. A TC também é útil no estadiamento local e pode revelar penetração do tumor na gordura perinéfrica, aumento de volume de linfonodos hilares locais indicando metástases ou trombos tumorais na veia renal ou na veia cava inferior. A angiografia por TC pode delinear a vasculatura renal, o que é útil no planejamento cirúrgico para nefrectomias parciais.

1. Ultrassonografia — Eventualmente, algumas massas detectadas na TC exigem caracterização adicional por ultrassonografia. A ultrassonografia abdominal pode definir a massa como um cisto simples benigno ou uma massa sólida em 90 a 95% dos casos. A ultrassonografia abdominal pode também identificar um trombo tumoral em veia cava e sua extensão cefálica na veia cava.

2. Ressonância magnética — A RM não é mais precisa que a TC e é muito mais cara. Porém, ela é o meio não invasivo mais preciso para a detecção de trombos em veia renal ou em veia cava. Com o maior refinamento do sequenciamento em pulsos e o uso de agentes de contraste paramagnéticos, a RM se tornou uma das técnicas primárias para o estadiamento de massas renais sólidas. A angiografia por ressonância magnética (ARM) se tornou particularmente útil para o mapeamento do suprimento sanguíneo e da relação com estruturas adjacentes em candidatos à nefrectomia parcial.

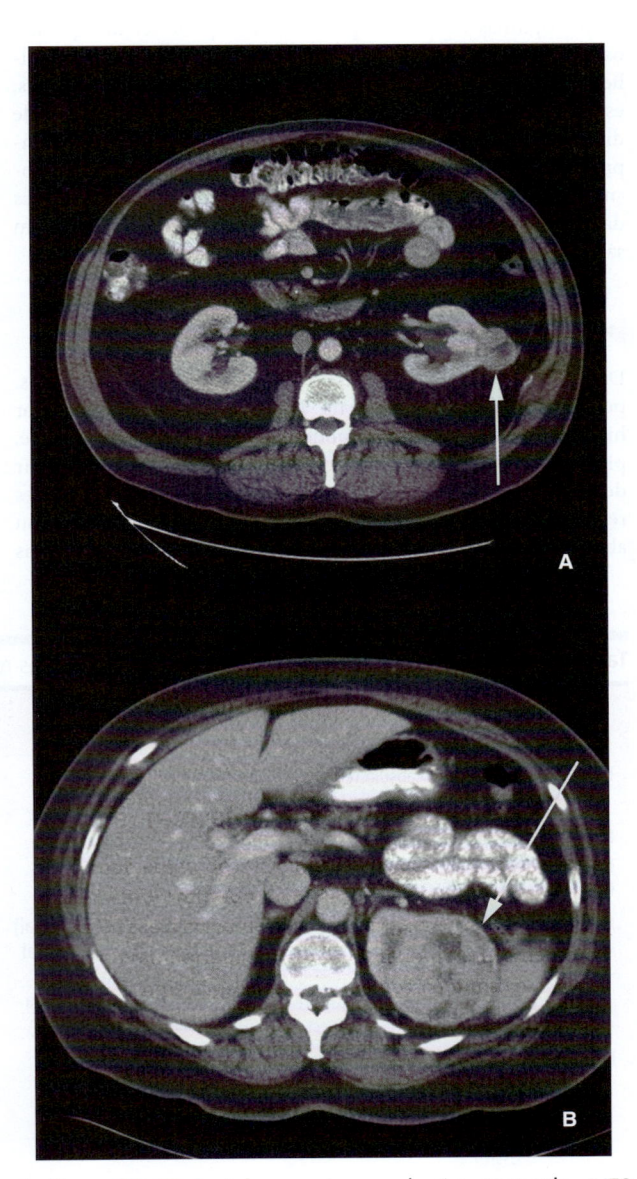

▲ **Figura 38-12** **A.** Adenocarcinoma do rim esquerdo. A TC do abdome mostra uma lesão exofítica a partir do polo médio renal (seta). **B.** TC mostrando uma massa renal esquerda grande (seta) incidentalmente encontrada nos exames de imagem realizados para avaliação de dor abdominal inespecífica. O exame patológico final revelou carcinoma renal de células claras.

D. Outras técnicas diagnósticas ou de estadiamento

A cintilografia óssea isotópica é útil em pacientes com dor óssea, fosfatase alcalina elevada ou metástases conhecidas. A radiografia de tórax é suficiente se for negativa, mas, se houver dúvidas, a TC de tórax pode ser usada para a detecção de metástases. A identificação de doença metastática no tórax exige a consideração de exames de imagem cerebral para descartar doença oculta. Atualmente, não há marcadores tumorais específicos para o CCR. Algumas vezes, a biópsia da massa pode ser útil quando os exames de imagem não são definitivos ou quando há possibilidade de metástases de outra doença maligna primária. Antes, esses procedimentos eram desestimulados devido ao medo de disseminação do tumor ao longo do trajeto da agulha, mas comprovou-se que isso é raro e a técnica é segura. Resultados falso-negativos e tecido insuficiente para o diagnóstico são limitações da biópsia de massas renais. Felizmente, os exames de imagem são diagnósticos na maioria dos casos.

▶ Diagnóstico diferencial

Diversas lesões no retroperitônio e rins, além de cistos renais, podem simular o câncer de rim. Isso inclui lesões causadas por hidronefrose, doença renal policística do adulto, tuberculose, pielonefrite xantogranulomatosa, câncer metastático a partir de outro câncer primário, angiomiolipoma ou outros tumores renais benignos ou câncer suprarrenal e lipomas, sarcomas ou abscessos retroperitoneais. Em geral, uma ou mais das técnicas descritas anteriormente devem fazer a diferenciação. A biópsia percutânea é necessária em raras situações quando os exames de imagem não puderem fazer o diagnóstico.

A hematúria pode ser causada por cálculos renais, ureterais ou vesicais; tumores da pelve renal, ureter ou bexiga; ou muitas outras condições benignas, geralmente definidas pelos exames descritos. A cistoscopia é obrigatória em pacientes com hematúria com uma TC ou urografia intravenosa normal para descartar doença da bexiga e determinar a fonte da hematúria.

▶ Complicações

Algumas vezes, os pacientes podem apresentar dor aguda no flanco, secundária à hemorragia dentro de um tumor ou cólica secundária a coágulos ureterais obstrutivos. O tumor na veia renal ou na veia cava pode causar uma varicocele esquerda aguda ou um edema de extremidade inferior em associação com proteinúria. Fraturas patológicas se devem a metástases osteolíticas em ossos longos. As metástases cerebrais podem se apresentar com convulsões ou outros sintomas neurológicos.

▶ Tratamento

O estadiamento é a chave para delinear o plano de tratamento (Tab. 38-1). Os pacientes com doença confinada na fáscia renal (fáscia de Gerota) ou limitada a trombos tumorais não aderidos

Tabela 38-1 Classificação e prognóstico do câncer de células renais conforme o estadiamento TNM

Estágio de Robson	T	N	M	Sobrevida em 5 anos (%)
I. Tumor confinado pela cápsula renal	T1 (tumor < 7,0 cm) T2 (tumor > 7,0 cm)	N0 (linfonodos negativos)	M0 (ausência de metástases distantes)	80-100
II. Extensão do tumor para a gordura perirrenal ou suprarrenal ipsolateral, mas confinado pela fáscia de Gerota	T3a	N0	M0	50-60
IIIa. Envolvimento de veia renal ou veia cava inferior	T3b (envolvimento de veia renal) T3c (envolvimento de veia renal e cava abaixo do diafragma) T4b (envolvimento de veia cava acima do diafragma)	N0	M0	50-60 (veia renal) 25-35 (veia cava)
IIIb. Envolvimento linfático	T1-3	N1 (linfonodo regional único envolvido) N2 (envolvimento de linfonodos regionais múltiplos, contralaterais ou bilaterais)	M0	15-35
IIIc. Combinação de IIIa e IIIb	T3-4	N1-2	M0	15-35
IVa. Disseminação para órgãos contíguos, exceto suprarrenal ipsolateral	T4	N1-2	M0	0-5
IVb. Metástases distantes	T1-4	N0-2	M1	0-5

na veia renal ou na veia cava (estágios T1, T2 e T3a) são mais bem tratados com extirpação cirúrgica por nefrectomia radical ou nefrectomia parcial. A nefrectomia radical tradicionalmente inclui a remoção em bloco do rim e da fáscia de Gerota circundante (incluindo a suprarrenal ipsolateral), os linfonodos do hilo renal e a metade proximal do ureter. Porém, a nefrectomia radical com preservação suprarrenal é rotineiramente realizada para tumores renais de polo médio e inferior, com desfechos equivalentes.

Em pacientes com tumores muito grandes ou centrais e um rim contralateral normal, recomenda-se a nefrectomia radical. Em todos os outros casos, deve-se tentar a cirurgia poupadora de néfrons. A nefrectomia parcial bem-sucedida com margens cirúrgicas negativas oferece os mesmos benefícios de sobrevida em relação à nefrectomia radical. Normalmente, é realizada a oclusão de vasos hilares com clampes de *bulldog* ou Satinsky para permitir a ressecção em um campo relativamente sem sangue.

A nefrectomia laparoscópica radical ou parcial tem sido defendida como método igual à abordagem aberta com a vantagem de menor perda sanguínea, hospitalização mais curta e retorno mais precoce à função normal. Ela é o padrão-ouro em instituições com experiência adequada. A crioablação laparoscópica ou percutânea do CCR também se mostrou consideravelmente promissora. De modo alternativo, a ablação por radiofrequência tem sido utilizada para tumores renais pequenos. Essas tecnologias ablativas não oferecem o diagnóstico patológico; assim, a biópsia percutânea pode ser realizada antes do procedimento ou intraoperatoriamente.

A nefrectomia não tem sido associada à melhora das taxas de sobrevida em pacientes com múltiplas metástases distantes (estágio IV) e o procedimento não é recomendado a menos que os pacientes sejam sintomáticos ou que esteja sendo estudado um protocolo terapêutico promissor. Flanigan e outros mostraram, porém, que se pode obter uma vantagem de sobrevida de até 6 meses com a nefrectomia – mesmo com metástases em tecidos moles – em pacientes selecionados que também recebem terapia sistêmica com α-interferona. Os pacientes com metástases pulmonares solitárias têm se beneficiado com a remoção cirúrgica conjunta da lesão primária e da lesão metastática (30% de sobrevida em 5 anos). A embolização arterial pré-operatória em pacientes com ou sem metástases não melhora as taxas de sobrevida, embora isso possa ser benéfico como tratamento único em pacientes com lesões primárias sintomáticas, mas irressecáveis. A radioterapia tem pouco benefício, exceto como tratamento de metástases ósseas sintomáticas. A medroxiprogesterona para o CCR metastático tem gerado uma taxa de resposta duvidosa de 5 a 10% de curta duração. A vimblastina também apresentou taxa de resposta de cerca de 20%, outra vez de mínima duração. Não há outros agentes quimioterápicos citotóxicos benéficos.

A imunoterapia com α-interferona tem tido uma taxa de resposta de 15 a 20%. Outros interferons, de maneira isolada (β-interferonaa, γ-interferona) ou em combinação com agentes quimioterápicos, têm sido menos eficazes que o α-interferona. A imunoterapia adotiva – com o uso de linfócitos (células destruidoras ativadas por linfocinas) a partir da exposição dos próprios linfócitos do sangue periférico do paciente à interleucina 2 (IL-2) *in vitro,* seguida pela reinfusão no paciente, juntamente com a infusão sistêmica de IL-2 – demonstrou taxas de resposta objetiva de até 33%. A IL-2 intravenosa em altas doses causa uma profunda síndrome de vazamento capilar e toxicidade substancial. Estudos subsequentes mostraram uma taxa de resposta de apenas 16%.

Avanços recentes na pesquisa do gene de supressão tumoral na síndrome de von Hippel-Lindau levaram à identificação de fatores de crescimento, incluindo o fator de crescimento do endotélio vascular (VEGF) e o fator de crescimento derivado de plaquetas como moléculas-alvo no tratamento do câncer renal avançado. Os estudos iniciais com o uso de bevacizumabe, um anticorpo antiVEGF, mostraram resultados promissores. O sorafenibe, um inibidor da tirosinocinase que bloqueia a via que leva à produção de vários fatores de crescimento, tem sido estudado em pacientes com câncer renal metastático, demonstrando maior sobrevida média livre de progressão em relação ao placebo (24 semanas *vs.* 6 semanas). O sunitinibe, outro inibidor da tirosinocinase, mostrou maior sobrevida livre de progressão e maiores taxas de resposta que o α-interferona em pacientes com câncer renal metastático. Atualmente, esses agentes orais estão sendo usados como terapia de primeira linha nesse grupo de pacientes.

O tensirolimo é outro agente dirigido, que é um inibidor específico do alvo da cinase da rapamicina em mamíferos (inibidor de mTOR) e tem mostrado resultados promissores. Agora, ele é usado como terapia de primeira linha em pacientes com prognóstico ruim. Muitos outros agentes estão, atualmente, sendo estudados.

▶ Prognóstico

Os pacientes com CCR localizado (estágios T1, T2 e T3a), tratados cirurgicamente, têm taxas de sobrevida em 5 anos de cerca de 70 a 80%, enquanto as taxas para aqueles com extensão local para linfonodos ou metástases distantes são de 15 a 25% e de menos de 10%, respectivamente. A maioria dos pacientes que apresenta múltiplas metástases distantes sucumbe à doença dentro de 15 meses (Tab. 38-1). O advento de novos agentes para o CCR pode melhorar o desfecho nesses pacientes.

SARCOMA RENAL

Os sarcomas renais incluem rabdomiossarcoma, lipossarcoma, fibrossarcoma e leiomiossarcoma; o último é o mais comum, embora todos sejam muito incomuns. Os sarcomas são altamente malignos e costumam ser detectados em estágio tardio, apresentando um prognóstico ruim. A abordagem diagnóstica é semelhante àquela do CCR. A histologia das lesões é, raramente, suspeitada antes da cirurgia, embora a invasão local de estruturas retroperitoneais adjacentes seja mais comum que no CCR. Esses tumores têm uma tendência a circundar a vasculatura renal e não exibem neovascularização na ARM.

O tratamento é cirúrgico com ampla excisão local; porém, a recorrência local e subsequentes metástases distantes são a regra. Não há terapia com benefício comprovado para a doença metastática.

TUMORES RENAIS MALIGNOS SECUNDÁRIOS

Os tumores metastáticos no rim são mais comuns que os tumores renais primários e costumam ocorrer a partir de tumores primários distantes, mais comumente pulmões, estômago e mama. É raro que o diagnóstico seja feito antes da autopsia; isso sugere que as metástases renais são um evento tardio. Não costumam haver sintomas, embora a hematúria microscópica ocorra em 10 a 20% dos casos. Os exames de imagem revelam uma massa renal, muitas vezes difícil de ser diferenciada de um CCR. A disseminação contígua de um tumor adjacente para o rim não é infrequente (p. ex., tumores da suprarrenal, colo do intestino e pâncreas e sarcomas retroperitoneais). Os tumores como linfoma, leucemia e mieloma múltiplo também podem infiltrar o rim. Os exames radiológicos, hematológicos e bioquímicos de rotina devem demonstrar o tumor primário na maioria dos casos. A biópsia percutânea pode ser apropriada em determinadas circunstâncias.

TUMORES RENAIS BENIGNOS

▶ Oncocitoma renal

Os oncocitomas renais são neoplasias renais benignas. Os tumores costumam ser assintomáticos e não estão associados a síndromes paraneoplásicas. O achado de uma cicatriz central estrelada na TC ou de um padrão radiado das artérias alimentadoras na angiografia pode sugerir o diagnóstico, embora esses achados não tenham se mostrado confiáveis. Os oncocitomas podem coexistir com carcinoma renal na mesma lesão ou em outras lesões no mesmo rim (7-30%). Esse achado, juntamente com a dificuldade para diferenciar o oncocitoma de cânceres renais de células claras ou cromófobas no aspirado por agulha fina, dificulta o diagnóstico definitivo no pré-operatório. Em consequência disso, tem sido recomendado o tratamento definitivo dessas lesões com nefrectomia radical ou parcial, ou com ablação (crioablação ou ARF).

▶ Nefroma mesoblástico

O nefroma mesoblástico é um tumor renal congênito benigno visto no início da infância, que deve ser diferenciado do altamente maligno nefroblastoma ou tumor de Wilms. Diferentemente do tumor de Wilms, o nefroma mesoblástico é comumente diagnosticado nos primeiros meses de vida. Histologicamente, ele é diferenciado do tumor de Wilms por células que lembram fibroblastos ou células musculares lisas e pela falta de elementos epiteliais. O prognóstico é excelente; a ressecção cirúrgica é curativa e não há necessidade de quimioterapia nem radioterapia.

▶ Angiomiolipoma

O angiomiolipoma é um hamartoma benigno visto com mais frequência, bilateralmente, em adultos com esclerose tuberosa (que também inclui adenoma sebáceo, epilepsia e retardo mental). O tumor também é comum em mulheres de meia idade, mas apenas unilateralmente. Esses tumores podem ser detectados após hemorragia retroperitoneal espontânea, embora 50% dessas lesões sejam, atualmente, detectadas de forma incidental. A TC pode fazer o diagnóstico, com unidades Hounsfield negativas, detectadas na região do tumor contendo gordura. Algumas vezes, um angiomiolipoma não é diagnosticado no pré-operatório e necessita de ressecção (especialmente o angiolipoma com pouca gordura). Os pacientes assintomáticos com tumores pequenos (< 4 cm) e achados típicos na TC de gordura dentro do tumor, não necessitam de cirurgia, pois o prognóstico é excelente sem tratamento. Esses pacientes podem ser acompanhados com exames de imagem seriados. Aqueles que apresentam hemorragia retroperitoneal ou tumor maior que 4 cm devem ter o tumor removido, cirurgicamente, com nefrectomia parcial ou embolização por meio de angioinfarto, o que tem se mostrado eficaz.

▶ Outros tumores renais benignos

Outros tumores renais benignos incluem (1) **fibroma**, uma massa fibrosa capsular ou perinéfrica do parênquima renal; (2) **lipoma**, um depósito de tecido adiposo dentro ou ao redor do rim, geralmente peri-hilar ou dentro do seio renal; (3) **leiomioma**, um tumor retroperitoneal comum que pode surgir a partir da cápsula renal ou das paredes vasculares renais; e (4) **hemangioma**, que é, ocasionalmente, encontrado como uma causa de hematúria. Geralmente, os hemangiomas são muito pequenos e o diagnóstico pode ser confirmado por visualização direta da lesão no sistema coletor renal com a ureteroscopia.

Hudes G et al: Temsirolimus, interferon alfa, or both for advanced renal-cell carcinoma. *N Engl J Med* 2007;356:2271.

Motzer RJ et al: Sunitinib *versus* interferon alfa in metastatic renal-cell carcinoma. *N Engl J Med* 2007;356:115.

Nabi G, Cleves A, Shelley M: Surgical management of localised renal cell carcinoma. *Cochrane Database Syst Rev* 2010 Mar 17;(3):CD006579. doi: 10.1002/14651858.CD006579.pub2. Review. PMID: 20238346.

TUMORES DA PELVE RENAL E CÁLICES

▶ Considerações gerais

Em mais de 90% dos casos, os tumores que envolvem o sistema coletor dos rins são uroteliais (ou de células transicionais). Menos de 5% dos tumores, nessa localização, são carcinomas epidermoides (em geral, associados à inflamação crônica e à formação de cálculos) ou adenocarcinomas. A causa do carcinoma urotelial do trato urinário superior é semelhante àquela de tumores epiteliais no ureter ou bexiga; há uma forte associação ao tabagismo e à exposição a substâncias químicas industriais. O uso excessivo de analgésicos contendo fenacetina e a presença de nefrite dos Bálcãs são fatores predisponentes.

Achados clínicos

A. Sinais e sintomas
A hematúria indolor, macro ou microscópica, ocorre em mais de 70% dos pacientes. As lesões costumam ser assintomáticas, a menos que a hemorragia cause dor aguda no flanco, secundária à obstrução por coágulos. Os sintomas de apresentação podem ser causados por metástases em ossos, fígado ou pulmões. O exame físico costuma ser negativo para qualquer achado.

B. Exames laboratoriais
A hematúria microscópica no exame de urina é a regra. A piúria não é vista. O exame citológico de amostras da micção pode ser diagnóstico em tumores de alto grau. A urina obtida do ureter por cateterismo retrógrado ou por escovação com instrumentos ureterais especializados pode melhorar a precisão do diagnóstico dos exames citológicos. A biópsia direta durante a ureteroscopia é a mais precisa. Não costumam haver síndromes paraneoplásicas ou marcadores tumorais diagnósticos associados no carcinoma urotelial. Vários marcadores urinários estão sendo estudados, mas apenas os exames de hibridização *in situ* identificando anormalidades nos cromossomos 3, 7, 17 e 9p21 podem ser atualmente recomendados.

C. Exames de imagem
O diagnóstico costuma ser feito na urotomografia ou urografia intravenosa e confirmado por pielografia retrógrada e ureteroscopia com biópsia. A ultrassonografia renal ou a TC podem ser usadas para descartar cálculos. A TC costuma ser útil no estadiamento local do tumor. Os tumores podem sofrer metástase para os pulmões, fígado e ossos, de modo que a radiografia de tórax, TC de pulmões e fígado e uma cintilografia óssea são úteis para determinar a presença de metástases. O carcinoma urotelial tende a ser multifocal no trato urinário, envolvendo o rim oposto (1-2%), ureter ipsolateral ou bexiga (38-50%). É importante a vigilância dessas potenciais localizações.

D. Achados endoscópicos
A cistoscopia é necessária, quando há hematúria macroscópica, para determinar a localização da hemorragia. A hematúria lateralizada pode ser identificada pela cistoscopia (efluxo sanguinolento de um orifício ureteral). A pielografia retrógrada e os exames citológicos ou escovados ureterais, conforme descritos anteriormente, podem ser úteis, embora possam ocorrer achados citológicos levemente anormais em pacientes com inflamação ou cálculos no trato superior. Os ureteroscópios rígidos ou flexíveis podem ser usados para visualizar o ureter superior e a pelve renal diretamente. A biópsia das lesões do trato superior é possível por meio desses instrumentos. Embora as abordagens percutâneas para o sistema coletor renal tenham sido aperfeiçoadas, o seu uso para diagnóstico e tratamento na suspeita de carcinoma urotelial, em casos de rotina, não está recomendado devido à possibilidade de disseminação de células tumorais para fora do rim.

Diagnóstico diferencial
Várias condições podem imitar o carcinoma de células transicionais da pelve renal, incluindo cálculos, papilas renais descamadas, tuberculose e CCR com extensão pélvica do tumor. Essas, geralmente, podem ser descartadas por exames diagnósticos, descritos anteriormente.

Complicações
Algumas vezes, a hemorragia pode ser suficientemente grave, necessitando de nefrectomia imediata. Pode haver infecção, particularmente, quando houver obstrução e hidronefrose, exigindo o uso imediato de antimicrobianos sistêmicos.

Tratamento
O carcinoma urotelial renal é tratado por nefroureterectomia (nefrectomia perifascial e remoção de todo o ureter até e incluindo o orifício ureteral dentro da bexiga). As técnicas endoscópicas transureterais ou percutâneas para a ressecção de lesões selecionadas de baixo grau têm sido bem-sucedidas, particularmente, no paciente com doença renal significativa e/ou unidades renais solitárias. A instilação do bacilo Calmette-Guérin (BCG) ou de mitomicina C no trato superior foi descrita como tendo resultados modestos. As elevadas taxas de recorrência e o potencial para a disseminação local do tumor contraindicariam essa abordagem em lesões de alto grau ou extensas. A nefroureterectomia laparoscópica se tornou prática comum, mas o tratamento do ureter distal e do *cuff* de bexiga com essa técnica tem sido motivo de controvérsia. As linfadenectomias regionais não têm sido tradicionalmente realizadas, embora relatos recentes tenham demonstrado algum benefício em pacientes com doença agressiva. Como 50% desses pacientes desenvolverão carcinoma urotelial da bexiga, a cistouretroscopia deve ser realizada no pós-operatório; ela costuma ser realizada a cada 3 meses no primeiro ano, a cada 6 meses no segundo ano e, depois disso, anualmente.

Prognóstico
Como a maioria desses tumores é de baixo grau e não invasivo, a taxa de sobrevida livre de tumor, em 5 anos, é de mais de 90% para as lesões tratadas com a remoção completa do trato urinário superior ipsolateral. As taxas de sobrevida são muito menores para lesões que invadem o parênquima renal ou que têm alto grau histológico. Um prognóstico ruim está associado a tumores com características histológicas de carcinoma epidermoide ou adenocarcinoma. Esses tumores são levemente radiossensíveis, mas a radioterapia pré ou pós-operatória não se mostrou particularmente útil. As lesões metastáticas são, particularmente, problemáticas e os sobreviventes são raros. Combinações de quimioterapias, que demonstraram benefícios no carcinoma urotelial da bexiga (metotrexato, vimblastina, adriamicina e cisplatina [MVAC] ou gencitabina e cisplatina) também são eficazes no carcinoma urotelial do trato urinário superior.

TUMORES DO URETER

Considerações gerais

Os tumores ureterais são raramente benignos, mas, ocasionalmente, ocorrem pólipos fibroepiteliais benignos dentro do ureter. Mais de 90% dos tumores ureterais são carcinomas uroteliais. A causa é desconhecida, mas o tabagismo e a exposição a substâncias químicas industriais são reconhecidamente associados à doença. O carcinoma urotelial ureteral costuma ser encontrado em associação à carcinoma urotelial da pelve renal e, com frequência um pouco menor, à carcinoma urotelial da bexiga. As lesões ocorrem em pessoas com idade de 60 a 70 anos e são duas vezes mais comuns em homens do que em mulheres. Mais de 60% desses tumores ocorrem no ureter inferior.

Achados clínicos

A. Sinais e sintomas

A hematúria macro ou microscópica é a regra (80% dos casos). Como os tumores ureterais crescem lentamente, eles podem não causar sintomas mesmo que tenham causado obstrução completa do rim. Algumas vezes, a hematúria macroscópica pode causar obstrução aguda devido a coágulos. A apresentação inicial pode ser causada por metástases sintomáticas em ossos, pulmões ou fígado.

B. Exames laboratoriais

O exame de urina comumente revela hematúria. Não há marcadores bioquímicos específicos para o diagnóstico, embora os pacientes com metástases possam ter anormalidades em exames de função hepática ou anemia. Os níveis séricos de creatinina podem estar elevados com a obstrução unilateral completa em idosos. Os exames citológicos da urina expelida ou da urina ureteral ou os escovados ureterais com biópsia podem fazer o diagnóstico.

C. Exames de imagem

O diagnóstico pode ser feito com base na TC ou urografia intravenosa, embora o tumor muitas vezes obstrua completamente o ureter de modo que a cistoscopia e a pielografia retrógrada são necessárias para a definição da lesão. Esses exames costumam revelar um defeito de enchimento no ureter (classicamente descrito como sinal do cálice). O ureter está dilatado proximalmente à lesão. A TC é útil para descartar cálculos não opacos e no estadiamento do tumor abdominal. Radiografia de tórax, TC e cintilografia óssea são úteis para determinar a presença de metástases.

D. Achados endoscópicos

A cistoscopia é necessária, quando há hematúria macroscópica para determinar o local da hemorragia. A pielografia retrógrada pode, então, ser necessária. A ureteroscopia pode fornecer uma visualização direta do tumor e acesso para biópsia.

Diagnóstico diferencial

Cálculos não opacos, papilas renais descamadas, coágulos sanguíneos ou compressão extrínseca por massas ou linfonodos retroperitoneais podem produzir sinais, sintomas e achados radiológicos semelhantes àqueles de tumores ureterais. Os exames radiológicos, citológicos e endourológicos listados anteriormente devem fazer a diferenciação, mas a exploração cirúrgica é, algumas vezes, necessária.

Tratamento

A maioria dos carcinomas de células transicionais ureterais não está associada a metástases e pode ser definitivamente tratada com nefroureterectomia. Pacientes selecionados com lesões não invasivas de baixo grau podem ser tratados com ressecção ureteral segmentar e anastomose terminoterminal (ureteroureterostomia) ou com reimplante de ureter para lesões no terço distal do ureter. Em alguns pacientes, cuidadosamente selecionados com tumores não invasivos de baixo grau, a ressecção ou ablação com *laser* pode ser considerada. As linfadenectomias regionais não têm sido tradicionalmente realizadas, embora relatos recentes tenham mostrado algum benefício. A radioterapia pré ou pós-operatória parece não ter benefício. Como no carcinoma urotelial da pelve renal ou bexiga, a cistoscopia deve ser realizada periodicamente no pós-operatório. Os pacientes com metástases raramente são ajudados pela remoção do tumor primário. Esses tumores são responsivos à quimioterapia. Os agentes tradicionais que têm sido usados incluem cisplatina com gencitabina ou MVAC. Isso tem demonstrado taxas de resposta razoáveis, mas desfechos ruins a longo prazo.

Prognóstico

A taxa de sobrevida em 5 anos para pacientes com lesões não invasivas de baixo grau, tratadas cirurgicamente, chega a 100%. Os pacientes com lesões invasivas ou de alto grau têm prognósticos piores e aqueles com metástases têm taxa de sobrevida em 5 anos de menos de 10%.

TUMORES DA BEXIGA

Considerações gerais

As neoplasias vesicais são responsáveis por quase 6% de todos os cânceres em homens e são o segundo câncer mais comum do trato geniturinário masculino. Nas mulheres, esses tumores são responsáveis por 2% de todos os cânceres e são o câncer mais comum no trato geniturinário. Os homens são acometidos com o dobro da frequência das mulheres. Mais de 90% dos tumores são carcinomas uroteliais, enquanto alguns poucos são carcinomas epidermoides (associados à inflamação crônica como na esquistossomose) ou adenocarcinomas (geralmente vistos no domo da bexiga em pacientes com um remanescente de úraco).

A maioria dos carcinomas uroteliais (70-80%) é não músculo-invasivo (não invade a musculatura detrusora da bexiga) quando reconhecida. Apenas 10 a 15% dos tumores recorrentes se tornam invasivos.

UROLOGIA — CAPÍTULO 38

Tabela 38-2 Tratamento e prognóstico de tumores com relação ao estágio da doença

Estágio convencional	Estágio TNM	Envolvimento tumoral	Tratamento	Sobrevida em 5 anos (%)
0	Ta	Mucosa apenas	Ressecção transuretral	85-90
A	T1	Invasão submucosa (lâmina própria)	Ressecção transuretral e quimioimunoterapia intravesical	60-80
B1	T2a	Invasão muscular superficial	Cistectomia total e linfadenectomia pélvica	50-55
B2	T2b	Invasão muscular profunda		30-50
C	T3	Invasão de gordura perivesical		30-40
D1	T3-4N+	Invasão de linfonodos regionais	Quimioterapia sistêmica	6-35
D2	T3-4M1	Metástases distantes		0-10

A causa do carcinoma urotelial é desconhecida; há uma forte associação ao tabagismo crônico e à exposição a substâncias químicas prevalentes em indústrias químicas de corantes, borracha, couro, tintas e outros tipos.

O tratamento e o prognóstico dependem totalmente do grau de anaplasia (grau do tumor) e profundidade de penetração da parede da bexiga ou além dela (Tab. 38-2). A maioria desses tumores ocorre no trígono e na parede posterolateral adjacente; assim, o envolvimento ureteral com obstrução é uma possibilidade. Os tumores tendem a ser multifocais dentro da bexiga. Cerca de 5% dos pacientes desenvolvem também carcinoma urotelial do trato urinário superior.

▶ Achados clínicos

A. Sinais e sintomas

A hematúria macro ou microscópica é um achado comum que leva ao diagnóstico. Os pacientes com tumores não invasivos difusos, particularmente o carcinoma *in situ*, podem apresentar frequência e urgência urinária. Algumas vezes, grandes tumores necróticos se tornam, secundariamente, infectados e os pacientes exibem sintomas de cistite. A dor secundária à retenção de coágulos, à extensão tumoral para a pelve óssea ou à obstrução ureteral pode ocorrer, mas não são queixas de apresentação frequentes. Quando ambos os ureteres estão obstruídos, a azotemia com seus sintomas secundários pode ser o achado que necessita de exames diagnósticos.

O exame físico externo não costuma ser revelador, embora, algumas vezes, possa ser palpável uma massa suprapúbica. O exame retal pode revelar tumores grandes, particularmente, quando invadem as paredes laterais da pelve. Assim, o exame bimanual é parte necessária da avaliação de estadiamento.

B. Exames laboratoriais

A hematúria microscópica é o único achado diagnóstico consistente. Os pacientes com obstrução ureteral bilateral podem apresentar azotemia e anemia. As metástases hepáticas podem causar elevação das transaminases e fosfatase alcalina séricas. Não há síndromes paraneoplásicas ou marcadores tumorais consistentemente presentes em pacientes com carcinoma urotelial. Os marcadores urinários atualmente sendo estudados são vários antígenos associados com tumores, fatores de crescimento e proteínas da matriz nuclear, mas nenhum deles se mostrou suficientemente preciso para evitar a necessidade de cistoscopia para o diagnóstico.

C. Exames de imagem

Os tumores vesicais pequenos não são vistos na urografia intravenosa, mas podem ser vistos na TC. Os tumores maiores costumam produzir defeitos de enchimento na bexiga na urografia ou TC (Fig. 38-13). A obstrução ureteral com hidroureteronefrose também pode ocorrer. A invasão da parede da bexiga pode ser prevista em pacientes com assimetria ou irregularidade marcada da parede vesical. As lesões não invasivas vistas na TC ou na urografia intravenosa tendem a ser exofíticas para dentro da bexiga, sem evidências de distorção da parede vesical.

A ultrassonografia feita por via externa, transretal ou transuretral pode definir com precisão tumores vesicais de tamanho moderado e pode, muitas vezes, demonstrar invasão profunda.

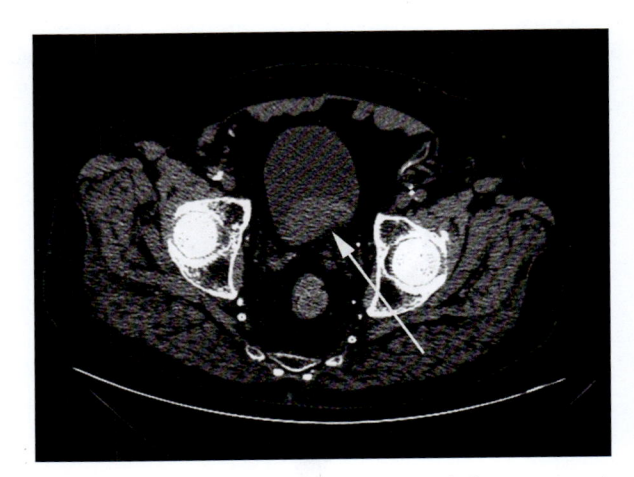

▲ **Figura 38-13** TC sem contraste mostrando lesão expansiva (carcinoma de células transicionais) na parede posteroinferior da bexiga (seta).

A TC pode ser útil para o estadiamento, mas a profundidade da penetração na parede vesical e o delineamento de depósitos tumorais em linfonodos adjacentes não aumentados não são definidos com precisão. Em pacientes com suspeita de metástases linfonodais na TC, a aspiração com agulha fina e os exames citológicos podem confirmar o diagnóstico e eliminar a necessidade de exploração cirúrgica. A RM é útil na pelve, onde artefatos de movimentação são menores e a escassa gordura pélvica é suficiente para fornecer a diferenciação entre os órgãos. Porém, a informação não é superior àquela obtida com a TC.

D. Estudos citológicos urinários

Os tumores uroteliais dispersam grandes quantidades de células neoplásicas na urina. As células tumorais de baixo grau podem não parecer anormais no exame citológico, mas as células tumorais de alto grau podem ser detectadas por exames citológicos de alta especificidade. Esses estudos são mais úteis para a verificação de recorrência do carcinoma urotelial. A citometria de fluxo (coloração diferencial de DNA e RNA dentro de células urinárias para medir a quantidade de proteínas nucleares e, assim, o número relativo de células aneuploides [anormais]) tem sido usada para o rastreamento de pacientes com algum sucesso. Essa técnica pode ser útil para o diagnóstico precoce de recorrência. O exame de fluorescência urinária com hibridização *in situ* é mais sensível e comparativamente específico para células de câncer de bexiga, em comparação com a citologia.

E. Achados endoscópicos

A cistoscopia é obrigatória em qualquer paciente adulto com hematúria inexplicada e exame de imagem normal no trato superior. Muitos carcinomas uroteliais não são identificados na TC ou na urografia intravenosa. O exame cistoscópico deve detectar quase todos os tumores na bexiga (Fig. 38-14). Apenas alguns poucos pacientes terão carcinoma *in situ* (tumor não invasivo de alto grau) que não é visível. Qualquer tumor deve ser passar por biópsia e, preferivelmente, ser ressecado completamente se o paciente estiver sob anestesia. Toda a bexiga, incluindo o colo vesical, deve ser rotineiramente escrutinizada em todos os pacientes com hematúria microscópica. Em pacientes sem tumor visível e sem outras causas de hematúria, biópsias aleatórias podem ser diagnósticas de carcinoma *in situ*. Um exame bimanual deve ser feito durante a cistoscopia em todos os pacientes com carcinoma urotelial para ter certeza de que a bexiga não está aderida, significando extensão extravesical extensiva.

F. Estadiamento

O tratamento depende do estágio do tumor, conforme visto nos cortes histológicos e pesquisa de metástases. A Tabela 38-2 descreve o estágio, o tratamento e o prognóstico de pacientes com carcinoma urotelial da bexiga. O grau histológico do tumor também é importante para determinar o tratamento e o prognóstico, mas, em geral, as características histológicas de grau baixo e alto tendem a ocorrer nos tumores de estágio baixo e alto, respectivamente.

Conforme discutido anteriormente, a TC, a RM ou ambas podem ser úteis para predizer o estágio do tumor. A cintilografia óssea isotópica, a radiografia de tórax e a TC de tórax avaliam a possibilidade de metástases ósseas ou pulmonares e devem ser realizadas antes de determinar o tratamento em pacientes com lesões invasivas.

▶ Tratamento

A. Ressecção, fulguração e terapia a *laser* transuretral

A ressecção transuretral endoscópica de tumores de baixo grau superficiais ou com invasão de submucosa pode ser curativa. Contudo, como o tumor recorre em mais de 50% dos pacientes, a cistoscopia deve ser realizada periodicamente. Recomenda-se exames a cada 3 meses durante o primeiro ano, após a ressecção tumoral, a cada 6 meses durante o segundo ano e anualmente depois disso. Os exames periódicos de citologia urinária também podem ser úteis. A vigilância do trato urinário superior com urotomografia é recomendada para tumores de alto grau, normalmente, a cada 2 anos. Os tumores de baixo grau não necessitam de vigilância do trato superior a menos que haja recorrência da hematúria sem evidência de recorrência tumoral na bexiga. Tumores pequenos recorrentes, sem invasão evidente, podem ser tratados apenas com fulguração, embora a biópsia seja recomendada para documentar o estágio e o grau.

O *laser* de neodímio: YAG tem sido usado para ressecamento de tumores de baixo grau em estágios iniciais. Ainda não há uma vantagem comprovada dessa abordagem, exceto que os pacientes podem ser tratados sob anestesia local em ambulatório e, talvez, que as células tumorais ficam inviáveis e, assim, incapazes de se reimplantar em outros locais na bexiga ou na uretra. Ainda há necessidade de biópsias para diagnóstico e estadiamento.

B. Terapia intravesical

Têm sido usados uma variedade de agentes quimioterápicos em pacientes com tumores recorrentes de baixo grau em estágio

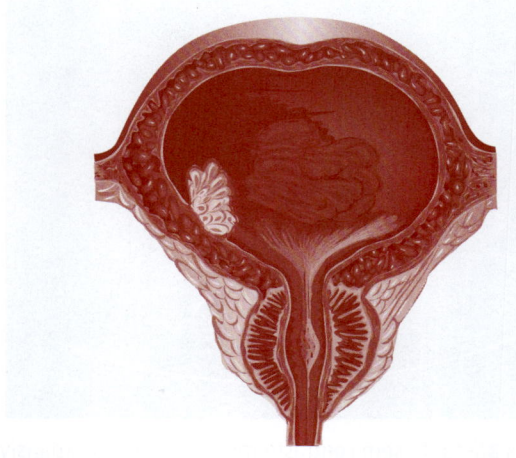

▲ **Figura 38-14** Carcinoma de células transicionais (papilar) da bexiga com mínima invasão da parede vesical.

inicial. A mitomicina C é instilada na bexiga por cateter (40 mg em 40 mL de água) e deixada permanecer por 1 a 2 horas. Os pacientes são tratados uma vez por semana durante 6 semanas e podem ser submetidos a um regime de manutenção menos frequente. Os resultados do tratamento são uma diminuição na frequência das recorrências ou a ausência de recorrência em quase 50% dos pacientes. Outros agentes incluem tiotepa e doxorrubicina.

Os fármacos imunoterápicos, que incluem o BCG, são eficazes na profilaxia (60%) de tumores papilares recorrentes e curativos (70%) no carcinoma *in situ*, uma lesão altamente maligna menos responsiva aos agentes citotóxicos descritos anteriormente. O BCG intravesical é o padrão-ouro como tratamento de primeira linha para carcinoma *in situ* da bexiga. Os efeitos colaterais incluem irritabilidade vesical (90%), febre de baixo grau e BCG-ose sistêmica (1%). Embora o mecanismo de ação do BCG não seja completamente conhecido, suspeita-se que ele induza o recrutamento de células T e a subsequente liberação local de citocinas na região do tumor. Ele é o agente mais eficaz atualmente usado. A α-interferona também tem sido estudada e é eficaz (quase 50% dos casos) para carcinoma *in situ*, com menos toxicidade que o BCG; porém, a sua durabilidade como agente único é ruim. A combinação de BCG e α-interferona demonstrou quase 50% de taxa de resposta e é, algumas vezes, usada em pacientes que não responderam ao BCG. O BCG está contraindicado em pacientes imunocomprometidos devido ao risco de infecção sistêmica pelo BCG e à probabilidade de eficácia reduzida.

A instilação imediata de mitomicina C, após a ressecção transuretral, demonstrou uma redução substancial nas taxas de recorrência e é, atualmente, o tratamento-padrão.

C. Radioterapia

A radioterapia definitiva deve ser reservada para pacientes com câncer de bexiga inoperável, com invasão muscular localizado na pelve ou que não querem ser submetidos ao tratamento cirúrgico, pois a taxa de sobrevida em 5 anos é de apenas 30%. Em alguns pacientes com recorrência após a radioterapia, a cistectomia de resgate pode ser curativa (em pelo menos 30% dos casos), embora as taxas de morbidade cirúrgica sejam altas. A radioterapia, quando usada, é combinada com a quimioterapia sistêmica.

D. Tratamento cirúrgico

Alguns pacientes apresentam lesões com invasão muscular (T2) localizadas em uma região da bexiga bem distante da base ou dos orifícios vesicais e sem tumor em outros locais da bexiga (comprovado por múltiplas biópsias) ou além dela. A cistectomia parcial (remoção do tumor com uma porção de bexiga normal) pode ser adequada nesses pacientes. Esses tumores são raros e os pacientes devem ser selecionados cuidadosamente para a cistectomia parcial. Todos os outros pacientes com lesões de alto grau ou invasivas (T2 e T3) sem disseminação distante ou pelve fixada ao exame bimanual são mais bem tratados com cistectomia radical e linfadenectomias pélvicas. Isso inclui a remoção da bexiga e da próstata em homens. A remoção de toda a uretra pode ser necessária em pacientes selecionados com tumores no colo vesical ou na próstata e naqueles com carcinoma *in situ* difuso na bexiga. Nas mulheres, o útero, os ovários, as trompas de Falópio, a uretra e a parede vaginal anterior costumam ser removidos em bloco com a bexiga. A cistectomia preservadora da vagina também pode ser realizada.

A derivação urinária é necessária e é feita com o uso de neobexigas, bolsas ou condutos intestinais. A derivação urinária com conduto ileal cria uma urostomia sobre a pele e exige drenagem contínua em bolsa. Essa é a derivação urinária mais comum com a menor taxa de complicações. As derivações urinárias cutâneas continentes, necessitando de cateterismo cutâneo intermitente em vez de drenagem em bolsa cutânea, se tornaram populares no final da década de 1980. Os princípios básicos são reservatórios de grande volume com detubularização intestinal para manter pressões reduzidas dentro da bolsa e a construção de um segmento ileal com intussuscepção ou plicatura para fornecer a continência cutânea. Os reservatórios de neobexiga ortotópica também têm sido usados com configurações intestinais semelhantes àquelas descritas anteriormente para fazer a conexão direta com a uretra membranosa em homens e com os dois terços distais da uretra feminina, permitindo que o paciente urine normalmente. Esses procedimentos são adequados em homens e mulheres e têm se demonstrado seguros, com mínimo aumento na morbidade em relação a derivações cutâneas.

A cistectomia robótica tem sido muito usada em centros selecionados nos Estados Unidos e na Europa. Com o acompanhamento de curto prazo os desfechos oncológicos, parecem ser equivalentes aos da cirurgia aberta com o potencial para menor perda sanguínea e recuperação mais rápida no pós-operatório. Na maioria dos casos, a derivação urinária é feita por cirurgia aberta, porém, mais recentemente, as derivações urinárias por neobexiga ou conduto ileal têm sido realizadas intracorporalmente com assistência robótica.

E. Quimioterapia sistêmica

A quimioterapia na forma de cmV (cisplatina, metotrexato e vimblastina) ou MVAC (CMV mais doxorrubicina [adriamicina]) tem sido usada pré-cistectomia (neoadjuvante) ou pós-cistectomia (adjuvante) para tumores com invasão muscular ou como tratamento do câncer urotelial metastático. Mais recentemente, gencitabina e cisplatina se tornaram o padrão de cuidados após um ensaio clínico randomizado ter demonstrado eficácia semelhante ao MVAC, com menos efeitos colaterais. Um ensaio clínico randomizado recente mostrou melhora da sobrevida em pacientes com câncer de bexiga localmente avançado, que receberam quimioterapia neoadjuvante e cistectomia, em comparação com aqueles apenas submetidos à cistectomia. Foi demonstrado, em ensaios clínicos randomizados, que a quimioterapia adjuvante é útil em pacientes com doença locorregional, mas não em pacientes com doença localizada (estágio T1-T2). Vários relatos de eficácia com cmV ou MVAC para tratamento de doença metastática mostraram uma taxa de resposta global objetiva de 60% com uma taxa de resposta completa de 30%. Foram relatados alguns poucos sobreviventes a longo prazo com aparente cura (10-15%) e ambos os regimes parecem ser, assim, um avanço definitivo no tratamento do câncer urotelial. Outros agentes quimioterápicos, usados no câncer urotelial, incluem paclitaxel e carboplatina em diversos regimes que parecem ter eficácia semelhante e menor toxicidade.

▶ Prognóstico

Cerca de metade dos tumores superficiais de baixo grau são controlados por cirurgia transuretral ou com o uso intracavitário de agentes quimioterápicos (Tab. 38-2). Após a cistectomia radical, a taxa de sobrevida em 5 anos varia conforme a extensão, estágio e grau do tumor, mas nos tumores T2N0M0 a média é de 50 a 70%. As complicações da derivação urinária (obstrução ureteral com hidronefrose, pielonefrite e nefrolitíase) também influenciam os desfechos.

CARCINOMA DA PRÓSTATA

▶ Considerações gerais

Em homens adultos, o câncer de próstata é a neoplasia mais comum (após o câncer de pele) e a segunda causa mais comum (após câncer de pulmão) de morte por câncer. O tumor é mais prevalente em homens negros do que em qualquer outro grupo nos Estados Unidos. O tumor raramente ocorre antes dos 40 anos de idade e a incidência aumenta com a idade, de modo que mais de 75% dos homens com mais de 85 anos de idade têm câncer de próstata na autopsia. Porém, na maioria desses homens idosos a doença não é clinicamente aparente; apenas 10% dos homens com mais de 65 anos desenvolve evidências clínicas da doença. Os adenocarcinomas são responsáveis por 95% dos tumores. O tumor surge primariamente na zona periférica (85%), uma área que difere na derivação embriológica da zona periuretral (transição), que é o local da formação da hiperplasia prostática benigna. A causa do câncer de próstata é desconhecida, mas muitos fatores parecem estar envolvidos, incluindo genéticos, hormonais, dietéticos (particularmente dietas ricas em gorduras) e, talvez, influências carcinogênicas ambientais.

▶ Rastreamento

O rastreamento com monitoramento do PSA e toque retal (TR) tem sido controverso devido a evidências conflitantes em relação a diminuições na mortalidade. Dois ensaios clínicos controlados randomizados muito grandes que examinaram os efeitos do rastreamento do PSA sobre a mortalidade, foram recentemente concluídos, um nos Estados Unidos e um na Europa. O estudo dos Estados Unidos não mostrou benefício na sobrevida no grupo do rastreamento, embora o grupo controle fosse significativamente contaminado com homens com alguns exames prévios de PSA. O estudo europeu mostrou um benefício relativo de 20% na sobrevida, no grupo do rastreamento, após 10 anos de acompanhamento e os dados serão reanalisados com seguimento mais longo.

Com base em todas as evidências disponíveis, a US Preventive Services Task Force publicou uma recomendação contrária ao rastreamento de rotina para o câncer de próstata em 2011. A Associação Americana de Urologia recomenda uma decisão compartilhada, discutindo o rastreamento do câncer de próstata em homens com idades entre 55 a 69 anos e em idade mais jovem nos homens com histórico familiar positivo em um parente de primeiro grau ou no caso de afro-americanos. Se houver concordância em relação ao rastreamento, realiza-se o exame do nível de PSA e o TR anualmente ou a cada 2 anos com base no critério do médico.

▶ Achados clínicos

A. Sinais e sintomas

O carcinoma não palpável (T1) da próstata apresenta-se sem sinais físicos e só é diagnosticado pelo patologista quando o tecido prostático é removido como tratamento para a obstrução sintomática da via de saída vesical, supostamente causada por hiperplasia prostática benigna ou é encontrado por um nível elevado de PSA (T1c). Os pacientes com doença T2 ou maior têm um nódulo duro na próstata, que pode ser sentido durante o TR (Tab. 38-3). A doença T3 é palpável (ou visível em exames de imagem) além da cápsula da próstata ou demonstra envolvimento de vesículas seminais. A doença T4 invade órgãos adjacentes, incluindo o reto e paredes laterais da pelve. Anteriormente, 50% dos pacientes apresentavam evidências de metástases, incluindo perda de peso, anemia, dor óssea (comumente na área lombossacral) ou déficit neurológico agudo nos membros inferiores. Atualmente, porém, menos de 20% dos pacientes apresentam-se dessa forma devido ao diagnóstico mais precoce pelo uso disseminado do rastreamento com PSA (migração de estágio).

B. Exames laboratoriais

Os pacientes com metástases extensas podem ter anemia devido à substituição da medula óssea pelo tumor. Aqueles com obstrução ureteral bilateral secundária à compressão do trígono pelo tumor podem exibir azotemia e uremia. A fosfatase alcalina sérica costuma estar elevada em pacientes com metástases ósseas, mas não naqueles com doença localizada.

O PSA está elevado no soro na maioria dos homens com câncer de próstata, mas os cânceres de alto grau (Gleason 8-10) e com a variante ductal do adenocarcinoma podem apresentar níveis normais de PSA. Valores acima de 4 ng/mL são considerados anormais, mas surgem em condições normais com a idade e significativa hipertrofia prostática benigna. O PSA também pode estar falsamente elevado devido a cistoscopia, biópsia prostática, cateterismo uretral e infecção do trato urinário. O TR de rotina não costuma afetar os níveis de PSA.

Os métodos para aumentar a especificidade do PSA incluem os seguintes: (1) PSA específico por idade (homens mais jovens [< 50 anos de idade], normal < 2,5 ng/mL; homens mais velhos [> 70 anos de idade], normal > 6,5 ng/mL); (2) densidade do PSA (PSA dividido pelo volume da próstata), onde menos de 0,15 ng/mL sugere câncer; (3) porcentagem de PSA livre (PSA total menos o PSA complexado), onde os valores mais baixos significam um risco aumentado de câncer (útil para níveis de

Tabela 38-3 Tratamento e prognóstico do câncer de próstata em relação ao estágio tumoral

Estágio convencional	Estágio TNM 1997	Achados clínicos	Tratamento	Sobrevida livre de recorrência em 15 anos (%)
A1	T1a	Tumor não palpável; achado incidental na ressecção transuretral de próstata (câncer de baixo grau visto em < 5% da próstata)	Observação	100
A2	T1b	Mesmo anterior, exceto que o tumor é de alto grau ou > 5% da próstata envolvida ou ambos	Prostatectomia radical com linfadenectomia pélvica	70-80
B1	T2a	Tumor envolvendo um lobo ou menos	Radioterapia externa	85
B2	T2b	Tumor envolvendo mais de um lobo	Braquiterapia	60-70
C	T3a	Extensão extraprostática unilateral	Radioterapia com ou sem linfadenectomia pélvica	20-60
C2	T3b T3c T4a T4b	Extensão extraprostática bilateral Invasão de vesícula seminal Invasão de colo vesical ou reto Invasão do músculo elevador e/ou fixação à parede pélvica lateral	Terapia hormonal (orquiectomia ou antiandrógenos/LHRH) quando houver sintomas Radioterapia para dor óssea isolada	0-10
D	N+ or M+	Envolvimento de linfonodos pélvicos ou metástases distantes	Terapia hormonal (orquiectomia ou antiandrógenos/LHRH) quando houver sintomas Radioterapia para dor óssea isolada	0-10

PSA totais entre 4 e 10). Embora o PSA total seja útil para o estadiamento, ele não é absoluto. O PSA parece ser mais útil no acompanhamento de pacientes após o tratamento, pois os níveis caem a valores indetectáveis após a cirurgia e diminuem dramaticamente após a radioterapia quando há uma resposta completa. Há diversos novos marcadores de câncer de próstata sendo atualmente investigados, mas nenhum se tornou amplamente usado até o momento. O exame urinário de PCA3 se mostra promissor em homens com níveis de PSA persistentemente elevados e biópsias prévias negativas.

C. Exames de imagem

A ultrassonografia transretal se tornou muito útil na avaliação do volume prostático e para guiar a biópsia na zona periférica e outras áreas específicas, como a base, o ápice e a zona de transição da próstata. O estudo também pode revelar lesões hipoecoicas típicas na zona periférica em 70% dos pacientes com lesões palpáveis. Como muitos cânceres de próstata não são hipoecoicos e nem todas as lesões hipoecoicas são câncer, não é recomendada a ultrassonografia transretal isoladamente para o rastreamento do câncer de próstata. A TC pode revelar retenção urinária, obstrução ureteral distal com resultante hidronefrose e linfadenopatia pélvica. A doença localmente avançada e as metástases ósseas também podem ser visualizadas na TC. Uma radiografia ou TC de tórax pode ser útil na identificação de metástases pulmonares incomuns, porém, com mais frequência, mostram metástases osteoblásticas típicas na coluna torácica ou costelas. Uma radiografia abdominal pode revelar metástases na coluna lombossacral ou ílio. A TC de abdome e pelve não costuma ser recomendada

a menos que a doença seja palpável, o escore Gleason seja 7 ou mais ou o nível de PSA seja de mais de 20 ng/mL.

A RM endorretal (RMe) parece ser mais útil que a TC no estadiamento do câncer de próstata. Esse exame permite a localização de lesões malignas dentro da próstata, bem como a avaliação de extensão extracapsular, invasão de vesículas seminais, envolvimento de órgãos adjacentes e envolvimento de linfonodos. A RMe é útil para o estadiamento clínico e planejamento pré-operatório, mas isso depende de haver um radiologista com experiência nessa área.

Normalmente, a tomografia com emissão de pósitrons não é utilizada para o estadiamento do câncer de próstata.

D. Biópsia

O diagnóstico é estabelecido por biópsias guiadas por ultrassonografia transretal, na maioria dos casos. Como a grande maioria dos pacientes realiza biópsias devido a um PSA sérico elevado (estágio T1c) e sem achados anormais no exame físico ou de imagem, são necessárias biópsias da base, meio e ápice da próstata – concentrando-se na zona periférica, com 6 biópsias de cada lado da próstata – para um diagnóstico preciso.

A diferenciação do tumor é graduada pelo patologista usando o escore de Gleason, que atribui um grau de 1 a 5 (grau baixo a alto) para as formas primária e secundária do tumor. Os dois números são somados e, dessa forma, o câncer pode ter uma soma Gleason de 2 a 10, com 10 sendo o câncer menos diferenciado. O escore de Gleason é um fator prognóstico independente de recorrência da doença. Normalmente, os patologistas designam escores Gleason entre 6 e 10.

E. Estadiamento

O exame retal pode fornecer o estadiamento inicial em pacientes com tumores palpáveis (Tab. 38-3). A biópsia com agulha é confirmatória, e a graduação histológica (escore de Gleason) pode predizer, adequadamente, o potencial metastático do tumor. Os exames de imagem, conforme descrito anteriormente, pode ser útil para o estadiamento do tumor primário (RMe) e para descartar doença metastática (RM, cintilografia óssea).

▶ Diagnóstico diferencial

Os nódulos causados pela hiperplasia prostática benigna podem ser difíceis de diferenciar do câncer; os nódulos benignos costumam ser elásticos, enquanto aqueles cancerosos têm uma consistência muito mais dura. A fibrose, após uma prostatectomia prévia por doença benigna ou secundária a prostatite crônica ou biópsias prévias, pode estar associada a lesões indistinguíveis de nódulos cancerosos, necessitando de biópsia para a definição. Algumas vezes, flebólitos ou cálculos prostáticos na superfície da próstata podem causar confusão; porém, a ultrassonografia transretal pode ser útil na diferenciação e na orientação da biópsia.

▶ Tratamento

A. Tratamento curativo

O tratamento curativo para o câncer de próstata localizado inclui prostatectomia radical e diversas formas de radioterapia (radioterapia com feixe externo, colocação transperineal de sementes radioativas [braquiterapia com I^{125}, Pd^{103} ou Ir^{192}] e Cyberknife®). O estadiamento completo é importante, de maneira que sejam selecionados os candidatos apropriados. Os pacientes com câncer de próstata localizado são estratificados em três grupos de risco (Tab. 38-4). Os pacientes de baixo risco têm taxas semelhantes de sobrevida livre de recorrência em 5 anos, independentemente da modalidade de tratamento curativo. Os pacientes com risco intermediário e alto têm melhores taxas livres de recorrência com a prostatectomia ou radioterapia com feixe externo em comparação com a braquiterapia. Nenhuma dessas modalidades foi comparada em ensaios clínicos randomizados. O único ensaio clínico randomizado relatado comparou a observação vigilante com a prostatectomia radical e mostrou melhora na sobrevida livre de doença e total no grupo da prostatectomia. Os estudos mostraram que, em comparação com a radioterapia com feixe externo isoladamente, a combinação de privação andrógena (por 6 meses a 3 anos) e radioterapia com feixe externo melhora a sobrevida em pacientes com câncer de próstata localizado, em especial nos pacientes dos grupos de risco intermediário e alto. Os pacientes com linfonodos pélvicos macroscopicamente positivos não são candidatos para a terapia curativa. Avanços recentes na técnica cirúrgica têm levado a uma menor incidência de incontinência (1-4%) e à preservação da potência em até 70% dos pacientes. Os procedimentos alternativos incluem irradiação pélvica com feixe externo mais braquiterapia e crioablação transperineal da próstata para a doença primária e recorrente após a radioterapia.

Na última década, a prostatectomia radical assistida por robô ganhou popularidade e demonstrou ter perda de sangue reduzida e menor duração da hospitalização, além de retorno mais rápido às atividades normais em comparação com a cirurgia aberta. Os desfechos oncológicos e funcionais (continência e potência) são equivalentes aos da cirurgia aberta. Mais de 80% das prostatectomias nos Estados Unidos são, atualmente, realizadas com o Robô da Vinci™.

B. Tratamento paliativo

Os pacientes com doença metastática não podem ser curados, mas é possível oferecer um tratamento paliativo significativa. A terapia de privação de andrógenos na forma de hormônio liberador do hormônio luteinizante (agonista LHRH ou orquiectomia bilateral) é eficaz em 70 a 80% dos pacientes sintomáticos. Os tratamentos baseados em estrogênios são menos comumente usados devido aos numerosos efeitos colaterais (em cerca de 25% dos pacientes), incluindo insuficiência cardíaca congestiva, tromboflebite e infarto do miocárdio e, assim, não devem ser usados, com exceção de pacientes selecionados. Esses tratamentos hormonais não são aditivos e o uso de ambos os tratamentos simultaneamente não tem vantagem em relação ao uso de cada um deles de forma isolada. Os agonistas LHRH têm eficácia demonstrada comparável àquela de estrogênios ou orquiectomia com efeitos colaterais reduzidos, sendo preferidos pelos pacientes que consideram inaceitável a orquiectomia bilateral. O fármaco deve ser administrado por injeção a cada 1 a 6 meses (dependendo da dose) ou anualmente por administração de implante subcutâneo. Os estudos também demonstraram que se for usado um agonista LHRH, a administração concomitante de um antiandrógeno (flutamida ou bicalutamida) pode melhorar discretamente a sobrevida. Os estudos que tentaram determinar se a orquiectomia, juntamente com um antiandrógeno, é mais eficaz do que a orquiectomia isoladamente não demonstraram vantagem com a combinação. Os antiandrógenos devem ser administrados por pelo menos uma semana antes de começar o agonista LHRH para evitar o *flare** a curto prazo, que ocorre com o início

Tabela 38-4 Grupos de risco no câncer de próstata localizado

Baixo risco	PSA ≤ 10 ng/mL Estágio clínico T1c-T2a Escore Gleason 2-6
Risco intermediário	PSA 10-20 ng/mL Estágio clínico T2b Escore Gleason 7
Alto risco	PSA > 20 ng/mL Estágio clínico ≥ T2c Gleason 8-10

---

*N. de R.T *Flare* significa a estimulação transitória do tumor pelo agonista até que ocorra a saturação da hipófise.

da monoterapia com LHRH. Mais recentemente, os antagonistas LHRH foram disponibilizados e têm início mais rápido da castração, não exigindo pré-tratamento com antiandrógenos.

Calorões, osteoporose, cardiopatia e déficit cognitivo são potenciais efeitos colaterais a longo prazo da privação de andrógenos.

Ainda há controvérsias sobre tratar pacientes assintomáticos no momento do diagnóstico *versus* esperar o desenvolvimento de sintomas. Como ambas as abordagens são apenas paliativas e não há estudos definitivos que mostrem vantagem de sobrevida com o tratamento precoce, recomenda-se que o tratamento seja postergado até que o nível de PSA esteja relativamente alto (> 20 ng/mL) ou que ocorram sintomas, exceto nos pacientes que não aceitem a filosofia de não receber tratamento. Estudos recentes mostram que os pacientes submetidos a prostatectomia radical e com linfonodos positivos para a doença têm uma discreta vantagem de sobrevida com o tratamento hormonal precoce.

Os pacientes cujo câncer de próstata fica resistentes ao tratamento hormonal (média de 18 meses após iniciar o tratamento) podem ser tratados com cetoconazol (que inibe a produção de estrogênios suprarrenais) com corticosteroide oral para uma resposta a curto prazo. A radioterapia para lesões ósseas sintomáticas pode ser útil, da mesma forma que a radioterapia local para um tumor prostático que causa obstrução ou hemorragia. Algumas vezes, a ressecção transuretral de próstata é necessária para aliviar a obstrução da via de saída vesical. A quimioterapia com docetaxel e prednisona demonstrou uma pequena vantagem de sobrevida em ensaios clínicos de fase III.

▶ Prevenção do câncer de próstata

Como a etiologia do câncer de próstata não é conhecida, a prevenção é difícil de determinar. Porém, há evidências de que uma dieta pobre em gorduras e os licopenos (encontrados em tomates processados) reduzem o crescimento de células do câncer de próstata *in vitro* e em animais *in vivo*. Outros estudos epidemiológicos de larga escala sugerem uma redução do câncer de próstata em humanos que consumiam vitamina E e selênio. Porém, esses estudos não foram planejados especificamente para esse propósito e, assim, os resultados foram questionáveis. Um ensaio clínico randomizado atual, comparando selênio e vitamina E (SELECT), foi recentemente interrompido devido à falta de evidências de prevenção do câncer de próstata. O maior estudo de quimioprevenção (Prostate Cancer Prevention Trial [PCPT]), com mais de 18 mil homens, comparou a finasterida (5α-redutase) com placebo e encontrou uma redução de 25% no câncer de próstata com a finasterida, mas também mostrou um risco aumentado de câncer de alto grau nos pacientes tratados com finasterida. Embora se acredite que isso tenha sido um artefato do estudo, esses resultados limitaram o entusiasmo para a recomendação rotineira da terapia preventiva com finasterida.

▶ Prognóstico

A prostatectomia radical cura 70 a 80% dos pacientes adequados para a cirurgia, mas o seu uso deve ser limitado àqueles com expectativa de vida razoável (Tab. 38-3). Atualmente, cerca de 60 a 70% dos pacientes com câncer de próstata são adequados para o tratamento curativo no momento de seu diagnóstico.

> Andriole GL et al: Mortality results from a randomized prostate-cancer screening trial. *N Engl J Med* 2009;360:1310.
> Bill-Axelson A et al: Radical prostatectomy or watchful waiting in early prostate cancer. *N Engl J Med* 2014;370:932-942.
> Schroder FH et al: Screening and prostate-cancer mortality and a randomized European study. *N Engl J Med* 2009;360:1320.

TUMORES DA URETRA

Os tumores malignos da uretra são raros. A doença é mais comum em mulheres do que em homens (4:1). O tipo de célula escamosa é visto com mais frequência em ambos os sexos.

Nas mulheres, a uretrorragia é o sintoma mais comum. As lesões uretrais distais de baixo grau e sem extensão podem ser tratadas com radioterapia ou excisão local ampla. A doença avançada é mais bem tratada pela combinação de radioterapia, quimioterapia e cirurgia para obter bom controle da doença local e distante. A cirurgia inclui exenteração anterior (remoção da bexiga, do útero, dos anexos e da uretra com a parede vaginal anterior), incluindo linfadenectomia pélvica e derivação urinária. O prognóstico é excelente para as lesões distais sem extensão, mas as taxas de sobrevida em 5 anos são de menos de 50% para aqueles com lesões proximais.

Nos homens, a lesão é mais comum na uretra bulbomembranosa e está associada ao histórico de estenoses uretrais crônicas, geralmente secundárias a infecção por gonorreia. Os pacientes apresentam sangramento uretral, um jato urinário fraco e uma massa perineal. O diagnóstico é feito por uretroscopia e biópsia. As lesões distais da uretra peniana podem ser tratadas com penectomia parcial ou total. As lesões na uretra bulbar ou mais proximais necessitam de ressecção cirúrgica extensa, incluindo a remoção em bloco do pênis, da uretra, da próstata, da bexiga, dos linfonodos pélvicos e da derivação urinária. Em homens e mulheres com lesões distais, os linfáticos inguinais podem estar envolvidos, mas a dissecção dos linfonodos é necessária apenas quando há doença macroscópica palpável. A dissecção profilática de linfonodos é controversa. As taxas de sobrevida em 5 anos são de 60% para os tumores uretrais distais, mas são de menos de 40% para as lesões proximais mais comuns.

A radioterapia primária – com exceção das lesões distais nas mulheres – raramente é útil. Os pacientes com doença metastática podem responder ao metotrexato e à cisplatina, isoladamente ou em combinação, mas as remissões objetivas costumam ter curta duração.

TUMORES DOS TESTÍCULOS

▶ Considerações gerais

A maioria dos tumores de testículo é formada por tumores malignos de células germinativas. Os tumores que não são de células germinativas, como os tumores de células de Sertoli ou tumores de células de Leydig, são raros e costumam ser benignos. Os tumores de células germinativas são classificados como seminomatosos (35%) ou não seminomatosos (embrionários, 20%; teratocarcinomas, 38%; teratomas, 5%; e coriocarcinomas, 2%). A criptorquidia predispõe ao câncer de testículo, com a incidência aumentando de maneira inversa em relação ao nível de descida do testículo (i.e., testículos que permanecem no abdome têm incidência de câncer muito maior). As metástases se desenvolvem primeiro nos linfonodos retroperitoneais; os tumores do lado direito sofrem metástase primariamente para a região interaortocaval, logo abaixo dos vasos renais e os tumores do lado esquerdo primariamente para a região para-aórtica esquerda no mesmo nível. A disseminação distante se dá para as regiões supraclaviculares (esquerda, primariamente) e para os pulmões. Quase 50% dos pacientes têm metástases quando são atendidos pela primeira vez e isso é mais comum nos tumores não seminomatosos.

▶ Achados clínicos

A. Sinais e sintomas

Os tumores de testículo se apresentam como uma massa firme e indolor dentro da substância testicular. Eles costumam estar presentes por vários meses antes que o paciente consulte um médico. Algumas vezes (10%) há uma hidrocele, o que dificulta a palpação da massa. Alguns pacientes têm hemorragia espontânea na massa, causando dor. Os pacientes com níveis séricos elevados de hCG podem ter ginecomastia. Os pacientes com metástases abdominais extensas podem apresentar dor abdominal, anorexia e perda de peso. O exame pode revelar nódulos retroperitoneais palpáveis quando a disseminação é extensa ou nódulos supraclaviculares palpáveis, particularmente no lado esquerdo.

B. Exames laboratoriais

Em geral, os tumores de testículo não alteram os parâmetros laboratoriais habituais, mas os marcadores tumorais séricos podem ser úteis para o diagnóstico. Os pacientes com metástases retroperitoneais extensas podem ter obstrução ureteral bilateral que causa azotemia e anemia.

A desidrogenase láctica sérica, particularmente a isoenzima I, está elevada em cerca de 60% dos pacientes. O β-hCG, um marcador particularmente sensível, é uma glicoproteína produzida por 65% dos tumores de testículo não seminomatosos, mas em apenas 10% dos seminomas. A subunidade α da molécula é idêntica ao LH, mas a subunidade β é exclusiva dos tumores de testículo em homens adultos. Há uma reatividade cruzada em alguns ensaios entre as subunidades α e β; os pacientes tratados que desenvolvem elevações modestas devem realizar, simultaneamente, o ensaio de LH para ter certeza de que o marcador detectado é o β-hCG.

A α-fetoproteína está elevada em 70% dos pacientes com câncer de testículo não seminomatoso, mas *não* está elevada em pacientes com seminoma. Deve-se suspeitar que os pacientes cujo exame histológico mostrou seminoma, mas que apresentam elevação da AFP sérica tenham elementos não seminomatosos na amostra primária ou em lesões metastáticas.

Aproximadamente 85% dos pacientes demonstram elevação de um desses marcadores na apresentação. Os níveis séricos diminuem quando o tumor é completamente removido ou regride. Os marcadores são usados, principalmente, para acompanhar a regressão do tumor ou para predizer a sua recidiva, pois mesmo pequenas quantidades de tumor podem causar elevações séricas; porém, o tumor pode estar presente sem elevação dos marcadores séricos.

C. Exames de imagem

A TC de abdome define linfonodos de tamanho aumentado em cerca de 90% dos casos, quando eles estão presentes. A radiografia e a TC de tórax irão detectar a maioria das metástases pulmonares.

A ultrassonografia escrotal é útil para a identificação da lesão hipoecoica típica no testículo. Independentemente dos achados na ultrassonografia, porém, um homem jovem com uma massa intratesticular à palpação exige definição cirúrgica da massa.

▶ Diagnóstico diferencial

Massas testiculares em homens com idade entre 18 e 40 anos são frequentemente malignas e devem ser tratadas como tal. Pode haver confusão com hidroceles escrotais, hidroceles de cordão, massas ou cistos de epidídimo ou epididimite. A maioria dessas lesões pode ser diferenciada de massas dentro do testículo pela palpação, mas, se não for esse o caso, a ultrassonografia escrotal costuma ser útil.

▶ Tratamento

Ver também a Tabela 38-5.

A orquiectomia inguinal com ligadura alta do cordão no anel interno é o tratamento inicial adequado para todos os subtipos de câncer de testículo. Raras vezes é aconselhada a biópsia incisional do testículo. As recomendações para terapia adicional (linfadenectomias retroperitoneais, quimioterapia, radioterapia) se baseiam nos achados patológicos. Um estadiamento, que inclui a medida pós-operatória de marcadores tumorais, radiografia de tórax e TC de tórax e abdome, é feito para determinar a extensão da doença.

A. Tumores não seminomatosos

Após a orquiectomia, há três opções de tratamento disponíveis: (i) vigilância ativa, (ii) linfadenectomia retroperitoneal (LR) e (iii) quimioterapia sistêmica. O tratamento se baseia no estadiamento clínico e na patologia da amostra da orquiectomia. Os pacientes sem evidências de doença metastática nos exames de imagem e com marcadores tumorais séricos normais após a orquiectomia são candidatos para vigilância cuidadosa sabendo-se que cerca de 20% apresentarão recidiva e necessitarão de terapia de resgate. Essa estratégia evita os efeitos adversos da LR e/ou quimioterapia sistêmica. Porém, a vigilância é rigorosa e só deve ser oferecida para pacientes motivados e confiáveis.

A linfadenectomia retroperitoneal (LR) é recomendada para pacientes com estágio clínico I (sem evidências de doença metastática nos exames de imagem) ou para aqueles com

Tabela 38-5 Tratamento e prognóstico do câncer de testículo em relação ao estágio tumoral

Estágio convencional	Estágio TNM	Achados clínicos	Tratamento	Sobrevida em 5 anos (%)
I	T1	Confinado ao testículo	Não seminoma: LR vs. vigilância; Seminoma: radioterapia	> 95
IIA	N1	Linfonodos regionais < 2 cm	Quimioterapia adjuvante Não seminoma: LR ou quimioterapia; Seminoma: radioterapia com feixe externo ou quimioterapia	> 90
IIB	N2	Linfonodos 2-5 cm	Quimioterapia adjuvante Não seminoma; LR ou quimioterapia adjuvante; Seminoma: radioterapia externa ou quimioterapia	> 85
IIC III	N3 M+	Linfonodos > 5 cm Metástases distantes	Quimioterapia seguida por ressecção da doença residual	~ 70

Todos os pacientes são submetidos à orquiectomia inguinal.
LR, linfadenectomias retroperitoneais.

linfadenopatia retroperitoneal que não seja volumosa (estágio IIA-IIB). A extensão da linfadenectomia depende do testículo envolvido, mas, em geral, inclui os linfonodos para-aórticos e paracavais a partir dos vasos renais até a bifurcação aórtica e ao longo da artéria ilíaca externa até o anel inguinal interno no lado envolvido. Os efeitos adversos da LR incluem hemorragia grave por lesão vascular na veia cava, aorta ou ramos principais, ascite quilosa, perda da emissão seminal e dano às estruturas adjacentes. Se houver necessidade, os órgãos adjacentes envolvidos são removidos em bloco com o tecido linfonodal (p. ex., nefrectomia). A emissão seminal pode ser preservada com modelos modificados ou técnicas de preservação de nervos que identificam e preservam, prospectivamente, as fibras simpáticas que coalescem próximas da bifurcação aórtica.

Os pacientes com qualquer tipo celular não seminomatoso com metástases torácicas ou retroperitoneais extensas são mais bem tratados após a orquiectomia com quimioterapia de múltiplos agentes – normalmente bleomicina, etoposide e cisplatina. As massas residuais pós-quimioterapia são excisadas cirurgicamente. A quimioterapia combinada com bleomicina, etoposide e cisplatina alcança mais de 90% de taxa de cura em pacientes com estágio II e uma taxa de cura de 70% em pacientes com estágio III. Os pacientes que não respondem podem ser tratados com ifosfamida, doxorrubicina ou ambas, com alguma expectativa de sucesso.

B. Seminoma
Na ausência de disseminação extensa distante, os pacientes com seminoma puro devem ser tratados com radioterapia por feixe externo (2.500 cGy) no retroperitônio após a orquiectomia. Um estudo recente mostrou que um ciclo de carboplatina é equivalente à radioterapia para o seminoma em estágio I. Na presença de doença abdominal volumosa ou metástases mais distantes, as taxas de sobrevida são melhores com a quimioterapia de múltiplos agentes (descrita anteriormente) usada, inicialmente, em lugar da radioterapia. Os pacientes com tumor retroperitoneal residual substancial (> 3 cm) após a quimioterapia podem se beneficiar com a remoção cirúrgica do tumor remanescente.

▶ Prognóstico
Mesmo na presença de metástases, muitos desses pacientes podem ser curados, com taxas de sobrevida global de mais de 90%. A única exceção á feita aos pacientes com coriocarcinoma puro, que ainda têm taxas de sobrevida ruins (35% em 5 anos) apesar de quimioterapia extensa.

TUMORES DO PÊNIS

O câncer do pênis é uma doença rara que ocorre entre a quinta e a sexta décadas de vida. A causa é incerta. A doença é raramente vista em homens circuncidados. A lesão ocorre comumente na glande ou prepúcio. Os casos iniciais podem exibir uma lesão indolor vermelha e aveludada, mas, com mais frequência, a lesão é um tumor nodular exofítico de aspecto verrucoso com infecção secundária. O diagnóstico inicial é feito por uma biópsia incisional generosa da lesão, que revela carcinoma epidermoide em mais de 95% dos casos. Os tumores tendem a sofrer metástase para linfonodos inguinais superficiais ou profundos, embora a infecção presente possa causar linfonodos dolorosos e de tamanho aumentado, o que pode dificultar a diferenciação com câncer metastático.

O diagnóstico diferencial inclui cancro sifilítico, cancro mole causado pela infecção por *Haemophilus ducreyi* e condiloma simples ou gigante. A biópsia costuma diferenciar entre essas lesões.

As lesões pequenas e não infiltrativas (carcinoma *in situ*) podem ser tratadas com creme de fluorouracil, radioterapia com feixe externo ou terapia a *laser*. Porém, o acompanhamento cuidadoso é obrigatório em pacientes tratados dessa forma. As lesões maiores que não envolvem estruturas profundas e limitadas ao pênis distal são tratadas com amputação parcial do pênis, pelo menos 2 cm proximalmente à lesão, deixando uma porção suficiente do pênis para o direcionamento do jato urinário. As lesões proximais e com infiltração profunda exigem penectomia total com a formação de uma uretrostomia perineal.

Os pacientes com características de alto risco (estágio T alto, grau elevado ou presença de invasão linfovascular) têm risco de metástases em linfonodos inguinais. A dissecção profilática dos linfonodos foi associada à melhora da sobrevida.

Os linfonodos inguinais palpáveis devem ser tratados com antimicrobianos durante 6 semanas após o tratamento da lesão primária para eliminar a infecção. Linfonodos persistentemente palpáveis exigem linfadenectomia ilioinguinal bilateral. Uma alternativa seria a aspiração com agulha fina dos linfonodos palpáveis e a dissecção dos linfonodos, se forem positivos para metástases. Quando os linfonodos ficam palpáveis, mesmo os pacientes submetidos à dissecção tardia dos linfonodos, podem ser curados, embora seja uma pequena porcentagem. A radioterapia para linfonodos palpáveis ou como profilaxia para linfonodos não palpáveis tem sido, algumas vezes, eficaz, mas, principalmente, com caráter paliativo.

Os pacientes com metástases distantes (para linfonodos pélvicos, pulmões ou ossos) têm prognóstico ruim, embora cisplatina e metotrexato tenham demonstrado respostas objetivas, mas não duráveis. As taxas de sobrevida em 5 anos para pacientes com lesões não invasivas localizadas no pênis são de 80%; para aqueles com envolvimento de linfonodos inguinais, 50%; e para aqueles com metástases distantes, nada.

Jewett MA, Groll RJ: Nerve-sparing retroperitoneal lymphadenectomy. *Urol Clin North Am* 2007;34:149.

Kondagunta GV, Motzer RJ: Adjuvant chemotherapy for stage II nonseminomatous germ cell tumors. *Urol Clin North Am* 2007;34:179.

Neill M et al: Management of low-stage testicular seminoma. *Urol Clin North Am* 2007;34:127.

Secin FP et al: Evaluation of regional lymph node dissection in patients with upper urinary tract urothelial cancer. *Int J Urol* 2007;14:26.

Sonpavde G, Sternberg CN: Treatment of metastatic urothelial cancer: opportunities for drug discovery and development. *Br J Urol (Int)* 2008;102:1354. Review.

Vaughn DJ: Chemotherapy for good-risk germ cell tumors: current concepts and controversies. *Urol Clin North Am* 2007;34:171.

BEXIGA NEUROPÁTICA (NEUROGÊNICA)

Uma bexiga neuropática tem atividade anormal secundariamente a uma condição neurológica. Para compreender a variedade de condições que causam bexiga neuropática há necessidade de uma compreensão básica da inervação e da mioneurofisiologia normal.

▶ Anatomia mioneural

A bexiga urinária e seu esfíncter involuntário se desenvolvem e diferenciam a partir do seio urogenital tubular. A diferenciação do revestimento de células mesenquimais forma a musculatura do detrusor e do esfíncter uretral.

▶ Inervação

A inervação da bexiga e de seu esfíncter involuntário é feita por meio do sistema nervoso autônomo. O suprimento parassimpático para a bexiga e o esfíncter é feito por meio de nervos pélvicos, que se originam em S2-4. Essas fibras também levam os receptores sensitivos de estiramento para o mesmo centro na medula espinal (S2-4).

O suprimento sensitivo para dor, tato e temperatura chega por meio de fibras simpáticas que se originam nos segmentos toracolombares (T11-L2).

O suprimento motor e sensitivo do trígono é feito por meio de fibras simpáticas toracolombares.

O esfíncter externo estriado, bem como todo o diafragma urogenital, recebe sua inervação motora e sensitiva das fibras somáticas originadas em S2-4 (por meio do nervo pudendo).

Está claro que o segmento S2-4 é a origem do suprimento motor para a musculatura da bexiga, para o esfíncter involuntário e para o esfíncter externo estriado. O trígono é a única estrutura que é parcialmente independente em sua inervação. É por isso que o segmento S2-4 é chamado de centro da medula espinal para a micção. Ele está localizado ao nível dos corpos vertebrais de T12 e L1. Há conexões entre o centro do reflexo espinal e o mesencéfalo e córtex cerebral. Por meio dessas conexões, a inibição e o controle dos reflexos da medula espinal podem ser mantidos. O reflexo da micção é coordenado no centro pontino da micção.

▶ Mioneurofisiologia

As funções primárias da bexiga urinária são armazenar e esvaziar a urina em uma pressão segura e de maneira continente. Os elementos mioneurais intactos são fundamentais para essas funções. A função de reservatório primário é possível por causa do arranjo especializado do músculo detrusor e por causa do fenômeno da complacência vesical. A bexiga do adulto normal pode acomodar volumes de até 400 mL sem aumento da pressão intravesical. A bexiga cheia é percebida por meio de aumento do estiramento de mecanorreceptores vesicais.

A distensão e estiramento iniciam a atividade do detrusor, que pode ser controlada e inibida pelos centros corticais altos ou pode ser permitida progredir de modo a ativar a contração ativa do detrusor e a micção. Durante a micção normal, a contração do detrusor continua até que a bexiga esteja completamente esvaziada a menos que seja voluntariamente interrompida ou inibida.

Antes de começar a micção, o assoalho pélvico e o esfíncter externo estriado relaxam, a base da bexiga desce e a via de saída vesical assume uma forma de funil. Assim, diminui a resistência uretral. Isso é seguido por contração do músculo detrusor e uma elevação na pressão intravesical para 20 a 40 cm de água, o que resulta em um fluxo urinário de cerca de 15 a 30 mL/s. Quando a bexiga está completamente vazia, o assoalho pélvico e o esfíncter externo estriado contraem, elevando a base da bexiga, aumentando a pressão uretral e terminando a micção. A presença de vias neurais intactas é fundamental para que ocorram essas atividades sincronizadas.

▶ Cistometria

A cistometria é um método simples para testar a função de armazenamento da bexiga e fornecer as seguintes informações: capacidade vesical, extensão de acomodação ou complacência, capacidade de sentir o enchimento vesical e a temperatura e a presença de uma contração apropriada do músculo detrusor. Além disso, a urina residual pós-miccional pode ser medida ao mesmo tempo. Uma cistometrografia normal é mostrada na Figura 38-15A.

▶ Urofluxometria

A urofluxometria é a medida da taxa de fluxo urinário. Se a contração do detrusor for adequadamente coordenada com o relaxamento do esfíncter, então, a resistência da via de saída cai à medida que a pressão vesical aumenta e a taxa de fluxo é adequada. Normalmente, a taxa de fluxo muda com a idade, mas é maior que 20 mL/s em homens com menos de 60 anos de idade e maior que 25 mL/s em mulheres com menos de 50 anos de idade. Qualquer taxa de fluxo abaixo de 12 mL/s sugere obstrução ou disfunção do detrusor. Uma taxa de fluxo abaixo de 10 mL/s sugere fortemente doença subjacente.

▶ Urodinâmica

O exame de urodinâmica exige a mensuração da pressão vesical durante a micção. A pressão medida dentro da bexiga (pressão intravesical) é uma combinação da pressão intra-abdominal e da pressão gerada pelo detrusor. Para determinar a pressão do detrusor, a pressão intra-abdominal é medida com um cateter retal e essa pressão é subtraída da pressão intravesical total (medida pelo cateter vesical). A taxa de fluxo urinário pode, então, ser avaliada à luz da pressão do detrusor. Não há consenso sobre um valor crítico para a pressão e fluxo que seja diagnóstica de obstrução. Foram desenvolvidos nomogramas para a avaliação da relação entre pressão e fluxo e, dessa forma, classificar esses valores como obstruído, duvidoso ou não obstruído.

▶ Registros eletromiográficos

Podem ser utilizados agulhas ou eletrodos para registrar a atividade do esfíncter externo. Essa informação é útil quando obtida durante a micção. A atividade aumentada no esfíncter após o começo da micção sugere dissinergia detrusor-esfíncter.

▶ Classificação e achados clínicos

Há vários sistemas de classificação que descrevem a variedade de condições vesicais patológicas que ocorrem secundariamente a neuropatias. Muitas condições vesicais são previsíveis com base na lesão neurológica. Uma lesão acima do tronco encefálico (i.e., AVE), afetando a micção, frequentemente resulta em contrações vesicais involuntárias (hiper-reflexia do detrusor) com relaxamento coordenado do esfíncter (sinergístico). Esses pacientes apresentam urgeincontinência.

Uma lesão completa da medula espinal (i.e., trauma) acima do corpo vertebral de T12 pode deixar intacto o centro do reflexo espinal. Isso costuma levar ao que tem sido classificado como lesão do neurônio motor superior. Esses pacientes têm hiper-reflexia do detrusor e atividade descoordenada do esfíncter (dissinergia detrusor-esfincteriana). Embora as contrações do detrusor possam gerar pressão intravesical anormalmente elevada, elas não são eficazes para a produção de fluxo urinário adequado devido à espasticidade do esfíncter externo. Assim, há urina residual. A capacidade vesical está reduzida. A contração do detrusor e os reflexos em massa podem ser iniciados a partir de determinadas áreas de gatilho.

A Figura 38-15B é uma típica cistometria de uma bexiga hiper-reflexa.

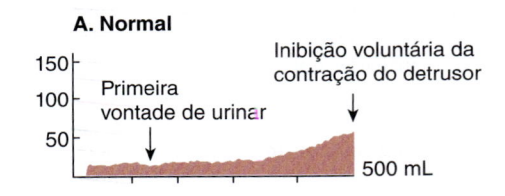

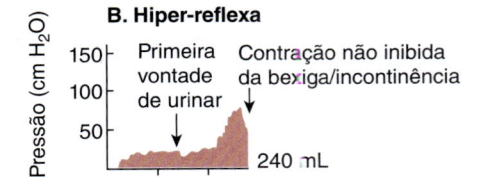

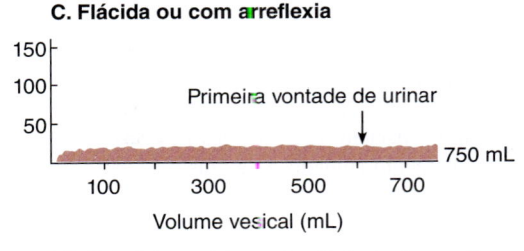

▲ **Figura 38-15** Cistometrias. **A.** Cistometrografia normal. **B.** Cistometrografia em um paciente com bexiga hiper-reflexa causada por transecção da medula espinal acima de S2. **C.** Cistometrografia em um paciente com bexiga neuropática flácida arreflexa causada por uma mielomeningocele.

Uma lesão no centro do reflexo espinal ou abaixo dele costuma levar ao que foi classificado como uma lesão de neurônio motor inferior. Esses pacientes costumam desenvolver arreflexia do detrusor. O trauma é a principal causa, mas tumores, ruptura de discos intervertebrais e meningomielocele também podem causar esse tipo de bexiga neuropática. As fibras motoras e sensitivas costumam ser afetadas e há perda da sensação de repleção (Fig. 38-15C). Essas contrações costumam ser fracas e não sustentadas e o esvaziamento vesical é incompleto, resultando em grandes quantidades de urina residual.

A dinâmica vesical em uma pessoa com bexiga neuropática costuma mudar ao longo do tempo. Isso pode ocorrer secundariamente a mudanças na inervação (i.e., pinçamento da medula espinal, esclerose múltipla, recuperação de choque espinal) ou mudanças na bexiga. Por exemplo, um paciente com uma bexiga hiper-reflexa e dissinergia do esfíncter costuma desenvolver uma bexiga trabeculada e não complacente ao longo do tempo. Essas alterações exigem reavaliação periódica de todos os pacientes com bexiga neuropática, independentemente da classificação inicial.

▶ Diagnóstico diferencial

Cistite, cistite intersticial e obstrução orgânica (p. ex., devido a HPB ou estenose uretral) são, algumas vezes, confundidas com a bexiga neuropática, mas as lesões neurológicas associadas costumam ajudar a fazer o diagnóstico de bexiga neuropática. Os distúrbios psicossomáticos podem causar espasmo do esfíncter externo, esvaziamento incompleto, retenção ou incontinência.

▶ Complicações

As complicações comuns incluem infecção do trato urinário, formação de cálculos e incontinência. As consequências mais graves dessas lesões são pressão hidrodinâmica retrógrada sobre os rins, hidronefrose, infecção, descompensação da junção ureterovesical e perda da função renal.

▶ Tratamento

Imediatamente após a lesão da medula espinal, há uma fase de choque que pode durar de algumas semanas a até 2 a 3 anos. O tempo médio é de 2 a 3 meses. A bexiga está completamente dissociada do controle neural e, assim, não tem sensibilidade e está sem reflexos.

O tratamento visa evitar as complicações citadas anteriormente na esperança de recuperação parcial ou completa. Durante a fase de choque, a drenagem fechada contínua ou, preferivelmente, o cateterismo limpo intermitente (a cada 4-6 horas) deve ser instituída até que a atividade vesical seja restaurada.

A. Bexiga hiper-reflexa

Na bexiga hiper-reflexa a obtenção de uma bexiga funcional depende da mobilização de urina residual e do aumento da capacidade vesical. O volume de urina residual pode ser reduzido por meio da diminuição da resistência uretral por diversos métodos: α-bloqueadores, cirurgia (p. ex., RTUP) ou cateterismo intermitente limpo.

A capacidade funcional pode ser aumentada por meio da redução da instabilidade do detrusor com fármacos anticolinérgicos (p. ex., oxibutinina), injeção de Botox na bexiga com orientação por cistoscopia ou por aumento cirúrgico da bexiga. Isso costuma ser feito com intestino delgado ou grosso (enterocistoplastia).

A conversão para uma bexiga flácida com arreflexia pode ser feita por rizotomia da medula. A função de armazenamento da bexiga é preservada e o paciente pode ser tratado com cateterismo intermitente limpo.

A derivação urinária supravesical pode ser considerada em pacientes com deterioração do trato superior devido a pressões de armazenamento elevadas ou incontinência feminina. A incontinência masculina pode ser controlada por um cateter tipo preservativo.

B. Bexiga com arreflexia

A função da bexiga flácida pode ser melhorada por medidas que facilitam o esvaziamento completo; isso inclui micção pela manobra de Credé (pressão suprapúbica), ressecção transuretral do colo vesical para reduzir a resistência da via de saída e micção programada ou cateterismo intermitente limpo programado. Há necessidade de sondagem uretral de demora ou de cistostomia suprapúbica em poucos casos, mas sondas crônicas de longa permanência devem ser evitadas sempre que possível.

A derivação urinária suprapúbica (conduto ileal ou colônico, etc) pode melhorar a deterioração do trato superior. Esfíncteres protéticos implantáveis, injeções periuretrais de agentes formadores de volume ou suportes uretrais também podem melhorar o controle urinário.

Uma técnica nova de microanastomose de uma raiz nervosa ventral lombar com a raiz ventral de S3 tem gerado resultados promissores em crianças com espinha bífida. Foi relatado que essa técnica resulta em melhora da função vesical em crianças com uma bexiga com arreflexia, bem como naquelas com uma bexiga com hiper-reflexia.

▶ Prognóstico

A lesão renal por pressão vesical elevada e a infecção são as consequências mais graves da bexiga neuropática. Quando há necessidade de derivação ou aumento da bexiga, o momento adequado da cirurgia é fundamental para a preservação da função renal. Os pacientes com bexiga neuropática necessitam de acompanhamento cuidadoso de seus rins com ultrassonografia renal e determinações da creatinina sérica.

Cooper CS et al: Pediatric reconstructive surgery. *Curr Opin Urol* 2000;10:195.

Van Arendonk KJ et al: Improved efficacy of extended release oxybutynin in children with daytime urinary incontinence converted from regular oxybutynin. *Urology* 2006;68:862.

OUTRAS DOENÇAS E DISTÚRBIOS DO TRATO GENITURINÁRIO

CISTOS RENAIS SIMPLES

Um cisto renal simples costuma ser unilateral e solitário, mas pode ser múltiplo e bilateral. A causa desse distúrbio não está clara. O cisto pode comprimir e destruir o parênquima adjacente. Os cistos contêm líquido que lembra (mas não é) a urina. A maioria é diagnosticada em pacientes após a quarta década de vida. Algumas vezes, o que parece ser um cisto simples pode, na verdade, ser um cistoadenocarcinoma papilar – uma forma incomum de câncer renal com componentes sólidos e císticos. Naqueles casos, porém, a ultrassonografia geralmente demonstra uma massa complexa com componentes císticos e sólidos.

A dor no flanco pode ser um sintoma de apresentação, embora a maioria dos cistos renais seja encontrada de forma incidental em exames de imagem feitos por outros propósitos. A TC e a ultrassonografia são as modalidades de imagem mais comuns. Pode ser sentida uma massa no flanco ou quadrante superior e ela deve ser diferenciada de tumor. O exame de urina e os exames de função renal são normais. Se a TC ou a ultrassonografia revelarem uma massa cística duvidosa, a aspiração do cisto pode ser realizada, o fluido é submetido à análise citológica e o cisto é preenchido com material de contraste para delinear a sua parede. Um cisto simples deve ser diferenciado de adenocarcinoma do rim; a ultrassonografia ou a TC costumam fazer essa diferenciação.

As complicações são raras, mas pode ocorrer hemorragia dentro do cisto ou infecção dele.

Se for estabelecido um diagnóstico de cisto, a cirurgia não é necessária a menos que a lesão cause dor devido ao efeito de massa e ameace a função renal. A aspiração percutânea simples com instilação de etanol a 95% pode ser suficiente. Se a esclerose não funcionar, pode ser realizada a decorticação do cisto por laparoscopia ou aberta.

ANEURISMA DE ARTÉRIA RENAL

Os aneurismas da artéria renal são relativamente raros. Eles resultam do enfraquecimento da parede arterial por arteriosclerose, dilatação pós-estenótica, fibroplasia da íntima ou perimedial ou traumatismo. Se o aneurisma causar estenose da artéria, pode haver hipertensão secundária à isquemia e ativação do sistema renina-angiotensina. Uma radiografia simples de abdome pode revelar uma calcificação em forma de anel na parede. A angiografia ou a TC fazem o diagnóstico.

A cirurgia está indicada nas seguintes situações: (1) isquemia renal e hipertensão secundárias, (2) aneurisma dissecante, (3) aneurisma associado à dor ou à hematúria, (4) previsão de gestação, (5) aneurisma coincidente com estenose significativa, (6) evidência radiológica de calcificação incompleta ou de aumento no tamanho em exames seriados e (7) aneurismas contendo trombo com evidência de embolização distal. Se houver ruptura do aneurisma, pode ser necessária a nefrectomia de emergência.

INFARTO RENAL

As causas comuns de oclusão da artéria renal incluem êmbolos causados por endocardite bacteriana subaguda, trombos atriais ou ventriculares, arteriosclerose, poliarterite nodosa, trauma e, em neonatos, cateterismo de artéria umbilical. Múltiplos êmbolos são comuns e causam isquemia renal focal. A oclusão de uma artéria renal principal causa infarto renal total.

O paciente pode sofrer dor grave no flanco ou a lesão pode ser silenciosa. É comum haver hematúria. A urografia excretora pode revelar ausência de excreção do material radiopaco ou pode apenas haver opacificação de uma porção do rim. Com a oclusão aguda completa da artéria renal principal, um cateter ureteral não irá drenar urina, ainda que a urografia retrógrada revele uma anatomia normal. A angiografia renal, a ultrassonografia com Doppler colorido ou a ARM fazem o diagnóstico demonstrando a oclusão da artéria ou das arteríolas; uma cintilografia renal mostra achados semelhantes. A TC após a injeção intravenosa de meio radiopaco não mostra concentração de urina na região isquêmica. Um cálculo ureteral pode simular o infarto renal, mas a urografia, a TC ou a angiografia diferenciam um do outro. Após o infarto renal, pode haver o desenvolvimento de hipertensão secundária à isquemia renal; pode haver resolução espontânea da alteração.

Se o diagnóstico for feito prontamente (dentro de 5-8 horas), deve-se considerar a trombectomia ou a endoarterectomia. Caso contrário, a terapia anticoagulante deve ser instituída (p. ex., heparina). A terapia trombolítica (p. ex., estreptoquinase) pode ser usada para fazer a lise do coágulo. Se houver desenvolvimento de hipertensão permanente, o tratamento definitivo da oclusão arterial ou a nefrectomia (preferivelmente laparoscópica) devem ser realizados.

TROMBOSE DE VEIA RENAL

A trombose de veia renal acomete lactentes e adultos e pode ser aguda ou crônica. Nas crianças, a trombose pode ser causada por desidratação grave (p. ex., devido a ileocolite e diarreia ou síndrome nefrótica). Em adultos, ela pode ser secundária à infecção renal, à trombose ascendente da veia cava ou à obstrução da veia cava por trombo tumoral. Costuma haver dor no flanco e um rim distendido palpável. Se a trombose da veia renal for secundária à infecção, o paciente está séptico e o exame de urina revela piúria e bactérias. Nos casos não infecciosos, a urina pode revelar micro-hematúria e proteinúria leve. O paciente com envolvimento bilateral apresenta azotemia. Pode haver desenvolvimento de síndrome nefrótica. A urografia excretora mostra opacificação tardia em um rim de tamanho aumentado. Os cálices estão alongados. Mais tarde, o rim se torna atrófico. A angiografia renal revela estiramento e arqueamento das arteríolas. A venografia renal seletiva demonstra o trombo, da mesma maneira que a ultrassonografia renal.

O tratamento deve tentar eliminar a causa subjacente sempre que possível. Se o diagnóstico de trombose de veia renal infectada unilateral puder ser estabelecido, deve ser realizada a nefrectomia. Na doença bilateral, há necessidade de anticoagulação ou terapia trombolítica (ou ambas).

FÍSTULAS VESICAIS

As fístulas vesicais podem ser congênitas ou adquiridas. As fístulas congênitas geralmente envolvem o úraco. As fístulas adquiridas podem ser iatrogênicas ou causadas por trauma, tumor ou inflamação.

Os tipos mais comuns de fístula são vesicovaginal, vesicointestinal e vesicocutânea. As fístulas vesicovaginais são comumente secundárias a trauma ginecológico ou obstétrico; raramente, elas ocorrem como complicação de carcinoma infiltrante do colo uterino. As fístulas vesicointestinais são mais comumente causadas por doença inflamatória intestinal: doença de Crohn, diverticulite e apendicite. A cistostomia, na presença de obstrução da via de saída vesical, câncer de bexiga ou corpo estranho pode resultar em fístula vesicocutânea.

As manobras diagnósticas incluem cistoscopia, cistografia convencional, enema de bário ou exame de suspensão de bário e TC com infusão de contraste. O carvão oral pode ser útil para detectar uma fístula urinária intestinal, pois os grânulos podem ser vistos na urina sob microscopia.

O tratamento para a fístula vesicovaginal exige o fechamento cirúrgico com a colocação de um retalho de omento entre a bexiga e a vagina. No caso de fístula vesicointestinal, a lesão intestinal primária deve ser ressecada e a bexiga fechada. Há necessidade de um cateter uretral de longa permanência durante o período de cicatrização.

CISTITE INTERSTICIAL

Essa lesão é mais comumente encontrada em mulheres de meia idade. A frequência urinária diurna e noturna é mais comumente acompanhada de dor suprapúbica com a distensão da bexiga. A causa é incerta, embora alguns autores sugiram uma doença autoimune do colágeno, enquanto outros tenham documentado a presença de mastócitos e mediadores de mastócitos (histamina e prostaglandina) em amostras de biópsia vesical de pacientes acometidos.

O diagnóstico se baseia na anamnese e nos resultados da cistoscopia sob anestesia geral. A cistoscopia revela uma bexiga de pouca capacidade e hemorragia puntiforme após a distensão com água. (Estudos sugerem que esse achado é inespecífico). A biópsia pode revelar infiltrado linfocítico, infiltração de mastócitos e fibrose na submucosa. Em pacientes com suspeita de ter cistite intersticial, deve-se descartar carcinoma in situ com cistoscopia, exame de citologia urinária e possíveis biópsias de áreas suspeitas da bexiga.

O tratamento de casos estabelecidos de cistite intersticial costuma falhar. O tratamento de primeira linha é feito com modificação dietética de alimentos que possam irritar a mucosa vesical (p. ex., cafeína, alimentos picantes). Se o problema não for bem controlado apenas com a dieta, a farmacoterapia com diferentes agentes mostrou-se útil. O polissulfato sódico de pentosan é aprovado pelo FDA para o tratamento da cistite intersticial. Antidepressivos, anti-histamínicos e anticolinérgicos também têm sido utilizados com algum benefício. Tem sido obtida uma resposta temporária com a hidrodistensão da bexiga e a instilação intravesical de agentes como o dimetilsulfóxido. Os corticosteroides sistêmicos também têm os seus proponentes e o BCG tem sido tentado com sucesso limitado. Alguns pacientes refratários ao tratamento descrito anteriormente são submetidos a intervenções cirúrgicas. A neuromodulação com Interstim demonstrou sucesso limitado. Por fim, os últimos recursos do tratamento incluem o aumento da capacidade vesical com enterocistoplastia ou, raramente, cistectomia e derivação urinária permanente.

INCONTINÊNCIA URINÁRIA DE ESFORÇO

A perda involuntária de urina durante esforço (tosse, espirro ou esforço físico) é uma queixa comum de mulheres na pós-menopausa. A causa está relacionada ao relaxamento pélvico que ocorre com a idade, resultando em descida do trígono e uretra proximal. Há obliteração do ângulo uretrovesical, que normalmente fornece resistência na via de saída da bexiga. O diagnóstico é feito pela anamnese e exame físico, além da avaliação urodinâmica. Quando a bexiga está cheia, a paciente deve ser solicitada a tossir enquanto está nas posições de decúbito dorsal e de pé, produzindo a incontinência. A pressão digital aplicada nos tecidos parauretrais em direção anterior por meio da vagina reestabelece o ângulo uretrovesical e evita a incontinência de esforço (teste de Marshall).

O tratamento de pacientes com função vesical normal e baixo volume de urina residual é iniciado com terapia comportamental e exercícios de Kegel; se isso não obtiver sucesso, os métodos farmacológicos incluem anticolinérgicos para minimizar qualquer urgeincontinência concomitante. O tratamento definitivo é cirúrgico. Atualmente, a abordagem cirúrgica mais eficaz é um procedimento de suporte transvaginal com uma peça de fáscia autóloga ou tela sintética colocada ao nível do colo vesical ou da uretra média. Outras abordagens incluem o uso de agentes formadores de volume (p. ex., hidroxiapatita de cálcio) injetados nos tecidos periuretrais, resultando em resistência aumentada ao fluxo de saída vesical.

URETRITE E PERIURETRITE NA MULHER

A uretrite feminina pode ser aguda ou crônica. A uretrite aguda pode ter a gonorreia como origem. A uretrite química é, algumas vezes, adquirida pela exposição a sabonetes ou óleos de banho. A uretrite crônica é um problema comum nas mulheres, pois a uretra feminina está exposta a bactérias patogênicas devido a sua localização anatômica. Trauma uretral, instrumentação e aumento no número de microrganismos patogênicos levam à infecção e à uretrite clínica. A uretrite costuma preceder a cistite.

As alterações hormonais associadas à menopausa causam mudanças na mucosa vaginal e uretral, causando sintomas irritativos e maior suscetibilidade à inflamação.

A uretrite geralmente causa sintomas miccionais irritativos semelhantes àqueles da cistite e, algumas vezes, sintomas funcionais obstrutivos. O exame pode revelar corrimento uretral, sensibilidade marcada ou mucosa evertida e congesta no meato externo. A induração da uretra pode estar associada à vaginite e à cervicite.

A endoscopia pode revelar obstrução, congestão mucosa e pólipos inflamatórios. A calibração uretral raramente revela obstrução. Pode ser observado o espasmo do esfíncter externo.

O tratamento é direcionado à causa subjacente. O creme de estrogênios está indicado para a vaginite senil. O tratamento cirúrgico consiste em dilatação uretral e abertura com drenagem de ductos periuretrais infectados. Os α-bloqueadores, administrados por via oral, podem ajudar a reduzir a resistência uretral. A correção da vaginite, da cervicite e de erosões cervicais ajuda a melhorar os sintomas.

CARÚNCULO DA URETRA FEMININA

O carúnculo uretral, comumente visto após a menopausa, representa supercrescimento granulomatoso do lábio posterior do meato externo. O carúnculo é doloroso à palpação e causa dor durante as relações sexuais e a micção. A preocupação primária é a exclusão de câncer uretral. O tratamento é a excisão completa.

DIVERTÍCULO DA URETRA FEMININA

O divertículo uretral na mulher comumente se apresenta como infecção recorrente do trato urinário inferior. Ele deve ser suspeitado sempre que a infecção urinária não melhora com o tratamento. Os sintomas são gotejamento urinário e edema cístico na parede vaginal anterior durante a micção. Se houver suspeita de divertículo, ele geralmente pode ser identificado durante panendoscopia e opacificado por meio de contraste em uma uretrocistografia com oclusão do meato externo. A RM pélvica oferece excelente detalhamento diagnóstico. Essas lesões, algumas vezes, contêm cálculos ou tumores. O tratamento consiste em diverticulectomia transvaginal.

ESPERMATOCELE

A espermatocele é um cisto de retenção retenção de um túbulo da rede do testículo ou da cabeça do epidídimo. O cisto está distendido com um líquido leitoso que contém esperma. Localizada no polo superior do testículo e na cabeça do epidídimo, a espermatocele é mole e flutuante, podendo ser transiluminada. Não há necessidade de tratamento a menos que a espermatocele seja dolorosa, quando então a excisão cirúrgica pode ser realizada.

VARICOCELE

A varicocele se deve a válvulas incompetentes na veia testicular, permitindo a transmissão da pressão hidrostática venosa; há resultante distensão e tortuosidade do plexo pampiniforme. A varicocele é encontrada em 15% dos adolescentes masculinos com predominância no lado esquerdo (90%), presumivelmente devido à drenagem venosa do testículo esquerdo para a veia renal esquerda, causando aumento da pressão venosa retrógrada. As varicoceles bilaterais são palpáveis em menos de 2% dos homens adultos.

Varicoceles leves são comumente assintomáticas, mas pode ser observada uma sensação de repuxo escrotal. A varicocele pode causar infertilidade em alguns homens.

É melhor que a varicocele assintomática permaneça sem tratamento, a menos que haja suspeita de que ela seja um fator na infertilidade masculina. O tratamento consiste em ligadura cirúrgica da veia testicular no anel inguinal interno ou acima dele. Na varicocele recorrente, o cateterismo transfemoral e a oclusão ou ablação da veia testicular podem ser realizados com um balão destacável ou agentes esclerosantes. A taxa de sucesso da técnica é elevada.

TORÇÃO DO CORDÃO ESPERMÁTICO

A torção do cordão espermático (torção intravaginal ou torção dentro do espaço da túnica vaginal) é mais comum em meninos adolescentes. Um giro no cordão espermático interfere com o suprimento sanguíneo testicular. Se a torção for completa, pode haver infarto testicular dentro de 4 a 6 horas. A causa é desconhecida, mas uma anormalidade anatômica subjacente (túnica vaginal espaçosa, conexão epididimotesticular frouxa, testículo não descido) costuma estar presente.

Os achados clínicos consistem em início súbito de dor escrotal e em abdome inferior e edema escrotal. Pode haver histórico de trauma prévio em adolescentes. O testículo está inchado, doloroso à palpação e retraído. A dor não é aliviada pelo suporte testicular. O cordão acima do edema está normal. O reflexo cremastérico costuma estar ausente no lado afetado.

A torção deve ser diferenciada de orquite, epididimite e dor por trauma testicular. A cintilografia com tecnécio 99m pertecnetato *pode* diferenciar entre orquite-epididimite e torção testicular se for realizada precocemente durante a evolução dos sintomas. A orquite-epididimite demonstra aumento do fluxo sanguíneo, em contraste com o padrão isquêmico da torção. A ultrassonografia com Doppler colorido é mais definitiva e mais rápida, podendo delinear a ausência de fluxo sanguíneo testicular. Nenhum exame radiológico é completamente preciso e os exames de imagem devem ser usados para confirmar a decisão clínica de que a causa do escroto agudo não é torção. Se o diagnóstico não puder ser estabelecido com o exame físico, a anamnese e os exames de imagem, há necessidade de exploração cirúrgica.

A torção do cordão espermático é uma emergência cirúrgica. A orquidopexia contralateral é sempre necessária devido ao frequente envolvimento bilateral (i.e., a deformidade do "badalo de sino": falta de fixação das estruturas do cordão pelo mediastino testicular) e à alta incidência de torção recorrente e infertilidade nos casos bilaterais.

TORÇÃO DOS APÊNDICES TESTICULARES

O epidídimo e o testículo muitas vezes têm remanescentes de ductos embriológicos conhecidos como um apêndice testicular ou apêndice do epidídimo. Essas estruturas podem sofrer infarto espontâneo, geralmente em meninos, causando dor testicular aguda e edema, que pode ser difícil de diferenciar da torção testicular. Com a torção do apêndice testicular ou do epidídimo, o exame físico costuma demonstrar dor à palpação de um ponto no local do apêndice torcido. Algumas vezes, o apêndice infartado pode ser visto por meio da parede escrotal como um sinal de "ponto azul" no escroto. Este sinal só é visível no início da evolução, antes da formação de hidrocele e início do edema escrotal. A ultrassonografia escrotal, algumas vezes, delineia o apêndice de tamanho aumentado e um testículo normal, estabelecendo o diagnóstico. Na maioria dos casos – e, certamente, nos casos duvidosos – a exploração escrotal imediata e a remoção do apêndice infartado é necessária para descartar torção testicular. Embora os apêndices geralmente sejam bilaterais, a torção de apêndice não o é; assim, não está indicada a remoção do apêndice contralateral.

INFERTILIDADE MASCULINA

A infertilidade masculina é responsável por 30 a 50% dos casais inférteis (10-15% dos casamentos). Ambos os parceiros devem ser avaliados para as causas de infertilidade.

As causas de infertilidade masculina incluem as seguintes: anomalias congênitas (genéticas, como a síndrome de Klinefelter, ou do desenvolvimento, com a ausência de *vas deferens*); trauma (testicular, resultando em atrofia, e neurológico, resultando em disfunção erétil ou ejaculatória); infecções (sistêmicas ou específicas de órgãos reprodutivos); distúrbios endócrinos (insuficiência hipofisária, deficiência de andrógenos); anormalidades anatômicas adquiridas (varicocele, vasectomia); ou efeitos adversos de fármacos (nitrofurantoína, estrogênios, agentes antineoplásicos).

▶ Diagnóstico

O aspecto mais importante da avaliação de infertilidade é a anamnese, que descobre a causa em muitos pacientes. O exame físico não é menos importante e pode revelar testículos pequenos, varicocele ou ausência da *vas deferens*.

A. Análise do sêmen

A análise do sêmen é fundamental na avaliação da infertilidade masculina. Pelo menos duas amostras devem ser analisadas, pois os valores podem variar ao longo do tempo e conforme o método de coleta. A amostra é produzida por masturbação após 3 dias de abstinência ejaculatória e coletada em um reservatório limpo de abertura ampla, sendo examinado dentro de 2 horas. Uma análise completa é constituída por determinação do volume, pH, liquefação, contagem de esperma, viabilidade, formas anormais e motilidade. Os valores normais incluem volume de mais de 2,0 mL, concentração maior que 20 milhões de espermatozoides por mL, mais de 50% de espermatozoides móveis e 75% ou mais de espermatozoides viáveis (critérios da Organização Mundial de Saúde).

B. Exames hormonais

Os pacientes sem espermatozoides no ejaculado (azoospermia) ou com contagens muito baixas (oligospermia, < 10 milhões de espermatozoides/mL) devem medir os níveis séricos de FSH, LH e testosterona. Os pacientes com testosterona baixa devem ter os níveis de prolactina verificados e, em caso de elevação, devem ser investigados para tumor hipofisário. Uma elevação significativa do FSH representa um problema na espermatogênese.

C. Biópsia testicular

As biópsias de testículo são indicadas em pacientes com azoospermia para diferenciar doença obstrutiva de parenquimatosa. A biópsia testicular deve ser realizada em pacientes com oligospermia inexplicada para estabelecer um diagnóstico histológico, para avaliar o prognóstico e para direcionar o tratamento. Se o FSH sérico for mais de duas vezes o normal, pode-se presumir a presença de dano testicular grave e irreversível sem biópsia testicular confirmatória.

A vasografia exige a injeção de material de contraste nos ductos. O propósito desse exame é delinear a obstrução ductal, de epidídimo, vesícula seminal ou ducto ejaculatório. A vasografia é usada em pacientes com azoospermia e sem evidências de ejaculação retrógrada com demonstração de espermatogênese normal na biópsia testicular. Os níveis seminais de frutose devem ser obtidos antes da exposição cirúrgica dos ductos. A ausência de frutose indicaria obstrução do ducto ejaculatório e, se esse diagnóstico for confirmado pela vasografia, o tecido que causa a obstrução pode ser ressecado por métodos transuretrais.

D. Outros exames diagnósticos

O **exame de penetração espermática**, realizado por incubação do esperma com ovos de hamster cuja zona pelúcida foi enzimaticamente removida, oferece um método objetivo para determinar a capacidade do espermatozoide para penetrar no óvulo. O **exame de penetração no muco cervical** compara a motilidade espermática no muco cervical com um padrão conhecido. Embora esses dois importantes parâmetros de função espermática possam ser avaliados, nenhum exame isolado pode estabelecer a causa da infertilidade de fator masculino.

Anticorpos antiespermáticos podem ser medidos no soro de homens e mulheres ou no fluido seminal. Essa avaliação está indicada quando é observada a aglutinação espermática espontânea ou a motilidade espermática reduzida na análise do sêmen. Se forem encontrados anticorpos antiespermáticos, a terapia imunossupressora, na forma de esteroides, pode ser eficaz na redução da aglutinação (aglutinação) e aumento da motilidade. Outro método para tratamento de anticorpos antiespermáticos é a lavagem espermática *in vitro* com *immunobeads* cobertas por anticorpos anti-humanos. O esperma não ligado a anticorpos permanece no sobrenadante e pode ser usado para a inseminação intrauterina.

Os exames para a detecção de uma varicocele não palpável não são recomendados, exceto em casos em que o exame físico não é adequado. O exame físico é o método mais adequado para a detecção de varizes clinicamente significativas. A venografia está reservada para pacientes com varizes recorrentes, pois a identificação de canais venosos colaterais direcionaria a escolha do tratamento.

A **ultrassonografia transretal** é usada para sustentar o diagnóstico de obstrução de ductos ejaculatórios no paciente com azoospermia. A ausência de vesículas seminais ou a distensão causada por obstrução distal podem ser identificadas. Esse exame deveria ser precedido pela medida da frutose no ejaculado (a ausência de frutose sugere obstrução do ducto ejaculatório) e pelo exame da urina pós-ejaculatória (para determinar a presença de esperma, sugerindo ejaculação retrógrada).

▶ Tratamento

A. Tratamento não cirúrgico

A infertilidade masculina primária pode ser causada por hipogonadismo hipogonadotrófico, diagnosticado pela demonstração de níveis séricos baixos de FSH, LH e testosterona. A espermatogênese pode ser estimulada pela administração de hCG seguida por FSH. A ausência isolada de FSH ou LH é rara; a deficiência de LH é superada pela administração de testosterona e a ausência de FSH é tratada pela administração de menotropinas. A hiperprolactinemia pode contribuir para a infertilidade masculina e seria tratada com bromocriptina.

A infecção dos órgãos reprodutores deve ser tratada quando for encontrada durante a avaliação da infertilidade masculina. A infecção pode causar infertilidade imediatamente por vários mecanismos: redução da espermatogênese devido à hipertermia, interação imune com o esperma causando aglutinação e motilidade reduzida, bem como sequelas tardias como obstrução do trato ejaculatório. A pioespermia sugere o diagnóstico; o tratamento deve ser direcionado para a eliminação de agentes patogênicos comuns: *Neisseria gonorrhoeae*, *Chlamydia trachomatis* e *Ureaplasma urealyticum* (todos sensíveis à tetraciclina).

Se forem encontrados anticorpos antiespermáticos em um dos parceiros, os esteroides podem ser usados para suprimir o sistema imune. Deve-se usar esteroides com cautela e após cuidadosa discussão com o paciente sobre os possíveis efeitos colaterais; acne, hipertensão, hemorragia gastrintestinal e necrose avascular do quadril foram relatados com a administração de esteroides. A resposta ao tratamento é avaliada por análises repetidas do sêmen e medidas dos anticorpos antiespermáticos no soro do paciente. A lavagem espermática em uma tentativa de remover anticorpos citotóxicos pode melhorar a motilidade e reduzir a agregação; o sêmen lavado pode, então, ser instilado no útero (inseminação artificial do sêmen do marido) ou ser usado em conjunto com técnicas de fertilização in vitro (FIV).

A ejaculação retrógrada ou a ausência de emissão seminal – geralmente causadas por lesão da medula espinal ou lesão de nervos simpáticos durante cirurgia retroperitoneal, levando à incompetência do colo vesical (i.e., esfíncter interno) – podem ser tratadas com fármacos α-adrenérgicos ou anti-histamínicos para reestabelecer a função do esfíncter interno e a ejaculação anterógrada. De modo alternativo, a urina alcalinizada pós-ejaculado pode ser coletada e centrifugada, sendo o esperma concentrado instilado no útero da parceira feminina.

O clomifeno e o tamoxifeno são antiestrogênios atualmente usados em pacientes com oligospermia idiopática, embora haja dúvidas quanto à eficácia desses medicamentos.

B. Tratamento cirúrgico

A ligadura das varicoceles resulta em gravidez em 30 a 50% dos pacientes. Diversas abordagens estão disponíveis, incluindo inguinais e retroperitoneais. A oclusão transvenosa da veia testicular por balão é útil, especialmente em casos de varicocele recorrente.

A obstrução do sistema epidídimo-deferencial pode ser corrigida por vasovasostomia ou vasoepididimostomia. Atualmente, esses procedimentos são realizados com o auxílio do microscópio cirúrgico e a desobstrução é estabelecida em 50 a 90% dos casos.

A obstrução dos ductos ejaculatórios é rara. Quando esse diagnóstico é feito, a ressecção transuretral dos ductos pode estabelecer a desobstrução.

C. Técnicas de reprodução assistida

Isso inclui as seguintes: inseminação artificial com o esperma do marido (IAM), transferência intrafalopiana de gametas e FIV usando injeção intracitoplasmática de esperma após a recuperação de ovos por orientação ultrassonográfica transvaginal e de espermatozoides por aspiração testicular em parceiros selecionados. Em casos de infertilidade por fator masculino não responsiva ao tratamento, a inseminação artificial com esperma de doador também está disponível.

PRIAPISMO

O priapismo é um distúrbio raro onde ocorrem ereções prolongadas e dolorosas, geralmente não associadas à estimulação sexual. O sangue no corpo cavernoso fica hiperviscoso, mas não coagulado. Cerca de 25% dos casos estão associados à leucemia, ao carcinoma metastático, à anemia falciforme ou ao trauma. Na maioria dos casos, a causa é indeterminada.

Se a ereção não cessar, deve ser realizada a aspiração com agulha do sangue do corpo cavernoso seguida por lavagem com agentes α-adrenérgicos, como fenilefrina. O tratamento retardado ou sem sucesso pode resultar em impotência. A falha no tratamento exige o procedimento de Winter, no qual uma agulha de biópsia é passada por meio da glande em um dos corpos cavernosos, criando uma fístula entre o corpo cavernoso e o corpo esponjoso. Se esse procedimento for bem-sucedido, a potência costuma ser mantida. Outros procedimentos incluem a excisão da túnica albugínea na ponta do corpo cavernoso, a derivação cavernoso-esponjosa proximal e a derivação cavernoso-veia safena. Se o priapismo persistir, há resultante impotência.

Na anemia de células falciformes, a hidratação e a hipertransfusão costumam aliviar o quadro e devem constituir o tratamento inicial.

DOENÇA DE PEYRONIE

A fibrose das bainhas da cobertura dorsal dos corpos cavernosos ocasionalmente ocorre, sem causa conhecida, em homens com mais de 45 anos de idade. O trauma peniano, durante a relação sexual, foi implicado na etiologia da doença de Peyronie. A fibrose não permite que a superfície envolvida aumente de tamanho durante a ereção, levando a *chordee* dorsal. O distúrbio pode ser causado por vasculite em tecidos conjuntivos. A palpação da haste do pênis revela uma placa firme, elevada dorsalmente. Há uma associação à contratura de Dupuytren.

Há controvérsias em relação ao tratamento. A terapia expectante ou o tratamento clínico, incluindo a vitamina E, o ácido para-aminobenzoico, a colchicina e o verapamil intralesional podem limitar a progressão da doença. O tratamento cirúrgico é necessário para pacientes que não respondem ao tratamento ou para pacientes com impotência. No paciente potente, a plicatura da túnica albugínea no lado oposto ao da placa ou um procedimento de Nesbit – excisão de uma elipse da túnica albugínea do aspecto convexo ventral da haste e fechamento com sutura – ou excisão da placa e enxerto de derme têm sido usados com sucesso. Se o paciente for impotente, a inserção de uma prótese peniana é o procedimento de escolha.

Taylor FL, Levine LA: Peyronie's disease. *Urol Clin North Am* 2007;34:517.

FIMOSE E PARAFIMOSE

A fimose – a incapacidade de retrair o prepúcio e expor a glande – pode ser congênita, mas é mais comum que seja adquirida. Ao nascer, o prepúcio não pode ser facilmente retraído, mas aos 3 anos de idade, o prepúcio se torna maleável e a glande pode ser exposta e limpa. Se o prepúcio for retrátil nessa idade, não há necessidade de circuncisão. A fimose adquirida costuma resultar de balanite (infecção do prepúcio) bacteriana crônica e recorrente, comum em pacientes com diabetes ou balanite xerótica obliterante. Esses pacientes são mais bem tratados com a circuncisão.

A parafimose é a incapacidade de reduzir um prepúcio previamente retraído. O prepúcio fica fixado na posição de retração, proximalmente à coroa. Com a retração prolongada, o linfedema do prepúcio exacerba a condição e aumenta a pressão circunferencial da haste proximal à glande. Geralmente, a redução manual pode ser feita com o uso do dedo indicador para empurrar o prepúcio distalmente, enquanto se empurra a glande para dentro do prepúcio. Se essa medida falhar, a cicatriz prepucial pode ser incisada (postoplastia) e o prepúcio é reduzido com relativa facilidade. A circuncisão pode ser realizada como procedimento eletivo após a resolução do edema.

CONDILOMA ACUMINADO

O condiloma acuminado são lesões verrucosas que ocorrem no pênis, no escroto, na uretra e no períneo nos homens e na vagina, no colo uterino e no períneo nas mulheres. Ele é causado pelo papilomavírus humano e costuma ser transmitido por contato sexual. Dor e hemorragia são comuns como queixa de apresentação. As lesões fora da uretra podem ser tratadas com excisão, aplicação da resina de podofilina, nitrogênio líquido ou *laser* de CO_2. Há necessidade de uretroscopia para a determinação da extensão das lesões uretrais. Fulguração intrauretral, *laser* de CO_2, injeção de solução de fluorouracil ou α-interferona podem ser usados como tratamento.

IMPOTÊNCIA

A impotência é a incapacidade de obter e manter uma ereção satisfatória para a relação sexual.

▶ Causas de impotência

As causas podem ser agrupadas nas seguintes categorias: neurológica, vascular, endócrina, sistêmica, farmacológica e psicogênica. O tratamento é feito conforme a causa.

A. Neurológica

As ereções reflexas são mediadas pelas fibras aferentes do nervo pudendo e pelas fibras eferentes parassimpáticas (S2-4). As ereções psicogênicas são iniciadas por centros cerebrais. As doenças neurológicas específicas que podem causar impotência podem ser congênitas (espinha bífida), adquiridas (acidente cerebrovascular, doença de Alzheimer, esclerose múltipla), iatrogênicas (terapia com eletrochoque), neoplásicas (tumores hipofisários ou hipotalâmicos), traumáticas (compressão medular), infecciosas (*tabes dorsalis*) e nutricionais (deficiência de vitaminas).

B. Vascular

As causas vasculares de impotência podem ser cardíacas (síndromes anginosas, insuficiência cardíaca congestiva), doença aortoilíaca (síndrome de Leriche, aterosclerose e outros fenômenos embólicos), microangiopatia (diabetes, lesão por radiação) e drenagem venosa anormal.

C. Endócrina

As causas endócrinas aceitas de impotência são hipogonadismo, hiperprolactinemia, tumores hipofisários, hipotireoidismo, doença de Addison, síndrome de Cushing, acromegalia e síndrome feminilizante testicular.

D. Farmacológica

A impotência é comum e uma complicação muitas vezes não suspeitada de muitos fármacos e drogas ilícitas. Os principais grupos que podem causar disfunção sexual são os seguintes: tranquilizantes, antidepressivos, agentes ansiolíticos, fármacos anticolinérgicos, anti-hipertensivos e muitos fármacos com potencial para abuso. Deve-se reconhecer que praticamente todos os anti-hipertensivos (incluindo os diuréticos) podem estar associados à impotência ou à disfunção ejaculatória. Os fármacos com potencial para abuso incluem álcool (como efeito direto e, secundariamente, à cirrose) e cocaína.

E. Psicogênica

Até 50% dos casos de impotência estão relacionados a fatores psicogênicos. O estabelecimento de uma causa orgânica é importante na escolha do tratamento apropriado. Os fatores que indicam uma causa psicogênica são os seguintes: disfunção erétil seletiva (episódicas, ereções noturnas, ereções normais com a masturbação), início súbito, associação com ansiedade ou estresse externo, distúrbios do afeto (raiva, ansiedade, culpa, medo) e paciente convencido de uma causa orgânica.

▶ Diagnóstico

A anamnese e o exame físico sugerem a causa na maioria dos casos. Os exames confirmatórios são necessários para garantir a escolha adequada da terapia.

Na investigação de uma possível causa neurológica para a impotência, o exame neurológico deve incluir a revisão de sistemas com relação à função vesical e intestinal. Os exames mais invasivos incluem cistometria, eletromiografia do esfíncter uretral externo e latência do reflexo bulboesfincteriano.

A impotência vascular é sugerida por sinais de doença vascular periférica, bem como por um histórico de cardiopatia aterosclerótica. Exames diagnósticos não invasivos são realizados com ecografia com Doppler peniana para avaliar o fluxo arterial de entrada. A fuga venosa pode ser avaliada por cavernosografia e cavernosometria. A arteriografia raramente é necessária, mas pode ser indicada em pacientes com histórico de trauma pélvico e naqueles considerando a revascularização arterial microvascular.

A avaliação endócrina exige a medida dos níveis séricos de testosterona e prolactina; muitos investigadores incluem a avaliação de FSH e LH. O rastreamento químico automatizado de rotina pode sugerir outras anormalidades hormonais que necessitam de exames adicionais. Esses exames também devem detectar doença sistêmica capaz causar impotência: cirrose, insuficiência renal, esclerodermia e diabetes.

A impotência psicogênica pode ser estabelecida pelo monitoramento da tumescência peniana noturna ou exame ambulatorial com dispositivo Snap-Gauge. Outros exames incluem os seguintes: Inventário Multifásico de Personalidade de Minnesotta, Inventário DeRogatis de Função Sexual e Walker Sex Form.

▶ Tratamento

A. Tratamento não cirúrgico

O tratamento de primeira linha inclui os inibidores orais da fosfodiesterase (sildenafil, vardenafil, tadalafil). Esses medicamentos estão contraindicados em homens com cardiopatia que façam uso de nitroglicerina. Esses medicamentos funcionam em pacientes com fluxo sanguíneo normal e inervação normal. Nos pacientes sem causas de impotência arterial-vascular, injeções intracorpóreas de papaverina, fentolamina ou prostaglandina E_1 (ou todos os três) oferecem uma forma não cirúrgica de restaurar a função sexual. A impotência psicogênica intratável também pode responder a esse tratamento. Pequenos supositórios intrauretrais de alprostadil (prostaglandina E_1) também podem ser usados; porém, eles costumam causar dor e não são preferidos pela maioria dos pacientes. Por fim, um dispositivo de ereção a vácuo pode ser usado para manter a ereção.

Os distúrbios endócrinos responsáveis pela impotência incluem testosterona baixa e hiperprolactinemia. A deficiência de testosterona é tratada com a terapia de reposição usando uma aplicação tópica, uma vez ao dia, de gel de testosterona ou injeção em depósito intramuscular de testosterona a cada 2 a 3 semanas. A hiperprolactinemia é tratada pela terapia com bromocriptina; o paciente deve ser avaliado quanto à presença de um tumor hipofisário.

As causas farmacológicas de impotência exigem a alteração do tratamento medicamentoso para melhorar ou eliminar a impotência secundária. A capacidade de mudar os medicamentos depende da gravidade da doença subjacente.

A impotência psicogênica é tratada por um terapeuta sexual treinado e a resposta pode ser prevista na maioria dos casos. A importância de eliminar as causas orgânicas de impotência antes de iniciar a terapia psicológica é evidente. Os melhores métodos psicológicos aplicados à impotência orgânica não resolvem a disfunção, servindo apenas para frustrar o terapeuta e o paciente.

B. Tratamento cirúrgico

A inserção de prótese peniana é, atualmente, o método cirúrgico mais comum para o tratamento da impotência. Duas categorias de prótese são atualmente usadas: semirrígidas e infláveis. As próteses semirrígidas são compostas de uma haste rígida e uma articulação flexível na junção entre pênis e púbis ou uma alma de metal mole e maleável dentro da prótese; a ereção é constante e é satisfatória para efetuar a penetração vaginal, mas a circunferência peniana não é igual àquela da ereção natural.

As próteses infláveis oferecem ereções mais semelhantes em tamanho, em relação àquelas vivenciadas pelo paciente antes do início da impotência, em comparação com aquelas alcançadas pelas próteses semirrígidas. Há dois tipos de próteses infláveis disponíveis. A prótese inflável padrão consiste em dois bastões infláveis no corpo, um reservatório situado no espaço retropúbico e uma bomba colocada no escroto; os novos bastões infláveis combinam a simplicidade dos dois bastões corporais com a sofisticação de uma bomba e um sistema de reservatório autocontidos (FlexiFlate e Hydroflex), permitindo a conveniência da insuflação e desinsuflação sem tubos e múltiplos componentes.

São obtidos resultados satisfatórios em 85% dos pacientes. As complicações comuns a ambos os tipos de próteses são infecção e erosão da pele ou uretra. As próteses infláveis também têm risco de falha mecânica da bomba, vazamento na tubulação ou reservatório e aneurisma ou ruptura dos cilindros no corpo.

A **revascularização arterial** das artérias penianas tem tido sucesso limitado. A reconstrução aortoilíaca melhora a função erétil em apenas 30% dos casos. A revascularização microcirúrgica das artérias penianas (artéria dorsal do pênis ou artérias corporais profundas) é bem-sucedida em cerca de 60% dos pacientes. Embora esses métodos evitem os riscos de infecção da prótese e ofereçam a vantagem de reestabelecer os mecanismos fisiológicos naturais da ereção, a taxa de sucesso medíocre (em comparação com os resultados da inserção da prótese) sugerem que a revascularização peniana microcirúrgica deva ser reservada para casos cuidadosamente selecionados.

Seftel AD et al: Office evaluation of male sexual dysfunction. *Urol Clin North Am* 2007;34:463.

QUESTÕES DE MÚLTIPLA ESCOLHA

1. Durante o desenvolvimento, os rins passam por três fases embrionárias, incluindo todas as seguintes, com exceção de:
   A. Prenefro.
   B. Pronefro.
   C. Mesonefro.
   D. Metanefro.

2. O local mais comum para encontrar um testículo não descido é:
   A. Logo fora do anel externo.
   B. Dentro do abdome.
   C. No canal inguinal.
   D. Na parede de um saco herniário deslizante.
   E. Nenhuma das anteriores.

3. Os pacientes avaliados para hematúria são considerados de baixo risco para doença maligna com base em todos os seguintes, com exceção de:
   A. Menos de 40 anos de idade.
   B. Ausência de histórico de radioterapia pélvica ou exposição à ciclofosfamida.
   C. Não tabagistas.
   D. Histórico de infecções do trato urinário.
   E. Hematúria microscópica.

4. Cálculos renais compostos de sais de cálcio podem ser causados por:
   A. Hiperoxalúria.
   B. Hipercitratúria.
   C. Hipocalciúria.
   D. Hipouricosúria.
   E. Todas as anteriores.

5. O tratamento paliativo para o câncer de próstata pode incluir:
   A. α-bloqueadores.
   B. Bloqueio estrogênico.
   C. Ressecção transuretral de próstata.
   D. Agonistas da somatostatina.
   E. Terapia com testosterona de depósito.

Ginecologia

39

R. Kevin Reynolds, MD

ANAMNESE E EXAME FÍSICO PERTINENTES PARA DOENÇAS GINECOLÓGICAS

O diagnóstico e o tratamento precisos de doenças ginecológicas começam com a obtenção de uma história completa e de um exame físico. Um histórico abrangente deve incluir:

- Primeiro dia do ciclo menstrual mais recente;
- Sintomas atuais do trato genital;
- Idade da primeira menstruação (menarca);
- Intervalo desde o início de uma menstruação até a próxima (duração do ciclo);
- Duração e quantidade do fluxo menstrual;
- Presença ou ausência de sangramento irregular ou inexplicado;
- Sintomas associados com cada ciclo menstrual, como cólicas antes ou durante a menstruação;
- Outros sintomas do trato genital, como incontinência urinária ou fecal, prolapso, dispareunia, corrimento ou prurido;
- História sexual, incluindo a avaliação de fatores de risco, como o conhecimento de práticas de sexo seguras, idade da primeira relação (coitarca), número e gênero dos parceiros e presença de qualquer histórico de abuso;
- Número de gestações e subsequentes desfechos, incluindo parto a termo, via de parto, parto pré-termo, abortos espontâneos ou induzido;
- Uso de contraceptivos, incluindo tipo e duração;
- Histórico de doenças sexualmente transmissíveis, como infecção com papilomavírus humano (HPV), gonorreia ou clamídia;
- Realização de rastreamento para câncer de colo uterino com exame de Papanicolau, incluindo a data do exame mais recente e qualquer histórico prévio de resultados anormais;
- Histórico de qualquer cirurgia ginecológica, incluindo tipo, data e indicação;
- Idade da menopausa;
- Presença de sangramento na pós-menopausa independentemente da quantidade do fluxo;
- Terapia hormonal de qualquer tipo, incluindo contraceptivos orais, terapia de reposição estrogênica na pós-menopausa, terapia hormonal para câncer de mama, etc.;
- Histórico familiar de câncer em locais pertinentes, incluindo câncer de ovário, câncer de endométrio, câncer de mama e câncer colorretal. Determinar a idade no momento do diagnóstico de câncer e a relação da pessoa acometida com a paciente;
- Determinar a etnia da paciente em relação ao potencial para doenças hereditárias.

Realizar um exame pélvico completo. Inspecionar a genitália externa incluindo vulva e uretra quanto ao desenvolvimento, simetria e lesões visíveis. Colocar um espéculo vaginal para inspecionar a vagina e o colo uterino quanto a simetria ou lesões visíveis e realizar exame de Papanicolau, culturas ou exames a fresco em lâmina conforme a indicação para avaliar sintomas ou atualizar o rastreamento. O exame bimanual é, então, realizado com a compressão cuidadosa das vísceras pélvicas entre a mão do examinador na parede abdominal e o(s) dedo(s) na vagina. O processo é repetido com o exame retovaginal onde um dedo é colocado na vagina e o outro é inserido no reto. O exame retovaginal permite que o examinador sinta mais alto na pelve e pode melhorar a capacidade de sentir ligamentos cardinais e uterossacrais, o fundo de saco peritoneal, ovários, retocele e integridade de esfíncteres. O exame retovaginal é particularmente importante para a avaliação de massas pélvicas ou doenças malignas, retocele e incontinência fecal.

EMBRIOLOGIA E ANATOMIA

O desenvolvimento do trato reprodutivo no feto feminino resulta da fusão e diferenciação dos dutos müllerianos e do seio urogenital. Defeitos na fusão podem resultar em duplicação, malformação ou ausência de estruturas do trato genital. Os defeitos

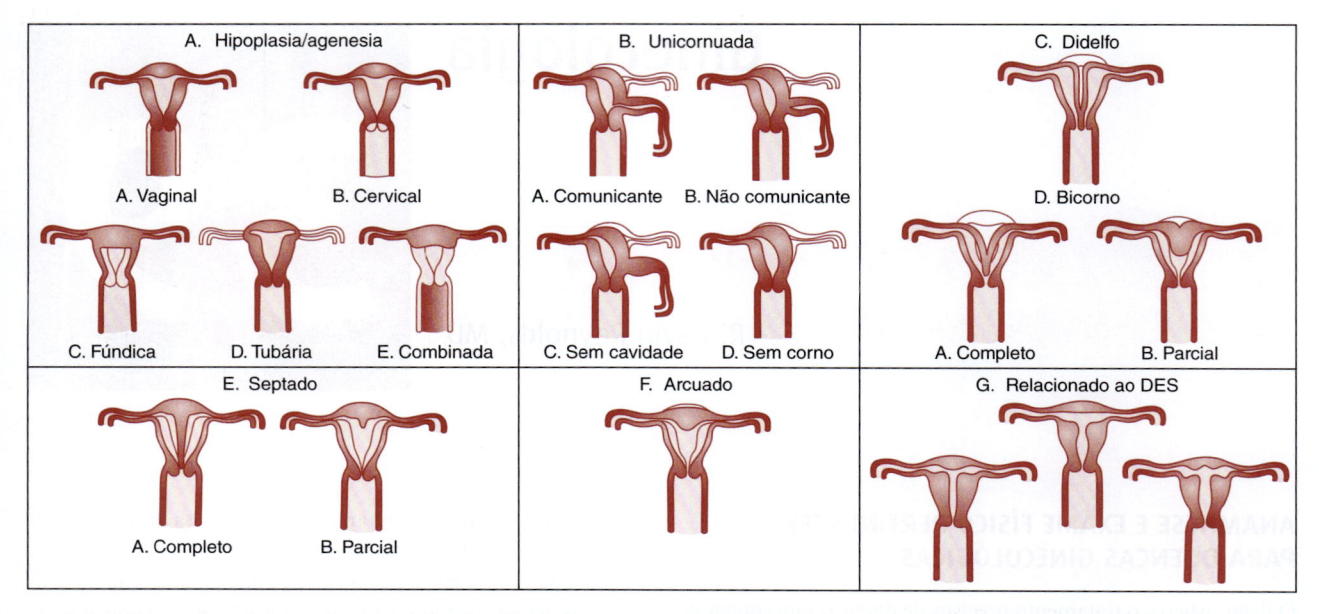

▲ **Figura 39-1** Classificação das anomalias müllerianas. DES, dietilestilbestrol. (De Schorge JO, Williams JW: *Williams Gynecology,* New York: McGraw-Hill, 2008.)

mais comuns são hímen imperfurado, presença de septos longitudinais ou transversos dentro da vagina, ausência congênita da vagina e defeitos de duplicação do útero (Fig. 39-1). A etiologia da maioria desses defeitos congênitos é idiopática, mas alguns casos surgem como resultado de teratógenos, como a exposição do feto em desenvolvimento a andrógenos durante o primeiro e segundo trimestres.

Há necessidade de exame cuidadoso do recém-nascido. O exame superficial das estruturas genitais do recém-nascido pode resultar em erros na designação de gêneros. Ultrassonografia e/ou ressonância magnética (RM), exame sob anestesia e, possivelmente, laparoscopia ou histeroscopia fornecem informações para um diagnóstico preciso. Um terço ou mais das crianças diagnosticadas com anomalias do trato genital terão anomalias associadas do trato urinário, como ausência de rim, rim em ferradura e duplicação de ureteres.

A pelve é um espaço restrito pela arquitetura óssea e preenchido por vísceras gastrintestinais, urológicas e ginecológicas. O suprimento de sangue é rico, incluindo as artérias e veias ilíacas externas e internas, além de numerosos ramos dentro da pelve. Os nervos motores, incluindo o ciático, o obturador e os femorais passam pela pelve ao longo de sua parede lateral. Os nervos sensitivos, incluindo o nervo genitofemoral, estão superficialmente localizados e são facilmente lesados. O ureter está localizado próximo da artéria uterina e tem risco de ser lesado durante procedimentos de histerectomia (Figs. 39-2A e 39-2B). Um cirurgião pélvico deve estar intimamente familiarizado com a proximidade entre as estruturas pélvicas para minimizar o risco de lesão.

TRATO GENITAL INFERIOR: VULVA, VAGINA E COLO UTERINO

RASTREAMENTO E TRATAMENTO DE NEOPLASIA PRÉ-MALIGNA DO TRATO GENITAL INFERIOR

Tão recentemente quanto em 1945, o câncer de colo uterino e cânceres relacionados do trato genital inferior eram os cânceres mais comuns em mulheres. Com o advento do exame de Papanicolau na década de 1940, a incidência de câncer de colo uterino começou a cair com uma redução de mais de 80% no risco de mortalidade nas seis décadas seguintes. Agora, sabe-se que praticamente todos os cânceres de colo uterino e alguns cânceres vaginais e vulvares são causados pela infecção persistente com cepas oncogênicas do papilomavírus humano (HPV). Há mais de 75 tipos identificados de HPV, com os tipos 6 e 11 estando mais comumente associados com condiloma e os tipos 16 e 18 estando associados com carcinoma pré-invasivo e invasivo. A prevalência da infecção pelo HPV é de até 80% na população, mas a maioria das infecções tem natureza transitória. Com rastreamento e tratamento apropriados para a detecção de pessoas com infecção persistente por HPV de alto risco, as chances de desenvolver câncer de colo uterino são baixas. Em regiões do mundo sem rastreamento, o câncer de colo uterino permanece prevalente e é o segundo diagnóstico mais comum de câncer nas mulheres que não fazem rastreamento. A aprovação pelo FDA da vacinação eficaz para a prevenção de cepas oncogênicas de HPV ocorreu em 2006, tendo potencial para reduzir os cânceres do trato genital inferior mediados pelo HPV nas mulheres.

GINECOLOGIA CAPÍTULO 39 1023

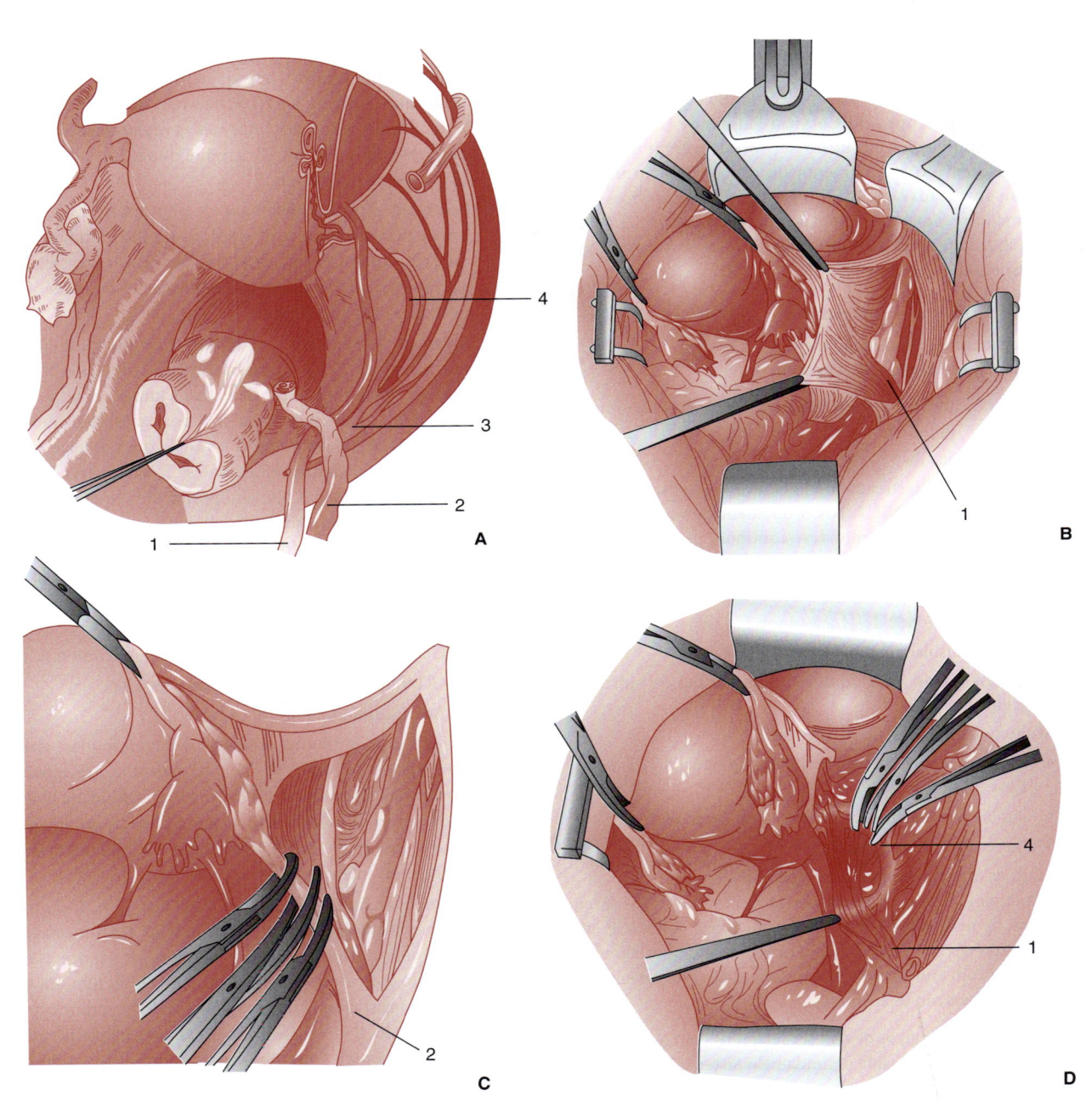

▲ **Figura 39-2** Anatomia retroperitoneal pélvica. **A.** Espaço retroperitoneal direito dissecado ilustrando o trajeto do ureter pélvico. É feita a transecção dos anexos uterinos direitos adjacente ao útero, os vasos ovarianos são cortados logo distalmente à margem pélvica e o peritônio é removido da parede pélvica direita e da porção direita da bexiga. O ureter (1) entra na pelve cruzando sobre a bifurcação da artéria ilíaca comum logo medialmente aos vasos ovarianos (2). Ele, então, desce medialmente aos ramos da artéria ilíaca interna (3). O ureter, então, cruza através do ligamento cardinal e passa debaixo da artéria uterina (4, "água debaixo da ponte") cerca de 1 a 2 cm lateralmente ao colo uterino ao nível do orifício cervical interno. A origem da artéria uterina a partir da artéria ilíaca interna (3) é mostrada. Em seguida, o ureter atravessa medialmente em direção à base da bexiga. A porção distal do ureter está associada com a porção superior da parede vaginal anterior. **B.** O espaço retroperitoneal é penetrado e o peritônio é retraído medialmente para mostrar o ureter (1) cruzando sobre a bifurcação da artéria ilíaca externa e interna. Observe que o ureter permanece ligado ao peritônio da parede pélvica lateral e ao folheto medial do ligamento largo. **C.** Os vasos ovarianos (2) estão clampeados e transecionados, após a visualização do ureter. **D.** A artéria uterina (4) está clampeada e transecionada. Observe o ureter (1) cruzando sob este vaso lateralmente ao colo uterino.

Vários grupos profissionais, incluindo a American Cancer Society, o American College of Obstetricians and Gynecologists, a American Society for Clinical Pathology, a American Society for Colposcopy and Cervical Pathology (ASCCP) e a National Comprehensive Cancer Network lançaram diretrizes de consenso para o rastreamento do câncer de colo uterino que foram atualizadas em 2012. A US Preventive Services Task Force lançou recomendações quase idênticas em 2012. As diretrizes abordam o início, o intervalo entre os rastreamentos e a sua suspensão.

Quando começar o rastreamento

Começar com 21 anos de idade
Quando suspender o rastreamento:

1. Idade > 65 anos, com rastreamento adequado prévio negativo;
2. Histerectomia;
3. A suspensão do rastreamento não deve ocorrer se a paciente tiver histórico de NIC2, NIC3 ou adenocarcinoma *in situ*. Nesse caso, o rastreamento deve continuar por 20 anos.

Intervalo do rastreamento

1. Mulheres com idade de 21 a 29 anos:
   a. Citologia isoladamente a cada 3 anos;
   b. Citologia com base líquida ou em lâmina de vidro são aceitáveis.
2. Mulheres com idade de 30 a 65 anos:
   a. Citologia com coteste para HPV de alto risco a cada 5 anos (preferido);
   b. Citologia isoladamente a cada 3 anos (aceitável).
3. Mulheres vacinadas contra o HPV:
   Seguir as diretrizes específicas para a idade.

Se a citologia ou o os resultados do exame de HPV forem anormais, há necessidade de avaliação adicional. A ASCCP lançou diretrizes em 2013 abordando o rastreamento e o tratamento de mulheres com anormalidades em exames de rastreamento. Os pontos principais são os seguintes:

1. Os exames citológicos devem ser relatados com o uso de nomenclatura padronizada definida pelo Sistema Bethesda. Os principais diagnósticos pré-invasivos com os quais o médico deve estar familiarizado incluem:

   a. Células escamosas atípicas (ASC). O relato indicaria "significado incerto" (ASC-US) ou "não é possível descartar displasia de alto grau" (ASC-H). ASC-US deve ser ainda testado pela solicitação de um ensaio de captura híbrida reflexa para DNA de HPV de alto risco a menos que a paciente seja uma adolescente. ASC-H tem alto risco de displasia de alto grau e deve ser avaliado com colposcopia;

   b. Lesão intraepitelial escamosa de baixo grau (LSIL) é praticamente sempre causada pelo HPV e foi demonstrado que o exame do HPV não tem bom custo benefício. Em pacientes adolescentes, a repetição do exame de citologia em 1 ano é recomendada. Em adultos, a colposcopia é realizada;

   c. Lesão intraepitelial escamosa de alto grau (HSIL) tem uma alta probabilidade de displasia de alto grau na biópsia e algumas vezes será detectado um câncer invasivo. As pacientes com HSIL, independentemente da idade, são avaliadas com colposcopia;

   d. Anormalidades glandulares se referem à doença no canal endocervical. Essas lesões são difíceis de visualizar e podem, dessa forma, ser detectadas tardiamente. Ocorrem lesões esparsas em 10 a 15% dos casos, indicando a importância de avaliar todo o canal com curetagem ou métodos de amostra semelhantes. Todas as três lesões glandulares relatadas têm alta probabilidade de displasia de alto grau e moderada probabilidade de associação com câncer invasivo. A colposcopia e amostragem de glândulas endocervicais com curetagem e possível amostragem endometrial são necessárias. As células nessa categoria serão relatadas como:

   i. Glândulas atípicas não especificadas (AGC-NOS);
   ii. Glândulas atípicas, favorecendo neoplasia;
   iii. Adenocarcinoma *in situ* (AIS).

2. Adolescentes e mulheres adultas jovens, definidas como tendo 24 anos de idade ou menos, têm uma prevalência muito alta de infecção pelo HPV e uma probabilidade muito baixa de câncer do colo uterino. Como a doença, geralmente, regredirá nesse grupo etário, as diretrizes de tratamento ficaram progressivamente mais conservadoras.

3. O colposcópio é um microscópio binocular (Fig. 39-3) que permite a inspeção cuidadosa da junção escamocolunar (JEC) do colo uterino onde surge a maioria dos cânceres escamosos do colo uterino. As lesões de alto grau têm um aspecto característico que inclui a reflexão de luz branca após a colocação do ácido acético em áreas com displasia (alteração acetobranca), padrão vascular anormal (pontilhado, mosaico e vasos atípicos) e contornos alterados. Pequenas biópsias são obtidas sob orientação colposcópica usando-se pinça de biópsia do colo uterino desenhada para essa tarefa. As decisões terapêuticas serão de acordo com os resultados da biópsia (Fig. 39-4).

4. A neoplasia intraepitelial do colo uterino de baixo grau (NIC-1) comprovada por biópsia tem uma alta probabilidade de regressão espontânea com um tempo médio de 2 anos e muito pouca probabilidade de progredir para câncer. O tratamento é conservador para minimizar a morbidade do

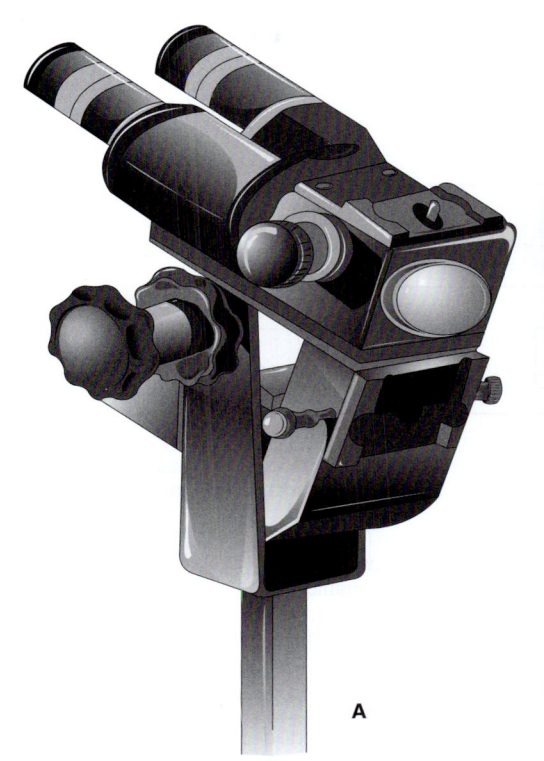

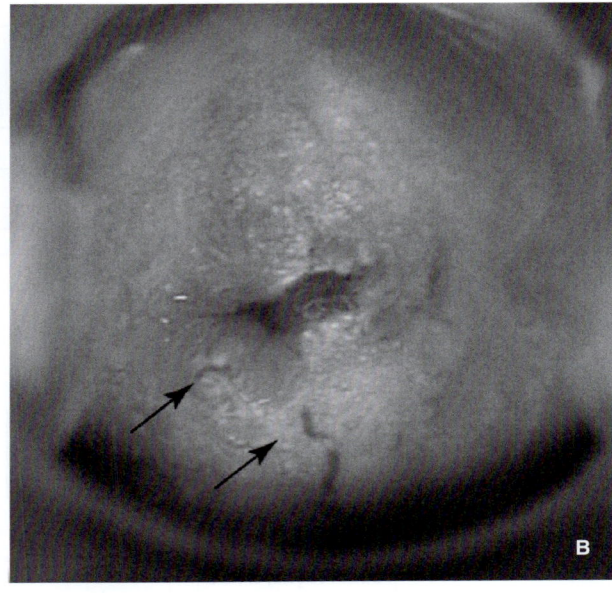

▲ **Figura 39-3** Colposcopia. **A.** Colposcópio de Zeiss. (De *Current Diagnosis & Treatment Obstetrics and Gynecology,* New York: McGraw-Hill, 2006.) **B.** Padrão vascular em mosaico com vasos atípicos (setas). (De Schorge JO, Williams JW: *Williams Gynecology,* New York: McGraw-Hill, 2008.)

tratamento, que pode afetar adversamente a fertilidade. A persistência de doença por mais de 2 anos pode ser tratada ou a vigilância pode ser continuada.

5. A neoplasia intraepitelial do colo uterino de alto grau (NIC 2-3) comprovada por biópsia tem um risco muito maior de progressão para doença invasiva se não for tratada. As opções terapêuticas são discutidas na seção de Cirurgia para a Doença Benigna do Colo Uterino.

6. A doença causada pelo HPV também pode afetar a vagina e a vulva. O exame de colposcopia e biópsias direcionadas permitem separar as lesões como de baixo grau e de alto grau, sendo tratadas por acompanhamento ou remoção, respectivamente.

7. Um novo consenso para a nomenclatura de neoplasia escamosa do trato anogenital foi publicado em 2012. Nesse sistema, as neoplasias do colo uterino, vagina e vulva são agora classificadas como neoplasias intraepiteliais escamosas de baixo grau ou de alto grau (LSIL e HSIL, respectivamente). Esse sistema de classificação em dois grupos foi idealizado para refletir a compreensão da biologia dessas lesões e reconhecer que o LSIL raramente progride, enquanto o HSIL tem risco significativo de progressão para câncer.

> Darragh TM, Colgan TJ, Cox JT, et al: The lower anogenital squamous terminology standardization project for HPV-associated lesions: background and consensus recommendations from the College of American Pathologists and the American Society for Colposcopy and Cervical Pathology. *J Low Genit Tract Dis* 2012;16(3):205-242.
>
> Massad LS, Einstein MH, Huh WK, et al: 2012 updated consensus guidelines for the management of abnormal cervical cancer screening tests and cancer precursors. *J Low Genit Tract Dis* 2013;17(5):S1-S27.
>
> Screening for cervical cancer. *Obstet Gynecol* 2012;120:1222-1238.

CIRURGIA PARA DOENÇA VULVAR BENIGNA

Há um grande número de possíveis massas e neoplasias benignas na vulva. A abordagem clínica é descartar potenciais doenças malignas e tratar as lesões sintomáticas. A biópsia ou a excisão de massas pequenas costuma ser realizada no nível

Manejo do teste de Papanicolau (CP) anormal em mulher adulta

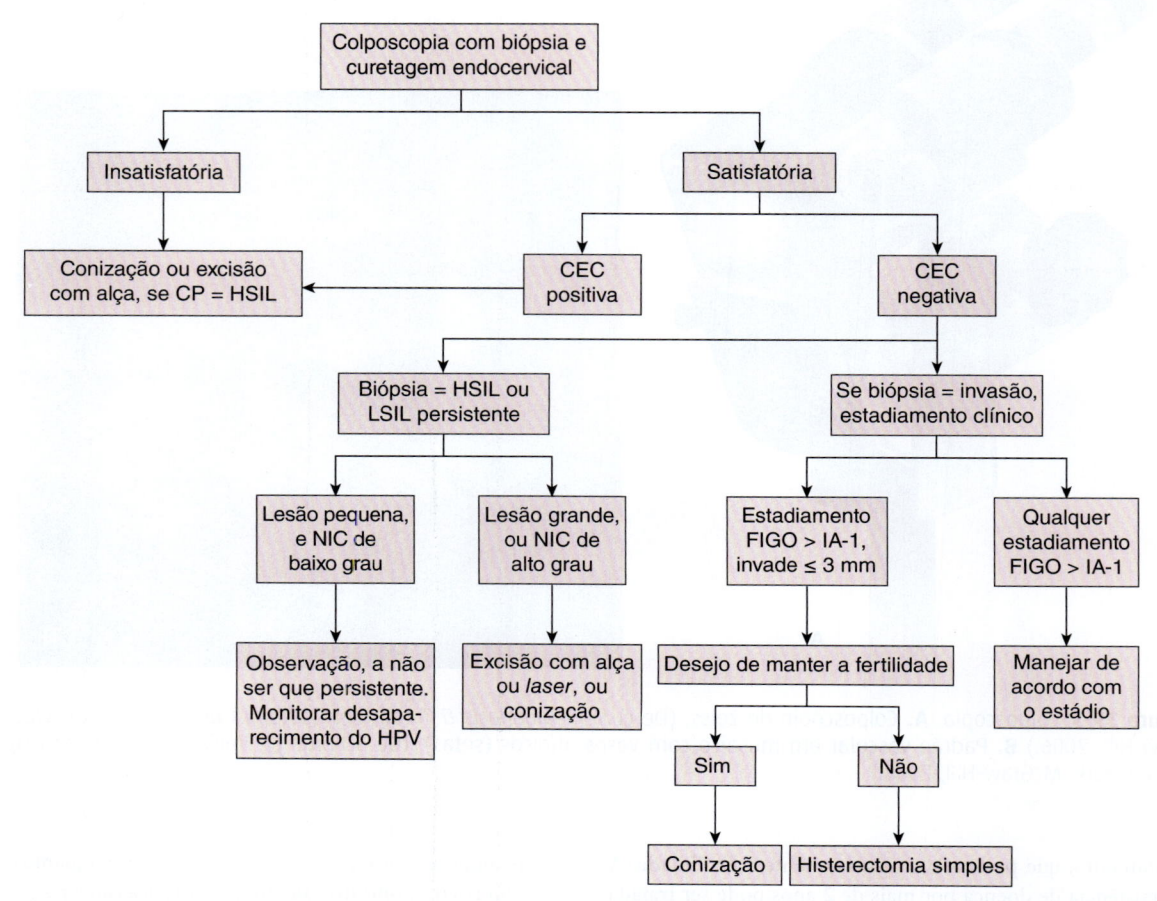

```
                    Colposcopia com biópsia e
                       curetagem endocervical
                              |
              ┌───────────────┴───────────────┐
        Insatisfatória                   Satisfatória
              │                               │
              │                    ┌──────────┴──────────┐
              │                   CEC                   CEC
              │                 positiva              negativa
              │                    │                     │
     Conização ou excisão ◄────────┘                     │
     com alça, se CP = HSIL                              │
                                          ┌──────────────┴──────────────┐
                                  Biópsia = HSIL ou         Se biópsia = invasão,
                                  LSIL persistente           estadiamento clínico
                                          │                         │
                                 ┌────────┴────────┐       ┌────────┴────────┐
                          Lesão pequena,    Lesão grande, Estadiamento     Qualquer
                          e NIC de          ou NIC de     FIGO > IA-1,    estadiamento
                          baixo grau        alto grau     invade ≤ 3 mm   FIGO > IA-1
                                │               │              │                │
                         Observação, a não  Excisão com alça  Desejo de       Manejar de
                         ser que persistente. ou laser, ou    manter a        acordo com
                         Monitorar desapa-  conização        fertilidade      o estádio
                         recimento do HPV                        │
                                                         ┌───────┴───────┐
                                                        Sim             Não
                                                         │               │
                                                    Conização    Histerectomia simples
```

▲ **Figura 39-4** Rastreamento por colposcopia. A colposcopia satisfatória é definida como a visualização completa do epitélio escamocolunar, o que compreende a região cervical com mais chances de desenvolver doença invasiva. CEC se refere à curetagem endocervical para a obtenção de tecido da endocérvice acima da área que pode ser inspecionada com o colposcópio. São feitas biópsias guiadas por colposcopia. A displasia de baixo grau geralmente melhora e o tratamento preferido é a observação com retestagem periódica para DNA de HPV de alto risco em intervalos de 12 meses. Qualquer NIC de alto grau em mulheres de 25 anos ou mais deve ser tratada. A neoplasia intraepitelial cervical (NIC) persistente de baixo grau pode ser tratada ou pode ter acompanhamento continuado. As novas diretrizes tratam as pacientes adolescentes e adultas jovens de maneira diferente. Ver o texto para detalhes.

ambulatorial sob anestesia local com equipamento de biópsia por punção ou bisturi. Os locais onde foram feitas biópsias por punção costumam ser deixados abertos, enquanto as excisões elípticas são fechadas com suturas finas, interrompidas e absorvíveis. O diagnóstico diferencial de lesões benignas é o seguinte:

1. **LESÕES SÓLIDAS**
    a. **Leiomioma**
        História natural: Incomum na vulva. Tumor benigno de músculo liso que surge em tecidos conectivosprofundos. Ocorre em qualquer idade, predominando na quarta e quinta décadas. Pode se tornar muito grande. Raramente sofre degeneração maligna.
        Aspecto: Nódulo subcutâneo geralmente móvel, firme e de crescimento lento.
        Diagnóstico: Biópsia excisional.
        Tratamento: Excisão local completa.
    b. **Lipoma**
        História natural: Incomum na vulva. Tumor benigno de células adiposas de aspecto histológico normal. As lesões grandes podem ulcerar. São geralmente assintomáticas. Raramente associado com a síndrome de

lipoma familiar, uma doença autossômica dominante. Raramente sofre degeneração maligna.
Aspecto: Massa mole, arredondada, séssil ou pedunculada de crescimento lento que varia muito em tamanho.
Diagnóstico: Biópsia excisional, se sintomática.
Tratamento: Excisão local, se sintomática.

c. **Siringoma**
   História natural: Tumor benigno de origem em dutos écrinos dentro de estroma fibroso. Ocorre principalmente após a puberdade.
   Aspecto: Pápulas múltiplas com 1 a 2 mm com cor de carne ou amarelas lateralmente nos lábios maiores.
   Diagnóstico: Biópsia.
   Tratamento: Excisão local.

d. **Tricoepitelioma**
   História natural: Tumor benigno raro da vulva, derivado de folículos pilosos sem desenvolvimento de pelos.
   Aspecto: Pequenos nódulos solitários ou múltiplos de cor de carne ou rosa que podem simular o carcinoma basocelular.
   Diagnóstico: Biópsia.
   Tratamento: Excisão local.

e. **Tumor de células granulares**
   História natural: Tumor benigno raro de bainha nervosa. Ocorre em adultos e crianças. Geralmente assintomático e solitário em 85% dos casos.
   Aspecto: Nódulo subcutâneo de crescimento lento, geralmente em lábios maiores, clitóris ou monte pubiano.
   Diagnóstico: Biópsia.
   Tratamento: Excisão local ampla.

f. **Neurofibroma**
   História natural: Raro na vulva. Tumor benigno da bainha nervosa. Metade dos casos ocorre em pacientes com a doença de von Recklinghausen, uma doença hereditária autossômica dominante que afeta a pele, sistema nervoso, ossos e glândulas endócrinas. Raro antes da puberdade. Raramente sofre degeneração maligna.
   Aspecto: Nódulos subcutâneos sólidos, geralmente com menos de 3 cm, mas há relatados com até 25 cm.
   Diagnóstico: Aspecto clínico da doença de von Recklinghausen ou biópsia.
   Tratamento: Em pacientes assintomáticas com doença de von Recklinghausen, não há necessidade de tratamento para uma lesão vulvar. Para pacientes sintomáticas, excisão local.

g. **Schwannoma**
   História natural: Raro. Tumor benigno da bainha de nervo ectodérmico.
   Aspecto: Geralmente solitário.
   Diagnóstico: Biópsia
   Tratamento: Excisão local.

2. **LESÕES GLANDULARES**

   a. **Hidradenoma papilar**
      História natural: Tumor benigno de glândulas sudoríparas apócrinas. Contém elementos glandulares e mioepiteliais. Ocorre após a puberdade. Geralmente assintomático. Praticamente sempre em mulheres brancas.
      Aspecto: Formato hemisférico, medindo menos de 2 cm de diâmetro. Geralmente localizado em lábios maiores ou em lábios menores laterais.
      Diagnóstico: Biópsia.
      Tratamento: Excisão local.

   b. **Hidradenoma nodular**
      História natural: Tumor benigno de glândulas sudoríparas écrinas. Provavelmente surge de restos embrionários. Células claras na biópsia. Raro na vulva.
      Diagnóstico: Biópsia.
      Tratamento: Excisão local.

   c. **Mama ou mamilo ectópico**
      História natural: Raro. Pode ocorrer na vulva com ou sem glândulas subjacentes, tendo sido relatada a lactação. Raramente sofre degeneração maligna.
      Aspecto: Edema amorfo dos lábios mais comumente detectado na gestação. Pode ou não haver vestígio de mamilo pigmentado.
      Diagnóstico: Biópsia.
      Tratamento: Excisão local em casos sintomáticos.

   d. **Endometriose**
      História natural: Raro na vulva. Tecido endometrial ectópico benigno. Pode causar dor cíclica e pode ulcerar ou sangrar.
      Aspecto: Nódulo com aparência azul ou vermelho-amarronzado. Dor cíclica.
      Diagnóstico: Biópsia.
      Tratamento: Excisão local.

3. **CISTOS**

   a. **Cistos de Bartholin ou massas**
      História natural: Cistos são comuns, surgindo em 1 a 2% das mulheres. Os cistos costumam ocorrer após abscessos da glândula, embora o ducto possa ficar ocluído a qualquer tempo. Cistos pequenos geralmente são assintomáticos. Os cistos maiores ou infectados são dolorosos.
      Aspecto: Cistos ou nódulos esféricos no tecido subcutâneo ou lábios maiores na porção mais posterior.
      Diagnóstico:
      Incisar e drenar abscessos;
      Realizar biópsia dos cistos recorrentes ou nódulos sólidos.
      Tratamento:
      i. Incisar e drenar abscessos usando um pequeno cateter com ponta em balão (Word) introduzido por meio de uma incisão na porção medial do cisto cefalicamente ao hímen. O cateter deve permanecer no local por 2

semanas para permitir a epitelização do trato. No caso de celulite adjacente, pode ser acrescentada a terapia antimicrobiana;
ii. Marsupializar ou ressecar cistos recorrentes;
iii. Ressecar nódulos sólidos, pois eles podem ser malignos.

b. Cisto de inclusão epitelial (cisto sebáceo)
História natural: Comum. Geralmente em lábios maiores. Pode ocorrer em qualquer idade e pode ser solitário ou múltiplo. Geralmente assintomático. Causado por trauma cutâneo ou oclusão de ducto pilossebáceo.
Aspecto: Cistos arredondados solitários ou múltiplos geralmente variando de 2 a 3 mm até 1 a 2 cm em diâmetro. Costumam ter cor amarela.
Diagnóstico: Aspecto clínico.
Tratamento: Nenhum tratamento se não houver sintomas. Excisão local em casos sintomáticos.

c. Cisto de Wolff (Cisto mesonéfrico)
História natural: Incomum. Cistos benignos de paredes finas na parede lateral da vagina e na altura do introito.
Aspecto: Cistos arredondados com paredes lisas e finas na porção lateral da vagina na altura do introito.
Diagnóstico: Aspecto clínico ou biópsia.
Tratamento: Nenhum tratamento se não houver sintomas. Excisão local em casos sintomáticos.

d. Cisto do canal de Nuck (Cisto mesotelial)
História Natural: Incomum. Cisto benigno.
Aspecto: Cistos lisos geralmente localizados em lábios maiores anteriores ou canal inguinal. Acredita-se que sejam causados por inclusões peritoneais. Podem crescer. O diagnóstico diferencial inclui hérnia inguinal.
Diagnóstico: Aspecto clínico ou biópsia excisional.
Tratamento: Nenhum tratamento se for assintomático. Excisão local em casos sintomáticos.

4. LESÕES VASCULARES

a. Angioceratoma
História natural: Muito comum. Variante clinicamente insignificante do hemangioma que ocorre quase exclusivamente na vulva (e no escroto em homens). Ocorre durante os anos reprodutivos. Contém vasos dilatados e pode ter epitélio sobrejacente hiperceratótico. Pode lembrar o sarcoma de Kaposi ou o angiossarcoma. Algumas formas associadas com erros inatos do metabolismo de glicoesfingolipídeos.
Aspecto: Pápulas de cor vermelho até púrpura ou marrom-preto com 2 a 5 mm geralmente em grande número em qualquer local da vulva.
Diagnóstico: Aspecto clínico. A ocorrência de lesões multifocais na infância pode indicar erros inatos do metabolismo de glicoesfingolipídeos.
Tratamento: Nenhum, se não houver sintomas. As lesões sintomáticas são tratadas por ablação com *laser*, eletrodissecação ou excisão local.

b. Hemangioma capilar
História natural: O hemangioma capilar (hemangioma em morango) ocorre em lactentes e crianças menores. Geralmente regride espontaneamente com o passar do tempo. Pode ulcerar ou sangrar.
Aspecto: Lesão discretamente elevada, vermelha e bem demarcada.
Diagnóstico: Aspecto clínico.
Tratamento: Nenhum se não houver sintomas.

c. Hemangioma cavernoso
História natural: Raro na vulva. Vasos dilatados que podem estar associados com hemangioma pélvico subjacente. Geralmente regride espontaneamente com o passar do tempo. Pode ulcerar ou sangrar.
Aspecto: Vasos dilatados.
Diagnóstico: Aspecto clínico.
Tratamento: Nenhum, se não houver sintomas.

5. Nevos e lesões cutâneas pigmentadas

a. Vitiligo
História natural: Distúrbio hereditário com perda de melanócitos. Assintomático.
Aspecto: Pele despigmentada em padrão macular bem limitado.
Diagnóstico: Aspecto clínico.
Tratamento: Nenhum.

b. Pólipo fibroepitelial (apêndice cutâneo, acrocórdon)
História natural: Muito comum. Solitário ou múltiplo. Fatores hormonais estão implicados no desenvolvimento, e as lesões são mais comuns em pacientes obesos ou diabéticos (Fisher, Nucci). Também são comuns na axila.
Aspecto: Múltiplas lesões cutâneas moles de cor da pele ou pigmentadas. Geralmente indolores a menos que haja inflamação ou torção.
Diagnóstico: Reconhecimento macroscópico. Biópsia ou excisão em caso de sintomas.
Tratamento: Excisão, eletrodissecação ou congelamento com nitrogênio líquido em casos sintomáticos.

c. Ceratose seborreica
História natural: Comum no corpo, mas incomum na vulva. Costuma ocorrer após 30 anos de idade. Provavelmente tenham herança autossômica dominante (Fitzpatrick). Lesões múltiplas ocorrendo em um curto período de tempo podem indicar doença maligna interna (síndrome de Leser-Trelat).
Aspecto: As lesões parecem "grudadas" e têm cor marrom a preto. A maioria é assintomática, mas pode haver prurido. Ocorrem em regiões pilosas da pele.
Diagnóstico: Aspecto macroscópico, biópsia ou excisão.
Tratamento: Se não houver sintomas, não há necessidade de tratamento. Em caso sintomático, tratar com excisão, eletrodissecação, curetagem ou congelamento por nitrogênio líquido.

d. **Lentigo simples**

   História natural: Lesão hiperpigmentada mais comum na vulva. Ocorre na pele e membranas mucosas.

   Aspecto: Geralmente pequeno com menos de 4 mm, plano e uniformemente pigmentado. Costumam lembrar os nevos juncionais.

   Diagnóstico: Aspecto clínico. Biópsia apenas se a morfologia clínica for preocupante. Lembrar os critérios ABCDE: Assimetria, Bordas irregulares, Cor variada, Diâmetro maior que 6 mm, Elevação ou crescimento.

   Tratamento: Não há necessidade de tratamento.

e. **Melanose vulvar**

   História Natural: Máculas hiperpigmentadas ou sardas são benignas e assintomáticas. Elas costumam ser adquiridas, iniciando com idade de 30 a 40 anos.

   Aspecto: Placas maculares irregulares, assintomáticas e de cor marrom a preto na vulva.

   Diagnóstico: Aspecto clínico. Biópsia apenas se a morfologia clínica for preocupante. Lembrar dos critérios ABCDE: Assimetria, Bordas irregulares, Cor variada, Diâmetro maior que 6 mm, Elevação ou crescimento.

   Tratamento: Não há necessidade de tratamento.

f. **Nevo nevocelular melanocítico adquirido**

   História natural: Comum, especialmente em mulheres brancas. Tende a se desenvolver na infância e início da idade adulta, seguido por involução gradual pelos 60 anos de idade. As lesões costumam ser assintomáticas.

   Classificação (Fisher):

   i. Nevo juncional: melanócitos na junção dermoepidérmica acima da membrana basal. Primeiro estágio da evolução do nevo. Tipo menos comum na vulva;

   ii. Nevo composto: melanócitos na derme e acima da membrana basal. Segundo estágio de evolução do nevo;

   iii. Nevo intradérmico: melanócitos exclusivamente na derme abaixo da membrana basal. Estágio final da evolução após o qual há involução de muitos nevos;

   iv. Outros tipos incluem nevo halo, nevo azul.

   Aspecto:

   i. Nevo juncional: Mácula pigmentada com borda lisa e pigmentação uniforme alaranjada, marrom ou marrom escuro;

   ii. Nevo composto: Pápula com formato de domo ou mácula. Cor marrom escuro ou preto. Pode haver pelos;

   iii. Nevo intradérmico: Pápula com formato de domo ou mácula. Da cor da pele, bronzeada ou marrom claro.

   Diagnóstico: Aspecto clínico. Biópsia se a morfologia clínica for preocupante. Lembrar os critérios ABCDE: Assimetria, Bordas irregulares, Cor variada, Diâmetro maior que 6 mm, Elevação ou crescimento.

   Tratamento: Nenhum é necessário se não houver sintomas e se os critérios ABCD forem benignos. Todos os outros: excisão local.

g. **Nevo displásico**

   História natural:

   i. Raro na vulva;

   ii. Lesões surgem na infância mais tarde que os nevos em geral e continuam a se desenvolver por toda a vida;

   iii. A exposição solar contribui para o desenvolvimento dessas lesões em outras áreas do corpo. Vários loci genéticos foram implicados para o desenvolvimento de melanoma;

   iv. O risco de melanoma duplica com um nevo displásico e aumenta 12 vezes se houver 10 ou mais nevos displásicos presentes;

   v. Os nevos displásicos são, algumas vezes, associados com uma propensão hereditária para melanoma.

   Aspecto:

   i. Na biópsia, as células atípicas são superficiais e as células mais profundas não mostram atipia. É observada a disseminação pagetoide de células no terço inferior do epitélio;

   ii. Tendem a ser maiores que os nevos (> 10 mm *vs.* < 5 mm, respectivamente);

   iii. Os nevos displásicos são assimétricos com variação de cor.

   Diagnóstico: A lâmpada de Wood acentua a pigmentação e as margens são mais facilmente delineadas. Lembrar os critérios ABCDE: Assimetria, Bordas irregulares, Cor variada, Diâmetro maior que 6 mm, Elevação ou crescimento.

   Tratamento: Biópsia excisional. Exames cuidadosos de vigilância longitudinal da pele.

CIRURGIA PARA DOENÇA VULVAR MALIGNA

O câncer de vulva é responsável por cerca de 5% das doenças malignas ginecológicas. Pelo menos 90% dos casos de câncer vulvar são do tipo célula escamosa. A etiologia do carcinoma vulvar é organizada como grupo histológico basaloide-verrucoso associado ao HPV e câncer escamoso queratinizante não associado ao HPV. A distribuição etária é bimodal com as mulheres mais jovens tendo mais chances de desenvolver a doença associada ao HPV e as mulheres mais velhas com mais chances de desenvolver carcinoma queratinizante de célula escamosa. Esse último grupo costuma estar associado com esclerose liquenoide da vulva. A neoplasia intraepitelial vulvar (NIV) é uma forma pré-invasiva de neoplasia associada ao HPV e costuma estar associada com prurido persistente. Tipos histológicos incomuns de câncer vulvar incluem melanoma (6%), adenocarcinoma de glândula de Bartholin (4%), carcinoma basocelular (< 2%), doença de Paget extramamária da vulva (< 1%) e raros sarcomas, encontrados principalmente a partir de tecidos moles ou metástases de outros sítios tumorais.

As lesões surgem nos lábios maiores em cerca de 50% dos casos, e cerca de 25% dos casos ocorrem nos lábios menores. Lesões no clitóris e adenocarcinoma de glândula de Bartholin são menos comuns. A história natural do carcinoma vulvar inclui a disseminação para linfonodos inguinais. A profundidade e o diâmetro da lesão têm valor prognóstico para a avaliação do risco de metástases e, em menor grau, o tipo histológico, além da presença de envolvimento linfático. As lesões com profundidade ≤ 1 mm têm menos de 1% de risco de metástases em linfonodos, definindo uma categoria de doença microinvasiva que pode ser tratada de forma mais conservadora pela omissão da linfadenectomia inguinais. O estado dos linfonodos é o principal fator prognóstico de sobrevida.

Em pacientes com doença mediada pelo HPV, o envolvimento multifocal da vagina e do colo uterino predispõe a um risco significativamente maior de câncer nesses locais. O tabagismo é um cofator para o desenvolvimento de doença mediada pelo HPV. A cessação do tabagismo pode reduzir o risco de doença persistente ou progressiva. As mulheres com doença de Paget extramamária, no adenocarcinoma apócrino *in situ* relacionado com o tecido mamário desenvolvido ao longo da crista mamária *in utero*, tem um risco significativo de um segundo adenocarcinoma subjacente em outros locais. Os locais que exigem avaliação incluem colo do intestino, especialmente para lesões perianais, glândula de Bartholin, colo uterino, endométrio, ovários e mama.

O câncer da vulva é estadiado pelos critérios da Federação Internacional de Ginecologia e Obstetrícia (FIGO), que é um sistema de estadiamento cirúrgico. Os melanomas são estadiados usando as regras da AJCC.

▶ Aspecto

A NIV ocorre em mulheres 15 a 20 anos antes da média de idade da doença invasiva. A incidência tem aumentado muito, e a média de idade no momento da incidência caiu de 52,7 anos em 1961 para 35 anos em 1992. Um terço das lesões são solitárias e dois terços são multifocais. As lesões têm tamanho muito variável e podem ser discretamente elevadas ou papilares. A cor varia entre placas brancas, vermelhas ou amarronzadas na pele ou mucosa. As lesões ulceradas ou a induração subcutânea subjacente podem indicar invasão. As lesões maiores têm probabilidade mais alta de envolvimento de linfonodos, mas a doença metastática nos linfonodos pode não ser palpável. A disseminação local pode envolver a uretra, vagina, ânus e, raramente, a sínfise púbica ou outros ossos pélvicos.

▶ Diagnóstico

Há necessidade de biópsia para estabelecer o diagnóstico correto. O diagnóstico diferencial é extenso e inclui lesões benignas discutidas anteriormente além de infecções que simulam neoplasias e, também, distrofias vulvares. As infecções granulomatosas, como linfogranuloma venéreo e granuloma inguinal da vulva podem ser clinicamente suspeitas, e a biópsia das lesões pode precisar ser suplementada por culturas para a documentação de infecção. Essas infecções são raras a menos que a paciente tenha feito viagens internacionais. A NIV é mais bem diagnosticada por técnicas de colposcopia, incluindo o uso de ampliação e aplicação do ácido acético a 5% sobre o epitélio. As lesões costumam parecer acetobrancas.

▶ Tratamento

A NIV focal pode ser tratada por excisão ampla ou fotoablação com *laser* de CO_2. A excisão é preferida para lesões em regiões pilosas, e o *laser* é geralmente menos propenso a causar fibrose nas superfícies mucosas. A ablação com *laser* está contraindicada se houver qualquer suspeita de invasão. Uma vulvectomia superficial com enxerto cutâneo de espessura parcial é eficaz na doença amplamente multifocal. A doença de Paget extramamária exige a excisão ampla, mas superficial, pois as células tumorais costumam se disseminar mais longe do que é visível pelo cirurgião. As recorrências locais são comuns, mas a invasão é rara.

Tabela 39-1 Estadiamento FIGO para câncer de vulva

Estágio	Revisado 2009
I	Tumor confinado à vulva
IA	Lesão ≤ 2 cm de tamanho e invasão estromal ≤ 1 mm, linfonodos negativos
IB	Lesão > 2 cm de tamanho ou invasão estromal > 1 mm, linfonodos negativos
II	Tumor de qualquer tamanho que se estende para as estruturas perineais adjacentes: (ânus, 1/3 inferior da uretra, 1/3 inferior da vagina); linfonodos negativos
III	Tumor de qualquer tamanho com ou sem extensão para estruturas perineais adjacentes: (ânus, 1/3 inferior da uretra, 1/3 inferior da vagina); linfonodos inguinofemorais positivos
IIIA(i)	Com 1 metástase linfonodal ≥ 5 mm
IIIA(ii)	1-2 metástases linfonodais < 5 mm
IIIB(i)	Com 2 ou mais metástases linfonodais ≥ 5 mm
IIIB(ii)	3 ou mais metástases linfonodais < 5 mm
IIIC	Linfonodos positivos com disseminação extracapsular
IVA(i)	Invade uretra superior ou vagina; mucosa vesical ou retal; ou fixa a ossos pélvicos
IVA(ii)	Linfonodos inguinofemorais fixos ou ulcerados
IVB	Qualquer metástase distante incluindo linfonodos pélvicos

A profundidade da invasão medida a partir da junção epitélio-estromal da papila dérmica adjacente mais superficial até o ponto de invasão mais profunda. Este sistema se aplica para todos os tipos de tumor com exceção do melanoma. O melanoma deve ser estadiado usando o sistema de estadiamento de melanoma da AJCC. A avaliação para estadiamento pode necessitar de cistoscopia, sigmoidoscopia e radiografia de tórax para lesões localmente avançadas. (Reproduzida com permissão de Pecorelli S: Revised FIGO staging for carcinoma of the vulva, cervix, and endometrium. *Int J Gynecol Obstet*. 2009; May;105(2):103–104.)

O câncer de vulva é estadiado com o uso do sistema internacional desenvolvido pela FIGO (Tab. 39-1). As lesões microinvasivas com 1 mm ou menos de invasão são adequadamente tratadas com excisão local ampla e profunda com margens de 1 cm devido à baixa probabilidade de disseminação para linfonodos. Geralmente, as lesões em estágio I são tratadas com excisão local radical com margem de 1 a 2 cm. Para lesões maiores que 1 mm em profundidade, o mapeamento do linfonodo sentinela inguinal é realizado para avaliar a disseminação da doença. A radioterapia com quimiossensibilização concomitante é necessária para lesões inoperáveis e para pacientes com linfonodos positivos ou envolvimento das margens ressecadas.

▶ Prognóstico

Após a ressecção radical com linfonodos e margens negativas é prevista uma sobrevida em 5 anos de 90%. Se houver envolvimento de linfonodos, a sobrevida está ligada ao número de linfonodos envolvidos, unilateralidade *versus* bilateralidade e volume da doença.

> Levenback CF, Ali S, Coleman RL, et al: Lymphatic mapping and sentinel node biopsy in women with squamous cell carcinoma of the vulva: a gynecologic oncology group study. *J Clin Oncol* 2012;30:3786-3791.

CIRURGIA PARA DOENÇA VAGINAL BENIGNA

▶ Hímen imperfurado

O diagnóstico de hímen imperfurado costuma demorar até a puberdade quando é realizada uma avaliação para amenorreia primária ou a paciente apresenta sintomas menstruais, como cólicas sem a menstruação associada. Se a paciente tiver obstrução do fluxo menstrual, definido como hematocolpo, o exame revelará um hímen imperfurado abaulado. O exame retal confirmatório irá detectar uma massa cística abaulada. Nas meninas mais jovens, o achado é mais sutil devido à ausência de tumefação. O retardo no diagnóstico pode resultar em pressão retrógrada causando um útero cisticamente aumentado de volume (hematometra) e possível menstruação retrógrada levando a endometriose. Na presença de um hematocolpo muito distendido, a compressão da bexiga e dos ureteres pode resultar em obstrução urinária.

O hímen imperfurado é tratado com uma himenotomia, onde o hímen obstruído é incisado ou ressecado com bisturi ou *laser*.

▶ Septo vaginal longitudinal

A duplicação da vagina resultando em um septo pode ocorrer com ou sem defeitos semelhantes no útero conforme o local de ocorrência do defeito na fusão dos dutos müllerianos. A duplicação pode tomar a forma de um septo longitudinal parcial ou duplicação completa da vagina. Algumas vezes, as pacientes irão relatar sangramento apesar da colocação de um absorvente interno durante a menstruação, indicando a possibilidade de uma segunda passagem para o fluxo menstrual. A excisão é realizada por via transvaginal para pacientes sintomáticas, incluindo aquelas com dispareunia, obstrução do trabalho de parto ou problemas semelhantes.

▶ Septo vaginal transverso

Algumas vezes, a vagina não faz comunicação com o seio urogenital no nível do introito. Isso pode resultar na formação de um septo transverso, cuja maioria é parcial. Se o septo for imperfurado, haverá hematocolpo após a menarca. A marsupialização ou a excisão do septo restaura a patência vaginal.

▶ Agenesia vaginal

A agenesia vaginal ou ausência de vagina está associada com a ausência do útero na maioria dos casos. A vagina inferior, derivada do seio urogenital, pode estar presente, mas as estruturas dos dutos müllerianos, compreendendo os dois terços superiores da vagina, e o útero estão ausentes ou são deficientes. O diagnóstico costuma ser feito no momento da avaliação para amenorreia primária.

A agenesia vaginal é tratada com a reconstrução de uma vagina funcional. O tratamento costuma ser postergado até que a paciente deseje se tornar sexualmente ativa. Em uma paciente motivada, a vagina pode ser criada por dilatação não cirúrgica e alongamento do vestíbulo vulvar ou introito vaginal. Este método, chamado de técnica não cirúrgica de Frank, exige até 2 horas diárias de dilatação por 4 a 6 meses. O sucesso tem sido relatado com dilatadores vaginais, moldes vaginais, assentos de bicicleta modificados e com relação sexual somente. Se houver falha na progressão, ou se a anatomia não favorecer a dilatação de forma isolada, a construção cirúrgica com o uso de um enxerto cutâneo (procedimento de McIndoe), interposição de intestino ou retalhos miocutâneos do períneo são eficazes.

▶ Cisto do ducto de Gartner

Os cistos do ducto de Gartner são derivados de remanescentes do ducto mesonéfrico (Wolff) e contêm líquido seroso. Eles costumam se localizar nas paredes laterais da vagina superior e são geralmente assintomáticos. Esses cistos são detectados mais comumente durante um exame físico de rotina. Os cistos pequenos assintomáticos não necessitam de tratamento. Os cistos do ducto de Gartner podem ocasionalmente chagar a 5 a 6 cm de diâmetro. Os cistos maiores ou sintomáticos devem ser excisados.

CIRURGIA PARA DOENÇA VAGINAL MALIGNA E PRÉ-MALIGNA

A neoplasia intraepitelial vaginal (NIVA) é o termo usado para descrever as alterações neoplásicas pré-invasivas que surgem na vagina. A NIVA está frequentemente presente sempre que há carcinoma *in situ* ou carcinoma invasivo do colo uterino ou vulva, podendo se desenvolver na vagina anos após terminar o tratamento para câncer nesses dois locais. O carcinoma *in situ*, ou NIVA 3, da vagina é mais frequentemente detectado com exame de Papanicolau. A avaliação subsequente com colposcopia, uso do ácido acético a 5% e biópsias dirigidas fornecem uma avaliação precisa de grau e da localização da doença.

▶ Tratamento

A displasia de baixo grau (NIVA 1) tem baixa probabilidade de progressão e pode ser tratada com acompanhamento usando os mesmos princípios do tratamento da displasia cervical de baixo grau. A displasia de alto grau (NIVA 2-3) deve ser tratada com excisão local das áreas envolvidas ou com fotoablação por *laser* de CO_2. Uma nova terminologia para essas lesões foi publicada em 2012. Agora, as lesões de baixo grau são chamadas de LSIL e as lesões de alto grau, anteriormente chamadas de NIVA 2, NIVA 3 e carcinoma *in situ*, são agora chamadas de HSIL. A topografia superficial irregular da vagina causada por pregas dificulta a visualização de lesões para o tratamento. As taxas de recorrência para a displasia são maiores na displasia vaginal do que para a displasia cervical com o mesmo tratamento, com uma taxa de falha de cerca d 25%. A colocação intravaginal de 5-fluorouracil tópico é uma indicação não descrita na bula da medicação que tem sido relatada na literatura; as taxas de falha são maiores do que na ressecção ou ablação. Foi relatado que o 5-fluorouracil tópico causa úlceras vaginais dolorosas de cicatrização ruim, limitando a sua utilização para esse tratamento a pacientes cuidadosamente selecionadas. O envolvimento extenso da vagina pode necessitar de vaginectomia subtotal ou completa com enxerto cutâneo para a manutenção da função sexual. Em pacientes idosas sexualmente inativas, a colpocleise, onde a vagina é ressecada e fechada permanentemente, é uma opção.

O carcinoma invasivo da vagina é raro, sendo responsável por menos de 2% das doenças malignas ginecológicas. A maioria dos cânceres vaginais envolve a extensão de lesões malignas do colo uterino ou vulva, ambas sendo mais comuns que as lesões vaginais. Por convenção, se o câncer envolver o colo uterino ou vulva além da vagina, o tumor é classificado como câncer de colo uterino ou vulva, respectivamente. O câncer vaginal verdadeiro surge apenas na vagina. Cerca de 85% dos cânceres vaginais são do tipo epidermoide. O próximo tipo mais comum é o adenocarcinoma, em geral do tipo histológico claro. Os tumores primários raros da vagina incluem tumores mesodérmicos mistos, sarcoma botrioide (rabdomiossarcoma embrionário), sarcoma, adenocarcinoma surgindo a partir dos dutos de Gartner ou de remanescentes de dutos müllerianos, carcinoma embrionário e melanoma maligno.

Os sintomas de apresentação mais comuns do câncer vaginal incluem sangramento pós-menopáusico em cerca de 65% das pacientes e corrimento vaginal persistente em cerca de 30%. A maioria dos tumores surge no terço superior da vagina ao longo das superfícies anterior e posterior. Esses locais costumam ser cobertos pelo espéculo vaginal e podem facilmente passar despercebidos a menos que o médico observe toda a superfície vaginal na inserção e retirada do espéculo. O diagnóstico é confirmado pela biópsia.

O estadiamento do carcinoma de vagina é definido pela FIGO e é clínico em vez de cirúrgico (Tab. 39-2). O câncer escamoso é o mais comumente encontrado em pacientes na pós-menopausa, embora possam ocorrer mesmo em pacientes adolescentes. O adenocarcinoma de células claras da vagina tem mais chances de ocorrer em mulheres com menos de 25 anos de idade, geralmente surgindo na adenose vaginal. O dietilestilbestrol (DES) foi implicado no aumento da incidência do carcinoma de células claras de 1:50.000 na população não exposta para 1:1.000 nas mulheres expostas ao DES *in utero*. Embora o DES não seja mais produzido ou prescrito nesse país, o DES e substâncias semelhantes têm sido detectados no ambiente e em alguns suplementos alimentares.

O tratamento do câncer de vagina costuma ser uma combinação de radioterapia e quimiossensibilização com planos de tratamento semelhantes àqueles do câncer de colo uterino. A cirurgia radical, como a histerectomia radical com vaginectomia é possível para lesões selecionadas e pequenas na porção superior da vagina, favorecendo lesões na parede posterior devido à maior probabilidade de obter margens adequadas. A cirurgia é preferida para pacientes jovens com carcinoma de células claras desde que margens negativas possam ser obtidas. Em mais de 50% das pacientes, o tumor penetrou a parede vaginal no momento do exame inicial. O envolvimento da bexiga e do reto é comum. A sobrevida para a doença em estágio I é de cerca de 70%, mas cai para cerca de 40% na doença em estágio II e em estágio III.

Tabela 39-2 Estadiamento FIGO para câncer de vagina

Estágio FIGO	Descrição	Classe TNM
Estágio 0	Carcinoma *in situ*; neoplasia intraepitelial grau 3	Tis N0 M0
Estágio I	O carcinoma está limitado à parede vaginal	T1 N0 M0
Estágio II	O carcinoma envolveu o tecido subvaginal, mas não se estendeu para a parede pélvica	T2 N0 M0
Estágio III	O carcinoma se estendeu para a parede pélvica	T1 N1 M0 T2 N1 M0 T3 N0 M0 T3 N1 M0
Estágio IV	O carcinoma se estendeu além da pelve verdadeira ou envolveu a mucosa da bexiga ou reto. A presença de edema bolhoso não permite que um caso seja definido como estágio IV	
IVA	O tumor invade mucosa da bexiga e/ou reto e/ou tem extensão direta além da pelve verdadeira	T4 qualquer N M0
IVB	Disseminação para órgãos distantes	Qualquer T Qualquer N M1

Reproduzida com permissão de Benedet JL, Hacker NF, Ngan HYS (eds): FIGO staging classifications and clinical practice guidelines in the management of gynecologic cancers. FIGO Committee on Gynecologic Oncology. *Int J Gynaecol Obstet*. 2000 Aug;70(2):209-262.

Darragh TM, Colgan T, Cox JT, et al: The lower anogenital squamous terminology standardization project for HPV-associated lesions: background and consensus recommendations from the College of American Pathologists and the American Society for Colposcopy and Cervical Pathology. *J Low Genit Tract Dis* 2012;16(3):205-242.

CIRURGIA PARA DOENÇA MALIGNA DO COLO UTERINO

O câncer de colo uterino é o décimo segundo câncer mais comum em mulheres nos Estados Unidos, mas permanece sendo o segundo câncer mais comum nas mulheres no mundo todo. Quase todos os cânceres de colo uterino surgem devido à infecção persistente por tipos de papilomavírus humano (HPV) de alto risco, em geral os tipos 16 e 18. Os tipos de HPV de baixo risco, como os tipos 6 e 11 costumam estar associados ao condiloma e raramente, ou nunca, se associam com tumor. O câncer de colo uterino pode ser considerado uma doença sexualmente transmitida, pois a maioria das infecções pelo HPV são transmitidas por contato sexual. O início precoce da atividade sexual e múltiplos parceiros aumentam muito o risco de exposição aos tipos de HPV de alto risco. As infecções pelo HPV são comuns e cerca de 80% da população terá anticorpos contra o HPV detectáveis, indicando infecção prévia. Na maioria dos indivíduos infectados, o sistema imune montará uma resposta bem-sucedida, com um tempo médio para a regressão da infecção de cerca de 2 anos. A infecção persistente com um tipo de HPV de alto risco após os 30 anos de idade aumenta o risco relativo de câncer de colo uterino em mais de 400 vezes para o HPV 16 na população geral. Infecções persistentes e progressão para câncer podem ter mais chance de ocorrer em mulheres que fumam ou naquelas com deficiência dietética de folato e betacaroteno. A progressão para câncer costuma ser gradual, permitindo o desenvolvimento de estratégias de rastreamento eficazes com exame de Papanicolau e testagem para o DNA de HPV de alto risco, além do rastreamento eficaz com colposcopia. As lesões de baixo grau geralmente regridem, tornando desnecessários os tratamentos potencialmente destrutivos com efeitos adversos sobre a fertilidade. Em 2006, o FDA aprovou pela primeira vez uma vacina para a prevenção primária da infecção pelo HPV. A vacina é direcionada a adolescentes antes do início da atividade sexual. A vacinação disseminada pode erradicar em grande parte o câncer de colo uterino no futuro, embora as vacinas sejam seletivas apenas para os tipos mais comuns de HPV de alto risco, levantando a possibilidade de mudanças nas prevalências dos tipos de HPV.

Cerca de 75% dos cânceres de colo uterino são do tipo escamoso; o restante consiste em adenocarcinomas, carcinomas mistos (adenoescamosos) e raros sarcomas (tumores mesodérmicos mistos, linfossarcomas). A prevalência relativa do adenocarcinoma de colo uterino aumentou nos últimos anos e, atualmente, é responsável por cerca de 25% dos casos.

A maioria dos cânceres de colo uterino surge a partir de uma lesão displásica pré-invasiva por meio de um processo que costuma demorar anos. O carcinoma *in situ* ocorre mais frequentemente na quarta década, enquanto o carcinoma invasivo é encontrado com mais frequência em mulheres na perimenopausa entre as idades de 40 e 50 anos. Quando ocorre a invasão, a disseminação se dá por extensão direta para a vagina e o paramétrio, além dos canais linfáticos para linfonodos ilíacos e obturadores, com disseminação direta ocasional para linfonodos para-aórticos. O estadiamento é clínico, pois nem todos os estágios necessitarão de cirurgia. O sistema de estadiamento definido pela FIGO é usado internacionalmente e está incluído na Tabela 39-3. A probabilidade de metástases em linfonodos aumenta conforme a extensão da lesão primária, sendo de aproximadamente 12% no estágio I, 30% no estágio II e 45% no estágio III. Cerca de 80% das pacientes com câncer em estágio IV têm envolvimento de linfonodos.

Tabela 39-3 Estadiamento FIGO para câncer de colo uterino

Estágio FIGO	Revisado 2009
Estágio I	Carcinoma confinado ao colo uterino (extensão ao corpo seria desconsiderada)
IA	Carcinoma invasivo, diagnosticado apenas por microscopia. Todas as lesões macroscopicamente visíveis, mesmo com invasão superficial, são de Estágio IB
IA-1	Invasão estromal mensurada ≤ 3 mm e < 7 mm de disseminação horizontal
IA-2	Invasão estromal mensurada > 3 mm e ≤ 5 mm com uma disseminação horizontal de 7 mm ou menos
IB	Lesão claramente visível confinada ao colo uterino ou lesão microscópica maior que Estágio IA
IB-1	Lesão clinicamente visível ≤ 4 cm na maior dimensão
IB-2	Lesão clinicamente visível > 4 cm na maior dimensão
Estágio II	Tumor invade além do útero, mas não a parede pélvica ou o terço inferior da vagina
IIA	Tumor sem invasão de paramétrio
IIA-1	Lesão clinicamente visível ≤ 4 cm na maior dimensão
IIA-2	Lesão clinicamente visível > 4 cm na maior dimensão
IIB	Tumor com invasão evidente de paramétrio
Estágio III	Tumor se estende para a parede pélvica e/ou envolve terço inferior da vagina e/ou causa hidronefrose ou rim não funcionante. A determinação se baseia no exame retal sem espaço livre de tumor entre o tumor e a parede pélvica
IIIA	Tumor envolve o terço inferior da vagina sem extensão para a parede pélvica
IIIB	Se estende para a parede pélvica ou causa hidronefrose ou rim não funcionante
Estágio IV	O carcinoma se estende além da pelve verdadeira ou com disseminação comprovada por biópsia para mucosa vesical ou retal. O edema bolhoso não faz com que o caso seja definido como Estágio IV
IVA	Disseminação para órgãos adjacentes
IVB	Disseminação para órgãos distantes

Reproduzida com permissão de Pecorelli S: Revised FIGO staging for carcinoma of the vulva, cervix, and endometrium. *Int J Gynecol Obstet*. 2009 May;105(2):103-4.

Displasia e carcinoma *in situ*

O rastreamento bem-sucedido reduziu muito a incidência e a mortalidade do câncer de colo uterino e seus precursores nos últimos 50 anos. As recomendações atuais de rastreamento para câncer de trato genital inferior na vulva, vagina e colo uterino foram discutidas anteriormente nesse capítulo. Quando é detectada uma lesão neoplásica pelo rastreamento, há necessidade de rastreamento adequado e rápido. As lesões escamosas intraepiteliais de alto grau costumam ser assintomáticas.

O exame colposcópico do colo uterino é o padrão-ouro para a avaliação de displasia, carcinoma *in situ* e doença invasiva inicial. A aplicação de iodo Lugol pode ser um adjunto útil para o exame colposcópico. O epitélio escamoso maduro comum do colo uterino e da vagina contém glicogênio e se cora de marrom escuro, enquanto as células displásicas não apresentam glicogênio e se coram de amarelo-claro.

A biópsia dirigida por colposcopia é realizada para anormalidades visíveis, incluindo epitélio acetobranco, vasos anormais, ulceração e lesões papilares. A NIC-1 confirmada por biópsia é tratada de forma conservadora, pois a maioria dessas lesões regride espontaneamente e há risco muito baixo de progressão para câncer. A biópsia mostrando uma lesão displásica de alto grau, incluindo displasia moderada (NIC-2), displasia grave (NIC-3) e carcinoma *in situ* (NIC-3), é tratada com ablação ou ressecção com uso de crioterapia ou excisão por alça eletrocirúrgica, respectivamente. O tratamento é direcionado para a ablação ou remoção de toda a zona de transformação, definida com a área limitada pela junção escamocolunar original e atual. Essas duas modalidades terapêuticas costumam ser realizadas em ambiente ambulatorial e são bem toleradas. Há algumas exceções ao tratar pacientes adolescentes e adultas jovens com menos de 25 anos, de modo que o médico deve estar familiarizado com as diretrizes atuais. Algumas lesões displásicas podem se estender até o canal endocervical, incluindo lesões escamosas e a maioria das lesões glandulares. O tratamento preferido para lesões que se estendem para fora da visualização do colposcópio no canal endocervical costuma ser a excisão com biópsia em cone com bisturi a frio, no bloco cirúrgico. A excisão com alça eletrocirúrgica e a biópsia em cone com bisturi a frio aumentam o futuro risco de parto pré-termo, demandando rastreamento cuidadosa apenas daquelas pacientes que realmente necessitam de terapia de excisão.

Carcinoma invasivo

A microinvasão estromal inicial costuma ser assintomática. As lesões maiores frequentemente causam sangramento pós-menopausa (46%), sangramento intermenstrual (20%) ou sangramento pós-coital (10%). Um corrimento vaginal aquoso ou fétido pode ser o único sintoma. A dor é uma manifestação de doença em estágio avançado que normalmente se estende às paredes laterais da pelve com compressão do nervo ciático ou nervo femoral. A inspeção do colo uterino costuma revelar uma lesão ulcerada ou papilar do colo uterino que sangra ao toque. O exame citológico quase sempre demonstra células malignas esfoliadas, embora a taxa de falso-negativo no exame de Papanicolau chegue a 50% para lesões invasivas devido ao obscurecimento das células malignas por inflamação e resíduos necróticos.

Diagnóstico diferencial

A cervicite crônica pode ser parecida com o câncer de colo uterino. Pólipos do colo uterino costumam ser benignos, mas a doença maligna só pode ser descartada com biópsia. Os cistos de Naboth são benignos e comuns, podendo parecer bizarros aos olhos não treinados, mas são prontamente diferenciados do câncer pela biópsia.

História natural

A disseminação do câncer de colo uterino para o paramétrio pode causar obstrução do ureter, resultando em hidroureter, hidronefrose e uremia. A obstrução bilateral dos ureteres leva a insuficiência renal e morte. O envolvimento de linfonodos ilíacos e obturadores pode causar obstrução linfática resultando em linfedema. Os nervos da parede pélvica lateral, especialmente o nervo ciático, podem ser comprimidos, causando dor ciática ou dor lombar baixa, quadril e perna. A invasão da bexiga ou reto pelo tumor algumas vezes causa fístula vesicovaginal ou retovaginal, especialmente após radioterapia. Pode haver metástases disseminadas para pulmões, fígado, cérebro e ossos.

Tratamento

O tratamento do câncer de colo uterino é estratificado conforme o estágio. A doença microinvasiva, definida como estágio FIGO IA-1, tem menos de 1% de chance de metástases linfáticas e pode ser tratada de forma conservadora com biópsia em cone para a preservação da fertilidade ou com histerectomia simples quando a preservação da fertilidade não é desejada ou relevante. A histerectomia radical com dissecção bilateral de linfonodos pélvicos é o tratamento preferido para as lesões em estágio FIGO IA-2, IB e IIA. O resultado da histerectomia radical é uma ressecção com margens muito mais amplas do que aquela realizada na histerectomia simples, incluindo a remoção de ligamentos cardinais do útero e uterossacrais e do terço superior da vagina, além de linfonodos pélvicos, obturadores e para-aórticos. Os procedimentos de histerectomia radical podem ser realizados por laparotomia ou laparoscopia. A histerectomia radical é um tipo completamente diferente de histerectomia em relação à histerectomia simples ou total. Os detalhes dos procedimentos para os tipos mais comumente usados de histerectomia são descritos na Tabela 39-4.

As complicações da cirurgia radical incluem hemorragia, infecção, tromboembolismo e menos de 1% de risco de fístula ureterovaginal, vesicovaginal ou retovaginal. As lesões em estágio inicial também podem ser tratadas com radioterapia e concomitante quimiossensibilização com cisplatina tendo igual chance de cura, mas maior potencial de morbidade.

Tabela 39-4 Tipos de histerectomia

	Comparação dos tipos de histerectomia		
Estrutura anatômica	Extrafascial tipo 1	Radical modificada tipo 2	Radical tipo 3
Útero	Removido	Removido	Removido
Ovários	Remoção opcional	Remoção opcional	Remoção opcional
Colo uterino	Removido	Removido	Removido
Margem vaginal	Nenhuma	1-2 cm de margem	Terço superior da vagina
Ureteres	Não mobilizados	Dissecados por meio do ligamento largo	Dissecados por meio do ligamento largo
Ligamentos cardinais	Divididos na borda uterina	Divididos onde o ureter passa pelo ligamento largo	Divididos na parede pélvica lateral
Ligamentos uterossacrais	Divididos na borda cervical	Parcialmente ressecados	Divididos próximo da origem sacral
Bexiga	Mobilizada até a base do colo uterino	Mobilizada até a vagina superior	Mobilizada até a vagina média
Reto	Não mobilizado	Mobilizado abaixo do colo uterino	Mobilizado abaixo da vagina média

A recentemente desenvolvida traquelectomia radical com linfadenectomia laparoscópica oferece uma opção preservadora da fertilidade para as pacientes cuidadosamente selecionadas com lesões escamosas em estágio IA-2 ou estágio IB-1 com ≤ 2 cm de diâmetro. O colo uterino, a porção superior da vagina e os ligamentos de sustentação são removidos como em uma histerectomia radical, mas o corpo uterino é preservado. Nas gestações pós-traquelectomia atualmente relatadas, há uma chance de 10% de perdas no segundo trimestre, mas 72% das pacientes levam suas gestações até 37 semanas ou mais.

A doença em estágio avançado, incluindo estágio FIGO IIB e acima, exige o tratamento com radiação externa, implantes de braquiterapia e quimiossensibilização concomitante. Pelo menos 5 ensaios clínicos randomizados confirmaram uma vantagem de sobrevida para o tratamento baseado em cisplatina administrada semanalmente durante a radioterapia. As complicações tardias da radioterapia afetam a qualidade de vida e incluem cistite e proctite, mas são incomuns. A cistite ou proctite grave por radiação pode resultar em hemorragia, fístula ou estenose, normalmente surgindo muitos anos após o tratamento em cerca de 1 a 3% das pacientes. A necrose por radiação do colo uterino e a fibrose pélvica difusa pela radiação são complicações raras. A radioterapia do trato reprodutivo destrói a função do útero e, a menos que os ovários tenham sido cirurgicamente transpostos para fora da pelve, a insuficiência ovariana é inevitável. A doença recorrente ou persistente na pelve central após a radioterapia pode ser potencialmente curada pelo procedimento de exenteração pélvica ultrarradical.

▶ **Prognóstico**

A sobrevida está fortemente ligada ao estágio no momento do diagnóstico. A doença em estágio I adequadamente tratada tem uma média de 90% de sobrevida em 5 anos, chegando a 96% em casos de histerectomia radical com margens negativas e linfonodos negativos. Para a doença em estágio II, a sobrevida em 5 anos é de cerca de 65%; caindo para cerca de 45% para o estágio III e para menos de 10% para o estágio IV.

Massad LS, Einstein MH, Huh WK, et al: 2012 updated consensus guidelines for the management of abnormal cervical cancer screening tests and cancer precursors. *J Low Genit Tract Dis* 2013;17(5):S1-S27.
Schneider A, Erdemoglu E, Chiantera V, et al: Clinical recommendation: radical trachelectomy for fertility preservation in patients with early stage cervical cancer. *Int J Gynecol Cancer* 2012;22(4):659-666.

CIRURGIA PARA DEFEITOS DO ASSOALHO PÉLVICO

Cistocele, retocele e incontinência

Uma compreensão dos defeitos da sustentação pélvica exige o conhecimento profundo das relações anatômicas das vísceras pélvicas e seus tecidos de sustentação. Acreditava-se que essas condições eram, originalmente, resultado de estiramento e laceração dos músculos, nervos e tecidos conjuntivos da pelve durante o parto vaginal. A compreensão atual é de que muitos defeitos do assoalho pélvico surgem a partir de lacerações ou rupturas em locais específicos nos tecidos conjuntivos da pelve. As causas incluem estiramento, compressão ou laceração durante o parto, além de comportamentos que aumentam a pressão intra-abdominal, como constipação crônica, levantamento de peso, obesidade e tosse crônica. Tabagismo, má nutrição e falta de exercícios para o assoalho pélvico podem exacerbar os defeitos do assoalho pélvico. Os sintomas dos defeitos do assoalho pélvico podem incluir: pressão pélvica ou uma sensação de "caída" dos órgãos pélvicos, a protrusão de uma massa pela vagina (que pode ser uma cistocele, retocele, colo uterino ou todos

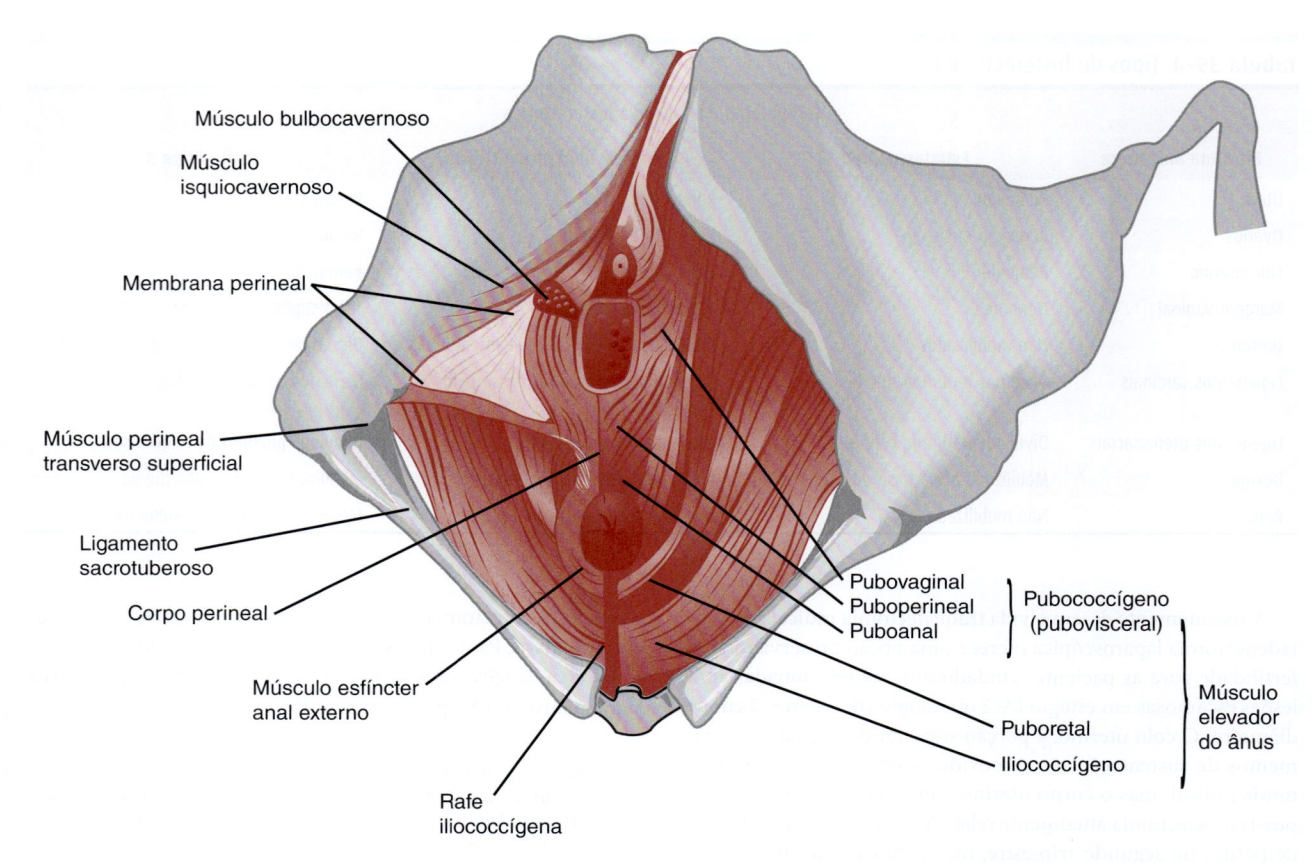

Figura 39-5 Anatomia do suporte pélvico. (De Schorge JO, Williams JW: *Williams Gynecology*, New York: McGraw-Hill, 2008.)

esses), incontinência de esforço, incontinência fecal e outras dificuldades com a defecação.

O exame completo geralmente necessita da avaliação da paciente em posição de litotomia e de ortostatismo, solicitando que ela faça a manobra de Valsalva ou tussa. A sustentação vaginal é descrita com três níveis diferentes, ilustrados na Figura 39-5. O nível I inclui o colo uterino e o terço superior da vagina. A sustentação do nível I é dada superiormente pelos ligamentos uterossacrais, fáscia endopélvica e músculos lisos; lateralmente por suporte pelos ligamentos cardinais; e anteriormente pela fáscia pubocervical. O nível II define a sustentação mediovaginal e é dada lateralmente por ligamentos para o arco tendinoso da fáscia pélvica, anteriormente pela fáscia pubocervical e posteriormente pela fáscia de Denonvillier. O nível III se refere à sustentação da vagina inferior e uretra. O suporte do nível III é dado anteriormente pelo ligamento da membrana urogenital até a sínfise púbica, lateralmente para o músculo levantador do ânus e posteriormente para o corpo do períneo. Foi definido um perfil de prolapso de órgão pélvico quantificado (POPQ) pela International Continence Society, a American Urogynecology Society e a Society of Gynecologic Surgeons (Fig. 39-6). O uso do POPQ quantifica a extensão e a localização dos defeitos de modo que a terapia subsequente seja direcionada de forma mais específica. A descida e abaulamento da vagina anterior costuma ser uma cistocele, um defeito paravaginal ou uma enterocele anterior. Um defeito anatômico na vagina posterior é geralmente uma retocele ou uma enterocele.

Os exames adicionais que podem ser necessários para a elucidação de defeitos em locais específicos incluem a avaliação da mobilidade uretral com o chamado "exame do cotonete", a cistouretroscopia, a cistometrografia, a anoscopia, a colonoscopia, a manometria anal e a ultrassonografia transanal. Devem ser descartadas as infecções crônicas do trato urinário antes de decidir pelo reparo cirúrgico. No caso de incontinência fecal, distúrbios gastrintestinais, como síndrome do intestino irritável, infecções, como *Clostridium difficile*, ou outras causas de diarreia ou má absorção devem ser descartados antes de se propor a cirurgia.

O reparo de defeitos do assoalho pélvico se baseia no princípio da identificação do local específico da lesão levando a um reparo em local específico. Os defeitos da sustentação pélvica costumam ser tratados não cirurgicamente. Por exemplo, as mulheres na pós-menopausa, com defeitos leves a moderados conforme o escore POPQ, podem apresentar melhora dos sintomas após a administração de um estrogênio tópico, o início de exercícios de Kegel ou com o uso de um pessário para dar suporte às estruturas pélvicas. Os pessários são fabricados com

GINECOLOGIA | CAPÍTULO 39 | 1037

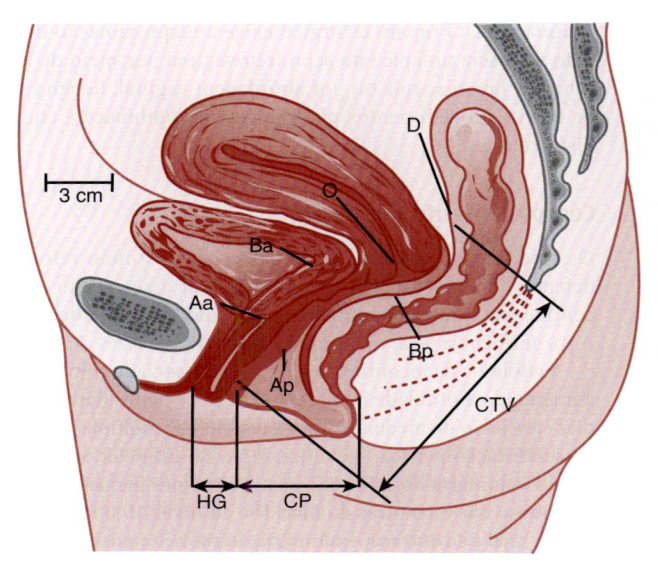

POPQ com nove-pontos e definição de estadiamento		
Ponto	Descrição	Amplitude
Aa	Parede anterior 3 cm do hímen	−3 a +3
Ba	Parte mais dependente do resto da parede anterior	−3 a +CTV
C	Colo ou coto vaginal	+/− CTV
D	Fórnice posterior (se não houve histerectomia total prévia)	+/− CTV
Ap	Parede posterior 3 cm do hímen	−3 a +3
Bp	Parte mais dependente do resto da parede posterior	−3 a +CTV
HG	Hiato genital (uretra-média para CP)	sem limite

▲ **Figura 39-6** Tabela de quantificação do prolapso dos órgãos pélvicos. Seis locais (pontos Aa, Ba, C, D, Bp, e Ap), hiato genital (HG), corpo perineal (CP) e comprimento total da vagina (CTV) são utilizados para quantificar o apoio dos órgãos pélvicos. Cada ponto é descrito com relação à posição do hímen em centímetros. Valores positivos representam distâncias fora do hímen, e números negativos representam distâncias acima do hímen. (Schwartz SI, Brunicardi F: Schwartz's Principles of Surgery: Self-Assessment and Board Review, 8th ed. New York: McGraw-Hill, 2007.)

material inerte em muitos tamanhos e formatos diferentes que podem se adaptar à paciente. Quando inserido na vagina, um pessário dá suporte mecânico às estruturas pélvicas resultando na correção temporária dos sintomas subjacentes. Um pessário é uma boa opção para pacientes que optam por não serem ou que não podem ser submetidas a cirurgia.

▶ **Diagnóstico diferencial**

Os divertículos uretrais podem simular cistocele e produzir um abaulamento na parede vaginal anterior. Uma massa discreta costuma ser palpável. A pressão ou massagem da massa pode resultar em drenagem uretral turva ou purulenta. Os cistos vaginais, como os cistos do ducto de Gartner ou do ducto de Skene, são algumas vezes confundidos com defeitos da sustentação vesical.

▶ **Tratamento**

As categorias de defeitos do assoalho pélvico incluem compartimento anterior, prolapso da cúpula, prolapso uterino, enterocele, compartimento posterior, incontinência urinária e incontinência fecal.

Compartimento anterior

Os defeitos do compartimento anterior, incluindo cistocele e defeitos paravaginais estão, muitas vezes, associados com incontinência urinária concomitante. A **incontinência de esforço** é a perda involuntária de urina. Ela está associada com o vazamento causado por aumento da pressão intra-abdominal, incluindo tosse, levantamento de peso ou manobra de Valsalva na ausência de contração do detrusor. Geralmente, a incontinência de esforço é demonstrada durante o exame pedindo-se para a paciente tossir. A incontinência de esforço deve ser diferenciada de outros tipos comuns de incontinência urinária, incluindo a urgeincontinência e a incontinência por extravasamento. Na **urgeincontinência**, o músculo detrusor faz contração ou espasmo, resultando em vazamento com urgência associada. A **incontinência mista** é definida como uma combinação das incontinências de esforço e urgeincontinência. A **incontinência por extravasamento** costuma ser um vazamento contínuo lento de urina, mas pode estar presente com sintomas de qualquer um dos outros tipos de incontinência. Ela pode ser sugerida pela detecção de grande volume de urina residual após a micção. Algumas vezes, a correção cirúrgica da incontinência de esforço produz urgeincontinência que pode persistir em 10 a 15% das pacientes.

Normalmente, a uretra proximal é sustentada acima do diafragma urogenital e está sujeita às mesmas mudanças na pressão intra-abdominal em relação àquelas aplicadas na bexiga. Em pacientes com defeito do compartimento vaginal anterior, o aumento da pressão intra-abdominal faz com que a uretra proximal hipermóvel e a bexiga desçam para a vagina. Assim, a pressão na bexiga excede a pressão do esfíncter, resultando em vazamento de urina. A deficiência intrínseca do esfíncter é um segundo mecanismo de incontinência de esforço. Os fatores de risco incluem cirurgia prévia para incontinência, radioterapia prévia e idade maior que 50 anos.

O reparo dos defeitos do compartimento anterior específicos por local podem incluir colporrafia anterior ou reparo do defeito paravaginal. O reparo da incontinência urinária de esforço geralmente envolve a colpossuspensão retropúbica usando os procedimentos de Burch ou Marshall-Marchetti-Krantz. O sucesso desses dois procedimentos é de cerca de 85% em 5 anos. Os casos recorrentes ou difíceis de incontinência urinária de esforço costumam ser tratados com cirurgia pelo uso de alças ou enxertos para aumentar a sustentação. Os enxertos podem ser criados a partir da fáscia endógena, geralmente da fáscia do reto, ou de fontes exógenas incluindo aloenxertos, xenoenxertos ou tela sintética. Os procedimentos que utilizam os enxertos podem incluir procedimentos de alças ou o procedimento de fita vaginal livre de tensão (FVLT), que reduz de forma significativa a morbidade de procedimentos de enxerto em comparação com controles históricos. Para pacientes com deficiência intrínseca do esfíncter ou para pacientes que não são candidatos para procedimentos cirúrgicos maiores, um tratamento minimamente invasivo envolve a injeção de colágeno na junção uretrovesical como agente aumentador de volume para aumentar a resistência da via de saída.

Prolapso

O prolapso, onde há deficiência da sustentação do nível I envolvendo vagina superior ou útero, resulta na descida sintomática dos tecidos vaginais superiores e/ou útero. O prolapso pode também estar associado com defeitos do compartimento anterior e posterior.

Geralmente, o reparo do prolapso vaginal é realizado com um procedimento de suspensão do ligamento sacroespinhoso (SLSE) unilateral realizado por via transvaginal ou com uma sacrocolpopexia abdominal realizada por laparotomia ou laparoscopia. No procedimento de SLSE, a vagina superior é suturada ao ligamento uterossacral. No procedimento de sacrocolpopexia abdominal, uma tela retroperitoneal é suturada a partir da vagina superior até o ligamento sacral longitudinal anterior. O tratamento do prolapso uterino algumas vezes envolve histerectomia em combinação com SLSE ou com procedimentos de sacrocolpopexia abdominal. A preservação uterina é permissível, combinada com a plicatura dos ligamentos uterossacrais ou os outros procedimentos descritos anteriormente. Os resultados da correção cirúrgica do prolapso não são ideais, pois até um terço das pacientes necessita de reintervenção para a doença recorrente. Os desfechos da sacrocolpopexia parecem ser mais duráveis.

Enterocele

A enterocele é uma hérnia que se desenvolve entre a vagina e o reto. O diagnóstico é confirmado pela palpação no exame pélvico e pode também ser documentado na ultrassonografia transvaginal. O reparo cirúrgico exige a reaproximação do defeito na fáscia no ápice do septo retovaginal por meio de laparotomia, laparoscopia ou por abordagem vaginal, dependendo de outros procedimentos planejados em combinação, como a histerectomia.

Compartimento posterior

Os defeitos do compartimento posterior, incluindo retocele e defeitos do esfíncter anal, costumam estar associados com incontinência fecal concomitante ou dificuldade para a defecação. A incontinência fecal é a perda involuntária de fezes ou flatos.

A etiologia da incontinência fecal está associada com diarreia; aumento da motilidade intestinal; distúrbios neurológicos, como diabetes, lesão de medula espinal ou esclerose múltipla; e defeitos da sustentação pélvica, incluindo lesão do esfíncter anal e contração voluntária do esfíncter anal. Os exames incluem o exame cuidadoso das estruturas do nível II e do nível III, o tônus do esfíncter anal e a contração voluntária do esfíncter anal. Os exames adicionais que podem ser necessários para elucidar a etiologia da lesão incluem manometria anal, ultrassonografia transanal, RM, colonoscopia, defecografia e eletromiografia. A doença diarreica e distúrbios gastrintestinais, como a síndrome do intestino irritável, são tratados antes de se considerar a cirurgia.

O tratamento não cirúrgico pode incluir o uso de medicamentos para reduzir o tempo de trânsito, agentes aumentadores do volume, *biofeedback* e terapia de estimulação elétrica.

O reparo dirigido por local para defeitos no compartimento posterior pode incluir colporrafia posterior, onde os defeitos na fáscia posterior são reparados primariamente ou com enxertos, esfincteroplastia ou reparo de prolapso retal.

Nas pacientes em que a atividade sexual não é problema, o fechamento (colpocleise) ou remoção (colpectomia) da vagina é uma opção.

> Delancey JO: Why do women have stress urinary incontinence? *Neurourol Urodyn* 2010;29(Suppl 1):S13-S17.

Fístula do trato urinário

As fístulas do trato urinário para a vagina incluem os tipos vesicovaginal, ureterovaginal e uretrovaginal. A fístula vesicovaginal é o tipo mais comum. Nos Estados Unidos, a maioria das fístulas do trato urinário ocorre após cirurgia pélvica com lesão não reconhecida ou devido à isquemia. As causas potenciais de alterações isquêmicas incluem efeitos da radioterapia sobre a vasculatura de órgãos pélvicos. Menos comum neste país, mas muito mais frequente em outras partes do mundo é a lesão isquêmica após trabalho de parto prolongado ou obstruído. As fístulas também podem ocorrer como resultado de invasão tumoral, corpo estranho retido e inflamação crônica.

A maioria das fístulas urológicas surge após cirurgia ginecológica em vez de cirurgia urológica ou colorretal. A histerectomia abdominal total é o procedimento mais comumente complicado pelo desenvolvimento de fístula vesicovaginal. Um cirurgião habilidoso usando uma técnica cuidadosa de identificação das estruturas anatômicas pode reduzir muito o risco de causar formação de fístulas. As lesões reconhecidas no momento da cirurgia primária devem ser reparadas imediatamente. O desenvolvimento de fístulas pós-operatórias pode necessitar de um período de espera para permitir que a inflamação regrida antes de realizar o reparo.

▶ Sinais e sintomas

O vazamento vaginal de urina ou o vazamento urinário constante são sintomas de uma fístula urológica. Se a fístula envolver a uretra distal, a paciente pode vivenciar vazamento vaginal apenas no momento da micção. As fístulas vesicovaginal e ureterovaginal quase sempre ocorrem próximo da cúpula vaginal. Uma fístula uretrovaginal se abre para dentro da vagina anterior.

Ao exame especular, geralmente será visualizada a urina se acumulando no ápice da vagina. A maioria das fístulas em pacientes é submetida à radiação é pequena e pode não ser imediatamente vista a olho nu. A confirmação de uma fístula vesicovaginal suspeita pode ser demonstrada com a instilação de corante azul de metileno diluído ou de leite estéril na bexiga com um cateter enquanto se inspeciona a abóbada vaginal. Uma fístula pequena pode vazar muito pouco e costuma ser mais bem visualizada com a colocação de um tampão na vagina quando o corante azul de metileno é instilado e o tampão é removido para inspecionar quanto à cor azul após 15 a 20 minutos. Se uma fístula vesicovaginal não for detectada, a administração IV de corante azul de metileno ou de azul índigo carmim será excretada por meio dos ureteres. Isso é mais bem detectado com a colocação de um tampão por cerca de 30 minutos seguida pela inspeção quanto ao tingimento.

Outros exames diagnósticos úteis incluem cistoscopia, cistografia e pielografia intravenosa para avaliar o local da lesão.

▶ Tratamento

Em tecidos não irradiados e não infectados, muitas fístulas pequenas irão fechar espontaneamente se a bexiga for drenada com um cateter de demora. As fístulas maiores ou as fístulas menores que não melhoram com o tratamento conservador devem ser reparadas com cirurgia. Deve-se permitir um período de cerca de 8 a 12 semanas para a resolução do edema e da reação inflamatória antes da realização do reparo. O reparo prematuro tem uma elevada probabilidade de não ser bem-sucedido. As infecções do trato urinário devem ser tratadas e a integridade da pele deve ser protegida com um creme de barreira oclusiva antes de se tentar a correção cirúrgica.

O reparo de fístulas vesicovaginais envolve várias técnicas incluindo o fechamento em camadas com o procedimento de Latzko por abordagem vaginal ou por laparotomia com a interposição de omento. Os princípios do reparo incluem técnica meticulosa e atraumática com o uso de material de sutura fina; aproximação sem tensão; e descompressão da bexiga no pós-operatório. As fístulas ureterovaginais são reparadas com ureteroneocistostomia se a lesão ureteral estiver na pelve inferior e com ureteroureterostomia se a lesão for mais alta na pelve. Isso costuma ser realizado por laparotomia, mas a abordagem laparoscópica também é usada. As fístulas em tecido irradiado não podem ser reparadas primariamente devido à isquemia tecidual crônica. Essas fístulas necessitam da introdução de um suprimento sanguíneo não irradiado fornecido por retalhos miocutâneos bulbocavernosos ou gráceis para um reparo bem-sucedido ou a derivação urinária.

Fístula retovaginal

As fístulas retovaginais podem ocorrer após lesão obstétrica, cirurgia pélvica, câncer de colo uterino ou reto, radioterapia, doença inflamatória intestinal ou doença diverticular. A paciente relatará a eliminação de flatos ou fezes, além de corrimento vaginal fétido, algumas vezes associado com sangramento. A fístula pode, muitas vezes, ser demonstrada no exame especular ou com a palpação no exame retovaginal. Os exames diagnósticos, como o enema de bário ou a sigmoidoscopia, podem ser úteis para lesões menores.

Para reduzir o risco de uma infecção e ruptura de um reparo planejado de fístula, o intestino deve ser preparado com uma dieta pobre em resíduos, antimicrobianos e um regime intestinal catártico no pré-operatório. Uma fístula retovaginal no terço inferior da vagina deve ser reparada após a resolução de inflamação e edema adjacentes, o que costuma precisar de um retardo de cerca de 12 semanas. As fístulas retovaginais nos dois terços superiores da vagina são mais bem tratadas com uma derivação por colostomia preliminar, seguida pelo reparo da fístula e subsequente reversão da colostomia 2 a 3 meses após o reparo.

As fístulas causadas por doença inflamatória intestinal, como a doença de Crohn, têm uma alta probabilidade de recorrência a menos que a doença esteja claramente em remissão. Ileostomia e ressecção abdominoperineal são necessárias em pacientes cujos sintomas são inaceitáveis apesar do tratamento clínico. As fístulas associadas com radioterapia podem, raramente, ser reparadas, e aquelas associadas com câncer não são passíveis de reparo cirúrgico. Uma derivação por colostomia oferece alívio considerável dos sintomas.

▼ TRATO GENITAL SUPERIOR

CIRURGIA PARA DOENÇA UTERINA BENIGNA

Anomalias uterinas congênitas

Os defeitos de duplicação congênita do útero são raros, com uma incidência relatada de 0,4 a 1%, e costumam ser diagnosticados após a investigação para abortamentos espontâneos recorrentes, trabalho de parto prematuro, má apresentação fetal, retenção de placenta e hemorragia pós-parto. (Fig. 39-1) As anomalias incluem útero septado, composto de um septo simples na linha média; útero bicorno, que é uma duplicação dos cornos uterinos; e útero didelfo, que consiste em uma duplicação completa do corpo e do colo uterino. Essas anomalias costumam ser detectadas com exame físico, em especial durante ou após gestações complicadas por má apresentação ou trabalho de parto pré-termo. Geralmente, a RM ou a histerossalpingografia irão confirmar o diagnóstico e são combinadas com ultrassonografia ou laparoscopia se o diagnóstico permanecer incerto. A combinação de laparoscopia com histeroscopia é útil para o planejamento da correção cirúrgica.

A correção cirúrgica das anomalias uterinas está indicada para a prevenção de complicações documentadas ou previstas relacionadas à gestação. Um útero septado tem o dobro de chances de causar abortamento espontâneo em relação a um útero bicorno, com uma taxa total de perda de 88% relatada para pacientes com um septo completo. O útero septado é tratado com uma septoplastia, na maioria dos casos, completada com divisão ou ressecção histeroscópica com taxa de sucesso de até 86% nas gestações subsequentes. De modo alternativo, a metroplastia abdominal está indicada para um septo grande ou espesso ou para o útero bicorno. Uma cunha de miométrio é ressecada permitindo que os dois cornos do útero sejam reconstruídos. Esse procedimento resulta em perda mensurável de volume uterino. As gestações que ocorrem após a metroplastia abdominal devem culminar em parto por cesariana, pois o risco de ruptura uterina está aumentado.

Sangramento uterino anormal

Pode ocorrer sangramento uterino anormal em qualquer idade. Não é incomum que uma lactente tenha uma pequena quantidade de sangramento vaginal autolimitado atribuível à redução dos níveis circulantes de estrogênios de origem materna após o parto.

O sangramento uterino anormal durante os anos reprodutivos é descrito de acordo com a cronicidade e a quantidade de sangramento, pois isso costuma ser útil para elucidar a etiologia. A hipermenorreia, também chamada de menorragia, é definida como sangramento excessivo ou prolongado no momento normal da menstruação. A polimenorreia é definida como sangramento que ocorre mais frequentemente do que a cada 3 semanas e a metrorragia define o sangramento intermenstrual que ocorre no intervalo entre as menstruações.

A hipermenorreia pode ser causada por doenças físicas do útero, incluindo leiomioma uterino, adenomiose e pólipo de endométrio. O sangramento uterino disfuncional é o sangramento uterino anormal relacionado à resposta funcional de um útero normal a causas extrauterinas, como alterações cíclicas anormais de estrogênios e progesterona em pacientes com anovulação, oligo-ovulação ou persistência do corpo lúteo. Essa condição é vista mais frequentemente em adolescentes e em mulheres na perimenopausa. A polimenorreia é, algumas vezes, relacionada a um encurtamento da fase proliferativa secundariamente ao hipotireoidismo. As causas de metrorragia incluem pólipos endometriais, leiomiomas submucosos, coagulopatia, infecções granulomatosas, como tuberculose ou câncer do colo uterino ou corpo uterino. As complicações da gestação não devem ser subestimadas como causa de sangramento anormal em mulheres em idade reprodutiva.

O sangramento pós-menopáusico é definido como qualquer sangramento vaginal que ocorre um ano ou mais após a menopausa e é preocupante, pois pode ser um sintoma de câncer de endométrio. Quando o sangramento pós-menopáusico é amplamente avaliado, incluindo biópsia e exames hormonais, a maioria será atribuída a etiologias benignas, como atrofia, pólipos benignos, cervicite e o sangramento fisiológico pela retirada de hormônios exógenos. O câncer de endométrio é detectado em cerca de 15% dos casos de sangramento pós-menopáusico, mas também está ligado à idade da paciente: uma mulher de 50 anos tem chance de cerca de 2% de câncer, enquanto uma mulher de 80 anos com o mesmo sintoma tem cerca de 60% de chances de doença maligna. O câncer de colo uterino também pode se apresentar com sangramento pós-menopáusico. A administração exógena de substâncias estrogênicas, incluindo a terapia de reposição hormonal e o uso de análogos de estrogênios, como o tamoxifeno, causa sangramento pós-menopáusico. Muito menos prováveis são os tumores produtores de estrogênios no ovário, coagulopatias ou fontes ambientais de substâncias estrogênicas. O sangramento pós-menopáusico de qualquer quantidade, variando entre corrimento vaginal marrom escasso até sangramento profuso franco e vermelho vivo, deve levar a uma avaliação adicional. O câncer deve ser considerado como causa provável até prova em contrário.

▶ Achados clínicos

Deve-se obter uma anamnese completa e realizar um exame pélvico cuidadoso incluindo o exame de Papanicolau. O exame muitas vezes revelará doença em vagina, colo uterino ou anexos. Um hemograma completo e a medida dos índices de eritrócitos irá definir o grau de perda crônica de sangue. Exames de sangue adicionais, incluindo exames de função da tireoide e exames para coagulopatias, podem ser necessários em alguns casos.

O sangramento anormal em mulheres com mais de 35 anos ou com resultados no exame de Papanicolau mostrando células glandulares atípicas de qualquer tipo, ou em mulheres de qualquer idade com um exame de Papanicolau mostrando células glandulares atípicas, ou em mulheres com fatores de risco para câncer ginecológico, há necessidade de biópsia de endométrio para confirmar o diagnóstico. A biópsia deve ser programada para um momento adequado no ciclo menstrual, como após o 16º dia do ciclo se houver suspeita de sangramento anovulatório, mas pode ser realizado a qualquer momento para a avaliação de hiperplasia ou carcinoma. A coleta de amostras de endométrio com um dispositivo de sucção descartável pode ser realizada em ambiente ambulatorial na maioria das pacientes. As pacientes obesas ou aquelas com estenose cervical podem necessitar de dilatação e curetagem no bloco cirúrgico. A gestação deve sempre ser descartada antes de realizar uma biópsia nas mulheres em idade reprodutiva.

A histeroscopia, envolvendo a inserção de um videoscópio de diâmetro estreito por meio do colo uterino enquanto se distende a cavidade uterina, permite a inspeção do endométrio e a biópsia dirigida de achados suspeitos. A histeroscopia é muito útil para a determinação da causa de sangramento e oferece a oportunidade para o tratamento simultâneo, como a ressecção histeroscópica de um pólipo. A histeroscopia pode ser realizada no consultório ou em ambiente de cirurgia ambulatorial, sendo recomendada quando o sangramento for recorrente ou resistente ao tratamento ou quando houver suspeita de anormalidades estruturais do endométrio, como pólipos ou leiomiomas submucosos.

A ultrassonografia transvaginal é útil para medir a espessura endometrial e anormalidades estruturais do útero, como pólipos ou leiomiomas. Na paciente pós-menopáusica, uma espessura endometrial com até 4 mm praticamente exclui a possibilidade de câncer. A biópsia ainda é preferível a menos que não possa ser realizada por razões técnicas. A sono-histerografia, onde solução fisiológica é introduzida na cavidade endometrial durante a ultrassonografia, aumenta a precisão diagnóstica para defeitos na cavidade endometrial.

▶ Tratamento

A dilatação com curetagem é diagnóstica e terapêutica para muitas causas de sangramento uterino. O tratamento definitivo, porém, dependerá da etiologia do sangramento uterino anormal.

O tratamento clínico da maioria das causas não neoplásicas de sangramento uterino anormal é, geralmente, prescrito antes de se considerar a cirurgia, pois muitos sintomas melhorarão ou serão tratados sem intervenção cirúrgica. A perda crônica de sangue por hipermenorreia, produzida por leiomioma ou hiperplasia, pode ser reduzida pela administração de progestinas. Um agonista do hormônio liberador de gonadotrofinas (GnRH) resultará em amenorreia, sendo, algumas vezes, prescrito antes de uma cirurgia planejada para leiomioma. O antiprogestina mifepristona pode reduzir de maneira significativa o tamanho dos leiomiomas, mas um efeito colateral é o risco aumentado de hiperplasia endometrial. O sangramento disfuncional causado por anovulação crônica é tratado com a terapia cíclica com progestinas ou com contraceptivos orais. Para mulheres com desejo de concepção, é prescrita a indução da ovulação com fármacos, como o clomifeno. O controle do sangramento massivo agudo pode ser obtido com o uso de doses maiores de combinações de contraceptivos orais prescritos como uma pílula 4 vezes ao dia por 3 a 4 dias, reduzido gradualmente para uma pílula ao dia ao longo de uma semana. De modo alternativo, o estrogênio conjugado intravenoso, 25 mg a cada 4 horas, tem sido usado também para controlar o sangramento agudo. Esse regime deve ser seguido por progestina para evitar sangramento irregular adicional mais tarde. Após o controle do sangramento agudo, a terapia de manutenção com um contraceptivo oral é recomendada. Outra estratégia para a manutenção inclui a colocação de um dispositivo intrauterino (DIU) contendo levonorgestrel, resultando em amenorreia em cerca de 25% das mulheres e em menstruações leves nas restantes. Na ausência de doença intrauterina identificada, a hipermenorreia associada com ciclos ovulatórios pode melhorar com fármacos anti-inflamatórios não esteroides.

Geralmente, a persistência dos sintomas necessitará de intervenção cirúrgica. O tratamento cirúrgico do sangramento causado por leiomioma uterino é discutido adiante nesse capítulo. O sangramento uterino disfuncional grave ou intratável pode necessitar de histerectomia. A ablação endometrial por eletrocirurgia dirigida por histeroscopia ou o uso de dispositivos próprios para a ablação endometrial pode evitar a histerectomia na paciente pré-menopáusica com sangramento que não pode ser tratado clinicamente. Em geral, a ablação necessita de uma cavidade uterina de tamanho e formato normais. Apenas cerca de 20% das mulheres relatam amenorreia após a ablação endometrial e cerca de um terço terminará necessitando de histerectomia. A colocação de um DIU contendo levonorgestrel é quase tão eficaz quanto a ablação endometrial por histeroscopia.

O sangramento pós-menopáusico causado por alterações atróficas pode melhorar com a terapia estrogênica administrada com progestinas de maneira cíclica ou contínua. O sangramento pós-menopáusico atribuído a queda fisiológica de terapia estrogênica prescrita é tratado com a suspensão da terapia, ou com a conversão para um regime contínuo. A curetagem para remoção de pólipos endometriais benignos costuma ser curativa, embora os pólipos possam recorrer. O carcinoma de endométrio é uma contraindicação relativa para a terapia estrogênica e é tratado cirurgicamente com possível uso pós-operatório adjuvante de radioterapia ou quimioterapia com base no estágio e grau do tumor. O adenocarcinoma endometrial bem diferenciado em mulheres jovens, que desejam manter a fertilidade, tem sido tratado com sucesso com o uso de progestinas em altas doses em cerca de 75% dos casos.

Adenomiose

A extensão do estroma e das glândulas endometriais para o miométrio é definida como adenomiose. A adenomiose sintomática é mais prevalente entre 35 anos de idade e a menopausa. Os sintomas incluem dismenorreia, hipermenorreia, polimenorreia, metrorragia e dispareunia. É comum haver endometriose concomitante. Normalmente, os sintomas melhoram após a menopausa.

No exame pélvico, o útero tem aumento de volume leve a moderado e costuma ser doloroso à palpação, particularmente na fase secretória do ciclo menstrual. A confirmação pré-operatória da adenomiose é difícil. Nem a ultrassonografia nem a biópsia de endométrio são úteis para fazer o diagnóstico. A RM com sequências ponderadas em T2 é mais eficaz, com sensibilidade de 70% e especificidade de 86%. O diagnóstico definitivo é confirmado após a histerectomia.

▶ Diagnóstico diferencial

Os leiomiomas do útero são comuns e causam muitos sintomas semelhantes à adenomiose. O sarcoma de baixo grau do estroma endometrial é raro, mas pode ser confundido com a adenomiose. Essa é uma doença maligna indolente com probabilidade significativa de recorrência local. As metástases distantes para ovários, superfícies peritoneais e pulmões são, algumas vezes, encontradas. Os tumores desse tipo não devem ser morcelados. O tratamento subsequente pode incluir radioterapia pélvica e terapia hormonal com base no estágio no momento do diagnóstico e na presença de receptores para estrogênio e progesterona.

▶ Tratamento

A histerectomia total com ou sem salpingo-ooforectomia bilateral é o único tratamento claramente eficaz. As abordagens hormonais podem ter sucesso no tratamento dos sintomas, em especial se a paciente estiver próxima da menopausa. A menopausa leva à regressão dos sintomas.

Leiomiomas

Os leiomiomas ou fibroides uterinos estão presentes em 20 a 30% das mulheres em idade reprodutiva. A real prevalência é desconhecida, pois muitos fibroides são assintomáticos. As mulheres negras têm incidência três vezes maior que as mulheres brancas, asiáticas e hispânicas. Outros fatores de risco incluem obesidade, nuliparidade e menarca precoce ou infertilidade. Os miomas surgem a partir da proliferação monoclonal e são estimulados por estrogênios, progesterona e fatores de crescimento. Os fibroides aumentam a taxa de crescimento durante a gestação e regridem após a menopausa. Os fibroides costumam ser multifocais e variam muito de tamanho, variando desde alguns milímetros até massas que preenchem o abdome. A localização dos leiomiomas pode ser qualquer lugar dentro do útero. Os termos descritivos para a localização incluem intramurais para fibroides que surgem dentro do miométrio, subserosos para lesões abaixo da superfície exterior do útero e submucosos para fibroides abaixo ou adjacentes ao endométrio. Outros tipos de leiomiomas incluem lesões pedunculadas conectadas com uma haste vascular estreita até o útero, lesões intraligamentares dentro do ligamento maior e leiomiomas parasitários fora do útero e retirando seu suprimento sanguíneo de órgãos adjacentes.

▶ Achados clínicos

Os sintomas são determinados pela localização, número e tamanho das lesões. Os sintomas comuns incluem hipermenorreia, menstruações prolongadas, pressão pélvica, aumento da cintura abdominal, frequência urinária, dispareunia, dor baixa nas costas e constipação. A infertilidade pode ocorrer secundariamente a fibroides, em especial se a cavidade uterina estiver aumentada de tamanho ou distorcida por uma lesão submucosa. Os desfechos gestacionais adversos, como anormalidades da placenta, má apresentação, descolamento prematuro e trabalho de parto disfuncional são complicações reconhecidas associadas com fibroides. Podem ocorrer alterações degenerativas espontâneas, potencialmente causando dor que necessita de tratamento.

Os leiomiomas submucosos têm mais chances de causar hipermenorreia, polimenorreia e metrorragia.

A palpação do útero durante o exame bimanual detecta uma estrutura aumentada de tamanho, lobular, com uma consistência de borracha. As lesões moles e dolorosas à palpação são características de fibroides degenerados. As lesões maiores podem ser sentidas no exame abdominal.

Pode haver anemia resultante de sangramento uterino anormal agudo ou crônico. A biópsia endometrial deve ser realizada nas mulheres com sangramento uterino anormal para descartar câncer de endométrio. A ultrassonografia pélvica é o exame mais útil para o diagnóstico. A sono-histerografia ou a histeroscopia são úteis para a confirmação de leiomiomas submucosos. A RM é cara e deve ser utilizada de forma seletiva para a avaliação de uma lesão atípica que pode representar sarcoma ou para lesões que serão submetidas a miomectomia. Pode haver hidronefrose nos exames de imagem, surgindo como resultado de compressão externa do ureter pela massa.

▶ Diagnóstico diferencial

O leiomiossarcoma uterino é uma neoplasia rara, porém agressiva. Entre as mulheres submetidas a cirurgia por fibroides, apenas 0,23% são diagnosticadas com sarcoma. O leiomioma de crescimento rápido, definido como um crescimento de 6 cm em 1 ano, será maligno em menos de 0,1% dos casos. Em uma mulher pós-menopáusica com uma massa uterina crescente, o sarcoma é mais provável. A maioria dos sarcomas não é detectada antes da cirurgia, embora um padrão T1 alto/T2 alto na RM tenha sido relatado como preditivo de sarcoma. Ao corte, o leiomioma é um tumor sólido bem circunscrito com uma pseudocápsula e um aspecto esbranquiçado e espiralado. Se a lesão não tiver uma cápsula aparente, parecer necrótica e mole ou friável, deve-se submetê-la a exame por congelamento. Esses achados provavelmente representam um sarcoma.

Outros potenciais diagnósticos a considerar incluem tumores ovarianos sólidos. O aumento do útero pode ocorrer por adenomiose ou poderia representar uma gravidez não diagnosticada. Deve ser considerado um exame de gravidez.

▶ Tratamento

Os fibroides assintomáticos não necessitam de tratamento. As mulheres com hipermenorreia ou polimenorreia costumam se beneficiar de um exame terapêutico com progestinas ou contraceptivos orais cíclicos ou contínuos. Os agonistas do GnRH diminuem o tamanho dos miomas e interrompem a menstruação antes da cirurgia. Porém, o uso por longo prazo de agonistas do GnRH causa osteoporose. O tratamento com o antiprogestogênio mifepristona pode resultar em significativa redução de tamanho dos fibroides, mas pode causar hiperplasia endometrial. Em mulheres na pré-menopausa, os leiomiomas crescem logo após a suspensão da medicação.

Para mulheres com sintomas que não respondem ao tratamento clínico, há várias opções de tratamento disponíveis. A miomectomia é um procedimento para a remoção de leiomiomas com subsequente reparo dos defeitos resultantes na parede uterina a fim de preservar o útero. A miomectomia costuma ser oferecida a mulheres que desejam manter sua fertilidade. Algumas mulheres que não desejam gestar também escolhem essa opção. A miomectomia é realizada por laparotomia, laparoscopia ou histeroscopia dependendo da localização, número e tamanho dos leiomiomas. As mulheres com prole completa e que desejam uma alternativa à histerectomia podem optar pela embolização de artéria uterina ou pela cirurgia focalizada guiada por ultrassom, ambas projetadas para diminuir o tamanho das lesões. A embolização envolve a redução do fluxo sanguíneo para o útero por meio da oclusão de vasos para a lesão usando a angiografia. Foi relatado que o útero e os fibroides diminuem de tamanho entre um terço e a metade. Sangramento e pressão pélvica melhoram em 80 a 90% das mulheres. A histerectomia é o tratamento definitivo para mulheres com miomas sintomáticos. As alternativas à histerectomia abdominal total incluem histerectomia vaginal, histerectomia supracervical e histerectomia laparoscópica.

▶ Prognóstico

A miomectomia resulta em melhora dos sintomas em 80% das mulheres. Dez por cento das mulheres submetidas à miomectomia necessitam de cirurgia adicional para lesões recorrentes e 50% desenvolverão leiomiomas recorrentes.

▼ CIRURGIA PARA DOENÇA UTERINA MALIGNA

Câncer de endométrio

O carcinoma de endométrio é a neoplasia maligna ginecológica mais comum nos Estados Unidos. Ele é, primariamente, uma doença de mulheres pós-menopáusicas. Os tumores são agrupados nos tipos I e II com base na etiologia subjacente. Os tumores de tipo I mais comuns surgem por estimulação estrogênica prolongada do endométrio. O estrogênio é mais comumente a estrona endogenamente produzida que surge pela conversão da androstenediona feita pela aromatase nos adipócitos periféricos. As mulheres obesas produzem muito mais estrogênio e têm risco muito maior de desenvolver esse câncer. Os estrogênios exógenos prescritos sem progestina concomitante nas mulheres pós-menopáusicas aumentam muito o risco de câncer de endométrio, da mesma forma que o tratamento com outros agonistas dos receptores de estrogênios, como o tamoxifeno prescrito para tratamento ou prevenção do câncer de mama. Outros fatores de risco para o desenvolvimento do câncer de endométrio incluem diabetes, menarca precoce, menopausa tardia e baixa paridade. Os contraceptivos orais são protetores contra esse câncer. Também estão em risco as mulheres pré-menopáusicas com anovulação crônica, como aquelas com síndrome dos ovários policísticos.

A hiperplasia complexa com atipia é uma lesão precursora para o câncer de endométrio tipo I. Esses tumores geralmente expressam receptores de estrogênio e progesterona. O câncer de endométrio tipo II consiste em anaplásico ou alto grau, seroso papilar, células claras e carcinomas epidermoides. Esses tumores raramente expressam receptores de estrogênio e progesterona e não se acredita que eles resultem de estimulação estrogênica. Os fatores prognósticos adversos incluem grau, histologia, profundidade da invasão no miométrio, extensão cervical, tamanho tumoral e extensão além do útero.

O câncer de endométrio é estagiado cirurgicamente conforme mostrado na Tabela 39-5.

▶ Achados clínicos

O sangramento pós-menopáusico é o sintoma de apresentação em cerca de 90% dos casos e deve ser considerado como câncer até que se prove o contrário. As etiologias comuns do sangramento pós-menopáusico incluem sangramento fisiológico por terapia de reposição hormonal (27%), pólipos benignos (7-23%), cervicite (6-14%), carcinoma de endométrio (13-16%), atrofia (10%), carcinoma cervical (1-4%). Apesar da avaliação, até 20 a 23% dos casos não terão uma etiologia definida. A estenose cervical com piométrio ou hematométrio é altamente sugestiva de carcinoma de endométrio. A dor não é um sintoma comum.

Tabela 39-5 Estadiamento FIGO para câncer de endométrio

Estágio FIGO	Revisado 2009
Estágio I IA IB	Tumor confinado ao corpo uterino Ausência de invasão ou menos de 50% de invasão do miométrio Invasão igual ou maior que 50% do miométrio
Estágio II	Tumor invade o estroma cervical, mas não se estende além do útero
Estágio III IIIA IIIB IIIC IIIC-1 IIIC-2	Disseminação local e/ou regional. Citologia positiva deve ser relatada em separado sem mudança do estágio Tumor invade serosa e/ou anexos Envolvimento vaginal e/ou de paramétrio (direto ou metástases) Metástases para linfonodos pélvicos e/ou para-aórticos Linfonodos pélvicos positivos Linfonodos para-aórticos positivos com ou sem linfonodos pélvicos positivos
Estágio IVA	Tumor invade mucosa vesical ou intestinal
Estágio IVB	Metástases distantes, incluindo linfonodos intra-abdominais e/ou inguinais
Grau 1	
Grau 2	
Grau 3	

O grau do tumor se relaciona com a proporção de padrão de crescimento sólido não escamoso no tumor. O grau 1 compreende ≤ 5% de padrão de crescimento sólido não escamoso; o grau 2 tem 6 a 50% de padrão de crescimento sólido não escamoso; e o grau 3 tem > 50% de padrão de crescimento sólido não escamoso. (Reproduzida com permissão de Pecorelli S: Revised FIGO staging for carcinoma of the vulva, cervix, and endometrium. *Int J Gynecol Obstet.* 2009 May;105(2):103-4.)

A citologia vaginal é positiva em 40 a 80% dos casos, mas é totalmente não confiável como ferramenta diagnóstica para o câncer de endométrio. A biópsia de endométrio realizada em consultório com o uso de um instrumento de biópsia descartável é altamente sensível. Se a biópsia de endométrio não fornecer um diagnóstico definitivo, a dilatação e a curetagem da endocérvice e endométrio é definitiva.

O carcinoma de endométrio tipo II pouco diferenciado ou de tipos histológicos adversos pode se disseminar de forma relativamente precoce no curso da doença. A disseminação metastática pode ocorrer para a vagina, linfonodos regionais pélvicos e para-aórticos, ovários, pulmões, cérebro e ossos. O local mais frequente de recorrência após o tratamento para carcinoma de endométrio é a cúpula vaginal.

▶ Prevenção

Foi demonstrado que os contraceptivos orais reduzem o risco de câncer de endométrio em até 50% dependendo da duração do tratamento. A terapia com progestina reduzirá a possibilidade de carcinoma de endométrio nas pacientes anovulatórias, bem como nas mulheres pós-menopáusicas que recebem terapia de reposição com estrogênios. As progestinas em ACOs e em regimes de reposição hormonal causam *downregulation* dos receptores de estrogênio e atrofia do endométrio.

▶ Tratamento

O câncer de endométrio é estagiado cirurgicamente. A abordagem cirúrgica para o procedimento de estadiamento pode ser a laparotomia ou a laparoscopia. O tratamento definitivo inclui histerectomia total, salpingo-ooforectomia bilateral, linfadenectomia pélvica e para-aórtica e lavados peritoneais da pelve para os cânceres tipo I. Para as lesões tipo II, a omentectomia costuma ser acrescentada. A linfadenectomia é, algumas vezes, omitida em pacientes com lesões tipo I com risco baixo, como cânceres pequenos de grau 1 sem invasão de miométrio.

Se o colo uterino estiver macroscopicamente envolvido, as pacientes podem receber radioterapia pré-operatória seguida por histerectomia total, salpingo-ooforectomia bilateral, linfadenectomia pélvica e para-aórtica e lavados peritoneais da pelve. De modo alternativo, pode ser realizada uma histerectomia radical com salpingo-ooforectomia bilateral e linfadenectomia pélvica e para-aórtica sem a radioterapia pré-operatória. A histerectomia radical inclui a remoção do terço superior da vagina e dos ligamentos cardinais do colo do útero e uterossacrais.

A terapia adjuvante com radioterapia pélvica é administrada a pacientes com extensão para o colo uterino (estágio II); invasão profunda de miométrio com uma lesão tipo I grau 3; ou extensão vaginal (estágio IIIB). Um ensaio clínico randomizado comparando a radioterapia com a quimioterapia com cisplatina e doxorrubicina mostrou um benefício de sobrevida para as pacientes com linfonodos positivos (estágio IIIC) tratadas com quimioterapia. As lesões metastáticas e tipo II, como os carcinomas serosos papilares, têm muita chance de recorrer após a cirurgia independentemente do estágio. Em geral, esses tumores são tratados com terapia multimodal usando uma combinação de radioterapia e quimioterapia.

A doença metastática ou recorrente costuma ser tratada com a terapia multimodal usando cirurgia, radioterapia e/ou quimioterapia com base na localização, tamanho e histologia das lesões. As combinações de quimioterapia geralmente incluem um derivado de cisplatina com paclitaxel ou doxorrubicina ou um regime triplo combinando todos os três fármacos. O câncer metastático de tipo I pode ser tratado com a terapia com progestogênios.

▶ Prognóstico

A sobrevida em 5 anos é de cerca de 70 a 90% para a doença em estágio I, dependendo do grau e da invasão do miométrio. A sobrevida cai para cerca de 60% no estágio II. O prognóstico é pior nos casos de tumores anaplásicos, penetração profunda no miométrio e ausência de receptores de estrogênio e progesterona.

Sarcoma uterino

Os sarcomas uterinos caem em três grupos histológicos, incluindo leiomiossarcomas, sarcoma do estroma endometrial e carcinossarcomas. Esses tumores são raros, sendo responsáveis por cerca de 3% das neoplasias uterinas. Os sarcomas uterinos se disseminam por via hematogênica e linfática além da extensão direta. Pulmões e fígado são locais frequentes de metástases e recorrência.

Em pacientes cujo tumor está confinado aos órgãos pélvicos, o tratamento consiste em histerectomia total, salpingo-ooforectomia bilateral, linfadenectomia pélvica e para-aórtica, omentectomia e lavados peritoneais da pelve. Não há ensaios clínicos randomizados documentando benefício da sobrevida para a terapia adjuvante com quimioterapia ou radiotearpia. Porém, a radioterapia e/ou quimioterapia pós-operatória individualizada pode ser oferecida com base no prognóstico ruim desses tumores. A radioterapia reduz as recorrências pélvicas, mas não parece melhorar a sobrevida global.

O desfecho para pacientes com sarcoma uterino depende do grau e estágio do tumor. Os leiomiossarcomas com mais de dez mitoses em dez campos de grande aumento têm prognóstico ruim, com recorrência dentro de 5 anos em cerca de dois terços das pacientes. Cerca de 40% das pacientes com carcinossarcoma sobrevivem. A recorrência tardia isolada do leiomiossarcoma no pulmão é tratada por ressecção do lobo afetado, geralmente com boas taxas de resgate de cerca de 50% em 2 anos.

Gencitabina e taxotere é a combinação com a maior probabilidade de resposta para o leiomiossarcoma metastático ou recorrente. A terapia com alta dose de progestina é muito eficaz para o tratamento do sarcoma de endométrio metastático de baixo grau. O carcinossarcoma é mais eficazmente tratado com combinação com cisplatina e ifosfamida ou ifosfamida e paclitaxel.

Doença trofoblástica gestacional

Doença trofoblástica gestacional refere-se ao tumor que surge a partir do tecido placentário. Eles são únicos entre todas as neoplasias pelo fato de que seu complemento genético é fornecido pelo pai, resultando, dessa forma, em um tumor com material genético e marcadores estranhos à paciente. As doenças trofoblásticas gestacionais podem ser divididas em tipos pré-invasivos ou invasivos. Os tipos pré-invasivos incluem as molas hidatiformes completas e parciais.

A frequência da mola hidatiforme é de cerca de 1:700 a 1:2.000 gestações nos Estados Unidos, Canadá e Europa Ocidental e cerca de 1:85 a 1:520 gestações na Ásia. A mola hidatiforme é mais comum em mulheres com mais de 40 anos de idade. Um histórico prévio de doença trofoblástica gestacional aumenta de maneira significativa o risco de recorrência em uma gestação futura.

O aspecto macroscópico de uma mola hidatiforme está relacionado com as vilosidades hidrópicas na ausência de uma circulação fetal. O aspecto histológico revela graus variáveis de proliferação trofoblástica. As molas hidatiformes podem ser classificadas como completas ou parciais com base na citogenética e na histopatologia. Essas características são comparadas na Tabela 39-6. A maioria das molas completas tem cariótipo 46XX, com cromossomos exclusivamente de origem paterna. Normalmente, as molas parciais são triploides com 69XXX ou 69XXY, onde dois ou três conjuntos de cromossomos têm origem paterna. As molas completas não estão associadas com um feto em desenvolvimento, e as molas parciais podem incluir um feto que costuma ser pequeno e tem múltiplas anomalias.

A doença trofoblástica gestacional invasiva é classificada como mola invasora, coriocarcinoma ou tumor trofoblástico de sítio placentário. A mola invasora é diagnosticada após 15% das molas completas e em 3,5% das molas parciais. Ocorrem metástases em 4% das molas completas e em 0,6% das molas parciais. O coriocarcinoma surge após 3 a 7% das molas hidatiformes e em 1:40.000 gestações a termo. De todos os casos de coriocarcinoma, 50% são precedidos por uma mola, 25% por abortamento espontâneo e 25% por gestação a termo. O tumor trofoblástico de sítio placentário (TTSP) é uma variante muito rara com apenas 55 casos relatados na literatura até 1991.

A mola invasora é formada por trofoblastos hiperplásicos com vilos invadindo o miométrio. O coriocarcinoma envolve as camadas do sinciciotrofoblastos sem vilos e demonstra invasão do miométrio ou de outros tecidos. A necrose e hemorragia são comuns. O TTSP é formado por citotrofoblastos intermediários.

A gonadotrofina coriônica humana (β-hCG) é um marcador tumoral clinicamente útil para todos os tipos de doença trofoblástica gestacional pré-invasivas e invasivas, com exceção do TTSP, onde o lactogênio placentário humano (hPL) pode estar elevado.

▶ Achados clínicos

O sintoma de apresentação mais comum com a mola hidatiforme é o sangramento vaginal, ocorrendo em 97% das molas completas e em 73% das molas parciais. Ao exame pélvico, cerca de 50% das molas completas e 8% das molas parciais revelarão um tamanho uterino maior do que o esperado para uma determinada idade gestacional. Os cistos teca-luteínicos são cistos ovarianos fisiológicos que resultam da hiperestimulação por níveis muito altos de β-hCG produzidos por 50% das molas completas. Normalmente, esses cistos melhoram depois que os níveis de β-hCG regredirem após o tratamento adequado. Pode haver pré-eclâmpsia em 27% das mulheres com molas completas e praticamente nunca com as molas parciais. Pode haver o desenvolvimento de hipertireoidismo clínico em cerca de 7% das mulheres com molas completas e níveis muito altos de β-hCG devido à reatividade cruzada desse hormônio com o hormônio estimulante da tireoide. Uma complicação rara, mas potencialmente fatal, é a embolização trofoblástica para os pulmões durante ou após a evacuação de grandes molas completas.

O diagnóstico costuma ser confirmado por ultrassonografia ou valores de β-hCG. Os níveis séricos de β-hCG estão acima de 100.000 mUI/mL em 46% das mulheres com molas completas, e esses valores persistem além da 12ª semana de gestação, o que não deve ser observado em uma gestação normal. Em geral, a ultrassonografia demonstrará múltiplas pequenas imagens sonolucentes devido aos vilos hidrópicos. Em uma mola parcial, o feto, quando presente, geralmente será pequeno e acometido de múltiplas anomalias.

▶ Diagnóstico diferencial

A ameaça de abortamento ou o abortamento retido estará presente com sintomas semelhantes de sangramento e ambos são mais prováveis que a doença trofoblástica gestacional. Uma gestação múltipla deve ser considerada, pois isso pode produzir níveis incomumente elevados de β-hCG, além de tamanho uterino maior do que a data gestacional.

▶ Complicações

As metástases são mais comuns com o coriocarcinoma, mas podem ocorrer com qualquer dos tipos invasivos de doença

Tabela 39-6 Características das molas hidatiformes

Característica	Mola completa	Mola parcial
Cariótipo	46XX (90%) 46XY (10%) Todos os cromossomos paternos	Triploide (90%) 69XXX ou 69XXY Diploide (10%) 46 cromossomos paternos
Feto	Ausente	Geralmente presente
Edema viloso	Proeminente e difuso	Focal ou ausente
Hemácias fetais	Nenhuma	Geralmente presentes
Proliferação de trofoblastos	Proeminente	Leve a moderada
Probabilidade de invasão local	15%	3,5%
Probabilidade de metástases	4%	0,6%

trofoblástica gestacional. Os locais mais comuns de disseminação incluem pulmões (80%), vagina (30%), pelve (20%), cérebro ou fígado (10%), intestino ou rins ou baço (< 5%). Diferentemente de todos os outros tumores, a doença metastática ainda é potencialmente curável em muitos pacientes.

▶ Tratamento

Após o estabelecimento de um diagnóstico de gestação molar, o útero deve ser evacuado por curetagem aspirativa. Todo o material é submetido à análise histológica e citogenética. Os cistos teca-luteínicos dos ovários regridem após o tratamento da mola e não devem ser excisados cirurgicamente.

Após a evacuação do útero, devem ser monitorados semanalmente os níveis de β-hCG até que estejam normalizados por 3 semanas; seguido por exames mensais por 6 a 12 meses dependendo da avaliação dos fatores de risco pré-tratamento. Se o nível de β-hCG atingir um platô por 3 semanas ou subir por 2 semanas, deve-se suspeitar de doença trofoblástica gestacional invasora, incluindo mola invasiva ou coriocarcinoma. A contracepção eficaz durante a fase de vigilância é importante para não complicar a interpretação do β-hCG.

As pacientes com doença trofoblástica gestacional invasora ou persistente devem ser investigadas para metástases por meio de exame pélvico, TC de crânio, tórax, abdome e pelve, hemograma completo, exames de função renal e hepática. A punção lombar para a detecção de metástases ocultas no sistema nervoso central é, algumas vezes, necessária.

O estadiamento dos tumores trofoblásticos gestacionais é descrito na Tabela 39-7. Diferentemente de outras neoplasias, a doença trofoblástica gestacional é estadiada com o uso de um sistema não anatômico baseado em fatores prognósticos. O estadiamento atual da FIGO combina o estadiamento anatômico com o sistema de escore prognóstico modificado da OMS. Para a doença em estágio anatômico I, o risco é geralmente baixo e para a doença em estágio anatômico IV, o risco costuma ser alto. A doença em estágios II e III é mais bem estratificada com o sistema de escore prognóstico modificado da OMS. O estágio é registrado como estágio anatômico e escore FIGO modificado da OMS, separado por dois pontos (:).

A quimioterapia com agente único é o tratamento preferido para pacientes com doença em estágio I ou de baixo risco que desejam manter as opções de reprodução. Se a gestação futura não for um problema, as pacientes com mola invasiva podem ser tratadas com histerectomia e possível quimioterapia adjuvante. Os regimes preferidos para a terapia de agente único incluem metotrexato ou dactinomicina. Ambos esses regimes podem ser tóxicos e devem ser administrados sob a orientação de um

Tabela 39-7 Estadiamento anatômico FIGO para a doença trofoblástica gestacional

Estadiamento FIGO	Descrição
Estágio I	Doença confinada ao útero
Estágio II	A DTG se estende para fora do útero, mas está limitada a estruturas genitais, incluindo anexos, vagina, ligamento largo
Estágio III	A DTG se estende para pulmões com ou sem envolvimento do trato genital
Estágio IV	Todos os outros locais de metástases

Sistema de escore prognóstico modificado da OMS conforme adaptado pela FIGO

Descrição	Escore			
Fator	0	1	2	4
Idade (anos)	< 40	≥ 40		
Tipo de gestação antecedente	Mola	Abortamento	Termo	
Intervalo da gestação ao tratamento (meses)	< 4	4 – < 7	7 – 13	≥ 13
β-hCG pré-tratamento (mUI/L)	< 10^3	10^3 – 10^4	10^4 – 10^5	≥ 10^5
Tamanho do tumor incluindo o útero (cm)	–	3 – 5	≥ 5	–
Local de metástases	Pulmão	Baço Rim	GI	Cérebro Fígado
Número de metástases	0	1 – 4	5 – 8	> 8
Falhas em regimes prévios de quimioterapia			Única	≥ 2

Total: Se o escore for ≥ 7, a paciente é de alto risco e necessita de quimioterapia intensiva com múltiplos agentes. O estadiamento atual combina o estadiamento anatômico com o sistema de escore prognóstico modificado da OMS. O estágio é registrado como estágio anatômico e escore da OMS modificado pela FIGO, separado por dois pontos. Exemplo de formato: Estágio IV:8.

oncologista ginecológico ou oncologista clínico. A doença trofoblástica gestacional de risco intermediário e alto deve receber quimioterapia combinada agressiva. O regime relatado como mais eficaz inclui etoposide, metotrexato, dactinomicina, ciclofosfamida e vincristina (EMACO). Há, algumas vezes, espaço para a cirurgia ou radioterapia em locais selecionados de doença metastática, e o metotrexato intratecal é, de vez em quando, necessário para tratamento da doença do sistema nervoso central.

▶ Prognóstico

O prognóstico para a cura dos tumores trofoblásticos gestacionais é excelente, incluindo casos com metástases pulmonares, que ainda são considerados de baixo risco. É relatada uma sobrevida em 5 anos de até 85% em casos com doença metastática de alto risco. A recorrência da doença trofoblástica gestacional em uma gestação futura tem um risco relativo de 20 a 40, mas, em termos absolutos, isso se traduz em um risco de recorrência de menos de 5%. Durante qualquer gestação subsequente, a ultrassonografia é recomendada. A placenta deve ser examinada após o parto e o β-hCG, monitorado até a normalização.

CIRURGIA PARA DOENÇA BENIGNA DA TUBA UTERINA

Infertilidade atribuída a doença da tuba uterina

A infertilidade é definida como a falha da concepção após 1 ano de atividade coital normal sem uso de contraceptivos. Cerca de 15% dos casais são inférteis por essa definição. Quando a etiologia da infertilidade é avaliada, cerca de 40% dos casos serão atribuídos à infertilidade de fator masculino, incluindo baixa contagem espermática, déficit de motilidade ou espermatozoides com morfologia anormal. As anormalidades anatômicas dos órgãos pélvicos são a causa isolada mais importante de infertilidade nas mulheres, sendo a infertilidade de fator tubário a causa mais comum de infertilidade.

As causas comuns de infertilidade de fator tubário incluem salpingite aguda ou crônica, endometriose e aderências por apendicite prévia com ruptura ou cirurgia. As infecções por *Chlamydia* ou gonorreia são as causas mais comuns de dano tubário causando infertilidade. O desejo de reverter uma esterilização tubária prévia também pode ser uma razão para a cirurgia tubária. Um terço dos casais inférteis tem mais de um problema.

▶ História

É importante obter informações sobre histórico de doenças sexualmente transmissíveis, doença inflamatória pélvica, cirurgia pélvica, dor cíclica ou dispareunia.

▶ Achados clínicos

O tamanho e a mobilidade do útero devem ser avaliados. Os anexos devem ser palpados para a pesquisa de massas compatível com endometrioma ou hidrossalpinge, em especial. A presença de nodularidade ou dor à palpação em fundo de saco ou ligamento uterossacral sugere endometriose. A ultrassonografia pode revelar a presença de massas isoecoicas, sugerindo endometriose ou uma massa tubular compatível com hidrossalpinge. A histerossalpingografia, um exame que envolve a avaliação fluoroscópica da permeabilidade tubária por meio da injeção transcervical de contraste radiopaco dentro do útero, pode revelar uma obstrução tubária, incluindo a sua localização. O uso de contraste hidrossolúvel está indicado para a primeira tentativa e, se for observada uma oclusão, um meio de contraste oleoso pode ser subsequentemente utilizado. A histerossalpingografia com meio de contraste a base de óleo é relatada como tendo benefício terapêutico.

A laparoscopia é necessária se a avaliação de anormalidades anatômicas for inconclusiva. As intervenções terapêuticas, incluindo lise de aderências ou ablação de implantes endometriais, podem ser eficazes. Se a laparoscopia for realizada após uma histerossalpingografia normal, 24% apresentarão endometriose leve e 6% das pacientes terão aderências.

▶ Tratamento

Os procedimentos de tuboplastia podem ser realizados para restaurar a patência tubária. Porém, a fertilização *in vitro* se tornou uma intervenção muito mais popular nos últimos anos para o tratamento da infertilidade atribuída à oclusão tubária, ou quando múltiplos fatores de infertilidade afetam o casal. A hidrossalpinge costuma ser tratada com salpingectomia a fim de otimizar a fertilização *in vitro* subsequente. Outros fatores de significância prognóstica incluem idade do casal e a presença de outras causas de infertilidade, incluindo disfunção ovulatória ou infertilidade de fator masculino.

As gestações heterotópicas e as gestações múltiplas são muito mais prováveis nas pacientes submetidas à fertilização *in vitro* do que na população geral.

▶ Prognóstico

A idade e a gravidade da doença tubária são prognosticadoras do sucesso. As mulheres com aderências leves e idade menor que 35 anos têm as maiores taxas de sucesso, aproximando-se de 70%. Para a doença tubária grave, o sucesso é de menos de 15%. A gestação ectópica é vinte vezes mais provável com um histórico de cirurgia ou cicatriz preexistente em tuba uterina (ou de Falópio) resultando em incidência de 10%. As taxas de sucesso da FIV variam conforme o programa e, geralmente, têm melhorado de forma constante nos últimos anos. As decisões em relação a planejamento de cirurgia tubária *versus* FIV devem levar em conta os custos relativos e as taxas de sucesso.

Gestação ectópica

A gestação ectópica é a implantação de uma gestação viável em qualquer local que não dentro do revestimento endometrial do útero. Os fatores de risco para gestação ectópica incluem cirurgia tubária prévia, gestação ectópica prévia, história de doença inflamatória pélvica ou infecção por *Chlamydia* e gestação que ocorre por técnicas de reprodução assistida. O tabagismo e a história de infertilidade também estão associados com risco aumentado de gestação ectópica. Mais de 95% das gestações ectópicas ocorrem na tuba de Falópio, geralmente na porção da ampola tubária. Uma localização menos comum inclui a gestação intersticial dentro da luz tubária no local onde a tuba passa pelo miométrio. Locais raros incluem colo uterino, ovários, omento, pelve e abdome. A gestação heterotópica se refere à rara ocorrência de uma gestação intrauterina com uma gestação ectópica sincrônica. A incidência de gestação heterotópica aumentou de uma taxa espontânea de 1:30.000 gestações para 0,1 a 1% em gestações que surgem por tecnologia de reprodução assistida.

Foi relatada a incidência de gestação ectópica em cerca de 2% das gestações, embora a incidência real seja difícil de determinar devido ao potencial para a resolução espontânea de algumas gestações ectópicas, resultando em doença não reconhecida, além de subnotificação de gestações ectópicas iniciais tratadas clinicamente em vez de cirurgicamente. As gestantes com dor ou sangramento têm uma incidência de gestação ectópica quatro vezes maior. A morbidade primária potencial da gestação ectópica é a possibilidade de ruptura da tuba de Falópio ou de outros locais de implantação com resultante hemorragia. A falha em fazer um diagnóstico em tempo hábil pode resultar em choque hemorrágico e morte.

▶ Sinais e sintomas

As pacientes geralmente apresentarão amenorreia e um diagnóstico de gestação. Ocorre sangramento irregular subsequente em muitos casos, mas não em todos. No início da evolução da gestação ectópica, as pacientes podem ser assintomáticas. A presença de dor também é variável. Os sintomas clássicos de uma gestação ectópica rota incluem dor abdominal intensa, dor referida no ombro e instabilidade hemodinâmica. Ao exame pélvico pode ou não haver uma massa em anexos. O útero costuma estar um pouco aumentado de tamanho e amolecido secundariamente à influência hormonal da gestação ectópica.

▶ Exames diagnósticos

As células trofoblásticas do blastocisto produzem β-hCG, que pode ser detectado logo após a implantação. A elevação do β-hCG é logarítmica, com um tempo de duplicação de cerca de 48 horas. O β-hCG deve aumentar pelo menos 66% a cada 48 horas em 85% das gestações normais e alcançará um platô na gestação normal no final do primeiro trimestre. As gestações ectópicas mostram uma elevação mais lenta do β-hCG no geral, com exceção de 15% dos casos. Um β-hCG absoluto não permite a distinção entre uma gestação ectópica e uma gestação intrauterina não viável.

A ultrassonografia transvaginal tem quase 100% de sensibilidade para a detecção de gestação intrauterina desde que se tenha cuidado para discriminar entre uma gestação real e o pseudossaco, definido como líquido intrauterino, que pode ser confundido com uma gestação intrauterina. Um saco gestacional verdadeiro está localizado excentricamente no útero e deve demonstrar um polo fetal. A ausência de uma gestação intrauterina em casos de um β-hCG positivo é fortemente sugestivo de uma gestação ectópica se o valor do β-hCG estiver acima do limiar discriminatório da ultrassonografia transvaginal para detectar um saco gestacional. Tem sido relatado que o limiar discriminatório ocorre com valores de β-hCG acima de 1.500 a 3.000 mUI/mL, embora variáveis, como índice de massa corporal, qualidade do equipamento de ultrassom e a experiência do profissional de ultrassonografia tenham impacto sobre o valor de limiar. O diagnóstico de gestação ectópica por localização ultrassonográfica direta da gestação é muito menos acurada do que a detecção de implantação intrauterina.

Outros exames úteis incluem a obtenção de um hemograma para a avaliação de anemia além dos níveis séricos de progesterona. A variabilidade dos valores de progesterona na gestação normal limita a utilidade desse exame para o diagnóstico de gestação ectópica.

▶ Tratamento

Se o β-hCG mostrar uma taxa de elevação anormal, incluindo platô, elevação lenta ou valores declinantes, há necessidade de ultrassonografia. Porém, se o valor do β-hCG estiver abaixo do limiar discriminatório, a curetagem com sucção é útil para diferenciar entre uma gestação intrauterina não viável e uma gestação ectópica. A ausência de vilos coriônicos no material da curetagem na presença de um hCG elevado é prognosticadora de uma gestação ectópica, embora na gestação inicial a curetagem possa ser falso-negativa para vilos.

O tratamento de uma gestação ectópica é cirúrgico ou medicamentoso, dependendo de muitas variáveis. A abordagem cirúrgica é definitiva, mas é invasiva e mais cara que o tratamento medicamentoso. O tratamento medicamentoso tem uma taxa de sucesso de 90%, se as pacientes forem selecionadas adequadamente. O metotrexato é utilizado para o tratamento medicamentoso. As indicações adequadas para o tratamento medicamentoso exigem uma paciente hemodinamicamente estável que colabore com o tratamento e que não tenha contraindicações ao metotrexato. As contraindicações relativas incluem um saco gestacional > 3,5 cm, presença de batimentos cardíacos fetais, ou um valor de β-hCG > 15.000 mUI/mL. A administração de uma única dose de metotrexato tem eficácia relatada de 84%. O uso de regimes de múltiplas doses aumenta a taxa de sucesso. A ausência de queda do valor de β-hCG em pelo menos 15% dentro de 4 a 7 dias após o tratamento indica que há indicação de metotrexato adicional ou cirurgia. As pacientes Rh-negativas recebem imunoglobulina $RH_0(D)$ independentemente de tratamento clínico ou cirúrgico. Outros desenvolvimentos no tratamento clínico incluem o uso de outros agentes, como cloreto de potássio, prostaglandinas e mifepristona, mas esses agentes não foram tão bem estudados como o metotrexato.

As opções cirúrgicas para o tratamento da gestação ectópica visam remover a gestação ectópica e preservar a função das tubas de Falópio, quando possível. Se a paciente estiver hemodinamicamente estável, a abordagem laparoscópica costuma ser preferida. Se a paciente apresentar choque ou se o abdome estiver distendido por sangue, há necessidade de laparotomia de emergência. Se a tuba de Falópio estiver em boas condições gerais, é possível realizar uma salpingostomia onde a porção envolvida da tuba de Falópio é removida por meio de uma incisão na porção antimesosalpinge da tuba, deixando o restante da tuba intacta. Se a tuba apresentar dano mais extenso, é recomendada a salpingectomia completa ou parcial. Se forem utilizadas abordagens conservadoras para preservar a tuba de Falópio, o valor do β-hCG deve ser monitorado no pós-operatório até que ocorra a sua normalização.

O tratamento expectante de uma gestação ectópica documentada pode ser uma opção em pacientes estáveis se o valor do β-hCG for menor que 200 mUI/mL e estiver diminuindo. As pacientes devem ser aconselhadas em relação aos riscos de ruptura e hemorragia e o tratamento de emergência, prontamente disponível.

▶ Contracepção

A contracepção para evitar gestações indesejadas pode ser obtida com o uso de métodos reversíveis ou permanentes. Os métodos reversíveis incluem contraceptivos hormonais por via oral, transcutânea ou subcutânea; progestogênios injetáveis de longa ação; DIU; e preservativos, para citar alguns. Os contraceptivos modernos tipo DIU contêm hormônios progestogênios ou cobre, liberados em baixas doses na cavidade uterina onde inibem a motilidade espermática e bloqueiam a fertilização. Eles são inseridos como procedimento ambulatorial, sem a necessidade de anestésico local ou dilatação cervical na maioria dos casos. Tanto os dispositivos com cobre como aqueles com progestinas são altamente eficazes e duradouros. Os contraceptivos contemporâneos tipo DIU não aumentam o risco de infecção pélvica. Os dispositivos tipo DIU com liberação de progestina reduzem o fluxo menstrual em cerca de 50% e têm se mostrado igualmente eficazes para controle de sangramento uterino anormal, prevenção de hiperplasia durante terapia de reposição com estrogênios e tratamento de hiperplasia.

A contracepção com implante subdérmico utiliza baixas concentrações séricas de progestinas contraceptivas encontradas em pílulas contraceptivas para espessar o muco cervical e inibir a ovulação. Essas ações resultam em taxas de falha comparáveis àquelas relatadas após a esterilização e contracepção intrauterina. A sua duração de ação é aprovada pelo FDA por um período de 3 anos. Como os contraceptivos intrauterinos, o principal efeito colateral é a mudança no sangramento menstrual; a maioria das usuárias vivenciam uma redução na perda de sangue, mas um aumento no número de dias de sangramento, algumas vezes, em intervalos imprevisíveis.

Os implantes contraceptivos exigem a inserção subdérmica com um trocarte descartável com anestesia local, sendo removidos sob anestesia local por meio de uma pequena incisão. Esses procedimentos duram apenas alguns minutos e é raro haver dor e infecção. Os sistemas contemporâneos utilizam um bastão único e são mais fáceis de usar, têm uma vida mais curta e estão associados a padrões de sangramento um pouco mais aceitáveis do que os atualmente abandonados implantes de múltiplos bastões.

As gestações indesejadas resultam em cerca de um milhão de abortamentos por ano nos Estados Unidos. A aspiração uterina com o uso de bombas de vácuo manuais ou elétricas permite o abortamento eletivo seguro no primeiro trimestre, com uma taxa de mortalidade de menos de 1:200.000 procedimentos. A morbidade e a mortalidade do abortamento aumentam substancialmente conforme aumenta a duração da gestação.

As opções de esterilização permanente estão disponíveis para homens e mulheres. Antes da realização de qualquer procedimento de esterilização permanente, o médico deve aconselhar cuidadosamente e determinar se um método permanente de contracepção é adequado ao paciente. A reversão da esterilização permanente é cara e, muitas vezes, ineficaz. A esterilização masculina permanente por vasectomia é segura, eficaz com taxas de falha relatadas de 1,5 por 1.000 e minimamente invasiva. Para as mulheres, há várias opções de esterilização permanente. A maioria dos procedimentos para as mulheres é projetada para ocluir ou remover a tuba de Falópio por laparotomia ou laparoscopia. Isso inclui as cirurgias de laparotomia de Pomeroy, Irving, Uchida e Madelener, além dos procedimentos laparoscópicos com o uso de coagulação eletrocirúrgica unipolar ou bipolar das tubas de Falópio, aplicação de aneias de Silástico ou de clipes de marca registrada (Filshie, Hulka). A minilaparotomia para a oclusão tubária tipo Pomeroy costuma ser utilizada para a esterilização pós-parto. Atualmente, há um número limitado de métodos com marca registrada para a oclusão tubária transcervical baseada no acesso intrauterino do óstio tubário com o uso de um histeroscópio.

A taxa de falhas observada para os procedimentos de ligadura tubária varia entre 0,7 e 3,6%, o que se compara com a taxa de falha do DIU e dos implantes subdérmicos.

CIRURGIA PARA DOENÇA MALIGNA DAS TUBAS UTERINAS

Os tumores benignos e malignos das tubas de Falópio são muito raros. O adenocarcinoma da tuba de Falópio é responsável por menos de 1% dos cânceres do trato reprodutivo nas mulheres. As mulheres com mutações *BRCA1 e 2* têm risco aumentado de câncer de tubas de Falópio de maneira concordante com seu risco aumentado de câncer de ovário.

Os sintomas de apresentação mais comuns para o câncer das tubas de Falópio são sangramento vaginal pós-menopáusico ou histórico de corrimento vaginal aquoso intermitente e profuso. Este último sintoma é chamado de *hydrops tubae perfluens*. Uma massa acessória é, algumas vezes, mas nem sempre, palpável. Os marcadores tumorais como o CA-125 costumam estar elevados, embora a doença em estágio inicial possa resultar em elevação do CA-125 em menos da metade das pacientes com câncer de ovário ou tubas de Falópio. O diagnóstico de carcinoma de tubas de Falópio não costuma ser feito no pré-operatório.

O diagnóstico diferencial do câncer de tubas de Falópio inclui distúrbios que podem resultar em aumento de volume ou obstrução da tuba de Falópio distal. O exemplo mais comum seria a hidrossalpinge, onde a obstrução da tuba de Falópio resulta em acúmulo de líquido dentro da luz, causando distensão da tuba. As causas comuns de hidrossalpinge incluem infecção prévia ou ginecológica, o médico deve considerar diagnósticos não ginecológicos do sistema gastrintestinal, urinário e musculoesquelético além de problemas psicológicos e psicossomáticos. Os diagnósticos não ginecológicos mais comuns incluem síndrome do intestino irritável, doença inflamatória intestinal, nefrolitíase, cistite intersticial, hérnia ventral ou inguinal, estiramento muscular, lesão de nervo, depressão e somatização. É importante observar que as pacientes têm mais chances de ter sofrido violência sexual quando adultas ou crianças.

As causas ginecológicas de dor pélvica crônica são classificadas como de natureza cíclica ou contínua. As fontes de dor cíclica incluem dismenorreia primária, definida como menstruações dolorosas sem doença pélvica identificável; e dismenorreia secundária atribuível a condições patológicas, como endometriose e adenomiose. Pode ocorrer dor no meio do ciclo ovulatório, produzindo dor unilateral na metade do ciclo e que melhora após um ou dois dias. As fontes de dor contínua incluem endometriose e adenomiose e o prolapso de órgãos pélvicos, ambos discutidos anteriormente neste capítulo, além de salpingite crônica e aderências pélvicas. Outra causa de dor contínua é a síndrome do ovário remanescente, que ocorre quando tecido ovariano residual, após a ooforectomia, fica em localização retroperitoneal. A dor pode, algumas vezes, ser causada por degeneração de miomas ou por efeito de massa devido a grandes miomas.

▶ Achados clínicos

O exame pélvico exige a comunicação cuidadosa com a paciente para compreender onde e quando ocorre a sua dor. A identificação de anormalidades palpáveis e a localização da dor focal são importantes. Se uma massa pélvica for detectada, ela deve passar por rastreamento conforme discutido anteriormente na seção de massas anexiais deste capítulo. Um exame pélvico anormal tem cerca de 80% de valor preditivo para anormalidades pélvicas observada na laparoscopia.

▶ Tratamento

As causas não ginecológicas de dor são tratadas conforme o diagnóstico. A etiologia da dor ginecológica também é tratada conforme o diagnóstico. As mulheres em idade reprodutiva com dor cíclica podem receber tratamento consistindo em anti-inflamatórios não esteroides e supressão da ovulação, em geral com contraceptivos orais se for adequado para a idade e fatores de risco clínicos da paciente. A dor contínua atribuível à endometriose ou adenomiose é tratada da mesma forma. Outras causas de dor contínua incluem espasmo ou tensão na musculatura do assoalho pélvico. Fisioterapia e exercícios de "Kegel reverso" para relaxamento dos músculos costumam resultar em melhora. Um antimicrobiano pode ser prescrito se houver suspeita de infecção crônica, mas deve-se ter cuidado para tratar infecções documentadas e não prescrever antimicrobianos em excesso. A depressão concomitante é comum, geralmente surgindo como efeito secundário da dor em vez de etiologia primária. O tratamento com medicamentos antidepressivos costuma ser benéfico. A classe dos antidepressivos tricíclicos costuma ser mais eficaz que os inibidores da recaptação de serotonina para essa indicação. A dor grave e refratária pode necessitar da prescrição de opioides para o controle da dor. O médico deve usar um julgamento clínico cuidadoso em relação ao início de opioides em casos de dor crônica devido ao potencial para dependência e abuso. Costuma ser útil tratar essas pacientes com um contrato de opioides entre a paciente e seu médico para regular o uso do fármaco. O encaminhamento para um serviço multidisciplinar de dor costuma ser útil para casos difíceis ou refratários.

Se a dor for refratária ao tratamento clínico ou se o exame físico for anormal, está indicada a laparoscopia diagnóstica. Durante o procedimento laparoscópico, as estruturas do abdome superior, órgãos pélvicos e peritônio, apêndice, reto e colo sigmoide do intestino são cuidadosamente inspecionados. A doença mais comumente identificada é a endometriose, ocorrendo em um terço das pacientes, além de aderências em um terço dos casos. A maioria dos casos restantes não terá doença identificada. A presença de anormalidades pode não explicar a dor e o tratamento de doenças, como a endometriose, pode não resolver a dor.

As evidências de benefício terapêutico da laparoscopia para tratamento de dor pélvica são tênues na melhor das hipóteses. Os procedimentos que removem ou fazem ablação das aderências e endometriose podem ou não aliviar a dor. Se a dor for atribuível ao útero ou colo uterino e não puder ser controlada com procedimentos menores ou tratamento clínico, as opções incluem histerectomia; se a preservação da fertilidade for desejada, interrupção dos trajetos de nervos autonômicos pode ser obtida com uma neurectomia pressacral. A dor atribuída a grandes miomas, ou em degeneração, pode ser aliviada com procedimentos de embolização da artéria uterina, ou com a remoção cirúrgica dos leiomiomas, seja com histerectomia ou com miomectomia. A dismenorreia grave refratária ao tratamento clínico pode melhorar significativamente com a ablação endometrial.

Os dados publicados indicam que o tratamento laparoscópico produzirá uma redução a curto prazo na dor em cerca de 60 a 80% das pacientes, mas os benefícios a longo prazo não estão bem documentados. Em pacientes com prole completa ou que desejam tratamento definitivo, a histerectomia tem taxas relatadas de sucesso de até 95% se houver doença uterina, como miomas em degeneração. Se não for observada doença pélvica, 50 a 91% das pacientes experimentam melhora. A taxa de sucesso é ruim se a paciente tiver sintomas de depressão. As pacientes com endometriose também devem considerar a realização de salpingo-ooforectomia bilateral para minimizar a dor por implantes residuais.

▶ Endometriose

A endometriose é definida como tecido endometrial funcionante extrauterino. Os locais mais comuns incluem ovários, ligamentos uterossacrais e fundo de saco. Menos comumente, tubas de Falópio, serosa uterina, colo sigmoide e reto, peritônio e intestino delgado ou mesentério são envolvidos. O endométrio ectópico é, algumas vezes, detectado em locais distantes, incluindo pulmões, linfonodos, locais de incisão cirúrgica, umbigo, períneo e mamas.

Acredita-se que a etiologia da endometriose seja um de três potenciais mecanismos: (1) menstruação retrógrada com implantação; (2) metaplasia de remanescentes de dutos müllerianos ou de epitélio celômico; e (3) disseminação linfática ou venosa. A menstruação retrógrada por meio das tubas uterinas é comum e raras vezes causa endometriose. Não se conhece os fatores que contribuem para a implantação e crescimento da endometriose. A obstrução ao fluxo de saída uterino por estenose cervical ou anomalias congênitas, como hímen imperfurado, aumenta a probabilidade de desenvolvimento da endometriose.

A endometriose pode ocorrer a qualquer momento após o início da menarca e irá praticamente regredir após a menopausa. A prevalência de endometriose é difícil de determinar, pois muitas mulheres com a doença são assintomáticas. A prevalência estimada de endometriose é de cerca de 15 a 20%. A endometriose pode causar fibrose que prejudica a fertilidade. Como consequência disso, o diagnóstico de endometriose durante uma avaliação de infertilidade é mais alto, com até 20 a 47% das pacientes sendo acometidas. De modo inverso, nas mulheres com fertilidade comprovada e que optam por esterilização tubária apresentam endometriose em apenas 1 a 5% dos casos. A incidência de endometriose é maior nas mulheres que retardam a gravidez ou nas mulheres com histórico familiar da doença. Pode haver toxinas ambientais que predispõem à endometriose, como a dioxina. Gestação e contraceptivos hormonais são protetores.

Pode haver surgimento de carcinoma em endometriose de qualquer local, sendo mais comumente de histologia endometrioide. O carcinoma de células claras é raro e mais agressivo.

▶ Classificação

Um sistema de estadiamento anatômico para a endometriose foi desenvolvido pela American Society of Reproductive Medicine (Fig. 39-9). O sistema de classificação revisado da AFS é aceito no mundo todo. O sistema de estadiamento é amplamente preditivo do desfecho com o tratamento. O estágio da endometriose não se correlaciona bem com os sintomas de dor. Foram propostos sistemas alternativos que reconhecem a apresentação variada da endometriose, além de terem sido propostos marcadores séricos.

▶ Sinais e sintomas

A endometriose frequentemente causa dor. A dor costuma iniciar um pouco antes da menstruação e continua durante a menstruação. A presença de dor e a sua intensidade são altamente variáveis. Algumas pacientes com doença extensa são assintomáticas, enquanto outras com pequenos implantes peritoneais podem ficar incapacitadas. Pode haver infertilidade inexplicada na endometriose assintomática. Os sintomas podem ocorrer em qualquer momento durante os anos reprodutivos, mas são mais comuns na terceira e quarta décadas de vida. Os sintomas geralmente melhoram com a menopausa a menos que a paciente receba um regime de reposição hormonal. As pacientes também podem apresentar dispareunia, tenesmo, dor lombar ou ciática. As manifestações raras podem incluir obstrução ureteral ou obstrução intestinal.

▶ Exame pélvico

O exame pélvico bimanual, incluindo o exame retovaginal, deve ser realizado. Os achados comuns incluem dor à palpação pélvica, massas anexiais e nodularidade mole no fundo de saco ou ao longo dos ligamentos uterossacrais. As massas anexiais atribuíveis à endometriose costumam ser bilaterais e são frequentemente imóveis devido a aderências ao longo do ligamento largo posterior.

▶ Exames

A descrição ultrassonográfica de massas isoecoicas dentro dos ovários é altamente sugestiva de endometrioma. As concentrações séricas de CA-125 estão elevadas acima de 35 U/mL em cerca de um terço das pacientes com doença avançada, o que complica o rastreamento de massas anexiais que podem ser benignas (endometriose) ou malignas. Após o tratamento cirúrgico ou clínico, a medida do CA-125 é um marcador útil para a eficácia do tratamento e recorrência da doença da mesma maneira que o marcador é usado para monitorar o tratamento do câncer de ovário.

O diagnóstico definitivo exige biópsia, geralmente obtida por laparoscopia. A biópsia diagnóstica exige a presença de glândulas e estroma. A localização e a extensão da doença são observadas no momento da cirurgia para completar o estadiamento da doença. Os implantes peritoneais característicos incluem as chamadas marcas de "pólvora queimada" do endométrio de coloração escura além de lesões vermelhas, azuis e brancas. A doença peritoneal pode ser plana ou elevada, incluindo um aspecto nodular ou vesicular. A laparotomia é, algumas vezes, necessária para grandes massas ovarianas ou para obstruções intestinais ou ureterais que podem estar presentes.

▶ Tratamento

O tratamento deve ser ajustado à gravidade dos sintomas, idade da paciente, desejo de fertilidade e estágio da doença. As opções terapêuticas incluem observação, tratamento clínico com hormônios e analgésicos, até a histerectomia com salpingo-ooforectomia bilateral. Uma abordagem conservadora é preferida para pacientes com mínimos sintomas ou com mínima doença pélvica mensurável no exame pélvico. Os exames de acompanhamento devem ser regularmente realizados, com o intervalo sendo determinado pela intensidade dos sintomas, idade da paciente, desejo de fertilidade e estágio da doença. Se os sintomas ou os achados físicos piorarem, o plano terapêutico pode ser trocado de acordo.

C. Não pode preservar a fertilidade em mulheres com doença microinvasiva.
D. Inclui a terapia sistêmica apenas para metástases a distância.
E. Costuma necessitar de radioterapia para metástases ósseas.

4. Os leiomiomas uterinos:
   A. Estão presentes em 20 a 30% das mulheres em idade reprodutiva.
   B. São mais comuns em mulheres brancas que em negras ou asiáticas.
   C. Costumam aparecer após a menopausa se não forem usados suplementos de estrogênios.
   D. Costumam ser monofocais, com um único tumor na parede uterina.
   E. Só podem ser tratados por histerectomia.

5. O diagnóstico diferencial de massas anexiais inclui:
   A. Endometrioma.
   B. Massa em apêndice.
   C. Leiomioma pedunculado.
   D. A, B e C.
   E. A e C apenas.

Cirurgia ortopédica

40

Kelly Vanderhave, MD

▼ CONSIDERAÇÕES GERAIS

As melhorias em projeto e materiais de implantes foram responsáveis por avanços significativos em nossa capacidade de tratar pacientes com problemas ortopédicos complexos. Como em todos os campos da medicina, a cirurgia ortopédica se tornou um grupo de subespecialidades nos últimos anos.

▼ TERMINOLOGIA

Varo e **valgo** são termos descritivos frequentemente usados para a caracterização de deformidades musculoesqueléticas angulares. Elas se referem à direção do ápice da deformidade em relação à linha média do corpo. Quando o ápice aponta para longe da linha média, a deformidade é chamada de varo; quando o ápice aponta para a linha média, a deformidade é chamada de valgo. Os "joelhos para dentro" são um exemplo de uma deformidade valgo, de modo que o ápice é definido pelos joelhos do paciente apontando em direção à linha média do corpo. De modo inverso, as "pernas arqueadas" são um exemplo de uma deformidade varo. Esses termos também podem ser aplicados a fraturas quando o ápice da deformidade é a própria fratura. A **cominuição** descreve uma fratura significativamente fragmentada. Uma fratura é deslocada quando os principais fragmentos ósseos estão afastados ou separados entre si. O deslocamento pode ainda ser subclassificado em deslocamento mínimo, moderado ou completo.

As **fraturas expostas** definem as fraturas com feridas sobrejacentes de modo que a fratura é exposta ao ambiente externo. As fraturas expostas podem ser evidentes no trauma significativo com perda substancial de tecidos moles ou podem ser mais sutis quando apenas um pequeno orifício é visível com a drenagem do hematoma da fratura. Como resultado, quando os pacientes são transferidos para outros hospitais ou instalações de cuidados de urgência, todas as talas devem ser removidas e a pele sobrejacente em todas as fraturas deve ser cuidadosamente inspecionada quanto à presença de lesões abertas. As fraturas expostas são emergências ortopédicas e devem ser abordadas com desbridamento cirúrgico imediato e irrigação para minimizar a possibilidade de subsequente desenvolvimento de infecção e não união associada da fratura.

Os deslocamentos articulares, também denominados luxações, também necessitam de tratamento imediato. A **redução** se refere à técnica usada para restaurar o alinhamento adequado de uma articulação ou fratura. As estruturas articulares ao redor da articulação ou fratura podem ser danificadas no momento da lesão. De modo alternativo, essas estruturas podem ser comprimidas ou torcidas pela deformidade resultante. Os pulsos arteriais devem sempre ser avaliados distalmente a uma lesão musculoesquelética, e ser cuidadosamente documentados. Muitas vezes, os pulsos ausentes são restaurados com a da luxação ou fratura. Se a redução não levar ao retorno adequado dos pulsos, é provável que haja laceração dos vasos; costuma haver necessidade de reparo e reconstrução precoces para restaurar a circulação distal do membro. As lesões vasculares reparadas antes da redução e estabilização da fratura ou articulação podem correr perigo de subsequente falha devido à instabilidade óssea. Os ortopedistas podem estabilizar fraturas e deslocamentos rapidamente usando fixação externa, criando uma condição de estabilidade no segmento sobre a qual pode ser feito o reparo vascular necessário.

A redução de articulação ou fratura pode ser feita por técnicas **abertas** ou **fechadas**. Uma fratura ou deslocamento é descrito como **instável** se houver elevada probabilidade de subsequente deformação após a realização da redução. Após a redução, as fraturas ou deslocamentos instáveis podem ser estabilizados por meios fechados ou abertos. O tratamento fechado pode envolver tração, armações tipo gessos, talas ou órteses; as técnicas abertas envolvem a exposição cirúrgica da fratura ou articulação e a redução seguida pela manutenção da redução com dispositivos de fixação interna ou externa. O tratamento cirúrgico de uma fratura ou deslocamento instável é, dessa forma, descrito como "redução aberta com fixação interna ou externa".

▼ TALAS E GESSOS

As talas e gessos são maneiras não invasivas de estabilizar fraturas e manter suas reduções. Normalmente, as **talas** são feitas de gesso e não são circunferenciais, enquanto os **gessos** são circunferenciais e podem ser feitos do próprio gesso ou outro material sintético. As talas devem ser usadas por curto período de tempo (dias até uma ou duas semanas) e situações agudas logo após a lesão ou após uma cirurgia quando o edema é uma preocupação para evitar a síndrome do compartimento. Os gessos são mais firmes e usados para manter os ossos em alinhamento adequado por longos períodos de tempo (semanas até alguns meses). Por exemplo, uma fratura distal de rádio pode ser reduzida e colocada em uma tala em forma de U com acompanhamento em consultório. No acompanhamento, se a redução for adequada e o edema tiver desaparecido, a tala pode ser transformada em um gesso ou ser removida com a elaboração de um novo gesso para continuação do tratamento fechado. Após as fraturas de tornozelo serem fixadas cirurgicamente com redução aberta e fixação interna, elas costumam receber uma tala curta de perna, seguido por uma transição para gesso curto de perna por 4 a 6 semanas para proteger o reparo cirúrgico. Há muitos tipos de talas e gessos dependendo do tipo de lesão sendo tratada. Exemplos de talas incluem a volar de antebraço, posterior longa de braço, posterior curta de perna com ou sem estribo e posterior longa de perna. Dependendo da lesão, as talas podem ser reforçadas com um apoio para polegar ou uma base para o pé. Exemplos de gessos incluem curto de braço, longo de braço com ou sem apoio de polegar, bem como curto de perna, longo de perna e em oito.

ANAMNESE E EXAME FÍSICO EM ORTOPEDIA

Os elementos principais da anamnese incluem a demografia do paciente (idade, sexo e raça), comorbidades, mão dominante (se houver lesão de extremidade superior), mecanismo de lesão, alergias medicamentosas e histórico de tabagismo ou uso de álcool.

O exame começa com a visualização da extremidade lesada observando-se deformidades, edema e/ou hematomas. O exame cuidadoso da pele é fundamental para descartar ferimentos e a presença de fratura exposta. O exame neurovascular deve ser realizado documentando-se a função sensitiva e motora, bem como a intensidade dos pulsos (palpável, 1+, 2+ ou identificável com Doppler). Por fim, o exame secundário cuidadoso deve ser realizado em todas as outras articulações e extremidades testando-se a presença de dor à palpação e a amplitude dos movimentos. A dor causada pela lesão primária pode impedir que o paciente note uma lesão em outro local. Os exames secundários podem ser realizados várias vezes durante o tratamento do paciente. À medida que melhora a dor da lesão primária, os pacientes podem começar a sentir lesões adicionais.

EMERGÊNCIAS ORTOPÉDICAS

A lista a seguir descreve condições que necessitam de avaliação e tratamento imediatos pela ortopedia: síndrome compartimental, fraturas expostas, artrite séptica e luxações agudas. Além disso, há outras lesões como as fraturas de colo de fêmur que, dependendo da idade do paciente e da opção de tratamento, necessitam de intervenção assim que possível. Cada uma dessas condições será discutida nas seções a seguir.

▶ Síndrome compartimental

A síndrome compartimental é causada por aumento de pressão em um espaço fascial fechado que inicialmente leva ao comprometimento de perfusão, seguido por lesão tecidual grave. Os nervos e músculos na região afetada podem ser significativamente comprometidos em questão de horas. A isquemia grave, por 6 a 8 horas, leva à morte de músculos e nervos, causando disfunção debilitante crônica da extremidade acometida. Como resultado, a síndrome compartimental é uma emergência ortopédica que necessita de avaliação e tratamento imediatos. A síndrome compartimental pode ocorrer após fratura, compressão ou esmagamento de membro, exercício vigoroso ou queimaduras.

Embora ela ocorra mais comumente no antebraço e na perna, pode ocorrer no pé, coxa e braço. A síndrome compartimental normalmente se apresenta como uma extremidade dolorosa, edemaciada e tensa. A dor com a amplitude de movimentos dos dedos e a dor desproporcional são considerados o indicador precoce mais confiável da síndrome compartimental. Os sinais clínicos da síndrome compartimental incluem: dor, extremidade mais fria, palidez, parestesia e, por fim, pulso ausente. Uma mudança no pulso é um sinal muito tardio que ocorre após dano significativo. Deve-se observar que a síndrome compartimental pode ocorrer com pressões intracompartimentais bem abaixo da pressão arterial. Assim, a síndrome compartimental pode ocorrer em um membro rosado com pulso normal.

A síndrome compartimental é um diagnóstico clínico; muitos autores defendem que, se houver suspeita da síndrome compartimental, deve ser realizada uma fasciotomia imediata. Em situações em que os pacientes estão obnubilados, intubados ou, de outra forma, não conseguem expressar dor, a pressão do compartimento pode ser avaliada usando-se um monitor de pressão comercialmente disponível para este fim. Se um monitor de pressão não estiver disponível, um cateter de grosso calibre pode ser inserido no compartimento com técnica estéril. O cateter é conectado a um monitor de pressão por meio de acesso de uso intravenoso preenchidos com solução fisiológica estéril. Uma pressão absoluta maior que 30 mmHg em qualquer compartimento ou uma pressão de até 30 mmHg de pressão arterial diastólica em pacientes hipotensos são indicações para a liberação cirúrgica do compartimento.

A fasciotomia deve ser realizada com a liberação completa da pele e da fáscia nos compartimentos envolvidos. Os compartimentos adjacentes são verificados novamente após a liberação para assegurar a descompressão adequada. As feridas são deixadas abertas e cobertas com curativo estéril ou com fechamento por vácuo, sendo subsequentemente tratadas com fechamento primário tardio ou enxerto cutâneo alguns dias depois.

▶ Fraturas expostas

Uma fratura exposta é definida como uma ruptura óssea com uma ruptura da pele e tecidos moles sobrejacentes resultando em comunicação entre a fratura, seu hematoma e o ambiente externo. Qualquer ferida que ocorra no mesmo membro de uma fratura deve ser cuidadosamente inspecionada para comprovar que não seja uma fratura exposta. As fraturas expostas têm importantes consequências para os tecidos moles: (1) contaminação da ferida e da fratura pelo ambiente externo, (2) esmagamento, perda de tecido e desvascularização resultando em desvitalização de tecidos moles e subsequente aumento da suscetibilidade a infecções, (3) ruptura do envoltório de tecidos moles que pode afetar o tipo de imobilização de fratura, bem como afetar de maneira adversa a cicatrização devido à perda da contribuição de células osteoprogenitoras dos tecidos moles sobrejacentes e, por fim, (4) perda de função por dano a músculos, tendões, nervos, vasos e estruturas ligamentares.

Normalmente, as fraturas expostas são uma lesão de alta energia. Um terço dos pacientes com fraturas expostas têm lesões múltiplas. Assim, a avaliação inicial do paciente com uma fratura exposta segue o ABCDE: via aérea, respiração, circulação, incapacidade e exposição. A ressuscitação inicial é realizada juntamente com o tratamento imediato de quaisquer lesões potencialmente fatais. A cabeça, tórax, abdome, pelve e coluna são individualmente avaliados quanto à presença de lesões. As lesões em outras extremidades devem ser identificadas. O exame neurovascular do membro acometido deve ser cuidadosamente documentado; a pele e tecidos moles também devem ser avaliados. A hemorragia da ferida deve ser tratada com compressão direta em vez do uso de torniquetes ou clampeamentos, o que pode piorar a perfusão para o restante do membro. A exploração da ferida no setor de emergência não é indicada se a intervenção cirúrgica for planejada devido ao risco de contaminação adicional e precipitação de mais hemorragia. Se for previsto um atraso da cirurgia, pode ser realizada irrigação delicada com solução fisiológica estéril. Apenas os fragmentos de corpo estranho facilmente acessíveis devem ser removidos. Os fragmentos ósseos não devem ser removidos e descartados, independentemente de sua aparente ausência de viabilidade. Pode ser realizada a injeção estéril de articulações para determinar se há comunicação com uma ferida próxima.* A ferida deve ser coberta com gaze embebida em solução fisiológica estéril (o iodo tem sido desfavorecido devido a relatos de toxicidade tecidual). Deve ser realizada a redução e a aplicação de tala, seguidos por exame neurovascular subsequente para confirmar que não há dano adicional. A avaliação padronizada do trauma inclui a avaliação radiológica da coluna, tórax, abdome e pelve. A extremidade lesionada, incluindo a articulação acima e abaixo, juntamente com quaisquer outras extremidades com suspeita de lesão deve ser avaliada com radiografias antes da intervenção cirúrgica.

A angiografia deve ser realizada se houver suspeita de lesão vascular nas seguintes situações: luxação de joelho, mão fria e pálida ou pé com preenchimento capilar distal ruim, lesão de alta energia em uma região de vasos suscetíveis (p. ex., fossa poplítea) e índice tornozelo-braquial (ITB) documentado menor que 0,9 em uma extremidade com lesão associada. Deve-se observar que a avaliação do membro contralateral pode revelar doença vascular subjacente como causa do ITB reduzido em vez da lesão aguda.

As fraturas expostas podem ser classificadas usando-se a classificação de Gustilo e Anderson: Grau I: a abertura na pele limpa tem menos de 1 cm, Grau II: a laceração de mais de 1 cm, mas menos de 10 cm, dano em tecidos moles sem fragmentação significativa da fratura ou componente de esmagamento; Grau IIIA: dano significativo em tecidos moles, Grau IIIB: lesão extensa de tecidos moles com desnudamento periosteal ou exposição óssea necessitando de cobertura com retalho, e Grau IIIC: lesão vascular concomitante necessitando de reparo.

O tratamento antimicrobiano e a profilaxia do tétano devem ser abordados assim que possível no setor de emergência. As fraturas grau I e II necessitam de tratamento com uma cefalosporina de primeira geração. Anteriormente, as fraturas de grau III demandavam a adição de um aminoglicosídeo à cefalosporina; porém, as recomendações mais recentes sugerem o tratamento com ceftriaxona. Para lesões ocorridas em ambiente rural com contaminação grosseira, acrescentar uma penicilina à ceftriaxona.

A intervenção cirúrgica deve ser realizada assim que possível para as fraturas expostas. A intervenção com menos de 8 horas após a lesão resulta em menor incidência de infecção e subsequente osteomielite. No bloco cirúrgico a ferida deve ser estendida proximal e distalmente para o exame da zona da lesão. Deve ser realizado o desbridamento cuidadoso dos tecidos moles, incluindo a pele, gordura subcutânea e músculos adjacentes. Grandes retalhos cutâneos devem ser evitados, pois a sua realização tem risco de mais desvitalização. As superfícies da fratura devem ser expostas e desbridadas. As fraturas podem ser estabilizadas de maneira provisória ou definitiva com fixação externa ou interna, dependendo da situação e experiência do cirurgião. Deve ser realizada a irrigação pulsátil, seguida por hemostasia meticulosa. A fasciotomia deve ser considerada como tratamento ou profilaxia contra a iminente síndrome compartimental. Historicamente, apenas as porções cirurgicamente estendidas da ferida eram fechadas, seguido por curativo da ferida aberta com gaze embebida em solução fisiológica ou fechamento por vácuo. Devem ser realizados desbridamentos em série a cada 24 a 48 horas até que não haja mais evidências de necrose remanescente em tecidos moles e ossos. O enxerto ósseo e a cobertura da ferida com o uso de fechamento primário tardio, enxerto cutâneo, retalhos de músculo rotacionais ou livres, devem ser realizados nesse momento.

TRAUMA ORTOPÉDICO

FRATURAS E LESÕES ARTICULARES

1. Fraturas e luxações da coluna

▶ Demografia

Ocorrem mais de 10.000 novas lesões de coluna a cada ano. A proporção entre homens e mulheres com fratura vertebral é de 4:1. Para pacientes com lesão de medula espinal a taxa de

---

*N. de R.T. Essa não é uma prática usual no Brasil.

mortalidade global é de 17% durante a hospitalização inicial. Infelizmente, o diagnóstico tardio ocorre com frequência devido à perda de consciência secundariamente ao trauma ou intoxicação por álcool ou drogas. Assim, a suspeita de lesão da medula espinal deve permanecer elevada em pacientes de trauma incapazes de fornecer um histórico acurado.

▶ Anatomia

A medula espinal ocupa entre 35 e 50% do canal medular, dependendo do nível vertebral. O restante do canal é preenchido por líquido cerebrospinal, dura-máter e gordura epidural. A extremidade caudal da medula espinal, localizada dorsalmente ao corpo vertebral de L1 e o disco intervertebral de L1-L2, é chamada de cone medular. O cone medular dá origem a raízes nervosas motoras e sensoriais, também chamadas de "cauda equina".

A coluna consiste em quatro componentes principais que contribuem para a sua estabilidade: (1) os corpos vertebrais, (2) os elementos posteriores (pedículos, lâmina, processo espinhoso e pares de facetas articulares em cada nível), (3) o disco intervertebral, e (4) tecidos ligamentares (ligamentos interespinhosos, cápsulas facetarias e ligamento amarelo).

O atlas é a primeira vértebra cervical (C1). Embora ele não tenha um corpo vertebral, ele tem duas massas laterais grandes que servem como articulações de sustentação de peso entre o crânio e a coluna vertebral. A membrana tectorial e os ligamentos alares são contribuem para a estabilidade craniocervical normal. O áxis é a segunda vértebra cervical, cujo corpo é o maior da coluna cervical. O ligamento transverso do atlas (cruciforme) é o estabilizador primário da articulação atlantoaxial, com os ligamentos alares provendo estabilidade secundária. Há cinco vértebras cervicais adicionais (C3-C7).

A coluna toracolombar consiste em 12 vértebras torácicas e 5 vértebras lombares. A região torácica é naturalmente cifótica (o ápice da curvatura é posterior), enquanto a região lombar é lordótica (o ápice da curvatura é anterior). A coluna torácica é muito mais rígida que a coluna lombar na flexão-extensão e na inclinação lateral, devido à estabilidade adicional fornecida pela caixa torácica, bem como por discos intervertebrais mais finos. Assim, devido a seu estado de zona de transição, a junção toracolombar (T11-L1) é mais suscetível a lesões.

A coluna também pode ser denominada como três colunas em relação a sua estabilidade: (1) coluna anterior (a metade anterior do corpo vertebral, a metade anterior do disco intervertebral e o ligamento longitudinal anterior), (2) coluna média (a metade posterior do corpo vertebral, a metade posterior do disco intervertebral e o ligamento longitudinal posterior) e (3) coluna posterior (as facetas articulares, massas laterais, ligamentos intraespinhosos, ligamentos supraespinhosos e processos espinhosos). Em geral, uma lesão de uma coluna é relativamente estável, enquanto uma lesão de três colunas é significativamente instável, com risco aumentado de lesão da medula espinal.

As raízes da medula espinal saem do canal medular por meio dos forames intervertebrais. Na coluna cervical, a raiz de C1 sai acima do corpo vertebral de C1; a raiz de C2 sai abaixo do corpo vertebral de C1. Esse padrão continua para as outras raízes nervosas cervicais terminando com a raiz de C8 saindo abaixo do corpo de C7. Na coluna torácica e lombar, cada raiz sai sob o pedículo com o mesmo número. Por exemplo, a raiz nervosa de L4 sai abaixo do pedículo de L4.

▶ Avaliação clínica

A avaliação clínica do paciente com lesão na coluna inicia com o ABCDE. Todas as vítimas de trauma são suspeitas de ter lesão na coluna espinal até que se comprove o contrário. Inicialmente, os pacientes recebem um colar cervical e são colocados em uma prancha dorsal até que a coluna do paciente possa ser avaliada. Uma prancha especial com corte para a cabeça pode ser usada para crianças (6 anos de idade ou menos) a fim de evitar flexão cervical inadvertida devido a seu tamanho de cabeça desproporcionalmente maior e resultante proeminência occipital.

A técnica de elevação do mento deve ser evitada devido à possibilidade de piora da lesão na coluna cervical. A via aérea e a respiração são protegidas pela intubação e ventilação mecânica. A intubação nasotraqueal é o método mais seguro de controle da via aérea no cenário agudo, pois leva a menor mobilização da coluna cervical em comparação com a intubação oral direta.

O choque neurogênico com hipotensão e bradicardia pode ocorrer em casos de lesão da medula espinal. A ressuscitação inicial do paciente engloba a administração de fluidos isotônicos, bem como a avaliação de lesões na cabeça, tórax, abdome, pelve e extremidades. A pressão diastólica deve ser mantida acima de 70 mmHg para maximizar o fluxo sanguíneo para a medula espinal. Porém, quando é estabelecido o diagnóstico de choque neurogênico, a pressão arterial deve ser tratada com vasopressores para evitar a sobrecarga de líquidos.

Se o intervalo de tempo desde a lesão for menor que 8 horas, administrar metilprednisolona para lesões completas ou incompletas da medula espinal. Um bólus inicial de 30 mg/kg é administrado nos primeiros 15 minutos, seguido por 5,4 mg/kg/h nas próximas 24 horas (se os esteroides forem iniciados dentro de 3 horas após a lesão) ou 48 horas (se os esteroides forem iniciados dentro de 3-8 após a lesão). Foi demonstrado que o tratamento com metilprednisolona melhora a recuperação motora a longo prazo.

Os déficits sensitivos causados por lesões na medula espinal ou nas raízes podem resultar no rápido desenvolvimento de úlceras por pressão na pele sem sensibilidade em regiões do corpo sob pressão pontual e contínua (p. ex., calcanhares e ísquio). Assim, a avaliação em tempo adequado e a remoção do paciente da prancha espinal para um leito apropriado são fundamentais.

A avaliação da coluna inclui a movimentação do paciente em bloco por meio de rolagem para a inspeção visual, a palpação dos processos espinhosos para a pesquisa de dor ou diástase e a realização de um exame retal para a avaliação do tônus em repouso, sensibilidade perianal e reflexo bulbocavernoso (apertar a glande peniana ou puxar a sonda uretral resulta na contração do esfíncter anal). O exame neurológico também deve ser realizado avaliando-se a força motora e a sensibilidade em dermátomos. O teste da força motora e as raízes nervosas motoras se combinam da seguinte forma: abdução do ombro (C5), flexão do cotovelo e extensão do punho (C6), extensão do cotovelo e flexão do punho (C7), extensão do punho e flexão digital (C8), abdução digital (T1), flexão do quadril (L2), extensão do joelho (L3), dorsiflexão do tornozelo (L4), extensores longos dos artelhos (L5) e flexores plantares do tornozelo (S1). A avaliação e documentação cuidadosas do estado neurológico do paciente permitirá que o médico determine o plano terapêutico adequado e estime o prognóstico para a recuperação funcional.

A coluna cervical pode ser clinicamente considerada como sem lesões em pacientes em que os seguintes critérios são preenchidos: (1) ausência de dor na linha média posterior, (2) amplitude de movimentação completa sem dor, (3) ausência de déficit neurológico focal, (4) nível de alerta normal, (5) ausência de evidências de intoxicação e (6) ausência de lesão por distração. Não há necessidade de avaliação radiológica. O processo de liberação da coluna toracolombar é semelhante; porém, deve ser obtida de maneira rotineira uma radiografia anteroposterior e lateral da coluna toracolombar para a avaliação. Se qualquer dos critérios anteriores não for preenchido para a liberação da coluna cervical, devido a sua maior sensibilidade em comparação com as radiografias, a TC com reconstruções sagitais da coluna cervical para descartar lesões se tornou o padrão de cuidados.

Além do trauma espinal, outras lesões devem ser avaliadas, pois podem influenciar no tratamento do paciente. A suspeita de lesões associadas depende do mecanismo e localização da lesão. As lesões da coluna cervical podem estar associadas com lesões da artéria vertebral. As lesões por flexão-distração (lesões por cinto de segurança) da coluna toracolombar estão associadas a lesões intra-abdominais. Os mecanismos de lesão por sobrecarga axial que costumam resultar em fraturas explosivas da coluna lombar também são responsáveis pelos padrões de lesão por sobrecarga axial na coluna lombar inferior e extremidades inferiores. Isso inclui fraturas da parte interarticular da vértebra L5, do teto tibial e do calcâneo.

É importante observar que qualquer lesão associada a déficit neurológico progressivo necessita de intervenção cirúrgica.

A lesão neurológica pode ser descrita como completa (ausência de sensibilidade/atividade motora abaixo do nível da doença em medula espinal) ou incompleta (alguma função neurológica persiste abaixo do nível da lesão). Podem ocorrer cinco padrões principais de lesão incompleta da medula espinal: (1) **Síndrome de Brown-Sequard** (lesão hemimedular com paralisia muscular ipsilateral, perda da propriocepção e sensibilidade ao toque suave, (2) **Síndrome medular central** (paralisia flácida das extremidades superiores e paralisia espástica das extremidades inferiores com preservação sacral, (3) **Síndrome medular anterior** (perda motora e de dor/temperatura controlada pelos tratos corticoespinal e espinotalâmico com preservação do toque suave e da propriocepção controlados pelas colunas dorsais, (4) **Síndrome medular posterior** (rara, envolve a perda da sensação de pressão profunda, dor profunda e propriocepção com força voluntária, sensibilidade de dor e temperatura completas) e (5) **Síndrome do cone medular** (lesões em T12-L1 resultando em perda do controle voluntário de intestino e bexiga com preservação da função de raízes lombares).

As lesões de raízes nervosas podem ocorrer em qualquer nível acompanhando a lesão de medula espinal. Essas lesões podem ser parciais ou completas, resultando em dor radicular, disfunção sensitiva, fraqueza, hiporreflexia ou arreflexia.

A síndrome da cauda equina é causada por compressão de raízes lombossacras em múltiplos níveis dentro do canal medular. A apresentação clínica pode incluir anestesia em sela, dor radicular bilateral, dormência, fraqueza, hiporreflexia ou arreflexia e perda da função voluntária intestinal e vesical.

▶ Classificação da lesão neurológica

O exame da motricidade e da sensibilidade descrito pela American Spinal Injury Association (ASIA) é um sistema para a avaliação do impacto da lesão de medula espinal sobre o paciente. Este sistema de classificação permite que o paciente seja avaliado por meio de escalas de déficit e independência funcional, avaliando as funções sensitivas e motora remanescentes. Um exame neurológico completo deve ser realizado e documentado quando o paciente é visto inicialmente e em intervalos frequentes depois disso para garantir que não haja deterioração neurológica e para documentar a resolução do choque espinal.

O *choque medular* é definido como a disfunção da medula espinal causada por ruptura fisiológica, resultando em hipotonia, arreflexia e paralisia distal ao nível da lesão. A resolução geralmente ocorre dentro de 24 horas com o retorno dos arcos reflexos caudais ao nível da lesão; o reflexo bulbocavernoso costuma ser o primeiro a retornar.

Se um paciente apresentar um déficit neurológico completo após a resolução do choque medular, a chance para a recuperação da função neurológica abaixo do nível da lesão é extremamente baixa. Por outro lado, os pacientes com lesões ao nível de raízes (na cauda equina ou abaixo dela) irão se recuperar de lesões funcionalmente completas se não houver transecção e se a compressão inicial por fragmentos ósseos, desalinhamento ou material do disco tiver sido aliviada.

▶ Determinação dos níveis de sensibilidade

O nível de sensibilidade é determinado pela capacidade do paciente para perceber uma picada de agulha (usando uma agulha ou segurança descartáveis) e o toque suave (usando uma bola de algodão). Há necessidade de teste de um ponto-chave em cada um dos 28 dermátomos dos lados direito e esquerdo do corpo, bem como de avaliação da sensibilidade perianal. A variabilidade da sensibilidade para cada estímulo individual é classificada em uma escala de 3 pontos:

- **0** = Ausente;
- **1** = Prejudicada;
- **2** = Normal;
- **NT** = Não testável.

Na coluna cervical, as raízes nervosas de C3 e C4 dão a sensibilidade de toda a parte superior do pescoço e tórax em uma distribuição em capa a partir da ponta do acrômio até logo acima da linha dos mamilos. O próximo nível de sensibilidade adjacente é o dermátomo T2. O plexo braquial (C5-T1) inerva as extremidades superiores.

A ASIA também recomenda o teste da dor e da sensação de pressão profunda nos mesmos dermátomos, bem como a avaliação da propriocepção por meio do teste da sensação de posição de ambos os dedos indicadores e de ambos os dedos hálux.

▶ Determinação de níveis motores

O nível motor é determinado pela testagem manual de um músculo-chave nos dez miótomos pareados a partir da região cefálica para a caudal.

- **0** = Paralisia completa;
- **1** = Contração palpável ou visível;
- **2** = Toda a amplitude de movimentos da articulação desencadeados pelo músculo com a gravidade eliminada;
- **3** = Toda a amplitude de movimentos da articulação desencadeados pelo músculo contra a gravidade;
- **4** = Movimento ativo com toda a amplitude contra resistência moderada;
- **5** = Força normal;
- **NT** = Não testável.

▶ Escala de déficit da ASIA

O sistema de classificação é o seguinte: (1) Grau A (déficit completo; ausência de função motora ou sensitiva preservada abaixo do nível da lesão neurológica), (2) Grau B (incompleta; a função sensitiva, mas não a motora, está preservada abaixo do nível neurológico e se estende por meio do segmento sacral S4-S5), (3) Grau C (incompleta; a função motora está preservada abaixo do nível neurológico com músculos-chave tendo um grau muscular < 3), (4) Grau D (incompleta; a função motora está preservada abaixo do nível neurológico da lesão; a maioria dos músculos-chave abaixo do nível neurológico tem um grau muscular > 3) e (5) Grau E (normal: as funções motora e sensitiva estão normais).

▶ Exames de imagem

A. Coluna cervical

As radiografias simples podem ser usadas como primeira modalidade de imagem para a coluna cervical, embora a TC da coluna cervical esteja se tornando o exame inicial de escolha devido à sua maior sensibilidade e consistente capacidade de visualizar as articulações occipitocervical e cervicotorácica. A série padronizada de radiografias inclui as incidências anteroposterior, lateral e "odontoide" com a boca aberta. Cerca de 85% de todas as lesões significativas da coluna cervical serão detectadas na incidência lateral da coluna cervical. Os marcadores radiológicos de instabilidade da coluna cervical incluem os seguintes: fraturas compressivas com mais de 25% de perda da altura, deslocamento angular de mais de 11 graus entre vértebras adjacentes, translação de mais de 3,5 mm e separação do espaço discal intervertebral de mais de 1,7 mm. Se a incidência lateral padrão não visualizar adequadamente a articulação C7-T1, há necessidade de outros exames, como a incidência do nadador, incidências oblíquas ou TC dessa região. As incidências em flexão-extensão da coluna cervical podem ser realizadas se ainda houver suspeita de instabilidade em um paciente com achados radiológicos de outro modo normais. A realização dessas radiografias deve ser postergada em um paciente com dor cervical, pois o espasmo muscular pode mascarar a instabilidade.

B. Coluna toracolombar

Todos os pacientes com lesão significativa e dor na região paraespinal necessitam de radiografias anteroposteriores e laterais das regiões sintomáticas da coluna torácica e lombar. A TC pode ser usada para avaliar o comprometimento do canal e a RM é útil para o planejamento pré-operatório avaliando o grau de lesão neural e o prognóstico.

▶ Complicações

Os pacientes com lesão da coluna cervical podem ter prejuízo da função pulmonar secundário a paralisia de nervos intercostais. A mobilização de secreções pela fisioterapia respiratória e a aspiração frequente são fundamentais para evitar atelectasias e infecções pulmonares. Todos os pacientes com déficits sensitivos têm alto risco de desenvolver úlceras de pressão. Há necessidade do uso de coxins de apoio e suspensão de pontos de pressão de alto risco (calcanhares), a mudança frequente de decúbito e o cuidado de enfermagem vigilante.

Os pacientes com fraturas da coluna toracolombar com ou sem lesão da medula espinal podem apresentar íleo paralítico secundário à disfunção da cadeia simpática. A ingesta oral deve ser limitada inicialmente a líquidos claros e a aspiração gástrica pode ser necessária se o grau e a duração do íleo forem significativos.

O estresse causado pela própria lesão – em combinação com a terapia sistêmica com corticosteroides – pode aumentar a incidência de ulceração gastrintestinal e sangramento. Os corticosteroides em altas doses também podem contribuir para o desenvolvimento de pancreatite e infecções.

A doença venosa tromboembólica permanece sendo um problema significativo no tratamento de pacientes com lesão espinal. A embolia pulmonar é a causa mais comum de morte evitável em pacientes hospitalizados. A heparina pode ser usada para a profilaxia de TVP, até que haja melhora na mobilidade do paciente.

LESÕES DA COLUNA CERVICAL

▶ Lesões do complexo occipital C1-C2

A. Fraturas de côndilo occipital

As fraturas de côndilo occipital podem ser classificadas da seguinte maneira: (1) tipo I (impactação do côndilo, estável), (2) tipo II (lesão por laceração associada com fraturas basilares ou cranianas; potencialmente instáveis), (3) tipo III (fratura por avulsão condilar, instável). O tratamento envolve a imobilização com colar cervical rígido por 8 semanas para lesões estáveis e a imobilização com halo ou estabilização cirúrgica para as lesões instáveis.

B. Luxação occipitoatlantal
Também conhecida como luxação craniovertebral, ela é quase sempre fatal. Os estudos *post-mortem* mostram que essa lesão é a principal causa de morte em acidentes com veículos automotivos. Os raros sobreviventes costumam apresentar déficits neurológicos graves. O tratamento imediato inclui a aplicação de colete cervical tipo halo vest com estrita restrição de tração. A estabilização a longo prazo é feita cirurgicamente com a fusão occipitocervical.

C. Fraturas do atlas
As fraturas do atlas estão raramente associadas com lesão neurológica. A instabilidade causada pela insuficiência do ligamento alar transverso deve ser suspeitada com a identificação de avulsão óssea ou alargamento das massas laterais na avaliação radiológica. Essas lesões podem ser classificadas da seguinte forma: (1) fratura isolada da apófise óssea, (2) fratura isolada do arco posterior, (3) fratura isolada do arco anterior, (4) fratura cominutiva da massa lateral e (5) fratura explosiva (fraturas dos anéis anterior e posterior). As fraturas estáveis (fraturas do arco posterior ou sem deslocamento) podem ser tratadas com órtese cervical rígida; as fraturas instáveis necessitam de imobilização prolongada com halo. A instabilidade ou a dor crônicas podem ser tratadas com a fusão de C1-C2.

D. Ruptura do ligamento transverso
Essa lesão é rara, mas costuma ser fatal quando ocorre. Ela é diagnosticada pela visualização de fragmentos avulsos da massa lateral, um intervalo atlantodental (IAD) de mais de 3 mm em adultos, uma impressão atlantoaxial de mais de 6,9 mm em uma radiografia odontoide ou a visualização direta da ruptura na RM. Os sobreviventes são tratados com halo ou fusão de C1-C2.

E. Fraturas do processo odontoide (dente)
Há uma associação significativa com outras fraturas da coluna cervical e uma incidência de 5 a 10% de lesão neurológica. O suprimento vascular do odontoide chega por meio do ápice e da base desse osso com uma área fronteiriça de irrigação no colo. As fraturas odontoides são classificadas da seguinte maneira: (1) tipo I (fratura com avulsão oblíqua do ápice), (2) tipo II (fratura da junção do corpo e do colo; elevada taxa de não união, que pode levar à mielopatia), (3) tipo IIa (lesão cominutiva altamente instável estendendo-se da cintura do odontoide até o corpo vertebral) e (4) tipo III (fratura estendendo-se até o corpo de C2 e, possivelmente, envolvendo as facetas laterais). O tratamento engloba o uso de órtese cervical para as fraturas tipo I e a imobilização com halo para as fraturas tipo III. O tratamento das fraturas tipo II é controverso devido à elevada incidência de não união relacionada à má vascularização; o uso de halo ou de intervenção cirúrgica é defendido, dependendo de fatores relacionados ao paciente.

F. Fraturas da massa lateral de C2
Essas lesões costumam ser diagnosticadas por TC. O tratamento varia desde a imobilização com colar até a fusão tardia para a dor crônica.

G. Espondilolistese traumática de C2
Também conhecida como "fratura do enforcado", essa lesão pode estar associada com lesões de nervos cranianos, artéria vertebral ou craniofaciais. As lesões de tipo I são fraturas sem deslocamento sem angulação, com menos de 3 mm de translação e com disco C2-C3 intacto. As lesões de tipo II são fraturas deslocadas da parte. O tipo IIa é uma fratura deslocada da parte com ruptura do disco C2-C3. O tipo III é um deslocamento das facetas articulares de C2-C3 além da fratura da parte. As lesões tipo I são tratadas com órtese cervical rígida; as lesões tipo II são tratadas por meio de imobilização com halo; e as lesões tipo III costumam ser inicialmente tratadas por meio de imobilização com halo seguida por estabilização cirúrgica.

▶ Lesões de C3-C7

As lesões das vértebras remanescentes de C3-C7 incluem as fraturas em lágrima da porção anterior do corpo vertebral devido a compressão com flexão, a compressão vertical (fraturas explosivas), deslocamentos anteriores causados por extensão e distração, fraturas de lâminas e arcos vertebrais devido a extensão e compressão, lesões por extensão e distração resultando em deslocamento posterior e lesões por flexão lateral resultando em deslocamentos por translação.

A "fratura do escavador de argila" é uma fratura por avulsão dos processos espinhosos das vértebras cervicais inferiores e torácicas superiores.

A "fratura sentinela" é uma fratura por meio da lâmina em um dos lados do processo espinhoso.

O tratamento para cada uma dessas fraturas inclui o uso de órteses cervicais, imobilização com halo, tração e cirurgia. A órtese cervical macia não fornece qualquer imobilização significativa. Ela é usada conforme a necessidade para conforto do paciente. As órteses cervicais rígidas não oferecem imobilização completa; este tratamento limita principalmente a amplitude de movimentos no plano de flexão-extensão. As órteses cervicotorácicas são eficazes para o controle de flexão-extensão e rotacional, mas não limitam a inclinação lateral de maneira muito eficaz. A imobilização com halo oferece imobilização rígida em todos os planos da mesma forma que o tratamento cirúrgico. A tração pode ser usada para reduzir os deslocamentos facetários uni ou bilaterais com déficits neurológicos ou para a estabilização e compressão indireta do canal em pacientes com déficits neurológicos em fraturas do tipo explosivas. A tração está contraindicada nas lesões de espondilolistese tipo IIa em C2 e nas lesões da coluna cervical por distração.

A escolha do tratamento depende do tipo de lesão e das características individuais do paciente. Em geral, as fraturas estáveis podem ser tratadas com uso de reforço, enquanto as fraturas instáveis necessitam de estabilização mais rígida por meio da aplicação de halo ou tratamento cirúrgico.

▶ Aplicação de halo

O aparelho de halo inclui o anel de metal e o colete de halo. A anel do halo deve ser aplicado cerca de 1 cm acima das orelhas. Os locais dos pinos anteriores devem ser colocados acima da margem supraorbital, anteriormente ao músculo temporal sobre os 2/3 laterais da sobrancelha para evitar o nervo supraorbital. Os locais posteriores são variáveis e são colocados para manter a orientação horizontal do halo. A pressão nos pinos deve ser de 6 a 8 libras no adulto. O cuidado com os pinos é fundamental. O colete de halo fica ajustado de uma maneira que deve ser cuidadosamente mantida.

▶ Lesões da coluna toracolombar

As radiografias anteroposteriores e laterais da coluna toracolombossacra são a avaliação inicial padrão. Distância interpedicular anormal, perda de altura e comprometimento do canal devem ser observados. As lesões menores da coluna incluem fraturas de processos articulares, fraturas de processos transversos, fraturas de processos espinhosos e fraturas da parte interarticular. Em geral, essas lesões podem ser simplesmente observadas. São descritos seis padrões de lesões significativas que necessitam de tratamento: (1) fratura compressiva com encunhamento, (2) fratura explosiva estável, (3) fratura explosiva instável, (4) fratura de Chance, (5) lesão por flexão-distração e (6) lesões por translação.

A. Fraturas compressivas

Com base na teoria das três colunas da instabilidade, as fraturas compressivas são fraturas que acometem apenas a coluna anterior. As fraturas compressivas podem ser anteriores ou laterais. Em geral, essas fraturas são lesões estáveis e estão raramente associadas com lesão neurológica. As fraturas são consideradas instáveis se houver mais de 50% de perda da altura do corpo vertebral, angulação de mais de 20 a 30 graus ou múltiplas fraturas compressivas adjacentes. São descritos quatro subtipos com base no envolvimento da placa terminal: tipo A (fratura de ambas as placas terminais), tipo B (fratura da placa terminal superior), tipo C (fratura da placa terminal inferior) e tipo D (ambas as placas terminais estão intactas). As fraturas estáveis são tratadas com suporte de Jewett ou órtese espinal toracolombar (TLSO). As fraturas instáveis podem ser tratadas com gesso de hiperextensão ou com cirurgia.

B. Fraturas explosivas

As fraturas explosivas são aquelas que envolvem as colunas anterior e média da medula espinal. As radiografias podem mostrar perda de altura do corpo vertebral posterior e afastamento dos pedículos na incidência anteroposterior. É importante observar que não existe relação direta entre a quantidade de comprometimento do canal e o grau de lesão neurológica. O tratamento pode englobar a órtese TLSO ou o gesso em hiperextensão para padrões de fratura estáveis sem comprometimento neurológico. Se a órtese TLSO falhar na restauração do alinhamento apropriado nas radiografias, deve ser considerada a cirurgia. A intervenção cirúrgica precoce com restauração do alinhamento sagital e coronal também deve ser considerada para fraturas com perda da altura vertebral de mais de 50%, angulação de mais de 20 a 30 graus, escoliose de mais de 10 graus e déficit neurológico concomitante. As opções de tratamento cirúrgico incluem a descompressão por meio de abordagem posterior ou anterior com ou sem instrumentação.

C. Lesões por flexão-distração

Também conhecidas como fraturas de Chance, envolvem todas as três colunas da medula espinal. Essas fraturas são também conhecidas como "lesões do tipo cinto de segurança" devido ao mecanismo mais comum pelo qual elas ocorrem e costumam estar associadas com lesões abdominais. Radiologicamente, pode-se observar um aumento da distância interespinal nas incidências AP e lateral. São reconhecidos quatro tipos de fraturas de Chance: (1) tipo A (lesão óssea em um nível), (2) tipo B (lesão ligamentar em um nível), (3) tipo C (lesão em dois níveis por meio da coluna média óssea), (4) tipo D (lesão em dois níveis por meio da coluna média ligamentar). O tratamento para as fraturas tipo A pode englobar TLSO; porém, deve-se considerar a estabilização cirúrgica para as outras três fraturas devido a sua inata falta de estabilidade.

D. Fraturas-luxações

As fraturas-luxações envolvem a lesão de todas as três colunas com deformidade de translação. Essas lesões costumam estar associadas com lesão neurológica e necessitam de estabilização cirúrgica devido a sua natureza instável. Há três tipos de fraturas-luxações: (1) Flexão-rotação, (2) Cisalhamento e (3) Flexão-distração. Os pacientes sem lesão neurológica não necessitam de cirurgia de emergência; porém, os pacientes cujas fraturas são estabilizadas dentro de 72 horas da lesão têm menor incidência de complicações como pneumonia e permanecem menos tempo hospitalizados em comparação com os pacientes cujas fraturas são estabilizadas fora desse período de tempo.

E. Ferimentos por arma de fogo

Em geral, as fraturas associadas com ferimentos de arma de fogo de baixa velocidade costumam ser estáveis quando um revólver é a arma. Normalmente, essas lesões estão associadas com uma baixa taxa de infecção e podem ser profilaticamente tratadas com antimicrobianos de amplo espectro por 48 horas.

Qualquer lesão neural presente costuma ser secundária a um "efeito explosivo" no qual a energia do projétil é absorvida e transferida para os tecidos moles. Assim, a descompressão não costuma ser indicada. Uma exceção a essa regra ocorre quando o fragmento do projétil é encontrado no canal medular entre os níveis T12 e L5. Não é recomendado o uso de esteroides após ferimentos por arma de fogo na coluna.

F. Fraturas ou luxações da coluna com déficits neurológicos

1. Déficit neurológico incompleto — Se houver um déficit neurológico, a descompressão cirúrgica é indicada. Isso pode ser feito por meio de uma abordagem anterior com enxerto ósseo e fixação interna, uma abordagem por costotransversectomia posterior ou uma abordagem combinada anterior e posterior. O plano cirúrgico é individualizado conforme o paciente. Os pacientes com déficits neurológicos incompletos e fraturas instáveis ou fraturas-luxações têm as mesmas necessidades de estabilidade que os pacientes sem déficit neurológicos. Eles são mais bem tratados por meio de redução aberta, instrumentação e fusão espinal. O comprometimento do canal medular deve ser tratado como no parágrafo anterior.

2. Déficit neurológico completo — Não há procedimento cirúrgico que alcance a recuperação em casos de déficit neurológico completo que tenha persistido além do estágio de choque medular. Porém, a estabilização cirúrgica costuma ser necessária (1) porque a instabilidade espinal pode interferir com a mobilização precoce e o treinamento da reabilitação e (2) porque ela pode resultar em perda de função em um nível mais alto por causar lesão mecânica na raiz ou segmento medular logo acima do nível da lesão.

FRATURAS E LUXAÇÕES DA PELVE

As fraturas pélvicas estão entre as lesões mais graves e são responsáveis por 3% de todas as fraturas. O mecanismo costuma ser de alta energia; 60% resultam de trauma veicular (p. ex., automóveis, motocicletas, bicicletas), 30% de quedas e 10% de lesões por esmagamento, lesões esportivas ou trauma penetrante. As fraturas pélvicas são a terceira lesão mais comumente vista em fatalidades devido a acidentes com veículos automotivos.

Hemorragia potencialmente fatal, deformidade, lesão neurológica e lesão geniturinária são potenciais complicações que devem ser identificadas e tratadas precocemente em casos de uma fratura pélvica. As fraturas pélvicas impõem um formidável desafio clínico. Os pacientes hemodinamicamente instáveis que chegam à emergência com fratura pélvica têm uma taxa de mortalidade de 40 a 50%.

▶ Anatomia

Uma compreensão da anatomia pélvica é fundamental para identificar padrões de fraturas e complicações. A pelve é composta de três ossos: dois ossos inominados unidos anteriormente na sínfise e posteriormente nas articulações sacroilíacas. Os ossos inominados ainda são subdivididos em ílio, ísquio e púbis.

O acetábulo é a porção do osso pélvico que se articula com a cabeça do fêmur para formar a articulação do quadril. Ele resulta do fechamento da cartilagem trirradiada e está recoberto por cartilagem hialina. O osso inominado que sustenta o acetábulo pode ser imaginado como um Y invertido formado por duas colunas. A coluna anterior (componente iliopúbico) se estende da crista ilíaca até a sínfise púbica, incluindo a parede anterior do acetábulo. A coluna posterior (componente ilioisquial) se estende do sulco glúteo superior até a tuberosidade isquial, incluindo a parede posterior. O domo acetabular é a porção superior do acetábulo que sustenta peso na junção das colunas anterior e posterior, incluindo as contribuições de ambas.

A estabilidade da pelve depende de suas junções ligamentares. Um disco fibrocartilaginoso espesso une as faces anteriores dos ossos inominados para formar a sínfise púbica. Essa articulação age como uma escora de sustentação para a pelve, pois a estabilidade do anel depende principalmente das articulações sacroilíacas.

As estruturas ligamentares posteriores que sustentam as articulações sacroilíacas podem ser divididas em complexos anterior e posterior. Os ligamentos articulares sacroilíacos anteriores são amplos e planos, conectando-se à asa ilíaca e à ala sacral. Esses ligamentos primariamente resistem à rotação externa e a forças de torção. Os ligamentos sacroilíacos fornecem a maior parte da estabilidade. Composto por ligamentos sacroilíacos interósseos dentro da articulação e de ligamentos sacroilíacos posteriores cruzando o sacro entre as espinhas ilíacas posteriores, o complexo posterior é considerado o ligamento mais forte no corpo humano. O complexo sacroilíaco posterior resiste a forças de cisalhamento entre o sacro e o ílio, clinicamente evitando o deslocamento do ílio sobre o sacro.

O assoalho pélvico contém dois fortes ligamentos adicionais, os ligamentos sacroespinhoso e sacrotuberoso. O ligamento sacroespinhoso mantém o controle rotacional enquanto o ligamento sacrotuberoso é especialmente importante para manter a estabilidade vertical da pelve. Uma estabilidade adicional é conferida pelos ligamentos entre a coluna e a pelve. Os ligamentos ileolombares se originam dos processos transversos de L4 e L5 e se inserem na crista ilíaca posterior. Os ligamentos lombossacrais se originam no processo transverso de L5 e se inserem na asa do sacro.

▶ Estabilidade

A estabilidade pélvica pode ser definida como a capacidade do anel pélvico para sustentar as forças fisiológicas sem deformação anormal. Patologicamente, o anel pélvico falha sob um ou mais de três modos básicos. A rotação externa sobrecarrega a sínfise púbica e os ligamentos articulares sacroilíacos sacrotuberosos, sacroespinhosos e anteriores. Após cerca de 2,5 cm de diástase, os ligamentos do assoalho pélvico e os ligamentos sacroilíacos anteriores começam a falhar, gerando uma instabilidade rotatória. Como o complexo ligamentar superior está, em grande parte, intacto, não ocorre o deslocamento superior ou posterior da hemipelve envolvida. Forças combinadas externas e de cisalhamento são necessárias para a ruptura completa da estabilidade pélvica. De modo inverso, a rotação interna coloca os ramos púbicos sob compressão e os complexos ligamentares posteriores sob tensão. Os ramos costumam falhar em suas porções médias com fraturas transversas e impactação da ala sacral. Os ligamentos do assoalho pélvico permanecem intactos, havendo manutenção grosseira da estabilidade posterior. Assim, as fraturas que envolvem forças de torção na pelve costumam ter instabilidade parcial apenas no plano rotatório, com manutenção da estabilidade para outros deslocamentos.

Porém, ocorre instabilidade completa com a ruptura das restrições ligamentares anterior e posterior. Essas lesões costumam se apresentar com deslocamento amplo das articulações sacroilíacas e instabilidade multiaxial da hemipelve envolvida. Tais fraturas têm componentes de deslocamento superior e posterior em relação ao sacro, além de deslocamento rotacional nos planos sagital e horizontal.

▶ Avaliação clínica

O exame físico inclui a palpação dos pontos de referência ósseos da pelve, técnicas de compressão para avaliar a estabilidade, exame retovaginal para a pesquisa de pontas de osso fazendo protrusão por meio da mucosa e representando uma fratura exposta e pesquisa de sangue no meato uretral ou de uma próstata elevada no exame de toque retal, o que pode indicar lesão geniturinária. Se houver suspeita de lesão vesical ou uretral, deve ser considerada uma uretrocistografia retrógrada. A taxa de mortalidade de fraturas expostas na pelve é de até 50% – em comparação com 8 a 15% para as fraturas fechadas. Também deve ser realizada uma avaliação musculoesquelética secundária examinando cada um dos quatro membros, incluindo o estado vascular distal e um exame neurológico completo.

▶ Exame radiológico

A radiografia anteroposterior necessária em todos os pacientes com trauma contuso rapidamente identifica a lesão pélvica maior. A radiografia em AP da pelve pode ser analisada de forma sistemática: ramos púbicos, sínfise púbica (pesquisando alargamento de > 2,5 cm), linhas iliopectíneas (representa o limite da coluna anterior do acetábulo), linhas ilioisquiais (representam o limite da coluna posterior do acetábulo), lábio anterior do acetábulo, lábio posterior do acetábulo, teto radiológico do acetábulo, asas pélvicas, articulações sacroilíacas, posição da cabeça do fêmur (descarta concomitante luxação de quadril), fratura associada da cabeça ou colo do fêmur e, por fim, a coluna lombar. A ruptura da linha iliopectínea, linha ilioisquial, lábio anterior, lábio posterior ou teto radiológico pode indicar fratura acetabular. As suspeitas de fratura acetabular devem ainda ser avaliadas com a **incidência de Judet** (oblíqua ilíaca e oblíqua do obturador). A **oblíqua ilíaca** (incidência com 45 graus de rotação externa) delineia melhor a coluna anterior e a parede posterior do acetábulo, enquanto a **oblíqua do obturador** (incidência com 45 graus de rotação interna) caracteriza a coluna posterior e parede anterior do acetábulo com mais detalhes. Costuma haver necessidade de radiografias de entrada e de saída para suplementar a imagem anteroposterior. A **incidência de entrada** (paciente em decúbito dorsal, tubo direcionado 60 graus caudalmente) pode ser usada para avaliar a presença de qualquer instabilidade anterior-posterior, enquanto a **incidência de saída** (paciente em decúbito dorsal, tubo direcionado 45 graus cefalicamente) mostrará de modo mais adequado qualquer deslocamento vertical. A TC é recomendada para qualquer suspeita de fratura de pelve; essa modalidade é especialmente boa para a avaliação do acetábulo e da pelve posterior, incluindo o sacro e as articulações sacroilíacas.

▶ Tratamento agudo

O cuidado imediato do paciente politraumatizados com fratura pélvica deve abordar a hemorragia retroperitoneal associada, a instabilidade do anel pélvico e lesões do sistema geniturinário e reto, bem como fraturas expostas para o peritônio. A interrupção da perda sanguínea, a minimização das sequelas sépticas e a estabilização da fratura, permitindo a mobilização precoce e segura do paciente, são os objetivos terapêuticos imediatos. A hemorragia é a principal causa de morte em pacientes com fratura pélvica, sendo responsável por 60% das mortes. A maior parte da perda sanguínea ocorre no local da fratura ou de veias retroperitoneais atingidas; apenas 20% das mortes estão associadas com lesões arteriais importantes. Tem sido relatada uma reposição média de sangue de 5,9 unidades.

Os princípios gerais da ressuscitação se aplicam para estabilizar o paciente e fornecer perfusão tecidual adequada. Quando outros focos de hemorragia estiverem descartados, o sangramento ativo de uma fratura pélvica pode ser controlado enrolando-se uma faixa pélvica ou lençol circunferencialmente ao redor da pelve. O lençol deve abranger as espinhas ilíacas anterossuperiores, bilateralmente, e os trocânteres maiores, podendo ser fixada com grampeamento das duas extremidades com pinça hemostática. Enfaixar a pelve dessa maneira estabiliza fragmentos de fraturas maiores e reduz o volume da pelve, diminuindo de forma significativa a perda ativa de sangue. Se isso não controlar a hemorragia, está indicada a angiografia ou embolização arterial. A fixação interna definitiva costuma ser necessária após a hemorragia ter sido controlada e o paciente estabilizado.

As fraturas-luxações da pelve devem ser tratadas com redução fechada imediata do quadril. A estabilidade deve ser avaliada fazendo-se um movimento de arco completo no quadril. Os quadris instáveis devem ser reduzidos novamente e colocados em tração esquelética. Um quadril irredutível ou uma paralisia de nervo ciático de início recente, após a redução fechada do quadril, necessitam de tratamento cirúrgico imediato.

▶ Classificação e tratamento

As fraturas da pelve podem ser classificadas de acordo com o sistema de Young e Burgess baseado no mecanismo da lesão.

As lesões por compressão AP (CAP) resultam de força aplicada anteriormente. CAP-I caracteriza menos de 2,5 cm de diástase da sínfise; ocorrem fraturas verticais de um ou ambos os ramos púbicos, porém, os ligamentos sacroilíacos estão intactos mantendo a estabilidade rotacional e vertical. Na lesão CAP-II a ruptura dos ligamentos sacroilíacos anteriores resulta em mais de 2,5 cm de diástase da sínfise que fica instável à rotação, mas verticalmente estável devido aos ligamentos sacroilíacos posteriores intactos. A lesão CAP-III ocorre com ruptura completa da sínfise, ligamentos sacrotuberosos, sacroespinhosos, sacroilíacos anteriores e posteriores resultando em uma pelve que tem instabilidade rotacional e vertical. A lesão por compressão lateral (CL) resulta de uma força aplicada lateralmente na pelve levando ao encurtamento dos ligamentos sacroilíacos, sacroespinhosos e sacrotuberosos resultando em fraturas transversas ou oblíquas dos ramos púbicos. A lesão CL-I descreve fraturas transversas dos ramos púbicos com compressão sacral do lado da lesão sem instabilidade rotacional ou vertical. As lesões CL-II descrevem o acréscimo de uma fratura crescente na asa ilíaca no lado do impacto com ruptura variável das estruturas ligamentares posteriores resultando em instabilidade rotacional. CL-III descreve uma lesão CL-I ou CL-II no lado do impacto com a continuação da força produzindo uma lesão do tipo rotação externa ou "livro aberto" (CAP) no lado contrário. A lesão por cisalhamento vertical (CV) devido a forças verticais ou longitudinais causadas por quedas sobre uma extremidade estendida, impactos a partir de cima ou acidentes com veículos automotivos com uma extremidade impactada contra o painel ou chão, normalmente resulta em ruptura ligamentar completa, instabilidade rotacional e vertical, com uma alta incidência de lesão neurovascular e hemorragia. Mecânica combinada (MC) descreve uma combinação de lesões, geralmente devido a um mecanismo de esmagamento.

As fraturas pélvicas também podem ser classificadas conforme a instabilidade usando a classificação de Tile: tipo A (estabilidade rotacional e vertical), tipo B (instabilidade rotacional e estabilidade vertical) ou tipo C (instabilidade rotacional e vertical). Os sinais radiológicos comuns de instabilidade pélvica incluem (1) deslocamento de mais de 5 mm do complexo sacroilíaco posterior em qualquer plano; (2) presença de espaço posterior na fratura em vez de impactação; e (3) presença de uma fratura por avulsão do processo transverso da quinta vértebra lombar ou extremidade sacroisquial dos ligamentos sacroespinhosos.

As fraturas tipo A envolvem o anel pélvico em apenas uma localização e são consideradas estáveis. As fraturas tipo A1 são fraturas com avulsão que geralmente ocorrem em origens de músculos como a espinha ilíaca anterossuperior, a espinha ilíaca anteroinferior e a apófise isquial. Essas fraturas ocorrem com mais frequência em adolescentes e o tratamento conservador costuma ser suficiente. Raras vezes, pode haver não união sintomática que deve ser tratada cirurgicamente.

As fraturas tipo A2 são fraturas isoladas da asa ilíaca sem envolvimento do quadril ou articulações sacroilíacas e costumam resultar de trauma direto. Mesmo com deslocamento significativo é esperado que haja a cicatrização óssea e o tratamento é, dessa forma, sintomático. A cicatrização pode ser acompanhada de ossificação do hematoma com exuberante formação de osso novo. Por fim, as fraturas tipo A3 são fraturas isoladas do forame obturador e costumam envolver mínimo deslocamento dos ramos púbis ou isquiais. O complexo sacroilíaco posterior está intacto e a pelve permanece estável. O tratamento é sintomático com deambulação precoce e sustentação de peso conforme a tolerância.

As fraturas tipo B envolvem rupturas no anel pélvico em dois ou mais locais. Isso cria uma fratura pélvica que tem instabilidade rotacional, mas é verticalmente estável. As fraturas tipo B1 são fraturas em "livro aberto" que ocorrem por compressão anteroposterior. A menos que a separação anterior da sínfise púbica seja grave (> 6 cm), o complexo sacroilíaco posterior costuma estar intacto e a pelve é relativamente estável às forças verticais. Costuma haver lesões associadas significativas em estruturas perineais e urogenitais, que devem sempre ser pesquisadas. Para as lesões com deslocamento mínimo da sínfise (< 2,5 cm), é necessário apenas tratamento sintomático. Porém, se for optado por tratamento conservador, há necessidade de radiografias seriadas após o início da mobilização para monitorar o subsequente aumento do deslocamento, que pode necessitar de cirurgia. Para as fraturas-luxações com maior deslocamento, a redução é feita por CL usando-se o complexo sacroilíaco posterior intacto como a dobradiça sobre a qual o "livro é fechado". A redução pode ser mantida com o uso de um fixador externo; porém, a fixação interna com uma placa na sínfise é atualmente preferida. O "fechamento do livro" diminui o espaço disponível para a hemorragia e aumenta o conforto do paciente.

As fraturas tipo B2 e B3 envolvem uma força lateral aplicada na pelve, causando deslocamento da hemipelve para dentro por meio do complexo sacroilíaco e fraturas de ramos púbicos ipsilaterais (B2) ou, mais comumente, contralaterais (B3). O grau de envolvimento do complexo ligamentar sacroilíaco posterior determinará o grau de instabilidade. A hemipelve é dobrada para dentro com sobreposição da sínfise púbica. A redução pode ser feita com fixação externa, com fixação interna ou com ambas. A fixação externa facilita o cuidado de enfermagem, mas não é suficientemente forte para a deambulação. O cuidado definitivo geralmente é feito com fixação interna das faces anterior e posterior do anel pélvico. Esses tipos de fratura estão associados com grandes hemorragias.

As fraturas tipo C têm instabilidade rotacional e vertical. Elas costumam resultar de uma lesão por CV como queda de uma altura. Anteriormente, a sínfise púbica ou os ramos púbicos podem ser rompidos. Posteriormente, a articulação sacroilíaca pode ser rompida e deslocada ou pode haver uma fratura por meio do sacro ou asa ilíaca adjacente. A hemipelve é completamente instável e pode haver hemorragia maciça associada e lesão da pelve lombossacral. A fixação externa é insuficiente para manter a redução, mas ela pode ajudar a controlar a hemorragia e facilitar o cuidado de enfermagem no estágio agudo. A fixação interna costuma ser necessária como tratamento definitivo.

FRATURAS SACRAIS

As fraturas do sacro podem ser descritas usando-se a classificação de Denis conforme a localização da fratura em relação ao forame sacral: Denis I: lateral ao forame, Denis II: por meio do forame e Denis III: medial ao forame. A incidência de lesão neurológica aumenta com as classificações mais altas.

FRATURAS DO ACETÁBULO

As fraturas do acetábulo (Fig. 40-1) ocorrem por meio de trauma direto sobre a região trocantérica ou por sobrecarga axial indireta por meio do membro inferior. A posição do membro no momento do impacto (rotação, flexão, abdução ou adução) irá determinar o padrão da lesão. É comum que sejam cominutivas.

▶ Classificação

Letournel classificou as fraturas acetabulares em dez tipos diferentes: cinco padrões simples (uma linha de fratura) parede posterior, coluna posterior, parede anterior, coluna anterior, transversa e cinco padrões complexos (a associação de dois ou mais padrões simples) forma de T, coluna posterior e parede posterior, transversa e parede posterior, coluna anterior/hemitransversa posterior e ambas as colunas. Esse é o sistema de classificação mais amplamente usado, pois permite que o cirurgião escolha a abordagem cirúrgica mais apropriada.

▶ Tratamento

O objetivo do tratamento é obter uma congruência esférica entre a cabeça do fêmur e o domo acetabular sustentador de peso, mantendo-a até a cicatrização dos ossos. Como em outras fraturas pélvicas, as fraturas acetabulares estão frequentemente associadas com lesões abdominais, urogenitais e neurológicas, que devem ser sistematicamente pesquisadas e tratadas. Costuma haver sangramento significativo, que deve ser interrompido assim que possível.

O paciente estabilizado com **protrusão** (a cabeça femoral está impactada por meio da fratura do acetábulo dentro da pelve) ou com fratura-luxação instável deve receber tração esquelética longitudinal por meio de um pino femoral distal ou tibial proximal puxando axialmente em posição neutra. São obtidas radiografias pós-redução. As indicações cirúrgicas para fraturas acetabulares incluem deslocamento (> 2-3 mm), grandes fragmentos de parede posterior, interposição de fragmentos soltos intra-articulares, fraturas da cabeça do fêmur, reduções instáveis e uma fratura irredutível por métodos fechados. A escolha da abordagem é de importância primária e, algumas vezes, há necessidade de mais de uma abordagem. A cirurgia acetabular utiliza abordagens extensíveis e sofisticadas técnicas de redução e fixação, sendo mais bem realizada por cirurgiões pélvicos.

▶ Complicações

As complicações inerentes à lesão incluem doença articular degenerativa pós-traumática, ossificação heterotópica, osteonecrose da cabeça do fêmur, trombose venosa profunda e outras complicações relacionadas ao tratamento conservador. A cirurgia é realizada para evitar ou retardar a osteoartrite (OA), mas ela aumenta a possibilidade de complicações como infecções, lesão neurovascular iatrogênica e aumento da ossificação heterotópica. Quando a redução é estável e a fixação é sólida, o paciente pode ser mobilizado após poucos dias com deambulação sem sustentação de peso e essa sustentação de peso pode começar após apenas 6 semanas. A anticoagulação profilática e a toalete

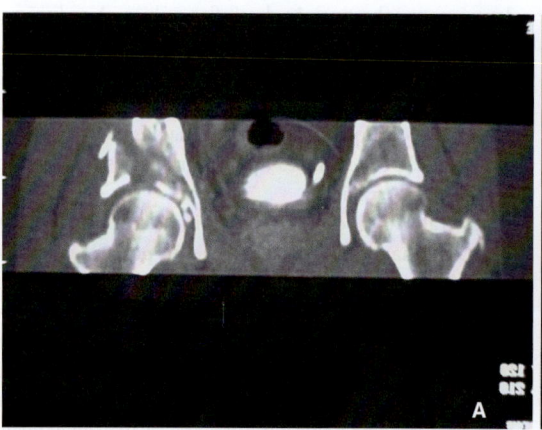

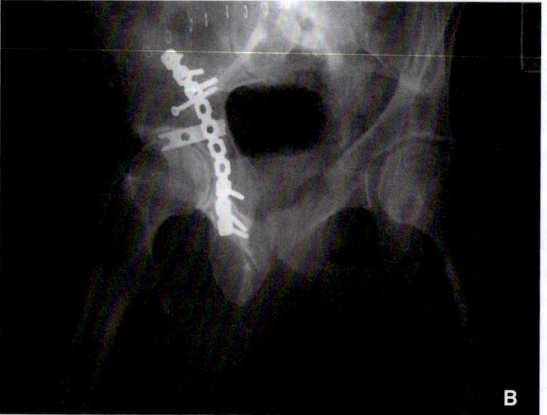

▲ **Figura 40-1** Homem de 40 anos de idade com queda de altura com luxação posterior do quadril e fratura acetabular do domo de sustentação de peso. **A.** Reconstruções da TC coronal mostrando fragmento grande do domo superior do acetábulo direito. **B.** Radiografia oblíqua demonstrando redução concêntrica do quadril e restauração da superfície articular após redução aberta e fixação interna.

pulmonar agressiva são elementos fundamentais do cuidado pós-operatório.

LESÕES DE OMBRO

1. Fraturas claviculares

▶ **Epidemiologia, mecanismo, anatomia e avaliação clínica**

As fraturas de clavícula são relativamente comuns, sendo responsáveis por entre 2 e 12% de todas as fraturas. As fraturas de clavícula se caracterizam pela localização: medial, lateral e terço médio da clavícula, que é o tipo mais comum (80%). O mecanismo de lesão mais comum é a queda sobre o ombro ipsolateral (87%); impacto direto (7%) e quedas sobre a mão estendida para fora causam os casos restantes. A clavícula é um osso em forma de S que serve como escora do ombro em relação ao tronco, permitindo que o ombro funcione com força máxima. A clavícula é estabilizada pelos ligamentos acromioclaviculares e coracoclaviculares. Os ligamentos acromioclaviculares evitam o deslocamento horizontal, enquanto os ligamentos coracoclaviculares fornecem estabilidade vertical. O terço médio da clavícula protege o plexo braquial, a parte superior do pulmão e as artérias subclávias e axilares. Como resultado, é fundamental documentar um exame neurovascular completo e descartar lesões concomitantes como paralisia de plexo braquial, lesão vascular e pneumotórax. Também é importante observar o aspecto da pele, pois a presença de abaulamento pontual pode ser um fator para indicação cirúrgica. As fraturas de clavícula são, muitas vezes, um achado incidental nas radiografias de tórax em AP. As fraturas do terço proximal da clavícula podem ser ainda avaliadas com tomografia computadorizada para diferenciar entre deslocamentos esternoclaviculares e lesão de epífise.

▶ **Classificação**

As fraturas de clavícula são classificadas em três grupos: Grupo I: fratura de terço médio, Grupo II: terço distal, Grupo III: terço proximal. As fraturas do grupo II são subclassificadas em três tipos conforme a localização dos ligamentos coracoclaviculares em relação à fratura. As fraturas tipo I são interligamentares entre os ligamentos conoides e trapezoides ou entre os ligamentos coracoclaviculares e acromioclaviculares, com os ligamentos ainda intactos. Como os ligamentos estão ligados aos segmentos proximal e distal da fratura, a fratura normalmente não tem deslocamento ou ele é mínimo. As fraturas do grupo II e tipo II ocorrem medialmente aos ligamentos coracoclaviculares ou entre os ligamentos conoides e trapezoides com laceração do ligamento conoide, de modo que o segmento proximal da fratura é predisposto a deslocamento significativo. O grupo II e tipo III é uma fratura de terço distal da superfície articular da articulação AC sem lesão ligamentar.

▶ **Tratamento**

As fraturas de clavícula normalmente são tratadas de maneira conservadora com suporte ou órtese em forma de oito por 4 a 6 semanas até que a cicatrização seja aparente radiológica e clinicamente (região não mais dolorosa à palpação). O suporte costuma ser preferido devido à menor incidência de problemas de pele e maior conforto do paciente. Espera-se haver algum grau de encurtamento e deformidade com o tratamento fechado. Porém, a disfunção do ombro é rara e não há cicatrizes. As indicações estritas de cirurgia incluem fraturas expostas da clavícula, lesão neurovascular associada e abaulamento da pele sugerindo fratura exposta iminente. Alguns autores defendem a fixação das fraturas de terço médio da clavícula com deslocamento significativo (> 1-2 cm) e para as fraturas da clavícula distal do grupo II e tipo II, devido à predisposição à não união que pode resultar em deformidade estética e disfunção de ombro.

2. Luxação acromioclavicular

A articulação AC é diartrodial com superfícies articulares cobertas por fibrocartilagem entre o acrômio medial e a extremidade lateral da clavícula. Os ligamentos AC se juntam a fibras do deltoide e do trapézio para reforçar a articulação. Conforme descrito anteriormente, os ligamentos AC fornecem estabilidade horizontal, enquanto os ligamentos coracoclaviculares fornecem estabilidade vertical. O mecanismo da luxação da articulação acromioclavicular é mais comumente o impacto direto causado por queda sobre a ponta do ombro. Um exame neurovascular completo juntamente com exames radiológicos padronizados de ombro (incidências AP, escapular em Y e axilar) completam a avaliação padronizada. As radiografias de esforço em que 5 a 7 quilos de peso são fixados ao punho, sendo obtidas radiografias em AP são realizadas em ambos os ombros comparando as distâncias coracoclaviculares para diferenciar entre lesões parciais de grau I a II e as separações AC de grau III.

▶ **Classificação e tratamento**

O **tipo I** é uma distensão do ligamento acromioclavicular. A lesão **tipo II** envolve a ruptura do ligamento acromioclavicular e a distensão do complexo ligamentar coracoclavicular, com leve deslocamento superior da clavícula. A lesão **tipo III** envolve a ruptura dos ligamentos acromioclaviculares e coracoclaviculares, causando marcada migração superior da extremidade lateral da clavícula. As lesões de **tipo IV, V e VI** envolvem o descolamento do deltoide e do trapézio da clavícula distal além de ruptura dos ligamentos AC e CC com marcado deslocamento posterior, superior e inferior da clavícula, respectivamente.

▶ **Tratamento**

Normalmente, as lesões articulares AC tipo I, II e III são tratadas de forma não cirúrgica com um suporte por cerca de 4 semanas – seguido por retorno gradual à atividade completa.

A maioria dos pacientes não apresenta disfunção significativa, nem necessidade de modificar suas atividades. A reconstrução cirúrgica pode estar indicada para as lesões articulares AC dos tipos IV, V e VI. As lesões de tipo III em atletas jovens ou trabalhadores que realizam muito trabalho acima da cabeça podem ser tratadas cirurgicamente.

3. Luxação da articulação esternoclavicular

A luxação da articulação esternoclavicular é rara. O mecanismo de lesão costuma ser um acidente com veículo automotivo ou lesão relacionada a esportes. O exame físico e as radiografias anteroposteriores com inclinação cefálica e anteroposteriores podem demonstrar a assimetria. Porém, a tomografia computadorizada é o exame diagnóstico de escolha, pois pode diferenciar as fraturas da clavícula medial da luxação EC e pode mostrar as luxações menores. A luxação anterior é mais comum, mas a luxação posterior pode causar lesão em esôfago, traqueia, grandes vasos, artéria subclávia, artéria carótida e pneumotórax. As luxações da articulação esternoclavicular em crianças costumam estar associadas com fraturas físicas.

▶ Tratamento

A maioria das lesões da articulação esternoclavicular pode ser tratada com gelo nas primeiras 24 horas e imobilização com suporte, suporte e faixa ou bandagem em forma de oito. As luxações posteriores podem necessitar de redução de emergência se houver associação com compressão vascular ou lesão de traqueia, esôfago ou pulmões. A redução fechada das luxações posteriores foi descrita com o uso de retração do ombro e uma pinça. Raras vezes, pode ser necessária a redução aberta.

4. Fratura escapular

As fraturas escapulares são classificadas conforme a localização anatômica: corpo escapular, colo, espinha, acrômio, coracoide ou glenoide. As fraturas do corpo da escápula costumam estar associadas com outras lesões como lesão de vasos subclávios, ruptura aórtica, pneumotórax, fraturas costais, lesões de plexo braquial e outras lesões de tecidos moles associadas com trauma de alta energia. As fraturas do acrômio e do coracoide são raras. As fraturas glenoides devem ser cuidadosamente avaliadas quanto a desnivelamento da superfície articular e instabilidade glenoumeral associada. Essas fraturas podem ser causadas por um impacto no ombro ou por uma queda sobre o braço estendido para fora. O diagnóstico com radiografia anteroposterior no plano da escápula e radiografia axilar pode ser complementado por uma incidência axial do corpo escapular e uma incidência transescapular em Y. A TC também pode se a indicação cirúrgica estiver sendo considerada.

▶ Tratamento

A maioria das fraturas escapulares é tratada sem cirurgia com uso de suporte por 4 a 6 semanas. As lesões associadas podem precisar de tratamento emergencial e não devem passar despercebidas. As indicações cirúrgicas são controversas, mas podem incluir fraturas intra-articulares com deslocamento envolvendo mais de 25% da superfície articular, fraturas de colo escapular com mais de 40 graus de angulação ou com mais de 1 cm de translação medial, fraturas do colo escapular associada com fratura de clavícula com deslocamento, fraturas de acrômio causando compressão subacromial e fraturas coracoides causando separação AC funcional.

5. Luxação da articulação do ombro

A articulação do ombro (glenoumeral) é a articulação mais luxada do corpo devido a sua liberdade de movimentos e mobilidade em múltiplos planos. O diagnóstico e tratamento dessa lesão é apresentado em detalhes na seção de Medicina Esportiva deste capítulo.

6. Fratura de úmero proximal

As fraturas do úmero proximal ocorrem mais comumente em pessoas idosas com osteoporose após uma queda e a avaliação inicial deve buscar determinar a causa da queda e o padrão da fratura. Os sintomas prodrômicos relacionados a episódios de síncope, infarto do miocárdio, acidente vascular encefálico (AVE), ataque isquêmico transitório ou convulsões são possíveis etiologias que devem ser investigadas. As lesões associadas incluem lesões neurovasculares, luxações e lacerações do manguito rotador. A função do nervo axilar deve ser avaliada testando-se a sensibilidade sobre a região lateral do ombro, sobrejacente ao deltoide (o teste motor não costuma ser possível devido à dor).

O diagnóstico é estabelecido por radiografias padronizadas para trauma de ombro (incidências AP, escapular lateral em Y e axilar). A incidência axilar é a mais adequada para a avaliação de fraturas e luxações articulares glenoides. Se uma incidência axilar não puder ser obtida devido à dor, outra opção é uma incidência axilar de Velpeau em que o paciente fica com um suporte com inclinação oblíqua traseira de 45 graus em relação ao cassete com o feixe dirigido caudalmente. A tomografia computadorizada pode ser usada para avaliação de envolvimento articular, deslocamento da fratura, fraturas de impressão e fraturas da margem glenoide.

▶ Classificação e tratamento

As fraturas de úmero proximal podem ser classificadas conforme o sistema desenvolvido por NEER. Há quatro partes principais no úmero proximal: cabeça do úmero, diáfise do úmero, tuberosidades maior e menor. Uma parte é definida como deslocada se houver mais de 1 cm de deslocamento da fratura ou mais de 45 graus de angulação. A maioria das fraturas proximais de úmero tem deslocamento mínimo (< 1 cm e < 45 graus de angulação) e pode ser tratada com um suporte e início precoce de exercícios delicados dentro da amplitude de movimentos. As fraturas com deslocamento geralmente necessitam de cirurgia. As opções cirúrgicas incluem redução fechada e fixação percutânea, redução

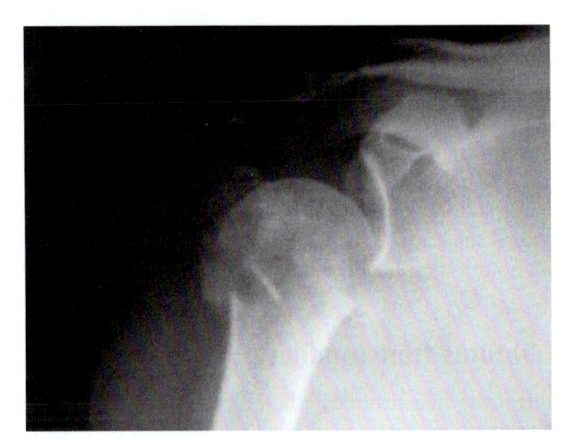

▲ **Figura 40-2** Fratura do úmero proximal em quatro partes, impactada na margem glenoide inferior.

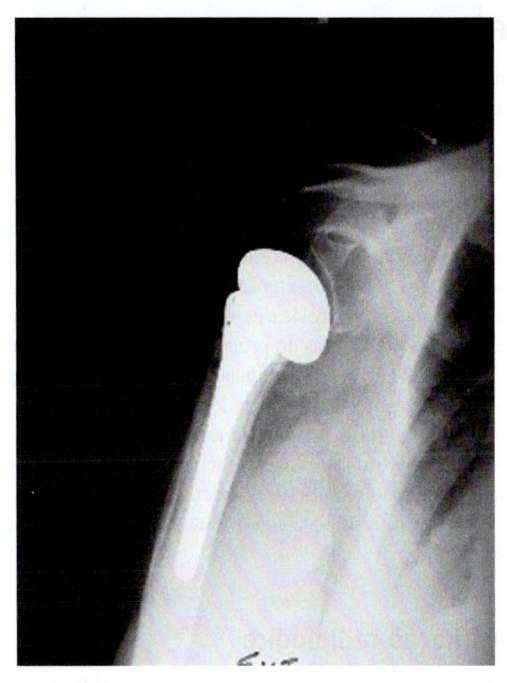

▲ **Figura 40-3** Reconstrução cirúrgica com hemiartroplastia.

aberta e fixação interna e artroplastia com prótese (Figs. 40-2 e 40-3). Outras indicações para a cirurgia incluem deslocamento de fragmento da tuberosidade maior de 5 mm ou mais que pode levar a compressão subacromial e fraturas da tuberosidade menor que bloqueiam a rotação interna. Os pacientes costumam perder uma parte da mobilidade, mas se pode obter excelente alívio da dor e função. As complicações a longo prazo incluem rigidez de ombro e necrose avascular da cabeça do úmero (por ruptura do ramo arqueado da artéria umeral circunflexa anterior).

FRATURAS DA DIÁFISE DO ÚMERO

A maioria das fraturas da diáfise do úmero resulta de trauma direto; o mecanismo indireto por queda sobre o braço estendido para fora também é uma possibilidade. Há necessidade de exame neurovascular cuidadoso (a lesão de nervo radial é comum). As radiografias AP e lateral do úmero, bem como radiografias de ombro e cotovelo são obrigatórias para descartar a possibilidade de fratura ou luxação envolvendo articulações adjacentes. As fraturas de úmero podem ser descritas da seguinte forma: abertas *versus* fechadas, localização (terço proximal, médio e distal), com ou sem deslocamento, fratura transversa, oblíqua, espiral, segmentar ou cominutiva, condição intrínseca do osso (osteopênica ou não) e se há qualquer extensão articular.

▶ Tratamento

A maioria das fraturas da diáfise média do úmero pode ser tratada sem cirurgia, com gesso, tala ou órtese. O alinhamento deve ser verificado usando-se radiografias AP e lateral com o paciente em ortostatismo. Vinte graus de angulação anterior, 30 graus de angulação em varo e até 3 cm de aposição em baioneta são aceitáveis para a continuação do tratamento fechado. Outras indicações cirúrgicas incluem fraturas expostas, lesão vascular concomitante, fratura patológica, "cotovelo flutuante" (fratura concomitante dos ossos do antebraço), fratura segmentar, extensão intra-articular e fratura de úmero bilateral. A lesão de nervo radial ocorre mais comumente nas fraturas de terço médio. A maioria das lesões de nervo radial resulta de estiramento ou contusão; a função geralmente retorna em 3 a 4 meses. A exploração cirúrgica tardia é necessária se não houver evidência de recuperação na EMG ou nos estudos da velocidade de condução nervosa nesse momento.

FRATURAS E LUXAÇÕES NO COTOVELO

▶ Anatomia e biomecânica

O cotovelo é uma junta modificada que consiste em três articulações distintas: ulnoumeral, radioumeral e radioulnar proximal. A articulação do cotovelo é intrinsecamente estável com contribuições de ossos e tecidos moles. A fossa tróclea-olécrano, a fossa coronoide, a articulação radiocapitelar, o bíceps, o tríceps e o braquiorradial fornecem estabilidade anterior-posterior durante a flexão e a extensão. Na parte medial do cotovelo o feixe anterior do ligamento colateral medial (LCM) é o estabilizador primário do estresse valgo, enquanto o ligamento colateral ulnar lateral é o estabilizador primário no lado oposto do cotovelo evitando a instabilidade posterolateral. A amplitude de movimento normal do cotovelo abrange 0 a 150 graus de flexão, 85 graus de supinação e 80 graus de pronação. A amplitude de movimento funcional exige 30 a 130 graus de flexão, 50 graus de pronação e a supinação. A lesão de cotovelo exige exame cuidadoso de toda a extremidade superior incluindo o ombro e o punho, com exame neurovascular abrangente. Há necessidade de radiografias AP, lateral e oblíqua para a visualização adequada da articulação do cotovelo.

Fraturas do úmero distal

O úmero distal pode ser conceitualizado como colunas medial e lateral, cada uma de formato grosseiramente triangular e composta de um côndilo que se articula com os ossos do antebraço e um epicôndilo (parte distal do úmero logo acima da articulação do cotovelo ao nível da margem supracondilar) fazendo conexão com a diáfise do úmero. Essas fraturas podem ser classificadas de maneira descritiva: intercondilares (mais comuns), fraturas supracondilares (do tipo extensão ou flexão), transcondilares, condilares, capitelares, trocleares, epicondilares laterais, epicondilares mediais ou fraturas do processo supracondilar. Essas fraturas também podem ser classificadas usando-se o sistema AO baseado no conceito de integridade da coluna e envolvimento articular. As fraturas tipo A são extra-articulares (epicondilares, supracondilares, transcondilares). As fraturas tipo B envolvem apenas uma porção da superfície articular (unicondilar ou intercondilar). As fraturas tipo C envolvem toda a superfície articular distal.

Avaliação radiológica

Devem ser obtidas radiografias AP, lateral e oblíqua padrão. As radiografias com tração ou a tomografia computadorizada podem fornecer uma visualização mais adequada do padrão da fratura para o planejamento cirúrgico. Na radiografia lateral, o **"sinal do coxim gorduroso" anterior ou posterior representando deslocamento da camada adiposa sobre a cápsula articular** pode ser a única indicação de uma fratura do úmero distal sem deslocamento. As radiografias AP devem ser cuidadosamente inspecionadas quanto a uma divisão intercondilar. Se houver uma divisão intercondilar, deve ser observada a quantidade de rotação, além do deslocamento e do aspecto cominutivo da fratura.

Tratamento

O paciente pode ser inicialmente tratado com uma tala longa de braço posterior, com o cotovelo em flexão de 90 graus e o antebraço neutro. O tratamento não cirúrgico está indicado para fraturas sem deslocamento ou com deslocamento mínimo. A cirurgia está indicada para as fraturas com deslocamento, lesão vascular ou fraturas expostas.

TIPOS ESPECÍFICOS DE FRATURA

Fraturas supracondilares do úmero

As fraturas supracondilares são muito mais comuns em crianças. Há dois tipos: extensão (o fragmento distal está deslocado posteriormente) e flexão (o fragmento distal está deslocado anteriormente). As fraturas sem deslocamento, com deslocamento mínimo e gravemente cominutivas em idosos com necessidades funcionais limitadas podem ser tratadas sem cirurgia. A imobilização posterior com tala é continuada por 1 a 2 semanas, depois disso, são iniciados exercícios suaves dentro da amplitude de movimentos. A tala pode ser descontinuada e a sustentação de peso avançada após 6 semanas se forem observados sinais de cicatrização radiológica. As opções cirúrgicas incluem redução aberta com fixação interna (RAFI) com placas e parafusos. A substituição total do cotovelo pode ser considerada em pacientes idosos sob outros aspectos ativos com boa função pré-lesão e com fraturas gravemente cominutivas não passíveis de RAFI.

Fraturas transcondilares

O tratamento não cirúrgico está indicado para as fraturas sem deslocamento ou com deslocamento mínimo ou para pacientes idosos debilitados com função ruim antes da lesão. Os exercícios de amplitude de movimentos devem ser iniciados assim que o paciente tolerar o tratamento. As opções cirúrgicas incluem RAFI ou artroplastia total de cotovelo (ATC).

Fraturas intercondilares

As fraturas intercondilares são o tipo mais comum de fratura do úmero distal em adultos. Os fragmentos da fratura costumam estar deslocados devido a forças musculares opostas sobre os epicôndilos medial (massa flexora) e lateral (massa extensora), causando rotação das superfícies articulares (Fig. 40-4). As fraturas podem ser classificadas como tipo I (sem deslocamento), tipo II (leve deslocamento sem rotação entre os fragmentos condilares), tipo III (deslocamento com rotação) e tipo IV (cominuição da superfície articular). O tratamento não cirúrgico com duas semanas de imobilização, seguidas por exercícios de amplitude de movimentos, está indicado para as fraturas sem deslocamento. As fraturas tipo IV nos idosos com ossos osteopênicos podem ser tratadas com a técnica do "saco de ossos" que engloba imobilização por prazo muito curto e amplitude de movimentos precoce. A redução aberta com fixação interna com placas duplas é o tratamento cirúrgico preferido. O uso precoce da amplitude de movimentos é fundamental para evitar a rigidez, a menos que a fixação seja tênue. Outra opção é ATC.

Fraturas condilares

As fraturas condilares mediais ou laterais são raras em adultos (Fig. 40-5). As fraturas tipo I (classificação de Milch) não atravessam a margem troclear lateral. O envolvimento da margem troclear lateral (tipo II) leva à instabilidade medial-lateral. O tratamento não cirúrgico, com uso de uma tala posterior com o cotovelo em flexão de 90 graus e o antebraço em supinação para fraturas condilares laterais ou em pronação para as fraturas epicondilares mediais, pode ser feito nas fraturas sem deslocamento ou com deslocamento mínimo. As fraturas expostas ou com deslocamento podem ser tratadas cirurgicamente com fixação por parafusos com ou sem reparo do ligamento colateral conforme a necessidade.

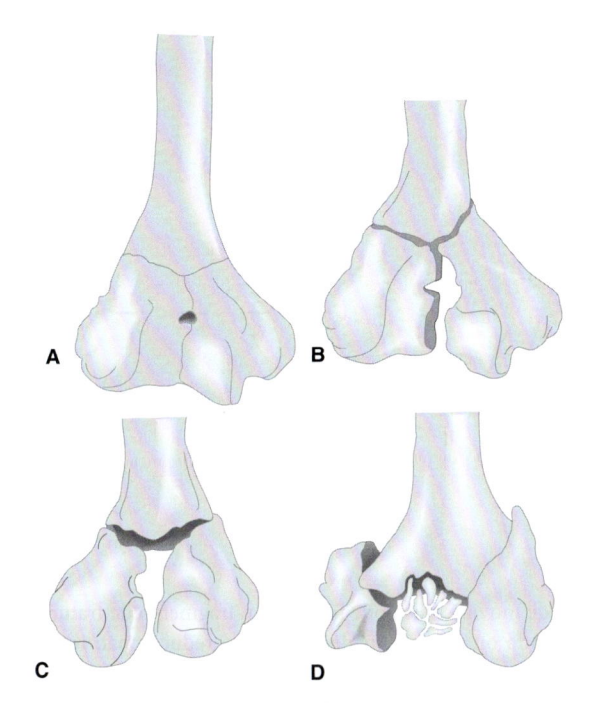

▲ **Figura 40-4** Fraturas intercondilares.
A. Tipo I fratura condilar em T sem deslocamento do cotovelo. **B.** Tipo II fratura condilar em T com deslocamento, mas sem rotação. **C.** Tipo III fratura condilar em T com deslocamento e rotação. **D.** Tipo IV fratura condilar em T com deslocamento, rotação e cominutiva.

▶ Fraturas capitelares

As fraturas capitelares são raras, representando menos de 1% de todas as fraturas de cotovelo. Devido à ausência de ligamentos significativos de tecidos moles, essas fraturas podem resultar em um fragmento articular livre que pode ter deslocamento anterior para a fossa coronoide ou radial, causando bloqueio da flexão do cotovelo. Essas fraturas normalmente resultam de uma queda sobre um braço estendido para fora com a força transmitida por meio da cabeça do rádio até o capitel. Algumas vezes, a fratura da cabeça do rádio pode também estar presente. As fraturas capitelares podem ser classificadas da seguinte forma (Fig. 40-6): tipo I "Hahn-Steinthal" grandes fragmentos ósseos com ou sem envolvimento troclear, tipo II "Kocher-Lorenz" fragmento de cartilagem articular com mínimo de osso subcondral fixado e tipo III (significativa cominuição). O tratamento não cirúrgico, reservado para as fraturas sem deslocamento, consiste em imobilização em uma tala posterior seguida por exercícios da amplitude de movimentos para o cotovelo. O tratamento cirúrgico envolve RAFI com parafusos ou excisão para as fraturas tipo II, fraturas tipo I gravemente cominutivas ou fraturas crônicas despercebidas com limitação da amplitude de movimentos.

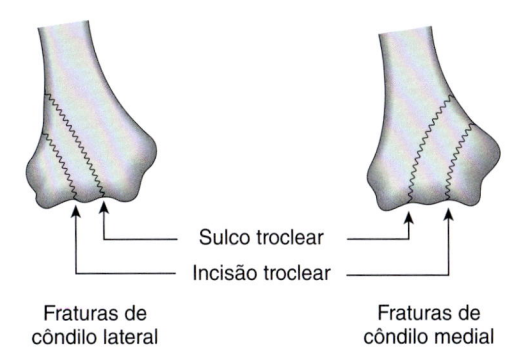

▲ **Figura 40-5** Fraturas condilares. Classificação de Milch. A fratura tipo II envolve o lábio lateral da tróclea, por isso a sua inerente instabilidade. (Reproduzida com permissão de Milch H: Fractures and fracture dislocation of the humeral condyles. *J Trauma*, 1964.)

▶ Fraturas trocleares

Essas fraturas são extremamente raras e associadas com luxação do cotovelo. As fraturas sem deslocamento podem ser tratadas com tala posterior por 3 semanas, seguido por exercícios da amplitude de movimentos para o cotovelo. As fraturas com deslocamento são tratadas com RAFI; os fragmentos não passíveis de fixação interna podem ser excisados.

▶ Fraturas epicondilares

As fraturas epicondilares laterais podem ser tratadas com imobilização sintomática e amplitude de movimentos precoce. As fraturas epicondilares mediais sem deslocamento ou com deslocamento mínimo podem ser tratadas com imobilização em tala posterior com o antebraço em pronação, punho e cotovelo em flexão por 10 a 14 dias. A RAFI está indicada para as fraturas com deslocamento, especialmente na presença de sintomas do nervo ulnar, instabilidade de estresse valgo, fraqueza da flexão do punho e não união sintomática.

▶ Fraturas do processo supracondilar

O processo supracondilar é uma projeção óssea ou cartilaginosa que surge da superfície anteromedial do úmero. O ligamento de Struthers que conecta o processo supracondilar ao epicôndilo medial é um arco fibroso por meio do qual o nervo mediano e a artéria braquial passam. A maioria dessas estruturas é passível de tratamento fechado com imobilização sintomática com tala posterior seguida por amplitude de movimentos precoce. A compressão de nervo mediano ou de artéria braquial são indicações de exploração e liberação cirúrgica.

▶ Luxação de cotovelo

A luxação de cotovelo comumente resulta de uma queda sobre a mão estendida para fora. Há necessidade de um exame

▲ **Figura 40-6** Fraturas capitelares. A fratura tipo I envolve uma grande porção de osso, muitas vezes toda a estrutura. O tipo II é uma fratura de cisalhamento, muitas vezes com mínimo osso subcondral e pode haver deslocamento posterior **(A)**. Uma fratura tipo III é uma fratura cominutiva com quantidades variáveis de deslocamento dos fragmentos da fratura **(B)**.

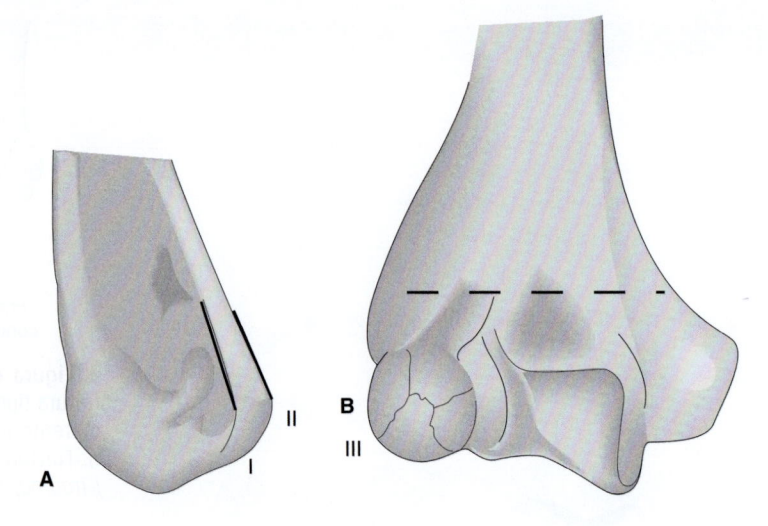

neurovascular cuidadoso juntamente com radiografias AP e lateral do cotovelo. A luxação simples de cotovelo (sem fratura associada) é classificada conforme a direção do deslocamento da ulna em relação ao úmero: posterior (tipo mais comum), posterolateral, posteromedial, lateral, medial e anterior (Fig. 40-7). As luxações agudas de cotovelo devem ser submetidas a redução fechada com o paciente sob sedação e anestesia adequada assim que possível. Para a luxação posterior, a técnica de redução abrange tração longitudinal com flexão do cotovelo. Após a redução, deve-se realizar exame da amplitude de movimentos, exame neurovascular e radiografias, seguido pela colocação de uma tala posterior com flexão de 90 graus. Um bloqueio da amplitude total de movimentos pode indicar um fragmento de fratura encarcerado ou redução inadequada. Se a redução não restaurar o fluxo arterial, há necessidade de angiografia e intervenção cirúrgica imediata. As radiografias pós-redução devem ser cuidadosamente avaliadas quanto à presença de redução concêntrica e fraturas associadas (epicôndilo medial ou lateral, cabeça do rádio, processo coronoide). A luxação de cotovelo com fratura da cabeça do rádio e processo coronoide é conhecida como a "tríade terrível", devido à instabilidade associada. A intervenção cirúrgica está indicada quando o cotovelo não pode ser mantido concentricamente em posição reduzida, sofre nova luxação ou se a luxação é considerada instável (se o cotovelo sofre luxação

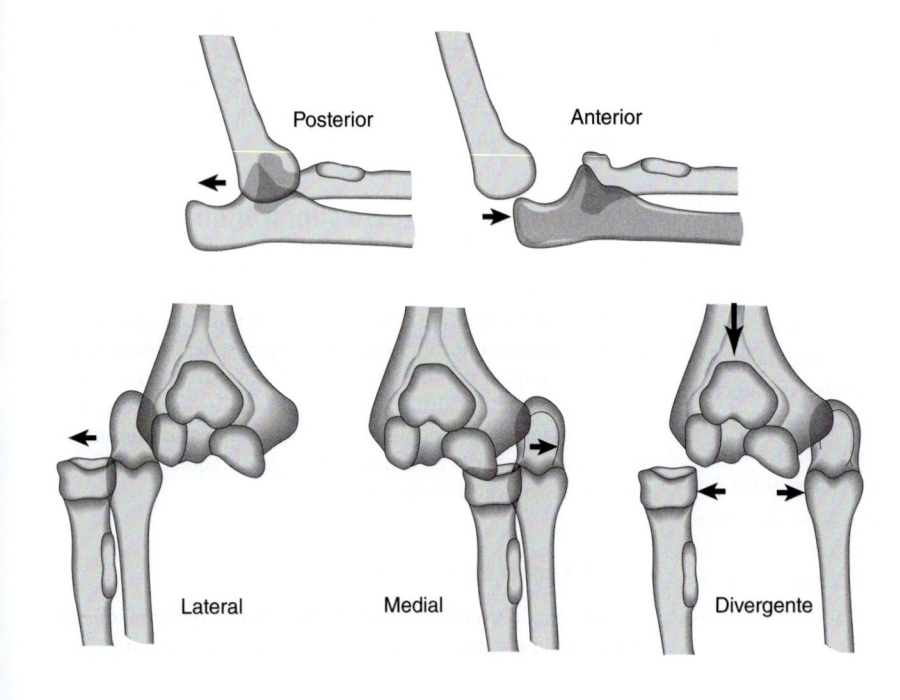

▲ **Figura 40-7** Luxações de cotovelo. Uma luxação de cotovelo é definida pela direção dos ossos do antebraço. (Reproduzida com permissão de Browner B et al: *Skeletal Trauma*. Saunders, 1992.)

antes de alcançar 30 graus de flexão a partir de uma posição em flexão completa). A recuperação da movimentação e da força pode demorar 3 a 6 meses. A complicação mais comum é a rigidez, associada com imobilização prolongada. Recentemente, a tendência tem sido a imobilização do cotovelo por uma semana após a lesão e, então, o início de exercícios da amplitude de movimentos. Se houver ossificação heterotópica sintomática, a excisão pode ser feita 6 meses ou mais após a lesão.

FRATURAS DA ULNA PROXIMAL

▶ Fraturas do olécrano

O olécrano é a porção mais proximal palpável da ulna. A posição subcutânea do olécrano o torna especialmente suscetível ao trauma direto. Posteriormente, o tendão do tríceps envolve a cápsula articular antes de sua inserção no olécrano. Assim, as fraturas com deslocamento do olécrano representam uma ruptura funcional do mecanismo do tríceps, resultando em perda da extensão ativa do cotovelo. Anteriormente, o olécrano forma o sulco sigmoide maior (semilunar) da ulna, que se articula com a tróclea. A porção anterior mais proximal da ulna é o processo coronoide, que traz estabilidade à articulação do cotovelo.

As fraturas do olécrano podem resultar de um golpe direto (queda sobre a ponta do cotovelo) resultando em fratura cominutiva do olécrano ou de queda sobre o braço em extensão externa acompanhada de contração súbita e forte do tríceps, resultando em fratura transversa ou oblíqua. O exame neurovascular cuidadoso seguido por radiografias AP e lateral deve fazer parte da avaliação inicial. Uma radiografia lateral verdadeira deve ser cuidadosamente inspecionada quanto à extensão da fratura, qualquer deslocamento da cabeça do rádio (a cabeça do rádio deve apontar para o capitel em todas as incidências; se esse não for o caso, há subluxação ou deslocamento), o grau de cominuição e o envolvimento da superfície articular. As fraturas do olécrano são classificadas com base no padrão da fratura (transversa, transversa-impactada, oblíqua, cominutiva, oblíqua-distal ou fratura-luxação) ou conforme a classificação de Mayo: tipo I (sem deslocamento ou com deslocamento mínimo), tipo II (deslocamento sem instabilidade do cotovelo), tipo III (fratura com características de instabilidade do cotovelo). Os objetivos do tratamento são a restauração da congruência articular e a restauração e preservação do mecanismo extensor do cotovelo e da amplitude de movimentos.

As fraturas sem deslocamento ou as fraturas com deslocamento em idosos com função ruim antes da lesão podem ser tratadas com tratamento fechado em uma tala ou gesso de braço longo com o cotovelo em flexão de 45 a 90 graus. O acompanhamento cuidadoso com radiografias deve ser feito em intervalos semanais por, pelo menos, 2 semanas. Em geral, há estabilidade suficiente em 3 semanas para permitir a mobilização precoce com extensão completa a 90 graus de flexão, com progressão da flexão em 6 semanas. Deve-se observar que alguns autores defendem a amplitude de movimentos mais precoce em uma semana após a lesão para evitar a rigidez.

As indicações para a cirurgia incluem qualquer ruptura do mecanismo extensor (qualquer fratura com deslocamento) ou incongruência articular. Há múltiplas opções cirúrgicas disponíveis, incluindo fixação intramedular, banda de tensão, placas e parafusos e excisão. Após a cirurgia, o paciente deve receber uma tala posterior com amplitude de movimentos precoce.

A complicação mais frequente dessas fraturas é o implante proeminente que deve ser subsequentemente removido após ocorrer a cicatrização. Rigidez do cotovelo e perda de fixação também foram relatadas.

▶ Fraturas coronoides

O processo coronoide é a porção anterior da ulna em formato de bico, formando a pilastra anterior do sulco sigmoide maior. A porção anterior do LCM se liga a esse local, bem como uma porção da cápsula anterior, contribuindo para a estabilidade do cotovelo.

As fraturas isoladas do coronoide são incomuns e estão mais frequentemente associadas com luxações posteriores do cotovelo ou outras fraturas na região do cotovelo. O mecanismo da lesão costuma ser um deslocamento posterior forçado da ulna proximal como em uma luxação ou força de hiperextensão do cotovelo. As radiografias oblíquas podem auxiliar na avaliação dessas fraturas, pois elas são, algumas vezes, difíceis de serem vistas nas incidências lateral e anteroposterior.

Essas fraturas foram classificadas por Regan e Morrey com base no tamanho do fragmento da fratura (Fig. 40-8): tipo I (avulsão da ponta do processo coronoide), tipo II (fragmento único ou cominutivo envolvendo 50% ou menos do processo coronoide), tipo III (fragmento único ou cominutivo envolvendo > 50% do processo). As fraturas tipo I podem ser tratadas com imobilização em flexão por 3 semanas (ou menos se o fragmento e o cotovelo estiverem estáveis). As fraturas associadas devem ser tratadas conforme for adequado em cada caso com o objetivo de estabilizar a fratura para a amplitude de movimentos precoce.

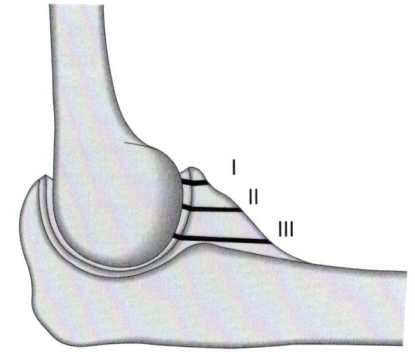

▲ **Figura 40-8** Fraturas coronoides. A fratura coronoide tem sido classificada em três tipos por Regan e Morrey. (Reproduzida com permissão de Browner B et al: *Skeletal Trauma.* Saunders, 1992.)

As fraturas coronoides isoladas, sem instabilidade do cotovelo, podem ser tratadas da mesma forma que as fraturas tipo I. As fraturas instáveis tipo II e as fraturas tipo III geralmente necessitam de intervenção cirúrgica.

FRATURAS DO RÁDIO PROXIMAL

▶ Fraturas da cabeça do rádio

As fraturas da cabeça do rádio normalmente resultam de uma queda sobre o braço estendido para fora causando uma colisão de carga axial entre a cabeça do rádio e o capitel. Em geral, os pacientes apresentam limitação da mobilidade do cotovelo e do antebraço, juntamente com dor à movimentação passiva na amplitude de movimentos do antebraço. O antebraço e o punho devem ser examinados quanto à presença de dor, que pode indicar uma lesão do tipo Essex-Lopresti (fratura-luxação da cabeça do rádio associada com ruptura da articulação radioulnar distal e dos ligamentos interósseos). Após a documentação do estado neurovascular, as radiografias com incidências anteroposterior, lateral e da cabeça do rádio devem ser avaliadas quanto à presença de fratura. As fraturas sem deslocamento devem ser suspeitadas quando há um sinal do coxim gorduroso sem fratura evidente. Se houver suspeita da lesão de Essex-Lopresti, radiografias adicionais do antebraço e do punho também estão indicadas.

O sistema de classificação de Mason é usado para descrever essas fraturas (Fig. 40-9): tipo I (fraturas sem deslocamento), tipo II (fraturas marginais com deslocamento), tipo III (fraturas cominutivas envolvendo toda a cabeça do rádio) e tipo IV (fratura associada com luxação de cotovelo).

A avaliação da amplitude de movimentos e da estabilidade do estresse valgo é fundamental e pode ser realizada após a aspiração da hemartrose e injeção de lidocaína. Isso pode ser feito por meio de inserção lateral direta da agulha no "ponto mole" entre olécrano, cabeça do rádio e capitel. Qualquer bloqueio mecânico à mobilização deve ser cuidadosamente documentado, pois isso pode afetar a tomada de decisões terapêuticas.

A maioria das fraturas da cabeça do rádio é tratada com um breve período de imobilização em um suporte seguido por amplitude de movimentos precoce 24 a 48 horas após a lesão. A cirurgia está indicada para o bloqueio mecânico da amplitude de movimentos e para as fraturas tipo III. Uma indicação relativa para a cirurgia é o deslocamento de um fragmento grande (> 2 mm); porém, isso é controverso. As opções de tratamento cirúrgico incluem RAFI, excisão de fragmento com ou sem substituição por prótese. As lesões tipo IV devem ser tratadas com redução fechada, seguida por tratamento adicional com base nos critérios descritos anteriormente.

FRATURAS DO ANTEBRAÇO

As fraturas do antebraço são mais comuns em homens que em mulheres, devido à maior incidência de colisões de veículos automotivos, lesões atléticas, altercações e quedas de altura

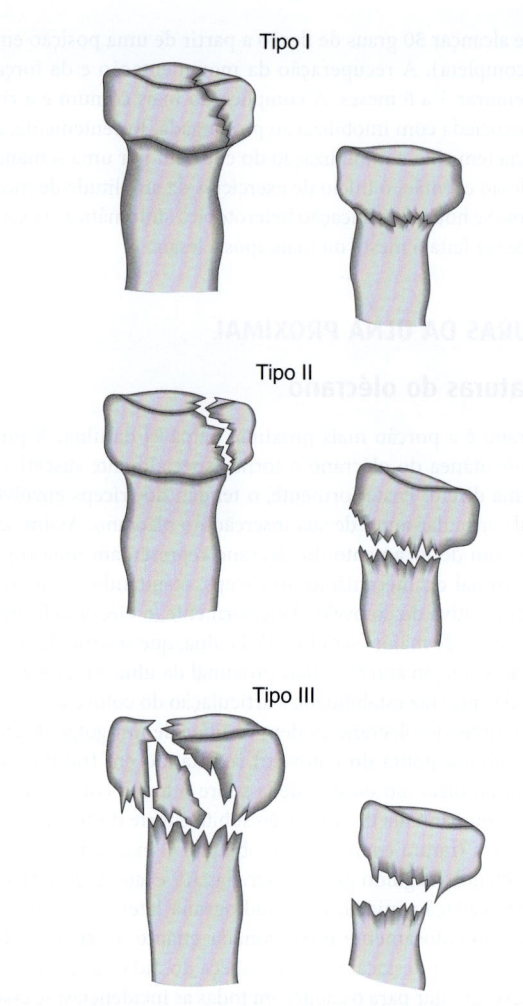

▲ **Figura 40-9** Fraturas da cabeça radial. Sistema de classificação modificado de Mason para as fraturas da cabeça radial. (Reproduzida com permissão de Browner B et al: *Skeletal Trauma*. Saunders, 1992.)

vivenciadas pelos homens. O antebraço atua como um anel: uma fratura que encurte de forma significativa o rádio ou a ulna causará ruptura da articulação radioulnar proximal ou da articulação radioulnar distal. A ulna atua como um eixo ao redor do qual o rádio de curvatura lateral faz rotação durante a supinação e a pronação. A membrana interóssea ocupa o espaço entre o rádio e a ulna; ela oferece uma contribuição significativa para a estabilidade do antebraço.

A avaliação clínica inclui exame neurovascular cuidadoso (nervos mediano, radial e ulnar) e avaliação de quaisquer feridas abertas (mesmo as feridas superficiais) que possam expor a fratura ulnar ao ambiente externo devido a sua posição subcutânea. Os profissionais devem suspeitar muito de síndrome compartimental em caso de dor desproporcional, compartimentos tensos ou dor ao estiramento passivo. As fraturas de ambos os ossos do antebraço ou a fratura de um osso com lesão concomitante da articulação do cotovelo ou punho são mais comuns que uma fratura de apenas um dos ossos isoladamente. Assim, é fundamental obter radiografias anteroposteriores e laterais do antebraço que incluam as articulações do punho e do cotovelo. A cabeça do rádio deve estar alinhada com o capitel em todas as incidências para descartar subluxação ou deslocamento.

As fraturas de antebraço podem ser classificadas sob um ponto de vista descritivo (fechada versus aberta, localização, cominutiva, segmentar, multifragmentada, deslocamento, angulada e alinhamento rotacional).

FRATURAS DA DIÁFISE DO RÁDIO

▶ Fraturas isoladas da diáfise radial

As fraturas da diáfise radial podem resultar de trauma direto ou indireto, como quedas sobre a mão estendida para fora. Embora seja possível haver fratura isolada dos dois terços proximais do rádio, uma fratura do terço distal deve levantar a suspeita de lesão concomitante da articulação radioulnar distal (ARUD). As fraturas sem deslocamento podem receber tratamento fechado com um gesso longo de braço. Qualquer deslocamento, perda de curvatura radial ou lesão concomitante da ARUD tem indicação cirúrgica. As fraturas do rádio costumam ser fixadas com redução aberta com fixação interna com placas do tipo PCD de 3,5 mm.

Essa é uma fratura da diáfise radial (mais comumente o terço distal) em conjunto com uma lesão da articulação radioulnar distal. A dor no punho ao exame físico deve levantar a suspeita. O diagnóstico deve ser confirmado radiologicamente. A ruptura da ARUD é sugerida pelos seguintes achados radiológicos: fratura na base do estiloide ulnar, alargamento do espaço articular radioulnar distal na radiografia anteroposterior, subluxação da ulna e encurtamento radial maior que 5 mm em relação à ulna distal.

Em adultos, essas lesões devem sempre ser tratadas cirurgicamente com redução aberta e fixação interna, juntamente com a avaliação intraoperatória da ARUD. Após a fixação do rádio, se a articulação estiver estável por meio da pronação e supinação completas, há apenas necessidade de imobilização com tala por curto prazo para a proteção da incisão. Se a articulação puder ser reduzida, mas for instável à rotação, há necessidade de tratamento cirúrgico adicional. Se houver fratura reparável no estiloide ulnar, a redução aberta com fixação interna dessa parte resultará em uma ARUD estável. Se não houver fratura do estiloide ulnar, mas se a articulação radioulnar distal for redutível, porém instável com a rotação, então, são usados dois fios de Kirschner de 1,5 ou 2 mm para prender a ulna distal ao rádio em posição reduzida (geralmente supinação). Com a redução aberta com fixação interna do estiloide ulnar e com o uso de pinos de transfixação, o antebraço deve ser imobilizado em supinação completa com gesso ou órtese acima do cotovelo por 4 a 6 semanas. Os pinos de transfixação são removidos antes de permitir a amplitude de movimentos do antebraço. Raras vezes, a articulação radioulnar distal não pode ser reduzida. Nessas situações, uma abordagem dorsal à articulação á usada para extrair tecidos interpostos (mais comumente o extensor ulnar do carpo) que bloqueiam a articulação.

FRATURAS DA DIÁFISE DA ULNA

▶ Fraturas isoladas da diáfise da ulna (fraturas do cassetete)

As fraturas ulnares do cassetete geralmente resultam de um golpe direto na ulna junto de sua borda subcutânea. É fundamental que se faça um exame neurovascular cuidadoso e radiografias do antebraço incluindo o punho e o cotovelo. As radiografias devem ser cuidadosamente inspecionadas quanto à luxação do cotovelo; a cabeça do rádio deve apontar para o capitel em todas as incidências ou pode haver uma variante de Monteggia. As fraturas sem deslocamento ou com deslocamento mínimo podem ser tratadas agudamente com tala tipo *sugar tong*. Após a melhora do edema (após 7-10 dias), o braço do paciente pode receber um gesso ou órtese funcional longa de braço. As fraturas com deslocamento (> 10 graus de angulação ou > 50% de deslocamento da diáfise) são mais bem tratadas cirurgicamente com redução aberta e fixação interna.

▶ Fratura de Monteggia

A fratura de Monteggia é uma fratura da ulna proximal com uma luxação da cabeça do rádio. Há necessidade de um exame neurovascular abrangente; foram descritas lesões do nervo radial ou do nervo interósseo posterior. A classificação de Bado se baseia na direção da luxação da cabeça do rádio: tipo I (anterior), tipo II (posterior), tipo III (lateral ou anterolateral) e tipo IV (luxação anterior com uma fratura do rádio e da ulna) (Fig. 40-10).

A redução fechada e uso de gesso em fraturas de Monteggia só devem ser tentados em crianças. Normalmente, essas lesões são tratadas com redução aberta e fixação interna com placas e parafusos. É importante observar que a dificuldade de redução da ulna pode indicar interposição do ligamento anular. Se a redução aberta da cabeça do rádio for necessária, deve-se considerar o reparo do ligamento anular. No pós-operatório, se o reparo for considerado estável, o paciente pode usar uma tala por 7 a 10 dias, seguido pelo início de exercícios da amplitude de movimentos.

▶ Fraturas de ambos os ossos do antebraço

As fraturas concomitantes do rádio e da ulna costumam resultar de mecanismos de alta energia (acidentes com veículos motorizados ou queda de uma altura). As fraturas mais comumente apresentam deslocamento. Deve ser realizado o exame cuidadoso para descartar lesão neurovascular e síndrome compartimental. Há necessidade de radiografias de todo o antebraço, incluindo o cotovelo e o punho.

O tratamento para as fraturas de ambos os ossos do antebraço em adultos consiste em redução aberta e fixação interna com placas de compressão usando placas dinâmicas de 3,5 mm.

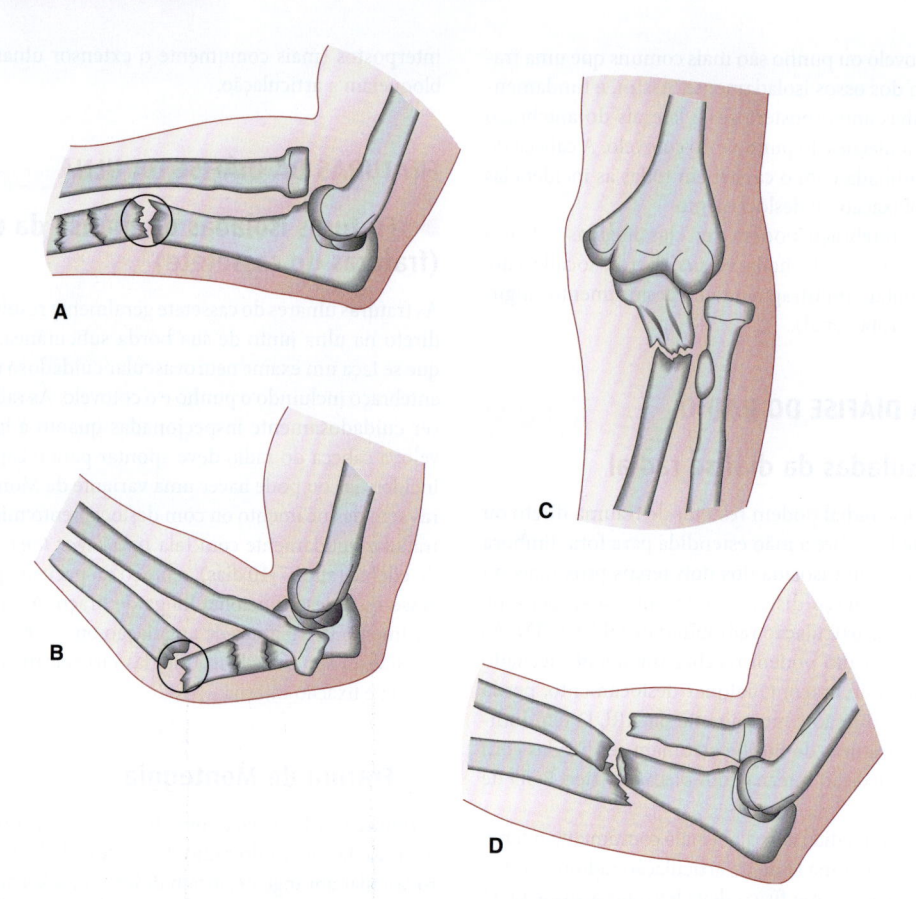

▲ **Figura 40-10** Fraturas de Monteggia. Classificação das lesões de Monteggia por Bado. **A.** Tipo I: angulação anterior da fratura ulnar e deslocamento anterior da cabeça radial. **B.** Tipo II: angulação posterior da fratura ulnar e deslocamento anterior da cabeça radial. **C.** Tipo III: fratura da metáfise ulnar proximal e deslocamento lateral da cabeça radial. **D.** Tipo IV: deslocamento anterior da cabeça radial e fratura das diáfises do rádio e da ulna. (Reproduzida com permissão de Browner B et al: *Skeletal Trauma*. Saunders, 1992.)

O objetivo da fixação com placas é restaurar: o comprimento normal da ulna e do rádio, o alinhamento rotacional e a curvatura radial (que se mostrou ser fundamental para a rotação do braço). Com a fixação sólida, a amplitude movimentos ativos do antebraço e cotovelo pode começar com 10 a 14 dias. As fraturas expostas também podem ser tratadas com sucesso usando esses métodos. Porém, se houver dano excessivo em tecidos moles ou contaminação da ferida, o uso de um fixador externo pode ser uma opção preferível.

As complicações dessa fratura incluem não união, má união, infecção, lesão neurovascular, síndrome compartimental, sinostose e perda de movimentos.

LESÕES DA REGIÃO DO PUNHO

▶ **Anatomia**

O rádio distal tem três articulações: o sulco sigmoide que faz articulação com a ulna e as facetas para os ossos escafoide e semilunar. A base do estiloide ulnar serve como ponto de inserção para o complexo da fibrocartilagem triangular (CFCT), que é o estabilizador primário da ARUD. Normalmente, 80% da carga axial é sustentada pelo rádio distal e 20% pela ulna e CFCT. Há seis compartimentos dorsais do punho que contêm os tendões extensores dos dedos e punho. Na superfície volar, o pronador quadrado atravessa a ulna e rádio distal. Logo anteriormente ao pronador quadrado estão os conteúdos do canal do carpo, com nove tendões flexores dos dedos e o nervo mediano. Anteriormente ao ligamento transverso do carpo ficam os músculos flexor radial do carpo, flexor ulnar do carpo e palmar longo. O canal de Guyon contém a artéria e nervo ulnar. Ele faz limite com o ligamento retinacular volar e o ligamento retinacular flexor, o gancho do hamato radialmente e o pisiforme ulnarmente.

Os ligamentos extrínsecos conectam o rádio ao carpo e o carpo ao metacarpo. O grupo proximal de ossos do carpo, que consiste nos ossos escafoide, semilunar, piramidal e pisiforme, está ligado ao rádio distal por meio de dois conjuntos de ligamentos radiocarpais (volar e distal). Os ligamentos radiocarpais volares (radioescafocapitato, radioescafo-semilunar, radio-semilunar e radiolunopiramidal) são mais fortes e conferem mais estabilidade à articulação radiocarpal em comparação com os ligamentos radiocarpais dorsais. A articulação radiocarpal é a articulação primária para a movimentação do punho (70 graus de flexão/extensão, 20 e 40 graus de desvio radial e ulnar, respectivamente).

Os ligamentos intrínsecos conectam os ossos do carpo (p. ex., escafo-semilunar, etc). O grupo distal do carpo, consistindo dos ossos trapézio, trapezoide, capitato e hamato, se conecta entre si e com a base dos metacarpianos com ligamentos extrínsecos fortes. Assim, o grupo distal do carpo é relativamente imóvel. O semilunar é fundamental para a estabilidade do carpo; a lesão dos ligamentos escafo-semilunar ou lunopiramidal leva ao movimento instável do semilunar e a uma instabilidade generalizada do carpo. A ruptura do ligamento escafo-semilunar ou fratura do escafoide pode levar à dorsiflexão excessiva do semilunar e do piramidal (instabilidade segmentar intercalada dorsal). A lesão do ligamento lunopiramidal leva à flexão volar (instabilidade segmentar intercalada volar). O espaço de Poirer (área livre de ligamentos entre o capitato e o semilunar) é uma potencial área de fraqueza.

As relações anatômicas normais incluem inclinação radial de 23 graus, 11 mm de comprimento radial, 11 a 12 graus de inclinação palmar, 0 grau de angulação capito-semilunar (linha reta traçada da diáfise do terceiro metacarpiano por meio do capitato e do semilunar com o punho em posição neutra), 47 graus de angulação escafo-semilunar e menos de 2 mm de espaço escafo-semilunar.

O suprimento vascular para o punho consiste das artérias radial, ulnar e interóssea anterior que se ligam para formar uma rede de arcos arteriais nas superfícies volar e dorsal dos ossos do carpo. A artéria radial dá origem a ramos que suprem o escafoide volarmente (supre o escafoide distal) e dorsalmente (supre o escafoide proximal). O semilunar normalmente recebe suprimento sanguíneo dos ramos da superfície dorsal e volar.

1. Fratura de rádio distal

Epidemiologia

Mais de 450 mil fraturas de rádio distal ocorrem anualmente nos Estados Unidos, representando um sexto de todas as fraturas tratadas em setores de emergência. A incidência de fraturas de rádio distal aumenta com a idade avançada e a osteopenia.

Mecanismo

O mecanismo mais comum para uma fratura de rádio distal é a queda sobre a mão estendida para fora em dorsiflexão. Os mecanismos de alta energia como colisões de veículos motorizados e quedas de altura podem resultar em fraturas com grandes deslocamentos ou significativamente cominutivas em pacientes mais jovens.

Avaliação clínica

Normalmente, os pacientes apresentam um punho edemaciado, equimótico e doloroso. A deformidade do punho é variável com o deslocamento dorsal do segmento distal (fratura de Colles) sendo mais comum que o volar (fratura tipo Smith). O cotovelo e ombro ipsolaterais devem ser cuidadosamente avaliados quanto à presença de lesão concomitante. O exame neurovascular cuidadoso é fundamental incluindo as distribuições motora e sensitiva dos nervos mediano, ulnar e radial (Motora: sinais do OK, abertura de dedos e positivo; Sensitiva: aspecto volar dos dedos polegar, indicador e médio, aspecto volar do dedo mínimo e aspecto dorsal do polegar). Deve-se dar atenção especial à função do nervo mediano, pois a síndrome do túnel do carpo é uma complicação relativamente comum (13-23%) devido a lesões por tração, trauma por fragmento de fratura, hematoma ou aumento da pressão de compartimento.

Avaliação radiológica

Deve-se obter incidências posteroanterior e lateral do punho. Os sintomas do cotovelo e ombro também devem ser avaliados radiologicamente. As incidências do punho contralateral podem ser usadas para comparação de variação ulnar e da ARUD. A tomografia computadorizada pode ser útil para caracterização mais adequada do envolvimento intra-articular e planejamento pré-operatório. As relações radiológicas normais incluem as seguintes médias: 23 graus de inclinação radial, 11 mm de comprimento radial e 11 graus de inclinação palmar ou volar.

Classificação

As fraturas de rádio distal podem ser classificadas de maneira descritiva – aberta *versus* fechada, deslocamento, angulação, fragmentação e perda de comprimento radial. A classificação de Frykman organiza essas fraturas com base no grau de envolvimento articular bem como de fratura concomitante da ulna distal (Fig. 40-11). As fraturas com classificação mais alta têm prognósticos piores.

CLASSIFICAÇÃO AO/ASIF PARA FRATURAS DE RÁDIO DISTAL
Tipo A: Fraturas extra-articulares
1. Fratura isolada da ulna distal
2. Fratura simples do rádio
3. Fratura radial com impactação metafisária
Tipo B: Fratura complexa intra-articular
1. Fratura do estiloide radial
2. Fratura da margem dorsal
3. Fratura da margem volar
Tipo C: Fratura complexa intra-articular
1. Fratura metafisária com preservação da congruência radiocarpal
2. Luxação articular
3. Envolvimento diafisário-metafisário

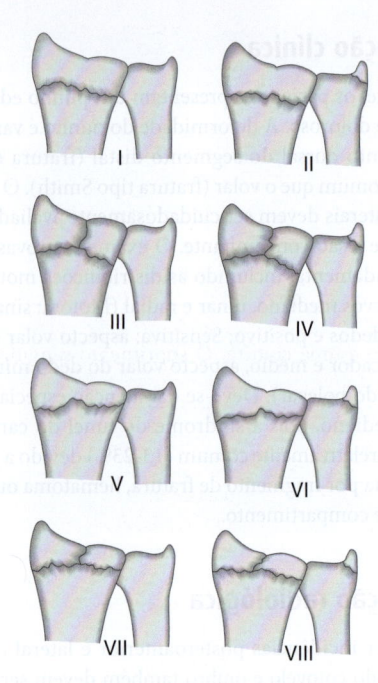

▲ **Figura 40-11** Classificação de Frykman para fraturas do rádio distal. Os tipos I, III, V e VII não têm fratura associada na ulna distal. As fraturas III-VIII são fraturas intra-articulares. As fraturas com classificação mais alta têm prognóstico pior. (Reproduzida com permissão de Green D, Hotchkiss R, Pederson W: *Green's Operative Hand Surgery*. Churchill Livingstone, 1993.)

▶ Tratamento

O tratamento cirúrgico de emergência está indicado para as fraturas expostas. A intervenção cirúrgica aguda deve ser considerada para as fraturas do rádio distal complicadas pela síndrome do túnel do carpo que não melhore com a redução fechada.

▶ Tratamento não cirúrgico

Todas as fraturas de rádio distal devem ser submetidas à redução fechada, mesmo que a intervenção cirúrgica seja prevista. Os benefícios da redução da fratura incluem a limitação do edema pós-lesão, alívio da dor e descompressão do nervo mediano. Embora o uso de gesso possa ser considerado para as fraturas sem deslocamento ou com deslocamento mínimo e edema mínimo, uma tala gessada abrangendo as faces dorsal e volar do punho, limitando a subsequente rotação do antebraço e possível deslocamento da fratura. Uma semana após a lesão o paciente pode mudar para um gesso de braço longo. Se for planejado o tratamento fechado, deve ser feito uma avaliação radiológica semanal nas primeiras duas ou três semanas para monitorar a presença de deslocamento. Os parâmetros radiológicos aceitáveis para a continuação do tratamento fechado incluem: comprimento radial dentro de 2 a 3 mm do punho contralateral, inclinação palmar neutra (0 grau), desnível intra-articular de menos que 2 mm e perda da inclinação radial de menos de 5 graus. A cirurgia está indicada se a redução não puder ser obtida ou mantida em relação a esses parâmetros.

▶ Técnica de redução fechada

Bloqueio do hematoma, bloqueio de Bier ou sedação consciente podem ser usados para oferecer analgesia. O bloqueio do hematoma oferece o benefício da rapidez e não necessita que o paciente esteja em jejum por tempo significativo. A sedação consciente oferece o benefício de relaxamento muscular facilitando a redução. Inicialmente, a tração manual ou assistida por tiras digitais é aplicada facilitando a redução por meio de ligamentotaxia. Para as fraturas com inclinação dorsal, é aplicada uma pressão com direção volar no segmento distal da fratura. O braço em C, quando disponível, pode ser usado para avaliar a redução da fratura. Após uma redução adequada, pode-se aplicar uma tala de braço longa bem modelada com o punho em posição neutra e as articulações metacarpofalangeanas livres.

▶ Técnicas de tratamento cirúrgico

Há muitas opções cirúrgicas disponíveis. A escolha da cirurgia é determinada por vários fatores, incluindo o padrão da fratura, a qualidade do osso e a preferência do cirurgião.

▶ Redução fechada com fios percutâneos

A redução é feita por método fechado, seguida por fixação normalmente com fios de Kirschner de 0,0625 polegadas. A técnica interfragmentar engloba fios usados para estabilizar a fratura e evitar o colapso após a redução ser obtida. Com a técnica intrafocal em que esses fios são colocados no local da fratura, usados para sustentar as partes obtendo a redução e, depois, levados ao córtex oposto para manter a redução. No pós-operatório os pacientes recebem uma tala ou gesso. Normalmente, os fios são removidos após 6 semanas após se evidenciar a cicatrização óssea radiologicamente.

▶ Fixação externa

Essa técnica utiliza a ligamentotaxia para restaurar o comprimento radial e a inclinação radial, mas raramente restaura a inclinação palmar. Ela é especialmente útil para tratar fraturas muito cominutivas ou intra-articulares em que haja muitos pedaços pequenos. A fixação externa também é útil para tratar fraturas abertas com muito comprometimento tecidual ou como medida temporizadora quando um paciente tem outros problemas clínicos críticos que necessitam de atenção imediata.

▶ Redução aberta e fixação interna

Nos últimos anos, o uso de placas volares se popularizou muito em comparação com o uso de placas dorsais devido a suas vantagens no tratamento de fraturas do rádio distal com cominuição dorsal significativa, bem como nas complicações do tendão extensor associadas ao uso de placas dorsais do rádio distal.

Complicações

A rigidez do punho e dos dedos é comum. Os pacientes devem ser instruídos a começar os exercícios da amplitude de movimentos para os dedos imediatamente após a fratura ser inicialmente tratada. As complicações incluem disfunção do nervo mediano, má união, não união, rigidez, artrite pós-traumática, ruptura de tendão, rigidez de dedos, punho e cotovelo. A congruência articular após a fixação cirúrgica é fundamental para evitar o desenvolvimento de artrite pós-traumática.

Fratura isolada do estiloide radial

Também chamada de "fratura do chofer", "fratura de contra-explosão" ou "fratura de Hutchinson", essa é uma fratura por avulsão com os ligamentos extrínsecos permanecendo ligados ao fragmento estiloide. Essa lesão costuma estar associada com lesões de ligamentos intercarpianos, como o deslocamento escafo-semilunar ou o deslocamento peri-semilunar. Essa lesão costuma necessitar de redução aberta com fixação interna.

FRATURAS DO ESTILOIDE ULNAR

As fraturas do estiloide ulnar são comumente vistas em conjunto com fraturas do rádio distal e também podem ocorrer de forma isolada. As fraturas da ponta do estiloide ulnar costumam ser muito pequenas para serem fixadas. Porém, os fragmentos grandes (o estiloide inteiro fora de sua base) podem ser indicativos de uma ruptura do CFCT que pode levar a instabilidade da ARUD. Assim, essas fraturas com deslocamento devem ser tratadas com redução aberta e fixação interna.

LUXAÇÃO DA ARTICULAÇÃO RADIOULNAR DISTAL

A luxação da ARUD foi discutida anteriormente na seção que descreve a fratura de Galeazzi. A luxação da ARUD também pode ocorrer com uma fratura simples do rádio distal. O exame cuidadoso das radiografias e da articulação radioulnar distal irá evitar que o médico deixe de perceber essa lesão em casos de fratura do rádio distal.

FRATURAS E LUXAÇÕES DO CARPO

A maioria das fraturas dos ossos do carpo ocorre no grupo carpal proximal, com o escafoide sendo o osso carpal mais comumente fraturado. As fraturas de ossos do carpo geralmente ocorrem em pessoas mais jovens, em geral por quedas de alta energia sobre a mão estendida para fora. As radiografias de punho podem ser difíceis de interpretar e há necessidade de um exame minucioso de modo a não deixar de perceber essas lesões. Além das incidências padronizadas, como anteroposterior, lateral e oblíqua do punho, muitas vezes, pode ser útil a realização de incidências radiográficas especiais como a incidência escafoide (radiografia anteroposterior com o punho em supinação de 30 graus e com desvio ulnar), a incidência com punho fechado (para avaliar instabilidade do carpo) ou a incidência do túnel do carpo. A tomografia computadorizada também é útil para a identificação de fraturas se as radiografias forem inconclusivas; a RM é sensível para a detecção de fraturas ocultas, osteonecrose dos ossos do carpo e lesões de tecidos moles, incluindo a ruptura do ligamento escafo-semilunar ou do CFCT.

1. Fratura do escafoide

O escafoide é o osso do carpo mais comumente fraturado. Anatomicamente, o escafoide é dividido nos polos proximal e distal, um tubérculo e uma cintura. O suprimento sanguíneo para o escafoide vem em grande parte de ramos da artéria radial que atravessam da porção distal para a proximal. Assim, as fraturas do escafoide em sua cintura ou mais proximalmente são particularmente propensas a não união ou necrose avascular.

As fraturas do escafoide mais comumente ocorrem como resultado de uma queda sobre a mão estendida para fora. Normalmente, os pacientes apresentam dor no lado radial de seu punho e dor à palpação sobre a tabaqueira anatômica. As técnicas no exame físico incluem o teste de elevação do escafoide (reprodução da dor com desvio dorsal-volar do escafoide) e o teste de Watson (deslocamento dorsal doloroso do escafoide à medida que o punho é movido de desvio ulnar para radial com compressão da tuberosidade). A avaliação radiológica inclui uma "incidência escafoide" além das séries padrão para punho. As radiografias iniciais são não diagnósticas em até 25% dos casos. Assim, se o exame clínico sugerir uma fratura de escafoide, é apropriado usar um teste terapêutico de imobilização com repetição das radiografias em 1 a 2 semanas. Além disso, a cintilografia óssea com tecnécio, a RM ou a TC podem ser usadas para o diagnóstico de fraturas ocultas do escafoide que continuam a não ser visualizadas nas radiografias, apesar de dor persistente. As fraturas do escafoide podem ser classificadas com base no padrão (oblíqua horizontal, transversa, oblíqua vertical), deslocamento (fraturas sem deslocamento sem desnível são consideradas estáveis, fraturas deslocadas > 1 mm, angulação escafo-semilunar > 60 graus, angulação radio-semilunar > 15 graus) e localização (tuberosidade, polo distal, cintura e polo proximal). As fraturas sem deslocamento devem ser tratadas com gesso em oito de braço longo por 6 semanas. Após 6 semanas, o punho do paciente pode ser colocado em um gesso em oito de braço curto até a união da fratura. O tempo esperado para a união nas fraturas de terço distal é de 6 a 8 semanas, 8 a 12 semanas para as fraturas de terço médio e 12 a 24 semanas para as fraturas de terço proximal. As indicações cirúrgicas incluem deslocamento da fratura maior que 1 mm, angulação radio-semilunar de mais de 15 graus, angulação escafo-semilunar de mais de 60 graus, deformidade em corcunda ou não união. As complicações das fraturas de escafoide incluem não união da fratura ou necrose avascular (Fig. 40-12). Os pacientes com pseudoartrose de longa duração no escafoide desenvolvem artrite precoce da articulação radioescafoide secundariamente à mecânica alterada no punho.

2. Fratura do semilunar

O semilunar é o osso do carpo com mais chance de luxação, mas as fraturas são raras. As fraturas costumam resultar de uma queda

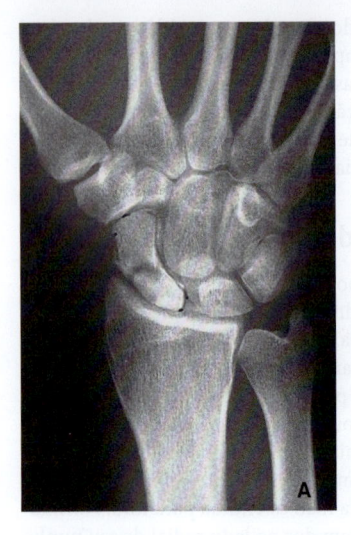

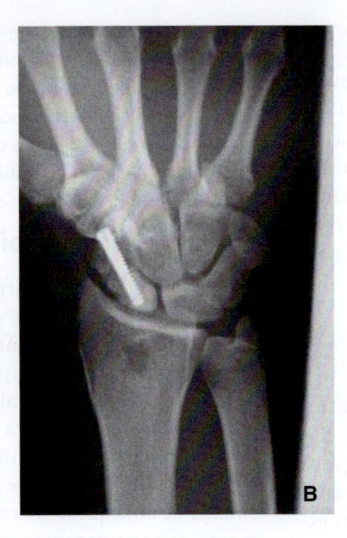

▲ **Figura 40-12** Fratura escafoide. **A.** Não união de fratura escafoide. **B.** Redução aberta e fixação interna de não união escafoide.

sobre a mão estendida para fora. Os pacientes normalmente apresentam dor à palpação sobre o punho volar sobrejacente ao rádio distal e semilunar com dor aos movimentos. As radiografias não costumam ser úteis devido à sobreposição de densidades de múltiplos ossos; TC, RM ou cintilografia óssea costumam ser necessárias para chegar ao diagnóstico. As fraturas sem deslocamento podem ser tratadas com um gesso de braço curto ou longo. As fraturas com deslocamento ou angulação necessitam de tratamento cirúrgico. A osteonecrose (doença de Keinbock) pode complicar essa lesão levando a colapso avançado e degeneração radiocarpal. Há vários tratamentos cirúrgicos disponíveis para essa sequela.

3. Fratura do hamato

Essa fratura geralmente ocorre por um golpe direto na área, como ao agitar um bastão de beisebol ou taco de golfe que subitamente faz uma parada abrupta ao encontrar uma superfície firme. Os pacientes apresentam dor na região ulnar da mão sobre o hamato. É comum que a fratura não seja visualizada nas radiografias de rotina de mão e punho. Uma incidência do túnel do carpo (incidência oblíqua com supinação de 20 graus do punho) deve ser obtida se houver suspeita dessa fratura. Se houver suspeita clínica do diagnóstico, mas as radiografias não mostrarem fratura, uma TC pode ser útil. As fraturas sem deslocamento podem ser tratadas com um gesso de braço curto por 6 semanas. As fraturas com deslocamento do corpo podem ser tratadas com redução aberta e fixação interna com parafusos ou fios.

4. Outras fraturas dos ossos do carpo

As fraturas podem ocorrer também em qualquer dos outros ossos do carpo, mas com muito menos frequência. A avulsão piramidal ou as fraturas com impactação dorsal podem ocorrer por quedas sobre a mão estendida para fora. As fraturas isoladas dos ossos carpais remanescentes são raras e geralmente ocorrem com trauma de alta energia e outras lesões.

5. Instabilidade traumática do carpo

A lesão grave do carpo causando danos às estruturas do complexo ligamentar pode levar a dissociação dos ossos do carpo, luxações do carpo e fraturas com deslocamento. O semilunar costuma ser chamado de "pedra angular do carpo"; suas fixações ligamentares com o rádio e outros ossos do carpo fazem uma contribuição significativa para a estabilidade radiocarpal. Uma sequência de instabilidade peri-semilunar progressiva começa com a ruptura escafo-semilunar (estágio I), depois ruptura mediocarpal ou capito-semilunar (estágio II), ruptura lunopiramidal (estágio III), terminando em ruptura da articulação radio-semilunar levando à luxação volar do semilunar (estágio IV).

A dissociação escafo-semilunar secundária à ruptura da escafo-semilunar e do ligamento radioescafo-semilunar leva a alterações da cinemática do punho e artrite degenerativa precoce. Os achados clínicos incluem dor/hematoma volar no punho, teste de Watson positivo, dor ao movimento de pinça e redução da força de preensão. Radiologicamente, o alargamento de mais de 3 mm do espaço escafo-semilunar (sinal de "Terry Thomas") ou a angulação escafo-semilunar de mais de 70 graus na incidência lateral são indicativos de ruptura escafo-semilunar. A redução fechada com um clique audível e palpável seguida por imobilização de polegar em oito por 8 semanas é o tratamento de primeira linha. A incapacidade de obter ou manter a redução é uma indicação cirúrgica.

A dissociação lunopiramidal ocorre como resultado de ruptura do ligamento radiolunopiramidal. Os pacientes normalmente apresentam edema sobre a região piramidal e dor à palpação dorsal, em geral, 1 a 2 cm distal à cabeça da ulna. As radiografias podem mostrar ruptura do contorno normal do carpo proximal; é raro que se observe alargamento franco do espaço lunopiramidal. É necessário o tratamento com gesso de braço curto por 6 a 8 semanas ou a redução fechada com uso de pinos do semilunar ao piramidal.

As luxações do carpo representam um contínuo de lesão ligamentar peri-semilunar com a luxação franca do semilunar sendo o estágio final. Os pacientes apresentam dor grave no punho e edema após trauma. A maioria das luxações pode ser diagnosticada com incidências adequadas em AP e lateral do punho. Com uma luxação peri-semilunar, o semilunar permanece em sua posição normal, articulando-se com o rádio distal, mas apresenta angulação em direção volar e o restante do carpo está luxado. Com a luxação do semilunar, na radiografia lateral o semilunar estará em situação volar em relação ao restante do carpo e sem alinhamento em relação ao rádio distal. O tratamento das luxações do carpo é feito com redução fechada da articulação mediocarpal por meio de tração combinada com pressão manual direta sobre o capitato e o semilunar. As luxações irredutíveis ou as lesões instáveis devem ser tratadas cirurgicamente com redução aberta e fixação interna.

A dissociação ulnocarpal pode resultar da ruptura do CFCT, onde o semilunar e o piramidal assumem uma posição de supinação e flexão palmar, enquanto a ulna distal tem subluxação dorsal. As radiografias podem mostrar avulsão do estiloide ulnar ou luxação dorsal da ulna; a RM pode demonstrar laceração do CFCT. O tratamento exige reparo cirúrgico do CFCT e/ou RAFI de grandes fragmentos deslocados do estiloide ulnar.

Mesmo com os melhores cuidados, as lesões de ligamentos e ossos do carpo podem ser devastadoras, com sequelas a longo prazo de dor, rigidez e artrite precoce.

FRATURAS E LUXAÇÕES NA REGIÃO DA MÃO

As fraturas metacarpianas e falangianas são relativamente comuns sendo responsáveis por uma porção significativa das consultas no setor de emergência. A variação significativa no mecanismo de lesão é responsável pelo grande número de tipos diferentes de padrões de fraturas vistos nas lesões de mão. A sobrecarga axial ou as lesões em dedos das mãos por esmagamento costumam resultar em fraturas articulares por cisalhamento ou fraturas por compresso de metáfise, algumas vezes com lesão concomitante do carpo, antebraço, cotovelo e ombro devido à transmissão de forças. Os mecanismos de lesão com um componente de inclinação resultam em fraturas de diáfise ou luxações articulares. Dedos ou articulações individualmente presas em roupas ou equipamentos podem resultar em fraturas espirais ou luxações complexas. Os ambientes industriais com objetos pesados predispõem ao mecanismo de lesão por esmagamento. A direção da angulação da fratura depende das forças de deformação causadas pelos músculos ligados. Os músculos interósseos dorsais e palmares se originam nas diáfises metacarpianas, geralmente fazendo flexão da fratura e causando angulação dorsal do ápice. As fraturas de falange média têm angulação variável, enquanto as fraturas de falange distal costumam ser fraturas cominutivas resultantes de lesões por esmagamento. A avaliação clínica inclui a documentação da idade do paciente, dominância de mão, ocupação, mecanismo de lesão, momento da lesão, exposição a contaminação e questões financeiras (compensações trabalhistas). O exame físico deve documentar o estado neurovascular e prestar atenção à amplitude de movimentos, angulação e má rotação (mais bem avaliada quando a articulação interposta faz flexão de 90 graus). A avaliação radiológica inclui as radiografias em AP, lateral e oblíquas da mão e do dedo especificamente lesado. As fraturas podem ser classificadas de maneira descritiva: abertas *versus* fechadas, localização, padrão da fratura (cominutiva, transversa, espiral,

divisão vertical, extra-articular *versus* intra-articular, estável *versus* instável e deformidade de angulação ou rotação). As fraturas de pequenos ossos da mão cicatrizam mais rapidamente que as fraturas de ossos maiores e a imobilização prolongada pode causar rigidez e perda de movimentos que podem ser difíceis ou impossíveis de recuperar. Assim, as fraturas de metacarpos e falanges não devem ser imobilizadas por mais de 3 semanas, exceto sob raras circunstâncias, devido ao subsequente desenvolvimento de rigidez. A posição segura para o uso de tala ou gesso da mão é uma discreta extensão do punho, com a articulação MF em flexão de 60 a 90 graus e as articulações IFP e IFD em extensão. Esta posição "intrínseca *plus*" coloca os ligamentos da mão em estiramento máximo, evitando a rigidez pós-tratamento.

1. Fraturas expostas, lesão de luta e mordidas de animais

Esses tipos de fraturas necessitam de consideração especial. As fraturas expostas de falanges e metacarpos podem ser classificadas conforme a classificação de Swanson, Stabo e Anderson: tipo I (ferida limpa sem contaminação significativa ou retardo no tratamento), tipo II (contaminação com detritos/sujeira grosseira, mordida humana ou animal, lesão em lago/rio, lesão em celeiro ou em pacientes com doença sistêmica significativa como diabetes, hipertensão, artrite reumatoide [AR], hepatite ou asma). As lesões de tipo I podem ser tratadas com fixação interna primária e fechamento imediato da ferida. Embora as lesões de tipo II possam ser tratadas com fixação interna primária (sem aumento na taxa de infecções), essas lesões não devem ser fechadas primariamente. O fechamento tardio é preferido para reduzir o risco de infecção.

Qualquer laceração sobre uma articulação da mão, particularmente a articulação metacarpofalangeana (MCF) deve ser suspeita de ter como causa um dente humano. Também conhecidas como mordida de luta, deve-se considerar que essas lesões foram contaminadas pela flora oral e tratadas agressivamente com antimicrobianos de amplo espectro incluindo cobertura para anaeróbicos. As mordidas de animais necessitam de tratamento antimicrobiano com cobertura para *Pasteurella* e *Eikenella*.

2. Fraturas do metacarpo

▶ Fraturas da cabeça do metacarpo

As fraturas do metacarpo podem ser subclassificadas da seguinte forma: fraturas epifisárias, fraturas com avulsão do ligamento colateral, fraturas da cabeça oblíquas, verticais e horizontais, fraturas cominutivas e fraturas com perda articular. A maioria dessas fraturas necessita de redução anatômica para restabelecer a congruência articular e evitar artrite pós-traumática. As reduções estáveis das fraturas podem ser tratadas com tala gessada na posição intrínseca. Se houver instabilidade, as opções são o uso de fios percutâneos, a RAFI ou a fixação externa.

▶ Fraturas do colo do metacarpo

Normalmente, as fraturas do colo do metacarpo são causadas por trauma direto com fragmentação volar e angulação apical dorsal. A fratura mais comum no colo do metacarpo é a "fratura do boxeador" no quinto metacarpo, geralmente causada pelo primeiro golpe em um objeto imóvel. Normalmente, essas fraturas podem sofrer redução fechada de forma bem-sucedida. O grau de deformidade aceitável varia conforme o metacarpo lesado: menos de 10 graus para o segundo e terceiro metacarpos, menos de 30 a 40 graus para o quarto e quinto metacarpos. As fraturas instáveis necessitam de intervenção cirúrgica com uso de fios percutâneos ou redução aberta com fixação interna.

▶ Fraturas da diáfise do metacarpo

As fraturas da diáfise do metacarpo sem deslocamento ou com deslocamento mínimo podem ser reduzidas e receber tala. As indicações cirúrgicas incluem deformidade rotacional (todos os dedos apontando para o escafoide quando fletidos), angulação dorsal de mais de 10 graus para o segundo e terceiro metacarpos e mais de 40 graus para o quarto e quinto metacarpos.

▶ Fratura da base do metacarpo

As fraturas da base do segundo, terceiro e quarto metacarpos costumam ter deslocamento mínimo e são tratadas com tala e amplitude de movimentos precoce. Uma fratura de Bennett reversa é uma fratura-luxação do quinto metacarpo e do osso hamato. Essa lesão geralmente necessita de RAFI.

As fraturas da base do metacarpo do polegar podem ser extra-articulares ou intra-articulares. As fraturas extra-articulares são geralmente transversas ou oblíquas e passíveis de redução fechada e uso de gesso. As fraturas instáveis podem necessitar do uso de fios percutâneos. As fraturas intra-articulares ocorrem em dois tipos: tipo I ou **fratura de Benett**, onde uma única linha de fratura separa a maior parte do metacarpo do fragmento volar e tipo II também conhecida como **fratura de Rolondo**, que é uma fratura cominutiva intra-articular com padrão de "Y" ou "T" incluindo os fragmentos dorsais e palmares. Ambas as fraturas tipo I e tipo II são tratadas com redução fechada e uso de fios percutâneos ou RAFI.

3. Fraturas de falange média e proximal

As fraturas intra-articulares podem ser classificadas como fraturas condilares ou fraturas-luxações. Há três tipos de fraturas condilares: unicondilares, bicondilares ou osteocondrais. Cada uma dessas fraturas exige redução anatômica; a RAFI deve ser realizada em casos de deslocamentos com mais de 1 mm. As fraturas intra-articulares cominutivas não passíveis de tratamento cirúrgico podem ser tratadas de maneira fechada com mobilização protegida precoce.

As fraturas-luxações são de duas variedades: fratura do lábio volar ou fratura do lábio dorsal. O tratamento da fratura do lábio volar (fratura-luxação dorsal); se menos de 35% da superfície articular for envolvida, a lesão pode ser tratada com enfaixamento com o dedo contíguo; porém, para os casos com mais de 35% alguns autores recomendam RAFI ou artroplastia de placa volar se a fratura for cominutiva, enquanto outros recomendam tala com bloqueio de extensão se a articulação não apresentar subluxação. A fratura do lábio dorsal (fratura-luxação volar) com menos de 1 mm de deslocamento necessita de intervenção cirúrgica.

As fraturas extra-articulares das falanges devem ser inicialmente tratadas com redução fechada com tração digital e uso de tala. As fraturas instáveis devem receber tratamento cirúrgico.

▶ Fraturas da falange distal

As fraturas intra-articulares de lábio dorsal podem ser complicadas por uma ruptura de tendão extensor resultando em um "dedo em martelo". O "dedo em martelo" pode também resultar por ruptura tendínea pura, sem a fratura. Em ambos os casos o tratamento é controverso. Alguns autores recomendam uso de tala em extensão em tempo integral por 6 a 8 semanas, enquanto outros recomendam a intervenção cirúrgica. Para os profissionais que utilizam muito as mãos no trabalho, como os cirurgiões, a tala em extensão em tempo integral não é prática. A redução fechada com uso de pinos percutâneos é uma boa opção.

As fraturas intra-articulares de lábio volar podem estar associadas com ruptura do flexor digital profundo resultando em um "dedo fletido", muitas vezes visto em jogadores de futebol americano e rúgbi, mais comumente envolvendo o dedo anelar. O tratamento costuma ser cirúrgico, especialmente se houver grandes fragmentos ósseos deslocados.

As fraturas extra-articulares podem ser transversas, longitudinais ou cominutivas (a lesão da matriz ungueal é muito comum). Essas fraturas costumam ser tratadas com redução fechada e uso de tala que atravesse a articulação IFD, deixando livre a articulação IFP. A cirurgia está indicada para fraturas com deslocamento amplo e irredutível, devido ao risco aumentado de não união.

▶ Lesões de leito ungueal

As lesões de leito ungueal passam despercebidas facilmente no contexto de fraturas da falange distal. Quando não tratadas, essas lesões resultam em problemas no crescimento da unha. Hematomas subungueais são, muitas vezes, indicativos de lesão de leito ungueal. A placa ungueal deve ser removida e o hematoma drenado. As rupturas do leito ungueal devem ser cuidadosamente suturadas com categute cromado 6-0 sob ampliação. A placa ungueal deve ser substituída para manter a prega ungueal aberta.

4. Luxação dos dedos

As luxações carpometacarpianas costumam ser lesões de alta energia. É fundamental um exame neurovascular meticuloso. Essas lesões costumam necessitar de intervenção cirúrgica para se manter uma redução estável.

As luxações das articulações MCF costumam ter direção dorsal, apresentando uma postura em hiperextensão. As luxações simples podem ser reduzidas por flexão da articulação sem tração. A flexão do punho, causando relaxamento dos tendões flexores, pode ser usada para facilitar a técnica de redução. As luxações MCF complexas com a placa volar interposta na articulação são irredutíveis. O achado radiológico patognomônico é o aparecimento do sesamoide no espaço articular. As luxações complexas exigem cirurgia. A tração durante a redução de luxações simples deve ser evitada, pois pode haver conversão de luxações simples em complexas. As luxações volares são raras; porém, como elas são particularmente instáveis, elas costumam necessitar de intervenção cirúrgica.

A articulação MCF do polegar é única devido a sua movimentação multiplanar. Com uma lesão de ligamento colateral em um dos lados, a falange tende a fazer subluxação volar, girando ao redor do ligamento oposto intacto. O ligamento colateral ulnar da articulação MF do polegar é o ligamento mais comumente lesado nos dedos. Se a lesão for aguda ela é chamada de "polegar de esquiador", enquanto a lesão crônica por trauma repetitivo é conhecida como "polegar de couteiro". O tratamento não cirúrgico com redução e uso de tala ou gesso em oito de polegar costuma ser suficiente. Uma lesão de Stener ocorre quando há avulsão do ligamento colateral ulnar, localizando-se dorsalmente à aponeurose do adutor. O ligamento colateral ulnar não consegue retornar a sua inserção normal, impedindo a cicatrização. Assim, as lesões de Stener e as luxações MCF irredutíveis necessitam de intervenção cirúrgica.

As luxações da articulação interfalangiana proximal (IFP) incluem luxação dorsal, luxação volar pura e luxação volar rotatória. Após a redução, as luxações volares rotatórias, as rupturas de ligamentos colaterais e as luxações dorsais congruentes em extensão completa nas radiografias laterais, podem todas receber exercícios ativos da amplitude de movimentos imediatamente com enfaixamento de dedo adjacente. As luxações dorsais que continuam subluxadas na radiografia lateral podem ser tratadas com algumas semanas de tala com bloqueio de extensão. As luxações volares com deslizamento central são tratadas com 4 6 semanas de tala com extensão de IFP, seguido por mais 2 semanas de uso noturno de tala. As luxações irredutíveis ou as reduções instáveis podem necessitar de intervenção cirúrgica.

As luxações de interfalangiana distal (IFD) e as luxações da articulação IF do polegar podem se apresentar tardiamente. As lesões são consideradas crônicas após 3 semanas. As luxações agudas reduzidas podem começar imediatamente exercícios ativos da amplitude de movimentos. As luxações instáveis devem ser imobilizadas em 30 graus de flexão por 3 semanas. A lesão completa de ligamento colateral deve ser protegida contra estresse lateral por pelo menos 4 semanas. A instabilidade recorrente pode ser tratada com fixação por fios de Kirschner. As luxações crônicas podem ser tratadas com redução aberta para a ressecção de tecido cicatricial, permitindo uma redução sem tensão. As feridas abertas transversas na prega cutânea volar não são infrequentes. As luxações abertas necessitam de desbridamento para evitar infecção.

LESÕES DA REGIÃO DO QUADRIL

1. Luxações de quadril

▶ Epidemiologia

As luxações do quadril são relativamente raras, geralmente causadas por lesão de alta energia como acidente com veículos automotivos. As luxações de quadril posteriores (85-90%) são mais comuns que as anteriores (10-15% restantes). Dez a vinte por cento das luxações de quadril posteriores podem ser complicadas por lesão do nervo ciático. As luxações de quadril anteriores estão associadas com uma maior incidência de lesão da cabeça do fêmur. Até 50% dos pacientes com luxação de quadril apresentam fratura concomitante em outro local (mais comumente o fêmur ou a pelve ipsolaterais).

▶ Anatomia

A articulação do quadril é uma articulação tipo bola e soquete, formada pela cabeça do fêmur e pelo acetábulo. Quarenta por cento da cabeça do acetábulo são recobertos pelo acetábulo. O lábio circundando o acetábulo tem o efeito de aprofundamento da articulação do quadril, aumentando sua estabilidade. As artérias femorais circunflexa lateral e medial da artéria femoral profunda formam um anel vascular extracapsular na base do colo femoral; os ramos ascendentes fornecem o suprimento sanguíneo primário para a cabeça e colo do fêmur, juntamente com uma contribuição menor do ligamento redondo da artéria obturadora. A contribuição das artérias circunflexa lateral e medial costuma ser alterada pela luxação do quadril, levando a complicações de longo prazo que incluem a necrose avascular. O nervo ciático sai da pelve pelo sulco ciático maior, atravessando profundamente ao músculo piriforme até a região posterior da coxa.

▶ Avaliação clínica

Uma avaliação completa para trauma é fundamental devido à natureza de alta energia dessa lesão. Os pacientes normalmente apresentam desconforto intenso e incapacidade de mover a extremidade lesada. O aspecto clássico de uma luxação de quadril posterior é uma extremidade encurtada com o quadril em flexão, rotação interna e adução (Fig. 40-13). Os pacientes com uma

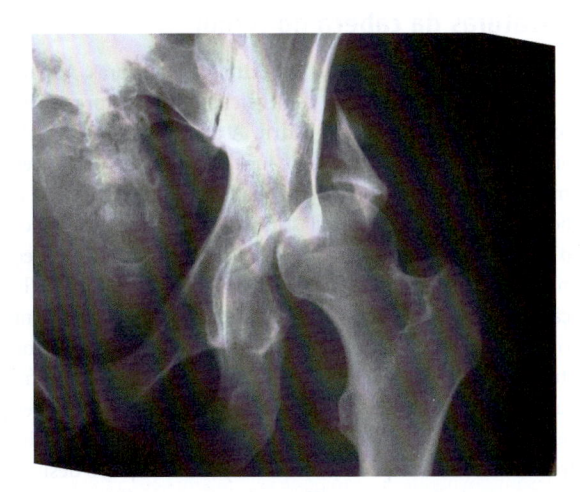

▲ **Figura 40-13** Luxação posterior do quadril com fratura concomitante da parede posterior e do domo de sustentação de peso do acetábulo.

luxação anterior mantêm o quadril em rotação externa marcada, flexão leve e abdução. Um exame neurovascular meticuloso é fundamental. Se houver lesão do nervo ciático, o nervo tibial costuma ser preservado com a porção peroneal do nervo mostrando os efeitos da lesão. A avaliação radiológica inclui uma incidência AP da pelve, bem como radiografias de todo o fêmur ipsolateral. Deve-se avaliar o colo femoral e o acetábulo para descartar fraturas concomitantes.

▶ Tratamento

O quadril deve ser reduzido como emergência devido ao risco de osteonecrose por lesão vascular associada. Independentemente da direção da luxação, o quadril pode ser reduzido com tração longitudinal em linha com o paciente em decúbito dorsal. O segredo para uma redução bem-sucedida é o relaxamento muscular do paciente, o que é feito com sedação adequada (idealmente via anestesia geral ou sedação IV quando a anestesia geral não for disponível) e a fadiga muscular do paciente que ocorre com o tempo. Após a redução fechada, o quadril deve ser examinado quanto à estabilidade fazendo-se flexão do quadril em 90 graus na posição neutra e aplicando uma força direcionada posteriormente. Se for detectada qualquer subluxação, o quadril é considerado instável e necessitará de cirurgia ou tração. Devem ser obtidas radiografias pós-redução para confirmá-la. A comparação cuidadosa deve ser feita com o quadril contralateral para determinar se a redução é concêntrica. Mesmo uma subluxação ou assimetria discreta pode indicar a presença de uma fratura concomitante ou porção de osso encarcerada na articulação. Além disso, a TC pós-redução deve ser realizada para investigar a presença de outras fraturas ou de fragmento ósseo encarcerado. Se a redução fechada não for bem-sucedida, a redução aberta deve ser realizada assim que possível.

▶ Fraturas da cabeça do fêmur

As fraturas da cabeça do fêmur são extremamente raras. A maioria é secundária a acidentes com veículos automotores e está associada com luxações de quadril. A avaliação clínica inclui exame neurovascular meticuloso, incidência AP da pelve, bem como radiografias AP e lateral do quadril lesado. As fraturas da cabeça do fêmur podem ser classificadas conforme a classificação de Pipkin: tipo I (luxação de quadril com fratura da cabeça femoral inferiormente à fóvea da cabeça do fêmur), tipo II (luxação de quadril com fratura da cabeça do fêmur superiormente à fóvea da cabeça do fêmur), tipo III (lesão tipo I ou tipo II com fratura do colo femoral) e tipo IV (lesão tipo I ou tipo II com fratura associada da borda acetabular). As fraturas tipo I envolvem a superfície sem sustentação de peso da cabeça do fêmur. Assim, o tratamento fechado pode ser feito se após a redução, o desnível for < 1 mm. As fraturas tipo II envolvem a superfície com sustentação de peso. Assim, se a redução não for anatômica pela TC, deve ser feito o tratamento cirúrgico. As lesões tipo III e tipo IV geralmente necessitam de tratamento cirúrgico. As complicações incluem osteonecrose e artrite pós-traumática.

▶ Colo femoral

Anualmente ocorrem cerca de 350 mil fraturas de colo do fêmur. Espera-se que este número seja duplicado até o ano de 2050 devido ao envelhecimento demográfico da população norte-americana. As fraturas do colo femoral ocorrem com mais frequência em pacientes idosos com osso osteopênico após uma queda. As fraturas do colo femoral em pacientes com menos de 50 anos são raras, geralmente devido a trauma de alta energia. Os pacientes com fraturas deslocadas geralmente apresentam incapacidade de caminhar, dor intensa e uma extremidade com rotação externa e encurtamento. Os pacientes com fraturas sem deslocamento podem apresentar dor leve e persistente no quadril (por vários dias ou algumas semanas); esses pacientes, muitas vezes, estarão caminhando; assim, o índice de suspeição deve ser alto. Deve ser realizada uma avaliação secundária cuidadosa, pois 10% dos pacientes idosos têm lesões associadas em extremidades superiores. A avaliação radiológica inclui radiografia da pelve em AP, radiografias AP e lateral do quadril e uma incidência em rotação interna ou tração pode delinear melhor o padrão da fratura. Se não forem detectadas fraturas em um paciente idoso com dor persistente no quadril, deve-se considerar uma RM ou cintilografia óssea para a pesquisa de fratura incompleta ou sem deslocamento.

As fraturas do colo femoral podem ser classificadas conforme a localização (subcapital, transcervical e basicervical) ou com base na estabilidade do padrão de fratura. A classificação de Pauwel descreve instabilidade crescente conforme o ângulo crescente da fratura no plano horizontal: tipo I (30 graus), tipo II (50 graus) e tipo III (70 graus). A classificação de Garden descreve quatro padrões: tipo I (fratura incompleta/valgo impactado), tipo II (fratura completa sem deslocamento), tipo III (fratura completa com deslocamento parcial; o padrão do osso trabecular da cabeça femoral não está alinhado com o acetábulo) e tipo IV (fratura completamente deslocada; o padrão do osso trabecular da cabeça femoral está alinhado com o acetábulo).

Alguns autores defendem o tratamento não cirúrgico com limitação da sustentação de peso para as fraturas tipo I ou valgo impactadas. Outros defendem a fixação interna com múltiplos parafusos para evitar o deslocamento da fratura. As fraturas tipo II (sem deslocamento) são tratadas com fixação interna independentemente da idade do paciente. O tratamento das fraturas tipo III e tipo IV (deslocadas) é mais controverso. Para os pacientes com menos de 60 anos, com boa qualidade óssea e fratura pouco cominutiva, a redução aberta com fixação interna é a escolha habitual. Para os pacientes com mais de 60 anos, com ossos osteopênicos e fraturas cominutivas, a artroplastia é o tratamento de escolha. A hemiartroplastia unipolar é mais comumente utilizada. Se o paciente tem evidências de artrite acetabular preexistente, pode ser oferecida uma artroplastia total de quadril. Estudos recentes sugeriram que em pacientes idosos previamente ativos e com estado mental intacto, a artroplastia total de quadril pode ser o tratamento mais adequado para fraturas de colo femoral com deslocamento. Contudo, a artroplastia bipolar teoricamente reduziria o desgaste da cartilagem acetabular em comparação com a hemiartroplastia unipolar; não há base para isso na literatura. Assim, considerando os maiores custos, a maioria dos autores não defende o uso da hemiartroplastia bipolar.

2. Fraturas trocantéricas

▶ Fratura do trocanter menor

As fraturas isoladas do trocanter menor são muito raras. Essa fratura ocorre mais comumente no paciente adolescente devido à contratura forçada do iliopsoas. No paciente idoso, essa fratura pode ser secundária a doença metastática.

▶ Fratura do trocanter maior

Como as fraturas isoladas do trocanter menor, a fratura isolada do trocanter maior é rara. O mecanismo típico é o golpe direto devido a quedas em um paciente idoso. Normalmente, o tratamento é não cirúrgico. Em um paciente ativo e jovem com um trocanter amplamente deslocado a cirurgia pode ser considerada.

▶ Fraturas intertrocantéricas

Fraturas intertrocantéricas descrevem fraturas que ocorrem na região entre os trocânteres maior e menor do fêmur proximal. Essas fraturas são extracapsulares, ocorrendo no osso esponjoso com suprimento sanguíneo abundante. Diferentemente das fraturas deslocadas do colo femoral, essas fraturas não predispõem a não união ou osteonecrose. Essas fraturas são relativamente comuns, sendo responsáveis por quase 50% de todas as fraturas do fêmur proximal (Fig. 40-14). A apresentação típica ocorre em um paciente idoso após uma queda. A avaliação clínica inclui verificação neurovascular, avaliação secundária e radiografias apropriadas (AP da pelve, AP e lateral do quadril lesado). Pode-se considerar uma incidência em rotação interna ou tração para delineamento mais adequado da fratura. Considerar uma RM ou cintilografia com tecnécio em um paciente com dor persistente no quadril apesar de radiografias negativas; esses dois exames podem ser úteis para o delineamento de fraturas incompletas ou sem deslocamento.

É importante avaliar a localização da linha de fratura (proximal a distal), a condição oblíqua da linha de fratura, o grau de cominuição (prestando atenção especificamente para o córtex posteromedial que determina a estabilidade) e a magnitude do deslocamento. As fraturas basicervicais do colo se localizam logo proximalmente ou ao longo da linha intertrocantérica. Essas fraturas são geralmente extracapsulares; porém, a proximidade do suprimento sanguíneo do colo femoral pode resultar em uma maior incidência de osteonecrose. Normalmente, as fraturas intertrocantéricas têm uma linha de fratura oblíqua que se estende do córtex lateral proximalmente até o córtex medial distalmente; esse tipo de fratura "oblíqua-padrão" é considerado estável, passível de tratamento cirúrgico padrão. As fraturas intertrocantéricas "oblíquas reversas" (linha de fratura oblíqua que se estende do córtex medial proximalmente até o córtex lateral distalmente) são consideradas instáveis. Uma cominuição posteromedial significativa indica uma fratura instável. Por fim, a extensão subtrocantérica da fratura deve ser observada, pois pode afetar a escolha do tratamento.

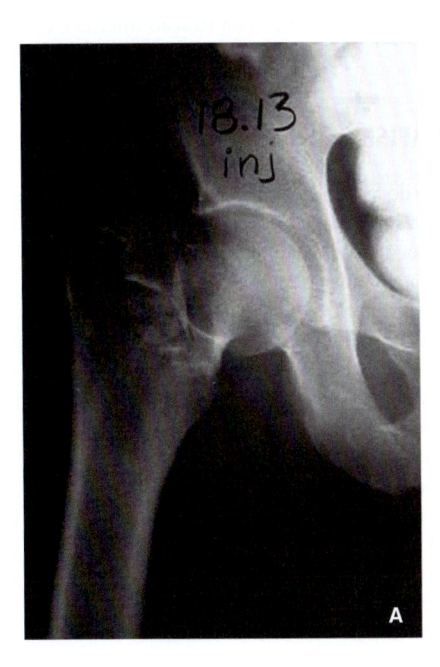

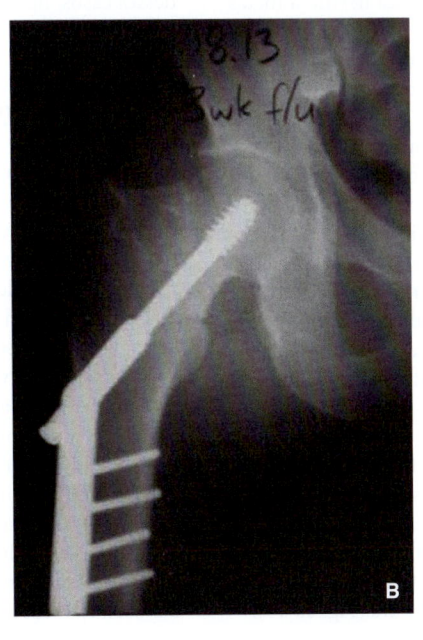

▲ **Figura 40-14** Fratura de quadril intertrocantérica cominutiva. **A.** Radiografia anteroposterior. **B.** Radiografia anteroposterior após fixação com um parafuso de compressão de quadril e placa lateral.

O tratamento não cirúrgico está associado com uma maior taxa de mortalidade em comparação com o tratamento cirúrgico. Assim, ele pode ser considerado apenas para pacientes com elevado risco cirúrgico ou em pacientes com demência e que não deambulam com dor leve no quadril. A imobilização precoce no leito ou cadeira é fundamental para evitar os riscos e complicações das prolongadas permanências no leito (atelectasias, trombose venosa profunda e úlceras).

O tratamento costuma ser cirúrgico com o objetivo sendo a deambulação precoce com sustentação de peso completa. O implante cirúrgico normalmente escolhido são os parafusos dinâmicos deslizantes de quadril (parafusos grandes e placas laterais). Esses implantes são usados para os padrões de fratura "instáveis", incluindo: fraturas IT oblíquas reversas, fraturas com cominuição posteromedial significativa e fraturas com extensão subtrocantérica. Por fim, a artroplastia pode ser escolhida em pacientes com falha prévia na RAFI ou como tratamento primário para fraturas cominutivas instáveis em paciente em condições muito especiais.

▶ Fratura subtrocantérica

A fratura subtrocantérica do fêmur se localiza entre o trocanter menor e um ponto 5 cm distal ao trocanter menor. Essa parte do osso está sujeita a elevado estresse biomecânico. O córtex medial e o posteromedial são locais de altas forças de compressão, enquanto o córtex lateral experimenta altas forças de tensão. Além disso, essa área de osso é composta principalmente por osso cortical. Devido à menor vascularização em comparação com o osso esponjoso, o potencial para a cicatrização está diminuído.

O mecanismo de lesão pode ser de baixa energia, como uma queda em uma pessoa idosa ou de alta energia em pacientes envolvidos em acidentes com veículos automotores, queda de altura ou ferimentos por arma de fogo. Além disso, as fraturas nessa região podem ser de natureza patológica devido a metástases ósseas.

A avaliação clínica inclui a avaliação padronizada de trauma para os pacientes envolvidos em mecanismos de lesão de alta energia. Os curativos ou talas do primeiro atendimento devem ser completamente removidos para o exame de lesões dos tecidos moles e para descartar uma fratura exposta. O estado neurovascular deve ser documentado. A avaliação secundária deve ser realizada. A perda sanguínea pode ser significativa nos compartimentos da coxa, representando uma fonte potencial para hipovolemia. Deve ser considerada a tração cutânea ou esquelética até que possa ser realizada a fixação definitiva para limitar mais danos em tecidos moles e sangramento. A avaliação radiológica inclui as incidências AP da pelve, AP e lateral do quadril e do fêmur até o joelho.

A fratura pode ser classificada conforme sua distância do trocanter menor, a caracterização da linha de fratura, o número de fragmentos ósseos e o envolvimento da fossa piriforme.

As fraturas expostas devem ser tratadas com desbridamento cirúrgico imediato e estabilização da fratura. O tratamento cirúrgico pode envolver o uso de um parafuso intramedular ou placas de ângulo fixo dependendo do padrão da fratura (Fig. 40-15).

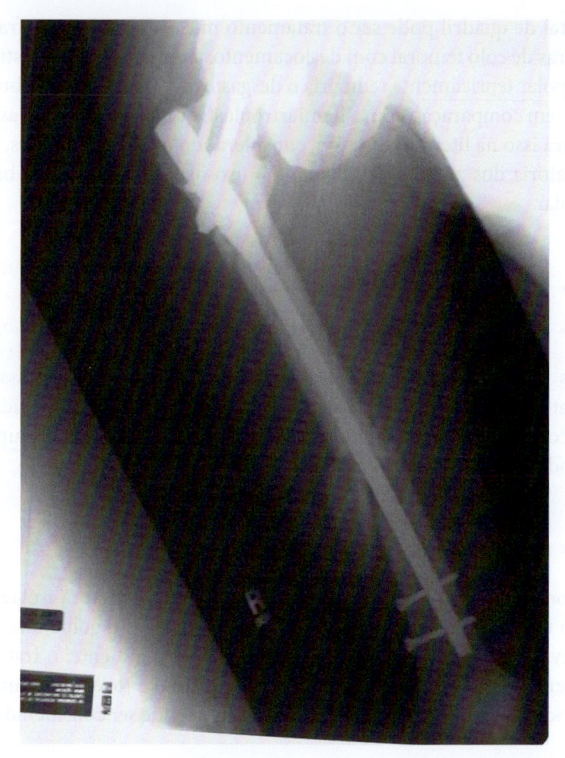

▲ **Figura 40-15** Fratura subtrocantérica de fêmur com fratura do terço distal da diáfise femoral ipsilateral tratada com reconstrução com haste intramedular.

Normalmente, a fratura cicatriza em 3 a 4 meses após a cirurgia, mas não é incomum a ocorrência de união tardia e de não união. A falha do material implantado pode ocorrer em alguns desses casos, necessitando de repetição da fixação interna e enxerto ósseo.

FRATURA DA DIÁFISE DO FÊMUR

Uma fratura da diáfise do fêmur é uma fratura que ocorre entre os 5 cm distais ao trocanter menor e os 5 cm proximais ao tubérculo adutor. Essas fraturas ocorrem, em geral, em homens jovens após trauma de alta energia, como acidentes com veículos automotores. Essa lesão pode ocorrer em idosos após quedas, embora isso seja menos comum. As fraturas que são inconsistentes com o nível de trauma devem ser suspeitas de serem fraturas patológicas.

O suprimento vascular para a diáfise femoral deriva principalmente da artéria femoral profunda. Devido ao grande volume dos três compartimentos fasciais da coxa (anterior, medial e posterior), pode haver perda sanguínea significativa e instabilidade hemodinâmica. Em uma série de casos, a perda sanguínea foi maior que 1.200 mL, com 40% dos pacientes necessitando de transfusões sanguíneas.

A avaliação clínica inclui o exame neurovascular meticuloso e a avaliação secundária para lesões concomitantes em outras articulações e extremidades. Deve-se prestar atenção especificamente às articulações ipsolaterais do quadril e joelho. É comum que as lesões dos ligamentos do joelho passem despercebidas. A avaliação radiológica deve incluir incidências AP e lateral do fêmur, bem como do quadril e joelho ipsolaterais. Também deve ser obtida uma incidência AP da pelve. Fraturas intertrocantéricas e do colo femoral ipsolaterais foram relatadas em até 10% dos pacientes com fratura de fêmur.

As fraturas da diáfise femoral podem ser classificadas de maneira descritiva: abertas *versus* fechadas, localização (terço proximal, médio e distal), padrão (espiral, oblíquo e transverso), grau de cominuição, angulação, deformidade rotacional, deslocamento e quantidade de encurtamento. Winquist e Hansen descreveram uma classificação baseada na quantidade de cominuição: tipo I (cominuição mínima ou ausente), tipo II (córtex de ambos os fragmentos com pelo menos 50% de contato), tipo III (50-100% de cominuição cortical) e tipo IV (cominuição circunferencial sem contato cortical).

No cenário agudo, as fraturas da diáfise femoral podem ser estabilizadas com tração esquelética. A tração oferece alívio da dor e pode ajudar a minimizar a lesão de tecidos moles e a perda sanguínea. A estabilização cirúrgica deve, idealmente, ocorrer dentro de 24 horas da lesão (Fig. 40-16). Se a cirurgia for postergada devido à instabilidade do paciente, a tração tem o benefício adicional de tracionar os fragmentos da fratura para seu real comprimento, tornando mais fácil a subsequente redução da fratura durante o tratamento cirúrgico.

As fraturas expostas constituem uma emergência cirúrgica. As fraturas devem ser desbridadas e estabilizadas assim que possível. O tratamento cirúrgico mais frequentemente usado para as fraturas da diáfise femoral é a colocação de haste intramedular (IM). Em comparação com a fixação por placa, o uso de haste IM oferece os seguintes benefícios: menor taxa de infecção, exposição/dissecção menos extensa da fratura promovendo a cicatrização, menos fibrose de quadríceps e menor estresse de tensão e cisalhamento sobre o implante. Outras vantagens incluem o uso funcional precoce da extremidade (o cirurgião pode permitir a imediata sustentação de peso dependendo da força do manejo cirúrgico), a restauração do comprimento e alinhamento, a rápida e elevada taxa de união e as baixas taxas de recorrência de fraturas.

O uso de haste IM pode ser realizado de maneira anterógrada ou retrógrada. As indicações para o uso retrógrado incluem lesões ipsolaterais (fratura do colo femoral, peritrocantérica, patela, acetábulo ou tíbia), fraturas bilaterais da diáfise femoral, pacientes com obesidade mórbida, gestantes, amputação de joelho ipsolateral ou quando a rapidez do tratamento cirúrgico é fundamental (paciente instável). As contraindicações para o uso de diáfise retrógrada incluem restrição da mobilidade do joelho (< 60 graus), patela baixa, presença de ferida traumática aberta associada aumentando o risco de sepse intra-articular do joelho. Uma grande desvantagem do uso retrógrado é a incidência pós-operatória de dor em joelho anterior.

Outras opções cirúrgicas incluem o uso de placas e a fixação externa. A fixação externa pode ser usada agudamente como

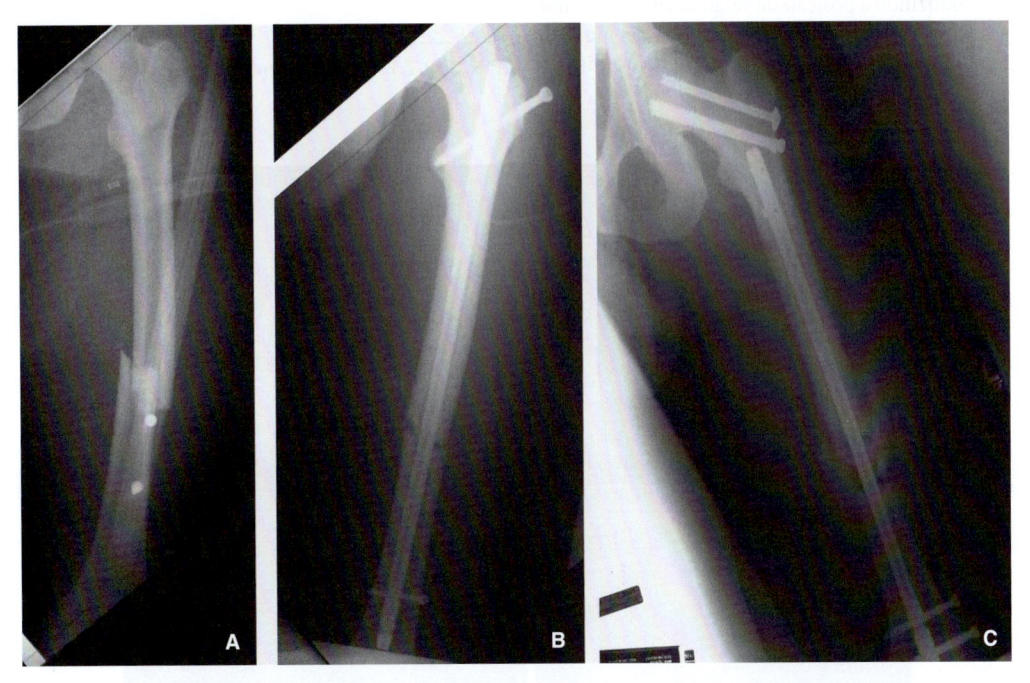

▲ **Figura 40-16** Fratura de diáfise femoral. **A.** Radiografia anteroposterior mostrando fratura da diáfise média do fêmur. **B.** Radiografia anteroposterior após redução fechada e fixação intramedular usando haste de titânio anterógrada. **C.** Radiografia anteroposterior mostrando fixação de uma fratura de diáfise média femoral e fratura de colo femoral ipsolateral com uma haste intramedular retrógrada.

medida temporária no paciente instável com trauma grave. O uso de placas pode estar indicado em pacientes cujos canais femorais não são adequados para o uso de haste IM (canal medular muito estreito, obliterado por fratura prévia ou infeção, entre outros).

A mobilização precoce do paciente no pós-operatório e a amplitude de movimentos do joelho são recomendadas. A condição de sustentação de peso depende de múltiplos fatores, incluindo a força da fixação cirúrgica, outras lesões do paciente, a condição óssea dos tecidos moles, tipo e localização da fratura. As complicações tardias rigidez articular, má união, não união, discrepância de comprimento dos membros inferiores e infecção.

LESÕES DA REGIÃO DO JOELHO

1. Fraturas do fêmur distal

As fraturas do fêmur distal são responsáveis por cerca de 7% de todas as fraturas do fêmur. A incidência segue uma distribuição etária bimodal com o primeiro pico ocorrendo em adultos jovens como resultado do trauma de alta energia e o segundo pico ocorrendo nos idosos após quedas. As fraturas de fêmur distal podem ser subclassificadas como supracondilares ou condilares.

A região supracondilar do fêmur é a área entre os côndilos femorais e a junção da metáfise com a diáfise femoral. O fêmur distal se alarga a partir da diáfise cilíndrica para formar dois côndilos curvados separados por um sulco intercondilar. O côndilo medial se estende mais distalmente e é mais convexo que o côndilo lateral, produzindo a posição de valgo normal do fêmur distal. O fragmento proximal da fratura costuma ser puxado superiormente pelo quadríceps, enquanto o fragmento distal é normalmente deslocado e angulado posteriormente devido à ação do músculo gastrocnêmio.

O exame neurovascular é fundamental, pois o fragmento distal pode comprimir a fossa poplítea, causando perda ou redução marcada nos pulsos pediosos. A redução imediata está indicada. Se a redução da fratura não conseguir restaurar os pulsos, está indicada a arteriografia imediata e a intervenção cirúrgica vascular. Deve ser realizada uma avaliação secundária para descartar lesão concomitante em quadril, joelho, perna e tornozelo ipslaterais. Se uma fratura do fêmur distal estiver associada com laceração ou ferida sobrejacente, o joelho ipsolateral deve receber uma injeção de 50 mL de solução fisiológica estéril para descartar a continuidade com a ferida.*

A avaliação radiológica inclui radiografias em anteroposterior, lateral e oblíqua do fêmur distal, bem como de toda a extensão do fêmur (Fig. 40-17). As incidências em tração e a tomografia computadorizada podem ser úteis para o planejamento pré-operatório. A RM pode ser usada para a avaliação de lesões de meniscos e ligamentos do joelho. A arteriografia deve ser considerada em casos de luxação de joelho (até 40% delas estão associadas com ruptura vascular em relatos da literatura).

As fraturas de fêmur distal podem ser classificadas de maneira descritiva: abertas *versus* fechadas, localização (supracondilares, intercondilares e condilares), padrão de fratura (espiral, oblíqua e transversa), intra-articular *versus* extra-articular, grau de cominuição, angulação, deformidade rotacional, deslocamento e quantidade de encurtamento.

O tratamento não cirúrgico pode ser realizado em fraturas estáveis e sem deslocamento. O tratamento envolve a imobilização

---

*N. de R.T. Esse procedimento não é usual na prática brasileira.

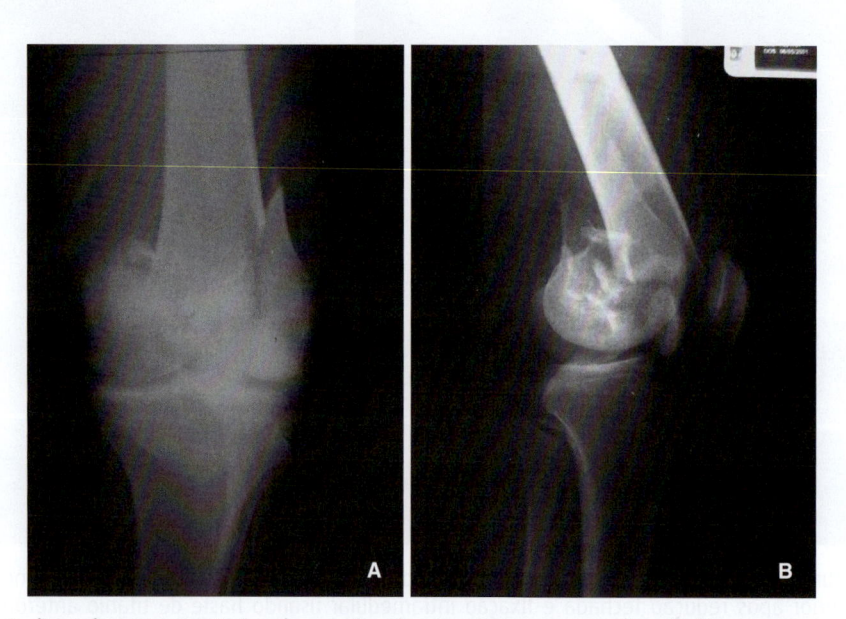

▲ **Figura 40-17 A.** Radiografia anteroposterior demonstrando uma fratura cominutiva de fêmur supracondilar com extensão intra-articular. **B.** Radiografia lateral.

da extremidade em uma órtese longa com articulação no joelho e estruturada para suportar carga.

As fraturas deslocadas de fêmur distal são melhor tratadas cirurgicamente. Se o tratamento cirúrgico for postergado em mais de 8 horas, deve ser considerada a tração cutânea ou esquelética. Placas e parafusos são os implantes de escolha nesses casos. Há uma variedade de placas disponíveis, incluindo a placa em lâmina condilar de 95 graus, placas periarticulares sem bloqueio e placas periarticulares com bloqueio. Devido às vantagens da maior estabilidade, as placas periarticulares com bloqueio estão se popularizando.

▶ Luxação da articulação do joelho

A luxação traumática do joelho é extremamente rara. Porém, essa lesão pode ameaçar o membro devido às lesões neurovasculares. O joelho é uma articulação em "dobradiça" que consiste em três articulações: patelofemoral, tibiofemoral e tibiofibular. A amplitude de movimento normal do joelho é de 10 graus de extensão a 140 graus de flexão. Para que ocorra luxação do joelho, é necessária a ocorrência de lesão significativa de tecidos moles, incluindo ruptura de três dos quatro ligamentos principais do joelho (ligamentos cruzado anterior, cruzado posterior, colateral medial e colateral lateral) para que ocorra luxação do joelho. Durante a luxação de joelho, o feixe vascular poplíteo pode ser lesado ou comprimido. As fraturas associadas da eminência tibial, tubérculo tibial, cabeça ou colo da fíbula e avulsões capsulares devem ser descartadas. O mecanismo costuma ser de alta energia.

Se o joelho permanecer luxado na apresentação, a redução imediata deve ser realizada sem aguardar as radiografias. O estado neurovascular pós-redução deve ser cuidadosamente documentado. O exame de ligamentos isolados pode ser de difícil realização devido ao desconforto do paciente. O exame ligamentar padrão inclui o teste de Lachman para o LCA, a gaveta posterior para o LCP e o estresse varo e valgo para avaliar o LCL e o LCM, respectivamente. Devido à incidência de isquemia tardia, resultado do vasoespasmo ou trombose, pode ocorrer horas ou até dias após a redução, exames neurovasculares seriados devem continuar sendo realizados.

Se um membro permanecer isquêmico (pulsos ausentes) após a redução, está indicada a exploração cirúrgica de emergência; não se deve aguardar a arteriografia. Se o membro continuar a mostrar condição vascular anormal (pulsos diminuídos, enchimento capilar reduzido ou ITB < 0,9), a arteriografia está indicada. O estado neurovascular normal deve ser acompanhado cuidadosamente com exames seriados.

A avaliação radiológica inclui as incidências AP, lateral e do sulco do joelho, bem como a incidência em "sol nascente" da patela. A arteriografia está indicada conforme descrito anteriormente. A RM é usada para avaliar os ligamentos e meniscos do joelho, bem como lesões da cartilagem articular.

As luxações do joelho podem ser classificadas conforme o deslocamento da tíbia proximal em relação ao fêmur distal (anterior, posterior, lateral, medial e rotacional).

A redução fechada imediata é feita com tração axial seguida por colocação de uma tala com o joelho em flexão de 20 a 30 graus. É importante observar que a luxação posterolateral geralmente necessita de redução aberta. A cirurgia está indicada quando a redução fechada não for possível por interposição residual de tecidos moles ou na presença de lesões abertas e lesões vasculares. A fixação externa pode ser necessária para joelhos marcadamente instáveis e luxações que necessitem de reparo vascular. A fasciotomia profilática dos compartimentos da perna deve ser considerada no momento do reparo vascular para prevenir a síndrome compartimental causada pelo edema pós-isquêmico. O reparo ligamentar é controverso; o momento da cirurgia depende do estado do paciente e do membro.

2. Fratura da patela

As fraturas da patela representam apenas 1% de todas as lesões esqueléticas, ocorrendo mais comumente no grupo etário de 20 a 50 anos. A patela é o maior osso sesamoide do corpo, com o tendão do quadríceps se inserindo em seu polo superior e o ligamento patelar se originando a partir do polo inferior. A patela tem sete facetas articulares; a faceta lateral é a maior (sendo responsável por 50% da superfície articular). Os retináculos medial e lateral são expansões longitudinais fortes do quadríceps que envolvem a patela e se inserem na tíbia. Se os retináculos estiverem intactos, a extensão ativa estará preservada apesar da fratura patelar.

A função da patela é aumentar o braço de alavanca e a vantagem mecânica do tendão do quadríceps. O suprimento sanguíneo se origina nas artérias geniculares que formam anastomoses circunferenciais ao redor da margem externa da patela. As fraturas da patela podem resultar de trauma direto ou, mais comumente, de contração forçada do quadríceps com o joelho em semiflexão durante um tropeço ou queda.

As lacerações abertas associadas com fratura de patela devem ser investigadas com a instilação de 50 mL de solução fisiológica estéril na articulação do joelho para descartar comunicação e fratura exposta. A extensão ativa do joelho deve ser avaliada; a descompressão de hemartrose e a injeção intra-articular de lidocaína podem facilitar o exame.

O exame radiológico é feito nas incidências anteroposterior, lateral e do sol nascente do joelho. É importante observar que a patela bipartida (8% da população) pode ser confundida com fratura. A patela bipartida geralmente ocorre na porção superolateral da patela e tem margens lisas. É interessante observar que ela é bilateral em 50% dos pacientes; assim, a radiografia do joelho contralateral pode facilitar o diagnóstico.

As fraturas de patela podem ser classificadas de maneira descritiva: abertas *versus* fechadas, grau de deslocamento, padrão da fratura (estrelada, cominutiva, transversa, vertical, polar ou osteocondral).

As fraturas sem deslocamento ou com deslocamento mínimo (2 mm) e mínima alteração articular (1 mm ou menos) podem ser tratadas sem cirurgia com um imobilizador de joelho por 4 a 6 semanas se o mecanismo extensor permanecer intacto.

O tratamento cirúrgico para as fraturas com deslocamento inclui banda de tensão, fios de cerclagem, parafusos ou uma combinação destes. A ruptura de retináculos deve também ser reparada no momento da cirurgia. No pós-operatório, usar tala para proteger a pele; a mobilização do joelho deve ser instituída precocemente 3 a 6 dias após a cirurgia com progressão para a sustentação de peso completa com 6 semanas. As fraturas gravemente fragmentadas ou com reparo marginal podem ser imobilizadas por mais tempo. A patelectomia parcial pode ser realizada em casos de grandes fragmentos resgatáveis com um fragmento polar menor não passível de fixação cirúrgica estável. A patelectomia total raramente está indicada, sendo reservada para fraturas extensas de patela com fragmentação grave.

▶ Luxação da patela

A luxação da patela é mais comum em mulheres e em pacientes com distúrbios do tecido conectivo (Ehlers-Danlos ou Marfan) devido à frouxidão aumentada dos tecidos moles. A luxação da patela pode ser aguda (traumática) ou crônica (recorrente).

Os pacientes com uma luxação de patela não reduzida se apresentarão com incapacidade de fazer flexão do joelho, hemartrose e deslocamento palpável da patela. Os pacientes com luxação reduzida ou crônica da patela podem demonstrar um "teste de apreensão" positivo, onde uma força direcionada lateralmente na patela com o joelho em extensão reproduz a dor e a sensação de luxação iminente da patela.

A avaliação radiológica inclui incidências anteroposterior e lateral do joelho juntamente com as incidências do sol nascente da patela bilateral para comparação. A avaliação de patela alta ou de patela baixa também deve ser realizada usando-se a relação de Insall-Salvati (a relação do comprimento do ligamento patelar em comparação com o comprimento da patela, normal = 1,0; uma relação de 1,2 indica patela alta, enquanto 0,8 indica patela baixa).

As fraturas de patela podem ser classificadas de maneira descritiva: reduzida *versus* não reduzida, congênita *versus* adquirida, aguda (traumática) *versus* crônica (recorrente), bem como a direção do deslocamento (lateral, medial, intra-articular, superior; nota: o lateral é mais comum).

Normalmente, essas lesões são tratadas de forma fechada com redução e uso de gesso ou órtese com o joelho em extensão. A intervenção cirúrgica é geralmente reservada para a luxação recorrente.

▶ Laceração do tendão quadríceps

As lacerações do tendão quadríceps ocorrem mais comumente em pacientes com mais de 40 anos de idade. O tendão costuma romper dentro de 2 cm do polo superior da patela. A localização da ruptura está associada com a idade do paciente: para pacientes com mais de 40 anos de idade, a laceração geralmente ocorre na junção osso-tendão; porém, para pacientes com menos de 40 anos, a laceração costuma ocorrer no meio da substância. Os fatores de risco para a ruptura do tendão quadríceps incluem o uso de esteroides anabolizantes, injeções locais de esteroides, diabetes melito, artropatia inflamatória e insuficiência renal crônica. Os pacientes costumam apresentar um histórico de estalo súbito ao estressar o mecanismo extensor. Os pacientes têm dor no local da lesão, dificuldade para sustentar o peso, derrame articular no joelho, dor à palpação do polo superior da patela e um defeito palpável proximalmente ao polo superior da patela. As lacerações completas resultam em perda da extensão ativa do joelho, enquanto as lacerações parciais ainda podem ter a extensão do joelho.

O exame radiológico inclui as incidências anteroposterior, lateral e em sol nascente do joelho. O tratamento não cirúrgico inclui imobilização com o joelho em extensão por 4 a 6 semanas, seguido por fisioterapia progressiva. As rupturas completas devem receber reparo cirúrgico. A escolha da técnica cirúrgica varia conforme a localização da laceração: as rupturas completas próximas do osso necessitam de reaproximação do tendão ao osso usando fios não absorvíveis passados por meio de túneis ósseos. As lacerações no meio da substância podem ser submetidas a reparo terminoterminal.

▶ Laceração do ligamento patelar

As rupturas do tendão patelar são menos comuns que as rupturas do tendão quadríceps. Essa lesão normalmente ocorre em pacientes com menos de 40 anos de idade. A ruptura costuma ocorrer no polo inferior da patela; os fatores de risco incluem AR, lúpus, diabetes, insuficiência renal, tratamento com corticosteroides sistêmicos, injeção local de esteroides e tendinite patelar crônica. Os pacientes costumam ter um histórico de estalo audível após contração forçada do quadríceps. O exame físico pode revelar um defeito palpável, hemartrose, amplitude de movimentos passivos dolorosos e perda parcial ou completa da extensão ativa. O exame radiológico inclui radiografias AP e lateral do joelho. O tratamento não cirúrgico é reservado para as lacerações parciais com mecanismo extensor intacto. O reparo precoce (dentro de 2 semanas da lesão) é preferido em relação ao reparo tardio (> 6 semanas da lesão), que é tecnicamente mais difícil devido à contração do quadríceps e à migração patelar, bem como por aderências.

FRATURAS DA TÍBIA PROXIMAL

1. Fraturas do platô tibial

As fraturas do platô tibial são responsáveis por 1% de todas as fraturas. As fraturas isoladas do platô tibial lateral são mais comuns; porém, também ocorrem fraturas isoladas do platô tibial medial e fraturas bicondilares.

▶ Anatomia

A tíbia é o osso primário de sustentação de peso na perna, sustentando 85% da carga transmitida. O platô tibial consiste das superfícies articulares dos platôs tibiais medial e lateral. O platô medial é maior e tem formato côncavo, enquanto o platô lateral se estende mais alto e tem formato convexo. Normalmente, o platô tem uma inclinação posteroinferior de 10 graus. Os dois platôs são separados pela eminência intercondilar, que serve como ligação tibial para os ligamentos cruzados anterior e posterior. Há três proeminências ósseas 2 a 3 cm distalmente ao platô tibial que servem como importantes locais de inserção para estruturas tendíneas: o tubérculo tibial se localiza anteriormente e serve como inserção para o ligamento patelar; a pata de ganso se localiza medialmente e serve como ligação para os músculos semitendíneo, sartório e grácil; e o tubérculo de Gerdy que é o local da inserção para a banda iliotibial e se localiza lateralmente. O nervo peroneal passa ao redor do colo da cabeça da fíbula dividindo-se em nervo peroneal superficial, que vai até a região lateral da perna anteriormente à fíbula, e o nervo peroneal profundo, que mergulha profundamente e passa por meio do compartimento anterior. A trifurcação da artéria poplítea se localiza posteriormente entre o hiato adutor proximalmente e o complexo solear distalmente. Essas estruturas todas estão em risco em caso de fratura do platô tibial.

Mecanismo de lesão

As fraturas do platô tibial costumam resultar de sobrecarga axial juntamente com esforço varo ou valgo. Há uma distribuição bimodal em que as pessoas jovens experimentam essas fraturas após colisões de veículos automotivos, enquanto os idosos podem ter fratura após uma queda simples.

Avaliação clínica

O exame neurovascular é necessário para documentar distalmente a função dos nervos peroneal profundo, peroneal superficial, plantar medial e lateral. Além disso, a documentação das artérias poplítea, pediosa dorsal e tibial posterior é também necessária. As lesões associadas incluem lacerações de menisco, bem como lesões dos ligamentos colaterais e cruzados. Contudo, o edema e a dor iniciais podem impedir o exame desses ligamentos. Após a redução do edema, devem ser realizados os exames dos ligamentos. Deve-se considerar a injeção de anestésico intra-articular do joelho no cenário agudo para a realização de exame ligamentar.

A pele deve ser cuidadosamente examinada quanto a quaisquer lacerações para descartar fratura exposta. A injeção intra-articular de 50 mL de solução fisiológica normal pode ser realizada para descartar fragmentação da fratura com lacerações de pele subjacentes.

Exame radiológico

As radiografias AP e lateral do joelho são parte da avaliação padrão (Fig. 40-18). Além disso, incidências oblíquas com 40 graus de rotação interna ou externa podem ser usadas para avaliar de forma mais adequada os platôs tibiais lateral e medial, respectivamente. Uma incidência do platô com 5 a 10 graus de inclinação caudal pode ser usada para avaliar desnível articular. A TC é mais adequada para avaliação da superfície articular e costuma ser usada para o planejamento pré-operatório. A lesão ligamentar associada pode ser indicada por avulsão da cabeça da fíbula (lesão de LCL) e sinal de Segond (avulsão capsular lateral fora do platô tibial lateral, indicando ruptura de LCA). A RM deve ser considerada se houver suspeita de lesão ligamentar. A arteriografia deve ser realizada se houver suspeita de lesão vascular.

Classificação

As fraturas de platô tibial são mais comumente classificadas conforme a classificação de Schatzer: tipo I (platô lateral, fratura dividida), tipo II (platô lateral, fratura dividida e com depressão), tipo III (platô lateral, fratura com depressão), tipo IV (fratura de platô medial), tipo V (fratura de platô bicondilar) e tipo VI (fratura de platô com extensão para a metáfise). Deve-se observar que os tipos IV-VI são fraturas de energia maior. As fraturas divididas do tipo I geralmente ocorrem em pessoas mais jovens e costumam estar associadas com lesões do LCM. As fraturas com depressão tipo III geralmente ocorrem em pessoas mais velhas com ossos osteoporóticos.

Tratamento

O tratamento inicial para as fraturas de menor energia geralmente engloba a colocação de um imobilizador de joelho bloqueado em extensão completa sem sustentação de peso com o uso de muletas. Para as fraturas de maior energia com deslocamento

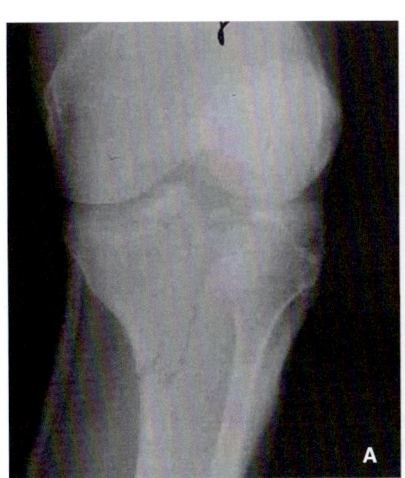

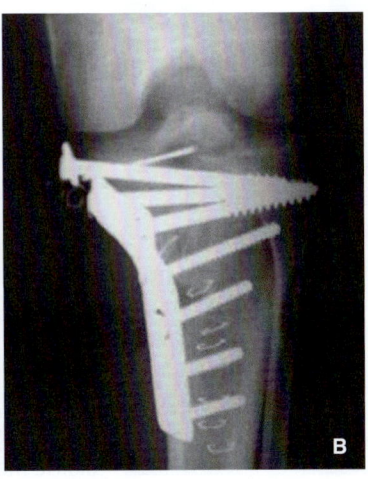

▲ **Figura 40-18** Fratura de platô tibial Schatzker II. **A.** Radiografia anteroposterior. **B.** Radiografia após fixação com placa lateral e enxerto ósseo.

significativo, deve-se considerar a colocação em uma tala posterior ou a fixação externa.

As fraturas sem deslocamento ou com deslocamento mínimo podem ser tratadas com sustentação de peso protegida e amplitude de movimentos de joelho precoce em uma órtese articulada. Devem-se obter radiografias a intervalos regulares para garantir que não haja mais deslocamento. A progressão para a sustentação de peso total pode ocorrer em 8 a 12 semanas após a lesão, se não ocorrer mais deslocamento e se a cicatrização da ferida for evidenciada radiologicamente.

As indicações cirúrgicas incluem o deslocamento da superfície articular, fraturas expostas, síndrome compartimental ou lesão vascular associada. É usada uma variedade de métodos cirúrgicos, incluindo fixação externa e redução aberta com fixação interna com placas ou parafusos dependendo do tipo de fratura e da preferência do cirurgião.

A evolução pós-operatória geralmente engloba evitar a sustentação de peso com movimentação passiva contínua e amplitude progressiva de movimentos ativos. A progressão para a sustentação de peso total costuma ser permitida 8 a 12 semanas após a cirurgia.

FRATURA DAS DIÁFISES DA TÍBIA E FÍBULA

As fraturas da tíbia e da fíbula são as fraturas mais comuns em ossos longos. O mecanismo da lesão pode ser de baixa energia devido a giro/rotação ou de alta energia relacionado a acidentes com veículos automotores. As fraturas isoladas da tíbia e/ou fíbula são raras; essas fraturas comumente ocorrem em conjunto.

▶ Anatomia

A tíbia é um osso tubular com um corte transversal triangular. A tíbia tem uma borda anteromedial subcutânea e está envolta por quatro compartimentos fasciais (anterior, lateral, posterior e posterior profundo). A fíbula é responsável por 10 a 15% da carga de sustentação do peso. O nervo peroneal comum está localizado de modo subcutâneo, passando ao redor do colo fibular, tornando-o particularmente vulnerável a golpes diretos ou lesões por tração nesse nível.

▶ Avaliação clínica

A condição neurovascular, incluindo os nervos peroneal profundo, peroneal superficial, plantar medial e lateral, bem como a artéria tibial posterior e a artéria pediosa dorsal, deve ser cuidadosamente documentado. Deve ser realizado o exame completo da pele para descartar fratura exposta. Além disso, o examinador deve suspeitar da síndrome compartimental no cenário agudo. Dor desproporcional, dor com estiramento passivo, compartimentos tensos, parestesia, formigamentos e artelhos frios são todos sinais de síndrome compartimental. Em pacientes obnubilados ou intubados que não podem relatar um histórico acurado ou seus sintomas (nível de dor, presença de parestesia/formigamento), pode ser usado um monitor para a medida de pressões em cada um dos quatro compartimentos. Pressões maiores que 30 mmHg ou pressões dentro de 30 mmHg da pressão diastólica são indicações aceitas para a fasciotomia.

▶ Avaliação radiológica

A investigação radiológica começa com radiografias AP e lateral da tíbia e fíbula (Fig. 40-19). Além disso, as radiografias da articulação acima e abaixo também devem ser realizadas para descartar outras lesões. As radiografias devem ser avaliadas cuidadosamente para determinar a localização e a morfologia da fratura, a presença de quaisquer linhas de fraturas secundárias que poderiam deslocar durante o tratamento cirúrgico. A TC e

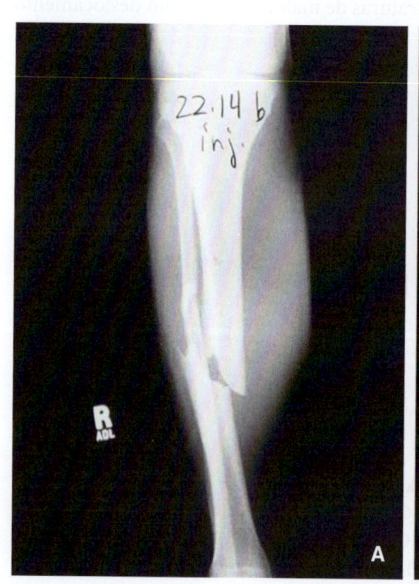

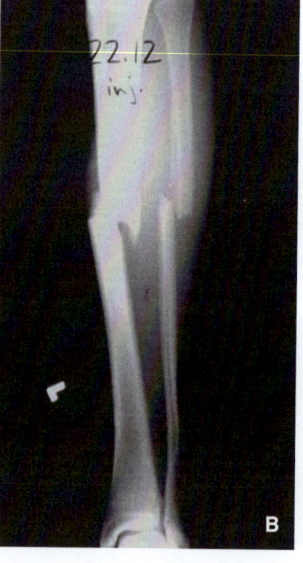

▲ **Figura 40-19** Radiografias anteroposterior **(A)** e lateral **(B)** de uma fratura com deslocamento de diáfise média tibial.

a RM raramente são necessárias. A cintilografia óssea com tecnécio e RM podem ser usadas em pacientes com dor persistente para diagnosticar fraturas de estresse nas diáfises tibiais que não eram visíveis nas radiografias.

▶ Classificação

As fraturas da diáfise tibial podem ser classificadas de forma descritiva: abertas *versus* fechadas, localização anatômica (terço proximal, médio ou distal), número e posição de fragmentos (cominuição, fragmentos em borboleta), configuração (transversa, espiral, oblíqua), angulação (varo/valgo, anterior/posterior), encurtamento, deslocamento (porcentagem de contato cortical), rotação e lesões associadas.

As fraturas expostas são classificadas conforme a classificação de Gustilo e Anderson, descritas no início deste capítulo.

▶ Tratamento

Pode ser tentada a redução da fratura e o tratamento fechado em um gesso de perna longo com o joelho em 0 a 5 graus de flexão para fraturas fechadas isoladas e de baixa energia com mínimo deslocamento e cominuição. A sustentação de peso protegida com muletas e avanço para sustentação de peso total após 2 a 4 semanas costuma ser tolerada. Após 4 a 6 semanas o gesso de perna longo pode ser trocado por um gesso de perna curto ou órtese para fratura. O acompanhamento regular com radiografias é fundamental para garantir que não haja mais deslocamento da fratura. Os parâmetros aceitáveis para a continuação do tratamento fechado incluem: menos de 5 graus de angulação em varo/valgo, menos de 10 graus de angulação anterior/posterior, menos de 10 graus de deformidade rotacional (a rotação externa é mais tolerada que a rotação interna), menos de 1 cm de encurtamento e mais de 50% de contato cortical.

As fraturas com deslocamento significativo ou cominuição que necessitem de intervenção cirúrgica podem ser tratadas agudamente com uma tala de perna posterior longa ou fixação externa se for observado encurtamento significativo. O tratamento cirúrgico definitivo inclui várias opções: hastes intramedulares, fixação externa, placas e parafusos. O uso de hastes intramedulares é de longe a técnica mais popular, pois preserva o suprimento sanguíneo do periósteo, otimizando as condições para a cicatrização da fratura. A síndrome compartimental deve ser tratada de emergência com fasciotomias dos quatro compartimentos. As fraturas concomitantes da fíbula não necessitam de tratamento cirúrgico após a estabilização da tíbia.

1. Fratura da diáfise da fíbula

A fratura isolada da diáfise da fíbula é incomum, embora possa ocorrer com um golpe direto lateral na parte inferior da perna. Deve-se dar atenção especial ao exame clínico e radiológico do tornozelo e do joelho para descartar lesões de ligamentos e outras lesões sutis. Se não houver mais lesões, a imobilização é apenas para conforto. Costumam ser suficientes entre 3 semanas e 1 mês em um gesso de deambulação ou bota de gesso removível, esperando-se uma cicatrização completa.

LESÕES DA REGIÃO DO TORNOZELO

1. Fratura de tornozelo

A incidência de fraturas de tornozelo aumentou de forma significativa desde a década de 1960. A maioria das fraturas de tornozelo são fraturas maleolares isoladas; porém, as fraturas bimaleolares e trimaleolares são responsáveis por cerca de um terço do total. As fraturas expostas são raras.

▶ Anatomia

O tornozelo é uma articulação tipo dobradiça composta de articulações do talo, tíbia e fíbula juntamente com vários ligamentos importantes. Especificamente, a superfície articular distal da tíbia costuma ser chamada de teto que, em combinação com os maléolos medial e lateral, forma o encaixe, que é uma articulação restrita com o domo do talo.

O domo do talo tem formato trapezoidal e é quase totalmente coberto por cartilagem articular. A porção anterior do talo é mais ampla que a porção posterior. O teto tibial também é mais largo anteriormente para acomodar o formato do talo, conferindo estabilidade intrínseca à articulação do joelho.

O maléolo medial, que se articula com a faceta medial do talo, pode ser dividido em colículo anterior e colículo posterior, que servem como ponto de ligação para os ligamentos deltoides superficial e profundo, respectivamente. O ligamento deltoide fornece sustentação ligamentar para a região medial do tornozelo. A porção superficial do deltoide é composta de três ligamentos: ligamento tibionavicular (evita o deslocamento interno da cabeça do talo), o ligamento tibiocalcâneo (evita o deslocamento em valgo) e o ligamento tibiotalar superficial.

O maléolo lateral é a porção distal da fíbula, que se articula com a região lateral do talo. A fíbula distal se liga à tíbia distal por meio de porções de tecidos moles conhecidas como sindesmose. A sindesmose, que é feita de quatro ligamentos (tibiofibular inferior anterior, tibiofibular inferior posterior, tibiofibular transverso e interósseo), resiste a forças axiais, rotacionais e translacionais, o que a torna fundamental para a estabilidade do tornozelo. O ligamento colateral fibular, composto de ligamento talo-fibular anterior (LTFA), ligamento talo-fibular posterior e ligamento calcaneofibular, fornece estabilidade adicional à região lateral do tornozelo.

▶ Avaliação clínica

O estado neurovascular (nervos peroneal profundo, peroneal superficial, plantar medial e lateral, artéria tibial posterior e artéria pediosa dorsal) deve ser documentado. A pele deve ser examinada quanto a lesões abertas ou bolhas. Toda a extensão da fíbula, incluindo a porção proximal (cabeça e colo) deve ser palpada para descartar fraturas adicionais. O "teste do aperto", realizado a cerca de 5 cm do eixo intermaleolar pode ser usado para avaliar a ruptura da sindesmose.

▶ Avaliação radiológica

A avaliação inicial inclui radiografias em AP, lateral e encaixe (15-20 graus de rotação interna) do tornozelo. As radiografias de toda a tíbia e fíbula, incluindo a articulação do joelho, devem ser obtidas para a identificação de lesões adicionais. O domo do talo deve estar centrado sob a tíbia em todas as três incidências. Sobreposição tibiofibular de menos de 10 mm, espaço claro tibiofibular de mais de 5 mm e espaço claro medial entre o maléolo medial e o talo são todos indicativos de ruptura de sindesmose. Se as incidências iniciais do encaixe não indicarem alargamento do espaço claro medial, pode ser aplicada uma rotação externa ou estresse gravitacional sobre o tornozelo. Se for observado alargamento de mais de 4 mm com esse estresse, é provável que haja lesão significativa de sindesmose. Além disso, o desvio talar é indicativo de ruptura ligamentar. TC, RM e cintilografia óssea podem ser usadas para investigação mais detalhada das lesões do tornozelo.

▶ Classificação

As fraturas de tornozelo podem ser classificadas conforme o sistema de Lauge-Hansen com foco em quatro padrões de lesão do tornozelo que resultam de diferentes mecanismos. O padrão de fratura em supinação-adução (SA) geralmente resulta em deslocamento medial do talo e uma fratura do tipo transversa ou avulsão da fíbula distal até a articulação e/ou uma fratura vertical do maléolo medial. A lesão em supinação-rotação externa (SRE) é a mais comum, produzindo ruptura variável do LTFA, fratura espiral da fíbula distal, fratura de maléolo posterior e fratura do maléolo medial ou ruptura do ligamento deltoide. As lesões em pronação-abdução (PA) ou em pronação-rotação externa (PRE) resultam em fratura ou lesão variável de maléolo medial, ligamento deltoide, ligamento sindesmótico e fraturas da fíbula distal.

As fraturas de tornozelo também podem ser classificadas conforme a classificação de Weber baseada no nível da lesão tibial: Weber A (fratura da fíbula abaixo do teto tibial), Weber B (fratura oblíqua ou espiral da fíbula ocorrendo ao nível da sindesmose ou próximo dela) e Weber C (fratura da fíbula acima do nível da sindesmose). Os dois sistemas de classificação se correlacionam da seguinte forma: Weber A (padrão de lesão SA), Weber B (SRE) e Weber C (PA ou PRE).

Outras variantes de fraturas incluem: fratura de Maisonneuve (lesão de tornozelo com fratura do terço proximal da fíbula) e diversas fraturas com avulsão devido a rupturas de ligamentos.

▶ Tratamento

O objetivo do tratamento é a restauração anatômica da articulação do tornozelo com preservação do comprimento fibular e da rotação. O tratamento inicial inclui redução fechada e colocação em tala posterior bem acolchoada. Devem ser obtidas radiografias pós-redução para garantir a posição correta do talo sob a tíbia. O membro lesado deve estar sempre elevado até o nível do coração.

Os padrões de fraturas estáveis e sem deslocamento (fraturas maleolares isoladas) sem ruptura da sindesmose podem ser tratados de maneira fechada com transição de tala para um gesso longo de perna por 4 a 6 semanas com exames radiológicos seriados para garantir que não haja deslocamento subsequente. Depois disso, o paciente pode ser transferido para um gesso curto de perna. A sustentação de peso é restrita até que a cicatrização da fratura seja demonstrada.

O tratamento cirúrgico está indicado para as fraturas de maléolo medial com deslocamento e para as fraturas de maléolo distal com deslocamento de mais de 2 mm ou qualquer perda de comprimento fibular. As fraturas isoladas de maléolo lateral com deslocamento mínimo e sem perda de comprimento devem ser investigadas quanto a lesão de sindesmose. Dor no lado medial ou alargamento do espaço claro medial observado nas radiografias são indicativos de lesão adicional resultando no que provavelmente seja uma fratura instável de tornozelo; assim, a cirurgia costuma ser recomendada.

O tratamento cirúrgico inclui placas e/ou parafusos. Para as fraturas bimaleolares e trimaleolares a fíbula é inicialmente fixada com uma placa e parafusos. A fratura de maléolo medial permanece sem redução e ela deve ser estabilizada com parafusos ou banda de tensão. As indicações para a fixação cirúrgica da fratura de maléolo posterior incluem: envolvimento de mais de 25% da superfície articular, deslocamento persistente de mais de 2 mm ou subluxação posterior persistente do talo. As fraturas bimaleolares equivalentes (fraturas fibulares com lesão de ligamento medial ou ruptura de sindesmose) podem necessitar de parafusos sindesmóticos. As fraturas fibulares proximais com ruptura de sindesmose podem ser estabilizadas com parafusos sindesmóticos após a correção da rotação e do comprimento fibular por técnicas de redução.

A evolução pós-operatória geralmente engloba a não sustentação de peso em tala/gesso/bota removível por 4 a 6 semanas até que a cicatrização da fratura seja apreciada nas radiografias. Os exercícios de amplitude de movimentos para o tornozelo devem ser iniciados precocemente para evitar a rigidez no pós-operatório.

2. Entorse de tornozelo

A entorse de tornozelo é comum, geralmente sendo o resultado de inversão ou eversão forçada do pé. A dor costuma ser máxima sobre a região anterolateral ou as regiões mediais da articulação dependendo do mecanismo da lesão. A entorse de tornozelo é um diagnóstico de exclusão. Se não forem observadas fraturas, luxações ou alargamento (> 4 mm) entre o maléolo ou o talo, então a entorse de tornozelo é um diagnóstico razoável.

As entorses de tornozelo são geralmente tratadas com repouso, gelo, compressão com faixa elástica e elevação), AINEs e não sustentação de peso ou sustentação protegida de peso com muletas por 3 a 5 dias. O uso de talas ou de tornozeleira é opcional. A persistência de dor e/ou edema que não tenha melhorado necessitam de avaliação adicional.

3. Lesões de sindesmose

▶ Introdução

As lesões de sindesmose são responsáveis por cerca de 1% de todas as lesões ligamentares de tornozelo. Muitas dessas lesões passam despercebidas e podem levar a dor crônica no tornozelo e instabilidade se não forem adequadamente tratadas.

▶ Avaliação clínica e diagnóstico

Os pacientes costumam se apresentar tardiamente, muitas horas ou dias após uma lesão por torção no tornozelo, com persistência de edema/dor/dificuldade de sustentar peso. A fíbula deve ser palpada ao longo de toda a sua extensão, proximal e distalmente. Dois testes clínicos têm sido usados para a avaliação de lesões isoladas de sindesmose: (1) o teste do aperto – se o aperto da fíbula na parte média da panturrilha reproduzir dor tibiofibular distal ou (2) o teste da rotação externa – paciente sentado com o joelho em flexão de 90 graus, o examinador estabiliza a perna do paciente e faz rotação externa do pé; se a dor for reproduzida na sindesmose, é provável que haja lesão.

▶ Avaliação radiológica

A avaliação radiológica começa com as incidências anteroposterior, lateral e de encaixe do tornozelo pesquisando alargamento do espaço claro medial entre o maléolo medial e a borda medial do talo ou alargamento do espaço claro tibiofibular (intervalo entre a borda medial da fíbula e a borda lateral do maléolo tibial posterior). Se não for observada lesão, deve ser realizada a incidência de estresse com rotação externa (incidência de encaixe com estresse de rotação externa aplicada ao pé com a perna estabilizada).

▶ Classificação

As lesões de sindesmose podem ser organizadas conforme a classificação de Edwards e DeLee: tipo 1 (diástase envolvendo subluxação lateral sem fratura), tipo 2 (subluxação lateral com deformação plástica da fíbula), tipo 3 (subluxação posterior/deslocamento da fíbula) e tipo 4 (subluxação superior/deslocamento do talo).

▶ Tratamento

Os pacientes podem ser inicialmente imobilizados com um gesso sem sustentação de peso por 2 a 3 semanas, seguido por uso de órtese tornozelo-pé que elimine a rotação externa do pé por mais 3 semanas. A intervenção cirúrgica com parafusos sindesmóticos da fíbula até a tíbia é considerada para pacientes com diástase irredutível. Esses pacientes costumam ser mantidos sem sustentação de peso por 6 semanas com remoção dos parafusos em 12 a 16 semanas.

4. Fraturas do pilão

▶ Epidemiologia

As fraturas do teto ou pilão tibial são fraturas que envolvem a superfície de sustentação de peso da tíbia distal que se articula com o talo (Fig. 40-20). As fraturas do pilão são responsáveis por 7 a 10% de todas as fraturas tibiais. A maioria delas ocorre em homens, com idades entre 30 e 40 anos, por mecanismos de alta energia, como colisões de veículos automotivos ou quedas

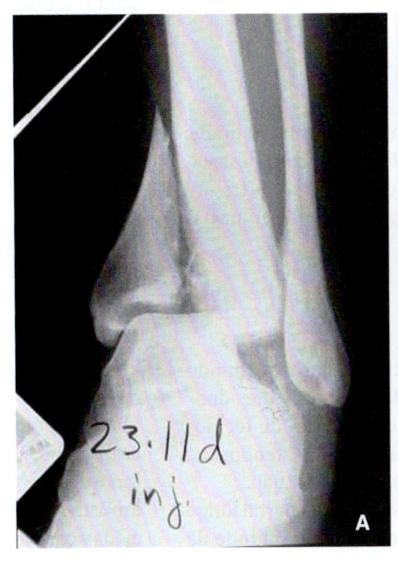

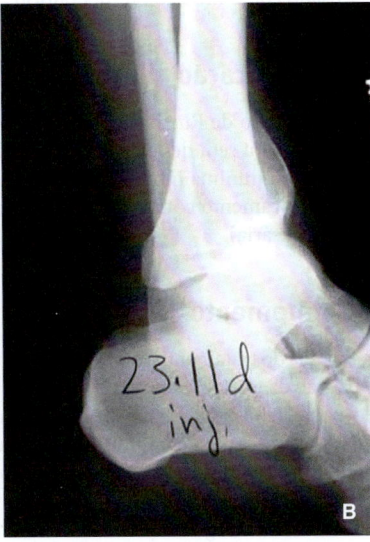

▲ **Figura 40-20** Lesão por sobrecarga axial na articulação do tornozelo com o pé em dorsiflexão causando fratura do teto tibial. **A.** Radiografia anteroposterior. **B.** Radiografia lateral.

de altura significativa. Assim, deve-se ter um cuidado extra para descartar lesões concomitantes. Especificamente, deve-se descartar fraturas de platô tibial, calcâneo, pelve e vértebras.

▶ Mecanismo de lesão

Uma queda de uma altura significativa resulta em uma força de compressão axial direcionada por meio do talo até o teto tibial, causando a impactação e cominuição da superfície articular. Lesões de cisalhamento, como as que ocorrem em acidentes de esqui, resultarão em uma fratura com dois ou mais fragmentos grandes e cominuição mínima. A combinação de compressão e cisalhamento resulta em padrão de fratura intermediário entre estas.

▶ Avaliação clínica

O exame do paciente inclui a documentação do exame neurovascular e a avaliação secundária para descartar outras lesões. O exame cuidadoso da pele deve ser realizado para excluir uma fratura exposta. O edema costuma ser rápido e considerável com potencial para resultar em necrose cutânea e formação de bolhas dependendo do deslocamento da fratura. Assim, essas fraturas devem ser reduzidas rapidamente e colocadas em uma tala assim que possível. A quantidade de edema deve ser observada; alguns autores defendem que se aguarde 7 a 10 dias antes de levar o paciente à cirurgia para que haja melhora do edema ou até que seja evidenciado o "enrugamento da pele" para evitar complicações pós-operatórias na ferida.

▶ Avaliação radiológica

A avaliação radiológica inicial inclui as incidências anteroposterior, lateral e de encaixe do tornozelo. A TC com cortes finos e reconstruções coronal e sagital é útil para a avaliação pré-operatória do padrão da fratura e da superfície articular. Deve-se também considerar radiografias do lado contralateral, o que pode ser usado como modelo pré-operatório.

▶ Classificação

A classificação de Ruedi e Algower é a mais comumente usada: tipo 1 (fratura sem deslocamento), tipo 2 (fratura com deslocamento com mínima impactação e cominuição) e tipo 3 (fratura com deslocamento com significativa cominuição e/ou impactação metafisária).

▶ Tratamento

A escolha do tratamento se baseia em múltiplos fatores, incluindo o padrão da fratura, bem como características do paciente: idade do paciente, estado funcional, intensidade da lesão de tecidos moles, osso, cartilagem, grau de cominuição e/ou osteoporose, outras lesões do paciente e nível de conforto do cirurgião.

O tratamento não cirúrgico, que envolve gesso de perna longo por 6 semanas seguido por órtese e exercícios de amplitude de movimentos com sustentação progressiva de peso, é reservado para as fraturas sem deslocamento ou para pacientes gravemente incapacitados.

As fraturas com deslocamento são geralmente tratadas com cirurgia. A cirurgia pode ser postergada por 7 a 14 dias para permitir que os tecidos moles melhorem em uma tentativa de evitar complicações pós-operatórias na ferida. O "enrugamento da pele" pode indicar redução suficiente do edema para a intervenção cirúrgica ocorrer. Deve-se considerar a fixação externa inicialmente para fornecer estabilização, redução parcial da fratura e restauração do comprimento enquanto se aguarda o tratamento cirúrgico definitivo. As fraturas associadas da fíbula podem ser submetidas a redução aberta com fixação interna no momento da aplicação do fixador.

Os objetivos da fixação cirúrgica das fraturas do pilão incluem a restauração do comprimento fibular e a sua estabilidade, a restauração da superfície articular tibial, a sustentação da tíbia distal e o enxerto ósseo de defeitos da metáfise conforme a necessidade. O tratamento cirúrgico definitivo pode envolver placas e parafusos, fixação externa ou uma combinação destes.

5. Ruptura do tendão de Aquiles

▶ Epidemiologia

Os problemas do tendão de Aquiles costumam estar relacionados com lesão por uso excessivo. Em casos de trauma, pode haver a ruptura aguda. É comum o diagnóstico ser tardio ou passar despercebido e, assim, os profissionais devem ter um alto índice de suspeição para essa lesão.

▶ Anatomia

O tendão de Aquiles é o maior tendão do corpo. Ele tem um paratendão com camadas viscerais e parietais em vez de uma bainha sinovial verdadeira, permitindo aproximadamente 1,5 cm de deslizamento do tendão. Há três fontes de suprimento sanguíneo para o tendão: (1) junção musculotendínea, (2) inserção óssea e (3) múltiplos vasos mesosternais na superfície anterior do tendão.

▶ Avaliação clínica

A ruptura completa do tendão costuma resultar em um defeito palpável no tendão, que não está presente na lesão incompleta. Em casos de ruptura completa o teste de Thompson (flexão plantar com aperto na panturrilha) é positivo (não ocorre flexão plantar) e o paciente não consegue realizar uma simples elevação do calcanhar.

▶ Tratamento

O tratamento cirúrgico em comparação com o tratamento não cirúrgico resulta em menores taxas de ruptura recorrente, maior força e maior porcentagem de pacientes retornando às atividades esportivas. Porém, há significativas taxas de complicações associadas com a cirurgia, incluindo infecção de ferida, necrose de pele e lesões de nervos. Assim, a cirurgia costuma ser reservada para o paciente jovem atleta que busca retornar aos esportes.

O tratamento não cirúrgico costuma englobar 2 semanas de imobilização em tala com flexão plantar, seguido por 6 a 8 semanas de imobilização com gesso com progressiva dorsiflexão e posição neutra e com lento avanço da sustentação de peso. A remoção do gesso é seguida pelo uso de um elevador de calcanhar e transição final para calçados normais. Exercícios de resistência progressivos são iniciados com 8 a 10 semanas a partir da lesão, com o retorno para os esportes em 4 a 6 meses. A recuperação máxima pode demorar até 1 ano; costuma haver alguma fraqueza residual.

O tratamento cirúrgico pode ser feito por via percutânea ou por meio de uma abordagem longitudinal medial. O tratamento pós-operatório é semelhante àquele feito no tratamento fechado.

6. Subluxação do tendão peroneal

A subluxação ou luxação franca do tendão peroneal é rara, geralmente resultando de lesão ocorrida durante atividades esportivas como o esqui. A avaliação clínica revela edema lateral no tornozelo e dor posteriormente ao maléolo lateral. As radiografias podem mostrar uma pequena mancha no osso fora da região posterior do maléolo lateral, indicando lesão por avulsão. A RM pode ser usada para a avaliação se o diagnóstico permanecer incerto. O tratamento envolve a redução do tendão e a colocação em gesso bem moldado com o pé em discreta flexão plantar e leve inversão. Se a luxação do tendão continuar, pode ser considerada e intervenção cirúrgica.

LESÕES DO PÉ

1. Talo

Anatomia

Sessenta por cento do talo está coberto por cartilagem articular, incluindo a superfície superior, que é a porção de sustentação de peso. A cartilagem se estende medial e lateralmente em direção plantar permitindo a articulação com os maléolos medial e lateral. A superfície inferior do corpo talar se articula com o calcâneo. A região anterior do talo é mais largo que a região posterior, conferindo a estabilidade inerente à articulação do tornozelo. O colo do talo se estende do corpo proximal e, posteriormente, se desvia medialmente, para juntar-se à cabeça do talo anterior e distalmente. O colo do talo é mais vulnerável a fraturas. A cabeça do talo encontra o osso navicular anteriormente, o ligamento calcaneonavicular inferiormente, o sustentáculo do talo posteroinferiormente e o ligamento deltoide medialmente. O processo lateral do talo encontra a faceta calcânea inferiormente e o maléolo lateral superolateralmente. O processo posterior do talo tem um tubérculo medial e lateral separados por um sulco para o tendão do flexor longo do hálux. Um osso trígono, que pode ser confundido com fratura, está presente logo posteriormente ao tubérculo lateral em até 50% dos pés normais. O suprimento sanguíneo do talo é composto de artérias para o seio tarsal (se originando das artérias peroneal e pediosa dorsal), uma artéria do canal tarsal (artéria tibial posterior) e artéria deltoide (artéria tibial posterior). O suprimento vascular alcança o talo por meio de várias estruturas fasciais; quando essas estruturas são rompidas, como por exemplo em luxações, pode haver necrose avascular do talo.

Fraturas do talo

A. Epidemiologia e mecanismo de lesão

As fraturas do talo representam cerca de 2% de todas as lesões de extremidades inferiores. Essas lesões ocorrem mais comumente por mecanismos de alta energia, como quedas de altura significativa ou acidentes com veículos automotores em hiperdorsiflexão, causando a impactação do colo talar sobre a porção anterior da tíbia.

B. Apresentação clínica e exame radiológico

Normalmente, os pacientes apresentam dor no pé e edema difuso na parte posterior do pé. As fraturas associadas de tornozelo e pé são comuns.

As radiografias iniciais incluem as incidências anteroposterior, lateral e de encaixe do tornozelo, bem como as incidências anteroposterior, lateral e oblíqua do pé. Uma incidência de Canale com o tornozelo em posição equina máxima (flexão plantar), pronação de 15 graus e o aparelho de radiografia direcionado 15 graus a partir da vertical, fornece visualização ideal do colo talar. Além disso, uma TC deve ser considerada para caracterização mais adequada da fratura e para avaliar qualquer envolvimento em particular. A cintilografia óssea e/ou a RM devem ser consideradas para pacientes com dor persistente na parte posterior do pé apesar de radiografias negativas para a pesquisa de fraturas ocultas do colo talar.

C. Classificação

As fraturas do talo são classificadas inicialmente com base em sua localização anatômica: fraturas do colo talar, fraturas do corpo talar, fraturas da cabeça talar, fraturas do processo lateral e fraturas do processo posterior.

As fraturas do colo talar são ainda subclassificadas com base na classificação de Hawkins: I (sem deslocamento), II (com deslocamento subtalar associado), III (com deslocamento subtalar e tibiotalar associados) e IV (deslocamentos subtalar, tibiotalar e talonavicular associados).

D. Tratamento

As fraturas realmente sem deslocamento e sem sinais de cominuição articular na TC podem ser tratadas inicialmente sem cirurgia com um gesso curto de perna sem sustentação de peso por pelo menos 6 semanas até que haja sinais radiológicos de cicatrização, seguido por sustentação progressiva de peso.

As fraturas com deslocamento devem ser tratadas com redução fechada e colocação de tala. As fraturas expostas ou irredutíveis necessitam de tratamento cirúrgico imediato. A cirurgia requer a redução aberta e a fixação interna com placas e parafusos.

Outras fraturas do talo

As fraturas do processo lateral do talo são comumente vistas em praticantes de *snow-board*. Essas fraturas costumam ser confundidas com entorse de tornozelo na apresentação inicial. Se a fratura tiver deslocamento de menos de 2 mm, ela pode receber tratamento fechado com gesso curto de perna. Deslocamentos de mais de 2 mm necessitam de intervenção cirúrgica.

As fraturas do processo posterior do talo podem ser difíceis de diagnosticar devido à presença do osso trígono. As fraturas sem deslocamento ou com deslocamento mínimo do processo posterior podem ser tratadas com gesso curto de perna sem sustentação de peso. As fraturas com deslocamento necessitam de tratamento cirúrgico com redução aberta e fixação interna.

As fraturas da cabeça talar podem estar associadas com fraturas do osso navicular ou ruptura talonavicular. As fraturas sem deslocamento ou com deslocamento mínimo podem ser tratadas por 6 semanas com um gesso curto de perna com sustentação de peso parcial para a preservação do arco longitudinal. Após a suspensão do gesso, deve ser usado um suporte para o arco no calçado para reduzir o estresse sobre a articulação talonavicular por mais 4 a 6 meses. As fraturas com deslocamento são tratadas com RAFI e/ou excisão primária de fragmentos pequenos.

Complicações

A complicação mais comum é a artrite pós-traumática. A necrose avascular ocorre também e está relacionada com o deslocamento da fratura inicial: Hawkins I (0-15%), Hawkins II (20-50%), Hawkins III (20-100%) e Hawkins IV (100%). Outras complicações incluem união tardia ou não união, má união e complicações da ferida.

Luxação subtalar

A luxação subtalar é definida pelo deslocamento simultâneo das articulações distais das articulações talocalcânea e talonavicular. A inversão do pé resulta em luxação subtalar medial, enquanto a eversão causa luxação subtalar lateral. A grande maioria dessas luxações é medial (cerca de 85%). Todas as luxações subtalares devem ser reduzidas assim que possível com flexão do joelho, acentuação da deformidade para desbloquear o calcâneo e tração longitudinal. As luxações subtalares costumam ser estáveis quando se obtém a redução fechada. A TC deve ser realizada após a redução para avaliar outras fraturas associadas ou a continuação da subluxação. A falha da redução fechada pode ocorrer por interposição do músculo extensor curto dos dedos no caso de uma luxação medial ou do tendão tibial posterior na luxação lateral. A redução fechada sem sucesso necessita de intervenção cirúrgica.

Luxação total do talo

A luxação total do talo é rara e costuma ser uma lesão aberta. Em geral, é necessária redução aberta com fixação interna. As complicações são comuns, incluindo infecção, osteonecrose e artrite pós-traumática.

2. Calcâneo

Fratura do calcâneo

A. Epidemiologia

O calcâneo é o osso tarsal mais frequentemente fraturado, constituindo cerca de 2% de todas as fraturas. A grande maioria das fraturas de calcâneo ocorre em homens com idade entre 21 a 45 anos.

B. Mecanismo

A maioria das fraturas intra-articulares de calcâneo resulta de sobrecarga axial em que o talo é levado de encontro ao calcâneo durante queda de altura significativa ou acidente com veículo automotivo. As fraturas extra-articulares de calcâneo podem resultar de lesões por mecanismo giratório. Nos pacientes diabéticos há uma incidência aumentada de fraturas na tuberosidade do calcâneo, resultando em lesões por avulsão do tendão de Aquiles.

C. Apresentação clínica

Os pacientes costumam apresentar dor significativa no calcâneo, edema e equimose. Quando há fratura exposta, elas costumam ocorrer no lado medial do pé. A síndrome compartimental deve ser cuidadosamente descartada. As lesões associadas a serem descartadas incluem lesões da coluna lombar e outras fraturas de extremidade inferior. É importante observar que fraturas bilaterais de calcâneo ocorrem em cerca de 10% das vezes.

D. Avaliação radiológica

As radiografias iniciais incluem uma radiografia lateral do retropé, AP do pé, uma incidência axial de Harris e séries padrão para tornozelo. A radiografia lateral deve ser examinada para determinar o ângulo articular tuberositário de Bohler (a intersecção da linha traçada a partir do processo anterior até o ponto mais alto da faceta posterior e a linha traçada da região superior da tuberosidade calcânea até o ponto mais alto da faceta posterior). O ângulo de Bohler é geralmente de 20 a 40 graus. Uma redução nesse ângulo indica depressão significativa da faceta posterior de sustentação de peso. A radiografia em AP deve ser examinada quanto à extensão da fratura até a articulação calcaneocuboide. Uma incidência axial de Harris pode ser feita com o pé em dorsiflexão máxima e o feixe de raio-x em direção cefálica de 45 graus para a visualização mais adequada da superfície articular. Porém, a dorsiflexão pode ser difícil devido ao desconforto do paciente. A TC com cortes de 3 a 5 mm oferece a caracterização mais adequada da superfície articular e, assim, é mais útil para o planejamento pré-operatório (Fig. 40-21).

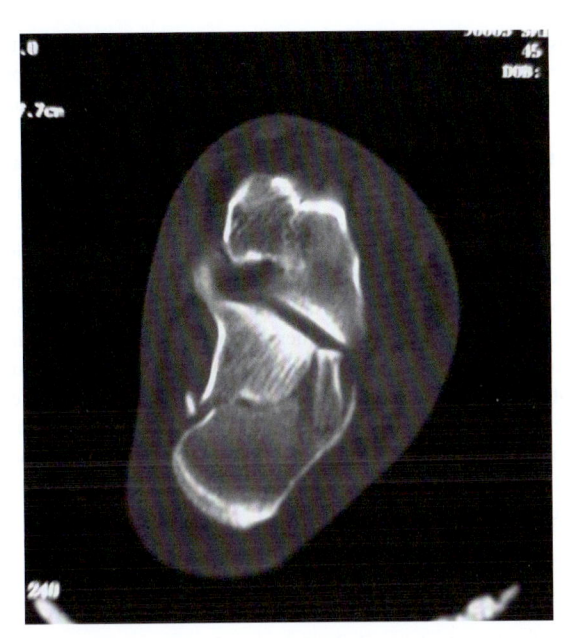

Figura 40-21 Corte axial de TC mostrando fratura do calcâneo causada por mecanismo de sobrecarga axial.

E. Classificação

As fraturas extra-articulares do calcâneo incluem as fraturas do processo anterior, tuberosidade calcânea, processo medial, sustentáculo do talo e do corpo fora da superfície articular. As fraturas do processo anterior e da tuberosidade calcânea são mais bem visualizadas nas radiografias laterais. As fraturas do processo medial, sustentáculo ou do corpo são mais bem investigadas em incidências axiais ou TC. As fraturas intra-articulares podem ser classificadas conforme a classificação de Sanders, que se baseia em cortes coronais da TC mostrando o número e a localização dos fragmentos de fraturas articulares. A faceta posterior do calcâneo se divide em três linhas de fratura (A, B e C) de lateral para medial. Pode haver um total de quatro partes: lateral, central, medial e sustentáculo do talo. A classificação é a seguinte: tipo I (todas as fraturas sem deslocamento independentemente do número de linhas de fratura), tipo II (fratura em duas partes com subclassificação baseada na localização da linha de fratura como IIA, IIB, IIC), tipo III (fraturas em três partes, subtipos IIIAB, IIIAC, IIIBC) e tipo IV (fraturas articulares em quatro partes).

F. Tratamento

O tratamento permanece controverso – mesmo com a redução adequada as fraturas de calcâneo costumam resultar em dor crônica e incapacidade funcional. As indicações para tratamento não cirúrgico incluem fraturas extra-articulares sem deslocamento ou com deslocamento mínimo, fraturas intra-articulares sem deslocamento, fraturas do processo anterior com menos de 25% de envolvimento da articulação calcaneocuboide, fraturas em pacientes com doença vascular periférica oclusiva grave ou com diabetes (devido às frequentes complicações da ferida associadas com a cirurgia), fraturas em pacientes com outras comorbidades clínicas graves e fraturas associadas a comprometimento significativo de tecidos moles. O tratamento inicial envolve a colocação em tala ou bandagem grande de Jones com anulação de pressão sobre o calcanhar. A tala é coberta por uma bota pré-fabricada em posição neutra para evitar a contratura em equino, meias de compressão elástica para evitar o edema pela posição pendente. É iniciada precocemente a amplitude de movimentos subtalar e de tornozelo; a deambulação sem sustentação de peso começa com cerca de 10 a 12 semanas até que a cicatrização radiológica seja evidenciada.

As indicações cirúrgicas incluem fraturas intra-articulares com deslocamento, fraturas do processo anterior com mais de 25% de envolvimento da articulação calcaneocuboide, fraturas com deslocamento da tuberosidade calcânea, fratura-luxação do calcâneo, fraturas expostas do calcâneo, fraturas da tuberosidade com deslocamento resultando em proeminência por meio da pele, incompetência do complexo gastrocnêmio-solear e/ou extensão para a superfície articular. A cirurgia só deve ser tentada 7 a 14 dias após a lesão, permitindo tempo suficiente para a melhora do edema. A fixação da fratura depende do tipo de fratura. Normalmente, as fraturas do processo anterior são fixadas com parafusos pequenos ou minifragmentos. As fraturas da tuberosidade calcânea geralmente necessitam de fixação com parafusos tipo *lag screw* com ou sem fios de cerclagem. As fraturas intra-articulares de faceta posterior podem ser fixadas com parafusos *lag screw* no sustentáculo do talo e uma placa lateral fina fornecendo sustentação lateral. No pós-operatório o paciente permanece sem sustentação de peso por 8 a 12 semanas com exercício precoces de amplitude de movimentos subtalares.

3. Fraturas do médio pé

▶ Epidemiologia, mecanismo de lesão e anatomia

As fraturas do médio pé são relativamente raras, mais comumente resultando de impacto direto durante um acidente com veículos automotivos ou uma combinação de sobrecarga axial e entorse durante queda de uma altura significativa. O médio pé consiste em cinco ossos: navicular, cuboide, cuneiforme medial, médio e lateral. A articulação mediotarsal consiste das articulações calcaneocuboide e talonavicular que atuam juntas com a articulação subtalar durante a eversão e inversão do pé. O cuboide se estende distalmente até as três articulações naviculocuneiformes, minimizando a movimentação a esse nível.

▶ Avaliação clínica e radiológica

A apresentação do paciente é variável desde alteração de marcha com edema leve e dor à palpação da porção dorsal do pé até um médio pé grosseiramente edemaciado e doloroso resultando em impossibilidade de caminhar. As radiografias iniciais incluem AP, lateral e oblíqua do pé. As incidências de estresse e com sustentação de peso podem fornecer detalhes adicionais, incluindo a detecção de qualquer instabilidade ligamentar. A TC é mais adequada para a caracterização de fraturas-luxações ou para a descoberta de lesões que não foram detectadas pela radiografia. A RM pode ser usada para a avaliação de lesões ligamentares.

Osso navicular

O navicular é o osso principal do arco longitudinal medial do pé, transmitindo a movimentação da articulação subtalar para o antepé. A superfície articular talonavicular é côncava e tem significativo arco de movimentos. A superfície articular distal tem três facetas distintas para os três ossos cuneiformes. Não ocorre muito movimento nessas articulações. A tuberosidade navicular é a proeminência medial localizada na região inferior do osso navicular fornecendo um ponto para a ligação do tendão do tibial posterior. As variantes anatômicas incluem o formato da tuberosidade e a presença de um osso navicular acessório (até 15% das vezes e bilateral em 70-90% das vezes).

Normalmente os pacientes apresentam dor no pé e edema com dor à palpação dorsomedial. A avaliação radiológica pode incluir radiografias oblíquas mediais e laterais do médio pe além das séries radiológicas padronizadas para a avaliação do polo lateral do navicular, bem como da tuberosidade medial.

Classificação

Há três tipos básicos de fraturas naviculares com uma subclassificação das fraturas do tipo corporal. As fraturas do tipo avulsão podem envolver os ligamentos talonavicular e naviculocuneiforme. As fraturas da tuberosidade geralmente envolvem a ruptura da inserção do tendão tibial posterior sem danos à superfície articular. As fraturas corporais tipo I dividem o navicular em pedaços dorsal e plantar. As fraturas corporais tipo II dividem o navicular nas partes medial e lateral. As fraturas corporais tipo III são cominutivas e costumam ter deslocamento significativo dos polos medial e lateral.

Tratamento

As fraturas sem deslocamento e sem instabilidade podem ser tratadas de forma fechada com gesso ou bota sem sustentação de peso por 6 a 8 semanas. A ruptura da superfície articular de mais de 2 mm necessita de intervenção cirúrgica. Os fragmentos pequenos devem ser excisados se forem sintomáticos. Os fragmentos maiores (> 25% da superfície articular) necessitam de RAFI com fixação por parafusos tipo *lag screw*. Se mais de 40% da articulação talonavicular não puder ser reconstruída, a fusão talonavicular aguda deve ser considerada. O deslocamento isolado ou subluxação do osso navicular sem fratura necessita de estabilização cirúrgica.

Osso cuboide

O osso cuboide faz parte da "coluna lateral" do pé articulando-se com o calcâneo, proximalmente, o navicular e o cuneiforme lateral, medialmente, e o quarto e quinto metatarsos, distalmente. O peroneal longo passa por meio de um sulco na superfície plantar do cuboide em seu trajeto até a sua inserção na base do primeiro metatarso. A lesão do osso cuboide costuma ser vista em conjunto com lesões das articulações talonavicular e de LisFranc. Os pacientes costumam apresentar dor e edema na porção dorsolateral do pé. Além das radiografias do pé, pode-se considerar a realização de radiografias de estresse e TC. A RM pode ser usada para a avaliação de fraturas de estresse que não são vistas nas radiografias. As fraturas de cuboide sem comprometimento articular ou qualquer perda de comprimento podem receber tratamento fechado sem sustentação de peso em uma bota por 6 a 8 semanas. Se for evidenciada um comprometimento de mais de 2 mm na superfície articular ou se o cuboide estiver comprimido, deve ser feito RAFI. A fusão calcaneocuboide deve ser considerada para fraturas com deslocamento articular residual.

Articulação tarsometatarsal (LisFranc)

A lesão da articulação de LisFranc é relativamente rara. Porém, como até 20% das vezes essa lesão passa despercebida, inicialmente, a suspeita deve permanecer alta especialmente no paciente politraumatizado com edema ou dor no pé.

No plano AP a base do segundo metatarso tem um recuo entre os cuneiformes medial e lateral, limitando a translação. No plano coronal, os três ossos metatarsais médios têm bases de formato trapezoidal que formam um arco transverso que impede o deslocamento na direção plantar. A base do segundo metatarso é o "principal" responsável pela estabilidade inerente da articulação transmetatarsal. O ligamento de LisFranc atravessa a partir do cuneiforme medial para a base do segundo osso metatarsal fornecendo estabilidade adicional. É importante observar que a artéria pediosa dorsal passa entre o primeiro e segundo ossos metatarsais na articulação de LisFranc; assim, ela é vulnerável à lesão com a ruptura ou o manejo dessa articulação.

Há três mecanismos de lesão comuns: (1) entorse (abdução forçada do antepé) como é visto em cavaleiros que caem de um cavalo com o pé preso no estribo, (2) sobrecarga axial e (3) lesão por esmagamento.

A avaliação inclui documentação neurovascular cuidadosa dada a proximidade entre a artéria pediosa dorsal e essa articulação. Além disso, a síndrome compartimental no pé deve ser descartada. Pode ser realizado o teste de estresse com a aplicação suave de abdução ou pronação do antepé com o retropé estabilizado.

A avaliação radiológica inclui incidências anteroposterior, lateral e oblíqua do pé. Normalmente a borda medial do segundo metatarso deve ser colinear com a borda medial do cuneiforme médio na incidência em AP; além disso, a borda medial do quarto metatarso deve estar alinhada com a borda medial do osso cuboide. O deslocamento dorsal dos metatarsos, na incidência lateral, também é indicativo de lesão ligamentar. As incidências com sustentação de peso devem ser realizadas também para a pesquisa de qualquer deslocamento. A TC pode fornecer mais detalhes. As lesões associadas aos ossos cuneiformes, cuboide e/ou metatarsos são comuns e devem ser descartadas.

Se não for evidenciada instabilidade (deslocamento) das radiografias padrão e de estresse, pode ser considerado um diagnóstico de entorse do médio pé com tratamento inicial sem sustentação de peso e progressão gradual da sustentação de peso conforme o conforto do paciente. Devem ser obtidas radiografias repetidas após a melhora do edema. Para qualquer deslocamento da articulação tarsometatarsal de mais de 2 mm, a cirurgia deve ser realizada com parafusos e fios de Kirschner.

▶ Fraturas do antepé

As fraturas do primeiro metatarso são raras devido ao seu tamanho maior e resistência aumentada em comparação com os outros metatarsos. As fraturas isoladas do primeiro metatarso sem instabilidade podem ser tratadas com sustentação de peso conforme a tolerância com gesso curto de perna ou bota removível por 4 a 6 semanas. Se for detectado deslocamento do primeiro metatarso por meio da articulação ou local de fratura, há necessidade de intervenção cirúrgica.

As fraturas do segundo, terceiro ou quarto metatarsos são muito mais comuns. A maioria das fraturas isoladas pode ser tratada de forma fechada com calçados de sola dura e sustentação de peso progressiva. As indicações cirúrgicas incluem fraturas com mais de 10 graus de desvio em direção dorsal ou plantar ou 3 a 4 mm de translação em qualquer plano.

As fraturas do quinto metatarso geralmente resultam de trauma direto e se dividem em dois grupos: fraturas de base proximais e fraturas espirais distais. As fraturas proximais do quinto metatarso são ainda subdivididas: zona I (tuberosidade esponjosa, que é a inserção do peroneal curto), zona II (distal à tuberosidade) e zona III (distal aos ligamentos proximais sem extensão depois dos 1,5 cm proximais da haste diafisária). As lesões da zona I são tratadas de forma sintomática com calçados de sola dura. O tratamento das lesões da zona II, também conhecidas como fratura de Jones, é controverso devido à dificuldade de cicatrização. Alguns autores defendem a sustentação de peso conforme tolerado e outros recomendam evitar a sustentação de peso em um gesso de perna curto ou a intervenção cirúrgica. As lesões da zona III podem ser tratadas evitando-se a sustentação de peso em um gesso ou com cirurgia. As fraturas distais aos 1,5 cm proximais da haste diafisária são chamadas de "fraturas do dançarino" e são tratadas de forma sintomática com calçados de sola dura.

4. Articulação metatarsofalangiana

As lesões da primeira articulação MTF são relativamente comuns especialmente em pessoas que participam de atividades atléticas como balé, futebol americano ou futebol. A articulação MTF é composta de uma cabeça metatarsal em forma de came que se articula com a superfície articular côncava proximalmente da falange proximal. A estabilidade da articulação é dada pelas restrições ligamentares que incluem os ligamentos colaterais medial e lateral, bem como a cápsula dorsal e a placa plantar, que são reforçadas pelos tendões do extensor longo do hálux e do flexor longo do hálux, respectivamente. O "artelho de turfe", que é uma lesão por hiperextensão da primeira articulação MTF, resultando em estiramento da placa e cápsula plantar, pode ser tratado com repouso, gelo, compressão e elevação, anti-inflamatórios não esteroides (AINEs) e enfaixamento de proteção com retorno gradual às atividades. As luxações da articulação MTF são tratadas com redução fechada e gesso curto de perna com extensão do artelho por 3 a 4 semanas. As luxações com fraturas por avulsão deslocadas necessitam de intervenção cirúrgica com parafusos *lag screw* ou técnica de banda de tensão.

As lesões das articulações MTF menores também são comuns. As luxações simples ou as fraturas sem deslocamento são tratadas com redução suave e enfaixamento com o artelho vizinho. As fraturas intra-articulares podem ser tratadas com excisão para fragmentos pequenos ou RAFI com fios de Kirschner ou parafusos.

5. Fraturas e luxações das falanges dos artelhos

As fraturas de falanges são as lesões mais comuns do antepé. A falange proximal do quinto artelho é a falange mais comumente lesada. Como o quinto artelho, o primeiro artelho também é particularmente vulnerável à lesão devido a sua posição na borda do pé. O mecanismo de lesão geralmente engloba um golpe direto como aquele resultante da queda de um objeto pesado ou a sobrecarga axial resultante do tropeço em um objeto. As fraturas e/ou luxações são diagnosticadas com radiografias do pé (AP, lateral, oblíqua). A RM ou a cintilografia óssea podem ajudar no diagnóstico de fraturas de estresse que não são visíveis nas radiografias. As fraturas sem deslocamento são tratadas com calçados de solado rígido e proteção da sustentação de peso com avanço conforme a tolerância. Também pode ser usado o enfaixamento com o artelho vizinho. As fraturas com deformidade clínica necessitam de redução. A intervenção cirúrgica só é realizada nos casos das raras fraturas com instabilidade grosseira ou deformidade intra-articular persistente. As articulações IF luxadas e sem fratura são geralmente passíveis de redução fechada e enfaixamento com artelho vizinho com avanço progressivo das atividades.

6. Fratura dos sesamoides do hálux

As fraturas dos ossos sesamoides são raras, ocorrendo com lesões de hiperextensão em bailarinos e corredores. O sesamoide medial é mais frequentemente fraturado que o lateral devido à maior sustentação de peso sobre a região medial do pé. As fraturas dos sesamoides devem ser diferenciadas de sesamoides bipartidos, que são relativamente comuns, ocorrendo em até 30% da população geral (bilateral em 85% dos casos). Essas fraturas são, inicialmente, tratadas de forma fechada com acolchoamento e gesso de deambulação curto de perna por 4 semanas seguido por calçado com acolchoamento metatarsal por mais 4 a 8 semanas. A sesamoidectomia é reservada para casos de falha do tratamento conservador.

ORTOPEDIA PEDIÁTRICA

FRATURAS E LUXAÇÕES EM CRIANÇAS

As lesões esqueléticas de crianças diferem daquelas de adultos de várias formas significativas. Uma diferença importante é a presença da placa de crescimento ou fise, dando ao osso imaturo seu potencial de crescimento longitudinal. Os ossos aumentam de diâmetro pelo crescimento por aposição a partir do periósteo. As lesões da fise podem alterar o crescimento esquelético. Os ossos das crianças cicatrizam rapidamente e a não união é extremamente rara. O periósteo é espesso e forte, circundando o osso longo como uma luva e ajudando a minimizar o deslocamento da fratura e promovendo a cicatrização.

Quando ocorre uma lesão em uma criança pequena, especialmente com menos de 3 anos de idade, deve-se obter uma anamnese social cuidadosa (ver o Capítulo 45). As leis de todas as jurisdições exigem que os casos suspeitos de abuso sejam relatados às autoridades locais.

O tratamento fechado costuma ser suficiente para as fraturas de crianças. O manejo, também conhecida como redução fechada sob sedação, pode ser necessária para as fraturas com deslocamento significativo. As fraturas expostas, as fraturas com deslocamento da superfície articular e, menos comumente, as fraturas que não podem ser reduzidas de maneira fechada necessitam de tratamento cirúrgico.

Embora as fraturas de crianças cicatrizem rapidamente e a imobilização raramente cause rigidez articular, os gessos podem permanecer até que se obtenha a união.

O osso nas crianças em crescimento é mecanicamente diferente daquele de adultos; o osso imaturo é mais poroso e cede à compressão e sob tensão. Um exemplo é a chamada fratura em fivela ou em toro que ocorre na metáfise do rádio distal. Essa lesão estável deve ser protegida em gesso por 3 semanas para controlar os sintomas e evitar mais trauma sobre o osso enfraquecido.

O osso imaturo é menos quebradiço que aquele de adultos, de modo que os ossos das crianças podem envergar sem sofrer fratura. Essa deformação plástica pode produzir deformidade significativa que necessita de manejo para restaurar o alinhamento.

As fraturas em galho verde também resultam da plasticidade dos ossos das crianças. A ruptura incompleta de um osso longo ocorre de modo que o osso fratura no lado da tensão, mas o córtex oposto permanece em continuidade. O periósteo permanece intacto no lado côncavo e, normalmente, o córtex intacto resiste a qualquer angulação significativa no lado da fratura.

1. Fraturas da placa de crescimento

Cerca de 15% das fraturas em crianças envolvem uma placa de crescimento – mais comumente o rádio distal, tíbia ou fíbula distais (ou ambas) e úmero distal.

▶ Classificação

A classificação das lesões da fise ajuda a diferenciar os padrões que podem alterar o crescimento e também fornece alguma orientação para o tratamento. Deve-se reconhecer que mesmo lesões "benignas" na placa de crescimento do fêmur ou tíbia distais podem ter consequências clínicas significativas.

As lesões da fise são classificadas conforme o sistema de Salter e Harris (Fig. 40-22).

A. Tipo I

As lesões tipo I têm linhas de fratura que acompanham a placa de crescimento, separando a epífise da metáfise. Sem deslocamento, as radiografias podem ter aparência normal. Com frequência, este costuma ser um diagnóstico clínico com dor localizada sobre a palpação da fise confirmando que ocorreu uma lesão na placa de crescimento. A cicatrização ocorre rapidamente, em geral dentro de 2 a 3 semanas.

B. Tipo II

Nas lesões tipo II, a linha de fratura atravessa a epífise e sai na metáfise. O fragmento metafisário costuma ser chamado de sinal de Thurston-Holland e é diagnóstico de uma lesão na placa de crescimento. As lesões tipo II são as fraturas mais comuns da fise. Geralmente, o alinhamento satisfatório pode ser obtido com redução fechada delicada e uso de gesso. Se houver necessidade de fixação com pinos, os pinos lisos podem ser usados com segurança por meio da fise. O risco de distúrbio do crescimento é maior para as fraturas de fêmur distal e de tíbia distal.

C. Tipo III

As lesões tipo III na fise são aquelas em que a linha de fratura sai por meio da epífise na superfície articular. Qualquer deslocamento na superfície articular necessita de intervenção cirúrgica.

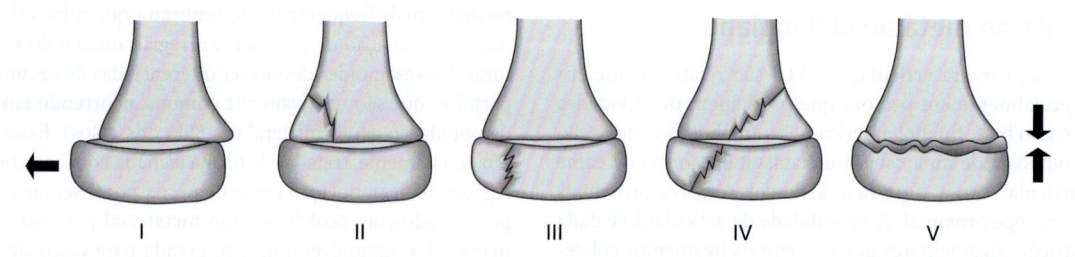

▲ **Figura 40-22** Classificação de Salter-Harris para lesões da fise ocorrendo na zona de calcificação provisional da placa de crescimento.

D. Tipo IV

As fraturas tipo IV de Salter–Harris atravessam a metáfise e a epífise. Como elas envolvem a superfície articular, a redução anatômica é fundamental para minimizar as complicações das fraturas tipo IV n placa de crescimento, incluindo distúrbio do crescimento, má união e incongruência articular. Mesmo com a redução perfeita, o crescimento pode ser afetado e o prognóstico é reservado.

E. Tipo V

As lesões na placa de crescimento de tipo V se devem à sobrecarga axial grave. Parte ou toda a fise sofre compressão tão intensa que seu potencial de crescimento é destruído. As radiografias iniciais podem parecer normais como nas lesões SH 1. Um histórico de um mecanismo significativo com edema e dor à palpação sobre a fise deve sugerir a possibilidade dessa lesão. As radiografias subsequentes de acompanhamento são fundamentais para observar o fechamento prematuro da fise e/ou a deformidade angular progressiva devido a uma lesão assimétrica na placa de crescimento.

▶ Tratamento

A. Tratamento conservador

A maioria das fraturas envolvendo a fise pode ser tratada sem cirurgia. As fraturas sem deslocamento são protegidas em um gesso até a cicatrização. Normalmente, 3 a 6 semanas costumam ser suficientes dependendo da idade da criança e do local da lesão. As lesões tipo I e tipo II com deslocamento devem ser tratadas com uma única tentativa de redução fechada seguida por imobilização conforme citado. Devido ao significativo potencial para remodelamento, a aceitação de alguma deformidade é mais favorável que tentativas vigorosas repetidas de redução, o que causa dano adicional à fise. As tentativas de redução devem ser evitadas se tiverem passado mais de 7 dias desde a lesão.

B. Tratamento cirúrgico

As lesões tipo III e tipo IV com deslocamento geralmente necessitam de redução aberta e fixação interna. A fixação é, idealmente, colocada dentro da metáfise ou epífise. Se for necessário atravessar a fise, recomenda-se apenas o uso de pinos lisos para a fixação. A imobilização com gesso pode ser necessária para suplementar a fixação.

▶ Prognóstico

Todas as lesões que envolvem as fises devem ser acompanhadas por pelo menos 12 a 18 meses para confirmar que o crescimento não tenha sido alterado. Os pais devem ser alertados no momento da lesão sobre a possibilidade de alteração do crescimento. A parada fisária pode resultar em deformidade angular e/ou diferenças no comprimento dos membros. Quando houver suspeita de uma barreira fisária, pode-se usar a TC ou a RM para localizar essa área e estimar seu tamanho. Se a barreira óssea ocupar menos de 50% da fise e a criança tiver pelo menos 2 anos de crescimento remanescente, pode-se considerar a ressecção da barreira. De modo alternativo, a porção da fise que permanece aberta pode ser intencionalmente fechada para limitar a deformidade em angulação. Ocorrerá diferença no comprimento dos membros se houver parada fisária completa. Se a diferença for de menos de 2 cm, não costuma haver necessidade de tratamento. Diferenças de 2 a 5 cm são mais frequentemente tratadas com uma epifisiodese no membro contralateral. As técnicas de aumento do comprimento do membro podem ser consideradas quando houver diferença de mais de 5 cm.

2. Fraturas e luxações de extremidade superior

▶ Fraturas de úmero proximal

A separação da epífise não ossificada do úmero proximal foi descrita após o parto difícil de um bebê. A criança é incapaz de usar o braço levantando a suspeita de paralisia do plexo braquial. Essa "pseudoparalisia" melhora em 7 a 10 dias e as radiografias demonstram calo abundante, confirmando a fratura. As crianças maiores costumam sustentar fraturas SH II. O deslocamento significativo e a angulação são bem tolerados e a criança pode ser tratada com um suporte por 3 semanas. No adolescente se aproximando da maturidade as fraturas com deslocamento são tratadas com redução fechada e fixação com pinos. Há tanto potencial para remodelamento no úmero proximal que a melhor redução fechada capaz de ser obtida é preferível em relação à cirurgia aberta. Deformidade residual, perda de movimentos e problemas funcionais são extremamente raros após fraturas de úmero proximal.

▶ Fraturas supracondilares do úmero

As fraturas supracondilares estão entre as lesões mais comuns em crianças entre 4 a 8 anos de idade. O mecanismo típico é uma lesão com hiperextensão do cotovelo. As fraturas supracondilares sem deslocamento de tipo I apresentam-se com dor no cotovelo, edema e dor à palpação local. As radiografias geralmente mostram um sinal do coxim gorduroso positivo, indicando hemartrose no cotovelo e uma fratura sem deslocamento no úmero distal anteriormente. A linha de fratura pode ser sutil, de modo que a comparação de radiografias com o cotovelo não lesado pode ser útil. É recomendada a imobilização com gesso por 3 a 4 semanas. As fraturas tipo II são aquelas em que há angulação posterior do fragmento distal com uma articulação periosteal intacta. A linha anterior do úmero não faz mais a bissecção do capitel na radiografia lateral. A redução fechada e a colocação de pinos são aconselhadas para restaurar essa relação. As fraturas tipo III estão completamente deslocadas. Essas são lesões graves que ameaçam as estruturas neurovasculares. O pulso radial e a função dos nervos radial, ulnar e mediano (incluindo o interósseo anterior) devem ser imediatamente verificados. Se houver isquemia, inicialmente, a redução imediata da deformidade é a próxima etapa para a restauração da perfusão normal. Se os pulsos não puderem ser restaurados com a redução, é urgente a realização de angiografia e avaliação vascular. Quando ocorre a perda de pulsos após tentativas de redução, deve-se suspeitar de compressão vascular e a exploração cirúrgica imediata da artéria braquial pode ser necessária.

A redução da fratura é garantida com a fixação com fios percutâneos e a imobilização com tala por 4 a 6 semanas. Os problemas a longo prazo incluem rigidez de cotovelo, má união e parada do crescimento. As lesões de nervos geralmente representam neuropraxias que melhoram com a observação nos 3 a 6 meses subsequentes.

As fraturas supracondilares tipo flexão são raras, mas quando ocorrem costumam ser tratadas com redução aberta e fixação com pinos. O nervo ulnar está sob maior risco nessas lesões.

▶ Subluxação da cabeça do rádio

Esta lesão menor comum ocorre em crianças com menos de 4 anos de idade. Ela é causada por um puxão súbito sobre o braço estendido em pronação, em geral ao lidar com uma criança relutante. A cabeça do rádio em pronação desliza parcialmente sob o ligamento anular e se desloca até a articulação radiocapitelar. A criança subitamente para de usar o braço, mantendo-o em flexão e pronação. As radiografias não demonstram anormalidades, pois o posicionamento para as radiografias do cotovelo fará a redução da subluxação. A redução é feita com a firme supinação do antebraço e flexão do cotovelo enquanto se faz pressão sobre a cabeça do rádio. Muitas vezes, se ouve um estalido ao se obter a redução. Logo após a redução a criança fica menos apreensiva e gradualmente retoma o uso do braço.

▶ Outras fraturas e luxações do cotovelo

Há poucas lesões exclusivas do cotovelo em pediatria que merecem menção. As fraturas do úmero distal, incluindo as fraturas de côndilo lateral com deslocamento e as fraturas de epicôndilo medial com deslocamento, necessitam de cirurgia para restaurar a congruência articular. As fraturas do colo radial com angulação que inibe a rotação do antebraço necessitam de redução e fixação. As fraturas de olécrano com deslocamento, se não forem reduzidas com a extensão do cotovelo, necessitarão de fixação interna. As fraturas de Monteggia e suas variantes representam um espectro de lesões que incluem fratura de antebraço com deslocamento da cabeça do rádio. As radiografias do cotovelo são fundamentais após qualquer fratura da diáfise ulnar ou radial para a pesquisa dessa lesão.

▶ Fraturas de antebraço

As fraturas das diáfises do rádio e da ulna juntos ocorrem frequentemente em crianças. O problema mais comum é a má união com deformidade angular ou rotacional limitando a supinação-pronação. O tratamento inicial é a redução fechada. Devido ao potencial remodelamento na criança em crescimento, a redução anatômica não é fundamental. A aposição lado a lado ou em "baioneta" é aceitável, mas a angulação deve ser minimizada. As radiografias são repetidas semanalmente por 3 semanas para permitir a remanipulação precoce em caso de deslocamento da fratura. Se ocorrer deslocamento, pode haver necessidade de nova redução e, possivelmente, fixação interna com hastes intramedulares ou placas.

A fratura de Galeazzi combina a luxação da articulação radioulnar distal com a fratura da diáfise radial. Para evitar que essa lesão passe despercebida, são obtidas radiografias do punho e do cotovelo para a confirmação de relações ósseas normais.

3. Fraturas e luxações de extremidades inferiores

▶ Luxação traumática do quadril

Nas crianças, a luxação traumática é mais comum que a fratura do quadril e tem menos complicações. A redução fechada imediata sob anestesia geral com bom relaxamento muscular costuma ser bem-sucedida. A interposição de tecidos moles ou fragmentos ósseos pode necessitar de redução aberta. Após a redução, o quadril deve ser protegido por 4 a 6 semanas até a cicatrização dos tecidos moles. Com a redução imediata, a necrose avascular é rara, mas as radiografias devem ser acompanhadas por 18 meses.

▶ Fraturas do fêmur proximal

As fraturas do fêmur proximal são raras em crianças. Isso é uma boa notícia, pois o deslocamento e a lesão da placa de crescimento e do suprimento sanguíneo predispõem a complicações, incluindo necrose avascular, parada da fise e não união. As fraturas que envolvem o fêmur proximal normalmente são resultado de trauma de alta energia.

Nas crianças, a maioria das fraturas de quadril envolve o colo femoral. Se não houver deslocamento, a imobilização com gesso em oito mantém o alinhamento durante a cicatrização, mas há necessidade de monitoramento radiológico cuidadoso para a imediata identificação de qualquer deslocamento. As fraturas com deslocamento no colo femoral devem ser tratadas com redução anatômica e fixação com parafusos preferivelmente colocados antes da fise. São alcançados resultados satisfatórios em metade dos casos ou menos, com a necrose avascular, a má união em varo e a parada epifisária entre as complicações mais comuns. Geralmente, as fraturas intertrocantéricas e subtrocantéricas podem ser tratadas com redução aberta e fixação interna. Os problemas tardios (p. ex., deformidade angular e diferença no comprimento dos membros) são raros, mas ocorrem.

▶ Fraturas da diáfise femoral

As fraturas da diáfise femoral são relativamente comuns em crianças. Elas costumam resultar de trauma significativo, de modo que pode haver outras lesões. Há necessidade de radiografias do quadril para garantir que não haja fratura ou luxação. O joelho também deve ser radiografado. Os lactentes são tratados com suspensório de Pavlik. As crianças com idade entre 1 a 6 anos são mais comumente tratadas com redução fechada e gesso em oito por 4 a 6 semanas. As hastes elásticas de titânio se tornaram a base do tratamento para as crianças maiores. As hastes femorais anterógradas padrão são reservadas apenas para adolescentes com esqueleto maduro, devido ao risco de necrose avascular quando as fises permanecem abertas.

▶ Fraturas da tíbia e fíbula

As fraturas da tíbia e da fíbula não são incomuns em crianças. Uma fratura espiral oculta sem deslocamento pode fazer a criança recusar sustentar peso. Essa fratura cicatriza rapidamente em um gesso longo de perna. Pode haver dano em nervos e vasos, especialmente nas fraturas com deslocamento da metáfise proximal. As fraturas da espinha tibial e do tubérculo tibial são exclusivas das crianças. Se houver deslocamento, essas fraturas necessitam de redução aberta e fixação. A rigidez na região do joelho é comum e a cicatrização da fratura deve ser equilibrada com a restauração da mobilidade articular para evitar problemas a longo prazo.

▶ Fraturas da fíbula distal, da fise e transicionais

As fraturas da fíbula distal ocorrem frequentemente em crianças. Essa lesão é o equivalente de uma entorse de tornozelo no indivíduo com esqueleto maduro. Normalmente, o exame físico localiza a dor na placa de crescimento da fíbula distal e as radiografias serão interpretadas como normais. O tratamento é sintomático com a resolução dos sintomas sendo esperada em 3 a 4 semanas.

As crianças têm risco para as chamadas fraturas transicionais da tíbia distal. Isso ocorre mais comumente em crianças de 10 a 14 anos quando uma porção da placa de crescimento está fechada, mas alguma parte ainda permanece aberta. A fratura de Tillaux envolve a epífise tibial distal anterolateral. Qualquer deslocamento deve ser submetido a redução fechada e fixação com parafusos. As fraturas triplanares da tíbia distal são identificadas como lesões SH III nas radiografias AP e lesões SH II na radiografia lateral. Novamente, a redução anatômica e a fixação são fundamentais.

DISTÚRBIOS DA MARCHA E DEFORMIDADE DE MEMBROS

As anormalidades das extremidades inferiores em crianças podem ser notadas pelos pais quando a criança aprende a caminhar. As duas regiões mais comuns de preocupação incluem desalinhamento rotacional e deformidade angular nos joelhos.

1. Pés para dentro

Um ângulo de progressão normal do pé ao caminhar tem 10 graus de rotação externa. Há três causas comuns de "pés virados para dentro" em crianças. A adução metatarsal representa a adução do antepé. Normalmente, essa deformidade está presente ao nascer e é corrigível passivamente. Os casos leves melhorarão com alongamentos. Se isso persistir além da primeira infância, a correção cirúrgica é uma opção.

A entorse tibial é uma deformidade de rotação interna da tíbia. Ao exame físico o eixo do tornozelo (uma linha que conecta as pontas dos maléolos medial e lateral) está com rotação interna em relação ao tubérculo tibial. Essa variante do desenvolvimento é comum em crianças com 1 a 3 anos de idade e quase sempre sofre correção espontânea com o crescimento. Calçados especiais e órteses não demonstraram mudar a história natural e não são mais recomendados. É raro que não ocorra a correção espontânea (até os 6 anos), podendo ser considerada a osteotomia para desfazer a rotação tibial.

A anteversão femoral é outro achado comum em crianças que caminham com os pés virados para dentro. Os pais irão relatar que a criança senta em "W". A observação revela que todo o membro tem rotação interna, de modo que a patela também aponta medialmente. Na determinação clínica, a rotação interna do quadril chega a 90 graus. A anteversão femoral pode sofrer correção espontânea até os 12 anos de idade. Se forem observadas limitações funcionais, pode ser considerada uma osteotomia para desfazer a rotação femoral.

2. Deformidade angular das extremidades inferiores (joelho valgo e pernas arqueadas)

A deformidade em varo ou "pernas arqueadas" denota o desvio dos joelhos para longe da linha média. A deformidade em valgo ou "joelhos para dentro" denota o desvio dos joelhos em direção à linha média. As crianças podem desenvolver pernas arqueadas entre cerca de 12 a 18 meses a 3 anos de idade. A maioria das crianças terá resolução espontânea e irá progredir para alteração leve em valgo entre 3 e 4 anos de idade. Nas crianças menores, a deformidade angular dos joelhos necessita de avaliação radiológica após a idade de 2 anos se houver assimetria em associação com progressão ou estatura anormalmente baixa. O diagnóstico diferencial inclui doença de Blount infantil ou raquitismo. Se houver suspeita de doença óssea metabólica, deve-se medir cálcio, fosfato e fosfatase alcalina séricos. O tratamento cirúrgico pode ser considerado se a deformidade persistir após os 3 anos de idade.

▶ Joelho varo patológico

É importante diferenciar entre a tíbia vara fisiológica e condições patológicas associadas com varo, incluindo raquitismo, doença de Blount e displasias esqueléticas. A doença de Blount (tíbia vara) tem a forma infantil e a forma adolescente. As radiografias na doença de Blount infantil normalmente mostram a formação de pontas na metáfise e alterações na fise tibial proximal medial. O ângulo entre metáfise-diáfise (> 11 graus) na tíbia ajuda a diferenciar entre o arqueamento fisiológico e a tíbia vara infantil. A tíbia vara progressiva deve ser tratada com osteotomia corretiva de tíbia e fíbula proximais. A correção excessiva com alinhamento em valgo é recomendada, pois as recorrências são comuns. A doença de Blount em adolescentes é mais comum em pacientes obesos. Acredita-se que o estresse excessivo sobre a fise da tíbia medial iniba o crescimento e leve ao arqueamento. Quando as placas de crescimento permanecem abertas, o crescimento pode ser modulado com o uso de grampos ou placas para temporariamente limitar a placa de crescimento lateral e permitir a correção gradual. Após a maturidade do esqueleto, a osteotomia tibial proximal é recomendada para a restauração do alinhamento mecânico normal.

DISTÚRBIOS SISTÊMICOS QUE AFETAM OSSOS E ARTICULAÇÕES EM CRIANÇAS

1. Artrite reumatoide juvenil

A AR é um distúrbio autoimune cuja causa exata não está clara. Há três formas clínicas básicas de artrite reumatoide juvenil (ARJ). A artrite pauciarticular geralmente envolve uma única articulação, mais comumente o joelho ou tornozelo, mas ocasionalmente o quadril ou uma extremidade superior (principalmente cotovelo ou punho). Os sintomas clínicos incluem o início insidioso de edema e perda de movimentos na articulação acometida. Não há manifestações sistêmicas. A iridociclite ou inflamação da íris e do corpo ciliar é mais comum nessa forma de ARJ, sendo necessária uma avaliação oftalmológica.

A poliartrite se caracteriza por envolvimento de múltiplas articulações e mínima evidência de doença sistêmica. Articulações de dedos e artelhos, pescoço e temporomandibular têm mais chances de serem envolvidas. A evolução é persistente, com períodos de exacerbação.

A doença reumatoide sistêmica (doença de Still) geralmente se apresenta com envolvimento de múltiplas articulações (mais de cinco), febre, linfadenopatia, hepatoesplenomegalia, erupção cutânea, nódulos subcutâneos e pericardite. A evolução pode ser remitente ou inexorável, causando incapacidade permanente grave. As articulações inflamadas desenvolvem hipertrofia sinovial e pano, o que causa destruição da cartilagem articular. A hiperemia associada pode estimular as fises adjacentes, resultando em crescimento excessivo ou parada da fise. O dano ao osso e ligamento subjacentes pode produzir deformidade grave e subluxação articular. O envolvimento musculoesquelético pode incluir a coluna cervical, com fusão espontânea das articulações apofisárias resultando em instabilidade C1-2.

Quando há inflamação de uma única articulação, é necessário excluir doença de Lyme em áreas endêmicas, artrite séptica e sinovite reativa. A ARJ poliarticular deve ser diferenciada da febre reumática e da leucemia.

O tratamento clínico é o tratamento de primeira linha; agentes anti-inflamatórios, exercícios de amplitude de movimentos quando há melhora da sinovite e uso apropriado de órteses para minimizar a rigidez e permitir a função. A biópsia sinovial pode ser feita por via percutânea com artroscopia para ajudar a confirmar o diagnóstico. A sinovectomia é controversa, mas alguns autores acreditam que ela possa retardar a progressão da artrite.

2. Paralisia do plexo braquial

A paralisia do plexo braquial tem três padrões gerais de envolvimento: (1) paralisia de Erb, envolvendo C5 e C6 (tronco superior); (2) paralisia de Klumpke, envolvendo C8 e T1 (tronco inferior); e (3) todo o plexo. A primeira etapa no tratamento é o reconhecimento. A fisioterapia para manter a amplitude de movimentos é iniciada imediatamente e continuada enquanto a criança é acompanhada quanto à recuperação da função. A recuperação do bíceps (flexão do cotovelo e supinação do antebraço) com 3 a 6 meses costuma ser um sinal de bom prognóstico. Se não for observada melhora espontânea, recomenda-se a avaliação/intervenção neurocirúrgica. Se persistir o desequilíbrio muscular no ombro, uma opção é a transferência dos músculos latíssimo do dorso e redondo maior, de modo que façam rotação externa. A osteotomia do úmero costuma estar reservada para a criança maior com contratura residual em rotação interna.

ESCOLIOSE E DEFORMIDADE ESPINAL

A coluna está em equilíbrio quando a cabeça está alinhada com a pelve nos planos coronal e sagital. A escoliose é a curvatura de mais de 10 graus no plano coronal ou frontal. A escoliose é uma deformidade tridimensional com componente rotacional concomitante, criando proeminência costal e/ou lombar. Também pode haver deformidade no plano sagital. A cifose normal varia entre 20 e 40 graus. A cifose de Scheurmann é definida como encunhamento de corpo vertebral em três níveis consecutivos e mais de 40 graus de cifose no plano sagital.

A etiologia da deformidade espinal em crianças pode ser congênita, neuromuscular, traumática ou idiopática (de causa desconhecida). A causa da deformidade é um determinante importante da história natural, opções e objetivos de tratamento. Qualquer histórico familiar de escoliose deve ser descoberta.

▶ Achados clínicos

A deformidade espinal pode ser reconhecida no período perinatal ou durante a infância em crianças com anomalias espinais congênitas. Mais comumente, a deformidade da coluna é detectada durante o período de crescimento rápido da pré-adolescência, quando a coluna está crescendo mais rapidamente. A deformidade espinal é mais comumente detectada por familiares, profissionais de medicina esportiva e médicos da atenção primária. O rastreamento escolar rotineiro com o uso do teste de inclinação de Adams melhorou o reconhecimento do problema. Medidas com escoliômetro de mais de 7 graus são uma indicação para a avaliação ortopédica.

O exame físico do paciente com deformidade espinal inclui o exame da coluna e um exame geral completo. A localização da curvatura, o desvio do tronco em relação à linha média (desvio truncal), a assimetria de ombros, a obliquidade pélvica e a flexibilidade da coluna devem ser registrados. Os achados clínicos sugestivos de doença intraespinal, como compressões da medula espinal e siringomielia, incluem reflexos abdominais assimétricos, mioclonia, fraqueza ou contraturas musculares e deformidades dos pés. Os pacientes com escoliose congênita podem ter deformidade associada em parede torácica e depressões sacrais.

CIRURGIA ORTOPÉDICA — CAPÍTULO 40

A escoliose causada por doença do tecido conectivo pode se apresentar com hipermobilidade articular.

EXAMES DE IMAGEM

A deformidade espinal ocorre em três dimensões e a maioria dos exames de imagem é limitada por fornecer apenas representação bidimensional. As radiografias simples são úteis para a detecção de deformidade e monitoramento de sua progressão. O ângulo de Cobb é usado para medir a deformidade nos planos coronal e sagital. É feito uma medida do ângulo entre as vértebras terminais com mais inclinação em relação à horizontal em ambas as extremidades da curvatura (Fig. 40-23). Outras medidas radiológicas podem incluir o desvio do tronco em relação à pelve e o desequilíbrio geral da coluna sagital e coronal medindo-se uma linha vertical entre C7 e o sacro.

A RM de toda a coluna é uma ferramenta de imagem importante devido à associação entre anomalias intraespinais e determinados tipos de deformidade espinal. A escoliose congênita pode estar associada com anormalidades intraespinais, incluindo compressões da medula, siringomielia, diastematomielia, diplomielia, lipoma, teratoma e cistos neuroentéricos. A RM de toda a coluna está indicada para os pacientes com escoliose congênita, pacientes com achados neurológicos anormais ao exame físico, padrões de curvatura atípicos incluindo curvas torácicas esquerdas, assim como a escoliose idiopática infantil e juvenil.

1. Escoliose idiopática

A escoliose idiopática é a causa mais comum de deformidade espinal em crianças e adolescentes. A prevalência de escoliose idiopática em adolescentes é estimada em 2 a 3% aos 16 anos de idade. Curvaturas maiores que 20 graus estão presentes em 0,3 a 0,5% dos adolescentes. A relação entre meninos e meninas acometidos é igual para curvaturas de menos de 15 graus. Porém, para as curvaturas de mais de 20 graus, as meninas têm 7 vezes mais chances de serem acometidas.

O tratamento não cirúrgico da escoliose idiopática em adolescentes visa evitar a progressão da deformidade durante os anos de crescimento. O uso de órteses é o único tratamento não cirúrgico com demonstrada eficácia no manejo da escoliose idiopática progressiva. O uso de órteses é recomendado para curvaturas de mais de 25 a 30 graus em crianças sem maturidade esquelética. A eficácia das órteses é menos previsível com curvaturas maiores.

▶ Opções de tratamento

O tratamento cirúrgico da escoliose idiopática em adolescentes visa evitar a progressão adicional da deformidade. A fusão espinal pode ser considerada para curvaturas maiores que 45 a 50 graus em pacientes com crescimento remanescente significativo. Os estudos sobre o histórico natural da escoliose idiopática não tratada sugerem que o tamanho da curvatura seja um fator de risco para a sua progressão após a maturidade esquelética. As curvaturas com menos de 30 graus na maturidade não devem progredir, curvaturas entre 30 a 40 graus progridem 0,5 grau/ano e as curvaturas acima de 40 graus progridem 1 grau/ano em média.

2. Escoliose neuromuscular

A escoliose neuromuscular presumivelmente se desenvolve por uma falta de controle do tronco. O termo abrange um espectro de distúrbios, todos eles resultam em algum comprometimento da capacidade do paciente para controlar a postura e a posição do tronco. A intensidade da deformidade está relacionada com a intensidade da fraqueza ou espasticidade, com a idade do paciente na apresentação da doença neuromuscular e com o nível rostral ou caudal de envolvimento dentro da medula espinal. Uma criança com distúrbio neuromuscular conhecido é monitorada quanto à progressão da deformidade espinal juntamente com o tratamento de deformidades associadas envolvendo o quadril, os pés e as extremidades superiores.

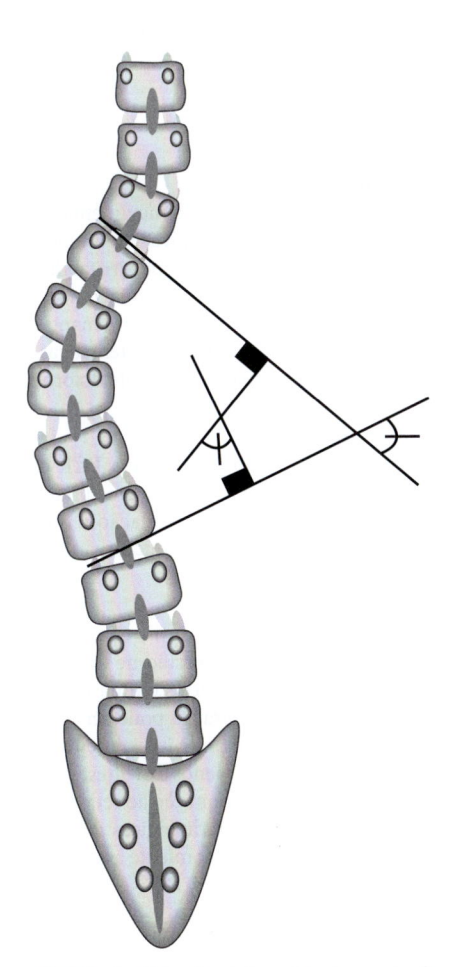

▲ **Figura 40-23** Medida da deformidade espinal usando o método de Cobb.

A escoliose neuromuscular pode se apresentar em pacientes com distúrbios que envolvem neurônios motores superiores, neurônios motores inferiores ou miopatias primárias. Os distúrbios de neurônio motor superior podem incluir paralisia cerebral, degeneração espinocerebelar (ataxia de Friedreich, doença de Charcot-Marie-Tooth e doença de Roussy-Levy), siringomielia, tumor de medula espinal e traumatismo de medula espinal. Os distúrbios de neurônio motor inferior incluem poliomielite, atrofia espinomuscular, mielodisplasia, disautonomia e traumatismo. As miopatias primárias que podem levar a deformidade neuromuscular da coluna incluem distrofia muscular, artrogripose e hipotonia congênita.

A escoliose neuromuscular caracteristicamente se apresenta com curvaturas longas envolvendo a coluna toracolombar. Isso pode resultar em desequilíbrio do tronco em relação à pelve. A obliquidade da pelve é comum na escoliose neuromuscular, resultando em equilíbrio ruim para sentar e rupturas da pele. O comprometimento pulmonar pode ser uma característica importante das curvaturas neuromusculares devido à combinação de deformidade torácica com fraqueza de músculos intercostais e acessórios. A criança com escoliose neuromuscular costuma ter comorbidades e considerações funcionais distintas do paciente com escoliose idiopática ou congênita.

▶ Opções de tratamento

No paciente neuromuscular, os objetivos do tratamento incluem o equilíbrio para sentar, a prevenção de ruptura de pele em sacro e ísquio e a facilitação da capacidade dos cuidadores para auxiliar nas transferências e mobilidade do paciente.

As órteses – incluindo coletes modelados para o corpo e órteses toracolombares – podem ser úteis para a preservação do equilíbrio para sentar e para a prevenção ou retardo da estabilização cirúrgica. As indicações para a cirurgia incluem progressão da curvatura, pouco equilíbrio para sentar e comprometimento respiratório. No paciente que não caminha, a fusão da coluna espinal com a pelve pode ser realizada para corrigir a obliquidade pélvica.

3. Escoliose congênita

As anomalias congênitas da coluna são causadas por defeitos na formação e segmentação embriológica dos elementos espinais. A formação da coluna começa durante a terceira semana de desenvolvimento embrionário. As anormalidades do notocórdio ou do arco neural podem levar a anomalias congênitas da coluna. As anomalias congênitas podem incluir falha na formação unilateral (hemivértebras ou vértebras em cunha), falha de segmentação, fusão costal e anomalias mistas ou complexas. Essas anomalias da coluna parecem ser eventos esporádicos e não hereditários. Como os sistemas cardíaco e renal se desenvolvem simultaneamente, esses sistemas orgânicos também podem ser acometidos. A avaliação cardíaca de rotina e a ultrassonografia do sistema renal são recomendadas em pacientes com escoliose congênita.

A progressão da deformidade na escoliose congênita depende do tipo de anomalia vertebral, da posição da anomalia vertebral dentro da coluna e do potencial de crescimento para aquele segmento da coluna.

▶ Opções de tratamento

O uso de órteses não tem sido eficaz na escoliose congênita, não sendo recomendado. Se for observada a progressão da deformidade, recomenda-se a intervenção cirúrgica. O objetivo da cirurgia em pacientes jovens é evitar o desenvolvimento de uma deformidade rígida grave.

ARTRITE SÉPTICA

▶ Considerações gerais

A infecção costuma ser hematogênica e é mais frequente em lactentes expostos a medidas invasivas com probabilidade de causar bacteriemia. A articulação pode ser primariamente envolvida ou pode haver envolvimento secundário por disseminação de osteomielite do fêmur proximal. A sepse de quadril também ocorre após a penetração da articulação em tentativas de aspiração de sangue da veia femoral.

Staphylococcus aureus e *Streptococcus pyogenes* são os microrganismos causadores mais comuns.

▶ Achados clínicos

A. Sinais e sintomas

A recusa em sustentar o peso e a dor à movimentação do quadril são sinais precoces. A febre é improvável em crianças muito pequenas, mas a sepse pode ser sugerida por irritabilidade generalizada e dificuldade em ganhar peso. Outro foco de infecção deve aumentar a suspeita. Normalmente, o quadril é mantido em flexão e discreta abdução com rotação externa. As tentativas de mover o quadril sofrem resistência e são especialmente dolorosas.

B. Exames laboratoriais

A velocidade de sedimentação globular e a PCR estão comumente elevadas, mas a contagem de leucócitos pode ser normal. Os leucócitos são abundantes na articulação e o esfregaço de Gram do líquido também mostram os microrganismos.

C. Exames de imagem

Os sinais radiológicos iniciais são sutis, com obliteração dos planos de tecidos moles e uma sugestão de distensão capsular (Fig. 40-24). A ultrassonografia fornece uma indicação inicial de um derrame articular e a aspiração pode ser feita sob orientação ecográfica. A cintilografia pode inicialmente ser negativa, especialmente em crianças com menos de 6 meses de idade, mas, geralmente, mostra aumento de captação ao redor da articulação envolvida antes que as alterações radiológicas sejam evidentes. A RM pode ajudar a identificar a osteomielite associada.

▶ Diagnóstico diferencial

Os diagnósticos alternativos incluem fraturas do fêmur, osteomielite aguda do fêmur proximal e abscesso do iliopsoas.

CIRURGIA ORTOPÉDICA — CAPÍTULO 40

▶ Evolução e prognóstico

Se o diagnóstico e a drenagem cirúrgica forem feitos em tempo adequado os resultados a longo prazo são bons. O atraso e o tratamento não cirúrgico são previsivelmente seguidos pelas complicações citadas anteriormente neste capítulo.

SINOVITE TRANSITÓRIA DO QUADRIL (SINOVITE TÓXICA)

A sinovite transitória é uma causa comum de dor no quadril em crianças pequenas. Uma doença respiratória costuma preceder as queixas de dor, que pode estar localizada no joelho, coxa ou quadril. A curta duração dos sintomas, a ausência de sinais radiológicos diagnósticos e os exames laboratoriais quase normais sugerem um processo benigno. As crianças de qualquer idade podem ser acometidas, com média de idade de 6 anos. Talvez o aspecto mais importante da sinovite transitória seja o seu reconhecimento.

▶ Achados clínicos

A. Sinais e sintomas

Na primeira avaliação, é raro que a criança esteja sintomática por mais de uma semana. A dor na extremidade inferior com as atividades (ou mesmo com repouso) é a queixa mais comum. A alteração de marcha e a recusa em sustentar peso também são comuns. A amplitude de movimentos passivos do quadril deve ser verificada e comparada cuidadosamente com o lado oposto. Normalmente, a criança deve ser capaz de relaxar e a movimentação deve ser livre e fácil, sem "defesa", o que é especialmente notável na rotação ou em extremos de flexão ou extensão. Pode haver febre de baixo grau, mas a criança não parece doente.

B. Exames laboratoriais

Embora a contagem de leucócitos e a velocidade de sedimentação globular possam estar um pouco elevadas, elas costumam ser normais. A aspiração de quadril, se realizada para ajudar a esclarecer um caso confuso, revela líquido sinovial claro com uma baixa contagem de leucócitos, ausência de microrganismos nas lâminas coradas com Gram e culturas negativas para todos os tipos de microrganismos.

C. Exames de imagem

As radiografias são fundamentais para descartar outros diagnósticos. As radiografias costumam ser normais na sinovite transitória de quadril. A ultrassonografia mostrará pouco ou nenhum derrame.

▶ Diagnóstico diferencial

A artrite séptica é a preocupação primária. A doença de Legg-Perthes (necrose avascular), deslizamento da epífise da cabeça do fêmur e, raramente, outras formas de doença articular inflamatória como AR ou febre reumática devem ser consideradas.

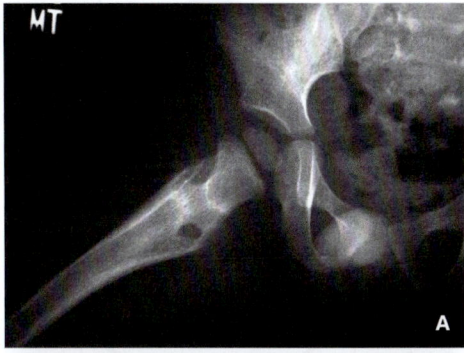

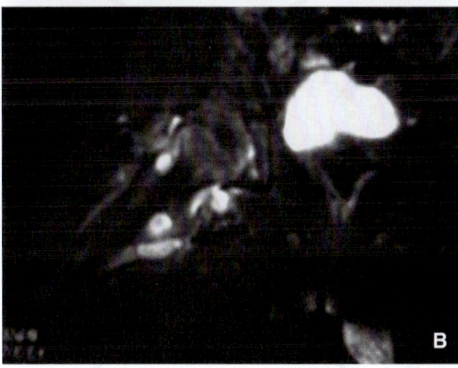

▲ **Figura 40-24** Artrite séptica do quadril em menino de 2 anos de idade. **A.** A radiografia lateral mostra sinais de osteomielite femoral proximal. **B.** RM ponderada em T2 mostrando grande derrame na articulação do quadril e edema do fêmur proximal.

A luxação congênita de quadril não é dolorosa e é observada a limitação da abdução com diferença no comprimento dos membros. A sinovite transitória normalmente se apresenta com sintomas menos graves, febre baixa e responde a agentes anti-inflamatórios.

▶ Complicações

As sequelas estruturais incluem luxação patológica e destruição irreversível da cabeça e colo femorais. Também pode haver infecção crônica persistente.

▶ Tratamento

Há necessidade de drenagem cirúrgica de emergência. Os efeitos colaterais de uma artrotomia negativa são tão poucos que há necessidade de aspiração se o diagnóstico não estiver claro. As colorações de Gram do líquido intra-articular orientam a escolha da antibioticoterapia parenteral, que é modificada conforme a necessidade conforme os resultados da cultura e testes de sensibilidade. Os antimicrobianos intravenosos são administrados até a melhora clínica, seguidos por antimicrobianos orais por 4 semanas.

▶ Tratamento

A hospitalização para observação e exames clínicos seriados costuma ser aconselhada para garantir que a infecção não passe despercebida. O quadril é colocado em repouso e se inicia com agentes anti-inflamatórios. Isso quase sempre alivia os sintomas imediatamente e também ajuda a confirmar o diagnóstico. A criança deve, então, ser reexaminada para ter certeza que a movimentação normal do quadril e o conforto foram obtidos. As radiografias em anteroposterior e lateral são repetidas em 2 a 3 meses para garantir que não tenha havido necrose avascular. Algumas vezes, os sinais de reação sistêmica são mais pronunciados ou a criança continua a proteger o quadril por mais tempo que o habitual. Em tais casos, a aspiração com agulha conformada por artrografia deve ser realizada para descartar infecção.

▶ Prognóstico

Sintomas recorrentes podem ocorrer após a alta hospitalar e o reinício das atividades, mas geralmente melhoram com o repouso.

DISPLASIA DO DESENVOLVIMENTO/ LUXAÇÃO DO QUADRIL

FUNDAMENTOS DO DIAGNÓSTICO

- Instabilidade mecânica do quadril.
- Limitação da abdução.
- Diferença de comprimento dos membros se unilateral.
- Marcha anormal após começar a caminhar.

▶ Considerações gerais

A displasia de desenvolvimento do quadril (DDQ) pode ser detectada ao nascer ou surgir precocemente. A incidência de luxação é de 1 em 1.000 lactentes. Ambos os quadris podem estar envolvidos. A DDQ é mais comum em primogênitos, meninas e na posição pélvica. É raro que ela seja dolorosa ou incapacitante para a criança, mas resulta em sintomas significativos em adultos não tratados. O quadril pode estar luxado e redutível, reduzido e luxável ou luxado e não redutível.

▶ Achados clínicos

A. Sinais e sintomas

Os sinais físicos de DDQ são a chave do diagnóstico. Eles podem ser sutis, porém, podendo passar despercebidos até para examinadores experientes. Isso enfatiza a necessidade de avaliações repetidas dos quadris durante as verificações de rotina em "bebês saudáveis".

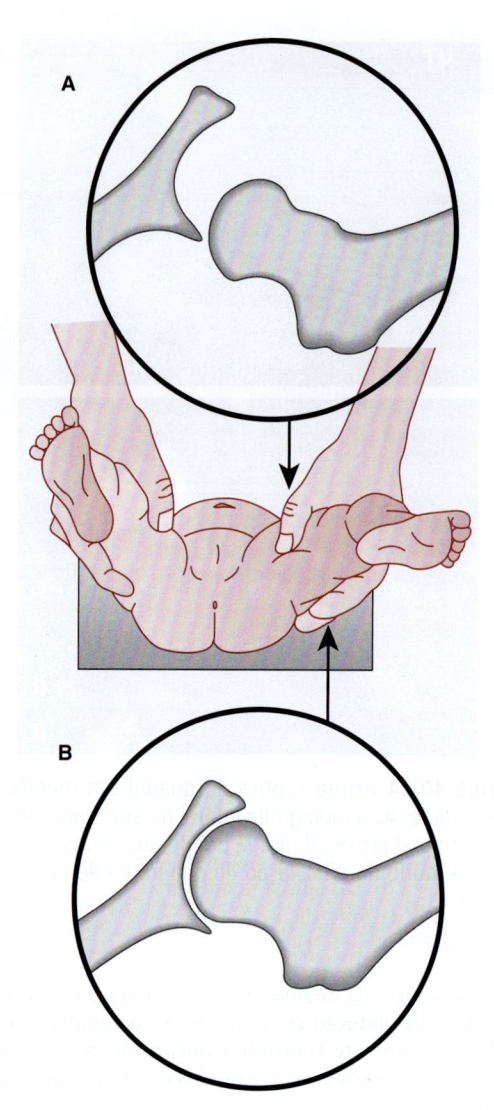

▲ **Figura 40-25 A.** Teste de provocação de subluxação. Mantendo as coxas do lactente em relaxamento conforme ilustrado, o examinador estabiliza a pelve com uma mão enquanto tenta de forma delicada, mas firme deslocar a cabeça femoral oposta posteriormente para fora do acetábulo. A adução da coxa ajuda nessa técnica. Se houver instabilidade mecânica da cabeça femoral, pode ser sentido um "solavanco", indicando que o quadril é subluxável. **B.** No teste de Ortolani, a abdução e elevação com os dedos produz um solavanco correspondente quando a cabeça femoral luxada desliza de volta para o acetábulo.

1. Quadril luxável (Barlow positivo) — O examinador tenta deslocar a cabeça femoral do lactente posterolateralmente a partir do acetábulo por meio de um teste provocativo (Fig. 40-25). Em um teste positivo, a cabeça do fêmur é sentida saindo do acetábulo. A instabilidade mecânica – e não um estalido – é um achado fundamental.

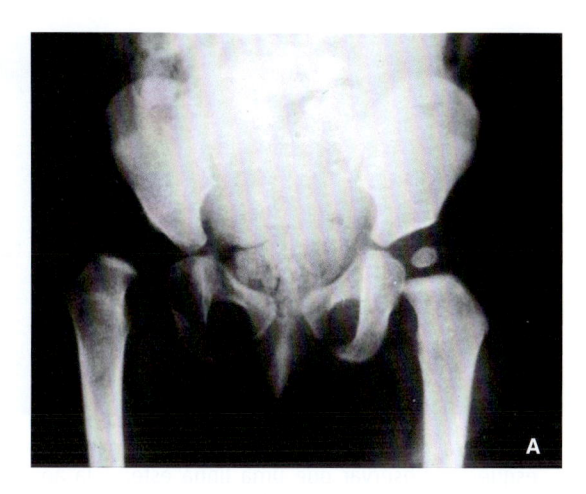

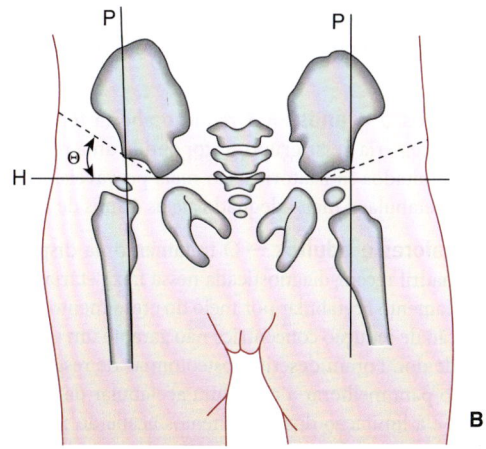

▲ **Figura 40-26** **A.** Radiografia de luxação congênita do quadril direito. **B.** A análise de radiografias de quadril pressupõe exames com exposição adequada de um paciente apropriadamente posicionado. A linha horizontal de Hilgenreiner é traçada por meio de ambas as cartilagens trirradiadas (H) e a linha vertical de Perkins é traçada por meio da margem externa de cada acetábulo (P). Se o quadril estiver em posição, a epífise femoral proximal ficará no quadrante inferomedial formado pela intersecção das duas linhas. O deslocamento proximal ou lateral indica luxação. O desenvolvimento anormal do acetábulo é sugerido pela ausência de concavidade evidente e por um índice acetabular (θ) maior que 30 graus.

2. Quadril luxado e redutível (Ortolani positivo) — Ortolani descreveu a recolocação de uma cabeça femoral luxada quando o examinador faz abdução da articulação do quadril fletido e levanta o trocanter maior anteriormente. Os tecidos moles ao redor da articulação podem não ser suficientemente frouxos para permitir a redução. Uma luxação de quadril fixa resultará em limitação da abdução, aparente encurtamento do lado acometido e assimetria de pregas da coxa (se a luxação for unilateral). À medida que a criança começa a caminhar, uma marcha anormal se torna aparente. Se a luxação for bilateral, o diagnóstico é mais difícil; a marcha é "gingada" e a lordose lombar é proeminente.

B. Exames de imagem

Até que o acetábulo cartilaginoso e a cabeça do fêmur estejam substancialmente ossificados, as radiografias podem não indicar a real condição da articulação do quadril. As anormalidades evidentes devem ser consideradas significativas, mas as radiografias aparentemente normais não excluem displasia de quadril até que uma cabeça femoral bem ossificada esteja adequadamente contida pelo acetábulo. A ossificação da cabeça femoral costuma estar presente com 6 meses de idade, mas pode estar atrasada na DDQ. A Figura 40-26 mostra várias relações radiológicas que são importantes para a avaliação da articulação do quadril em lactentes. Nas crianças mais velhas, a cabeça femoral deve estar adjacente à cartilagem trirradiada radiotransparente que forma a parede medial do acetábulo. O deslocamento da cabeça do fêmur confirma a luxação. Um acetábulo raso que não consegue cobrir toda a cabeça femoral é considerado displásico. A ultrassonografia é a técnica mais adequada para a avaliação do quadril de um lactente antes da ossificação da cabeça femoral.

▶ Diagnóstico diferencial

A deficiência focal femoral proximal e a coxa vara congênita são condições raras que produzem encurtamento ou instabilidade na região do quadril. A luxação patológica pode ocorrer rapidamente em quadris infectados; a cabeça do fêmur é deslocada de um acetábulo radiologicamente normal. A luxação do quadril pode ser causada por desequilíbrio muscular em crianças com paralisia cerebral ou mielomeningocele.

▶ Complicações

As complicações incluem incapacidade de conseguir ou manter uma redução estável, necrose avascular da cabeça do fêmur após tratamento cirúrgico ou não cirúrgico e limitação dos movimentos.

▶ Tratamento

A. Quadril luxável

Os neonatos com quadris luxáveis e redutíveis confirmados devem ser tratados por meio de tala em abdução (suspensório de Pavlik) até que se confirme a estabilidade. É importante fletir os quadris e abduzi-los não mais do que 60 graus para evitar a interferência com o suprimento sanguíneo e causar lesão do nervo femoral.

B. Quadril luxado

1. Nascimento a 18 meses — Nessa faixa etária a redução fechada costuma ser possível. A redução pode ser mantida com um gesso em oito. Se a redução fechada não for possível ou não puder ser mantida, há necessidade de redução aberta. A artrografia e a tomografia computadorizada são usadas para confirmar a redução.

2. Dezoito meses a 4 anos — A redução aberta tem mais chances de ser necessária nesse grupo. Se for obtida uma redução adequada, os resultados satisfatórios são mais prováveis. O remodelamento acetabular é mais adequado até os 4 anos de idade.

3. Crianças maiores e adultos — O tratamento da displasia congênita de quadril recém-diagnosticada nessa faixa etária é difícil. O remodelamento acetabular por meio do crescimento é mínimo. A obtenção de redução concêntrica não garante um quadril estável e livre de dor. Foram descritas osteotomias de resgate do osso inominado para melhorar a cobertura acetabular da cabeça femoral. A dor e a limitação dos movimentos acabarão necessitando de artroplastia total de quadril em muitos desses indivíduos.

DESLIZAMENTO DA EPÍFISE FEMORAL CAPITAL

Durante o período de rápido crescimento esquelético no início da adolescência, a relação normal entre a cabeça do fêmur e o colo do fêmur pode ficar alterada por um deslocamento por cisalhamento por meio da placa de crescimento – conhecido como deslizamento da epífise femoral capital. A cabeça permanece dentro do acetábulo, enquanto o colo do fêmur faz um desvio anterior e lateral. Esse deslocamento pode ocorrer em resposta a traumas pequenos ou ele pode ser gradual, conforme indicado pela formação de osso reativo e o remodelamento do colo femoral adjacente à placa de crescimento. Um deslizamento da epífise femoral capital (DEFC) agudo pode estar sobreposto a um "crônico" gradual. O envolvimento é bilateral em pelo menos 25% dos casos. O DEFC é considerado estável se a criança puder sustentar peso e instável se a sustentação de peso não for tolerada. O risco relatado de necrose avascular é próximo de 50% para o DEFC instável. Essa condição pode levar a uma deformidade grave e pode causar doença articular degenerativa precoce.

▶ Achados clínicos

A. Sinais e sintomas

Normalmente, o paciente relata dor no joelho ou coxa e tem alteração de marcha. A movimentação do quadril é limitada especialmente na flexão e rotação interna, com a rotação externa obrigatória sendo encontrada no exame.

B. Exames de imagem

As radiografias fazem o diagnóstico em todos os casos com exceção dos deslizamentos mínimos (Fig. 40-27). A epífise não está centrada no colo, mas sim relativamente deslocada posterior e medialmente. Como o deslocamento posterior costuma ser maior, o deslocamento é mais evidente na incidência lateral. Calo ósseo ou alargamento da metáfise adjacente à placa de crescimento indicam um deslizamento crônico. Um DEFC significativo produz uma proeminência óssea no colo femoral anterolateral, restringindo a movimentação do quadril.

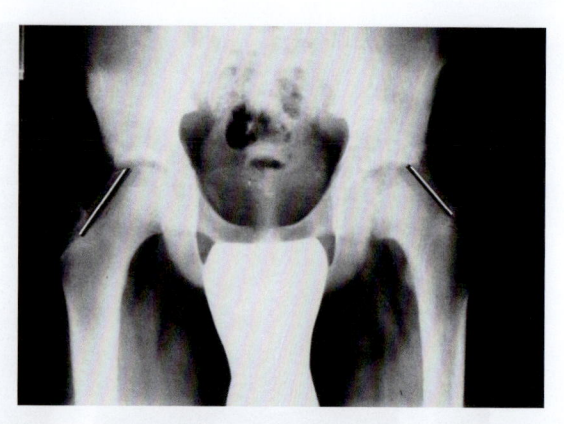

▲ **Figura 40-27** Deslizamento da epífise femoral capital esquerda. Observar que uma linha estendida ao longo da face lateral do colo femoral não atinge a epífise capital. No lado direito normal, essa linha penetra na cabeça femoral, devendo sobrepor o colo nas incidências anteroposterior e lateral.

▶ Tratamento

A estabilização cirúrgica da epífise femoral proximal é aconselhada. O cirurgião deve ter certeza de que o parafuso não penetra no espaço articular. A mobilização gradual com sustentação de peso protegida ocorre depois disso. O objetivo do uso de pinos no local é evitar novos deslizamentos e obter o fechamento da fise. O lado oposto deve ser avaliado até que a fise também esteja fechada. Se uma deformidade grave impedir a movimentação do quadril, pode-se considerar uma osteotomia subtrocantérica ou a excisão da proeminência óssea no colo femoral.

DOENÇA DE PERTHES (LEGG–CALVE–PERTHES)

A doença de Perthes é um distúrbio incomum do quadril que ocorre em cerca de uma em cada 2.000 crianças, em geral entre as idades de 4 e 10 anos. Os meninos são 5 vezes mais afetados que as meninas, mas as meninas tendem a ter envolvimento mais grave. Cerca de 10 a 15% dos pacientes têm doença bilateral. A etiologia é desconhecida, mas a marca registrada da doença é a necrose avascular da epífise femoral proximal. Poucos pacientes obtêm um desenvolvimento normal do quadril. Outros desenvolvem deformidade permanente da cabeça femoral com limitação dos movimentos e doença articular degenerativa, tornando-se sintomáticos na meia idade.

▶ Determinantes do resultado final

A. Estágios da doença

A doença envolve quatro estágios: esclerose, fragmentação, reossificação e remodelamento. Os sinais clínicos mais precoces são dor na coxa e alteração de marcha. As radiografias demonstram um aparente aumento na densidade da epífise capital. Mais tarde pode ocorrer uma fratura subcondral radiotransparente em forma de crescente e a metáfise pode ficar alargada. A epífise se torna irregular e achatada durante a fragmentação. Gradualmente, ocorre a reossificação e os sintomas melhoram. O formato final depende do remodelamento do fêmur proximal com o crescimento. Uma cabeça esférica se correlaciona bem com bons resultados a longo prazo.

B. Idade do paciente
Os pacientes mais jovens têm prognóstico mais favorável. Os meninos geralmente têm envolvimento menos grave que as meninas.

C. Intensidade do envolvimento
A classificação pilar lateral divide os pacientes com doença de Legg-Perthes em três grupos conforme a extensão do envolvimento do pilar lateral da epífise em relação à porção central da cabeça; o grupo A tem envolvimento mínimo da epífise envolvida; o grupo B tem 50% de redução na altura do pilar lateral; e o grupo C tem envolvimento de toda a cabeça.

D. A "cabeça em risco"
Catterall propôs determinados critérios clínicos e radiológicos para determinar se a cabeça femoral pode sofrer deformação na evolução da doença. Esses critérios são: (1) obesidade, (2) redução da amplitude de movimentos no quadril envolvido e (3) contratura em adução. Os critérios radiológicos são (1) subluxação lateral da cabeça femoral, (2) sinal de Gage (alargamento da parte lateral da placa de crescimento, de modo que a porção superior do colo femoral pareça convexa, (3) calcificação lateral da epífise na cabeça femoral cartilaginosa, (4) reação metafisária difusa e (5) uma placa de crescimento horizontal.

▶ Achados clínicos

A. Sinais e sintomas
O desenvolvimento insidioso de alteração da marcha e, algumas vezes, dor na virilha, coxa anterior ou joelho acabam levando o paciente a consultar. Alguns casos apresentam-se como sinovite aguda. O exame mostra marcha antálgica, redução da movimentação do quadril (especialmente abdução e rotação interna) e, algumas vezes, contratura em flexão-adução. A movimentação passiva tem alguma resistência em vez de ser livre.

B. Exames laboratoriais
A cintilografia óssea pode ajudar no diagnóstico precoce e na avaliação da extensão do envolvimento da cabeça.

C. Exames de imagem
As radiografias com boa exposição nas incidências anteroposterior e lateral em "pernas de sapo" são fundamentais. Os achados dependerão do estágio e da intensidade da doença, conforme discutido anteriormente, mas as radiografias iniciais geralmente demonstram aumento de densidade e deformidade na epífise da cabeça femoral, a qual pode estar achatada ou fragmentada (Fig. 40-28).

▶ Diagnóstico diferencial
O estágio inflamatório inicial da doença de Legg-Perthes pode ser confundido com sinovite tóxica e artrite séptica. As anormalidades epifisárias são semelhantes àquelas vistas nas displasias epifisárias, hipotireoidismo e necrose avascular por outras causas, notavelmente a anemia falciforme, a doença de Gaucher e o uso crônico de corticosteroides.

▶ Tratamento
O tratamento exige a classificação conforme o estágio da doença, a extensão do envolvimento da cabeça e a condição da articulação do quadril no momento da apresentação. A mobilidade da articulação envolvida deve ser determinada e acompanhada como um importante indicador da necessidade de intervenção e prognóstico.

A. Observação
As crianças com menos de 6 anos de idade e sem sinais "de risco" costumam evoluir bem com tratamento sintomático, incluindo restrição de atividades, alongamentos e agentes anti-inflamatórios. Nas crianças mais velhas, se a cabeça femoral permanecer contida no acetábulo e a movimentação estiver mantida, recomenda-se a observação.

Tratamento cirúrgico
Algumas vezes, a cirurgia é necessária para reorientar o acetábulo ou o fêmur proximal para obter a contenção. Tem sido obtido sucesso com a osteotomia do inominado e a osteotomia femoral proximal em varo.

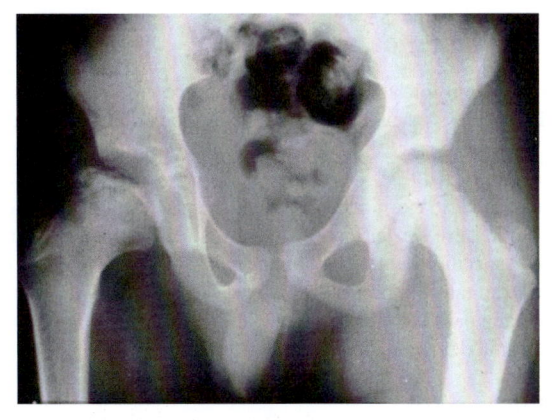

▲ **Figura 40-28** Radiografia da doença de Legg–Perthes com deformidade significativa da cabeça femoral direita.

► Prognóstico

O acompanhamento prolongado é necessário para determinar os resultados. Os resultados a longo prazo se correlacionam mais bem com a forma da cabeça femoral no final do crescimento esquelético.

DEFORMIDADES DO PÉ EM CRIANÇAS

As deformidades posicionais do pé são descritas com os seguintes termos específicos. Equino se refere à flexão plantar. Calcânea é a posição oposta ou dorsiflexão. O antepé isoladamente pode estar em adução, conhecida como adução do metatarso. A deformidade do retropé pode ocorrer em varo ou valgo.

O objetivo do tratamento de qualquer deformidade do pé é um pé indolor, flexível e plantígrado durante a marcha normal.

1. Pé torto

Tálipe equinovaro ou pé torto é a deformidade mais comum a afetar cerca de uma em cada 1.000 crianças. Ele ocorre duas vezes mais frequentemente em meninos e é na metade das vezes bilateral. Há uma tendência familiar, com 5% de chances de que um irmão seja afetado também. Ele pode ser idiopático ou estar associado com uma síndrome subjacente.

► Achados clínicos

A. Sinais e sintomas

No pé torto, há deformidade do retropé em varo, adução do antepé e deformidade em equinovaro. A etiologia exata permanece incerta. As articulações mais envolvidas são aquelas das articulações subtalar e talonavicular. O tornozelo adjacente e as articulações mediotarsais são afetados em menor grau. Os tecidos moles sobrejacentes apresentam contração. O tratamento bem-sucedido exige uso seriado de gessos com correção das deformidades na ordem cavo-adução-varo-equino, conforme descrito por Ponseti. A intervenção cirúrgica raramente é necessária para o pé torto se o tratamento com gesso for precoce.

► Tratamento

O tratamento inicial sempre é não cirúrgico e deve ser iniciado assim que possível, preferivelmente no dia do nascimento do bebê.

A. Manipulação

A manipulação é um manejo específico suave para uma posição corrigida deve ser feita para alongar os tecidos moles contraídos – especificamente para alinhar o calcâneo e o navicular em relação ao talo. Há necessidade de delicadeza para evitar trauma tecidual e para impedir a correção excessiva do antepé em relação a uma deformidade tarsal persistente.

B. Uso de gesso

Após a manipulação, um gesso é aplicado e moldado para manter a posição corrigida. A manipulação e a aplicação do gesso são repetidas semanalmente, em geral, por 6 semanas. Muitas vezes, há necessidade de um alongamento percutâneo do tendão de Aquiles para a deformidade residual em equino.

O uso de gesso é seguido pela aplicação da barra de Denis Browne, uso do último sapato invertido primeiro em tempo integral e, depois, à noite e durante descansos diurnos por dois anos. Durante esse período, há necessidade de acompanhamento de rotina para monitorar a recorrência.

C. Tratamento cirúrgico

A cirurgia tradicional envolvia uma liberação posteromedial das articulações do tornozelo e subtalares com realinhamento das articulações talonavicular e talocalcânea. A cirurgia é raramente recomendada para o pé torto.

2. Adução do metatarso

A adução do metatarso é uma deformidade comum do antepé que costuma ser muito flexível. Se for passivamente corrigível, há 85% de chances de correção espontânea até 3 anos de idade. A correção passiva fácil também sugere que o tratamento seja desnecessário. Se o antepé não puder ser prontamente retornado a uma posição normal, pode-se recomendar manejos específicos e o uso de gesso. Apenas uma deformidade grave e muito rara necessitará de liberação cirúrgica ou osteotomia e fusão das articulações tarsometatarsais.

3. Pé chato

O pé do recém-nascido normal parece chato porque a gordura subcutânea preenche o arco longitudinal. Esse depósito de gordura diminui durante os primeiros 4 anos de vida para revelar o aspecto típico de adulto de um arco medial sob o médio pé, que não toca o solo na sustentação de peso. Um arco ósseo inadequado, o que permite que a porção medial do médio pé sustente peso, é a característica fundamental do verdadeiro pé chato. Essa deformidade é ainda classificada como rígida ou flexível.

O pé chato rígido é identificado pela ausência de mobilidade normal do retropé. O pé chato rígido que se apresenta mais tarde na infância costuma ocorrer por coalizão dos ossos tarsais. A associação com dor episódica no pé e espasmos dos músculos peroneais é típica. Dependendo da idade e sintomas da criança e do local de coalizão, a ressecção pode ser aconselhável ou o tratamento não cirúrgico pode ser suficiente.

No pé chato flexível, a sustentação de peso oblitera o arco medial e também produz evidente alinhamento valgo do calcâneo. Ficar de pé na ponta dos artelhos ou sentar com os pés pendentes podem restaurar o arco. Alguns pacientes com pé chato flexível desenvolvem dor no pé com a sustentação de peso.

O tratamento do pé chato flexível assintomático em crianças é controverso. Pais preocupados com o aspecto do pé ou pelo uso anormal de calçados costumam exigir tratamento, mas há poucas evidências de que o tratamento evite sintomas no futuro e a maioria das crianças com pé chato flexível não tem sintomas na idade adulta.

A criança com deformidade em pé chato flexível dolorosa merece tratamento. Exercícios para alongamento de grupos musculares gastro-soleares rígidos ou para reforçar os músculos plantares intrínsecos são geralmente aconselhados e a sustentação externa para o arco mediolongitudinal pode ser oferecida, quando necessário. Se o tratamento não cirúrgico falhar no controle dos sintomas ou se a deformidade impedir o uso de calçados normais, a cirurgia pode ser considerada.

MEDICINA DO ESPORTE
SÍNDROMES DOLOROSAS DO OMBRO

1. Tendinite do manguito rotador e bursite subacromial

Considerações gerais

A inflamação dentro da articulação glenoumeral é a causa mais frequente de dor no ombro e limitação dos movimentos. Normalmente, o paciente está na meia-idade. Atividades repetitivas acima da cabeça por ocupação ou esporte são uma causa comum. O local mais comum de inflamação inicialmente é a inserção dos tendões do manguito rotador, particularmente o tendão do supraespinhoso. A localização do tendão do supraespinhoso entre a tuberosidade maior da cabeça umeral e o processo acromial acima o torna particularmente vulnerável à compressão mecânica. O espaço subacromial é outro local comum de inflamação com a dor subdeltoide geralmente se irradiando ao longo do úmero lateral até a inserção do deltoide.

Achados clínicos

A dor noturna é comum. A abdução ativa é especialmente dolorosa quando o manguito rotador inflamado e a bursa sobrejacente são comprimidos abaixo do acrômio. A amplitude da abdução ativa pode ser estendida se o paciente for instruído a girar os braços de modo que as palmas das mãos fiquem para cima. Isso gira a tuberosidade maior posteriormente de modo que os tendões do manguito rotador passem atrás do acrômio, resultando na redução da dor com a continuação da abdução.

Tratamento

O tratamento inicial da tendinite do manguito rotador e da bursite subacromial é feito com agentes anti-inflamatórios (naproxeno, ibuprofeno) e fisioterapia para preservar os movimentos. O uso de suporte ou de imobilização do ombro não deve ser feito por mais do que alguns dias, pois pode resultar em aderências capsulares e rigidez prolongada. Os exercícios passivos suaves da amplitude de movimentos devem ser iniciados assim que forem tolerados, seguidos por exercícios pendulares ativos. Os exercícios ativos são gradualmente aumentados enquanto se continua com a amplitude de movimentos passivos.

Se a dor não responder aos agentes anti-inflamatórios orais, pode-se obter alívio com a injeção na bursa subacromial.

2. Tendinite do bíceps

FUNDAMENTOS DO DIAGNÓSTICO

▶ Dor localizada sobre a incisura bicipital.
▶ Dor durante a supinação do antebraço contra a resistência.

Considerações gerais

Um processo inflamatório comum que produz dor no ombro envolve o tendão do bíceps na incisura bicipital. A tendinite do bíceps geralmente afeta pessoas cuja ocupação envolve flexão repetitiva do bíceps contra resistência ou cuja atividade recreacional inclui arremesso forçado de uma bola. A dor é proeminente sobre o região anterior do braço e é agravada pela movimentação do ombro. Os sintomas pioram à noite e melhoram com o repouso. Pode haver espasmo do músculo deltoide e isso pode limitar a movimentação ativa e passiva.

Achados clínicos

A tendinite bicipital pode ser diferenciada da tendinite do manguito rotador pela localização da dor na incisura bicipital. A supinação do antebraço contra resistência, com o cotovelo em flexão e ao lado do paciente causa dor extrema na região da incisura bicipital quando o tendão é palpado próximo do ombro. A instabilidade do tendão na incisura algumas vezes se manifesta por uma sensação de estalo à medida que o braço faz abdução e rotação externa. A subluxação dos tendões pode ser provocada pelo teste de Yergason, na qual o paciente faz flexão ativa do cotovelo contra resistência enquanto o médico faz rotação externa do úmero. Um tendão instável irá "saltar" para fora da incisura.

Tratamento

O tratamento da tendinite do bíceps inclui a cessação das atividades causadoras e a imobilização por curto prazo do ombro em um suporte com uma tentativa de tratamento com anti-inflamatórios não esteroides. A cirurgia é, algumas vezes, necessária para estabilizar um tendão subluxado. Após a melhora do desconforto, é iniciada a mobilização progressiva com exercícios semelhantes àqueles descritos na seção de tendinite do manguito rotador.

3. Capsulite adesiva (ombro congelado)

FUNDAMENTOS DO DIAGNÓSTICO

▶ Dor difusa no ombro.
▶ Restrição de movimentos na articulação do ombro.

Considerações gerais

Uma causa comum de dor no ombro em pacientes de meia idade e idosos é a capsulite adesiva ou o chamado ombro congelado. Essa situação pode complicar outros problemas inflamatórios do ombro, particularmente em pessoas imobilizados por períodos prolongados. Ela também pode ocorrer sem qualquer trauma inicial identificável e tem sido associada com doença cardiovascular, diabetes, AR e doença degenerativa da coluna cervical. Embora a patogênese exata seja desconhecida, o resultado final é uma cápsula contraída e cronicamente inflamada densamente aderida à cabeça do úmero, acrômio e tendões subjacentes do bíceps e do manguito rotador. As bursas normais são obliteradas por fibrose.

Achados clínicos

A. Sinais e sintomas

O início dos sintomas costuma ser gradual e é prenunciado por queixas de dor difusa com restrição desproporcionalmente intensa dos movimentos ativos e passivos. A movimentação não melhora com a injeção de lidocaína ou corticosteroides.

B. Exames de imagem

A artrografia revela uma cápsula articular contraída e ausência de enchimento da bursa. As radiografias podem revelar osteopenia da cabeça do úmero.

Tratamento

O histórico natural da capsulite adesiva é, algumas vezes, de resolução espontânea. Pode-se obter a resolução da dor e o retorno da movimentação quase normal, embora o processo possa persistir por 6 meses a até muitos anos. Os esforços para acelerar o retorno da função têm incluído fisioterapia intensiva e agentes anti-inflamatórios. Raras vezes, a intervenção cirúrgica é necessária para liberar a cápsula e isso pode ser feito por artroscopia. Claramente, o tratamento mais apropriado dessa condição é a prevenção. O desuso ou imobilização prolongados em um ombro doloroso devem ser evitados. A mobilização precoce é reforçada com o início de exercícios suaves de amplitude de movimentos com orientação de médico e fisioterapeuta.

4. Luxação da articulação do ombro

A articulação do ombro (glenoumeral) é a articulação mais comumente luxada no corpo devido a ser menos restrita que as outras articulações e ter possibilidade de movimentos em múltiplos planos. As restrições que evitam a instabilidade incluem o lábio, a pressão negativa da articulação e os ligamentos glenoumerais. O manguito rotador também fornece estabilidade dinâmica por comprimir a cabeça umeral contra o glenoide. Esses estabilizadores estáticos e dinâmicos criam um equilíbrio delicado entre movimento e estabilidade.

As luxações estão geralmente relacionadas a trauma acima da cabeça com o braço em abdução, extensão e rotação externa. A maioria das luxações traumáticas é anterior, mas podem ocorrer luxações posteriores. A instabilidade do ombro é classificada conforme diversos fatores incluindo traumática *versus* atraumática, inicial *versus* recorrente, aguda *versus* crônica, a direção do deslocamento e voluntária *versus* involuntária.

Luxação anterior da articulação do ombro

As luxações anteriores podem ser diagnosticadas pela anamnese e exame físico. O braço é mantido em uma posição de discreta abdução e rotação externa. A região anterior do ombro parece cheia e há um sulco vago na região posterior do ombro. A radiografia anteroposterior no plano da cápsula e a radiografia axilar são necessárias para determinar a direção da luxação e a presença de fratura. As fraturas de impressão da cabeça do úmero (lesão de Hill Sachs) e as fraturas da margem glenoide facilmente passam despercebidas se as radiografias forem inadequadas. A luxação também pode ser complicada por lesão do plexo braquial (mais comumente o nervo axilar) e laceração do manguito rotador. O examinador deve verificar alterações de sensibilidade sobre o deltoide para avaliar o nervo axilar.

Luxação posterior da articulação do ombro

A luxação posterior se caracteriza por plenitude abaixo da espinha da escápula, achatamento anterior do ombro, proeminência do coracoide e restrição dos movimentos na rotação externa. A incidência relatada de diagnósticos não percebidos é de até 60%. A lesão ocorre por força direta ou indireta no ombro anterior, de modo que a cabeça do úmero é empurrada para fora posteriormente. As causas comuns de luxação posterior do ombro são convulsões ou choque elétrico. As radiografias em anteroposterior do tórax podem parecer normais na luxação posterior, mas uma incidência axilar e uma radiografia anteroposterior no plano escapular mostrarão a verdadeira posição da cabeça em relação ao glenoide. Essa luxação também pode ser reduzida tração longitudinal e transversa suave. A redução pode ser mantida com um suporte por 3 a 4 semanas com alguma rotação externa se houver necessidade.

Instabilidade multidirecional

Os pacientes com frouxidão congênita ou adquirida podem desenvolver instabilidade sintomática do ombro em múltiplas direções. Esses pacientes devem ser inicialmente tratados com reabilitação e reforço monitorados por um fisioterapeuta. A maioria desses pacientes recupera a estabilidade com o reforço muscular do manguito rotador e músculos estabilizadores da escápula.

Luxadores voluntários

Os pacientes que fazem luxação voluntária do ombro têm elevada taxa de recorrência após procedimentos cirúrgicos. Assim, a cirurgia costuma ser evitada nessa população.

Tratamento

O tratamento das luxações de ombro consiste em redução fechada após exame cuidadoso e documentação do estado neurovascular e radiografias de boa qualidade. Muitos métodos de redução fechada foram descritos, incluindo a tração delicada na posição de decúbito ventral e a tração-contratração com um lençol. Todos os métodos de redução dependem de analgesia e relaxamento adequados. As reduções forçadas devem ser evitadas, pois podem causar lesão de plexo braquial, lesão vascular ou fratura. As radiografias pós-redução documentam uma redução concêntrica e descartam qualquer fratura associada. Após a redução, o braço é colocado em um suporte por 3 a 4 semanas antes de se iniciarem os exercícios de movimentação protegida.

A reconstrução cirúrgica está indicada para a instabilidade traumática anterior recorrente. A incidência de instabilidade recorrente chega a 80 a 90% em atletas jovens ativos. Assim, a indicação de cirurgia depende da idade e nível de atividade, bem como do número de luxações traumáticas e fraturas ou lesões de tecidos moles associados. Após o reparo cirúrgico, o ombro costuma ser imobilizado em um imobilizador de ombro por 3 a 6 semanas antes de iniciar movimentos ativos. Os reparos cirúrgicos abertos e artroscópicos do lábio para a luxação anterior são bem-sucedidos na prevenção de novos episódios de luxação na maioria dos pacientes.

5. Lacerações do manguito rotador

As lacerações do manguito rotador e a compressão do manguito rotador são fontes comuns de dor no ombro. Quatro músculos do manguito rotador (supraespinhoso, infraespinhoso, redondo menor e subescapular) funcionam para mover o braço e estabilizar a articulação do ombro. Há todo um espectro de lesões que variam desde tendinite até a compressão e as lacerações do manguito rotador. A condição mais grave é uma laceração massiva e crônica do manguito rotador que subsequentemente leva à migração proximal da cabeça do úmero e a alterações artríticas na cabeça do úmero conhecidas como artropatia do manguito rotador.

Os pacientes com a "síndrome do manguito rotador" geralmente apresentam dor e fraqueza relacionadas com a tentativa de realizar atividades acima da cabeça e com movimentos ativos do braço longe do corpo. O exame físico demonstra dor por compressão em determinados movimentos acima da cabeça e fraqueza do manguito rotador. O diagnóstico é feito pela anamnese e exame físico. A ultrassonografia e a RM são exames úteis para avaliar as lacerações do manguito rotador e doenças intra-articulares associadas (Fig. 40-29).

Tratamento

O tratamento da dor no ombro relacionada a distúrbios do manguito rotador (inflamação, degeneração e laceração) depende de variáveis do paciente como idade, nível de atividade, dominância

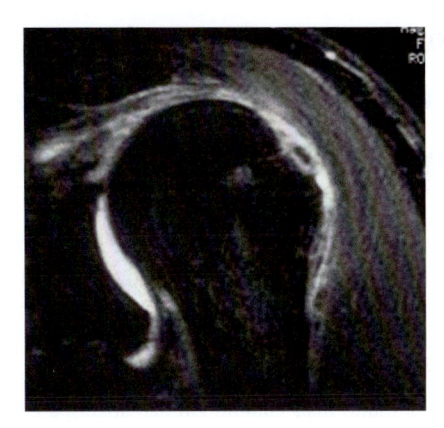

▲ **Figura 40-29** RM ponderada em T2 mostrando laceração massiva do manguito rotador.

de mão, bem como a cronicidade e nível da dor e da disfunção. As lacerações podem resultar de um único evento traumático (uma queda sobre a mão estendida para fora), trauma repetitivo (arremessadores de beisebol) ou degeneração do manguito rotador em pacientes mais velhos.

A maioria dos casos de dor no ombro relacionada a tendinite do manguito rotador é inicialmente tratada sem cirurgia. Pode haver benefício com a modificação das atividades, AINEs e fisioterapia. Alguns pacientes necessitam de uma injeção subacromial para controle da inflamação e da dor. As lacerações do manguito rotador podem ser tratadas com reparo cirúrgico. As lacerações traumáticas agudas do manguito rotador devem ser corrigidas agudamente para evitar a atrofia e retração do manguito rotador. A acromioplastia e a excisão da clavícula distal são realizadas ao mesmo tempo se a compressão do arco coracoacromial contribuir para a laceração do manguito rotador.

6. Artrite glenoumeral

A artrite da articulação glenoumeral pode ser causada por OA, doença inflamatória, trauma prévio, cirurgia prévia ou artrite de instabilidade recorrente. Os pacientes apresentam dor com as atividades como na artrite de outras articulações. Eles também podem apresentar rigidez, a qual costuma ser progressiva ao longo do tempo. O exame físico mostra limitação dos movimentos. O exame com radiografias adequadas do ombro mostra o característico estreitamento do espaço articular e osteófitos na cabeça do úmero.

Antes da escolha do tratamento cirúrgico, é indicado um curso completo de medidas conservadoras. A cirurgia se torna uma opção para pacientes com dor significativa e limitação da atividade devido a sua artrite. A artroplastia de ombro (hemiartroplastia, prótese total de ombro) pode oferecer alívio da dor; porém, os movimentos raramente voltam ao normal. As contraindicações para a artroplastia total são artrite séptica ativa ou latente, paralisia da musculatura do ombro e articulações neuropáticas.

SÍNDROMES DOLOROSAS DO COTOVELO

1. Cotovelo de tenista (epicondilite umeral)

FUNDAMENTOS DO DIAGNÓSTICO

- Dor à palpação sobre o epicôndilo umeral lateral.
- Dor no cotovelo na extensão do punho contra resistência.

Considerações gerais

Embora seja muito mais comum em não atletas, a epicondilite umeral é comumente chamada de cotovelo de tenista. Essa síndrome de uso excessivo é incomum antes de 18 anos de idade e é mais frequente na quarta e quinta décadas de vida. O cotovelo de tenista é comumente visto em não atletas que realizam atividades que necessitam de movimentos giratórios frequentes do antebraço, como jardinagem, uso de chave de fenda ou chave de porca, giro de maçanetas e mesmo a operação de veículos sem direção hidráulica.

Achados clínicos

O cotovelo de tenista se caracteriza por dor à palpação e dor no epicôndilo umeral provocada por extensão do punho. A origem do músculo extensor comum inflamado é a fonte do desconforto. A dor é prontamente reproduzida pela extensão do punho contra resistência com o cotovelo estendido.

Embora a patogênese do cotovelo de tenista seja desconhecida, os sintomas são geralmente atribuídos à inflamação da origem do músculo extensor comum e, em alguns casos, a uma laceração na origem do extensor radial curto do carpo. Acredita-se que as lacerações resultem de estresse repetido sobre fibras tendíneas degeneradas. A movimentação do cotovelo permanece normal.

Diagnóstico diferencial

O diagnóstico diferencial inclui irritação do nervo radial ao nível do cotovelo, o que geralmente pode ser delineado pela eletromiografia (EMG).

Tratamento

A. Tratamento clínico

A maioria dos pacientes com cotovelo de tenista responde favoravelmente a um curto período de agentes anti-inflamatórios seguido por um programa de exercícios para fortalecer os músculos do antebraço. A injeção subtendínea de corticosteroides solúveis com lidocaína pode ser necessária nos casos mais graves. Injeções repetidas podem enfraquecer ainda mais os tendões, devendo ser evitadas.

Pode ser prescrita uma bandagem não elástica para o antebraço a ser usada próximo do cotovelo durante atividades ocupacionais ou recreativas que agravam a condição. Acredita-se que a bandagem seja eficaz por limitar a contração completa dos músculos dolorosos ou por alterar um pouco a posição dos tendões extensores.

B. Tratamento cirúrgico

Raramente, os pacientes com sintomas graves ou refratários podem necessitar de tratamento cirúrgico. A maioria dos cirurgiões faz o reparo da origem do tendão extensor lacerado após a excisão do tecido de granulação e de qualquer osso áspero adjacente. O alongamento do extensor curto do punho resulta em perda de força.

2. Bursite do olécrano

FUNDAMENTOS DO DIAGNÓSTICO

- Dor à palpação e edema sobre o olécrano.
- Limitação da flexão do cotovelo.

Considerações gerais

A bursite do olécrano é uma causa comum de dor periarticular no cotovelo. Como a epicondilite, essa condição costuma estar relacionada a atividades ocupacionais, nesse caso períodos prolongados de apoio sobre o cotovelo.

Achados clínicos

A. Sinais e sintomas

A bursa subcutânea do olécrano fica distendida, algumas vezes com proporções dramáticas. A pele da superfície extensora do antebraço pode estar edematosa e com cavidades. A bursite traumática costuma ser pouco dolorosa apesar de edema marcado.

Tratamento

O tratamento da bursite do olécrano idiopática ou traumática consiste em proteção contra mais pressão ou irritação. Curativos compressivos podem ser necessários se os sintomas forem prolongados. A recorrência não é incomum. A excisão da bursa pode ser necessária para os raros casos persistentes. A bursa deve ser totalmente excisada e a pele sobrejacente suturada até o periósteo do olécrano para garantir a obliteração do espaço.

LESÕES DE LIGAMENTOS, MENISCOS E CARTILAGENS DA ARTICULAÇÃO DO JOELHO

As alterações internas do mecanismo articular do joelho costuma ser causado por trauma, mas pode também resultar de uso excessivo. As lesões de ligamentos, cartilagens e meniscos comumente ocorrem como lesões combinadas.

As radiografias costumam ser normais na suspeita de lesão de ligamento ou cartilagem. A RM é uma modalidade de imagem valiosa. A RM ajuda na confirmação pré-operatória de um diagnóstico clínico.

Após a obtenção do diagnóstico, a artroscopia é uma ferramenta diagnóstica e terapêutica útil para a articulação do joelho. O artroscópio é introduzido na articulação do joelho por meio de uma pequena incisão permitindo o exame das estruturas internas. Lacerações de menisco, reconstrução ligamentar e lesões condrais podem ser abordadas por artroscopia.

▶ Lesões dos meniscos

A lesão do menisco medial é a alteração interna mais frequente na articulação do joelho. Os achados clínicos incluem edema, dor e graus variados de restrição da flexão ou extensão. O bloqueio verdadeiro (incapacidade de estender completamente o joelho) é altamente sugestivo de laceração de menisco. Uma laceração marginal permite o deslocamento do fragmento medial para a região intercondilar (laceração em alça de balde) e impede a extensão completa ou a flexão completa. A movimentação pode causar dor sobre a linha articular anteromedial ou posteromedial. A dor à palpação pode ser localizada na linha articular. Pode haver fraqueza e atrofia do quadríceps femoral. A lesão do menisco lateral é menos comum. Pode haver dor e desconforto à palpação sobre a linha articular lateral.

O tratamento inicial pode ser conservador. O edema e a dor podem ser aliviados por aspiração. Devem ser realizados exercícios isométricos para o quadríceps com frequência ao longo do dia com o joelho em extensão máxima e a ênfase deve ser colocada na restauração da amplitude de movimentos. A fisioterapia e os anti-inflamatórios não esteroides são úteis.

Recomenda-se a artroscopia com desbridamento de menisco para as lacerações centrais ou o reparo de menisco para as lacerações periféricas. Os exercícios isométricos de quadríceps e os exercícios da amplitude de movimentos são reiniciados e gradualmente aumentados. Assim que o paciente for capaz de realizar esses exercícios de maneira confortável, devem ser iniciadas técnicas de resistência gradual. Os exercícios devem ser continuados até que os movimentos e a força sejam iguais aos do joelho saudável.

▶ Lesão de ligamentos

Os ligamentos em geral evitam o deslocamento ou angulação além de seu arco normal de movimentação.

A. Ligamento colateral medial

O LCM é a restrição primária para valgo. A abdução forçada da perna ao nível do joelho causa lesão que varia desde a entorse até a ruptura completa. O LCM está ligado ao menisco medial na linha articular.

Um histórico de lesão por giro ou golpe direto no joelho com torção em valgo pode geralmente ser obtida. A dor está presente sobre a região medial da articulação do joelho. Na lesão grave, pode haver derrame articular. A dor à palpação pode ser localizada no local da lesão. Quando há apenas uma laceração ligamentar isolada, a radiografia pode não ser útil a menos que seja feita com aplicação de estresse em valgo.

O tratamento de uma laceração incompleta consiste em proteção contra mais lesões enquanto a cicatrização progride com uso de órtese que permita os movimentos, mas que proteja o joelho contra a lesão em valgo. Pode ser útil inclinar a órtese em varo para reduzir a sobrecarga sobre o ligamento.

A laceração do LCM está frequentemente associada com outras lesões, como a laceração do menisco medial e a ruptura do ligamento cruzado anterior.

B. Ligamento colateral lateral

A laceração do ligamento colateral lateral está geralmente associada com lesão de estruturas circundantes, incluindo tendão de músculo poplíteo ou da banda iliotibial. Pode haver avulsão do ápice da cabeça da fíbula e o nervo peroneal pode ser lesado.

Há dor e desconforto à palpação sobre o aspecto lateral da articulação do joelho, podendo haver hemartrose. As radiografias podem mostrar avulsão óssea da cabeça da fíbula.

O tratamento de lacerações parciais é semelhante àquele descrito para a laceração parcial do LCM. Se for detectada a laceração completa a cicatrização é rara sem intervenção cirúrgica e a exploração com reconstrução é necessária.

C. Ligamento cruzado anterior

A função do ligamento cruzado anterior é evitar o deslocamento anterior da tíbia em relação ao fêmur. A lesão do ligamento cruzado anterior costuma estar associada com lesão de meniscos ou do LCM. O ligamento cruzado pode sofrer avulsão com parte do tubérculo tibial em crianças (Fig. 40-30), mas geralmente há ruptura dentro da substância de fibras nos adultos.

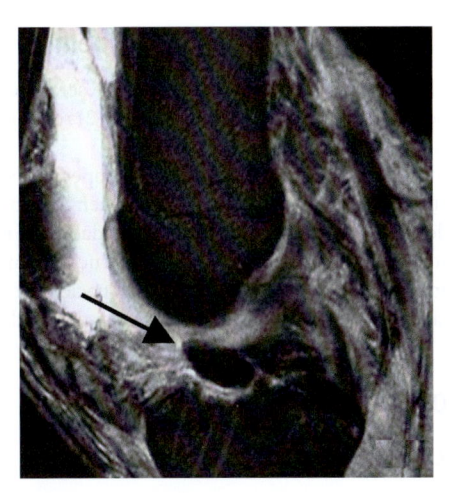

▲ **Figura 40-30** Imagem lateral de RM ponderada em T1 mostrando ruptura aguda do ligamento cruzado anterior (seta).

O sinal clínico característico de laceração do ligamento cruzado anterior é um sinal de Lachman positivo: o joelho faz flexão de 30 graus e é puxado para frente, observando-se excursão anterior excessiva da tíbia proximal (em comparação com o joelho oposto normal). A RM é útil para a identificação de lesão associada em meniscos ou cartilagens. A reconstrução é geralmente necessária em pacientes jovens e ativos que desejam participar em atividades esportivas que necessitam de movimentos súbitos de corte ou giro. A reconstrução é postergada até se obter a amplitude de movimentos completa. No caso de avulsão, há deslocamento de osso tibial, havendo necessidade de colocação do fragmento em posição anatômica por artroscopia.

D. Ligamento cruzado posterior

A laceração do ligamento posterior pode ocorrer dentro da substância ou por avulsão de um fragmento ósseo em sua ligação tibial. A laceração do ligamento cruzado posterior pode ser diagnosticada pelo sinal da "gaveta" posterior: o joelho faz flexão em ângulo reto e a tíbia superior é empurrada para trás; se for observada uma excursão posterior excessiva da tíbia proximal, é provável que haja laceração de ligamento posterior. A RM é muito precisa para o diagnóstico dessas lesões.

A avulsão óssea do LCP deve ser abordada cirurgicamente com a recolocação. As lacerações isoladas de LCP podem ser tratadas sem cirurgia. O tratamento é, primariamente, direcionado para as lesões associadas e a manutenção da competência da força do quadríceps.

▶ Lesão de cartilagem

O dano a cartilagens é comum no trauma de joelho e deve ser diferenciado da OA. O desenvolvimento no transplante de cartilagem, incluindo a reconstrução com autoenxerto e o aloenxerto, melhorou o prognóstico dessas lesões. A artroscopia e a RM são necessárias para o diagnóstico preciso (Fig. 40-31). A cartilagem também pode ser biópsia da no joelho, cultivada e, depois, reimplantada.

▶ Reconstrução ligamentar do joelho

A instabilidade da articulação do joelho pode ser (1) em plano único (medial, lateral, posterior ou anterior), (2) rotatória ou (3) uma combinação das duas.

Os procedimentos reconstrutivos para recuperar a função do ligamento cruzado anterior e posterior incluem o uso de uma porção de autoenxerto ou aloenxerto de tendão para recriar o ligamento nativo. As indicações para reconstruções maiores dos ligamentos do joelho dependem da idade do paciente e seu nível de atividade e do estado da cartilagem articular dentro do joelho.

SÍNDROMES DE DOR NO QUADRIL

1. Bursite e tendinite do quadril

Bursite e tendinite são causas frequentes de dor ao redor da região do quadril. Essas condições mais comumente afetam

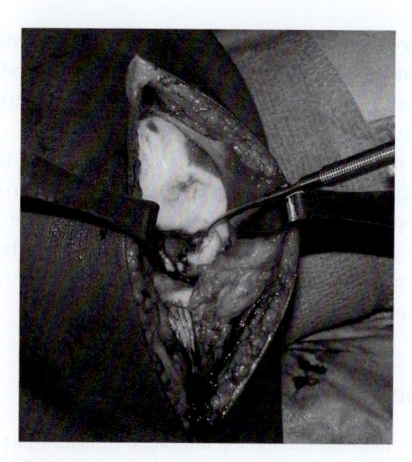

▲ **Figura 40-31** Fotografia intraoperatória mostrando lesão de toda a espessura da cartilagem.

pacientes de meia-idade e idosos. Os pacientes com histórico prévio de cirurgia de quadril, como a prótese de quadril ou a fixação de uma fratura de quadril, podem ser especialmente propensos a essas condições.

▶ Achados clínicos

A. Sinais e sintomas

Uma queixa comum é a incapacidade de dormir ou deitar sobre o lado afetado. A região dolorosa se localiza sobre a proeminência do trocanter maior e a dor é reproduzida pela palpação firme. A bursite de quadril pode estar associada com tendinite dos abdutores do quadril que se inserem no trocanter maior. A dor da tendinite pode ser reproduzida pela abdução ativa do quadril contra resistência.

É importante diferenciar entre as fontes extra-articulares de dor no quadril, como bursite e tendinite, e as fontes intra-articulares, como a OA. A doença intra-articular é sugerida por dor localizada na virilha, limitação da rotação interna e reprodução da dor do paciente em extremos de rotação.

B. Exames de imagem

As radiografias simples são extremamente úteis na avaliação de problemas na articulação do quadril.

▶ Tratamento

A bursite trocantérica costuma responder a repouso, anti-inflamatórios orais e alongamentos. A injeção de corticosteroides é altamente eficaz nos casos refratários. O rápido alívio dos sintomas confirma a injeção na região adequada.

2. Quadril estalante

O quadril estalante doloroso é mais frequentemente causado pela banda iliotibial roçando sobre a proeminência do trocanter maior. Menos comumente, o tendão do iliopsoas pode ser a causa da dor à medida que roça sobre a cápsula articular do quadril.

O estalido causado pela banda iliotibial pode ser reproduzido com flexão passiva do quadril iniciando a partir de uma posição de adução. O estalido do tendão do iliopsoas pode ser reproduzido com a extensão passiva e rotação interna do quadril iniciando a partir de posição de flexão e rotação externa. A fluoroscopia após a injeção da bursa do iliopsoas com contraste pode ajudar a confirmar esse diagnóstico.

O tratamento geralmente consiste em exercícios de alongamento e reforço muscular. Em raras circunstâncias pode estar indicada a liberação cirúrgica em casos refratários.

ARTICULAÇÕES

ARTRITE

▶ Considerações gerais

A artrite é um termo que engloba diferentes distúrbios inflamatórios e não inflamatórios que afetam as articulações sinoviais. Os pacientes com artrite avançada experimentarão dor, perda de movimentos e deformidade articular, resultando em instabilidade significativa. Três tipos principais de artrite serão discutidos no próximo capítulo: artrite reumatoide, espondiloartrite e osteoartrite.

1. Artrite reumatoide

▶ Considerações gerais

A AR é uma doença autoimune inflamatória crônica que ataca as articulações sinoviais causando uma poliartrite simétrica, erosiva e deformante. A AR é mais comum em mulheres, afetando cerca de 75 de cada 100.000 pessoas. A AR em muitos casos resulta em incapacidade parcial ou total, estando associada com redução na expectativa de vida.

▶ Avaliação clínica

Normalmente, os pacientes se queixam de dor, edema, dor à palpação e rigidez matinal que dura mais de uma hora e melhora com as atividades. As articulações mais comumente envolvidas incluem MCF, IFP e metatarsofalangianas (MTF). A coluna cervical também costuma ser envolvida. Nos estágios tardios da AR ocorre subluxação de tendões, ruptura de tendões e destruição articular.

Atualmente, o achado laboratorial mais específico para a AR é a presença de anticorpos antipeptídeos citrulinados cíclicos. Cerca de dois terços dos pacientes com ARR vão demonstrar esses anticorpos. O fator reumatoide é um achado laboratorial mais sensível, mas menos específico, estando presente em cerca de 90% dos pacientes com AR. Outros achados laboratoriais comuns incluem a presença de anticorpo antinuclear com padrão homogêneo, elevação da velocidade de sedimentação globular (VSG), elevação da proteína C reativa (PCR), redução do hematócrito e aumento da contagem plaquetária.

As radiografias normalmente mostram erosões ósseas e osteopenia. Ocorre estreitamento de espaços articulares, reabsorção óssea, deformidades, luxações e fragmentação à medida que a doença progride. A "protrusão acetabular" (migração medial da cabeça femoral por meio do acetábulo até a pelve) é algumas vezes vista nas radiografias.

▶ Etiologia

Atualmente, o fator de necrose tumoral alfa (TNF-α) e a interleucina 1b (IL-1b) são considerados como as principais citocinas pró-inflamatórias responsáveis pela patogênese da AR. Quando essas duas citocinas são secretadas, elas estimulam a proliferação de células sinoviais e a produção de colagenase, levando à degradação da cartilagem, reabsorção óssea e inibição da síntese de proteoglicanos. Além disso, essas duas citocinas induzem outras citocinas inflamatórias e metaloproteinases da matriz que também contribuem e mantêm a cascata inflamatória.

▶ Tratamento

No passado, o tratamento da AR era puramente para alívio sintomático, consistindo de uso de talas e repouso para as articulações inflamadas com AINEs orais. Porém, com o advento de fármacos antirreumáticos modificadores de doença (DMARDS) e medicamentos anticitocinas, a progressão da doença tem sido diminuída.

Atualmente, três antagonistas do TNF-α estão aprovados para o tratamento da AR nos Estados Unidos: infliximab, etanercept e adalimumab. Quando se usa um desses três fármacos em combinação com metotrexato, os pacientes experimentam melhores desfechos funcionais e menos dano estrutural articular ao longo do tempo em comparação com os pacientes tratados apenas com um medicamento. Devido ao risco aumentado de infecções graves, especialmente reativação de tuberculose, os pacientes devem ser rastreados para a TB antes de iniciar o uso de um dos antagonistas do TNF-α. Além disso, os pacientes com doença desmielinizante não devem usar esses medicamentos.

Os glicocorticoides também têm sido usados há muitos anos para tratar a AR ativa. Os efeitos anti-inflamatórios imediatos dos glicocorticoides são bem conhecidos. Porém, os glicocorticoides têm efeitos colaterais a longo prazo que tornam indesejável o seu uso continuado. Nesse momento, o tratamento com dose baixa de prednisolona pelos primeiros seis meses de tratamento em combinação com um DMARD (p. ex., metotrexato) é um plano de tratamento imediato. Porém, após seis meses, a prednisolona deve ser suspensa em favor de outra terapia.

Outros medicamentos para a AR incluem anakinra (antagonista do receptor de IL-1), abatacept (modulador de células T), rituximabe (modulador de células B), doxiciclina (modulador de metaloproteinases da matriz) e estatinas (anti-inflamatórios).

Esses medicamentos podem ser considerados quando a terapia com antagonistas do TNF-α está contraindicada.

Para pacientes com alterações artríticas graves a cirurgia de prótese articular pode fornecer excelente alívio da dor e melhora da função. As articulações que podem ser substituídas incluem quadril, joelho, ombro, cotovelo e articulações metacarpofalangeanas. Além disso, pode ser considerada a fusão para articulações doentes da mão e punho que não sejam passíveis de substituição.

2. Espondiloartrite soronegativa
▶ Considerações gerais

Espondiloartrite abrange um grupo de artrites inflamatórias caracterizadas por oligoartrite de articulações da coluna e periféricas e entesite (fibrose e calcificação no local de inserção entre músculo e osso). Essa família de doenças inclui espondilite anquilosante (EA), artrite psoriática, artrite enteropática (associada com doença inflamatória intestinal), artrite reativa e espondiloartropatia indiferenciada.

3. Espondilite anquilosante

A EA é uma doença inflamatória crônica do esqueleto axial caracterizada por lombalgia, rigidez matinal prolongada e perda progressiva dos movimentos da coluna axial. Também pode haver envolvimento de sacroilíacas, artrite de quadris e artrite periférica. Essa doença costuma afetar adultos jovens com pico de incidência geralmente entre 20 e 30 anos de idade. Os homens são mais comumente afetados. Com o tempo, há flexão aumentada do pescoço, aumento da cifose torácica e perda da lordose lombar levando a uma postura curvada. As radiografias mostrarão corpos vertebrais com forma quadrada no início do quadro. Com a progressão da doença, pode-se observar pontes de sindesmófitos, anquilose das facetas articulares, calcificação do ligamento longitudinal anterior e subluxação da articulação atlantoaxial (C1-C2).

Os valores laboratoriais têm pouca importância no diagnóstico da EA. A VSG e a PCR costumam estar elevadas. O HLA-B27 é o único *locus* genético definitivamente ligado à EA; porém, ele não é específico.

O tratamento com AINEs é muito eficaz com melhora significativa na lombalgia. Recentemente, os antagonistas do TNF-α (infliximab, etanercept e adalimumab) foram eficazes no tratamento da EA em ensaios clínicos. Como nos pacientes com AR, o rastreamento para a tuberculose deve ser realizado antes de iniciar o tratamento antiTNF-α.

4. Artrite psoriática

A artrite psoriática é uma doença inflamatória crônica caracterizada por lesões de pele e artrite de articulações periféricas. Um terço dos pacientes têm também artrite da coluna. Os pacientes podem experimentar depressões puntiformes nas unhas e onicólise (separação indolor da unha do leito ungueal).

A artrite psoriática é comumente tratada com AINEs. Os DMARDs como o metotrexato também são usados com sucesso. Como na AR e na EA, tem havido sucesso recente com o uso de agentes antiTNF-α.

5. Artrite enteropática, artrite reativa e espondiloartropatia indiferenciada

A artrite enteropática é a espondiloartropatia associada com colite ulcerativa e/ou doença de Crohn. Normalmente, a espondiloartropatia nesses pacientes progride de forma independente da doença intestinal. Os pacientes com artrite reativa desenvolvem doença axial após a exposição a um agente infeccioso como *Salmonella*, *Shigella* ou *Chlamydia*. A espondiloartropatia indiferenciada caracteriza a doença espinal sem um número adequado de sintomas ou sinais para designar um tipo específico de artrite. O tratamento para esses tipos de artrite inclui inibidores do TNF-α e AINEs.

6. Osteoartrite

A OA é uma doença comum relacionada ao envelhecimento que se caracteriza por dano à cartilagem articular hialina, sinovite, espessamento da cápsula articular e remodelamento ósseo. Em contraste com a AR, os pacientes com OA se queixam de dor articular que piora com as atividades e rigidez de curta duração após períodos de inatividade. Sexo feminino, lesões articulares prévias, histórico familiar e obesidade são fatores de risco adicionais para o desenvolvimento de OA. As radiografias geralmente mostrarão estreitamento do espaço articular, esclerose e osteófitos.

O tratamento inicial inclui AINEs ou acetaminofen para alívio da dor e fisioterapia para reforço e melhora da flexibilidade muscular ao redor de articulações patológicas. Um problema significativo do tratamento crônico com AINEs é o desenvolvimento de toxicidade gastrintestinal, incluindo ulceração. Os inibidores da Cox-2, como o celecoxibe, foram introduzidos como anti-inflamatórios alternativos sem os mesmos efeitos colaterais gastrintestinais. Porém, devido a preocupações relacionadas a possível aumento em eventos cardiovasculares graves, alguns inibidores da Cox-2 (rofecoxibe e valdecoxibe) foram retirados do mercado. Nesse momento, há inibidores da Cox-2 (celecoxibe, etoricoxibe e lumircoxibe) que demonstraram eficácia semelhante no tratamento da OA em comparação com AINEs não específicos com menos efeitos colaterais gastrintestinais e sem aumento significativo na taxa de eventos cardíacos graves.

Exercícios e perda ponderal são duas intervenções adicionais que são fundamentais para o tratamento da OA. A obesidade está fortemente associada com o desenvolvimento de OA. Na pessoa média, seus joelhos sentem 3 a 6 vezes o peso do corpo durante atividades como caminhar ou correr. A perda ponderal moderada reduzirá a dor e a inflamação associada com a OA, assim como reduzirá a progressão da doença. Também por melhorar a força e a flexibilidade dos músculos ao redor das articulações, os exercícios levarão a melhores resultados funcionais e escores de dor.

Outras opções terapêuticas incluem a injeção de anestésico intra-articular de glicocorticoides e hialuranos. Essas injeções parecem melhorar a dor a curto prazo, sem muitos efeitos colaterais significativos. Porém, esses tratamentos não oferecem alívio a longo prazo significativo para a maioria dos pacientes, nem alteram a progressão da doença.

Glucosamina e sulfato de condroitina resultam em melhora da dor e da função em alguns pacientes não tendo efeito em outros. Como os efeitos colaterais são mínimos, o tratamento com esses dois produtos é razoável para os pacientes que apresentam melhora dos sintomas.

Para os casos de OA grave, a cirurgia incluindo prótese articular total pode ser considerada dependendo do estado da doença e das características do paciente.

7. Distúrbios e reconstrução do quadril

▶ Considerações gerais

Nos Estados Unidos, 200 mil próteses totais de quadril (PTQ) são realizadas anualmente para artrite de quadril. A incidência de PTQ continuará a aumentar à medida que a população envelhece. As causas da artrite de quadril incluem distúrbios da infância como a displasia de desenvolvimento, doença de Legg-Calve-Perthes, deslizamento da epífise femoral capital, assim como artrite inflamatória, osteonecrose, trauma e infecção. Embora a artrite seja a causa mais comum de disfunção do quadril, também há outras causas como, por exemplo, compressão femoroacetabular e "síndrome do quadril estalante". Também os pacientes irão geralmente se queixar de "dor no quadril" quando a sua dor é na verdade dor lombar baixa ou dor sobre o trocanter maior ou coxa lateral. Assim, anamnese completa, exame físico e exames radiológicos são fundamentais para a diferenciação entre essas distintas entidades para fazer um diagnóstico correto.

▶ Avaliação clínica

A doença de quadril intra-articular verdadeira normalmente se apresenta como dor localizada na virilha e exacerbada pela rotação interna. Em geral, os pacientes apresentarão dificuldade para caminhar, subir escadas, colocar os calçados e manter relações sexuais.

O exame físico deve incluir a documentação neurovascular, a amplitude de movimentos do quadril, a avaliação da coluna e a palpação de pontos dolorosos. A dor à palpação do trocanter maior pode ser indicativa de bursite, que costuma ser tratada com sucesso com a injeção de corticosteroides e lidocaína. A doença verdadeira da articulação do quadril não deve resultar em dor reproduzível pela palpação.

Também se deve pesquisar contraturas de flexão, assimetria da força de abdutores (sinal de Trendelenburg) e sinais de compressão do lábio (dor com a flexão, adução e rotação interna). A discrepância de comprimento das pernas também deve ser observada.

É importante reconhecer que, embora a dor na virilha e a exacerbação da dor com a rotação interna sejam indicativas de doença específica da articulação do quadril, a causa exata dos sintomas do paciente (artrite, necrose avascular e compressão) ainda necessita de maior delineamento com técnicas adicionais no exame físico e outros exames radiológicos.

Os pacientes mais jovens podem se queixar especificamente de uma sensação de "estalido" ou "pegada". Também conhecido como "quadril estalante", isso pode ser causado pela banda iliotibial (banda IT) passando pelo trocanter maior ou pelo tendão do iliopsoas passando pela proeminência iliopectínea. A banda IT é a provável fonte se a dor ou estalido forem reproduzidos com a adução e rotação do quadril com o paciente de pé. O tendão do iliopsoas é testado com o paciente em posição de decúbito dorsal movendo o quadril de uma posição de flexão e rotação interna para uma posição de extensão e rotação externa.

As radiografias padrão do quadril incluem incidência AP da pelve, AP e lateral em "pernas de sapo" do quadril patológico. É importante observar qualquer deformidade na cabeça femoral, acetábulo, espaço articular, bem como sinais que podem ser específicos de um determinado processo de doença. Por exemplo, os pacientes com displasia de desenvolvimento do quadril geralmente demonstram um soquete raso com redução da cobertura acetabular anterior e lateral nas radiografias. Uma incidência de falso perfil (incidência lateral verdadeira do acetábulo) pode ser realizada para avaliar o grau de displasia acetabular presente.

Quando as radiografias simples não revelam um diagnóstico, pode-se realizar novos exames de imagem como RM, TC ou cintilografia óssea para a pesquisa de osteonecrose, fraturas de estresse, neoplasias, doença de lábio ou cartilagem hialina.

Se o quadro clínico permanecer incerto ou for complicado por doença espinal concomitante, pode ser realizada a injeção diagnóstica intra-articular no quadril com anestésico.

▶ Compressão femoroacetabular

A compressão femoroacetabular descreve o trajeto anormal entre a cabeça e colo femorais e o acetábulo por meio de uma amplitude de movimentos normal do quadril resultando em dor e/ou deformidade óssea. Há dois tipos de compressão femoroacetabular: tipo came e tipo torquês. A compressão tipo came descreve um colo femoral com osso anterior proeminente que faz compressão sobre um acetábulo e lábio normais, resultando em dano a um deles. A compressão tipo torquês resulta de um osteófito acetabular anterior que toca o colo femoral anterior durante a flexão do quadril.

A compressão femoroacetabular pode ser tratada com a ressecção do osteófito ou proeminência óssea causadora e desbridamento ou reparo do lábio danificado. Esses procedimentos podem ser realizados por meio de artroscopia de quadril ou por abordagem aberta.

Necrose avascular do quadril

A osteonecrose da cabeça femoral pode ocorrer em pacientes jovens. Os fatores de risco incluem uso de esteroides, alcoolismo, trauma, doenças de substituição da medula óssea (como a doença de Gaucher), radioterapia em alta dose, e estados de hipercoagulabilidade (anemia falciforme, hipofibrinólise, trombofilia, deficiências de proteína S e C). A evolução da doença consiste em redução do fluxo sanguíneo para a cabeça femoral, resultando em osteonecrose, fratura subcondral e, por fim, colapso.

As radiografias padrão em AP e lateral do quadril costumam revelar o diagnóstico. É importante observar que a fratura subcondral do quadril é mais claramente vista na radiografia lateral. Se as radiografias não confirmarem o diagnóstico em um paciente com suspeita de osteonecrose, a RM é a próxima etapa. As regiões lateral e anterior da cabeça femoral são mais comumente afetadas.

A necrose avascular do quadril pode ser classificada conforme o sistema de graduação Ficat: tipo I (sem sinais radiológicos de NAV), tipo II (alterações no osso subcondral da cabeça femoral sem colapso), tipo III (fratura subcondral com colapso) e tipo IV (colapso da cabeça femoral com alterações no lado acetabular).

Infelizmente, sem intervenção, a progressão da osteonecrose até o colapso ocorrerá na maioria dos pacientes. Os pacientes com osteonecrose pré-clínica ou assintomática podem ser observados sem intervenção cirúrgica. A osteonecrose sintomática pré-colapso pode ser tratada com descompressão central com ou sem enxerto ósseo, enxerto de fíbula vascularizado ou bifosfonatos orais. Nesse momento, há uma insuficiência de dados para sustentar de forma definitiva um tratamento em detrimento de outro.

Embora alguns estudos tenham demonstrado sucesso com o tratamento da osteonecrose pós-colapso com enxertos fibulares vascularizados ou osteotomias rotacionais, a artroplastia é o método de tratamento mais confiável. O tratamento com artroplastia unipolar e bipolar é inicialmente bem-sucedido, mas costuma resultar na conversão para artroplastia total de quadril devido à eventual perda de cartilagem acetabular e dor recorrente. Os pacientes jovens submetidos a artroplastia total de quadril com componentes convencionais de polietileno experimentam uma elevada taxa de osteólise e subsequente necessidade de cirurgia de revisão. Atualmente, estão sendo realizados ensaios clínicos para avaliar o uso de superfícies de sustentação alternativas e a cirurgia de recomposição da superfície do quadril nessa difícil população de pacientes.

Opções de tratamento cirúrgico para doença de quadril

As opções cirúrgicas para o quadril incluem artroscopia de quadril, osteotomias, ressecção, artrodese e artroplastia. A escolha do tratamento depende do tipo de doença de quadril a ser tratada, características do paciente e nível de experiência do cirurgião.

A. Artroscopia de quadril

Normalmente, a artroscopia de quadril envolve a colocação de dois portais com auxílio de fluoroscopia. O artroscópio é inserido por meio de um portal para visualizar a articulação do quadril e qualquer doença. O segundo portal serve como "portal de trabalho" por meio do qual são inseridos os instrumentos como desbridadores, lâminas ou pinças para o tratamento da doença em questão. Essa técnica pode ser usada para tratar doença de quadril intra-articular e extra-articular. O tratamento de doença intra-articular geralmente necessita do auxílio de tração do membro. As indicações intra-articulares incluem desbridamento de lacerações do lábio, remoção de corpo estranho, desbridamento de lesão condral, ressecção de osteófitos, biópsia e sinovectomia. A doença extra-articular, como o quadril estalante, pode ser tratada com alongamento ou liberação do iliopsoas e/ou banda IT. As complicações da artroscopia de quadril, incluindo paralisias de nervo pudendo e ciático estão se tornando menos frequentes com a melhora do posicionamento do paciente e das técnicas cirúrgicas. Há necessidade de mais estudos de longo prazo para a avaliação da eficácia dessa técnica.

B. Osteotomia

A osteotomia do quadril do adulto envolve o uso de serras ou osteótomos para fazer cortes no osso do fêmur ou pelve. Os pedaços resultantes do osso são realinhados e fixados com placas e/ou parafusos para corrigir a deformidade. A osteotomia é usada para tratar a displasia, deformidade residual por deslizamento de epífise femoral capital, paralisia cerebral com instabilidade de quadril e necrose avascular. A escolha de osteotomia femoral ou acetabular depende da doença presente e das características do paciente.

C. Ressecção por artroplastia

A ressecção por artroplastia, também chamada de procedimento de Girdlestone, envolve a ressecção completa da cabeça femoral sem uso de prótese. Esse procedimento é uma cirurgia de resgate reservada para a infecção grave do quadril resistente ao tratamento com antimicrobianos, falha da artroplastia total de quadril com defeitos ósseos não reconstruíveis, exposição prévia a altas doses de radioterapia pélvica que limitaria a cicatrização de um procedimento reconstrutivo complexo ou pacientes com comorbidades clínicas graves e necessidades funcionais limitadas que podem não tolerar um procedimento mais longo. Os pacientes tratados com ressecção por artroplastia terão discrepância significativa no comprimento dos membros que necessitará do uso de um suporte elevador no calçado e/ou outros dispositivos para a deambulação.

D. Artrodese

A artrodese do quadril pode estar indicada para pacientes com anormalidades de quadril adquiridas (p. ex., trauma ou infecção) ou de desenvolvimento (como a displasia). A posição ideal para a artrodese é 5 a 10 graus de rotação externa, 20 a 30 graus de flexão e adução neutra. Embora o alívio da dor e a função possam ser excelentes, esse procedimento resulta em aumento do gasto de energia e início tardio de OA na coluna lombar e joelho devido ao maior estresse articular resultando de alterações da marcha do paciente.

E. Artroplastia de quadril

A artroplastia de quadril envolve a substituição da cabeça femoral e/ou do acetábulo com componentes manufaturados. A hemiartroplastia pode ser realizada substituindo-se a cabeça femoral sem tratamento do acetábulo. A artroplastia total do quadril engloba a substituição da cabeça femoral e a colocação de um componente acetabular.

Normalmente, a hemiartroplastia engloba a substituição da cabeça femoral nativa por uma cabeça e colo femorais metálicos. As indicações incluem fratura de quadril no paciente idoso, necrose avascular da cabeça femoral e artrite da cabeça femoral sem doença acetabular. A hemiartroplastia pode ser unipolar (um ponto da articulação entre a cabeça femoral metálica e o acetábulo nativo) ou bipolar (dois pontos da articulação: primeiro ponto entre a cabeça femoral e o acetábulo e o segundo ponto entre o colo femoral e a cabeça femoral). Devido ao desenvolvimento de doença acetabular, muitas hemiartroplastias costumam ser convertidas em artroplastias totais de quadril com a colocação de um componente acetabular. Embora a hemiartroplastia bipolar ofereça a vantagem teórica de maior amplitude de movimentos e menor uso acetabular em comparação com a artroplastia unipolar devido ao segundo ponto de articulação, esses efeitos não foram documentados em estudos clínicos. Devido ao custo significativamente maior, a maioria dos autores não defende o uso da hemiartroplastia bipolar em detrimento da hemiartroplastia unipolar.

A artroplastia total de quadril envolve a substituição da cabeça femoral e a colocação de um componente acetabular (Fig. 40-32). Os componentes acetabulares convencionais de polietileno com cabeça femoral metálica têm funcionado bem no acompanhamento de 15 a 20 anos em populações mais idosas (mais de 60 anos de idade). Porém, nos pacientes mais jovens e ativos, o desgaste do polietileno e a osteólise associada (ruptura óssea) representam a causa mais comum de falha a longo prazo. As opções de sustentação alternativas, como cerâmica sobre cerâmica, metal sobre polietileno com alta ligação cruzada e metal sobre metal foram introduzidas para lidar com esses problemas.

Cada uma dessas opções de sustentação tem vantagens e desvantagens. A cerâmica sobre cerâmica oferece baixa taxa de desgaste sem a produção de íons metálicos; porém, há uma taxa relatada de 1 a 3% de "rangido" e elas podem fraturar resultando em falha catastrófica. O metal sobre metal produz íons metálicos que podem aumentar significativamente sua concentração no sangue. Até o momento, não foram observados aumentos nas taxas de câncer ou outros efeitos colaterais devido aos íons metálicos. As próteses de metal sobre metal não causam o efeito colateral de rangido e têm poucas chances de fraturar. O polietileno com alta ligação cruzada é mais generoso com relação à colocação do componente acetabular. Porém, ainda há preocupações

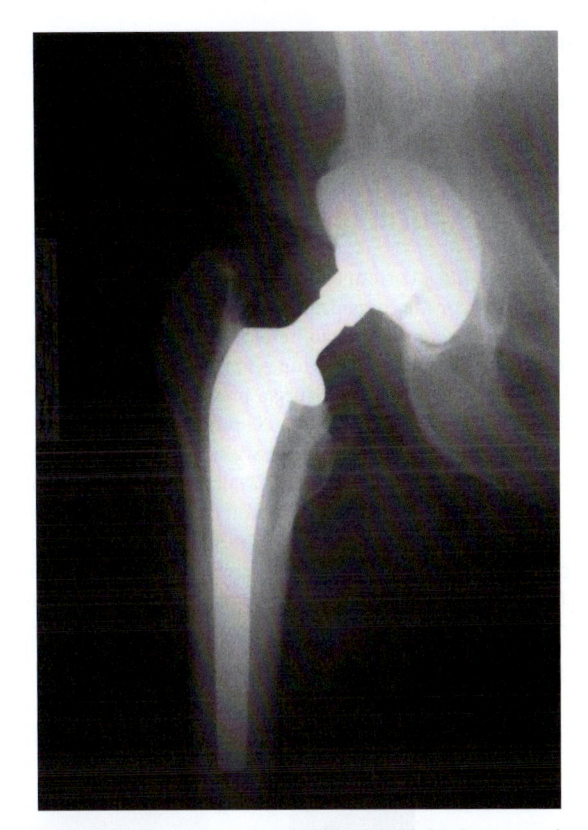

▲ **Figura 40-32** Prótese total de quadril híbrida com cobertura acetabular porosa e tronco femoral cimentado realizada por osteoartrite.

referentes ao desgaste e subsequente osteólise, embora dados preliminares sugiram que os fragmentos produzidos pelo desgaste ocorram muito menos frequentemente que com o polietileno regular.

F. Artroplastia de recomposição da superfície

A artroplastia com recapeamento ou recomposição da superfície é um tipo de prótese total de quadril que foi primeiramente introduzida na década de 1970. A recomposição da superfície envolve a colocação de um componente acetabular além da substituição da superfície da cabeça femoral sem a ressecção de toda a cabeça femoral ou colo femoral. A recomposição da superfície costuma ser feita com um componente femoral metálico. Essa interface protética inicialmente era muito ruim, com elevadas taxas de falha relacionadas a fragmentos por desgaste, osteólise e subsequente falha da prótese. Devido aos avanços na metalurgia e outros aspectos da tecnologia articular total, a artroplastia com recomposição da superfície tem produzido resultados bem-sucedidos a curto prazo e ganhado popularidade nos últimos anos. A recomposição da superfície é ideal para pacientes mais jovens sem qualquer cisto ou outra doença no colo femoral. Ao preservar a maior parte da cabeça femoral e todo o colo, a futura cirurgia de revisão total do quadril, se necessária, será menos difícil. As contraindicações para esse procedimento incluem cistos ou outra doença no colo femoral, o que pode predispor à fratura do colo femoral.

INFECÇÕES ASSOCIADAS COM PRÓTESES ARTICULARES

As infecções que ocorrem após a prótese articular total podem ser causadas por microrganismos introduzidos no momento da cirurgia ou por contaminação hematogênica tardia. Os profissionais devem sempre manter um alto índice de suspeição para infecção nos pacientes com cirurgia prévia de artroplastia. Dor de início recente ou afrouxamento da prótese observados na radiografia devem-se a infecção até prova em contrário. VSG, PCR e aspiração articular fazem parte da avaliação padrão. A escolha do tratamento depende de quando ocorre a infecção, da virulência do microrganismo envolvido e da estabilidade dos componentes da prótese. Se a infecção ocorrer dentro de três semanas da cirurgia inicial, alguns autores defendem a realização de limpeza e troca de revestimento acetabular. Se a infecção ocorrer mais tarde e/ou se o afrouxamento da prótese for notado em radiografias, a ressecção da prótese é, normalmente, recomendada com a colocação de um cimento antimicrobiano no espaço (metilmetacrilato impregnado com antimicrobiano) e tratamento com antimicrobiano IV por pelo menos 6 semanas. Após a eliminação da infecção, o reimplante de uma nova prótese pode ser considerado. Para as próteses cronicamente infectadas, pode ser considerada a fusão ou artroplastia com ressecção.

PRÓTESE TOTAL DE JOELHO

As opções de reconstrução cirúrgica para a artrite de joelho (Fig. 40-33) incluem osteotomia tibial alta (OTA), artroplastia de joelho unicompartimental (AJU) e prótese total de joelho (PTJ). As indicações para a cirurgia reconstrutiva do joelho incluem dor grave com ou sem deformidade e evidências radiológicas de artrite para a qual o tratamento conservador (fisioterapia, AINEs, injeções articulares de corticosteroides) tenha falhado. A escolha do tratamento cirúrgico depende de características do paciente além da condição do joelho.

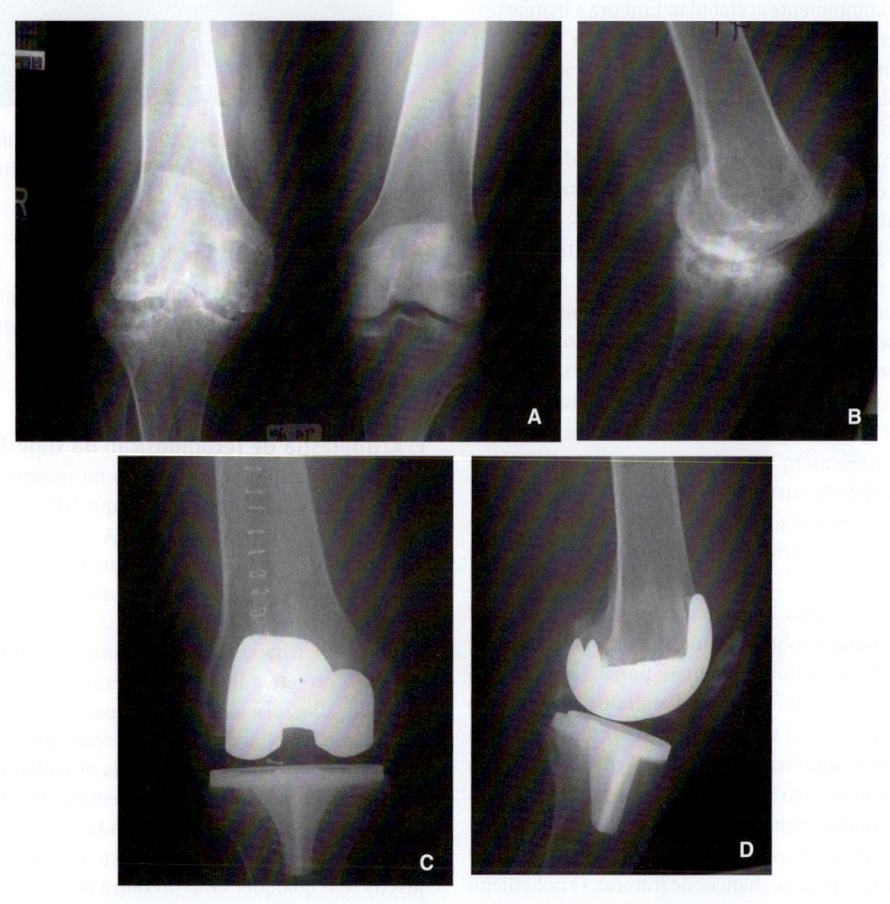

▲ **Figura 40-33** **A-B.** Paciente com AR e destruição articular grave do joelho direito. **C-D.** Paciente tratado com prótese total de joelho direito cimentada.

Artroplastia total de joelho

A ATJ envolve a substituição de osso do fêmur distal e tíbia proximal por um componente metálico do lado femoral e de polietileno (ou uma base de metal com polietileno inserido) no lado tibial. Há vários tipos de desenhos de ATJ que variam quanto ao grau em que restringem a movimentação do joelho. A escolha do implante depende da estabilidade ligamentar do joelho e da preferência do cirurgião. Normalmente, uma prótese completamente restrita que permite apenas flexão e extensão é usada em joelhos com deformidade grave e/ou instabilidade ligamentar significativa. A literatura reflete uma taxa de sucesso significativa para a ATJ, com os pacientes relatando resultados de bons a excelentes em 85 a 90% das vezes. Os fatores associados com desfechos ruins percebidos pelos pacientes incluem obesidade, gênero feminino, idade menor que 60 anos e histórico prévio de depressão.

Artroplastia de joelho unicompartimental

A AJU pode ser considerada no indivíduo idoso (com mais de 60 anos de idade) com artrite isolada de compartimento medial ou lateral. As vantagens da AJU em relação à ATJ incluem a preservação da cinemática do joelho, a redução da morbidade operatória e o tempo de reabilitação menor. Porém, a AJU está contraindicada em pacientes com joelho deficiente do ligamento cruzado anterior, amplitude de movimentos menor que 90 graus ou contratura de flexão de mais de 15 graus e nos pacientes com artrite em mais de um compartimento do joelho.

Osteotomia tibial alta

A OTA pode ser considerada no paciente jovem e ativo com artrite isolada de compartimento medial, para os quais a ATJ é uma solução imperfeita a longo prazo. Os pacientes com artrite isolada de compartimento medial normalmente têm deformidade do joelho em varo. A OTA produzirá uma correção em valgo para essa deformidade e reduzirá a carga sobre a superfície articular doente no lado medial. Os resultados a curto prazo para esse procedimento incluem redução dos níveis de dor e correção da deformidade; porém, isso normalmente deteriora com o tempo resultando na necessidade de cirurgia adicional.

ARTRITE GLENOUMERAL E RECONSTRUÇÃO DE OMBRO

O tratamento bem-sucedido do ombro artrítico necessita da compreensão das demandas funcionais do paciente, bem como da intensidade e da qualidade dos sintomas do paciente. Uma anamnese e exame físico cuidadosos, juntamente com os exames diagnósticos adequados, permitirão que o médico formule um plano terapêutico adequado.

A anamnese começa com a determinação da queixa primária do paciente – é dor, fraqueza ou perda de movimentos? Os pacientes com artrite glenoumeral significativa normalmente se queixam de dor anterior ou superolateral no ombro que é pior com as atividades. Também pode haver fraqueza com perda de movimentos devido à inatividade. Os sintomas de dor posterior ou tipo radicular (dor que se irradia da coluna até o dorso do ombro) sugere distúrbio da medula espinal e deve iniciar uma avaliação adequada. Antes do tratamento, deve-se questionar também sobre fisioterapia, injeções e quaisquer procedimentos cirúrgicos.

O exame físico deve observar o estado neurovascular e a presença de qualquer atrofia muscular. Deve-se prestar atenção especial à integridade dos músculos do manguito rotador (supraespinhoso, infraespinhoso, redondo menor e subescapular) e do músculo deltoide. O exame físico do ombro é descrito em mais detalhes na seção de esportes nesse capítulo. A amplitude de movimentos cervicais também é avaliada, juntamente com a técnica de Spurling (teste para radiculopatia cervical).

Os exames radiológicos incluem incidências AP e axilar do ombro. Pode ser observada a erosão glenoide que resulta em redução da impressão da cabeça umeral na borda lateral do acrômio. Os pacientes com doença associada do manguito rotador podem ter subluxação superior da cabeça umeral associada com redução da distância acromioumeral.

Os estágios iniciais da artrite de ombro podem ser tratados sem cirurgia com AINEs, injeções intra-articulares de esteroides ou ácido hialurônico e um programa de fisioterapia com foco na manutenção da amplitude de movimentos e exercícios de fortalecimento.

Os pacientes com artrite leve que não respondem às medidas conservadoras de tratamento podem ser submetidos à cirurgia por artroscopia. O desbridamento de qualquer lesão condral e a remoção de corpo estranho podem aliviar os sintomas mecânicos, enquanto a lavagem artroscópica com remoção de enzimas e proteínas inflamatórias do líquido articular costuma oferecer alívio da dor.

Para pacientes com artrite significativas, a artroscopia de ombro pode ou não fornecer alívio. Se for bem-sucedida, essa cirurgia representa uma solução temporária que pode aliviar os sintomas por um curto período de tempo. A cirurgia reconstrutiva do ombro, incluindo hemiartroplastia umeral, recomposição da superfície glenoide, artroplastia total de ombro, artroplastia total reversa de ombro e fusão glenoumeral são as opções de tratamento a serem consideradas. É importante observar que a indicação primária para a cirurgia de prótese de ombro é a dor incapacitante. Essas cirurgias podem ou não melhorar a amplitude de movimentos do paciente e/ou a força.

Os pacientes com artrite de ombro, com manguito rotador intacto, podem ser tratados com artroplastia total de ombro (substituição do glenoide e do úmero por componentes protéticos) ou hemiartroplastia (recomposição da superfície do úmero) isoladamente. Dois estudos prospectivos recentes comparando esses dois procedimentos sugerem que o alívio da dor pode ser superior e a taxa de cirurgia para revisão (conversão para PTO por artrite do glenoide) pode ser menor na ATO em comparação com a hemiartroplastia. Para pacientes com um manguito rotador lacerado deficiente e artrite, a hemiartroplastia é preferida, pois a migração umeral superior devido a um manguito deficiente leva ao afrouxamento do componente glenoide. A recomposição da superfície biológica do glenoide com a interposição de enxerto (cápsula anterior, autoenxerto de fáscia lata, aloenxertos) pode ser realizado também para abordar qualquer alteração artrítica do glenoide.

A artroplastia total reversa de ombro, que envolve um glenoide convexo e um úmero côncavo, pode ser usada em pacientes idosos (com mais de 70 anos de idade) com pouca demanda com um manguito rotador deficiente e um deltoide intacto. Essa prótese coloca o centro de rotação no colo escapular, aumentando assim o apoio do braço.

Historicamente, a fusão do ombro poderia ser considerada para trabalhadores jovens com artrite grave devido à falha da artroplastia de ombro a longo prazo. Com o advento da recomposição da superfície biológica do glenoide, a fusão do ombro se tornou uma opção cirúrgica menos comum reservada para ombros artríticos com deficiência de deltoide.

COLUNA ORTOPÉDICA

COLUNA

A dor cervical e nas costas são duas das queixas mais comuns em qualquer cenário ambulatorial. Embora a maioria das situações desses tipos de dor esteja relacionada à força muscular, a dor cervical e nas costas pode também estar relacionada à distúrbio da coluna. É importante para todos os profissionais de saúde ser capaz de diferenciar entre essas duas entidades. O distúrbio verdadeiro da coluna exige o rápido encaminhamento para um cirurgião de coluna para avaliação e tratamento.

▶ Anamnese e exame físico

Uma queixa principal de dor cervical ou nas costas deve levar a uma anamnese e exame musculoesquelético completos, incluindo as extremidades superiores e inferiores. Questões específicas a serem feitas em relação à dor incluem o início, a caracterização, a intensidade, a irradiação e o momento. A dor que se irradia para o braço ou perna pode ser qualificada como um sintoma radicular e é indicativa de doença de raiz da medula espinal. Além disso, o paciente deve ser questionado sobre sudorese noturna, febre, dor noturna e perda ponderal, o que caracterizam "bandeiras vermelhas" para infecção ou câncer. A presença de parestesia, formigamento, fraqueza motora, perda de controle intestinal ou vesical é indicativa de doença de raiz da medula espinal. A dor nos braços ou pernas que ocorre durante a caminhada ou atividades e que é aliviada imediatamente com o repouso pode ser causada por claudicação neurogênica indicativa de estenose espinal. Os pacientes com estenose lombar e resultante dor nas pernas, muitas vezes informam que a dor nas pernas melhora ao subir escadas ou ao se inclinar sobre o carrinho de compras na escada do mercado (a flexão da coluna lombar abre o canal e alivia a estenose).

O exame físico inclui testes de força, sensibilidade e reflexos, observação da marcha e documentação do estado vascular. A força dos músculos é graduada conforme a escala de 5 pontos descrita na seção de trama da coluna. O exame neurossensorial deve ser realizado com a avaliação dos dermátomos C5-T1 para a dor cervical e dos dermátomos L2-S1 para a dor lombar. O exame dos reflexos inclui a documentação do bíceps, tríceps, braquiorradial, patela e Aquiles, além da presença ou ausência de um sinal de Babinski. A marcha de base ampla pode ser indicativa de distúrbio da coluna cervical.

Quando um teste neurológico é anormal, a distinção deve ser feita entre sintomas/sinais radiculares (doença de raiz nervosa) e mielopáticos (doença da coluna espinal). Os sintomas radiculares incluem queixas de dor irradiada da coluna para os braços ou pernas. A perda do controle intestinal e/ou vesical e parestesia da virilha/perianal são indicativas de doença de raízes sacrais. Os sinais radiculares ao exame físico incluem um teste de elevação da perna estendida positivo (dor irradiada para a parte posterior da perna estendendo-se até abaixo do joelho), um teste de Spurling positivo (dor irradiada para o braço com a extensão do pescoço e rotação em direção ao lado doente), fraqueza muscular específica (p. ex., fraqueza do bíceps apenas do lado direito), parestesia em dermátomos específicos e diminuição de reflexos específicos. Os sinais mielopáticos incluem fraqueza muscular difusa abaixo de um determinado nível, hiper-reflexia, mioclonias, Babinski positivo, sinal de L'hermitte (sensação de dor irradiada para braços ou pernas com a movimentação do pescoço) e sinal de Hoffman (o dedo médio do paciente é percutido em extensão pelo examinador, resultando em flexão involuntária do polegar e dedo).

1. Contratura cervical

▶ Achados clínicos

A. Sinais e sintomas

A contratura cervical se caracteriza por dor cervical paraespinal (próxima da linha média) com ou sem irradiação para o ombro. Muitas vezes, os pacientes mostrarão também limitação da movimentação cervical. Esses sintomas costumam aparecer após um episódio de atividade excessiva ou tensão prolongada ou postura ruim. Pode haver pontos específicos de dor à palpação profunda com a dor sendo reproduzida à palpação, sendo chamados de "pontos-gatilho". A dor costuma ser caracterizada como uma sensação de dor profunda ou chata. O espasmo muscular dentro dos músculos trapézio, elevador da escápula e paraespinal pode ser palpável como um "nó" firme. O paciente pode também se queixar de cefaleia ou tontura. Um ponto de diferenciação importante com a doença espinal verdadeira é que o exame físico não deve revelar qualquer déficit neurológico.

▶ Exames de imagem

A avaliação radiológica começa com radiografias em AP e lateral da coluna cervical. As incidências em flexão-extensão devem ser consideradas em pacientes com trauma cervical precedente, sinais de AR ou síndrome de Down para a avaliação de instabilidade. As radiografias podem revelar alterações degenerativas como osteófitos, anquilose articular ou sinais de instabilidade. Porém, as radiografias costumam ser normais.

▶ Diagnóstico diferencial

Deve-se considerar a espondilose cervical e hérnia de disco cervical como parte do diagnóstico diferencial. Um paciente com hérnia de disco cervical pode se queixar de sintomas radiculares em uma distribuição de dermátomo específico, fraqueza muscular e redução de sensibilidade ou parestesias correspondendo ao nível do disco patológico. Além disso, a redução de reflexos também pode ser observada. A dor que surge na espondilose cervical (alteração degenerativa) costuma ser indistinguível daquela causada por contração cervical.

▶ Tratamento

A dor aguda na coluna cervical é inicialmente tratada com repouso e imobilização. O uso de colar macio, analgésicos e relaxantes musculares é feito conforme a necessidade. Porém, o colar não deve ser usado por mais de 1 a 2 semanas para evitar atrofia muscular cervical. Gelo, calor e outras modalidades como ultrassonografia e massagem também podem ser úteis.

A dor cervical relacionada à contratura cervical geralmente melhora dentro de 1 semana. Após a redução da dor, o paciente deve iniciar exercícios de fisioterapia para reforço de músculos cervicais, melhora da postura e aumento da amplitude de movimentos.

2. Lesão de chicote

▶ Considerações gerais

O "chicote" é uma lesão por aceleração-desaceleração que ocorre mais comumente quando o paciente está na parte traseira em um acidente automotivo. Ocorre hiperextensão aguda causando lesão aos tecidos moles anteriores do pescoço, incluindo o ligamento longitudinal anterior, o disco intervertebral, os músculos infra-hioide, longo do pescoço e o esternocleidomastoide. Quando o veículo desacelera, a cabeça retorna em flexão, causando lesão de cápsulas facetárias, ligamentos posteriores e musculatura paraespinal.

▶ Achados clínicos

A. Avaliação clínica e exames de imagem

Os sintomas após a lesão em chicote costumam variar. É comum haver dor e rigidez cervical. Cefaleia occipital e dor retro-ocular também são frequentemente observadas. Os espasmos podem se manifestar como redução da movimentação cervical. O exame neurológico é normal. As radiografias costumam ser normais.

▶ Tratamento

O tratamento das lesões em chicote é semelhante ao da contratura cervical: analgésicos, repouso e imobilização em colar cervical macio até o controle da dor, seguido por mobilização gradual. Os exercícios de fisioterapia são iniciados quando a amplitude de movimentos for normal.

3. Doença degenerativa de discos cervicais (espondilose cervical)

▶ Considerações gerais

As alterações degenerativas da coluna que normalmente ocorrem com o envelhecimento são conjuntamente chamadas de espondilose. A maior parte da degeneração visualizada nas radiografias é assintomática. Assim, a degeneração discal é considerada uma parte do processo natural de envelhecimento.

A espondilose cervical é inicialmente caracterizada por lacerações no ânulo posterior seguidas por fragmentação do disco. A região mais fraca do ânulo é a área posterior, que é o local mais comum de protrusão discal. Com o passar do tempo pode haver hipertrofia de articulações uncovertebrais e do ligamento amarelo, o que, em conjunto com esporões proeminentes e discos degenerados, pode invadir o forame neural e canal medular, comprimindo raízes nervosas e/ou medula espinal. Além disso, a ossificação do ligamento longitudinal posterior, o que é particularmente predominante na população japonesa, pode causar compressão e mielopatia em múltiplos segmentos cervicais.

▶ Achados clínicos

A. Sinais e sintomas

Os sintomas clínicos podem ou não acompanhar as alterações degenerativas da espondilose cervical. O comprometimento neurológico pode resultar da compressão de raízes nervosas (radiculopatia cervical espondilótica) ou da compressão da própria medula espinal (mielopatia cervical espondilótica) (Fig. 40-34). Os pacientes com sintomas radiculares cervicais costumam se queixar de dor irradiada do pescoço até os ombros e/ou braços. O teste de Spurling, conforme descrito anteriormente, pode ser positivo. Os pacientes com sintomas mielopáticos podem apresentar o sinal de L'hermitte (dor intensa na coluna com a flexão cervical) e/ou dificuldade com movimentos motores finos (abotoar uma camisa) e com o equilíbrio.

O exame físico de pacientes com radiculopatia cervical pode mostrar fraqueza muscular e reflexos diminuídos. O exame físico de pacientes com mielopatia espondilótica pode se caracterizar por espasticidade e mioclonia. Também pode ser vista a inversão do reflexo radial e reflexo escapuloumeral. Podem ser positivos os reflexos de Babinski e Hoffman. A movimentação fina dos dedos pode não estar presente, sendo notada a atrofia de músculos intrínsecos. O paciente pode ter uma marcha anormal caracterizada por base ampla e movimentos de arrastar os pés.

B. Exames de imagem

Os achados radiográficos de espondilose cervical incluem estreitamento do espaço discal (Fig. 40-35), formação de osteófitos nas margens de corpos vertebrais e degeneração artrítica das facetas articulares. A RM pode ser usada para a avaliação de compressão de raízes nervosas ou compressão medular. A EMG pode ser usada como exame adjunto para confirmar o diagnóstico por meio da demonstração de alteração motora generalizada resultante de envolvimento do neurônio motor.

▶ Diagnóstico diferencial

Além de artrite, radiculopatia ou mielopatia podem também ser causadas por tumores e malformações vasculares da medula espinal, siringomielia, esclerose lateral amiotrófica, degeneração combinada subaguda e esclerose múltipla. A RM é o exame mais útil além de anamnese e exame físico completos para a diferenciação entre esses diagnósticos diferentes.

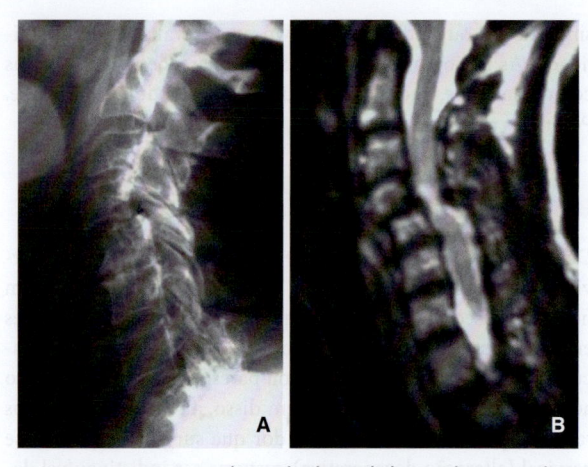

▲ **Figura 40-35** **A.** Radiografia lateral de um homem de 50 anos de idade com dor cervical e mielopatia. **B.** RM sagital ponderada em T2 mostrando compressão de medula espinal ao nível de C4-5 por espondilolistese.

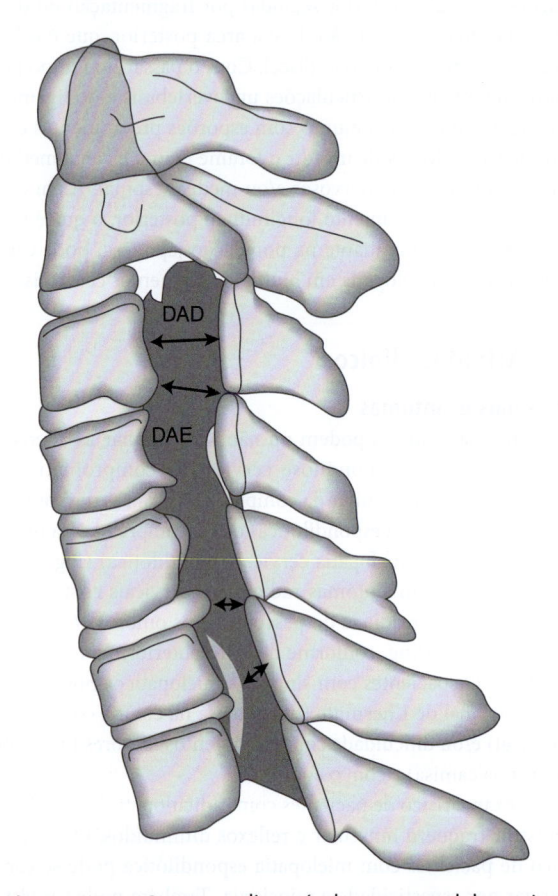

▲ **Figura 40-34** O espaço disponível para a medula espinal na coluna cervical subaxial pode ser medido como o diâmetro anteroposterior de desenvolvimento (DAPD) em pacientes com estenose espinal de desenvolvimento e como o diâmetro anteroposterior espondilótico (DAPE) em pacientes com espondilose cervical.

▶ Tratamento

A. Radiculopatia cervical espondilótica

A maioria dos pacientes com início agudo de radiculopatia cervical espondilótica apresenta regressão dos sintomas em 4 a 6 semanas. A progressão para mielopatia é rara. A maioria dos pacientes obtém alívio da dor com repouso, analgésicos e imobilização. Parestesias e alterações sensitivas leves podem persistir após a melhora da dor cervical e no braço.

Se a dor continuar, deve ser realizada a RM da coluna cervical para a investigação de quaisquer áreas de compressão. Se houver herniação discreta, a descompressão cirúrgica com foraminotomia ou discectomia com ou sem fusão intercorpos pode ser considerada.

B. Mielopatia cervical espondilótica

O tratamento inicial da mielopatia cervical espondilótica envolve o uso de AINEs e colar cervical para minimizar os sintomas.

Quando os sintomas são progressivos, não melhoram com o uso de um colar ou ocorrem em pacientes mais jovens, o tratamento cirúrgico pode ser necessário. O tratamento depende da natureza da compressão (disco, corpo vertebral, osteófitos posteriores, hipertrofia de ligamento amarelo, ligamento longitudinal posterior ossificado), do alinhamento sagital da coluna cervical (cifótico, neutro ou lordótico) e do número de níveis envolvidos. A compressão restrita aos discos intervertebrais pode ser aliviada por meio de discectomia e fusão anterior de um ou vários níveis. Quando a doença é limitada a dois níveis de corpos vertebrais ou se houver uma cifose preexistente maior que 15 graus, a discectomia anterior, foraminotomia e fusão com um enxerto tipo escora obtém descompressão e estabilização dos segmentos degenerativos. Quando a compressão envolve mais de dois níveis de corpos vertebrais, a morbidade associada com a abordagem anterior aumenta de maneira significativa. Assim, uma descompressão posterior através por meio de laminectomia de múltiplos níveis com ou sem fusão está recomendada (Fig. 40-36).

Evolução e prognóstico

A maioria dos casos de radiculopatia cervical espondilótica melhora em 4 a 6 semanas com o tratamento conservador. Com relação à mielopatia cervical espondilótica, os resultados do tratamento cirúrgico são melhores quando os sintomas são leves e de duração mais curta. Porém, a resolução pós-operatória completa dos sintomas é rara mesmo nesses casos. Deve-se observar que a evolução natural da mielopatia espondilótica geralmente resultará em remissão espontânea pelo menos parcial.

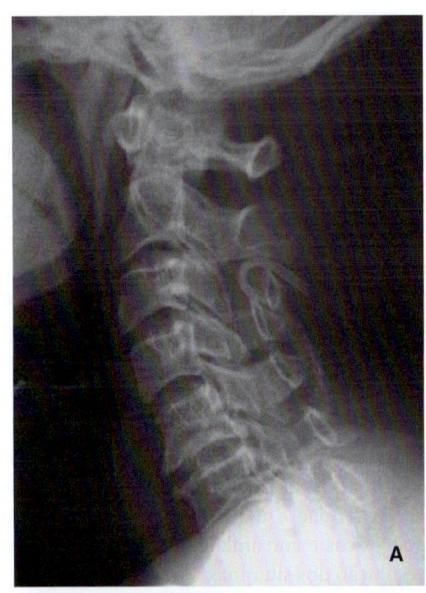

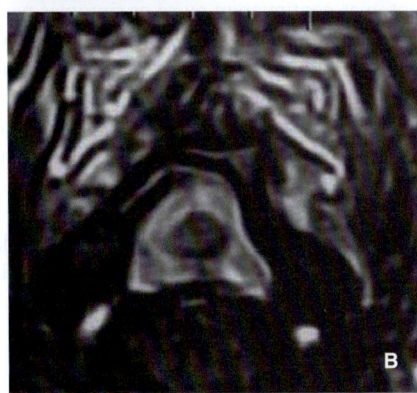

▲ **Figura 40-36 A.** Radiografia lateral pós-operatória de um paciente com estenose e mielopatia de múltiplos segmentos cervicais tratado com laminoplastia expansiva do canal cervical de C3 até C7. **B.** Imagem pós-operatória de RM axial mostrando expansão significativa do canal após o procedimento.

A mielopatia crônica e o envolvimento de múltiplos níveis estão associados com resultados cirúrgicos piores.

SÍNDROMES DE DOR NAS COSTAS

1. Lombalgia

Considerações gerais

Nos Estados Unidos, 400 mil trabalhadores ficam incapacitados anualmente devido à dor nas costas. Estima-se que 80% da população sofra de lombalgia em algum momento. Devido a sua elevada prevalência, todos os médicos devem ser capazes de fazer a diferenciação entre as múltiplas etiologias da dor nas costas.

Achados clínicos

A. Sinais e sintomas

A causa mais comum de lombalgia é a contratura mecânica. Os pacientes se queixam de dor relacionada ao excesso de atividades. Muitas vezes, os pacientes nesse grupo demonstrarão condicionamento ruim e alterações de postura e tônus da musculatura abdominal.

A dor é algumas vezes descrita como profunda na região lombossacral. A dor é constante e um pouco difusa, com ou sem irradiação para nádegas e quadris. A dor piora ao inclinar-se e é aliviada pela inatividade. A palpação pode revelar dor na região paraespinal, com "pontos-gatilho" ou "nós". O espasmo da musculatura paraespinal é um achado comum.

O exame neurovascular, incluindo força, sensibilidade e reflexos costuma estar dentro dos limites normais. O teste de elevação da perna estendida é normal. Este teste é realizado com o paciente em posição de decúbito dorsal em uma mesa de exame; o examinador levanta a perna do paciente estendida no quadril e no joelho, passivamente estirando o nervo ciático com transmissão da tensão para as raízes lombossacras. A reprodução da dor até as pernas é um teste positivo, indicando irritação de raízes nervosas.

B. Exames de imagem

O exame radiológico pode revelar alterações degenerativas, como estreitamento do espaço discal lombar e osteófitos ou ele pode ser normal. As radiografias devem ser rotineiramente obtidas. Em pessoas com mais de 50 anos de idade, a presença de metástases deve ser avaliada. Nos pacientes com menos de 20 anos de idade, deve-se descartar anomalias congênitas ou de desenvolvimento sintomáticas.

Tratamento

O tratamento da contratura lombar inclui anti-inflamatórios e repouso durante a fase aguda. O uso de coletes de suporte lombossacral pode ser considerado para o suporte mecânico.

Exercícios de condicionamento abdominal e de reforço muscular espinal são prescritos após a melhora da dor. Os exercícios típicos incluem flexões abdominais com joelhos dobrados e alongamento do jarrete e musculatura espinal. As medidas preventivas devem ser apresentadas ao paciente, especialmente a correção da maneira de levantar objetos dobrando as pernas em vez de inclinar a coluna.

▶ Evolução e prognóstico

A evolução habitual da contratura lombar é a remissão espontânea ao longo do tempo. As recidivas da dor são comuns, geralmente precipitadas por atividades pesadas. Os pacientes com dor constante devem ser investigados para depressão ou problemas relacionados a compensações trabalhistas, o que pode ser um fator contribuidor. Os pacientes que não respondem ao tratamento conservador devem ser investigados para compressão neurológica por meio de RM. Se não for encontrada nenhuma doença, os pacientes devem ser estimulados a retornar a sua atividade normal assim que possível. Deve ser desestimulado o uso prolongado de analgésicos (especialmente opioides).

2. Síndrome discal lombar

▶ Considerações gerais

Os pacientes podem apresentar dor nas costas e sintomas uni ou bilaterais nas pernas. A dor nas costas pode ser causada por degeneração do ânulo fibroso (camada externa do disco), que contém muitas fibras álgicas. A degeneração do ânulo fibroso pode levar à herniação do núcleo pulposo (porção central do disco) para dentro do canal medular, comprimindo os elementos neurais e levando a sintomas nas pernas. A porção posterolateral do disco lombar é a mais fraca e, assim, a localização mais comum para a herniação. Esses tipos de herniação discal são chamados de "paracentrais" devido a sua localização logo lateralmente à linha média. As herniações discais centrais, que ocorrem na linha média, aparecem com menos frequência.

O saco dural abaixo de L1 (cone medular) contém apenas as raízes nervosas (cauda equina). Na coluna lombar, cada raiz nervosa emerge abaixo de sua respectiva vértebra, logo abaixo da borda inferomedial de seu respectivo pedículo, entrando no forame neural logo acima do disco intevertebral em cada nível. Assim, uma herniação discal paracentral pode comprimir a raiz que passa para o nível inferior adjacente. Por exemplo, uma herniação discal paracentral em L4-5 irá comprimir a raiz passante de L5. Por outro lado, uma herniação discal mais lateral ocorre próximo da zona de saída de seu respectivo forame neural e, assim, tem mais chances de comprimir a raiz que sai desse nível; ou seja, uma herniação discal mais lateral em L4-L5 irá comprimir a raiz nervosa de L4. Devido a seu ponto de transição entre a coluna lombar e sacral, os níveis discais de L4-5 e L5-S1 correspondem à região de estresse mecânico máximo na coluna lombar. Assim, as herniações discais são mais prováveis nesses dois níveis e a doença de raiz nervosa de L5 e S1 é mais comum.

▶ Achados clínicos

A. Sinais e sintomas

A dor nas costas com ciática (dor irradiada até a parte posterior da coxa) é a apresentação mais comum. A dor pode ocorrer em dermátomo específico. O início da dor na perna costuma ser insidioso, mas a dor pode começar agudamente quando a herniação de disco ocorre subitamente após trauma. A dor pode ser penetrante, em queimação ou de natureza elétrica, sendo acentuada por ficar sentado ou de pé por período prolongado e sendo aliviada pelo menos parcialmente com o repouso.

A compressão de raízes nervosas pode produzir alterações sensitivas objetivas, com parestesias e perda de sensibilidade no dermátomo afetado. Com a compressão continuada da raiz, pode haver fraqueza motora. A fraqueza motora corresponde aos miótomos específicos inervados pela raiz nervosa comprimida. A atrofia muscular pode acompanhar as alterações sensitivas e motoras. O teste de elevação da perna pode ser positivo.

▶ Avaliação radiológica

As radiografias podem mostrar alterações degenerativas, incluindo osteófitos e perda de altura discal. A RM ou a mielografia são muito sensíveis e devem revelar uma herniação discal quando presente. Deve-se ter cuidado para avaliar especificamente a localização da herniação discal incluindo o nível discal e a relação da herniação com a linha média (central, paracentral ou mais lateral).

▶ Tratamento

O tratamento da doença discal lombar aguda é controverso. Se os sintomas forem produzidos por abaulamento em vez de extrusão do disco herniado, medidas conservadoras como repouso no leito, analgésicos e anti-inflamatórios costumam resultar na completa resolução dos sintomas.

Se os sintomas continuarem ou se os sintomas neurológicos progredirem ou não responderem às medidas conservadoras, a laminotomia e remoção do disco herniário pode ser necessária. A cirurgia é mais bem-sucedida em pacientes cujos sintomas se relacionam com achados diagnósticos objetivos, isto é, o paciente com herniação discal paracentral em L4-5 e sintomas de raiz nervosa de L5 (fraqueza do ELH, dor/parestesias na distribuição do dermátomo de L5). A discectomia pode ser realizada por meio de técnicas de microdiscectomia padronizadas ou por meio de uma abordagem endoscópica "minimamente invasiva".

3. Estenose lombar

Na presença de degeneração grave do espaço discal e espondilose, pode também ocorrer estreitamento generalizado do canal medular lombar (estenose espinal) sem herniação discal específica. A etiologia da estenose espinal lombar é multifatorial e inclui: hipertrofia de facetas articulares, degeneração discal e perda da altura discal e hipertrofia e afivelamento do ligamento amarelo.

A estenose espinal geralmente afeta pessoas na quinta e sexta décadas de vida. Os sintomas incluem rigidez e dor generalizada nas costas. Pode haver estreitamento do recesso lateral causando sintomas de raiz nervosa unilaterais e resultando em sintomas na perna como ciática. A claudicação neurogênica (dor nas costas irradiada para a perna que piora com as atividades e é imediatamente aliviada pelo repouso) é uma queixa comum. Ela pode ser diferenciada da claudicação vascular por aliviar imediatamente com o repouso (na claudicação vascular o alívio da dor só ocorre após alguns minutos de repouso).

Para os pacientes com estenose espinal, a extensão leva a maior estreitamento do canal, exacerbando os sintomas, enquanto a flexão da coluna oferece alívio dos sintomas. Os pacientes irão geralmente relatar que é mais fácil subir escadas do que descê-las (as pessoas têm tendência a se inclinar para frente ou fazer flexão da coluna ao subir escadas, enquanto se inclinam para trás ou estendem a coluna ao descê-las) e que caminhar inclinado sobre um carrinho de compras ajuda a melhorar os sintomas. Ao exame físico, pode-se observar reflexos diminuídos ou assimétricos, fraqueza motora específica (o extensor longo do hálux é mais comum) e diminuição da sensibilidade em um dermátomo específico.

▶ Exames de imagem

O exame radiológico pode revelar alterações degenerativas, como estreitamento de espaço discal e osteofitose, ou os resultados podem ser completamente normais. Uma mielografia ou RM confirmarão o diagnóstico.

▶ Tratamento

No paciente com claudicação neurológica persistente que não responde às medidas conservadoras, a foraminotomia ou a laminectomia descompressiva são muito eficazes no alívio dos sintomas e melhora da função. Se a instabilidade espinal (espondilolistese degenerativa) também estiver presente, a coluna deve também ser estabilizada nos níveis afetados.

4. Outros problemas lombares

Além das etiologias de dor nas costas discutidas anteriormente, deve-se também considerar as possibilidades de infecção ou tumor. Além disso, condições não relacionadas com a coluna, como aneurisma de aorta abdominal, pancreatite ou pielonefrite também podem causar dor nas costas, devendo ser descartadas quando houver suspeita.

Os tumores extradurais mais comuns na coluna do adulto são as metástases, mais comumente de carcinoma de mama em mulheres e de câncer de próstata em homens. Frequentemente, o mieloma múltiplo também envolve a coluna e, muitas vezes, causa dor por meio de lesões líticas que enfraquecem o osso e levam a fraturas patológicas. Os tumores raquidianos intradurais (neurofibromas, meningiomas e ependimomas) são muito menos comuns que as metástases nos adultos. Um histórico de tumor primário em outro local, dor nas costas que piora à noite, sudorese noturna, febre ou dor bilateral persistente nas pernas sem dor nas costas deve aumentar a suspeita de câncer. As metástases ósseas costumam ser detectadas em exames radiológicos de rotina. A RM deve ser solicitada quando as radiografias não forem diagnósticas.

Discite e osteomielite vertebral podem causar dor nas costas na ausência de sintomas neurológicos significativos. A osteomielite vertebral pode surgir de várias fontes, incluindo inoculação direta por procedimentos iatrogênicos (injeções, exames diagnósticos), disseminação contígua por infecção local e disseminação hematogênica (por sítios vasculares infectados ou infecção do trato urinário).

Após o estabelecimento da infecção na metáfise, ela pode subsequentemente romper por meio da placa terminal para o disco adjacente, infectando o corpo vertebral adjacente. O material do disco é relativamente avascular e é rapidamente destruído por enzimas bacterianas. A osteomielite da coluna pode se estender para o canal medular, levando a abscesso epidural ou meningite bacteriana ou para os tecidos moles adjacentes, resultando em abscesso local. A destruição do corpo vertebral e do disco intervertebral pode levar a instabilidade e colapso. Além disso, a retropulsão do osso infectado e tecido de granulação para dentro do canal pode causar compressão neural ou oclusão vascular. Se houver suspeita de infecção espinal, o microrganismo patogênico deve ser identificado com biópsia ou aspiração antes que se possa instituir o tratamento adequado com antimicrobianos (com ou sem desbridamento cirúrgico). Uma RM com gadolínio é o exame mais adequado para delinear a localização da infecção, bem como para investigar a presença de um abscesso epidural (Fig. 40-37).

5. Síndrome da cauda equina aguda

Raramente, o prolapso discal posterior agudo na linha média ao nível de L2-L3 pode causar compressão de muitas raízes nervosas na cauda equina. Isso é conhecido como síndrome da cauda equina aguda. Os sintomas incluem dor intensa nas pernas em uma ou ambas as extremidades, fraqueza muscular, retenção urinária e redução do tônus retal com subsequente perda de controle intestinal/vesical. Uma RM da coluna lombar revelará o local da compressão, o que deve ser tratado com a descompressão de emergência.

6. Dor mecânica nas costas

▶ Considerações gerais

As pessoas com doença discal lombar de longa duração podem desenvolver alterações degenerativas numerosas nos segmentos envolvidos. O colapso discal resulta em movimentação anterior anormal entre os corpos vertebrais e posterior entre as facetas intervertebrais, causando osteofitose.

▶ Achados clínicos

Os sintomas ocorrem por inflamação ao redor de facetas anormais e geralmente incluem dor difusa que pode ou não ser

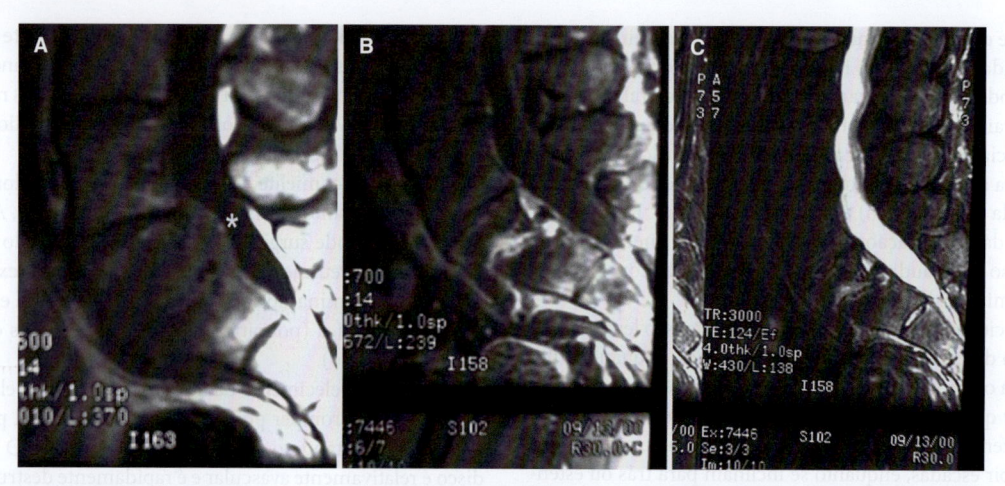

▲ **Figura 40-37** Imagens de RM sagital de um paciente com lombalgia por discite de L5-S1, osteomielite vertebral e um pequeno abscesso epidural anterior. **A.** Imagem ponderada em T1. **B.** Imagem ponderada em T1 e contraste vascular com gadolínio. **C.** Imagem ponderada em T2.

irradiada para nádegas e região posterior da coxa. Os pacientes podem também apresentar desconforto postural e "bloqueio" na região lombar durante uma inclinação ou em tentativas de endireitar as costas após se curvar para frente.

▶ Diagnóstico e tratamento

As radiografias podem mostrar osteófitos e estreitamento dos espaços discais sugestivos de alterações degenerativas. Os pacientes que demonstram sintomas sugestivos de síndrome facetária devem ser inicialmente tratados de maneira conservadora com repouso e anti-inflamatórios. A injeção das facetas lombares com corticosteroides e lidocaína e guiada por fluoroscopia pode ser diagnóstica e terapêutica. Para pacientes que não melhoram com tratamento conservador, a fusão lombar por técnica anterior ou posterior pode ser considerada para a eliminação da movimentação anormal. Porém, os resultados dessas cirurgias têm sido inconsistentes.

ORTOPEDIA ONCOLÓGICA

CONSIDERAÇÕES GERAIS

As lesões ósseas podem ser primárias (de origem mesenquimal) ou secundárias (metástases, mieloma e linfoma). As metástases ósseas e o mieloma são significativamente mais comuns que os tumores ósseos primários, particularmente em pacientes mais velhos. As lesões ósseas primárias podem ser agrupadas em três tipos: tumores malignos (sarcomas), tumores benignos e lesões reativas ou variadas. Os sarcomas tendem e se disseminar por via hematogênica, mais comumente para os pulmões. Os tumores ósseos benignos variam muito e podem ser pequenos e sem consequências ou grandes e destrutivos.

APRESENTAÇÃO

Independentemente do tipo de lesão, a maioria dos pacientes apresenta dor musculoesquelética que costuma ser de caráter profundo e constante. Ela pode, inicialmente, ser intermitente e relacionada com as atividades, mas ao longo do tempo costumam ficar constantes. Os pacientes com suspeita de lesão óssea necessitam de exame físico cuidadoso. Nos idosos, as metástases ósseas devem ser uma preocupação significativa, devendo levar a uma avaliação de um tumor primário distante. Devem ser obtidas incidências padrão em AP e lateral da região de preocupação. Se houver suspeita de doença maligna, deve ser obtida uma radiografia de tórax. A TC e a RM são úteis como adjuntos na caracterização das lesões ósseas.

CARACTERÍSTICAS RADIOLÓGICAS DE LESÕES ÓSSEAS

As radiografias simples podem restringir significativamente o diagnóstico diferencial das lesões ósseas. Deve-se prestar atenção especial para o local anatômico da lesão, a zona de transição entre a lesão e o osso normal e as características internas da lesão. As lesões benignas tendem a ter crescimento lento. Embora as lesões benignas possam destruir o osso cortical, uma borda de transição de osso periosteal reativo costuma ser formada ao redor da neoplasia. As lesões malignas de alto grau tendem a crescer rapidamente e o osso hospedeiro tem pouca capacidade de limitar a lesão com uma margem de osso periosteal. De maneira correspondente, as lesões agressivas costumam ter uma zona de transição pouco demarcada. As lesões de alto grau frequentemente destroem o osso cortical e podem se disseminar para os tecidos moles adjacentes. Também se deve observar a presença de calcificação ou ossificação dentro da lesão. A calcificação aparece mais casual e frequentemente mais densa que a ossificação, em geral denotando um tumor cartilaginoso. A ossificação indica a produção de matriz mineralizada dando o aspecto de organização ou estrutura, sendo mais comum em tumores de origem óssea.

BIÓPSIA E TRATAMENTO CIRÚRGICO

A biópsia costuma ser realizada apenas após a lesão ter sido bem caracterizada pelo exame físico e radiológico. Se for encontrada uma lesão maligna, deve ser removido todo o trajeto da biópsia no momento da ressecção do tumor. Assim, o local e o trajeto da biópsia devem violar o mínimo de compartimentos intrafasciais para evitar a disseminação para compartimentos adjacentes pelo tumor e limitar a extensão da ressecção necessária. Devem ser evitadas as incisões transversas. O material deve ser encaminhado para congelação para confirmar que foi obtida uma amostra adequada da lesão; as amostras devem ser enviadas também para cultura, pois a infecção pode ser mascarada como uma lesão de aspecto agressivo.

O tratamento cirúrgico visa a remoção de toda a lesão e a prevenção da recorrência local. Em geral, uma ressecção mais extensa confere um menor risco de recorrência local. Foram descritos quatro tipos de ressecção tumoral:

1. **Intralesional** – A dissecção ocorre por meio do próprio tumor (p. ex., curetagem);
2. **Marginal** – Ressecção por meio da zona reativa do tumor, a qual contém células inflamatórias, tecido fibroso e possíveis metástases satélite;
3. **Ampla** – Todo o tumor é removido com uma porção de tecido normal circundante;
4. **Radical** – Remoção do tumor e de todo o compartimento fascial circundante.

ESTADIAMENTO

O estadiamento para lesões musculoesqueléticas malignas se baseia no grau histológico da lesão, sua localização (intra vs. extracompartimental) e a presença de metástases distantes. O grau (G) avalia as características histológicas do tumor. As lesões G_1 parecem menos agressivas e têm menor risco de metástases distantes. O grau aumentado nas lesões G_2 e G_3 denota características citológicas mais agressivas e aumenta o risco de metástases distantes. O tamanho do tumor (T) inclui lesões dentro de sua cápsula (T_0), que se estendem por meio da cápsula, mas dentro do compartimento de origem (T_1) e além do compartimento de origem (T_3). As metástases (M) incluem ausência de metástases (M_0) e a presença de metástases (M_1).

QUIMIOTERAPIA E RADIOTERAPIA

Uma discussão detalhada de regimes quimioterápicos e radioterápicos para as diversas neoplasias musculoesqueléticas está além do limite desse texto. Os regimes quimioterápicos modernos oferecem benefícios significativos na sobrevida livre de doença para sarcoma osteogênico e sarcoma de Ewing. A quimioterapia neoadjuvante (pré-operatória) está se tornando popular no tratamento desses cânceres. A radioterapia é eficaz no tratamento local do sarcoma de Ewing, osteossarcoma, linfoma, mieloma e doença óssea metastática.

LESÕES ÓSSEAS METASTÁTICAS

As metástases de tumores primários remotos representam a maioria dos tumores ósseos em adultos. Desses, a maioria deriva de carcinomas de mama, próstata, pulmão, rim, tireoide, pâncreas e estômago. Embora as metástases de câncer de mama e próstata comumente resultam de um câncer primário conhecido, as metástases ósseas de origem desconhecida frequentemente se originam de um câncer de pulmão ou rim. A presença de uma lesão óssea lítica em um adulto com mais de 40 anos de idade e sem um diagnóstico de um câncer primário deve levar a uma investigação imediata, a qual identifica com sucesso o tumor primário em 85% dos casos:

- Radiografias simples do membro afetado, radiografia de tórax, TC de tórax, abdome e pelve.
- Cintilografia óssea com tecnécio para detectar lesões múltiplas.
- Série óssea (se houver suspeita de mieloma).
- Hemograma completo, bioquímica sérica, exames de função hepática, velocidade de sedimentação globular e imunoeletroforese sérica ou urinária.

As metástases são mais comumente observadas na pelve, costelas, corpos vertebrais e membros proximais. Essas lesões costumam ter aspecto lítico nas radiografias simples, embora as metástases de mama e próstata possam ser escleróticas ou mistas com características líticas e escleróticas. As metástases de carcinoma de células renais tendem a ser extremamente vascularizadas e a angioembolização é uma consideração importante antes da biópsia ou do tratamento cirúrgico definitivo. É importante observar que a destruição óssea não é causada pelas células malignas, mas sim por indução da atividade osteoclástica local pelas metástases. Assim, a terapia com bifosfonatos se tornou comum em pacientes com câncer.

O mieloma múltiplo é um tumor maligno comum que afeta os ossos. Trata-se de um distúrbio de plasmócitos que mais comumente afeta pacientes com idade entre 50 e 80 anos de idade. Os pacientes mais comumente apresentam dor óssea ou fratura patológica. O envolvimento de vértebras e grandes ossos é o mais comum. As radiografias comumente demonstram múltiplas lesões líticas em saca-bocado. Os pacientes com mieloma múltiplo devem ser submetidos a um exame de série óssea para a avaliação de outras lesões líticas, pois a cintilografia óssea é frequentemente não informativa.

A intervenção cirúrgica para as lesões ósseas metastáticas é centrada na redução da dor e na manutenção da função. A fixação interna é realizada profilaticamente se for observada uma fratura iminente. Os fatores de risco para fratura patológica incluem mais de 50% de destruição dos córtices diafisários, mais de 50 a 75% de destruição metafisária, destruição da região subtrocantérica do fêmur e dor persistente após radioterapia.

TUMORES ÓSSEOS PRIMÁRIOS MALIGNOS COMUNS

▶ Osteossarcoma

O sarcoma osteogênico é o tumor ósseo maligno primário mais comum. Ele é mais comum em homens e ocorre mais comumente em crianças e em adultos jovens na região do joelho (Fig. 40-38). Outras localizações comuns incluem o úmero proximal e fêmur proximal. A histologia demonstra produção osteoide com células estromais malignas. A maioria das lesões é de alto grau e penetra no córtex, formando uma massa de tecido mole extramedular. As radiografias simples mostram uma lesão destrutiva com alguma formação óssea. Os regimes quimioterápicos modernos aumentaram de forma significativa a sobrevida e a possibilidade de realizar abordagens preservadoras de membros. O tratamento consiste em quimioterapia neoadjuvante seguida por ressecção e quimioterapia de manutenção. Os subtipos menos comuns de osteossarcoma incluem telangiectásico, paraosteal e periosteal.

▶ Condrossarcoma

O condrossarcoma resulta de células cartilaginosas malignas com pico de incidência na quinta e sexta décadas. Ele comumente ocorre no joelho, ombro, pelve e coluna. As radiografias simples demonstram espessamento cortical e pontilhado consistente com deposição cartilaginosa. A determinação do caráter maligno em células cartilaginosas baseada apenas no exame histológico é difícil; o histórico clínico e os exames de imagem são fundamentais para um diagnóstico correto. Os condrossarcomas tendem a ser de grau 1 ou 2 e são menos agressivos que os osteossarcomas. A ressecção cirúrgica com margens amplas é o tratamento de escolha. O condrossarcoma desdiferenciado é um subtipo que contém células fusiformes altamente agressivas. O prognóstico é ruim e o tratamento consiste em ressecção com margens amplas e quimioterapia.

▶ Sarcoma de Ewing

O sarcoma de Ewing é um tumor de células azuis pequenas com uma translocação cromossômica característica t(11:22). Ele comumente ocorre em crianças com mais de cinco anos de idade e em adultos jovens. Nas crianças com menos de 5 anos de idade com um tumor de células azuis pequenas deve-se excluir leucemia e neuroblastoma metastático antes de fazer o diagnóstico de sarcoma de Ewing. Da mesma maneira, o carcinoma metastático deve ser excluído em adultos. Dor e febre são queixas comuns de apresentação, com muitos pacientes tendo elevações de marcadores inflamatórios e leucocitose (o que pode ser confundido com osteomielite). A pelve, joelho, úmero proximal e diáfise femoral são as localizações mais comuns. As radiografias simples mostram uma lesão destrutiva, frequentemente diametafisária.

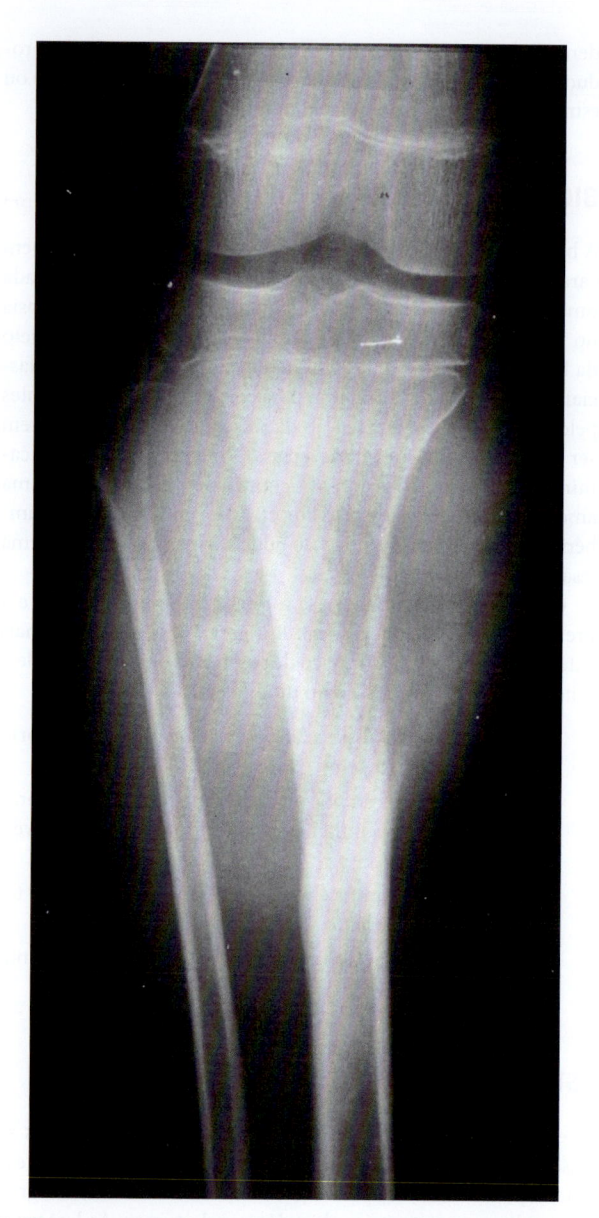

▲ **Figura 40-38** Osteossarcoma com o triângulo de Codman, uma nova área de osso subperiosteal formada quando um tumor levanta o periósteo para longe do osso.

O clássico aspecto de "casca de cebola" com múltiplas camadas de periósteo reacional é incomum; mais comumente o aspecto é lítico com quantidades variáveis de osso reacional. O tratamento, incluindo quimioterapia, radioterapia e intervenção cirúrgica pode produzir sobrevida a longo prazo em até 70% dos casos.

▶ Linfoma ósseo

O linfoma ósseo pode ocorrer como um foco solitário, espalhado pelo osso e tecido mole ou como uma metástase óssea. Ele pode afetar pacientes de qualquer idade. É comum haver dor e uma grande massa de tecidos moles. O joelho, pelve, quadril, ombro e vértebras são comumente afetados. A destruição óssea com um grau variável de osso reacional é característica na radiografia simples. O tratamento se concentra na quimio e radioterapia. A intervenção cirúrgica está indicada para a fixação de fratura iminente ou patológica.

LESÕES ÓSSEAS BENIGNAS COMUNS

▶ Osteoma osteoide

O osteoma osteoide é uma lesão óssea benigna que normalmente produz dor em pacientes entre 5 e 30 anos de idade. Dor progressiva, particularmente à noite, é característica. A lesão é comumente encontrada no fêmur proximal, coluna e diáfise tibial. As radiografias simples costumam mostrar um ninho radiotransparente com uma margem reativa esclerótica. As cintilografias ósseas são sempre positivas. Muitas vezes, a dor é bem aliviada com AINEs e 50% das lesões irão "desaparecer" com o tratamento conservador. No caso de dor persistente, a ablação percutânea com radiofrequência do ninho da lesão é altamente eficaz.

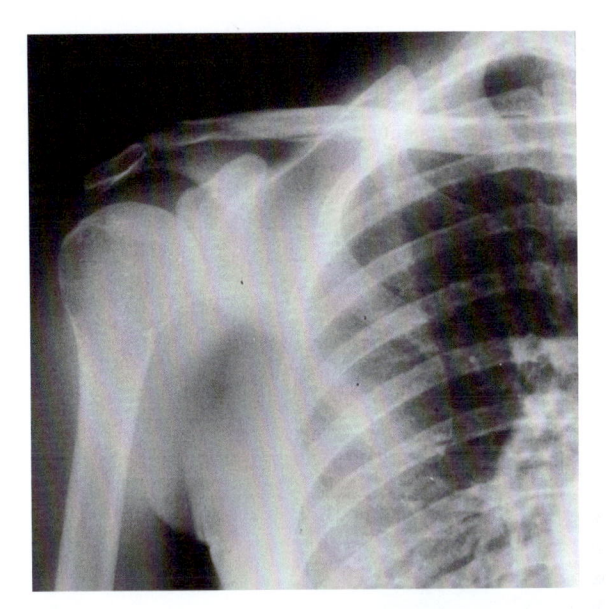

▲ **Figura 40-39** Tumor de células gigantes do úmero proximal.

▶ Encondroma

Encondromas são tumores cartilaginosos benignos encontrados nas metáfises de ossos longos e da mão, onde as fraturas patológicas podem ser comuns. As radiografias simples demonstram uma lesão lítica com aspecto pontilhado. A maioria dos encondromas pode ser observada e acompanhada com radiografias seriadas após 3 meses e 1 anos da apresentação inicial. O tratamento, quando necessário, consiste em curetagem e enxerto ósseo. A transformação maligna para condrossarcoma é extremamente rara, exceto em dois casos: a doença de Ollier caracterizada por múltiplos encondromas com risco de 30% de condrossarcoma; e a síndrome de Maffucci que inclui encondromas múltiplos associados com angiomas de tecidos moles. Ambas as doenças também conferem risco aumentado de doença maligna visceral.

▶ Osteocondroma

O osteocondroma é uma lesão superficial benigna do osso caracterizada por uma capa cartilaginosa conectada a uma cavidade medular do osso subjacente. Ele pode ser pedunculado ou séssil. Se for assintomático, a observação é suficiente. Se houver dor, a ressecção é apropriada. A exostose hereditária múltipla é uma condição autossômica dominante onde os pacientes apresentam osteocondromas múltiplos. Embora a transformação maligna em lesões isoladas seja rara, a exostose hereditária múltipla confere um risco maior (cerca de 10%).

▶ Tumor ósseo de células gigantes

Embora sejam benignos, os tumores de células gigantes podem ser localmente agressivos. OS TCG são mais comuns em mulheres e normalmente ocorrem nas epífises de ossos longos após o fechamento da fise. O joelho, vértebras, rádio distal e sacro são locais comuns. As radiografias simples demonstram uma lesão lítica metafisária que se estende até a epífise (Fig. 40-39). O tratamento consiste em janela cortical, curetagem agressiva, cauterização química com fenol e enxerto ósseo. Se for inoperável, pode-se utilizar a radioterapia. Raramente, os tumores primários de células gigantes podem ser malignos ou podem sofrer degeneração maligna secundária (mais comumente após exposição à radioterapia).

▶ Cisto ósseo aneurismático

O cisto ósseo aneurismático (COA) é benigno, mas pode estar associado com outros tumores, incluindo TCG, condroblastoma e displasia fibrosa. Ele também pode ser encontrado dentro de um tumor maligno. Cerca de 75% dos pacientes têm menos de 20 anos de idade. O histórico consiste em dor e edema ao longo de meses ou anos. As radiografias simples mostram uma lesão expansível com uma fina borda de osso cortical. O COA se caracteriza por um interior cheio de sangue sem revestimento endotelial. Pode haver, ocasionalmente, septos ósseos finos. O tratamento é a curetagem com enxerto ósseo e a recorrência costuma ocorrer se as fises estiverem abertas.

▶ Cisto ósseo unicameral

Os cistos ósseos unicamerais se caracterizam por expansão cística e afinamento cortical. Eles são mais comumente observados no úmero proximal, fêmur proximal e tíbia distal. Os pacientes comumente apresentam dor ou fratura patológica.

As radiografias demonstram uma lesão centrada lítica levemente expansiva com um córtex fino ao redor e trabéculas (Fig. 40-40). As lesões ativas ocorrem na margem da fise, enquanto as lesões latentes têm osso normal interposto. O tratamento de primeira linha consiste em aspiração e exame citológico do líquido seguido por injeção de metilprednisolona. Curetagem e enxerto ósseo são usados se a injeção não for eficaz.

▶ **Displasia fibrosa**

A displasia fibrosa é um distúrbio do desenvolvimento do osso. Ela pode ser solitária (monostótica) ou se apresentar em múltiplas localizações (poliostótica). A síndrome de McCune-Albright é diagnosticada quando a forma poliostótica está associada com manchas café com leite e anormalidades endócrinas. Embora praticamente qualquer osso possa ser envolvido, o fêmur proximal é a localização mais comum. As radiografias simples demonstram uma lesão transparente circundada por uma borda esclerótica bem definida; as lesões podem variar desde puramente líticas até um aspecto tipo vidro fosco. A maioria dos pacientes não necessita de tratamento cirúrgico; porém, curetagem, enxerto ósseo e fixação interna são apropriados em áreas de alto estresse ou de fratura patológica.

▶ **Osteomielite**

A osteomielite pode simular tumores ósseos. Os pacientes frequentemente apresentam dor óssea, febre e calafrios. Porém, os sintomas constitucionais nem sempre estão presentes. As infecções agudas costumam ser líticas com elevação do periósteo; as lesões crônicas podem ter um aspecto misto líticoesclerótico. A RM pode demonstrar alterações ósseas não facilmente vistas em radiografias simples no início da evolução da doença. Na osteomielite aguda, o tratamento cirúrgico é iniciado quando há um abscesso, falha do tratamento não cirúrgico e necessidade de desbridamento de tecidos moles para evitar maior destruição.

A osteomielite crônica pode surgir da osteomielite aguda sem tratamento completo, usuários de drogas IV ou hospedeiros imunocomprometidos. A evolução da doença comumente segue uma evolução remitente/recorrente com exacerbações agudas na dor sendo intercaladas com períodos de relativa remissão. A terapia antimicrobiana intravenosa deve ser orientada por culturas profundas do local da infecção. O tratamento cirúrgico consiste da remoção de todo o osso e tecidos moles infectados e da remoção de material cirúrgico (quando presente), seguido por terapia antimicrobiana IV orientada pelas culturas.

▼ **PÉ E TORNOZELO**

SÍNDROMES DE DOR NO PÉ

1. Neurite interdigital

▶ **Introdução**

A neurite interdigital é uma causa comum de dor no pé. Originalmente descrita por Thomas Morton, acreditava-se que a irritação do nervo interdigital ocorresse por compressão entre as cabeças metatarsais. Porém, agora se sabe que isso não ocorre devido à localização do nervo interdigital plantar em relação ao ligamento intermetatarsal e as cabeças metatarsais. Em vez disso, se acredita que a neurite interdigital ocorra por compressão e microtraumade um nervo estirado por meio do ligamento metatarsal transverso.

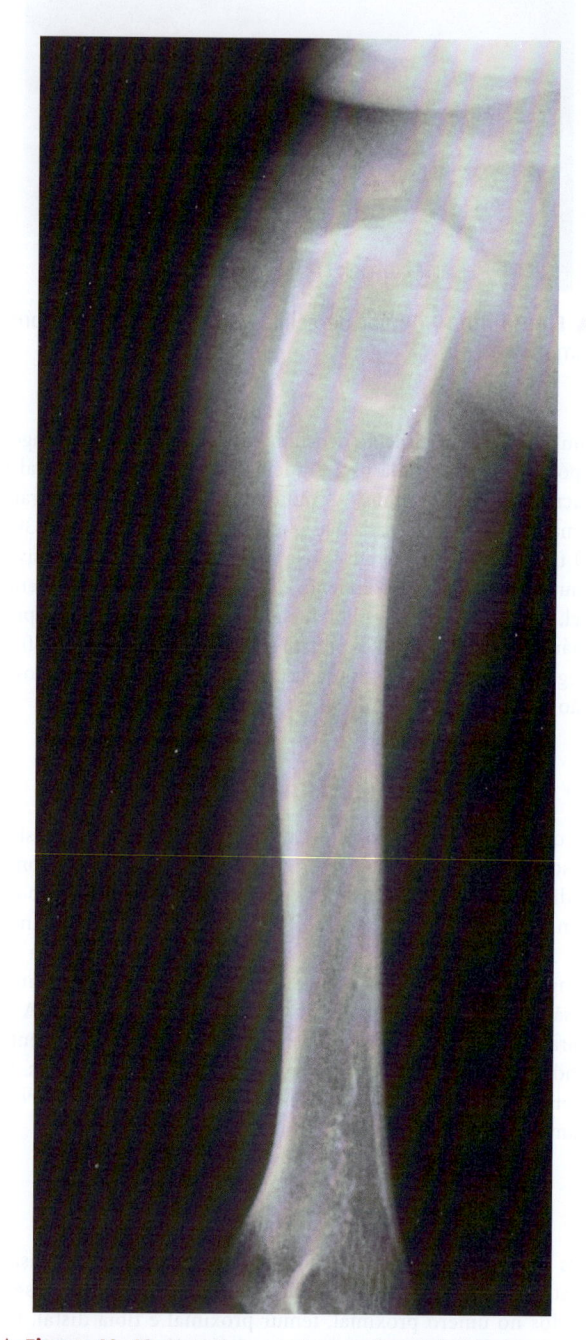

▲ **Figura 40-40** Cisto ósseo unicameral com fratura.

Anamnese e exame físico

Normalmente, os pacientes apresentam dor associada a queimação ou formigamento no região plantar do pé próximo ao espaço interdigital no nervo afetado. Essa síndrome ocorre mais comumente em mulheres de meia-idade. O uso de calçados, especialmente o uso de sapatos de salto alto ou com espaço apertado para os artelhos, parece exacerbar de forma significativa os sintomas devido ao aumento da pressão sobre o região plantar do pé e maior estiramento do nervo com a dorsiflexão dos artelhos. A dor pode ser aliviada pela remoção do calçado causador e pela massagem. A dor no espaço interdigital pode ser reproduzida no exame físico com pressão aplicada logo proximalmente às cabeças metatarsais apertando o antepé entre o polegar e o indicador do examinador.

Diagnóstico

O diagnóstico diferencial inclui sinovite, bursite e metatarsalgia. Na metatarsalgia, a dor se localiza diretamente sob o osso metatarsal envolvido e costuma estar acompanhada pela formação de calo. A dor causada por sinovite costuma se localizar logo distalmente à cabeça do metatarso. A bursite pode se apresentar com edema no espaço interdigital, que não é um achado típico da neurite interdigital.

A neurite interdigital costuma ser diagnosticada por anamnese e exame físico conforme descrito anteriormente. A injeção do espaço interdigital afetado com 1 mL de lidocaína obtendo alívio dos sintomas pode confirmar o diagnóstico.

Tratamento

O tratamento inicia de modo não cirúrgico: evitar calçados de salto alto ou com compartimento apertado para os artelhos, uso de uma sola firme de borracha crepe que evita a hiperextensão ou a dorsiflexão dos artelhos e um coxim metatarsal que ofereça alívio da pressão sobre região plantar do pé. A injeção de esteroide pode melhorar os sintomas; porém, o efeito costuma ter curta duração. Se as medidas conservadoras falharem, pode ser feita a cirurgia com liberação do ligamento metatarsal transverso e/ou neurectomia.

2. Metatarsalgia

Metarsalgia é um distúrbio definido por dor localizada abaixo das cabeças do metatarso e que piora com a sustentação de peso. Fatores mecânicos como a frouxidão do ligamento intermetatarsal transverso parecem ser a causa básica. Calosidades plantares, mais comumente vistas sob a segunda cabeça metatarsal, também podem estar presentes. O tratamento começa com órteses, como coxins de feltro ou borracha abaixo das cabeças metatarsais para alívio da pressão. A cirurgia pode ser considerada se as medidas conservadoras falharem.

3. Hálux valgo
Considerações gerais

O hálux valgo é definido como a subluxação da primeira articulação MTF, o que resulta na proeminência medial da primeira cabeça metatarsal e desvio lateral da falange proximal do primeiro metatarso.

Etiologia

Fatores anatômicos incluindo alinhamento em varo da primeira articulação metatarsocuneiforme podem predispor ao hálux valgo. Os sapatos femininos com compartimento apertado para os artelhos podem também causar aglomeração dos artelhos, predispondo à deformidade em valgo da primeira articulação MTF.

Avaliação clínica e exame físico

Na avaliação do hálux valgo, a queixa principal do paciente deve ser cuidadosamente definida, pois isso pode afetar a escolha do tratamento. As queixas principais podem estar relacionadas a aspectos estéticos, metatarsalgia, deformidade do segundo artelho, problemas com o uso de calçados ou simplesmente dor. Além disso, as atividades ocupacionais e recreativas do paciente também devem ser investigadas. Dançarinos profissionais ou atletas de alto desempenho não são bons candidatos para determinadas cirurgias.

Inicialmente, o pé deve ser inspecionado quanto a qualquer deformidade. O hálux valgo está presente quando há proeminência medial da cabeça do primeiro metatarso, também chamada de "joanete". A limitação da dorsiflexão, a deformidade em pronação do hálux, espessamento sinovial, osteófitos dorsais e desvio medial da segunda articulação MTF também podem estar presentes. O estado neurovascular do pé deve ser documentado.

Avaliação radiológica

Inicialmente devem ser obtidas radiografias do pé em AP com sustentação de peso, lateral e oblíqua. O ângulo do hálux valgo (ângulo entre a falange proximal e o primeiro metatarso, normal é de menos de 15 graus), o ângulo intermetatarsal (ângulo entre o primeiro e segundo metatarsos, normal < 9 graus) e o ângulo metatarsal distal (ângulo entre a superfície articular metatarsal distal e o eixo longo do primeiro metatarso, normal é menos de 10 graus de desvio lateral) devem ser medidos e registrados. A incongruência da articulação MTF (desvio lateral da falange proximal em relação à cabeça metatarsal) também deve ser observada.

Tratamento

O tratamento conservador inicial deve ser feito com um calçado amplo e macio com espaço adequado para os artelhos e palmilha interna. Se o tratamento conservador falhar, há várias opções de tratamento cirúrgico disponíveis, dependendo do grau da deformidade, congruência articular, presença de artrite e outros fatores do paciente.

4. Hálux varo

O hálux varo é a subluxação da falange proximal medial do primeiro metatarso. As etiologias incluem trauma e iatrogenia (correção excessiva na cirurgia para hálux valgo). O hálux varo pode ser definido como flexível (corrigível com o manejo físico) ou rígido (fixo e não corrigível com o manejo). Se a deformidade for flexível, deve-se considerar a transferência de tendão com o extensor longo do hálux ou o extensor curto do hálux. Se a deformidade for rígida, a artrodese ou a fusão da primeira articulação MTF são os melhores tratamentos cirúrgicos.

5. Hálux rígido

Hálux rígido engloba a artrose significativas da primeira articulação MTF resultando em dor e restrição da dorsiflexão. Também pode haver aumento de volume da articulação, resultando em dificuldade para calçar sapatos. Pode haver osteófitos marginais dorsal e lateralmente.

A dorsiflexão forçada realizada pelo examinador costuma reproduzir a dor do paciente. O teste da rotação da falange proximal, também deve ser realizado segurando-se firmemente o primeiro metatarso e aplicando-se uma carga axial com circundução da falange proximal. A dor significativa com esse teste indica um teste de rotação positivo, que indica perda significativa da cartilagem plantar. Além disso, o nervo cutâneo medial dorsal também pode estar sensível.

A avaliação radiológica inclui as incidências do pé em AP com sustentação de peso, lateral e oblíqua. A extensão do estreitamento articular deve ser observada. O hálux rígido pode ser classificado da seguinte forma com base nas radiografias: grau I (espaço articular preservado), grau II (< 50% de estreitamento do espaço articular) e grau III (> 50% de perda do espaço articular).

Inicialmente, o tratamento conservador com o uso de calçado com espaço amplo para acomodar o volume aumentado da primeira articulação MTF e solado rígido para minimizar a movimentação articular deve ser tentado. Se as medidas conservadoras falhares, a cirurgia deve ser considerada.

O tratamento cirúrgico engloba a queilectomia (remoção do osteófito) ou a artrodese (fusão da primeira articulação MTF). A queilectomia está indicada para a doença de grau I, grau II e grau III com um teste de pistonagem negativo. Se a queilectomia não conseguir oferecer alívio significativo da dor, a artrodese pode ser realizada. Para as lesões de grau III nas radiografias com um teste de pistonagem positivo (indicando ausência de cartilagem plantar) deve ser feita a artrodese. Embora diversas artroplastias (procedimentos de substituição articular) estejam disponíveis, os resultados a curto e médio prazo desses procedimentos não mostram o mesmo sucesso da queilectomia e/ou artrodese.

6. Fascite plantar

A fascite plantar é um processo degenerativo que envolve a origem da fáscia plantar. O paciente típico com esse distúrbio tem sobrepeso e idade entre 40 e 70 anos com dor plantar significativa no calcanhar e dor localizada à palpação da tuberosidade plantar medial do calcâneo. Um osteófito (esporão calcâneo) pode ser visível nas radiografias. O tratamento engloba alongamento e massagem da fáscia plantar e do tendão de Aquiles, palmilhas para o calcanhar, talas noturnas e/ou gesso de deambulação. Se as medidas conservadoras falharem, a cirurgia com liberação do terço medial da fáscia plantar pode ser considerada.

7. Pé diabético

A doença associada ao pé diabético é complicada por neuropatia e angiopatia com graus variáveis de intensidade. Pode ulceração diabética e artropatia neuropática (pé de Charcot). O tratamento desses dois distúrbios patológicos depende de vários fatores.

▶ Ulceração diabética

Devido à neuropatia, os pacientes com diabetes têm sensibilidade reduzida em seus pés. Assim, as lesões nas camadas superficiais da pele não são percebidas e pode ocorrer a progressão para ulceração. Esses pacientes devem ser inicialmente avaliados com pressões transcutâneas de oxigênio e índice tornozelo-braquial (ITB) para determinar o potencial de cicatrização. Uma relação do ITB maior do que 0,6 e medidas transcutâneas de oxigênio de mais de 40 mmHg costumam indicar vascularização adequada e potencial para a cicatrização. Além disso, o aspecto da úlcera afeta a escolha do tratamento. As úlceras localizadas e superficiais que não se estendem até tendões, ossos ou ligamentos podem ser desbridadas à beira do leito seguido pela colocação de um calçado ou gesso com redução de carga e com exames físicos seriados. As úlceras que se estendem até tecidos mais profundos e/ou ossos podem necessitar de desbridamento no bloco cirúrgico e terapia antimicrobiana. Além disso, a nutrição deve ser otimizada para estimular a cicatrização. Se houver fluxo sanguíneo adequado, essas úlceras geralmente cicatrizam. Se a cicatrização não ocorrer ou se houver gangrena devido a uma vascularização ruim, deve ser considerada a amputação.

▶ Artropatia neuropática (pé de Charcot)

A artropatia neuropática se caracteriza por osteopenia, subluxação ou luxação articular e fragmentação óssea que pode progredir para a má união em estágios tardios. A cintilografia com leucócitos marcados com RM pode ser usada para diferenciar essa condição da osteomielite. O tratamento inicial inclui evitar sustentar de peso na extremidade afetada com ou sem a colocação de gesso. A intervenção cirúrgica é considerada apenas em casos especiais.

LEITURA COMPLEMENTAR

Skinner HB, ed.: Current Diagnosis and Treatment in Orthopedics. 5th ed. McGraw-Hill, New York, NY; 2013.

QUESTÕES DE MÚLTIPLA ESCOLHA

1. As fraturas expostas, definidas como ruptura do osso com violação da pele e tecidos moles, necessitam do seguinte tratamento:
   A. Uso de tala.
   B. Irrigação à beira do leito e uso de tala.
   C. Irrigação formal e desbridamento no bloco cirúrgico com estabilização da fratura e antimicrobianos.
   D. Curativo tipo VAC.
   E. Avaliação com profissional de cirurgia plástica.

2. Um homem de 37 anos de idade se envolve em acidente automotivo em alta velocidade. Na chegada ao setor de emergência ele relata que não tem sensibilidade abaixo da cintura e não consegue mover as pernas. O reflexo bulbocavernoso está intacto. Segundo a American Spinal Injury Association, ele seria considerado:
   A. Asia A.
   B. Asia B.
   C. Asia C.
   D. Asia D.
   E. Asia E.

3. Uma mulher de 57 anos de idade se envolve em colisão automotiva. Ela é transferida para o setor de emergência onde as radiografias confirmam uma fratura pélvica fechada com alargamento da sínfise. Ela fica agudamente hipotensa na sala de ressuscitação. A próxima etapa importante no tratamento é:
   A. Transfusão imediata.
   B. Laparotomia exploradora.
   C. Mudar o manguito de pressão arterial para a perna.
   D. Aplicar um lençol ou contenção pélvica ao redor da paciente.
   E. Obter mais radiografias.

4. Um homem de 23 anos de idade chega ao setor de emergência com lesão aguda no joelho esquerdo ocorrida ao jogar futebol. Ele não consegue sustentar peso e o exame mostra deslocamento anterior da tíbia. As próximas etapas do tratamento incluem:
   A. Redução de emergência, uso de tala, exames vasculares e exame neurológico.
   B. Imobilizador de joelho e acompanhamento ambulatorial.
   C. RM de urgência.
   D. Transporte para o bloco cirúrgico para redução aberta do joelho.
   E. Redução e uso de gesso.

5. Uma menina de 3 anos de idade caiu do trepa-trepa e sofreu lesão aguda no cotovelo esquerdo. Ela mostra boa força com exceção do nervo interósseo anterior. As radiografias confirmam uma fratura de úmero supracondilar com deslocamento. Os pais são informados de que:
   A. Será aplicada uma tala e a paciente pode retornar para acompanhamento ambulatorial.
   B. A paciente necessitará de redução fechada e colocação de pinos no cotovelo no bloco cirúrgico. O NIA necessitará de exploração e reparo.
   C. A paciente necessitará de redução fechada e colocação de pinos no cotovelo no bloco cirúrgico. O NIA se recuperará na maioria dos casos apenas com observação em prazo de 3 a 6 meses.
   D. A paciente pode ser observada quanto à recuperação do nervo durante uma noite no setor de emergência.
   E. O NIA é raramente lesado nesse tipo de fratura.

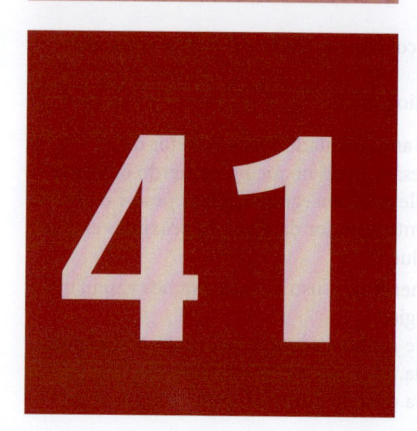

41 Cirurgia plástica e reconstrutiva

Henry C. Vasconez, MD
Jason Buseman, MD

A cirurgia plástica, embora seja considerada uma especialidade multirregional e orientada para a técnica, é, em sua essência, um campo de resolução de problemas. O treinamento de um cirurgião plástico permite que ele veja os problemas cirúrgicos sob outro ângulo, selecionando a partir de várias opções, a mais adequada para resolver esses problemas cirúrgicos. Os cirurgiões plásticos recebem treinamento amplo, e muitos completam a residência em outras áreas, como cirurgia geral, otorrinolaringologia, ortopedia, urologia ou neurocirurgia. Recentemente, outras modalidades de treinamento integraram essas e outras subespecialidades cirúrgicas em um programa de treinamento mais abrangente.

Os princípios básicos da cirurgia plástica são a análise cuidadosa do problema cirúrgico, o planejamento meticuloso dos procedimentos, a técnica precisa e a manipulação atraumática dos tecidos. Alteração, cobertura e transferência de pele e tecidos associados são os procedimentos mais comumente realizados. A cirurgia plástica pode lidar com o fechamento de feridas operatórias – particularmente feridas recalcitrantes como aquelas que ocorrem após radiação ou feridas com cicatrização precária em pacientes imunocomprometidos. A cirurgia plástica também lida com a remoção de tumores cutâneos, reparo de lesões de tecidos moles, incluindo queimaduras, correção de deformidades adquiridas ou congênitas ou melhora de características estéticas indesejáveis. A cirurgia craniofacial e da mão, também dentro do campo de cirurgia plástica, podem necessitar de treinamento cirúrgico adicional.

Nos últimos 25 anos, o maior conhecimento da anatomia e o desenvolvimento de muitas novas técnicas trouxeram importantes mudanças na cirurgia plástica. Sabe-se, agora, que, em muitas regiões, o suprimento sanguíneo da pele deriva principalmente de vasos que surgem dos músculos subjacentes e de vasos sanguíneos perfurantes maiores em vez de somente de vasos do tecido subcutâneo, como se acreditava. A transferência em um estágio de áreas de pele, fáscia e tecido muscular pode ser feita se o pedículo axial da fáscia ou músculo subjacente for incluído na transferência. Com o uso de técnicas microcirúrgicas, unidades mucocutâneas ou combinações de osso, fáscia, músculo e pele podem ser transferidas de maneira bem-sucedida, e os vasos e nervos com menos de 1 mm de tamanho podem ser reparados. Esse chamado transplante de retalho livre é um importante avanço no tratamento de defeitos que eram intratáveis ou que necessitavam de procedimentos longos ou em várias etapas. O conhecimento mais sofisticado do suprimento sanguíneo da pele introduziu o conceito de retalhos perfurantes, com o qual é identificado um vaso perfurante, que pode nutrir um grande segmento de pele e tecido subcutâneo sobrejacente. Da mesma forma, o conceito de retalhos neurocutâneos levou ao desenvolvimento de novos territórios de retalhos, como o retalho sural na parte inferior da perna e o retalho sensitivo radial no antebraço.

O cirurgião plástico, como membro da equipe cirúrgica craniofacial, pode melhorar de maneira dramática o aspecto e a função de crianças com deformidades congênitas graves. Crianças de inteligência normal que antes eram segregadas podem, agora, levar vidas relativamente normais. O aperfeiçoamento na compreensão do crescimento facial e do desenvolvimento anormal, bem como das técnicas diagnósticas como TC, RM e imagens computadorizadas em 3D, permitem que o cirurgião reconstrutivo desenvolva uma estratégia complexa para o remodelamento do esqueleto craniofacial deformado. Isso pode envolver o remodelamento ou o reposicionamento de parte ou de toda a calota craniana, as órbitas, a porção média da face e a mandíbula. Essas reconstruções complexas e, algumas vezes, formidáveis são realizadas mudando-se unidades específicas do esqueleto e acrescentando enxertos ósseos autógenos. Essas estruturas são mantidas no local com o uso de fixação com miniplacas; as miniplacas são feitas de titânio ou de material absorvível.

Um avanço notável na cirurgia craniofacial foi a introdução da osteogênese por distração, que toma emprestado o princípio de distração de Ilizarov. É feita uma incisão cortical no osso e um aparato de distração é aplicado de modo que, em quantidades mensuradas (geralmente 1 mm por dia), o osso é estirado para corrigir uma discrepância ou transportado para preencher um espaço. Na cirurgia craniofacial, isso é mais comumente usado para alongar ou produzir crescimento excedente de áreas como uma mandíbula subdesenvolvida.

Outras áreas de envolvimento para o cirurgião plástico englobam o alotransplante, particularmente com o número crescente de alotransplantes de membros, o que, infelizmente, ainda necessita de imunossupressão. Espera-se que, algum dia, a imunotolerância se torne realidade, permitindo o transplante de órgãos não essenciais com um mínimo de imunossupressão perigosa. O transplante da mão com excelente recuperação funcional em alguns casos tem sido realizado com sucesso, mas ainda necessita de muita imunossupressão. Os transplantes de face têm sido realizados com algum sucesso inicial. O primeiro transplante facial foi realizado na França e consistiu de um segmento parcial da face. A recuperação funcional até o momento tem sido significativa. Os problemas da expressão facial ainda necessitam de refinamento. Além disso, várias questões éticas em relação à identidade facial e à imunossupressão necessitam de resolução adicional.

A engenharia de tecidos ósseos, cartilagens e nervos é uma área de pesquisa em andamento para os cirurgiões plásticos. Embora tenham sido relatados resultados experimentais encorajadores em regiões anatômicas difíceis de serem reconstruídas, como a orelha externa, o nariz ou a laringe, isso ainda tem poucas aplicações clínicas.

A cirurgia fetal para distúrbios da fenda palatina e problemas de cicatrização, uma área pioneira para vários cirurgiões plásticos, parece estar em estágio quiescente, particularmente porque os riscos reais e potenciais persistentes para o feto e a mãe podem não se justificar para distúrbios que não ameaçam a vida. Avanços técnicos significativos no tratamento pós-natal do lábio leporino e da fenda palatina também reduziram o entusiasmo da cirurgia fetal para esses distúrbios.

> Bassiri Gharb B, Rampazzo A, Madajka M, et al: Effectiveness of topical immunosuppressants in prevention and treatment of rejection in face allotransplantation. *Plast Reconstr Surg* 2011;127(5 Suppl):13.
>
> Quilichini J, Hivelin M, Benjoar MD, et al: Restoration of the donor after face graft procurement for allotransplantation: report on the technique and outcomes of seven cases. *Plast Reconstr Surg* 2012;129(5):1105.

▼ I. ENXERTOS E RETALHOS

ENXERTOS CUTÂNEOS

Um enxerto de pele retira a epiderme e quantidades variáveis de derme de seu suprimento sanguíneo na **área doadora** e a coloca em um novo leito de suprimento sanguíneo a partir da base da ferida ou área receptora. A maneira como um enxerto cutâneo sobrevive ou "pega" acontece primeiro por difusão de elementos nutrientes do leito do enxerto, conhecido como embebição; depois, após um período de 2 a 5 dias, o enxerto realmente se revasculariza a partir do leito, um processo conhecido como inosculação. Embora a técnica seja relativamente simples de realizar e, geralmente, confiável, há considerações importantes sobre a área doadora e a adequação da área receptora. O enxerto cutâneo é uma maneira rápida e eficaz de cobrir uma ferida se a vascularização for adequada, se não houver infecção e se for garantida a hemostasia. Deve-se considerar também a combinação das colorações de pele, contornos, durabilidade do enxerto e morbidade do doador.

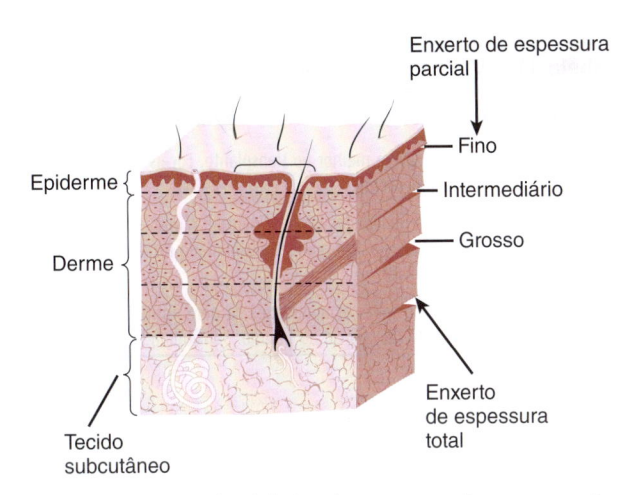

▲ **Figura 41-1** Profundidades dos enxertos de espessura total e de espessura parcial.

TIPOS DE ENXERTOS CUTÂNEOS

Os enxertos cutâneos podem ser de espessura parcial ou de espessura total (Fig. 41-1). Cada tipo tem vantagens e desvantagens, estando indicado ou contraindicado para diferentes tipos de feridas (Tab. 41-1).

A. Enxertos de espessura parcial

Os enxertos de espessura parcial mais fina (0,01-0,015 polegadas) se vascularizam mais rapidamente e sobrevivem de forma mais confiável ao transplante. Isso é importante no enxerto de áreas receptoras abaixo do ideal, como feridas contaminadas, superfícies queimadas e superfícies pouco vascularizadas (p. ex., locais irradiados). Uma segunda vantagem é que o local doador cicatriza mais rapidamente e pode ser reutilizado dentro de um período de tempo relativamente curto (7-10 dias) em casos críticos como queimaduras maiores.

Em geral, porém, essas desvantagens dos enxertos de espessura parcial superam as vantagens. Os enxertos finos exibem o maior grau de contração pós-enxerto, oferecem a menor quantidade de resistência ao trauma superficial e sua textura, elasticidade, padrão de poros, crescimento de pelos e outras características são menos parecidas com as da pele normal. Assim, eles costumam ser esteticamente inaceitáveis.

Os enxertos cutâneos de espessura parcial mais grossa (> 0,015 polegadas) têm menor contração, são mais resistentes ao trauma superficial e são mais semelhantes à pele normal que os enxertos de espessura parcial mais fina. Eles também são esteticamente mais aceitáveis, mas não tão aceitáveis como os enxertos de espessura total.

As desvantagens dos enxertos de espessura parcial grossa são relativamente poucas, mas podem ser significativas. Eles

Tabela 41-1 Vantagens e desvantagens de vários tipos de enxertos cutâneos

Tipo de enxerto	Vantagens	Desvantagens
Espessura parcial fina	Sobrevive melhor ao transplante. Locais doadores cicatrizam mais rapidamente	A menor qualidade de pele normal. Máxima contração. Menor resistência ao trauma. Sensibilidade ruim. Esteticamente ruim
Espessura parcial grossa	Mais qualidades de pele normal. Menos contração. Maior resistência ao trauma. Sensibilidade razoável. Esteticamente mais aceitável	Sobrevive um pouco pior ao transplante. Local doador cicatriza lentamente
Espessura total	Quase todas as qualidades da pele normal. Mínima contração. Muita resistência ao trauma. Sensibilidade boa. Estética boa	Sobrevive pior ao transplante. Local doador deve ser fechado cirurgicamente. Locais doadores são limitados

são menos facilmente vascularizados que os enxertos finos e, assim, resultam em menor taxa de sucesso em áreas de superfície abaixo do ideal. Seus locais doadores têm cicatrização mais lenta (necessitando de 10-18 dias) e cicatrizam com mais fibrose que os locais doadores de enxertos de espessura parcial fina – um fator que pode impedir o reúso da área.

Os **enxertos em malha** costumam ser enxertos de espessura parcial fina ou intermediária que foram passados através de uma máquina de corte especial para criar um padrão de malha. Embora os enxertos com essas perfurações possam ser expandidos para 1,5 a 9 vezes seu tamanho original, a expansão para 1,5 vezes o tamanho sem malha é a mais útil. Os enxertos em malha são vantajosos porque podem ser colocados em uma ferida irregular e possivelmente contaminada e, geralmente, aderirem. Além disso, as complicações da hemostasia são menores devido à exsudação de sangue e soro por meio do padrão da malha. A desvantagem é a aparência ruim após a cicatrização (aspecto de couro de jacaré).

Os locais doadores para enxertos de espessura parcial cicatrizam espontaneamente por epitelização. Durante esse processo, células epiteliais de glândulas sudoríparas, glândulas sebáceas ou folículos pilosos proliferam para cima e se espalham ao longo da superfície da ferida. Se essas três estruturas não estiverem presentes, não ocorrerá a epitelização.

B. Enxertos de espessura total

Os enxertos de espessura total incluem a epiderme e toda a derme. Eles são esteticamente mais desejáveis entre os enxertos livres, pois incluem o maior número de elementos apendiculares da pele, sofrem a menor quantidade de contração e têm a maior capacidade de suportar trauma. Há vários fatores limitantes no uso de enxertos da espessura total. Como nenhum elemento epidérmico permanece para produzir a epitelização no local doador, ele deve ser fechado primariamente, resultando em cicatriz. O tamanho e a quantidade de locais doadores disponíveis são, portanto, limitados. Além disso, as condições no local receptor devem ser ideais para que o transplante obtenha sucesso.

As áreas de pele fina são os melhores locais doadores para enxertos de espessura total (p. ex., pálpebras e pele das regiões retroauricular, supraclavicular, antecubital, inguinal e genital). A pele submamária e subglútea é mais espessa, mas permite a camuflagem das cicatrizes da área doadora. Nos enxertos com mais de cerca de 0,015 polegadas de espessura, os resultados do transplante são menos confiáveis, exceto na face, onde a vascularização costuma ser superior.

C. Enxertos compostos

Um enxerto composto também é um enxerto livre que deve restabelecer seu suprimento sanguíneo na área receptora. Ele consiste em uma unidade com vários planos teciduais que podem incluir pele, tecido subcutâneo, cartilagem e outros tecidos. Enxertos dermo-adiposos, enxertos de transplante capilar e enxertos de pele e cartilagem da orelha ficam nessa categoria. Obviamente, os enxertos compostos devem ser pequenos ou ao menos relativamente finos e necessitarão de locais receptores com vascularização excelente. Esses enxertos são geralmente usados na face.

D. Enxertos epiteliais e dérmicos cultivados

As células epiteliais crescidas ou cultivadas em um meio especial *in vitro* coalescerão em lâminas finas que podem ser usadas para cobrir feridas de espessura total. Embora essas lâminas epiteliais cultivadas tenham sido primeiramente usadas no tratamento de queimaduras, o resultado foi um pouco insatisfatório, pois a cobertura era muito frágil e desfigurante. Mais recentemente, foi obtido sucesso com a derme artificial, que, quando colocada em um leito apropriado, revascularizará e poderá, então, ser coberta por um enxerto cutâneo de espessura parcial muito fina (0,05 cm), cultivado ou não. Essa derme artificial é cada vez mais usada no tratamento de queimaduras. As modificações desse conceito também se aplicam ao cuidado de úlceras crônicas, particularmente nas pernas. A derme artificial é feita de uma matriz de colágeno e tem antigenicidade muito baixa ou nula.

E. Substitutos biológicos da pele

As pesquisas continuam a desenvolver produtos de bioengenharia que estão se tornando mais comuns na cirurgia plástica e no tratamento geral de feridas. A origem desses produtos varia (p. ex., humanos, porcinos, etc.), podendo alterar as indicações dos produtos e a capacidade geral de auxiliar no tratamento de feridas. Alguns dos produtos mais comumente usados são a Integra® e a matriz dérmica acelular (MDA). A Integra é um material em duas camadas que consiste em colágeno bovino e glicosaminoglicanos entrelaçados simulando a camada dérmica da pele. Por isso, ela é ideal para casos de reconstrução em que há necessidade de mais do que enxertos simples de pele, como sobre um tendão. A MDA é a pele de cadáver acelular que é quimicamente preparada. Embora tenha sido inicialmente projetada para a reconstrução de queimaduras, ela tem sido usada no cuidado de feridas e em casos de reconstrução geral da cabeça aos pés.

▶ Obtenção de enxertos cutâneos

Os instrumentos usados para a obtenção de enxertos cutâneos incluem lâminas de barbear, bisturis de enxerto cutâneo (Blair, Ferris Smith, Humby, Goulian), dermátomos de membrana manuais (Padgett, Reese) e dermátomos elétricos ou a ar (Brown, Padgett, Hall, Zimmer). Os dermátomos elétricos e a ar são os mais amplamente usados devido a sua confiabilidade e facilidade de operação. Um cirurgião, mesmo com experiência limitada, pode obter com sucesso lâminas de enxertos cutâneos de espessura parcial usando os dermátomos elétricos.

▶ Área receptora do enxerto cutâneo

Para assegurar a sobrevida do enxerto, deve haver (1) vascularização adequada do leito receptor, (2) contato completo entre o enxerto e o leito, (3) imobilização adequada da unidade enxerto-leito e (4) relativamente poucas bactérias na área receptora.

Como a sobrevida do enxerto depende do crescimento de brotos capilares na superfície inferior crua do enxerto, a vascularização da área receptora é de importância primordial. Superfícies avasculares, que geralmente não aceitarão enxertos livres, são tecidos com dano actínico grave, leitos de úlceras cronicamente fibróticos, osso ou cartilagem desnudados de periósteo ou pericôndrio e tendões ou nervos sem o paratendão ou perineuro, respectivamente. Para essas superfícies, deve ser fornecido um leito capaz de produzir brotos capilares; em alguns casos, a excisão do leito deficiente até o tecido saudável é possível. Todo o tecido de granulação não saudável deve ser removido, pois as contagens bacterianas no tecido de granulação costumam ser muito altas. Se houver exposição óssea, ele pode ser decorticado até o osso medular saudável com o uso de um cinzel ou broca com motores usados em baixa rotação, podendo-se aplicar um enxerto cutâneo de malha com espessura parcial. Se não puder ser fornecido um leito vascular adequado ou se a presença de estruturas essenciais, como tendões ou nervos, impedir um desbridamento maior, costumam ser indicados retalhos de pele ou músculo para a cobertura.

O contato inadequado entre o enxerto e o leito receptor pode ser causado pelo acúmulo de sangue, soro ou fluido linfático do leito; formação de pus entre o enxerto e o leito; ou movimentação do enxerto sobre o leito. O uso de colas de fibrina (Artiss®) tem sido recentemente desenvolvido para auxiliar na aderência do enxerto de pele. Ela é espalhada sobre o leito da ferida antes da colocação do enxerto cutâneo. Após 60 a 90 segundos, desenvolve-se um coágulo de fibrina que mantém o enxerto no local e diminui os espaços potenciais entre o leito da ferida e o enxerto, que poderiam afetar negativamente a sobrevida do enxerto cutâneo.

Após o enxerto ter sido diretamente aplicado na superfície receptora preparada, ele pode ou não ser suturado no local e pode ou não receber curativo. Sempre que for desejado resultado estético máximo, o enxerto deve ser cortado exatamente para se encaixar na área receptora, sendo suturado com precisão na posição adequada sem sobreposição de bordas. Em geral, os enxertos de espessura parcial muito grandes ou espessos e os enxertos de espessura total não sobreviverão sem um curativo compressivo. Em áreas como o frontal, couro cabeludo e extremidades, a pressão e a imobilização adequadas podem ser fornecidas por curativos circulares. Os curativos para modelagem, amarrados sob pressão, são aconselháveis para regiões da face onde não pode ser fornecida uma pressão constante com simples curativos enrolados; regiões onde a movimentação não pode ser evitada, como a região anterior do pescoço, onde a deglutição causa movimentação constante; e regiões de contorno irregular, como a axila. As extremidades dos fios de fixação são deixadas longas e amarradas sobre um bolo de gazes, algodão, esponja ou outro material adequado (Figura 41-2).

Os enxertos aplicados em superfícies recém-preparadas ou relativamente limpas são, geralmente, suturados ou grampeados no local, recebendo curativo compressivo. O uso de colas de fibrina tem ajudado a minimizar a necessidade dessas técnicas de contenção, que costumam ser desconfortáveis. É aplicada uma única camada de gaze umedecida ou com outra substância não aderente diretamente sobre o enxerto. Imediatamente sobre isso são colocadas várias camadas de gaze cortadas no mesmo padrão do enxerto. Em cima delas é colocado um grande curativo seco de gaze, algodão, esponja ou outro material. A pressão é aplicada por curativos, ao redor da área afetada, com fita adesiva ou com curativo compressivo amarrado. Um curativo alternativo é

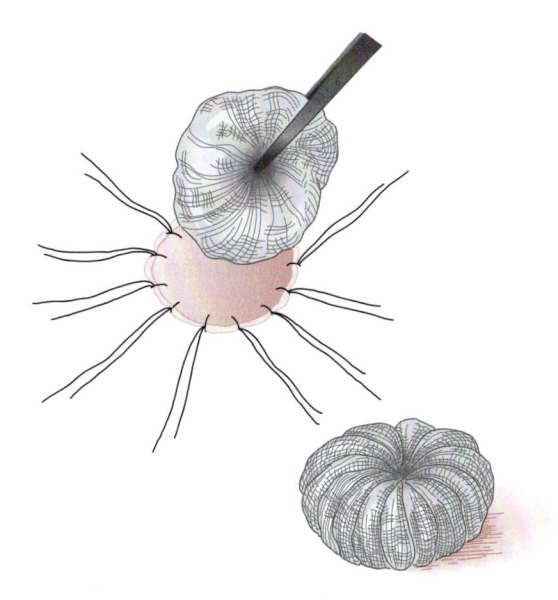

▲ **Figura 41-2** Curativo amarrado com *stent*.

a colocação de uma gaze de malha fina não aderente sobre o enxerto seguido por um curativo com pressão negativa. O curativo assistido por vácuo pode ser útil em áreas de contornos irregulares, como ao redor dos dedos e espaços interdigitais ou superfícies articulares, mantendo a interface entre ferida e enxerto, imobilizando a área enxertada, aspirando líquido serossanguinolento e, possivelmente, promovendo a neovascularização.

Em muitos casos, é permitido – e, algumas vezes, até preferível – deixar o local de um enxerto cutâneo aberto, sem curativo. Isso é particularmente verdade em feridas levemente infectadas, em que os enxertos tendem a flutuar na secreção purulenta produzida pela ferida. Essas feridas são mais bem tratadas com enxertos em malha, de forma que o líquido formado entre o enxerto e o leito da ferida possa exsudar e ser removido sem perturbar o enxerto. Esse tratamento também pode ser usado em feridas não infectadas que produzem uma quantidade incomum de drenagem serosa ou linfática, como ocorre após dissecções radicais na região inguinal.

Em pacientes gravemente enfermos, como aqueles com queimaduras maiores, para os quais o tempo sob anestesia deve ser o menor possível, lâminas grandes de enxertos cutâneos de espessura parcial em malha são rapidamente aplicados, mas não suturados. Grampos de pele podem ser usados para a fixação rápida do enxerto. O enxerto não precisa ser coberto se a área for pequena, mas, se ela for grande ou circunferencial, deve ser aplicado um curativo. Em geral, os enxertos em malha devem ser cobertos por 24 a 48 horas para evitar o ressecamento, pois sua barreira dérmica foi parcialmente rompida.

Os curativos de enxertos cutâneos podem ser deixados no local sem troca por 5 a 7 dias após o enxerto se a ferida enxertada estava livre de infecção, se a hemostasia completa foi obtida, se não for esperado haver coleção de líquido e se a imobilização for adequada. Se alguma dessas condições não estiver presente, o curativo deve ser trocado dentro de 24 a 48 horas, e o enxerto, inspecionado. Se houver acúmulo de sangue, soro ou líquido purulento, a coleção deve ser evacuada – geralmente fazendo-se uma pequena incisão por meio do enxerto com uma lâmina de bisturi e aplicando-se pressão com cotonetes. O curativo compressivo é, então, reaplicado e trocado diariamente de modo que o enxerto possa ser examinado, e o líquido espremido à medida que é acumulado.

▶ Área doadora do enxerto cutâneo

O local doador ideal forneceria um enxerto idêntico à pele ao redor da área a ser enxertada. Como a pele varia muito de uma região para outra, considerando questões de cor, espessura, presença de pelos e textura, o local doador ideal (como a pele da pálpebra superior para substituir a pele perdida na pálpebra superior oposta) geralmente não é encontrado. Porém, há princípios definidos que devem ser seguidos ao escolher a área doadora.

A. Combinação de cor

Em geral, a combinação de cor mais adequada possível é obtida quando a área doadora se localiza próximo da área receptora. A combinação de cor e textura em enxertos faciais será muito mais favorável se os enxertos forem obtidos acima da região das clavículas. Porém, a quantidade de pele que pode ser obtida da região supraclavicular é limitada. Se houver necessidade de enxertos maiores, as regiões subclaviculares imediatas no tórax oferecerão uma combinação de cor mais adequada que áreas na parte inferior do tronco ou nas nádegas e coxas. Quando são usadas essas regiões mais distantes, os enxertos geralmente terão cor mais clara que a pele facial em caucasianos. Nas pessoas de pele escura, ocorre hiperpigmentação, produzindo um enxerto que é muito mais escuro que a pele facial circundante.

B. Espessura do enxerto e cicatrização do local doador

Os locais doadores de enxertos de espessura parcial cicatrizam por epitelização a partir dos elementos epiteliais remanescentes no leito doador. A capacidade da área doadora cicatrizar e a velocidade com que isso acontece depende do número desses elementos presentes. As áreas doadoras para enxertos muito finos cicatrizarão em 7 a 10 dias, enquanto as áreas doadoras de enxertos de espessura intermediária podem necessitar de 10 a 18 dias e aquelas de enxertos grossos 18 a 21 dias ou mais.

Como há uma variação anatômica normal na espessura da pele, os locais doadores de enxertos mais grossos devem ser escolhidos com o potencial de cicatrização em mente, devendo ser limitados a regiões do corpo em que a pele é espessa. Crianças, adultos debilitados e pessoas idosas têm pele mais fina que adultos mais jovens e saudáveis. Os enxertos que seriam de espessura parcial no adulto normal podem ter espessura total nesses pacientes, resultando em um local doador sem os elementos epiteliais necessários para a cicatrização.

C. Tratamento do local doador

O próprio local doador pode ser considerado como uma ferida aberta limpa que cicatrizará espontaneamente. Após a hemostasia inicial, a ferida continuará a escoar soro por 1 a 4 dias, dependendo da espessura da pele retirada. O soro deve ser coletado e a ferida mantida limpa de modo que a cicatrização possa ocorrer com o máximo de velocidade. A ferida deve ser cuidada conforme descrito anteriormente para feridas abertas limpas em uma de duas formas.

Uma técnica de tratamento do local doador é uma técnica aberta (seca). O local doador recebe um curativo com gaze porosa e estéril de malha fina ou não aderente. Após 24 horas, a gaze seca é trocada, mas a gaze não aderente é deixada sobre a ferida e exposta ao ar, ao calor de uma lâmpada ou um secador de cabelos. Será formada uma crosta sobre a gaze, que cairá a partir das bordas à medida que a epitelização é completada por baixo. Esse método tem a vantagem da manutenção simples após a ferida estar seca.

O segundo método, que se tornou mais popular, é a técnica fechada (úmida). Estudos mostraram que a taxa de epitelização aumenta em um ambiente úmido. Em contraste com a técnica seca, a dor pode ser reduzida ou praticamente eliminada. Os curativos úmidos com gaze que necessitavam de umedecimento frequente foram substituídos por novos materiais sintéticos. Uma membrana gás-permeável (OpSite®, Tegaderm®) que se adere à pele circundante fornece uma bolha artificial sobre a ferida. Algumas vezes, há uma ruptura na cobertura protetora e vazamento do soro coletado sob a membrana. Isso aumenta o risco de infecção, especialmente em uma zona contaminada. Os novos curativos higroscópicos de fato absorvem e retêm muitas vezes o seu peso em água. Eles são permeáveis a oxigênio e impermeáveis a bactérias. A infecção ainda é uma preocupação, porém, devido à exposição ocasional da ferida durante a cicatrização. Curativos mais novos, como o Mepilex®, contêm íons impregnados de prata que controlam a contaminação bacteriana e podem acelerar a cicatrização e a reepitelização, deixando o paciente mais confortável. Os íons de prata são muito antimicrobianos, sendo usados para curativos em cuidado de queimaduras, assim como em locais de enxerto de pele.

Anderson JR, Fear MW, Phillips JK, et al: A preliminary investigation of the reinnervation and return of sensory function in burn patients treated with INTEGRA®. *Burns* 2011;37(7):1101.

Branski LK, Mittermayr R, Herndon DN, et al: Fibrin sealant improves graft adherence in a porcine full-thickness burn wound model. *Burns* 2011;37(8):1360.

Lee LF, Porch JV, Spenler W, Garner WL: Integra in lower extremity reconstruction after burn injury. *Plast Reconstr Surg* 2008;121(4):1256.

Silverstein P, Heimbach D, et al: An open, parallel, randomized, comparative, multicenter study to evaluate the cost effectiveness, performance, tolerance, and safety of a silver-containing soft silicone foam dressing (intervention) vs silver sulfadiazine cream. *J Burn Care Res* 2011;32(6):617.

RETALHOS

O termo "retalho" se refere a qualquer tecido usado para a reconstrução ou fechamento de ferida que retenha parte ou todo seu suprimento sanguíneo original após o tecido ter sido levantado e movido para um novo local. Essa parte, ainda conectada por meio da entrada e saída do suprimento sanguíneo, é chamada de base ou pedículo do retalho. Nos retalhos cutâneos locais, uma secção de pele e tecido subcutâneo é levantada de um local e movido para uma área próxima, com a base permanecendo ligada à sua localização original.

Os retalhos podem ser classificados conforme o padrão de suprimento sanguíneo da pele em padrão aleatório ou axial. Os retalhos podem ainda ser classificados conforme seu conteúdo de tecidos em musculares, musculocutâneos, fasciocutâneos e outros.

▶ Retalhos de padrão aleatório

Os retalhos de padrão aleatório consistem em pele e tecido subcutâneo cortado de qualquer área do corpo, em qualquer orientação, sem um padrão distinto ou relação particular com o suprimento sanguíneo da pele do retalho. Esses retalhos recebem seu suprimento sanguíneo de vasos no tecido subdérmico. Embora seja comumente usado, esse é o tipo menos confiável de retalho e, exceto quando retirado da pele facial e do couro cabeludo, a relação entre comprimento e largura não pode exceder com segurança 1,5:1. O seu uso deve ser minimizado. Atualmente, em qualquer esforço reconstrutivo, deve-se usar um retalho com confiabilidade conhecida e com suprimento sanguíneo previsível.

▶ Retalhos de padrão axial

Os retalhos de padrão axial têm um sistema arteriovenoso bem definido correndo em seu eixo principal. Devido ao bom suprimento vascular, eles podem ser feitos comparativamente mais longos em relação à largura. Os melhores entre os retalhos axiais são os retalhos deltopeitorais e frontal, que se baseiam em ramos perfurantes da artéria mamária interna e vasos supraorbitais e supratrocleares ou temporais superficiais, respectivamente. Outros retalhos axiais são o retalho inguinal, baseado na artéria ilíaca circunflexa superficial; o retalho pedioso dorsal, baseado na artéria de mesmo nome; o retalho de antebraço radial; o retalho escapular; o retalho lateral do braço; e diversos retalhos do couro cabeludo e face.

▶ Retalhos musculares e musculocutâneos

Os retalhos musculocutâneos consistem em pele e músculo subjacente, o que fornece cobertura confiável geralmente com uma cirurgia. O uso de unidades musculocutâneas tem se desenvolvido à medida que os cirurgiões adquirem mais conhecimento sobre a forma como o sangue chega à pele. A técnica revolucionou a cirurgia reconstrutiva.

O plexo subdérmico de vasos, a partir do qual os retalhos cutâneos derivam seu suprimento sanguíneo, é potencializado ou diretamente feito em muitas áreas por vasos perfurantes de tamanho considerável que se originam dos músculos subjacentes. Muitos músculos recebem seu suprimento sanguíneo a partir de um vaso axial único, com pouca contribuição de outras fontes (Fig. 41-3). A pele sobre esses músculos pode ser completamente circunscrita e elevada em continuidade com o músculo subjacente até seu pedículo vascular principal. Se os vasos no pedículo forem preservados, a unidade pode ser movida em longos arcos para áreas distantes do corpo, com continuidade do seu fluxo sanguíneo normal ou quase normal para a ilha de pele e para o músculo. Os locais doadores de tais retalhos muitas vezes podem ser submetidos a fechamento primário.

O conhecimento da anatomia dos músculos e de seus nervos e suprimento sanguíneo é necessário para o planejamento bem-sucedido de retalhos musculocutâneos. Embora quase qualquer músculo esquelético possa ser usado, os músculos com um pedículo arterial dominante e vasos perfurantes confiáveis para a pele são mais úteis.

Além de sua confiabilidade, os retalhos musculocutâneos limpam locais receptores com contaminação pesada por bactérias melhor que os retalhos cutâneos. É por isso que os retalhos contendo músculo são a opção mais adequada para a cobertura de feridas causadas por radiação ou osteomielite, bem como para aquelas com alta probabilidade de infecção.

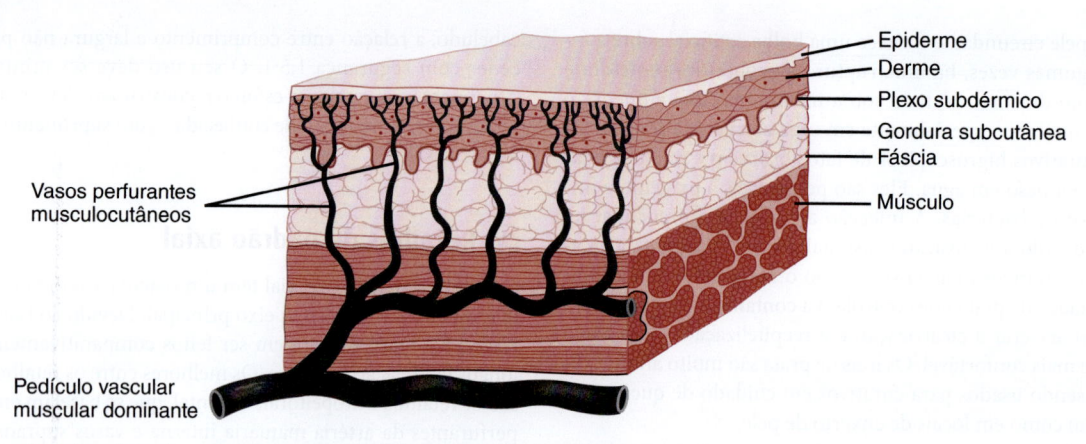

Figura 41-3 Suprimento arterial da pele a partir das principais artérias nutrindo os músculos, como ocorre em retalhos musculocutâneos.

Os músculos e retalhos musculocutâneos mais comumente usados são o grande dorsal, peitoral maior, tensor da fáscia lata, reto femoral, reto abdominal, trapézio, temporal, serrátil anterior, glúteo máximo, grácil e gastrocnêmio.

A. Grande dorsal

A unidade musculocutânea do grande dorsal é suprida pelos vasos toracodorsais. O uso dessa unidade tem sido amplamente aplicado na reconstrução em um estágio da mama após mastectomia radical ou mastectomia radical modificada (ver a seção Reto abdominal). Todo o músculo grande dorsal pode ser retirado de sua origem e transportado para a parte anterior do tórax. Uma ilha de pele também pode ser incluída no centro do músculo para restaurar a pele perdida na parede torácica anterior. Refinamentos na técnica utilizam apenas a quantidade suficiente de músculo para carregar a ilha de pele, deixando dessa forma intacta uma boa porção de músculo funcional e inervado. Essa unidade também é útil para a cobertura de defeitos na parede torácica anterior, ombro, cabeça e pescoço e axila, além da restauração da flexão do cotovelo. Este é um músculo popular para a transferência como retalho livre devido a seu longo e relativamente largo e confiável pedículo vascular.

B. Peitoral maior

A unidade musculocutânea peitoral maior obtém seu suprimento vascular a partir do eixo toracoacromial da artéria subclávia, logo medialmente à borda medial do peitoral menor. Ela apresenta um suprimento sanguíneo secundário de ramos perfuradores intercostais mediais da artéria mamária interna. A unidade inteira pode ser transportada medialmente, em especial após a desinserção do úmero, para a cobertura de defeitos do esterno, pescoço e parte inferior da face. Além disso, uma ilha de pele pode ser definida na parte inferior do tórax e ser usada para alcançar defeitos intraorais após a excisão de câncer.

C. Trapézio

A unidade musculocutânea do trapézio, baseada no ramo descendente da artéria cervical transversa, é útil para a cobertura de defeitos no pescoço, face e couro cabeludo. Quando definido como uma ilha, o retalho alcançará o topo da cabeça. Quando isso é usado em conjunto com uma dissecção cervical, a artéria cervical transversa deve ser preservada. A preservação funcional da elevação do ombro pode ser obtida poupando de forma seletiva as fibras superiores transversas do músculo.

D. Temporal

O músculo temporal se estende da fossa temporal até o processo coronoide da mandíbula. Ele é suprido pelos sistemas temporais profundo e superficial. Ele é comumente usado para preencher defeitos orbitais. Porém, ele pode cobrir regiões próximas, como o crânio, maxila, palato e faringe.

E. Tensor da fáscia lata

A unidade musculofascial do tensor da fáscia lata é suprida pela artéria circunflexa femoral lateral, um ramo da femoral profunda. Ela tem um amplo arco de rotação anterior e posterior. Ela é elevada com a fáscia lata e, assim, pode ser usada para a reconstrução da parede abdominal inferior. Ela tem sido usada para a cobertura de defeitos após a excisão de úlceras por osteorradionecrose de púbis e região inguinal. Ela também é o método de escolha para a cobertura de úlceras de pressão no trocanter maior.

F. Reto femoral

O reto femoral, um retalho mais robusto que o tensor da fáscia lata com um arco de rotação mais curto, substituiu este último na reconstrução da parede abdominal inferior e na cobertura de úlceras pós-radiação no púbis e região inguinal. Ele tem suprimento sanguíneo duplo: um ramo muscular da artéria femoral profunda e um ramo axial da artéria femoral superficial para a pele e fáscia sobrejacentes.

G. Reto abdominal

O reto abdominal é suprido pelos vasos epigástricos profundos superiores e inferiores que correm sob a superfície do músculo e fazem anastomose com os vasos intercostais para a formação da arcada epigástrica. Esses vasos emitem ramos perfurantes ao longo do músculo, perfurando a bainha do reto anterior e suprindo a pele sobrejacente. O retalho miocutâneo transverso do reto abdominal (TRAM), quando baseado em vasos epigástricos superiores e incluindo a pele infraumbilical, tornou-se a base da reconstrução mamária com tecido autólogo. Em situações de marcada deformidade, como na mastectomia radical associada com radioterapia ou cirurgia abdominal prévia, a reconstrução da mama pode ser feita de forma confiável com pele e tecido adiposo infraumbilical com base em ambos os músculos retos. Este retalho TRAM de base superior envolve uma abdominoplastia, bem como a reconstrução da mama. É uma cirurgia tecnicamente difícil, mas gera resultados muito satisfatórios. Quando ela se baseia em vasos epigástricos inferiores profundos com o uso de pele supraumbilical (retalho "bandeira"), o retalho pode cobrir defeitos da parede abdominal, flanco, região inguinal e coxa. O uso de vasos epigástricos inferiores para o transporte da pele e tecido adiposo por meio de cirurgia microvascular (ver a seção Retalhos livres) se tornou um método popular de reconstrução mamária. É usada uma pequena porção do músculo reto ou apenas um vaso perfurante principal que supre a gordura e pele sobrejacente. Este retalho é conhecido como retalho perfurante epigástrico inferior profundo ou retalho DIEP (ver a seção Retalhos perfurantes).

H. Glúteo máximo

O glúteo máximo é útil como músculo ou unidade musculocutânea para a cobertura de úlceras de pressão ou de defeitos traumáticos sobre o sacro e ísquio. O músculo tem um suprimento sanguíneo duplo das artérias glúteas superior e inferior para as respectivas metades do músculo. Em pacientes que caminham, é aconselhável a realização de uma cirurgia preservadora da função avançando o músculo medialmente e preservando sua inserção lateralmente.

I. Grácil

O músculo grácil recebe seu suprimento sanguíneo dominante proximalmente, da artéria circunflexa femoral medial. O seu arco de rotação torna-o uma fonte excelente para a cobertura de úlceras de pressão no ísquio e na reconstrução vaginal. Outros usos recentes têm incluído o transporte apenas do músculo para o reparo de fístula perineal persistente após ressecção abdomino-perineal.

J. Gastrocnêmio

A unidade musculocutânea do gastrocnêmio se baseia na cabeça medial ou lateral do músculo. Cada cabeça é suprida por uma artéria sural, um ramo da artéria poplítea que entra no músculo em seu terço mais proximal próximo de sua origem. O retalho é mais útil para a cobertura de defeitos do joelho e da tíbia anterior proximal. A cobertura de osso exposto na parte média e inferior da perna, onde essa unidade não consegue chegar, pode ser feita com o uso de retalhos musculares locais como o solear. As lesões complexas de osso e tecidos moles da parte média e inferior da perna necessitam de reconstrução com retalhos musculares livres.

▶ Retalhos fasciocutâneos

Um plexo de vasos se localiza no topo da fáscia muscular e é suprido por vasos que correm dentro dos septos intermusculares. Esses vasos tendem a correr axialmente ao longo da fáscia, enviando perfurantes para a pele a intervalos. Podem ser projetados retalhos mais seguros que os retalhos aleatórios e que não precisam conter toda uma unidade muscular para a sua transferência. Além disso, é possível fazer retalhos fasciocutâneos ou septocutâneos que seguramente excedem os limites tradicionais de uma relação de 1,5:1 entre comprimento e largura. Exemplos de retalhos fasciocutâneos são aqueles sobrejacentes aos músculos gastrocnêmio, quadríceps e reto abdominal. Outros retalhos comumente usados são os retalhos de antebraço radial, braço lateral, escapular e deltopeitoral.

▶ Retalhos neurocutâneos

Estudos anatômicos confirmaram a presença de um pedículo arterial acompanhando um nervo sensitivo como o nervo sural. Consequentemente, pode-se delimitar um território de pele sobre a trajetória de um nervo sensitivo com boa viabilidade da pele sobrejacente.

▶ Retalhos livres

Retalhos livres envolvem o transplante de tecido com o uso de cirurgia microvascular. Na verdade, o termo é incorreto, pois o suprimento sanguíneo a partir do pedículo axial principal do retalho é completamente seccionado e depois recolocado em vasos receptores de outro local próximos da área da ferida.

Um microscópio cirúrgico com duas lentes binoculares, instrumentos especializados e agulhas de 60 a 80 μm com fio embutido são necessários para a microcirurgia; utilizam-se fios 8-0, 9-0 e 10-0 para a anastomose de vasos tão pequenos quanto 0,5 mm de diâmetro.

Exemplos de retalhos livres em uso atualmente são os retalhos cutâneos e fasciocutâneos de padrão axial, como de escápula, inguinal, antebraço radial e coxa anterolateral, que são usados quando há necessidade apenas de pele e tecido subcutâneo e os retalhos musculares e musculocutâneos, como os retalhos grande dorsal, grácil e reto abdominal, que são usados quando há necessidade do volume e da vascularização do músculo. Retalhos livres compostos como o retalho fibular com sua pele sobrejacente são retalhos livres mais úteis para reconstruções da mandíbula, bem como do assoalho da boca após a extirpação de tumores de cabeça e pescoço.

As áreas de pedículo vascular de alguns retalhos contêm nervos funcionais, que também podem ser reanastomosados com ajuda de microscopia. Os exemplos são os retalhos de glúteo inferior, coxa e tensor da fáscia lata, que contêm nervos sensitivos. As tentativas de usar retalhos sensitivos para fornecer sensibilidade protetora em regiões críticas como os pés ou o ísquio em pacientes paraplégicos até o momento não têm obtido sucesso. Mais encorajador é o trabalho sendo feito para fornecer sensibilidade ao assoalho da boca com um retalho de antebraço radial com inervação sensitiva. Os retalhos motores podem restaurar funções como a flexão do antebraço ou a expressão facial.

Ossos e articulações funcionais podem ser transplantados como retalhos livres. Tem sido obtido sucesso com retalhos de costelas, fíbula e crista ilíaca transferidos para áreas como a mandíbula e a tíbia. A transferência de artelho para polegar é um exemplo de um transplante complexo, que inclui osso com uma articulação funcional, tendões e nervos, além da pele.

▶ Retalhos perfurantes

Uma variação sofisticada do uso do princípio musculocutâneo tem sido o desenvolvimento de retalhos perfurantes. Geralmente, isso engloba pegar um ramo do pedículo vascular principal que pode perfurar o músculo, ramificar-se e formar um plexo vascular subcutâneo que suprirá uma quantidade considerável de pele sobrejacente. Talvez o maior benefício de um retalho perfurante seja a redução da morbidade no local doador. Estruturas como a fáscia, músculo e nervos associados podem ser preservadas e ainda permitir que a pele seja usada para a reconstrução.

O retalho DIEP exemplifica bem isso para a reconstrução mamária com tecido autólogo. Apesar de manter o mesmo território de pele do retalho TRAM, os vasos perfurantes são cuidadosamente dissecados do reto abdominal. Ao preservar o músculo, há uma potencial redução na fraqueza excessiva da parede abdominal no local doador.

O retalho anterolateral da coxa se tornou a pedra fundamental dos retalhos cutâneos em algumas instituições. Baseado em vasos perfurantes musculocutâneos do vasto lateral, ele pode ser usado quando há necessidade de um retalho cutâneo relativamente fino, como na reconstrução de cabeça e pescoço. O local doador pode ser submetido a fechamento primário dependendo da largura do retalho.

O conceito de perfurante tem sido aplicado ainda a outros territórios de pele sobre segmentos perfurantes das artérias glúteas, toracodorsais e plantares mediais, entre outras.

Mateev MA, Kuokkanen HO: Reconstruction of soft tissue defects in the extremities with a pedicled perforator flap: series of 25 patients. *J Plast Surg Hand Surg* 2012;46(1):32.

Munhoz AM, Pellarin L, Montag E, et al: Superficial inferior epigastric artery (SIEA) free flap using perforator vessels as a recipient site: clinical implications in autologous breast reconstruction. *Am J Surg* 2011;202(5):612.

Nosrati N, Chao AH, Chang DW, Yu P: Lower extremity reconstruction with the anterolateral thigh flap. *J Reconstr Microsurg* 2012;28(4):227.

Selber JC, Fosnot J, Nelson J, et al: TRAM flaps on the abdominal wall: Part 2. Bilateral reconstruction. *Plast Reconstr Surg* 2010;126(5):1438.

Selber JC, Nelson J, Fosnot J, et al: A prospective study comparing the functional impact of SIEA, DIEP, and muscle-sparing free TRAM flaps of the abdominal wall: part 1. Unilateral reconstruction. *Plast Reconstr Surg* 2010;126(4):114.

Wang CY, Chai YM, Wen G, et al: The free peroneal perforator-based sural neurofasciocutaneous flap: a novel tool for reconstruction of large soft-tissue defects in the upper limb. *Plast Reconstr Surg* 2011;127(1):293.

▼ II. PRINCÍPIOS DO CUIDADO DE FERIDAS

Há muitos tipos de feridas e muitos fatores a serem considerados ao se fazer a escolha do procedimento de cobertura. Tipo e cor da pele, associação glandular e características de existência de pelos devem ser consideradas. Leitos de feridas avasculares, como osso exposto, cartilagem ou tendão, não aceitarão enxertos de pele a menos que haja viabilidade de periósteo, pericôndrio ou paratendão (respectivamente). Outras áreas com vascularização deficiente incluem cápsulas articulares, tecido danificado por radiação e tecido com muita fibrose. O material aloplástico exposto ou implantado não pode ser usado como leito para enxerto. Tais áreas devem ser cobertas com tecido ligado a seu próprio suprimento sanguíneo. Os retalhos de pele podem ser usados, mas, algumas vezes, são inadequados devido ao seu suprimento sanguíneo ser tênue, e a camada de gordura subcutânea ter vascularização ainda menos confiável, podendo não se aderir à superfície avascular subjacente. Os retalhos musculares ou musculocutâneos são geralmente necessários para áreas avasculares.

O tecido de cobertura pode precisar ter mais volume que o tecido original. Áreas como superfícies e proeminências ósseas, superfícies de sustentação de peso, áreas com fibrose densa e áreas de potencial ruptura por pressão podem necessitar de cobertura espessa e durável. Novamente, enxertos de pele ou retalhos de pele podem não ter espessura adequada mesmo que possam sobreviver e cobrir a ferida. Os retalhos musculocutâneos são mais bem-sucedidos. Um volume excessivo pode ser indesejável em áreas como couro cabeludo, face, pescoço ou mão. Defeitos nessas áreas que, por outras razões, necessitem de um retalho musculocutâneo para a cobertura podem precisar ter seu volume reduzido em um procedimento secundário. Os retalhos cutâneos axiais ou os retalhos de padrão axial livre podem ser uma opção mais adequada que os retalhos musculocutâneos em algumas áreas.

A contração começa durante a fase proliferativa da cicatrização e continua em grau elevado nas feridas cobertas apenas por enxertos cutâneos de espessura parcial. A área enxertada pode encolher para 50% de seu tamanho original, e o enxerto e tecido circundante podem ficar distorcidos. A imobilização da área por 10 dias ou mais pode alterar de maneira favorável a contração. Os enxertos cutâneos de espessura total ricos em derme e aderidos a um leito fresco de ferida reduzirão consideravelmente a contração, e os retalhos cutâneos irão eliminá-la. Em um orifício ou via de passagem tubular, como vias aéreas nasais, faringe, esôfago ou vagina, a ausência de contração é fundamental.

Os efeitos da atrofia e da gravidade também devem ser considerados ao escolher a técnica de cobertura. Um músculo desnervado atrofiará até 60% de seu tamanho regular. O tecido muscular em um retalho musculocutâneo atrofiará mesmo que o nervo para o músculo seja preservado no pedículo, pois a tensão funcional do músculo geralmente não é restaurada. A gravidade causará a queda de qualquer tecido que não tenha plasticidade suficiente ou dinâmica muscular para se contrapor ao empuxo gravitacional. As reconstruções na face geralmente tendem a cair.

As feridas sob risco ou sabidamente com contaminação bacteriana também necessitam de determinados tipos de cobertura (p. ex., úlceras de pressão, defeitos em extremidades inferiores e feridas resultantes de incisões e drenagens de abscessos). Se a área puder receber enxerto de pele, os enxertos de espessura parcial em malha são mais eficazes, pois o exsudato bacteriano não será coletado sob esses enxertos. Os retalhos musculocutâneos estão associados com menos bactérias residuais ao longo do tempo que os retalhos cutâneos de padrão aleatório. Isso provavelmente se deve à vascularização muito superior dos retalhos musculocutâneos.

As feridas contaminadas ou as feridas com exsudação de uma quantidade considerável de líquido podem ser tratadas com curativos com pressão negativa ou vácuo. Isso engloba a aplicação de um material tipo esponja conectado a um dispositivo de sucção que mantém a ferida seca à medida que aspira o excesso de exsudato. A pressão negativa sobre a ferida também parece ter um efeito positivo sobre a cicatrização e o aumento da revascularização. Isso tem se tornado um método popular para o preparo de feridas para o fechamento definitivo.

As feridas associadas com lesões próximas que provavelmente necessitarão de cirurgia adicional (p. ex., lesões em tendões ou nervos) devem ser cobertas com retalhos, pois os retalhos podem ser incisados ou escavados para permitir a cirurgia adicional. Os enxertos cutâneos não têm vascularização suficiente para permitir esses procedimentos.

▶ Excisão e fechamento primário

O tipo ideal de fechamento de ferida é a aproximação primária da pele e tecido subcutâneo imediatamente adjacentes ao defeito da ferida, produzindo uma fina linha cicatricial e resultados estéticos ideais na textura, espessura e coloração da pele.

Todas as excisões e fechamentos de feridas devem ser planejados com essa ideia em mente. Obviamente, as lesões grandes não podem ser excisadas e submetidas ao fechamento primário. No caso de câncer invasivo, como sarcoma, o objetivo primário é a realização de ressecção em bloco adequada, com o tipo de fechamento da ferida tendo importância secundária. Contudo, mesmo as lesões maiores, como as mastectomias, podem ser planejadas considerando o fechamento e reconstrução subsequentes.

Na maioria dos casos, cicatrizes mínimas só podem ser obtidas se a linha ou linhas de incisão forem colocadas nas linhas de tensão mínima da pele ou paralelas a elas. Essas linhas são perpendiculares aos músculos subjacentes. Na face, elas são evidentes como rugas ou linhas de expressão facial que ficam mais pronunciadas com o passar dos anos, pois são secundárias à contração muscular repetida (Figura 41-4). No pescoço, tronco e extremidades, as linhas de tensão mínima são mais evidentes como linhas horizontais de relaxamento cutâneo nos aspectos anterior e posterior de áreas de flexão e extensão.

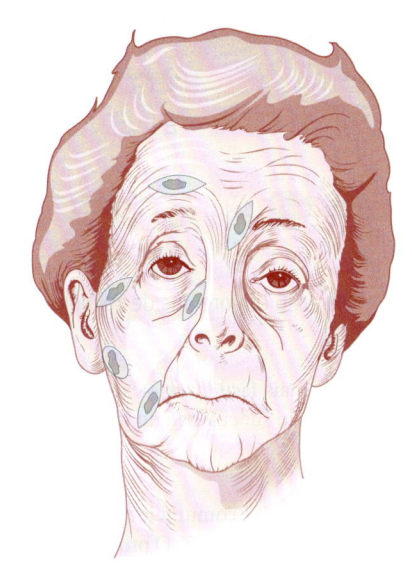

▲ **Figura 41-4** Locais de incisões elípticas correspondendo a linhas de expressão na face.

As linhas de Langer, que foram determinadas por estudos em cadáveres, provavelmente mostram a direção de feixes de tecido fibroso e não são mais consideradas guias precisos para a colocação das incisões cutâneas.

Se as linhas de expressão não puderem ser seguidas, a linha de incisão deve (se possível) ser colocada na junção de tecidos diferentes, como a linha do cabelo do couro cabeludo e do frontal, da sobrancelha e do frontal, a junção entre mucosa e pele nos lábios ou as margens entre aréola e pele na mama. As cicatrizes ficarão parcialmente escondidas se as incisões forem colocadas em áreas inconspícuas como a prega da ala nasal, o sulco nasogeniano, o sulco auricular-mastoide ou a junção submandibular-pescoço. As linhas de incisão nunca devem propositalmente cruzar superfícies flexoras como pescoço, axila, fossa antecubital ou espaço poplíteo ou pregas cutâneas palmares dos dedos e mãos, devido ao risco de formação de contratura. Deve ser incorporada uma incisão oblíqua transversa ou em S ao cruzar esses locais.

Na excisão de uma lesão, uma incisão elíptica colocada paralelamente às linhas cutâneas de tensão mínima dará os melhores resultados se a quantidade de tecido a ser excisada não impedir o fechamento primário.

Se a elipse for ampla ou curta, ocorrerá uma protrusão da pele, comumente chamada de "orelha de cachorro", em cada polo do fechamento da ferida (Figura 41-5). Isso é mais facilmente corrigido pela incisão da "orelha de cachorro" como uma pequena elipse.

Uma "orelha de cachorro" pode também estar presente se um lado da elipse for mais comprido que o outro (Figura 41-6).

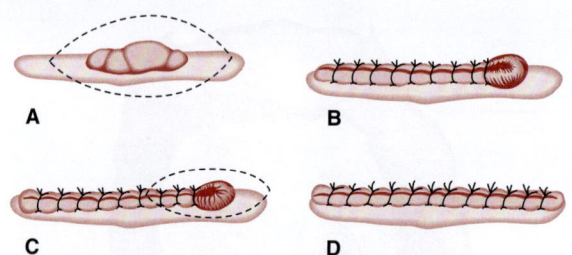

▲ **Figura 41-5** Correção em orelhas de cachorro.

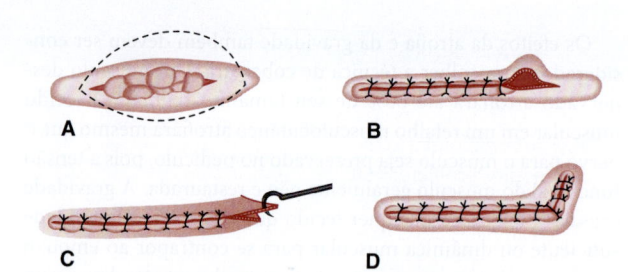

▲ **Figura 41-6** Método alternativo para correção em orelhas de cachorro.

Nesse caso, pode ser mais fácil fazer a excisão de um pequeno triângulo de pele e tecido subcutâneo do lado mais comprido.

A. Plástica em Z

Uma das técnicas mais úteis e comumente usadas no fechamento primário de feridas é a plástica em Z. O procedimento é ilustrado na Figura 41-7. Os ângulos formados pela incisão em formato de Z são transpostos conforme mostrado para (1) ganhar comprimento na direção da parte central do Z ou (2) mudar a linha de direção da parte central do Z. Ângulos de 90 graus forneceriam o maior ganho de comprimento da parte central, mas ângulos menores, como os ângulos de 60 graus, são comumente usados, pois a incisão é mais fácil de fechar e ainda se alcança um ganho de comprimento significativo. A plástica em Z é usada para revisão e reorientação de cicatrizes de incisões pequenas, de modo que a incisão principal fique em uma localização mais adequada. A função de alongamento é usada para a liberação ou ruptura das contraturas cicatriciais através de pregas de flexão. Frequentemente, são feitas várias pequenas plásticas em Z seriadas em vez de uma grande. Algumas vezes, as incisões serão colocadas sob tensão vertical excessiva após a liberação de uma contratura subjacente, como a contratura de Dupuytren na mão.

B. Técnica de sutura

A técnica de sutura no fechamento primário é importante, mas não compensará retalhos mal planejados, tensão excessiva por meio da incisão, margens cutâneas traumatizadas, sangramento ou outros problemas. Algumas vezes, mesmo um fechamento muito bem executado pode resultar em cicatriz desfigurante devido a problemas de cicatrização que estão fora do controle do cirurgião.

O objetivo do fechamento é nivelar a aposição das margens dérmicas e epiteliais com tensão mínima ou ausente na incisão e sem estrangulamento de tecido entre os fios. Isso costuma ser feito com a colocação de uma camada de fios absorvíveis em sutura interrompida ou contínua no nível da fáscia superficial e subdérmico na base da derme. Essa sutura evita que haja tensão na derme superior e epitélio e também nivela os planos superficiais. As margens epiteliais podem então ser opostas com fio monofilamentar de material absorvível ou permanente em sutura interrompida ou contínua. O fio absorvível é colocado no plano subcuticular ou intradérmico, sendo deixado no local. Os fios permanentes são removidos rapidamente conforme a região do corpo (dentro de 3-4 dias na face), de modo que possam ser evitadas as marcas dos trajetos de sutura. Uma fita adesiva estéril (Steri-Strips) colocada transversal à incisão também evitará marcas superficiais e pode ser usada primariamente ou após a remoção dos fios superficiais. O uso de fita não corrigirá erros na sutura que tenham resultado em margens desiguais ou tensão na incisão. Pode haver irritação cutânea pela fita se houver tensão ou edema ao redor da incisão.

O tamanho e mesmo o tipo de material de sutura são menos importantes que a colocação cuidadosa da sutura e a observância dos fatores citados anteriormente. Quase todas as suturas adequadamente colocadas e removidas em prazo suficientemente precoce fornecerão fechamento sem deixar marcas de suturas. É aconselhado o uso de material de sutura de náilon ou polipropileno monofilamentar, pois esses tipos de fios são os que causam

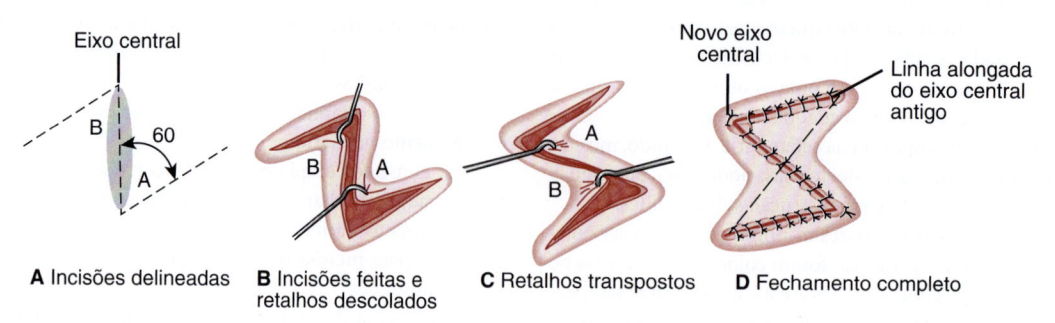

▲ **Figura 41-7** Plástica em Z.

A Incisões delineadas
B Incisões feitas e retalhos descolados
C Retalhos transpostos
D Fechamento completo

menos reação entre os materiais de sutura atualmente disponíveis, com exceção do aço inoxidável. Os fios monofilamentares em sutura contínua subcuticular do tipo "*pull out*" podem permanecer por até três semanas sem causar reação. Mesmo as suturas com náilon enterradas são bem toleradas e geralmente causam menos problemas que os fios trançados ou absorvíveis.

Uma alternativa aos fios é o uso de adesivos para a pele, como o 2-octil cianoacrilato (Dermabond). Ele funciona bem em áreas pequenas sem muita tensão ou laceração. Ele também é aconselhável em crianças. Há necessidade de mais estudos para avaliar sua aplicabilidade mais ampla.

▶ Escolha da cobertura

A Tabela 41-2 mostra algumas das indicações para a escolha da cobertura em vários tipos de feridas. Após ser escolhido um determinado tipo de retalho, ainda há pelo menos duas considerações importantes na seleção do retalho exato a ser usado. A consideração mais significativa é o grau de lesão que ocorrerá na área doadora. Sempre há uma ponderação a ser feita quando o tecido é retirado de um lugar e usado em outro. Isso é menos significativo quando um retalho cutâneo bem projetado e bem colocado deixa um defeito na área doadora que pode ser fechado primariamente, mas essa ponderação é maior quando o defeito na área doadora é tão importante quanto a ferida original (p. ex., locais doadores de enxerto cutâneo que ficam infectados ou locais doadores de retalhos musculocutâneos que não cicatrizam).

Muitas vezes, o paciente pode participar na escolha do local doador e deve certamente estar ciente do potencial para cicatrizes e complicações no local doador. A tendência tem sido usar retalhos musculares em vez de retalhos musculocutâneos para permitir o fácil fechamento primário do local doador. O músculo pode, então, ser recoberto com um enxerto cutâneo de espessura parcial durante o mesmo procedimento para gerar um resultado satisfatório. Isso oferece uma cicatriz aceitável no local doador em vez de arriscar a ruptura de um fechamento tenso e um resultando feio no local doador.

A segunda consideração na seleção de um retalho é que pode haver perda de parte ou de todo o enxerto ou retalho. Em geral, se a condição geral do paciente for ruim ou se a perda de um retalho for resultar em um defeito devastador, deve ser escolhido um tipo de retalho muito confiável. Por exemplo, uma anastomose microvascular pode ser realizada em uma perna com um vaso remanescente arteriosclerótico para o pé, mas se a anastomose falhar, o vaso pode trombosar, e a perna pode ser perdida. Nesse caso, pode ser escolhido um retalho que seja mais seguro, embora mais demorado, como um retalho cruzado de perna.

▶ Elevação e transposição de retalhos

Outras considerações em cirurgia reconstrutiva envolvem a técnica de elevação e transposição de retalhos. Para retalhos cutâneos aleatórios, essas considerações incluem uma adequada relação entre comprimento e largura, planejamento cuidadoso para permitir a transposição com mínima tensão e ajustamentos no local receptor, dissecção precisa no plano subcutâneo para evitar lesão do plexo subdérmico e evitar dobras ou angulações no retalho. A técnica cirúrgica deve ser atraumática, e deve ser feita a hemostasia

Tabela 41-2 Indicações para vários tipos de cobertura de tecido

Tipo de ferida	Tipo de cobertura	Razão para a escolha
Feridas levemente ($< 10^5$) infectadas (incluindo queimaduras)	Espessura parcial fina ou em malha	Dificuldade para obter enxertos mais grossos adequados. Os locais doadores podem ser reusados mais cedo
Feridas significativamente ($> 10^5$) infectadas (osteomielite)	Enxertos de pele de espessura parcial finos ou em malha ou retalhos musculares ou musculocutâneos	O rico suprimento vascular muscular pode esterilizar uma ferida infectada
Feridas com superfícies pouco vascularizadas	Enxertos de pele de espessura parcial ou retalhos	Dificuldade para obter integração de enxertos mais grossos. Pode haver necessidade de retalho com suprimento sanguíneo intrínseco
Pequenos defeitos faciais	Enxerto de pele de espessura total ou retalho local	Produz os melhores resultados estéticos
Grandes defeitos faciais	Enxertos de pele de espessura parcial grossa ou retalhos	Não é possível usar enxerto de espessura total devido ao tamanho limitado dos locais doadores
Perda de toda a espessura palpebral	Retalho local ou enxerto composto	O reparo exige mais de um elemento tecidual
Perda profunda da ponta do nariz	Retalho local ou enxerto composto	O reparo exige tecido mais grosso do que aquele presente em enxertos de espessura parcial ou total
Feridas com avulsão e exposição de tendões e nervos	Retalho	Exige cobertura protetora espessa sem aderência do enxerto a tendões e nervos
Exposição de osso cortical ou cartilagem	Retalho de pele ou músculo	Os enxertos livres não irão sobreviver em locais receptores avasculares
Feridas resultantes de queimadura por radiação	Retalho muscular ou musculocutâneo	Os enxertos livres não irão sobreviver em locais receptores avasculares. O tecido danificado se estende mais profundamente do que pode parecer

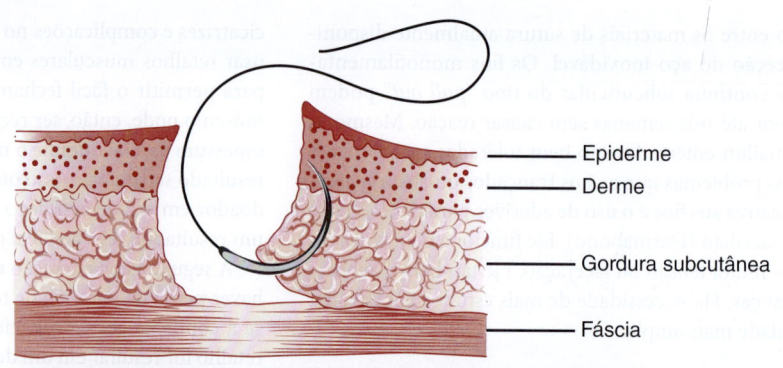

A. A resistência do fechamento depende da derme. Algumas vezes, a gordura subcutânea é incorporada para obliterar o espaço morto

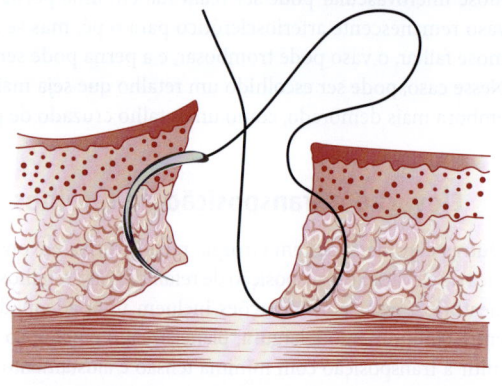

- Epiderme
- Derme
- Gordura subcutânea
- Fáscia

B. A sutura é colocada de modo que o nó fique na parte mais profunda da ferida. Deve-se cuidar para não incorporar a epiderme nessa sutura, pois haverá a formação de cistos epiteliais, resultando na extrusão dos fios

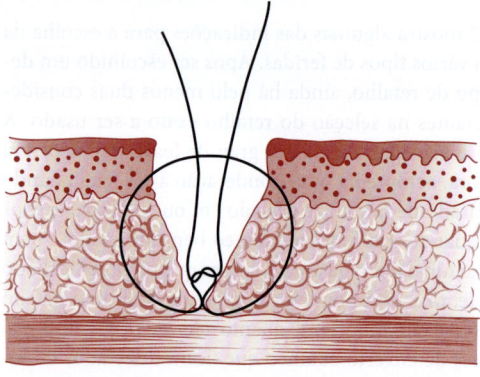

C. A sutura dérmica é amarrada com força suficiente apenas para aproximar as margens da ferida. Fios sintéticos absorvíveis são mais comumente usados para o fechamento da derme

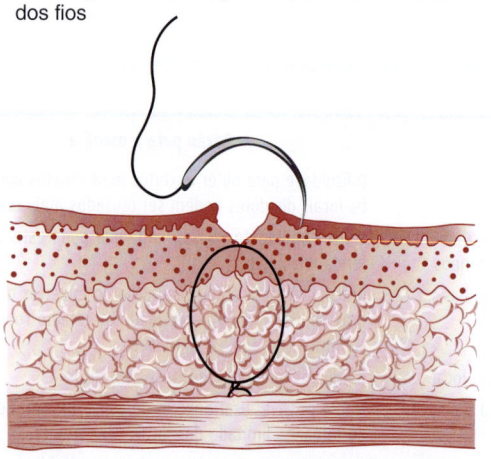

D. Após a aproximação da derme, uma sutura "epidérmica" fina é colocada para alinhar as margens da ferida. Essa sutura acrescenta pouca força de tensão ao fechamento da ferida

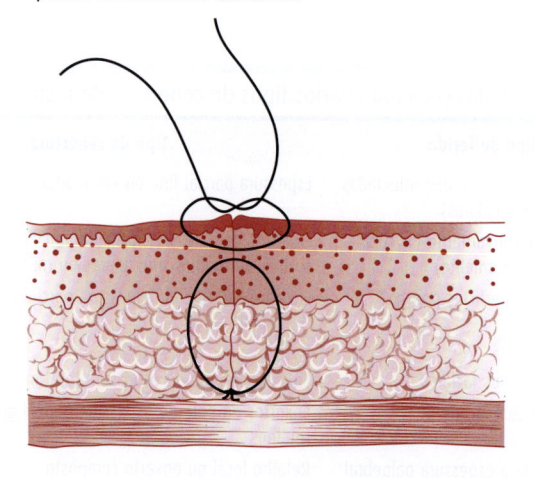

E. A sutura epidérmica é amarrada com força suficiente apenas para aproximar as margens epidérmicas da ferida. Como a resistência desse fechamento depende da derme, a sutura epidérmica pode ser retirada após 2-3 dias. Fitas cutâneas costumam ser usadas para sustentar a ferida por mais 7-10 dias

▲ **Figura 41-8** Fechamento cutâneo em camadas (suturas enterradas meio-colchoeiro [retalho]). (Reproduzida com permissão de Saunders CE, Ho MT, eds: *Current Emergency Diagnosis & Treatment*, 4th ed. New York: McGraw-Hill, 1992.)

adequada. Com os retalhos de padrão axial, o cirurgião deve também conhecer os vasos sanguíneos subjacentes importantes.

▶ Técnica de fechamento

A técnica de fechamento é tão importante quanto a técnica de elevação e transposição. Os retalhos não devem ficar secos. O leito da ferida deve ser irrigado. Drenos de aspiração não reativa em sistema fechado são rotineiramente usados no leito da ferida e no defeito doador na maioria dos retalhos de qualquer tamanho significativo. A aspiração retira sangue ou soro que pode se acumular e mantém o retalho firmemente pressionado contra o leito da ferida. A pressão externa é ineficaz e prejudicial para esses propósitos. As suturas devem fazer a aposição precisa e completa das margens de pele sem estrangulamento do epitélio, particularmente no lado do retalho. Recomendam-se as suturas enterradas meio-colchoeiro (retalho) (Figura 41-8). O curativo sobre os retalhos deve ser mínimo e não deve causar pressão ou constrição. Foi demonstrado que os curativos emolientes, como gaze vaselinada, pomada antimicrobiana ou creme de sulfadiazina de prata, ajudam a evitar o ressecamento e a subsequente necrose de áreas de vascularização marginal.

Após um retalho estar ao menos temporariamente em sua posição final, a adequação da vascularização pode ser determinada pela injeção intravenosa de fluoresceína, 10 a 15 mg/kg, examinando-se sob luz ultravioleta. Espera-se que as áreas que apresentam fluorescência dentro de 10 minutos após a injeção sobrevivam. As áreas que não apresentam fluorescência geralmente não têm fluxo de entrada arterial, o que pode ser causado por espasmo arterial temporário, mas geralmente se deve a perfusão insuficiente, que resultará em necrose. Uma boa avaliação clínica do retalho na mesa cirúrgica costuma ser suficiente. Qualquer sinal de pele mosqueada ou cianótica ou de congestão do retalho que indique um grau de obstrução venosa necessita de sérias considerações sobre a reexploração.

Liu DS, Sofiadellis F, Webb A, et al: Early soft tissue coverage and negative pressure wound therapy optimizes patient outcomes in lower limb trauma. *Injury* 2011;43(6):772.

Singer AJ, Chale S, Giardano P, et al: Evaluation of a novel wound closure device: a multicenter randomized controlled trial. *Acad Emerg Med* 2011;18(10):1060.

Stannard JP, Singanamala N, Volgas DA: Fix and flap in the era of vacuum suction devices: what do we know in terms of evidence based medicine? *Injury* 2010;41(8):780.

▼ III. DISTÚRBIOS ESPECÍFICOS TRATADOS PELA CIRURGIA PLÁSTICA

DISTÚRBIOS CICATRICIAIS

CICATRIZES HIPERTRÓFICAS E QUELOIDES

Em resposta a qualquer lesão suficientemente intensa para romper a continuidade da pele ou produzir necrose, a pele se recupera com a formação de uma cicatriz. Em circunstâncias ideais, isso resultará em uma cicatriz fina e plana. Os detalhes da cicatrização de feridas são apresentados no Capítulo 6.

Porém, pode haver uma cicatriz hipertrófica, fazendo com que a cicatriz fique elevada e espessada ou pode haver a formação de queloide. Um queloide é um verdadeiro tumor que surge a partir de elementos do tecido conectivo da derme. Por definição, os queloides crescem além das margens da lesão ou cicatriz original; em algumas situações, eles podem ficar enormes (Figura 41-9).

Cicatrizes hipertróficas e queloides são entidades distintas, e a evolução clínica e prognóstico são bem diferentes em cada caso. O processo de reação excessiva que resulta em espessamento da cicatriz hipertrófica cessa dentro de algumas semanas – antes de se estender além dos limites da cicatriz original – e, na maioria dos casos, ocorre algum grau de maturação e melhora gradual. No caso dos queloides, a proliferação hiper-reativa de fibroblastos continua por semanas ou meses. Quando isso cessa, está presente um verdadeiro tumor que, normalmente, se estende bem além dos limites da cicatriz original, envolve a pele circundante e pode se tornar muito grande. Não costuma ocorrer a maturação com melhora espontânea.

As pesquisas mais recentes têm mostrado diferenças em nível bioquímico que podem ser muito complexas. Basicamente, acredita-se que os fibroblastos em ambos os distúrbios mostram um aumento no pró-colágeno. Isso é compensado nas cicatrizes hipertróficas, mas não nos queloides. Isso resulta em aumento da relação entre os colágenos de tipo 1 para tipo 3 nos queloides.

▶ Tratamento

O aspecto mais frustrante no tratamento de cicatriz hipertrófica e queloide para pacientes e profissionais é alta incidência de recorrência. Muito se tem trabalhado no desenvolvimento

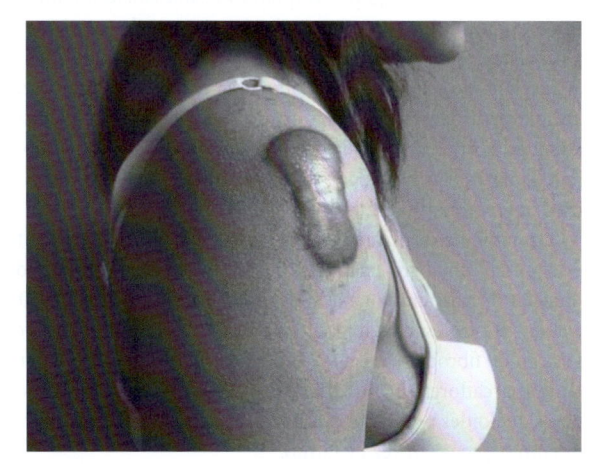

▲ **Figura 41-9** Uma cicatriz com queloide – crescimento excessivo do tecido cicatricial no local de uma lesão de pele cicatrizada.

de técnicas para evitar e tratar esses problemas cicatriciais com resultados mistos. Como tem ficado mais evidente, os profissionais têm sido mais especializados e intensivos nas suas opções de tratamento. Estudos mais recentes sobre tratamentos com interferona, injeções de 5-fluorouracil e injeções de bleomicina têm se mostrado promissores. Porém, nenhum tratamento trata de maneira conclusiva esses problemas.

Como quase todas as cicatrizes hipertróficas sofrem algum grau de melhora espontânea, elas não necessitam de tratamento nas fases iniciais. Se a cicatriz ainda for hipertrófica após 6 meses, a excisão cirúrgica e o fechamento primário da ferida podem estar indicados, mas a recorrência fica entre 45 e 100% se não for oferecido nenhum outro tratamento. Pode-se esperar uma melhora quando a cicatriz hipertrófica foi originalmente produzida por proliferação excessiva de células endoteliais e fibroblastos, como ocorre em feridas abertas, queimaduras e feridas infectadas. Porém, espera-se pouca ou nenhuma melhora se a cicatriz hipertrófica ocorrer após uma cicatrização não complicada de uma incisão cirúrgica simples. A melhora da cicatriz hipertrófica por meio de superfícies flexoras como a fossa antecubital ou os dedos necessita de procedimentos como a plástica em Z para mudar a direção da cicatriz.

A **pressão** pode ajudar a reduzir a altura de uma cicatriz potencialmente hipertrófica. Isso é particularmente útil em cicatrizes de queimaduras. Uma meia elástica graduada ou máscara facial (Jobst) é aplicada na área cicatricial e fornece pressão contínua que causa o realinhamento e remodelamento dos feixes de colágeno. A pressão deve ser aplicada precoce e continuamente por 6 a 12 meses. O uso intermitente de pressão (p. ex., apenas à noite) ou a pressão aplicada após o estabelecimento da cicatriz hipertrófica (6-12 meses) é pouco útil.

Outros métodos para reduzir a espessura de cicatrizes hipertrofiadas incluem lâminas de silicone aplicadas de modo precoce e contínuo por semanas ou meses. A terapia com *laser*, como o CO_2, pulsado e flash, foi examinada sem que se observasse sucesso definitivo a longo prazo quando usada isoladamente. A radioterapia é útil no tratamento de cicatrizes, embora seja controversa devido ao potencial carcinogênico após o procedimento e à ausência de estudos com acompanhamento de longo prazo. A crioterapia demonstrou algum sucesso apenas nas cicatrizes pequenas. É interessante que o simples uso de fita de papel sobre incisões cirúrgicas novas por várias semanas se mostrou ser um potencial tratamento preventivo.

O tratamento de primeira linha para queloides e o tratamento de segunda linha para cicatrizes hipertróficas intratáveis é ainda a injeção de triancinolona acetonida, 10 mg/mL (Kenalog-10), diretamente na lesão. A injeção de corticosteroides reduz a proliferação de fibroblastos e a síntese de colágenos, bem como suprime marcadores pró-inflamatórios. Há alguma evidência de que os queloides podem responder mais adequadamente ao tratamento precoce em vez de tardio.

As lesões recebem injeção a cada 3 a 4 semanas, e o tratamento não deve ser realizado por mais de 6 meses. Uma regra prática é injetar 10 mg de triancinolona para cada centímetro de comprimento da cicatriz. O seguinte esquema de dosagem é usado:

Tamanho da lesão
1 a 2 cm^2 20 a 40 mg
2 a 6 cm^2 40 a 80 mg
6 a 10 cm^2 80 a 110 mg

Para lesões maiores, a dose máxima deve ser de 120 mg. As doses máximas para cada tratamento em crianças são as seguintes:

Idade
1 a 2 anos   20 mg
3 a 5 anos   40 mg
6 a 10 anos 80 mg

Há uma tendência para a injeção do fármaco na cicatriz com frequência ou dose exageradas – ou em tecidos subjacentes, o que pode produzir uma resposta muito vigorosa, resultando em atrofia excessiva da pele e tecidos subcutâneos ao redor da lesão e em despigmentação de peles mais escuras. Ambas as respostas adversas podem melhorar espontaneamente em 6 a 12 meses, mas nem sempre de forma completa. Sintomas de Cushing foram relatados com o uso excessivo de corticosteroides para o tratamento de cicatrizes. O tratamento tópico com esteroides tem pouco ou nenhum valor na fibrose substancial, mas pode ser útil na fibrose mais superficial, como no caso da dermoabrasão.

No momento, a excisão cirúrgica é usada apenas em conjunto com a terapia intralesional com corticosteroides. A excisão costuma ser restrita às lesões maiores, nas quais a terapia com esteroides excederia as doses seguras. (A ferida recebe injeção no momento da cirurgia e depois da cirurgia conforme o esquema de dose recomendado anteriormente). Deve-se cuidar para que a incisão cirúrgica não se estenda até a pele normal ao redor do queloide, pois pode ocorrer o crescimento de um novo queloide nessas cicatrizes.

> Hayashi T, Furukawa H, Oyama A, et al: A new uniform protocol of combined corticosteroid injections and ointment application reduces recurrence rates after surgical keloid/hypertrophic scar excision. *Dermatol Surg* 2012;38(6):693.
>
> Ko J, Kim P, Zhao Y, Hong SJ, Mustoe TA: HMG-CoA reductase inhibitors (statins) reduce hypertrophic scar formation in a rabbit ear wounding model. *Plast Reconstr Surg* 2012;129(2):252e.
>
> Mustoe TA: Evolution of silicone therapy and mechanism of action in scar management. *Aesthetic Plast Surg* 2008;32(1):82.
>
> Scrimali L, Lomeo G, Tamburino S, Catalani A, Perrotta R: Laser CO_2 *versus* radiotherapy in treatment of keloid scars. *Cosmet Laser Ther* 2012;14(2):94.
>
> Yagmur C, Akaishi S, Ogawa R, Guneren E: Mechanical receptor-related mechanisms in scar management: a review and hypothesis. *Plast Reconstr Surg* 2010;126(2):426.

CONTRATURAS

A contração é um processo da cicatrização de feridas. A contratura, por outro lado, é um estágio final patológico relacionado ao processo de contração. Em geral, as contraturas se desenvolvem quando as feridas cicatrizam com fibrose excessiva, e a contração do tecido cicatricial resulta em distorção dos tecidos adjacentes. Embora as contraturas cicatriciais possam ocorrer em qualquer tecido flexível, como pálpebras ou lábios, as contraturas costumam ocorrer em áreas de flexão como o pescoço, axila ou fossa antecubital. A cicatriz contraída traz junto as estruturas de ambos os lados do espaço articular, impedindo a extensão ativa e até passiva. As exceções a esse padrão de contratura de flexão são as contraturas de extensão dos artelhos e articulações metacarpofalangeanas (MCF) dos dedos. Acredita-se que a contração ocorra por meio de elementos contráteis da musculatura lisa em miofibroblastos, mas o mecanismo não está bem compreendido. Em uma cicatriz abdominal vertical, pode haver uma área de formação de cicatriz normal e uma área de formação de cicatriz hipertrófica com contratura visível. A contratura pode ocorrer em resposta à presença de material estranho como Silastic ou implantes mamários salinos. Em geral, há uma incidência de 10% de alguma forma de contratura mamária capsular. Acredita-se que os miofibroblastos sejam importantes no processo, mas a causa real é desconhecida.

Estudos recentes mostraram que infecções subagudas com bactérias como *Staphylococcus epidermidis* criam um biofilme e provavelmente são causas de contratura de implantes e complicações de implantes.

O tratamento mais adequado das contraturas é a prevenção. As incisões não devem ser feitas em ângulos retos em relação a pregas de flexão ou devem ser reorientadas por plásticas em Z. As feridas em áreas de flexão podem ser cobertas com retalhos ou enxertadas precocemente com enxertos de espessura total ou de espessura parcial grossa para interromper o processo de contração. Essas feridas também devem ser imobilizadas em uma posição de extensão durante a cicatrização e por 2 a 3 semanas após estar completa a cicatrização. A fisioterapia vigorosa também pode ser útil.

Após o estabelecimento da contratura, é raro que alongamento e massagem sejam benéficos. Faixas estreitas de contratura podem ser excisadas e liberadas com uma ou mais plásticas em Z. As áreas maiores devem ser incisadas a partir do eixo medial para o lateral através da superfície de flexão, sendo completamente abertas em extensão completa. O defeito resultante pode ser extenso e deve ser recoberto com um retalho de pele ou enxerto cutâneo. Em contraturas recorrentes, um retalho fasciocutâneo é o tratamento de escolha. Se for usado um enxerto cutâneo, a área deve ser imobilizada em extensão por cerca de 2 semanas após a cicatrização do enxerto. A cirurgia menos agressiva provavelmente resultará na recorrência.

Marques M, Brown S, Correia-Sá I, et al: The impact of triamcinolone acetonide in early breast capsule formation in a rabbit model. *Aesthetic Plast Surg* 2012;36(4):986.

Namnoum JD, Moyer HR: The role of acellular dermal matrix in the treatment of capsular contracture. *Clin Plast Surg* 2012;39(2):127.

Pan Y, Liang Z, Yuan S, et al: A long-term follow-up study of acellular derm matrix with thin autograft in burn patients. *Ann Plast Surg* 2011;67(4):346.

TUMORES DE PELE

Os tumores de pele são de longe os mais comuns entre todos os tumores em seres humanos. Eles surgem de cada uma das estruturas histológicas que formam a pele – epiderme, tecido conectivo, glândulas, músculos e nervos – e, assim, têm numerosas variedades. Os tumores de pele são classificados como benignos, pré-malignos e malignos.

TUMORES BENIGNOS DA PELE

Os muitos tumores benignos que surgem na pele raramente interferem na função. Como a maioria deles é removida por razões estéticas ou para descartar doença maligna, eles geralmente são tratados pelo cirurgião plástico. A maioria é de tamanho pequeno e pode ser simplesmente excisada sob anestesia local seguindo os princípios da excisão elíptica e fechamento da ferida discutidos anteriormente. A anestesia geral pode ser necessária para lesões maiores que exigem excisão e reparo com enxertos ou retalhos cutâneos ou quando ocorrem em crianças menores.

Quando não há dúvidas em relação ao diagnóstico, as lesões mais superficiais (ceratoses seborreicas, verrugas, papilomas de células escamosas) podem ser tratadas com técnicas simples como a eletrodessecação, curetagem e eletrodessecação, crioterapia e agentes citotóxicos tópicos.

▶ Ceratose seborreica

As ceratoses seborreicas são tumores não invasivos superficiais que se originam na epiderme. Elas aparecem em pessoas mais velhas como múltiplas placas discretamente elevadas de cor amarela, marrom ou marrom-preto com contorno irregularmente arredondado e superfície cerosa ou oleosa. Elas são mais comumente encontradas no tronco e ombros, mas são frequentemente vistos no couro cabeludo e face.

Como a lesão é elevada acima da epiderme, o tratamento geralmente consiste em excisão por raspagem. Deve-se ter o cuidado de evitar a raspagem de um melanoma, pois, se isso for feito, interferirá na determinação da profundidade da invasão pelas classificações de Breslow ou Clark. Se houver dúvidas em relação a uma lesão pigmentada, é preferível fazer uma biópsia excisional em vez de raspagem.

▶ Verrugas

As verrugas costumam ser vistas em crianças e adultos jovens, comumente em dedos e mãos. Elas aparecem como lesões elevadas de formato redondo ou oval com superfície irregular composta de múltiplas projeções queratinizadas arredondadas ou filiformes. Podem ter a cor da pele ou ser de cinza a marrom.

As verrugas são causadas por um vírus e são autoinoculáveis, o que pode resultar em múltiplas lesões ao redor da lesão original ou em frequentes recorrências após o tratamento se o vírus não for completamente erradicado. Elas podem desaparecer espontaneamente.

O tratamento por eletrodessecação é eficaz, mas é frequentemente seguido por cicatrização lenta. Aplicações repetidas de ácido bicloroacético, nitrogênio líquido ou CO_2 líquido também são eficazes. A excisão cirúrgica de forma isolada não é recomendada, pois a ferida pode ser inoculada com o vírus, levando a recorrências na cicatriz e ao seu redor. Porém, a excisão cirúrgica em conjunto com a eletrodessecação pode ser uma forma eficaz de tratamento.

A recorrência permanece sendo um problema comum; assim, é razoável retardar o tratamento das lesões assintomáticas por vários meses para determinar se elas desaparecerão espontaneamente.

> Lee EH, Nehai KS, Disa JJ: Benign and premalignant lesions CME. Plast Reconstr Surg 2010;125(5):188e.

▶ Cistos

A. Cistos de inclusão epidérmicos

Embora cisto sebáceo seja o termo comumente usado, essas lesões devem ser mais adequadamente chamadas de cistos de inclusão epidérmicos, pois são compostas por finas camadas de células epidérmicas preenchidas com fragmentos epiteliais. Os cistos verdadeiros que surgem a partir de células epiteliais sebáceas são incomuns.

Os cistos de inclusão epidérmicos são moles ou firmes, geralmente elevados e são preenchidos com um material caseoso fétido. Os locais de ocorrência mais comuns são couro cabeludo, face, orelhas, pescoço e dorso. Eles costumam ser recobertos por pele normal, que pode mostrar afundamento no local de ligação na pele. Eles costumam se apresentar como cistos infectados.

O tratamento consiste na excisão cirúrgica.

B. Cisto dermoide

Os cistos dermoides são mais profundos que os cistos epidérmicos. Eles não estão fixados à pele, mas frequentemente estão ligados ou se estendem através das estruturas ósseas subjacentes. Eles podem aparecer em muitos locais, mas são mais comuns ao redor do nariz e da órbita, onde podem se estender até estruturas meníngeas, necessitando de TC para determinar sua extensão.

O tratamento é a excisão cirúrgica, que pode necessitar de secção de estruturas ósseas adjacentes.

▶ Nevos pigmentares

Nevos pigmentares são grupos de células de provável origem na crista neural e que contêm melanócitos que formam melanina mais rapidamente pela estimulação de tecidos circundantes. Essas células migram para diferentes partes da pele para gerar diferentes tipos de nevos. Eles também podem ser diferenciados por sua apresentação clínica.

A. Nevos juncionais

Os nevos juncionais são lesões pigmentadas bem definidas que aparecem na infância. Eles costumam ser planos ou discretamente elevados com coloração marrom claro a marrom escuro. Eles podem aparecer em qualquer parte do corpo, mas a maioria dos nevos vistos em palmas, solas e genitália é do tipo juncional. Histologicamente, há uma proliferação de melanócitos na epiderme na junção epiderme-derme. Acreditava-se que esses nevos geravam melanomas malignos e que todos os nevos juncionais deviam ser excisados por razões profiláticas. Porém, a maioria dos investigadores atualmente acredita que o risco é muito pequeno. Se não houver alteração em seu aspecto, não há necessidade de tratamento. Qualquer mudança como prurido, inflamação, escurecimento da cor, formação de halo, aumento de tamanho, sangramento ou ulceração merece tratamento imediato.

A excisão cirúrgica é o único método de tratamento seguro.

B. Nevos intradérmicos

Os nevos intradérmicos são os típicos sinais pigmentados com formato de domo e, algumas vezes, pedunculados de cor de carne ou amarronzados caracteristicamente vistos em adultos. Eles frequentemente contêm pelos e podem ocorrer em qualquer região do corpo.

Microscopicamente, os melanócitos estão presentes completamente dentro da derme e, em contraste com os nevos juncionais, mostram pouca atividade. Eles raramente são malignos e não necessitam de tratamento exceto por razões estéticas.

A excisão cirúrgica é quase sempre o tratamento de escolha. Os nevos pigmentados não devem nunca ser tratados sem a obtenção de tecido para exame histológico.

C. Nevos compostos

Os nevos compostos exibem as características histológicas tanto de nevos juncionais como intradérmicos devido aos melanócitos se localizarem na junção epiderme-derme e dentro da derme. Eles costumam ser elevados, em forma de domo e de cor marrom claro a marrom escuro.

Devido à presença de células do nevo na junção epiderme-derme, as indicações para o tratamento são as mesmas dos nevos juncionais. Se houver indicação de tratamento, a excisão cirúrgica é o método de escolha.

D. Nevos de células fusiformes e de células epitelioides

Esses nevos, anteriormente chamados de melanomas juvenis benignos, aparecem em crianças ou adultos. Eles variam muito na vascularização, grau de pigmentação e hiperceratose concomitante. Clinicamente, eles simulam verrugas ou hemangiomas em vez de sinais. Eles podem aumentar de tamanho rapidamente, mas a lesão média alcança apenas 6 a 8 mm de diâmetro, permanecendo inteiramente benigna sem invasão ou metástases. Microscopicamente, a lesão pode ser confundida com melanoma maligno pelo patologista inexperiente. O tratamento habitual é a biópsia excisional.

E. Nevos azuis

Os nevos azuis são lesões pequenas e bem definidas, arredondadas e de cor azul escuro ou azul acinzentado, podendo ocorrer em qualquer local do corpo, mas são mais comumente vistos na face, pescoço, mãos e braços. Eles costumam aparecer na infância como nódulos bem definidos e de crescimento lento cobertos por epiderme intacta e lisa. Microscopicamente, os melanócitos que formam essa lesão estão limitados à derme (mas podem ser encontrados em todas as suas camadas). É vista uma íntima associação com os fibroblastos da derme, dando à lesão um aspecto fibrótico não visto em outros nevos. Isso, juntamente com a extensão de melanócitos profundamente na derme, pode ser responsável pela cor azul em vez de marrom.

O tratamento não é mandatório, a menos que o paciente deseje a remoção por razões estéticas ou por medo de câncer. A excisão cirúrgica é o tratamento de escolha.

F. Nevo piloso gigante

Diferentemente da maioria dos nevos que surgem a partir de melanócitos, os nevos pilosos gigantes são congênitos. Eles podem ocorrer em qualquer lugar do corpo e podem cobrir grandes áreas. Eles podem ser tão grandes a ponto de cobrir todo o tronco (nevo em calção de banho). Eles têm significância especial por várias razões: (1) seu tamanho grande é especialmente deformante sob o ponto de vista estético, (2) eles mostram predisposição para o desenvolvimento de melanoma maligno, e (3) eles podem estar associados com neurofibromas ou envolvimento melanocítico das leptomeninges e outras anormalidades neurológicas.

Microscopicamente, está presente um quadro variado. Todas as características dos nevos intradérmicos e compostos podem ser vistas. Os neurofibromas também podem estar presentes dentro da lesão. O melanoma maligno pode surgir em qualquer lugar dentro de uma lesão grande; a taxa relatada de ocorrência varia de 1 a 13,7% em um estudo. O melanoma maligno com metástases raramente surge em crianças e lactentes.

O único tratamento completo é a excisão total e o enxerto cutâneo. As lesões grandes podem necessitar de excisão e enxerto em estágios. Algumas lesões são tão grandes que a excisão não é possível, e a abordagem mais eficaz é o uso de expansão tecidual em combinação com retalhos. A excisão de espessura parcial ou a dermoabrasão têm sido usadas com sucesso na infância.

O uso de autoenxertos de células epiteliais cultivadas tem sido defendido para as lesões extensas associadas com múltiplos nevos satélites. Além disso, alguns autores relataram o uso de fototermólise com *laser* para lesões pigmentadas que não podem ser excisadas com resultados reconstrutivos favoráveis. Porém, ainda há preocupações em relação à transformação maligna dos melanócitos remanescentes, sendo recomendado o cuidadoso acompanhamento a longo prazo quando é usada a ablação com *laser*.

Kryger Z, Bauer B: Surgical management of large and giant congenital pigmented nevi of the lower extremity. *Plast Reconstr Surg* 2008;121(5):1674.

▶ Tumores vasculares e malformações vasculares

Nossa compreensão sobre os tumores vasculares e as malformações vasculares evoluiu muito desde a descrição de Mulliken e Glowacki, em 1982, da classificação biológica das anomalias vasculares baseada em suas propriedades endoteliais. Nesse sentido, os hemangiomas infantis aparecem dentro das primeiras 3 semanas de vida e têm um endotélio proliferativo que cresce rapidamente no início e costuma involuir geralmente nos primeiros anos de vida. As malformações vasculares, por outro lado, têm um endotélio estável, crescem de forma proporcional com a criança e persistem na vida adulta. Eles podem estar associados a várias complicações, como anormalidades esqueléticas, isquemia, coagulopatia, insuficiência cardíaca e morte.

O transportador de glicose isoforma 1 (GLUT1) foi recentemente descoberto como uma característica que diferencia várias formas de anomalias vasculares. Ele é um marcador imuno-histoquímico que está normalmente restrito às células endoteliais com função de barreira sangue-tecidos como no cérebro e na placenta. North e colaboradores estudaram retrospectivamente amostras de tumores vasculares para GLUT1. As amostras de hemangiomas infantis eram universalmente positivas. Por outro lado, as biópsias de outras anomalias vasculares, incluindo o hemangioma congênito rapidamente involutivo (RICH), o hemangioma congênito não involutivo (NICH), o granuloma piogênico, o tecido de granulação, malformações vasculares e angiomas em tufos e hemangioendotelioma kaposiforme, foram todos negativos. Além de fornecer um exame diagnóstico inicial para hemangiomas, o GLUT1 pode ser útil na pesquisa e nas tentativas de explicar a fisiopatologia.

A International Society for the Study of Vascular Anomalies propôs, em 1996, uma classificação baseada no trabalho pioneiro de Mulliken e Glowacki. Ela é, agora, a mais amplamente aceita entre especialistas e na literatura. Uma classificação clara é de importância vital para que se estabeleça a comunicação adequada em relação ao diagnóstico e ao tratamento. A Tabela 41-3 mostra essa classificação.

Tabela 41-3 Classificação da International Society for the Study of Vascular Anomalies

Tumores
Hemangioma juvenil
Hemangioma congênito rapidamente involutivo (RICH)
Hemangioma congênito não involutivo (NICH)
Hemangioendotelioma kaposiforme
Angioma em tufos
Malformações vasculares
Alto fluxo
    Malformação arteriovenosa
Baixo fluxo
    Malformação venosa
    Malformação linfática
    Malformação linfática-venosa
    Malformação capilar (ou venular) (mancha em vinho do Porto)

A. Hemangiomas da infância (hemangioma involutivo)

Os hemangiomas involutivos são os tumores mais comuns que ocorrem na infância e constituem pelo menos 95% de todos os hemangiomas vistos em lactentes e crianças. Eles são neoplasias verdadeiras de células endoteliais, mas são únicos entre as neoplasias pelo fato de sofrerem involução espontânea completa.

Normalmente, eles estão presentes logo após o nascimento ou aparecem nas primeiras 2 a 3 semanas de vida. Eles crescem rapidamente por 4 a 6 meses; depois o crescimento cessa e inicia a involução espontânea. A involução progride lentamente, mas cerca de 50% apresenta involução até os 5 anos de idade e 70% até os 7 anos. Os hemangiomas involutivos aparecem em todas as superfícies corporais, mas são mais comumente vistos na cabeça e no pescoço. Eles são duas vezes mais comuns nas meninas e mostram predisposição por pessoas de pele clara.

São vistas três formas de hemangiomas: (1) superficiais, (2) combinação de superficiais e profundos (mistos) e (3) profundos. Os hemangiomas involutivos superficiais aparecem como lesões discretamente elevadas, bem demarcadas e de cor vermelho vivo com superfície irregular que tem sido descrita como lembrando um morango. Os hemangiomas involutivos combinados superficiais e profundos têm as mesmas características superficiais, mas abaixo da superfície cutânea está presente um tumor firme e azulado que pode se estender profundamente para dentro dos tecidos subcutâneos. Os hemangiomas involutivos profundos se apresentam como tumores azuis profundos cobertos por pele de aspecto normal.

Os hemangiomas resultam de disfunção angiogênica. Múltiplos marcadores de angiogênese estão aumentados durante o fluxo proliferativo, incluindo fator de crescimento de fibroblastos, fator de crescimento do endotélio vascular e metaloproteinases da matriz. Todos esses diminuem, com exceção do fator de crescimento de fibroblastos básico, durante a fase de involução.

À medida que progride o processo de involução, o quadro histológico muda, com os campos sólidos de células endoteliais evoluindo para estruturas tipo vasos do tamanho de capilares próximos entre si e compostas de várias camadas de células endoteliais moles sustentadas por um estroma fibroso esparso. Essas estruturas vasculares gradualmente diminuem de número e ficam mais espaçadas em um estroma fibroso frouxo e edemaciado. As células endoteliais continuam a desaparecer, de modo que, quando está completa a involução, o quadro histológico é completamente normal, sem evidências de células endoteliais.

O tratamento não costuma estar indicado, pois o aspecto após a regressão espontânea é quase sempre mais adequado que as cicatrizes que ocorrem após a excisão cirúrgica. A excisão cirúrgica de lesões que envolvem estruturas importantes como pálpebras, nariz ou lábios pode ser algumas vezes necessária para evitar distúrbios funcionais graves da visão e da via aérea. A excisão completa não costuma ser necessária.

Quando o tratamento está indicado, várias opções foram descritas, incluindo crioterapia, corticosteroides, interferona e quimioterapia. Mais recentemente, foi demonstrado que o uso do β-bloqueador propranolol reduz a progressão do hemangioma e, dramaticamente, encurta o tempo de involução. As doses habituais são de 2 a 3 mg/kg/dia, e os lactentes costumam ser internados por 24 horas para iniciar esse tratamento com monitoramento cardíaco. Embora o verdadeiro mecanismo de ação ainda não seja conhecido, ele mais provavelmente está relacionado com a sub-regulação de fatores de crescimento angiogênicos. Isso demonstrou resultados tão bons que algumas instituições estão usando esse tratamento como primeira linha para hemangiomas infantis complicados.

A ulceração é uma complicação dolorosa e perigosa nos hemangiomas que pode ocorrer em cerca de 8% dos pacientes. Isso pode ser acompanhado por infecção, que é tratada com o uso de compressas de solução fisiológica morna ou permanganato de potássio e pela aplicação de pós e cremes antimicrobianos. Pode haver sangramento de uma úlcera se houver irritação constante e inflamação. Quando isso ocorre, deve ser aplicada uma pressão suave. Em algumas situações, como na região perianal, pode haver necessidade de medidas específicas para manter a área limpa e seca, incluindo uma colostomia de derivação combinada com a excisão seriada judiciosa. Em casos raros, o aprisionamento de plaquetas nessas lesões leva ao quadro clínico de coagulopatia intravascular disseminada chamado **síndrome de Kasabach-Merritt**.

> Arneja J: Pharmacologic therapies for infantile hemangioma: is there a rational basis? *Plast Reconstr Surg* 2012;129(4):724e.
>
> Price CJ, Lattouf C, Baum B, et al: Propranolol vs corticosteroids for infantile hemangiomas: a multicenter retrospective analysis. *Arch Dermatol* 2011;147(12):1371.
>
> Thayal P, Bhandari P: Comparison of efficacy of intralesional bleomycin and oral propanolol in management of hemangiomas. *Plast Reconstr Surg* 2012;129(4):733e.

B. Hemangiomas congênitos (RICH e NICH)

Os hemangiomas congênitos, como seu nome implica, estão presentes ao nascimento. Eles passaram por sua fase de crescimento rápido *in utero* e, em contraste com o hemangioma da infância, eles não mostram crescimento rápido durante os primeiros 4 a 6 meses de vida. Devido ao seu histórico natural, eles são divididos em dois subtipos: RICH e NICH. Os RICH são mais comuns que os NICH, embora ambos sejam raros. O diagnóstico de RICH é confirmado quando há involução rápida entre 6 a 10 meses de idade. As anomalias NICH, por outro lado, persistem até a idade adulta e podem necessitar de excisão cirúrgica ou de outras medidas ablativas. Os exames de imagem podem ajudar (ultrassonografia ou RM) a avaliar a localização e extensão do tumor. RICH e NICH são negativos para GLUT1 em contraste com os hemangiomas da infância.

C. Malformações capilares

As **malformações capilares** (ou seja, **mancha em vinho do Porto**) são de longe as mais comuns entre as malformações vasculares. Elas podem envolver qualquer parte do corpo, mas, mais comumente, aparecem na face como lesões planas de cor avermelhada ou púrpura. Quando estão presentes na face, elas se localizam em áreas supridas pelos ramos sensitivos do quinto nervo craniano (trigêmeo). Elas costumam iniciar com cor vermelho claro, ainda que tenham propensão para escurecer, conforme sugere o seu nome. Seu crescimento é variável, mas persistem na idade adulta se não forem tratadas e se tornam elevadas e espessadas com aparecimento de nódulos na superfície (Fig. 41-10).

Microscopicamente, as manchas em vinho do Porto são formadas por capilares de parede fina dispostos no meio da derme. Os capilares são recobertos por células endoteliais planas e maduras. Nas lesões que produzem crescimento superficial, são vistos grupos de células endoteliais proliferativas arredondadas e grandes seios venosos.

Os resultados após o tratamento das manchas em vinho do Porto são uniformemente desapontadores. Como a maioria das lesões ocorre na face e no pescoço, os pacientes buscam tratamento por razões estéticas, mas à medida que elas progridem em espessura e nodularidade, podem se tornar funcionalmente incapacitantes, podendo haver sangramento espontâneo. O método de tratamento mais simples é a camuflagem. Infelizmente, isso é difícil, pois a mancha em vinho do Porto é mais escura que a pele circundante, e isso não afeta o histórico natural da lesão.

Os métodos de tratamento superficiais como gelo seco, nitrogênio líquido, eletrocoagulação e dermoabrasão têm sido tentados, mas são ineficazes a menos que destruam as camadas superiores da pele, o que pode produzir extensa fibrose.

A radioterapia, incluindo o uso de raios X, rádio, tório-X e raios Grenz, é inapropriado. Se houver a administração em doses suficientemente altas para destruir os vasos envolvidos, isso também irá destruir os tecidos circundantes e a pele sobrejacente; além disso, a incidência de câncer aumenta após a radioterapia para hemangiomas de pele.

O tratamento mais adequado até o momento para as manchas em vinho do Porto iniciais e intermediárias é feito com *laser* pulsado de contraste. O *laser* pulsado de contraste produz uma luz com comprimento de onda específico de 585 ou 595 nanômetros. O método de tratamento é chamado de fototermólise seletiva. O feixe é absorvido de forma seletiva por materiais de cor vermelha como a hemoglobina nos vasos sanguíneos da lesão. Isso produz destruição seletiva dessas estruturas pelo calor, e a região tratada fica mais clara. Quando é iniciado precocemente, esse tratamento pode ser muito eficaz. Múltiplos tratamentos são necessários para a obtenção de um resultado satisfatório. Nas lesões nodulares mais escuras e avançadas, o *laser* é menos eficaz devido à espessura da lesão e da hiperpigmentação que pode ocorrer.

Se a lesão for pequena, a excisão cirúrgica com fechamento primário é possível. Infelizmente, a maioria das lesões é grande. No caso de lesões antigas e não tratadas, pode haver necessidade de excisão cirúrgica seguida por enxerto cutâneo, retalhos locorregionais ou, às vezes, transferência de tecido livre. Determinados hemangiomas primariamente arterializados ou de capilares de crescimento rápido têm sido tratados com sucesso por embolização superseletiva, isoladamente ou em conjunto com cirurgia. Isso é realizado sob controle de fluoroscopia e com equipe especializada. Há relatos de perda de grandes porções da face como resultado de embolizações mal direcionadas.

D. Malformações venosas

As malformações venosas (conhecidas como hemangiomas cavernosos) são lesões de cor azulada ou púrpura e que costumam ser elevadas. Elas podem ocorrer em qualquer lugar do corpo, mas, como outras lesões vasculares, são mais comuns na cabeça e no pescoço. Elas são compostas de estruturas venosas maduras e de formação completa que estão presentes em massas tortuosas que foram descritas como saco de vermes.

As malformações venosas costumam estar presentes ao nascer, mas não costumam crescer, exceto para acompanhar o

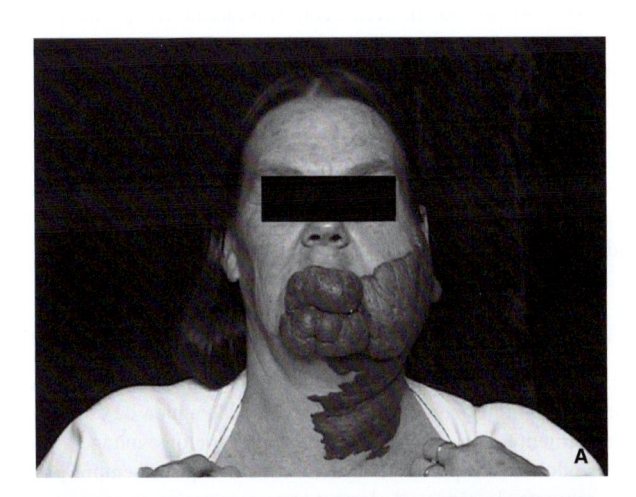

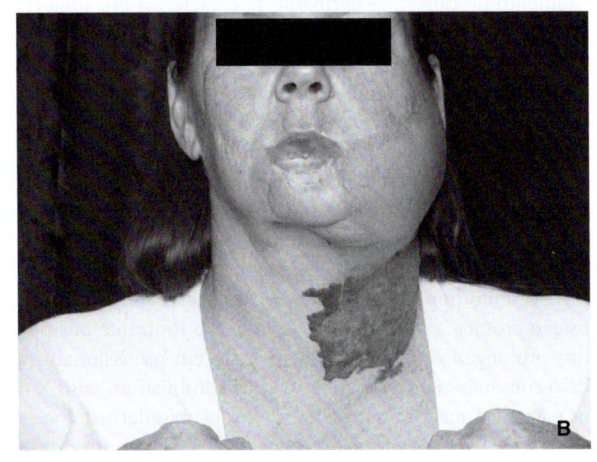

▲ **Figura 41-10** Mulher de 46 anos de idade, com mancha em vinho do Porto não tratada na face esquerda. **A.** Pré-operatório. **B.** Estado após a excisão de porção facial e reconstrução com transferência de retalho livre.

crescimento normal do corpo. Em muitos casos, o crescimento ocorre mais tarde e pode interferir com a função normal.

Microscopicamente, as malformações venosas são formadas por grandes seios vasculares dilatados e próximos que ficam cheios de sangue. Eles são recobertos por células endoteliais planas e podem ter paredes musculares, como veias normais.

O tratamento é difícil. Apenas em alguns casos a lesão é suficientemente pequena ou superficial para permitir a excisão cirúrgica completa. A maioria das lesões envolve estruturas mais profundas – incluindo músculo e osso –, de modo que a excisão completa é impossível sem cirurgia radical. Como a maioria das lesões é apenas de problemas estéticos, a cirurgia radical raramente está indicada. Algumas vezes, a injeção de agentes esclerosantes diretamente nos canais venosos pode levar a alguma involução ou pode facilitar a excisão cirúrgica. Deve-se ter muito cuidado para que áreas de pele sobrejacente não descamem.

E. Malformações arteriovenosas

As malformações arteriovenosas são lesões de alto fluxo que têm conexão direta entre uma artéria e uma veia, sem passar por um leito capilar.

Normalmente, as malformações arteriovenosas são reconhecidas ao nascer, mas são erroneamente diagnosticadas como malformações capilares ou hemangiomas involutivos. São encontrados períodos de crescimento rápido após trauma e durante períodos em que o corpo está sob a influência de alterações hormonais.

O diagnóstico clínico pode ser confirmado pelo exame por Doppler colorido, mas isso não dá informações sobre a extensão da lesão ou sua relação com estruturas adjacentes. Essa informação pode ser obtida por RM ou angiografia, com o benefício adicional da embolização terapêutica.

O tratamento de malformações arteriovenosas se baseia no estágio clínico da lesão. As malformações arteriovenosas menores podem ser submetidas à ressecção primária. As malformações arteriovenosas maiores e mais difusas devem ser preferivelmente tratadas com embolização arterial superseletiva seguida por ressecção cirúrgica 24 a 48 horas após a embolização para minimizar a perda sanguínea intraoperatória.

Chim H, Drolet B, Duffy K, Koshima I, Gosain AK: Vascular anomalies and lymphedema. *Plast Reconstr Surg* 2010;126(2):55e.

Faurschou A, Olesen AB, Leonardi-Bee J, Haedersdal M: Lasers or light sources for treating port-wine stains. *Cochrane Database Syst Rev* 2011 Nov;9(11):CD007152.

Redondo P, Aguado L, Martínez-Cuesta A: Diagnosis and management of extensive vascular malformations of the lower limb: part 1. Clinical diagnosis. *J Am Acad Dermatol* 2011;65(5):893.

Redondo P, Aguado L, Martínez-Cuesta A: Diagnosis and management of extensive vascular malformations of the lower limb: part 2. Systemic repercussions [corrected], diagnosis and treatment. *J Am Acad Dermatol* 2011;65(5):909.

Tark KC, Lew DH, Lee DW: The fate of long-standing port-wine stain and its surgical management. *Plast Reconstr Surg* 2011;127(2):784.

Trindade F, Tellechea O, Torrelo A, Requena L, Colmenero I: Wilms tumor 1 expression in vascular neoplasms and vascular malformations. *Am J Dermatopathol* 2011;33(6):569.

LESÕES CUTÂNEAS PRÉ-MALIGNAS

▶ Ceratoses actínicas (solares)

As ceratoses actínicas são as lesões cutâneas pré-cancerosas mais comuns. Elas costumam aparecer como lesões pequenas, únicas ou múltiplas, discretamente elevadas, descamativas ou verrucosas com cor variando entre vermelho, amarelo, marrom ou preto. Como estão relacionadas com a exposição ao sol, elas ocorrem mais frequentemente na face e no dorso das mãos em pessoas de pele branca cuja pele mostra evidências de elastose actínica.

Microscopicamente, as ceratoses actínicas consistem em áreas bem definidas de células epiteliais anormais limitadas à epiderme. Dessas lesões, 15 a 20% se tornam malignas, quando então ocorre invasão da derme como no carcinoma epidermoide.

Como as lesões estão limitadas à derme, o tratamento superficial na forma de curetagem e eletrodessecação ou a aplicação de agentes químicos como nitrogênio líquido, fenol, ácido bi ou tricloroacético ou fluorouracil é curativa. A aplicação de creme de fluorouracil (5-FU) é de benefício particular no tratamento preventivo pelo fato de destruir lesões de tamanho microscópico – antes que possam ser detectadas clinicamente – sem causar dano à pele não acometida.

▶ Dermatite e ulceração crônica por radiação

Há dois tipos distintos de dermatite por radiação. O primeiro e mais comum ocorre após a administração aguda de doses relativamente altas de radiação ionizante por ortovoltagem em períodos de tempo relativamente curtos – quase sempre para tratamento de câncer. A dermatite se caracteriza por uma reação aguda que começa perto da terceira semana de tratamento, quando inicia o aparecimento de eritema, bolhas e descamação. Costuma haver queimação e hiperestesia. Essa reação inicial é seguida por cicatrização caracterizada por atrofia da epiderme e da derme junto com perda de apêndices cutâneos (glândulas sudoríparas, glândulas sebáceas e folículos pilosos). Ocorre marcada fibrose da derme com endarterite residual e oclusão de vasos da derme e subderme. Ocorre telangiectasias dos vasos superficiais e áreas de hipo e hiperpigmentação.

O segundo tipo de dermatite por radiação ocorre após a exposição crônica a doses baixas de radiação ionizante por períodos prolongados. Ele costuma ser visto em profissionais que lidam com materiais radioativos ou que administram raios X ou nos pacientes que foram tratados por problemas dermatológicos como acne ou excesso de pelos faciais. Assim, a face e as mãos são os locais mais comumente envolvidos. A reação aguda descrita anteriormente não costuma ocorrer, mas o mesmo processo de atrofia, fibrose e perda de elementos dérmicos ocorre. O ressecamento da pele se torna mais pronunciado, e o aprofundamento dos sulcos da pele costuma estar presente. Felizmente, esse segundo tipo de dermatite por radiação é raramente visto hoje.

Em ambos os tipos de dermatite por radiação, podem ocorrer alterações tardias como as seguintes: (1) aparecimento de crescimentos hiperceratóricos na superfície cutânea, (2) ulceração crônica e (3) desenvolvimento de carcinoma basocelular ou epidermoide. Porém, ulceração e câncer são vistos muito menos comumente no primeiro tipo de dermatite por radiação. Quando aparecem crescimentos tumorais malignos, os carcinomas basocelulares são vistos mais frequentemente na face e no pescoço, e os carcinomas epidermoides são vistos mais frequentemente nas mãos e no corpo.

Novos métodos de radioterapia com o uso de técnicas de megavoltagem e feixe de elétrons têm um efeito poupador sobre a pele. Porém, fibrose marcada e ausência de vascularização de áreas mais profundas e extensas podem ser problemas mais difíceis de tratar.

A excisão cirúrgica é o tratamento de escolha. A excisão deve abranger todo o tecido irradiado, incluindo a área de telangiectasia sempre que possível, e o defeito deve ser coberto com um adequado retalho axial ou musculocutâneo para fornecer um novo suprimento sanguíneo.

O fechamento primário da ferida é possível apenas nas lesões menores e, mesmo assim, com algum risco. O enxerto de pele livre não costuma ser bem-sucedido devido ao dano ao suprimento vascular das estruturas subcutâneas. Os retalhos aleatórios adjacentes não são confiáveis, pois eles dependem do suprimento sanguíneo da área irradiada adjacente.

LESÕES MALIGNAS

1. Carcinoma intraepidérmico

O carcinoma intraepidérmico inclui a doença de Bowen e a eritroplasia de Queyrat.

▶ Doença de Bowen

A doença de Bowen se caracteriza por placas únicas ou múltiplas de cor marrom ou vermelha que podem aparecer na superfície cutânea, mas geralmente em superfícies cobertas. A placa típica é bem definida, discretamente elevada, escamosa e pouco espessada. A superfície costuma ser ceratótica e pode haver a formação de crostas e fissuras. A ulceração não é comum, mas quando presente sugere degeneração maligna com invasão dérmica.

Histologicamente, é vista a hiperplasia da epiderme com células malpighianas pleomórficas, células gigantes e células epiteliais atípicas limitadas à epiderme.

O tratamento de lesões pequenas ou superficiais consiste na destruição total por curetagem e eletrodessecação ou por quaisquer outros métodos de destruição superficial (crioterapia, agentes citotóxicos). Excisão e enxerto cutâneo são preferidos para lesões maiores e para aquelas com degeneração maligna inicial e invasão da derme.

▶ Eritroplasia de Queyrat

A eritroplasia de Queyrat, clínica e histologicamente, é praticamente idêntica à doença de Bowen, mas está confinada à glande peniana e à vulva, onde as lesões aparecem como placas vermelhas, aveludadas, irregulares e discretamente elevadas. O tratamento é o mesmo descrito na doença de Bowen.

2. Carcinoma basocelular

O carcinoma basocelular é o câncer de pele mais comum. As lesões geralmente aparecem na face e são mais comuns nos homens. Como a exposição aos raios ultravioleta do sol é um fator causador, o carcinoma basocelular é mais comumente visto em regiões geográficas onde há exposição solar significativa e em pessoas cuja pele é mais suscetível ao dano actínico pela exposição (ou seja, pessoas de pele clara com olhos azuis e cabelos loiros). Ele pode ocorrer em qualquer idade, mas não é comum antes de 40 anos de idade.

A taxa de crescimento do carcinoma basocelular costuma ser lenta, mas quase sempre é contínua e insidiosa. Podem passar vários meses ou anos antes que o paciente fique preocupado. Sem tratamento, pode haver invasão disseminada e destruição dos tecidos adjacentes, produzindo ulceração massiva. Pode haver penetração em ossos do esqueleto facial e do crânio tardiamente. Os carcinomas basocelulares raramente sofrem metástase, mas pode ocorrer a morte devido à extensão intracraniana direta ou erosão de vasos sanguíneos importantes.

As lesões individuais típicas aparecem como pequenos nódulos elevados translucentes ou brilhosos (perolados) com ulceração central e margens enroladas e peroladas. É comum haver vasos telangiectásicos sobre a superfície e, algumas vezes, há pigmentação. A ulceração superficial ocorre precocemente.

Um tipo menos comum de carcinoma basocelular é o **carcinoma esclerosante** ou **morfeia**, que consiste em faixas alongadas de câncer basocelular que infiltram a derme, com o cório intercalado sendo anormalmente compacto. Essas lesões costumam ser planas e esbranquiçadas ou cerosas, sendo firmes à palpação – aspecto semelhante à esclerodermia localizada. Elas são particularmente difíceis de tratar, pois é difícil predizer clinicamente a extensão das margens de crescimento.

O **câncer basocelular eritematoso** superficial (corpo basal) ocorre mais frequentemente no tronco. Ele aparece como placas avermelhadas com centros atróficos e bordas lisas e discretamente elevadas. Essas lesões podem ter crescimento periférico e grandes extensões, mas não se tornam invasivos até tarde na evolução.

Os carcinomas basocelulares pigmentados podem ser confundidos com melanoma devido ao grande número de melanócitos dentro do tumor. Eles também podem ser confundidos com ceratoses seborreicas.

▶ Tratamento

Há vários métodos de tratamento para o carcinoma basocelular. Todos podem ser curativos em algumas lesões, mas nenhum método se aplica a todas. As características especiais de cada carcinoma basocelular devem ser consideradas individualmente antes que se possa selecionar o tratamento adequado.

Como a maioria das lesões ocorre na face, os resultados estéticos e funcionais do tratamento são importantes. Porém, a consideração mais importante é se o tratamento vai ser curativa ou não. Se o carcinoma basocelular não for erradicado pelo tratamento inicial, ocorrerá o crescimento continuado e a invasão de tecidos adjacentes, resultando não apenas em mais destruição tecidual, mas também na invasão de estruturas mais profundas pelo tumor, dificultando a cura. O tratamento adequado do carcinoma basocelular por diferentes modalidades alcança uma taxa de cura de cerca de 95%.

Os principais métodos de tratamento são curetagem e eletrodessecação, excisão cirúrgica e radioterapia. Quimiocirurgia, quimioterapia tópica e criocirurgia não costumam ser usadas, mas podem ser úteis em casos selecionados.

A. Curetagem e eletrodessecação

Curetagem mais eletrodessecação é o método habitual de tratamento para as lesões pequenas. Após a infiltração com o anestésico local adequado, a lesão e uma margem de 2 a 3 mm de pele de aspecto normal ao redor dela são completamente curetadas com uma cureta pequena de pele. A ferida resultante é, então, completamente dessecada com uma unidade eletrocirúrgica para destruir quaisquer células tumorais que possam não ter sido removidas pela cureta. O processo é repetido uma ou duas vezes, conforme a necessidade. A ferida é deixada aberta e fecha secundariamente.

B. Excisão cirúrgica

A excisão cirúrgica, seguindo os princípios descritos anteriormente nesse capítulo, oferece muitas vantagens no tratamento do carcinoma basocelular: (1) A maioria das lesões pode ser rapidamente excisada em um procedimento; (2) após a excisão, a lesão toda pode ser examinada pelo patologista, que pode determinar se o tumor foi completamente removido; (3) as lesões infiltrativas profundas podem ser completamente excisadas e pode-se remover cartilagem e osso se houver invasão dessas estruturas; (4) as lesões que ocorrem em tecido cicatricial denso ou em tecidos pouco vascularizados não podem ser tratadas por curetagem e dessecação, radioterapia ou quimiocirurgia, pois a cicatrização é ruim. A excisão e cobertura com retalho pode ser o único método de tratamento nessas situações; (5) as lesões recorrentes em tecidos que foram expostos às quantidades máximas seguras de radiação podem ser excisadas e cobertas.

As lesões de tamanho pequeno a moderado podem ser excisadas em uma etapa sob anestesia local. As margens visíveis e palpáveis do tumor são marcadas na pele com tinta de marcação. A largura da excisão é, então, marcada 3 a 5 mm além dessas margens. Se as margens do carcinoma basocelular forem vagas, a largura da excisão terá de ser maior para garantir a completa remoção da lesão. As linhas de incisão são feitas ao redor da lesão como um círculo. O tecido é excisado, tomando-se cuidado para deixar uma margem de tecido subcutâneo de aspecto normal ao redor das margens profundas do tumor. Devem ser obtidos cortes de congelação no momento da excisão para ajudar a determinar se foram obtidas margens livres de tumor. Isso é minimizado com a experiência. É mais adequado errar retirando mais tecido normal que o necessário do que arriscar ter tumor nas margens. O fechamento da ferida é feito na direção de mínima tensão da pele, geralmente ao longo das linhas cutâneas. As orelhas de cachorro são removidas adequadamente.

As feridas resultantes da excisão de alguns tumores de tamanho moderado e de quase todos os tumores grandes podem necessitar de reconstruções da função e da aparência com o uso de retalhos locais, regionais e livres. Isso quase sempre pode ser feito em uma etapa com um bom controle por cortes de congelação.

As desvantagens da excisão cirúrgica são as seguintes: (1) algumas excisões e reconstruções grandes necessitam de treinamento especializado e experiência para dominar as técnicas cirúrgicas; (2) enquanto a curetagem e a dessecação podem ser realizadas no consultório, a excisão cirúrgica costuma necessitar de instalações especializadas; (3) nas lesões com margens clínicas vagas, uma quantidade excessiva de tecido normal pode ter de ser excisado para garantir a remoção completa mesmo com o uso de verificação por congelação; (4) pode haver necessidade de aguardar para realizar a reconstrução até que o diagnóstico patológico permanente e as margens estejam disponíveis em casos envolvendo estruturas profundas ou especializadas.

Para superar alguns desses problemas, Mohs descreveu uma nova técnica em 1941, que permite excisões seriadas e exame microscópico do tecido quimicamente fixado. Novas tecnologias têm evitado as trabalhosas técnicas de fixação, mas ainda pode demorar várias horas para que se faça a varredura de uma área para a suspeita de células malignas. Contudo, o procedimento é muito útil para lesões recorrentes e em regiões onde se deseja a máxima preservação. Porém, não há estudos comparativos prospectivos para indicar se a remoção microscopicamente controlada do tumor pela técnica de Mohs, que determina a excisão da lesão com revisão seriada de biópsias de congelação, é superior à excisão cirúrgica. Um problema adicional é que não há controle de qualidade, pois o médico que faz a excisão é também o que avalia os cortes da patologia. Muitas das lesões mais extensas tratadas com a técnica de Mohs necessitam de reconstrução complexa para reconstituir estruturas importantes que necessitaram de ressecção.

Netscher DT, Leong M, Orengo I, et al: Cutaneous malignancies: melanoma and nonmelanoma types. *Plast Reconstr Surg* 2011;127(3):37e.

Wheiss GJ, Korn RL: Metastatic basal cell carcinoma in the era of hedgehog signaling pathway inhibitors. *Cancer* 2012 Nov 1;118(21):5310-9.

C. Radioterapia

A radioterapia é tão eficaz quanto qualquer outro tratamento do carcinoma basocelular. Suas vantagens são as seguintes: (1)

estruturas que são difíceis de reconstruir, como as pálpebras, dutos lacrimais e ponta do nariz, podem ser preservadas quando são invadidas, mas não destruídas pelo tumor; (2) uma margem ampla de tecido pode ser tratada ao redor das lesões com margens pouco definidas para garantir a destruição de extensões tumorais não discerníveis; (3) ela pode ser menos traumática que a excisão cirúrgica em pacientes idosos com lesões avançadas; (4) não há necessidade de hospitalização.

As desvantagens são as seguintes: (1) apenas médicos experientes e bem treinados podem obter bons resultados; (2) há necessidade de instalações caras; (3) a radiação inadequadamente administrada pode produzir sequelas graves, incluindo fibrose, dermatite actínica, ulceração e degeneração maligna; (4) em áreas com pelos, haverá a resultante perda de pelos; (5) pode ser difícil tratar as áreas de contorno irregular (p. ex., a orelha e o canal auditivo); (6) pode haver necessidade de tratamentos repetidos em um período de 4 a 6 semanas.

A radioterapia não deve ser usada em pacientes com menos de 40 anos de idade, exceto em circunstâncias incomuns, e ela não deve ser repetida em pacientes que não responderam à radiação no passado.

3. Carcinoma epidermoide

O carcinoma epidermoide é o segundo câncer mais comum na pele, em grupos raciais de pele clara, e é o câncer de pele mais comum nos grupos raciais de pele pigmentada. Como no carcinoma basocelular, a luz solar é o fator causador mais comum em brancos. Os locais mais comuns de ocorrência são orelhas, bochechas, lábio inferior e dorso das mãos. Outros fatores causadores são queimaduras químicas e térmicas, cicatrizes, úlceras crônicas, granulomas crônicos (tuberculose da pele, sífilis), seios de drenagem, contato com alcatrão e hidrocarbonetos e a exposição à radiação ionizante. Quando um carcinoma epidermoide ocorre em uma cicatriz de queimadura, ele é chamado de **úlcera de Marjolin**. Essa lesão pode aparecer muitos anos após a queimadura original. Ela tende a ser agressiva, e o prognóstico é ruim.

Como a exposição solar é o maior estímulo para a produção do carcinoma epidermoide, a maioria dessas lesões é precedida por ceratose actínica em áreas de pele que mostram dano solar crônico. Elas também podem surgir de outras lesões cutâneas pré-malignas e de pele de aspecto normal.

O histórico natural do carcinoma epidermoide pode ser muito variável. Ele pode se apresentar como uma lesão localmente invasiva de crescimento lento sem metástases ou como um tumor amplamente invasivo de crescimento rápido com disseminação metastática precoce. Em geral, os carcinomas epidermoides que se desenvolvem a partir de ceratoses actínicas são mais comuns e são do tipo de crescimento lento, enquanto aqueles que se desenvolvem a partir da doença de Bowen, eritroplasia de Queyrat, dermatite actínica crônica, cicatrizes e úlceras crônicas tendem a ser mais agressivos. As lesões que surgem a partir da pele de aspecto normal e em lábios, genitália e região anal também tendem a ser mais agressivas.

O carcinoma epidermoide inicial aparece como uma placa ou nódulo eritematoso firme e pequeno e com margens indistintas. A superfície pode ser plana e lisa ou pode ser verrucosa. À medida que o tumor cresce, ele fica mais elevado e, devido à invasão progressiva, fica fixado aos tecidos adjacentes. Pode haver ulceração precoce ou tardia, mas ela tende a aparecer antes nas lesões de crescimento mais rápido.

Histologicamente, as células epiteliais malignas são vistas se estendendo até a derme como massas amplas e arredondadas ou em faixas mais finas. No carcinoma epidermoide com baixo grau de malignidade, as células individuais podem ser muito bem diferenciadas, lembrando células epidérmicas maduras uniformes com pontes intercelulares. Pode haver queratinização, e as camadas de células epidermoides queratinizantes podem produzir "pérolas córneas" arredondadas típicas. Nas lesões altamente malignas, as células epiteliais podem ser extremamente atípicas; figuras mitóticas anormais são comuns; as pontes intercelulares não estão presentes; e não ocorre queratinização.

▶ Tratamento

Como nos carcinomas basocelulares, o método de tratamento que erradicará os carcinomas epidermoides e produzir o resultado estético mais adequado e funcional varia conforme as características da lesão individual. Fatores que determinam o método ideal de tratamento incluem tamanho, forma e localização do tumor, bem como o padrão histológico que determina sua agressividade.

A base do tratamento é a cirurgia. A radioterapia também tem sido usada em algumas situações. Como os carcinomas basocelulares, são lesões relativamente não agressivas que raramente causam metástases, e a falha na erradicação da lesão resulta apenas em recorrência local. Embora isso possa resultar em destruição local extensa dos tecidos, isso raramente ameaça a vida. Por outro lado, os carcinomas epidermoides agressivos podem gerar metástase para qualquer parte do corpo, e a falha terapêutica pode ter consequências fatais. Por essa razão, a erradicação total de cada lesão é o objetivo imperativo do tratamento.

O uso da biópsia de linfonodo sentinela (BLS) costuma ser reservado para aqueles pacientes com câncer epidermoide de alto risco ou para quando a lesão tem mais de 2 cm. Esse procedimento mapeia a primeira bacia de linfonodos para a qual uma doença iria em caso de metástases. Os linfonodos palpáveis de qualquer tipo são uma contraindicação para a BLS.

Gurney BA, Schilling C, Putvha V, et al: Implications of a positive sentinel node in oral squamous cell carcinoma. *Head Neck* 2012 Nov;34(11):1580-1585.

Netscher DT, Leong M, Orengo I, et al: Cutaneous malignancies: melanoma and nonmelanoma types. *Plast Reconstr Surg* 2011;127(3):37e.

Samarasinghe V, Madan V: Nonmelanoma skin cancer. *J Cutan Aesthet Surg* 2012;5(1):3.

LESÃO DE TECIDOS MOLES

O cirurgião plástico costuma se envolver em avaliações e tratamentos no setor de emergência para lesões de tecidos moles. Muitos aspectos do tratamento de feridas devem ser considerados mesmo em uma laceração facial relativamente simples.

A análise cuidadosa da lesão dos tecidos moles deve incluir (1) o tipo de ferida ou feridas (abrasão, contusão, etc.); (2) a causa da lesão; (3) a idade da lesão; (4) a localização dos tecidos lesados; (5) o grau de contaminação da área lesada antes, durante e após o trauma; (6) a natureza e extensão das lesões associadas; e (7) a saúde geral do paciente (p. ex., quaisquer doenças crônicas ou agudas ou quaisquer alergias; qualquer medicamento sendo usado).

A localização da ferida deve ser observada porque há diferentes características de cicatrização nos vários tipos de pele. A face e o couro cabeludo são altamente vascularizados e, assim, resistem à infecção e cicatrizam mais rapidamente que outras regiões, mas há muitas estruturas importantes na face e ao seu redor, e as cicatrizes e defeitos são mais notados. A pele do tronco, parte superior dos braços e coxas é mais espessa e cicatriza mais lentamente que a pele facial ou do couro cabeludo, sendo mais suscetível à infecção. A presença de cicatriz é menos notada. As mãos são uma área crítica por serem estruturas importantes próximas da superfície cuja destruição causada por infecção pode ser devastadora. A parte inferior das pernas são particularmente problemáticas devido ao suprimento sanguíneo relativamente ruim que pode causar perda de pele e maior probabilidade de infecção.

▶ Tratamento

O tipo de ferida deve ser determinado de modo que possa ser feito o tratamento adequado. As contusões e edemas necessitam de gelo por 24 horas, repouso e elevação. As abrasões devem ser limpas e receber curativo de maneira estéril como para o local doador de enxerto cutâneo ou devem ser lavadas diariamente até que se forme uma crosta seca ou que ocorra a cicatrização. Na presença de sujeira ou cascalho, a ferida deve ser completamente esfregada ou raspada com uma lâmina pequena dentro de 24 horas após a lesão; caso contrário, o material estranho ficará selado, resultando em uma tatuagem traumática. Pode haver necessidade de anestesia local extensa para se conseguir isso. As partículas incrustadas por uma explosão devem ser removidas de forma semelhante. Os hematomas podem ser tratados com bolsa de gelo e compressão até sua estabilização. A evacuação é, então, indicada se estruturas vitais como orelha ou cartilagem de septo nasal estiverem sob perigo de lesão ou destruição. As lacerações de proeminências ósseas e vários tipos de cortes necessitam de cuidado especial que será detalhado adiante. O tratamento deve ser meticuloso para que se alcance um resultado ideal. As feridas por perfuração e as mordeduras são notoriamente inócuas no aspecto, mas podem resultar em destruição grave, tétano ou gangrena gasosa. Cobertura antimicrobiana, irrigação, tratamento aberto e observação são indicados. A maioria das mordeduras na face, porém, pode ser limpa e fechada com segurança. As feridas que criam retalhos de pele ou avulsões são difíceis de tratar. Recomenda-se o desbridamento cuidadoso e o uso criterioso de enxertos de espessura completa ou parcial do tecido que sofreu a avulsão. O momento do tratamento é o primeiro fator a ser considerado.

A contaminação da ferida pode ser causada por bactérias na superfície do agente causador, como ferrugem em um prego ou saliva em um dente, ou por bactérias que penetram na ferida quando há ruptura da pele. As bactérias presentes nos tecidos ficam mais estabelecidas com o passar do tempo e, assim, é importante saber a idade da ferida no momento da apresentação para tratamento. Outras lesões associadas com cortes quase sempre devem ser tratadas antes. Em geral, as feridas que não sejam na face ou couro cabeludo não devem ser submetidas a fechamento primário se tiverem ocorrido há 8 a 12 horas ou mais antes da apresentação, a menos que tenham sido causadas por um agente muito limpo e tenham sido cobertas por bandagem estéril nesse meio tempo. O fechamento primário tardio, conforme descrito antes, é uma alternativa excelente e segura. Quase todas as feridas faciais com até 24 horas podem ser fechadas com segurança por meio de desbridamento cuidadoso, irrigação e cobertura antimicrobiana.

O cirurgião deve decidir se há indicação para terapia antimicrobiana. Em geral, as feridas tratadas precoce e adequadamente não necessitam de terapia antimicrobiana. Os antimicrobianos devem ser administrados para feridas com apresentação tardia ou para aquelas em que se optou pelo tratamento tardio (p. ex., feridas com contaminação conhecida; feridas em pacientes comprometidos, como as pessoas muito jovens ou velhas, pessoas debilitadas ou pessoas com má saúde geral; feridas em áreas em que a infecção pode ter consequências graves, como a parte inferior das pernas e as mãos; e feridas em pessoas nas quais a bacteremia pode ter consequências graves, como aquelas com próteses valvares cardíacas ou implantes ortopédicos). Os antimicrobianos devem ser iniciados antes do desbridamento e fechamento. Há necessidade de poucos dias de cobertura – geralmente até a ferida ser reavaliada em 2 a 3 dias e estar livre de infecção. A penicilina, ou um substituto, é adequada para as feridas que envolvem a boca, como as lacerações completas de lábio e as mordeduras. Outras feridas costumam estar contaminadas por *Staphylococcus aureus* e, assim, um antimicrobiano eficaz para *S. aureus* resistente à penicilina é adequado. Se houver suspeita de contaminação por gram-negativos ou anaeróbios, o fechamento da ferida é arriscado e deve ser considerada a hospitalização do paciente para tratamento com antimicrobianos parenterais. A profilaxia contra o tétano deve ser rotineiramente administrada para pacientes que não tenham a imunização atualizada ou com feridas com probabilidade de causar tétano. As diretrizes para isso são detalhadas no Capítulo 8.

A anestesia é uma parte importante do fechamento e do cuidado com as feridas de tecidos moles. Recomenda-se a anestesia local com lidocaína a 0,5% ou 1% com epinefrina 1:200.000 ou 1:100.000 para todas as feridas. Podem ser usadas quantidades menores de lidocaína e epinefrina em regiões de apêndices, como lobos da orelha, artelhos e pênis. A injeção pode ser feita por meio da margem da ferida antes do desbridamento e irrigação para o máximo conforto do paciente. O efeito vasoconstritor completo da epinefrina ocorre dentro de 7 minutos. Deve-se evitar a dosagem excessiva de epinefrina e a injeção de lidocaína nos vasos, bem como o uso de fármacos em pacientes sensíveis a esses agentes.

Nunca é demais reforçar a importância da irrigação. Mais de 90% das bactérias em uma ferida recente com contaminação superficial podem ser eliminadas pela irrigação adequada. Idealmente, uma solução fisiológica como a solução de Ringer lactato ou solução fisiológica deve ser esguichada com força por uma seringa com agulha 19 G ou por outro equipamento projetado para esse propósito, como um aparelho de água a jato. A ferida é irrigada uma vez para remover os coágulos superficiais, material estranho e bactérias e, então, é desbridada e irrigada novamente. As soluções detergentes e antissépticas são tóxicas aos tecidos expostos e não devem ser usadas.

O desbridamento deve incluir a remoção de todos os tecidos visivelmente desvitalizados. Especialmente nas áreas como pálpebras, orelhas, nariz, lábios e sobrancelhas, o desbridamento deve ser feito com cautela, pois a perda tecidual causada pelo desbridamento pode ser difícil de repor. Onde os tecidos são mais abundantes, como em bochechas, queixo e testa, o desbridamento pode ser mais extenso. As feridas pequenas e irregulares ou com indentações nessas áreas podem ser completamente excisadas para a produção de margens mais regulares que, quando aproximadas, produzirão uma cicatriz mais adequada. Como o suprimento sanguíneo na face é muito abundante, os tecidos danificados com viabilidade questionável devem ser mantidos em vez de serem desbridados. As chances de sobrevida são boas.

Após anestesia, desbridamento e irrigação adequados, a ferida está pronta para a avaliação final e fechamento. A iluminação deve ser adequada, e os instrumentos apropriados devem estar disponíveis. O paciente e o cirurgião devem estar confortavelmente posicionados. A pele ao redor da ferida é preparada com uma solução antisséptica, e a região recebe os campos cirúrgicos. É feita uma verificação final da profundidade e extensão da ferida, e as estruturas vitais são inspecionadas quanto à presença de lesão. Deve ser feita a hemostasia com o uso de epinefrina, compressão, cautério ou ligadura com fios. As estruturas importantes em feridas faciais incluem o ducto parotídeo, o ducto lacrimal e os ramos do nervo facial. Elas devem ser reparadas no bloco cirúrgico com técnicas de microcirurgia.

As camadas de tecido – geralmente músculos – na profundidade da ferida devem ser fechadas primeiro, com o mínimo possível de pontos, com fio absorvível, pois os fios funcionam como corpo estranho dentro da ferida. Se possível, o espaço morto deve ser fechado com o uso criterioso de fios absorvíveis finos. Se o espaço morto não puder ser fechado, a pressão externa ou pequenos drenos são, algumas vezes, eficazes. O fechamento da pele deve começar nos pontos de laceração mais importantes (p. ex., bordas das orelhas e nariz; borda do vermelhão ou margens dos lábios; margens da sobrancelha [que nunca devem ser raspadas]; e a linha do cabelo no couro cabeludo). As suturas subcuticulares são muito úteis. As margens cutâneas podem ser aproximadas sem tensão ou estrangulamento com fio monofilamentar 5-0 ou 6-0 conforme descrito antes na seção de fechamento.

As lacerações complicadas, como as feridas estreladas complexas ou retalhos por avulsão, costumam cicatrizar com fibrose excessiva. Devido à lesão associada de tecidos subcutâneos, as lacerações em forma de U ou com avulsão tipo alçapão quase sempre ficam feias como resultado da contração da ferida. As lacerações pequenas desse tipo devem ser excisadas e fechadas inicialmente em uma linha reta; os retalhos maiores, que devem ser substituídos, geralmente necessitam de revisão secundária. A perda extensa de pele deve ser tratada com enxerto inicial de espessura parcial seguido por reconstrução secundária. As tentativas primárias de reconstrução com retalhos locais podem falhar devido a uma lesão não suspeitada nesses tecidos adjacentes. A decisão sobre converter os tecidos com avulsão em enxertos que podem não sobreviver e, assim, retardar a cicatrização, necessita de julgamento cirúrgico adequado.

Os fechamentos de tamanho pequeno ou moderado na face podem receber cobertura apenas de pomada antimicrobiana. O paciente pode enxaguar os pontos com água oxigenada para retirar crostas e sujeiras e, depois, reaplicar a pomada. Em outros casos, os fechamentos se beneficiam da proteção de uma bandagem estéril. Os curativos compressivos são úteis para evitar a formação de hematomas e edema grave, o que poderia resultar em má cicatrização da ferida. Os curativos devem ser trocados precocemente e a ferida, inspecionada quanto à presença de hematomas ou sinais de infecção. Pode haver necessidade de evacuação de hematoma, drenagem apropriada e terapia antimicrobiana com base em culturas e exames de sensibilidade. A remoção dos pontos em 3 a 5 dias, seguida por imobilização da incisão com fita estéril, minimizará a fibrose a partir dos próprios fios.

O resultado final do reparo de uma ferida facial depende da natureza e localização da ferida, da propensão individual à formação de cicatrizes e da passagem do tempo. Pode passar um ano ou mais antes que a resolução do eritema e contração de uma cicatriz resulte na melhora máxima. Apenas depois disso é que se deve decidir em relação à revisão secundária da cicatriz.

Nas feridas que envolvem as grandes articulações, o tecido mole extracapsular e as estruturas intracapsulares devem ser consideradas individualmente para a avaliação precisa da magnitude da lesão e para a definição do prognóstico. As lesões articulares abertas com penetração única e sem lesão extensa de tecido moles podem ser submetidas a fechamento não complicado da ferida e da articulação. As lesões com penetração única ou múltipla e com lesão extensa de tecidos moles (retalhos, avulsões, desluvamento) geralmente necessitam de cirurgias secundárias para conseguir o fechamento. Nas lesões que mostram fraturas periarticulares abertas com extensão por meio da superfície intra-articular adjacente e com lesões associadas de nervo ou vaso que necessitem de reparo, a base do tratamento bem-sucedido é o desbridamento, a terapia antimicrobiana apropriada e por tempo adequado, o fechamento articular e o tratamento intensivo da lesão óssea. Técnicas mais novas, como a transferência de tecido livre, podem facilitar o cuidado da ferida, reduzir a morbidade e poupar alguns membros da amputação.

FRATURAS DE OSSOS FACIAIS

Devido à importância estética e funcional da face, as fraturas dos ossos faciais – embora raramente ameacem a vida – são mais bem tratadas por cirurgiões com extensa experiência nas lesões e reconstruções faciais. A cirurgia é mais bem-sucedida quando realizada no cenário agudo, geralmente dentro da primeira semana, pois a reconstrução se torna muito mais difícil se a cirurgia for postergada.

As fraturas de ossos faciais costumam ser causadas por trauma por instrumento rombo, como um punho cerrado ou porrete ou por contato violento com o volante, painel ou para-brisa durante um acidente automobilístico. Particularmente, no último caso, o paciente deve ser avaliado para lesões associadas. Por exemplo, as lesões de coluna cervical estão presentes em até 12% dos pacientes de acidentes automobilísticos e devem ser tratadas ou estabilizadas antes do tratamento das lesões de ossos faciais. As lesões de cérebro, olhos, tórax, abdome e extremidades também devem ser avaliadas e podem necessitar de tratamento mais precoce.

O diagnóstico de fratura facial é feito primariamente no exame clínico. Idealmente, o exame deve ser feito imediatamente de modo que o edema não obscureça os achados. O mecanismo e a linha de direção da lesão são importantes. Se estiver consciente, o paciente deve ser questionado sobre lesões faciais prévias, áreas de dor e dormência, se a mandíbula abre adequadamente e se os dentes se aproximam normalmente, além de avaliar a normalidade da visão em todos os quadrantes.

A maioria das lesões faciais pode ser palpada ou, pelo menos, pode ser observada a posição anormal dos ossos. Começando nas margens da mandíbula, pode-se sentir as irregularidades dos ossos faciais. A oclusão dental é observada. Com a palpação bimanual, colocando os polegares dentro da boca, pode-se observar crepitação óssea se houver fratura associada. A maxila e a porção média da face podem ser balançadas para frente e para trás entre o polegar e o indicador na presença de uma fratura da porção média da face. As fraturas nasais podem ser detectadas pela palpação. As irregularidades e desníveis ao longo da borda infraorbitária, borda orbital lateral ou região do arco zigomático indicam uma fratura deprimida do zigomático.

Os exames radiológicos também auxiliam no diagnóstico adequado de fraturas faciais. Apenas raramente uma fratura significativa vista na radiografia também não será clinicamente evidente. As incidências úteis incluem as projeções de Waters e submentovertical e a incidência oblíqua da mandíbula. A incidência Panorex da mandíbula é muito útil para observar os côndilos. A TC de ossos faciais com reconstruções adequadas biplanares e em 3D, de modo que os ossos possam ser visualizados por meio de vários planos, tem, essencialmente, substituído as radiografias comuns na avaliação do paciente com lesões faciais. Ela é útil na avaliação da extensão das fraturas, em especial, nas regiões mais posteriores como a área etmoidal, a órbita medial e inferior, as placas pterigoides e a base do crânio.

Os ossos do nariz são os ossos faciais mais comumente fraturados. Depois deles, estão a mandíbula, os ossos zigomático-malares e a maxila.

FRATURAS NASAIS

As fraturas podem afetar os ossos, cartilagem e septo nasais. As fraturas ocorrem em dois padrões, causados por trauma lateral ou frontal.

No trauma lateral, o osso nasal do lado da lesão é fraturado e deslocado em direção ao septo, o septo é desviado e fraturado, e o osso nasal do lado oposto ao da lesão é fraturado e deslocado para longe do septo, de modo que a parte superior do nariz, como um todo, é desviada. Dependendo do grau de violência, um ou mais desses deslocamentos estarão presentes, e o grau de cominuição varia.

O trauma frontal gera lesão telescópica e em sela do nariz e alargamento de sua metade superior como resultado da depressão e afastamento dos ossos nasais fraturados. Isso certamente produz dano grave ao septo, que entorta ou realmente sofre uma fratura. O diagnóstico de um nariz fraturado é feito apenas com base clínica, e as radiografias são desnecessárias, exceto por razões médico-legais.

As fraturas nasais que necessitam de redução devem ser tratadas com o mínimo de demora, pois elas tendem a se fixar na posição deslocada em poucos dias. A abordagem cirúrgica depende de a fratura ter resultado em desvio ou colapso dos ossos nasais. A anestesia local é preferida; pode-se usar tetracaína ou cocaína por via tópica intranasal ou lidocaína para infiltração da pele. Os ossos nasais podem ser desimpactados com fórceps intranasal ou elevador periosteal, sendo alinhados por modelagem ou pressão externa. As fraturas nasais com colapso podem ser reposicionadas com fórceps nasal de Walsham, introduzido em cada narina e colocado de cada lado do septo, que é elevado até sua posição adequada. Um hematoma septal deve ser reconhecido e drenado para evitar infecção e subsequente necrose do septo cartilaginoso com colapso associado de todo o nariz. As fraturas compostas do nariz necessitam de imediato reparo da ferida cutânea e, se possível, redução precoce dos ossos nasais deslocados.

A imobilização externa, que é fundamentalmente um curativo protetor, e o tamponamento intranasal com gaze não aderente são adequados após a redução. O tamponamento intranasal oferece sustentação para o septo em sua posição reduzida e ajuda a evitar o desenvolvimento de hematoma. Ele também fornece contrapressão para a imobilização externa dos ossos nasais e evita que eles sofram colapso. O tamponamento costuma ser removido dentro de 48 horas.

Nas fraturas nasais gravemente cominutivas, os ligamentos cantais mediais, que são facilmente sentidos aplicando-se tração lateral na pálpebra superior, podem estar deslocados. Se houver avulsão, eles devem ser recolocados na posição para evitar deformidades tardias. Para essas fraturas graves envolvendo todo o complexo naso-orbital e etmoidal, a abordagem coronal, que oferece ampla exposição, permite a redução anatômica adequada de todos os fragmentos nasais pequenos, bem como o reposicionamento dos ligamentos cantais e a correção e elevação dos fragmentos ósseos com deformidade em telescópio na raiz do nariz e glabela.

O aparelho lacrimal é comumente rompido nessas lesões e deve ser reparado e preservado adequadamente.

FRATURAS MANDIBULARES

As fraturas mandibulares são mais comumente bilaterais, em geral ocorrendo na região do corpo médio no forame mentoniano, no ângulo do ramo ou no colo do côndilo. Uma combinação frequente é uma fratura da região mentoniana do corpo com uma fratura condilar no lado oposto. O deslocamento do fragmento resulta da força do golpe externo e também do empuxo de músculos do assoalho da boca e dos músculos da mastigação. O diagnóstico é sugerido pelo desequilíbrio da oclusão dental associado com dor local, edema e, muitas vezes, crepitação à palpação. As radiografias apropriadas confirmam o diagnóstico. Pode haver necessidade de incidências especiais do côndilo, incluindo tomografias. O hematoma sublingual e a má oclusão aguda costumam ser diagnósticos de uma fratura mandibular.

A restauração da oclusão dental funcional é a consideração mais importante no tratamento das fraturas mandibulares. Em pacientes com um complemento adequado de dentes, pode-se colocar barras em arco ou fios metálicos interdentais. A anestesia com bloqueio de nervo local é preferida para esse procedimento, embora alguns pacientes possam necessitar de anestesia geral. Geralmente, a tração elástica intermaxilar corrigirá graus menores de deslocamento e colocará os dentes em oclusão normal ao sobrepujar o empuxo muscular. Quando a fratura envolver a base de um soquete dentário com suspeita de desvitalização do dente, deve-se considerar a extração do dente. Particularmente na região dos incisivos, esses dentes desvitalizados podem ser uma fonte de infecção, levando ao desenvolvimento de osteomielite e não união da fratura.

Os pacientes com lesões mandibulares mais graves necessitam de redução anatômica e fixação da fratura por técnica aberta direta. Isso inclui as fraturas compostas, cominutivas e desfavoráveis. Uma fratura desfavorável é aquela inerentemente instável devido ao empuxo muscular que desloca os fragmentos da fratura. Nessa situação, a fixação intermaxilar isolada não é suficiente. Os pacientes sem dentes também se beneficiam com a técnica aberta, embora as dentaduras adequadas ou as talas dentais sejam úteis para manter a oclusão normal.

A fixação com fios metálicos dos fragmentos fraturados e a fixação intermaxilar por 6 semanas era um método comprovado e popular de tratamento das fraturas. O ressurgimento mais recente da popularidade do sistema de parafuso-placa deve-se a diversas vantagens em relação aos fios. O parafuso-placa geralmente obtém fixação rígida em três dimensões, oferecendo estabilidade adequada; ele elimina a necessidade de fixação intermaxilar na maioria dos casos; ele é útil nas fraturas complexas e cominutivas; e ele é muito fácil de usar após a familiarização com a técnica ser obtida.

Nas fraturas bilaterais parassinfisárias pode ser perdida a estabilização anterior da língua, de modo que ela pode cair para trás e obstruir a via aérea. A estabilização e imobilização anterior devem ser feitas nesses casos.

A redução aberta raramente é aconselhada nas fraturas condilares; a fixação intermaxilar simples por 4 a 6 semanas é suficiente. As indicações para a redução aberta são as fraturas com deslocamento grave, que impedem a movimentação da mandíbula devido à compressão do processo coronoide no arco zigomático. Nas crianças, a fratura pode destruir o centro de crescimento do côndilo, resultando em desenvolvimento anormal da mandíbula e distorção grosseira.

FRATURA ZIGOMÁTICA E ORBITAL

As fraturas dos ossos zigomáticos podem envolver apenas o arco do osso zigomático ou todo o corpo do zigoma (eminência zigomática) e a parede lateral e assoalho da órbita. A chamada fratura em tripé caracteristicamente ocorre nas suturas frontozigomáticas e zigomaticomaxilares, bem como no arco. Isso deve ser chamado de fratura em tripé, pois o pilar anterior ou posterior da maxila também é envolvido na fratura. O deslocamento do corpo do zigoma resulta em achatamento da bochecha e depressão da margem e assoalho orbitais.

Os sinais diagnósticos importantes são hemorragia subconjuntival, distúrbios da função de músculos extraoculares (que pode estar acompanhado de diplopia) e perda de sensibilidade no lábio superior e alvéolos no lado envolvido como resultado de lesão do nervo infraorbital. A redução de uma fratura deslocada de zigoma raramente é um procedimento de emergência e pode ser postergado até que a condição geral do paciente seja satisfatória para a anestesia. A anestesia local será suficiente apenas para a redução de fraturas do arco zigomático. As fraturas com deslocamentos mais extensos geralmente necessitam de anestesia geral. Há necessidade de fixação em pelo menos dois pontos com uso de fios interósseos diretos para essas fraturas. Novamente, têm sido usadas miniplacas delicadas com sucesso, oferecendo redução anatômica e fixação rígida.

As fraturas deprimidas simples do arco zigomático devem ser elevadas com o uso da técnica de Gillies. Por meio de uma incisão temporal acima da linha do cabelo, um instrumento é passado abaixo da camada superficial da fáscia temporal profunda e sob o arco e o corpo do zigoma. A fratura pode também ser elevada por via percutânea com um gancho ou parafuso, em conjunto com a palpação sobrejacente, para obter a redução precisa. Se a fratura for complexa ou cominutiva, como costuma ser o caso nas lesões de alta velocidade, o reparo por meio de uma abordagem coronal no couro cabeludo pode ser necessário para obter um resultado anatômico e estável.

A ruptura extensa deve ser suspeitada em conjunto com a fratura do zigomático quando houver diplopia e enoftalmia significativas e deslocamento posterior do globo. A gordura orbital e os músculos extraoculares podem sofrer herniação por meio do defeito e ficar presos, levando aos sinais e sintomas. Uma fratura explosiva (*blow-out*) é a ruptura semelhante do assoalho orbital devido a trauma contuso no globo, mas sem associação com fratura do zigoma ou margem orbital. O tratamento em ambos os casos demanda a exploração, a redução de conteúdo herniado e o reparo do assoalho. A abordagem mais direta é por meio de uma incisão subciliar na pálpebra inferior, que oferece uma excelente visualização. Pode ser usada uma abordagem bucal transantral (Caldwell-Luc), e foi descrito o tamponamento antral às cegas para sustentação. Isso é muito perigoso, pois espículas ósseas podem ser empurradas para dentro do globo ocular e, talvez, causar lesão ou cegueira. Em casos de cominuição extensa ou perda de fragmentos ósseos do assoalho, pode ser feito o uso de osso ou cartilagem autógenos como armação. Algumas vezes, em casos de lesões extensas do assoalho, pode haver necessidade de material aloplástico na forma de malha de titânio.

Mesmo com a redução anatômica cuidadosa e o reparo do assoalho orbital, os problemas oculares – particularmente a enoftalmia – podem persistir, possivelmente devido a uma fratura não diagnosticada, em especial uma fratura explosiva na parede medial da órbita (etmoidal). Isso pode ser adequadamente avaliado com a TC. O tratamento exige redução e reparo do defeito. Algumas vezes, a lesão pode causar isquemia de tecidos moles herniados e subsequente atrofia e fibrose. Isso pode resultar em enoftalmia, que é quase impossível de resolver completamente.

FRATURAS MAXILARES

As fraturas maxilares variam em complexidade desde fraturas parciais por meio do processo alveolar até deslocamento extenso das estruturas da porção média da face em conjunto com fraturas dos ossos frontonasais e região maxilar orbital com separação craniofacial total. Hemorragia e obstrução da via aérea necessitam de cuidados de emergência e, nos casos graves, a traqueostomia está indicada. A mobilidade da maxila pode ser avaliada pela palpação nas fraturas extensas. A deformidade em "face de prato" da maxila com deslocamento posterior pode ser diferenciada pelo edema, havendo necessidade de exame radiológico cuidadoso para determinar a extensão e a complexidade da fratura mediofacial. O tratamento pode ter de ser postergado devido à gravidade de outras lesões. Um retardo de até 10 a 14 dias pode ser seguro antes da redução e da fixação, mas é desejável a restauração mais precoce possível da posição maxilar e da oclusão dental para evitar complicações tardias.

No caso de fraturas unilaterais ou de fraturas bilaterais com pouco ou nenhum deslocamento, pode ser suficiente a imobilização por fixação intermaxilar por 4 semanas. As fraturas costumam ter deslocamento inferior ou posterior e necessitam de desimpactação cirúrgica direta e redução com fixação adequada por meio de placas e parafusos apropriados. A redução precoce pode ajudar a controlar o sangramento, pois os vasos lacerados e estirados podem restabelecer sua tensão normal. Em determinados casos graves, pode haver necessidade de tração externa. A manipulação visa restaurar a oclusão normal e manter a redução com fixação intermaxilar da mandíbula em associação com fixação direta com placas. As fraturas complicadas podem necessitar de fixação externa com a utilização de um dispositivo para a cabeça e talas intraorais em conjunto com múltiplas incisões cirúrgicas para fixação direta com placas. As fraturas mandibulares coexistentes geralmente necessitam de redução aberta e fixação ao mesmo tempo.

Cobb AR, Jeelani NO, Ayliffe PR: Orbital fractures in children. *Br J Oral Maxillofac Surg* 2013 Jan;51(1):41-46.

Kyzas PA, Saeed A, Tabbenor O: The treatment of mandibular condyle fractures: a meta-analysis. *J Craniomaxillofac Surg* 2012 Dec;40(8):e438-e452.

Nalliah RP, Allareddy V, Kim MK, et al: Economics of facial fracture reduction in the United States over 12 months. *Dent Traumatol* 2013 Apr;29(2):115-120.

Turvey TA, Proffit WP, Phillips C: Biodegradable fixation for craniomaxillofacial surgery: a 10 year experience involving 761 operations and 745 patients. *Int J Oral Maxillofac Surg* 2011 Mar;40(3):244-249

Vasconez HC, Buseman JL, Cunningham LL: Management of facial soft tissue injuries in children. *J Craniofac Surg* 2011;22(4):1320.

ANOMALIAS CONGÊNITAS DE CABEÇA E PESCOÇO

FENDA LABIAL E FENDA PALATINA

Fenda labial, fenda palatina e combinações dos dois são as anomalias congênitas mais comuns de cabeça e pescoço. A incidência de fendas faciais tem sido relatada como de 1 em cada 650 a 750 nascidos vivos, tornando essa deformidade a segunda mais frequente, depois do pé torto, como defeitos relatados ao nascer.

A fenda pode envolver o assoalho da narina e o lábio em um ou ambos os lados, podendo se estender por meio do alvéolo, palato duro e todo o palato mole. Uma classificação útil baseada em aspectos embriológicos e anatômicos divide as estruturas em palato primário e secundário. O ponto de divisão entre o palato primário anteriormente e palato secundário posteriormente é o forame incisivo. Assim, as fendas podem ser classificadas como fendas parciais ou completas do palato primário ou secundário (ou ambos) em várias combinações. As fendas mais comuns são as fendas completas unilaterais esquerdas do palato primário e secundário e as fendas parciais da linha média do palato secundário, envolvendo o palato mole e parte do palato duro.

A maioria dos lactentes com fenda palatina apresenta alguma dificuldade na alimentação, e a amamentação ao peito pode ser impossível. Como regra, o alargamento das aberturas em um mamilo artificial ou o uso de uma seringa com uma sonda de alimentação de borracha macia resolverão as dificuldades de sucção. A alimentação em posição ortostática ajuda a evitar o refluxo oronasal ou a aspiração. Problemas graves de alimentação e respiração e a aspiração recorrente são vistos na sequência de Pierre Robin, em que a fenda palatina está associada com recesso da mandíbula inferior e deslocamento posterior e cefálico da língua, obstruindo a via aérea naso-orofaríngea. Essa é uma emergência médica e é uma causa da síndrome da morte súbita do lactente (SMSL). O tratamento não cirúrgico inclui puxar a língua para frente com um instrumento e deitar o bebê em posição prona com uma toalha sob o tórax para deixar a mandíbula e a língua caídas para a frente. A inserção de uma sonda nasogástrica pequena (número 8) na faringe pode temporariamente evitar o sofrimento respiratório, e ela pode ser usada para suplementar a alimentação do bebê. A colocação de um dispositivo ou obturador de acrílico se mostrou muito bem-sucedida para aliviar as dificuldades respiratórias por fazer a língua descer e permitir uma via aérea nasal mais adequada. Vários procedimentos cirúrgicos que colocam a língua e a mandíbula para frente foram descritos, mas eles devem ser usados apenas quando as medidas conservadoras foram tentadas sem sucesso. Recentemente, o uso da distração da mandíbula mostrou alguns efeitos benéficos. Porém, ela deve ser feita com muito cuidado nos neonatos.

▶ Tratamento

O reparo cirúrgico da fenda labial não é considerado uma emergência. O momento ideal para a cirurgia pode ser descrito como a amplamente aceita "regra de 10". Isso inclui peso corporal de 4,5 kg ou mais e uma hemoglobina de 10 g/dL ou mais. Isso costuma ocorrer em algum momento após a décima semana de vida. Na maioria dos casos, o fechamento da fenda labial moldará as distorções da fenda alveolar com um contorno satisfatório. Em alguns casos em que há marcada protrusão da pré-maxila, pode estar indicado o tratamento ortopédico preliminar da maxila. Isso pode envolver o uso de dispositivos cuidadosamente produzidos ou de pressão constante simples com o uso de uma faixa elástica.

A anestesia endotraqueal geral por meio de uma sonda endotraqueal colocada oralmente é a técnica anestésica de escolha. Diversas técnicas para o reparo de fendas unilaterais evoluíram ao longo dos anos. Os procedimentos mais antigos ignoravam os pontos de referência anatômicos e resultavam em um aspecto típico de "lábio leporino corrigido". A cirurgia de Millard com rotação e avanço, que é comumente usada para o reparo, utiliza uma incisão no lado medial da fenda para permitir a rotação do arco do cupido labial até uma posição normal. O espaço resultante no lado medial da fenda é preenchido com o avanço de um retalho a partir do aspecto lateral. Esse princípio pode ser variado na colocação das incisões, resultando na maioria dos casos em um lábio simétrico com os pontos de referência em localização normal. As fendas bilaterais, devido à maior deficiência de tecido, apresentam maior dificuldade técnica. A máxima preservação dos tecidos disponíveis é o princípio subjacente, e a maioria dos cirurgiões prefere a aproximação dos elementos centrais e laterais dos lábios em um fechamento em linha reta, girando a borda do vermelhão do lábio (reparo de Manchester).

Revisões secundárias são frequentemente necessárias na criança maior com reparo da fenda labial. Uma deformidade constante associada em pacientes com fenda labial é a distorção dos tecidos moles e estruturas cartilaginosas da ala e do domo nasal. Esses pacientes costumam apresentar deficiência de crescimento das estruturas da face média. Isso tem sido atribuído a distúrbios intrínsecos do crescimento e a pressões externas pelos reparos do lábio e do palato. Alguma correção dessas deformidades, em especial do nariz, pode ser feita na cirurgia inicial do lábio. A correção mais definitiva é feita após o crescimento mais completo das cartilagens e ossos. Isso pode incluir revisões da cicatriz e rearranjos das estruturas cartilaginosas do nariz. As abordagens recentes envolvem o desenluvamento do envelope de pele nasal com exposição completa da estrutura cartilaginosa anormal. Isso é, então, rearranjado em posição adequada com ou sem enxertos adicionais. As osteotomias maxilares (Le Fort I com avanço) corrigirão substancialmente a depressão da porção média da face. Um lábio superior tenso devido a uma deficiência severa de tecido pode ser corrigido por transferência em duas etapas de um retalho de lábio inferior conhecido como retalho de Abbe.

O reparo *in utero* das deformidades de fenda labial recentemente se tornou um tópico de discussão. O reparo *in utero* tem o potencial de fornecer um reparo sem cicatrizes e de corrigir a deformidade primária. Além disso, os reparos fetais sem cicatrizes no lábio e palato podem evitar o efeito de ondulação da fibrose pós-natal com suas resultantes deformidades secundárias de crescimento dentoalveolar e da face média. Embora essas sugestões tornem atraente o reparo *in utero*, o risco de perda fetal permanece grande. O trabalho de parto pré-termo é uma complicação importante e está diretamente relacionado com a grande histerotomia necessária para a exposição fetal. Devido ao grande risco associado, a cirurgia fetal intrauterina ainda é grandemente reservada para malformações graves que não podem ser significativamente corrigidas pela intervenção pós-natal.

As fendas palatinas podem envolver o alvéolo, o palato duro ósseo ou o palato mole, isoladamente ou em qualquer combinação. As fendas do palato duro e alvéolo podem ser unilaterais ou bilaterais, enquanto a fenda do palato mole ocorre sempre na linha média, estendendo-se para trás através da úvula. A largura da fenda varia muito, o que também torna variável a quantidade de tecido disponível para o reparo. O palato ósseo, com seu revestimento mucoperiósteo, forma o teto da porção anterior da boca e o assoalho do nariz. O palato mole posteriormente ligado é composto de cinco pares de músculos da fala e da deglutição.

O fechamento cirúrgico da fenda para permitir a fala normal é o tratamento de escolha. O momento ideal para o fechamento depende do tamanho da fenda e de quaisquer outros problemas associados. Porém, o defeito deve ser fechado antes que a criança comece a falar bem, geralmente antes de 2 anos de idade. O fechamento com 6 meses de idade costuma ser realizado sem dificuldade e também ajuda na alimentação da criança. Se o palato mole parecer suficientemente longo, a simples reaproximação das margens da fenda após a liberação dos tecidos por meio de incisões laterais de relaxamento pode ser suficiente. Se o palato mole for curto demais, há necessidade de uma cirurgia do tipo que empurra os tecidos para trás. Nesse procedimento, o palato mole curto é deslocado posteriormente para mais perto da parede faríngea posterior utilizando retalhos mucoperiósteos baseados na artéria palatina posterior.

A fala satisfatória após o reparo cirúrgico da fenda palatina é obtida em 70 a 90% dos casos. Os defeitos significativos da fala geralmente necessitam de cirurgias secundárias quando a criança é maior. A técnica mais amplamente usada é a cirurgia de retalho faríngeo, onde o espaço palatofaríngeo é reduzido pela ligação entre um retalho muscular faríngeo posterior e a mucosa do palato mole. Isso permite o fechamento voluntário do complexo velofaríngeo e, assim, evita a fala hipernasal. Vários outros tipos de faringoplastias têm sido úteis em casos selecionados.

> Kecik D, Enacar A: Effects of nasoalveolar molding therapy on nasal and alveolar morphology in unilateral cleft lip and palate. *J Craniofac Surg* 2009;(20)6:2075.
>
> Mobin SSN, Karatsonyi A, Vidar EV, et al: Is presurgical nasoalveolar molding therapy more effective in unilateral or bilateral cleft lip-cleft palate patients? *Plast Reconstr Surg* 2011;127(3):1263.
>
> Mueller AA, Zschokke I, Brand S, et al: One-stage cleft repair outcome at age 6- to 18- years – a comparison to the Eurocleft study data. *Br J Oral Maxillofac Surg* 2012 Dec;50(8):762-768.
>
> Torikai K, Hirakawa T, Kijima T, et al: Primary alveolar bone grafting and gingivoperiosteoplasty or gingivomucoperiosteal flap at the time of 1-stage repair of unilateral cleft lip and palate. *J Craniofac Surg* 2009;20(2):1729.

ANOMALIAS CRANIOFACIAIS

Essas são deformidades congênitas dos tecidos duros e moles da cabeça. Problemas particulares do cérebro, olhos e orelha interna são tratados pelo especialista apropriado. O cirurgião craniofacial muitas vezes necessita da colaboração desses especialistas ao operar esses pacientes.

As anomalias craniofaciais graves são relativamente raras, embora as formas leves muitas vezes passem despercebidas ou sejam aceitas como variantes da normalidade. Assim, uma classificação é difícil, embora muitas tenham sido propostas. Tessier ofereceu uma classificação numérica baseada na apresentação clínica. Ele considera que uma fenda é a base da malformação, que envolve tecidos duros e moles (Figura 41-11).

Outras classificações se baseiam em características embriológicas e etiológicas. Com a maior compreensão e investigação continuada, os esforços de classificação sem dúvida serão mais satisfatórios.

Há aberrações cromossômicas e genéticas bem conhecidas, assim como causas ambientais que podem levar a deformidades craniofaciais. A causa, na maioria dos casos, é desconhecida. A parada na migração e proliferação de células da crista neural e defeitos na diferenciação caracterizam a maioria dessas deformidades. Descrevemos resumidamente a seguir algumas das alterações mais comuns.

A **síndrome de Crouzon** (disostose craniofacial) e a **síndrome de Apert** (acrocefalossindactilia) estão intimamente relacionadas, diferenciando-se pelas deformidades em extremidades presentes na última. Ambas são traços autossômicos dominantes com expressão variável. Ambas se apresentam com deformidades cranianas devido ao prematuro fechamento das suturas cranianas. As suturas cranianas mais afetadas determinarão o tipo de deformidade craniana. Exoftalmia, hipoplasia mediofacial e hipertelorismo também são características dessas duas síndromes.

Os órgãos e tecidos faciais provêm em grande medida do primeiro e segundo arcos branquiais e da primeira fenda branquial. Os distúrbios em seu desenvolvimento levam a um espectro de anomalias de intensidade variável. A **síndrome de Treacher-Collins** (disostose mandibulofacial) é um distúrbio grave caracterizado por hipoplasia dos ossos zigomáticos e pálpebras inferiores, colobomas e inclinação antimongoloide das pálpebras. A mandíbula e as orelhas costumam ser muito subdesenvolvidas. A apresentação é bilateral e é um traço autossômico dominante. Uma deformidade unilateral conhecida como **microssomia hemifacial** apresenta-se com subdesenvolvimento progressivo de esqueleto e tecidos moles. A variante Goldenhar da microssomia hemifacial é uma forma grave associada com dermoides bulbares superiores, entalhamento das pálpebras superiores e anomalias vertebrais.

Alguns desses pacientes mostram retardo mental, mas, na maioria dos casos, a inteligência não é afetada. Os problemas psicológicos são graves e geralmente relacionados à aparência dos pacientes. Nas últimas duas décadas, a cirurgia craniofacial progrediu de forma que deformidades antes intratáveis agora podem ser corrigidas. Com o trabalho anatômico de Le Fort como base – e guiado pelas tentativas incompletas de Gillies e outros – Paul Tessier, no final da década de 1960, propôs um conjunto de técnicas cirúrgicas para a correção das principais deformidades craniofaciais. Dois conceitos básicos surgiram a partir desse trabalho: (1) grandes segmentos do esqueleto craniofacial podem ser completamente desnudados de seu suprimento sanguíneo, reposicionados e, ainda assim, sobreviverem e cicatrizarem; e (2) os olhos podem ser translocados horizontal ou verticalmente por uma distância considerável sem efeitos adversos sobre a visão. A tendência atual é operar com cerca de 6 a 9 meses de idade (se possível até 1 ano) para o remodelamento da calota craniana e o avanço fronto-orbital.

É utilizada uma incisão bicoronal no couro cabeludo para a exposição do crânio e dos ossos faciais com uma abordagem intracraniana ou extracraniana. Os ossos cortados são reformatados, reposicionados e fixados com uma combinação de fios ou miniplacas e parafusos. Esses últimos têm a vantagem de fixação rígida e menos necessidade de fazer grandes movimentos com enxertos ósseos. Os enxertos ósseos autógenos *inlay* e *onlay* podem ser usados para melhorar os contornos. A cirurgia toda costuma ser completada em uma etapa, e as complicações são surpreendentemente poucas. As miniplacas têm sido

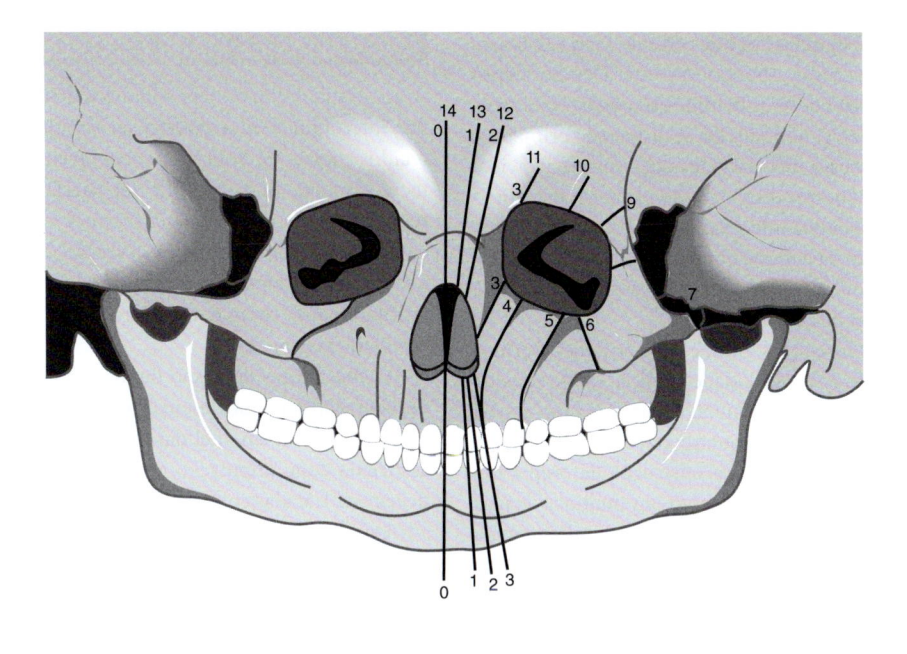

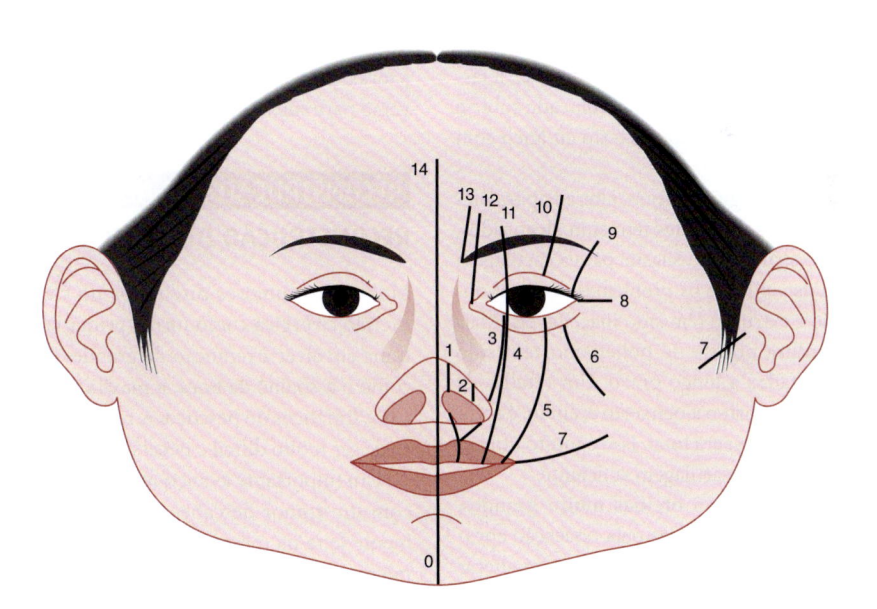

▲ **Figura 41-11** Classificação de Tessier para as fendas craniofaciais. O sistema de numeração vai de 0 a 14, e os defeitos do esqueleto imitam a apresentação dos tecidos moles.

extensivamente usadas nos últimos anos. Em lactentes, a fixação com material de sutura absorvível ou com as novas placas e parafusos absorvíveis oferecem fixação eficaz e estável. Eles são comumente absorvidos em 6 a 9 meses, não interferem com exames de imagem como TC ou RM e parecem ser menos prejudiciais ao crescimento e desenvolvimento craniofacial.

A cirurgia craniofacial melhorou o tratamento não apenas das deformidades congênitas maiores, mas também de fraturas faciais complexas maiores, sequelas crônicas de trauma, exoftalmia isolada, displasia fibrosa e escultura facial estética.

MICROTIA

Microtia é a ausência ou hipoplasia do pavilhão auricular, com um meato auditivo externo cego ou ausente. A incidência de deformidade auricular significativa é de cerca de 1 em 8.000 nascimentos e costuma ocorrer espontaneamente. Dez por cento desses defeitos são bilaterais, e os meninos são duas vezes mais afetados que as meninas. Como a orelha se origina do primeiro e segundo arcos branquiais, a orelha média está sempre envolvida, e muitos pacientes têm outros distúrbios do primeiro e segundo arcos. As estruturas da orelha interna costumam ser poupadas.

Em geral, a correção da audição condutiva por um otologista não é útil nem duradoura, e a cirurgia para esse problema está reservada para os casos bilaterais.

Diferentes técnicas foram descritas, e elas variam em termos de cirurgias necessárias e complexidade técnica. As técnicas de Brent e Nagata são as mais comumente utilizadas hoje com a técnica de Brent necessitando de quatro etapas e a de Nagata apenas duas. Em qualquer caso, a reconstrução da orelha externa costuma envolver um procedimento em múltiplas etapas que começa em idade pré-escolar. Cartilagem costal autógena ou cartilagem da orelha oposta são usadas para a reconstrução de uma armação para substituir a orelha ausente. A cartilagem é colocada sob a pele na região apropriada e, após ajustes serem feitos nos tecidos locais para o reposicionamento ou recriação do lobo da orelha e da concha da orelha, a estrutura é elevada posteriormente, e o sulco resultante é enxertado para obter projeção. Em casos em que o tecido local seja ruim ou indisponível, a fáscia temporal superficial adjacente é dissecada e colocada sobre a estrutura cartilaginosa. Isso, então, recebe enxerto cutâneo com tecido adequado.

A orelha oposta (normal) é, algumas vezes, alterada para oferecer mais simetria. Resultados excelentes têm sido alcançados. Também têm sido usadas estruturas de Silastic para a cartilagem da orelha, e, embora seu uso elimine os problemas do local doador, as taxas de infecção e extrusão têm sido inaceitáveis. Mais recentemente, uma estrutura porosa de polietileno tem sido usada com melhores resultados a longo prazo. Um retalho de fáscia temporal é girado para cobrir o aloenxerto e, então, é colocado um enxerto cutâneo de espessura total. Isso é muito útil em casos bilaterais ou quando não há cartilagem suficiente.

As deformidades menores, como orelhas muito grandes, proeminentes ou inclinadas, são corrigidas pela ressecção apropriada de pele e cartilagem, "entalhe" da cartilagem para alterar sua curva e colocação de suturas para ajuste do contorno.

Antunes RB, Alonso N, Paula RG: Importance of early diagnosis of Stickler syndrome in newborns. *J Plast Reconstr Aesthet Surg* 2012;65(8):1029.

Bauer BS: Reconstruction of microtia. *Plast Reconstr Surg* 2009;124(1 suppl):14e.

Cho BC, Kim JY, Byun JS: Two stage reconstruction of the auricle in congenital microtia using autogenous costal cartilage. *J Plast Reconstr Aesthetic Surg* 2007;60(9):998.

Liu X, Zhang Q, Quan Y, Xie Y, Shi L: Bilateral microtia reconstruction. *J Plast Reconstr Aesthet Surg* 2010;63(8):1275.

Sabbagh W: Early experience in microtia reconstruction: the first 100 cases. *J Plast Reconstr Aesthet Surg* 2011;64(4):452.

ANOMALIAS DE MÃOS E EXTREMIDADES

A anomalia de mão mais comum é a sindactilia ou membranas interdigitais. Elas podem ser simples, envolvendo apenas tecidos moles, ou complexas, envolvendo a fusão de ossos e tecidos moles. A fusão pode ser parcial ou completa. A correção cirúrgica envolve a separação e o reparo com enxertos cutâneos e retalhos locais. A correção deve ser feita antes que ocorram distúrbios de crescimento dos dedos envolvidos. Outras anomalias, como dedos extra (polidactilia) e fenda da mão também existem.

As contraturas de flexão de mãos e dedos podem necessitar de liberação cirúrgica e enxerto cutâneo apropriado. A constrição congênita em anel das extremidades pode também estar associada com amputação congênita. As constrições em anel devem ser tratadas com excisão e plástica em Z.

A **síndrome de Poland** consiste em grau variável de deformidade torácica unilateral – em geral ausência do músculo peitoral maior – associada com simbraquidactilia da mão. A deformidade da mão é tratada conforme a gravidade. O músculo grande dorsal pode ser transposto para substituir o peitoral maior ausente, simulando os locais de origem e inserção. Em casos mais graves e nas mulheres que necessitam de reconstrução de mama e tórax, pode ser usado o retalho de ilha de reto abdominal transverso para substituir o déficit.

RECONSTRUÇÃO PÓS-ABLATIVA
RECONSTRUÇÃO DE CABEÇA E PESCOÇO

Muitos dos tumores discutidos no Capítulo 15 necessitam de excisão cirúrgica como forma primária de tratamento. Isso costuma envolver a remoção de grandes áreas de tecido composto, como o assoalho da boca, a maxila, parte da mandíbula e/ou tecidos linfáticos do pescoço. A reconstrução após essas ressecções pode ser muito difícil e necessitar de técnicas especiais.

Um importante avanço no tratamento completo do paciente com um tumor de cabeça e pescoço é a reconstrução, geralmente feita na mesma ocasião. Os retalhos livres com técnicas microvasculares são os métodos mais apropriados mesmo que necessitem de um alto nível de habilidade e sejam demorados. Os retalhos livres mais comumente usados após procedimentos ablativos em cabeça e pescoço incluem o retalho anterolateral da coxa ou o retalho radial do antebraço para recobrir o assoalho da boca e o retalho fibular composto, que inclui fíbula e pele, para reconstruir a mandíbula e o assoalho da boca. Para defeitos maiores, também tem sido útil o uso criterioso do músculo reto abdominal, grande dorsal ou outros retalhos musculocutâneos. Para a reconstrução faringoesofágica, obtém-se mais sucesso com o retalho radial do antebraço tubular ou de jejuno livre.

Como não há duas ressecções cirúrgicas de tumor idênticas na cabeça e no pescoço, o segredo para o tratamento eficaz é o planejamento pré-operatório. Deve-se avaliar cuidadosamente a provável extensão da ressecção, as áreas que necessitarão de radioterapia pré-operatória e pós-operatória, a incisão e os retalhos criados pelas dissecções cervicais e as áreas doadoras disponíveis. Novas técnicas pré-operatórias estão sendo usadas com base na TC pré-operatória, como a Pro-Plan. A partir desses exames, são criados moldes que mostram exatamente onde devem ser feitas as excisões e, no caso de reconstrução mandibular, o tamanho e a inclinação da placa podem ser conhecidos no pré-operatório.

Os retalhos musculocutâneos úteis na cabeça e pescoço são os músculos esternocleidomastoide, platisma, trapézio, peitoral maior e grande dorsal. Os retalhos cutâneos axiais úteis podem ser obtidos a partir de áreas do frontal, deltopeitoral e cervicoumeral. Quando esses retalhos são insuficientes ou indisponíveis para as necessidades de reconstrução do paciente, deve ser usada a transferência de tecido livre. Embora muitos retalhos tenham sido desenvolvidos para as reconstruções de ossos e tecidos moles, o retalho anterolateral da coxa (cutâneo ou miocutâneo), o retalho radial do antebraço e o retalho fibular osseosseptocutâneo são os retalhos livres mais úteis para a reconstrução de cabeça e pescoço. A cicatrização é rápida, de modo que a radiação, quando necessária, pode ser iniciada com apenas um mês após a cirurgia.

> Chang YM, Tsai CY, Wei FC: One-stage double barrel fibula osteoseptocutaneous flap and immediate dental implants for functional and aesthetic reconstruction of segmental mandibular defects. *Plast Reconstr Surg* 2008;122(1):143.
>
> Chao AH, Sturgis EM, Yu P, et al: Reconstructive outcomes in patients with head and neck sarcoma. *Head Neck* 2013 May;35(5):677-683.
>
> Davison SP, Grant NN, Schwarz KA, Iorio ML: Maximizing flap inset for tongue reconstruction. *Plast Reconstr Surg* 2008;121(6):1982.
>
> Hassid VJ, Maqusi S, Culligan E, Cohen MN, Antony AK: Free microsurgical and pedicled flaps for oncological mandibular reconstruction: technical aspects and evaluation of patient co-morbidities. *ISRN Surg* 2012;2012:792674.
>
> Selber JC, Baumann DP, Holsinger SF: Robotic latissimus dorsi muscle harvest: a case series. *Plast Reconstr Surg* 2012;129(6):1305.

RECONSTRUÇÃO DE MAMA

A reconstrução da mama feminina após a mastectomia está disponível a todas as pacientes nos Estados Unidos e novas técnicas continuam a ser desenvolvidas oferecendo mais opções para as mulheres. Atualmente as empresas de seguros pagam por esse procedimento como parte do tratamento do câncer de mama, e isso inclui a cirurgia para a simetria da mama contralateral. Mesmo as mulheres com defeitos significativos na parede torácica anterior como resultado de mastectomia radical e radioterapia podem ser submetidas à cirurgia reconstrutiva se forem candidatas apropriadas.

Um maior reconhecimento do câncer de mama, juntamente com diretrizes bem estabelecidas de rastreamento, afetou o tratamento cirúrgico do câncer e, subsequentemente, as abordagens de reconstrução da mama. Por exemplo, uma mastectomia radical modificada com preservação de pele pode permitir uma reconstrução imediata com tecido autólogo, que resulta em mama com resultado estético mais favorável. A lumpectomia seguida por radiação, inicialmente indicada para tumores relativamente pequenos, foi agora expandida para tumores maiores e pode, assim, resultar em considerável distorção e concavidade na mama tratada. Na paciente apropriada, a mamoplastia redutora bilateral concomitante pode permitir uma lumpectomia grande e ainda manter a simetria.

Os métodos de reconstrução incluem o uso de implantes salinos, expansores de tecido, tecido autólogo ou uma combinação desses métodos. Após a mastectomia, a simples colocação de um implante não costuma ser satisfatória, exceto em algumas pacientes magras com mamas contralaterais relativamente pequenas. O implante costuma ser colocado em posição submuscular, utilizando o músculo peitoral maior remanescente e, algumas vezes, o músculo serrátil anterior para a cobertura muscular adequada. Isso resulta em um tipo de reconstrução firme e arredondada e não simula o aspecto de "lágrima" mole da mama normal. Mesmo quando foi preservada pele adequada após uma mastectomia com preservação de pele, a colocação de um implante não é satisfatória devido à elevada taxa de complicações por necrose cutânea da pele sobrejacente preservada, o que resulta em exposição do implante. Ao fazer uma reconstrução imediata com implante após uma mastectomia com preservação da pele, é preferível transpor o músculo grande dorsal para fornecer outra camada de cobertura para o implante, de modo que, se houver necrose da pele da mastectomia poupadora de pele, o implante não será exposto.

O retalho miocutâneo do grande dorsal é usado mais comumente para a reconstrução da mama com um implante. A unidade miocutânea é delimitada com uma ilha de pele transversalmente de modo que a cicatriz será transversa e coberta pela roupa íntima. A unidade é liberada completamente com exceção de sua inserção no úmero, preservando dessa forma o pedículo neurovascular. Ela é transposta como um pêndulo por meio da parede torácica anterior. A porção superior do grande dorsal é suturada no músculo peitoral maior, e a margem inferior é fixada ao retalho cutâneo inferior na posição mais inferior possível. O implante é, então, inserido, tendo sido coberto pelo grande dorsal inferiormente e por duas camadas de músculos superiormente – o grande dorsal e o peitoral maior. A ilha de pele é utilizada em sua totalidade, se necessário, ou é adequadamente desepitelizada, mantendo apenas a porção necessária de pele. Esse método é mais adequado para pacientes que não têm grandes quantidades de pele abdominal, que são relativamente magras e que não fazem objeção ao uso de implantes, que, algumas vezes, podem ser inseridos mesmo na mama oposta para tentar obter a simetria.

O uso de expansores de tecido continua sendo um método popular de reconstrução mamária. O uso de matriz dérmica acelular (MDA) tornou mais satisfatórios os resultados desses expansores. Em vez de usar apenas músculos e tecidos para cobrir o expansor, a MDA é usada para criar uma prega que replica o polo inferior da mama. Isso permite maiores taxas de preenchimento inicial e uma mama de aspecto mais natural (Figura 41-12). Ao longo de um período de 6 semanas a 3 meses, o expansor é progressivamente inflado de modo percutâneo com solução fisiológica. O expansor é inflado até pelo menos 25% mais do que o volume desejado. É aconselhável um tempo – cerca de 3 meses – como período de espera para evitar o "fenômeno de recolha", que é o encolhimento que pode ocorrer após a remoção do expansor quando ele é substituído por um implante permanente. Porém, a MDA tem passado por reavaliações devido a taxas elevadas de seroma e outras complicações associadas ao seu uso. Múltiplos estudos mostraram que isso é verdadeiro, mas ainda é difícil identificar as características exatas das pacientes que as tornam mais propensas a esses problemas.

O uso da radioterapia continua sendo comum no tratamento do câncer de mama. Quando ela é usada, o tecido autólogo é o padrão para a reconstrução da mama. A reconstrução baseada em implante tem demonstrado taxas significativamente maiores de complicações quando a radioterapia está envolvida. O retalho miocutâneo de reto abdominal transverso (TRAM), baseado no(s) vaso(s) epigástrico(s) superior(es) permanece sendo o padrão para a reconstrução mamária, de modo que não há necessidade de implante. A incisão no local doador é semelhante àquela da cirurgia de abdominoplastia no abdome inferior. Esse método de reconstrução produz a mama mais normal e natural em termos de aparência e tato, mas exige um tempo cirúrgico maior e um maior período de hospitalização em relação à reconstrução com expansores de tecido e implantes isoladamente.

Se o sistema epigástrico superior tiver sido violado (por cirurgia ou trauma) ou se houver outros fatores que questionariam a confiabilidade desses vasos para nutrir adequadamente o volume e a região de tecidos necessários para a reconstrução, o cirurgião pode favorecer o uso do sistema epigástrico inferior, transferindo o TRAM como um retalho livre. Os vasos receptores típicos são os vasos mamários internos ou toracodorsais. Novamente, o histórico cirúrgico prévio, a radiação prévia (ou planejada) e a variação anatômica podem ditar as estratégias de reconstrução em relação aos vasos receptores e ao uso do sistema epigástrico inferior ipsolateral ou contralateral.

Como a reconstrução mamária bem-sucedida é comum, muitos cirurgiões buscaram refinar a reconstrução autóloga, reduzindo a morbidade no local doador. Foram feitas modificações do retalho TRAM livre de modo que o músculo reto abdominal é em grande parte preservado (TRAM preservadora de músculo) ou poupado em toda a sua extensão. Essa última técnica é chamada de retalho de perfurante epigástrica inferior profunda (DIEP). É usado o mesmo território cutâneo do TRAM; porém, os ramos musculocutâneos que nutrem a pele são dissecados para longe do músculo reto abdominal. Assim, o próprio músculo é preservado e deixado *in situ*, em um esforço para preservar a função muscular e reduzir a fraqueza da parede abdominal. Os vasos epigástricos inferiores profundos são, então, divididos, o retalho é colocado no defeito torácico, e os vasos do retalho são anastomosados aos vasos receptores na parede torácica. Uma extensão de DIEP tem sido o retalho livre de artéria epigástrica inferior superficial (SIEA). Embora seja possível apenas em uma minoria de pacientes, essa artéria permite a reconstrução com retalho livre que evita completamente qualquer dissecção do músculo reto. Isso significa o mínimo de complicações na parede abdominal para a paciente.

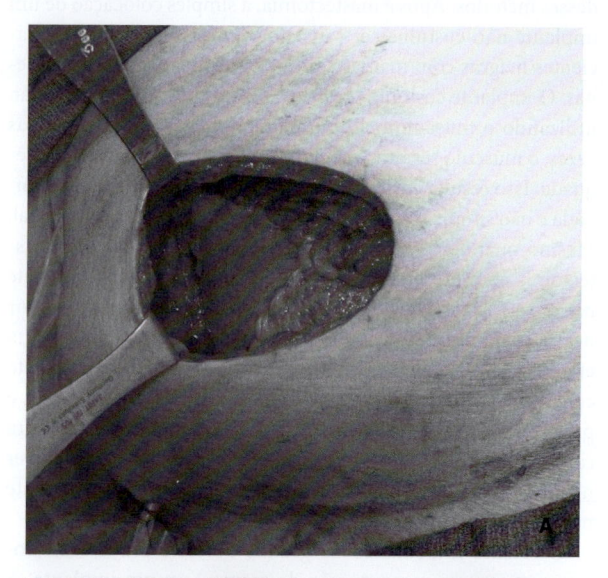

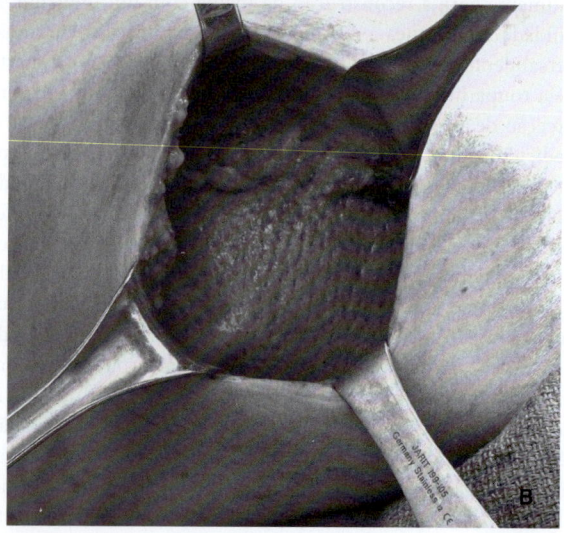

▲ **Figura 41-12 A.** Mama direita reconstruída com MDA no local para recriar o polo inferior da mama. **B.** Imagem aproximada da mama direita mostrando a interface MDA-peitoral maior.

Além da reconstrução da mama afetada, muitas pacientes são submetidas a procedimentos que alteram a mama contralateral (não cancerosa) de modo que o volume e a ptose sejam comparáveis. Tais procedimentos de simetria são considerados estágios da reconstrução mamária pós-oncológica. O complexo aréolo-mamilar também pode ser reconstruído. As técnicas atuais para a reconstrução de mamilo utilizam retalhos adjacentes da área em que o mamilo será posicionado, tomando pele e quantidades variáveis de gordura subjacente se for usado um retalho TRAM ou elevando a pele e menores quantidades de tecido subcutâneo se for usado um implante (com ou sem o retalho do grande dorsal). A aréola pode ser reconstruída com um enxerto cutâneo de espessura completa seguido por tatuagem, posteriormente, para equiparação de cores.

Chun YS, Sinha I, et al: Comparison of morbidity, functional outcome, and satisfaction following bilateral TRAM *versus* bilateral DIEP flap breast reconstruction. *Plast Reconstr Surg* 2010;126(4):1133.

Chun YS, Verna K, Rosen H, et al: Implant based breast reconstruction using acellular dermal matrix and the risk of postoperative complications. *Plast Reconstr Surg* 2010;125(2):429.

Hammond DC: Latissimus dorsi flap breast reconstruction. *Plast Reconstr Surg* 2009;124(4):1055.

Serletti JM, Fosnot J, Nelson JA, Disa JJ, Bucky LP: Breast reconstruction after breast cancer. *Plast Reconstr Surg* 2011;127(6):124e.

RECONSTRUÇÃO DE EXTREMIDADE INFERIOR

Provavelmente uma das áreas mais difíceis de fornecer cobertura e fechamento de feridas seja a extremidade inferior, particularmente a perna distal e o pé. Enxertos cutâneos tênues e instáveis ou retalhos cutâneos pouco vascularizados locais ou cruzados eram os únicos tecidos disponíveis para recobrir essas regiões do corpo. Quando grandes segmentos de osso estavam expostos ou faltando, ou quando havia infecção estabelecida, esses enxertos ou retalhos eram, muitas vezes, inadequados, e a amputação era o único recurso. O uso de retalhos musculocutâneos e, particularmente, de retalhos livres, melhorou muito a cobertura nas extremidades inferiores.

Em geral, os problemas de feridas na perna inferior, tornozelo e pé envolvem lesões ortopédicas, como as fraturas compostas de tíbia ou de tornozelo. São usados diversos sistemas de classificação, mas os mais populares são os sistemas de Gustilo e de Byrd. Eles levam em conta o grau da fratura, assim como o envolvimento de nervos e artérias.

▶ Tratamento

O tratamento depende da extensão da perda tecidual e da profundidade da ferida. As feridas mais extensas na região do joelho e terço superior da perna podem ser reconstruídas com um retalho de músculo gastrocnêmio (geralmente a cabeça medial) e um enxerto cutâneo de espessura parcial. Os defeitos de tecidos moles do terço médio da perna podem ser reconstruídos de maneira semelhante pelo músculo sóleo em muitos casos. Defeitos grandes de tecidos moles no terço médio e terço distal são mais difíceis de reconstruir. Quando eles são complicados por perda extensa de osso e tecidos moles, a transferência de tecido livre pode ser necessária. Embora haja pequenos músculos que terminam em tendões no pé, como o peroneal curto, o flexor longo do hálux e o extensor dos dedos, eles podem fornecer apenas uma cobertura limitada. Se houver uma artéria receptora adequada remanescente na perna, uma cobertura mais favorável costuma ser fornecida por um retalho muscular livre como o músculo grácil para defeitos de tamanho pequeno e médio ou o grande dorsal ou reto abdominal para os defeitos maiores.

Grandes áreas do calcanhar e da sola do pé são difíceis de substituir, pois a pele nessas regiões é especialmente adaptada para a sustentação de peso sem cisalhamento ou ruptura. Retalhos musculares livres recobertos com enxertos cutâneos se mostraram adequados, mas não há a sensibilidade protetora. O uso de retalhos cutâneos axiais neurovasculares livres, como o retalho inferior da coxa e glúteo e o retalho deltoide, pode ajudar a fornecer cobertura com alguma sensibilidade grosseira. Os retalhos neurossensoriais – e especificamente o retalho sural distalmente baseado em uma das perfurantes septocutâneas inferiores a partir do aspecto lateral da perna e nutrido pela artéria sural, que acompanha o nervo sural – têm sido usados para recobrir defeitos na região no tornozelo e calcanhar. O procedimento fornece boa pele e fáscia para uma região de sustentação de peso como o calcanhar, mas, geralmente, não fornece sensibilidade protetora.

Os defeitos segmentares da tíbia podem ser reconstruídos com enxertos ósseos ou, se o intervalo for grande, retalhos ósseos livres como a crista ilíaca ou a fíbula contralateral. Também é possível reconstruir o defeito de tecidos moles e, então, reconstruir o espaço ósseo com uma técnica de osteogênese com distração (transporte ósseo de Ilizarov). Esse método de transporte ósseo consiste na realização de uma osteotomia cortical proximalmente ao local da lesão, aplicando um aparato de distração que alonga o osso em 1 mm ao dia por meio de parafusos de ajuste apropriados. Essa reconstrução de extremidade inferior necessita de um esforço colaborativo bem coordenado entre cirurgia plástica e ortopedia. Embora esse resgate de membro seja possível, a amputação pode ser recomendada em casos em que há uma constelação de complicações, como intervalos ósseos maiores que 8 cm, lesão vascular extensa, mais de 6 horas de tempo de isquemia quente, um membro sem sensibilidade, perda da flexão plantar ou paciente com instabilidade clínica geral.

A osteomielite da tíbia ou dos ossos do pé pode ser devastadora e, muitas vezes, incontrolável. Provavelmente por causa da má vascularização na região, mesmo a terapia antimicrobiana a longo prazo costuma falhar no controle das infecções na perna. Recentemente, foi desenvolvido um tratamento cirúrgico eficaz para infecções ósseas. O osso é cirurgicamente desbridado e coberto com um retalho muscular livre microvascular, como o de músculo grácil ou reto abdominal. Aparentemente, o tecido muscular, com seu excelente suprimento sanguíneo, não apenas cobre o osso exposto, como também ajuda as defesas naturais a controlarem a infecção. Antimicrobianos também são usados, mas o retalho muscular bem vascularizado parece ser o fator decisivo no controle da infecção. A reconstrução de defeitos ósseos pode ser feita mais tarde.

> Hollenbeck, ST, Toranto JD, Taylor BJ, et al: Perineal and lower extremity reconstruction. *Plast Reconstr Surg* 2011;128(5):551e.
>
> Iorio ML, Goldstein J, et al: Functional limb salvage in the diabetic patient: the use of a collagen bilayer matrix and risk factors for amputation. *Plast Reconstr Surg* 2011;127(1):260.
>
> Nosrati N, Chao AH, Chang DW, Yu P: Lower extremity reconstruction with the anterolateral thigh flap. *J Reconstr Microsurg* 2012;28(4):227.
>
> Shores JT, Hiersche M, Gabriel A, Gupta S: Tendon coverage using an artifical skin substitute. *J Plast Reconstr Aesthetic Surg* 2012;65(11):1544.

ÚLCERAS DE PRESSÃO

As úlceras de pressão – muitas vezes e menos precisamente chamadas de úlceras do leito ou de decúbito – são outro exemplo de problemas difíceis com feridas e que podem ser tratados pela cirurgia plástica. As úlceras de pressão geralmente ocorrem em pacientes restritos ao leito e incapazes ou relutantes em mudar de posição; pacientes que não conseguem mudar de posição devido a gesso ou outro dispositivo; e pacientes que não têm sensibilidade em uma região que não é movida, ainda que possam caminhar. A causa subjacente das úlceras nesses pacientes é a necrose isquêmica resultante de pressão prolongada contra os tecidos moles sobre o osso. Também há algumas evidências de que fatores locais na pele desnervada predispõem à ruptura por pressão, pois há atrofia da pele e tecido subcutâneo.

A ausência de reflexos protetores normais deve ser compensada. A prevenção é claramente o tratamento mais adequado para as úlceras de pressão. Gessos e órteses devem ser bem acolchoados, e os pontos de pressão ou dor devem ser aliviados. Os pacientes restritos ao leito devem ser virados para uma nova posição pelo menos a cada 2 horas. Colchões de água e ar, almofadas de pele de ovelha e almofadas de espuma podem ajudar a aliviar a pressão, mas não substituem a mudança frequente de decúbito. A introdução do sistema de leito flutuante, que distribui uniformemente a pressão sobre uma área de superfície grande, tem auxiliado muito no tratamento desses pacientes. A pressão sobre a pele a qualquer dado momento é menor que a pressão de enchimento capilar, evitando muitos problemas de isquemia. Os paraplégicos não devem sentar em uma posição por mais de 2 horas. Deve ser feito o exame diário cuidadoso para a pesquisa de eritema, o sinal mais precoce de lesão isquêmica. As áreas eritematosas devem ser liberadas de todo tipo de pressão. Estimulação elétrica, biomateriais e fatores de crescimento são modalidades adicionais para acelerar o reparo da ferida, mas os resultados são variáveis.

Após o estabelecimento da necrose por pressão, é importante determinar se os tecidos subjacentes como gordura e músculo estão afetados, pois eles têm muito mais chance de necrose que a pele. Uma pequena úlcera cutânea pode ser a manifestação de uma área de destruição muito maior abaixo disso. Se a área não for muito extensa e se não houver infecção ou abscesso devido a bactérias externas ou hematogênicas, o tecido necrótico pode ser substituído por tecido cicatricial. A pressão continuada impedirá não apenas a formação do tecido cicatricial, como também aumentará a lesão. Uma pele ou escara superficial pode recobrir um abscesso significativo.

Se a úlcera de pressão for pequena e não infectada, a aplicação de agentes secantes na ferida e a remoção de toda a pressão na área podem permitir a lenta cicatrização. Feridas que se estendem até o osso raramente cicatrizam sem cirurgia. As feridas infectadas devem ser desbridadas até o tecido normal. Os objetivos da cirurgia são o desbridamento dos tecidos desvitalizados, incluindo osso, e o fornecimento de tecidos saudáveis e bem vascularizados para a cobertura. Todo o tecido original que forma o leito da úlcera deve ser excisado.

Quando o estado nutricional do paciente e as condições gerais de saúde são ideais, pode ser realizada a cobertura definitiva. A cobertura costuma ser feita com retalho muscular, musculocutâneo ou, algumas vezes, axial. O músculo bem vascularizado parece ajudar a controlar a contaminação bacteriana estabelecida de baixo grau. Os retalhos musculares usados para as úlceras de pressão mais comuns são os seguintes: trocanter maior: tensor da fáscia lata; ísquio: grácil, glúteo máximo ou jarrete; sacro: glúteo máximo. Algumas vezes, é possível fornecer sensibilidade para a região de uma úlcera de pressão com um retalho inervado com origem acima do nível da paraplegia. O exemplo mais comum é o retalho de tensor da fáscia lata com o nervo femoral lateral contido e originado em L4 e L5, que é usado para cobrir uma úlcera de ísquio. Raras vezes, um retalho intercostal inervado da parede abdominal pode ser usado para cobrir um sacro insensível. Infelizmente, as tentativas de fornecer sensibilidade protetora com retalhos sensitivos não obtiveram bons resultados. As técnicas de expansão tecidual não devem ser o tratamento cirúrgico primário das úlceras por pressão, mas podem ser usadas em casos difíceis em que o tecido disponível seja insuficiente para fechar a ferida.

No pós-operatório, as áreas doadora e receptora devem ser mantidas livres de pressão por 2 a 3 semanas para permitir a cicatrização completa. Isso impõe demandas significativas em outras áreas do corpo que podem estar igualmente em risco ou já podem apresentar áreas de ruptura. O uso de leito com ar fluidificado tem ajudado muito nessas situações.

Apesar da excelente proteção fornecida por retalhos musculocutâneos, a recorrência das úlceras de pressão ainda é um problema significativo, pois a situação que causou a ruptura original ainda existe. A prevenção das úlceras é ainda mais importante nesses pacientes.

> Larson DL, Hudak KA, Waring WP, Orr MR, Simonelic K: Protocal management of late-stage pressure ulcers: a 5 year retrospective study of 101 consecutive patients with 179 ulcers. *Plast Reconstr Surg* 2012;129(4):897.
>
> Lin PY, Kuo YR, Tsai YT: A reuseable perforator-preserving gluteal artery-based rotation fasciocutaneous flap for pressure sore reconstruction. *Microsurgery* 2012;32(3):189.
>
> Rubayi S, Chandrasekhar B: Trunk, abdome, and pressure sore reconstruction. *Plast Reconstr Surg* 2011;128(3):201e.

CIRURGIA ESTÉTICA

A cirurgia estética é parte integral da cirurgia plástica. De fato, os dois termos se tornaram quase sinônimos, mesmo que a cirurgia estética seja apenas uma faixa em um amplo espectro. A curiosidade e o interesse aumentados na especialidade resultam em parte do aumento da demanda pelos seus serviços por uma população que envelhece, mas também do desenvolvimento de técnicas mais previsíveis, duradouras e seguras. Vários outros especialistas além dos cirurgiões plásticos também têm realizado e contribuído para a cirurgia estética. Um cirurgião habilidoso pode realizar essas cirurgias estéticas de maneira segura e com o máximo benefício para o paciente.

A seleção do paciente é, provavelmente, tão importante para o sucesso da cirurgia como qualquer outro fator. Nem todos os pacientes são bons candidatos para procedimentos estéticos, e essas cirurgias estão contraindicadas em outros. A idade ou uma saúde geral ruim do paciente podem ser uma razão para retardar ou evitar procedimentos puramente eletivos. Dois outros fatores importantes devem ser considerados. O primeiro fator é a possibilidade anatômica de realizar o procedimento. As alterações podem ser feitas de maneira segura e bem-sucedida? Qual técnica será mais adequada para esse objetivo? O segundo fator é a condição psicológica do paciente. O paciente compreende completamente a natureza do procedimento proposto e seus riscos e consequências? As expectativas do paciente são realistas? As alterações estéticas na aparência geralmente não salvarão um casamento ruim, ajudarão a encontrar um novo emprego ou melhorarão substancialmente a condição de vida de um paciente, e as pessoas com essas expectativas não devem ser submetidas a uma cirurgia estética. A cirurgia deve ser postergada em pessoas com estresse grave, como aquele associado ao divórcio, morte de um ente querido ou outros períodos de instabilidade emocional.

O candidato ideal para a cirurgia estética é um adulto ou pessoa mais jovem madura, com uma ideia realista do que vai ser feito, que não sofre pressão de outros para a realização da cirurgia e não espera grandes alterações nas relações interpessoais ou no potencial de carreira após a cirurgia. A satisfação pessoal é uma razão válida para buscar refinamentos estéticos.

Os procedimentos estéticos mais comuns são discutidos adiante. Alguns procedimentos envolvem a correção também de problemas funcionais e, assim, nem sempre são considerados procedimentos puramente estéticos.

RINOPLASTIA

As alterações cirúrgicas nas estruturas nasais são feitas para alívio de obstrução das vias aéreas (geralmente secundária a trauma) e para reformatar o nariz devido a características indesejáveis, como uma corcova dorsal proeminente, uma ponta bulbosa ou caída ou um tamanho demasiadamente grande. Costuma haver uma combinação de problemas.

Em geral, os procedimentos são realizados por meio de incisões intranasais. A pele nasal costuma ser temporariamente liberada de sua estrutura óssea e cartilaginosa subjacente, de modo que a estrutura possa ser alterada por remoção, rearranjo ou aumento de osso ou cartilagem. A pele é, então, recolocada sobre a nova fundação. O septo nasal e as conchas nasais inferiores também podem ser alterados para restabelecer uma via aérea pérvia. Uma compreensão mais adequada da fisiologia nasal permitiu aos cirurgiões corrigir disfunções de valvas internas com a inserção de enxertos expansores – muitas vezes após a modificação da raiz óssea do nariz. Enxertos expansores são pequenos pedaços de cartilagem colocados próximos do septo e sob as cartilagens laterais superiores. Eles servem para abrir a valva interna de maneira semelhante aos dispositivos de expansão externa utilizados por atletas.

A cirurgia pode ser feita com anestesia local ou geral; em ambos os casos, são comumente usados agentes anestésicos e vasoconstritores tópicos e injetáveis. A hospitalização pode ou não estar indicada. O tamponamento nasal costuma ser usado para hemostasia e sustentação da mucosa nasal durante a cicatrização inicial, pois as incisões costumam ser minimamente suturadas com fios absorvíveis. Talas nasais externas são colocadas para controle do edema e costumam oferecer alguma proteção, particularmente se for realizada a osteotomia dos ossos nasais.

A convalescença requer 10 a 14 dias antes que melhore a maior parte do edema e da equimose periorbital; porém, vários meses costumam ser necessários antes que a sensibilidade completamente normal retorne e que melhore completamente o edema.

Os procedimentos nasais são muito comumente realizados, sendo, em geral, seguros e eficazes. As complicações incluem hemorragia, fibrose interna, recorrência da obstrução da via aérea e irregularidades do contorno. As infecções são raras, com exceção do uso de implantes nasais aloplásticos.

> Nassif P, Kulbersh J: Rhinoplasty and bony vault complications. *Facial Plast Surg* 2012;28(3):303.

RITIDECTOMIA (*LIFTING* FACIAL)

Os efeitos combinados da gravidade, exposição solar e perda de elasticidade pelo envelhecimento resultam em graus variados de enrugamento e queda da pele ao longo das bochechas, linha da mandíbula, pescoço e em outros locais da face. Esses sinais naturais do envelhecimento podem ser removidos em grande parte por um procedimento de *lifting* facial. Nem todas as rugas podem ser removidas; porém, aquelas no frontal, ao redor dos olhos, na área nasolabial e ao redor dos lábios não são significativamente corrigidas sem procedimentos adicionais.

A ritidectomia é um grande procedimento que exige incisões extensas escondidas no couro cabeludo e na frente e atrás das orelhas e, algumas vezes, na região submentoniana. As primeiras dessas cirurgias consistiam na liberação da pele e, então, seu estiramento e nova fixação com sutura como se tivesse sido puxada para cima e lateralmente. Isso dava um aspecto de máscara e não natural. Nos últimos anos, houve significativa mudança no conceito do procedimento de *lifting* facial, de forma que agora ele consiste na elevação dos tecidos moles – particularmente as bochechas caídas e coxins gordurosos malares – para onde estavam em idade mais jovem, dando mais proeminência aos ossos das bochechas e delineamento mais adequado da linha mandibular. A dissecção da pele é feita apenas para abordar os tecidos moles a serem elevados, e o excesso de pele é agora removido e reaproximado sem tensão. Essa abordagem para a porção média da face gera resultados mais naturais e duradouros e também oferece um tipo de restauração em 3D para os tecidos moles, gerando uma aparência mais jovial.

Para o pescoço duplo, é realizada a extensa liberação da pele do pescoço desde a linha da mandíbula até o osso hioide, e a gordura sobre o músculo platisma é removida por aspiração ou diretamente com tesouras. O próprio platisma é tensionado lateral e centralmente para fornecer um efeito semelhante a uma rede de dormir, o que dará definição mais adequada ao pescoço e ângulo da mandíbula.

São usados drenos, especialmente no pescoço, bem como um curativo circunferencial acolchoado para proteger a face e fornecer uma compressão leve durante a cicatrização. A introdução de procedimentos de aspiração de gordura (lipoaspiração) foi adaptada no pescoço, mas não é recomendada na face, pois pode produzir linhas anormais ("trilhos de trem"). Em pacientes adequados, a lipoaspiração no pescoço gera uma boa definição do queixo e da linha da mandíbula e pode corrigir substancialmente o aspecto de queixo duplo.

Pode-se usar anestesia local ou geral para esse procedimento, muitas vezes demorado (3-4 horas). Vasoconstritores locais são rotineiramente utilizados.

As complicações incluem hematoma, descamação de pele, lesões a ramos do nervo facial ou nervo auricular maior, cicatrizes e assimetria. Os sinais do envelhecimento costumam recorrer anos mais tarde.

> Kosowski TR, McCarthy C, Reavey PL, et al: A systemic review of patient-reported outcome measures after facial cosmetic surgery and/or nonsurgical facial rejuvenation. *Plast Reconstr Surg* 2009;123(6):1819.

▶ Endoscopia

A endoscopia se tornou parte integral da cirurgia plástica, particularmente em procedimentos envolvendo a face ou as mamas. Endoscópios menores são atualmente utilizados, bem como métodos diferentes para obter um campo visual desejado que não a distensão de cavidades naturais com fluido ou gases. Na face e na mama, a cavidade óptica costuma ser obtida por tração da pele com fios ou elevadores apropriados.

A endoscopia tem sido mais eficaz no frontal, onde, em circunstâncias apropriadas, ela tem substituído a incisão coronal, que vai de orelha a orelha, descolando o couro cabeludo até as bordas supraorbitárias. Por meio da endoscopia, o *lifting* frontal se torna uma cirurgia mais fisiológica pelo fato de liberar a pele frontal em nível sub-periósteo, dividindo o periósteo na borda supraorbital e, então, removendo os depressores das sobrancelhas (os músculos prócero e corrugador na região da glabela), permitindo, dessa forma, que o músculo frontal atue sem oposição para elevar as sobrancelhas. O segredo para o procedimento parece ser a divisão do periósteo, o que por si só libera as sobrancelhas e as eleva em pelo menos 5 a 10 mm. Além disso, a remoção dos músculos da glabela parece melhorar de maneira mais duradoura as rugas verticais na região da glabela. Para a suspensão das sobrancelhas elevadas, foram defendidos diferentes métodos que incluem ancoragem entre tecidos moles e osso, o uso de parafusos temporários no crânio, bem como de miniplacas ou, mais simplesmente, o fornecimento de tração externa com amarração entre grampos e fios de náilon. Isso só parece ser necessário para manter a elevação por um curto período de tempo (3-5 dias) até que o periósteo se fixe novamente em nível mais alto.

A endoscopia também tem sido eficazmente utilizada para *lifting* da porção média da face, e esse procedimento se aplica a pacientes mais jovens quando há excesso de pele na face ou pescoço e em locais onde as cicatrizes são indesejáveis.

A endoscopia é também utilizada para as mamas – particularmente para a inserção de implantes mamários no plano submamário ou subpeitoral por meio de uma incisão axilar. Um endoscópio ligado a um afastador de ângulo reto permite uma excelente visualização da cavidade onde será inserido o implante, e isso permite que se faça uma bolsa inferiormente à prega submamária – e se necessário abaixo dela – e também a divisão da porção inferior da origem do músculo peitoral maior a partir do esterno para permitir a inserção de um implante salino e para fornecer clivagem aceitável. Foram desenvolvidos instrumentos apropriados para a dissecção, bem como para a hemostasia, para este procedimento, que tem ganhado popularidade recente.

BLEFAROPLASTIA

A blefaroplastia envolve a remoção de pele redundante das pálpebras superior e inferior e a remoção de gordura periorbital que faz protrusão por meio do caimento do septo orbital. Ela é feita isoladamente ou como parte de um procedimento de *lifting* facial.

São feitas incisões nas pálpebras superiores ao redor da pele redundante previamente demarcada, que é removida. Uma incisão subciliar costuma ser usada nas pálpebras inferiores. O músculo orbicular do olho pode ser alterado se houver necessidade. Os compartimentos de gordura periorbital são abertos, e a gordura que faz protrusão é removida. A extensão da pele redundante na pálpebra inferior é medida, e a pele é ressecada. São usadas suturas externas. A necessidade de curativos é mínima ou ausente.

A anestesia local na forma de lidocaína com epinefrina costuma ser adequada. O edema e a equimose melhoram em 7 a 10 dias, e os fios são removidos em 3 a 4 dias.

As complicações incluem hemorragia, formação de hematoma, cistos de inclusão epidérmicos, ectrópio e assimetria. Os pacientes costumam ficar satisfeitos com os resultados. A recorrência costuma ser muito menos frequente que nos procedimentos de *lifting* facial.

Nos últimos, anos têm ocorrido mudanças significativas no conceito do procedimento de blefaroplastia. Para as pálpebras superiores, a mudança consiste no reconhecimento da ptose senil devido a ruptura ou estiramento do mecanismo elevador. Isso pode ser corrigido pela imbricação do mecanismo elevador com suturas.

A cirurgia da pálpebra inferior passou por ainda mais mudanças. Uma tendência geral tem sido fazer menos cirurgia e dissecção, mas ainda obter os mesmos resultados satisfatórios. Têm se popularizado as técnicas "sem toque" com menos ruptura do músculo orbicular e do septo orbital. Além disso, a menor remoção de gordura com a sua redistribuição tem ganho aceitação mais ampla. A remoção subconjuntival de gordura tem sido defendida e é particularmente aplicável a pacientes jovens com hérnias congênitas de gordura. A abordagem subconjuntival é também utilizada em conjunto com o *laser*, que tem o efeito de tensionar a pele da pálpebra inferior, melhorando as rugas periorbitais.

Outro conceito importante é o reconhecimento da posição adequada da pálpebra inferior, especialmente da área cantal lateral. Um aspecto mais jovial é restaurado pela elevação dessa porção até um nível mais normal.

MAMOPLASTIA

Além dos procedimentos relacionados ao câncer de mama, a cirurgia da mama feminina é geralmente realizada por uma das seguintes razões: para aumentar o tamanho das mamas (mamoplastia de aumento), para diminuir o tamanho das mamas (mamoplastia redutora) ou para levantar as mamas (mastopexia). O aumento, o *lifting* das mamas e a correção de assimetria são quase sempre feitos por razões estéticas. A redução de mamas hipertrofiadas pode, porém, ser feita por razões funcionais, pois as mamas podem causar má postura, dor nas costas e ombros e desconforto devido a sulcos causados por alças de sutiã.

▶ Mamoplastia de aumento

Em procedimentos de aumento das mamas, é colocada uma bolsa de silicone preenchida com solução fisiológica ou silicone abaixo do tecido mamário no plano submamário ou subpeitoral. As incisões são escondidas na margem periareolar, área da prega inframamária ou axila. A dissecção é, então, realizada acima ou abaixo do músculo peitoral maior, e o implante é colocado na bolsa criada. Drenos não costumam ser usados e é aplicado um curativo acolchoado que fornece compressão suave. O plano subpeitoral é preferido pela maioria dos cirurgiões para a mamoplastia de aumento, pois ele não interfere com a mamografia, mas necessita da divisão da porção inferior da origem do músculo peitoral maior até cerca de 3 horas em relação ao mamilo para fornecer uma clivagem apropriada.

Após uma investigação prolongada do FDA, os implantes preenchidos com gel de silicone foram novamente disponibilizados nos Estados Unidos para propósitos estéticos. Durante a investigação, foi concluído que os implantes preenchidos com silicone são seguros; porém, os dados de longo prazo relacionados a esses implantes (ou seja, contratura capsular, taxas de ruptura e desinflação) ainda não são conhecidos. Contudo, os pacientes e cirurgiões têm agora a oportunidade de revisar os dados e escolher o tipo de implante usado durante o aumento das mamas.

O procedimento pode ser feito ambulatorialmente, com anestesia local, embora isso possa não ser satisfatório quando são usados implantes subpeitorais. A anestesia geral costuma ser usada para os procedimentos de aumento mamário.

Embora a satisfação da paciente seja excelente na maioria dos casos, uma taxa significativa de contratura capsular permanece sendo um problema em cerca de 10% dos casos. O tecido cicatricial ao redor do implante pode contrair em graus variáveis na mesma paciente. O controle desse processo é difícil, mesmo que seja fornecido o ambiente mais favorável possível para a cicatrização (ou seja, uso de implantes apropriados, infecção controlada, ausência de hemorragia, remoção de fragmentos e restrição de movimentos). Os implantes colocados na posição subpeitoral parecem estar associados a um menor grau de contratura capsular e a uma deformidade menos intensa quando a contratura ocorre. A desinflação dos implantes salinos ocorre a uma taxa de 1% ao ano.

Outras complicações incluem hematoma, infecção, exposição do implante, desinflação ou ruptura do implante, assimetria das mamas e cicatrizes externas. A função e a sensibilidade das mamas não costumam ser alteradas.

> Adams Jr WP, Mallucci P: Breast augmentation. *Plast Reconstr Surg* 2012;130(4):598e.
> Eaves FF, Haeck P, Rohrich RJ: Breast implants and anaplastic large cell lymphoma (ALCL): using science to guide our patients and plastic surgeons worldwide. *Plast Reconstr Surg* 2011;127(6):2501.
> Jewell M, Spear SL, Largent J, Oefelein MG, Adams WP Jr: Anaplastic large T-cell lymphoma and breast implants: a review of literature. *Plast Reconstr Surg* 2011;128(3):651.
> Rohrich RJ, Reece EM: Breast augmentation today: saline *versus* silicone—what are the facts? *Plast Reconstr Surg* 2008;121(2):669.

▶ Mastopexia

A mastopexia é outro procedimento comumente usado para a correção de mamas caídas ou ptóticas. Embora algumas mamas se desenvolvam de maneira ptótica, a maioria dos casos é causada por relaxamento normal dos tecidos que estão envelhecendo, pela gravidade e atrofia após gestação e lactação. Não está claro se o uso de sutiã altera esse processo de qualquer maneira significativa. O grau de deformidade é definido pela relação da aréola com a prega inframamária e a direção do mamilo. Uma mama ptótica terá o mamilo abaixo da linha inframamária e apontando para baixo em direção aos pés.

A correção pode ser feita simultaneamente com redução ou aumento. Deve ser feita uma incisão ao redor da aréola e o próprio tecido mamário é imbricado ou, melhor ainda, um retalho de base inferior do tecido mamário é desenhado e colocado sob a parte remanescente superior da mama e sobre o músculo peitoral maior, servindo como autoaumento ao aproximar as colunas mamárias laterais. Esse procedimento gera um efeito mais duradouro do que simplesmente reduzir o envelope de pele. As tentativas de fazer correções mais duradouras para a ptose mamária por meio de incisão periareolar, o que reduz a fibrose, têm incluído o envolvimento da mama com material protético como malhas poliglicólicas ou, mais recentemente, por envolvimento da mama com segmentos de músculo peitoral maior.

Contudo, pode haver fibrose significativa, particularmente ao redor da incisão periareolar.

A anestesia geral costuma ser necessária, e a recuperação da mastopexia pode demorar 7 a 10 dias. As complicações incluem hemorragia, infecção, perda de tecido, alteração de sensibilidade ou perda de função do mamilo e região areolar, cicatrizes e assimetria mamária.

A satisfação da paciente com os resultados não costuma ser tão grande como em outros procedimentos. A satisfação costuma depender de como a paciente está preparada para aceitar as cicatrizes resultantes.

▶ Mamoplastia redutora

A mamoplastia redutora é semelhante à mastopexia, pois quase todas as mamas hipertróficas são ptóticas e devem ser levantadas durante a correção. Pode ocorrer o aumento durante a puberdade ou mais tarde. As mamas massivamente aumentadas podem se tornar um problema significativo para a paciente.

Embora tenham sido desenvolvidas diversas técnicas para a redução mamária, quase todas necessitam de um pedículo para levar o mamilo e a aréola a sua nova posição e de uma incisão em volta da aréola, bem como de uma incisão vertical ou em T invertido abaixo da aréola. Na gigantomastia, o mamilo-aréola costuma ser removido como um enxerto livre de espessura total e recolocado de forma apropriada. A maior parte do tecido é removida do centro e polos inferiores da mama.

A mamoplastia redutora vertical tem ganhado considerável interesse recente devido à redução na quantidade de fibrose. Ela pode ser feita por meio de uma incisão circunferencial ao redor da aréola e, depois, uma incisão vertical que se estende até a prega inframamária e, algumas vezes, um pouco abaixo dela. A ressecção do tecido mamário é feita a partir do aspecto inferior e também lateral da mama. Ocorre considerável enrugamento da pele em uma tentativa de evitar que a incisão tome a forma de T na prega inframamária, mas o pregueamento da pele costuma melhorar após um período de semanas. A anestesia geral é quase sempre necessária, pois a dissecção é considerável, mas a perda sanguínea pode ser minimizada pelo uso de epinefrina como agente vasoconstritor. As transfusões raramente são indicadas, e não costumam ser usados drenos no pós-operatório. O procedimento pode ser feito em nível ambulatorial.

Embora possam ocorrer problemas como perda do complexo aréolo-mamilar, sangramento, infecção, assimetria mamária e fibrose, essas mulheres estão geralmente entre as mais satisfeitas e agradecidas.

ABDOMINOPLASTIA E PROCEDIMENTOS DE CONTORNO CORPORAL

Outros procedimentos geralmente classificados como estéticos são a abdominoplastia e diversos procedimentos de contorno corporal que servem para remover o excesso de tecido do tronco inferior, coxas e parte superior dos braços. Pacientes com tecidos caídos por envelhecimento, gestações, múltiplas cirurgias abdominais ou perda ponderal significativa ou massiva costumam ser bons candidatos para procedimentos de contorno corporal. Com a crescente popularidade da cirurgia bariátrica, mais pessoas estão buscando a cirurgia para remover e corrigir grandes quantidades de pele e tecidos moles excessivos e redundantes no tronco e nas extremidades. Esses tipos de procedimentos não estão indicados como tratamento para a obesidade. Isso envolve um completo regime de dieta, exercícios e modificações no estilo de vida.

A abdominoplastia geralmente envolve a remoção de uma grande elipse de pele e gordura até a parede do abdome inferior. A dissecção é feita no mesmo plano até a margem costal. O umbigo é circunscrito e deixado no local. Após o retalho abdominal superior ser estirado até a incisão suprapúbica, é feita a excisão do excesso de pele e gordura. Pode ser feita a plicatura da fáscia da parede abdominal na linha média e, assim, ela é tensionada. O umbigo é exteriorizado por meio de uma incisão no retalho em um nível adequado, e a ferida é fechada sobre drenos com uma incisão longa geralmente em uma linha oblíqua ou em forma de W logo acima do púbis até a região abaixo da crista ilíaca anterior (a chamada linha do biquíni). Quando a extensão do excesso de tecido abdominal é grave, melhores resultados podem ser obtidos com o que é chamado de abdominoplastia circunferencial. A incisão é realizada ao redor do paciente, e isso exige a mudança de posição do paciente em pelo menos uma ocasião. A marcação adequada no pré-operatório é fundamental para obter um resultado satisfatório e simétrico.

A raquianestesia pode ser usada em alguns casos. A hospitalização é rotineiramente necessária por até alguns dias. As transfusões sanguíneas raramente são necessárias. A profilaxia adequada para a trombose venosa profunda é importante nesses e em outros procedimentos extensos.

As complicações envolvem coleções de sangue ou soro abaixo do retalho, infecção, perda de tecido e amplas cicatrizes. Os resultados geralmente são muito dramáticos com excelente satisfação do paciente em casos adequadamente selecionados.

Vários procedimentos cirúrgicos têm sido desenvolvidos para remover o excesso de pele e gordura da parte superior dos braços, nádegas e coxas. Esses procedimentos comumente resultam em incisões extensas que podem produzir cicatrizes significativas e, assim, pode haver dificuldade para obter uma transição suave entre o ponto final da alteração de contorno e o tecido normal. O cuidado no planejamento e aconselhamento do paciente é imperativo para obter um resultado satisfatório. O uso de uma lipectomia assistida por aspiração com cânulas apropriadas para a remoção do excesso de gordura localizada se disseminou. Porém, está claro que a seleção

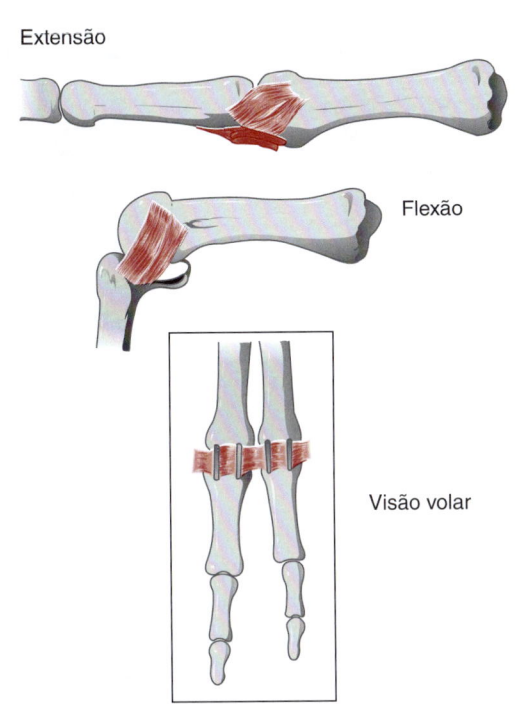

▲ Figura 42-4 Placa volar.

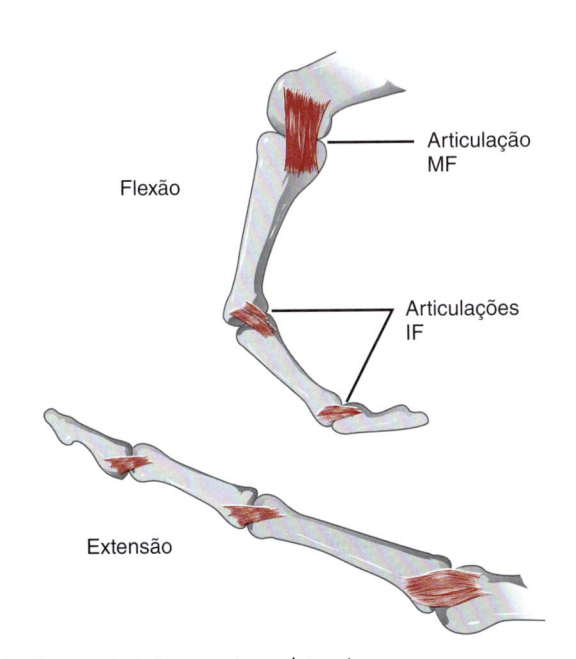

▲ Figura 42-5 Ligamentos colaterais.

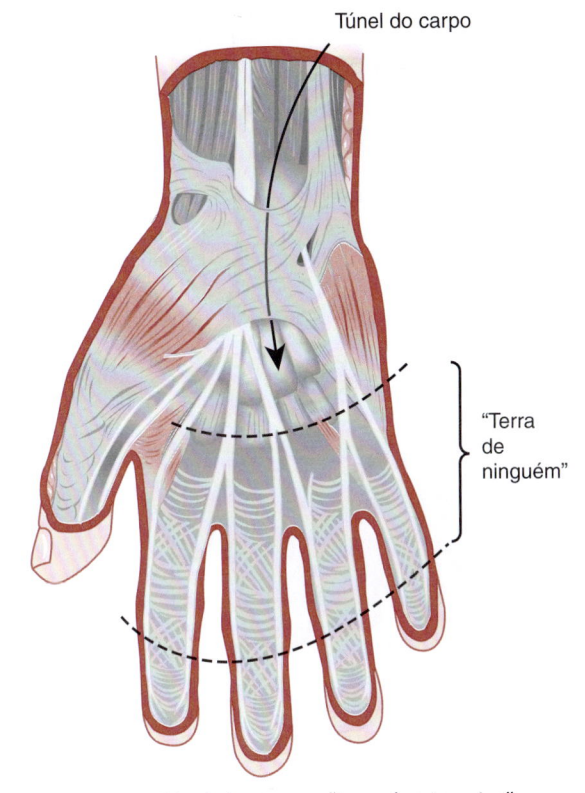

▲ Figura 42-6 Túnel do carpo e "terra de ninguém".

respectivamente. As polias A-1, A-3 e A-5 se localizam sobre as articulações MCF, IFP e IFD, respectivamente. Foram descritas cinco zonas de tendões flexores. A zona II ou "**terra de ninguém**" é a zona a partir do meio da palma até logo além da articulação IFP, onde os tendões superficiais e profundos ficam embainhados juntos e onde a recuperação do deslizamento é difícil após um ferimento (Fig. 42-6).

No punho, o denso ligamento volar transverso fecha o canal ósseo do carpo (**túnel do carpo**) por meio do qual passam todos os oito flexores dos dedos, bem como o flexor longo do polegar e o nervo mediano (Fig. 42-6). A **bursa ulnar** é a continuação da membrana sinovial ao redor dos flexores longos do dedo mínimo por meio do túnel do carpo, englobando os outros flexores dos dedos que interrompem suas bursas distintas ao nível palmar médio. A **bursa radial** é a membrana sinovial ao redor do flexor longo do polegar contido por meio do túnel do carpo. Essas duas bursas podem se intercomunicar. O **espaço de Parona** é o plano tecidual sobre o pronador quadrado no antebraço distal profundamente às bursas radial e ulnar.

Os tendões extensores estão embainhados em seis compartimentos individuais no punho abaixo do retináculo extensor (Figs. 42-7 e 42-8), o que predispõe a aderências. O seu papel como polia não é tão vital.

Os nervos de maior importância para a função da mão são os nervos musculocutâneo, radial, ulnar e mediano. A importância dos nervos musculocutâneo e radial combinados é a supinação do antebraço, e a do nervo radial isoladamente é a inervação dos músculos extensores. O nervo ulnar inerva 15 dos 20 músculos intrínsecos. O nervo mediano fornece a sensibilidade ao polegar, dedo indicador, dedo médio e aspecto radial do dedo anelar; por meio de sua inervação motora, ele mantém a maioria dos

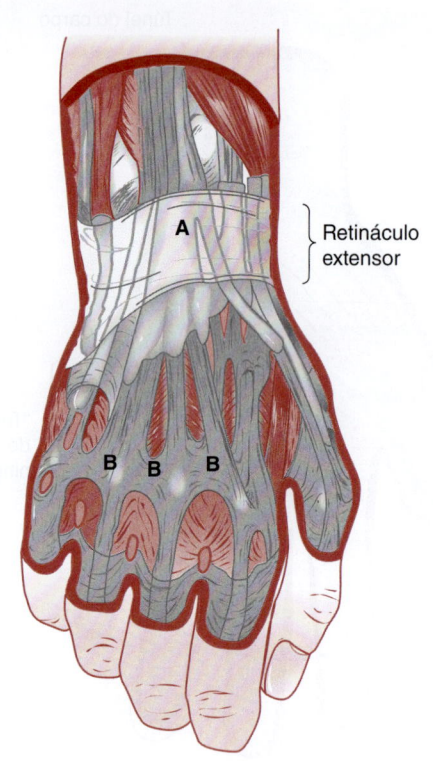

▲ **Figura 42-7 A.** Retináculo extensor sobre seis compartimentos tendíneos. **B.** Junções tendinosas (conexão intertendinosa).

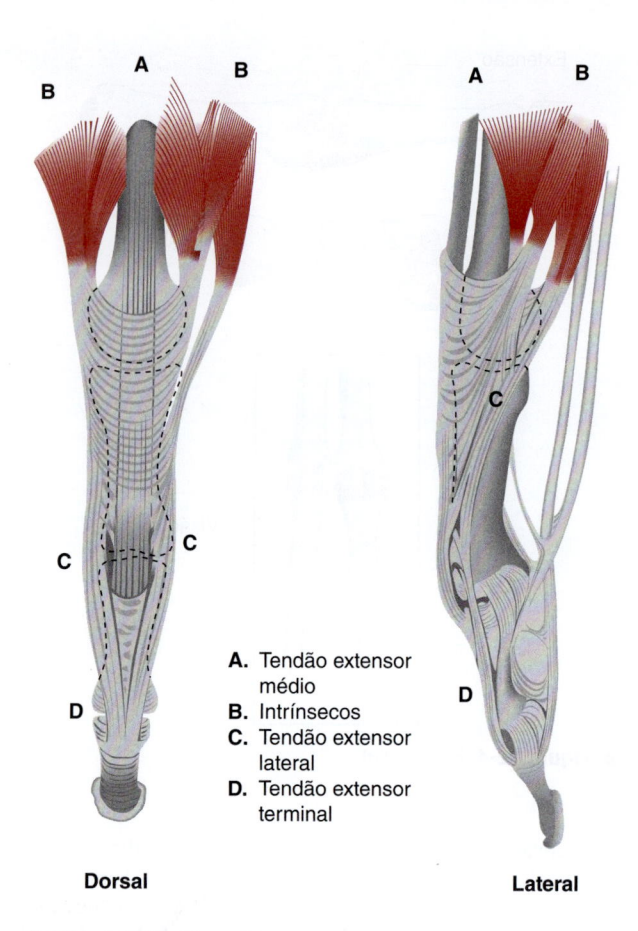

A. Tendão extensor médio
B. Intrínsecos
C. Tendão extensor lateral
D. Tendão extensor terminal

Dorsal　　　　Lateral

▲ **Figura 42-8** Mecanismo extensor.

flexores longos, os pronadores do antebraço e os músculos tenares. A Figura 42-9 mostra a distribuição sensitiva dos nervos ulnar, radial e mediano.

AVALIAÇÃO CLÍNICA DOS DISTÚRBIOS DA MÃO

A queixa principal deve ser avaliada detalhadamente com relação ao mecanismo de início, evolução, fatores agravantes e fatores de alívio. Idade, sexo, dominância de mão, ocupação, problemas preexistentes na mão e questões relevantes sobre a saúde geral do paciente também devem ser registrados.

O exame físico deve seguir uma rotina ordenada. Observar o pescoço, ombro, ambas as extremidades superiores e a ação e força de todos os grupos musculares, certificando-se de que todas as partes tenham uma amplitude normal de movimento sem dor e de forma coordenada, começando com a cabeça e pescoço e trabalhando até a ponta dos dedos. Comparar ambas as extremidades superiores e detalhar observações, diagramas e medidas. Pedir para o paciente tentar tocar o teto e simultaneamente abrir e fechar ambos os punhos e depois fazer abdução e adução dos dedos e, por fim, fazer oponência sequencial dos polegares com cada ponta de dedo para demonstrar imediatamente qualquer anormalidade.

Observar o hábito, atrofia, hipertrofia, deformidades, alterações cutâneas, temperatura da pele, cicatrizes e sinais de dor (incluindo quando o paciente tenta sustentar peso sobre as palmas). Sentir a pulsação no punho e a sudorese nas polpas digitais, testando os reflexos e a sensibilidade dos nervos mediano, ulnar e radial.

Radiografias seriadas e exames laboratoriais podem esclarecer um problema com uma evolução indolente (p. ex., necrose avascular do semilunar [doença de Kienböck] causando dor inexplicada no punho). As radiografias contralaterais e de múltiplas incidências em diferentes planos podem ser úteis. Além disso, tomografia computadorizada (TC), ressonância magnética (RM), cintilografia óssea ou todas essas em conjunto podem auxiliar no diagnóstico. Isso é especialmente verdade em pacientes com dor óssea e articular persistente ou com limitação de movimentos, além de pacientes que não tenham atingido um crescimento adulto. No caso de problemas do punho, a artroscopia pode ser útil ao diagnóstico. A RM pode ser muito útil no diagnóstico de problemas nos ossos do carpo.*

---

*N. de R.T. Artrografias já estão em desuso. ArtroRM é o exame utilizado atualmente.

PRINCÍPIOS CIRÚRGICOS GERAIS

Um campo sem sangue (p. ex., por isquemia com torniquete) é fundamental para uma avaliação precisa, dissecção e tratamento dos tecidos da mão. Isso é obtido elevando-se ou fazendo-se a exsanguinação da extremidade e, então, inflando um manguito de pressão acolchoado ao redor do braço até 100 mmHg acima da pressão sistólica. Isso é prontamente tolerado pelo braço não anestesiado por 30 minutos e pelo braço anestesiado por 2 horas.

As incisões (Fig. 42-10) devem ser em zigue-zague por meio das linhas de tensão (p. ex., nunca devem cruzar perpendicularmente a uma prega de flexão), as chamadas incisões de Brunner ou, longitudinalmente, em zonas "neutras" (p. ex., conectando os limites laterais das pregas de flexão e extensão dos dedos) e, sempre que possível, devem ser delineadas de forma que um retalho saudável de pele-gordura seja elevado sobre a zona de reparo de um tendão, nervo ou artéria.

A avaliação e tratamento adequados de uma lesão aguda costumam necessitar de extensão da ferida. As estruturas normais podem, então, ser identificadas e encontradas na zona de lesão, onde o sangue e os tecidos desvitalizados podem tornar a identificação difícil ou impossível.

Deve-se evitar a constrição e a tensão pelos curativos. O curativo deve ser aplicado sobre a pele de forma adequada e sem rugas. A ferida deve ser coberta com uma única camada de gaze de malha fina seguido por um meio esponjoso úmido (gaze, Rest-on, Kling ou Kerlix). A umidade facilita a drenagem de sangue para o curativo, que deve ser aplicado com delicada pressão para restringir o espaço morto.

A imobilização e a elevação imediata são fundamentais no controle do edema e da dor no pós-operatório. Em geral, prefere-se gesso (rápido) ou gesso sintético devido a sua adaptabilidade

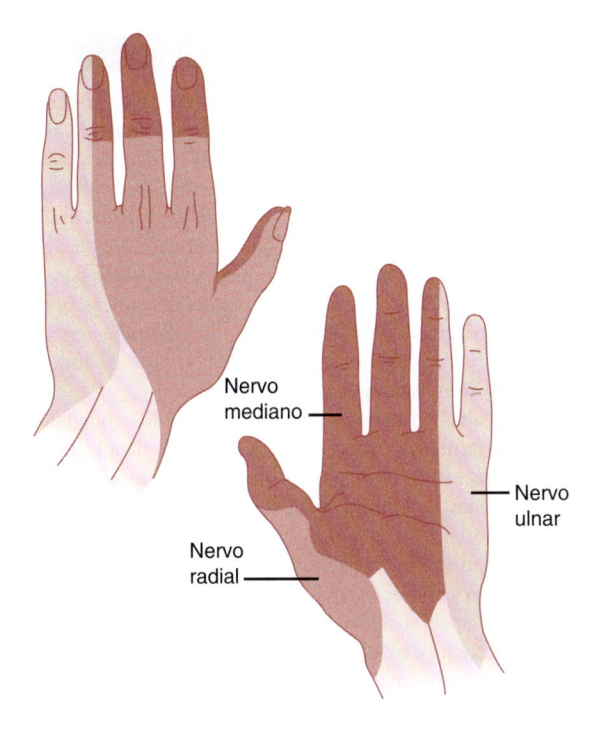

▲ **Figura 42-9** Distribuição sensitiva na mão. Área de sombra clara, nervo ulnar; área diagonal, nervo radial; área mais escura, nervo mediano.

O diagnóstico pode ser feito observando-se a resposta ao tratamento. Isso é particularmente verdade no caso de corticosteroides injetados localmente na região de condições inflamatórias não infecciosas (p. ex., síndrome do túnel do carpo, dedo em gatilho).

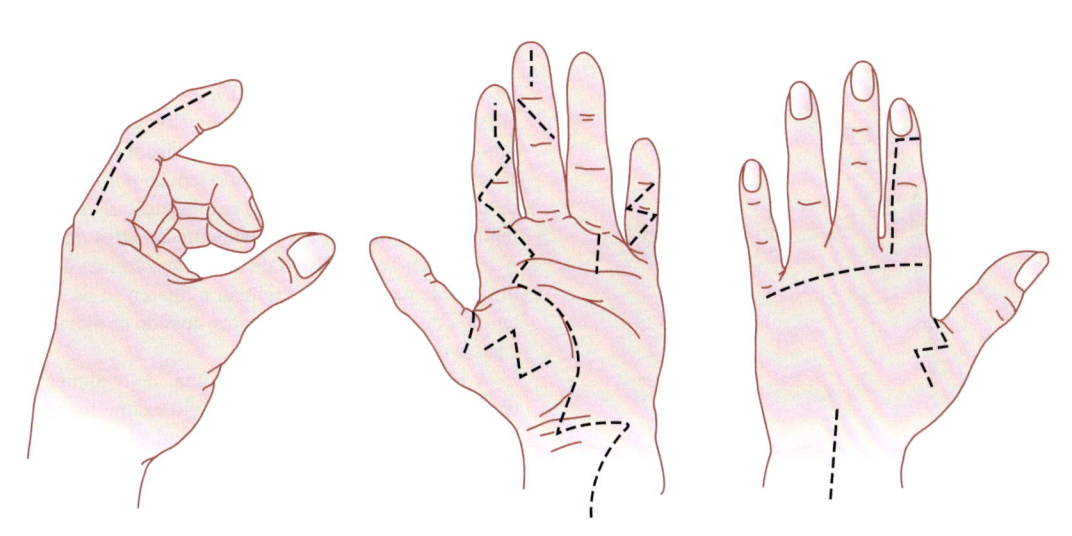

▲ **Figura 42-10** Posicionamento adequado das incisões cutâneas.

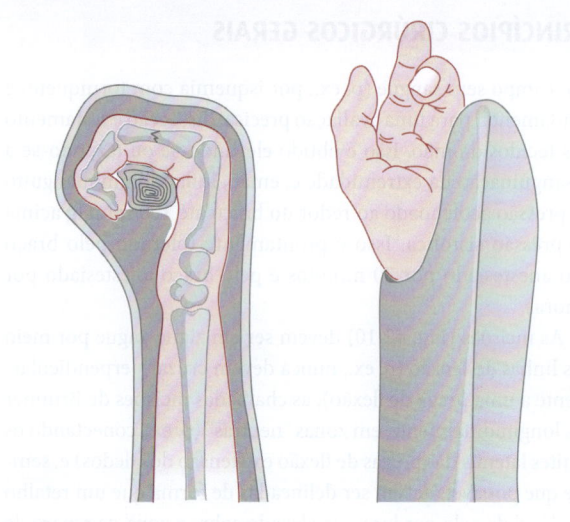

Figura 42-11 Imobilização.

às necessidades específicas. Na maioria das vezes, o punho precisa de imobilização juntamente com qualquer outra parte da mão (Figs. 42-11 e 42-12).

Deve ser avaliado que a imobilização eficaz de um dedo geralmente necessita da imobilização concomitante de um ou mais dedos adjacentes, em geral, na posição de função. As talas retas como as talas de alumínio acolchoadas têm risco de rigidez e distorção do dedo, não devendo ser usadas por meio da articulação MCF.

A persistência de dor significa imobilização inadequada e, se houver latejamento, congestão. A congestão deve ser prontamente aliviada pela elevação e secção do gesso e do curativo e, se necessário, da pele e da fáscia.

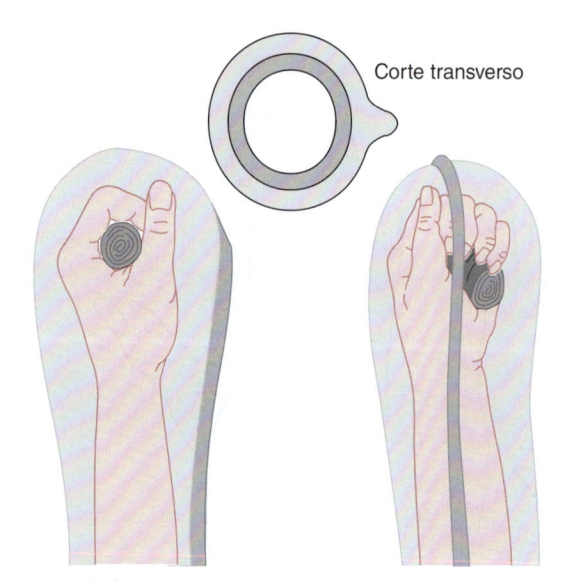

Figura 42-12 Imobilização.

ANOMALIAS CONGÊNITAS DA MÃO

Grandes anomalias congênitas da mão não são raras, com cerca de 1 em cada 700 nascidos vivos sendo afetados. Quando as deformidades menores são incluídas, cerca de 3% de todos os nascidos são afetados. Camptodactilia (dedo curvado), polidactilia (mais de cinco dedos) e sindactilia (dois ou mais dedos unidos) são as malformações mais comuns. Os recém-nascidos com anomalias da mão devem ser cuidadosamente examinados para outras malformações, pois as síndromes multissistêmicas podem estar presentes em 5% dos pacientes (p. ex., síndrome vertebral, atresia anal, cardíaca, traqueia, esofágica, renal e de membro [VACTERL] com disfasia da cabeça do rádio).

As anomalias podem ser hereditárias, causadas por fatores ambientais (fármacos, infecções virais, radiação, álcool) ou idiopáticas. As causas genéticas e ambientais importantes raramente são encontradas, sugerindo que a causa da maioria dos defeitos seja multifatorial.

Para simplificar um problema clínico extremamente complexo, a American Society for Surgery of the Hand (ASSH) e todas as principais sociedades internacionais de mão adotaram um único sistema de classificação que divide as anomalias em seis categorias principais: falhas de formação (dedos ausentes, focomelia [membro de foca]), falhas de diferenciação (sindactilia), duplicação (polidactilia), subcrescimento (braquidactilia), supercrescimento (macrodactilia) e síndrome do anel de constrição (necrose focal, amputação intrauterina). Há considerável sobreposição nas categorias, como era de se esperar.

Idealmente, a cirurgia é realizada cedo, nos primeiros 2 anos de vida, mas o momento é individualmente ajustado conforme o problema.

> Bates SJ, Hansen SL, Jones NF: Reconstruction of congenital differences of the hand. *Plast Reconstr Surg* 2009;124:128e.
>
> Chung MS: Congenital differences of the upper extremity: classification and treatment principles. *Clin Orthop Surg* 2011;3:172.

DISTÚRBIOS DOS TENDÕES DA MÃO

Os movimentos musculares da mão e do braço são traduzidos em movimentos de dedos e punho pelos tendões. Os tendões são unidades fortes e compactas que deslizam dentro de compartimentos individuais. A ruptura do tendão por trauma ou a perda do deslizamento do tendão por inflamação reduz a excursão do tendão e, assim, limita a movimentação ativa das articulações. A movimentação passiva da articulação ainda é possível com um problema isolado de tendão e diferencia os distúrbios dos tendões dos distúrbios articulares, quando os movimentos ativos e passivos estão limitados.

A ruptura de tendão pode resultar de qualquer lesão penetrante e pode ser diagnosticada pelo exame físico. Uma lesão de tendão deve ser suspeitada quando o paciente é incapaz de mover ativamente uma articulação. Algumas lacerações de tendão, como uma ruptura isolada do flexor superficial dos dedos, podem ser mascaradas quando o tendão profundo ainda consegue mover todo o dedo. O bloqueio da função do flexor profundo pelo bloqueio da flexão nos dedos vizinhos (os tendões profundos se unem na palma da mão) revela a lesão como superficial quando a articulação IFP não pode ser fletida.

O estado da ferida e a complexidade da lesão são os principais fatores que o cirurgião de mão deve considerar ao escolher entre uma tenorrafia primária ou secundária. As feridas limpas geralmente favorecem a tenorrafia primária. A tenorrafia primária é definida como aquela que é feita dentro de 24 a 72 horas após a lesão. Quando as feridas são instáveis, contaminadas ou complicadas por fratura ou isquemia, a tenorrafia formal pode ter de ser postergada por semanas ou meses até que o leito do tendão esteja mais favorável para a cicatrização e o deslizamento. Porém, nesse intervalo pode ser feita a fixação dos tendões – às bainhas tendíneas ou ao osso – para manter o comprimento da fibra de um músculo como procedimento preliminar.

O tratamento pré-operatório de lacerações frescas consiste em fechamento da ferida, imobilização e antimicrobianos profiláticos. Tais casos podem ser adiados para reparo primário definitivo por 24 horas ou mais. O momento dos procedimentos secundários tardios depende da resolução do edema da ferida e do calo fibroso (ou seja, quão macio e flexível ele está). Após 6 a 8 semanas, os tendões que retraem mais de 2,5 cm podem desafiar a excursão completa porque a elasticidade muscular foi perdida ou porque o tendão está recuado e congelado na cicatriz.

A tenorrafia deve ser feita sem trauma da superfície ao longo do tendão ou de seu leito. O reparo é feito de forma terminoterminal ou entrelaçando um tendão com o outro utilizando fios 3-0 ou 4-0 de material sintético trançado, Prolene ou náilon. Um enxerto de tendão flexor é ancorado distalmente ao osso (Fig. 42-13). A tenodese ocorrerá se a superfície do tendão e a superfície onde se deseja a aderência estiverem ásperas. A posição de imobilização deve aliviar a tensão sobre a junção do tendão. Geralmente, a duração da imobilização após a tenorrafia não ultrapassa 3 a 4 semanas. Pode-se iniciar de maneira controlada com mobilização precoce passiva ou ativa após a tenorrafia tão cedo quanto 1 semana para minimizar a fibrose excessiva do tendão. Isso necessita de um paciente muito colaborativo e supervisão cuidadosa pelo terapeuta de mão para evitar a ruptura do tendão reparado.

Invariavelmente, há formação de aderências sempre que os tendões estão mesmo com leve inflamação ou lesão e isso pode limitar muito a função do tendão. Ainda assim, as aderências são necessárias para restabelecer a continuidade do tendão. Com os movimentos contínuos passivos e ativos ao longo de meses, o deslizamento do tendão pode ser aumentado com o amadurecimento e modelagem do colágeno nas aderências. Se as aderências permanecerem espessas e se a excursão do tendão for limitada, deve ser realizada a liberação cirúrgica das aderências do tendão (tenólise). A cirurgia bem-sucedida necessita da liberação de todas as aderências que limitam o deslizamento do tendão sem o rompimento do tendão reparado. O movimento do tendão assim que possível após a cirurgia (dentro de 24-48 horas), sob orientação do terapeuta de mão, é fundamental para evitar recorrência das aderências.

O acesso para a tenólise deve ser feito por meio de uma incisão que ofereça exposição eficaz, sendo colocada onde a imediata movimentação articular ativa e passiva que se seguirá não irá ameaçar a cicatrização da ferida por pressão direta ou estiramento indevidos. A realização de um procedimento concomitante que necessite de imobilização, como uma neurorrafia, deve ser evitada. O paciente deve compreender que a mobilização articular após a cirurgia de tendão é um processo demorado, muitas vezes passando semanas ou meses até obter a recuperação máxima.

O **dedo em martelo** (dedo de "beisebol" ou "caído") (Fig. 42-14) deve-se à ruptura do tendão extensor para a falange distal. Uma articulação distal que pode ser estendida passivamente, mas não ativamente, confirma o diagnóstico. A lesão mais comumente resulta de súbita flexão forçada do dedo quando ele é mantido em extensão rígida. O extensor sofre ruptura parcial ou completa ou o lábio dorsal do osso sofre avulsão. Com menos frequência, a lesão é causada por trauma direto, como uma laceração. Deve ser feita uma radiografia para determinar a presença e a extensão de qualquer fratura.

O tratamento exige 6 a 8 semanas de imobilização contínua com tala em extensão na articulação distal (não hiperextensão) com ou sem 40 graus de flexão da articulação IFP. A orientação e a adesão do paciente são fundamentais para bons resultados. A fixação interna da articulação com um fio de Kirschner percutâneo ou externamente com talas acolchoadas de alumínio, plástico ou gesso é igualmente eficaz. Um tendão lacerado deve ser reparado. Quando um fragmento de fratura com deslocamento significativo representa um terço ou mais da superfície articular, ele deve ser reduzido por fios ou pinos. Se houver lesão suficiente da superfície articular, pode-se considerar a fusão articular.

A **deformidade em pescoço de cisne** (Fig. 42-14) é uma complicação frequente do dedo em martelo, mas ela também pode resultar de disparidade de tração entre os flexores extrínsecos e o mecanismo extensor com ou sem atenuação do extensor da articulação IFD. Ela é vista em articulações congenitamente hipermóveis, espásticas e em estados reumatoides, além de após a ressecção do tendão superficial. O mecanismo dorsal atua para

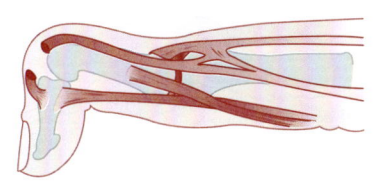

▲ **Figura 42-14** Dedo em martelo com deformidade em pescoço de cisne.

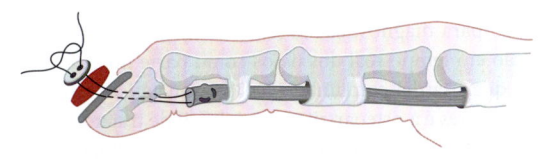

▲ **Figura 42-13** Tenorrafia de flexores com avanço ou enxerto. As polias são preservadas.

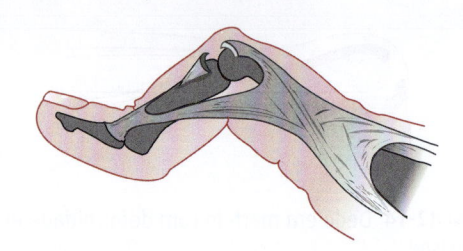

▲ Figura 42-15 Deformidade em botoeira.

estender a articulação distal, mas é mantido para trás por sua inserção na base da falange média, o que faz a hiperextensão. Isso, por sua vez, aumenta a tensão sobre o profundo, que faz a hiperflexão da articulação IFD. Se a deformidade em martelo tiver 25 graus ou menos e se houver alguma extensão articular distal ativa, ela pode ser tratada com enfraquecimento e elevação do mecanismo extensor na articulação IFP com separação de sua inserção na base da falange média. Caso contrário, a deformidade pode ser corrigida com travamento da extensão da articulação IFP com uma tira do flexor superficial do dedo por meio da polia flexora da falange proximal com a articulação IFP em flexão de 20 graus.

A **deformidade em botoeira** ou **"buraco de botão"** (Fig. 42-15) parece o oposto da deformidade de pescoço de cisne: hiperextensão da articulação IFD e flexão da articulação IFP. Há atenuação ou separação do mecanismo dorsal de modo que o tendão extensor médio se torna ineficaz e os tendões extensores laterais desviam volarmente ao eixo da articulação IFP, com a articulação desviando dorsalmente. Toda a força extrínseca-intrínseca sobre o mecanismo dorsal passa para os tendões extensores laterais, o que faz flexão da articulação IFP e hiperextensão da articulação IFD. Essa deformidade pode ocorrer subitamente ou, com mais frequência, de forma insidiosa após trauma fechado ou aberto sobre o dorso da articulação IFP.

Para evitar essa complicação, as lacerações suturadas do tendão extensor e as contusões graves sobre a articulação IFP devem sempre ter a articulação IFP imobilizada isoladamente, em extensão, por 3 a 4 semanas. As deformidades estabelecidas podem ser tratadas com essas imobilizações, mas, frequentemente, necessitam de correção cirúrgica.

TENOSSINOVITE ESTENOSANTE

Na tenossinovite estenosante, há uma desproporção entre o espaço livre dentro de uma polia ou túnel de tendão e o diâmetro do tendão ou dos tendões que devem deslizar por meio dele. Qualquer polia ou túnel podem estar implicados. Os locais mais comuns são os seguintes:

1. A polia digital proximal (A1) na palma distal, causando polegar ou **dedo em gatilho**. Há dor à palpação local na polia; dor, que pode se irradiar para a articulação IFP; e (geralmente, mas nem sempre) bloqueio do dedo na flexão com um estalido doloroso à medida que ele faz a extensão (ou seja, quando a massa do tendão ou tendões passa por meio da polia estreita).
2. A polia sobre o estiloide radial, que abriga o abdutor longo do polegar e o extensor curto do polegar (primeiro compartimento extensor), causando a **tenossinovite de De Quervain**. Dor à palpação local e dor espontânea ocorrem se esses tendões forem ativamente estirados (p. ex., teste de Finkelstein). O teste de Finkelstein é realizado pedindo-se para o paciente dobrar o polegar na palma da mão e agarrar com os dedos. O punho é, então, desviado ulnarmente e o primeiro compartimento extensor é palpado. A dor nessa área sugere tenossinovite de De Quervain.

O alívio dos sintomas pode ser obtido com injeções locais de triancinolona misturada com lidocaína. A cirurgia imediata se justifica se a constrição for tão apertada que o tendão fique bloqueado. A secção local da bainha constritora do tendão também está indicada se os sintomas persistirem ou recorrerem. Ao liberar o tendão flexor, deve-se ter cuidado para não ressecar mais do que a porção da bainha que restringe o tendão, caso contrário, o tendão fará um arqueamento para longe do dedo, enfraquecendo a preensão.

Chesney A, Chauhan A, Kattan A, et al: Systematic review of flexor tendon rehabilitation protocols in zone II of the hand. *Plast Reconstr Surg* 2011;127:1583.

Hanz KR et al: Extensor tendon injuries: acute management and secondary reconstruction. *Plast Reconstr Surg* 2008;121:109e.

James R et al: Tendon: biology, biomechanics, repair, growth factors, and evolving treatment options. *J Hand Surg Am* 2008;33:102.

Lee SK: Modern tendon repair techniques. *Hand Clin* 2012;28:565.

McAuliffe JA: Tendon disorders of the hand and wrist. *J Hand Surg Am* 2010;35:846.

Rozental TD, Zurakowski D, Blazar PE: Trigger finger: prognostic indicators of recurrence following corticosteroid injection. *J Bone Joint Surg Am* 2008;90:1665.

▼ LESÕES ESQUELÉTICAS DA MÃO

As lesões de ossos e articulações da mão são as lesões esqueléticas mais comumente tratadas pelos médicos. O reconhecimento da lesão, os exames diagnósticos adequados e o tratamento oportuno são fundamentais para minimizar as complicações dessas lesões. Alguns pacientes podem negligenciar fraturas e deslocamentos óbvios na esperança de recuperação espontânea. A maioria das lesões sutis no punho costuma ser negligenciada pelo paciente e, algumas vezes, não é percebida pelos médicos até que ocorra um dano maior. O uso de fluoroscopia, encontrada em muitos consultórios, aumenta muito a capacidade do cirurgião para diagnosticar as fraturas. O mecanismo permite avaliação em tempo real dos ossos como parte do exame físico. Uma sequela tardia comum das lesões esqueléticas nas superfícies articulares é a osteoartrite, que é difícil de tratar. Os pacientes com sintomas relacionados à mão ou ao punho, porém sem uma causa discernível, devem ser encaminhados precocemente para um especialista em mão.

METACARPOS E FALANGES

Fraturas

As fraturas dos ossos de metacarpos e falanges, como o tufo da falange distal nos dedos que fica preso em portas fechadas e as fraturas de diáfise metacarpiana no aspecto ulnar da mão (fraturas de boxeador) criam uma deformidade óbvia e são fáceis de diagnosticar. As radiografias adequadas do local específico da fratura, com incidências anteroposterior, lateral e oblíqua, são fundamentais para desenvolver um plano de tratamento.

Geralmente, as fraturas da diáfise podem ser tratadas com redução fechada e um gesso ou tala mantendo a mão na posição de função (Fig. 42-1) por 3 a 4 semanas. A angulação residual de uma fratura de diáfise metacarpiana de até 30 graus no quinto dedo e de 20 graus no quarto dedo são funcionalmente bem toleradas, embora uma proeminência dorsal possa ser esteticamente desagradável. Porém, mesmo um pequeno desalinhamento rotacional da fratura do metacarpo resulta em uma deformidade tipo tesoura nos dedos em flexão, causando disfunção severa.

Quando as fraturas não permanecem reduzidas, há necessidade de fixação com fios de Kirschner colocados através da pele. A colocação de mais de um fio costuma ser necessária para manter a redução da fratura. Os fios são removidos após a consolidação da fratura. As fraturas com deslocamento e cominutivas podem necessitar de abertura do sítio da fratura e redução sob visualização direta. Fios, parafusos de tração e pequenas placas e parafusos metálicos de baixo perfil são usados para manter a redução. As placas metálicas oferecem uma forte sustentação para o local da fratura e permitem a mobilização mais precoce da mão. Porém, as placas são mais invasivas e, algumas vezes, interferem com a função dos tendões devido à formação de fibrose excessiva no pós-operatório.

As fraturas através da superfície articular devem ser cuidadosamente avaliadas. As fraturas sem deslocamento podem ser tratadas com gesso. As fraturas com deslocamento necessitam de redução aberta e fixação precisa com fios ou parafusos de tração, pois discrepâncias da superfície articular acabarão resultando em artrite degenerativa.

As fraturas da falange distal por lesões em esmagamento necessitam de atenção ao leito ungueal rompido. A unha é removida para descomprimir o hematoma subungueal doloroso e fornecer irrigação da fratura exposta e reaproximação cuidadosa da matriz ungueal. Grandes rupturas da matriz ungueal podem resultar em deformidade da unha em regeneração. A unha é recolocada sob a prega ungueal (eponíquio) como uma tala. Uma tala protetora é colocada sobre o dedo para manter o fragmento distal em extensão.

Uma fratura intra-articular da base do metacarpiano do polegar com subluxação (deslocamento) do metacarpo deixando um fragmento volar de formato piramidal ligado ao trapézio é chamada de **fratura de Bennett**. O ligamento oblíquo anterior, responsável pela estabilidade da base do polegar, é deixado ligado ao fragmento piramidal. O restante do metacarpo do polegar é instável e limita o uso do polegar. A fratura deve ser reduzida e estabilizada com fios de Kirschner, placas ou parafusos de tração.

A redução precisa da superfície articular é fundamental para diminuir as complicações. Mesmo com o tratamento adequado, a maioria dos pacientes acaba desenvolvendo artrite.

Luxações

As luxações são mais comuns na articulação IFP. As lesões são classificadas conforme a posição do dedo distal como hiperextensão, deslocamento dorsal ou deslocamento volar. O tipo de luxação determina quais estruturas, como a placa volar, os ligamentos colaterais e o tendão extensor, estão provavelmente envolvidas.

As articulações MCF e CMC são mais bem protegidas pelos tecidos moles adjacentes, mas ainda podem ser luxadas. A articulação MCF do polegar é mais frequentemente lesionada por abdução forçada. O ligamento colateral ulnar é rompido, como ocorre com o uso forçado de um bastão de esqui ou como foi historicamente descrito em couteiros ao torcer o pescoço de aves ("polegar de couteiro"). Entre as articulações CMC, a quinta é a mais comumente lesionada. Pode ocorrer uma fratura análoga a uma fratura de Bennett (fratura de Bennett reversa). Deve ser feito o exame para determinar a lesão do ramo motor profundo do nervo ulnar nessa área.

As radiografias são, algumas vezes, úteis para o diagnóstico, mas o exame físico é mais importante. Como a dor costuma limitar a extensão do exame, a anestesia regional com um bloqueio de punho ou dedo permite um exame mais detalhado. As rupturas ligamentares parciais sem luxação ou instabilidade são tratadas com talas. Em geral, as luxações podem ser reduzidas e a necessidade de tratamento cirúrgico é determinada pela estabilidade articular após a redução. As reduções estáveis são tratadas com mobilização precoce para reduzir a rigidez.

As fraturas com luxações costumam necessitar de reparo cirúrgico. A instabilidade após a redução pode ser tratada pelo reparo do ligamento colateral ou placa volar lacerados. As luxações graves das articulações IFP e MCF podem resultar na interposição de tecido mole rompido na articulação, impossibilitando a redução fechada. A articulação deve ser aberta e o tecido mole preso deve ser removido e reparado para corrigir a luxação. Uma ruptura completa do ligamento colateral ulnar em uma lesão do tipo polegar de couteiro pode resultar na interposição da aponeurose do adutor entre as extremidades laceradas do ligamento colateral ulnar. As extremidades do ligamento devem ser reduzidas e reparadas sob visualização direta.

LESÕES DE PUNHO E ANTEBRAÇO

Fraturas

As fraturas de punho e antebraço geralmente resultam de quedas sobre a mão espalmada. O rádio distal é mais comumente fraturado. Muitos sistemas de classificação e epônimos têm sido usados com base na extensão e deslocamento da fratura e no envolvimento da superfície articular. O punho em hiperextensão também expõe o osso escafoide à lesão em uma queda. Como o escafoide é fundamental para a movimentação do punho, o deslocamento da fratura é mal tolerado. Além disso, o suprimento sanguíneo entra na parte distal do osso e torna a necrose isquêmica do fragmento proximal um problema.

O diagnóstico de fraturas do rádio distal não é difícil, mas as fraturas de escafoide podem facilmente passar despercebidas. As incidências radiológicas especiais do punho ou a TC ou RM podem ser necessárias em casos difíceis. Se o quadro clínico for suspeito, mas as radiografias forem inconclusivas, o punho deve ser imobilizado. A repetição das radiografias em 7 a 10 dias pode demonstrar a fratura. As fraturas de escafoide não tratadas levam a uma artrite debilitante e ao colapso do punho.

As fraturas do rádio distal são tratadas por redução e imobilização. Como em outras fraturas, as irregularidades articulares e as fraturas instáveis devem ser tratadas com redução aberta e fixação interna. Tem sido defendido o uso de enxerto ósseo e dispositivos de fixação externa para tratar inicialmente a fratura. As fraturas de escafoide necessitam de imobilização cuidadosa e prolongada. As fraturas com deslocamento ou que não consolidam necessitam de tratamento cirúrgico com compressão por parafusos, enxertos ósseos e/ou substituição do escafoide.

▶ Luxações e entorses

As luxações e lesões ligamentares do punho são as lesões da mão mais difíceis de diagnosticar e tratar. As lesões do punho costumam apresentar um punho doloroso após trauma mínimo. As radiografias de rotina costumam ser normais e os achados físicos podem ser mínimos. Ainda assim, essas lesões podem levar a problemas crônicos. Radiografias especiais com estresse, fluoroscopia e manobras físicas (teste de desvio do escafoide) ajudam a delinear a lesão.

O ligamento escafosemilunar é o mais comumente lesionado. A instabilidade da articulação é mais bem tratada por reparo ou reconstrução do ligamento. A lesão dos ligamentos da articulação radiocarpal-radioulnar também é difícil de determinar. O tratamento cirúrgico envolve o reparo do ligamento rompido.

Buijze GA, Ochtman L, Ring D: Management of scaphoid nonunion. *J Hand Surg Am* 2012;37(5):1095-1100.

Friedrich JB, Vedder NB: An evidence-based approach to metacarpal fractures. *Plast Reconstr Surg* 2010;126:2205.

Gaston RG, Chadderdon C: Phalangeal fractures: displaced/nondisplaced. *Hand Clin* 2012;28:395.

Geissler WB: Operative fixation of metacarpal and phalangeal fractures in athletes. *Hand Clin* 2009;25:409.

Jones NF, Jupiter JB, Lalonde DH: Common fractures and dislocations of the hand. *Plast Reconstr Surg* 2012;130:722e.

Khalid M, Jummani ZR, Kanagaraj K, et al: Role of MRI in the diagnosis of clinically suspected scaphoid fracture: analysis of 611 consecutive cases and literature review. *Emerg Med J* 2010;27:266.

Neuhaus V, Jupiter JB: Current concepts review: carpal injuries—fractures, ligaments, dislocations. *Acta Chir Orthop Traumatol Cech* 2011;78(5):395-403.

Sendher R, Ladd AL: The scaphoid. *Orthop Clin North Am* 2013;44:107.

DISTÚRBIOS DE NERVOS

Os distúrbios de nervos das mãos são convenientemente organizados em neuropatias compressivas, lesões de nervos periféricos e problemas diversos localizados mais proximalmente nas extremidades superiores (medula espinal ou sistema nervoso central). Para as disfunções de nervos causadas por AVE, paralisia cerebral e lesão de medula espinal, os leitores devem pesquisar em livros-texto mais específicos de cirurgia da mão.

▶ Neuropatias compressivas

A compressão de nervos das extremidades superiores devido a um aumento de pressão nos tecidos adjacentes ocorre em localizações específicas e causa sinais e sintomas previsíveis. O edema tecidual por uma variedade de causas como lesões por esmagamento, distúrbios vasculares e movimentos prolongados repetitivos das mãos podem comprimir os nervos que passam dentro de compartimentos apertados do braço, produzindo isquemia do nervo. A isquemia prolongada resulta em destruição axonal e disfunção motora e sensitiva.

O nervo mediano pode ser comprimido por estruturas locais no cotovelo (síndrome do pronador), ramo interósseo anterior e punho (síndrome do túnel do carpo). A compressão do nervo mediano no cotovelo causa dor no antebraço e alterações sensitivas nos quatro dedos radiais. O ramo interósseo anterior do nervo mediano é um nervo puramente motor e as lesões produzem apenas fraqueza da flexão do polegar e dedo indicador, sem dor. A síndrome do túnel do carpo apresenta-se com fraqueza da mão, anormalidades sensitivas dos dedos poupando o dedo mínimo e o aspecto ulnar do dedo anelar e os sintomas são exacerbados pela flexão forçada do punho (sinal de Phalen) ou pela percussão do nervo no punho (sinal de Tinel). Também é comum haver dor no ombro, cotovelo e antebraço. A atrofia da musculatura tenar ocorre nos casos de longa duração.

O nervo ulnar pode ser comprimido no cotovelo (síndrome do túnel cubital) ou no punho (canal de Guyon). Ocorrem anormalidades sensitivas no dedo mínimo e fraqueza dos músculos intrínsecos da mão na compressão de qualquer área. Os exames de velocidade de condução nervosa segmentar ajudam a localizar a anormalidade em um local ou outro. A compressão do nervo radial ocorre com mais frequência por fraturas do úmero. A compressão do nervo ao longo do rádio proximal (síndrome do túnel radial) causa dor difusa ao redor do cotovelo, mas isso ocorre raramente.

Achados anormais nos exames de condução nervosa e manifestações clínicas de compressão nervosa são adequados para o diagnóstico. Uma eletromiografia (EMG) demonstrando padrões de denervação nos músculos correspondentes ou lentificação das velocidades de condução nervosa indica lesão do nervo. Embora sejam úteis, esses exames apenas complementam o exame físico, pois os exames físicos podem algumas vezes ser pouco acurados.

Os casos iniciais ou leves de compressão são tratados com controle do edema tecidual. O repouso da extremidade com talas e o uso de anti-inflamatórios não esteroides, assim como de injeções locais de esteroides, costumam resolver o problema. Se a provável causa do problema for um movimento repetitivo como a digitação, a mudança do movimento ou da posição da mão deve ajudar. Se as manifestações clínicas forem graves ou se o tratamento não cirúrgico falhar, a descompressão cirúrgica do nervo está indicada.

A **síndrome do túnel do carpo** é o tipo mais comum de neuropatia compressiva e um dos distúrbios de mão mais comuns. O tratamento cirúrgico da compressão do nervo mediano no túnel do carpo ou qualquer neuropatia compressiva exige o conhecimento detalhado da anatomia. A divisão das estruturas constritoras resulta em reversão parcial ou completa dos sintomas. No túnel do carpo, o nervo mediano é circundado em três lados pelos ossos do carpo. A incisão do ligamento transverso do carpo, que forma o teto do túnel, descomprime o nervo. Algumas vezes, ocorre fibrose interna do nervo, havendo necessidade de neurólise interna com microscópico cirúrgico para permitir a recuperação do nervo. A liberação endoscópica do túnel do carpo por meio de uma incisão cutânea menor tem sido defendida.

▶ Lesões de nervos

A lesão de nervos periféricos individuais do braço resulta em déficits previsíveis e definidos. As lesões proximais envolvendo o plexo braquial têm manifestações mais variáveis. A condução nervosa pode ser interrompida na ausência de alterações estruturais causadas por compressão, trauma contuso ou isquemia (neuropraxia). A lesão mais grave resulta em ruptura axonal com preservação da cobertura de epineuro do nervo (axonotmese). Ambos os tipos de lesão são seguidos por recuperação espontânea de lesão de boa qualidade. A ruptura completa do nervo (neurotmese), como na laceração, exige reparo cirúrgico. A degeneração walleriana do nervo distal ocorre na neurotmese e na axonotmese, sendo que a recuperação depende do crescimento do coto axonal para o órgão final. Porém, na neurotmese, a orientação dos axônios proximal e distal é perdida e a recuperação pode ser incompleta, especialmente em nervos mistos motores e sensitivos. Têm sido usados com algum sucesso métodos para diferenciar entre fascículos sensitivos e motores durante os reparos.

Um paciente com perda do nervo radial é incapaz de estender os dedos, o punho e o polegar. Além disso, o paciente terá perda sensitiva no dorso da mão. A disfunção do nervo mediano causa problemas com a oponência do polegar e a função de preensão dos dedos. A perda sensitiva se localiza nos quatro dedos radiais e pode prejudicar significativamente o uso da mão. Uma neuropatia ulnar causa disfunção dos músculos intrínsecos da mão, contratura dos dois dedos ulnares e fraqueza para agarrar objetos pequenos. A sensibilidade é perdida ao longo do aspecto ulnar da mão.

O diagnóstico de lesão nervosa é principalmente feito pelo exame físico. A compreensão da anatomia funcional dos nervos periféricos permite a adequada avaliação da perda de nervo. Os exames eletrodiagnósticos são usados para diferenciar entre lesões parciais e completas e para acompanhar a recuperação funcional.

A ruptura evidente e completa do nervo é mais bem tratada com exploração cirúrgica e reparo precoce. Uma lesão incompleta ou ruptura questionável da integridade do nervo é mais bem tratada com observação cuidadosa, imobilização para evitar contraturas e exploração cirúrgica se não ocorrer recuperação. A perda segmentar de nervos exige enxertos de nervos, geralmente tomados de um nervo sensitivo menor, como o nervo sural, para preencher o espaço. Os resultados do reparo primário são melhores que os resultados do enxerto e os reparos feitos logo após a lesão são melhores que os reparos tardios. A recuperação da sensibilidade protetora da mão é fundamental para uma boa recuperação funcional.

A disfunção motora causada por dano de nervo pode ser tratada com artrodese (estabilização de articulações flutuantes) e transferências de tendões. As transferências de tendões devem utilizar uma unidade muscular não afetada pela lesão de nervo, com direção de força e excursão semelhantes àquelas do músculo lesionado e que não produza déficit adicional por perda do músculo doador. Para a paralisia do nervo radial, a transferência do pronador redondo para o extensor radial do carpo oferece extensão do punho, a transferência do flexor radial do carpo para o extensor comum dos dedos oferece extensão dos dedos e a transferência do palmar longo ou do flexor superficial do quarto dedo para o extensor longo do polegar faz a extensão do polegar. A restauração da oponência do polegar é mais importante com paralisias do nervo mediano e tem sido descrito o uso de vários músculos doadores para obter esse resultado, incluindo o extensor próprio do indicador e o flexor superficial do dedo médio ou anelar. As transferências de tendões para controlar a deformidade com contratura em garra e para fortalecer a preensão são usadas nas paralisias de nervo ulnar.

Gottschalk HP, Bindra RR: Late reconstruction of ulnar nerve palsy. *Orthop Clin North Am* 2012;43:495.

Jones NF, Machado GR: Tendon transfers for radial, median, and ulnar nerve injuries: current surgical techniques. *Clin Plast Surg* 2011;38:621.

Kang JR, Zamorano DP, Gupta R: Limb salvage with major nerve injury: current management and future directions. *J Am Acad Orthop Surg* 2011;19:S28.

Ko JW, Mirarchi AJ: Late reconstruction of median nerve palsy. *Orthop Clin North Am* 2012;43:449.

Lee SK, Wolfe SW: Nerve transfers for the upper extremity: new horizons in nerve reconstruction. *J Am Acad Orthop Surg* 2012;20:506.

Mintalucci DJ, Leinberry CF: Open *versus* endoscopic carpal tunnel release. *Orthop Clin North Am* 2012;43:431.

Watson JC: The electrodiagnostic approach to carpal tunnel syndrome. *Neurol Clin* 2012;30:457.

▼ INFECÇÕES DA MÃO

Pequenas rupturas da pele ou de unhas da mão podem causar infecção disseminada e abscessos. Muitas vezes, a lesão original não pode ser identificada. Uma drenagem venosa e linfática ruim na extremidade superior, especialmente quando mantida em posição dependente, agrava a situação. Os pacientes imunocomprometidos (diabéticos, HIV-positivos) são propensos a desenvolver infecções muito rapidamente e devem ser tratados com mais cuidado.

Os marcadores de infecção (dor, edema e eritema) podem ser disseminados na mão, dificultando a localização da infecção. O edema no dorso da mão é comum mesmo nas infecções palmares e o conhecimento dos planos teciduais da mão é fundamental para compreender a forma de disseminação das infecções. Estrias linfáticas (linfangite) estendendo-se para o braço indicam a rápida extensão da infecção, devendo ser tratadas com urgência.

Antimicrobianos orais eficazes contra *Staphylococcus* e microrganismos anaeróbios comuns (ou seja, cefalosporinas de primeira geração e penicilina) são adequados para tratar a maioria das infecções. As infecções causadas por mordidas de animais (*Pasteurella multocida*) e mordidas de humanos (flora oral) também respondem à penicilina. A via intravenosa é reservada para infecções graves ou para aquelas que não respondem aos antimicrobianos orais. Após a melhora da situação, os antimicrobianos orais são administrados por 7 a 10 dias. Igualmente importante, a mão infectada deve ser imobilizada e elevada. Travesseiros e trapézios ajudam a elevar o braço, mas tipoias de cotovelo agravam a posição dependente do braço e não devem ser usadas. Os melhores resultados são obtidos quando o paciente está convencido de que a elevação da extremidade é benéfica.

Após o início do tratamento para uma infecção de mão, espera-se que haja melhora em 24 horas. Se não ocorrer a melhora imediata, pode haver um abscesso oculto. Os abscessos evidentes devem ser drenados no ponto de máxima dor ou no ponto de máxima flutuação, onde os tecidos sobrejacentes são mais finos. A ferida de drenagem deve ser paralela e não cruzar o caminho de nervos, artérias e veias. A ferida deve ser feita suficientemente longa e deve ser em zigue-zague, quando necessário, para evitar contraturas secundárias. A ultrassonografia pode ser útil quando não se consegue localizar um abscesso definido.

▶ Granuloma piogênico

O granuloma piogênico é um monte de tecido, tipo granulação, com 3 a 20 mm (ou mais) de diâmetro. Ele geralmente se desenvolve sob um curativo cronicamente úmido e pode se formar ao redor de um ponto de sutura. Um granuloma pequeno (6-7 mm de diâmetro) exposto ao ar irá logo secar e epitelizar, enquanto os maiores devem ser raspados rente à pele sob anestesia local e cobertos com um fino enxerto de pele com espessura parcial. Se o granuloma for adjacente à unha e se a unha estiver agindo como um corpo estranho agravando a reação, a unha deve ser removida.

▶ Infecções da unha

A prega ungueal costuma ser traumatizada e se tornar secundariamente inflamada, levando a uma **paroníquia** no lado radial ou ulnar. A lesão é chamada de **eponíquia** se envolver a base da unha, embora toda a prega possa ser envolvida, sendo chamada de **abscesso subungueal** se houver desenvolvimento de pus e extensão sob a placa ungueal. Devido ao desenvolvimento precoce e contínuo de tensão tecidual, essas entidades são muito dolorosas. O tratamento inicial, antes da formação de abscesso, consiste em limpeza, elevação, imobilização e antimicrobianos. A maioria dos abscessos pode ser drenada de maneira indolor com um bisturi; a insensível cobertura de pele necrótica deve ser cortada por meio do ponto de drenagem (Fig. 42-16). Incisões sagitais, que formam um "alçapão" no eponíquio, devem ser reservadas para os casos de longa evolução em que um calo fibroso denso na prega ungueal deve ser excisado. Algumas vezes, a unha deve ser excisada em sua base ou totalmente avulsionada, depois disso, a prega do eponíquio deve ser separada da matriz ungueal por uma gaze solta e fina. As unhas cronicamente úmidas de lavadores de pratos podem desenvolver alterações teciduais e deformidades ungueais, que são mais bem tratadas pela remoção da placa ungueal. As infecções fúngicas devem ser diagnosticadas e tratadas e os dedos devem ser protegidos da água ou da sudorese excessiva.

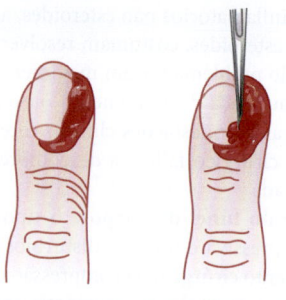

▲ **Figura 42-16** Incisão e drenagem de paroníquia.

▶ Abscesso de espaço profundo

Um **felon** é um abscesso na polpa digital e costuma ser profundo e muito doloroso. Os abscessos não tratados ou inadequadamente drenados podem levar à osteomielite da falange distal. Há necessidade de incisão e drenagem com ruptura dos muitos septos fibrosos verticais da polpa para uma drenagem adequada do abscesso (Fig. 42-17). A tradicional incisão em boca de peixe não é mais recomendada para a drenagem, pois ela pode expor

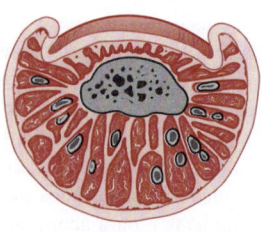

▲ **Figura 42-17** Corte transversal de falange distal.

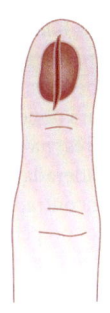

Figura 42-18 Incisão de felon (infecção de coxim gorduroso distal).

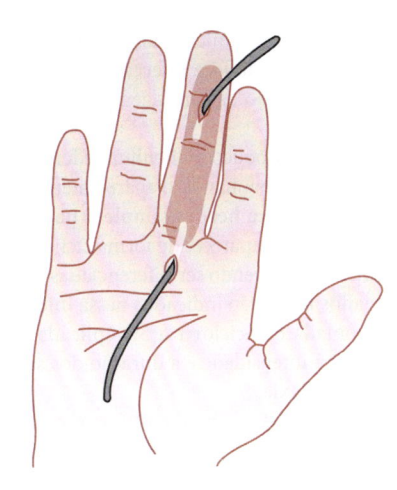

Figura 42-19 Drenagem e irrigação para tenossinovite séptica. A solução antimicrobiana entra pelo cateter distal e drena por meio do cateter proximal.

o osso subjacente e costuma cicatrizar como uma cicatriz dolorosa. Em vez disso, as incisões laterais de ponta a ponta ou as incisões diretas na polpa, onde o abscesso aponta, têm melhores resultados (Fig. 42-18).

Os **espaços interdigitais** são o caminho de menor resistência para o pus de calos infectados na palma distal, ferimentos puntiformes e infecções dos canais lumbricais. A infecção e formação de abscesso no dorso do espaço interdigital do polegar podem resultar da extensão a partir do espaço tenar volar (*collar button*). Uma incisão dorsal costuma ser feita entre os dedos para drenar ambos os espaços. Uma incisão dorsal no espaço interdigital do polegar pode ser feita em zigue-zague para evitar a contratura (Fig. 42-10).

O **espaço mediopalmar** se torna infectado por punção direta ou por extensão de infecções das bainhas flexoras dos dedos indicador, médio ou anelar (Fig. 42-6). Apenas a pele deve ser incisada sobre o ponto de flutuação. O restante da dissecção deve ser realizado com afastamento delicado com uma pinça romba para evitar a lesão de artérias, nervos e tendões. A infecção se espalha facilmente a partir desse espaço ao longo dos canais lumbricais e para o espaço tenar.

Um abscesso do espaço hipotenar costuma ser o resultado de um ferimento penetrante e deve ser drenado no ponto de maior flutuação. O mesmo é verdade para um abscesso do espaço tenar, que pode apontar para a palma em vez do espaço interdigital do polegar.

A infecção dentro da sinóvia do tendão flexor é difícil de diagnosticar. A **tenossinovite piogênica** se dissemina facilmente pela bainha do tendão afetando os outros dedos. Sem tratamento, a infecção causa aderências do tendão aos tecidos moles adjacentes e permanentemente limita os movimentos dos dedos.

Os sinais de infecção do tendão flexor descritos por Kanavel incluem edema fusiforme do dedo, dor severa à movimentação passiva do dedo, dedo em posição de flexão fixa e, mais importante, dor à palpação ao longo da bainha do tendão na palma. A ultrassonografia da palma distal também pode ser útil quando o diagnóstico é incerto. O transdutor é mantido através da palma e revela edema do tendão envolvido e líquido ao redor do tendão na bainha flexora proximal.

Apenas os casos que não respondem, com edema intenso e com toxemia necessitam de imediata incisão e drenagem. Com repouso, elevação e antimicrobianos, é seguro observar a maioria dos casos por várias horas. O método mais comum de incisão e drenagem (Fig. 42-19) é fazer um corte sagital curto na linha média distal imediatamente sobre o tendão introduzindo um pequeno cateter de plástico na bursa sinovial para irrigar com uma solução antimicrobiana. O cateter deve passar por meio da bainha e sair por uma contraincisão na palma para permitir a drenagem de líquido. Porém, nem todos os cirurgiões defendem a colocação de um cateter de irrigação. Quando um cateter é colocado, ele deve permanecer por apenas 24 a 48 horas. Essas incisões não cruzam as pregas de flexão. A mão deve, então, ser elevada e imobilizada na posição de função, sendo coberta por um curativo. A tenossinovite flegmonosa geralmente necessita de abertura de toda a bainha sinovial (muitas vezes por meio de uma incisão digital medioaxial lateral ou longitudinalmente por meio do punho para infecções da bainha extensora) e, com frequência, excisão do tendão necrótico e, algumas vezes, amputação do dedo.

Outras infecções

As **infecções necrosantes de tecidos moles** da extremidade superior são raras, mas devastadoras quando ocorrem. A condição tem sido chamada de muitos nomes diferentes, como fascite necrosante, úlcera de Meleney e gangrena estreptocócica. Os microrganismos responsáveis incluem espécies de *Clostridium*, *Streptococcus pyogenes* e infecções mistas. A marca registrada é a rápida disseminação da infecção e a necrose extensa de tecidos moles. O tratamento inclui desbridamento amplo do tecido necrótico e antimicrobianos intravenosos.

Os **ferimentos por mordida humana** na mão ocorrem mais comumente durante altercações quando o punho fechado atinge um dente do oponente. A articulação MCF pode ser penetrada. A lesão costuma ser ignorada pelo paciente até que a infecção da articulação comece. A articulação deve ser explorada e limpa e o paciente é tratado com antimicrobianos com cobertura para a flora oral (penicilina). Quando a infecção atingir a articulação, costuma ocorrer destruição da cartilagem apesar de todo o tratamento.

Uma dor intensa com pouco ou nenhum edema nem induração, antecedendo e acompanhando o aparecimento de múltiplas vesículas pequenas, sugere **herpes simples (panarício herpético)**. As vesículas podem aparecer de forma cíclica. Elas contêm líquido claro e não pus, devendo ser diferenciadas da paroníquia. Os antimicrobianos não estão indicados nessa infecção viral autolimitada. A pomada de aciclovir a 5% aplicada topicamente por 7 dias diminui a intensidade e a duração dos sintomas, mas não é útil para a profilaxia.

A **infecção tuberculosa** da mão costuma ser crônica e pode ser relativamente indolor. Algumas culturas demoram meses para ficar positivas. A tuberculose comumente envolve apenas uma mão, que pode ser o único foco de infecção no corpo. Ossos e articulações podem ser infectados, mas o processo mais comumente acomete a sinóvia do tendão, que fica envolvida nos tendões. O tratamento é feito com sinovectomia e fármacos antituberculose por 6 a 12 meses.

A **hanseníase** causa neurite dos nervos mediano e ulnar, resultando em perda sensitiva e motora na mão. Há desenvolvimento de deformidade em garra como resultado de paralisia de músculos intrínsecos. Feridas abertas na mão aparecem como resultado de trauma em dedos anestesiados. Há necessidade de cirurgia reconstrutiva e treinamento ocupacional.

As **infecções fúngicas** ocorrem primariamente nas unhas. A tinha da unha (onicomicose) pode ser causada por muitos microrganismos, incluindo *Epidermophyton floccosum*, *Trichophyton* e *Candida albicans*. Pode haver necessidade de tratamento prolongado com fármacos antifúngicos (griseofulvina sistêmica ou nistatina tópica), juntamente com aplicações diárias de agentes fungicidas, como o tolnaftato. A remoção da unha é preconizada em casos cronicamente intratáveis.

Nikkhah D, Rodrigues J, Osman, et al: Pyogenic flexor tenosynovitis: one year's experience at a UK hand unit and a review of the current literature. *Hand Surg* 2012;17:199.

Ritting AW, O'Malley MP, Rodner CM: Acute paronychia. *J Hand Surg Am* 2012;37:1068.

Shoji K, Cavanaugh Z, Rodner CM: Acute fight bite. *J Hand Surg* 2013;38:1612.

McDonald LS, Bavaro MF, Hofmeister, et al: Hand infections. *J Hand Surg Am* 2011;36:1403.

DISTÚRBIOS INFLAMATÓRIOS DA MÃO

CONTRATURA DE DUPUYTREN

▶ Fascite palmar

A causa da contratura de Dupuytren, que é particularmente comum em populações brancas de origem celta, não é conhecida. Ela ocorre em um de três tipos (aguda, subaguda e crônica) predominantemente em homens com mais de 50 anos com ocupações sedentárias, sendo bilateral em cerca de metade dos casos. Há uma influência hereditária e a incidência é maior entre epilépticos idiopáticos, diabéticos, alcoolistas e pacientes com doenças crônicas. A contratura pode ocorrer em pessoas que não trabalham e (nos trabalhadores) na mão que faz menos trabalho, de modo que ela não é considerada como relacionada ao trabalho. Ela é frequentemente encontrada na fáscia plantar da parte interna do pé e algumas vezes no pênis (doença de Peyronie).

A contratura de Dupuytren se manifesta mais comumente na palma com espessamento, que pode ser nodular e, assim, ser confundido com uma calosidade, ou pode ter forma de corda e, assim, ser confundida com uma anormalidade do tendão, pois passa até os dedos e restringe sua extensão. Esse processo normalmente envolve os componentes longitudinal e vertical da fáscia, mas, algumas vezes, parece existir à parte da fáscia anatomicamente distinta. Pode haver fusão da pele com a fáscia subjacente, tornando-se elevada e dura, ou ela pode ser muito encolhida e algumas vezes puxada em direção a uma rachadura profunda. O distúrbio invade a palma no lugar da gordura, mas nunca adere a vasos, nervos ou estruturas musculotendinosas (embora possa aderir às bainhas de tendões flexores). Ela tem uma taxa de progressão imprevisível, mas quanto mais cedo começa, mais destrutiva e recorrente ela costuma ser.

A fascite de Dupuytren pode envolver qualquer dedo ou espaço interdigital, mas ela afeta predominantemente os dedos anelar e mínimo. Em casos de longa duração, os dedos podem estar firmemente puxados em direção à palma, resultando em contratura secundária da cápsula e ligamentos articulares, bainhas flexoras e músculos atróficos.

A mais recente novidade no tratamento da contratura de Dupuytren é a injeção de enzima (colagenase). Com base em estudos iniciais, parece que esse tratamento funciona melhor nas contraturas de MCF em vez de IFP nos pacientes com uma corda bem definida. Esse tratamento necessita de duas consultas, uma para a injeção e uma para seguimento a fim de manipular e romper a corda.

A cirurgia está indicada quando o distúrbio progrediu de forma suficiente, em especial quando ele causa mais de 30 graus de flexão na articulação MCF ou qualquer contratura de flexão na articulação IFP. O paciente deve ser alertado sobre a crescente dificuldade técnica conforme a progressão das contraturas de flexão e adução e sobre o potencial de recorrência após a cirurgia. A fasciectomia é o procedimento cirúrgico de escolha com os melhores resultados a longo prazo. Em casos selecionados em que apenas a banda longitudinal de fáscia pré-tendinosa está envolvida e a pele se move livremente sobre ela, a fasciotomia subcutânea, feita por meio de uma pequena incisão longitudinal, pode liberar muito bem uma contratura com apenas alguns dias de incapacidade no pós-operatório. No caso eventual de início rápido e agudo de um nódulo doloroso, a triancinolona local pode ser usada para alívio subjetivo e, mesmo, objetivo.

Dependendo da quantidade de encurtamento da pele, os enxertos de pele podem ser necessários para o fechamento da ferida após a fasciectomia. A derme sobrejacente tem sido implicada como um mecanismo de indução nesse processo. Assim, o enxerto de pele pode diminuir a taxa de recorrência nos casos graves. Algumas vezes o dedo mínimo excessivamente contraído precisa ser amputado.

A movimentação deve iniciar dentro de 3 a 5 dias após a cirurgia. Talas dinâmicas e injeção pós-operatória de corticosteroides nas articulações e na zona da cirurgia podem ajudar o paciente bem motivado.

As potenciais complicações da cirurgia são a ruptura da ferida (perda de retalhos cutâneos), hematoma, fibrose e rigidez, lesão de nervo digital, recorrência de contraturas e isquemia digital secundária a uma lesão de artéria digital. A distrofia simpática reflexa, um distúrbio neurológico doloroso e debilitante da mão, pode ocorrer após a cirurgia e deve ser tratado de forma agressiva. Em geral, o ganho funcional do paciente é grande em qualquer idade.

Brandt KE: An evidence-based approach to Dupuytren's contracture. *Plast Reconstr Surg* 2010;126:2210.

Desai SS, Hentz: The treatment of Dupuytren disease. *J Hand Surg* 2011;36:936.

Hentz VR, Watt AJ, Desai SS, et al: Advances in the management of Dupuytren disease: collagenase. *Hand Clin* 2012;28:551.

ARTRITE DEGENERATIVA E REUMATOIDE

A artrite da mão se divide em duas categorias. As **alterações degenerativas** geralmente são causadas por algum trauma que resulta em dano ao osso ou cartilagem ou às estruturas ligamentares de sustentação. O uso excessivo da articulação resulta em inflamação e dano à cartilagem ou osso subjacente seguido por formação de novo osso reacional (esporão). Os punhos, quadris e joelhos são mais comumente afetados. A **artrite reumatoide** é uma doença sistêmica caracterizada por inflamação sinovial. A sinóvia doente destrói tendões e articulações adjacentes de maneira específica, levando às deformidades características da mão.

Os pacientes com artrite degenerativa se queixam de dor e rigidez na região da articulação afetada. A progressão do problema leva à imobilidade da articulação, afetando toda a mão. Os exames radiológicos demonstram estreitamento articular e espessamento periosteal precocemente, progredindo para esporões ósseos, perda de superfície articular e destruição óssea tardiamente. Os pacientes com artrite reumatoide costumam apresentar deformidades muito graves sem dor. Costumam ser encontrados nódulos ao redor do olécrano e do dorso da mão. Os tendões flexores e extensores no punho podem estar inflamados, limitando os movimentos dos tendões e resultando em ruptura dos mesmos. O envolvimento de tendões e ligamentos nos dedos e articulações MCF resulta em desvio ulnar dos dedos, destruição e luxação da articulação MCF e deformidades em pescoço de cisne e botoeira. A destruição da articulação do punho também é comum.

A artrite é comum entre pacientes mais velhos, sendo geralmente tratada por médicos da atenção primária e reumatologistas com anti-inflamatórios e modificação das atividades do paciente. Na maioria dos casos, é apenas quando os sintomas prejudicam muito o estilo de vida do paciente que eles são encaminhados a um cirurgião da mão. Fisioterapia, talas e medicamentos frequentemente costumam não mais ser eficazes nesses pacientes.

O tratamento cirúrgico de articulações dolorosas inclui a substituição por prótese articular e a fusão parcial ou completa. As próteses articulares de metal ou Silastic permitem movimentação quase normal, mas podem ficar instáveis e sofrer luxação ou degeneração ao longo do tempo. Para uma solução definitiva do problema, a fusão articular é recomendada. A movimentação é grandemente limitada, mas o alívio da dor é completo. Há mais opções terapêuticas para o punho, como a substituição, a fusão local apenas dos ossos afetados no carpo ou a excisão completa da fileira proximal de ossos do carpo, dando movimentação e estabilidade aos ossos e ligamentos do carpo.

O tratamento para a inflamação sinovial na artrite reumatoide inclui a excisão da sinóvia para aumentar a excursão do tendão e evitar a ruptura, o reparo de tendões rompidos e a excisão de nódulos dolorosos. Os procedimentos de balanceamento de tendões podem auxiliar no desvio ulnar das articulações MCF e melhorar a movimentação articular. O conceito mais importante no tratamento dos pacientes com artrite reumatoide da mão é que, muitas vezes, os pacientes estão bem adaptados a seus déficits funcionais. A correção de uma deformidade física em um paciente bem compensado pode, na verdade, resultar em mais problemas para o paciente.

Adams J, Ryall C, Pandyan A, et al: Proximal interphalangeal joint replacement in patients with arthritis of the hand: a meta-analysis. *J Bone Joint Surg Br* 2012;94:1305.

Cavaliere CM, Chung KC: A systemic review of total wrist arthroplasty compared with total wrist arthrodesis for rheumatoid arthritis. *Plast Reconstr Surg* 2008;122:813.

Chacko AT, Rozental TD: The rheumatoid thumb. *Hand Clin* 2008;24:307.

Ono S, Entezami P, Chung KC: Reconstruction of the rheumatoid hand. *Clin Plast Surg* 2011;38:713.

Schindele SF, Herren DB, Simmen BR: Tendon reconstruction of the rheumatoid hand. *Hand Clin* 2011;27:105.

ESCLERODERMIA E LÚPUS ERITEMATOSO

Essas doenças sistêmicas de causa desconhecida têm manifestações distintivas – embora não necessariamente patognomônicas – nas mãos.

Inicialmente, a esclerodermia produz rigidez articular, hiperidrose e fenômeno de Raynaud. Sem tratamento, ela deixa a pele marcadamente esticada e as articulações rígidas com osteoporose associada (até atrofia e, por fim, reabsorção das falanges distais) e calcificações em tecidos moles.

O lúpus eritematoso, que pode ser iniciado ou agravado por determinados medicamentos, proteínas estranhas ou estados psíquicos, costuma causar poliartrite indistinguível da artrite reumatoide. Ele geralmente não causa destruição articular semelhante. O vasoespasmo no lúpus e na esclerodermia pode causar isquemia grave da mão e dos dedos e pode necessitar de tratamento para evitar gangrena.

GOTA

A gota é um distúrbio metabólico do metabolismo do ácido úrico que afeta cerca de 1% da população; aproximadamente 50% dos pacientes com gota têm quiragra (mãos gotosas).

O diagnóstico é sugerido por rápido início de dor intensa e sinais inflamatórios em articulações e estruturas musculotendíneas, simulando uma celulite infecciosa flegmonosa com induração marcada (mais dramaticamente na região do cotovelo). A duração habitual de uma crise é de 5 a 10 dias. O ácido úrico sérico está elevado em 75% dos casos. A gota pode coexistir com a artrite reumatoide. O diagnóstico é confirmado pela identificação de cristais de ácido úrico no líquido articular ou na biópsia de tecido.

Com o tempo, há formação dos tofos típicos, que consistem em infiltrados, tipo pasta de dente, de cristais de urato que surgem de forma multilobulada nos tecidos moles ao redor de estruturas invadidas. As radiografias mostram as lesões características em saca-bocado nas margens da cartilagem articular.

O tratamento profilático da artrite gotosa consiste em dieta, colchicina, alopurinol (um agente bloqueador do urato) ou probenecida (um agente uricosúrico), além de evitar o estresse. A colchicina 0,6 mg/h com um copo de água por seis a oito doses, ou até o ponto de desconforto gastrintestinal, é a medida mais comumente usada para interromper uma crise, mas fenilbutazona, gel tópico de corticotropina e corticosteroides sistêmicos também são úteis.

As medidas cirúrgicas consistem na drenagem de abscessos em tofos (raramente necessária) e tofectomia. O último procedimento é mais comumente estético em vez de funcional. A tofectomia consiste na remoção do máximo de material tofáceo que seja facilmente possível. O cirurgião deve ser cuidadoso para não destruir ligamentos, estruturas tenorretinaculares, nervos e vasos durante o processo.

Porter SB, Murray PM: Raynaud phenomenon. *J Hand Surg Am* 2013;38:375.

Tripoli M, Falcone AR, Mossuto C, et al: Different surgical approaches to treat chronic tophaceous gout in the hand: our experience. *Tech Hand Up Extrem Surg* 2010;14:187.

Wasserman A, Brahn E: Systemic sclerosis: bilateral improvement of Raynaud's phenomenon with unilateral digital sympathectomy. *Semin Arthritis Rheum* 2010;40:137.

QUEIMADURAS E GELADURA DA MÃO

Queimaduras térmicas

As mãos são um local comum de queimadura térmica (incluindo a fricção), elétrica, química e por radiação. A função é ameaçada em todas as situações pelo edema e formação de fibrose. As medidas imediatas para preservar a função existente costumam ser urgentemente necessárias. As queimaduras sobre outras áreas do corpo podem ser mais ameaçadoras à vida e necessitar de atenção mais urgente, mas as queimaduras da mão nunca devem ser negligenciadas. O retardo no tratamento leva a dano irreversível e deformidades que são impossíveis de corrigir mais tarde.

Como em outras regiões do corpo, as queimaduras térmicas são agrupadas em três graus. As queimaduras superficiais (primeiro grau) são vermelhas e dolorosas; as queimaduras de espessura parcial (segundo grau) desenvolvem bolhas; e as queimaduras de espessura total (terceiro grau) não têm sensibilidade e parecem como couro ou tecido carbonizado. O prognóstico e o tratamento dependem da localização, profundidade e extensão da queimadura.

Todas as queimaduras da mão causam edema de tecidos e nunca é demais lembrar da necessidade de elevar o braço para aliviar a dor e evitar a rigidez. Devem ser administradas as imunizações contra o tétano. Compressas frias podem ajudar no alívio da dor nas queimaduras de primeiro grau. As queimaduras de segundo grau devem ser avaliadas com mais cautela. As bolhas grandes que restringem os movimentos são rompidas. Caso contrário, uma vez que elas são estéreis, elas devem ser deixadas intactas. O tratamento com limpeza três vezes ao dia e sulfadiazina de prata costuma ser adequado. Os pacientes com queimaduras de terceiro grau ou queimaduras superficiais que não cicatrizam e os pacientes sem condições de cuidar de suas queimaduras em casa devem ser hospitalizados.

As queimaduras mais profundas necessitam de observação cuidadosa e tratamento mais extenso. Nas primeiras horas após a lesão, as queimaduras circunferenciais ou quase circunferenciais podem causar isquemia na extremidade. Como a avaliação da função sensitiva e do enchimento capilar é quase impossível nesses membros, devem ser realizadas escarotomias se houver suspeita da síndrome compartimental. Se feitas adequadamente, as escarotomias têm poucas complicações, pois essas queimaduras geralmente necessitam de desbridamento cirúrgico de todo modo. As incisões são feitas de modo a evitar a exposição de estruturas neurovasculares.

As queimaduras de espessura parcial cicatrizam de maneira espontânea. As queimaduras mais profundas no dorso da mão devem ser tratadas com excisão precoce da escara e colocação de enxertos cutâneos para evitar contraturas. As queimaduras palmares devem ser deixadas cicatrizar espontaneamente, pois os enxertos cutâneos funcionam muito mal nessa região. Alguns cirurgiões de mão acreditam que a excisão e o enxerto em queimaduras superficiais devem ser realizados para evitar contraturas. Isso é verdade se não houver tratamento adequado disponível. Em unidades de queimados com bons serviços de reabilitação, os cirurgiões estão tratando as queimaduras superficiais de segundo grau sem cirurgia e obtendo resultados tão bons quanto com o enxerto cutâneo. Pele de porco, homoenxertos de cadáver ou várias outras coberturas biológicas comercialmente disponíveis podem ser usadas para cobrir temporariamente a ferida, reduzindo a dor e mantendo a ferida úmida até que sejam colocados enxertos de pele autóloga.

As queimaduras negligenciadas nas mãos resultam em deformidades por contratura que geralmente necessitam de cirurgia extensa para restaurar a função. A cicatrização tardia e as contraturas de ferida geralmente resultam em uma mão em garra com hiperextensão da MCF e fusão dos dedos com perda dos espaços interdigitais (sindactilia). As queimaduras sobre a superfície volar deixam contraturas de flexão. Algumas contraturas podem ser tratadas com liberação e enxerto de pele no hiato tecidual. As contraturas do espaço interdigital e as contraturas liberadas com exposição de tendões ou nervos devem ser cobertas com pele ou retalhos musculares. A liberação do espaço interdigital é feita com retalhos cutâneos do dorso dobrados de forma a criar o espaço. Retalhos maiores podem ser obtidos fazendo uma ligação entre a mão e a virilha, permitindo que haja aderência e vascularização do tecido antes de cortar o retalho da virilha. Recentemente, a transferência de tecido livre de outras partes do corpo com o uso de técnicas microcirúrgicas permitiu a reconstrução mais extensa de mãos com queimaduras graves.

▶ Queimaduras por eletricidade

As queimaduras por eletricidade da extremidade superior podem não parecer extensas na inspeção inicial. A pele pode estar queimada apenas em uma área muito pequena do ponto de entrada da corrente ou por vestimenta inflamada. A corrente tende a poupar a pele, mas danifica músculos, vasos e nervos subjacentes. Muitas vezes, a extensão de tecidos mortos não fica evidente por vários dias.

O tratamento inicial é o mesmo das queimaduras térmicas. Como o dano muscular pode ser extenso, é importante evitar a insuficiência renal por mioglobinúria mantendo um débito elevado de urina alcalina. Arteriografia, injeções de fluoresceína e exames com radionuclídeos podem ajudar a delinear a extensão da necrose. O exame do paciente no bloco cirúrgico ainda é o método mais preciso para avaliar a extensão do dano tecidual. Todo o tecido morto evidente deve ser removido durante a avaliação inicial. Dois ou três dias depois, o paciente é reexaminado no bloco cirúrgico e quaisquer fragmentos adicionais são removidos. As feridas são fechadas apenas quando permanecerem tecidos claramente viáveis.

▶ Geladura

A geladura ocorre mais comumente em pessoas sob a influência de álcool ou com doença psiquiátrica. A extremidade inferior é mais afetada que a superior. O congelamento tecidual causa morte celular e trombose vascular. A hipotermia do corpo inteiro deve ser primeiramente tratada. A parte congelada deve ser rapidamente reaquecida por imersão em água morna (40 °C). A elevação da extremidade minimiza o edema. As feridas cutâneas são tratadas como queimaduras com creme de sulfadiazina de prata. A extensão da necrose pode não ser evidente por várias semanas e o desbridamento ou amputação devem ser postergados até que ocorra a demarcação da lesão. A simpatectomia pode ajudar a melhorar as sequelas da geladura, como sensibilidade ao frio e dor. As crianças com geladura podem desenvolver fechamento prematuro de epífises das falanges, o que cria distúrbios do crescimento ósseo.

> Arnoldo BD, Purdue GF: The diagnosis and management of electrical injuries. *Hand Clin* 2009;25:469.
> Kreymerman PA, Andres LA, Lucas, et al: Reconstruction of the burned hand. *Plast Reconstr Surg* 2011;127:752.
> Mohr WJ, Jenabzadeh K, Ahrenholz DH: Cold injury. *Hand Clin* 2009;25:481.
> Moore ML, Dewey WS, Richard RL: Rehabilitation of the burned hand. *Hand Clin* 2009;25:529.

MASSAS DA MÃO

Apenas 2% de todas as massas na mão são lesões malignas; a maioria é neoplasias benignas, cistos ou uma miríade de outras massas. Embora o médico deva sempre estar vigilante para a identificação de doença maligna, uma massa na mão tem alta chance de ser benigna – assim, as biópsias excisionais são reservadas para lesões subcutâneas com crescimento rápido ou para lesões de pele que possam ser carcinomas. Caso contrário, as massas podem ser acompanhadas por um período de tempo para determinar que não estejam crescendo. Elas podem ser removidas por razões funcionais ou estéticas.

Os **cistos sinoviais** são formados por herniação do revestimento sinovial de articulações ou tendões para dentro de tecidos moles adjacentes. Esses cistos são preenchidos por um líquido viscoso, que se acredita ser o líquido articular modificado. O trauma do punho ou da mão pode causar a extrusão da sinóvia, mas é mais provável que o cisto sinovial já esteja presente e que o trauma na região meramente tenha trazido a lesão à atenção do cirurgião.

Os cistos sinoviais podem surgir em qualquer articulação da mão, mas aparecem mais comumente no punho dorsal sobre o ligamento escafosemilunar e no punho volar próximo da artéria radial. Os cistos sinoviais de tendões são mais comuns na bainha flexora na cabeça do metacarpo (polia A1). A dor e a sensibilidade à palpação se devem à compressão de nervos adjacentes pela massa.

Os cistos sinoviais têm aspecto típico e o diagnóstico é simples. Se existir qualquer dúvida, a aspiração do líquido viscoso com agulha de grande calibre confirma o diagnóstico e algumas vezes cura a lesão. A injeção do saco vazio com esteroides e lidocaína pode ajudar a evitar o reaparecimento da massa, mas a maioria recorre. Os cistos sinoviais não devem ser tratados a menos que causem dor ou que interfiram na função da mão. Muitas vezes, é suficiente tranquilizar o paciente de que a massa é benigna.

A remoção cirúrgica dos cistos sinoviais deve ser feita com o uso de lupa de aumento e torniquete. Deve ser removido o cisto inteiro, incluindo todas as ligações com a cápsula articular e ligamento subjacente, sem lesão de estruturas adjacentes. O uso prolongado de tala imobilizadora após a remoção do cisto sinovial não reduz as taxas de recorrência, mas causa rigidez da mão. Infelizmente, apesar da remoção cirúrgica cuidadosa da lesão, a recorrência do cisto sinovial é relativamente comum.

Os **cistos epidérmicos** são restos de epiderme localizados no tecido subcutâneo. Acredita-se que muitos sejam causados por ruptura traumática de células epidérmicas para dentro de tecidos moles (cisto de inclusão). As células proliferam da mesma maneira que a pele e formam um cisto cheio de queratina cremosa, remanescentes de células epidérmicas mortas que costumam descamar da pele. Os cistos infectados inflamam e formam abscessos. Há necessidade de remover toda a parede do cisto para evitar a formação de abscesso.

O **granuloma piogênico** pode surgir em qualquer ferida crônica. Histologicamente, ele consiste em tecido vascular idêntico a um tecido de granulação. Como no tecido de granulação hipertrófico de outras regiões do corpo, a excisão ou cauterização do material rente ao nível da pele permite que a epiderme migre sobre a ferida.

Os **tumores de células gigantes** são massas sólidas e multilobuladas encontradas nos aspectos laterais do dedo. Eles costumam estar ligados à bainha do tendão. A massa pode ser muito complexa e se estender por meio de nervos, vasos, tendões e ligamentos adjacentes. Deve ser removida toda a lesão, mas a recorrência é relativamente comum.

Os tumores ósseos mais comuns são os **encondromas**. Encondromas múltiplos (síndrome de Ollier) estão associados com outras deformidades esqueléticas. A lesão aparece na radiografia como afinamento do osso cortical com calcificações esparsas. As fraturas através dos tumores não costumam cicatrizar espontaneamente. O tumor deve ser removido com uma cureta. Há necessidade de enxerto ósseo tomado do rádio distal para preencher o espaço.

A **bossa carpal** deve-se à formação anormal de osso na base do segundo ou terceiro osso metacarpiano e apresenta-se como uma massa endurecida no dorso da mão. O crescimento ósseo excessivo pode ser removido se for sintomático.

Os **tumores glômicos** são compostos de vasos sanguíneos e nervos sem mielina de uma malformação arteriovenosa reguladora de calor. Eles costumam ser encontrados na ponta do dedo ou sob a unha do dedo e podem ser extremamente dolorosos. A excisão local do tumor é curativa. Algumas vezes, quando o tumor é grande e rompe a matriz ungueal, um enxerto de espessura parcial da unha de outro dedo é necessário para reconstruir o defeito.

O tumor maligno mais comum da mão é o **carcinoma epidermoide**, embora **carcinomas basocelulares** e **melanomas** também ocorram. Os melanomas subungueais costumam ser difíceis de diagnosticar, pois são difíceis de examinar. Esses tumores devem ser tratados da mesma forma que em outros locais do corpo. Deve-se ter cuidado especial para examinar a possibilidade de disseminação tumoral nos linfonodos da região supratroclear e axilar.

Outros tumores incluem lipomas, fibromas, hemangiomas, malformações arteriovenosas, neurofibromas, sarcomas e várias lesões de pele. Esses tumores não agem de forma diferente na mão em relação a outros locais do corpo. Porém, devido à proximidade de estruturas nervosas e vasculares dentro dos pequenos espaços da mão, esses tumores causam sinais e sintomas compressivos mais precocemente. TC ou RM ajudam a delinear a extensão dos tumores de tecidos moles e podem ajudar no planejamento pré-operatório.

Abzug JM, Cappel MA: Benign acquired superficial skin lesions of the hand. J Hand Surg Am 2012;37:378.

English C, Hammert WC: Cutaneous malignancies of the upper extremity. J Hand Surg Am 2012;37:367.

Gant J, Ruff M, Janz BA: Wrist ganglions. J Hand Surg Am 2011;36:510.

Sookur PA, Saifuddin A: Indeterminate soft-tissue tumors of the hand and wrist: a review based on a clinical series of 39 cases. Skeletal Radiol 2011;40:977.

LESÕES COMPLEXAS DA MÃO

▶ Lesões por esmagamento e amputações

Os avanços na cirurgia microvascular aumentaram muito nossa capacidade de tratar as lesões complexas da mão. O esmagamento e a amputação de dedos, mãos e mesmo de toda a extremidade superior têm sido tratados com reimplante ou reparação. Reparos complexos de nervos, transferências microvasculares de tecido livre de retalhos musculares e reconstruções da mão com artelhos possibilitaram a restauração de mais função em mãos com lesões graves. O resultado final deve ser uma extremidade sensível, indolor e útil. Os pacientes submetidos a múltiplos procedimentos cirúrgicos e reabilitação prolongada com resultados apenas marginais teriam se beneficiado com a amputação precoce. Um cirurgião com experiência extensa pode avaliar melhor as lesões do paciente, as necessidades ocupacionais e as necessidades psicossociais para determinar se o salvamento vale a pena.

As lesões complexas da mão costumam resultar do uso inadequado ou do funcionamento errado de um equipamento. Máquinas pesadas no local de trabalho ou ferramentas de corte motorizadas em casa, como serras rotatórias, costumam ser citadas como mecanismo da lesão. As partes bruscamente amputadas ou parcialmente desvascularizadas têm mais chances de serem resgatadas. A avulsão ou esmagamento grave da região produz lesão mais ampla de nervos e vasos. A extensão desse tipo de dano é difícil de determinar e, muitas vezes, impossível de reparar.

A decisão de tentar salvar uma parte danificada deve ser individualizada em cada situação, mas alguns princípios gerais se aplicam. O polegar é fundamental para a função da mão e são feitos todos os esforços para salvar todo o dedo ou o máximo possível de seu comprimento. Quando vários dedos ou metade da mão são danificados ou amputados, é feito um esforço maior para salvar a parte. As crianças podem recuperar a função em extremidades muito danificadas de forma muito mais adequada que os adultos e quaisquer partes amputadas nas crianças devem ser reimplantadas. O reimplante do braço inteiro ao nível do cotovelo e acima é controverso. A utilidade desses membros reimplantados é limitada pela lenta recuperação nervosa e alguns cirurgiões de mão acreditam que, nesses casos, a amputação resulta em função mais adequada.

Os pacientes com lesão complexa de mão devem ser imediatamente encaminhados a um centro regional com a equipe e as instalações para tratar o problema. Algumas vezes, na pressa de transferir os pacientes com essas lesões muito evidentes, têm passado despercebidas lesões intra-abdominais, neurológicas e em outros locais. O paciente deve ser inteiramente avaliado e estabilizado antes da transferência. Deve ser colocado um curativo limpo e úmido sobre a ferida e a extremidade deve ser elevada. A parte amputada é enrolada em uma sacola plástica e colocada em água gelada. A parte amputada nunca deve ser congelada.

O cirurgião de mão que recebe o paciente avalia sua condição geral, o potencial para a reabilitação e os desejos pessoais antes de tomar uma decisão. Para revascularizar ou reimplantar uma parte, o paciente deve ser levado urgentemente ao bloco cirúrgico. A isquemia de mais de 6 horas costuma estar associada com falha da revascularização, mas – dependendo das necessidades metabólicas dos tecidos constituintes – extremidades submetidas a períodos mais longos de isquemia podem ser reimplantadas com sucesso.

O osso deve ser primeiramente estabilizado com fios de Kirschner ou placas de metal antes da realização de reparos vasculares. Os reparos arteriais e venosos são feitos com ampliação por microscopia e o tecido isquêmico é reperfundido. A falha de uma parte reimplantada deve-se mais provavelmente a problemas de drenagem venosa e não de perfusão arterial. Os anticoagulantes locais e sistêmicos ajudam a manter a perfusão, mas nem sempre são necessários. Sanguessugas colocadas na parte liberam um potente anticoagulante local e podem reduzir a congestão venosa. Também devem ser realizados os reparos de nervos e tendões. Quando os tecidos moles locais são inadequados para cobrir as estruturas reparadas, retalhos de músculo ou pele de um local distante devem ser transferidos com o uso de métodos microcirúrgicos na área. Embora essas cirurgias não ameacem a vida, a perda de sangue pode ser extensa e, algumas vezes, há necessidade de transfusões.

Devem ser feitos procedimentos secundários para liberar aderências de tendões, reduzir retalhos salientes e transferir tendões em lesões de nervos motores. A reconstrução de reimplantes malsucedidos é feita cada vez mais frequentemente. O método original utilizando artelhos para reconstruir polegares também tem sido usado para refazer dedos. Essas reconstruções dão aos pacientes a possibilidade de agarrar objetos. Como esses dedos têm sensibilidade, eles podem até realizar tarefas de movimentos finos que não são possíveis com dispositivos protéticos. Os pacientes com perda apenas do polegar devem ser tratados com transferência do dedo indicador para a posição do polegar (policização).

A perda parcial ou total de um único dedo é menos crítica. A função da mão é mais adequada sem um dedo rígido ou doloroso. Quando se toma a decisão de amputar um dedo, deve-se ter o cuidado de deixar um coto indolor com boa sensibilidade na cobertura de tecidos moles. O tendão flexor não deve ser suturado no tendão extensor para a cobertura de tecidos moles, pois isso fará com que os tendões se puxem um ao outro em vez de moverem a articulação. Os retalhos locais para a cobertura do coto são preferidos em vez dos enxertos de pele ou retalhos de dedos cruzados, pois costumam oferecer sensibilidade mais adequada. Um coto de amputação curto no dedo médio ou anelar costuma causar problemas, pois pequenos objetos como moedas tendem a cair da palma e a amputação em raio elimina o problema. Por motivos estéticos, as amputações em raio são bem mais discretas que as amputações parciais. Porém, a perda de largura da mão com uma amputação em raio pode reduzir a força de preensão.

A perda de parte ou de toda a mão pode ser compensada funcional e esteticamente por diversas próteses. Seu uso envolve adaptações às necessidades do paciente, que deve receber treinamento apropriado para garantir o sucesso.

LESÕES POR INJEÇÃO NA MÃO

Os dispositivos de alta pressão usados na indústria para aplicar materiais como ar, graxa, tinta e óleo causam uma lesão distinta na mão. O caso típico é a injeção do material no dedo indicador da mão não dominante de um trabalhador da indústria. Um local de injeção puntiforme pode ser a única evidência externa da lesão e a mão parece sem cor ou pálida ou está edemaciada devido ao material injetado.

O exame deve incluir avaliação cuidadosa da mão e uma radiografia para demonstrar a distribuição do material ou gás na mão. Todos esses casos necessitam de exame minucioso contínuo e incessante, mesmo se a região parecer completamente normal. Se houver qualquer evidência de retenção de material estranho, edema ou isquemia, a exploração cirúrgica precoce é preconizada para liberar o efeito de torniquete da pele e fáscia e para remover o máximo possível de material sem lesionar os tecidos saudáveis. Pode ser útil o uso profilático de agentes antiaglutinação (dextran 40), corticosteroides e antimicrobianos.

Muitas vezes, a pressão força o material a se espalhar ao longo de bainhas dos tendões por toda a mão e mesmo no antebraço. A expansão do material estranho em um espaço fechado e a irritação química causam congestão, inflamação, trombose vascular e gangrena. O material injetado é difícil de remover completamente e uma resposta de corpo estranho leva a uma fibrose tão extensa que, muitas vezes, destrói a função da mão.

Davis Sears E, Chung KC: Replantation of finger avulsion injuries: a systematic review of survival and functional outcomes. *J Hand Surg Am* 2011;36:686.

Friedrich JB, Vedder NB: Thumb reconstruction. *Clin Plast Surg* 2011;38:697.

Hegge T, Neumeister MW: Mutilated hand injuries. *Clin Plast Surg* 2011;38:543.

Hogan CJ, Ruland RT: High-pressure injection injuries to the upper extremity: a review of the literature. *J Orthop Trauma* 2006;20:503.

Leversedge FJ, More TJ, Peterson BC, et al: Compartment syndrome of the upper extremity. *J Hand Surg* 2011;36:544.

Ninkovic M, Voigt S, Dornseifer U, et al: Microsurgical advances in extremity salvage. *Clin Plast Surg* 2012;39:491.

CIRURGIA MINIMAMENTE INVASIVA DA MÃO

O objetivo da cirurgia reconstrutiva da mão é o retorno da função normal, incluindo movimentação sem dor, amplitude de movimentos ativos e passivos normal, força pré-mórbida e sensibilidade intacta. Ainda assim, o processo de incisão, dissecção e sutura está associado com fibrose significativa e dor. A fibrose é especialmente problemática na mão, pois ela causa rigidez, estiramento ligamentar e artrite. Como resultado, qualquer procedimento na mão que minimize a fibrose ou dor no pós-operatório contribuirá para um resultado mais adequado.

O cuidado cirúrgico na última década foi revolucionado pela introdução e incorporação de técnicas cirúrgicas minimamente invasivas. As laparoscopias e toracoscopias permitiram a ressecção de órgãos ocos e sólidos por meio de incisões de 1 cm, reduzindo a necessidade de laparotomias e toracotomias. Da mesma forma, os urologistas têm utilizado a cistoscopia para a avaliação e tratamento de distúrbios da bexiga e dos rins, enquanto os cirurgiões ortopédicos têm usado a artroscopia para finalidades efetivas semelhantes no joelho, tornozelo, cotovelo e ombro.

Duas áreas da cirurgia da mão incorporam técnicas minimamente invasivas: a artroscopia do punho expandiu as opções para a avaliação de dor crônica no punho e a liberação endoscópica do túnel do carpo (LETC) oferece um método menos invasivo que a liberação aberta para a descompressão do nervo mediano. Embora a LETC, teoricamente, permita uma recuperação mais rápida, ela pode na verdade oferecer apenas vantagens limitadas.

ARTROSCOPIA DO PUNHO

A artroscopia diagnóstica do punho foi realizada com sucesso pela primeira vez em 1970. Nas últimas três décadas, ela obteve um lugar entre as técnicas de imagem convencionais como método de baixa morbidade para a avaliação de dor crônica no punho. À medida que os equipamentos para exame do punho se tornaram mais sofisticados e os cirurgiões de mão se familiarizaram com a visão endoscópica do punho, foram feitas tentativas cada vez mais agressivas de usar o artroscópio para tratar e para diagnosticar os problemas do punho.

▶ Indicações e contraindicações

A artroscopia diagnóstica do punho é uma técnica útil para avaliar pacientes com dor crônica ou aguda no punho. Em pacientes com dor crônica, essa técnica pode ser usada para aumentar as informações oferecidas por radiografias simples, TC, RM ou artrografia do punho. Ela pode confirmar um diagnóstico duvidoso ou ser usada para reavaliar um paciente que não respondeu a outros tratamentos. Por outro lado, os pacientes com sintomas agudos – como aqueles que apresentam dor mecânica no punho – podem se queixar de dor localizada na articulação, sensação de bloqueio ou estalo e alívio com o repouso. Aqui, o punho pode ser manipulado durante a artroscopia para localizar a origem dos sintomas. Em geral, a técnica é útil para avaliar cartilagem articular, ligamentos, complexo da fibrocartilagem triangular (CFCT) e a sinóvia. É interessante observar que a artroscopia diagnóstica pode oferecer um exame muito abrangente da articulação. Apenas algumas das lesões visualizadas durante um exame podem ser responsáveis pelos sintomas de um paciente. O cirurgião de mão deve correlacionar criteriosamente os achados artroscópicos com o exame do paciente para chegar ao diagnóstico adequado.

A artroscopia terapêutica diagnóstica é útil para o tratamento de lesões ligamentares, lesões do CFCT, lesões da cartilagem articular, fraturas discretas do rádio distal e carpo, cistos sinoviais dorsais no punho, remoção de ossos isolados do carpo até, e incluindo, a carreira proximal do carpo e distúrbios da articulação radioulnar distal. Ela é, também, útil no tratamento de lesões que surgem por artrite reumatoide. Ela tem sido usada com sucesso para completar sinovectomias, carpectomias da carreira proximal no caso de pseudoartrose do escafoide ou de colapso escafosemilunar, estiloidectomia radial e defeitos condrais sintomáticos isolados.

▶ Procedimento

O equipamento para a artroscopia diagnóstica do punho inclui um aparato para elevação e distração do punho, um telescópio artroscópico, uma câmera de vídeo, um sistema de infusão de líquido e instrumentos manuais e motorizados.

Pode-se usar anestesia geral ou regional. Um torniquete é colocado na parte média do braço para oferecer um campo sem sangue durante a cirurgia. O antebraço distal, punho e mão são preparados no campo cirúrgico. Aplica-se tração na mão, em geral com alças estéreis nos dedos e uma força de distração é aplicada por meio do punho.

Incisões individuais na pele são feitas em locais de entrada padronizados determinados pelo objetivo da cirurgia. Os portais de entrada são descritos de acordo com sua relação com o rádio e a ulna, os ossos do carpo e os tendões extensores. A relação com o tendão extensor é indicada listando-se os compartimentos extensores em ambos os lados da incisão. Os portais típicos incluem o radiocarpal 3-4, por meio do qual podem ser visualizadas as facetas do escafoide e do semilunar; o radiocarpal 4-5, por meio do qual pode-se visualizar o CFCT e os ligamentos ulnocarpais; e o radiocarpal 6R, por meio do qual o tendão extensor ulnar do carpo e o punho ulnar são abordados. A articulação mediocarpal é abordada por meio de qualquer de três portais, incluindo o mediocarpal ulnar, o mediocarpal radial e o escafotrapézio-trapezoide.

Após a identificação das anormalidades, a artroscopia terapêutica do punho pode ser usada para realizar os reparos. As lesões ligamentares parciais e as lesões do CFCT podem ser fragmentadas artroscopicamente usando lâminas de bisturi e lâminas motorizadas. As ressecções de ossos do carpo podem ser completadas com miniaturas de osteótomos e serras elétricas.

▶ Resultados

As cirurgias que utilizam artroscopia diagnóstica e terapêutica do punho normalmente resultam em menos edema, menos dor pós-operatória e menos rigidez em comparação com os procedimentos abertos no punho. Há também um retorno mais precoce à função e ao trabalho. A artroscopia terapêutica do punho, mesmo dos cistos sinoviais dorsais do punho, as anormalidades mais superficiais do punho, é seguida por menos – ou nenhuma – recorrência em relação à técnica aberta.

▶ Complicações

A taxa de complicações associadas com a artroscopia diagnóstica e terapêutica do punho é estimada em 2% e se deve a uma variedade de causas. A tração contínua necessária para fazer a distração adequada do punho pode causar problemas, incluindo estiramento ligamentar nas articulações MCF com edema e rigidez articular concomitante além de estiramento de nervos periféricos. O estabelecimento dos portais cirúrgicos pode danificar a cartilagem articular, ligamentos, tendões, nervos cutâneos, artéria radial e veias cutâneas e profundas. Essas lesões incluem abrasões, contusões, lacerações e transecções. Uma elevada proporção de complicações da artroscopia terapêutica do punho está associada com alívio inadequado dos sintomas ou retorno diminuído da função. Uma complicação agora menos comum da artroscopia terapêutica do punho resulta da infusão de líquido. Síndromes de compartimento do antebraço têm resultado do extravasamento de líquido infundido durante o reparo endoscópico de fraturas do rádio distal; agora, esse problema é evitado pela compressão circunferencial do antebraço durante o procedimento.

LIBERAÇÃO ENDOSCÓPICA DO TÚNEL DO CARPO

A liberação endoscópica do ligamento transverso do carpo é um método cada vez mais popular para tratamento da síndrome do túnel do carpo. Os defensores do procedimento afirmam que ele está associado com redução da morbidade pós-operatória e retorno mais precoce ao trabalho. Outros afirmam que há pouca ou nenhuma diferença a curto prazo entre a liberação endoscópica e a aberta do túnel do carpo, nenhuma diferença a longo prazo e que a liberação endoscópica do túnel do carpo está associada com uma probabilidade aumentada de lesão significativa de nervo.

▶ Indicações e contraindicações

A liberação endoscópica do túnel do carpo é mais fácil de realizar em pacientes com punhos maiores. A facilidade de acesso ao túnel do carpo está relacionada com a circunferência do punho e com a altura e idade dos pacientes. Os cirurgiões devem estar cientes de que o procedimento pode ser mais difícil em pacientes pequenos com punhos pequenos e são aconselhados a manter um baixo limiar para conversão para a técnica aberta a fim de evitar complicações neurológicas.

As contraindicações absolutas à liberação endoscópica do túnel do carpo incluem massas no canal do carpo e outras lesões expansivas, anormalidades na anatomia do canal e rigidez do punho que impeça seu posicionamento adequado.

▶ Procedimento

Nos Estados Unidos, a maioria dos cirurgiões utiliza uma de duas técnicas – Chow ou Agee. As duas diferem primariamente no número de incisões ou portais necessários para obter o acesso. A técnica de Chow, primeiramente descrita em 1989, utiliza dois portais, enquanto a técnica de Agee requer apenas um.

Ambas as cirurgias podem ser realizadas sob anestesia local com um torniquete braquial. Uma incisão transversa inicial é feita proximalmente à prega flexora do punho entre os tendões do palmar longo e do flexor ulnar do carpo. O espaço entre o ligamento transverso do carpo e os tendões flexores é definido com um equipamento de dissecção. No procedimento de Agee, o endoscópio é avançado sob o ligamento transverso do carpo, radialmente ao gancho do hamato ao longo do eixo do dedo anelar. O ligamento é incisado ao longo de toda a sua extensão, tendo-se cuidado de evitar o canal de Guyon e o arco palmar superficial. Na cirurgia de Chow, uma segunda incisão transversa é feita logo distalmente ao ligamento transverso do carpo ao longo do eixo do dedo anelar. É feita a dorsiflexão do punho e uma cânula fendida é avançada pela incisão proximal, profundamente ao ligamento transverso do carpo, saindo na incisão distal. O endoscópio é, então, usado para visualizar o ligamento enquanto a lâmina o divide. As feridas são fechadas e o punho do paciente é colocado em dorsiflexão.

▶ Resultados

Vários estudos compararam a liberação aberta *versus* endoscópica do túnel do carpo, focando na incidência da recuperação dos sintomas, o tempo passado até que o paciente retorne ao trabalho e a incidência de recorrência dos sintomas. Em geral, ambas as técnicas têm resultados equivalentes.

Muitos dos estudos mais convincentes são ensaios clínicos randomizados prospectivos. Um desses estudos, comparando a liberação aberta e endoscópica do túnel do carpo entre 32 mãos em 29 pacientes, não mostrou diferença no tempo de recuperação no pós-operatório ou no resultado da cirurgia. A única diferença significativa observada pelos autores foi dormência transitória no aspecto radial do dedo anelar em três pacientes com liberação endoscópica do túnel do carpo.

Em outro estudo, os autores compararam de maneira randomizada e prospectiva o resultado inicial da liberação do túnel do carpo usando um procedimento aberto convencional para liberação do túnel do carpo em 40 pacientes ou uma liberação endoscópica com dois portais em 56 pacientes. Eles não encontraram diferença estatisticamente significativa entre os grupos na dor pós-operatória, recuperação de parestesias ou tempo para o retorno ao trabalho. Porém, o grupo endoscópico mostrou recuperação mais adequada da força de preensão em 1 e 3 meses. Não foram observadas complicações cirúrgicas em nenhum dos grupos.

Estudos não randomizados sustentaram essa tendência. Uma análise de 191 pacientes consecutivos, submetidos à liberação do túnel do carpo com um seguimento médio de 2 anos, mostrou que nenhum dos pacientes submetidos à liberação aberta teve recorrência, enquanto 7% dos pacientes submetidos à liberação endoscópica apresentaram recorrência. Outro estudo observou uma maior incidência de liberação incompleta do túnel do carpo com a técnica endoscópica em relação à liberação aberta.

Os fatores identificados com desfechos ruins na liberação endoscópica do túnel do carpo são semelhantes àqueles vistos na liberação aberta. Os resultados menos satisfatórios estiveram presentes em casos de compensações trabalhistas; pacientes com latências motoras normais em exames de condução nervosa; pacientes com fraqueza da mão pré-operatória, discriminação de dois pontos ampliada, síndrome de dor miofascial ou fibromialgia; e pacientes envolvidos em litígios, aqueles com múltiplas neuropatias compressivas e aqueles com fatores psicológicos anormais.

Complicações

Apenas poucos estudos incluem um número suficiente de pacientes para comparar as taxas e tipos de complicações entre a liberação endoscópica e aberta do túnel do carpo. Em geral, os tipos e taxas de complicações entre as duas formas de liberação são semelhantes. Contudo, as complicações isoladas, mas graves, da liberação endoscópica na última década tendem a dramatizar o seu risco.

O estudo de Boeckstyns e Sorense é, talvez, o mais abrangente até o momento. Esses autores analisaram 54 séries publicadas de liberação endoscópica e aberta abrangendo 9.516 e 1.203 pacientes, respectivamente. Dano irreversível ao nervo pelo procedimento ocorreu em 0,3% das liberações endoscópicas e em 0,2% das liberações abertas, incluindo lesões como a transecção do nervo mediano. Embora as lesões irreversíveis de nervo fossem mais comuns na liberação endoscópica em relação à aberta (4,4 vs. 0,9%, respectivamente, entre estudos prospectivos controlados e randomizados), as lesões de tendões, distrofia simpática reflexa, hematoma e problemas na ferida foram igualmente comuns com ambas as técnicas.

Uma análise menos persuasiva – um estudo retrospectivo de cirurgiões de mão que realizaram liberação aberta ou endoscópica do túnel do carpo nos 5 anos precedentes – encontrou complicações importantes em ambas as abordagens, incluindo lacerações do nervo mediano, do nervo ulnar, de nervos digitais, de vasos e de tendões. Embora os autores não tenham chegado a uma conclusão sobre a taxa de complicações de um procedimento *versus* o outro, seus resultados demonstram as sequelas potencialmente devastadoras da liberação do túnel do carpo mesmo em mãos experientes.

Os sintomas do túnel do carpo podem persistir ou recorrer na liberação aberta ou endoscópica. Em pacientes com sintomas persistentes após a liberação endoscópica, muitos autores recomendam a liberação aberta do túnel do carpo como tratamento definitivo.

> Ahsan ZS, Yao J: Complications of wrist arthroscopy. *Arthroscopy* 2012;28:855.
>
> Herzberg G: Intra-articular fracture of the distal radius: arthroscopic-assisted reduction. *J Hand Surg* 2010;35:1517.
>
> Mintalucci DJ, Leinberry CF: Open *versus* endoscopic carpal tunnel release. *Orthop Clin North Am* 2012;43:431.
>
> Wolf JM, Dukas A, Pensak M: Advances in wrist arthroscopy. *J Am Acad Orthop Surg* 2012;20:725.

QUESTÕES DE MÚLTIPLA ESCOLHA

1. Todas as seguintes são verdadeiras em relação à aplicação de imobilização na mão, exceto:
   A. O punho deve ser estendido em 30 graus.
   B. Os dedos devem ser flexionados.
   C. O polegar deve estar em posição de oponência (pronação).
   D. A mão deve estar na posição de repouso.
   E. A imobilização com gesso sintético é preferida pela sua flexibilidade.

2. As incisões na mão devem ser:
   A. Nunca realizadas na palma.
   B. Por meio das linhas de tensão.
   C. Apenas feitas ao longo das superfícies medial e lateral dos dedos.
   D. Em zigue-zague por meio das linhas de tensão.
   E. Realizadas perpendicularmente por meio da prega do punho.

3. As principais anomalias congênitas da mão:
   A. Ocorrem em cerca de 1 em cada 10.000 nascidos vivos.
   B. Podem incluir a camptodactilia.
   C. São raramente acompanhadas por outras anomalias (< 1%).
   D. Não parecem estar associadas a fatores ambientais.
   E. São geralmente tratadas com cirurgia postergada até depois dos 15 anos de idade.

4. A tenossinovite estenosante:
   A. Pode ser tratada com injeções locais de corticosteroides.
   B. Costuma ser mais bem tratada com cirurgia precoce.
   C. Está sempre associada com um tendão bloqueado que fica preso e congelado na bainha tendínea.
   D. Pode ser confundida com polegar ou dedo em gatilho, devendo ser diferenciada.
   E. Pode melhorar com a imobilização.

5. O tratamento da síndrome do túnel do carpo:
   A. Normalmente exige cirurgia de emergência.
   B. Não pode ser feito por abordagens endoscópicas.
   C. Geralmente deve ser a incisão do ligamento transverso do carpo, que forma o teto do túnel.
   D. É incomum entre os distúrbios da mão.
   E. Deve incluir cirurgia sem retardo por tentativas de tratamento não cirúrgico.

Cirurgia pediátrica

43

James Wall, MD
Craig T. Albanese, MD

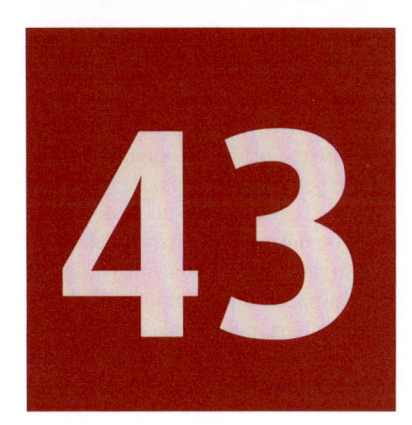

Os pacientes de cirurgia pediátrica não são meros adultos pequenos. O cuidado cirúrgico de crianças difere bastante daquele dos adultos em muitos aspectos, incluindo as exclusivas demandas fisiológicas que variam conforme a idade e o desenvolvimento. O desenvolvimento fisiológico do neonato é mais parecido com o de um feto, enquanto adolescentes são semelhantes a adultos, e lactentes ou crianças têm problemas exclusivos da sua idade cronológica e de seu desenvolvimento. Os lactentes e as crianças também sofrem de anormalidades congênitas e doenças que não são vistas em adultos, e o seu manejo exige uma ótima compreensão dos aspectos relevantes da embriologia e da patogênese.

CUIDADO DOS RECÉM-NASCIDOS

Cuidado intensivo neonatal

O recém-nascido com lesão cirurgicamente corrigível costuma ter outros problemas que ameaçam a sua sobrevida. O cuidado com esses bebês – particularmente os prematuros e pequenos para a idade gestacional – melhorou com o surgimento dos cuidados intensivos nos berçários. Foram feitos avanços significativos na tecnologia de monitoração e suporte respiratório de lactentes. Atualmente, lactentes de baixo peso ao nascimento podem receber suporte ventilatório com respiradores sofisticados para lactentes por períodos prolongados em um microambiente controlado com precisão. A terapia com surfactante e a ventilação de alta frequência permitiram a sobrevivência de uma população de lactentes extremamente prematuros. A temperatura é controlada por regulação automática, enquanto pulso e pressão arterial são continuamente registrados. A ventilação é monitorada por eletrodos transcutâneos de O_2 e CO_2 ou por cateteres arteriais de longa permanência. As consequências metabólicas da prematuridade e do retardo de crescimento intrauterino são monitorizadas por medidas frequentes de glicose, cálcio, eletrólitos e bilirrubina em microlitros de sangue. As necessidades nutricionais para o crescimento e desenvolvimento podem ser fornecidas pelas vias enteral ou parenteral. Esse tipo de cuidado especializado de neonatos criticamente enfermos exige equipe treinada e equipamentos especializados. O cuidado desses bebês é realizado melhor em centros regionais capazes de oferecer cirurgia pediátrica e cuidado intensivo neonatal.

Classificação

Os recém-nascidos podem ser classificados conforme seu nível de maturação (peso) e desenvolvimento (idade gestacional). Um recém-nascido normal a termo tem idade gestacional entre 37 a 42 semanas, e um peso corporal maior que 2.500 g. A idade gestacional do recém-nascido é calculada a partir da data do último período menstrual. Porém, a avaliação clínica da idade gestacional pelo exame morfológico e neurológico do pequeno recém-nascido pode ser mais acurada que o cálculo a partir da história menstrual.

Quatro sinais podem ser úteis na avaliação da idade gestacional. Os recém-nascidos com menos de 37 semanas de idade gestacional têm (1) cabelos tipo penugem com pele fina e semitransparente, (2) orelhas sem sustentação cartilaginosa, (3) nódulo mamário menor que 3 mm de diâmetro e (4) poucas pregas transversas nas porções anteriores das plantas dos pés. Nos meninos, os testículos não desceram completamente e se localizam no canal inguinal, e o escroto é pequeno e com poucas rugas. Nas meninas, os lábios menores estão relativamente aumentados, e os lábios maiores são pequenos.

Os recém-nascidos prematuros são aqueles nascidos antes de 37 semanas de gestação. Várias anormalidades fisiológicas podem coexistir em lactentes recém-nascidos prematuros. Episódios de apneia e bradicardia são comuns e podem representar uma imaturidade do sistema nervoso central (SNC) ou, contrariamente, podem representar sinais de instabilidade fisiológica, mais notavelmente com sepse. Os pulmões e retinas de recém-nascidos prematuros são lesados facilmente por níveis elevados de oxigênio. A retinopatia da prematuridade por toxicidade do oxigênio pode levar à cegueira. Exposições relativamente breves a altas concentrações de oxigênio, muitas vezes junto com barotrauma pelo ventilador mecânico, podem danificar os pulmões e resultar em displasia broncopulmonar. A presença de *shunt* por meio de um ducto arterioso patente é comum e pode levar a hemorragia pulmonar e insuficiência cardíaca congestiva. O recém-nascido prematuro tem um plexo coroide friável, sendo mais suscetível à hemorragia intraventricular quando submetido a estresse nas primeiras semanas de vida. O recém-nascido prematuro pode não ser capaz de tolerar alimentação oral devido a um fraco reflexo de sucção. Pode necessitar de alimentação por sonda ou nutrição parenteral total. Os recém-nascidos prematuros têm necessidades aumentadas de glicose, cálcio e sódio, bem como propensão para hipotermia, problemas no metabolismo da bilirrubina, policitemia e acidose metabólica. Esses problemas são acentuados em prematuros de muito baixo peso ao nascer (PMBP) ou "microprematuros" (peso ao nascer <1.000 g).

Um recém-nascido pequeno para a idade gestacional (PIG) é aquele que está abaixo do 10º percentil de peso para a idade gestacional. Um recém-nascido PIG é o produto de uma gestação complicada por qualquer anormalidade placentária, materna ou fetal. Embora o peso ao nascer seja baixo, seu comprimento corporal e sua circunferência da cabeça são apropriados para a idade. Em comparação com o recém-nascido prematuro de peso equivalente, o recém-nascido PIG tem mais maturidade de desenvolvimento e enfrenta problemas fisiológicos diferentes. A desnutrição intrauterina resulta em menos gordura corporal e menores depósitos de glicogênio. Sua área de superfície relativamente grande e elevada taxa metabólica os predispõe a hipotermia e hipoglicemia. Os recém-nascidos PIG também têm risco aumentado da síndrome de aspiração de mecônio. A policitemia (que pode levar a complicações da síndrome de hiperviscosidade) é comum e necessita de monitoramento cuidadoso de seus hematócritos. Devido a seus órgãos serem relativamente maduros em termos de desenvolvimento e função (em comparação com recém-nascidos prematuros), é incomum haver retinopatia da prematuridade, hemorragia intraventricular e doença da membrana hialina.

▶ Regulação de temperatura

Lactentes e crianças são suscetíveis à perda de calor por terem uma área de superfície corporal relativamente maior e uma camada mais fina de gordura subcutânea em comparação com adultos. A perda de calor que ocorre por condução, convecção, evaporação e radiação pode ser quatro vezes maior que a de adultos, e é ainda maior no lactente prematuro. Os lactentes são homeotérmicos e gastam energia metabólica para ficar aquecidos às custas de outras funções. O calor é gerado não pelo calafrio, mas pelo metabolismo de reservas de gordura marrom (termogênese sem calafrios) em resposta à norepinefrina. Isso tem consequências práticas, pois a gordura marrom pode ser tornar inativa por alguns medicamentos (agentes vasopressores e anestésicos) e pode ser reduzida pela má nutrição. A exposição a ambientes frios aumenta o trabalho metabólico e o consumo de calorias. Devido às reservas limitadas de energia e à pele fina, a exposição prolongada pode rapidamente causar hipotermia. A secreção resultante de catecolaminas aumenta a taxa metabólica (particularmente no miocárdio) e produz vasoconstrição com déficit da perfusão tecidual e aumento da produção de ácido láctico.

Assim, é importante manter o recém-nascido doente em um ambiente térmico ideal. Essa é a temperatura ambiente na qual um bebê, com o mínimo de gasto metabólico, pode manter uma temperatura corporal normal e constante por controle vasomotor. Para obter esse ambiente, o gradiente entre a temperatura da superfície da pele e a do ambiente deve ser menor do que 1,5 °C. Como a temperatura média da superfície cutânea é de 35,5 °C, a temperatura ambiente ideal é de 34 °C (um pouco mais alta para recém-nascidos prematuros). A temperatura ambiente do neonato é mais bem controlada pela colocação do recém-nascido em uma incubadora fechada. Um aquecedor aberto por radiação é usado quando o recém-nascido está doente e necessita de frequentes acessos. A temperatura ambiente da incubadora pode ser monitorizada e mantida em neutralidade, ou pode ser usado um sistema automático. Este último regula a temperatura da incubadora conforme a temperatura da pele do recém-nascido. A perda de calor pode ser ainda mais reduzida enrolando-se a cabeça, as extremidades e o máximo possível do tronco com plástico, lâminas plásticas ou folhas de alumínio.

No bloco cirúrgico, a temperatura do lactente deve ser continuamente registrada colocando-se um termostato no reto ou no esôfago. O calor do corpo pode ser conservado por bolsas de aquecimento, circulação de ar quente ao redor da criança, lâmpada de infravermelho e líquidos de irrigação mornos. A sala cirúrgica deve ser pré-aquecida e a temperatura mantida em 20 a 27 °C. Esponjas e campos molhados exageram as perdas de calor por evaporação. Os campos plásticos retêm o calor corporal e mantêm a pele seca. Um dos meios mais efetivos para regular a temperatura corporal é aquecer e umidificar os gases anestésicos inalatórios.

▶ Ventilação

A ventilação assistida é frequentemente necessária em decorrência de doenças subjacentes (p. ex., circulação fetal persistente e hipertensão pulmonar), medicamentos (p. ex., opioides, PGE_2) ou alterações fisiológicas impostas por um procedimento cirúrgico (p. ex., fechamento de um defeito da parede abdominal ou hérnia diafragmática). Ao nascer, o bebê deve ser aquecido, seco e estimulado. Se o bebê mostra sinais de sofrimento respiratório, a faringe deve ser aspirada para retirada de muco, líquido amniótico ou mecônio. A respiração inadequada deve ser auxiliada através de pressão positiva por máscara e a seguir por uma sonda endotraqueal conforme a necessidade. Há uma importância crescente da ventilação com máscara laríngea (ML) em recém-nascidos com mais de 2,5 kg, especialmente em casos de via aérea difícil decorrente de anomalias congênitas, em que a intubação talvez não seja possível. O diâmetro de uma sonda endotraqueal (sem balonete) deve se aproximar daquele do 5º dedo ou das narinas, em geral entre 2,5 e 4 mm. O recém-nascido a termo geralmente necessita de uma sonda de 3,5 mm. Uma sonda orotraqueal é preferível em relação a uma nasotraqueal para minimizar o trauma e subsequente infecção nas vias nasais. A traqueia entre a glote e a carina tem 7,5 cm no recém-nascido, e a colocação da sonda no brônquio direito ou esquerdo deve ser evitada. Para recém-nascidos, a posição ideal da sonda pode ser estimada como peso corporal (kg) + 6 da seguinte forma: 7 cm a partir dos lábios em um recém-nascido de 1 kg; 8 cm em um recém-nascido de 2 kg; e 9 cm em um recém-nascido de 3 kg. Após a colocação, a sonda endotraqueal é firmemente fixado no local e conectado a um ventilador para recém-nascidos. Há necessidade de haver um pequeno escape de ar entre a sonda endotraqueal e a via aérea para minimizar o trauma laríngeo e traqueal.

A maioria dos ventiladores para recém-nascidos é de geradores de fluxo ciclados por tempo, capazes de liberar pressão contínua positiva na via aérea (CPAP) e ventilação mandatória intermitente (VMI). A VMI, síntese de ventilação mecânica simples e respiração com CPAP, permite que o bebê respire de forma independente entre as respirações mandatórias fornecidas pelo ventilador, enquanto é mantida uma pressão positiva contínua na via aérea. A respiração com CPAP ajuda a manter aberta a via aérea terminal, e é mais útil quando há o desenvolvimento de colapso alveolar, como na doença da membrana hialina ou atelectasias persistentes.

A mistura de gases que flui pelo sistema deve ser cuidadosamente controlada por um dispositivo misturador de ar e oxigênio, e a concentração inspirada de oxigênio deve ser regulada para evitar a liberação excessiva de oxigênio. Um objetivo razoável para a PO_2 arterial é mantê-la ao redor de 60 a 80 torr. O gás deve ser umidificado com o uso de um nebulizador aquecido, pois circuitos não umidificados podem levar a perdas insensíveis. Quando a PO_2 arterial for maior que 80 torr, a concentração de oxigênio inspirado é gradualmente reduzida para os níveis do ar ambiente; a pressão expiratória final é gradativamente reduzida. Quando a PCO_2 é menor do que cerca de 45 torr, a frequência da VMI também pode ser reduzida. Assim, aos poucos, o bebê é desmamado do oxigênio e da ventilação mecânica. Na remoção da sonda, pode-se fornecer CPAP nasal, e a concentração inspirada de oxigênio pode ser aumentada se houver necessidade.

No comprometimento respiratório grave (p. ex., hérnia diafragmática congênita [HDC], síndrome da aspiração de mecônio), há necessidade de estratégias ventilatórias mais complexas. A ventilação de alta frequência (tipo em jato e oscilatório) utiliza baixos volumes correntes com frequências elevadas (até 600 respirações/min) para minimizar os efeitos deletérios da pressão elevada na via aérea. O óxido nítrico inalatório (ONi) pode ser administrado pelo circuito ventilatório e pode ajudar a relaxar as pequenas vias aéreas e os vasos pulmonares. Há uma tendência para permitir níveis maiores de PCO_2 (hipercapnia permissiva) e níveis menores de PO_2 para reduzir o trauma pulmonar pela pressão e pelo oxigênio. Isso tem sido chamado de "ventilação suave". Se a ventilação suave, a hipercapnia permissiva e os modos ventilatórios de alta frequência forem ineficazes, pode-se obter a oxigenação e a troca de gases usando-se a oxigenação com membrana extracorpórea (OMEC). Essa unidade de "*bypass*" temporário oxigena o sangue por meio de um circuito externo enquanto se espera o amadurecimento dos pulmões ou a recuperação do processo de doença subjacente. A necessidade clínica da OMEC tem diminuído com o uso mais disseminado de ONi, surfactante, ventilação de alta frequência e a adoção da hipercapnia permissiva como estratégia ventilatória.

Guidry CA, Hranjec T, Rodgers BM, Kane B, McGahren ED: Permissive hypercapnia in the management of congenital diaphragmatic hernia: our institutional experience. *J Am Coll Surg* 2012 Apr;214(4):640-645, 647.

▶ Líquidos e eletrólitos

O manejo adequado de líquidos e eletrólitos envolve (1) o cálculo das necessidades de fluidos e eletrólitos para a manutenção das funções metabólicas, (2) a reposição das perdas (evaporação, terceiro espaço, externas) e (3) a consideração de déficits ou excessos preexistentes de líquidos. Considerando-se esses fatores, aconselha-se um programa cauteloso para a administração de líquidos e eletrólitos. A resposta do paciente é monitorizada, e o programa é ajustado de acordo com a evolução.

A monitorização do estado de líquidos e do equilíbrio acidobásico pode ser feita por meios não invasivos e invasivos. Os dispositivos não invasivos comumente usados incluem oximetria de pulso, débito urinário, monitorização transcutânea de CO_2 e esfigmomanometria. Para lactentes criticamente enfermos, há necessidade de métodos mais invasivos para avaliar a homeostasia. A análise de gases sanguíneos por picada no calcanhar (capilar), cateter venoso ou cateter arterial é frequentemente usada. Cateteres de polivinil podem ser colocados por meio da artéria umbilical na aorta, com a ponta posicionada ao nível de T6-T9 ou L3-L4 (confirmado radiologicamente). Cateteres arteriais de longa permanência também podem ser colocados nas artérias radial, femoral ou temporal por via percutânea ou por incisão. O acesso venoso central pode ajudar em casos onde há necessidade de acesso venoso prolongado ou nutrição parenteral, ou quando há necessidade de amostras frequentes de sangue. Ele pode ser feito através da veia umbilical; um cateter central inserido por via percutânea (CCIP) na veia safena, cefálica, basílica mediana ou temporal; ou com o uso de um cateter de Broviac pela veia femoral, jugular interna, facial ou subclávia.

A. Calculando as necessidades de manutenção

No recém-nascido e lactente, a necessidade básica de manutenção de água é o volume necessário para o crescimento e a reposição de perdas pela pele, pulmões e fezes. As necessidades durante o primeiro dia de vida são únicas devido ao volume de líquido extracelular grandemente expandido no bebê recém-nascido, o qual diminui após 24 horas. Por exemplo, os recém-nascidos com obstrução intestinal (p. ex., atresia intestinal) inicialmente não são hipovolêmicos em razão de ajustes de líquidos via placenta. Até 10% do peso de um bebê ao nascimento é perdido nos primeiros 3 a 7 dias; a maior parte é perda de água, com menores contribuições do mecônio e da urina. Durante as primeiras 24 horas de vida, o líquido básico de manutenção varia entre 60 e 80 mL/kg/dia para recém-nascidos a termo e entre 80 e 100 mL/kg/dia para recém-nascidos prematuros. Essa necessidade gradualmente aumenta para um mínimo de 80 a 100 mL/kg/dia com 4 dias de vida em recém-nascidos normais. Em crianças e adolescentes, o método mais comum para calcular as necessidades de líquidos se baseia no peso corporal (Tab. 43-1). Porém,

Tabela 43-1 Cálculo das necessidades de líquidos de manutenção

Peso Corporal	Volume de Líquidos em 24 h
1-10 kg	100 mL/kg
11-20 kg	1.000 mL + 50 mL para cada kg acima de 10 kg
> 20 kg	1.500 mL + 20 mL para cada kg acima de 20 kg

Reproduzida com permissão de Albanese CT: Pediatric surgery. Em: Norton JA. *Surgery.* New York, NY: Springer; 2000.

por conta de muitos fatores que afetam as necessidades de manutenção, não há relação próxima ou constante entre peso corporal e necessidades de líquidos e eletrólitos.

B. Manejo perioperatório de líquidos

No paciente cirúrgico, as anormalidades de líquidos, eletrólitos séricos e acidobásicos são corrigidos antes da cirurgia, quando possível. As necessidades de líquidos intra-operatórios consistem na necessidade de manutenção estimada mais a reposição de déficits preexistentes (se não tiverem sido corrigidos) mais a reposição de perdas intra-operatórias, incluindo sangue.

No pós-operatório, as perdas por fístulas e drenagens intestinais são diretamente medidas e repostas com uma solução eletrolítica apropriada (Tab. 43-2). Em neonatos, é importante medir os eletrólitos no líquido eliminado para orientar de maneira mais acurada a reposição, especialmente para fístulas ou estomas intestinais proximais. As perdas ricas em proteínas (p. ex., drenagem torácica de quilotórax) podem ser repostas com coloides como uma solução de albumina ou plasma fresco congelado (PFC). As perdas internas em cavidades ou tecidos (perdas do terceiro espaço) não podem ser medidas; a reposição adequada dessas perdas depende de monitorização cuidadosa dos sinais vitais e do débito urinário do paciente. Após cirurgias como laparotomia ou toracotomia, a necessidade de líquidos pode ser de mais de 150 mL/kg/dia por vários dias no pós-operatório. Os líquidos isotônicos são melhores no período pós-operatório imediato em pacientes com mais de 6 meses de idade quando há possibilidade de perdas significativas no terceiro espaço.

C. Considerações de eletrólitos

As necessidades básicas de eletrólitos e energia são fornecidas por sódio, 3 a 4 mEq/kg/dia (até 5 mEq/kg/dia para recém-nascidos prematuros) em dextrose a 5 ou 10%, com a adição de potássio, 2 a 3 mEq/kg/dia, uma vez que a produção de urina tenha sido estabelecida. O gluconato de cálcio (200-400 mg/kg/dia) pode ser acrescentado, especialmente em recém-nascidos prematuros. Eletrólitos adicionais como bicarbonato e magnésio são acrescentados conforme a necessidade.

Muitos recém-nascidos submetidos ao estresse desenvolvem níveis sanguíneos baixos de potássio, cálcio, magnésio e glicose. A deficiência de qualquer um desses elementos pode ocasionar vômitos, distensão abdominal, dificuldade alimentar, crises severas de apneia, cianose, letargia, movimentos anormais dos olhos, choro agudo, tremores ou convulsões. Convulsões e tetania causadas por hipocalcemia devem ser tratadas com solução intravenosa de cálcio a 10% a uma velocidade de 1 mL/min, enquanto o ECG é cuidadosamente monitorado. Embora a hipocalcemia possa ser em grande parte eliminada pela adição de sais de cálcio às soluções intravenosas, há necessidade de se ter cuidado, pois a infiltração subcutânea pode produzir vasoconstrição severa e necrose de pele. Se não houver resposta à correção de uma deficiência documentada de cálcio, deve-se suspeitar de hipomagnesemia e obter-se um nível sérico de magnésio.

A rápida determinação do nível glicêmico pode ser feita na unidade neonatal com tiras reagentes para glicemia. Isto pode ser correlacionado de tempos em tempos com determinações séricas da glicose, cuja frequência depende da estabilidade do lactente. Em geral, os líquidos intravenosos devem conter um mínimo de 10% de dextrose e, se estiverem sendo administradas soluções

Tabela 43-2 Reposição de perdas anormais de líquidos e eletrólitos

Tipo de Líquido	Conteúdo de Eletrólitos				Reposição
	Na^+ (mEq/L)	K^+ (mEq/L)	Cl^- (mEq/L)	HCO_3^- (mEq/L)	
Gástrico (vômitos)	50 (20-90)	10 (4-15)	90 (50-150)	...	Dextrose a 5% em solução fisiológica a 0,45% mais KCl 20-40 mEq/L
Intestino delgado (ileostomia)	110 (70-140)	5 (3-10)	100 (70-130)	20 (10-40)	Ringer lactato
Diarreia	80 (10-140)	25 (10-60)	90 (20-120)	40 (30-50)	Ringer lactato com ou sem HCO_3^-
Bile	145 (130-160)	5 (4-7)	100 (80-120)	40 (30-50)	Ringer lactato com ou sem HCO_3^-
Pancreático	140 (130-150)	5 (4-7)	80 (60-100)	80 (60-110)	Ringer lactato com ou sem HCO_3^-
Sudorese					
Normal	20 (10-30)	4 (3-10)	20 (10-40)	...	...
Fibrose cística	90 (50-130)	15 (5-25)	90 (60-120)	...	...

sem glicose como sangue ou plasma, é fundamental a monitorização cuidadosa do nível sanguíneo de glicose. O tratamento da hipoglicemia consiste na administração de glicose a 50%, 1 a 2 mL/kg por via intravenosa, seguido por uma infusão contínua de soluções de glicose a 10 a 15%, a uma velocidade equivalente àquela necessária para a manutenção das necessidades de água.

Choong K, Arora S, Cheng J, Farrokhyar F, Reddy D, Thabane L, Walton JM: Hypotonic *versus* isotonic maintenance fluids after surgery for children: a randomized controlled trial. *Pediatrics* 2011 Nov;128(5):857-866.

▶ **Nutrição**

Os recém-nascidos precisam de uma ingesta calórica relativamente grande devido a sua elevada taxa metabólica basal, necessidades calóricas para o crescimento e desenvolvimento, necessidades energéticas para manter o calor corporal e reserva limitada de energia. Um lactente necessita de calorias a uma taxa de 100 a 130 kcal/kg/dia e proteínas a uma taxa de 2 a 4 g/kg/dia para obter um ganho de peso normal de 10 a 15 g/kg/dia (Tab. 43-3). Entre 30% e 40% das calorias não proteicas totais devem ser fornecidas como gordura. Essas necessidades diminuem com a idade, mas aumentam em casos de cirurgia, sepse, trauma ou queimaduras. As necessidades calóricas são aumentadas em 10 a 25% por cirurgia, em mais de 50% por infecção e em 100% por queimaduras.

A. Alimentação enteral

A melhor maneira de fornecer calorias e proteínas é pelo trato gastrintestinal (GI). Se o trato gastrintestinal for funcional, podem ser administradas fórmulas infantis padronizadas, refeições balanceadas ou dietas elementares preparadas pela boca, com a ajuda de sondas de alimentação nasogástricas ou nasojejunais, ou de sondas de gastrostomia ou jejunostomia colocadas cirurgicamente. A alimentação gástrica é preferível, pois permite processos digestivos e respostas hormonais normais, maior tolerância para grandes cargas osmóticas e menor incidência de "*dumping*". O uso de sondas nasoduodenais ou nasojejunais é reservado para lactentes que não toleram a alimentação intragástrica (p. ex., retardo de esvaziamento gástrico, refluxo gastresofágico [RGE] e reflexo de vômito diminuído).

A disponibilidade de dietas líquidas nutricionalmente completas e com baixa viscosidade permitem a alimentação contínua por meio de sondas de pequeno diâmetro. As dietas elementares feitas com a mistura de aminoácidos cristalinos, oligossacarídeos e gorduras podem ser completamente absorvidas no intestino delgado com pouco resíduo. O seu uso é limitado por causarem diarreia por conta da alta osmolalidade das fórmulas completas. Isso pode ser evitado pela administração de soluções diluídas por gotejamento contínuo. Inicialmente, o volume da solução diluída é gradualmente aumentado, e a concentração é então aumentada progressivamente e de maneira escalonada – i.e., metade da concentração, três quartos da concentração e, a seguir, concentração completa. São melhores as fórmulas que permanecem abaixo de 500 mOsm.

Cateteres pequenos de silicone ou polietileno, como aqueles usados para infusão intravenosa, podem ser colocados pelo nariz ou pela boca até o estômago ou jejuno. Em casos mais complexos, pode haver necessidade de uma gastrostomia ou jejunostomia colocada cirurgicamente para alimentação pós-operatória. São utilizados diversos métodos e técnicas em sua construção. No caso de gastrostomia, pode ser usado um cateter com balão (i.e., Foley) ou um botão de gastrostomia de baixo perfil. O silicone é superior a outros plásticos porque ele não fica rígido quando é exposto ao conteúdo intestinal. A nutrição parenteral combinada com a alimentação enteral costuma ser necessária para lactentes com síndrome do intestino curto até que ocorra a adaptação intestinal.

B. Alimentação parenteral

As indicações para alimentação parenteral incluem as seguintes situações: (1) expectativa de período prolongado de íleo (p. ex., após reparo de gastrosquise ou atresia jejunal alta); (2) fístulas intestinais; (3) suplementação de alimentações orais, como em diarreia intratável, síndrome do intestino curto ou várias síndromes de má absorção; (4) retardo de crescimento intrauterino; (5) estados catabólicos, como infecções ou tumores, quando as dietas gástricas são inadequadas ou não são toleradas; (6) doença inflamatória intestinal; (7) distúrbios alimentares graves agudos (pancreatite, enterocolite necrosante [ECN]); e (8) quilotórax.

As soluções concentradas (12,5% ou mais de glicose) causam trombose de vasos periféricos. A colocação de cateter venoso central (percutâneo ou Broviac) na veia cava superior ou inferior permite que o grande fluxo de sangue dilua imediatamente a solução, possibilitando que sejam administradas soluções mais concentradas de açúcar (glicose a 15-30%). O cateter pode ser colocado por via percutânea na veia subclávia ou na jugular interna, ou ser inserido por incisão nas veias jugular externa, facial anterior, jugular interna, cefálica, braquial ou safena. Para uso a longo prazo, são preferidos cateteres de Broviac (lúmen simples) ou Hickman (duplo lúmen), com balonetes de Dacron posicionados perto do local de saída dos cateteres na pele, por minimizar infecções e evitar o deslocamento acidental.

As soluções de alimentação intravenosa contêm fonte de aminoácidos (aminoácidos cristalinos 2-5% ou proteínas hidrolisadas), glicose (10-40%), eletrólitos, vitaminas e sais minerais. A

Tabela 43-3 Necessidades calóricas de diversos grupos etários em 24 horas

Idade	kcal/kg por 24 horas
Recém-nascido a termo (0-4 dias)	110-120
Baixo peso ao nascer	120-130
3-4 meses	100-106
5-12 meses	100
1-7 anos	75-90
7-12 anos	60-75
12-18 anos	30-60

Reproduzida com permissão de Albanese CT: Pediatric surgery. Em: Norton JA. *Surgery.* New York, NY: Springer; 2000.

Tabela 43-4 Necessidades de nutrição parenteral total

Componente	Neonato	6 meses a 10 anos	>10 anos
Calorias (kcal/kg/d)	90-120	60-105	40-75
Líquidos (mL/kg/d)	120-180	120-150	50-75
Dextrose (mg/kg/min)	4-6	7-8	7-8
Proteínas (g/kg/d)	2-3	1,5-2,5	0,8-2,0
Gordura (g/kg/d)	0,5-3,0	1,0-4,0	1,0-4,0
Sódio (mEq/kg/d)	3-4	3-4	3-4
Potássio (mEq/kg/d)	2-3	2-3	1-2
Cálcio (mg/kg/d)	80-120	40-80	40-60
Fosfato (mg/kg/d)	25-40	25-40	25-40
Magnésio (mEq/kg/d)	0,25-1,0	0,5	0,5
Zinco (μg/kg/d)	300	100	3 mg/d
Cobre (μg/kg/d)	20	20	1,2 mg/d
Cromo (μg/kg/d)	0,2	0,2	12 mg/d
Manganês (μg/kg/d)	6	6	0,3 mg/d
Selênio (mg/kg/d)	2	2	10-20 mg/d

Reproduzida com permissão de Albanese CT: Pediatric surgery. Em: Norton JA. *Surgery*. New York, NY: Springer; 2000.

composição eletrolítica da solução de proteínas deve ser conhecida, de forma que a composição desejada da solução final possa ser ajustada por aditivos apropriados, conforme as necessidades individuais do paciente. Uma solução padrão adequada para lactentes e crianças pequenas deve conter cálcio, magnésio e fosfato, a fim de permitir o crescimento. Os sais minerais também são acrescentados à solução básica (Tab. 43-4). Essas soluções devem ser infundidas a uma velocidade constante em bomba de infusão para evitar o refluxo no cateter e a coagulação, além de prevenir grandes flutuações de glicemia e concentrações de aminoácidos. Se for necessário restringir o volume de líquido da infusão, podem ser usadas soluções mais concentradas de glicose para aumentar a ingesta calórica.

As complicações da alimentação intravenosa prolongada são várias. O problema mais frequente é a sepse pelo cateter. Embora a remoção do cateter resolva rapidamente o problema, está indicada a tentativa de uso de antimicrobianos efetivos contra agentes patogênicos gram-positivos e gram-negativos. A remoção do cateter está indicada na presença de piora da sepse, com três hemoculturas positivas ou infecção documentada por fungos (com tratamento antifúngico após a remoção do cateter). O risco de coagulação do cateter pode ser controlado pelo uso de 1 unidade de heparina por mililitro de solução. Importante uma velocidade de infusão constante para minimizar a hiperglicemia ou a hipoglicemia. A análise dos eletrólitos séricos (incluindo cálcio e fosfato) pode ser necessária várias vezes por semana, mas o intervalo é reduzido para uma vez por semana quando o paciente está estável. Os pacientes devem ser observados quanto a hiperamonemia e deficiências de vitaminas ou sais minerais. Hepatomegalia e icterícia progressivas de origem incerta podem ocorrer após alimentação parenteral prolongada. Essa síndrome pode melhorar após a suspensão da solução parenteral, ou quando ela é infundida por um período de 12 a 16 horas com interrupção por 8 a 12 horas (cíclica), ou quando ela é complementada por alimentação enteral. O uso de uma emulsão baseada em ácidos graxos ω-3 (Omegaven) tem se mostrado efetiva para moderação dos efeitos da colestase pela NPT.

Fuchs J, Fallon EM, Gura KM, Puder M: Use of an omega-3 fatty acid-based emulsion in the treatment of parenteral nutrition-induced cholestasis in patients with microvillous inclusion disease. *J Pediatr Surg* 2011 Dec;46(12):2376-2382.

Javid PJ, Malone FR, Dick AA, Hsu E, Sunseri M, Healey P, Horslen SP: A contemporary analysis of parenteral nutrition-associated liver disease in surgical infants. *J Pediatr Surg* 2011 Oct;46(10):1913-1917.

Reynolds RM, Bass KD, Thureen PJ: Achieving positive protein balance in the immediate postoperative period in neonates undergoing abdominal surgery. 2008 *J Pediatr Surg* 2008;152(1):63-67.

▶ Perda sanguínea

Os volumes de sangue total, plasma e hemácias são maiores durante as primeiras horas de pós-natal em relação com qualquer outra fase da vida da pessoa. Várias horas após o nascimento, o plasma sai da circulação, e o volume de sangue total e plasma diminuem. O alto volume de hemácias persiste, reduzindo lentamente até alcançar níveis de adultos na sétima semana pós-natal. As estimativas de volume sanguíneo relacionadas à idade estão resumidas na Tabela 43-5.

Embora isso não seja clinicamente significativo, o tempo de protrombina e o tempo de tromboplastina parcial podem estar levemente prolongados ao nascer devido a deficiências relativas dos fatores de coagulação. Podem ocorrer defeitos no mecanismo de coagulação em neonatos como resultado da deficiência de vitamina K, trombocitopenia, distúrbios hereditários e insuficiência hepática temporária causada por imaturidade, asfixia ou infecção. É padronizada a administração de 1,0 mg de vitamina K por via intramuscular em todos os recém-nascidos.

O sangue perdido durante a cirurgia varia muito conforme a complexidade do procedimento cirúrgico, a doença subjacente e a efetividade da hemostasia. Perda sanguínea leve, de menos de

Tabela 43-5 Volume sanguíneo baseado na idade

Lactentes prematuros	85-100 mL/kg
Lactentes a termo	85 mL/kg
Idade > 1 mês	75 mL/kg
Idade 3 meses a adulto	70 mL/kg

10% do volume de sangue, geralmente não necessita de transfusão. É imperativo desenvolver métodos para a monitorização cuidadosa da quantidade de sangue perdida durante as cirurgias, pois a perda significativa de sangue costuma ser subestimada no recém-nascido, em especial no prematuro. Esponjas secas devem ser usadas e pesadas logo após o uso para minimizar erros por evaporação. A linha de aspiração, conectada a um recipiente calibrado na mesa cirúrgica, deve ser curta para reduzir o espaço morto da tubulação e para fornecer dados imediatos sobre a perda de sangue acumulada. A observação visual pode ser usada como orientação geral, mas ela tende a dar uma estimativa falsamente baixa da perda.

Antes da cirurgia, os recém-nascidos devem receber vitamina K 1,0 mg por via intravenosa ou intramuscular. Se for previsto um procedimento cirúrgico extenso, o sangue do paciente deve ser tipado e devem ser feitas as provas cruzadas em caso de necessidade de transfusão. Em lactentes com hematócritos maiores que 50%, a perda de sangue pode ser reposta com a infusão de solução de Ringer lactato ou PFC para compensar as perdas de até 25% do volume total de sangue. As perdas de sangue maiores devem ser repostas com concentrado de hemácias. A transfusão de hemácias com volume de 10 mL/kg deve elevar o hematócrito em 3 a 4%. O sangue transfundido deve ser pré-aquecido até a temperatura corporal passando-o por uma tubulação imersa em água a 37 °C. Com perda excessiva de sangue, os fatores de coagulação e as plaquetas podem ficar rapidamente reduzidos, e deve haver disponibilidade de PFC e plaquetas de mesmo tipo sanguíneo. No caso de transfusões de grandes volumes, tem sido demonstrado que relações de 1:1 entre PFC e hemácias e de 1:2 entre plaquetas e hemácias melhoram os desfechos.

▶ Considerações perioperatórias

A. Descompressão gastrintestinal

Nunca é demais ressaltar a importância da descompressão gástrica no recém-nascido cirúrgico. O estômago distendido traz o risco de aspiração e pneumonia, e pode também prejudicar a mobilidade diafragmática, resultando em dificuldade respiratória. Por exemplo, a oxigenação e a ventilação em um neonato com HDC podem ficar cada vez mais prejudicadas à medida que o intestino herniado fica distendido com ar e líquidos. Nos casos de gastrosquise, onfalocele e hérnia diafragmática, a capacidade de reduzir o intestino exteriorizado para dentro da cavidade abdominal é prejudicada pela distensão intestinal. É fundamental evitar a ventilação com ambu ou máscara nesses pacientes. Dá-se preferência a um cateter de duplo lúmen (*sump*) como um cateter 10F Replogle ou Anderson, utilizando-se aspiração contínua baixa. Se for usado um cateter de lúmen único, há necessidade de aspiração intermitente com seringa ou máquina. A posição correta do cateter no estômago é confirmada por mensuração cuidadosa do cateter antes da inserção e por radiografias. A cuidadosa fixação do cateter com fitas é fundamental para evitar seu deslocamento.

B. Coletas de sangue pré-operatórias

Os exames de sangue devem se restringir àqueles essenciais para diagnóstico e manejo. O volume de sangue retirado para exames laboratoriais deve ser documentado, pois esses pequenos volumes cumulativamente representam perda de sangue significativa em um lactente pequeno. Em geral, os únicos exames de sangue pré-operatórios de "rotina" em um neonato consistem em um hemograma completo e uma amostra de sangue para tipagem e provas cruzadas (no caso de cirurgia de grande porte em neonatos). Os eletrólitos nas primeiras 12 horas de vida simplesmente refletem os eletrólitos da mãe. Exames de coagulação (p. ex., TP, TTP, TCA) raramente estão indicados.

C. Diretrizes pré-operatórias para NPO

As diretrizes a seguir são gerais, mas as práticas institucionais variam muito. Os princípios que guiam a padronização incluem risco de hipoglicemia associado com o NPO, tolerância ou nível de conforto da criança em NPO e o desejo de ter um estômago vazio na indução de anestesia geral para reduzir o risco de aspiração.

1. Paciente com menos de 6 meses — Nada de sólidos, leite materno ou fórmula 4 horas antes do procedimento. Os lactentes podem receber líquidos claros (água, misturas de eletrólitos orais, água com glicose ou suco de maçã) até 2 horas antes do procedimento.

2. Pacientes entre 6 meses e 18 anos — Nada para comer ou beber após a meia-noite, com exceção de líquidos claros (água, suco de maçã, misturas de eletrólitos orais, sobremesa de gelatina, suco de uva branca), os quais podem ser continuados até 2 horas antes do procedimento.

3. Pacientes com mais de 18 anos — Nada para comer ou beber após a meia-noite, com exceção de líquidos claros (água, suco de maçã, sobremesa de gelatina simples) até 4 a 6 horas antes do procedimento.

D. Instruções de preparo intestinal

O intestino é mecanicamente limpo para a ressecção intestinal eletiva. As opiniões variam em relação à necessidade de preparo intestinal para determinados procedimentos, bem como em relação ao que usar para fazer isso e se o procedimento deve ser feito em casa ou no hospital. Um regime hospitalar começa na véspera da cirurgia e consiste em solução de polietilenoglicol e eletrólitos (GoLYTELY), 25 mL/kg/h por 4 horas ou até que o efluente esteja claro. A metoclopramida (0,1 mg/dose IV) é administrada 1 hora antes do GoLYTELY. Pedialyte pode ser administrado conforme a necessidade até o momento de iniciar o NPO.

As preparações ambulatoriais são reservadas para pacientes com mais de 1 ano de idade. São administrados líquidos claros na véspera da cirurgia. Supositórios de bisacodil (Dulcolax) e 8 onças (225 mL) de enema com água morna podem ser administrados pela manhã e à noite na véspera da cirurgia. Para crianças com mais de 5 anos de idade, é acrescentado o citrato de magnésio (1 onça [28 g] por ano de idade até o máximo de 8 onças), administrado por via oral na manhã e noite da véspera da cirurgia, junto com 16 onças (450 mL) de enemas de água morna.

LESÕES DA CABEÇA E PESCOÇO

CISTOS DERMOIDES

Os cistos dermoides são inclusões congênitas de pele e apêndices cutâneos, comumente encontrados no couro cabeludo, sobrancelhas e na linha média do nariz, pescoço e parte superior do tórax. Eles se apresentam como aumento de volume indolor que pode ser completamente móvel ou fixado na pele e em estruturas mais profundas. Os cistos dermoides da sobrancelha e couro cabeludo podem produzir uma depressão no osso subjacente, que aparece como um defeito liso tipo saca-bocado nas radiografias da parte exterior do crânio. Eles não têm extensão intracraniana. Por outro lado, os cistos da face e couro cabeludo que se localizam na linha média podem representar um diagnóstico alternativo de encefalocele e seriam manejados de forma bem diferente, de modo que é imperativo obter RM ou TC no pré-operatório. Os cistos dermoides da linha média cervical podem ser confundidos com cistos do ducto tireoglosso. Porém, os dermoides não se movem com a deglutição ou protrusão da língua, pois não são profundos em relação aos músculos, como os cistos do tireoglosso. Todos os dermoides contêm um material caseoso que é produzido por descamação de células do revestimento epitelial. Deve-se ter cuidado ao planejar a abordagem cirúrgica dos dermoides faciais para evitar a excisão incompleta ou a cicatriz cirúrgica desnecessária em regiões cosmeticamente sensíveis. Os dermoides devem ser excisados intactos, pois a remoção incompleta resultará em recorrência. Aquelas lesões que surgem perto das sobrancelhas devem ser excisadas por meio de uma incisão adjacente à linha do cabelo. As sobrancelhas não devem ser raspadas nem a incisão deve atravessar qualquer folículo da sobrancelha, pois haverá desenvolvimento de uma área permanentemente sem pelos. Recentemente, foi obtido sucesso com abordagens endoscópicas através de um túnel originando-se atrás da linha do cabelo, para evitar cicatrizes faciais.

ANOMALIAS BRANQUIOGÊNICAS

Durante o primeiro mês de vida fetal, o pescoço primitivo desenvolve quatro fendas externas e quatro bolsas faríngeas que são separadas por uma membrana. Entre as fendas e bolsas estão os arcos branquiais. A porção dorsal da primeira fenda se transforma no canal auditivo externo; as outras fendas são obliteradas. As bolsas faríngeas persistem como órgãos adultos. A primeira bolsa se transforma na tuba auditiva, cavidade da orelha média e células aeradas da mastoide. A segunda bolsa regride incompletamente e se transforma em tonsila palatina e fossa supratonsilar. A terceira bolsa forma as glândulas paratireoides inferiores e o timo; a quarta forma as glândulas paratireoides superiores. As anomalias branquiais são remanescentes desse aparato branquial fetal.

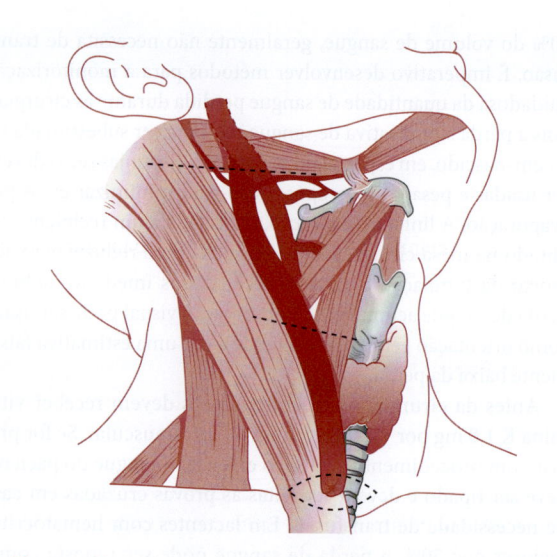

▲ **Figura 43-1** Fístula branquial com origem na segunda fenda branquial. A fístula se estende ao longo da borda anterior do músculo esternocleidomastoideo e passa entre as artérias carótidas interna e externa, e cefalicamente ao nervo hipoglosso para entrar na fossa tonsilar.

Um trato de origem branquial pode formar uma fístula completa, ou uma extremidade pode ser obliterada para formar um seio externo ou interno, ou ainda ambas as extremidades podem ser reabsorvidas, deixando um agregado de células formando um cisto (Fig. 43-1). As fístulas que surgem acima do osso hioide e se comunicam com o canal auditivo externo representam a persistência da primeira fenda branquial. Esses tratos estão sempre revestidos por epitélio escamoso. Os cistos e seios com segunda ou terceira origem branquial são revestidos por epitélio escamoso, cuboide ou colunar ciliado. As fístulas que fazem comunicação entre a borda anterior do músculo esternocleidomastóideo e a fossa tonsilar são de segunda origem branquial, e aquelas que se estendem até o seio piriforme derivam da terceira bolsa branquial. Os cistos que se desenvolvem a partir de estruturas branquiais geralmente aparecem mais tarde na infância, diferentemente dos seios e fístulas. As anomalias branquiais ocorrem com igual frequência em ambos os lados do pescoço, e 15% são bilaterais. As anormalidades da segunda fenda branquial são mais comuns, ocorrendo seis vezes mais frequentemente que as anomalias da primeira fenda.

▶ Achados clínicos

Um seio ou abertura fistulosa ao longo da borda anterior do músculo esternocleidomastóideo pode ser observado ao nascer e geralmente drena um material mucoide ou purulento. O paciente pode se queixar de drenagem com gosto ruim na boca ao massagear o trajeto, mas o orifício interno raramente é reconhecido. Alguns podem apresentar uma infecção aguda. Os cistos são caracteristicamente encontrados anterior e profundamente ao terço superior do músculo esternocleidomastóideo ou podem se localizar dentro da glândula ou parede faríngea, sobre o manúbrio ou no mediastino. Seios e cistos são propensos a se tornar repetidamente infectados, produzindo celulite e formando abscesso. Os seios branquiais incompletos aparecem como uma covinha que contém cartilagem e não drena, nem se comunica com estruturas profundas do pescoço.

▶ Diagnóstico diferencial

A linfadenite granulomatosa causada por infecções micobacterianas pode produzir linfonodos císticos e seios de drenagem, mas geralmente se diferencia pela reação inflamatória crônica que precede a drenagem purulenta. A linfadenite supurativa, mais comumente por *Staphylococcus aureus*, pode lembrar um remanescente branquial infectado. Porém, o tratamento e a cicatrização completa da linfadenite são curativos, enquanto um remanescente branquial identificável persistirá após a resolução da infecção. Hemangiomas e malformações linfáticas (ML) são massas tumorais macias e esponjosas que podem ser confundidas com cistos branquiais, mas estes últimos têm consistência mais firme. A ML pode ser transiluminada, enquanto isso não é possível com os cistos branquiais. Os tumores do corpo carotídeo são bem firmes, localizam-se na bifurcação carotídea e ocorrem em pacientes mais velhos. Os linfomas produzem massas firmes na área onde ocorrem os remanescentes branquiais, mas essas lesões se diferenciam por apresentarem múltiplos linfonodos unidos em vez de um tumor cístico solitário. Pode ser espremido um material mucoide das aberturas dos seios ou fístulas branquiais, e um trajeto firme tipo cordão pode ser palpável ao longo de seu curso.

▶ Tratamento

Quase todas as anormalidades devem ser excisadas precocemente, pois é comum haver infecções repetidas, dificultando a ressecção. Os remanescentes pequenos assintomáticos e cartilaginosos podem ser observados, mas eles geralmente são removidos por razões cosméticas, bem como pelo risco menor de infecção em comparação com um cisto/fístula verdadeira. Os seios e cistos infectados necessitam inicialmente de incisão e drenagem. A excisão desses trajetos é feita em etapas, sendo geralmente realizada cerca de 6 semanas depois, quando melhora a reação inflamatória aguda. Deve-se tentar excisar toda a parede do cisto ou trajeto da fístula (incluindo o ponto de drenagem na pele, quando houver), pois recorrência e infecção são comuns com a remoção incompleta. A excisão deve ser realizada com cuidado, pois os trajetos podem estar localizados adjacentes aos nervos facial, hipoglosso e glossofaríngeo, bem como à artéria carótida e à veia jugular interna.

> Al-Khateeb TH, Al Zoubi F: Congenital neck masses: a descriptive retrospective study of 252 cases. *J Oral Maxillofac Surg* 2007;65(11):22242-22247.

LESÕES PRÉ-AURICULARES

Seios, cistos e restos cartilaginosos pré-auriculares surgem pelo desenvolvimento anômalo da aurícula e não estão relacionados com anomalias branquiais. Os seios costumam ser curtos e têm extremidade cega. Podem ser cosmeticamente desagradáveis e costumam infectar. Apêndices cutâneos superficiais e restos cartilaginosos são facilmente excisados sem risco para outras estruturas, mas trajetos sinusais pré-auriculares podem ser muito enganadores em sua extensão e deve-se estar preparado para a realização de uma dissecção com risco de dano aos ramos do nervo facial.

MALFORMAÇÃO LINFÁTICA (HIGROMA CÍSTICO, LINFANGIOMA)

As MLs são massas císticas multinodulares e multilobulares revestidas por células endoteliais de canais linfáticos. Elas resultam de problemas no desenvolvimento e de obstrução do sistema linfático. Como elas são lesões não proliferativas, devem ser diferenciadas dos hemangiomas; assim, o termo preferido, malformação linfática, é atualmente favorecido em relação ao nome errado mais frequentemente encontrado de linfangioma. Higroma cístico é outro nome inadequado frequentemente encontrado para a malformação linfática cervical. Por fim, há desenvolvimento de sequestrações de tecido linfático que não se comunicam com o sistema linfático normal. Entre 50 e 65% aparecem ao nascimento e 90% até o segundo ano de vida. Elas se localizam com mais frequência no triângulo posterior do pescoço (75%) (Fig. 43-2) e axila (20%), com o restante localizado no mediastino, retroperitônio, pelve e virilha.

▶ Achados clínicos

As malformações linfáticas cervicais podem se comunicar abaixo da clavícula com um higroma axilar, higroma mediastinal ou, raramente, com ambos. A maioria pode ser assintomática; porém, a ML oculta geralmente se apresenta após uma infecção do trato aerodigestivo superior em razão de fluxo linfático aumentado ou infectado, ou após hemorragia na ML por uma membrana de microvasculatura aderente. Algumas vezes, ocorrem lesões muito grandes com envolvimento do assoalho da boca, as quais podem causar hidropsia *in utero* ou asfixia ao nascer se associadas ao comprometimento da via aérea. Há uma reconhecida associação entre ML cervical e síndrome de Turner. Essas lesões crescem ao longo de planos faciais e ao redor de estruturas neurovasculares; são infiltrativas, mas não invasivas. As lesões grandes podem ser reconhecidas no pré-natal com o uso de ultrassonografia ou exame por RM.

▶ Tratamento

Há dois modos de tratamento – escleroterapia ou excisão –, e a escolha se baseia nos exames de imagem (TC, RM). A injeção

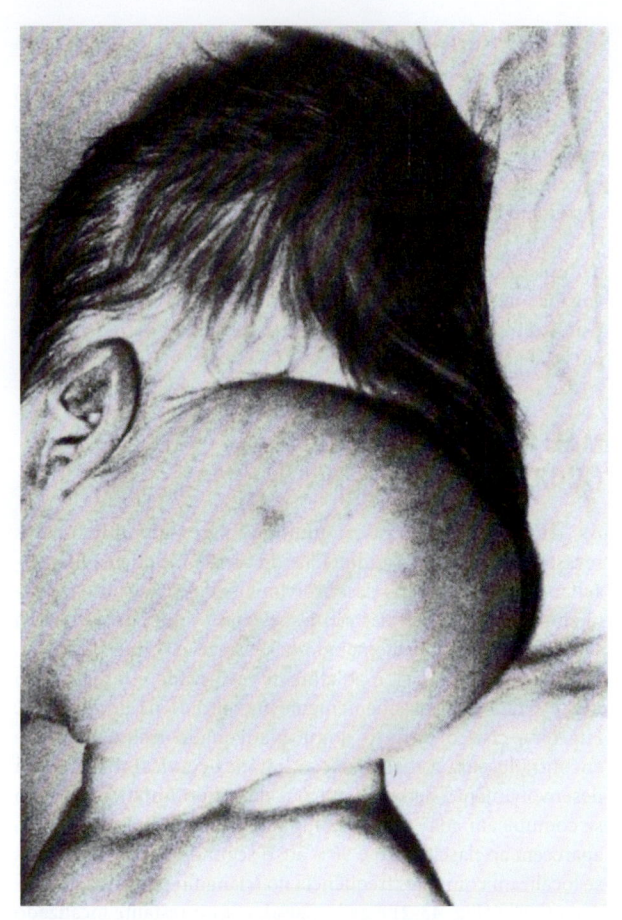

▲ **Figura 43-2** Típica malformação linfática macrocística neonatal originada no triângulo cervical posterior. (Reproduzida com permissão de Filston HC: Hemangiomas, cystic hygromas, and teratomas of the head and neck. *Semin Pediatr* Surg 1994;3:147.)

> Nehra D, Jacobson L, Barnes P, Mallory B, Albanese CT, Sylvester KG: Doxycycline sclerotherapy as primary treatment of head and neck lymphatic malformations. *J Pediatr Surg* 2008 Mar;43(3):451-460.

REMANESCENTE DE DUCTO TIREOGLOSSO

Durante a quarta semana de gestação, a glândula tireoide se desenvolve a partir de uma evaginação no assoalho da faringe primitiva localizada entre o primeiro par de bolsas faríngeas. Se o tecido primitivo da tireoide não descer normalmente, a glândula pode se formar na base da língua ou permanecer como uma massa em qualquer lugar da linha média do pescoço ao longo de seu truncado trajeto de descida. Se houver persistência do ducto tireoglosso, o trajeto epitelial forma um cisto que geralmente se comunica com o forame cego da língua. O ducto tireoglosso desce pelo segundo tecido primitivo do arco branquial, o qual se transforma no osso hioide antes de sua fusão na linha média. Por isso, o trajeto de um ducto tireoglosso persistente costuma se estender ao longo do osso hioide (Fig. 43-3).

▶ Achados clínicos

O achado clínico mais comum é uma massa cística arredondada de tamanho variável na linha média do pescoço, logo abaixo do osso hioide. A reação inflamatória aguda de uma infecção pode antecipar a presença de um cisto. O líquido no cisto costuma estar sob pressão e pode dar a impressão de ser um tumor sólido. Cistos e glândulas tireoides aberrantes na linha média se movem para cima e para baixo com a deglutição e com a protrusão da língua, pois se localizam profundamente à musculatura cervical. Por outro lado, o tecido tireoide lingual é uma entidade clínica rara e pode produzir disfagia, disfonia, dispneia, hemorragia ou dor.

intralesional de um agente esclerosante é mais efetiva para lesões uniloculares ou macrocísticas. Exemplos de agentes usados são OK-432 (mistura liofilizada de *Streptococcus pyogenes* e penicilina G potássica), bleomicina e doxiciclina. A excisão é feita com cautério bipolar para garantir uma dissecção hemostática e diminuir a incidência de fístula linfática e lesão de nervo. Contudo, o vazamento de linfa no pós-operatório é comum, sendo tratado por drenagem com aspiração fechada por dias ou semanas. A ruptura intra-operatória do cisto aumenta a dificuldade da dissecção, pois o cisto de parede fina é difícil de identificar, e as margens são obscuras. A taxa de persistência após a cirurgia pode ser de até 50%, pois a incisão incompleta é a regra em vez de exceção, a fim de evitar a lesão potencial de feixes neurovasculares adjacentes. Considerando a sua natureza infiltrativa, a persistência ou recorrência sintomática após a excisão cirúrgica e a inevitável fibrose cirúrgica, há uma tendência de se optar cada vez mais pela escleroterapia no caso de MLs macrocísticas superficiais acessíveis.

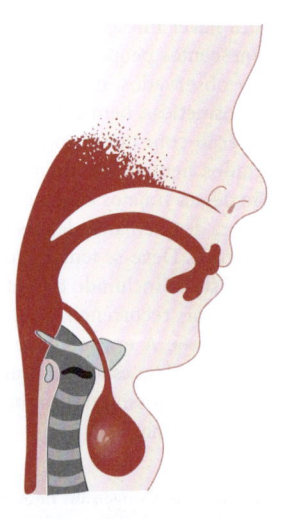

▲ **Figura 43-3** Cisto tireoglosso e trajeto do ducto através do osso hioide até o forame cego da língua.

Diagnóstico diferencial

Linfonodos, cistos dermoides e linfonodos aumentados contendo metástases tumorais podem ser confundidos com remanescentes do tireoglosso na linha média cervical. Cistos dermoides não se movimentam com a deglutição. Tireoides linguais podem ser confundidas com uma tonsila lingual hipertrofiada ou com uma rânula, fibroma, angioma, sarcoma ou carcinoma da língua. Essas lesões e os cistos de tireoglosso podem ser diferenciados de glândulas tireoide com localização aberrante por aspiração com agulha ou por cintilografia com iodo radioativo.

Complicações

Os cistos tireoglosso são propensos a infecções, e a drenagem espontânea ou a incisão com drenagem de um abscesso geralmente resultarão em uma fístula com drenagem crônica. A excisão de uma tireoide ectópica pode remover todo o tecido tireoidiano, produzindo hipotireoidismo. Há um potencial maligno do tecido tireoidiano disgenético localizado em um cisto de ducto tireoglosso; há desenvolvimento de carcinoma mais frequentemente em tecido tireoidiano ectópico do que em glândulas tireoidianas normais.

Tratamento

A excisão completa está indicada devido ao risco de infecção e à possibilidade de desenvolvimento de carcinoma papilar mais tarde. A infecção aguda em trajetos de tireoglosso deve ser tratada com antimicrobianos. Os abscessos devem ser incisados e drenados. Após a resolução completa da reação inflamatória (cerca de 6 semanas), um cisto de tireoglosso e seu trajeto epitelial devem ser excisados. A porção média do osso hioide deve ser removida em bloco com o trajeto do tireoglosso até a base da língua (procedimento de Sistrunk). Ocorrem recorrências quando o hioide não é removido e quando o cisto foi previamente infectado ou drenado.

Gallagher TQ, Hartnick CJ: Thyroglossal duct cyst excision. *Adv Otorhinolaryngol* 2012;73:66-69.

LaRiviere CA, Waldhausen JH: Congenital cervical cysts, sinuses, and fistulae in pediatric surgery. *Surg Clin North Am* 2012 Jun;92(3):583-597.

TORCICOLO

O torcicolo se apresenta como uma massa fibrótica dura e não dolorosa à palpação dentro do músculo esternocleidomastóideo. Ele pode estar presente ao nascer, mas geralmente não é notado até entre a 2ª e 6ª semanas de vida. A massa aparece com igual frequência em ambos os sexos e em ambos os lados do pescoço. Raramente, há mais de uma massa no músculo ou envolvimento de ambos os músculos esternocleidomastóideos. Uma história de parto pélvico está presente em 20 a 30% dessas crianças.

Achados clínicos

O torcicolo se manifesta quando o músculo esternocleidomastóideo é encurtado, e o processo mastoide no lado envolvido é puxado para baixo em direção à clavícula e manúbrio. Como resultado, a cabeça faz abdução para o lado ipsolateral e rotação para o lado contralateral (em direção ao ombro oposto). O ombro no lado afetado está elevado e pode haver escoliose cervical e torácica. A rotação passiva da cabeça para o lado do músculo envolvido terá resistência e limitação em graus variáveis, e o músculo aparecerá como uma faixa protuberante. Devido à pressão persistente quando o paciente está em decúbito, a face ipsolateral e a região occipital contralateral estarão planas. Ocorre hemi-hipoplasia facial e plagiocefalia (achatamento do crânio posterior ipsolateral) nos casos não tratados, geralmente em 6 meses.

Tratamento

A cirurgia raramente é necessária para esse problema. O torcicolo é tratado com exercícios ativos da amplitude de movimentos. Os ombros da criança são mantidos planos em uma mesa e a cabeça é inclinada e girada em uma amplitude de movimentos completa. Esse procedimento deve ser realizado pelo menos quatro vezes ao dia, em geral por 2 a 3 meses. O "tumor" firme costuma desaparecer bem antes da cura do torcicolo. Se o músculo continuar a ficar progressivamente encurtado, com deformidade do crânio occipital e facial, ambas as cabeças do músculo esternocleidomastóideo devem ser divididas por meio de uma pequena incisão transversa logo acima da clavícula. Esse procedimento não reverte as alterações ósseas que já ocorreram, mas evita a progressão do processo. Recentemente, foram descritas abordagens endoscópicas para evitar cicatrizes cirúrgicas indesejáveis na região da cabeça e pescoço.

Dutta S, Albanese CT: Transaxillary subcutaneous endoscopic release of the sternocleidomastoid muscle for treatment of persistent torticollis. *J Pediatr Surg* 2008 Mar;43(3):447-450.

LINFADENOPATIA CERVICAL

LINFADENITE SUPURATIVA

As infecções nas vias respiratórias superiores, couro cabeludo, orelha ou pescoço produzem graus variáveis de linfadenite secundária. A maioria dos microrganismos causadores é das espécies *Streptococcus* ou *Staphylococcus*. Em lactentes e crianças pequenas, a evolução clínica da linfadenite supurativa pode ofuscar muito uma infecção primária aparentemente insignificante ou inaparente. As infecções de couro cabeludo ou orelha produzem envolvimento de linfonodos pré-auriculares ou pós-auriculares e suboccipitais; as infecções submentonianas, orais, tonsilares e faríngeas afetam os linfonodos submandibulares e jugulares profundos.

▶ Achados clínicos

Com linfadenite significativa, os linfonodos regionais se tornam grandemente aumentados e produzem dor local e à palpação. O aumento de linfonodos cervicais é mais comum, seguido pelos linfonodos occipitais e submandibulares. A febre é alta inicialmente, depois se torna intermitente e pode persistir por dias ou semanas. Os linfonodos regionais podem permanecer aumentados e firmes por períodos prolongados, ou podem supurar e produzir edema e celulite adjacente. Mais tarde, os linfonodos podem reduzir ou desaparecer, ou pode haver a formação de um abscesso flutuante, resultando em vermelhidão e afinamento da pele sobrejacente. Os linfonodos infectados e fundidos podem ficar tão duros que são indistinguíveis de massas sólidas (à palpação).

▶ Diagnóstico diferencial

Uma linfadenite latente que não melhora nem forma abscesso pode ser confundida com linfadenite granulomatosa, linfoma ou tumor metastático. A biópsia excisional é necessária para diferenciar essas lesões. Após várias semanas, geralmente haverá uma redução no tamanho e na consistência da adenite supurativa, especialmente após o início da terapia antimicrobiana. Recentemente, o *S. aureus* resistente à meticilina (MRSA) está sendo encontrado em níveis quase epidêmicos como agente causador de linfadenite supurativa em cenários ambulatoriais. Deve-se manter uma alta suspeita de infecção por MRSA em todas as crianças que apresentam um primeiro episódio ou, mais certamente, em casos recalcitrantes e recorrentes.

▶ Tratamento

Na fase aguda, o paciente deve ser tratado com antimicrobianos antiestafilocócicos orais ou intravenosos. Na fase subaguda ou crônica, a presença de pus no linfonodo pode ser confirmada por aspiração da massa com agulha. Quando há abscesso, ele deve ser incisado e drenado sob anestesia geral. Naqueles casos de infecção por MRSA, pode haver necessidade de um curso prolongado de vancomicina ou linezolida para erradicação completa mesmo após a drenagem.

LINFADENITE GRANULOMATOSA

Embora a adenite cervical tuberculosa típica seja muito rara nos Estados Unidos, as micobactérias atípicas (p. ex., *Mycobacterium avium-intracellulare*) são encontradas e podem se apresentar como uma área não supurativa (geralmente cervical, axilar ou inguinal) de linfonodos fundidos com dor e seio de drenagem. Pode ocorrer linfadenite granulomatosa e formação de caseo nos linfonodos regionais que drenam o local de inoculação do BCG. A doença da arranhadura do gato causa uma linfadenite caseosa em linfonodos regionais (p. ex., aumento de linfonodos epitrocleares e axilares após uma arranhadura de gato na extremidade superior).

▶ Achados clínicos

As crianças com menos de 6 anos são mais frequentemente afetadas. A manifestação inicial é de aumento progressivo e indolor de linfonodos na cadeia cervical profunda e em linfonodos parotídeos, suboccipitais, submandibulares e supraclaviculares. A duração da linfadenopatia é geralmente de 1 a 3 meses ou mais. Os linfonodos podem ser grandes e móveis ou, com doença progressiva, podem ficar fundidos, fixos e, por fim, tornarem-se caseosos e formarem um abscesso. A incisão ou ruptura espontânea da pele sobrejacente resultará em seio de drenagem crônica. Na tuberculose, ambos os lados do pescoço ou múltiplos grupos de linfonodos são infectados, e a radiografia de tórax indica envolvimento pulmonar. Na linfadenite por micobactérias atípicas, a doença pulmonar é rara, e a adenite cervical é unilateral. O exame cutâneo com tuberculina é fracamente positivo em mais de 80% dos pacientes com infecção por micobactérias atípicas. Os exames cutâneos com antígenos de várias cepas de micobactérias atípicas estão disponíveis. Um exame cutâneo positivo ajuda a diferenciar a adenite granulomatosa da linfadenopatia maligna. Um linfonodo flutuante pode ser confundido com um remanescente de fenda branquial ou cisto do ducto tireoglosso.

A doença da arranhadura do gato é geralmente adquirida por uma mordida ou arranhadura de um filhote de gato. Ela é causada por um bacilo gram-negativo pleomórfico (*Bartonella henselae*), que é detectado em tecidos por uma coloração de prata ou exames sorológicos. Ela é uma doença aguda caracterizada por febre, mal-estar, possíveis manifestações musculoesqueléticas e, algumas vezes, uma lesão pustular no local da arranhadura. Costuma haver o desenvolvimento de aumento doloroso de linfonodos. Duas a quatro semanas depois, a linfadenite regional persiste, produzindo linfonodos supurativos dolorosos e fixos que podem desenvolver um seio de drenagem crônica.

▶ Tratamento

A linfadenite tuberculosa atípica pode ser tratada com rifampicina (10 mg/kg/dia), embora o tratamento definitivo geralmente necessite da excisão de linfonodos. Sulfametoxazol-trimetoprim pode encurtar a duração da doença da arranhadura do gato e evitar a supuração. Quando os antimicrobianos não são efetivos, o procedimento de escolha é a excisão dos linfonodos envolvidos antes que ocorra a formação de caseo. Após os linfonodos ficarem flutuantes ou haver formação de seio de drenagem, deve ser feita a excisão de uma cunha de pele envolvida, e os linfonodos necróticos subjacentes devem ser curetados (em vez de excisados), tomando o cuidado de não lesar os nervos adjacentes. As margens da ferida e a pele devem ser fechadas primariamente. O valor da quimioterapia continuada é influenciado por exames de sensibilidade no material da cultura. A excisão e o fechamento primário geralmente resultam em excelente cicatrização com bons resultados cosméticos.

Pilkington EF, MacArthur CJ, Beekmann SE, Polgreen PM, Winthrop KL: Treatment patterns of pediatric nontuberculous mycobacterial (NTM) cervical lymphadenitis as reported by nationwide surveys of pediatric otolaryngology and infectious disease societies. *Int J Pediatr Otorhinolaryngol* 2010 Apr;74(4):343-346.

▼ DEFORMIDADES CONGÊNITAS DA PAREDE TORÁCICA

FENDA ESTERNAL

A falha na fusão das duas barras esternais durante o desenvolvimento embrionário produz a fenda esternal congênita, a qual pode envolver o esterno superior, inferior ou completo. Em sua forma grave, esse defeito costuma estar associado com protrusão do pericárdio e coração (*ectopia cordis*) e lesões cardíacas congênitas. Os defeitos podem estar associados com anomalias extracardíacas, incluindo fenda labial, fenda palatina, hidrocefalia e outros distúrbios do SNC, ou podem ser um componente da pentalogia de Cantrell. A correção cirúrgica é realizada no período neonatal, quando a parede torácica é mais elástica; ela consiste na simples aproximação com sutura das duas metades esternais. Os defeitos mais complexos associados com *ectopia cordis* costumam ser incompatíveis com a vida.

PECTUS EXCAVATUM

Essa deformidade em depressão é a anormalidade congênita mais comum da parede torácica, ocorrendo em 1 de cada 300 nascidos vivos, com uma predominância de 3:1 em homens. Ela está associada com outros distúrbios musculoesqueléticos (síndrome de Marfan, síndrome de Poland, escoliose, pé torto, sindactilia), e 2% dos casos têm cardiopatia congênita. Há uma forma familiar, que resulta do crescimento posterior desequilibrado das cartilagens costais que costumam estar fundidas, com deformidades bizarras ou giradas. O corpo do esterno exibe secundariamente uma curvatura posterior proeminente, em geral envolvendo sua metade inferior (Fig. 43-4). Comumente, o xifoide é a porção mais profunda da depressão. A terceira, quarta e quinta cartilagens costais costumam ser afetadas, embora possa haver envolvimento da segunda a oitava cartilagens. A gravidade do defeito varia muito desde uma depressão leve e insignificante até uma forma extrema em que o osso xifoide está adjacente às vértebras. A depressão pode ser simétrica ou assimétrica, com graus variáveis de rotação esternal.

▶ Achados clínicos

Em geral, esses pacientes têm ombros arredondados, postura curvada, relativa proeminência abdominal, margens costais alargadas e aspecto astênico. Eles podem ser retraídos e se negarem a participar de atividades esportivas, especialmente se a sua deformidade ficar exposta. Alguns pacientes se queixam de cansaço fácil ou incapacidade de competir em atividades esportivas. Os exames da função cardiopulmonar raramente demonstram problemas; essa é predominantemente uma deformidade cosmética com sequelas psicossociais potencialmente graves.

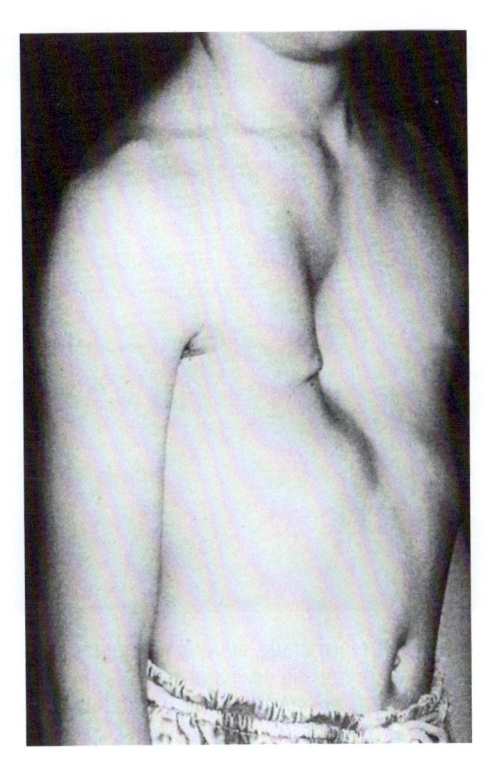

▲ **Figura 43-4** Adolescente com deformidade em *pectus excavatum*. Observar que a curvatura mais pronunciada está na metade inferior do esterno.

▶ Tratamento e prognóstico

Não existe uma idade padrão para o reparo. Sem dúvida, a cirurgia é mais fácil nas crianças menores em comparação com adolescentes. Os problemas de uma cirurgia precoce incluem um maior risco de recorrência durante o esporão de crescimento da adolescência e a incapacidade de uma criança pequena compreender e concordar com uma cirurgia predominantemente cosmética. Tradicionalmente, era realizado o reparo aberto (técnica de Ravitch), no qual as cartilagens anormais eram ressecadas, e o esterno era fraturado e fixado na posição correta. Recentemente, a técnica de Ravitch foi substituída pelo procedimento menos invasivo de Nuss, no qual uma escora esternal pré-formada é colocada às cegas ou por toracoscopia sob os músculos da parede torácica em cada hemitórax, pelo mediastino, sob o esterno, com duas pequenas incisões na linha axilar média. A barra curva é colocada de cabeça para baixo e movida até a sua posição sob o esterno, efetivamente elevando o esterno e a parede torácica até a posição correta. A barra fica no local por 2 anos, e o paciente pode reassumir suas atividades em 3 meses. Os resultados bons a excelentes a longo prazo após o procedimento de Nuss são de

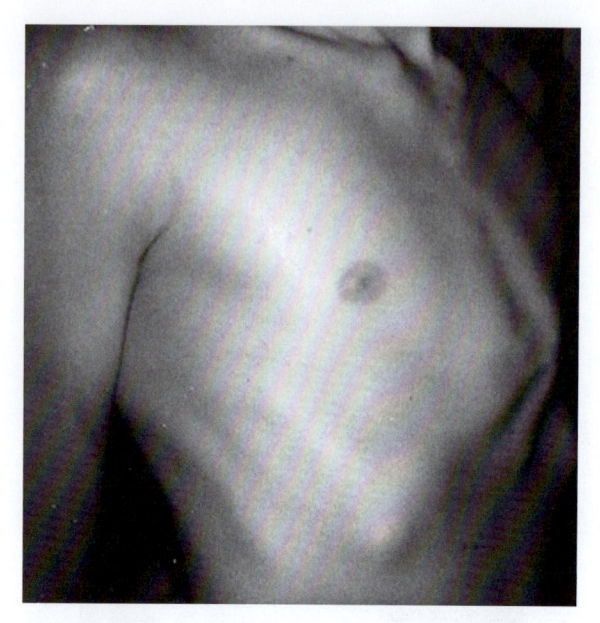

▲ **Figura 43-5** Deformidade severa no *pectus carinatum*. (Reproduzida com permissão de Shamberger R: Congenital chest wall deformities In: O'Neill JA, Rowe MI, Grosted JL [editors]: *Pediatric Surgery*. 5th ed. Philadelphia, PA: Mosby Company;1998.)

mais de 95%. A mais nova evolução em técnicas menos invasivas envolve a colocação de implantes de campos magnéticos opostos para empurrar a deformidade torácica para frente e fazer o remodelamento. Em geral, não há benefício cardiopulmonar após o reparo da parede torácica, exceto nas raras circunstâncias em que a deformidade é excessiva. Caso contrário, o reparo é realizado apenas para melhorar a aparência. Porém, os benefícios psicossociais do reparo dessa deformidade muitas vezes constrangedora não podem ser minimizados.

PECTUS CARINATUM

Essa é uma deformidade em protrusão, também chamada de "peito de pombo". Ela é aproximadamente dez vezes menos frequente que o *pectus excavatum* e resulta de crescimento excessivo de cartilagens costais, com abaulamento para frente e deformação secundária do esterno (Fig. 43-5). As formas atípicas e assimétricas com rotação são comuns. Há uma forma familiar. Ela está associada com doença de Marfan, neurofibromatose, síndrome de Poland e doença de Morquio. Diferentemente do *pectus excavatum*, a deformidade costuma ser leve e quase imperceptível no início da infância, tornando-se cada vez mais proeminente durante o crescimento rápido no início da puberdade.

▶ Tratamento e prognóstico

Como no *pectus excavatum*, não há comprometimento cardiorrespiratório com essa deformidade, e o reparo é realizado apenas para obter aspecto mais cosmético. As deformidades leves não devem ser corrigidas, e o paciente deve ser acompanhado quanto à progressão. Os defeitos moderados a graves devem ser reparados, particularmente quando o paciente deseja melhorar. As cartilagens deformadas são ressecadas, deixando as membranas costocondrais (pericôndrio) intactas. Não costuma ser necessária a fratura esternal. Para garantir que as cartilagens costais voltem a crescer em uma linha mais reta, são colocadas suturas de apoio no pericôndrio para seu encurtamento. As cartilagens costais regeneram dentro de 6 semanas. Um procedimento completo oferecerá um excelente resultado cosmético em quase todos os casos. As recorrências são raras. Uma abordagem alternativa ao reparo cirúrgico é o uso de órtese torácica, com uma vestimenta ortótica que deve ser ajustada e usada pela criança acometida durante várias horas ao dia ao longo de muitos anos. Esse procedimento pode acabar substituindo a abordagem cirúrgica, particularmente para aqueles pacientes motivados para usar a órtese durante a maior parte do dia (cerca de 16 horas).

Fonkalsrud EW, Beanes S: Surgical management of pectus carinatum: 30 years' experience. *World J Surg* 2001;25:898.

Harrison MR, Curran PF, Jamshidi R, Christensen D, Bratton BJ, Fechter R, Hirose S: Magnetic mini-mover procedure for pectus excavatum II: initial findings of a Food and Drug Administration-sponsored trial. *J Pediatr Surg* 2010 Jan;45(1):185-191.

Nuss D: Minimally invasive surgical repair of pectus excavatum. *Semin Pediatr Surg* 2008 Aug;17(3):209-217.

▼ EMERGÊNCIAS CIRÚRGICAS RESPIRATÓRIAS NO RECÉM-NASCIDO

Determinados aspectos da respiração exclusivos do lactente devem ser apreciados. Exceto durante os períodos de choro, o bebê recém-nascido é um respirador nasal obrigatório. A capacidade de respirar pela boca pode demorar semanas ou meses para ser obtida. A inspiração é feita principalmente por excursão do diafragma; os músculos intercostais e acessórios contribuem pouco para a ventilação. A respiração prejudicada resulta em retração do esterno, margens costais e fossas nasais; a resultante movimentação paradoxal pode contribuir para a insuficiência respiratória. A via aérea é pequena e flácida, de modo que é prontamente ocluída por muco ou edema, e sofre colapso facilmente com pouca pressão. Os lactentes com dispneia engolem grandes volumes de ar, e o estômago e o intestino distendidos prejudicam ainda mais a excursão do diafragma.

▶ Classificação

A. Distúrbios das vias aéreas superiores

1. Micrognatia – Sequência de Pierre Robin;
2. Macroglossia – Hipertrofia muscular, hipotireoidismo, malformação linfática, síndrome de Beckwith-Wiedemann;

3. Via nasofaríngea anômala – Atresia de coanas, síndrome de Treacher-Collins, síndrome de Apert e síndrome de Crouzon;
4. Tumores, cistos ou aumento de remanescentes da tireoide na faringe ou pescoço;
5. Estenose laríngea ou traqueal, membranas, cistos, tumores ou paralisia de pregas vocais;
6. Epiglotite;
7. Traqueomalacia;
8. Estenose traqueal com ou sem anéis traqueais completos.

B. Distúrbios das vias aéreas intratorácicas
1. Atelectasia;
2. Pneumotórax e pneumomediastino;
3. Derrame pleural ou quilotórax;
4. Cistos, sequestrações e tumores pulmonares;
5. Enfisema lobar congênito;
6. Hérnia ou eventração diafragmática;
7. Atresia esofágica com ou sem fístula traqueoesofágica;
8. Anomalias dos grandes vasos (p. ex., arco aórtico duplo, artéria subclávia esquerda aberrante, origem anômala da artéria pulmonar esquerda);
9. Tumores e cistos mediastinais (duplicações do trato digestivo superior, timomas, bócio subesternal, linfoma).

SEQUÊNCIA DE PIERRE ROBIN

A síndrome de Pierre Robin é um defeito congênito caracterizado por micrognatia e glossoptose, muitas vezes associado com fenda palatina. A mandíbula pequena e mais baixa e forte ação de sucção do lactente permitem que a língua seja aspirada de volta e oclua a via aérea laríngea, ameaçando a vida.

Os lactentes com casos leves devem ser mantidos na posição prona durante o cuidado e alimentação. Pode haver necessidade de sonda nasogástrica ou gastrostomia para a alimentação. A intubação nasofaríngea é efetiva para evitar a oclusão da laringe. Se as medidas conservadoras falharem, está indicada a atenção imediata para manter uma via aérea aberta com traqueostomia. O tratamento cirúrgico envolve a plicatura da língua, na qual ela é suturada para frente na mandíbula inferior, mas isso frequentemente é rompido. Com o tempo, a mandíbula inferior se desenvolve normalmente. Esses lactentes acabam aprendendo como impedir que a língua oclua a via aérea.

ATRESIA DE COANAS

A obstrução completa ao nível posterior das narinas por atresia de coanas pode ser unilateral e relativamente assintomática. Ela pode ser membranosa (10%) ou óssea (90%). Quando ela é bilateral, o sofrimento respiratório grave se manifesta ao nascer com marcada retração da parede torácica à inspiração e choro normal.

Há um arqueamento da cabeça e do pescoço em um esforço para respirar, e o bebê não consegue comer. O diagnóstico é confirmado pela incapacidade de passar uma sonda pelas narinas até a faringe. Com o bebê em posição supina, pode ser instilado material radiopaco nas narinas, e são obtidas radiografias laterais da cabeça para delinear a obstrução. Uma TC da nasofaringe definirá a oclusão óssea.

O tratamento de emergência consiste na manutenção de uma via aérea oral colocando-se um bico de mamadeira com a ponta cortada na boca. A oclusão membranosa ou óssea pode então ser perfurada com a excisão direta transpalatal, ou ela pode ser puncionada e alargada com um dilatador de Hegar. A abertura recém-criada deve receber um *stent* de plástico durante 5 semanas para evitar a estenose.

ESTENOSE E MALACIA TRAQUEAL CONGÊNITA

Há três tipos principais de estenose traqueal congênita: hipoplasia generalizada; estreitamento tipo funil, em geral com redução gradual até uma estenose logo acima da carina; e estenose segmentar de comprimentos variáveis que pode ocorrer em qualquer nível. A traqueomalacia é uma obstrução funcional em uma área "mole" da traqueia, que sofre colapso com a inspiração. Ela costuma ser secundária à compressão externa por anomalias ou tumores vasculares, ou por uma bolsa de esôfago superior cronicamente dilatada nos casos de atresia esofágica.

▶ Diagnóstico

A abordagem diagnóstica para um lactente com sofrimento respiratório e possível obstrução traqueal distal deve ser cuidadosamente integrada com planos de manejo da via aérea, pois a via aérea comprometida do lactente é facilmente ocluída por edema ou secreções. Isso é especialmente verdadeiro nas lesões traqueais distais, quando um tubo endotraqueal ou traqueostomia podem não aliviar a obstrução distal. O valor diagnóstico de cada procedimento deve ser pesado contra a ameaça de precipitar obstrução da via aérea. As lesões traqueais podem ser visualizadas com o uso de esofagografia, angiografia ou TC/RM. Lesões dinâmicas como traqueomalacia e síndromes de compressão vascular são mais bem definidas por fluoroscopia com *videotape* ou cinerradiografia com bário no esôfago. Pode haver necessidade de angiografia. As curvas de fluxo-volume podem definir o nível da obstrução (intratorácica *vs.* extratorácica) e o tipo de obstrução (estenose *vs.* malacia).

Embora a broncoscopia costume oferecer o melhor delineamento de lesões traqueobrônquicas, ela é um procedimento invasivo que pode precipitar obstrução aguda por edema ou inflamação. Um broncoscópio infantil rígido com óptica de Hopkins deve ser mantido acima da área crítica para evitar a precipitação de obstrução. A broncoscopia transnasal flexível com paciente acordado é mais útil para demonstrar anormalidades funcionais (p. ex., malacia).

Tratamento

As lesões não críticas de estenose e malacia em lactentes e crianças devem ser manejadas da maneira mais conservadora possível, preferivelmente sem intubação. A colocação "temporária" de *stent* nessas lesões raramente é temporária, pois a própria presença do tubo causa trauma e irritação continuados, de modo que o tubo não pode ser removido sem obstrução da via aérea. Se um lactente ou uma criança não podem ser manejados sem intubação, deve ser considerada a correção cirúrgica. A reconstrução traqueal por meio de ressecção ou com uma variedade de técnicas de traqueoplastia provou ser o tratamento de escolha para as lesões traqueais. A traqueomalacia grave é tratada com a abordagem da causa subjacente. Costuma haver necessidade de aortopexia ou *stent* endotraqueal. A traqueostomia é o último recurso.

HÉRNIA DIAFRAGMÁTICA CONGÊNITA

A HDC é uma doença altamente letal ou mórbida que afeta 1 em cada 2.000 nascidos vivos (Fig. 43-6). Anatomicamente, a HDC resulta de um defeito na fusão embriológica, permitindo a herniação de conteúdo intra-abdominal para dentro do tórax. A fusão do septo transverso e das pregas pleuroperitoneais normalmente ocorre durante a oitava semana de desenvolvimento embrionário. Se a formação diafragmática for incompleta, o hiato pleuroperitoneal (forame de Bochdalek) persiste. É comum haver não rotação intestinal devido à herniação intestinal para dentro do tórax, em vez de haver a sequência normal de rotação e fixação. Os defeitos graves causam hipoplasia pulmonar, hipertensão pulmonar e disfunção cardíaca. Quanto maior e mais precoce for a hérnia, mais grave será a hipoplasia pulmonar.

Achados clínicos

A. Sinais e sintomas

Os lactentes com defeitos diafragmáticos grandes costumam ser sintomáticos na sala de parto com taquipneia, respiração ruidosa, retrações e cianose, podendo necessitar de intubação urgente. Os defeitos menores podem não ser sintomáticos até que o lactente tenha vários dias ou meses de idade. Em geral, o abdome é escafoide, pois muitas das vísceras abdominais estão no hemitórax. O tórax no lado da hérnia pode ser maciço à percussão, mas os ruídos intestinais não costumam ser apreciados. O lado esquerdo do diafragma é afetado 4 a 5 vezes mais frequentemente que o direito, com uma taxa de anomalias associadas de 20% (anormalidades cromossômicas, defeitos do tubo neural e cardiopatia congênita). Quando a hérnia está do lado esquerdo, os sons cardíacos podem ser mais bem auscultados no lado direito do tórax.

O desenvolvimento de sintomas com a HDC se correlaciona com o grau de hipoplasia pulmonar e hipertensão pulmonar. O diagnóstico pré-natal está sendo feito cada vez mais e permite que a mãe e o feto sejam encaminhados a uma instituição com disponibilidade de unidades de cirurgia perinatal e pediátrica.

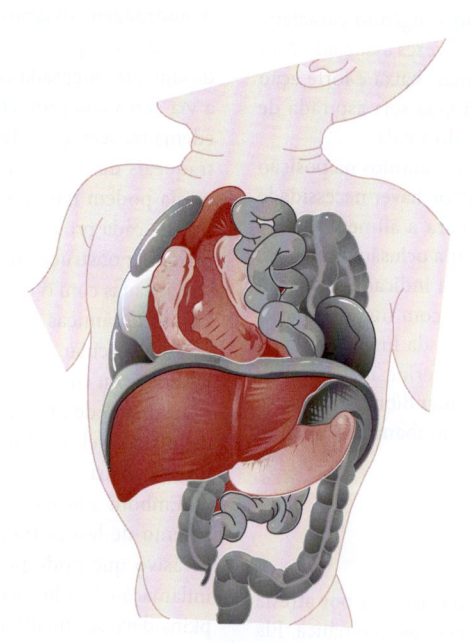

▲ **Figura 43-6** Hérnia diafragmática congênita posterolateral (Bochdalek). Intestino, baço e fígado algumas vezes fazem herniação para dentro do tórax e ocasionam grave comprometimento do desenvolvimento pulmonar *in utero* e problemas ventilatórios após o nascimento.

B. Exames de imagem

Uma radiografia de tórax pode demonstrar o seguinte: pouco gás no abdome, hemitórax radiopaco se o intestino não contiver uma quantidade significativa de gás ou se o lobo esquerdo do fígado ocupar a maior parte do hemitórax, perda do contorno diafragmático ipsolateral normal, intestino no tórax, desvio mediastinal contralateral e sonda nasogástrica enrolada no hemitórax. As hérnias do lado direito podem ser difíceis de diferenciar de uma eventração diafragmática. Isso pode ser diferenciado por uma RM. A RM ou a TC podem também diferenciar entre HDC e uma lesão pulmonar cística (p. ex., malformação adenomatoide cística congênita).

▶ Tratamento

Uma sonda nasogástrica deve ser colocada no estômago para aspirar o ar deglutido e para evitar a distensão do intestino herniado, o que causaria compressão adicional dos pulmões. O reparo do defeito diafragmático não é uma emergência cirúrgica, sendo na verdade uma emergência fisiológica que necessita de ressuscitação, com a cirurgia sendo realizada após a estabilização do lactente e a demonstração de mínima ou nenhuma hipertensão pulmonar. Foi demonstrado que o reparo precoce (antes de 48 horas de pós-natal) piora transitoriamente a função pulmonar por reduzir a complacência pulmonar e aumentar a reatividade das vias aéreas. Deve ser feita uma incisão abdominal subcostal, e o intestino herniado é reduzido a partir do espaço pleural. Alguns cirurgiões preferem uma abordagem torácica, particularmente para defeitos do lado direito. A pressão negativa entre o intestino e a parede torácica pode dificultar a redução. Após a redução intestinal, a colocação de um dreno de tórax no espaço pleural é opcional; se for usado, ele é conectado a um selo d'água e não em aspiração, pois isso pode causar desvio mediastinal fisiologicamente significativo. O defeito diafragmático deve ser fechado com fios inabsorvíveis. Em muitas situações, há necessidade de um material sintético para fechamento de defeitos grandes. A cavidade abdominal pode ser pequena demais e subdesenvolvida para acomodar o intestino e permitir o fechamento da musculatura da parede abdominal e camadas fasciais. Em tais casos, retalhos de pele da parede abdominal devem ser mobilizados e fechados sobre o intestino que faz protrusão ou pode ser criado um silo para permitir a redução visceral gradual com concomitante expansão de domínio abdominal e fechamento em etapas da parede abdominal.

Há necessidade de suporte respiratório e tratamento da hipoxemia, hipercapnia e acidose antes e, muitas vezes, após o reparo. A hipertensão pulmonar persistente pode resultar em *shunt* da direita para a esquerda, produzindo hipoxemia grave na aorta inferior. A adição de óxido nítrico aos gases da ventilação pode induzir vasodilatação pulmonar, melhorar a perfusão pulmonar e reverter o *shunt* da direita para a esquerda. A fisiologia de circulação fetal persistente pode ser tratada com sucesso em muitos casos com oxigenação por membrana extracorpórea e estratégias ventilatórias permissivas (ventilação de alta frequência). A miocardiopatia hipoxêmica pode necessitar de infusão de dopamina para aumentar o débito cardíaco. O tratamento pré-natal para a HDC grave (oclusão traqueal fetal temporária para promover o crescimento pulmonar) tem sido muito estudado e pode oferecer benefício em casos graves de HDC.

▶ Prognóstico

A taxa de mortalidade para lactentes com HDC depende da gravidade da hipoplasia pulmonar, da presença ou ausência de anomalias associadas e da qualidade dos cuidados fornecidos para esses lactentes criticamente enfermos. Quando o diagnóstico é feito *in utero*, o prognóstico depende da presença ou ausência de herniação no hemitórax esquerdo, da idade gestacional ao diagnóstico e da estimativa ultrassonográfica do tamanho pulmonar (relação pulmão-cabeça). No longo prazo, há várias anormalidades fisiológicas mensuráveis que não necessariamente são clinicamente significativas, como redução do volume pulmonar total, doença pulmonar restritiva ou obstrutiva e complacência pulmonar anormal. Porém, um pequeno subgrupo de pacientes sobreviverá como "deficientes pulmonares", permanecendo dependentes de oxigênio ou dependentes de ventilador, muitas vezes necessitando de traqueostomia. Como pode haver deficiência de tecido muscular periesofágico ou orientação anormal da junção gastroesofágica, é comum haver RGE. Ele é comumente tratado sem cirurgia, mas os casos refratários podem necessitar de procedimento cirúrgico antirrefluxo. Ocorre hérnia diafragmática recorrente em 10 a 20% dos lactentes, e isso deve ser considerado em qualquer criança com história de HDC que apresente novos sintomas GI ou pulmonares. A recorrência é mais comum quando é usado um material protético para o reparo.

As unidades cirúrgicas que estão imediatamente adjacentes aos serviços de obstetrícia relatam taxas de mortalidade de até 80%, pois os lactentes com hipoplasia pulmonar grave serão reconhecidos e tratados imediatamente. Os lactentes que sobrevivem e são transferidos para centros cirúrgicos distantes da área de parto geralmente têm doença menos grave, e as taxas de morte relatadas nessas unidades costumam estar abaixo de 40%.

Com as melhoras nas imagens ultrassonográficas pré-natais, muitos desses defeitos podem ser apreciados de maneira suficientemente precoce, possibilitando um parto planejado em instituição de cuidados terciários. Excluindo-se aqueles lactentes com anomalias graves associadas, a taxa global de sobrevida com o uso do tratamento médico máxima tem aumentado nos últimos anos devido a estratégias avançadas de ventilação e está bem acima de 70%.

HÉRNIA DO FORAME DE MORGAGNI

O forame de Morgagni ocorre na junção do septo transverso com a parede torácica anterior. Esse defeito diafragmático central anterior é responsável por apenas 2% das hérnias diafragmáticas. Elas podem ser paraesternais, retroesternais ou bilaterais. Diferentemente das hérnias de Bochdalek, as crianças costumam ser assintomáticas, e o defeito é descoberto mais tarde, em uma radiografia de tórax realizada por razões não relacionadas com a hérnia. A radiografia lateral de tórax demonstrando uma massa com ar estendendo-se até o mediastino anterior é patognomônica. O reparo está indicado no paciente assintomático devido ao risco de obstrução intestinal. As vísceras são reduzidas e qualquer saco herniário associado é excisado. O defeito é fechado com sutura da margem posterior do diafragma com a bainha do reto posterior, pois não há diafragma anterior. É frequente haver necessidade de fechamento com enxerto protético, dada a tensão resultante nos reparos com tecidos nativos pela ausência do diafragma anterior. As abordagens laparoscópicas para esse tipo de reparo estão sendo realizadas cada vez mais. Não há associação com hipoplasia ou hipertensão pulmonar. Este defeito, quando observado em recém-nascidos, pode estar associado com a pentalogia de Cantrell, um distúrbio com morbidade e mortalidade consideráveis, que consiste em defeito do diafragma anterior, fenda esternal distal, onfalocele epigástrica, defeito pericárdico apical e cardiopatia congênita (geralmente um defeito septal). Excluindo-se os pacientes com a pentalogia de Cantrell, a sobrevida é próxima de 100%.

EVENTRAÇÃO DO DIAFRAGMA

A eventração do diafragma é uma porção anormalmente elevada ou atenuada (ou ambas) do diafragma. Ela pode ser congênita (geralmente idiopática, mas pode estar associada com miopatias congênitas ou infecções intrauterinas) ou adquirida (como resultado de lesão do nervo frênico durante parto com fórceps ou cirurgia). Na forma congênita, há variável afinamento ou ausência do músculo diafragma, até o ponto de dificultar a diferenciação com HDC ou saco herniário persistente. O hemidiafragma elevado pode produzir anormalidades na mecânica da parede torácica com prejuízo da função pulmonar. Sofrimento respiratório e pneumonia são sintomas frequentes de apresentação, embora sintomas GI como vômitos ou volvo gástrico tenham sido relatados.

O diagnóstico é feito por radiografia de tórax. Ele é confirmado por fluoroscopia ou ultrassonografia, as quais demonstram movimento paradoxal do diafragma durante a respiração espontânea. As eventrações pequenas e descobertas de forma incidental não necessitam de reparo. As eventrações que estão associadas com sintomas respiratórios devem ser reparadas com plicatura do diafragma usando-se fios inabsorvíveis.

Al-Salem AH: Congenital hernia of Morgagni in infants and children. *J Pediatr Surg* 2007 Sep;42(9):1539-1543.

Congenital Diaphragmatic Hernia Study Group: Defect Size determines survival in infants with congenital diaphragmatic hernia. *Pediatrics* 2007;120(3):3651-3657.

Dutta S, Albanese CT: Use of a prosthetic patch for laparoscopic repair of Morgagni diaphragmatic hernia in children. *J Laparoendosc Adv Surg Tech A* 2007;17(3):391-394.

Ruano R, Yoshisaki CT, da Silva MM, Ceccon ME, Grasi MS, Tannuri U, Zugaib M: A randomized controlled trial of fetal endoscopic tracheal occlusion *versus* postnatal management of severe isolated congenital diaphragmatic hernia. *Ultrasound Obstet Gynecol* 2012 Jan;39(1):20-27.

ENFISEMA LOBAR CONGÊNITO

O enfisema lobar congênito resulta de hiperinsuflação de um único lobo; raramente, há acometimento de mais de um lobo. Os lobos superior e inferior são mais frequentemente envolvidos. Patologicamente, há três formas: enfisema hipoplásico, lobo polialveolar e obstrução brônquica.

O enfisema hipoplásico é diferenciado por um segmento, lobo ou todo o pulmão com número reduzido de ramos brônquicos, e com número e tamanho de vasos sanguíneos também reduzidos. O número de alvéolos é anormalmente reduzido, mas os espaços aéreos são grandes demais. A região hiperlucente vista na radiografia de tórax é normal ou apresenta volume pequeno e, desde que não haja acometimento do pulmão normal adjacente, o tratamento cirúrgico é desnecessário.

O lobo polialveolar se caracteriza pelo tamanho e número normais de ramos brônquicos, mas com um número anormal de alvéolos em cada unidade respiratória. Esses alvéolos são propensos à expansão excessiva, produzindo enfisema, o qual invade o pulmão normal adjacente e, assim, necessita de remoção.

Pode ocorrer obstrução brônquica por deficiência de suporte de cartilagem brônquica, mucosa redundante, estenose brônquica, plugue de muco ou compressão brônquica por vasos anômalos ou outras lesões mediastinais. Com a inspiração, o brônquio abre para permitir a entrada de ar no pulmão, mas na expiração o brônquio colapsa, fazendo alçaponamento de ar e, com cada ciclo respiratório, há progressiva expansão do lobo.

▶ Achados clínicos

Em um terço dos pacientes o sofrimento respiratório é observado ao nascer; em apenas 5% dos casos os sintomas se desenvolvem após os 6 meses. O sexo masculino é duas vezes mais afetado que o feminino. Os sinais incluem dispneia severa progressiva, sibilância, grunhidos, tosse, cianose e dificuldade de alimentação. Podem-se observar retrações e aumento da dimensão anteroposterior do tórax. O tórax tem hipertimpanismo, e pode-se observar redução dos ruídos respiratórios no lobo afetado. Uma radiografia de tórax pode demonstrar radiolucência do lobo enfisematoso, com marcas broncovasculares se estendendo até a periferia pulmonar. Podem ser observadas atelectasias compressivas do pulmão adjacente, desvio do mediastino, depressão do diafragma e arqueamento anterior do esterno. O lobo enfisematoso pode continuar a expandir, comprimindo o pulmão e vias aéreas adjacentes, produzindo sofrimento respiratório cada vez mais grave.

▶ Tratamento e prognóstico

Algumas vezes, o enfisema pode ser causado por corpo estranho ou plugue de muco no brônquio, os quais podem ser removidos pela broncoscopia. A compressão do brônquio por massas mediastinais pode ser aliviada pela remoção do tumor ou reparo de vasos anômalos.

O tratamento de casos assintomáticos ou com sintomas leves pode não ser necessário. Muitos pacientes com enfisema lobar, contudo, têm sintomas graves e há necessidade de lobectomia pulmonar. Para aqueles com respiração espontânea antes da cirurgia, a anestesia não deve ser iniciada até que toda a equipe esteja pronta para uma rápida toracotomia, pois a ventilação com pressão positiva pode aumentar agudamente o lobo enfisematoso, comprimindo dessa forma o tecido pulmonar normal e o coração. O prognóstico após o alívio cirúrgico do enfisema lobar é excelente. Raras vezes os pacientes apresentam doença residual no pulmão remanescente. No seguimento de longo prazo, os volumes pulmonares são normais, mas as velocidades de fluxo aéreo são diminuídas.

ANOMALIAS DE GRANDES VASOS

A compressão traqueobrônquica e esofágica pelos grandes vasos pode ocorrer como resultado de anomalias do arco aórtico ou ser decorrente de aumento de tamanho ou localização anormal das artérias pulmonares e subclávias. Embora a anormalidade mais comum seja uma artéria subclávia direita aberrante, a mais importante é o arco aórtico duplo, pois isso costuma causar sofrimento respiratório grave em lactentes (Fig. 43-7). Os lactentes acometidos têm uma característica sibilância inspiratória e expiratória, estridor ou tosse tipo crupe. Ecocardiografia, TC e RM podem demonstrar a anatomia anômala. Esofagoscopia e broncoscopia podem ser úteis na avaliação do grau e nível de compressão. A abordagem cirúrgica é feita no hemitórax esquerdo. Após a remoção do timo, o arco aórtico e seus ramos são delineados, e a anatomia é identificada. Para o arco aórtico duplo, o menor componente arterial é dividido; uma artéria subclávia direita anômala é dividida em sua origem. As bandas fibrosas acompanhantes e as bainhas que fazem constrição da traqueia e esôfago também devem ser divididas. O ducto arterioso (ou seu remanescente fibroso) também é dividido.

MASSAS MEDIASTINAIS

As massas mediastinais são relativamente comuns em lactentes e crianças e podem ser classificadas conforme o compartimento mediastinal onde surgem. O mediastino é classicamente dividido em compartimentos anterior, médio e posterior. Anatomicamente, o mediastino anterior consiste na área entre o esterno e o aspecto anterior da traqueia e pericárdio. O compartimento médio contém a traqueia, os brônquios principais e os espaços paratraqueais. O segmento posterior se estende do aspecto posterior da traqueia até a coluna.

As massas anteriores são responsáveis por um terço dos casos e são mais comumente teratomas e linfomas. Os teratomas podem ser císticos ou sólidos e podem também ser encontrados dentro do pericárdio (compartimento médio). Cerca de 20% deles são malignos. Outras massas incluem cistos tímicos, timomas, bócios subesternais e linfangiomas. As massas do mediastino médio são raras, mas, quando presentes, têm mais chances de serem cistos broncogênicos. Sessenta por cento das massas mediastinais se localizam dentro do compartimento posterior. Os tumores neurogênicos são mais comuns e incluem neuroblastoma, ganglioneuroblastoma, ganglioneuroma, neurofibroma e neurofibrossarcoma. Os sintomas comuns incluem sofrimento respiratório (por compressão traqueal ou pulmonar), síndrome de Horner e dor. Os cistos ou duplicações enterógenos também são comumente vistos no compartimento posterior. Eles são chamados de neuroentéricos quando há anomalia vertebral cervical ou torácica associada.

LESÕES PULMONARES CONGÊNITAS

As lesões pulmonares congênitas, as quais surgem por desenvolvimento anômalo do trato digestivo superior, são classificadas da seguinte forma: (1) cisto broncogênico, (2) malformação congênita de vias aéreas pulmonares (MCVAP), (3) sequestro pulmonar e (4) malformação broncopulmonar do trato digestivo superior. Os tecidos embrionários destinados a formar brônquios e pulmões se tornam estruturas anômalas isoladas dentro ou fora do pulmão. Essas lesões produzem sintomas por seu tamanho e posição, resultando em compressão de brônquios e parênquima pulmonar, ou por infecção e formação de abscesso dentro do cisto e pulmão normal adjacente. Há um número crescente de lesões pulmonares congênitas sendo diagnosticadas devido a melhoras nos exames de imagem pré-natais. A maioria dessas lesões necessita de uma angiografia por TC pós-natal para determinar a localização anatômica da lesão e a presença de vasos nutridores sistêmicos.

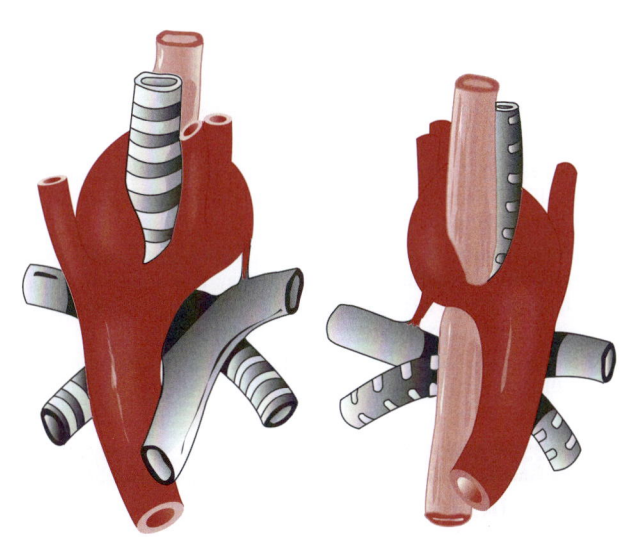

▲ **Figura 43-7** Visão anterior (esquerda) e posterior do duplo arco aórtico fazendo compressão na traqueia e esôfago.

CISTO BRONCOGÊNICO

Os cistos broncogênicos são revestidos por epitélio cuboide ou colunar ciliado, sendo preenchidos com material mucoide. A infecção repetida do cisto pode produzir metaplasia epitelial escamosa. Cerca de metade deles surge no mediastino e não se comunicam com os brônquios. Eles aparecem como massas radiopacas nas radiografias de tórax. Quando se localizam dentro do parênquima pulmonar, os cistos geralmente se comunicam com as vias aéreas e, consequentemente, são propensos à formação de abscesso. Os cistos broncogênicos surgem com frequência três vezes maior no pulmão direito. Eles são mais comuns nos lobos inferiores, mas podem ser encontrados em qualquer lobo. A compressão parcial do brônquio produz hiperinsuflação do pulmão envolvido, enquanto a obstrução completa produz atelectasia. A ruptura de um cisto que se comunica com o brônquio pode se apresentar como um pneumotórax hipertensivo. O tratamento de um cisto não infectado é feito por excisão. Os cistos infectados primeiro necessitam de drenagem (geralmente percutânea) e terapia antimicrobiana intravenosa e, depois, de ressecção após a melhora da inflamação (não antes de 6 semanas após a drenagem).

MALFORMAÇÃO CONGÊNITA DE VIAS AÉREAS PULMONARES

Essa lesão é uma massa pulmonar multicística resultante da proliferação de estruturas bronquiolares terminais. Em geral, ela é revestida por uma proliferação polipoide de epitélio brônquico circundada por músculo estriado e tecido elástico, mas há uma ausência de glândulas mucosas e cartilagem. Elas são mais comumente lobares e são classificadas radiologicamente com base no tamanho do cisto: as de tipo I são cistos maiores (> 2 cm), as de tipo II são cistos menores (< 2 cm) e as de tipo III têm cistos tão pequenos que dão uma aparência sólida. Essas malformações ocorrem com igual frequência em ambos os pulmões, com uma leve predominância nos lobos superiores. Pode haver associação com anomalias renais e do sistema nervoso.

▶ Achados clínicos

Uma lesão grande pode comprimir o pulmão fetal, resultando em hipoplasia pulmonar ao nascer, ou pode distorcer ou obstruir o esôfago, produzindo polidrâmnio. Além disso, a compressão do retorno venoso ao coração com exsudação de proteína para dentro do fluido pulmonar pode causar insuficiência cardíaca congestiva fetal, hidropsia fetal e morte *in utero*. As lesões grandes que não causam hidropsia fetal podem permanecer estáveis ou involuir durante a vida fetal, produzindo pouco ou nenhum sintoma de sofrimento respiratório ao nascer.

▶ Tratamento

Se a ultrassonografia pré-natal puder reconhecer a presença desse distúrbio em associação com hidropsia, a ressecção *in utero* é uma opção para casos selecionados. Recentemente foi demonstrado que os esteroides são promissores no tratamento pré-natal da MCVAP com hidropsia. As crianças que não tenham apresentado hidropsia antes do nascimento podem ser assintomáticas ao nascer (lesões pequenas), ou podem ter graus variáveis de sofrimento respiratório por compressão do pulmão normal ipsolateral. As crianças assintomáticas podem ser observadas, mas a ressecção (lobectomia pulmonar) é recomendada, pois essas lesões costumam ficar infectadas e há relatos de casos de transformação maligna ocorrendo em cistos antigos e não tratados. Muitas vezes, a radiografia simples de tórax não demonstra as lesões pequenas e assintomáticas.

SEQUESTRO PULMONAR E MALFORMAÇÃO BRONCOPULMONAR DO TRATO DIGESTIVO SUPERIOR

Um sequestro consiste em bronquíolos e alvéolos normalmente desenvolvidos e supridos por artérias sistêmicas em vez de pulmonares. O sequestro ocorre no tórax inferior, mais comumente à esquerda e adjacente ao mediastino. Raramente, o sequestro pode ocorrer nos lobos superior ou médio ou mesmo abaixo do diafragma. Os sequestros costumam ter um suprimento de sangue arterial sistêmico a partir da aorta acima ou abaixo do diafragma. Em raras situações, um sequestro se comunicará com o esôfago ou estômago, uma condição chamada de malformação broncopulmonar do trato digestivo superior. O sequestro pode ser intralobar ou extralobar. As lesões intralobares drenam pelas veias pulmonares, comunicam-se com a árvore traqueobrônquica e são propensas a infecção e formação de abscesso pulmonar. As lesões extralobares drenam para o sistema venoso ázigo, não se comunicam com o pulmão e costumam ser assintomáticas. Elas são geralmente encontradas em associação com HDC. As evidências histológicas sugerem que essas lesões têm origem embriológica semelhante àquela de cistos broncogênicos e de malformações adenomatoides císticas congênitas. Porém, diferentemente dessa última, o sequestro raramente cresce o suficiente para produzir hidropsia e morte *in utero*. O tratamento é feito com excisão do sequestro extralobar ou lobectomia em casos de sequestro intralobar.

> Albanese CT, Rothenberg SS: Experience with 144 consecutive pediatric thoracoscopic lobectomies. *J Laparoendosc Adv Surg Tech A* 2007;17(3):339-341.
>
> Loh KC, Jelin E, Hirose S, Feldstein V, Goldstein R, Lee H: Microcystic congenital pulmonary airway malformation with hydrops fetalis: steroids vs open fetal resection. *J Pediatr Surg* 2012 Jan;47(1):36-39.
>
> Puligandla PS, Laberge JM: Congenital lung lesions. *Clin Perinatol* 2012 Jun;39(2):331-347.

▼ LESÕES GASTRINTESTINAIS CONGÊNITAS

ANOMALIAS ESOFÁGICAS

A traqueia e o esôfago derivam do trato digestivo superior primitivo. Inicialmente, eles aparecem como um divertículo ventral

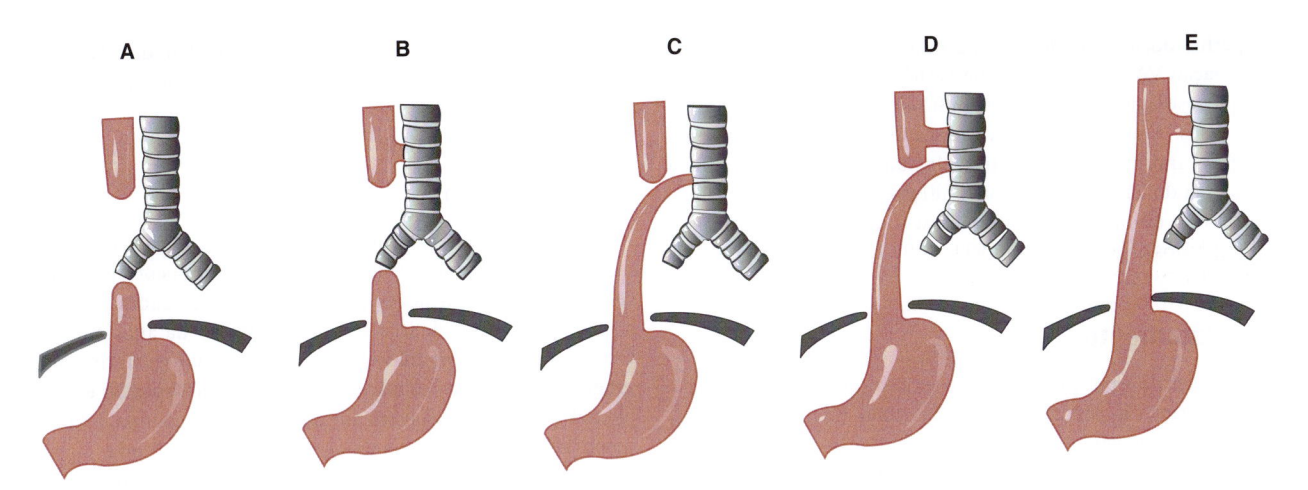

▲ Figura 43-8 A. Atresia esofágica pura (distância longa entre os cotos esofágicos). **B.** Atresia esofágica com fístula traqueoesofágica proximal. **C.** Atresia esofágica com fístula traqueoesofágica distal. **D.** Atresia esofágica com fístulas proximal e distal. **E:** Fístula traqueoesofágica sem atresia esofágica. (Reproduzida com permissão de Grosfeld JL: Pediatric surgery. Em: Sabiston DC, ed. *Textbook of Surgery*. Philadelphia, PA: Saunders; 1991.)

comum por volta do 19º dia de gestação. Vários dias depois, o alongamento e a separação do divertículo em vias aéreas e esôfago ocorre em direção caudal para cefálica. Os erros nesse processo resultam em atresia esofágica, fístula traqueoesofágica e suas variantes (Fig. 43-8).

▶ Classificação

A. Com atresia esofágica

1. Há uma bolsa proximal cega e uma fístula entre a extremidade distal do esôfago e o terço distal da traqueia (tipo C, 85% dos casos).
2. Há uma bolsa esofágica proximal cega, não há fístula traqueoesofágica e há um esôfago distal curto e cego (tipo A, 10% dos casos). É chamada de atresia pura ou com longa distância entre os "cotos esofágicos".
3. Há fístulas entre os segmentos esofágicos proximal e distal e a traqueia (tipo D, 2% dos casos).
4. Há uma fístula entre o esôfago proximal e a traqueia, e um esôfago distal cego sem fístula (tipo B, 1% dos casos).

B. Sem atresia esofágica

1. Há uma fístula esofágica tipo "H" que costuma estar presente na região cervical baixa (tipo E, 4-5% dos casos).
2. Há estenose esofágica que consiste em uma oclusão membranosa (geralmente contendo cartilagem) entre os terços médio e distal do esôfago (raro).
3. Há uma fenda laringotraqueoesofágica de comprimento variável, consistindo em uma comunicação linear entre essas estruturas (muito raro).

▶ Achados clínicos

Logo após o nascimento, o lactente com atresia esofágica apresenta salivação excessiva e episódios repetidos de tosse, sufocação e cianose. As tentativas de alimentação resultam em sufocação, vômitos e regurgitação. Os lactentes com fístula traqueoesofágica, além da atresia esofágica, apresentarão refluxo de secreções gástricas para dentro da árvore traqueobrônquica, com resultante pneumonia. Os infiltrados pulmonares costumam ser notados primeiro no lobo superior direito. O diagnóstico pode demorar (vários meses) em casos de fístula traqueoesofágica tipo H com capacidade para alimentar-se, mas que apresentam infecções recorrentes do trato respiratório por aspiração.

Um cateter de calibre 10F deve ser passado até o esôfago pelo nariz ou boca; se houver atresia esofágica, o cateter não descerá a distância esperada até o estômago e enrolará na bolsa esofágica superior. Se uma fístula traqueoesofágica fizer conexão com o segmento esofágico inferior, haverá ar no estômago e no intestino nas radiografias simples. A ausência de ar abaixo do diafragma geralmente significa que não há fístula traqueoesofágica distal.

A distensão abdominal é um achado proeminente, pois o efeito de Valsalva da tosse e do choro força o ar por meio de uma fístula para dentro do estômago e intestino. A presença e a posição da fístula podem ser determinadas por broncoscopia.

A fenda laringotraqueoesofágica produz sintomas semelhantes àqueles da fístula traqueoesofágica, mas com muito mais gravidade. A laringoscopia pode mostrar a fenda entre as aritenoides estendendo-se até a laringe. A broncoscopia é a melhor maneira de delinear a fenda.

Há uma incidência de 50% de anomalias associadas: cardíacas (ducto arterioso patente, defeitos septais), GI (ânus imperfurado, atresia duodenal), geniturinárias e esqueléticas. A associação VACTERL (anomalia vertebral, anorretal, cardíaca, traqueoesofágica, renal e de membros) está presente em 25% dos casos. A atresia esofágica isolada tem sido associada com diversas anormalidades genéticas, incluindo trissomia do 18 e trissomia do 21. Ecocardiografia, ultrassonografia renal, exame anorretal e exames genéticos devem ser considerados na avaliação de todos os pacientes com FTE.

Tratamento

Um cateter de aspiração *sump* deve ser colocado na bolsa esofágica superior, e a cabeceira da cama é elevada. Há necessidade de ecocardiografia para determinar a posição do arco aórtico, pois um arco aórtico direito dificulta a toracotomia (ou toracoscopia) direita padrão para o reparo e está presente em 5% dos lactentes. Se possível, a pneumonia por aspiração é tratada antes do reparo.

O objetivo do tratamento cirúrgico é dividir e ligar a fístula e reparar a atresia em uma etapa, se possível. Isso costuma ser realizado com o uso de uma toracotomia posterolateral direita com uma dissecção extrapleural, embora uma abordagem com toracoscopia transpleural esteja ganhando popularidade para os lactentes estáveis e a termo. Além disso, as abordagens toracoscópicas estão ganhando aceitação à medida que técnicas minimamente invasivas continuam a evoluir. Nos pacientes com uma fístula traqueoesofágica tipo H, a fístula se localiza acima da entrada do tórax em dois terços dos casos. Essas fístulas podem ser divididas por meio de uma incisão cervical transversa esquerda. Uma sonda de alimentação de gastrostomia não é mais rotineiramente inserida, exceto quando o reparo esofágico está sob extrema tensão, quando há uma longa distância entre os cotos esofágicos que impeça a correção cirúrgica em uma única etapa e quando há anomalias graves associadas (p. ex., cardiopatia congênita). Uma sonda de alimentação transanastomótica é colocada para a alimentação pós-operatória, dependendo da demonstração de uma anastomose sem vazamentos na esofagografia obtida 7 dias após a cirurgia.

As cirurgias em etapas são reservadas para bebês extremamente prematuros, aqueles com pneumonia aspirativa grave e aqueles com anomalias graves ou longos espaços entre os cotos esofágicos. Há diversas estratégias para o reparo desses defeitos. Isso inclui esofagostomia cervical, divisão da fístula e inserção de uma sonda de gastrostomia. Vários meses depois pode ser realizada uma reconstrução em etapas, com a substituição do esôfago por interposição de colo do intestino ou estômago. Outra opção é uma sonda de gastrostomia isoladamente com dilatação e alongamento intermitente do coto esofágico superior, seguido por anastomose esofágica primária e interposição imediata de enxerto.

Estreitamentos ou membranas esofágicas no segmento distal do esôfago respondem prontamente à dilatação esofágica. Isso costuma ser feito com dilatadores de Hurst ou Maloney. As dilatações são repetidas até que ocorra a cicatrização sem recorrência da membrana. Pode haver necessidade de esofagoscopia e excisão de porções de uma membrana dura ou espessa, com o uso de pinça de biópsia ou *laser* endoscópico além da dilatação. Uma estenose esofágica inferior contendo cartilagem necessita de excisão e anastomose.

Prognóstico

A taxa de sobrevida para um recém-nascido a termo sem anomalias associadas é excelente. Porém, as mortes ocorrem como resultado de complicações pulmonares, graves anomalias associadas, prematuridade e sepse por ruptura da anastomose. Ocorrem vazamentos anastomóticos por tensão ou suprimento sanguíneo ruim. Ao realizar a anastomose, a abordagem extrapleural evita o desenvolvimento de empiema e confina o vazamento e possível infecção a uma pequena área localizada.

A deglutição é uma resposta reflexa que deve ser reforçada precocemente na infância. Se o estabelecimento da continuidade esofágica demorar mais do que 4 a 6 semanas, pode levar muitos meses para que seja vencida a aversão oral e que seja aprendida a deglutição. Os bebês com esofagostomias cervicais devem ser estimulados a sugar, comer e deglutir durante as dietas da gastrostomia.

Pode haver disfagia por meses ou anos após o reparo bem-sucedido de uma atresia esofágica, e isso é multifatorial. Uma estenose anastomótica não é incomum e pode necessitar de uma ou mais dilatações sob anestesia. Os corpos estranhos deglutidos se alojarão no local da anastomose e necessitarão de remoção com esofagoscopia. Outra causa de disfagia é a peristalse ruim do segmento esofágico distal. Esse problema frequente melhora com a idade.

A maioria desses lactentes tem um alarme de tosse tipo latido e uma respiração ruidosa na aspiração da traqueomalacia. Isso resulta da compressão *in utero* da traqueia pelo coto esofágico proximal dilatado. Isso frequentemente melhora com a idade e é raro após os 5 anos de idade. O RGE é comum após o reparo bem-sucedido e pode resultar em pneumonia aspirativa recorrente, disfagia, dificuldade de ganhar peso e estenose anastomótica recorrente. O tratamento clínico com um bloqueador H2 ou um inibidor da bomba de prótons deve ser instituído em todos os pacientes após o reparo, e um procedimento cirúrgico antirrefluxo pode ser necessário se o tratamento clínico falhar.

> Holland AJ, Ron O, Pierro A, Drake D, Curry JI, Kiely EM, Spitz L. Surgical outcomes of esophageal atresia without fistula for 24 years at a single institution. *J Pediatr Surg* 2009 Oct;44(10):1928-1932.

OBSTRUÇÃO INTESTINAL NO RECÉM-NASCIDO

Como os fetos fazem deglutição contínua de líquido amniótico para seu trato GI e o excretam na urina, a obstrução intestinal pode ser observada na ultrassonografia pré-natal pela presença de polidrâmnio (aumento da quantidade de líquido amniótico). A presença de polidrâmnio se relaciona com o nível da obstrução; ele é mais comum na obstrução do trato GI proximal (p. ex., atresia esofágica e duodenal), é raramente observado na atresia ileal e nunca é observado em associação com obstrução anorretal.

Após o nascimento, o principal sintoma é vômito, o qual é tingido de bile se a obstrução for distal à ampola de Vater. É importante observar que vômitos biliosos no recém-nascido são patológicos até prova em contrário. No exame físico, a presença e o grau de distensão abdominal dependem do nível da obstrução e devem ser observados. Por exemplo, não há distensão significativa na obstrução duodenal, mas há distensão massiva na obstrução colônica (p. ex., doença de Hirschsprung). Deve ser realizado um exame perineal cuidadoso para determinar se o ânus está presente, patente e em localização normal. O mecônio, primeira evacuação do recém-nascido, é eliminado nas primeiras 24 horas em 94% dos lactentes a termo normais e em 48 horas em 98%. A ausência de eliminação de mecônio pode indicar obstrução do trato GI inferior. Porém, 30 a 50% dos lactentes recém-nascidos com obstrução intestinal eliminarão mecônio.

Dependendo da doença, a radiografia simples de abdome pode demonstrar alças intestinais dilatadas, níveis hidroaéreos, calcificações (se ocorrer perfuração *in utero*) ou abdome sem gás. Diferentemente dos pacientes adultos, não é possível diferenciar entre intestino delgado ou grosso por sua aparência habitual na radiografia simples do abdome do recém-nascido. Se houver suspeita de obstrução do trato GI inferior, um enema contrastado (geralmente contraste hidrossolúvel) é o exame mais útil, pois pode ser diagnóstico e terapêutico na maioria dos casos (ver adiante). Radiografias de trato GI superior raramente estão indicadas, a menos que se queira descartar má rotação. TC, RM ou ultrassonografia praticamente nunca estão indicadas na avaliação de obstrução intestinal no recém-nascido.

ESTENOSE PILÓRICA HIPERTRÓFICA

A estenose pilórica é o distúrbio cirúrgico mais comum a produzir vômitos em lactentes. Ela resulta de hipertrofia da musculatura circular e longitudinal do piloro e do antro distal do esôfago, com progressivo estreitamento do canal pilórico (Fig. 43-9). A causa é desconhecida. A incidência entre homens e mulheres é de 4:1. O distúrbio é mais comum em lactentes primogênitos e ocorre com frequência quatro vezes maior nos filhos de mães que apresentaram a doença quando lactentes em comparação com aquelas cujos pais tiveram a doença. Se um gêmeo homozigoto for afetado, o outro também apresentará a doença em dois terços dos casos. É observada uma variação sazonal na ocorrência dos sintomas com picos na primavera e outono.

▶ Achados clínicos

A. Sinais e sintomas
Geralmente, o lactente acometido nasceu a termo, alimentando-se e crescendo bem até 2 a 4 semanas após o nascimento,

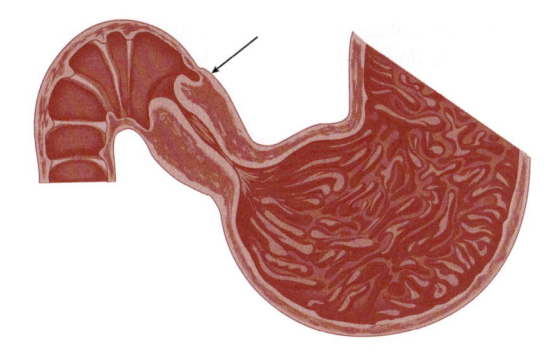

▲ **Figura 43-9** Estenose hipertrófica do piloro. Observar que a extremidade distal do músculo hipertrofiado faz protrusão para dentro do duodeno (seta), o que explica a facilidade de perfuração do duodeno durante a piloromiotomia.

quando ocorre regurgitação ocasional da alimentação. Vários dias depois, porém, o vômito se torna mais frequente e forçado. O vômito contém a alimentação prévia sem bile. Pode ser visto sangue no vômito em 5% dos casos e costuma haver aspecto de borra de café ou sangue oculto. Logo após os vômitos, o lactente tem fome e se alimentará de novo. As fezes ficam infrequentes e de consistência firme à medida que ocorre a desidratação. Com a desidratação, os lactentes costumam apresentar fontanelas profundas, mucosas secas e turgor de pele ruim. A progressiva intolerância alimentar precede a perda de peso. Ocorre icterícia por hiperbilirrubinemia indireta em menos de 10% dos casos. As ondas de peristalse gástrica podem geralmente ser vistas movendo-se da margem costal esquerda até a região do piloro. Em mais de 90% dos casos, o "tumor" pilórico ou "oliva" pode ser palpado quando o lactente está relaxado. O relaxamento abdominal pode ser obtido com sedação do lactente ou por administração de líquidos claros e simultânea aspiração do conteúdo gástrico com uma sonda gástrica.

B. Exames de imagem
Está indicado um exame de imagem quando o tumor pilórico não pode ser palpado. A ultrassonografia abdominal, o exame mais sensível e específico, identificará a estenose pilórica hipertrófica quando a espessura muscular for maior que 4 mm e o comprimento do piloro for maior que 16 mm. Uma ultrassonografia dinâmica pode também demonstrar a ausência da passagem do líquido ingerido. Radiografias contrastadas do trânsito GI superior estão indicadas se não houver disponibilidade de um ecografista experiente, ou se houver razoável chance de que os sintomas do paciente não se devam a estenose pilórica (p. ex., bebê prematuro, com 1 semana de idade), pois o exame pode demonstrar outras entidades no diagnóstico diferencial. Uma radiografia de trânsito GI superior positiva pode incluir os seguintes sinais diagnósticos: (1) delineamento do canal pilórico estreitado por um "sinal da corda" ou "trajeto duplo" devido a pregas na mucosa; (2) um "bico" pilórico onde ocorre a entrada no piloro a partir do antro; (3) o sinal do "ombro", no qual a

massa pilórica faz abaulamento para dentro do antro; e (4) obstrução completa do piloro.

▶ Diagnóstico diferencial

Os vômitos não biliosos repetidos em lactentes podem ser causados por alimentação excessiva, lesões intracranianas, espasmo pilórico, membrana antral, RGE, duplicação pilórica, estenose duodenal, má rotação do intestino ou insuficiência suprarrenal.

▶ Complicações

Vômitos repetidos com ingesta inadequada da dieta resultam em alcalose hipopotassêmica hipoclorêmica, desidratação e inanição. Com frequência, há gastrite e esofagite de refluxo. A aspiração de vômito pode produzir pneumonia.

▶ Tratamento e prognóstico

O tratamento cirúrgico é a piloromiotomia de Fredet-Ramstedt, na qual o piloro é incisado ao longo de toda a sua extensão, aberto amplamente e expondo, mas não violando, a mucosa subjacente. A cirurgia deve ser realizada apenas após a correção da desidratação e da alcalose hipopotassêmica hipoclorêmica, o que é evidenciado por cloreto sérico normal (o que indica um bicarbonato sérico normal), bem como um débito urinário maior que 1 mL/kg/hora. Há três abordagens para a piloromiotomia: uma incisão cutânea transversa no quadrante superior direito, uma incisão cutânea circumumbilical ou intraumbilical, ou uma abordagem laparoscópica com o telescópio no umbigo e os dois outros instrumentos de trabalho colocados diretamente pela parede abdominal. A abordagem laparoscópica oferece vantagens na recuperação pós-operatória com desfechos equivalentes em mãos experientes. A miotomia bem-sucedida é evidenciada quando a submucosa é vista herniando para fora do local da miotomia. Se a mucosa for inadvertidamente penetrada durante a piloromiotomia (geralmente no lado duodenal), ela é fechada com fios inabsorvíveis finos, sendo colocado um retalho de omento. As perfurações grandes são manejadas com fechamento da piloromiotomia, rotação do piloro em 90 graus e repetição da miotomia.

Têm sido descritos múltiplos esquemas de alimentação pós-operatória, variando desde alimentação completa imediata até alimentação postergada com avanços graduais de volume. Isso deriva da observação de que quase todos os pacientes com estenose pilórica vomitam após a cirurgia, presumivelmente devido a íleo gástrico, gastrite, RGE ou todos os anteriores. Uma piloromiotomia incompleta (geralmente no lado antral) é suspeitada quando os vômitos persistem além de 1 a 2 semanas de pós-operatório, resultando de uma miotomia curta ou da divisão incompleta do músculo. A miotomia incompleta deve ser avaliada com radiografias de trânsito GI superior, pois a ultrassonografia provavelmente mostrará hipertrofia continuada.

A estenose pilórica nunca recorre, e o desfecho é uniformemente excelente.

> Hall NJ et al: Recovery after open *versus* laparoscopic pyloromyotomy for pyloric stenosis: a double-blind multicentre randomised controlled trial. *Lancet* 2009 Jan 31;373(9661):390-398.
>
> Pandya S, Heiss K: Pyloric stenosis in pediatric surgery: an evidence-based review. *Surg Clin North Am* 2012 Jun;92(3):527-539.

OBSTRUÇÃO DUODENAL CONGÊNITA

As diversas causas de obstrução duodenal congênita são atresia, estenose, membrana (completa ou com perfuração), pâncreas anular, veia porta pré-duodenal e bandas peritoneais (bandas de Ladd) por má rotação. A atresia duodenal é diferenciada das atresias GI mais distais por ser causada por falha na recanalização do duodeno no início da gestação, em vez de anormalidade vascular mesentérica no final da gestação. A atresia duodenal é duas vezes mais comum do que do jejuno ou íleo. Em cerca de metade dos casos estão presentes múltiplas anomalias congênitas, incluindo síndrome de Down em 30% dos casos e cardiopatia congênita em 20%. O peso ao nascer é de menos de 2.500 g em metade desses lactentes. Ocorrem membranas ou estenoses mucosas tanto quanto a atresia pura. O pâncreas anular está quase sempre associado com hipoplasia do duodeno ao nível da ampola. A causa é um defeito do desenvolvimento caracterizado por persistência circunferencial da glândula ao redor do duodeno no local do primórdio ventral embrionário, levando a obstrução duodenal e um ducto pancreático acessório.

▶ Achados clínicos

Em 75% dos casos, a obstrução duodenal ocorre distalmente à ampola de Vater, fazendo com que a bile seja desviada para duodeno proximal e estômago. Os vômitos biliosos ocorrem logo após o nascimento e durante tentativas de alimentação. O abdome superior raramente está distendido. O mecônio é eliminado em mais de 50% dos casos.

A radiografia simples de abdome demonstra distensão aérea de estômago e duodeno (sinal da "bolha dupla"). Gás no intestino delgado e grosso indica obstrução incompleta. As radiografias contrastadas de trato GI superior são usadas para identificar a presença ou ausência de má rotação naqueles casos com obstrução incompleta, pois a obstrução por má rotação intestinal é uma emergência cirúrgica.

▶ Tratamento

A cirurgia é realizada com o uso de uma incisão transversa no abdome superior direito ou por laparoscopia. Deve ser realizada uma manobra de Kocher com mobilização completa da terceira e quarta porções do duodeno. A obstrução por bandas de Ladd necessita da divisão simples das bandas e a correção da má rotação (ver adiante). A duodenoduodenostomia é realizada para atresia duodenal e pâncreas anular. Uma membrana mucosa deve ser excisada se isso for tecnicamente possível, tomando cuidado para evitar lesão da ampola adjacente. Comumente, o duodeno está muito dilatado acima da obstrução, o que resulta em deficiência de progressão distal dos alimentos ingeridos. Esse problema é resolvido por excisão ou plicatura de uma porção da parede antimesentérica do intestino, para normalizar o diâmetro da luz (duodenoplastia gradual). A gastrojejunostomia não deve ser feita porque a bolsa duodenal cega pode causar vômitos de repetição. O intestino distal deve ser irrigado e avaliado quanto à presença de obstrução intrínseca associada, se possível. Porém, a taxa de atresia distal associada é baixa (incidência de 0,5-3%), sendo mais comumente observada em conjunto com uma deformidade em "casca de maçã". A mortalidade está relacionada com prematuridade e anomalias associadas.

> Kay S, Yoder S, Rothenberg S: Laparoscopic duodenoduodenostomy in the neonate. *J Pediatr Surg* 2009 May;44(5):906-908.
>
> St Peter SD, Little DC, Barsness KA, Copeland DR, Calkins CM, Yoder S, Rothenberg SS, Islam S, Tsao K, Ostlie DJ: Should we be concerned about jejunoileal atresia during repair of duodenal atresia? *J Laparoendosc Adv Surg Tech A* 2010 Nov;20(9):773-775.

ATRESIA E ESTENOSE DE JEJUNO, ÍLEO E COLO DO INTESTINO

Atresia e estenose de jejuno, íleo e colo do intestino são causadas por um acidente vascular mesentérico *in utero*, o qual pode resultar de hérnia, volvo ou intussuscepção, produzindo necrose asséptica e reabsorção do intestino necrótico. Embora a atresia possa ocorrer em qualquer porção do intestino, a maioria dos casos ocorre no íleo distal ou jejuno proximal. A atresia colônica é muito rara, sendo responsável por não mais do que 1% de todas as atresias intestinais. Uma área curta de necrose pode produzir apenas estenose, ou uma membrana mucosa ocluindo a luz (tipo I) (Fig. 43-10). Um infarto mais extenso pode deixar um cordão fibroso entre as duas alças intestinais (tipo II), ou o intestino proximal e o distal podem ser completamente separados com um defeito em forma de V no mesentério (tipo IIIa). Ocorrem atresias múltiplas em 10% dos casos (tipo IV). Uma variante do tipo III (tipo IIIb) é comumente chamada de atresia em "casca de maçã" ou "árvore de Natal", em que há um jejuno proximal com extremidade cega, ausência de uma porção longa do intestino delgado médio e um íleo terminal enrolado ao redor de seu tênue suprimento sanguíneo de um vaso ileocólico.

▶ **Achados clínicos**

Vômitos biliosos, distensão abdominal e falha na eliminação de mecônio indicam obstrução intestinal. A radiografia simples de abdome dará uma estimativa de quão distante está a obstrução no intestino. Um enema contrastado pode estar indicado para detectar o nível da obstrução. Em obstruções que ocorrem no intestino distal e aparecem relativamente no início da gestação, o

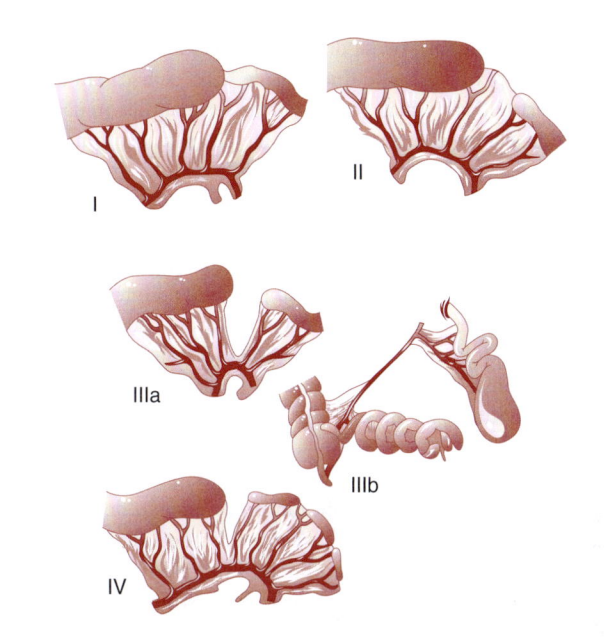

▲ **Figura 43-10** Espectro anatômico da atresia intestinal. Tipo I é uma estenose ou membrana mucosa. Tipo II, um cordão fibroso entre as duas extremidades intestinais. Tipo IIIa, alças intestinais proximais e distais com extremidade em fundo cego com um defeito mesentérico em forma de V. Tipo IIIb (deformidade em casca de maçã ou árvore de Natal) consiste em uma extremidade em fundo cego no jejuno proximal, ausência de uma grande porção do intestino médio e um íleo terminal enrolado ao redor de seu suprimento sanguíneo ileocólico. Tipo IV, atresias múltiplas de qualquer tipo. (Reproduzida com permissão de Grosfeld JL et al: Operative management of intestinal atresia based on pathologic findings. *J Pediatr Surg.* 1979 June;14(3):368–375.)

colo está vazio de mecônio e parece ser anormalmente estreito (microcolo). Quando a obstrução é proximal, ou quando ela ocorre mais tarde na gestação, o mecônio é eliminado para o colo. O enema contrastado então delineará um colo de tamanho mais generoso com seu conteúdo (mecônio). Nas crianças maiores com evidências de obstrução intestinal parcial, um exame radiológico seriado do intestino delgado pode estar indicado para identificar estenose intestinal.

▶ **Tratamento**

A cirurgia tem três objetivos principais: (1) restaurar a continuidade do intestino; (2) preservar o máximo possível de comprimento intestinal; e (3) manter a válvula ileocecal quando possível (o comprimento mínimo de intestino necessário para sustentar a nutrição enteral completa duplica na ausência da válvula ileocecal). Uma incisão abdominal superior transversa é preferida. Os lactentes com atresia jejunal ou ileal geralmente têm um segmento do intestino proximal adjacente à atresia que está desproporcionalmente dilatado em relação ao restante do intestino proximal. Isso é chamado de "*club*" e não tem atividade peristáltica normal. Se essa porção for mantida ou não for reduzida, ela pode se tornar uma fonte de obstrução funcional persistente. Ela é reduzida quando se trata de um segmento intestinal muito proximal, próximo do ligamento de Treitz; caso contrário, ela deve ser ressecada. Uma grande discrepância entre o diâmetro dos segmentos do intestino proximal e distalmente à atresia é a regra. A atresia do colo proximal do intestino deve ser tratada com ressecção do intestino dilatado e ileocolostomia. A atresia do colo distal do intestino pode ser tratada com colostomia terminal proximal ou com colostomia laterolateral. Mais tarde, a continuidade do colo distal pode ser estabelecida com anastomose terminoterminal.

Os lactentes nascidos com perda extensa de intestino delgado podem se beneficiar com um procedimento de Bianchi, no qual todo o intestino grandemente dilatado é dividido longitudinalmente em dois comprimentos de intestino. Um procedimento alternativo para alongar o intestino chamado de STEP (procedimento de enteroplastia transversa seriada) está rapidamente ganhando aceitação como procedimento de escolha para ganhar comprimento em casos de intestino dilatado e encurtado. A extremidade do jejuno em continuidade com o duodeno é anastomosada com a extremidade proximal do intestino dividido.

Em contraste com a atresia duodenal, as anomalias associadas são incomuns na atresia de intestino delgado e colo do intestino. Após o reparo, o retorno da função GI pode ser prolongado, e a alimentação deve ser introduzida de maneira apropriada.

> Modi et al: First report of the international serial transverse enteroplasty data registry: indications, efficacy, and complications. *J Am Coll Surg* 2007;204(4):365-371.
>
> Sudan D, Thompson J, Botha J, Grant W, Antonson D, Raynor S, Langnas A: Comparison of intestinal lengthening procedures for patients with short bowel syndrome. *Ann Surg* 2007 Oct;246(4):593-601.

DISTÚRBIOS DE ROTAÇÃO INTESTINAL

O intestino fetal começa como um tubo um pouco reto que cresce mais rapidamente que a cavidade abdominal, com herniação para fora da haste corporal (futuro umbigo) com cerca de 4 a 6 semanas de gestação. Com 10 a 12 semanas, o intestino retorna para a cavidade abdominal, faz rotação e fica fixado ao retroperitônio ao longo de um eixo diagonal comprido que se estende desde o nível da esquerda da vértebra T12 até o nível da direita da vértebra L5. A porção duodenojejunal do intestino faz rotação posterior (anti-horária) de 270 graus em relação aos vasos mesentéricos superiores e se fixa ao ligamento de Treitz, localizando-se à esquerda e cefalicamente em relação à artéria mesentérica superior. A porção cecocólica do intestino médio também faz rotação de 270 graus, mas em sentido horário (anterior) em relação à artéria mesentérica superior. O ceco se fixa no abdome inferior direito (nível de L5).

▶ **Classificação**

As anomalias de rotação e fixação são duas vezes mais comuns em homens do que em mulheres. Elas podem ser classificadas como (1) não rotação, (2) rotação incompleta, (3) rotação reversa e (4) fixação anômala do mesentério.

A. Não rotação
Com a não rotação, o intestino médio é suspenso em relação aos vasos mesentéricos superiores; o intestino delgado se localiza predominantemente à direita do abdome e o intestino grosso no abdome esquerdo. Não ocorre fixação e não há bandas de aderências. Essa é a anatomia fetal antes de 10 semanas de gestação. Como a sua base é muito curta, o mesentério é estreito e fica predisposto a volvo, com giro do intestino em sentido horário em relação aos vasos mesentéricos superiores. Essa anomalia costuma ser encontrada em pacientes com onfalocele, gastrosquise e HDC.

B. Rotação incompleta
A rotação incompleta (comumente chamada de má rotação) pode afetar o segmento duodenojejunal, o segmento cecocólico ou ambos. Costuma haver bandas de aderências (bandas de Ladd). Na forma mais comum, o ceco para a rotação e se fixa perto da origem dos vasos mesentéricos superiores, e densas bandas peritoneais se estendem desde o flanco direito até o ceco, obstruindo a segunda e terceira porções do duodeno ou outros segmentos do intestino delgado. O segmento duodenojejunal também faz rotação apenas parcial, geralmente parando nos corpos vertebrais ou a sua direita. O mesentério intestinal é fixado posteriormente, mas é muito estreito, estendendo-se apenas a distância entre o ceco e o segmento duodenojejunal. Isso predispõe a volvo (Fig. 43-11).

C. Rotação reversa
Na rotação reversa, o intestino faz rotação de grau variável em direção horária em relação ao eixo mesentérico superior. A alça duodenojejunal é anterior à artéria mesentérica superior. A alça cecocólica pode ser pré-arterial ou pode fazer rotação em sentido horário ou anti-horário em posição retro-arterial. Em ambos os casos, o ceco pode estar do lado direito ou esquerdo. A anomalia mais frequente é a rotação retro-arterial em sentido horário, a qual causa obstrução do colo direito.

D. Fixação anômala do mesentério
As anomalias da fixação do mesentério são responsáveis por hérnias paraduodenais e mesentéricas internas, ceco móvel ou bandas aderentes obstrutivas na ausência de rotação intestinal anômala. A rotação excessiva da junção duodenojejunal pode resultar em compressão pela artéria mesentérica superior da terceira porção do duodeno.

infarto intestinal. Ocorre úlcera péptica em 20% dos pacientes, presumivelmente como resultado de estase antral e duodenal.

B. Exames de imagem

Na obstrução por bandas de Ladd, a radiografia simples de abdome pode mostrar o sinal da "bolha dupla" que simula a estenose duodenal. A distribuição de gás por todo o intestino pode ser normal, embora ela possa ser escassa. Quando ocorre volvo, o intestino proximal será distendido por gás precocemente, mas com o tempo pode haver aparecimento de um abdome "sem gás", à medida que o gás é reabsorvido no intestino isquêmico. As paredes intestinais estão espessadas.

A identificação de inversão de posição da artéria mesentérica superior e da veia mesentérica superior na ultrassonografia é altamente sugestiva de má rotação e necessita de investigação adicional; porém, a ultrassonografia pode não detectar 10 a 15% dos casos. As radiografias de trânsito GI superior são o padrão-ouro para diagnóstico e demonstram distensão do duodeno, posicionamento anormal do segmento duodenojejunal (geralmente à direita da linha média) e estreitamento no ponto de obstrução. O intestino delgado é comumente visualizado no lado direito do abdome e o colo do intestino à esquerda. O enema contrastado demonstra posição anormal do ceco, embora o ceco possa completar sua rotação e fixação após o nascimento, de forma que o enema contrastado não é um exame diagnóstico útil para a má rotação.

▶ Tratamento e prognóstico

Por meio de uma incisão transversa no abdome superior, todo o intestino deve ser liberado da cavidade abdominal para avaliação de arranjo anômalo das alças intestinais. O volvo deve ser desfeito em direção anti-horária. O procedimento de Ladd é utilizado para a rotação incompleta com obstrução do duodeno por bandas congênitas. Ele consiste na divisão das bandas entre o colo proximal do intestino e a parede abdominal lateral que recobre e comprime (obstrui) o duodeno. O mesentério é muitas vezes dobrado sobre si mesmo por aderências intermesentéricas, as quais são incisadas. O apêndice é removido. O ceco é, então, colocado no quadrante inferior esquerdo, e o duodeno é dissecado e reforçado o máximo possível com uma posição final à direita da linha média. Em essência, está sendo criada uma anatomia intestinal sem rotação muito parecida com a situação anatômica no início da vida fetal (antes de 10 semanas de gestação). O procedimento de Ladd é cada vez mais realizado com o uso de técnicas laparoscópicas para aqueles casos sem suspeita de volvo.

Cerca de 30% dos lactentes tratados para volvo morrem por complicações de isquemia e gangrena do intestino médio. Se a anomalia for corrigida antes que ocorra dano intestinal irreversível, os resultados no longo prazo são bons. Alguns pacientes tendem a formar aderências que causam obstrução intestinal recorrente. O volvo recorrente é raro após o procedimento de Ladd.

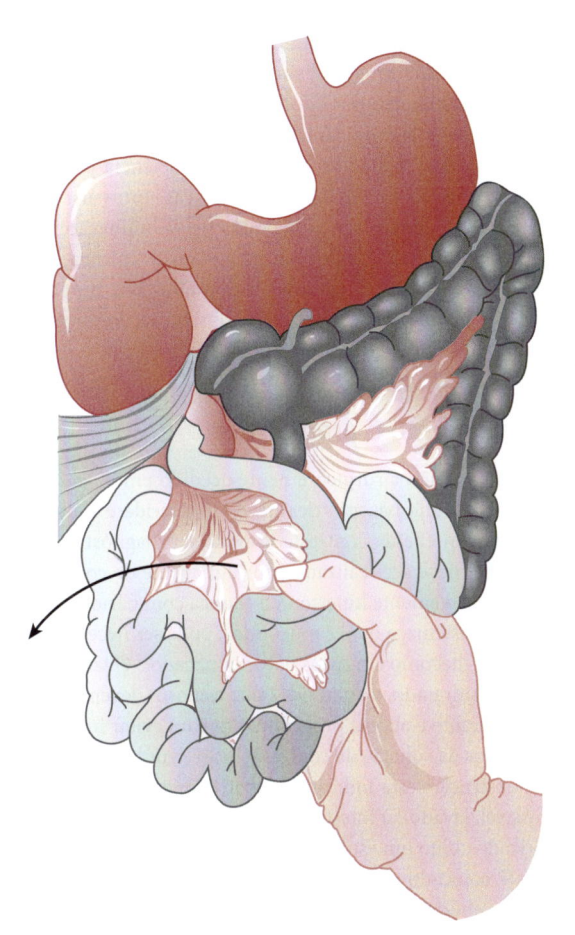

▲ **Figura 43-11** Má rotação do intestino médio com volvo. Observar o ceco na origem dos vasos mesentéricos superiores. Bandas fibrosas cruzam e obstruem o duodeno ao se aderirem ao ceco. O volvo é desfeito em direção anti-horária.

▶ Achados Clínicos

A. Sinais e sintomas

As anomalias de rotação intestinal podem causar sintomas relacionados à obstrução intestinal, ulceração péptica ou má absorção. A maioria dos pacientes que desenvolve obstrução intestinal é de lactentes. Os pacientes maiores podem desenvolver obstrução intermitente. A obstrução se localiza no duodeno ou jejuno proximal como resultado de bandas aderentes ou volvo de intestino médio, respectivamente. Inicialmente ocorrem vômitos biliosos. Os pacientes maiores podem ser magros e abaixo do peso devido a desconforto pós-prandial crônico ou má absorção. A má absorção com esteatorreia pode resultar de obstrução parcial venosa e linfática, o que está associado com pregas intestinais grosseiras no intestino delgado. Na obstrução intestinal por bandas, a distensão abdominal não é proeminente. Porém, o volvo de intestino médio produz distensão abdominal marcada. Fezes sanguinolentas e sinais de peritonite são manifestações de

Hagendoorn J, Vieira-Travassos D, van der Zee D: Laparoscopic treatment of intestinal malrotation in neonates and infants: retrospective study. *Surg Endosc* 2011 Jan;25(1):217-220.

Orzech N, Navarro OM, Langer JC: Is ultrasonography a good screening test for intestinal malrotation? *J Pediatr Surg* 2006;41:1005-1009.

ÍLEO MECONIAL

Em 10 a 20% dos lactentes nascidos com fibrose cística, as secreções intestinais espessas do intestino delgado produzem obstrução por mecônio espessado. Isso geralmente ocorre no íleo terminal. Embora não exista correlação clara entre insuficiência pancreática e desenvolvimento de mecônio espessado, o íleo meconial também ocorre em pacientes com obstrução do ducto pancreático e aplasia de pâncreas. A obstrução meconial sem causa aparente também tem sido descrita em lactentes recém-nascidos.

▶ Achados clínicos

A. Sinais e sintomas

O lactente costuma ter peso normal ao nascer e abdome muito distendido. Não há eliminação de mecônio, e vômitos biliosos ocorrem precocemente. As alças intestinais espessadas e distendidas podem ser vistas e palpadas.

B. Exames de imagem

As radiografias simples de abdome mostram alças intestinais que variam muito de diâmetro; o mecônio espessado dá um aspecto de vidro fosco. O ar misturado ao mecônio produz o sinal da "bolha de sabão", o qual costuma estar localizado no quadrante inferior direito. As radiografias realizadas logo após o lactente ser colocado em posição ortostática podem não demonstrar níveis hidroaéreos, pois o mecônio espesso e viscoso não se deposita rapidamente. O enema contrastado mostrará microcolo com raros pontos de mecônio. O refluxo do meio de contraste pela válvula ileocecal demonstra um íleo terminal pequeno contendo "bolinhas" de muco espessado; mais proximalmente, o intestino está progressivamente distendido com mecônio impactado. A perfuração antenatal pode ser detectada pela presença de calcificações abdominais, pois o mecônio fica saponificado.

▶ Complicações

O íleo meconial pode ser complicado por um volvo segmentar (não de intestino médio) devido às alças muito dilatadas de íleo distal. Se isso ocorrer no início da vida fetal, o volvo pode progredir para gangrena do segmento intestinal afetado. Isso pode cicatrizar completamente, com calcificações abdominais como única manifestação de que isso ocorreu. De modo inverso, isso pode cicatrizar de maneira que há formação de atresia intestinal. A perfuração no final da gestação pode levar a peritonite meconial ou a um grande pseudocisto meconial ao nascer.

Outras complicações comuns do íleo meconial se relacionam com a quase universal presença de fibrose cística. Esses lactentes são suscetíveis a infecções pulmonares repetidas com broncopneumonia crônica, bronquiectasias, atelectasias e abscesso pulmonar. A má absorção por insuficiência pancreática exige a reposição de enzimas pancreáticas. Intussuscepção e prolapso retal podem ser produzidos pela eliminação forçada de fezes espessadas. Pólipos nasais e sinusite crônica são frequentes. Cirrose biliar e varizes sangrantes por hipertensão portal são manifestações tardias de obstrução do ducto biliar por muco.

▶ Tratamento e prognóstico

O tratamento não cirúrgico é bem-sucedido em 60 a 70% dos casos. Uma sonda nasogástrica deve ser inserida e conectada à aspiração. Um enema contrastado pode ser diagnóstico e terapêutico. Ele deve ser realizado com um agente de contraste hidrossolúvel levemente hipertônico (nunca com bário). A adição de *N*-acetilcisteína, a qual é mucolítica, pode ser necessária para dispersar o mecônio em casos não complicados. O lactente deve estar bem hidratado, e os líquidos intravenosos devem ser continuados durante e após o procedimento para evitar hipovolemia pelos efeitos da solução de contraste hipertônica. Se isso não aliviar a obstrução, está indicada a laparotomia. O íleo é aberto e, se possível, lavado. O intestino pode ser reanastomosado ou exteriorizado como um estoma de luz dupla. De modo alternativo, pode ser colocado um dreno em T no intestino e exteriorizado na parede abdominal anterior para irrigações pós-operatórias. O intestino comprometido é ressecado, e a apendicectomia é realizada devido à alta taxa de apendicite em pacientes com fibrose cística.

Todos os pacientes devem ser avaliados para fibrose cística. A reposição de enzimas pancreáticas pode ser necessária. Uma fórmula pobre em ácidos graxos de cadeia longa e rica em triglicerídeos de cadeia média pode resultar em melhor absorção e crescimento em relação às fórmulas padrão. O paciente deve ficar em um ambiente com alta umidade para manter fluidas as secreções brônquicas. A drenagem postural com tapotagem do tórax deve ser ensinada aos pais de forma que eles continuem a manter indefinidamente a higiene traqueobrônquica. As crianças maiores e adolescentes podem desenvolver uma síndrome tipo íleo meconial chamada de síndrome da obstrução ileal distal. Essa é uma obstrução ileal causada por fezes espessadas. Ela pode ocorrer quando os pacientes não seguem o tratamento farmacológico ou ficam desidratados. Mais comumente, ela é tratada de maneira bem-sucedida com enemas de contraste hipertônico.

Carlyle BE, Borowitz DS, Glick PL: A review of pathophysiology and management of fetuses and neonates with meconium ileus for the pediatric surgeon. *J Pediatr Surg* 2012 Apr;47(4):772-781.

DOENÇA DE HIRSCHSPRUNG

A doença de Hirschsprung se deve a uma falha na migração cefalocaudal das células nervosas mioentéricas parassimpáticas no intestino distal. Assim, a ausência de células ganglionares sempre começa no ânus e se estende proximalmente por uma distância variável. O intestino aganglônico produz obstrução funcional porque o intestino não relaxa em resposta à distensão. A aganglionose de segmento curto envolvendo apenas o reto terminal ocorre em cerca de 10% dos casos; a doença se estende até o colo sigmoide do intestino em 75% dos casos; colo mais proximal em 10%; e todo o colo com envolvimento do intestino delgado em 5%. O envolvimento extenso do intestino delgado é raro.

O sexo masculino é quatro vezes mais acometido que o feminino quando a doença se limita ao retossigmoide. As mulheres tendem a ter segmentos aganglônicos mais longos. Ocorre uma associação familiar em 5 a 10% dos casos – mais frequentemente quando as mulheres são acometidas. A extensão do envolvimento tende a ser consistente nos casos familiares. A síndrome de Down ocorre em 10 a 15% dos pacientes.

▶ Achados clínicos

A. Sinais e sintomas

A ausência de células ganglionares resulta em uma obstrução funcional, pois a região afetada não relaxa devido ao tônus simpático sem oposição. Os sintomas variam muito em intensidade, mas quase sempre ocorrem logo após o nascimento. O lactente elimina pouco ou nenhum mecônio dentro de 24 horas. Costuma haver constipação crônica ou intermitente. Depois disso, há distensão abdominal progressiva, vômitos biliosos, relutância em se alimentar, diarreia, inquietude, irritabilidade e crescimento e desenvolvimento abaixo do esperado. Um exame retal no lactente pode ser seguido por expulsão de fezes e flatos com importante descompressão da distensão abdominal. Nas crianças maiores, é característico haver constipação crônica e distensão abdominal. A eliminação de flatos e fezes exige grande esforço, e as fezes são de pequeno calibre. As crianças com constipação por doença de Hirschsprung não exibem vazamentos em fraldas ou roupas de baixo (encoprese), o que diferencia essa forma de constipação da constipação idiopática. Essas crianças são lentas, com extremidades atrofiadas e margens costais evidentes. O exame retal em crianças maiores geralmente revela um ânus normal ou contraído e um reto sem fezes. As fezes impactadas no colo sigmoide grandemente dilatado e distendido podem ser palpadas no abdome inferior.

B. Exames de imagem

A radiografia simples de abdome em lactentes mostra alças intestinais dilatadas, mas é difícil diferenciar entre intestino delgado e grosso nos lactentes. Deve ser realizado um enema contrastado. Não deve ser feito exame retal ou tentativa de limpar as fezes antes do exame fluoroscópico, pois isso pode dilatar o reto e obscurecer a alteração de calibre entre o intestino aganglônico e ganglônico. O enema contrastado geralmente demonstra um segmento contraído (aganglônico) que parece relativamente estreito em comparação com o intestino proximal dilatado. O intestino proximal aganglônico pode estar dilatado por fezes impactadas ou enema, dando uma falsa impressão do nível do colo normal do intestino. Contrações irregulares e bizarras (padrão de dentes de serra) que não circundam a porção aganglônica do intestino também podem ser reconhecidas. O intestino proximal dilatado pode ter contrações circunferenciais, leves e paralelas (de aspecto semelhante àquelas do jejuno), que são ondas de contração exageradas. O enema contrastado pode não mostrar uma zona de transição nas primeiras 6 semanas após o nascimento, pois as fezes líquidas podem passar pelo intestino aganglônico, e o intestino proximal pode não estar dilatado. Devem ser realizadas radiografias com projeção lateral para demonstrar o reto, a zona de transição e as contrações irregulares que podem, de outro modo, serem obscurecidas por um colo sigmoide redundante nas incidências anteroposteriores. Normalmente, o reto neonatal é mais largo que o restante do colo do intestino (incluindo o ceco), e quando o reto é visto mais estreito que o colo proximal deve-se suspeitar da doença de Hirschsprung. As radiografias do abdome e pelve lateral devem ser repetidas após 24 a 48 horas. O agente de contraste será retido por períodos prolongados e pode haver necessidade de enemas de solução fisiológica para a sua evacuação. O filme tardio pode mostrar a zona de transição e as contrações irregulares bizarras mais claramente que o exame inicial.

C. Exames laboratoriais

O diagnóstico definitivo é feito por biópsia retal. As biópsias de mucosa e submucosa podem ser realizadas da parede retal posterior com uma cápsula de biópsia por aspiração à beira do leito. Os cortes seriados podem demonstrar a ausência característica de células ganglionares e a proliferação de troncos nervosos no plexo de Meissner. Se os achados forem duvidosos, é necessário remover uma tira de 1 ou 2 cm de toda a espessura de mucosa e muscular do reto posterior proximalmente à linha denteada sob anestesia. Uma amostra desse tamanho é suficiente para o patologista determinar a presença ou ausência de células ganglionares no plexo de Meissner ou no plexo de Auerbach. Os exames de manometria mostrarão falha de relaxamento do esfíncter interno após a distensão retal com um balão, embora esse exame raramente seja realizado, exceto nas crianças maiores.

▶ Diagnóstico diferencial

A obstrução intestinal baixa no lactente recém-nascido pode ser causada por atresia de reto ou colo do intestino, síndrome do plugue de mecônio (ver adiante) ou íleo meconial, bem como uma variedade de causas funcionais, como hipermagnesemia, hipocalcemia, hipopotassemia e hipotireoidismo. A doença de Hirschsprung em pacientes que desenvolvem enterocolite e diarreia pode simular outras causas de diarreia. A constipação crônica causada por problemas funcionais pode sugerir a doença de Hirschsprung. Embora a constipação funcional possa ocorrer em lactentes, as fezes têm calibre normal, os vazamentos são frequentes, e a enterocolite é rara. Na constipação funcional, as fezes são palpáveis no reto inferior e um enema contrastado mostra um intestino uniformemente dilatado até o nível do ânus. Porém, a doença de Hirschsprung de segmento curto pode ser difícil de diferenciar, podendo haver necessidade de biópsia retal. A dilatação segmentar do colo é uma entidade rara que causa constipação semelhante àquela encontrada na doença de Hirschsprung.

▶ Tratamento

Tradicionalmente, o tratamento cirúrgico era feito em estágios e consistia em uma colostomia em local específico, seguida vários meses depois por ressecção do intestino aganglônico e realização de um procedimento de ligação do intestino ao reto. A tendência recentemente tem sido a realização de um procedimento em estágio único (sem colostomia) no período neonatal. Esse paradigma é o seguinte: a obstrução intestinal e a enterocolite (se presentes) podem ser aliviadas pela colocação de uma sonda retal grande (30F) e realização de irrigações repetidas com solução fisiológica morna na quantidade de 10 mL/kg no pré-operatório. Os lactentes com enterocolite moderada a grave devem ser tratados com uma derivação por colostomia. No momento da cirurgia, a análise de biópsias de congelação da musculatura colônica é necessária para estabelecer o nível correto (ganglônico) do estoma. Os lactentes que não estão doentes podem ser submetidos a um de três procedimentos cirúrgicos efetivos: cirurgia de Swenson, cirurgia de Duhamel ou cirurgia de Soave. Os princípios cirúrgicos mais importantes desses procedimentos são a remoção da maior parte ou de todo o intestino aganglônico – preservando os nervos adjacentes para os órgãos pélvicos – e a anastomose do intestino ganglônico (confirmado pela análise de congelação) com o reto logo acima da linha denteada. Diferentemente dos procedimentos de Swenson e Soave, a cirurgia de Duhamel deixa uma parte do reto aganglônico ao qual o intestino ganglônico é unido, criando um mini reservatório. Historicamente, essas cirurgias eram realizadas com uma incisão abdominal transversa baixa. Porém, a abordagem laparoscópica se tornou o método de escolha. Uma mucosectomia apenas transanal tem sido usada para aqueles bebês com doença de segmento curto. No colo totalmente aganglônico, há necessidade de ileostomia. O tratamento não cirúrgico com enemas é ineficaz, pois ele não evita a obstrução nem a enterocolite.

▶ Prognóstico

A mortalidade do megacolo aganglônico não tratado em lactentes pode ser de até 80%. A enterocolite não bacteriana e não viral é a principal causa de morte. Isso tende a ocorrer mais frequentemente em lactentes, mas pode aparecer em qualquer idade. A causa não é conhecida, mas parece estar relacionada a uma obstrução parcial de alto grau, fraca motilidade no intestino "normal", válvula ileocecal frequentemente competente e esfíncteres retais hipertônicos. Não há correlação entre o comprimento da aganglionose e a ocorrência de enterocolite. A perfuração do colo do intestino e do apêndice pode resultar da obstrução intestinal distal. Tem sido relatada a atresia do intestino delgado distal ou do colo secundária à obstrução intestinal por doença de Hirschsprung *in utero*.

O vazamento anastomótico com abscesso perirretal e pélvico é a complicação mais grave após o procedimento de abaixamento. Essa complicação deve ser tratada imediatamente por colostomia proximal até a cicatrização da anastomose. Pode ocorrer necrose do colo do intestino envolvido no procedimento de abaixamento se o intestino não tiver sido suficientemente mobilizado para evitar tensão sobre o suprimento sanguíneo mesentérico.

Os pacientes adequadamente tratados para a doença de Hirschsprung evoluem bem no longo prazo. Podem ocorrer incontinência e vazamentos em alguns casos, apesar de um diagnóstico precoce e uma cirurgia perfeita. Episódios de constipação e distensão abdominal são mais comuns, pois o esfíncter anal interno aganglônico está intacto. Os pacientes com esses sintomas podem responder à dilatação anal. Algumas vezes, pode haver necessidade de esfincterotomia interna. As crianças menores ainda podem desenvolver enterocolite após o tratamento definitivo, e elas devem ser tratadas com uma sonda retal grande e enemas. Isso é raro após 5 anos de idade. A enterocolite pós-operatória é mais comum em crianças com síndrome de Down.

> Giuliani S, Betalli P, Narciso A, Grandi F, Midrio P, Mognato G, Gamba P: Outcome comparison among laparoscopic Duhamel, laparotomic Duhamel, and transanal endorectal pull-through: a single-center, 18-year experience. *J Laparoendosc Adv Surg Tech A* 2011 Nov;21(9):859-863.

SÍNDROME DO COLO ESQUERDO PEQUENO NEONATAL (SÍNDROME DO PLUGUE MECONIAL)

Esse problema de lactentes recém-nascidos consiste em obstrução intestinal baixa associada com um colo esquerdo de pequeno calibre e um colo transverso e direito dilatado. Na maioria dos casos, os lactentes são normais em outros aspectos, embora cerca de 30 a 50% tenham nascido de mães diabéticas e sejam grandes para a idade gestacional. A maioria tem mais de 36 semanas de idade gestacional e peso normal ao nascer. Dois terços são do sexo masculino. A hipermagnesemia tem sido algumas vezes associada quando a mãe foi tratada para eclâmpsia com sulfato de magnésio intravenoso.

▶ Achados clínicos

O exame retal pode ser normal ou revelar um canal anal estreito. Há pouca ou nenhuma eliminação de mecônio, e a distensão abdominal progressiva é seguida por vômitos. Após a estimulação do reto com termômetro ou dedo, pode haver evacuação de algum mecônio ou gases. O enema contrastado mostra um colo esquerdo muito pequeno, geralmente até o nível da flexura esplênica. Proximalmente a esse ponto, o colo e muitas vezes o intestino delgado estão grandemente dilatados. Em cerca de 30%

dos casos, um plugue de mecônio está presente na junção entre a porção estreita e a dilatada do intestino, e o enema (usando contraste hidrossolúvel) pode deslocá-lo.

▶ Diagnóstico diferencial

A síndrome do colo esquerdo pequeno pode ser confundida com a doença de Hirschsprung ou com o íleo meconial. Essas lesões raramente causam obstrução ao nível da flexura esplênica e, quando há pronta descompressão do colo sem nova obstrução, a doença de Hirschsprung é improvável.

▶ Tratamento

Uma sonda nasogástrica deve ser inserida e inicia-se com líquidos intravenosos. Um enema contrastado é necessário para diferenciar entre as várias causas de obstrução intestinal baixa. Quando o colo esquerdo é estreito e há refluxo do material de contraste para o colo proximal dilatado, o diagnóstico mais provável é a síndrome do colo esquerdo pequeno. O enema contrastado é geralmente seguido por evacuação de quantidade copiosa de mecônio e descompressão intestinal. A evacuação incompleta do mecônio ou a persistência dos sintomas após o enema demanda uma biópsia retal por aspiração para descartar a doença de Hirschsprung.

INTUSSUSCEPÇÃO

A invaginação de um segmento de intestino (*intussusceptum*) no segmento adjacente (*intussuscipiens*) é a causa mais comum de obstrução intestinal em crianças entre 6 meses e 2 anos de idade (Fig. 43-12). O processo de intussuscepção pode resultar em gangrena do *intussusceptum*. A forma mais comum é a intussuscepção do íleo terminal para dentro do colo direito (intussuscepção ileocólica). Em 95% dos lactentes e crianças ela é idiopática. A doença é mais comum em meados do verão e do inverno, havendo uma correlação com infecções por adenovírus. Na maioria dos casos, são observadas placas de Peyer hipertrofiadas na margem do intestino na intussuscepção. Fatores mecânicos, como divertículo de Meckel, pólipos, hemangioma, duplicação entérica, hematoma intramural (púrpura de Henoch-Schönlein) e linfoma intestinal estão presentes com frequência aumentada em pacientes com mais de 2 anos de idade. A intussuscepção pós-operatória pode ocorrer em qualquer idade, é geralmente ileoileal ou jejunojejunal e se deve ao retorno diferencial da motilidade intestinal, geralmente após cirurgia retroperitoneal. A proporção entre masculinos e femininos é de 3:2. O pico de idade é em lactentes com 5 a 9 meses de idade; 80% dos pacientes têm menos de 2 anos de idade.

▶ Achados clínicos

O paciente típico é uma criança saudável com início súbito de choro, o qual aumenta por dor abdominal. A dor ocorre em episódios que duram por cerca de 1 minuto, alternando com intervalos de aparente bem-estar. O vômito reflexo é um sinal precoce, mas os vômitos causados por obstrução ocorrem tardiamente. O sangue por infarto venoso e o muco produzem fezes com aspecto de "geleia de groselha". Em lactentes pequenos e em pacientes no pós-operatório, a dor em cólica pode não ser aparente; esses bebês ficam retraídos, e o sintoma mais proeminente são vômitos. Palidez e sudorese são sinais comuns durante as cólicas. Vômitos repetidos e obstrução intestinal produzirão desidratação progressiva. Uma massa costuma ser palpável ao longo da distribuição do colo, mais comumente no quadrante superior direito do abdome. Algumas vezes, a intussuscepção é palpável no exame retal. A intussuscepção prolongada produz edema e infarto hemorrágico ou isquêmico do *intussusceptum*.

▶ Tratamento e prognóstico

O enema contrastado é diagnóstico e terapêutico em 60 a 80% dos casos (Fig. 43-13). O enema contrastado (usando bário ou ar) não deve ser tentado até que o paciente tenha sido ressuscitado suficientemente para permitir que um procedimento cirúrgico seja realizado com segurança. Ele está contraindicado na presença de peritonite. Se o bário for usado, a coluna de contraste não deve ficar mais de 100 cm acima do paciente para minimizar o risco de perfuração. O ar é bombeado para dentro do colo a uma pressão de 60 a 80 mmHg (nunca >120 mmHg). Um exame bem-sucedido reduz o *intussusceptum* e demonstra refluxo de bário ou ar para o íleo terminal. Devem ser feitas várias tentativas antes de levar a criança para a cirurgia. Um enema contrastado não reduzirá um intestino gangrenoso.

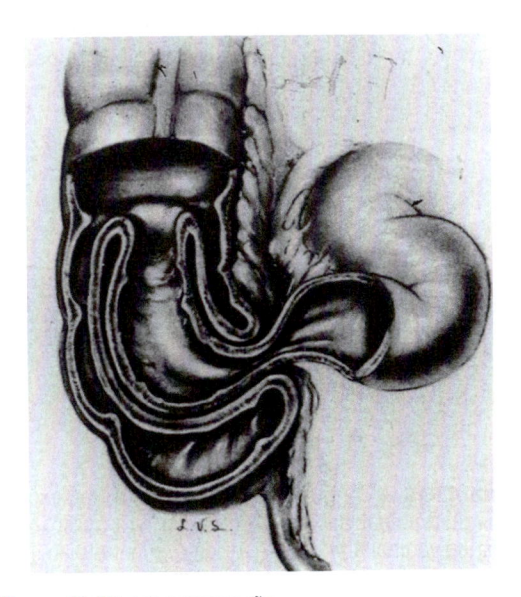

▲ **Figura 43-12** Intussuscepção.

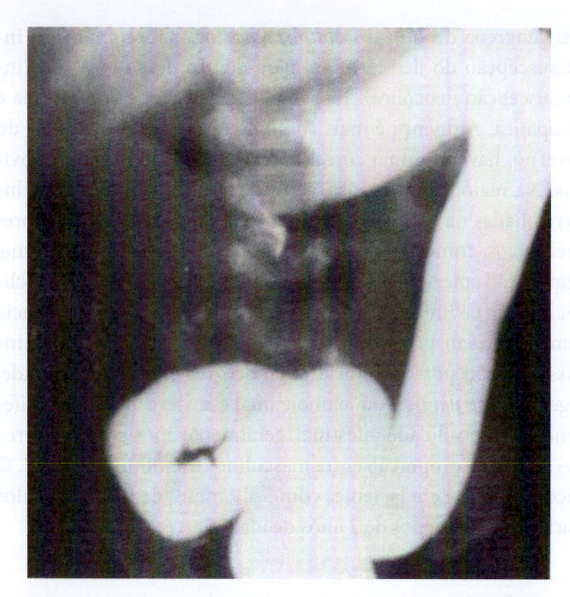

▲ **Figura 43-13** Enema contrastado demonstrando obstrução do fluxo retrógrado de bário por um defeito de enchimento (*intussusceptum*) na metade do colo transverso do intestino. (Reproduzida com permissão de Albanese CT. Pediatric surgery. Em: Norton JA, ed. *Surgery.* New York, NY: Springer; 2000.)

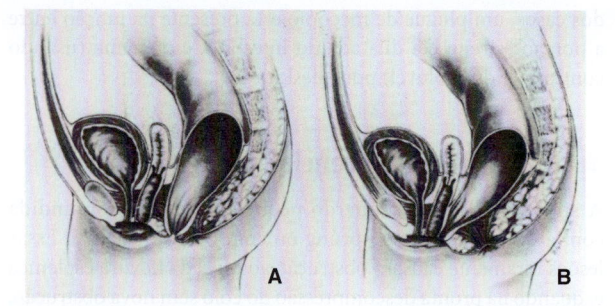

▲ **Figura 43-14 A.** Anomalia baixa no sexo feminino. Fístula perineal. **B.** Anomalia baixa no sexo feminino. Fístula de vulva/vestíbulo. (Reproduzida com permissão de Pena A: *Atlas of Surgical Management of Anorectal Malformations.* New York, NY: Springer-Verlag; 1990)

Há necessidade de cirurgia em caso de insucesso na redução com enema ou sinais de perfuração intestinal e peritonite. O procedimento pode ser realizado por laparotomia ou laparoscopia. Na ausência de gangrena, a redução é feita com compressão retrógrada suave do *intussuscipiens* e não por tração sobre o intestino proximal. A ressecção da intussuscepção está indicada se o intestino não puder ser reduzido ou se o intestino apresentar gangrena.

A intussuscepção recorre após 5% das reduções com enema e em 1% das reduções cirúrgicas. As mortes são raras, mas ocorrem se o tratamento do intestino com gangrena demorar.

Lehnert T et al: Intussusception in children-clinical presentation, diagnosis and management. *Int J Colorectal Dis* 2009;24:1187-1192.

ANOMALIAS ANORRETAIS (ÂNUS IMPERFURADO)

O mecanismo normal de continência para controle intestinal consiste de um esfíncter interno composto de músculo liso e do complexo de músculo estriado do elevador do ânus e esfíncter externo. Os músculos estriados assumem uma forma de funil, originando-se a partir do púbis, margem pélvica e sacro. Esses músculos convergem no períneo fazendo entrelaçamento com os esfíncteres interno e externo. A maior parte do complexo de músculo estriado consiste em músculos horizontais que fazem contração contra a parede do reto e ânus, enquanto as fibras musculares longitudinais correm em direção cefalocaudal e elevam o ânus.

As anomalias do ânus resultam de crescimento e fusão anormais dos tubérculos embrionários anais. O reto tem desenvolvimento normal e o mecanismo esfincteriano costuma estar intacto. Com o tratamento cirúrgico adequado, o esfíncter funcionará normalmente. As anomalias do reto se desenvolvem como resultado de problemas na divisão da cloaca em seio urogenital e reto pelo septo urorretal. Nessas anomalias, o esfíncter interno e o complexo muscular estriado são hipoplásicos. Assim, o reparo cirúrgico resulta em graus variáveis de continência.

▶ Classificação

O exame físico do períneo e os exames de imagem determinam a extensão da malformação do ânus ou reto. Quando há um orifício evidente no períneo ou introito distal, a anomalia é chamada de ânus imperfurado baixo; a ausência de um orifício evidente no nível do períneo sugere ânus imperfurado alto (Figs. 43-14 a 43-17). Na maioria dos casos, com o ânus

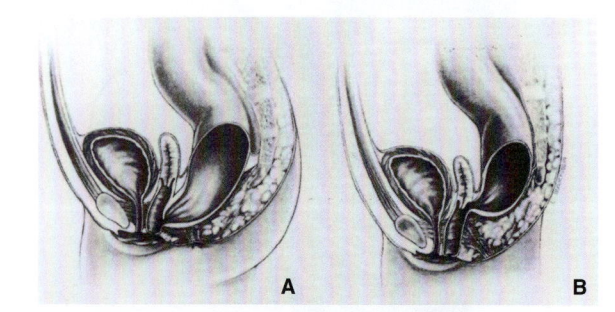

▲ **Figura 43-15 A.** Anomalia anatômica alta no sexo feminino. Fístula vaginal baixa. **B.** Anomalia alta no sexo feminino. Fístula vaginal alta. (Reproduzida com permissão de Pena A: *Atlas of Surgical Management of Anorectal Malformations.* New York, NY: Springer-Verlag; 1990.)

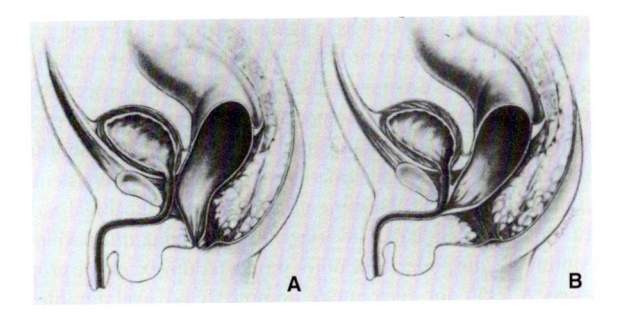

▲ **Figura 43-16** **A.** Anomalia baixa no sexo masculino. Fístula perineal. **B.** Anomalia baixa no sexo masculino. Fístula uretral retobulbar. (Reproduzida com permissão de Pena A: *Atlas of Surgical Management of Anorectal Malformations.* New York, NY: Springer-Verlag; 1990.)

imperfurado alto, há uma comunicação (fístula) do reto com a uretra ou bexiga nos homens ou com a vagina superior nas mulheres. A diferenciação entre uma anomalia alta ou baixa pode ser possível radiologicamente pela determinação da posição do reto em relação ao elevador do ânus ou a linha pubococcígea.

A. Anomalias baixas

Nas anomalias baixas, o ânus pode estar mal localizado e situado anteriormente a sua posição normal, ou ele pode estar em posição normal com uma via de saída estreita por estenose ou membrana anal. Pode não haver abertura no períneo, mas a pele na região anal é elevada e pode se estender como uma faixa na rafe perineal que cobre a abertura anal. Uma pequena fístula geralmente se estende do ânus anteriormente até abrir na rafe perineal, escroto ou pênis no sexo masculino ou na vulva no sexo feminino. Esses bebês costumam ter musculatura perineal e glútea bem desenvolvida e raramente têm anomalias de vértebras sacrais.

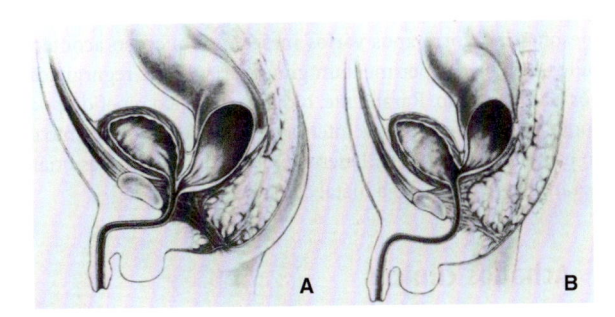

▲ **Figura 43-17** **A.** Anomalia alta no sexo masculino. Fístula uretral retoprostática. **B.** Anomalia alta no sexo masculino. Fístula no colo retovesical. (Reproduzida com permissão de Pena A: *Atlas of Surgical Management of Anorectal Malformations.* New York, NY: Springer-Verlag; 1990.)

B. Anomalias altas

Nas anomalias altas, o reto pode ter extremidade obstruída (10%), mas é mais comum que haja uma fístula para a uretra ou bexiga no sexo masculino ou na vagina superior no sexo feminino. No sexo feminino, uma fístula muito alta pode se estender entre as duas metades de um útero bicorno diretamente até a bexiga. Os pacientes com ânus imperfurado alto costumam ter deficiências de inervação e de musculatura pélvica e glútea, uma alta incidência de anomalias sacrais (regressão caudal) e um prognóstico ruim para continência após o reparo. A mais grave das deformidades altas é uma anomalia cloacal em que há um canal comum entre as estruturas pélvicas mal desenvolvidas (seio urogenital e reto) com uma única abertura perineal.

▶ Achados clínicos

A. Sinais

A melhor maneira de estabelecer o tipo de anomalia anorretal é o exame físico. Nas anomalias baixas, uma abertura ectópica a partir do reto pode ser detectada na rafe perineal no sexo masculino ou na vagina inferior, vestíbulo ou vulva no sexo feminino. Existe anomalia alta quando não é visto orifício nem fístula ao exame perineal, ou quando é encontrado mecônio no meato uretral, na urina ou na vagina superior. A ausência de contração do esfíncter externo com a estimulação cutânea do ânus também pode ajudar a diferenciar entre lesões altas e baixas.

B. Exames de imagem

Não há um exame único ideal na avaliação do ânus imperfurado, de modo que são usados vários exames para definir a anatomia neonatal. As radiografias são algumas vezes úteis quando a impressão clínica é duvidosa. Uma radiografia lateral da pelve com o bebê invertido (invertograma de Wangensteen), antes comumente usada, é um método pouco acurado para estabelecer a extensão inferior do reto, pois o ar deglutido pode não deslocar completamente o mecônio do reto; ou o complexo muscular estriado pode estar contraído, o que oblitera a luz e faz parecer como se o gás no reto terminasse em situação alta na pelve. Com o choro ou esforço, o músculo puborretal e o reto podem na verdade descer abaixo do ísquio, dando uma estimativa falsamente baixa da altura retal. Gás na bexiga indica claramente uma fístula retourinária. Ultrassonografia abdominal baixa e perineal, TC e RM têm sido usadas para definir a anatomia pélvica e a localização em relação à musculatura retal. As anomalias das vértebras e do trato urinário ocorrem em dois terços de todos os pacientes com anomalias altas, e em um terço dos pacientes masculinos com anomalias baixas. As anormalidades vertebrais no sexo feminino invariavelmente indicam ânus imperfurado alto. As anomalias do sacro necessitam de RM da região lombossacra para identificar anomalias da medula espinal, como fio terminal preso.

Complicações

Ocorrem anomalias associadas em até 70% daqueles com anomalia alta. O ânus imperfurado está associado com a síndrome VACTERL (ver Anomalias Esofágicas). A possível constelação de anomalias inclui atresia esofágica, anomalias do trato GI, hemivértebras ou agenesia de uma ou mais vértebras sacrais (agenesia de S1, S2 ou S3 associada com déficits neurológicos correspondentes, resultando em bexiga neuropática e grande comprometimento da continência), anomalias geniturinárias (até 50% de incidência com ânus imperfurado alto) e anomalias do coração e dos membros superiores/dedos.

O retardo no diagnóstico de ânus imperfurado pode resultar em distensão excessiva do intestino grosso e perfuração. A presença de uma fístula retourinária permite o refluxo de urina para o reto e colo, e a absorção de cloreto de amônia pode causar acidose. O conteúdo colônico refluirá para a uretra, bexiga e tratos superiores, produzindo pielonefrite recorrente.

Tratamento

Os três principais objetivos do tratamento são (1) permitir a passagem de fezes (i.e., aliviar a obstrução), (2) colocar a bolsa retal no períneo em boa posição e (3) fechar a fístula.

A. Anomalias baixas

As anomalias baixas costumam ser corrigidas com abordagem perineal no período neonatal usando um estimulador muscular para determinar com precisão a localização do complexo esfincteriano. A abertura anal situada anteriormente é completamente mobilizada e transferida para a posição normal. Após a cicatrização, a abertura anal deve ser dilatada diariamente por 3 a 5 meses para evitar a formação de estenose e permitir o crescimento.

B. Anomalias altas

Tradicionalmente, uma deformidade alta era tratada por um reparo em três estágios que consistia em colostomia e formação de fístula mucosa, anorretoplastia sagital posterior 4 a 6 semanas depois e fechamento da colostomia vários meses após isso. Recentemente, a abordagem em etapas tem sido debatida, e reparo em estágio único tem sido realizado por ambas as abordagens, sagital posterior e laparoscópica. Como os esfíncteres anais são pouco desenvolvidos – em especial o esfíncter interno –, a continência depende mais de um complexo muscular estriado funcionante, o que exige contração voluntária consciente. Deve-se ter cuidado para preservar os nervos aferentes e eferentes do arco reflexo da defecação, bem como os músculos esfincterianos existentes. Em todos os casos, o ânus criado cirurgicamente deve ser dilatado por vários meses para evitar a formação de cicatrizes circunferenciais.

Prognóstico

As complicações cirúrgicas incluem dano aos nervos erigentes, resultando em controle ruim da bexiga e do intestino, e problemas de ereção. A divisão de uma fístula retouretral a alguma distância da uretra produz uma bolsa cega propensa a infecções recorrentes e formação de cálculos, enquanto a secção da fístula muito próxima à uretra pode resultar em estenose uretral. A tentativa errônea de reparar uma anomalia alta com abordagem perineal pode deixar uma fístula retourinária persistente. Um procedimento de abaixamento abdominoperineal realizado para uma anomalia baixa invariavelmente produz um paciente incontinente que poderia, de outro modo, ter um excelente prognóstico. A lesão dos deferentes e do ureter é possível durante o reparo de anomalias altas.

Os pacientes com ânus imperfurado tendem a ter graus variáveis de constipação como parte inerente do defeito, o que se acredita ser causado pela motilidade inerentemente ruim do retossigmoide. Os pacientes com anomalias baixas costumam ter boa função esfincteriana. As crianças com anomalias altas não têm esfíncter interno que forneça controle contínuo, inconsciente e incansável contra vazamentos. Porém, na ausência de uma anomalia espinal inferior, podem ser obtidos a percepção da plenitude retal, a capacidade de diferenciar entre flato e fezes e o controle voluntário consciente da descarga retal por contração do complexo muscular estriado. Quando as fezes ficam líquidas, o controle esfincteriano costuma estar prejudicado em pacientes com anomalias altas.

> Bischoff A, Levitt MA, Peña A: Laparoscopy and its use in the repair of anorectal malformations. *J Pediatr Surg* 2011 Aug;46(8):1609-1617.
> Levitt MA, Peña A: Outcomes from the correction of anorectal malformations. *Curr Opin Pediatr* 2005 Jun;17(3):394-401.

ANOMALIAS DO TRATO GASTRINTESTINAL

REFLUXO GASTRESOFÁGICO

Os exames de motilidade esofágica, incluindo medidas de manometria da junção cardioesofágica, mostram ausência de zona de alta pressão (esfíncter esofágico inferior) no esôfago terminal na maioria dos recém-nascidos normais. A evolução para o padrão adulto normal de peristalse e função do esfíncter cardioesofágico ocorre após vários meses. Até que isso aconteça, muitos lactentes experimentam graus variáveis de regurgitação após a alimentação. Raramente, o refluxo gástrico repetido pode produzir esofagite péptica e interferir com o desenvolvimento de um esfíncter competente. Diferentemente dos adultos, as crianças raramente têm hérnia hiatal como causa de RGE.

Achados clínicos

A. Sinais e sintomas

Os sintomas consistem em regurgitação alimentar repetida sem esforço, particularmente quando o bebê é colocado em posição de decúbito. O bebê estará faminto e se alimentará prontamente após a regurgitação. A regurgitação persistente pode resultar em ganho de peso abaixo do esperado, esofagite péptica com aparecimento de sangue no vômito ou sangramento oculto produzindo anemia. Uma causa de apneia e eventos agudos potencialmente fatais (EAPF) é o RGE e a aspiração. Graus menores de aspiração, particularmente durante o sono, podem produzir pneumonia recorrente. A formação de estenose no esôfago inferior e metaplasia da mucosa esofágica, produzindo esôfago de Barret, são possíveis efeitos tardios. Quase metade dos lactentes e crianças com RGE tem distúrbios neurológicos relacionados com asfixia perinatal ou anomalias congênitas do sistema nervoso; as convulsões são muito comuns nessa população. A motilidade esofágica anormal e a dismotilidade gástrica com prejuízo do esvaziamento gástrico costumam estar presentes. O refluxo gastresofágico está associado com atresia esofágica, HDC e defeitos da parede abdominal.

B. Exames de imagem

O exame diagnóstico padrão é o monitoramento do pH esofágico inferior de 24 horas. Um exame contratado do trato GI superior é menos sensível, mas é útil para descartar outros distúrbios (p. ex., má rotação intestinal) e para avaliar estenose esofágica. O esvaziamento gástrico pode ser avaliado por cintilografia com pertecnetato de tecnécio. Não há virtualmente nenhum espaço para os exames de manometria esofágica em crianças pequenas, exceto para aqueles com suspeita dos relativamente raros casos de acalasia ou espasmo esofágico difuso.

▶ Tratamento

O tratamento não cirúrgico é bem-sucedido na maioria dos casos. A alimentação deve ser espessada com cereal de arroz, e o RGE é reduzido se o bebê for mantido em ortostatismo em um assento infantil ou em posição prona após a alimentação. Os sintomas persistentes demandam terapia farmacológica com antiácidos (p. ex., bloqueador H2 ou inibidor de bomba de prótons) com ou sem um agente procinético (p. ex., metoclopramida). Se um curso prolongado de terapia não cirúrgica falhar, ou se forem documentadas complicações do refluxo (i.e., esofagite, estenose, asma, pneumonia aspirativa recorrente, dificuldade de ganhar peso), está indicado um procedimento antirrefluxo. A fundoplicatura de Nissen se tornou o tratamento cirúrgico padrão, embora existam muitas variantes de fundoplicatura. A cirurgia aberta tem sido virtualmente substituída pelo procedimento laparoscópico, que é mais cosmético e também oferece melhor visualização.

> Capito C et al: Long-term outcome of laparoscopic Nissen-Rosetti fundoplication for neurologically impaired and normal children. *Surg Endosc* 2008 Apr;22(4):875-880.
>
> Kubiak R, Andrews J, Grant HW: Long-term outcome of laparoscopic nissen fundoplication compared with laparoscopic thal fundoplication in children: a prospective, randomized study. *Ann Surg* 2011 Jan;253(1):44-49.
>
> Valusek PA et al: The use of fundoplication for prevention of apparent life-threatening events. *J Pediatr Surg* 2007;42(6):1022-1024.

APENDICITE AGUDA

A apendicite aguda é uma das causas mais comuns de abdome agudo em crianças. Esse diagnóstico deve ser considerado em todas as faixas etárias, mas é mais comum entre as idades de 4 e 15 anos.

▶ Achados clínicos

O diagnóstico costuma ser feito pela obtenção de uma anamnese cuidadosa e a realização de um exame físico completo. Em alguns pacientes, pode haver necessidade de observação e reexame periódico pelo mesmo médico para confirmar ou excluir o diagnóstico. Nas crianças menores, o diagnóstico de apendicite pode ser difícil, pois a anamnese pode ser difícil de realizar. A apresentação clássica inclui o início de dor epigástrica ou periumbilical seguido de anorexia, náuseas e vômitos. A anorexia é um achado significativo, pois a criança geralmente recusará seus alimentos favoritos. Costuma haver febre, e a dor, então, localiza-se no quadrante inferior direito. O sinal de Rovsing (dor no quadrante inferior direito durante a palpação do quadrante inferior esquerdo), a dor localizada à palpação do quadrante inferior direito e o espasmo involuntário do músculo reto direito indicam a presença de peritonite.

Deve-se obter leucograma com diferencial e exame comum de urina. A contagem de leucócitos costuma estar acima de 10.000/μL (geralmente com desvio para a esquerda) em mais de 80% dos pacientes com apendicite. A avaliação radiológica deve incluir uma radiografia de tórax para excluir pneumonia de lobo inferior direito. Os achados da radiografia de abdome deitado e em ortostatismo costumam ser inespecíficos, embora algumas vezes possam demonstrar a presença de fecalitos. A ultrassonografia (particularmente em meninas) e a TC são cada vez mais usadas, especialmente nos casos sem os achados clássicos de anamnese e exame físico.

▶ Diagnóstico diferencial

A gastroenterite costuma ser confundida com apendicite. Os vômitos ocorrem após a dor periumbilical na apendicite, mas costumam preceder a dor abdominal na gastroenterite. Além disso, o paciente com gastroenterite costuma ter dor abdominal difusa e diarreia aquosa copiosa com frequência. Intussuscepção, obstrução intestinal e volvo, adenite mesentérica, diverticulite de Meckel, púrpura de Henoch-Schönlein, ruptura de cisto ovariano e doença de Crohn devem ser considerados no diagnóstico diferencial de crianças. Em meninas adolescentes, é importante obter informações sobre ciclo menstrual, episódios prévios de doença inflamatória pélvica e uma história sexual acurada para excluir causas ginecológicas de abdome agudo.

▶ Tratamento

Após se fazer o diagnóstico, é realizada a ressuscitação com líquidos e a administração de antimicrobianos. A apendicectomia é realizada com uma incisão no quadrante inferior direito ou laparoscopia. Em casos de perfuração, a cavidade peritoneal é irrigada e aspirada até secar, mas não é realizada a drenagem, a menos que haja uma cavidade madura de abscesso. A ferida é sempre fechada. Os antimicrobianos são continuados por 3 a 7 dias ou até que a contagem de leucócitos e a febre normalizem. Em geral, a morbidade e a mortalidade por apendicite em crianças têm caído de forma gradual com o uso aumentado de potentes antimicrobianos de amplo espectro. Porém, a apendicite perfurada com formação de abscesso permanece sendo a variante com morbidade aumentada em comparação com os casos sem perfuração. A apendicectomia tardia após o manejo da apendicite perfurada com antimicrobianos e drenagem de abscesso, quando necessária, é uma opção viável. Os critérios para definir os pacientes que devem ser inicialmente manejados sem cirurgia ainda são motivo de debate.

Henry MC, Gollin G. Islam S, Sylvester K, Walker A, Silverman BL, Moss RL: Matched analysis of non-operative management vs immediate appendectomy for perforated appendicitis. *J Pediatr Surg* 2007;42(1):19-24.

Henry MC, Walker A, Silverman B, Gollin G, Islam S, Sylvester KG, Moss RL: Risk factors for the development of abdominal abscess following operation for perforated appendicitis in children. *Arch Surg* 2007;142:236-241.

Myers AL, Williams RF, Giles K, et al: Hospital cost analysis of a prospective, randomized trial of early vs interval appendectomy for perforated appendicitis in children. *J Am Coll Surg* 2012 Apr;214(4):427-434.

DUPLICAÇÕES DO TRATO GASTRINTESTINAL

As duplicações do trato gastrintestinal podem ocorrer em qualquer ponto desde a boca até o ânus. As duplicações ocorrem (em ordem decrescente de frequência) no íleo (50% dos casos), mediastino, colo, reto, estômago, duodeno e pescoço. As duplicações intratorácicas e do intestino delgado costumam ser esféricas; as duplicações colônicas são comumente longas e tubulares (Fig. 43-18). Caracteristicamente, as duplicações esféricas intra-abdominais estão no lado mesentérico do intestino e não compartilham uma parede comum com o intestino.

Com base na embriologia, as duplicações têm sido classificadas como de trato digestivo superior, médio e inferior. As duplicações do trato superior incluem faringe, trato respiratório, esôfago, estômago e a primeira porção e metade proximal da segunda porção do duodeno. As duplicações do trato médio incluem a metade distal da segunda parte do duodeno, o jejuno, o íleo, o ceco, o apêndice, o colo ascendente e dois terços proximais do colo transverso. O trato inferior é composto de duplicações do terço distal do colo transverso, colo descendente e sigmoide, reto, ânus e componentes do sistema urológico. As duplicações toracoabdominais combinadas também ocorrem quando o componente sacular torácico se estende pelo hiato esofágico, ou por uma abertura distinta no diafragma, para esvaziar no duodeno ou jejuno. Uma duplicação torácica, associada com uma anomalia vertebral cervical ou torácica, na qual a duplicação se comunica com o espaço subaracnóideo, é chamada de cisto neuroentérico. Ocorrem anomalias associadas cardiovasculares, neurológicas, esqueléticas, urológicas e GI em mais de um terço dos casos. Pode surgir um carcinoma dentro das duplicações intestinais mais tarde.

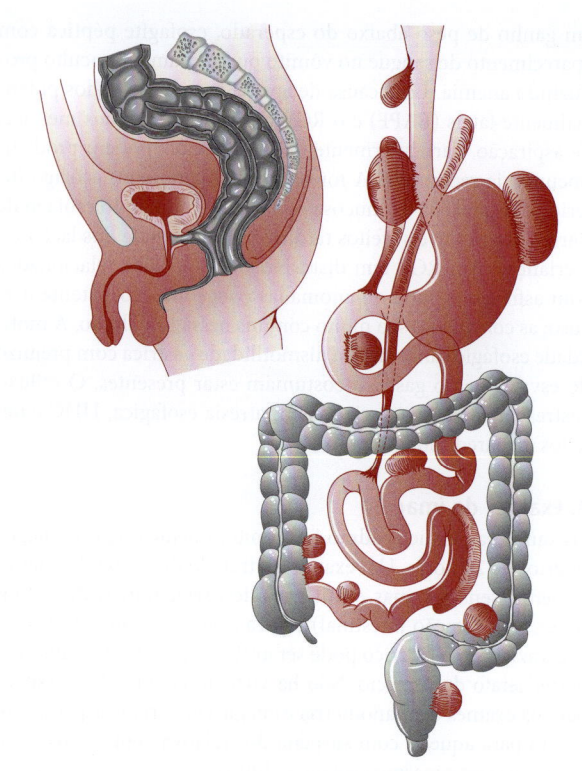

▲ **Figura 43-18** Duplicações do trato gastrintestinal. As duplicações podem ser saculares ou tubulares. Elas costumam surgir dentro do mesentério, tendo uma parede comum com o intestino. As duplicações toracoabdominais surgem a partir do duodeno ou jejuno e se estendem pelo diafragma até o mediastino.

▶ ## Achados clínicos

A. Sinais e sintomas

Dois terços dos pacientes com duplicações são sintomáticos no primeiro ano de vida. As duplicações do pescoço e do mediastino produzem sofrimento respiratório por compressão da via aérea. As duplicações torácicas podem ulcerar para os pulmões e levar a pneumonia ou hemoptise. As duplicações intestinais geralmente produzem dor abdominal por contração espástica do intestino, distensão excessiva da duplicação ou ulceração péptica e sangramento resultantes da mucosa gástrica ectópica na duplicação. Também ocorre obstrução intestinal por intussuscepção, volvo ou invasão da luz por um cisto intramural. Uma massa isolada assintomática pode ser o único achado. Sessenta por cento das duplicações são diagnosticadas até os 6 meses de vida e 85% até os 2 anos.

B. Exames de imagem

Os exames incluem radiografias do tórax e da coluna toracolombar, TC do tórax e abdome, enema contrastado, esofagograma e radiografia de trânsito GI superior. Se houver suspeita de extensão intraespinal de uma duplicação, a RM está indicada. A ultrassonografia pode mostrar uma massa cística ou tubular dentro do mediastino ou abdome. Uma cintilografia para Meckel (pertecnetato de tecnécio) também pode ser usada para visualizar aquelas duplicações com mucosa gástrica ectópica.

▶ Tratamento

As duplicações não intimamente ligadas a órgãos adjacentes devem ser excisadas. As duplicações esféricas isoladas podem ser excisadas com o segmento adjacente de intestino, e uma anastomose terminoterminal do intestino é realizada. As duplicações tubulares longas podem ser descomprimidas pelo estabelecimento de uma anastomose entre as extremidades proximal e distal do intestino adjacente. As duplicações não comunicantes necessitam de ressecção radical das estruturas adjacentes, podendo ser drenadas por uma técnica de Y de Roux. As duplicações que não podem ser completamente removidas e que contêm mucosa gástrica devem ser abertas (sem prejudicar o suprimento sanguíneo do intestino normal), e o revestimento mucoso é excisado. A extensão de uma duplicação intestinal para a coluna ou abdome deve ser ressecada. Uma extensão intra-abdominal é fechada ao nível do diafragma, sendo feita a excisão completa por laparotomia.

Laje P, Flake AW, Adzick NS: Prenatal diagnosis and postnatal resection of intraabdominal enteric duplications. *J Pediatr Surg* 2010 Jul;45(7):1554-1558.

ANOMALIAS DO DUCTO ONFALOMESENTÉRICO

O ducto onfalomesentérico (vitelino) é um remanescente do saco gestacional embrionário. Quando todo o ducto permanece intacto após o nascimento, ele é reconhecido como uma fístula onfalomesentérica. Quando o ducto é obliterado na extremidade intestinal, mas se comunica com o umbigo na extremidade distal, ele é chamado de seio umbilical. Quando o trato epitelial persiste, mas ambas as extremidades estão ocluídas, pode haver o desenvolvimento de um cisto umbilical ou cisto de banda fibrosa intra-abdominal. Pode haver a obliteração de todo o trato, mas uma banda fibrosa pode persistir entre o íleo e o umbigo (Fig. 43-19).

O remanescente mais comum do ducto onfalomesentérico é o divertículo de Meckel, o qual está presente em 1 a 3% da população. O divertículo de Meckel pode ser revestido completa ou parcialmente por mucosa de intestino delgado, colo ou estômago, e ele pode conter tecido pancreático aberrante. É encontrado tecido heterotópico em 5% dos casos assintomáticos e 60% dos casos sintomáticos. Em contraste com as duplicações e pseudodivertículos, o divertículo de Meckel se localiza na margem antimesentérica do íleo, 10 a 90 cm da valva ileocecal. O divertículo de Meckel ocorre com igual frequência em ambos os sexos. Ele costuma ser assintomático e é visto como achado incidental durante a cirurgia por outra doença. Entre os pacientes com divertículo de Meckel, o risco de complicações durante a vida é de 4%, sendo que 40% desses casos ocorrem em crianças com menos de 10 anos de idade.

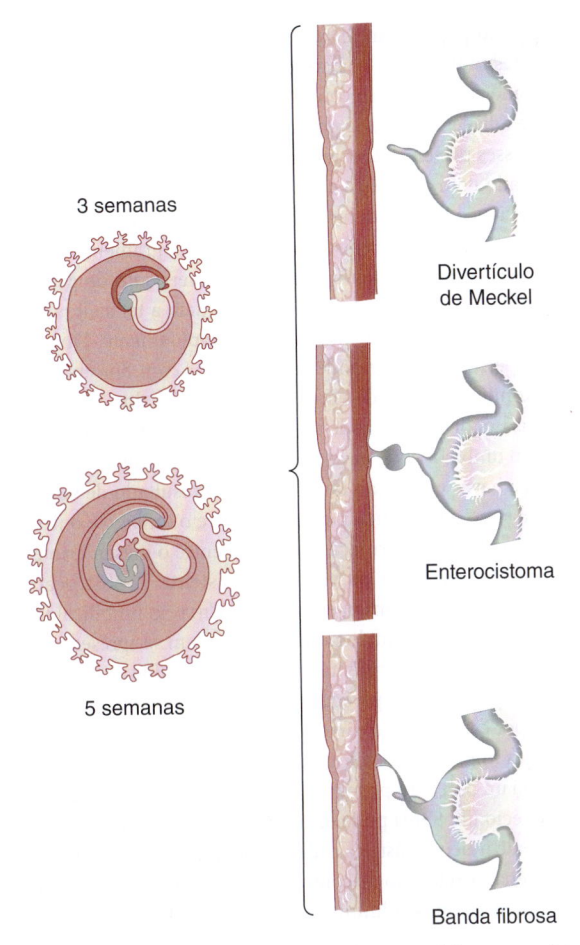

▲ **Figura 43-19** As anomalias do ducto onfalomesentérico surgem a partir do saco vitelino primitivo. Os remanescentes incluem divertículo de Meckel, cisto de banda fibrosa e uma banda fibrosa ou trajeto fistuloso entre o íleo e o umbigo.

▶ Achados clínicos

Os remanescentes onfalomesentéricos sintomáticos (incidência masculino:feminino de 3:1) produzem sangramento retal indolor em 40% dos casos, intussuscepção em 20%, diverticulite ou perfuração péptica em 15%, fístula umbilical em 15%, obstrução intestinal em 7% e abscesso em 3%. O sangramento retal associado com divertículo de Meckel se deve à ulceração péptica do íleo adjacente causada por mucosa gástrica ectópica. Mais de 50% desses pacientes têm menos de 2 anos de idade. O sangue é misturado com as fezes e costuma ser vermelho escuro ou vermelho vivo; é incomum haver fezes com aspecto de piche. Pode haver uma história de episódio prévio de sangramento em 40% dos casos. O sangramento oculto por divertículo de Meckel é muito raro. Os pacientes mais jovens tendem a ter sangramento intenso e podem perder muito sangue rapidamente. Diverticulite ou perfuração livre pode se manifestar com dor abdominal e peritonite semelhantes à apendicite aguda. A dor e a palpação dolorosa ocorrem no abdome inferior, mais comumente próximo ao umbigo. Pode haver celulite periumbilical.

Pode haver obstrução intestinal como resultado de volvo intestinal sobre uma banda persistente entre o umbigo e o íleo, ou como resultado de herniação intestinal entre o mesentério e um vaso mesodiverticular ou vitelino persistente. A obstrução é a apresentação mais comum em adultos. Um seio umbilical infectado ou uma fístula onfalomesentérica podem se apresentar com secreção mucoide, purulenta ou entérica, celulite recorrente ou abscesso profundo da parede abdominal. Isso pode ser diagnosticado por cateterização e injeção de contraste no trato umbilical.

Os exames contrastados superiores e inferiores raramente evidenciam o defeito primário. A cintilografia com pertecnetato de tecnécio (Tc 99m) pode localizar o divertículo de Meckel revestido de mucosa gástrica e identificar a fonte de hematoquezia ou melena. A retenção de contraste nas células parietais e mucosas aumenta com a administração de cimetidina 30 mg/kg por via intravenosa 30 minutos antes da administração do marcador radionuclídeo.

▶ **Tratamento**

A ressecção é feita por laparotomia ou laparoscopia. Um remanescente onfalomesentérico com uma base estreita pode ser tratado com amputação e fechamento do defeito intestinal (geralmente com um grampeador cirúrgico). Em casos em que a anomalia tem boca grande com tecido ectópico ou quando o processo inflamatório ou isquêmico envolve o íleo adjacente, pode haver necessidade de ressecção intestinal com o divertículo e anastomose.

Chan KW, Lee KH, Mou JW, Cheung ST, Tam YH: Laparoscopic management of complicated Meckel's diverticulum in children: a 10-year review. *Surg Endosc* 2008 Jun;22(6):1509-1512. [Epub 2008 Mar 6.]

ENTEROCOLITE NECROSANTE

A enterocolite necrosante (ECN) é a doença mais grave e frequente do trato GI de lactentes prematuros, com um tempo médio de início de 10 dias após o nascimento. A incidência tem aumentado devido aos avanços terapêuticos nos cuidados intensivos neonatais, os quais têm permitido a sobrevivência de lactentes cada vez mais prematuros. Ela se caracteriza por necrose, ulceração e descamação da mucosa intestinal, o que frequentemente progride para necrose de toda a espessura da parede e perfuração. Esse processo progride a partir da submucosa, pela camada muscular, até a subserosa. Bactérias produtoras de gás na parede intestinal podem causar pneumatose, um achado que pode ser observado ao exame macroscópico, bem como nas radiografias simples de abdome. O íleo terminal e o colo direito costumam ser afetados primeiro, seguidos em ordem decrescente de frequência por colo transverso e descendente, apêndice, jejuno, estômago, duodeno e esôfago. O caso mais extremo, de pan-necrose, é definido como a necrose de 75% ou mais do intestino. Oitenta por cento dos casos ocorrem em lactentes prematuros pesando menos de 2.500 g ao nascer, e 50% têm menos de 1.500 g. Porém, o distúrbio também pode ocorrer em lactentes a termo. Ao contrário de observações anteriores, não há relação estabelecida entre ECN e eventos perinatais estressantes, tais como ruptura prematura de membranas com amnionite, parto pélvico, bradicardia intrauterina, cateterização de vaso umbilical com ou sem exsanguíneo transfusão, síndrome do sofrimento respiratório, sepse, onfalite e cardiopatia congênita. A associação com ducto arterioso patente é comum. Em lactentes maiores e crianças, a ECN costuma ser precedida por desnutrição e gastrenterite. O agrupamento de casos em enfermarias sugere que um agente infeccioso possa ser o responsável.

▶ **Achados clínicos**

Os achados clínicos incluem resíduo gástrico aumentado, vômitos biliosos, distensão abdominal, fezes sanguinolentas, letargia e má perfusão da pele. Quando ocorre perfuração intestinal, há defesa evidente ao exame abdominal, mas isso pode não ser evidente em lactentes prematuros debilitados. Há uma variedade de achados clínicos inespecíficos que sugerem instabilidade fisiológica, como apneia, bradicardia, hipoglicemia e instabilidade da temperatura. Ao exame, distensão abdominal e alças intestinais fixas podem ser vistas. A presença de eritema da parede abdominal, edema e crepitação podem sinalizar necrose intestinal. A avaliação laboratorial é inespecífica, pois a contagem de leucócitos pode ser baixa ou alta, mas trombocitopenia e acidose se desenvolvem em casos de perfuração e sepse.

As radiografias abdominais em posição supina e lateral com raios transversos mostram precocemente a distensão intestinal, seguida pela pneumatose intestinal. Pode ser visto gás dentro do sistema venoso portal, mas isso é fugaz. Os exames seriados podem mostrar uma ou mais alças intestinais com posição fixa e dilatadas. A perfuração com ar peritoneal se desenvolve em 20% dos casos. Nos lactentes que desenvolvem ascite sem pneumoperitônio deve ser feita uma paracentese com exame do líquido quanto à presença de bactérias, o que significaria perfuração. Os exames contrastados são perigosos e contraindicados, pois podem facilmente causar perfuração.

Tratamento

O tratamento inclui a cessação da dieta, a aspiração orogástrica, antimicrobianos sistêmicos e a correção da hipoxemia, hipovolemia, acidose e anormalidades eletrolíticas. A única indicação absoluta para a intervenção é o pneumoperitônio. As indicações relativas são ar na veia porta, deterioração clínica, alça intestinal fixa em radiografias seriadas, eritema da parede abdominal, massa abdominal e paracentese demonstrando bactérias. Na laparotomia, o intestino necrótico é ressecado, e o intestino proximal é transformado em estoma. Raramente a anastomose primária é segura. A doença grave pode não ser passível de cirurgia ou necessitar de ressecção intestinal extensa, resultando em síndrome do intestino curto. Uma opção terapêutica alternativa em lactentes de peso muito baixo ao nascimento (PMBN) (<1.500 g) que está ganhando aceitação é a drenagem à beira do leito da cavidade peritoneal no quadrante inferior direito usando anestesia local. Um recente estudo randomizado prospectivo comparando a laparotomia com a colocação de dreno em lactentes PMBN demonstrou desfechos equivalentes em mortalidade e morbidade no curto prazo com as duas modalidades.

Em um terço dos casos, o distúrbio melhora sem tratamento adicional, e a sobrevida global é de mais de 50%. Pode ocorrer estenose intestinal como complicação tardia após a cicatrização. Por essa razão, é usado um enema contrastado para avaliar o intestino distal sem função antes de fechar o estoma.

Leaf A, Dorling J, Kempley S, McCormick K, Mannix P, Linsell L, Juszczak E, Brocklehurst P: Early or delayed enteral feeding for preterm growth-restricted infants: a randomized trial. *Pediatrics* 2012 May;129(5):e1260-e1268.

SANGRAMENTO GASTRINTESTINAL

O sangramento GI significativo em crianças é raro. Quando isso ocorre, pode ser alarmante e provocar ansiedade em cuidadores e pais. A abordagem diagnóstica usada na avaliação dessas crianças é semelhante àquela usada em adultos, mas as causas variam conforme a idade da criança. É raro que o sangramento GI seja maciço, e a maioria das causas é benigna. Pode ser estabelecido um diagnóstico em mais de 85% dos casos. Os sintomas de apresentação habituais incluem hematêmese, hematoquezia e melena. Dependendo da quantidade de sangue, a criança pode ter fontanelas retraídas, membranas mucosas secas e pele fria. Taquicardia, oligúria e hipotensão podem estar presentes. Deve ser obtido acesso intravenoso, iniciado com a administração de líquidos e sangue conforme a necessidade e começada a avaliação. Os exames laboratoriais incluem medidas seriadas de hematócrito e exames de coagulação. Após a estabilização e exame físico, a avaliação deve continuar com os exames diagnósticos adequados.

Sangramento gastrintestinal superior

O sangramento GI superior se origina acima do ligamento de Treitz. A presença de melena e de sangue na passagem de uma sonda orogástrica podem ajudar a diferenciar entre sangramento GI superior e inferior. O sangramento GI superior em lactentes e crianças menores é mais comumente associado com erosões ou úlceras de estresse, mas nas crianças maiores ele pode ser causado por úlcera duodenal, esofagite e varizes esofágicas, particularmente nas crianças com doença hepática subjacente. A maioria dessas doenças é benigna. A avaliação após a estabilização da criança começa com esofagoduodenoscopia flexível. Após o diagnóstico ser feito, o tratamento costuma ser realizado com antiácidos (bloqueadores H2, inibidores da bomba de prótons). A hemorragia por varizes pode necessitar de intervenção mais agressiva, incluindo o uso de octreotide, esclerose ou ligadura elástica de varizes por endoscopia e, em casos extremos, *shunt* portocava intra-hepático transjugular (TIPS), *shunt* mesocava ou transplante hepático.

Sangramento gastrintestinal inferior

Embora diverticulite, câncer e angiodisplasia sejam as causas mais comuns de sangramento GI inferior em adultos, essas doenças são raras em crianças. As causas de sangramento GI inferior em lactentes e crianças podem ser classificadas em grupos etários de diagnóstico em que a idade do paciente, a quantidade de sangue e a cor do sangue eliminado fornecem alguma orientação para a provável fonte de sangramento.

O sangramento no neonato pode ser causado por deglutição de sangue materno no parto, fissura anorretal, sangramento GI superior secundário a gastrite ou ulceração, enterocolite necrosante, volvo e hérnia encarcerada. O teste de Apt para sangue materno, o exame físico do reto e canal inguinal e a avaliação do trato GI superior podem rapidamente descartar a maioria dessas causas. O sangramento por enterocolite necrosante raramente ameaça a vida, e o diagnóstico é comumente feito com base no parto prematuro do lactente e na avaliação radiológica. Se o sangramento por má rotação com volvo de intestino médio for suspeitado, está indicada a laparotomia imediata.

Em lactentes, as fissuras anais continuam sendo a causa mais comum de sangramento retal. Outras causas incluem volvo intestinal, intussuscepção, duplicação intestinal, divertículo de Meckel, alergia a proteína do leite ou de fórmula e diarreia infecciosa. Exames contrastados e culturas apropriadas de fezes orientam o tratamento. As crianças têm diagnóstico diferencial semelhante àquele de lactentes com a adição de prolapso retal e uma variedade de pólipos de colo (juvenil, Peutz-Jeghers, hiperplasia linfoide polipoide e, raramente, adenomatose). Essas entidades são diagnosticadas por exame físico e proctossigmoidoscopia. Se a fonte do sangramento não for identificada, a colonoscopia está indicada, embora a cápsula endoscópica esteja ganhando aceitação como modalidade diagnóstica para causas ocultas de sangramento GI em pacientes de tamanho apropriado. Os pólipos juvenis são a causa isoladamente mais importante de sangramento GI inferior em crianças (20-30%). A maioria dos pólipos juvenis é de pólipo único (80%), e eles costumam ser eliminados espontaneamente sem tratamento. Porém, quando o sangramento continua, o pólipo pode ser enlaçado e excisado por endoscopia. Os adolescentes podem manifestar sinais e sintomas de doença inflamatória intestinal (retocolite ulcerativa, doença de Crohn), polipose adenomatosa familiar e lesões vasculares pequenas, como telangiectasias. O diagnóstico é feito por colonoscopia, e o tratamento é específico para a doença.

> Boyle JT: gastrintestinal bleeding in infants and children. *Pediatr Rev* 2008;2:39-52.
>
> El-Matary W: Wireless capsule endoscopy: indications, limitations, and future challenges. *J Pediatr Gastroenterol Nutr* 2008;46(1):4-12.

CORPO ESTRANHO GASTRINTESTINAL

As crianças com idade entre 9 meses e 2 anos estão particularmente em risco para a ingestão ou aspiração de corpo estranho pela sua recém-adquirida mobilidade, curiosidade e tendência a colocar os objetos na boca. O tipo de corpo estranho e a localização na via aérea ou trato GI ditam o manejo.

▶ Corpo estranho esofágico

O tipo de corpo estranho comumente encontrado no esôfago inclui moedas, alimentos e brinquedos pequenos. Os três locais mais comuns de obstrução são ao nível do músculo cricofaríngeo, ao nível do arco aórtico e na junção gastroesofágica. As áreas de reparo/anastomose anterior como na atresia ou lesões esofágicas predispõem à obstrução devido a fibrose e estreitamento. Os sintomas comuns incluem salivação, intolerância alimentar, disfagia e dor. A perfuração é rara, mas é ditada pelo formato do objeto ingerido, sua composição e tempo no esôfago. O diagnóstico é facilmente obtido pela radiografia de tórax anteroposterior ou cervical lateral se o objeto ingerido for radiopaco. Caso contrário, há necessidade de esofagoscopia ou exame contrastado de trato GI superior.

Devido ao risco de erosão, aspiração, perfuração e estenose tardia, os objetos impactados devem ser removidos. A extração pode ser realizada usando cateter balão sob controle de fluoroscopia ou pela visualização direta usando esofagoscopia sob anestesia geral. Essa última técnica costuma ser preferida se a natureza do objeto é desconhecida, se ele é pontiagudo ou se a ingestão tiver ocorrido 24 a 48 horas antes. Endoscopia com lente ótica Hopkins em bastão permite a visualização do objeto e a retirada com pinça especialmente desenhada para agarrar objetos pequenos.

Noventa e cinco por cento dos corpos estranhos que passam além da junção gastroesofágica passam sem problemas por todo o trato GI. A recuperação cirúrgica está reservada para pilhas, as quais devem ser removidas e para casos em que os objetos ingeridos causam obstrução (bezoares), lesão intestinal ou estão no local há mais de 1 semana.

▶ Corpo estranho traqueal

As crianças, em especial aquelas com 1 a 2 anos de idade, podem ter a via aérea ocluída pela aspiração de um corpo estranho. Os objetos mais comuns são amendoins e pipocas. A obstrução tende a ocorrer ao nível da via de entrada laríngea, subglote, ou no brônquio principal direito. Como esse problema pode ser fatal, os eventos testemunhados devem ser tratados com golpes nas costas, compressão abdominal ou a manobra de Heimlich, os quais podem deslocar o objeto.

Os sintomas incluem tosse, sufocação, sibilância, dispneia e febre. Pode haver sibilância e roncos unilaterais. Pode ocorrer alçaponamento de ar quando o corpo estranho forma uma obstrução tipo válvula, levando a hiperinsuflação do pulmão acometido e desvio do mediastino para o lado oposto ao afetado. Por outro lado, a obstrução completa pode levar a perda de volume de ar com atelectasia e desvio mediastinal para o lado ipsolateral. As radiografias em inspiração e expiração, ou em decúbito lateral em lactentes, podem demonstrar alçaponamento de ar; o corpo estranho é raramente observado nas radiografias.

Com uma história sugestiva de aspiração, corpo estranho na radiografia ou quaisquer sintomas, a criança deve ser submetida à avaliação broncoscópica sob anestesia geral. O trabalhado coordenado com o anestesiologista, permitindo a ventilação durante a endoscopia rígida, permite que o corpo estranho seja prontamente identificado. Pinças com iluminação feitas especificamente para a extração de corpo estranho são colocadas pela bainha do broncoscópio; o corpo estranho é agarrado; e a pinça, corpo estranho e bainha são removidos em conjunto. Raramente, um corpo estranho aspirado não reconhecido se apresenta como infecção pulmonar crônica e pode necessitar da remoção do pulmão acometido.

> Rodríguez H, Passali GC, Gregori D, Chinski A, Tiscornia C, Botto H, Nieto M, Zanetta A, Passali D, Cuestas G: Management of foreign bodies in the airway and oesophagus. *Int J Pediatr Otorhinolaryngol* 2012 May 14;76(Suppl 1):S84-s91.

DISTÚRBIOS DO FÍGADO E TRATO BILIAR

A icterícia nas primeiras duas semanas de vida costuma ser causada por hiperbilirrubinemia indireta (não conjugada). As causas incluem (1) "icterícia fisiológica" por imaturidade da função hepática (p. ex., aquela associada à amamentação); (2) incompatibilidades Rh, ABO e de outros grupos sanguíneos raros, produzindo hemólise; e (3) infecções. A icterícia que persiste além das primeiras duas semanas, nas quais os níveis de bilirrubina indireta e conjugada estão elevados, deve ter uma avaliação mais abrangente para o diagnóstico de potenciais distúrbios cirúrgicos. A causa mais frequente (60%) de icterícia prolongada em lactentes é a atresia biliar; várias formas de hepatite ocorrem em 35% dos casos; e cisto de colédoco é encontrado em 5% dos casos de icterícia obstrutiva. A obstrução intestinal pode intensificar a icterícia por aumentar a circulação êntero-hepática de bilirrubina. Por fim, a icterícia é um sinal precoce e importante de sepse no recém-nascido.

ATRESIA BILIAR

A atresia biliar é a ausência de dutos biliares patentes drenando o fígado. Os casos familiares e a frequente associação com a síndrome de poliesplenia indicam origem congênita. Porém, a atresia biliar provavelmente se desenvolve após o nascimento, pois a icterícia não costuma ser marcante no período neonatal, ficando evidente mais de 2 semanas depois. Além disso, a bilirrubina conjugada não é eliminada pela placenta como é a bilirrubina não conjugada, e a icterícia por hiperbilirrubinemia conjugada com obstrução biliar não tem sido reconhecida em recém-nascidos. Os dutos com atresia consistem em cordões fibrosos sólidos que podem conter ilhas ocasionais de epitélio biliar.

A extensão do envolvimento dos dutos varia muito. Há três padrões anatômicos de obstrução: (1) os dutos biliares extra-hepáticos principais são patentes, e os dutos distais ao ducto cístico estão obliterados; (2) a vesícula biliar, ducto cístico e ducto colédoco estão patentes, e os dutos hepáticos proximais estão ocluídos; e (3) todo o sistema de dutos extra-hepáticos está obstruído. A biópsia hepática demonstra proliferação dos canalículos biliares contendo bile espessada. Com o tempo, a falha na excreção de bile para fora do fígado resulta em fibrose periportal progressiva e obstrução das veias portais intra-hepáticas, resultando em cirrose biliar.

▶ Achados clínicos

A. Sinais e sintomas

O lactente com atresia biliar costuma ter uma evolução neonatal normal até que a icterícia seja observada com 2 a 3 semanas de idade. As fezes podem ser normais ou com cor de argila, e a urina pode ser escura. As fezes contêm uma quantidade aumentada de gordura, mas têm consistência normal e não fazem espuma. O fígado pode ter tamanho normal inicialmente, mas aumenta com o tempo. Pode haver o desenvolvimento de um fígado endurecido como consequência de cirrose progressiva. Costuma haver desenvolvimento de esplenomegalia. Ascite e hipertensão portal não se manifestam até vários meses.

B. Exames laboratoriais

A avaliação da atresia biliar consiste na análise dos exames de função hepática, hemograma completo e rastreamento metabólico e sorológico. Os níveis de bilirrubina variam muito de um dia para o outro, mas níveis de bilirrubina direta acima de 3 mg/dL são comuns. Os níveis de fosfatase alcalina costumam estar elevados até 500 a 1.000 U/L, e os níveis de γ-glutamiltranspeptidase são maiores que 300 U/L.

C. Exames de imagem

A ultrassonografia pode demonstrar a ausência ou incapacidade de visualizar uma vesícula biliar contraída. A cintilografia com radionuclídeos usando compostos de iminodiacetato (IDA, HIDA, PIPIDA, DISIDA) marcados com tecnécio Tc-99m, precedida por um curso de 2 a 3 dias de fenobarbital para promover a captação do marcador, é valiosa para o diagnóstico por observar a intensidade da captação dentro do fígado e também a evidência de excreção do radiofármaco para o intestino. A biópsia hepática com agulha pode ser realizada com segurança em qualquer idade se os exames de coagulação forem normais. Um diagnóstico com base na biópsia com agulha é acurado em 60% dos casos, duvidoso em 16% e errôneo em 24%. A menos que a avaliação tenha diagnosticado outra entidade de maneira conclusiva, todas as crianças com suspeita de atresia biliar devem ser submetidas a uma colangiografia cirúrgica com a intenção de realizar a exploração da *porta hepatis* e a portoenterostomia, conforme a necessidade.

▶ Outras causas

Outras causas de icterícia obstrutiva são cisto de colédoco, síndrome da bile espessada e qualquer uma das várias hepatites neonatais. Um cisto de colédoco é identificado pela presença de uma massa palpável no quadrante superior direito, o que é confirmado pela ultrassonográfica. A síndrome da bile espessada ocorre após um processo hemolítico, em que uma grande carga de bilirrubina é excretada nos dutos biliares, onde produtos da bile coalescem e ficam impactados, ou pode ocorrer após um período prolongado de jejum com nutrição parenteral total. A síndrome é reconhecida pela ultrassonografia abdominal. A hepatite é mais comumente de causa desconhecida. Ela pode ser causada por uma variedade de infecções, muitas vezes de origem materna, como toxoplasmose, citomegalovírus, síndrome da rubéola, herpes simples, vírus coxsackie e varicela. O soro deve ser testado para títulos elevados de anticorpos contra esses agentes. A icterícia fisiológica neonatal é autolimitada e responde também à fototerapia.

As doenças metabólicas genéticas que produzem icterícia incluem deficiência de α_1-antitripsina, galactosemia e fibrose cística. Outras causas raras incluem sepse, colestase por alimentação parenteral, doença de Gilbert e síndrome de Alagille.

▶ Tratamento

A exploração cirúrgica para a icterícia neonatal está indicada o mais cedo possível quando a atresia biliar é a causa provável. O atraso no tratamento resultará em cirrose progressiva. A fluoroscopia deve estar disponível no bloco cirúrgico. A vesícula biliar é canulada com uma incisão abdominal transversa ou por laparoscopia. O contraste hidrossolúvel deve ser delicadamente instilado na árvore biliar. Se a imagem mostrar um ducto colédoco patente, mas sem refluxo para o fígado, pode ser colocada uma pinça tipo *bulldog* no ducto comum distal, e a colangiografia é repetida. Em todos os casos, deve ser realizada uma biópsia hepática.

A confirmação de atresia biliar requer portoenterostomia hepática (procedimento de Kasai). Os dutos biliares fibróticos e a vesícula biliar são removidos, e uma alça de jejuno em Y de Roux é suturada em uma região do hilo que faz fronteira lateral pelos ramos da artéria hepática. Alguns cirurgiões utilizam cobertura pós-operatória empírica com antimicrobianos para evitar a colangite, a qual pode levar à fibrose e oclusão continuada dos canalículos biliares que podem permanecer patentes. Esteroides também têm sido utilizados no pré-operatório e no pós-operatório, em um esforço para evitar a fibrose biliar e hepática continuada, embora os resultados nos estudos em relação a esse tópico sejam duvidosos.

Prognóstico

Um bom desfecho no longo prazo está relacionado a um procedimento realizado meticulosamente, idade na cirurgia menor que 2 meses, ausência de cirrose no momento da cirurgia e estabelecimento de fluxo adequado de bile. Em geral, um terço dos lactentes apresentará excelente fluxo de bile e não desenvolverá insuficiência hepática; um terço nunca tem fluxo de bile e necessita de transplante hepático precoce; e um terço tem bom fluxo de bile inicialmente, mas desenvolve cirrose biliar progressiva meses ou anos depois, necessitando de transplante hepático. A expectativa média de vida para lactentes com atresia biliar não corrigida e sem transplante é de 19 meses. A morte é causada por insuficiência hepática, sangramento por varizes esofágicas ou sepse. Para aqueles com fluxo biliar estabelecido no pós-operatório, a complicação mais comum é a colangite, e isso pode ser recorrente. Mais comumente, a causa é desconhecida e não prontamente corrigível por meio de cirurgia.

CISTO DE COLÉDOCO

Um cisto de colédoco é uma dilatação ou divertículo de todo ou parte do ducto colédoco. As estimativas de incidência variam entre 1:2.000.000 a 1:13.000. Há uma predominância no sexo feminino (3:1), e as lesões são mais comuns em asiáticos, com uma grande maioria dos casos relatados ocorrendo no Japão. Há diversas teorias para a causa dessa anormalidade, incluindo agentes infecciosos, refluxo de enzimas pancreáticas para dentro do ducto biliar por meio de um canal comum longo, fatores genéticos e disfunção biliar autonômica.

Os cistos de colédoco são classificados em um de cinco subtipos. O tipo I é uma dilatação fusiforme do ducto biliar extra-hepático. O tipo II é um abaulamento sacular do ducto colédoco. O tipo III é chamado de coledococele, e é uma dilatação de boca ampla do ducto colédoco em sua confluência com o duodeno. O tipo IV é uma dilatação cística dos dutos intra e extra-hepáticos. O tipo V consiste em lagos de múltiplos cistos intra-hepáticos sem componente extra-hepático e, quando associado com fibrose hepática, é chamado de doença de Caroli. O tipo I e o tipo IV são as lesões mais comuns, com os cistos tipo I sendo responsáveis por 85% dessas anormalidades. A doença de Caroli parece ser uma síndrome congênita e costuma seguir um padrão hereditário autossômico recessivo em associação com várias outras anomalias, como doença renal policística e ectasia tubular renal.

Se não for tratado, um cisto de colédoco pode causar colangite e colangiocarcinoma. O risco de colangiocarcinoma na primeira década de vida é de apenas 0,7%; porém, isso aumenta para 14% aos 20 anos e postula-se que aumente ainda mais ao longo da vida.

Achados clínicos

As manifestações clínicas de um cisto de colédoco são dor abdominal recorrente, icterícia episódica e uma massa no quadrante superior direito, embora na maioria dos casos um desses achados esteja faltando. À medida que a criança cresce, o cisto pode ficar doloroso ou infectado. Em raras situações, têm sido descritas crianças com peritonite biliar secundária à perfuração de um cisto. Em adultos, uma massa abdominal é raramente observada, e os pacientes apresentam-se mais comumente com sintomas de colangite ou pancreatite. Pode haver desenvolvimento de cálculos biliares e colangite por estase biliar.

O diagnóstico é mais comumente estabelecido por apresentação clínica e ultrassonografia anormal. Pode haver necessidade de cintilografia com IDA marcada com tecnécio Tc 99m, TC e RM, colangiopancreatografia endoscópica retrógrada e colangiografia cirúrgica. A ultrassonografia é cada vez mais responsável pela detecção de cistos de colédoco em fetos.

Tratamento

No passado, os cistos não eram removidos, mas drenados para uma alça de intestino. Porém, muitos desses pacientes desenvolviam carcinoma no cisto anos depois. Atualmente, o tratamento é a excisão completa com hepaticojejunostomia em Y de Roux. A extremidade duodenal do ducto biliar deve ser suturada superiormente sem lesão da entrada anômala do ducto pancreático, limitando a quantidade de tecido biliar residual que tem risco de malignização. A coledocoduodenostomia laterolateral é controversa devido a uma alta incidência de gastrite por refluxo biliar. Porém, ela tem sido usada com sucesso em centros com grande volume na Ásia e está ganhando popularidade nos Estados Unidos. A colecistectomia sempre é realizada. Cirrose biliar e hipertensão porta decorrente de obstrução prolongada dos dutos podem ser avaliadas com biópsia hepática. Os resultados da excisão do cisto de colédoco com reconstrução por hepaticojejunostomia são consistentemente excelentes, mas essas crianças necessitam de acompanhamento a longo prazo devido ao risco de estenose anastomótica e formação de cálculos intra-hepáticos. Há atualmente uma tendência para as abordagens laparoscópicas no tratamento dos cistos de colédoco.

DISTÚRBIOS INGUINAIS E ESCROTAIS

HÉRNIA INGUINAL E HIDROCELE

A hérnia inguinal é uma condição comum em lactentes e crianças, ocorrendo em 1 a 3% de todas as crianças. Diferentemente das hérnias em adultos, elas quase sempre resultam de um processo vaginal patente (hérnia indireta), e não de fraqueza no assoalho do canal inguinal (hérnia direta). O processo vaginal acompanha a descida dos testículos no canal inguinal. A falha na obliteração do processo pode levar a uma variedade de anomalias, incluindo hérnia, hidrocele comunicante, hidrocele não

CIRURGIA PEDIÁTRICA **CAPÍTULO 43** **1255**

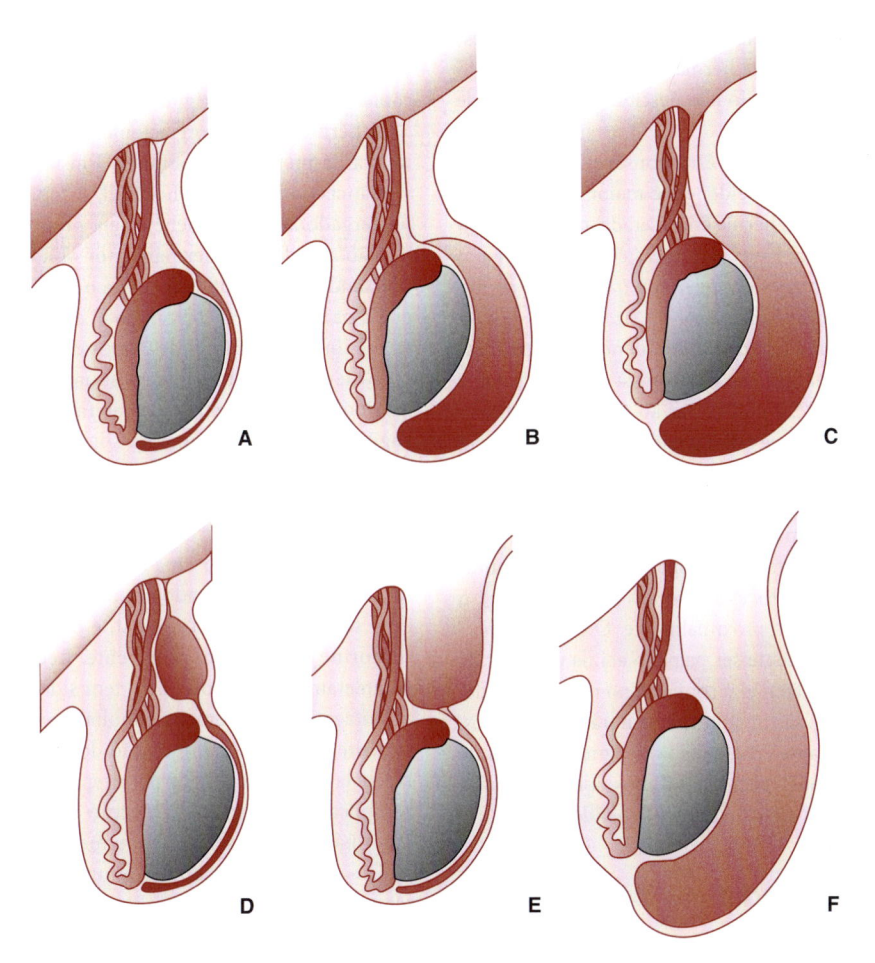

▲ **Figura 43-20** Espectro de distúrbios inguinoescrotais. **A.** Anatomia normal. O processo vaginal está obliterado e há um pequeno remanescente, a túnica vaginal, adjacente à superfície posterior do testículo. **B.** Hidrocele escrotal. **C.** Hidrocele comunicante. Observar a abertura do processo vaginal proximal. **D.** Hidrocele do cordão espermático. **E.** Hérnia inguinal. **F.** Hérnia inguinoescrotal. (Reproduzida com permissão de Sheldon CA: Inguinal and scrotal disorders. Em: Rowe MI et al, eds. *Essentials of Pediatric Surgery*. St. Louis, MO: Mosby; 1995.)

comunicante, hidrocele do cordão espermático e hidrocele da túnica vaginal (Fig. 43-20).

O processo vaginal permanece patente em mais de 80% dos recém-nascidos. Com o avanço da idade, a incidência de processo vaginal patente diminui. Com 2 anos, 40 a 50% estão abertos e, nos adultos, 25% persistem patentes. A verdadeira herniação de intestino em um processo vaginal amplamente patente ocorre em 1 a 4% das crianças; 25% ocorrem dentro do primeiro ano de vida. A hérnia inguinal indireta ocorre com frequência 4 a 6 vezes maios no sexo masculino. As hérnias diretas e femorais ocorrem em crianças, mas são muito raras.

As hérnias são encontradas no lado direito em 60% dos casos, no lado esquerdo em 30% e bilateralmente em 10%. As condições associadas com um risco aumentado de hérnia inguinal incluem prematuridade, história familiar, história de defeito na parede abdominal (p. ex., gastrosquise), criptorquidia, anomalias intersexuais, distúrbios do tecido conectivo e ascite. O processo vaginal pode estar obliterado em qualquer localização proximal aos testículos ou lábios.

▶ Achados clínicos

A incidência de hérnia inguinal clinicamente detectável varia conforme a idade gestacional: 9 a 11% em lactentes prematuros, 3 a 5% em lactentes a termo. O diagnóstico de hérnia em lactentes e crianças pode ser feito apenas com a demonstração de um abaulamento inguinal que se origina no anel interno. O abaulamento pode ser provocado por manobras de Valsalva (choro, tosse, esforço). Pedir para um assistente manter os braços do lactente acima da cabeça com as pernas esticadas muitas vezes produzirá choro e esforço que ajudarão no exame físico. Os sinais indiretos, como um anel externo amplo e o sinal da "luva de seda" (espessamento palpável do cordão espermático) não são confiáveis. Deve-se sempre localizar a posição dos testículos durante o exame de uma hérnia, pois um abaulamento inguinal causado por um testículo não descido ou retrátil pode ser confundido com uma hérnia.

A hérnia inguinal encarcerada é responsável por cerca de 10% das hérnias infantis, e a incidência é maior em lactentes. Na maioria das meninas com hérnia encarcerada, o saco contém o ovário e parte da trompa. Essas estruturas costumam ser um componente deslizante do saco. Em meninos, o saco pode conter intestino delgado, colo ou apêndice.

Uma hidrocele é a presença de líquido dentro do remanescente do processo vaginal. Ela se caracteriza por uma massa oblonga, mole e indolor. Ela pode estar ao redor do testículo apenas (hidrocele testicular), se estender do testículo até a região inguinal (hidrocele inguinoescrotal), ou estar contida dentro de um segmento do processo adjacente ao cordão espermático (hidrocele do cordão) ou em comunicação com a cavidade peritoneal (hidrocele comunicante). Com uma hidrocele não comunicante (as primeiras três hidroceles descritas anteriormente), o processo vaginal está fechado proximalmente. O cordão espermático normal pode geralmente ser palpado acima do nível da hidrocele. A transiluminação não é confiável no recém-nascido, pois o intestino e o líquido são igualmente bem transiluminados. Uma hidrocele comunicante é suspeitada por uma história de variação de tamanho (menor pela manhã após dormir, e maior durante o dia após postura ereta ou esforço repetido).

▶ Diagnóstico diferencial

Uma hidrocele sob tensão pode ser confundida com uma hérnia inguinal encarcerada. O súbito aparecimento de líquido confinado à região testicular pode representar uma hidrocele não comunicante secundária a torção do testículo ou apêndice testicular, orquiepididimite, panserosite por uma síndrome viral recente ou edema escrotal idiopático. O exame retal e a palpação do lado peritoneal do anel inguinal podem diferenciar uma hérnia encarcerada de uma hidrocele ou de outra massa escrotal, mas isso só é confiável nos primeiros 2 a 3 meses de idade, pois o anel interno é difícil de alcançar depois disso.

▶ Complicações

O principal risco de não tratar uma hérnia inguinal é o encarceramento (víscera presa no saco) e subsequente estrangulamento (isquemia da víscera, geralmente intestino, não o ovário). A compressão dos vasos espermáticos por uma hérnia encarcerada pode produzir infarto hemorrágico do testículo ipsolateral.

▶ Tratamento

Em geral, as hidroceles que não se comunicam com a cavidade peritoneal são fisiológicas, e a grande maioria delas melhora até os 18 meses de idade. Aquelas que persistem após 1 ano ou aquelas que demonstram mudança no tamanho (hidroceles comunicantes) devem ser corrigidas.

A hérnia inguinal em lactentes e crianças deve ser corrigida; nunca há melhora espontânea. Em lactentes prematuros sob vigilância constante no hospital, o reparo da hérnia deve ser postergado até que o bebê esteja pronto para ser liberado. A ligação alta do saco herniário por obliteração do anel interno (deixando espaço suficiente para o cordão espermático) é tudo que é necessário. Historicamente, era recomendado que todos os meninos com menos de 2 anos de idade e todas as meninas com menos de 5 anos fossem submetidos a exploração cirúrgica do canal inguinal contralateral na busca de um processo vaginal patente clinicamente silencioso. Essa abordagem foi substituída, em grande parte, pela exploração laparoscópica. Isso é realizado por meio do saco herniário ipsilateral, pelo umbigo ou em linha com o anel interno (na borda lateral do músculo reto) usando uma agulha com capacidade de visualização. Se for demonstrado um processo vaginal patente, é feita uma segunda incisão inguinal, e o procedimento é repetido conforme descrito anteriormente. Recentemente, um reparo completamente laparoscópico tem sido defendido, o qual tem a vantagem de exploração simultânea do lado oposto e virtualmente nenhuma manipulação do cordão espermático. A incidência de complicações pelo reparo de hérnia inguinal não complicada (recorrência, infecção de ferida e dano ao cordão espermático) deve ser de 2% ou menos.

Uma hérnia encarcerada em um lactente pode muitas vezes ser reduzida inicialmente antes da manipulação. Isso é feito com sedação e elevação dos pés da cama para impedir que a pressão intra-abdominal seja exercida contra a região inguinal. Quando um lactente está bem sedado, a hérnia pode ser reduzida com pressão constante e suave sobre o anel interno de maneira que ordenha o intestino de volta para a cavidade abdominal. Essa é uma manobra realizada com duas mãos, em que uma mão aperta a massa encarcerada enquanto a outra mão a direciona posteriormente para dentro do anel interno. Se o intestino não for reduzido dentro de uma hora, há necessidade de cirurgia. Se a hérnia for reduzida, o reparo cirúrgico pode ser postergado por 48 horas para permitir que o edema tecidual melhore. Um ovário encarcerado pode não ser possível reduzir, mas costuma não produzir sintomas, e o reparo realizado na próxima oportunidade de horário no bloco cirúrgico é suficiente, pois a torção é rara, e o suprimento sanguíneo, diferentemente daquele do intestino, não é comprometido por ficar preso no canal. Fezes sanguinolentas e edema com coloração vermelha na pele ao redor da virilha sugerem uma hérnia estrangulada, e não deve ser tentada a redução do intestino. O reparo de emergência da hérnia inguinal encarcerada é tecnicamente difícil, pois os tecidos edematosos são friáveis e laceram facilmente. Quando for encontrado intestino gangrenoso, o intestino deve ser ressecado, sendo realizada uma anastomose terminoterminal do intestino.

Dutta S, Albanese C: Transcutaneous laparoscopic hernia repair in children: a prospective review of 275 hernia repairs with minimum 2-year follow-up. *Surg Endosc* 2009 Jan;23(1):103-107.

Ozgediz D, Roayaie K, Lee H, Nobuhara KK, Farmer DL, Bratton B, Harrison MR: Subcutaneous endoscopically assisted ligation (SEAL) of the internal ring for repair of inguinal hernias in children: report of a new technique and early results. *Surg Endosc* 2007 Aug;21(8):1327-1331.

TESTÍCULOS NÃO DESCIDOS (CRIPTORQUIDIA)

No sétimo mês de gestação, os testículos normalmente descem até o escroto. Uma banda fibromuscular – o gubernáculo – estende-se do polo inferior do testículo até o escroto, e essa banda provavelmente age guiando o caminho para a descida durante o crescimento diferencial do feto, em vez de puxar o testículo para baixo. Os testículos não descidos (criptorquidia) são uma forma de distopia dos testículos que ocorre quando há parada na descida e fixação da posição testicular no retroperitônio, no canal inguinal ou logo depois do anel externo. A descida continuada dos testículos pode progredir após o nascimento, mas ela cessa antes de 2 anos de idade.

Outra forma de distopia é o testículo ectópico, no qual o gubernáculo pode ter guiado o testículo próximo do púbis, pênis, períneo ou coxa medial ou para uma posição subcutânea superficial ao canal inguinal. Nessas situações, o testículo desceu além do anel externo, e o suprimento vascular é suficientemente desenvolvido, de modo que impõe pouca dificuldade para o reparo cirúrgico.

A espermatogênese normal necessita de uma faixa de temperatura mais baixa oferecida no escroto. Quando o testículo permanece sem descer e sujeito à temperatura corporal normal, ocorrem alterações degenerativas nos túbulos seminíferos, nas quais as células de revestimento ficam progressivamente atróficas e hialinizadas, com fibrose peritubular. As alterações degenerativas começam a ocorrer com 2 anos de idade. A menos que o problema seja corrigido, todos os adultos masculinos com criptorquidia bilateral ficam estéreis.

A incidência de testículos não descidos ou parcialmente descidos é de 1 a 2% em lactentes a termo e de até 30% em bebês prematuros. O testículo direito é acometido em 45% dos casos, o testículo esquerdo em 30% e ambos os testículos em 25%. Um processo vaginal patente está presente em 95% dos pacientes com criptorquidia, e cerca de 25% desenvolvem uma hérnia clínica.

As anomalias associadas com criptorquidia ocorrem em cerca de 15% dos casos e incluem uma ampla variedade de síndromes como a síndrome de Klinefelter, hipogonadismo hipogonadotrófico, a síndrome *prune belly*, rins em ferradura, agenesia ou hipoplasia renal, extrofia da bexiga, refluxo ureteral, gastrosquise e extrofia cloacal.

▶ Achados clínicos

O exame físico demonstra um "hemiescroto vazio", com ausência de rugas. A criptorquidia deve ser diferenciada de um testículo retrátil. Devido ao cremaster muito ativo em crianças com menos de 3 anos de idade e ao tamanho pequeno do testículo, a gônada pode retrair até o anel inguinal externo ou para dentro do canal inguinal – isso é chamado de testículo retrátil – e é uma variante do normal. O testículo retrátil pode ser manipulado para dentro do escroto médio ou inferior e não há necessidade de tratamento.

▶ Tratamento

A cirurgia está indicada após 12 a 18 meses, pois as alterações degenerativas começam a ocorrer nesses testículos e podem prejudicar a espermatogênese e causar transformação maligna. Além disso, os testículos com criptorquidia são mais suscetíveis a trauma e torção, muitas vezes têm hérnia inguinal associada, e podem causar efeitos psicossociais adversos. A incidência de câncer de testículo em um testículo com criptorquidia é 30 vezes maior que na população normal e não diminui com o reparo. O papel do reparo é permitir o exame confiável de uma massa testicular mais tarde.

A orquidopexia é o método cirúrgico para a mobilização do testículo – com base nos vasos testiculares e deferente – a partir de sua posição ectópica no escroto. Quando o testículo com distopia não é palpável no pré-operatório, 17% são ausentes, 33% são intra-abdominais, e 50% estão no canal inguinal ou logo após o anel inguinal. Se o testículo não for palpável quando a criança está anestesiada, deve ser realizada a laparoscopia antes de se fazer uma incisão inguinal. Cada vez mais, a cirurgia completa (diagnóstico e mobilização intra-abdominal) é realizada por laparoscopia. Isso permite a identificação de um testículo abdominal ou o diagnóstico de um testículo ausente (geralmente por torção *in utero*). Os testículos muito altos, com um suprimento sanguíneo curto, podem ser levados até o escroto por um reparo em dois estágios (dividindo a artéria e veia testicular com clipe ou *laser*, seguido por posicionamento no escroto 6-8 semanas depois) com base no suprimento sanguíneo colateral do deferente e do gubernáculo. Os testículos confinados no canal inguinal (25% dos casos) podem geralmente ser levados até o escroto em uma etapa. Os testículos ectópicos localizados fora do canal inguinal, como aqueles na bolsa inguinal subcutânea, ocorrem em mais de 50% dos casos, e os vasos testiculares são tão bem desenvolvidos que a colocação no escroto raramente é um problema. O prognóstico da fertilidade após a orquidopexia em casos unilaterais é de 80%, enquanto a fertilidade após orquidopexia bilateral é de cerca de 50%. Devido a graus variáveis de tensão e ao suprimento sanguíneo tênue, os testículos pós-orquidopexia são menores que os contralaterais.

Gatti JM, Ostlie DJ: The use of laparoscopy in the management of nonpalpable undescended testes. *Curr Opin Pediatr* 2007;19(3):349-353.

Lao OB, Fitzgibbons RJ Jr, Cusick RA: Pediatric inguinal hernias, hydroceles, and undescended testicles. *Surg Clin North Am* 2012 Jun;92(3):487-504.

TORÇÃO TESTICULAR

A torção testicular é mais frequente no final da infância e início da adolescência, embora a variação possa incluir o feto e o adulto. Anatomicamente, há duas formas de torção testicular, dependendo se o cordão espermático está torcido em relação à túnica vaginal: torção intravaginal (deformidade em "badalo de sino"), a forma mais comum, e a torção extravaginal, que ocorre principalmente em neonatos e em crianças com criptorquidia. Raramente, o testículo pode girar sobre um mesentério longo do epidídimo. Em crianças e adolescentes, a torção testicular é idiopática, ou ocorre após atividade ou trauma.

▶ Achados clínicos

Costuma haver dor aguda escrotal ou testicular, que pode se irradiar para o abdome inferior. Ocorre inchaço progressivo, edema e eritema do hemiescroto. O testículo é muito doloroso à palpação. O testículo pode estar encurtado, o epidídimo pode se localizar anteriormente, e o reflexo cremastérico pode estar ausente – embora esses sinais sejam difíceis de avaliar. A torção fetal ou neonatal é provavelmente responsável pelo testículo "ausente" observado durante a laparoscopia.

O diagnóstico de torção testicular se baseia principalmente no exame clínico. Embora se possa utilizar a ultrassonografia com Doppler e a cintilografia com radionuclídeos para ajudar no diagnóstico, esses exames são demorados e, no caso da ultrassonografia, dependem do operador.

▶ Diagnóstico diferencial

A torção de apêndices testiculares (estruturas de vestígios dos dutos müllerianos) e a epididimite podem simular a torção testicular. Com a epididimite, costuma haver piúria, sintomas miccionais e febre. A torção dos apêndices testiculares costuma ter início gradual, e a palpação cuidadosa pode revelar dor pontual em vez de dor difusa. Pode haver uma lesão necrótica visível na transiluminação escrotal (sinal do ponto azul).

▶ Tratamento

Se houver forte suspeita do diagnóstico, o melhor "exame" é a exploração cirúrgica do escroto. A taxa de resgate testicular se a correção da torção for feita dentro de 6 horas após o início dos sintomas é de até 97% *versus* menos de 10% se isso demorar mais de 24 horas. Na cirurgia, a torção é corrigida, e a gônada, se viável, é fixada no hemiescroto em três locais. Como o outro testículo também tem risco de torção, pois a anatomia testicular tende a ser espelhada, a orquidopexia contralateral (fixação com sutura) deve ser realizada em todos os casos. A torção dos apêndices testiculares tende a ser autolimitada, pois costuma ocorrer necrose e autoamputação. O tratamento é feito com aplicação de calor, atividade limitada e anti-inflamatórios. Se persistir dor significativa após 2 a 3 dias, e o apêndice não estiver autoamputado, a excisão está indicada. O salvamento testicular após torção testicular neonatal é muito raro.

Chiang MC et al: Clinical features of testicular torsio and epididymo-orchitis in infants younger than 3 months. *J Pediatr Surg* 2007;42(9):1574-1577.

Gatti JM, Patrick Murphy J: Current management of the acute scrotum. *Semin Pediatr Surg* 2007 Feb;16(1):58-63.

▼ DEFEITOS DA PAREDE ABDOMINAL

HÉRNIA UMBILICAL

Um defeito na fáscia umbilical está frequentemente presente no recém-nascido, em especial nos lactentes prematuros. A incidência é maior em crianças afro-americanas. Na maioria das crianças, o anel umbilical progressivamente diminui de tamanho e acaba fechando. Defeitos na fáscia com menos de 1 cm de diâmetro fecham espontaneamente até os 5 anos de idade em 95% dos casos. Quando o defeito da fáscia é maior que 1,5 cm de diâmetro, é raro que feche espontaneamente. Diferentemente das hérnias inguinais, a protrusão de intestino pelo defeito umbilical raramente resulta em encarceramento na infância. O reparo cirúrgico está indicado se o intestino ficar encarcerado, quando o defeito na fáscia for maior que 1,5 cm, e em todas as crianças com mais de 4 anos de idade. As abordagens tanto abertas quanto laparoscópicas estão associadas com resultados uniformemente excelentes.

ONFALOCELE

É um defeito na linha média da parede abdominal observado em 1:5.000 nascidos vivos. As vísceras abdominais (comumente fígado e intestino) estão contidas dentro de um saco composto de peritônio e âmnio, de onde se origina o cordão umbilical no ápice e no centro (Fig. 43-21). Quando o defeito tem menos de 4 cm,

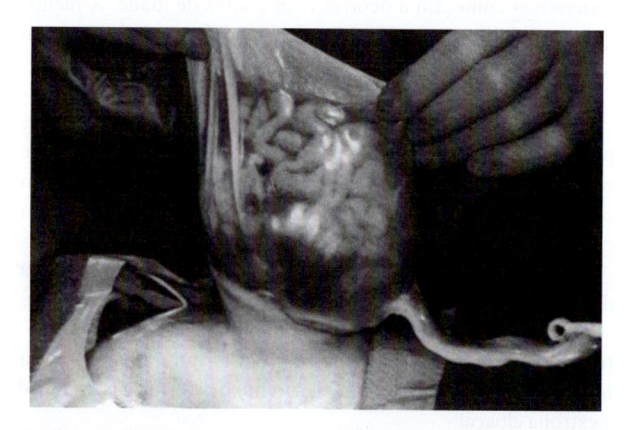

▲ **Figura 43-21** Neonato com onfalocele. O fígado e intestino estão herniados através de um defeito na linha média da parede abdominal e estão circundados por um saco de âmnio e cório de onde surge o cordão umbilical. (Reproduzida com permissão de Albanese CT: Pediatric surgery. Em: Norton JA. *Surgery.* New York, NY: Springer; 2000.)

ele é chamado de hérnia do cordão umbilical; quando é maior que 10 cm, ele é chamado de onfalocele gigante. Ocorrem anormalidades associadas em 30 a 70% dos lactentes, incluindo em ordem descendente de frequência anormalidades cromossômicas (trissomia do 13, do 18, do 21), cardiopatia congênita (tetralogia de Fallot, defeito septal atrial), síndrome de Beckwith-Wiedemann (bebê grande para a idade gestacional; hiperinsulinismo; visceromegalia de rins, glândulas suprarrenais e pâncreas; macroglossia, tumores hepatorrenais, extrofia cloacal), pentalogia de Cantrell e síndrome de *prune belly* (ausência de músculos da parede abdominal, anormalidades geniturinárias, criptorquidia). As onfaloceles pequenas estão mais comumente ligadas a defeitos cromossômicos e à síndrome de Beckwith-Wiedemann, especialmente quando o fígado não está no saco herniário.

▶ Tratamento

O objetivo primário da cirurgia é retornar as vísceras para a cavidade abdominal e fechar o defeito. Com um saco intacto, não há necessidade de cirurgia de emergência, de modo que se realiza exame físico e avaliação completos para anomalias associadas. Uma sonda orogástrica deve ser colocada em aspiração para minimizar a distensão intestinal.

O sucesso do fechamento primário depende do tamanho do defeito e também das cavidades abdominal e torácica, bem como da presença de problemas associados (p. ex., doença pulmonar). É prudente deixar o saco *in situ*, pois o fechamento primário pode não ser possível e, dessa forma, é mantida a melhor cobertura biológica para as vísceras. A cobertura suplementar com material plástico ou bolsa intestinal pode ser usada para evitar a perda de calor. Se as vísceras forem reduzidas, mas não for possível o fechamento da parede abdominal, há três opções: reparo estagiado, reparo com colocação de prótese ou manejo cirúrgico tardio com epitelização inicial e compressão para a redução gradual das vísceras. Um reparo estagiado visa criar uma extensão protetora extra-abdominal da cavidade peritoneal (chamada de silo), permitindo a redução gradual das vísceras e a expansão gradual da parede abdominal usando duas lâminas paralelas de Silastic reforçado suturadas nas margens da fáscia ou um silo em peça única pré-fabricada com um anel colapsável em sua base para facilitar a inserção. Um reparo com prótese faz uma ponte no espaço da fáscia com material sintético (p. ex., politetrafluoroetileno), e a pele é fechada sobre ela. O silo é progressivamente comprimido para inverter o saco amniótico e seu conteúdo para dentro do abdome e juntar as margens da linha alba estirando os músculos da parede abdominal. Isso costuma necessitar de 5 a 7 dias, após os quais o defeito é fechado primariamente. A pressão intra-abdominal produzida pelo silo não deve exceder a 20 cm H_2O para evitar o prejuízo ao retorno venoso de intestinos e rins. Quando o relaxamento abdominal for suficiente para permitir a união dos músculos retos abdominais, o silo é removido e o âmnio é deixado invertido para dentro da cavidade abdominal, sendo fechado o defeito.

O manejo cirúrgico tardio é adequado para lactentes com anomalias graves associadas ou com onfalocele gigante. Deixa-se o âmnio secar e formar uma escara. A membrana fica vascularizada abaixo da escara, e a contração da ferida com o crescimento da pele recobre o defeito. Isso pode ser facilitado ainda mais pela realização de uma compressão externa que permita o retorno gradual do conteúdo abdominal e a recriação do domínio abdominal. Isso resulta em uma hérnia ventral, a qual é corrigida eletivamente quando o paciente está estável. A taxa de sobrevida para lactentes com onfaloceles pequenas é excelente. As mortes associadas com as onfaloceles maiores se devem principalmente à deiscência da ferida com subsequente infecção ou a anomalias associadas.

GASTROSQUISE

A gastrosquise é um defeito na parede abdominal que costuma ocorrer à direita de uma inserção normal do cordão umbilical (Fig. 43-22). Acredita-se que isso surja no local de involução da veia umbilical direita, embora uma teoria menos popular sustente que há alguma evidência de que isso resulte da ruptura *in utero* de um saco de onfalocele. Ela é duas vezes mais comum em relação à onfalocele, e o defeito costuma ser menor. Os remanescentes do âmnio costumam ser reabsorvidos. A pele pode continuar a crescer sobre os remanescentes do âmnio e pode haver uma ponte de pele entre o defeito e o cordão. O intestino delgado e grosso, o estômago e, muitas vezes, trompa de Falópio/ovário/testículo fazem herniação pelo defeito na parede abdominal. Diferentemente de uma onfalocele, o fígado virtualmente nunca está presente no defeito. Tendo estado banhada em líquido amniótico e com compressão do suprimento sanguíneo mesentérico no defeito abdominal, a parede intestinal está edematosa e tem uma membrana peluda e muito espessa ("casca") recobrindo-a. As alças de intestino costumam estar unidas, e o intestino parece ser anormalmente curto.

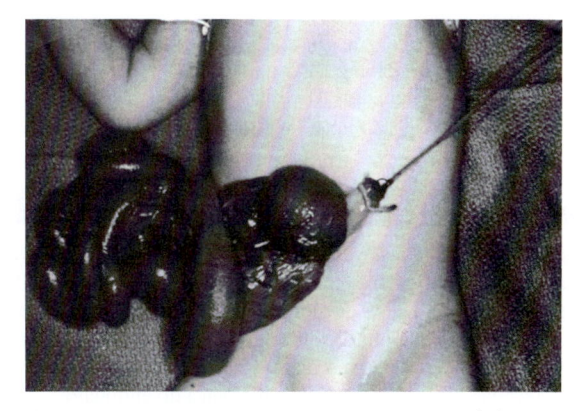

▲ **Figura 43-22** Neonato com gastrosquise. O defeito está à direita do cordão umbilical, e o intestino não tem revestimento. Observar o edema da parede intestinal e o estômago dilatado adjacente ao cordão umbilical. (Reproduzida com permissão de Albanese CT: Pediatric surgery. Em: Norton JA. Surgery. New York, NY: Springer; 2000.)

Complicações

Como o intestino não está contido intra-abdominal, a cavidade abdominal não aumenta de tamanho, e frequentemente não pode acomodar o intestino protuberante. Mais de 70% dos lactentes com esse distúrbio são prematuros, mas as anomalias associadas ocorrem em menos de 10% dos casos. Está presente a não rotação do intestino médio. A atresia intestinal associada ocorre em cerca de 7% dos casos, pois os segmentos intestinais que herniaram pelo defeito ficam infartados *in utero*.

Tratamento e prognóstico

Diferentemente da onfalocele, há necessidade de reparo urgente. Os defeitos pequenos podem ser fechados primariamente após o estiramento manual da cavidade abdominal. Uma abordagem estagiada é frequentemente necessária, usando-se um silo conforme descrito anteriormente (em onfalocele). À medida que melhora o edema da parede intestinal, o intestino prontamente reduzirá para a cavidade abdominal. A redução é auxiliada mantendo-se o lactente paralisado e recebendo ventilação endotraqueal para relaxar a parede abdominal e permitir que ela seja estirada e acomode o intestino. Quando o intestino estiver completamente reduzido (geralmente 5-7 dias), o silo é removido, e a parede abdominal é fechada. Recentemente, tem sido descrito o uso do remanescente umbilical ou de um curativo adesivo para permitir o fechamento primário, sem a necessidade de intervenção cirúrgica.

A taxa de mortalidade para lactentes com gastrosquise é de menos de 5%. Podem ocorrer função GI ruim e episódios de sepse, presumivelmente por comprometimento intestinal. O íleo pós-operatório prolongado (>2 semanas) é a regra, e há necessidade de nutrição parenteral total. O reparo primário de uma atresia intestinal associada raramente é segura e possível. Cria-se um estoma proximal ou as extremidades com atresia são reduzidas e reparadas 6 semanas depois, quando tiver melhorado a inflamação intra-abdominal.

> Choi WW, McBride CA, Bourke C, et al: Long-term review of sutureless ward reduction in neonates with gastroschisis in the neonatal unit. *J Pediatr Surg* 2012 Aug;47(8):1516-1520.
>
> Christison-Lagay ER, Kelleher CM, Langer JC: Neonatal abdominal wall defects. *Semin Fetal Neonatal Med* 2011 Jun;16(3):164-172.

ANOMALIAS CUTÂNEAS VASCULARES

As anomalias cutâneas vasculares compreendem um grupo de malformações vasculares congênitas e adquiridas da pele. Elas estão presentes em 2,6% de todos os recém-nascidos. Essas anomalias são amplamente divididas em duas categorias: hemangiomas e malformações vasculares. Elas são mais precisamente classificadas conforme a atividade biológica do endotélio.

HEMANGIOMAS

Os hemangiomas demonstram hiperplasia endotelial e são vistos em crianças e adultos, mas se comportam de forma diferente conforme a idade. Os hemangiomas são muito mais comuns que as malformações vasculares. No período neonatal, os hemangiomas podem ser classificados conforme sua fase de crescimento. Uma fase proliferativa rápida costuma ser vista durante os primeiros anos de vida, seguido por uma fase involutiva que pode durar vários anos.

Achados clínicos

O aspecto clínico depende da profundidade da lesão. As lesões dérmicas superficiais (hemangiomas capilares, hemangiomas tipo morango) são elevadas e profundamente eritematosas, com uma textura irregular; as lesões profundas (hemangiomas cavernosos) são lisas e discretamente elevadas, com uma cor azulada ou padrão telangiectásico tênue na pele sobrejacente. Lesões mistas costumam ser observadas (hemangiomas capilares-cavernosos). Vinte por cento apresentam lesões múltiplas. As complicações dos hemangiomas consistem em ulceração (durante a fase proliferativa), sangramento, trombocitopenia (síndrome de Kasabach-Merritt), coagulopatia de consumo, insuficiência cardíaca de alto débito, compressão do campo visual, obstrução da via aérea e distorções esqueléticas menores.

Tratamento

Cinquenta por cento dos hemangiomas involuem sem tratamento até os 5 anos de idade e 70% até os 7 anos. O restante terá resolução lenta até 10 a 12 anos de idade. A terapia com esteroides inibe a taxa de proliferação dos hemangiomas em 30 a 90% e está indicada para as lesões complicadas (i.e., aquelas que causam anormalidades fisiológicas ou anatômicas graves).

MALFORMAÇÕES VASCULARES CUTÂNEAS

As malformações vasculares, diferentemente dos hemangiomas, têm renovação normal das células endoteliais e tendem a crescer proporcionalmente com as crianças. Essas lesões são anomalias estruturais que são consideradas erros na morfogênese vascular. Elas costumam ser visíveis ao nascer, mas podem demorar anos ou até décadas para se manifestar. Elas são divididas em variantes de baixo e alto fluxo e são ainda classificadas conforme o tipo de anormalidade de canais vasculares: capilares, venosas, arteriais e mistas. As malformações capilares e venosas são variantes de baixo fluxo; as arteriais, mistas arteriais e venosas são variantes de alto fluxo.

Malformações capilares

As malformações capilares são nevos flâmeos (mancha vinho do porto), nevos flâmeos neonatais (beijo de anjo), nevos flâmeos da nuca (mordida de cegonha, placa salmão), angioceratomas e telangiectasias (aranhas, telangiectasia hemorrágica hereditária [síndrome de Rendu-Osler-Weber]). Elas são propensas a infecções e são tratadas agressivamente com antimicrobianos intravenosos. Deve ser usada uma roupa de compressão se for anatomicamente possível. Algumas lesões podem ser excisadas ou receber injeção de agente esclerosante.

Malformações venosas

As malformações venosas têm um amplo espectro de aparências, variando de varicosidades simples até lesões complexas que podem estar localizadas nos tecidos mais profundos (p. ex., osso, músculo, glândulas salivares). A dor costuma estar relacionada com trombose dentro da lesão. A imagem radiográfica delineia a natureza e a extensão da lesão (angiografia, TC, RM). A fotocoagulação ou o *laser* Nd: YAG podem ser efetivos para as lesões superficiais. A ressecção é o tratamento definitivo, pois pode reduzir o volume, melhorar o contorno e a função e controlar a dor. Ela é limitada pelos limites anatômicos e pode haver necessidade de múltiplos procedimentos em etapas.

Malformações arteriais

As malformações arteriais e arteriovenosas estão associadas com múltiplas pequenas fístulas circundadas por tecidos anormais e podem causar insuficiência cardíaca de alto débito. Elas são mais comuns na região de cabeça e pescoço (especialmente intracerebrais). Há dor e necrose cutânea sobrejacente. As estruturas ósseas adjacentes costumam ser destruídas. A embolização seletiva é usada como medida paliativa ou antes da cirurgia para limitar a hemorragia. A excisão, quando possível, é o tratamento de escolha.

Malformações combinadas

As malformações vasculares combinadas e as síndromes de hipertrofia consistem na síndrome de Klippel-Trenaunay-Weber (malformação combinada capilar-linfática venosa associada com hipertrofia de membro), síndrome de Parkes-Weber (*shunt* arteriovenoso de membro superior), síndrome de Maffucci (malformações vasculares de baixo fluxo e múltiplos encondromas de extremidades com hipoplasia de ossos longos) e síndrome de Sturge-Weber (mancha em vinho do porto facial superior e anomalias vasculares do plexo coroide e leptomeninges).

> Fevurly RD, Fishman SJ: Vascular anomalies in pediatrics. *Surg Clin North Am* 2012 Jun;92(3):769-800.

TUMORES NA INFÂNCIA

NEUROBLASTOMA

Entre todas as neoplasias da infância, o neuroblastoma só perde em frequência para a leucemia e os tumores cerebrais. Cerca de 60% dos casos ocorrem nos primeiros 2 anos de vida, e 97% até os 20 anos. Esse tumor tem origem na crista neural e pode surgir em qualquer local ao longo da distribuição da cadeia simpática. O local mais comum para a doença primária é o abdome (suprarrenal), seguido por tórax, pelve e, algumas vezes, cabeça e pescoço. Os neuroblastomas se originam na região retroperitoneal em 75% dos casos; 55% surgem na glândula suprarrenal. Eles podem atingir tamanhos muito grandes e invadir planos teciduais de modo que envolvem vasos sanguíneos importantes, seus ramos e outras estruturas importantes (p. ex., ureteres), tornando potencialmente perigosa a ressecção primária inicial. O comportamento biológico varia conforme a idade do paciente, o local de origem primária e a extensão da doença.

Achados clínicos

A. Sinais e sintomas

Os sintomas são específicos do local. O sintoma mais comum é dor (por doença primária ou metastática). Sintomas inespecíficos incluem retardo de crescimento, mal-estar, febre, perda ponderal e anorexia. As crianças frequentemente parecem doentes no momento do diagnóstico. Constipação e retenção urinária são sinais de doença pélvica. As metástases orbitais comumente se apresentam com equimose periorbital e proptose ("olhos de guaxinim"). O envolvimento do canal medular pode apresentar-se como paralisia aguda por compressão. A síndrome de opsomioclonia é uma encefalopatia cerebelar aguda caracterizada por ataxia, opsoclonia ("olhos dançantes"), mioclonia e demência. Isso ocorre em associação com cerca de 3% de todos os neuroblastomas e costuma estar associado com um bom prognóstico, embora as anormalidades neurológicas tendam a persistir após o tratamento bem-sucedido do tumor primário. É interessante observar que isso não é causado por metástases no SNC, e se acredita que seja algo mediado por mecanismos imunes. Os lactentes com doença em estágio IV-S (ver adiante) podem mostrar metástases cutâneas (lesões em "bolinho de mirtilo") ou comprometimento respiratório por enorme hepatomegalia devido à infiltração tumoral. As lesões palpáveis costumam ser duras e fixas.

Nos lactentes, as metástases confinadas ao fígado ou gordura subcutânea são frequentes, e as metástases em ossos corticais são incomuns. Nas crianças maiores, as metástases para linfonodos e ossos são encontradas em mais de 70% dos casos no momento do diagnóstico. A dor na região de envolvimento ósseo e nas articulações, associada com mialgia e febre, simula a febre reumática. Cerca de 85 a 90% destes tumores secretam níveis elevados dos metabólitos de catecolaminas, o ácido vanilmandélico e o ácido homovanílico. Hipertensão e diarreia podem ocorrer em decorrência da secreção de catecolaminas e peptídeo intestinal vasoativo.

B. Exames de imagem

Os exames de imagem visam definir a extensão do tumor e determinar a presença de metástases distantes (mais comumente linfonodos, osso, pulmão e fígado). O neuroblastoma é o tumor abdominal que mais comumente demonstra calcificações (50%) antes da quimioterapia. A TC da região de envolvimento tumoral ajuda a identificar a relação com as estruturas circundantes e determinar a possibilidade de ressecção. A RM é útil na avaliação de tumor dentro do canal medular e de compressão medular. A RM é tão sensível quanto a TC em termos de avaliar o tamanho tumoral e a possibilidade de ressecção, mas tem a vantagem de ser superior à TC na avaliação de envolvimento de vasos, permeabilidade vascular e compressão medular. A RM também pode demonstrar envolvimento da medula óssea em casos selecionados. A cintilografia com metaiodobenzilguanidina (MIBG) é muito sensível na detecção de tumores que concentram catecolaminas e tem sido útil no diagnóstico de doença primária, residual e metastática em pacientes com neuroblastoma. Para tumores retroperitoneais, uma urografia intravenosa pode mostrar deslocamento ou compressão do rim adjacente sem distorção dos cálices renais. A cintilografia óssea pode ser útil na detecção de metástases ósseas.

Tabela 43-6 Sistema de Estadiamento Internacional do Neuroblastoma

I.	Tumor localizado confinado à região de origem; excisão completa com ou sem doença residual microscópica; linfonodos isolaterais e contralaterais negativos (linfonodos ligados ao tumor primário e removidos em bloco podem ser positivos)
IIa.	Tumor unilateral com excisão macroscópica incompleta; linfonodos isolaterais e contralaterais negativos
IIb.	Tumor unilateral com excisão completa ou incompleta; linfonodos regionais não aderentes isolaterais positivos; linfonodos contralaterais negativos
III.	Tumor infiltrativo através da linha média com ou sem envolvimento de linfonodos; ou tumor unilateral com envolvimento de linfonodos contralaterais; ou tumor na linha média com envolvimento de linfonodos bilaterais ou infiltração bilateral (irressecável)
IV.	Disseminação do tumor para linfonodos distantes, ossos, medula óssea, fígado ou outros órgãos
IVs.	Tumor primário localizado conforme definido no estágio I ou II com disseminação limitada para fígado, pele ou medula óssea (limitado a lactentes com menos de 1 ano)

▶ Fatores prognósticos

Os fatores de prognóstico favorável incluem o diagnóstico antes de 18 meses de idade, uma lesão torácica primária e estágio baixo. Além disso, várias características moleculares e celulares de tumores neuroblásticos têm importância prognóstica. A mais importante é a alta incidência de amplificação do proto-oncogene N-*myc*, o que é visto em cerca de 30% dos tumores. A amplificação de N-*myc* (> 10 cópias) se correlaciona de forma adversa com o prognóstico independentemente do estágio clínico. Com o uso do índice histológico de Shimada, os tumores bem diferenciados e ricos em estroma têm prognóstico favorável. Uma relação elevada entre ácido vanililmandélico e ácido homovanílico se correlaciona com melhores desfechos em pacientes com doença avançada. Outros indicadores bioquímicos de doença avançada incluem a enolase específica de neurônios, a ferritina sérica e a desidrogenase láctica sérica. Os sistemas de estadiamento têm base cirúrgica e anatômica, apresentando valor prognóstico. O mais recente é o Sistema de Estadiamento Internacional do Neuroblastoma (Tab. 43-6). O estágio IV-s tem desfechos favoráveis para as crianças maiores com doença em estágio III e IV.

▶ Tratamento

O diagnóstico depende da demonstração de tecido neuroblástico imaturo obtido por biópsia e aspirado de tecido ou medula óssea. O tecido é obtido por biópsia (por laparotomia ou laparoscopia), o que permite a determinação acurada da possibilidade de ressecção e garante que há tecido adequado (1 g ou 1 cm^3) disponível para a determinação de marcadores tumorais, exames citológicos e colorações especiais necessárias para diagnóstico e estadiamento acurados.

O espectro do tratamento dos neuroblastomas depende da estratificação de risco baseada em múltiplos fatores além do estágio. Neuroblastoma localizado deve ser excisado, e a região local do tumor deve ser irradiada apenas quando houver permanência de tumor macroscópico. Os neuroblastomas irressecáveis devem ser biopsiados e tratados inicialmente por quimioterapia e radioterapia e, depois, pela ressecção cirúrgica do tumor residual. A remoção de toda a doença residual é o objetivo. A maioria dos neuroblastomas é sensível à radiação e responde à radioterapia. Os pacientes com doença disseminada devem ser tratados com uma combinação de agentes quimioterápicos, como ciclofosfamida, vincristina, dacarbazina, doxorrubicina, cisplatina e teniposide. Os pacientes com tumores em estágio III ou estágio IV com risco elevado em virtude de sua idade ou estágio e características biológicas do tumor se beneficiam com a radiação corporal total seguida por transplante de medula óssea alogênico ou, mais comumente, autólogo.

Davidoff AM: Neuroblastoma. *Semin Pediatr Surg* 2012 Feb;21(1):2-14.

TUMOR DE WILMS (NEFROBLASTOMA)

As neoplasias renais são responsáveis por cerca de 10% de todos os tumores malignos em crianças. O nefroblastoma (tumor de Wilms), responsável por 80% desses casos, consiste em uma variedade de tecidos embrionários, como glomérulos e túbulos abortivos, fibras musculares lisas e esqueléticas, células fusiformes, cartilagem e osso. Setenta e cinco por cento das crianças com nefroblastoma têm menos de 5 anos de idade; o pico de incidência se dá com 2 a 3 anos. Com os atuais tratamentos de multimodalidades, a taxa de sobrevida é de mais de 85%.

O rim esquerdo é afetado em 50% dos casos de tumor de Wilms e o rim direito em 45%. Em 5% dos casos, os tumores são bilaterais; 60% são sincrônicos e 40% são metacrônicos. As anomalias associadas e sua incidência por 1.000 casos são aniridia,

8,5; hipospadia, 18; hemi-hipertrofia, 25; e criptorquidia, 28. A síndrome de Beckwith-Wiedemann e a neurofibromatose algumas vezes ocorrem em conjunto, e os tumores renais também podem ocorrer de forma familiar. No grupo de tumor de Wilms, aniridia, anomalias geniturinárias e retardo mental (síndrome WAGR) estão associadas com deleção de 11p13.

Tabela 43-7 Sistema de Estadiamento do Grupo de Oncologia Pediátrica para Tumor de Wilms

Estágio I – Tumor limitado ao rim e completamente excisado. A superfície da cápsula renal está intacta, e o tumor não foi rompido antes da remoção. Não há tumor residual
Estágio II – Tumor se estende pela cápsula perirrenal, mas é completamente excisado. Pode haver derramamento local do tumor confinado ao flanco ou o tumor pode ter sido biopsiado. Os vasos extrarrenais podem conter trombo tumoral ou ser infiltrados pelo tumor
Estágio III – Tumor residual não hematogênico confinado ao abdome: envolvimento de linfonodos, derramamento peritoneal difuso, implantes peritoneais, tumor além da margem cirúrgica macro ou microscopicamente ou tumor não completamente removido
Estágio IV – Metástases hematogênicas para pulmão, fígado, ossos, cérebro, etc.
Estágio V – Envolvimento renal bilateral ao diagnóstico; cada rim deve ser estadiado separadamente

Achados clínicos

A. Sinais e sintomas

Em contraste com o neuroblastomas, as crianças costumam parecer saudáveis. Os sintomas consistem em aumento de volume abdominal em 60%; dor em 20%; hematúria em 15%; mal-estar, fraqueza, anorexia e perda ponderal em 10%; e febre em 3%. A hipertensão é observada em mais da metade dos pacientes. Uma massa abdominal, palpável em quase todos os casos, costuma ser muito grande, firme e lisa, além de geralmente não se estender além da linha média.

B. Exames de imagem

Os exames de imagem são necessários para determinar a extensão da massa; para avaliar a presença de doença bilateral, invasão venosa e metástases; e para confirmar a função renal contralateral. Isso é feito com a ultrassonografia abdominal (para avaliar invasão venosa) e TC de tórax e abdome.

Diagnóstico diferencial

As massas abdominais também podem ser causadas por rins com hidronefrose, múltiplos cistos ou duplicações, além de neuroblastoma, teratoma, hepatoma e rabdomiossarcoma. A ultrassonografia e a TC podem geralmente diferenciar o neuroblastoma desses outros tumores. Ocorre calcificação em 10% dos casos de nefroblastoma, e isso tende a ter formato de crescente, sendo mais distinta e em situação mais periférica em relação às calcificações de neuroblastoma, as quais têm aspecto pontilhado fino.

Tratamento e prognóstico

A excisão cirúrgica costuma ser feita sem qualquer tratamento pré-operatório, a menos que haja trombose significativa da veia cava inferior. O objetivo da cirurgia é remover completamente o tumor (nefrectomia) e ureter sem derramamentos e determinar o estágio do tumor pela sua extensão e presença de envolvimento de linfonodos (Tab. 43-7). O tumor em estágio I está confinado a um rim que foi completamente excisado; o tumor em estágio II se estende além do rim (tecidos perirrenais, veia renal ou veia cava, biópsia ou derramamento local no flanco), e foi completamente excisado; o estágio III é um tumor residual não hematogênico confinado ao abdome (metástases em linfonodos, depósitos peritoneais difusos pré-operatórios ou intraoperatórios, tumor residual nas margens cirúrgicas ou tumor irressecável); o estágio IV apresenta metástases hematogênicas (pulmões, fígado, ossos e cérebro); e o estágio V é o envolvimento renal bilateral.

A radiação do leito tumoral está indicada se o tumor estiver se estendido além da cápsula do rim, envolvendo órgãos adjacentes ou linfonodos, ou se ocorreu derramamento tumoral intraoperatório. Os tumores muito grandes podem ser tratados com radioterapia e quimioterapia no pré-operatório para reduzir seu tamanho. Uma redução significativa no tamanho costuma ocorrer em 7 a 10 dias, após os quais a nefrectomia pode ser realizada. A nefrectomia é feita por meio de uma incisão toracoabdominal ou transversa longa.

A palpação das veias renais e da veia cava inferior é realizada para detectar trombo tumoral. A doença bilateral (6%) demanda cirurgia poupadora de néfrons. O tratamento da doença bilateral é individualizado com o objetivo de erradicar o tumor e preservar a máxima quantidade de massa renal funcional. Essa é uma contraindicação para a nefrectomia primária. As lesões suspeitas no rim oposto são biopsiadas. Se o tumor for grande demais para a ressecção segura, ele é biopsiado junto com linfonodos regionais. A quimioterapia com ou sem radioterapia geralmente resultará em redução significativa no tamanho tumoral, permitindo a subsequente ressecção. Os focos metastáticos nos pulmões ou fígado podem ser ressecados ou tratados com radioterapia. Qualquer tumor residual após a radioterapia, incluindo lesões múltiplas, deve ser ressecado.

A taxa de sobrevida é de 85%, e a maioria dos pacientes fica curada. A sobrevida se correlaciona com o estágio e a histologia. A sobrevida em 4 anos em relação ao estágio e à histologia é mostrada na Tabela 43-8. A ruptura tumoral com derramamento macroscópico aumenta em seis vezes o risco de recorrência local e necessita do uso pós-operatório de radiação com feixe externo.

Hamilton TE, Shamberger RC: Wilms tumor: recent advances in clinical care and biology. *Semin Pediatr Surg* 2012 Feb;21(1):15-20.

Tabela 43-8 Sobrevida em 4 anos para tumor de Wilms

Estágio I/HF: 98%
Estágio I-III/HD: 68%
Estágio II/HF: 90-95%
Estágio III/HF: 85-90%
Estágio IV/HF: 78-86%
Estágio IV/HD: 52-58%

HF, histologia favorável; HD, histologia desfavorável.

RABDOMIOSSARCOMA

O rabdomiossarcoma é uma doença maligna da infância que surge a partir do mesênquima embrionário, com o potencial de diferenciar-se em músculo esquelético. Ele é o mais comum sarcoma de tecidos moles em pediatria, e é o terceiro tumor maligno sólido mais comum. Ele é responsável por 4 a 8% de todas as doenças malignas, e 5 a 15% de todos os tumores malignos sólidos em crianças.

A distribuição etária é bimodal, com o primeiro pico entre 2 e 5 anos e o segundo pico entre 15 e 19 anos. Cinquenta por cento dos casos se apresentam antes de 5 anos de idade, e 6% surgem em lactentes. Há uma incidência aumentada em pacientes com neurofibromatose, síndrome de Beckwith-Wiedemann e síndrome de câncer familiar de Li-Fraumeni.

O rabdomiossarcoma se divide em grupos histológicos distintos: favorável, intermediário e desfavorável. Os tipos favoráveis (5%) incluem o sarcoma botrioide e as variantes de células fusiformes. Em geral, os tumores botrioides se apresentam em crianças pequenas a partir de cavidades viscerais (p. ex., vagina), enquanto os tipos histológicos fusiformes têm predileção por locais paratesticulares. Os tumores de prognóstico intermediário (50%) são do tipo embrionário. Os tumores de prognóstico desfavorável (20%) incluem os tumores alveolares e indiferenciados. Os tumores alveolares surgem das extremidades, tronco e períneo. Os tumores indiferenciados surgem a partir da extremidade e da cabeça e pescoço. Treze por cento dos casos não podem ser adequadamente caracterizados e são rotulados como "sarcoma de células arredondadas pequenas de tipo intermediário".

Achados clínicos

A apresentação clínica varia conforme o local de origem do tumor primário, a idade do paciente e a presença ou ausência de doença metastática. A maioria dos sintomas é secundária aos efeitos compressivos do tumor ou da presença de uma massa. O local mais comum é a região da cabeça e pescoço (35%). Eles são subdivididos em orbitais (10%), paramenígeos (15%) e não paramenígeos (10%). Eles costumam ser embrionários e se apresentam como massas assintomáticas ou déficits funcionais. O rabdomiossarcoma geniturinário (26%) se divide em dois grupos: bexiga e próstata (10%) e não de bexiga e próstata, incluindo locais paratesticulares, períneo, vulva, vagina e útero (16%). O tipo histológico mais comum é o embrionário, embora os tumores botrioides e os tumores de células fusiformes sejam vistos mais frequentemente aqui que em qualquer outro local. Esses tumores podem ser tão massivos que pode ser impossível determinar o sítio primário do tumor. Há uma propensão para a disseminação linfática precoce nos tumores primários geniturinários. Os tumores de bexiga e próstata frequentemente se apresentam com retenção urinária ou hematúria, enquanto os tumores vaginais e uterinos se apresentam com sangramento ou corrimento vaginal, ou como uma massa saindo pela vagina. O rabdomiossarcoma de extremidade (1%) é mais comum na extremidade inferior em relação à superior. Ele costuma ser de variedade alveolar com uma alta incidência de envolvimento de linfonodos regionais e metástases à distância. Outros locais são responsáveis por 20% dos casos. Os mais comuns são tórax, diafragma, parede abdominal e pélvica e órgãos intra-abdominais ou intrapélvicos.

O estadiamento é determinado pela variante histológica, sítio primário e extensão da doença, pois cada um destes tem influência importante sobre a escolha do tratamento e prognóstico. A TC ou a RM são fundamentais para avaliar o tumor primário e suas relações com as estruturas adjacentes. Um sistema de agrupamento clínico foi desenhado pelo Grupo de Estudo do Rabdomiossarcoma para estratificar diferentes extensões de doença, a fim de comparar os resultados de tratamentos e os desfechos (Tab. 43-9). Ele se baseia em características pré-tratamento e no resultado cirúrgico e não considera diferenças biológicas ou história natural de tumores que surgem de diferentes sítios primários.

Tratamento e prognóstico

O manejo cirúrgico depende do sítio e inclui a excisão ampla e completa do tumor primário e de tecidos adjacentes não

Tabela 43-9 Sistema de Estadiamento do Grupo de Estudo do Rabdomiossarcoma

Grupo I – Doença localizada, remoção completa
a. Confinado ao músculo ou órgão de origem
b. Infiltração fora do órgão ou músculo de origem; linfonodos regionais não envolvidos
Grupo II – Ressecção macroscópica total com evidência de disseminação regional
a. Tumor macroscopicamente ressecado com doença residual microscópica
b. Doença regional com linfonodos envolvidos, ressecção completa, sem doença residual microscópica
c. Doença regional com linfonodos envolvidos, ressecção macroscópica, mas com evidência de doença microscópica residual e/ou envolvimento histológico dos linfonodos mais distais na dissecção
Grupo III – Ressecção incompleta ou biópsia com presença de doença macroscópica
Grupo IV – Metástases a distância

Adaptada com permissão de Neville HL et al: Preoperative staging, prognostic factors, and outcome for extremity rhabdomyosarcoma: a preliminary report from the Intergroup Rhabdomyosarcoma Study IV (1991–1997). *J Pediatr Surg* 2000;35:317.

envolvidos, preservando o aspecto cosmético e a função. A excisão incompleta (além da biópsia) ou a redução do volume tumoral não são benéficas, e os procedimentos muito mutilantes ou incapacitantes não devem ser realizados. Os tumores que não são passíveis de excisão primária devem ser amplamente biopsiados e tratados com agentes neoadjuvantes; a excisão secundária é realizada depois e está associada com desfechos melhores do que as excisões parciais ou incompletas. Os linfonodos clinicamente suspeitos devem ser excisados ou biopsiados, enquanto a excisão de linfonodos clinicamente não envolvidos depende do local. Foi demonstrado que a excisão primária melhora os desfechos em pacientes com margens microscopicamente positivas, quando o procedimento inicial não foi uma ressecção formal para "câncer" ou quando não havia suspeita de doença maligna no pré-operatório.

A sobrevida em 5 anos para os tumores em estágio I é de 90%; para o estágio II, grupo clínico I ou II, é de 77%; para o estágio II, grupo clínico III, é de 65%; e para as lesões em estágio III (grupos I, II ou III), é de 55%. Os tumores em estágio IV que surgem em locais favoráveis são curáveis, enquanto aqueles em locais desfavoráveis têm prognóstico muito ruim. O prognóstico para a doença recorrente é ruim.

Paulino AC, Okeru MF: Rhabdomyosarcoma. *Curr Probl Cancer* 2008,32(1):7-34.

TERATOMA

Os teratomas são neoplasias embrionárias derivadas de células pluripotenciais contendo tecido de pelo menos duas ou três camadas germinativas (ectoderma, endoderma, mesoderma). Cerca de 80% dos casos ocorrem em meninas. Eles costumam ser tumores para-axiais da linha média e se distribuem nas seguintes regiões: sacrococcígea (57%), gonadal (29%), mediastinal (7%), retroperitoneal (4%), cervical (3%) e intracraniana (3%). Outros locais são raros. Os teratomas não gonadais se apresentam na infância; os gonadais, na adolescência. Vinte e um por cento dos casos são malignos.

O nível sérico de α-fetoproteína (AFP) está elevado em tumores contendo elementos malignos do seio endodérmico (saco vitelino). Níveis seriados de AFP são marcadores de recorrência. A gonadotropina coriônica humana beta (β-hCG) é produzida nos tumores contendo tecido maligno de coriocarcinoma. Raramente, há produção suficiente de β-hCG a ponto de produzir puberdade precoce. Níveis elevados de AFP e β-hCG em tumores histologicamente benignos indicam um risco aumentado de recorrência e transformação maligna, em especial nos teratomas benignos imaturos.

▶ Teratoma sacrococcígeo

A maioria dos teratomas sacrococcígeos se apresenta no período neonatal e pode ser detectada por ultrassonografia pré-natal. Há predominância em meninas; é comum uma história de gemelaridade. A gestação pode ser complicada por insuficiência cardíaca fetal de alto débito por *shunt* arteriovenoso dentro do tumor, polidrâmnio materno e hidropsia fetal levando à perda fetal. A cirurgia fetal tem sido utilizada com sucesso nos casos de hidropsia. Os tumores são classificados conforme a localização: tipo I, predominantemente externa (46%); tipo II, massa externa e componente pré-sacral (35%); tipo III, externamente visível, mas predominantemente pré-sacral (9%); e tipo IV, totalmente pré-sacral, não visível externamente (10%).

O tratamento é a excisão do tumor e do cóccix; as lesões tipo I e II são ressecadas por abordagem perineal, e as lesões tipo III e IV necessitam de ressecção combinada intra-abdominal e perineal. A maioria (97%) dos teratomas sacrococcígeos em recém-nascidos é benigna e não necessita de terapia adjuvante. O seguimento requer exame físico (incluindo toque retal) e níveis de AFP seriados. Os tumores recorrentes são excisados. O maior fator de risco para doença maligna é a idade no momento do diagnóstico. A taxa de malignidade é de cerca de 50 a 60% após 2 meses de idade. Os tumores malignos costumam ser tratados com cirurgia e quimioterapia. A sobrevida em 5 anos para tumores malignos de células germinativas oriundo de um teratoma sacrococcígeo é de cerca de 50%.

▶ Teratoma mediastinal

Os teratomas mediastinais são responsáveis por cerca de 20% de todos os tumores mediastinais em pediatria. Eles costumam surgir no mediastino anterior, embora lesões intrapericárdicas e cardíacas tenham sido relatadas. Os sintomas incluem sofrimento respiratório, tosse crônica, dor torácica e sibilância. Os meninos com tumores produtores de β-hCG podem apresentar puberdade precoce. Pode ocorrer insuficiência cardíaca por compressão ou derrame pericárdico. A radiografia de tórax demonstra uma massa mediastinal anterior calcificada em mais de um terço dos casos. A ultrassonografia delineia os componentes císticos e sólidos. A anestesia geral não deve ser induzida até que tenha sido obtida uma avaliação da via aérea com TC, pois a posição supina e a perda do tônus da via aérea pelos agentes anestésicos podem obstruir a traqueia com a massa anterior, impossibilitando o rápido estabelecimento de uma via aérea. Se houver comprometimento significativo da via aérea, indica-se uma biópsia por agulha com o paciente acordado e anestesia local, seguida por radioterapia ou quimioterapia. A ressecção completa é o tratamento definitivo.

▶ Teratoma cervical

Os teratomas cervicais são massas cervicais neonatais raras, que em virtude de seu grande tamanho frequentemente causam sofrimento respiratório. Podem ser vistas calcificações em uma radiografia simples e um aspecto misto cístico e sólido na ultrassonografia. Esses tumores são mais comumente benignos. O tipo maligno mais comum é o tumor de saco vitelino (tumor de seio endodérmico). Os níveis séricos de AFP e β-hCG podem ser monitorados para detectar a presença de tumores recorrentes de células germinativas. Pode ser necessário o rápido estabelecimento de uma via aérea endotraqueal. A traqueostomia é perigosa devido à distorção dos pontos de referência pela grande massa. O tratamento é a excisão completa. Alguns tumores malignos respondem à radioterapia. Independentemente do estágio da doença, esses tumores se comportam de forma agressiva e devem ser tratados de forma adjunta com uma combinação de cisplatina, vimblastina e bleomicina ou com dactinomicina, ciclofosfamida e vincristina.

> Amies Oelschlager AM, Sawin R: Teratomas and ovarian lesions in children. *Surg Clin North Am* 2012 Jun;92(3):599-613.

NEOPLASIAS DO FÍGADO

Os tumores do fígado são incomuns na infância (2% de todas as doenças malignas pediátricas). Mais de 70% das massas hepáticas em pediatria são malignas. A maioria das doenças malignas hepáticas tem origem epitelial, enquanto a maioria das lesões benignas tem origem vascular.

1. Hepatoblastoma

Os hepatoblastomas são responsáveis por quase 50% de todas as massas hepáticas em crianças e por cerca de dois terços dos tumores malignos. A maioria é vista em crianças com menos de 4 anos de idade, e dois terços são observados antes de 2 anos de idade. Síndrome de Beckwith-Wiedemann, hemi-hipertrofia, síndrome de polipose adenomatosa familiar, síndrome alcoólica fetal e administração de nutrição parenteral na infância aumentam o risco de hepatoblastoma.

▶ Achados clínicos

A. Sinais e sintomas

O achado mais comum é de uma massa abdominal assintomática, ou aumento de volume abdominal difuso em uma criança de aspecto saudável. Pode haver sintomas GI obstrutivos secundários à compressão do estômago ou duodeno, além de dor aguda secundária a hemorragia dentro do tumor. O exame físico revela uma massa firme e indolor no quadrante superior direito ou linha média, que se move com a respiração. Os tumores avançados apresentam perda de peso, ascite e dificuldade de ganhar peso. Cerca de 10% dos meninos apresentam precocidade sexual secundária à secreção tumoral de β-hCG.

B. Exames laboratoriais

Os exames laboratoriais revelam provas de função hepática com elevação inespecífica e anemia leve. Algumas vezes é vista uma trombocitose de causa desconhecida. A AFP está significativamente elevada em 90 a 95% dos casos. Este marcador está também associado com outras doenças malignas, como tumores de células germinativas, mas os níveis são mais baixos. Medidas seriadas da AFP sérica são usadas para monitorar os pacientes quanto à recorrência tumoral. Os níveis caem para o normal após a ressecção curativa.

C. Exames de imagem

A ultrassonografia abdominal demonstra uma lesão sólida e geralmente em um único lobo (lobo direito é mais comum) do fígado, mas não detalha de maneira suficiente para definir a possibilidade de ressecção. A TC de abdome com contraste intravenoso é atualmente o exame de imagem de escolha para diagnóstico e planejamento terapêutico. A TC demonstra a proximidade do tumor com as principais estruturas vasculares e hilares. O aspecto típico na TC é de uma massa solitária sólida com níveis menores de atenuação em relação ao fígado circundante. Uma técnica nova, a arterioportografia, é promissora como medida confiável para avaliar a invasão vascular ao longo da distribuição macroscópica do tumor. A RM mostrou-se muito útil na definição da permeabilidade das estruturas vasculares.

▶ Diagnóstico diferencial

Um problema importante no manejo é a incapacidade de diferenciar adenomas de carcinoma hepatocelular. Por isso, o adenoma hepático, apesar de ser uma lesão benigna, costuma ser excisado. A hiperplasia nodular focal é uma massa hepática nodular bem circunscrita e não encapsulada. Ultrassonografia e TC podem demonstrar uma massa sólida, mas não é possível distinguir entre adenoma e doença maligna sem uma biópsia. Se o diagnóstico puder ser feito por biópsia (percutânea ou aberta), não há necessidade de tratamento adicional. O hamartoma mesenquimal é uma lesão benigna incomum que se apresenta no primeiro ano de vida como uma grande massa solitária assintomática, geralmente confinada ao lobo direito do fígado. A TC demonstra uma margem tumoral bem definida e reforço de contraste mínimo ou ausente. O tratamento é a ressecção cirúrgica em cunha; é raro haver necessidade de lobectomia.

▶ Tratamento

O diagnóstico definitivo de hepatoblastoma necessita de biópsia de tecido. Embora isso possa ser realizado por via percutânea, há relatos de disseminação no trajeto da biópsia. É preferível realizar biópsia aberta da lesão com avaliação de sua possibilidade de ressecção. Se a lesão não for primariamente ressecável, é obtido acesso vascular durante o mesmo intervalo anestésico para a subsequente quimioterapia. A Tabela 43-10 descreve o sistema de estadiamento cirúrgico para as doenças malignas hepáticas na infância.

A ressecção cirúrgica completa é o principal objetivo do tratamento e representa a única chance de cura. Cerca de 60% dos pacientes terão lesões primariamente ressecáveis. É habitual que

Tabela 43-10 Estadiamento de tumor hepático

Estágio I – Tumor localizado e completamente ressecado
Estágio II – Tumor ressecado com doença residual microscópica
Estágio III – Tumor irressecável ou doença residual macroscópica
Estágio IV – Doença metastática

seja feita lobectomia ou lobectomia estendida (trissegmentectomia), mas a ressecção segmentar (não anatômica) de pequenos tumores isolados pode ser possível. A cuidadosa avaliação e planejamento pré-operatório tornaram segura a ressecção hepática em crianças, com uma taxa de mortalidade de menos de 5%. A exposição adequada pode ser obtida por meio de uma incisão subcostal estendida ou subcostal bilateral, embora as lesões volumosas possam necessitar de extensão até o hemitórax direito para obter adequado controle vascular durante a dissecção. Se a lesão for considerada irressecável, o tumor é biopsiado. Se a lesão ficar ressecável após a quimioterapia, é realizada a lobectomia ou a trissegmentectomia. A colangiografia intra-operatória é útil para verificar a integridade da árvore biliar remanescente.

As complicações pós-operatórias incluem sangramento, fístula biliar, abscessos ou coleções líquidas subfrênicas e lesão inadvertida da árvore biliar. A regeneração hepática é rápida, e a insuficiência hepática é rara se houver a permanência de 25% ou mais do parênquima hepático. O transplante hepático é utilizado para a doença irressecável quando a quimioterapia não permitiu a ressecção completa, mas não há metástases demonstráveis.

A sobrevida global para todas as crianças com hepatoblastoma é de cerca de 50%. A melhor sobrevida (90%) é vista em pacientes com tumores em estágio I que recebem quimioterapia adjunta após a excisão completa. A sobrevida diminui à medida que aumenta o estágio cirúrgico, embora a sobrevida a longo prazo chegue a 60 a 70% em pacientes com doença irressecável que recebem quimioterapia.

Meyers RL: Tumors of the liver in children. *Surg Oncology* 2007;16(3):195-203.

2. Carcinoma hepatocelular

O carcinoma hepatocelular é menos comum que o hepatoblastoma e costuma se apresentar em crianças maiores e adolescentes (média de idade, 10 anos). Ele está associado com hepatite crônica preexistente, cirrose pelo vírus da hepatite B e outras causas de cirrose infantil (tirosinemia, cirrose biliar, deficiência de α_1-antitripsina, doença do armazenamento de glicogênio tipo 1 e nutrição parenteral por longo prazo). Os sinais e sintomas consistem em uma massa abdominal ou aumento difuso de volume, dor abdominal, perda ponderal, anorexia e icterícia. O nível sérico de AFP está elevado em 50% dos casos, embora os níveis absolutos sejam menores que em pacientes com hepatoblastoma. Os exames diagnósticos, estadiamento e tratamento são parecidos com os do hepatoblastoma. Devido à multicentricidade, envolvimento bilobar, invasão de veia porta e metástases linfáticas, apenas 15 a 20% dos carcinomas hepatocelulares são ressecáveis. O carcinoma hepatocelular fibrolamelar em pacientes mais jovens está associado com alta taxa de ressecabilidade e melhor prognóstico. A sobrevida global no longo prazo é ruim (15%), mesmo para a doença ressecável. O papel do transplante hepático é incerto.

3. Hemangioma de fígado

Essa é a lesão hepática benigna mais comum em pediatria. Esses tumores são solitários (hemangioma cavernoso) ou múltiplos (hemangioendotelioma infantil) envolvendo a maior parte do fígado. Os hemangiomas cavernosos isolados não costumam estar associados com hemangiomas cutâneos, enquanto os hemangioendoteliomas infantis estão comumente associados com hemangiomas em outras partes do corpo ou da pele. Os pacientes com um hemangioma solitário frequentemente não têm sintomas, nem apresentam massa abdominal. Com pouca frequência, há hemorragia intratumoral, ou ruptura resultando em dor abdominal. Os lactentes com hemangioendotelioma comumente se apresentam com hepatomegalia massiva e insuficiência cardíaca de alto débito por *shunt* arteriovenoso. Cerca de 40% desenvolvem a síndrome de Kasabach-Merritt (coagulopatia trombocitopênica devido a sequestro de plaquetas dentro do tumor). O diagnóstico é feito por cintilografia com hemácias marcadas ou TC abdominal dinâmica. A TC demonstra enchimento aumentado e uma rápida fase de retorno venoso pelo *shunt* arteriovenoso. A angiografia é desnecessária, e a biópsia percutânea está contraindicada.

O tratamento não é necessário em uma criança assintomática. Os pacientes com insuficiência cardíaca congestiva ou trombocitopenia são tratados com corticosteroides, digoxina e diuréticos. Os pacientes refratários se beneficiam com a embolização da artéria hepática. A radiação com feixe externo reduz o tamanho do fígado e controla os sintomas. Seu tamanho grande e envolvimento difuso costumam impedir a ressecção. As indicações para a cirurgia incluem lesões rotas com hemorragia, massas com diagnóstico incerto, lesões sintomáticas ou doença limitada a um lobo. Os hemangioendoteliomas podem sofrer degeneração maligna para angiossarcoma.

Litten JB, Tomlinson GE: Liver tumors in children. *Oncologist* 2008 Jul;13(7):812-820.

TRAUMA EM PEDIATRIA

O trauma acidental é a principal causa de morte entre crianças até 18 anos de idade. Os padrões de lesão variam conforme a idade, com taxas maiores de neurotrauma isolado do que em adultos. A mortalidade tem sido reduzida nos últimos anos por uma combinação de fatores incluindo prevenção, melhora nos cuidados pré-hospitalares e evolução das estratégias de manejo. O trauma pediátrico tem uma distribuição trimodal de mortalidade. A mortalidade inicial é por lesão massiva do SNC ou da vasculatura central e só pode ser abordada pela prevenção. A mortalidade dentro de horas a partir da lesão ocorre por lesões expansivas do SNC (sangramento ou edema cerebral), lesão de órgãos sólidos com hemorragia e compressão pleural ou pericárdica. A rapidez no diagnóstico e tratamento dessas condições melhora os desfechos e é o foco dos cursos de suporte de vida avançado em trauma. A mortalidade tardia vista dias ou semanas após a lesão se deve a complicações sépticas e inflamatórias. Isso é menos comum em crianças do que em adultos. A cirurgia pediátrica desenvolveu o manejo não cirúrgico das lacerações de baço e fígado, o que levou a uma preservação significativa de órgãos.

TRAUMA NÃO ACIDENTAL

O abuso infantil é qualquer lesão não acidental causada por um dos pais, guardião ou outro adulto supervisor. Ela pode ser passiva, na forma de privação emocional ou nutricional, mas é mais prontamente reconhecida na forma ativa, caracterizada como "batida, equimose, espancamento, fratura e queimadura". Estima-se que 1 milhão de crianças sofra lesões anualmente nos Estados Unidos, as quais são qualificadas para notificação no Centro Nacional de Abuso e Negligência de Crianças. Cerca de 20 a 50% das crianças são espancadas novamente após o primeiro diagnóstico, resultando na morte em 5% e em dano físico permanente em 35% quando a síndrome não é reconhecida.

O abusador infantil costuma ser uma pessoa jovem, insegura e instável que teve uma infância infeliz e que tem expectativas irreais em relação à criança. A maioria dessas pessoas tem condição socioeconômica baixa. O abusador pode ser um dos pais, guardião, babá, criança da vizinhança ou outra pessoa próxima. O abuso traumático ativo costuma ser perpetrado pelo pai, mas a negligência passiva com dificuldade de ganhar peso por privação nutricional ou emocional costuma ser atribuível à mãe.

Achados clínicos

Na maioria dos casos, a criança espancada tem menos de 3 anos de idade e é o produto de uma gestação difícil ou trabalho de parto prematuro, muitas vezes indesejada ou nascida fora de uma relação estável entre os pais. Muitas crianças espancadas têm anomalias congênitas ou são hipercinéticas e têm cólicas. Na maioria dos casos, há uma discrepância entre a anamnese coletada e a magnitude da lesão – ou uma relutância em fornecer a história. Histórias contraditórias ou atrasos para levar a criança até a atenção médica – ou levar a criança a muitas consultas em diferentes hospitais ou serviços de emergência por razões incomuns – devem ser vistos com suspeita. Uma lesão prévia na criança ou irmão e quase qualquer lesão em uma criança com menos de 1 ano de idade devem desencadear a consideração de abuso infantil. Os pais podem ser evasivos ou hostis. Eles podem apresentar sentimentos de culpa abertamente ou serem capazes de ocultar de maneira completa os fatos. O cônjuge inocente costuma ser mais protetor do abusador do que da criança.

A criança costuma ser retraída, apática, chorosa e medrosa, mostrando sinais de negligência ou atraso de crescimento. Podem ser observadas múltiplas formas de lesão em vários estados de cicatrização. A criança deve ser completamente despida para permitir que o médico procure por vergões, hematomas, lacerações, feridas de mordida ou cinto, marcas de pancadas na cabeça, tronco, nádegas ou extremidades e evidências semelhantes de tratamento inadequado. Podem haver evidência de queimaduras por cigarros, chapa quente, fósforos ou escaldamento. Hematomas subgaleais podem ser causados por puxões de cabelos. Hemorragia ou descolamento de retina podem ocorrer após batidas na cabeça. As lesões abdominais podem produzir laceração no fígado, baço ou pâncreas ou ainda perfuração intestinal. O abuso sexual deve ser identificado determinando-se se há hematoma, laceração ou aumento de tamanho no introito vaginal ou ânus e se o líquido aspirado contém esperma ou fosfatase ácida prostática.

Mesmo se não houver evidências de fratura, uma varredura radiológica do esqueleto deve ser realizada. O osso mais frequentemente fraturado é o fêmur, seguido pelo úmero na região da diáfise. Serão vistas fraturas costais e reações periosteais em vários estágios de cicatrização. As fraturas cranianas são mais comumente vistas em lactentes com menos de 1 ano de idade. A separação das suturas cranianas pode indicar hematoma subdural. A lesão neurológica pode necessitar de TC ou RM.

Tratamento

A criança deve ser hospitalizada para sua proteção até que o ambiente domiciliar possa ser avaliado. As lesões devem ser documentadas radiologicamente e com fotografias. A presença de esperma na vagina ou canal anal deve ser confirmada. Distúrbios da coagulação devem ser avaliados por uma contagem de plaquetas, tempo de sangramento, tempo de protrombina e tempo de tromboplastina parcial para certificar-se de que os hematomas múltiplos não são causados por coagulopatia. Um exame sorológico para sífilis pode estar indicado além de cultura (incluindo faríngea) para gonorreia.

As lesões devem ser tratadas. Pode ser necessária a avaliação com oftalmologista, neurologista, neurocirurgião, cirurgião ortopédico e cirurgião plástico.

É obrigatório pela lei em todos os Estados Unidos que o hospital e o médico notifiquem o abuso infantil (suspeito ou documentado) para os serviços locais de proteção à criança, geralmente por meio do departamento de serviço social do hospital. O médico é o protetor da criança e um consultor para os pais, não devendo assumir o papel de promotor ou juiz. A tarefa mais difícil é notificar os pais sem confrontação, acusação ou raiva em relação à suspeita de espancamento ou negligência. O médico deve dizer aos pais que a lei exige que as lesões inexplicadas ou inadequadamente explicadas sejam notificadas em vista da natureza da lesão. Um encaminhamento por escrito deve ser feito para outros profissionais, como a equipe de bem-estar infantil, serviço social do hospital ou psiquiatria. O encaminhamento deve descrever a história de lesões prévias e a natureza das lesões atuais, resultados do exame físico e exames laboratoriais e radiológicos, além de uma declaração sobre o motivo da suspeita de trauma não acidental.

Prognóstico

O abusador pode precisar de avaliação cuidadosa para possível psicose com um psiquiatra. A equipe de bem-estar infantil e de serviço social terá acesso ao ambiente domiciliar e trabalhará com os pais para evitar novos abusos. Pode haver necessidade de colocar a criança em um abrigo, mas cerca de 90% das famílias podem ser reunidas.

QUESTÕES DE MÚLTIPLA ESCOLHA

1. Qual é o exame diagnóstico mais adequado para uma criança de 2 meses saudável em outros aspectos com vômitos biliosos de início recente?
   A. Ultrassonografia.
   B. Radiografias contrastadas de trato GI superior.
   C. TC de abdome/pelve.
   D. Enema contrastado.
   E. Esofagrafia.

2. Qual das seguintes afirmações não é verdadeira em relação a remanescentes do ducto tireoglosso?
   A. O ducto tireoglosso contendo tecido tireoidiano tem maior risco de desenvolver carcinoma papilar.
   B. A ressecção do osso hioide ao redor do ducto é necessária para evitar a recorrência.
   C. Os dutos tireoglossos sempre ocorrem na linha média do pescoço.
   D. A ressecção quando infectado não aumenta o risco de recorrência.
   E. Os cistos do ducto tireoglosso podem geralmente ser diferenciados de outras lesões cervicais ao exame, pois tendem a se mover com a deglutição.

3. O manejo da hérnia diafragmática congênita (HDC) inclui qual dos seguintes?
   A. Um retalho protético sempre deve ser usado para minimizar a tensão no reparo da HDC.
   B. A oxigenação com membrana extracorpórea (OMEC) não é mais necessária no manejo dos recém-nascidos com HDC devido às estratégias avançadas de ventilação.
   C. A TC deve ser obtida para determinar o tamanho do defeito herniário.
   D. A HDC é uma emergência cirúrgica que necessita de rápida redução do conteúdo da hérnia para promover a recuperação pulmonar.
   E. A mortalidade por HDC está relacionada ao grau de hipoplasia pulmonar.

4. Na sala de parto, a equipe de pediatria não consegue passar uma sonda orogástrica além de 12 cm em um recém-nascido a termo acompanhado no pré-natal para polidrâmnio. Qual dos seguintes exames não é necessário antes de encaminhar para o reparo cirúrgico?
   A. Ultrassonografia da cabeça.
   B. Ecocardiografia.
   C. Exame anorretal.
   D. Ultrassonografia renal.
   E. Radiografia simples de tórax e abdome.

5. Qual dos seguintes é um indicador de prognóstico desfavorável no neuroblastoma?
   A. Idade menor que 18 meses.
   B. Amplificação *N-myc*.
   C. Tumor bem diferenciado rico em estroma.
   D. Nível sérico baixo de desidrogenase láctica (LDH).
   E. Estágio IV-S.

44 Oncologia

Michael S. Sabel, MD

Mais de 1,6 milhões de pessoas nos Estados Unidos são diagnosticadas com câncer invasivo a cada ano. Atualmente, 23% de todas as mortes nos Estados Unidos são causadas por câncer, ficando atrás apenas de doença cardíaca como principal causa de mortalidade nesse país. Nos últimos 10 anos, porém, as taxas de morte por câncer diminuíram. As taxas de morte continuaram a cair para os quatro principais tipos de câncer (de pulmão, colorretal, de mama e de próstata). Essa redução nas taxas globais de câncer se traduzem na redução de mais de 1 milhão de mortes por câncer.

O cirurgião está intimamente envolvido no cuidado dos pacientes com câncer, pois a maioria ainda necessita de tratamento cirúrgico em algum momento. Frequentemente os cirurgiões são os primeiros especialistas a atender os pacientes recém-diagnosticados com câncer ou são chamados para fazer o diagnóstico em pacientes com suspeita de câncer. Assim, eles serão responsáveis pela organização dos cuidados do paciente, incluindo a coordenação com oncologistas clínicos e radioterapeutas. É imperativo que tenham um conhecimento profundo sobre os diferentes tipos de câncer e as diferentes modalidades de tratamento disponíveis.

▶ Nomenclatura dos tumores

As neoplasias são definidas como benignas ou malignas conforme o comportamento clínico do tumor. Os tumores benignos perderam a regulação do crescimento normal, mas tendem a ser circundados por uma cápsula e não invadem os tecidos adjacentes nem produzem metástase.

Em geral, os tumores benignos são designados pela adição de um sufixo –*oma* ao nome da célula de origem. Exemplos incluem lipoma e adenoma. O termo *câncer* normalmente se refere aos tumores malignos, que podem invadir tecidos adjacentes ou produzir metástase para locais distantes do sítio primário. A nomenclatura dos tumores malignos costuma ser baseada na origem embrionária da célula. Os tumores malignos derivados de células de origem mesenquimal são chamados de *sarcomas*. Isso inclui os cânceres que derivam de músculo, osso, tendão, gordura, cartilagem, tecidos linfoides, vasos e tecido conectivo. As neoplasias de origem epitelial são chamadas de *carcinomas*.

Eles ainda podem ser classificados conforme o aspecto histológico das células. As células tumorais com padrão de crescimento glandular são chamadas de adenocarcinoma e aquelas que lembram as células epidermoides são chamadas de carcinomas epidermoides. Os cânceres compostos de células indiferenciadas, que não lembram nenhum tecido, são designados como carcinomas "pouco diferenciados" ou "indiferenciados".

▶ Grau do tumor

Além do tipo de câncer, é importante classificar os tumores conforme seu comportamento e prognóstico para determinar o tratamento adequado e avaliar as diferentes modalidades de tratamento. O grau de um tumor é uma determinação histológica e se refere ao grau de diferenciação celular. Há sistemas de graduação patológica distintos para cada tipo histológico de câncer. Dependendo do tipo de tumor, esses sistemas se baseiam em pleomorfismo nuclear, celularidade, necrose, invasão celular e número de mitoses. Os graus maiores geralmente denotam maiores graus de diferenciação. Embora o grau do tumor normalmente tenha menos valor prognóstico que seu estágio, ele tem grande significância clínica em sarcomas de tecidos moles, astrocitoma, cânceres de células transicionais do trato geniturinário e linfomas de Hodgkin e não Hodgkin.

▶ Estágio do tumor

O estadiamento do tumor estabelece a extensão da doença e tem importantes implicações prognósticas e terapêuticas na maioria dos tipos de câncer. O estadiamento clínico se baseia nos resultados de uma avaliação não invasiva, incluindo exame físico e vários exames de imagem. O estadiamento patológico se baseia nos achados em espécimes cirúrgicos de tumores e em biópsias, permitindo a avaliação de doença microscópica indetectável por técnicas de imagem. O estadiamento patológico pode revelar disseminação mais extensa do tumor que a avaliação clínica, sendo a informação mais confiável. Os médicos devem ser cuidadosos ao tentar comparar os pacientes com estadiamento clínico ou patológico, pois os dois grupos podem ter desfechos dramaticamente diferentes.

Como no grau do tumor, os sistemas de estadiamento variam conforme os diferentes tipos de tumor. Dois principais sistemas de estadiamento estão atualmente em uso, um desenvolvido pela Union Internationale Contre le Cancer (UICC) e o outro pelo American Joint Committee on Cancer (AJCC). O sistema da UICC se baseia na classificação TNM. *T* se refere ao tumor primário e se baseia no tamanho do tumor e invasão de estruturas adjacentes. Os tumores são caracterizados como cânceres T1 a T4, com os maiores estágios T para os tumores maiores e mais invasivos. *N* se refere aos linfonodos regionais e as classificações de N0 a N3 denotam graus crescentes de envolvimento de linfonodos. Por fim, *M* se refere à doença metastática distante, com M0 significando ausência de metástases a distância e M1 e M2 indicando a presença de doença metastática hematogênica. O sistema AJCC divide os cânceres em estágios de 0 a IV, com os maiores estágios representando doença mais disseminada e prognóstico pior. Independentemente do sistema de estadiamento ou tipo de tumor, os estágios maiores se correlacionam com menor sobrevida.

▶ Epidemiologia do câncer

A epidemiologia do câncer é o estudo da distribuição do câncer e seus determinantes entre populações definidas, sendo usada para examinar a etiologia do câncer e a eficácia das estratégias de prevenção, detecção e tratamento. Os tipos mais básicos de termos epidemiológicos descrevem taxas de câncer ou mortes por câncer em populações específicas em um determinado período de tempo.

Embora os números absolutos de casos de câncer possam ser úteis para o planejamento dos cuidados de saúde, eles não consideram o tamanho ou natureza da população subjacente em risco. Por essa razão, as medidas de câncer baseadas na população mais comumente usadas são incidência e mortalidade. As **taxas de incidência de câncer** são definidas como o número de novos casos de câncer diagnosticados durante um período fixo de tempo dividido pela população total sob risco. As **taxas de mortalidades por câncer** são definidas da mesma maneira, com as mortes por câncer substituindo os novos casos de câncer. Normalmente, essas taxas são expressas como o número de eventos por 100 mil pessoas por ano.

As taxas de incidência e mortalidade são comparadas entre populações ou períodos de tempo para identificar causas e avaliar o efeito do rastreamento ou tratamento. Porém, outros fatores entre as populações podem contribuir para as diferenças observadas e eles devem ser considerados. Para a maioria dos cânceres, a idade é o fator de risco mais forte, e a comparação da incidência de câncer entre duas populações deve considerar as distribuições etárias dos dois grupos. O ajustamento (ou padronização) é o método mais comumente usado para considerar essas diferenças. A comparação de taxas de incidência de câncer ajustadas para a idade garante que quaisquer diferenças observadas não resultam de diferenças na distribuição etária entre as duas populações. As taxas de incidência e mortalidade também costumam ser ajustadas para gênero, raça ou condição socioeconômica.

A incidência de câncer examina apenas aqueles diagnosticados com a doença durante aquele período de tempo; ela não inclui pacientes diagnosticados antes e que convivem com o câncer. A **prevalência de câncer** descreve o número de pessoas com a doença em um único ponto do tempo (**prevalência pontual**) ou dentro de um período definido de tempo (**prevalência no período**). A prevalência é mais relevante para o papel do câncer em saúde pública, pois todos os casos prevalentes envolvem o acesso a cuidados de saúde. A relação entre incidência, prevalência e mortalidade é influenciada pela fatalidade da doença. Se a doença é altamente fatal e o intervalo entre a apresentação e a morte é curto, as taxas de mortalidade serão semelhantes às taxas de incidência. O número de mortes por câncer dividido pelo número total de pessoas diagnosticadas com o câncer é conhecido como a **taxa de fatalidade por câncer**, embora esse nome seja um pouco inadequado, pois elas não são, tecnicamente, taxas (não incluem o tempo como parâmetro).

Considerar a fatalidade do câncer é, obviamente, importante ao comparar tratamentos que visam melhorar os desfechos. A **sobrevida global (SG)** é o desfecho mais global e é definida como a proporção de pessoas vivas em um período especificado após serem diagnosticadas com a doença. Cinco anos é o período convencionalmente usado como o período de tempo (ou seja, sobrevida em 5 anos). Porém, a sobrevida global pode nem sempre refletir o sucesso do tratamento. Naquele período de tempo, alguns pacientes podem morrer pela doença, mas outros morrem de outras causas. Além disso, alguns pacientes podem ter uma recorrência local ou regional que é tratada com sucesso, enquanto outros podem ter recorrência com metástases distantes, mas não morrer por isso. Por essa razão, as taxas de sobrevida no câncer costumam ser qualificadas pelo estado da doença do paciente.

A **sobrevida livre de doença** se refere à proporção de pacientes vivos e sem doença em um período específico de tempo. Um paciente que desenvolveu metástases, mas ainda está vivo, seria incluído na taxa de sobrevida global, mas não na taxa de sobrevida livre de doença. A sobrevida livre de doença e a sobrevida global podem fornecer diferentes quadros para o sucesso do tratamento. Um tratamento que melhore a sobrevida livre de doença, mas não a sobrevida global, pode ainda ser importante se a qualidade de vida for melhorada. Em alguns cânceres, as recorrências locais ou regionais podem ser prontamente tratadas com mínimo impacto na sobrevida global. Nesses casos, a sobrevida livre de doença pode apresentar um quadro demasiadamente pessimista em relação ao desfecho. Assim, pode ser mais relevante comparar a **sobrevida livre de doença distante**, que se refere à proporção de pessoas vivas e sem metástases distantes, independentemente da recorrência local. Em alguns casos, é difícil avaliar a eficácia de um tratamento observando a sobrevida global ou a sobrevida livre de doença se houver mortes por outras causas. Pode ser mais útil comparar a **sobrevida específica da doença**, que é a porcentagem de pessoas que sobreviveram a uma doença desde o diagnóstico ou tratamento e não considera os pacientes que morreram por outras causas.

É importante que o cirurgião compreenda os diferentes métodos para a descrição da sobrevida com câncer, bem como as diferenças entre as definições, pois a adequação da comparação irá variar conforme a etiologia da doença e a questão clínica sendo feita.

Edge SB, Byrd DR, Compton CC, Fritz AG, Greene FL, Trotti A: *AJCC Cancer Staging Manual*, 7th ed. Springer, New York, NY 2010.

Siegel R, Naishadham D, Jemal A: Cancer statistics, 2012. CA Cancer J Clin 2012;62:10-29.

PAPEL DO CIRURGIÃO ONCOLÓGICO

O cirurgião costuma ser o primeiro especialista a atender o paciente com suspeita ou diagnóstico recente de câncer e, em muitos casos, assume a responsabilidade de organizar o tratamento global dos cuidados do paciente com câncer. O papel do cirurgião envolve não apenas a ressecção curativa do tumor, mas também a obtenção de tecido para diagnóstico e estadiamento, o fornecimento de cuidados paliativos para pacientes incuráveis e a prevenção de câncer pela remoção profilática de órgãos. Com a melhora das tecnologias de imagem, o maior uso de terapias neoadjuvantes, estadiamento molecular e maior conhecimento da predisposição genética para o câncer, o papel do cirurgião oncológico está continuamente evoluindo. Assim, é imperativo que os cirurgiões oncológicos permaneçam atualizados com as mais novas abordagens no tratamento do câncer e estejam preparados para se adaptar aos novos papéis da cirurgia.

▶ Diagnóstico e estadiamento

Um diagnóstico tecidual é fundamental para o cuidado de todos os pacientes com câncer. Dependendo do tipo de tumor e sua localização, o método de biópsia será diferente. As técnicas diagnósticas comuns incluem biópsia aspirativa com agulha, biópsia com agulha de fragmento (*core*), biópsia incisional e biópsia excisional.

A **punção aspirativa com agulha fina (PAAF)** é uma técnica rápida e minimamente invasiva para a biópsia de tumores superficiais palpáveis. As lesões mais profundas e não palpáveis também podem ser amostradas com essa técnica quando a PAAF é combinada com diversas modalidades de imagem, como a ultrassonografia ou a tomografia computadorizada (TC). A PAAF envolve a aspiração de células de uma massa suspeita, seguida pelo exame citológico da lâmina corada. A PAAF é particularmente útil no diagnóstico de linfonodos aumentados, nódulos de mama, massas tireoidianas e nódulos pulmonares.

As vantagens da PAAF incluem a simplicidade do procedimento e a baixa taxa de complicações. Porém, há limitações. A citologia da PAAF exige um citopatologista experiente para a interpretação precisa. Como a citologia não demonstra a arquitetura, ela não permite que o citopatologista faça a graduação precisa dos tumores nem diferencie entre doença *in situ* e invasiva. Se essa informação for necessária, a PAAF pode não ser adequada. Os erros de amostragem podem levar a resultados falso-negativos, de modo que uma PAAF negativa deve ser interpretada com cautela. Além disso, embora sejam raros, podem ocorrer resultados falso-positivos, de modo que pode haver necessidade de confirmação antes do tratamento cirúrgico definitivo. Por exemplo, uma mastectomia nunca deve ser realizada baseada em PAAF de um nódulo de mama sem a confirmação do diagnóstico por biópsia de fragmento no pré-operatório ou análise de cortes de congelação no momento da cirurgia.

A **biópsia com agulha de fragmento** (*core*) utiliza uma agulha que remove uma fatia de tecido para análise. Essa técnica fornece maior informação histológica que a PAAF, pois permite que o patologista veja a arquitetura histológica da amostra em vez de apenas as características celulares. Os resultados falso-positivos são extremamente raros. Embora menos que na PAAF, podem ocorrer erros de amostragem, e um resultado negativo deve ser ponderado contra o julgamento clínico. Essas biópsias são frequentemente usadas para lesões de próstata, mama e fígado. Novamente, a ultrassonografia e técnicas radiológicas podem permitir que o médico obtenha amostras de massas profundas e não palpáveis. A técnica pode também ser usada durante a cirurgia para realizar a biópsia de massas suspeitas encontradas durante o procedimento.

Quando há necessidade de uma maior amostra de tumor para graduação e estadiamento adequados, ou quando uma biópsia com agulha fornecer informação inadequada, deve-se fazer uma biópsia incisional ou excisional. A **biópsia excisional** é a remoção cirúrgica de toda uma lesão macroscópica, enquanto a **biópsia incisional** envolve a amostragem de uma porção representativa de uma lesão suspeita. Em geral, a biópsia excisional é recomendada sempre que for possível excisar toda a lesão sem dano às estruturas adjacentes. A biópsia incisional deve ser considerada sempre que uma biópsia de fragmento com agulha falhar para chegar ao diagnóstico, mas a remoção do tumor pode comprometer a cirurgia subsequente (p. ex., uma massa grande [> 5 cm] de tecidos moles quando o sarcoma é uma possibilidade) ou impedir a administração de terapia neoadjuvante.

Embora as técnicas de biópsia sejam geralmente simples, o cirurgião deve aderir a alguns princípios específicos ao realizar uma biópsia por suspeita de doença maligna. O posicionamento do trajeto da agulha ou a cicatriz deve ser tal que, se houver necessidade de cirurgia adicional, o local da biópsia será facilmente incluído no espécime excisado. As biópsias excisionais da mama devem considerar a possibilidade de uma mastectomia subsequente, e a excisão de lesões de pele ou tecido subcutâneo nas extremidades deve ser orientada de maneira que permita a excisão ampla posteriormente e o mapeamento linfático se for descoberta doença maligna. A hemostasia meticulosa é imperativa, pois a formação de um hematoma na ferida pode dificultar a cirurgia subsequente. O cirurgião deve orientar cuidadosamente a amostra patológica para permitir que o patologista avalie as margens no contexto da anatomia prévia à ressecção, o que pode ser importante em procedimentos cirúrgicos curativos.

Após se chegar a um diagnóstico, a próxima etapa costuma ser a determinação da extensão do câncer, ou **estadiamento**. Essa etapa começa com uma anamnese e um exame físico completos, buscando sintomas de doença avançada ou metastática. Depois podem ser feitos exames laboratoriais ou de imagem para determinar não apenas a extensão do tumor primário, mas a presença de metástases regionais e distantes. Os pacientes com sinais ou sintomas de doença metastática devem ser submetidos a uma avaliação adequada de seus sintomas. Para alguns tipos de tumor, os exames de estadiamento de rotina estão indicados. Porém, para muitos pacientes assintomáticos recém-diagnosticados com câncer, uma bateria completa de exames de estadiamento não é necessária e não apenas aumentará o custo do tratamento, como pode levar a achados falso-positivos, biópsias desnecessárias e mudanças inadequadas no tratamento.

Os cirurgiões costumam ser chamados para a realização de procedimentos para fornecer informações de estadiamento para diversos tipos de câncer. Tais procedimentos são necessários quando a extensão clínica da doença tem efeito direto na escolha das modalidades de tratamento. Os exemplos incluem laparoscopia para câncer gástrico ou pancreático, laparotomia de estadiamento para câncer de ovário ou mediastinoscopia para câncer de pulmão ou esôfago. Os procedimentos de estadiamento podem muitas vezes ajudar a evitar procedimentos muito mórbidos em casos com poucas chances de cura.

▶ Cirurgia curativa

As ressecções cirúrgicas com intenção curativa podem ser divididas em três categorias: ressecção de uma lesão primária, ressecção de metástases isoladas e ressecção de depósitos metastáticos. Em cada caso, o médico deve tentar obter um equilíbrio entre a chance de cura e a morbidade do procedimento. Cada situação deve ser avaliada individualmente e os desejos do paciente devem orientar as decisões.

O princípio que norteia a cirurgia do câncer é a remoção de todo o tumor com margens adequadas de modo a evitar a recorrência local e o potencial de recorrência distante. O que constitui uma margem adequada varia entre os diferentes tipos de tumor. Tumores diversos necessitam de diferentes margens livres de doença para alcançar as chances ideais de cura. Para um tumor que parece aderido ou fixado a estruturas adjacentes, a **ressecção em bloco** é mandatória e qualquer aderência deve ser considerada como de natureza maligna. Os exames de imagem pré-operatórios do tumor costumam ser necessários para se estar preparado durante a cirurgia para possível ressecção de intestino delgado ou grosso, bexiga ou outros órgãos adjacentes.

É importante que o cirurgião conheça outras modalidades que possam ser integradas no plano de tratamento permitindo um procedimento cirúrgico com menor extensão. Radioterapia e quimioterapia são comumente usadas em combinação com a cirurgia e são chamadas de terapias adjuvantes se forem usadas após a ressecção completa sem doença demonstrável local ou sistêmica. Embora seu uso, em alguns casos, tenha diminuído a extensão da ressecção necessária para o controle local (mama, sarcoma, cabeça e pescoço), é importante observar que essas modalidades não compensam as margens inadequadas no controle da doença local. Deve-se sempre tentar obter margens amplamente negativas com a cirurgia, mesmo que isso necessite de uma segunda cirurgia, em vez de presumir que a radioterapia vá "limpar" a doença residual.

Se essas modalidades forem usadas no pré-operatório, elas são chamadas de terapias neoadjuvantes. Em muitos casos, a terapia neoadjuvante tem melhorado dramaticamente os resultados, como no rabdomiossarcoma pediátrico ou no câncer de mama localmente avançado ou inflamatório. Em alguns casos, a terapia neoadjuvante pode converter um tumor irressecável em um ressecável, enquanto em outros casos, ele pode diminuir a extensão da cirurgia necessária para obter controle ou reduzir a probabilidade de margens positivas. A terapia neoadjuvante é comumente usada no tratamento do câncer de esôfago, câncer retal, câncer pancreático, câncer de mama e sarcoma. É importante que o cirurgião considere a possibilidade de terapia neoadjuvante ao realizar biópsias, estadiamento do paciente ou planejamento da cirurgia.

Os linfonodos regionais representam o local mais prevalente para metástases de tumores sólidos e, na maioria dos casos, o envolvimento de linfonodos regionais representa o fator prognóstico mais importante. A remoção dos linfonodos regionais não apenas fornece importantes informações de prognóstico que podem ajudar a orientar a terapia adjuvante, como fornece controle regional, evitando recorrências regionais e as complicações associadas. Por essa razão, a remoção dos linfonodos regionais costuma ser realizada no momento da ressecção do câncer primário. Mais controverso é se a remoção dos linfonodos regionais pode melhorar a sobrevida. Essas controvérsias dependem da extensão e momento do procedimento. Por exemplo, a extensão da linfadenectomia no momento da gastrectomia para câncer de estômago tem sido considerada como tendo impacto na melhora da sobrevida global. Porém, isso não foi demonstrado em ensaios clínicos randomizados prospectivos. Pode ser que a linfadenectomia estendida resulte em estadiamento mais preciso de pacientes a um custo de maior morbidade e efeito mínimo, ou nenhum, sobre a sobrevida global. O benefício relativo da linfadenectomia também pode variar conforme a eficácia das terapias adjuvantes, como quimioterapia ou radioterapia. A extensão de uma linfadenectomia no momento da ressecção definitiva varia conforme o tipo de tumor e, em muitos casos, é controversa.

Para muitos tumores sólidos não viscerais, como melanoma ou câncer de mama, as dissecções eletivas de linfonodos eram realizadas em pacientes com linfonodos clinicamente negativos no momento da ressecção do tumor primário. Infelizmente, isso expunha muitas pacientes com linfonodos negativos à morbidade de uma linfadenectomia, e um claro benefício de sobrevida não pôde ser demonstrado em estudos randomizados prospectivos. Essa prática tem sido substituída pelo mapeamento linfático e biópsia de linfonodo sentinela. Agentes de mapeamento (um marcador radioativo ou um corante azul) são injetados ao redor do tumor antes da cirurgia. Eles viajam até os linfonodos que primeiro recebem a drenagem do local primário e, assim, têm mais chances de abrigar câncer. São removidos apenas os linfonodos sentinelas (aqueles linfonodos que estão azuis ou radioativos), que são cuidadosamente examinados para a presença de micrometástases. Isso melhorou dramaticamente nossa capacidade de estagiar os linfonodos regionais, ajudando a orientar as terapias adjuvantes e minimizando a morbidade. Classicamente, pacientes com linfonodos negativos podiam com segurança evitar cirurgia adicional, enquanto pacientes com linfonodos positivos eram submetidas à dissecção completa de linfonodos. Essa abordagem também mudou recentemente. No câncer de mama, o estudo American College of Surgeons Oncology Group (ACoSOG) Z0011 demonstrou que um subgrupo de pacientes com câncer de mama e linfonodos sentinela positivos não se beneficiava com a dissecção completa dos linfonodos. Um ensaio clínico semelhante, o Multicenter Selective Lymphadenectomy Trial II (MSLT-II), está examinando uma questão semelhante entre pacientes com melanoma e linfonodos sentinela positivos.

O cirurgião tem um papel muito mais limitado quando o paciente tem doença metastática; contudo, a ressecção de metástases "isoladas" em pacientes com doença maligna sólida é considerada, algumas vezes, quando tecnicamente factível. A seleção de pacientes candidatos para a ressecção cirúrgica exige uma avaliação abrangente da extensão da doença conhecida, da probabilidade de doença metastática adicional, do período de tempo entre a doença primária e a recorrência distante (intervalo livre de doença), da condição clínica do paciente e da possibilidade de fazer a ressecção do local metastático com margens negativas. Por fim, esse processo identifica um pequeno subgrupo de pacientes que seriam candidatos à cirurgia. Embora não existam ensaios clínicos randomizados prospectivos documentando o benefício na sobrevida com a ressecção cirúrgica de doença metastática, há consideráveis evidências retrospectivas indicando que essa abordagem pode resultar em benefício em longo prazo. A ressecção de metástases pulmonares em pacientes com sarcomas osteogênicos ou de tecidos moles tem sido associada com uma taxa global de sobrevida de 20 a 25% em mais de 5 anos. Também há várias evidências retrospectivas documentando o benefício da ressecção de metástases colorretais no fígado, resultando em uma taxa de sobrevida global em 5 anos de 25 a 40%, dependendo da extensão do envolvimento hepático. Um benefício semelhante foi demonstrado com uma abordagem cirúrgica agressiva para melanoma metastático. Outra questão na doença em estágio IV é quando ressecar o tumor primário. Normalmente, a ressecção do câncer primário, quando o paciente já tem doença metastática, só era feita com fins paliativos ou para evitar complicações futuras. Porém, essa abordagem está mudando. Para alguns cânceres, como o câncer de colo do intestino, a ressecção do tumor primário no caso de doença metastática para evitar obstrução ou sangramento, é necessária devido à melhora na eficácia dos agentes sistêmicos. Por outro lado, em alguns cânceres, como o carcinoma de células renais e possivelmente o câncer de mama, há evidências de que a ressecção do tumor primário pode melhorar os desfechos em pacientes com estágio IV. Um dos papéis do cirurgião oncológico é saber quando é adequado oferecer essa opção.

▶ Cirurgia paliativa

A intervenção cirúrgica é algumas vezes necessária em pacientes com câncer avançado irressecável por indicações paliativas, como dor, sangramento, obstrução, desnutrição ou infecção. A decisão de operar deve ser ponderada com vários fatores, incluindo a probabilidade de melhorar de maneira significativa a qualidade de vida do paciente, aumentar a expectativa de sobrevida do indivíduo, a morbidade potencial do procedimento e métodos alternativos de tratamento paliativo.

A desnutrição é um problema comum no paciente com câncer, especialmente nos casos avançados e com doença irressecável. Comumente, o cirurgião está envolvido na colocação de acesso vascular para a hiperalimentação ou, quando o trato gastrintestinal é funcional, na colocação de sondas de gastrostomia ou jejunostomia para a nutrição enteral. Algumas vezes, o cirurgião é envolvido no tratamento paliativo da dor causada por uma lesão metastática que comprime um órgão ou nervos adjacentes. Os exemplos incluem metástases cutâneas ou subcutâneas de melanoma, um grande câncer de mama ulcerado ou uma massa recorrente de sarcoma intra-abdominal. O cirurgião deve avaliar a relação entre riscos e benefícios ao ressecar uma massa sintomática, sabendo que isso não terá impacto na sobrevida global do paciente. Se a qualidade de vida do indivíduo puder ser melhorada com um risco cirúrgico aceitável, então a intervenção cirúrgica deve ser feita.

Por fim, o cirurgião pode ser chamado para o tratamento de emergências oncológicas. Obstrução e hemorragia aguda de uma víscera oca representam as potenciais emergências oncológicas mais comuns. Nesses casos, os cirurgiões podem ter que intervir de maneira emergencial no cuidado de um paciente com câncer ou, em algumas situações, usar abordagens não cirúrgicas (como *stents* ou angiografia).

▶ Profilaxia

Com nossa maior compreensão das mutações genéticas hereditárias e a identificação de pacientes predispostos ao câncer, o tratamento cirúrgico se expandiu para além do tratamento de tumores estabelecidos, adentrando a prevenção do câncer. A profilaxia não é um conceito novo na cirurgia oncológica. Os pacientes com doenças inflamatórias crônicas estão sabidamente em alto risco de subsequente transformação maligna. Isso normalmente leva à vigilância cuidadosa e à ressecção cirúrgica na primeira identificação de alterações pré-malignas. Um dos primeiros exemplos disso é a recomendação de proctocolectomia total para um subgrupo de pacientes com colite ulcerativa crônica.

A capacidade de realizar a rastreamento genético para mutações relevantes permitiu que a cirurgia profilática fosse implementada antes do início dos sintomas ou alterações histológicas. A síndrome da polipose adenomatosa familiar (PAF), definida pelo envolvimento difuso do colo e reto com pólipos adenomatosos, quase sempre predispõe ao câncer colorretal se o intestino grosso não for ressecado. Com a identificação do gene responsável pela PAF, o gene *adenomatous polyposis coli* (*APC*), membros de famílias onde a mutação APC foi identificada podem fazer o exame genético antes que os pólipos fiquem evidentes, considerando-se a proctocolectomia profilática. O câncer medular de tireoide (CMT) é um componente bem estabelecido da síndrome de neoplasia endócrina múltipla tipo 2A (NEM2A) ou tipo 2B (NEM2B). As mutações no proto-oncogene *RET* estão presentes em quase todos os casos de NEM2A e 2B. Os familiares de pacientes com NEM podem ser triados para a presença de uma mutação *RET* e aqueles com a mutação devem ser submetidos à tireoidectomia total em idade precoce (6 anos para NEM2A, lactentes para NEM2B). O papel de mastectomias profiláticas tem aumentado muito com a identificação de *BRCA1* e *BRCA2*, que podem estar associados a uma probabilidade vitalícia de câncer de mama entre 40 e 85%. Outras cirurgias profiláticas estão listadas na Tabela 44-1. Porém, os benefícios potenciais das cirurgias profiláticas devem ser ponderados contra problemas de qualidade de vida e morbidade da cirurgia. Deve ser feita uma discussão detalhada com cada paciente considerando a cirurgia profilática com relação aos riscos e benefícios, de modo que o cirurgião oncológico atual deve ter uma clara compreensão de genética e risco hereditário.

QUIMIOTERAPIA CITOTÓXICA

O objetivo dos regimes de quimioterapia é administrar sistemicamente agentes farmacológicos para erradicar todas as células tumorais. O fármaco antitumoral ideal mataria as células de câncer sem causar dano aos tecidos normais. Não existe um agente assim e a maioria dos fármacos afeta, em alguma extensão, as células normais. O sucesso da quimioterapia depende da maior capacidade das células normais repararem e sobreviverem em comparação com as células tumorais.

Mesmo uma única célula de câncer pode potencialmente reproduzir-se e formar um tumor letal. Por essa razão, o objetivo da quimioterapia paliativa deve ser a completa erradicação de todas as células tumorais. O volume tumoral é importante na quimioterapia. Um câncer grande pode abrigar mais de 10^9 células tumorais. Se uma dose tolerável de um fármaco efetivo matasse 99,99% dessas células, o volume tumoral ainda seria de 10^5 células. As células remanescentes, embora clinicamente indetectáveis, podem continuar crescendo e levar a uma recorrência clínica do câncer. Por essa razão, a maioria dos protocolos de quimioterapia depende da administração repetida de fármacos para matar o máximo de células. As células tumorais podem evitar os efeitos de um determinado fármaco em função de seu estágio no ciclo celular, localização em uma área protegida do fármaco (sistema nervoso central) ou resistência inerente ao fármaco.

A resistência aos fármacos é muito importante nas falhas da quimioterapia. São conhecidos vários mecanismos de resistência tumoral. O gene de resistência a múltiplos fármacos *(MDR,* do inglês *multidrug resistance)* codifica uma proteína que ativamente bombeia os fármacos para fora das células tumorais. Esse gene confere resistência a uma variedade de fármacos antitumorais, incluindo os antimicrobianos e derivados de compostos de plantas. Outros mecanismos de resistência tumorais incluem alteração de enzimas-alvo, maior produção de uma enzima-alvo para exaurir o fármaco e maior capacidade de reparo do DNA. A resistência tumoral a um determinado agente quimioterápico pode, muitas vezes, ser superada pela administração de múltiplos fármacos.

▶ Princípios do uso da quimioterapia

A. Quimioterapia curativa

As doenças malignas hematológicas costumam ser tratadas com quimioterapia, radioterapia ou ambas, com a cirurgia sendo usada primariamente para diagnóstico e estadiamento. Por outro lado, a cirurgia é o tratamento primário para as doenças malignas não hematológicas, embora haja algumas exceções. O câncer anal é curado em cerca de 80% dos pacientes com o protocolo Nigro – 5-FU/mitomicina-C e radioterapia – como tratamento de primeira linha. O câncer de testículo, mesmo quando metastático, é curável com bleomicina/etoposídeo/cisplatina em cerca de 85% dos pacientes.

B. Tratamento adjuvante

Embora todo o tumor visível possa ser removido no momento da cirurgia, depósitos tumorais microscópicos podem ainda estar presentes localmente ou podem ter se disseminado para locais distantes. A quimioterapia é mais eficaz contra tumores muito pequenos e depósitos tumorais microscópicos. Assim, a quimioterapia adjuvante costuma ser administrada para aumentar a probabilidade de cura após a ressecção cirúrgica.

O benefício ganho com a quimioterapia adjuvante pode ser visto em termos de benefício absoluto ou benefício relativo

Tabela 44-1 Cirurgias profiláticas em cirurgia oncológica

Cirurgia profilática	Indicações potenciais
Mastectomia bilateral	Mutação *BRCA1* ou *BRCA2* Hiperplasia atípica ou carcinoma lobular *in situ* Câncer de mama familiar
Ooforectomia bilateral	Mutação *BRCA1* Câncer de ovário familiar Câncer colorretal hereditário sem polipose Histerectomia para câncer de endométrio Ressecção de colo do intestino para câncer nesse órgão
Tireoidectomia	Mutação do proto-oncogene *RET* Neoplasia endócrina múltipla tipo 2A (NEM2A) Neoplasia endócrina múltipla tipo 2B (NEM2B) Carcinoma medular da tireoide familiar (CMTF) não NEM
Proctocolectomia total	Polipose adenomatosa familiar (PAF) ou mutação na célula apresentadora de antígenos (CAA) Colite ulcerativa Mutação na linhagem germinativa em câncer colorretal hereditário não ligado a polipose (CCHNP)

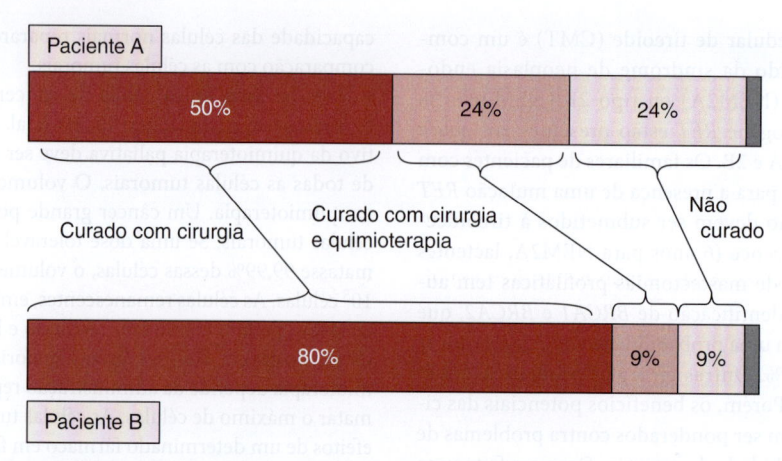

Figura 44-1 Benefícios da quimioterapia adjuvante. Para 100 pacientes tratados com quimioterapia adjuvante, alguns serão curados apenas com a cirurgia (barra vermelho-escuro), alguns morrerão por outras causas (barra cinza) e alguns morrerão devido ao câncer (barra vermelho-claro). A terapia adjuvante evitará uma morte por câncer em uma parte desses pacientes (barra vermelho médio). A quimioterapia adjuvante resultará em um benefício relativo de 50% para o paciente A e o paciente B, significando que o tratamento reduzirá em 50% a probabilidade de morrer por câncer. Porém, o benefício absoluto é diferente para ambos os pacientes. Para o paciente A, que tem alta probabilidade de morrer pela doença, o benefício absoluto é de 24%. Para o paciente B, que tem bom prognóstico, o benefício absoluto é de apenas 9%.

(Fig. 44-1). Por exemplo, após colectomia para câncer de colo do intestino em estágio III, a chance de cura é de cerca de 50%. Isso pode aumentar para cerca de 70% com o uso adjuvante de 5-FU/leucovorin. Isso representa um benefício relativo de 40% (40% mais pacientes são curados com a quimioterapia em relação à sem quimioterapia), mas um benefício absoluto de 20% (20% dos pacientes que recebem quimioterapia terão alteração em seus desfechos). Outra maneira de ver isso é que, com um benefício absoluto de 20%, 80% dos pacientes experimentam a inconveniência e os efeitos colaterais da quimioterapia sem que obtenham nenhuma melhoria para si. A decisão de administrar quimioterapia adjuvante é um balanço entre o benefício esperado do tratamento, as comorbidades do paciente e sua saúde geral e os desejos do paciente.

C. Terapia neoadjuvante

A quimioterapia neoadjuvante costuma ser administrada para facilitar a ressecção cirúrgica mediante redução do tumor primário ou ela pode converter um tumor irressecável em um tumor ressecável. Em alguns casos, foi demonstrado que esse tratamento prolonga a sobrevida. Outra vantagem da quimioterapia neoadjuvante é que ela permite que o oncologista observe o tumor primário para determinar se ele é sensível a um determinado regime de quimioterapia. Durante o tratamento do câncer, é importante definir a evolução e os desfechos resultantes do tratamento. Os termos resposta completa e parcial costumam ser usados como desfechos de interesse para avaliar a eficácia de um determinado regime terapêutico. Uma **resposta completa** é definida como a ausência de câncer demonstrável. Uma **resposta parcial** se refere a uma redução de mais de 50% na massa tumoral. A resposta do paciente à quimioterapia neoadjuvante pode ser um importante preditor dos desfechos.

D. Quimioterapia para doença metastática

A maioria dos pacientes que recebe quimioterapia apresenta doença metastática que não é curável. Para esses pacientes, o tratamento com quimioterapia visa prolongar a sobrevida, melhorar a qualidade de vida ou ambos. As taxas de resposta variam de 20 a 75% dependendo do tipo de tumor e do regime de quimioterapia. Porém, mesmo uma remissão completa raramente é duradoura. A maior parte das remissões parciais ou completas dura apenas alguns meses.

Como ocorre com todas as terapias, a decisão de usar quimioterapia deve considerar os potenciais benefícios e os riscos, toxicidades e a saúde e condição geral do paciente. Há pouco ganho com o tratamento de um paciente assintomático se não for esperado um prolongamento na sobrevida. Deve ser feita uma discussão detalhada com cada paciente; alguns pacientes estão mais inclinados que outros a tolerar os efeitos colaterais da quimioterapia. Como a doença não é curável, o tratamento com agentes únicos, que são menos tóxicos que a quimioterapia combinada, costuma ser considerado, com maior inclinação a reduzir as doses por toxicidade.

▶ Classes de agentes quimioterápicos

Em todas as formas de quimioterapia curativa, o objetivo é a eliminação de todas as células-tronco tumorais. As células sem capacidade de manter a divisão não conseguem causar a progressão de um tumor, e a esterilização de uma célula tumoral é tão boa quanto a sua eliminação. Os fármacos quimioterápicos são geralmente classificados como fármacos específicos para o ciclo celular (ECC), que são tóxicos para células com proliferação ativa ou fármacos não específicos para o ciclo celular (NECC), que são capazes de matar as células que não estão se dividindo durante a exposição ao fármaco. Essas duas classificações não são absolutas e há sobreposição de muitos fármacos entre as duas categorias.

Para obter o máximo de morte celular tumoral, a maioria dos protocolos terapêuticos usa a quimioterapia combinada. Os agentes com mecanismos de ação diferentes e efeitos colaterais tóxicos distintos são usados, permitindo doses relativamente grandes de múltiplos agentes. Esse método de agentes combinados ajuda a combater a resistência das células tumorais e aumenta a destruição das células tumorais ao mesmo tempo que evita a adição dos efeitos tóxicos.

A. Agentes alquilantes

Estes agentes exercem seus efeitos transferindo grupos de alquila para vários componentes celulares, de maneira mais importante pela alquilação do DNA. Os alquilantes podem romper as fitas de DNA, as ligações cruzadas de fitas de DNA ou a codificação errada do DNA durante a replicação. Os agentes alquilantes são considerados agentes específicos para o ciclo celular, mas tendem a ter seu maior efeito na proliferação das células. As células normais são capazes de evitar muitos dos efeitos letais dos agentes alquilantes, pois têm a capacidade de reparar o DNA. Os agentes alquilantes são efetivos no tratamento das doenças malignas hematológicas e em diversos tumores sólidos, como mama, melanoma, pulmão e endométrio. Incluídos nessa classe as nitrosureias (p. ex., carmustina, semustina, lomustina), ciclofosfamida, clorambucil, mecloretamina, dacarbazina e procarbazina.

B. Análogos da platina

Os análogos da platina são semelhantes aos agentes alquilantes. Eles se ligam ao DNA para formar ligações cruzadas entre as fitas e dentro das fitas, levando à inibição da síntese e transcrição de DNA. Os mecanismos de resistência das células cancerosas também são semelhantes àquelas dos agentes alquilantes: redução da captação celular dos fármacos, aumento da atividade das enzimas de reparo do DNA e aumento das proteínas que contêm tiol. Além disso, a resistência à cisplatina e à carboplatina foi associada com uma deficiência dos genes de reparo do DNA (MMR). Não se sabe o motivo pelo qual esse mecanismo de resistência parece ser específico da cisplatina e da carboplatina, mas a eficácia do novo análogo da platina, oxaliplatina, não é afetada pela deficiência do gene *MMR*.

C. Antimetabólitos

As células em divisão rápida necessitam de maior síntese de precursores do ácido nucleico. Essa síntese aumentada pode ser explorada farmacologicamente pelos antimetabólitos. Esses fármacos são análogos de ácidos nucleicos ou de precursores do ácido nucleico. Os antimetabólitos podem ser incorporados nos ácidos nucleicos de uma célula e servem como um falso mensageiro. Os antimetabólitos podem desligar a maquinaria de síntese celular por meio da ligação e inibição de enzimas importantes na produção de ácidos nucleicos. Como essa classe de fármacos afeta todas as células em proliferação rápida, eles são relativamente tóxicos aos tecidos normais com alta taxa de renovação celular. Os antimetabólitos são mais eficazes nas doenças malignas hematológicas, mas também são usados no tratamento de tumores sólidos, como de mama e gastrintestinais. Entre eles incluem-se metotrexato, mercaptopurina, tioguanina, fluorouracil e citarabina.

D. Agentes antimicrotúbulos

Vários fármacos antitumorais derivam de plantas naturais (e são também conhecidos como alcaloides de plantas). Vincristina, vimblastina, docetaxel e paclitaxel funcionam por meio da ligação com a tubulina e prejudicando a montagem de microtúbulos no fuso mitótico. Isso leva a uma pausa mitótica na metáfase e esses compostos são efetivos apenas nas populações celulares em divisão rápida. Os alcaloides de plantas são mais úteis para doenças malignas hematológicas e cânceres de mama, rim, testículo e cabeça e pescoço.

E. Inibidores da topoisomerase

Esses derivados de plantas exercem seus efeitos antitumorais por meio da ligação e inibição de várias formas da enzima topoisomerase. As topoisomerases são responsáveis pela manutenção da estrutura do DNA e também são importantes na clivagem e religação das fitas de DNA. A inibição dessas enzimas leva a dano estrutural e ruptura das fitas de DNA. Os inibidores da topoisomerase também são agentes específicos para o ciclo celular e têm sua atividade máxima contra células em proliferação rápida. Exemplos incluem etoposídeo, tenipósido e topotecano. Esses fármacos são usados no tratamento de doenças malignas hematológicas e cânceres de pulmão, bexiga, próstata e testículo.

F. Antimicrobianos

A maioria dos fármacos nessa classe deriva do fungo do solo *Streptomyces*. Todos os antimicrobianos exercem seus efeitos antitumorais por meio da interferência na síntese de ácidos nucleicos. A maioria dos fármacos nessa classe fica intercalada no DNA, bloqueando a síntese de DNA e induzindo rupturas nas fitas. Os antimicrobianos são considerados não específicos para o ciclo celular e eles têm atividade antitumoral contra uma ampla variedade de tumores sólidos. Incluídos nessa classe estão a doxorrubicina, dactinomicina, plicamicina, mitomicina e bleomicina.

▶ Efeitos colaterais da quimioterapia

A maioria dos efeitos colaterais dos regimes quimioterápicos resulta de toxicidades sobre populações de células normais em divisão rápida – particularmente medula óssea e células epiteliais. A supressão da medula óssea é um efeito adverso de muitos desses fármacos, resultando em neutropenia, trombocitopenia e mesmo anemia. Ulceração de mucosas e alopecia também ocorre em pacientes tratados com agentes específicos para o ciclo celular. Náuseas e vômitos intratáveis são outros efeitos colaterais comuns que podem ter impacto grave na qualidade de vida. A insuficiência testicular ou ovariana pode ser resultado da quimioterapia e levar à esterilidade. Muitos desses fármacos também são poderosos teratógenos e devem ser evitados em pacientes gestantes. Por fim, muitos dos agentes alquilantes foram implicados no desenvolvimento de cânceres secundários, especialmente em doenças malignas hematológicas.

TRATAMENTO REGIONAL

A quimioterapia sistêmica é limitada pela toxicidade ao hospedeiro. A administração regional de agentes quimioterápicos por canulação arterial permite níveis altos de fármacos na região do tumor primário ao mesmo tempo que reduz a toxicidade sistêmica.

A perfusão isolada de membro (PIM) é uma técnica para a administração de agentes quimioterápicos em uma extremidade com câncer localmente avançado e tem seu benefício primariamente no tratamento de melanoma e sarcoma de extremidades. Nessa abordagem, é aplicado um torniquete na extremidade para ocluir o fluxo venoso de saída. A principal artéria de perfusão do membro é isolada, canulada e perfundida com agentes quimioterápicos hipertérmicos com o uso de um oxigenador de bomba como no *bypass* cardiopulmonar. A perfusão é feita no bloco cirúrgico e dura cerca de uma hora. A cânula é, então, removida. A maioria dos protocolos envolve apenas um único tratamento. O melfalano, um agente alquilante, é o agente mais comumente usado na atualidade para o tratamento de sarcomas e melanomas. No paciente com melanoma extenso "em trânsito" confinado a uma extremidade, a perfusão isolada de membro pode fornecer controle regional e paliação. Em pacientes com sarcomas irressecáveis em extremidades, a perfusão pré-operatória de membro pode encolher o tumor e permitir uma cirurgia com preservação do membro. Embora melhore o controle regional, esse tratamento ainda não demonstrou benefício definitivo na sobrevida. Uma abordagem alternativa é a infusão isolada de membro (IIM), que envolve o uso de técnicas minimamente invasivas para ter acesso aos vasos juntamente com um torniquete para minimizar a captação sistêmica.

Outra abordagem é a infusão isolada de artéria hepática para o tratamento de câncer colorretal metastático para o fígado. Os tumores metastáticos derivam quase todo seu suprimento sanguíneo da artéria hepática, enquanto o parênquima hepático normal deriva mais de dois terços de seu suprimento sanguíneo do sistema porta. Isso permite a administração de doses maiores de agentes quimioterápicos para o tumor em relação aos hepatócitos normais. O fármaco mais comumente usado nesse protocolo é a floxuridina, que é quase totalmente extraída em sua primeira passagem por meio do fígado, resultando em toxicidade sistêmica relativamente baixa. A infusão de artéria hepática necessita da colocação cirúrgica de um cateter na artéria hepática, que é conectado a uma bomba de infusão implantada ou externa para o tratamento contínuo. A infusão de artéria hepática tem sido usada para metástases colorretais irressecáveis, bem como de maneira adjuvante para a ressecção hepática. Embora haja respostas tumorais claramente melhores em comparação com a terapia sistêmica, os dados são menos claros em relação aos benefícios de sobrevida global. Porém, alguns estudos sugeriram melhora na sobrevida e estimularam maiores investigações.

TERAPIAS-ALVO

Um conhecimento crescente de biologia molecular está revolucionando o campo da oncologia, realmente personalizando os cuidados para cada paciente com câncer. O diagnóstico molecular está cada vez mais permitindo a customização da seleção e dosagem de agentes tradicionais para maximizar os benefícios e minimizar a toxicidade. A oncologia molecular está mudando a abordagem para a descoberta e desenvolvimento de fármacos, levando ao desenvolvimento de terapias-alvo. Uma definição de terapia-alvo é qualquer fármaco em que haja um exame diagnóstico específico a ser realizado antes que o paciente seja considerado elegível para receber o fármaco. Um exemplo é a mensuração da expressão aumentada de Her-2/neu no câncer de mama para determinar se uma paciente é elegível para o trastuzumabe (Herceptin). Uma definição mais oncológica é qualquer fármaco com um mecanismo focado que atue especificamente em um alvo ou via biológica bem definidos. A inativação desse alvo/via resulta na regressão ou destruição da célula maligna. Em geral, as terapias-alvo são consideradas como "balas mágicas".

Várias terapias-alvo foram aprovadas pelo FDA e são usadas clinicamente; muitas outras estão sendo desenvolvidas. O alvo ideal é um que seja expressado (e possa ser mensurado) nas células do câncer, mas que não seja expressado em órgãos e tecidos vitais. Ele é, preferivelmente, crucial para o fenótipo maligno e a sua inibição resulta em uma resposta clínica em pacientes cujos tumores expressam o alvo. Estão sendo examinados diversos métodos para o direcionamento muito específico. A capacidade dos anticorpos terapêuticos se ligarem com alta afinidade os torna excelentes candidatos para a terapia-alvo. Embora os anticorpos possam induzir uma destruição imunomediada das células cancerosas (e serem considerados imunoterapia [ver a seção de Imunoterapia]), eles também podem ser usados para atingir receptores específicos na superfície celular para a interrupção daquela via. Para essa última função, é importante que o alvo, quando ligado ao anticorpo, seja internalizado por endocitose para facilitar o mecanismo intracelular de inibição da via e morte celular.

O **trastuzumabe** é um anticorpo IgG que se liga à porção justamembrana do domínio extracelular do receptor Her-2/neu, tendo se tornado uma opção importante para pacientes com câncer de mama positivo para Her-2/neu. O Her-2/neu é um receptor do fator de crescimento epidérmico (EGFR) que tem tirosinocinase intracelular funcional e que, quando tem expressão aumentada, pode levar a aumento de proliferação, maior potencial para metástases e resistência aos agentes terapêuticos. Embora a ligação do trastuzumabe à proteína Her-2/neu possa levar a uma citotoxicidade mediada por célula e dependente de anticorpos, a função mais importante parece ser a ruptura da sinalização anterógrada por meio da tirosinocinase intracelular.

Outra maneira de atingir as células cancerosas é por meio do uso de pequenas moléculas. O desenvolvimento do **mesilato de imatinibe** é o exemplo clássico de uma terapia-alvo com pequenas moléculas. O imatinibe é um inibidor seletivo que se liga à adenosina trifosfato de *bcr-abl* e seu uso tem sido associado a respostas completas e duráveis no tratamento de leucemia mieloide crônica com cromossomo Filadélfia positivo, bem como no tratamento de tumores estromais gastrintestinais. Esses últimos caracteristicamente expressam uma mutação ativadora no gene do receptor de tirocinocinase *c-kit* (*RTK*).

Talvez o exemplo mais notável do impacto de terapias-alvo seja o tratamento do melanoma. Foi descoberto que 40 a 60% dos pacientes com melanoma têm uma mutação específica no gene *BRAF*, e 90% dessas mutações envolvem uma substituição de valina por ácido glutâmico no aminoácido 600 (a mutação V600E). Este gene codifica a proteinocinase BRAF, um componente da via da proteinocinase mitógeno-ativada (MAPT). O **vemurafenibe** (Zelboraf) inibe de maneira seletiva a atividade da quinase dessa BRAF com mutação. O vemurafenibe está aprovado pelo FDA para o tratamento de melanoma irressecável ou metastático com exame positivo para a mutação BRAF V600E com base em estudos randomizados prospectivos que demonstraram uma melhora dramática na sobrevida global e livre de progressão. O **dabrafenibe** também é especificamente direcionado para a mutação BRAF V600E e tem dados muito promissores em ensaios clínicos. Outro fármaco promissor para os pacientes com melanoma e a mutação BRAF é o **trametinibe**, que bloqueia a MEK, uma proteína alternativa na via da cinase MAP.

Várias outras terapias-alvo, sejam anticorpos monoclonais ou inibidores de pequenas moléculas, estão em uso clínico. O **cetuximabe** (Erbitux) se liga com alta afinidade ao EGFR, bloqueando os subsequentes eventos de transdução de sinal que levam à proliferação celular. Ele aumenta os efeitos antitumorais da quimioterapia por meio da inibição da proliferação e angiogênese celular e promoção da apoptose. O cetuximabe foi aprovado para uso em combinação com o CPT-11 no tratamento do câncer colorretal avançado. O **bevacizumabe** (Avastin) é direcionado ao fator de crescimento do endotélio vascular (VEGF), que regula a proliferação vascular e a permeabilidade, promovendo a angiogênese. Outras terapias-alvo usadas no câncer são listadas na Tabela 44-2.

TERAPIA HORMONAL

Os hormônios estão normalmente envolvidos na diferenciação, estimulação e controle de determinados tecidos, incluindo, mas não se limitando ao tecido linfoide, útero, próstata e glândulas mamárias. Os tumores que surgem desses tecidos também podem ser estimulados ou inibidos por hormônios, de modo que a manipulação do equilíbrio hormonal pode ser benéfica na terapia sistêmica desses cânceres. Em alguns casos, os próprios hormônios são usados como tratamento do câncer. Por exemplo, a administração de estrogênios para um homem acaba suprimindo a produção de testosterona, o que é um efeito útil no tratamento do câncer de próstata. Os corticosteroides, particularmente os glicocorticoides, têm um potente efeito supressivo sobre células linfoides, o que os torna úteis no tratamento de leucemias agudas, linfomas, mieloma e outros distúrbios linfoproliferativos. Na maioria dos casos, porém, a terapia hormonal envolve o bloqueio dos efeitos de hormônios que estimulam a proliferação.

▶ Inibidores de estrogênios e androgênios

Uma abordagem à terapia hormonal é o bloqueio do receptor hormonal na célula. Os moduladores seletivos do receptor de estrogênios (MSREs) são medicamentos que simulam a estrutura do estrogênio. Como o complexo estrogênio-receptor varia entre os tipos de tecidos, os MSREs podem ter efeitos diferentes em tecidos variados, algumas vezes inibindo as ações de estrogênios e, algumas vezes, comportando-se como o estrogênio. O MSRE mais conhecido é o tamoxifeno (Nolvadex), que é usado não apenas para tratar o câncer de mama sensível ao estrogênio, mas também para prevenir o câncer de mama em pessoas de alto risco. Como ele tem algumas propriedades pró-estrogênios, os efeitos colaterais do tamoxifeno podem incluir um risco aumentado de câncer uterino e trombose venosa profunda. O raloxifeno (Evista) é um MSRE mais novo que foi aprovado para prevenção e tratamento de osteoporose pós-menopáusica e é usado na quimioprevenção de câncer de mama nas mulheres em pós-menopausa.

A flutamida (Eulexin) é um antagonista da testosterona usado no tratamento do câncer de próstata. Ela funciona bloqueando a translocação do receptor de androgênios até o núcleo. Embora a terapia hormonal para o câncer de próstata seja paliativa, ela pode ser muito eficaz na redução da progressão da doença. A terapia hormonal pode acrescentar vários anos à expectativa de vida de pacientes com doença irressecável ou metastática. A flutamida é mais eficaz quando usada em combinação com a castração cirúrgica ou farmacológica.

▶ Análogos do hormônio liberador de gonadotropinas

A maneira mais definitiva de bloquear a produção de testosterona e estrogênios é a castração cirúrgica. O equivalente farmacológico da castração pode ser obtido com leuprolida, um análogo do hormônio liberador de gonadotropinas (GnRH). Normalmente, o GnRH leva à produção de hormônio luteinizante e hormônio folículo-estimulante, os estimuladores fisiológicos da produção de hormônios sexuais. A constante estimulação com leuprolida, na verdade, inibe a liberação de hormônio luteinizante e hormônio folículo-estimulante, levando a uma redução na síntese dos esteroides sexuais. A leuprolida (Lupron) é comumente usada para diminuir os níveis de testosterona no tratamento do câncer de próstata irressecável. Nas mulheres na pré-menopausa, os níveis de estrogênio caem para valores da pós-menopausa com a administração de leuprolida. Por essa razão, o fármaco pode ser

Tabela 44-2 Agentes de terapia-alvo para o câncer

Nome do fármaco	Nome comercial	Alvo	Usado no tratamento de
Imatinibe, mesilato de	Gleevec	Bcr-abl, c-kit, PDGFR	GIST, DFSP, LLA, LMC
Dasatinibe	Sprycel	Proteinocinases da família SRC	LMC, LLA
Nilotinibe	Tasigna	Bcr-abl, c-kit, PDGFR	LMC
Trastuzumabe	Herceptin	Her-2/neu	Câncer de mama, adenocarcinoma gástrico
Pertuzumabe	Perjeta	Her-2/neu	Câncer de mama
Lapatinibe	Tykerb	EGFR, ErbB2, Erk-1&2 cinases AKT	Câncer de mama
Gefitinibe	Iressa	EGFR	Câncer de pulmão não de pequenas células
Erlotinibe	Tarceva	EGFR	Câncer de pulmão não de pequenas células, câncer de pâncreas
Cetuximabe	Erbitux	EGFR	CE de cabeça e pescoço, câncer colorretal
Panitumumabe	Vectibix	EGFR	Câncer colorretal
Tensirolimo	Torisel	mTOR	Carcinoma de células renais
Everolimo	Afinitor	Proteína 12 de ligação da imunofilina FK	Carcinoma de células renais, astrocitoma, câncer de mama, tumores de pâncreas neuroendócrinos
Vandetanibe	Caprelsa	EGFR, VEGFR2	Medular da tireoide
Vemurafenibe	Zelboraf	BRAF V600E	Melanoma (mutação BRAF V600E)
Crizotinibe	Xalkori	EML4-ALK	Câncer de pulmão não de pequenas células
Vorinostat	Zolinza	Desacetilases histonas (HDACs)	LCCT
Romidepsin	Istodax	HDACs	LCCT
Bexarotene	Targretin	Receptores do retinoide X	LCCT
Alitretinoína	Panretin	Receptores do ácido retinoico, receptores do retinoide X	Sarcoma de Kaposi
Tretinoína	Vesanoid	Receptores do ácido retinoico	Leucemia pró-mielocítica aguda
Bortezomibe	Velcade	Proteassoma	Mieloma múltiplo, linfoma de células do manto
Carfilzomibe	Kyprolis	Proteassoma	Mieloma múltiplo
Bevacizumabe	Avastin	VEGF	Glioblastoma, câncer de pulmão não de pequenas células, câncer colorretal, carcinoma de células renais
Sorafenibe	Nexavar		Carcinoma de células renais, carcinoma hepatocelular
Sunitinibe	Sutent		Carcinoma de células renais, GIST, tumores neuroendócrinos do pâncreas
Paxopanibe	Votrient	VEGF, c-kit, PDGFR	Carcinoma de células renais, sarcoma de tecidos moles
Rituximabe	Rituxan	CD20	Linfoma não Hodgkin de células B, LLC
Alentuzumabe	Campath	CD52	LLC de células B
Ofatumumabe	Arzerra	CD20	LLC de células B

LLA, leucemia linfoblástica aguda; DFSP, dermatofibrossarcoma protuberante; LLC, leucemia linfocítica crônica; CE, carcinoma epidermoide; LMC, leucemia mieloide crônica; LCCT, linfoma cutâneo de células T; GIST, tumor estromal gastrintestinal; PDGFR, receptor do fator de crescimento derivado de plaquetas.

útil no tratamento dos cânceres de mama positivos para receptores de estrogênio em mulheres na pré-menopausa.

▶ Inibidores da aromatase

As mulheres na pós-menopausa têm ovários funcionalmente inativos; porém, os estrogênios ainda são produzidos em menor extensão nos tecidos extragonadais, primariamente a conversão dos esteroides suprarrenais nas células adiposas pela enzima aromatase. Os inibidores da aromatase, como anastrozol (Arimidex), exemestano (Aromasin) e letrozol (Femara), eliminam o estrogênio funcional nessa população de mulheres e são um tratamento hormonal eficaz para o câncer de mama. Vários estudos demonstraram o benefício de inibidores da aromatase no câncer de mama positivo para receptores hormonais em mulheres na pós-menopausa, seja como terapia de primeira linha ou após o uso de tamoxifeno.

Chu E, DeVita VT: *Physicians' Cancer Chemotherapy Drug Manual.* Jones and Bartlett, Burlington, MA 2012.

DeVita VT, Lawrence TS, Rosenberg SA, eds: *Cancer: Principles & Practice of Oncology*, 9th ed. Lippincott Williams & Wilkins, Philadelphia, PA 2011.

Flaherty, KT: BRAF inhibitors and melanoma. *Cancer J* 2011;17(6):505-511.

RADIOTERAPIA

A radioterapia pode ser usada isoladamente ou em combinação com cirurgia e quimioterapia, podendo ser administrada com intenção curativa ou paliativa. Alguns tumores, como câncer de cabeça e pescoço, câncer de próstata e doença de Hodgkin, podem, muitas vezes, ser curados apenas com a radioterapia, eliminando a necessidade de ressecção cirúrgica ou quimioterapia. Mais comumente, o controle locorregional de tumores envolve a ressecção cirúrgica combinada com radioterapia localizada. A vantagem teórica da combinação dessas duas terapias se baseia nos mecanismos pelos quais elas falham em alcançar seu propósito. As falhas cirúrgicas ocorrem nas margens dos tumores, enquanto a radioterapia falha no centro de tumores, onde as células malignas são numerosas e há condições de hipóxia. As falhas da radioterapia são raras na periferia dos tumores, onde o número de células é baixo e a oxigenação é alta. Dependendo da histologia e localização do tumor, a radioterapia pode ser usada como adjunto da cirurgia no período pré ou pós-operatório. A radioterapia pré-operatória pode encolher tumores e aumentar as chances de ressecção cirúrgica completa em cânceres como sarcomas, cânceres de reto e cânceres de pulmão do sulco superior.

▶ Princípios da radioterapia

A radiação ionizante é definida como a energia com força suficiente para causar a ejeção de um elétron orbital de um átomo quando a radiação é absorvida. A radiação ionizante pode tomar uma forma eletromagnética, como fótons de alta energia, ou formas particuladas, como elétrons, prótons, nêutrons, partículas α ou outras partículas. A maioria das radioterapias utiliza fótons ou elétrons. Os elétrons interagem diretamente com o tecido, causando a ionização, em contraste com os fótons, que afetam os tecidos por meio dos elétrons ejetados. Os feixes de elétrons liberam uma alta dose na pele e exibem uma queda rápida após apenas alguns centímetros, sendo dessa forma comumente usado no tratamento de alvos superficiais, como cânceres de pele ou linfonodos a alguns centímetros da superfície corporal. Mais comumente, a radiação eletromagnética (fótons de alta energia) é usada para tratar o câncer. Ela consiste em raios γ (fótons criados a partir da decomposição de núcleos radioativos) ou raios x (fótons criados pela interação de elétrons acelerados com elétrons e núcleos de átomos em um alvo no tubo de raio x).

Para quantificar a interação da radiação com os tecidos, deve-se, primeiro, medir a ionização produzida no ar pelo feixe de radiação. Essa quantidade é conhecida como **exposição** e é medida em Roentgens (R). Pode-se, então, fazer a correção pela presença de tecidos moles e calcular a **dose absorvida**: a quantidade de energia absorvida por unidade de massa. Essa quantidade era previamente medida em rads, mas hoje costuma ser medida em joules por quilo ou unidades Gray (Gy): 100 rad = 100 cGy = 1 Gy. Conforme os fótons penetram nos tecidos, a dose aumenta primeiro e, depois, começa a diminuir, pois a radiação diminui conforme o quadrado da distância a partir da fonte (uma lei da física conhecida como lei do quadrado inverso).

O efeito nos tecidos biológicos quando eles encontram a radiação ionizante vem dos elétrons ejetados, interagindo diretamente com moléculas-alvo dentro da célula ou indiretamente com a água produzindo radicais livres (como radicais de hidroxila), que depois interagem com moléculas-alvo. Durante sua breve existência, os elétrons e radicais livres interagem com moléculas de forma aleatória. Se eles interagirem com moléculas que não são cruciais para a sobrevivência celular, o efeito da radiação não será prejudicial. Se reagirem com moléculas biologicamente importantes, o efeito será prejudicial. O oxigênio molecular prolonga a vida de radicais reativos, aumentando a probabilidade de que haja um efeito prejudicial. É por isso que a hipóxia tumoral tende a aumentar a resistência à radiação.

Embora a radiação ionizante possa danificar muitas moléculas da célula, a lesão mais crítica em relação à morte celular parece ser o dano ao DNA na forma de rupturas de fita simples ou fita dupla. As células têm mecanismos de reparo relativamente eficientes para rupturas de fita simples no DNA, mas as rupturas de fita dupla no DNA são muito mais difíceis para o reparo celular, embora isso não seja impossível. Assim, a capacidade da radiação ionizante para matar as células depende não apenas da geração de rupturas suficientes na fita dupla do DNA para superar as vias de reparo, mas também do tempo que a célula tem para reparar essas rupturas antes da próxima divisão celular mitótica.

Este fenômeno é conhecido como **reparo de dano subletal**, onde se observa maior sobrevivência celular se uma dose de radiação é dividida em duas frações separadas por um intervalo de tempo. À medida que aumenta o intervalo de tempo entre as frações, a fração de células sobreviventes também aumenta, pois as células são capazes de reparar rupturas no DNA de fita dupla. É claro que, na radioterapia clínica, o objetivo é matar as células cancerosas e poupar as células normais. A administração de uma única dose grande de radiação levará a uma elevada taxa de morte de células tumorais, mas a morte concomitante das células de tecidos normais pode limitar a utilidade clínica devido à toxicidade aos tecidos normais. Isso levou ao desenvolvimento de regimes de multifrações, comumente usados na atualidade; em geral sendo administradas frações diárias de 1,8 a 2,5 Gy. O *fracionamento* da dose de radiação parece preservar os tecidos normais devido à sua capacidade de reparar o dano subletal entre as frações de dose, repovoando as células se o prazo for suficientemente longo.

Modos de administração

A. Teleterapia

A radiação é administrada por dois métodos: uma máquina externa (teleterapia) ou o implante de fontes radioativas dentro ou ao redor do tumor (braquiterapia). No passado, a radiação por teleterapia era administrada com o uso de cobalto 60, um radioisótopo produzido em reatores nucleares. Embora as máquinas de cobalto fossem muito confiáveis, sua utilidade é restrita pela penetração limitada em tumores profundos sem toxicidade cutânea significativa e pela dificuldade em restringir a dose aos tecidos normais. Atualmente, a radiação externa costuma ser administrada com o uso de um acelerador linear com capacidade de produzir fótons de maior energia sem as desvantagens geométricas associadas com as unidades de cobalto 60.

Independentemente da fonte, o feixe de radiação deve ser modificado para obter uma administração ideal da dose desejada no tumor, minimizando a dose nos tecidos normais. O feixe de radiação costuma ser retangular. Colimadores são dispositivos de proteção espessos feitos de material com número atômico elevado. Os colimadores primários na cabeça da máquina criam um feixe retangular e dispositivos adicionais, como cunhas, compensadores, blocos ou colimadores em lâminas múltiplas, são usados para modificar ainda mais o feixe até as especificações desejadas. Cunhas ou compensadores podem otimizar a distribuição da dose se a superfície de tratamento tiver formato curvado ou irregular. O feixe também pode ser moldado com o uso de blocos personalizados para a anatomia de cada paciente e conforme o tamanho e formato do tumor. Nos aceleradores lineares modernos, os colimadores de múltiplas lâminas substituíram os blocos produzidos manualmente, permitindo a moldagem precisa e automatizada sem o uso dos problemáticos blocos produzidos manualmente.

B. Braquiterapia

A braquiterapia envolve a colocação de fontes radioativas dentro ou próximo do tecido-alvo. Isso tem a vantagem da lei do quadrado inverso, que afirma que a intensidade da radiação eletromagnética se dissipa conforme o inverso do quadrado da distância até a fonte. Assim, se as fontes radioativas puderem ser colocadas de modo que o tumor esteja dentro de 1 cm das fontes, a dose recebida pelos tecidos normais a apenas 2 cm de distância da fonte e 1 cm de distância do tumor seria um quarto da dose recebida pelo tumor. Isso pode permitir a administração de uma alta dose para o tumor com uma dose apenas modesta para os tecidos normais.

Há muitas técnicas de implante para a braquiterapia. A abordagem cirúrgica para o volume-alvo pode ser intersticial (como o implante de sementes na próstata), intracavitária (como os aplicadores ginecológicos), transluminal (como as aplicações endoscópicas) ou técnicas de molde superficial (como as placas oculares para melanoma ocular). Os implantes podem ser permanentes ou temporários, e a dose pode ser administrada com o uso de taxas de baixa, média ou alta dose. Muitas aplicações modernas utilizam técnicas de pós-carga que colocam aplicadores de tratamento e depois carregam fontes radioativas para reduzir a exposição da equipe de radioterapia.

Complicações da radioterapia

A. Efeitos agudos da radiação

Os efeitos agudos da radiação são aquelas toxicidades que ocorrem dentro de algumas semanas ou meses após a radioterapia. Eles ocorrem principalmente em tecidos autorrenováveis que se caracterizam pela proliferação ativa de células-tronco produzindo descendentes que se dividem e se diferenciam em células funcionantes maduras. Isso inclui medula óssea, pele e seus apêndices e superfícies mucosas da orofaringe, esôfago, estômago, intestinos, reto, bexiga e vagina. Após expirar a duração das células maduras, a renovação normal e a substituição por células novas não ocorre devido à morte das células-tronco em divisão pela radiação. A toxicidade aguda é influenciada pelo tamanho da fração e pelo intervalo de tempo entre as frações. Quanto mais rápido uma dose é administrada durante o período global de tratamento, mais intensos serão os efeitos agudos. Uma redução no tamanho da fração ou o prolongamento do intervalo entre as frações permite que as populações de células sejam reparadas e repovoadas, diminuindo a intensidade da toxicidade aguda.

A radiação de cabeça e pescoço está entre as mais tóxicas no período agudo devido à mucosite significativa da cavidade oral, orofaringe, laringe e esôfago cervical. A pele e as glândulas salivares também são afetadas. Mucosite, superinfecção fúngica, descamação, dor, xerostomia, odinofagia, disfagia, desidratação e desnutrição são cenários clínicos comuns com os quais os radioterapeutas lidam ao administrar radioterapia para câncer de cabeça e pescoço. Outros efeitos agudos comuns observados durante a radioterapia dirigida a outros locais anatômicos incluem disfagia e tosse por radiação torácica, náuseas, vômitos e diarreia por radiação abdominal e disúria, proctite e descamação e dor perineal por radiação pélvica.

B. Efeitos tardios da radiação

Os efeitos tardios são toxicidades que ocorrem meses a anos após a radioterapia e costumam ser permanentes. Os tecidos mitoticamente inativos e sem a capacidade de autorrenovação são comumente envolvidos. O mecanismo que causa efeitos tardios pode incluir dano direto às células parenquimatosas dentro de um órgão ou efeitos indiretos devido a dano microvascular. Cada órgão se caracteriza por uma **dose de tolerância**, uma dose de radiação acima da qual o risco de complicações ao órgão aumenta rapidamente. Essas tolerâncias teciduais normais são os verdadeiros fatores dose-limitantes na radioterapia clínica, pois as complicações tardias podem ser permanentes e, em alguns casos, potencialmente fatais.

Os tipos de complicações tardias induzidas pela radiação podem variar. Para o cérebro, a toxicidade tardia pode significar necrose do tecido cerebral, enquanto nos rins, isso pode ser a síndrome nefrótica e a insuficiência do órgão. As doses de tolerância para os diferentes órgãos variam muito, desde alguns Gy no caso de esterilidade na radiação testicular até mais de 100 Gy para necrose ou perfuração do útero. As complicações tardias podem incluir fibrose, necrose, ulceração e hemorragia, edema crônico, telangiectasias e alterações pigmentares, formação de catarata, dano aos nervos, pneumonite e fibrose pulmonar, pericardite, dano miocárdico, fratura óssea, insuficiência hepática ou renal, esterilidade, obstrução intestinal e formação de fístula e estenose.

Gunderson LL, Tepper JE: *Clinical Radiation Oncology*, 3rd ed. Elsevier Saunders, Philadelphia, PA 2011.

Perez CA, Brady LW, eds: *Principles and Practice of Radiation Oncology*, 5th ed. Lippincott Williams & Wilkins, Philadelphia, PA 2007.

IMUNOTERAPIA

▶ Princípios das respostas imunes antitumorais

A imunoterapia se refere aos tratamentos projetados para matar as células tumorais por meio de mecanismos imunológicos. Há dois amplos tipos de respostas imunológicas antitumorais: uma envolvendo o braço humoral do sistema imune e a outra envolvendo o braço celular. A imunidade humoral envolve a produção de anticorpos por linfócitos B maduros. A imunidade celular envolve a estimulação de células T citotóxicas (CD8+) por meio de processo restrito ao complexo de histocompatibilidade maior (CHM) de classe I e a estimulação de células T auxiliares (CD4+) por meio de processo restrito ao CHM de classe II. As respostas imunes humoral e mediada por célula se sobrepõem, pois a ativação de uma resposta de células B geralmente necessita da presença de células T auxiliares. Ainda não se sabe se uma resposta imune humoral ou celular é mais importante na geração de imunidade antitumoral; porém, os pacientes que exibem ambas as respostas parecem se sair melhor do que aqueles que demonstram apenas um tipo de resposta ou ausência de resposta.

É fundamental para a geração de uma resposta imune por meio de qualquer dos braços do sistema imune a capacidade de células apresentadoras de antígenos (CAAs), como monócitos, macrófagos, células B e células dendríticas, para que haja o processamento e a apresentação de peptídeos antígenos relacionados ao tumor. As proteínas são fagocitadas pelas CAAs e são parcialmente digeridas em polipeptídeos menores. Esses peptídeos pequenos são, então, ligados às moléculas do CHM na superfície da célula. Estes exclusivos complexos antígeno:CHM podem ser reconhecidos por linfócitos T simples por meio do receptor de células T. Quando uma célula T auxiliar (CD4+) simples reconhece o antígeno expressado na molécula CHM de classe II e também reconhece moléculas coestimulatórias presentes na CAA, ela fica ativada, resultando em proliferação e diferenciação. Há dois tipos de células T auxiliares. As células T auxiliares Th1 produzem citocinas para a promoção de resposta celular (interleucina [IL]-2, interferona [IFN]-γ, fator de necrose tumoral α, fator estimulante de colônias de granulócitos-macrófagos). Na presença dessas citocinas, as células T citotóxicas (CD8+) simples, que reconhecem o antígeno sendo apresentado nas moléculas CHM de classe I na superfície de uma CAA, ficam ativadas. Após sua ativação, as células T citolíticas destroem as células tumorais por meio do reconhecimento do receptor de células T de antígenos específicos do tumor apresentados em moléculas CHM de classe I na superfície celular do tumor. As células T antígeno-específicas se ligam ao complexo receptor CHM I-antígeno tumoral e destroem o tumor por meio da liberação de grânulos contendo granzima B e perforina e por meio da indução da apoptose pelo ligante Fas/Fas. As células T citotóxicas só podem reconhecer os antígenos expressos na superfície tumoral no contexto da molécula CHM de classe I.

O segundo tipo de células T auxiliares (Th2) secreta citocinas estimulatórias de células B (IL-4, IL-5, IL-10), o que resulta na proliferação e diferenciação de plasmócitos. Diferentemente da resposta celular, para uma resposta de anticorpos, os antígenos não precisam ser apresentados em receptores CHM de classe I. As células tumorais podem, então, ser destruídas por uma variedade de métodos. A citotoxicidade celular dependente de anticorpos envolve a ligação de anticorpos específicos para o tumor a células tumorais e a subsequente destruição da célula tumoral pela célula destruidora natural (NK, do inglês *natural killer*). A citotoxicidade dependente de complemento e mediada por célula envolve o reconhecimento e a ligação de anticorpos fixadores do complemento a antígenos de superfície específicos do tumor, seguida pela ativação do complemento. Um terceiro mecanismo de destruição celular, a opsonização, ocorre quando anticorpos específicos para o tumor se ligam a seus antígenos-alvos na superfície das células tumorais, marcando-os para que sejam engolfados pelos macrófagos.

Há vários métodos pelos quais o sistema imune pode ser incorporado no tratamento do câncer. A imunoterapia pode ser classificada como ativa ou passiva. Na imunoterapia passiva, o hospedeiro não precisa montar uma resposta imune; o agente terapêutico mediará direta ou indiretamente a destruição celular. Exemplos de imunoterapia passiva incluem o uso de anticorpos monoclonais ou imunoterapia adotiva (celular). A imunoterapia ativa, por outro lado, é a administração de materiais projetados para levar a uma resposta imune do hospedeiro. Isso ainda pode ser dividido em imunoterapia ativa inespecífica e específica. Os agentes inespecíficos são aqueles que estimulam globalmente o sistema imune, mas não recrutam células efetoras específicas para o tumor. A imunoterapia específica ativa é projetada para levar a uma resposta imune contra um ou mais antígenos tumorais, o exemplo primário sendo o uso de vacinas.

▶ Imunoterapia passiva (anticorpos monoclonais)

O desenvolvimento de anticorpos monoclonais com especificidade exclusiva para agentes tumorais permitiu múltiplas tentativas de utilizá-los como tratamento do câncer. Além de sua relativa seletividade e mínima toxicidade, eles são facilmente produzidos em massa para a aplicação disseminada. Em alguns casos, os anticorpos monoclonais funcionam primariamente por meio do sistema imune (citotoxicidade celular dependente de anticorpos), enquanto em outros casos, eles se comportam mais como terapias-alvo (ver a seção anterior sobre Terapias-alvo). Os exemplos de anticorpos monoclonais que são primariamente imunoterapias incluem rituximabe e alentuzumabe. O rituximabe (Rituxan) é um anticorpo monoclonal anti-CD20 aprovado para o tratamento de linfoma não Hodgkin (LNH) folicular ou de baixo grau recidivado ou refratário. O alentuzumabe (Campath) tem como alvo CD52, que está presente em células B e T, sendo usado no tratamento da leucemia linfocítica crônica de células B (LLC-B).

▶ Imunoterapia adotiva

A imunoterapia adotiva é a administração passiva de células com atividade antitumoral ao hospedeiro com o tumor. Os linfócitos que infiltram o tumor são linfócitos que infiltram os tumores em crescimento e podem ser isolados pelo cultivo de suspensões de células únicas a partir do tumor na presença de IL-2. Eles têm sido isolados de praticamente todos os tipos de tumores e podem reconhecer antígenos associados aos tumores. Essas células também podem ser manipuladas *ex vivo* para aumentar seu reconhecimento de antígenos tumorais ou seu potencial citolítico. A imunoterapia adotiva está sendo ativamente investigada.

▶ Imunoterapia ativa inespecífica

A. Imunoestimulantes

Antes que o mecanismo pelo qual o sistema imune consegue erradicar as células tumorais fosse completamente compreendido, as tentativas iniciais com imunoterapia envolviam a estimulação inespecífica do sistema imune. A ideia era que qualquer aumento na reatividade imune estaria associado com um aumento concomitante na resposta imune antitumoral. Provavelmente o imunoestimulante mais investigado tenha sido o uso do bacilo Calmette-Guérin (BCG), uma forma modificada do bacilo da tuberculose. Os estudos iniciais sugeriam um possível benefício, mas múltiplos estudos randomizados prospectivos em vários tipos de doenças malignas falharam em obter um benefício de sobrevida com o BCG, seja isoladamente ou em combinação com outros agentes farmacológicos. O tratamento local com BCG na bexiga elimina cânceres de bexiga superficiais e evita recorrências do tumor. Essa é uma das várias terapias padrão para os pacientes com câncer de bexiga. Isso também está sendo estudado como adjuvante a outras imunoterapias, como as vacinas. O levamisol é um fármaco anti-helmíntico com diversas propriedades imunomoduladoras relatadas. Embora o mecanismo de ação exato não seja conhecido, ele tem sido eficaz como terapia adjuvante do câncer colorretal.

B. Citocinas

As citocinas são proteínas solúveis de ocorrência natural, produzidas por células mononucleares do sistema imune, que podem afetar o crescimento e a função de células por meio da interação com receptores específicos na superfície celular. Há mais de 50 citocinas isoladas até o momento e várias delas foram aprovadas pelo FDA para uso clínico, incluindo o interferona-α e a IL-2.

Os interferons (IFN-α, IFN-β, IFN-γ) foram originalmente descritos como proteínas produzidas por células infectadas por vírus e que servem para a proteção contra novas infecções virais por meio de diversos efeitos. Isso inclui o aumento da apresentação de antígenos por meio do aumento da expressão de CHM e antígenos, o aumento da função das células NK e o aumento da citotoxicidade celular dependente de anticorpos. Além disso, os interferons exercem efeitos diretos antiangiogênicos, citotóxicos e citostáticos. Embora os efeitos anticâncer do IFN-β e do IFN-γ tenham sido desapontadores, vários tumores sólidos e hematológicos se mostraram responsivos ao IFN-α, incluindo leucemia mieloide crônica, linfoma cutâneo de células T, leucemia de células pilosas, melanoma e sarcoma de Kaposi.

A IL-2 foi originalmente descrita como "fator de crescimento de células T", pois ela é necessária para a diferenciação e a proliferação de células T ativadas. Assim, parece uma opção ideal para a imunoterapia. O maior problema da IL-2 é a significativa toxicidade relacionada à dose. A IL-2 causa edema intersticial e depleção vascular significativos, além de infiltração linfoide em órgãos vitais, possivelmente resultando em hipotensão grave e dano isquêmico ao coração, fígado, rins e intestino, o que restringe seu uso aos pacientes com estado funcional excelente, função normal pulmonar e cardíaca e nenhuma infecção ativa. Apesar dessas limitações, a IL-2 se mostrou efetiva em pacientes com melanoma metastático e carcinoma de células renais metastático.

▶ Imunoterapia ativa específica (vacinas)

O objetivo das vacinas contra o câncer é a geração de uma resposta imune do hospedeiro a antígenos conhecidos ou desconhecidos associados ao tumor. Diversas estratégias de vacinas estão sendo investigadas, cada qual com vantagens e desvantagens em relação à aplicabilidade clínica, custo, número de antígenos disponíveis e mecanismo de resposta (celular, humoral ou ambas). Algumas estratégias de vacina utilizam antígenos peptídeos específicos. Eles são altamente purificados e, assim, são fáceis de serem padronizados, distribuídos e administrados. Infelizmente, a imunização de um paciente contra um único antígeno tem vários problemas que limitam o potencial benefício clínico. Se uma vacina de peptídeo estimular uma resposta, ele pode não ser o peptídeo "certo" para muitos pacientes. Mesmo antígenos tumorais comumente expressos não estão presentes em todos os tumores do paciente ou eles podem estar presentes em graus variáveis. Além disso, o reconhecimento de um antígeno pelas células T depende da apresentação daquele antígeno em uma molécula CHM específica. Apenas determinados fenótipos de antígeno linfocitário humano (HLA) podem apresentar um determinado peptídeo para a indução de uma resposta imune, de modo que irão funcionar apenas em um subgrupo limitado de pacientes. Um exemplo clássico é aquele do antígeno MART-1/Melan-A no melanoma. O antígeno é expressado em 80% dos melanomas, mas o peptídeo se liga apenas ao HLA-A2. Como apenas cerca de 45% dos pacientes brancos têm o HLA-A2, apenas 36% (80% de 45%) dos pacientes com melanoma que recebem uma vacina com MART-1/Melan-A teriam benefício. Por fim, um câncer pode escapar do reconhecimento do sistema imune simplesmente por uma população de células parar de expressar aquele antígeno ou a molécula CHM.

Para muitos cânceres, foram definidos apenas uns poucos antígenos associados a tumores; eles podem não estar presentes em uma grande porcentagem de pacientes. O uso do câncer do paciente como vacina evita a necessidade de identificar antígenos específicos. As vacinas com células tumorais autólogas são criadas a partir de células cancerosas coletadas do paciente, alteradas para serem mais imunogênicas e irradiadas, antes de retornarem para o paciente e estimularem uma resposta imune específica contra o tumor. Essa abordagem é limitada a indivíduos com tumor suficiente para preparar uma vacina. Os ensaios clínicos se restringem a pacientes com doença volumosa acessível em linfonodos ou distante com um prognóstico geral ruim. Além disso, as complexidades técnicas inerentes à obtenção do tumor e à preparação da vacina dificultam a condução de ensaios clínicos multicêntricos para testar a eficácia dessas vacinas.

Como muitos antígenos associados a tumores são compartilhados por um grande número de pacientes, é possível que se possa criar uma vacina a partir de linhagens celulares cultivadas e que iria estimular uma resposta imune antitumoral em qualquer paciente que compartilhasse alguns daqueles antígenos. Este é o princípio por trás das vacinas de células tumorais alogênicas. Essa abordagem oferece várias vantagens em relação às vacinas autólogas: as vacinas alogênicas estão prontamente disponíveis, mesmo para pacientes que não têm tumor suficiente para a produção de uma vacina de células tumorais autólogas e ela pode ser padronizada, preservada e distribuída de modo semelhante a outros agentes terapêuticos.

▶ Imunossupressão induzida pelo tumor

Está ficando cada vez mais claro que, além de mecanismos para gerar e propagar uma resposta imune, o sistema imunológico tem vários mecanismos para limitar uma resposta imune. Essa função imunorreguladora é necessária para evitar distúrbios linfoproliferativos e doenças autoimunes. Porém, as neoplasias podem tirar vantagem disso, criando uma rede imunossupressiva dentro do microambiente tumoral que protege o tumor contra o ataque imune e minimiza a eficácia da imunoterapia.

Vários componentes do sistema imune atuam para regular ou limitar uma resposta imune. Embora se acreditasse que as células dendríticas fossem exclusivamente imunogênicas, evidências recentes sugerem que elas têm funções duplas e alguns subgrupos de células dendríticas têm função reguladora. As células supressoras de origem mieloide também podem suprimir a resposta antitumoral bloqueando os efeitos de células T citotóxicas no microambiente tumoral. Além das células T citotóxicas e auxiliares, outra população de células T é a célula T reguladora, que, funcionalmente, suprime as respostas imunes. As citocinas imunossupressivas dentro do microambiente tumoral (IL-6, IL-10, TFG-β) podem atuar para intensificar esses componentes imunossupressivos, potencializando a fuga do tumor ao reconhecimento imune. Também é possível que muitas imunoterapias falhem devido à potencialização não apenas da estimulação imune, mas da supressão imune, anulando o efeito. Em alguns casos, essas terapias podem desviar a resposta em direção à supressão imune, para um efeito prejudicial. Novas estratégias imunoterapêuticas estão se concentrando em não apenas aumentar o reconhecimento imune do tumor, mas no bloqueio de mecanismos supressivos. Isso inclui a depleção de células T reguladoras pré-tratamento, o bloqueio de vias supressivas ou a neutralização de citocinas imunossupressivas.

Os linfócitos T ativados expressam a molécula CTLA-4 (antígeno 4 associado ao linfócito T citotóxico), que exerce um efeito supressivo sobre a indução de resposta imune por meio de suas interações com as moléculas B7 em células apresentadoras de antígenos. O bloqueio da ligação de CTLA-4 por meio do uso de anticorpos monoclonais pode, assim, potencializar as respostas antitumorais de células T. O ipilimumabe (Yervoy), um anticorpo monoclonal contra CTLA-4, demonstrou levar à regressão tumoral e melhorar a sobrevida em pacientes com melanoma metastático. PD-L1 costuma ser expresso nas células tumorais e, quando ligado a PD-1 nas células T, pode impedir a função das células T e causar anergia. O uso de um anticorpo monoclonal antiPD-1 em pacientes com uma variedade de cânceres avançados mostrou respostas tumorais promissoras e pode oferecer uma nova imunoterapia para pacientes com tumores que expressam PD-L1.

Abbas AK, Lichtman AH, Pober JS, eds: *Cellular and Molecular Immunology*, 7th ed. Elsevier, Philadelphia, PA 2012.

Hodi FS, O'Day SJ, McDermott DF, et al: Improved survival with ipilimumab in patients with metastatic melanoma. *N Engl J Med* 2010;363:711-723.

Murphy KM: *Janeway's Immunobiology*, 8th ed. Garland Science, New York, 2014.

Topalian SL, Hodi FS, Brahmer JR, et al: Safety, activity and immune correlates of antiPD-1 antibody in cancer. *N Engl J Med* 2012;366:2443-2454.

▼ TIPOS ESPECÍFICOS DE NEOPLASIAS MALIGNAS

SARCOMA DE TECIDOS MOLES

Os sarcomas de tecidos moles são responsáveis por cerca de 1% de todos os novos diagnósticos de câncer. Quase a metade de todos os pacientes com a doença acaba morrendo como resultado do câncer. Os sarcomas de tecidos moles podem ocorrer em qualquer parte do corpo, mas a maioria se origina em uma extremidade (41%), tronco (10%), retroperitônio (16%), sítios viscerais (21%) ou cabeça e pescoço (12%). Os sarcomas de tecidos moles se originam de uma ampla variedade de tipos histológicos mesenquimais e incluem histiocitoma fibroso maligno, lipossarcoma, rabdomiossarcoma, leiomiossarcoma e tumores desmoides. Embora a histopatologia desses tumores seja altamente variável, com algumas exceções eles tendem a se comportar de uma maneira ditada pelo grau do tumor em vez da célula de origem.

A maioria dos sarcomas de tecidos moles surge *de novo* e raramente resultam de degeneração maligna de uma lesão benigna. Há diversas síndromes familiares em que os pacientes são geneticamente predispostos à formação de sarcomas de tecidos moles, incluindo a síndrome de Li-Fraumeni, a doença de Recklinghausen e a síndrome de Gardner. Há outros fatores de risco comprovados que podem aumentar as chances de formação de sarcoma. A radioterapia externa pode aumentar a incidência de sarcomas entre 8 e 50 vezes. O linfedema crônico de extremidades também aumenta o risco de linfangiossarcoma. Um exemplo clássico é o desenvolvimento de linfangiossarcomas de extremidade superior no braço com linfedema de mulheres tratadas para câncer de mama (síndrome de Stewart-Treves). Outras associações menos claras ligam o trauma tecidual crônico e as exposições químicas ocupacionais a um risco aumentado para a formação de sarcomas.

As principais características do sistema de estadiamento para os sarcomas de tecidos moles são o grau do tumor, seu tamanho e a presença de doença metastática (Tab. 44-3). Embora o sítio do tumor não seja considerado no estadiamento, os pacientes com tumores retroperitoneais tendem a ter um prognóstico pior. Os sarcomas geralmente produzem metástase por via hematogênica, e os sítios metastáticos de sarcomas se relacionam com a localização do tumor primário. A grande maioria das metástases de sarcomas de extremidades ocorre nos pulmões, enquanto a maioria dos tumores retroperitoneais produz metástase para o fígado. O envolvimento de linfonodos é raro na maioria dos sarcomas de tecidos moles, embora isso possa ocorrer no sarcoma epitelioide, sarcoma de células claras, angiossarcoma, rabdomiossarcoma ou sarcoma sinovial.

As variáveis prognósticas mais importantes para pacientes com sarcoma de tecidos moles são o tamanho e o grau do tumor primário. Como a graduação se baseia na arquitetura celular e na natureza invasiva do tumor, a PAAF não costuma ser útil como técnica de biópsia para o diagnóstico inicial de um sarcoma. Se um tumor for pequeno (< 3 cm) e superficial, deve ser realizada uma biópsia excisional. Todas as incisões de biópsias em extremidades devem ser orientadas longitudinalmente, pois a incisão da biópsia deve ser excisada em uma subsequente ressecção definitiva do tumor. As biópsias percutâneas com agulha podem ser realizadas para grandes tumores superficiais palpáveis. Para os tumores grandes e profundos ou para aqueles adjacentes a estruturas vitais, onde a biópsia percutânea com agulha não é aconselhável ou quando ela falha, a biópsia incisional deve ser considerada. A incisão deve ser centrada sobre a massa, os retalhos de tecido não devem ser levantados e deve ser garantida uma hemostasia meticulosa, tudo para evitar a disseminação de células tumorais para planos teciduais adjacentes.

Tabela 44-3 Sistema de estadiamento AJCC para sarcomas de tecidos moles

Tumor primário (T) https://www.protocols.fccc.edu/fccc/pims/staging/sarcoma.html
- TX: Tumor primário não pode ser avaliado
- T0: Sem evidência de tumor primário
- T1: Tumor com 5,0 cm ou menos na maior dimensão
  - T1a: Tumor superficial
  - T1b: Tumor profundo
- T2: Tumor com mais de 5,0 cm na maior dimensão
  - T2a: Tumor superficial
  - T2b: Tumor profundo

Linfonodos regionais (N)
- NX: Linfonodos regionais não podem ser avaliados
- N0: Sem metástases em linfonodos regionais
- N1: Metástases em linfonodos regionais

Metástases distantes (M)
- MX: A presença de metástases distantes não pode ser avaliada
- M0: Sem metástases distantes
- M1: Metástases distantes

Grau histopatológico (G)
- GX: O grau não pode ser avaliado
- G1: Bem diferenciado
- G2: Moderadamente diferenciado
- G3: Pouco diferenciado

Agrupamento por estágios

Estágio IA	T1a-1b	N0	M0	G1, GX
Estágio IB	T2a-2b	N0	M0	G1, GX
Estágio IIA	T1a-1b	N0	M0	G2, G3
Estágio IIB	T2a-2b	N0	M0	G2
Estágio III	T2a, T2b	N0	M0	G3
	Qualquer T	N1	M0	Qualquer G
Estágio IV	Qualquer T	Qualquer N	M1	Qualquer G

▶ Tratamento de sarcomas de extremidades

A RM é a modalidade de imagem de escolha para qualquer suspeita de sarcoma de extremidade, pois ela é mais precisa na definição da extensão do tumor e invasão de estruturas adjacentes. A RM também é usada como exame de acompanhamento para avaliar a resposta em pacientes submetidos ao tratamento, bem como para recorrência local e regional. Deve ser obtida uma radiografia de tórax ou TC de tórax para avaliar metástases pulmonares em pacientes com tumores de alto grau.

A cirurgia continua sendo o tratamento primário para sarcomas localizados de extremidade, mas o tratamento multimodal é recomendado para minimizar a probabilidade de recorrência ou a necessidade de amputação. Historicamente, a amputação era a única forma curativa de tratamento cirúrgico para sarcomas grandes em extremidades, mas o tratamento multimodal permitiu uma elevada taxa de preservação de membro. Atualmente, menos de 5% dos pacientes com sarcoma de tecidos moles em extremidades necessitam de amputação, em geral sendo reservada para pacientes cujos tumores não respondem ao tratamento pré-operatório e não podem ser adequadamente ressecados, não têm evidências de doença metastática e têm bom prognóstico para a reabilitação.

Uma pseudocápsula composta de células tumorais circunda o sarcoma e a invasão local ao longo de planos da fáscia e estruturas neurovasculares é comum. É importante não fazer a dissecção ao longo da pseudocápsula, o que está associado com altas taxas de recorrência local, mas, em vez disso, obter uma margem ampla (2 cm) de tecido normal. Isso pode ter de ser feito na vizinhança imediata de estruturas neurovasculares funcionalmente importantes. Se o tumor envolver essas estruturas, pode haver necessidade de enxertos de nervos e reconstrução arterial com condutos autólogos ou protéticos. Os grandes defeitos de tecidos moles costumam necessitar de reconstrução com retalhos miocutâneos para melhorar a função e a estética. Os sarcomas de tecidos moles raramente invadem ossos ou pele e é pouco frequente que sejam necessárias ressecções amplas dessas estruturas.

Após a excisão local ampla, clipes metálicos devem ser colocados em todas as margens da ressecção para orientar a radioterapia subsequente. Para pacientes com tumores T1 localizados superficialmente em uma região onde não seja difícil obter margens amplamente negativas, pode não haver necessidade de radioterapia pós-operatória. Para a maioria das outras lesões, a radioterapia pós-operatória é quase sempre recomendada com radiação por feixe externo ou braquiterapia. A radioterapia deve iniciar em 4 a 8 semanas após a cirurgia, pois o atraso pode resultar em menor taxa de controle local. A radioterapia pré-operatória pode ter algumas vantagens em pacientes com tumores grandes. Doses menores podem ser administradas em um leito tumoral não alterado, que pode também ter oxigenação mais adequada e os tumores maiores podem diminuir de tamanho, permitindo procedimentos preservadores de membro. A radioterapia pré-operatória está associada com um aumento nas complicações da ferida a curto prazo, mas com uma redução no edema e fibrose tecidual a longo prazo. O modo e a sequência ideal para o tratamento ainda não foram definidos, o que costuma necessitar de abordagem multidisciplinar.

A quimioterapia adjuvante permanece controversa. A quimioterapia pode ser administrada antes ou depois da cirurgia. Os três fármacos mais eficazes no sarcoma são doxorrubicina, dacarbazina e ifosfamida. A quimioterapia pré-operatória é, algumas vezes, recomendada porque, além do tratamento precoce da doença micrometastática, ela permite a avaliação da resposta tumoral, o que ajuda a evitar o tratamento prolongado em pacientes que não respondem. Porém, embora possa haver melhora na sobrevida livre de doença, há dados conflitantes em relação à sobrevida global. Uma metanálise recente de ensaios clínicos randomizados sugeriu que pode haver um pequeno benefício de sobrevida para os sarcomas de extremidade, o que fez aumentar o seu uso.

A grande maioria das recorrências localizadas de sarcomas de tecidos moles ocorre nos primeiros 2 anos após a ressecção, necessitando de acompanhamento cuidadoso durante esse período. Uma recorrência local não é indicativa de doença metastática e, na ausência de metástases evidentes, deve ser tratada de forma agressiva da mesma maneira que o tumor primário. A ressecção de metástases pulmonares deve ser considerada em pacientes com menos de quatro lesões detectadas radiologicamente e que obtiveram aparente controle local após a ressecção do tumor primário. Em tais circunstâncias, a sobrevida livre de doença pode chegar a 25 a 35%.

▶ Tratamento de sarcomas retroperitoneais

Os sarcomas retroperitoneais abrangem cerca de 15% de todos os sarcomas de tecidos moles, com lipossarcoma, histiocitoma fibroso maligno e leiomiossarcoma sendo os três tipos mais comuns. Eles costumam se apresentar como uma massa abdominal grande. Quase metade deles tem mais de 20 cm de tamanho ao diagnóstico. Ao comprimirem ou invadirem estruturas contíguas, eles podem causar sintomas como dor abdominal ou náuseas e vômitos. A avaliação deve incluir TC de abdome e pelve para a avaliação da massa, bem como TC de pulmões e fígado para a pesquisa de metástases. A biópsia percutânea orientada por TC é a técnica de amostra preferida, com a biópsia incisional aberta ou laparoscópica sendo reservada para biópsias percutâneas inconclusivas.

Como nos sarcomas de extremidade, a cirurgia representa o tratamento primário com o objetivo sendo a ressecção em bloco com uma margem de tecido normal. Embora os tumores retroperitoneais costumem ser grandes à apresentação e invadir estruturas vitais, a maioria desses tumores é passível de ressecção. Os sarcomas retroperitoneais raramente invadem órgãos adjacentes, mas uma intensa reação desmoplástica dificulta a avaliação da extensão do tumor, de modo que muitas vezes esses órgãos necessitam ser ressecados em vez de arriscar margens positivas. Rins, colo do intestino, pâncreas e baço são os órgãos mais comumente ressecados.

Embora a radioterapia adjuvante seja o padrão no sarcoma de extremidades, as evidências sustentando o seu uso no sarcoma retroperitoneal são menos convincentes. Devido à baixa tolerância à radiação dos órgãos abdominais e retroperitoneais, a administração de radioterapia adequada costuma ser difícil. Há evidências estimulantes para a radioterapia intraoperatória no leito tumoral, mas essa técnica ainda é considerada experimental e só pode ser realizada em centros selecionados. Embora complexa, a radioterapia pré-operatória pode ser benéfica por usar menores doses de radiação, causar menos dano em intestino delgado e poder aumentar a possibilidade de ressecção ao diminuir o tamanho do tumor e criar uma estrutura capsular espessada ao redor da lesão.

Weiss SW, Goldblum JR, eds: *Enzinger and Weiss's Soft Tissue Tumors*, 5th ed. Mosby, St. Louis, MO 2008.

Wong SL: Sarcomas of soft tissues and bone. In: *Scientific Principles and Practice*, 5th ed. Mulholland MW et al, eds. Lippincott Williams & Wilkins, Philadelphia, PA 2011.

MELANOMA

A incidência de melanoma infelizmente está aumentando. As razões para esse aumento não estão claras, mas é provável que

Tabela 44-4 Características clínicas do melanoma (ABCDs)

A – Assimetria – Assimetria de forma, cor ou contorno
B – Bordas – Irregularidade ou má definição de bordas
C – Cor – Cor variada dentro da lesão
D – Diferença – Qualquer lesão que tenha mudado de tamanho, forma ou cor

Tabela 44-5 Sistema de estadiamento AJCC para melanoma

Classificação TNM		
T1a	≤ 1 mm	Sem ulceração e mitoses < 1/mm²
T1b	≤ 1 mm	Com ulceração ou mitoses ≥ 1/mm²
T2a	1,01-2,0 mm	Sem ulceração
T2b	1,01-2,0 mm	Com ulceração
T3a	2,01-4,0 mm	Sem ulceração
T3b	2,01-4,0 mm	Com ulceração
T4a	> 4,0 mm	Sem ulceração
T4b	> 4,0 mm	Com ulceração
N0	Sem metástases regionais detectadas	
N1a	Micrometástases em 1 linfonodo	
N1b	Macrometástases em 1 linfonodo	
N2a	Micrometástases em 2-3 linfonodos	
N2b	Macrometástases em 2-3 linfonodos	
N2c	Metástase(s) em trânsito/satélite(s) sem linfonodos metastáticos	
N3	≥ 4 linfonodos metastáticos ou linfonodos fusionados ou metástases(s) em trânsito/satélite(s) com linfonodos metastáticos	
M0	Sem evidência detectável de metástases distantes	
M1a	Metástases para pele, subcutâneo ou linfonodos distantes com LDH sérica normal	
M1b	Metástases pulmonares com LDH sérica normal	
M1c	Metástases em qualquer outro sítio visceral ou qualquer metástase distante com LDH sérica elevada	
Agrupamento por estágio		
IA	T1a N0 M0	
IB	T1b N0 M0, T2a N0 M0	
IIA	T2b N0 M0, T3a N0 M0	
IIB	T3b N0 M0, T4a N0, M0	
IIC	T4b N0 M0	
IIIA	T1-4a, N1a ou N2a, M0	
IIIB	T1-4b, N1a ou N2a, M0 T1-4a, N1b, N2b ou N2c, M0	
IIIC	T1-4b, N1b, N2b ou N2c, M0 Qualquer T, N3, M0	
IV	Qualquer T, Qualquer N, M1	

estejam relacionadas a uma maior exposição à radiação ultravioleta pela luz do sol. As pessoas cuja primeira queimadura solar ocorreu em uma idade precoce ou que tiveram três ou mais queimaduras solares antes de 21 anos de idade têm incidência aumentada de melanoma, da mesma forma que as pessoas que usam camas de bronzeamento. Outros fatores de risco incluem sardas, compleição magra, cabelos avermelhados ou loiros, olhos azuis, parente de primeiro grau com melanoma e presença de nevos múltiplos ou displásicos.

A abordagem mais adequada para o melanoma é evitar que ele ocorra, por meio da não exposição ao sol e da proteção solar com filtros solares com fator de proteção solar (FPS) de 30 ou mais. Além da prevenção, o impacto mais significativo sobre o melanoma vem do reconhecimento e diagnóstico precoce. O prognóstico do melanoma está inversa e dramaticamente relacionado com a profundidade da invasão ao diagnóstico (espessura de Breslow), o que enfatiza a importância do diagnóstico precoce dessa doença. As lesões suspeitas de melanoma podem ser identificadas por suas características clínicas, geralmente chamadas de ABCD do melanoma (Tab. 44-4). Com o diagnóstico precoce, bem mais de 90% dos melanomas primários podem ser curados apenas com a excisão cirúrgica. Os pacientes que apresentam lesões mais espessas ou metástases em linfonodos regionais têm prognóstico significativamente pior. O sistema de estadiamento do AJCC está apresentado na Tabela 44-5.

Há várias categorias distintas de melanoma; as quatro mais comuns são disseminação superficial, nodular, lentigo maligno e melanoma lentiginoso acral.

O **melanoma com disseminação superficial** é a apresentação mais comum, sendo responsável por 70% de todos os melanomas. Eles costumam ocorrer nas áreas do corpo expostas ao sol ou em pessoas com múltiplos nevos displásicos. Eles geralmente surgem em nevos preexistentes e podem ocorrer em qualquer idade após a puberdade. O subtipo de disseminação superficial tende a crescer em um padrão radial durante os estágios iniciais e muda para um padrão de crescimento vertical nos estágios tardios de desenvolvimento.

Os **melanomas nodulares** são responsáveis por 15 a 25% de todos os melanomas. Eles tendem a ocorrer em pessoas mais velhas e são mais comuns em homens. Os melanomas nodulares geralmente se desenvolvem *de novo* e não em um nevo preexistente. Eles costumam ter formato de domo com bordas distintas e muitas vezes lembram uma bolha de sangue. Os melanomas nodulares ocorrem mais comumente na cabeça, pescoço e tronco. Eles não apresentam uma fase de crescimento horizontal e tendem a ser profundos no momento do diagnóstico.

O **melanoma lentigo maligno** tem menor propensão para metástases e, assim, tem prognóstico mais favorável em relação aos outros subtipos. Porém, eles podem ser localmente agressivos com altas taxas de recorrência após a excisão. Essas lesões são responsáveis por 4 a 10% dos melanomas e ocorrem em pessoas mais velhas. As lesões de lentigo maligno quase sempre ocorrem em áreas expostas ao sol. Elas têm uma longa fase de crescimento horizontal e costumam ter bordas muito irregulares.

Os **melanomas lentiginosos acrais** são responsáveis por 2 a 8% dos melanomas em pessoas brancas, mas por 30 a 60% dos melanomas em negros, asiáticos e hispânicos. Essas lesões não ocorrem em áreas expostas ao sol; em vez disso, elas ocorrem na planta do pé, palmas, abaixo do leito ungueal e na região perineal. Os melanomas lentiginosos acrais costumam ser grandes, com um diâmetro médio de 3 cm no momento do diagnóstico. Eles têm desenvolvimento relativamente rápido ao longo de meses a anos e tendem a se comportar de forma muito agressiva. As características clínicas desses melanomas costumam ser inconfundíveis, com variações de cores e bordas iregulares. É comum a ulceração dessas lesões.

▶ Tratamento do melanoma primário

Qualquer lesão suspeita de melanoma deve ser removida por biópsia por punch ou excisional. Considerando a importância da espessura de Breslow, estão contraindicadas as biópsias por raspagem ou curetagem. Se o material da biópsia revelar melanoma, há necessidade de excisão formal com margens adequadas. Como células tumorais microscópicas frequentemente circundam os melanomas primários, a excisão com margens estreitas está associada com uma taxa inaceitavelmente alta de recorrência local. O padrão atual para as lesões com menos de 1 mm de espessura é a excisão com margens de 1 cm. Os melanomas entre 1 e 2 mm de espessura devem ser excisados com margens de 2 cm, mas uma margem menor (10-15 mm) pode ser aceitável em regiões onde seja difícil obter 2 cm sem a necessidade de enxerto de pele ou fechamento com tensão excessiva. Os melanomas com profundidade maior que 2 mm devem ser excisados com margem de 2 cm. A ressecção deve ser realizada até a fáscia subjacente, embora não seja necessário excisar a fáscia.

Os melanomas geralmente produzem metástase por via linfática de maneira previsível e ordenada. Quaisquer nódulos palpáveis devem ser considerados suspeitos para envolvimento metastático, o que é facilmente verificado com PAAF. Cerca de 5 a 10% dos pacientes têm evidências clínicas de metástases em linfonodos na apresentação inicial e devem ser submetidos a uma dissecção terapêutica de linfonodos no momento da ampliação da excisão. Muitos pacientes apresentarão doença microscópica nos linfonodos que não será aparente ao exame físico. No passado, havia muita controvérsia em relação à dissecção eletiva de linfonodos da região de drenagem do melanoma. Porém, a prática ganhou dramática aceitação com o advento da biópsia de linfonodo sentinela, o que se baseia no conceito anatômico de que o líquido linfático de regiões definidas da pele drena especificamente para um linfonodo ou grupo inicial ("linfonodos sentinela") antes da disseminação para outros linfonodos na mesma região ou nas proximidades. A biópsia de linfonodo sentinela permite um exame histológico mais detalhado dos linfonodos sentinela e ajuda a evitar a morbidade da linfadenectomia radical em pacientes com linfonodos patologicamente negativos. Os pacientes com linfonodo sentinela negativo têm mais de 6 vezes mais chances de sobreviver do que aqueles com linfonodo sentinela positivo, tornando o impacto do estado do linfonodo sentinela muito maior que qualquer outro fator prognóstico. As evidências também sugerem que a remoção precoce da doença micrometastática dos linfonodos, em comparação com aguardar a recorrência regional para realizar uma dissecção linfonodal, pode melhorar a sobrevida.

A biópsia de linfonodo sentinela se tornou o padrão de cuidados no estadiamento e tratamento do melanoma e deve ser realizada no momento da excisão ampla para melanomas primários com mais de 1,0 mm de espessura. Ela deve ser aplicada de forma seletiva para tumores entre 0,75 e 1,0 mm quando houver outras características preocupantes, como ulceração, invasão angiolinfática ou taxa mitótica > 1. Os melanomas com menos de 0,75 mm têm muito pouca chance de apresentar metástases regionais e não necessitam de biópsia de linfonodo sentinela. A região de drenagem dominante pode ser identificada pela linfocintilografia, que envolve a injeção intradérmica de enxofre coloidal com tecnécio-99m (^{99m}Tc) na região ao redor do tumor e a obtenção de imagens dos locais de drenagem linfática por uma câmara γ. No bloco cirúrgico, injeta-se corante azul (isossulfano ou metileno)* de maneira semelhante. Quaisquer linfonodos que apresentem evidências de captação de ^{99m}Tc com a sonda γ manual, com evidência de corante azul ou com suspeita clínica devem ser excisados. Após a remoção dos linfonodos, eles são analisados por cortes finos seriados, coloração H&E de rotina e coloração imuno-histoquímica. Usando esses métodos de análise, o patologista consegue detectar mesmo pequenos números de células metastáticas de melanoma no linfonodo sentinela. Os pacientes com biópsia positiva de linfonodo sentinela devem ser submetidos a uma dissecção formal de linfonodos de toda a região de drenagem, embora o benefício disso esteja sendo examinado no estudo randomizado prospectivo Multicenter Selective Lymphadenectomy Trial-II (MSLT-II).

Os regimes tradicionais de quimioterapia se mostraram muito pouco eficazes no tratamento do melanoma; porém, a citocina IFN-α-2b (Intron A) se mostrou capaz de melhorar a sobrevida livre de doença e global em pacientes de alto risco e sem evidências de metástases sistêmicas. Este tratamento tem controvérsias, porém, como a duração do tratamento é longa (12 meses), as toxicidades são substanciais e alguns dos dados em relação ao benefício de sobrevida global, conflitantes. Uma abordagem alternativa às altas doses de IFN-α-2b é o IFN-α-2b peguilado. Ele tem uma meia-vida maior e pode ser administrado por via subcutânea com menos efeitos colaterais, embora por um período de tempo mais longo (5 anos). Por fim, outra consideração na terapia adjuvante é a bioquimioterapia, que combina IL-2, IFN-α-2b, cisplatina, vimblastina e DTIC. Este regime tem toxicidade significativa, mas é mais curto (9 semanas) e mostrou em um ensaio clínico randomizado prospectivo melhorar a sobrevida livre de recaídas em

---

*N. de R.T. No Brasil, o corante mais utilizado não é o azul de metileno, mas, sim, o azul patente.

comparação com interferona em altas doses, embora não tenha havido melhora na sobrevida global. Em todos os pacientes com melanoma de alto risco (melanoma com linfonodo positivo ou com linfonodo negativo e espesso, ulcerado) deve ser feita uma discussão equilibrada sobre os potenciais riscos e benefícios da terapia adjuvante. Embora o melanoma seja relativamente resistente à radioterapia, ela pode ter algum benefício no controle regional após a linfadenectomia em pacientes com extensão extracapsular macroscópica ou envolvimento de múltiplos linfonodos.

▶ Recorrência local e metástases em trânsito

Embora isso seja raro com a cirurgia apropriada, uma recorrência local isolada pode ser tratada com repetição da excisão ampla com margens de 2 cm. Cerca de 2 a 3% dos pacientes com melanoma desenvolverão metástases em trânsito, que é o aparecimento de metástases ao longo do trajeto do tumor primário até sua drenagem regional e tem natureza linfática. O tratamento das metástases em trânsito é determinado pelo número e tamanho das lesões. Se forem poucas, a excisão cirúrgica com uma margem de tecido normal circundante cutâneo e subcutâneo é adequada; porém, isso é improvável com lesões múltiplas. A terapia intralesional com fator estimulante de colônias de granulócitos-macrófagos pode resultar em regressão significativa dos depósitos de melanoma, mas exige múltiplas injeções e nem sempre é efetiva. Embora o melanoma seja relativamente resistente à radiação, essa terapia pode oferecer paliação em muitos casos de lesões irressecáveis. A radioterapia deve ser considerada naqueles pacientes com um volume menor de metástases cutâneas ou subcutâneas.

A perfusão isolada de membro com hipertermia (PIMH) é uma maneira de isolar o circuito de sangue para a extremidade e administrar agentes quimioterápicos regionalmente em uma concentração 15 a 25 vezes mais alta, sem os resultantes efeitos colaterais sistêmicos. O melfalano tem sido usado como fármaco padrão para a perfusão isolada de membro com hipertermia devido a sua eficácia e baixa toxicidade regional. Embora isso não tenha melhorado a sobrevida, o uso da perfusão isolada de membro com hipertermia oferece paliação significativa dos sintomas locorregionais, quando outras opções não estão disponíveis. Menos complicada, mas também eficaz, é a infusão isolada de membro (IIM). Isso envolve o uso de técnicas minimamente invasivas para ter acesso aos vasos e a aplicação de um torniquete para minimizar a captação sistêmica.

A recorrência regional e sistêmica de melanoma pode ser latente e não é incomum haver recorrência 10 anos após o diagnóstico original. Esse fato leva a necessidade de acompanhamento cuidadoso por toda a vida para esses pacientes. Os pacientes com histórico de melanoma têm risco dramaticamente elevado de desenvolvimento de uma segunda lesão primária, necessitando de rastreamento diligente para outras lesões.

Balch CM, Houghton AN, Sober AJ, et al, eds: *Cutaneous Melanoma*, 5th ed. Quality Medical Publishing, St. Louis, MO 2009.

Sabel MS, Johnson TM, Bichakjian CK: Cutaneous neoplasms. In: *Scientific Principles and Practice*, 5th ed. Mulholland MW et al, eds. Lippincott Williams & Wilkins, Philadelphia, PA 2011.

LINFOMA

Os linfomas são neoplasias malignas que se originam nos tecidos linfoides. Há duas categorias distintas de linfomas: Hodgkin e não Hodgkin. Os dois tipos não apenas têm diferentes características morfológicas, como diferem em seu comportamento clínico e sua resposta aos diversos regimes terapêuticos. Não é possível diferenciar entre linfoma de Hodgkin e não Hodgkin com base em achados clínicos; há necessidade de biópsia cirúrgica. Na investigação diagnóstica de uma suspeita de linfoma, a biópsia excisional do(s) linfonodo(s) inteiro(s) é imperativa, pois a arquitetura é fundamental para o diagnóstico e subsequente tratamento do tumor.

1. Linfoma de Hodgkin

O linfoma de Hodgkin pode ocorrer em qualquer idade, mas é geralmente uma doença de adultos jovens. A prevalência em mulheres tem um pico na terceira década e depois diminui, enquanto permanece relativamente constante nos homens após essa idade. O diagnóstico de linfoma de Hodgkin se baseia no achado das células de Reed-Sternberg em um ambiente celular normal de leucócitos reativos e fibrose. É o padrão de infiltração linfocitária que determina os subtipos clássicos da doença de Hodgkin (Tab. 44-6). Todos os subtipos de linfoma de Hodgkin clássicos são atualmente tratados da mesma maneira, e o tratamento moderno permitiu a cura de mais de 70% dos pacientes com essa doença maligna.

A causa da doença de Hodgkin não é bem compreendida; porém, estudos epidemiológicos revelaram determinados padrões de aglomerados da doença. A incidência parece ser maior com um número menor de irmãos, ordem de nascimento mais inicial, irmãos com doença de Hodgkin, número reduzido de amigos, determinados HLAs, ambientes com uma única família e pacientes submetidos à tonsilectomia. A incidência também é aumentada em pessoas com imunodeficiências e distúrbios autoimunes. Esse padrão sugere que um vírus oncogênico pode causar a doença de

Tabela 44-6 Subtipos clássicos de linfoma de Hodgkin

Subtipo	Características
Predomínio de linfócitos	Incomum (6% dos linfomas de Hodgkin), infiltrado linfocítico difuso com poucas células de Reed-Sternberg, prognóstico excelente
Depleção de linfócitos	Raro (2% dos linfomas de Hodgkin), abundantes células de Reed-Sternberg, escassez de linfócitos, ocorre em homens mais velhos, clinicamente agressivo
Celularidade mista	Comum (20-25% dos linfomas de Hodgkin), histologicamente intermediário entre as duas formas anteriores, costuma apresentar-se com doença disseminada
Esclerose nodular	Forma mais comum (70% dos linfomas de Hodgkin), fibrose com células de Reed-Sternberg e linfoides, mais comum em mulheres jovens, apresenta-se com doença cervical ou mediastinal

Hodgkin. Proteínas nucleares do vírus Epstein-Barr foram detectadas em cerca de 40% dos casos de linfoma de Hodgkin clássico e outros vírus linfotrópicos podem estar envolvidos na patogênese dos casos negativos para o vírus Epstein-Barr.

A maioria dos pacientes apresenta-se com linfonodos aumentados e indolores, normalmente na região cervical inferior ou região supraclavicular. Algumas vezes, massas mediastinais estão associadas com tosse ou dispneia ou são descobertas nas radiografias de rotina do tórax. Cerca de 25% dos pacientes apresentarão sintomas sistêmicos, os chamados sintomas B, incluindo perda de peso, prurido, febre e sudorese noturna profusa.

▶ Estadiamento

Em relação ao tratamento, o fator prognóstico mais importante no linfoma de Hodgkin é o estágio da doença. O sistema de estadiamento AJCC para linfoma de Hodgkin e não Hodgkin é mostrado na Tabela 44-7. O sistema de estadiamento Ann Arbor também é comumente usado, nele ainda são subclassificados os estágios em categorias A e B: B para aqueles com perda de peso, febre, sudorese noturna ou outros sintomas constitucionais e A para aqueles sem esses sintomas.

Conforme discutido anteriormente, a biópsia excisional de linfonodo é fundamental para o diagnóstico de linfoma de Hodgkin. Após se fazer o diagnóstico, o estadiamento da doença começa com anamnese e exame físico detalhados, com atenção para todas as cadeias de linfonodos, sintomas B e sintomas relacionados ao envolvimento extranodal. A TC de tórax, abdome e pelve é a principal maneira de fazer o estadiamento da doença intratorácica e intra-abdominal. A biópsia de medula óssea também é parte da avaliação do estadiamento de pacientes com sintomas ósseos ou citopenias. A cintilografia com 18F-fluorodesoxiglicose (FDG-PET) acrescenta muito ao estadiamento do linfoma de Hodgkin e se tornou a ferramenta padrão para estadiamento antes e depois do tratamento. No passado, era usada uma laparotomia de estadiamento (esplenectomia, biópsia hepática em cunha e linfadenectomia para-aórticos, ilíacos, hilares esplênicos e portais hepáticos) para determinar a extensão da doença no abdome. Devido à evolução dos exames de imagem e à inclusão da quimioterapia para pacientes mesmo com doença favorável, em estágio I, as laparotomias de estadiamento são agora muito raras.

Tabela 44-7 Sistema de estadiamento AJCC para linfoma de Hodgkin e não Hodgkin

Estágio	Grupos prognósticos
I	Envolvimento de um único sítio linfático (ou seja, região de linfonodos, anel de Waldeyer, timo ou baço) (I)
	OU
	Envolvimento localizado de um único sítio ou órgão extralinfático na ausência de qualquer envolvimento de linfonodos (IE) (raro no linfoma de Hodgkin)
II	Envolvimento de duas ou mais regiões de linfonodos do mesmo lado do diafragma (II)
	OU
	Envolvimento localizado de um único sítio ou órgão extralinfático em associação com envolvimento de linfonodos regionais com ou sem envolvimento de outras regiões de linfonodos no mesmo lado do diafragma (IIE). O número de regiões envolvidas pode ser indicado por um numeral arábico subscrito, por exemplo, II$_3$
III	Envolvimento de regiões de linfonodos em ambos os lados do diafragma (III), o que pode também estar acompanhado por extensão extralinfática em associação com envolvimento de linfonodos adjacentes (IIIE) ou por envolvimento do baço (IIIS) ou ambos (IIIE, IIIS). O envolvimento esplênico é designado pela letra S
IV	Envolvimento difuso ou disseminado de um ou mais órgãos extralinfáticos com ou sem envolvimento associado de linfonodos
	OU
	Envolvimento isolado de órgão extralinfático na ausência de envolvimento de linfonodos regionais adjacentes, mas em conjunto com a doença em local(is) distante(s). O estágio IV inclui qualquer envolvimento de fígado ou medula óssea, pulmões (exceto a extensão direta a partir de outro local) ou líquido cerebrospinal

▶ Tratamento

O linfoma de Hodgkin mudou de uma doença uniformemente fatal para uma doença curável em quase três quartos dos pacientes. O tratamento é orientado pelo estágio da doença e pela estratificação em prognóstico favorável ou desfavorável. Isso permitiu o tratamento menos invasivo em pacientes com prognóstico favorável, sem comprometimento dos desfechos. A definição de doença favorável muda nos diferentes grupos, mas considera o estágio e a extensão da doença, idade, VSG e sintomas. Para pacientes com doença em estágio I e II e prognóstico favorável, o tratamento normalmente envolve uma combinação de quimioterapia ABVD (doxorrubicina, bleomicina, vimblastina e dacarbazina) em combinação com radiação do campo envolvido. Para pacientes com risco para complicações a longo prazo pela radiação, pode-se considerar 4 a 6 ciclos de ABVD sem radiação, embora haja maiores taxas de recorrência em comparação com a modalidade de tratamento combinado. Os pacientes com doença em estágio I e II desfavorável são tratados com mais ciclos de ABVD em combinação com a radiação.

Embora o ABVD permaneça sendo o regime padrão para o linfoma de Hodgkin em estágio III e IV (estágio avançado), os regimes mais novos incluem BEACOPP escalonado (bleomicina, etoposide, doxorrubicina, ciclofosfamida, vincristina, procarbazina e prednisona) e Stanford V (doxorrubicina, vimblastina, mecloretamina, vincristina, bleomicina, etoposide e prednisona). A radioterapia de consolidação pode ser considerada com ABVD ou BEACOPP, mas é um componente fundamental do protocolo Stanford V. As taxas de resposta, toxicidades e comorbidades do paciente devem ser ponderadas ao decidir o regime.

Cerca de 5 a 10% dos pacientes são refratários ao tratamento inicial e 10 a 30% apresentarão recidiva após remissão completa. Nesse caso, o tratamento de resgate normalmente envolve um regime alternativo de quimioterapia. A quimioterapia em alta dose e transplante de células hematopoiéticas (TCH) autólogas devem ser consideradas para pacientes com recidivas precoces (dentro de 12 meses), segundas recidivas ou recidiva sistêmica generalizada, mesmo após 12 meses. Para pacientes que não respondem a essa abordagem ou que não são candidatos para quimioterapia de alta dose ou TCH, infelizmente há poucas boas opções de tratamento.

2. Linfoma não Hodgkin

O linfoma não Hodgkin abrange um amplo espectro de tumores derivados de tecidos linfoides. Esse grupo heterogêneo de doenças inclui mais de 10 diferentes subtipos de tumores com variação no comportamento biológico e resposta ao tratamento. Diferentemente do linfoma de Hodgkin, a prevalência do linfoma não Hodgkin aumenta com a idade. A incidência tem aumentado de forma constante nos últimos 20 anos em cerca de 3 a 5% ao ano por razões desconhecidas. Vários fatores de risco foram identificados predispondo os pacientes ao desenvolvimento da doença. Os pacientes com distúrbios congênitos como ataxia-telangiectasia, síndrome de Wiskott-Aldrich e doença celíaca têm incidência aumentada de linfoma. Algumas condições adquiridas também predispõem os pacientes ao linfoma, incluindo uso prévio de quimioterapia ou radioterapia, terapia imunossupressora, infecção por Epstein-Barr, infecção por HIV, infecção pelo vírus do linfoma de células T humano [HTLV]-1, gastrite por *Helicobacter pylori*, tireoidite de Hashimoto e síndrome de Sjögren.

O linfoma não Hodgkin pode se originar de células B, células T ou histiócitos. Morfologicamente, os tumores podem aparecer como aglomerados nodulares ou lâminas difusas de células linfoides.

Classicamente, o linfoma não Hodgkin se apresenta como aumento indolor de linfonodos, mas quase um terço dos casos surge fora de linfonodos. Essas doenças malignas extranodais se desenvolvem em órgãos que normalmente têm ninhos de tecido linfoide (superfícies mucosas, medula óssea e pele).

▶ Estadiamento e classificação

O objetivo da avaliação de estadiamento é diferenciar entre pacientes com doença localizada e aqueles com doença disseminada. Após o diagnóstico patológico, a avaliação de estadiamento para o linfoma não Hodgkin consiste em anamnese e exame físico detalhados, exames laboratoriais de rotina, biópsia de medula óssea e TC de pescoço, tórax, abdome e pelve. A avaliação do líquido cerebrospinal deve ser considerada em pacientes com linfoma não Hodgkin difuso de grandes células e envolvimento da medula óssea, elevação do nível de desidrogenase láctica (LDH) ou múltiplos sítios extranodais de doença. Ela também deve ser considerada em pacientes com linfomas de alto grau, linfomas relacionados ao HIV, linfomas primários do sistema nervoso central e distúrbios linfoproliferativos pós-transplante. Por fim, a cintilografia com FDG-PET oferece imagem do corpo inteiro que permite uma avaliação abrangente da extensão da doença e, em conjunto com a TC, fornece informações complementares de estadiamento. Uma cintilografia com PET pré-tratamento costuma ser obtida e assim pode ser usada para monitorar a resposta ao tratamento. Uma PET normal no final do tratamento se correlaciona com um prognóstico altamente favorável, enquanto as anormalidades persistentes demandam acompanhamento cuidadoso para descartar doença residual.

O sistema de estadiamento para o linfoma de Hodgkin também é usado no linfoma não Hodgkin. Embora seja útil na avaliação da extensão anatômica da doença, o sistema Ann Arbor tem mínima importância clínica no linfoma não Hodgkin. O índice prognóstico internacional (IPI) utiliza a idade do paciente, estágio Ann Arbor, nível de LDH, número de sítios extranodais e estado de desempenho ECOG para classificar o linfoma não Hodgkin agressivo. Porém, esse sistema não estratifica com clareza os linfomas indolentes, de modo que foi aconselhado outro modelo prognóstico para o linfoma folicular. O índice prognóstico internacional para linfoma folicular utiliza idade do paciente, estágio Ann Arbor, nível de hemoglobina, número de regiões nodais e nível sérico de LDH para o estadiamento dos pacientes.

Os cientistas fizeram inúmeras tentativas de desenvolver um sistema de classificação universal e clinicamente relevante para os subtipos de linfoma de Hodgkin e os méritos das diversas classificações são uma área de acalorado debate. O sistema de classificação mais amplamente aceito é a classificação da Revised European-American Lymphoma/World Health Organization (REAL/WHO) (Tab. 44-8).

Para determinar a abordagem terapêutica para pacientes com linfoma não Hodgkin, pode ser utilizado um sistema de classificação mais simples. Para propósitos de tratamento, esses linfomas podem ser funcionalmente divididos em dois grupos: linfomas indolentes (baixo grau) e agressivos (alto grau). Células menores e diferenciadas caracterizam os linfomas indolentes e essa classe tende a ter arquitetura folicular. Embora a evolução desses linfomas não seja muito agressiva e eles tenham uma longa sobrevida média, eles não costumam ser curáveis em estágios clínicos avançados. O histórico natural dos linfomas indolentes envolve a progressão das células tumorais até um subtipo mais agressivo. Essa progressão é, algumas vezes, antecipada pelo começo de sintomas B e apresenta prognóstico muito ruim.

Os linfomas agressivos comportam-se de maneira diferente daqueles indolentes e demandam uma abordagem terapêutica diferente. Histologicamente, os linfomas agressivos se disseminam de forma mais difusa pelo linfonodo e consistem em tipos celulares maiores e menos diferenciados. Essa classe de linfomas demonstra uma taxa de crescimento muito rápida e uma maior taxa de mortalidade inicial. Apesar desse comportamento maligno, essa classe de linfoma não Hodgkin costuma ser curável. Os linfomas extranodais surgem fora dos linfonodos e não são passíveis de classificações convencionais, de modo que costumam ser considerados como entidades distintas. Eles podem envolver qualquer órgão, mas comumente afetam orofaringe, seios paranasais, tireoide, trato gastrintestinal, fígado, testículos, pele e medula óssea.

▶ Tratamento

A. Linfoma indolente

Os pacientes com doença localizada, embora sejam minoria, podem ser tratados apenas com radioterapia com intenção

Tabela 44-8 Classificação revisada da European-American lymphoma/World Health Organization (REAL/WHO) para linfoma

Neoplasias de células B

I. Neoplasia de precursores de células B
  Leucemia/linfoma de precursores B linfoblásticos (LLA/LLB-B)

II. Neoplasias de células B maduras (periféricas)
  Leucemia linfocítica crônica/linfoma linfocítico de pequenas células B
  Leucemia prolinfocítica de células B
  Linfoma linfoplasmocítico
  Linfoma de zona marginal esplênica (+/− linfócitos vilosos)
  Leucemia de células pilosas
  Plasmocitoma/mieloma de plasmócitos
  Linfoma extranodal de células B de zona marginal ou tipo MALT
  Linfoma de células do manto
  Linfoma folicular
  Linfoma nodal de células B de zona marginal (+/− células B monocitoides)
  Linfoma difuso de células B grandes
  Linfoma de Burkitt

Neoplasias de células T e células NK

I. Neoplasia de precursores de células T
  Leucemia/linfoma linfoblástico de precursores de células T

II. Neoplasias de células T maduras (periféricas)
  Leucemia prolinfocítica de células T
  Leucemia linfocítica granular de células T
  Leucemia agressiva de células NK
  Leucemia/linfoma de células T do adulto (HTLV1+)
  Linfoma extranodal de células NK/T, tipo nasal
  Linfoma de células T do tipo enteropatia
  Linfoma hepatoesplênico de células T α/δ
  Linfoma subcutâneo de células T tipo paniculite
  Micose fungoide/síndrome de Sezary
  Linfoma anaplásico de grandes células, tipo cutâneo primário
  Linfoma de células T periféricas não especificado
  Linfoma angioimunoblástico de células T
  Linfoma anaplásico de grandes células, tipo sistêmico primário

Linfoma/doença de Hodgkin

  I. Predomínio linfocitário
  II. Esclerose nodular
  III. Celularidade mista
  IV. Depleção linfocitária
  V. Doença de Hodgkin clássica rica em linfócitos

curativa. A maioria dos pacientes tem doença disseminada, que tende a ser recorrente e remitente. Os tratamentos atuais para linfomas indolentes sistêmicos são raramente curativos e seu objetivo costuma ser paliativo para os sintomas. Atualmente, uma abordagem de "observar e esperar" para o tratamento é recomendada para pacientes assintomáticos. Após o diagnóstico, os pacientes assintomáticos são acompanhados clinicamente até a progressão para uma doença mais agressiva, sintomas importantes ou disfunção de órgãos. A postergação da quimioterapia não reduz a sobrevida em pacientes com linfoma não Hodgkin e é provável que melhore a qualidade de vida.

Para pacientes com sintomas, uma quimioterapia combinada com rituximabe e alquilantes tem altas taxas de resposta e pode melhorar os sintomas. O rituximabe é um anticorpo monoclonal que se liga ao antígeno de superfície de células B CD20. O CD20 é uma proteína da superfície celular envolvida no desenvolvimento e diferenciação de células B normais. Ele é encontrado na grande maioria dos linfomas de células B. O rituximabe é bem tolerado e tem taxas de remissão de 40 a 50% quando usado como tratamento de agente único para linfoma indolente recidivado. Em pacientes mais jovens com doença indolente sistêmica ou em pacientes com uma resposta curta ao tratamento de primeira linha, pode-se considerar a quimioterapia de alta dose com TCH, embora as chances de cura devam ser ponderadas contra a mortalidade do tratamento, que chega a 10%.

B. Linfomas agressivos

Apesar de sua natureza agressiva, esses linfomas têm mais chances de cura que aqueles indolentes. O tratamento costuma ser orientado pelos fatores prognósticos (escore IPI). Os pacientes com linfoma de baixo risco respondem bem a CHOP (ciclofosfamida, doxorrubicina, vincristina e prednisona) mais rituximabe. A radioterapia pode ser usada após a quimioterapia em regiões de doença volumosa. Os pacientes com linfoma de alto risco se beneficiam de regimes mais intensos de quimioterapia e rituximabe e, potencialmente, com tratamento de altas doses e TCH. Essa abordagem também deve ser considerada para pacientes com recidiva ou que não respondem com remissão após a quimioterapia de indução. Uma imunoterapia promissora é o tositumomabe, um anticorpo monoclonal anti-CD20 ligado ao I^{131} (Bexxar). Ele pode destruir as células por citotoxicidade celular mediada por anticorpos, ativação de lise celular tumoral mediada pelo complemento e liberação de radiação específica para o tumor. O Bexxar é atualmente indicado para o tratamento de pacientes com linfoma não Hodgkin recidivado ou refratário com expressão de antígeno CD20.

C. Doença não linfoide

Não há consenso em relação ao tratamento adequado de linfomas não linfoides localizados, pois não foram conduzidos estudos de grande escala para o tratamento dessa doença. Com poucas exceções, a doença não linfoide é tratada de forma parecida com os linfomas agressivos sistêmicos, usando o tratamento combinado com CHOP.

O regime CHOP tem a desvantagem de pouca penetração na barreira hematoencefálica, sendo ineficaz no tratamento dos linfomas primários do sistema nervoso central. Esses linfomas raramente causam metástases, permanecendo localizados no sistema nervoso central. Os regimes atuais utilizam esteroides e radiação cerebral total com alguma forma de quimioterapia adjuvante. O metotrexato é o tratamento adjuvante mais comum nessa população de pacientes e ele pode ser efetivo quando administrado por via sistêmica ou intratecal. Isso pode ser combinado com a radioterapia cerebral total. Os linfomas de sistema nervoso central têm prognóstico ruim, com cerca de 20% de taxas de sobrevida em 5 anos nos pacientes tratados. As modalidades combinadas, embora ofereçam modestos benefícios de sobrevida, têm neurotoxicidade significativa e até 50% dos pacientes desenvolvem demência grave. Considerando essa morbidade, os médicos costumam usar a quimioterapia como a única modalidade no tratamento de pacientes com linfomas primários de sistema nervoso central. Os linfomas extranodais com predileção para metástases no sistema nervoso central, como os linfomas de testículo, paranasais e relacionados ao HIV, necessitam de terapia sistêmica com CHOP combinada com tratamentos profiláticos intratecais com metotrexato.

O tratamento de linfomas gástricos é controverso. Os linfomas gástricos do tipo associado ao tecido linfoide da mucosa (linfomas gástricos tipo MALT) normalmente têm comportamento indolente, e o tratamento inicial mais amplamente aceita é a erradicação do *H. pylori* usando regimes combinados de antimicrobianos e inibidores da bomba de prótons. Para pacientes com linfoma gástrico tipo MALT e negativos para *H. pylori* ou que não respondem à terapia antimicrobiana/inibidor da bomba de prótons, a radioterapia do estômago e linfonodos perigástricos obtém altas taxas de resposta completa e excelente sobrevida a longo prazo. Embora a cirurgia tenha sido previamente usada no tratamento de linfomas gástricos, agora há dados suficientes para sugerir que o tratamento não cirúrgico permite uma qualidade de vida superior sem impacto na sobrevida global. Quando há doença disseminada, o uso de quimioterapia é semelhante àquela usada para outros linfomas avançados e indolentes.

O linfoma gástrico de alto grau é tratado com poliquimioterapia agressiva, em geral combinada com rituximabe. Novamente, a cirurgia costumava ter um papel mais proeminente, mas isso diminuiu muito. Presumia-se que o risco aumentado de perfuração e hemorragia com a quimioterapia poderia ser evitado pela ressecção gástrica pré-tratamento, mas estudos de séries modernas não demonstraram esse benefício e, na verdade, mostraram um alto grau de complicações pós-cirúrgicas que podem retardar o início da quimioterapia. A cirurgia é limitada a pacientes que têm complicações ou que não podem ser tratados pelos regimes padrão.

Não foi demonstrado que a esplenectomia em pacientes com envolvimento esplênico pelo linfoma tenha benefício terapêutico e ela deve ser reservada para pacientes com esplenomegalia sintomática, dor por infartos esplênicos recorrentes e depressão hematológica por hiperesplenismo.

Diehl V, Re D, Harris NL, Mauch PM: Hodgkin lymphoma. In: *Cancer: Principles & Practice of Oncology*, 9th ed. DeVita VT, Lawrence TS, Rosenberg SA, eds. Lippincott Williams & Wilkins, Philadelphia, PA 2011.

Freidberg JW, Mauch PM, Rimsza LM, Fisher RI: Non-Hodgkin's Lymphoma. In: *Cancer: Principles & Practice of Oncology*, 9th ed. DeVita VT, Lawrence TS, Rosenberg SA, eds. Lippincott Williams & Wilkins, Philadelphia, PA 2011.

Marcus R, Sweetenham JW, Williams ME, eds: *Lymphoma: Pathology, Diagnosis and Treatment*. Cambridge University Press, Cambridge, England 2007.

QUESTÕES DE MÚLTIPLA ESCOLHA

1. Qual das seguintes afirmações é verdadeira?
   A. A taxa de incidência de câncer costuma ser expressa como eventos por 100 mil pessoas durante sua vida.
   B. A sobrevida global é o inverso da probabilidade de que uma pessoa morra por uma doença.
   C. O estágio do tumor é determinado pelo exame histológico.
   D. A prevalência pontual de câncer descreve o número de pessoas com câncer em um determinado momento.
   E. A doença maligna epitelial também pode ser chamada de sarcoma.

2. A biópsia para avaliar a possibilidade de uma lesão ser maligna:
   A. Pode incluir orientação por imagem de agulha, biópsias incisional ou excisional.
   B. Deve sempre remover toda a lesão para análise.
   C. Pode ser uma fatia de tecido removida com uma biópsia com agulha grossa.
   D. A e C.
   E. Nenhuma das anteriores.

3. A quimioterapia adjuvante do câncer:
   A. Costuma ser administrada antes da ressecção.
   B. Pode ser descrita conforme seu benefício absoluto ou relativo.
   C. É necessária para a maioria dos pacientes tratados para câncer e que nunca têm recorrência.
   D. É mais eficaz em pacientes com doença macroscópica remanescente após a cirurgia.
   E. Utiliza agentes diferentes que são normalmente usados para doença metastática do mesmo tipo.

4. Os sarcomas de tecidos moles:
   A. Têm o tamanho do tumor e o grau do tumor como as variáveis prognósticas mais importantes.
   B. Costumam produzir metástase para linfonodos regionais.
   C. Geralmente podem ser diagnosticados por biópsia com PAAF.
   D. Costumam se disseminar para o fígado como primeiro local de metástase à distância.
   E. Todas as anteriores.

5. Melanoma:
   A. A incidência está diminuindo nos Estados Unidos.
   B. Mais comumente se apresenta como subtipo nodular.
   C. Deve ter biópsia usando a técnica de raspagem.
   D. Deve ser excisado com uma margem de pele de 2 cm se ele for maior que 2 mm de espessura.
   E. Raramente se dissemina para linfonodos.

Transplante de órgãos

45

Satish N. Nadig, MD, PhD
Jeffrey D. Punch, MD

A capacidade de transplantar órgãos humanos com sucesso se desenvolveu no período de uma única geração de médicos e cirurgiões. Esse importante avanço é um excelente exemplo de como os modelos animais podem ser usados para compreender e desenvolver tratamentos para doenças humanas. O transplante de órgãos é, atualmente, a modalidade de tratamento preferencial para diversos tipos de insuficiência de órgãos. O transplante oferece não apenas melhora na sobrevida a longo prazo, mas também melhora a qualidade de vida para muitos pacientes acometidos por insuficiência renal, hepática, cardíaca e pulmonar.

Atualmente, está sendo feito um enorme esforço para desenvolver métodos para substituir artificialmente a função de órgãos vitais. Apesar desses esforços, a capacidade de substituir a função de órgãos por meio de dispositivos mecânicos ou biomecânicos ainda não foi alcançada. Embora a hemodiálise possa substituir a função renal de forma eficaz, ela não oferece uma qualidade de vida normal e nem uma expectativa de vida normal. Apesar de grandes avanços na tecnologia do coração artificial, os sistemas atuais não atingiram o ponto em que possam ser usados rotineiramente para restaurar a função cardíaca normal. Até o momento, não há substitutos eficazes para a função hepática ou pulmonar que sejam adequados para uso a longo prazo. O transplante de órgãos costuma ser a única modalidade de tratamento que oferece um estilo de vida normal para pacientes com insuficiência avançada de órgãos. Recentemente, foi relatado com sucesso o aloenxerto composto de tecido de membros, face e laringe. Embora esses enxertos não salvem a vida, pode-se presumir que eles reduzem o sofrimento para alguns pacientes. Este capítulo discute as indicações para o transplante de órgãos, bem como as limitações do atual estado da arte.

TRANSPLANTE DE RIM

Com a exceção de órgãos de um gêmeo geneticamente idêntico (**isoenxertos**), todos os órgãos de indivíduos geneticamente distintos (**aloenxertos**) estarão naturalmente sujeitos à rejeição imunológica. Esta limitação biológica fundamental tem sido superada em grande medida pelo desenvolvimento de terapias imunossupressoras direcionadas. Essas terapias são capazes de suprimir a reatividade imunológica que produz a rejeição do enxerto enquanto deixam intacta a competência imune suficiente para permitir a recuperação da maioria das doenças infecciosas. O mesmo grau de sucesso não foi alcançado no transplante de órgãos entre espécies (**xenoenxertos**).

Após o reconhecimento de que os aloenxertos falhavam devido a um ataque imunológico ativo do sistema imune do receptor contra o órgão do doador, foram investigados métodos de supressão do sistema imune. As tentativas iniciais de imunossupressão com substâncias, como mostarda nitrogenada e radiação linfoide total, não obtiveram sucesso devido à toxicidade do tratamento. O primeiro imunossupressor na prática foi a azatioprina, um antimetabólito inibidor da síntese de DNA. A partir da combinação de azatioprina com corticosteroides, se obteve a primeira combinação bem-sucedida de imunossupressores, possibilitando, assim, a primeira explosão no número de transplantes. Essa combinação permaneceu como a mais moderna até que se reconheceu que o tipo de célula que exerce o controle primário da rejeição do aloenxerto era o linfócito T. Isso levou ao posterior desenvolvimento de agentes capazes de inibir especificamente a ativação e a proliferação das células T. O resultado foi o surgimento de imunossupressores mais eficazes e muito menos tóxicos que a combinação de azatioprina/corticosteroides. Esses agentes aceleraram ainda mais o número de transplantes, pois, agora, era possível transplantar órgãos entre pessoas que não compartilhavam antígenos leucocitários humanos.

Quase todas as doenças renais responsáveis por insuficiência renal podem ser tratadas com transplante. O diabetes é a causa mais comum de insuficiência renal crônica em adultos, sendo responsável por 45% de todos os casos de insuficiência renal nos Estados Unidos. A segunda causa mais comum é a nefropatia hipertensiva (27%), seguida por glomerulonefrite crônica (11%). As causas de insuficiência renal em crianças são um pouco diferentes, com predomínio das causas congênitas, incluindo uropatias não obstrutivas e obstrutivas.

RESPOSTAS IMUNOLÓGICAS

Antígenos de histocompatibilidade HLA

Os antígenos do complexo **histocompatibilidade principal** (MHC, do inglês *major histocompatibility complex*) são as proteínas mais antigênicas presentes nos órgãos do doador, ou seja, eles causam as respostas imunes mais intensas quando o doador e o receptor não compartilham os mesmos antígenos. Os genes MHC são codificados por um único complexo microsomal de genes intimamente ligados no braço curto do cromossomo 6. Esse complexo consiste em pelo menos sete *loci* que codificam genes envolvidos na histocompatibilidade: antígeno linfocitário humano (HLA)-A, HLA-B, HLA-C, HLA-D, HLA-DR, HLA-DQ e HLA-DP. Cada *lócus* de gene HLA é altamente polimórfico, de modo que até 50 ou mais antígenos distintos são controlados por cada *lócus*. O conjunto de genes HLA em um complexo de MHC é chamado de **haplótipo**.

Os antígenos de histocompatibilidade são agrupados em antígenos de classe I (A, B, C) e classe II (DR, DQ, DP). Os antígenos de classe I são compostos de uma cadeia pesada de 45-kDa com três domínios extracelulares globulares (α1, α2, α3) conferindo especificidade HLA, uma porção transmembrana e um domínio intracelular. Os antígenos de classe I são estabilizados pela β_2-microglobulina, uma proteína de 12-kDa que não é codificada no complexo MHC. Os antígenos de classe I são expressos em todas as células nucleadas e interagem primariamente com as células T CD8+. Os antígenos de classe II são compostos por duas cadeias ligadas de forma não covalente: uma cadeia α de 33-kDa e uma cadeia β de 28-kDa. Cada cadeia tem dois domínios extracelulares que conferem especificidades HLA. Os antígenos de classe II só são expressos de forma constitutiva nas células B e nas células apresentadoras de antígenos (macrófagos, monócitos, células dendríticas), mas podem ser induzidos em células T ativadas e em células endoteliais. Os antígenos de classe II interagem primariamente com células T CD4+. Os três antígenos clinicamente mais importantes nos transplantes de órgãos sólidos são A, B e DR. Como cada pessoa tem dois complexos MHC, um em cada cópia do cromossomo 6, todo mundo tem um total de seis antígenos HLA de importância primária para o transplante de órgãos.

As estruturas em 3D de ambas as moléculas de classe I e II são semelhantes. Os domínios extracelulares formam uma lâmina dobrada β com duas hélices α em alça, criando um sulco virado para a face externa da célula. Após a síntese ribossomal, durante a montagem dos antígenos HLA, são acrescentados peptídeos a esse sulco. Os peptídeos derivados intracelularmente são acrescentados aos antígenos de classe I no retículo endoplasmático, enquanto as proteínas derivadas extracelularmente são acrescentadas aos antígenos de classe II. A extremidade do sulco é aberta nos antígenos de classe II, permitindo que estes acomodem peptídeos mais longos. Os determinantes antigênicos são encontrados predominantemente nas cadeias α1 e α2 da molécula de classe I e na cadeia β da molécula de classe II. Alguns determinantes antigênicos são compartilhados por muitos alótipos diferentes de HLA. Esses determinantes comuns são chamados de **especificidades públicas**. Os determinantes antigênicos que são encontrados apenas em um único antígeno HLA são chamados de **especificidades privadas**.

Os linfócitos são classificados como células B ou T. As células B são responsáveis pela produção de anticorpos. As células T são classificadas em dois subgrupos funcionais: as células T auxiliares que são CD4+ e células T citotóxicas que são CD8+. As células T auxiliares reconhecem preferencialmente peptídeos mostrados no sulco de antígenos classe II, enquanto as células T citotóxicas reconhecem preferencialmente peptídeos mostrados por antígenos de classe I. Um terceiro tipo de células T, chamadas de células T reguladoras, está, agora, bem estabelecido e pode ser CD4+ ou CD8+. As células T auxiliares organizam a formação de células T citotóxicas, que são capazes de levar diretamente à destruição do enxerto, e a maturação de células B. As células T auxiliares podem, ainda, ser subdivididas com base em seu perfil de secreção de citocinas em células tipo 1 e tipo 2. As células T auxiliares tipo 1 secretam interleucina (IL)-2, interferona (IFN)-γ, IL-12 e TNF-α. Essas citocinas estimulam a hipersensibilidade tardia, a atividade citolítica e o desenvolvimento de anticorpos IgG fixadores de complemento. As células T auxiliares tipo 2 secretam IL-4, IL-5, IL-10 e IL-13. Essas citocinas ativam eosinófilos e levam à produção de anticorpos IgE. Além disso, células Th17 são um subgrupo distinto de células T auxiliares que produzem a citocina pró-inflamatória IL-17 e estão implicadas em doenças autoimunes e estados inflamatórios.

A rejeição do aloenxerto começa quando o antígeno estranho é captado por uma célula apresentadora de antígenos, sendo esse processado e apresentado às células T auxiliares. A célula T é ativada em resposta ao antígeno adequadamente apresentado e secreta citocinas que, por sua vez, recrutam e ativam linfócitos adicionais e fazem com que eles comecem a proliferar de maneira clonal. As citocinas liberadas no ambiente do aloenxerto por outras células, incluindo os macrófagos, também contribuem para a geração da resposta imune. As células T auxiliares também estimulam a diferenciação e a proliferação de células T citotóxicas e células B.

A ativação de células B induz a produção de anticorpos específicos dirigidos contra os antígenos do doador. Essa resposta é importante, especialmente para os antígenos de classe I. Os receptores que desenvolvem uma resposta imunológica primária a um determinado antígeno e produzem anticorpos citotóxicos dirigidos contra o HLA do doador geralmente reterão a memória em células B, mantendo a capacidade de produzir anticorpos dirigidos contra aquele alótipo HLA em particular. Na reexposição aos mesmos antígenos, ocorre uma reação destrutiva imediata contra o enxerto – chamada de rejeição hiperaguda. Os anticorpos direcionados contra o endotélio vascular do doador desencadeiam a fixação do complemento, organizam o dano celular e a formação de plugues de plaquetas e fibrina, levando à trombose microvascular e necrose isquêmica do órgão. O transplante na presença de anticorpo citotóxico anti-HLA dirigido contra um órgão doador é evitado através da realização de uma prova cruzada citotóxica mediada pelo complemento com soro do receptor pré-transplante contra linfócitos do potencial doador.

▶ Teste de histocompatibilidade, provas cruzadas e compatibilidade de grupos sanguíneos

Os enxertos entre gêmeos idênticos são raros, mas são muito bem-sucedidos porque não há necessidade de terapia imunossupressora quando não há diferença antigênica entre o doador e o receptor. Os enxertos entre irmãos com HLA idêntico que compartilham dois haplótipos HLA, apresentam os melhores resultados sendo superados apenas pelos resultados obtidos por enxertos provenientes de gêmeos idênticos. Um quarto de qualquer par de irmãos compartilhará ambos os haplótipos HLA e, assim, compartilhará todos os mesmos antígenos HLA. Apesar de compartilharem o HLA, ainda há necessidade de imunossupressão devido a incompatibilidades em *loci* de histocompatibilidade menores. Pais, filhos e metade dos irmãos compartilham um haplótipo HLA. Um quarto dos irmãos não compartilhará um haplótipo HLA e, assim, compartilhará antígenos apenas por acaso. O mesmo é verdadeiro para pares de doador/receptor geneticamente não relacionados, como cônjuges e amigos. Em determinado momento, a compatibilidade HLA era considerada fundamental, pois havia grandes diferenças entre as sobrevidas de enxertos dependendo do grau de histocompatibilidade. Os transplantes entre pessoas que compartilham muitos antígenos HLA tinham muito mais chances de evitar a perda de enxerto em comparação com pares de doador/receptor que não compartilhavam antígenos HLA. Isso mudou devido à capacidade da imunossupressão moderna para fornecer excelentes resultados imunológicos, mesmo em casos de completo desencontro de HLA. O teste de HLA tem hoje muito menos valor do que tinha antes. O teste de histocompatibilidade HLA é, agora, primariamente útil na determinação de quais entre vários doadores têm a compatibilidade histológica mais adequada para determinado receptor. A alocação de rins de doadores cadáveres já foi muito influenciada pela compatibilidade HLA. Isso mudou devido ao reconhecimento de que o grau de compatibilidade HLA tem um efeito relativamente desimportante sobre as chances de desfecho bem-sucedido. A mais recente estratégia de alocação se baseia mais no tempo de espera e menos no grau de compatibilidade HLA. Os rins de doadores que compartilham todos os seis antígenos HLA com um receptor na lista de espera, e, quando ocorre tal combinação favorável, os órgãos são alocados de forma a preservar esses "pares perfeitos". Essa situação é incomum, afetando menos de 10% dos rins de doadores cadáveres.

Independentemente dos resultados da tipagem tecidual e da compatibilidade de antígenos, é fundamental determinar se um receptor tem anticorpos pré-formados contra antígenos do doador, pois a sua presença resultaria em rejeição hiperaguda, conforme descrito anteriormente. Pode haver o desenvolvimento de anticorpos preexistentes devido à exposição prévia a antígenos de histocompatibilidade estranhos ao paciente na forma de transfusões de sangue, gestação ou transplante prévio de órgãos.

Esses anticorpos são identificados pela realização de uma prova cruzada entre o soro do paciente e linfócitos do doador. Há múltiplos métodos disponíveis para a realização de provas cruzadas com graus variáveis de sensibilidade e especificidade. É difícil encontrar um doador adequado com uma prova cruzada negativa para pacientes com anticorpos direcionados contra múltiplas especificidades HLA. Alguns desses pacientes podem ser tratados com estratégias de dessensibilização para reduzir sua carga de anticorpos circulantes. Os métodos atualmente usados incluem plasmaférese, infusão de imunoglobulina intravenosa de doador aleatório e anticorpos monoclonais anticélulas B. É cada vez maior a experiência com os protocolos de dessensibilização, sugerindo que os pares de doador/receptor com provas cruzadas positivas podem algumas vezes ser transplantados com sucesso. Os resultados para esses rins a longo prazo não estão claros.

Os antígenos do grupo sanguíneo ABO se comportam como potentes antígenos de histocompatibilidade para o transplante de rim; assim, os transplantes de rim com incompatibilidade ABO são geralmente considerados como uma impossibilidade absoluta. É, certamente, verdade que os rins com incompatibilidade ABO falharão rapidamente se nada for feito para reduzir a quantidade de anticorpos direcionados contra o antígeno incompatível no soro do receptor. Foi relatado sucesso com transplantes de rins com incompatibilidade ABO usando-se combinações de terapia anticélulas B e plasmaférese.

> Chinen J, Shearer WT: Advances in basic and clinical immunology in 2011. *J Allergy Clin Immunol* 2012 Feb;129(2):342-348.
> Eng HS and Lefell MS: Histocompatibility testing after fifty years of transplantation. *J Immunol Methods* 2011 Jun 30;369(1-2):1-21.
> Nunes E et al: Definitions of histocompatibility typing terms. *Blood* 2011;118(23):e180-e183.

▶ Terapia imunossupressora

Várias estratégias imunossupressoras são eficazes na prevenção da rejeição aguda do aloenxerto. A maioria das estratégias envolve o uso de mais de um agente. Conceitualmente, o uso de múltiplos agentes imunossupressores tem o efeito de bloquear múltiplos alvos na cascata de resposta imune, permitindo doses relativamente baixas de cada fármaco e evitando a toxicidade associada com altas doses desses potentes fármacos. Assim, muitos pacientes são tratados com "terapia tripla" usando corticosteroides, um inibidor da calcineurina e um antimetabólito ou um inibidor do alvo da rapamicina em mamíferos (mTOR). Uma variante dessa estratégia, chamada de "terapia quádrupla", envolve o uso inicial de um agente antilinfócito muito potente e a administração crônica dos mesmos fármacos usados na terapia tripla. O tratamento de anticorpos tem dois efeitos: ele reduz a probabilidade de rejeição nos primeiros meses críticos após o transplante e permite que haja um atraso na introdução do inibidor da calcineurina. Isso é uma vantagem devido à nefrotoxicidade associada aos inibidores da calcineurina. Como o risco de rejeição é maior imediatamente após o transplante, é típico começar com doses relativamente altas de cada agente e reduzir de forma gradual até um nível de manutenção ao longo de várias semanas ou meses.

A rejeição é diagnosticada por biópsia. Os pacientes são acompanhados com medidas seriadas da função renal na forma de creatinina sérica. Quando um rim transplantado começa a funcionar, a creatinina sérica cai gradualmente ao longo de vários dias até alcançar um nível mínimo que se torna um novo nível basal para o paciente. Qualquer elevação significativa acima desse nível basal deve levar à avaliação da causa e, após se descartar obstrução, desidratação e infecção, costuma ser adequado realizar a biópsia do enxerto renal. A rejeição pode ser tratada com "pulsoterapia" com dose alta de corticosteroides ao longo de vários dias ou com anticorpos antilinfócitos. A terapia da rejeição é eficaz em mais de 90% dos casos.

Há muitos fármacos atualmente disponíveis para a imunossupressão. Todos eles compartilham o efeito colateral comum de aumentar a suscetibilidade a doenças infecciosas. Esta é uma característica intrínseca dos tratamentos atualmente disponíveis, que visam suprimir as respostas imunes naturais contra todos os antígenos estranhos. Quando o receptor do transplante desenvolve uma infecção, é fundamental que um médico com experiência na prescrição da imunossupressão esteja envolvido no cuidado do paciente. Em muitos casos, é adequado reduzir temporariamente o grau de imunossupressão para permitir a recuperação da infecção. A maneira como isso é exatamente feito varia muito entre os médicos, mas, geralmente, envolve a redução na dose ou a supressão de um ou mais dos agentes usados na terapia de manutenção da imunossupressão. Após a resolução da infecção, a imunossupressão é restaurada até um regime de manutenção aceitável. É apropriado individualizar a terapia, pois pessoas diferentes tem propensão diferente para o desenvolvimento de rejeição ou infecção.

Muitas terapias imunossupressoras de longo prazo estão associadas com o desenvolvimento de doenças malignas, em especial câncer de pele e linfomas. Os pacientes que recebem imunossupressão crônica devem prestar particular atenção em minimizar a exposição direta à radiação ultravioleta. Como muitos cânceres de pele são tratáveis com a simples ressecção, também é importante que os médicos de transplante sejam cuidadosos na monitoração e no tratamento de lesões de pele que surgem em receptores de transplantes.

No futuro, poderá ser possível modificar o enxerto de maneira que ele não seja visto como estranho ao sistema imune do receptor ou modificar o sistema imune do receptor de maneira que ele não rejeite o enxerto sem alteração da resposta imune a outros antígenos estranhos.

A. Antimetabólitos

Os fármacos antimetabólitos incluem azatioprina, ciclofosfamida, micofenolato e leflunomida. Esses fármacos inibem a síntese de ácido nucleico, o que, por sua vez, limita a capacidade de linfócitos ativados para a rápida expansão clonal. Em geral, esses fármacos são usados para evitar a rejeição, mas não são eficazes para reversão da rejeição aguda ativa.

A azatioprina, uma análoga da purina, é o membro original dessa família. Os efeitos desse fármaco não são inespecíficos para os linfócitos; assim, o fármaco com frequência também reduz os níveis de neutrófilos e plaquetas circulantes. Esse efeito colateral é dose-dependente. Atualmente, este fármaco só tem importância histórica.

A ciclofosfamida é um agente alquilante, que é um componente comum de protocolos de quimioterapia. Ela é um imunossupressor eficaz quando administrado em altas doses, mas tem sido usado com muito pouca frequência na prática clínica em transplantes.

O micofenolato é um inibidor da inosina monofosfato desidrogenase, uma enzima fundamental na via da síntese *de novo* das purinas. Os linfócitos dependem exclusivamente da via *de novo* para sintetizar purinas, enquanto outras células são capazes de utilizar uma via de resgate para a síntese. O micofenolato é, assim, mais específico para os linfócitos do que os outros antimetabólitos. Ele substituiu, em grande parte, a azatioprina para uso em combinação com um inibidor da calcineurina e corticosteroides, pois estudos bem delineados mostraram uma maior capacidade de evitar a rejeição. Os efeitos colaterais são, primariamente, de natureza gastrintestinal. As formulações com liberação entérica estão disponíveis para pacientes que não toleram o micofenolato de mofetila.

A leflunomida é um inibidor seletivo da síntese *de novo* da pirimidina. Acredita-se que ela funcione inibindo a enzima di-hidro-orotato desidrogenase. Ela é amplamente usada para o tratamento da artrite reumatoide. Os ensaios clínicos demonstraram que ela é eficaz em termos de evitar a rejeição, mas é difícil de usá-la clinicamente devido a sua meia-vida longa (15-18 dias).

B. Corticosteroides

Os corticosteroides usados em combinação com a azatioprina foi a primeira combinação de imunossupressores com a capacidade de evitar o desenvolvimento de rejeição de aloenxerto, e altas doses de corticosteroides foram a primeira medida prática e eficaz para a reversão de rejeição estabelecida. Assim, nos últimos 40 anos, os corticosteroides têm sido um componente da maioria dos protocolos bem-sucedidos de imunossupressão. Normalmente, uma dose alta de corticosteroides intravenosos é administrada no momento da implantação do enxerto, e a dose é gradualmente reduzida ao longo de semanas ou meses até uma dose de manutenção de 0,1 a 0,2 mg/kg de prednisona oral. No passado recente, houve forte interesse na suspensão dos corticosteroides – e, mais recentemente ainda, no desenvolvimento de protocolos que não precisassem da administração de nenhum corticosteroide. Há evidências crescentes de que esse tratamento é adequado e eficaz para alguns receptores de transplante renal de baixo risco, mas o uso de protocolos sem corticosteroides para candidatos de maior risco – incluindo aqueles com sensibilização conhecida ao HLA e pacientes submetidos a um segundo transplante renal – é mais controverso.

A terapia com corticosteroides está associada com muitos efeitos colaterais diferentes, incluindo infecção, ganho de peso, características cushingoides, hipertensão, facilidade para formação de hematomas, hiperlipidemia, hiperglicemia e acne. A terapia diária com corticosteroides em crianças pode inibir o crescimento somático. Isso pode ser minimizado em algum grau pelo tratamento em dias alternados, administrando o fármaco pela manhã a cada dois dias.

Os corticosteroides se constituem na terapia padrão para episódios de rejeição, normalmente consistindo de três ou mais doses diárias entre 100 e 500 mg de metilprednisolona intravenosa ("pulsos de esteroides"). Dependendo da gravidade da rejeição, os pulsos de esteroides resolverão 50 a 80% dos episódios de rejeição de aloenxerto.

C. Inibidores da calcineurina

O transplante foi revolucionado pela introdução do primeiro inibidor da calcineurina, a ciclosporina, na prática clínica no início da década de 1980. A ciclosporina é um undecapeptídeo cíclico isolado a partir de um fungo. Ele é um potente imunossupressor e é o primeiro composto identificado que pode inibir linfócitos imunocompetentes de maneira específica e reversível. A ciclosporina foi seguida pela introdução do tacrolimus, outro composto derivado de um fungo que também inibe a calcineurina. O mecanismo primário desses agentes parece ser a inibição da produção e liberação de IL-2 pelas células T auxiliares. Eles também interferem com a liberação de IL-1 por macrófagos, assim como a proliferação de linfócitos B. Os níveis sanguíneos devem ser cuidadosamente monitorados, pois ambos os fármacos são nefrotóxicos e neurotóxicos em níveis elevados. Eles também têm efeitos crônicos sobre a função renal e levam a uma disfunção renal significativa a longo prazo em muitos pacientes que fazem uso crônico. A ciclosporina e o tacrolimus também estão associados com incidência aumentada de neoplasias, em especial de linfomas.

D. Inibidores do alvo da rapamicina em mamíferos

O sirolimus é um antimicrobiano trieno produzido por uma espécie de *Streptomyces*. Ele foi originalmente desenvolvido como antifúngico e agente antitumoral, mas descobriu-se que tinha propriedades imunossupressoras significativas. Acredita-se que o efeito do sirolimus esteja relacionado com a inibição de vias de transdução de linfócitos por meio da ligação a mTOR. Ele atua como antiproliferativo e evita não apenas a expansão de clones de linfócitos, mas também a proliferação de músculo liso. Sabe-se que ele evita a rejeição em combinação com um inibidor da calcineurina. As principais vantagens desse fármaco são de que ele não causa disfunção renal e suas propriedades antiproliferativas sugerem que não estará associado com o mesmo risco de desenvolver doença maligna a longo prazo. Os efeitos colaterais, além das infecções associadas à imunossupressão, incluem ulcerações orais, problemas na cicatrização de feridas associados com sua capacidade de inibir a proliferação de músculo liso e hiperlipidemia significativa. Foi observada uma associação com trombose de artéria hepática em pacientes que recebem a terapia com sirolimus como parte de seu regime inicial de imunossupressão após transplante hepático.

O everolimus é um derivado do sirolimus que também atua como inibidor de mTOR. Ele tem um perfil de efeitos colaterais semelhante àquele do sirolimus, mas uma meia-vida sérica mais curta.

E. Globulina policlonal antitimoblasto ou antilinfócito e globulina antitimócito

A globulina antilinfoblasto e a globulina antitimócito são preparações de anticorpos policlonais derivados da imunização de animais contra linfócitos humanos coletando-se e purificando-se os anticorpos que o animal desenvolve em resposta às proteínas antigênicas estranhas. Elas são fármacos potentes que esgotam os linfócitos circulantes, um efeito que pode ser medido e acompanhado por citometria de fluxo ou simplesmente acompanhando a contagem diferencial no leucograma. Como elas são policlonais, elas não apenas são eficazes contra as células T, mas também têm efeitos importantes contra células B circulantes e células destruidoras naturais (NK, do inglês *natural killer*).

Esses agentes são particularmente eficazes na indução da terapia imunossupressora e no tratamento da rejeição estabelecida grave ou resistente a pulsos de corticosteroides. A terapia costuma ser administrada diariamente por 5 a 7 dias. O efeito desses agentes é a imunossupressão profunda que dura semanas ou meses. Eles estão associados com maior incidência de infecções virais devido aos seus efeitos na imunidade celular e também com maior risco vitalício de desenvolvimento de doenças malignas, em especial o linfoma de células B.

Diversos são os efeitos adversos que incluem febre e calafrios, neutropenia e trombocitopenia. Febre, calafrios e mal-estar ocorrem devido à liberação de mediadores por células T e por células mononucleares circulantes, em especial TNF-α, IL-1 e IL-6, que ocorre quando o anticorpo se liga a determinados receptores da superfície celular. Os sintomas são muito semelhantes àqueles associados com uma infecção viral aguda. Esses efeitos costumam ser transitórios, em geral durando menos de 12 horas. Eles ocorrem primariamente após a primeira ou segunda dose do tratamento e podem ser muito atenuados pelo pré-tratamento com corticosteroides, acetaminofeno e difenidramina. Ocorre neutropenia e trombocitopenia devido à ligação direta de anticorpos a esses tipos de células, levando a sua depleção. Esse efeito também é transitório e tende a melhorar em 24 a 48 horas. É necessário monitorar as contagens de neutrófilos e plaquetas durante a terapia e suspender doses do tratamento se a contagem cair para níveis perigosamente baixos.

F. Terapia com anticorpo monoclonal

O reconhecimento de que a célula T é fundamental para o desenvolvimento da rejeição do aloenxerto levou ao desenvolvimento de agentes que seletivamente inibem ou esgotam as células T, ou fazem as duas coisas. O primeiro exemplo desse tipo é o anticorpo monoclonal OKT3 (muromonab-CD3), que é secretado por um hibridoma em cultura. Este agente pode ter algumas vantagens em relação às preparações de globulina antilinfoblastos e globulina antitimócitos no tratamento da rejeição por bloquear especificamente a geração e a função de células T. Como se trata de um anticorpo monoclonal que reage com um antígeno definido, ele pode ser consistentemente produzido com uma atividade definida e sem reatividades indesejadas contra outras células como neutrófilos e plaquetas. O OKT3 é mais eficaz no tratamento da rejeição resistente a esteroides, quando mais de 90% dos episódios de rejeição são revertidos, evitando mais esteroides em doses altas. O problema com esse tratamento é que, por se tratar de um anticorpo monoclonal murino, ele pode induzir anticorpos no receptor direcionados contra a molécula do anticorpo murino. Esse efeito ocorre em 5 a 10% dos pacientes tratados com OKT3 e pode reduzir a eficácia do tratamento se administrado uma segunda ou terceira vez. Como as preparações policlonais antilinfócitos, o tratamento costuma ser administrado diariamente por 5 a 7 dias. Os efeitos colaterais causados pela liberação de citocinas costumam ser mais intensos do que aqueles vistos com os agentes policlonais, mas também podem ser atenuados com o pré-tratamento apropriado. Como o anticorpo não se liga a epítopos que não a molécula CD3, que é encontrada apenas nas células T, ele não causa citopenias.

O sucesso do OKT3 levou ao desenvolvimento de uma nova geração de anticorpos monoclonais que são "humanizados". A molécula do anticorpo monoclonal foi modificada por engenharia genética para evitar os efeitos colaterais vistos com o OKT3. O código genético que dirige a produção da molécula do anticorpo pelo hibridoma foi alterado substituindo-se a maior parte da porção murina da sequência por uma sequência de anticorpo humano. Assim, o anticorpo é quimérico ou "humanizado", pois apenas a porção altamente variável do anticorpo que se liga ao epítopo genético é estranha ao receptor humano. Dessa forma, a liberação de citocinas não ocorre quando o anticorpo é administrado, nem é provável que o receptor desenvolva anticorpos neutralizantes contra a preparação monoclonal. Como os anticorpos são tão parecidos com a imunoglobulina humana, eles também apresentam uma longa meia-vida circulante.

Os primeiros desses agentes, daclizumabe e basiliximabe, se ligam a CD25, a subunidade de alta afinidade do receptor de células T para IL-2. Como a IL-2 é necessária para a ativação e proliferação de células T, esses agentes têm a capacidade de inibir de forma seletiva a expansão de clones de células T que são ativados no momento do transplante sem afetar a imunidade existente de células T para outros antígenos. A imunidade celular existente contra vírus, por exemplo, fica intacta. Foi demonstrado que o tratamento de indução com anticorpos antiCD25 no momento do enxerto reduz a incidência de episódios de rejeição no futuro.

Um agente mais recente, o alentuzumabe (Campath-1H), é um anticorpo monoclonal humanizado depletor que se liga a CD52, um antígeno encontrado em todas as células mononucleares do sangue periférico. A administração de alentuzumabe causa uma profunda e sustentada depleção de células T no sangue periférico que dura muitos meses. Ele também causa depleção de células B, células NK e monócitos, mas em menor grau. O alentuzumabe é atualmente aprovado para o tratamento de pacientes com algumas formas de leucemia linfocítica crônica. Ele está sendo usado por alguns centros de transplante para a indução inicial da imunossupressão e para o tratamento da rejeição.

G. Bloqueio da coestimulação

Outra forma emergente de imunossupressão é o bloqueio da coestimulação do segundo sinal. Quando o receptor da célula T é estimulado (sinal 1), estruturas lipídicas carregam moléculas de coestimulação para a sinapse imunológica e permitem que um segundo mensageiro leve as mensagens até o núcleo celular. A imunoglobulina contra o antígeno 4 de linfócitos T citotóxicos (CTLA4-Ig) ou belatacept é uma proteína de fusão de segunda geração intravenosa projetada para se ligar com grande avidez a CD80/86 (moléculas B7) nas células apresentadoras de antígenos, inibindo os complexos B7-CD28 e a ativação de células T. Em comparação com os ICNs, os ensaios clínicos de fase II e III revelaram que o belatacept resulta em função renal superior e exibe semelhante sobrevida para paciente e enxerto com redução no perfil de efeitos colaterais de toxicidade renal e formação de anticorpos específicos do doador. Ele foi recentemente aprovado para uso como terapia de manutenção. Devido a um risco aumentado de desenvolvimento de doença linfoproliferativa pós-transplante, o seu uso deve ser usado com restrição para pacientes positivos para o vírus Epstein-Barr (EBV). Estão em andamento novos estudos tentando delinear alvos mais seletivos de linfócitos alorreativos. Especificamente, as vias que envolvem CD40/40L, LFA-1/ICAM e CD2/LFA-3 são alvos de anticorpos monoclonais e proteínas de fusão mais novas e potentes.

> Lee RA, Gabardi S: Current trends in immunosuppressive therapies for renal transplant recipients. *Am J Health Syst Pharm* 2012 Nov 15;69(22):1961-1975.
> Levy G et al: Safety, tolerability, and efficacy of everolimus in de novo liver transplant recipients: 12- and 36-month results. [Erratum appears in Liver Transpl 2006;12:1726]. *Liver Transpl* 2006;12:1640.
> Snanoudj R: Co-stimulation blockade as a new strategy in kidney transplantation. Benefits and limits. *Drugs* 2010;70(16):2121-2131.
> Webber A et al: Novel strategies in immunosuppression: issues in perspective. *Transplantation* 2011 May 27;91(10):1057-1064.

FONTES DE DOADORES DE RIM

As duas fontes de rins para transplante renal são doadores vivos e doadores cadáveres. Cerca de um terço dos pacientes que são candidatos aceitáveis para o transplante apresentarão um doador vivo motivado e clinicamente adequado. Os doadores ABO-compatíveis não são absolutamente necessários atualmente devido à disponibilidade de tratamentos que podem reduzir a quantidade de anticorpos antidoador no receptor. Porém, os doadores ABO-compatíveis são muito preferidos, pois os tratamentos para redução de anticorpos são caros e estão associados com risco de infecção por meio da depleção de anticorpos protetores.

Em determinado momento, apenas doadores vivos, parentes do paciente receptor, eram aceitáveis, pois era necessário ter antígenos HLA intimamente pareados entre doador e receptor para se obter taxas aceitáveis de sobrevida do enxerto. A taxa de sobrevida do enxerto para pares de doador/receptor que não compartilham quaisquer antígenos HLA é atualmente de mais de 90%, levando os programas de transplantes a aceitarem números crescentes de doadores que não sejam geneticamente relacionados com os receptores. É prática comum atualmente aceitar doadores voluntários que sejam cônjuges, familiares não relacionados, amigos, colegas de trabalho e, até, membros da mesma comunidade que podem ser apenas conhecidos. Mais controversa é a recente tendência para que pacientes e doadores se encontrem por meio de sítios de Internet. Apesar da hesitação inicial em adotar esse método para encontrar um doador vivo, tem sido difícil para a comunidade de transplantes fazer julgamento de valor sobre a relação entre receptores e doadores vivos, desde que ambas as partes estejam completamente informadas e comprometidas.

Recentemente, os programas começaram a arranjar transplantes entre dois ou mais pares de receptores e doadores vivos que participam em uma troca de pares. Os receptores com doadores motivados, mas incompatíveis, são combinados com outro par de doador/receptor com o mesmo problema. Os resultados para transplantes com doação pareada têm sido semelhantes àqueles vistos em outros transplantes com doadores vivos.

Os doadores vivos devem estar com boa saúde física e psicológica. Acima de tudo, o doador vivo deve ser um voluntário e deve compreender claramente a natureza do procedimento, de modo que deve ser dado o consentimento informado para a cirurgia. Em geral, os doadores devem ter idade legal, mas são feitas algumas exceções razoáveis em determinadas circunstâncias, em particular quando há disponibilidade de doador gêmeo idêntico. Nessas circunstâncias, é aconselhável para o programa designar um advogado para o doador, que não tenha relação com o receptor e nem o restante da família, para garantir que não haja coerção do menor para o procedimento.

▶ Doadores vivos

Os doadores vivos de rins são atualmente tão comuns quanto os doadores cadáveres, embora, como cada doador cadáver possa doar dois rins, o número total de rins de doadores cadáveres ainda é muito maior do que aquele obtido de doadores vivos. Devido à capacidade biológica do corpo para compensar a perda de um rim, a função renal tende a estabilizar em cerca de 75 a 80% da função renal original alguns meses após a doação. Estudos de acompanhamento em doadores mostram que eles têm boa função renal e não parecem sofrer efeitos deletérios pelo procedimento, sejam físicos ou psicológicos. As mulheres com um rim não têm incidência aumentada de infecções urinárias durante a gestação.

Na prática atual, há pelo menos dois métodos para realizar a nefrectomia no doador: nefrectomia aberta e nefrectomia laparoscópica. A nefrectomia aberta, há muito tempo o método padrão, envolve uma incisão de 15 cm no flanco abaixo da 12ª costela. O peritônio é retraído medialmente e o rim é removido junto com seus vasos e ureter sem lesionar o conteúdo intra-abdominal. Mais recentemente, as técnicas laparoscópicas foram desenvolvidas para permitir a remoção de um rim para transplante. O doador recebe anestesia geral e o abdome é insuflado com dióxido de carbono para permitir a visualização das estruturas abdominais. Alguns cirurgiões usam um portal grande na linha média, logo acima do umbigo, para inserir a mão no abdome. O rim é, então, removido por meio desse portal após a dissecção dos tecidos e vasos adjacentes e a secção do ureter. Também é possível remover o rim usando apenas técnicas laparoscópicas sem inserir um portal para a mão. O rim é removido colocando-o em uma bolsa dentro do abdome e retirando a bolsa por meio de uma incisão transversa baixa. A nefrectomia laparoscópica tende a demorar mais do que a abordagem aberta, mas está associada com menos dor pós-operatória e menor período de convalescença. Os doadores prospectivos devem ser informados sobre as opções de nefrectomia e as vantagens e desvantagens de cada técnica, assim como as complicações conhecidas e riscos associados.

O principal risco para um doador é a anestesia e a própria cirurgia. A taxa de mortalidade é estimada em 0,03%, e a maioria das mortes não são consideradas preveníveis, mas parecem ser riscos intrínsecos de uma cirurgia de grande porte. As complicações significativas mais comuns após a nefrectomia estão relacionadas à ferida, incluindo infecção e formação de hérnia. Essas complicações ocorrem em menos de 1 a 3% dos casos. As infecções de ferida normalmente são tratadas através de trocas de curativos e as hérnias necessitam de reparo cirúrgico.

A avaliação de um doador vivo deve ser abrangente e completa. Primeiro, é necessário ter certeza de que o doador é realmente voluntário e não está sofrendo coerção ou influência indevida por parte do receptor ou outros familiares. Isso costuma envolver uma avaliação cuidadosa por uma pessoa com excelente compreensão do processo de transplante, bem como excelentes habilidades de comunicação. É aconselhável que essa parte da entrevista seja conduzida de forma privada, de modo que os doadores possam ser honestos em relação a seus sentimentos. Na equipe de transplante costuma haver o serviço social, psicólogos, psiquiatras envolvidos com esse aspecto da seleção do doador. Após estar claro que o doador está genuinamente tentando doar por sua própria vontade, é feita uma anamnese detalhada e é realizado um exame físico. Os fatores que podem afetar o risco cirúrgico bem como o risco futuro de insuficiência renal são cuidadosamente pesquisados. A avaliação de rotina inclui radiografia de tórax, eletrocardiografia, exame comum de urina, hemograma completo, glicemia de jejum, bilirrubina sérica, transaminases hepáticas, creatinina sérica e ureia. Se isso for normal, são feitos exames de imagem para se ter certeza se há dois rins, para descartar doença renal intrínseca ou estrutural e para avaliar a vasculatura renal. Angiografia, TC e RM são métodos que podem ser usados. Os rins com múltiplas artérias renais podem ser transplantados, mas deve-se ter o cuidado na anastomose dos pequenos vasos acessórios, em especial quando eles se originam do polo inferior e podem, assim, fornecer o único suprimento vascular para o ureter. Quando há múltiplas veias renais, as veias menores podem geralmente ser ligadas, pois há comunicação livre das veias com o rim.

Doadores cadáveres

Dois terços dos receptores de rins elegíveis não têm doador vivo adequado. Esses pacientes são colocados em uma lista de espera para um rim de um doador cadáver. Como mais pacientes são acrescentados à lista a cada ano, o número de pacientes esperando por um rim de doador cadáver cresce anualmente.

Os rins podem ser transplantados com sucesso a partir de doadores declarados mortos com base na morte encefálica ou de doadores que morreram por cessação da atividade cardiovascular espontânea.

A morte encefálica é amplamente aceita, em princípio, nos Estados Unidos e todos os hospitais têm protocolos a serem seguidos para garantir que o diagnóstico de morte encefálica seja confirmado sem nenhuma dúvida.

O consentimento para a doação deve sempre ser obtido por pessoas com treinamento em como abordar a família dos doadores. Assim, pode ser dado tempo à família para que sinta a perda e expresse a inevitável tristeza e raiva que acompanham a morte de um ente querido. As pessoas que não fazem parte da equipe que cuida do paciente são as melhores para oferecer o suporte emocional necessário para as famílias durante esse período. A discussão em relação à doação pode então ocorrer separadamente em relação à discussão em que a família recebe a notícia de que seu ente querido morreu.

Os rins de doadores com morte encefálica são removidos com cirurgia. A excisão do rim ocorre com cirurgia após a perfusão fria *in situ* e a exsanguinação dos rins, geralmente em conjunto com a remoção de outros órgãos transplantáveis abdominais e torácicos. Os rins são perfundidos com soluções de preservação especialmente projetadas e são mantidos gelados. Tem sido relatado o transplante bem-sucedido após o armazenamento a frio por mais de 72 horas, mas os resultados ideais são obtidos se o rim for transplantado assim que possível após a remoção do doador, de preferência dentro de 24 horas.

Os rins também podem ser transplantados a partir de doadores cadáveres após morte cardiopulmonar, uma prática chamada de "doação após parada cardíaca". A circunstância mais comum sob a qual isso ocorre nos Estados Unidos é quando o tratamento clínico, que é considerado fútil, é retirado de uma pessoa. Normalmente, os pacientes sofreram lesão cerebral profunda e irreversível e não têm consciência nem potencial para recuperação significativa. A prática clínica comum nessas circunstâncias é recomendar a suspensão do suporte à vida como respiração mecânica e infusões intravenosas, pois a grande maioria das pessoas afirma que não gostaria de ser mantido vivo em um estado de tal desesperança. A suspensão do suporte sempre ocorre com o consentimento e a compreensão da família. A decisão sobre a doação de órgãos deve ser tomada em separado da decisão de suspender o tratamento clínico. Após ser obtido o consenso e ser completada a preparação para a doação, o suporte é retirado pela equipe de cuidados primários. Quando há a cessação da atividade cardiopulmonar, a equipe de cuidados primários declara o óbito, e os órgãos são excisados como no caso dos doadores com morte cencefálica.

SELEÇÃO DE RECEPTORES

Os pacientes com insuficiência renal crônica devem ser considerados para transplante. A insuficiência renal aguda com base na necrose tubular aguda pode geralmente ser tratada com diálise temporária e, assim, o transplante não é adequado nesse cenário. Não é necessário que os pacientes estejam fazendo diálise no momento do transplante. Na verdade, os resultados de sobrevida do enxerto são melhores para os pacientes que recebem transplante renal antes de iniciar a diálise, enquanto os pacientes que fazem diálise a longo prazo antes do transplante têm taxas de sucesso menores. Assim, é importante começar a considerar o transplante renal assim que a diálise pareça ser inevitável e iminente dentro do próximo ano.

Durante os primeiros anos do transplante renal, a maioria dos pacientes aceitos para transplante tinha idade entre 15 e 45 anos. Nos últimos anos, a faixa de idade tem sido estendida em ambas as direções – crianças com menos de 1 ano e adultos com mais de 70 anos têm recebido transplante. Por muitos anos, as taxas de sucesso do transplante em crianças menores eram inferiores que àquelas alcançada em adultos, mas esse problema já foi corrigido. Mesmo as crianças com menos de 1 ano de idade no momento do transplante podem ter excelentes chances de sobrevida do enxerto.

Historicamente, tem havido relutância na realização de transplante renal em idosos. Porém, à medida que continuam a melhorar as práticas de transplante renal, com imunossupressão menos tóxica e mais eficaz, com métodos mais eficazes de prevenção de infecções pós-transplante, essa relutância parece menos justificada. As pessoas mais velhas naturalmente têm menor expectativa de vida, mas, até o momento, os pacientes com mais de 60 anos de idade que recebem transplante parecem apresentar o mesmo grau de melhora na expectativa de vida que os pacientes mais jovens.

Este benefício tem sido quantificado pela comparação da taxa de mortalidade de candidatos adequados que aguardam na lista de espera pelo transplante de rim com a taxa de mortalidade após o transplante. A expectativa de vida parece ter aproximadamente dobrado com o transplante de rim em todas as faixas etárias que foram estudadas até o momento. A melhora na expectativa de vida após transplante renal é particularmente dramática em pacientes diabéticos. Atualmente, os pacientes tendem a ser julgados com base em seu estado funcional fisiológico em vez de sua idade cronológica. Contudo, é verdade que os pacientes mais velhos costumam ser candidatos ruins para o transplante devido a doenças coexistentes e estado funcional ruim.

Os candidatos devem estar sem infecções ativas no momento do transplante. Os tecidos cronicamente infectados, como pielonefrite crônica ou osteomielite crônica devem ser tratados de forma definitiva antes da consideração do transplante. Os pacientes com infecção ativa viral ou bacteriana no momento em que o órgão esteja disponível para transplante devem, geralmente, ter o procedimento postergado até que a infecção esteja resolvida. Isso ocorre porque não é adequado iniciar a imunossupressão durante uma infecção ativa, em especial devido às altas doses de imunossupressão que são administradas no período próximo ao procedimento.

Os receptores com quase todos os tipos de doença renal primária têm sido transplantados com sucesso: glomerulonefrite, nefropatia hipertensiva, pielonefrite crônica, doença renal policística, pielonefrite por refluxo, síndrome de Goodpasture, hipoplasia renal congênita, necrose cortical renal, síndrome de Fabry e síndrome de Alport. Os transplantes têm sido bem-sucedidos em pacientes com determinadas doenças sistêmicas em que os rins são um dos órgãos afetados (cistinose, lúpus eritematoso sistêmico e nefropatia diabética). O transplante renal costuma ser desaconselhável em pacientes com oxalose se houver níveis séricos elevados de oxalato, pois a doença recorre rapidamente no transplante. Porém, o transplante hepático corrige o defeito enzimático que leva ao acúmulo excessivo de oxalato. Assim, o transplante combinado de fígado-rim pode ser uma opção terapêutica aceitável para esses pacientes.

Os pacientes sem função vesical normal podem ser aceitáveis para transplante renal, mas deve ser traçado um plano para a drenagem ureteral antes do transplante. Muitos pacientes com bexigas sem função por longo prazo ainda podem ser submetidos ao reimplante ureteral e depois serem tratados com cateterismo intermitente se isso for necessário após o transplante. Se a bexiga for congenitamente ou cirurgicamente ausente, uma alça de intestino delgado desfuncionalizada pode ser criada, exteriorizada como estoma e usada como conduto urinário. Deve-se ter cuidado no planejamento e posicionamento do conduto de maneira que o ureter de um rim transplantado possa alcançá-lo.

Os pacientes transplantados devem seguir os cuidados pós-transplante para obterem sucesso. Os pacientes com histórico de má adesão podem ser candidatos para transplante se estiverem arrependidos de seu comportamento anterior e se estabelecerem um padrão de adesão. Em alguns casos, em especial no grupo dos adolescentes, é aconselhável que o paciente faça diálise antes de receber um transplante renal para que tenha uma completa compreensão das diferenças no estilo de vida que são obtidas por um transplante de rim bem-sucedido. Também é necessário que os pacientes tenham uma rede de apoio que os ajude no tratamento pós-transplante. Eles precisarão de uma forma de obter de maneira confiável a terapia imunossupressora, bem como de transporte de ida e vinda para o centro de transplante continuamente e de maneira confiável. Felizmente, os serviços de apoio costumam estar disponíveis para os pacientes que não tenham suporte social, sendo raro negar o transplante somente com base em suporte social inadequado.

Nos primeiros anos do transplante renal, era comum a realização de nefrectomia bilateral antes do transplante, mas isso agora é muito incomum. A maioria dos pacientes com nefrectomia do rim nativo apresenta doença renal policística com dor profunda, infecções recorrentes ou hemorragia recorrente. Outras indicações para a nefrectomia do rim nativo incluem infecção recorrente, em especial associada com refluxo ureteral e, algumas vezes, hipertensão grave atribuível a um rim nativo isquêmico.

> Segev DL: Innovative strategies in living donor kidney transplantation. *Nat Rev Nephrol* 2012 May1;8(6):332-338.
>
> Smith JM et al: Kidney, pancreas, and liver allocation and distribution in the United States. *Am J Transplant* 2012 Dec;12(12):3191-3212.

TÉCNICAS CIRÚRGICAS

A técnica cirúrgica para transplante renal envolve a anastomose de artéria e veia renal e do ureter (Fig. 45-1). O rim transplantado é colocado na fossa ilíaca por meio de uma incisão abdominal oblíqua inferior. A dissecção é feita com a retração medial do peritônio de modo que o rim fique em posição extraperitoneal. As artérias e veias ilíacas são mobilizadas conforme indicado para o propósito das anastomoses específicas. Uma anastomose termino-lateral é realizada entre a artéria renal e a artéria ilíaca externa. Uma técnica alternativa é a conexão terminoterminal da artéria renal com a artéria ilíaca externa, mas essa técnica é mais difícil na maioria dos pacientes. Quando há múltiplas artérias renais, há diversas opções. Se a artéria for muito pequena (< 2 mm), ela geralmente pode ser ligada, em especial se for um ramo do polo superior. Se o rim for de doador cadáver, costuma ser possível usar um grande *patch* de Carrell da aorta do doador englobando todas as artérias. Outras opções incluem o reimplante

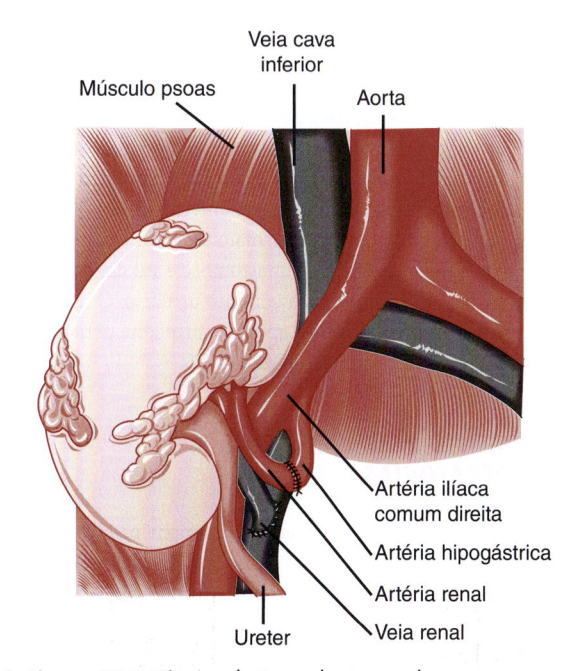

▲ **Figura 45-1** Técnica de transplante renal.

de múltiplas artérias renais na artéria ilíaca usando múltiplas anastomoses; o reimplante de uma artéria menor ao lado da artéria renal dominante usando a artéria maior para a anastomose na ilíaca; e espatular as extremidades das duas artérias para formar uma única luz para a anastomose.

Em crianças pequenas e lactentes, o transplante renal pode ser realizado por meio de uma incisão na linha média abdominal ou fazendo-se uma incisão muito grande no flanco estendendo-se da sínfise púbica até a margem costal e expondo a aorta e a veia cava com a reflexão do conteúdo peritoneal medial e superiormente. Podem ser feitas anastomoses termino-laterais dos vasos renais com os vasos ilíacos se forem suficientemente grandes, mas costuma ser necessário utilizar a veia cava infrarrenal e a aorta para o local da anastomose.

Os rins de doadores cadáveres pediátricos pequenos não funcionam bem quando transplantados em receptores pediátricos pequenos. Porém, muitos rins pediátricos têm sido transplantados em bloco com a aorta e a veia cava do doador sendo anastomosados aos vasos ilíacos do receptor junto com anastomoses ureterais duplas. A idade exata em que é mais adequado transplantar os rins como unidade única não está clara, mas é certo que rins de crianças de apenas 6 anos de idade funcionarão bem e terão sobrevida longa quando transplantados para adultos.

A continuidade do trato urinário pode ser estabelecida com pieloureterostomia, ureteroureterostomia ou ureteroneocistostomia. A técnica mais comum é a ureteroneocistostomia. Essa técnica pode ser realizada trazendo-se o ureter até a bexiga por meio de um túnel submucoso e suturando a mucosa do ureter com a mucosa da bexiga na parte de dentro da bexiga por meio de uma grande cistostomia (método de Politano-Leadbetter). Outras técnicas incluem uma neocistostomia externa, que evita a necessidade de uma grande cistostomia e é mais comum, além da técnica de "um ponto" em que a mucosa do ureter não é diretamente suturada à mucosa da bexiga, mas o ureter é fixado no interior da bexiga com uma sutura que atravessa toda a espessura da parede vesical. Pode ser colocado um *stent* ureteral com qualquer das técnicas discutidas anteriormente. Um *stent* ureteral pediátrico de 6Fr com formato de J em cada extremidade se ajusta bem por meio da anastomose e vai do interior da pelve renal até a bexiga ou outro conduto urinário. O *stent* deve ser removido um ou dois meses após o transplante para evitar a formação de cálculos e a infecção da bexiga.

TRATAMENTO E COMPLICAÇÕES PÓS-OPERATÓRIAS

Os receptores de transplante renal costumam produzir urina imediatamente e a creatinina sérica cai ao longo dos próximos 3 a 7 dias. A magnitude do débito urinário se relaciona ao grau de hidratação do paciente antes do transplante e à forma como os líquidos são administrados durante o procedimento. É importante que o paciente esteja bem hidratado no momento da revascularização renal para obter as melhores chances de função imediata do transplante renal. Os rins transplantados frequentemente terão diurese forçada por um período de horas a dias para após começarem a ter uma função inicial. Durante essa fase, pode ser necessário repor o débito urinário para evitar o desenvolvimento de hipovolemia como resultado de débito urinário excessivo. Após passar essa fase, pode ser suspenso o uso de líquido intravenoso. Porém, os pacientes são estimulados a manter uma ingesta generosa de líquidos para evitar a desidratação no futuro, pois os rins transplantados parecem ter maior suscetibilidade à hipovolemia em relação a rins nativos. Os pacientes costumam ser capazes de se alimentar na manhã seguinte ao procedimento e devem ser estimulados a sair do leito com auxílio. O cateter urinário pode ser removido com apenas 2 dias após o procedimento, dependendo da técnica usada para a anastomose ureteral. Alguns programas preferem deixar o cateter urinário no local por um período de tempo maior para permitir a suficiente cicatrização da anastomose. A maioria dos receptores pode ser liberada do hospital no segundo ou terceiro dia de pós-operatório se não houver complicação na evolução pós-operatória após serem capazes de manter a hidratação oral, aprenderem a usar adequadamente seus medicamentos e terem recebido treinamento sobre o que fazer, o que não fazer e o que observar nas próximas semanas.

O transplante de rim pode ser acompanhado por uma variedade de complicações pós-operatórias que devem ser reconhecidas e tratadas precocemente para resultados ideais. As complicações mais frequentes são infecção e rejeição, refletindo a tensão natural entre induzir mais ou menos imunossupressão. A infecção urinária é uma das complicações mais comuns e costuma responder à terapia antimicrobiana. A pneumonia bacteriana é a complicação pulmonar mais comum e pode ser grave se não for prontamente diagnosticada e tratada. Os protocolos atuais de imunossupressão que se concentram nos linfócitos T estão associados com infecções oportunistas incomuns, incluindo herpes vírus, o parasita *Pneumocystis carinii* e infecções fúngicas. Essas infecções são vistas com muito menos frequência que antes, pois é padrão prescrever terapia anti-infecciosa profilática visando evitar os tipos comuns de infecção. Em particular, a disponibilidade de agentes eficazes contra a infecção por citomegalovírus (CMV) praticamente eliminou as infecções clínicas por CMV. Antes as infecções por CMV eram frequentes, dispendiosas e muito desagradáveis após muitos transplantes.

Em cerca de 20% dos transplantes renais de rins cadáveres, o rim não funcionará imediatamente. Essa complicação é chamada de funcionamento tardio do enxerto e se deve à necrose tubular aguda do rim. Em alguns casos, há débito urinário modesto, mas a creatinina sérica não diminui. Em outros casos, há profunda oligúria. O funcionamento tardio do enxerto também pode ocorrer após transplante com doador vivo, mas é muito menos comum (< 3%). O funcionamento tardio do enxerto está associado com doadores mais velhos e doadores com creatinina em elevação no momento da doação. Tempos isquêmicos longos também são reconhecidos como causa de aumento das chances de funcionamento tardio do enxerto. Na maioria dos casos, a necrose tubular aguda irá melhorar e a função renal será recuperada. A maioria das recuperações ocorre dentro de uma semana, mas, em alguns casos, o rim necessitará de várias semanas antes que a função renal seja suficiente para sustentar o paciente sem diálise. O tratamento é de suporte com diálise conforme a necessidade. Se a recuperação demorar mais de uma semana, pode ser aconselhável a realização de biópsia renal para descartar rejeição silenciosa.

As complicações vasculares dos transplantes renais são incomuns, afetando 1 a 2% dos transplantes renais. A trombose de artéria ou veia renal é devastadora e quase sempre resulta em perda do enxerto. A incidência de trombose aguda do enxerto é maior em pacientes com altos níveis circulantes de anticorpos anti-HLA, sugerindo que alguns desses casos estão relacionados com rejeição aguda acelerada. A incidência de trombose do enxerto também é maior em pacientes com problemas no fator V de Leiden ou outros desequilíbrios fisiológicos que causem hipercoagulabilidade. Os pacientes devem ser rastreados para o fator V de Leiden, se tiverem histórico de eventos trombóticos incomuns, e receber anticoagulação perioperatória quando for reconhecido este ou algum outro estado de hipercoagulação. A estenose de artéria renal, que pode estar associada com rejeição envolvendo a artéria renal, é também uma complicação rara. Isso pode estar presente como hipertensão grave. Ela pode ser tratada cirurgicamente ou, em alguns casos, com angioplastia transluminal percutânea com balão.

As complicações urológicas ocorrem em cerca de 4% dos pacientes, mais comumente como extravasamento de urina no fechamento da cistostomia ou por obstrução ureteral. Essas complicações podem quase sempre ser tratadas com a colocação percutânea de um dreno de nefrostomia por radiologia intervencionista, não estando associadas com maior risco de perda do enxerto.

Uma complicação relativamente exclusiva do transplante renal é a formação de uma linfocele pélvica no leito do transplante. O fluido linfático pode vir de linfáticos no hilo do rim ou por linfáticos rompidos durante a exposição dos vasos ilíacos. A ligadura cuidadosa dos linfáticos adjacentes durante a preparação dos vasos sanguíneos do receptor pode reduzir a incidência dessa complicação. As linfoceles grandes podem obstruir o ureter ou a vasculatura do rim transplantado e, algumas vezes, se tornam infectadas. As linfoceles estéreis podem ser drenadas para dentro da cavidade peritoneal, enquanto as linfoceles infectadas devem receber drenagem externa.

As complicações gastrintestinais podem afetar todos os níveis do intestino, mas os sintomas do trato gastrintestinal superior, incluindo náuseas e dor abdominal, são mais comuns. Em muitos casos, a culpa é do grande número de medicamentos que o paciente deve tomar. A ulceração péptica já foi um problema importante nos receptores de transplante, mas essa complicação praticamente desapareceu devido ao uso rotineiro de medicamentos como os bloqueadores H_2 e os inibidores da bomba de prótons para inibir a produção de ácido gástrico.

REJEIÇÃO DO ENXERTO

Apesar dos avanços no manejo da imunossupressão, a rejeição ainda é uma ameaça importante para receptor de aloenxerto no pós-operatório. A maioria dos episódios de rejeição ocorre dentro dos primeiros 3 meses. Há três tipos básicos de rejeição:

1. A **rejeição hiperaguda** se deve a anticorpos citotóxicos pré-formados contra antígenos do doador. O teste de provas cruzadas pré-transplante visa evitar esse tipo de rejeição. Essa reação começa logo após se completar a anastomose e a destruição completa do enxerto ocorre em 24 e 48 horas. Inicialmente, o enxerto é rosado e firme, mas ele fica azul e mole, com evidências de redução do fluxo sanguíneo. Não costuma haver método eficaz de tratamento para a rejeição hiperaguda, mas o tratamento com plasmaférese e infusão de imunoglobulina pode ser eficaz se o diagnóstico for feito imediatamente.

2. A **rejeição aguda** é o tipo mais comum de episódio de rejeição durante os primeiros 3 meses após o transplante. Ela é primariamente uma reação imune celular contra antígenos estranhos. A reação pode ser predominantemente celular ou pode haver um componente de inflamação mediada por anticorpos. Normalmente, o paciente é assintomático e o diagnóstico de rejeição é suspeitado com base em medidas seriadas dos níveis séricos de creatinina. Em casos graves, os sintomas podem incluir oligúria, ganho ponderal e piora da hipertensão. Febre, dor à palpação e aumento de volume do enxerto são incomuns com os modernos protocolos de imunossupressão, mas eram vistos quando só havia a disponibilidade de azatioprina e corticosteroides. Esse tipo de processo de rejeição costuma ser tratado com pulsoterapia de esteroides. Se isso não obtiver sucesso ou em casos muito graves de rejeição aguda, usa-se uma preparação depletora antilinfócitos policlonal ou monoclonal. A grande maioria dos episódios de rejeição aguda é revertida com sucesso. Atualmente, os enxertos só são perdidos por rejeição quando os pacientes não aderem ao tratamento ou quando a rejeição ocorre juntamente com uma infecção potencialmente fatal, pois não é seguro aumentar o grau de imunossupressão nessa situação.

3. A **rejeição crônica** é uma causa tardia de deterioração renal. Não está precisamente claro o que causa a rejeição crônica, mas a ausência de elementos celulares na biópsia e a associação de anticorpos antidoador com a perda crônica do enxerto levou à conclusão de que ela seja mediada por fatores humorais. Ela costuma ser diagnosticada com base na redução lentamente progressiva da função renal associada com proteinúria e hipertensão. A rejeição crônica é resistente a todos os métodos conhecidos de tratamento e a perda do enxerto terminará ocorrendo, embora talvez não dentro de alguns anos após o início da deterioração da função renal. Não está clara a relação entre esse processo patológico e o dano produzido pelo uso crônico de inibidores da calcineurina,

que é visto também em receptores de transplante não renal. Foi recentemente descoberto que a perda crônica do enxerto é acelerada em pacientes com rejeição no primeiro ano após o transplante, em pacientes com funcionamento tardio do enxerto e em pacientes que receberam rins de doadores marginais.

▶ Diagnóstico diferencial de disfunção do aloenxerto renal

Uma elevação inesperada na creatinina sérica acima dos níveis basais em um receptor de transplante renal tem uma ampla lista de diagnósticos diferenciais. A desidratação deve ser descartada pela anamnese e exame físico. Os medicamentos que o paciente toma devem ser revisados, prestando-se atenção em medicamentos de uso sem receita, em especial anti-inflamatórios não esteroides e fitoterápicos. Esses fármacos podem causar disfunção renal ou podem alterar o metabolismo de medicamentos imunossupressores e resultar em níveis sanguíneos muito altos ou muito baixos. A infecção urinária deve ser descartada com exame de urina. Se essas avaliações simples não demonstrarem a causa da disfunção renal, a próxima etapa costuma ser descartar obstrução ureteral, seguida por biópsia do aloenxerto renal. Essa última etapa é fundamental para chegar ao diagnóstico correto. Uma biópsia pode demonstrar rejeição aguda ou ela pode mostrar toxicidade por inibidor da calcineurina. Como os tratamentos dessas condições são opostos, uma biópsia é muito importante para orientar o tratamento apropriado.

TRANSPLANTE DE CORAÇÃO

O primeiro aloenxerto bem-sucedido de coração humano foi realizado em 1967 por Christiaan Barnard. Naquela época, porém, a única terapia imunossupressora disponível era azatioprina e corticosteroides. Esse regime era inadequado para evitar com segurança a rejeição nesses pacientes. Assim, o procedimento permaneceu experimental e era limitado a um pequeno número de instituições no mundo todo. A introdução da ciclosporina, em 1981, resultou em melhora significativa da sobrevida. Como resultado, o transplante cardíaco foi federalmente designado nos Estados Unidos como não mais experimental em 1985. Em 2003, havia cerca de 2.000 transplantes cardíacos realizados nos Estados Unidos em mais de 100 centros. Atualmente, a taxa de sobrevida em 1 ano é de mais de 85% e a taxa de sobrevida de 3 anos é de mais de 75%.

SELEÇÃO DE DOADORES

Em determinado momento, os doadores cadáveres eram considerados adequados para a doação cardíaca apenas se fossem homens com até 40 anos de idade ou mulheres com até 45 anos. A grande lista de espera e o número crescente de pacientes que morrem em lista de espera levaram os cirurgiões a aceitarem corações de doadores de até 60 anos e mais de um terço dos doadores atuais têm mais de 40 anos. Os doadores cardíacos devem ter compatibilidade ABO com o receptor e devem estar dentro de 20% do peso corporal ideal do receptor. Idealmente, não deve haver histórico de doença cardíaca preexistente ou intercorrente. É rotineira a obtenção de ecocardiografia para determinar a função cardíaca, mesmo em doadores jovens. Em muitos programas, é rotineira a obtenção de cateterismo cardíaco em doadores mais velhos para descartar doença arterial coronariana silenciosa. De preferência, não deve haver histórico de parada cardíaca, mas, se a função cardíaca for boa, esse fator, de forma isolada, não descarta um doador cardíaco. O doador deve estar recebendo apenas doses moderadas de fármacos vasopressores.

Na cirurgia do doador, o tórax é aberto e o coração é inspecionado quanto a evidências de contusão e observado para determinar sua função global. Se o coração for adequado, essa informação é passada à equipe cirúrgica do receptor de modo que haja coordenação cuidadosa com a cirurgia do receptor. O coração é removido após o clampeamento cruzado da aorta e a infusão de cardioplegia a frio, o que resulta na cessação da atividade cardíaca elétrica e mecânica. Normalmente, o coração é removido por primeiro, antes da excisão de rins, fígado ou pâncreas. Ele é lavado com solução de preservação e armazenado de forma asséptica a 4 °C. A função ideal é obtida quando o coração é implantado até 4 horas após o procedimento. Para receptores com procedimentos cardíacos prévios por meio de esternotomia, algumas vezes, é necessário retardar o procedimento do coração doador para ter certeza de que o receptor estará pronto para receber o coração quando ele chegar ao hospital de transplantes. O mesmo é verdadeiro quando os receptores têm dispositivos de assistência ao ventrículo esquerdo implantados, havendo necessidade de tempo extra para o preparo do receptor para o recebimento do coração do doador.

SELEÇÃO DE RECEPTORES

Os pacientes para transplante cardíaco devem ter doença cardíaca em fase terminal para a qual não haja outra opção cirúrgica e devem ter recebido tratamento clínico máximo. A maioria dos candidatos a transplante cardíaco tem miocardiopatia dilatada idiopática ou miocardiopatia isquêmica. A maioria dos pacientes tem menos de 55 anos de idade, mas tem sido relatado o transplante bem-sucedido em pacientes mais velhos. Os pacientes não devem ter doença sistêmica que pioraria com o regime imunossupressor (infecção, diabetes tipo 1, doença vascular periférica grave, hipertensão mal controlada), nem devem ter insuficiência renal subjacente que não possa ser atribuída ao baixo débito cardíaco.

Os pacientes devem ter uma resistência vascular pulmonar de menos de 5 unidades Wood, pois níveis acima disso ou uma pressão sistólica na artéria pulmonar maior que 50 mmHg ou um gradiente transpulmonar (pressão média da artéria pulmonar – pressão capilar pulmonar em cunha) de mais de 15 mmHg estão associados com função inadequada do coração do doador. Como com outros órgãos, um histórico de adesão a um regime de tratamento complexo e um forte sistema de suporte social são necessários para o sucesso a longo prazo.

Se o receptor tiver anticorpos circulantes dirigidos contra antígenos HLA, é necessária a realização de prova cruzada entre o soro do receptor e os linfócitos do doador para ter certeza de que não ocorrerá rejeição hiperaguda do enxerto cardíaco. Os pacientes com dispositivos implantados de assistência ventricular podem ser particularmente difíceis para a obtenção de corações devido ao efeito sensibilizante que o dispositivo tem sobre o sistema imune.

TÉCNICA CIRÚRGICA

A técnica cirúrgica originalmente desenvolvida por Lower e Shumway continua sendo usada e é demonstrada na Figura 45-2. É realizada uma esternotomia mediana e o paciente é colocado em *bypass* cardiopulmonar. O coração do receptor é removido e os manguitos atriais são cortados. A anastomose atrial esquerda é realizada primeiro e, depois, a direita, cada uma com uma sutura contínua. Antes do fechamento do átrio esquerdo, ele é preenchido com solução fisiológica para evitar embolia aérea. As anastomoses da aorta e da artéria pulmonar são, então, realizadas. O resfriamento tópico pode ser continuado e a adição de cardioplegia a frio após as anastomoses atriais pode ser feita para melhorar a função do enxerto. O tempo de implante é geralmente de 45 a 60 minutos. Costuma ser necessário fornecer suporte cronotrópico para o coração desnervado na forma de marcapasso atrial ou isoproterenol.

IMUNOSSUPRESSÃO

A imunossupressão tripla com um inibidor da calcineurina, antimetabólito e corticosteroide é típica no protocolo padrão de imunossupressão na maioria dos programas de transplante cardíaco. A terapia imunossupressora de indução perioperatória com terapia de anticorpos policlonais ou monoclonais direcionados contra linfócitos é, algumas vezes, usada para evitar a toxicidade renal associada com altas doses iniciais de inibidor da calcineurina e para reduzir o risco de rejeição tardia. A rejeição é diagnosticada com biópsia endomiocárdica, que é realizada regularmente, pois a rejeição pode ocorrer na ausência de sintomas clínicos. A rejeição é tratada com 3 dias de pulsoterapia com esteroides e a rejeição resistente com terapia antilinfócitos.

ACOMPANHAMENTO

Os receptores de transplante devem ser cuidadosamente monitorados para infecção e rejeição. Os protocolos para biópsias endomiocárdicas variam conforme o centro, mas costumam ser realizadas a cada 2 meses no primeiro ano e, depois, a cada 3 meses. A incidência de episódios de rejeição é de 0,5 a 1,5 por paciente no primeiro ano. A maior taxa de infecção é de 1,5 episódios por paciente no primeiro ano e depois isso diminui. A aterosclerose coronariana acelerada, que acredita-se ser uma manifestação de rejeição crônica do enxerto, ocorre em 30 a 40% dos pacientes dentro de 5 anos após o transplante. Não há tratamento eficaz para essa condição com exceção do retransplante em pacientes altamente selecionados e geralmente mais jovens. A disfunção renal progressiva pode ocorrer com o tempo devido ao efeito cumulativo da terapia com inibidor da calcineurina.

> Aliabadi A, Cochrane AB, Zuckerman AO: Current strategies and future trends in immunosuppression after heart transplantation. *Curr Opin Organ Transplant* 2012 Oct;17(5):540-545.
>
> Neragi-Miandoab S: A ventricular assist device as a bridge to recovery, decision making, or transplantation in patients with advanced cardiac failure. *Surg Today* 2012 Oct;42(10):917-926.

TRANSPLANTE COMBINADO DE CORAÇÃO-PULMÃO

O transplante combinado de coração-pulmão foi realizado pela primeira vez em 1981. Inicialmente, acreditava-se que a rejeição de ambos os órgãos seria evidente na biópsia miocárdica. Porém, a experiência mostrou que a rejeição é diferente nos dois órgãos, com a rejeição cardíaca ocorrendo com pouca frequência e a rejeição pulmonar, evidenciada por arterite e bronquiolite obliterante, sendo um problema mais grave. O transplante de coração-pulmão é atualmente realizado com frequência cada vez menor. Em 1994, houve 71 transplantes de coração-pulmão nos Estados Unidos. Esse número caiu para 28 em 2003. A principal indicação para transplante de coração-pulmão é a doença terminal em ambos os órgãos ou a doença terminal em um deles com função ruim no outro, proibindo o transplante de um dos órgãos. Os exemplos são hipertensão pulmonar primária, cardiopatia congênita com fisiologia de Eisenmenger, doença pulmonar fibrótica e *cor pulmonale* e fibrose cística.

A cirurgia consiste no transplante em bloco de coração-pulmão com anastomose da traqueia, átrio direito e aorta do doador.

A imunossupressão é semelhante àquela do transplante cardíaco com a exceção de que os esteroides são evitados inicialmente para promover a cicatrização da ferida traqueal. O transplante de coração-pulmão atualmente resulta em taxa de sobrevida de 70% em 1 ano.

TRANSPLANTE DE PULMÃO

O transplante de pulmão único obteve sucesso clínico por meio de uma abordagem sistemática do Toronto Lung Transplant Group para o problema da ruptura brônquica, o que dificultava o sucesso das tentativas anteriores. A adição de um retalho de omento à anastomose brônquica e a não administração de esteroides durante as primeiras 3 semanas permitiu a cicatrização brônquica e o sucesso clínico. O transplante de pulmão é atualmente realizado para várias indicações, incluindo enfisema, fibrose cística, fibrose pulmonar idiopática, deficiência de α_1-antitripsina, hipertensão pulmonar primária e doenças congênitas. Os candidatos para transplante de pulmão têm doença terminal irreversível para a qual não há outro tratamento, são dependentes de oxigênio e têm uma chance considerável de morrer devido a sua doença dentro de 12 a 18 meses. Os doadores de pulmão são escassos, mas o uso de um pulmão para

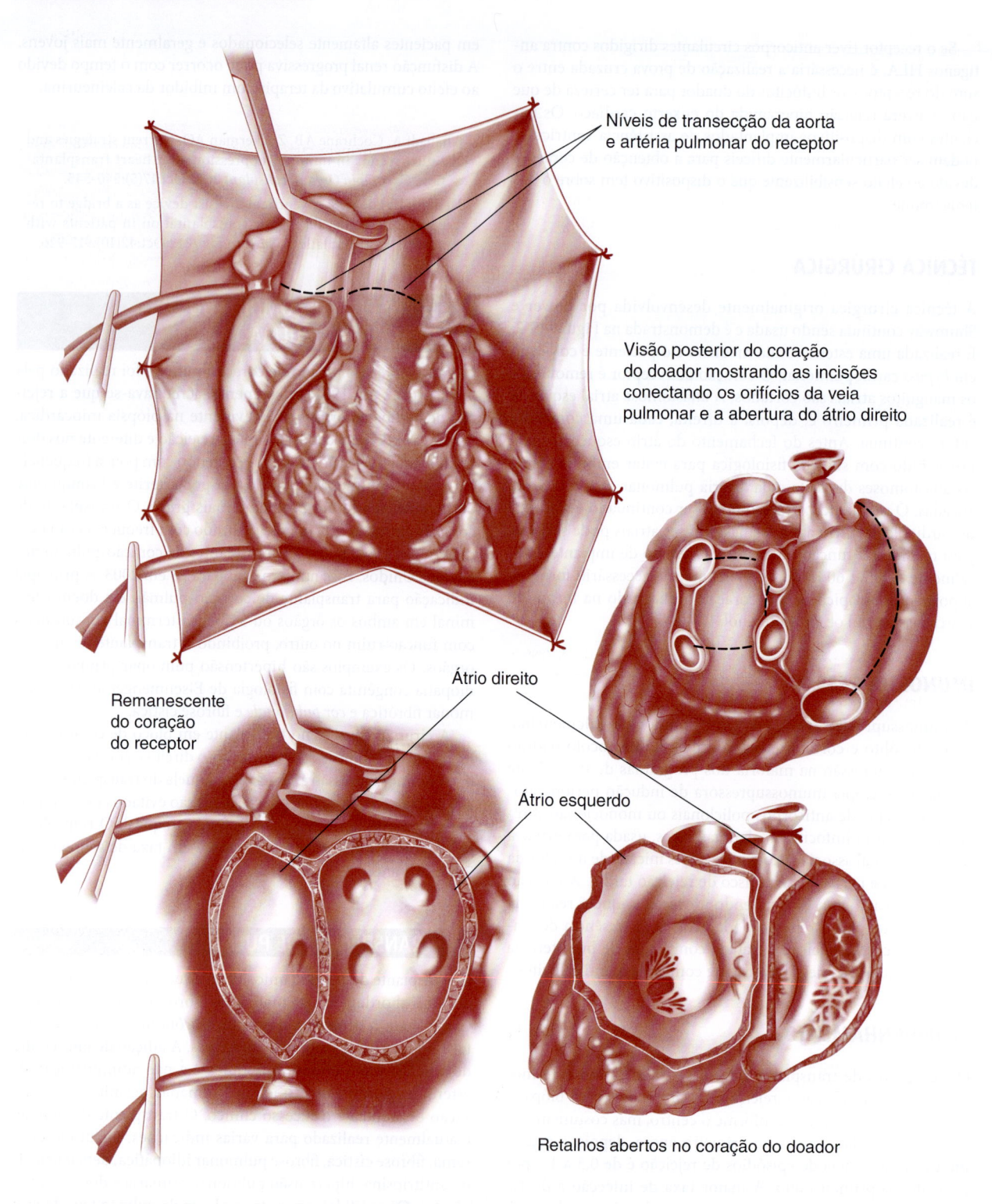

▲ **Figura 45-2** *Superior esquerdo:* Coração do receptor mostrando os níveis de transecção por meio da aorta e artéria pulmonar. *Inferior esquerdo:* Local de implantação com o coração do receptor removido. *Superior direito:* Visão posterior do coração do doador mostrando as linhas de incisão conectando orifícios da veia pulmonar e abertura do átrio direito em preparação para a implantação. *Inferior direito:* Retalhos abertos no coração do doador, em preparação para o implante.

transplante não impede o uso do coração para outro receptor. A procura de pulmão à longa distância foi possibilitada desde a instituição de um regime que consiste em irrigação da artéria pulmonar com solução de preservação a frio após alprostadil (PGE_1) por meio de acesso venoso central para promover vasodilatação pulmonar.

Os pacientes com sepse pulmonar bilateral, como fibrose cística ou bronquiectasias, ou os pacientes com enfisema e função cardíaca normal podem, algumas vezes, ser elegíveis para transplante duplo de pulmão. A vantagem é que o paciente não tem as complicações potenciais relacionadas ao transplante de coração e rejeição. Outra abordagem inovadora ao transplante de pulmão em paciente com coração normal é a cirurgia em que é colocado um bloco de coração-pulmão em um paciente com doença pulmonar terminal e coração normal e o coração do receptor é extraído e doado para um paciente com necessidade de transplante cardíaco isolado.

O tratamento imunossupressor dos receptores de transplante pulmonar é muito semelhante àquele de receptores de coração pelo fato de que a base da terapia é um inibidor da calcineurina. A principal diferença é que os esteroides são omitidos por várias semanas para promover a cicatrização da anastomose brônquica. O tratamento pós-operatório se concentra na prevenção de sepse e na detecção e tratamento da rejeição. A broncoscopia é realizada de maneira liberal e a biópsia pulmonar transbrônquica é usada para diagnosticar a rejeição do transplante de pulmão. A rejeição aguda pode ser efetivamente tratada com pulsoterapia de corticosteroides ou aumentando-se o regime imunossupressor existente. A principal complicação a longo prazo em receptores de transplante pulmonar é o desenvolvimento da síndrome de bronquiolite obliterante (SBO). Acredita-se que a SBO seja a manifestação pulmonar da rejeição crônica. Episódios de rejeição aguda são fatores de risco para o futuro desenvolvimento de SBO. Atualmente, não há tratamento eficaz para a SBO. Um desenvolvimento promissor que está sendo experimentado é a administração em aerossol da imunossupressão. Espera-se que a imunossupressão dirigida preferencialmente aos pulmões possa permitir a proteção contra a rejeição sem aumentar o risco de infecção.

> Celli BR: Update on the management of COPD. *Chest* 2008 Jun;133(6):1451-1462.
>
> Hoopes CW et al: Extracorporeal membrane oxygenation as a bridge to pulmonary transplantation. *J Thorac Cardiovasc Surg* 2013 Mar;145(3):862-867.

▼ TRANSPLANTE DE FÍGADO

Após muitos anos de esforço experimental, o Dr. Thomas Starzl realizou o primeiro transplante hepático bem-sucedido em 1967. Nos 15 anos seguintes, o procedimento foi realizado apenas em pequena escala e os resultados eram geralmente ruins. Como com outros órgãos, a introdução da ciclosporina na década de 1980 resultou em marcada melhora nas taxas de sobrevida. Atualmente, são realizados mais de 5.000 transplantes de fígado anualmente nos Estados Unidos e as taxas de sobrevida em 1 ano para os pacientes são de mais de 85%.

Desde a introdução do transplante de fígado na prática clínica, a lista de indicações aumentou rapidamente e a lista de contraindicações diminuiu. Atualmente, a indicação mais comum para o transplante hepático é a cirrose por hepatite crônica pelo vírus C. Outras doenças para as quais o transplante hepático está indicado incluem cirrose por hepatite B, cirrose por alcoolismo, cirrose biliar primária, colangite esclerosante, hepatite autoimune e cirrose secundária à esteato-hepatite não alcoólica. As indicações menos comuns são doença de Wilson, deficiência de α_1-antitripsina, síndrome de Budd-Chiari e hemocromatose. Nas crianças, a indicação mais comum é a atresia biliar. Outros diagnósticos comuns incluem deficiência de α_1-antitripsina, tirosinemia e outros erros inatos do metabolismo.

A cirrose alcoólica já foi considerada controversa devido à natureza autoinfligida da doença. A comunidade mundial rejeitou a noção de que o tratamento salvador da vida não devesse ser utilizado em pacientes que poderiam se beneficiar com ele apenas porque sua doença era autoinfligida. Foi apontado que muitas, se não a maioria das doenças, são, em algum grau, autoinfligidas, seja diabetes e hipertensão arterial devido à obesidade ou câncer e doença cardíaca pelo tabagismo. Atualmente, é reconhecido que a cirrose alcoólica é uma indicação aceita para transplante hepático se o paciente tiver demonstrado a capacidade de se abster de álcool e estiver claramente comprometido com a abstinência continuada. Os resultados globais em pacientes alcoolistas têm demonstrado que os pacientes transplantados por cirrose alcoólica têm resultados tão bons quanto aqueles transplantados pela maioria dos outros diagnósticos.

A hepatite B crônica ativa era considerada uma indicação controversa para o transplante hepático, pois a recorrência era muito frequente e tendia a resultar em rápida falência do enxerto. Isso mudou quando foram relatadas estratégias eficazes para evitar recorrências de hepatite B usando infusão de altas doses de globulina hiperimune da hepatite B após o transplante. Agora, a hepatite B é considerada uma indicação padrão e os resultados são iguais àqueles obtidos para outros diagnósticos. Por outro lado, os resultados para pacientes transplantados por hepatite C já foram considerados iguais àqueles de outros diagnósticos. Porém, dados recentes sugerem que a recorrência da hepatite C no enxerto de fígado novo é praticamente universal após o transplante e 25% dos pacientes desenvolverão cirrose no enxerto dentro de 5 anos. Não é surpresa que os dados a longo prazo estejam surgindo e mostrando que a sobrevida em 10 anos para pacientes transplantados por hepatite C seja significativamente pior que para outros diagnósticos.

Como no transplante para hepatite B e C, a opinião de consenso tem variado nos últimos anos em relação a se o transplante hepático deve ser usado para tratamento do carcinoma hepatocelular em adultos. Os pacientes com cirrose têm risco de desenvolver câncer hepatocelular primário. Como esses pacientes costumam morrer de insuficiência hepática, diferente de outros pacientes com outras formas de doença maligna que costumam morrer por doença metastática disseminada, foi sugerido que o transplante seria um tratamento curativo. Infelizmente, os resultados iniciais com o transplante para hepatoma foram frustrantes devido à alta taxa de recorrência tumoral. Esses resultados ruins levaram muitos programas a parar de fazer transplante para hepatomas. O grupo de Barcelona, Espanha, relatou, então, que as taxas de sobrevida são boas se o tumor for pequeno (< 5 cm de diâmetro), mas são ruins se o tumor for grande ou mostrar evidências de invasão de grandes vasos. Numerosos relatos confirmaram esse achado e, atualmente, o transplante é considerado como tratamento padrão para pacientes com hepatomas pequenos. Os resultados para o transplante hepático em outras doenças malignas permanecem ruins, com exceção de vários relatos estimulantes de taxas de sobrevida razoáveis em pacientes altamente selecionados com colangiocarcinoma que receberam quimioterapia e radioterapia adjuvante.

As atuais contraindicações são poucas e primariamente relacionadas com evidências de doença cardiopulmonar que proíbe o transplante hepático com segurança. Os exemplos são doença arterial coronariana significativa não corrigida; hipertensão pulmonar com pressão sistólica na artéria pulmonar maior que 70 mmHg; e VEF_1 de menos de 1 L nos exames de função pulmonar. O abuso ativo de substâncias também é uma contraindicação absoluta para o transplante. O diabetes aumenta o risco associado com o transplante e a incidência de complicações pós-transplante, mas não é uma contraindicação absoluta ao transplante hepático. Mesmo a infecção pelo HIV, há muito tempo considerada uma contraindicação para o transplante, não é mais uma contraindicação absoluta em alguns centros que relatam bons resultados em pequenos números de pacientes cuidadosamente selecionados com HIV. A trombose de veia porta, que já foi uma contraindicação para o transplante, é atualmente tratada com a realização de trombectomia na veia porta, pelo uso de enxertos de veia para fazer *bypass* dos vasos trombosados ou pelo uso da cava infra-hepática para fluxo de entrada portal.

▶ Seleção do doador

O número de pacientes listados para transplante hepático aumenta a cada ano. Isso levou ao aumento gradual no número de pacientes que morrem aguardando e consequentemente a um relaxamento dos padrões anteriores para um enxerto hepático ser considerado adequado. Os fígados estão sendo atualmente transplantados de doadores com mais de 80 anos com desfechos aceitáveis. É importante que o fígado tenha tamanho adequado ao doador, mas há muita margem a esse respeito. A compatibilidade sanguínea é preferida, mas não é uma necessidade absoluta. O pareamento dos antígenos teciduais não parece ser relevante para o transplante hepático e uma prova cruzada positiva não é uma contraindicação para a realização do transplante, pois não está associada com piores desfechos pós-transplante.

A técnica de preservação dos enxertos hepáticos após a remoção do doador se baseia na redução das necessidades metabólicas mantendo-o frio. O sangue é retirado do órgão para evitar a oclusão vascular; a solução de preservação é infundida; e o órgão é mantido em gelo a 4 °C. Há múltiplas soluções de preservação em uso comum no mundo todo. A maioria contém moléculas inertes de alto peso molecular que não se difundem para dentro das células evitando o edema celular. Além disso, os eliminadores de radicais livres de oxigênio, que se acredita que evitem a lesão de reperfusão do enxerto, são frequentemente incluídos. A introdução da solução Viaspan, no fim da década de 1980, revolucionou o transplante hepático estendendo o período de segurança da preservação hepática *in vitro* de 10 horas para mais de 24 horas. Apesar desse avanço, está claro que a isquemia a frio prolongada é ruim para o enxerto hepático, em especial se o enxerto contiver uma grande quantidade de gordura intracelular ou vier de doador mais velho. Assim, os programas de transplante continuam tentando minimizar o tempo de isquemia a frio para o mínimo possível.

▶ Técnica cirúrgica

Em geral, o transplante hepático é um procedimento ortotópico. O fígado do receptor é removido e o órgão do doador é colocado em posição ortotópica. A cirurgia é realizada em três fases: a fase de dissecção, durante a qual as ligações do fígado doente são dissecadas e as estruturas vasculares são preparadas para a ressecção; a fase anepática, que se estende desde o momento em que o fígado do receptor é removido até o momento em que o fígado do doador é revascularizado; e a fase de reperfusão, durante a qual o sangue circula por meio do novo órgão e a árvore biliar é reconstruída.

Há várias técnicas disponíveis para o tratamento da veia cava retro-hepática. Historicamente, o fígado era removido em bloco com a veia cava e a instabilidade hemodinâmica era evitada com o uso de *bypass* venovenoso para vencer a redução do retorno venoso quando da interrupção do fluxo da veia cava e da veia porta. O fígado novo era, então, suturado no local usando-se uma técnica bicaval com anastomoses cavais termino-terminais sendo realizadas entre doador e receptor acima e abaixo do novo fígado. Com técnica anestésica cuidadosa e pré-carga com líquidos, o *bypass* venovenoso pode ser evitado em muitos casos. Um método alternativo de tratamento da cava retro-hepática é a dissecção do fígado fora da veia cava e ligação sequencial de ramos venosos hepáticos que entram na cava diretamente dos lobos direito e caudado. Isso permite que o fígado seja removido com o clampeamento das veias hepáticas principais sem oclusão da veia cava. O novo fígado é suturado no local pela conexão da cava supra-hepática do doador com um orifício comum criado pela conexão das veias hepáticas direita, média e esquerda. Essa técnica é chamada de técnica *piggyback*, pois a cava do doador se assenta diretamente sobre a cava do receptor. A cava infra-hepática do doador é ocluída com suturas ou com um grampeador vascular. Esse método pode evitar a necessidade de *bypass* venovenoso, pois o fluxo caval costuma não ser completamente interrompido. Uma terceira opção para a reconstrução caval é a conexão da cava do doador com a cava do receptor usando uma técnica laterolateral fazendo incisões longitudinais desde as veias hepáticas em direção caudal, criando uma anastomose muito ampla. Essa técnica é difícil quando o fígado do doador é grande em relação ao tamanho da fossa hepática do receptor.

Os métodos atuais de reconstrução biliar incluem coledococoledocostomia (quando o ducto receptor é intacto) ou coledocojejunostomia em Y de Roux se o ducto biliar receptor não for intacto ou se, anatomicamente, os dutos do doador e do receptor não puderem ser aproximados sem criar tensão na anastomose. Antes era padrão a colocação de um dreno em T ou outro tipo de *stent* biliar por meio da anastomose biliar, mas muitos programas descontinuaram essa prática porque não está claro que a presença de um *stent* influencie a taxa de complicações biliares.

Embora o fígado possa funcionar normalmente apenas com fluxo venoso portal, o ducto biliar depende de fluxo arterial hepático. Por isso, a anastomose da artéria hepática é fundamental para a sobrevida do enxerto no pós-operatório. O suprimento arterial do fígado é muito variável, com quase a metade dos pacientes tendo alguma forma de circulação aberrante. As aberrações mais comuns são a substituição da artéria hepática direita para a artéria mesentérica superior e a presença de uma artéria hepática esquerda acessória que deriva da artéria gástrica esquerda. Quando são identificados vasos arteriais aberrantes no doador cadáver, é importante que eles sejam cuidadosamente preservados de modo que a reconstrução possa ser feita quando o fígado foi perfundido e resfriado e está assentado em gelo estéril. Há múltiplos métodos de reconstrução para vasos aberrantes e, se necessário, pode ser usado um conduto de artéria ilíaca do doador na reconstrução.

▶ Transplante de fígado de doador vivo e transplante de fígado dividido (*split liver*)

A escassez de órgãos para crianças pequenas na década de 1980 levou ao desenvolvimento de técnicas para a redução do tamanho de um enxerto de fígado adulto por meio da realização de uma ressecção anatômica de um ou mais lobos e o transplante do enxerto reduzido. Assim, foi possível transplantar o lobo esquerdo ou o segmento lateral esquerdo de um fígado adulto para uma criança. Essa técnica foi bem-sucedida e rapidamente se tornou um método padrão para obter enxertos para crianças pequenas. A evolução natural dessa técnica foi a aplicação do método usado para reduzir o tamanho de um enxerto de fígado de doador cadáver para doadores vivos adultos. Broelsch, na Universidade de Chicago, popularizou o transplante do segmento lateral esquerdo de um adulto para uma criança e mostrou que essa técnica poderia ser, pelo menos, tão eficaz quanto o uso de enxertos totais para crianças menores. Esperava-se que o transplante de fígado de doador vivo aparentado oferecesse uma vantagem imunológica como no transplante de rim, mas isso não se mostrou verdadeiro. A principal vantagem do transplante hepático com doador vivo parece ser a capacidade de permitir que o transplante ocorra antes da deterioração da condição do receptor até um estado de saúde pior que esteja associado com um maior risco para o transplante.

O sucesso do transplante de fígado de doador vivo de doadores adultos para crianças, junto com a escassez de doadores adultos adequados, levou ao desenvolvimento por Marcos e Tanaka de técnicas que utilizam o lobo direito de um doador vivo para o transplante em outro adulto. A cirurgia do doador é grande e está associada com morbidade considerável, bem como uma taxa de mortalidade de cerca de 0,5%. Contudo, os transplantes de fígado com doador vivo se tornaram uma opção padrão quando não há a possibilidade de transplante hepático com doador cadáver em tempo adequado.

Ao aplicar a técnica de doadores vivos a doadores cadáveres, podem ser obtidos dois transplantes a partir de um único fígado adulto de um doador cadáver. Isso foi chamado de transplante de fígado dividido. Normalmente, o segmento lateral do lobo esquerdo é usado para uma criança ou adulto muito pequeno, enquanto o restante do fígado consistindo do lobo direito mais o segmento medial do lobo esquerdo é usado para um adulto. Menos comumente, o fígado de um doador cadáver adulto pode também ser dividido em um enxerto de lobo direito e um enxerto de lobo esquerdo, sendo usado para dois adultos. Na verdade, as melhorias na técnica cirúrgica na última década permitiram o maior uso de enxertos de lobo esquerdo de doador vivo em adultos com melhores resultados.

▶ Terapia imunossupressora

A base da imunossupressão para receptores de transplante hepático é um inibidor da calcineurina. Também pode haver a inclusão de um antimetabólito ou corticosteroides, ou ambos, mas isso não é absolutamente necessário. A terapia de indução com preparações antilinfócitos era considerada o padrão, mas tem sido abandonada por muitos programas de transplante hepático por parecer ser desnecessária.

Apesar de ser um dos maiores órgãos em termos de massa, o fígado parece necessitar de menos imunossupressão para a terapia de manutenção em comparação com outros órgãos. Os corticosteroides com frequência podem ser suspensos com segurança. Normalmente, a monoterapia com dose baixa de um inibidor de calcineurina é a única necessidade para suprimir a rejeição a longo prazo. A tolerância espontânea associada a uma função normal do enxerto, apesar da completa suspensão de todos os imunossupressores, ocorre em cerca de 10 a 20% dos receptores de transplante hepático. O fígado é único nesse aspecto, pois a rejeição é quase universal se a imunossupressão for suspensa em receptores de enxertos renais, cardíacos, pulmonares e pancreáticos.

▶ Complicações

As complicações após o transplante hepático são comuns, mas a maioria pode ser tratada de forma eficaz. A coagulopatia está rotineiramente presente durante os procedimentos de transplante hepático, em especial durante a fase anepática. Por essa razão, o sangramento é comum após o procedimento e 5 a 10% dos receptores de transplante hepático necessitarão de reoperação por sangramento continuado após o procedimento.

Uma das complicações mais devastadoras é o não funcionamento primário do fígado. O não funcionamento primário é uma condição em que o novo fígado não funciona e isso resulta em morte a menos que seja realizado um segundo transplante. Os pacientes com não funcionamento primário normalmente têm elevação importante nas transaminases séricas junto com coagulopatia grave e acidose. A incidência dessa complicação está entre 5 e 10%. A causa do não funcionamento primário não é bem compreendida, mas sabe-se que múltiplos fatores do doador estão associados. Períodos longos de isquemia a frio, má perfusão do enxerto com a solução de preservação, esteatose hepática grave e elevação do nível sérico de sódio no doador acima de 165 mEq/L são fatores de risco reconhecidos para o não funcionamento primário.

Ocorrem complicações vasculares em 5 a 10% dos receptores de transplante. A artéria hepática é particularmente propensa à trombose, em especial nas crianças. Se isso for detectado precocemente, costuma ser possível realizar a trombectomia e restaurar o fluxo arterial hepático. Se o fluxo não puder ser restabelecido, geralmente ocorre necrose da árvore biliar intra-hepática e extra-hepática, resultando em morte por sepse se não for realizado um retransplante.

O ducto biliar tem sido chamado de tendão de Aquiles do transplante hepático por sua propensão à estenose ou vazamento na anastomose. Felizmente, embora até 20% dos receptores de transplante hepático experimentem complicações em ducto biliar, é incomum que essa complicação seja letal. Os vazamentos tendem a ocorrer precocemente e podem, muitas vezes, ser tratados com a colocação de um *stent* biliar usando colangiopancreatografia endoscópica retrógrada (CPER). Se uma grande coleção de bile ocorrer devido a um vazamento biliar, costuma ser necessário drenar a área cirurgicamente ou com a colocação de um dreno de aspiração percutâneo. A estenose biliar pode ocorrer precoce ou tardiamente. Diferentemente do fígado nativo, o fígado transplantado nem sempre desenvolve dilatação biliar intra-hepática quando o ducto biliar está obstruído. Assim, é necessário ter um alto índice de suspeição. Os pacientes com elevação de bilirrubinas ou com elevação dos níveis séricos de fosfatase alcalina (ou ambos) devem ser avaliados com CPER ou colangiografia por ressonância magnética. Em geral, as estenoses podem ser tratadas de forma não invasiva com *stents* biliares e colangioplastia por balão, mas em alguns casos, há necessidade de correção cirúrgica. Os pacientes que desenvolvem múltiplas estenoses intra-hepáticas geralmente necessitam de retransplante.

A rejeição é uma complicação frequente no transplante hepático – ela ocorre em cerca de 20 a 50% dos pacientes. A rejeição deve ser suspeitada sempre que houver piora dos níveis séricos de transaminases ou bilirrubinas, ou ambos, ou se não houver a sua normalização gradual após um transplante hepático. O diagnóstico de rejeição é feito histologicamente pelo achado de um infiltrado celular portal misto junto com lesão de epitélio de dutos biliares e inflamação do endotélio venoso central (endotelite). Quando a condição é diagnosticada cedo e tratada de forma agressiva, a rejeição raramente acaba em necessidade de retransplante. Como o principal alvo da rejeição é o epitélio de dutos biliares, a rejeição grave e progressiva costuma se manifestar pela destruição e desaparecimento dos dutos biliares (síndrome do ducto biliar evanescente). O tratamento da rejeição depende de sua intensidade. A rejeição leve é tratada com pulsoterapia de corticosteroides ou com o aumento da dose da terapia imunossupressora de manutenção. A rejeição que não responde a essas medidas pode necessitar de tratamento com uma preparação antilinfócitos.

O CMV é um membro da família do herpes-vírus. Antes da disponibilidade de profilaxia contra esse vírus, até metade dos receptores de transplante hepático desenvolvia infecção clínica por CMV. Os sintomas dessa infecção normalmente incluem febre, leucopenia e mal-estar, mas uma síndrome clínica mais grave com pneumonite e hepatite é possível. Os pacientes com maior risco para doença grave por CMV são aqueles sem exposição prévia ao CMV que recebem um fígado de um doador positivo para CMV, mas a reativação da infecção pelo CMV é possível em qualquer paciente com exposição prévia ao vírus. Para evitar a infecção por CMV, a maioria dos programas de transplante hepático prescreve ganciclovir ou valganciclovir por um período de meses após o transplante hepático a todos os pacientes em risco para a infecção por CMV.

O EBV é outro agente patogênico viral comum nesses pacientes. Embora a doença sistêmica com a infecção pelo vírus Epstein-Barr costume ser leve, ela pode estar associada com o desenvolvimento de um distúrbio linfoproliferativo conhecido como linfoma pós-transplante. Esse distúrbio pode progredir para doença maligna franca e a taxa de mortalidade é alta. Em muitos casos, a linfoproliferação melhora simplesmente com a redução da imunossupressão. Se o tecido linfoproliferativo expressar CD20, o tratamento com o anticorpo monoclonal rituximabe pode ser útil. Os pacientes com linfoproliferação que não respondem a essas medidas podem necessitar de quimioterapia.

A imunossupressão predispõe a infecções fúngicas, especialmente a infecção esofágica por *Candida albicans*. A incidência dessa infecção é reduzida pelo uso profilático de nistatina para diminuir a colonização gastrintestinal por fungos.

Grant RC et al: Living vs. deceased donor liver transplantation for hepatocellular carcinoma: a systematic review and meta-analysis. *Clin Transplant* 2013 Jan-Feb;27(1):140-147.

Ikegami T et al: Strategies for successful left-lobe living donor liver transplantation in 250 consecutive adult cases in a single center. *J Am Coll Surg* 2013 Mar;216(3):353-362.

Nadig SN, Bratton CF, Karp SJ: Marginal donors in liver transplantation: expanding the donor pool. *J Surg Educ* 2007 Jan-Feb;64(1):46-50.

Smith JM et al: Kidney, pancreas and liver allocation and distribution in the United States. *Am J Transplant* 2012 Dec;12(12):3191-3212.

▼ TRANSPLANTE DE PÂNCREAS

Embora o transplante de pâncreas envolva o transplante de um órgão não fundamental em comparação com fígado, coração ou rim, ele tem enorme potencial no tratamento de pacientes com diabetes dependente de insulina. Em muitos pacientes com diabetes tipo 1 – mesmo com o controle cuidadoso de insulina e dieta – as complicações da doença progridem insidiosamente. Muitos pacientes desenvolvem retinopatia grave em idade precoce, levando à cegueira e doença renal, bem como à neuropatia grave e doença vascular periférica que acabam resultando em perda de membro. O objetivo do transplante de pâncreas é primariamente evitar ou retardar o dano em órgãos-alvo pelas complicações do diabetes. Outra indicação importante para o transplante de pâncreas é a falta de percepção da hipoglicemia. A nefropatia diabética pode causar perda das vias nervosas autonômicas que permitem que os pacientes percebam a hipoglicemia. Esses pacientes podem entrar em coma a qualquer momento. Para os pacientes com quadros graves de falta de percepção de hipoglicemia, o transplante de pâncreas pode realmente salvar a vida.

Atualmente, a maioria dos transplantes de pâncreas é feita com enxertos de órgão inteiro de doador cadáver. O pâncreas é obtido com uma porção da primeira, segunda e terceira porção do duodeno ligada a ele. O enxerto pode ser colocado na pelve com a artéria ilíaca fornecendo suprimento arterial ao pâncreas e a veia ilíaca sendo usada para a drenagem venosa portal do enxerto. De modo alternativo, o enxerto pode ser colocado no abdome médio e conectado à aorta infrarrenal e veia mesentérica superior. Isso permite que a insulina secretada pelo pâncreas entre na circulação portal em vez da circulação sistêmica, o que é mais fisiológico. As secreções exócrinas pancreáticas podem ser tratadas com anastomose do duodeno com a bexiga ou com uma alça de intestino delgado.

Se o enxerto de pâncreas obtiver sucesso, o paciente rapidamente se tornará normoglicêmico. Enquanto o enxerto funcionar normalmente, o paciente não precisará mais de insulina exógena, pois o enxerto pancreático responde normalmente secretando insulina em resposta a elevações nos níveis sanguíneos de glicose que ocorrem após a refeição, cessando a secreção de insulina quando os níveis de glicose no sangue se normalizam.

Tem havido muita pesquisa em relação ao transplante isolado de ilhotas pancreáticas, o que ocupa apenas cerca de 2% da massa pancreática. Este procedimento é intuitivamente muito atraente, pois não necessita de uma incisão abdominal nem de anestesia geral. Uma equipe de Edmonton relatou o transplante bem-sucedido de ilhotas para o fígado usando uma injeção trans-hepática na veia porta. Todos os pacientes no relato original ficaram independentes da insulina, embora isso, muitas vezes, necessitassem de mais de uma infusão de ilhotas de mais de um pâncreas de doador cadáver. A imunossupressão consistia de rapamicina, tacrolimus e tratamento de indução com basiliximabe, um inibidor de IL-2R. O sucesso em Edmonton aumentou o entusiasmo no mundo todo pelo transplante de ilhotas, mas, até o momento, nenhum outro centro obteve o mesmo grau de sucesso. O fator fundamental parece ser o procedimento de isolamento das próprias ilhotas. Contudo, parece provável que, a longo prazo, o transplante de ilhotas acabe substituindo o transplante de todo o pâncreas.

Dhanireddy KK: Pancreas transplantation. *Gastroenterol Clin North Am* 2012 Mar;41(1):133-142.

Han DJ, Sutherland DE: Pancreas transplantation. *Gut Liver* 2010 Dec;4(4):450-465.

Maglione M, Ploeg RJ, Friend PJ: Donor risk factors, retrieval technique, preservation and ischemia/reperfusion injury in pancreas transplantation. *Curr Opin Organ Transplant* 2013 Feb;18(1):83-88.

QUESTÕES DE MÚLTIPLA ESCOLHA

1. Qual das seguintes citocinas está mais comumente implicada na hipersensibilidade de tipo tardia?
   A. IL-10.
   B. IL-17.
   C. IFN-γ.
   D. IL-6.
   E. IL-13.

2. O linfoma após transplante tem mais comumente qual origem celular?
   A. Célula T.
   B. Célula B.
   C. Célula δ.
   D. Célula γ.
   E. Macrófago.

3. A expectativa de vida em pacientes submetidos ao transplante de rim está aumentada na comparação com a diálise crônica por um fator de:
   A. Dois.
   B. Metade.
   C. Quatro.
   D. Três.
   E. Sem mudança.

4. A disfunção crônica do transplante (DCT) é a principal causa de falha do enxerto a longo prazo. Qual dos seguintes órgãos é afetado pela DCT?
   A. Rim.
   B. Coração.
   C. Fígado.
   D. Pulmão.
   E. Todos os anteriores.

5. Qual das seguintes condições não é atualmente indicação para transplante hepático?
   A. Carcinoma hepatocelular.
   B. Infecção por hepatite C com insuficiência hepática.
   C. Esteato-hepatite com insuficiência hepática.
   D. Câncer de colo metastático.
   E. Cirrose alcoólica com insuficiência hepática.

Apêndice: Respostas às questões de múltipla escolha

CAPÍTULO 2

1A. Beneficência e não maleficência são sinônimos.

2E. A e C são verdadeiras.

3C. Habilidades técnicas.

4D. São organizações distintas que credenciam cirurgiões e educam cirurgiões, respectivamente, como parte primária de suas missões.

5E. A, B e C.

CAPÍTULO 3

1A. É uma abordagem para classificar os pacientes no pré-operatório a fim de avaliar seu risco em um procedimento cirúrgico.

2D. Deve incluir uma avaliação de dor para ajudar no tratamento da dor pós-operatória.

3C. Pode ser modificado por intervenções com base no risco.

4E. A e C são verdadeiras.

5C. Podem ter a fragilidade medida por uma variedade de meios que predizem o risco de complicações

CAPÍTULO 4

1E. Hipocalcemia.

2D. Liberar o paciente com uma prescrição de analgesia e um plano para acompanhamento em 2 semanas.

3C. Cancelar a cirurgia com o plano de melhorar o preparo pré-operatório.

4E. Todas as anteriores com exceção de D.

5D. Avaliação do paciente, intubação para proteção da via aérea, transferir para um maior nível de cuidados, transfusão de 2 unidades de PFC e 2 unidades de concentrado de hemácias compatíveis, administração de antimicrobianos e tomografia computadorizada do abdome.

CAPÍTULO 5

1A. São comuns após procedimentos torácicos, mas raros após cirurgias abdominais.

2C. O tratamento inicial pode incluir hidratação intravenosa e aspiração nasogástrica.

3C. Débito elevado de ileostomia com inadequada reposição pós-operatória.

4D. A medida da pressão vesical pode ser útil para determinar a probabilidade de síndrome compartimental abdominal.

5A. Classificação do Centers for Disease Control em: (1) ferida apenas, (2) órgãos ou cavidades e (3) envolvimento de parênquima de órgão.

CAPÍTULO 6

1B. Inflamação. Uma ferida aguda é definida por sua capacidade de progredir normalmente, de maneira previsível e oportuna, por meio de todas as fases da cicatrização; coagulação, inflamação, fibroplasia, angiogênese e remodelamento. Uma fase inflamatória protraída é o mecanismo habitual para a formação de uma ferida crônica. Devem ser feitos todos os esforços clínicos para reduzir a inflamação crônica da ferida a fim de promover a cicatrização.

2C. Macrófago. O macrófago é a fonte mais importante de sinalização de fator de crescimento para a cicatrização da ferida. Estudos experimentais mostram que a cicatrização da ferida é especialmente prejudicada na ausência de macrófagos. Embora os fibroblastos sejam a principal fonte de síntese do colágeno e as células endoteliais sejam necessárias para a revascularização, eles dependem da sinalização dos macrófagos para estimular e organizar o reparo tecidual. Uma plaqueta não é uma célula.

3E. TcO2 menor que 30 mmHg. As feridas não cicatrizarão quando a concentração tecidual de oxigênio cair abaixo de 30 mmHg. É a medida com maior poder preditivo para uma cicatrização de ferida demorada ou prejudicada. A deficiência de vitamina C pode resultar em problemas nas ligações cruzadas de colágeno (escorbuto) e cicatrizes fracas. A albumina sérica baixa prediz aumento nas complicações da ferida, como a infecção de ferida. A microangiopatia do tecido radiado reduz de forma indireta a perfusão e, assim, os níveis de TcO2. Por fim, o tabagismo prejudica a cicatrização da ferida por meio de efeitos vasoconstritores da nicotina crônica e também por relativa hipóxia.

4C. Um ambiente úmido na ferida. Um ambiente úmido ou mesmo molhado é fundamental para a cicatrização normal da ferida. A atividade biológica celular e molecular dentro de uma ferida necessita de hidratação. O uso clínico de curativos secos para sustentar o desbridamento da ferida, por exemplo, deve ser limitado. Da mesma forma, a cobertura ruim pelo curativo resultando em trauma repetitivo e instabilidade mecânica na ferida costuma ser subestimada como fonte de falha na cicatrização da ferida. A infecção da ferida é o impedimento mais importante clinicamente – e caro – para o fechamento de feridas operatórias. Corpos estranhos na ferida, como malhas cirúrgicas sintéticas, também retardam a cicatrização normal da ferida. Por fim, dados clínicos e experimentais comprovam que a obesidade contribui para uma cicatrização anormal da ferida, primariamente por meio de uma via metabólica e, secundariamente, por aumentar o risco de infecção da ferida.

5D. Deiscência precoce da fáscia e falha da ferida. Pollock e Evans mostraram em um estudo clássico que 94% das hérnias incisionais eram resultado de deiscência da fáscia de 1,2 cm antes do 30º dia de pós-operatório. A maior parte das vezes, elas eram falhas de fechamento da ferida clinicamente ocultas, progredindo para hérnias incisionais nos 3 anos subsequentes. Não se acredita mais que muitas hérnias incisionais resultem de formação anormal da cicatriz ou ruptura, estiramento ou até empuxo na sutura por meio da fáscia. Uma má técnica certamente contribuirá para a formação de hérnia incisional, mas o mecanismo fundamental é a deiscência precoce da fáscia.

CAPÍTULO 7

1B. Na eletrocirurgia bipolar, a corrente flui do aparelho manual para o eletrodo de retorno.

2B. Depende da presença de uma fonte de oxigênio, uma fonte de ignição e combustível.

CAPÍTULO 8

1E. Todos de A, B e C.

2E. A e C são verdadeiras.

3C. Pode melhorar com o uso de soluções de preparação da pele contendo álcool.

4E. A e C.

5A. As INCECs costumam ser autolimitadas e não ameaçam a vida.

CAPÍTULO 9

1C. Acidose metabólica com ânion *gap* e compensação respiratória apropriada. Conforme citado, os valores de uma gasometria arterial costumam ser relatados nessa ordem: pH, pCO_2, paO_2, HCO_3^-.

O pH desse paciente está normal, mas quase acidótico. O HCO_3^- e o PCO_2 estão baixos. O HCO_3^- reduzido causará acidose, enquanto o PCO_2 reduzido causará alcalose, assim o distúrbio primário do paciente é metabólico. Seu ânion *gap* calculado é de 22. O PCO_2 está dentro da variação de 36 a 40 mmHg de compensação apropriada prevista pela fórmula de Winter, não existindo distúrbio respiratório concomitante. Assim, esse paciente tem uma acidose metabólica com ânion *gap* e compensação respiratória apropriada. A compensação respiratória para o distúrbio metabólico é rápida (observar sua hiperventilação), por isso o pH normal.

Se a compensação respiratória for inapropriada, seria necessário considerar outro processo simultâneo além da alcalose, como, por exemplo, a acidose respiratória que ocorre nos estágios tardios da intoxicação por salicilatos, quando o estímulo respiratório central foi suprimido.

Observar que o paciente tem ΔΔ = 2,5. Considerando esse achado isoladamente, se poderia concluir que o paciente tem um misto de acidose metabólica com ânion *gap* e alcalose metabólica. Isso reforça a necessidade de considerar todos os dados do paciente ao determinar o estado acidobásico. Não há evidências adicionais de alcalose metabólica, por isso, é improvável que haja distúrbio adicional.

2A. Hipofosfatemia. A síndrome de realimentação ocorre quando um paciente desnutrido (p. ex., paciente idoso ou alcoolista ou um paciente com perda ponderal recente) começa a consumir calorias ou começa a receber administração intravenosa de glicose. Os níveis de insulina aumentam, fazendo com que os eletrólitos que tinham ido para o espaço extracelular durante o período de jejum voltem para o espaço intracelular para serem usados na construção de novas proteínas e células. A realimentação também aumenta as necessidades intracelulares de PO_4^{3-} e Mg^{2+} devido ao aumento na produção de ATP e ao metabolismo de glicose, reduzindo os níveis séricos desses eletrólitos ainda mais. Isso tudo leva a hipopotassemia, hipomagnesemia e hipofosfatemia, e todas essas podem ser fatais. Por essas razões, os eletrólitos devem ser cuidadosamente monitorados e agressivamente repostos nos pacientes em risco para a síndrome de realimentação.

3C. FENa < 1%. Em pacientes oligúricos, uma FENa < 1% é indicativa de azotemia pré-renal e depleção de volume intravascular. Uma relação entre ureia:creatinina de > 20 é indicativa de hipovolemia. Uma FENa > 1% é indicativa de causas renais intrínsecas de oligúria e deve levar a uma avaliação incluindo análise microscópica de urina e ultrassonografia renal. A obstrução pós-renal deve ser investigada se houver suspeita clínica (p. ex., causada por hipertrofia prostática benigna nesse homem de 70 anos de idade).

A FENa não é confiável em pacientes que usam diuréticos. Nesses casos deve ser calculada a FEUr:

$$FENa = 100 \times \frac{(Na_u * Cr_p)}{(Cr_u * Na_p)}$$

onde U: urina, P: plasma, Ur_u: ureia urinária, Ur_p: ureia sanguínea, Cr: creatinina.

Tabela 9-5 Valores laboratoriais comuns diferenciando entre insuficiência renal oligúrica pré-renal e intrínseca.

Exame	Valor pré-renal	Valor renal intrínseco	Valor pós-renal
FENa	< 1%	≥ 1%	
FEUr	< 35%	≥ 35%	
Relação Ur:Cr	> 20	< 10	10-20

4D. Todas as anteriores. Os hemoderivados armazenados são anticoagulados com citrato trissódico, que faz a quelação de Ca^{2+} a partir do sangue armazenado, alterando a cascata da coagulação. Nos casos de transfusão maciça, como nesse paciente, a capacidade de metabolismo hepático de citrato trissódico pode ser ultrapassada e o Ca^{2+} (juntamente com o Mg^{2+}) pode ser quelado a partir do sangue, levando a hipocoagulabilidade, hipocalcemia e hipomagnesemia. Além disso, os concentrados de hemácias armazenados contêm altos níveis de K^+, resultante da lise de hemácias. Isso é especialmente verdadeiro para os concentrados de hemácias mais velhos comumente utilizados nas situações de transfusões maciças. Por essas razões, os eletrólitos séricos devem ser cuidadosamente monitorados e controlados nas situações de transfusão maciça.

5B. Alcalose metabólica mista e acidose metabólica com ânion *gap*. O paciente está acidótico, com uma Pco_2 normal, HCO_3^- normal baixo e ânion *gap* elevado. Assim, esse paciente tem acidose metabólica com ânion *gap*. Dadas as circunstâncias clínicas, a etiologia mais provável de sua acidose metabólica é a acidose láctica causada por choque séptico.

Observe que o pH está significativamente abaixo do limite normal inferior, apesar de Pco_2 normal e HCO_3^- normal baixo. Isso deve causar preocupação quanto a um distúrbio acidobásico misto. O ΔΔ = 2 indica a coexistência de alcalose metabólica. Os vários dias de aspiração gástrica oferecem uma fácil explicação para esse componente do distúrbio acidobásico misto.

CAPÍTULO 10

1C. Atividade bactericida de componentes de nutrição enteral. Foram propostos múltiplos mecanismos para as diferenças morfológicas e funcionais observadas no epitélio intestinal com a nutrição parenteral (NP) em comparação com a nutrição enteral. Tem sido repetidamente demonstrado que a massa mucosa do intestino delgado é perdida com a NP apenas. Yang e colaboradores demonstraram que a administração de 25% de nutrição enteral revertia a expressão anormal de RNA mensageiro (mRNA) em IL-10, IL-4 e IL-6 que tinha resultado do suporte apenas com NP em modelos animais. Isso é especialmente significativo, pois essas alterações nas citocinas foram associadas com vazamento epitelial e taxa aumentada de apoptose de enterócitos.

Também foi demonstrado que o tipo e a via da nutrição afetam a expressão de pIgR de maneira órgão-específica; pIgR representa a via de transporte exclusiva para a IgA se mover da lâmina própria, por meio do epitélio e para dentro da luz intestinal onde atua como componente importante nas defesas do intestino. Os componentes da nutrição enteral não são bactericidas e, na verdade, ajudam a preservar a flora normal.

2D. Queimaduras. As necessidades energéticas acima das necessidades basais são de cerca de 10% para cirurgias eletivas, 10-30% no trauma, 50-80% para sepse e 100-200% para queimaduras. As queimaduras que cobrem mais de 40% da área de superfície corporal total (ASCT) costumam ser seguidas por um período de estresse grave, caracterizado por um estado catabólico exagerado. Acredita-se que aumentos nas secreções de catecolaminas, glicocorticoides, glucagon e dopamina iniciem a cascata de eventos que leva à resposta hipermetabólica aguda com resultante estado catabólico. A oferta adequada de nutrientes pode ser obtida com a administração de 1,2-1,4 vezes o gasto energético basal (GEB) medido.

3C. A dose recomendada de aminoácidos varia de 0,8 a 1 g/kg. A recomendação para a dose de aminoácidos varia de 1,2 a 1,5 g/kg/dia para a maioria dos pacientes com função renal e hepática normais, embora algumas fontes recomendem doses maiores. A NPT por acesso central está indicada para pacientes que não conseguem obter nutrição adequada pelo trato gastrintestinal por uma duração mínima do tratamento de 7-10 dias. O uso de NPT pós-operatória por apenas 2-3 dias é altamente desestimulado, pois os riscos superam os benefícios nesse curto período de tempo. Uma diretriz inicial razoável é fornecer 60-70% das calorias não aminoácidos como dextrose e 30-40% das calorias não aminoácidos como emulsões lipídicas. A colocação de cateteres venosos centrais sempre tem riscos; a taxa global de complicações relacionadas a este acesso é de mais de 15%. O acesso de veia femoral tem o maior risco de infecção e deve ser evitado sempre que possível.

4C. Pacientes com *bypass* gástrico são propensos a deficiências de vitaminas lipossolúveis, cálcio, ferro, vitamina B_{12} e folato. Os procedimentos de *bypass* gástrico intencionalmente limitam a quantidade da ingesta oral e reduzem a quantidade de intestino delgado que atua na absorção. Isso deixa essa população de pacientes propensa a deficiências de vitaminas lipossolúveis (A, D, E e K), cálcio, ferro, vitamina B_{12} e folato. Deve-se ter muita atenção para garantir que essas deficiências sejam equilibradas com a suplementação. Ocorrem complicações técnicas em cerca de 5% dos pacientes que recebem alimentação enteral e incluem obstrução da sonda; perfuração esofágica, traqueal, brônquica ou duodenal; e intubação traqueobrônquica com aspiração da dieta enteral. A intolerância à lactose é menos comum em pessoas brancas de origem europeia, estando presente em 5 a 10% dessa população. Embora as recomendações sejam diferentes dependendo da fonte, as dietas enterais normalmente não são adiadas até que sejam encontrados resíduos gástricos de mais de 200 mL.

5B. O IRN é uma excelente ferramenta para verificar a adequação do suporte nutricional. O IRN é um índice validado de maneira cruzada e prospectiva contra outros índices nutricionais com bons resultados, mas não é uma boa ferramenta para verificar a adequação do suporte nutricional, pois a nutrição suplementar costuma falhar na melhora dos níveis séricos de albumina. O índice estratifica com sucesso a morbidade e mortalidade perioperatórias usando a albumina sérica e a perda ponderal como fatores prognósticos de má nutrição.

CAPÍTULO 11

1D. Suspender o uso de todos os fitoterápicos. Embora o uso de fitoterápicos seja comum há muitos anos, nenhum foi aprovado pelo FDA. Muitas vezes, a farmacologia desses medicamentos é desconhecida e eles podem não conter as quantidades corretas de ingredientes ativos declaradas na embalagem. Estima-se que até 12% dos pacientes fazem uso desses fitoterápicos.

2B. A avaliação inicial deve ser feita no mínimo na véspera da cirurgia para pacientes submetidos a procedimentos de alta invasividade cirúrgica. O momento da avaliação pré-operatória por um anestesiologista depende, primariamente, do grau da cirurgia planejada. Mesmo pacientes saudáveis submetidos a um procedimento cirúrgico que envolva um alto grau de invasividade cirúrgica que pode incluir os riscos de um grande volume de perda sanguínea, tempo cirúrgico prolongado, necessidade de posicionamento especial, etc, devem ser avaliados pelo menos um dia antes do procedimento planejado. Os pacientes com comorbidades significativas devem ser avaliados em um consultório de APA pelo menos na véspera da cirurgia independentemente do grau de invasividade cirúrgica, pois é necessário ter certeza do grau de controle das comorbidades.

3D. A cirurgia deve ser postergada por até 1 ano. O risco de trombose do *stent* torna necessário colocar os pacientes com implante de *stent* farmacológico em uso de agentes antiplaquetários como clopidogrel e ácido acetilsalicílico. A suspensão prematura desses fármacos para permitir a realização de um procedimento cirúrgico eletivo necessita de consideração cuidadosa dos riscos de hemorragia e dos riscos de trombose do *stent* se ambos os agentes antiplaquetários forem suspensos. No mínimo, deve ser mantido o ácido acetilsalicílico. Os procedimentos de emergência que envolvem um alto risco de hemorragia necessitam da suspensão do clopidogrel, mas é recomendada a continuação de dose baixa do ácido acetilsalicílico.

4D. Nenhuma das anteriores. Não há como evitar 100% a percepção intraoperatória. Uma forma de eliminar os componentes preveníveis é os anestesiologistas realizarem verificação estrita do equipamento antes de iniciar a anestesia para garantir que os vaporizadores têm níveis suficientes dos agentes inalatórios, que há monitor de concentração dos agentes inalatórios como parte do sistema de monitoramento da anestesia e a observação frequente de que os acessos IV estejam patentes e intactos quando são usados fármacos intravenosos. Sinais vitais estáveis ao longo do procedimento nem sempre são um sinal confiável de que um paciente não apresenta despertar intraoperatório. Por fim, foi demonstrado que o monitor processado EEG-BIS não é mais eficaz na prevenção do despertar do que o monitoramento cuidadoso da concentração expiratória final dos agentes inalatórios.

5C. Obesidade. Os fatores do IRCR (1) cardiopatia isquêmica, (2) insuficiência cardíaca, (3) cirurgia de alto risco, (4) diabetes melito, (5) insuficiência renal e (6) doença cerebrovascular são um conjunto validado de fatores prognósticos independentes de risco cardíaco para pacientes. Os fatores do IRCR foram derivados de um grupo prospectivo em um único centro e submetidos a cirurgia eletiva não cardíaca de grande porte. O anestesiologista no consultório de avaliação pré-anestésica fará rastreamento para esses fatores e recomendará exames adicionais baseados na presença ou ausência de fatores do IRCR. Os pacientes sem fatores do IRCR têm risco cardíaco muito baixo (0,4%) enquanto os pacientes com três ou mais fatores de risco têm risco de 5,4% de um evento cardíaco adverso e necessitam de exames ou otimização dos fatores.

CAPÍTULO 12

1E. Todas de A, B e C.

2B. Pode contribuir para a coagulopatia.

3E. Todas de A, B e C.

4A. Pode estar relacionado a produtos da coagulação e inflamação que são retirados de tecidos danificados.

5B. VPS inclui um ajuste para o tempo inspiratório.

CAPÍTULO 13

1C. Deve haver uma avaliação inicial incluindo via aérea, respiração e circulação.

2D. Deve ir direto para o bloco cirúrgico sem passar pela sala de urgência.

3E. A, B e C estão corretas.

4E. Ferimentos por arma de fogo abaixo da linha do mamilo normalmente necessitam de laparotomia para avaliação e tratamento.

5E. Todas estão corretas.

CAPÍTULO 14

1C. Morte de outros no mesmo incidente.

2A. Pode contribuir para a coagulopatia.

3D. Tratamento primário com agentes antimicrobianos tópicos contendo bismuto.

4A. Se beneficia com a consideração precoce de imobilização com tala em posição funcional e movimentação ativa.

5B. Lesão inalatória.

CAPÍTULO 15

1B. Levar imediatamente para o bloco cirúrgico para biópsia de emergência. A sinusite fúngica invasiva costuma ser vista em pacientes imunocomprometidos, como descrito aqui. Ela é causada pelo crescimento infiltrativo descontrolado de microrganismos fúngicos, geralmente não patogênicos, como espécies de *Rhizopus* ou *Aspergillus*. Mesmo com diagnóstico imediato, tratamento cirúrgica agressiva e agentes antifúngicos modernos, a doença ainda tem mortalidade significativa (até 30%). O índice de suspeição para sinusite fúngica invasiva deve ser alto para qualquer paciente imunocomprometido, pois os sintomas podem ser sutis e a doença progride rapidamente. Se houver suspeita de sinusite fúngica invasiva, devem ser feitas biópsias das áreas suspeitas e elas são enviadas imediatamente para exame patológico. Observe que isso pode, muitas vezes, envolver chamar um patologista em casa no meio da noite ou em final de semana, se não estiver presente. No caso apresentado aqui, a probabilidade de que a criança colabore com o exame e a biópsia é baixa e por isso é mais prudente levá-la em regime de emergência para o bloco cirúrgico.

2E. Todas as anteriores. O angioedema agudo se caracteriza por edema localizado de tecido subcutâneo e submucoso de cabeça e pescoço. O edema geralmente começa com envolvimento da porção média da face, mas pode progredir e envolver cavidade oral, língua, faringe e laringe. A fisiopatologia subjacente do angioedema envolve mediadores vasoativos como bradicinina e histamina, causando edema intersticial por meio de vasodilação de arteríolas mediada pelo endotélio com subsequente vazamento capilar e venular. O angioedema induzido por fármacos tem sido classicamente associado ao uso de inibidores da enzima conversora de angiotensina (IECA), embora muitos outros medicamentos também possam causar esse fenômeno. Outros fármacos que sabidamente estão associados com angioedema incluem rituximabe, alteplase, fluoxetina, laronidase, lepirudina, bloqueadores do receptor de angiotensina II (BRAs) e tacrolimus.

3A. Imediatamente superior à cartilagem cricoide. O paciente descrito tem angina de Ludwig, uma condição incomum e potencialmente fatal caracterizada por celulite que envolve os espaços submentoniano, sublingual e submandibular. A origem da infecção é odontogênica e se espalha rapidamente. A infecção costuma ser polimicrobiana com cocos gram-positivos aeróbicos e anaeróbicos e bacilos gram-negativos. O comprometimento da via aérea nesses pacientes é comum e deve ser a preocupação primária. É realizada uma cricotireoidotomia por meio da membrana cricotireoide que ocupa a linha média entre a cartilagem cricoide inferiormente e a cartilagem tireoide superiormente. Ela pode ser facilmente palpável logo inferiormente à cartilagem tireoide em mais de 90% das pessoas e não tem vasos sanguíneos ou estruturas importantes. Embora possa ser realizada uma traqueostomia de emergência por meio do segundo ou terceiro espaço entre os anéis traqueais, isso costuma atravessar ou dissecar parte da glândula tireoide na parede traqueal. Como a tireoide é um órgão amplamente vascularizado, o sangramento encontrado pode ser significativo. Assim, em uma situação de emergência, o espaço cricotireoide é quase universalmente preferido.

4C. Músculo cricoaritenoide posterior esquerdo. A inervação da laringe é fornecida pelo nervo vago (nervo craniano X). Os nervos laríngeos recorrentes se originam no nervo vago e fornecem inervação motora para todos os músculos intrínsecos da laringe com exceção do músculo cricotireoide. Todos os músculos intrínsecos da laringe servem para tensionar as pregas vocais ou fazer adução das pregas vocais com exceção de um – o par de músculos cricoaritenoides posteriores. A compreensão atual das lesões de nervos periféricos e sua regeneração apresenta o cenário a seguir quando o suprimento nervoso para a laringe é prejudicado. Após a lesão do nervo, o novo crescimento axonal neural resulta em reinervação dos músculos-alvo mas com padrão aleatório. Como apenas um dos músculos faz abdução das pregas vocais, é improvável que a reinervação resulte em uma prega vocal tonicamente abduzida. Em vez disso, a prega vocal costuma assumir uma posição paramediana acompanhada por perda de massa muscular e atrofia devido à perda de inervação. Isso pode levar à rouquidão e fadiga vocal quando há lesão de um dos lados, mas costuma causar obstrução da via aérea se ambos os lados sofrerem lesão.

5D. Homem de 25 anos com histórico de tabagismo de 12 maços-ano e refluxo gastroesofágico severo crônico. Apresenta-se com dor na garganta e disfagia (dificuldade para deglutir). Na fibroendoscopia é encontrada uma massa hipofaríngea ulcerada de 3 cm. Não há adenopatia cervical palpável. Presumindo o tratamento adequado, os desfechos para pacientes com câncer de cavidade oral são geralmente bons com taxas de sobrevida em 5 anos de 72% para estágio I-II, 44% para estágio III-IVb e 35% para estágio IVc. Os desfechos para pacientes com câncer de laringe podem ser excelentes. Para o carcinoma inicial de glote em estágio I (tumor limitado às pregas vocais verdadeiras), as taxas de sobrevida global em 5 anos podem ser de 90%. Em geral, o câncer de laringe tem sobrevida em 5 anos para a doença em estágio I-II de 79%. A sobrevida para o câncer de orofaringe é um pouco pior: a sobrevida em 5 anos para câncer de orofaringe em estágio I-II é em torno de 58% e no estágio III-IV é de 41%. A hipofaringe tem uma rede linfática abundante e os pacientes com câncer de hipofaringe normalmente apresentam-se com doença em estágio avançado. O câncer de hipofaringe tem o pior prognóstico entre todos os subtipos de cabeça e pescoço. A sobrevida em 5 anos para câncer de hipofaringe em estágio I-II é de 47%, no estágio III-IVb é de 30% e no estágio IVc é de apenas 16%.

APÊNDICE: RESPOSTAS ÀS QUESTÕES DE MÚLTIPLA ESCOLHA

CAPÍTULO 16

1D. TSH.

2D. A e C.

3B. Tem menos chance de disseminação para linfonodos que o câncer de tireoide papilar.

4E. Nenhuma das alternativas anteriores.

5D. Osteoporose com escore T de –2.8.

CAPÍTULO 17

1C. Causado, pelo menos em parte, por estimulação estrogênica do tecido mamário.

2D. Histórico pessoal de câncer de mama.

3B. Identifica câncer sem envolvimento de linfonodos em cerca de 80% dos casos detectados.

4A. Uma massa indolor é identificada pela paciente.

5D. Pode ser detectado de maneira confiável com a biópsia de linfonodo sentinela em mulheres sem envolvimento clínico de linfonodos axilares.

CAPÍTULO 18

1C. Surgem principalmente em osso ou cartilagem.

2D. Deficiência de iodo.

3B. Obstrução ureteral com vazamento transdiafragmático de urina.

4A. Mediastinite bacteriana espontânea da sarcoidose.

5D. Efetivamente curado por transplante duplo de pulmão com taxa de sobrevida do enxerto de mais de 85%.

CAPÍTULO 19A

1C. A aterosclerose tende a ocorrer difusamente em pequenos vasos coronarianos. O tecido miocárdico extrai 70-80% do oxigênio sanguíneo arterial em repouso, diferentemente de outros órgãos que podem extrair oxigênio adicional durante períodos de maior demanda. O miocárdio recruta fluxo sanguíneo adicional por vasodilatação e recrutamento de um extenso leito capilar por meio de um mecanismo de retroalimentação de dfosfato de adenosina e outros subprodutos do metabolismo, aumentando a oferta de oxigênio para acompanhar o consumo. A aterosclerose, ou formação de placas de colesterol intra-arteriais, tende a ocorrer nos vasos epicárdicos mais proximais e maiores, deixando a vasculatura distal relativamente sem obstruções. Isso permite a revascularização por técnicas percutâneas ou cirúrgicas.

2D. Os sintomas típicos são dispneia, angina ou síncope aos esforços. A estenose aórtica senil calcificada ocorre na oitava década de vida em pacientes com valvas aórticas tricúspides (normais). Embora a dilatação da aorta ascendente seja parte normal do processo de envelhecimento, os aneurismas de aorta ascendente estão associados com valvas aórticas bicúspides, relacionados com anormalidades na formação da fibra elástica. A cardiopatia reumática afeta mais comumente a valva mitral. É incomum que um paciente com cardiopatia reumática apresente estenose aórtica isolada sem doença valvar mitral, enquanto o oposto é muito comum. As indicações para a cirurgia na estenose aórtica são a presença de sintomas, que são intolerância a esforços, angina, síncope e dispneia.

3C. Assintomático com prolapso de folheto anterior da valva mitral. As indicações para cirurgia em pacientes com regurgitação mitral incluem sintomas de insuficiência cardíaca, dilatação de ventrículo esquerdo e redução da função sistólica do ventrículo esquerdo. Em pacientes assintomáticos sem sintomas e com função e tamanho normais, a cirurgia pode ser recomendada se a probabilidade de um reparo durável for alta. O reparo do prolapso de folheto posterior é muito mais comum que no prolapso do folheto anterior. A substituição mitral envolveria uma bioprótese com durabilidade limitada ou uma valva mecânica com necessidade de anticoagulação por toda a vida. A regurgitação mitral moderada costuma ser abordada de forma incidental no momento de outra cirurgia cardíaca, incluindo a revascularização coronariana ou a substituição de valva aórtica.

4D. A má perfusão de vísceras abdominais pode ocorrer com as dissecções aórticas tipo Stanford A ou B. Devido à ruptura gradual e progressiva das fibras elásticas, a aorta ascendente dilata como parte do processo natural de envelhecimento. As indicações para a substituição da aorta ascendente incluem tamanho de 5-5,5 cm em pacientes assintomáticos, 4,5 cm em pacientes com síndrome de Marfan conhecida, crescimento de 1 cm em 1 ano ou 4,5 cm quando for achado incidental em outra cirurgia cardíaca, incluindo substituição de valva aórtica ou revascularização miocárdica. As dissecções Stanford tipo A envolvem a aorta ascendente, o que pode causar morte súbita por ruptura intrapericárdica e tamponamento, insuficiência valvar aórtica por prolapso ou má perfusão coronariana e infarto do miocárdio. As dissecções Stanford tipo B são distais à aorta ascendente e, assim, não envolvem o espaço pericárdico e não são diretamente adjacentes à valva aórtica ou óstio coronariano. A má perfusão por uma dissecção aórtica ocorre quando o retalho da íntima oclui qualquer ramo da aorta causando isquemia. As dissecções Stanford tipo A e B podem causar má perfusão das vísceras abdominais, dependendo da extensão e geometria da dissecção.

5A. Os β-bloqueadores melhoram a sobrevida em pacientes com insuficiência cardíaca avançada por uma variedade de mecanismos propostos, incluindo suprarregulação de receptores β no miocárdio. A incidência de insuficiência cardíaca está aumentando devido ao envelhecimento da população e à incidência crescente de diabetes e obesidade. As mortes por doença arterial coronariana e infarto do miocárdio estão diminuindo devido a melhoras no cuidado médico. O suporte circulatório mecânico temporário aumenta a condição de um candidato a transplante cardíaco para 1A, enquanto o suporte circulatório mecânico implantável resulta em condição 1B. Os pacientes com insuficiência cardíaca crônica em tratamento clínico oral têm condição 2. Após o transplante cardíaco, a disfunção ventricular direita é a complicação mais frequente, pois o ventrículo direito do doador não treinado deve manter a circulação em um receptor com hipertensão pulmonar, o que costuma estar presente na insuficiência cardíaca de longa data.

CAPÍTULO 19B

1B. *Shunt* da esquerda para a direita por meio de uma CIV causa sobrecarga de volume no ventrículo direito. As comunicações interventriculares são classificadas conforme sua localização no septo ventricular. O tipo mais comum é o perimembranoso. O *shunt* da esquerda para a direita por meio de uma CIV causa sobrecarga de volume no ventrículo esquerdo à medida que o sangue retorna dos pulmões. O ventrículo direito não experimenta sobrecarga de volume, mas tem sobrecarga de pressão. Com certeza, à medida que a RVP diminui após o nascimento, pode haver o desenvolvimento de insuficiência cardíaca congestiva em paciente previamente assintomático com CIV grande à medida que aumenta o shunt da esquerda para a direita. O reconhecimento da localização esperada do sistema de condução é fundamental no reparo cirúrgico de uma CIV. O nó AV é uma estrutura atrial que fica no ápice de um triângulo anatômico (conhecido como triângulo de Koch) formado pelo seio coronariano, tendão de Todaro e ligamento septal da valva tricúspide. O nó dá, então, origem ao feixe de His, que penetra na junção AV abaixo do septo membranoso. O feixe de His faz, então, uma bifurcação para ramo direito e esquerdo, que passam em ambos os lados do septo ventricular muscular. Na presença de uma CIV perimembranosa, o feixe de His passa ao longo da margem posterior e inferior do defeito, geralmente no lado do ventrículo esquerdo. O feixe de His também tende a correr ao longo da margem posterior e inferior das CIVs na via de entrada. O tecido de condução costuma estar longe das CIVs da via de saída e trabeculares.

2A. Neonato com diagnóstico pré-natal de coarctação da aorta que desenvolve acidose, olígúria e redução de pulsos pediosos 8 horas após o nascimento. No cenário A, o neonato descrito tem perfusão sistêmica inadequada conforme demonstrado por olígúria e acidose. Com um diagnóstico pré-natal de coarctação da aorta, deve-se suspeitar 8 horas após o nascimento de que o fechamento ductal tenha causado um estreitamento crítico do istmo aórtico em sua involução. Esse paciente se beneficia com a reabertura do ducto arterioso com PGE1. O paciente descrito na opção B está provavelmente experimentando circulação pulmonar excessiva com insuficiência cardíaca congestiva. Espera-se o início de PGE1 para exacerbar esse problema. Na opção C, não se esperaria que o ducto de uma criança de 6 semanas de idade reabrisse com prostaglandinas. Além disso, a etiologia dos sintomas de insuficiência cardíaca descritos se deve à isquemia miocárdica e a correção cirúrgica da anomalia coronariana é necessária. PGE não é apropriada. Na opção D, o anel vascular descrito está provavelmente causando obstrução mecânica da via aérea. Novamente, há necessidade de intervenção cirúrgica. O tratamento com PGE não é útil nessa situação.

3C. Septostomia atrial com balão. A d-transposição das grandes artérias normalmente necessita de dois ou mais níveis de mistura para manter saturações adequadas. Isso pode envolver a mistura em nível atrial (por meio de CIA), nível ventricular (por meio de CIV) ou em nível das grandes artérias (por meio de DAP). Na situação descrita, o lactente necessita de um nível adicional de mistura. Isso pode ser causado pela ausência de *shunt* adicional (intracardíaco) ou ele pode ser muito pequeno. A septostomia atrial de emergência com balão no laboratório de cateterismo está indicada. As outras opções não são apropriadas nesse momento.

4C. Fístula coronariana AV. A fístula coronariana AV é a mais comum entre as principais anomalias coronarianas. A segunda mais comum é a ALCAPA.

5B. Estenose pulmonar isolada em um neonato. A coarctação aórtica isolada em um neonato é bem tratada com uma anastomose primária terminoterminal estendida e é quase sempre abordada primariamente com cirurgia. A estenose pulmonar isolada costuma ser primariamente tratada com valvuloplastia pulmonar com balão. Essa abordagem tem sido muito bem-sucedida. O paciente na opção C deve ser tratado com um teste com indometacina seguido por ligadura cirúrgica à beira do leito se o ducto não fechar com o tratamento clínico. Os pacientes maiores com DAPs que necessitam de fechamento são frequentemente tratados com fechamento por cateter com excelentes resultados. A CIV perimembranosa deve ser fechada cirurgicamente. O fechamento de CIVs com dispositivos nessa localização está associado com taxas proibitivamente altas de bloqueio cardíaco completo junto com os riscos de prejuízo à função da valva aórtica e/ou tricúspide.

CAPÍTULO 20

1A. Ausência de peristalse esofágica. A manometria esofágica é o padrão-ouro para estabelecer o diagnóstico de acalasia do esôfago. Os achados clássicos na manometria são: (1) ausência de peristalse esofágica e (2) EEI hipertensivo (em cerca de 50% dos pacientes) que só relaxa parcialmente em resposta à deglutição. A disfagia para sólidos e líquidos é o sintoma mais comum, experimentado por praticamente todos os pacientes. Pirose está presente em cerca de 40% dos pacientes. O pH intraluminal baixo não se deve a RGE, mas à estase e fermentação de alimento não digerido no esôfago distal.

2D. O tratamento cirúrgico consiste em miotomia do EEI, ressecção do divertículo ou a sua suspensão. Embora raro, o divertículo de Zenker é mais comum que o divertículo epifrênico. Trata-se de uma protrusão da mucosa faríngea por meio de uma zona fraca no triângulo de Killian, secundária a anormalidades do EES. A disfagia é muito frequente. À medida que a bolsa aumenta de tamanho, seu conteúdo pode ser inalado na árvore respiratória causando tosse crônica e pneumonia. Por fim, o tratamento estabelecido consiste na eliminação da obstrução funcional com a realização de uma miotomia do EES em associação com a ressecção ou suspensão do divertículo.

3A. Manometria esofágica, monitoramento do pH em 24 horas e endoscopia digestiva alta. A pirose, junto com regurgitação e disfagia, é considerada um sintoma típico de refluxo gastroesofágico (RGE). Porém, um diagnóstico clínico de RGE baseado nesses sintomas só é correto em 70% dos pacientes (em comparação com os resultados do monitoramento do pH). A pirose também pode ser causada por distúrbios não esofágicos, como doença biliar, síndrome do intestino irritável, doença arterial coronariana e doenças psiquiátricas. A manometria esofágica é obrigatória para a avaliação da função do corpo esofágico e do EEI. Além disso, a manometria é fundamental para o posicionamento adequado da sonda de pH para seu monitoramento ambulatorial. O monitoramento do pH em 24 horas mede o refluxo de ácido do estômago para o esôfago e o correlaciona com os sintomas. A endoscopia digestiva alta visualiza a superfície mucosa do esôfago, determina a presença e o grau de esofagite e permite a realização de biópsias.

4B. Está ligado ao refluxo duodeno-gastresofágico. O esôfago de Barret é definido como uma alteração na mucosa esofágica com a substituição do epitélio escamoso por epitélio colunar. Ele é classificado em segmento curto se tiver menos de 3 cm de comprimento ou segmento longo se tiver 3 cm ou mais. O esôfago de Barret representa uma adaptação da mucosa esofágica ao ácido e suco duodenal do estômago. O diagnóstico é confirmado por exame patológico da mucosa esofágica e exige a identificação de células caliciformes, típicas do epitélio intestinal. Normalmente, os pacientes com EB têm um longo histórico de RGE. Contudo, eles podem ficar assintomáticos com o passar do tempo devido à menor sensibilidade do epitélio metaplásico.

5D. Todas as anteriores. Em pacientes com câncer esofágico inicial (pT1a), pode ser evitada uma esofagectomia devido ao risco muito baixo de metástases em linfonodos (0-3%) e EMR e RFA são muito eficazes. Diferentemente do câncer intramucoso (T1a), o câncer T1b tem alto risco de metástases em linfonodos (20-30% *vs.* 0-3%) e, assim, a ressecção esofágica é o tratamento de escolha. No caso do câncer de esôfago localmente avançado (T3-4N0-3, T2N1-3), o tratamento mais adequado é quimioradioterapia, seguida por cirurgia. Parece que a combinação de terapia neoadjuvante seguida por cirurgia oferece melhor sobrevida. Isso é particularmente verdadeiro no subgrupo de pacientes (cerca de 20%) que têm "resposta patológica completa" (ausência de tumor na peça cirúrgica). Em pacientes com metástases distantes, a sobrevida é muito ruim e as modalidades de tratamento se concentram na paliação dos sintomas. A colocação endoscópica de *stent* é uma das opções de mais sucesso no tratamento da disfagia.

CAPÍTULO 21

1C. Apendicite. A idade e o gênero do paciente são importantes na formação do diagnóstico diferencial. À medida que o paciente envelhece, há uma mudança distinta nas causas de dor abdominal e um aumento nas etiologias tratáveis com cirurgia. Isso foi mais bem documentado na análise da OMGE (World Organization of Gastroenterology) de causas mundiais de dor abdominal. Essa análise juntou dados de mais de 10.000 pacientes em 17 países que apresentavam dor abdominal. Quando os dados foram separados por idade comparando aqueles com menos de 50 anos de idade e aqueles com mais de 50 anos de idade, houve diferenças claras. A apendicite é de longe a etiologia mais comum de abdome cirúrgico em pacientes com menos de 50 anos de idade. No grupo mais velho, a colecistite é a causa mais comum com boa representação de obstrução intestinal, apendicite, pancreatite e diverticulite. Em pacientes mais velhos as hérnias são um problema mais comum com até um terço das obstruções intestinais estando a elas relacionadas. Câncer, doença vascular e isquemia mesentérica também são mais comuns à medida que envelhecemos. Embora seja mais comum que um paciente na faixa dos 20 anos apresente dor abdominal, uma grande proporção ganhará o diagnóstico de dor abdominal inespecífica. Os pacientes com mais de 50 anos de idade têm maior probabilidade de uma etiologia cirúrgica para seu abdome agudo e uma mortalidade aumentada em relação a sua apresentação. Essa mortalidade é ainda maior para pacientes com mais de 70 anos de idade.

2B. São mais úteis quando a obstrução intestinal é parte do diagnóstico diferencial. Antes do advento da TC, as radiografias de abdome agudo eram importantes no diagnóstico do abdome agudo, pois as ferramentas diagnósticas eram limitadas. Há longas listas de achados diagnósticos que podem se correlacionar com uma ampla variedade de doenças intra-abdominais. Uma pequena porcentagem de cálculos renais e biliares pode ser vista nas radiografias simples. Em nossa prática atual, o papel das radiografias simples é muito mais limitado. Elas podem ser úteis para a localização de corpo estranho dentro do trato GI e podem ajudar no diagnóstico e avaliação de obstruções intestinais. A ultrassonografia é um exame mais sensível para cálculos biliares. A TC tem maior sensibilidade e especificidade em quase todas as causas de doença intra-abdominal em comparação com as radiografias simples de abdome. Por isso, em pacientes estáveis que farão TC há pouco valor adicional na obtenção de radiografias simples. A radiografia de tórax em ortostatismo é o exame mais sensível para ar livre intra-abdominal por uma víscera perfurada. Ela deve ser obtida como parte da avaliação do abdome agudo para identificar ar livre e para descartar diversas pdoenças cardíacas e pulmonares.

3E. Gasometria arterial e lactato. Dada a intensidade da dor do paciente e sua apresentação abrupta, não seria prudente simplesmente internar o paciente sem avaliação adicional. Esse paciente apresenta dor abdominal aguda intensa e um exame abdominal relativamente benigno, aumentando a suspeita de isquemia mesentérica. As etiologias incluem oclusões arteriais ou venosas, bem como estados não oclusivos com baixo fluxo, como em pacientes criticamente enfermos com hipotensão. Este paciente tem frequência cardíaca irregular por fibrilação atrial, o que aumenta o risco de um evento embólico arterial. A apresentação clássica de isquemia mesentérica é dor intensa desproporcional aos achados do exame físico. Os dados laboratoriais úteis incluem gasometria arterial e lactato. Um lactato elevado sugere hipoxemia tecidual. No intestino isquêmico como resultado de fluxo sanguíneo diminuído haverá a conversão para metabolismo anaeróbico em nível celular, produzindo lactato.

Embora isso não seja específico de isquemia mesentérica, pode ser um exame laboratorial útil para predizer a gravidade da doença, quando elevado. Um lactato normal não exclui isquemia mesentérica. Se houver suspeita clínica, a avaliação deve ser feita apesar de um lactato normal. O exame radiológico de escolha é a angiografia por TC para avaliar os vasos mesentéricos. Esses pacientes devem ficar em NPO estrito e se for diagnosticada a isquemia mesentérica, o paciente deve ir com emergência ao bloco cirúrgico para uma laparotomia exploradora a fim de minimizar isquemia intestinal adicional. A amilase é útil para descartar outras possibilidades diagnósticas como a pancreatite. Conforme citado antes, as radiografias abdominais simples raramente estão indicadas na avaliação do abdome agudo.

4C. RM de abdome/pelve. A gestação impõe um dilema diagnóstico em situações de dor abdominal. A ultrassonografia é a modalidade de imagem de primeira linha por não ser invasiva e não envolver radiação; porém, a ultrassonografia muitas vezes será duvidosa ou indeterminada no diagnóstico de apendicite. Se a ultrassonografia for não diagnóstica, a RM é preferida em relação à TC para a avaliação de apendicite aguda na gestação. A RM evita a radiação ionizante, o que a torna uma modalidade de imagem mais segura para o feto. Laparotomia e laparoscopia são consideradas seguras na gestação. Há necessidade de intervenção cirúrgica precoce em apendicite durante qualquer trimestre, pois a apendicite rota está associada com maiores taxas de mortalidade fetal, mortalidade materna e parto prematuro. Considerando os riscos cirúrgicos do procedimento (perda fetal, parto precoce) e os riscos de atraso no diagnóstico (apendicite rota, perda fetal), quando possível a confirmação do diagnóstico é preferida antes de levar a paciente ao BC e as pacientes raras vezes são simplesmente observadas.

5D. Um homem de 65 anos de idade com 1 dia de dor abdominal leve e relatos de eliminação de sangue vivo pelo reto. Normotenso, mas hematócrito na admissão de 24% (basal de 42%). Há vários caminhos no tratamento de pacientes com abdome agudo. Há um subgrupo de pacientes que necessita de intervenção cirúrgica imediata, incluindo ruptura de aneurismas abdominais em aorta ou vísceras, ruptura de adenoma esplênico ou hepático, gestação ectópica rota e trauma abdominal importante. Esses pacientes podem ser reconhecidos por sua instabilidade hemodinâmica. Outra coorte de pacientes apresentará indicações de cirurgia de urgência. Nesse grupo costuma haver tempo suficiente para exames diagnósticos a fim de confirmar o diagnóstico, mas, após sua confirmação, o paciente deve ser levado rapidamente para o bloco cirúrgico. As condições que necessitam de intervenção urgente incluem perfuração de víscera oca, apendicite aguda, diverticulite (perfurada), isquemia mesentérica e hérnias estranguladas. Um terceiro grupo de pacientes inclui aqueles que necessitarão de intervenção cirúrgica na mesma internação (12-48 horas), mas sem urgência. A intervenção precoce seria para pacientes com colecistite não complicada ou hérnias encarceradas. Vários diagnósticos devem ser observados em serviços de cirurgia, mas não necessitam de intervenção cirúrgica. Esse grupo inclui pacientes com obstruções intestinais não complicadas, diverticulite não complicada e colelitíase sintomática. Esses pacientes podem necessitar de intervenção cirúrgica se não melhorarem com o tratamento não cirúrgico. Por fim, doenças como pancreatite, doença inflamatória intestinal, úlcera péptica, endometriose e gastrite podem causar dor abdominal significativa, mas costumam responder a terapias não cirúrgicas e não costumam necessitar de intervenção cirúrgica. O sangramento GI inferior é preferencialmente tratado com colonoscopia e ressuscitação. Ele raramente necessita de intervenção cirúrgica urgente e apenas naqueles pacientes com instabilidade hemodinâmica que não melhoram com o tratamento conservador. Quando a causa de dor abdominal é incerta apesar dos exames diagnósticos, deve ser avaliado se o paciente merece monitoramento hospitalizado ou pode ser avaliado ambulatorialmente.

CAPÍTULO 22

1D. É dividido anatomicamente em componentes parietal e visceral.

2D. Está mais frequentemente associado com cirrose e ascite.

3B. Geralmente se origina de fontes gastrintestinais.

CAPÍTULO 23

1D. Pode incluir uma artéria gástrica posterior que costuma ser um ramo da artéria esplênica.

2D. É o local da montagem de micelas para a absorção de nutrientes.

3B. Não pode ser feito por reconstrução tipo Billroth I após gastrectomia total.

4A. Pode prejudicar o relaxamento apropriado do piloro.

5C. Inicialmente, inclui descompressão gástrica e supressão ácida.

CAPÍTULO 24

1D. Uma artéria hepática direita substituta normalmente surge a partir da artéria mesentérica inferior e atravessa posteriormente e à direita do ducto colédoco dentro da porta hepática.

2D. Sódio sérico.

3B. Com uma laceração de 4 cm de profundidade, mas sem afetar a vasculatura principal é uma lesão de grau III.

4A. Nos Estados Unidos, é mais comumente causado por cirrose.

5C. Deve incluir o controle da hemorragia da maneira mais rápida e simples possível.

CAPÍTULO 25

1D. Colecistograma oral.

2D. Intestino

3B. Estão quase sempre presentes em pessoas com colecistite crônica.

4A. Diverticulite.

5C. Geralmente, deve incluir a drenagem da árvore biliar.

CAPÍTULO 26

1D. O processo uncinado fica anteriormente à artéria mesentérica superior.

2D. Glândula parótida.

3B. Pode ser complicado por abscesso pancreático.

4A. É irressecável no momento do diagnóstico na maioria das pessoas.

5C. Deve sempre incluir a ressecção do tumor primário.

CAPÍTULO 27

1D. O ligamento gastroesplênico leva os vasos gástricos curtos.

2D. A e C.

3B. O risco é maior nas crianças pequenas.

CAPÍTULO 28

1D. O apêndice está fixado em posição retrocecal em 65% dos adultos.

2D. A, B e C.

3B. São mais comumente tumores neuroendócrinos (carcinoides).

CAPÍTULO 29

1A. Aderências intra-abdominais. Entre 60-75% dos casos de OID mecânica são secundários a aderências relacionadas com cirurgias abdominais prévias. A cirurgia pélvica e em abdome inferior parece estar associada com maior incidência de aderências que a cirurgia em abdome superior. As aderências congênitas são raramente vistas em crianças.

2D. Todas as anteriores. Deve ser inserida uma sonda nasogástrica precocemente para aliviar os sintomas, evitar aspiração e monitorar as perdas de líquidos e eletrólitos. Dependendo do nível e duração da obstrução, o déficit de líquidos e eletrólitos varia. O volume exato de líquidos e eletrólitos deve ser calculado individualmente em cada paciente. Em algumas situações, quando há evidência pré-operatória de espaço livre no abdome para a colocação do trocar, a laparoscopia encontra uma boa indicação. A lise de aderências por laparoscopia reduz o risco de novas aderências devido ao menor trauma abdominal.

3C. A trombose venosa profunda pode ser uma causa. A isquemia mesentérica aguda se caracteriza por dor abdominal grave e difusa que costuma não responder a opioides. A embolia arterial mesentérica é responsável por cerca de 50% dos casos. A principal causa é a fibrilação atrial. A trombose venosa pode ser consequência da estase venosa (como na hipertensão portal) ou hipercoagulabilidade (distúrbios congênitos, contraceptivos orais).

A trombose venosa profunda pode causar embolia pulmonar, mas não a trombose mesentérica.

4D. A síndrome carcinoide ocorre na presença de metástases hepáticas. Os *adenomas* são os tumores benignos mais comuns no intestino delgado. O duodeno é o local mais comumente envolvido e a lesão mais observada é o adenoma viloso. Essas lesões tendem a envolver a região da ampola de Vater. Os tumores malignos tendem a aumentar em frequência da parte proximal para a distal, com exceção de adenocarcinoma que são mais frequentes no duodeno. O adenocarcinoma é o tipo histológico mais comum (45%), seguido por carcinoides (30%), linfomas (15%), sarcomas e GISTs (10%). A síndrome de Peutz-Jeghers se caracteriza por hamartomas gastrintestinais difusos e pigmentação mucocutânea. O potencial maligno dessa polipose é muito pequeno.

Os tumores carcinoides produzem sintomas secundários à produção hormonal, incluindo fogachos, broncoespasmo e arritmia. Essa plêiade de sintomas, chamada de síndrome carcinoide, ocorre quando o fígado não consegue metabolizar as substâncias ativas produzidas pelo tumor carcinoide.

5A. Fístula ileossigmoide é uma complicação comum de DC perfurada no íleo terminal. Normalmente, o íleo terminal inflamado se adere ao colo sigmoide do intestino que é normal sob outros aspectos. A fístula ileovesical ocorre em cerca de 5% dos pacientes com DC. Embora hematúria e fecalúria sejam praticamente diagnósticas de fístula ileovesical, esses sintomas estão ausentes em quase 30% dos casos. Fístula enterovaginal e FEC são fístulas raras causadas por doença perfurante em intestino delgado drenando por meio do coto vaginal em uma mulher previamente submetida a histerectomia ou por meio da parede abdominal, geralmente no local de uma cicatriz prévia.

CAPÍTULO 30

1D. Plexo hipogástrico inferior próximo da fáscia de Denonvillier.

2C. Repouso intestinal, líquidos intravenosos, antimicrobianos de amplo espectro e drenagem percutânea.

3D. Laparotomia exploratória.

4D. Hemicolectomia direita.

5C. Desidratação.

CAPÍTULO 31

1D. Infralevantador.

2D. Fissura anal.

3B. É uma intussuscepção do reto.

4A. Normalmente, o tratamento é um regime de quimioterapia e radioterapia após o diagnóstico.

5C. Pode incluir a paliação cirúrgica de lesões macroscópicas.

CAPÍTULO 32

1D. Um reparo sem tensão. Um reparo sem tensão é o fator principal para o reparo bem-sucedido de todas as hérnias na virilha. Embora um reparo sem tensão possa ser obtido usando-se uma incisão de relaxamento nos reparos de tecidos tradicionais, o uso de tela para o reparo aberto ou laparoscópico elimina a necessidade de uma incisão de relaxamento. Embora a redução no tamanho do anel interno ajude a evitar recorrências de uma hérnia inguinal indireta, isso não é suficiente para evitar uma recorrência por meio da fáscia transversal se não for obtido um reparo forte e sem tensão.

2E. O uso do ligamento inguinal no reparo. Os aspectos importantes para o reparo de uma hérnia femoral incluem o reconhecimento de que o canal femoral fica abaixo do ligamento inguinal. Por essa razão, o reparo deve ser realizado até o ligamento de Cooper ou trato iliopúbico, que ficam profundamente ao ligamento inguinal. O reparo deve resultar na obliteração do defeito herniário, cuja borda medial é o ligamento lacunar rígido, a borda superior sendo o ligamento inguinal e a borda lateral sendo a veia femoral; essas estruturas não são passíveis de reparo primário com suturas. Após a redução do conteúdo do saco herniário e a excisão do saco, utiliza-se tela ou tecido para cobrir o defeito de maneira livre de tensão. Se for usado um tecido, há necessidade de uma incisão de relaxamento vertical na bainha do reto anterior para evitar a tensão no reparo. Se for escolhido um reparo com tela aberto ou laparoscópico, o defeito na fáscia transversal deve ser completamente coberto.

3A. Taxa de recorrência equivalente para reparo de hérnia aberto ou laparoscópico com tela nas mãos de cirurgiões experientes. Embora os estudos iniciais de reparos de hérnia com tela abertos e laparoscópicos mostrassem maior recorrência com os reparos laparoscópicos, os ensaios clínicos randomizados mais recentes envolvendo cirurgiões com maior experiência em laparoscopia mostram taxas de recorrência equivalentes para reparos com tela realizados de forma aberta ou laparoscópica. As complicações perioperatórias são maiores com os procedimentos laparoscópicos extraperitoneais do que em outros reparos, da mesma forma que as taxas de recorrência, em comparação com as técnicas abertas ou laparoscópicas transabdominais. Geralmente, os reparos laparoscópicos estão associados com menos dor e dormência a longo prazo que os reparos abertos.

4C. Desenvolver uma infecção de ferida. Foi demonstrado que diversas comorbidades aumentam o risco de formação de hérnia incisional após uma cirurgia abdominal: técnica cirúrgica ruim, idade avançada, obesidade, doença pulmonar, tabagismo, diabetes, radiação prévia, perda sanguínea maior que 1.000 mL, nutrição ruim, uso de esteroides e imunocomprometimento. O maior risco de hérnia incisional, de até 80%, é encontrado em pacientes que desenvolvem uma infecção de ferida.

5E. Tela biológica posicionada atrás do músculo reto abdominal (underlay) com os tecidos primários levados até a linha média. Com exceção das hérnias muito pequenas (< 2 cm), todos os reparos primários têm uma taxa de recorrência inaceitável. Resultados igualmente ruins são vistos com a tela colocada entre os retos abdominais (inlay), mesmo com o uso de telas biológicas ou sintéticas. A tela sintética tem alto risco de infecção quando houver necessidade de ressecção intestinal e não deve ser usada nessas circunstâncias. Os melhores resultados em um campo contaminado são vistos com o uso de tela biológica em posição retrorretal (underlay) com os tecidos primários do paciente trazidos até a linha média.

CAPÍTULO 33

1A. Laparoscopia. A suprarrenalectomia laparoscópica é segura para tumores suprarrenais pequenos. Não há necessidade de grandes incisões para a maioria dos tumores suprarrenais e elas estão associadas com maior morbidade.

2D. Metanefrinas plasmáticas livres. As metanefrinas plasmáticas livres ou metanefrinas fracionadas em urina de 24 horas são os exames mais sensíveis e específicos para o diagnóstico de feocromocitoma/paraganglioma.

3C. Biópsia com agulha fina do tumor suprarrenal. A biópsia com agulha fina de um tumor suprarrenal quase nunca é necessária, está associada com significativos resultados falso-positivos e falso-negativos, pode ser perigosa (no feocromocitoma) e tem risco de disseminação do tumor (câncer adrenocortical).

4B. Um tumor feminilizante. Os tumores suprarrenais feminilizantes são raros, grandes e quase sempre câncer suprarrenal cortical. A ressecção laparoscópica seria difícil e teria risco de recorrência local e disseminação do tumor. Por outro lado, o câncer metastático para a glândula suprarrenal geralmente pode ser ressecado com segurança por laparoscopia.

5E. 5-AHIA. Os tumores suprarrenais não secretam 5-AHIA como alguns tumores carcinoides.

CAPÍTULO 34

1D. Normalmente provoca sintomas quando há redução de pelo menos 50% no diâmetro arterial, o que se correlaciona com estreitamento de 75% na área de corte transversal.

2D. Dor que ocorre em repouso.

3B. Pode ser causado por dissecção de artéria grande.

4A. Não deve ser realizada quando a artéria carótida está completamente ocluída.

5C. É definido como dilatação localizada de uma artéria para pelo menos 1,5 vezes seu diâmetro normal.

CAPÍTULO 35

1C. A ablação térmica é uma abordagem eficaz ao tratamento das veias safenas. A opinião de consenso de 2011 recomenda a ablação térmica em relação à ablação cirúrgica ou química para a VSM. Não é recomendado o tratamento seletivo de veias perfurantes incompetentes em pacientes com veias varicosas simples, embora isso seja uma opção para veias perfurantes patológicas. A absorção da veia ocorre ao longo de meses.

2D. A anticoagulação por três meses é igualmente recomendada em pacientes com (i) EP/TVP proximal da perna provocada por fator de risco transitório não cirúrgico, (ii) em pacientes com EP/TVP distal isolada da perna provocada por cirurgia ou fator de risco transitório não cirúrgico. Isso é recomendado em relação a durações mais curtas ou longas da anticoagulação. Nem todos os pacientes com TVP necessitam de anticoagulação por esse período de tempo.

3D. A ultrassonografia venosa com Doppler da extremidade superior é sensível e confiável no diagnóstico de trombose de veia axilar-subclávia. É obtida uma radiografia de tórax para excluir a presença de costelas cervicais, que podem contribuir para a compressão da veia subclávia, mas isso não pode ser usado de maneira isolada para o diagnóstico. Uma venografia por TC não é uma modalidade para avaliação inicial adequada. Uma angiografia por TC não gerará imagem adequada da veia subclávia.

4B. Até 40% das apresentações estão associadas com TVP aguda. Foi relatado que menos de 10% e até 40% dos pacientes com tromboflebite superficial estão associados com TVP aguda. Edema generalizado está presente apenas se houver envolvimento de veias profundas. A deambulação é estimulada junto com AINEs, calor local, elevação e meias elásticas. A maioria dos episódios de tromboflebite séptica responde ao tratamento conservador e não necessita de tratamento cirúrgico.

5C. A ultrassonografia venosa com Doppler ajuda a descartar insuficiência venosa e obstrução venosa. A distribuição do edema causado por linfedema é centrada ao redor do tornozelo e é mais pronunciado no dorso do pé. Ele costuma envolver os artelhos, uma característica que não é vista na estase venosa. A ultrassonografia venosa com Doppler é útil para descartar as causas venosas de edema, em especial nos pacientes com edema unilateral. Devido ao seu mínimo risco e sua capacidade de fornecer informações sobre transporte e refluxo linfático, a linfocintilografia é o padrão-ouro para a avaliação da função linfática. Os diuréticos não são eficazes no tratamento a longo prazo do linfedema, embora possam ser úteis nas exacerbações agudas.

CAPÍTULO 36

1D. É normalmente mantida em nível estável pelo deslocamento de LCS.

2D. Posição de Trendelenburg.

3B. É acompanhado por hiporreflexia inicial.

4A. Ocorre com regeneração axonal após degeneração walleriana a uma velocidade de 1 mm ao dia.

5C. Pode causar sintomas relacionados à compressão da haste hipofisária causando aumento dos níveis de prolactina.

CAPÍTULO 37

1C. Tratamento clínico da dor e náuseas do paciente e programar avaliação oftalmológica urgente. O início súbito de dor ocular unilateral intensa com redução da acuidade visual, pupila dilatada e não reativa, córnea turva e pressão intraocular elevada é a apresentação clássica do glaucoma agudo de ângulo fechado. Essa é uma condição que ameaça a visão e deve ser tratada com urgência. Há necessidade de tratar a dor e as náuseas do paciente e reduzir a sua pressão intraocular com medicamentos tópicos, orais e IV; porém, o tratamento definitivo consiste na realização de uma iridotomia periférica.

2C. Obter uma TC maxilofacial e iniciar antimicrobianos IV. O início agudo de edema palpebral com os sinais adicionais de calor e vermelhidão palpebral é altamente sugestivo de um processo infeccioso. Visão dupla e limitação dos movimentos extraoculares no lado afetado indicam haver envolvimento orbital. Está indicada a realização de exames de imagem para descartar a formação de abscesso, devendo ser iniciados os antimicrobianos IV. Os antimicrobianos orais seriam apropriados para uma celulite pré-septal; porém, nesse caso há sinais de envolvimento orbital. A oftalmopatia tireoidiana é uma causa comum de proptose unilateral progressiva e o herpes zoster oftálmico pode se apresentar com edema palpebral e erupção vesicular.

3D. A ceratite por HSV classicamente se apresenta com lesão corneana dendrítica. A infecção ocular pelo HSV é mais comumente causada pelo HSV-1 e se apresenta com irritação ocular, visão reduzida e lesão corneana dendrítica na coloração com fluoresceína. A infecção pelo vírus herpes-zóster (HZV) normalmente se apresenta de maneira diferente do HSV, muitas vezes com lesões cutâneas vesiculares ao redor do olho. Se for encontrada uma lesão vesicular na ponta do nariz (sinal de Hutchinson), isso é sugestivo de envolvimento intraocular pelo HZV. A nevralgia pós-herpética pode ser uma sequela dolorosa do HZV – e não do HSV.

4C. Degeneração macular "seca" não exsudativa. Os agentes-alvo ao VEGF são usados para tratar diversas condições oftálmicas, incluindo edema macular diabético, degeneração macular exsudativa e outras doenças em que ocorre neovascularização, como o glaucoma neovascular. Os agentes-alvo ao VEGF não são usados na degeneração macular não exsudativa ou "seca".

5C. Instilar tetracaína a 0,5% e irrigar imediatamente com ~2 litros de solução fisiológica (ou qualquer outro líquido imediatamente disponível). As queimaduras oculares com a amônia alcalina são graves devido à rápida penetração do tecido ocular e ao significativo dano tecidual causado. O tratamento deve ser imediato para confortar o paciente e irrigar o olho com grande volume de solução fisiológica. A oftalmologia pode ser consultada enquanto o paciente está sendo irrigado e por fim, após a normalização do pH, pode-se instilar colírio dilatador e usar pomada antimicrobiana.

CAPÍTULO 38

1A. Prenefro.

2A. Logo fora do anel externo.

3D. Ter histórico de infecções do trato urinário.

4A. Hiperoxalúria.

5C. Ressecção transuretral de próstata.

CAPÍTULO 39

1D. Cisto lúteo.

2D. O carcinoma ocorre mais frequentemente em mulheres entre 20 e 30 anos de idade.

3B. consiste em radioterapia e quimioterapia para doença avançada.

4A. Estão presentes em 20 a 30% das mulheres em idade reprodutiva.

5D. A, B e C.

CAPÍTULO 40

1C. Uma fratura exposta é definida como uma ruptura óssea com rompimento na pele e tecidos moles sobrejacentes resultando na comunicação entre a fratura e o ambiente externo. As fraturas expostas podem ser classificadas pela classificação de Gustillo e Anderson: Grau 1, abertura menor que 1,0 cm com pele limpa; Grau 2, ferida traumática maior que 1,0 cm, mas menor que 10 cm em tamanho; e Grau 3, lesão extensa de tecidos moles necessitando de retalho e/ou reparo vascular. Há necessidade de tratamento antimicrobiano, profilaxia do tétano e irrigação mais desbridamento urgentes com cirurgia. As fraturas devem ser estabilizadas com fixação interna ou externa e/ou uso de talas para minimizar a lesão adicional de tecidos moles.

2C. Os achados clínicos na lesão de medula espinal dependem do nível, mecanismo e intensidade da lesão. As lesões podem ser classificadas como completas ou incompletas. Uma lesão completa da medula espinal se refere à ausência de função motora ou sensitiva abaixo do nível da lesão. As lesões incompletas da medula espinal podem demonstrar um padrão variável de preservação sensitiva e motora. A American Spinal Injury Association publicou uma escala para classificar a intensidade da LME: ASIA A – completa; ASIA B – sensitiva incompleta; ASIA C – motora incompleta; ASIA D – motora incompleta, mais da metade dos músculos abaixo da lesão têm > grau 3 de força; ASIA E – normal. O choque espinal é uma disfunção da medula espinal devido à ruptura fisiológica, resultando em hipotonia, arreflexia e paralisia. A resolução costuma ocorrer dentro de 24 horas e o reflexo bulbocavernoso é o primeiro a voltar.

3D. As fraturas pélvicas estão entre as lesões ortopédicas mais graves, resultando em hemorragia potencialmente fatal, lesão neurológica e geniturinária. Os pacientes hemodinamicamente instáveis têm mortalidade de 40-50%. O cuidado imediato do paciente com fratura pélvica deve abordar a hemorragia retroperitoneal, a estabilidade do anel pélvico e as lesões do sistema GU. Os princípios gerais da ressuscitação se aplicam e o sangramento ativo da pelve pode ser controlado enrolando-se uma órtese ou um lençol circunferencialmente ao redor da pelve para fechar o volume pélvico.

4A. As luxações traumáticas de joelho podem ameaçar o membro devido à ruptura da vasculatura poplítea. Se o joelho permanecer luxado na apresentação, deve ser realizada a redução imediata. É fundamental realizar exame neurológico e vascular após a redução. Se houver qualquer indicação de fluxo arterial anormal (ITB < 0,9, pulsos diminuídos ou ausentes, enchimento capilar demorado) há indicação de arteriografia. Se o membro estiver francamente isquêmico, está indicada a exploração vascular de emergência.

5C. As fraturas supracondilares do úmero estão entre as lesões mais comuns em crianças entre 4 e 8 anos de idade. O mecanismo típico é uma lesão por hiperextensão após uma queda sobre o braço estendido para fora. Se houver deslocamento, as fraturas supracondilares necessitam de redução urgente e estabilização no bloco cirúrgico. O nervo interósseo anterior é o mais comumente lesado nas fraturas com extensão. A maioria das lesões de nervo representam neuropraxias que melhoram apenas com a observação nos 3 a 6 meses subsequentes.

CAPÍTULO 41

1C. Os enxertos de pele de espessura total estão indicados para diversos procedimentos reconstrutivos. A longo prazo, eles têm menor taxa de contratura que os enxertos de espessura parcial. Devido ao fato de terem espessura total, o número de apêndices cutâneos é na verdade aumentado. Isso permite a incorporação mais adequada do enxerto. Isso também os torna mais resistentes ao trauma durante a recuperação a médio e longo prazos. A estética de um EPET costuma ser mais adequada que a de um EPEP devido aos fatores citados.

2B. Um retalho de padrão aleatório não tem um pedículo vascular realmente dedicado para mantê-lo vivo. Assim, devido ao seu padrão aleatório, sua relação entre comprimento e largura é fundamental para sua sobrevida. Por exemplo, se houver necessidade de um retalho de 3 cm de comprimento, a largura não deve ser menor que 2 cm, o que significa uma relação de 1,5:1.

3B. A úlcera de pressão no ísquio é um problema comumente encontrado pelo cirurgião plástico. A cobertura adequada com tecido é mandatória, ou seja, o enxerto de pele e fechamento primário não são adequados. O reto femoral não seria o mais adequado para alcançar o ísquio. O retalho de grácil é um retalho versátil que tem sido amplamente descrito para o tratamento de úlceras de pressão.

4C. Uma MAV se desenvolve a partir de conexões arteriais e venosas errôneas. Com o passar do tempo, isso pode levar a consequências significativas para a saúde. Glut-1 está associado com hemangiomas. A MAV geralmente cresce de maneira proporcional com o paciente e não costuma apresentar uma fase de crescimento rápido. Na maioria dos casos, as MAVs não sofrem involução por conta própria.

5E. Foi demonstrado que o retalho TRAM é extremamente versátil e oferece uma reconstrução estética mais adequada da mama naquelas pacientes com radioterapia. Quando a radioterapia está envolvida, os implantes em geral causam mais complicações e têm resultados abaixo do desejável.

APÊNDICE: RESPOSTAS ÀS QUESTÕES DE MÚLTIPLA ESCOLHA

CAPÍTULO 42

1D. A mão deve estar na posição de repouso.

2D. Em zigue-zague por meio das linhas de tensão.

3B. Pode incluir a camptodactilia.

4A. O tratamento pode ser feito com injeções locais de corticosteroides.

5C. Geralmente, deve ser a incisão do ligamento transverso do carpo, que forma o teto do túnel.

CAPÍTULO 43

1B. Vômitos biliosos são indicativos de uma obstrução intestinal proximal. Em uma criança de 2 meses que se desenvolvia bem, a anormalidade que deve ser descartada é um volvo de intestino médio. Isso normalmente ocorre em casos de má rotação com um mesentério de base estreita suscetível à rotação em sentido horário e estrangulamento dos vasos mesentéricos. Embora a ultrassonografia tenha sido usada no diagnóstico de má rotação com base na relação dos vasos mesentéricos superiores, ela não é o exame de escolha na obstrução aguda. A TC pode fazer o diagnóstico, mas é desnecessariamente cara e demorada. O enema contrastado pode ser indicativo de má rotação, mas não confirmará o volvo de intestino médio. A esofagografia não mostrará má rotação nem volvo de intestino médio. O raio-x de trânsito GI superior é o exame de escolha atualmente. O exame classicamente mostra um sinal de "saca-rolhas" com torção do intestino delgado próximo ao ligamento de Treitz, que pode estar deslocado medialmente em casos de má rotação.

2D. Os remanescentes do ducto tireoglosso são a anomalia congênita cervical mais comum na linha média. A excisão completa está indicada devido ao risco de infecção e à possibilidade de desenvolvimento de carcinoma papilar mais tarde. A infecção aguda em tratos tireoglossos deve ser tratada com antimicrobianos. Os abscessos devem ser incisados e drenados. Após a melhora completa da reação inflamatória (cerca de 6 semanas), deve ser feita a excisão do cisto tireoglosso e seu trato epitelial. A porção média do osso hioide deve ser removida em bloco com o trato tireoglosso até a base da língua (procedimento de Sistrunk). Há recorrências quando o hioide não é removido e quando o cisto sofreu infecção ou drenagem prévia. Linfonodos, cistos dermoides e aumento de linfonodos delphianos contendo metástases tumorais podem ser confundidos com remanescentes de tireoglosso na linha média cervical. Porém, diferentemente dos cistos do ducto tireoglosso, eles não se movem com a deglutição.

3E. A HDC é uma emergência fisiológica e não uma emergência cirúrgica. Os recém-nascidos devem ser estabilizados e a hipertensão pulmonar tratada antes do reparo. A OMEC ainda é usada no tratamento da insuficiência respiratória grave e da hipertensão pulmonar, embora seu uso seja menos comum com as estratégias de ventilação avançadas e a inalação de óxido nítrico. A TC pode ser usada para diferenciar a HDC da doença pulmonar cística quando houver dúvida, mas o defeito diafragmático não pode ser visualizado. Os defeitos pequenos são adequados para o reparo primário e a mortalidade é determinada pelo grau de hipoplasia pulmonar.

4A. A fístula traqueoesofágica está associada com outras anomalias congênitas em 50% dos casos e com a associação VACRERL (anomalias vertebrais, anorretais, cardíacas, traqueoesofágicas, renais e em membros) em 25% dos casos. A avaliação para anomalias associadas deve ser realizada antes da cirurgia. As anomalias cerebrais não são parte da associação, não havendo necessidade de rastreamento com ultrassonografia de crânio.

5B. A amplificação N-myc é um fator prognóstico ruim independentemente da idade. Idade precoce, diferenciação e HDL baixa são todos fatores prognósticos positivos. Os estágios IVs têm resultados favoráveis para crianças maiores com estágio III e IV.

CAPÍTULO 44

1D. A prevalência pontual de câncer descreve o número de pessoas com câncer em determinado momento.

2D. A e C.

3B. Pode ser descrito conforme seu benefício absoluto ou relativo.

4A. Tem o tamanho e o grau do tumor como variáveis prognósticas mais importantes.

5D. Deve ser excisado com margem de pele de 2 cm se tiver espessura maior que 2 mm.

CAPÍTULO 45

1C. IFN-γ.

2B. Célula B.

3A. Dois.

4E. Todos os anteriores.

5D. Câncer de colo do intestini metastático.

Índice

Os números de página seguidos por *t* e *i* indicam tabelas e ilustrações, respectivamente.

A

Abdome
    abscessos no, 502-510
    agudo, 483-496 (*Ver também* Abdome agudo)
    exames radiológicos do, para abdome agudo, 492
    massas no, palpação de, 490
Abdome agudo, 483-496
    causas clínicas de, 494, 494*t*
    causas de, comuns, 484*t*
    definição de, 483
    dor no, 483-487 (*Ver também* Dor, no abdome agudo)
    em pacientes idosos, 495
    em pacientes imunocomprometidos, 495
    em populações especiais, 495
    exame físico no, 488-491, 489*t*
    exames de imagem em, 492-493
    exames de investigação em, 491-494
    exploração cirúrgica no, indicações para, 495, 495*t*
    história de, 483-488
    incerteza diagnóstica, 494
    investigação laboratorial em, 491-492
    na apendicite aguda em pacientes pediátricos, 1247
    na cirurgia bariátrica, 495
    na gravidez, 495
    tratamento pré-operatório do, 496
Abdominoplastia, 1188-1189
Abiomed AB 5000, dispositivo de assistência ventricular, 420
Abiomed BVS 5000, dispositivo de assistência ventricular, 420, 420*i*
Ablação endometrial por histeroscopia, para sangramento uterino anormal, 1041
Ablação por radiofrequência (RFA)
    para câncer hepático, 555-556
    para neoplasia metastática do fígado, 558
Abordagem de Caldwell-Luc, para fraturas tipo *blowout*, 1176
Abordagem pré-peritoneal, aberta, para reparo de hérnia inguinal, 772

Abrasões, tratamento de, 1172
ABS (American Board of Surgery), 7, 7*t*
Abscesso(s). *Ver também* Abscessos intraperitoneais
    anorretal, 748-750, 748*i*
    da mama, 301, 301*i*
    da próstata, 982
    do apêndice, complicando apendicite aguda, 653
    do encéfalo, neurocirurgia para, 933-934
    do espaço hipotenar, 1203
    do espaço profundo, da mão, 1202-1203, 1202*i*
    do músculo psoas, 507
    epidural da coluna, 935, 935*i*
    espinal epidural, 935, 935*i*
    esplênico, 645
        esplenectomia para, 634-635
    hepático, 579-580
    intra-abdominal, 95-96, 502-510
    intraperitoneal, 502-507, 503*i*, 504*i*, 504*t*, 505*i* (*Ver também* Abscessos intraperitoneais)
    pancreático, 620
        na pancreatite aguda, 614
    parafaríngeo, abscesso peritonsilar diferenciado de, 254
    pericolecístico, complicando colecistite aguda, 594
    perinéfrico, 981
    peritonsilar, 254
    pilonidal, 753
    prostático, 982
    pulmonar, 366-367
    renal, 981
    retrofascial, 507-509
    retroperitoneal, 507-509
    subescapular, 339
    subpeitoral, 339
    subungueal, 1202
    volar do espaço tenar, 1203
Abscessos intraperitoneais, 502-507
    achados laboratoriais em, 505
    exames de imagem em, 505-506
    fisiopatologia de, 502-503, 503*i*
    locais de, 503-504, 503*i*, 504*i*, 504*t*

    locais e causas de, 504*t*
    manifestações clínicas em, 504-506
    prognóstico para, 507
    sinais e sintomas em, 504-505
    tratamento de, 506-507, 506*i*
Absorção de aminoácidos, no intestino delgado, 659
Absorção, no intestino delgado, 659
Absorciometria de raio X de dupla energia (DEXA), na avaliação nutricional, 118
Abuso
    de álcool, 564
        cirrose por, 561-562
    infantil, 1268
        síndrome do bebê sacudido e, 908
Acalásia, esofágica, 459-461, 460*i*
    secundária, 460-461
Ação estranguladora
    da cruz esofágica, perda da, na doença do refluxo gastresofágico, 467
    do diafragma, ação protetora da, 457
Acesso
    pós-pilórico, para alimentação enteral, 131
    pré-pilórico, para alimentação enteral, 131
    vascular, para paciente com traumatismo, 197
Acetato de megestrol, para câncer de mama metastático, 322*t*
ACGME (Accreditation Council for Graduate Medical Education), 6
Achados endoscópicos
    no câncer de bexiga, 1002
    nos tumores da pelve renal, 999
    nos tumores ureterais, 1000
Achados laboratoriais
    na anemia hemolítica autoimune, 642
    na apendicite aguda, 652
    na colecistite aguda, 593
    na coledocolitíase, 598-599
    na doença de Hirschsprung, 1241
    na doença dos cálculos biliares, 591
    na encefalopatia hepática, 578
    na enterite regional, 665-666
    na epilepsia refratária, 915-916
    na esferocitose hereditária, 639-640
    na hiperplasia prostática benigna, 975

ÍNDICE

na nefrocalcinose, 989
na neoplasia metastática do fígado, 557
na obstrução do intestino delgado por estrangulamento, 662
na obstrução simples do intestino delgado, 662
na oclusão vascular mesentérica aguda, 675
na pancreatite aguda, 614
na pancreatite crônica, 622
na peritonite, 501
na púrpura trombocitopênica imune, 643
nas fístulas do intestino delgado, 672
nas fístulas retovaginais, 758
nas lesões dos ductos biliares, 604
nas varizes com sangramento agudo, 565
na tuberculose urogenital, 983
na úlcera péptica perfurada, 532
na uropatia obstrutiva, 972
no abscesso e na fístula anorretais, 749-750
no abscesso hepático, 579
no adenocarcinoma pancreático, 625
no adenocarcinoma renal, 995
no cálculo renal, 984
no câncer do intestino delgado, 681
no câncer do intestino grosso, 702
no câncer hepático, 553
no carcinoma de próstata, 1004-1005
no carcinoma gástrico, 536
no feocromocitoma, 787-788, 787i
no hiperaldosteronismo primário, 784
no hiperesplenismo, 636
no preparao pré-operatório, 14-15, 15t
no refluxo vesicoureteral, 966
nos abscessos intraperitoneais, 505
nos cálculos ureterais, 987
nos cânceres de bexiga, 1001
nos pseudocistos pancreáticos, 617
nos tumores biliares malignos, 602
nos tumores raquidianos, 895
nos tumores testiculares, 1008
nos tumores ureterais, 1000
no traumatismo da bexiga, 992
no traumatismo hepático, 549
no traumatismo renal, 990
no traumatismo ureteral, 991
Acidentes automobilísticos
  lesões abdominais por, 209-210
  lesões torácicas por, 205
  lesões vasculares em, 217, 218
Acidentes. *Ver* Acidentes automobilísticos; Traumatismo
Acidente vascular encefálico (AVE), 812, 813
  por calor, 236-238
  pós-operatório, 50

Ácido(s)
  gástrico, secreção de, 516, 517i
    excessiva, na síndrome de Zollinger-Ellison, 524
    regulação da, 518
  ingerido, lesões esofágicas por, 479
Ácido acetilsalicílico, no tratamento da doença arterial coronariana, 392
Ácido gama-aminobutírico (GABA), encefalopatia hepática por, 578
Ácido tranexâmico para choque hipovolêmico, 169
Ácido ursodesoxicólico, para colangite esclerosante, 607
Ácidos graxos, 123
  poli-insaturados (AGPIs), 123
Acidose metabólica, 111-112
  hiperclorêmica, complicando NPT, 140t
Acidose respiratória, 112-113
Acloridria, na úlcera gástrica, 526
ACP (analgesia controlada pelo paciente), no tratamento da dor pós-operatória, 43
Acreditação, para escolas médicas, 6
Acrocefalossindactilia, 1178
Acrocianose, 829
Acromegalia, por tumores hipofisários, 897
Acrônimo OPQRST, 13
ACS (American College of Surgeons), 7-8, 7t
Acuidade visual
  decréscimo da, 938
  exame da, 937
Adenocarcinoma(s)
  biliar, 602-603
  da ampola de Vater, 628
  da vesícula biliar, 600
  do apêndice, 655-656
  do intestino delgado, 680, 683
  duodenal, 539
  esofágico, 474
    complicação da acalásia, 461
  folicular, da tireoide, 285, 285i
  gástrico, 535
  intraepitelial, da margem anal, 760
  pancreático, 624-627
  papilar, da tireoide, 284-285
  papilífero, da tireoide, 284-285
  pulmonar, 379
  renal, 994-997, 995i
Adenoma(s)
  brônquico, 385-386
  carcinoma ex-pleomórfico, 274
  da ampola de Vater, 628

  da glândula de Brunner, 539
  da hipófise, 288, 890, 896-900
    excisão de, para doença de Cushing, 793
  da paratireoide, 293i
  das glândulas brônquicas, pulmonares, 379
  da vesícula biliar, 603
  do intestino delgado, 680
  hepático, 560-561
  pleomórfico, 273
  produtor de aldosterona, localização do, 785
  vilosos, do duodeno, 539
Adenomas brônquicos, do pulmão, 379
Adenomiomatose, vesícula biliar, 603
Adenomiose, 1041-1042
Adesivos teciduais, para feridas agudas, 70
Adesões
  obstrução do intestino delgado por, 661
  peritoneais, 508
Adutor do metatarso, em pacientes pediátricos, 1120
Aflatoxinas, carcinoma hepatocelular por, 552
Agenesia
  pulmonar unilateral, 364
  renal, 961
  vaginal, 1031
Agentes
  alquilantes, 1277
  antibacterianos, tópicos, no tratamento de queimaduras, 231-232
  antimicrotúbulos, na quimioterapia, 1277
  bloqueadores de H2
    para doença do refluxo gastresofágico, 468
    para síndrome de Zollinger-Ellison, 525
  bloqueadores α-adrenérgicos, no tratamento do feocromocitoma, 789
  cronotrópicos, para choque cardiogênico, 172
  de volume, para úlcera/fissura anal, 747
  estimulantes de eritropoietina na terapia transfusional, 41-42
  fibrinolíticos, para hidrocefalia, 930
  inotrópicos, para choque cardiogênico, 172
  osmóticos, para hipertensão intracraniana, 872-873
AGS (avaliação global subjetiva), na avaliação nutricional, 120
Água
  absorção de, no intestino delgado, 659
  distúrbios do volume de, 105-106
  secreção de, no intestino delgado, 659
Água corporal
  composição dos eletrólitos da, 104-105, 105i
  distribuição da, 104-105
  total, em relação à idade e ao sexo, 105t

AINEs. *Ver* Anti-inflamatórios não esteroides (AINEs)
Albumina, níveis séricos de, na avaliação nutricional, 118-119
Alcalemia metabólica, em paciente gravemente doente, 189
Álcalis, ingestão de, lesões esofágicas por, 479
Alcalose
  metabólica, 112
  respiratória, 113
Alça-sentinela, na pancreatite aguda, 614
Alcoolistas
  delirium tremens em, no pós-operatório, 51
  no preparo pré-operatório, 27
  síndrome de Mallory-Weiss em, 530
Aldosteronoma, hiperaldosteronismo primário diferenciado de, 784
Alentuzumabe
  na imunoterapia passiva, 1283-1284
  no transplante renal, 1300
Alfafetoproteína (AFP), como marcador tumoral para câncer hepático primário, 554
Alimentação
  enteral, para recém-nascidos, 1217
  parenteral, para recém-nascidos, 1217-1218, 1218t
Aloenxerto(s)
  definição de, 1295
  renal, disfunção de, diagnóstico diferencial de, 1306
Altemeier, procedimento de, para prolapso retal, 766
Alterações do tegumento, na doença oclusiva crônica de extremidades inferiores, 801
Alterações pelvicaliceais, na uropatia obstrutiva, 971
Alterações vesicais, na uropatia obstrutiva, 971
Alunos, funções dos, avaliação de, 938
Amaurose fugaz, 812
American Board of Surgery (ABS), 7, 7t
American College of Obstetricians and Gynecologists, no rastreamento de massas anexas, 1051
American College of Surgeons (ACS), 7-8, 7t
American Heart Association (AHA)
  algoritmo de diretriz perioperatória da, 153, 153i, 154
  no preparo pré-operatório, avaliação de risco, 17-18

American Joint Committee on Cancer (AJCC), sistema de estadiamento do
  para melanoma cutâneo, 1288t
  para sarcoma de tecidos moles, 1286t
  para tumores, 1271
American Society for Colposcopy and Cervical Pathology (ASCCP), diretrizes de rastreamento da, 1024
American Society for Surgery of the Hand (ASSH), na classificação de anomalias da mão, 1196
American Society of Anesthesiologists, 147
  classificação do estado físico da, 16, 16t, 148-149, 148t
American Spinal Injury Association (ASIA)
  classificação de lesão da medula espinal da, 874, 875t
  sistema de classificação de lesões neurológicas da, 1065
Amigdaloipocampectomia seletiva, para epilepsia refratária, 917
Amigdaloipocampectomia, seletiva, para epilepsia refratária, 917
Amilase, níveis elevados de, na pancreatite crônica, 622
Amilorida, na preparação para suprarrenalectomia laparoscópica, 785
Aminoácidos de cadeia ramificada (AACRs), na desnutrição, 122, 126
Aminoácidos neurotransmissores, encefalopatia hepática por, 578
Aminossalicilatos, para enterite regional, 667, 728
Amônia, encefalopatia hepática por, 578
Amperes, 75
Ampola
  de Vater, 582
    adenocarcinomas da, 628
    adenomas da, 628
  hepatopancreática, estenose da, obstrução do ducto colédoco por, 605-606
Ampola hepatopancreática, 582
  estenose da, obstrução do ducto colédoco por, 605-606
Amputação
  abaixo do joelho, 810i, 811, 811i
  acima do joelho, 811
  de Ray, 810, 810i
  do hálux e raio digital, 810, 810i
  dor e contratura de flexão após, 812
  dor-fantasma após, 812
  extremidade inferior, 810-812
    nível de, determinação de, 810-811

  extremidade superior, 1208-1209
  imediata, no tratamento de lesão vascular, 224
  isquemia no membro residual após, 812
  para doença oclusiva crônica de extremidades inferiores, 806-807
  problemas após, 811-812
  reabilitação após, 811–812
  transmetatarsal, 811
  tromboembolia após, 811
Analgesia
  com opioides, no tratamento da dor pós-operatória, 160
  controlada pelo paciente (ACP), no tratamento da dor pós-operatória, 43
  epidural, contínua, no tratamento da dor pós-operatória, 43
Analgésicos
  não opioides parenterais, no tratamento da dor pós-operatória, 43
  orais, no tratamento da dor pós-operatória, 43
  parenterais não opioides, no tratamento pós-operatório da dor, 43
Análise gástrica, no diagnóstico de úlcera duodenal, 520, 520t
Análogo do hormônio liberador de gonadotrofinas (GnRH)
  para endometriose, 1059
  para tumores, 1279-1280
Análogos de platina, na quimioterapia, 1277
Anastomose
  da bolsa anal, ileal, 728-729
  para enterite regional, 670
Anastrozol, para câncer de mama, 320
  metastático, 322t, 1280
  paliativo, 323
Anéis
  esofágicos, 480
  femorais, no exame abdominal, 491
  inguinais, no exame abdominal, 491
  vasculares, 450-452
Anel
  de Schatzki, 480
  inguinal interno, 768
Anemia
  complicando cirurgia de úlcera péptica, 524
  de Cooley, 641
  do Mediterrâneo, 641
  hemolítica
    autoimune, 641-642
    não esferocítica, hereditária, 640-641
  na síndrome da alça cega, 674

Anemia por deficiência de ferro, complicando cirurgia de úlcera péptica, 524
Anestesia, 147-162
    avaliação pré-operatória para, 148-159, 148*t*
        comorbidades na, 151
        conteúdo de, 148*t*, 149
        exame e classificação das vias aéreas na, 149-150, 151*i*
        exame físico na, 149
        exames na, 149
        história na, 149
        jejum pré-operatório na, 150-151
        medicamentos de manutenção da, 151
        momento da, 148-149, 148*t*
    complicações da, no pós-operatório, 161
    consentimento informado para, 155
    cuidados após, 159
    definição de, 147
    epidural, 158
    escolha da, 155-156
    espinal, 157-158
    geral
        despertar intraoperatório sob, 161
        manejo da, 156-157
        manutenção da, 157
    história de, 147
    local, com cuidados anestésicos monitorados, 147
    medicamentos pré-operatórios e, 155
    monitoramento da, básico, padrões para, 156*t*
    para tratamento de feridas, 1172-1173
    regional, para cirurgia, 157-158
    risco de, geral, 147-148
    término da cirurgia e, 158-159
Anestésico geral, definição de, 147
Anestesiologia, definição de, 147
Anestesiologista, 147
Aneurisma(s)
    aórtico
        abdominal, 821-822
            história natural de, 822
            manifestações clínicas no, 822-824, 822*i*
            roto, complicando diagnóstico de choque cardiogênico, 170
            tamanho do, risco de ruptura e, 822
            tratamento do, 823-824, 823*i*
        dissecante, tratamento do, 824*i*
        roto, 816, 825-826
        suprarrenal, 825
    arterial, 411-413
        cerebral, 909-911, 909*i*, 910*i*
        hepático, 828
        periférico, 821, 826-827

artéria(s)
    cavernosos da carótida, 910
        cerebrais, 909-911, 909*i*, 910*i*
    coronário, 453
    da ilíaca, 824-825
    da veia de Galeno, em crianças, 907
    embolização do, angiografia para, 863
    em crianças, 907
        esplênica, 828
    extremidade superior, 827
    falso, na lesão vascular, 219
        hepática, 828
    infectado, 826
    inflamatório, 826
        mesentérica superior, 828
    micótico, 826
    oftálmica, 910
    radial, falso, 827
    renal, 828, 1013
    subclávia, 827
    visceral, 828
Aneurismectomia, aberta, para aneurisma da aorta abdominal, 823-824, 824*i*
Anexos
    oculares
        inspeção de, 938
        lacerações de, 951
        trauma contuso de, 951, 951*t*
    uterinos
        cistos funcionais dos, 1050-1051
        massas dos, benignas, 1050-1051
            diagnóstico diferencial de, 1050*t*, 1052*i*
            persistentes, 1051
Angiedema
    agudo, 252-254
    alérgico, 253
    hereditário, 253
    induzido por medicamentos, 253
Angina
    de Ludwig, 252-254
    estável, na doença arterial coronariana, 390
Angioceratoma, vulvar, 1028
Angiodisplasia, 718
Angiogênese, na cicatrização de feridas, 64
Angiografia
    cerebral, 860, 861*i*
        com cateter, para tumores cerebrais, 885
        para malformações arteriovenosas, 912, 913*i*
    coronária
        para doença arterial coronariana, 391, 392*i*
        para regurgitação mitral, 399
    do sistema nervoso central, 863

mesentérica, para hemorragia gastrintestinal baixa aguda, 720
para abdome agudo, 493
para câncer hepático, 553
para colocação de *stent* intravascular, 863
para embolização de aneurismas, 863
para hemorragia gastrintestinal superior, 528
para tratamento de trombo intraluminal, 863
porta, para varizes não hemorrágicas, 569
pulmonar, para tromboembolismo pulmonar, 843, 843*i*
ressonância magnética
    para doença oclusiva crônica de extremidades inferiores, 801-802
    para doença vascular cerebral, 813
    para sistema nervoso central, 860, 861*i*
Angiografia TC (ATC)
    do sistema nervoso central, 863
    na doença oclusiva crônica de extremidades inferiores, 801
    na doença vascular cerebral, 813
    para malformações arteriovenosas, 912
    para tumores do mediastino, 358
Angiograma pulmonar, para tromboembolismo pulmonar, 843, 843*i*
Angiomiolipoma, 998
Angioplastia
    coronariana transluminal percutânea, prévia, na avaliação pré-anestésica, 152, 153-154
    de carótida, colocação de *stent* e, 815, 815*i*
    prévia, na avaliação pré-anestésica, 153-154
    transluminal, percutânea
        com colocação de *stent*, para hipertensão renovascular, 818, 819*i*
        para doença oclusiva crônica de extremidades inferiores, 804-805, 804*i*, 805*i*, 806*i*
Angiorressonância magnética (ARM)
    para doença oclusiva crônica de extremidades inferiores, 801-802
    para doença vascular cerebral, 813
    para sistema nervoso central, 860, 861*i*, 862
Angiossarcoma, do fígado, 552
Angiotensina II, no choque grave, 184
Angústia respiratória em recém-nascidos por, 1231, 1231*i*
ANI (avaliação nutricional imediata), 120*t*, 121
Anomalia(s)
    branquiogênicas, em pacientes pediátricos, 1220-1221, 1220*i*
    císticas congênitas do pulmão, 362-365
    craniofaciais, reparo cirúrgico das, 1178-1180

de Ebstein, 444-445
de Klippel-Feil, 902
Anorexia, no carcinoma gástrico, 536
Antagonista(s)
    de testosterona, para câncer de próstata, 1279
    do receptor de H2, para úlcera duodenal, 521
Antebraço
    fraturas do, 1080-1082, 1199-1200
        dos dois ossos, 1081-1082
        em pacientes pediátricos, 1110
    luxações e entorses do, 1200
Antiácidos
    para doença do refluxo gastresofágico, 468
    para úlcera duodenal, 520
Anticoagulação
    para tromboembolismo pulmonar, 844
    sistêmica, para trombose venosa profunda, 838
Anticonvulsivantes
    no tratamento do tumor cerebral, 891
    profiláticos
        após traumatismo craniano, 871
        para aneurismas de artérias cerebrais, 910
Anticorpo
    antiespermatozoide, determinação de, 1016
    monoclonal, 1283-1284
Antígeno(s)
    carcinoembrionário (CEA), 307
    de histocompatibilidade HLA, no transplante renal, 1296
    do complexo histocompatibilidade principal (MHC), no transplante renal, 1296
Anti-inflamatórios não esteroides (AINEs)
    enteropatia por, 667
    para doença degenerativa da coluna lombar, 928
    para tromboflebite superficial, 845
Anti-inflamatórios para doença degenerativa da coluna cervical, 926
Antimetabólitos
    na quimioterapia, 1277
    no transplante renal, 1298
Antimicrobianos
    colite associada a, 98
    na quimioterapia, 1277
    no tratamento de feridas, 1172
    para abscesso hepático, 580
    para abscessos pulmonares, 367
    para bronquiectasia, 368
    para cistite, 981

    para colangite piogênica recorrente, 606
    para colecistite aguda, 594
    para enterite regional, 667
    para fraturas expostas, 1063
    para infecções das mãos, 1202
    para infecções do trato urinário, 979
    para infecções necrosantes difusas, 95
    para pancreatite aguda, 615-616
    para perfuração esofágica, 477
    para pielonefrite aguda, 980
    para pneumonia associada à ventilação mecânica, 183
    perioperatórios, 88-89, 88t, 89t
    pré-operatórios, para peritonite, 501-502
    profiláticos
        no refluxo vesicoureteral, 966
        para infecções do sítio cirúrgico, 24t
Antraciclinas, para câncer de mama, 318
Antrectomia e vagotomia, para úlcera duodenal, 521i, 522-523
Anuloplastia mitral, para regurgitação mitral, 400-403, 401i, 402i
Ânus imperfurado, 1244-1246
Anusite, 756-757
Ânus não perfurado, 1244-1246
Aorta
    ruptura da, traumática
        características clínicas da, 218t
        características radiológicas da, 218t
    torácica
        distúrbios da, 411-417
Aorta torácica
    aneurisma da, 411-413
    diagnóstico da, 220-221
    dissecção da, 413-417
    distúrbios da, 411-417
    doença da, 411-417
    lesão romba da, 218
    tratamento da, 222, 222i
    traumatismo fechado da, 218
        diagnóstico de, 220-221
        tratamento de, 222, 222i
Aortoplastia com enxerto, para coarctação da aorta, 449
Aortoplastia, retalho, para coarctação da aorta, 449
Apêndice(s), 651-656
    anatomia do, 651
    fisiologia do, 651
    inflamação do, 651-655 (Ver também Apendicite)
    testiculares, torsão dos, 1015-1016
    tumores do, 655-656

Apendicectomia
    para apendicite aguda, 654, 654i
    para tumores carcinoides do apêndice, 656
Apendicite
    aguda, 651-655
        complicações de, 653
        diagnóstico diferencial de colecistite aguda, 594
        diagnóstico e diagnóstico diferencial de, 652-653
        em pacientes pediátricos, 1247-1248
        manifestações clínicas na, 651-652
        prevenção de, 653
        prognóstico para, 654-655
        tratamento de, 653-654, 654i
    crônica, 653
    diagnóstico de, 494
    enterite regional diferenciada de, 667
    na gravidez, 652
Apneia do sono, obstrutiva, 257-258
Apneia obstrutiva do sono, 257-258
Apoplexia por tumores da hipófise, 898
Arco aórtico duplo, 450
Área
    da glândula pilórica, do estômago, 513
    das glândulas oxínticas, do estômago, 513, 515i
Área de superfície corporal total (ASCT)
    para queimaduras, 228, 229i
Área doadora, para enxertos cutâneos, 1152-1153
Área pré-anestésica, preparo pré-operatório na, 28-29
Arginina, metabolismo da, 122-123
ARM. Ver Angiorressonância magnética (ARM)
Arritmias
    intraoperatórias, 52
    pós-operatórias, 52
    tratamento inicial das, 170-171
Artéria(s), 798-831.
    aneurismas da, 821 (Ver também Aneurisma(s))
    carótida, interna, dissecção da, 816
    celíaca, compressão da, 821
    coronária
        anomalias da, 452-454
            direita, 390, 390i
            esquerda, 389, 390i
            esquerda anômala surgindo da artéria pulmonar, 453
        descendente anterior (ADA), 389
    doenças e distúrbios de
        aterosclerose como, 798

ÍNDICE

extremidade inferior, 798-812 (*Ver também* Extremidades inferiores, doença oclusiva das)
fístulas arteriovenosas como, 830-831
oclusivas, 798-812
síndrome do desfiladeiro torácico como, 829-830
síndromes de isquemia mesentérica como, 819-821, 820*i*
vasculares cerebrais, 812-817 (*Ver também* Doença vascular cerebral)
vasoconstritivas, 828-829
do fígado, 544
do intestino grosso, 686-687, 687*i*
esplênica, aneurismas de, 828
grandes, transposição de, 427-429, 427*i*
hepática, aneurismas de, 828
hipertensão renovascular e, 817-819 (*Ver também* Hipertensão renovascular)
ilíaca, aneurismas da, 824-825
irrigando a região anorretal, 740-741
irrigando o pâncreas, 608, 609*i*
irrigando retalhos musculocutâneos, 1154*i*
malformações de, em pacientes pediátricos, 1261
mamária interna, na cirurgia de revascularização do miocárdio, 395
marginal de Drummond, 687
mesentérica superior
aneurismas, 828
obstrução do duodeno, 540
mesentéricas, trombose de, 674-675
oclusão da, traumática, na doença oclusiva aguda de extremidades inferiores, 808
oftálmica, aneurismas de, 910
poplítea
degeneração cística da, isquemia de membros inferiores por, 809
síndrome de encarceramento da, isquemia de membros inferiores por, 809
radial, falsos aneurismas da, 827
renal
aneurismas de, 828, 1013
estenose de, hipertensão renovascular por, 818
subclávia
aneurismas de, 827
lesões da, tratamento de, 204
trombose mesentérica, 674-675
visceral, 820*i*
aneurismas de, 828
Arteriografia
convencional, na doença oclusiva crônica de extremidades inferiores, 802
na doença vascular cerebral, 813
nas lesões cervicais, 203
no diagnóstico do trauma vascular, 220, 220*i*
renal, para hipertensão renovascular, 818
Arterite de células gigantes, 816
Arterite de Takayasu, 816
Arterite, de Takayasu, 816
Articulação carpometacarpiana (CMC), 1192
luxações da, 1088, 1199
Articulação de Lisfranc, 1106-1107
Articulação do joelho
artroplastia da
total, 1132-1133, 1132*i*
unicompartimental, 1132-1133
lesões de, 1094-1096, 1094*i*
cartilagem, 1126
ligamento, 1124-1126
menisco, 1125
osteotomia da tíbia superior para, 1133
reconstrução dos ligamentos da, 1126
substituição da, total, 1132-1133, 1132*i*
Articulação glenoumeral
artrite da, 1123
reconstrução do ombro para, 1133-1134
luxação da, 1074, 1122-1123
Articulação interfalangiana proximal (IFP), 1191, 1192
luxações da, 1199
Articulação interfalângica distal, 1191
Articulação metacarpofalângica (MCF), 1192
artrite degenerativa da, 1205
luxações da, 1088-1089, 1199
Articulação metatarsofalângica, lesões da, 1107
Articulação(ões)
das mãos, lesões da, 1198-1201
dos dedos, 1191-1192
espondilartrite soronegativa da, 1128
espondilite anquilosante da, 1128
feridas envolvendo, 1173
inflamação da, 1127-1132 (*Ver também* Artrite)
luxações da (*Ver* Luxação(ões))
próteses articulares, infecções associadas com, 1132
solicitações sistêmicas afetando, em pacientes pediátricos, 1112
Articulação tarsometatarsal, lesões da, 1106-1107
Articulações interfalângicas, 1191, 1192
luxações das, 1089
Artrite, 1127-1132
degenerativa, das mãos, 1205
do quadril, 1129
opções de tratamento cirúrgico para, 1130-1132
enteropática, 1128
glenoumeral, 1123
reconstrução do ombro para, 1133-1134
gotosa, das mãos, 1206
osteoartrite, 1128-1129
psoriática, 1128
reativa, 1128
reumatoide, 1127-1128
das mãos, 1205
juvenil, 1112
séptica, do quadril, em pacientes pediátricos, 1114-1115, 1115*i*
Artrodese
do quadril, 1130-1131
para disfunção motora por dano nervoso, 1201
Artropatia neuropática, 1146
Artroplastia
do joelho
total, 1132-1133, 1132*i*
unicompartimental, 1132-1133
do quadril, 1130-1132, 1131*i*
cirurgia de recomposição, 1130-1131
infecções associadas à, 1132
Artroplastia de recomposição do quadril, 1131-1132
Artroplastia por ressecção, quadril, 1130
Artroscopia
do punho, 1210-1211
do quadril, 1130
para lesões dos meniscos, 1125
Árvore biliar, exame diagnóstico da, 586-587
Ascaridíase, obstrução do ducto colédoco por, 606
Ascite, 576-577
biliar, por lesões do ducto colédoco, 604
pancreática, 621
Aspergillus sp., sinusite fúngica invasiva por, 248
Aspergilose, broncopulmonar, 375-376
Aspiração
cirurgia ultrassonográfica cavitacional, 81-82, 82*i*
complicando esôfago em quebra-nozes, 463
complicando espasmos esofágicos difusos, 462
corpo estranho, 261-262
de conteúdo gástrico/sangue, diagnóstico de, 176

Aspiração cirúrgica da cavidade por ultrassom, 81-82, 82*i*
  gástrica, para pancreatite aguda, 615
  pulmonar, no pós-operatório, 54
Assoalho pélvico
  defeitos do, 1035-1038
  disfunção do, 764-765
Astrocitoma anaplásico, 886
Astrocitomas, 885
  cerebelares, em crianças, 904
Ataques isquêmicos transitórios (AITs), 812
Atelectasia
  diagnóstico, 176
  pós-operatória, 37, 53-54
    redução, 37
Aterosclerose, 390, 798
  apresentação do paciente com, 390-391
  hipertensão renovascular por, 817
Atlas, 1064
  fraturas do, 1067
Atresia
  biliar, em pacientes pediátricos, 1253-1254
  colônica, em pacientes pediátricos, 1236-1237
  da árvore traqueobrônquica, 362-363
  de coanas, 1227
  duodenal, em pacientes pediátricos, 1236-1237
  esofágica, em pacientes pediátricos, 1232-1234, 1233*i*
  ileal, em pacientes pediátricos, 1236-1237, 1237*i*
  jejunal em pacientes pediátricos, 1236-1237, 1237*i*
  tricúspide, 433-434
Atresia traqueobrônquica, 362-363
Atribuição de gênero, 1022
Atrofia
  cicatrização de feridas e, 1157
  na doença oclusiva crônica de extremidades inferiores, 801
Audiometria, de tom puro, na avaliação da paralisia aguda do nervo facial, 243
Ausculta
  no abdome agudo, 489-490
  no exame físico, 4
Autoexame das mamas (AEM), 305
Autotransplante, esplênico, 647
Avaliação global subjetiva (AGS), na avaliação nutricional, 120
Avaliação neuropsicológica, na epilepsia refratária, 916
Avaliação nutricional, 117-121
  avaliações antropométricas na, 118
  dados de laboratório na, 118-119, 118*t*
  determinação da necessidade energética na, 121, 121*t*
  exame físico na, 117-118, 118*t*
  história do paciente na, 117-118, 118*t*
  imediata (ANI), 120*t*, 121
  índices nutricionais na, 119-121, 120*t*
Avaliação por ultrassonografia para trauma (exame FAST), 200, 549. *Ver também* Exame FAST
Axonotmese, 1201
Azatioprina, no transplante renal, 1298
Azotemia pré-renal, 106

B

β-bloqueadores
  não seletivos, para varizes não hemorrágicas, 570
  no tratamento da dissecção aórtica, 415
  para choque cardiogênico, 172
  para doença arterial coronariana, 392
  para tremor essencial, 922
Bacilo de Calmette-Guérin (BCG), 1284
Baço, 633-649
  abscessos do, 645
  acessório, 633
  anatomia do, 633, 634*i*
  autotransplante do, 647
  cistos do, 645
  distúrbios autoimunes do, 641-644
    anemia hemolítica adquirida como, 641-642
    púrpura trombocitopênica imune como, 642-644
    púrpura trombocitopênica trombótica como, 644
    síndrome de Felty como, 644
  distúrbios de hemácias do, 639-641
  distúrbios metabólicos do, 638-639
  distúrbios vasculares do, 644-645
  doenças neoplásicas do, 637-638
  ectópico, 633
  errante, 633
  fisiologia do, 633-634
  função do, elevada, 635-636 (*Ver também* Hiperesplenismo)
  infecções do, 645
  lesões do, tratamento das, 213
  lesões em massa do, diagnóstico de esplenectomia em, 645-646
  tumores do, 645
Baço errante, 633
Bactérias, no intestino delgado, supercrescimento de, síndrome da alça cega por, 674
Bacteriemia fulminante, pós-esplenectomia, 649
Bainhas, fibrosas, nos dedos, 1192
Banda iliotibial, ressalto do quadril por, 1126-1127
Bandas, esofágicas, 480
Banhos de Sitz, para úlcera/fissura anal, 747
Barbitúricos
  no tratamento da pressão intracraniana aumentada, 856
  para hipertensão intracraniana, 873
Basiliximabe, no transplante renal, 1300
Bateria(s)-botão
  na cavidade nasal, 248
  no canal auditivo externo, manejo de, 244
  no esôfago, 478
Benefícios imunológicos, da alimentação enteral, 130
Bentiromida, teste de, da função exócrina pancreática, 624
Bevacizumabe
  na terapia-alvo, 1279
  para adenocarcinoma renal, 997
  para câncer de mama, 318
Bexiga
  anatomia da, 959
  anatomia mioneural da, 1010
  anomalias da, 967-968
  arreflexia, tratamento de, 1012
  cistometria da, 1011
  embriologia da, 956, 957*i*
  exostrofia da, 967-968
  fisiologia da, 961
  hiper-reflexa, tratamento de, 1012
  inervação da, 1010
  lesões da, 992-993
  mioneurofisiologia da, 1010-1011
  neuropática, 1010-1012
    hiperplasia prostática benigna diferenciada de, 975
  ruptura da, tratamento de, 215-216
  tumores da
    manifestações clínicas em, 1001-1002
    prognóstico dos, 1001*t*, 1004
    tratamento de, 1001*t*, 1002-1004
Bezoar, 538-539
Bicarbonato, absorção do, no intestino delgado, 659
Bile
  composição da, alterações na, 583, 586*i*
  fluxo de, 582-583
  formação da, 583, 585*i*
Bilirrubina, 585-586
Biofeedback, para disfunção do assoalho pélvico, 765

Biomarcadores, para câncer de mama, 315
Biópsia(s)
  com agulha grossa, 1272
    no diagnóstico do câncer de mama, 308
  com localização mamográfica, 310
  cuneiforme, para câncer do colo do útero, 1034
  de linfonodos do escaleno, 338
  do linfonodo-sentinela, no melanoma, 1289
  do nódulo linfático escaleno, 338
  do nódulo-sentinela, 316, 316*i*
  em cone, para câncer do colo uterino, 1034
  excisional, 1272
    de linfonodos, no estadiamento do linfoma de Hodgkin, 1291
  hepática, no câncer hepático, 553
  incisional, 1272
  na detecção do câncer de mama, 305, 308-309
  na úlcera gástrica, 526
  no carcinoma gástrico, 536
  nos tumores ósseos, 1141
  orientada por tomografia computadorizada, do sistema nervoso central, 862
  orientada por ultrassonografia transretal, no carcinoma de próstata, 1005-1006
  para tumores do mediastino, 358
  pleural, 338
  por aspiração com agulha fina, 1272
  por aspiração, no adenocarcinoma pancreático, 626
  pulmonar, 338
  testicular, na infertilidade masculina, 1016
Bisturi ultrassônico, 80-81, 81*i*
Blastomicose, 374-375
Blefaroplastia, 1186-1187
Blend, para corte eletrocirúrgico, 77-78
Bloqueadores do canal de cálcio, para acalásia, 461
Bloqueio
  cardíaco, completo, no pós-operatório, 52
  do nervo
    no tratamento da dor no pós-operatório, 161
    periférico, 158
  do plexo celíaco, para pancreatite crônica, 623
  intercostal, no tratamento da dor no pós-operatório, 43
  regional, 147
Boca. *Ver* Cavidade oral

Bócio
  avaliação do, 277
  simples (atóxico), 283
Bolsa de Kock, 735
Bomba(s)
  balão intra-aórtico, para suporte circulatório, 420
  de fluxo contínuo, para suporte circulatório, 421-422
  de sangue extracorpóreas, para suporte circulatório, 420
  do balão transaórtico, para choque cardiogênico, 173
  infusão intratecal de analgésico, no tratamento da dor, 920
  intra-aórticas em balão, para suporte circulatório mecânico, 420
  intratecais para infusão de analgésicos, no tratamento da dor, 920
  para suporte circulatório, 419-422
Bossa carpal, 1208
Botoeira, deformidade em, 1198, 1198*i*
Braço, edema do, no paciente com câncer de mama, 327
Bradicardia, nas lesões da medula espinal, 1064
Braquiterapia, 1282
Breast Cancer Prevention Trial (BCPT), 303
Broncolitíase, 369-370
Broncoscopia, 337
  para tumores do mediastino, 358
Bronquiectasia, 367-369
Brônquio(s)
  impactação mucoide do, 370
  lesões do, no trauma torácico, 206
Bursa radial, 1193
Bursite
  do olécrano, 1124
  subacromial, 1121
Bypass
  distal, para doença oclusiva crônica de extremidades inferiores, 806
  femoropoplíteo, para doença oclusiva crônica de extremidades inferiores, 806
  gástrico, dieta após, 140
  para enterite regional, 670
Bypass Angioplasty Revascularization Investigation (BARI), 394

C

C3-C7, lesões de, 1067-1068
Cabeça
  e pescoço
    anomalias de, reparo cirúrgico de, 1176-1180
    câncer de, 266-274
      avaliação do paciente no, 267-269
      da cavidade oral, 269-270
      da glândula salivar, 273-274
      estadiamento do, 268-269, 269*t*
      fisiopatologia do, 266-267
      hipofaríngeo, 272-273, 273*t*
      laríngeo, 271-272, 272*t*
      orofaríngeo, 270-271
      tratamento para, 269
    cirurgia em, 241-274
      reconstrutiva, 1180-1181
    lesões de, em pacientes pediátricos, cirurgia para, 1220-1223
    TC da, no traumatismo craniencefálico, 865-866, 866*i*
Cãibras por calor, 236
Calcificação anular mitral, 404
Cálcio
  déficit de, complicando NPT, 140*t*
  distúrbios de, 109-110
  excesso de, complicando NPT, 140*t*
  para pancreatite aguda, 616
Calcitonina, glândulas paratireoides e, 287
Calcitriol, para tetania do hipoparatireoidismo agudo, 296
Cálculo(s)
  biliares, 590
    assintomáticos, 590-591
    colecistite crônica e, 591-592
    de colesterol, 590
    patogênese de, 589*i*, 590
    pigmentares, 590
  de ácido úrico, prevenção de, 986
  de cálcio, prevenção de, 985-986
  de cistina, prevenção de, 986
  de magnésio-amônio-fosfato, prevenção de, 986
  de oxalato, prevenção de, 986
  de pigmentos, 590
  metabólicos, prevenção de, 986
  na vesícula biliar (*Ver* Cálculos biliares)
  no ducto comum, 598, 598*i*
  renal, 984-987
    análise de, 985
    complicações do, 985
    diagnóstico diferencial de, 985
    manifestações clínicas no, 984-985
    prevenção de, 985-986
    prognóstico de, 987
    tratamento de, 986-987
  ureterais, 987-988
  vesicais, 988-989
Cálices
  anatomia dos, 959
  tumores dos, 998-999

ÍNDICE

Calo, na cicatrização óssea, 66
Calorias, necessidades para pacientes pediátricos, 1217t
Calosotomia, para epilepsia refratária, 918
Camada muscular, da parede do intestino delgado, 658
Campath. *Ver* Alentuzumabe
Campo de cancerização, na biologia do câncer de cabeça e pescoço, 266-267
Canal
  anal
    anatomia do, 741i
    melanoma do, 761-762
    neoplasias do, 759-760
    tumores do, 761-762
  auditivo, externo, corpo estranho no, 244
  de Guyon, 1200
  de Nuck, cisto do, 1028
  femoral, 769
  inguinal, 768
Câncer
  anal, 759-760
  associado ao hidrotórax, 345
  da próstata, hiperplasia prostática benigna diferenciada do, 975
  das pregas vocais, rouquidão por, 263
  da tuba uterina, 1049-1050
  de cabeça e pescoço, 266-274 (*Ver também* Cabeça, e pescoço, câncer de)
  de células basais eritematoso, 1169
  de endométrio, 1043-1044
  definição de, 1270
  de intestino grosso, 695-709 (*Ver também* Intestino grosso, câncer de)
  do colo do útero, 1033-1035
  epidemiologia do, 1271
  ovariano, 1053-1055
  perianal, 759-760
  retal (*Ver* Reto, câncer do)
  suporte nutricional no, 142
  vulvar, 1029-1031
Câncer colorretal, 695-709
  disseminação do, mecanismos de, 702-703
  distribuição do, 696, 696i
  estadiamento do, 703-704
  extensão direta do, 703
  fatores de risco genéticos, 696
  hereditário não polipoide, 696-697
  metástase do, 702-703, 703i
    para o fígado, 556-557
  rastreamento para, 699-700, 699t
  tratamento da recorrência da doença, 710
Câncer colorretal hereditário não polipose (HNPCC), 696-697

Câncer de mama
  acompanhamento para, 326-328
  autoexame para, 305
  bilateral, 314
  biomarcadores para, 315
  carcinoma de Paget como, 313
  detecção de, precoce, 304-306
    achados laboratoriais na, 307
    exames de imagem na, 305
    manifestações clínicas associadas à, 306-310
    sinais e sintomas na, 306-307
    testes diagnósticos na, 308-310
  diagnóstico diferencial de, 310
  durante a lactação, 314
  edema do braço e, 327
  estadiamento do, 310-313, 311t-313t
  fatores de risco para, 302-303, 303t
  formas clínicas de, 313-314
  gravidez e, 314, 328
  incidência de, 302-303
  inflamatório, 314
  metástase do
    exames de imagem para, 307-308
    sinais e sintomas de, 307-308
  metastático, tratamento hormonal do, agentes utilizados no, 322t
  não invasivo, 314
  nódulo negativo, fatores prognósticos no, 317t
  no sexo masculino, 328-329
  prevenção de, 303-304
  prognóstico de, 325-326, 326t
  programas de rastreamento para, 304
  recorrência de, local, 326-327
  tipos patológicos de, 313, 313t
  tratamento de, paliativo, 321-324
  tratamento do, curativo, 316
    escolha da terapia para, 315-321
    neoadjuvante, 320-321
    quimioterapia no, 317-318
    ressecção cirúrgica no, 316-317
    terapia-alvo no, 319-320
    terapia sistêmica adjuvante no, 317-320
Câncer de pulmão, 378-385
  adenocarcinomas como, 379
  adenomas das glândulas brônquicas como, 379
  apresentação clínica do, 379-380
  carcinoma espinocelular como, 378
  carcinomas de células grandes como, 379
  carcinomas de células pequenas como, 379
  diagnóstico e avaliação do, 380-381
  doença do, 378-379
  estadiamento do, 381
    cirúrgico, 382

  fatores de risco para, 378
  imunoterapia para, 384
  incidência de, 378
  localização, por tipo histológico, 379t
  prognóstico do, 385, 385t
  quimioterapia para, 384, 384t
  quimioterapia por indução para, 382-385
  radioterapia para, 383-384
  secundário, 387
  síndromes paraneoplásicas associadas ao, 380t
  terapias-alvo para, 384-385
  tratamento de, 381-382
    cirúrgico, 382-383
      indicação e avaliação no pré-operatório, 382-383
      ressecção pulmonar, 382t, 383
  tumores adenoescamosos como, 379
Câncer de pulmão de células não pequenas
  prognóstico para, 385, 385t
  quimioterapia para, 384, 384t
  radioterapia para, 383-384
Câncer epitelial ovariano, 1053
Câncer pulmonar de células pequenas, 379
  prognóstico para, 385
  quimioterapia para, 384
  radioterapia para, 384
Câncer, taxas de
  incidência, definição de, 1271
  mortalidade, definição de, 1271
Cancroide, perianal, 757
Capacidade residual funcional (CRF), alterações na, no pós-operatório, 37
Capacidade vital, no pós-operatório, 37
Capsulite adesiva, 1121-1122
Captação de iodo radiativo (RAI), na avaliação da tireoide, 278
Carboidratos
  absorção dos, no intestino delgado, 659
  digestão dos, no intestino delgado, 659
  metabolismo dos, 122
Carbúnculo, 93
Carcinoma(s)
  adenoide cístico
    da parótida, 274
    pulmonar, 386
  corticossuprarrenal, 795-796
    secretor de aldosterona, hiperaldosteronismo primário diferenciado de, 784
  da célula transitória, da bexiga, 1002i
  da mama, 302-328 (*Ver também* Câncer de mama)
  da paratireoide, 288

da próstata, 1004-1007
da tireoide, indiferenciado, 285
da vesícula biliar, 600-601
de células basais, 1169-1171
  da mão, 1208
  da margem anal, 759-760
  da pálpebra, 953
  da pele, 1169-1171
de células grandes, dos pulmões, 379
de células renais, 994-997, 995i
de disseminação superficial, gástrico, 534
de endométrio, ovarianos, 1053
definição de, 1270
de Paget, 313
do colo do útero, invasivo, 1034
do esôfago, 473-475, 474i
do plexo coroide, em crianças, 906
do timo, 362
ductal *in situ*, 314
epidermoide, do anal canal, 761
esclerosante, 1169
espinocelular
  da mão, 1208
  das pálpebras, 953
  da margem anal, 759
  da pele, 1171
  de cabeça e pescoço, 266-274 (Ver também Cabeça, e pescoço, câncer de)
  do esôfago, 474
    complicando acalásia, 461
  dos pulmões, 378
ex-adenoma pleomórfico, 274
gástrico, 534-537, 535i
hepatocelular
  em pacientes pediátricos, 1267
  etiologia do, 552
  fibrolamelar, 552
in situ, do colo do útero, 1034
intraepidérmico, 1169
lobular *in situ*, 314
medular, da tireoide, 285
morfeia, 1169
mucoepidermoide
  das glândulas salivares, 274
  do pulmão, 385
papilar, da bexiga, 1001i
polipoide, gástrico, 534
ulcerativo, gástrico, 534
  diabético, dos pés, 1146
  na dermatite por radiação crônica, 1168-1169
urotelial, 1000-1004
verrucoso, 760
Cárdia
  área das glândulas da, do estômago, 513
  do estômago, 513

Cardiopatia adquirida, 389-422
  aneurismas da aorta torácica como, 411-413
  dissecções da aorta torácica como, 413-417
  doença arterial coronariana como, 389-396 (Ver também Doença arterial coronariana)
  insuficiência cardíaca como, 417-422 (Ver também Coração, insuficiência do)
  isquêmica, na avaliação pré-anestésica, 152-153
  valvar, 397-411
Cardiopatia congênita
  acianótica, 435-454
    anel vascular como, 450-452
    anomalia de Ebstein como, 444-445
    anomalias coronarianas como, 452-454
    coarctação da aorta como, 448-450
    comunicação interatrial como, 435-437, 435i
    comunicação interventricular como, 437-439, 437i
    defeito do septo atrioventricular como, 439-441, 440i
    do lado direito, 443-445
    do lado esquerdo, 445-454
    estenose aórtica como, 445-448 (Ver também Estenose aórtica)
    estenose pulmonar como, 443-444, 443i
    persistência do ducto arterial como, 442-443
    shunt da esquerda para a direita, 435-443
  cianótica, 425-435
    atresia tricúspide como, 433-434
    drenagem venosa pulmonar anômala total como, 431-433, 431i
    síndrome do coração esquerdo hipoplásico como, 434-435
    tetralogia de Fallot como, 425-427, 425i
    transposição das grandes artérias como, 427-429, 427i
    tronco arterial como, 429-431, 430i
  diagnóstico de, 423
  tratamento cirúrgico da, 423-424
  tratamento pós-operatório da, 424
  tratamento pré-operatório da, 423
Cardiopatia valvar, 397-411
  doença da valva aórtica como, 406
  estenose aórtica como, 407-408
  estenose da valva mitral como, 403-407
  insuficiência aórtica como, 408-410
  regurgitação mitral como, 397-403 (Ver também Regurgitação mitral)
  substituição da valva aórtica transcateter, 410-411, 410i

Cardioversão, para choque cardiogênico por arritmias, 171
Carga, densidade da, nos instrumentos eletrocirúrgicos, 76
Carpo, fraturas e luxações do, 1085-1087
Cartilagem(ns)
  aritenóidea, funções da, 258, 259
  costal, infecção da, 340
  costocondral, inflamação da, 340
  cricóidea, 259, 259i
  do joelho, lesão da, 1126, 1126i
  tireóidea, 259, 259i
Carúncula, uretral, feminina, 1015
Castração, cirúrgica, 1279
Catabolismo
  em queimaduras, 229-230
  na sepse, 129-130
Catarata, 944
  congênita, 944
  senil, 944
Catecolaminas, urinárias, no diagnóstico do feocromocitoma, 787
Cateter(es)
  complicações de, 135, 139t
  da artéria pulmonar, para pacientes gravemente doentes, 184-186
  de Swan-Ganz, para paciente gravemente doente, 184-186
  venosos centrais (CVCs), para NPT, 134-135
Cateterismo
  cardíaco
    na avaliação da estenose aórtica, 407
    na avaliação da estenose mitral, 405
    no defeito do septo atrioventricular, 441
    no diagnóstico de regurgitação mitral, 399
  urinário, infecções do trato urinário e, 978-979
Causas
  endócrinas, de impotência, 1018
  neurológicas, da impotência, 1018
  psicogênicas, de impotência, 1018-1019
  vasculares, da impotência, 1018
Cavidade
  nasal
    anatomia e fisiologia da, 247-248, 248i
    corpo estranho na, 248
  oral
    anatomia e fisiologia da, 251-252
    cânceres da, 269-270
    distúrbios e doenças da, 255-258
    lesões da, 255-256
    urgências e emergências envolvendo, 252-255
  peritoneal, 498-511. Ver também Peritônio

ÍNDICE

CCK. *Ver* Colecistoquinina (CCK)
Cefaleias, por tumores cerebrais, 883
Células
    escamosas atípicas (ASC), 815, 815*i*
    das ilhotas, pancreáticas
    parietais, gástricas, 516, 517*i*
    transplante das, 1313
    tumores das, 628-631
        não funcionais, 628-629
Células M, 659
Celulite orbital, 941
CentriMag, bomba de centrifugação do sangue, para suporte circulatório, 420
Centros de traumatismo, 191-192
    níveis I a IV, 192
Ceratomileuse *in situ* a *laser* (LASIK), para correção de erro de refração, 954
Ceratose(s)
    actínica, 1168
    seborreica, 1163
    solares, 1168
    vulvar, 1028
Cetoconazol para hipercortisolismo, 794
Cetuximabe, para câncer colorretal avançado, 1279
Choque
    compressivo cardíaco, 169-170
        no trauma, 200
    da coluna vertebral, 875, 1065
        tratamento do, 877
    da medula espinal, 875, 1065
        tratamento de, 877
    definição de, 198-199
    em aneurismas aórticos rotos, 825
    grave
        respostas fisiológicas ao, 183-184
        respostas metabólicas ao, 184
        respostas microvasculares ao, 184
        respostas neuro-humorais ao, 184
    hemorrágico, complicando hemangiomas do fígado, 559
    neurogênico, 173
        na lesão da medula espinal, 1064
        no trauma, 200
    tratamento inicial do, 164-174
Choque cardiogênico, 170-173
    diagnóstico de, 170
    no trauma, 200
    por arritmias, tratamento para, 170-171
    tratamento de
        agentes cronotrópicos no, 172
        agentes inotrópicos no, 172
        bomba por balão aórtico no, 173
        correção cirúrgica no, 173
        diuréticos no, 172
        opioides no, 171
        oxigenação por membrana extracorpórea no, 173
        vasoconstritores no, 173
        vasodilatadores no, 172
        β-bloqueadores no, 172
Choque hipovolêmico, 164-169
    classificação de, 199*t*
    controle do sangramento no, 166-167
    correção de anormalidades da coagulação para, 168-169
    diagnóstico de, 164-166
    hemoderivados para, 167-168
    manejo das vias aéreas no, 166
    manutenção da hipotermia no, 169
    modalidades que devem ser evitadas no, 169
    no trauma, 199-200
    reanimação hídrica inicial para, 167
    sinais e sintomas de, 164-165
    tratamento do, 166-169
    ventilação no, 166
Choque inflamatório, 173-174
    de alto débito, 174
    de baixo débito, 173-174
Cianose
    na tetralogia de Fallot, 426
    na transposição das grandes artérias, 427-428
Ciática, 1138
Cicatriz
    contraída, 1162-1163
    formação de, 67
Cicatrização de feridas, 62-73
    angiogênese na, 64
    clínica, 62
    complicações da, 68-69
    contração de feridas na, 64-65
    desnutrição e, 67
    dificultada
        manifestações clínicas na, 67-68
        patogênese e, 66-67
    epitelização em, 64
    fechamento primário retardado em, 62
    fibroplasia em, 63
    formação de cicatrizes na, 67
    hipóxia tecidual e, 66, 67*i*
    homeostasia em, 62-63
    impedimentos à, locais e sistêmicos, 68*t*
    inflamação na, 62-63
        descontrolada, 67
    mecanismo de, 62-66, 63*i*
    no trato gastrintestinal, 65
    óssea, 65-66
    primária, 62
    regeneração na, 67
    remodelagem de fibras colágenas na, 64-65, 65*i*
    ruim, deiscência da ferida e, 47
    secundária, 62
    síntese de matriz na, 63-64, 64*i*
Cicatrizes hipertróficas, 67
    cirurgia plástica para, 1161-1162
Ciclagem variável, para ventilação mecânica, 179
Ciclo de Cori, durante o jejum, 126, 126*i*
Ciclofosfamida
    no transplante renal, 1298
    para câncer de mama, 318
Ciclosporina, no transplante renal, 1299
Cingulotomia, no tratamento da dor, 920
Cinta, para hérnia inguinal, 773
Cintilografia
    de ventilação-perfusão, para tromboembolismo pulmonar, 843
    do sistema nervoso central, 860-862
    gráfico de, 458
    nuclear, para tumores da coluna vertebral, 895
    nuclear, para tumores raquidianos, 895
Cintos de segurança, lesões abdominais relacionadas a, 209-210
Circuitos
    bipolares, 76, 77*i*
    elétricos, 75
    monopolares, 76, 77*i*
Circulação
    êntero-hepática, de sais biliares, 585, 586*i*
    extracorpórea (CEC)
        esquema do, 395*i*
        para revascularização do miocárdio, 396
    manejo da, em estados alterados de consciência, 854
    monitoramento da, no paciente vítima de trauma, 197
    na avaliação do trauma, 196-197
    portal, 542, 543*i*
    portal, 542, 543*i*
    vascular cerebral, anatomia da, 812, 813*i*
Circunferência muscular medioumeral (CMMU), na avaliação nutricional, 118
Cirrose, 561-562
    alcoólica, coledocolitíase diferenciada de, 599
    carcinoma hepatocelular por, 551
    causas de, 562*t*

colangiocarcinoma intra-hepático por, 552
derrame pleural na, 345
hipertensão porta por, 562, 564
transplante de fígado para, 1309
Cirurgia
  cardíaca aberta, *delirium* após, 51
  da estrutura da laringe, para paralisia das pregas vocais, 265
  de revascularização do miocárdio (CRM), para doença arterial coronariana, 393-396
    diretrizes para, American Heart Association, 394t
  de troca arterial, para transposição de grandes artérias, 428
  eletiva, efeitos metabólicos da, 127-129, 128i
Cirurgia estética, 1185-1189
  abdominoplastia como, 1188-1189
  blefaroplastia como, 1186-1187
  enxerto de tecido adiposo como, 1189
  lipectomia por aspiração como, 1189
  mamoplastia como, 1187-1188
  para telangiectasias, 1189
  procedimentos de contorno do corpo como, 1188-1189
  rinoplastia como, 1185
  ritidectomia como, 1185-1186
  seleção de pacientes para, 1185
Cirurgia minimamente invasiva, 79
Cirurgião oncologista, papel do, 1272-1275
Cirurgião, preparo pré-operatório, 31-32
Cirurgia ortopédica, 1061-1146
  colocação de tala e gesso na, 1061-1062
  das costas, 1137-1140
  do cotovelo, 1124
  do joelho, 1124-1126
  do ombro, 1121-1123
  do pé e do tornozelo, 1144-1146
  do pescoço, 1134-1137
  do quadril, 1126-1127
  exame físico para, 1062
  história levando à, 1062
  na medicina esportiva, 1121-1127
  oncológica, 1140-1144 (*Ver também* Osso(s), tumores do)
  para emergências ortopédicas, 1062-1063
  para fraturas e lesões das articulações, 1063-1107 (*Ver também* Luxação(ões); Fratura(s); Articulação(ões))
    anatomia na, 1064
    avaliação clínica em, 1064-1065
    classificação de lesões neurológicas na, 1065
    complicações em, 1066

da coluna cervical, 1066-1069
dados demográficos em, 1063-1064
da fíbula, 1098-1099
da mão, 1087-1089
da pelve, 1069-1071
da região do joelho, 1094-1096
da região do punho, 1082-1087
da região do quadril, 1089-1094
da região do tornozelo, 1099-1103
da tíbia, 1096-1099
da ulna proximal, 1079-1080, 1079i
determinação do nível motor em, 1066
determinação dos níveis de sensibilidade em, 1065-1066
do acetábulo, 1072-1073, 1072i
do antebraço, 1080-1082
do cotovelo, 1075-1079
do fêmur, 1092-1095, 1093i, 1094i
do ombro, 1073-1075
do pé, 1103-1107
do rádio proximal, 1080, 1080i
do sacro, 1072
escala ASIA de comprometimento funcional em, 1066
exames de imagem em, 1066
  para síndromes da dor, 1121-1127
  pediátrica, 1108-1121 (*Ver também* Ortopedia pediátrica)
  terminologia para, 1061
Cirurgia pediátrica, 1213-1268
  cuidados com recém-nascidos na, 1213-1220
  no trato gastrintestinal
    para anomalias, 1246-1252
    para lesões congênitas, 1232-1246
  para anomalias cutâneas vasculares, 1260-1261
  para anomalias dos grandes vasos, 1231, 1231i
  para defeitos da parede abdominal, 1258-1260
  para deformidades congênitas da parede torácica, 1225-1226
  para distúrbios hepáticos e do trato biliar, 1252-1254
  para distúrbios inguinais e escrotais, 1254-1258
  para emergências respiratórias em recém-nascidos, 1226-1230
  para enfisema lobar congênito, 1230-1231
  para lesões da cabeça e do pescoço, 1220-1223
  para lesões pulmonares congênitas, 1231-1232
  para linfadenopatia cervical, 1223-1224
  para massas do mediastino, 1231

para trauma, 1267
para trauma não acidental, 1268
para tumores, 1261-1267
transplante renal na, 1304
Cirurgia plástica e reconstrutiva, 1148-1189. *Ver também* Tratamento de feridas
  enxertos cutâneos na, 1149-1153 (*Ver também* Enxertos cutâneos)
  enxertos na, 1149-1156
  estética, 1185-1189 (*Ver também* Cirurgia estética)
  para anomalias craniofaciais, 1178-1180
  para anomalias da cabeça e do pescoço, 1176-1180
  para anomalias das mãos e das extremidades, 1180
  para cicatrizes hipertróficas, 1161-1162
  para contraturas, 1162-1163
  para distúrbios de cicatrização, 1161-1163
  para fenda palatina e labial, 1176-1178
  para feridas de pressão, 1184
  para fraturas dos ossos da face, 1174-1176
  para lesão dos tecidos moles, 1172-1173
  para microtia, 1179-1180
  para queloides, 1161-1162
  para reconstrução da cabeça e do pescoço, 1180-1181
  para reconstrução da mama, 1181-1183
  para reconstrução da mão, 1210
  para reconstrução de extremidades inferiores, 1183-1184
  para tumores cutâneos, 1163-1171
    benignos, 1163-1168
    malignos, 1169-1171
    pré-malignos, 1168-1169
  pós-ablação, 1180-1183
  princípios para o tratamento de feridas, 1156-1161
  retalhos na, 1153-1156 (*Ver também* Retalhos)
Cirurgia toracoscópica, assistida por vídeo, 338
Cistadenocarcinomas, do pâncreas, 627
Cistadenoma(s)
  do apêndice, mucocele por, 656
  do pâncreas, 627
  linfomatoso papilar, 273-274
Cistite, 981
  intersticial, 1014
Cistocele, 1035-1038
  diagnóstico diferencial de, 1037
  tratamento de, 1037
Cisto de inclusão epidérmica, 1164

Cisto de inclusão epitelial, vulvar, 1028
Cisto do ducto de Gartner, 1031
Cistografia, no traumatismo de bexiga, 992
Cistolitolapaxia, para cálculo vesical, 989
Cisto mesonéfrico, vulvar, 1028
Cisto mesotelial, vulvar, 1028
Cistometria, 1011
Cisto(s)
  aracnóideo, 902
  broncogênico, 363
    em pacientes pediátricos, 1232
  da teca luteínica, 1050
  de Bartholin, 1027
  de inclusão epidérmica, 1164
  dermoide, 1164
    em pacientes pediátricos, 1220
  do baço, 645
    esplenectomia para, 634-635
  do canal de Nuck, 1028
  do colédoco
    congênito, 604
    em pacientes pediátricos, 1254
  do ducto de Gartner, 1031
  do mediastino, 359
  do omento, 511
  do tireoglosso, em pacientes pediátricos, 1222-1223, 1222i
  epidérmico, da mão, 1207
  folicular, 1050
  funcional, 1050-1051
  hepático, 559-560
  ósseo, 1143-1144, 1144i
    aneurismático, 1143
    unicameral, 1143-1144, 1144i
  periauricular, em pacientes pediátricos, 1221
  pulmonar, congênito, 362-365
  renal, simples, 962, 1013
  sebáceo, vulvar, 1028
  teca-luteínicos, 1050
  vulvar, 1027-1028
  wolffiano, 1028
Cistouretrografia miccional, no refluxo vesicoureteral, 966, 966i
Citocinas, 91t
  inflamatórias, na sepse, 129i, 130
  na imunoterapia, 1284
Citologia
  no câncer de bexiga, 1002
  no diagnóstico do câncer de mama, 308, 310
Citrato de toremifeno, para câncer de mama metastático, 322t
Clareza, na comunicação com pacientes, 9

Classificação
  da gravidade de queimaduras da American Burn Association, 228, 230t
  de Burkell, do mediastino, 333, 335i
  de Carpenter, de regurgitação mitral, 397-398, 397t
  de Child-Pugh de estado funcional em hepatopatias, 546-547, 546t
  de Collett e Edwards, do tronco arterial, 429
  de DeBakey, de dissecção da aorta, 413, 413i
  de Frykman, de fraturas distais do rádio, 1083, 1084i
  de Gustilo e Anderson, de fraturas expostas, 1063
  de Haggitt, para pólipos malignos pedunculados, 701t
  de linfoma não Hodgkin da Revised European-American Lymphoma/Organização Mundial da Saúde (REAL/OMS), 1292, 1293t
  de Mallampati das vias aéreas, 149, 151i
  de Salter-Harris, de lesões da fise, 1108, 1108i
  de Stanford, da dissecção aórtica, 413, 413i
  de Tessier, de fendas craniofaciais, 1178, 1179i
  dos sintomas de insuficiência cardíaca da New York Heart Association, 417-418, 417t
Claudicação intermitente, na doença oclusiva crônica de extremidades inferiores, 799-800
Clavícula, fratura da, 1073
  no trauma cervical, 202
Cloretos
  absorção de, no intestino delgado, 659
  sérico, relação com fósforo, 289-290
Clorofórmio, na história da anestesia, 147
Clostridium difficile, colite por
  associada a antimicrobianos, 97-98
  pós-operatório, 59
Clostridium difficile, infecções por, complicando alimentação enteral, 133
Clostridium perfringens, infecções por, 94
Clostridium tetani, tétano por, 97-98
CMMU (circunferência muscular medioumeral), na avaliação nutricional, 118
Coagulação
  anormalidades da, correção das, para choque hipovolêmico, 168-169
  com feixe de argônio, 80, 80i

  eletrocirúrgica, 78, 78i
  feixes de argônio, 80
  infravermelha, 745
  intravascular, no choque hipovolêmico, 168
Coarctação da aorta, 448-450
  abdominal, isquemia de membros inferiores a partir de, 809-810
Cobertura de tecido, no tratamento de feridas, 1159, 1159t
Cobre
  complicações envolvendo NPT, 140t
  deficiência de, 124
  necessidades para, 124t
Cocaína
  como anestésico tópico, 147
  pacotes, no esôfago, 478-479
Coccidioidomicose, 374
  testes cutâneos para, 337
Cóclea, anatomia e fisiologia da, 241-242
Colágeno, na cicatrização de feridas, 63-64
Colangiocarcinoma, 552
  intra-hepático, etiologia do, 552
Colangiografia percutânea trans-hepática (CPT), no exame da árvore biliar, 586-587
Colangiografia, trans-hepática, percutânea, no exame da árvore biliar, 586-587
Colângio-hepatite oriental, 606
Colangiopancreatografia endoscópica retrógrada (CPER)
  no adenocarcinoma pancreático, 625-626
  no exame da árvore biliar, 587
  no pseudocisto pancreático, 618
  nos tumores biliares malignos, 602
Colangite
  bacteriana, 597
  esclerosante, 606-607
  piogênica, recorrente, 606
  supurativa, 597
Colangite, 597
  esclerosante, 606-607
  piogênica, recorrente, 606
  supurativa, 597
Colas cirúrgicas, para feridas agudas, 70
Colecistectomia
  laparoscópica, para coledocolitíase, 599
  para cálculo biliar, 592
  para colecistite aguda, 595
  síndrome acompanhando, 600
Colecistite
  aguda, 592-596
    complicações da, 594
    diagnóstico diferencial de, 593-594

manifestações clínicas na, 593
prognóstico para, 596
tratamento de, 594-595, 595*i*
úlcera péptica perfurada diferenciada de, 532
crônica, cálculos biliares e, 591-592
enfisematosa, 596
pós-operatória, 58
Colecistite enfisematosa, 596
Colecistojejunostomia, para adenocarcinoma pancreático, 626
Colecistoquinina (CCK), 583, 660
na regulação do fluxo biliar, 583
teste, de função pancreática exócrina, 624
Colectomia
abdominal, para pólipos colorretais, 698
ileostomia após, 729*i*
para diverticulite, 715
Coledocojejunostomia, para adenocarcinoma pancreático, 626
Coledocolitíase, 597-600
complicações de, 599
diagnóstico diferencial de, 599
lesões do ducto colédoco diferenciadas de, 604
manifestações clínicas na, 598-599
tratamento de, 599-600
Cólera pancreática, 630
Colestase, intra-hepática, coledocolitíase diferenciada de, 599
Colesteatoma, 247, 247*i*
Cólica, 486
biliar, cálculos biliares e, 591-592
Colite
associada a antimicrobianos, 97-98
de Crohn, 730-731
ulcerativa diferenciada de, 725, 726*t*
diversão, colite ulcerativa diferenciada de, 725
fulminante, colite ulcerativa diferenciada de, 726-727
hemorrágica, colite ulcerativa diferenciada de, 726
isquêmica, 733-734
neutropênica, 734
por *Clostridium difficile*, no pós-operatório, 59
pseudomembranosa, 732-733
ulcerativa
complicações da, 725-727
da mucosa, idiopática
diagnóstico diferencial de, 725
enterite regional diferenciada de, 667
gravidade de, classificação da, 724, 724*t*

incidência de, 723
manifestações clínicas na, 723-724
manifestações extraintestinais da, 725
prognóstico para, 729-730
tratamento da, 727-728
Colo
do intestino grosso, 686-739. *Ver também* Intestino grosso
interrupção de gás, na pancreatite aguda, 614
do útero
doenças e distúrbios do, 1033-1035
câncer como, 1033-1035
carcinoma *in situ* como, 1034
diagnóstico diferencial de, 1034
displasia como, 1034
estadiamento FIGO para, 1033, 1033*t*
história natural de, 1034
prognóstico para, 1035
rastreamento para, 1022, 1024-1025
tratamento de, 1034-1035
padrão de mosaico vascular no, 1025*i*
femoral, 1090
Colocação
de fios percutâneos, para fraturas distais do rádio, 1084
de pinos intramedulares, para fratura da diáfise femoral, 1093-1094
de ponte miocárdica, 453
de *stent*
angioplastia da carótida e, 815, 815*i*
angioplastia transluminal percutânea, 819*i*
e para hipertensão renovascular, 818
intravascular, angiografia para, 863
de tala, 1061-1062
externa, para fraturas nasais, 1174
para distúrbios da mão, 1195-1196
Colonoscopia
na colite ulcerativa, 724-725, 730
na diverticulite, 714
na hemorragia gastrintestinal baixa aguda, 718-719
rastreamento, para câncer colorretal, 700
Colostomia, 734-738
terminal, 735, 736*i*
Colporrafia
anterior, para defeitos do compartimento anterior, 1038
posterior, para defeitos do compartimento posterior, 1038
Colposcopia, 1024, 1025*i*
rastreamento para, 1027*i*
Colpossuspensão retropúbica, para defeitos do compartimento anterior, 1038

Colunas de Morgagni, 740
Coluna vertebral
anatomia da, 923-924
cervical (*Ver* Medula espinal cervical)
deformidade da, em pacientes pediátricos, 1112-1114
fraturas da
com déficit neurológico, 1069
com luxação, 1068
da massa lateral de C2, 1067
de C1-C2, 1066-1067
de C3-C7, 1067-1068
do atlas, 1067
do côndilo occipital, 1066-1067
do dente do áxis, 1067
por compressão, 1068
ruptura, 1068
toracolombar, 1068
lombar, doença degenerativa da, 926-928
ortopédica, 1134-1140
exame físico na, 1134
história da, 1134
toracolombar
anatomia da, 1064
exames de imagem da, 1066
lesões da, 1068
Comissuras, da mão, infecções das, 1203
Comorbidades, no pré-operatório, para anestesia, 151
Compartimento(s)
fasciais, das mãos, 1191
infracólico, abscessos no, 504, 505*i*
Compensação espacial, no crânio, 852
Complacência intracraniana, 852*i*
elevada
após traumatismo craniano, fisiologia da, 871-873
fisiopatologia da, 852-853
sinais e sintomas da, 853
síndromes de hérnia na, 853
tratamento da, 855-856
monitoramento da, 854
normal, 852
Complexo ureterotrigonal, normal, 965, 965*i*
Complicações neurológicas, de tumores cerebrais, 893
Complicações no pós-operatório, 46-60
cardíacas, 51-53
arritmias como, 52
infarto do miocárdio como, 52-53
insuficiência cardíaca como, 53
cardiopulmonares, 49
colecistite como, 58
disfunção sexual como, 51

ÍNDICE

dor como, 42-44 (*Ver também* Dor, pós-operatória)
embolia aérea como, 49
embolia gordurosa como, 55
extravasamento das anastomoses como, 48
febre como, 60
feridas, 47-48
flebite como, 49
gastrintestinais, 55-58
hematológicas, 59-60
hepáticas, 57
infecções, 58-59
mecânicas, 46-50
necrose isquêmica dos dedos como, 49
neurológicas, 50
organismos resistentes a medicamentos nas, 59
pancreatite como, 56-57
psiquiátricas, 50-51
pulmonares pós-operatórias (CPPs), 18-19
respiratórias, 53-55
síndrome do compartimento abdominal como, 58
sistêmicas, 60
urogenitais, 58
Compressão
do tronco celíaco, 821
do tronco encefálico, por tumores da hipófise, 898
elástica, para insuficiência venosa crônica, 847
neuroespinal, claudicação diferenciada de, 800
pneumática sequencial, para linfedema, 849
por tumores da hipófise, 897
Comprometimento respiratório em recém-nascidos, 1215
Comunicação, 8-9
médico-paciente, no tratamento da dor pós-operatória, 42
Comunicação interatrial, 435-437, 435*i*
Concentração
de gás carbônico na artéria pulmonar, elevada, causas de, em pacientes cirúrgicos, 187
de oxigênio na artéria pulmonar, baixa, causas de, em pacientes cirúrgicos, 187-188
Concussão, 870
Condiloma acuminado
dos órgãos genitais femininos, 751-752, 757
dos órgãos genitais masculinos, 1018
Condromas, da parede torácica, 341

Condrossarcomas, 1142
da parede torácica, 342
Conjuntiva
corpo estranho na, 952
inflamação da, 941-942
inspeção da, 938
pterígio da, 943
tumores da, 953
Conjuntivite, 941-942
alérgica, 941-942
viral, 941-942
Consciência
alteração do estado de
causas da, 197
diagnóstico, 851-854
doença estrutural, 851-852
doença não estrutural, 852
etiologia da, 852*t*
fisiopatologia da, 851-852
tratamento da, 854-855
definição de, 851
intraoperatória, sob anestesia geral, 161
Consentimento informado, 27
para anestesia, 155
Considerações urodinâmicas, no refluxo vesicoureteral, 966
Constipação, 690-692
associada à dor abdominal, 487
diagnóstico de, 691
tratamento de, 691-692
Contaminação na cicatrização de feridas, 1157
Contração na cicatrização de feridas, 1156
Contração paradoxal do assoalho pélvico, 765
Contraceptivos orais
na prevenção do câncer de ovário, 1055
no tratamento da endometriose, 1059
Contratura de Dupuytren, 1204-1205
Contraturas
cirurgia plástica para, 1162-1163
de Dupuytren, 1204-1205
flexão, das mãos, cirurgia reconstrutiva para, 1180
por queimaduras negligenciadas das mãos, 1206
prevenção de, 1163
Controle de volume limitado por pressão (PRVC), 180
Controle do volume da ventilação
mecânico, 179
no choque hipovolêmico, 166
Contusão(ões)
intraparenquimatosa, 869-870
pulmonar, 176, 207
tratamento de, 1172
Contusões intraparenquimais, 869-870

Conversão de feridas, em queimaduras, 228
Convulsão(ões)
após traumatismo craniano, tratamento médico de, 871
classificação de, 915
complicando queimaduras em crianças, 233
definição de, 915
no pós-operatório, 50
por tumores cerebrais, 883
Coração, 389-454
complicações pós-operatórias envolvendo, 51-53 (*Ver também* Complicações cardíacas, no pós-operatório)
condições do, ativo, necessitando de avaliação e tratamento pré-operatório, 152*t*
doença do, 389-454 (*Ver também* Cardiopatia)
grampeamento do, 208*i*
insuficiência do
congestiva (*Ver* Insuficiência cardíaca congestiva (ICC)
crônica, suporte nutricional na, 143
pós-operatória, 53
suporte circulatório mecânico para, 419-422
transplante de coração para, 416-419
irrigação sanguínea para, 389-390
lesão do, no trauma torácico, 207-208, 208*i*
na hipotermia acidental, 239
Cordão espermático, torsão do, 1015
Cordectomia parcial posterior, para paralisia das pregas vocais, 265
Cordotomia, no tratamento da dor, 919-920
Coriocarcinoma, não gestacional, 1053
Córnea
corpo estranho na, 952
úlceras da, 942
Cornetos, da cavidade nasal, 247-248, 248*i*
Coroide, melanoma maligno de, 953
Coronary Artery Surgery Study, 394
Corpo, do estômago, 513
Corpo esofágico, fisiologia do, 456-457
Corpo estranho(s)
aspiração de, 261-262
complicações pós-operatórias envolvendo, 50
gastrintestinal, em pacientes pediátricos, 1252
ingestão de, no esôfago, 478-479
na conjuntiva, 952
na córnea, 952

no canal auditivo externo, 244
no esôfago, em pacientes pediátricos, 1252
no nariz, 248
obstrução do intestino delgado por, 661
traqueal, em pacientes pediátricos, 1252
Correção cirúrgica, para choque cardiogênico, 173
Corrente, elétrica, 75
Corte, eletrocirúrgico, 77-78, 78i
Corticosteroides
no transplante renal, 1298-1299
para aspergilose broncopulmonar alérgica, 376
para enterite regional, 667
para lesões por inalação em pacientes queimados, 235
para paralisia aguda do nervo facial, 243-244
para sarcoidose, 378
Costelas
fraturas das, 205-206
osteomielite das, 339
tumores envolvendo, 340
Costocondrite, 340
Cotovelo
anatomia do, 1075-1076
biomecanismos do, 1075-1076
de babá, 1110
de tenista, 1124
fraturas do
em pacientes pediátricos, 1110
umeral distal, 1076
luxação do, 1077-1079, 1078i, 1110
síndromes de dor no, 1124
Cotovelo de tenista, 1124
CPAP. *Ver* Pressão positiva contínua das vias aéreas (CPAP)
CPER. *Ver* Colangiopancreatografia endoscópica retrógrada (CPER)
Craniectomia, bifrontal, para hipertensão intracraniana, 873
Crânio
componentes do, 852
fraturas do, 867
osteomielite do, 934
Craniossinostose, 903
Craniossinostose lambdoide, unilateral verdadeira, 903
Craniotomia consciente, para ressecção de tumor cortical, 892
Craniotomia, consciente, para ressecção de tumor cortical, 892
CRF (capacidade residual funcional), alterações na, no pós-operatório, 37

Cricotireoidostomia
cirúrgica, no tratamento das vias aéreas, 194, 195i
para intubação, 177-178
Crioprecipitados, transfusão de, 41
Criptas de Lieberkühn, 657, 658i
Criptococose, 375
Criptoquirdia, 970-971, 1257
em pacientes pediátricos, 1257
Crise hipercalcêmica, tratamento da, 291-292
Critérios de Bethesda, revisados, para HNPCC, 697, 697t
Critérios de Ranson
de gravidade da pancreatite aguda, 615t
para gravidade da pancreatite, suporte nutricional e, 143
Critérios I e II de Amsterdã, para HNPCC, 696, 697t
CRM (cirurgia de revascularização do miocárdio), para doença arterial coronariana, 393-396
Cromo
deficiência de, 124
necessidades de, 124t
Crupe, estridor pediátrico por, 260
Cuidados
anestésicos monitorados (MACs), 158
intensivos neonatais, 1213
no pós-operatório, 34-45
de feridas, 72-73
gastrintestinais, 38-39
no período pós-operatório imediato, 34-36
no período pós-operatório intermediário, 36-37
pulmonares, 37
respiratórios, 37-39
terapia de transfusão nos, 40-42
tratamento com líquidos e eletrólitos nos, 38
tratamento da dor nos, 42-44 (*Ver também* Dor, pós-operatória)
no pré-operatório, 13-32
pulmonares, no pós-operatório, 37
respiratórios, no pós-operatório, 35
Curativos
compressivos (*tie-over stent*), para enxerto cutâneo, 1151, 1151i
para cirurgia da mão, 1195
Curativos que liberam prata no tratamento de feridas por queimaduras, 232
Curetagem, para carcinoma de células basais, 1170
Custo da alimentação enteral, 130

D

Dabigatrana, para trombose venosa profunda, 838-839
Dabrafenibe, 1279
Daclizumabe, no transplante renal, 1300
Dacriocistite, 941
Dados laboratoriais na avaliação nutricional, 118-119, 118t
DCT (dobra cutânea do tríceps) na avaliação nutricional, 118
Débito ácido basal, no diagnóstico de úlcera duodenal, 520, 520t
Débito cardíaco, índice do, para área de superfície corporal, 185-186, 186t
Debridamento
no tratamento de feridas, 1173
no tratamento de queimaduras, 232
Dedo em gatilho, 1198
Dedos da mão(s). *Ver também* Polegar
articulações do, 1191-1192
em gatilho, 1198
em martelo, 1197, 1197i
necrose isquêmica do, no pós-operatório, 49
reimplantação do, após amputação, 1209
Dedo(s) do pé
amputação de, 810, 810i
falanges de, fraturas e luxações de, 1107
hálux, sesamoides do, fratura dos, 1107
Defecação, 690
obstruída, 691
processo de, 762
Defecografia, na avaliação de incontinência, 763
Defeito(s)
congênitos, da parede abdominal, 780
do septo atrioventricular, 439-441, 440i
do tubo neural, 901
no septo ventricular, 437-439, 437i
Defesa, no abdome agudo, 490
Déficit(s) neurológico(s)
fraturas ou luxações da coluna vertebral com, 1069
na doença vascular cerebral, 813
Déficits sensitivos, na avaliação de lesões da medula espinal, 1064
Deformidade(s)
congênitas da parede torácica, 1225-1226
de pescoço de cisne, complicando dedo em martelo, 1197-1198, 1197i
dos membros, em pacientes pediátricos, 1111-1112
em casa de botão, 1198, 1198i
Degeneração
cística, da artéria poplítea, isquemia de membros inferiores por, 809

macular
  associada à idade, 947-948
    terapia fotodinâmica para, 954
  atrófica, 947
  exsudativa, 947
  walleriana, do nervo distal, 1201
Deglutição
  de bário
    na doença do refluxo gastresofágico, 467
    no diagnóstico de carcinoma esofágico, 474, 474i
  fases da, 252
  processo de, 456-457, 456i
Deiscência, de feridas, 47-48
  diagnóstico e tratamento de, 47-48
  fatores locais de risco para, 47
  fatores sistêmicos de risco para, 47
  no pós-operatório, 47-48
Delirium
  pós-cardiotomia, 51
  pós-operatório, 51
Delirium tremens, no pós-operatório, 51
Densidade de carga, nos equipamentos eletrocirúrgicos, 76
Derivação portossistêmica transjugular intra-hepática (TIPS)
  para varizes com sangramento agudo, 567-568
  para varizes não hemorrágicas, 570
Derivado proteico purificado (PPD), no exame de tuberculina, 337
Dermatite por radiação, crônica, 1168-1169
Derrame(s) pleural(is), 343-350
  diagnóstico diferencial de, 344t
  empiema torácico como, 345-349
  hemotórax como, 349
  hidrotórax como, 345
  pancreática, 621
  pós-operatória, 55
  quilotórax como, 349-350
Descompressão
  cirúrgica, para hipertensão intracraniana, 873
  de volvo cecal, 722
  de volvo de sigmoide, 722
  do débito torácico, para trombose venosa da veia axilar-subclávia, 842
  do desfiladeiro torácico, para trombose venosa axilar-subclávia, 842
  gástrica, para obstrução pilórica por úlcera péptica, 531
  gastrintestinal, para recém-nascido cirúrgico, 1219

  óssea, no tratamento da pressão intracraniana aumentada, 856
  para doença degenerativa da coluna cervical, 926
  para obstrução do intestino delgado, 663
Descongestionantes nasais tópicos, rinite medicamentosa por, 251
Desencadeador para ventilação mecânica, 179
Desfibriladores cardíacos internos automatizados para insuficiência cardíaca, 417
Desidratação na insolação, 237
Deslizamento da epífise femoral capital, 1118, 1118i
Deslocamento da retina, 948
Desnutrição
  dificuldade de cicatrização de feridas e, 67
  estadiamento da, 119t
  na Aids, 144
  na disfunção miocárdica, 143
  na síndrome da alça cega, 674
Despertar, definição de, 851
Dessecação eletrocirúrgica, 78
Desvascularização, cirurgias, para varizes não hemorrágicas, 573
DES. *Ver* Dietilestilbestrol (DES)
DEXA (absorciometria por raio X de dupla energia), na avaliação nutricional, 118
Diabetes melito
  medicamentos anti-hiperglicêmicos, no preparo pré-operatório, 20-21, 21t
  na avaliação pré-anestésica, 155
  pacientes cirúrgicos com, 19-23
  pancreatite crônica e, 622
  suporte nutricional no, 141-142
Diafragma, 480-482
  ação de estrangulamento do, ação protetora de, 457
  anatomia do, 480, 481i
  eventração do, em recém-nascidos, 1230
  hérnia do
    congênita, 1228-1229, 1228i
    traumática, 481-482
  lesões do, no trauma torácico, 209
  ruptura do, traumática, 481-482
  tumores do, 482
Diarreia, 690
  associada à dor abdominal, 487
  na enterite regional, 665
  na síndrome da alça cega, 674
  pós-operatória, por *Clostridium difficile*, 59
  pós-vagotomia, 524

Diástase do reto, hérnia epigástrica diferenciada de, 776
Diastematomielia, 901
Dieta(s), 137-140
  após *bypass* gástrico, 140
  elementares para complementação enteral, 131
  ideal, 137-138
  pós-operatória, 35
  regular, 138
  rica em fibras, para diverticulose, 712
  sem lactose, 138, 140
Dietilestilbestrol (DES)
  para câncer de mama em homens, 329
  para câncer de mama metastático, 322t
Digestão no intestino delgado, 659
Dígitos. *Ver também* Dedos da mão(s); Dedo(s) do pé
  luxações dos, 1088-1089
  sindactilia dos, cirurgia reconstrutiva para, 1180
Dilatação e curetagem para sangramento uterino anormal, 1041
Dilatação gástrica, no pós-operatório, 55-56
Dilatação pneumática
  para acalásia, 461
  para espasmo esofágico difuso, 462
Diminuição cognitiva por tumores cerebrais, 884
Diplopia, 939
Discectomia, para síndrome discal lombar, 1138
Discite, 1139, 1140i
Discos, intervertebrais, 923-924
  degeneração dos, 924
  doença dos, 923-928 (*Ver também* Doença dos discos intervertebrais)
Disfagia
  na acalásia, 460
  no carcinoma de esôfago, 474
  no carcinoma gástrico, 536
  nos distúrbios esofágicos, avaliação de, 458
Disfonia, 263
Disfunção erétil na doença oclusiva crônica de extremidades inferiores, 800
Disfunção hepática no pós-operatório, 57
Disfunção neurovesical congênita, 968
Disfunção sexual, no pós-operatório, 51
Disgerminomas, 1053
Disostose
  craniofacial, 1178
  mandibulofacial, 1178
Displasia
  broncopulmonar, 363

da parede torácica, 341
de alto grau, esôfago de Barrett com, 470
de baixo grau, esôfago de Barrett com, 470
do quadril, do desenvolvimento, em pacientes pediátricos, 1116-1118, 1116*i*, 1117*i*
fibromuscular, 816-817
    hipertensão renovascular por, 817
fibrosa óssea, 1144
óssea, 1144
renal multicística, 962
Dispositivo(s)
    de assistência ventricular esquerda (DAVEs), 421-422, 421*i*
    de ereção a vácuo, 1019
    sinergético de assistência ventricular esquerda, 422*i*
Disrafismo craniespinal, neurocirurgia pediátrica para, 900-902
Disritmias supraventriculares, no pós-operatório, 52
Dissecção
    da aorta torácica, 413-417, 413*i*
    da artéria carótida interna, 816
Dissociação
    da oxi-hemoglobina
        curva de, para o sangue humano, 186-187, 186*i*
        em paciente gravemente doente, 186-187
    escafolunar, 1086
    lunotriquetral, 1086
    ulnocarpal, 1087
Dissolução de cálculos biliares, 592
Distensão cervical, 1134-1135
Distonia primária, 922-923
Distração osteogênica
    introdução de, 1148
    linear, 66
Distúrbios
    acidobásicos mistos, 113-114, 114*t*
    autoimunes
        do baço, 641-644
        esplenectomia para, 634
    da marcha, em pacientes pediátricos, 1111-1112
    de hemácias
        do baço, 639-641
        esplenectomia por, 634
    de volume, 105-106
    do fósforo, 110
    do movimento, tratamento cirúrgico de, 920-923
    metabólicos, do baço, 638-639
    vasoconstritores, 828-829

Diuréticos
    para choque cardiogênico, 172
    para hidrocefalia, 930
    para hipertensão intracraniana, 872-873
    tiazídicos, hipercalcemia por, hiperparatireoidismo diferenciado de, 290
Diverticulite, 713-716
    complicações de, 714
    diagnóstico diferencial de, 714
    do colo do intestino grosso, ressecção primária para, 694*i*
    fístula colovesical por, 716
    manifestações clínicas na, 713-714
    prognóstico para, 716
    tratamento de, 714
Divertículo(s)
    de Meckel, em pacientes pediátricos, 1249-1250, 1249*i*
    de Zenker, 463-464, 464*i*
    do colo do intestino grosso, 712-716, 712*i*
    do intestino delgado, adquirido, 678-679
    duodenal, 539, 678-679
        obstrução do ducto colédoco por, 606
    epifrênico, 465, 465*i*
    esofágico, 463-465
    faringoesofágico, 463-464, 464*i*
    gástrico, 538
    jejunoileal, 679
    uretral, 969
        feminino, 1015
Diverticulose, 712-713
    do colo do intestino grosso, 712
Divisão da veia porta, 542
Divisão sub-hepática direita, do espaço subfrênico, abscessos na, 503, 504*i*
Doadores
    para transplante de coração, seleção de, 1306
    para transplante de fígado
        seleção de, 1310
        vivos, 1311
    para transplante renal
        mortos, 1302
        vivos, 1301-1302
Dobra cutânea do tríceps (DCT), na avaliação nutricional, 118
Docetaxel, para câncer de mama, 318
Doença arterial coronariana, 389-396
    apresentação do paciente na, 390-391
    avaliação diagnóstica da, 391
    fisiopatologia da, 389-390
    intervenção percutânea para, 393
    na avaliação pré-anestésica, 152-153

    tratamento da
        cirúrgico, 393-396
        clínico, 391-393
        indicações para, 393-394
        resultados do, 396
        técnicas de, 394-396
Doença cardíaca, 389-454. *Ver também* Cardiopatia
Doença cardiopulmonar, suporte nutricional na, 143
Doença cardiovascular
    derrame pleural na, 345
    na avaliação pré-anestésica, 151-154
        algoritmo da ACC/AHA em, 153*i*
Doença coronariana, doença vascular cerebral e, 816
Doença de Bowen, 760, 1169
Doença de Buerger, isquemia de membros inferiores por, 809
Doença de Caroli, 604-605
Doença de Chagas, 460
Doença de Crohn, 730-731
    colite ulcerativa diferenciada de, 725, 726*t*
Doença de Cushing, 790-794. *Ver também* Hipercortisolismo
Doença de Gaucher, 638
Doença de Graves
    manifestações oculares da, 281-282
    sinais e sintomas da, 279
Doença de Hirschsprung, em recém-nascidos, 1241-1242
Doença de Hodgkin, laparotomia de estadiamento para, 646
Doença de Legg-Calve-Perthes, 1118-1120, 1119*i*
Doença de Ménétrier, 538
Doença de Ménière, 246-247
Doença de Milroy, 848
Doença de Mondor, 340
Doença de Moyamoya, em crianças, 907
Doença de Ollier, 1208
Doença de Paget, de margem anal, 760
Doença de Parkinson, 921
Doença de Perthes, 1118-1120, 1119*i*
Doença de Peyronie, 1017-1016
Doença de Plummer, hipertireoidismo na, 279
Doença de von Hippel-Lindau, em crianças, 907
Doença discal cervical, degenerativa, 1135-1137, 1136*i*
Doença discal degenerativa, 923-928. *Ver também* Doença dos discos intervertebrais
    cervical, 1135-1137, 1136*i*

Doença do disco torácico, 926
Doença do refluxo gastresofágico (DRGE), 466-469
 acalásia diferenciada de, 460
 apresentação clínica da, 458t
 complicações da, 468
 diagnóstico diferencial da, 468
 manifestações clínicas na, 467
 patogênese da, 466-467
 refluxo na, por relaxamento transitório do EEI, 457
 tratamento do, 468-469
Doença dos discos intervertebrais, 923-928
 na coluna vertebral cervical, 924-926, 1135-1137, 1136i
 na coluna vertebral lombar, 926-928, 1138
 na coluna vertebral torácica, 926
Doença dos mastócitos, sistêmica, 638
Doença/fenômeno de Raynaud, 828-829
Doença fibrocística, da mama, 298-299
 como fator de risco para câncer de mama, 303
Doença imunoproliferativa do intestino delgado, 680
Doença inflamatória intestinal, 723
Doença não linfoide, 1293-1294
Doença pilonidal, 752-753
Doença pulmonar obstrutiva crônica, suporte nutricional na, 143
Doença reumática do coração
 estenose aórtica por, 407
 estenose da valva mitral por, 403-404
Doenças ginecológicas, 1021-1059. *Ver também* Trato reprodutivo feminino
 da tuba uterina, 1047-1050 (*Ver também* Tuba(s) uterina(s))
 do colo do útero, 1033-1035 (*Ver também* Colo do útero)
 dor pélvica crônica em, 1055-1056
 em múltiplos órgãos, 1055-1059
 endometriose como, 1056-1059, 1058i (*Ver também* Endometriose)
 exame físico em, 1021
 história em, pertinente, 1021
 ovarianas, 1050-1055 (*Ver também* Ovário(s))
 uterinas, 1039-1047 (*Ver também* Útero)
 vaginais, 1031-1032
 vulvares, 1025-1031 (*Ver também* Vulva, doenças e distúrbios da)
Doença sistêmica dos mastócitos, 638
Doenças supurativas do pulmão, 366-372

Doença trofoblástica gestacional, 1045-1047
 complicações da, 1045-1046
 diagnóstico diferencial de, 1045
 estadiamento FIGO para, 1046, 1046t
 manifestações clínicas na, 1045
 prognóstico para, 1047
 tratamento de, 1046-1047
Doença trofoblástica, gestacional, 1045-1047. *Ver também* Doença trofoblástica gestacional
Doença vascular cerebral, 812-817
 assintomática, 812-813
 disfunção neurológica na, 812
 doença coronariana concomitante e, 816
 em crianças, 907
 manifestações clínicas na, 812
 síndrome de sequestro da subclávia como, 816
 tratamento da, 813-816, 814i
Doença vascular diabética, 808-809
Doença vascular periférica
 modificação dos fatores de risco na, 802-803, 802t
 tratamento de
  não operatório, 802-803
  operatório, 803-805
Doença vertebrobasilar, 813
Dor
 abdominal
  na apendicite aguda, 651
  na colecistite aguda, 593
  na intussuscepção, 1243
  recorrente, na enterite regional, 665
 anorretal, 742, 742t
 fantasma, 812
 isquêmica em repouso, na doença oclusiva crônica de extremidades inferiores, 800
 na história cirúrgica, 1-2
 na parede abdominal, 781
 na úlcera duodenal, 519
 na úlcera gástrica, 526
 neurogênica nas lesões agudas do nervo periférico, 879
 neuropática, 919
 no abdome agudo, 483-487
  característica da, 486-487, 486i
  disseminação ou mudança, 484-485, 485i
  localização da, 483-485, 486i
  modo de início da, 486
  outros sintomas associados à, 487-488
  parietal, 483, 484
  progressão da, 486
  referida, 484, 485i
  visceral, 483-484, 484t, 485i

nociceptiva, 919
no pescoço, na doença degenerativa da coluna cervical, 924-925
ocular, 939
pélvica crônica, 1055-1056
por fissura anal, 747
pós-operatória
 aguda, tratamento da, 160-161
 tratamento da, 42-44
  analgesia controlada pelo paciente no, 43
  analgesia epidural contínua no, 43
  analgésicos orais no, 43
  analgésicos parenterais não opioides no, 43
  bloqueio intercostal no, 43
  comunicação médico-paciente no, 42
  infiltração direta, 43-44
  opioides parenterais no, 42-43
 tratamento cirúrgico da, 919-920
 vias aferentes da
  procedimentos ablativos interrompendo, 919-920
  procedimentos modulando, 920
Dor abdominal referida, 484, 485i
Dor isquêmica em repouso, na doença oclusiva crônica de extremidades inferiores, 800
Dor lombar, 1137-1140, 1139
 baixa, 1137-1138
 mecânica, 1139-1140
 na estenose lombar, 1138-1139
 na síndrome da cauda equina aguda, 1139
 na síndrome do disco lombar, 1138
 tumores causando, 1139
Dor nas costas, 1137-1138, 1139
Dor neurogênica, em lesões agudas dos nervos periféricos, 879
Dor neuropática, 919
Dor nociceptiva, 919
Dor parietal, 483, 484
Dor visceral, 483-484, 484t, 485i
Dosagem da gordura fecal, para função exócrina do pâncreas, 624
Dose absorvida de radiação, 1281
Dose de tolerância do órgão para radiação, 1282
Doutrina de Monroe-Kelly, 871
Doxorrubicina para câncer de mama, 318
Drenagem
 aberta para abscessos intraperitoneais, 506-507, 506i
 biliar do fígado, 544-545
 de abscesso perinéfrico, 981

ÍNDICE

de abscessos anorretais, 749-750
de abscessos pilonidais, 753
de paroníquia, 1202, 1202i
de pseudocisto pancreático, 619-620
linfático do intestino grosso, 687
líquido cerebrospinal
　no tratamento da pressão intracraniana aumentada, 855
　para hipertensão intracraniana, 872
　para infecções cirúrgicas, 90
　para pancreatite crônica, 622-623
　para tenossinovite séptica, 1203, 1203i
percutânea para abscessos intraperitoneais, 506
por cateter percutânea, 715
pós-operatória, drenos para, 35
temporária para hidrocefalia, 930
venosa aumentada para hipertensão intracraniana, 872
Drenagem aberta para abscessos intraperitoneais, 506-507, 506i
Drenagem biliar do fígado, 544-545
Drenagem linfática
　do anorreto, 741
　do intestino grosso, 687
Drenagem percutânea para abscessos intraperitoneais, 506
Drenagem pulmonar anômala total supracardíaca, 431-432
　tratamento da, 432
Drenagem venosa melhorada para hipertensão intracraniana, 872
Drenagem venosa pulmonar anômala total, 431-433, 431i
Drenagem venosa pulmonar anômala total cardíaca, 432
　tratamento de, 432
Drenagem venosa pulmonar anômala total (DVPAT), 431-433, 431i
Drenagem venosa pulmonar anômala total infracardíaca, 432
　tratamento da, 432
Drenagem venosa pulmonar anômala total mista, 432
Drenos
　complicações pós-operatórias envolvendo, 49
　tratamento pós-operatório com, 36-37
DRGE. *Ver* Doença do refluxo gastresofágico (DRGE)
Drogas ilícitas no preparo pré-operatório, 27
Drummond, artéria marginal de, 687
Ductografia, usos da, 310

Ducto(s)
　arterioso patente, 442-443
　de Santorini, 608, 609i
　de Wirsung, 608, 609i
　hepático comum, anatomia do, 582
　nasolacrimal, 248
　onfalomesentérico, anomalias do, em pacientes pediátricos, 1249-1250, 1249i
Ductos biliares
　anatomia dos, 582
　complicações de, no transplante de fígado, 1312
　doenças e distúrbios dos
　　colangite como, 597
　　coledocolitíase como, 597-600 (*Ver* também Coledocolitíase)
　　síndrome pós-colecistectomia como, 600
　　tumores benignos como, 603
　　tumores malignos como, 601-603
　estenose do, 603-604
　lesões dos, 603-604
　obstrução dos
　　na ascaridíase, 606
　　na colangite esclerosante, 606-607
　　na colangite piogênica recorrente, 606
　　na doença de Caroli, 604-605
　　na hemobilia, 605
　　na pancreatite, 605
　　pancreatite crônica e, 622
　　por cistos congênitos do colédoco, 604
　　por disfunção e estenose da ampola, 605-606
　　por divertículo duodenal, 606
Ductoscopia, usos da, 310
Ductos müllerianos, anomalias dos, classificação de, 1022i
Ducto(s) pancreático(s), 608, 609i
　difusão para trás através do, na pancreatite, patogênese, 613
　obstrução do, pancreatite parcial por, 612
Duodeno, 539-541
　divertículos do, 539
　　obstrução do ducto colédoco por, 606
　doenças e distúrbios do, úlceras como
　　complicações de, 520
　　diagnóstico diferencial de, 520
　　manifestações clínicas em, 519-520
　　prevenção de, 520
　　recorrentes, 523
　　sangramento, 529
　　tratamento cirúrgico de, 521-523, 521i, 522i
　　tratamento clínico de, 520-521
　enterite regional do, 540
　lesões do tratamento de, 215

　obstrução do
　　artéria mesentérica superior, 540
　　congênita, 1236-1237
　　resistência da mucosa no, 517-518
　　tumores do
　　　benignos, 539
　　　malignos, 539
Duplicações do trato gastrointestinal em pacientes pediátricos, 1248-1249, 1248i

E

Ecocardiografia
　na avaliação de estenose aórtica, 408
　na avaliação de insuficiência aórtica, 409
　na estenose da valva mitral reumática, 405
　no diagnóstico de regurgitação mitral, 398, 399i
　transesofágica
　　no diagnóstico da dissecção aórtica, 414
　　no diagnóstico da regurgitação mitral, 398
Edema do braço em paciente com câncer de mama, 327
Edema pulmonar
　cardiogênico, diagnóstico de, 176-177
　neurogênico, diagnóstico de, 177
　no pós-operatório, 37
Educação
　estudante de medicina, 6
　graduação em medicina, 6-7, 7t
Efeitos hematológicos da esplenectomia, 649
Eicosanoides, 123
Eixo, 1064
Elastas na patogênese da pancreatite, 612
Elementos-traço, necessidades diárias de, 124-125, 124t
Eletrencefalograma (EEG), 856
　na epilepsia refratária, 916
Eletricidade, princípios da, 75
Eletrocardiograma
　em repouso, no diagnóstico de doença arterial coronariana, 391
　na avaliação da estenose aórtica, 407
　na avaliação da estenose mitral, 405
Eletrocauterização, 75, 76i
Eletrocirurgia, 75-80
　aplicações para, 80
　bipolar, 76, 77i
　coagulação com feixes de argônio como, 80, 80i
　desvantagens da, 79
　efeitos nos tecidos da, espectro eletromagnético e, 76

eletrodo para
　colocação do, 79
　tamanho do, 78-79, 79*i*
escara e, 79
incêndios na cirurgia e, 79
instrumentação para, 75-82. *Ver também*
　　Instrumentos que utilizam fontes
　　de energia
minimamente invasiva, 79
monopolar, 76, 77*i*
princípios da, 75-76
queimaduras na, sítio alternado, 79
riscos potenciais de, 79
tipos de, 77-80
tipos de tecidos e, 79
Eletrodessecação
　para carcinoma de células basais, 1170
　para verrugas, 1163-1164
Eletrofisiologia de epilepsia refratária, 916
Eletrólito(s)
　absorção de, no intestino delgado, 659
　concentração de, nos líquidos corporais,
　　104-105, 105*i*
　distúrbios de, 107-110
　　distúrbios do cálcio como, 109-110
　　distúrbios do fósforo como, 110
　　distúrbios do magnésio como, 108-109
　　distúrbios do potássio como, 108
　　distúrbios do sódio como, 107-108
　na composição dos líquidos corporais,
　　104-105, 105*i*
　necessidades diárias de, 124*t*
　no suco gástrico, 516
　tratamento pós-operatório de, 35
Eletromiografia em doenças degenerativas de
　coluna cervical, 925
　coluna lombar, 927
Eliptocitose hereditária, 640
Embolectomia pulmonar para
　tromboembolismo pulmonar, 844
Embolia
　aérea
　　complicando cateter venoso central, 135
　　no traumatismo traqueobrônquico, 206
　　pós-operatória, 49
　arterial
　　aguda, na doença oclusiva aguda de
　　　extremidades inferiores, 807-808
　　mesentérica, 674-675
　gasosa
　　no pós-operatório, 49
　　no traumatismo traqueobrônquico, 206
　gordurosa, no pós-operatório, 55
　pulmonar, diagnóstico de, 176

Embolização
　arterial para câncer hepático, 556
　endovascular para malformações
　　arteriovenosas, 913
Emergência(s)
　ortopédica, 1062-1063
　respiratória, em recém-nascidos,
　　cirúrgicos, 1226-1230
Emolientes de fezes para úlcera/fissura
　anal, 747
Empatia na comunicação com pacientes,
　8-9
Empiema, 96-97
　complicando colecistite aguda, 594
　pós-lobectomia, tratamento de, 348, 348*i*
　pós-pneumonectomia, 348, 349*i*, 350*i*
　subdural, 934
　torácico, 345-349
　　bacteriologia do, 346
　　diagnóstico do, 346
　　fases do, 346
　　pós-lobectomia, tratamento de, 348, 348*i*
　　pós-pneumonectomia, 348, 349*i*, 350*i*
　　sintomas do, 346
　　tratamento do, 346-349, 347*i*
　　tratamento do, objetivos para, 346
　tuberculoso, tratamento do, 372
Encéfalo
　abscesso do, neurocirurgia para, 933-934
　estímulo do, profundo
　　no tratamento da dor, 920
　　para tremor essencial, 922
　lesão do, 863-874 (*Ver também*
　　Traumatismo craniencefálico)
　　penetrante, 864, 870
　　primária, 864
　　secundária, 864
　metástase para, tratamento de, 892-893
　tumores do, 883-894
　　achados físicos em, 884, 884*t*
　　apresentação clínica de, 883-884
　　complicações de, 893
　　diagnóstico diferencial de, 890
　　em crianças, 904-907
　　exames de imagem de, 884-885
　　metástase de, 894
　　metastáticos, 890, 890*i*
　　na infância, 905
　　prognóstico de, 893-894
　　sinais e sintomas de localização de, 884*t*
　　terapias adjuvantes para, 892-893
　　tipos de, 885-890
　　tratamento de, 891-893
Encefalocele, 901

Encefalopatia
　fatores contribuintes para, 578*t*
　hepática, 577-579
　tóxica-metabólica (ETM) aguda, 852
Encondroma(s), 1143
　das mãos, 1208
Endoarterectomia
　da carótida, 814-815, 814*i*
　para hipertensão renovascular, 818
Endoarterectomia de carótida, 814-815,
　814*i*
Endocardite, da valva aórtica, 410
Endolinfa, composição da, 241
Endometriomas, 781
　intestinais, 711
Endometriose, 1056-1059
　classificação de, 1057, 1058*i*
　exame pélvico na, 1057
　na vulva, 1027
　sinais e sintomas de, 1057
　testes para, 1057
　tratamento de, 1057, 1059
Endoscopia
　no tratamento de acalásia, 461
　para abdome agudo, 493
　para avaliação de hemorragia
　　gastrintestinal alta, 528
　para câncer do intestino delgado, 682
　para distúrbios pulmonares, 337
　para doença do refluxo gastresofágico,
　　467, 467*t*
　para enterite regional, 666
　para hemorragia por úlcera péptica, 529-
　　530
　para obstrução pilórica por úlcera
　　péptica, 531
　para ritidectomia, 1186
　para tratamento de esôfago de Barrett, 470
　para úlcera duodenal, 520
　perfuração esofágica complicando, 476
　por cápsula na enterite regional, 666
　superior na avaliação de doença
　　esofágica, 458
Endotelioma, da parede torácica, 342
Endourologia, para cálculo renal, 986
Enema de bário, no exame radiológico
　do colo do intestino grosso, 688*i*, 727*i*
　para colite ulcerativa, 724, 724*i*
　para intestino aganglônico, 1241
Enfisema lobar congênito, 365, 1230-1231
Engessar, 1061-1062
　para distúrbios da mão, 1196, 1196*i*
　para fraturas na placa de crescimento, 1109
　para pé torto, 1120

ÍNDICE

Ensaio Randomized Intervention Treatment of Angina (RITA), 394
Enterite
  por anti-inflamatórios não esteroides, 667
  por radiação, 667
  Yersinia, 667
Enterite regional, 664-671. *Ver também* Doença de Crohn
  de estrangulamento, 665
  diagnóstico diferencial de, 667
  doença da, 664-665
  do estômago e do duodeno, 540
  etiologia da, 664
  indicações para cirurgia, 668-669
  inflamatória, 665
  manifestações clínicas na, 665
  perfurante, 665
  prognóstico para, 671-672
  tratamento da, 667-671
  tratamento da, 671-672
Enterocele, tratamento de, 1038
Enterococcus resistente à vancomicina (VRE) sem sangramento, na hepatopatia. *Ver* Varizes não hemorrágicas, na hepatopatia
Enterocolite necrosante, em pacientes pediátricos, 1250-1251
Enteropatia por radiação, 667
Enteroscopia para câncer do intestino delgado, 682
Entorse, do tornozelo, 1100-1101
Enucleação da próstata com *laser de hólmio* (HOLEP), 977
Envelhecimento
  água corporal total em relação ao, 105*t*
  catarata relacionada ao, 944
  degeneração macular relacionada ao, 947-948
    terapia fotodinâmica para, 954
  resultados após traumatismo craniano e, 873
Enxaqueca
  ocular, 949-950
  oftalmoplégica, 950
  retinal, 950
Enxerto(s)
  compostos, 1150
  de epitélio cultivado, 1150
  de gordura, 1189
  de malhas, 1150
  de pele, 1149-1153 (*Ver também* Enxertos cutâneos)
  endovascular, para trauma vascular, 221-222, 222*i*

no tratamento de queimaduras, 232
rejeição de, no transplante renal, 1305-1306
revascularização do miocárdio, para doença arterial coronariana, 393-396
tubular ou bifurcação, para aneurisma da aorta abdominal, 823-824, 824*i*
Enxertos cutâneos, 1149-1153, 1149*i*, 1150*t*
  área do doador para, 1152-1153
  área do receptor para, 1151-1152
  compostos, 1150
  de espessura parcial, 1149-1150, 1149*i*, 1150*t*
  de espessura total, 1149*i*, 1150, 1150*t*
  dérmicos, 1150
  epitélio de culturas, 1150
  espessura de, cicatrização do sítio doador e, 1152
  obtenção, 1151
  tipos de, 1149-1151
Enzimas pancreáticas, fisiologia das, 609
Ependimoblastomas, 887
Ependimomas, 888
  em crianças, 904-905
Epicondilite umeral, 1124
Epididimite aguda, 982
Epidídimo, anatomia do, 960
Epífise, da cabeça do fêmur, deslizamento, 1118, 1118*i*
Epífise da cabeça do fêmur, separada, 1118, 1118*i*
Epiglote
  funções da, 258, 259
  localização da, 259
Epiglotite, estridor pediátrico por, 260
Epilepsia, refratária, 915-919
  cirurgia para
    objetivos da, 917
    seleção do paciente para, 916-917
    técnicas de, 917-918
  classificação de, 915
  diagnóstico de, 915-916
Epirrubicina para câncer de mama, 318
Epispádia, 969
Epistaxe, 249-250
Epitelização na cicatrização de feridas, 64
Eponíquia, 1202
Equação de Henderson-Hasselbalch, 110
  no cálculo da concentração de bicarbonato, 188
Equilíbrio acidobásico, 110-114
  distúrbios do, 111-114, 111*t*
  mistos, 113-114, 114*t*
  em pacientes gravemente doentes, 188-189

fisiologia normal e, 110-111, 110*t*
nomograma na avaliação de, 114*i*
Equilíbrio de nitrogênio, 122*t*
Equilíbrio eletrolítico
  em recém-nascidos, manutenção, 1216, 1216*t*
  no colo do intestino grosso, 689, 689*t*
  tratamento pós-operatório do, 38, 39*t*
Equilíbrio hídrico
  em recém-nascidos, manutenção, 1215-1216, 1216*t*
  no colo do intestino grosso, 689, 689*t*
  pós-operatório
    monitoramento de, 35
    tratamento de, 38
Equipe cirúrgica, preparo pré-operatório, 31
Equipes, comunicação com, 9
Erbitux. *Ver* Cetuximabe (Erbitux)
Eritroplaquia, 255
Eritroplasia de Queyrat, 1169
Erro de refração, correção de, cirurgia a *laser* para, 954
Escafocefalia, 903
Escafoide, fratura do, 1085, 1086*i*, 1200
Escala de classificação de Hunt-Hess, para gravidade de aneurisma da artéria cerebral, 909, 909*t*
Escala de coma de Glasgow (GCS), 198, 198*t*, 853, 853*t*
  no traumatismo craniencefálico, 865
Escala de House-Brackmann, para paralisia do nervo facial, 243, 243*t*
Escala de lesão do fígado, 549*t*
Escala de Spetzler-Martin, para classificação de MAV, 913, 913*t*
Escala média, 241
Escala timpânica, 241
Escala Unificada de Classificação de Doença de Parkinson (UPDRS), 921
Escala vestibular, 241
Escalenectomia anterior para trombose venosa axilar-subclávia, 842
Escara, eletrocirurgia e, 79
Escarro, análise do, 338-339
Escherichia coli, infecções do trato urinário por, 978
Escleroderma
  nas mãos, 1205-1206
  no esôfago, 466
Esclerose sistêmica progressiva, esôfago, 466
Esclerose tuberosa em crianças, 907

Escleroterapia
  endoscópica
    para varizes com hemorragia aguda, 566
    para varizes não hemorrágicas, 570
    para hemorroidas, 745
    para veias aracniformes, 1189
    por compressão para veias varicosas, 835-836
Escleroterapia de compressão para veias varicosas, 835-836
Escleroterapia endoscópica
  para sangramento agudo de varizes, 566
  para varizes não hemorrágicas, 570
Escoliose
  congênita, 1114
  em pacientes pediátricos, 1112-1114
  idiopática, 1113
  neuromuscular, 1113-1114
Escore APACHE II, 189
Escroto
  anomalias do, 969
  condiloma acuminado do, 1018
  lesões do, 969
  lesões no, 994
Esferocitose hereditária, 639-640
Esfíncter(es)
  anal, 742
    defeitos do, tratamento de, 1038
    mecanismo, 742
  esofágico inferior (EEI), fisiologia do, 457
    fisiologia do, 457
    hipertensivo, 462
  esofágico superior (EES), fisiologia do, 456
Esfincteroplastia
  para pancreatite crônica, 622-623
  sobreposição, para incontinência fecal, 763
Esfincterotomia
  anal, lateral interna, para úlcera/fissura anal, 747-748
  endoscópica
    para cálculos do ducto comum, 600
    para pancreatite aguda, 616
Esofagectomia para câncer esofágico, 475
Esofagite complicando doença do refluxo gastresofágico, 466, 467t
Esôfago, 455-482
  anatomia do, 455, 456i
  anéis do, 480
  anomalias do, congênitas, 1232-1234
  atresia do, em pacientes pediátricos, 1232-1234, 1233i
  bandas do, 480
  carcinoma do, acalásia diferenciada de, 460
  corpo estranho no
    em pacientes pediátricos, 1252
    ingestão de, 478-479
  de Barrett, 469-470 (Ver também Esôfago de Barrett)
  distúrbios da motilidade do, 459-469
    acalásia como, 459-461
    espasmo esofágico difuso como, 461-462
  divertículos do, 463-465
  doenças e distúrbios do
    abordagem diagnóstica para, 458-459
    avaliação sintomática de, 458
    doença do refluxo gastresofágico como, 466-469 (Ver também Doença do refluxo gastresofágico (DRGE))
    hérnia de hiato como, 471-472 (Ver também Hérnia de hiato)
  em quebra-nozes, 462-463
  espasmos do, difusos, 462
  fisiologia do, 455-457
  lesões cáusticas do, 479-480
  lesões do
    no traumatismo na região cervical, 202
    no traumatismo torácico, 208-209
    tratamento de, 204
  na esclerodermia, 466
  na esclerose sistêmica progressiva, 466
  perfuração do, 476-477, 477i
  teias do, 480
  transecção do, para sangramento agudo de varizes, 568-569
  tumores do, 473-475
    benignos, 473, 473i
    malignos, 473-475, 474i
Esôfago de Barrett, 469-470
  complicando doença do refluxo gastresofágico, 466
  manifestações clínicas no, 469
  patogênese do, 469
  tratamento do, 470
Esôfago em quebra-nozes, 462-463
Esofagogastrectomia, mais esplenectomia com esofagogastrostomia intratorácica para carcinoma gástrico, 536
Esofagogastroduodenoscopia, na avaliação de hemorragia gastrintestinal inferior aguda, 718, 719
Esofagogastroscopia
  no diagnóstico da síndrome de Mallory-Weiss, 530
  no sangramento agudo de varizes, 566
Esofagoscopia
  na avaliação de traumatismo cáustico do esôfago, 479
  para tumores do mediastino, 358
Espaço cervical profundo, infecções, 254-255
Espaço de Parona, 1193
Espaço mediopalmar, infecções do, 1203
Espaço morto, ventilação, 181
Espaço pleural
  ar no, 350 (Ver também Pneumotórax)
  fisiologia do, 332-333
  formação e reabsorção de líquido no, 333, 335i
  lesões do, no traumatismo torácico, 206-207
  pressão no, 332-333
Espaço subdiafragmático, abscessos no, 503, 504i
Espaço sub-hepático esquerdo, abscessos no, 503-504
Espasmo esofágico difuso, 461-462
Espasticidade em crianças, 907-908
Especificidades privadas, 1296
Especificidades públicas, 1296
Espectro eletromagnético, efeitos teciduais e, 76
Espectroscopia por ressonância magnética, do sistema nervoso central, 862
Espermatocele, 1015
Espinha bífida oculta, 901
Espironolactona na preparação para suprarrenalectomia laparoscópica, 785
Esplenectomia, 647-649
  diagnóstica, 645-646
  efeitos hematológicos da, 649
  esofagogastrectomia associada à, com esofagogastrostomia intratorácica para carcinoma gástrico, 536
  iatrogênica, 635, 646
  incidental, 635, 647
  indicações para, 636t
    cirúrgicas, 634-635
  laparoscópica, 648-649
  para anemia hemolítica autoimune, 642
  para anemia hemolítica hereditária não esferocítica, 641
  para doença de Gaucher, 638
  para eliptocitose hereditária, 640
  para esferocitose hereditária, 640
  para leucemia linfocítica crônica, 637
  para púrpura trombocitopênica imune, 644
  para síndrome de Wiskott-Aldrich, 638-639
  para síndrome mielodisplásica, 637-637
  para traumatismo esplênico, sepse após, prevenção de, 213
  problemas após, 649
  sepse após, 649
  técnica cirúrgica para, 647-648, 648i
Esplenomegalia
  diagnóstico de esplenectomia na, 646
  massiva, cirurgia para, 648

Esplenorrafia, 648
Esplenose, 647
Esplenúnculos, 633
Espondilartrite soronegativa, 1128
Espondilartropatia indiferenciada, 1128
Espondilite anquilosante, 1128
Espondilolistese traumática de C2, 1067
Espondilose cervical, 1135-1137, 1136i
Espongiose medular do rim, 962
Esquema CHOP para linfomas não Hodgkin, 1293
Esquistossomose, 564
Estadiamento
   de tumores, 1270-1271
      cirurgião oncologista no, 1272-1273
   do linfoma de Hodgkin, 1291
   TNM (Ver Estadiamento TNM)
Estadiamento FIGO
   para câncer de endométrio, 1043t
   para câncer de ovário, 1055t
   para câncer de vagina, 1032t
   para câncer do colo do útero, 1033, 1033t
   para câncer vulvar, 1030t
   para neoplasia trofoblástica gestacional, 1046t
Estadiamento TNM
   do adenocarcinoma renal, 996t
   do câncer anal, 759, 760t
   do câncer colorretal, 704t
   do câncer de cabeça e pescoço, 268-269, 269t
   do câncer de mama, 310-313, 311t-313t
   do câncer do intestino delgado, 683
   do câncer esofágico, 475, 475t
   do câncer pulmonar, 381, 381t
   do carcinoma hepatocelular, 552
   do mesotelioma maligno, 353t
Estádio N (metástases nodais), para cânceres de cabeça e pescoço, 268t
Estado nutricional, cicatrização de feridas e, 67
Estado vegetativo, definição de, 851
Estágio T (tumor)
   para câncer da glândula salivar, 274t
   para cânceres da cavidade oral, 269t, 270t
   para cânceres orofaríngeos, 270t
   para câncer hipofaríngeo, 273t
   para câncer laríngeo, 272t
Estatinas para doença arterial coronariana, 391
Esteatorreia
   na insuficiência pancreática, 623-624
   na síndrome da alça cega, 674
Estenose
   anal, 754
   colônica em pacientes pediátricos, 1236-1237
   da ampola hepatopancreática, obstrução do ducto colédoco por, 605-606
   da artéria renal, hipertensão renovascular por, 818
   da valva mitral, 403-407
   e malácia traqueal congênita, 1227-1228
   ileal em pacientes pediátricos, 1236-1237
   jejunal em pacientes pediátricos, 1236-1237
   lombar, 1138-1139
   pilórica hipertrófica na infância, 1235-1236, 1235i
   pulmonar, 443-444, 443i
   traqueal congênita, 1227-1228
   ureteral, 973
Estenose(s)
   do ducto colédoco, 603-604
   uretral, 969, 977
      hiperplasia prostática benigna diferenciada de, 975
Estenose aórtica
   adquirida, 407-408
   congênita, 445-448
      manifestações clínicas na, 446-447
      prognóstico para, 448
      subvalvar, 446
      supravalvar, 446
      tratamento de, 447-448
      valvar, 446
   senil calcificada, 407
Estenose subglótica, estridor pediátrico por, 261, 261t
Estenosoplastia de Finney, 670
Estenosoplastia para enterite regional, 670-671
Esterilização da sala de cirurgia, 29-31
Esterno
   fenda no, em pacientes pediátricos, 1225
   osteomielite do, 339-340
Esternotomia, mediana
   para reparo da insuficiência aórtica, 409
   para reparo da valva mitral, 397
   para revascularização do miocárdio, 395
Esteroides para infertilidade masculina, 1017
Estesioneuroblastomas, 887
Estimulação cerebral profunda (ECP)
   no tratamento da dor, 920
   para tremor essencial, 922
Estimulação do hormônio liberador de corticotrofina (CRH), no diagnóstico de síndrome de Cushing, 791, 793
Estimulação elétrica na cicatrização óssea, 66
Estímulo do córtex motor na dor, tratamento, 920
Estímulo do nervo vago para epilepsia refratária, 918
Estômago, 513-539
   anatomia do, 513-514, 514i
   células parietais do, 516, 517i
   descompressão para, para obstrução pilórica por úlcera péptica, 531
   dilatação do, no pós-operatório, 55-56
   doenças e distúrbios do, 518-539
      bezoar como, 538-539
      carcinoma como, 534-537, 535i
      divertículos gástricos como, 538
      doença de Ménétrier como, 538
      enterite regional como, 540
      gastrite hemorrágica aguda como, 534
      gastroduodenite por estresse como, 533-534
      hemorragia gastrintestinal superior como, 527-529, 528t
      hemorragia por úlcera péptica como, 529-530
      leiomiomas como, 538
      linfoma como, 537
      obstrução pilórica por úlcera péptica como, 530-531
      pólipos como, 537
      prolapso da mucosa gástrica como, 538
      pseudolinfoma como, 537
      síndrome de Mallory-Weiss como, 530
      síndrome de Zollinger-Ellison como, 524-525
      tumor estromal gastrintestinal como, 538
      úlcera de estresse como, 533
      úlcera duodenal e, 519-524 (Ver também Duodeno, doenças e distúrbios do, úlceras como)
      úlcera gástrica como, 525-527
      úlcera péptica como, 518-519 (Ver também Úlcera péptica)
      úlcera péptica perfurada como, 532-533
      úlceras de Cushing como, 534
      volvo gástrico como, 538
   fisiologia do, 514-518
      integração do, 518
   funções do, 513
   inervação para, 513-514, 516i
   irrigação sanguínea para, 513, 516i
   motilidade no, 514-515
   mucosa do, prolapso da, 538
   resistência da mucosa no, 517-518
   secreção de ácido no, 516, 517i

excessiva, na síndrome de Zollinger-Ellison, 524
suco gástrico no, 515-516
Estomas intestinais, 734-738
Estrabismo, 940
em adultos, 949
em crianças, 948-949, 949*i*
Estridor pediátrico, 259-261
Estudo(s)
de isótopos na uropatia obstrutiva, 972
de latência do nervo pudendo, avaliação da incontinência em, 763
de medicina nuclear na epilepsia refratária, 916
de penetração do espermatozoide, 1016
radiológicos. *Ver* Radiografias
Estupor, definição de, 851
Éter, 147
Ética
da prática cirúrgica, 10
médica, princípios da AMA, 10*t*
European Coronary Surgery Study, 393-394
Eventração diafragmática em recém-nascidos, 1230
Everolimo no transplante renal, 1299
Exame cistoscópico na hiperplasia prostática benigna, 975
Exame de campo visual, 937
Exame de carga salina para obstrução pilórica por úlcera péptica, 531
Exame de DNA fecal para câncer colorretal, 700
Exame de imuno-histoquímica fecal para câncer colorretal, 700
Exame de sangue oculto nas fezes para câncer colorretal, 700
Exame do diapasão de Weber, 242, 242*t*
Exame FAST
no diagnóstico de traumatismo abdominal, 213*t*
no tratamento de traumatismo abdominal fechado, 210-211, 211*i*
posições do transdutor para, 211*i*
para pneumotórax ou hemotórax, 207
Exame físico
de emergência, 4
do abdome agudo, 488-491, 489*t*
eficiente, 3-4
na avaliação nutricional, 117-118, 118*t*
na avaliação pré-operatória para anestesia, 149
no preparo pré-operatório, 13-14

no rastreamento do câncer de mama, 305, 306-307, 306*i*, 307*i*
para cirurgia ortopédica, 1062
Exame neurológico, 853-854
Exame retal na avaliação abdominal, 491
Exames de fluxo com Doppler no diagnóstico de trauma vascular, 220
Exames de imagem, 703*i*
diagnósticos no traumatismo craniencefálico, 865-866, 866*i*
do sistema nervoso central, 857-863
na apendicite aguda, 652
na artrite séptica do quadril em pacientes pediátricos, 1114, 1115*i*
na atresia biliar, em pacientes pediátricos, 1253
na cadeia cervical, 1134-1135
na colecistite aguda, 593
na coledocolitíase, 599
na colite ulcerativa, 724
na deformidade da coluna vertebral em pacientes pediátricos, 1113
na degeneração da coluna lombar, 927
na displasia do quadril, 1117, 1117*i*
na diverticulite, 713-714
na doença de Hirschsprung, 1241
na doença de Legg-Calve-Perthes, 1119, 1119*i*
na doença oclusiva crônica de extremidades inferiores, 801-802
na doença vascular cerebral, 813, 814*i*
na dor lombar baixa, 1137
na enterite regional, 666, 666*i*
na epilepsia refratária, 916
na espondilose cervical, 1136, 1136*i*
na estenose pilórica hipertrófica, 1235-1236
na hérnia diafragmática congênita, 1229
na hiperplasia prostática benigna, 975
na hipertensão renovascular, 818
na incontinência, 763
na insuficiência venosa crônica, 846-847
na lesão por explosão, 225
na nefrocalcinose, 989
na neoplasia metastática do fígado, 557
na obstrução colônica, 693-694
na obstrução pilórica por úlcera péptica, 531
na obstrução simples do intestino delgado, 662
na oclusão vascular mesentérica aguda, 675
na pancreatite aguda, 614
na pancreatite crônica, 622
na pielonefrite aguda, 979
nas anomalias anorretais, 1245
nas duplicações do trato gastrintestinal, 1249

nas fístulas do intestino delgado, 672-673
nas fístulas retovaginais, 758
na síndrome de Zollinger-Ellison, 525
nas lesões da medula espinal, 1066
nas lesões do ducto colédoco, 604
na trombose venosa axilar-subclávia, 841
na trombose venosa profunda, 837
na tuberculose urogenital, 983
na úlcera gástrica, 526
na úlcera péptica perfurada, 532
na uropatia obstrutiva, 972
no abscesso e na fístula anorretal, 748-749
no abscesso hepático, 579-580
no adenocarcinoma pancreático, 625-626
no adenocarcinoma renal, 995-996, 995*i*
no cálculo renal, 985*i*
no cálculo vesical, 989
no câncer da vesícula biliar, 600
no câncer de bexiga, 1001-1002
no carcinoma de próstata, 1005
no carcinoma gástrico, 536
no diagnóstico de síndrome de Cushing, 793
no estrangulamento da obstrução do intestino delgado, 662
no íleo por cálculo biliar, 596
no pós-operatório, 36
no pseudocisto pancreático, 617-618, 618*i*
no refluxo gastresofágico em pacientes pediátricos, 1247
no refluxo vesicoureteral, 966
nos aneurismas arteriais periféricos, 826
nos aneurismas da aorta abdominal, 822, 822*i*
nos cálculos ureterais, 987-988, 987*i*
nos distúrbios da mão, 1194
nos distúrbios de rotação intestinal, 1239
nos neuroblastomas em pacientes pediátricos, 1261-1262
nos tumores biliares malignos, 602
nos tumores cerebrais, 884-885
nos tumores da pelve renal, 999
nos tumores testiculares, 1008
no trauma de bexiga, 992
no trauma renal, 990
no traumatismo hepático, 549
no trauma ureteral, 991
no tromboembolismo pulmonar, 843
no tumor de Wilms, 1263
no tumores ureterais, 1000
Exames de imagem de radionuclídeos
do sistema nervoso central, 860-863
na avaliação da hemorragia aguda do trato gastrintestinal inferior, 719
Exame(s) de laboratório, 4-5
no pós-operatório, 36

Exames de sangue no abdome agudo, 491
Exames ósseos no hiperparatireoidismo primário, 290
Exames radiológicos, 5
Exaustão por calor, 237
Excisão
　cirúrgica, para carcinoma de células basais, 1170
　para infecções cirúrgicas, 90
　planejamento da, 1157-1158
　total mesorretal para câncer retal, 707, 708*i*
Exemestano para câncer de mama metastático, 322*t*
Exercício, resposta ao, na doença oclusiva crônica de extremidades inferiores, 800-801
Exoftalmia na doença de Graves, 281
Expansores de tecido na reconstrução da mama, 1181-1182
Exposição à radiação, 1281
Extração intracapsular da lente para catarata, 944
Extrassístoles ventriculares prematuras no pós-operatório, 52
Extravasamento anastomótico no pós-operatório, 48
Extremidade(s)
　anomalias da cirurgia reconstrutiva para, 1180
　sarcomas de tecidos moles da, tratamento de, 1286-1287
Extremidades inferiores
　amputação das, 810-812
　　para doença oclusiva crônica de extremidades inferiores, 806-807
　　baixa temperatura das, na doença oclusiva crônica de extremidades inferiores, 801
　deformidade angular das, em pacientes pediátricos, 1111-1112
　doença oclusiva das
　　aguda, 807-808
　　crônica, 798-803, 799*i*
　　doença vascular diabética como, 808-809
　　exames de imagem na, 801-802
　　exames laboratoriais vasculares não invasivos na, 801
　　manifestações clínicas na, 799-802
　　manifestações clínicas na, 807
　　microêmbolos periféricos como, 808
　　tratamento da, 802-807
　　tratamento e prognóstico da, 807-808
　　tratamento não operatório da, 802-803
　　tratamento operatório da, 803-805

　isquemia nas, distúrbios não ateroscleróticos causando, 809-810
　reconstrução das, 1183-1184
　veias das, anatomia das, 832, 833*i*
Extremidades superiores
　amputação de, 1208-1209
　aneurismas de, 827
　posição de função das, 1191, 1192*i*
　posição de lesão das, 1191, 1192*i*
　posição de repouso das, 1191, 1192*i*
　reimplante das, após amputação, 1209
　veias das, anatomia das, 833
Extrofia da bexiga, 967-968
Extubação, 182

F

Facoemulsificação para catarata, 945-946, 946*i*
Facomatoses em crianças, 907
Falanges
　do hálux, fraturas e luxações das, 1107
　fraturas de, 1088, 1199
Falso(s) aneurisma(s)
　da artéria radial, 827
　na lesão vascular, 219
Fareston. *Ver* Citrato de toremifeno
Faringe
　anatomia e fisiologia da, 251-252, 252*i*
　distúrbios e doenças da, 255-258
　urgências e emergências envolvendo, 252-255
Farmacoterapia para doença vascular periférica, 803
Fáscia transversal, 768
Fasciotomia
　no tratamento da lesão vascular, 223-224
　para síndrome compartimental, 1062
Fascite
　necrosante, 94, 94*t*
　palmar, 1204-1205
　plantar, 1146
Fase de convalescença, 44
Fator de crescimento endotelial vascular (VEGF) no câncer de mama, terapia-alvo para, 318
Fator de necrose tumoral alfa (TNF-α), para artrite reumatoide, 1128
Fatores de crescimento, 91*t*
　na cicatrização de feridas, 63, 64
　na cicatrização óssea, 66
　no tratamento de feridas crônicas, 72
Fatores genéticos
　na trombose venosa profunda, 836
　no rim policístico, 961-962

Fator intrínseco no suco gástrico, 515-516
Fator VII recombinante ativado para choque hipovolêmico, 168-169
Febre
　controle da no tratamento da pressão intracraniana aumentada, 856
　na avaliação de abdome agudo, 487
　no pós-operatório, 60
Febre do deserto, 374
Febre do Mediterrâneo, hereditária, peritonite bacteriana secundária aguda diferenciada de, 501
Febre familiar do Mediterrâneo, peritonite bacteriana aguda secundária diferenciada de, 501
Febre tifoide, lesões intestinais na, 667
Fechamento com retalho muscular extratorácico, da cavidade do empiema pós-pneumonectomia, 350*i*
Fechamento de feridas, 70-71, 1158*i*
　adequação de, deiscência de feridas e, 47
　cicatrização e, 1157-1158
　"orelha de cachorro", 1157-1158
　para elevação e transposição de retalhos, 1159, 1160*i*, 1161
　para lesões de tecidos moles, 1173
　técnica cirúrgica para, 70-71, 71*i*
　técnicas de, 1160*i*, 1161
　Z-plastia no, 1158, 1158*i*
Fêmur
　cabeça do, fratura do, 1090
　distal, fratura do, 1094-1095, 1094*i*
　fratura da diáfise do, 1092-1094, 1093*i*
　　em pacientes pediátricos, 1110-1111
　fratura do, 1090-1091
　proximal, fraturas do, em pacientes pediátricos, 1110
Fenitoína
　no tratamento do tumor cerebral, 891
　profilática, após traumatismo craniano, 871
Fenômeno da incisura de Kernohan, 867
Fenômeno de Bell, 938
Fenoxibenzamina no tratamento do feocromocitoma, 789
Feocromocitoma, 786-790
　complicações do, 788-789
　diagnóstico diferencial de, 788
　localização do, 788
　manifestações clínicas no, 787, 787*i*
　prognóstico para, 789
　tratamento do, 789
Ferida(s)
　aguda, 62
　　cicatrização de, 68

tratamento de, 69-70
contração de, na cicatrização de feridas, 64-65
crônica, 62
  cicatrização de, 68
  tratamento de, 72
cuidados pós-operatórios de, 72-73
falha de cicatrização de, mecânica, 69, 69i
infectada, 68-69
não cicatrizante na doença oclusiva crônica de extremidades inferiores, 800
no pós-operatório, complicações de, 47-48
torácica, por drenagem, 207
Feridas com armas brancas
  abdominais, 210
  lacerações pericárdicas por, 208
Feridas de guerra, lesões vasculares em, 217
Feridas de pressão, cirurgia plástica para, 1184
Feridas de punção, tratamento de, 1172
Feridas de sucção torácica, 207
Feridas por arma de fogo
  abdominais, 210
  cardíacas, 208
  cerebrais, 870
  espinais, 1068-1069
Ferimentos por armas de fogo, trauma vascular por, 217-218
Ferramenta de rastreamento universal da desnutrição (FTUD) na avaliação nutricional, 120-121, 120t
Ferro
  deficiência de, na insuficiência hepática, 142
  necessidades de, 124, 124t
Fertilidade
  criptorquidia e, 970
  preservação da, no tratamento do câncer de ovário, 1054
Fertilização *in vitro* para infertilidade atribuída à doença das tubas uterinas, 1047
Fezes, exames das, para abdome agudo, 492
Fibrilação atrial
  choque cardiogênico por, tratamento de, 171
  pós-operatória, 52
Fibrilação ventricular
  choque cardiogênico por, tratamento de, 171
  na hipodermia acidental, 240
  no pós-operatório, 52
Fibroadenoma de mama, 299-300

Fibroblastos
  na cicatrização de feridas, 63
  na contração de feridas, 65
Fibroides uterinos, 1042-1043
Fibrolipomas do filamento terminal, 901
Fibromas, renais, 998
Fibroplasia
  na cicatrização de feridas, 63
  na cicatrização óssea, 66
Fibrose cística, 370
  íleo meconial na, em recém-nascidos, 1240
Fibrose retroperitoneal, 511, 973-974
Fibrossarcomas da parede torácica, 341
Fíbula
  diáfise da, fratura da, 1099
  distal, da fise, fraturas da, 1111
  fraturas da, em pacientes pediátricos, 1111
Fígado, 542-580
  abscesso do, 579-580
  anatomia cirúrgica do, 542-545, 543i, 544i
  anatomia vascular, 545i
  avaliação pré-operatória do, 546-547
  biópsia do, no câncer hepático, 553
  curso pós-operatório, 547-548
  disfunção do
    complicando NPT, 137
    no pós-operatório, 57
  doenças e distúrbios do, 548-580
    abscesso hepático como, 579-580
    ascite como, 576-577
    câncer hepático primário como, 551-556
    cirrose como, 561-562
    cistos como, 559-560
    complicações de, 554
    diagnóstico diferencial de, 554
    em pacientes pediátricos, 1252-1254
    encefalopatia hepática como, 577-579
    estado funcional em, classificação de Child-Pugh do, 546-547, 546t
    hemangiomas como, 559, 1267
    hipertensão porta como, 562-580
    manifestações clínicas em, 552-554
    marcadores tumorais de, 554
    neoplasia metastática do fígado como, 556-559
    neoplásicas em pacientes pediátricos, 1266-1267, 1267t
    oclusão da veia porta extra-hepática como, 573-574
    ruptura espontânea como, 551
    síndrome de Budd-Chiari como, 575-576
    terapia sistêmica, 556
    tratamento de, 554-556
    traumatismo como, 548-551

    trombose da veia esplênica como, 574-575
    tumores e cistos benignos como, 559-561
    varizes com sangramento agudo como, 564-569, 565i, 565t
    varizes não hemorrágicas como, 569-573 (*Ver também* Varizes não hemorrágicas, na hepatopatia)
  drenagem biliar do, 544-545
  fisiologia do, 545-546
  fluxo sanguíneo do, 545-546
  hiperplasia nodular focal do, 561
  insuficiência do
    antimicrobianos para pacientes com, 99, 100t-111t
    suporte nutricional em, 142-143
  irrigação sanguínea arterial do, 544
  irrigação sanguínea venosa do, 543-544, 544i
  lesões do, tratamento de, 213-214
  nervos do, 545
  relações do, com órgãos abdominais adjacentes, 543i
  ressecção do, 546-548
    para neoplasia metastática do fígado, 557-558
    parcial, para câncer hepático primário, 554-555
  ruptura do, espontânea, 551
  segmentos do, 542, 543i
  transplantado, não funcionamento do, 1311-1312
  traumatismo do, 548-551
  vasos linfáticos do, 545
Filariose, linfedema secundário à, 848
Filtração glomerular, fisiologia da, 960
Fimose, 1018
Fios de Kirschner
  para fraturas falangeanas, 1199
  para fraturas metacarpais, 1199
Fisiologia, nutrição enteral e, 130
Fisiopatologia nutricional, 125-130
  fome prolongada na, 125-127, 125i, 126i, 127i
Fissura(s)
  anais, 746-748
    sangramento do reto por, em lactentes
    sangramento retal por, em crianças, 1251-1252
  craniofacial
    classificação de, 1178, 1179i
    reparo cirúrgico de, 1178-1180
  do esterno, em pacientes pediátricos, 1225
  labial, reparo cirúrgico da, 1176-1178
  palatina, reparo cirúrgico da, 1176-1178

ÍNDICE

Fístula arteriovenosa coronariana, 452-453
Fístula broncopleural, insuficiência pulmonar e, 175-176
Fístula broncovenosa, 206
Fístula colecistoentérica, complicando colecistite aguda, 594
Fístula colovaginal, 717
Fístula colovesical, 716-717
Fístula gastrocólica, complicando cirurgia de úlcera péptica, 523
Fístula gastrojejunocólica, complicando cirurgia de úlcera péptica, 523
Fístula(s)
  anorretal, 748-750
  arteriovenosa, 830-831
    coronariana, 452-453
    hipertensão porta por, 563
    na lesão vascular, 219
  associada a anomalias anorretais, 1244-1245, 1245*i*, 1246*i*
  broncopleural, insuficiência pulmonar e, 175-176
  broncovenosa, 206
  colecistoentérica, complicando colecistite aguda, 594
  colovaginal, 717
  colovesical, 716-717
  de intestino delgado, 672-674, 673*i*
  do trato urinário
    sinais e sintomas de, 1038-1039
    tratamento de, 1039
  gastrintestinal, suporte nutricional na, 143
  gastrocólica, complicando cirurgia de úlcera péptica, 523
  gastrojejunocólica, complicando cirurgia de úlcera péptica, 523
  retovaginal, 717, 758-759, 1039
  vesical, 1014
Fístula(s) arteriovenosa(s), 830-831
  hipertensão porta por, 563
  na lesão vascular, 219
Fístulas retovaginais, 717, 758-759, 1039
Fístulas vesicais, 1014
Fitoterapia, efeitos perioperatórios da, 150*t*
Fixação
  de fraturas da diáfise do fêmur, 1094
  de fraturas distais do rádio, 1084
  de fraturas mandibulares, 1175
  para fraturas da placa de crescimento, 1109
Flebite, no pós-operatório, 49
Flebite supurativa, no pós-operatório, 49

Flebografia, ascendente, no diagnóstico da trombose venosa profunda, 837
Fleimão(ões) pancreático(s) na pancreatite aguda, 614
Fluoroscopia para tumores do mediastino, 358
Fluoruracil para câncer de mama, 318
Flutamida para câncer de próstata, 1279
Flutter atrial no pós-operatório, 52
Fluxo portal na avaliação de varizes não hemorrágicas, 569
Fome prolongada, efeitos metabólicos da, 125-127, 125*i*, 126*i*, 127*i*
Fonação, laringe na, 259
Forame
  da hérnia de Bochdalek, 480-481, 481*i*, 1228-1229, 1228*i*
  da hérnia de Morgagni, 480-481, 1229-1230
Formação de cicatrizes
  cirurgia plástica para, 1161-1163
  cuidados com queimaduras e, 232
  excisão e fechamento de feridas e, 1157-1158
Formação de osteófitos na doença dos discos intervertebrais, 924
Formulações modulares para suplementação enteral, 131
Fórmulas para suplementação enteral, 131, 132*t*
Fosfatase alcalina, níveis de, na icterícia, 588, 588*i*
Fosfato
  déficit de, complicando NPT, 140*t*
  excesso de, complicando NPT, 140*t*
  fração de cloreto sérico em relação ao, 289
Fosfolipase A na patogênese da pancreatite, 612
Fotocoagulação panretinal, 954
Fracionamento da dose de radiação, 1281
Fragmentação, definição de, 1061
Fratura(s)
  cicatrização de, 66
  clavicular, 1073
  colocação de tala na, 1061-1062
  da base do crânio, 867
  da cabeça do fêmur, 1090
  da cabeça do rádio, 1080, 1080*i*
  da clavícula, no trauma de pescoço, 202
  da coluna cervical, no trauma de pescoço, 202, 203
  da coluna toracolombar, 1068
  da diáfise ulnar, 1081-1082
  da fíbula

  da diáfise, 1099
  em pacientes pediátricos, 1111
  da massa lateral de C2, 1067
  da patela, 1095-1096
  da tíbia
    da diáfise, 1098-1099, 1098*i*
    em pacientes pediátricos, 1111
    platô da, 1096-1098, 1097*i*
  da tróclea, 1077
  das falanges, 1199
    dos dedos do pé, 1107
  de acetábulo, 1072-1073, 1072*i*
    classificação das, 1072
    complicações das, 1072-1073
    suspeitas, avaliação das, 1070
    tratamento das, 1072
  de Bennett, 1088, 1199
  de Chauffeur, 1085
  de Chance, 1068
  de Colles, 1083
  de compressão, espinais, 1068
  de costela, 205-206
  de Hutchinson, 1085
  de Monteggia, 1081, 1082*i*
  dental, 1067
  de Rolando, 1088
  deslocada, definição de, 1061
    na mão, 1199
  de Smith, 1083
  do acetábulo, 1072-1073, 1072*i*
  do antebraço, 1080-1082, 1199-1200
    dos dois ossos, 1081-1082
    em pacientes pediátricos, 1110
  do atlas, 1067
  do calcâneo, 1104-1105, 1105*i*
  do capítulo, 1077, 1078*i*
  do carpo, 1085-1087
  do cassetete, 1081
  do colo do fêmur, 1090-1091
  do côndilo, do úmero, 1076, 1077*i*
  do côndilo occipital, 1066-1067
  do crânio, 867
  "do enforcado", 1067
  do escafoide, 1085, 1086*i*
  do escavador de argila, 1067
  do estiloide radial, 1085
  do fêmur
    da diáfise, 1092-1094
    distal, 1094-1095, 1094*i*
    proximal, em pacientes pediátricos, 1110
  do meio do pé, 1105-1107
  do metacarpo, 1087-1088, 1199
  do olécrano, 1079
  do osso cuboide, 1106

do osso facial, cirurgia plástica para, 1174-1176
do osso hamato, 1086
do osso navicular, 1106
do osso semilunar, 1085-1086
do pilão tibial, 1101-1102, 1101i
do processo coronoide, 1079-1080, 1079i
do processo estiloide ulnar, 1085
do processo odontoide, 1067
do processo supracondilar do úmero
   em pacientes pediátricos, 1109-1110
   tratamento de, 1076, 1077
do rádio
   da diáfise, 1081
   distal, 1083-1085, 1084i
   proximal, 1080
do sesamoide, do hálux, 1107
do talo, 1103-1104
do terço médio do pé, 1105-1107
do tornozelo, 1099-1100
do úmero
   da diáfise, 1075
   distal, 1076
   do capítulo, 1077, 1078i
   do côndilo, 1076, 1077i
   epicondilar, 1077
   intercondilar, 1076, 1077i
   proximal, 1074-1075, 1075i
   supracondilar, 1076, 1077
   transcondilar, 1076
   troclear, 1077
do zigomático, cirurgia plástica para, 1175-1176
em crianças, 1108-1111
em galho verde, 1108
epicondilares, 1077
escapular, 1074
espinal, 1066-1069 (*Ver também* Lesão da medula espinal (LME))
estiloide radial, 1085
exposta
   da diáfise do fêmur, 1093
   da mão, 1087
   definição de, 1061
   tratamento de emergência da, 1062-1063
gesso para, 1061-1062
instável, definição de, 1061
intercondilares, do úmero, 1076, 1077i
intertrocantérica, 1091-1092, 1091i
mandibular, cirurgia plástica para, 1175
maxilar, cirurgia plástica para, 1176
nasal, cirurgia plástica para, 1174-1175
no punho, 1199-1200
orbital, cirurgia plástica para, 1175-1176
pélvica, 1069-1071

porção do antepé, 1107
por explosão, da medula espinal, 1068
radial proximal, 1080
redução da
   exposta
      definição de, 1061
      para fratura distal do rádio, 1084
   fechada
      definição de, 1061
      para fratura distal do rádio, 1084
sacral, 1072
subtrocantérica, 1092, 1092i
tetrápode, 1175
tipo blowout do assoalho orbital, 951-952
   tratamento da, 1176
transcondilares, do úmero, 1076
transicional em pacientes pediátricos, 1111
trípode, 1175
trocantérica, 1091-1092, 1091i
ulnar proximal, 1079-1080, 1079i
Fulguração
   eletrocirúrgica, 78
   para tumores de bexiga, 1002
Fulvestranto (Faslodex), para câncer de mama
   metastático, 322t
   paliativo, 323
Função imune, avaliação da, 119
Função neuroendócrina, do intestino delgado, 660
Função pulmonar, alterações na, no pós-operatório, 37
Fundo do estômago, 513, 514i
Fundo emocional na história cirúrgica, 3
Fundoplicação
   de Nissen, para doença do refluxo gastresofágico, 468, 468i
   parcial
      para acalásia, 461
      para espasmo esofágico difuso, 462
Furúnculos, 92-93
Fusão da coluna vertebral para escoliose, 1113

G

Ganglioglioma, 887
Ganglionectomia, no tratamento da dor, 919
Gânglios, da mão, 1207
Gangrena, profunda, fascite necrosante diferenciada de, 94
Gás, no colo do intestino grosso, 688-689
Gasto energético
   basal (GEB), cálculo do, 121, 121t
   em repouso (GER)

      cálculo do, 121
      na sepse, 129
   total (GET), cálculo do, 121, 121t
Gastrectomia
   para hemorragia por úlcera péptica, 530
   subtotal, para úlcera duodenal, 521i, 523
   total
      com esplenectomia para carcinoma gástrico, 536
      para úlcera duodenal, 521i
Gastrenterite, aguda, 667
Gastrina sérica, no diagnóstico da úlcera duodenal, 520
Gastrinoma, 524-525
Gastrite
   alcalina, complicando cirurgia de úlcera péptica, 523
   antral, na úlcera gástrica, 526
   hemorrágica, aguda, 534
Gastrocnêmio,
   retalho do, 1155
      músculo, 1183
Gastroduodenite, por estresse, 533-534
Gastroduodenoscopia, para úlcera duodenal, 520
Gastrojejunostomia, para hemorragia por úlcera péptica, 530
Gastroparesia, crônica, complicando cirurgia de úlcera péptica, 524
Gastroscopia
   na úlcera gástrica, 526
   no carcinoma gástrico, 536
Gastrosquise, em pacientes pediátricos, 1259-1260, 1259i
GEB (gasto energético basal), cálculo do, 121, 121t
Gencitabina
   para adenocarcinoma pancreático, 627
   para sarcoma uterino, 1044
Gene(s)
   câncer do intestino grosso e, 696
   mutações de, risco de câncer de mama e, 302
Geno varo, em pacientes pediátricos, 1111-1112
GER (gasto energético em repouso), cálculo de, 121
Gesso, definição de, 1061-1062
GET (gasto energético total), cálculo do, 121, 121t
Ginecomastia, no câncer de mama em homens, 328
GISTs. *Ver* Tumores do estroma gastrintestinal (GISTs)

ÍNDICE

Glândula(s)
  paratireoides, 286-296
    adenomas das, 288, 293*i*
    anatomia das, 286-287
    carcinoma das, 288
    doenças das, 287-296
    embriologia das, 286-287
    fisiologia das, 287
    hiperplasia das, primária, 288
  princípios cirúrgicos envolvendo, 782
  salivares, neoplasias das, 273-274
  suprarrenais, 782-797
    abordagens cirúrgicas para, 782-783
    anatomia das, 782, 783*i*
    doenças das, 783-786
      aldosteronismo primário nas, 783-786
      feocromocitoma nas, 786-790 (*Ver também* Feocromocitoma)
      hipercortisolismo nas, 790-794 (*Ver também* Hipercortisolismo)
  tímica
    carcinoma da, 362
    tumores da, 360-362
  tireoide, 277-286
    adenocarcinoma
      folicular da, 285, 285*i*
      papilar da, 284-285
    anatomia da, 277, 278*i*
    avaliação da, 277-278
    câncer da
      nódulos no, 282
      tratamento do, 285-286
    carcinoma medular da, 285
    citologia, classificação de Bethesda para, 282*t*
    doenças da, 279-286
      inflamatórias, 283
    embriologia da, 277
    fisiologia da, 277
    nódulos da, avaliação de, 282-283
    tumores da
      benignos, 284
      malignos, 284-286
  tumores de (*Ver* Tumor(es), suprarrenal)
Glaucoma, 945-946, 946*t*
  ângulo
    aberto, 945-946
    fechado, 945
Glicocorticoides no tratamento da pressão intracraniana aumentada, 856
Glicogenólise, hepática, na fome prolongada, 125*i*
Gliconeogênese, na fome prolongada, 125-127
Glicose
  déficit de, complicando NPT, 139*t*
  excesso de, complicando NPT, 139*t*

Glioblastoma multiforme, 886
Gliomas, 885-887, 886*i*
  de alto grau, radioterapia para, 892
  do tronco encefálico, 887
    em crianças, 905, 905*i*
  malignos, 886
  ópticos, hipotalâmicos, em crianças, 906
  prognóstico dos, 893-894
Gliossarcoma, 886
Globulina
  antilinfócito, no transplante renal, 1299
  antitimoblasto, no transplante renal, 1299
  antitimócito, no transplante renal, 1299
Glucagon, síntese e liberação do, 610
Gluconato de cálcio, para tetania do hipoparatireoidismo agudo, 296
Glutamina, metabolismo da, 122-123
Gônadas, embriologia das, 956-959, 958*i*
Gonadotrofina coriônica humana (hCG)
  na gravidez ectópica, 1048-1049
  para criptorquidia, 970-971
  para infertilidade masculina, 1017
  tumores da hipófise secretando, 897
Gordura(s)
  absorção de, no intestino delgado, 659
  digestão de, no intestino delgado, 659
Gosserrelina, para câncer de mama metastático, 322*t*
Gota, na mão, 1206
Graduação em medicina, 6-7, 7*t*
Grampos, para feridas agudas, 70
Grandes vasos
  anomalias dos, 1231, 1231*i*
  lesão dos, no traumatismo da região cervical, 202
Granulócitos, transfusão de, 41
Granuloma(s)
  eosinofílico, da parede torácica, 342
  piogênico, da mão, 1202, 1207-1208
Gravidade, cicatrização de feridas e, 1157
Gravidez
  apendicite na, 495, 652
  diagnóstico do feocromocitoma na, 788
  ectópica, 1047-1049
  hidrocefalia com *shunt* durante, tratamento de, 932-933
  riscos de câncer de mama na, 314, 328
  ruptura hepática espontânea na, 551
Grupos sanguíneos, compatibilidade de, para transplante renal, 1297

H

Hábitos intestinais, 690
  alterações nos
    na história cirúrgica, 2
    no câncer de colo esquerdo, 700

Hálux
  rígido, 1146
  sesamoides do, fratura de, 1107
  valgo, 1145
  varo, 1146
Hamartoma(s)
  de Peutz-Jeghers, 698
  polipoide, do intestino delgado, 680
Hanseníase, neurite da mão por, 1204
Haplótipo, 1296
HeartMate
  II, 421, 422*i*
  XVE, 421*i*
HeartWare HVAD, dispositivo de assistência ventricular esquerda, 422*i*
Heineke-Mikulicz
  estenosoplastia, 670
  procedimento de, para úlcera duodenal, 522, 522*i*
Helicobacter pylori
  infecção por, erradicação da para úlcera
    duodenal, 520
    gástrica, 526
  na úlcera péptica, 519
Hemácias
  com redução de leucócitos, transfusão de, 40
  congeladas e desglicerolizadas, transfusão de, 40-41
  distúrbios de (*Ver* Distúrbios de hemácias)
  irradiadas, transfusão de, 40
  lavadas, transfusão de, 40
  transfusão de, 40
    para choque hipovolêmico, 167-168
Hemangioendotelioma, da parede torácica, 342
Hemangioma(s)
  capilares
    da pálpebra, 953
    vulvares, 1028
  cavernoso, 1167-1168
    a parede torácica, 341
    da pálpebra, 953
    da vulva, 1028
  congênito, 1166
  da caixa torácica, 342
  da infância, 1166, 1260
  da pálpebra, 953
  em pacientes pediátricos, 1260
  hepático, 559
    em pacientes pediátricos, 1267
  renal, 998
  vulvar, 1028

Hematêmese
  associada à dor abdominal, 487
  na hemorragia gastrintestinal alta, 527
  na história cirúrgica, 2
Hematócrito, como desencadeador para terapia transfusional, 168t
Hematoma(s)
  duodenal, tratamento do, 215
  epidural, 867-868, 868i
  na bainha do músculo reto do abdome, 780-781
  na lesão óssea, 66
  obstrução do intestino delgado por, 661
  pós-operatório, 46
  pulmonar, 207
  subdural
    agudo, 868-869, 869i
    crônico, 869, 869i
    tratamento do, 1172
  venosos epidurais, 867
Hematopoiese extramedular, na síndrome mielodisplásica, 637
Hematoquezia
  associada à dor abdominal, 487
  na hemorragia gastrintestinal alta, 527
  na história cirúrgica, 2
Hematúria, 977-978
  associada à dor abdominal, 488
  no câncer de bexiga, 1001
Hemianopsia bitemporal, por tumores da hipófise, 897
Hemiartroplastia
  do quadril, 1131
  para fratura proximal do úmero, 1075, 1075i
Hemicolectomia, direita, para adenocarcinoma do apêndice, 656
Hemicraniectomia, para hipertensão intracraniana, 873
Hemisferectomia, para epilepsia refratária, 917-918
Hemobilia, 605
  complicando abscesso hepático, 580
Hemodiálise, fístula arteriovenosa para, 830-831
Hemólise, 587
  imune, distúrbios associados à, 641t
Hemopericárdio, na lesão fechada do miocárdio, 208
Hemoperitônio, no pós-operatório, 46-47
Hemorragia
  complicando pseudocisto pancreático, 619
  gastrintestinal
    alta, 527-529, 528t
    baixa, aguda, 717-720, 719i
  intra-abdominal, laparotomia exploradora na, 213
  nas malformações arteriovenosas, 912
  no trauma, 196
    hepático, tratamento da, 214
  por lesões vasculares, 218
  por úlcera péptica, 529-530
  pós-menopausa, 1040
    no câncer endometrial, 1043
  subaracnóidea
    por aneurismas rotos de artérias cerebrais, 909, 910i
    traumática, 870
Hemorragia subaracnóidea
Hemorroidas, 743-746
  externas, 743
  internas, 743-744
Hemorroidectomia
  excisional, 745-746
  orientada por Doppler, 746
Hemorroidopexia por grampeamento, 746
Hemotórax, 349
  no traumatismo torácico, 206
Heparina
  de baixo peso molecular, paciente em uso de, na avaliação pré-anestésica, 155
  para tromboembolismo pulmonar, 844
  para trombose venosa profunda, 838
Hepatectomia, parcial, para câncer hepático primário, 554-555
Hepatite, alcoólica
  aguda, coledocolitíase diferenciada de, 599
  hipertensão porta por, 564
Hepatoblastoma, em pacientes pediátricos, 1266-1267
Hepatomas
  difusos, 552
  formadores de massa, 552
  nodulares, 552
  tipos de, 552
Hepatomegalia
  na icterícia, 588
  na síndrome mielodisplásica, 637
  no câncer hepático, 553
Hepatopatia alcoólica
  hipertensão porta por, 563
  transplante de fígado para, 1309
Herniação
  das tonsilas cerebelares, nas malformações de Chiari, 901, 902
  do disco intervertebral, 923-928
  subfalcial, 853, 866-867
Hérnia(s)
  ciática, 780
  completa, 768
  de Amyand, 779
  de hiato
    complicações da, 471
    deslizante, 471i
    diagnóstico de, 471
    fisiopatologia da, 457, 457i
    manifestações clínicas na, 471
    paraesofágica, 471-472, 472i
    tratamento da, 472
  de Littré, 778-779
  de massas laterais, 853
  de Pantaloon, 769
  de Richter, 768
  de Spigel, 779
  diafragmática
    congênita, 1228-1229, 1228i
    de Bochdalek, 1228-1229, 1228i
    traumática, 481-482
  do forame
    de Bochdalek, 480-481, 481i, 1228-1229, 1228i
    de Morgagni, 480-481, 1229-1230
  dorsal, 779, 779i
  encarcerada, 768
  epigástrica, 776-777, 776i
  estrangulada, 768
  femoral, 769, 774-775
  incisional, 777-778, 777i
  inguinal
    curso pré-operatório e pós-operatório da, 773
    diagnóstico diferencial de, 770
    direta, 769-774, 772i
      manifestações clínicas na, 769-770
      sinais de, 770, 770i
    em pacientes pediátricos, 1254-1256, 1255i
    indireta, 769-774, 771i
      causas de, 768
      sinais de, 770, 770i
      sintomas de, 769-770
    manifestações clínicas na, 769-770
    por deslizamento, 774, 774i
    procedimentos para, 773
    prognóstico para, 773
    recorrente
      frequência de, 773
      tratamento da, 771-772
    tratamento da, 770-773
      cirúrgico, 771
        princípios do, 771-772
      não cirúrgico, 773
  interparietal, 780
  irredutível, 768
  lombar, 779, 779i

ÍNDICE

obstrução do intestino delgado por, 661
obturatória, 780
paraesofágica hiatal, 471-472, 472i
paraesternal, 480-481
paraestomal, 778
perineal, 780
pleuroperitoneal, 480-481, 481i
pulmonar, 339
reduzida, 768
reparo da, materiais implantáveis no, 71-72
retroesternal, 480-481
tonsilar, 867
transtentorial ascendente, 853
traumática, 780
traumática, 780-781
umbilical
  em adultos, 775-776
  em pacientes pediátricos, 1258
uncal, 867
ventral, 777-778, 777i
  esquerda, 421-422
Herpes simples, manifestações oculares do, 942, 942t
Herpes-zóster, manifestações oculares do, 942, 942t
Hidradenite supurativa, 93
Hidradenoma(s)
  da vulva, 1027
  nodular, 1027
  papilar, vulvar, 1027
Hidrocefalia
  classificação de, 929
  diversão do LCS para, 929-933
  epidemiologia da, 929
  fisiopatologia da, 929
  neurocirurgia para, 903-904
Hidrocele, em pacientes pediátricos, 1254-1256, 1255i
Hidroterapia, no tratamento de queimaduras, 232
Hidrotórax, 345
Higroma cístico, em pacientes pediátricos, 1221-1222
Hímen não perfurado, 1031
Hiperaldosteronismo, primário, 783-786
Hiperamilasemia, crônica, pancreatite aguda diferenciada de, 615
Hipercalcemia, 110
  acentuada, tratamento da, 291
  associada à doença maligna, hiperparatireoidismo diferenciado de, 290
  avaliação laboratorial de, 289t

causas de, 289t
complicada por pancreatite aguda, 611
complicando NPT, 140t
hipocalciúrica familiar benigna, hiperparatireoidismo diferenciado de, 291
no hiperparatireoidismo, 288
Hipercortisolismo, 790-794
  achados laboratoriais no, 791, 792i, 793
  exame patológico no, 790-791
  manifestações clínicas no, 790-793
  manifestações de, frequência de, 790t
  no diagnóstico diferencial de tumores da hipófise, 898-899
  sinais e sintomas de, 790, 790t
Hiperemia reativa, na doença oclusiva crônica de extremidades inferiores, 801
Hiperesplenismo, 635-636
  esplenectomia para, 634
  secundário, distúrbios associados ao, 635t
Hiperfosfatemia, 110
  complicando NPT, 140t
Hipergastrinemia, na síndrome de Zollinger-Ellison, 524-525
Hiperglicemia
  complicando
    alimentação enteral, 133
    NPT, 139t
  identificação e tratamento perioperatório da, 39-40
Hiperlipidemia, na pancreatite aguda, 611
Hipermagnesemia, 109
  complicando NPT, 140t
Hipermenorreia, 1040
Hipermetabolismo, em queimaduras, 229-230
Hipernatremia, 107-108
  complicando
    alimentação enteral, 133
    NPT, 139t
Hiperparatireoidismo
  complicado por pancreatite aguda, 611
  localização do, 292, 293i
  possível, abordagem no paciente normocalcêmico com, 291
  primário, 287-294
    achados laboratoriais no, 288-291
    diagnóstico diferencial de, 290-291
    exames ósseos no, 290
    manifestações clínicas no, 288
    sinais e sintomas de, 288
    tratamento de, 291-294
  secundário, 294-295
  terciário, 294-295
  tratado e não tratado, história natural de, 291

Hiperplasia
  nodular focal, do fígado, 561
  prostática benigna, 974-977, 974i
Hiperprolactinemia, por tumores da hipófise, 897
Hiper-reatividade aos estímulos frios, no fenômeno/doença de Raynaud, 829
Hiper-reflexia da bexiga, tratamento de, 1012
Hipersecreção, por tumores da hipófise, 897
Hipertensão
  controle da, no tratamento da dissecção da aorta, 415
  do esfíncter esofágico inferior, 462
  na avaliação pré-anestésica, 151-152
  portal, 562-580, 563t
  renovascular, 817-819
    manifestações clínicas na, 817-818
    prognóstico para, 818-819
    tratamento da, 818
Hipertermia maligna, complicando anestesia, 162
Hipertireoidismo, 279-282
  achados laboratoriais no, 279-280
  apatético, 279
  diagnóstico diferencial de, 280
  hiperparatireoidismo diferenciado de, 290
  manifestações clínicas no, 279-280, 280t
  sinais e sintomas de, 279
  tratamento de, 280-281
Hiperventilação
  no tratamento da pressão intracraniana aumentada, 855
  para hipertensão intracraniana, 873
Hipervolemia, 106
Hipocalemia, 108
  complicando NPT, 140t
  no hiperaldosteronismo primário, 783-784
Hipofaringe, 251, 252i
  câncer da, 272-273
Hipofosfatemia, 110
  complicando NPT, 140t
Hipoglicemia, complicando NPT, 139t
Hipomagnesemia, 108-109
  complicando NPT, 140t
Hiponatremia, 107
  complicando NPT, 139t
Hipoparatireoidismo
  crônico, 296
  diagnóstico diferencial, 296
  manifestações clínicas, 295
  tratamento, 296
Hipopituitarismo, por tumores da hipófise, 897
Hipoplasia pulmonar, 363-364

ÍNDICE

Hipospádia, 968-969, 968*i*
Hipotensão
   na lesão da medula espinal, 1064
   no choque hipovolêmico, 165
   postural, no choque hipovolêmico, 165
Hipotermia
   acidental, 239-240
   no choque hipovolêmico, 169
   no pós-operatório, 159
   para hipertensão intracraniana, 873
   terapêutica, no tratamento da pressão intracraniana aumentada, 856
Hipovolemia, 105-106
Hipoxemia, na pancreatite aguda, 616
Hipóxia tecidual, cicatrização de feridas e, 66, 67*i*
Histerectomia
   para adenomiose, 1041
   para câncer de endométrio, 1044
   para câncer de ovário, 1054
   para câncer do colo do útero, 1034
   para endometriose, 1057, 1059
   tipos de, 1035*t*
Histeroscopia, no sangramento uterino anormal, 1040-1041
Histoplasmose, 372-374
   testes cutâneos para, 337
História
   abdome agudo e, 483-488
   cirúrgica, 1-3
   do paciente
      na avaliação nutricional, 117-118, 118*t*
      na avaliação pré-operatória para anestesia, 149
   familiar
      como fator de risco, para câncer de mama, 302-303
      na história cirúrgica, 2
      no preparo pré-operatório, 14
   na avaliação nutricional, 117-118, 118*t*
   na avaliação pré-operatória para anestesia, 149
   no preparo pré-operatório, 13-14
   pregressa, na história cirúrgica, 2-3
   recuperação da, para cirurgia ortopédica, 1062
HNPCC. *Ver* Câncer colorretal hereditário não polipose (HNPCC)
Homeostasia,
   após traumatismo craniano, 871
   na cicatrização de feridas, 62-63
Homoenxertos, no tratamento de queimaduras, 232

Hordéolo, agudo, 940
Hormônio(s)
   adrenocorticotrófico, tumores hipofisários secretando, 897
   antidiurético, secreção inapropriada de, 106
   estimulante da tireoide, tumores da hipófise secretando, 897-898
   diagnóstico de, 899
HPV. *Ver* Papilomavírus humano (HPV)

I

Icterícia, 587-589
   associada à dor abdominal, 487
   diagnóstico de, 589
   em recém-nascidos, 1253
      por atresia biliar, 1253
   exame físico na, 588
   exames laboratoriais na, 588-589, 588*i*
   extra-hepática, 587-588
   hepática parenquimal, 587
   história de, 587
   no pós-operatório, causas de, 57*t*
   nos tumores biliares malignos, 601
   pré-hepática, 587
      no pós-operatório, 57
Idade gestacional, na classificação de recém-nascidos, 1213
IFN-α 2b, para melanoma, 1289
Íleo, 660
   adinâmico
   paralítico (adinâmico), 660 (*Ver também* Íleo)
      por cálculo biliar, 596-597
         obstrução do intestino delgado por, 661
      por mecônio, em recém-nascidos, 1240
   anatomia do, 657, 658*i*
   atresia e estenose do, em pacientes pediátricos, 1236-1237, 1237*i*
   definição de, 660
   ressecção do, consequências da, 677*i*
Ileostomia, 729*i*, 734-738
   antimicrobianos perioperatórios, 738
   complicações da, 736-737
   continente, 735
   nutrição pós-operatória, 739
   preparação intestinal, 738
   tratamento da dor, 738-739
IMC (índice de massa corporal), na avaliação nutricional, 118, 120*t*
Impactação
   de carne, esofágica, 478
   fecal, no pós-operatório, 56

Impacto femoroacetabular, 1129
Implante bicaval, no transplante de coração, 419
Impotência, 1018-1020
Imunidade, específica, 83
Imunoestimulantes, 1284
Imunossupressão
   antimetabólitos na, 1298
   após transplante
      de coração, 419, 1307
      de coração-pulmão, 1307
      de fígado, 1311
      renal, 1297-1300
   corticosteroides na, 1298-1299
   em receptores de transplante de órgãos sólidos, suporte nutricional e, 144
   globulina
      antilinfócito na, 1299
      antitimoblasto na, 1299
      antitimócito na, 1299
   induzida por tumor, 1285
   infecção e, 83-84
   inibidores
      da calcineurina na, 1299
      do alvo mamífero da rapamicina na, 1299
      preparações de anticorpo policlonal na, 1299
      terapia do anticorpo monoclonal na, 1299-1300
Imunossupressores, para enterite regional, 667
Imunoterapia
   adotiva, 1284
   ativa
      específica, 1284-1285
      inespecífica, 1284
   para adenocarcinoma renal, 997
   para câncer de pulmão, 384
   passiva, 1283-1284
Incidência de entrada, para suspeita de fratura acetabular, 1070
Incidência de saída, para suspeita de fratura acetabular, 1070
Incidentalomas, suprarrenais, 796-797, 796*t*
Incisão(ões)
   e drenagem, para infecções cirúrgicas, 90
   em rugas faciais, 1157, 1158*i*
   linhas de, 1157
   nas mãos, 1195, 1195*i*
   transuretral da próstata (ITUP), 977
Incontinência
   de esforço, urinária, 1014
      tratamento de, 1037
   estresse, urinário, 1014
   fecal, 762-764

tratamento da, 1038
urinária
  de urgência, tratamento de, 1037
  mista, tratamento de, 1037
  para defeito do assoalho pélvico, 1035-1038
  por estresse, tratamento de, 1037
  por transbordamento, tratamento de, 1037
Índice
  de creatinina-altura (ICA), na avaliação nutricional, 119
  de massa corporal (IMC), na avaliação nutricional, 118, 120*t*
  de risco nutricional (IRN), na avaliação nutricional, 120, 120*t*
  de risco nutricional geriátrico (IRNG), na avaliação nutricional, 120*t*, 121
  nutricional prognóstico (INP), na avaliação nutricional, 119-120, 120*t*
  Prognóstico Internacional (IPI), no estadiamento do linfoma não Hodgkin, 1292
  prognóstico internacional para linfoma folicular, 1292
Infarto
  agudo do miocárdio com elevação do segmento ST (IAMST), na doença arterial coronariana, 390, 391
  do miocárdio (IM)
    com elevação do segmento ST, na doença arterial coronariana, 391
    pós-operatório, 52-53
  do omento, 511
  renal, 1013
Infecção(ões)
  associadas com próteses articulares, 1132
  cirúrgica, 83-102
    agente infeccioso na, 83-84
    classificação de, 86*t*
    critérios e definições de, 84-85, 84*t*
    custo atribuído e impacto, 86
    diagnóstico de, 90-92
    epidemiologia, 85-86
    fatores de risco, 87-88
    fisiopatologia, 86-87
    hospedeiro suscetível à, 83
    média, 84
    patogênese da, 83-84, 84*i*
    prevenção de, 88-90, 88*t*
    tratamento da, 90
  complicando
    NPT, 135, 139*t*
    pseudocisto pancreático, 618
    queimaduras
      agentes patogênicos de, 233*t*

tratamento de, 232-233, 233*t*
da cartilagem costal, 340
da parede torácica, 339
das mãos, 1201-1204
de feridas, 68-69
de órgãos, 95-97
do espaço profundo do pescoço, 254-255
do omento, 511
do processo xifoide, 340
do pulmão, fúngica, 372-377
do sítio cirúrgico, 59
do trato urinário, 978-983 (*Ver também* Trato urinário, infecções do)
  no pós-operatório, 58
esplênica, 645
não clostridial, 94
necrosantes
  da pele e da estrutura da pele, 93-95
  de tecidos moles, da mão, 1203
  difusas, 93-95
    não clostridiais, 94
    prognóstico de, 95
    tratamento de, 95
  por clostrídios, 94
  por fungos
    da mão, 1204
    do pulmão, 372-377
  por hepatite B
    carcinoma hepatocelular por, 551
    transplante de fígado para, 1309
  por hepatite C
    carcinoma hepatocelular por, 551
    transplante de fígado para, 1309
  por herpes simples, da mão, 1204
  sistema nervoso central, neurocirurgia para, 933-935
  tratamento cirúrgico da, 90
  tuberculosa, da mão, 1204
Infectious Diseases Society of America, diretrizes para o tratamento antimicroniano de infecções de pele necrosada e tecidos moles IPNTMs, 96*t*
Infertilidade
  atribuída à doença das tubas uterinas, 1047
  masculina, 1016-1017
Infiltração
  de toxina botulínica, para úlcera/fissura anal, 747
  direta, no tratamento da dor pós-operatória, 43-44
Inflamação, 537, 757
  da conjuntiva, 941-942
  da próstata, 981-982

descontrolada, na cicatrização deficiente de feridas, 67
do apêndice, 651-655 (*Ver também* Apendicite)
do olho, 939-940, 939*t*
do pâncreas, 610-623 (*Ver também* Pancreatite)
na cicatrização de feridas, 62-63
na cicatrização óssea, 66
obstrução do intestino delgado por, 661
sinovial, na artrite reumatoide da mão, 1205
  terapia para, 1205
suporte nutricional em, 143
Infliximabe, para colite ulcerativa, 728
Infusão na artéria hepática, 1278
Inibidor(es)
  do alvo da rapamicina em mamíferos (mTOR), no transplante renal, 1299
  da aromatase (IAs)
    para câncer de mama, 304
      curativo, 320
      paliativo, 323
    para tumores, 1280
  da bomba de prótons
    para doença do refluxo gastroesofágico, 468
    para síndrome de Zollinger-Ellison, 525
    para úlcera duodenal, 521
  da calcineurina, no transplante renal, 1299
  da conversão da angiotensina, para doença arterial coronariana, 391-392
  da tirosina cinase, para adenocarcinoma renal, 997
  de androgênios, para tumores, 1279
  de estrogênio, para tumores, 1279
  de topoisomerase, na quimioterapia, 1277
  diretos da trombina, para trombose venosa profunda, 838-839
  do alvo mamífero da rapamicina, no transplante renal, 1299
  específicos do fator Xa, para trombose venosa profunda, 838
Injeção
  de corticosteroides, para queloides, 1162
  de etanol, para câncer primário do fígado, 555
  para medialização, para paralisia das pregas vocais, 265
INP (índice nutricional prognóstico), na avaliação nutricional, 119-120, 120*t*
Inseminação artificial, 1017
Insolação, 236-238
Inspeção
  do abdome agudo, 489

ÍNDICE

no exame físico, 3
Institute of Medicine, 147-148
Instrumentos que utilizam fontes de energia, 75-82
   eletrocirúrgicos, 75-80 (*Ver também* Eletrocirurgia)
   ultrassônicos, 80-82
Insuficiência
   aórtica, 408-410
   arterial
      aguda, 219
      periférica, 798-803, 799*i*
         manifestações clínicas na, 799-802
   cardíaca
      congestiva (ICC), transplante de coração para, 417
      no pós-operatório, 53
      da hipófise, aguda, por tumores da hipófise, 898
   hepática, antimicrobianos para pacientes com, 100*t*-111*t*
   hepatocelular, no pós-operatório, 57
   pancreática, 623-624
   pulmonar, em pacientes queimados, 234-235
   renal aguda (IRA), na avaliação pré-anestésica, 155 respiratória, no pós-operatório, 37-39
   venosa, crônica, 846-847
      após trombose venosa profunda, prevenção de, 839
Insulina
   funções da, 610
   níveis de, na fome prolongada, 125-126
   para controle da glicose no perioperatório, 23
   síntese e liberação de, 610
Insulinoma, 629-630
Interferons, na imunoterapia, 1284
International Society for the Study of Vascular Anomalies, classificação de anomalias vasculares da, 1165, 1165*t*
Intervenção
   percutânea, para cálculo renal, 986
   ureteroscópica, para cálculo renal, 986
Intestino
   cicatrização de feridas no, 65
   delgado, 657-685
      absorção no, 659
      anatomia do, 657-658, 658*i*
      digestão no, 659
      divertículos do, adquiridos, 678-679
      enterite regional no, 664-671 (*Ver também* Enterite regional)
      fisiologia do, 658-659
      fístulas do, 672-674, 673*i*
      função
         de barreira, 659
         imune no, 659-660
         neuroendócrina do, 660
      inflamação aguda do (*Ver* Enterite)
      isquemia do, não oclusiva, 675
      lesões do, tratamento das, 215
      mobilidade do, 658-659
      obstrução do, 660-663
         diagnóstico diferencial da, 662-663
         etiologia da, 660, 660*t*
         fisiopatologia da, 661
         manifestações clínicas na, 661-662, 662*i*
         mecânica, definição de, 660
         por estrangulamento, definição de, 660
         prognóstico para, 663
         simples
            definição de, 660
            manifestações clínicas na, 662*i*
         tratamento da, 663
      parede do, camadas da, 657
      pólipos do, 680
      secreção no, 659
      síndrome da alça cega e, 674
      síndrome do intestino curto e, 676-677
      tumores do, 679-685
   grosso, 686-739
      absorção no, 689
      anatomia do, 686, 687*i*
      atresia e estenose do, em pacientes pediátricos, 1236-1237
      câncer do, 695-709 (*Ver também* Câncer colorretal)
         achados laboratoriais no, 702
         acompanhamento pós-operatório, 709-710
         adjuvante, 705-708
         colite ulcerativa diferenciada de, 725
         distribuição do, 696, 696*i*
         incidência do, 695
         manifestações clínicas no, 701-704
         paliativo, 709
         sinais e sintomas do, 701-702
         tratamento do, 705-709, 706*i*
      direito, lesões obstrutivas do, tratamento de, 694
      doenças do, 692-734
         angiodisplasia como, 718
         câncer como, 695-709 (*Ver também* Intestino grosso, câncer do)
         diverticulares, 712-716, 712*i*
         fístula
            colovaginal como, 717
            colovesical como, 716-717
            retovaginal como, 717
         hemorragia gastrintestinal aguda inferior em, 717-720, 719*i*
         infecções, colite ulcerativa diferenciada de, 725
         inflamação em (*Ver* Colite)
         pólipos como (*Ver* Pólipo(s), colorretal)
         volvo como, 720-722, 721*i*, 722*i*
      endometriomas do, 711
      esquerdo
         lesões obstrutivas do, tratamento de, 694, 694*i*
         pequeno, neonatal, 1242-1244
      estomas do, 734-738
      fisiologia do, 688-690
      gases no, 688-689
      hábitos intestinais e, 690
      intussuscepção do, 1243-1244, 1243*i*, 1244*i*
      leiomiomas do, 711
      lesões do, tratamento de, 215
      linfomas do, 711
      lipomas do, 711
      microbiologia do, 692
      mobilidade do, 689-690
      obstrução do, 692-695
         causas de, em adultos, 692*t*
         manifestações clínicas na, 693
         perfuração do, complicando colite ulcerativa, 727
         pólipos do, 701*t* (*Ver também* Pólipo(s), colorretal)
         prognóstico para, 694-695
         radiografias do, 688*i*, 727*i*
         ressecção assistida por laparoscopia do, 705
         secreção no, 689
         tratamento do, 694-695
         tumores do estroma gastrintestinal do, 711
   obstrução do
      em recém-nascidos, 1234-1235
      no pós-operatório, 56
      preparo pré-operatório do, em recém-nascidos, 1219
   pseudo-obstrução do, 663
   rotação do, distúrbios de, em recém-nascidos, 1238-1239
Intolerância
   à glicose, no trauma, 128
   à lactose, dieta para, 138, 140

por monóxido de carbono, em paciente queimado, 234, 234t
Intubação
   endotraqueal
      indicações para, 177-182
      na hipotermia acidental, 240
      no choque hipovolêmico, 166
      no tratamento
         anestésico, 157
         de queimaduras, 230, 235
      tipos de, 177-179
   nasotraqueal, 178
      em lesão da medula espinal, 1064
      no tratamento das vias aéreas, 194, 195i
   orotraqueal, 178
      no tratamento das vias aéreas, 194, 195i
   translaríngea, 178-179
   traqueal, no tratamento com anestesia, 157
Intussuscepção, 1243-1244, 1243i, 1244i
   interna, 766
   obstrução do intestino delgado por, 661
Iodo
   deficiência de, 125
   necessidades de, 124t
   radiativo, na avaliação da tireoide, 278
Iodo radiativo, para hipertireoidismo, 281
IRNG (índice de risco nutricional geriátrico), na avaliação nutricional, 120t, 121
IRN (índice de risco nutricional), na avaliação nutricional, 120, 120t
Irrigação
   no tratamento de feridas, 1173
   para remoção de corpo estranho do canal auditivo externo, 244
ISCs (infecções do sítio cirúrgico), 23, 59
Isoenxertos, definição de, 1295
Isquemia
   de intestino delgado, não oclusiva, 675
   de membros inferiores, distúrbios não ateroscleróticos causando, 809-810, 819-821
   dos membros, crítica, na doença oclusiva crônica de extremidades inferiores, 800
   em lesões vasculares, 219
   mesentérica, síndromes envolvendo, 820i

J

Jejum, no pré-operatório, para anestesia, 150-151
Jejuno
   anatomia do, 657, 658i
   atresia e estenose do, em pacientes pediátricos, 1236-1237, 1237i
   ressecção do, consequências da, 677i
Joelhos valgos, em pacientes pediátricos, 1111
Joint Commission on Accreditation of Healthcare Organizations (JCAHO), Protocolo Universal para evitar erro de local, procedimento e de paciente na cirurgia da, 156
Junção ureterovesical, fisiologia da, 961

K

Klebsiella, pneumonia no pós-operatório por, 54

L

Lábio, fenda do, reparo cirúrgico da, 1176-1178
Laceração(ões)
   cardíaca, 208
   das veias hepáticas, tratamento de, 550
   de anexos oculares, 951
   diafragmática, 209
   pericárdica, 208
   pulmonar, 207
   tratamento de, 1172, 1173
Lactação, câncer de mama e, 314
Lactato, na cicatrização de feridas, 63
Lactente(s). *Ver também* Recém-nascidos
   dacriocistite em, 941
   necessidades calóricas de, 1217t
   hemangiomas de, 1166
   pequenos para idade gestacional (PIG), 1214
   tumores de, 905
Laminectomia, para doença do disco torácico, 926
Laparoscopia
   diagnóstica
      no traumatismo abdominal, 212
      para dor pélvica crônica, 1056
   na avaliação de doença esofágica, 459
   na úlcera péptica perfurada, 533
   para abdome agudo, 493-494
   para adenocarcinoma pancreático, 626
   para câncer do intestino delgado, 683
   para enterite regional, 671
Laparotomia
   estadiamento, para doença de Hodgkin, 646
   exploratória, no traumatismo abdominal, 213
   na úlcera péptica perfurada, 533
   para pancreatite aguda, 616
   para tumores biliares malignos, 602
Lapatinibe, para câncer de mama, 324
Laringe
   anatomia e fisiologia da, 258-259, 258i
   câncer da, 271-272, 272t
   distúrbios e doenças da, 263-266
   inervação da, 259
   lesões da, 203
      tratamento de, 204
   músculos da, 259, 260t
   traumatismo da, 262-263
   urgências e emergências da, 259-263
Laringectomia, para câncer laríngeo, 271-272
Laringomalácia, estridor pediátrico por, 260-261
Laringoscopia, 337
Laringotraqueobronquite, estridor pediátrico por, 260
Laser pulsado de contraste, para manchas vinho do Porto, 1167
Lavado peritoneal
   diagnóstica, no traumatismo abdominal, 211-212, 212i, 212t, 213t
   pré-operatória, para peritonite, 502
LCME (Liaison Committee on Medical Education), 6
LCS. *Ver* Líquido cerebrospinal (LCS)
L-Dopa, para doença de Parkinson, 921
Leflunomida, no transplante renal, 1298
Leiomioma(s)
   esofágico, 473, 473i
   gástrico, 538
   renal, 998
   vulvar, 1026
Leiomiomas do intestino delgado, 680
Leiomiomas, uterinos, 1042-1043
Leiomiossarcomas
   duodenais, 539
   uterinos, 1044
Leito, posição no, no pós-operatório, 35
Lente
   extração de, para catarata, 944
   opacidade da, 944
Lentigo simples, vulvar, 1029
Lesão(ões)
   abdominais, 209-216
      achados físicos em, 210
      diagnóstico de
         laparoscopia em, 212
         laparotomia exploratória em, 213

lavado peritoneal em, 211-212, 212*i*, 212*t*, 213*t*
tomografia computadorizada em, 212, 213*t*
fechadas, 210-211
mortes por, 210
penetrantes, 210
tipos de, 210-211
tratamento de, 213-216
para traumatismo da parede abdominal, 215
para traumatismo de bexiga, 215-216
para traumatismo dos órgãos genitais masculinos, 216
para traumatismo do trato biliar, 214
para traumatismo do trato gastrintestinal, 215
para traumatismo do trato urogenital, 215-216
para traumatismo esplênico, 213
para traumatismo hepático, 213-214
para traumatismo pancreático, 214-215
para traumatismo renal, 216
para traumatismo ureteral, 216
para traumatismo uretral, 216
para traumatismo uterino, 216
axonais, difusas, 870-871
cáusticas, do esôfago, 479-480
cerebral, 863-874. *Ver também* Traumatismo craniencefálico
cutâneas pigmentadas, vulvares, 1028-1029
da medula espinal cervical, tratamento da, 204
da medula espinal (LME)
causas da, 874
classificação ASIA da, 875*t*
custo da, 874
dados demográficos da, 874, 1063-1064
desfecho da, 878
diagnóstico diferencial da, 876
em crianças, 908
exame físico na, 876
exame radiológico da, 876-877, 876*i*-877*i*
lesão neurológica após, classificação da, 1065
manifestações clínicas na, 874-875, 1064-1065
prognóstico da, 878
tratamento da, 874, 877-878
da zona de entrada da raiz dorsal, no tratamento da dor, 919
de contragolpe, 869
de distração-flexão, da coluna vertebral, 1068

do cotovelo de babá, 1110
do ducto torácico, no trauma torácico, 209
do leito ungueal, 1088
do ombro, 1073-1075
fraturas como
claviculares, 1073
da diáfise umeral, 1075
do úmero proximal, 1074-1075, 1075*i*
escapulares, 1074
luxações como
acromioclaviculares, 1073-1074
esternoclaviculares, 1074
glenoumerais, 1074
do pescoço, 201-204
complicações das, 203-204
de chicote, 1135
manifestações clínicas em, 202
penetrantes, 202-203
prognóstico das, 204
rombas, 203
tipos de, 202-203
tratamento das, 204
em chicote, 1135
neurológica, classificação de, 1065
no nascimento, 908
penetrantes
abdominais, 210
cardíacas, 208
hepáticas, 548-550
na parede abdominal, tratamento de, 215
no encéfalo, 864, 870
no pescoço, 202-203
oculares, 951
uretrais, tratamento de, 216
vasculares, 217-218
perfurantes, oculares, 951
periauriculares, em pacientes pediátricos, 1221
por eletricidade, 235-236
por explosão, 224-225
lesão auditiva nas, 225
lesão pulmonar na, 225
manifestações clínicas nas, 224-225
tratamento de, 225
por inalação de fumaça, 233-234
por inalação, em pacientes queimados, 233-234
por injeção, nas mãos, 1209
por sindesmose, 1101
pulmonares vasculares congênitas, 365-366
térmicas, 227-240
doença das, 228-229
elétricas, 235-236

fisiopatologia das, 228-229
hipotermia acidental como, 239-240
insolação como, 236-238
queimaduras como, 227-235 (*Ver também* Queimaduras)
suporte nutricional em, 141
ulceração pelo frio como, 238-239
torácicas, 205-209
brônquios nas, 206
dreno de toracotomia para, 205
espaço pleural nas, 206-207
lesão pulmonar nas, 207
mortes por, 205
parede torácica nas, 205-206
traqueia nas, 206
traumatismo cardíaco nas, 207-208, 208*i*
traumatismo diafragmático nas, 209
traumatismo do ducto torácico nas, 209
traumatismo esofágico nas, 208-209
traumatismo pericárdico nas, 207-208
vasculares, 217-224
das extremidades, sinais de, 219*t*
diagnóstico de, 219-221
epidemiologia das, 217
falso aneurisma nas, 219
fístula arteriovenosa nas, 219
hemorragia nas, 218
iatrogênicas, 217
isquemia nas, 219
manifestações clínicas nas, 218-219, 218*t*
perspectiva histórica nas, 217
tipos de, 217-218
tratamento das, 221-224
amputação no, imediata, 224
cirúrgico, 222-223
fasciotomia no, 223-224
não cirúrgico, 221-222
tratamento inicial no, 221
vasculares do pulmão, congênitas, 365-366
Leucemia
de células pilosas, 637
linfocítica, crônica, 637
Leucocitose, no abscesso hepático, 579
Leucocoria, 940
Leucoplaquia, 255
Levetiracetam, profilático, após traumatismo craniano, 871
Liaison Committee on Medical Education (LCME), 6
Liberação endoscópica do túnel do carpo, 1211-1212
Ligadura
endoscópica, para varizes com sangramento agudo, 566

ÍNDICE

fita
  elástico, para hemorroidas, 745
  endoscópica, para varizes não hemorrágicas, 570
Ligadura
  com bandas endoscópica, para varizes não hemorrágicas, 570
  elástica, para hemorroidas, 745
Ligamento(s)
  colateral
    lateral, lesão do, 1125
    medial, lesão do, 1125
  cruzado
    anterior, lesão do, 1125-1126, 1125*i*
    posterior, lesão do, 1126
  das mãos, 1191, 1192, 1192*i*, 1193*i*
  de Cooper, 769
    reparo do, para hérnia inguinal, 772
  do joelho
    lesão do, 1125
    reconstrução do, 1126
  escafoide semilunar, lesões do, 1200
  inguinal (de Poupart), 769
  inguinal, 769
  lacunar (de Gimbernat), 769
  lacunar, 769
  patelar, rompimento do, 1096
  transversal, ruptura do, 1067
Ligamento semilunar escafoide, lesões do, 1200
Limite variável, para ventilação mecânica, 179
Linfadenectomia, do câncer endometrial pélvico e para-aórtico, 1044
Linfadenite
  granulomatosa, em pacientes pediátricos, 1224
  supurativa, em pacientes pediátricos, 1223-1224
  tuberculosa, em pacientes pediátricos, 1224
Linfangiografia, para linfedema, 849
Linfangioma(s)
  em pacientes pediátricos, 1221-1222, 1222*i*
  torácico, 341
Linfangite, 850
Linfedema, 848-849, 848*i*
  precoce, 848
  tardio, 848
Linfogranulomatose, benigna, 377-378
Linfogranuloma venéreo (LGV), 756-757
Linfoma(s), 1290-1294
  cerebral, 888-889
  de Hodgkin, 1290-1292, 1290*t*, 1291*t*
  do intestino delgado, primário, 680, 684
  do intestino grosso, 711

do SNC, 889
duodenal, 539
enterite regional diferenciada de, 667
gástrico, 537
mediastinal, 359
não Hodgkin, 1292-1294
  classificação de
    agressivo, 1293
    indolente, 1293-1294
    REAL/WHO, 1292, 1293*t*
  doença não linfoide, 1293-1294
  tratamento de, 1292-1294
ósseo, 1142-1143
Língua, anatomia e fisiologia da, 251-252
Linha(s)
  alba, 768
  pós-operatórias, complicações envolvendo, 48-49
Linite plástica, gástrica, 534
Lipectomia assistida por sucção, 1189
Lipoma(s)
  do cone distal, 901
  da parede torácica, 341
  do intestino grosso, 711
  do segmento distal do cone medular, 901
  espinal, 901
  vulvar, 1026-1027
Lipomielomeningocele, 901
Lipossarcomas, da parede torácica, 341
Lipossucção ultrassônica, 1189
Líquen plano, 255-256
Líquido(s)
  cerebrospinal
    derivação de, para hidrocefalia, 929-933
    desequilíbrio do, hidrocefalia por, 929
    drenagem do
      no tratamento da pressão intracraniana aumentada, 855
      para hipertensão intracraniana, 872
  corporais, volume dos
    distúrbios de, 105-106
    osmolalidade e, 105
  extracelular, 104
  intracelular, 104
  IV, para colecistite aguda, 594
  para choque hipovolêmico, 167, 168
  para fístulas do intestino delgado, 673
  pleural, formação e reabsorção de, 333, 335*i*
  terapia de reposição com (*Ver* Reposição de volume)
  tratamento pós-operatório de, 35
Lisil hidroxilase, na cicatrização de feridas, 64

Litotripsia extracorpórea por ondas de choque (LEOC) para cálculo renal, 986-987
Lixívia, ingestão de, lesões esofágicas por, 479
LME. *Ver* Lesão da medula espinal (LME)
Lobectomia
  subtotal, para câncer de tireoide, 285
  temporal, para epilepsia refratária, 917
Long, Crawford, 147
Lordose, cervical, na doença degenerativa da coluna cervical, 924
Lúpus eritematoso, nas mãos, 1205-1206
Luxação(ões)
  acromioclavicular, 1073-1074
  articulação
    atlantoccipital, 1067
    do ombro, 1122-1123carpal, 1085-1087
  carpometacarpiana, 1088, 1199
  da articulação
    do joelho, 1095
    interfalângica, 1089
      proximal, 1199
    esternoclavicular, 1074
    metacarpofalângica, 1088-1089, 1199
    radioulnar distal, 1085
  das falanges dos dedos do pé, 1107
  do antebraço, 1200
  do cotovelo, 1077-1079, 1078*i*
  do punho, 1200
  do quadril, 1089-1091, 1089*i*, 1116-1118
    de desenvolvimento, em pacientes pediátricos, 1116*i*, 1117*i*
    traumática, em pacientes pediátricos, 1110
  dos dedos, 1088-1089
  em crianças, 1108-1111
  espinal, com déficit neurológico, 1069
  esternoclavicular, 1074
  fratura, da coluna vertebral, 1068
  glenoumeral, 1074
  instável, definição de, 1061
  patelar, 1096
  pélvica, 1069-1071
  redução da
    colocação de tala para, 1061-1062
    definição de, 1061
    gesso para, 1061-1062
  ou fratura instável, definição de, 1061
  subtalar, 1104
  talar, total, 1104

M

Má absorção, na insuficiência pancreática, 623-624

Macroamilasemia, pancreatite aguda, diferenciada de, 615
Macrófagos, na cicatrização de feridas, 63
Magnésio
   déficit de, complicando NPT, 140*t*
   distúrbios de, 108-109
   excesso de, complicando NPT, 140*t*
   para pancreatite aguda, 616
Magnetoencefalografia, na epilepsia refratária, 916
Malácia, traqueal, congênita, 1227-1228
Malato de sunitinibe, para adenocarcinoma renal, 997
Malformação(ões)
   adenomatoide cística congênita, 364-365
   broncopulmonar primitiva, em pacientes pediátricos, 1232
   da coluna fendida, 901
   de Dandy-Walker, 902
   arteriovenosas (MAVs), 857, 912, 1168
     apresentação das, 912
     avaliação e cuidados iniciais das, 912-913, 913*i*
     cuidados pós-operatórios para, 914
     em crianças, 907
     em pacientes pediátricos, 1261
     epidemiologia das, 912
     escala de Spetzler-Martin de classificação de, 913, 913*t*
     espinais, 914-915
     tratamento de, 913-914
     medulares, 914-915
   capilares, 1166-1167, 1167*i*
     em pacientes pediátricos, 1260-1261
   cavernosas, em crianças, 907
   congênitas, neurocirurgia pediátrica para, 900-903
   de Chiari, 902-903, 902*i*
   linfáticas, em pacientes pediátricos, 1221-1222, 1222*i*
   pulmonares congênitas das vias aéreas em pacientes pediátricos, 1232
   vasculares, em crianças, 907
Malha de polipropileno, no reparo de hérnia, 71-72
Mama ectópica, na vulva, 1027
Mama(s)
   abscesso da, 301, 301*i*
   aumentada, distúrbios da, 301-302
   carcinoma da, 302-328 (*Ver também* Câncer de mama)
   distúrbios da, 298-329
     benignos, 298-302
   doença fibrocística da, 298-299
   ectópica, na vulva, 1027
   fibroadenoma da, 299-300
   massas na, avaliação de
     na mulher
       na pós-menopausa, 310*i*
       na pré-menopausa, 309*i*
   necrose gordurosa da, 301
   peito de pombo, 1226, 1226*i*
   reconstrução da, pós-mastectomia, 327-328, 1181-1183, 1182*i*
   secreção mamilar na, 300-301, 300*t*
Mamilo(s)
   ectópico, na vulva, 1027
   secreção pelo, 300-301, 300*t*
Mamografia
   indicações para, 305
   no rastreamento do câncer de mama, 305
Mamoplastia, 1187-1188
   de aumento, 1187
   de redução, 1188
Manchas vinho do Porto, 1166-1167, 1167*i*
Manganês
   deficiência de, 124-125
   necessidades de, 124*t*
Manitol
   no tratamento da pressão intracraniana aumentada, 855
   para hipertensão intracraniana, 872-873
MAN (miniavaliação nutricional), 120
Manobra de Pringle
   na ressecção hepática, 547, 550
   para hemorragia hepática, 214
Manobra de Spurling, na avaliação da coluna cervical, 924
Manometria
   anorretal
     diagnóstico de constipação por, 691
     na avaliação da incontinência, 763
   na avaliação da doença esofágica, 458
   no diagnóstico
     da acalásia, 460
     da doença do refluxo gastresofágico, 467
     do divertículo de Zenker, 464
     do esôfago em quebra-nozes, 463
     do espasmo esofágico difuso, 462
Mão(s), 1191-1212
   anatomia da, 1191-1194
   anomalias da, cirurgia reconstrutiva para, 1180
   cirurgia minimamente invasiva da, 1209-1212
   dedos da (*Ver* Dedos da mão(s))
   distribuição sensitiva na, 1193-1194, 1195*i*
   doenças e distúrbios das
     amputações como, 1208-1209
     anomalias congênitas como, 1196
     avaliação clínica de, 1194-1195
     de nervos, 1201
     de ossos, 1198-1201
     de tendão, 1196-1198
     do antebraço, 1200
     do punho, 1200
     infecciosas, 1201-1204
     inflamatórias, 1205
     lesões
       por esmagamento como, 1208-1209
       por injeção como, 1209
     massas como, 1207-1208
     neuropatias por compressão como, 1200-1201
     queimaduras térmicas como, 1206-1207
     ulceração pelo frio como, 1207
   em garra, por queimaduras negligenciadas, 1206
   fraturas
     do metacarpo, 1087-1088
     expostas, 1087
     falangeanas, 1088
   funções da, 1191
   lesões do leito ungueal da, 1088
   luxação da, digital, 1088-1089
   princípios cirúrgicos para, 1195-1196
   reimplantação da, após amputação, 1209
Marcadores tumorais
   no câncer hepático, 554
   no rastreamento de massas anexas, 1051, 1053*t*
Marca-passos, biventriculares, para insuficiência cardíaca, 417
Margem anal, tumores da, 759-760
Máscara laríngea (ML), no tratamento com anestesia, 157
Massagem cardíaca aberta, 198, 198*i*
Mastectomia
   em homens, 329
   para câncer de mama, 317
   reconstrução da mama após, 327-328, 1181-1182, 1182*i*
Mastocitose, 638
Mastopexia, 1187-1188
Materiais implantáveis, no reparo da hérnia, 71-72
Matriz dérmica acelular (MDA), 1181-1182, 1182*i*
MAVs. *Ver* Malformações arteriovenosas (MAVs)
Meato, da cavidade nasal, 248, 248*i*

ÍNDICE

Mediastinite, 354-356
 aguda, 354-355
 crônica, 355-356
 fibrosante, 355
 granulomatosa, 355
Mediastino
 anatomia do, 333-335
 anterior, 333, 335i
 doenças do, 354-362
 em lactentes, 1231
 lesões
  císticas do, 359
  em massa do, 357-360
 linfoma do, 359
 médio, 333, 336i
 posterior, 333, 336i
 síndrome da veia cava superior envolvendo, 356-357
 tumores das células germinativas do, 359
Mediastinoscopia, 337, 358
Mediastinotomia, anterior, 337-338
Medicamento(s)
 antitireoidianos, para hipertireoidismo, 280
 mantidos no pré-operatório, anestesia e, 151
 no pré-operatório, 155
 no pós-operatório, 35-36
 pancreatite induzida por, 612
 vasoativos, para varizes com sangramento agudo, 566
 vasoativos, para varizes com sangramento agudo, 566
Médicos colaboradores, comunicação com, 9
Medula espinal
 anatomia da, 923-924, 1064
 estímulo da, no tratamento da dor, 920
 tumores da, em crianças, 906-907
 cervical
  cadeia da, 1134-1135
  doença degenerativa da, 924-926, 1135-1137, 1136i
  exame radiológico da, na lesão da medula espinal, 876-877, 876i-877i
  exames de imagem da, 1066
  fraturas da, no traumatismo da região cervical, 202, 203
  lesões da, 1066-1069
 óssea
  fibrose da, na síndrome mielodisplásica, 637
  substituição da, na síndrome mielodisplásica, 637
Meduloblastomas, 887
 em crianças, 904, 904i
Megacolo, aganglônico, em lactentes, 1241

Megaureter obstrutivo primário, 963
Melanoma(s), 1287-1290
 acral lentiginoso, 1289
 das mãos, 1208
 das pálpebras, 953
 disseminação superficial, 1288
 do canal anal, 761-762
 em trânsito, 1290
 identificação clínica de, 1288t
 intraocular, 953-954
 lentigo maligno, 1288-1289
 malignos
  das pálpebras, 953
  intraoculares, 953-954
 metástase do, 1288
 nodular, 1288
 primário, tratamento de, 1289-1290
 recorrência de, 1290
 sistema de estadiamento do AJCC para, 1288t
Melanose, vulvar, 1029
Melena, na hemorragia do trato gastrintestinal superior, 527
Membrana(s)
 esofágicas, 480
 impânica, anatomia e fisiologia da, 241
Meningiomas, 889, 889i
 prognóstico de, 894
 radioterapia para, 893
Menisco, lesão do, 1125
Mesentério
 fixação anômala do, em pacientes pediátricos, 1238
 oclusão vascular no, aguda, 674-676
Mesilato de imatinibe (Gleevec), na terapia-alvo, 1279
Mesotelioma
 peritoneal, 509
 pleural, maligno difuso, 352-354, 353t
Metabolismo
 alimentação enteral e, 130
 complicações da NPT afetando, 137
 de carboidratos, 122
 de lipídeos, 123
 de proteínas, 122-123
 trauma principal e, 144-145
Metacarpo, fraturas do, 1087-1088
Metanefrinas, urinárias, no diagnóstico do feocromocitoma, 787
Metanefros, 956, 957i
Metaplasia, esôfago de Barrett com, 470
Metástase(s)
 de tumores cerebrais, 894
 do câncer colorretal, 702-703, 703i

 dos linfonodos regionais, câncer colorretal de, 702, 703i
 hematogênica, do câncer colorretal, 702
 intraluminal, do câncer colorretal, 702
 para o encéfalo, tratamento de, 893
 para os ossos, 1141
 para os ovários, 1054
 para os rins, 998
 transperitoneais, do câncer colorretal, 703
Metatarsalgia, 1145
Metatarso varo, em pacientes pediátricos, 1111
Metilprednisolona
 no transplante renal, 1299
 no tratamento de lesão da medula espinal, 877-878
Metirosina, no tratamento do feocromocitoma, 789
Método(s)
 contraceptivos, 1049
 fechado, de tratamento de queimaduras, 232
 de Cobb, para determinação de deformidades espinais, 1113, 1113i
Metotrexato
 para câncer de mama, 318
 para gravidez ectópica, 1048
Miastenia grave, 360-362
Micofenolato, no transplante renal, 1298
Microadenomas, da hipófise, 896-900, 897i
Microdisquectomia, para disco lombar herniado, 928
Microêmbolos periféricos, da artéria digital, 808
Microrganismos multirresistentes, nas complicações pós-operatórias, 59
Microssomia hemifacial, 1178
Microtia, cirurgia reconstrutiva para, 1179-1180
Mielografia
 do sistema nervoso central, 859
 para tumores raquidianos, 895
Mieloma,
 da parede torácica, 342-343
 múltiplo, metastático para os ossos, 1141
Mielomeningocele, 900-901
Mielopatia, cervical espondilótica, tratamento de, 1136-1137, 1137i
Mielotomia, no tratamento da dor, 919-920
Mifepristona, para hipercortisolismo, 794
Minerais, necessidades diárias de, 124t
Miniavaliação nutricional (MAN), 120

Miocárdio
  contusão do, complicando diagnóstico do choque cardiogênico, 170
  disfunção do, suporte nutricional na, 143
  lesão do, 207-208
Mioglobinúria, na lesão elétrica, 236
Miomectomia, para leiomiomas uterinos, 1042
Miotomia de Heller
  laparoscópica
    para acalásia, 461
    para espasmo esofágico difuso, 462
  para perfuração esofágica, 477
Miringotomia e timpanotomia, para otite média, 245
Mitotano, para hipercortisolismo, 794
Mixocondromas, da parede torácica, 341
Mobilização, no pós-operatório, 35
Moedas, no esôfago, 478
Molas hidatidiformes, 1045. *Ver também* Doença trofoblástica gestacional
  características das, 1045t
Molibdênio
  deficiência de, 125
  necessidades de, 124t
Monitoramento ambulatorial do pH por 24 horas, 467t
  na avaliação de doença esofágica, 458, 459i
  no diagnóstico de doença do refluxo gastresofágico, 467
  no diagnóstico de esôfago em quebra-nozes, 463
  no diagnóstico de espasmo esofágico difuso, 462
Mordida(s)
  de animal, fraturas expostas na mão por, 1087
  humana, da mão, 1203-1204
  luta, fraturas expostas da mão por, 1087
  por briga, fraturas expostas na mão por, 1087
  tratamento de, 1172
Morte
  cardíaca súbita, por estenose aórtica congênita, 446
  por trauma
    abdominal, 210
    imediata, 191, 192i
    precoce, 191, 192i
    tardia, 191, 192i
    torácico, 205
Morton, William, 147
Motilidade
  do intestino delgado, 658-660

  do intestino grosso, 689-690
  gástrica, 514-515
  gastrintestinal, complicações no pós-operatório envolvendo, 55
  ocular, avaliação da, 937-938
Motilina, 660
Movimento de massa, na mobilidade colônica, 690
Mucocele, do apêndice, 656
Muco, no suco gástrico, 515
Mucormicose, 376-377
Mucosa, da parede do intestino delgado, 657, 658i
Mudanças de estilo de vida, para doença do refluxo gastresofágico, 468
Músculo(s)
  cremaster, 768
  do assoalho pélvico, 762
  externo oblíquo, 768
  interno oblíquo, 768
  laríngeo, 259, 260t
  oblíquo
    externo, 768
    interno, 768
  reto do abdome, 768
  transversal do abdome, 768
MUST (ferramenta de rastreamento universal da desnutrição), na avaliação nutricional, 120-121, 120t
Mutação(ões)
  do gene *BRCA1*, risco de câncer de mama e, 302
  do gene *BRCA2*
    no câncer de mama, em homens, 329
    risco de câncer de mama e, 302
  do gene *TP53*, risco de câncer de mama e, 302
  genética(s), risco de câncer de mama e, 302

N

Nariz
  anatomia e fisiologia do, 247-248, 248i
  corpo estranho no, 248
  distúrbios e doenças do, 250-251
  fratura do, cirurgia plástica para, 1174-1175
  urgências e emergências envolvendo, 248-250
Nasofaringe, 251, 252i
National Surgical Adjuvant Breast Project (NSABP), 303
National Surgical Quality Improvement Program (NSQIP), 16-17
Náusea e vômitos
  no pós-operatório, 159-160

  por tumores cerebrais, 884
Necessidades energéticas, determinação das, na avaliação nutricional, 121
Necrose
  avascular, do quadril, 1130
  gordurosa, da mama, 301
  isquêmica dos dedos, no pós-operatório, 49
  na doença oclusiva crônica de extremidades inferiores, 801
  pancreática, na pancreatite aguda, 614
  papilar, 980-981
  tubular, nas lesões elétricas, 236
Nefrectomia
  doador, para transplante renal, 1301
  para abscesso renal, 981
  para adenocarcinoma renal, 997
Nefroblastoma, em pacientes pediátricos, 1262-1263, 1263t, 1264t
Nefrocalcinose, 989-990
Nefroma mesoblástico, 998
Nefroureterectomia, para tumores da pelve renal, 999
Neonatos. *Ver* Recém-nascidos
Neoplasia(s). *Ver* Tumor(es)
  císticas, do pâncreas, 627-628
  intraepitelial vaginal (NIVA), 1031-1032
  metastática, do fígado, 556-559
  mucinosa do apêndice (MAN), 656
  papilar-cística do pâncreas, 628
  perianais, 759-760
  sólida e papilar do pâncreas, 628
Neoureterocistostomia, para traumatismo ureteral, 992
Nervo(s)
  do fígado, 545
  inervação
    da laringe, 259
    da mão, 1193-1194, 1195i
    do ânus-reto, 742
    do estômago, 513-514, 516i
    do intestino
      delgado, 657
      grosso, 688
    do pâncreas, 608
  mediano
    compressão do, 1200
    encapsulamento do, no punho, 881
    na sensibilidade da mão, 1193-1194, 1195i
    neurite do, por hanseníase, 1204
  periférico
    vago, estímulo do, para epilepsia refratária, 918
  periférico(s)
    estímulo do, no tratamento da dor, 920

ÍNDICE

lesões do
  agudas, 879-880
  complicando anestesia, 161-162
  tumores do, 882
radial
  lesões do, 1201
  na sensibilidade da mão, 1193, 1195*i*
ulnar
  compressão do, 1200
  encarceramento do, 881
  na sensibilidade da mão, 1193-1194, 1195*i*
  neurite do, por hanseníase, 1204
Neurectomia, no tratamento da dor, 919
Neurite interdigital, 1144-1145
Neuroblastoma(s)
  em pacientes pediátricos, 1261-1262
  estadiamento do, 1262*t*
Neurocirurgia, 851-935
  estados deprimidos de consciência e (*Ver* Consciência)
  estereotáxica
    para doença de Parkinson, 921
    técnicas de, 923
  exames de imagem do sistema nervoso central para, 857-863 (*Ver também* Sistema nervoso central (SNC), exames de imagem do)
  no tratamento da dor, 919-920
  para aneurismas de artérias cerebrais, 909-911, 909*i*, 910*i*
  para desvio de LCS para hidrocefalia, 929-933
  para doença dos discos intervertebrais, 923-928 (*Ver também* Doença dos discos intervertebrais)
  para epilepsia refratária clinicamente tratável, 915-919 (*Ver também* Epilepsia, refratária)
  para infecções do sistema nervoso central, 933-935
  para lesão(ões)
    da medula espinal, 874-878 (*Ver também* Lesão da medula espinal (LME))
    dos nervos periféricos, 878-883
  para malformações arteriovenosas, 912 (*Ver também* Malformações arteriovenosas (MAVs))
  para transtornos do movimento, 920-923
  para traumatismo craniencefálico, 863-874
  para tumores
    cerebrais, 883-894 (*Ver também* Encéfalo, tumores do)

da hipófise, 896-900 (*Ver também* Tumores da hipófise, secretando hormônio do crescimento)
medulares/da coluna vertebral, 894-896 (*Ver também* Tumores raquidianos)
pediátrica, 900-908
  em tumores raquidianos, 906-907
  para astrocitomas cerebelares, 904
  para cistos aracnóideos, 902
  para craniossinostose, 903
  para disrafismo cranioespinal, 900-902
  para doença vascular cerebral, 907
  para ependimomas, 904-905
  para espasticidade, 907-908
  para facomatoses, 907
  para gliomas
    do tronco encefálico, 905, 905*i*
    ópticos hipotalâmicos, 906
  para hidrocefalia, 903-904
  para lesões no nascimento, 908
  para malformações
    congênitas, 900-903
    de Chiari, 902-903, 902*i*
  para meduloblastomas, 904, 904*i*
  para trauma pediátrico, 908
  para tumor(es)
    da região pineal, 905-906
    de lactentes, 905
    do plexo coroide, 907
    pediátricos do SNC, 904-907
    selares, 906
    neuroepitelial disembrioplásico, 906
risco de TVP em, 840
Neurofibroma(s), 882
  vulvar, 1027
Neurofibromatose 1 e 2, em crianças, 907
Neurofibrossarcomas, da parede torácica, 341
Neuromas, acústicos, 889-890
Neuropatia(s)
  diabética, ulceração dos pés e, 1146
  encapsulamento periférico, 880-882
Neuropraxia, 1201
Neurotensina, 660
Neurotmese, 1201
Neurotoxinas sinergéticas
  encefalopatia hepática por, 578
Neurotransmissores
  aminoácidos, encefalopatia hepática por, 578
  falsos, encefalopatia hepática por, 578
Nevo(s)
  azul, 1164-1165
  composto, 1164

da célula do fuso-célula do epitelioma, 1164
displásico, vulvar, 1029
gigante piloso, 1165
intradérmico, 1164
juncional, 1164
melanocítico, da pálpebra, 952, 952*i*
nevocelular melanocítico, vulvar, 1029
pigmentado, 1164-1165
pilosos gigantes, 1165
vulvar, 1028
Nexavar
Nitratos, para doença arterial coronariana, 392-393
Nitrogênio, nos gases intestinais, 688
Níveis
  de aldosterona, elevados, no aldosteronismo primário, 783
  de transferrina, na avaliação nutricional, 118-119
  hormonais, na fome prolongada, 125*i*
  motores, em lesões ortopédicas, determinação de, 1066
  sensitivos, em lesões ortopédicas, determinação de, 1065-1066
Nódulo(s)
  da tireoide, avaliação de, 282-283
  linfáticos, escalenos, biópsia dos, 338
  pulmonar, solitário, 386-387
  vocal, rouquidão por, 263
Nolvadex. *Ver* Tamoxifeno
NPT. *Ver* Nutrição parenteral total (NPT)
NSABP. *Ver* National Surgical Adjuvant Breast Project (NSABP)
Nucleotídeos, 123
Nutrição
  dietas e, 137-140 (*Ver também* Dieta(s))
  nas fístulas do intestino delgado, 673
  no preparo pré-operatório, 25
  para pancreatite aguda, 616
  parenteral
    periférica (NPP), 133
      complicações da, 135
      formulação para, 133
    total (NPT), 133-135
      administração de, 134-135
      complicações da, 135, 137, 139*t*-140*t*
      fórmula para, 133, 134*t*
      na pancreatite, 143
      na síndrome do intestino delgado, 143-144
      orientações para, 136-137*i*
      para pacientes
        com câncer, 142
        diabéticos, 141-142

ÍNDICE

solicitações de tratamento para, 134*i*
soluções para, especiais, 135
Nutrientes, necessidades de, 121-125

O

Obesidade
apneia obstrutiva do sono e, 257
em receptores de transplantes de órgãos sólidos, suporte nutricional e, 144
na avaliação pré-anestésica, 154
Objetos pontiagudos, no esôfago, 478
Obstrução
da junção ureteropélvica, 973
duodenal congênita, 1236-1237
pilórica, por úlcera péptica, 530-531
pós-hepática, no pós-operatório, 57
venosa pulmonar, recorrente, tratamento de, 432-433
Oclusão
arterial traumática, 808
dentária, funcional, restabelecimento da, nas fraturas mandibulares, 1175
do clipe cirúrgico, para aneurismas de artérias cerebrais, 910, 911
extra-hepática da veia porta, 573-574
vascular, mesentérica, aguda, 674-676
venosa portal, extra-hepática, 573-574
Oftalmoscopia, 938
OKT3, no transplante renal, 1299-1300
Olho(s), 937-954. *Ver também* Anexos oculares; Órbita; Visão
doenças e distúrbios do, 941-943
catarata como, 944
celulite da órbita como, 941
conjuntivite como, 941-942
dacriocistite como, 941
degeneração macular relacionada ao envelhecimento como, 947-948
descolamento da retina como, 948
enxaqueca ocular como, 949-950
estrabismo como, 948-949, 949*i*
glaucoma como, 945-946
herpes simples como, 942, 942*t*
herpes-zóster como, 942, 942*t*
hordéolo agudo como, 940
pterígio como, 943
retinopatia diabética como, 947
sinais e sintomas de, 938-940
tratamentos com *laser* para, 954
tumores como, 952-954
úlceras da córnea como, 942
xeroftalmia como, 943
dor no, 939
exame do, 937-938
luxação do, 940

movimentos do, avaliação de, 937-938
na doença de Graves, 281-282
queimaduras do, 950
seco, 943
secreção do, 939
traumatismo do, 950-952
tumores do, 952-954
vermelhidão do, 939, 939*t*
Oligodendroglioma(s), 885-886
maligno, 886
Oligúria no choque hipovolêmico, 165
Ombro
artrite do, 1123
reconstrução do ombro para, 1133-1134
luxações do
anteriores, 1122
articulação do ombro, 1122-1123
instabilidade multidirecional em, 1122
posteriores, 1122
voluntárias, 1122
paralisado, 1121-1122
reconstrução do, para artrite glenoumeral, 1133-1134
rompimento do manguito rotador, 1123, 1123*i*
síndrome da dor do, 1121-1123
tendinite
do bíceps no, 1121
do manguito rotador e bursite subacromial no, 1121
Omento, 511
distúrbios do, 511
Omeprazol
para síndrome de Zollinger-Ellison, 525
para úlcera duodenal, 521
Oncocitoma, renal, 998
Oncologia, 1270-1294. *Ver também* Tumor(es); *cânceres específicos*
cirurgia curativa na, 1273-1274
diagnóstico na, 1272
estadiamento na, 1272-1273
imunoterapia na, 1283-1285
neoplasias malignas na
linfoma como, 1290-1294 (*Ver também* Linfoma(s))
melanoma como, 1287-1290 (*Ver também* Melanoma(s))
sarcoma de tecidos moles como, 1285-1287
nomenclatura de tumores na, 1270-1272
ortopédica, 1140-1144 (*Ver também* Osso(s), tumores do)
paliação na, 1274
profilaxia na, 1274-1275, 1275*t*
quimioterapia citotóxica na, 1275-1278 (*Ver também* Quimioterapia)
radioterapia na, 1281-1283

terapia
hormonal na, 1279-1280
regional na, 1278
terapias-alvo na, 1278-1279, 1280*t*
molecular, 1278
Oncologista, cirurgião, papel do, 1272-1275
Onda de choque da litotripsia, extracorpórea, para cálculo renal, 986-987
Onfalocele, em pacientes pediátricos, 1258-1259, 1258*i*
Ooforectomia, bilateral, para câncer de mama, 322
Opioides
intravenosos, no tratamento da dor pós-operatória, 160
para choque cardiogênico, 171
parenterais, no tratamento da dor pós-operatória, 42-43
epidurais, no tratamento da dor pós-operatória, 160
Órbita
assoalho da, fratura tipo *blowout* da, 951-952
fraturas da, cirurgia plástica para, 1175-1176
tratamento da, 1176
trauma contuso da, 951, 951*t*
tumores da, 954
"Orelha de cachorro", correção da, 1157-1158, 1158*i*
Orelha(s)
colesteatoma da, 247, 247*i*
corpo estranho na, 244
distúrbios e doenças da, 244-247
doença de Ménière e, 246-247
externa, anatomia e fisiologia da, 241, 242*i*
interna, anatomia e fisiologia da, 241
média, anatomia e fisiologia da, 241
otite
externa da, 244-245
média da, 245
pavilhão da, ausência ou hipoplasia do, cirurgia reconstrutiva para, 1179-1180
schwannomas vestibulares da, 245-246
urgências e emergências da, 242-244
vertigem posicional paroxística benigna e, 246
Órgão(s)
de Corti, 241
genitais
embriologia dos, 959
masculinos
lesões dos, tratamento de, 216
no exame abdominal, 491

pélvicos, prolapso dos, quantificação do, 1037i
Orifício(s)
  corporais, exame dos, 4
  ureteral ectópico, 964
Origens aórticas anômalas das artérias coronárias, 453
Orofaringe, 251, 252i
  câncer da, 270-271
Orquidopexia, para criptorquidia, 970
Orquiectomia inguinal, para tumores testiculares, 1008
Ortopedia pediátrica, 1108-1121
  artrite reumatoide juvenil na, 1112
  deformidade dos membros na, 1111-1112
  distúrbios da marcha na, 1111-1112
  deformidades do pé na, 1120-1121
  deslizamento da epífise femoral capital na, 1118, 1118i
  distúrbios
    do quadril na
      artrite séptica como, 1114-1115, 1115i
      displasia/deslocamento do desenvolvimento como, 1116-1118, 1116i, 1117i
      doença de Legg-Calve-Perthes como, 1118-1120, 1119i
      sinovite transitória como, 1115-1116
    sistêmicos afetando ossos e articulações na, 1112
  escoliose na, 1112-1114
  fraturas na
    características ósseas e, 1108
    da placa de crescimento, 1108-1109, 1108i
    do antebraço, 1110
    do cotovelo, 1110
    femoral, 1110
    fibular, 1111
    fratura em galho verde, 1108
    tibial, 1111
    transicional, 1111
    umeral
      proximal, 1109
      supracondilar, 1109-1110
  geno varo patológico na, 1111-1112
  luxações
    do cotovelo, 1110
    do quadril, traumáticas, 1110
  medialização do pé na, 1111
  subluxação da cabeça radial na, 1110
Ortótica, para escoliose neuromuscular, 1114

Os moduladores seletivos do receptor de estrogênios (MSREs), para tumores, 1279
Osmolaridade, do líquido corporal, 104
  volume e, 105
Osso(s)
  cuboide, fraturas do, 1106
  cicatrização dos, 65-66
  cistos dos, 1143-1144, 1144i
  da mão, lesões dos, 1198-1201
  faciais, fraturas dos, cirurgia plástica para, 1174-1176
  linfoma dos, 1142-1143
  navicular, fraturas do, 1106
  no crescimento em crianças, 1108
  tumores do
    apresentação dos, 1140
    benignos, 1143-1144
    biópsia dos, 1141
    características radiológicas dos, 1140-1141
    de células gigantes, 1143, 1143i
    estadiamento dos, 1141
    malignos, 1142-1143
    metastáticos, 1141
    quimioterapia dos, 1141
    radioterapia para, 1141
    tratamento cirúrgico dos, 1141
  carpais, instabilidade dos, traumática, 1086-1087
Osteoartrite, 1128-1129
  do joelho, claudicação diferenciada de, 800
  do quadril, claudicação diferenciada de, 800
Osteocondroma(s), 1143
  da parede torácica, 341
Osteodistrofia renal, hiperparatireoidismo secundário com, 294
Osteogênese,
  distração, introdução da, 1148
  linear por distração, 66
Osteoma osteoide, 1143
Osteomielite, 1144
  craniana, 934
  das costelas, 339
  da tíbia ou de ossos do pé, reconstrução para, 1183-1184
  esternal, 339-340
  na cicatrização óssea, 66
  vertebral, 934-935, 1139
Osteoporose, no hiperparatireoidismo primário, 288
Osteossarcoma, 1142, 1142i
  da parede torácica, 342
Osteotomia
  da tíbia superior, 1133

  do quadril, 1130
Otite
  externa, 244-245
  média, 245
Otomicose, 245
Otomicroscopia binocular, para remoção de corpo estranho, 244
Otorrinolaringologia, 241-274
Ouvir, na comunicação com os pacientes, 8
Ovalocitose, 640
Ovário(s)
  câncer de
    de células germinativas, 1053
    do cordão sexual estromal, 1053
    epitelial, 1053
    estadiamento para, 1055t
    manifestações clínicas no, 1054
    marcadores tumorais para, 1051, 1053t
    prevenção de, 1055
    prognóstico para, 1055
    tratamento de, 1054-1055
  doenças e distúrbios do, 1050-1055
    benignos, 1050-1053
    malignos, 1053-1055
  embriologia do, 958i, 959
Oxigenação por membrana extracorpórea, para choque cardiogênico, 173
Oxigênio
  hiperbárico
    no tratamento de queimaduras, 235 para feridas crônicas, 68
  para infecções difusas necrosantes, 95
  para pancreatite aguda, 616
  pressões parciais de, no sangue, 187t

P

Paciente(s)
  alerta, descrição de, 851
  cirúrgico
    gravemente doente
      risco de TVP para, 839
    com traumatismo, risco de TVP para, 840
    comatoso, descrição do, 851
    comunicação com, 8-9
    idoso, risco cirúrgico e, 26-27
    interações com, profissionalismo em, 10-11
    gravemente doentes
      avaliação
        de risco para, 189
        por cateter na artéria pulmonar nos, 184-186
        dissociação de oxi-hemoglobina nos, 186-187

equilíbrio acidobásico nos, 188-189
Paco₂ elevada nos, 187
Pao₂ baixa nos, 187-188
respostas fisiológicas no choque grave nos, 183-184
tratamento de, 183-189
imunocomprometidos, abscesso anorretal fistulizado em, 749-750
ortopédicos, risco de TVP para, 839-840
pediátrico(s)
 cirurgia em, 1213-1268 (Ver também Cirurgia pediátrica)
 deformidade espinal em, 1112-1114
 estrabismo em, 948-949, 949i
 fraturas em, 1108-1111
 luxações em, 1108-1111
 necessidades calóricas de, 1217t
 neurocirurgia em, 900-908 (Ver também Neurocirurgia pediátrica)
 obstrução das vias aéreas em, 259-261
 problemas ortopédicos em, 1108-1121 (Ver também Ortopedia pediátrica)
 transplante renal para, 1304
prostrado, descrição de, 851
Paclitaxel, para câncer de mama, 318
Palato, fenda no, reparo cirúrgico da, 1176-1178
Paliação, oncologista cirúrgico na, 1274
Palidez, na doença oclusiva crônica de extremidades inferiores, 801
Palidotomia, para doença de Parkinson, 921
Palpação
 arterial, na doença oclusiva crônica de extremidades inferiores, 800
 do abdome agudo, 490
 no exame físico, 3-4
Pálpebra(s)
 edema da, 939-940
 lacerações da, 951
 tumores da, 952-953
Panarício herpético, 1202, 1202i, 1203i
Pâncreas, 608-631
 abscesso do, 620
 adenocarcinoma do, 624-627
  manifestações clínicas no, 625-626
 anatomia do, 608, 609i
 anular, 610
 cabeça do, carcinoma da, 625
 cauda do, carcinoma da, 625
 corpo do, carcinoma do, 625
 dividido, pancreatite obstrutiva no, 612
 embriologia do, 608
 fisiologia do, 608-610
 função
  endócrina do, 610
  exócrina do, 608-610
 exames de
  na insuficiência pancreática, 624
  na pancreatite crônica, 622
 inflamação do, 610-623 (Ver Pancreatite)
 insuficiência do, 623-624
 lesões do, tratamento de, 214-215
 neoplasias císticas do, 627-628
 pseudocisto do, 617-620 (Ver também Pseudocisto, pancreático)
 transplante de, 1312-1313
 tumores das células das ilhotas do, 628-631 (Ver também Células das ilhotas, pancreáticas, tumores das)
Pancreatectomia, para pancreatite crônica, 623
Pancreatite, 610-623
 abscesso pancreático complicando, 620
 aguda, 613-617
  colecistite aguda diferenciada da, 593-594
  complicações da, 615
  diagnóstico diferencial de, 615
  gravidade da, critérios de Ranson da, 615t
  manifestações clínicas na, 614
  oclusão vascular mesentérica aguda diferenciada da, 675
  prognóstico para, 617
  sinais e sintomas da, 610
  tratamento da, 615-616
  úlcera péptica perfurada diferenciada da, 532
 alcoólica, 611
 ascite pancreática na, 621
 biliar, 611
 crônica, 621-623
  sinais e sintomas da, 610
 derrame
  pleural pancreática na, 621
 etiologia da, 610-612
 familiar, 611
 hereditária, 611
 idiopática, 612
 induzida por medicamentos, 612
 manifestações sistêmicas, 613
 obstrução do ducto colédoco na, 605
 obstrutiva, 612
 patogênese da, 612-613
 pós-operatória, 56-57, 611
 pseudocisto pancreático na, 617-620
 recidivante
  aguda, definição de, 610
  crônica, definição de, 610
 subaguda, definição de, 610
 suporte nutricional na, 143
 trombose da veia esplênica por, 574-575

Pancreatoduodenectomia
 para adenocarcinoma
  da ampola de Vater, 628
  pancreático, 626, 627i
 para pancreatite crônica, 623
Pancreatojejunostomia, longitudinal para pancreatite crônica, 622, 623i
Papilomas, plexo coroide, em crianças, 906
Papilomatose respiratória, recorrente, 265-266, 266i
Papilomavírus humano (HPV)
 câncer
  de orofaringe e, 271
  do colo do útero e, 1022, 1033
 condiloma acuminado por, 751-752, 757
Paracentese, para abdome agudo, 493
Parafimose, 1018
Paragangliomas, localização de, 788
Paralisia
 de pregas vocais, 263-265, 264t
 do nervo facial, 243-244
 de Bell, 243-244
 do plexo braquial, em pacientes pediátricos, 1112
 química, para hipertensão intracraniana, 872
Paratireoidectomia, para hiperparatireoidismo, 291, 292, 294
 cirurgia para, 292, 294
 cuidados no pós-operatório da, 294
 indicações para, 292t
Paratireomatose, 288
Paratormônio (PTH), 287
 excesso de secreção de, hiperparatireoidismo primário por, 287-288
 sérico, determinação de, 289
Parede abdominal
 anatomia da, 768
 defeitos da, 1258-1260
 congênitos, 780
 dor na, 781
 lesões da, tratamento de, 215
 traumatismo da, 780-781
 tumores da, 781
Parede torácica
 anatomia da, 331, 332i, 333i
 deformidades da, congênitas, 1225-1226
 doenças da, 339-343
 fisiologia da, 331-333
 infecções da, 339
 lesões da, 205-206
 reconstrução da, 340

tumores da, 340-343
Parênquima renal
  anatomia do, 959
  mudanças no, na uropatia obstrutiva, 971-972
Paroníquia, 1202, 1202*i*
Patela
  deslocamento da, 1096
  fratura da, 1095-1096
Pé
  de Charcot, 1146
  diabético, 1146
Pedículo portal, 542
"Peito de pombo", 1226, 1226*i*
Peito escavado, em pacientes pediátricos, 1225-1226, 1225*i*
Pele
  alterações na, na doença oclusiva crônica de extremidades inferiores, 801
  anatomia da, 227
  antissépticos para infecção do sítio cirúrgico, 89
  fisiologia da, 227
  infecções cirúrgicas, 92-95
  substitutos para
    permanentes, no tratamento de feridas por queimadura, 232
    temporários, no tratamento de feridas por queimadura, 232
  tumores da, 1163-1171
    benignos, 1163-1168
      ceratose seborreica como, 1163
      cistos como, 1164
      hemangiomas como, 1166
      malformações
        arteriovenosas como, 1168
        capilares como, 1166-1167
        venosas como, 1167-1168
      nevos pigmentados como, 1164-1165
      vasculares, 1165-1168
      verrugas como, 1163-1164
    malignos, 1169-1171
    pré-malignos, 1168-1169
Pelve
  anatomia da, 1022, 1023*i*
  dor na, crônica, 1055-1056
  exame da, 491
    para doenças ginecológicas, 1021
  fraturas e luxações da, 1069-1071
  renal
    anatomia da, 959
    anomalias da, 962-963
    tumores da, 998-999
Pênis
  anomalias do, 968-969

condiloma acuminado do, 1018
distúrbios do, 1017-1020
induração plástica do, 1017-1016
lesões do, 994
tumores do, 1009-1010
Pentassacarídeo, para trombose venosa profunda, 838
Pé plano, em pacientes pediátricos, 1120-1121
Pepsinogênio, no suco gástrico, 515
Peptídeo YY, 660
Percussão, do abdome agudo, 490
Perda
  auditiva neurossensorial, 242-243
  da audição
    na doença de Ménière, 246-247
    neurossensorial, súbita, 242-243
Perfuração
  complicando colecistite aguda, 594
  do apêndice na apendicite aguda, 653
  do colo do intestino grosso, complicando colite ulcerativa, 727
  do divertículo, na diverticulite, 713
  do esôfago, 208-209, 476-477, 477*i*
  isolada de membro (PIM), 1278
  por instrumentos, do esôfago, 476
  pós-hemética, do esôfago, 476
  úlcera péptica, 532-533
Pericárdio
  lacerações do, 208
  lesão do, no trauma torácico, 207-208
Pericardiocentese, 208
Perimetria, 937
Peristalse
  esofágica, 456-457, 456*i*
  gastrintestinal, no pós-operatório, 55
  no intestino delgado, 658
  retrógrada, no colo do intestino grosso, 689
  ureteropelvicalicial, 960-961
Peritônio
  doenças e distúrbios do, 498-511
    abscessos intra-abdominais como, 502-510 (*Ver também* Abscesso(s))
    adesões peritoneais como, 508
    peritonite
      bacteriana secundária aguda como, 500-502, 500*t*
      granulomatosa como, 500
      primária como, 499
      tuberculosa como, 499-500
  funções do, 498
  mesotelioma do, 509
  parietal, 498
  tumores do, 509-510
  visceral, 498

Peritonite
  bacteriana, secundária aguda, 500-502, 500*t*
    complicações da, 502
    fisiopatologia da, 500
    manifestações clínicas na, 501
    microrganismos causadores de, 501
    prognóstico para, 502
    sinais e sintomas de, 501
    tratamento de, 501-502
  causas de, comuns, 500*t*
  complicando apendicite aguda, 653
  granulomatosa, 500
  laparotomia exploratória na, 213
  periódica, peritonite bacteriana secundária aguda diferenciada de, 501
  primária, 499
  secundária, 500
  tuberculosa, 499-500
Periuretrite, em mulheres, 1014-1015
Pé(s)
  cuidados com, na doença vascular periférica, 803
  de Charcot, 1146
  deformidades do, em pacientes pediátricos, 1120-1121
  diabético, 1146
  lesões do, 1103-1107
    da articulação
      metatarsofalângica, 1107
      tarsometatarsal, 1106-1107
    da porção distal, 1107
    do calcâneo, 1104-1105
    do osso
      cuboide, 1106
      navicular, 1106
    do tálus, 1103-1104
    do terço médio, 1105-1107
    falangeanas, 1107
    sesamoidais, do hálux, 1107
  ossos do, osteomielite de, reconstrução para, 1183-1184
  síndromes de dor do, 1144-1146
  torto, em pacientes pediátricos, 1120
Pescoço
  cirurgia do, 241-274 (*Ver também* Cabeça, e pescoço, cirurgia em)
  deformação cervical e, 1134-1135
  doença degenerativa do disco cervical e, 1135-1137, 1136*i*
  síndromes da dor de, 1134-1137
  zonas do, 202-203, 202*i*
PET. (*Ver* Tomografia por emissão de pósitrons (PET))

PFC (plasma fresco congelado), transfusão de, 41
Pielonefrite, 979-980
 enfisematosa, 980
 no refluxo vesicoureteral, 965-966
 xantogranulomatosa, 980
Pileflebite, complicando apendicite aguda, 653
Piloromiotomia, de Fredet-Ramstedt, para estenose pilórica hipertrófica em lactentes, 1236
Piloroplastia, para úlcera duodenal, 522, 522i
Pinça, ultrassônica, 80-81
Pinealoblastomas, 887
Pioderma gangrenoso, necrose cutânea em, 68
Piotórax, 345
Pirose
 na acalásia, 460
 nos distúrbios esofágicos, avaliação de, 458
Placa(s)
 de crescimento
  da fíbula distal, fraturas da, em pacientes pediátricos, 1111
  fraturas da, em pacientes pediátricos, 1108-1109, 1108i
 epifisária
  fibular distal, fraturas da, em pacientes pediátricos, 1111
  lesões da, em pacientes pediátricos, 1108-1109, 1108i
 de Peyer, no intestino delgado, 657
Plagiocefalia, 903
Plaquetas
 na transfusão massiva, 197
 para choque hipovolêmico, 168
 transfusão de, 41
Plasma
 fresco congelado (PFC)
  para choque hipovolêmico, 168
  transfusão de, 41
 na transfusão massiva, 197
Plasmocitoma solitário, da parede torácica, 342-343
Pleura
 anatomia da, 331, 332i
 biópsia da, 338
 doenças da, 343-354
  derrames pleurais em, 343-350
  pneumotórax em, 350-352
  mesotelioma da, neoplásico difuso, 352-354, 353t
  tumores da, 352-354
Plexo braquial, traumatismo do, 880

Plicoma, sentinela, 743
Pneumocistose, 377
Pneumonia
 associada à ventilação mecânica, 183
 complicando acalásia, 461
 diagnóstico de, 176
 estafilocócica, incidência de, 346t
 pós-operatória, 54-55
Pneumoperitônio por tensão, 225
Pneumotórax, 350-352
 aberto, 195-196
 de tensão, 195
  alívio do, 195, 196i
  no trauma torácico, 207
 no traumatismo torácico, 206-207
 pós-operatório, 55i
Polegar
 luxações metacarpofalângicas do, 1089
 reimplante do, após amputação, 1209
Polimenorreia, 1040
Pólipo(s)
 adenomatosos, gástricos, 537
 da vesícula biliar, 603
 colorretal, 701t
  esporádico, 700-704
 de retenção, 682
 do intestino delgado, 680
 fibroepitelial
  do ureter, 1000
  vulvar, 1028
 gástrico, 537
 vocal, rouquidão por, 263
Polipose
 adenomatosa,
  hereditária, 679
  familiar (PAF), 679
   manifestações extracolônicas de, 698
 juvenil, 698
Polisserosite
 paroxística
  familiar, peritonite bacteriana aguda secundária diferenciada de, 501
  hereditária, peritonite bacteriana secundária aguda diferenciada de, 501
Polissonografia, no diagnóstico da apneia obstrutiva do sono, 258
Pomada de nitroglicerina, para úlcera/ fissura anal, 747
Porção distal do pé, fraturas da, 1107
Pós-ablação, reconstrução, 1180-1183
Posicionamento
 no tratamento da pressão intracraniana aumentada, 855

 para ressecção de tumor cerebral, 891
Potássio
 déficit de, complicando NPT, 140t
 distúrbios de, 108
 excesso de, complicando NPT, 140t
Prática com base em sistemas, 11
Pré-albumina, níveis séricos de, na avaliação nutricional, 119
Pré-eclâmpsia, eclâmpsia, ruptura hepática espontânea e, 551
Pregas ariepiglóticas, funções das, 258
Pregas
 vocais
  câncer das, rouquidão por, 263
  funções das, 259
  imobilidade e paralisia das, 263-265, 264t
Preparações de anticorpos policlonais, no transplante renal, 1299
Preparo pré-operatório
 avaliação de risco e redução, 16-23
 consentimento informado, 27
 exame físico na, 13-14
 exames, 14-15, 15t
 história, 13-14
 instruções, 27-28
 lista de verificação, 29, 30i
 na sala
  de cirurgia, 29
  de preparo, 28-29
Pressão arterial
 aferição de, na determinação do nível de amputação, 810
 controle da, no tratamento da dissecção aórtica, 415
Pressão de perfusão cerebral (PPC), 871
Pressão direta, para controle do sangramento no choque hipovolêmico, 166
Pressão intra-abdominal, deiscência de feridas e, 47
Pressão intraocular, determinação de, 938
Pressão para cicatrizes hipertróficas, 1162
Pressão positiva contínua das vias aéreas (CPAP)
 para apneia do sono obstrutiva, 258
 para lactentes, 1215
Pressão venosa central, monitoramento pós-operatório da, 35
Prevention and Observation of Surgical Endpoints (PROSE), 303
Priapismo, 1017
Primidona, para tremores essenciais, 922
Problemas no pós-operatório, 159-162

complicações da anestesia como, 161
dor como, tratamento de, 160-161
hipertermia maligna como, 162
hipotermia como, 159
lesão do nervo periférico como, 161-162
náusea e vômitos como, 159-160
perda de visão como, 162
Procedimento
  abdominal de sacrocolpopexia
    para prolapso uterino, 1038
    para prolapso vaginal, 1038
  de Burch, para defeitos do compartimento anterior, 1038
  de Chamberlain, 337-338
  de Charles, para linfedema, 849
  de Delorme, para prolapso retal, 767
  de DuVal, para pancreatite crônica, 622
  de fita vaginal livre de tensão (FVLT), para defeitos dos compartimentos anteriores, 1038
  de Fontan, para síndrome do coração esquerdo hipoplásico, 434-435
  de Girdlestone, 1130
  de Marshall-Marchetti-Krantz, para defeitos do compartimento anterior, 1038
  de Norwood
    para atresia tricúspide, 433
    para síndrome do coração esquerdo hipoplásico, 434-435
  de Puestow, para pancreatite crônica, 622
  de sacrocolpopexia, abdominal
    para prolapso uterino, 1038
    para prolapso vaginal, 1038
  de Sugiura-Futugawa, para varizes não hemorrágicas, 573
  de suspensão do ligamento sacroespinhoso (SLSE)
    para prolapso uterino, 1038
    para prolapso vaginal, 1038
  de Whipple
    para adenocarcinoma pancreático, 626, 627i
    para câncer do intestino delgado, 683
    para pancreatite crônica, 623
Procedimentos de contorno corporal, 1188-1189
Procedimentos SLSE, para defeitos do compartimento anterior, 1038
Processo
  coronoide, fraturas do, 1079-1080, 1079i
  odontoide, fraturas do, 1067
Proctite, 756-757
  gonocócica, 756
  herpética, 756
  por *Chlamydia*, 756-757
  por radiação, 757
Proctocolectomia
  para colite ulcerativa, 728
  total, para pólipos colorretais, 698
Profilaxia do tétano, para fraturas expostas, 1063
Profissionais da saúde, interações entre, profissionalismo em, 11
Profissionalismo, 9-11
Profundoplastia, para doença oclusiva crônica de extremidades inferiores, 806
Progestinas, para endometriose, 1059
Prolactinomas, hipersecreção de prolactina em, 897
Prolapso
  da mucosa gástrica, 538
  da vagina, reparo do, 1038
  do útero, reparo do, 1038
Pronefro, 956, 957i
Pronto-socorro, toracotomia no, 198, 198i
Propiltiuracil (PTU), para hipertireoidismo, 280
Próstata
  anatomia da, 960
  carcinoma da, 1004-1007
    hiperplasia prostática benigna diferenciada de, 975
    localizado, grupos de risco para, 1006t
    manifestações clínicas no, 1004-1006
    prevenção do, 1007
    prognóstico do, 1005t, 1007
    tratamento do, 1005t, 1006-1007
  desenvolvimento embrionário da, 956
  hiperplasia da, benigna, 974-977, 974i
  inflamação da, 981-982
Prostatectomia para carcinoma de próstata, 1006
Prostatite, 981-982
  aguda, hiperplasia prostática benigna diferenciada de, 975
  bacteriana aguda, 981-982
Proteína(s)
  absorção de, no intestino delgado, 659
  deficiência de, pancreatite crônica na, 611
  digestão de, no intestino delgado, 659
  do plasma, no tratamento de queimaduras, 231
  ligadora de retinol, níveis de, na avaliação nutricional, 119
  metabolismo de, 122-123
  na dieta, restrição de, para encefalopatia hepática, 579
  reposição de, no pâncreas, 609-610
Prótese(s)
  implantável, no reparo da hérnia, 71
  mecânica de duplo folheto da St. Jude Medical, para regurgitação mitral, 404i
  para amputação da mão, 1209
  peniana, 1019
Protocolo
  de controle glicêmico, perioperatório, 22t
  Universal para evitar erro de local, procedimento e de paciente na cirurgia, 156
Prova cruzada, para transplante renal, 1297
Prurido
  anal, 755, 755t
  na coledocolitíase, 598
  na icterícia, 587
PRVC (controle de volume limitado por pressão), para ventilação mecânica, 180
Pseudoacalásia, 460-461
Pseudocisto, pancreático, 617-620
  complicações do, 618-619
  diagnóstico diferencial de, 618
  manifestações clínicas no, 617-618, 618i
  prognóstico para, 620
  ruptura de, 618
  tratamento de, 619-620
Pseudolinfoma, gástrico, 537
Pseudomixoma peritoneal, 510, 656
Pseudomonas aeruginosa, pneumonia no pós-operatório por, 54
Pseudo-obstrução
  colônica, 694i
    obstrução do intestino grosso diferenciada de, 695
  intestinal, obstrução do intestino delgado diferenciada de, 663
Pseudotumores, da vesícula biliar, 603
Psicose, no pós-operatório, 50-51
Pterígio, 943
PTH. *Ver* Paratormônio (PTH)
Pulmão(ões)
  abscesso do, 366-367
  anatomia do, 334-336, 336i
  anomalias císticas congênitas do, 362-365
  biópsia do, 338
  contusão do, 176, 207
  doenças do, 362-378
    broncolitíase como, 369-370
    bronquiectasia como, 367-369
    fibrose cística como, 370
    na avaliação pré-anestésica, 154

síndrome do lobo médio como, 369
supurativas, 366-372
    abscesso pulmonar como, 366-367
    broncolitíase como, 369-370
    bronquiectasia como, 367-369
    fibrose cística como, 370
    impacto mucoide dos brônquios como, 370
    síndrome do lobo médio como, 369
    tuberculose como, 370-372
    tuberculose como, 370-372
estudos diagnósticos do, 337-339
hematomas do, 207
hérnia do, 339
infecções fúngicas do, 372-377
    aspergilose como, 375-376
    blastomicose como, 374-375
    coccidioidomicose como, 374
    criptococose como, 375
    histoplasmose como, 372-374
    mucormicose como, 376-377
    pneumocistose como, 377
insuficiência do
    aguda, tratamento inicial da, 175-183
    diagnóstico da, radiografia de tórax no, 182-183
    em pacientes cirúrgicos, diagnóstico da, 175-177
    mecânica, 175-176
irrigação sanguínea do, 334, 336
lacerações do, 207
lesões do, congênitas, 1231-1232
    vasculares, 365-366
lobos do, 334, 336i
neoplasias do, 378-388 (Ver também Câncer de pulmão)
    benignas, 386
    raras, 385-386
nódulos do, solitários, 386-387
no preparo pré-operatório, avaliação de risco, 18-19
sarcoidose do, 377-378
transplante do, 1307, 1309
    combinado com transplante do coração, 1307
    duplo, para fibrose cística, 370
Pulso, paradoxal, no choque cardíaco compressivo, 170
Punção aspirativa com agulha fina (PAAF), 1272
    no diagnóstico do câncer de mama, 308
Punho, 1191-1192
    anatomia do, 1082-1083
    artrite do, 1205
    artroscopia do, 1210-1211

entorses do, 1200
fraturas do, 1199-1200
    do escafoide, 1085, 1086i
    do estiloide radial, 1085
    do estiloide ulnar, 1085
    do hamato, 1086
    do rádio distal, 1083-1085, 1084i
    do semilunar, 1085-1086
instabilidade carpal traumática no, 1086-1087
luxações do, 1200
    da articulação radioulnar distal, 1085
Púrpura trombocitopênica
    imune, 642-644
    trombótica, 644

Q

QR (quociente respiratório), 121
Quadril
    artrite do, 1129
        opções de tratamento cirúrgico para, 1130-1132
    artrite séptica do, em pacientes pediátricos, 1114-1115, 1115i
    artrodese do, 1130-1131
    artroplastia, 1130-1132, 1131i
        de recomposição da superfície do, 1131
        infecções associadas à, 1132
        por ressecção do, 1130
    artroscopia do, 1130
    bursite do, 1126
    displasia/luxação de desenvolvimento do, em pacientes pediátricos, 1116-1118, 1116i, 1117i
    fraturas do
        da cabeça do fêmur, 1090
        do colo do fêmur, 1090-1091
        trocantéricas, 1091-1092, 1091i
    lesões do, 1089-1094
    luxações do, 1089-1091, 1089i
        traumáticas, em pacientes pediátricos, 1110
    necrose avascular do, 1130
    osteotomia do, 1130
    ressalto do, 1126-1127
    síndromes de dor do, 1126-1127
    tendinite do, 1126
Queimaduras, 227-235
    área de superfície corporal total envolvida em, 228, 229i
    corrosivas, do esôfago e do estômago, classificação endoscópica das, 479t
    da mão
        elétricas, 1207
        térmicas, 1206-1207

de espessura
    completa, 228, 228i
    parcial, 227-228, 228i
de primeiro grau, 227, 228i
de segundo grau, 227-228, 228i
de terceiro grau, 228, 228i
fatores imunológicos nas, 230
gravidade das, determinação da, 228
oculares, 950
por ácidos, oculares, 950
por álcalis, oculares, 950
profundidade das, 227-228, 228i
químicas, oculares, 950
resposta metabólica para, 229-230
suporte
    metabólico em, 229-230
    nutricional em, 141
termais
    da mão, 1206-1207
    oculares, 950
tratamento das, 230-235
    complicações no, tratamento das, 232-233
    lesões respiratórias e, 233-235
    manutenção das funções no, 232
    período pós-reanimação no, 231
    reabilitação no, 235
    reanimação aguda no, 230-231
    tratamento de, 235
    feridas em, 231-232
Queloides, 67
    cirurgia plástica para, 1161-1162
Queratose(s)
    actínica, 1168
    seborreica, 1163
Quilopericárdio, 209
Quilotórax, 209, 349-350
Quimioterapia
    adjuvante, 1275-1276, 1276i
    agentes para, classes de, 1276-1277
    antimicrobiana
        duração da, 99
        efeitos colaterais, 99
        insucesso da, 99
        insuficiência renal e, 99, 100t-111t
    citotóxica, 1275-1278
    com base em gencitabina, para adenocarcinoma pancreático, 627
    curativa, 1275
    efeitos colaterais da, 1277-1278
    intravesical, para tumores de bexiga, 1002-1003
    neoadjuvante, 1276
    para câncer
        de endométrio, 1044

de mama
  curativa, 317-318
  paliativa, 324-325
de pulmão, 384, 384t
do intestino grosso, 705-707
para doença
  metastática, 1276
  trofoblástica gestacional, 1046
para linfoma
  de Hodgkin, 1291
  não Hodgkin, 1293
para melanoma, 1289-1290
para neoplasia metastática do fígado, 558
para tumor(es)
  cerebrais, 893
  ósseos, 1141
sistêmica, para tumores de bexiga, 1003-1004
usos da, princípios de, 1275-1276
Quiragra, 1206
Quociente respiratório (QR), 121

R

Rabdomiólise
  de esforço, 236
  por exercícios, 236
Rabdomiossarcoma, 341, 1264-1265, 1264t
Radiação
  efeitos
    agudos da, 1282
    tardios da, 1282-1283
  ultravioleta, queimaduras oculares por, 950
Radiculopatia
  cervical, 924
    espondilótica, tratamento da, 1136
Rádio
  diáfise do, fraturas da, 1081
  distal, fratura do, 1083-1085, 1084i, 1199-1200
  proximal, fraturas do, 1080
Radiocirurgia estereotáxica
  para epilepsia refratária, 918
  para malformações arteriovenosas, 914
Radiofrequência (RF), na eletrocirurgia, 76
Radiografia(s)
  abdominais, 492
    na pancreatite aguda, 614
    na úlcera péptica perfurada, 532-533
    no exame da árvore biliar, 586
  da parede torácica (Ver Radiografia de tórax)
  de filme plano
    do sistema nervoso central, 857-858, 858i
    no traumatismo renal, 990
  de tórax
    para abdome agudo, 492
    para avaliação de lesões cáusticas do esôfago, 480
    para câncer de pulmão, 380
    para diagnóstico de regurgitação mitral, 398
    para dissecção da aorta, 414
    para lesão fechada da aorta torácica, 220
    para tromboembolismo pulmonar, 843
  do intestino grosso, 688i, 727i
  em abscessos intraperitoneais, 505
  em fraturas
    das falanges, 1199
    do calcâneo, 1104-1105
    do metacarpo, 1199
    do pilão tibial, 1102
    faciais, 1174
    tibiais, 1098-1099, 1098i
  em lesões
    da sindesmose, 1101
    do joelho, 1097, 1097i
  em tumores ósseos, 1141
  gastrintestinais, 493
  na artrite séptica do quadril em pacientes pediátricos, 1114, 1115i
  na doença
    de Hirschsprung, 1241
    degenerativa da coluna cervical, 925
  na espondilose cervical, 1136, 1136i
  na fratura do tornozelo, 1100
  na fratura fibular, 1098-1099
  na lesão da medula espinal, 876-877, 876i
  na síndrome do disco lombar, 1138
  no abscesso hepático, 579
  no diagnóstico da úlcera duodenal, 520
  no hálux valgo, 1145
  no traumatismo pélvico, 1070
Radioterapia, 1281-1283
  complicações da, 1282-1283
  modos de administração da, 1282
  para câncer de mama
    paliativa, 321
    pós-mastectomia, 317
  para câncer
    de pulmão, 383-384
    do colo do útero, 1034
    do intestino grosso, 707
    endometrial, 1044
    retal, 709
  para linfoma de Hodgkin, 1291
  para tumores
    cerebrais, 892-893
    da bexiga, 1003
    ósseos, 1141
  princípios da, 1281
Radioterapia e quimioterapia, para carcinoma epidermoide do canal anal, 761
Raiz da aorta
  relações anatômicas da, 406i
  substituição da, para dissecção da aorta, 415, 416i
Raloxifeno, na prevenção do câncer de mama, 303
Raquianestesia, 157-158
Rastreamento
  por TC espiral, para tromboembolismo pulmonar, 843, 843i
  renal de radioisótopos, no refluxo vesicoureteral, 966
Reabilitação
  após amputação, 811-812
  de pacientes queimados, 235
  exercícios de, para doença vascular periférica, 803
  para lesão da medula espinal, 878
Reabsorção tubular, fisiologia da, 960
Reanimação
  de paciente com traumatismo, 197
  eletrólitos, para fístulas do intestino delgado, 673
  líquido
    para choque hipovolêmico, 167, 168
    para fístulas do intestino delgado, 673
  no tratamento de queimaduras, 230-231
Reaquecimento, para hipotermia acidental, 239-240
Recém-nascidos
  amostragem sanguínea no pré-operatório em, 1219
  atribuição de gênero em, 1022
  classificação de, 1213-1214
  considerações perioperatórias para, 1219-1220
  cuidados com, cirúrgicos, 1213-1220
  descompressão gastrintestinal em, 1219
  emergências respiratórias em, cirúrgicas, 1226-1230
  hemorragia em, 1218-1219
  icterícia em, 1253
  instruções para preparação do intestino de, 1219-1220
  líquidos e eletrólitos em, 1215-1216

necessidades calóricas de, 1217t
nutrição de, 1217-1218
obstrução intestinal em, 1234-1235
orientações NPO no pré-operatório para, 1219
pequenos para a idade gestacional, 1214
prematuros, 1213-1214
regulação da temperatura em, 1214
ventilação em, 1214-1215

Receptores de transplantes de órgãos sólidos, suporte nutricional para, 144

Recomendações da American Association of Neurological Surgeons/Congress of Neurological Surgeons (AANS/CNS), para exame radiológico de lesão da medula espinal, 876

Reconstrução
aortoilíaca, para doença oclusiva crônica de extremidades inferiores, 805-806
da artéria tibioperoneal, para doença oclusiva crônica de extremidades inferiores, 806
femoropoplítea, para doença oclusiva crônica de extremidades inferiores, 806

Redução
definição de, 1061
de fraturas distais do rádio, 1084
aberta
definição de, 1061
para fratura do rádio distal, 1084
fechada
definição de, 1061
para fratura distal do rádio, 1084

Reflexo(s)
do tronco encefálico, em lesões craniencefálicas localizadas, 865, 865t
inibidor, retoanal, 762

Refluxo
duodenal, na patogênese da pancreatite, 613
gastresofágico, 466-469 (Ver também Doença do refluxo gastresofágico (DRGE))
em pacientes pediátricos, 1246-1247
laringofaríngeo, 263
vesicoureteral, 964-967, 964i
classificação do, 966-967
etiologia do, 965-966
manifestações clínicas no, 966
prognóstico do, 967
tratamento do, 966-967

Região anorretal, 740-767
abscesso da, 748-750, 748i
anatomia da, 740-742, 741i
anomalias da, em recém-nascidos, 1244-1246
disfunção da
disfunção do assoalho pélvico como, 764-765
estenose anal como, 754
fissura anal como, 746-748
fixação retal anormal como, 765-767
hemorroidas como, 743-746
incontinência como, 762-764
dor, 742, 742t
fístula da, 748-750
função da, normal, 762
infecções da
abscesso e fístula anorretais como, 748-750
anusite como, 756-757
doença pilonidal como, 752-753
fístula retovaginal como, 758-759
proctite como, 756-757
prurido anal como, 755, 755t
massa, 743t
sangramento, 742-743, 743t
secreção, 743, 743t
sintomas e diagnóstico diferencial, 742-743

Região inguinal
anatomia da, 768-769
hérnias da, 768-769

Registro eletromiográfico, da bexiga, 1011

"Regra dos nove" na avaliação da gravidade da queimadura, 229i

Regurgitação
complicando
esôfago em quebra-nozes, 463
espasmo esofágico difuso, 462
em distúrbios esofágicos, avaliação de, 458
na acalásia, 460

Regurgitação mitral, 397-403
classificação de, 397-398, 397t
exame diagnóstico para, 398-399, 399i
fisiopatologia da, 397-398
sintomas da, 398
tratamento cirúrgico da, 399-403
indicações para, 399-400
resultados do, 403
técnicas para, 400-403, 401i, 402i, 404i

Reinervação cirúrgica, para paralisia das pregas vocais, 265

Rejeição
de fígado transplantado, 1312
de rim transplantado, 1305-1306
prevenção de, 1297-1300 (Ver também Imunossupressão)

Relaxamento transitório do esôfago inferior, 457

Remodelagem, na cicatrização óssea, 66

Remodelamento de fibras de colágeno, na cicatrização de feridas, 64-65, 65i

Reparo
de Bassini, para hérnia inguinal, 772
de Brom, para estenose aórtica, 448
de Halsted, para hérnia inguinal, 772
de lesão subletal, 1281
de Lotheissen-McVay, para hérnia inguinal, 772
de Shouldice, para hérnia inguinal, 772
do enxerto, da coarctação da aorta, 449
endovascular, para aneurismas da aorta abdominal, 823, 823i

Reposição de volume
no tratamento de queimaduras, 230-231
para pancreatite aguda, 615

Residency Review Committee for Surgery (RRC-S), 6-7

Resistência
da mucosa
duodenal, 517-518
estomacal, 517-518
elétrica, 75

Respeito, na comunicação com os pacientes, 8

Respiração
mecânica da, 331-332, 334i
músculos acessórios da, 334i
na avaliação do trauma, 195-196
tratamento da, nos estados alterados de consciência, 854

Resposta(s)
imune, antitumor, princípios da, 1283
metabólicas, ao choque grave, 184
microvasculares, para o choque grave, 184
neuro-humorais, ao choque grave, 184

Ressecção
intestinal, 669-670
pulmonar, 382t, 383
abdominoperineal, do reto, para câncer do reto, 707, 709
anterior inferior, do reto, para câncer do reto, 707, 708
assistida por laparoscopia
do colo do intestino grosso, 705
do reto, 707-708
Billroth I, para úlceras duodenais, 521i, 522
Billroth II
para hemorragia por úlcera péptica, 530
para úlceras duodenais, 521i, 522

do sigmoide, para intussuscepção e prolapso retal, 766
em bloco, 1273
extratemporais, para epilepsia refratária, 917
microcirúrgica, para malformações arteriovenosas, 913-914
transuretral
da próstata (RTUP), 976
para tumores da bexiga, 1002
Ressonância magnética (RM)
difusão, para sistema nervoso central, 862
do sistema nervoso central, técnicas básicas de, 859-860, 860i
hipófise, no diagnóstico de síndrome de Cushing, 791, 793
na epilepsia refratária, 916, 916i
para abscessos intraperitoneais, 506
para adenocarcinoma renal, 995
para aneurismas da aorta abdominal, 822
para avaliação de doença torácica, 339
para câncer
de mama
diagnóstico, 310
rastreamento, 305-306
hepático, 553
para diagnóstico de aneurisma torácico, 412
para doença degenerativa
da coluna
cervical, 925, 925i
lombar, 927, 928i
para fístulas arteriovenosas, 831
para lesão da medula espinal, 877, 877i
para localização
de feocromocitoma, 788
de massa suprarrenal, 782
para malformações de Chiari, 902, 902i
para massas anexas persistentes, 1051
para síndrome de Zollinger-Ellison, 525
para tumores
cerebrais, 885
raquidianos, 894-895, 895i
perfusão, para sistema nervoso central, 862
Retalho(s)
classificação de, 1153
cutâneos, 1153-1156.
de padrão aleatório, 1153
de padrão axial, 1153
definição de, 1153
do glúteo máximo, 1155
do grande dorsal, 1154
do músculo grácil, 1155
do peitoral maior, 1154
do reto
do abdome, 1154-1155
do temporal, 1154

do trapézio, 1154
elevação e transposição, 1159, 1161
fasciocutâneos, 1155
femoral, 1154
livres, 1155-1156
miocutâneo
do grande dorsal, para reconstrução da mama, 1181
transverso do reto abdominal (TRAM), 1155
para reconstrução da mama, 1182-1183
musculares, 1153-1155
musculocutâneos, 1153-1155, 1154i
neurocutâneos, 1155
padrão
axial, 1153
randomizado, 1153
perfurantes, 1155, 1156
tensor da fáscia lata, 1154
Retenção urinária, no pós-operatório, 58
Retinoblastoma(s), 888
intraocular, 953-954
Retinopatia diabética, 947
tratamento com *laser* focal para, 954
Reto
anatomia do, 686, 740-742, 741i
câncer do
distribuição do, 696, 696i
incidência do, 695
tratamento do, 707-709
excisão
local do, para tumores, 707
radial do, para tumores, 707-708
fixação do, anormal, 765-767
manifestações clínicas na, 766
função do, 762
pólipos do (*Ver* Pólipo(s), colorretal)
prolapso do, 766
ressecção
abdominoperineal do, para câncer retal, 707, 709
anterior baixa do, para tumores, 707, 708
assistida por laparoscopia do, 707-708
Retocele, 1035-1038
tratamento da, 1038
Retopexia, para intussuscepção e prolapso retal, 766
Retroperitônio
abscessos do, 507-509
sarcomas do, tratamento de, 1287
Reumatismo do deserto, 374
Revascularização arterial, do pênis, 1019-1020
Rhizopus sp., sinusite fúngica invasiva por, 248
Rigidez na doença de Parkinson, 921

Rim(ns)
abscesso do, 981
adenocarcinoma do, 994-997, 995i
classificação de estadiamento TNM do, 996t
complicações do, 996
diagnóstico diferencial do, 996
manifestações clínicas do, 994-995, 995i
prognóstico do, 996t, 997
tratamento do, 996-997
adenoma do, 998
anatomia do, 959
angiomiolipoma do, 998
anomalias do desenvolvimento do, 961-962
anomalias vasculares do, 962
cistos do, simples, 962, 1013
displásico multicístico, 962
doença do, derrames pleurais na, 345
ectópico, 961
embriologia do, 956, 957i
em ferradura, 961
esponja medular, 962
fibroma do, 998
fisiologia do, 960-961
hemangioma do, 998
infarto do, 1013
insuficiência do
crônica, transplante para, 1302
quimioterapia antimicrobiana e, 99, 100t-111t
suporte nutricional na, 142
insuficiência do, na avaliação pré-anestésica, 155
leiomioma do, 998
lesão do
por refluxo vesicoureteral, 965-966
tratamento de, 216
multicístico displásico, 962
nefroma mesoblástico do, 998
oncocitoma do, 998
policístico, 961-962
sarcoma do, 997
transplante de (*Ver* Transplante renal)
traumatismo do, 990-991
tumores do, 994-999
varredura radioisotópica do, no refluxo vesicoureteral, 966
Rinite medicamentosa, 251
Rinoplastia, 1185
Rinossinusite
aguda, 250
critérios diagnósticos para, 250t
crônica, 250-251, 251i
Riscos, operatórios, 16-23

cardiovasculares, 17-18
do sistema endócrino, 25-26, 26t
em pacientes com diabetes melito, 19-23
infecções do sítio cirúrgico, 23
nutrição, 25
para cirurgias de emergência, 27
para tratamento do câncer, 27
pulmonares, 18-19
utilização ilícita de medicamento e álcool, 27
visão geral, 16-17
Ritidectomia, 1185-1186
Rituximabe, na imunoterapia passiva, 1284
Rizotomia, no tratamento da dor, 919
Rompimento
de tecido, mecânico (ultrassônico), 80-82
do manguito rotador, 1123, 1123i
mecânico de tecidos, 80-82
ultrassônico de tecido, 80-82
aplicações do, 81
aspiração cavitacional ultrassônica cirúrgica no, 81-82, 82i
bisturis ultrassônicos no, 80-81, 81i
desvantagens do, 81
pinças ultrassônicas no, 80-81
vantagens do, 81
Rouquidão, 263
RRC-S (Residency Review Committee for Surgery), 6-7
Rubor, na doença oclusiva crônica de extremidades inferiores, 801
Ruptura
de implante, na mama aumentada, 301
do ligamento transverso, 1067
do tendão de Aquiles, 1102-1103

S

Saco lacrimal, infecção do, 941
Sacro, fraturas do, 1072
Sais biliares, 583-585
circulação êntero-hepática dos, 585, 586i
funções dos, 584-585
primários, 584
secundários, 584
Sala
de cirurgia
esterilização, 29-31
plano, 31
preparo pré-operatório na, 29
procedimentos de anestesia na, 156
de recuperação pós-anestesia, 159
pré-anestésica, procedimentos de anestesia na, 156
Salpingo-ooforectomia, bilateral

para câncer
endometrial, 1044
ovariano, 1056
para endometriose, 1057, 1059
Sangramento. Ver também Hemorragia
de úlceras, 529
anorretal, 742-743, 743t
controle do, no choque hipovolêmico, 166-167
gastrintestinal, em pacientes pediátricos, 1251-1252
por fissura anal, 747
por varizes, 564-569, 565i, 565t
pós-menopausa, 1040
retal, 717-720, 719i
em hemorroidas internas, 744
por fissuras anais em lactentes, 1251-1252
uterino, anormal, 1040-1041
Sangue
amostra de, no pré-operatório, para recém-nascidos, 1219
curva de dissociação da oxi-hemoglobina para, 186-187, 186i
irrigação de
para estômago, 513, 516i
para intestino
delgado, 657, 658i
grosso, 686-687, 687i
para pâncreas, 608, 609i
para região anorretal, 740-741
oculto, testes para, na hemorragia gastrintestinal superior, 527
total, transfusão de, 40
transfusão de (Ver Terapia transfusional)
volume de, por idade, 1218t
SARA (síndrome de angústia respiratória aguda), 175
Sarcoide de Boeck, 377-378
Sarcoidose, 377-378
esplenomegalia na, 639
estágios radiográficos da, 377t
Sarcoma(s)
da parede torácica, 341
de Ewing, 1142
da parede torácica, 342
definição de, 1270
de tecidos moles, 1285-1287
do intestino delgado, 680-681, 684
osteogênico, da parede torácica, 342
renal, 997
retroperitoneal, tratamento de, 1287
uterino, 1044
Saturação de oxigênio, no sangue, 187t
Schwannoma(s), 882

vestibular, 245-246, 889
vulvar, 1027
SDMO (Síndrome da disfunção de múltiplos órgãos), 90
Secreção
inapropriada de hormônio antidiurético, 106
no intestino delgado, 659
tubular, fisiologia da, 960
Secretina, 660
em exames de função pancreática exócrina, 624
Sedação
consciente, 147
no tratamento da pressão intracraniana aumentada, 856
para hipertensão intracraniana, 872
Segmentação, na mobilidade colônica, 690
Segurança, da alimentação enteral, 130
Seio(s)
paranasais
anatomia e fisiologia dos, 247-248, 248i
distúrbios e doenças dos, 250-251
urgências e emergências envolvendo, 248-250
periauricular, em pacientes pediátricos, 1221
Sela túrcica, tumores da, em crianças, 906
Selênio
deficiência de, 124
necessidades de, 124t
Sêmen, análise do, 1016
Semilunar, fratura do, 1085-1086
Seminoma, testicular, 1009
Sensibilidade
ao toque, abdominal, 490
no ângulo costovertebral, 490
reduzida, na doença oclusiva crônica de extremidades inferiores, 800
Sepse
cateter, complicando NPT, 139t
complicando
infecções cirúrgicas, 90, 92i, 92t
peritonite, 501
controle de, nas fístulas do intestino delgado, 674
efeitos metabólicos da, 129-130, 129i
pós-esplenectomia, 649
Septostomia atrial por balão, para transposição de grandes artérias, 428
Sequestro pulmonar, 364
em pacientes pediátricos, 1232

Série gastrintestinal superior
  em varizes com sangramento agudo, 565
  na avaliação de doença esofágica, 458
  no adenocarcinoma pancreático, 626
  no pseudocisto pancreático, 618
Seroma, no pós-operatório, 47
Serosa, da parede do intestino delgado, 658
Sesamoides, do hálux, fratura dos, 1107
Setores portais, do fígado, 542
Sexo, água corporal total em relação ao, 105t
Shunting
  da esquerda para a direita, 435-443
    defeito do septo atrioventricular, 439-441, 440i
    ducto arterioso patente como, 442-443
    na comunicação interatrial, 435-437, 435i
    na comunicação interventricular, 437-439, 437i
Shunt(s)
  de Denver, para ascite, 577
  de Blalock-Taussig
    para atresia tricúspide, 433
    para tetralogia de Fallot, 426
  de LeVeen, para ascite, 577
  de Warren, para varizes não hemorrágicas, 568i, 571
  esplenorrenal distal, para varizes não hemorrágicas, 568i, 571
  LCS, para hidrocefalia, 930-932
    cuidados contínuos com, 932-933
    falha da derivação do, 931-932
  mesocaval, para varizes não hemorrágicas, 568i, 571
  peritoneal-jugular, para ascite, 577
  portocava
    emergência, para varizes com sangramento agudo, 568
    para ascite, 576-577
  portossistêmico
    transjugular intra-hepático
      para varizes com sangramento agudo, 567-568
      para varizes não hemorrágicas, 570
  para varizes não hemorrágicas, 568i, 571
    escolha do, 572-573
    resultados do, 573
    shunt
      seletivo, 572
      total, 572
Sialadenite, 256
Sialolitíase, 256
Sífilis anorretal, 756

Sigmoidoscopia flexível, para câncer colorretal, 700
Simpson, Sir James Y., 147
Sinal(is)
  de Courvoisier, no carcinoma da cabeça do pâncreas, 625
  de Cullen, na pancreatite aguda, 614
  de Grey-Turner, na pancreatite aguda, 614
  de Murphy, 490
  de parada de eliminação de gases, 487
  de Prehn, na epididimite aguda, 982
  de Rovsing, 490
  de Thurston-Holland, 1108
  do iliopsoas, 490
  do obturador, 490
  vitais, monitoramento no pós-operatório dos, 34-35
Síncope, por tumores cerebrais, 883
Sindactilia
  cirurgia reconstrutiva para, 1180
  por queimaduras negligenciadas, 1206
Síndrome(s)
  carcinoide
    com tumores carcinoides pulmonares, 385
    intestino delgado na, 681
  cerebral, 853
  compartimental, 1062
    abdominal, 58
  coronariana aguda (SCA), 391
  da alça cega, 674
  da angústia respiratória aguda (SARA), 175
  da cauda equina, 875
    apresentação clínica da, 1065
  da compressão da artéria inominada, 450
    tratamento da, 451
  da disfunção dos múltiplos órgãos (SDMO), 90
  da imunodeficiência adquirida (Aids), suporte nutricional na, 144
  da polipose associada ao *MYH*, 697
  da resposta inflamatória sistêmica (SRIS), complicando infecções cirúrgicas, 90, 92i, 92t
  da UTI, 51
  da veia cava superior, 356-357
  de Apert, 1178
    craniossinostose em, 903
  de aprisionamento da artéria poplítea, isquemia de membros inferiores por, 809
  de Bannayan-Riley-Ruvalcaba, 698
  de Banti, hipertensão porta por, 564

de Boerhaave, 476
de Brown-Séquard, 875
  padrões de lesão em, 1065
de Budd-Chiari, 575-576
  hipertensão porta por, 562
de Carney, nódulos tireoidianos na, 282
de Chédiak-Higashi, 639
de Cowden, 698
  nódulos tireoidianos na, 282
de Cronkhite-Canada, 698
de Crouzon, 1178
  craniossinostose na, 903
de Cushing, 790-794. *Ver também* Hipercortisolismo
  diagnóstico de, 791, 792i, 793
de dor, 1121-1127
  nas costas, 1137-1140
  no cotovelo, 1124
  no ombro, 1121-1123
  no pé, 1144-1146
  no pescoço, 1134-1137
  no quadril, 1126-1127
de dor regional complexa, 879
de *dumping*, complicando cirurgia de úlcera péptica, 523
de Felty, 644
de Gardner, nódulos tireoidianos na, 282
de herniação, 853
  no traumatismo craniencefálico, 866-867
de Kasabach-Merritt, 1166
  complicando hemangiomas do fígado, 559
de Klippel-Trenaunay, veias varicosas na, 835
de Leriche, 799
  para câncer
    de mama, 1280
    metastático, 322t
de Lynch, 696
de Mallory-Weiss, 530
de Nelson, complicando hipercortisolismo, 793
de neoplasia endócrina múltipla (NEM), hiperparatireoidismo em, 286t, 288
de Ogilvie, obstrução do intestino grosso diferenciada de, 692, 694i
de Paget-Schroetter, 829, 840-842
de Peutz-Jeghers, 680
  pólipos na, 698-699
de Pierre Robin, 1227
de Poland, cirurgia reconstrutiva para, 1180
de polipose juvenil, 698
de Ramsay Hunt, 243
de realimentação, na NPT, 135, 137

de sepse, complicando queimaduras, tratamento da, 233
de sequestro da subclávia, 816
de Sipple, hiperparatireoidismo na, 288
de Tietze, 340
de Treacher-Collins, 1178
de Turcot, 886
de Werner, hiperparatireoidismo na, 288
de Wiskott-Aldrich, 638-639
de Zollinger-Ellison, 524-525
do bebê sacudido, 908
do carpo, 880-881, 1201
    liberação endoscópica para, 1211-1212
do cone medular, 875, 1065
do coração esquerdo hipoplásico, 434-435
do cordão posterior, padrões de lesão na, 1065
do débito torácico, 829-830
do dedo do pé azul, 808
do disco lombar, 1138
do glucagonoma, 631
do intestino curto, 676-677
    suporte nutricional na, 143-144
do leite alcalino, hiperparatireoidismo diferenciado de, 290
do lobo médio, 369
do músculo puborretal contraído, 765
do plugue de mecônio, 1242-1244
do pronador, 1200
do tumor de mandíbula, hiperparatireoidismo hereditário na, 288
do túnel
    cubital, 1200
HELLP, ruptura hepática espontânea e, 551
isquêmicas mesentéricas, 819-821, 820i
medular anterior, 875
    padrões de lesão na, 1065
medular central, 875
    padrões de lesão na, 1065
MEN. *Ver* Síndromes de neoplasia endócrina múltipla (NEM)
mielodisplásica, 637-637
neonatal do colo esquerdo pequeno, 1242-1244
paraneoplásicas, associadas ao câncer de pulmão, 380t
pós-colecistectomia, 600
pós-concussão, 870
pós-trombótica (SPT), 846
Prune Belly, 968
WDHA, 630
Sinostose
coronal, 903
metópica, 903
sagital, 903
Sinovite
do olécrano, 1124
do quadril, 1126
subacromial, 1121
tóxica, do quadril, em pacientes pediátricos, 1115-1116
transitória, do quadril, em pacientes pediátricos, 1115-1116
Síntese da matriz, na cicatrização de feridas, 63-64, 64i
Sinusite fúngica invasiva, 248-249, 249i
Siringoma, vulvar, 1027
Siringomielia, nas malformações de Chiari, 902, 902i
Sirolimo, no transplante renal, 1299
Sistema(s)
bicarbonato/ácido carbônico, para tamponamento do íon hidrogênio, 110-111
de atendimento ao trauma, 191-192, 193i
de avaliação de risco cardiovascular no preparo pré-operatório, 17-18
de Caprini, ferramentas de avaliação de riscos de TEV, 19, 20i
de estadiamento
    Ann Arbor, modificado, do linfoma de Hodgkin, 1291t
    de Butchart, para mesotelioma maligno, 353t
endócrino, avaliação de risco na preparo pré-operatório, 25-26, 26-27
imune, baço no, 634
linfático, 336
nervoso central (SNC)
    cirurgia no, 851-935 (*Ver também* Neurocirurgia)
    exames de imagem do, 857-863
        técnicas avançadas para, 862-863
        técnicas básicas para, 857-862
    infecções do, neurocirurgia para, 933-935
    tumores do, em crianças, 904-907
pulmonar no preparo pré-operatório, avaliação de risco, 18-19
respiratório
    complicações pós-operatórias envolvendo, 53-55
    em recém-nascidos, emergências cirúrgicas envolvendo, 1226-1230
        atresia de coanas no, 1227
        classificação de, 1226-1227
        estenose e malácia traqueais congênitas no, 1227-1228
        eventração diafragmática como, 1230
        hérnia diafragmática congênita no, 1228-1229, 1228i
        hérnia do forame de Morgagni como, 1229-1230
        na síndrome de Pierre Robin, 1227
    lesão por queimadura do, 233-235
ureteropelvicalicial, fisiologia do, 960-961
venoso portal, 542-580
vestibular
    anatomia e fisiologia do, 241-242
    exames do, 242
Sling da artéria pulmonar, 450, 451
    tratamento de, 452
Sobrecarga do volume ventricular, crônica, transplante de coração para, 417
Sobrevida
específica para doença, definição de, 1271
geral, definição de, 1271
livre de doença, definição de, 1271
Society for Ambulatory Anesthesia (SAMBA), sobre náusea e vômitos no pós-operatório, 159-160
Sódio
absorção de, no intestino delgado, 659
déficit de, complicando NPT, 139t
distúrbios do, 107-108
excesso de, complicando NPT, 139t
Solicitações no pós-operatório, 34
Solução(ões)
cristaloide, para choque hipovolêmico, 167
de Ringer com lactato, para choque hipovolêmico, 167
fisiológica, hipertônica, no tratamento da pressão intracraniana aumentada, 855-856
isotônica cristaloide de sais, no tratamento de queimaduras, 230-231
intravenosas, composição das, 39t
Somatostatina, 660
para varizes com sangramento agudo, 566
Somatostatinoma, 631
Sonda(s)
de gastrostomia, permanente, para alimentação enteral, 131
de jejunostomia, permanente, para alimentação enteral, 131
nasoentérica duodenal, para alimentação enteral, 131
nasoentérica jejunal, para alimentação enteral, 131
nasogástricas, para alimentação enteral, 131
Sonografia. *Ver* Ultrassonografia
Sopros, na doença oclusiva crônica de extremidades inferiores, 800

Sorafenibe, para adenocarcinoma renal, 997
SRIS (síndrome da resposta inflamatória sistêmica), complicando infecções cirúrgicas, 90, 92i, 92t
Stent(s)
  anterior, na avaliação pré-anestésica, 153-154
  endoscópico para obstrução do intestino grosso, 694
  endovascular, para aneurismas de artérias cerebrais, 910-911
  endoscópicos para obstrução do intestino grosso, 694
Study of Tamoxifen and Raloxifen (STAR) P-2, 303
Suavidade, abdominal, 490
  na apendicite aguda, 652
Subluxação do tendão peroneal, 1103
Submucosa, da parede do intestino delgado, 658
Substâncias químicas tóxicas, inalação de, em pacientes queimados, 234, 234t
Substituição transcateter da valva aórtica, 410-411, 410i
Substitutos biológicos, para enxertos cutâneos, 1150-1151
Sulfadiazina de prata, no tratamento de feridas por queimaduras, 231-232
Superexpressão de HER-1/neu, no câncer de mama, terapia-alvo para, 319
Suporte
  avançado de vida no trauma (ATLS), 192, 194
  circulatório mecânico, 419-422
  nutricional
    domiciliar (SND), 137
      formulário de monitoramento laboratorial para, 141i
    em queimaduras, 141
    específico de doença, 141-145
    na Aids, 144
    na doença cardiopulmonar, 143
    na doença do trato gastrintestinal, 143
    na insuficiência hepática, 142-143
    na insuficiência renal, 142
    na pancreatite, 143
    na síndrome do intestino delgado, 143-144
    no câncer, 142
    no diabetes, 141-142
    no transplante de órgãos sólidos, 144
    no traumatismo principal, 144-145
  pélvico, anatomia do, 1036i
Suprarrenalectomia
  laparoscópica
    para feocromocitoma, 789

    para hiperaldosteronismo primário, 785
    para tumores suprarrenais, 782-783
    para síndrome de Cushing, 793-794
    subtotal, para feocromocitoma, 789
Suturas
  de categute, para feridas agudas, 70
  de fio de aço inoxidável, para feridas agudas, 70
  de seda, para feridas agudas, 70
  para feridas agudas, 69-70
  sintéticas
    absorvíveis, para feridas agudas, 70
    não absorvíveis, para feridas agudas, 70

T

Tabagismo
  câncer de pulmão e, 378
  interrupção do, por doença vascular periférica, 802
Tabela de Snellen, 937
Tala, definição de, 1061
Talamotomia
  para doença de Parkinson, 921
  para tremor essencial, 922
Talassemia maior, 641
Tálus
  anatomia do, 1103
  fraturas do, 1103-1104
  luxação do, total, 1104
Tamoxifeno, para câncer de mama, 1280
  em homens, 329
  metastático, 322t
  paliativo, 323
  terapêutico, 319-320
Tamponamento
  balão, para varizes com sangramento agudo, 567, 567i
  em lesão fechada do miocárdio, 208
Taquicardia, tratamento para, 171
Taxa(s)
  de incidência, câncer, 1271
  de mortalidade, câncer, definição de, 1271
Taxanos, para câncer de mama, 318, 319
Taxotere, para sarcoma uterino, 1044
Tecidos moles
  da mão, infecções dos, necrosantes, 1203
  lesão dos, cirurgia plástica para, 1172-1173
  sarcomas dos, 1285-1287
Técnica(s)
  aberta (seca) de tratamento do sítio doador de enxerto cutâneo, 1152

  biatrial, de transplante de coração, 419
  cirúrgica, para fechamento de feridas, 70-71, 71i
  com agulha grossa orientada por estereotaxia computadorizada, no diagnóstico de câncer de mama, 309-310
  de ablação
    embolização arterial como, para câncer hepático, 556
    endometrial, para sangramento uterino anormal, 1041
    injeção de etanol como, para câncer hepático, 555
    por radiofrequência
      para câncer hepático, 555-556
      para neoplasia metastática do fígado, 558
  de Bentall, de reposição da raiz da aorta para dissecção aórtica, 415-416, 416i
  de Bevan, para reparo de hérnia inguinal deslizante, 774
  de expansão cutânea, na reabilitação de queimaduras, 235
  de Gillies, para elevação de fratura do arco zigomático, 1175
  de Ilizarov, para distração linear, osteogênese, 66
  de La Roque, para reparo da hérnia inguinal por deslizamento, 774
  de rotação e avanço de Millard, para reparo do lábio leporino, 1177
  de sutura, no tratamento de feridas, 1158-1159
  fechada (úmida) de enxerto cutâneo, tratamento do sítio doador, 1152-1153
Tecnologias de reprodução assistida, 1017
Tela, de polipropileno, no reparo da hérnia, 71-72
Telangiectasia(s), tratamento da, 1189
Teleterapia, 1282
Tempestade tireoidiana, prevenção de, 281
Tendão(ões)
  combinado, 769
  conjunto, 769
  das mãos, 1192-1193, 1194i
    distúrbios do, 1196-1198
    infecciosos, 1203
  do calcâneo, ruptura do, 1102-1103
  do quadríceps, rompimento do, 1096
  peroneal, subluxação do, 1103
  transferências de, para disfunção motora por lesão no nervo, 1201

Tendinite
  do bíceps, 1121
  do manguito rotador, 1121
  do quadril, 1126
Tenorrafia, para distúrbios dos tendões da mão, 1197, 1197i
Tenossinovite
  de Quervain, 1198
  estenosante, 1198
  piogênica, dos tendões flexores da mão, 1203
Tensão de oxigênio, determinação de, na determinação do nível de amputação, 810
Tensirolimo, para adenocarcinoma renal, 997
Teoria do canal comum, da patogênese da pancreatite, 612-613
Terapia(s)
  adjuvantes
    definição de, 1273
    quimioterapia como, 1275-1276, 1276i
    -alvo, 1278-1279, 1280t
    para câncer de mama
      curativa, 319-320
      paliativa, 321-324
    para câncer de pulmão, 384-385
  a *laser*
    para cicatriz hipertrófica, 1162
    para tumores da bexiga, 1002
    pulsado com corante, para manchas vinho do Porto, 1167
  antiepilética, no tratamento da pressão intracraniana aumentada, 856
  antimicrobiana, para infecções cirúrgicas, 88-89
  com bifosfonatos, para câncer de mama metastático, 320
  com oxigênio, no tratamento de queimados, 235
  com privação de androgênios, para carcinoma de próstata, 1006-1007
  com raios X, para carcinoma da célula basal, 1170-1171
  da fala, para paralisia das pregas vocais, 264-265
  de anticorpos monoclonais, no transplante renal, 1299-1300
  de exposição, no tratamento de queimaduras, 232
  do triplo H, para vasoespasmo em aneurismas de artérias cerebrais, 911
  endócrina
    para câncer de mama, 319-320
    em homens, 329

endovascular, para doença oclusiva crônica de extremidades inferiores, 804, 804i
  fotodinâmica
    para degeneração macular exsudativa úmida, 954
    para esôfago de Barrett, 470
  hormonal, 1279-1280
    para câncer de mama
      curativa, 320-321
      paliativa, 323
    para criptorquidia, 970-971
    para sangramento uterino anormal, 1041
    para tumores, 1279-1280
  neoadjuvante
    para câncer de mama, 320-321
    para câncer do intestino grosso, 707
    para câncer retal, 709
  nutricional
    doméstica, 137, 141i
    enteral, 130-133
      benefícios da, 130
      complicações da, 132-133, 138t
      contraindicações para, 130-131
      fórmulas para, 131, 132t
      implantação da, 131-132
      indicações para, 130
      iniciando a alimentação na, 131
      métodos de administração para, 131
      monitoramento da alimentação na, 131-132
      nutrição parenteral *versus*, 130
    parenteral, 133-135
      complicações da, 135-137, 138t, 139-140t
      periférica, 133
      total, 133-135)
    regional, 1278
  transcateter, para coarctação da aorta, 449
  transfusional, 40-42
    congelada-desglicerolizada, 40-41
    crioprecipitado na, 41
    de hemácias lavadas, 40
    granulócitos na, 41
    hemácias na, 40
    irradiada, 40
    leucócito-reduzida, 40
    no pós-operatório, 40-42
    para anemia hemolítica hereditária não esferocítica, 641
    para choque hipovolêmico, 167-168
    para hemorragia do trato gastrintestinal superior, 528, 529
    plaquetas na, 41

plasma fresco congelado na, 41
    riscos associados à, 197
    sangue total na, 40
Teratoma, 1265-1266
  cervical, 1265-1266
  do mediastino, 1265
  imaturo, 1053
  sacrococcígeo, 1265
Terceiro ventriculostomia endoscópica, para hidrocefalia, 930
Terçol, 940
Terlipressina, para varizes com sangramento agudo, 567
Teste
  confirmatório, para hiperaldosteronismo primário, 784
  de audiometria, de tom puro, na avaliação de perda de audição neurossensorial, 242
  de Barlow, para displasia do quadril, 1116
  de excreção do PABA, da função pancreática exócrina, 624
  de histocompatibilidade, para transplante renal, 1297
  de Ortolani, para displasia do quadril, 1116i, 1117
  de pancreolauril, da função pancreática exócrina, 624
  de Pap, no rastreamento do câncer do colo do útero, 1022, 1026i
  de penetração do muco cervical, 1016
  de rastreamento, para hiperaldosteronismo primário, 784
  de supressão com dexametasona, noturno, para hipercortisolismo, 791
  de Wada, na epilepsia refratária, 916
  do diapasão de Rinne, 242, 242t
Testículo(s)
  anatomia do, 960
  anomalias do, 969
  biópsia do, na infertilidade masculina, 1016
  embriologia do, 956, 958i, 959
  lesões do, 994
  que não desceram, 970-971, 1257
  torsão do, 1258
  tumores do, 1007-1009
Tetania do hipoparatireoidismo, agudo, 296
Tetralogia de Fallot, 425-427, 425i
TFPN (tratamento de feridas por pressão negativa), 69, 72, 72i
Tíbia
  defeitos segmentares da, reconstrução para, 1183
  diáfise da, fratura da, 1098-1099, 1098i

fraturas da, em pacientes pediátricos, 1111
osteomielite da, reconstrução para, 1183-1184
platô da, fratura do, 1096-1098, 1097*i*
Timectomia, para timomas, 361
Timomas, 360-362, 360*t*
Timpanotomia e miringotomia, para otite média, 245
Tipo funicular de hérnia inguinal direta, 769
Tipoia, para fratura clavicular, 1073
Tireoidectomia
  para câncer da tireoide, 284*i*, 285
  subtotal, para hipertireoidismo, 281
Tireoidite, 283
  de Hashimoto, 283
  de Riedel, 283
  subaguda, 283
  supurativa, aguda, 283
Tireotoxicose, 279-282. *Ver também* Hipertireoidismo
  manifestações clínicas na, 280*t*
Tireoxina (T_4), formação de, 277
  Tiroplastia, para paralisia das pregas vocais, 265
Tomografia computadorizada (TC)
  biópsia guiada por, do sistema nervoso central, 862
  cistografia, no trauma de bexiga, 992
  com emissão de fóton único (SPECT), do sistema nervoso central, 860-863
  da cabeça, no traumatismo craniano, 865-866, 866*i*
  do sistema nervoso central
    técnicas avançadas, 862-863
    técnicas básicas, 858-859, 859*i*
  espiral
    para apendicite aguda, 652
    para tromboembolismo pulmonar, 843, 843*i*
  na localização
    de adenoma produtor de aldosterona, 784
    de feocromocitoma, 788
    de massa suprarrenal, 782
  na uropatia obstrutiva, 972
  para abdome agudo, 492-493
  para abscesso hepático, 580
  para abscessos intraperitoneais, 506
  para adenocarcinoma
    pancreático, 625
    renal, 995*i*, 996
  para aneurismas da aorta abdominal, 822, 822*i*
  para cálculo renal, 985*i*
  para cálculo ureteral, 987-988, 987*i*
  para câncer
    de bexiga, 1001-1002, 1001*i*
    de pulmão, 380-381
    do intestino delgado, 681-682
    do intestino grosso, 703*i*
    hepático, 553
  para carcinoma de próstata, 1005
  para coledocolitíase, 599
  para dissecção aórtica, 414, 414*i*
  para diverticulite, 713, 713*i*
  para doença degenerativa de
    coluna cervical, 925
    coluna lombar, 927
  para doença do tórax, 339
  para doença esofágica, 458
  para enterite regional, 666, 666*i*
  para estados alterados de consciência, 854
  para lesão medular, 876-877, 876*i*
  para malformações arteriovenosas, 912
  para neoplasia metastática do fígado, 557
  para oclusão vascular mesentérica aguda, 675
  para pancreatite aguda, 614
  para pseudocisto pancreático, 617-618, 618*i*
  para síndrome de Cushing, 793
  para síndrome de Zollinger-Ellison, 525
  para trauma
    abdominal, 212, 213*t*
    contuso da aorta torácica, 221, 221*i*
    hepático, 549
    renal, 990
  para tumores
    biliares malignos, 602
    cerebrais, 884-885
    do mediastino, 358
  perfusão, do sistema nervoso central, 863
  potencializada por contraste, no diagnóstico de aneurisma torácico, 412, 412*i*
  por emissão de pósitrons (PET)
    do sistema nervoso central, 860-863
    na avaliação da doença esofágica, 459
    na avaliação da doença torácica, 339
    na epilepsia refratária, 916
    no diagnóstico do câncer de cabeça e pescoço, 267, 268*i*
  por emissão de pósitrons com 18F-fluorodesoxiglicose (FDG-PET)
    para câncer de pulmão, 380
    para câncer do intestino delgado, 682
    para diagnóstico do câncer de cabeça e pescoço, 267
  urografia, nos tumores da pelve renal, 999

Tonometria, 938
Tonsilectomia, futura, para abscesso peritonsilar, 254
Tonsilite
  aguda, 256-257
  crônica, 257
Toracocentese para perfuração esofágica, 477
Toracoscopia, na avaliação da doença esofágica, 459
Toracotomia, 205
  dreno de, 205
    para hemotórax ou pneumotórax, 206-207
    para lacerações pulmonares, 207
  no pronto-socorro, 198, 198*i*
    para hemotórax ou pneumotórax, 206-207
    para lacerações pulmonares, 207
Tórax
  carinado, 1226, 1226*i*
    em pacientes pediátricos, 1226, 1226*i*
  doenças do, estudos diagnósticos para, 337
  feridas do, aspirativas, 207
  instável, 175-176
    efeitos ventilatórios do, 205-206 lesões como causas de, 196, 196*i*
  neoplasias do, cirurgia toracoscópica assistida por vídeo no diagnóstico de, 338
  seção transversal de, 332*i*
  traumatismo do, 205-209 (*Ver também* Lesões torácicas)
Torcicolo, em pacientes pediátricos, 1223
Torniquete, para controle do sangramento no choque hipovolêmico, 166
Tornozelo
  anatomia do, 1099
  entorse do, 1100-1101
  fratura do, 1099-1100
  ruptura do tendão do calcâneo no, 1102-1103
  subluxação do tendão peroneal no, 1103
Torsão
  do cordão espermático, 1015
  do omento, 511
  dos apêndices testiculares, 1015-1016
  testicular, 1258
Tosse, desencadeando dor no abdome agudo, 490
Tração
  cervical, para lesão da medula espinal, 878
  para fraturas
    da coluna vertebral, 1068
    da diáfise femoral, 1093
  halo, para fraturas da coluna vertebral, 1068
Trametinibe, 1279

Transecção subpial múltipla, para epilepsia refratária, 918
Transfusão massiva, 197
Transplante, 1295-1313.
  de coração, 417-419, 1306-1307
    acompanhamento no, 1307
    critérios de exclusão para, 417, 417*t*
    critérios de inclusão para, 418
    imunossupressão após, 419, 1307
    indicações para, 416-418
    protocolo de alocação para, 417*t*, 418
    resultados do, 419
    seleção
      do doador para, 1306
      do receptor para, 1306-1307
    técnica cirúrgica para, 418-419, 1307, 1308*i*
  de fígado, 1309-1312
    complicações do, 1311-1312
    contraindicações para, 1310
    doador vivo, 1311
    indicações para, 1309-1310
    para câncer hepático primário, 555
    para varizes não hemorrágicas, 571
    parcial, 1311
    seleção de doadores para, 1310
    técnica cirúrgica para, 1310-1311
    terapia imunossupressora para, 1311
  de órgãos, 1295-1313
    de coração, 417-419
    de coração-pulmão, 1307
    de fígado, 1309-1312
      para câncer hepático primário, 555
      para varizes não hemorrágicas, 571
    de pâncreas, 1312-1313
    de pulmão, 1307, 1309
    de rim, 1295-1306 (*Ver também* Transplante renal)
    suporte nutricional para receptores de, 144
  renal, 1295-1306
    doadores
      mortos ou, 1302
      vivos para, 1301-1302
    escolha de receptores para, 1302-1303
    fontes de doadores renais para, 1030-1302
    rejeição de enxertos no, 1305-1306
    respostas imunes no, 1296-1300
    técnicas cirúrgicas para, 1303-1304, 1303*i*
    terapia medicamentosa imunossupressora para, 1297-1300
    tratamento pós-operatório e complicações do, 1304-1305
Transposição de grandes artérias, 427-429, 427*i*

Transureteroureterostomia, para traumatismo ureteral, 992
Traqueia
  corpos estranhos na, em pacientes pediátricos, 1252
  estenose da, congênita, 1227-1228
  lesões da
    no traumatismo do pescoço, 203
    tratamento de, 204
    no traumatismo torácico, 206
Traquelectomia, vaginal, radical, para câncer do colo do útero, 1035
Traqueobronquite, química, em pacientes queimados, 234
Traqueomalácia, congênita, 1227-1228
Traqueostomia, para intubação, 177-179
Trastuzumabe, para câncer de mama, 319, 1278
Tratamento(s)
  a *laser*, para doença ocular, 954
  com corticosteroides, perioperatório, 26*t*
  conservador da mama, para câncer de mama, 316-317
  de feridas
    cobertura de tecidos e, 1159, 1159*t*
    contaminação bacteriana e, 1157, 1172
    em queimaduras, 231-232
    excisão e, 1157-1158
    fechamento primário e, 1157-1158
    no pós-operatório, 36, 72-73
    para lesões de tecidos moles, 1172-1173
    por pressão negativa (TFPN), 69, 72, 72*i*
    princípios de, 1156-1161
    técnicas de sutura e, 1158-1159
  de lesões, 191-225. *Ver também* Traumatismo
  de líquidos, na pressão intracraniana aumentada, 856
  endovascular, para trauma vascular, 221-222, 222*i*
Trato biliar, 582-607
  anatomia do, 582, 584*i*
  atresia do, em pacientes pediátricos, 1253-1254
  distúrbios do, em pacientes pediátricos, 1252-1254
  embriologia do, 582, 583*i*
  fisiologia do, 582-586
  fluxo biliar no, 582-583
  icterícia e, 587-589
  lesões do, tratamento de, 214
Trato gastrintestinal. *Ver também órgãos específicos*, *p. ex.*, Esôfago; Intestino; Estômago

  anomalias do, em pacientes pediátricos, 1246-1252
  cicatrização de feridas no, 65
  complicações pós-operatórias do, 55-58
  corpo estranho no, em pacientes pediátricos, 1252
  cuidados pós-operatórios do, 38-39
  descompressão do, para recém-nascidos cirúrgicos, 1219
  doença do, suporte nutricional na, 143
  duplicações do, em pacientes pediátricos, 1248-1249, 1248*i*
  inferior, hemorragia do, aguda, 717-720, 719*i*
  lesões do, congênitas, em pacientes pediátricos, 1232-1246
  lesões do, tratamento de, 215
  motilidade no, complicações pós-operatórias envolvendo, 55
  sangramento do, em pacientes pediátricos, 1251-1252
  superior, hemorragia do, 527-529, 528*t*
  tumores do estroma do, 538
    intestino delgado, 681, 684
Trato iliopúbico, 769
Trato reprodutivo, feminino
  anatomia do, 1021-1022
  embriologia do, 1021-1022
  inferior (*Ver também* Colo do útero; Vagina; Vulva, doenças e distúrbios da)
    distúrbios do, 1022, 1024-1038
  superior (*Ver também* Tuba(s) uterina(s); Ovário(s); Útero)
    distúrbios do, 1039-1059
Trato urinário
  complicações no pós-operatório envolvendo, 58
  fístula do
    sinais e sintomas de, 1038-1039
    tratamento de, 1039
  infecções do, 978-983
    abscesso perinéfrico como, 981
    abscesso renal como, 981
    cistite como, 981
    classificação de, 978
    epididimite aguda como, 982
    fatores predisponentes para, 978
    instrumentação ou cirurgia urológica e, 978-979
    necrose papilar como, 980-981
    no pós-operatório, 58
    pielonefrite aguda como, 979-980
    pielonefrite crônica como, 980
    pielonefrite enfisematosa como, 980
    prostatite como, 981-982

tuberculose como, 983
Trato urogenital. *Ver também* Trato urinário
  anatomia do, 959-960
  anomalias de desenvolvimento do, 961-971
    da bexiga, 967-968
    do pênis, 968-969
    escrotais, 969
    refluxo vesicoureteral por, 964-967 (*Ver também* Refluxo vesicoureteral)
    renais, 961-962
    testiculares, 969
    ureterais, 963-964
    uretrais, 968-969
  cálculos do, 984-990
  complicações pós-operatórias envolvendo, 58
  embriologia do, 956-959, 957*i*, 958*i*
  fisiologia do, 960-961
  lesões adquiridas do, 971-978
    estenose ureteral como, 973
    estenose uretral como, 977
    fibrose retroperitoneal como, 973-974
    hematúria como, 977-978
    hiperplasia prostática benigna como, 974*i*
    obstrução da junção ureteropélvica como, 973
    uropatia obstrutiva como, 971-973
  lesões do, tratamento das, 215-216
  trauma do, 990-994
  tumores do, 994-1012
Tratos sinusais dermoides, 901
Traumas contusos
  abdominais, 210-211
  cervicais, 203
  esplênicos, tratamento de, 213
  hepáticos, 548
    tratamento de, 213-214
  miocárdicos, 207-208
  oculares, 951, 951*t*
  trato biliar, tratamento de, 214
  vasculares, 217, 218
Traumatismo
  abdominal, 209-216 (*Ver também* Lesões abdominais)
  avaliação, 194-201
    circulação na, 196-197
    exames de imagem na, 200
    exames laboratoriais na, 200
    exposição/ambiente na, 198
    incapacidade neurológica na, 197-198
    levantamento primário na, 194-200
    levantamento secundário na, 200-201
    padrões de lesão na, 200-201
    por ultrassonografia para, 200 (*Ver também* Exame FAST)
    respiração na, 195-196
    vias aéreas na, 194, 194*i*, 195*i*
  choque
    cardíaco compressivo no, 200
    cardiogênico no, 200
    hipovolêmico no, 199-200
    neurogênico no, 200
  craniano, 863-874. (*Ver também* Traumatismo craniencefálico)
  craniencefálico, 863-874
    classificações do, 864
    desfechos após, 873-874
    epidemiologia do, 863-864
    escala de coma de Glasgow no, 865
    exames de imagem diagnósticos para, 865-866, 866*i*
    fisiopatologia do, 864-866
    lesões específicas no, tratamento cirúrgico do, 867-870
    não necessitando de tratamento cirúrgico imediato, 870-871
    padrões clínicos de lesão no, 866-867
    síndromes de herniação no, 866-867
    tratamento clínico após, 871-873
  cuidados institucionais com, níveis de, 192
  da bexiga, 992-993
  da coluna cervical, 1066-1069
  da mão, lesões por esmagamento por, 1208-1209
  da parede abdominal, 780-781
  do ducto colédoco, 603-604
  do pênis, 994
  do pescoço, 201-204
  do tórax, tórax instável por, 175-176
  efeitos metabólicos do, 127-129, 128*i*
  epidemiologia do, 191
  escrotal, 994
  esplênico, esplenectomia para, 634
  hepático, 548-551
  instabilidade carpal por, 1086-1087
  laríngeo, 262-263
  maior, suporte nutricional no, 144-145
  na história cirúrgica, 2
  não acidental, cirurgia pediátrica para, 1268
  ocular, 950-952
  pediátrico, 908, 1267
  por explosão, 224-225
  rastreamento de campo do, 193*i*
  renal, 990-991
  sobrevida após, prevendo a, 189
  testicular, 994
  torácico, 205-209 (*Ver também* Lesões torácicas)
  tratamento do, 191-225 (*Ver também* Tratamento de lesões)
    cuidados pré-hospitalares e medidas imediatas no, 192, 194
    fase de ressuscitação do, 198-200
    prioridades do tratamento para, 201
    toracotomia no pronto-socorro no, 198, 198*i*
  ureteral, 991-992
  uretral, 993
  urogenital, 990-994
  vascular, 217-224 (*Ver também* Lesões vasculares)
Treinamento, 6-8
Tremor(s)
  essencial, 922
  na doença de Parkinson, 921
  na doença oclusiva crônica de extremidades inferiores, 800
Tríade
  de Charcot, na colangite, 597
  de Cushing, na herniação cerebral, 867
  de Virchow, na trombose venosa profunda, 836
  de Whipple, no insulinoma, 629
Triancinolona acetonida, para queloides, 1162
Triângulo de Hasselbach, 769
Tricoepitelioma, vulvar, 1027
Triglicil lisina vasopressina, para varizes com sangramento agudo, 566
Trigonocefalia, 903
Tri-iodotironina (T_3), formação de, 277
Tripanossomíase americana, 460
Tripsina, na patogênese da pancreatite, 612
Trocanter
  maior, fratura do, 1091
  menor, fratura do, 1091
Trombectomia venosa, para trombose venosa profunda, 839
Trombo
  intraluminal, tratamento, angiografia no, 863
  intravascular, agudo, em hemorroidas externas, 744
Tromboangiite obliterante, isquemia dos membros inferiores por, 809
Trombocitopenia induzida por heparina, no pós-operatório, 60
Tromboembolismo
  derrames pleurais no, 345
  em amputados, 811
  pulmonar, 842-844

venoso (TEV)
   no pós-operatório, 59-60
   no preparo pré-operatório, avaliação de risco, 19
Tromboflebite
   da veia toracoepigástrica, 340
   de Trousseau, 845
   séptica, 845
   superficial, 845-846
Trombólise, para tromboembolismo pulmonar, 844
Trombose
   arterial
      em doença oclusiva aguda de extremidades inferiores, 807-808
      mesentérica, 674-675
      da veia esplênica, 574-575, 644-645
      da veia hepática, hipertensão porta por, 564
      da veia renal, 1013
      de esforço, 840-842, 841*i*
      de veia profunda, 836-840 (*Ver também* Trombose venosa profunda (TVP))
   venosa
      axilar-subclávia, 840-842, 841*i*
      esplênica, 574-575, 644-645
      hepática, hipertensão porta por, 564
      mesentérica, 675
      portal, hipertensão porta por, 562
      portal, hipertensão portal por, 562
      profunda (TVP), 836-840
         diagnóstico diferencial, 837
         fatores de risco para, 836
         manifestações clínicas na, 836-837
         prevenção de, 839-840
         profilaxia, 738
         tratamento de, 838-839
      renal, 1013
Tronco arterioso, 429-431
Tuba(s) uterina(s)
   doenças e distúrbios da, 1047-1050
      benignos, 1047-1049
      infertilidade atribuída a, 1047
      malignos, 1049-1050
   gravidez ectópica na, 1047-1049
   ligadura da, para contracepção, 1049
Tuberculose, 370-372
   exames cutâneos para, 337
   genital, 983
   intestinal, 667
      enterite regional diferenciada de, 667
   uretral, 983
   urogenital, 983
Tuboplastia, para infertilidade atribuída à doença das tubas uterinas, 1047

Túbulos mesonéfricos, 956, 957*i*
Tumor(es) *Ver também* Osso(s), tumores do
   adenoescamosos, pulmonares, 379
   anal, 759-760
   calicígeo, 998-999
   carcinoides
      do apêndice, 655-656
      do intestino delgado, 680, 683-684
      pulmonares, 385-386, 386*t*
   cerebral, 883-894 (*Ver também* Encéfalo, tumores do)
   cístico, do pâncreas, 627-628
   classificação de, 1270
   cutâneo, 1163-1171 (*Ver também* Pele, tumores da)
   da bainha do nervo, 889-890
   da bexiga, 1000-1004
   da coluna vertebral/medula espinal, 894-896 (*Ver também* Tumores raquidianos)
   em crianças, 906-907
   da conjuntiva, 953
   da glândula
      salivar, 273-274
      tireoide
         benigno, 284
         maligno, 284-286
   da hipófise, 890, 896-900
      diagnóstico diferencial de, 898-899
      manifestações clínicas nos, 896-898
      tratamento de, 899-900
      secretando hormônio do crescimento, 897
      diagnóstico laboratorial de, 899
   da medula suprarrenal, feocromocitoma como, 786. *Ver também* Feocromocitoma
   da parede
      abdominal, 781
      torácica, 340-343
         dos tecidos moles
            benigno, 341
            maligno, 341
         esquelético
            benigno, 341-342
            maligno, 341-342
         metastático, 343
   da pelve renal, 998-999
   da região
      pineal, em crianças, 905-906
      selar, em crianças, 906
   da vesícula biliar, benigno, 603
   das células das ilhotas pancreáticas, 628-631 (*Ver também* Células das ilhotas, pancreáticas, tumores das)
   das células de Sertoli-Leydig, 1053-1054
   de Buschke-Löwenstein, 752

de células
   claras, ovariano, 1053
   da glia, 888
   da granulosa, 1053-1054
   germinativas, 888
      do mediastino, 359
      ovarianos, 1053
      testiculares, 1008
   gigantes
      da mão, 1208
      do osso, 1143, 1143*i*
   granulares, vulvar, 1027
de pulmão, 378-388 (*Ver também* Câncer de pulmão)
   raro, 385-386
de Warthin, 273-274
de Wilms, em pacientes pediátricos, 1262-1263, 1263*t*, 1264*t*
desmoplásico, da células arredondadas pequenas, 510
diafragmático, 482
do apêndice, 655-656
do canal anal, 761-762
do ducto colédoco
   benigno, 603
   maligno, 601-603
do estroma gastrintestinal (GISTs) do intestino delgado, 681, 684, 711
do fígado, metastático, 556-559
do glomo, da mão, 1208
do intestino delgado, 679-685
   achados laboratoriais, 681
   acompanhamento, 685
   doença, 680-681
   estadiamento, 683
   exames de imagem, 681-683
   prognóstico, 684-685
   sinais e sintomas, 681
   tratamento, 683-684
do nervo periférico, 882
do pênis, 1009-1010
do plexo coroide, 889
   em crianças, 906
do seio endodérmico, 1053
do trato
   genital inferior, rastreamento para, 1022, 1024-1025
   urogenital, 994-1012
dos ossos, 1140-1144
esofágico, 473-475
   benigno, 473, 473*i*
   maligno, 473-475, 474*i*
esplênico, 645
   esplenectomia para, 634-635
estadiamento de, 1270-1271

estromal, gastrintestinal, 538 (*Ver também* Tumores do estroma gastrintestinal (GISTs)
estromais dos cordões sexuais, 1053
fibrosos, da pleura, localizados, 352
filoide, da mama, 300
glomo, da mão, 1208
imunossupressão induzida por, 1285
intraocular, 953-954
maligno da bainha do nervo periférico, 882
mucinosos, de ovário, 1053
na infância, 1261-1267
na região pineal, 888
não seminomatosos, testiculares, 1009-1010
neuroectodérmicos primitivos, 887-888
neuroendócrinos, 710-711
neurogênicos
    da parede torácica, 341
    do mediastino, 358-359
nomenclatura para, 1270-1272
obstrução do intestino delgado por, 661
ocular, 952-954
omental, 511
orbital, 954
perianal, 759-760
peritoneal, 509-510
pineal, 888
pleural, 352-354
raquidianos, 894-896
    análise laboratorial de, 895
    apresentação clínica de, 894
    avaliação radiográfica de, 894-895, 895*i*
    diagnóstico diferencial de, 895-896
    tratamento de, 896
renal, 994-999
retal, tratamento de, 707-709
serosos, ovarianos, 1053
suprarrenal
    carcinoma corticossuprarrenal como, 795-796
    feminilizante, 795
    incidentalomas como, 796-797, 796*t*
    virilizante, 794-795
testicular, 1007-1009, 1009*t*
ureteral, 1000
uretral, 1007
vasculares, cutâneos, 1165-1168
Túnel do carpo, 1193, 1193*i*
TVP. *Ver* Trombose venosa profunda (TVP)

U

Ulceração pelo frio, 238-239
    da mão, 1207
Úlcera(s)
    aftosas, 664-665

anastomótica, complicando cirurgia de úlcera péptica, 523
arteriais, cicatrização de, 68
corneal, 942
de Curling, complicando queimaduras, tratamento das, 233
de Cushing, 534
de decúbito
    cicatrização de, 68
    cirurgia plástica para, 1184
    tratamento de, 72
duodenal, 519-524 (*Ver também* Duodeno, doenças e distúrbios do, úlceras como)
estomal, complicando cirurgia de úlcera péptica, 523
estresse, 533
gástrica, 525-527
gastroduodenal, complicando queimaduras, tratamento de, 233
isquêmica
    cicatrização de, 68
    na doença oclusiva crônica de extremidades inferiores, 801
marginal, complicando cirurgia de úlcera péptica, 523
não cicatrizada, na doença oclusiva crônica de extremidades inferiores, 800
péptica, 518-519
    aguda, colecistite aguda diferenciada da, 593
    hemorragia por, 529-530
    obstrução pilórica por, 530-531
    perfurada, 532-533
por estresse, 533
por pressão
    cicatrização das, 68
    cirurgia plástica para, 1184
    tratamento das, 72
sangramento, 529
venosa, cicatrização de, 68
Ulna
    diáfise da, fraturas da, 1081-1082
    proximal, fraturas da, 1079-1080, 1079*i*
Ultrapassar a pressão de perfusão normal, após ressecção de MAV, 914
Ultrassonografia
    avaliação por, para trauma, 200 (*Ver também* Exame FAST)
    da mama, automatizada, 309-310
    do sistema nervoso central, 858
    Doppler, na doença vascular cerebral, 813
    duplex
        colorida
            em aneurismas arteriais periféricos, 827

            na doença oclusiva crônica de extremidades inferiores, 801
            no diagnóstico do traumatismo vascular, 220
        com fluxo colorido, no diagnóstico do traumatismo vascular, 220
        na insuficiência venosa crônica, 846-847
        no diagnóstico de trombose venosa profunda, 837
        para linfedema, 849
        para trombose venosa axilar-subclávia, 841
    em abscessos intraperitoneais, 506
    em aneurismas da aorta abdominal, 822
    em cânceres de bexiga, 1001
    em pseudocistos pancreáticos, 617-618
    em tumores biliares malignos, 602
    endorretal, para câncer do reto, 704
    endoscópica, na avaliação de doença esofágica, 458
    na artrite séptica do quadril em pacientes pediátricos, 1114
    na atresia biliar, em pacientes pediátricos, 1253
    na colecistite aguda, 593
    na coledocolitíase, 599
    na uropatia obstrutiva, 972
    no abscesso hepático, 580
    no adenocarcinoma renal, 995
    no câncer de mama
        diagnóstico, 309-310
        rastreamento, 305-306
    no câncer hepático, 553
    no exame da árvore biliar, 587
    para abdome agudo, 492
    transretal
        na avaliação
            da incontinência, 763
            da infertilidade masculina, 1017
        para carcinoma de próstata, 1005
    transvaginal
        no sangramento uterino anormal, 1041
        no traumatismo ureteral, 991
        para gravidez ectópica, 1048
        para massas anexas persistentes, 1051, 1052*i*
Úmero
    diáfise do, fratura da, 1075
    distal, fratura do, 1076
    fraturas supracondilares do, 1076, 1077
        em pacientes pediátricos, 1109-1110
    proximal, fratura do, 1074-1075, 1075*i*
        em pacientes pediátricos, 1109
Unha, infecções da, 1202, 1202*i*